BRANT E HELMS

FUNDAMENTOS DE RADIOLOGIA
DIAGNÓSTICO POR IMAGEM

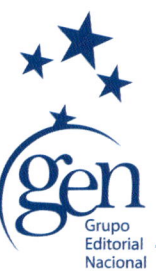

BRANT E HELMS

FUNDAMENTOS DE RADIOLOGIA
DIAGNÓSTICO POR IMAGEM

EDITORES

JEFFREY S. KLEIN, MD, FACR

A. Bradley Soule and John P. Tampas Green and Gold. Professor of Radiology. Department of Radiology.
Larner College of Medicine at the University of Vermont. Burlington, Vermont

WILLIAM E. BRANT, MD, FACR

Professor Emeritus. Department of Radiology and Medical Imaging. University
of Virginia School of Medicine. Charlottesville, Virginia

CLYDE A. HELMS, MD

Consultant. Department of Radiology. Duke University Medical Center, Durham, North Carolina
Consultant. Department of Radiology University of New Mexico. Albuquerque, New Mexico.

EMILY N. VINSON, MD

Assistant Professor of Radiology. Chief, Division of Musculoskeletal Imaging.
Duke University School of Medicine, Durham, North Carolina.

TRADUÇÃO

Carlos Henrique Cosendey (Caps. 9 a 17, 24 a 30, 40 a 49)
Maria de Fátima Azevedo (Caps. 1 a 8)
Renata Medeiros (Caps. 50 a 54, 66 a 72A, 76)
Soraya Imon de Oliveira (Caps. 18 a 23, 31 a 39, 55 a 65, 72B a 75)

REVISÃO TÉCNICA

Diogo Goulart Corrêa

Professor Adjunto do Departamento de Radiologia da Universidade Federal Fluminense (UFF). Professor de
Radiologia e Diagnóstico por Imagem da Faculdade de Medicina da Universidade Estácio de Sá. Mestrado,
Doutorado e Pós-Doutorado pela Universidade Federal do Rio de Janeiro (UFRJ). Médico Neurorradiologista da
Clínica de Diagnóstico por Imagem (CDPI)/DASA. Médico Neurorradiologista do Instituto Estadual do Cérebro.

5ª edição

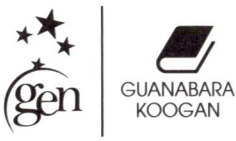

gen | GUANABARA KOOGAN

- **Atendimento ao cliente: (11) 5080-0751 | faleconosco@grupogen.com.br**
- Traduzido de:
BRANT AND HELMS' FUNDAMENTALS OF DIAGNOSTIC RADIOLOGY, FIFTH EDITION
Copyright © 2019 Wolters Kluwer.
1st edition © 1994 by WILLIAMS & WILKINS, 2nd edition © 1999 by WILLIAMS & WILKINS, 3rd edition © 2007 by LIPPINCOTT WILLIAMS & WILKINS, 4th edition © 2012 by LIPPINCOTT WILLIAMS & WILKINS, a WOLTERS KLUWER business
All rights reserved.
2001 Market Street
Philadelphia, PA 19103 USA
LWW.com
Published by arrangement with Lippincott Williams & Wilkins, Inc., USA.
Lippincott Williams & Wilkins/Wolters Kluwer Health did not participate in the translation of this title.
ISBN: 978-1-4963-6739-6
- Ilustrações por: Dr. Seth Kligerman (Capítulo 24, Figuras 24.7, 24.8, 24.12 a 24.15, 24.17 e 24.27; Capítulo 25, todas as figuras; Capítulo 26, Figuras 26.4 a 26.7, 26.9, 26.10 e 26.16; Capítulo 27, Figuras 27.7 a 27.9, 27.12, 27.13, 27.15, 27.17, 27.18, 27.21 a 27.24, 27.27, 27.29 e 27.30; Capítulo 28, todas as figuras; Capítulo 29, todas as figuras; Capítulo 30, Figuras 30.3 a 30.5, 30.11 a 30.20, 30.23, 30.26, 30.27, 30.29, 30.30 a 30.37, 30.39 a 30.48, 30.52, 30.55 a 30.58).
- Direitos exclusivos para a língua portuguesa
Copyright © 2022 by
EDITORA GUANABARA KOOGAN LTDA.
Uma editora integrante do GEN | Grupo Editorial Nacional
Travessa do Ouvidor, 11
Rio de Janeiro – RJ – CEP 20040-040
www.grupogen.com.br
- Adaptação da capa: Bruno Sales
- Editoração eletrônica: Estúdio Castellani
- Ficha catalográfica

CIP-BRASIL. CATALOGAÇÃO NA PUBLICAÇÃO
SINDICATO NACIONAL DOS EDITORES DE LIVROS, RJ

B826
5. ed.

    Brant e Helms : fundamentos de radiologia : diagnóstico por imagem / Jeffrey S. Klein ... [et al.] ; tradução Maria de Fátima Azevedo ... [et al.] ; revisão técnica Diogo Goulart Corrêa. – 5. ed. – Rio de Janeiro : Guanabara Koogan, 2022.
    1272 p. : il. ; 28 cm.

    Tradução de: Brant and Helms' fundamentals of diagnostic radiology
    Inclui bibliografia e índice
    ISBN 978-85-277-3767-8

    1. Radiologia. 2. Diagnóstico por imagem. I. Klein, Jeffrey S. II. Azevedo, Maria de Fátima. III. Corrêa, Diogo Goulart.

22-75821   CDD: 616.0757
                                     CDU: 615.849

Meri Gleice Rodrigues de Souza - Bibliotecária - CRB-7/6439

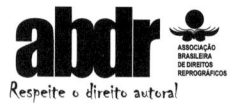

Para minha esposa, Dra. Judy Tam, por seu amor, suporte e encorajamento, e para nossos filhos, Joshua, Benjamin e Jessica, por me lembrarem o que é mais importante na vida.

JEFFREY S. KLEIN

Dedico esta quinta edição do nosso livro à minha esposa, Barbara, que torna possível meu trabalho por meio de seu amor, sua imensa paciência e seu apoio. Dedico esta obra também aos nossos netos, Sophia, Grayson e Noah, Danielle, Finn e Josie, Evan e Katie, Dylan e Amelia; e à memória de minha filha, Rachel.

WILLIAM E. BRANT

Para Jennifer Pohl, a melhor pessoa que conheci e que me torna alguém melhor em todos os sentidos.

CLYDE A. HELMS

Para meu marido, Stephen, e nossos filhos, Allison e Matthew, que são as melhores partes da minha vida. Eu os amo muito, sempre.

EMILY N. VINSON

COLABORADORES

Eric T. Aaltonen, MD, MPH
Assistant Professor
Vascular Interventional Radiology
Department of Radiology
New York University School of Medicine
New York, New York

Sarah H. Allgeier, MD, PhD
Fellow
Vascular Interventional Radiology
Department of Radiology
Medical University of South Carolina
Charleston, South Carolina

Jason J. Bailey, MD
Nuclear Medicine and Abdominal Radiologist
CMI Radiology Group
Fresno, California

Jerome A. Barakos, MD
Director of Neuroimaging
California Pacific Medical Center Sutter Health
Sutter Pacific Epilepsy Program

Spencer Behr, MD
Associate Professor of Clinical Radiology
Department of Radiology and Biomedical Imaging
University of California, San Francisco
San Francisco, California

Stephen Bracewell, MD
Resident Physician
Department of Radiology
Medical University of South Carolina
Charleston, South Carolina

William E. Brant, MD, FACR
Professor Emeritus
Department of Radiology and Medical Imaging
University of Virginia School of Medicine
Charlottesville, Virginia

Alan S. Brody, MD
Professor of Radiology and Pediatrics
Department of Radiology
Cincinnati Children's Hospital
University of Cincinnati College of Medicine
Cincinnati, Ohio

Richard K. J. Brown, MD, FACR
Professor, Department of Radiology
Director of Clinical Nuclear Medicine and
  Molecular Imaging
University of Michigan Health System
Ann Arbor, Michigan

Juan C. Camacho, MD
Assistant Attending Radiologist
Interventional Radiology
Memorial Sloan Kettering Cancer Center
Assistant Professor
Department of Radiology
Weill Cornell Medical College
New York, New York

Nancy A. Chauvin, MD
Associate Professor
Department of Radiology
Penn State College of Medicine
Hershey, PA

Nathaniel A. Chuang, MD
Associate Clinical Professor
Department of Radiology
University of California, San Diego
Neuroradiologist
San Diego Imaging Medical Group
San Diego, California

Marc G. Cote, DO, FACOI, FACP
Assistant Dean for Clinical Education
Associate Professor of Internal Medicine
Pacific Northwest University of Health Sciences
College of Osteopathic Medicine
Yakima, Washington

Bradley Fehrenbach, MD
Nuclear Radiologist
Diversified Radiology
Denver, Colorado

Robert R. Flavell, MD, PhD
Assistant Professor in Residence
Department of Radiology and Biomedical
  Imaging
Section of Nuclear Medicine
University of California, San Francisco
San Francisco, California

Robert J. Fleck, Jr., MD
Associate Professor
Department of Radiology
Cincinnati Children's Hospital Medical Center
University of Cincinnati
Cincinnati, Ohio

Carl Gunnar Forsberg, MD
Resident Physician
Department of Radiology
Medical University of South Carolina
Charleston, South Carolina

Erik H. L. Gaensler, MD
Clinical Professor
Department of Radiology and Biomedical Imaging
University of California, San Francisco
Neuroradiologist
Bay Imaging Consultants

Arpit Gandhi, MD
Radiology resident
Christiana Care Health System
Newark, Delaware

Alisa D. Gean, MD
Professor Emeritus
Department of Radiology and Biomedical Imaging
University of California, San Francisco
San Francisco, California

Curtis E. Green, MD
Professor of Radiology and Cardiology
Department of Radiology
Larner College of Medicine at the University of
  Vermont
Burlington, Vermont

Marcelo Guimaraes, MD, FSIR
Professor and Director
Vascular Interventional Radiology
Department of Radiology
Medical University of South Carolina
Charleston, South Carolina

Aishwarya Gulati, MD
Resident Physician
Department of Internal Medicine
Carle Foundation Hospital
Urbana, Illinois

Kate Hanneman, MD, MPH, FRCPC
Assistant Professor
Department of Medical Imaging, Toronto
  General Hospital
University of Toronto
Toronto, Canada

Peter A. Harri, MD
Assistant Professor
Abdominal Imaging
Department of Radiology and Imaging Sciences
Emory University School of Medicine
Atlanta, Georgia

Heather Hartung, RN-BSN
RN Patient Navigator
Vascular Interventional Radiology
Medical University of South Carolina
Charleston, South Carolina

Clyde A. Helms, MD
Consultant
Department of Radiology
Duke University Medical Center
Durham, North Carolina
Consultant
Department of Radiology
University of New Mexico
Albuquerque, New Mexico

Cash Jeremy Horn, MD
Assistant Professor
Vascular Interventional Radiology
Department of Radiology
New York University School of Medicine
New York, New York

Michael J. Horowitz, MD, PhD
Cardiothoracic Imaging Fellow
Department of Radiology
UC San Diego Medical Center
San Diego, California

Albert Hsiao, MD, PhD
Assistant Professor
Department of Radiology
UC San Diego
La Jolla, California

Kathleen Jacobs, MD
Assistant Professor
Department of Radiology
University of California, San Diego
San Diego, California

Blaise V. Jones, MD
Chief, Neuroradiology
Cincinnati Children's Hospital Medical Center
Professor
University of Cincinnati School of Medicine
Cincinnati, Ohio

Vivek Kalia, MD, MPH, MS
Assistant Professor of Radiology
Department of Radiology
Division of Musculoskeletal Radiology
University of Michigan Health System
Ann Arbor, Michigan

Asef Khwaja, MD
Assistant Professor of Radiology
Department of Radiology
The Children's Hospital of Philadelphia. Perelman
  School of Medicine at the University of Pennsylvania
Philadelphia, Pennsylvania

Jeffrey S. Klein, MD, FACR
A. Bradley Soule and John P. Tampas Green and Gold
Professor of Radiology
Department of Radiology
Larner College of Medicine at the University of Vermont
Burlington, Vermont

Seth Kligerman, MD
Associate Professor
Division Chief of Cardiothoracic Radiology
Department of Radiology
University of California, San Diego
San Diego, California

Nima Kokabi, MD
Assistant Professor
Interventional Radiology and Image-guided
  Medicine
Department of Radiology and Imaging Sciences
Emory University School of Medicine
Atlanta, Georgia

Kelly K. Koeller, MD, FACR
Associate Professor
Department of Radiology
Mayo Clinic
Rochester, MN and
Chief, Neuroradiology
American Institute for Radiologic Pathology
Silver Spring, Maryland

Tuong H. Le, MD, PhD
Brain and Spine Imaging Consultants (BASIC)
Dallas, Texas

Jay S. Leb, MD
Assistant Professor
Department of Radiology
Columbia University Medical Center
New York, New York

Clayton Li, MD
Resident Physician
Department of Radiology
New York University School of Medicine
New York, New York

Jeffrey P. Lin, MD, PhD
Nuclear Radiologist
TRA Medical Imaging
Tacoma, Washington

Camilla E. Lindan, MD
Assistant Clinical Professor
Department of Radiology
University of California San Francisco
Department of Diagnostic Imaging
Kaiser Hospital, San Francisco, California

Louis G. Martin, MD, FACR, FSIR
Emeritus Professor
Interventional Radiology and Image-guided Medicine
Department of Radiology and Imaging Sciences
Emory University School of Medicine
Atlanta, Georgia

Meredith McDermott, MD
Assistant Professor
Vascular Interventional Radiology
Department of Radiology
New York University School of Medicine
New York, New York

Pardeep K. Mittal, MD, FACR
Professor
Body Imaging
Department of Radiology and Imaging
Medical College of Georgia
Augusta, Georgia

Brett J. Mollard, MD
Body Section Co-Chief
Abdominal Imaging and Nuclear Medicine
TRA Medical Imaging
Tacoma, Washington

Govind Mukundan, MD
Neuroradiology Section
Sutter Imaging
Sacramento, California

Christopher A. Mutch, MD, PhD
Radiologist
Bay Imaging Consultants
Walnut Creek, California

Usha D. Nagaraj, MD
Assistant Professor of Clinical Radiology and
  Pediatrics
Cincinnati Children's Hospital Medical Center/
  University
  of Cincinnati College of Medicine
Cincinnati, Ohio

Jonathan V. Nguyen, MD
Assistant Professor
Department of Radiology
University of Virginia Health System
Charlottesville, Virgina

Brandi T. Nicholson, MD, FSBI
Associate Professor
Department of Radiology and Medical Imaging
University of Virginia School of Medicine
Charlottesville, Virginia

Walter L. Olsen, MD, FACR
San Diego Imaging Medical Group
San Diego, California

Amish Patel, MD
Assistant Professor
Vascular Interventional Radiology
Department of Radiology
New York University School of Medicine
New York, New York

Jonathan David Perry, MD
Chief Resident
Department of Radiology
Medical University of South Carolina
Charleston, South Carolina

Jennifer Pohl, PhD, MD
Associate Professor
Department of Radiology
University of New Mexico
Albuquerque, New Mexico

Derk D. Purcell, MD
Assistant Clinical Professor
Department of Radiology and Biomedical Imaging
University of California, San Francisco
California Pacific Medical Center
San Francisco, California

Carrie M. Rochman, MD
Assistant Professor
Department of Radiology and Medical Imaging
University of Virginia Health System
Charlottesville, Virginia

Howard A. Rowley, MD
Joseph Sackett Professor of Radiology
Professor of Radiology, Neurology, and
  Neurosurgery
University of Wisconsin
Madison, Wisconsin

Claudio Schonholz
Professor
Vascular Interventional Radiology
Department of Radiology
Medical University of South Carolina
Charleston, South Carolina

David J. Seidenwurm, MD
Network Medical Director
Quality Committee Chair
Sutter Medical Foundation
Sacramento, California

Robert Y. Shih, MD
Assistant Professor
Department of Radiology
Uniformed Services University
Bethesda, Maryland

Akhilesh K. Sista, MD, FSIR
Associate Professor and Section Chief Vascular
   Interventional Radiology
Department of Radiology
New York University School of Medicine
New York, New York

Ethan A. Smith, MD
Associate Professor
Department of Radiology
Cincinnati Children's Hospital Medical Center
University of Cincinnati College of Medicine
Cincinnati, Ohio

Divya Sridhar, MD
Assistant Professor
Vascular Interventional Radiology
Department of Radiology
New York University School of Medicine
New York, New York

Judy K. Tam, MD
Associate Professor of Radiology
Department of Radiology
Larner College of Medicine at the University of
   Vermont
Burlington, Vermont

Anobel Tamrazi, MD, PhD
Interventional Radiology
Palo Alto Medical Foundation
Redwood City, California

Bedros Taslakian, MD
Assistant Professor
Vascular and Interventional Radiology
Department of Radiology
New York University School of Medicine
New York, New York

Andrew T. Trout, MD
Associate Professor of Radiology
Cincinnati Children's Hospital Medical Center
Cincinnati, Ohio

Emily N. Vinson, MD
Assistant Professor of Radiology
Chief, Division of Musculoskeletal Imaging
Duke University School of Medicine
Durham, North Carolina

Vibhor Wadhwa, MD
Radiology Resident
Department of Radiology
University of Arkansas for Medical Sciences
Little Rock, Arkansas

Alyssa T. Watanabe, MD
Clinical Associate Professor
Neuroradiology Division
USC Keck School of Medicine
Los Angels, California

Elizabeth Weihe, MD
Associate Professor
Department of Radiology
University of California-San Diego
San Diego, California

Ricardo Tadayoshi Barbosa Yamada, MD
Assistant Professor
Vascular Interventional Radiology
Department of Radiology
Medical University of South Carolina
Charleston, South Carolina

PREFÁCIO

Desde a elaboração de *Fundamentos de Radiologia | Diagnóstico por Imagem*, no fim da década de 1980, com o propósito de ajudar os residentes de Radiologia a estudar para as provas de especialista, o campo de imagens diagnósticas evoluiu imensamente. Nos últimos 30 anos, o volume de informações fornecido durante a residência de Radiologia aumentou substancialmente, com um avanço tecnológico fabuloso na área de imagens, que incluiu o desenvolvimento de tomografia computadorizada com multidetectores e de feixe cônico, ressonância magnética, medicina nuclear e ultrassonografia. Nos últimos 10 a 15 anos, fomos testemunhas da criação de novas modalidades de imagem, inclusive tomossíntese digital, radiografia de subtração de dupla energia, imagens funcionais/metabólicas e oncologia intervencionista com novas técnicas de tratamento orientadas por imagem (p. ex., ablação térmica de tumores e tratamento transcateter direcionado de neoplasias). Nos EUA, uma prova realizada pelos residentes no seu 36º mês de treinamento substituiu, em parte, os antigos testes orais da certificação em radiologia do American Board of Radiology. Contudo, apesar das inúmeras fontes de informações para os residentes de Radiologia, ainda existe a necessidade de material introdutório de alta qualidade que aborde todas as subespecialidades desse campo tão vasto.

Esta quinta edição de *Brant e Helms Fundamentos de Radiologia | Diagnóstico por Imagem* contém seções significativamente revisadas e expandidas dedicadas a radiologia das mamas, imagens cardíacas, radiologia vascular/intervencionista, radiologia pediátrica e medicina nuclear, que refletem o volume crescente de conhecimento nessas áreas do saber médico e sua importância nos currículos da residência em Radiologia. Contamos com a ajuda de seis novos editores de seção, que contribuíram bastante para esta nova edição, e recebemos contribuições de muitos radiologistas treinados nessas novas técnicas. O Dr. Brandi T. Nicholson, radiologista especializado em mama e Diretor Associado do Programa de Residência na University of Virginia Health System elaborou uma seção que aborda rastreamento, diagnóstico e radiologia intervencionista das mamas. O Dr. Seth Kligerman, chefe da seção de Imagem Cardiotorácica na University of California, San Diego, compartilhou seus conhecimentos e sua experiência em imagens cardiovasculares em uma seção substancialmente expandida sobre cardiologia. A seção sobre radiologia vascular

e intervencionista, editada pelos Drs. Akhilesh Sista, do NYU Langone Medical Center, e Juan Camacho, do Memorial Sloan Kettering Cancer Center, em Nova York, apresenta de modo meticuloso o espectro de intervenções vasculares e não vasculares guiadas por imagens, inclusive o tratamento intervencionista de processos malignos hepáticos. Os Drs. Alan Brody e Andrew Trout, do Cincinnati Children's Hospital Medical Center, revisaram substancialmente a seção sobre radiologia pediátrica. A seção sobre medicina nuclear, editada pelo Dr. Brett J. Mollard, do Diagnostic Imaging Northwest, foi completamente revisada e apresenta uma recapitulação mais condensada de tópicos comuns em medicina nuclear.

Os leitores familiarizados com as edições anteriores desta obra reconhecerão os editores e autores Drs. William Brant e Clyde Helms, que elaboraram o conceito desta obra há 30 anos. Para esta quinta edição, Bill atualizou seu capítulo introdutório sobre métodos de imagem e contribuiu com material atualizado sobre ultrassonografia e radiologia dos sistemas digestório e geniturinário. Clyde atualizou sua seção sobre técnicas de imagem musculoesqueléticas juntamente com a Dra. Emily Vinson, Division Chief of Musculoskeletal Imaging na Duke University Medical Center, que agora é um dos editores desta obra. Os Drs. Erik Gaensler e Jerome Barakos são novamente editores e revisaram a seção sobre neurorradiologia. O Dr. Jeffrey Klein, em associação com colegas do Larner College of Medicine na University of Vermont, preparou uma seção atualizada sobre radiologia torácica e, agora, é um editor sênior.

Os editores desta obra gostariam de reconhecer os esforços da equipe da Wolters Kluwer na preparação e no sucesso desta quinta edição. Sharon Zinner, Senior Acquisitions Editor na Wolters Kluwer Health, usou sua experiência em livros de radiologia na preparação desta edição. David Murphy, Senior Managing Editor da Wolters Kluwer Health, coordenou o trabalho nos últimos 2 anos. Indu Jawwad, Senior Project Manager, e Joan Sinclair, Production Manager, trabalharam com os editores e autores durante os estágios finais de revisão e edição desta obra.

Jeffrey S. Klein
William E. Brant
Clyde A. Helms
Emily N. Vinson

MATERIAL SUPLEMENTAR

Este livro conta com o seguinte material suplementar:

- Capítulos *online* referentes às Seções 3, 4, 5, 6, 7, 10, 11 e 12:

O acesso ao material suplementar é gratuito. Basta que o leitor se cadastre e faça seu *login* em nosso *site* (www.grupogen.com.br), clicando no *menu* superior do lado direito e, após, em *GEN-IO*. Em seguida, clique no menu retrátil (▤) e insira o PIN de acesso localizado na quarta capa deste livro.

O acesso ao material suplementar online fica disponível até 6 meses após a edição do livro ser retirada do mercado.

É rápido e fácil! Caso haja alguma mudança no sistema ou dificuldade de acesso, entre em contato conosco (gendigital@grupogen.com.br).

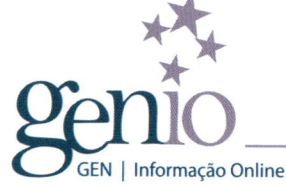

GEN-IO (GEN | Informação Online) é o ambiente virtual de aprendizagem do GEN | Grupo Editorial Nacional

SUMÁRIO

Estes capítulos estão disponíveis, *online*, como material suplementar desta obra.

Estes capítulos estão disponíveis, online, como material suplementar desta obra.

Estes capítulos estão disponíveis, *online*, como material suplementar desta obra.

PRINCÍPIOS BÁSICOS

EDITOR DA SEÇÃO: William E. Brant

CAPÍTULO 1 ■ MÉTODOS DE IMAGEM

WILLIAM E. BRANT

A radiologia é uma especialidade médica dinâmica que está em transformação contínua. Não apenas o número de métodos de aquisição de imagens aumentou; além disso, cada um deles vem sendo aprimorado e apurado. Neste capítulo, é feita uma revisão dos principais métodos de aquisição de imagens, sendo apresentados os princípios básicos de interpretação para cada um deles. Os agentes de contraste comumente utilizados também são analisados. Já os fundamentos da radiologia nuclear serão apresentados em outros capítulos.

Radiografia convencional

O exame radiográfico convencional do corpo humano data da gênese da radiologia diagnóstica, em 1895, quando Wilhelm Roentgen produziu a primeira imagem radiográfica da mão de sua esposa. A radiografia convencional ainda é fundamental para o campo do diagnóstico por imagem.

Geração de imagens. Os raios X são uma forma de energia radiante muito semelhante à luz visível, mas diferem porque têm comprimento de onda muito curto e conseguem penetrar muitas substâncias que são opacas à luz. O feixe de raios X é produzido pelo bombardeio de um alvo de tungstênio com um feixe de elétrons no interior de um tubo de raios X.

Radiografia simples. A radiografia convencional utiliza um sistema de tela-filme em um chassi (cassete) como detector de raios X. Quando os raios X atravessam o corpo humano, são atenuados pela interação com os tecidos (absorção e dispersão) e produzem um padrão de imagem no filme que é reconhecido como anatomia humana. Os raios X que ultrapassam o corpo do paciente bombardeiam uma tela fluorescente revestida por partículas dentro do chassi, causando uma interação fotoquímica que emite raios luminosos, os quais, por sua vez, expõem o filme fotográfico dentro do chassi (Figura 1.1). O filme é retirado do chassi e revelado por um processador químico automático. O produto final é uma imagem radiográfica das estruturas anatômicas do paciente (Figura 1.2).

Radiografia computadorizada (RC). É um sistema sem filme que elimina o processamento químico e fornece imagens radiográficas digitais. A RC substitui o chassi com filme radiográfico por um chassi com placas de fósforo. As dimensões dos chassis de RC são compatíveis com os chassis de tela-filme tradicionais. Os mesmos *gantries*, tubo de raios X, suportes de chassi e sistemas

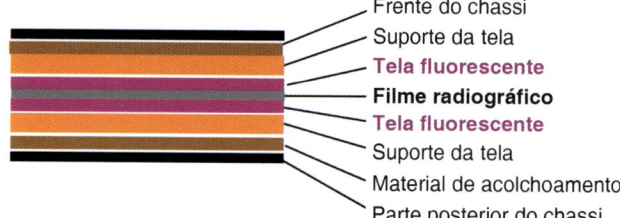

Figura 1.1 **Chassi de filme radiográfico.** O diagrama demonstra uma lâmina de filme radiográfico entre duas telas fluorescentes no interior de um chassi à prova de luz.

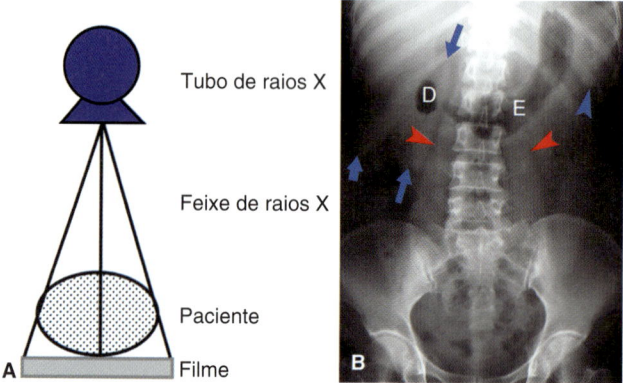

Figura 1.2 **Radiografia convencional. A.** Diagrama mostrando um tubo produtor de raios X que atravessam o paciente e chegam ao filme radiográfico. Na radiografia digital, o chassi com filme é substituído por uma placa de imagem com fósforo ou por um detector eletrônico fixo. **B.** Radiografia do abdome, incidência AP (anteroposterior), em decúbito dorsal, mostra a anatomia do paciente porque as estruturas anatômicas têm capacidades diferentes de atenuação do feixe de raios X que atravessa o paciente. O estômago (*E*) e o duodeno (*D*) são visualizados porque o ar em seus lumens tem densidade radiográfica menor que a dos tecidos de partes moles que circundam o tubo gastrintestinal. O rim direito (*entre as setas azuis finas*), a borda do fígado (*seta azul espessa*), a margem do baço (*ponta de seta azul*) e os dois músculos psoas (*pontas de seta vermelhas*) são visualizados porque a gordura (com atenuação menor) delimita a densidade dos tecidos de partes moles dessas estruturas. Por último, os ossos (costelas, vértebras, pelve e quadris) são bem visualizados através dos tecidos de partes moles graças à sua elevada densidade radiográfica.

de controle de exposição usados nas radiografias convencionais são empregados na RC. A placa de imagem revestida por fósforo interage com os raios X que passam através do paciente, criando uma imagem latente. A placa de fósforo é colocada em um dispositivo de leitura que a analisa com um *laser* de hélio-neon capturado por um tubo fotomultiplicador e processado em uma imagem digital. O receptor de RC é "apagado" com luz branca e reutilizado. A imagem digital é então transferida para um sistema computadorizado de comunicação e arquivo de imagens (PACS; do inglês, *picture archiving and communication system*). O PACS armazena e transmite imagens digitais via redes de computadores, de modo a possibilitar que médicos e outros profissionais de saúde nos mais variados lugares tenham acesso instantâneo e simultâneo às imagens diagnósticas.

Radiografia digital (RD). É um sistema sem filme e sem chassi que captura imagens de raios X em um formato digital. A RD substitui o chassi tela-filme ou a placa de fósforo por um detector eletrônico fixo, ou ainda um sensor CCD (*charge coupled device*). Detectores de leitura direta produzem uma imagem radiográfica digital imediata. A maioria dos detectores de RD está instalada em um *gantry* fixo e isso limita a capacidade de o sistema obter imagens à beira do leito do paciente. De modo geral, em um departamento de radiologia e diagnóstico por imagem digital, uma RC é usada para esse propósito. A captura direta de imagens digitais é especialmente útil na angiografia, ao possibilitar a subtração digital rápida das imagens, na fluoroscopia e nos procedimentos intervencionistas guiados por técnicas de imagem, fornecendo imagens em vídeo feitas com níveis baixos e contínuos de radiação.

Fluoroscopia. Possibilita a visualização radiográfica em tempo real de estruturas anatômicas móveis. Um feixe de raios X contínuo atravessa o paciente e atinge um sistema radiográfico digital. As imagens digitais são mostradas em tempo real em um monitor de televisão e são registradas digitalmente na forma de videoclipe, ou como uma série de imagens. A fluoroscopia é extremamente útil na avaliação de movimentos como deglutição, peristalse intestinal, movimentos do diafragma com a respiração e com os batimentos cardíacos. A fluoroscopia também é empregada na realização e no monitoramento contínuo de procedimentos radiográficos, como estudos baritados, colocação de cateteres e outros procedimentos intervencionistas. Imagens em vídeo e imagens fluoroscópicas estáticas são rotineiramente armazenadas em formato digital em um PACS para interpretação e documentação retrospectivas.

Angiografia convencional. Envolve a opacificação dos vasos sanguíneos por meio de injeção intravascular de agentes de contraste iodados. Na **arteriografia convencional** são utilizados pequenos cateteres flexíveis que são colocados no sistema arterial, geralmente via punção da artéria femoral na região inguinal. Graças ao uso de fluoroscopia, cateteres de vários tamanhos e formatos podem ser manipulados seletivamente e colocados em quase todas as principais artérias do corpo. A injeção de contraste é feita manualmente ou por meio de injetor mecânico, sendo seguida por uma aquisição computadorizada digital (RD) da imagem fluoroscópica. O resultado é uma série temporizada de imagens mostrando o fluxo de contraste na artéria injetada e os tecidos perfundidos. Já na **venografia convencional**, a injeção de contraste nas veias é feita via cateterização seletiva ou punção distal.

Nomeação das incidências radiográficas. A maioria delas é nomeada com base na direção que o feixe de raios X atravessa o paciente. Assim, a incidência posteroanterior (PA) de uma radiografia de tórax é aquela na qual o feixe de raios X atravessa primeiro o dorso do paciente e sai pela parte anterior do tórax, atingindo um detector de raios X posicionado contra o tórax do indivíduo. Já a incidência anteroanterior (AP) de uma radiografia de tórax é aquela na qual o feixe de raios X atravessa primeiro a parte anterior do tórax do paciente e sai por sua parte posterior. A incidência craniocaudal (CC) de uma mamografia é obtida pela passagem do feixe de raios X através da mama na direção vertical (no sentido cranial para caudal), com a paciente sentada ou em posição ortostática. As incidências são adicionalmente nomeadas pela identificação da posição do paciente, ou seja, incidências em posição ortostática, em decúbito dorsal ou em decúbito ventral. A radiografia de tórax em decúbito lateral direito é obtida com um feixe de raios X horizontal que atravessa o tórax de um paciente em decúbito lateral direito. As radiografias feitas durante a fluoroscopia são nomeadas de acordo com a posição do paciente em relação à mesa de fluoroscopia, uma vez que o tubo de raios X está posicionado sob aquela. Por seu turno, uma incidência oblíqua posterior direita (OPD) é obtida com o paciente deitado, com o lado direito do corpo apoiado na mesa de exame e com o lado esquerdo do corpo afastado da mesa. O feixe de raios X, produzido pelo tubo de raios X localizado sob a mesa, atravessa o paciente e alcança o detector localizado acima dele.

Princípios de interpretação. As radiografias convencionais demonstram cinco densidades radiográficas básicas: ar, gordura, tecidos de partes moles, ossos e metal (ou contrastes radiográficos). O ar atenua muito pouco o feixe de raios X, possibilitando que quase todo o feixe atravesse o paciente e escureça a imagem radiográfica. Osso, metal e agentes de contraste radiográficos atenuam uma grande proporção do feixe de raios X, fazendo com que pouquíssima radiação atinja o filme radiográfico. Portanto, ossos, objetos metálicos e estruturas opacificadas por agentes de contraste radiográficos aparecem como imagens brancas nas radiografias. Gordura e partes moles atenuam de modo intermediário o feixe de raios X, resultando em graus proporcionais de escurecimento da imagem (tons de cinza). Desses, os tecidos de partes moles atenuam mais radiação que os tecidos adiposos. Por sua vez, estruturas espessas atenuam mais radiação que estruturas finas de mesma composição. As estruturas anatômicas são vistas nas radiografias quando são delineadas, parcial ou totalmente, por tecidos com atenuações diferentes dos raios X. Por exemplo, o ar nos pulmões delineia as estruturas vasculares pulmonares, produzindo um padrão detalhado do parênquima pulmonar (Figura 1.3); já a gordura intra-abdominal delineia as margens do fígado, do baço e dos rins, possibilitando sua visualização (ver Figura 1.2B). A elevada densidade dos ossos possibilita a visualização de detalhes ósseos através dos tecidos de partes moles sobrejacentes (Figuras 1.2B e 1.3). De modo geral, objetos metálicos, como clipes cirúrgicos, são bem visualizados porque atenuam bastante o feixe de raios X. Os agentes de contraste radiográficos são suspensões iodadas ou baritadas que atenuam bastante o feixe de raios X e são usados para delinear estruturas anatômicas. Processos patológicos podem obscurecer estruturas anatômicas ao se projetarem sobre seus limites. A título de ilustração, pneumonia no lobo médio do pulmão direito substitui o ar nos alvéolos por líquido e pus e, portanto, borra a margem direita do coração (Figura 1.4).

Técnicas de imagens transversais

Tomografia computadorizada (TC), ressonância magnética (RM) e ultrassonografia (US) são técnicas que produzem imagens transversais do corpo. Nelas, um volume ou fatia tridimensional é escaneado para que se produza uma imagem bidimensional. A imagem resultante é constituída por matriz de elementos de imagem (*pixels*) e cada um deles representa um elemento de volume (*voxel*) dos tecidos do paciente. A composição tecidual do *voxel* é ponderada (*ponderada por volume*) para exibição como um *pixel*. A TC e a RM atribuem um valor numérico a cada elemento de imagem na matriz. A matriz de elementos de imagem que forma cada imagem varia, em geral, entre 256×256 (65.536 *pixels*) e 1.024×1.024 (1.048.576 *pixels*), de acordo com os parâmetros de aquisição especificados (Figura 1.5).

Para produzir uma imagem anatômica, tons de cinza são atribuídos a faixas de valores de *pixels*. Por exemplo, 16 tons

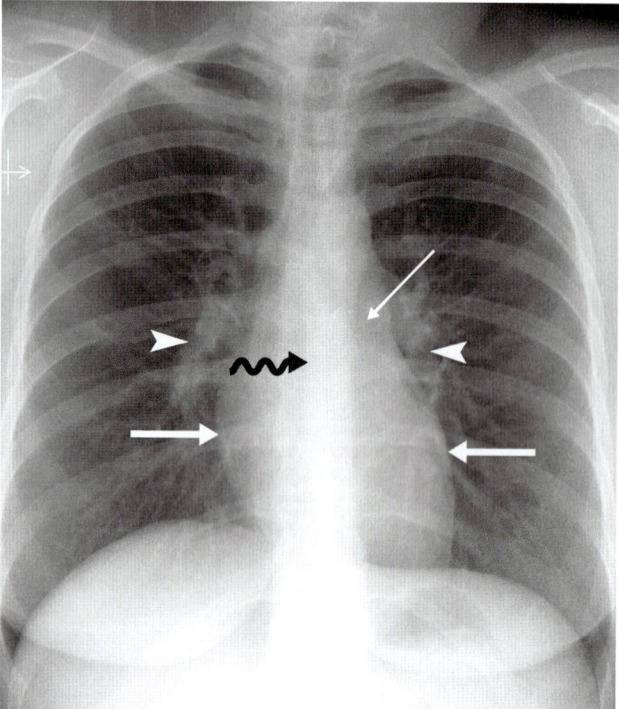

Figura 1.3 Radiografia de tórax, incidência PA, posição ortostática. As artérias pulmonares (*pontas de seta*) são vistas nos pulmões porque são delineadas pelo ar nos alvéolos. As margens cardíacas direita e esquerda (*setas mais largas*) estão bem delimitadas pelo tecido pulmonar adjacente (cheio de ar). O brônquio principal esquerdo (*seta fina*) é visualizado porque seu lúmen preenchido por ar está circundado pelos tecidos de partes moles do mediastino. O recesso azigoesofágico (*seta preta ondulada*) é bem definido por causa do tecido pulmonar preenchido por ar do lobo inferior direito.

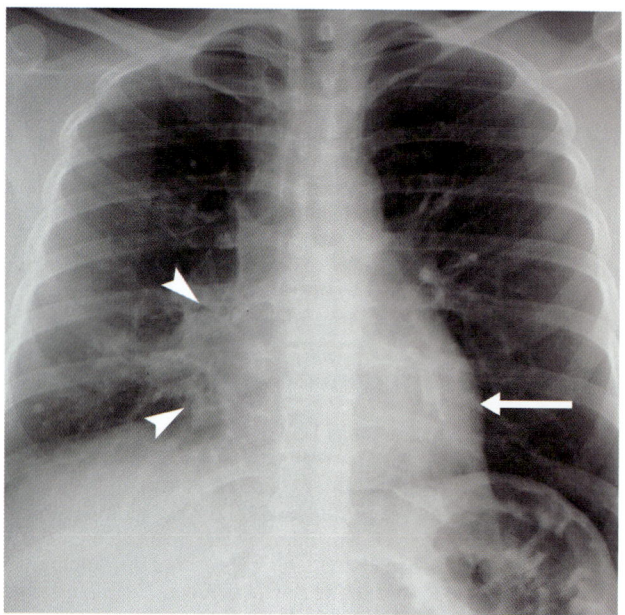

Figura 1.4 Pneumonia em lobo médio. A radiografia de tórax, na incidência PA, com o paciente em posição ortostática revela pneumonia (*pontas de seta*) no lobo médio (no pulmão direito), com a radiotransparência do ar no pulmão sendo substituída por densidade de partes moles e contornando a borda do coração direito. Observe a boa definição da borda esquerda do coração (*seta*) estabelecida pela língula normal contendo ar.

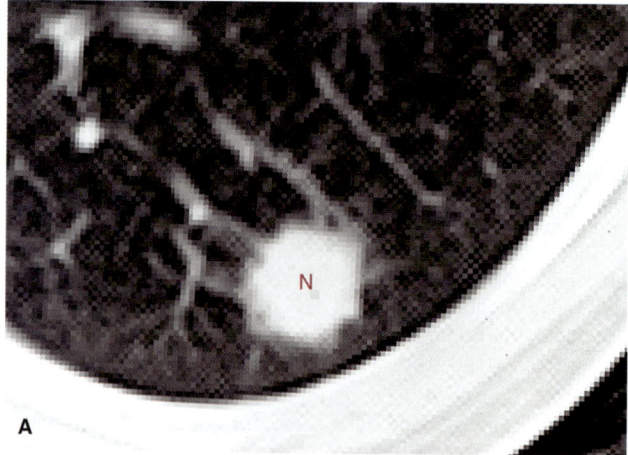

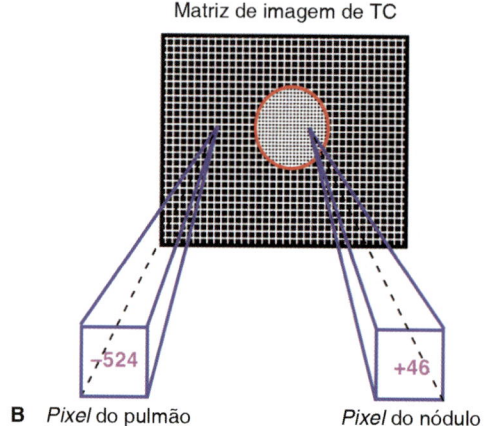

Figura 1.5 Matriz da imagem. A. Tomografia computadorizada (*TC*), imagem ampliada de um nódulo pulmonar (*N*). Os *pixels* que formam a imagem são vistos como minúsculos quadrados. A largura de janela está configurada em 2.000 UH com um nível de janela de –600 UH para realçar o nódulo branco, com densidade de tecido de partes moles, contra um fundo de pulmão cinza cheio de ar. **B.** Diagrama da matriz que constitui a imagem de TC. Um *pixel* de pulmão cheio de ar com um número de TC calculado de –524 UH é cinza, enquanto um *pixel* do nódulo de partes moles com um número de TC calculado de +46 UH é branco.

de cinza podem ser divididos sobre uma *largura de janela* de 320 valores de *pixel* (Figura 1.6). Grupos de 20 valores de *pixel* são atribuídos a cada um dos 16 tons de cinza. O tom de cinza médio é atribuído aos valores de *pixel* centralizados em um *nível de janela* selecionado. *Pixels* com valores maiores que o limite superior da largura de janela são exibidos em branco, enquanto *pixels* com valores menores que o limite inferior da largura de janela são exibidos em preto. Para a análise otimizada de todas as informações anatômicas de um determinado corte, a imagem é visualizada em diferentes configurações de largura de janela e de nível de janela – otimizadas, por exemplo, para ossos, pulmão, partes moles, entre outros (Figura 1.7).

As imagens digitais obtidas por TC, RM e US são ideais para armazenamento e acesso no PACS. Os PACS atuais possibilitam uma ampla gama de manipulação das imagens durante sua visualização e interpretação. Entre os recursos que podem ser usados estão: rolagem das imagens, alterações interativas da largura de janela e do nível de janela, amplificação, fusão de imagens de diferentes modalidades, reformatação de imagens seriadas em diferentes planos anatômicos, criação de reconstruções tridimensionais e marcação de imagens cruciais que resumem os principais achados.

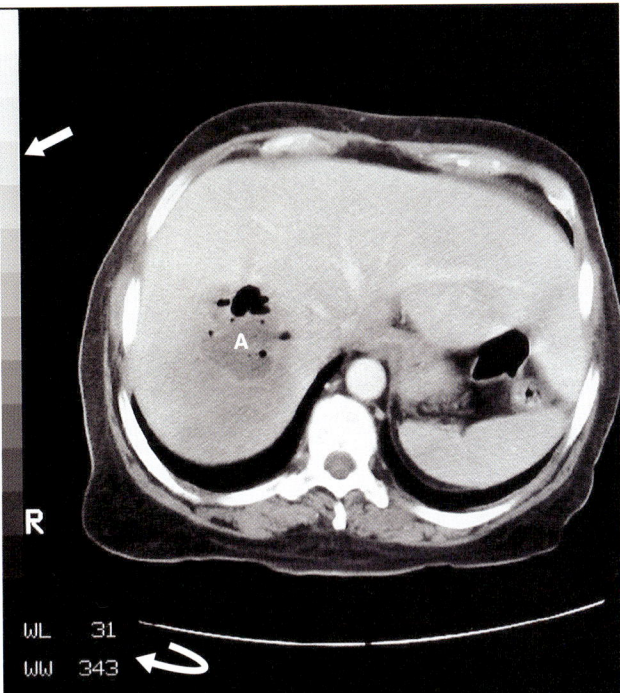

Figura 1.6 **Escala de cinza.** A imagem de TC do abdome inclui uma escala de cinza (*seta reta*) ao longo de sua borda esquerda. A cada *pixel* na imagem de TC é atribuído um tom de cinza dependendo de seu número de TC calculado (unidade de H) e da largura de janela e do nível de janela (*WW, WL, seta curva*) selecionados pelo radiologista. Branco puro e preto puro estão, respectivamente, no topo e no fim da escala de cinza. *R* indica o lado direito do paciente. Imagens no plano transversais são, rotineiramente, vistas "de baixo para cima", como se o observador estivesse nos pés da maca do paciente. Essa orientação possibilita uma fácil correlação com as radiografias convencionais, que são rotineiramente visualizadas como se o paciente estivesse de frente para o observador, com seu lado direito voltado para o lado esquerdo daquele. Esse paciente apresenta um abscesso (*A*) no fígado.

Tomografia computadorizada

Na TC, um computador reconstrói matematicamente uma imagem transversal do corpo a partir de medidas da transmissão de raios X através de finos cortes dos tecidos do paciente. Um feixe de raios X estreito e bem colimado é gerado de um lado do paciente (Figura 1.8). O feixe de raios X é atenuado por absorção e dispersão quando atravessa o paciente. Detectores sensíveis do outro lado do paciente medem a transmissão dos raios X através do corte. Essas medidas são repetidas sistematicamente muitas vezes a partir de direções diferentes, enquanto o tubo giratório emite feixes de raios X. Números de TC são então atribuídos a cada *pixel* na imagem por um algoritmo computadorizado, que usa como dados essas medidas dos raios X transmitidos. Os números dos *pixels* são proporcionais à diferença na atenuação média dos raios X pelo tecido no *voxel*, em comparação com a água. Para isso, é utilizada uma escala de unidades de Hounsfield (UH), assim denominada

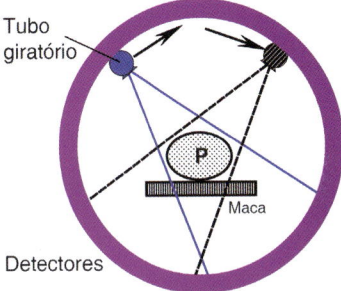

Figura 1.8 **Tomografia computadorizada (TC).** Diagrama de escâner de TC. O paciente (*P*) é colocado na mesa de exame no centro do escâner. Um tubo de raios X gira em torno dele, produzindo pulsos de radiação que o atravessam. Os raios X transmitidos são detectados por uma ou mais fileiras de detectores de radiação opostas ao tubo de raios X. Os dados da transmissão dos raios X são enviados para um computador, que utiliza um algoritmo para calcular a matriz de números de TC usada para produzir a imagem transversal anatômica. Na TC helicoidal, a mesa desloca o paciente continuamente através do feixe de raios X. Na TC com múltiplos detectores, os cortes são obtidos simultaneamente enquanto o paciente é movido no escâner.

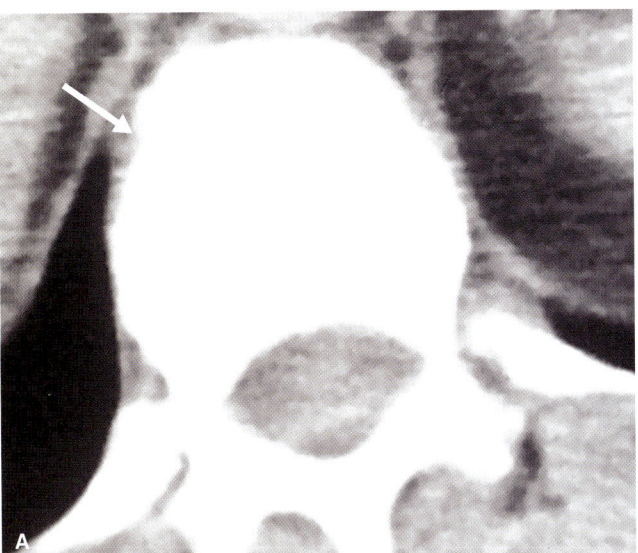 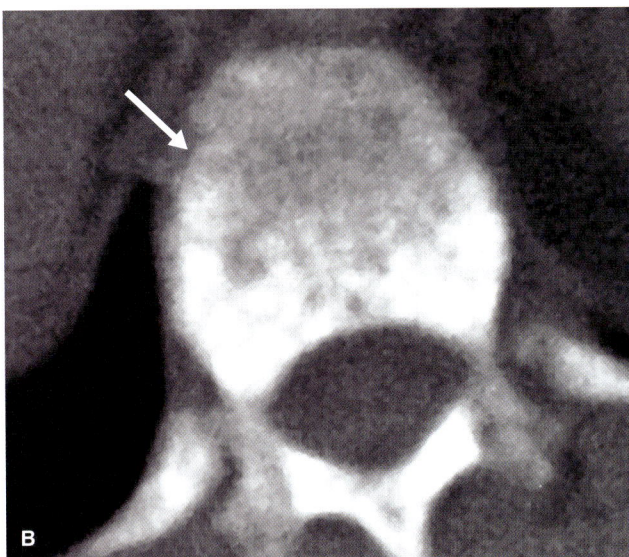

Figura 1.7 **Janelas de tomografia computadorizada (TC). A.** Imagem de TC do corpo de uma vértebra torácica inferior, em uma "janela para partes moles" (largura de janela = 482 UH, nível de janela = –14 UH), mostra a vértebra torácica (*seta*) totalmente branca, sem detalhes ósseos. **B.** A mesma TC, com "janela óssea" (largura de janela = 2.000 UH, nível de janela = 400 UH), mostra alterações destrutivas no corpo da vértebra (*seta*) causadas por carcinoma de pulmão metastático.

em homenagem a Sir Godfrey Hounsfield, o inventor da TC. A água recebe um valor de 0 UH, com a escala se estendendo de –1.000 UH para o ar e +3.000 UH para o osso muito denso. As unidades de Hounsfield não são valores absolutos. Na verdade, são valores relativos que variam de um sistema TC para outro. De modo geral, osso cortical é +3.000 UH, osso esponjoso é +700 UH, tecidos de partes moles é +40 a +80 UH, gordura é –90 a –120 UH, pulmão é –500 UH e ar é –1.000 UH.

As dimensões do *voxel* são determinadas pelo algoritmo computadorizado escolhido para reconstrução e pela espessura do corte examinado. A maioria dos escâneres de TC possibilita configurações de espessura de corte entre 0,5 e 10 mm. Os dados de um corte individual são, rotineiramente, adquiridos em 1 segundo ou menos. As vantagens da TC, em comparação com a RM, incluem aquisição rápida de dados, detalhes ósseos melhores e demonstração de calcificações. De modo geral, a TC é limitada ao plano axial; contudo, as imagens podem ser reformatadas nos planos sagital, coronal ou oblíquo, ou como imagens tridimensionais. TC com múltiplos detectores possibilita a aquisição de *voxels* isotrópicos de formato cúbico de comprimento igual nos três lados. Esses *voxels* isotrópicos possibilitam a reconstrução direta das imagens em qualquer plano sem perda da resolução.

TC convencional (TC com uma fileira de detectores).

Obtém dados de imagem de um corte por vez. O paciente prende a respiração (apneia), um corte é obtido, o paciente respira, a mesa se move e a sequência é repetida. Essa técnica é, pelo menos, duas a três vezes mais demorada que a TC helicoidal para qualquer volume examinado, tornando mais difícil a otimização da aquisição de imagens durante contraste máximo. Modificações mínimas do volume pulmonar a cada apneia podem causar alterações substanciais nas estruturas anatômicas do tórax e do abdome que estão sendo examinadas, resultando em omissão de algumas áreas. Os aparelhos de TC convencionais já foram, em grande parte, substituídos por aparelhos de TC helicoidal.

TC helicoidal, também denominada TC espiral.

É realizada movendo-se a mesa do paciente em velocidade constante através do *gantry* da TC, enquanto um tubo de raios X gira continuamente em torno do paciente adquirindo imagens. Um volume contínuo de dados de imagem é adquirido durante uma única apneia. Essa técnica melhora bastante a velocidade de aquisição de imagens, pois possibilita o exame durante a opacificação ótima pelo agente de contraste e elimina artefatos e erros causados por registro incorreto e por variações na respiração do paciente. Todo o fígado pode ser examinado durante uma única apneia; todo o abdome e a pelve em uma ou duas apneias, com cronologia ótima para opacificação de órgãos após administração intravenosa de meio de contraste. A aquisição volumétrica possibilita reconstrução retrospectiva de múltiplos cortes superpostos, melhorando a visualização de lesões pequenas e possibilitando angiografia por TC tridimensional com substanciais detalhes (Figura 1.9). As imagens podem ser adquiridas durante múltiplas fases de realce dos órgãos (arterial, venosa, parenquimatosa, tardia).

TC helicoidal com multidetectores (TCMD).

Foi um importante avanço tecnológico, utilizando os princípios do escâner helicoidal, mas incorporando múltiplas fileiras de detectores. Isso possibilita a aquisição de múltiplos cortes por rotação do tubo, aumentando, assim, a área do corpo do paciente que pode ser examinada em um dado período de tempo pelo feixe de raios X. Os aparelhos passaram rapidamente de dois cortes para 256 a 320 cortes que conseguem examinar 400 mm do comprimento do paciente a cada segundo ou menos. A principal vantagem da TCMD é a velocidade. A TCMD é muitas vezes mais rápida que a TC helicoidal com uma fileira de detectores. Para o exame do corpo, cortes de 1 mm podem ser obtidos, criando *voxels* isotrópicos (1 × 1 × 1 mm) e possibilitando a reconstrução de imagens em qualquer plano anatômico sem

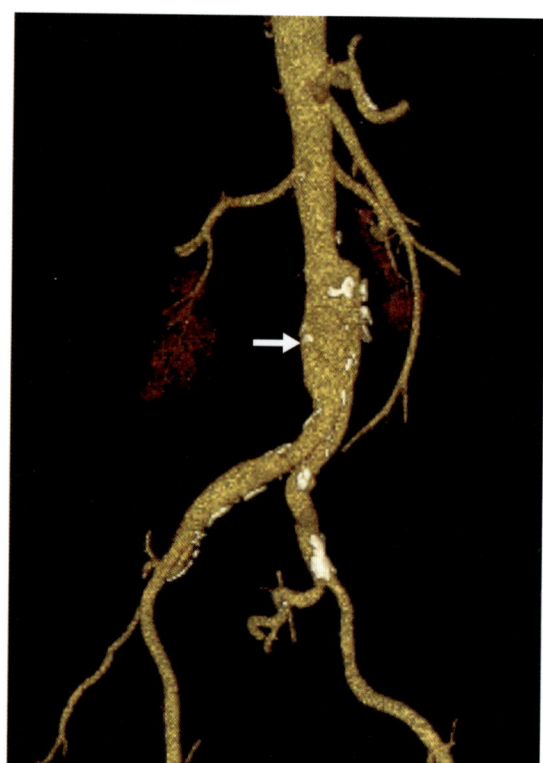

Figura 1.9 Angiotomografia computadorizada (angio-TC). Uma imagem tridimensional com superfície sombreada da aorta e seus ramos foi criada a partir de uma série de imagens no plano axial de TCMD. Essas imagens foram adquiridas durante a administração por via intravenosa rápida de um agente de contraste. A injeção intravenosa de contraste aumenta bastante os valores de densidade da TC das artérias, aferidos em UH, possibilitando a retirada de estruturas com densidade menor da imagem. Apenas *pixels* com densidades de TC maiores que um valor limiar especificado são mostrados. Algoritmos computadorizados criam uma imagem tridimensional "virtual" a partir de dados fornecidos por muitos cortes axiais superpostos. A imagem tridimensional pode ser rodada e vista a partir de qualquer ângulo em um monitor de computador. "Sombreamento", simulação de projeção de luz a partir de uma fonte remota, reforça o efeito visual tridimensional. Esse paciente apresenta aterosclerose avançada (as placas ateroscleróticas são mostradas em branco) e um pequeno aneurisma (*seta*) da aorta abdominal infrarrenal. Os rins realçados estão parcialmente sombreados em vermelho.

perda de resolução. A cobertura de ampla área possibilita a obtenção de excelentes detalhes na angiografia por TC e também na broncoscopia e na colonoscopia "virtuais" por TC. Todavia, uma desvantagem importante da TCMD é a dose de radiação, que pode ser três a cinco vezes maior que a da TC helicoidal com uma fileira de detectores. Cortes finos e múltiplas aquisições aumentam o rendimento diagnóstico da TCMD, mas implicam exposição dos pacientes a doses de radiação maiores.

Fluoroscopia por TC.

É outro avanço na tecnologia de TC que possibilita a aquisição de imagens em tempo real. Essa técnica aprimora substancialmente a capacidade de realizar intervenções percutâneas orientadas por exame de imagem, reduzindo sua duração e também a dose de radiação. O operador pode pisar em um pedal enquanto move a mesa de TC ou observa o movimento do paciente. A reconstrução rápida propicia, em tempo real, imagens das estruturas anatômicas, das lesões e do posicionamento da agulha ou do cateter. Atualmente, a fluoroscopia por TC é usada para orientar a realização de biopsias, drenagem e procedimentos intervencionistas em todo o corpo. É especialmente útil na orientação de colocação de agulha em locais do corpo com movimento fisiológico, como o tórax e o abdome.

TC com dupla energia (TCDE). Utiliza duas fontes de raios X e dois detectores de raios X para examinar simultaneamente os tecidos e determinar como estes se comportam quando expostos a diferentes energias. Essa técnica obtém mais informações sobre a composição dos tecidos. As diferenças na gordura, nos tecidos de partes moles e nos agentes de contraste em diferentes níveis de energia possibilitam melhor caracterização das lesões. Os dados de imagem podem ser adquiridos em metade do tempo necessário para a TCMD convencional. A TCDE ainda aprimora a capacidade de aquisição de imagens do coração sem o uso potencialmente perigoso de betabloqueadores para redução da frequência cardíaca. A composição química dos cálculos urinários pode ser determinada pela TCDE, possibilitando a prescrição de tratamento farmacológico em vez de tratamento cirúrgico.

Administração de contraste na TC. Os agentes de contraste iodados são administrados por via intravenosa durante a TC para realçar as diferenças de densidade entre lesões e o parênquima circundante, para demonstrar a anatomia vascular e a perviedade dos vasos, e também para caracterizar lesões de acordo com seus padrões de realce pelo contraste. O uso otimizado do meio de contraste intravenoso depende da anatomia, da fisiologia e da patologia do órgão de interesse. No cérebro, a barreira hematencefálica normal, formada por junções endoteliais altamente seletivas nos capilares neurais, evita o acesso do meio de contraste ao espaço extravascular neural. Defeitos na barreira hematencefálica associados a tumores, acidente vascular encefálico (AVE), infecção e outras lesões possibilitam o acúmulo de contraste no tecido anormal, aumentando sua visibilidade. Nos tecidos não neurais, o endotélio capilar tem junções intercelulares "frouxas" que possibilitam o acesso livre do contraste ao espaço extravascular. A administração do meio de contraste e a cronologia da aquisição de imagens de TC precisam ser planejadas de modo a otimizar as diferenças nos padrões de realce entre lesões e tecidos normais. Por exemplo, a maioria dos tumores hepáticos é irrigada predominantemente pela artéria hepática, enquanto o parênquima hepático é suprido predominantemente (cerca de 70%) pela veia porta, com uma contribuição menor da artéria hepática (cerca de 30%). O meio de contraste administrado por injeção rápida (*bolus*) em uma veia periférica no braço do paciente chegará mais cedo na artéria hepática e realçará (ou seja, aumentará a densidade na TC) muitos tipos de tumor, bem mais do que o parênquima hepático. O realce máximo do parênquima hepático é retardado em 1 a 2 minutos até que o contraste tenha circulado pelos intestinos e pelo baço e tenha retornado ao fígado pela veia porta. Portanto, a diferenciação de tumor e parênquima hepático pelo contraste pode ser maximizada pela injeção IV rápida do contraste, pela aquisição rápida de imagens de TC do fígado durante o realce arterial máximo, e também pela aquisição de imagens durante o realce máximo da veia porta. Desse modo, a TCMD é ideal para essa aquisição rápida e precoce de imagens do fígado. De modo geral, a administração oral ou retal de contraste é necessária para opacificar o intestino a fim de que se realize TC de abdome e pelve. Por último, observa-se que a diferenciação de alças intestinais sem contraste intraluminal e tumores, linfonodos e hematoma pode ser difícil.

Artefatos da TC. Artefatos são componentes da imagem que não reproduz de modo confiável estruturas anatômicas verdadeiras por causa de distorção, acréscimo ou deleção de dados. Os artefatos degradam a imagem e levam a erros de diagnóstico.

Artefato de volume parcial ocorre em todas as imagens de TC e precisa ser considerado na interpretação delas. A imagem bidimensional mostrada é criada após ser feita a *média* dos dados obtidos de um volume tridimensional dos tecidos do paciente. Os cortes acima e abaixo da imagem que está sendo avaliada têm de ser examinados para evitar que esse artefato seja confundido com uma patologia.

Artefato de endurecimento do feixe resulta de maior atenuação dos fótons de raios X de baixa energia do que dos fótons de raios X de alta energia quando estes atravessam os tecidos. A energia média do feixe de raios X é aumentada (o feixe é "endurecido"), resultando em menos atenuação na extremidade do feixe que no seu início. Os erros de endurecimento do feixe são vistos como áreas ou faixas de baixa densidade (Figura 1.10) se estendendo a partir de estruturas de alta atenuação dos raios X, como a parte petrosa do osso temporal, os ombros e quadris ou as concentrações de agentes de contraste.

Artefato de movimento ocorre quando as estruturas se movem para posições diferentes durante a aquisição de imagens. Isso decorre de movimento voluntário ou involuntário do paciente, como respiração, contração cardíaca, pulsação vascular ou peristalse intestinal. O movimento é visto nas imagens como faixas proeminentes de interfaces de alta ou baixa densidade, ou como imagens borradas ou duplicadas (Figura 1.11).

Artefatos estriados emanam de objetos com alta densidade, como clipes vasculares e restaurações dentárias (Figura 1.12). Os algoritmos de reconstrução não conseguem lidar com as diferenças extremas na atenuação dos raios X de objetos muito densos e do tecido adjacente.

Artefatos em anel ocorrem quando o aparelho de TC está descalibrado e os detectores fazem leituras incorretas em todos os ângulos de rotação. Esses artefatos são vistos como anéis circulares de alta ou baixa densidade na imagem.

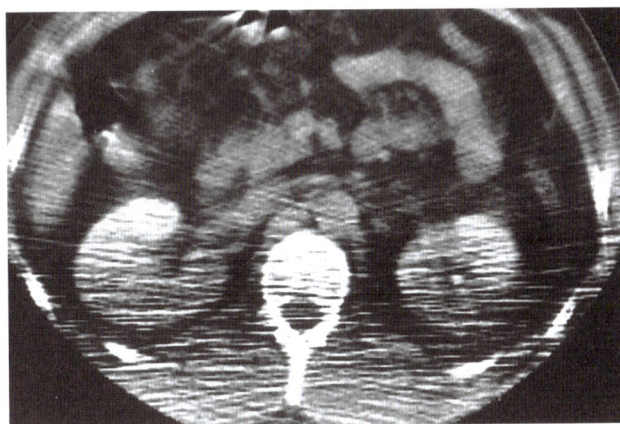

Figura 1.10 **Artefato de endurecimento do feixe.** Essa tomografia computadorizada (TC) do abdome está muito degradada pelo artefato de endurecimento do feixe, que produz faixas escuras através da metade inferior da imagem. O artefato foi causado por atenuação acentuada do feixe de raios X pelos braços do paciente que, por causa de uma lesão, foram mantidos ao longo das laterais do corpo.

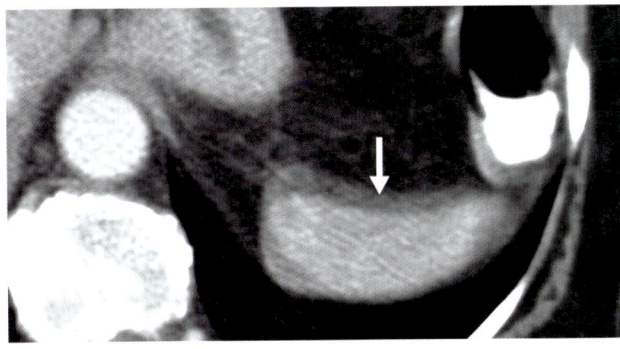

Figura 1.11 **Artefato de movimento.** O movimento respiratório durante a aquisição de imagem duplica a margem (*seta*) do baço, simulando um hematoma subcapsular nesse paciente que sofreu traumatismo abdominal.

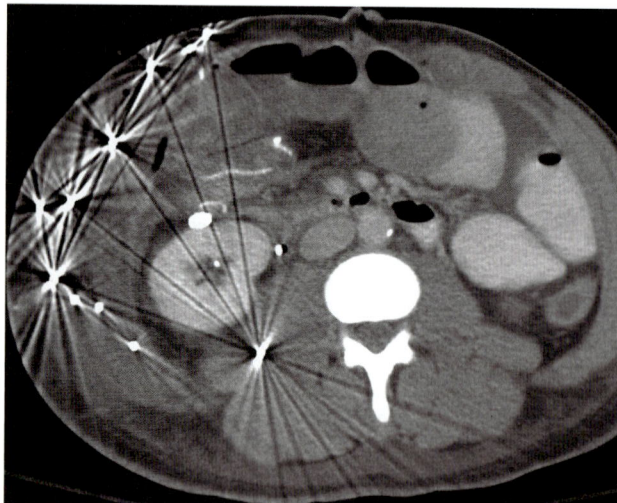

Figura 1.12 **Artefato estriado.** Fragmentos de projetis de arma de fogo (PAF) produzem artefato estriado significativo nesta imagem de tomografia computadorizada (TC).

Artefatos quantum mottle produzem ruído na imagem e são vistos como padrão sal e pimenta (flocos escuros e brilhantes aleatórios). O ruído resulta de dados insuficientes da transmissão dos raios X causados por configurações inapropriadas do aparelho em termos do local examinado e das dimensões do paciente.

Princípios de interpretação da TC. Como em todas as técnicas de imagem, a interpretação da TC se baseia em uma abordagem organizada e abrangente. As imagens de TC são vistas em ordem anatômica sequencial, com cada corte sendo examinado em relação aos cortes acima e abaixo. Essa análise das imagens é extremamente facilitada pela visualização em uma estação de trabalho PACS. O radiologista pode avançar e retroceder as imagens no monitor. Além disso, o radiologista precisa desenvolver um conceito tridimensional da anatomia e da patologia mostradas. Essa análise é fomentada pela disponibilidade de imagens adquiridas ou reconstruídas nos planos coronal e sagital, bem como no plano axial. O exame precisa ser avaliado levando em conta os parâmetros do aparelho, a espessura e o espaçamento dos cortes, a administração do meio de contraste, a cronologia da aquisição de imagens em relação à administração de contraste e à existência de artefatos. As imagens axiais são orientadas de modo que o observador está olhando o paciente a partir de baixo. O lado direito do paciente está posicionado no lado esquerdo da imagem. Detalhes ósseos ótimos são vistos nas "janelas ósseas", geralmente uma largura de janela de 2.000 UH e nível de janela de 400 a 600 UH. Os pulmões são vistos em "janelas pulmonares" com largura de janela de 1.000 a 2.000 UH e níveis de janela de −500 e −600 UH. Os tecidos de partes moles são examinados com largura de janela de 400 a 500 UH e nível de janela de 20 a 40 UH. Janelas estreitas (largura = 100 a 150 UH, nível = 70 a 80 UH) aumentam o contraste da imagem e ajudam na detecção de lesões sutis no fígado e no baço. A visualização de imagens digitais na estação de trabalho PACS possibilita que o radiologista manipule ativamente a imagem, amplificando-a, modificando seu brilho e contraste, medindo a atenuação e criando reconstruções oblíquas e tridimensionais, com o propósito de otimizar a interpretação.

Ressonância magnética

A RM é uma técnica que produz imagens tomográficas por meio de campos magnéticos e ondas de radiofrequência. Embora a TC avalie apenas um parâmetro tecidual (atenuação dos raios X), a RM analisa múltiplas características teciduais, inclusive densidade de hidrogênio (prótons), tempos de relaxamento T1 e T2 e fluxo sanguíneo nos tecidos. O contraste de tecido de partes moles proporcionado pela RM é substancialmente melhor que o de outras modalidades de imagem. As diferenças na densidade protônica contribuem para a discriminação dos tecidos pela RM. A maioria dos tecidos pode ser caracterizada por diferenças significativas em seus tempos de relaxamento T1 e T2. T1 e T2 são características do ambiente molecular tridimensional que circundam cada próton no tecido examinado. T1 é uma medida da capacidade de um próton de trocar energia com sua matriz química circundante. Em outras palavras, é uma medida de quão rapidamente um tecido pode se tornar magnetizado. Já T2 indica quão rapidamente um dado tecido perde sua magnetização. O fluxo sanguíneo exerce um efeito complexo no sinal de RM que pode diminuir ou aumentar a intensidade do sinal nos vasos sanguíneos.

A complexa base da física da RM está além do escopo deste livro, mas é revisada com detalhes no livro *Essentials of Body MRI*. Em termos muito simples, a RM se baseia na capacidade de um pequeno número de prótons no corpo absorverem e emitirem energia na forma de onda de radiofrequência, quando o corpo é colocado no interior de um forte campo magnético. Tecidos diferentes absorvem e liberam energia na forma de onda de rádio em taxas diferentes, tanto detectáveis como características. O paciente é colocado em um campo magnético estático de 0,02 a 3 teslas (T) de potência, dependendo do aparelho de RM. Os escâneres usando campo magnético de 1,5 T são os mais comuns. Aparelhos de RM de 4 T, 7 T, 8 T e 9,4 T estão sendo desenvolvidos. Sistemas com campo magnético de baixa potência (< 0,1 T), sistemas com campo magnético de média potência (0,1 a 1,0 T) e sistemas com campo magnético de alta potência (1,5 T e 3,0 T) têm, cada um, vantagens e desvantagens. A escolha do aparelho para aquisição de imagens é, portanto, pautada na preferência e na disponibilidade locais. Um pequeno número de prótons teciduais no paciente se alinha com o campo magnético principal e, posteriormente, são deslocados de seu alinhamento por aplicação de gradientes de radiofrequência. Quando tal gradiente é interrompido, os prótons deslocados se realinham com o campo magnético principal, liberando um pequeno pulso de energia que é detectado, localizado e, então, processado por algoritmos de computador semelhantes aos utilizados na TC para produzir imagens anatômicas tomográficas transversais. A localização do corte é determinada por aplicação de um gradiente de seleção de corte de intensidade gradativamente crescente ao longo do eixo z, definido como sendo paralelo à direção do campo magnético estático do aparelho. Os pequenos pulsos de energia liberados pelos prótons teciduais são também localizados por "codificação de frequência" em uma direção (eixo x) e por "codificação de fase" na outra direção (eixo y). As imagens podem ser adquiridas em qualquer plano anatômico por meio de ajuste da orientação dos gradientes de campo magnético do eixo x, do eixo y e do eixo z. Como o sinal de RM é muito fraco, frequentemente é necessário aumentar o tempo de aquisição para que imagens de boa qualidade sejam obtidas. As sequências *spin-eco* padrões produzem um lote de imagens em 10 a 20 minutos. Em vez de obter dados de cada imagem em um corte por vez, muitas sequências *spin-eco* de RM obtêm dados de todos os cortes no volume tecidual examinado durante todo o tempo de aquisição. Portanto, o movimento causado pela respiração e pelas pulsações cardíacas e vasculares pode degradar substancialmente a imagem. A RM avançou muito em termos de técnicas de aquisição rápida de imagens e apneia com as sequências GRE (*gradient recalled echo*), trem de ecos e ecoplanares. Avanços tecnológicos contínuos estão tornando os tempos de aquisição de imagem da RM comparáveis aos da TC.

A tecnologia atual de RM depende de várias sequências de pulso com muitas variações sendo usadas por diferentes fabricantes dos aparelhos (Figura 1.13). Os acrônimos são a regra.

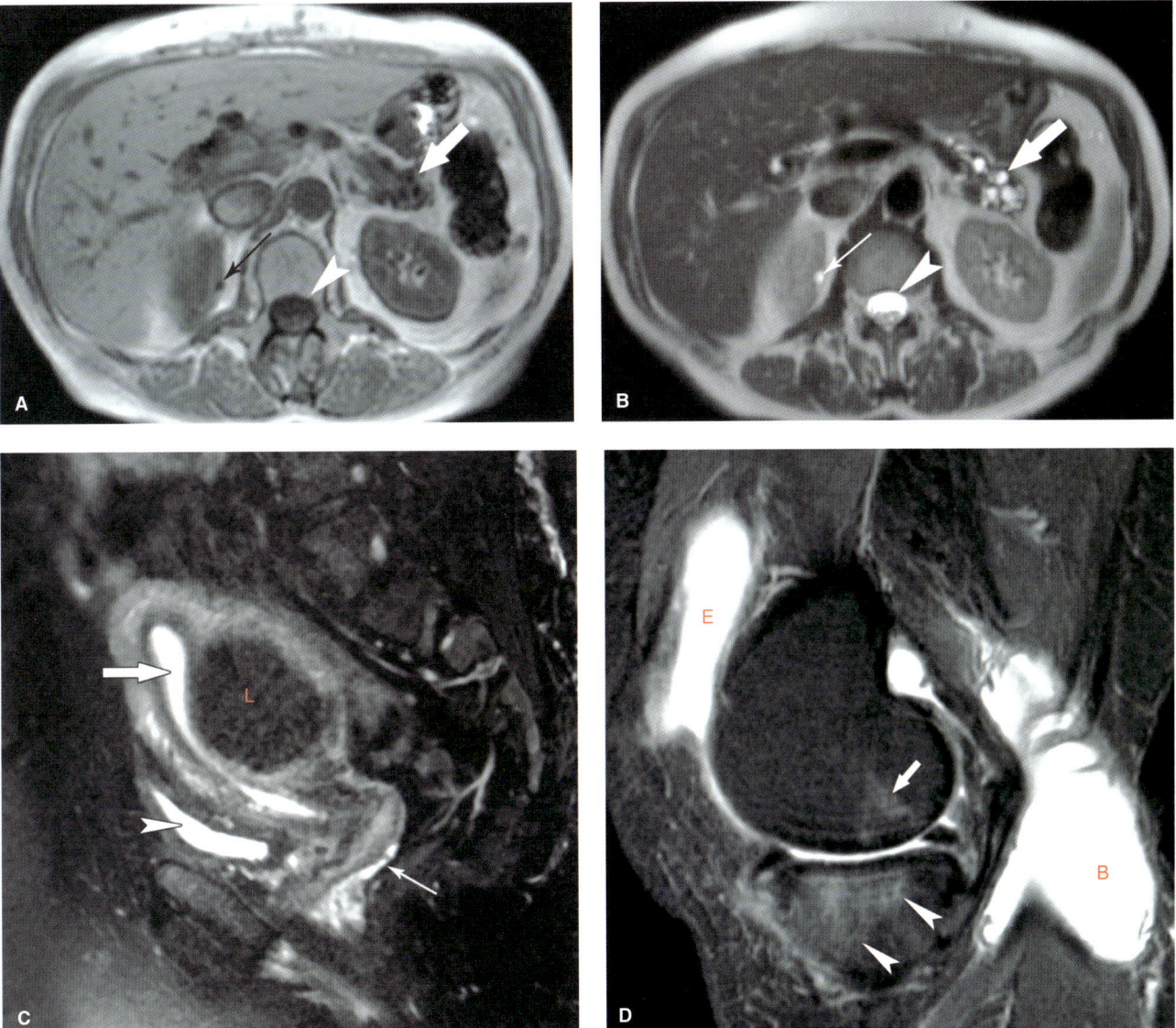

Figura 1.13 Sequências de RM. Imagem ponderada em T1, em fase, *gradient recall* (**A**) e imagem ponderada em T2, HASTE (**B**), obtidas na mesma localização de corte mostram sinal escuro da água livre na imagem ponderada em T1 e sinal brilhante da água livre na imagem ponderada em T2. Observe a melhora da nitidez da lesão cística (*setas espessas*) do pâncreas na imagem ponderada em T2, em comparação com a imagem ponderada em T1. O líquido cerebrospinal (*pontas de seta*) no canal vertebral também mostra aumento acentuado do sinal na imagem ponderada em T2. Um cisto minúsculo (*setas finas*) no rim direito é confirmado como benigno por mostrar intensidade de sinal de água livre simples (escuro na imagem ponderada em T1, brilhante na imagem ponderada em T2). **C.** Imagem ponderada em T2, sequência TSE, plano sagital, com saturação de gordura mostra hipossinal de um leiomioma (*L*) e sinal brilhante de líquido no canal endometrial (*seta espessa*) e de urina na bexiga (*ponta de seta*). Um pequeno volume de líquido é evidente no fundo de saco (*seta fina*), um achado normal em uma mulher em idade fértil. Observe a ausência de sinal proveniente da gordura em comparação com a imagem **B**, a imagem ponderada em T2 sem saturação de gordura. **D.** Sequência STIR, plano sagital, do joelho acentua o sinal brilhante proveniente de água livre no derrame articular (*E*), cisto de Baker (*B*) e edema ósseo no côndilo femoral (*seta*) e no platô tibial (*pontas de seta*).

Sequências de pulso SE (spin-eco). Produzem imagens padrões ponderadas em T1, ponderadas em T2 e ponderadas em densidade protônica. As imagens ponderadas em T1 enfatizam as diferenças nos tempos de relaxamento T1 entre os tecidos, enquanto minimizam as diferenças nos tempos T2. Na imagem resultante, os tecidos com valores curtos de T1 são relativamente brilhantes (sinal de alta intensidade), enquanto os tecidos com longos tempos T1 são relativamente escuros (sinal de baixa intensidade). De modo geral, as imagens ponderadas em T1 fornecem os melhores detalhes anatômicos e são boas na identificação de gordura, hemorragia subaguda e líquidos proteináceos. As imagens ponderadas em T2 enfatizam as diferenças nos tempos de relaxamento T2 dos tecidos, enquanto minimizam as diferenças nos tempos T1. Os tecidos com tempos T2 longos são relativamente brilhantes, enquanto os tecidos com tempos T2 curtos são relativamente escuros. De modo geral, as imagens ponderadas em T2 propiciam a detecção mais sensível de edema e lesões patológicas. As imagens ponderadas em densidade protônica acentuam as diferenças de densidade protônica nos tecidos e são mais úteis no exame do cérebro.

Dois componentes importantes da configuração do aparelho de RM pelo operador para as sequências SE são o *tempo de repetição* (TR) e o *tempo de eco* (TE). O intervalo de tempo entre os pulsos de radiofrequência emitidos – o intervalo de tempo para o alinhamento dos prótons com o campo magnético principal – é o TR. O tempo de eco (TE) é o tempo que a energia da onda de radiofrequência leva para ser liberada e detectada. As imagens *spin-eco* ponderadas em T1 são obtidas pela seleção de um TR curto (cerca de 500 ms) e um TE curto (cerca de 20 ms). As imagens *spin-eco* ponderadas em T2 usam TR longo (≥ 2.000 ms) e TE longo (≥ 70 ms). As imagens ponderadas em densidade protônica usam TR longo (2.000 a 3.000 ms) e TE curto (25 a 30 ms) para minimizar os efeitos em T1 e T2 e para acentuar as diferenças na densidade de hidrogênio nos tecidos.

***Sequências com múltiplos* spin-eco.** Também conhecidas como sequências com trem de ecos, RARE (*rapid-acquisition relaxation-enhanced*), FSE (*fast spin-echo*) ou TSE (*turbo spin-echo*), reduzem substancialmente o tempo de aquisição de imagens. A intensidade do sinal é menor do que nas sequências SE, e ocorre embaçamento da imagem. A gordura é brilhante na imagem ponderada em T2, comprometendo a detecção de patologias, como edema na gordura adjacente a um processo inflamatório. O acréscimo de técnicas de supressão de gordura contrabalança esse efeito. As sequências FLARE (*fast low-angle acquisition with relaxation enhancement*) e HASTE (*half-Fourier acquisition single-shot turbo spin echo*) são variações dessa técnica.

***Sequências de pulso com recuperação da inversão (IR; do inglês,* inversion recovery*).** São usadas principalmente para enfatizar as diferenças nos tempos de relaxamento T1 dos tecidos. Um retardo de tempo, tempo de inversão, é acrescentado às configurações de TE e TR pelo operador que faz o exame. As sequências IR padrões, usando tempo de inversão longo, produzem imagens ponderadas em T1. Tecidos com T1 curto apresentam sinal mais brilhante. A sequência *short TI inversion recovery* (STIR) é a mais comumente usada. Ela obtém contraste aditivo em relação às sequências ponderadas em T1, T2 e densidade de prótons, aumentando a visibilidade da lesão. Nas sequências STIR, todos os tecidos com tempos de relaxamento T1 curtos, inclusive tecido adiposo, são suprimidos, enquanto tecidos com alto teor de água, inclusive muitas lesões patológicas, são acentuados, apresentando sinal brilhante com fundo escuro (tecido com T1 curto anulado). As imagens STIR lembram muito imagens fortemente ponderadas em T2.

***Sequências de pulso GRE* (gradient recalled echo).** São usadas para realizar RM rápida e angiografia por RM (angio-RM). As sequências de imagem rápidas são especialmente úteis na RM de corpo para minimizar o artefato de movimento da respiração, da contração cardíaca, da pulsação vascular e da peristalse intestinal. As sequências GRE ponderadas em T1 substituíram por completo as sequências SE ponderadas em T1 na RM de corpo. "Ângulos de inclinação" parciais inferiores a 90 graus são utilizados para reduzir o tempo até a recuperação do sinal. A intensidade de sinal proveniente das características de relaxamento T2 dos tecidos é muito afetada por imperfeições no campo magnéticos nas imagens GRE. O tempo de decaimento de magnetização nas sequências GRE é denominado T2* e é bem menor que os tempos de decaimento T2 "verdadeiros", observados nas sequências SE. As imagens ponderadas em T2* são usadas para detectar hemorragia, calcificação e depósitos de ferro nos tecidos. As imagens GRE têm, caracteristicamente, baixo contraste, artefatos mais proeminentes e fluxo sanguíneo com sinal brilhante. A ponderação das imagens em T1, T2, T2* e densidade protônica é determinada pela combinação de configurações do ângulo de inclinação, TR e TE. Técnicas GRE rápidas incluem: FLASH (*fast low-angle shot*), GRASS (*gradient-recalled acquisition in steady state*) e FISP (*true fast imaging with steady-state precession*), *snapshot* FLASH, RAGE (*rapid acquisition with gradient echo*) e MPRAGE (*magnetization prepared RAGE*).

Imagem ecoplanar. É uma técnica de RM muito rápida que consegue produzir imagens de corte único em 20 a 100 ms. Todas as informações de codificação espacial são obtidas após uma única excitação por radiofrequência, em comparação com múltiplas excitações por radiofrequência separadas por intervalos TR, necessárias à RM convencional. O artefato de movimento é virtualmente eliminado e as estruturas em movimento podem ser "congeladas". É necessário equipamento (*hardware*) especial para as imagens ecoplanares, mas as sequências de pulso padrões SE, GRE e IR podem ser obtidas. A técnica de imagens ecoplanares sobrepuja muitas das limitações de tempo e movimento da RM convencional, além de expandir a utilidade da RM para novos campos, como perfusão sanguínea e ativação do córtex cerebral.

***Imagem ponderada em difusão (DWI; do inglês,* diffusion-weighted imaging*).** É usada para detectar alterações no movimento aleatório (browniano) das moléculas de água nos tecidos. A DWI mede a difusão, o comprimento médio da trajetória das moléculas de água durante um intervalo de tempo específico. As técnicas DWI foram aplicadas inicialmente em neurorradiologia, sobretudo para detecção de isquemia cerebral aguda, mas se tornaram cada vez mais valiosas na aquisição de imagens do corpo, na detecção e caracterização de tumores, e na avaliação da resposta tumoral ao tratamento.

***Imagem latente do tensor de difusão (DTI; do inglês,* diffusion-tensor imaging*).** Essa técnica e a tratografia por RM demonstram a orientação e a integridade das fibras de substância branca, sendo especialmente úteis no diagnóstico de doenças do corpo caloso e de displasia cortical. A DTI também pode ser usada na aquisição de imagens de fibras musculares no coração e no sistema musculoesquelético.

Espectroscopia por RM. Proporciona demonstração das concentrações relativas de metabólitos teciduais, com base em fenômenos de desvio químico. Colina, creatina, citrato, lactato e outros metabólitos sofrem modificações em suas concentrações teciduais em diferentes condições patológicas. Por exemplo, picos de colina nas mamas sugerem processo maligno. A espectroscopia por RM apresenta utilidade progressiva no diagnóstico de condições no cérebro, nas mamas, nos órgãos abdominais e no sistema musculoesquelético.

Técnicas de supressão de gordura. São utilizadas na RM para detectar a existência de gordura, ou para suprimir sinal de tecido adiposo a fim de aumentar a detecção de patologia (invasão tumoral do tecido adiposo ou edema no tecido adiposo).

A técnica de *saturação de gordura* aproveita a diferença das frequências de ressonância da água e da gordura. O sinal proveniente do tecido adiposo é suprimido enquanto a imagem é produzida a partir do sinal remanescente de água. A técnica de saturação de gordura modifica apenas o sinal do tecido adiposo, sem modificar as características de sinal de outros tecidos. Essa técnica pode ser usada efetivamente em imagens adquiridas após a injeção intravenosa do meio de contraste, mas é extremamente sensível a heterogeneidades do campo magnético e artefatos de registro incorreto. Além disso, não funciona bem com magnetos de baixa potência. A técnica de saturação de gordura é excelente para suprimir o sinal proveniente de gordura macroscópica no tecido adiposo (ver Figura 1.13C).

A *sequência STIR* proporciona supressão global homogênea da gordura, mas suprime todos os tecidos com tempo de relaxamento T1 muito curto, inclusive tecido realçado pela administração intravenosa de gadolínio, tecido mucoide, hemorragia e líquido proteináceo (ver Figura 1.13D). Pode ser usada com magnetos de campo de baixa potência e é insensível a heterogeneidades no campo magnético.

A *imagem de desvio químico* (*RM fora de fase*) é rápida, confiável e ótima para detecção de pequenas quantidades de gordura, como gordura intracelular nos adenomas suprarrenais e hepatócitos infiltrados por gordura (Figura 1.14). A frequência de ressonância da água é diferente, mais rápida que aquela da gordura. As imagens em fase (IP; do inglês, *in-phase*) somam os sinais provenientes da água e da gordura. As imagens fora de fase (OP; do inglês, *out-of-phase*) subtraem o sinal da água do sinal da gordura. A existência de gordura intracelular é demonstrada por queda bem definida da intensidade de sinal na imagem fora de fase, em comparação com a imagem em fase. A

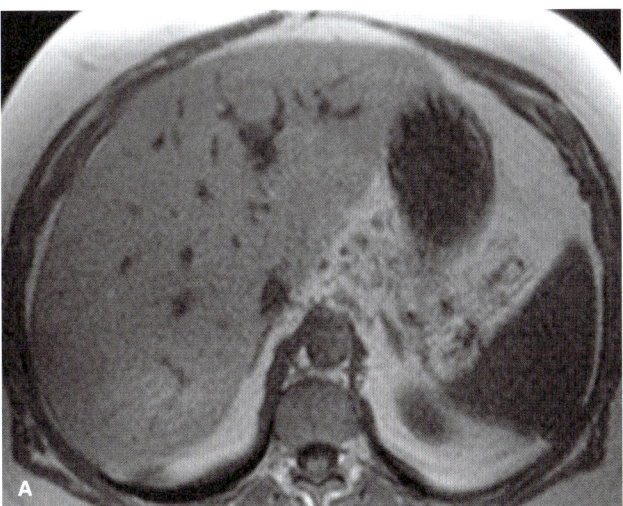 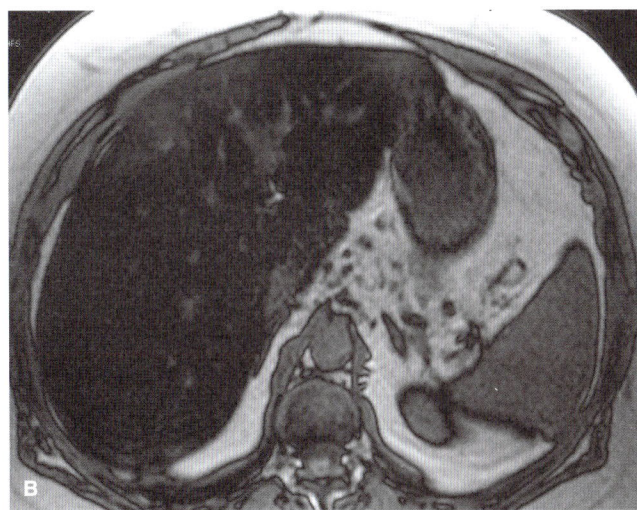

Figura 1.14 Técnica de supressão de gordura fora de fase. Compare a imagem em fase do fígado (**A**) com a imagem fora de fase do fígado (**B**). O substancial escurecimento do fígado na imagem fora de fase é indicativo de infiltração esteatótica difusa. O sinal proveniente de gordura no interior dos hepatócitos é subtraído do sinal total, que inclui gordura e água na imagem em fase.

RM fora de fase se caracteriza por dois artefatos característicos. A técnica resulta em registro espacial incorreto do sinal de gordura, ocasionando faixas alternantes de sinal brilhante e sinal escuro nas interfaces água/gordura na direção da codificação de frequência. O segundo artefato é uma linha preta fina na interface entre gordura e tecidos repletos de líquido (p. ex., a interface entre o rim e a gordura perirrenal) e tem sido denominado "artefato de tinta nanquim". Ele é útil na identificação da imagem fora de fase e também pode ser usado para identificar tumores gordurosos como angiomiolipomas. O artefato de tinta nanquim ocorre ao longo de toda a borda entre gordura e água (gordura/órgão, gordura/músculo), não apenas na direção da codificação de frequência. O artefato resulta da presença de moléculas de gordura e água no mesmo *voxel*, ocasionando a perda de sinal por cancelamento de fase em todas as direções. O tecido adiposo contém muita gordura e pouca água, de modo que o sinal é minimamente reduzido nas imagens fora de fase. Todavia, tecido com baixo teor de gordura e alto teor de água (adenomas suprarrenais, hepatócitos infiltrados por gordura) mostra perda proeminente de sinal nas imagens fora de fase, em comparação com as imagens em fase. A limitação evidente é que a RM fora de fase não suprime o sinal proveniente do tecido adiposo (Figura 1.14B).

Vantagens. Entre as vantagens da RM estão sua excelente resolução de contraste dos tecidos de partes moles, sua capacidade de aquisição de imagens em qualquer plano anatômico e sua ausência de radiação ionizante. A RM é limitada em sua capacidade de demonstrar calcificações ou detalhes em ossos densos, tem longos tempos de aquisição de imagem para muitas de suas sequências de pulso, resolução espacial limitada em comparação com TC, disponibilidade limitada em algumas regiões geográficas e alto custo. Por causa do espaço fisicamente limitado dentro do magneto, vários pacientes apresentam sinais/sintomas de claustrofobia e precisam ser sedados, ou simplesmente não conseguem tolerar o exame. Aparelhos de RM com magneto "aberto" são úteis no caso de pacientes obesos e/ou claustrofóbicos, mas esses aparelhos têm, em geral, potência menor e não têm a resolução dos magnetos de alta potência.

Administração de contraste na RM. Os quelatos de gadolínio são utilizados, de modo semelhante ao uso de agentes iodados na TC, para identificar vasos sanguíneos e confirmar sua perviedade, para identificar regiões comprometidas da barreira hematencefálica, para realçar órgãos e detectar patologias (Figura 1.15) e para documentar padrões de realce patológico. Gadolínio é um íon de metal pesado de terras raras com efeito

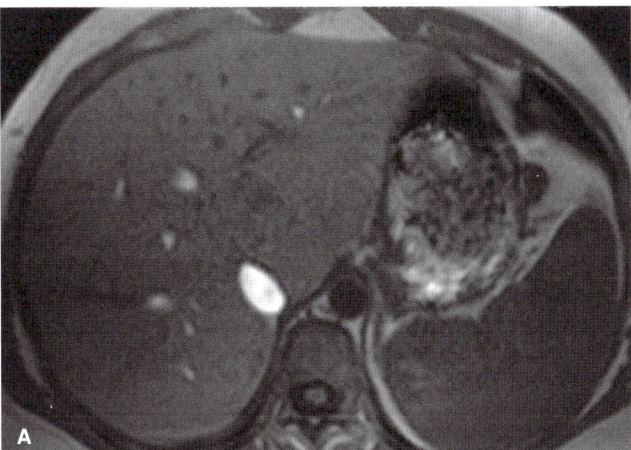 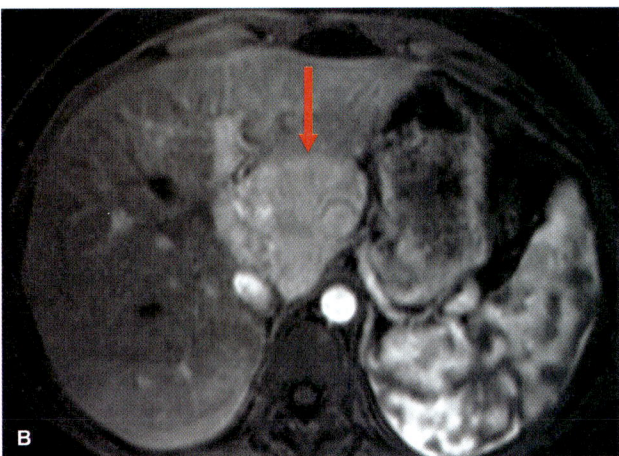

Figura 1.15 Administração de contraste na ressonância magnética (RM). A administração intravenosa de quelato de gadolínio realça substancialmente a massa hepática (*seta*) na imagem precoce pós-contraste (**B**), em comparação com a imagem sem contraste (**A**). O realce mosqueado do baço é causado pela difusão relativamente lenta de contraste pelos sinusoides esplênicos.

paramagnético que encurta os tempos de relaxamento T1 e T2 dos núcleos de hidrogênio em seu campo magnético local. Gadolínio é importante para a obtenção de imagens de alta qualidade na angiografia por RM (angio-RM) porque acentua as diferenças de sinal entre os vasos sanguíneos e os tecidos circundantes. Nas doses preconizadas, o gadolínio encurta mais o tempo de relaxamento T1 que o tempo de relaxamento T2. Aumentos da intensidade de sinal resultantes de encurtamento do tempo de relaxamento T1 (induzido pelo gadolínio) são mais bem vistos nas imagens ponderadas em T1. Todavia, quando concentrações teciduais muito elevadas são atingidas, como no sistema coletor renal, o encurtamento do tempo de relaxamento T2 provoca perda significativa da intensidade de sinal, que é mais bem vista nas imagens ponderadas em T2. Como os agentes de contraste iodados usados na TC e nas radiografias, os agentes à base de gadolínio têm efeitos adversos potenciais que precisam ser levados em conta antes de sua administração aos pacientes.

Considerações de segurança. O ambiente onde é realizada a RM cria riscos potenciais não apenas para o paciente examinado, mas também para os familiares que o acompanham e para os profissionais de saúde. A RM é contraindicada para pacientes com implantes ativados elétrica, magnética ou mecanicamente, inclusive marca-passos cardíacos, bombas de insulina, implantes cocleares, neuroestimuladores, estimuladores de crescimento ósseo e bombas de infusão de medicamento implantadas. Pacientes com fios de marca-passo intracardíacos ou cateteres de Swan-Ganz correm risco de queimaduras e fibrilação cardíaca induzidas pela corrente de radiofrequência. Implantes ferromagnéticos, como clipes de aneurisma cerebral, clipes vasculares e grampos de pele, correm risco de rotação e deslocamento, queimaduras e correntes elétricas induzidas. Projetis de armas de fogo, estilhaços e fragmentos metálicos podem se mover e causar lesão adicional, ou se tornarem projetis no campo magnético. Pessoas que trabalham com metal e pacientes com história de lesões oculares penetrantes devem ser rastreados com radiografias das órbitas para detectar corpos estranhos metálicos intraoculares que possam ser deslocados, lacerando a retina e causando cegueira. Determinados adesivos transdérmicos com medicamento contêm traços de alumínio e outros metais na face adesiva. Se o adesivo transdérmico for usado durante a aquisição de imagens por RM, queimaduras cutâneas poderão ocorrer no local onde o adesivo estiver aderido. Em contrapartida, vários dispositivos implantáveis já foram confirmados como seguros para realização de RM, inclusive grampos e clipes vasculares não ferromagnéticos, dispositivos ortopédicos fabricados com material não ferromagnético e vários tipos de estimuladores e marca-passos não cardíacos implantados. Em todo caso, a compatibilidade com RM de todos os dispositivos precisa ser verificada. Próteses valvares cardíacas com componentes metálicos e filtros de aço inoxidável Greenfield são considerados seguros porque as forças *in vivo* que os influenciam são mais intensas que as forças defletoras do campo eletromagnético. Não existem evidências convincentes de que a exposição por pouco tempo aos campos eletromagnéticos do aparelho de RM seja deletéria para o feto em desenvolvimento, embora não seja possível provar que a RM é plenamente segura na gravidez. Gestantes podem ser submetidas à RM, desde que haja indicação clínica. No caso de parada cardíaca, o paciente deve ser retirado da sala onde está o magneto de RM para ser efetuada a reanimação cardiopulmonar.

Artefatos de RM. Os artefatos são intrínsecos à RM e precisam ser reconhecidos para não serem confundidos com processos patológicos.

O *artefato de suscetibilidade magnética* é causado por distorções localizadas no campo magnético principal, resultantes da presença de materiais ferromagnéticos como dispositivos ortopédicos, clipes e fios cirúrgicos, próteses dentárias, corpos estranhos metálicos no paciente e material ingerido, como vários tipos de suplementos de ferro na forma de comprimido. Esse artefato é visto como áreas de ausência de sinal na localização do implante metálico (Figura 1.16), frequentemente com uma borda de intensidade aumentada e distorção da imagem no seu entorno.

O *artefato de movimento* é comum na RM quando o tempo de aquisição de imagem é longo. O movimento aleatório provoca embaçamento da imagem. Movimento periódico, como o causado por vasos sanguíneos pulsáteis, provoca o aparecimento de fantasmas das estruturas em movimento (Figura 1.17). Os artefatos de movimento são mais visíveis ao longo do sentido de codificação de fase. A troca dos sentidos de codificação, de fase e de frequência, pode minimizar os artefatos.

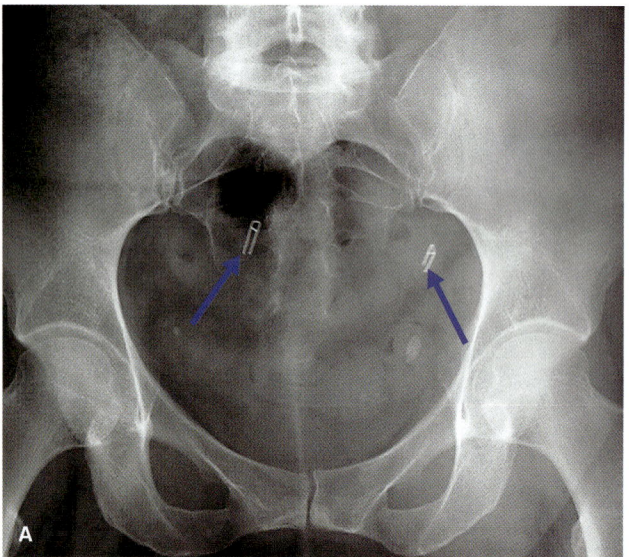
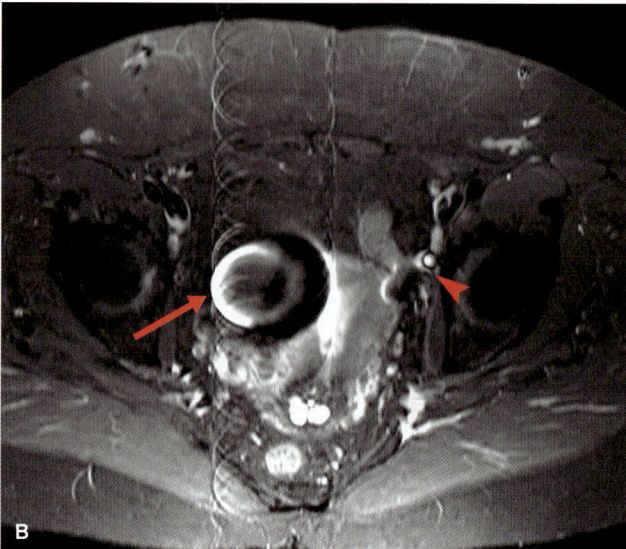

Figura 1.16 Artefato de suscetibilidade magnética. Radiografia da pelve (**A**) e imagem de ressonância magnética (RM) ponderada em T2 no plano axial (**B**) do mesmo paciente mostra o artefato (*seta vermelha* e *ponta de seta vermelha*) produzido por clipes metálicos (*setas azuis*) usados na laqueadura tubária. O aumento significativo do artefato do lado direito (*seta vermelha*) em sua parte posterior, em comparação com o lado esquerdo (*ponta de seta vermelha*), é causado pela proximidade do clipe à direita de um vaso sanguíneo, criando movimento pulsátil.

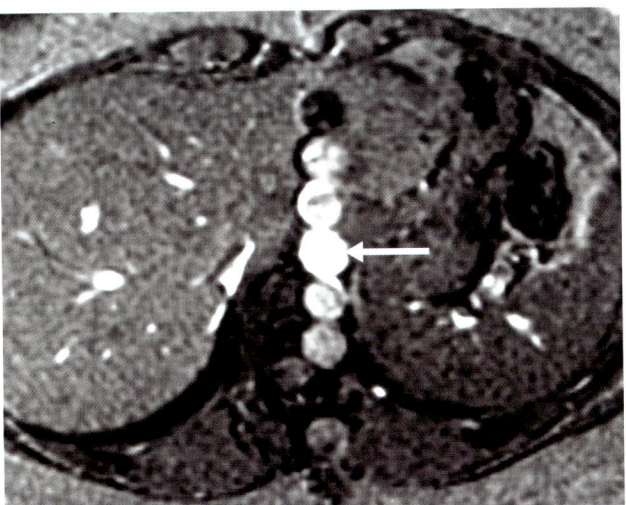

Figura 1.17 Artefato de movimento. As pulsações da aorta (*seta*) produzem numerosos fantasmas desta na direção da codificação de fase. A troca do sentido da codificação de fase com a direção de codificação de frequência possibilita a avaliação do lobo esquerdo do fígado.

O *artefato de deslocamento químico* ocorre nas interfaces entre gordura e água. Os prótons ligados nas moléculas de lipídios sofrem influência magnética discretamente menor que os prótons na água, quando expostos a um gradiente de campo magnético aplicado externamente, resultando em perda de registro do sinal. Esse artefato é visto como uma linha de sinal com alta intensidade de um lado da interface gordura-água, e uma linha de ausência de sinal no lado oposto da interface gordura-água (Figura 1.18). A avaliação da parede da bexiga urinária e das margens renais é dificultada por esse artefato.

Os *erros de truncagem* ou *truncamento* ocorrem próximo a limites bem definidos entre tecidos com contraste muito evidente. Esse artefato é atribuído a erros inerentes à técnica de reconstrução de imagem pela transformada de Fourrier. Esse artefato é visualizado como faixas paralelas alternadas (espaços regulares) de sinal brilhante e sinal escuro. Pode simular uma siringomielia ou uma laceração de menisco no joelho.

O artefato de *aliasing*, ou dobradura, ocorre quando a anatomia fora da área examinada, mas dentro do plano da imagem, é mapeada incorretamente no lado oposto da imagem. Por exemplo, em uma imagem de RM na linha média no plano sagital do cérebro, o nariz do paciente pode ser exibido de forma artificial sobre a área da fossa posterior. O *aliasing* pode ser eliminado aumentando a área de campo de visão (FOV; do

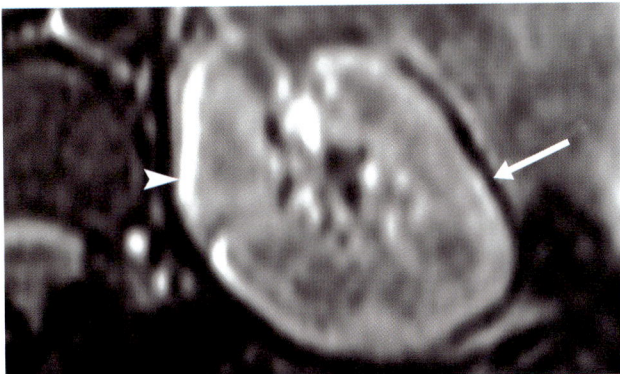

Figura 1.18 Artefato de deslocamento químico. O artefato de deslocamento químico entre gordura e tecido renal produz uma faixa de alta intensidade (*ponta de seta*) na face medial do rim esquerdo e uma faixa de baixa intensidade (*seta*) em sua face lateral.

inglês, *field of view*) (à custa da perda de resolução da imagem) ou aumentando o número de etapas de codificação de fase fora do campo de visão (superamostragem).

Princípios de interpretação da RM. Um contraste significativo entre tecidos de partes moles é obtido na RM graças a sequências de imagem que acentuam as diferenças nos tempos de relaxamento dos tecidos em T1 e T2. As sequências que acentuam as diferenças na densidade de prótons são valiosas na aquisição de imagens do cérebro, mas em geral são menos úteis na aquisição de imagens de tecidos de partes moles extracranianos (nesses tecidos, as diferenças na densidade de prótons são pequenas). A interpretação da RM depende do entendimento explícito da base biofísica do contraste tecidual na RM. A água é a principal fonte do sinal de RM nos tecidos, com exceção da gordura. Estruturas ricas em minerais, como ossos e cálculos, e tecidos colagenosos, como ligamentos, tendões, fibrocartilagem e fibrose tecidual, têm baixos teores de água e não apresentam prótons móveis para produzir sinal de RM. Esses tecidos têm baixa intensidade de sinal em todas as sequências de RM. A água é encontrada nos tecidos em pelo menos dois estados físicos: *água livre*, com movimento irrestrito, e *água ligada*, com movimento restrito pelas ligações do hidrogênio com as proteínas. Água livre é encontrada principalmente no líquido extracelular, enquanto água ligada é encontrada principalmente no líquido intracelular. A água intracelular existe tanto no estado livre quanto no estado ligado, e se encontra em uma condição de rápida troca entre os dois estados.

A *água livre* apresenta tempos de relaxamento T1 e T2 longos, resultando em sinal de baixa intensidade nas imagens ponderadas em T1 e sinal de alta intensidade nas imagens ponderadas em T2 (Tabela 1.1). Entre os órgãos com muito líquido extracelular e, portanto, abundância de água livre estão os rins (urina); ovários e tireoide (folículos preenchidos com líquido); baço e pênis (sangue estagnado); e próstata, testículos e vesículas seminais (líquido nos túbulos) (Tabela 1.2). Edema consiste em aumento do líquido extracelular e tende a ter o efeito de prolongar os tempos de relaxamento T1 e T2 nos tecidos afetados. A maioria dos tecidos neoplásicos apresenta aumento do líquido extracelular, bem como aumento da proporção da água livre intracelular, resultando em sua visualização como sinal brilhante nas imagens ponderadas em T2. Em órgãos como os rins, que também são ricos em água livre ou extracelular, as neoplasias têm aspecto isointenso ou hipointenso, em comparação com o parênquima normal brilhante nas imagens ponderadas em T2. As neoplasias que são hipocelulares ou fibróticas apresentam sinal de baixa intensidade (hipossinal) nas imagens ponderadas em T2 porque o tecido fibroso domina suas características de sinal. Cistos simples, líquido cefalorraquidiano, urina na bexiga e bile na vesícula biliar refletem todos as características de sinal de água livre.

Quanto a *líquidos proteináceos*, o acréscimo de proteína à água livre tem como efeito o encurtamento do tempo de relaxamento T1, tornando o sinal mais brilhante nas imagens ponderadas em T1. O relaxamento em T2 também é encurtado, mas o efeito de encurtamento em T1 é dominante mesmo nas imagens ponderadas em T2. Portanto, as coleções de líquido proteináceo mantêm intensidade alta de sinal (hipersinal) nas imagens ponderadas em T2. Entre os exemplos de líquidos proteináceos estão: líquido sinovial, cistos complicados, abscessos,

TABELA 1.1 Regras de contraste dos tecidos de partes moles na ressonância magnética (RM).

Imagens ponderadas em T1		
T1 curto	⇒	Sinal alto
T1 longo	⇒	Sinal baixo
Imagens ponderadas em T2		
T2 curto	⇒	Sinal baixo
T2 longo	⇒	Sinal alto

TABELA 1.2 Sinal dos tecidos e líquidos corporais na ressonância magnética (RM).

■ TECIDO/LÍQUIDO CORPORAL	■ EXEMPLOS	■ SINAL NAS IMAGENS PONDERADAS EM T1	■ SINAL NAS IMAGENS PONDERADAS EM T2
Gás	Ar nos pulmões Gás nos intestinos	Ausente	Ausente
Tecido rico em mineral	Osso cortical Cálculos	Ausente	Ausente
Tecido colagenoso	Ligamentos, tendões Fibrocartilagem, tecido fibrótico (cicatricial)	Baixo	Baixo
Gordura	Tecido adiposo Medula óssea gordurosa	Alto	Intermediário a alto
Tecido com teor elevado de água ligada	Fígado, pâncreas, glândulas suprarrenais Músculos, cartilagem hialina	Baixo	Baixo a intermediário
Tecido com teor elevado de água livre	Rins, testículos, próstata Vesículas seminais, ovários Tireoide, baço, pênis Bexiga urinária, vesícula biliar, edema	Baixo	Alto
Líquido	Urina, bile Cistos simples	Preto	Branco
Líquido proteináceo	Cisto complicado, abscesso Líquido sinovial, núcleo pulposo	Intermediário	Alto
Tecido/ líquido cerebral	Substância cinzenta Substância branca Ventrículos/ Líquido cerebrospinal	Baixo Alto Preto	Alto Baixo Branco

Modificada de Mitchell DG, Burk DL Jr, Vinitski S, Rifkin MD. The biophysical basis of tissue contrast in extracranial MR imaging. AJR *Am J Roentgenol.* 1987; 149:831-837 e Atlas SW, ed. *Magnetic Resonance Imaging of the Brain and Spine.* 4th ed. Philadelphia, PA: Lippincott Williams & Wilkins; 2009.

muitas coleções de líquido patológico e áreas necróticas no interior de tumores.

Tecidos moles, com predominância de água ligada intracelular, apresentam tempos T1 e T2 mais curtos que os tecidos com água extracelular abundante. Esses tecidos, incluindo fígado, pâncreas, glândulas suprarrenais e músculos, apresentam intensidades de sinal intermediárias tanto nas imagens ponderadas em T1 como nas imagens ponderadas em T2. A síntese proteica intracelular encurta ainda mais o T1; portanto, os músculos, cuja síntese proteica é menos ativa, apresentam menor intensidade de sinal nas imagens ponderadas em T1 que órgãos com síntese proteica mais ativa. Lesões benignas com predominância de células normais, tais como hiperplasia nodular focal no fígado, tendem a permanecer isointensas com o parênquima normal circundante em todas as sequências de imagem. A cartilagem hialina apresenta predominância de água extracelular, mas a água exibe substancial ligação à matriz de mucopolissacarídeos. As características de seu sinal são semelhantes às dos tecidos moles celulares e sua intensidade de sinal é intermediária na maioria das sequências de imagem. Órgãos com alto teor de água livre, como rins, testículos, próstata e vesículas seminais, refletem o sinal de água livre e apresentam hipossinal nas imagens ponderadas em T1 e hipersinal nas imagens ponderadas em T2.

Na *gordura*, os prótons estão ligados a moléculas hidrofóbicas de tamanho intermediário e trocam energia eficientemente em seu ambiente químico. O tempo de relaxamento em T1 é curto, resultando em hipersinal nas imagens ponderadas em T1. O tempo de relaxamento T2 da gordura é mais curto que o da água, resultando em menor intensidade de sinal da gordura em comparação com a água, nas imagens fortemente ponderadas em T2. Nas imagens com graus menores de ponderação em T2, o efeito T1 predomina e a gordura é isointensa ou discretamente

hiperintensa, em comparação com a água. As sequências de imagem especializadas com saturação de gordura são usadas para reduzir a intensidade do sinal da gordura e melhorar a visibilidade do edema e de processos patológicos no interior da gordura. As sequências STIR suprimem os sinais de todos os tecidos com tempos T1 curtos, inclusive gordura e gadolínio (meio de contraste).

No *fluxo sanguíneo*, o sinal na RM do sangue que flui lentamente, como no baço, nos plexos venosos e nos hemangiomas cavernosos, é dominado pelo grande volume de água livre extracelular, resultando em hipossinal nas imagens ponderadas em T1 e hipersinal nas imagens ponderadas em T2. Fluxo sanguíneo mais rápido, entretanto, modifica o sinal na RM de modo complexo e dependente de múltiplos fatores. Os prótons podem se mover para fora do plano de imagem entre a absorção e a liberação de radiofrequência, resultando em perda do sinal devido à alta velocidade. Por outro lado, o sangue pode ser substituído por sangue magnetizado oriundo de fora do volume de imagem, resultando em realce relacionado com o fluxo. Este predomina na sequência de pulso GRE, resultando em sinal brilhante ("sangue branco") para o fluxo sanguíneo, enquanto perda de sinal de alta velocidade predomina na sequência *spin-eco*, resultando em ausência de sinal ("sangue preto") nas áreas de fluxo sanguíneo.

Na *hemorragia*, as imagens obtidas por RM de hemorragia dependem do tempo transcorrido (idade) desde o início do sangramento, do estado físico e oxidativo da hemoglobina, da localização da hemorragia e de o sangramento ser arterial ou venoso (Tabela 1.3). Nas primeiras horas, o sangue extravasado (hemorragia hiperaguda) é rico em água livre e, portanto, exibe hipossinal nas imagens ponderadas em T1 e hipersinal nas imagens ponderadas em T2. Imediatamente após uma hemorragia arterial intraparenquimatosa, os eritrócitos estão saturados com oxigênio

TABELA 1.3 Ressonância magnética (RM) da hemorragia.

■ IDADE	■ COMPONENTE DOMINANTE	■ SINAL NAS IMAGENS PONDERADAS EM T1	■ SINAL NAS IMAGENS PONDERADAS EM T2
Hiperaguda (< 12 h)			
Arterial	Água livre + oxi-hemoglobina	Baixo	Alto
Venosa	Água livre + desoxi-hemoglobina	Baixo	Menos brilhante que a hemorragia arterial
Aguda (horas a dias)	Desoxi-hemoglobina	Baixo	Baixo
Subaguda precoce (poucos dias)	Desoxi-hemoglobina intracelular	Alto	Baixo
Subaguda tardia (4 a 7 dias a 1 mês)	Metemoglobina intracelular	Alto	Alto
Crônica (semanas a anos)	Hemossiderina e ferritina	Baixo	Preto
Fibrose	Hemossiderina	Baixo	Preto

Modificada de Mitchell DG, Burk DL Jr, Vinitski S, Rifkin MD. The biophysical basis of tissue contrast in extracranial MR imaging. *AJR*. 1987; 149:831-837 e Brant WE, de Lange EE, eds. *Essentials of Body MRI*. New York: Oxford University Press; 2012.

e contêm oxi-hemoglobina, que não é paramagnética e exerce pouco efeito no sinal de RM dos prótons de água circundantes. A hemorragia de origem venosa contém desoxi-hemoglobina, que é paramagnética e realmente influencia o sinal dos prótons de água circundantes. A desoxi-hemoglobina intracelular encurta seletivamente T2, reduzindo a intensidade de sinal nas imagens ponderadas em T2. Portanto, a hemorragia hiperaguda de origem venosa não é tão brilhante nas imagens ponderadas em T2 como a hemorragia arterial hiperaguda. Após algumas horas, os eritrócitos, sejam eles de hemorragia arterial ou venosa, estão dessaturados e contêm predominantemente desoxi-hemoglobina. As partes mais hipóxicas e dessaturadas do hematoma apresentam o sinal mais baixo. O hematoma escuro nesse estágio está, com frequência, circundado por alta intensidade do soro e do edema circundantes. Em aproximadamente 1 semana, a desoxi-hemoglobina intracelular é convertida em metemoglobina intracelular, começando na periferia do coágulo. A metemoglobina intracelular é paramagnética mas sua mobilidade é restrita, com distribuição heterogênea, encurtando T1 e encurtando seletivamente T2, resultando em hipersinal nas imagens ponderadas em T1 e hipossinal nas imagens ponderadas em T2. A lise dos eritrócitos (hemólise) em 1 semana a 1 mês aumenta o acesso da metemoglobina às moléculas de água, realçando o efeito de encurtamento do T1. O encurtamento do T1 é maior que o encurtamento do T2, mesmo nas imagens ponderadas em T2, resultando em hipersinal nas imagens ponderadas em T1 e nas imagens ponderadas em T2. Quanto mais diluída for a concentração de metemoglobina extracelular (quanto mais água houver), maior será a intensidade do sinal nas imagens ponderadas em T2. Áreas de hipossinal nas imagens ponderadas em T2 correspondem a coágulo retraído com membranas eritrocitárias íntegras.

Aproximadamente ao mesmo tempo que a hemólise está ocorrendo na parte central do coágulo, liberando metemoglobina livre, hemossiderina está sendo fagocitada por macrófagos na periferia do coágulo. A hemossiderina é extremamente paramagnética, mas a sua insolubilidade na água impede a interação com esta, restringindo, assim, o encurtamento em T1. O movimento limitado da hemossiderina em sua localização intracelular provoca suscetibilidade magnética heterogênea localizada e encurtamento do T2. O resultado é hipossinal, tanto nas imagens ponderadas em T1 como nas imagens ponderadas em T2. Edema circundando a faixa hipointensa de hemossiderina produzirá uma borda externa concêntrica de hiperintensidade nas imagens ponderadas em T2 enquanto houver edema. Macrófagos preenchidos com hemossiderina chegam rapidamente à corrente sanguínea, retirando hemossiderina do hematoma em tecidos não neurais e nas áreas onde a barreira hematencefálica está comprometida, tais como áreas de sangramento para dentro de um tumor. Nos pontos onde a barreira hematencefálica é rapidamente reparada, a hemossiderina permanece no tecido cerebral por longos períodos e é vista como hipointensidade persistente. A diferenciação de hematoma e outros tecidos exige, em geral, pelo menos duas sequências de pulso. Diferentes áreas do hematoma podem exibir efeitos de intensidade de sinal dominados por componentes em estágios diversos de evolução.

Ultrassonografia

A US utiliza a técnica pulso-eco (Figura 1.19). O transdutor de ultrassom converte energia elétrica em um pulso breve de energia sonora de alta frequência que é transmitido para os tecidos do paciente. O transdutor de ultrassom se torna, então, receptor dos ecos de energia sonora refletidos pelo tecido. A profundidade de qualquer eco é determinada pela medida acurada do tempo de voo do pulso transmitido e do eco retornante, e pelo cálculo da profundidade da interface tecidual refletora. Isso

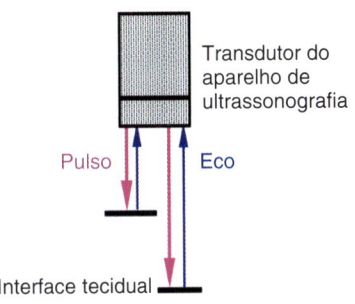

Transdutor do aparelho de ultrassonografia

Pulso   Eco

Interface tecidual

Figura 1.19 Técnica de pulso-eco da US. O transdutor do aparelho de ultrassonografia transmite um pulso breve de energia para o tecido. O pulso de ultrassom transmitido se choca com as interfaces teciduais que refletem parte desse feixe de volta para o transdutor. A profundidade da interface tecidual é determinada pelo intervalo de tempo gasto para a emissão do pulso transmitido e o retorno do eco, pressupondo uma velocidade média de 1.540 m/s para transmissão do som nos tecidos humanos.

é feito pressupondo uma velocidade sonora média no tecido de 1.540 m/s. O aparelho de US presume que todos os ecos retornantes se originam ao longo da linha de visão do pulso transmitido. A imagem composta é produzida pelo exame do tecido no campo de visão por meio de múltiplos pulsos de ultrassom estreitamente espaçados. O formato e o aspecto da imagem resultante dependem do modelo do transdutor usado (Figura 1.20). Os aparelhos de US modernos operam de modo suficientemente rápido para produzir imagens em tempo quase real de tecidos em movimento, possibilitando a avaliação dos movimentos respiratórios e cardíacos, pulsações vasculares, peristalse e feto em movimento. A maioria das imagens é obtida por transdutores de ultrassom que produzem pulsos sonoros na faixa de frequência de 1 a 17 MHz. Frequências mais elevadas (10 a 17 MHz) proporcionam maior resolução espacial, mas sua penetração é limitada. Frequências mais baixas (1 a 3,5 MHz), por sua vez, propiciam melhor penetração tecidual, mas à custa de resolução menor. Transdutores de banda larga oferecem, com frequência, uma gama de frequências sonoras para otimizar a penetração e a resolução das imagens. Os transdutores de alta frequência são rotineiramente utilizados para aplicações endoluminais; exames de estruturas superficiais como tireoide, mamas e testículos; e exames de lactentes, crianças e adultos de pequeno porte. Por outro lado, os transdutores de frequência mais baixa são empregados na maioria dos exames abdominais, pélvicos e obstétricos.

O transdutor de ultrassom é pressionado diretamente na pele do paciente e, para isso, um gel hidrossolúvel é aplicado na pele a fim de assegurar um contato satisfatório e a transmissão do feixe de ultrassom. As imagens são produzidas em vários planos anatômicos, graças à modificação da orientação e da angulação do transdutor e também da posição do paciente. Os planos ortogonais padrões – axial, sagital e coronal – propiciam o reconhecimento anatômico mais fácil, mas não são ótimos para a demonstração de todas as estruturas anatômicas. A qualidade de todas as US depende muito da habilidade e da diligência do médico que realiza o exame. De modo geral, as US fornecem mais informações quando são realizadas com o propósito de solucionar uma condição clínica específica.

A visualização de estruturas anatômicas por meio de US é limitada pelos ossos e pelas estruturas contendo gás, tais como pulmões e intestinos. A energia sonora é quase totalmente absorvida nas interfaces entre os tecidos moles e os ossos, causando uma sombra acústica com visualização limitada das estruturas localizadas profundamente em relação à superfície óssea. As interfaces tecidos moles-gás causam reflexão quase completa

do feixe de som, eliminando a visualização de estruturas mais profundas. A visualização ótima de muitos órgãos é realizada através de "janelas acústicas" que possibilitam a transmissão adequada do som. Por exemplo, o fígado é visualizado através das janelas dos espaços intercostais; o pâncreas, através da janela do lobo esquerdo do fígado. Já os órgãos pélvicos são examinados através da bexiga preenchida por urina que desloca as alças intestinais preenchidas por gás para fora da pelve. A visualização ultrassonográfica das estruturas no tórax depende do achado de janelas entre os ossos e os pulmões preenchidos por ar. A realização da US também pode ser limitada por feridas cirúrgicas, curativos e lesões cutâneas, que impedem o contato firme do transdutor com a pele. As técnicas endoluminais evitam muitos dos problemas do exame da superfície. Transdutores endovaginais possibilitam visualização próxima e extremamente detalhada do útero e dos ovários sem tecidos intervenientes. Os transdutores endorretais possibilitam o exame minucioso da próstata e do reto. A US endoscópica fornece imagens detalhadas do mediastino, do coração e do pâncreas, através do esôfago ou da parte superior do sistema digestório.

US com Doppler. É um método adjuvante importante para a aquisição de imagens anatômicas em tempo real (em escala de cinza). O efeito Doppler consiste em desvio da frequência dos ecos que retornam, em comparação com o pulso transmitido, por causa do reflexo da onda sonora em um objeto em movimento. Na aquisição de imagens clínicas, os objetos móveis de interesse são os eritrócitos no fluxo sanguíneo. Se o fluxo sanguíneo estiver relativamente se afastando da face do transdutor, a frequência do eco será desviada para baixo. Se o fluxo sanguíneo estiver se dirigindo para a face do transdutor, a frequência do eco será desviada para cima. O desvio da frequência é proporcional à velocidade relativa dos eritrócitos em movimento.

A US com Doppler detecta não apenas o fluxo sanguíneo, mas também determina seu sentido e sua velocidade. O desvio da frequência Doppler está na faixa audível, produzindo um som de fluxo sanguíneo que tem valor diagnóstico adicional. O *Doppler pulsado* usa um volume de amostragem Doppler que é tempo-regulado para examinar apenas um determinado volume de tecido do paciente, à procura do desvio Doppler. O *Doppler dúplex* combina a imagem em escala de cinza em tempo real com Doppler pulsado, para possibilitar a colocação acurada do volume de amostragem Doppler nos vasos sanguíneos visualizados ou em áreas específicas de interesse. O *Doppler colorido* combina a escala de cinza e as informações coloridas em uma imagem única (Figura 1.21). Tecidos imóveis

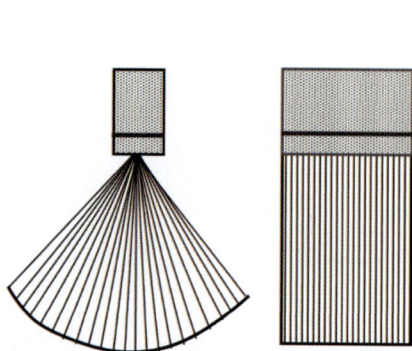 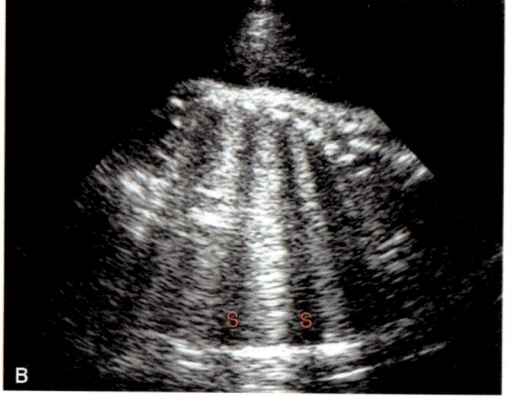 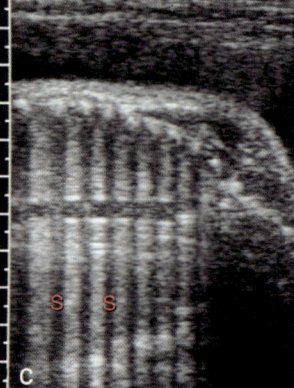

A Setorial   Linear   B   C

Figura 1.20 Transdutores de US setoriais e lineares. A. Diagrama dos feixes de ultrassom divergentes emitidos por um transdutor setorial (*à esquerda*) e feixes de ultrassom paralelos emitidos por transdutor linear (*à direita*). Os transdutores setoriais têm a vantagem de apresentar um campo de visão distante mais amplo, enquanto os transdutores lineares têm campo de visão próximo mais amplo. **B.** Imagem de transdutor setorial de um feto mostrando as sombras (*S*) proeminentes das costelas fetais. Deve-se observar como a largura das costelas se expande com o aumento da profundidade, por causa dos feixes divergentes de ultrassom. **C.** Imagem de transdutor linear do mesmo feto mostrando sombras (*S*) paralelas sem alargamento das costelas fetais. Observe a melhor visualização do campo próximo ao transdutor.

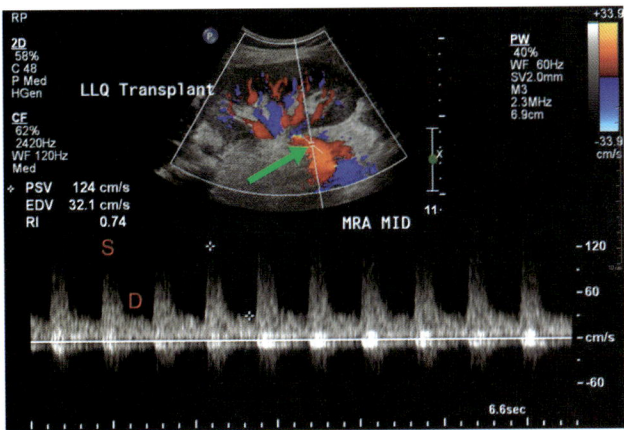

Figura 1.21 Doppler colorido e espectral de um rim transplantado. A imagem colorida no alto mostra perfusão normal do rim transplantado com as artérias *em vermelho* (em direção ao transdutor) e as veias *em azul* (com fluxo se afastando do transdutor). O Doppler espectral na parte inferior mostra a pulsatilidade normal da principal artéria para o rim transplantado com fluxo para este durante o ciclo cardíaco. O fluxo em alta velocidade é evidente na sístole (*S*) com fluxo mais lento durante a diástole (*D*). A *seta verde* mostra a colocação do volume de amostragem a partir do qual foi obtido o sinal de Doppler setorial.

que apresentam ecos sem desvio Doppler são mostrados em tons de cinza, enquanto o fluxo sanguíneo e os tecidos móveis que produzem ecos com desvio Doppler detectável são exibidos em cores. O fluxo sanguíneo em direção à face do transdutor é rotineiramente exibido em tons de vermelho, enquanto o fluxo de sangue que se afasta da face do transdutor é exibido em tons de azul. Tons mais claros implicam fluxos mais rápidos. A US com Doppler é descrita com mais detalhes no Capítulo 54.

Imagem harmônica. As ondas sonoras harmônicas ocorrem em frequências sonoras que são múltiplos inteiros da frequência da onda sonora primária. A instrumentação do aparelho filtra a frequência da onda sonora primária e gera imagens a partir do segundo harmônico da onda primária. As vantagens da imagem harmônica de tecidos (IHT) são a redução dos artefatos causados por lobos laterais e pela reverberação, além da melhora da razão sinal:ruído. A *IHT diferencial* emprega dois pulsos transmitidos simultaneamente para o tecido. As frequências primárias de ambos os pulsos são canceladas, e a frequência do segundo harmônico de ambos os pulsos, bem como a diferença de frequência entre os dois, são usadas para criar a imagem de US. Os dois tipos de IHT melhoram os detalhes da imagem, reduzem o ruído, melhoram a nitidez das margens e aumentam a profundidade do ultrassom. A IHT é usada para aprimorar a detecção e a caracterização de lesões mamárias, linfonodos, nódulos tireoidianos, anormalidades focais do fígado e do pâncreas, além da diferenciação de cistos e lesões sólidas nos rins. A IHT também utiliza microbolhas como agente de contraste.

Elastografia. A elastografia por US é uma técnica de imagem baseada na detecção de diferenças na rigidez tecidual. Vários processos neoplásicos, patológicos e fisiológicos modificam a elasticidade dos tecidos normais. O termo elasticidade descreve a propensão dos tecidos a resistir à deformação promovida por uma força aplicada e a retornar ao seu formato original quando a força é removida. Muitos tumores sólidos são mais rígidos que o tecido saudável circundante. Alterações fibróticas no fígado são mais rígidas que o parênquima hepático normal. Tendões lesionados são mais maleáveis que os tendões normais. Atualmente, estão em uso dois tipos de avaliação por elastografia por US: *strain* e *shear wave*. A *elastografia strain* mede o deslocamento tecidual físico promovido por compressão manual do transdutor

de US na lesão ou no tecido, ou pela observação de compressão de tecidos por movimentos fisiológicos como contração cardíaca ou respiração. O deslocamento tecidual é medido por meio do Doppler e/ou de rastreio de ecos de radiofrequência, dependendo do fabricante do equipamento. *Elastografia shear wave* mede a velocidade de ondas de cisalhamento produzidas pelo deslocamento tecidual. As ondas de cisalhamento são ondas de energia acústica que se propagam perpendicularmente à força de compressão nos tecidos elásticos. A compressão tecidual é atingida pela produção de um pulso acústico de alta intensidade e curta duração, o chamado impulso de força de radiação acústica (ARFI; do inglês, *acoustic radiation force impulse*). A elastografia é usada para medir o grau de fibrose na doença hepática crônica, com o propósito de ajudar na diferenciação de lesões benignas e malignas nas mamas, no fígado, na tireoide, nos rins, na próstata e em outros tecidos, além de caracterizar várias condições patológicas e lesões traumáticas no sistema musculoesquelético.

Artefatos da US. Artefatos são extremamente comuns na US e precisam ser reconhecidos para evitar erros diagnósticos. Alguns artefatos, como sombras acústicas e reforço acústico, são úteis do ponto de vista diagnóstico.

Sombras acústicas são produzidas por absorção quase completa ou por reflexão total do feixe de ultrassom, obscurecendo estruturas teciduais mais profundas. As sombras acústicas são produzidas por cálculos biliares (Figura 1.22), cálculos no sistema urinário, ossos, objetos metálicos e bolhas de gás. O achado de sombra acústica ajuda na identificação de todos os tipos de cálculos.

Reforço acústico posterior consiste no aumento da intensidade dos ecos abaixo de estruturas que transmitem som excepcionalmente bem como cistos (Figura 1.23), bexiga preenchida por urina e vesícula biliar, além de algumas massas sólidas homogêneas (p. ex., linfonodos substituídos por tecido linfomatoso). O achado de reforço acústico ajuda na identificação de cistos e de estruturas preenchidas por líquido.

Artefato de *reverberação* é causado por reflexos repetidos entre reflexos acústicos fortes. Os ecos retornantes são refletidos de novo para os tecidos, produzindo múltiplos ecos das mesmas estruturas que são mostradas na imagem de modo progressivamente mais profundo no tecido, por causa do prolongado tempo de voo (atraso entre a emissão e a detecção do pulso) dos ecos que acabam chegando ao transdutor.

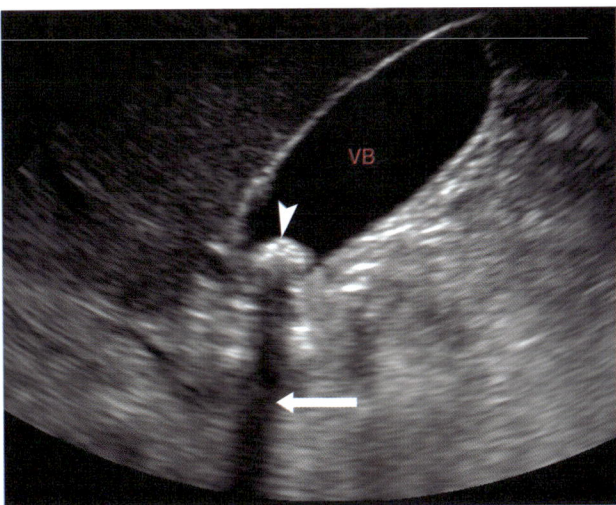

Figura 1.22 Sombra acústica. Um cálculo biliar (*ponta de seta*) no colo da vesícula biliar (*VB*) produz uma sombra acústica escura (*seta*) pela absorção do feixe de ultrassom. A demonstração de sombra acústica é importante no diagnóstico ultrassonográfico de cálculos biliares e renais.

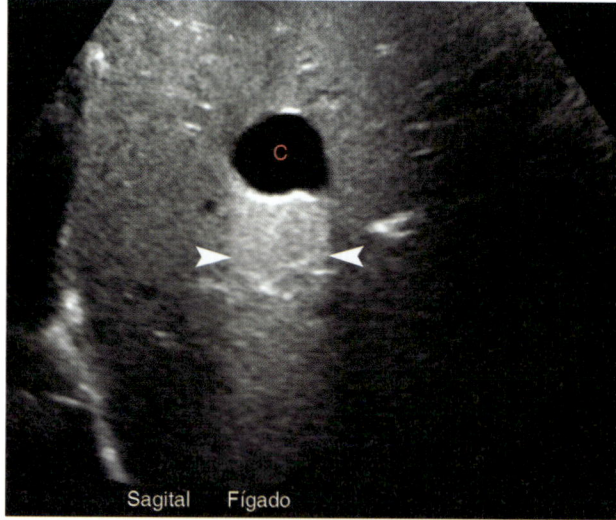

Figura 1.23 Reforço acústico. Imagem de US de um cisto (C) no fígado mostrando reforço acústico posterior (*pontas de seta*) como uma faixa de ecos brilhantes profundamente em relação ao cisto.

O artefato de reverberação é visto como faixas repetidas de ecos de intensidade progressivamente decrescente em intervalos regularmente espaçados.

Artefato de *imagem em espelho* é, com frequência, evidente no exame do diafragma e do andar superior do abdome. O reflexo em várias direções, a partir do forte reflexo sonoro produzido pela superfície pulmonar preenchida por ar acima da cúpula do diafragma, resulta em imagem com o padrão tecidual hepático ou esplênico acima e abaixo do diafragma (Figura 1.24).

O artefato em *cauda de cometa* (artefato de reverberação sonora posterior) é visto como um padrão de ecos brilhantes decrescentes a partir de pequenos refletores brilhantes como bolhas de ar e cristais de colesterol. Esse artefato pode resultar de vibrações do refletor ou de múltiplas reverberações de trajetória curta. Os artefatos em cauda de cometa são usados na

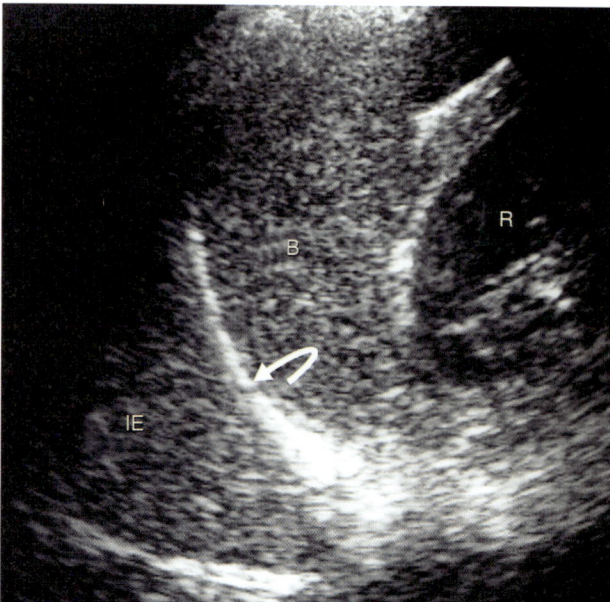

Figura 1.24 Artefato de imagem especular ou em espelho. Imagem longitudinal do quadrante superior esquerdo do abdome mostrando o baço (*B*), o diafragma (*seta*) e o artefato de imagem em espelho (*IE*) do baço acima do diafragma. R, rim esquerdo.

identificação de cristais de colesterol precipitados associados à adenomiomatose da vesícula biliar, e de coloide tireóideo precipitado em cistos coloides benignos.

O artefato de *cintilação* (*twinkle*) consiste em ruído intrínseco do aparelho que é visto no Doppler colorido (Figura 1.25). Esse artefato é visto como um padrão aleatório de várias cores em material altamente refletivo como cálculos. A sensibilidade do artefato de cintilação é maior para detecção de cálculos do que a das sombras acústicas. O artefato de cintilação é extremamente dependente da configuração do aparelho e é mais acentuado quando a superfície refletiva é áspera.

Princípios da interpretação de US. A US realizada por um médico habilidoso é uma extensão do exame físico. O radiologista tem a oportunidade de questionar o paciente em relação aos seus sinais/sintomas atuais e prévios, intervenções cirúrgicas anteriores e história patológica pregressa pertinente. Massas suspeitas podem ser palpadas bem como examinadas por ultrassom. Artefatos são mais facilmente diferenciados de componentes verdadeiros da imagem pelo exame em tempo real. O exame ativo possibilita a avaliação rápida das relações anatômicas tridimensionais. A US em tempo real fornece milhares de imagens em questão de minutos. As imagens estáticas e os videoclipes breves registrados na PACS (*picture archiving and communications systems*) servem apenas para documentar o exame dinâmico em tempo real. Todos os questionamentos devem ser respondidos pelo exame ultrassonográfico ativo.

Estruturas contendo líquido, como cistos, ureteres e cálices renais, vesícula biliar e bexiga urinária, demonstram tipicamente paredes bem definidas, ausência de ecos internos e reforço acústico posterior. No tecido sólido é observado um padrão salpicado de textura com vasos sanguíneos definíveis, melhor demonstrado por Doppler colorido. De modo geral, a gordura é extremamente ecogênica, enquanto órgãos sólidos, como fígado, pâncreas e rins, demonstram graus menores de ecogenicidade. Lesões nesses órgãos ou lesões que se originam desses órgãos demonstram efeito expansivo com modificação do contorno do órgão e deslocamento dos vasos sanguíneos, com alteração da textura e da ecogenicidade teciduais. Lesões de ecogenicidade menor (ecos de menor intensidade) que o parênquima circundante são denominadas *hipoecoicas*, enquanto as lesões de ecogenicidade maior (ecos de maior intensidade) que o parênquima circundante são denominadas *hiperecoicas*. O termo *anecoico* descreve a ausência total de ecos, como ocorre nos cistos simples. Estruturas císticas contendo líquido, mas produzindo ecos, como sangue, muco, pus ou mucina, podem gerar confusão

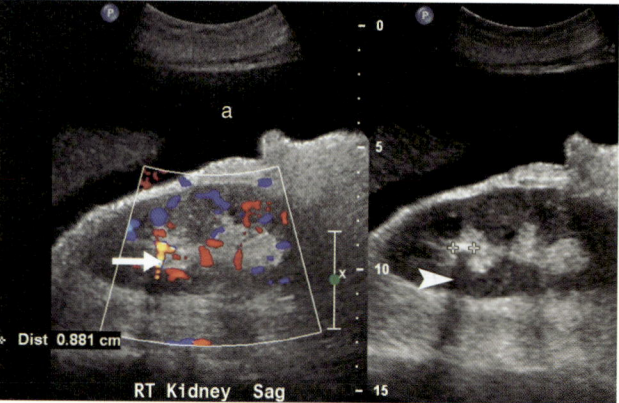

Figura 1.25 Artefato de cintilação (*twinkle*). A imagem em escala de cinza do rim direito (*à direita*) mostra um cálculo (+, entre os *cursores*) emitindo uma sombra acústica (*ponta de seta*). À *esquerda*, a mesma imagem, utilizando Doppler colorido, mostra o fluxo sanguíneo no rim nas cores *vermelha* e *azul*, e o sinal colorido amorfo do artefato de cintilação (*twinkle*) (*seta*) emanando do cálculo. Esse paciente também apresentava ascite (*a*).

na diferenciação ultrassonográfica de lesões císticas e sólidas. Estruturas císticas contendo ecos demonstram ausência de vasos sanguíneos internos, formação de camadas de líquido-líquido, conteúdo variável, dependendo da compressão do transdutor ou de modificação da posição do paciente, e paredes bem definidas. Pode ou não existir reforço acústico posterior.

Considerações de biossegurança na US. Embora a US seja, de modo geral, considerada segura nas baixas doses de energia usadas rotineiramente na aquisição de imagens diagnósticas, efeitos adversos podem ser demonstrados quando são usados níveis mais altos de energia, inclusive os usados na US com Doppler. Os efeitos adversos potenciais incluem: deposição de calor, escavação tecidual e reações químicas induzidas por radicais de oxigênio. Uma consideração especial deve ser apresentada em relação ao feto, sobretudo no vulnerável primeiro trimestre de gravidez. US com Doppler nunca deve ser realizada para documentar movimento cardíaco fetal e deve-se ter cuidado para manter o embrião fora do feixe direto de Doppler durante a realização do exame. A configuração mais baixa possível de potência acústica sempre deve ser usada. A US deve ser realizada apenas para fins de diagnóstico. Ultrassom focalizado de alta intensidade é usado para destruir tecidos no tratamento de lesões benignas e malignas.

Agentes de contraste radiográficos

Agentes de contraste iodados

Agentes de contraste hidrossolúveis (Tabela 1.4), constituídos por moléculas contendo átomos de iodo, têm muitas aplicações intravasculares na TC, na urografia, na angiografia, na artrografia, na cistografia, na fistulografia e na opacificação do lúmen do tubo gastrintestinal. Por causa da realização cada vez mais frequente de TC, o número de pacientes expostos a contrastes iodados continua aumentando. Felizmente, o risco de reação adversa, ainda que inerente ao uso desses agentes, é baixo. Qualquer administração de agente de contraste, independentemente da dose e da via de administração, implica um risco finito de reação adversa leve a potencialmente fatal. É crucial, portanto, ter à mão equipamento para tratamento imediato de qualquer reação adversa a agentes de contraste. Os agentes iônicos hiperosmolares, mais antigos e mais baratos, já foram quase totalmente substituídos por agentes hiposmolares mais novos e mais caros, por questões de segurança.

Os contrastes iônicos (agentes de contraste com alta osmolalidade) foram considerados seguros e efetivos durante mais de 70 anos. São sais ácidos que se dissociam na água em um ânion de carga elétrica negativa contendo iodo (diatrizoato, iotalamato) e um cátion de carga elétrica positiva (sódio ou meglumina). Para atingir concentração suficiente de iodo, a fim de proporcionar visualização, os agentes iônicos são extremamente hipertônicos (cerca de seis vezes a osmolalidade do plasma). Altas osmolalidade e viscosidade provocam efeitos hemodinâmicos significativos, cardíacos e subjetivos, incluindo: vasodilatação, calor, dor, diurese osmótica e diminuição da contratilidade miocárdica.

Os agentes de contraste não iônicos (agentes com baixa osmolalidade) apresentam osmolalidade reduzida uma a duas vezes em relação à osmolalidade do sangue, resultando em redução significativa da incidência (já baixa) de reações adversas. A redução da osmolalidade é obtida ao tornar os contrastes monômeros não iônicos. Ela resulta em menos alteração hemodinâmica após a injeção do contraste. Os agentes de contraste não iônicos ainda são substancialmente mais caros que os contrastes iônicos.

Todos os agentes de contraste iodados têm uma estrutura química baseada em um anel benzênico contendo três átomos de iodo. Após a injeção IV, os meios de contraste são distribuídos rapidamente para o espaço extracelular. A excreção é via filtração glomerular. Quando há comprometimento da função renal, ocorre excreção vicariante pelo fígado, pelas vias biliares e pelos intestinos.

Os efeitos colaterais adversos são incomuns, sendo descritos em 0,2 a 0,7% dos pacientes que receberam agentes não iônicos de osmolalidade mais baixa. A taxa de mortalidade estimada do uso intravascular de agentes de contraste iodados de baixa osmolalidade é de 1 fatalidade por 170.000 administrações de meios de contraste. A fisiopatologia precisa das reações adversas aos agentes de contraste não é conhecida. Todavia, um número cada vez maior de evidências sugere que o evento precipitante provável seja uma reação alérgica verdadeira mediada por IgE. A deflagração da liberação de histamina pelos mastócitos está relacionada a reações graves. A predição acurada das reações aos contrastes não é possível; contudo, pacientes com história pregressa de reação a contraste correm, obviamente, risco maior (até cinco vezes maior). Uma história pregressa de asma ou reações alérgicas significativas também aumenta o risco. Efeitos cardiovasculares são mais comuns e mais graves nos pacientes com cardiopatias. "Alergia" relatada pelo paciente a frutos do mar não é mais considerada um fator de risco.

TABELA 1.4 Características de alguns agentes de contraste iodados.

■ NOME DO CONTRASTE (CONCENTRAÇÃO EM mg/mℓ)	■ IODO (mg/mℓ)	■ VISCOSIDADE A 25°C (cp OU mPa.s)[a]	■ OSMOLALIDADE (mOsm/kg H₂O)
Não iônicos			
Ioexol[b] (300)	300	11,8	672
Iopamidol[c] (612)	300	8,8	616
Iopromida	300	9,2	607
Ioxilana (623)	300	9,4	610
Ioversol (640)	300	8,2	651
Iodixanol (652)	320	26,6	290
Iônicos			
Iotalamato (600)	282	4	1.400
Ioxaglato de meglumina/sódio (589)	320	15,7	Cerca de 600
Diatrizoato de meglumina/sódio	370	16,4	1.551

[a]cp, centipoise; mPa.s, milipascal-segundo. [b]No Brasil também existe apresentação comercial com 350 mg de iodo por mℓ. [c]No Brasil existem apresentações com 612 e 755 mg de iodo por mℓ. (Modificada de ACR Manual on Contrast media – Version 10.2, 2016.)

Os *efeitos adversos leves* são os mais comuns. Náuseas, vômitos, urticária, prurido, edema cutâneo leve, sensação de calor quando o contraste é injetado e dor no local da injeção ocorrem com maior frequência após injeção de agentes iônicos e estão relacionados com a osmolalidade mais elevada desses agentes. Raramente essas reações ocorrem após administração de agentes de baixa osmolalidade. A maioria das reações leves não demanda tratamento. Os pacientes devem ser observados por 20 a 30 min, para garantir que a reação não se torne mais grave.

As *reações adversas moderadas* não são potencialmente fatais, contudo, comumente exigem tratamento. Os pacientes com urticária grave, reações vasovagais, broncospasmo, náuseas ou vômitos prolongados e edema de laringe discreto devem ser monitorados até a resolução desses sinais/sintomas. Difenidramina efetivamente alivia a urticária sintomática. Beta-agonistas por via inalatória ajudam a aliviar o broncospasmo, enquanto epinefrina é indicada para espasmo laríngeo. A elevação dos membros inferiores é indicada para reações vasovagais e hipotensão.

Efeitos colaterais graves e potencialmente fatais quase sempre ocorrem nos primeiros 20 min após a injeção intravascular. Essas reações são raras, mas é crucial que sejam reconhecidas e tratadas imediatamente. O risco de morte precipitada por injeção de meio de contraste iodado é estimado, de modo conservador, em 1 em 170.000. Broncospasmo intenso ou edema de laringe grave podem evoluir para perda da consciência, convulsões e parada cardíaca. Colapso cardiovascular completo exige o uso de equipamento de suporte de vida e reanimação cardiopulmonar imediata. Os efeitos cardiotóxicos incluem: hipotensão, arritmias e precipitação de insuficiência cardíaca congestiva.

Efeitos adversos locais.
Trombose venosa pode ocorrer como resultado de lesão endotelial precipitada pela infusão intravenosa do contraste. O extravasamento do contraste no local da injeção está associado a dor, edema, descamação da pele ou necrose tecidual mais profunda. Se ocorrer extravasamento, o membro afetado deverá ser elevado. Compressas mornas podem ajudar na absorção do agente de contraste, enquanto compressas frias parecem ser mais efetivas na redução da dor no local da injeção.

Lesão renal aguda pós-contraste.
A deterioração da função renal, que ocorre nas 48 horas seguintes à administração intravascular de contraste, tem sido denominada lesão renal aguda pós-contraste (LRA-PC). Esse termo engloba todas as causas de lesão renal aguda (LRA), seja esta causada ou não pelo contraste. *Nefropatia induzida por contraste* (NIC) é o termo específico aplicado aos raros casos de LRA-PC atribuídos a um efeito tóxico do agente de contraste. A LRA é definida pela Acute Kidney Injury Network como aquela que apresenta um dos seguintes critérios nas primeiras 48 horas após o evento nefrotóxico:

■ Elevação dos níveis séricos absolutos de creatinina ≥ 0,3 mg/dℓ
■ Aumento percentual dos níveis séricos de creatinina ≥ 50%
■ Redução do débito urinário para ≤ 0,5 mℓ/kg/h durante pelo menos 6 horas.

Embora a causa da NIC seja incerta, entre os fatores patogênicos estão: constrição dos vasos renais, efeitos tóxicos diretos nos túbulos renais, lesão osmótica e quimiotoxicidade. A administração intra-arterial de um agente de contraste, sobretudo na angiografia cardíaca, implica risco maior de NIC se comparada à administração intravenosa de contraste. A evolução clínica típica da LRA-PC consiste em elevação assintomática transitória dos níveis séricos de creatinina nas primeiras 24 h após a injeção intravascular do contraste. Os níveis séricos de creatinina atingem seu máximo em 4 dias e, na maioria dos casos, retornam aos valores basais em 7 a 10 dias. Todavia, alguns pacientes apresentam disfunção renal permanente.

Entre os fatores de risco proeminentes para LRA-PC estão: insuficiência renal grave crônica e diabetes melito. Outros fatores de risco menos proeminentes são: desidratação, idade avançada, hipertensão arterial, mieloma múltiplo e pacientes que receberam múltiplas injeções de contraste durante um curto período de tempo (24 h). Os pacientes com doença cardiovascular preexistente correm risco aumentado de efeitos adversos cardiovasculares.

A determinação isolada da concentração sérica de creatinina é um indicador insensível da função renal. Os níveis séricos de creatinina são influenciados pela idade, pelo gênero, pela massa muscular e pelo estado nutricional do paciente. O valor de corte (*cutoff*) comumente utilizado de ≥ 1,5 mg/dℓ deixa de identificar 40% dos pacientes em risco de NIC. A taxa de filtração glomerular (TFG) é, em geral, aceita como o melhor indicador da função renal. Já foram elaboradas algumas fórmulas bem validadas que proporcionam uma estimativa da taxa de filtração glomerular (TFGe) a partir da concentração sérica de creatinina. Essa TFGe é amplamente aceita como uma estimativa excelente e de fácil obtenção da função renal. Atualmente, a concentração sérica da creatinina pode ser determinada em minutos. A fórmula mais frequentemente utilizada é a MDRD (*modification of diet in renal disease*) (32). O valor da TFGe é, então, empregado para calcular o estágio e a gravidade da doença renal (Tabela 1.5). Uma TFGe basal estável > 45 mℓ/min/1,73 m² não constitui fator de risco para NIC. O risco de NIC é muito baixo quando os pacientes apresentam TFGe estável de 30 a 44 mℓ/min/1,73 m². Os pacientes com doença renal crônica, nos estágios IV e V e TFGe inferior a 30 mℓ/min/1,73 m², apresentam risco de NIC definido, mas ainda baixo.

O American College of Radiology sugere que os seguintes fatores de risco são indicações de avaliação da função renal, antes do uso intravascular de contrastes iodados:

■ Idade > 60 anos
■ História pregressa de nefropatia, inclusive diálise, transplante renal, rim único, câncer renal e cirurgia renal
■ História pregressa de hipertensão arterial que exige tratamento farmacológico

TABELA 1.5 Estágios da doença renal crônica.

■ ESTÁGIO	■ DESCRIÇÃO	■ TAXA DE FILTRAÇÃO GLOMERULAR (TFG) (mℓ/min/1,73 m²)
Estágio 1	Lesão renal com TFG normal ou aumentada	> 90
Estágio 2	Redução discreta da TFG	60 a 89
Estágio 3A Estágio 3B	Redução moderada da TFG	45 a 59 30 a 44
Estágio 4	Redução importante da TFG	15 a 29
Estágio 5	Insuficiência renal	< 15

A doença renal crônica é definida como lesão renal ou redução da taxa de filtração glomerular abaixo de 60 mℓ/min/m² durante 3 meses ou mais. (Modificada de Levin A, Stevens PE. Kidney disease: improving global outcomes [KDIGO]. Summary of KDIGO 2012 CKD Guideline: behind the scenes, need for guidance, and a framework for moving forward. *Kidney Int.* 2014; 85:49-61.)

- História pregressa de diabetes melito
- Uso de metformina ou de associações medicamentosas contendo metformina.

O rastreamento da função renal inclui determinação da concentração sérica de creatinina e cálculo da TFGe. Pacientes que não apresentam os fatores de risco mencionados não precisam ser submetidos ao rastreamento da função renal. Os pacientes com doença renal crônica em estágio terminal (DRET), que estejam em anúria, podem receber agentes de contraste sem risco de lesão renal adicional porque seus rins já não estão funcionando. Os indivíduos com DRET em oligúria podem apresentar anúria em decorrência da exposição ao contraste intravascular. Teoricamente, os pacientes em diálise podem apresentar sobrecarga de volume por causa da carga osmótica dos agentes de contraste, e os pacientes dialisados com grave disfunção cardíaca subjacente podem ser ainda mais comprometidos. Como os agentes de contraste de baixa osmolalidade são rapidamente excretados pela diálise, a sessão de diálise pode ser programada para depois da administração do contraste, a fim de limitar os efeitos adversos.

Hidratação adequada é essencial para a prevenção da NIC. Os pacientes devem ser encorajados a beber vários litros de líquido nas 12 a 24 horas anteriores e subsequentes à administração intravascular de contraste.

Metformina é um agente hipoglicemiante oral prescrito para tratamento de diabetes melito do tipo 2 (DM2), que precipita acidose láctica potencialmente fatal caso o paciente apresente comprometimento renal. A taxa de mortalidade dos pacientes, quando isso ocorre, é de 50%. A metformina não é, em si, um fator de risco de LRA-PC, mas a administração de contraste a um paciente em uso de metformina pode precipitar LRA e ainda aumenta o risco de acidose láctica. A US Food and Drug Administration (FDA) recomenda a suspensão temporária do uso de metformina quando os pacientes forem receber contraste iodado para exames radiográficos. O uso de metformina deve ser interrompido durante 48 horas após a administração do contraste e reiniciado apenas depois da reavaliação da função renal e da constatação de que esta esteja normal. A interrupção do consumo de metformina não é necessária após a administração de gadolínio para realização de RM.

Os esquemas de pré-medicação comprovadamente diminuem a frequência de reações alérgicas agudas aos contrastes, mas não as suprimem completamente. Veja as últimas recomendações de estratégias de pré-medicação no American College of Radiology Manual on Contrast Media.

Recomendações para uso seguro de agentes de contraste iodados. Entre as orientações que garantem a segurança estão:

- Garantir que os agentes de contraste intravasculares sejam realmente necessários para cada exame radiográfico, quando é considerado esse uso
- Usar a dose efetiva mínima de agente de contraste em todos os exames
- Usar esquemas de pré-medicação em pacientes considerados de alto risco de reações adversas, inclusive: (a) história pregressa de reação adversa a agentes de contraste intravasculares (sensação de calor, rubor, episódio único de náuseas ou vômito não aumentam o risco); (b) história bem definida de asma ou alergias (indivíduos atópicos). O relato de alergias específicas a frutos do mar ou iodo não é confiável como preditor de reação adversa a agente de contraste
- Determinar a concentração sérica de creatinina e calcular a TFGe dos pacientes incluídos nas seguintes categorias: nefropatia conhecida; história familiar de insuficiência renal; diabetes melito tratado com insulina ou outros hipoglicemiantes; síndromes de paraproteinemia (mieloma múltiplo); pacientes em uso de fármacos nefrotóxicos; pacientes com disfunção cardíaca conhecida, inclusive insuficiência cardíaca congestiva,

arritmias graves, angina instável, infarto do miocárdio recente ou hipertensão pulmonar; doença falciforme e todos os pacientes hospitalizados. Estratificar o risco do paciente de acordo com o estágio de nefropatia (ver Tabela 1.5)
- Encorajar hidratação oral de todos os pacientes que forem receber agentes de contraste e considerar hidratação venosa com soro fisiológico antes e depois da administração intravenosa do contraste, quando os pacientes correrem risco aumentado de LRA-PC
- A administração de N-acetilcisteína pode apresentar alguma efetividade na prevenção da NIC. Veja as recomendações mais recentes sobre a administração de N-acetilcisteína no American College of Radiology Manual on Contrast Media
- Os pacientes em diálise crônica correm risco de apresentar efeitos adversos em decorrência da carga osmótica do contraste e de seu efeito cardiotóxico direto. Como os contrastes são eliminados rapidamente do sangue pela diálise, é prudente a realização de diálise no mesmo dia da administração do contraste
- Determinar se os pacientes fazem uso de metformina antes da administração de agentes de contraste iodados. Seguir as recomendações do American College of Radiology Manual on Contrast Media
- A administração de agentes de contraste iodados à criança demanda considerações especiais em relação à viscosidade e à osmolalidade deles, ao tratamento de reações adversas e à prevenção de LRA-PC. Agentes de contraste podem ser administrados com segurança a mães lactantes
- Se for possível, deve ser evitado o uso de agentes de contraste em gestantes. Os contrastes atravessam a placenta e penetram na circulação fetal. A segurança dos agentes de contraste para a gestante e o feto ainda não foi estabelecida. Caso seja necessária a administração de agentes de contraste, o American College of Radiology recomenda que a paciente assine um formulário de consentimento informado
- As recomendações para tratamento das reações adversas aos agentes de contraste podem ser encontradas no American College of Radiology Manual on Contrast Media.

Contrastes intravasculares usados na ressonância magnética

Quelatos de gadolínio. São os agentes de contraste mais frequentemente utilizados em RM (Tabela 1.6); nesta, eles realçam os tecidos graças ao efeito paramagnético produzido pelo gadolínio no interior de sua molécula. Os agentes de contraste com gadolínio aprovados para uso nos EUA e na Europa incluem quelatos macrocílicos e lineares, iônicos e não iônicos, que são apresentados na Tabela 1.5. Embora os agentes tenham osmolalidade e viscosidade diferentes, sua distribuição e eliminação são muito semelhantes às dos agentes de contraste iodados hidrossolúveis usados na TC. Os quelatos de gadolínio são injetados por via intravenosa, difundem-se rapidamente para o líquido extracelular e para os espaços vasculares e são excretados por filtração glomerular. Aproximadamente 80% da dose injetada são excretados em 3 horas. De modo geral, a aquisição de imagens por RM é realizada imediatamente após a injeção.

Reações adversas imediatas ao gadolínio administrado nas doses de 0,1 a 0,2 mmol/kg usadas na RM são extremamente incomuns (0,07 a 2,4%). Reações discretas como náuseas, vômitos, cefaleia, sensação de calor ou frio no local da injeção, parestesias, tontura ou prurido são as mais comuns. Reações mais graves incluem: broncospasmo, sibilos, hipotensão, taquicardia e dispneia. Já as reações potencialmente fatais são raras (< 0,01%). Apenas 55 reações graves foram notificadas em uma enquete com 20 milhões de doses administradas. Vale observar que o gadolínio não é nefrotóxico nas doses usadas na RM. O tratamento das reações adversas ao

TABELA 1.6 Contrastes intravasculares contendo gadolínio.

■ NOME	■ OSMOLALIDADE (mOsm/kg H$_2$O)	■ RELAXIVIDADE[a] 1,5 T T1/T2
Não iônicos		
Gadoteridol	630	4,1/5,0
Gadodiamina[b]	789	4,3/5,2
Gadoversetamida[b]	1.100	4,7/5,2
Gadobutrol	1.603	5,2/6,1
Iônicos		
Gadopentetato[b]	1.960	4,1/4,6
Gadobenato	1.970	6,3/8,7
Gadoxetato	688	6,9/8,7
Gadoterato	1.350	3,6/4,3
Gadofosveseta	825	19/34

[a]A relaxividade dos agentes de contraste usados em RM refere-se ao grau de realce que o agente pode dar à constante de relaxamento da água longitudinal (T1) ou transversal (T2) normalizada para a concentração do agente de contraste. [b]Esses três agentes (em itálico) estão associados ao risco mais elevado de desenvolver fibrose sistêmica nefrogênica (FSN) – são responsáveis por 97% dos casos notificados. (Modificada de ACR Manual on Contrast media – Version 10.2. Apêndice A – especificações dos meios de contraste. 2016.)

gadolínio é essencialmente igual ao usado para reações aos agentes iodados. Veja as recomendações atuais no American College of Radiology Manual on Contrast Media.

Fatores de risco. Pacientes com história pregressa de reações adversas agudas correm risco aproximadamente oito vezes maior de uma reação subsequente. Pacientes com história de asma ou alergias graves correm risco discretamente aumentado. Pacientes que já apresentaram reações adversas a contrastes iodados não correm risco aumentado de reação adversa a agentes de contraste contendo gadolínio. Como existem muitas formas químicas de contraste contendo gadolínio, é prudente trocar para um agente diferente quando o paciente relatar reações prévias.

Cálcio sérico. Dois quelatos de gadolínio, gadodiamida e gadoversetamida, foram identificados como causas de interferência em métodos colorimétricos de determinação dos níveis séricos de cálcio, provocando diagnóstico errôneo de hipocalcemia. Os quelatos de gadopentetato e gadobenato comprovadamente não interferem nos métodos colorimétricos de determinação dos níveis séricos de cálcio.

Fibrose sistêmica nefrogênica. Durante muitos anos, os agentes de contraste à base de gadolínio usados na RM foram considerados extremamente seguros. Com frequência, a RM com injeção de gadolínio era recomendada como exame substituto da TC com agentes de contrastes iônicos em pacientes com comprometimento da função renal, quando havia a preocupação com NIC. Em 1997, uma doença cutânea esclerosante, nova e rara, foi reconhecida em pacientes com insuficiência renal crônica. A identificação de outros casos resultou no reconhecimento de que essa doença não era confinada à pele, mas poderia afetar múltiplos órgãos, inclusive o fígado, os pulmões, os músculos e o coração. Essa condição foi denominada fibrose sistêmica nefrogênica (FSN). Em 2006, algumas publicações relacionaram a FSN ao uso de gadolínio em pacientes com comprometimento da função renal. Em todo o planeta foram reconhecidos casos de FSN. Os sinais de FSN foram reconhecidos horas a até 30 dias após a exposição aos agentes contendo gadolínio. Do ponto de vista clínico, as manifestações da FSN variam de um paciente para outro e ao longo do tempo. As alterações cutâneas iniciais são erupção eritematosa com edema não depressível e intenso prurido nas regiões acometidas. Dor, disestesias e hiperestesias também ocorrem. A neuropatia intensa dificulta a deambulação e provoca incapacidade dolorosa. A derme se torna espessada, endurecida e inflexível, resultando em contraturas que comprometem a mobilidade articular. A pele afetada se torna hiperpigmentada. Nas formas graves de FSN, os pacientes apresentam incapacidade completa, não conseguindo deambular, tomar banho ou cuidar de si mesmos. Os achados radiográficos nos pacientes com FSN incluem espessamento da pele, infiltração dos tecidos subcutâneos e contraturas articulares. A cintigrafia óssea revela captação difusa do radionuclídeo pelos tecidos moles. Até o momento, não existe tratamento curativo para a FSN. A grande maioria dos casos (> 95%) ocorreu em pacientes com doença renal crônica no estágio 5 (TFGe < 15 mℓ/min/1,73 m^2) e nenhum caso ocorreu em pacientes com função renal normal (TFGe > 60 mℓ/min/1,73 m^2). Calcula-se atualmente que pacientes com doença renal crônica nos estágios 4 e 5 (TFGe < 30 mℓ/min/1,73 m^2) têm uma chance de 1 a 7% de desenvolver FSN após a administração intravascular de agentes de contraste contendo gadolínio. Os pacientes que correm risco específico de FSN são aqueles em programas de diálise e aqueles com LRA.

Qualquer grupo etário pode ser afetado. Os casos publicados têm sido associados à administração de gadodiamida (cerca de 70%), gadopentetato dimeglumida (cerca de 25%) e gadoversetamida (cerca de 5%). A incidência de FSN é flagrantemente maior com o uso da gadodiamida, chegando a 15% dos pacientes com doença renal em estágio terminal (DRET) ou em diálise que receberam doses altas (40 mℓ) desse contraste. O gadolínio nunca é encontrado em tecido biológico normal de pacientes que nunca receberam agentes de contraste contendo gadolínio, mas é encontrado em sua forma iônica livre altamente tóxica nos tecidos afetados de pacientes com FSN.

Gadolínio em sua forma iônica livre é uma toxina potente. Os contrastes contendo gadolínio ligam (são quelantes) o íon a uma molécula (ligante) que torna os agentes relativamente seguros para o uso em seres humanos. Nos pacientes com função renal normal, o quelato é rapidamente excretado na urina. Todavia, nos pacientes com comprometimento da função renal, o quelato permanece por muito mais tempo no corpo. Os três agentes que apresentam a associação mais elevada com FSN também são aqueles com a conexão menos estável do gadolínio à molécula ligante. O gadolínio iônico se distribui para a pele e para outros tecidos quando é liberado do ligante. Esses agentes também apresentam o maior efeito estimulador de proliferação dos fibroblastos humanos. Uso de altas doses de gadolínio para angiografia por RM e outros tipos de RM aumenta o risco de FSN.

Estudos recentes indicam que o gadolínio pode ser retido indefinidamente no cérebro, na pele e nos ossos dos pacientes sem comprometimento renal que receberam múltiplas doses desse contraste. Adultos e crianças com esclerose múltipla, e que fazem múltiplas RMs contrastadas com gadolínio, correm risco especial. No cérebro, o gadolínio se concentra principalmente nos núcleos da base. A retenção de gadolínio nos tecidos parece ser dose-dependente, mas independente da existência de comprometimento renal. Até o momento, não há relatos de efeitos adversos desses depósitos de gadolínio, embora os efeitos a longo prazo não sejam conhecidos.

Diretrizes para prevenir FSN e para o uso seguro de meios de contraste para RM foram divulgadas pelo American College of Radiology (ACR). Todos os pacientes devem ser examinados à procura de um comprometimento renal potencial antes da administração de agentes de contraste baseados no gadolínio. Os fatores de risco para comprometimento renal são os mesmos mencionados na seção sobre agentes de contraste iodados. A determinação da concentração sérica de creatinina e da TFGe deve ser feita em todos os pacientes que correm risco. Pacientes com TFGe < 30 mℓ/min/1,73 m^2, submetidos a qualquer tipo de diálise ou com LRA, correm risco aumentado de FSN e, por esse motivo, a administração de gadolínio deve ser evitada na maioria dos casos. Os pacientes com nefropatias crônicas nos estágios 1 ou 2 (TFGe > 60 mℓ/min/1,73 m^2) não são considerados de risco para FSN e, portanto, os contrastes contendo gadolínio podem ser administrados com segurança. Apenas alguns casos de FSN foram descritos em crianças e nenhuma tinha menos de 6 anos de idade. Todavia, o ACR recomenda que as diretrizes aplicadas aos adultos também sejam aplicadas às crianças.

A dose mínima de gadolínio que possibilita imagens diagnósticas na RM deve ser utilizada em todos os pacientes. Os motivos do exame e do uso do contraste à base de gadolínio devem sempre ser documentados. Especialmente nos pacientes considerados de risco para FSN, o contraste escolhido não deve ser gadodiamida, gadoversetamida ou gadopentetato (ver Tabela 1.6). Nas gestantes, os agentes contendo gadolínio devem ser usados com extrema cautela. Como os agentes de contraste iodados, os agentes contendo gadolínio atravessam facilmente a placenta e penetram na circulação fetal, aparecendo na bexiga fetal 11 minutos após a sua administração intravenosa na gestante. A excreção pelo feto para o líquido amniótico promove recirculação do gadolínio, uma vez que o feto deglute o líquido amniótico. Embora não haja relatos de efeitos adversos fetais, nem casos de FSN nas gestantes, o efeito no feto ainda não foi elucidado. Logo, o benefício da administração do agente de contraste com gadolínio tem de ser avaliado em relação ao efeito desconhecido no feto. Por último, se o gadolínio for administrado, deverá ser usada a menor dose capaz de produzir imagens diagnósticas.

Agentes de contraste gastrintestinais

O sulfato de bário é o agente de contraste padrão para os estudos contrastados fluoroscópicos de rotina das partes alta e baixa do trato gastrintestinal (GI). As formulações atuais proporcionam excelente revestimento da mucosa GI. Suspensões mais fluidas ("mais ralas") são usadas em estudos de contraste único, enquanto suspensões mais viscosas ("espessas") revestem a mucosa nos exames de duplo contraste. As formulações baritadas são extremamente bem toleradas. A aspiração de bário raramente provoca problemas clínicos. Pequenos volumes são eliminados dos pulmões em questão de horas; contudo, grandes volumes podem resultar em pneumonia. Urticária é uma reação alérgica possível, mas parada respiratória e anafilaxia raramente são descritas. Reações alérgicas ao látex usado nos balões de enema e nas luvas usadas para o toque retal são mais frequentes que reações ao bário. O principal risco do uso de sulfato de bário é a peritonite resultante do extravasamento de bário para a cavidade peritoneal através de perfurações no trato GI. Os depósitos de bário atuam como corpos estranhos, induzindo uma deposição substancial de fibrina e de ascite. Além disso, contaminação bacteriana a partir do conteúdo intestinal pode evoluir para sepse, choque e morte em até 50% dos pacientes. Extravasamento esofágico pode provocar mediastinite.

Agentes gasosos. Ar e dióxido de carbono (gás) são agentes de contraste efetivos e baratos para realização de TC e estudos fluoroscópicos. Rotineiramente, são usadas várias formulações (pó efervescente, grânulos, comprimidos) que liberam dióxido de carbono quando entram em contato com a água. Essas formulações são excelentes para distender o estômago para TC ou para exames com bário. Ar injetado diretamente no trato GI via um cateter nasogástrico ou enema pode ser usado para distender o estômago ou o cólon.

Meios de contraste iodados hidrossolúveis opacificam o lúmen intestinal em decorrência de enchimento passivo (em vez de revestimento da mucosa) e são considerados pela maioria dos radiologistas inferiores aos agentes baritados para o estudo fluoroscópico rotineiro do trato GI. Por causa da elevada taxa de mortalidade associada à peritonite por bário, os agentes hidrossolúveis são indicados quando existe a suspeita de perfuração do trato GI. Os contrastes hidrossolúveis são rapidamente reabsorvidos através da superfície peritoneal, caso haja perfuração. Soluções diluídas (2 a 5%) de agentes iônicos são utilizadas rotineiramente na TC para opacificar o trato GI. Os agentes de contraste iônicos estimulam a peristalse intestinal, promovendo, assim, opacificação mais rápida da parte distal do intestino, na TC, e podem ser úteis no paciente pós-operatório que apresenta íleo paralítico. O principal risco dos agentes hidrossolúveis orais é a broncoaspiração, que pode causar pneumonite química. Agentes hiposmolares são mais seguros e são preferidos quando existe risco de broncoaspiração. Grandes volumes de agentes hidrossolúveis hipertônicos no trato GI deslocam água para o intestino e podem provocar hipovolemia, choque e até mesmo morte, sobretudo em lactentes e em adultos debilitados.

Agentes de contraste intravasculares usados em ultrassonografia

Existem agentes de contraste que melhoram a caracterização dos tecidos e da vascularização da lesão na US, de modo semelhante ao uso de agentes de contraste intravasculares na TC e na RM. Os agentes de contraste usados na US consistem em microbolhas de ar ou de gás perfluorocarbono envoltos em uma fina película de proteína, lipídio ou polímeros. As dimensões dessas microbolhas, discretamente menores que os eritrócitos, as mantêm no sistema vascular e possibilitam seu fluxo da circulação pulmonar para a circulação sistêmica, após injeção intravenosa periférica. O contraste funciona, portanto, como um agente intravascular. O gás se difunde através do seu envoltório, resultando no desaparecimento das microbolhas com meia-vida de alguns minutos no sangue. Não foram relatados bioefeitos adversos dos agentes. Esses agentes de contraste são utilizados em várias técnicas de US, algumas exigindo *hardware* ou *software* adicionais. Essas técnicas incluem: Doppler espectral, *power* Doppler, imagem harmônica e inversão de pulso. As microbolhas interagem com a técnica de imagem, oscilam em uma frequência ressonante e podem ser interrompidas abruptamente para melhorar o sinal proveniente do agente de contraste. A aquisição de imagens é realizada nas fases arterial e venosa. Pode ser avaliada a eliminação (*washout*) do contraste ou o realce sustentado das lesões. Em 2016, a FDA aprovou o primeiro agente de contraste de ultrassonografia para uso no fígado e, em 2017, no sistema urinário, para investigação de refluxo vesicoureteral em pacientes pediátricos.

Riscos da radiação: como garantir a segurança do paciente

Embora os benefícios do uso de radiação ionizante em exames complementares sejam imensos e continuem a aumentar, é preciso dar atenção aos riscos associados ao uso de radiação ionizante. À medida que aumentou a capacidade da TC de proporcionar diagnósticos acurados, seu uso cresceu de modo exponencial. Atualmente, estima-se que até 72 milhões de TC sejam realizadas a cada ano nos EUA, e esse número chega a quase 300 milhões por ano em todo o planeta. Nos EUA, aproximadamente 7 milhões de TC são realizadas em pacientes pediátricos. Esse uso expõe uma parte significativa da população mundial à radiação adicional, além da exposição à radiação de fontes naturais. Hoje em dia, calcula-se que os exames de imagem representem até 48% da exposição total à radiação da população, em comparação com 15% em 1987. Só a TC representa 24% da exposição total à radiação da população. O principal motivo de preocupação é a utilização de radiação ionizante, sobretudo TC, em crianças, gestantes e repetidamente em pacientes com doenças crônicas, sobretudo os pacientes jovens. Entre os riscos potenciais da exposição à radiação ionizante estão: indução de processos malignos, mutações genéticas e malformações congênitas. Efeitos adversos clinicamente evidentes incluem reações cutâneas transitórias e permanentes, que podem surgir com o uso de doses de radiação utilizadas durante procedimentos intervencionistas orientados por fluoroscopia.

Dados sobre o risco de doses baixas de radiação ionizante, usadas durante exames de imagem, são imperfeitos e controversos. As estimativas de risco da radiação em baixa dose provêm primariamente de dados de sobreviventes à exposição à alta radiação nas explosões atômicas em Hiroshima e Nagasaki, em 1945. Outros dados provêm de exposições significativas em acidentes nucleares como Chernobyl, em 1986. Ainda não há evidências diretas de que radiação em dose baixa provoque câncer ou defeitos congênitos. Nesse sentido, toda a preocupação se fundamenta em estimativas de risco. Entre estas, a mais conservadora usa um modelo linear sem limiar, baseado em dados de exposição a altas doses de radiação que indicam um risco pequeno, mas finito, de desenvolvimento de câncer, sobretudo em crianças, como resultado de TC e de outros exames de imagem que utilizam radiação ionizante. Essas estimativas de risco pressupõem ausência de uma dose limiar abaixo da qual não ocorre lesão. Muitos especialistas acreditam que o modelo correto consiste em uma dose limiar, em vez de um risco linear, sem limite. Não obstante, quando é usado o método de extrapolação linear, o risco vitalício estimado de um lactente de 1 ano de idade submetido a uma TC de abdome é 0,18 e 0,07% no caso de TC do crânio. Esse risco adicional, entretanto, é ínfimo, quando comparado ao risco individual estimado em 23% de chance de desenvolvimento de câncer de todas as pessoas ao longo da vida. Essa estimativa extremamente conservadora e importante de risco tem de ser confrontada com o benefício de se fazer um diagnóstico apropriado por meio da TC. Em muitos casos, o benefício imediato é bastante maior que esse risco ínfimo. Atualmente, não existe um marcador disponível que possibilite a diferenciação entre um câncer causado por exposição à radiação e um câncer de ocorrência natural. Cânceres possivelmente relacionados à exposição à radiação têm um período de latência de 30 a 40 anos. Logo, não é provável que pacientes com mais de 50 anos de idade, e aqueles que já têm câncer, apresentem outros que sejam induzidos por radiações adicionais decorrentes de repetidas TC.

Dose de radiação. Em um estudo realizado com quase um milhão de adultos, TC e estudos de medicina nuclear foram responsáveis por 75% da dose de radiação efetiva cumulativa. TC representa 10% de todos os procedimentos realizados com raios X, mas contribui para 2/3 do total de exposições à radiação relacionadas a exames de imagem. Uma TC do abdome tem uma dose de radiação 200 a 250 vezes maior que uma radiografia de tórax. Uma angiografia por tomografia computadorizada (angio-TC) dos pulmões transmite 2,0 rads (20 mGy) a cada mama, em comparação com 0,30 rad (3 mGy) em cada mama durante a realização de uma mamografia. Na Tabela 1.7 são mostradas as doses médias estimadas de vários exames/procedimentos de imagem.

Gravidez e radiação. Durante a gravidez, o risco de irradiação do feto é aumentado pelas pequenas dimensões corporais do feto humano, bem como pelo crescimento rápido e pela divisão celular extremamente ativa. Entre os efeitos deletérios potenciais da radiação ionizante para o feto estão: morte pré-natal

TABELA 1.7 Estimativas de dose de radiação para o paciente em alguns exames diagnósticos.

■ EXAME DIAGNÓSTICO	■ DOSE EFETIVA ESTIMADA (ESCÂNER DE TC DE 16 DETECTORES) mGy
TC de crânio	2
TC de tórax de rotina	8 a 10
Angio-TC de artéria pulmonar	15
TC de abdome	10
TC da pelve	10
Cintigrafia ventilação/perfusão	1
Radiografia de tórax (incidência PA) com grade antidifusora	0,20
Radiografia de tórax (incidência lateral) com grade antidifusora	0,75
Radiografia de abdome (incidência AP)	5
Radiografia da coluna cervical (AP)	1,20
Radiografia da coluna torácica (AP)	3,50
Radiografia da coluna torácica (perfil)	10,00
Radiografia da coluna lombar (AP)	5,00
Radiografia da coluna lombar (perfil)	15,00
Radiografia da pelve	5,00
Radiografia do quadril	5,00
Radiação no meio ambiente	
Exposição ao nível do mar	3 mGy/ano
Exposição a 5.000 pés (cerca de 1.500 m) de altitude (Denver)	10 mGy/ano
Viagem de avião de 7 h de duração	0,05 mGy

PA, incidência posteroanterior; AP, incidência anteroposterior; 10 mGy, 1 rad. (Dados de Fazel R, Krumholz HM, Wang Y *et al*. Exposure to low-dose ionizing radiation from medical imaging procedures. *NEJM*. 2009; 361:849-857; Parry RA, Glaze AS, Archer BR. Typical patient radiation doses in diagnostic radiology. *Radiographics*. 1999; 19:1289-1302.)

(especialmente nos estágios iniciais da gravidez), retardo do crescimento intrauterino, retardo mental, malformação de órgãos e desenvolvimento de câncer durante a infância. O risco de cada efeito depende da idade gestacional no momento da exposição e da dose fetal total administrada durante a gravidez. O risco da radiação é maior durante o primeiro trimestre, diminui no segundo trimestre e torna-se ainda mais baixo durante o terceiro trimestre da gravidez. Se o útero estiver fora do campo de visão do feixe de raios X, o feto receberá apenas radiação dispersada e a dose de radiação será mínima. Se o feto for exposto diretamente ao feixe de raios X no campo de visão, a dose dependerá da espessura da paciente, da profundidade do concepto em relação à pele, da técnica radiográfica e da direção do feixe (Tabela 1.8). Nas duas primeiras semanas de gravidez, a exposição à radiação apresenta efeito tudo ou nada, ou seja, a radiação pode interromper a gravidez ou o embrião pode se recuperar por completo. Três a 8 semanas após a concepção, a organogênese é máxima e a exposição à radiação pode provocar malformação dos órgãos. O sistema nervoso central é mais sensível da 8ª à 15ª semana de gestação. A exposição significativa à radiação nesse período pode causar retardo mental e microcefalia. No terceiro trimestre da gravidez, o feto é muito menos radiossensível e é improvável a ocorrência de comprometimento funcional e malformações dos órgãos. O National Council on Radiation Protection and Measurement estabeleceu 50 mGy (5 rads) como dose fetal máxima cumulativa "aceitável" durante toda a gravidez. Abaixo desse limiar, é extremamente improvável que seja detectável algum efeito adverso no feto. Nenhum exame de imagem excede essa dose (Tabela 1.8). Todavia, a exposição repetida à radiação ionizante durante a gravidez pode, seguramente, ultrapassar essa dose e ser deletéria para o feto. O risco se torna significativo acima de 100 mGy. A International Commission on Radiological Protection declara que "doses fetais abaixo de 100 mGy não devem ser consideradas motivo para interromper uma gravidez. Em doses superiores a esse nível, pode ocorrer lesão fetal; a magnitude e o tipo de lesão fetal dependem da dose de radiação e do estágio da gravidez".

Crianças e radiação. Muitos exames complementares (até 11%) que utilizam radiação ionizante são realizados em crianças, que são mais suscetíveis aos efeitos adversos da radiação. Essas considerações implicam, para o radiologista e para o médico que solicita os exames, responsabilidade de limitar a solicitação de TC a indicações definitivas, de seguir protocolos de dose eficiente para TC, de oferecer outras técnicas de imagem, sobretudo para crianças pequenas que correm risco mais elevado em virtude da radiação, de utilizar aparelhos de fabricantes que limitem a dose de radiação e de orientar os pacientes e os profissionais de saúde sobre o risco potencial de baixas doses de radiação.

Reações cutâneas. Em doses de radiação superiores a 5 Gy – uma dose que é atingida durante procedimentos intervencionistas complexos e demorados, orientados por fluoroscopia –, podem ocorrer alterações clinicamente evidentes na pele, nos pelos e no cabelo. Entre as reações cutâneas estão: eritema, epilação, descamação, atrofia da derme e telangiectasia. As alterações podem ser transitórias ou permanentes, dependendo da dose. Cuidados especializados são necessários, caso a dose cutânea exceda 10 Gy.

Ações de radioproteção. Estão incluídas as seguintes:

- O princípio básico da proteção radiológica estabelece que todas as exposições (dose e técnica) devem ser mantidas tão baixas quanto razoavelmente exequíveis (ALARA; do inglês, *as low as reasonably achievable*). A meta é a dose ótima. Uma dose de radiação baixa demais resulta em um exame que não fornece as informações necessárias para o diagnóstico, e pode prejudicar o tratamento apropriado do paciente. Uma dose de radiação alta demais resulta em exposição desnecessária. Devem ser utilizados protocolos específicos para crianças e protocolos baseados nas dimensões corporais do paciente

TABELA 1.8 Estimativas de dose de irradiação fetal a partir de exames complementares.

■ EXAME COMPLEMENTAR	■ DOSE FETAL ESTIMADA (ESCÂNER DE TC DE 16 DETECTORES) mGy
TC de crânio	0 a 0,1
TC de tórax de rotina	0,2
Angio-TC de artéria pulmonar	0,2 a 0,6
TC de abdome	4
TC de abdome e pelve	12 a 25
TC, protocolo de litíase (dose baixa)	10 a 12
Arteriografia por TC – aorta	34
Radiografia de membros	< 0,001
Radiografias de tórax (PA, perfil)	0,002
Radiografias de coluna cervical (AP, perfil)	<,0,001
Radiografias de coluna torácica (AP, perfil)	0,003
Radiografias de coluna lombar (AP, perfil)	1 a 3,4
Radiografia da pelve	1,7
Radiografia do quadril	1,3
Enema baritado	7 a 39

PA, incidência posteroanterior; AP, incidência anteroposterior; 10 mGy, 1 rad. (Dados de McCollough CH, Schueler BA, Atwell TD *et al.* Radiation exposure and pregnancy: when should we be concerned. *Radiographics* 2007; 27:909-918; Patel SJ, Reede DL, Katz DS, Subramaniam R, Amorosa JK. Imaging the pregnant patient for non-obstetric conditions: algorithms and radiation dose considerations. *Radiographics* 2007; 27:1705-1722; e Wieseler KM, Bhargava P, Kanal KM *et al.* Imaging in pregnant patients: examination appropriateness. *Radiographics* 2010; 30:1215-1233.)

- O médico que solicita o exame de imagem e o radiologista precisam avaliar o risco de exposição à radiação ionizante necessária para a realização do exame em relação ao benefício (informações diagnósticas) esperado
- É preciso evitar a realização desnecessária de exames de imagem com radiação ionizante, sobretudo TC
- O American College of Radiology, por meio de painéis de especialistas, elaborou critérios de adequação que servem como diretrizes para empregar o exame de imagem mais apropriado para uma ampla gama de condições clínicas específicas. A intenção é promover o uso mais eficaz dos exames de imagem
- O programa Image Gently é uma iniciativa da Alliance for Radiation Safety in Pediatric Imaging que oferece diretrizes para reduzir a exposição à radiação de crianças submetidas a exames de imagem
- Cada exame tem de ser adequado especificamente às necessidades do paciente
- Deve-se realizar outros exames de imagem, como RM ou US, sempre que for possível
- Durante a gravidez, deve-se evitar a exposição do embrião à radiação durante o primeiro trimestre de gestação. As mulheres em idade fértil precisam ser questionadas quanto à possibilidade de gravidez antes da exposição à radiação, sobretudo se

o útero vier a ser exposto diretamente. As respostas incertas devem ser seguidas de um teste de gravidez

- Deve-se limitar o campo de radiação à área em estudo, ou seja, evitar a exposição direta do útero não protegido
- Nas radiografias, é usado um feixe de raios X menos colimado com consequente dispersão maior de radiação na sala de exame. A pelve deve ser protegida com chumbo durante a realização de radiografia de outras partes do corpo
- Durante a gravidez, radiografias, fluoroscopia e TC de áreas do corpo que não exponham o útero diretamente ao feixe de raios X resultam em exposição mínima do feto à radiação (ver Tabela 1.8)
- Na TC, é utilizado um feixe fortemente colimado com dispersão mínima de radiação. A exposição à radiação além do feixe direto de raios X provém de dispersão no interior do corpo do paciente. A proteção da pelve tem pouco efeito protetor e não é necessária
- US e RM devem ser as considerações iniciais para avaliação de gestantes com condições agudas. A TC pode ser o exame de imagem apropriado. Uma TC pode ser realizada com o conhecimento de que não há evidências de que uma única TC tenha causado dano fetal
- Não foram demonstrados efeitos deletérios para o feto em decorrência de RM de 1,5 T ou menos
- No caso de gestantes, tanto a gestante como o feto são considerados pacientes. Embora deva ser empregada cautela apropriada em relação ao uso de radiação ionizante, é preciso levar em conta o potencial benefício para a gestante e para o feto. Este pode não sobreviver, caso a gestante morra
- Deve-se evitar o uso de agentes de contraste na gravidez, sempre que possível, ao realizar TC ou RM. Nem agentes de contraste iodados nem agentes contendo gadolínio são aprovados pela FDA para uso em gestantes. Agentes de contraste só deverão ser usados se houver risco à vida da gestante.

Laudo da radiologia

Uma habilidade essencial ao radiologista é a preparação do laudo, descrevendo os achados nos exames de imagem e sua importância, chegando a uma conclusão que seja a mais decisiva possível. É crucial que o laudo do radiologista seja acurado, abrangente, conciso e inteligível. Trata-se de um documento com valor médico-legal, além de ser um elemento vital do prontuário do paciente. Também é essencial para o ressarcimento pelos planos de saúde. É preciso nunca esquecer que as imagens interpretadas são de um ser humano vivo, único e importante. A comunicação tem de ser efetiva e oportuna.

Os seguintes elementos são essenciais na preparação do laudo do radiologista:

- Dados demográficos: nome do paciente; número do prontuário do paciente; nome do médico que solicitou o exame de imagem; nome, data e horário do exame de imagem; componentes do exame, setor onde foi realizado o exame; nome e informações de contato do radiologista que interpreta as imagens
- Informações clínicas: as indicações que justificam a realização do exame de imagem e que são fundamentais para a determinação da relevância dos achados
- Achados: achados normais importantes e achados patológicos (usando terminologia técnica pertinente). Deve ser feita comparação com exames pertinentes realizados anteriormente. O questionamento feito pelo médico solicitante deve ser respondido do modo mais explícito possível
- Limitações: informar os fatores que prejudicaram o exame ou o procedimento. Informar quaisquer complicações significativas ou reações adversas do paciente
- Impressão/conclusão/diagnóstico: um diagnóstico específico deve ser apresentado sempre que possível. Recomendar ou

sugerir exames adicionais ou de acompanhamento quando isso for clinicamente apropriado

- Os achados críticos têm de ser comunicados ao médico que solicitou o exame o mais cedo possível. A documentação desse comunicado deve ser incluída no laudo final
- Fornecer ao paciente o laudo final. Essa conduta se tornou padrão no caso de exames de imagem da mama e de outros exames de imagem.

Leitura sugerida

ACR Expert Panel on MR Safety; Kanal E, Barkovich AJ, Bell C, et al. ACR guidance document on MR safe practices: 2013. *J Magn Reson Imaging* 2013; 37:501–530.

American College of Radiology. *ACR Practice Parameter for Communication of Diagnostic Imaging Findings.* Resolution 11, Revised 2014. Reston, VA: American College of Radiology; 2014:1–9.

American College of Radiology Committee on Drugs and Contrast Media. *Manual on Contrast Media.* Version 10.2. Reston, VA: American College of Radiology; 2016.

American College of Radiology; Hendrick RE. MRI terminology glossary. https://www.acr.org/~/media/ACR/Documents/PDF/QualitySafety/Resources/GlossaryOfMRTerms.pdf

Amis ES Jr, Butler PF, Applegate K, et al. American College of Radiology white paper on radiation dose in medicine. *J Am Coll Radiol* 2007;4:272–284.

Anvari A, Forsberg F, Samir AE. A primer on the physical principles of tissue harmonic imaging. *Radiographics* 2015;35:1955–1964.

Bioeffects Committee of the American Institute of Ultrasound in Medicine. American Institute of Ultrasound in Medicine consensus report on potential bioeffects of diagnostic ultrasound. *J Ultrasound Med* 2008;27:503–515.

Boone JM. Multidetector CT: opportunities, challenges, and concerns associated with scanners with 64 or more detector rows. *Radiology* 2006;241:334–337.

Brant WE. *The Core Curriculum: Ultrasound.* Philadelphia, PA: Lippincott Williams & Wilkins; 2001.

Brant WE, de Lange EE, eds. *Essentials of Body MRI.* New York: Oxford University Press; 2012.

Bushberg JT, Seibert JA, Leidholdt EMJ, Boone JM. *The Essential Physics of Medical Imaging.* 3rd ed. Philadelphia, PA: Lippincott Williams & Wilkins—Wolters Kluwer; 2012.

Carroll QB. *Radiography in the Digital Age: Physics-Exposure-Radiation Biology.* Springfield, IL: Charles C. Thomas Publisher; 2011.

Cibull SL, Harris GR, Nell DM. Trends in diagnostic ultrasound acoustic output from data reported to the US Food and Drug Administration for device indications that include fetal applications. *J Ultrasound Med* 2013;32:1921–1932.

Cody DD, Mahesh M. Technological advances in multi-detector CT with a focus on cardiac imaging. *Radiographics* 2007;27:1829–1827.

Coursey CA, Nelson RC, Boll DT, et al. Dual-energy multidetector CT: how does it work, what can it tell us, and when can we use it in abdominopelvic imaging? *Radiographics* 2010;30:1037–1055.

Dance DR, Christofides S, Maidment ADA, et al. *Diagnostic Radiology Physics: A Handbook for Teachers and Students.* Vienna: International Atomic Energy Agency; 2014.

Denham SL, Alexander LF, Robbin ML. Contrast-enhanced ultrasound: practical review for the assessment of hepatic and renal lesions. *Ultrasound Q* 2016;32:116–125.

Hendee WR, O'Connor MK. Radiation risks of medical imaging: separating fact from fantasy. *Radiology* 2012;264:312–321.

Huang SY, Seethamraju RT, Patel P, et al. Body MR imaging, artifacts, k-space, and solutions. *Radiographics* 2015;35:1439–1460.

Johnson TRC. Dual-energy CT: general principles. *AJR* 2012;198:S3–S8.

Körner M, Weber CH, Wirth S, et al. Advances in digital radiography: physical principles and system overview. *Radiographics* 2007;27:675–686.

Morelli JN, Runge VM, Attenberger U, et al. An image-based approach to understanding the physics of MR artifacts. *Radiographics* 2011;31:849–866.

Paulsen EK, Sheafor DH, Enterline DS, et al. CT fluoroscopy-guided interventional procedures: techniques and radiation dose to radiologists. *Radiology* 2001;220:161–167.

Pooley RA, McKinney JM, Miller DA. The AAPM/RSNA physics tutorial for residents: digital fluoroscopy. *Radiographics* 2001;21:521–534.

Prabhu SJ, Kanal K, Bhargava P, Vaidya S, Dighe MK. Ultrasound artifacts: classification, applied physics with illustrations, and imaging appearances. *Ultrasound Q* 2014;30:145–157.

Raman SP, Mahesh M, Blasko RV, Fishman EK. CT scan parameters and radiation dose: practical advice for radiologists. *J Am Coll Radiol* 2013;10: 840–846.

Sigrist RMS, Liau J, Kaffas AE, Chammas MC, Willmann JK. Ultrasound elastography: review of techniques and clinical applications. *Theranostics* 2017;7:1303–1329.

Tirada N, Dreizin D, Khati NJ, Akin EA, Zeman RK. Imaging pregnant and lactating patients. *Radiographics* 2015;35:1751–1765.

Williams MB, Krupinski EA, Strauss KJ, et al. Digital radiography image quality: image acquisition. *J Am Coll Radiol* 2007;4:371–388.

SEÇÃO 2

NEURORRADIOLOGIA

EDITORES DA SEÇÃO: Erik H. L. Gaensler e Jerome A. Barakos

CAPÍTULO 2 ■ INTRODUÇÃO À NEUROIMAGEM

GOVIND MUKUNDAN E DAVID J. SEIDENWURM

Este capítulo apresenta um atlas de neuroimagem e uma discussão dos princípios de aquisição de imagens do cérebro e da interpretação delas. A anatomia do cérebro é mostrada pela ressonância magnética (RM) de 3T em imagens ponderadas em T2 no plano axial (Figuras 2.1 a 2.8), nas imagens ponderadas em T1 no plano coronal (Figuras 2.9 a 2.16) e nas imagens ponderadas em T1 no plano sagital (Figuras 2.17 e 2.18). Algumas imagens de RM na sequência ultrarrápida FIESTA (*fast imaging employing steady-state acquisition*) são mostradas nas Figuras 2.19 e 2.20; bem como imagens ponderadas em suscetibilidade (*susceptibility-weighted images*, SWI), na Figura 2.21. Imagens de RM funcional (RMf) são mostradas na Figura 2.22; imagem de RM de 3T com tensor de difusão, na Figura 2.23; e tratografia de substância branca com tensor de difusão, na Figura 2.24. Na Figura 2.25 é mostrado o *continuum* de imagens durante intervenção terapêutica em um caso de acidente vascular encefálico (AVE) em que o paciente foi submetido à trombectomia mecânica.

Visualização do cérebro

Alguns princípios simples podem ser empregados para assegurar que nenhuma emergência neurocirúrgica passe despercebida durante uma tomografia computadorizada (TC) de emergência, realizada em situações difíceis.

Linha média. A linha média do cérebro do paciente deve estar localizada no meio da cabeça, e os dois lados do cérebro devem ter aspecto semelhante (Figuras 2.1 a 2.5). Embora existam assimetrias funcionais importantes entre os hemisférios cerebrais direito e esquerdo, as diferenças anatômicas são sutis e insignificantes na neurorradiologia clínica. Presume-se que qualquer desvio das estruturas da linha média represente uma lesão expansiva no lado oposto ao desvio da linha mediana. Para fins práticos, não existem lesões cerebrais agudas "sugadoras" que "puxem" a linha mediana em sua direção. Se o septo interventricular e o terceiro ventrículo estiverem localizados na linha média, não existirá herniação subfalcina (Figura 2.5).

A simetria do cérebro é crucial para a avaliação radiológica. No tocante à assimetria, apenas a experiência ensina os limites da normalidade. De modo geral, o padrão dos sulcos deve ser simétrico. Os sulcos de um lado do cérebro têm as mesmas dimensões dos sulcos correspondentes do outro lado. A fissura inter-hemisférica anterior (fissura longitudinal do cérebro, segundo a Terminologia Anatômica [TA]) deve ser visualizada. O desaparecimento dos sulcos pode ser consequente a compressão por massa ou opacificação do líquido cefalorraquidiano após hemorragia subaracnóidea ou, menos

frequentemente, por meningite ou propagação de tumor pelo líquido cefalorraquidiano. Os sulcos se estendem até a tábua interna (lâmina interna) dos ossos do crânio. Em pacientes mais velhos, alguma atrofia é normal. Deslocamento medial significativo dos sulcos pode representar compressão por coleção líquida extracerebral, como hematoma subdural ou epidural. Como essas coleções podem ser bilaterais e ocasionalmente ter densidade semelhante à do cérebro, é preciso tomar cuidado ao avaliar a periferia deste.

Cisternas basais. Sinais mais sutis, embora mais importantes, de lesão expansiva intracraniana incluem distorção dos espaços extra-axiais da fossa posterior e da base do cérebro. As estruturas cruciais são a cisterna quadrigeminal e a cisterna suprasselar (cisterna quiasmática, segundo a TA) (Figuras 2.6, 2.10 e 2.16). Visto que esses espaços extra-axiais são atravessados por estruturas neurais importantes, é decisivo o exame cuidadoso dessas regiões. No plano axial, a cisterna quadrigeminal tem o aspecto de um sorriso simétrico. Qualquer assimetria tem de ser considerada suspeita e uma anormalidade dessa cisterna pode representar rotação do tronco encefálico, resultante de herniação transtentorial, apagamento da cisterna por massa no cerebelo ou no tronco encefálico, ou opacificação da cisterna (p. ex., hemorragia subaracnóidea).

A cisterna suprasselar (cisterna quiasmática) assemelha-se a um pentágono, à estrela de Davi ou ao símbolo hindu Shatkona, dependendo da angulação do corte (Figura 2.6). As cinco pontas do pentágono são a fissura inter-hemisférica anteriormente, as cisternas de Sylvius (cisternas da fossa lateral do cérebro, segundo a TA) anterolateralmente e a cisterna *ambiens* posterolateralmente. A sexta ponta da estrela de Davi ou do símbolo Shatkona está na fossa interpeduncular posteriormente. As cisternas têm a densidade do líquido cefalorraquidiano e são simétricas. Assimetria significativa pode ser resultante de herniação do úncus. Massa central pode ser o resultado de um tumor selar ou suprasselar. A opacificação dessa cisterna pode ser consequente à hemorragia subaracnóidea ou meningite.

Ventrículos. A última estrutura que tem de ser avaliada em uma revisão rápida de um exame de imagem do cérebro é o sistema interventricular. É melhor começar pelo quarto ventrículo na fossa posterior porque é o de visualização mais difícil na TC. Assimetria ou desvio do quarto ventrículo pode ser o único sinal de massas intracranianas significativas. Por causa do formato do quarto ventrículo, parte da assimetria pode ser reflexo da posição do paciente no tomógrafo.

As dimensões globais do sistema ventricular devem ser avaliadas a seguir. A dilatação dos ventrículos laterais e do terceiro ventrículo, na vigência de cefaleia ou sinais de massa intracraniana, pode representar hidrocefalia, uma condição potencialmente fatal, mas de fácil tratamento. Hidrocefalia é diferenciada de dilatação

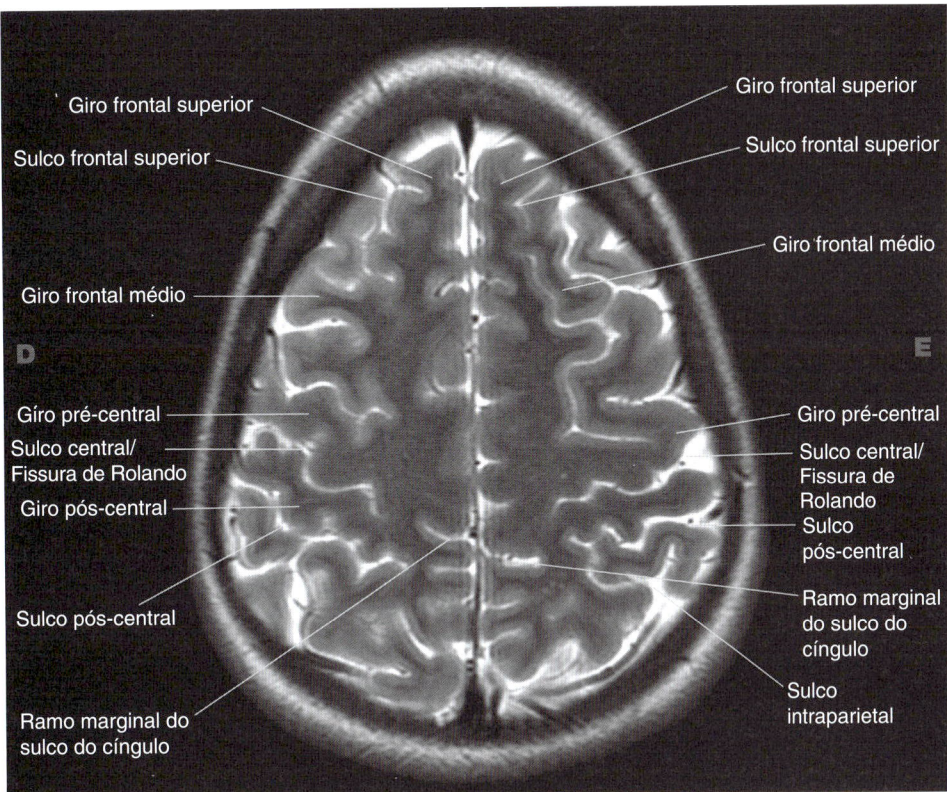

Figura 2.1 Ressonância magnética (RM) do cérebro. Hemisférios cerebrais. Imagem ponderada em T2 no plano axial (RM de 3T).

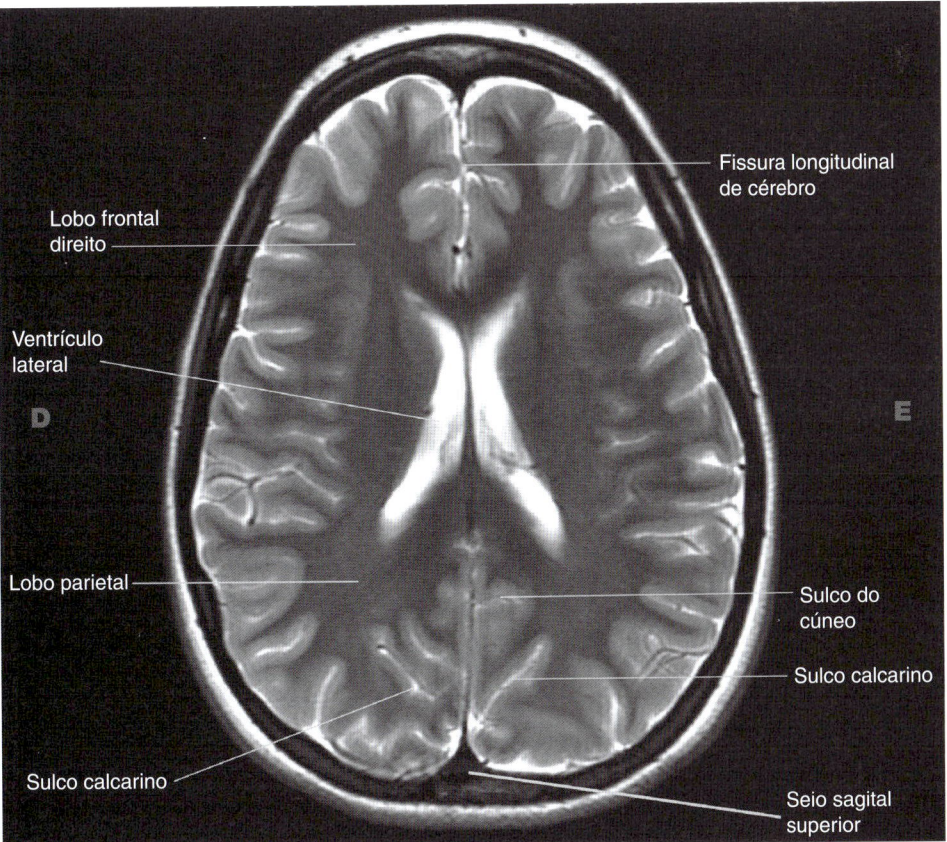

Figura 2.2 Ressonância magnética (RM) do cérebro. Corpo dos ventrículos laterais. Imagem ponderada em T2 no plano axial (RM de 3T). Fissura longitudinal de cérebro = fissura inter-hemisférica.

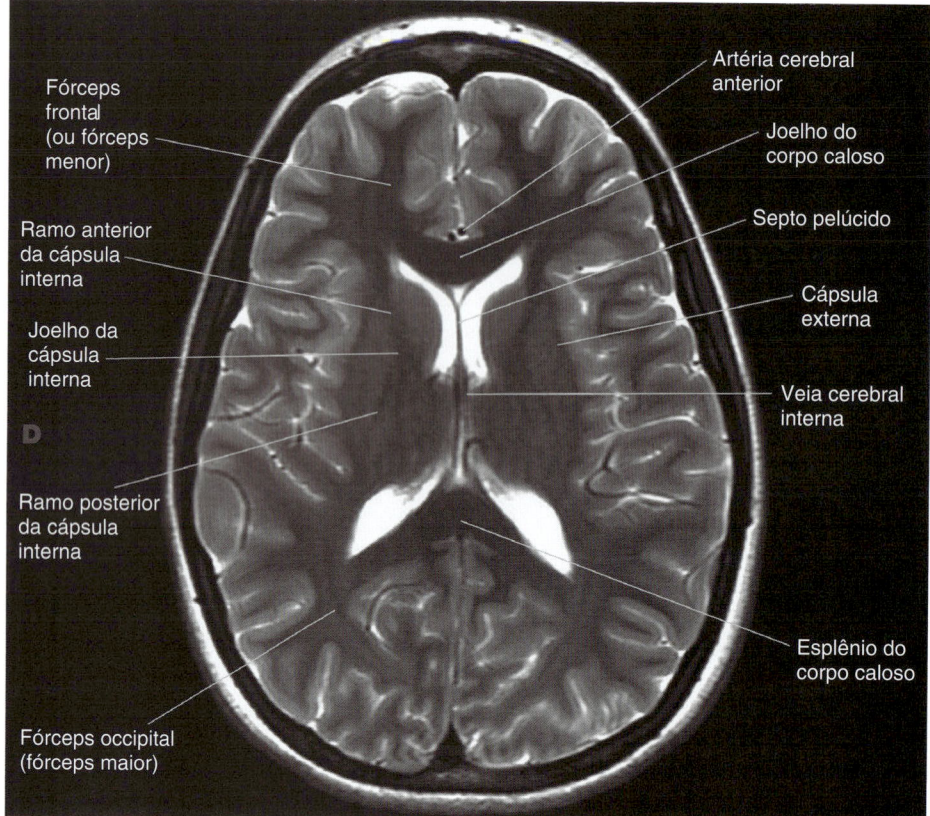

Fórceps frontal (ou fórceps menor)

Ramo anterior da cápsula interna

Joelho da cápsula interna

D

Ramo posterior da cápsula interna

Fórceps occipital (fórceps maior)

Artéria cerebral anterior

Joelho do corpo caloso

Septo pelúcido

Cápsula externa

Veia cerebral interna

Esplênio do corpo caloso

Figura 2.3 Ressonância magnética (RM) do cérebro. Veias cerebrais internas. Imagem ponderada em T2 no plano axial (RM de 3T).

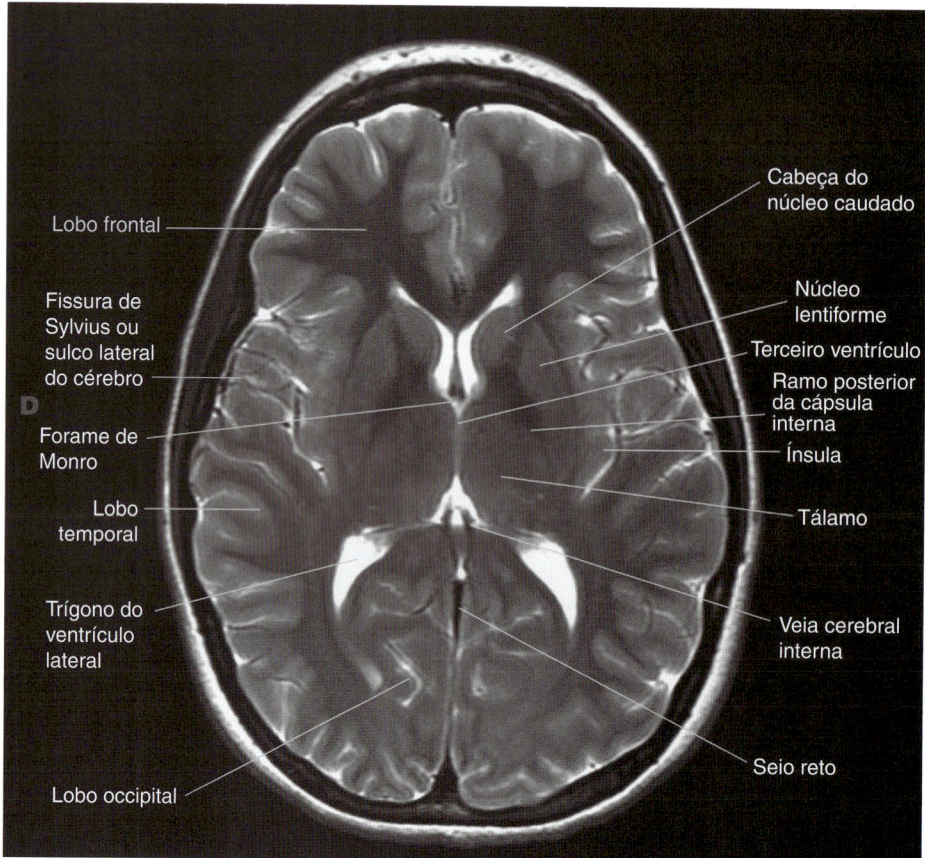

Lobo frontal

Fissura de Sylvius ou sulco lateral do cérebro

D

Forame de Monro

Lobo temporal

Trígono do ventrículo lateral

Lobo occipital

Cabeça do núcleo caudado

Núcleo lentiforme

Terceiro ventrículo

Ramo posterior da cápsula interna

Ínsula

Tálamo

Veia cerebral interna

Seio reto

Figura 2.4 Ressonância magnética (RM) do cérebro. Forame de Monro (forame interventricular). Imagem ponderada em T2 no plano axial (RM de 3T).

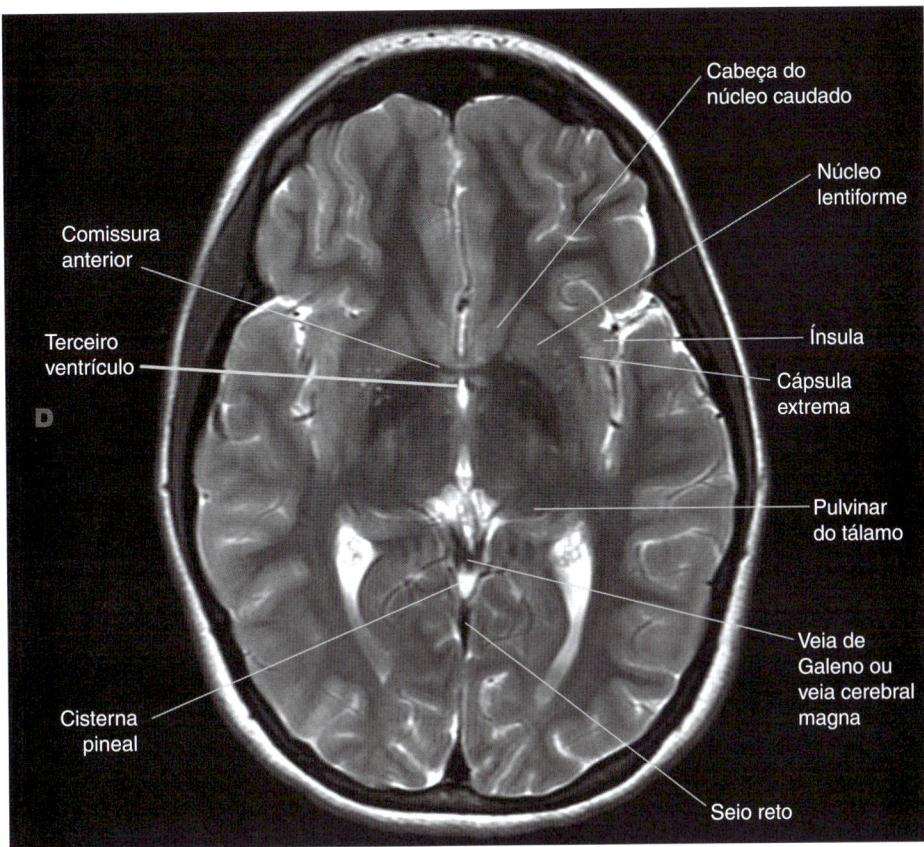

Figura 2.5 Ressonância magnética (RM) do cérebro. Terceiro ventrículo. Imagem ponderada em T2 no plano axial (RM de 3T). Veia de Galeno = veia cerebral magna.

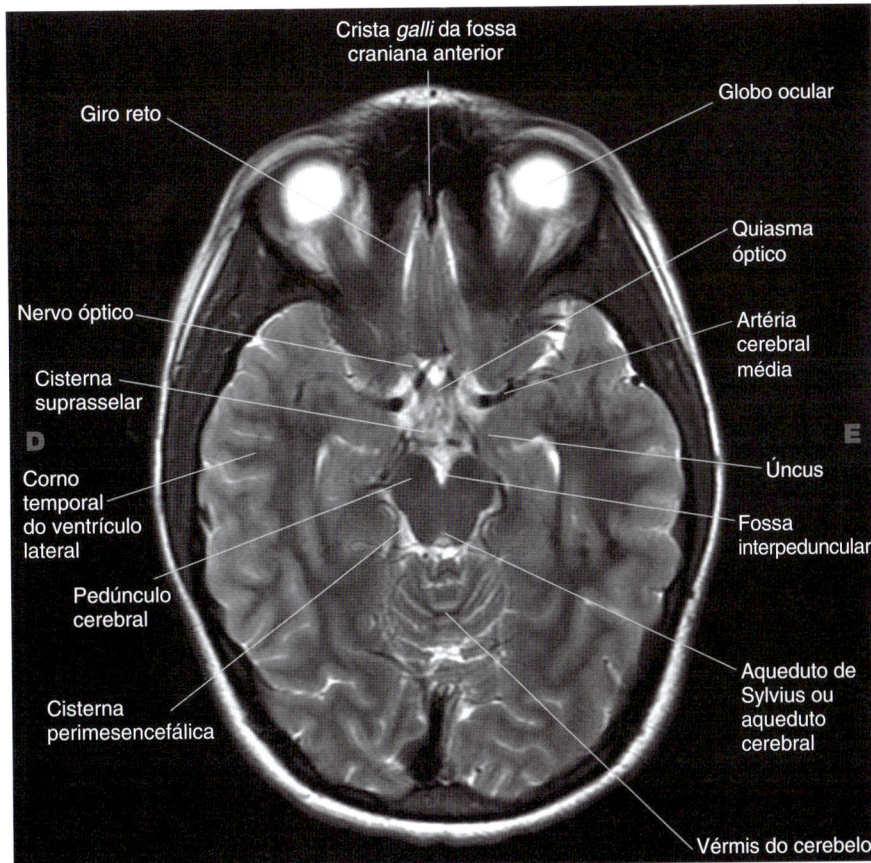

Figura 2.6 Ressonância magnética (RM) do cérebro. Cisterna suprasselar (cisterna quiasmática). Imagem ponderada em T2 no plano axial (RM de 3T).

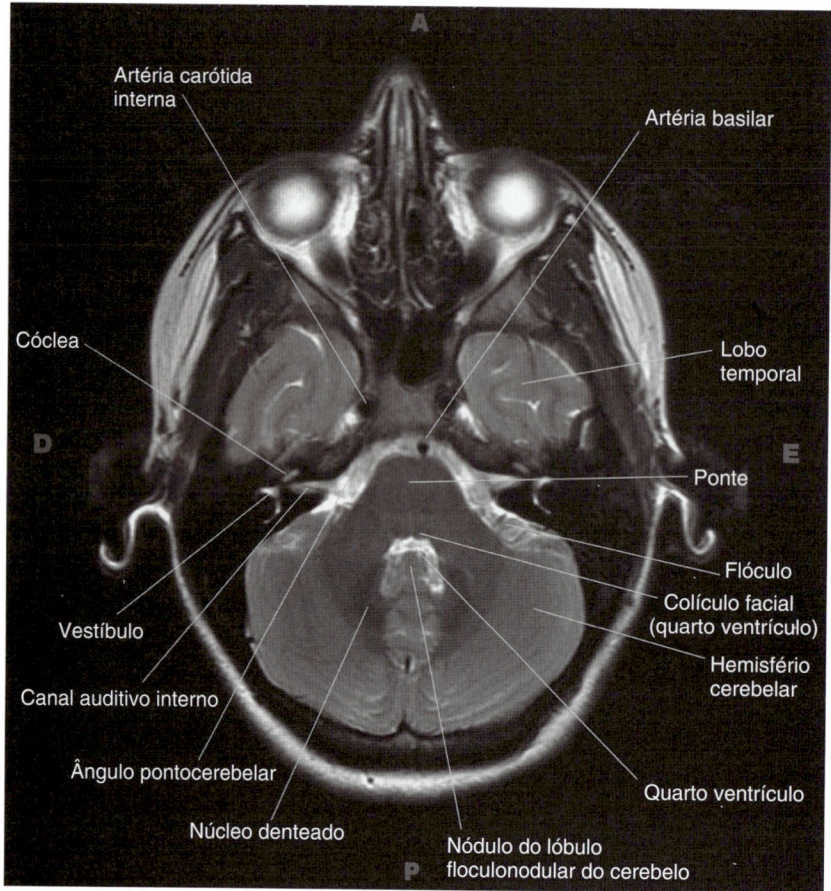

Figura 2.7 Ressonância magnética (RM) do cérebro. Quarto ventrículo. Imagem ponderada em T2 no plano axial (RM de 3T).

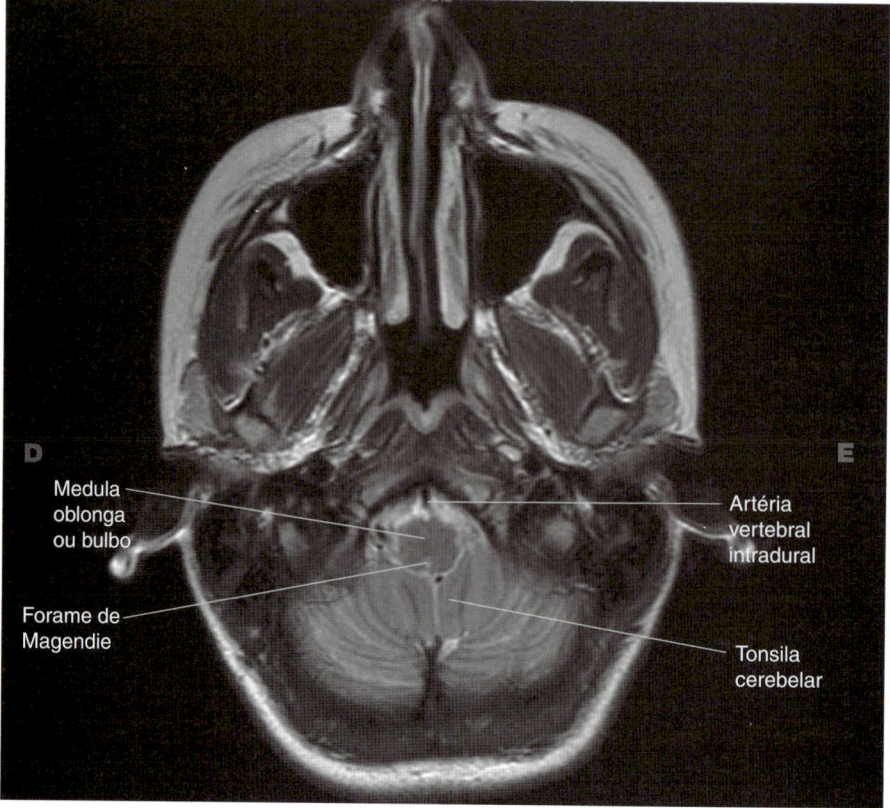

Figura 2.8 Ressonância magnética (RM) do cérebro. Medula oblonga (bulbo). Imagem ponderada em T2 no plano axial (RM de 3T).

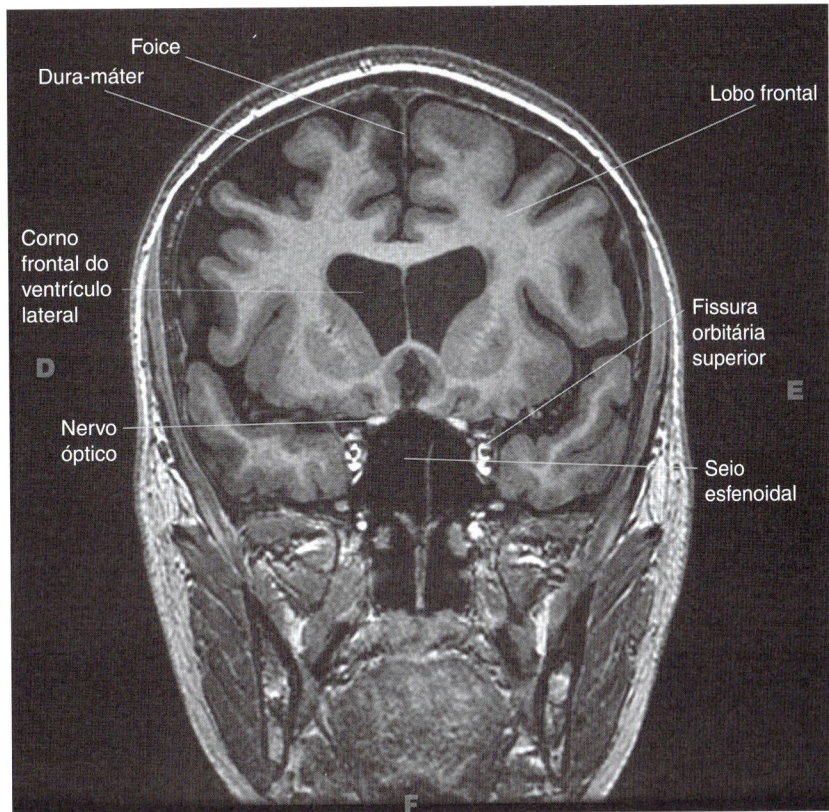

Figura 2.9 **Ressonância magnética (RM) do cérebro.** Lobos frontais. Imagem ponderada em T1 no plano coronal (RM de 3T).

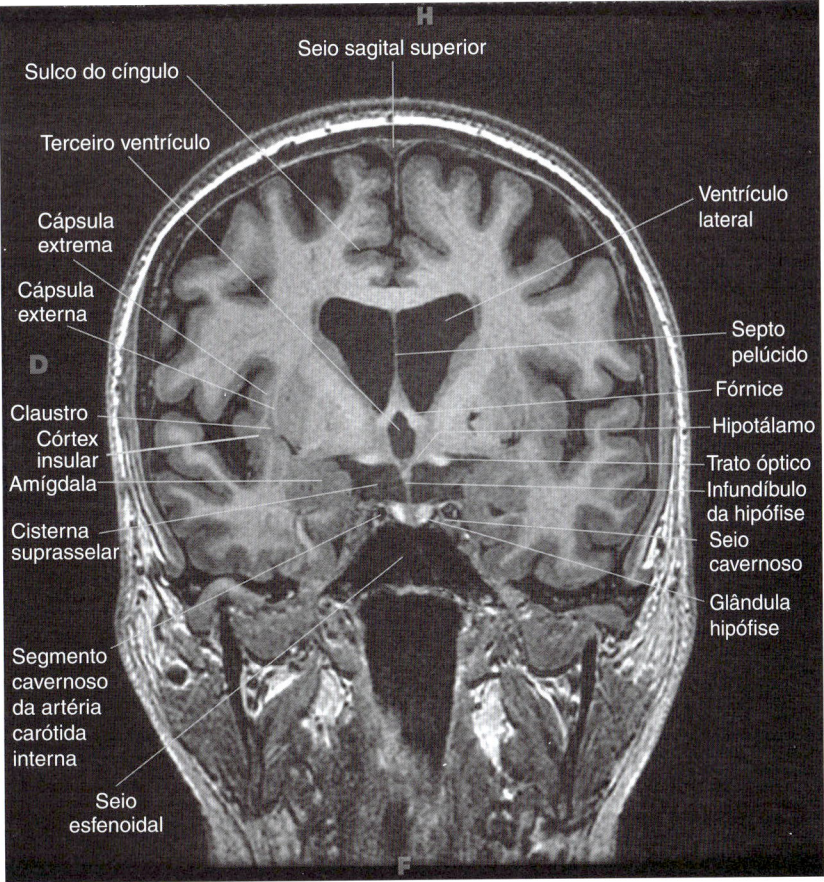

Figura 2.10 **Ressonância magnética (RM) do cérebro.** Infundíbulo da hipófise. Imagem ponderada em T1 no plano coronal (RM de 3T).

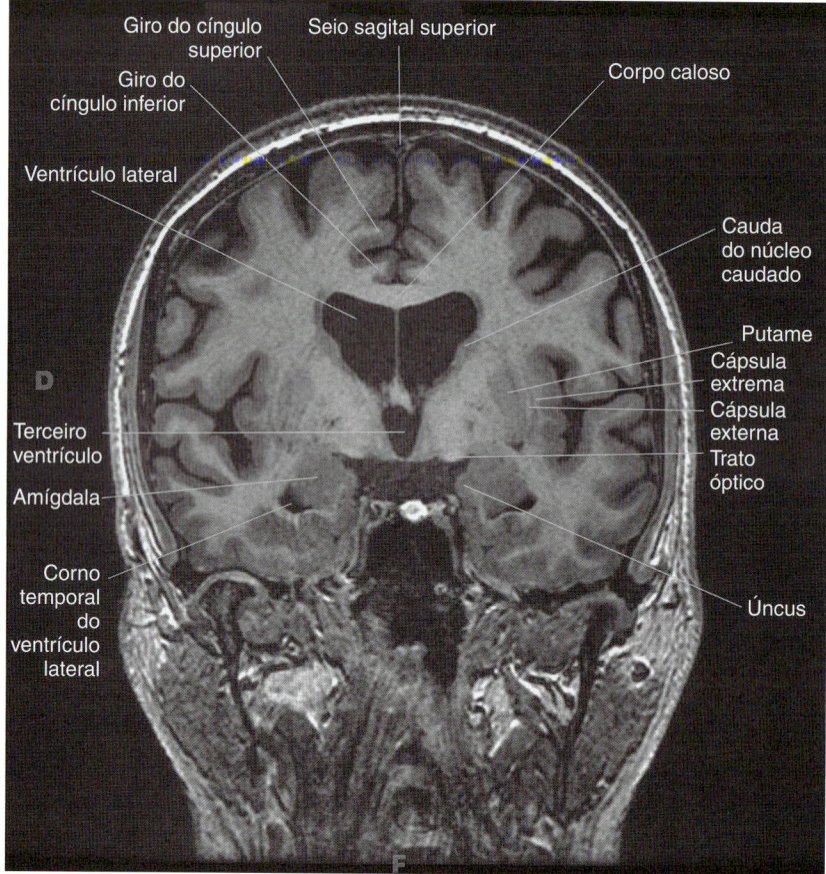

Figura 2.11 **Ressonância magnética (RM) do cérebro.** Tratos ópticos. Imagem ponderada em T1 no plano coronal (RM de 3T).

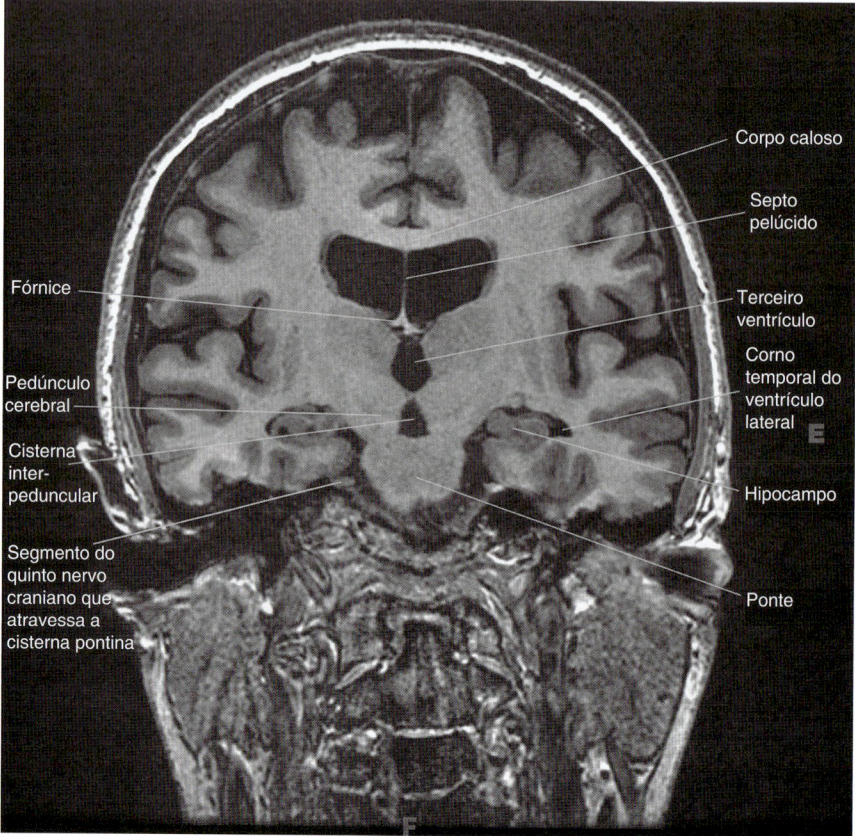

Figura 2.12 **Ressonância magnética (RM) do cérebro.** Terceiro ventrículo. Imagem ponderada em T1 no plano coronal (RM de 3T).

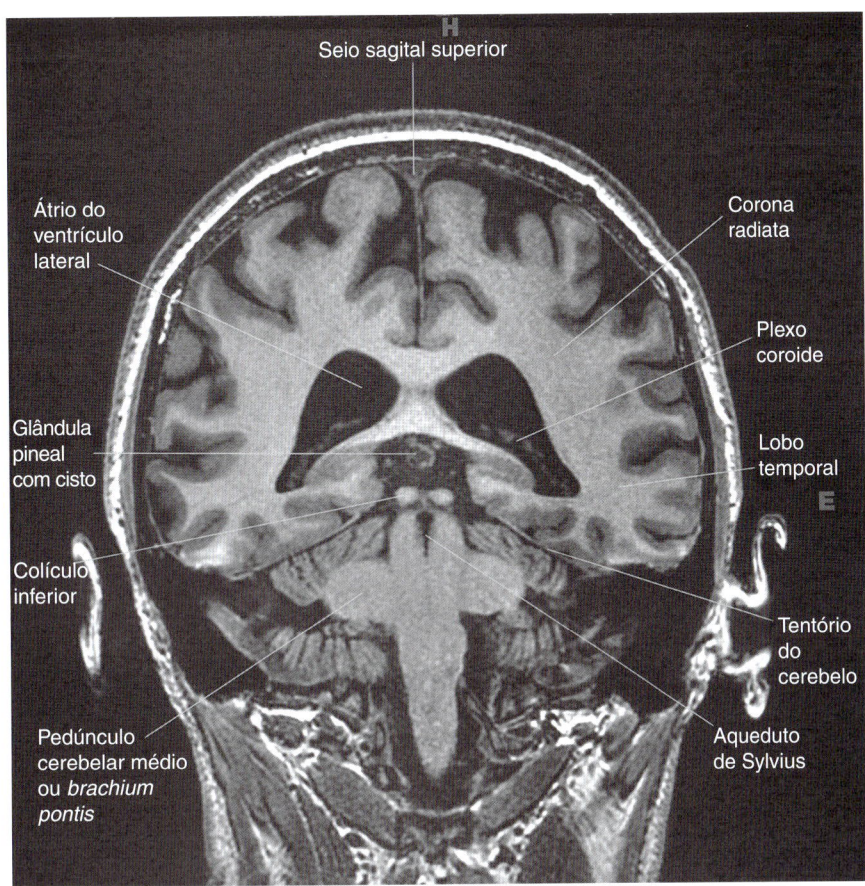

Figura 2.13 Ressonância magnética (RM) do cérebro. Pedúnculo cerebelar médio. Imagem ponderada em T1 no plano coronal (RM de 3T).

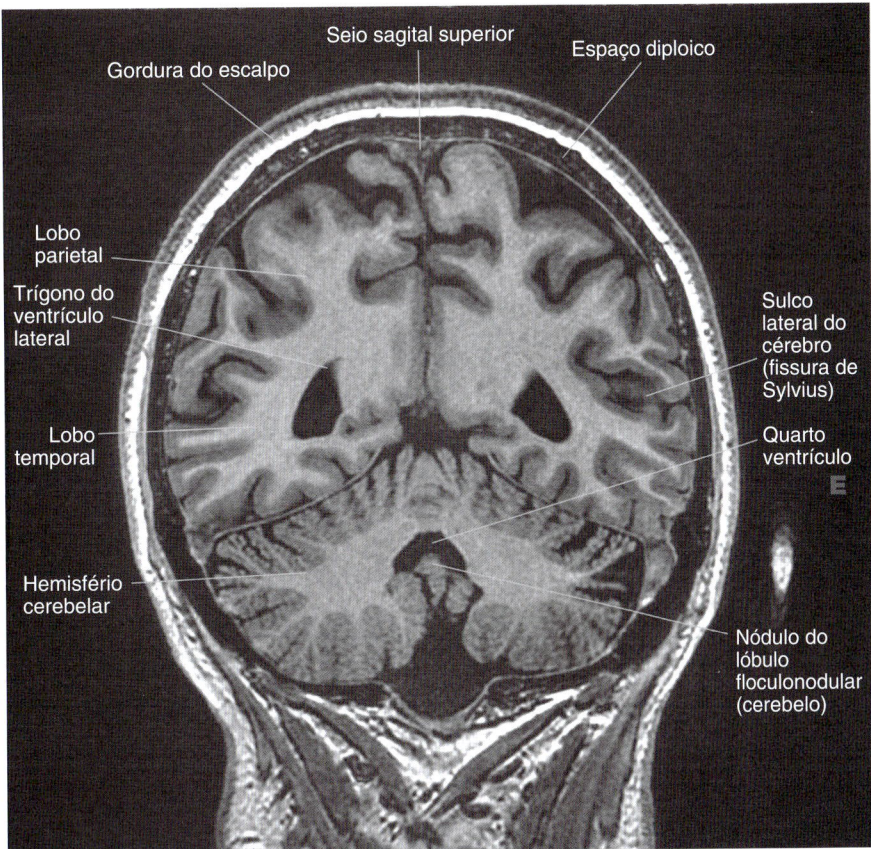

Figura 2.14 Ressonância magnética (RM) do cérebro. Quarto ventrículo. Imagem ponderada em T1 no plano coronal (RM de 3T).

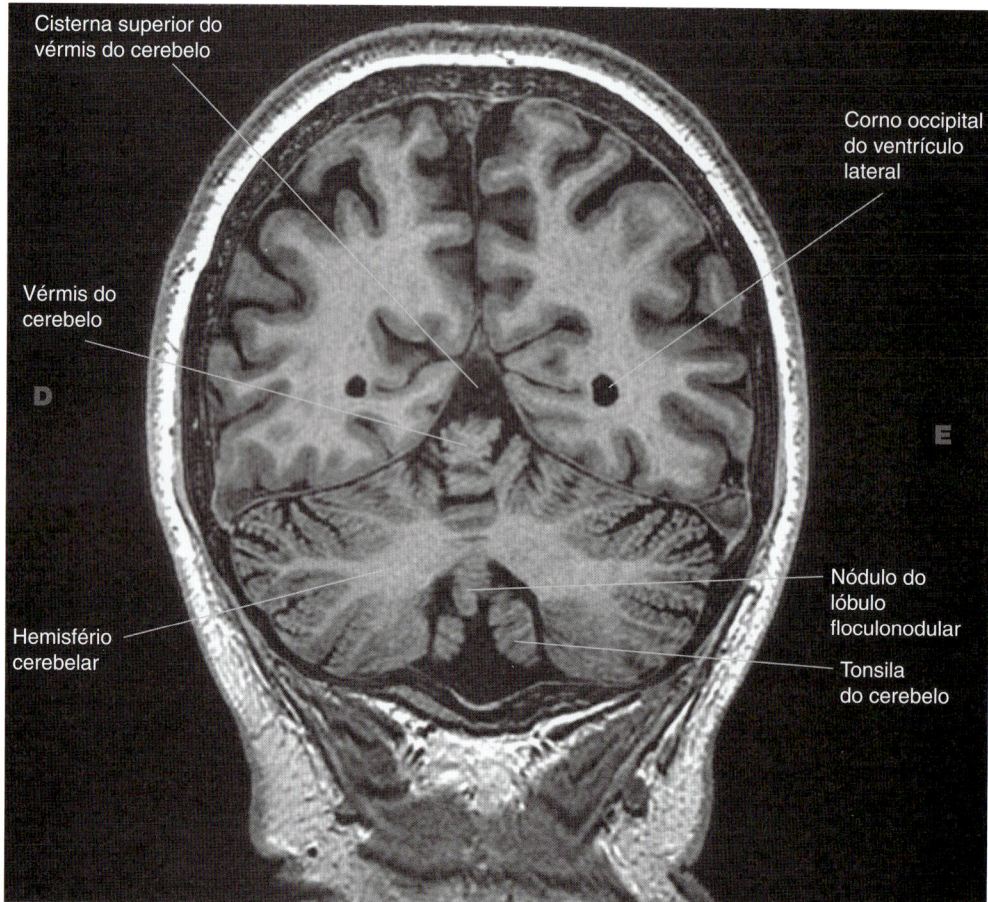

Figura 2.15 **Ressonância magnética (RM) do cérebro.** Cornos occipitais dos ventrículos laterais. Imagem ponderada em T1 no plano coronal (RM de 3T).

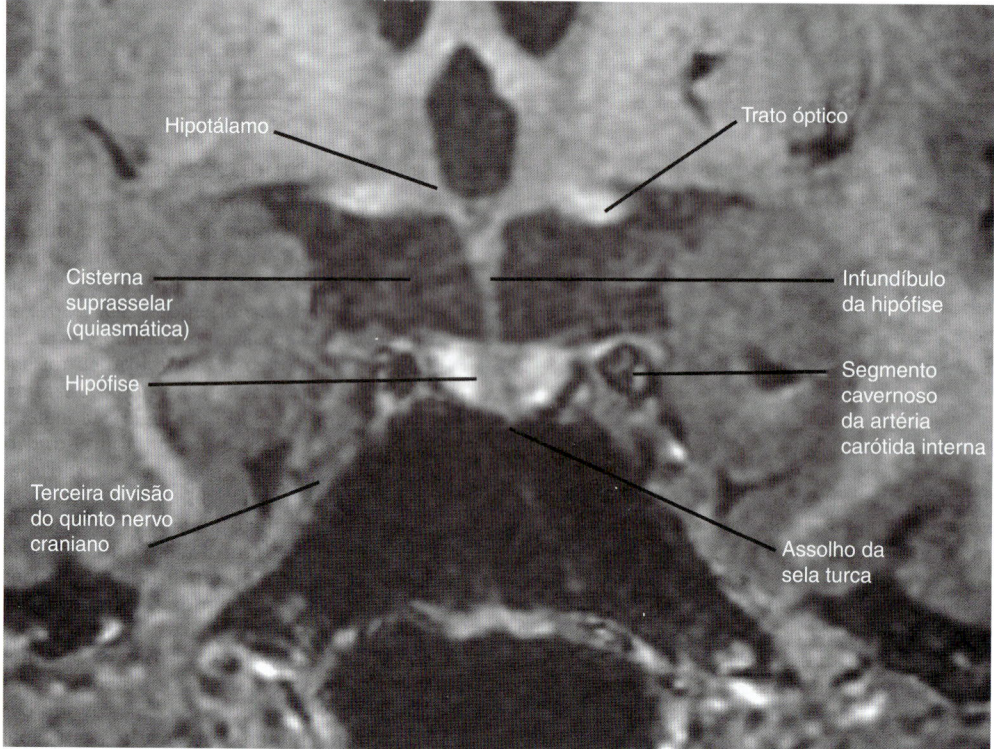

Figura 2.16 **Ressonância magnética (RM) do cérebro.** Hipófise. Imagem ponderada em T1, amplificada, no plano coronal (RM de 3T).

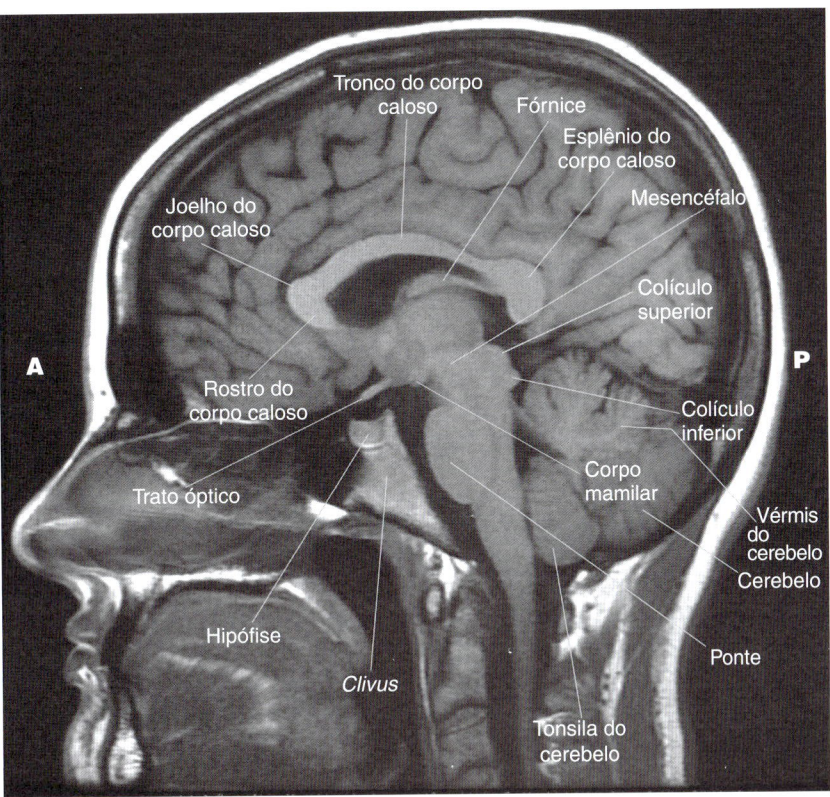

Figura 2.17 **Ressonância magnética (RM) do cérebro.** Plano sagital mediano. Imagem ponderada em T1 (RM de 3T).

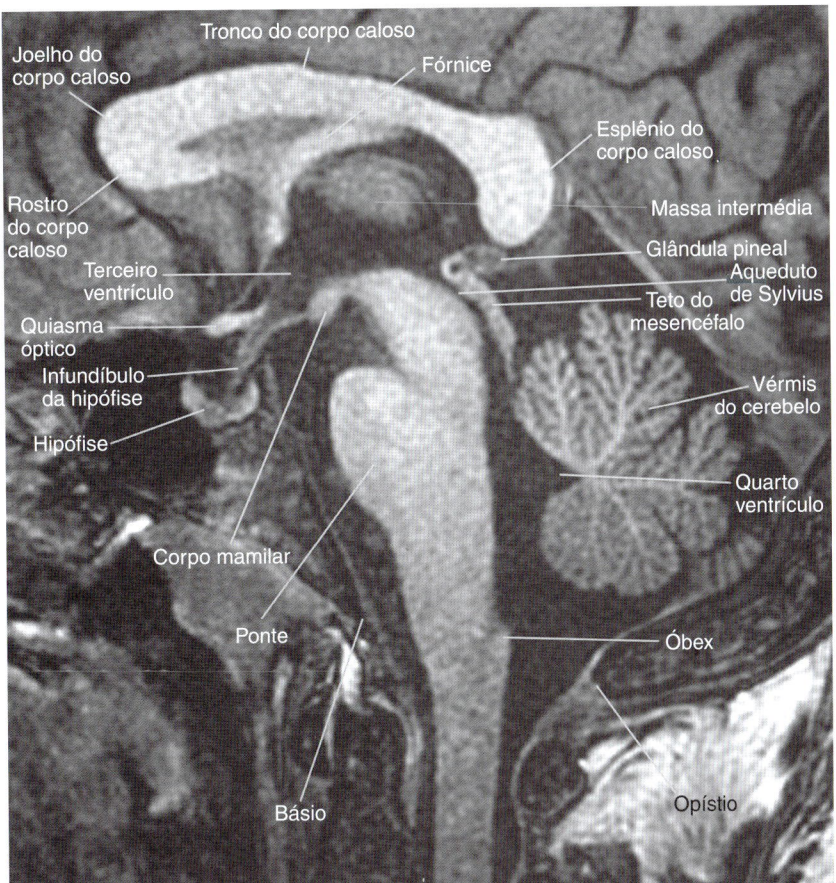

Figura 2.18 **Ressonância magnética (RM) do cérebro.** Infundíbulo da hipófise. Imagem ponderada em T1 no plano sagital (RM de 3T).

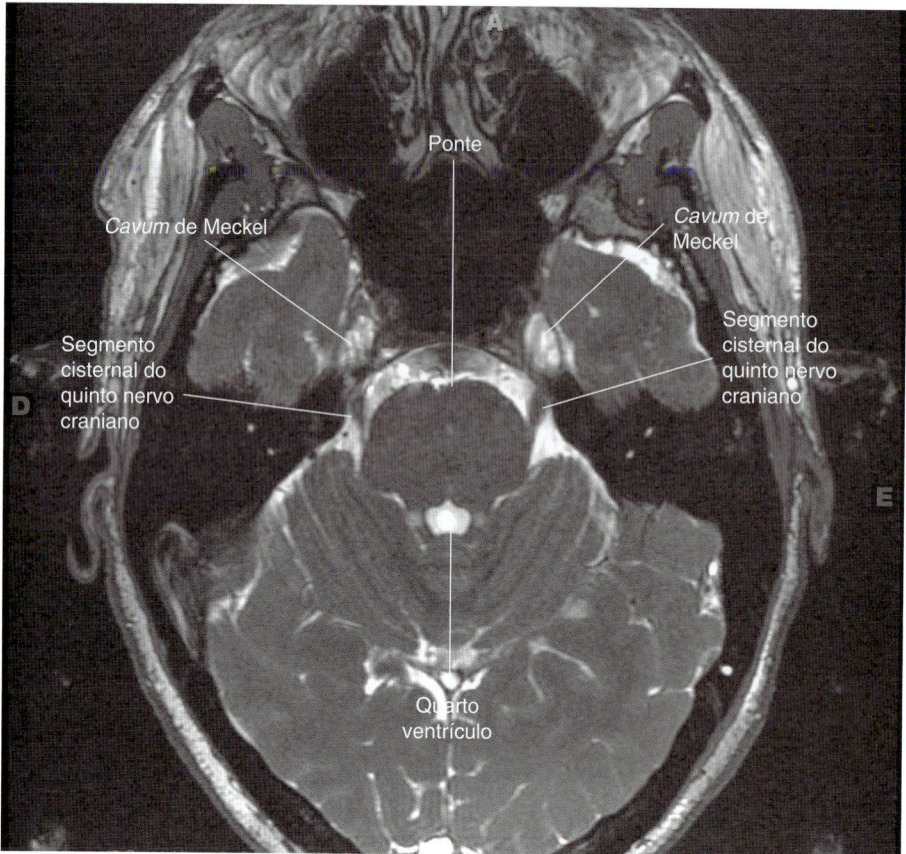

Figura 2.19 Ressonância magnética (RM) do cérebro. Quinto nervo craniano. Sequência FIESTA no plano axial (RM de 3T).

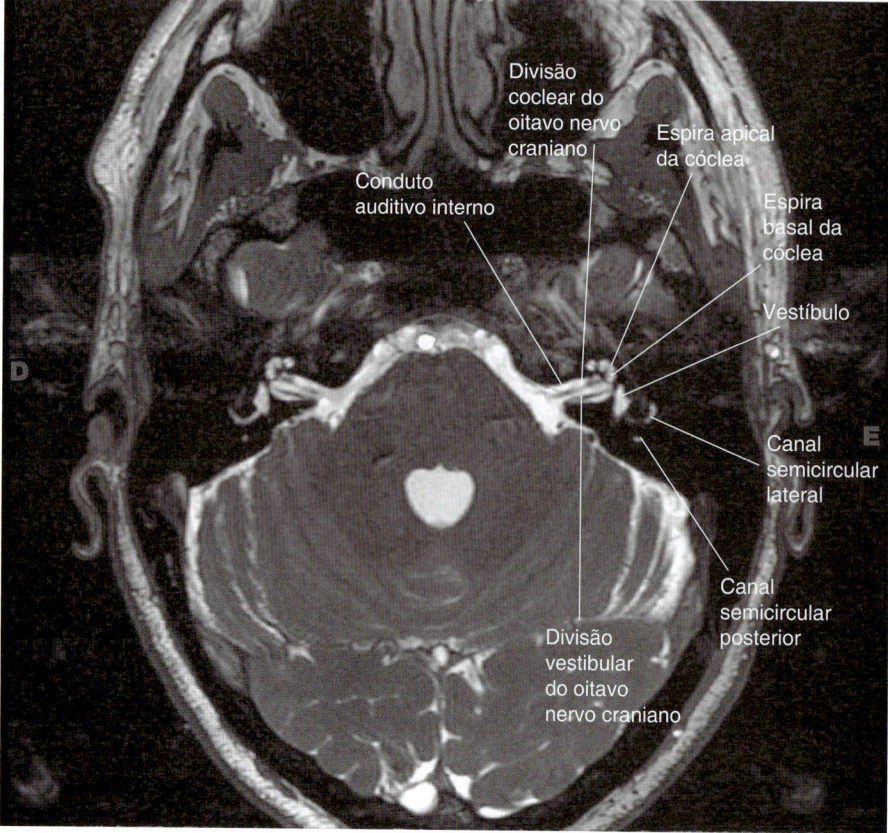

Figura 2.20 Ressonância magnética (RM). Conduto auditivo interno. Sequência FIESTA no plano axial (RM de 3T).

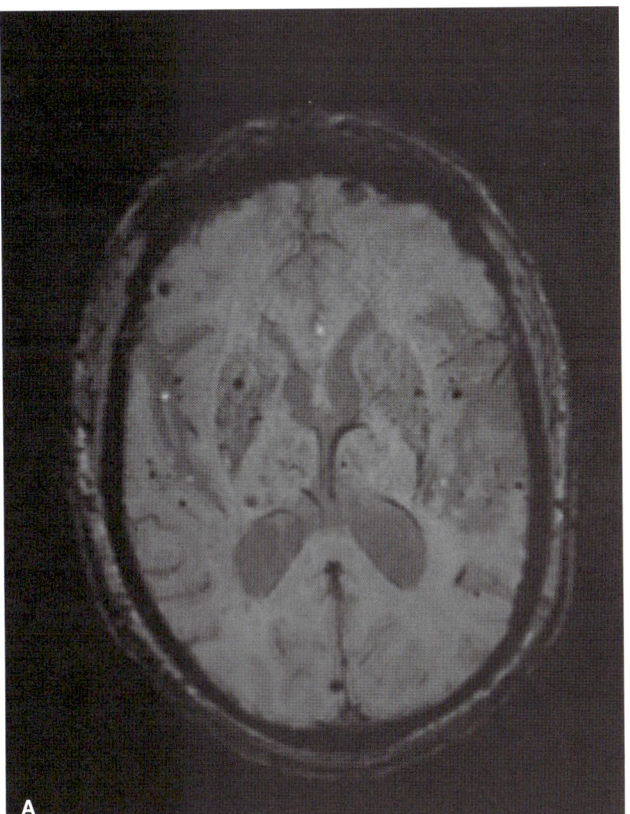
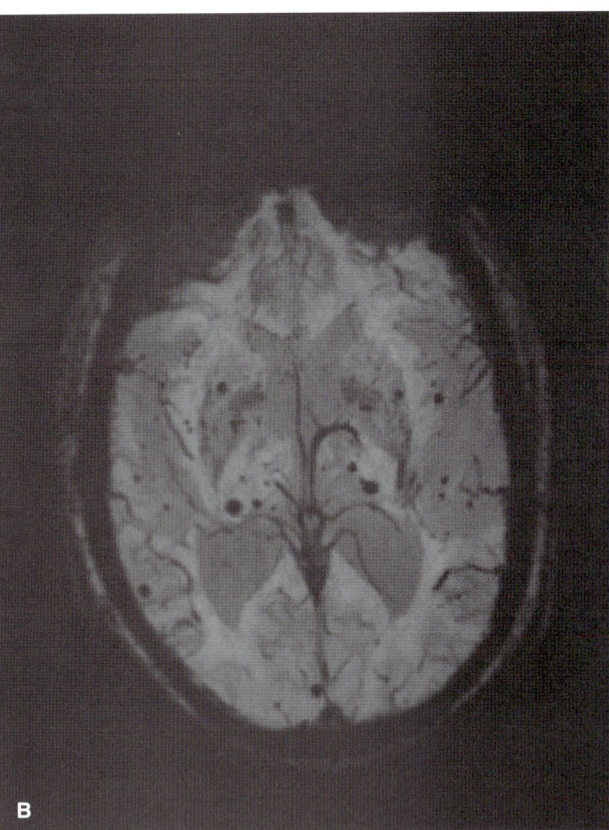

Figura 2.21 Ressonância magnética (RM) do cérebro. Nível dos núcleos da base mostrando micro-hemorragias. **A.** Imagem ponderada em suscetibilidade magnética no plano axial (RM de 3T). **B.** Imagem ponderada em suscetibilidade magnética no plano axial, intensidade máxima.

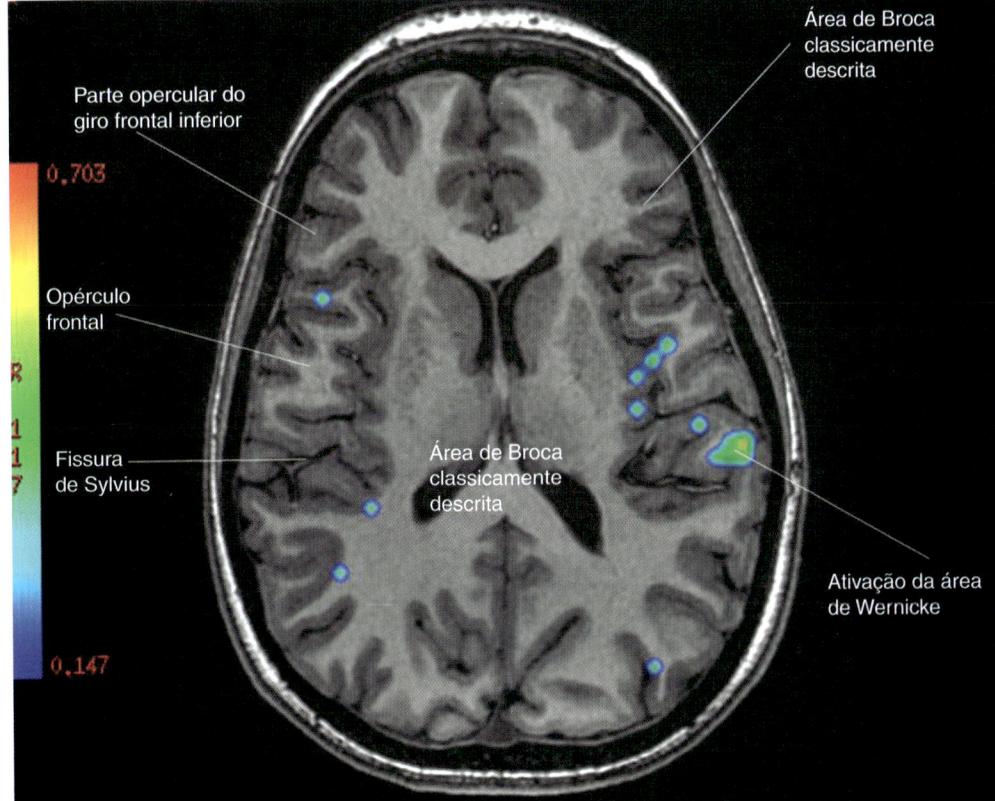

Figura 2.22 Ressonância magnética (RM) funcional do cérebro. Ativação da área de Wernicke no hemisfério esquerdo com paradigma de decisão semântica. Dados derivados da sequência BOLD superpostos à sequência anatômica FSPGR adquirida em aparelho de 3 teslas.

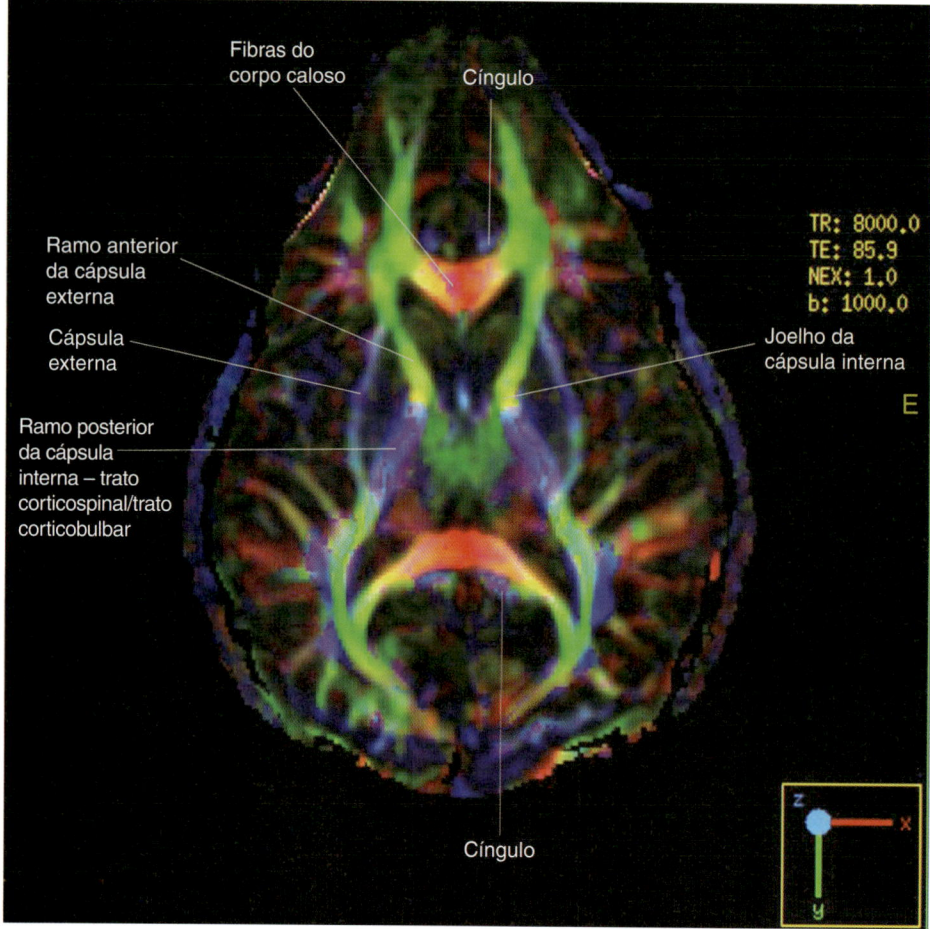

Figura 2.23 Imagem por tensor de difusão. Tratos de substância branca no nível da cápsula interna. Mapas de anisotropia fracionada, codificados por cores e derivados de dados de tensor de difusão em 3 teslas.

do sistema ventricular como resultado de atrofia pela discrepância no grau de dilatação ventricular e dos sulcos, e por um padrão característico de aumento das dimensões dos cornos frontal e temporal do ventrículo lateral, além do aspecto arredondado da parte anterior do terceiro ventrículo.

Lista de verificação na TC de emergência. Ao avaliar uma TC em condições de emergência, os radiologistas precisam responder a estas cinco perguntas.

1. A linha média do cérebro coincide com a linha média do crânio?
2. Os dois lados do cérebro parecem iguais?
3. É possível ver a cisterna quadrigeminal (sorriso simétrico) e a cisterna suprasselar (estrela de Davi/símbolo hindu Shatkona)?
4. O quarto ventrículo está na linha média e mais ou menos simétrico?
5. Os ventrículos laterais estão dilatados e os sulcos estão apagados?

Se o radiologista conseguir responder corretamente a essas cinco questões, conseguirá lidar com as principais emergências neurocirúrgicas. Tal abordagem não detecta muitos diagnósticos importantes, mas as doenças não detectadas por ela são intratáveis, ou o tratamento pode ser adiado com segurança por algumas horas. É importante mencionar que os candidatos à trombólise precisam de exame meticuloso dos núcleos da base e do córtex, à procura de sinais de isquemia precoce, bem como de hemorragia aguda. Quando é realizado rastreamento de AVE, técnicas de imagem especializadas como a perfusão por TC e a

angiotomografia computadorizada (angio-TC) com frequência são realizadas após a TC inicial. Em um número crescente de unidades é realizada RM para pesquisa de AVE, desde que a suspeita clínica de hemorragia intracraniana seja muito baixa e que não haja contraindicação conhecida à realização de RM.

Estruturas na linha média. A anatomia da linha média do cérebro é extremamente complexa e, como as estruturas não são duplicadas, os princípios de simetria não podem ser aplicados. A anatomia da linha média do cérebro precisa ser conhecida com detalhes. Existem três áreas que sempre têm de ser avaliadas.

Região suprasselar. As regiões suprasselar e selar são as primeiras a serem examinadas. Virtualmente em todas as imagens de RM, é possível localizar a sela turca, a glândula hipófise, o infundíbulo da hipófise, o quiasma óptico, a parte anterior do terceiro ventrículo, os corpos mamilares e a fissura inter-hemisférica (fissura longitudinal do cérebro segundo a TA). Estruturas vasculares importantes também são vistas nessa região. A extremidade da artéria basilar e as artérias cerebrais posteriores são vistas posteriormente à sela turca, enquanto as artérias cerebrais anteriores são visualizadas anterossuperiormente a ela (ver Figura 2.10). As artérias cerebrais anteriores correm na fissura inter-hemisférica. Já as carótidas, em forma de "S", e as artérias comunicantes posteriores são visualizadas um pouco afastadas da linha média do cérebro. Com frequência, o terceiro nervo craniano (NC III, nervo oculomotor) é visto paralelamente ao trajeto da artéria comunicante posterior (ACP). Na localização parassagital, próximo ao quiasma óptico, é observado o nervo óptico anteriormente e o trato óptico posteriormente.

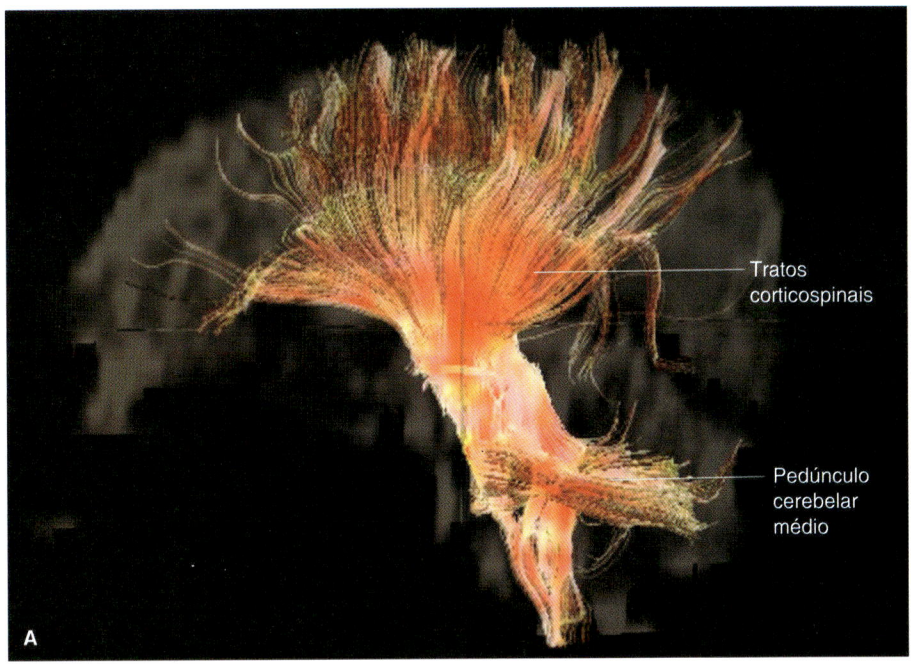

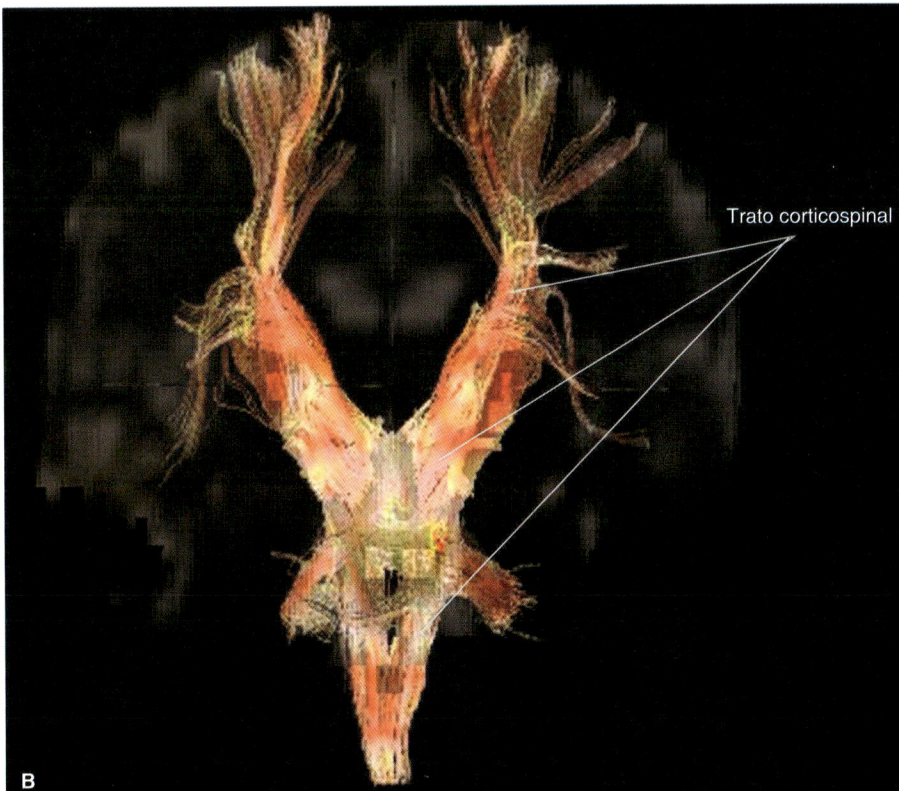

Figura 2.24 Tratos corticospinais. A. Tratografia da substância branca. Projeção sagital. **B.** Projeção coronal.

Região pineal. A segunda região importante a ser estudada é a região pineal. É crucial a identificação do mesencéfalo, do tegmento do mesencéfalo (frequentemente, com uma pequena lucência que representa a decussação do pedúnculo cerebelar superior), do aqueduto de Sylvius (aqueduto do mesencéfalo, segundo a TA), do teto do mesencéfalo, com os colículos superior e inferior, da glândula pineal e dos lóbulos superiores do vérmis do cerebelo. Se for possível ver a veia cerebelar pré-central na cisterna superior do vérmis do cerebelo, será improvável a existência de massa nesse local.

Junção craniocervical. Tradicionalmente, a junção craniocervical era um ponto relativamente cego para o neurorradiologista, mas isso não é mais verdade. Portanto, é especialmente importante o estudo dessa região. O arco anterior da primeira vértebra cervical (C1), o processo odontoide (dente do áxis – C2) e os ligamentos occipitais cervicais são vistos anteriormente. A margem inferior do *clivus* indica o lábio anterior do forame magno. O lábio posterior deste é indicado pela margem cortical do osso occipital. As tonsilas do cerebelo não devem se projetar mais de 5 mm abaixo de uma linha imaginária, traçada entre os lábios anterior e posterior do

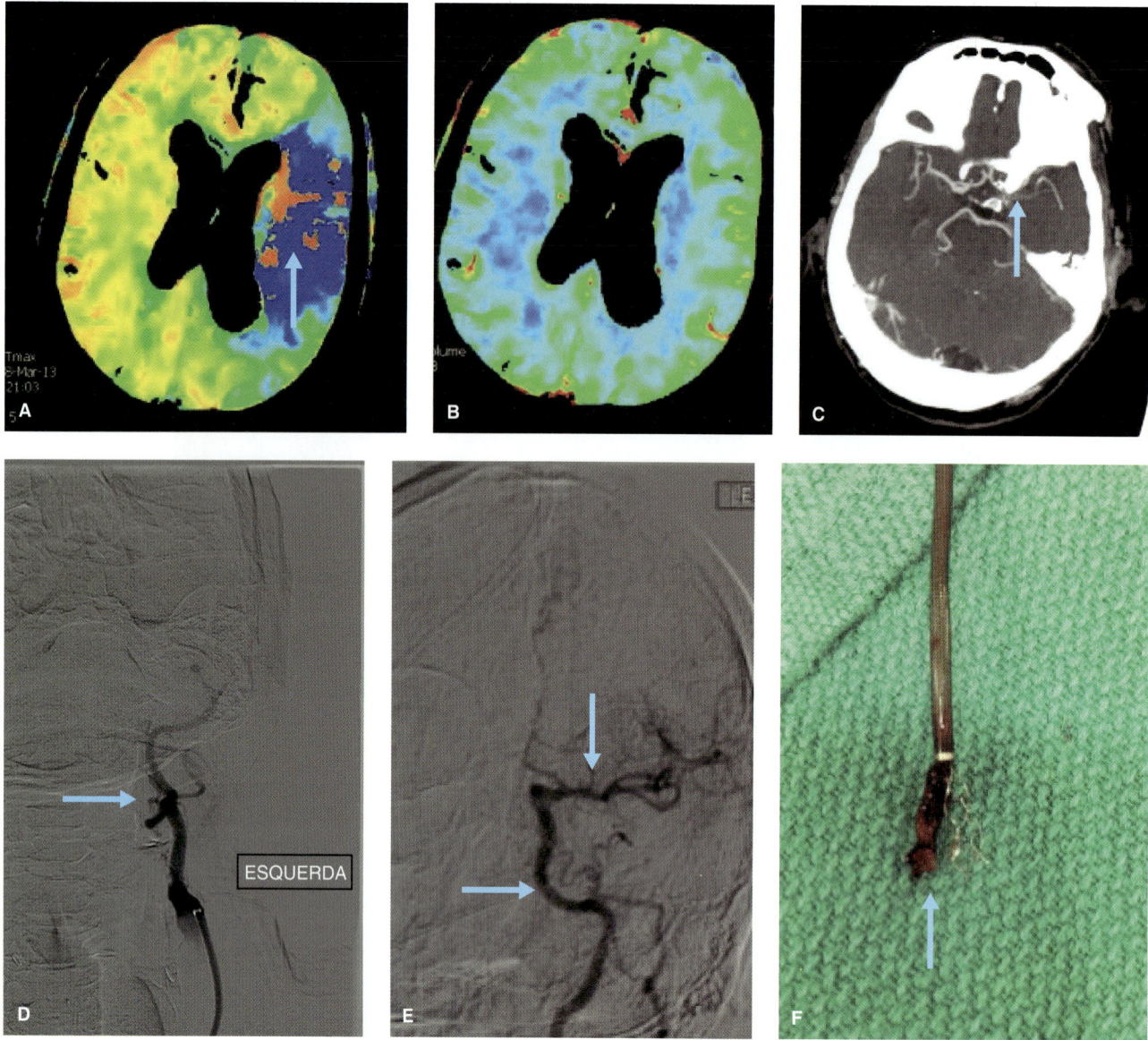

Figura 2.25 Neuroimagem durante intervenções terapêuticas. Homem de 92 anos de idade, 1 hora após a ocorrência súbita de afasia e hemiplegia à direita. Recuperação plena após trombectomia mecânica. **A.** Perfusão por tomografia computadorizada (TC), imagem Tmáx mostrando grande área de penumbra correspondendo a uma parte substancial do território da artéria cerebral média (ACM) esquerda (*seta azul*). **B.** Perfusão por TC, imagem do volume sanguíneo cerebral (CBV; do inglês, *blood volume*) mostrando que não há estase significativa (correlato de infarto), ou seja, há "*mismatch*". **C.** Angiotomografia computadorizada, imagem axial no nível dos troncos da ACM, mostrando um grande trombo na porção M1 da ACM esquerda, que se estende para os ramos M2 proximais (*seta azul*). Esse trombo se estende até a origem da artéria carótida interna (ACI). **D.** Angiograma da artéria carótida esquerda mostrando oclusão da ACI esquerda desde a sua origem (*seta azul*). **E.** Angiograma da artéria carótida esquerda após trombectomia mecânica bem-sucedida mostra recanalização completa da circulação anterior esquerda (*setas azuis*). **F.** Trombo grande retirado da ACM esquerda. Observe que o formato distal do trombo coincide com os formatos da porção distal de M1 e proximais de M2 (*seta azul*). (Cortesia de Lotfi Hacein-Bey, M.D.)

forame magno. O óbex, a projeção mais posterior da parte dorsal da medula oblonga (bulbo), deve estar localizado acima dessa linha imaginária. As únicas estruturas visíveis nesse nível, na transição da calvária com o canal vertebral, são a junção do tronco encefálico com a parte cervical da medula espinal e uma pequena porção das tonsilas cerebelares. Qualquer outro tecido encontrado nessa localização é patológico.

Opções atuais em neuroimagem

Tendo em vista a gama impressionante e crescente de opções para aquisição de imagens do cérebro, é extremamente difícil decidir qual dessas técnicas é melhor para determinada situação

clínica. Para facilitar o processo de seleção, nós podemos eliminar duas delas. A radiografia simples é inútil no manejo do paciente e só tem valor na documentação de fratura para fins médico-legais. Já os exames de medicina nuclear são valiosos em determinadas situações clínicas, como epilepsia refratária a medicamentos, transtornos de movimento e demência. Nesses casos, a tomografia por emissão de pósitrons (PET) é muito útil (ver Capítulo 64). Para a avaliação de pacientes com quadros neurológicos agudos, restam: TC, RM, ultrassonografia (US) e angiografia.

O radiologista também precisa decidir se há indicação de administração de contraste intravenoso e quais técnicas especiais de TC e RM usar. Angiografia é realizada nos quadros agudos, dependendo da combinação apropriada de achados na TC, na

RM e no exame físico. US pode ser o primeiro exame realizado em lactentes, ou pode ser realizada para avaliação das artérias carótidas. Técnicas intracranianas de US podem ser usadas para avaliação dos vasos intracranianos após exame inicial de rastreamento. Portanto, as únicas opções para "primeiro exame" do cérebro são a RM e a TC. De modo geral, um exame padrão de RM consiste em: sequência ponderada em T1, sequência ponderada em T2, imagem ponderada em difusão (DWI) e sequência FLAIR (*fluid-attenuated inversion recovery*), que podem ser suplementadas por imagens ponderadas em T1 após a injeção intravenosa de gadolínio. As imagens ponderadas em suscetibilidade (SWI) possibilitam diferenciação de distúrbios hemorrágicos. Uma TC padrão consiste em imagens axiais revisadas nas janelas cerebral e óssea, que podem ser suplementadas por imagens com contraste iodado intravenoso. Nos centros que oferecem tratamentos avançados para AVE, perfusão por TC e angio TC suplementam o rastreamento diagnóstico.

Como regra geral na neuroimagem, TC é realizada em caso de doença neurológica aguda e RM é realizada em pacientes com quadros subagudos e mais crônicos. Portanto, se os sinais/sintomas neurológicos atribuíveis ao cérebro surgiram há 24 a 48 horas, o primeiro exame é a TC. Se a condição surgiu há mais de 2 dias, o primeiro exame é a RM. Se os achados na TC ou na RM forem sugestivos de lesão vascular primária, como malformação arteriovenosa (MAV) ou aneurisma, será preciso realizar angiografia por RM ou por TC e/ou angiografia por cateter. A angiografia por ressonância magnética (angio-RM) é melhor para rastreamento de MAV e a angio-TC é melhor para planejamento terapêutico de aneurisma e resolução de problemas. De modo geral, a angiografia por cateter é reservada para tratamento endovascular, visto que virtualmente todos os diagnósticos são feitos de modo não invasivo. Se os achados na TC ou na RM forem sugestivos de tumor ou abscesso, será administrado contraste. Se não for encontrado infarto agudo na TC ou na RM, e os sinais/sintomas forem sugestivos de ataque isquêmico transitório (AIT) ou AVE, deverá ser realizada US com Doppler das artérias carótidas ou angio-RM, ou ainda angio-TC de carótidas. O método NASCET (*North American Symptomatic Carotid Endarterectomy Trial*) é usado para documentar estenose arterial. Não se deve usar contraste iodado intravenoso na TC em quadros agudos, exceto se houver forte suspeita de abscesso ou tumor cerebral, ou se, por causa do protocolo de rastreamento de AVE, aquele for necessário. Deve-se administrar gadolínio para RM sempre que houver achados clínicos sugestivos de uma localização neurológica específica, convulsão ou história importante de câncer ou de doença infecciosa. Há poucas exceções a essas diretrizes gerais. O profissional deve seguir essas orientações e na maioria dos casos será bem-sucedido. Ocasionalmente, uma RM será necessária para elucidar um achado intrigante na TC. Além disso, é preciso lembrar que as condições gerais de alguns pacientes são tão graves que dificultam a realização de uma RM, como no caso de vítimas de politraumatismo ou de pacientes sob ventilação mecânica. Indivíduos que não conseguem ficar imóveis, como crianças ou adultos com agitação psicomotora extrema, precisam ser sedados para a realização da RM. A sedação é acompanhada de seus próprios riscos que precisam ser avaliados cuidadosamente, sendo essenciais a presença de profissionais bem treinados e o monitoramento apropriado. Os riscos de radiação da TC e de fibrose sistêmica nefrogênica (FSN) do gadolínio não devem modificar as abordagens das síndromes neurológicas agudas porque os benefícios superam muito esses riscos.

Espectroscopia por RM, angiografia por RM e por TC, técnicas de perfusão e técnicas de difusão da RM são, atualmente, rotina na prática de neurorradiologia.

Espectroscopia de prótons por RM

Espectroscopia de prótons por RM mostra a distribuição dos metabólitos cerebrais com base no desvio químico dos prótons no seu interior, o que é uma propriedade determinada pelo ambiente químico dos prótons em questão. Essa é a maneira de análise de RM que se aprende em química orgânica! Veja, nos Capítulos 5 e 7, a análise da espectroscopia nos tumores cerebrais e nas alterações na substância branca. Na prática, três metabólitos normais são os mais interessantes: colina, que é um marcador de membranas celulares e, portanto, é um marcador de renovação (*turnover*) celular; N-acetil-aspartato (NAA), que é encontrado apenas em neurônios e, portanto, é um marcador de densidade neuronal; e creatina, que é uniformemente distribuída em muitos tipos de células e serve como padrão de referência.

Colina pode ser considerada um marcador tumoral. Se a etiologia de massa intracraniana não for conhecida, a elevação da razão colina:creatina poderá ajudar a diferenciar necrose por radiação de infecção ou tumor recorrente. Outro uso do pico de colina é a graduação do tumor. Como o prognóstico de um tumor cerebral primário é determinado pelo grau histológico mais alto, e o grau histológico se correlaciona com a razão colina:creatina, a biopsia do local com a razão colina:creatina mais alta provavelmente reflete o grau histológico do tumor. A biopsia direcionada pela espectroscopia por RM pode refletir melhor a verdadeira natureza da lesão. No entanto, essa regra não é perfeita. Se, por exemplo, o pico de colina estiver extremamente alto, deve-se pensar em meningioma. Processos desmielinizantes como esclerose múltipla também podem apresentar elevação dos picos de colina.

A redução na razão NAA:creatina é encontrada em várias condições associadas a morte neuronal. Redução focal do NAA ocorre nos infartos e na esclerose mesial temporal. Depleção global do NAA pode ocorrer na esclerose múltipla e em doenças demenciais como doença de Alzheimer (DA), na qual também há elevação do mioinositol. Qualquer lesão expansiva que substitua o tecido cerebral também pode provocar um pico reduzido de NAA. Abscessos e lesões metastáticas apresentarão razões NAA:creatina mais baixas que os tumores cerebrais primários, que tendem a infiltrar em vez de substituir o tecido cerebral. Elevação acentuada dos níveis de NAA é encontrada na doença de Canavan, como resultado de um defeito específico na enzima que o metaboliza. O NAA se acumula e provoca um padrão espectroscópico distinto.

Algumas vezes são encontrados níveis elevados de metabólitos anormais no cérebro. Um pico inespecífico de necrose é observado em tumores malignos, em infecções e em algumas lesões desmielinizantes ativas. Picos de aminoácidos podem ser observados nas infecções intracranianas. Um característico pico duplo de ácido láctico pode ajudar a fazer o diagnóstico de isquemia. Esse achado tem sido útil em lactentes com suspeita de encefalopatia isquêmica. Isso também pode ajudar no diagnóstico de encefalopatias mitocondriais.

Técnicas angiográficas não invasivas são usadas atualmente de modo rotineiro. A angio-TC depende da injeção IV rápida de contraste iodado, da aquisição rápida de imagens por um aparelho de TC helicoidal com múltiplos detectores e do processamento rápido dos dados para produção de imagens clinicamente úteis dos vasos cerebrais. Duas classes importantes de imagens são produzidas por esses estudos: imagens transversais relativamente espessas, usando projeção de máxima intensidade (MIP; do inglês, *maximum intensity projection*); e renderização de superfície sombreada tridimensional (*shaded three-dimensional surface*). Como as técnicas de reconstrução são demoradas, os ossos podem ser difíceis de ser diferenciados dos vasos, e a contaminação venosa pode ser problemática; logo, é preciso ser cuidadoso na interpretação da angio-TC. A avaliação das imagens com MIP responderá, mais provavelmente, à dúvida clínica, o que fará com que o radiologista se lembre de que a angio-TC é uma técnica para resolução de dúvidas e não um exame de rastreamento. Em caso de hemorragia subaracnóidea, deve-se usar a MIP sagital para pesquisa de aneurisma do segmento oftálmico da carótida interna, das artérias comunicantes posteriores e da origem da artéria cerebelar posteroinferior

(ACPI). Além disso, a MIP coronal ajuda na avaliação da artéria comunicante anterior, do "T" carotídeo e do topo da basilar e a MIP axial é boa para avaliar as artérias comunicantes posteriores e a artéria comunicante anterior. É preciso lembrar que a artéria cerebral média (ACM) é um ponto cego relativo, que precisa ser examinado cuidadosamente em todas as imagens. Após o achado de um aneurisma, as renderizações de superfície sombreadas são valiosas para o planejamento terapêutico, principalmente para a determinação da configuração do colo e das dimensões do aneurisma, assim como para a seleção da mola (coil) endovascular. Se houver suspeita de infarto, deve-se usar os sinais/sintomas como parâmetro e acompanhar cuidadosamente os vasos sanguíneos até uma interrupção abrupta ou um estreitamento significativo. Um segmento de vaso deve estar completamente localizado no volume de MIP para ser analisado acuradamente. É preciso cuidado para não confundir um vaso sanguíneo saindo do corte com uma obstrução, ou uma curva do vaso parcialmente fora do corte com uma estenose. O grau de estenose deve ser confirmado pela visualização do vaso em um corte transversal.

A angio-RM é de execução mais difícil, contudo, sua interpretação é mais fácil. Existe contraste inerentemente maior entre o vaso sanguíneo e os tecidos circundantes. As técnicas de angio-RM sem contraste dependem do *fenômeno de realce relacionado com o fluxo*, no qual os *spins* em movimento se comportam de modo diferente dos *spins* estacionários. As imagens são criadas graças à escolha de parâmetros que aumentam o sinal do fluxo sanguíneo. A angio-RM com gadolínio fornece imagens de qualidade superior, que aumentam a confiança no diagnóstico, mas não necessariamente a sua acurácia. Tanto as imagens originais quanto as reconstruções com MIP devem ser avaliadas. Imagens separadas das circulações cerebrais anterior e posterior são obtidas e os sistemas carotídeos direito e esquerdo são analisados separadamente. Como os vasos sanguíneos são vistos separadamente, a detecção de aneurismas e outras lesões vasculares é excelente, embora possam ocorrer artefatos em decorrência de movimento do paciente, fluxo vascular no plano de aquisição e artefatos de suscetibilidade magnética. A angio-RM é mais útil quando os pacientes não apresentam doença aguda. Aneurismas e estenoses vasculares intracranianos são mostrados de modo fidedigno. Tanto a angio-RM como a angio-TC também são muito úteis no caso de processos extracranianos. Todavia, é preciso mencionar que a angio-TC tem maior resolução que a angio-RM e, portanto, é realizada com frequência para solucionar achados dúbios na angio-RM.

A aquisição de DWI aprimorou bastante a capacidade da RM de diagnosticar, precoce e agudamente, um infarto cerebral. Essa técnica explora o fenômeno de difusão, que está relacionado com o movimento browniano ao nível molecular. As DWI aproveitam o fato de que as moléculas de água intracelulares têm movimento muito mais limitado que as moléculas de água extracelulares, uma vez que aquelas colidem com a membrana celular que as envolve. Quanto mais restrito for o movimento da água, mais brilhante será o sinal na sequência ponderada em difusão. No AVE, as áreas isquêmicas tendem a "inchar" após osmose de água livre para dentro das células em processo de morte e se tornam brilhantes nas sequências ponderadas em difusão, como resultado do aumento da razão água intracelular:água extracelular. Essa modificação na sequência ponderada em difusão precede alterações nas imagens ponderadas em T2 e na sequência FLAIR, tornando a DWI uma sequência crucial para a detecção precoce de AVE. O líquido cefalorraquidiano contém a água de circulação menos restrita no cérebro e é escuro nas DWI. Portanto, sinal baixo na DWI diferencia cistos aracnóideos de cistos epidermoides intracranianos.

Tumor, traumatismo e infecção podem ter aspectos ambíguos na sequência ponderada em difusão porque há aumento tanto da água intracelular como da água extracelular. Felizmente, os efeitos nas imagens ponderadas em T2 do edema extracelular podem ser contabilizados e "subtraídos" por meio de mapas de coeficiente de difusão aparente (CDA). O leitor deve procurar os exemplos apresentados no Capítulo 4 para compreender essa poderosa e complicada ferramenta que se tornou parte rotineira da prática diária. Difusão restrita tem sido bem descrita na literatura na esclerose múltipla, em outros processos desmielinizantes, no abscesso cerebral e nos tumores cerebrais primários hipercelulares e de alto grau, na doença metastática e no linfoma. Difusão restrita em tumores de graus mais altos pode ser muito útil na solidificação do diagnóstico e dá ao médico que solicitou o exame uma ideia melhor do grau histológico do tumor que está sendo avaliado.

O fenômeno de difusão também tem sido explorado na RM para mapear os tratos de substância branca, com o propósito de planejamento cirúrgico, entre outros. Essa ferramenta, a *imagem por tensor de difusão* (DTI; do inglês, *diffusion tensor imaging*) (ver Figura 2.23), explora o fato de que no interior dos prolongamentos celulares alongados, como os axônios, a água consegue se difundir mais livremente, possibilitando a reconstrução dos tratos de substância branca ou "tratografia" (ver Figuras 2.23 e 2.24).

Técnicas de perfusão em TC e RM são extremamente úteis na representação de regiões com fluxo relativamente diminuído do tecido cerebral e redução da perfusão. A maioria das técnicas de perfusão por RM é feita após uma injeção IV rápida de gadolínio (primeira passagem), durante a qual são adquiridas imagens sequenciais do cérebro. Como o gadolínio é paramagnético, o sinal nas imagens altamente ponderadas em T2* diminui proporcionalmente à perfusão. O cérebro anormalmente perfundido não exibe esse fenômeno relacionado com o fluxo. No paciente que apresenta AVE agudo, um retardo do tempo até o pico de fluxo (*time to peak*), que passa a ser maior que 6 segundos, é muito sugestivo de isquemia. Outros parâmetros de perfusão também são empregados. A perfusão por TC se fundamenta no princípio de que áreas perfundidas do cérebro atenuarão o feixe de raios X mais do que as áreas isquemiadas durante a injeção do contraste iodado. Isso ocorre porque mais agente de contraste chega ao cérebro normal mais cedo do que nas áreas anormais. Imagens sequenciais são adquiridas, e o intervalo de tempo até o máximo de realce pode ser calculado, bem como outros parâmetros. A chegada retardada do contraste, seu trânsito mais lento e outros parâmetros são preditivos de infarto.

As técnicas de perfusão por RM também são importantes no manejo de tumores cerebrais primários porque são preditivas da parte com maior anaplasia do tumor, a qual determina a natureza biológica da lesão e o prognóstico do paciente. O aumento relativo do CBV no interior de um tumor está relacionado com a angiogênese tumoral e, portanto, com o grau do tumor. Áreas de anormalidade crescente na RM ponderada em perfusão têm boa correlação com áreas de malignidade crescente. Biopsia e tratamento orientados por essas imagens são promissores no tocante à melhora do prognóstico e do desfecho dos pacientes com astrocitoma e outros tumores cerebrais. As ressalvas incluem agentes quimioterápicos modificadores da angiogênese mais recentes, que conseguem modificar o CBV de tumores de alto grau tratados e de tumores altamente vascularizados, como os oligodendrogliomas, que podem simular tumores de graus mais altos na perfusão.

Sequências sensíveis à hemorragia: imagens ponderadas em T2*, em comparação com imagens ponderadas em suscetibilidade magnética. Embora a TC não contrastada ainda seja considerada superior, no que tange à detecção de hemorragia subaracnóidea aguda, existem opções de RM para hemorragia parenquimatosa encontrada em diversas patologias, desde traumatismo, hemorragia hipertensiva ou isquêmica, angiopatia amiloide e vasculite, até melanoma e metástases hemorrágicas. A sequência mais comum é a ponderada em T2* ou GRE (*gradient recalled echo*) sem o pulso de refasagem de 180 graus, possibilitando o decaimento do sinal na presença de produtos sanguíneos paramagnéticos, como hemossiderina. Essa opção está disponível em quase todos os aparelhos de RM. A outra opção é a SWI, que é uma sequência gradiente-eco mais complexa, tridimensional, com TE longo e compensação de fluxo (usando dados de magnitude e dados de fase filtrados). Ela é mais sensível que a sequência ponderada em T2* para sangramento, e os dados de fase conseguem diferenciar sangue de calcificação. A sensibilidade da sequência e a excelente visualização venosa tornam o uso das MIP muito útil na separação das veias normais das patológicas (ver Figura 2.21).

RM funcional (RMf) consiste em estudos do cérebro usando técnicas de imagem dependentes do nível de oxigênio no sangue (BOLD) (ver Figuras 2.22). Essas imagens dependem do fato interessante de que a ativação neuronal em qualquer região, como no colículo motor, aumenta o fluxo sanguíneo local e o conteúdo de oxi-hemoglobina no tecido. Logo, o aumento da razão oxi-hemoglobina:desoxi-hemoglobina provoca alterações na suscetibilidade magnética que são mensuráveis nas sequências de RMf e se correlacionam bem com a atividade neuronal. Por meio de comparação das imagens capturadas durante estimulação sensorial, atividade motora ou tarefas corticais elevadas com as imagens adquiridas enquanto o paciente está em repouso, é possível criar imagens que realçam a área ou as áreas do cérebro que são responsáveis pela função em questão. A localização confiável das funções motoras e de linguagem ajuda no planejamento da cirurgia para epilepsia e tumores cerebrais. A RMf tornou-se uma técnica essencial para a pesquisa neurocomportamental e neurofisiológica. O potencial dessa valiosa técnica apenas começou a ser explorado.

Estratégia de aquisição de imagens em síndromes clínicas comuns

Embora um número quase infinito de sinais/sintomas clínicos possa estar relacionado com o SNC, a maioria dos pacientes pode ser dividida em um número limitado de categoriais (Tabela 2.1).

Os pacientes vítimas de traumatismo agudo têm, talvez, o quadro clínico mais grave. Dá-se preferência para a TC não contrastada porque a aquisição de imagens pode ser feita rapidamente em quase todos os pacientes. Além disso, os escâneres de TC são encontrados em quase todos os setores de emergência. As anormalidades mais importantes a serem detectadas são hematomas extracerebrais. Essas lesões provocam sinais/sintomas neurológicos substanciais que podem ser revertidos por completo, caso sejam tratados precocemente. Contusões intracerebrais são de interesse secundário porque são mais difíceis de tratar cirurgicamente e porque os resultados do tratamento são menos encorajadores.

Encefalopatia pós-traumática/encefalopatia traumática crônica. Na literatura, não há critérios de imagem bem definidos para esse diagnóstico. Além disso, as hemorragias parenquimatosas são mais bem visualizadas na sequência gradiente-eco na RM ou ponderadas em suscetibilidade magnética, que revela contusões hemorrágicas/lesão axonal difusa. É crucial avaliar as características clínicas e de imagem, especialmente nos casos leves, e diferenciar os vários mecanismos de lesão, tanto no contexto civil como militar. A dificuldade na elaboração de critérios de imagem não hemorrágicos provém, principalmente, das múltiplas comorbidades clínicas e da definição do ônus da doença preexistente comum na substância branca. Existem numerosas técnicas no nível de grupo para fins de pesquisa, mas nenhuma foi satisfatoriamente validada no nível do paciente individual.

AVE. A TC não contrastada é o exame de imagem inicial preferido. A maioria dos AVE consiste em infartos leves e, na fase aguda, a TC é normal ou quase normal. Nesses pacientes são procuradas evidências de hemorragia. Um hematoma cerebral que se manifesta como AVE é sugestivo de encefalopatia hipertensiva ou angiopatia amiloide, dependendo da distribuição da lesão e da idade do paciente. Hemorragia subaracnóidea demanda investigação diagnóstica adicional por RM e/ou angiografia, à procura de aneurisma ou de MAV. Se não for visualizada hemorragia em uma síndrome neurológica aguda, presume-se que exista um infarto leve, ainda que oculto, na TC. Como não existe hemorragia visível na TC, o médico pode prescrever anticoagulantes ou trombolíticos a fim de evitar o seu progresso, ou até mesmo para reverter o déficit neurológico.

Avaliação pré-trombolítica e pré-trombectomia. Avanços recentes no tratamento do AVE exigem atenção adicional ao exame dos pacientes considerados candidatos à trombólise aguda, porque as complicações são mais comuns quando existem sinais precoces de infartos grandes na TC inicial ou, por inferência, na RM. Desaparecimento da diferença entre substância cinzenta e substância branca, baixa atenuação nos núcleos da base e má definição da ínsula na TC podem constituir contraindicação ao tratamento trombolítico.

TABELA 2.1 Exame de imagem preferido segundo o quadro clínico.

■ APRESENTAÇÃO CLÍNICA	■ TC SEM CONTRASTE	■ TC COM CONTRASTE	■ RM SEM CONTRASTE	■ RM COM CONTRASTE
TCE	XX			
Acidente vascular encefálico	XX			
Convulsões	X	X	X	XX
Infecção	X	X	X	XX
Câncer	X	X	X	XX
Cefaleia aguda	XX			
Cefaleia crônica			XX	
Demência			XX	
Coma	XX			

XX, melhor estudo; X, estudo aceitável (depende das circunstâncias). TC, tomografia computadorizada; RM, ressonância magnética; TCE, traumatismo cranioencefálico.

Algumas questões precisam ser feitas durante a avaliação da TC não contrastada em pacientes com síndrome de AVE agudo:

1. Existem sinais de infarto agudo? Quais são suas dimensões?
2. Existe sangramento agudo?
3. Existe artéria hiperdensa, por exemplo, ACM, sugerindo um coágulo grande no seu interior?

Em alguns centros, o rastreamento de AVE é feito para avaliar o potencial de resgate do cérebro isquemiado. O propósito é diferenciar o cérebro que está lesionado de modo irreversível daquele que está apenas temporariamente desprovido de fluxo sanguíneo adequado, além da visualização direta da lesão vascular responsável. Fatores locais determinam se é melhor fazer uma TC ou uma RM. Esta é claramente superior no que tange à demonstração precoce de infarto irreversível e fornece numerosos dados fisiológicos úteis de modo relativamente rápido, além do fato de o gadolínio ser mais seguro que o contraste iodado e não ter dose cumulativa de radiação associada à TC. Por outro lado, há mais aparelhos de TC disponíveis para uso na janela de tempo disponível para o tratamento do AVE, e quase nunca há contraindicações à realização da TC. Além disso, ela detecta praticamente todos os casos de hemorragia aguda e fornece quase todas as informações potencialmente obtidas pela RM de modo rápido e seguro.

As técnicas de TC se baseiam na inferência, geralmente válida, de que alterações parenquimatosas visíveis são irreversíveis, enquanto algumas áreas de redução do fluxo sanguíneo talvez possam ser salvas caso a TC não contrastada pareça normal. Ao demonstrar assimetria correspondente aos sintomas clínicos, a perfusão por TC definirá, portanto, uma "penumbra isquêmica", se o volume anormal da TC não contrastada for subtraído do volume cerebral anormalmente perfundido. Essa avaliação pode ser feita em diversos mapas de parâmetros de perfusão cerebral. O CBV relativo parece guardar correlação com a área de infarto, assim como um desequilíbrio (*mismatch*) entre o tempo de perfusão e o volume sugere penumbra isquêmica.

Uma angio-TC rápida pode revelar diretamente a oclusão vascular, essencial à seleção de pacientes para trombectomia mecânica. Isso é especialmente importante do ponto de vista terapêutico, por causa de evidências recentes de efeitos benéficos da trombectomia em grandes vasos sanguíneos encontradas nos estudos DAWN e DEFUSE (ver Figura 2.25 e "Leitura sugerida", ao fim deste capítulo).

As técnicas de RM podem ser usadas de modo semelhante. Sequências ponderadas em T2* são usadas para descartar a possibilidade de hemorragia; as sequências ponderadas em difusão definem tecido infartado e as imagens de perfusão revelam áreas de diminuição do fluxo sanguíneo. Ao subtrair o volume de difusão do volume de perfusão anormal, é definida a área de "desequilíbrio (*mismatch*) entre difusão e perfusão" que representa a área de penumbra do cérebro que pode ser salva. A angio-RM define diretamente a lesão vascular.

Essas técnicas devem ser usadas com cautela, com validação junto à equipe que trata os pacientes com AVE e mantendo-se o protocolo o mais simples possível. É preciso lembrar a importância da exclusão da possibilidade de hemorragia nessa população. O protocolo do exame e sua interpretação são essenciais, caso a RM seja a modalidade primária de aquisição de imagens no AVE.

Os pacientes que apresentam crises epilépticas representam um desafio para o radiologista. Caso seja a primeira crise apresentada pelo paciente, é preciso descartar a possibilidade de tumor intracraniano, de infecção ou de outro processo mórbido agudo. À vista disso, a abordagem preferida é uma TC contrastada ou uma RM contrastada. No entanto, se o paciente estiver no estado pós-ictal imediato, ou se houver déficit neurológico residual por ocasião do exame de imagem, uma TC não contrastada deverá ser realizada como primeiro exame de imagem.

Se o transtorno epiléptico for crônico, sobretudo refratário à terapia medicamentosa, será realizada uma RM detalhada, incluindo imagens coronais de alta resolução dos lobos temporais mediais e de outras estruturas cerebrais. É preferível realizar esse exame com o conhecimento da semiologia clínica da atividade epiléptica e com os resultados do EEG, para que a interpretação possa ser mais acurada.

Infecção e câncer. Quando existe a possibilidade de doença infecciosa ou câncer, o exame de imagem preferido é a RM contrastada. Tumores parenquimatosos ou doença metastática serão demonstrados por esse exame, e a RM contrastada ainda tem a vantagem de mostrar doenças meníngeas muito melhor que as outras modalidades de aquisição de imagens. Em alguns centros e em determinadas condições clínicas, uma TC contrastada é realizada em vez de uma RM. Em todo caso, é difícil quantificar o impacto clínico dessa escolha de estratégia de imagem. Ela pode ser justificada por um menor preço e também pela considerável experiência clínica. Ocasionalmente, uma TC não contrastada revela calcificações puntiformes que passam despercebidas na TC contrastada ou na RM contrastada.

Cefaleia é uma indicação frequente de exames de imagem do cérebro. Pacientes com cefaleia aguda e intensa devem ser submetidos à TC de crânio não contrastada. Cefaleias agudas intensas podem ser causadas por hemorragia subaracnóidea, hidrocefalia aguda ou massa intracraniana expansiva. De modo geral, o paciente com cefaleia crônica é avaliado por RM. Se a cefaleia não for acompanhada por sinais/sintomas neurológicos localizados, uma RM não contrastada será, geralmente, suficiente. Todavia, se a cefaleia for acompanhada por queixas neurológicas focais, será indicada a realização de RM contrastada com gadolínio. Quando cefaleia crônica é a única queixa do paciente, o rendimento dos exames de imagem é baixo, e as diretrizes sugerem que não há justificativa para a realização desses exames.

Coma. É crucial diferenciar um paciente com estado confusional agudo ou coma de um paciente com demência crônica. Exames de neuroimagem devem ser feitos em pacientes comatosos ou com um quadro confusional agudo, a fim de detectar hemorragia intracraniana. Em situações de urgência, uma TC não contrastada é feita nesses pacientes. Todavia, a maioria dos pacientes com esses quadros não apresenta uma lesão estrutural aguda do cérebro. Muitos pacientes estão em coma por causa de anormalidades metabólicas do cérebro. Um infarto agudo pode existir, mas pode não ser detectado na TC, sobretudo se estiver localizado no tronco encefálico.

Demência. O paciente com demência crônica é, em geral, estudado por RM não contrastada como exame de rastreamento, à procura de grandes massas frontais, hidrocefalia e outras anormalidades crônicas que podem causar um quadro clínico indistinguível da doença de Alzheimer. A RM também revela alterações isquêmicas de pequenos vasos na substância branca cerebral e pequenos infartos, que também podem simular clinicamente a doença de Alzheimer. Se não houver esses achados e o quadro clínico for compatível, o médico poderá fazer um diagnóstico de doença de Alzheimer. A PET pode ser realizada para avaliação de prognóstico e para orientar o tratamento, especialmente quando o paciente apresenta comprometimento cognitivo leve.

Análise das anormalidades

Quando é detectada uma anormalidade, a meta do radiologista é categorizar o achado e, se possível, fazer um diagnóstico específico. Tendo em vista o grande número de achados relacionados a doenças neurológicas e o fato de que achados específicos são relativamente infrequentes, é essencial a adoção de um método analítico sistemático para que as possibilidades do diagnóstico diferencial sejam reduzidas. Nós conseguimos criar esse sistema a partir da combinação de conhecimentos clínicos, anatômicos e anatomopatológicos.

A questão central na análise das lesões é o achado de massa ou atrofia. Após o cérebro estar plenamente desenvolvido, qualquer lesão que resulte em perda de tecido é permanente. Embora possa ocorrer recuperação funcional, a perda tecidual quase nunca é recuperada. Se for identificada perda tecidual focal ou difusa, deverá ser feita uma inferência consistente de que a lesão é permanente e intratável. Por outro lado, se o cérebro estiver expandido, com deslocamento das estruturas normais para longe da lesão, esta será provavelmente ativa e passível de tratamento. Portanto, a urgência de um diagnóstico específico é maior.

Massa. O conceito de efeito expansivo é um excelente ponto de partida. Uma lesão expansiva (massa) é reconhecida pelo deslocamento das estruturas normais para longe dela. Nesse contexto, o termo *massa* é usado em um sentido diferente do seu uso em física, na qual a característica principal é o efeito gravitacional. O termo *massa* em neurorradiologia é empregado no sentido de um objeto que ocupa espaço. Visto que dois objetos sólidos não conseguem coexistir no mesmo lugar, a massa desloca as estruturas cerebrais normais para longe de si. As estruturas normais da linha mediana do cérebro podem ser desviadas para o lado oposto ao da massa. Os sulcos adjacentes à massa podem ser apagados porque o líquido cerebrospinal nos sulcos é deslocado pela massa. Da mesma maneira, as estruturas ventriculares ipsilaterais podem ser comprimidas por massa, tornando o ventrículo ipsilateral menor que o ventrículo contralateral. Esses pontos específicos poderiam ser sintetizados na seguinte pergunta: existe tecido "demais" no interior do crânio?

Atrofia ou perda de volume. Por outro lado, uma atrofia é caracterizada pelo alargamento dos sulcos ipsilaterais ou pela dilatação do ventrículo adjacente à lesão. O questionamento seria: o volume cerebral está diminuído? É importante lembrar que não mencionamos o desvio da linha média para o lado da lesão como sinal de atrofia. O achado de desvio ipsilateral à uma lesão é muito incomum e só costuma ocorrer na hemiatrofia congênita. Mesmo se for realizada uma hemisferectomia completa, o desvio da linha média para o lado do defeito daquela é quase sempre um sinal de lesão expansiva no hemisfério cerebral remanescente ou de compressão do hemisfério por massa extra-axial.

Quando é encontrado um padrão de atrofia cerebral, o primeiro dado que precisa ser obtido é a idade do paciente. Se o paciente tiver mais de 65 anos de idade e apresentar função cognitiva normal, poderá ser feito um diagnóstico de atrofia cerebral apropriada para a idade. A experiência profissional mostra a faixa da normalidade a ser esperada para cada grupo etário. Se o paciente estiver demenciado, um diagnóstico de doença de Alzheimer poderá ser feito, com base nos achados clínicos. Recentemente, foi sugerido que existem alterações neurorradiológicas específicas da doença de Alzheimer, tais como atrofia focal das regiões hipocampais do lobo temporal medial, mas isso ainda precisa ser confirmado prospectivamente com confiabilidade suficiente. A PET é, ocasionalmente, útil nesses casos. Se o paciente tiver menos de 65 anos de idade, será preciso aventar um grande número de condições relativamente raras (ver Capítulo 7).

Atrofia reversível. É extremamente importante que o radiologista leve em conta as três causas comuns de atrofia cerebral reversível. Elas estão relacionadas com desidratação e inanição. Os pacientes com doença de Addison, em uso de altas doses de esteroide ou com outras causas de desidratação, ou com desequilíbrio hídrico, apresentam, ocasionalmente, imagens de atrofia na TC. Um aspecto mais normal do cérebro pode ser visualizado após o tratamento desses processos. Anorexia nervosa e bulimia são causas nutricionais de atrofia cerebral

reversível. É difícil determinar a contribuição relativa da desidratação e da inanição nessas condições. Alcoolismo também provoca, ocasionalmente, "atrofia cerebral" reversível. Embora os efeitos neurotóxicos do álcool etílico não sejam reversíveis, supõe-se que as deficiências nutricionais associadas possam ser corrigidas, restaurando um aspecto mais normal ao cérebro nos exames de imagem.

Lesão expansiva: intra-axial ou extra-axial. Se for identificada massa, primeiramente deverá ser determinado se ela é *intra-axial* (no interior do encéfalo e expandindo-se nele) ou *extra-axial* (externamente ao cérebro e comprimindo-o). Essa diferenciação costuma ser evidente, mas, em alguns casos, é muito difícil. As massas intra-axiais são mais perigosas para os pacientes e seu tratamento é mais difícil que o das massas extra-axiais. Portanto, nós preferimos orientar nossa abordagem de modo fidedigno para a detecção de massas extra-axiais. As massas intra-axiais são, mais frequentemente, metástases, hemorragias cerebrais e tumores cerebrais primários, tais como o glioblastoma e abscessos. As massas extra-axiais são, mais frequentemente, hematomas subdurais ou epidurais, meningiomas, metástases, neuromas e cistos dermoides ou epidermoides.

Para diferenciar massa intra-axial de massa extra-axial, deve-se dar atenção às margens da lesão. A interface da massa com o cérebro circundante fornece mais dados que o cerne daquela. De modo geral, as massas extra-axiais apresentam uma ampla superfície dural. As massas intra-axiais, por outro lado, são totalmente circundadas por massa encefálica. Na fossa posterior, o sinal mais fidedigno de massa extra-axial é a dilatação do espaço subaracnóideo ipsilateral. O cerebelo e o tronco encefálico são deslocados para longe das margens ósseas da calvária pela massa. As massas intra-axiais, em contrapartida, apresentam espaço subaracnóideo ipsilateral estreito. No compartimento supratentorial, a massa é avaliada de modo um pouco diferente. No caso de massa intra-axial, os giros estão expandidos e os espaços liquóricos estão comprimidos. Os espaços liquóricos adjacentes à massa extra-axial, por outro lado, aumentam de tamanho à medida que se aproximam da massa.

Graças à capacidade multiplanar da RM, frequentemente é possível visualizar o afastamento direto do encéfalo em relação à dura-máter causado por massa extra-axial. Quando é administrado gadolínio, as massas extra-axiais mostram, com frequência, realce dural, enquanto isso é menos comum nas massas intra-axiais. As massas extra-axiais tendem a exibir realce homogêneo (p. ex., meningioma ou neuroma), ou então a não ser realçadas (p. ex., hematomas extracerebrais e cistos). As lesões intra-axiais tendem a ser realçadas de modo irregular ou anelar. De modo geral, as massas intra-axiais apresentam mais edema circundante que as massas extra-axiais de mesmo tamanho.

Lesão expansiva solitária ou massas múltiplas. Após a identificação e a localização da massa (intracerebral ou extracerebral), a próxima etapa consiste em determinar se a lesão é única ou múltipla. É mais provável, por exemplo, que a lesão única seja uma doença cerebral primária isolada, e que lesões múltiplas sejam manifestações de doenças disseminadas ou sistêmicas. Uma lesão com realce irregular e periférico pelo meio de contraste no cérebro é sugestiva de glioblastoma. Múltiplas lesões com realce anelar pelo contraste no cérebro representam, mais provavelmente, metástases ou abscessos. Se for identificada uma única área de infarto, provavelmente a causa será uma lesão na circulação carotídea ipsilateral à lesão. Se forem vistos múltiplos infartos, estes poderão representar lesões em territórios arteriais terminais, resultantes de hipoperfusão global, ou poderão ser consequentes a uma fonte cardíaca de êmbolos.

Substância branca ou substância cinzenta. Se a lesão intracerebral se manifestar primariamente como uma imagem hipodensa na TC, ou com hipersinal nas imagens ponderadas em T2 na RM, a questão mais importante será determinar se a lesão envolve a substância branca e/ou a substância cinzenta. As doenças que envolvem primariamente a substância branca, sem efeito expansivo, têm uma ampla gama de etiologias (ver Capítulo 7). As lesões envolvendo a substância cinzenta resultam, em geral, de infarto, traumatismo ou encefalite. Se a lesão tiver efeito expansivo, essas condições serão provavelmente agudas; contudo, se a lesão for atrófica, provavelmente será crônica.

Se o acometimento for exclusivamente da substância branca, e a lesão for expansiva, será mais provável o achado de um padrão de edema. De modo geral, isso representa edema vasogênico causado por massa intracerebral. O padrão frondoso de extensão na substância branca e efeito expansivo é típico. Essa forma de edema resulta de distúrbios nas junções capilares, que ocorrem em associação a tumores, abscessos e hematomas cerebrais. Se houver relativamente mais edema em comparação com as dimensões da lesão, será mais provável que seja um tumor ou um abscesso do que um hematoma.

Se houver expansão da substância branca e aumento do sinal em T2 na RM ou hipodensidade na TC, com envolvimento da substância cinzenta, existirá edema citotóxico. O edema citotóxico resulta do conteúdo aumentado de água tecidual após resposta neuropatológica à morte celular. Nesses casos, devem ser aventados infarto, traumatismo ou encefalite. Isso é denominado *padrão de substância cinzenta*.

Distribuição da lesão.

Quando é identificado um padrão na substância cinzenta, a distribuição da anormalidade possibilita a diferenciação de infarto, traumatismo e encefalite. Os infartos estão distribuídos de acordo com os padrões vasculares descritos no Capítulo 4. Por exemplo, se uma lesão em cunha envolver os opérculos da fissura de Sylvius (sulco lateral do cérebro), a substância branca e os núcleos da base subjacentes, será feito o diagnóstico de infarto no território da ACM. Da mesma maneira, se houver envolvimento anterior da face medial do hemisfério cerebral e da convexidade cerebral, faz-se o diagnóstico de infarto do território da artéria cerebral anterior. Já se a área de envolvimento estiver localizada entre dois territórios vasculares importantes, provavelmente trata-se de um infarto nos territórios arteriais terminais (*watershed infarct*). Quando são encontrados múltiplos infartos em territórios arteriais terminais, é preciso suspeitar de hipoperfusão global secundária à parada cardíaca. Se houver envolvimento bilateral de estruturas profundas de substância cinzenta, deverá ser aventada a possibilidade de anoxia secundária a envenenamento por monóxido de carbono ou parada respiratória. Esses padrões puros são um tanto idealizados porque hipoxemia e isquemia estão frequentemente associadas.

Lesões traumáticas também são distribuídas de modo característico (ver Capítulo 3). Por causa da transmissão de forças através do cérebro e da relação da massa encefálica com o crânio circundante, as lesões traumáticas tendem a ocorrer nas regiões polar frontal e frontal orbital, nos polos temporais anteriores e nos polos occipitais, nas lesões por aceleração/desaceleração. Um golpe direto provoca lesão abaixo do local do golpe e na região oposta a esse local. A lesão na região oposta à do golpe é denominada *lesão por contragolpe*. Feridas penetrantes no cérebro estão distribuídas de acordo com a trajetória do projetil ou da localização do traumatismo.

A encefalite por herpes-vírus simples (HSV) também apresenta distribuição característica. Essa doença se propaga a partir das mucosas oral e nasal para as células do gânglio trigeminal e do gânglio olfatório. As localizações do envolvimento mais frequentes são a parte medial dos lobos temporais adjacentes aos gânglios trigeminais e a parte orbital das regiões frontais adjacentes aos bulbos olfatórios. Outras formas de encefalite são menos comuns e são diagnosticadas por quadro clínico típico, achados característicos no líquido cefalorraquidiano, culturas e padrão misto de acometimento da substância branca e da substância cinzenta de outros locais.

Realce pelo meio de contraste.

A seguir, é preciso determinar se a anormalidade cerebral está ou não associada a realce anormal pelo agente de contraste. O realce do parênquima cerebral significa que a barreira hematencefálica foi comprometida e que o processo está biologicamente ativo. Nos astrocitomas, o realce está relacionado com graus histológicos mais altos do tumor. Porém, o realce não implica processo maligno. Infartos, hemorragias, abscessos e encefalite podem apresentar realce pelos agentes de contraste. Nesses processos não neoplásicos, o realce aparece apenas na fase aguda e desaparece com o tempo.

Intensidade do sinal ou padrão de atenuação.

Os padrões de intensidade de sinal são específicos para a modalidade de aquisição de imagens ou da sequência de pulso de RM empregada; portanto, são os achados radiológicos menos aplicáveis e, em grande parte, os menos confiáveis. A compreensão da base física da aquisição de imagens por TC e RM é crucial para a interpretação do padrão de intensidade do sinal intracerebral. Todavia, como ponto de partida, é preciso saber se a anormalidade é branca na TC ou branca nas imagens ponderadas em T1 na RM, ou preta nas imagens ponderadas em T2 na RM. Nesses casos, é preciso pensar em hemorragia. Se o cérebro for brilhante como uma lâmpada acesa nas DWI da RM, a possibilidade será infarto. Esse tópico é abordado com mais detalhes em outro capítulo desta obra.

Leitura sugerida

Albers GW, Marks MP, Kemp S, et al. Thrombectomy for stroke at 6 to 16 hours with selection by perfusion imaging. *N Engl J Med* 2018;378(8):708–718.

Atlas S, ed. *Magnetic Resonance Imaging of the Brain and Spine.* Philadelphia, PA: Lippincott Williams & Wilkins, 2002.

Brodal P. *The Central Nervous System: Structure and Function.* 1st ed. New York: Oxford University Press; 1992.

Burger PC. *Surgical Pathology of the Nervous System and Its Coverings.* New York: Churchill-Livingstone; 2002.

Davis RL, Robertson DM. *Textbook of Neuropathology.* 3rd ed. Baltimore, MD: Williams & Wilkins; 1997.

DeGroot J. *Correlative Neuroanatomy.* 21st ed. Norwalk, CT: Appleton & Lange; 1991.

Escourolle R, Poirier J, Gray F. *Manual of Basic Neuropathology.* 4th ed. London: Butterworth-Heinemann; 2003.

Fox PT, Raichle ME. Focal physiological uncoupling of cerebral blood flow and oxidative metabolism during somatosensory stimulation in human subjects. *Proc Natl Acad Sci USA* 1986;83(4):1140–1144.

Grossman RI, Yousem DM. *Neuroradiology: The Requisites.* St. Louis, MO: Mosby; 2003.

Nogueira RG, Jadhav AP, Haussen DC, et al. Thrombectomy 6 to 24 hours after stroke with a mismatch between deficit and infarct. *N Engl J Med* 2018;378(1):11–21.

Osborn A. *Diagnostic Imaging: Brain.* Salt Lake City, UT: AMIRSYS; 2004.

Plum F, Posner JB. *The Diagnosis of Stupor and Coma.* 3rd ed. Philadelphia, PA: FA Davis; 1980.

Shams S, Martola J, Cavallin L, et al. SWI or T2*: Which MRI sequence to use in the detection of cerebral microbleeds? The Karolinska Imaging Dementia Study. *AJNR Am J Neuroradiol* 2015;36(6):1089–1095.

Sox HC, Blatt MA, Higgins MC, Marton KI. *Medical Decision Making.* Boston, MA: Butterworths; 1988.

Von Kummer R, Bozzao L, Manalfe C. *Early CT Diagnosis of Hemispheric Brain Infarction.* Berlin: Springer; 1995.

ALISA D. GEAN, TUONG H. LE E CHRISTOPHER A. MUTCH

Traumatismo craniano

Estratégia de aquisição de imagens

A tomografia computadorizada (TC) e a ressonância magnética (RM) constituem a maioria dos exames de imagem realizados em vítimas de traumatismo craniofacial. Essas modalidades têm indicações diferentes, bem como vantagens e desvantagens. Tipicamente, a TC com múltiplos detectores (TCMD) sem contraste é o exame inicial de escolha[1-3] porque se encontra facilmente disponível, é rápido e sua sensibilidade na detecção de anormalidades que exigiriam avaliação neurocirúrgica de emergência é elevada, como nos casos de hemorragia intracraniana aguda, herniação e hidrocefalia. A TCMD também é excelente para a detecção de fraturas de crânio e corpos estranhos radiopacos (p. ex., fragmentos de projetis de armas de fogo). O meio de contraste intravenoso não é usado na avaliação inicial porque pode simular ou mascarar hemorragia subjacente. As imagens de TC precisam ser revisadas usando múltiplas janelas. Uma janela estreita é empregada na avaliação do cérebro; uma janela um pouco mais larga é utilizada para aumentar o contraste entre as coleções extra-axiais e o crânio adjacente; e ainda uma janela muito larga é utilizada na avaliação do próprio crânio.

Tradicionalmente, a RM é menos indicada que a TC nas situações agudas, por causa da demora na aquisição de imagens, da dificuldade de manejo do equipamento de suporte à vida e de monitoramento, e da demonstração inferior dos detalhes ósseos. Além disso, antes da realização da RM é necessário, como medida de segurança adicional, que corpos estranhos metálicos (sobretudo nas vítimas de traumatismo penetrante) e dispositivos médicos incompatíveis com o exame sejam pesquisados. Todavia, a RM se mostrou comparável à TC na detecção de hematomas epidurais e subdurais, e de lesão cerebral não hemorrágica.[4,5] A RM também é mais sensível para a detecção de lesão do tronco encefálico e de hemorragia aguda e crônica, sobretudo com a sequência FLAIR (*fluid-attenuated inversion recovery*), a sequência de pulso GRE (*gradient-recalled echo*) ponderada em T2* e as imagens ponderadas em suscetibilidade magnética (SWI).[6-8] Estas são especialmente sensíveis aos derivados de sangue e, com frequência, conseguem identificar pequenas áreas de hemorragia que passaram despercebidas nas sequências GRE ou até mesmo na TC.[9] As imagens ponderadas em difusão (DWI) e as imagens por tensor de difusão aprimoraram a detecção de lesões neuronais agudas e crônicas.[10-13] Na maioria dos casos, a RM é a modalidade preferida para pacientes com lesões cranianas agudas e crônicas, sendo preconizada para vítimas de traumatismo cranioencefálico (TCE) agudo, quando os achados neurológicos não são explicados pela TC. A RM também é mais acurada quanto à previsão de prognóstico a longo prazo. Graças ao desenvolvimento continuado de sequências de imagem de aquisição mais rápida, e à maior disponibilidade de aparelhos de RM, esse exame será cada vez mais usado na avaliação de vítimas de TCE agudo.

Quando existem lesões vasculares (comprovadas ou suspeitas), torna-se necessária a realização de exames especializados. As técnicas não invasivas incluem: **angiotomografia computadorizada (angio-TC)** e **angiorressonância magnética (angio-RM)**. Em alguns casos, pode ser realizada angiografia cerebral por cateter, com fins diagnósticos e terapêuticos.

No passado, as **radiografias de crânio** eram, com frequência, realizadas na avaliação inicial de vítimas de traumatismo, sobretudo em crianças. Todavia, essa prática caiu em desuso porque pode ocorrer uma lesão intracraniana substancial, sem anormalidades detectáveis nas radiografias de crânio. Os pacientes que forem considerados de baixo risco para lesão intracraniana, com base em anamnese e exame físico meticulosos, deverão ser mantidos sob observação, enquanto a TC é realizada nos pacientes de alto risco. A decisão de solicitar exames de imagem para vítimas de traumatismo é, tipicamente, baseada em diretrizes clínicas, tais como Canadian CT Head Rules, New Orleans Criteria ou National Emergency X-Ray Utilization Study II (NEXUS II).[14-16]

Lesão no escalpo

Ao interpretar as TC de vítimas de TCE, vale a pena começar pelo exame das estruturas extracranianas à procura de evidências de lesão no escalpo ou de corpos estranhos radiopacos. Edema nos tecidos de partes moles do escalpo é, com frequência, a única evidência fidedigna do local do impacto. O hematoma subgaleal

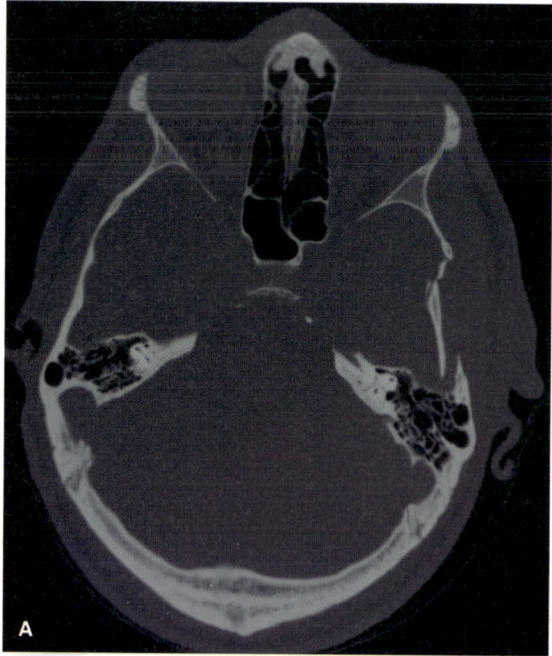 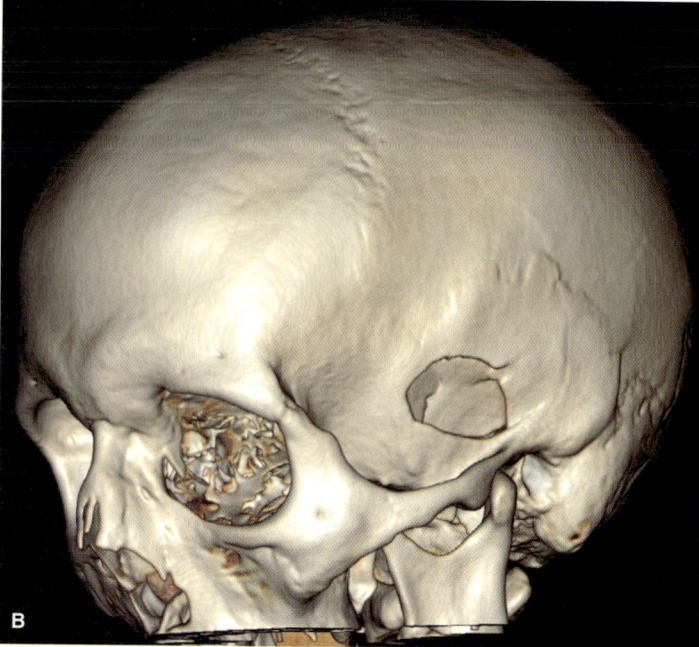

Figura 3.1 **Fratura de crânio com afundamento.** Tomografia computadorizada (TC) no plano axial, na janela óssea (**A**), e reconstrução tridimensional (3D) (**B**) da mesma TC mostram fratura cominutiva com afundamento do osso temporal esquerdo.

é a manifestação mais frequente de lesão do escalpo e pode ser reconhecido tanto na TC como na RM como edema focal dos tecidos moles do escalpo, localizado abaixo do tecido fibroadiposo subcutâneo e acima do músculo temporal e da calvária.

Fraturas de crânio

Fraturas lineares sem deslocamento da calvária são o tipo mais frequente de fratura do crânio. Sua detecção pode ser difícil nas TC, sobretudo quando o plano de fratura é paralelo ao plano de corte. Felizmente, fraturas lineares isoladas do crânio não exigem tratamento. O manejo cirúrgico é, em geral, indicado para fraturas de crânio compostas e para fraturas de crânio com afundamento, ambas mais bem visualizadas na TC que em radiografias simples (Figura 3.1). As fraturas de crânio com afundamento estão frequentemente associadas a contusão subjacente. Ar intracraniano ("pneumoencéfalo") pode ser visualizado nas fraturas de crânio compostas ou naquelas envolvendo os seios paranasais. TC com cortes finos, usando um algoritmo ósseo e reformatações multiplanares, é o melhor método para avaliar fraturas em áreas críticas, tais como base do crânio, órbita ou ossos da face. Os cortes finos também podem ser úteis na avaliação do grau de cominuição e depressão (afundamento) dos fragmentos ósseos.

Fraturas de osso temporal

A TC de alta resolução e com cortes finos aprimorou muito a capacidade de detectar e caracterizar as fraturas do osso temporal. Os pacientes com fraturas do osso temporal podem apresentar surdez, paralisia do nervo facial, vertigem, tontura ou nistagmo. As manifestações clínicas são, com frequência, mascaradas por outras lesões importantes. Os sinais físicos de fratura do osso temporal incluem: hemotímpano, otorreia liquórica e equimose sobre o processo mastoide (sinal de Battle). A suspeita de fratura do osso temporal pode ser aventada pela primeira vez na TC de crânio padrão, realizada para descartar a possibilidade de lesão intracraniana. Achados como opacificação das células aéreas mastóideas, líquido na cavidade da orelha média, pneumoencéfalo ou,

ocasionalmente, pneumolabirinto (Figura 3.2) devem levantar a suspeita de fratura do osso temporal. A investigação ideal da suspeita de fratura do osso temporal exige TCMD com cortes finos (tipicamente submilimétricos), com reformatações axial e coronal usando um algoritmo ósseo.

As fraturas do osso temporal podem ser classificadas de acordo com sua orientação em relação ao eixo longo da parte petrosa do osso temporal,[17] ou de acordo com o envolvimento da cápsula ótica.[18,19] Com base na classificação de Ulrich, se a fratura for paralela ao eixo longo da pirâmide petrosa, será denominada "longitudinal"; porém, se ela for perpendicular ao eixo longo da parte petrosa do osso temporal, será denominada "transversa". Também ocorrem fraturas "mistas".

A fratura longitudinal do osso temporal (Figura 3.3) representa 70 a 90% das fraturas deste[20] e resulta de golpe aplicado na lateral da cabeça. As complicações incluem: perda auditiva de condução, luxação ou fratura dos ossículos da orelha média (Figuras 3.3 e 3.4) e otorrinorreia liquórica. Paralisia do

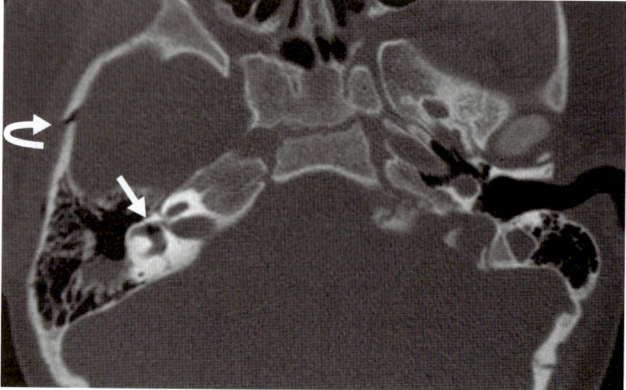

Figura 3.2 **Pneumolabirinto.** Tomografia computadorizada (TC) axial, na janela óssea, no nível da cápsula ótica direita, mostra gás anormal no aparelho vestibular direito compatível com pneumolabirinto (*seta reta*). Também existe uma fratura da parte escamosa do osso temporal direito com deslocamento mínimo dos fragmentos (*seta curva*).

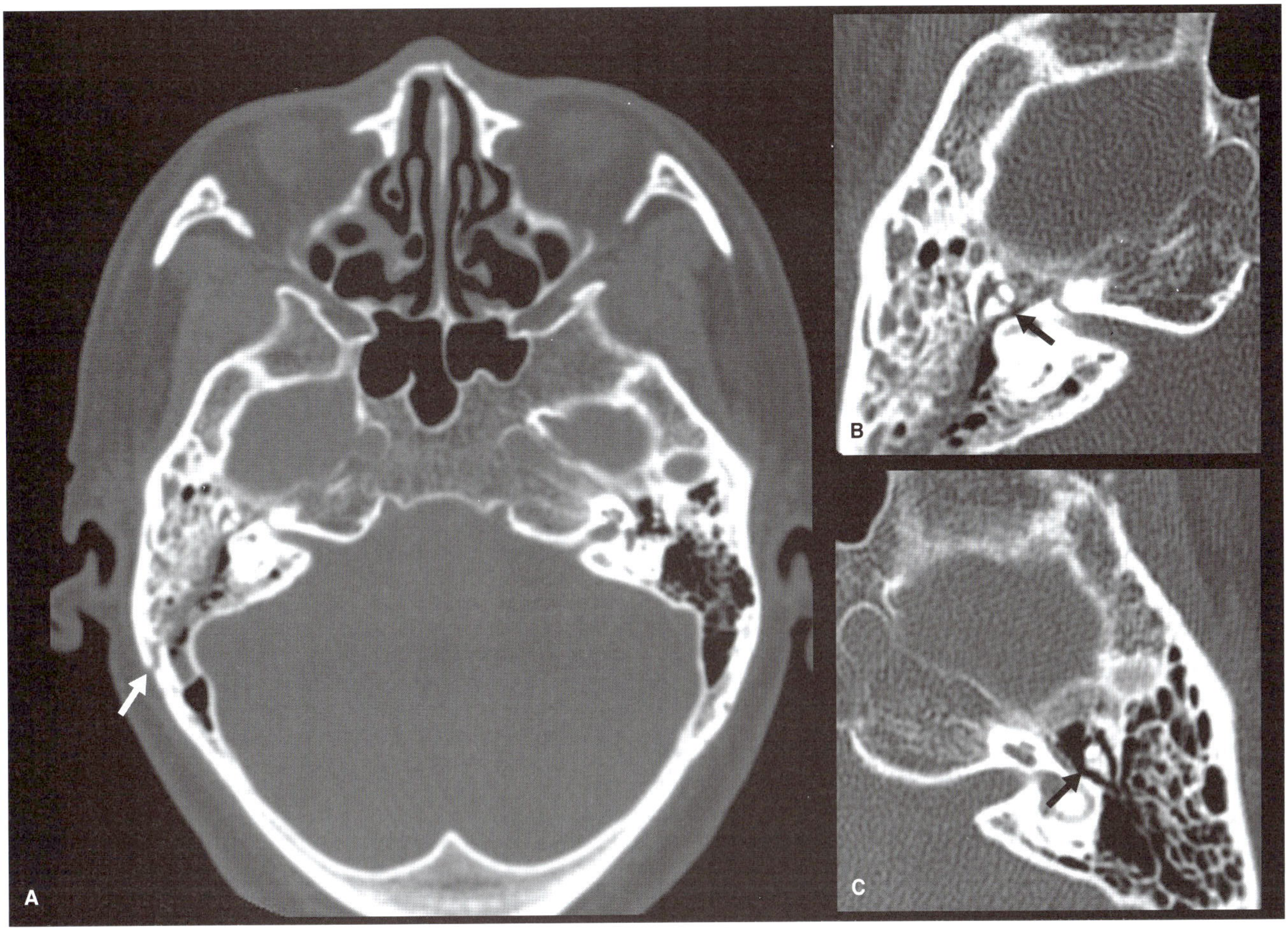

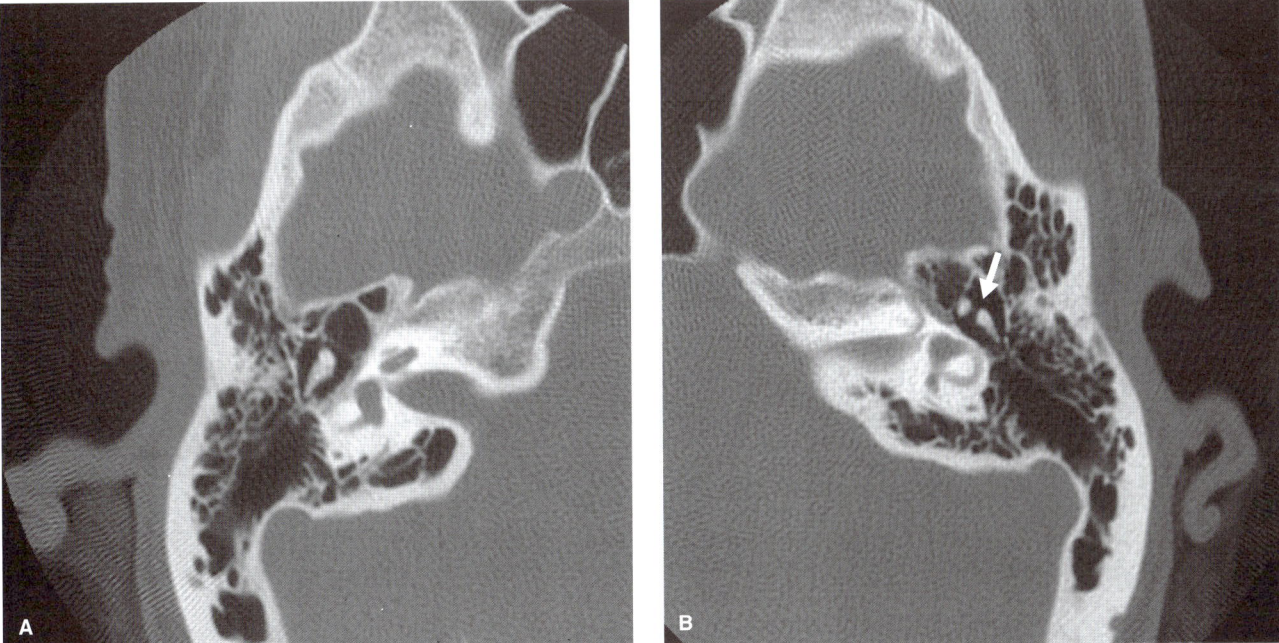

Figura 3.3 Fratura longitudinal do osso temporal. Fratura longitudinal do osso temporal direito é detectada em tomografia computadorizada (TC) não contrastada (**A**, *seta branca*). Existe hemorragia associada nas células mastóideas direitas e na cavidade da orelha média. Reformatações de alta resolução dos ossos temporais foram, então, obtidas, o que demostra discreta luxação da articulação do martelo com a bigorna (**B**, *seta preta*), quando comparada com a relação normal desses dois ossículos à esquerda (**C**, *seta preta*). Essa fratura poupa a cápsula ótica.

Figura 3.4 Luxação dos ossículos da orelha média. Imagens de tomografia computadorizada (TC) axial de alta resolução através dos dois ossos temporais revela luxação da articulação do martelo com a bigorna à esquerda (**B**, *seta*). O alinhamento ossicular direito normal é mostrado à direita, para fins de comparação (**A**).

nervo facial pode ocorrer, embora seja, com frequência, tardia e incompleta. Já a perda auditiva sensorineural é incomum.

De modo geral, a fratura transversa do osso temporal resulta de um golpe desferido contra o occipúcio ou contra a região frontal. As complicações são geralmente mais graves e incluem: perda auditiva sensorineural, vertigem intensa, nistagmo e fístula perilinfática. Paralisia facial ocorre em 30 a 50% desses casos e, com frequência, é completa.[20] As fraturas transversas também podem comprometer o canal carotídeo ou o forame jugular, lesionando a artéria carótida ou a veia jugular.

Fraturas oblíquas ou mistas também ocorrem; nesse caso, a classificação simples das fraturas como longitudinal ou transversa não é suficiente.[21] *Fraturas com conservação da cápsula ótica* correm anterolateralmente à cápsula ótica e, em geral, são causadas por golpes diretos aplicados na região temporoparietal. Nas *fraturas com comprometimento da cápsula ótica*, a cóclea e os canais semicirculares são lesionados (Figura 3.5). Essas fraturas resultam de impactos diretos na região occipital. Em comparação com as fraturas que conservam a cápsula ótica, é duas a cinco vezes mais provável que os pacientes com fraturas que comprometem a cápsula ótica apresentem lesão do nervo facial; é 4 a 8 vezes mais provável que apresentem extravasamento de líquido cefalorraquidiano; e é 7 a 25 vezes mais provável que apresentem lesões intracranianas, como hematoma epidural e hemorragia subaracnóidea.[18,19]

Classificação da lesão craniana

A lesão craniana traumática pode ser dividida em formas primárias e secundárias. As lesões primárias são aquelas que ocorrem como resultado direto de um golpe aplicado na cabeça, enquanto as lesões secundárias são consequentes às primárias, geralmente como resultado de efeito expansivo ("efeito de massa") ou comprometimento vascular. As lesões secundárias são, com frequência, passíveis de prevenção, enquanto as primárias, por definição, já ocorreram quando o paciente é trazido ao pronto-socorro.

As *lesões primárias* incluem: hemorragia epidural, subdural, subaracnóidea e intraventricular, bem como lesão axonal difusa, contusões corticais, hematomas intracerebrais e lesão da substância cinzenta subcortical. Lesão direta da vasculatura cerebral é outro tipo de lesão primária.

As *lesões secundárias* incluem: edema cerebral, herniação cerebral, hidrocefalia, isquemia ou infarto, extravasamento de líquido cerebrospinal, cisto leptomeníngeo e encefalomalacia.

A lesão do tronco encefálico, que também é dividida em formas primárias e secundárias, será discutida mais adiante neste capítulo.

Lesões cranianas primárias: extra-axiais

Os hematomas epidurais são, em geral, de origem arterial e, com frequência, resultam de fratura de crânio que lesiona a artéria meníngea média. O hematoma em desenvolvimento afasta a dura-máter da lâmina (tábua) interna do crânio, formando massa ovoide que desloca o cérebro subjacente (Figuras 3.6 e 3.7). Os hematomas epidurais podem ser consequentes ao estiramento ou à laceração das artérias meníngeas sem fratura associada, sobretudo em crianças. Fraturas de crânio são observadas em 85 a 95% dos casos. Em aproximadamente um terço dos pacientes com um hematoma epidural, ocorre deterioração neurológica após um intervalo lúcido.[22]

A localização da maioria dos hematomas epidurais é temporal ou temporoparietal, embora também possam ocorrer hematomas frontal e occipital. Hematomas epidurais venosos são menos comuns que os hematomas epidurais arteriais e tendem a ocorrer no vértice, na fossa posterior ou na face anterior da fossa média do crânio. De modo geral, hematomas epidurais venosos resultam de ruptura de seios venosos da dura-máter (Figura 3.8).

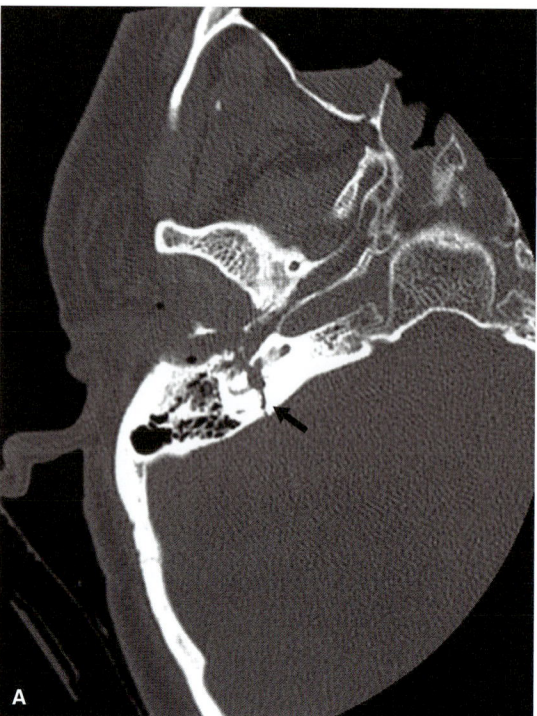
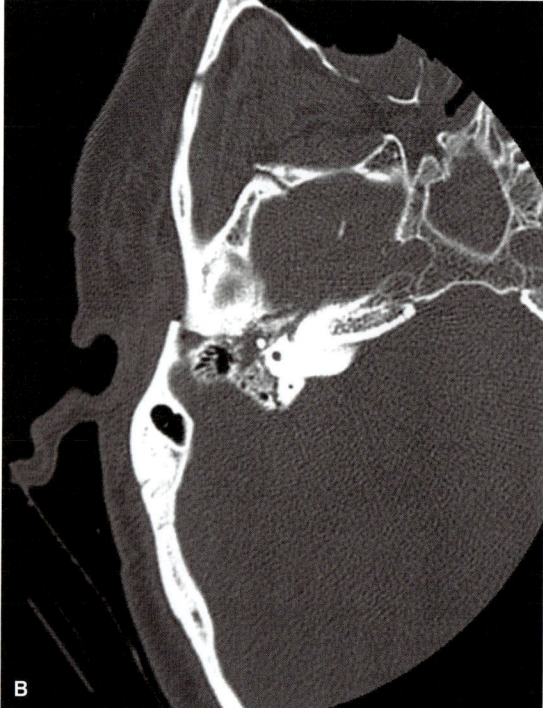

Figura 3.5 Fratura do osso temporal com comprometimento da cápsula ótica. Imagens axiais de tomografia computadorizada (TC) através do osso temporal direito demonstram uma fratura transversal cominutiva comprometendo a cápsula ótica. **A.** Uma linha de fratura (*seta preta*) é observada estendendo-se do vestíbulo posteriormente para a cavidade intracraniana da fossa posterior. **B.** Uma imagem um pouco mais superior à direita revela extensão para a fossa craniana média também. Igualmente, há líquido na cavidade da orelha média e nas células aéreas da mastoide. A cabeça do maléolo é visualizada, mas não está associada à bigorna.

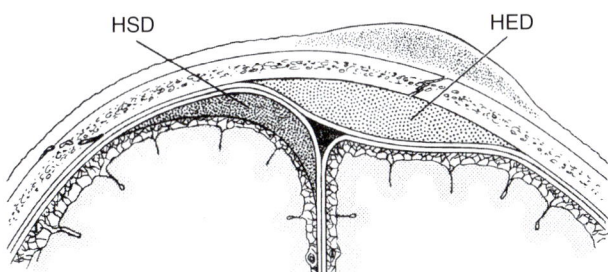

HSD   HED

Figura 3.6 Hematoma epidural versus hematoma subdural. Diagrama da superfície cerebral na região frontal mostrando as localizações características do hematoma epidural (HED), em comparação com o hematoma subdural (HSD). Observe que o HED está localizado acima da parte externa da dura-máter, e o hematoma subdural está localizado abaixo da parte interna da dura-máter. Apenas o hematoma epidural consegue cruzar a foice do cérebro. (Reimpressa com permissão de Gean AD. *Imaging of Head Trauma*. Philadelphia, PA: Lippincott Williams & Wilkins; 1994. p. 76.)

Na TC, os hematomas epidurais agudos aparecem como coleções extra-axiais biconvexas ou lenticulares, de alta atenuação e bem definidas (Figura 3.6). Com frequência, são observados efeito expansivo com apagamento de sulcos e desvio da linha média. As janelas ósseas mostram, em geral, uma fratura linear do crânio sobrejacente (Figura 3.7). Como os hematomas epidurais estão localizados no espaço potencial entre a dura-máter e a lâmina (tábua) interna do crânio, geralmente não cruzam as suturas cranianas onde a camada periosteal da dura-máter está firmemente inserida (Figura 3.6). Próximo ao vértice, o periósteo forma a parede externa do seio sagital e está menos aderido à sutura sagital. Portanto, os hematomas epidurais de vértice, que geralmente são de origem venosa e consequentes à ruptura do seio sagital, conseguem cruzar a linha média. Hematomas epidurais são externos às reflexões da dura-máter, inclusive o tentório, e não são limitados por elas (Figura 3.8). Ocasionalmente, um hematoma epidural agudo tem aspecto heterogêneo, contendo áreas irregulares de menor atenuação. Esse achado indica extravasamento ativo de sangue fresco não coagulado para a coleção e justifica intervenção cirúrgica imediata.

Os hematomas subdurais são, tipicamente, de origem venosa, resultando de estiramento ou de laceração de veias corticais que atravessam o espaço subdural em direção aos seios da duramá-ter (Figura 3.6). Também podem resultar de ruptura de ramos penetrantes de artérias cerebrais superficiais. Visto que a parte interna da dura-máter e a aracnoide-máter não estão firmemente conectadas às estruturas que constituem o espaço epidural, o hematoma subdural se estende tipicamente por uma área muito maior que a do hematoma epidural. Os pacientes com hematomas subdurais comumente são examinados após lesão aguda por desaceleração em acidente causado por veículo automotivo ou queda. O mesmo mecanismo pode causar contusões corticais e lesão axonal difusa, que são frequentemente encontradas em associação com hematomas subdurais agudos.

Na TC axial, os hematomas subdurais agudos aparecem como coleções extra-axiais em formato de crescente, com alta atenuação (Figura 3.9). A maioria dos hematomas subdurais é supratentorial e se localiza ao longo da convexidade cerebral. Também são visualizados frequentemente ao longo da foice do cérebro e do tentório. Visto que as reflexões da dura-máter formam a foice do cérebro e o tentório, as coleções subdurais não cruzam essas estruturas (ver Figura 3.6). Ao contrário dos hematomas epidurais, os hematomas subdurais conseguem cruzar as suturas cranianas e, na verdade, é comum o achado de deposição do hematoma subdural ao longo de toda a convexidade hemisférica (desde a foice anterior até a foice posterior). Edema difuso do hemisfério subjacente é comum nos casos de hematoma subdural. Por causa disso, há mais efeito expansivo do que se poderia esperar, dadas as dimensões da coleção, e pode haver pouca ou nenhuma redução do desvio da linha média após a evacuação de um hematoma subdural hemisférico.

O aspecto dos hematomas subdurais na TC se modifica com o passar do tempo. Inicialmente, a densidade de um hematoma subdural aumenta por causa da retração do coágulo. Quando é feito um exame de imagem, a maioria dos hematomas subdurais agudos se apresenta como uma coleção hiperdensa, com 50 a 60 UH, em relação ao cérebro, que mede 18 a 30 UH. A densidade diminuirá progressivamente, à medida que a degradação proteica ocorrer no interior do hematoma. O sangramento subdural agudo é, ocasionalmente, isodenso (Figura 3.10A) ou hipodenso, em pacientes com anemia grave ou extravasamento ativo (hematoma subdural "hiperagudo"). Um novo sangramento, durante a evolução de

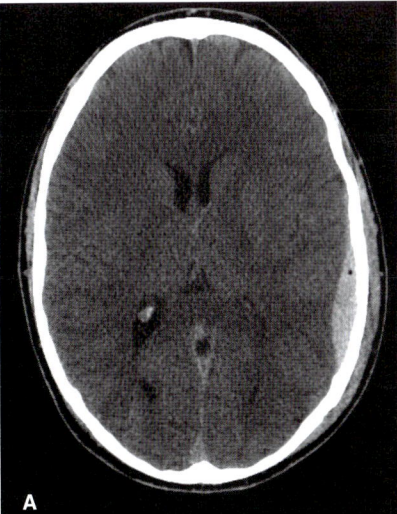
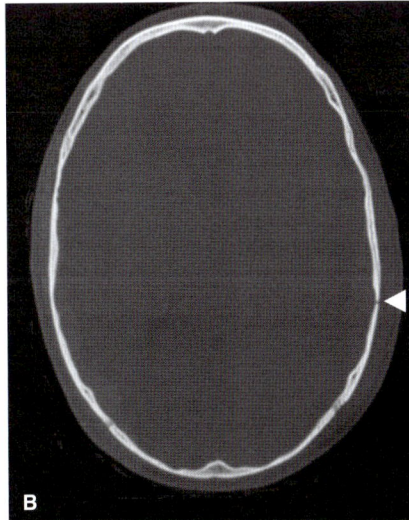
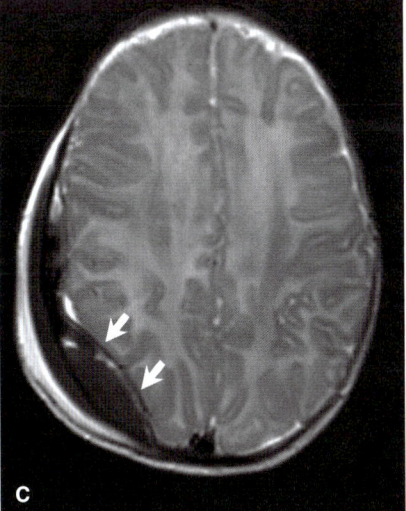

A   B   C

Figura 3.7 Hematoma epidural. Tomografia computadorizada (TC) sem contraste (**A, B**) de um homem jovem que apresentava alteração do estado mental. Observe o clássico hematoma epidural hiperdenso e biconvexo, com uma fratura da calvária sobrejacente (*ponta de seta*). Existe um pequeno foco de pneumoencéfalo na hemorragia. A imagem axial ponderada em T2 (**C**) de RM "rápida" de um lactente de 3 meses de vida, que sofreu uma queda no concreto, revela coleção epidural biconvexa parietal direita com hipossinal. Observe a posição da dura-máter (a delgada linha preta abaixo da coleção de sangue que é assinalada pelas *setas brancas*) abaixo do hematoma (comprovando que o sangramento está localizado no espaço epidural).

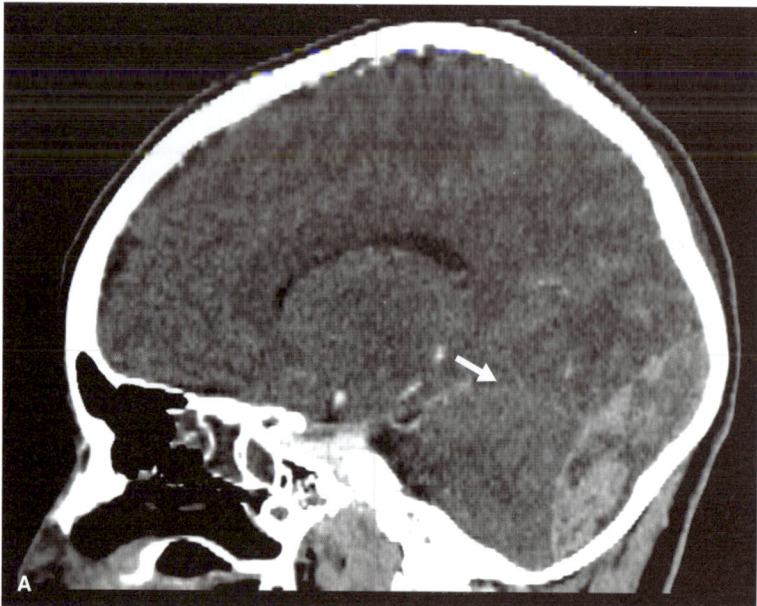
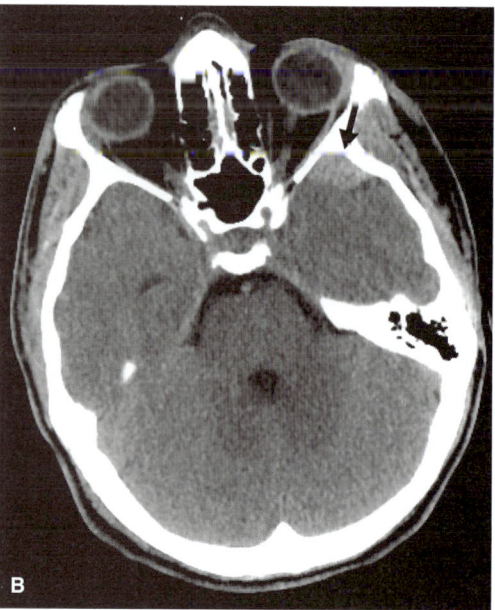

Figura 3.8 **Hematomas epidurais.** Imagem reformatada no plano sagital de uma tomografia computadorizada (TC) não contrastada de uma criança com 13 anos de idade com um hematoma epidural de densidade heterogênea na fossa posterior (**A**). Essa imagem mostra como o hematoma cruza o plano do tentório do cerebelo (*seta*) em direção à fossa posterior, achado característico de hematoma epidural (diferente do que acontece nos hematomas subdurais) porque não é limitado pela dura-máter. TC não contrastada de outro paciente (**B**), vítima de agressão física, revela hematoma epidural venoso esfenoparietal de alta densidade (*seta preta*) ao longo da margem anterior da fossa média do crânio. Ao contrário dos hematomas epidurais arteriais, os hematomas epidurais venosos sangram sob baixa pressão e, portanto, é menos provável que suas dimensões aumentem.

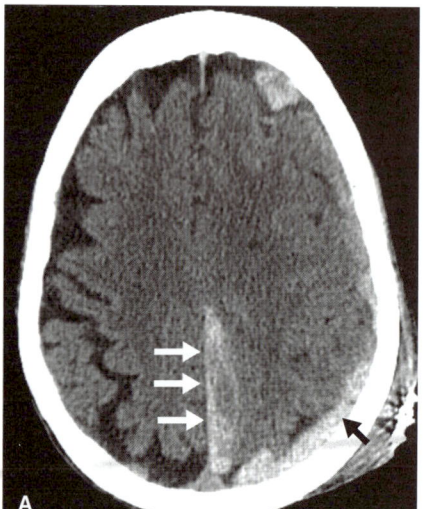
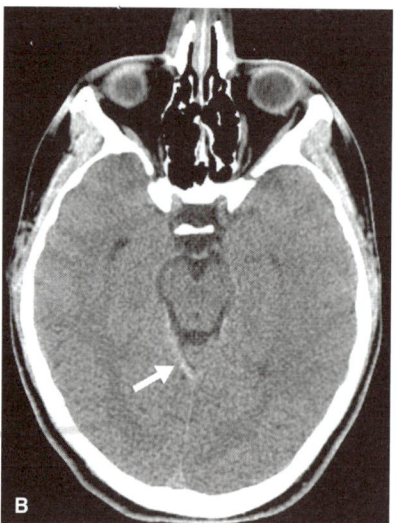
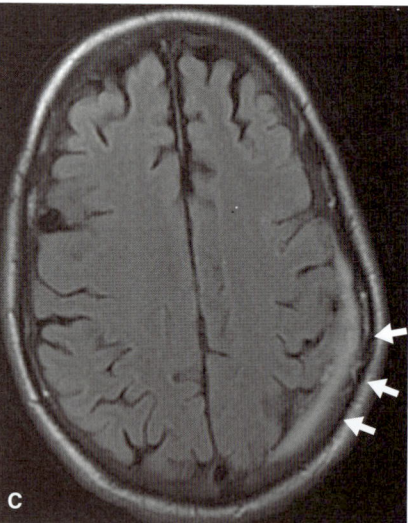

Figura 3.9 **Hematoma subdural agudo.** Tomografia computadorizada (TC) não contrastada (**A**), realizada após queda de uma mulher idosa com laceração no escalpo sobre a região parietal esquerda, mostra hemorragia aguda ao longo da convexidade esquerda (*seta preta*) e ao longo da foice cerebral à esquerda (*setas brancas*). Observe que o hematoma subdural não cruza o seio dural e não se estende para o outro lado da foice cerebral. TC não contrastada (**B**) de paciente mais jovem após acidente em veículo automotor revela hematoma subdural sutil ao longo do tentório cerebelar à direita (*seta branca*), uma localização comum. RM axial FLAIR (**C**) de outro homem após TCE mostra muito bem a diferença de contraste na RM entre o hematoma subdural hiperintenso na sequência FLAIR (*setas brancas*) e a calvária hipointensa adjacente.

um hematoma subdural, provoca um aspecto heterogêneo em decorrência do sangue fresco e do hematoma parcialmente liquefeito. Um nível de sedimento (ou "efeito hematócrito") pode ser observado nos pacientes com novo sangramento ou nos pacientes com distúrbios da coagulação (Figura 3.11). Hematomas subdurais crônicos apresentam baixos valores de atenuação, semelhantes aos do líquido cefalorraquidiano. Nas TC não contrastadas, pode ser difícil diferenciá-los do espaço subaracnóideo proeminente secundário à atrofia cerebral. O realce por agentes de contraste pode auxiliar, ao revelar uma cápsula realçada ou veias corticais deslocadas (Figura 3.10B).

Durante a transição de hematoma subdural agudo para hematoma subdural crônico, ocorre uma fase isodensa, geralmente alguns dias a 3 semanas após o evento agudo. Embora o hematoma subdural seja menos evidente durante essa fase isodensa, existem sinais indiretos nas TC não contrastadas que devem levar ao diagnóstico correto. Esses sinais incluem: apagamento dos sulcos, distorção ou *apagamento* da substância branca, separação anormal da junção da substância branca com a substância cinzenta em relação à tábua interna do crânio, distorção dos ventrículos e desvio da linha média (Figura 3.10).

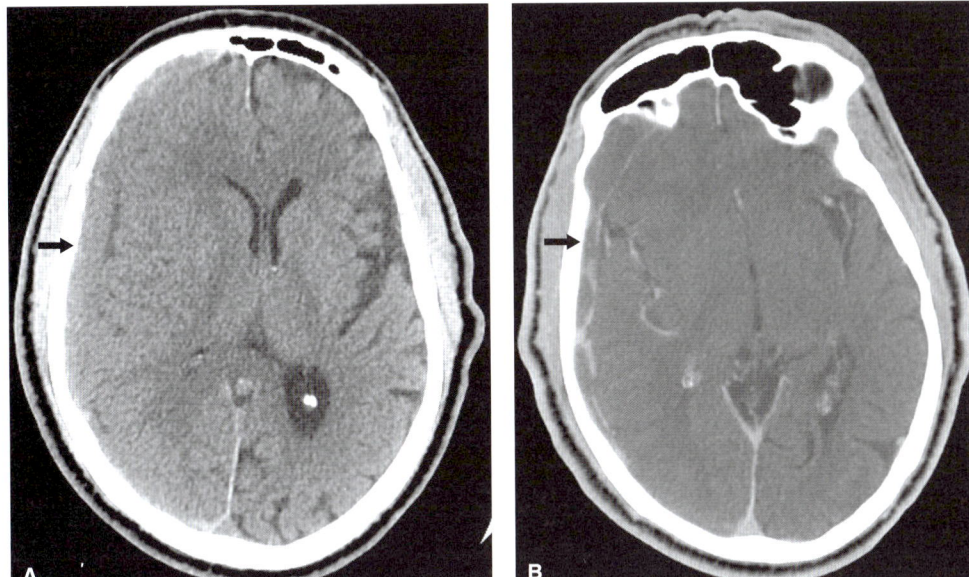

Figura 3.10 Hematoma subdural subagudo. Tomografia computadorizada (TC) não contrastada (**A**) realizada em um homem de 82 anos de idade após ter sofrido uma queda revela um hematoma subdural na convexidade direita (*seta*), isodenso em relação ao córtex adjacente e compatível com hematoma subagudo. De modo geral, não é necessária a aquisição de imagens pós-contraste para reavaliação de hematomas subdurais; todavia, isso foi feito nesse caso. A TC pós-contraste (**B**) revela realce periférico da coleção (*seta*) sem evidências de extravasamento ativo, mais uma vez compatível com lesão subaguda.

O aspecto dos hematomas subdurais na RM depende do estado bioquímico da hemoglobina, que varia de acordo com a idade do hematoma. Hematomas subdurais agudos são isointensos em relação ao cérebro nas imagens ponderadas em T1, e hipointensos nas imagens ponderadas em T2. A RM é um exame especialmente útil na fase subaguda, quando o hematoma subdural pode se mostrar isodenso ou hipodenso nas TC. As imagens ponderadas em T1 demonstrarão elevada intensidade de sinal causada pela existência de metemoglobina na coleção subdural. Esse sinal alto diferencia os hematomas subdurais da maioria das coleções líquidas não hemorrágicas. O sinal nas imagens ponderadas em T2 aumenta e o sinal nas imagens ponderadas em T1 diminui gradualmente, à medida que a hemorragia "envelhece"

nos hematomas subdurais crônicos (Figura 3.11). A RM também revela que hematomas subdurais subagudos frequentemente têm aspecto lentiforme ou biconvexo no plano coronal, em vez daquele aspecto em crescente característico nos cortes axiais da TC. A capacidade multiplanar da RM é muito útil na identificação de pequenos hematomas no vértice e na convexidade, que poderiam não ser detectados nos cortes axiais da TC, por causa da atenuação semelhante do osso adjacente.

A hemorragia subaracnóidea é um achado comum em vítimas de TCE, mas raramente é volumosa o suficiente para causar efeito expansivo significativo. Ela resulta da ruptura de pequenos vasos subaracnóideos ou da extensão direta de uma contusão ou de um

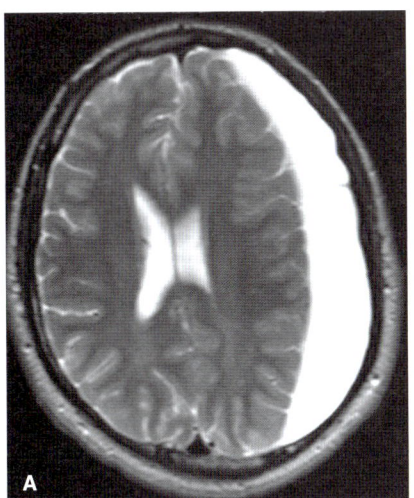
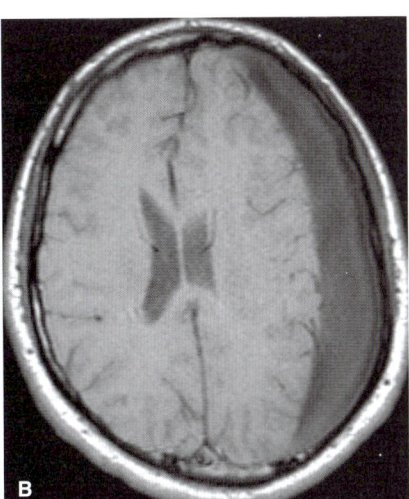
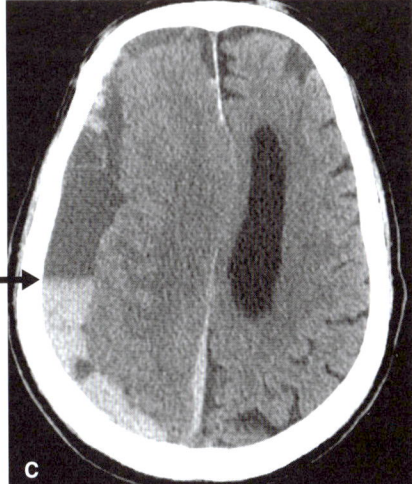

Figura 3.11 Hematoma subdural crônico. Ressonância magnética (RM) no plano axial, imagem ponderada em T2 (**A**) e T1 (**B**) de um paciente com 22 anos de idade com história de cefaleia e TCE antigo, revela hematoma crônico na convexidade esquerda. TC não contrastada, axial (**C**) de outro paciente, um homem de 73 anos de idade com paresia em dimídio esquerdo, mostra um hematoma subdural "crônico agudizado" de densidade mista ao longo da convexidade direita e da foice do cérebro, com herniação subfalcina associada. Observe a camada de derivados do sangue aguda mais denso (dependente da posição da cabeça) na coleção hipodensa crônica. Com frequência, isso é denominado "sinal do hematócrito" (*seta*).

hematoma para o espaço subaracnóideo. Na TC, a hemorragia subaracnóidea aparece como áreas lineares de alta atenuação nas cisternas e nos sulcos (Figura 3.12). As coleções subaracnóideas ao longo da convexidade ou do tentório podem ser diferenciadas de hematomas subdurais por sua extensão para os sulcos adjacentes. Ocasionalmente, o único achado consiste em apagamento dos sulcos, quando estes estão preenchido por pequenos volumes de sangue. No caso de pacientes desacordados após um evento não testemunhado, a detecção de hemorragia subaracnóidea pode indicar ruptura de aneurisma como causa primária, em vez de traumatismo. Nesses casos, precisa ser aventada a realização de angio-TC contrastada e/ou angiografia convencional por cateter.

A hemorragia subaracnóidea hiperaguda é, tradicionalmente, mais difícil de detectar na RM convencional que na TC, porque pode ser isointensa em relação ao parênquima cerebral nas imagens ponderadas em T1 e nas imagens ponderadas em T2.

Todavia, as sequências FLAIR e ponderada em suscetibilidade (SWI) são comprovadamente mais sensíveis que a TC na detecção de sangramento subaracnóideo agudo (Figuras 3.12 e 3.13).[23] A hemorragia subaracnóidea subaguda é mais bem avaliada na RM por causa de sua elevada intensidade de sinal quando o sangue se mostra isodenso em relação ao líquido cefalorraquidiano na TC.[24] Hemorragia crônica na RM pode apresentar-se com hemossiderina no espaço subaracnóideo, que aparece como áreas de redução acentuada da intensidade do sinal nas sequências ponderadas em T1 e T2 ("hemossiderose superficial"). A hemorragia subaracnóidea pode evoluir para hidrocefalia subsequente em decorrência de comprometimento da reabsorção de líquido cefalorraquidiano no nível das vilosidades aracnóides.

A hemorragia intraventricular ocorre com frequência em pacientes que sofreram TCE e apresenta vários mecanismos. Em primeiro lugar, pode resultar de laceração rotacionalmente

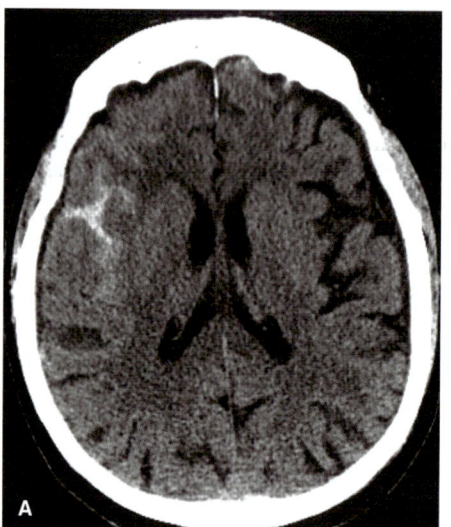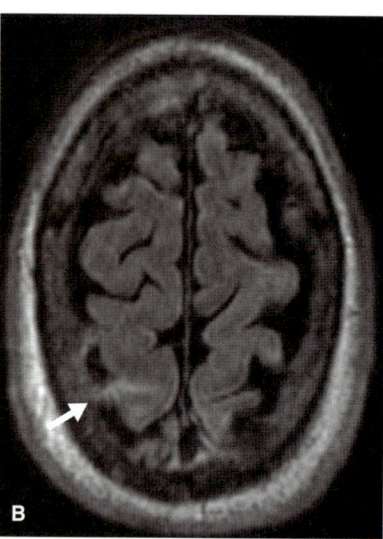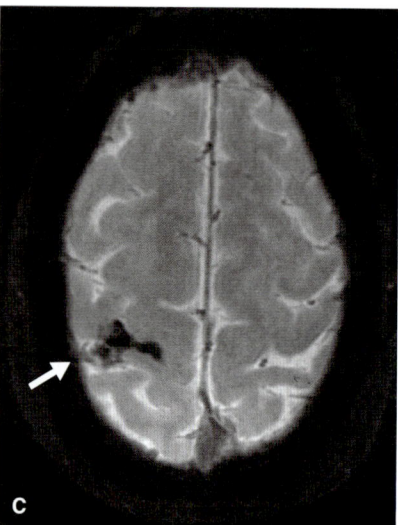

Figura 3.12 Hemorragia subaracnóidea. Tomografia computadorizada (TC) não contrastada, imagem axial (**A**), mostra material de alta atenuação nos sulcos e na fissura de Sylvius direita compatível com hemorragia subaracnóidea. Ressonância magnética (RM) realizada 3 dias após a queda de outro paciente mostra sensibilidade do exame a pequenos volumes de hemorragia subaracnóidea (*setas brancas*) que não foram suprimidos, como o líquido cefalorraquidiano normal, na sequência FLAIR (**B**), e têm aspecto extremamente hipointenso na sequência ponderada em suscetibilidade magnética (**C**).

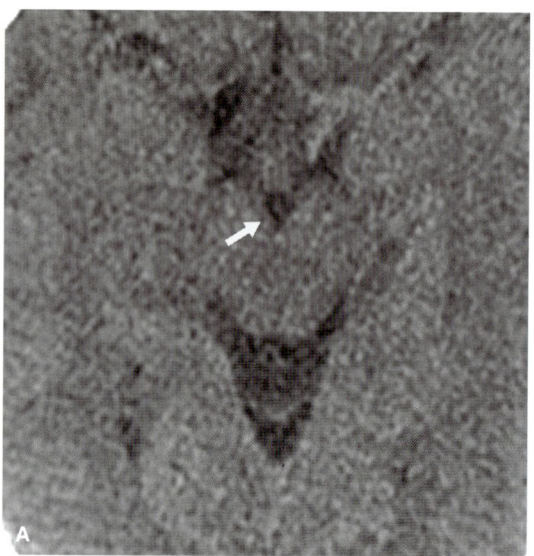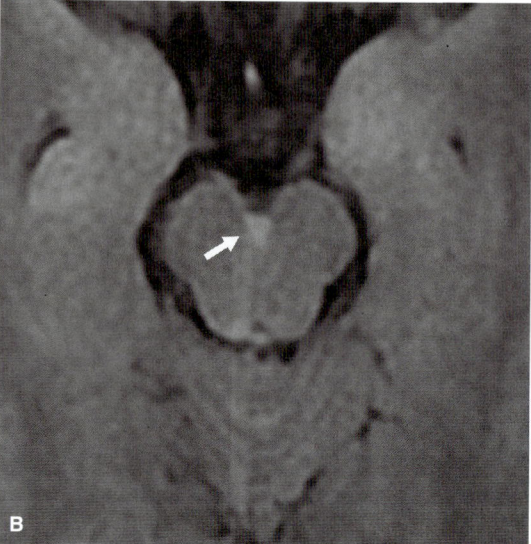

Figura 3.13 Imagens de tomografia computadorizada (TC) não contrastada (**A**) e ressonância magnética (RM), sequência FLAIR (**B**), obtidas no mesmo dia, de mulher de 33 anos de idade após acidente causado por veículo automobilístico. O traço de hemorragia subaracnóidea interpeduncular (*setas*) não é evidente na TC, mas é percebido na RM, evidenciando a maior sensibilidade desta ao sangue.

induzida das veias subependimárias na superfície dos ventrículos.[25] Outro mecanismo se dá por extensão direta de um hematoma parenquimatoso para o sistema ventricular.[22] O terceiro mecanismo de hemorragia intraventricular seria fluxo retrógrado de hemorragia subaracnóidea para o sistema ventricular através dos forames de saída do quarto ventrículo. Os pacientes com hemorragia intraventricular correm risco de hidrocefalia subsequente por obstrução no nível do aqueduto de Sylvius ou das vilosidades aracnóideas.

Na TC, a hemorragia intraventricular aparece como material hiperdenso, disposto em camadas (cuja deposição é influenciada pela posição da cabeça) no interior do sistema ventricular (ver Figura 3.18). Coleções minúsculas de aumento da densidade em camadas nos cornos occipitais podem ser o único indício de hemorragia intraventricular.

Lesões cranianas primárias: intra-axiais

Lesão axonal difusa é um dos tipos mais comuns de lesão neuronal primária em vítimas de TCE grave. A lesão axonal difusa se caracteriza por ruptura disseminada de axônios que ocorre por lesão por aceleração ou desaceleração. As regiões afetadas do cérebro podem ser distantes do local do impacto direto. De fato, não é necessário impacto direto para causar esse tipo de lesão.

A incidência de lesão axonal difusa foi, provavelmente, subestimada até recentemente por causa da dificuldade de visualização dessas lesões nos exames de imagem existentes, bem como nas amostras histológicas. A lesão axonal difusa é mais bem visualizada na RM que na TC.[5] Isso esclarece, em grande parte, o sucesso da RM na explicação de déficits neurológicos após traumatismo e na previsão do desfecho a longo prazo. Embora a RM tenha melhorado a detecção de lesão axonal difusa em vítimas de TCE, a incidência desse tipo de lesão ainda é, provavelmente, subestimada. Métodos de imagem mais novos, como DWI e imagem por tensor de difusão com tratografia tridimensional, têm se mostrado promissores em termos de melhora da detecção de lesão na substância branca, tanto na lesão axonal difusa aguda como na lesão axonal difusa crônica.[10-13]

A lesão axonal difusa é, mais frequentemente, causada por impactos em veículos automotivos em alta velocidade. Essas lesões não são vistas como consequências de simples quedas, como ocorre nas quedas da própria altura. Tipicamente, a perda da consciência ocorre logo após a lesão e é mais grave que nos pacientes com hematomas ou contusões corticais.

Os achados na TC de pacientes com lesão axonal difusa podem ser sutis ou inexistentes. O achado mais comum consiste em hemorragias petequiais pequenas na junção da substância branca com a substância cinzenta dos hemisférios cerebrais ou no corpo caloso (Figura 3.14A). Áreas hipodensas mal definidas na TC são, ocasionalmente, observadas nas lesões não hemorrágicas.

Na RM, as alterações não hemorrágicas das lesões axonais difusas aparecem como pequenos focos de prolongamento de T2 (hipersinal) nas imagens da sequência FLAIR, ou como baixo coeficiente de difusão aparente com restrição à difusão na substância branca (Figuras 3.14 e 3.15). A lesão axonal difusa hemorrágica aparece como hipossinal na sequência GRE (gradiente-eco) ou na SWI. Essas lesões tendem a ser múltiplas, com até 15 a 20 lesões, sendo encontradas em vítimas de lesão craniana grave. A visibilidade da lesão axonal difusa na RM diminui ao longo de semanas a meses, à medida que os axônios danificados degeneram e o edema desaparece. Entre os achados residuais estariam atrofia inespecífica ou depósitos de hemossiderina, que podem persistir por anos e são especialmente evidentes nas imagens GRE ou SWI (Figura 3.16).

A lesão axonal difusa é observada em localizações características que se correlacionam com a gravidade do traumatismo. Os pacientes com as formas mais leves de lesão apresentam alterações confinadas à substância branca dos lobos frontal e temporal, próximo à junção da substância branca com a substância cinzenta. Tipicamente, as lesões ocorrem nas regiões parassagitais dos lobos frontais e nas regiões periventriculares dos lobos temporais. Os pacientes que sofreram traumatismo mais grave apresentam lesão axonal difusa que envolve a substância branca lobar, assim como o corpo caloso, sobretudo a sua porção posterior e o esplênio (ver Figuras 3.14 e 3.15). O corpo caloso representa aproximadamente 20% de todas as lesões axonais difusas.[22] Inicialmente atribuída a impacto direto na foice do cérebro, trabalhos experimentais mostraram que a lesão do corpo caloso é provocada mais frequentemente por forças de cisalhamento rotacionais, como todas as formas de lesão axonal difusa.[26] O corpo caloso é especialmente suscetível à lesão axonal difusa porque a foice do cérebro impede o deslocamento dos hemisférios cerebrais. Lesão axonal difusa do corpo caloso quase sempre é encontrada em associação com lesões na substância branca lobar. Nos casos mais graves, a lesão axonal difusa envolve a face dorsolateral do mesencéfalo e da parte superior da ponte, além da substância branca lobar e do corpo caloso (ver "Lesão do tronco encefálico", adiante).

As contusões corticais são áreas de lesão cerebral focal envolvendo primariamente a substância cinzenta superficial. É muito menos provável que pacientes com contusões corticais percam a consciência por ocasião da lesão, em comparação com os pacientes com lesão axonal difusa. As contusões também estão associadas a melhor prognóstico, se comparadas à lesão axonal difusa. As contusões são muito comuns em vítimas de TCE grave e, em geral, são bem visualizadas nas TC. Caracteristicamente, as contusões ocorrem próximo a protuberâncias ósseas do crânio e da base dele; tendem a ser múltiplas e bilaterais e são mais comumente hemorrágicas que a lesão axonal difusa. Locais comuns de ocorrência de contusões corticais são: os lobos temporais, acima da parte petrosa do osso temporal ou posteriormente à asa maior do osso esfenoide; os lobos frontais, acima da lâmina cribriforme; o plano esfenoidal; e a asa menor do osso esfenoide (Figura 3.17A a C e F). Menos de 10% das lesões envolvem o cerebelo (Figura 3.17D a F).[11] As contusões também podem ocorrer nas margens das fraturas de crânio com afundamento.

O aspecto na TC de contusões corticais varia caracteristicamente com a idade da lesão. Muitas lesões não hemorrágicas não são, inicialmente, bem visualizadas, mas se tornam mais evidentes durante a primeira semana, por causa do edema associado. Lesões hemorrágicas são vistas como focos de atenuação elevada na substância cinzenta superficial (Figura 3.17A e D). Esses focos podem estar circundados por áreas maiores de baixa atenuação, secundárias a edema circundante. Durante a primeira semana se torna mais evidente o padrão característico na TC de áreas mistas de hipodensidade e hiperdensidade (padrão em "sal e pimenta"). Ocasionalmente, a descompressão cirúrgica do cérebro contundido é necessária para aliviar o substancial efeito expansivo. Com frequência, áreas de contusão prévia podem ser reconhecidas como focos de encefalomalacia nos mesmos locais característicos já descritos.

Na RM, as contusões são vistas como áreas com margens mal definidas de aumento de sinal nas sequências FLAIR e nas imagens ponderadas em T2 (Figura 3.17E e F). Elas são reconhecidas por causa de sua distribuição característica nos lobos frontal e temporal e, com frequência, exibem morfologia giriforme. A hemorragia causa intensidade de sinal heterogêneo, que varia dependendo da idade da lesão. O depósito de hemossiderina proveniente da hemorragia de qualquer etiologia resulta em redução acentuada da intensidade de sinal, sobretudo nas sequências GRE ou SWI (Figura 3.17C e F). Essa perda de sinal pode persistir indefinidamente como marcador de hemorragia prévia.

Hematoma intracerebral. Ocasionalmente, é observada hemorragia intraparenquimatosa que não está necessariamente associada à contusão cortical, mas representa hemorragia induzida por cisalhamento, com ruptura de pequenos vasos sanguíneos

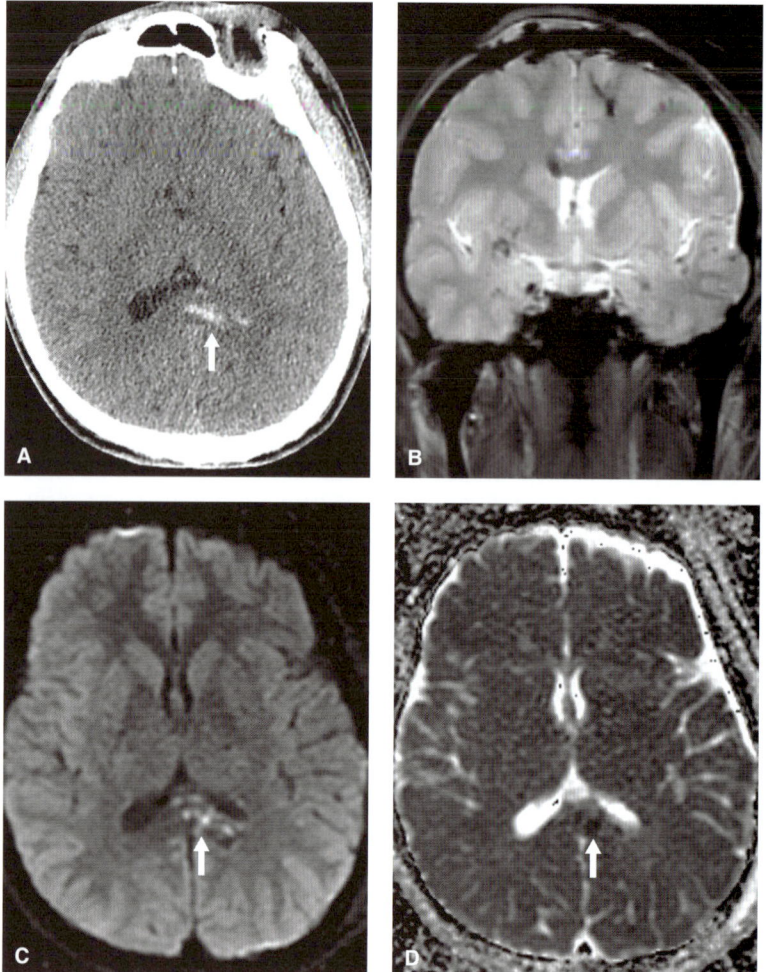

Figura 3.14 **Lesão axonal difusa aguda.** Imagens de tomografia computadorizada (TC) e ressonância magnética (RM) de um paciente que apresentava alteração do estado mental após uma agressão. TC não contrastada (**A**) mostra múltiplas áreas de lesão axonal hemorrágica por cisalhamento envolvendo o esplênio do corpo caloso (*setas*). Essa área (*setas*) mostra suscetibilidade aumentada na sequência MPGR (*multiplanar gradient-recalled*) (**B**), restrição à difusão (**C**) e baixo valor de ADC (**D**) na RM realizada no mesmo dia. A imagem coronal em MPGR (**B**) também revela outras lesões da substância branca por cisalhamento (sinal baixo) compatíveis com lesão axonal difusa.

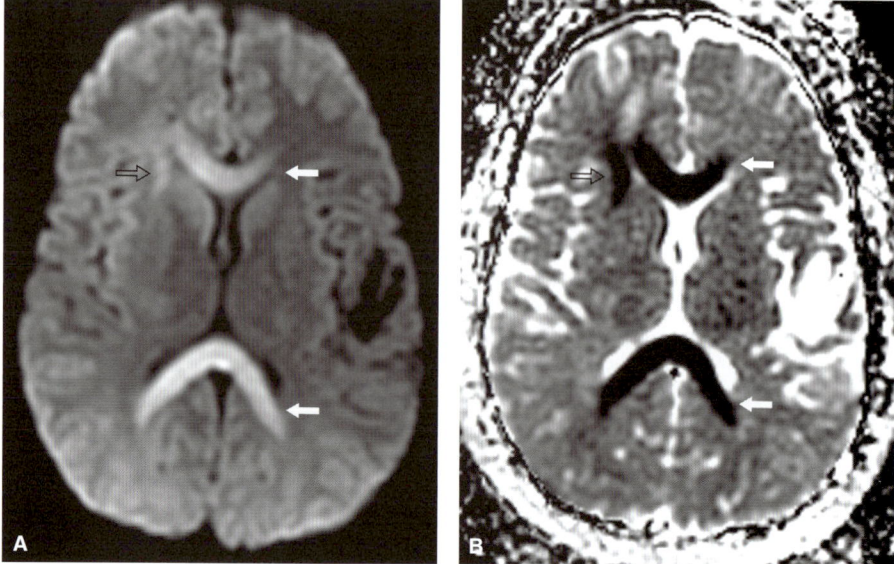

Figura 3.15 **Lesão axonal difusa grave.** Ressonância magnética (RM), imagem ponderada em difusão (**A**) e mapa de coeficiente de difusão aparente (**B**) de uma pessoa com 23 anos de idade que sofreu TCE após acidente de motocicleta. Existe redução acentuada da difusão no joelho e no esplênio (*setas brancas*) do corpo caloso, compatível com uma combinação de degeneração walleriana e lesão axonal traumática. Toda a substância branca do lobo frontal direito apresenta sinal anormal, com lesão mais focal na região subinsular anterior (*setas vazadas*).

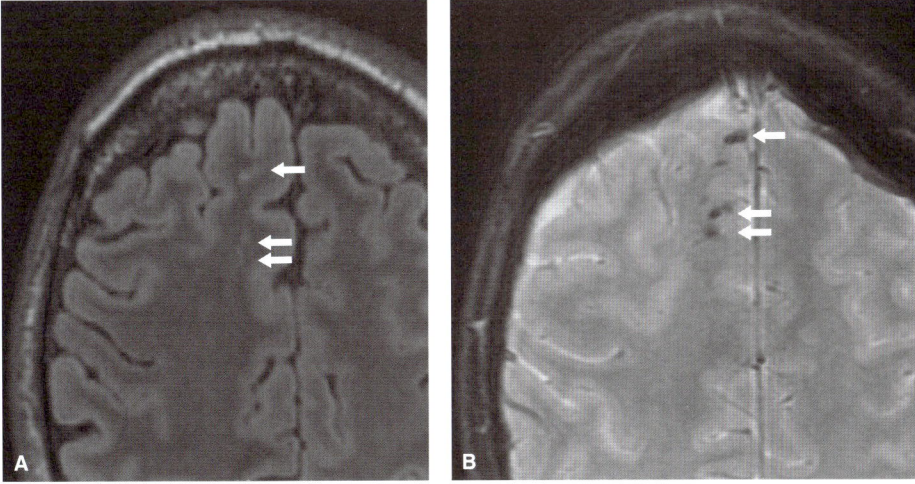

Figura 3.16 Aspecto da lesão axonal difusa crônica na ressonância magnética (RM). Imagens de RM de um homem de 31 anos de idade que apresentou discreta lesão cerebral traumática 2 meses antes do exame. As imagens mostram lesões hiperintensas sutis na substância branca subcortical (*setas*) nas imagens ponderadas em T2/sequência FLAIR (**A**) na parte medial do lobo frontal direito. Essas lesões (*setas*) são mais pronunciadas na sequência ponderada em suscetibilidade magnética, na qual têm hipossinal (**B**).

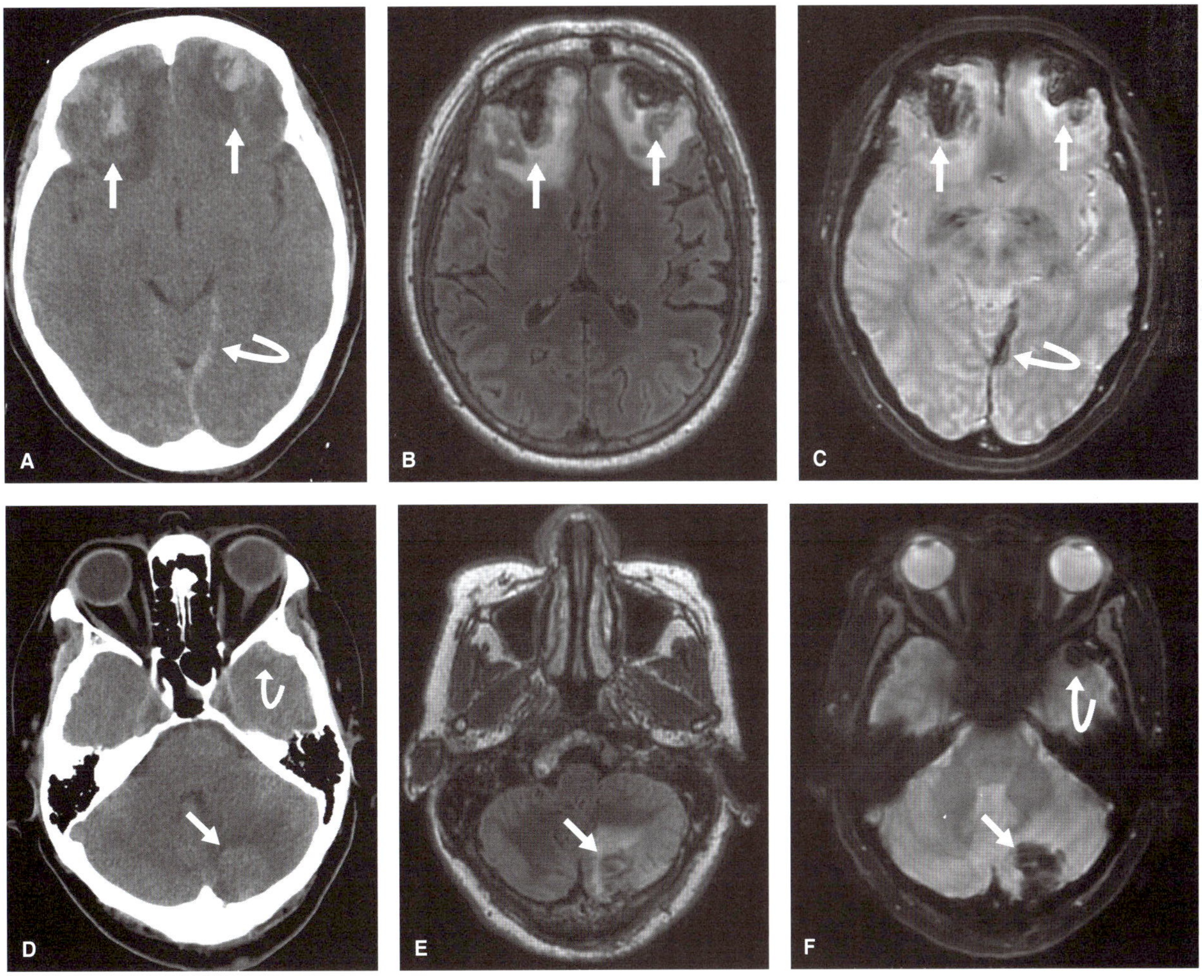

Figura 3.17 Contusão cortical hemorrágica. Imagens de tomografia computadorizada (TC) e ressonância magnética (RM) de mulher de meia-idade após uma queda, na qual a parte posterior de sua cabeça atingiu o assoalho. Imagens de TC não contrastadas (**A, D**), sequência FLAIR de RM (**B, E**) e RM ponderada em suscetibilidade magnética (**C, F**) mostram contusões hemorrágicas cerebelares à esquerda (**D** a **F**, *setas*) e bifrontais grandes (**A** a **C**, *setas retas*) compatíveis com lesões por golpe e contragolpe, respectivamente. Existe também uma contusão em contragolpe no lobo temporal anterior esquerdo (**D** e **F**, *seta curva*). Essas lesões têm um aspecto clássico na TC e na RM, com sinal baixo nas sequências ponderadas em suscetibilidade magnética (**C** e **F**) e aumento da densidade na TC (**A** e **D**). Existe edema vasogênico circundante significativo, que é hiperintenso nas imagens FLAIR (**B** e **E**) e hipodenso na TC (**A** e **D**). Observe também o hematoma subdural tentorial esquerdo (*seta curva*) na sequência ponderada em suscetibilidade magnética (**C**), em comparação com a TC (**A**).

intraparenquimatosos. Essa lesão é conhecida simplesmente como hematoma intracerebral. Os hematomas intracerebrais tendem a ter menos edema circundante que as contusões corticais, porque representam sangramento para áreas de cérebro relativamente normais. A maioria dos hematomas intracerebrais está localizada na substância branca frontotemporal, embora também possam ocorrer nos núcleos da base (Figura 3.18). Com frequência, estão associados a fraturas do crânio e a outras lesões neuronais primárias, inclusive contusões e lesão axonal difusa. Caso não existam outras lesões significativas, os pacientes com hematomas intracerebrais podem permanecer lúcidos após a lesão. Quando surgem sinais ou sintomas, eles comumente resultam do efeito de massa associado a um hematoma em processo de expansão. Quando também é realizada uma angio-TC, o achado de extravasamento ativo do contraste para o hematoma é preditivo de futura expansão do hematoma e piora o desfecho clínico. Hematomas intracerebrais também podem ocorrer posteriormente e ser secundários à hemorragia tardia, que é outra causa de deterioração clínica durante os primeiros dias após o TCE.

Lesão da substância cinzenta subcortical é uma manifestação incomum de lesão intra-axial primária e é vista como múltiplas hemorragias petequiais afetando basicamente os núcleos da base e o tálamo. Essas lesões representam coleções perivasculares microscópicas de sangue que podem resultar de ruptura de múltiplos vasos perfurantes pequenos. Essas lesões são, tipicamente, observadas após TCE grave.

Lesões vasculares como causas de hematomas intra-axiais e extra-axiais já foram comentadas. Outros tipos de lesão vascular traumática incluem: dissecção ou oclusão arterial (Figura 3.19), formação de pseudoaneurisma (Figura 3.20) e fístula arteriovenosa adquirida (Figura 3.21). A lesão arterial acompanha, com frequência, as fraturas da base do crânio. A artéria carótida interna é a mais frequentemente lesionada, sobretudo nos locais de fixação,

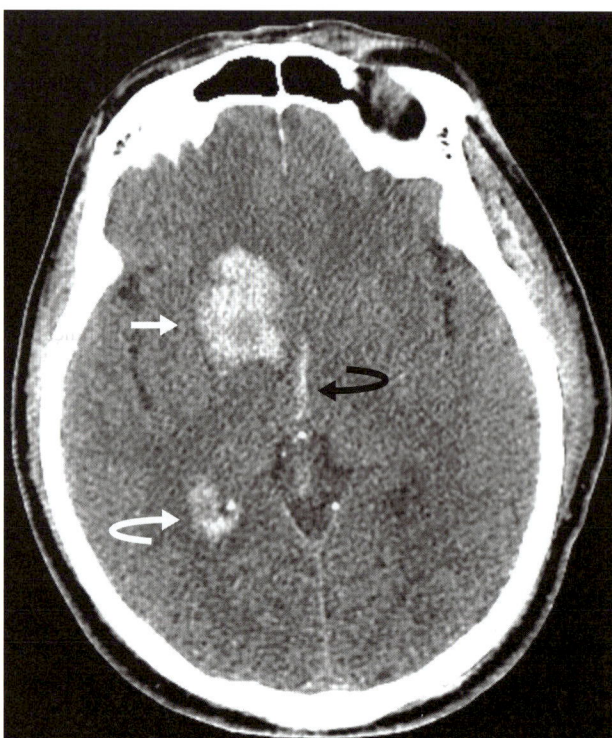

Figura 3.18 Hematoma intracerebral. Tomografia computadorizada (TC) axial mostra massa de alta atenuação (*seta reta*) na região núcleo-capsular direita compatível com hematoma intracerebral agudo. Existe extensão intraventricular de hemorragia para o ventrículo lateral direito (*seta curva branca*) e para o terceiro ventrículo (*seta curva preta*).

tais como na sua penetração no canal carotídeo na base da parte petrosa do osso temporal e na sua saída do seio cavernoso sob o processo clinoide anterior (Figura 3.20).

Os achados na RM de lesão vascular incluem: a existência de um hematoma intramural (mais bem visto nas imagens ponderadas em T1 com supressão de gordura, Figura 3.19A) ou retalho da túnica íntima, com dissecção; ou a ausência de fluxo vascular normal, com oclusão. Infarto parenquimatoso associado também pode ser visualizado. A angio-RM é igualmente útil na investigação, quando existe a suspeita de lesão vascular traumática (Figura 3.19B e C). Angiografias convencionais são, com frequência, necessárias para confirmar a existência de dissecção e para delineá-la, além de revelarem espasmo ou formação de pseudoaneurisma nas lesões da parede vascular.

A fístula carotídeo-cavernosa (FCC) é uma comunicação entre a parte cavernosa da artéria carótida interna e o plexo venoso circundante. Tipicamente, a lesão ocorre após uma lesão em toda a espessura da artéria carótida interna, resultando em ingurgitação venosa do seio cavernoso e de suas tributárias (p. ex., a veia oftálmica superior ipsilateral e o seio petroso inferior). Os achados podem ser bilaterais porque canais venosos conectam os seios cavernosos. Essa fístula resulta, mais frequentemente, de lesão cranioencefálica grave. Fraturas da base do crânio, sobretudo aquelas que envolvem o osso esfenoide, aumentam o risco de lesão associada da artéria carótida e do seio cavernoso. A FCC também pode resultar de ruptura de aneurismas da artéria carótida para o seio cavernoso. Na angio-TC ou na RM, a FCC pode se manifestar como alargamento da veia oftálmica, do seio cavernoso e do seio petroso, com vazios de fluxo (*flow voids*) nesses vasos vistos na RM. Podem ser observadas evidências de proptose, edema dos tecidos de partes moles pré-septais e alargamento da musculatura extraocular. De modo geral, o diagnóstico exige angiografia carotídea seletiva com aquisição rápida de imagens para demonstrar o local de comunicação (Figura 3.21). Ocasionalmente, os pacientes apresentam achados semanas ou meses após o traumatismo inicial.

As fístulas durais também estão associadas a traumatismo. Elas são provocadas, por exemplo, por laceração da artéria meníngea média, com consequente formação de fístula da artéria meníngea para a veia meníngea. A drenagem pelas veias meníngeas evita a formação de um hematoma epidural. Os pacientes podem ser assintomáticos ou apresentar queixas inespecíficas, inclusive tinido.

Mecanismos das lesões cranioencefálicas primárias. As pesquisas mais antigas sugeriam que as lesões cranioencefálicas poderiam ser explicadas por áreas de compressão de parênquima e rarefação causadas por impacto direto. Muitos autores ainda utilizam os termos "golpe" e "contragolpe" para descrever as lesões intracranianas que ocorrem caracteristicamente no lado do golpe aplicado contra a cabeça e no lado oposto, respectivamente. Todavia, Gentry *et al.* questionaram o uso desses termos porque eles implicam, incorretamente, lesão neuronal provocada por tensões de compressão e rarefação subsequentes ao impacto direto.[22]

Gennarelli *et al.* mostraram, em um modelo primata, que todos os principais tipos de lesões intra-axiais, bem como hematoma subdural, podem ser provocados apenas por aceleração rotacional da cabeça, sem impacto direto.[26] Apenas fraturas do crânio e hematomas epidurais exigem golpe físico na cabeça. A aceleração rotacional provoca lesão em decorrência de forças de cisalhamento e não por tensões de compressão-rarefação. Não se acredita que a tensão por compressão-rarefação tenha uma participação importante na maioria das lesões cranioencefálicas.

As características da força de aceleração influenciam o tipo de lesão provocada. As contusões corticais e os hematomas intracranianos são mais graves quando o período de aceleração ou de desaceleração é muito curto, enquanto as lesões axonais difusas e as contusões por deslizamento estão associadas à aceleração ou à desaceleração mais prolongadas. Portanto, as lesões axonais difusas são mais frequentes em acidentes com veículos automotivos, enquanto contusões e hematomas são mais frequentes em episódios de queda.

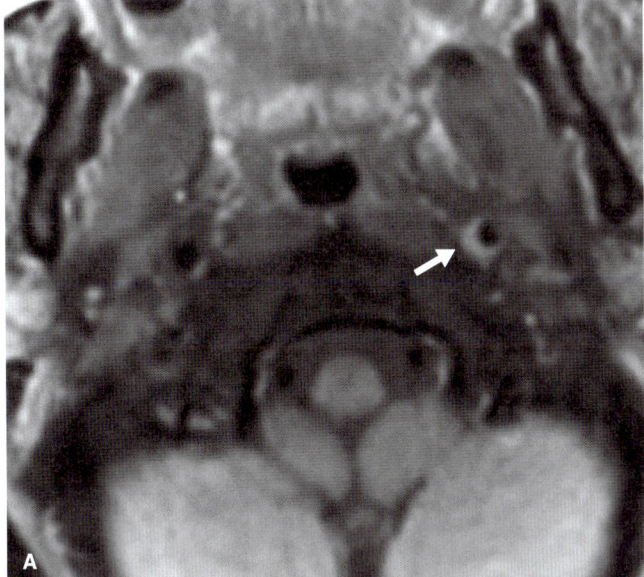

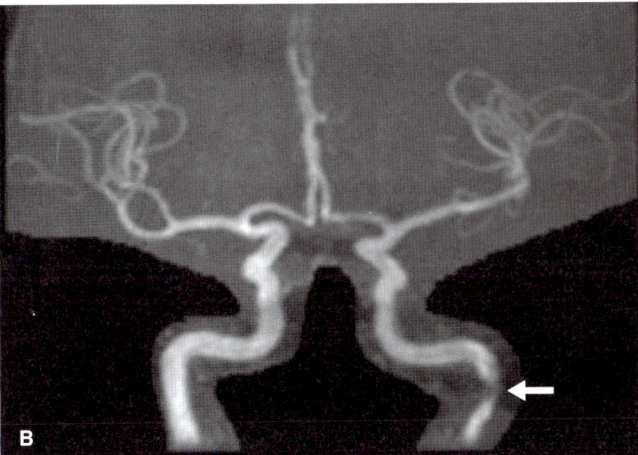

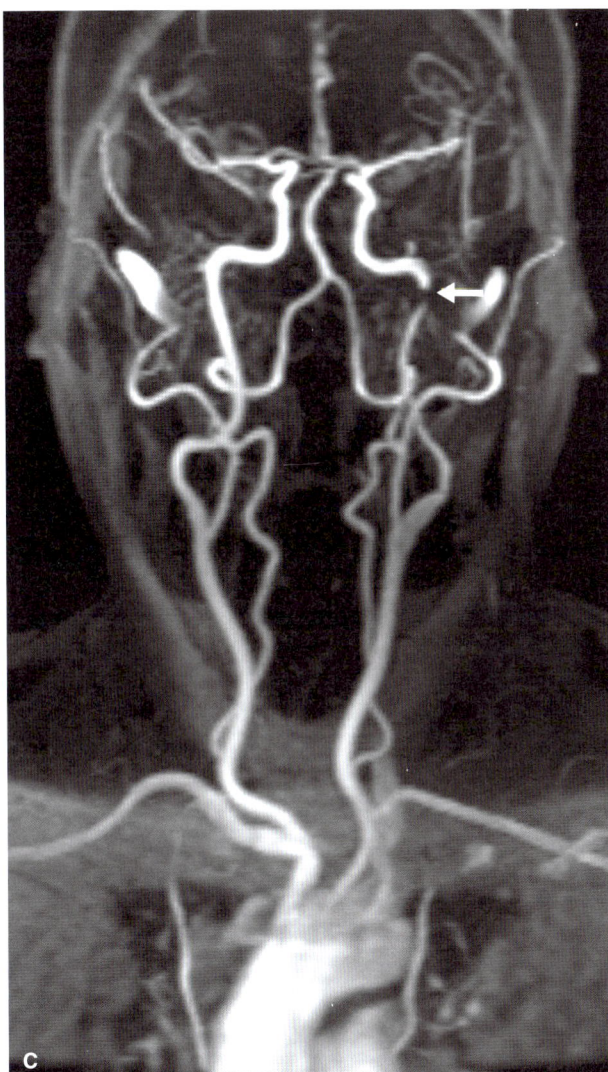

Figura 3.19 **Dissecção da artéria carótida. A.** Ressonância magnética (RM), imagem ponderada em T1 com supressão de gordura, mostra hiperintensidade de sinal em T1, em forma de crescente, de um hematoma intramural (*seta*) após dissecção da artéria carótida interna esquerda. **B.** Angio-RM, sem contraste, TOF (*time-of-flight*) do mesmo paciente revela estreitamento focal (*seta*) da artéria carótida interna esquerda na base do crânio, uma localização comum de dissecção traumática. Angio-RM da cabeça e do pescoço (**C**) também mostra estenose correspondente no local da base do crânio onde ocorreu a dissecção da artéria carótida interna esquerda (*seta*).

Lesões cranianas secundárias

Edema cerebral difuso é uma manifestação comum do TCE e pode ser consequência tanto de aumento do volume sanguíneo cerebral como de aumento do teor de líquido nos tecidos. Hiperemia consiste em aumento do volume sanguíneo, enquanto edema cerebral consiste em aumento do líquido tecidual. Ambos podem evoluir para efeito expansivo generalizado com apagamento dos sulcos cerebrais, das cisternas suprasselar e quadrigeminal e compressão do sistema ventricular. O apagamento das cisternas do tronco encefálico indica efeito expansivo substancial e pode sinalizar herniação transtentorial iminente.

O edema cerebral consequente à hiperemia ocorre com maior frequência em crianças e adolescentes. A patogênese ainda não foi plenamente elucidada, mas parece resultar de perda da autorregulação cerebral normal. Já a hiperemia é reconhecida na TC como efeito expansivo mal definido, apagamento dos sulcos cerebrais e atenuação normal do cérebro. Com frequência, os hematomas subdurais estão associados a edema unilateral do hemisfério cerebral ipsilateral.

Edema cerebral difuso ocorre secundariamente à hipoxia tecidual. Por causa do aumento do teor de líquidos nos tecidos, o edema reduz a atenuação nas imagens de TC, com diminuição da diferenciação entre a substância branca e a substância cinzenta. De modo geral, o cerebelo e o tronco encefálico são poupados e têm aspecto hiperdenso em relação aos hemisférios cerebrais (Figura 3.22). A foice inter-hemisférica e os vasos cerebrais têm aspecto denso, simulando uma hemorragia subaracnóidea aguda. Áreas focais de edema ocorrem, com frequência, em associação com contusões corticais e podem contribuir significativamente para o efeito expansivo.

Herniação do cérebro. Vários tipos de herniação ocorrem secundariamente ao efeito expansivo provocado pela lesão intracraniana primária. Esses tipos de herniação não são especificidades do TCE e podem ser secundários a efeito expansivo de outras etiologias, inclusive hemorragia intracraniana, infarto ou neoplasias (Figura 3.23).

Herniação subfalcina. Nela, o giro do cíngulo é deslocado através da linha média sob a foice inter-hemisférica. É o tipo mais comum de herniação cerebral (ver Figura 3.11). A compressão do ventrículo lateral adjacente pode ser vista na tomografia computadorizada (TC), assim como a dilatação do ventrículo contralateral, em decorrência de obstrução no nível do forame

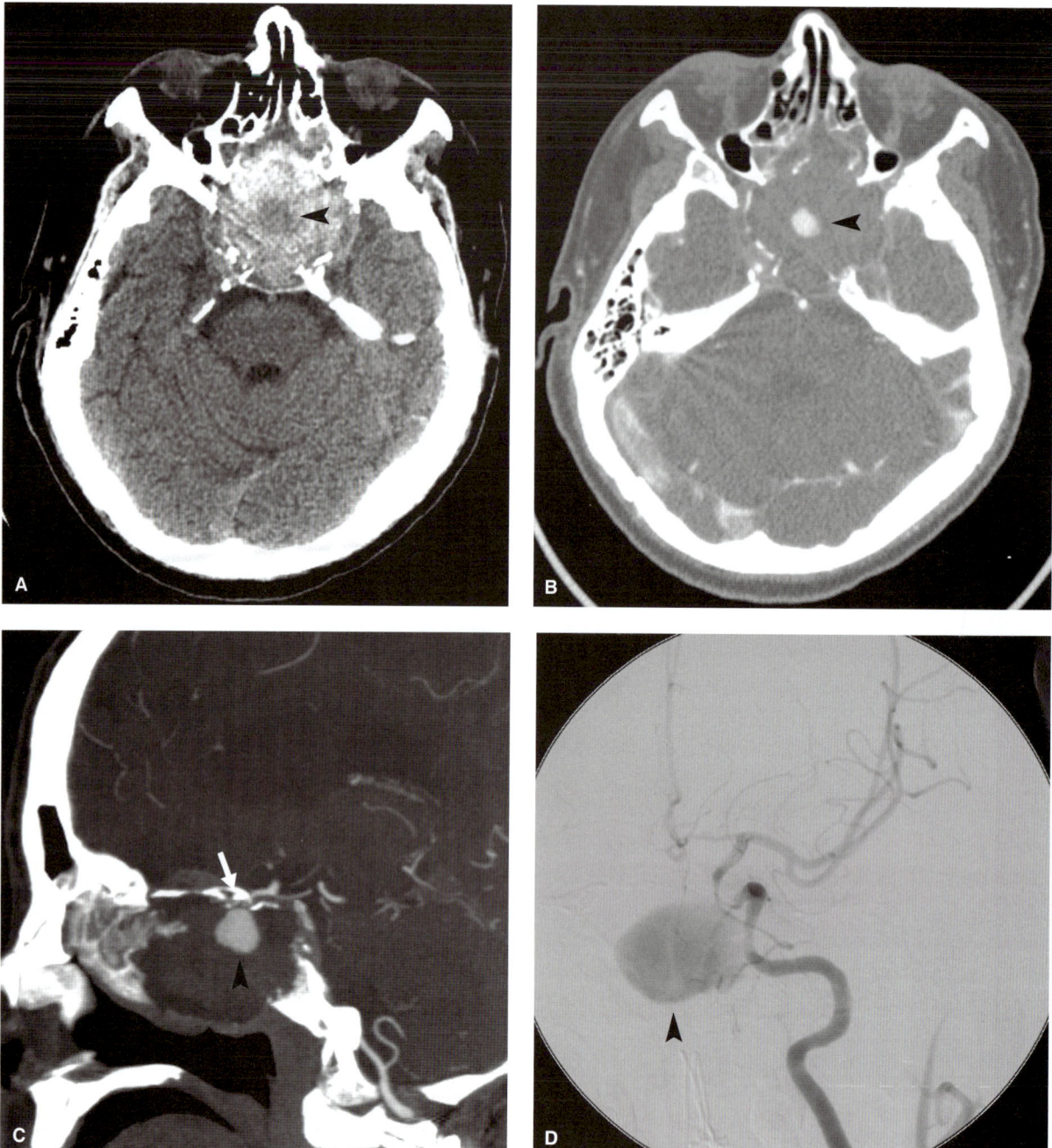

Figura 3.20 **Pseudoaneurisma pós-traumático.** Esse homem de 43 anos de idade apresentava cefaleia e manifestações visuais 3 meses após ter sofrido fraturas na face durante um acidente em veículo automotivo. A tomografia computadorizada (TC) sem contraste revela massa hiperdensa de grandes dimensões na base do crânio anterior (**A**) que estava erodindo o osso esfenoide, a sela turca e as órbitas. Imagens axial (**B**) e sagital (**C**) reformatadas de angio-TC realizadas no mesmo dia mostram a área central da massa sendo realçada (*ponta de seta*) na mesma magnitude que as artérias intracranianas adjacentes (**C**). Além disso, existe uma evidente conexão de colo estreito (*seta*) entre essa parte realçada e a porção cavernosa da artéria carótida interna esquerda (**C**), compatível com um pseudoaneurisma. Observe que a baixa densidade central (**A**, *ponta de seta*) no interior da parte trombosada de densidade mais elevada do pseudoaneurisma se correlaciona à área central realçada e não trombosada (**B**, *ponta de seta*) nas imagens pós-contraste. A angiografia por cateter (**D**), imagem feita após injeção na artéria carótida interna esquerda, mais uma vez revela o pseudoaneurisma (*ponta de seta*). Esse pseudoaneurisma foi posteriormente tratado com mola para embolização endovascular.

de Monro. As duas artérias cerebrais anteriores (ACA) podem ser deslocadas para o lado oposto. Esses pacientes correm risco de infarto da ACA, na distribuição do seu ramo calosomarginal, no local onde é comprimida contra a foice inter-hemisférica.

Herniação uncal. Essa herniação, em que a face medial do lobo temporal é deslocada medialmente sobre a margem livre do tentório, também é comum (Figura 3.24). A herniação uncal provoca apagamento focal da cisterna *ambiens* e da face lateral da cisterna suprasselar. Em raras ocasiões, o deslocamento do tronco encefálico provoca compressão do pedúnculo cerebral contralateral contra a margem do tentório, resultando em hemorragia ou infarto peduncular. A impressão focal no pedúnculo cerebral é denominada "entalhe de Kernohan". O efeito compressivo sobre o terceiro nervo craniano (oculomotor) e o pedúnculo cerebral contralateral provoca uma síndrome clínica caracterizada por dilatação pupilar maciça, com hemiparesia ipsilateral.

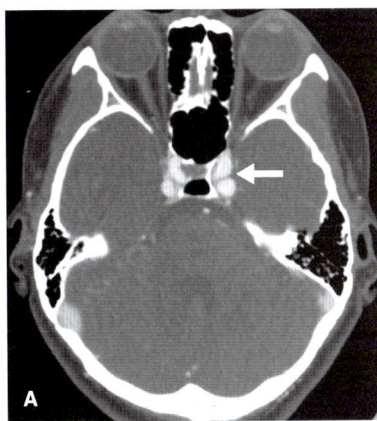
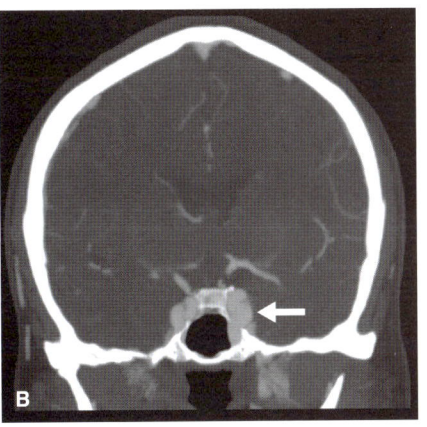
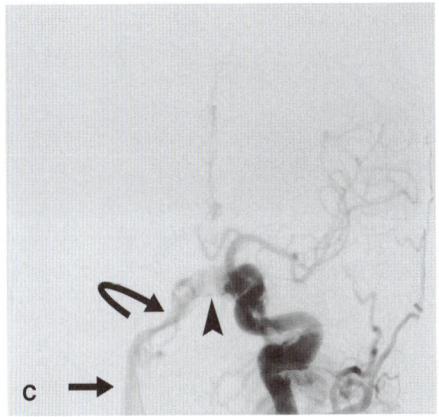

Figura 3.21 Fístula carotídeo-cavernosa. Imagens axial (**A**) e coronal (**B**) de uma angio-TC de crânio revelam distensão do seio cavernoso esquerdo (maior que o seio cavernoso direito) (*setas*). A angiografia subsequente da artéria carótida comum esquerda (**C**) do mesmo paciente mostra opacificação precoce anormal do seio cavernoso (*ponta de seta*), do seio petroso inferior (*seta curva*) e da veia jugular (*seta*) durante a fase arterial precoce.

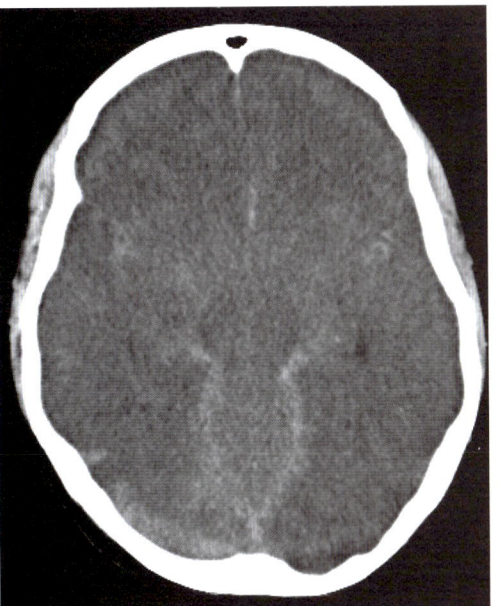
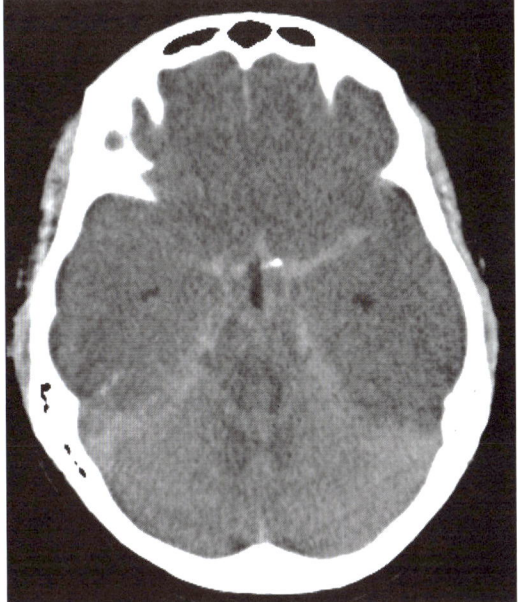

Figura 3.22 Edema cerebral difuso. Tomografia computadorizada (TC) sem contraste de um paciente que sofreu estrangulamento mostra redução difusa da atenuação dos hemisférios cerebrais, com desaparecimento da diferenciação entre a substância branca e a substância cinzenta, indicando edema cerebral difuso. O fato de o tronco encefálico e o cerebelo serem poupados faz com que essas estruturas tenham aspecto denso em relação ao resto do cérebro. O aumento relativo da densidade dos espaços subaracnóideos fez com que esse aspecto seja descrito como "pseudo-hemorragia subaracnóidea".

Herniação transtentorial. O cérebro pode herniar para cima ou para baixo através do tentório. A herniação transtentorial descendente é reconhecida pelo apagamento das cisternas suprasselar e perimesenfálica. A calcificação pineal, geralmente observada aproximadamente no mesmo nível do plexo coroide calcificado, nos trígonos dos ventrículos laterais, é deslocada inferiormente. Grandes hematomas na fossa posterior podem provocar herniação transtentorial ascendente, na qual o *vérmis* do cerebelo e partes dos hemisférios cerebelares podem herniar através da incisura do tentório. Em todo caso, esta é muito menos comum que a herniação transtentorial descendente. Hematomas na fossa posterior também podem provocar herniação descendente das tonsilas cerebelares através do forame magno. Por fim, pode ocorrer herniação externa, na qual edema ou efeito expansivo fazem com que o cérebro hernie através de um defeito da calvária. Essa herniação externa pode ser pós-traumática ou ocorrer por ocasião de uma craniotomia e impedir o fechamento do retalho do crânio.

Hidrocefalia. Pode ocorrer após hemorragia subaracnóidea ou intraventricular como resultado de comprometimento da reabsorção de líquido cerebrorraquidiano no nível das granulações aracnóideas, de obstrução no nível do aqueduto de Sylvius ou dos forames de saída do quarto ventrículo. Efeito expansivo do edema cerebral ou de um hematoma adjacente também pode provocar hidrocefalia pela compressão do aqueduto de Sylvius ou dos forames de saída do quarto ventrículo. Dilatação assimétrica do ventrículo lateral pode ser provocada por compressão do forame de Monro.

Isquemia ou infarto. Isquemia ou infarto pós-traumático pode resultar de elevação da pressão intracraniana, embolização a partir de dissecção vascular ou efeito expansivo direto em um vaso cerebral, por herniação cerebral ou coleção extra-axial sobrejacente. Além disso, os pacientes podem apresentar lesão isquêmica difusa consequente à redução aguda do fluxo sanguíneo

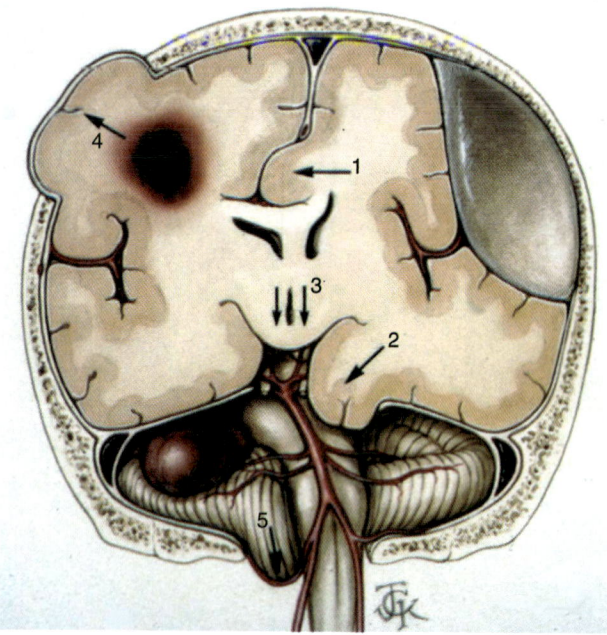

Figura 3.23 Diagrama dos principais tipos de herniação cerebral. (*1*) Herniação subfalcina; (*2*) herniação uncal; (*3*) herniação transtentorial descendente; (*4*) herniação externa; (*5*) herniação tonsilar. (Reproduzida com permissão de Gean AD, *Imaging of Head Trauma.* Philadelphia, PA: Lippincott Williams & Wilkins; 1994. p. 264.)

Extravasamento de líquido cerebrorraquidiano. Exige uma laceração na dura-máter e pode ocorrer após fraturas da calvária ou da base do crânio. A rinorreia liquórica ocorre após fraturas nas quais haja comunicação entre o espaço subaracnóideo e os seios paranasais ou a cavidade da orelha média. Otorreia liquórica ocorre quando a comunicação entre o espaço subaracnóideo e a orelha média cursa em associação com ruptura da membrana timpânica. A localização dos extravasamentos de líquido cerebrorraquidiano é difícil e pode resultar em infecção meníngea recorrente. A cisternografia com radionuclídeos é um exame extremamente sensível para detecção de extravasamentos de líquido cerebrorraquidiano; entretanto, a TC com contraste intratecal é necessária para uma localização anatômica detalhada do defeito (Figura 3.25).

Cisto leptomeníngeo ou "fratura crescendo" é causado por uma laceração traumática na dura-máter, possibilitando a evaginação da aracnoide-máter no local de uma sutura ou fratura de crânio. Isso resulta em alargamento lento e progressivo da sutura ou do defeito no crânio, provavelmente por causa das pulsações do líquido cerebrorraquidiano. O cisto leptomeníngeo é visto como um defeito lítico no crânio na TC ou nas radiografias simples de crânio (Figura 3.26), cujas dimensões aumentam com o passar do tempo. Na RM, o cisto leptomeníngeo acompanha o sinal do líquido cerebrorraquidiano em todas as sequências de pulso.

Encefalomalacia. A encefalomalacia focal consiste em perda de tecido com gliose circundante e é manifestação frequente de lesão cranioencefálica remota. Pode ser assintomática ou atuar como um foco epiléptico potencial. A TC revela áreas razoavelmente bem definidas de baixa atenuação, com perda de volume. Há dilatação de partes adjacentes do sistema ventricular. A encefalomalacia apresenta o mesmo sinal do líquido cerebrorraquidiano, exceto pela gliose, que apresenta aumento da intensidade de sinal na sequência FLAIR e nas imagens ponderadas em T2. O achado de encefalomalacia não é específico de lesão pós-traumática, mas as localizações são características: lobos temporais e parte anteroinferior dos lobos frontais. A perda focal de volume ao longo dos tratos de substância branca associada à morte celular é conhecida como degeneração walleriana e pode ser vista na TC e, sobretudo, na RM.

cerebral, à hipoxemia secundária à parada respiratória, ou ao estado de mal epiléptico. Os padrões de infarto consequentes a efeito expansivo focal incluem: infarto da ACA por herniação subfalcina, infarto da artéria cerebral posterior (ACP) por herniação uncal (ver Figura 3.24) e infarto da artéria cerebelar posteroinferior por herniação tonsilar. Isquemia ou infarto secundário à redução global da perfusão cerebral tendem a ocorrer nas típicas "áreas limítrofes" e não são específicos de traumatismo (ver Capítulo 4).

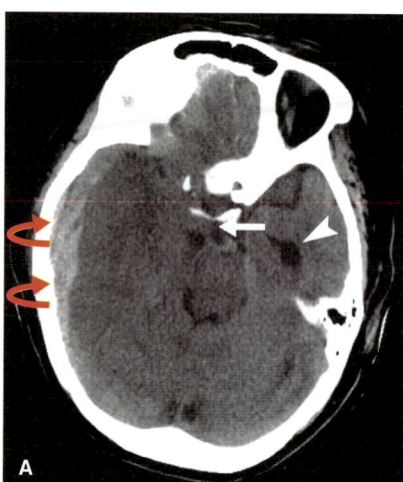
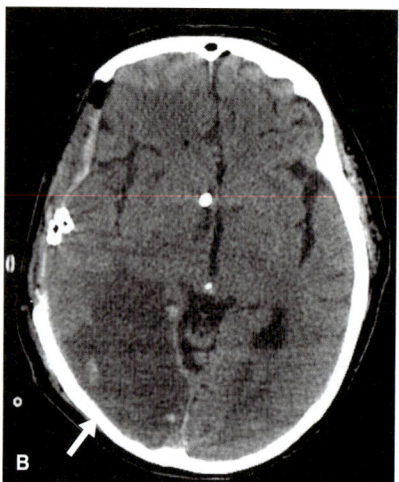
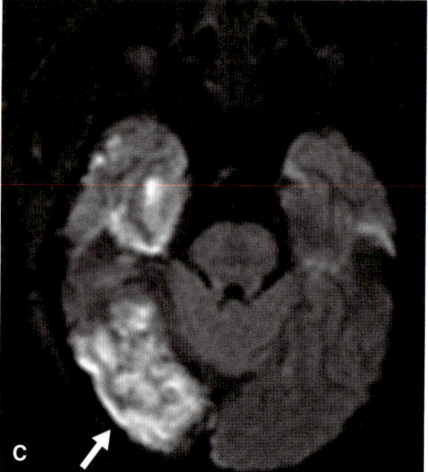

Figura 3.24 Herniação uncal. Imagens seriadas de mulher de 74 anos de idade após lesão cerebral traumática. Imagem pré-operatória de tomografia computadorizada (TC) não contrastada (**A**) mostra efeito expansivo promovido pelo hematoma subdural holo-hemisférico à direita (*setas curvas*), que resulta em substancial herniação uncal à direita (*seta reta*) e encarceramento do corno temporal do ventrículo lateral esquerdo (*ponta de seta*). TC sem contraste pós-operatória, obtida no mesmo dia (**B**), revela craniectomia descompressiva, implantação de dreno ventricular e uma grande imagem hipodensa nova, envolvendo o território da artéria cerebral posterior direita (*seta*), compatível com infarto. Ressonância magnética (RM) ponderada em difusão (**C**) obtida 4 dias depois da lesão inicial confirma o infarto no território da artéria cerebral posterior direita (*seta*), secundário à compressão da parte proximal da artéria cerebral posterior (ACP) pelo úncus direito previamente herniado.

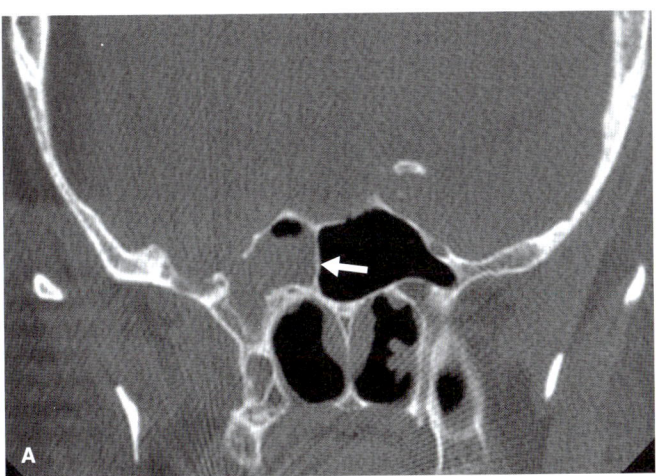
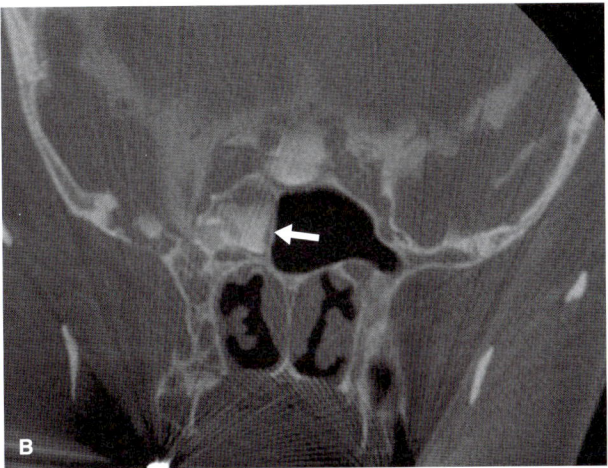

Figura 3.25 Extravasamento de líquido cerebrorraquidiano. Mulher de 55 anos de idade com história remota de traumatismo e meningite. Imagem reformatada no plano coronal de uma tomografia computadorizada (TC) não contrastada (**A**) revela opacificação quase completa do seio esfenoidal direito (*seta*), com um grande defeito ósseo entre a parede lateral do seio esfenoidal direito e a fossa média do crânio. A cisternografia por TC após injeção intratecal do agente de contraste (**B**) confirma o extravasamento anormal de líquido cerebrorraquidiano da fossa média do crânio para o seio esfenoidal (*seta*).

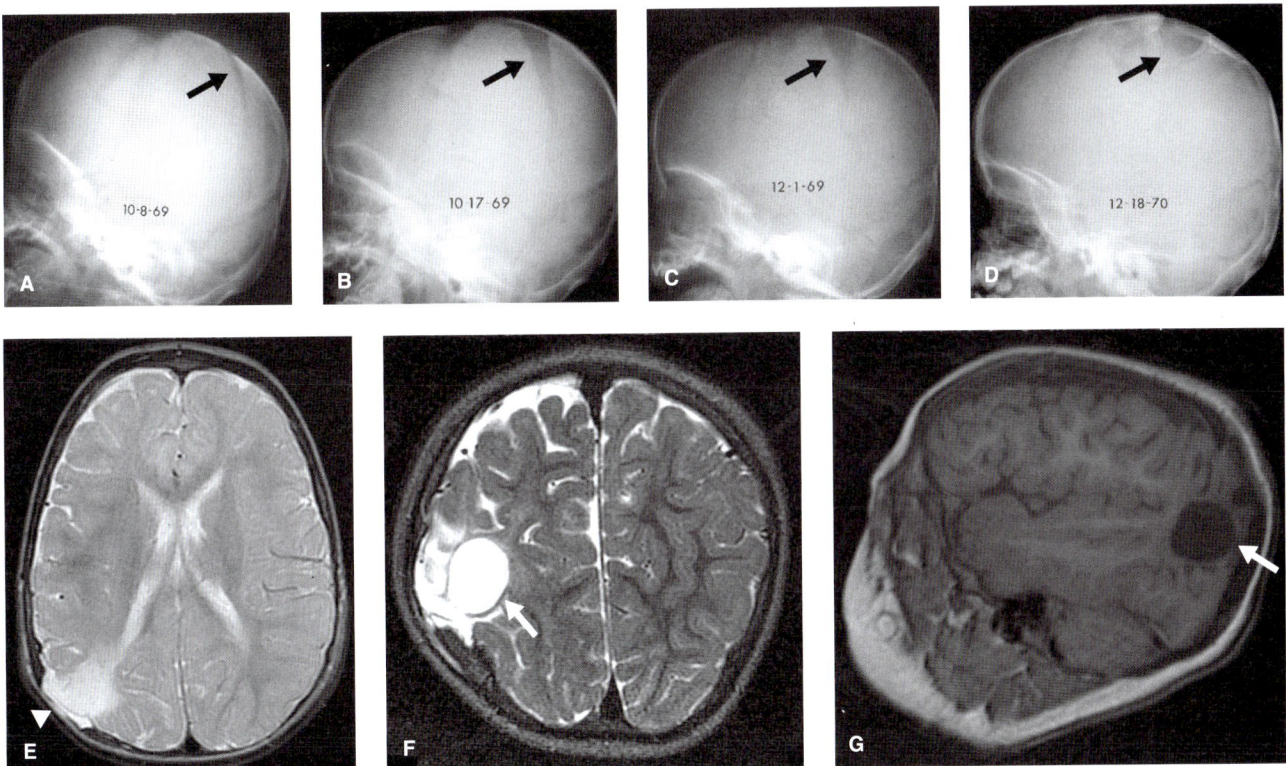

Figura 3.26 Cisto leptomeníngeo. Radiografia de crânio, incidência lateral (**A**), de um lactente de 6 meses de vida que se apresentou inconsciente mostra uma fratura com discreta diástase (*seta preta*) do osso parietal. As radiografias de acompanhamento após 2 semanas (**B**) e 6 semanas (**C**) mostram alargamento progressivo da fratura (*setas*). O cisto leptomeníngeo crônico (**D**, *seta*) resultante é visto como uma lesão lítica lobulada com margens serrilhadas. Ressonância magnética (RM) (**E** a **G**) de outro lactente com 13 meses de vida que caiu dos braços da mãe 9 meses antes. As imagens ponderadas em T2, axial (**E**) e coronal (**F**), e a imagem ponderada em T1 sagital (**G**) revelam uma lesão cística (*setas*) com encefalomalacia circundante no córtex temporoparietal, que se estende para um defeito no osso parietal sobrejacente, sendo compatível com um cisto leptomeníngeo crônico. Observe que o cisto segue o sinal do liquor nas imagens ponderadas em T1 e T2.

Lesão do tronco encefálico

Primária. A forma mais comum de lesão primária do tronco encefálico é a lesão axonal difusa, que compromete a face dorsolateral do mesencéfalo e a parte superior da ponte (Figura 3.27). Os pedúnculos cerebelares superiores e os lemniscos mediais são especialmente vulneráveis. Tanto a localização como a ausência de volume suficiente de hemorragia dificultam o diagnóstico dessa lesão na TC. A lesão axonal difusa no tronco encefálico quase sempre está associada a lesões da substância branca frontal ou temporal e do corpo caloso. Isso a diferencia de um tipo raro de lesão primária causado pelo impacto direto da margem livre do tentório no tronco encefálico. A lesão primária do tronco encefálico também pode ocorrer na forma de múltiplas

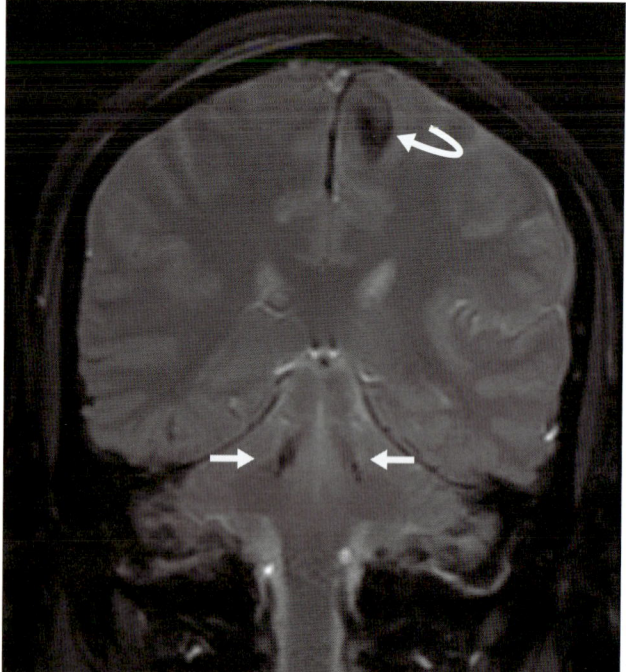

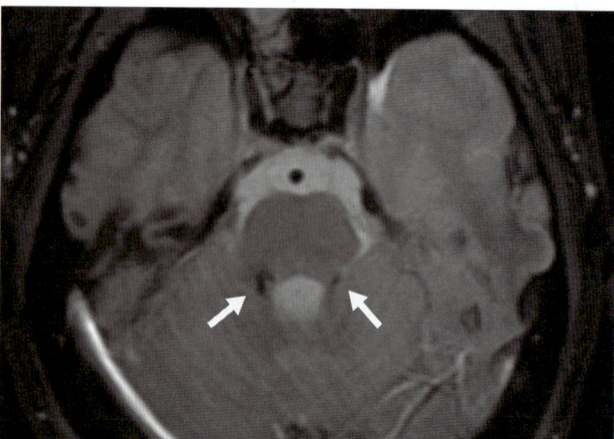

Figura 3.27 Lesão primária do tronco encefálico. Ressonância magnética (RM), imagens coronal e axial, sequência GRE, de uma pessoa de 27 anos de idade após grave acidente de motocicleta resultando em lesão axonal difusa. Observe as *setas retas* apontando para lesões com aumento da suscetibilidade magnética (sinal baixo), acometendo os pedúnculos cerebelares superiores bilateralmente, um local comum de lesão axonal traumática no tronco encefálico. A imagem coronal também revela lesões supratentoriais, inclusive um pequeno hematoma subdural parafalcino e lesão axonal subcortical (*seta curva*).

hemorragias petequiais nas regiões periaqueductais, na parte rostral do tronco encefálico (ver discussão anterior sobre lesão da substância cinzenta subcortical). Essas hemorragias petequiais não estão associadas à lesão axonal difusa, embora apresentem distribuição semelhante. Esse tipo de lesão representa ruptura dos vasos sanguíneos penetrantes do tronco encefálico por cisalhamento e tem prognóstico sombrio.

Uma forma extremamente rara de lesão primária indireta do tronco encefálico é a separação bulbopontina. Como está implicado no termo, trata-se de uma solução de continuidade na face ventral do tronco encefálico, na junção da ponte com o bulbo (medula oblonga). Existe um espectro de gravidade, desde uma pequena laceração até a avulsão completa do tronco encefálico. A separação bulbopontina pode ocorrer sem lesão cerebral difusa associada. Essa lesão é, de modo geral, fatal.

Secundária. A lesão secundária do tronco encefálico inclui infarto, hemorragia ou compressão do tronco encefálico como resultado de patologia sistêmica ou adjacente. Em geral, o infarto do tronco encefálico, em decorrência de hipoperfusão cerebral induzida por hipotensão, é acompanhado por lesão isquêmica supratentorial. O tronco encefálico é relativamente poupado nos casos de lesão hipóxica. Sua compressão mecânica ocorre, de modo geral, na vigência de herniação uncal. Pode ser observado, ainda, deslocamento ou modificação do formato global do tronco encefálico como resultado do efeito expansivo. Lesão neurológica causada por compressão do tronco encefálico pode ser reversível quando não existem lesões intrínsecas deste.

De modo geral, as lesões do tronco encefálico que resultam de herniação descendente, ou hipoxia ou isquemia, envolvem a face ventral ou a face ventrolateral do tronco encefálico, ao contrário das lesões primárias do tronco encefálico, que são mais comuns em sua face dorsolateral. Uma lesão secundária característica do tronco encefálico é a hemorragia de Duret. Trata-se de um hematoma na linha média do tegmento da parte rostral da ponte e do mesencéfalo, associado à herniação transtentorial descendente. Acredita-se que resulte de estiramento ou de laceração das artérias penetrantes quando há deslocamento caudal do tronco encefálico (Figura 3.28). O infarto do tronco encefálico é outro tipo de lesão secundária deste e que ocorre, tipicamente, no tegmento central da ponte e do próprio tronco encefálico.

Traumatismo penetrante

Ao contrário dos traumatismos cranioencefálicos contusos (não penetrantes), nos quais uma lesão difusa ocorre, com frequência, secundariamente a cisalhamento induzido por aceleração, na lesão por objeto penetrante o dano é definido pela trajetória desse objeto. Os objetos pontiagudos penetrantes, como facas e cacos de vidro, provocam laceração ao longo do trajeto, com consequente sangramento ou infarto, em decorrência de lesão vascular. Radiografias simples ou TC conseguem confirmar e localizar corpos estranhos intracranianos radiopacos. Vidro com chumbo e metal são hiperdensos na TC, enquanto a madeira é hipodensa.

Os ferimentos por projetil de arma de fogo (PAF) estão entre as causas mais comuns de TCE penetrante. Os PAF também podem causar o tipo de ferimento observado no traumatismo não penetrante por causa do substancial impacto do projetil no crânio. Corpos estranhos metálicos, como fragmentos de bala, provocam frequentemente artefatos estriados (*streak artifact*) que podem mascarar uma lesão subjacente. A inclinação do *gantry* do tomógrafo ajuda a minimizar esse artefato, porque modifica o plano de corte. Os locais de entrada e saída podem, com frequência, ser diferenciados pela direção da chanfradura do defeito na calvária ou pelo padrão de fratura dela. O trajeto do PAF pode, com frequência, ser reconhecido na TC como uma faixa hemorrágica linear (Figura 3.29). Os ferimentos causados por arma de fogo nos quais o projetil atravessa a linha média, ou nos quais são vistos pequenos fragmentos destacados do projetil principal, estão associados a pior prognóstico.

Outras complicações da lesão penetrante são causadas por fraturas do crânio e lacerações da dura-máter, com consequentes pneumoencéfalo, extravasamento de líquido cefalorraquidiano e infecção. Fragmentos de osso, pele ou cabelo que penetram no cérebro também aumentam o risco de formação subsequente de abscesso.

Previsão do desfecho após traumatismo cranioencefálico agudo

A escala de coma de Glasgow, que estratifica os pacientes que sofreram TCE agudo com base em achados clínicos (incluindo nível de consciência, reflexos do tronco encefálico e resposta a estímulos álgicos), ajuda a padronizar a avaliação da gravidade

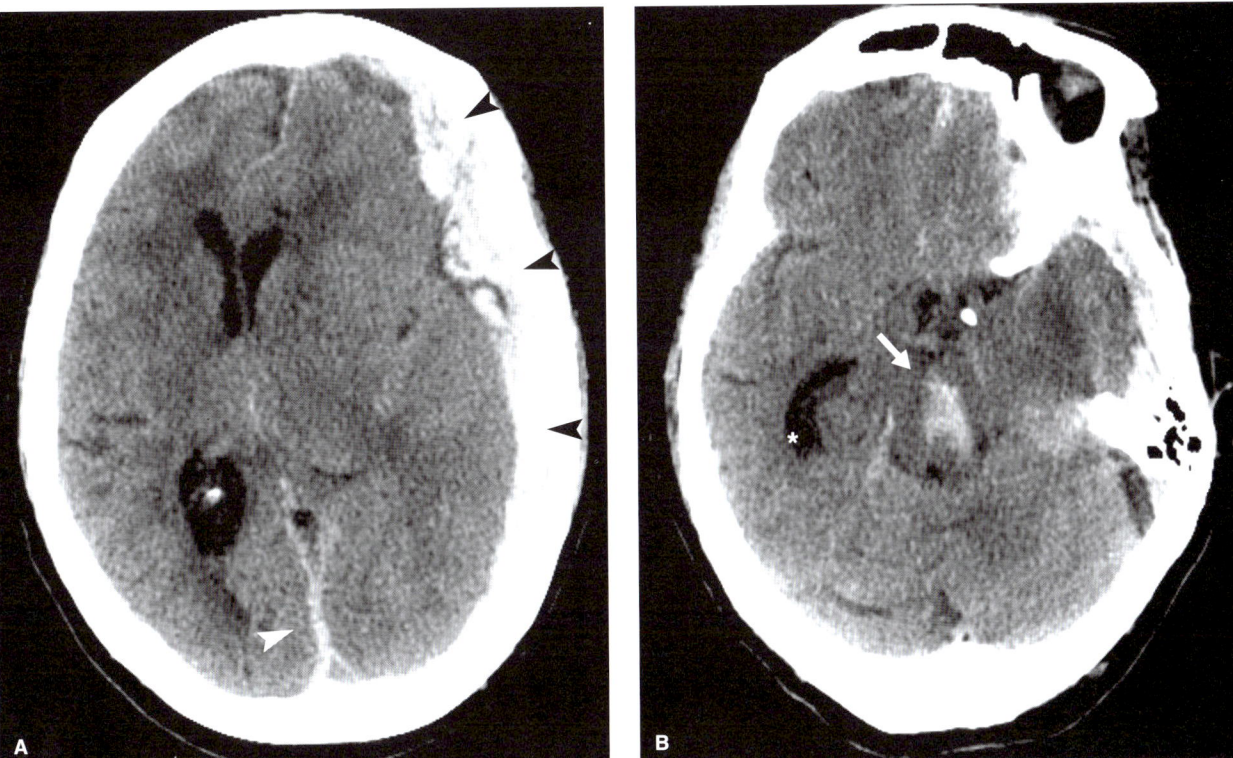

Figura 3.28 Hemorragia de Duret. Imagens axiais de tomografia computadorizada (TC) não contrastada de mulher de 80 anos de idade revelam hematomas subdural holo-hemisférico à esquerda (**A**, *pontas de seta pretas*) e subdural parafalcino (**A**, *ponta de seta branca*). As complicações secundárias ao efeito expansivo incluem: herniação subfalcina (**A**), herniação transtentorial descendente e uncal à esquerda (**B**), encarceramento secundário do corno temporal do ventrículo lateral direito (*asterisco*) e hemorragia aguda no mesencéfalo (não mostrada) e na ponte (**B**), conhecida como hemorragia de Duret (*seta*). A hemorragia de Duret é um tipo de lesão secundária do tronco encefálico que ocorre em associação com herniação transtentorial descendente e pode ser diferenciada da maioria das lesões primárias do tronco encefálico por sua localização na linha média (compare com a Figura 3.27).

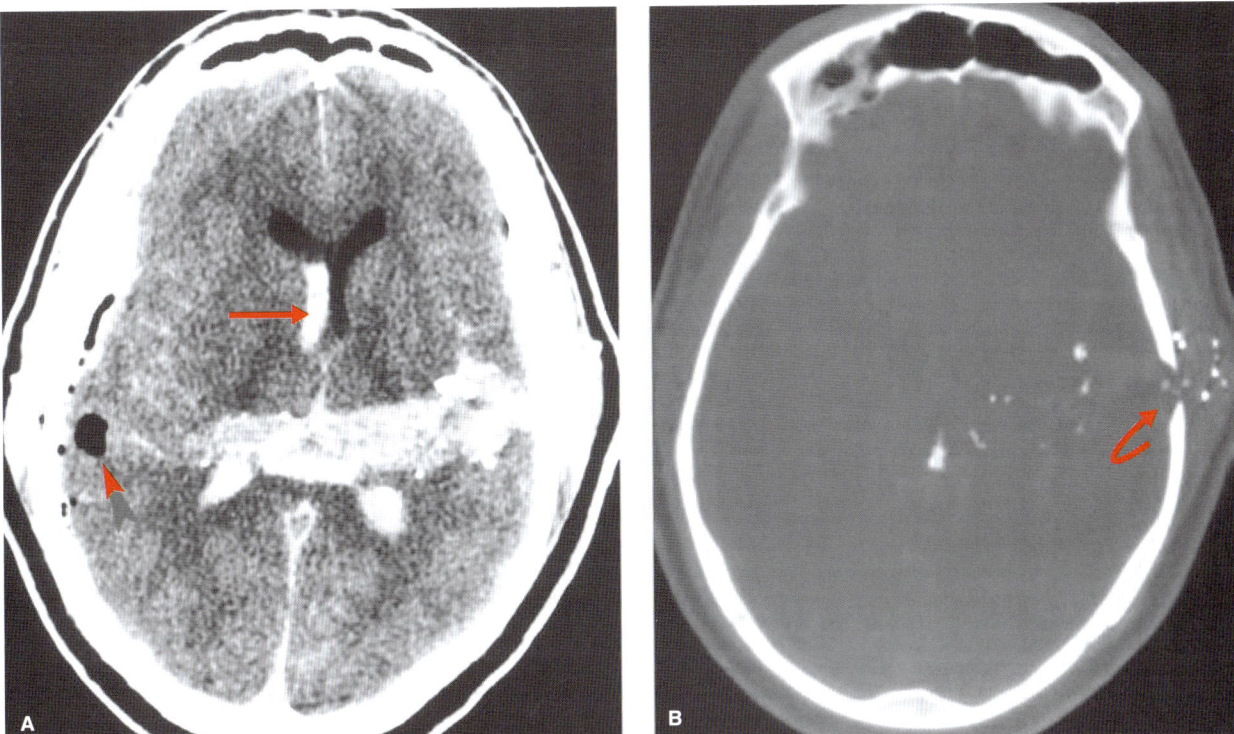

Figura 3.29 Ferimento por projetil de arma de fogo. A. Tomografia computadorizada (TC) não contrastada mostra hemorragia delineando a trajetória do projetil de arma de fogo. Há também hemorragias intraventricular (*seta*) e subaracnóidea, bem como pneumoencéfalo (*ponta de seta*) e hematoma subdural à direita. **B.** Janela óssea mostra o típico ponto de entrada biselado (*seta curva*) e fragmentos dispersos do projetil de arma de fogo. (Reimpressa com permissão de Gean AD. *Imaging of Head Trauma.* Philadelphia, PA: Lippincott Williams & Wilkins; 1994. p. 193.)

da lesão (Tabela 3.1). Escores de 13 a 15 na escala de coma de Glasgow indicam TCE leve; escores de 9 a 12 indicam TCE moderado; e escores iguais ou inferiores a 8, TCE grave. Embora exista uma correlação direta entre o escore inicial da escala de coma de Glasgow e as subsequentes taxas de morbidade e mortalidade, a escala de coma de Glasgow tem capacidade preditiva limitada do desfecho a longo prazo. Da mesma maneira, os achados na TC, embora sejam valiosos na identificação de lesões que demandam intervenção aguda, não se correlacionam bem com o prognóstico. Existem evidências crescentes, todavia, de que a RM será valiosa na determinação do prognóstico dos pacientes após TCE grave.[11,27,28] Isso reflete o fato de a RM ser melhor que a TC na detecção de lesão no tronco encefálico e de lesão axonal difusa. Constatou-se ainda que as imagens de RM têm boa correlação com os escores iniciais da escala de coma de Glasgow e com o número e a distribuição da lesão axonal difusa. Numerosas lesões axonais difusas e o achado dessas lesões no corpo caloso ou no tronco encefálico estão associados a achados clínicos mais graves e a escores iniciais baixos na escala de coma de Glasgow. O fato mais importante é, talvez, que o número de lesões axonais difusas e a lesão no tronco encefálico ou as lesões axonais difusas no corpo caloso estão associadas a um desfecho ruim a longo prazo.[29] O número de contusões corticais não está relacionado com o desfecho, exceto quando existir efeito expansivo significativo. A correlação também não é boa entre um hematoma epidural ou subdural isolado e o desfecho a longo prazo, a menos que também exista herniação transtentorial.

Maus-tratos infantis ou abuso infantil

Traumatismo não acidental é responsável por, no mínimo, 80% das mortes por TCE em crianças com menos de 2 anos de idade.[30] É importante levar em conta a possibilidade de maus-tratos infantis e reconhecer as manifestações características quando houver essa suspeita.

Fraturas de crânio representam a segunda lesão esquelética mais comum nos casos de maus-tratos infantis, logo após a fratura de ossos longos. As fraturas de crânio são encontradas em aproximadamente 50% das crianças com lesões intracranianas após maus-tratos.[31,32] Quando existir a suspeita de lesão intracraniana, a TC deve ser o exame de imagem inicial. Raramente é indicada a realização de radiografias de crânio, exceto, talvez, para documentação de lesão craniana em crianças sem alterações neurológicas, quando houver a suspeita de maus-tratos.

TABELA 3.1 Escala de coma de Glasgow.*

■ ABERTURA DOS OLHOS	■ MELHOR RESPOSTA MOTORA	■ MELHOR RESPOSTA VERBAL
4 – Espontânea	6 – Obedece a comando verbal	5 – Orientada
3 – Ao comando verbal	5 – Localiza estímulo	4 – Confusa
2 – Ao estímulo álgico	4 – Afasta-se do estímulo	3 – Palavras inapropriadas
1 – Não reage	3 – Flexão anormal	2 – Palavras ininteligíveis
	2 – Postura de extensão	1 – Nenhuma resposta
	1 – Flacidez	

*O escore total é o somatório dos pontos em cada categoria.

Hematomas subdurais são a complicação intracraniana mais frequentemente reconhecida em casos de maus-tratos infantis. A associação entre hematomas subdurais e hemorragias retinianas em crianças com fraturas metafisárias em ossos longos foi descrita por Caffey como "lesão em chicotada por sacudida", em 1946.[33] Acreditava-se que o mecanismo das lesões eram as sacudidas violentas, com geração de forças de cisalhamento e rotacionais no interior da caixa craniana por causa da musculatura fraca do pescoço na criança. O mecanismo poderia incluir impacto contra um objeto de consistência mole, como um colchão, que comprovadamente aumenta as forças produzidas pelas sacudidas, podendo provocar coma, hematomas subdurais e lesão cerebral primária. Daí o termo "lesão por impacto e sacudida".

Nos casos de maus-tratos infantis, os hematomas subdurais são encontrados na parte posterior da fissura inter-hemisférica. Esses hematomas são vistos na TC como coleções hiperdensas com margem medial plana ao longo da foice e margem lateral convexa irregular. Hematomas subdurais também podem ser encontrados ao longo da convexidade, sobre a superfície do tentório, na base do crânio ou na fossa posterior. Ocasionalmente, coleções de líquido extra-axiais de baixa densidade são observadas em lactentes sem infecção ou traumatismo precipitantes evidentes. Essas coleções representam, mais frequentemente, espaços de líquido cefalorraquidiano, conhecidos como "dilatação benigna do espaço subaracnóideo do lactente", embora possam simular hematomas subdurais crônicos. Elas são encontradas em lactentes neurologicamente normais, com 3 a 6 meses de vida, que apresentam aumento da circunferência craniana. Esses lactentes não precisam de tratamento e o quadro costuma regredir até os 2 anos de idade. Um termo antigo para essa condição, "hidrocefalia externa", foi abandonado por muitos especialistas porque não descreve a natureza benigna da condição. Hematomas epidurais não são encontrados com frequência em crianças vítimas de maus-tratos.

A manifestação intra-axial mais comum de TCE relacionado com maus-tratos infantis é edema cerebral difuso. Acredita-se que o edema inicial seja causado por vasodilatação associada à perda da autorregulação. Nesse estágio, a lesão pode ser reversível apesar dos achados dramáticos na TC. Esta, por sua vez, revela apagamento global do espaço subaracnóideo e compressão dos ventrículos. À medida que o cérebro se torna edemaciado, a atenuação normal das substâncias branca e cinzenta pode parecer indistinguível ou estar invertida. Os hemisférios cerebrais apresentam diminuição difusa da atenuação. O tronco encefálico, o cerebelo e, possivelmente, as estruturas de substância cinzenta profundas são poupados (ver Figura 3.22). Edema cerebral na síndrome da criança sacudida também pode ocorrer secundariamente a depressão respiratória, apneia e hipoxia. As outras manifestações de lesão intra-axial descritas previamente neste capítulo também podem ser encontradas nas crianças vítimas de maus-tratos, inclusive lesão axonal difusa e lesão do tronco encefálico. Contusões corticais ocorrem, mas são consideradas menos comuns, possivelmente porque a superfície interna do crânio é relativamente lisa nas crianças. Em lactentes, o TCE pode resultar em lacerações na junção das substâncias branca e cinzenta, sobretudo nos lobos frontal e temporal.

O achado de múltiplas lesões de idades diferentes também é fortemente sugestivo de maus-tratos infantis. Sequelas crônicas de TCE em crianças incluem: coleções subdurais crônicas (que ocasionalmente calcificam), atrofia cerebral global e encefalomalacia. Embora a TC seja a modalidade de exame de imagem preferida para a avaliação de TCE agudo em crianças, a RM pode ajudar a identificar coleções subdurais ou depósitos de hemossiderina secundários a hemorragias anteriores. A capacidade da RM de identificar essas hemorragias intracranianas antigas a torna uma ferramenta importante na avaliação de suspeita de maus-tratos. Em alguns centros, foi proposto que a RM se tornasse um complemento necessário nessa avaliação.

Quando os pacientes estiverem clinicamente estáveis, após traumatismo craniano, a RM também é recomendada, para ajudar na determinação da extensão total da lesão e no seu prognóstico. Exames de RM "rápida", com sequências limitadas e tempo de aquisição das imagens reduzido para 3 a 4 minutos, poderão ajudar no futuro; porém, mais estudos ainda são necessários, a fim de garantir que a precisão do diagnóstico venha a ser comparável com a TC e com a RM padrão.[35]

Traumatismo facial

Estratégia de aquisição de imagens

TC. A TCMD também suplantou a radiografia simples como modalidade preferida para a avaliação de fraturas da face, porque fornece excelentes detalhes ósseos. Aquisições volumétricas possibilitam espessuras submilimétricas de corte e reformatação multiplanar a partir de uma única aquisição. Reformatações coronais são especialmente valiosas para a avaliação das órbitas, do palato e do assoalho do crânio. Os dados volumétricos da TC também podem ser usados para criar reconstruções tridimensionais que podem ser úteis na avaliação de fraturas complexas, ou no planejamento pré-operatório. Janelas de tecidos de partes moles são usadas para avaliação de complicações como hematoma orbitário, encarceramento de músculo extraocular ou compressão do nervo óptico. Não é necessário contraste, exceto na rara circunstância de suspeita de lesão vascular.

Radiografias simples. Embora as radiografias simples sejam menos solicitadas atualmente, as fraturas de face podem, com frequência, ser diagnosticadas por esses exames de imagem e ainda são solicitadas em casos menos complicados. De modo geral, é adequado solicitar quatro incidências na avaliação de traumatismo agudo de face. As incidências são as de Caldwell, de Waters, lateral e submentovértice. As incidências lateral e submentovértice são obtidas com feixe horizontal, possibilitando a detecção de níveis hidroaéreos.

RM. É difícil visualizar os ossos da face na RM, porque eles e os seios paranasais aerados adjacentes são relativamente desprovidos de sinal. A RM pode ser útil no caso de lesões do conteúdo orbitário, incluindo o nervo óptico, o globo ocular e os músculos extraoculares. Também é valiosa na avaliação de complicações vasculares potenciais, tais como dissecções arteriais, pseudoaneurismas e fístulas arteriovenosas. A RM é a melhor maneira de investigar traumatismo da articulação temporomandibular (ATM).

Angiografia. Esse exame é solicitado quando as evidências clínicas ou radiográficas sugerem uma lesão vascular. A ocorrência de lesões vasculares é mais frequente em vítimas de traumatismo penetrante, como ferimentos por PAF ou por arma branca. Fraturas que se estendem através do canal carotídeo também predispõem a lesão vascular e exigem investigação angiográfica.

Achados nos tecidos de partes moles

Sinais indiretos de lesão facial na TC e nas radiografias simples podem ser evidências objetivas de traumatismo, podem ajudar na identificação do local do impacto e também direcionar a atenção para áreas de potencial lesão óssea.

A opacificação dos seios da face sugere a existência de fratura associada, sobretudo quando são visualizados níveis hidroaéreos. Estes são visualizados mais frequentemente no seio maxilar, embora possam ocorrer igualmente nos seios frontal ou esfenoidal. Os ossos etmoides podem ser opacificados no caso de hemorragia aguda, mas é menos provável que apresentem níveis hidroaéreos nas radiografias simples, provavelmente porque contêm septações internas.

O achado de ar nos tecidos de partes moles também é sugestivo de fraturas associadas, dependendo de sua localização. Enfisema orbitário é causado, com maior frequência, por fratura da delgada parede orbital medial. As fraturas por explosão (*blow-out*) da órbita também podem causar enfisema orbitário (Figura 3.30).

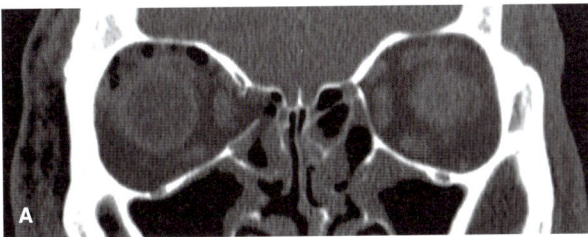
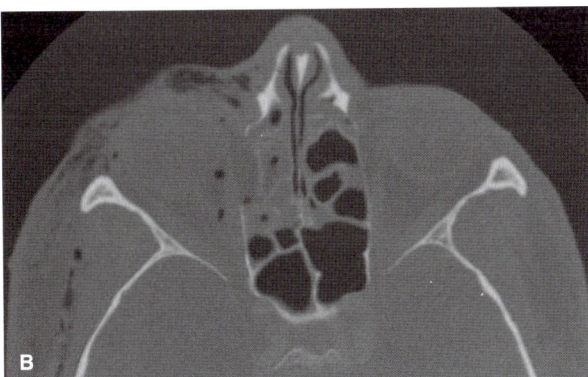
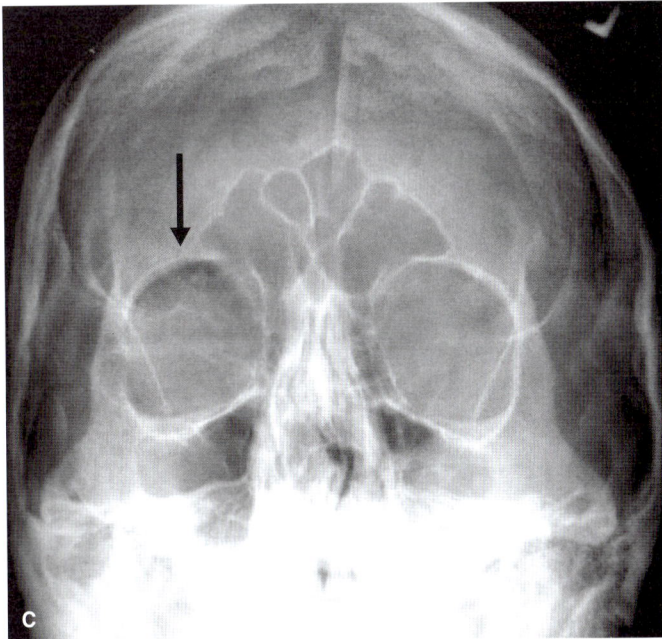

Figura 3.30 Fratura da parede medial da órbita. Imagens coronal (**A**) e axial (**B**) através das órbitas revelam perda da continuidade da lâmina papirácea (lâmina orbital do osso etmoide), que forma a parede orbital medial. Existe herniação de gordura orbitária, através do defeito, para as células etmoidais direitas (**A**), e gás proveniente do seio paranasal é visualizado na órbita (enfisema orbitário). A incidência AP da radiografia de crânio (**C**) em um paciente diferente revela enfisema orbitário à direita (*seta*). É difícil detectar fraturas sutis nas radiografias simples; contudo, o achado de enfisema orbitário é indicação para se solicitar TC para investigação adicional.

Ocasionalmente, as imagens faciais revelam alterações importantes que não estão relacionadas com fratura dos ossos da face. Por exemplo, as radiografias devem ser examinadas com cuidado a procura de corpos estranhos que não sejam evidentes clinicamente. A junção craniocervical e a parte superior da coluna cervical deverão ser examinadas quando forem incluídas no exame. Edema dos tecidos moles nasofaríngeos e pré-vertebrais pode indicar hemorragia consequente a fraturas da base do crânio ou cervicais. Pneumoencéfalo ou fraturas de crânio com afundamento também são observadas ocasionalmente.

Fraturas do osso nasal

As fraturas do osso nasal são as mais comuns do esqueleto facial. Podem ocorrer como lesão isolada ou em associação com outras fraturas da face. Com frequência, o traumatismo nasal resulta em fratura com afundamento de um dos ossos nasais, sem lesão etmoidal associada. Um golpe anterior pode fraturar os dois ossos nasais, bem como o septo nasal. Os pacientes podem apresentar fraturas associadas do processo frontal da maxila. Não é possível diagnosticar lesão da cartilagem nasal nas radiografias.

De modo geral, as fraturas nasais são evidentes clinicamente e não exigem diagnóstico radiológico. As radiografias do osso nasal documentam a lesão, mas não são, geralmente, úteis para o manejo do paciente e, com frequência, não é necessário fazê-las. As fraturas do osso nasal podem ser transversais ou longitudinais. Estas podem ser confundidas com a sutura nasomaxilar e com os sulcos nasociliares, que têm a mesma orientação. Já aquelas são mais comuns e são detectadas facilmente porque são orientadas perpendicularmente em relação à linha de sutura normal.

Durante a realização das radiografias, é preciso procurar por fraturas da espinha nasal anterior da maxila, que podem estar associadas a fraturas nasais. Uma lesão potencialmente grave, e que pode ser aventada nas radiografias simples ou na TC, é o hematoma septal. Traumatismo da cartilagem septal pode resultar na formação de hematoma entre o pericôndrio e a cartilagem, o que pode causar necrose desta (por comprometimento do aporte vascular). Um hematoma organizado também pode provocar dificuldade respiratória e predispor à formação de abscesso septal.

Fraturas da maxila e dos seios paranasais

A fratura de alvéolos dentais é a fratura de maxila isolada mais frequente. Resulta, em geral, de um golpe aplicado no mento que impulsiona os dentes da mandíbula contra o arco dental maxilar. Em geral, essas fraturas são evidenciadas em radiografias de dentes ou em radiografias panorâmicas, mas podem ser vistas na TC caso a aquisição de imagens seja estendida inferiormente até o nível do palato. Fraturas associadas da mandíbula são comuns nesse tipo de lesão – achado previsível, tendo em vista o mecanismo da lesão.

As fraturas do processo palatino da maxila e da lâmina horizontal do osso palatino ocorrem frequentemente no plano sagital, próximo à linha mediana. Fraturas do palato também podem ser vistas em associação com fraturas complexas da região média da face (Figura 3.31).

A fratura de seio paranasal isolada mais comum envolve a parede anterolateral do antro maxilar. Ela pode ser vista diretamente ou pode ser suspeitada pelo achado de nível líquido no seio maxilar, em uma vítima de traumatismo agudo.

Fraturas isoladas do seio frontal também podem ocorrer e ser mais graves, caso haja extensão intracraniana delas. As fraturas do seio frontal podem ser lineares ou cominutivas e com afundamento. Fraturas abertas (compostas) do seio frontal envolvem a parede posterior do seio. Essas fraturas podem resultar em rinorreia liquórica e meningite recorrente, ou em formação de abscesso intracerebral. Pneumoencéfalo pode ser encontrado

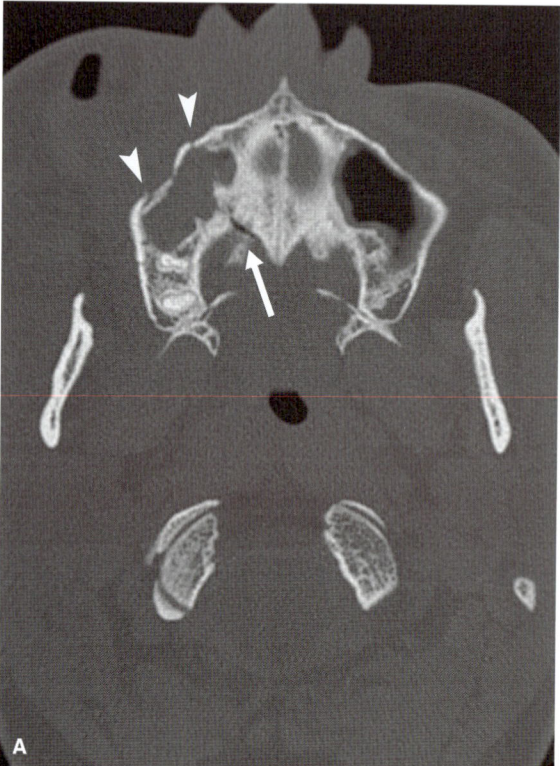
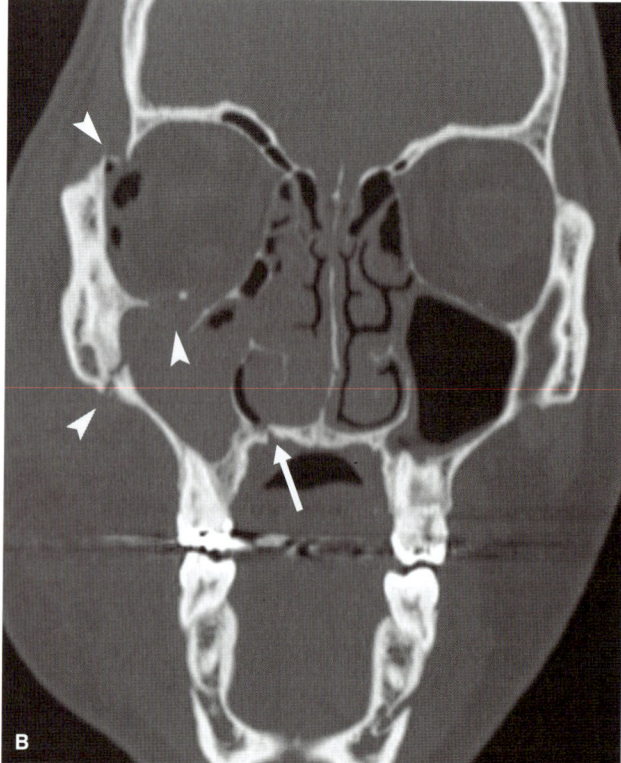

Figura 3.31 Fratura de palato. Imagens axial (**A**) e coronal (**B**) de TC revelam uma fratura com luxação mínima da face direita do palato duro (*setas*). Existem também múltiplas fraturas adicionais da hemiface direita, inclusive uma fratura complexa zigomaticomaxilar à direita (*pontas de seta*). Há também hemorragia e enfisema orbitais à direita no seio maxilar direito.

em associação com essas fraturas. Fraturas da parede medial e da margem superior da órbita envolvem, com frequência, o seio frontal.

As fraturas do seio esfenoidal são, com frequência, encontradas em associação com fratura do teto da órbita, do complexo nasoetmoidal, da parte média da face ou do osso temporal. Fraturas do seio esfenoidal sem deslocamento podem ser sutis na TC. Angiografia deverá ser aventada se houver suspeita de lesão vascular associada envolvendo a parte cavernosa da artéria carótida interna.

Traumatismo orbitário

Fraturas. A órbita é comprometida por várias fraturas da face, inclusive fraturas trípode, de Le Fort e do complexo nasoetmoidal. Fraturas isoladas da parede da órbita envolvem, geralmente, a parede medial ou o assoalho da órbita. As fraturas da parede medial são detectadas em radiografias simples graças ao enfisema orbitário e à opacificação das células aéreas etmoidais adjacentes. As fraturas da parede medial podem ser visualizadas diretamente na TC nos planos axial ou coronal. De modo geral, o deslocamento ósseo é mínimo, sendo incomum a ocorrência de encarceramento muscular.

De modo geral, as fraturas do assoalho da órbita são lineares quando acompanhadas por outras fraturas da face. Em raros casos estão associadas a encarceramento. Fraturas cominutivas do assoalho da órbita ou fraturas por explosão podem ser encontradas como lesão isolada e resultam de um golpe direto contra o olho. A pressão intraorbitária aumenta agudamente e é aliviada pela fratura através do assoalho da órbita (Figura 3.32). A margem anterior da órbita permanece íntegra nas fraturas por explosão puras. As fraturas por explosão estão, com frequência, associadas com herniação do conteúdo orbitário através da fratura. Quando há comprometimento do músculo reto inferior, os pacientes apresentam diplopia vertical persistente. Diplopia leve ou persistente pode ocorrer simplesmente por

causa de edema ou hemorragia periorbital. Em raros casos, fragmentos de uma fratura do assoalho da órbita se curvam para cima e para dentro da órbita – uma lesão denominada "fratura por implosão".

Os achados nas radiografias simples sugestivos de fraturas por explosão do assoalho da órbita incluem: enfisema orbitário, nível hidroaéreo no seio maxilar ipsilateral, assoalho da órbita borrado na incidência de Waters e tecidos moles, representando prolapso de conteúdo orbitário na porção superior do seio maxilar. Uma espícula óssea pode ser vista no antro, representando o fragmento ósseo da fratura deslocado inferiormente. As fraturas por explosão são mais bem visualizadas nas imagens coronais da TC (ver Figura 3.32).

Lesão dos tecidos moles. Lesão traumática não penetrante do globo ocular pode se manifestar como ruptura traumática do globo ocular, luxação do cristalino ou hemorragia (Figura 3.33). Hemorragia sub-retiniana é visualizada como coleções de alta densidade biconvexas, ao longo da face posterior do globo ocular, limitadas pelo nervo óptico (Figura 3.33).

Corpos estranhos penetrantes, como projetis de arma de fogo, fragmentos metálicos, vidro ou outros objetos pontiagudos, são responsáveis por uma parte significativa da lesão traumática da órbita. A TCMD de corte fino é o método de escolha para a confirmação da existência de corpos estranhos e para a localização destes. De modo geral, a TC define com clareza a relação entre os fragmentos ósseos ou corpos estranhos e estruturas críticas como nervo óptico, globo ocular ou músculos extraoculares (Figura 3.34). A RM apresenta risco de lesão adicional, por causa de mobilização de metal ferromagnético intraocular.

Neuropatia óptica traumática ocorre em um número significativo de pacientes que sofreram TCE grave e, ocasionalmente, ocorre em pacientes que sofreram lesão por desaceleração relativamente discreta. A lesão pode ser máxima, inicialmente, com redução da acuidade visual ou cegueira unilateral, ou pode piorar nos primeiros dias após a lesão. Quando ocorre agravamento tardio, deve ser aventada a possibilidade de compressão secundária do nervo óptico por edema ou hemorragia na bainha do nervo óptico. Os exames de imagem, sobretudo a TC, são indicados para detectar fraturas através do canal óptico ou do ápice da órbita. Em raras ocasiões, fraturas com afundamento são responsáveis por lesão direta da bainha do nervo óptico. Mais frequentemente, essas fraturas não têm os fragmentos desviados, mas servem como evidência de tensão significativa transmitida ao ápice da órbita. Lesão primária do nervo óptico pode ser consequente à desaceleração que lesiona os delicados vasos meníngeos, ou causam uma ruptura neural direta. Lesão secundária do nervo

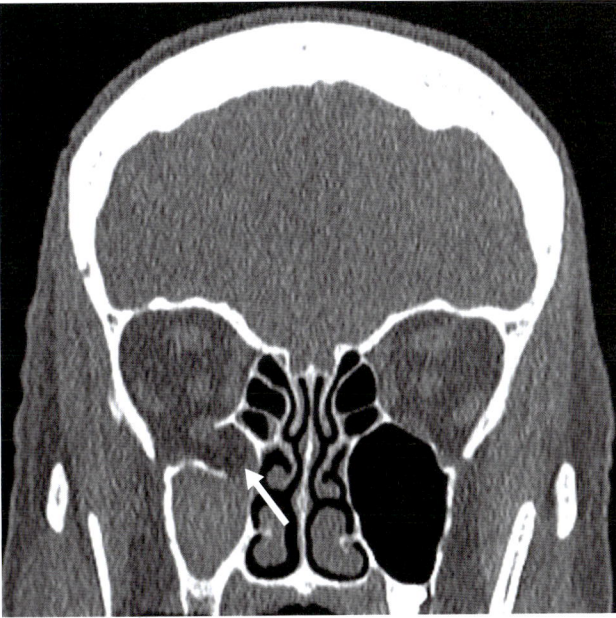

Figura 3.32 Fratura do assoalho da órbita. Tomografia computadorizada (TC) reformatada no plano coronal revela fratura da parede inferior da órbita direita, com herniação da gordura orbitária para dentro do defeito (*seta*). O músculo reto inferior direito também está parcialmente herniado e parece discretamente aumentado, em comparação com o músculo reto inferior esquerdo. Esta imagem gera preocupação por causa da possibilidade de encarceramento do músculo extraocular.

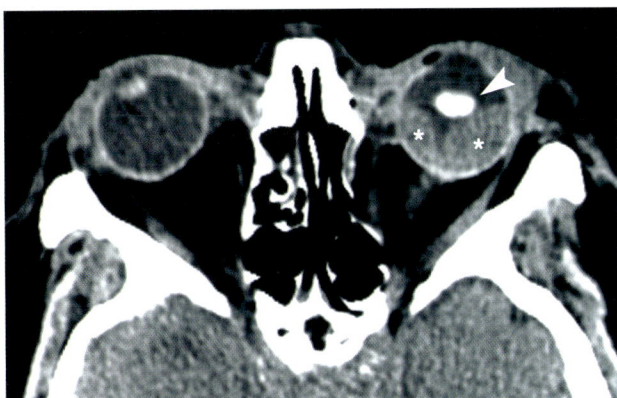

Figura 3.33 Traumatismo do globo ocular. Tomografia computadorizada (TC), imagem axial através da órbita, após traumatismo do globo ocular esquerdo revela luxação posterior do cristalino (*ponta de seta*) com descolamento de retina e hematoma sub-retiniano hiperdenso (*asteriscos*).

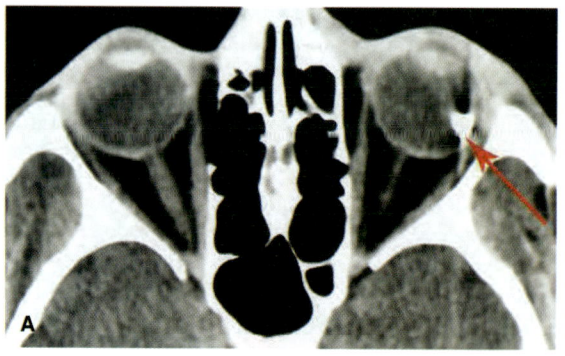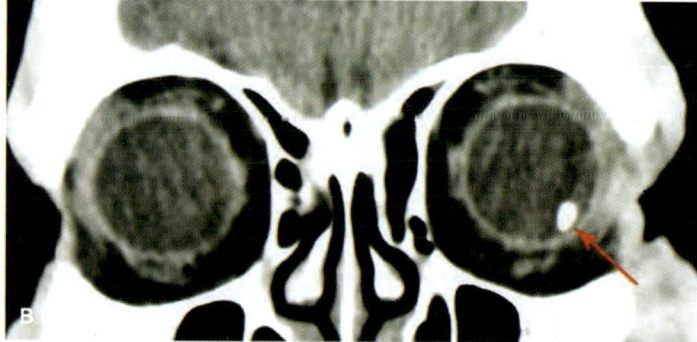

Figura 3.34 Corpo estranho metálico intraocular. Tomografia computadorizada (TC), imagens axial (**A**) e coronal (**B**), confirma a existência de um corpo estranho metálico (*setas*) no globo ocular esquerdo.

óptico pode resultar de edema no nervo óptico no interior do canal ósseo (rígido), com subsequente compressão mecânica e comprometimento vascular.

Fraturas do osso zigomático

O osso zigomático é um dos mais acometidos em fraturas de múltiplos ossos da face. As fraturas do arco zigomático podem ser um achado isolado ou podem fazer parte de uma fratura zigomaticomaxilar complexa ("trípode", "tetrápode" ou "trimalar"). As fraturas do arco zigomático são, com frequência, cominutivas e associadas a afundamento. Nas radiografias simples, o arco zigomático é mais bem avaliado na incidência submentovértice. Deformidade do arco zigomático é um achado frequente nas populações com incidência elevada de traumatismo facial, e o exame físico é necessário para diferenciar a lesão aguda da crônica.

De modo geral, as fraturas zigomaticomaxilares complexas resultam de um golpe aplicado na face. O osso zigomático se articula com os ossos frontal, esfenoide, temporal e maxilar. As fraturas são um tanto variáveis, embora envolvam tipicamente o arco zigomático, a sutura zigomaticofrontal, a margem infraorbital, o assoalho da órbita, a parede lateral do seio maxilar e a parede lateral da órbita. Lesão do nervo infraorbital é comum, sendo secundária à fratura da margem inferior da órbita, junto ao forame infraorbital. A diástase da sutura zigomaticofrontal pode lesar o ligamento cantal lateral ou os ligamentos suspensores do globo ocular. Muitas das fraturas associadas a essa lesão podem ser vistas em radiografias simples, mas são melhor demonstradas pela TC (Figura 3.35). Os achados associados nas radiografias simples incluem: opacificação do antro maxilar ipsilateral e deslocamento posterior do corpo do osso zigomático, na incidência submentovértice, com edema nas partes moles sobrepostas.

Fraturas do terço médio da face (fraturas de Le Fort)

As fraturas complexas dos ossos da face são frequentemente classificadas de acordo com o método do cirurgião francês René Le Fort, que o elaborou ao golpear as faces de cadáveres e analisar os resultados. Ele descreveu três padrões gerais de fraturas com localizações diferentes do plano de fratura através da face (Figura 3.36).[36] As três fraturas de Le Fort descritas inicialmente eram processos bilaterais. Todas envolvem as lâminas do processo pterigoide do osso esfenoide, que ajudam a ancorar os ossos da face ao crânio. Embora exista grande variabilidade quanto às fraturas complexas da face, e as fraturas de Le Fort clássicas raramente sejam observadas em suas formas puras,

elas ainda são uma maneira conveniente de categorizar e descrever os padrões básicos de lesão. Com frequência, padrões semelhantes de lesão são observados apenas em uma hemiface e são denominados lesões "hemi-Le Fort". Também ocorrem combinações, tais como padrão Le Fort I em uma hemiface e padrão Le Fort II na outra hemiface.

Le Fort I (ou "palato flutuante"). É horizontal e atravessa os seios maxilares. Essa fratura se estende através do septo nasal e das paredes dos seios maxilares até a face inferior das lâminas do processo pterigoide do osso esfenoide. O plano de fratura é paralelo ao plano das imagens axiais da TC, mas é reconhecido pela solução de continuidade em todas as paredes dos seios maxilares (Figura 3.37). Ela é bem visualizada no plano coronal. Pode existir fratura associada da maxila e da porção média do palato. A fratura de Le Fort I é observada mais frequentemente na forma pura que as fraturas de Le Fort II ou Le Fort III. Ocasionalmente, é acompanhada por fratura unilateral do complexo zigomaticomaxilar.

Le Fort II (ou "piramidal"). Descreve uma fratura através das paredes lateral da maxila e medial da órbita. A fratura começa na porção superior do nariz e se estende, de modo piramidal, através do septo nasal, do processo frontal da maxila, da parede medial da órbita, da margem inferior da órbita, das paredes superior, lateral e posterior do seio maxilar (antro de Highmore), e da porção medial das lâminas do processo pterigoide do osso esfenoide. O arco zigomático e as paredes laterais das órbitas não são comprometidos. De modo geral, a fratura de Le Fort II está associada a deslocamento posterior dos ossos da face, resultando em má oclusão e "deformidade côncava" da face. O nervo infraorbitário é, com frequência, lesionado. As fraturas de Le Fort II raramente são encontradas na forma pura.

Le Fort III (ou "disjunção craniofacial"). Apresenta orientação horizontal através das órbitas; começa perto da sutura nasofrontal e se estende posteriormente, envolvendo o septo nasal, as paredes medial e lateral das órbitas, o arco zigomático e a base (face superior) das lâminas do processo pterigoide do osso esfenoide. Os pacientes com uma fratura de Le Fort III também apresentam deformidade côncava na face e má oclusão. A lesão do nervo infraorbitário é um achado menos frequente nos pacientes com fraturas de Le Fort III que nos pacientes com fraturas de Le Fort II. Uma alteração reconhecível nas radiografias simples é o aspecto alongado das órbitas nas incidências de Waters e Caldwell.

Ao interpretar as TC feitas por causa de traumatismo facial, provavelmente é melhor descrever os ossos específicos fraturados de cada lado da face. Quando for apropriado, a lesão de Le Fort que mais bem descrever a distribuição das fraturas também poderá ser usada para categorizar as fraturas complexas.

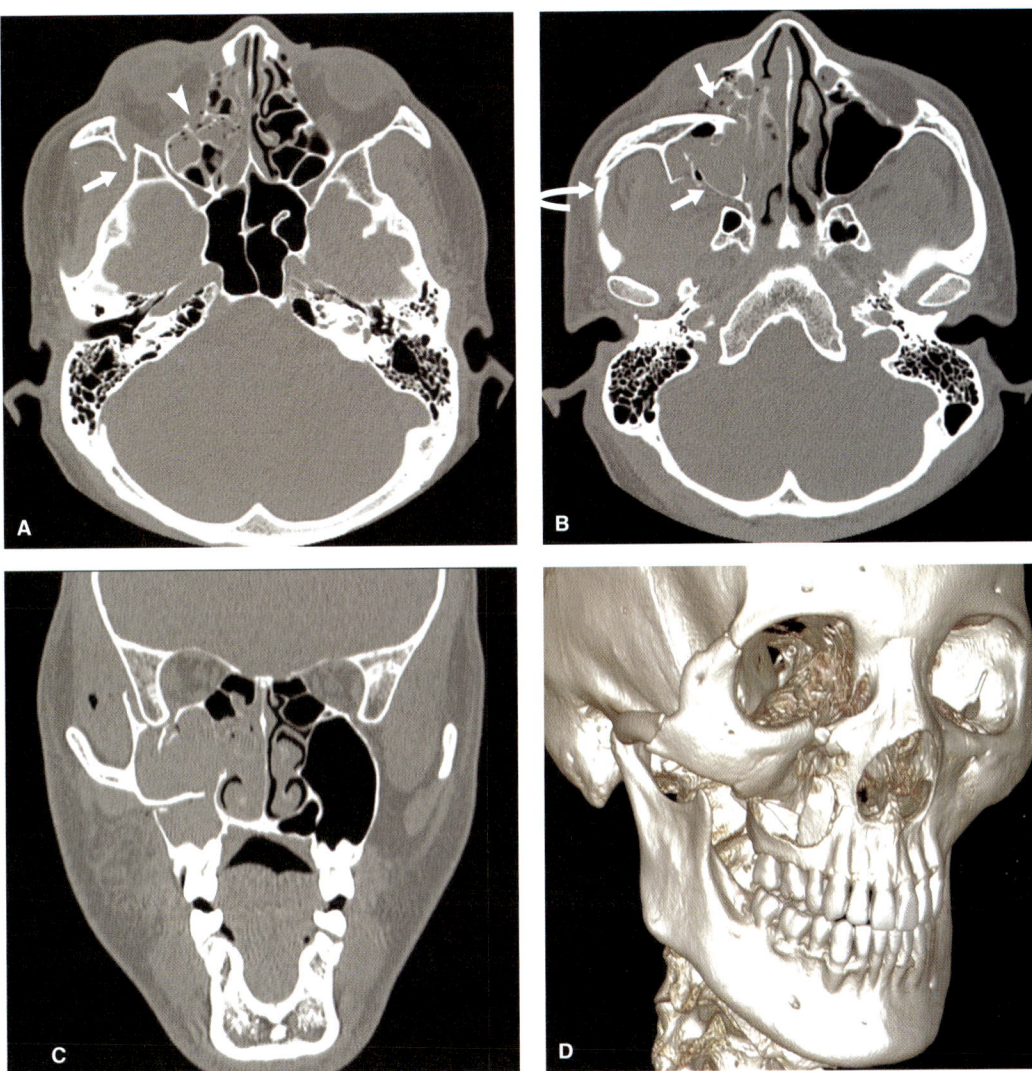

Figura 3.35 Fratura zigomaticomaxilar complexa. Reformatações axial (**A**, **B**) e coronal da TC revelam fraturas à direita, através da parede lateral da órbita/osso zigomático (**A**, *seta*), do assoalho da órbita (**A**, *ponta de seta*), do arco zigomático (**B**, *seta curva*) e das paredes anterior e posterior do seio maxilar direito (**B**, *setas*). Reformatação coronal (**C**) e reconstruções 3D (**D**) proporcionam excelente perspectiva da fratura deslocada e da resultante deformidade da parte inferolateral da órbita direita.

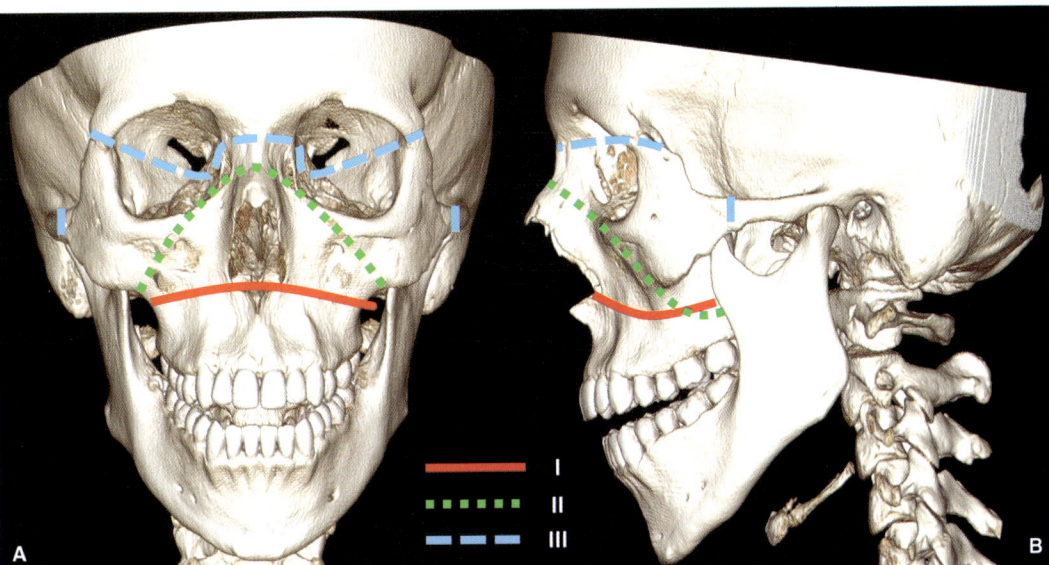

Figura 3.36 Diagrama das fraturas de Le Fort. Projeções frontal (**A**) e lateral (**B**) de uma reconstrução tridimensional de TC da face mostram os padrões de fraturas da face conforme a descrição original do cirurgião francês René Le Fort.

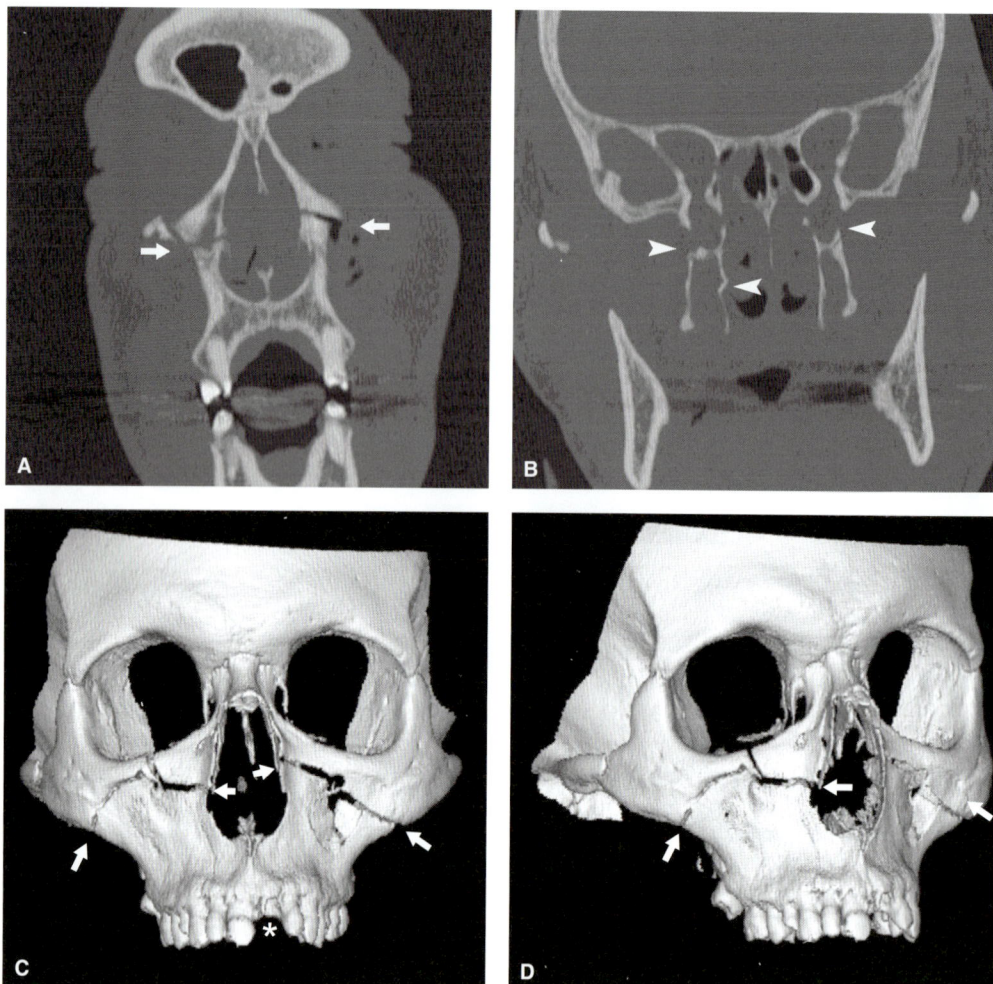

Figura 3.37 Fratura de Le Fort I. Reformatações coronais de tomografia computadorizada (TC) através das porções anterior (**A**) e posterior (**B**) dos seios maxilares revelam fraturas que se estendem através de todas as paredes dos seios maxilares e das lâminas do processo pterigoide do osso esfenoide (**B**, *pontas de seta*). Essa lesão é, com frequência, mais bem avaliada nas imagens coronais porque as linhas de fratura são, frequentemente, paralelas às imagens axiais. Essas fraturas (*setas*) rompem os três pilares verticais da maxila (nasomaxilar, zigomaticomaxilar e pterigomaxilar) e podem resultar no aspecto de "maxila flutuante", que é bem demonstrado nas reconstruções tridimensionais AP (**C**) e oblíqua (**D**). Observe que também há avulsão do dente incisivo maxilar esquerdo (*asterisco*).

Fraturas do complexo nasoetmoidal

O termo lesões do complexo nasoetmoidal descreve o conjunto de alterações encontradas após um golpe aplicado no terço médio da face entre os olhos. Esse termo engloba uma ampla gama de fraturas complexas, que são mais bem descritas listando as regiões específicas acometidas, vistas na TC. Essas lesões incluem fraturas da lâmina papirácea, das margens inferior, medial e superior da órbita, dos seios frontal ou etmoidal, dos tetos das órbitas, do osso nasal e do processo frontal da maxila e do osso esfenoide (Figura 3.38). Essas fraturas também são chamadas órbito-etmoidais ou nasoetmoideorbitais, por causa das lesões orbitais frequentemente associadas. Podem existir fraturas associadas da base do crânio e do *clivus*. Outros achados incluem: ar no interior da órbita e intracraniano, opacificação dos seios etmoidal e frontal, e afundamento do terço médio da face. Pode-se suspeitar de fraturas do complexo nasoetmoidal nas radiografias simples, quando é observado deslocamento posterior do násio, na incidência em perfil. A TC de cortes finos ajuda a avaliar a extensão das lesões e ajuda na localização dos fragmentos ósseos aptos a invadir o canal óptico ou o nervo óptico.

As complicações das fraturas do complexo nasoetmoidal dependem da localização e da extensão da lesão. Os pacientes com fraturas que envolvem o assoalho da fossa anterior do crânio são propensos a desenvolver extravasamento de líquido cefalorraquidiano, por causa da elevada frequência de lacerações associadas da dura-máter. Os nervos olfatórios são frequentemente lesionados quando as fraturas se estendem para a lâmina cribriforme. Como já foi mencionado, lesões orbitárias com frequência são componentes das fraturas do complexo nasoetmoidal. Os globos oculares ou os nervos ópticos podem ser lesionados por fragmentos deslocados de fraturas da parede medial da órbita.

Fraturas da mandíbula

As fraturas da mandíbula são extremamente comuns em pacientes com lesão maxilofacial. A TC é, mais uma vez, o exame de imagens mais sensível e, tipicamente, é o primeiro exame solicitado, embora radiografias simples ainda possam ser solicitadas na avaliação inicial dos pacientes, caso exista suspeita de lesão mandibular. A rotina para a mandíbula inclui: incidências PA, perfil, Towne e oblíquas bilaterais. Radiografias panorâmicas também podem ser realizadas para avaliar a lesão mandibular.

As fraturas mandibulares podem ser consideradas simples ou compostas. As fraturas simples são mais comuns no ramo e no processo condilar da mandíbula e não se comunicam externamente, nem com a cavidade oral. As fraturas compostas são aquelas que se comunicam internamente através de um alvéolo dentário, ou externamente através de uma laceração. As fraturas do corpo da mandíbula são quase sempre compostas. Fraturas patológicas da mandíbula podem ocorrer em locais de infecção ou neoplasia. As fraturas de mandíbula são, com frequência, múltiplas ou bilaterais. Essas fraturas envolvem frequentemente o processo condilar da mandíbula (Figura 3.39). As fraturas subcondilares podem ser reconhecidas nas radiografias simples pelo sinal do "anel cortical", uma área de densidade alta vista

acima do colo do processo condilar da mandíbula, nas incidências em perfil, por causa do eixo horizontal do fragmento. Um padrão comum de lesão é uma fratura unilateral do processo condilar da mandíbula, com fratura contralateral do ângulo desta. O ângulo da mandíbula também é o local mais comum de lesão isolada. As fraturas do ramo e do processo coronoide da mandíbula são raras. As fraturas através da sínfise da mandíbula (ou da região parassinfisária) são comuns, mas seu diagnóstico é difícil nas radiografias simples por causa da obliquidade do

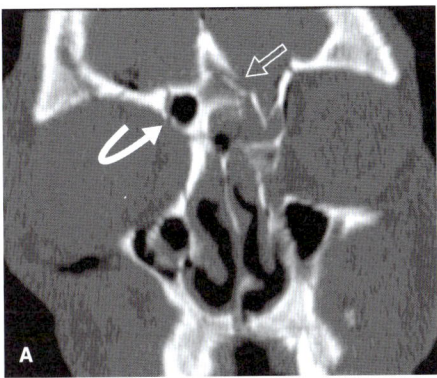 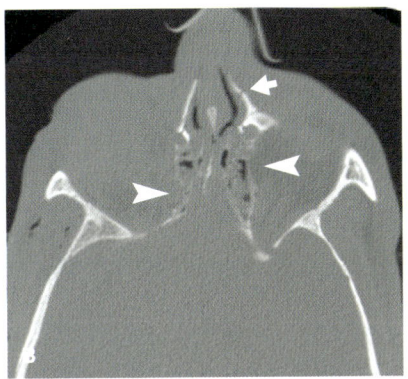 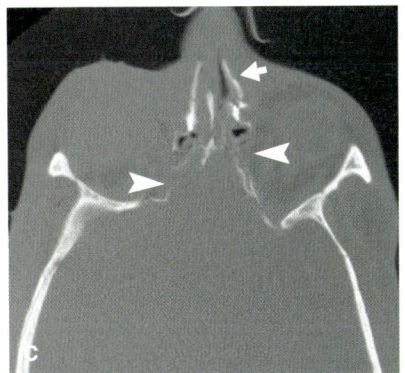

Figura 3.38 Fratura do complexo naso-orbitoetmoidal. As imagens coronal (**A**) e axial (**B**, **C**) da TC mostram uma fratura com afundamento que compromete a raiz do nariz (*seta vazada*), os ossos nasais (*setas*), o ducto nasolacrimal (*seta curva*) e a parte anterior dos ossos etmoides. Há também fraturas bilaterais das paredes mediais das órbitas (*pontas de seta*) com enfisema orbital. A fratura também se estende através dos tetos das órbitas com pequeno pneumoencéfalo (**A**).

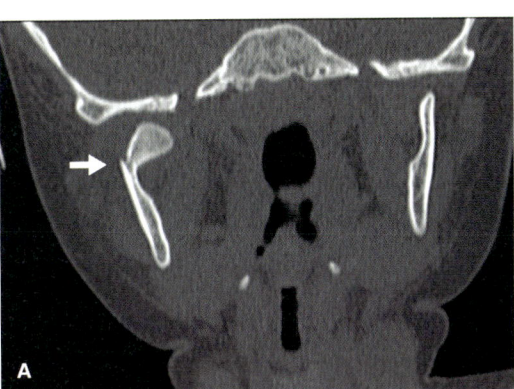

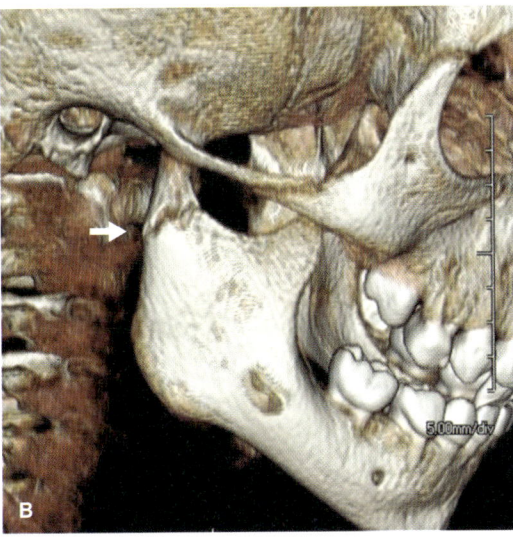 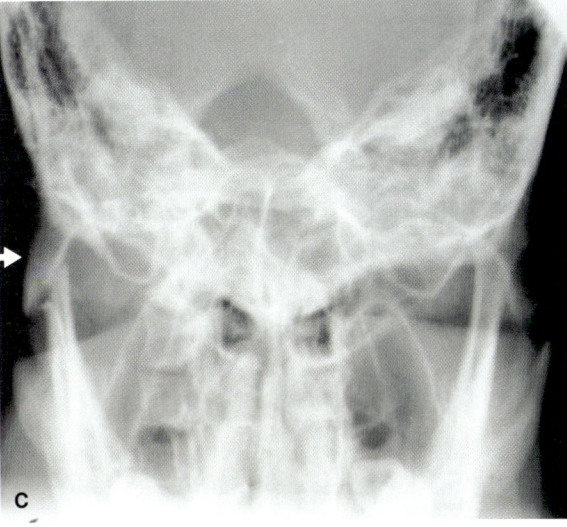

Figura 3.39 Fratura do processo condilar da mandíbula. Imagem coronal reformatada de TC (**A**) e reconstrução tridimensional (**B**) 30 meses após traumatismo na hemiface direita revelam fratura com luxação do processo condilar da mandíbula à direita (*setas*). Radiografia na incidência de Towne (**C**), de outro paciente adulto com uma lesão semelhante, mostra fratura com luxação subcondilar à direita (*seta*).

plano de fratura. Com frequência, as radiografias de rotina para a mandíbula não detectam fraturas envolvendo o complexo dentoalveolar, sendo necessária a realização de radiografias intraorais ou TC. Fraturas bilaterais através do corpo da mandíbula ou fraturas cominutivas podem resultar em obstrução das vias respiratórias, em decorrência de deslocamento posterior da língua e de um fragmento livre da mandíbula.

Referências bibliográficas

1. Wintermark M, Sanelli PC, Anzai Y, Tsiouris AJ, Whitlow CT. Imaging evidence and recommendations for traumatic brain injury: advanced neuro- and neurovascular imaging techniques. *AJNR Am J Neuroradiol* 2015;36(2):E1–E11.
2. Ryan ME, Palasis S, Saigal G, et al. ACR Appropriateness Criteria head trauma—child. *J Am Coll Radiol* 2014;11(10):939–947.
3. Shetty VS, Reis MN, Aulino JM, et al. ACR Appropriateness Criteria head trauma. *J Am Coll Radiol* 2016;13(6):668–679.
4. Gentry LR, Godersky JC, Thompson B, Dunn VD. Prospective comparative study of intermediate-field MR and CT in the evaluation of closed head trauma. *AJR Am J Roentgenol* 1988;150:673–682.
5. Orrison WW, Gentry LR, Stimac GK, Tarrel RM, Espinosa MC, Cobb LC. Blinded comparison of cranial CT and MR in closed head injury evaluation. *AJNR Am J Neuroradiol* 1994;15:351–356.
6. Noguchi K, Ogawa T, Seto H, et al. Subacute and chronic subarachnoid hemorrhage: diagnosis with fluid-attenuated inversion-recovery MR imaging. *Radiology* 1997;203:257–262.
7. Woodcock RJ, Short J, Do HM, Jensen ME, Kallmes DF. Imaging of acute subarachnoid hemorrhage with a fluid-attenuated inversion recovery sequence in an animal model: comparison with non-contrast-enhanced CT. *AJNR Am J Neuroradiol* 2001;22:1698–1703.
8. Haacke EM, Xu Y, Cheng YC, Reichenbach JR. Susceptibility weighted imaging (SWI). *Magn Reson Med* 2004;52:612–618.
9. Tong KA, Ashwal S, Holshouser BA, et al. Hemorrhagic shearing lesions in children and adolescents with posttraumatic diffuse axonal injury: improved detection and initial results. *Radiology* 2003;227:332–339.
10. Alsop DC, Murai H, Detre JA, McIntosh TK, Smith DH. Detection of acute pathologic changes following experimental traumatic brain injury using diffusion-weighted magnetic resonance imaging. *J Neurotrauma* 1996;13:515–521.
11. Huisman TA, Schwamm LH, Schaefer PW, et al. Diffusion tensor imaging as potential biomarker of white matter injury in diffuse axonal injury. *AJNR Am J Neuroradiol* 2004;25:370–376.
12. Arfanakis K, Haughton VM, Carew JD, Rogers BP, Dempsey RJ, Meyerand ME. Diffusion tensor MR imaging in diffuse axonal injury. *AJNR Am J Neuroradiol* 2002;23:794–802.
13. Liu AY, Maldjian JA, Bagley LJ, Sinson GP, Grossman RI. Traumatic brain injury: diffusion-weighted MR imaging findings. *AJNR Am J Neuroradiol* 1999;20:1636–1641.
14. Stiell IG, Wells GA, Vandemheen K, et al. The Canadian CT Head Rule for patients with minor head injury. *Lancet* 2001;357:1391–1396.
15. Mower WR, Hoffman JR, Herbert M, et al. Developing a decision instrument to guide computed tomographic imaging of blunt head injury patients. *J Trauma* 2005;59:954–959.
16. Haydel MJ, Preston CA, Mills TJ, Luber S, Blaudeau E, DeBlieux PM. Indications for computed tomography in patients with minor head injury. *N Engl J Med* 2000;343:100–105.
17. Ulrich K. Verletzungen des Gehorlorgans bei Schadelbasisfrakturen: eine histologische und klinische Studie. *Acta Otolaryngol Suppl* 1926;6:1–150.
18. Dahiya R, Keller JD, Litofsky NS, Bankey PE, Bonassar LJ, Megerian CA. Temporal bone fractures: otic capsule sparing versus otic capsule violating clinical and radiographic considerations. *J Trauma* 1999;47:1079–1083.
19. Little SC, Kesser BW. Radiographic classification of temporal bone fractures: clinical predictability using a new system. *Arch Otolaryngol Head Neck Surg* 2006;132:1300–1304.
20. Gentry LR. Temporal bone trauma: current perspective for diagnostic evaluation. *Neuroimaging Clin N Am* 1991;1:319–340.
21. Ghorayeb BY, Yeakley JW. Temporal bone fractures: longitudinal or oblique? The case for oblique temporal bone fractures. *Laryngoscope* 1992;102:129–134.
22. Gentry LR. Imaging of closed head injury. *Radiology* 1994;191:1–17.
23. Verma RK, Kottke R, Andereggen L, et al. Detecting subarachnoid hemorrhage: comparison of combined FLAIR/SWI versus CT. *Eur J Radiol* 2013;82:1539–1545.
24. Stuckey SL, Goh TD, Heffernan T, Rowan D. Hyperintensity in the subarachnoid space on FLAIR MRI. *AJR Am J Roentgenol* 2007;189:913–921.
25. Gentry LR, Thompson B, Godersky JC. Trauma to the corpus callosum: MR features. *AJNR Am J Neuroradiol* 1988;9:1129–1138.
26. Gennarelli TA, Thibault LE, Adams JH, Graham DI, Thompson CJ, Marcincin RP. Diffuse axonal injury and traumatic coma in the primate. *Ann Neurol* 1982;12:564–574.
27. Shanmuganathan K, Gullapalli RP, Mirvis SE, Roys S, Murthy P. Whole-brain apparent diffusion coefficient in traumatic brain injury: correlation with Glasgow Coma Scale score. *AJNR Am J Neuroradiol* 2004;25:539–544.
28. Yuh EL, Cooper SR, Mukherjee P, et al. Diffusion tensor imaging for outcome prediction in mild traumatic brain injury: a TRACK-TBI study. *J Neurotrauma* 2014;31:1457–1477.
29. Moen KG, Brezova V, Skandsen T, Håberg AK, Folvik M, Vik A. Traumatic axonal injury: the prognostic value of lesion load in corpus callosum, brain stem, and thalamus in different magnetic resonance imaging sequences. *J Neurotrauma* 2014;31:1486–1496.
30. Bruce DA, Zimmerman RA. Shaken impact syndrome. *Pediatr Ann* 1989;18:482–484, 486–489, 492–494.
31. Merten DF, Osborne DR, Radkowski MA, Leonidas JC. Craniocerebral trauma in the child abuse syndrome: radiological observations. *Pediatr Radiol* 1984;14:272–277.
32. Zimmerman RA, Bilaniuk LT. Pediatric head trauma. *Neuroimaging Clin N Am* 1994;4:349–366.
33. Caffey J. Multiple fractures in the long bones of infants suffering from chronic subdural hematoma. *Am J Roentgenol Radium Ther* 1946;56:163–173.
34. Duhaime AC, Gennarelli TA, Thibault LE, Bruce DA, Margulies SS, Wiser R. The shaken baby syndrome. A clinical, pathological, and biomechanical study. *J Neurosurg* 1987;66:409–415.
35. Cohen AR, Caruso P, Duhaime AC, Klig JE. Feasibility of "rapid" magnetic resonance imaging in pediatric acute head injury. *Am J Emerg Med* 2015;33:887–890.
36. Le Fort R. Etude experimentale sur les fractures de la machoire superieure, parts I, II, III. *Revue Chirurgio* 1901;23:208–227.

Leitura sugerida

Lesão intracraniana

Gean AD. *Brain Injury: Applications From War and Terrorism*. Philadelphia, PA: Wolters Kluwer Health; 2014: p. 338.

Wintermark M, Sanelli PC, Anzai Y, Tsiouris AJ, Whitlow CT. Imaging evidence and recommendations for traumatic brain injury: advanced neuro- and neurovascular imaging techniques. *AJNR Am J Neuroradiol* 2015;36(2):E1–E11.

Wintermark M, Sanelli PC, Anzai Y, Tsiouris AJ, Whitlow CT. Imaging evidence and recommendations for traumatic brain injury: conventional neuroimaging techniques. *J Am Coll Radiol* 2015;12:e1–e14.

Lesão craniana e na base do crânio

Kennedy TA, Avey GD, Gentry LR. Imaging of temporal bone trauma. *Neuroimaging Clin N Am* 2014;24(3):467–486, viii.

Traumatismo craniano no abuso infantil

Choudhary AK, Servaes S, Slovis TL, et al. Consensus statement on abusive head trauma in infants and young children. *Pediatric Radiology [electronic article]* 2018. Available from https://doi.org/10.1007/s00247-018-4149-1.

Traumatismo facial

Uzelac A, Gean AD. Orbital and facial fractures. *Neuroimaging Clin N Am* 2014;24(3):407–424, vii.

CAPÍTULO 4 ■ DOENÇA VASCULAR CEREBRAL

HOWARD A. ROWLEY

Acidente vascular cerebral (AVC) ou *encefálico* (AVE) é um termo clínico aplicado a qualquer agravo cerebral abrupto não traumático – seu nome em inglês, *stroke*, significa literalmente "um golpe aplicado por uma mão invisível". Os AVE são causados por infarto cerebral (75%) ou hemorragia (25%) e precisam ser diferenciados de outras condições que provocam déficits neurológicos abruptos. *Infarto*, por sua vez, é uma lesão permanente decorrente de redução da perfusão tecidual por período longo o suficiente para provocar necrose, tipicamente por causa de oclusão da artéria nutridora. Já a definição clássica do *ataque isquêmico transitório* (AIT) é: sinais ou sintomas neurológicos transitórios (duração inferior a 24 horas) que funcionam como um "sinal de alerta" de um infarto cerebral nas semanas ou nos meses seguintes. Com frequência, os AIT são consequentes à oclusão temporária de uma artéria nutridora. Embora os sinais e sintomas sejam transitórios, deve-se considerar que o paciente que apresentou um AIT teve um AVE, caso os exames de imagem confirmem a existência de uma lesão aguda. Por último, *hemorragia* ocorre quando a parede arterial se rompe e sangue extravasa para o parênquima circundante, para o espaço subaracnóideo ou para os ventrículos.

O AVE é a terceira principal causa de morte nos EUA, além de ser, a longo prazo, uma causa importante de incapacidade daqueles que a ele sobrevivem. A abordagem terapêutica do AVE isquêmico costuma ser basicamente preventiva ou de suporte; no entanto, a aprovação de agentes trombolíticos intravenosos (IV) pela Food and Drug Administration (FDA) para os pacientes que sofreram AVE agudo e os comprovados efeitos benéficos (em termos de desfecho) dos dispositivos endovasculares tornaram os exames de imagem e a intervenção rápida uma parte crucial do manejo da doença. O paciente que apresenta hemorragia cerebral pode ter aneurisma, malformação vascular ou outra condição, com diferenças importantes em termos de opções terapêuticas. Por isso, a atuação do radiologista é extremamente importante no rastreamento e na investigação de todos os pacientes que sofreram um AVE. A seleção do protocolo apropriado do exame de imagem, o reconhecimento de alterações isquêmicas precoces, a diferenciação do AVE de outros distúrbios cerebrais e o reconhecimento de importantes subtipos de AVE podem ter impacto substancial no tratamento e no desfecho.

Neste capítulo, serão revisados a fisiopatologia do AVE, a evolução temporal dos achados na tomografia computadorizada (TC) e na ressonância magnética (RM), os padrões de oclusão arterial e venosa e a abordagem radiológica geral para avaliação do paciente que sofreu AVE.

Acidente vascular encefálico isquêmico

Etiologia. Apesar dos melhores esforços clínicos, nenhuma causa evidente é identificada em até 25% dos pacientes que apresentam infarto cerebral. Nos indivíduos com mecanismo estabelecido, aproximadamente dois terços dos infartos são causados por trombos e um terço é causado por êmbolos. Os trombos são formados em locais de endotélio vascular anormal, tipicamente sobre uma placa aterosclerótica ou área de úlcera. Trombos em vasos de pequeno calibre ocorrem, com frequência, em "artérias terminais" do cérebro, respondendo por cerca de 20% dos infartos ("lacunas"). Os êmbolos podem ser oriundos do coração, do arco aórtico, das artérias carótidas ou das artérias vertebrais, causando infarto por migração distal e oclusão. Obviamente existe superposição entre os grupos trombóticos e embólicos, porque a maioria dos êmbolos é, a princípio, um trombo em algum ponto mais proximal na árvore cardiovascular (daí o termo usado na prática clínica: "doença tromboembólica"). Vasculite, vasoespasmo, coagulopatias, hipoperfusão global e trombose venosa são responsáveis, individualmente, por 5% ou menos dos AVE agudos, mas seu reconhecimento é importante porque as abordagens terapêuticas e seus prognósticos são diferentes. A idade, a história patológica pregressa e o tipo de AVE do paciente ajudarão a estabelecer as principais considerações etiológicas (Tabela 4.1).

Base fisiopatológica das alterações nos exames de imagem

Metabolismo e vulnerabilidade seletiva do cérebro. O ambiente dos neurônios é muito instável. A cada minuto, o cérebro consome 20% do débito cardíaco total para manter seu aporte de glicose e oxigênio. Visto que não existem reservas energéticas significativas a longo prazo (p. ex., glicogênio, gordura), a interrupção do fluxo sanguíneo por alguns minutos resulta em morte neuronal. A magnitude da lesão depende da duração e do

TABELA 4.1 Diagnóstico diferencial de acidente vascular encefálico isquêmico por faixa etária.

▪ CRIANÇAS	▪ ADULTOS JOVENS	▪ ADULTOS MAIS VELHOS
Cardiopatia congênita	Êmbolos cardíacos	Aterosclerose
Discrasias sanguíneas	Aterosclerose	Êmbolos cardíacos
Meningite	Uso abusivo de substâncias psicoativas	Coagulopatia
Dissecção arterial	Dissecção arterial	Angiopatia amiloide
Traumatismo	Coagulopatia	Vasculite
ECMO	Vasculite	Trombose venosa
Trombose venosa	Trombose venosa	

ECMO, oxigenação por membrana extracorpórea (*extracorporeal membrane oxygenation*).

grau de isquemia. A redução mínima da perfusão é, a princípio, compensada pelo aumento da extração de substrato; contudo, a lesão se torna inevitável abaixo de um limiar crítico de fluxo (10 a 20 mℓ/100 g de tecido/min, em comparação com o valor normal de 55 mℓ/100 g de tecido/min).

Determinados tipos celulares e regiões neuroanatômicas exibem vulnerabilidade seletiva à lesão isquêmica. Normalmente, a substância cinzenta recebe 3 a 4 vezes mais fluxo sanguíneo que a substância branca; portanto, é mais provável seu comprometimento em condições de oligoemia. Alguns subconjuntos de neurônios (p. ex., células de Purkinje cerebelares, neurônios hipocampais do CA-1) são lesionados mais rapidamente que outros, possivelmente por causa das concentrações mais elevadas de receptores para aminoácidos excitatórios. As células endoteliais capilares e os oligodendrócitos da substância branca, com metabolismo mais lento, são mais resistentes à isquemia que a substância cinzenta, mas também morrem quando privados de nutrientes. Células nutridas por artérias terminais penetrantes ou células localizadas na zona limítrofe ("*watershed*") entre territórios vasculares importantes não têm uma via alternativa de perfusão e, portanto, são mais propensas a infarto. Provavelmente, o dano será mais substancial no paciente com polígono de Willis incompleto que no indivíduo com uma via colateral arterial completa.

Achados nos exames de imagem da isquemia cerebral aguda. A isquemia provoca uma cascata de eventos ao nível celular que culminam em alterações patológicas evidentes nos exames de imagem. A falha das bombas de membrana possibilita efluxo de K^+ e influxo simultâneo de Ca^{2+}, Na^+ e água. Isso resulta em edema celular ("citotóxico"), observado clinicamente como aumento do teor de água na região afetada. *As alterações na água cerebral são cruciais para a compreensão dos sinais de infarto por meio de TC e RM.* Até mesmo um pequeno aumento do teor de água provoca característica redução da atenuação na TC, hipossinal nas imagens ponderadas em T1 na RM e hipersinal nas imagens ponderadas em T2 e difusão da RM. O edema citotóxico alcança seu máximo 3 a 7 dias após o infarto e é máximo na substância cinzenta. Um componente menor de edema vasogênico também se desenvolve quando as células endoteliais capilares mais resistentes perdem a integridade. Em contrapartida, o edema associado a tumor é primariamente vasogênico e ocorre preferencialmente à substância branca (ver Capítulo 5).

A inspeção cuidadosa das imagens de TC e RM adquiridas alguns minutos a horas após a oclusão de um vaso pode detectar indícios de lesão isquêmica, mesmo antes de surgirem efeito expansivo ou edema tecidual substancial. Esses sinais "hiperagudos" estão relacionados primariamente com alterações morfológicas nos vasos ou com a fisiologia da perfusão, e não com alterações da densidade ou do sinal do parênquima. Na TC, o trombo é visto ocasionalmente em ramos intracranianos maiores, resultando no "sinal da artéria hiperdensa" (Figura 4.1). Já na RM, o sinal preto (ausência de sinal) normal de sangue

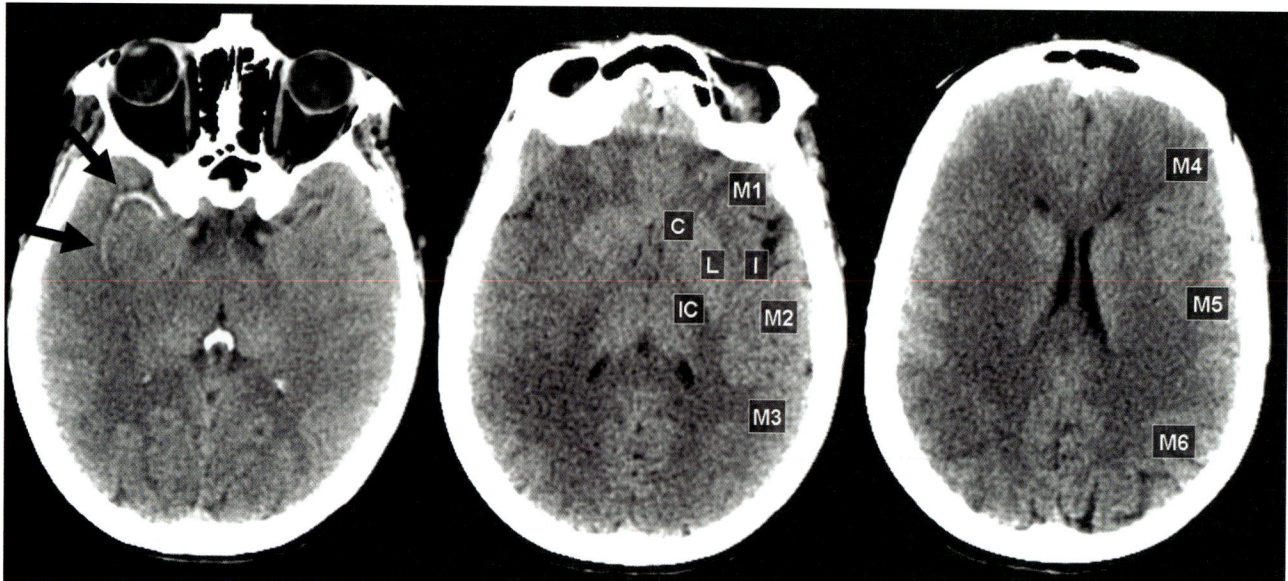

Figura 4.1 Sinal da artéria hiperdensa e edema inicial na tomografia computadorizada. Três horas após a oclusão, alta densidade indicativa de trombo é observada na artéria cerebral média direita (*setas*). Já existe edema substancial do hemisfério cerebral direito. As dez regiões usadas no escore ASPECTS são mostradas no hemisfério esquerdo normal. O escore ASPECTS é de apenas 3, com perda de pontos por causa de atenuação baixa na ínsula direita, no núcleo lentiforme posterior e nas regiões corticais M1, M2, M3, M4 e M5. O edema envolve mais de 1/3 do território da artéria cerebral média e o escore ASPECTS é muito inferior a 7, ambos preditivos de resposta ruim à trombólise aguda. Veja o tutorial do escore ASPECTS em: *www.aspectsinstroke.com*.

fluindo no lúmen vascular ("vazio de fluxo", *flow void*) desaparece imediatamente e pode ser substituído por sinal anormal, que representa coágulo ou fluxo sanguíneo lento.

Isquemia aguda da artéria cerebral média (ACM) na TC: interface substância cinzenta-substância branca na região insular (fita insular) e edema do núcleo lentiforme. TC realizadas nas primeiras 6 horas após a oclusão da ACM apresentam frequentemente o "sinal da fita insular", que é um borramento sutil, porém importante, da interface substância cinzenta-substância branca na região insular, em decorrência de edema precoce (Figura 4.2). O edema precoce também pode ser mais conspícuo no putame, nas oclusões proximais da ACM (sinal do edema do núcleo lentiforme). A RM realizada nas primeiras horas pode mostrar desaparecimento semelhante da interface substância cinzenta-substância branca e discreto "apinhamento" de sulcos nas áreas que sofrerão infarto. Todavia, a sequência de aquisição de imagens mais sensível para a detecção de isquemia cerebral é aquela ponderada em difusão da RM, que se torna positiva minutos após o início do infarto, bem antes de a TC mostrar sinais sutis. Sinal hiperintenso nas imagens ponderadas em difusão (DWI; do inglês, *diffusion-weighted images*) ("sinal da lâmpada acesa") precede a hiperintensidade nas imagens ponderadas em T2, que tipicamente surge nas primeiras 6 a 12 horas após o evento (ver Figura 4.5, mais adiante).

Exames de imagem de rastreamento na intervenção de emergência no acidente vascular encefálico

A interpretação meticulosa, embora rápida, das imagens de TC é especialmente importante nos pacientes que são candidatos a tratamento com agentes trombolíticos IV (p. ex., ativador de plasminogênio tecidual [t-PA]), intervenção endovascular intra-arterial ou tratamento combinado. A administração por via intravenosa de t-PA é o tratamento de primeira linha nas primeiras 4,5 horas após o aparecimento de sinais/sintomas, e os pacientes com exames de imagem favoráveis também podem ser selecionados para trombectomia por até 24 horas, algumas vezes usando uma abordagem intermediária antes da terapia intra-arterial. A TC como exame de rastreamento visa descartar pacientes com hemorragia, massas ou outras anormalidades cerebrais estruturais que são contraindicações à trombólise. Os pacientes com edema substancial na TC inicial apresentam, provavelmente, uma grande área "central" de infarto e isso, simultaneamente, reduz sua probabilidade de efeito benéfico e aumenta o risco de hemorragia de reperfusão. Diretrizes anteriores sugeriam que os pacientes com edema em mais de um terço do território da ACM deveriam ser excluídos de terapias de reperfusão; contudo, não havia consenso universal sobre um valor de corte do edema. Muitos centros adotaram um sistema simples de pontuação com 10 pontos (ASPECTS) para fornecer um método quantitativo de avaliação e comunicação rápida entre a equipe de tratamento do AVE (ver Figura 4.1). Os pacientes com pontuação baixa (desfavorável) no escore ASPECTS (~ < 7) são excluídos de alguns algoritmos de tratamento, enquanto aqueles com pontuações "boas" no ASPECTS (~ 7 a 10), indicativas de edema limitado (p. ex., sinal da fita insular isolado ou apenas edema limitado do núcleo lentiforme), são considerados apropriados para trombólise. Atualmente, estudos sugerem que técnicas de TC e RM sensíveis à perfusão também sejam úteis na identificação de tecido isquemiado, mas ainda passível de recuperação (penumbra isquêmica), para orientar com sucesso a seleção de pacientes para trombectomia com *stent retriever* após o período de 4,5 horas (Figuras 4.3 a 4.6).

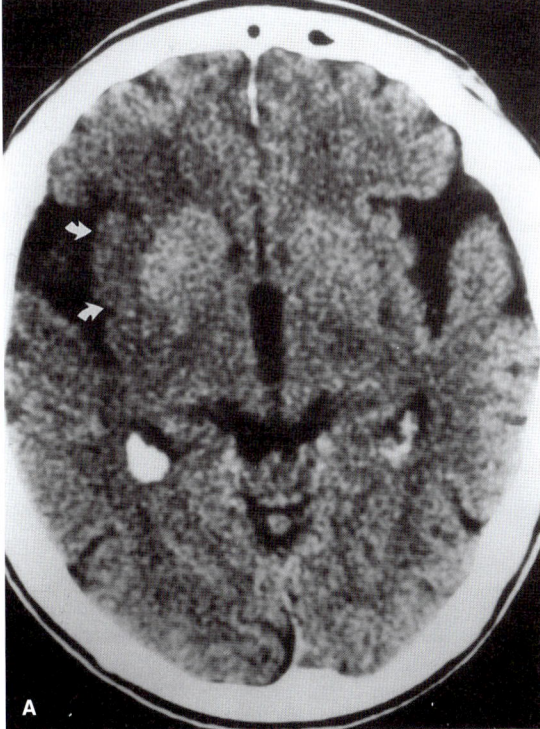
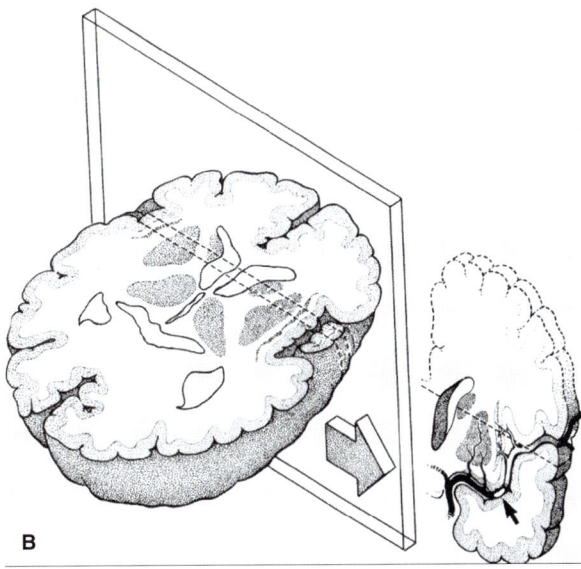

Figura 4.2 Sinal da fita insular. A. Uma tomografia computadorizada não contrastada realizada 4 horas após oclusão da artéria cerebral média (ACM) mostra diminuição da atenuação e desaparecimento da interface substância cinzenta-substância branca na região insular direita (*setas*). **B.** Diagrama da ínsula nos planos transversal e coronal. O córtex insular, o claustro e a cápsula extrema estão infartados por causa da oclusão da ACM (*seta*) além dos vasos lenticuloestriados laterais. (De Truwit CL, Barkovich AJ, Gean-Marton A, Hibri N, Norman D. Loss of the insular ribbon: another early CT sign of acute middle cerebral artery infarction. *Radiology.* 1990; 176:801-806.)

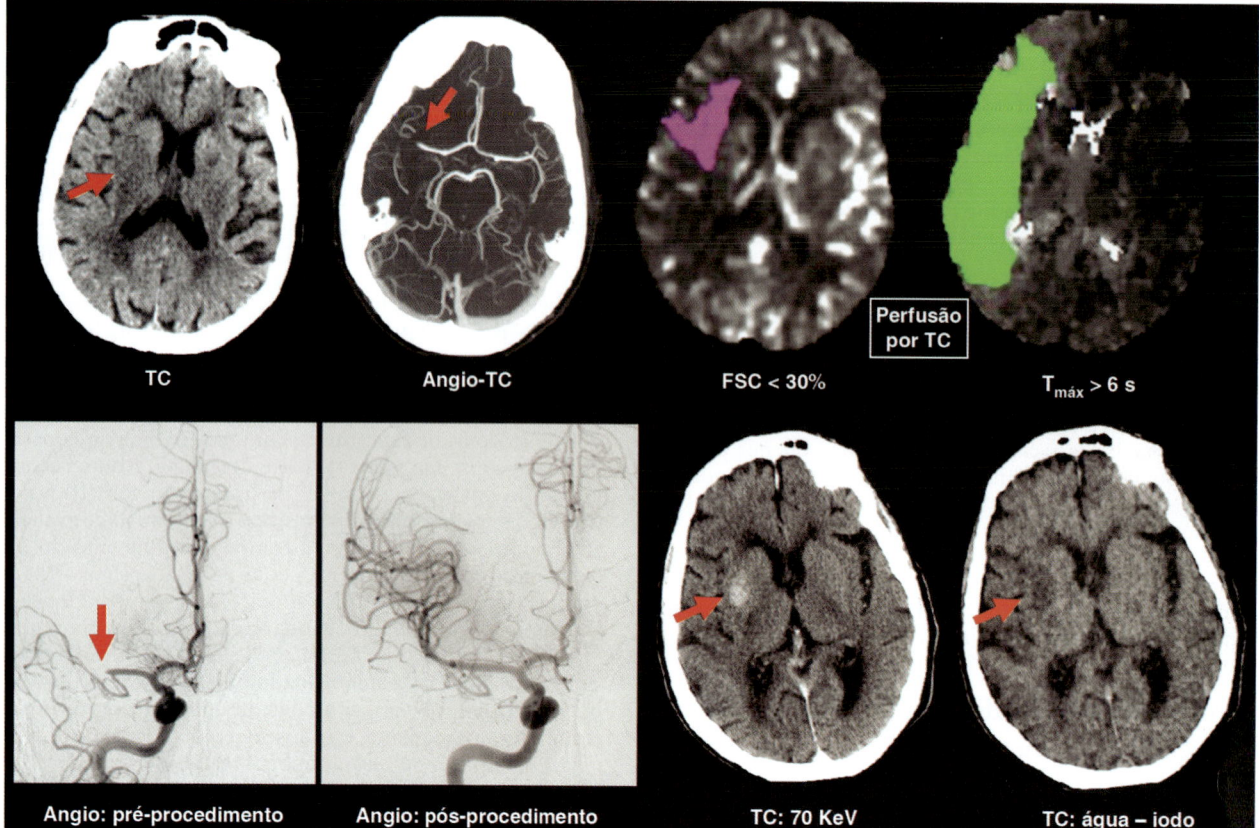

Figura 4.3 Rastreamento de acidente vascular encefálico com base em tomografia computadorizada (TC) multimodal e intervenção endovascular. Esta mulher de 78 anos de idade apresentou hemiplegia súbita em dimídio esquerdo 2 dias após hemicolectomia realizada por causa de câncer de cólon. Ela apresentava fibrilação atrial e já havia sofrido AVE embólicos prévios, mas seus anticoagulantes orais haviam sido suspensos por causa da cirurgia. A TC mostra baixa atenuação no núcleo lentiforme direito e no ramo posterior da cápsula interna (*seta*), com pontuação no ASPECTS = 8. A angiotomografia computadorizada (angio-TC) confirma a oclusão de M1 à direita (*seta*) com fluxo colateral distal insatisfatório. A perfusão por TC processada com *software* RAPID (iSchema View®) mostra um padrão de "discrepância" (*mismatch*) favorável: volume baixo de fluxo sanguíneo cerebral (FSC) = 6 mℓ (*coloração rosa*), com prolongamento significativo do tempo máximo de trânsito $T_{máx}$ = 92 mℓ (*coloração verde*) e com volume de discrepância (*mismatch*) calculado (suposta penumbra) = 86 mℓ. Tendo em vista a pontuação favorável no ASPECTS, um infarto "central" pequeno, uma suposta penumbra grande e um coágulo proximal acessível, ela foi submetida à trombectomia de emergência. A angiografia confirmou a oclusão de M1 (incidência AP, injeção na artéria carótida direita; *seta*) prontamente recanalizada com *stent retriever*. A TC de dupla energia pós-procedimento, usando KeV baixo, mostra densidade pontilhada no núcleo lentiforme, indicativa de retenção benigna de contraste iodado usado na angiografia no cerne isquêmico (*seta*), com pequeno infarto (sem hemorragia) confirmado nas imagens em densidade de água com subtração da densidade do iodo.

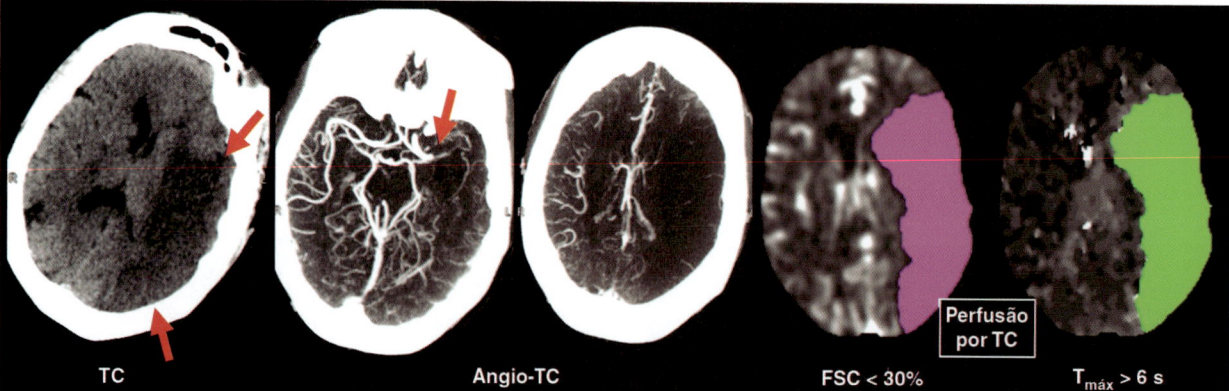

Figura 4.4 Rastreamento de acidente vascular encefálico (AVE) por tomografia computadorizada (TC): padrão fútil/"maligno", inapropriado para intervenção. Esta mulher de 62 anos de idade foi transferida com AVE com horário de início desconhecido. A TC mostra uma área muito grande de infarto bem-desenvolvido da artéria cerebral média (ACM) esquerda (*setas*; pontuação no ASPECTS = 1), um pequeno infarto parietal direito antigo e lacunas antigas nos núcleos da base à direita. A angio-TC mostra oclusão proximal do segmento M1 esquerdo da ACM (*seta*) com enchimento colateral distal insatisfatório. Mapas de perfusão por TC (*software* RAPID) mostram um grande infarto essencialmente igualado/completado, cujo cerne tem baixo fluxo sanguíneo cerebral = 135 mℓ (*coloração rosa*) e tempo máximo de trânsito ($T_{máx}$) prolongado = 153 mℓ (*coloração verde*). Embora o coágulo esteja em uma posição proximal e tecnicamente acessível, a paciente não é uma boa candidata a intervenção por causa da combinação de achados negativos (infarto central grave com baixa pontuação no escore ASPECTS e grande volume de FSC baixo, região de $T_{máx}$ prolongado indicativa de ausência de penumbra significativa e colaterais insatisfatórias na angio-TC).

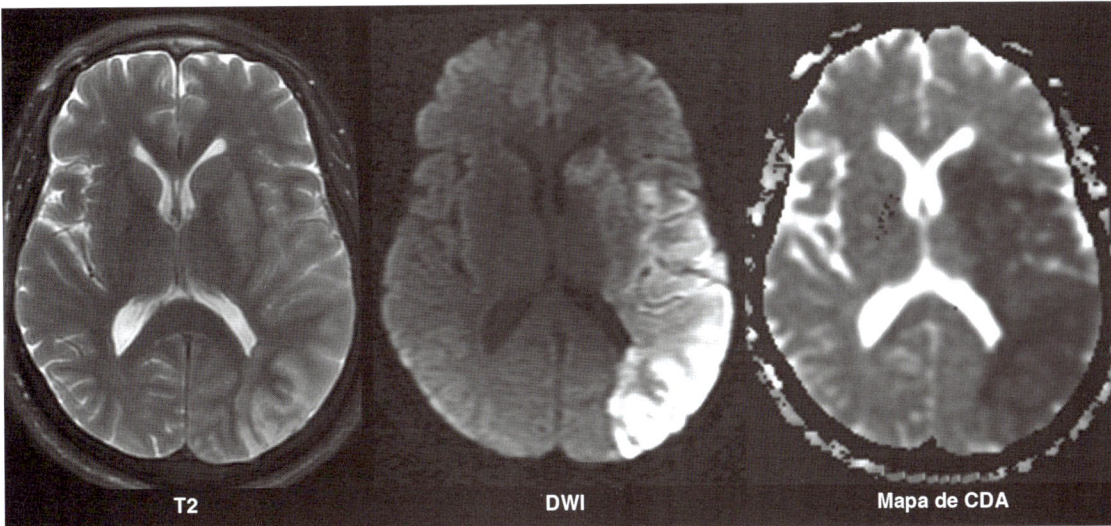

Figura 4.5 Edema em acidente vascular encefálico sem horário de início conhecido. Este paciente foi encontrado em estado não reativo a estímulos e não se sabe quando os sinais/sintomas surgiram. Edema é detectado como sinal de alta intensidade e apagamento discreto dos sulcos no território da artéria cerebral média (ACM) esquerda em imagens ponderadas em T2 (plano transversal), e não se evidencia o vazio de fluxo nos ramos da fissura de Sylvius da ACM à esquerda. Hiperintensidade nas imagens ponderadas em difusão (DWI) e hipointensidade nos mapas de coeficiente de difusão aparente (CDA) são achados característicos de edema citotóxico na isquemia aguda. Essas imagens sugerem que o AVE ocorreu aproximadamente 4 a 8 horas antes de sua captura. Estudos recentes mostram que, se as imagens ponderadas em T2/sequência FLAIR (*fluid attenuated inversion recovery*) forem negativas, e se houver apenas uma pequena lesão positiva nas DWI, o infarto estará em seus estágios iniciais e o paciente poderá receber ativador de plasminogênio tecidual (t-PA) IV (com base no "relógio tecidual").

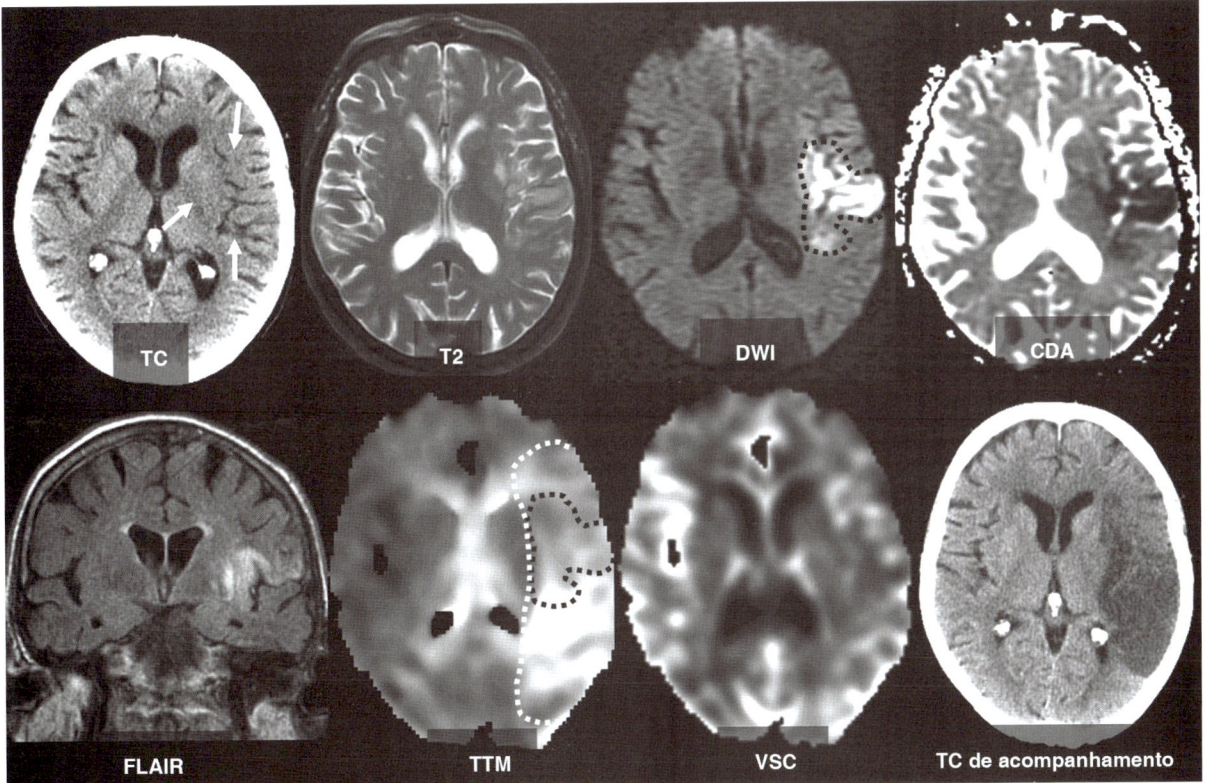

Figura 4.6 Discrepância (*mismatch*) de difusão-perfusão em paciente com isquemia cerebral aguda. Esta mulher de 86 anos de idade com história pregressa de fibrilação atrial apresenta, de modo abrupto, afasia e hemiplegia à direita. **A.** A tomografia computadorizada (TC) sem contraste mostra sutil atenuação baixa no putame esquerdo, na ínsula e no córtex imediatamente abaixo do sulco lateral do cérebro (fissura de Sylvius) (*setas*). Nas imagens ponderadas em T2, a substância cinzenta cortical apresenta edema discreto, confirmado como edema citotóxico em imagens ponderadas em difusão (DWI) e coeficiente de difusão aparente (CDA). A sequência FLAIR (*fluid attenuated inversion recovery*) revela edema cortical e estase na artéria cerebral média (ACM) esquerda. As imagens ponderadas em perfusão (tempo de trânsito médio [TTM]; volume sanguíneo cerebral [VSC]) mostram uma área maior em risco, que se estende para o lobo parietal (o defeito no TTM é mostrado em *pontilhado branco*; lesão na DWI superposta em *pontilhado preto*). O tecido hipoperfundido que ainda não está infartado é considerado tecido em risco ou penumbra isquêmica. As lesões nas DWI tendem a "crescer" para as lesões de perfusão circundantes, caso não sejam tratadas. A TC de acompanhamento mostra extensão do infarto para o tecido hipoperfundido (penumbra) identificado pelo TTM.

RM ponderada em difusão na isquemia aguda. As DWI utilizam um novo tipo de contraste de tecido na RM para detectar alterações isquêmicas nos minutos seguintes ao início do AVE. As DWI são adquiridas por meio da aplicação de um par de gradientes, que sensibiliza as imagens ao movimento microscópico da água (browniano). As taxas de difusão da água no cérebro caem rapidamente durante a isquemia aguda, retornando ao normal em questão de dias ou semanas nos tecidos infartados. Como o movimento aleatório das moléculas de água é alentecido nas áreas de isquemia aguda, o infarto na fase inicial se destaca como um sinal brilhante nas DWI, em comparação com o sinal escuro (defasagem) nas áreas normais. Os pacientes com AVE agudo podem apresentar alterações evidentes nas DWI, antes de qualquer anormalidade ser percebida nas imagens ponderadas em T2 *spin*-eco da RM (ver Figura 4.5). Esse também é um modo útil de diferenciar áreas isquêmicas recentes (sinal alto nas DWI) de lesões mais antigas (sinal normal ou baixo nas DWI). A utilização de diferentes potências de gradiente de difusão possibilita a quantificação em um coeficiente de difusão aparente (CDA). Este reflete um comportamento de difusão "puro", livre de quaisquer contribuições subjacentes de T2 ("faixa brilhante" ou "faixa escura"). A aquisição de DWI é viabilizada por sistemas ecoplanares de RM com seus gradientes mais potentes e inerentemente mais rápidos, além de equipamento de digitalização rápida.

Sequência FLAIR (fluid attenuated inversion recovery) na isquemia.

A sequência FLAIR possibilita ponderação em T2 do parênquima enquanto suprime simultaneamente o sinal de água proveniente do líquido cefalorraquidiano. Essa técnica acentua a conspicuidade das alterações nas imagens ponderadas em T2 na isquemia. A sequência FLAIR não é inerentemente melhor que a RM ponderada em T2, em termos de detecção precoce de isquemia,

mas é especialmente útil na detecção de pequenas lesões no córtex, além de ser crucial para descartar a possibilidade de hemorragia subaracnóidea (HSA) aguda por meio de RM.

Isquemia cerebral (subaguda e crônica).

Na fase aguda, o edema exerce efeito expansivo que varia desde discreto apagamento de sulcos até desvio acentuado da linha média com herniação do encéfalo. As alterações variam, dependendo das dimensões e da localização do infarto. Essas alterações se tornam máximas em 3 a 7 dias e são seguidas de amolecimento progressivo do encéfalo (encefalomalacia). Uma fonte potencial de erro, o "efeito de velamento" pode ser encontrada nas TC realizadas durante a segunda semana após o infarto, quando o edema e o efeito expansivo estão desaparecendo (fase subaguda). Nesse estágio, há equilíbrio entre a redução do edema e o acúmulo de proteínas proveniente de lise celular, de modo que a densidade e a morfologia cerebral na região lesionada podem ser quase normais na TC. Os efeitos de velamento geram menos problemas na RM, devido à maior sensibilidade, sobretudo quando é utilizado contraste (Figura 4.7). Edema, ou efeito expansivo, que persiste por mais de 1 mês descarta efetivamente a hipótese de isquemia isolada e deve levantar a possibilidade de infarto recorrente ou tumor subjacente.

Nas semanas e meses seguintes ao infarto cerebral, os macrófagos removem o tecido morto, deixando para trás encefalomalacia e tecido fibrótico gliótico discretos (fase crônica). O líquido cefalorraquidiano ocupa o espaço previamente ocupado pelo cérebro. O trato corticospinal acometido atrofia (degeneração walleriana), resultando em configuração retraída do pedúnculo cerebral ipsilateral. Se o infarto for acompanhado por hemorragia, a hemossiderina poderá ser visualizada ou detectada como hipointensidade de sinal nas imagens ponderadas em T2. Alargamento de sulcos adjacentes e dilatação *ex vacuo* do ventrículo são observados em torno da área infartada (Figura 4.8).

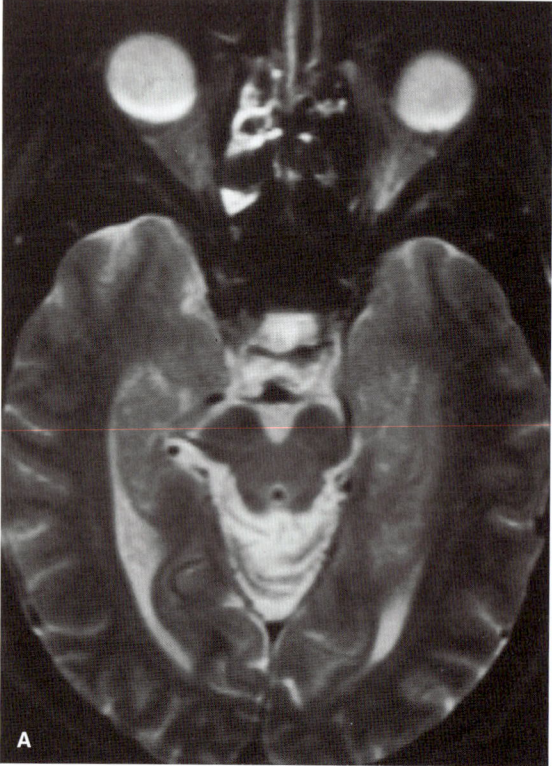
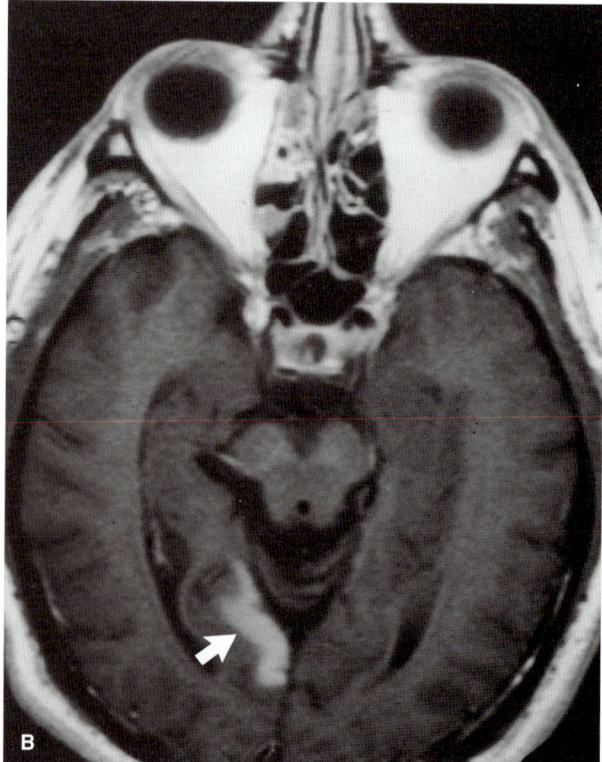

Figura 4.7 **Efeito de velamento e realce dos giros corticais no infarto subagudo.** À medida que o edema e o efeito expansivo diminuem, porém antes do desenvolviento de atrofia, infartos podem passar despercebidos na TC ou na RM sem contraste. **A.** Imagem ponderada em T2 é essencialmente normal nas regiões occipitais 13 dias após um infarto da artéria cerebral posterior direita. **B.** Imagem ponderada em T1, após injeção de gadolínio, mostra realce do córtex occipital direito profundo infartado (*seta*).

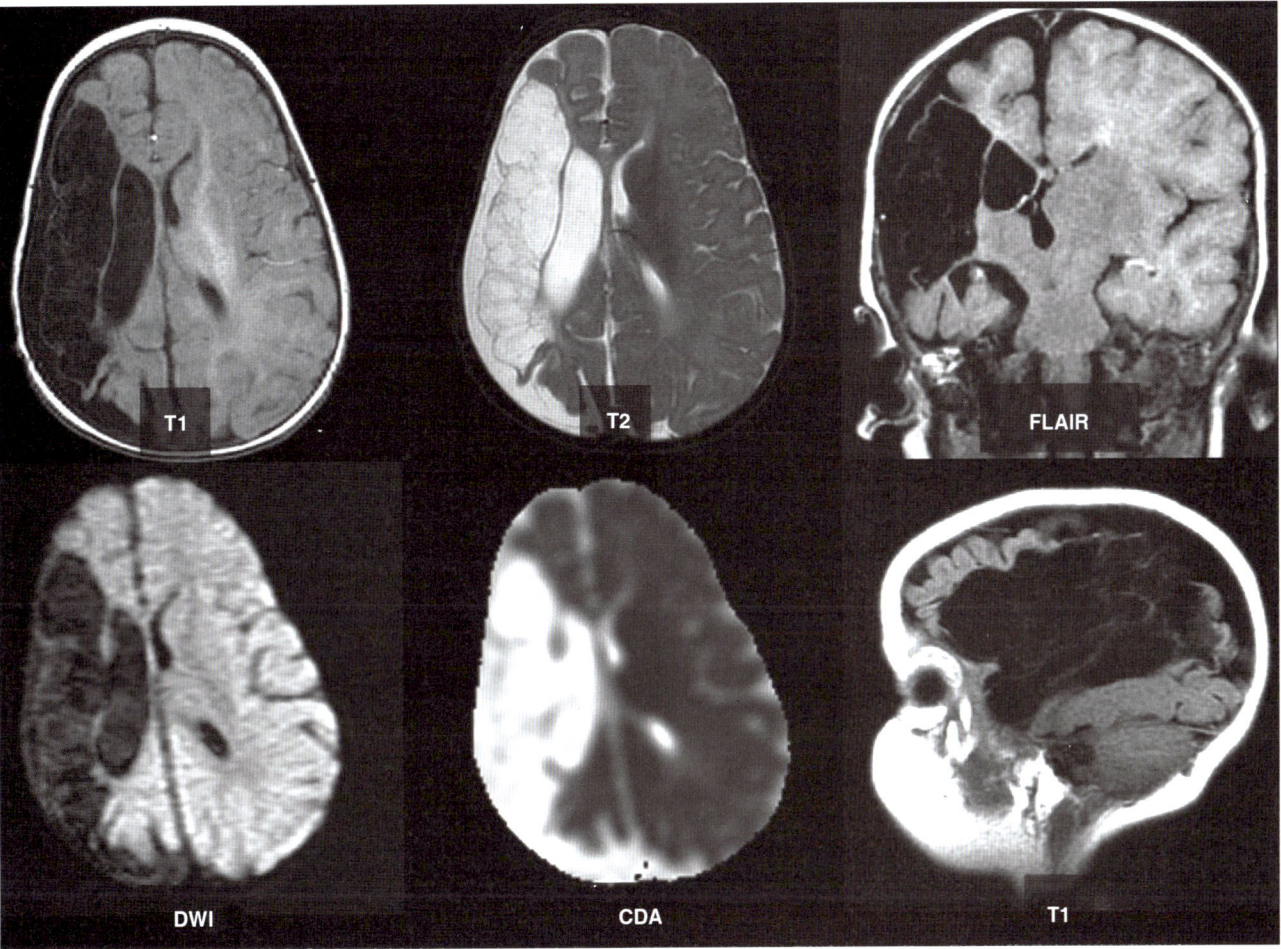

Figura 4.8 Infarto cerebral crônico. É observada encefalomalacia cística no território da artéria cerebral média (ACM) direita, na RM de um lactente com 7 meses de vida que sofreu infarto neonatal. Observe que as alterações têm quase a intensidade de sinal do líquido cefalorraquidiano em todas as sequências, inclusive DWI e CDA, com gliose mínima. Há perda de volume com alargamento do ventrículo ipsilateral (dilatação *ex vacuo*).

Transformação hemorrágica do infarto cerebral

Reperfusão para leitos capilares infartados pode provocar, secundariamente, hemorragia macroscópica ou microscópica em até 50% dos infartos cerebrais. Na maioria dos casos, isso toma a forma de extravasamento microscópico (diapedese) dos eritrócitos, mas em raras ocasiões há formação de hematoma evidente. A ruptura física das células endoteliais capilares, a perda da autorregulação vascular e o uso de anticoagulante ou trombolítico contribuem para o desenvolvimento dessas hemorragias. Os pacientes podem apresentar cefaleia no momento do sangramento, mas comumente não apresentam sintomas novos, presumivelmente porque a hemorragia ocorre em áreas encefálicas que já estão mortas ou disfuncionais. O infarto hemorrágico é confinado ao território do vaso infartado, enquanto a hemorragia primária não respeita, necessariamente, as fronteiras vasculares. Extensão intraventricular é incomum nos casos de transformação hemorrágica e sua ocorrência deve levantar a suspeita de outro processo (como sangramento por causa de hipertensão arterial sistêmica ou ruptura de malformação arteriovenosa [MAV]).

O tempo máximo de transformação hemorrágica é, aproximadamente, 1 a 2 semanas após o infarto. De modo geral, manifesta-se como uma linha serpiginosa de sangue petequial que acompanha os contornos dos giros do córtex infartado. Esses pontos hemorrágicos são, com frequência, irregulares e descontínuos. Na TC, é observada uma delicada linha de alta atenuação, e na RM, é visto um sinal brilhante ao longo do giro cortical acometido, em imagens ponderadas em T1 não contrastadas, por causa da metemoglobina (Figura 4.9). Já foram oferecidas outras explicações para esse sinal brilhante, inclusive necrose laminar ou calcificação relacionada com o infarto; na prática, o importante é reconhecer essa imagem como uma característica da isquemia. O padrão petequial nos giros corticais não é observado na hemorragia cerebral primária e pode ser útil na confirmação da etiologia isquêmica subjacente de uma lesão suspeita. Isso é considerado um estágio normal da evolução de um infarto. Há controvérsias quanto à conduta a ser adotada nos casos de hemorragia petequial; contudo, muitos neurologistas mantêm o esquema de anticoagulação quando há uma fonte embólica bem-documentada.

Transformação hemorrágica mais extensa do tecido infartado pode resultar na formação de hematoma parenquimatoso macroscópico. Quando isso ocorre, o sangue não se restringe a um giro cortical e pode formar um coágulo indistinguível de um hematoma primário. Infartos corticais grandes representam um risco um pouco maior para esse tipo de alteração, em comparação com lesões corticais ou subcorticais limitadas. Transformação hemorrágica catastrófica também pode ocorrer após trombólise, sobretudo quando há atraso em sua instituição, ou quando a TC inicial mostrou edema substancial. Ao contrário da transformação petequial nos giros corticais descritos anteriormente, hematomas parenquimatosos grandes tendem a ocorrer mais cedo e são, mais comumente, associados à deterioração

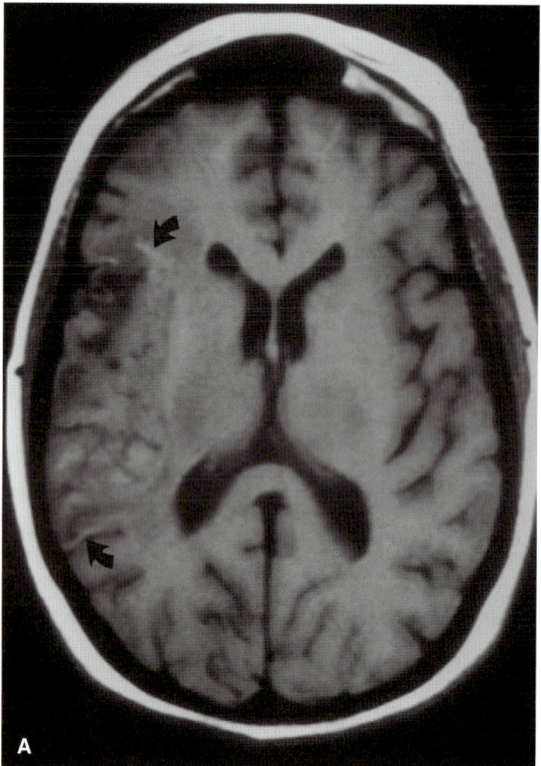
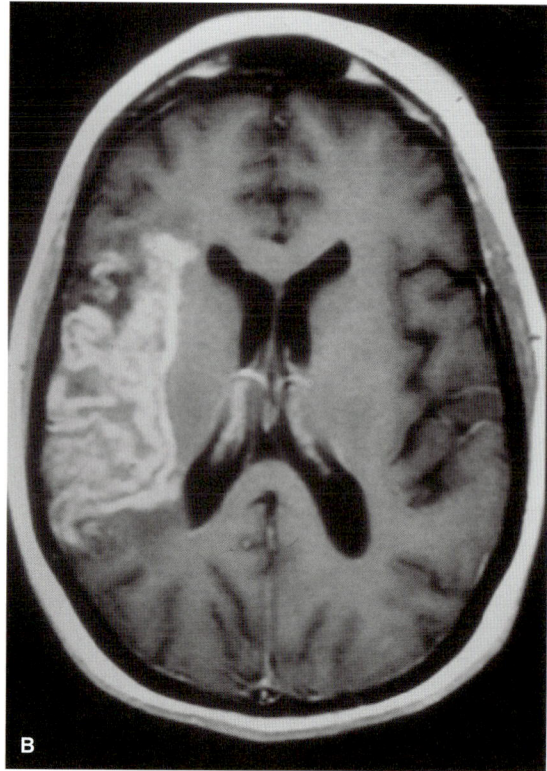

Figura 4.9 Hemorragia petequial e realce dos giros no infarto subagudo. A. Imagem ponderada em T1 pré-contraste mostrando apagamento discreto de sulcos no território da artéria cerebral média direita. Algumas áreas sutis de intensidade de sinal brilhante espalhadas ao longo do córtex cerebral indicam áreas de hemorragia petequial ou necrose laminar (*setas*). **B.** Imagem ponderada em T1 pós-contraste mostrando realce acentuado dos giros, uma característica do infarto subagudo.

clínica. Hematomas confluentes, observados em exames de acompanhamento de infarto cerebral, devem ser notificados imediatamente porque constituem contraindicação à anticoagulação, mesmo quando o achado é incidental.

Uso de contraste no acidente vascular encefálico isquêmico

Rastreamento por TC. A TC não contrastada ainda é o exame de imagem inicial preferido para rastreamento de emergência na suspeita de AVE agudo. A TC descarta a possibilidade de hemorragia, define padrões e a extensão da lesão isquêmica, revela áreas de calcificação vascular anormal (p. ex., aneurismas gigantes) e descarta a existência de lesões expansivas. Essas informações são importantes para que o médico assistente determine a necessidade de punção lombar, cirurgia vascular, anticoagulação, trombólise, avaliação cardíaca ou outras intervenções – sobretudo, uso de t-PA IV. Atualmente, protocolos de rastreamento avançados incorporam prospectivamente angiotomografia computadorizada (angio-TC) e, com frequência, estudos de perfusão a fim de contribuir com a seleção dos pacientes que serão medicados com t-PA, que receberão terapia endovascular ou combinações. Técnicas de imagem avançadas devem ser incorporadas durante o primeiro exame de imagem, a fim de possibilitar um diagnóstico acurado, evitar atrasos e individualizar opções terapêuticas. Tendo em vista o caráter de urgência do AVE e a baixa toxicidade dos modernos agentes de contraste iodados, não é necessário aguardar os resultados das provas de função renal para realizar exames contrastados – as vítimas de AVE são tratadas como pacientes vítimas de traumatismo. Todas as TC realizadas na fase aguda do AVE devem ser revisadas com a mais alta prioridade e em tempo real no console do escâner ou no PACS (*Picture Archiving and*

Communication System), a fim de que prontamente se descarte a possibilidade de hemorragia ou de infartos grandes. Somente desse modo devem ser tomadas decisões sobre t-PA. Se houver terapia endovascular disponível, então será melhor realizar imediatamente uma angio-TC e uma imagem de perfusão por TC após a TC sem contraste – sem retirar o paciente do escâner – para determinar se ele é candidato a essa abordagem. Uma TC de crânio pós-contraste é comumente realizada por último no protocolo de AVE, porque outra lesão além dessa (como tumor, abscesso ou hematoma subdural isodenso) poderia ser mais bem demonstrada com contraste. Embora a RM com imagem ponderada em difusão seja, sem dúvida, melhor que a TC no rastreamento agudo de AVE, a velocidade e a disponibilidade da TC a tornam a modalidade de eleição na maioria dos centros.

Normalmente, a barreira hematencefálica íntegra impede a penetração do contraste no cérebro. O extravasamento de agentes de contraste macromoleculares através de vasos sanguíneos lesionados resulta em acúmulo localizado de iodo, observado como alta atenuação (realce) do parênquima infartado. O comprometimento da barreira hematencefálica é a lesão subjacente à transformação hemorrágica e ao realce pelo contraste nos infartos. Esses dois processos são observados aproximadamente ao mesmo tempo e, com frequência, combinados. Como na hemorragia petequial nos giros corticais, um padrão de realce neles (na TC ou na RM) é evidência extremamente específica de infarto subjacente. O realce detectado na TC no parênquima cerebral infartado surge, tipicamente, em aproximadamente 1 semana, atinge seu máximo em 7 a 14 dias, com frequência adota um padrão giral e, menos comumente, é observado nas regiões subcorticais. O realce é observado em cerca de 50% dos pacientes durante a primeira semana, e em aproximadamente dois terços entre a primeira e a quarta semanas. Quando ocorre gliose e a barreira hematencefálica é reparada, o realce diminui e desaparece em até 3 meses.

RM com contraste. A maioria dos comentários sobre estratégia, fisiopatologia e padrões de realce para TC também se aplicam, de modo geral, à RM contrastada. Os agentes de contraste intravenosos contendo gadolínio são muito bem tolerados pelos pacientes que sofreram AVE e podem fornecer informações valiosas que não são prontamente obtidas na RM não contrastada. A estase do gadolínio nos vasos ou o extravasamento de contraste através de uma barreira hematencefálica anormal encurtarão o relaxamento T1 de prótons adjacentes, resultando em hiperintensidade (realce) nas imagens ponderadas em T1. Como na TC, uma sequência de RM sem contraste é obrigatória antes da administração de contraste porque o realce e o sangue na fase subaguda são hiperintensos nas imagens ponderadas em T1. (Isso será discutido na seção Hemorragia.) Uma injeção IV rápida (*bolus*) de contraste também pode ser capturada dinamicamente por meio de técnicas de imagem rápida, a fim de produzir imagens ponderadas em perfusão e ajudar na identificação de regiões isquêmicas.

O realce intravascular na RM é visto, com frequência, no território infartado na primeira semana. Isso pode ser consequente a fluxo lento ou vasodilatação evoluindo para estase do gadolínio, provavelmente em artérias e em veias. O padrão de realce intravascular pode ser detectado minutos após a oclusão vascular, sendo observado na maioria dos infartos corticais em 1 a 3 dias e desaparecendo em até 10 dias. Os troncos proximais das artérias ocluídas mais distalmente e dos canais corticais leptomeníngeos são acometidos de modo mais proeminente (Figura 4.10). A área de realce vascular pode estender-se além da hiperintensidade nas imagens ponderadas em T2, possivelmente indicando recrutamento de irrigação colateral na borda isquêmica. Realce meníngeo semelhante à meningite e realce da dura-máter observado após neurocirurgias podem assemelhar-se, superficialmente, ao realce intravascular, mas a distinção deve ser evidente em termos clínicos. Além

disso, o realce intravascular na RM ajuda a identificar fases iniciais de AVE, indica fluxo alentecido e não tem equivalente óbvio na TC.

O realce parenquimatoso na RM ocorre em um padrão semelhante ao observado na TC (e no mesmo período de tempo observado nos exames de medicina nuclear, usados antigamente). Pode ocorrer até mesmo no primeiro dia, embora mais tipicamente comece após a primeira semana, quando o realce intravascular está diminuindo. Reperfusão após trombólise pode resultar em realce precoce. Virtualmente, todos os infartos corticais apresentam realce na RM 2 semanas após o evento inicial. Elster resumiu isso em sua regra de três: o realce parenquimatoso na RM alcança seu máximo em 3 dias a 3 semanas e desaparece 3 meses depois.

A evolução temporal na TC e na RM do infarto cerebral é resumida na Tabela 4.2.

Reconhecimento de padrão no acidente vascular encefálico isquêmico

A familiaridade com os principais territórios vasculares pode ajudar na diferenciação do infarto de outros processos patológicos. Sua evolução clínica e localização devem ser compatíveis com os achados nos exames de imagem, e todos devem corresponder a uma distribuição vascular conhecida. A localização do AVE não é necessariamente sinônimo de "focal". Um evento isquêmico pode causar um padrão de lesão que é difuso (lesão hipóxico-isquêmica), multifocal (vasculite, êmbolos) ou focal (êmbolo único ou trombo). Os vasos acometidos no AVE podem ser grandes ou pequenos e podem ser artérias ou veias. Não existe AVE "diferente"; se não se enquadra em um território vascular, deve-se buscar outro diagnóstico (Figura 4.11).

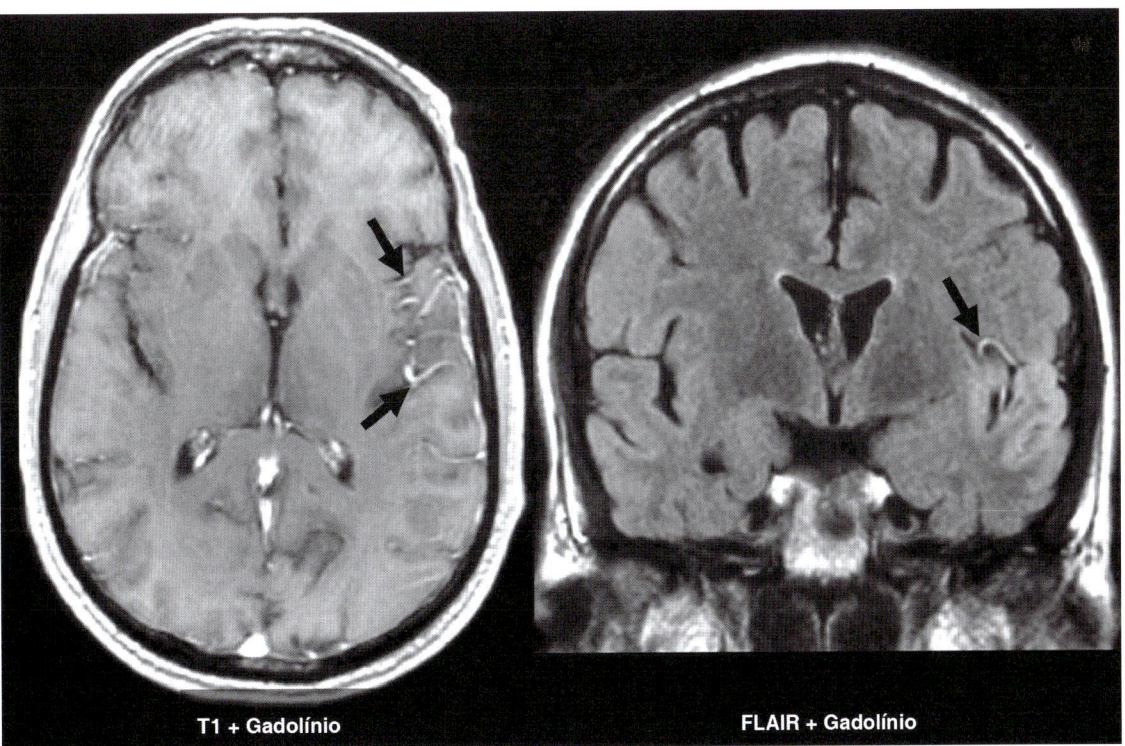

T1 + Gadolínio   **FLAIR + Gadolínio**

Figura 4.10 Estase intravascular e realce no infarto cerebral agudo. Imagem ponderada em T1 e imagem na sequência FLAIR (*fluid attenuated inversion recovery*) pós-contraste em um infarto agudo da artéria cerebral média (ACM) esquerda. Discreto apagamento de sulcos e realce proeminente dos segmentos M3 e M4 da ACM (*setas*) são evidentes na imagem ponderada em T1 pós-contraste. Como é possível ver aqui, a sequência FLAIR pode revelar sinais vasculares semelhantes de estase, tanto antes como depois do contraste. Realce intravascular é visto, tipicamente, apenas durante os primeiros 10 dias após o AVE.

TABELA 4.2 Evolução temporal na tomografia computadorizada (TC) e na ressonância magnética (RM) após infarto cerebral.

▪ INTERVALO DE TEMPO	▪ TC	▪ RM
Minutos	Sem alterações	Ausência de vazio de fluxo (*flow void*) Realce arterial (1º ao 10º dia) Imagens ponderadas em difusão: sinal alto
2 a 6 h	Sinal da artéria hiperdensa Sinal da fita insular	Edema cerebral nas imagens ponderadas em T1 Hiperintensidade sutil nas imagens ponderadas em T2
6 a 12 h	Apagamento dos sulcos +/– diminuição da atenuação	Hiperintensidade nas imagens ponderadas em T2
12 a 24 h	Diminuição da atenuação	Hipointensidade nas imagens ponderadas em T1
3 a 7 dias	Edema máximo	Edema máximo
3 a 21 dias	Realce dos giros (máximo: 7 a 14 dias)	Realce dos giros (máximo: 3 a 21 dias) Metemoglobina petequial
30 a 90 dias	Encefalomalacia Desaparecimento do realce Resolução do sangue petequial	Encefalomalacia Desaparecimento do realce Resolução do sangue petequial

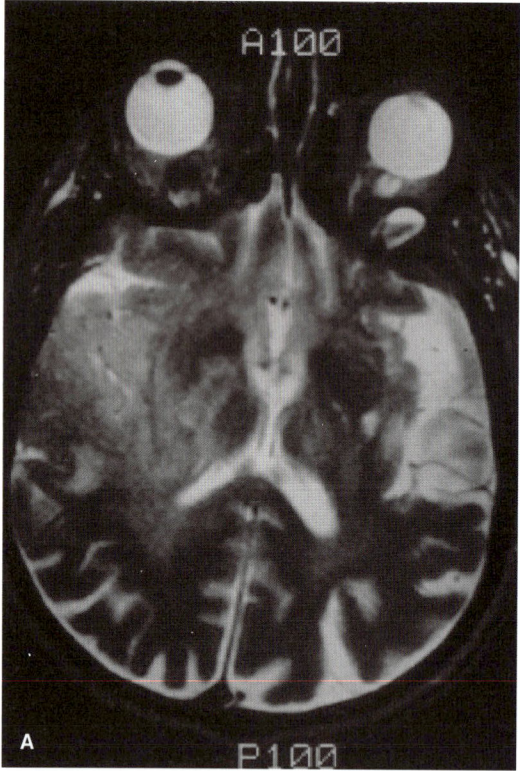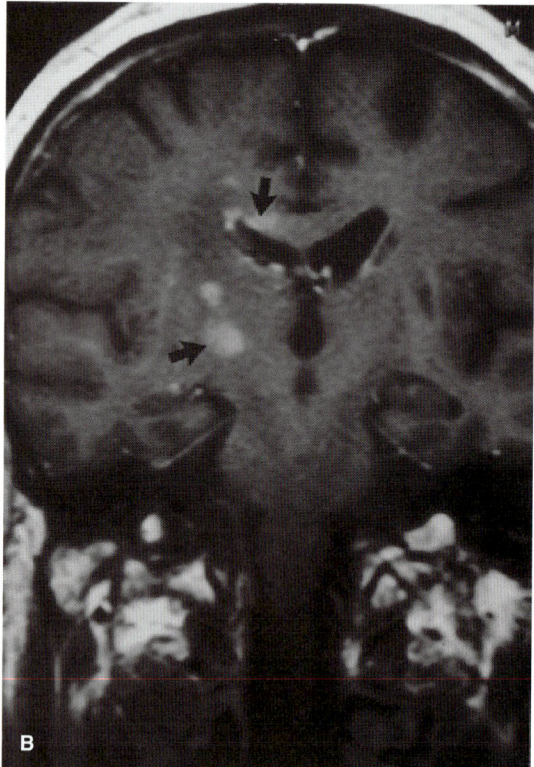

Figura 4.11 Glioblastoma simulando acidente vascular encefálico. A. Imagem ponderada em T2, corte axial, mostra edema primariamente no território da artéria cerebral média (ACM) direita, mas com envolvimento adicional da parte medial do lobo temporal, do tálamo e das regiões periatriais. **B.** Imagem ponderada em T1 pós-contraste, corte coronal, mostra áreas nodulares heterogêneas de realce nos núcleos da base e regiões periventriculares (*setas*). Embora a história clínica seja muito sugestiva de AVE, a distribuição não vascular e o padrão atípico de realce efetivamente descartam infarto subjacente. Quando há dúvidas em relação ao diagnóstico, a repetição dos exames de imagem geralmente as elucida.

A correlação entre anatomia vascular e neuroanatomia funcional é crucial na investigação de AVE. Classicamente, acidentes vasculares encefálicos e AIT são divididos em eventos anteriores (território carotídeo) ou posteriores (território vertebrobasilar). Pacientes com isquemia na circulação anterior comprovadamente se beneficiam da endarterectomia carotídea, quando há estreitamento de pelo menos 70% da artéria carótida em comparação com seu diâmetro normal. A cirurgia não se mostrou benéfica quando os pacientes apresentam graus menores de estenose carotídea ou AIT em território posterior – esses indivíduos geralmente recebem terapia clínica (p. ex., anticoagulação). Isquemia no território carotídeo pode provocar alterações visuais, afasia ou déficits sensorimotores em decorrência de dano retiniano, cortical ou subcortical.

É mais provável que AVE vertebrobasilares provoquem síncope, ataxia, achados relacionados aos nervos cranianos, déficits de campo visual homônimos e sintomas faciais opostos aos do corpo. É possível prever um determinado déficit a partir da topografia funcional conhecida do córtex e suas conexões através da cápsula interna (Figura 4.12).

Os padrões de lesão observados após oclusão de artérias calibrosas nas circulações anterior e posterior, artérias de pequeno calibre em qualquer região e os canais venosos da dura-máter são revisados a seguir.

Circulação anterior (carotídea)

Artéria carótida interna (ACI). A doença tromboembólica na ACI pode provocar AIT, infarto nos ramos da ACM ou da artéria cerebral anterior (ACA), ou ainda na região limítrofe entre elas. A oclusão embólica do ramo oftálmico da ACI pode provocar cegueira monocular transitória (*amaurose fugaz*). A observação de quaisquer desses padrões deve levar à solicitação de exame de imagem das artérias carótidas. A magnitude e a distribuição de isquemia observadas dependem do período de tempo de oclusão, do grau de oligoemia e da circulação colateral disponível. Oclusões completas das artérias carótidas são ocasionalmente encontradas em pacientes assintomáticos com uma circulação colateral bem-desenvolvida.

Doença aterosclerótica próxima à bifurcação carotídea é responsável pela maioria dos eventos isquêmicos no território da

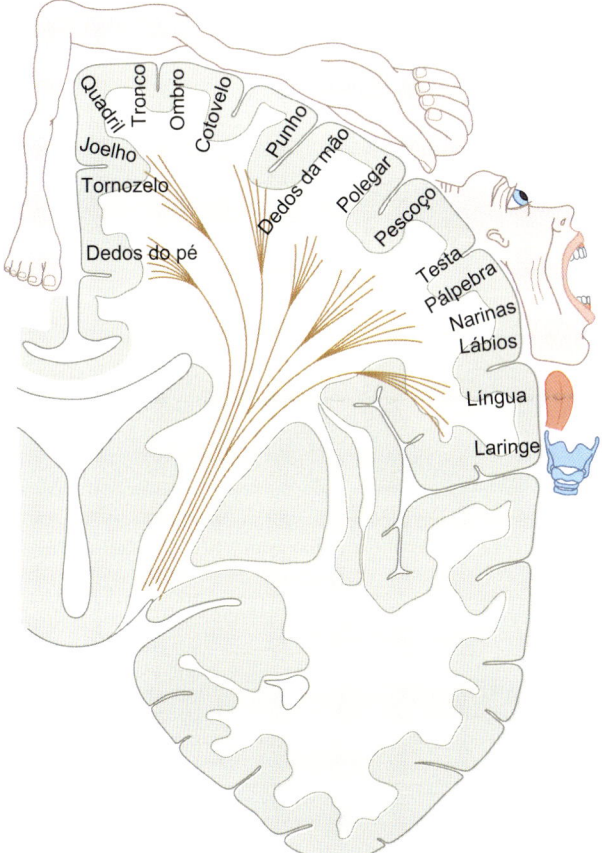

Figura 4.12 Homúnculo. Um corte coronal através do córtex pré-central (motor) mostra a representação topográfica do lado oposto do corpo. As áreas da face e da mão são irrigadas pela artéria cerebral média (ACM), enquanto a área do membro inferior é irrigada pela artéria cerebral anterior (ACA). (De Gilman S, Winans SS. *Essentials of Clinical Neuroanatomy & Neurophysiology.* Philadelphia, PA: F. A. Davis Company; 1982.)

ACI. Dissecação arterial, traumatismo, displasia fibromuscular, tumor envolvendo as artérias, radioterapia prévia do pescoço e doenças do tecido conjuntivo também podem provocar estreitamento significativo das artérias carótidas (Figura 4.13). Efeitos hemodinâmicos começam a ser vistos quando existe redução de mais de 80% da área, ou diminuição de mais de 60% do diâmetro. Lesões que provocam menos estreitamento podem, não obstante, tornar-se sintomáticas quando são nicho para formação do trombo, ou são reveladas por hipotensão. Estudos já mostraram efeitos benéficos bem definidos da endarterectomia em pacientes sintomáticos com mais de 70% de estenose, mas não naqueles com menos de 30% de estreitamento. Em muitas instituições, já são utilizados *stents* carotídeos em vez de intervenção cirúrgica, sobretudo no caso de pacientes de alto risco.

O rastreamento não invasivo das artérias carótidas pode ser feito por meio de ultrassonografia, angiorressonância magnética (angio-RM) ou angio-TC. A escolha da modalidade depende da capacidade do profissional que realiza o exame e do equipamento disponível. A sensibilidade e a especificidade chegam a 85 a 90% em todas essas técnicas. Esses métodos identificam, de modo não invasivo, os pacientes com doença hemodinamicamente significativa que poderiam, então, ser encaminhados para angiografia convencional ou diretamente para intervenção. A ultrassonografia é o exame de rastreamento mais realizado na maioria dos centros; tem como vantagens a portabilidade e os custos geralmente menores, podendo ser realizada em pacientes com contraindicações à realização de RM/angio-RM. A ultrassonografia é mais dependente da habilidade do profissional que faz o exame que a angio-RM e não consegue avaliar de modo confiável partes distais da ACI, perto da base do crânio. Por sua vez, a angio-TC possibilita excelente visualização desde o arco aórtico até a circulação intracraniana, embora exista um pequeno risco associado aos efeitos tóxicos do contraste e da exposição à radiação. Já a angio-RM consegue avaliar todo o trajeto da artéria carótida e pode ser realizada rapidamente junto com a RM do cérebro do paciente. É um método muito bom de rastrear pacientes pediátricos ou idosos, nos quais a angiografia convencional é tecnicamente mais difícil.

A angiografia seletiva da artéria carótida comum ainda é o padrão-ouro para avaliação da artéria carótida pré-procedimento, mas está sendo substituída por exames não invasivos em muitos centros. O exame deve avaliar toda a ACI, incluindo as partes cervical e craniana. A avaliação dos segmentos cranianos inacessíveis à cirurgia (petroso, cavernoso e supraclinoide) é necessária para descartar estenoses intracranianas significativas, ou lesões *tandem* que poderiam contraindicar endarterectomia.

ACA. A bifurcação terminal da ACI consiste na ACA e na ACM (Figura 4.14). A ACA é dividida em três subgrupos: ramos *lenticuloestriados mediais*, que irrigam as partes rostrais dos núcleos da base; ramos *pericalosos*, que irrigam o corpo caloso; e ramos *hemisféricos*, que irrigam as partes mediais dos lobos frontais e parietais (Figura 4.15). Aproximadamente 5% dos infartos envolvem a ACA.

As artérias lenticuloestriadas mediais penetram a substância perfurada anterior e irrigam de modo variável a região anteroinferior da cápsula interna, o putame, o globo pálido, a cabeça do núcleo caudado e partes do hipotálamo e do quiasma óptico. O maior desses vasos irriga a cabeça do núcleo caudado/região anterior da cápsula interna e é reconhecido como a artéria recorrente de Heubner. O infarto no território lenticuloestriado medial pode causar problemas com a produção da fala (afasia motora), fraqueza facial e transtornos no humor e no julgamento.

Acima do ponto de saída das artérias lenticuloestriadas, as ACA são interconectadas pela artéria comunicante anterior. Cada ACA ascende, emitindo ramificações para o polo frontal

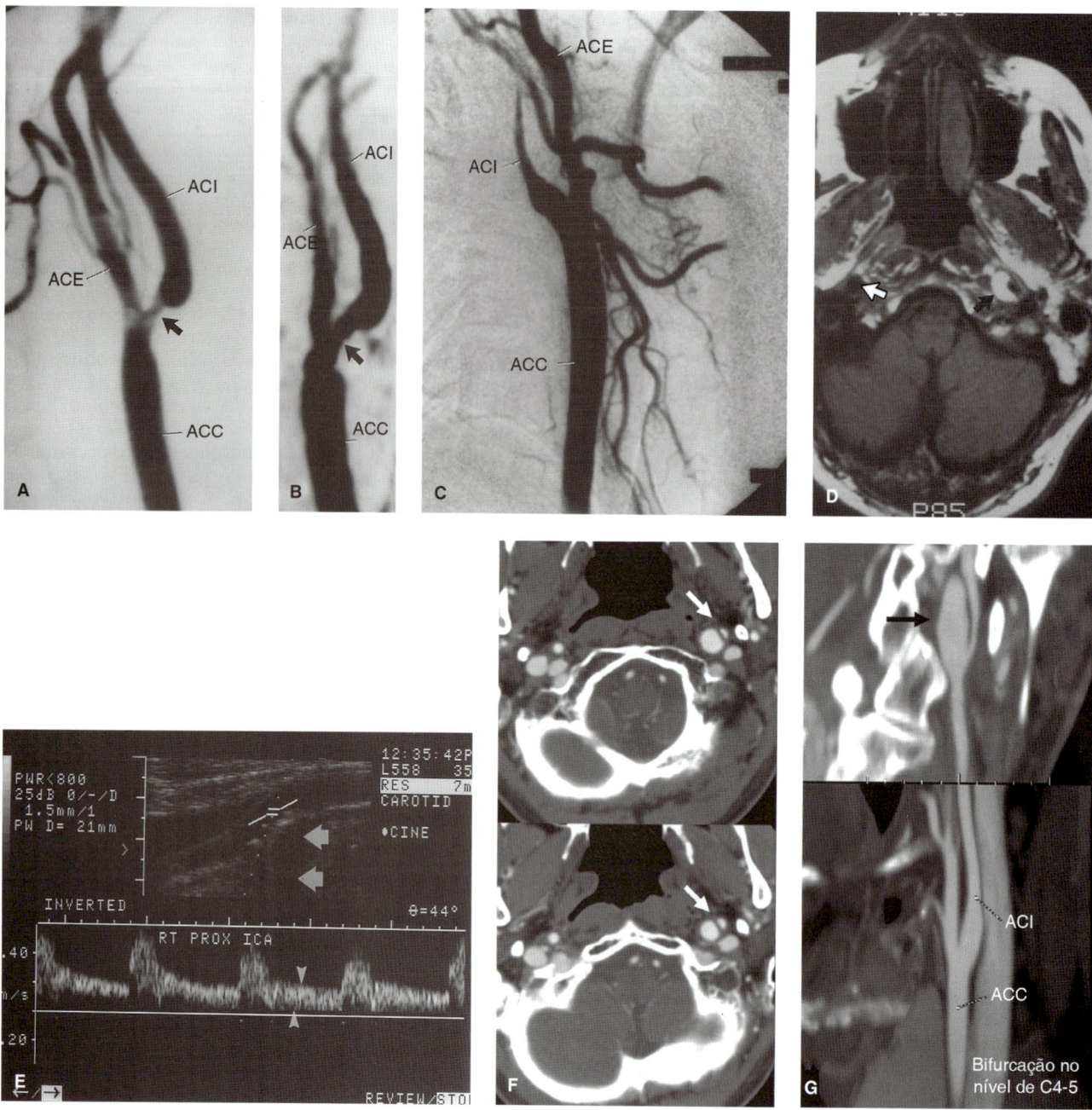

Figura 4.13 Doença carotídea. A. Aterosclerose. Vista lateral da bifurcação da artéria carótida na angiografia de subtração digital. O diâmetro da parte proximal da ACI (*seta*) está reduzido em aproximadamente 60%, em comparação com o calibre normal acima. **B.** Aterosclerose. Projeção de intensidade máxima, de uma angio-RM 2D, *time-of-flight* (TOF), do mesmo paciente mostra um padrão muito semelhante de estreitamento (*seta*). **C.** Dissecção da artéria carótida com oclusão progressiva na ACI acima da bifurcação. **D.** Dissecção da artéria carótida em outro paciente mostra o "sinal do crescente mural", indicativo de trombo intramural na parte petrosa da ACI esquerda (*seta preta*). Observe o vazio de fluxo de calibre normal e pouquíssima gordura em torno da ACI direita normal (*seta branca*), na imagem ponderada em T1. **E.** Ultrassonografia da artéria carótida mostra placa calcificada com sombra acústica (*setas*), estreitamento vascular e alargamento espectral (entre as *pontas de seta*) em um caso de aterosclerose. **F** e **G.** Angio-TC de paciente com dissecção da artéria carótida com pseudoaneurisma. As imagens originais (**F**) mostram um retalho (*setas brancas*) entre o lúmen estreitado do vaso e o pseudoaneurisma localizado medialmente. As reconstruções 2D de corte espesso (**G**) mostram bifurcação normal da artéria carótida e pseudoaneurisma cervical distal semelhante a uma "biruta" (*seta preta*). ACC, artéria carótida comum; ACI, artéria carótida interna; ACE, artéria carótida externa e seus ramos.

(artérias orbitofrontal e frontopolar). As ACA acabam como uma bifurcação em ramos pericalosos (inferiores) e calosomarginais (superiores). O trajeto dessas artérias, que irrigam o córtex medial dos lobos frontal e parietal, é paralelo ao corpo caloso (da face anterior para a posterior). A artéria pericalosa, como se pode inferir de seu nome, circula e irriga o corpo caloso. Os padrões de ramificação da ACA são muito variáveis de um paciente para outro, com aproximadamente 10% apresentando apenas um ramo pericaloso que irriga os dois hemisférios – uma ACA "ázigo" (Figura 4.16).

A lesão unilateral dos ramos hemisféricos da ACA provocará fraqueza preferencial no membro inferior do lado oposto do corpo (Tabela 4.3). Infartos bilaterais na ACA resultam em incontinência e em um estado de lucidez e apatia conhecido como mutismo acinético. Infarto do corpo caloso pode provocar várias síndromes de desconexão inter-hemisférica.

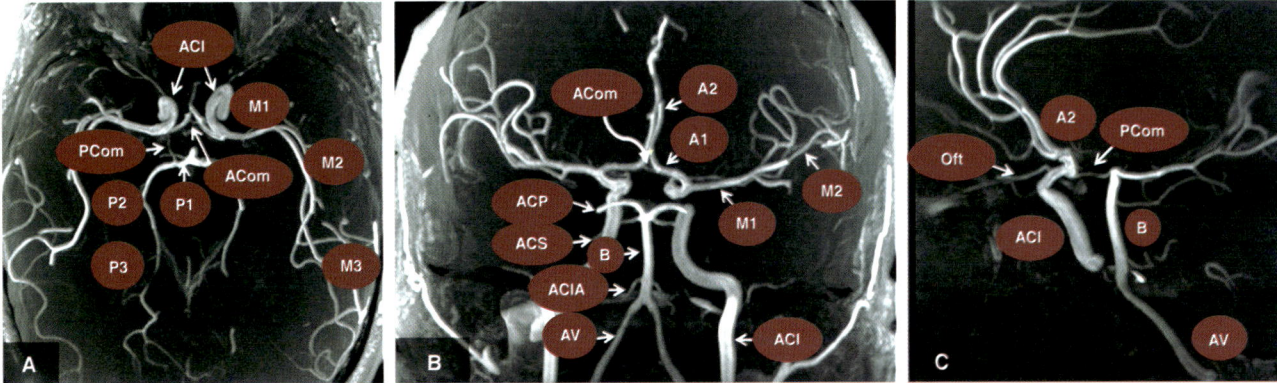

Figura 4.14 Angiorressonância magnética (angio-RM) do polígono de Willis (círculo arterial do cérebro) normal e seus ramos. Imagens de angio-RM 3D, TOF (*time of flight*), processadas em projeções de intensidade máxima (PIM) espessas, em três planos, mostram ramos importantes da circulação anterior (carotídea) e da circulação posterior (vertebrobasilar). **A.** A projeção axial/submentovértice delineia a relação de vasos importantes do polígono de Willis. "Por baixo", as artérias carótidas internas (*ACI*) e a artéria basilar são observadas. A pequena artéria comunicante posterior (*PCom*) direita e a pequena artéria comunicante anterior (*ACom*) são visualizadas, possibilitando vias colaterais potenciais em torno do polígono de Willis. As artérias cerebrais anteriores (ACA) se projetam entre as ACI. **B.** A projeção coronal/anterior mostra as artérias carótidas internas (ACI), com bifurcação nos ramos ACA e ACM, numerados sequencialmente por ordem de ramificação distal (p. ex., M1, M2, M3 etc., procedendo de proximal para distal). As artérias vertebrais pareadas (*AV*) formam a artéria basilar (*B*), que termina nas artérias cerebrais posteriores (*ACP*) pareadas. A artéria basilar dá origem à artéria cerebelar superior (*ACS*) e à artéria cerebelar inferior anterior (*ACIA*). A artéria vertebral dá origem à artéria cerebelar inferior posterior (ACIP) – que não é mostrada aqui. **C.** projeção lateral mostra uma *PCom* direita única se estendendo posteriormente e a artéria oftálmica (*Oft*) avançando anteriormente.

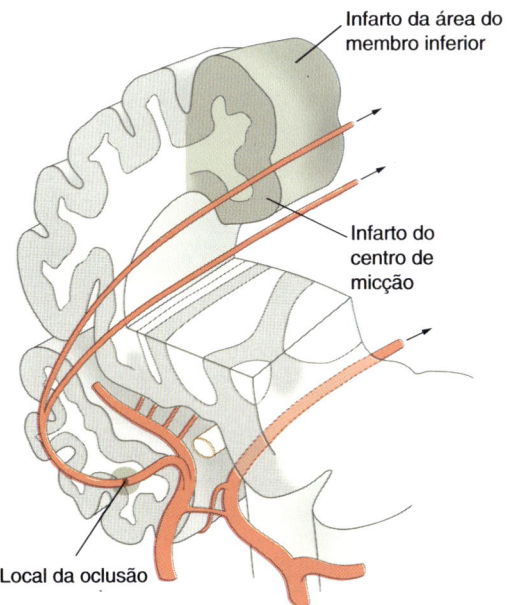

Figura 4.15 Oclusão da artéria cerebral anterior (ACA). A oclusão da ACA provoca infarto do córtex frontal paramediano, responsável pelas funções motora e sensorial do membro inferior oposto (*área tracejada*). Se for bilateral, o paciente também poderá apresentar incontinência e mutismo acinético. As *setas* apontam o sentido do fluxo sanguíneo. (De Patten J. *Neurological Differential Diagnosis*. New York: Springer Verlag; 1996.).

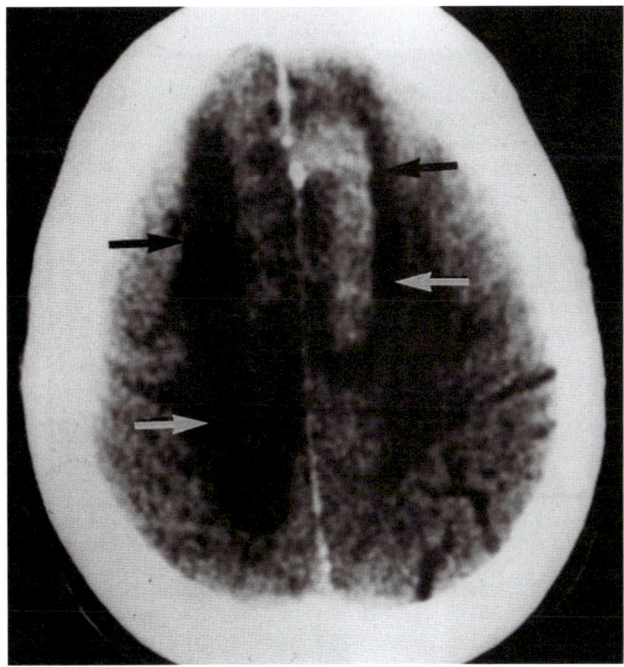

Figura 4.16 Infarto hemorrágico. Infarto hemorrágico na distribuição bilateral da artéria cerebral anterior (ACA) (*setas*) mostrado por tomografia computadorizada (TC) não contrastada. Trata-se de um acidente vascular encefálico (AVE) embólico, provavelmente ocluindo uma ACA ázigo.

ACM. Irriga mais tecido cerebral que qualquer outro vaso intracraniano e quase dois terços dos infartos cerebrais ocorrem nessa artéria. As *artérias lenticuloestriadas laterais*[1] são ramos da parte proximal da ACM e irrigam a maior parte da região dos núcleos da base, enquanto os *ramos hemisféricos* da ACM irrigam a superfície cerebral lateral (Figura 4.17; ver também Figura 4.4).

As artérias lenticuloestriadas laterais são numerosos pequenos ramos perfurantes da parte proximal da ACM, que se distribuem para o putame, o globo pálido (parte lateral), a metade superior da cápsula interna e a coroa radiada adjacente, além da maior parte do núcleo caudado. Lesões vasculares isoladas do globo pálido ou do putame são, com frequência, assintomáticas ou comprometem o controle motor e o tônus muscular contralaterais. Lesões da cápsula interna ou da coroa radiada provocam déficits motores e sensoriais puros ou mistos no dimídio oposto. A interrupção

---

[1]N.R.T.: essas artérias não constam da terminologia anatômica (TA), mas são mencionadas em livros de Neurologia e Radiologia.

TABELA 4.3 Anatomia vascular funcional.[a]

▪ VASO(S) SANGUÍNEO(S)	▪ RAMO(S)	▪ LADO	▪ DÉFICIT/SÍNDROME
ACA	Hemisférico	Unilateral, de qualquer lado Bilateral	Fraqueza em membro inferior Incontinência, mutismo acinético
	Lenticuloestriados mediais	Unilateral, de qualquer lado Esquerdo	Fraqueza facial Disartria; ± afasia motora
ACM	Hemisférico	Unilateral, de qualquer lado Esquerdo Direito	Fraqueza na face e no braço > fraqueza em membro inferior Afasia motora (lesão anterior) Afasia receptiva (lesão posterior) Afasia global (ACM total) Síndromes de negligência Disfunção visuoespacial
	Lenticuloestriados laterais	Unilateral, de qualquer lado	Síndromes lacunares variáveis
ACP	Hemisférico	Unilateral, de qualquer lado Bilateral	Hemianopsia Cegueira cortical Déficits de memória
	Perfurantes talâmicos	Unilateral, de qualquer lado	Sonolência Transtornos sensoriais
Cerebelares	ACIP, ACIA ou ACS	Unilateral, de qualquer lado	Ataxia, vertigem, vômitos Coma se houver efeito expansivo ± déficits relacionados com o tronco encefálico
Da região limítrofe	ACA/ACM/ACP	Unilateral Bilateral	Síndrome do homem no barril Graves problemas de memória

[a]Pressupondo dominância de linguagem do hemisfério esquerdo. ACIP, artéria cerebelar inferior posterior; ACIA, artéria cerebelar inferior anterior; ACS, artéria cerebelar superior; ACA, artéria cerebral anterior; ACM, artéria cerebral média; ACP, artéria cerebral posterior.

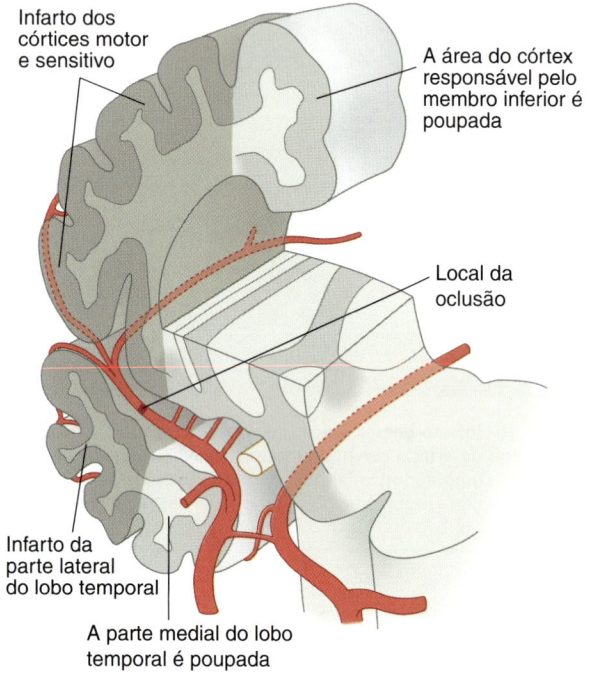

Infarto dos córtices motor e sensitivo

A área do córtex responsável pelo membro inferior é poupada

Local da oclusão

Infarto da parte lateral do lobo temporal

A parte medial do lobo temporal é poupada

Figura 4.17 Oclusão da arteria cerebral média. A oclusão da ACM distal às artérias lenticuloestriadas laterais provoca infarto do córtex motor e do córtex sensorial do braço e da face (*área tracejada*). Oclusão mais proximal também afetará a cápsula interna, acrescentando potencialmente déficits no membro inferior. (De Patten J. *Neurological Differential Diagnosis*. New York: Springer Verlag; 1996.)

das conexões das vias visuais para o núcleo geniculado lateral resulta em um tipo sutil de hemianopsia homônima contralateral. Em raras ocasiões ocorre infarto seletivo do fascículo arqueado entre as áreas de Wernicke e de Broca, resultando em afasia de condução (incapacidade de repetir ou de ler em voz alta, apesar da preservação da compreensão e da fluência).

A artéria cerebral média forma uma alça lateral através da ínsula, onde bifurca ou trifurca em seus ramos corticais principais (ver Figura 4.14). A ínsula é irrigada por ramos hemisféricos, em vez de sê-lo por artérias lenticuloestriadas laterais. Quando ocorre oclusão da parte proximal da ACM, essa região insular está muito distante de qualquer irrigação colateral potencial, provavelmente explicando o aparecimento precoce de edema e do "sinal da fita insular" (ver Figura 4.2). Os ramos hemisféricos anteriores da ACM irrigam a extremidade anterolateral do lobo temporal (artéria temporal anterior), o lobo frontal (artérias operculofrontais) e as faixas motora e sensorial (artérias do sulco central). Ramos hemisféricos posteriores da ACM irrigam o lobo parietal por trás da faixa sensorial (artéria parietal posterior), a parte posterolateral do lobo parietal e a parte lateral do lobo occipital (artéria angular) e a maior parte do lobo temporal (artéria temporal posterior).

A oclusão de ramos rostrais da ACM do hemisfério cerebral dominante provocará afasia motora (afasia de Broca) na qual a compreensão é conservada. A oclusão dos ramos posteriores no hemisfério cerebral dominante, que irrigam a área de Wernicke (localizada no lobo temporal do lado esquerdo do encéfalo), provoca afasia receptiva. A oclusão do ramo temporal posterior interrompe as radiações ópticas, provocando defeitos do campo visual homônimos contralaterais. O comprometimento do giro pré-central do hemisfério cerebral direito ou esquerdo provocará fraqueza contralateral (maior comprometimento da face e do braço que do membro inferior) (ver Figura 4.12). Quando o córtex sensorial de associação ou primário, posterior ao sulco central, é comprometido, ocorre perda sensorial cortical contralateral. No hemisfério cerebral direito não dominante, infartos da ACM posterior com frequência provocam estados confusionais, comprometimento da capacidade visuoespacial e, às vezes, negligência (ou não reconhecimento) do dimídio esquerdo. A oclusão completa da ACM após os ramos lenticuloestriados provoca uma combinação dos seguintes déficits: hemiparesia contralateral de face e braço, defeito de campo visual e negligência ou afasia global, dependendo de qual hemisfério cerebral foi comprometido. Fraqueza em membro inferior também pode ocorrer, quando o tronco da ACM é ocluído por causa do envolvimento da cápsula interna. Essas correlações estão resumidas na Tabela 4.3.

Circulação posterior (vertebrobasilar)

Artérias vertebrais. De modo geral, as artérias vertebrais se originam das artérias subclávias, ascendem nos forames transversos de C6-C3, viram abruptamente no nível de C2-C1 e do forame magno, e se unem anteriormente à região inferior do bulbo para formar a artéria basilar (Figura 4.18). O estreitamento aterosclerótico ocorre comumente nas artérias vertebrais em suas origens, e comprimentos variáveis da artéria basilar podem ser comprometidos. O estreitamento da parte cervical das artérias vertebrais pode ser consequente a osteófitos uncovertebrais compressivos. A rotação rápida da cabeça (p. ex., acidentes automobilísticos) distende as artérias vertebrais no nível da primeira e da segunda vértebras cervicais, resultando em dissecção arterial. Qualquer uma dessas condições pode provocar isquemia vertebrobasilar por mecanismos trombóticos ou embólicos. Agentes anticoagulantes e antiagregante plaquetário ainda são a base do tratamento da isquemia vertebrobasilar.

Artéria basilar. É formada pela união das duas artérias vertebrais; enquanto ascende entre o *clivus* e o tronco encefálico,

emite ramos calibrosos para o cerebelo e ramos perfurantes menores para o tronco encefálico. A artéria basilar termina em sua bifurcação nas artérias cerebrais posteriores, logo acima do tentório cerebelar. A oclusão da artéria basilar é, de modo geral, rapidamente fatal devido a infarto dos centros respiratório e cardíaco no bulbo (medula oblonga). A oclusão das artérias terminais perfurantes da artéria basilar provoca infarto focal do tronco encefálico, que geralmente se manifesta como disfunção de nervos cranianos, ataxia, sonolência e déficits motores ou sensoriais cruzados. Caracteristicamente, essas lesões respeitam a linha média do tronco encefálico e, com frequência, estendem-se para a superfície ventral (Figura 4.19). Distúrbios metabólicos (p. ex., mielinólise pontina central) e hemorragias secundárias à hipertensão arterial (mais frequentemente na ponte) tendem a ser mais centralmente ou difusamente localizados. Lesões grandes ou múltiplas na ponte podem causar uma síndrome de tetraparesia com cognição intacta, o estado "encarcerado".

Artéria cerebral posterior (ACP). A artéria basilar termina na sua bifurcação nas ACP no nível do mesencéfalo, logo acima da incisura do tentório. Os principais ramos da ACP incluem *artérias perfurantes mesencefálicas* e *perfurantes talâmicas*, *artérias coroidais posteriores* e ramos corticais para os lobos occipital e temporal (região medial) (Figura 4.20). Dez a quinze por cento dos infartos ocorrem no território da ACP.

Os segmentos proximais das ACP seguem posterolateralmente ao redor do mesencéfalo, dando origem a pequenos ramos perfurantes para o mesencéfalo e para o tálamo. Infarto mesencefálico provoca perda das respostas pupilares aos estímulos luminosos, comprometimento da mirada para cima e sonolência, em decorrência de lesão da lâmina quadrigeminal, dos núcleos do terceiro nervo craniano e da formação reticular, respectivamente. Os ramos perfurantes proximais da ACP também irrigam a maior parte do tálamo e, às vezes, partes do ramo posterior da cápsula interna. Infarto talâmico pode causar vários distúrbios, mas a perda sensorial contralateral é o distúrbio mais comum.

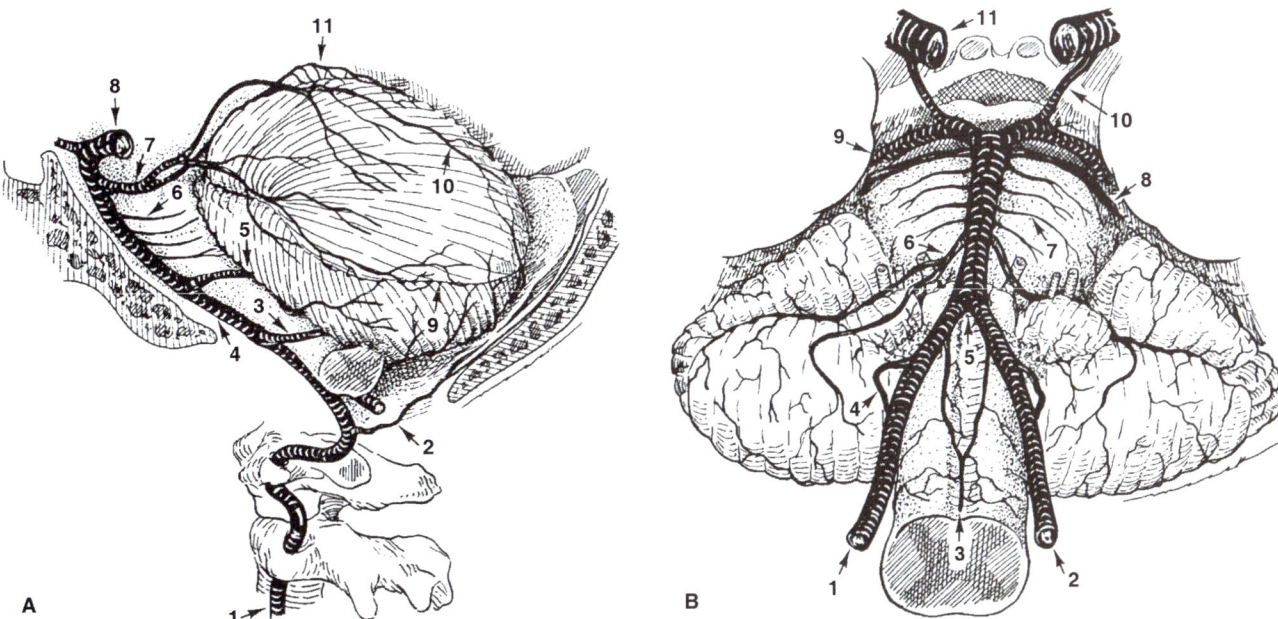

Figura 4.18 Artérias vertebrobasilares. A. Vista lateral. *1*, artéria vertebral esquerda; *2*, artéria meníngea posterior; *3*, artéria cerebelar inferior posterior (ACIP); *4*, artéria basilar; *5*, artéria cerebelar inferior anterior (ACIA); *6*, artérias perfurantes pontinas; *7*, artéria cerebelar superior (ACS); *8*, artéria cerebral posterior (ACP); *9*, ramos da ACS e da ACIA na fissura horizontal do cerebelo; *10*, ramos hemisféricos da ACS; *11*, artéria superior do vérmis. **B.** Vista anterior. *1*, artéria vertebral direita; *2*, artéria vertebral esquerda; *3*, artéria espinal anterior; *4*, artéria cerebelar inferior posterior (ACIP); *5*, artéria basilar; *6*, artéria cerebelar inferior anterior (ACIA); *7*, artéria pontina; *8*, artéria cerebelar superior (ACS); *9*, artéria cerebral posterior (ACP); *10*, artéria comunicante posterior; *11*, artéria carótida interna (ACI). (De Osborn AG. *Introduction to Cerebral Angiography*. Philadelphia, PA: Harper & Row; 1980.)

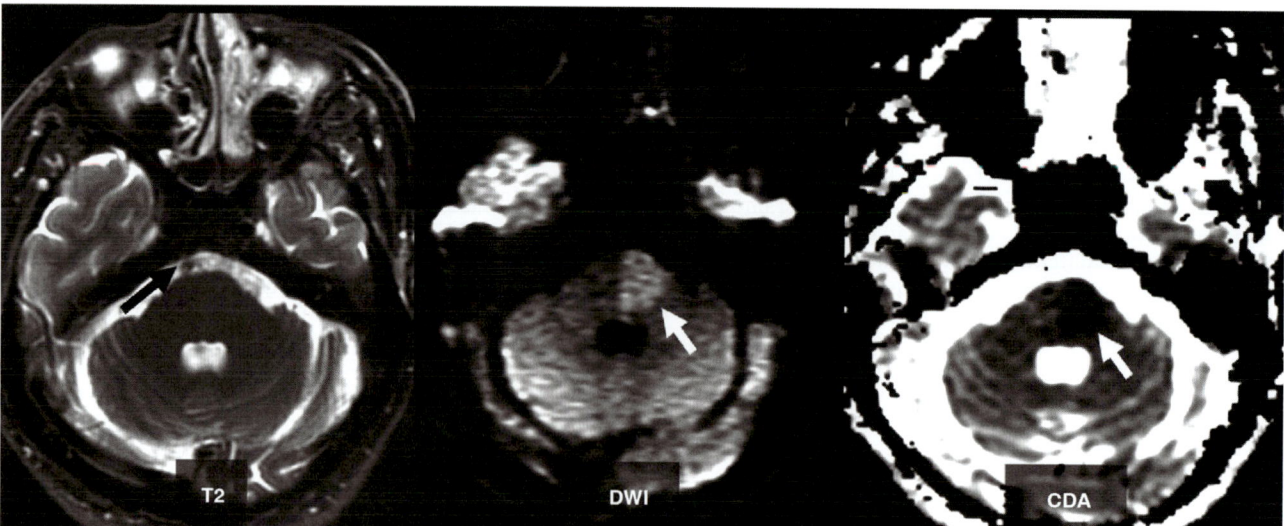

Figura 4.19 Infarto agudo do tronco encefálico. Embora a ponte tenha aspecto normal na imagem ponderada em T2, a imagem ponderada em difusão (DWI) e o coeficiente de difusão aparente (CDA) mostram infarto pontino paramediano à esquerda (*setas brancas*) que respeita a linha média. Observe o espessamento da parede vascular e o estreitamento do "*flow-void*" (ausência de sinal) na artéria basilar, na imagem ponderada em T2 (*seta preta*), em decorrência de aterosclerose focal.

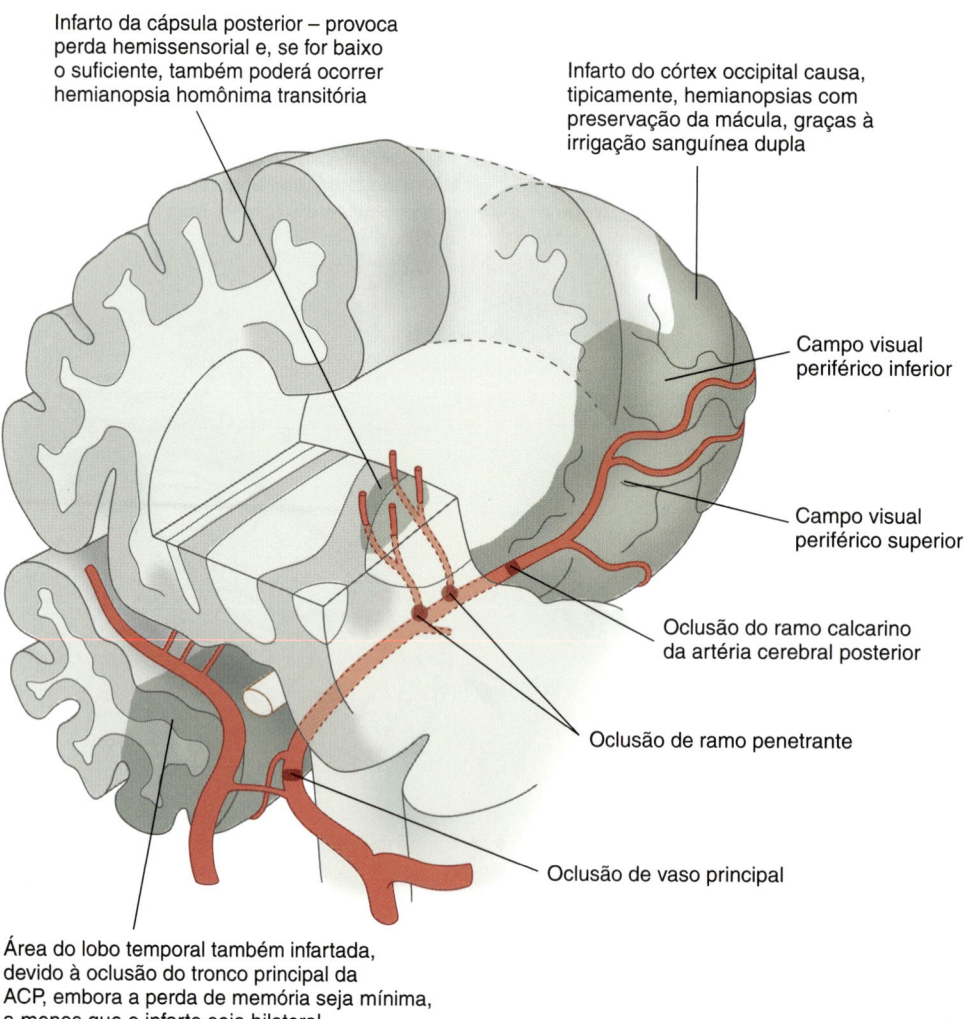

Infarto da cápsula posterior – provoca perda hemissensorial e, se for baixo o suficiente, também poderá ocorrer hemianopsia homônima transitória

Infarto do córtex occipital causa, tipicamente, hemianopsias com preservação da mácula, graças à irrigação sanguínea dupla

Campo visual periférico inferior

Campo visual periférico superior

Oclusão do ramo calcarino da artéria cerebral posterior

Oclusão de ramo penetrante

Oclusão de vaso principal

Área do lobo temporal também infartada, devido à oclusão do tronco principal da ACP, embora a perda de memória seja mínima, a menos que o infarto seja bilateral

Figura 4.20 Oclusão da artéria cerebral posterior (ACP). A oclusão da ACP resulta em síndromes de comprometimento da memória, perda de campo visual oposto e, às vezes, déficits hemissensitivos. (De Patten J. *Neurological Differential Diagnosis*. New York: Springer Verlag; 1996.)

As arteriais coroidais posteriores se originam na parte proximal da ACP, para irrigar o plexo coroide do terceiro ventrículo e dos ventrículos laterais, a glândula pineal e as regiões contíguas ao terceiro ventrículo. Infartos isolados da região posterior do plexo coroide são raros por causa de sua rica irrigação colateral. Os ramos corticais da ACP irrigam a região inferomedial do lobo temporal (artérias temporais inferiores), o giro occipital superior (artéria parieto-occipital) e o córtex visual dos lobos occipitais (artéria calcarina) (Figura 4.21). As oclusões da porção hemisférica da ACP são, em geral, de origem embólica. Infarto temporal inferomedial pode provocar déficits de memória, que são graves quando bilaterais. A perda do córtex visual primário provoca perda completa da visão no campo visual oposto (hemianopsia homônima).

Em aproximadamente 20% dos pacientes, um ou dois dos segmentos proximais ("P1") da ACP são hipoplásicos ou inexistentes. Nesses casos, o fluxo provém do sistema da ACI, por uma artéria comunicante posterior proeminente. Esta é, com frequência, denominada a "origem fetal" da ACP, porque, embriologicamente, a ACP se desenvolve com a ACI. Como essa variação é razoavelmente comum, deve-se pensar em doença das artérias vertebrais e carótidas quando são investigados infartos da ACP.

Artérias cerebelares. Cefaleia, vertigem, náuseas, vômitos e ataxia ipsilateral são manifestações características dos acidentes vasculares cerebelares – 85% são isquêmicos e 15% são hemorragias primárias. Clinicamente, é difícil discernir qual subterritório cerebelar está comprometido e se isso é consequente a infarto ou hemorragia. *Por causa da urgência clínica, a avaliação aguda de suspeita de acidente vascular cerebelar deve ser realizada por TC.* Hemorragias cerebelares e quaisquer infartos cerebelares associados a efeito expansivo significativo são considerados emergências neurocirúrgicas que demandam descompressão da fossa posterior. RM multiplanar é preferida na investigação pósfase aguda, porque artefatos de endurecimento do feixe degradam as imagens da fossa posterior na TC.

Embora seja difícil diferenciar clinicamente os déficits relacionados aos territórios cerebelares, é importante reconhecer distribuições características, a fim de elucidar os mecanismos do acidente vascular cerebelar. Felizmente, é fácil lembrar a ordem correta dos ramos cerebelares (de cima para baixo): superior, inferior *a*nterior e inferior *p*osterior (ver Figura 4.18).

Artérias cerebelares superiores (ACS). As partes superiores do cerebelo são irrigadas pelas ACS. Essas artérias se originam na artéria basilar distal como os últimos ramos calibrosos abaixo do tentório do cerebelo. O território da ACS inclui a parte superior do vérmis do cerebelo, os pedúnculos cerebelares médio e superior, e as partes superolaterais dos hemisférios cerebelares. A maioria dos infartos de ACS é de natureza embólica.

Artérias cerebelares inferiores anteriores (ACIA). Essas artérias se originam na artéria basilar proximal e irrigam a região anteromedial do cerebelo e, às vezes, parte do pedúnculo cerebelar médio. De modo geral, a ACIA é a menor das três principais ramificações para os hemisférios cerebelares. Sua oclusão provoca, com frequência, ataxia ipsilateral de membros, náuseas, vômitos, tontura e cefaleia.

Artérias cerebelares inferiores posteriores (ACIP). A parte inferior do cerebelo é irrigada pela ACIP. Essa artéria é o primeiro ramo intracraniano importante do sistema vertebrobasilar, geralmente se originando da artéria vertebral distal 1 a 2 cm abaixo da origem basilar. Seu território é variável, mas com frequência inclui a região dorsolateral do bulbo (medula oblonga), a parte inferior do vérmis do cerebelo e a região posterolateral do hemisfério cerebelar. A ACIP conserva uma relação recíproca com a ACIA. Se a ACIP for calibrosa, então a ACIA ipsilateral será geralmente pequena e vice-versa. Esse arranjo é, algumas vezes, denominado alça ACIA-ACIP. Em geral, a ACIP é o maior ramo hemisférico cerebelar e o mais frequentemente infartado. Oclusões podem ser decorrentes de extensão de dissecção vertebral que começou no nível da primeira e da segunda vértebras cervicais (Figura 4.22). Se apenas o hemisfério cerebelar for acometido, o paciente apresentará ataxia ipsilateral de membros, náuseas, vômitos, tontura e cefaleia, exatamente como ocorre nos infartos da ACIA. O envolvimento do bulbo (medula

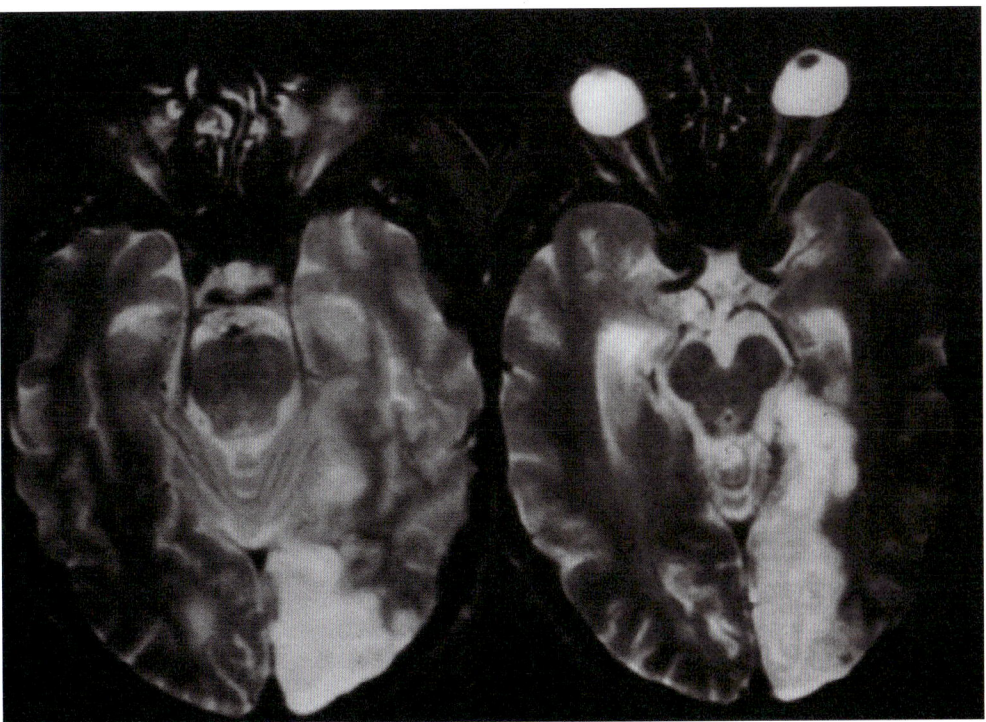

Figura 4.21 Infarto da artéria cerebral posterior. A imagem ponderada em T2 mostra envolvimento do lobo occipital esquerdo e da parte medial do lobo temporal. O paciente apresentava denso defeito do campo visual homônimo direito.

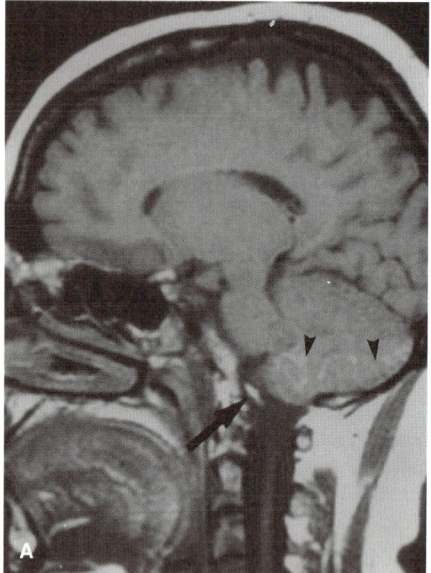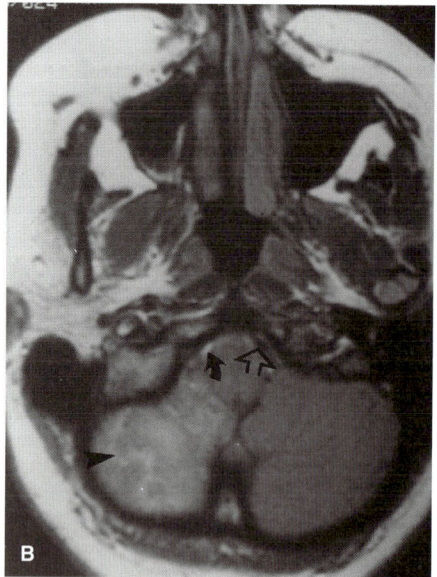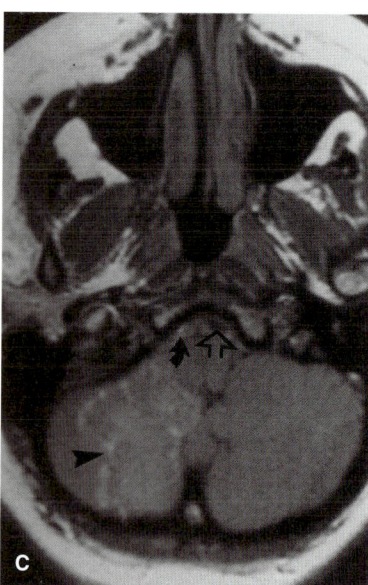

Figura 4.22 Dissecção de artéria vertebral no infarto da artéria cerebelar inferior posterior (ACIP). Este paciente apresentou dor no pescoço e ataxia após um acidente enquanto esquiava. Imagens ponderadas em T1 sagital (**A**) e transversal (**B** e **C**) de RM sem contraste mostram hipersinal na artéria vertebral direita ocluída (*setas cheias*), com preservação do vazio de fluxo ("*flow-void*") na artéria vertebral esquerda (*setas vazadas*). Infarto hemorrágico é observado no território da ACIP direita (*pontas de seta*).

oblonga) no infarto da ACIP acrescenta elementos da síndrome de Wallenberg, inclusive ataxia, dormência facial, síndrome de Horner, disfagia e disartria.

Infarto na zona limítrofe ("divisora de águas")

Um episódio de hipoperfusão global transitória pode resultar em infartos bilaterais nas zonas limítrofes ("divisoras de águas") de territórios arteriais (também denominadas regiões fronteiriças). Os eventos deflagradores típicos incluem: parada cardíaca, sangramento substancial, anafilaxia e cirurgia sob anestesia geral. Essas regiões são irrigadas por ramos terminais de dois territórios arteriais adjacentes (Figura 4.23). Quando o fluxo de uma ou das duas artérias cai abaixo de um nível crítico, a massa encefálica na zona limítrofe é a primeira região comprometida. Lesão unilateral da zona limítrofe ("divisora de águas") pode ser observada quando a estenose ou oclusão da artéria carótida é revelada por hipotensão global. As imagens mostram uma fileira de pequenas lesões na substância branca profunda ("sinal das contas de rosário") ou lesão que se estende a partir dos "ângulos" dos ventrículos laterais em cortes mais superiores (Figura 4.24). Achados clínicos característicos incluem: fraqueza isolada nos braços ("síndrome do homem no barril"), cegueira cortical e perda de memória.

Isquemia de pequenos vasos

Infartos lacunares são subcorticais e pequenos, ocorrendo em qualquer território; representam aproximadamente 15 a 20% de todos os acidentes vasculares cerebrais. Lacunas são cavidades com 2 a 5 mm³ (literalmente "pequenos lagos") que persistem no encéfalo como resultado de oclusão de uma artéria penetrante, provocando infarto e subsequente encefalomalacia. De modo geral, os pacientes têm história pregressa de hipertensão arterial de longa data, que resulta em lipo-hialinose dos vasos e, por fim, trombose. AIT precedem os acidentes vasculares cerebrais em 60% dos casos, e uma evolução arrastada é comum nos primeiros 2 dias. Síndromes motoras ou sensoriais puras podem ser causadas por essas pequenas lesões. As localizações características incluem: o núcleo lenticular (37%), a ponte (16%), o tálamo (14%), o núcleo caudado (10%) e a cápsula interna/coroa radiada (10%) (Figura 4.25).

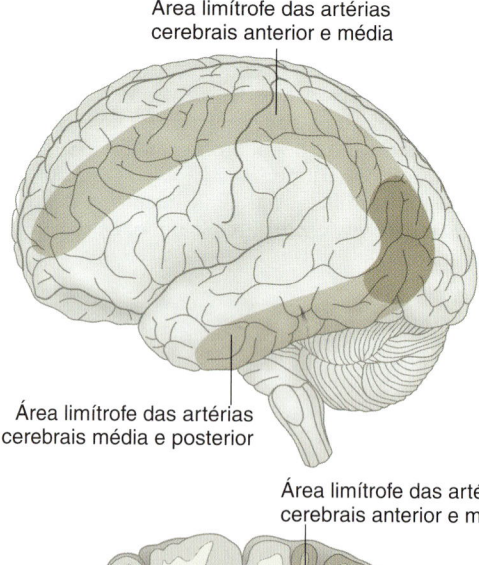
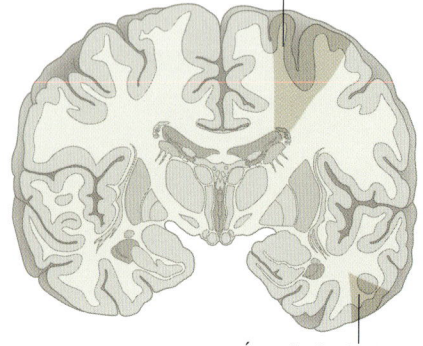

Área limítrofe das artérias cerebrais anterior e média

Área limítrofe das artérias cerebrais média e posterior

Área limítrofe das artérias cerebrais anterior e média

Área limítrofe das artérias cerebrais média e posterior

Figura 4.23 Isquemia nas zonas limítrofes ("divisoras de águas"). As áreas encefálicas pontilhadas são irrigadas por ramos terminais de artérias adjacentes. As áreas limítrofes de territórios vasculares correm maior risco de infarto quando o fluxo é diminuído em uma ou nas duas artérias carótidas. (De Simon RP, Aminoff MJ, Greenberg DA, eds. *Clinical Neurology*. Norwalk, CT: Appleton & Lange; 1989.)

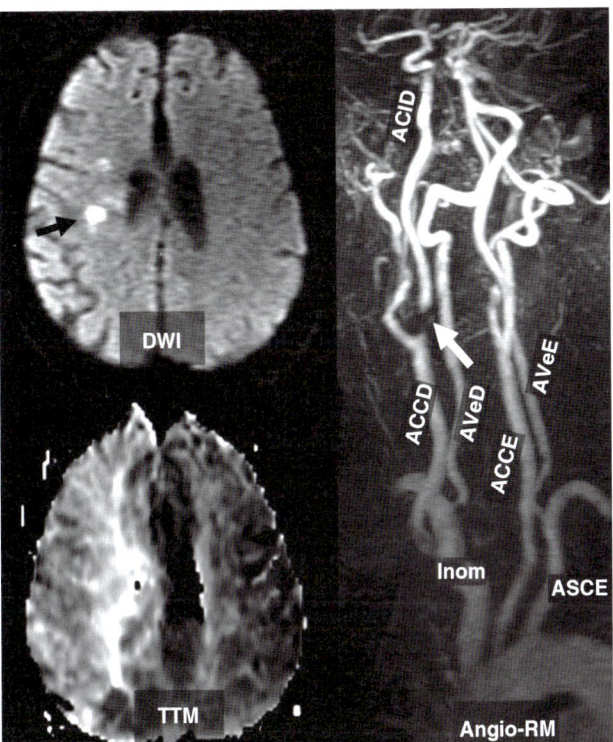

Figura 4.24 Infartos na zona limítrofe ("divisora de águas"). Este paciente apresentou AIT, com tremores de membros no dimídio esquerdo. A DWI mostra lesões na coroa radiada à direita (*seta preta*). Os mapas de TTM indicam tempo de trânsito aumentado em todo o hemisfério, sobretudo nas zonas profundas limítrofes de territórios vasculares (quanto mais branco, mais prolongado o tempo de trânsito). A angio-RM contrastada com gadolínio mostra origens dos grandes vasos razoavelmente normais, mas existe estenose crítica da parte proximal da ACI direita com uma lacuna de fluxo (*seta branca*). Há controvérsia em relação aos mecanismos responsáveis pela isquemia em zonas limítrofes, mas estes incluiriam: êmbolos distais, trombose localizada devido ao fluxo lento e causas hemodinâmicas. ACID, artéria carótida interna direita; ACCD, artéria carótida comum direita; ACCE, artéria carótida comum esquerda; ASCE, artéria subclávia esquerda; AVeD, artéria vertebral direita; AVeE, artéria vertebral esquerda; Inom, artéria inominada.

Infartos lacunares na cápsula interna são um subconjunto especialmente importante de infartos lacunares porque são muito comuns e provocam síndromes características. Projeções axonais aferentes e eferentes do córtex precisam atravessar a cápsula interna e o tronco encefálico, onde até mesmo infartos lacunares minúsculos podem provocar déficits importantes. A cápsula interna é irrigada por múltiplas arteríolas perfurantes na base do encéfalo e todas são locais comuns de infarto lacunar e de hemorragia secundária à hipertensão arterial sistêmica. A cápsula interna também é irrigada por ramos lenticuloestriados da ACA e da ACM, pelo ramo coroidal anterior da ACI e por ramos talamogeniculares da ACP. Lesões isoladas do ramo anterior da cápsula interna interrompem as conexões da região anterior do lobo frontal, mas geralmente não provocam manifestações clínicas. Começando no joelho da cápsula interna e avançando para trás, a cápsula carreia fibras corticobulbares (cabeça, braço e membro inferior) de modo somatotopicamente organizado (Figura 4.26). (O homúnculo fica no ramo posterior da cápsula interna, com a cabeça no joelho da cápsula interna, reclinando com a cabeça dirigida medialmente ao entrar no pedúnculo cerebral.) As lesões no ramo posterior da cápsula interna são mais importantes clinicamente porque podem causar graves déficits sensoriais, motores ou mistos. Lesões no joelho da cápsula interna podem comprometer a produção da fala ou a deglutição, mas geralmente se tornam evidentes apenas quando são bilaterais.

Infartos lacunares versus ***espaços perivasculares.*** O termo "*état lacunaire*" descreve um estado de múltiplos infartos lacunares. O termo ainda é usado na literatura e deve ser diferenciado do termo "*état criblé*", que descreve espaços perivasculares dilatados (espaços de Virchow-Robin) que podem se desenvolver em torno de vasos perfurantes (Figura 4.27). Esses espaços normais podem simular infartos lacunares, mas não há déficits neurológicos associados nem outros achados clínicos importantes. Por definição, os espaços de Virchow-Robin devem seguir a intensidade de sinal do líquido cefalorraquidiano em todas as sequências de RM, não há efeito expansivo associado e ocorrem ao longo de um vaso penetrante. Localizações comuns incluem a região medial dos lobos temporais, o terço inferior do putame e o tálamo. Ocasionalmente, são observados ao longo do trajeto de pequenas veias medulares próximo ao vértice craniano, sobretudo nas imagens ponderadas em T2 em aparelhos de 3 T.

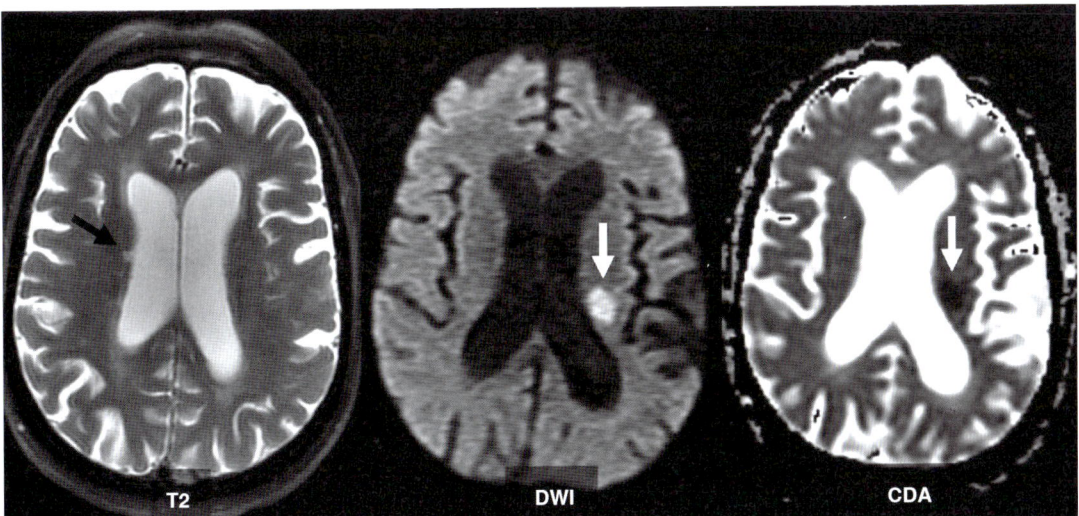

Figura 4.25 Diferenciação de infartos lacunares antigos e recentes por imagens ponderadas em T2 e em difusão (DWI). Este paciente apresentou um acidente vascular cerebral motor puro. A imagem ponderada em T2 mostra um pequeno infarto lacunar antigo na substância branca periventricular à direita (*seta preta*) e alterações da substância branca periatriais relacionadas com a idade. O edema citotóxico do infarto agudo é observado apenas na imagem ponderada em difusão e nos mapas de CDA (*setas brancas*). A imagem de um infarto agudo permanece hiperintensa na DWI durante aproximadamente 1 mês e, depois, evolui para um sinal semelhante ao da água.

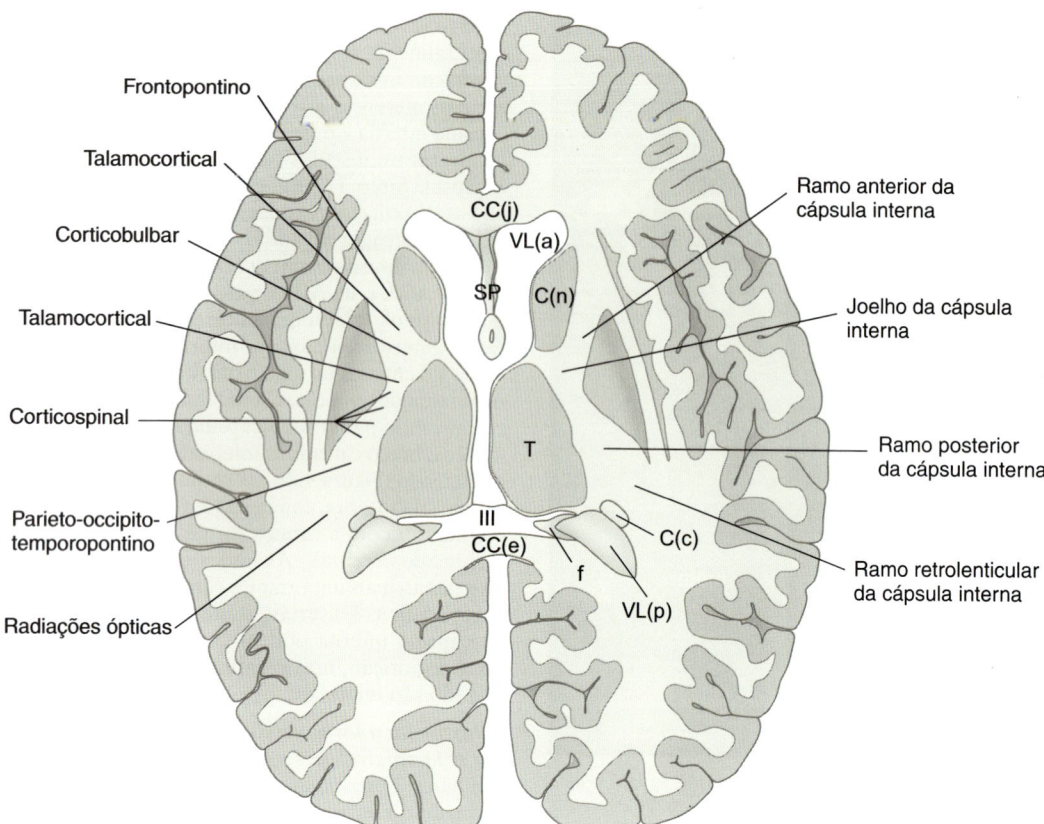

Figura 4.26 Somatotopia da cápsula interna. Diagrama transverso mostrando as principais partes da cápsula interna (mostradas à sua direita) e os tratos de fibras importantes que a cruzam (mostrados à sua esquerda). CC(j), joelho do corpo caloso; CC(e), esplênio do corpo caloso; C(n), cabeça do núcleo caudado; C(c), cauda do núcleo caudado; f, fórnice; VL(a), corno anterior do ventrículo lateral; VL(p), corno posterior do ventrículo lateral; SP, septo pelúcido; T, tálamo; III, terceiro ventrículo. (De Gilman S, Winans SS. *Manter and Gatz's essentials of clinical neuroanatomy & neurophysiology.* Philadelphia, PA: F. A. Davis Company, 1982.)

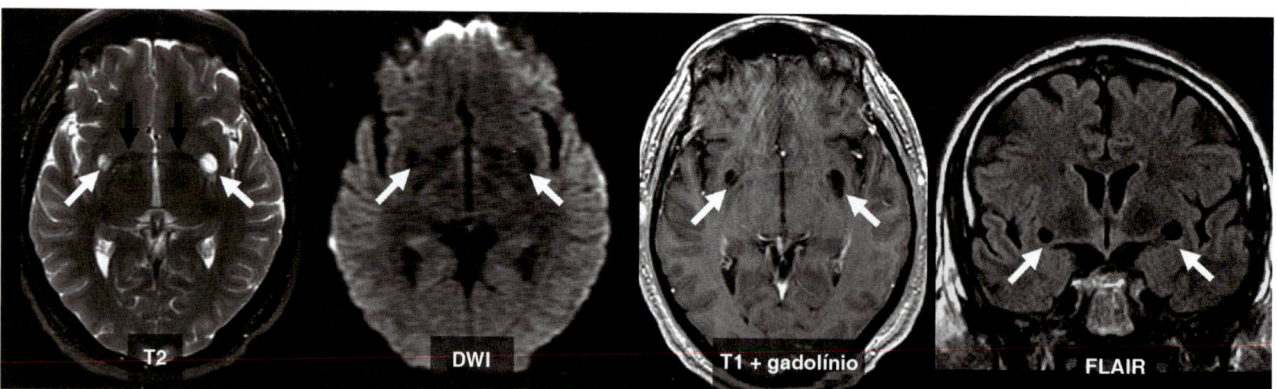

Figura 4.27 Espaços de Virchow-Robin. Todas as sequências mostram espaços perivasculares dilatados, porém normais (*setas brancas*), que seguem exatamente a intensidade do líquido cefalorraquidiano. Não existe efeito expansivo e o paciente não apresenta sinais/sintomas atribuíveis a essa região. Esses espaços são comumente observados nas proximidades da comissura anterior (*setas pretas*) nos núcleos da base anteroinferiores. Não devem ser confundidos com lacunas, que tipicamente mostram agudamente hiperintensidade nas imagens ponderadas em difusão (DWI) e sinais de gliose na sequência FLAIR, cronicamente.

A maioria dos espaços perivasculares observados na RM tem entre 1 e 3 mm de diâmetro, embora alguns tenham 5 mm ou mais. Espaços perivasculares dilatados são observados como variante normal em todos os grupos etários (Figura 4.28). Aumento das dimensões e da frequência desses espaços é observado à medida que as pessoas envelhecem.

Alterações isquêmicas em pequenos vasos. Com frequência, pequenos focos de hiperintensidade em imagens ponderadas em T2 são observados em vários pontos do encéfalo de pacientes mais velhos, associados ou não a sinais/sintomas clínicos. Esses objetos brilhantes não identificados ("OBNI") podem causar considerável consternação e estão, com frequência, associados à hiperintensidade difusa ou disseminados nas imagens ponderadas em T2 no centro semioval (ver Figura 4.28). Diferentes autores usam inúmeros termos para descrever processos correlatos: hiperintensidades na substância branca, doença isquêmica de pequenos vasos, alteração senescente, doença de Binswanger, demência por multi-infartos e leucoariose, entre outros. Não existe consenso

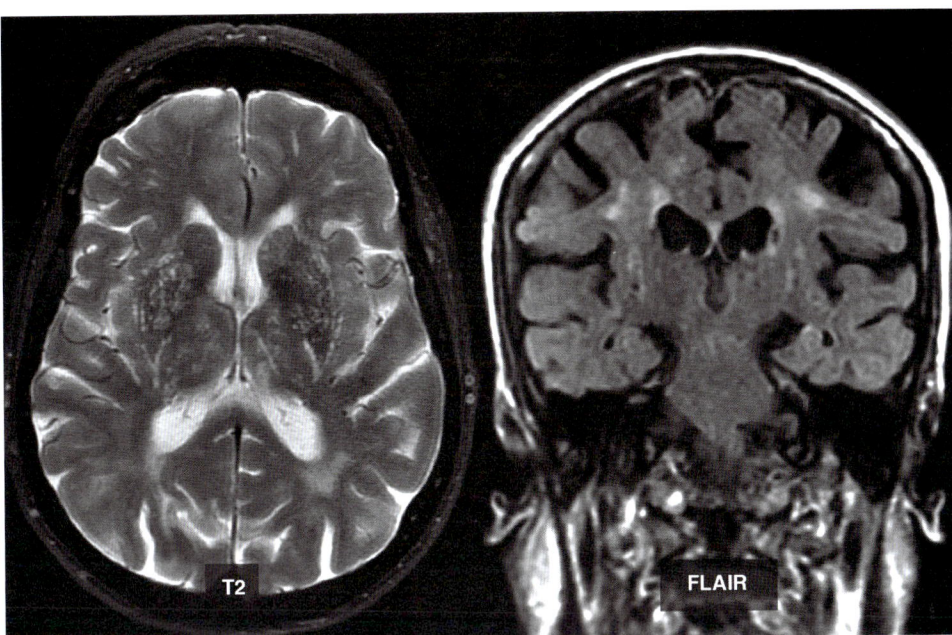

Figura 4.28 **Alterações isquêmicas de pequenos vasos e espaços perivasculares em adultos mais velhos.** Imagem ponderada em T2, plano transverso, no nível dos núcleos da base, mostra numerosas áreas de hiperintensidade. As áreas lineares radiais representam, provavelmente, alargamento dos espaços perivasculares de Virchow-Robin na substância branca (*état criblé*, "estado crivoso"). Imagem coronal, sequência FLAIR, mostra hiperintensidade indicativa de gliose limitada às antigas lesões isquêmicas, que não é vista em torno dos espaços perivasculares proeminentes.

sobre quando essas alterações nos exames de imagem devem ser consideradas anormais e quando elas simplesmente representam uma parte normal do processo de envelhecimento. Em uma extremidade do espectro estão pacientes que sofreram ao longo de anos um número de infartos minúsculos, suficiente para comprometer a função encefálica. Individualmente ou em pequenos números, essas lesões são presumivelmente assintomáticas, mas em conjunto contribuem para um quadro de demência vascular. Na outra extremidade do espectro estão pacientes perfeitamente saudáveis que, presumivelmente, desenvolveram gliose mínima ou oclusão de um vaso minúsculo e insignificante como parte do envelhecimento normal. Os achados clínicos são determinantes para a necessidade de investigação diagnóstica adicional de pacientes com alterações isquêmicas de pequenos vasos.

Vasculite e síndrome de vasoconstrição cerebral reversível (SVCCR). Alterações inflamatórias dispersas nas paredes de artérias pequenas e grandes podem resultar em AVE. Vasculite pode ser deflagrada por distúrbios autoimunes, poliarterite nodosa e processos idiopáticos (p. ex., arterite de células gigantes). A exposição a fármacos/drogas (heroína, anfetaminas, inibidores da recaptação da serotonina), enxaqueca e estados pós-ictais têm sido correlacionados à SVCCR, que pode simular vasculite. A SVCCR causa, na parede dos vasos, alterações que se assemelham a um colar de pérolas irregulares, mas geralmente não apresenta a infiltração inflamatória das paredes vasculares característica, típica da vasculite. Os infartos por vasculite estão, com frequência, dispersos em múltiplos territórios vasculares e, portanto, provocam padrões atípicos de lesão. Estágios variáveis de inflamação, necrose, fibrose e aneurismas podem ser observados simultaneamente.

Quando existe a suspeita de vasculite, os pacientes são investigados por angiografia convencional, que tem a maior resolução possível. Imagens da circulação intracraniana e da artéria carótida externa são realizadas à procura de estreitamento focal irregular. Imagens de RM de alta resolução, com saturação da intensidade de sinal do sangue ("*black-blood*") pós-gadolínio e com saturação de gordura, conseguem, às vezes, revelar estreitamento focal da parede arterial. Locais positivos podem ser, então, selecionados para confirmação por biopsia. Algumas vezes, os vasos acometidos são tão pequenos que a angiografia é normal. Nesses casos, amostras de biopsia aleatória de pele, de nervo, de músculo ou de artéria temporal podem ser necessárias para confirmar o diagnóstico. A confirmação do diagnóstico é importante porque, embora muitas das vasculites respondam aos esteroides ou a agentes citotóxicos, no caso da SVCCR o tratamento potencial é com vasodilatadores e retirada do agente deflagrador subjacente.

Infarto venoso

Oclusão venosa é uma causa incomum, embora importante, de AVE. Caracteristicamente, os infartos venosos ocorrem em pacientes mais jovens que apresentam cefaleia, déficits focais súbitos e, com frequência, crises convulsivas. Os fatores predisponentes incluem: estados de hipercoagulação, gravidez, infecção (propagação por contiguidade a partir do escalpo, da face, da orelha média ou dos seios paranasais), desidratação, meningite e invasão direta por tumor. Embora a irrigação arterial esteja conservada, o bloqueio do efluxo resulta em estase, desoxigenação do sangue e morte neuronal. A perfusão continuada para os vasos lesionados ocluídos resulta, com frequência, em hemorragia. Qualquer seio da dura-máter ou veia cortical pode ser comprometido; contudo, as oclusões mais comuns são do seio sagital superior, do seio transverso (lateral), do seio reto e do seio cavernoso, tanto isoladamente como em combinação.

De modo geral, existe um padrão de infarto hemorrágico nas regiões cortical ou subcortical profundas. Essas lesões tendem a ser arredondadas e podem poupar parte do córtex sobrejacente, em oposição às oclusões arteriais cuneiformes que se tornam maiores em direção à superfície. Também pode-se suspeitar de infartos venosos quando existe um infarto aparente que não obedece a um território arterial conhecido (Figura 4.29).

O coágulo venoso responsável pode ser observado indiretamente como falha de enchimento no seio sagital superior em uma TC contrastada, o sinal do "delta vazio" (Figura 4.30). Em geral, o sinal do delta vazio é encontrado 1 a 4 semanas após a oclusão do seio, mas pode não ser visto nas fases aguda e crônica da doença.

Oclusões venosas pequenas não são detectadas de modo confiável pela TC. Um aspecto que simula o sinal do delta vazio também é descrito em até 10% dos pacientes normais, quando as imagens de TC são adquiridas mais de 30 min após a infusão de contraste. Isso se deve, provavelmente, à drenagem do sangue no interior do seio e à absorção do contraste pela dura-máter, ressaltando as margens de dura-máter de um seio venoso normal.

Uma combinação de RM *spin*-eco e venografia por RM proporciona, provavelmente, a melhor investigação de oclusão de seio venoso da dura-máter. Na RM, suspeita-se de trombose de seio venoso quando os vazios de fluxo venosos desaparecem, hipótese diagnóstica que é confirmada pela observação do coágulo (Figura 4.30). Ocasionalmente, fluxo sanguíneo normal, porém lento, pode provocar hipersinal nas veias, uma

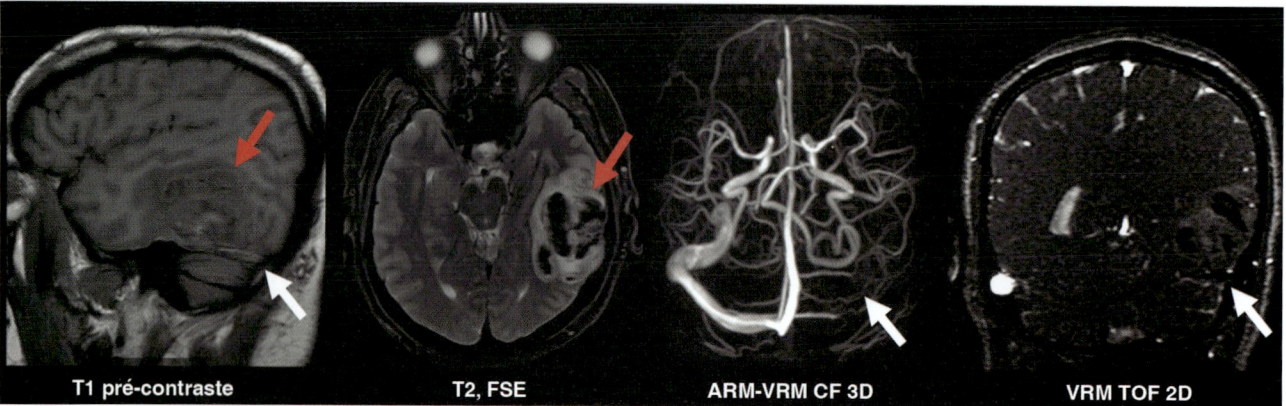

Figura 4.29 Oclusão do seio transverso associado a infarto venoso. Infarto venoso consequente a oclusões combinadas do seio transverso esquerdo e da veia de Labbé (veia comunicante inferior). Este homem previamente normal apresentou afasia de Wernicke (receptiva) de instalação abrupta. As imagens ponderadas em T1 e em T2 mostram edema misto e hemorragia precoce (compatível com desoxi-hemoglobina intracelular – sinal isointenso nas imagens ponderadas em T1 e sinal escuro nas imagens ponderadas em T2) na parte inferoposterior do lobo temporal esquerdo (*setas vermelhas*). Esse aspecto e essa localização são clássicos de infarto venoso no território da veia de Labbé, que ocorre quando sua via de drenagem para o seio transverso (*setas brancas*) se torna trombosada, como é confirmado aqui na venografia por RM (contraste de fase 3D e tempo de voo 2D). ARM-VRM CF 3D, angiografia por RM-venografia por RM, contraste de fase, tridimensional; VRM TOF 2D, venografia por RM, tempo de voo (*time-of-flight*), bidimensional.

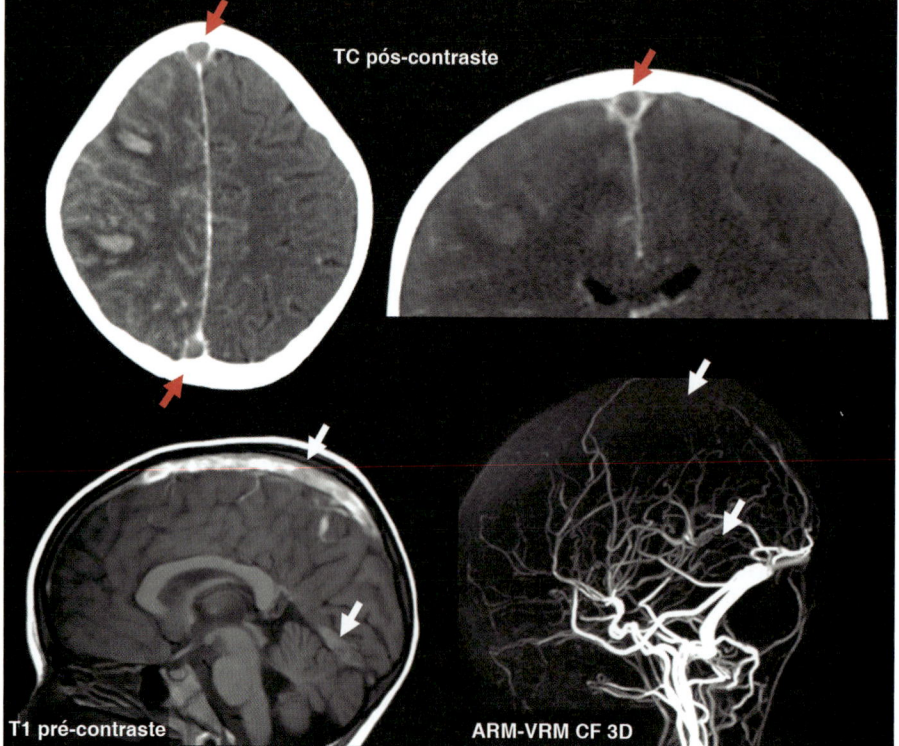

Figura 4.30 Trombose de seio venoso complicada por infarto venoso hemorrágico. Esta menina de 4 anos de idade foi tratada recentemente com L-asparaginase por causa de leucemia e agora apresenta cefaleia, crises convulsivas e hemiparesia à esquerda. As imagens de TC (*acima*) mostram áreas de hemorragia no lobo frontal direito, edema e congestão leptomeníngea. As falhas de enchimento (coágulo) delineadas pela dura-máter e realçadas no seio sagital superior formam o clássico "sinal do delta vazio" de trombose de seio venoso da dura-máter (*setas*), nas reconstruções axial e coronal. A RM de acompanhamento (*abaixo*) mostra coágulo de metemoglobina, brilhante, na imagem ponderada em T1, no seio sagital superior (*setas brancas*) e sinal isointenso no seio reto. A venografia por RM confirma ausência de fluxo nesses seios. ARM-VRM CF 3D, angiografia por RM-venografia por RM, contraste de fase, tridimensional.

armadilha potencial no diagnóstico de oclusão venosa por RM. A venografia por RM pode ser muito valiosa quando há dúvidas. Protocolos de angio-TC de todo o encéfalo modificados para acrescentar um tempo maior de exame, após a injeção, também possibilitam excelente investigação não invasiva de doença venosa. Atualmente, a angiografia convencional é reservada para casos de diagnóstico difícil ou para quando se aventa intervenção endovascular.

Hemorragia

Hemorragia ocorre quando uma artéria ou uma veia se rompe, resultando em extravasamento de sangue no parênquima cerebral ou nos espaços subaracnóideos. Embora ocorram padrões mistos, as hemorragias são divididas, para fins didáticos, nas categorias subaracnóidea e parenquimatosa. Os exames de imagem são cruciais para a determinação da origem do sangramento e para revelar quaisquer complicações associadas. A localização e o padrão da hemorragia ajudam a prever a natureza da lesão subjacente e a direcionar a investigação diagnóstica.

Exames de imagem para hemorragia

As hemorragias são detectadas em decorrência da atenuação aumentada na TC e de padrões de sinal complexos relacionados com a oxidação do ferro na RM. Nos dois casos, a formação do "coágulo", que tem bem menos soro (ou seja, água) que o sangue normal, também participa dos achados nos exames de imagem. *Uma TC não contrastada ainda é o exame de eleição para avaliação de emergência de suspeita de hemorragia.* Embora a detecção de sangramento agudo seja ocasionalmente difícil na RM de rotina, a sensibilidade é excelente quando é utilizada a sequência FLAIR para pesquisa de HSA, e sequências gradiente-eco ponderadas em T2* para pesquisa de sangramento parenquimatoso. A RM é melhor que a TC para fins de detecção e caracterização de hemorragia subaguda ou crônica (Figura 4.31).

O sinal de RM gerado pelo sangue depende de uma inter-relação complexa de hematócrito, de teor de oxigênio, do tipo de hemoglobina e do estado químico das frações contendo ferro, do pH tecidual, do teor proteico de quaisquer coágulos formados e da integridade das membranas eritrocitárias. Dominantes entre esses mecanismos são o estado de oxidação e a localização das espécies de ferro relacionadas com a hemoglobina. Hemoglobina oxigenada é convertida, de modo sequencial, em desoxi-hemoglobina, metemoglobina e, depois, hemossiderina com o passar do tempo. As propriedades magnéticas dos produtos de degradação resultantes modificam as taxas de relaxamento de RM dos prótons adjacentes, possibilitando a detecção de hemorragia. Um pequeno halo de edema circundante é comum na fase subaguda de sangramentos parenquimatosos, algumas vezes tornando extremamente complexa a interpretação das modificações do sinal. Escâneres de alto campo e sequências gradiente-eco tendem a ressaltar a conspicuidade dos produtos de degradação do sangue subagudos e crônicos. O padrão geral das modificações do sinal de RM observado ao longo do tempo em um magneto 1,5 T é resumido na Tabela 4.4 e na Figura 4.32. Obviamente, casos individuais podem diferir um pouco dessas diretrizes simplificadas em decorrência dos múltiplos fatores envolvidos.

Uma breve revisão físico-química ajuda a compreender as complexas modificações de sinal observadas durante a evolução de uma hemorragia. Para modificar as características de sinal de um tecido, a hemorragia precisa influenciar o tempo de relaxamento T1 ou T2. Os produtos de oxidação sequencial da hemoglobina fazem isso em decorrência de alterações das propriedades magnéticas e da conformação molecular. O ferro, contido nos produtos de degradação da hemoglobina, modifica o campo magnético local efetivo, um processo conhecido como suscetibilidade magnética. Essa modificação do campo magnético é traduzida como alteração da intensidade do sinal, por causa de aceleração ou alentecimento do relaxamento T1 e T2. As modificações do relaxamento T1 ocorrem apenas em uma faixa muito curta (medida em angstroms), enquanto os efeitos em T2 podem ser observados a milímetros de distância.

Em condições normais, os eritrócitos circulantes contêm uma mistura de oxi-hemoglobina e desoxi-hemoglobina. Durante o trânsito pelo leito capilar, os tecidos extraem oxigênio de acordo com suas demandas metabólicas, convertendo oxi-hemoglobina em desoxi-hemoglobina.

Nenhuma dessas formas exerce muito efeito detectável na intensidade de sinal nas imagens ponderadas em T1, mas podem ser diferenciadas por causa de seus efeitos opostos nas imagens ponderadas em T2. A oxi-hemoglobina é um composto diamagnético contendo íons ferrosos (Fe^{+2}), *detectada como sinal de alta intensidade* nas imagens ponderadas em T2 (sobretudo no primeiro eco). A desoxi-hemoglobina também contém íons Fe^{+2}, contudo, é uma substância paramagnética. A suscetibilidade magnética da desoxi-hemoglobina provoca defasagem

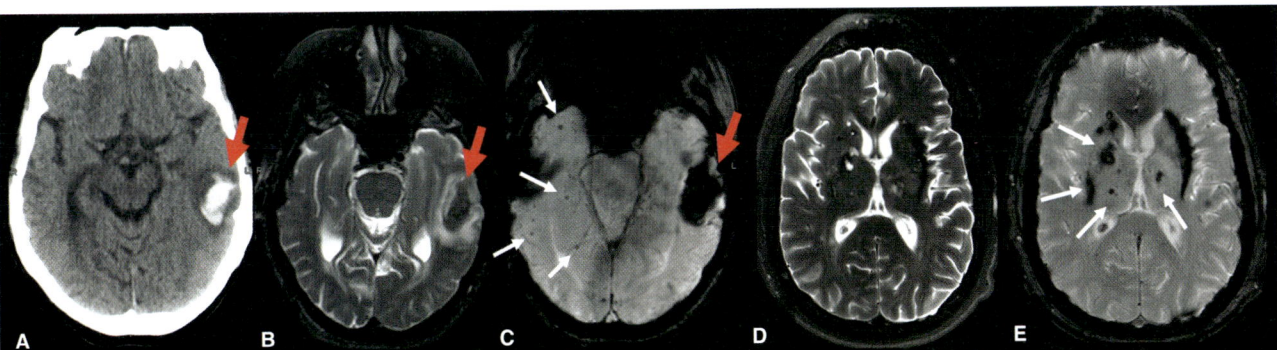

Figura 4.31 Angiopatia amiloide *versus* micro-hemorragias cerebrais por causa de hipertensão arterial sistêmica. **A** a **C**. Angiopatia amiloide. Tomografia computadorizada (TC) sem contraste (**A**) e imagem ponderada em T2, FSE (**B**), mostram um hematoma agudo no lobo temporal esquerdo (*setas vermelhas*) que se torna mais escuro na imagem ponderada em T2* (**C**). Crucial para o diagnóstico de angiopatia amiloide é a identificação de numerosas hemorragias antigas puntiformes adicionais (também conhecidas como "micro-hemorragias") na imagem ponderada em T2*, distribuídas perifericamente no córtex e próximo à junção da substância branca com a substância cinzenta (*setas brancas*). Hemorragia cerebral por causa de hipertensão arterial (imagens ponderadas em T2 [**D**] e T2* [**E**]) envolve mais comumente as estruturas profundas da substância cinzenta (*setas brancas*), especialmente o tálamo e os núcleos da base, com frequência acompanhando infartos lacunares. Embora a TC consiga detectar grandes hemorragias agudas de qualquer etiologia, sequências ponderadas em suscetibilidade magnética ou T2* gradiente-eco, na RM, são necessárias para detectar micro-hemorragias mais antigas e, assim, viabilizar o diagnóstico diferencial.

TABELA 4.4 Evolução da hemorragia na ressonância magnética (RM).

■ TEMPO	■ ERITRÓCITOS	■ ESTADO DA HEMOGLOBINA	■ SINAL EM T1	■ SINAL EM T2
Menos de 1 dia	Íntegros	Oxi-hemoglobina	Isointensa/escura	Brilhante
0 a 2 dias	Íntegros	Desoxi-hemoglobina	Isointensa/escura	Escura
2 a 14 dias	Íntegros	Metemoglobina (intracelular)	Brilhante	Escura
10 a 21 dias	Lisados	Metemoglobina (extracelular)	Brilhante	Brilhante
21 dias ou mais	Lisados	Hemossiderina/ferritina	Isointensa/escura	Escura

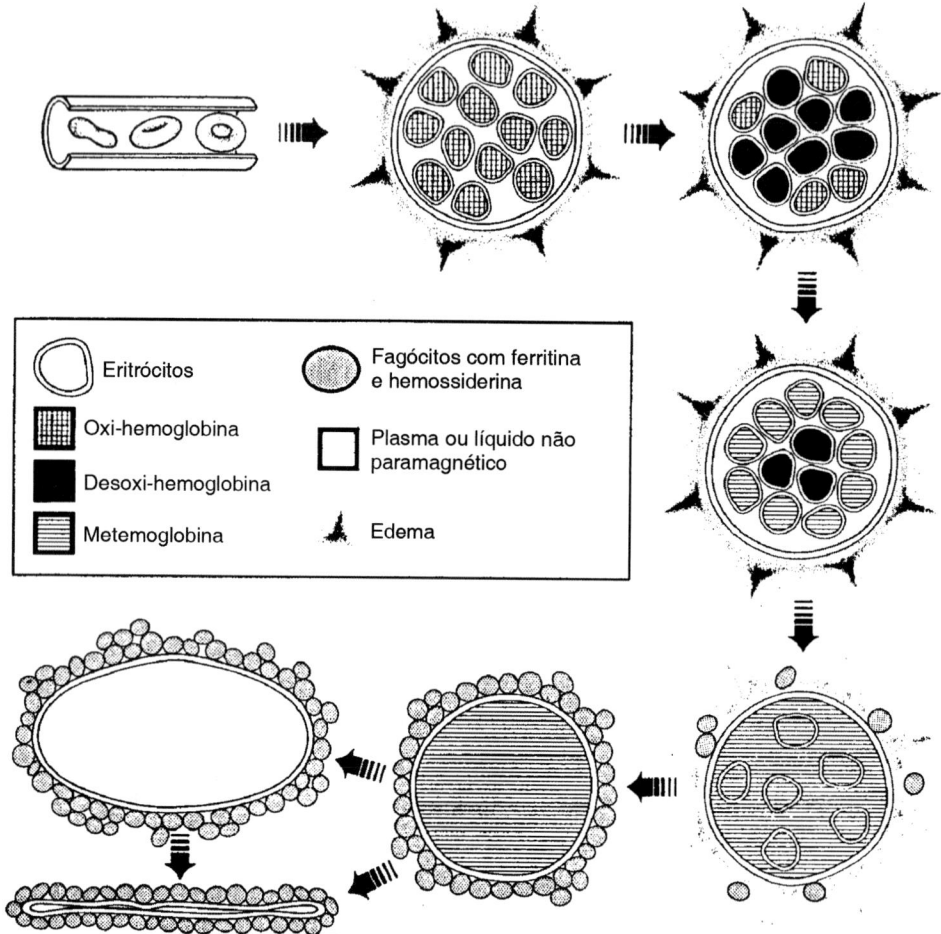

Figura 4.32 Evolução bioquímica da hemorragia. Alguns minutos após a hemorragia, um hematoma é constituído de eritrócitos intactos contendo oxi-hemoglobina. Após algumas horas, o coágulo começa a se retrair e a hemoglobina é oxidada de oxi-hemoglobina a desoxi-hemoglobina. Metemoglobina tende a se formar em um anel que converge da periferia para o centro, com o passar do tempo. Os eritrócitos são lisados, liberando metemoglobina para o líquido circundante. Os macrófagos fracionam os produtos da degradação do sangue contendo ferro em hemossiderina e ferritina, deixando uma "mancha" na periferia de hematomas mais antigos. (De Atlas SW. *Magnetic Resonance Imaging of the Brain and Spine.* New York: Raven Press; 1991.)

acelerada dos *spins* nas imagens ponderadas em T2 e T2* (*i. e.*, sequências *gradient-recalled echo* [GRE]), que resulta em desaparecimento do sinal. Portanto, a *desoxi-hemoglobina* é *hipointensa* nas imagens altamente ponderadas em T2. Esses padrões de sinais alterados nas imagens ponderadas em T2 são, ocasionalmente, encontrados em pacientes com hemorragia aguda. Esses mesmos efeitos de suscetibilidade magnética relacionados ao equilíbrio da oxigenação sanguínea formam a base dos métodos de mapeamento funcional por RM (regiões encefálicas ativadas por uma tarefa recrutam mais fluxo sanguíneo e oxi-hemoglobina, detectados como *aumento* focal do sinal nas imagens ponderadas em T2* da RM).

Quando ocorre hemorragia, a velocidade de conversão da oxi-hemoglobina em desoxi-hemoglobina depende do pH local e da tensão de oxigênio. No caso de hematomas parenquimatosos, isso ocorre em questão de horas, mas pode ser consideravelmente retardada quando o líquido cefalorraquidiano, contendo oxigênio, circunda o sangue subaracnóideo. Isso poderia explicar a relativa dificuldade de detectar sangramento subaracnóideo agudo pela RM de rotina, sendo, no entanto, prontamente detectável na sequência FLAIR (não há supressão do líquido cefalorraquidiano sanguinolento). No caso de hematomas parenquimatosos ou extra-axiais, a oxidação adicional da desoxi-hemoglobina resulta na formação de metemoglobina, uma substância paramagnética férrica (Fe^{+3}). Isso ocorre em alguns dias, acompanhando a evolução temporal da lise de eritrócitos.

A metemoglobina provoca aceleração acentuada do tempo de relaxamento T1, resultando em sinal brilhante nas imagens ponderadas em T1 (ver Figura 4.30). A metemoglobina contida nos eritrócitos íntegros estabelece gradientes de campo localizados entre a célula e os prótons externos; essa suscetibilidade magnética resulta em perda de sinal nas imagens ponderadas em T2. Após hemólise, a metemoglobina é dispersada na água tecidual, semelhante ao líquido cefalorraquidiano, o gradiente desaparece e então é observado um relaxamento do tempo T2. Sinal brilhante nas imagens ponderadas em T1 é um indicador valioso de derivados subagudos do sangue. O aspecto nas imagens ponderadas em T2 informa se esse é o estágio intracelular precoce (escuro nas imagens ponderadas em T2) ou o estágio extracelular tardio (brilhante nas imagens ponderadas em T2). Portanto, as imagens ponderadas em T2 de hematomas subagudos mostram "efeito hematócrito": deposição de eritrócitos íntegros (dependente da gravidade), exibindo sinal escuro, e sobrenadante de plasma, que mostra sinal brilhante.

A oxidação adicional da hemoglobina e a degradação da molécula de globina resultam do acúmulo de hemossiderina nos lisossomos de macrófagos. A hemossiderina é responsável pela coloração ferrugem nas bordas de um hematoma antigo, observada em cirurgia ou necropsia, mesmo anos após o evento. A hemossiderina é uma substância paramagnética contendo Fe^{3+} que é insolúvel em água. Como resultado, a hemossiderina não mostra efeitos apreciáveis em imagens ponderadas em T1, mas apresenta encurtamento muito proeminente nas imagens ponderadas em T2 (sinal escuro), em decorrência de efeitos de suscetibilidade magnética (T2*). Uma área de hemorragia antiga aparecerá comumente como atrofia na TC ou nas imagens ponderadas em T1 da RM, mas uma margem escura ao longo das margens, nas imagens ponderadas em T2 ou T2*, implica sangramento prévio. Ocasionalmente, HSA volumosas ou recorrentes resultarão em deposição difusa de hemossiderina na superfície encefálica, uma condição conhecida como hemossiderose superficial (ou siderose superficial).

Hemorragia subaracnóidea

O espaço subaracnóideo é o compartimento preenchido por líquido cefalorraquidiano, que circunda os vasos sanguíneos e se comunica com o sistema ventricular. A HSA não traumática é, mais frequentemente, causada por ruptura de aneurisma. Malformações arteriovenosas do encéfalo ou da medula espinal e malformações vasculares envolvendo a dura-máter também podem causar HSA, embora isso ocorra, geralmente, em combinação com sangramento parenquimatoso ou subdural, respectivamente. Vasos previamente normais podem se romper para o espaço subaracnóideo quando são lesionados por fármacos/drogas, traumatismo ou dissecção. Ocasionalmente, a HSA ocorre em pacientes com trombocitopenia importante ou outras coagulopatias graves.

Os pacientes com aneurismas podem apresentar sinais/sintomas atribuíveis a sangramento ou efeito expansivo localizado. Cefaleia intensa e súbita é o sintoma mais frequente de ruptura de aneurisma – algumas vezes descrita pelo paciente como a pior cefaleia de sua vida. Aneurismas íntegros ou aneurismas com hemorragia circundante limitada também podem provocar significativo efeito expansivo, com ou sem cefaleia associada. Os quadros clássicos são paralisia unilateral do terceiro nervo craniano (NC III), em decorrência de aneurisma da artéria comunicante posterior; síndrome do seio cavernoso, consequente a aneurisma da ACI parasselar; e síndrome do quiasma óptico (defeito de campo visual temporal bilateral), consequente a aneurisma da artéria comunicante anterior.

Muito provavelmente, um paciente que apresenta HSA tem um aneurisma congênito roto (Figura 4.33). Um a dois por cento de todas as pessoas apresentam aneurismas, atribuídos à ausência congênita da túnica média das artérias. É provável que muitos desses aneurismas permaneçam assintomáticos; contudo, os aneurismas com mais de 3 a 5 mm correm risco aumentado de ruptura. Aneurismas saculares ocorrem, com frequência, próximo de bifurcações do polígono de Willis (círculo arterial do cérebro). Aproximadamente 85% deles surgem da parte anterior do polígono de Willis, enquanto 15% ocorrem no território vertebrobasilar. Localizações comuns incluem pontos de ramificação próximo às artérias comunicante anterior (33%), cerebral média (30%), comunicantes posteriores (25%) e basilar (10%). Menos frequentemente, os aneurismas ocorrem na artéria oftálmica, na parte cavernosa da ACI ou na ACIP. Quando são observados aneurismas em ramos distais, deve ser investigada a ocorrência prévia de traumatismo ou de infecção sistêmica (p. ex., endocardite bacteriana com aneurisma "micótico"). Outras condições associadas a aneurismas incluem aterosclerose, doença fibromuscular e doença renal policística. O manejo terapêutico depende da situação clínica, da localização e das dimensões do aneurisma. As opções terapêuticas incluem grampeamento cirúrgico, embolização endovascular intervencionista e combinações dessas duas (Figura 4.34).

Até mesmo hemorragias subaracnóideas agudas volumosas facilmente visualizadas nas TC podem não ser detectadas nas RM *spin-eco* de rotina. A TC apresenta mais de 90% de sensibilidade em termos de detecção de HSA aguda, provavelmente em decorrência da densidade aumentada do sangue coagulado. O uso da sequência FLAIR na RM pode aumentar a visualização do sangramento agudo; contudo, a TC ainda é considerada o exame de imagem preferido quando os achados clínicos sugerem a possibilidade de HSA (Figura 4.34). Pode ser muito difícil detectar HSA mesmo à TC, quando o hematócrito do paciente é baixo, o volume de hemorragia é pequeno ou quando existe um intervalo de tempo grande entre o sangramento e o exame de imagem. Nesses casos, a detecção de eritrócitos ou xantocromia na punção lombar pode ser a única maneira de confirmar uma suspeita de HSA. Os locais mais interessantes para procurar HSA na TC são as partes mais baixas do espaço subaracnóideo, onde a gravidade promove o assentamento do sangue – a fossa interpeduncular, a parte posterior da fissura de Sylvius (sulco lateral do cérebro) e as partes mais posteriores dos cornos occipitais (Figura 4.35). A realização imediata de exame de imagem é importante, porque a dissolução do sangue subaracnóideo reduz a sensibilidade da TC a 66% no terceiro dia.

Aproximadamente 15 a 20% dos pacientes com HSA apresentam múltiplos aneurismas. Por causa dessa multiplicidade, uma angio-TC ou uma angiografia de "quatro vasos" é necessária na investigação inicial. Quando existem múltiplos aneurismas, é mais provável que o responsável pelo sangramento seja o aneurisma maior ou mais irregular, aquele com efeito expansivo focal, aquele com coágulo interno ou que exibe modificações nos exames de imagem seriados. A angio-TC se tornou uma importante ferramenta de rastreamento de primeira linha na avaliação de emergência de HSA e, na maioria dos centros, substituiu a angiografia convencional. Por outro lado, a angio-RM ainda não tem confiabilidade comprovada para investigação diagnóstica de um paciente com HSA. A combinação de RM e angio-RM provavelmente detecta a grande maioria dos aneurismas com mais de 3 mm, tornando-se uma ferramenta de rastreamento eletiva razoável para alguns pacientes de risco (história familiar forte, doença renal policística etc.).

A localização do sangue nos espaços subaracnóideos é correlacionada, de modo imperfeito, com a localização de um aneurisma roto, porque o sangue subaracnóideo se deposita em camadas de acordo com a posição do corpo. Ocasionalmente, um coágulo parenquimatoso circunda o local da hemorragia ou um trombo é visualizado no aneurisma. Quando a TC de rastreamento mostra HSA, a angio-TC pode ser realizada imediatamente para pesquisar aneurismas, enquanto o paciente

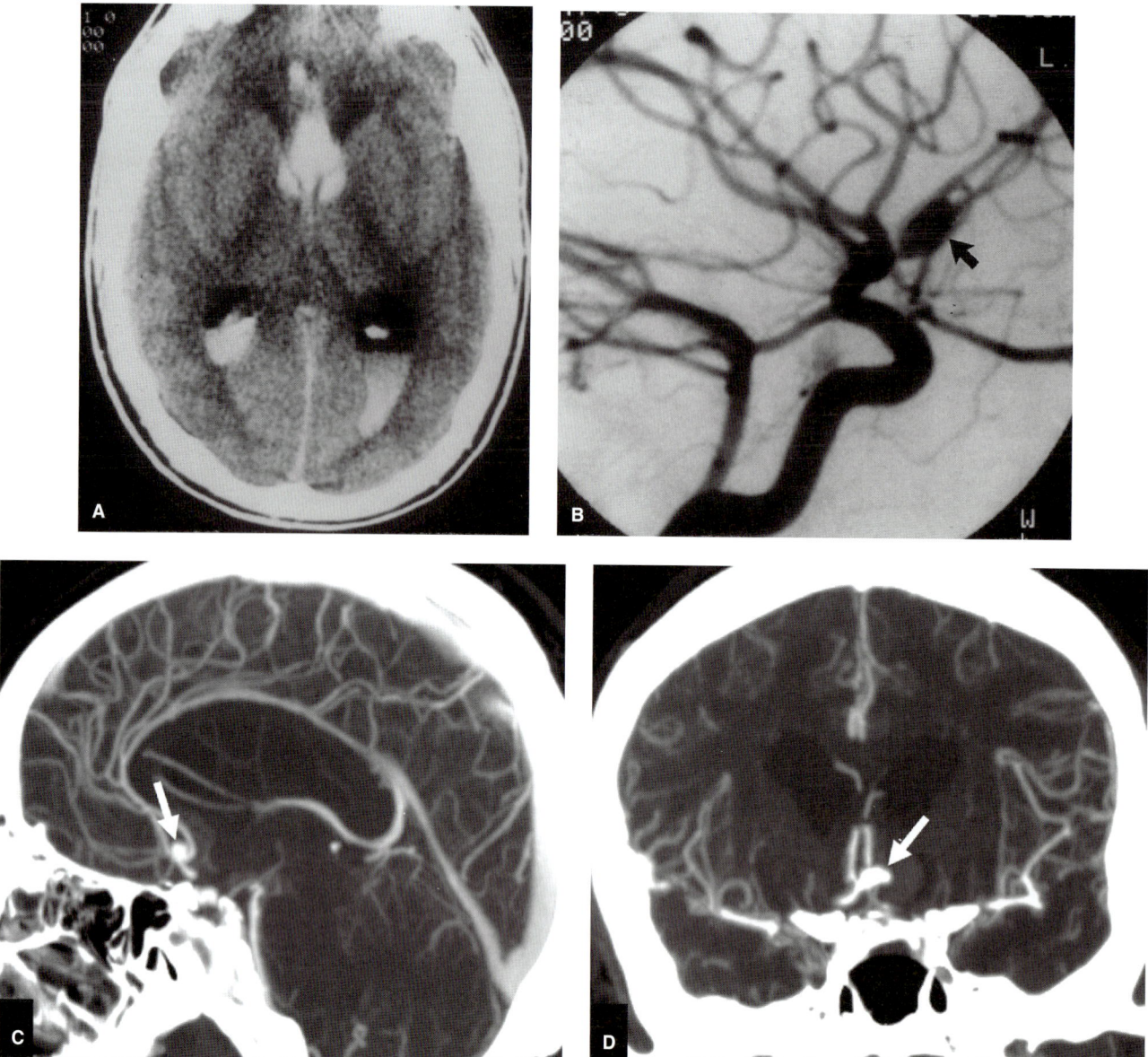

Figura 4.33 Ruptura de aneurisma de artéria comunicante anterior. Este homem de 21 anos de idade sofreu um colapso imediatamente após aspirar cocaína. **A.** Tomografia computadorizada (TC) não contrastada mostra sangue junto à fissura inter-hemisférica e nas partes mais baixas dos ventrículos laterais. Sangue nos ventrículos, nas cisternas ou nos sulcos é, por definição, subaracnóideo. **B.** Incidência lateral de uma angiografia por subtração digital demonstra um grande aneurisma na artéria comunicante anterior (*seta*). Mais de 50% dos usuários de drogas com hemorragia intracraniana apresentam um aneurisma ou malformação arteriovenosa (MAV) subjacente. A angio-TC de um caso semelhante mostra um aneurisma roto (*setas brancas*) em reconstruções bidimensionais (2D) espessas nos planos sagital (**C**) e coronal (**D**).

ainda está no aparelho. No decorrer de alguns dias, um foco de metemoglobina pode localizar o local de sangramento na RM. A menos que exista HSA maciça ou novo sangramento, o sangue subaracnóideo geralmente não é evidente na TC após 1 semana.

A investigação e o manejo de HSA aneurismática mudaram consideravelmente nos últimos 15 anos graças à aplicação mais generalizada da angio-TC e de embolização por mola endovascular. Embora aneurismas facilmente acessíveis por meios cirúrgicos ainda sejam bem tratados por grampeamento tradicional a céu aberto, a colocação de mola endovascular comprovadamente tem taxas de morbidade e de mortalidade globais menores. A realização precoce de grampeamento ou de colocação precoce de mola endovascular possibilita uma abordagem mais agressiva para o vasoespasmo, uma complicação muito temida que surge alguns dias após a HSA. Essas considerações levaram muitos centros a fazer rastreamento de todos os casos de HSA agudas por meio de angio-TC, seguida por angiografia em casos complexos ou

quando se planeja intervenção endovascular. As reconstruções bidimensionais e tridimensionais da angio-TC de aneurismas podem ajudar a selecionar e planejar procedimentos cirúrgicos ou endovasculares.

Exames de acompanhamento são uma parte integral da avaliação da HSA. A TC inicial ou subsequente pode mostrar hidrocefalia comunicante que demanda ventriculostomia ou derivação (*shunt*). Episódios de possível novo sangramento são avaliados com TC não contrastada. Infartos também podem ser encontrados em pacientes com elevação da pressão intracraniana (PIC) ou vasoespasmo, e são o principal achado patológico nos pacientes cujas condições continuam deteriorando após a HAS inicial. Angiografia pós-tratamento é feita para avaliar a adequação da colocação do clipe vascular e para descartar a possibilidade de vasoespasmo. Angiografia ou angio-RM podem ser realizadas para acompanhar aneurismas nos quais foram colocadas molas.

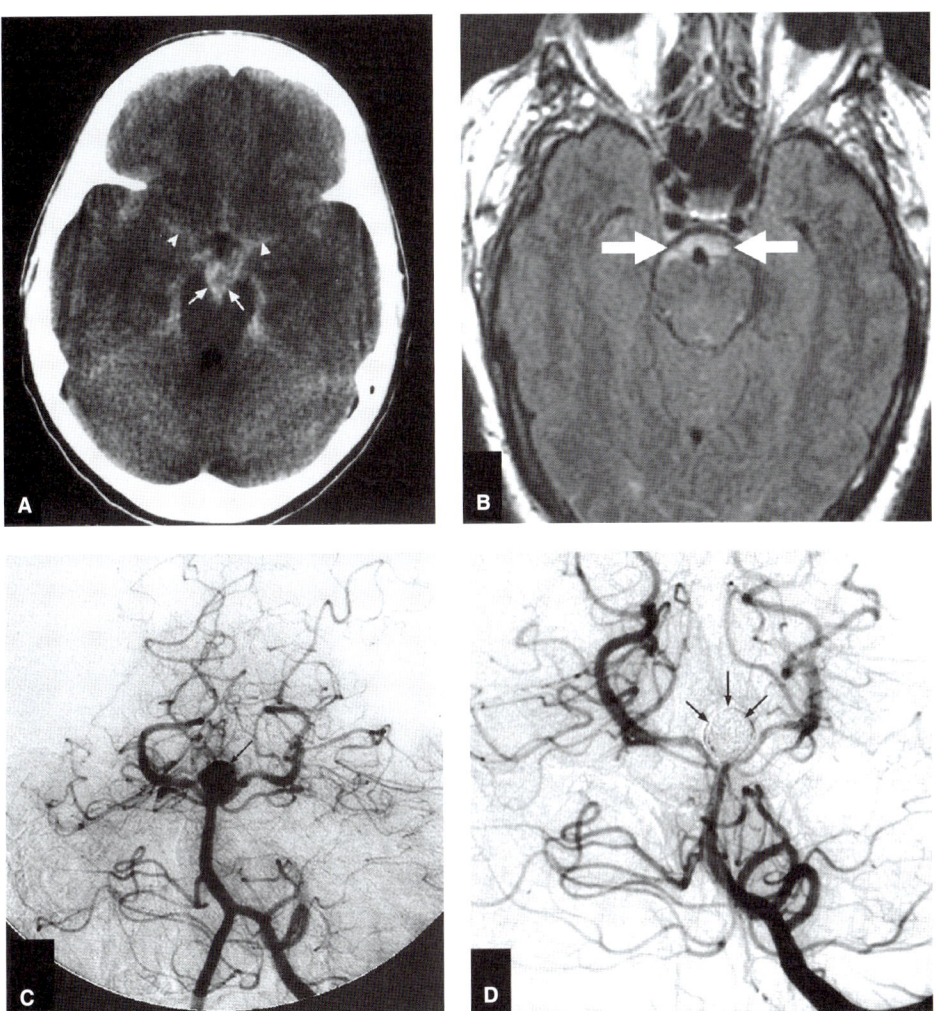

Figura 4.34 Tratamento por colocação de mola endovascular de um aneurisma no topo da artéria basilar. Este paciente de 36 anos de idade abriu o quadro com cefaleia intensa. **A.** TC não contrastada mostra hemorragia subaracnóidea (HSA) proeminente na fossa interpeduncular (*setas*) e nas cisternas da base (*pontas de seta*). **B.** HSA passa, com frequência, despercebida nas sequências ponderadas em T1 e T2 da RM, mas é detectada facilmente na sequência FLAIR (*setas brancas grandes*). **C.** Angiografia, incidência frontal após injeção de contraste na artéria vertebral esquerda, mostra aneurisma no topo da artéria basilar (*seta*). **D.** Angiografia, após colocação endovascular de molas de platina eletroliticamente destacáveis, mostra obliteração do aneurisma (*setas*) com preservação de ramos arteriais adjacentes.

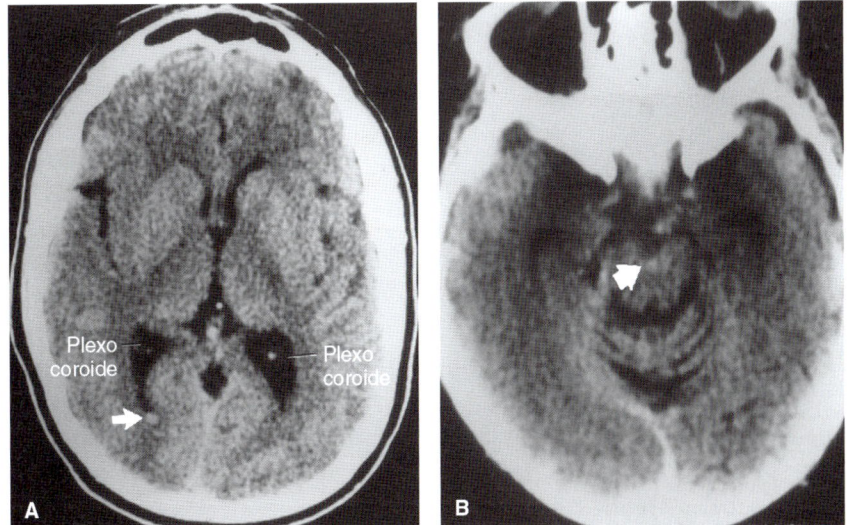

Figura 4.35 Hemorragia subaracnóidea sutil na tomografia computadorizada (TC). As áreas mais sensíveis à detecção de HSA são as partes mais baixas dos coros occipitais (**A**, *seta*) e a fossa interpeduncular (**B**, *seta*). O plexo coroide no átrio do ventrículo lateral (**A**) tem normalmente aspecto denso devido a calcificação ou realce. A posição não relacionada ao decúbito do plexo coroide diferencia-o da hemorragia.

Hemorragia parenquimatosa

A hemorragia intraparenquimatosa primária resulta de sangramento direto para o tecido encefálico. Hemorragias traumáticas não foram incluídas nesta seção porque já foram discutidas no Capítulo 3. Hemorragias parenquimatosas têm, em geral, taxa de mortalidade inicial mais elevada que os infartos; contudo, apresentam menores déficits residuais que um infarto de dimensões semelhantes. Isso se deve ao fato de que a hemorragia tende a dissecar e deslocar o tecido cerebral, mas pode ser reabsorvida. Um infarto de dimensões semelhantes é constituído de neurônios mortos em vez de apenas deslocados. As principais considerações diferenciais são: hemorragia cerebral por hipertensão arterial sistêmica, malformações vasculares, efeitos de fármacos/drogas, angiopatia amiloide e hemorragia secundária à neoplasia.

Hemorragias cerebrais por hipertensão arterial são observadas no putame (35 a 50%), na substância branca cortical (30%), no cerebelo (15%), no tálamo (10 a 15%) e na ponte (5 a 10%) (Figura 4.36). Como nos infartos lacunares, acredita-se que lipo-hialinose dos vasos é a característica histopatológica primária predisponente, embora aneurismas miliares também tenham uma participação. Pequenas hemorragias cerebrais por

hipertensão arterial podem desaparecer com poucos déficits residuais. Sangramentos na fossa posterior, sangramentos com efeito expansivo acentuado ou hemorragias que se estendem para o sistema ventricular têm prognóstico relativamente ruim. O padrão de micro-hemorragias observado ocasionalmente em pacientes com hemorragia cerebral pode ajudar a diferenciar o sangramento relacionado à hipertensão arterial sistêmica daquele relacionado à angiopatia amiloide (ver Figura 4.31). Extravasamento focal de contraste em um hematoma agudo na angio-TC ou em imagens com contraste ("*spot sign*") é preditivo de risco elevado de expansão do coágulo nas primeiras horas após a internação, em comparação com pacientes sem *spot sign* (Figuras 4.36 e 4.37).

Malformações vasculares são muito menos comuns que hipertensão arterial, mas são uma causa de hemorragia que tem de ser descartada, sobretudo em pacientes jovens. As malformações vasculares são consequentes a uma conexão vascular congenitamente anormal que pode aumentar com o passar do tempo. A frequência relativa das malformações vasculares como causa de hemorragia intracraniana é de aproximadamente 5%. Existem quatro subtipos principais: MAV, malformações cavernosas, telangiectasias e malformações venosas.

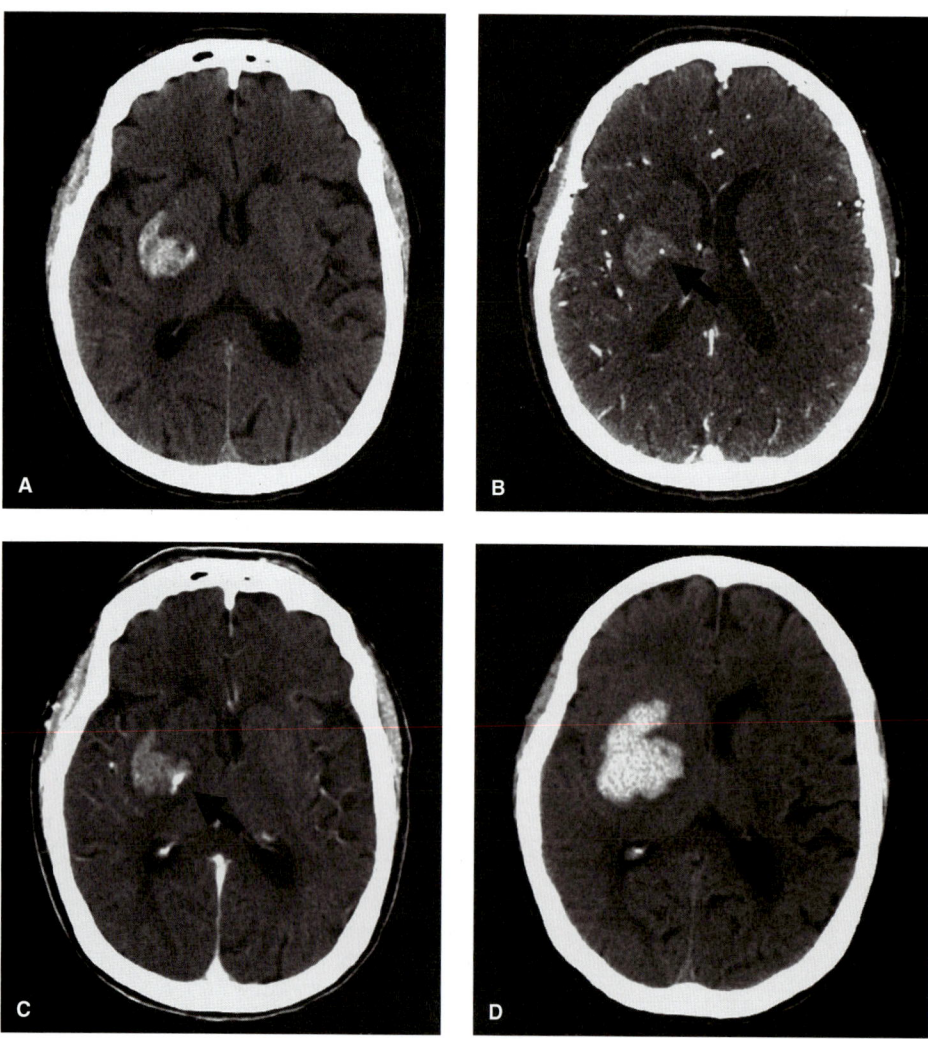

Figura 4.36 Hemorragia cerebral por hipertensão arterial. O "*spot sign*" é preditivo de expansão do coágulo. Este paciente com história pregressa de hipertensão arterial sistêmica apresentou hemiparesia esquerda abrupta. A TC sem contraste (**A**) mostra um hematoma parenquimatoso focal concentrado no putame direito. Imagens de angio-TC (**B**) mostram um minúsculo foco de extravasamento de contraste (*seta*) contido no hematoma que é ainda mais evidente nas imagens pós-contraste rotineiras (**C**) adquiridas 4 min após a angio-TC. "*Spot signs*" focais na angio-TC ou na TC contrastada sugerem sangramento ativo e, portanto, risco elevado de expansão do hematoma nas horas seguintes. (**D**) TC não contrastada de acompanhamento, realizada após 24 h, confirma aumento acentuado do hematoma, assim como agravamento do efeito expansivo.

Malformações arteriovenosas (MAV) são lesões de alto fluxo e o tipo mais comum de malformação vascular. As MAV são um emaranhado anormal de artérias diretamente conectadas às veias, sem uma rede capilar de permeio. Aproximadamente 80 a 90% delas são supratentoriais, embora qualquer área possa ser comprometida. A maioria dos pacientes apresenta hemorragia ou crises convulsivas. As MAV implicam risco anual de 2 a 3% de sangramento, mas o risco duplica ou triplica no primeiro ano após um sangramento inicial. O tratamento depende da idade dos pacientes, dos sinais/sintomas apresentados e da abordagem dos médicos assistentes. Embolização, cirurgia e radioterapia são opções possíveis.

Tipicamente, as MAV íntegras são observadas como um emaranhado de vasos dilatados sem efeito expansivo associado (Figura 4.38). A TC não contrastada revelará uma lesão com atenuação mista, algumas vezes com evidências de calcificação. A RM mostra vazios de fluxo ("*flow-voids*") ou padrões de fluxo complexos, algumas vezes resultando em artefatos na direção de codificação de fase. As imagens ponderadas em T2 ou em T2* podem apresentar intensidade de sinal baixa relacionada com a MAV, uma evidência de hemorragia prévia com deposição de hemossiderina. O contraste IV promove, em geral, realce acentuado e, portanto, maior visibilidade da MAV nas TC e nas RM. As artérias nutridoras e as veias que drenam a lesão podem mostrar dilatação significativa, muito maior que o centro (*nidus*) da MAV. Aproximadamente 10% das MAV desenvolverão um aneurisma associado, geralmente em uma artéria nutridora. A angiografia ainda é o exame definitivo para investigação da anatomia e dos padrões de fluxo dinâmicos das MAV.

Telangiectasias. São vasos do tamanho de capilares, dilatados, que, em geral, são diagnosticadas por ocasião da necropsia. De modo geral, são lesões solitárias e pequenas que são encontradas incidentalmente por RM contrastada, mais frequentemente na ponte. Não é necessário tratamento.

Malformações venosas (também conhecidas como anomalias do desenvolvimento venoso ou angiomas venosos) são veias congenitamente variantes que drenam o encéfalo normal. Essas malformações são observadas em aproximadamente 5% dos pacientes submetidos à RM contrastada, mas podem facilmente não ser detectadas na TC ou na RM não contrastada. O aspecto clássico é de um complexo venoso estrelado, dilatado e com realce pelo meio de contraste que se estende para a superfície ventricular ou cortical. De modo geral, o aspecto na RM contrastada confirma o diagnóstico e, na maioria dos casos, existe sinal escuro nas imagens ponderadas em T2*, em decorrência do sangue venoso desoxigenado. Por isso, raramente, ou nunca, é necessário realizar angiografia para confirmar o diagnóstico. Embora seja raro que essas malformações venosas sangrem, o tratamento é motivo de alguma controvérsia, já que frequentemente elas são encontradas em pacientes assintomáticos e são a única via de drenagem venosa de uma região encefálica.

Malformações cavernosas são vasos sinusoidais de paredes finas (nem artérias nem veias) que podem se apresentar por meio de crises epilépticas ou de pequenas hemorragias parenquimatosas. Essas lesões podem ser assintomáticas e ocorrer em caráter familiar. As TC e a angiografia são, em geral, normais. A RM revela uma lesão reticulada, frequentemente com realce e com borda escura (hemossiderina) nas imagens ponderadas em T2 (Figura 4.39). Malformações venosas podem drenar malformações cavernosas; contudo, nenhum vaso nutridor arterializado deve ser observado. A menos que tenha sofrido ruptura recentemente, uma malformação cavernosa não deve apresentar efeito expansivo nem edema. Se todos esses critérios forem atendidos, não será necessário solicitar angiografia convencional.

Hemorragia consequente a coagulopatias. Hemorragia intracraniana também pode ser secundária a discrasias sanguíneas. A anticoagulação oral crônica aumenta em oito vezes o risco de hemorragia intracraniana. A associação é especialmente verdadeira quando os parâmetros de coagulação são estendidos além da faixa terapêutica recomendada, e quando ocorre sangramento na vigência de inibidores diretos da trombina.

Hemorragia associada ao uso de fármacos/drogas. Agentes simpaticomiméticos parecem fornecer um estresse adicional em anomalias vasculares cerebrais (ver Figura 4.33). Substâncias como anfetaminas e cocaína têm sido associadas, com frequência, a hemorragia intracraniana. Os sinais/sintomas surgem minutos a horas após o uso da substância. A gênese estaria relacionada com hipertensão arterial transitória ou SVCCR. Até 50% dos usuários de drogas que apresentam hemorragia intracraniana apresentam uma causa estrutural subjacente demonstrável, como aneurisma ou MAV.

Angiopatia amiloide ou "congofílica" é uma causa cada vez mais reconhecida de hemorragia intracraniana, frequentemente de natureza lobar. Caracteriza-se por depósitos de material amiloide nas camadas média e adventícia das artérias leptomeníngeas corticais pequenas e médias. Não está associada à amiloidose

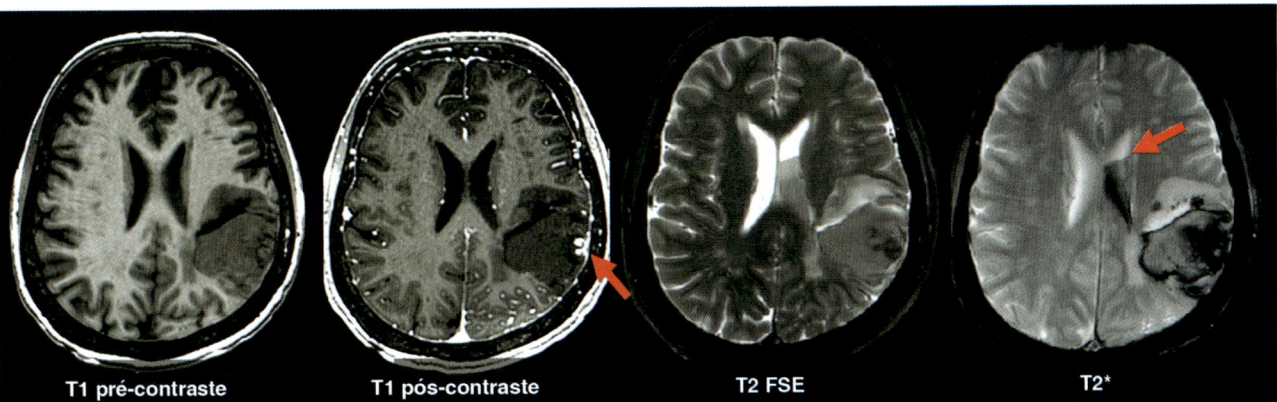

Figura 4.37 **Hematoma parenquimatoso agudo no lobo parietal esquerdo na ressonância magnética (RM).** O sinal é isointenso nas imagens ponderadas em T1 e T2, com sinal escuro heterogêneo nas imagens ponderadas em T2*, indicativo de mistura de oxi-hemoglobina e desoxi-hemoglobina (desoxi-hemoglobina = componentes escuros, "*blooming*" em decorrência de suscetibilidade). Acúmulos focais de realce pelo contraste ao longo da margem lateral nas imagens ponderadas em T1 pós-contraste (*seta*) na RM formam o chamado "*spot sign*" (extravasamento de contraste no hematoma), indicativo de sangramento ativo com risco de expansão adicional do coágulo. Outros sinais de mau prognóstico são extensão intraventricular (*seta*, imagem ponderada em T2*) e volume do coágulo > 30 mℓ (5 × 5 × 4 cm de diâmetro, com um volume estimado de 50 mℓ usando a regra [A × B × C]/2 nesse caso).

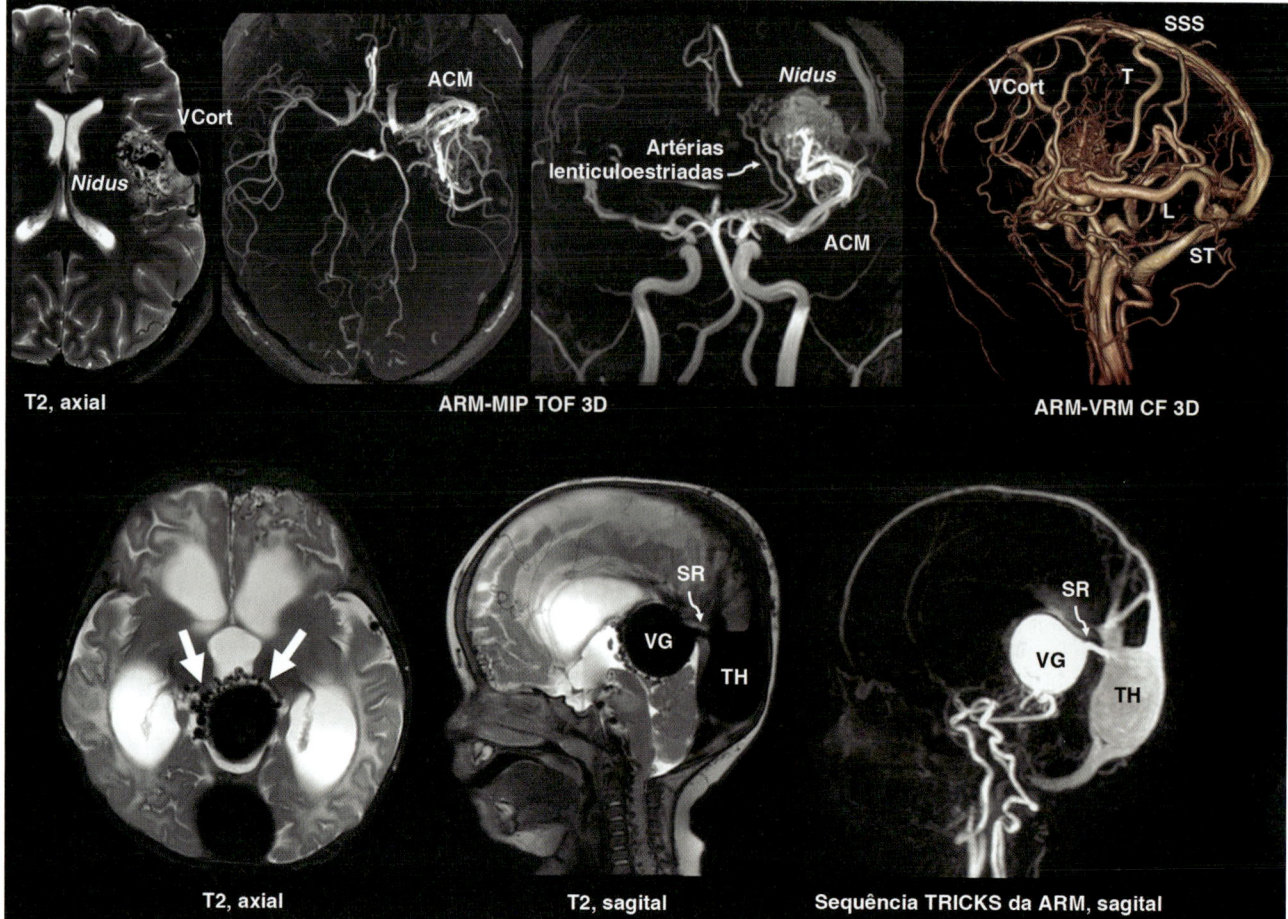

Figura 4.38 Malformações vasculares de alto fluxo. *Parte superior*: malformação arteriovenosa (MAV) com *nidus* na região insular esquerda, nutrida por ramos dilatados da artéria cerebral média (ACM) e drenada por veias corticais (*VCort*) ingurgitadas, inclusive as veias de Trolard (*T*, veia comunicante ou anastomótica superior) e Labbé (*L*, veia comunicante inferior), com seio sagital superior (*SSS*) proeminente. *Parte inferior*: em uma lactente com aumento progressivo da circunferência craniana, foi encontrada malformação da veia de Galeno (veia cerebral magna), complicada por hidrocefalia obstrutiva. Existe uma comunicação de alto fluxo dos vasos nutrícios (*setas*) para uma veia de Galeno dilatada e arredondada, que drena para o seio reto (*SR*) estreito e para uma tórcula de Herófilo (*TH*, confluência dos seios da dura-máter) maciçamente dilatada. ARM-MIP TOF 3D, angiografia por RM, projeção de intensidade máxima, tempo de voo (*time-of-flight*), tridimensional; ARM-VRM CF 3D, angiografia por RM-venografia por RM, contraste de fase, tridimensional.

vascular sistêmica. Essa angiopatia ocorre tipicamente em indivíduos mais velhos. Nas necropsias, sua incidência aumenta muito com a idade, variando de 8% na sétima década de vida, para 22 a 35% na oitava década de vida, 40% na nona década e 58% nas pessoas com mais de 90 anos de idade. Raramente é encontrada em pacientes com menos de 55 anos de idade. A angiopatia amiloide cerebral está associada a demência em aproximadamente 30% dos casos. Hipertensão arterial sistêmica é comum nesse grupo etário, mas não está diretamente relacionada com angiopatia amiloide cerebral. Em alguns casos pode ser observado o envolvimento multifocal disseminado, sobretudo quando as sequências ponderadas em T2* da RM são usadas para destacar hemorragias antigas (ver Figura 4.31). A possibilidade de angiopatia amiloide deve ser aventada quando um paciente idoso ou com demência apresenta hemorragias superficiais recentes ou recorrentes. "Micro-hemorragias" por angiopatia amiloide preexistentes também podem ser uma fonte subjacente em alguns casos de hemorragia pós-trombólise.

Hemorragia primária *versus* hemorragia secundária à neoplasia

Tumores intracranianos são uma causa incomum, embora bem-reconhecida, de hemorragia intracraniana. Os tumores intracranianos são responsáveis por 1 a 2% das hemorragias em estudos de necropsia e por até 6 a 10% nos exames de imagem. Necrose tumoral, invasão vascular e neovascularização contribuem para a patogênese das hemorragias secundárias a neoplasias. Glioblastomas são os tumores cerebrais primários que mais comumente provocam hemorragia intracraniana, enquanto as neoplasias malignas metastáticas que frequentemente sangram são carcinomas broncogênicos, carcinomas de tireoide, melanomas, coriocarcinomas e carcinomas de células renais (Figura 4.40).

É possível diferenciar a hemorragia secundária à neoplasia de uma hemorragia intracraniana primária (benigna), com base nos achados na RM. Os sangramentos intratumorais tendem a ser mais complexos e heterogêneos que os hematomas benignos. A evolução esperada dos produtos derivados do sangue é, com frequência, mais lenta no caso de tumores, possivelmente por causa da profunda hipoxia intratumoral. Se o paciente fizer a RM na fase aguda, a ausência de realce além do hematoma será muito sugestiva de hemorragia intracraniana primária. Se houver um componente com realce, então será preciso aventar a possibilidade de tumor ou MAV. Na fase subaguda, entretanto, um hematoma em processo de resolução pode desenvolver uma fina área de realce anelar. Tanto a hemorragia primária como as hemorragias secundárias a neoplasias podem provocar

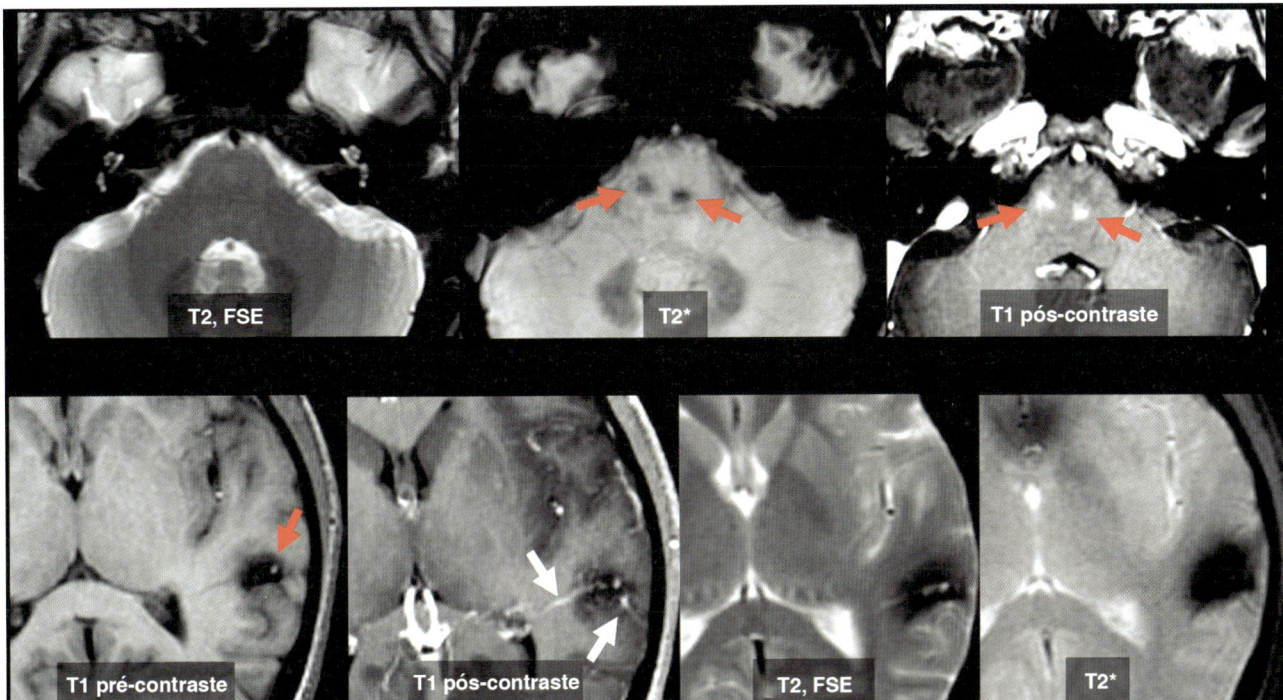

Figura 4.39 Malformações vasculares de fluxo baixo. *Parte superior*: telangiectasias capilares pontinas incidentais. Não são observadas alterações na imagem ponderada em T2, mas a redução do sinal (*setas*) na imagem ponderada em T2* (sequência SWAN) é indicativa de desoxi-hemoglobina no fluxo sanguíneo lento nas pequenas veias. Essas alterações aparecem como realce focal reticulado nas imagens ponderadas em T1 após injeção de gadolínio (*setas*). Essas são lesões "não me toque", que não devem ser confundidas com patologias como doença metastática ou desmielinização ativa. *Parte inferior*: anomalia do desenvolvimento venoso (ADV) com malformação cavernosa (também conhecida como cavernoma). Típica lesão "em pipoca" nas imagens ponderadas em T1 revela focos brilhantes centrais, com periferia com baixa intensidade de sinal (*seta vermelha*). Uma ADV de pequenas dimensões é observada, com pequenas veias adjacentes ao cavernoma e uma veia coletora passando em direção às veias ependimárias periatriais (*setas brancas*). A imagem ponderada em T2* mostra ampliação do sinal escuro ("*blooming*") consequente aos produtos de degradação do sangue contendo ferro, inclusive hemossiderina. De modo geral, as ADV são assintomáticas, embora estejam associadas, em raros casos, com malformações cavernosas, que podem sangrar novamente ou provocar sinais/sintomas focais.

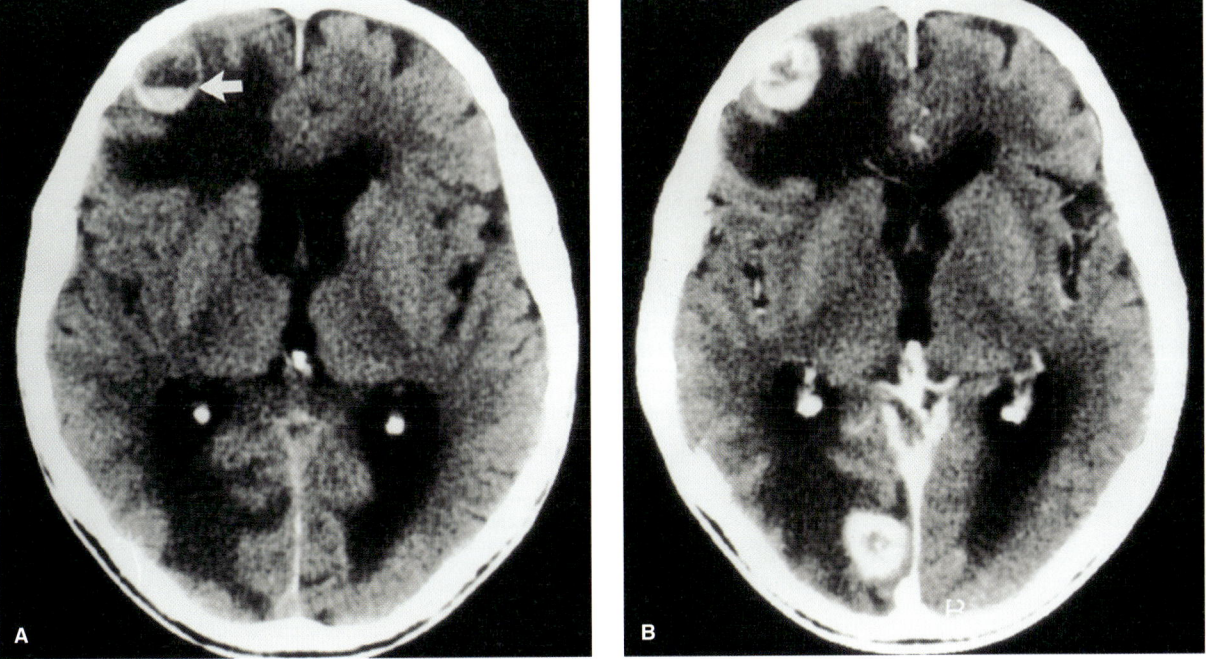

Figura 4.40 Metástases hemorrágicas. Este paciente, com carcinoma de pulmão do tipo pequenas células, apresentou crises convulsivas de início recente. A TC pré-contraste (**A**) mostrou massa hemorrágica e arredondada no lobo frontal direito com um nível de "hematócrito" (*seta*). Acentuado edema é visto na substância branca que circunda essa lesão e também é observado no lobo occipital direito. A imagem pós-contraste (**B**) mostra realce anelar irregular da lesão hemorrágica e um segundo foco bem-definido é identificado no lobo occipital. O grau de edema circundante, o realce focal e irregular e a distribuição não vascular são muito sugestivos de metástases em vez de AVE.

TABELA 4.5 Características das hemorragias intracranianas benignas e malignas.

▪ SINAL	▪ BENIGNA	▪ MALIGNA
Evolução dos produtos de degradação do sangue	Periférica para central	Irregular, complexa
Margem de hemossiderina	Completa	Incompleta, aparecimento tardio
Edema circundante	Mínimo/discreto	Moderado/grave
Padrões de realce na fase aguda	Mínimo (exceto em caso de MAV)	Moderado/intenso

MAV, malformação arteriovenosa.

reação edematosa, embora o edema seja maior nos tumores. Na hemorragia intracraniana primária, por causa de hipertensão arterial sistêmica, o edema deve começar a desaparecer de modo significativo no decorrer de 1 semana, enquanto nos pacientes com tumor, o edema persiste. No caso de hematoma benigno em fase de resolução, um anel circunferencial total de hemossiderina começa a se desenvolver em 2 a 3 semanas e isso é evidenciado na RM. No caso de hematoma associado a tumor, esse anel de hemossiderina é incompleto ou inexistente. Essas valiosas características de diferenciação estão resumidas na Tabela 4.5. Quando os achados são ambíguos, um exame de acompanhamento após 3 a 6 semanas elucida o diagnóstico, evitando a realização de biopsia.

Leitura sugerida

Akbik F, Hirsch JA, Cougo-Pinto PT, Chandra RV, Simonsen CZ, Leslie-Mazwi T. The evolution of mechanical thrombectomy for acute stroke. *Curr Treat Options Cardiovasc Med* 2016;18(5):32. Available from https://doi.org/10.1007/s11936-016-0457-7.

Albers GW, Marks MP, Kemp S, et al. Thrombectomy for stroke at 6 to 16 hours with selection by perfusion imaging. *N Engl J Med* 2018;378(8):708–718. Available from https://doi.org/10.1056/NEJMoa1713973.

Bracard S, Ducrocq X, Mas JL, et al. Mechanical thrombectomy after intravenous alteplase versus alteplase alone after stroke (THRACE): a randomised controlled trial. *Lancet Neurol* 2016;15(11):1138–1147. Available from https://doi.org/10.1016/S1474-4422(16)30177-6.

Brunnquell CL, Avey GD, Szczykutowicz TP. Objective evaluation of CT time efficiency in acute stroke response. *J Am Coll Radiol* 2018;15(6):876–880. Available from https://doi.org/10.1016/j.jacr.2018.01.011.

Campbell BCV, Donnan GA, Lees KR, et al. Endovascular stent thrombectomy: the new standard of care for large vessel ischaemic stroke. *Lancet Neurol* 2015;14(8):846–854. Available from https://doi.org/10.1016/S1474-4422(15)00140-4.

Cheng-Ching E, Frontera JA, Man S, et al. Degree of collaterals and not time is the determining factor of core infarct volume within 6 hours of stroke onset. *AJNR Am J Neuroradiol* 2015;36(7):1272–1276. Available from https://doi.org/10.3174/ajnr.A4274.

Deipolyi AR, Hamberg LM, Gonzaléz RG, Hirsch JA, Hunter GJ, et al. Diagnostic yield of emergency department arch-to-vertex CT angiography in patients with suspected acute stroke. *AJNR Am J Neuroradiol* 2015;36(2):265–268. Available from https://doi.org/10.3174/ajnr.A4112.

Goyal M, Yu AY, Menon BK, et al. Endovascular therapy in acute ischemic stroke: challenges and transition from trials to bedside. *Stroke* 2016;47(2):548–553. Available from https://doi.org/10.1161/STROKEAHA.115.011426.

Hemphill JC 3rd, Bonovich DC, Besmertis L, Manley GT, Johnston SC, et al. The ICH Score: a simple, reliable grading scale for intracerebral hemorrhage. *Stroke* 2001;32;891–897.

Josephson SA, Dillon WP, Smith WS. Incidence of contrast nephropathy from cerebral CT angiography and CT perfusion imaging. *Neurology* 2005;64(10):1805–1806. Available from https://doi.org/10.1212/01.WNL.0000161845.69114.62.

Jovin TG, Saver JL, Ribo M, et al. Diffusion-weighted imaging or computerized tomography perfusion assessment with clinical mismatch in the triage of wake up and late presenting strokes undergoing neurointervention with Trevo (DAWN) trial methods. *Int J Stroke* 2017;12(6):641–652. Available from https://doi.org/10.1177/1747493017710341.

Lansberg MG, Christensen S, Kemp S, et al. Computed tomographic perfusion to predict response to recanalization in ischemic stroke. *Ann Neurol* 2017;81(6):849–856. Available from https://doi.org/10.1002/ana.24953.

Leach JL, Fortuna RB, Jones BV, Gaskill-Shipley MF. Imaging of cerebral venous thrombosis: current techniques, spectrum of findings, and diagnostic pitfalls. *Radiographics* 2006;S19–S41; discussion S42–S43. Available from https://doi.org/10.1148/rg.26si055174.

Lev MH, Farkas J, Rodriguez VR, et al. CT angiography in the rapid triage of patients with hyperacute stroke to intraarterial thrombolysis: accuracy in the detection of large vessel thrombus. *J Comput Assist Tomogr* 2001;25(4):520–528. Available from https://doi.org/10.1097/00004728-200107000-00003.

McTaggart RA, Ansari SA, Goyal M, et al. Initial hospital management of patients with emergent large vessel occlusion (ELVO): report of the standards and guidelines committee of the Society of NeuroInterventional Surgery. *J Neurointerv Surg* 2017;9(3):316–323. Available from https://doi.org/10.1136/neurintsurg-2015- 011984.

Menon BK, Almekhlafi MA, Pereira VM, et al. Optimal workflow and process-based performance measures for endovascular therapy in acute ischemic stroke: analysis of the solitaire FR thrombectomy for acute revascularization study. *Stroke* 2014;45(7):2024–2029. Available from https://doi.org/10.1161/STROKEAHA.114.005050.

Morotti A, Dowlatshahi D, Boulouis G, et al; ATACH-II, NETT, and PREDICT Investigators. Predicting intracerebral hemorrhage expansion with non-contrast computed tomography: The BAT Score. *Stroke* 2018;49(5):1163–1169. Available from https://doi.org/10.1161/STROKEAHA.117.020138

Muir KW, Ford GA, Messow CM, et al. Endovascular therapy for acute ischaemic stroke: The Pragmatic Ischaemic Stroke Thrombectomy Evaluation (PISTE) randomised, controlled trial. *J Neurol Neurosurg Psychiatry* 2017;88(1):38–44. Available from https://doi.org/10.1136/jnnp-2016-314117.

Nogueira RG, Jadhav AP, Haussen DC, et al. Thrombectomy 6 to 24 hours after stroke with a mismatch between deficit and infarct. *N Engl J Med* 2018;378(1):11–21. Available from https://doi.org/10.1056/NEJMoa1706442.

Pexman JH, Barber PA, Hill MD, et al. Use of the Alberta Stroke Program Early CT Score (ASPECTS) for assessing CT scans in patients with acute stroke. *AJNR Am J Neuroradiol* 2001;22(8):1534–1542. Available from https://doi.org/10.1111/j.1747-4949.2009.00337.x.

Powers WJ, Rabinstein AA, Ackerson T, et al. 2018 guidelines for the early management of patients with acute ischemic stroke: a guideline for healthcare professionals from the American Heart Association/American Stroke Association. *Stroke* 2018;49(3):e46–e110. Available from https://doi.org/10.1161/STR. 0000000000000158.

Riedel CH, Zimmermann P, Jensen-Kondering U, Stingele R, Deuschl G, Jansen O. The importance of size: successful recanalization by intravenous thrombolysis in acute anterior stroke depends on thrombus length. *Stroke* 2011;42(6):1775–1777. Available from https://doi.org/10.1161/STROKEAHA.110.609693.

Rowley HA. The four Ps of acute stroke imaging: parenchyma, pipes, perfusion, and penumbra. *AJNR Am J Neuroradiol* 2001;22(4):599–600.

Tsai JP, Mlynash M, Christensen S, et al. Time from imaging to endovascular reperfusion predicts outcome in acute stroke. *Stroke* 2018;49(4):952–957. Available from https://doi.org/10.1161/STROKEAHA.117.018858.

Turk AS, Turner R, Spiotta A, et al. Comparison of endovascular treatment approaches for acute ischemic stroke: cost effectiveness, technical success, and clinical outcomes. *J Neurointerv Surg* 2015;7(9):666–670. Available from https://doi.org/10.1136/neurintsurg-2014-011282.

Venema E, Boodt N, Berkhemer OA, et al. Workflow and factors associated with delay in the delivery of intra-arterial treatment for acute ischemic stroke in the MR CLEAN trial. *J Neurointerv Surg* 2018;10(5):424–428. Available from https://doi.org/10.1136/neurintsurg-2017-013198.

CAPÍTULO 5 ■ NEOPLASIAS E MASSAS TUMORAIS NO SISTEMA NERVOSO CENTRAL

ROBERT Y. SHIH E KELLY K. KOELLER

Embora as neoplasias do sistema nervoso central (SNC) sejam incomuns, essas lesões merecem atenção especial em função das alterações significativas e, às vezes, catastróficas que provocam na vida dos pacientes acometidos. Um recurso valioso para a compreensão do âmbito desse problema é o Central Brain Tumor Registry of the United States (CBTRUS), que emite relatórios estatísticos sobre tumores primários do SNC em mais 300 milhões de pessoas. Com base nos dados epidemiológicos do período de 2009 a 2013, a incidência anual é de 22 casos por 100.000 pessoas. Aproximadamente um terço dos casos é maligno (32%), e quase metade destes consiste em glioblastomas (15%). Os outros dois terços são não malignos (68%), e cerca de metade consiste em meningiomas (36%). Esses dados não incluem tumores secundários do SNC (ou seja, metástases intracranianas de um câncer primário extracraniano), que se tornam mais frequentes à medida que as pessoas envelhecem.

Classificação dos tumores

Em 1926, os neurocirurgiões Bailey e Cushing publicaram uma obra que se tornou um marco: *A Classification of the Tumors of the Glioma Group on a Histogenetic Basis With a Correlated Study of Prognosis*. Ela é a base da neuro-oncologia moderna e da atual classificação da Organização Mundial da Saúde (OMS), que continua a categorizar os tumores do SNC segundo sua histogênese (célula de origem) e seu prognóstico (grau do tumor). A classificação da OMS de tumores do SNC já passou por quatro revisões desde a primeira edição do *Blue Book*, em 1979. Embora a atualização mais recente (2016) seja a terminologia oficial vigente, a quarta edição de 2007 ainda é uma introdução útil ao mundo dos tumores do SNC porque foi a primeira que apresentou dados geneticamente definidos.

A classificação da OMS de 2007 distribuiu os tumores do SNC em sete categorias (a classificação de 2016 utilizou 17): (1) tumores de tecido neuroepitelial; (2) tumores dos nervos cranianos e periféricos; (3) tumores das meninges; (4) linfomas e neoplasias hematopoéticas; (5) tumores de células germinativas (TCG); (6) tumores da região selar; e (7) tumores metastáticos. A célula de origem presumida influencia diretamente a nomenclatura do tumor. Por exemplo, se a composição celular

se assemelhar primariamente a astrócitos, o tumor será denominado astrocitoma (Tabela 5.1). Além de uma denominação, cada entidade tumoral reconhecida também recebe uma graduação da OMS, desde I (menos maligna) até IV (mais maligna). Os graus I e II são tumores considerados de baixo grau, enquanto os graus III e IV são de alto grau.

Manifestações clínicas

Os pacientes com neoplasias no SNC podem apresentar cefaleia, crises convulsivas ou déficits neurológicos focais. Tumores da região selar também podem provocar déficits endocrinológicos. Por outro lado, os pacientes podem ser assintomáticos e apresentar anormalidades em um exame de rastreamento.

Cefaleias. Embora o parênquima cerebral não tenha receptores de dor, existem nociceptores nas meninges e nos vasos que são sensíveis à distensão e, portanto, a quaisquer modificações da pressão intracraniana (PIC). Visto que é mais provável que neoplasias expansivas provoquem hipertensão intracraniana do que hipotensão intracraniana, essas cefaleias são geralmente piores no decúbito dorsal do que na posição ortostática (p. ex., ocorrência de cefaleia intensa durante a noite ou após dormir).

Convulsões. Lesões que afetam ou comprimem o córtex cerebral – incluindo neoplasias, sem descartar outras patologias – podem resultar em descargas neuronais paroxísticas e, portanto, atividade convulsiva.

Déficits neurológicos focais. A natureza dos déficits neurológicos focais depende da localização da neoplasia. Por exemplo, um grande meningioma falcino anterior próximo aos lobos frontais pode se manifestar com sintomas comportamentais cognitivos, enquanto um glioma infiltrativo difuso do tronco encefálico pode se manifestar como paralisa de múltiplos nervos cranianos inferiores.

Protocolo dos exames de imagem

As duas modalidades de imagem primárias para avaliação de neoplasias intracranianas são tomografia computadorizada (TC) e ressonância magnética (RM). A tomografia por emissão de pósitrons (PET) também é útil em determinadas circunstâncias.

TABELA 5.1 Classificação histopatológica dos tumores.

■ CATEGORIA	■ CÉLULA DE ORIGEM	■ EXEMPLOS
Tumores neuroepiteliais	Astrócito Oligodendróglia Epêndima Plexo coroide Neuronal Pineal Embrionária	Astrocitoma difuso Oligodendroglioma Ependimoma Papiloma do plexo coroide Gangliocitoma Pineocitoma Meduloblastoma
Tumores dos nervos periféricos	Bainha do nervo	Schwannoma
Tumores meníngeos	Meningotelial Mesênquima Melanócito	Meningioma Hemangiopericitoma Melanocitoma
Tumores hematopoéticos	Linfócito Histiócito	Linfoma primário do SNC Histiocitose de células de Langerhans
Tumores de células germinativas	Células germinativas	Germinoma
Tumores da região selar	Bolsa de Rathke	Craniofaringioma
Tumores metastáticos	Tumor primário do restante do corpo	Linfoma secundário do SNC

SNC, sistema nervoso central.

TC. A TC de crânio é o método preferido para investigação de pacientes com manifestações clínicas agudas. Trata-se de um exame rápido, amplamente disponível e muito efetivo na detecção de emergências neurocirúrgicas potenciais, como hemorragia aguda, herniação ou hidrocefalia. Se uma TC de crânio de rastreamento revelar uma possível massa, ela poderá ser avaliada por uma RM de crânio, a não ser que existam contraindicações (p. ex., estilhaços metálicos em locais sensíveis, alguns dispositivos eletrônicos implantados). Quando os pacientes não puderem se submeter a RM ou receber contrastes à base de gadolínio para RM, uma TC de crânio com contraste iodado poderá ser realizada.

RM. A RM de crânio com contraste é o exame de eleição para avaliação de pacientes com neoplasias intracranianas; oferece resolução de contraste melhor nas imagens pré-contraste e pós-contraste do que a TC. A avaliação básica inclui imagens ponderadas em difusão (DWI), imagens ponderadas em T2 (com frequência usando uma sequência FLAIR [*fluid-attenuated inversion recovery*] para anular o sinal do líquido cefalorraquidiano), imagens ponderadas em T2* (gradiente eco [GRE] ou imagens ponderadas em suscetibilidade [SWI, *susceptibility-weighted imaging*]) e imagens ponderadas em T1 antes e após administração de contraste. Opções mais avançadas de análise tumoral incluem imagens ponderadas em perfusão [PWI, *perfusion-weighted imaging*] e espectroscopia de prótons por RM [MRS, *magnetic resonance spectroscopy*]).

Difusão. A DWI mensura a difusão das moléculas de água, sendo uma sequência padrão na maioria dos protocolos cerebrais. De modo geral, a DWI inclui a aquisição de imagens ecoplanares rápidas (EPI) do cérebro com ou sem gradiente sensibilizador de difusão, frequentemente denominadas imagens b1000 e b0. O grau de perda do sinal T2* entre b0 e b1000 se correlaciona com difusividade; portanto, sinal alto nas imagens b1000 indica difusão restrita. Isso pode ser observado em pessoas com acidente vascular encefálico (AVE) agudo (edema citotóxico), tumores hipercelulares (p. ex., linfoma) e líquidos extremamente viscosos. A imagem por tensor de difusão (DTI) é uma técnica correlata que emprega gradientes sensibilizadores de difusão multidirecionais; algumas vezes é realizada para a tratografia da substância branca durante a avaliação pré-operatória.

Perfusão. As imagens de perfusão por RM mensuram o volume sanguíneo cerebral (CBV, *cerebral blood volume*) como marcador não invasivo de vascularização tumoral, que geralmente aumenta com o grau do tumor. As técnicas DSC (*dynamic*

susceptibility contrast) e DCE (*dynamic contrast enhanced*) mensuram as alterações de sinal nas imagens ponderadas em T2* e T1, respectivamente, durante uma injeção IV rápida (*bolus*) de contraste. Uma técnica sem contraste (ASL, *arterial spin labeling*) marca magneticamente a água no sangue arterial, que flui para a região de interesse (cérebro). A técnica DSC é mais utilizada e é pós-processada para gerar curvas de sinal T2* e valores relativos de CBV, que podem ajudar a diferenciar os tumores cerebrais, como metástases cerebrais solitárias de glioma de alto grau, e a diferenciar necrose por radiação de neoplasia recorrente.

Espectroscopia. A MRS mensura o desvio químico de moléculas que não sejam de água em uma região de interesse (*voxel* único ou múltiplos *voxels*) e pode funcionar como um marcador não invasivo do metabolismo tumoral. O desvio químico ou o desvio de frequência é medido em partes por milhão (ppm), calibrado em relação ao tetrametil-silano (TMS). No cérebro normal, os principais picos de metabólitos são colina em 3,2 ppm, creatina em 3,0 ppm e N-acetil aspartato em 2,0 ppm, que formam uma inclinação ascendente da esquerda para a direita (ou seja, ângulo de Hunter). Razão colina/creatina > 2 é sugestiva de tumor de alto grau (Tabela 5.2).

PET. Embora a PET com FDG (fluorodesoxiglicose) seja comumente utilizada no estadiamento de câncer fora do SNC, esse exame é menos sensível no SNC devido à elevada captação

TABELA 5.2 Picos de metabólitos na espectroscopia por ressonância magnética.

■ METABÓLITOS (PPM)	■ MARCADOR TUMORAL	■ GRAU MAIS ELEVADO[A]
Mioinositol (3,5)	Astrócitos	Redução
Colina (3,2)	Celularidade	Elevação
Creatina (3,0)	Energia	Redução
N-acetil aspartato (2,0)	Neurônios	Redução
Lactato (1,3)	Hipoxia	Elevação
Lipídios (0,9 a 1,4)	Necrose	Elevação

[a]Esta coluna mostra se um metabólito tende a aumentar ou diminuir nos tumores de graus mais elevados. ppm, partes por milhão.

natural de glicose pelo tecido cerebral normal, sobretudo pela substância cinzenta. A PET pode ser útil em circunstâncias específicas, como na diferenciação entre tumor residual/recorrente de alterações induzidas por radiação na substância branca. Outros radiomarcadores (p. ex., C-11 metionina) também podem ser úteis em circunstâncias específicas e podem oferecer melhor resolução de contraste para detectar tumor de alto grau. Todavia, o uso desses radiomarcadores é limitado a centros médicos com especialistas e equipamentos apropriados (p. ex., cíclotron *in situ*).

Análise dos exames de neuroimagem

Após a realização dos exames de imagem, a detecção de uma anormalidade intracraniana deve incitar imediatamente as seguintes perguntas:

Massa? A primeira pergunta a ser feita é se a anormalidade é uma lesão expansiva. É importante lembrar que uma anormalidade focal de densidade/atenuação na TC ou intensidade de sinal na RM indica "lesão", mas não necessariamente "massa" que, por definição, precisa ter "efeito expansivo". Em outras palavras, deve ser expansível, demonstrar ganho volumétrico e deslocar estruturas cerebrais normais. Não deve existir atrofia nem perda de volume, que sugeririam gliose crônica em vez de "massa". Existem duas ressalvas: (1) algumas vezes pode ser difícil determinar se há ganho ou perda de volume em lesões pequenas e (2) muitas doenças não neoplásicas também podem provocar "efeito expansivo" e, portanto, seriam consideradas "massas" (Figura 5.1).

Localização? Após ser determinada a existência de massa, a próxima pergunta importante é: "A massa é intra-axial ou extra-axial?". Definir a localização da massa, onde está centralizada, ajudará a reduzir os prováveis locais de origem e estreitará o diagnóstico diferencial. Para os propósitos deste capítulo, o termo "intra-axial" significa dentro da pia-máter, incluindo os compartimentos parenquimatoso e ventricular, de modo semelhante ao uso de "intramedular" na medula espinal (vale mencionar que o termo "intra-axial" é, às vezes, usado para descrever apenas o compartimento parenquimatoso). Visto que o cérebro deriva do neuroectoderma, os tumores intra-axiais primários (parenquimatosos e ventriculares) são compostos principalmente de tecido neuroepitelial, com poucas exceções.

Em contrapartida, tumores extra-axiais primários, localizados e oriundos fora da pia-máter, são constituídos por tecido não neuroepitelial, por exemplo, células meningoteliais/mesenquimatosas. Nos exames de imagem, as massas extra-axiais são caracterizadas por "deformação da substância branca" ou compressão interna da substância cinzenta cortical e da branca subjacente (também pode existir uma fenda interveniente visível de líquido cefalorraquidiano). Por outro lado, as massas intra-axiais tendem a expandir a substância branca, com um "sinal da garra" no parênquima cerebral normal aprisionado em torno das margens da massa. A distinção entre massas intra-axiais e extra-axiais é uma etapa crítica na formulação do diagnóstico diferencial de tumor intracraniano (Figura 5.2). Não obstante, essa diferenciação é, às vezes, difícil ou pode gerar confusão no caso de lesões localizadas perto da superfície do cérebro (pia-máter).

Padrões de imagem? Após identificar a massa e determinar sua localização ou seu compartimento, é necessário avaliar outros achados nos exames de imagem para ajudar a orientar o tratamento ou estreitar o diagnóstico diferencial (Tabela 5.3).

Hemorragia. Sangramento intratumoral é mais comum em neoplasias altamente vascularizadas, como glioblastoma ou oligodendroglioma, bem como em determinadas metástases (Tabela 5.4). A hemorragia intratumoral pode ser clinicamente silenciosa ou pode manifestar-se de maneira aguda devido à exacerbação súbita do efeito expansivo. Atenuação elevada na TC, sinal de alta intensidade nas imagens ponderadas em T1 e sinal de baixa intensidade nas imagens ponderadas em T2/T2* são marcadores de possível hemorragia, embora exista alguma variabilidade, dependendo da fase exata dos produtos de degradação do sangue. No caso de um hematoma parenquimatoso recém-diagnosticado, lesão heterogênea na TC ou na RM gera preocupação (possibilidade de neoplasia ou malformação vascular subjacente).

Herniação. Consiste na protrusão de uma estrutura anatômica a partir de sua posição normal. No caso do cérebro, a massa pode provocar herniação subfalcina ou uncal. Herniação subfalcina é mais comum e implica o deslocamento parcial de um hemisfério cerebral (p. ex., giro do cíngulo) através da linha média para o compartimento craniano contralateral (ou seja, "desvio da linha média"). Quando esse deslocamento é significativo, pode comprimir ou comprometer as artérias cerebrais anteriores. Herniação uncal é menos comum e implica o deslocamento parcial da região medial do lobo temporal (p. ex., úncus) em direção às

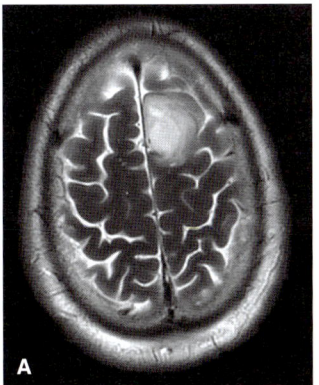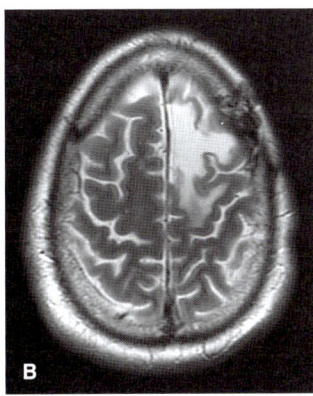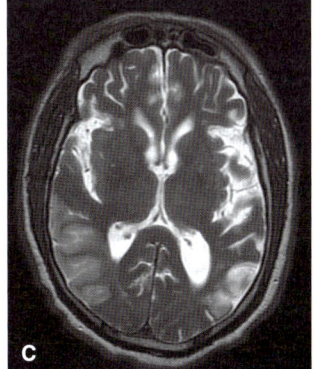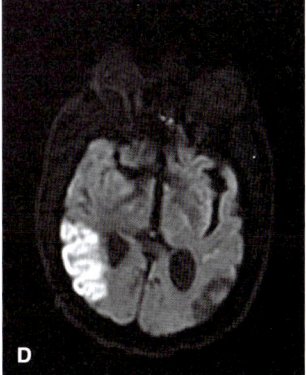

Figura 5.1 **É massa? Tumor/edema *versus* gliose crônica. A.** Imagem ponderada em T2, axial, revela uma lesão no lobo frontal esquerdo com "efeito expansivo". Essa massa foi ressecada e confirmou-se que se tratava de um oligodendroglioma de baixo grau. **B.** Imagem ponderada em T2, axial, de acompanhamento mostra uma lesão atrófica no local da ressecção com perda de volume. Isso representa gliose crônica. **C.** Imagem ponderada em T2, axial, de outro paciente mostra lesão no lobo temporal direito que também apresenta "efeito expansivo". Tratava-se de edema, neste caso, decorrente de acidente vascular encefálico agudo. Acidente vascular encefálico antigo pode ser observado no lobo temporal esquerdo. **D.** Ressonância magnética. Imagem ponderada em difusão (DWI), axial, confirma difusão restrita à direita. Embora o diagnóstico desse caso fosse razoavelmente evidente, o edema pode ser confundido com tumor e vice-versa. Encefalomalacia demonstra perda de volume, em vez de aumento, e não deve ser confundida com edema ou tumor.

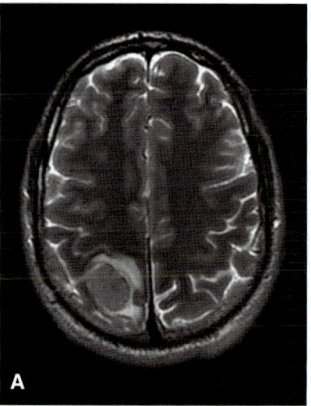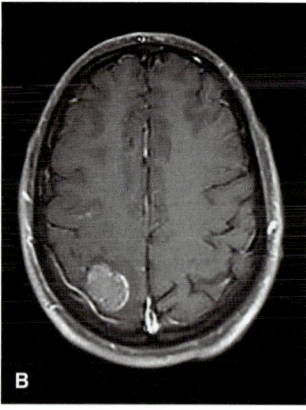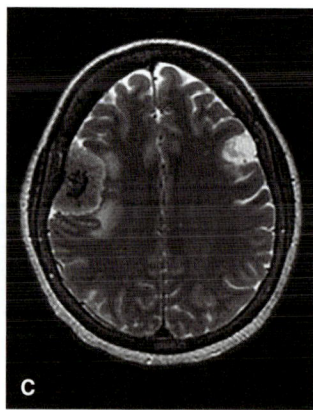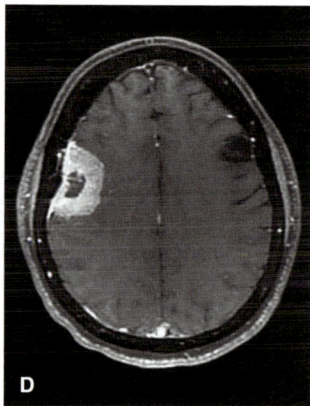

Figura 5.2 Localização? Compartimento intra-axial *versus* compartimento extra-axial. A e **B.** Imagem ponderada em T2, axial, e imagem ponderada em T1 pós-gadolínio ilustram metástase com realce no lobo parietal direito com discreto edema adjacente. Essa massa intra-axial é circundada por parênquima cerebral e, portanto, expande a substância branca. **C** e **D.** Imagem ponderada em T2, axial, e imagem ponderada em T1 pós-gadolínio revelam meningioma com realce na convexidade frontal direita com discreto edema adjacente (também há gliose crônica no lobo frontal esquerdo). Essa massa extra-axial está separada do parênquima cerebral e, portanto, comprime ou deforma a substância branca. A diferenciação entre lesão intra-axial e extra-axial é de suma importância quando massas intracranianas são analisadas (mas nem sempre isso é fácil).

TABELA 5.3 Classificação radiológica segundo o aspecto nos exames de neuroimagem.

■ CATEGORIA	■ PADRÃO NO EXAME DE IMAGEM	■ EXEMPLOS
Tumores intra-axiais (com frequência, neuroepiteliais)	Massa sem realce por meio de contraste	Astrocitoma difuso Oligodendroglioma
	Massa com realce em adulto	Glioblastoma[a] Metástase
	Massa com realce em criança	Astrocitoma pilocítico Tumores embrionários
	Massa hiperatenuante	Linfoma primário do SNC Tumores embrionários
	Massa cortical	Tumor embrionário disembrioplásico Ganglioglioma
	Massa ventricular	Tumores ependimários Neurocitoma central
	Massa do plexo coroide	Tumores do plexo coroide Meningioma[a]
	Massa na região pineal	Tumores no parênquima pineal Tumores de células germinativas
Tumores extra-axiais (não neuroepiteliais)	Massa em nervo craniano (NC) (III – XII)	Schwannoma Doença leptomeníngea
	Massa com origem na dura-máter	Meningioma[a] Tumores mesenquimatosos
	Massa na região selar	Adenoma hipofisário[a] Craniofaringioma

[a]Glioblastomas, meningiomas e adenomas representam, em conjunto, 67% dos tumores primários do sistema nervoso central (SNC).

TABELA 5.4 Metástases[a] hemorrágicas para o cérebro.

Melanoma
Carcinoma renal
Coriocarcinoma
Carcinoma de tireoide
Carcinoma de mama
Carcinoma broncogênico (pulmão)

[a]Glioblastoma, oligodendroglioma e tumor teratoide/rabdoide atípico (TTRA) são tumores primários hemorrágicos.

cisternas subaracnóideas e ao hiato tentorial (ou seja, herniação transtentorial). Quando esse deslocamento é significativo, pode comprimir a artéria cerebral posterior ipsilateral, o mesencéfalo contralateral ou o nervo oculomotor ipsilateral (pupila fixa e dilatada). No tocante ao cerebelo, a massa pode provocar herniação tonsilar inferior ou da parte superior do vérmis do cerebelo, com efeito expansivo potencialmente devastador no tronco encefálico.

Hidrocefalia. A hidrocefalia também contribui para a elevação da PIC e pode ser de natureza comunicante e não comunicante. Hidrocefalia não comunicante é observada quando o tumor obstrui o fluxo de líquido cefalorraquidiano no sistema ventricular – por exemplo, quando um tumor está localizado próximo ao forame de Monro (forame interventricular) ou ao aqueduto de Sylvius. Hidrocefalia comunicante ocorre em doenças que interferem na reabsorção de líquido cefalorraquidiano nas granulações aracnóideas (p. ex., metástases leptomeníngeas) e, com menos frequência, nos tumores do plexo coroide, que podem provocar produção excessiva de líquido cefalorraquidiano. Em termos gerais, a evolução clínica informa o grau de urgência da intervenção neurocirúrgica, por exemplo, cefaleias ou déficits rapidamente progressivos (em questão de horas a dias) exigem atenção mais urgente que manifestações semelhantes estáveis ou que evoluem lentamente ao longo de meses a anos.

Baixa atenuação na TC. O achado de baixa atenuação na TC é razoavelmente inespecífico, assim como a intensidade de sinal elevada nas imagens ponderadas em T2, porque muitos tumores têm teor aumentado de água (em comparação com o tecido cerebral normal). O diagnóstico diferencial de uma lesão expansiva de baixa atenuação na TC inclui tumor e edema, inclusive edema não relacionado com doença neoplásica (p. ex., edema citotóxico consequente a AVE, ou edema inflamatório consequente a encefalite). Quando a anamnese e os achados nos exames de imagem não são suficientes para diferenciar um possível tumor de edema isquêmico ou inflamatório, deve-se considerar a repetição do exame após um curto espaço de tempo, para verificar se a lesão desapareceu ou evoluiu.

Atenuação elevada na TC. A atenuação elevada na TC, assim como o sinal de baixa intensidade nas imagens ponderadas em T2, pode ser causada por produtos da degradação de sangue, calcificações, líquido proteináceo ou neoplasias hipercelulares. Pequenos tumores de células redondas de coloração azulada, incluindo linfomas e tumores embrionários, são frequentemente de isodensos a hiperdensos em relação à substância cinzenta normal na TC. Essas neoplasias hipercelulares são caracterizadas por elevadas razões núcleo:citoplasma e menor teor de água livre, o que também resulta em menor intensidade de sinal nas imagens ponderadas em T2 e no coeficiente de difusão aparente (CDA). As calcificações são mais bem detectadas por TC e são mais frequentemente encontradas em determinados tumores (Tabela 5.5).

Intensidade de sinal elevada nas imagens ponderadas em T1. Sinal hiperintenso nas imagens ponderadas em T1 pré-gadolínio é relativamente incomum e, em geral, indica a existência de gordura (lipídios), sangue (metemoglobina) ou proteína (p. ex., melanina). Tanto o achado de densidade baixa na TC (unidades de Hounsfield negativas) quanto o de desaparecimento de sinal nas imagens saturadas em gordura podem ser usados para confirmar se o encurtamento de T1 é consequência de gordura ou lipídios, por exemplo, ao fazer um diagnóstico de cisto dermoide, lipoma ou teratoma intracraniano.

Baixa intensidade de sinal nas imagens ponderadas em T2. Como já foi mencionado na seção "Atenuação elevada na TC", hipointensidade nas imagens ponderadas em T2 pode ser observada em pacientes com hemorragia ou calcificação intratumoral, enquanto graus menores de hipointensidade (ou seja, semelhante à substância cinzenta) podem ser observados em

neoplasias hipercelulares. Hipointensidade de sinal em T2 em lesões expansivas cerebrais causa preocupação, pois pode corresponder a processos malignos quando a massa é intra-axial, porém, é mais comum em meningiomas de baixo grau, quando a massa é extra-axial e de base dural.

Realce. Um dos tópicos desta seção é que diferentes técnicas de neuroimagem podem fornecer tipos diferentes de informações sobre um tumor, de modo análogo às diferentes colorações disponíveis para o histopatologista. Realce parenquimatoso, seja por contrastes iodados ou gadolínio, informa sobre a integridade da barreira hematencefálica protetora, que é constituída por endotélio especial, com junções oclusivas (*tight junctions*). Quando a barreira hematencefálica estiver comprometida ou não existir, as macromoléculas do contraste conseguirão extravasar do compartimento intravascular para o compartimento intersticial, resultando em realce parenquimatoso. Esse é um achado normal em tecidos especializados sem barreira hematencefálica, como plexo coroide, glândula hipófise e glândula pineal. Esse realce também é um achado esperado durante a fase de cicatrização de infartos e hematomas. Quando for encontrado em associação com uma neoplasia, será um marcador de capilares fenestrados, que será um achado benigno em alguns tumores de baixo grau (gliomas circunscritos), mas também pode ser um marcador de proliferação microvascular de alto grau em outros tumores (gliomas difusos). Tumores não neuroepiteliais (p. ex., metástases) não têm barreira hematencefálica e, em geral, apresentam realce.

Exames de imagem pós-operatórios

A cronologia é crucial na reavaliação do paciente submetido a cirurgia em razão de um tumor cerebral. Já foi determinado que tecido de granulação vascularizado se desenvolve nas primeiras 48 a 72 horas após a cirurgia e apresenta realce por meio de contraste. Portanto, desde que seja seguro para o paciente, o ideal é realizar um exame de imagem contrastado pós-operatório, geralmente RM, nessa janela de 48 a 72 horas, para minimizar a formação de tecido de granulação reativo, que pode ser confundido com tumor residual. O exame verifica se existe hematoma volumoso ou tumor residual, o que exigirá retorno para o centro cirúrgico, e se há restrição da difusão ao longo da margem da cavidade cirúrgica, que é realçada nos exames de acompanhamento na fase subaguda, como outros infartos.

Exames de imagem de acompanhamento

A maioria das neoplasias de baixo grau é tratada com ressecção segura máxima, que depende da localização do tumor. Os exames de acompanhamento são realizados para pesquisar tumor recorrente ou residual, por exemplo, quaisquer lesões novas ou em crescimento nas imagens ponderadas em T2 e após administração de gadolínio. A maioria das neoplasias de alto grau é submetida a múltiplas modalidades terapêuticas, ou seja, ressecção segura máxima, associada a radioterapia e/ou quimioterapia. Por exemplo, a terapia padrão atual para glioblastoma é o protocolo Stupp: ressecção segura máxima, seguida por radioterapia fracionada e quimioterapia (temozolomida) durante 6 semanas, seguidas por temozolomida adjuvante por 6 ciclos/meses.

A radioterapia pode lesionar os pequenos vasos sanguíneos e a substância branca do encéfalo, dificultando a busca por tumor residual ou recorrente. Por exemplo, "pseudoprogressão" é o termo usado para descrever uma lesão transitória com realce por meio de contraste, induzida pela radiação, que surge durante o tratamento do glioblastoma. A pseudoprogressão ocorre menos de 6 meses após a radioterapia, dificultando sua diferenciação da progressão verdadeira (Tabela 5.6). Necrose por radiação é

TABELA 5.5 Massas intracranianas calcificadas.

Craniofaringioma
Astrocitoma, aneurisma
Tumor de plexo coroide
Oligodendroglioma[a]
Meningioma
Ependimoma

[a]Frequência mais elevada (> 50%).

o termo usado para descrever uma lesão tecidual mais grave, que acontece mais tarde – meses a anos após a radioterapia. De modo geral, a diferenciação entre efeito deletério do tratamento e tumor recorrente se baseia em acompanhamento cuidadoso ou biopsia; os exames de imagem não conseguem elucidar essa dúvida de modo definitivo.

Neoplasias específicas

É difícil, se não impossível, garantir um diagnóstico *histológico* específico com base apenas no aspecto nos exames de imagem. Todavia, se forem levados em conta fatores como localização do tumor (intra-axial, extra-axial, região pineal/selar) e dados clínicos (idade, gênero, exames laboratoriais séricos/liquóricos), o diagnóstico diferencial pode, com frequência, ser limitado a algumas hipóteses diagnósticas prováveis ou a apenas uma hipótese diagnóstica, em especial com neoplasias relativamente comuns, como glioblastoma ou meningioma. A responsabilidade primária do radiologista ao interpretar as imagens é ajudar a orientar corretamente os cuidados clínicos. O diagnóstico histopatológico continua sendo o padrão-ouro.

Tumores intra-axiais: gliais

Segundo os dados do CBTRUS de 2009 a 2013, cerca de 40% dos tumores primários do SNC são intra-axiais, que são predominantemente tumores de tecido neuroepitelial, com poucas exceções, como o linfoma primário do SNC (LPSNC) (2%). Visto que as células gliais são mais ativas mitoticamente que os neurônios, os "gliomas" representam a maioria dos tumores intra-axiais primários e cerca de 25% de todos os tumores primários do SNC. Não existe uma definição padronizada para o termo "glioma". Para os propósitos deste capítulo, esse termo será utilizado para englobar todos os tumores derivados de células gliais: astrócitos, oligodendrócitos, células ependimárias e epitélio do plexo coroide.

Astrocitomas. Os tumores astrocíticos compõem a maioria (aproximadamente 75%) dos gliomas. Tanto os astrocitomas como os demais gliomas podem ser divididos em dois grupos principais, segundo o padrão de crescimento: circunscritos e difusos (Tabela 5.7). Os gliomas circunscritos apresentam margens bem definidas no exame microscópico e tendem a responder melhor à cirurgia; também tendem a ser de grau mais baixo e ocorrer em pessoas mais jovens (p. ex., crianças). Os gliomas difusos ou infiltrativos apresentam margens mais mal definidas no exame microscópico, seja qual for o aspecto macroscópico nos exames de imagem (TC, TM, PET, SPECT).

Astrocitoma pilocítico. O tumor do SNC pediátrico mais comum e o exemplo prototípico de glioma circunscrito é o astrocitoma pilocítico (grau I da OMS). A localização mais comum é o cerebelo (60%), seguido pelas vias ópticas/hipotálamo (30%) e, depois, pelo tronco encefálico. O grupo etário mais comum é o pediátrico (< 20 anos de idade), sendo, portanto, conhecido como astrocitoma pilocítico "juvenil", embora possa ocorrer raramente em adultos, quando esse diagnóstico é inesperado e mais agressivo. Está associado a neurofibromatose do tipo 1 (NF1) e é encontrado em 15% das pessoas com essa síndrome ("gliomas ópticos"). Esse tumor de grau I tem baixa atividade proliferativa e excelente prognóstico, sobretudo quando encontrado em localizações cirurgicamente acessíveis (p. ex., cerebelo).

Outros astrocitomas circunscritos. Astrocitoma pilomixoide (grau II da OMS) é uma variante menos comum e mais agressiva

TABELA 5.6 Cinco possibilidades no acompanhamento de glioblastoma.

	■ LESÃO COM REALCE PELO CONTRASTE[A]	■ CARGA TUMORAL
Estabilidade entre os exames	Estável	Estável
Resposta tumoral	Reduzida	Reduzida
Progressão tumoral	Aumentada	Aumentada
Pseudoprogressão[b]	Aumentada	Estável ou diminuída
Pseudorresposta[c]	Reduzida	Estável ou aumentada

[a]Se forem empregados os critérios RANO (*Response Assessment in Neuro-Oncology – Avaliação de Resposta em Neuro-Oncologia*), a resposta será definida como redução igual ou superior a 50% em lesões mensuráveis com realce (produto das medidas dos eixos longo e curto da lesão nas imagens axiais); a progressão é definida como aumento igual ou superior a 25%. Todas as medidas de evolução tumoral entre esses dois extremos são consideradas estáveis. [b]Pseudoprogressão ocorre na vigência de radioterapia recente. Um possível indício é a ausência de evolução em imagens ponderadas em T2/FLAIR ou no quadro clínico. [c]Pseudorresposta ocorre na vigência de terapia antiangiogênica recente. Um possível indício é o aumento da lesão nas imagens ponderadas em T2/FLAIR ou no quadro clínico.

TABELA 5.7 Dois grupos de gliomas segundo o padrão de crescimento.

	■ CIRCUNSCRITO	■ DIFUSO/INFILTRATIVO
Célula de origem	Astrócitos Células ependimárias Epitélio do plexo coroide	Astrócitos Oligodendrócitos
Predileção etária	Crianças (exceto subependimoma)	Adultos
Grau segundo a OMS, variação	I a III	II a IV
Realce	Geralmente apresentam realce (qualquer grau)	O realce por meio de contraste é um marcador de grau maior
Exemplo	Astrocitoma pilocítico = tumor do SNC pediátrico mais frequente	Glioblastoma = tumor do SNC intra-axial primário mais frequente

SNC, sistema nervoso central.

do astrocitoma pilocítico que ocorre com mais frequência na região supra-selar. Astrocitoma subependimário de células gigantes (grau I da OMS) é um tumor de crescimento lento, localizado no forame de Monro e associado a esclerose tuberosa. Xantoas-trocitoma pleomórfico (XAP) (grau II da OMS) é um tumor de localização cerebral que, com frequência, envolve o córtex/as meninges. Existe uma variante mais agressiva conhecida como XAP anaplásico (grau III da OMS).

Padrões nos exames de imagem.
Todos os astrocitomas cir-cunscritos apresentam capilares fenestrados e podem realçar por meio de contraste (ou seja, barreira hematencefálica compro-metida). Como os vasos com extravasamento podem secretar líquido para os tecidos circundantes, o padrão de imagem mais

frequente é o de massa circunscrita, com realce, que pode ser acompanhada por cistos preenchidos por líquidos internos ou adjacentes. Por esse motivo, o achado de um cisto não real-çado, associado a um nódulo mural com realce, no cerebelo é a apresentação clássica de um astrocitoma pilocítico em crianças (Figura 5.3). Esse também é um padrão de imagem comum de hemangioblastoma, porém este tumor é mais comum em adultos.

Astrocitoma difuso e astrocitoma anaplásico.
Gliomas difusos são infiltrativos e pertencem a um espectro que varia de baixo grau a alto grau. O astrocitoma difuso (grau II da OMS) é um tumor astrocítico de baixo grau com atividade proliferativa baixa. O achado de hipercelularidade, atividade mitótica ou atipia nuclear no exame histopatológico identificaria evolução

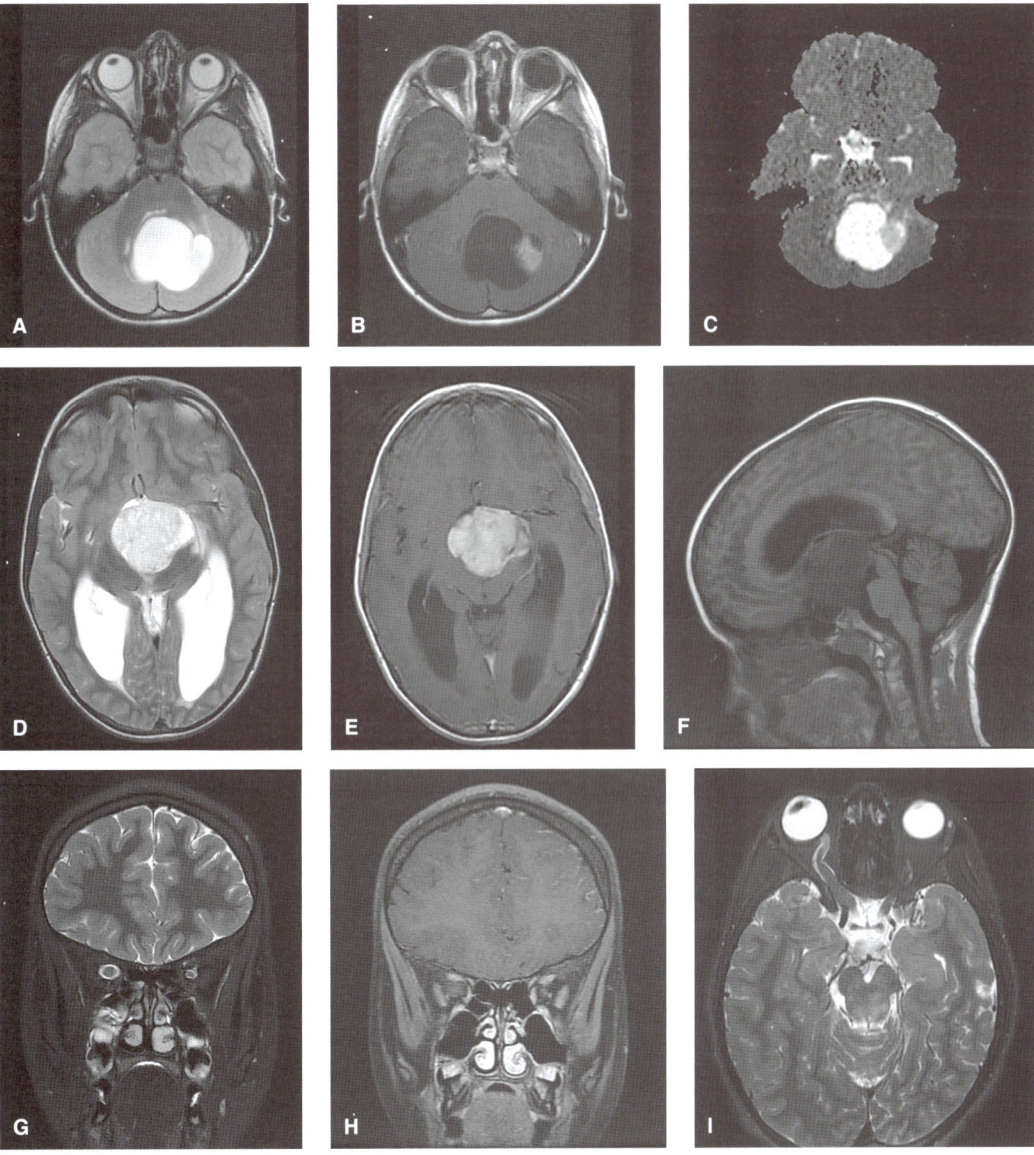

Figura 5.3 **Três exemplos de astrocitoma pilocítico em crianças diferentes. A** a **C.** Ressonância magnética (RM) axial, imagem ponderada em T2 e imagem ponderada em T1 pós-gadolínio e coeficiente de difusão aparente (CDA), em uma criança com cefaleia e vômitos intratáveis revelam um clássico aspecto de "cisto com nódulo" de astrocitoma pilocítico cerebelar. O nódulo tumoral exibe realce e difusão facilitada. O hemangioblastoma pode ter aspecto semelhante, embora se manifeste na vida adulta. **D** a **F.** RM axial (imagem ponderada em T2, imagem ponderada em T1 pós-gadolínio) e RM sagital (imagem ponderada em T1) em uma criança com cefaleia e papiledema revelam massa com realce, em sua maior parte sólida, centrada na cisterna supra-selar. Um astrocitoma pilocítico nessa localização também é conhecido como "glioma hipotálamo-quiasmático"; o diagnóstico diferencial inclui astrocitoma polimixoide. **G** a **I.** RM coronal (imagem ponderada em T2, imagem ponderada em T1 pós-gadolínio) e RM axial (imagem ponderada em T2) de uma criança com neurofibromatose do tipo 1 (NF1) mostram dilatação do nervo óptico direito em decorrência de astrocitoma pilocítico sem realce ("glioma óptico"). Crianças com NF1 também podem apresentar áreas focais de hiperintensidade de sinal na parte profunda da substância branca, por exemplo, observe o sinal irregular na RM axial, imagem ponderada em T2, no mesencéfalo.

para astrocitoma anaplásico (grau III da OMS). A classificação da OMS de 2016 subdivide geneticamente os gliomas difusos em isocitrato desidrogenase (IDH) mutante e tipo selvagem. A maioria dos astrocitomas difusos e anaplásicos é IDH-mutante, cujo prognóstico é melhor. A detecção não invasiva de gliomas IDH-mutantes por meio de espectroscopia (a partir do pico de 2-hidroxiglutarato) é um exemplo dos esforços contínuos de pesquisa em imagens moleculares e medicina de precisão na neuro-oncologia.

Padrões nos exames de imagem.

O astrocitoma difuso de baixo grau e o astrocitoma anaplásico de alto grau são discutidos juntos porque compartilham um padrão de imagem. Ambos tendem a se apresentar como lesões parenquimatosas expansivas, hipodensas na TC e hiperintensas nas imagens ponderadas em T2, sem realce significativo (barreira hematencefálica íntegra). Esse padrão também pode ser observado no oligodendroglioma, que é uma neoplasia menos comum que o astrocitoma. Pode não ser possível diferenciar o astrocitoma difuso do astrocitoma anaplásico antes da biopsia (Figura 5.4). Indícios possíveis de astrocitoma anaplásico são: idade avançada (> 40 anos de idade) e marcadores de hipercelularidade (difusão restrita nos exames de imagem), atividade mitótica (aumento da colina) ou neoangiogênese tumoral (aumento da perfusão).

Glioblastoma.

Também conhecido pelo termo mais antigo glioblastoma multiforme (GBM), o glioblastoma é um astrocitoma maligno ou de grau IV e é o tumor intra-axial primário mais comum do SNC. Representa mais da metade dos gliomas (55%) em comparação com graus mais baixos: astrocitoma anaplásico (6%), astrocitoma difuso (8%) e astrocitoma pilocítico (5%). É mais comum em adultos mais velhos (> 40 anos de idade), embora possa se manifestar em qualquer faixa etária, até mesmo no primeiro ano de vida. É um tumor astrocítico difuso ou infiltrativo com características de alto grau, como o astrocitoma anaplásico, com o desenvolvimento adicional de necrose e/ou proliferação microvascular no exame histopatológico. A necrose e a neovascularização são efeitos secundários do rápido crescimento tumoral associado a hipoxia.

A maioria tem IDH do tipo selvagem (> 90%), também conhecidos como glioblastomas primários, porque tendem a se manifestar *de novo* em adultos mais velhos (idade média de 62 anos), evoluindo rapidamente (ou não passando) pelos graus difuso-anaplásico. O restante dos casos (< 10%) tende a se desenvolver a partir de tumores de grau mais baixo em adultos mais jovens (idade média de 44 anos) com uma evolução clínica menos agressiva e são IDH-mutantes ou secundários. Outro marcador molecular favorável é a metilação (inativação) do

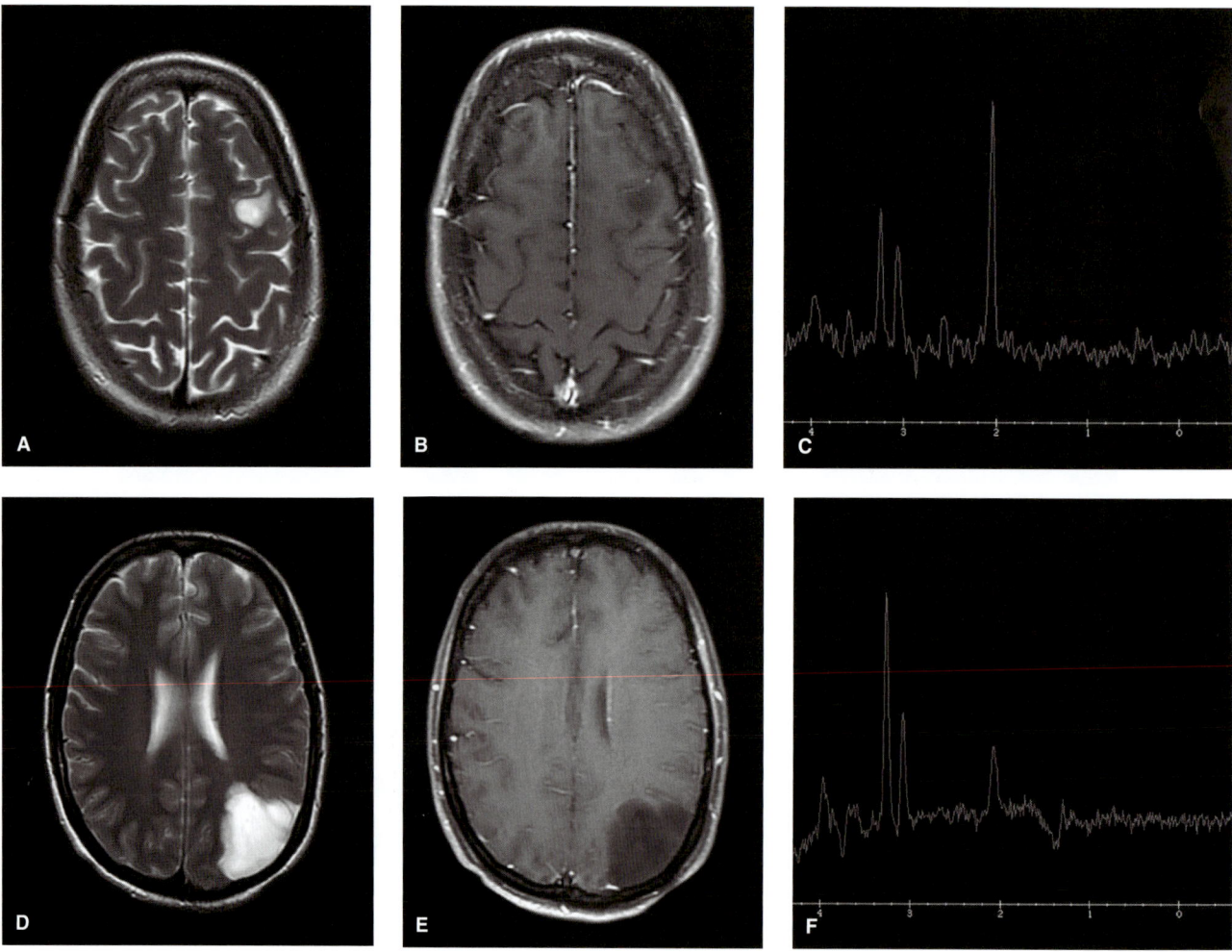

Figura 5.4 Astrocitoma difuso e anaplásico em dois adultos diferentes. A e **B.** RM axial, imagem ponderada em T2 e imagem ponderada em T1 pós-gadolínio, mostra massa hiperintensa em T2, sem realce, no lobo frontal. **C.** Espectroscopia de *voxel* único revela elevação mínima do pico de colina (3,2 ppm) em relação ao pico de creatina adjacente (3,0 ppm). Uma biopsia confirmou o diagnóstico de astrocitoma difuso (grau II da OMS). **D** e **E.** RM axial, imagem ponderada em T2 e imagem ponderada em T1 pós-gadolínio de outro paciente, também mostra massa hipertensa em T2, sem realce, dessa vez no lobo parietal esquerdo. **F.** Espectroscopia revela elevação proeminente do pico de colina, que serve como marcador de aumento da celularidade ou da atividade mitótica. A biopsia confirmou o diagnóstico de astrocitoma anaplásico (grau III da OMS) nesse caso.

gene promotor da enzima de reparo O6-metilguanina-DNA metiltransferase (MGMT), que contra-ataca os efeitos da quimioterapia com temozolomida. Embora existam sobreviventes a longo prazo, a sobrevida mediana com tratamento é de 15 meses (31 meses no caso de IDH-mutante).

Padrões nos exames de imagem. Em geral, o glioblastoma se manifesta como massa parenquimatosa com realce heterogêneo, associado a edema vasogênico circundante (Figura 5.5). O realce heterogêneo reflete a necrose e a proliferação microvascular observadas no exame histológico. Esses vasos não apresentam barreira hematencefálica normal e são responsáveis pelo realce após administração de contraste. Além da necrose central, também pode existir calcificação ou hemorragia. O glioblastoma pode se apresentar como massa única com realce, massas multifocais com realce ou uma combinação de tumor com e sem realce. Embora os dois primeiros padrões também possam ser observados no caso de metástases, o terceiro é extremamente sugestivo de glioblastoma. A biopsia deve ser direcionada para o tumor com realce.

Realce em anel. Na TC e na RM contrastadas, quase todos os glioblastomas apresentarão algum realce, geralmente em um padrão anelar ou heterogêneo. Muitas outras lesões podem se apresentar como massas com realce anelar, inclusive metástases ou abscesso (Tabela 5.8). A borda com realce do tumor necrótico, seja glioblastoma ou metástase, tende a ser mais espessa e irregular, enquanto a cápsula realçada de um abscesso tende a ser mais fina e lisa. Além disso, na DWI, é mais característico observar difusão restrita na parede hipercelular de um tumor necrótico em comparação com o conteúdo purulento de um abscesso piogênico (ver Figura 5.5). O achado de uma massa com anel incompleto de realce (sinal da "ferradura" ou "anel aberto") deve sugerir de imediato uma lesão desmielinizante tumefeita em vez de neoplasia ou abscesso.

Glioma em asa de borboleta. Quando um glioma difuso ou infiltrativo, mais frequentemente um glioblastoma, cruza o corpo caloso e envolve os dois hemisférios cerebrais, o aspecto pode ser semelhante às asas de uma borboleta nas imagens axial e coronal (Figura 5.6). Isso é denominado coloquialmente "glioma em asa de borboleta" (não é uma entidade definida na classificação de tumores do SNC da OMS). É importante reconhecer que uma lesão expansiva no corpo caloso não pode ser atribuída a edema vasogênico porque as fibras do corpo caloso estão muito bem acondicionadas e não há como o líquido intersticial estar entre elas. Essa imagem representa necessariamente uma neoplasia infiltrativa (p. ex., "glioma em asa de borboleta" ou linfoma) ou lesão direta da substância branca do corpo caloso (p. ex., lesão desmielinizante ou edema citotóxico).

Glioma do tronco encefálico. Nos adultos, o termo "glioma do tronco encefálico" pode descrever um glioma infiltrativo difuso, semelhante aos difusos supratentoriais, mas em uma localização menos comum, ou um glioma tectal focal, que é um tumor de baixo grau no mesencéfalo que provoca hidrocefalia obstrutiva (Figura 5.7). Em crianças pequenas, os termos "glioma do tronco encefálico" ou "glioma intrínseco difuso da ponte" descrevem um glioma infiltrativo difuso, com comportamento extremamente agressivo, apesar de realce mínimo ou inexistente. Nos pacientes pediátricos submetidos a biopsia por estereotaxia, o diagnóstico mais provável é "glioma difuso de linha média,

"H3K27M-mutante", que é uma nova entidade, geneticamente definida na classificação da OMS de 2016 de tumores do SNC e o único glioma de grau IV além do glioblastoma.

Gliomatose cerebral. Esse termo descreve o crescimento infiltrativo disseminado de um glioma difuso, mais frequentemente astrocitoma do que oligodendroglioma, que envolve pelo menos três lobos do cérebro. É incomum e era uma entidade reconhecida na classificação de tumores de 2007 da OMS, mas foi retirada na versão de 2016, que dá mais ênfase ao diagnóstico histológico específico (p. ex., glioblastoma). Todavia, esse termo ainda é encontrado na prática clínica.

Oligodendrogliomas. Gliomas difusos incluem astrocitomas, assim como oligodendrogliomas. Estes são muito menos comuns e representam apenas 6% de todos os gliomas; apresentam padrão de crescimento difuso, como seus equivalentes astrocíticos, com as células neoplásicas infiltrando além das margens macroscópicas do tumor. À microscopia, essas células têm aspecto de "ovo frito" por causa de seus núcleos redondos circundados por citoplasma claro (artefato de fixação). Outras características histológicas são microcalcificações e uma densa rede de capilares ramificados ("tela de galinheiro" – *chicken wire*). O desenvolvimento de hipercelularidade, atividade mitótica ou atipia nuclear transforma um oligodendroglioma (grau II da OMS) em um oligodendroglioma anaplásico (grau III da OMS). Esse último também apresenta necrose e/ou proliferação microvascular.

Parâmetros moleculares. Atualmente, segundo a versão de 2016 da classificação de tumores do SNC da OMS, os oligodendrogliomas são agrupados segundo critérios fenotípicos e genotípicos (diagnóstico integrado). Além das características histológicas descritas anteriormente, eles também são caracterizados segundo: IDH mutado e 1p/19q codeletado (ou seja, perda dos braços cromossômicos 1p e 19q). Essas alterações genéticas têm prognóstico favorável (Tabela 5.9) e os oligodendrogliomas têm melhor prognóstico que astrocitomas de grau equivalente. Na versão de 2007 da classificação de tumores do SNC da OMS, oligoastrocitoma e oligoastrocitoma anaplásico eram entidades reconhecidas ("gliomas mistos"); esses termos relativamente imprecisos são desencorajados na era molecular (astrocitomas são 1p/19q intactos e oligodendrogliomas são 1p/19q codeletados).

Padrões nos exames de imagem. O aspecto nos exames de imagem dos oligodendrogliomas se superpõe ao do astrocitoma difuso. Ambos se apresentam como lesões expansivas parenquimatosas infiltrativas, tipicamente hipodensas na TC e hiperintensas nas imagens ponderadas em T2. Os oligodendrogliomas estão, com mais frequência, localizados nos lobos frontais e costumam se estender perifericamente para comprometer o córtex. Em comparação com os astrocitomas, é mais provável que os oligodendrogliomas tenham calcificações na TC e margens mal definidas com intensidade de sinal heterogênea na RM (Figura 5.8). Além disso, os oligodendrogliomas são tumores mais vascularizados e cerca de 50% exibem realce variável. Não é possível diferenciar oligodendrogliomas de oligodendrogliomas anaplásicos. Indícios possíveis dos anaplásicos incluem idade mais avançada (> 40 anos de idade) e marcadores de imagem de hipercelularidade (difusão diminuída), atividade mitótica (aumento da colina) ou vascularização tumoral (aumento da perfusão).

TABELA 5.8 Causas de lesões com realce anelar.

Metástases	Contusão/hematoma (subaguda)
Abscesso[a]	Doença desmielinizante
Glioma (especialmente glioblastoma)	Necrose por radiação
Infarto (fase subaguda ou de cicatrização)	

[a]Aventar infecções atípicas, assim como linfoma de sistema nervoso central (SNC), em pacientes imunocomprometidos.

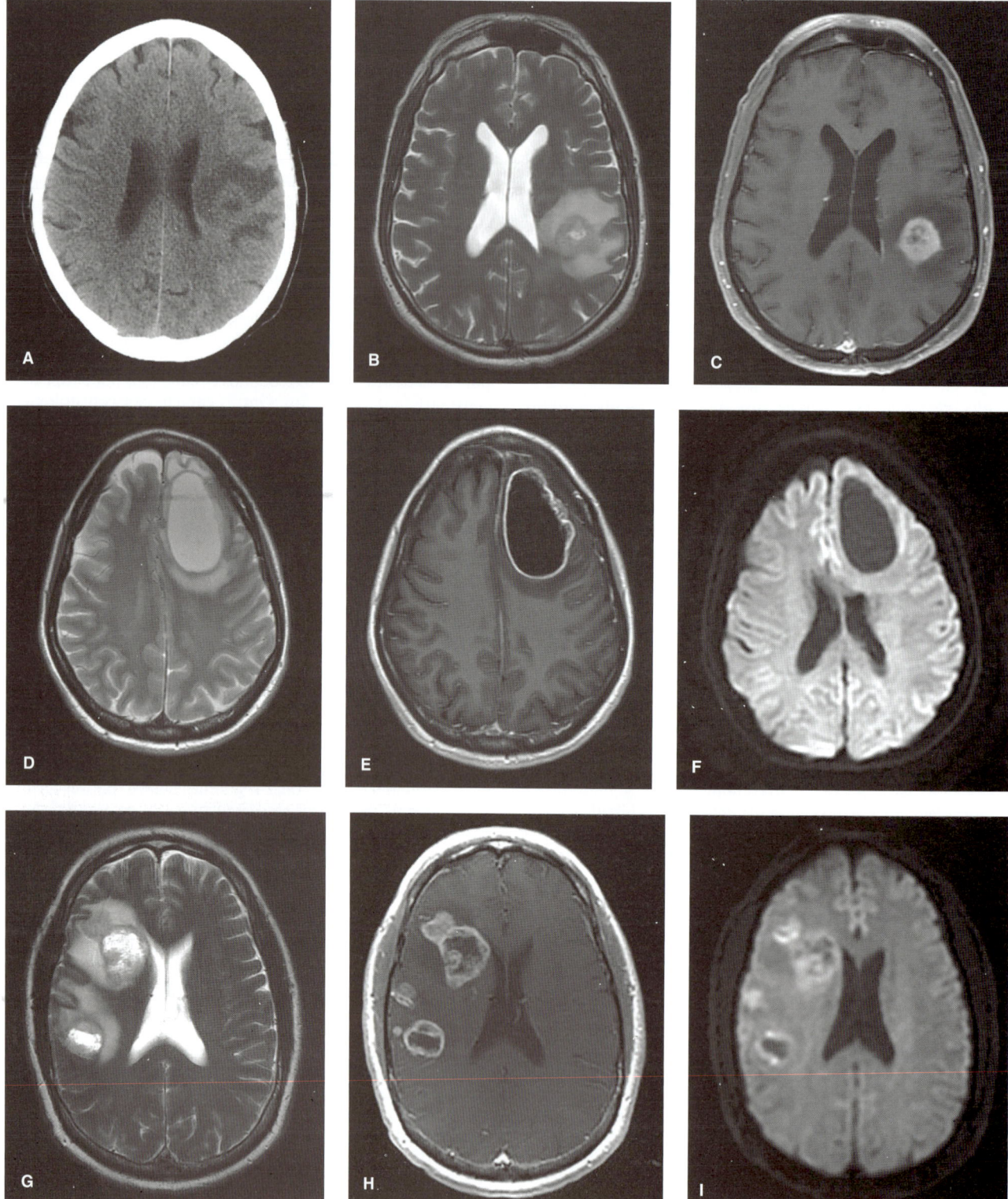

Figura 5.5 Três exemplos de glioblastoma em diferentes pacientes adultos. A. Tomografia computadorizada de crânio mostra massa com edema vasogênico circundante no lobo frontal esquerdo. **B** e **C.** A imagem ponderada em T2 em ressonância magnética (RM) axial e a imagem ponderada em T1 pós-gadolínio confirmam massa com realce heterogêneo (ou seja, a barreira hematencefálica não está íntegra). As margens mal definidas falam a favor de glioblastoma em vez de metástase. **D** e **E.** RM axial, imagem ponderada em T2 e imagem ponderada em T1 pós-gadolínio em um segundo paciente revelam massa com realce em anel com necrose central ou interna. **F.** Na DWI axial, a porção central sem realce não mostra difusão restrita, em contraste com um abscesso piogênico. **G** e **H.** RM axial, imagem ponderada em T2 e imagem ponderada em T1 pós-gadolínio em um terceiro paciente mostram glioblastoma multifocal no lobo frontal direito. **I.** Na RM axial, imagem ponderada em difusão (DWI), pode haver restrição à difusão das moléculas de água no componente sólido com realce, consequente à hipercelularidade tumoral, em oposição à difusão mais livre na parte fluida ou necrótica.

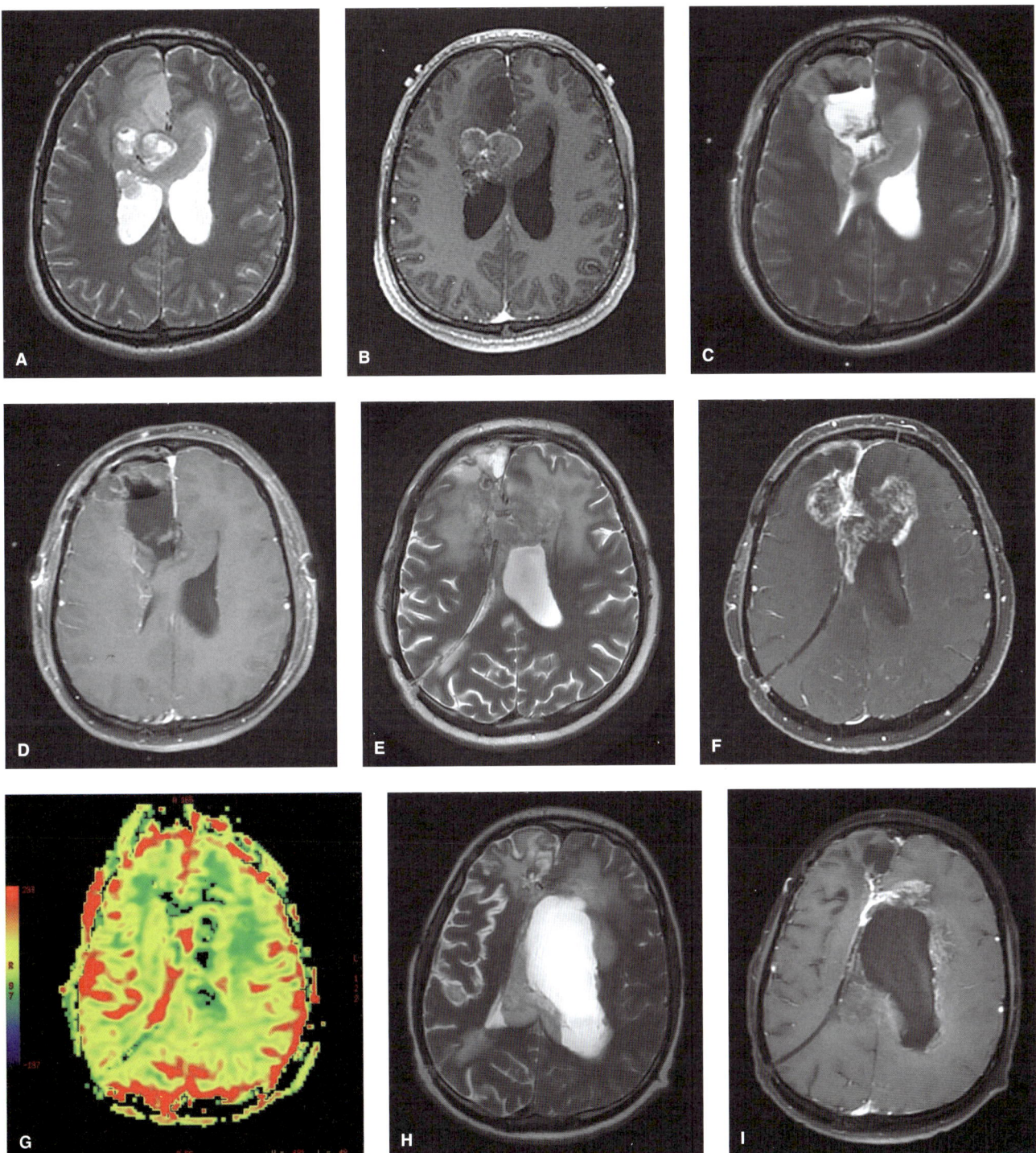

Figura 5.6 **"Glioma em asa de borboleta" com pseudoprogressão e, depois, progressão verdadeira. A e B.** Ressonância magnética (RM) axial, imagem ponderada em T2 e imagem ponderada em T1 pós-gadolínio, revela massa com realce heterogêneo que atravessa o joelho do corpo caloso em um paciente adulto jovem (RM pré-operatória com marcadores no escalpo). **C e D.** RM axial pós-operatória, imagem ponderada em T2 e imagem ponderada em T1 pós-gadolínio, confirma ressecção bem-sucedida do componente com realce, com tumor residual hiperintenso e sem realce na imagem ponderada em T2. O diagnóstico tecidual foi glioblastoma, IDH-mutante (a maioria é do tipo IDH-selvagem). **E e F.** RM axial de acompanhamento, imagem ponderada em T2 e imagem ponderada em T1 pós-gadolínio, após radioterapia mostra uma nova lesão com realce centralizado no joelho do corpo caloso com um padrão em "bolhas de sabão" ou "queijo suíço". **G.** À perfusão por RM (mapa do CBV relativo), não havia hiperperfusão sugestiva de glioblastoma recorrente e essa lesão foi tratada de modo conservador como provável pseudoprogressão. **H e I.** RM axial, imagem ponderada em T2 e imagem ponderada em T1 pós-gadolínio, realizada após 1 ano mostrou que a lesão com realce no joelho do corpo caloso havia quase desaparecido. Infelizmente, havia novas massas com discreto realce nas paredes medial e lateral do ventrículo lateral esquerdo.

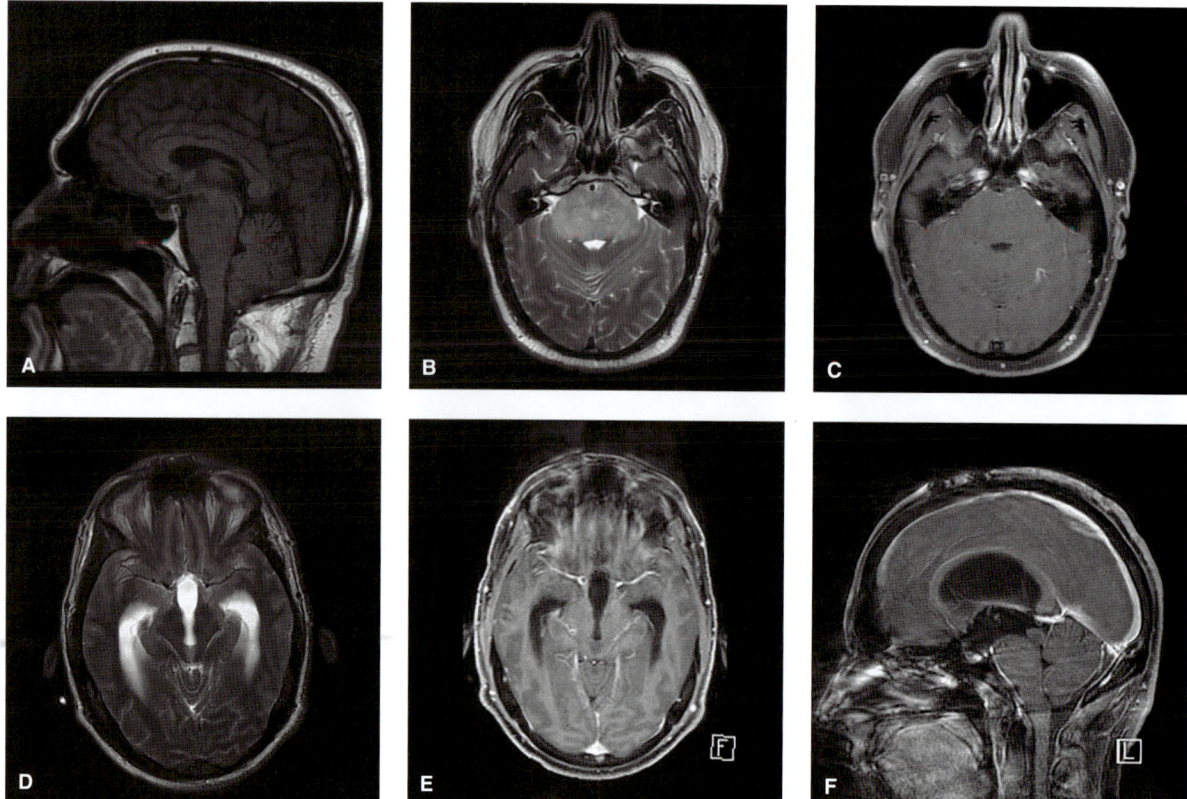

Figura 5.7 Dois exemplos de gliomas do tronco encefálico em diferentes pacientes adultos. A a C. Ressonância magnética (RM) sagital, imagem ponderada em T1 e RM axial, imagem ponderada em T2 e imagem ponderada em T1 pós-gadolínio mostram uma grande lesão expansiva sem realce e hiperintensa na imagem ponderada em T2 ocupando a maior parte da ponte. Uma biopsia estereotáxica com agulha confirmou o diagnóstico de astrocitoma difuso (grau II da OMS). Esse padrão de imagem é conhecido como glioma intrínseco difuso da ponte e pode estar associado a comportamento muito mais agressivo em crianças, apesar do aspecto sem realce semelhante. **D a F.** RM axial, imagem ponderada em T2 e imagem ponderada em T1 pós-gadolínio, e RM sagital, imagem ponderada em T1 pós-gadolínio, de outro paciente revelam uma pequena lesão expansiva sem realce e hiperintensa na imagem ponderada em T2 na parte dorsal do mesencéfalo. Esse padrão de imagem é conhecido como glioma tectal focal, geralmente é um tumor de baixo grau e não é biopsiado. O tratamento é direcionado para o alívio da hidrocefalia obstrutiva.

TABELA 5.9 Classificação de gliomas segundo fenótipo/genótipo.

	■ PROGNÓSTICO MAIS FAVORÁVEL	■ PROGNÓSTICO MENOS FAVORÁVEL
Fenótipo:		
Célula de origem	Oligodendrócito[a]	Astrócito
Grau histológico	Baixo grau (II)	Alto grau (III-IV)
Características histológicas	Apenas atipia citológica	Anaplasia
		Atividade mitótica
		Proliferação microvascular
		Necrose
Genótipo:		
Gene IDH1 e/ou IDH2	Mutante	Selvagem
Gene promotor do MGMT	Metilado	Não metilado
Cromossomo 1p/19q[a]	Codeletado	Intacto

[a]Tumores oligodendrogliais são caracterizados, em termos moleculares, pela mutação do IDH e codeleção 1p/19q e tendem a ser mais vascularizados e menos agressivos que seus equivalentes astrocíticos. IDH, isocitrato desidrogenase; MGMT, O6-metilguanina-DNA metiltransferase.

Ependimomas. Os tumores ependimários também são incomuns e representam aproximadamente 7% de todos os gliomas. Como outros gliomas circunscritos, eles tendem a ocorrer em pessoas com menos de 20 anos de idade. A exceção é o subependimoma, que será discutido em separado. O ependimoma (grau II da OMS) e o ependimoma anaplásico (grau III da OMS) surgem das células ependimárias que revestem o sistema ventricular e o canal central da medula espinal, portanto, costumam se apresentar como massa no quarto ventrículo de crianças e, menos frequentemente, como massa intramedular em adultos. Vale mencionar, a título de curiosidade, que existe uma predileção de os ependimomas se originarem no parênquima cerebral quando são supratentoriais (em vez de nos ventrículos laterais ou no terceiro ventrículo). Muitos desses ependimomas supratentoriais compartilham uma alteração genética e são classificados como "positivos para fusão RELA" na atualização de 2016 da classificação de tumores do SNC da OMS. No exame histopatológico, os ependimomas apresentam pseudorrosetas com mais frequência que rosetas ependimárias verdadeiras.

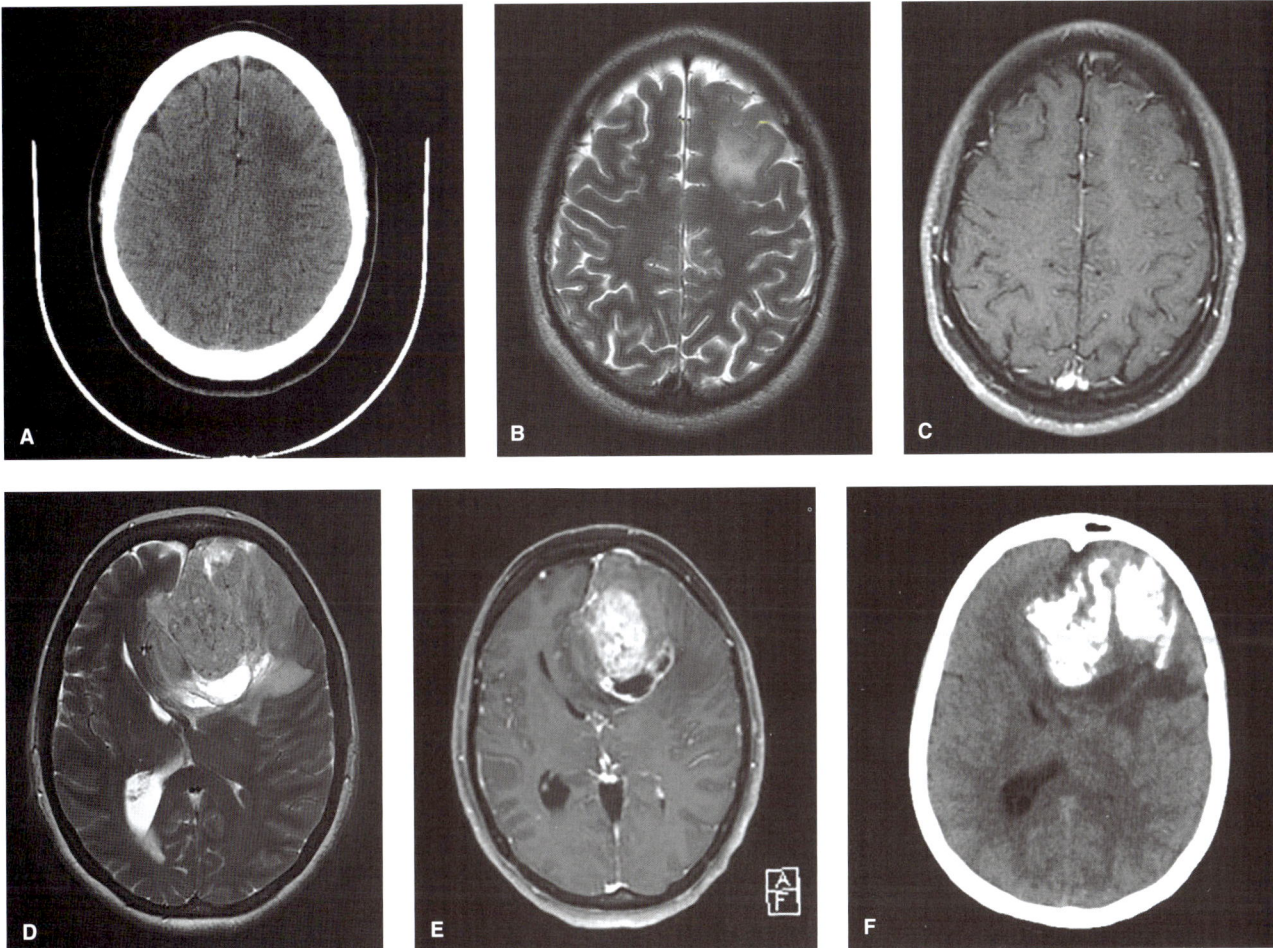

Figura 5.8 Oligodendroglioma e oligodendroglioma anaplásico em adultos. **A.** Tomografia computadorizada (TC) de crânio revela uma lesão hipo-atenuante sutil no lobo frontal esquerdo. O diagnóstico diferencial inclui edema ou tumor. **B** e **C.** Ressonância magnética (RM) axial subsequente, imagem ponderada em T2 e imagem ponderada em T1 pós-gadolínio, mostra massa sem realce, hiperintensa na imagem ponderada em T2 que infiltra o córtex frontal esquerdo e a substância branca subcortical com margens mal definidas. Esses descritores são típicos de oligodendroglioma (grau II da OMS), confirmado por biopsia excisional. **D** e **E.** RM axial, imagem ponderada em T2 e imagem ponderada em T1 pós-gadolínio, de outro paciente adulto mostra massa muito maior e mais heterogênea que se origina no lobo frontal esquerdo com realce anormal. Constatou-se que se tratava de um oligodendroglioma anaplásico (grau III da OMS). **F.** TC de crânio também mostra calcificações características, que são mais bem evidenciadas na TC do que nas sequências gradiente eco das imagens ponderadas em T2* (não mostradas).

Padrões nos exames de imagem. O padrão mais comum de ependimoma intracraniano é o de massa com realce heterogêneo por meio de contraste, no quarto ventrículo, em uma criança (Figura 5.9). Os ependimomas são tumores plásticos de consistência mole que, com frequência, saem do quarto ventrículo pelos forames de Luschka (lateralmente) e de Magendie (inferiormente). Eles também são capazes de invasão paraventricular ou transependimária para o parênquima encefálico, provocando edema vasogênico. Locais menos comuns de origem são: os ângulos pontocerebelares (APC), os hemisférios cerebrais, o terceiro ventrículo e os ventrículos laterais. Seja qual for a sua localização, os ependimomas são frequentemente heterogêneos na TC e na RM, caracterizados por calcificação intratumoral, alteração cística e/ou hemorragia. Embora os tumores do plexo coroide também possam manifestar-se como massas intraventriculares com realce em crianças, eles ocorrem mais frequentemente nos ventrículos laterais do que no quarto ventrículo.

Subependimoma. Imediatamente abaixo do revestimento ependimário do sistema ventricular existe uma fina lâmina glial subependimária. Um tumor que se origine nessa região é denominado subependimoma (grau I da OMS). As localizações mais comuns são a parte inferior do quarto ventrículo, seguida

pelos ventrículos laterais, terceiro ventrículo e medula espinal. De modo geral, esses tumores surgem em adultos mais velhos (> 40 anos de idade) e podem ser totalmente assintomáticos ou apresentar hidrocefalia obstrutiva. Assim como os ependimomas, esses tumores tendem a exibir heterogeneidade na TC e na RM. Ao contrário dos ependimomas, assim como da maioria das outras neoplasias ventriculares, os subependimomas são relativamente hipovascularizados e apresentam menos realce nas imagens pós-contraste (ver Figura 5.9).

Tumores do plexo coroide. Como o plexo coroide é formado embriologicamente pela invaginação das leptomeninges para os ventrículos laterais, através da fissura coroideia, o epitélio e o estroma do plexo coroide são derivados das células ependimárias e da aracnoide-máter, respectivamente. As neoplasias do epitélio do plexo coroide são raras e representam menos de 1% de todos os gliomas. De modo geral, surgem em pessoas com menos de 20 anos de idade e pertencem a um espectro: papiloma do plexo coroide (grau I da OMS), papiloma atípico do plexo coroide (grau II da OMS) e carcinoma do plexo coroide (grau III da OMS). Tumores de qualquer grau podem estar associados à hidrocefalia comunicante (consequência de produção excessiva de líquido cefalorraquidiano e/ou comprometimento da reabsorção deste) e à disseminação liquórica.

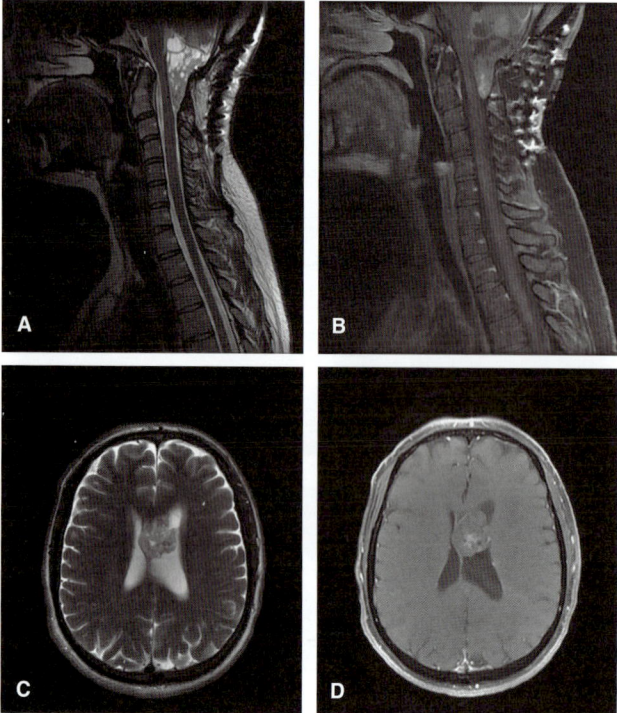

Figura 5.9 **Dois exemplos de tumores ependimários em pacientes adultos diferentes. A** e **B.** Ressonância magnética (RM) sagital, imagem ponderada em T2 e imagem ponderada em T1 pós-gadolínio, da coluna cervical revela massa heterogênea na face inferior do quarto ventrículo, com componentes sólido (com realce) e cístico (sem realce). O paciente era um adulto jovem com história pregressa de ressecção de tumor na fossa posterior na infância (observe alterações pós-operatórias nos tecidos moles suboccipitais) e agora apresenta um ependimoma recorrente (grau II da OMS). **C** e **D.** RM axial, imagem ponderada em T2 e imagem ponderada em T1 pós-gadolínio de outro paciente adulto (mais de 40 anos de idade) mostram massa oriunda da parede medial do ventrículo lateral esquerdo (septo pelúcido). Este era um subependimoma (grau I da OMS), que frequentemente apresenta pouco realce.

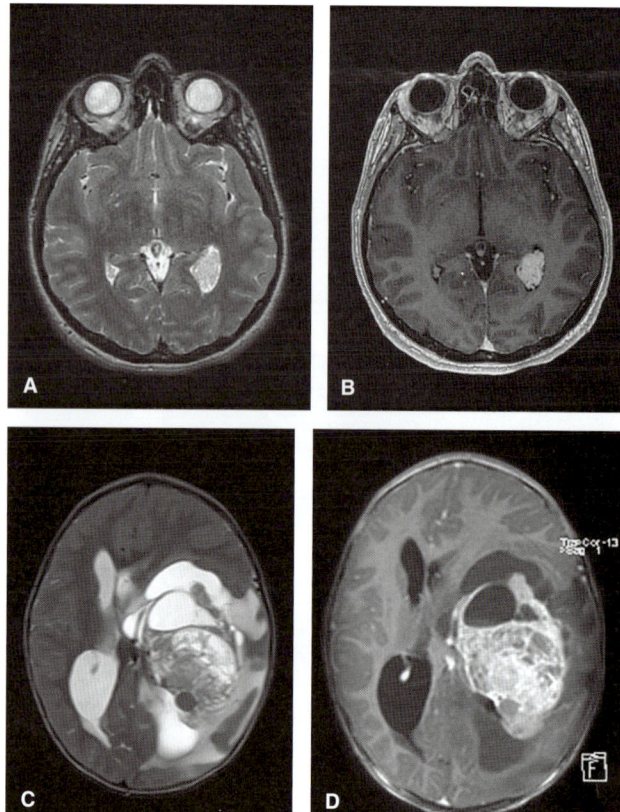

Figura 5.10 **Dois exemplos de tumores do plexo coroide em pacientes diferentes. A** e **B.** Ressonância magnética (RM) axial, imagem ponderada em T2 e imagem ponderada em T1 pós-gadolínio, de um adulto jovem revela massa com realce ávido pelo contraste, com margens lobuladas no átrio ou no trígono do ventrículo lateral esquerdo. Como essa massa aumentou de tamanho com o passar do tempo, foi ressecada e se confirmou o diagnóstico de papiloma do plexo coroide (grau I da OMS). Observe como está centrada no plexo coroide em vez de surgir da parede ventricular. **C** e **D.** RM axial, imagem ponderada em T2 e imagem ponderada em T1 pós-gadolínio, de uma criança (outro paciente) mostra massa muito maior e mais heterogênea, também centrada em torno da localização esperada no glomo do plexo coroide esquerdo. O diagnóstico de carcinoma do plexo coroide (grau III da OMS) foi confirmado.

Padrões nos exames de imagem. Os tumores do plexo coroide são massas com intenso realce por meio de contraste, com margens lobuladas que, em geral, estão centradas no átrio ou no trígono do ventrículo lateral, surgindo do glomo do plexo coroide (Figura 5.10), e menos comumente no quarto ventrículo. Pode haver superposição no aspecto do papiloma e do carcinoma nos exames de imagem. O carcinoma de plexo coroide representa 20% dos casos e, com frequência, é heterogêneo e agressivo com invasão do parênquima.

Tumores intra-axiais: não gliais

A maioria dos tumores intra-axiais primários é proveniente de células neuroepiteliais e cerca de dois terços provêm especificamente de células gliais. Tumores não gliais de origem neuroepitelial incluem tumores neuronais, embrionários e pineais.

Tumores neuronais e mistos (glioneuronais). Caracterizam-se por graus variáveis de diferenciação neuronal (p. ex., neurócitos e células ganglionares), frequentemente com um componente glial também. De modo geral, ocorrem em crianças ou adultos jovens (menos de 40 anos de idade); são incomuns e representam cerca de 1% de todos os tumores primários do SNC.

Tumor neuroepitelial disembrioplásico (DNET, dysembryoplastic neuroepithelial tumor). Trata-se de uma neoplasia benigna mista glioneuronal com excelente prognóstico (grau I da

OMS), associada a epilepsias focais com perda da consciência, refratárias à medicação em crianças ou adultos jovens. Histologicamente, o DNET é identificado por displasia cortical e colunas de axônios agrupados e alinhados com células semelhantes a oligodendrócitos ("unidade glioneuronal específica"). Existem neurônios corticais "flutuando" em uma base mucinosa, que se correlaciona com hiperintensidade nas imagens ponderadas em T2. O padrão típico nos exames de imagem é uma lesão multicística (de aspecto "bolhoso"), em geral sem realce, no córtex cerebral em um paciente jovem, normalmente no lobo temporal (Figura 5.11).

Gangliocitoma e ganglioglioma. O gangliocitoma, como se pode inferir a partir do seu nome, é um tumor neuronal puro constituído por células ganglionares neoplásicas, enquanto o ganglioglioma é um tumor glioneuronal misto com células gliais neoplásicas. Ambos são tumores de baixo grau (grau I da OMS) com bom prognóstico, embora exista uma variante rara, o ganglioglioma anaplásico (grau III da OMS) com o componente glial apresentando características de tumor de alto grau. O padrão de imagem típico é o de massa com realce heterogêneo por meio de contraste, no córtex cerebral em um paciente jovem (ver Figura 5.11). É a etiologia neoplásica mais comum de epilepsia do lobo temporal. Gangliocitoma e ganglioglioma podem surgir na substância cinzenta de qualquer parte do SNC, inclusive hipotálamo, cerebelo e medula espinal.

Gangliocitoma cerebelar displásico (doença de Lhermitte-Duclos).
Essa neoplasia benigna de crescimento lento compara-se a um hamartoma do cerebelo (grau I da OMS), apresenta-se geralmente em adultos jovens com sinais/sintomas relacionados com o efeito expansivo localizado. O padrão clássico nos exames de imagem é massa sem realce, que expande as folhas cerebelares e provoca um aspecto de "cerebelo estriado" na RM. Com frequência, está associado à síndrome de Cowden, uma facomatose autossômica dominante, com múltiplos hamartomas e mutações no gene supressor de tumor PTEN (homólogo a fosfatase e tensina).

Astrocitoma e ganglioglioma infantis desmoplásicos (AID e GID).
Enquadram-se em um espectro histológico e são caracterizados como tumores neuronais, embora AID não contenha neurônios neoplásicos. Como o ganglioglioma, manifestam-se como massas mistas (cístico-sólidas) heterogêneas (aspecto de "cisto e nódulo") envolvendo o córtex cerebral (ver Figura 5.11). Pode provocar reação desmoplásica, com espessamento e realce das meninges sobrejacentes, de modo análogo ao xantoastrocitoma pleomórfico (XAP). Ao contrário do ganglioglioma e do XAP, o GID tende a se manifestar antes de 2 anos de vida como macrocefalia de evolução rápida. Pode parecer agressivo, em decorrência das grandes dimensões e da heterogeneidade, mas seu prognóstico é bom (grau I da OMS).

Tumor glioneuronal papilar (TGNP) e tumor glioneuronal formador de rosetas (TGNR).
Essas entidades foram oficialmente apresentadas e reconhecidas em 2007 na classificação da OMS de tumores do SNC. São tumores de grau I raros, com elementos gliais e neuronais mistos. No TGNP, as células gliais formam um arranjo pseudopapilar com células neuronais interpapilares; apresenta-se como massa cerebral mista (cística e sólida) com predileção pelo lobo temporal, semelhante a um ganglioglioma. No TGNR, o componente glial assemelha-se a um astrocitoma pilocítico, enquanto o componente neuronal forma rosetas neurocíticas e pseudorrosetas perivasculares. Também se manifesta como massa mista (cística e sólida), mas está localizada mais frequentemente na linha média, em torno do quarto ventrículo ou no aqueduto do mesencéfalo.

Neurocitoma central.
Ao contrário dos outros tumores neuronais, que são parenquimatosos e frequentemente corticais, o neurocitoma central (grau II da OMS) é um tumor ventricular e sua célula de origem não é conhecida. Histologicamente, os neurócitos podem se assemelhar a oligodendrócitos, daí esses tumores terem sido confundidos no início com oligodendrogliomas intraventriculares. Em geral, ocorrem em adultos jovens (20 a 40 anos de idade), na forma de massa com intenso realce pelo contraste, que se origina no septo pelúcido, ou na parede do ventrículo lateral, próximo ao forame de Monro. Nas imagens ponderadas em T2, o neurocitoma central tem aspecto heterogêneo ("bolhoso"). Um tumor histologicamente semelhante que ocorre no parênquima cerebral é denominado neurocitoma extraventricular (grau II da OMS).

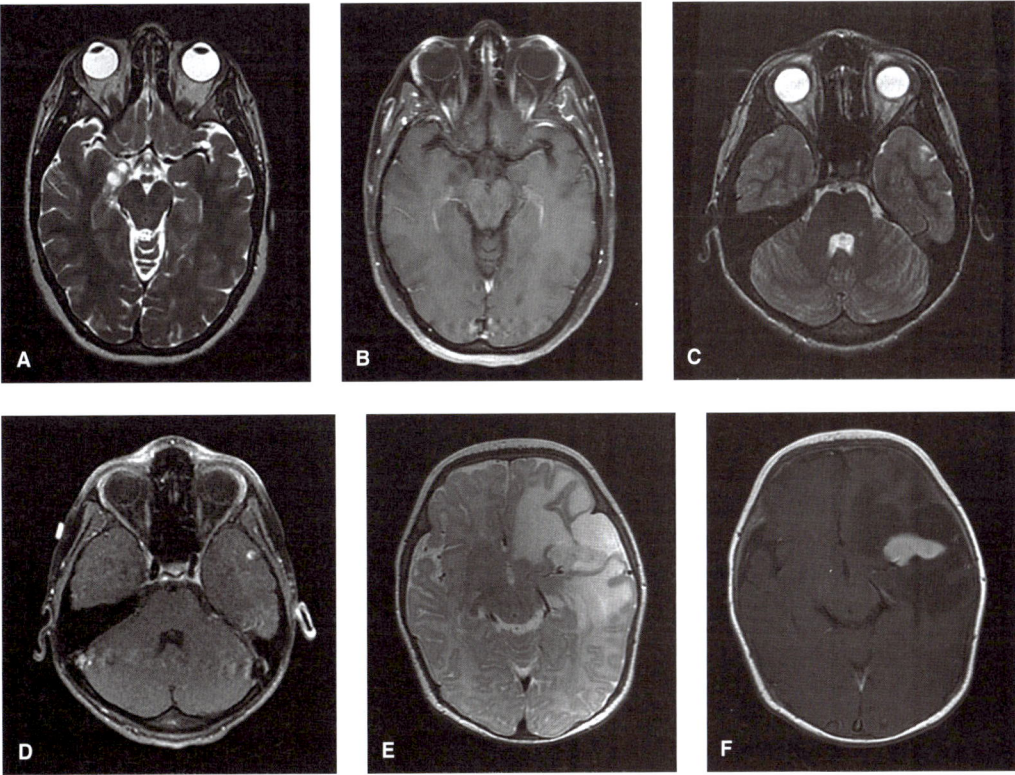

Figura 5.11 **Três exemplos de tumores neuronais em diferentes pacientes. A** e **B.** Ressonância magnética (RM) axial, imagem ponderada em T2 e imagem ponderada em T1 pós-gadolínio, de um adulto jovem com epilepsia revelou uma lesão multicística (de aspecto "bolhoso") sem realce, na parte medial do córtex do lobo temporal direito. A biopsia confirmou o diagnóstico de tumor neuroepitelial disembrioplásico (DNET) (grau I da OMS). **C** e **D.** RM axial, imagem ponderada em T2 e imagem ponderada em T1 pós-gadolínio, de outro paciente adulto jovem que apresentava crises convulsivas revelou massa parcialmente cística e parcialmente sólida, na parte lateral do córtex do lobo temporal esquerdo. Esse era um tumor neuronal diferente, um ganglioglioma (grau I da OMS). **E** e **F.** RM axial, imagem ponderada em T2 e imagem ponderada em T1 pós-gadolínio, de um lactente com epilepsia e crises de apneia mostra uma lesão parcialmente cística e parcialmente sólida muito maior, com realce por meio de contraste, envolvendo os lobos frontal e temporal esquerdos. Esse era um ganglioglioma infantil desmoplásico, que também é um tumor neuronal grau I da OMS.

Tumores embrionários. São tumores extremamente malignos de origem neuroepitelial (grau IV da OMS), que são tão pouco diferenciados que não podem ser classificados como tumores gliais ou neuronais. Pode existir significativa superposição dos aspectos histológicos e radiológicos desses tumores, que tendem a se apresentar como massas hiperdensas na TC e hipercelulares em pessoas com menos de 20 anos de idade. Representam aproximadamente 1% de todos os tumores primários do SNC (11% nas primeiras duas décadas).

Meduloblastoma. Tumores infratentoriais são mais comuns que os supratentoriais após a fase neonatal da vida e antes da adolescência. O meduloblastoma, como o tumor embrionário do SNC mais comum (dois terços dos casos) e o segundo tumor do SNC pediátrico (após o astrocitoma pilocítico), é um diagnóstico diferencial crítico quando há massas na fossa posterior do crânio (Tabela 5.10). A maioria dos casos ocorre em crianças pequenas, com menos de 10 anos de idade, e surgem na linha média, no vérmis do cerebelo. Quando esses tumores ocorrem em crianças mais velhas e adultos, tendem a se localizar na lateral, no hemisfério cerebelar.

Subtipos histológicos e definidos geneticamente. O meduloblastoma tem quatro subtipos histológicos (clássico, desmoplásico/nodular, meduloblastoma com extensa nodularidade e grandes células/anaplásico), bem como quatro subtipos genéticos (WNT-ativado, SHH-ativado, grupo 3 e grupo 4) com implicações prognósticas (Tabela 5.11). O subtipo de grandes células/anaplásico é o que mais provavelmente apresenta disseminação liquórica, que ocorre em um terço de todos os meduloblastomas.

Padrões nos exames de imagem. O aspecto mais clássico de um meduloblastoma é uma massa hiperdensa na TC, localizada no vérmis cerebelar em uma criança pequena (Figura 5.12). A hiperatenuação reflete hipercelularidade ("tumor de pequenas células azuis redondas"), que também resulta em sinal mais baixo nas imagens ponderadas em T2 e restrição à difusão. Uma massa com sinal baixo em T2 ou hiperatenuante na TC, na fossa posterior do crânio em uma criança ou em um adulto jovem sempre deve levantar a suspeita de meduloblastoma, mesmo que o tumor não esteja localizado na linha média.

Outros tumores embrionários. Um terço dos tumores embrionários do SNC serão diagnosticados como tumor teratoide/rabdoide atípico e outras entidades não meduloblastoma mais raras. O tumor teratoide/rabdoide atípico pode se manifestar como massa hiperatenuante heterogênea em qualquer local do SNC, em geral em lactentes ou crianças com menos de 4 anos de idade. É geneticamente definido por alterações de INI1, que pode ser pesquisado por imuno-histoquímica. Quando os casos não atendem os critérios de meduloblastoma, tumor teratoide/rabdoide atípico ou outras entidades definidas, a expressão "tumor embrionário do SNC sem outra especificação (SOE)" substituiu a antiga expressão "tumor neuroectodérmico primitivo (TNEP) do SNC".

Tumores intra-axiais: não neuroepiteliais

Como o encéfalo é derivado do neuroectoderma, é relativamente incomum encontrar uma neoplasia intra-axial primária de origem não neuroepitelial. Doença secundária ou metastática representa a grande maioria dos tumores intra-axiais não neuroepiteliais.

TABELA 5.10 Tumores da fossa posterior em crianças.

	■ LOCALIZAÇÃO TÍPICA	■ ASPECTO TÍPICO
Glioma no tronco encefálico (tipicamente, grau IV da OMS)	Ponte (glioma pontino intrínseco difuso, mutação H3.3K27M)	Lesão expansiva, hiperintensa nas imagens ponderadas em T2, sem realce, de aspecto infiltrativo
Astrocitoma policítico[a] (grau I da OMS)	Hemisfério cerebelar, menos comumente teto mesencefálico ou bulbo	Cisto sem realce, associado a um nódulo mural com realce
Meduloblastoma[a] (grau IV da OMS)	Vérmis do cerebelo (linha média). Possui localização lateral em ¼ dos casos	Alta atenuação na TC Sinal baixo nas imagens ponderadas em T2 e restrição à difusão
Ependimoma (tipicamente, grau II da OMS)	Quarto ventrículo, pode estender-se através dos forames de Luschka e Magendie	Realce heterogêneo com cistos e calcificações

[a]Astrocitoma pilocítico (exemplo prototípico de glioma circunscrito) e meduloblastoma (exemplo prototípico de tumor embrionário) são os dois tumores de sistema nervoso central (SNC) mais comuns em crianças. OMS, Organização Mundial da Saúde.

TABELA 5.11 Subtipos moleculares e histológicos de meduloblastoma.

■ GENÓTIPO	■ FENÓTIPO	■ COMENTÁRIOS
WNT-ativado	Geralmente histologia clássica Localização lateral (pedúnculo cerebelar)	Melhor prognóstico Menos comum
SHH-ativado TP53 mutante	Histologia clássica ou grandes células/anaplásico Localização na linha média (vérmis do cerebelo)	Prognóstico ruim
SHH-ativado TP53 selvagem	Desmoplásico/nodular, meduloblastoma com extensa nodularidade Localização lateral (hemisfério cerebelar)	Bom prognóstico
"Grupo 3"	Clássico ou grandes células/anaplásico Localização na linha média (vérmis do cerebelo)	Pior prognóstico
"Grupo 4"	Clássico ou grandes células/anaplásico Localização na linha média (vérmis do cerebelo)	Prognóstico intermediário Mais comum

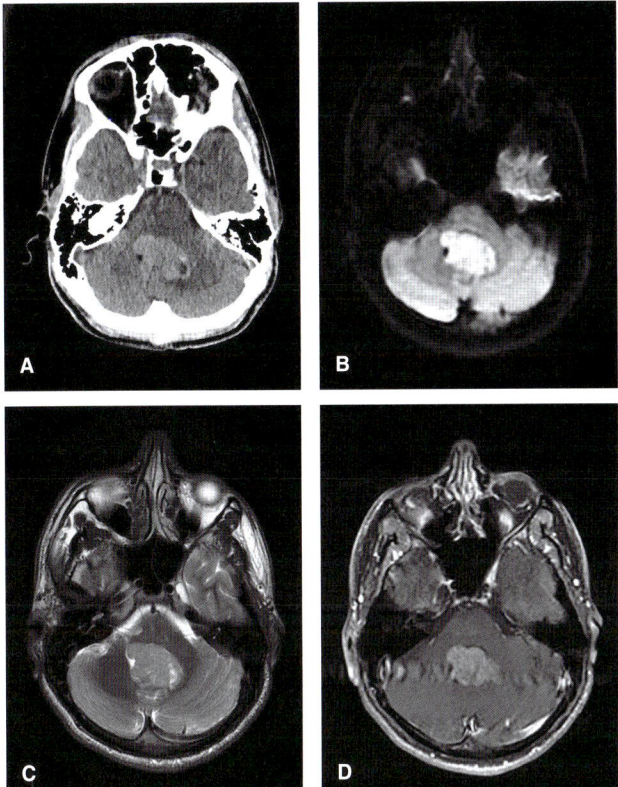

Figura 5.12 Tumor embrionário (meduloblastoma) em um paciente jovem. A. Tomografia computadorizada de crânio de adulto jovem com cefaleia revela massa hiperdensa na linha média da fossa posterior do crânio. **B.** Ressonância magnética (RM) axial, imagens ponderadas em difusão (DWI), mostra difusão restrita que também é sugestiva de tumor hipercelular. **C** e **D.** RM axial, imagem ponderada em T2 e imagem ponderada em T1 pós-gadolínio, confirma a existência de massa com realce, com intensidade de sinal em T2 semelhante à da substância cinzenta. Qualquer massa intra-axial com características hipercelulares em um paciente jovem deve levantar imediatamente a suspeita de tumor embrionário. Meduloblastoma é o tumor mais comum e se origina na fossa posterior do crânio. O diagnóstico histológico nesse caso foi meduloblastoma (grau IV; histologia: clássica; genética: WNT-ativado; prognóstico: relativamente bom).

Hemangioblastoma. O hemangioblastoma é a massa primária mais comum na fossa posterior do crânio em adultos. Manifesta-se, em geral, na meia-idade (40 a 60 anos de idade). Apesar do sufixo "blastoma", é uma neoplasia benigna (grau I da OMS), caracterizada por células estromais vacuolizadas com potencial angiogênico. Foi considerado um tumor meníngeo e mesenquimatoso nas versões de 2007 e 2016 da classificação de tumores do SNC da OMS. Embora a maioria dos casos seja esporádica, aproximadamente 25% dos casos são familiares e associados à síndrome de von Hippel-Landau (VHL). Esses casos tendem a se manifestar como tumores múltiplos em pessoas com 20 a 40 anos de idade.

Padrões nos exames de imagem. Hemangioblastomas são tumores circunscritos com realce, que podem secretar líquido e produzir cistos internos ou adjacentes. Portanto, podem ter o mesmo aspecto clássico de "cisto com nódulo" no cerebelo do astrocitoma pilocítico (Figura 5.13). A apresentação clínica na vida adulta e o aumento da vascularização (p. ex., vazios de fluxo (*flow voids*), volume sanguíneo aumentado) falam a favor de hemangioblastoma. O diagnóstico diferencial primário é metástase hipervascular, por exemplo, de carcinoma renal. Menos de 10% dos hemangioblastomas surgem fora da fossa posterior do crânio, com frequência em associação à

síndrome VHL, e também podem se apresentar como nódulos com realce pelo contraste, com base na pia-máter, com ou sem cistos associados.

Linfoma primário do SNC (LPSNC). Linfoma difuso de grandes células B é o linfoma não Hodgkin mais comum em adultos e pode se originar de praticamente qualquer compartimento do corpo, inclusive do parênquima cerebral. Em geral, o LPSNC se manifesta em adultos mais velhos (> 40 anos de idade) como alteração do estado mental ou déficits neurológicos focais. A suspeita de LPSNC deve levar à realização de punção lombar para exame citológico do líquido cefalorraquidiano, seguida por biopsia estereotáxica, se o exame citológico for negativo. Ressecção segura máxima não é realizada em pacientes com LPSNC, cujo manejo primário consiste em quimioterapia. Glicocorticosteroides conseguem reduzir o volume tumoral por algum tempo e, às vezes, a redução é substancial ("tumor fantasma"). A interrupção do tratamento com esteroide antes da biopsia ajuda a maximizar a sensibilidade do procedimento.

Padrões nos exames de imagem. Assim como os tumores embrionários, os linfomas são caracterizados por elevada densidade celular, elevada razão núcleo:citoplasma e redução do teor de água livre. Em um paciente imunocompetente, o padrão clássico nos exames de imagem do linfoma primário do SNC é o de massa com realce homogêneo, que comprime os espaços de líquido cefalorraquidiano e circunda os ventrículos ou os sulcos com hiperdensidade homogênea na TC e hipointensidade correspondente nas imagens ponderadas em T2 e com restrição à difusão (Figura 5.14). Além dos gliomas

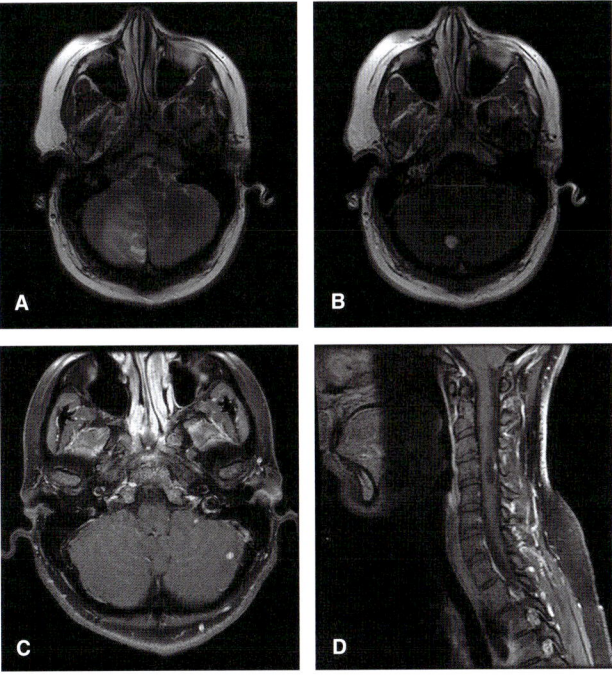

Figura 5.13 Exemplos de tumor mesenquimatoso (hemangioblastoma). A e **B.** Ressonância magnética (RM) axial, imagem ponderada em T2 e imagem ponderada em T1 pós-gadolínio, revela massa com realce, parcialmente sólida/parcialmente cística na superfície pial do hemisfério cerebelar direito, com edema vasogênico circundante. A massa foi ressecada e confirmou-se o diagnóstico de hemangioblastoma esporádico em um paciente adulto mais velho. **C** e **D.** RM axial do cérebro (imagem ponderada em T1 pós-gadolínio) e RM sagital da coluna cervical (imagem ponderada em T1 pós-gadolínio) de um paciente adulto mais jovem com síndrome de von Hippel-Landau mostram três pequenos nódulos com realce, na superfície pial do hemisfério cerebelar esquerdo e na região cervical da medula espinal com um cisto sem realce adjacente. Estes eram hemangioblastomas familiares, em associação com a síndrome von Hippel-Landau (VHL).

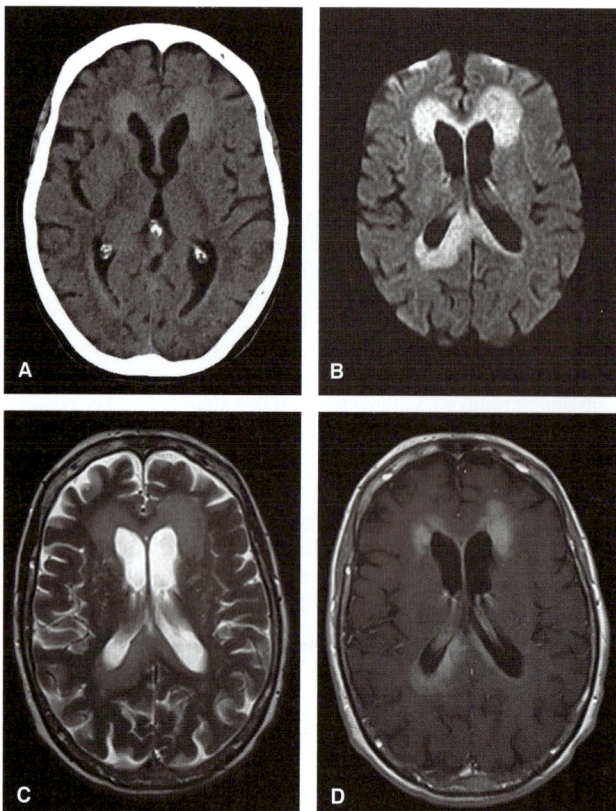

Figura 5.14 Linfoma primário do sistema nervoso central (LPSNC). A. Tomografia computadorizada (TC) de crânio de paciente idoso com demência progressiva revela hiperdensidade anormal no parênquima cerebral adjacente aos ventrículos laterais. **B.** Ressonância magnética (RM) axial, DWI, mostra difusão restrita correspondente, que também levanta a suspeita de tumor hipercelular. **C** e **D.** RM axial, imagem ponderada em T2 e imagem ponderada em T1 pós-gadolínio, confirma a existência de massa com realce, de modo homogêneo, próximo aos espaços de líquido cefalorraquidiano, com intensidade de sinal em T2 semelhante à da substância cinzenta normal. Esse é o aspecto clássico de linfoma primário do SNC (linfoma difuso de grandes células B). Os linfomas do SNC associados à imunodeficiência podem ter um aspecto diferente (realce heterogêneo ou discreto).

difusos, o linfoma primário do SNC é a outra neoplasia que consegue infiltrar o corpo caloso. Muitos desses descritores clássicos não se aplicam aos pacientes imunocomprometidos porque o linfoma primário do SNC relacionado a AIDS ou EBV tende a se apresentar como múltiplas lesões heterogêneas e realce variável ou anelar por meio de contraste. O diagnóstico diferencial inclui infecção ou abscessos em pacientes imunocomprometidos. A toxoplasmose, por exemplo, foi uma preocupação primária durante a epidemia de HIV/AIDS.

Tumores metastáticos. Cerca de 25% dos pacientes com câncer sistêmico desenvolvem metástases cerebrais, e aproximadamente 50% das metástases cerebrais são secundárias a câncer de pulmão. No compartimento intracraniano ou intradural, as metástases parenquimatosas são mais comuns (em geral supratentoriais) que as metástases intraventriculares, leptomeníngeas ou paquimeníngeas. Embora as metástases sejam multifocais com mais frequência devido à disseminação hematogênica, também podem se apresentar como massas solitárias. Corticosteroides ou anticonvulsivantes podem ser utilizados para reduzir o edema ou as crises convulsivas. Radioterapia e cirurgia são opções possíveis para pacientes com metástases cerebrais.

Padrões nos exames de imagem. O aspecto clássico de tumores metastáticos na TC ou na RM é de massa única ou múltiplas massas com realce por meio de contraste, com margens circunscritas, localizadas perifericamente próximo à junção da substância branca com a substância cinzenta e circundadas por edema vasogênico acentuado (Figura 5.15). O realce por contraste reflete a ausência de barreia hematencefálica (tecido não neural); as margens bem definidas refletem o aspecto histológico; a localização periférica está relacionada com a disseminação hematogênica, e o edema vasogênico pode ser observado em associação com todas as lesões com realce (ambos os achados se correlacionam a extravasamento vascular). Se o paciente não puder receber gadolínio, RM sem contraste ou TC contrastada poderão ser realizadas, embora a sensibilidade diminua no caso de metástases pequenas ou com menos de 1 cm.

Doença leptomeníngea. As metástases leptomeníngeas têm muitos sinônimos: disseminação liquórica/subaracnóidea de tumor, carcinomatose leptomeníngea, meningite carcinomatosa, meningite neoplásica ou metástases intradurais quando oriundas de um tumor primário do SNC. Nos exames de imagem, a doença leptomeníngea pode ser vista como realce delicado ou nodular nos espaços subaracnóideos, frequentemente acompanhado por desaparecimento da anulação normal do sinal do líquido cefalorraquidiano nas imagens em FLAIR, algumas vezes complicado por hidrocefalia comunicante (ver Figura 5.15). Imagens pós-gadolínio tardias e imagens FLAIR pós-gadolínio são formas de aumentar a sensibilidade da detecção de doença leptomeníngea.

Tumores extra-axiais

Embora a maioria dos tumores não metastáticos na pia-máter seja de origem neuroepitelial, tumores não metastáticos que surgem fora da pia-máter (extra-axiais) tendem a ser de natureza mesenquimatosa, refletindo os diferentes tipos de tecido em que se originam.

Schwannoma. Embora os oligodendrócitos sejam responsáveis pela mielinização no SNC, as células de Schwann formam as bainhas de mielina nos nervos periféricos, incluindo os nervos cranianos III a XII. Schwannomas intracranianos são neoplasias extra-axiais benignas (grau I da OMS) que surgem do nervo vestibular (NC VIII), na maioria dos casos. Com menos frequência surgem dos outros nervos cranianos (p. ex., NC V) e, raramente, surgem no parênquima cerebral, possivelmente de nervos periféricos que inervam as paredes dos vasos (*nervi vasorum*). Os sinais/sintomas dependem da localização do tumor. Como o schwannoma vestibular é o tumor de fossa posterior do crânio mais comum em adultos, é o motivo da solicitação de RM de rastreamento quando um adulto apresenta perda auditiva sensorineural assimétrica.

Padrões nos exames de imagem. Schwannomas são tumores encapsulados focais com células de Schwann neoplásicas fusiformes nos estudos histopatológicos. Essas células podem estar organizadas em um padrão de Antoni A, mais celular com paliçadas nucleares ("corpúsculos de Verocay") ou em um padrão de Antoni B, menos celular, com degeneração cística ("alteração ancestral"). Esse espectro é refletido nos exames de imagem, como heterogeneidade da intensidade de sinal, sobretudo quando os schwannomas são grandes, embora geralmente sejam descritos como massas extra-axiais, com realce e hiperintensas nas imagens ponderadas em T2, ao longo de um nervo. Schwannomas vestibulares surgem, com frequência, no meato acústico interno e o expandem aos poucos, enquanto crescem medialmente para a cisterna do ângulo pontocerebelar, criando um aspecto em "cone de sorvete" (Figura 5.16). Outras lesões expansivas do ângulo pontocerebelar são muito menos comuns (Tabela 5.12).

Neurofibromatose do tipo 2 e schwannomatose. O termo "neurofibromatose do tipo 2" (NF2) é incorreto porque se caracteriza por múltiplos schwannomas (e meningiomas) e

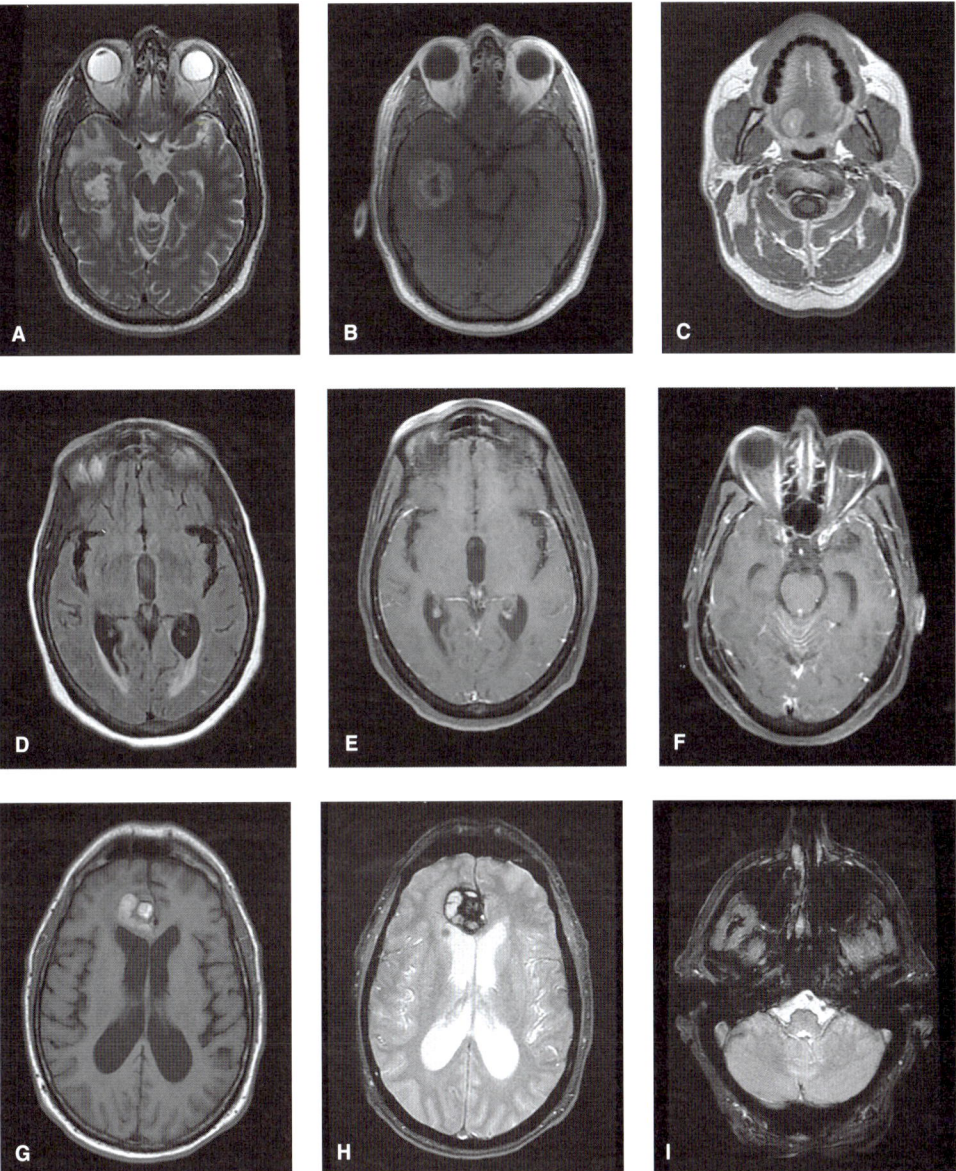

Figura 5.15 Três exemplos de doença secundária ou metastática. A e B. Ressonância magnética (RM) axial, imagem ponderada em T2 e imagem ponderada em T1 pós-gadolínio, revela massa com realce heterogêneo e edema vasogênico no lobo temporal direito. Esta é uma metástase cerebral em um paciente com história conhecida de leiomiossarcoma. C. RM axial, imagem ponderada em T1 pós-gadolínio em um nível mais baixo, mostra uma lesão adicional na língua. Lesões metastáticas têm, em geral, margens bem definidas. D e E. RM axial, FLAIR e imagem ponderada em T1 pós-gadolínio, de outro paciente com história conhecida de câncer de mama revela dilatação ventricular e edema transependimário nos cornos occipitais. Há, também, anormalidade sutil do sinal na sequência FLAIR e realce nos sulcos cerebrais. F. RM axial, imagem ponderada em T1 pós-gadolínio em um nível mais baixo mostra realce anormal revestindo as folhas cerebelares. Esse é um caso de carcinomatose leptomeníngea associada a hidrocefalia comunicante. G e H. RM axial, imagem ponderada em T1, e RM axial, GRE, de um terceiro paciente com história conhecida de melanoma revelam massa hemorrágica (hiperintensa na imagem ponderada em T1 e hipointensa na imagem ponderada em T2*) no lobo frontal direito. Havia realce mínimo nas imagens pós-gadolínio (não mostradas). I. RM axial, GRE, em um nível mais baixo mostra siderose superficial ao longo da superfície do bulbo.

não por neurofibromas. É autossômica dominante e associada a mutações no gene supressor de tumor NF2. Schwannomas vestibulares bilaterais são achados diagnósticos de NF2. Como o nome sugeriria, a schwannomatose consiste em múltiplos schwannomas, embora sem exibir predileção pelo NC VIII. É autossômica dominante, associada a mutações no gene supressor de tumor SMARCB1.

Outros tumores da bainha de nervos periféricos. A versão de 2016 da classificação de tumores do SNC da OMS também considera neurofibroma (grau I da OMS), perineurinoma (grau I da OMS) e tumor maligno da bainha de nervo periférico (graus II a IV da OMS) – todos raramente encontrados na abóbada craniana.

Meningioma. Os meningiomas são os tumores extra-axiais mais comuns, e os primários do SNC mais comuns (36%); são mais frequentes nas mulheres do que nos homens (razão 2:1) e, geralmente, ocorrem em adultos mais velhos (mais de 40 anos de idade). Os meningiomas se originam das células da aracnoide-máter. Metade dos casos se manifesta como massas com base dural ao longo da convexidade cerebral ou foice cerebral (parassagital). Outras localizações são a asa do esfenoide, o seio cavernoso, a bainha do nervo óptico, o sulco olfatório, a região suprasselar, a crista petrosa, o tentório do cerebelo, a fossa posterior do crânio, o ângulo pontocerebelar, o forame magno, o canal vertebral e o ventrículo lateral.

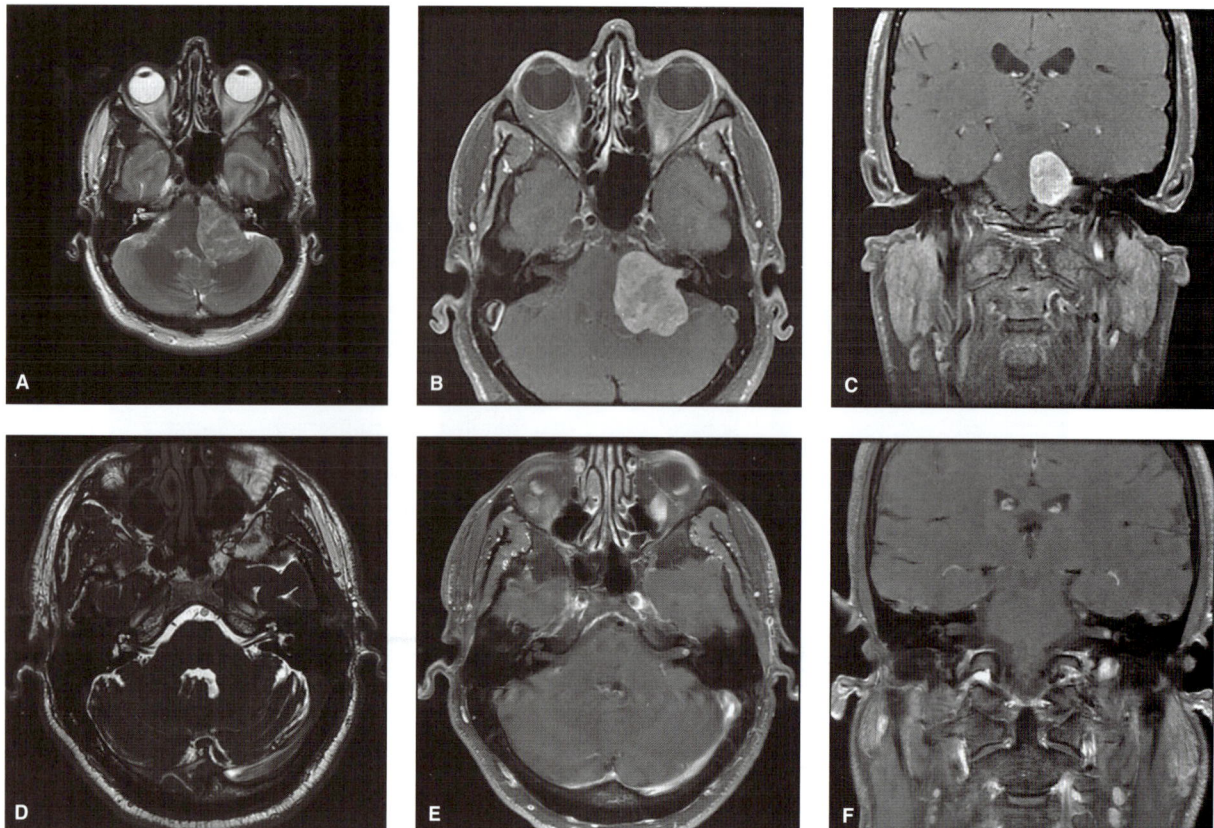

Figura 5.16 Dois exemplos de tumor da bainha nervosa (schwannoma). A. Ressonância magnética (RM) axial, imagem ponderada em T2, do cérebro de um paciente com perda auditiva neurossensorial assimétrica revela grande massa extra-axial no ângulo pontocerebelar esquerdo. **B** e **C.** RM, axial e coronal, imagens ponderadas em T1 pós-gadolínio dos canais auditivos internos (campo de visão menor) confirmam que essa massa apresenta realce e invade o meato acústico interno (MAI) esquerdo. Foi realizada biopsia excisional desse schwannoma vestibular. Existe uma minúscula lesão realçada na margem lateral direita do mesencéfalo na imagem coronal, que poderia representar outro schwannoma. **D.** Sequência FIESTA de rastreamento de outro paciente com perda auditiva assimétrica revela uma lesão redonda sutil no fundo do MAI esquerdo. Esse paciente foi chamado de volta para fazer outro exame. **E** e **F.** RM, axial e coronal, imagens ponderadas em T1 pós-gadolínio mostram claramente realce nesse suposto minúsculo schwannoma (que está sendo abordado de modo conservador).

TABELA 5.12 Massas no ângulo pontocerebelar.

	■ T1	■ T2	■ CDA	■ REALCE
Cisto aracnóideo	Hipointenso	Hiperintenso	Hiperintenso	Não
Meningioma	Isointenso	Isointenso	Isointenso	Sim
Cisto epidermoide	Hipointenso	Hiperintenso	Isointenso	Não
Schwannoma[a]	Hipointenso	Hiperintenso	Hiperintenso	Sim

[a]Schwannoma vestibular era denominado anteriormente "neuroma do acústico". CDA, coeficiente de difusão aparente.

Classificação da OMS. Formas benignas (grau I), atípicas (grau II) e anaplásicas ou malignas (grau III) representam, respectivamente, mais de 90%, aproximadamente 6% e cerca de 1% dos meningiomas. A graduação dos tumores se baseia no grau de atividade mitótica ou características anaplásicas. Um tumor de grau I histológico que rompeu a barreia da pia-máter (ou seja, invasão cerebral) passa a ser considerado um tumor de grau II. Além dessas três entidades, a classificação da OMS também inclui 13 variantes histológicas. A mais comum é a transicional, que apresenta características de meningiomas meningoteliais e fibroblásticos. Variantes cordoide e de células claras são meningiomas de grau II, enquanto as variantes papilar e rabdoide são meningiomas de grau III.

Padrões nos exames de imagem. Um aspecto clássico, embora inespecífico, de um meningioma é o de massa com realce, cuja base está na dura-máter, que pode estar associada a espessamento dural adjacente ("cauda dural") e alterações ósseas (p. ex., hiperostose), que tendem a ser isodensas na TC e isointensas nas imagens ponderadas em T2 e no mapa de coeficiente de difusão aparente, em relação à substância cinzenta (Figura 5.17). Isso torna difícil a visualização dessas lesões nos exames não contrastados quando são pequenas. Os estudos pós-contraste apresentam realce ávido. Se for realizada angiografia como parte da investigação diagnóstica (p. ex., para embolização pré-operatória), existe um arranjo radial dos vasos, com rubor tumoral denso e precoce que persiste até a fase venosa. Esse achado angiográfico tem sido chamado de "sinal da sogra" porque "chega cedo e demora para ir embora".

Meningiomas podem ter formato globoso arredondado ou morfologia achada (*en plaque*). Quando estão localizados no seio venoso da dura-máter ou em sua vizinhança, é importante avaliar se existe invasão ou envolvimento que pode limitar a capacidade de ressecção total e segura à massa. Não é incomum que um meningioma provoque edema vasogênico no parênquima cerebral adjacente, sobretudo quando é irrigado por ramos da artéria carótida interna em vez de ramos da artéria carótida externa; esse achado isolado não é um sinal de invasão cerebral ou tumor de grau mais alto. Pode ser difícil diferenciar o meningioma (tumor muito comum) de tumores menos comuns e de grau mais alto e de outras causas não meningoteliais, cuja massa está inserida na dura-máter (Tabela 5.13). As principais opções para fazer essa diferenciação são biopsia e observação.

Meningioma ventricular. Como o plexo coroide é formado embriologicamente pela invaginação de leptomeninges para os ventrículos laterais (através da fissura coroideia), o epitélio e o estroma do plexo coroide são derivados de células ependimárias e aracnoide-máter, respectivamente. Portanto, células da aracnoide-máter são encontradas no estroma normal do plexo coroide e podem dar origem a um tumor muito comum

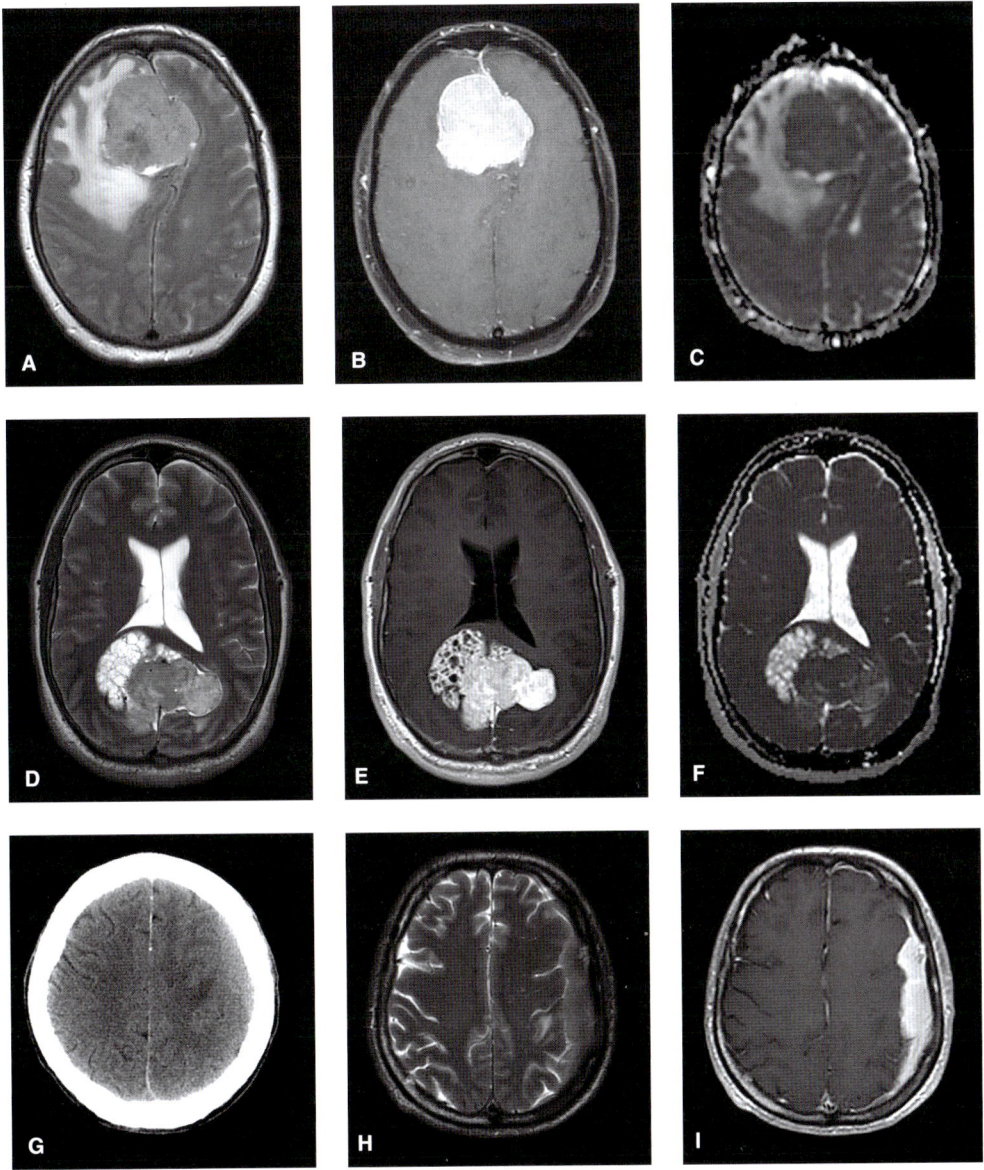

Figura 5.17 **Três categorias diferentes de tumores com base na dura-máter. A** e **B.** Ressonância magnética (RM) axial, imagem ponderada em T2 e imagem ponderada em T1 pós-gadolínio, de mulher adulta mais velha com sintomas cognitivos mostra massa com realce e isointensa na imagem ponderada em T2, que se origina na parte anterior da foice do cérebro, com edema vasogênico no lobo frontal direito. É possível observar um "sinal de fenda liquórica" nas margens dessa massa extra-axial, que foi diagnosticada como meningioma (grau I da OMS). **C.** Intensidade de sinal ou difusividade relativamente baixa na RM axial é observada com frequência em meningiomas por causa da elevada densidade celular, embora geralmente seja um tumor de baixo grau. **D** a **F.** RM axial, imagem ponderada em T2 e imagem ponderada em T1 pós-gadolínio, e mapa de CDA de homem adulto jovem revelam massa lobulada com realce de modo heterogêneo, que se origina na parte posterior da foice cerebral. As partes com realce sólido são hipervasculares e hipercelulares (isointensas à substância cinzenta na imagem ponderada em T2 e no mapa de CDA). Constatou-se que era um hemangiopericitoma (grau II da OMS). **G.** Tomografia computadorizada (TC) de crânio de um homem adulto mais velho com fraqueza de aparecimento súbito no membro superior direito. Inicialmente a massa foi interpretada como um hematoma subdural isodenso ao longo da convexidade frontoparietal esquerda. **H** e **I.** RM axial subsequente, imagem ponderada em T2 e imagem ponderada em T1 pós-gadolínio, revelou que se tratava de massa isointensa em T2, com realce, em vez de um hematoma. Constatou-se que era um linfoma extranodal de zona marginal. As categorias de diagnóstico diferencial de neoplasias com base na dura-máter incluem neoplasias meningotelial (meningioma), mesenquimatosa e metastática/hematopoética.

(meningioma) em uma localização muito incomum (cerca de 1%). Massa com realce ávido pelo contraste localizada no átrio/trígono de um ventrículo lateral deve levantar a suspeita de papiloma do plexo coroide em uma criança e de meningioma intraventricular em um adulto mais velho (Tabela 5.14).

Hemangiopericitoma. Antes conhecido como "meningioma angioblástico", o hemangiopericitoma era oficialmente reconhecido como uma entidade clinicopatológica distinta na classificação de 2007 de tumores do SNC da OMS. Esse raro tumor tem incidência máxima entre 30 e 50 anos de idade e se origina de células musculares lisas pericapilares modificadas (pericitos de Zimmerman). Como os meningiomas, o hemangiopericitoma se apresenta como massa com base de inserção na dura-máter; ao contrário dos meningiomas, é um tumor mesenquimatoso (sarcoma) agressivo com propensão à recorrência local e metástases distantes. O hemangiopericitoma é extremamente celular e vascular, com capilares ramificados irregulares no exame histológico ("vasos em chifre de veado").

A classificação de 2007 de tumores no SNC incluiu o hemangiopericitoma de grau II e o hemangiopericitoma anaplásico de grau III; este último era diferenciado pelo aumento da atividade mitótica. Atualmente esses tumores são reconhecidos como pertencendo ao mesmo espectro com o tumor fibroso solitário, menos celular e mais colagenoso, um tumor benigno de grau I. Essas três entidades compartilham uma característica molecular (fusão do gene STAT6) e são arroladas como "tumor fibroso solitário/hemangiopericitoma" (grau I, II ou III) na classificação da OMS de tumores do SNC de 2016.

Padrões nos exames de imagem. Os achados nos exames de imagem são, com frequência, muito semelhantes aos do meningioma (ver Figura 5.17), com algumas exceções. Em 33% dos casos, os hemangiopericitomas mostram uma base estreita de inserção na dura-máter em vez da base larga observada na grande maioria dos meningiomas. Também são tipicamente multilobulados, em vez de apresentarem formato hemisférico, como se observa na maioria dos meningiomas. Destruição óssea e vácuos de fluxo (*flow voids*) são mais comuns nos hemangiopericitomas, enquanto hiperostose e calcificações são mais comuns em meningiomas. A espectroscopia pode revelar níveis elevados de mioinositol nos hemangiopericitomas, enquanto pico de alanina é característico de meningiomas.

TABELA 5.13 Abordagem simplificada de massas cuja base está inserida na dura-máter.

■ CATEGORIA	■ EXEMPLOS
Meningotelial	Meningioma
Mesenquimatosa	Hemangiopericitoma
Metastática	Câncer de mama, próstata, pulmão
Hematopoética	Leucemia, linfoma
Inflamatória	Sarcoidose, tuberculose

Melanocitoma meníngeo e melanoma. Existem melanócitos normais nas leptomeninges, bem como na úvea do olho, que podem dar origem a melanocitoma primário de baixo grau ou melanoma de alto grau. Metástases secundárias de um melanoma maligno cutâneo são mais comuns. Essas doenças têm um padrão inespecífico nos exames de imagem, com massa com realce, intradural, ou massas no caso de melanocitose meníngea e melanomatose. Hiperintensidade intrínseca nas imagens ponderadas em T1 é um achado sugestivo, sendo atribuída a melanina ou hemorragia, mas nem sempre ocorre.

Massas na região pineal

A glândula pineal é uma pequena (geralmente menos de 1 cm) estrutura em formato de pinha que historicamente era descrita como o "terceiro olho" ou a "sede principal da alma". Trata-se, na verdade, de um órgão endócrino que secreta melatonina na circulação sanguínea e, portanto, não tem barreira hematencefálica e, em geral, apresenta realce nas imagens pós-contraste. Normalmente começa a calcificar durante a adolescência. A glândula pineal está localizada na linha média, na margem posterior do terceiro ventrículo, logo abaixo do esplênio do corpo caloso e logo acima do teto do mesencéfalo. É comum observar cistos internos que comprimem o mesencéfalo/aqueduto cerebral quando suas dimensões são grandes. Tumores da região pineal são raros e representam menos de 1% de todos os tumores primários do SNC.

Tumores do parênquima da glândula pineal. Quando são observadas massas com realce sólidas na região pineal, é natural pensar primeiro em tumores oriundos das células neuroepiteliais que constituem a glândula pineal (pineócitos). Esses tumores do parênquima da glândula pineal variam do grau I ao grau IV.

Pineocitoma. Os pineocitomas pertencem ao grau I da classificação da OMS e são tumores circunscritos de crescimento lento que tendem a se manifestar em adultos com sinais/sintomas relacionados ao efeito expansivo localizado. Os pineocitomas podem ser císticos ou sólidos. Seu tratamento primário é a cirurgia, como é típico nos tumores de grau I.

Tumor do parênquima da glândula pineal de diferenciação intermediária (TPPDI). Os TPPDIs são dos graus II ou III da classificação da OMS e são massas com realce lobuladas, agressivas e atípicas que também tendem a se manifestar em adultos. Essa rara entidade foi reconhecida pela primeira vez na classificação de tumores do SNC da OMS em 2000 (terceira edição).

Pineoblastoma. Os pineoblastomas são classificados como tumores de grau IV da classificação da OMS; são tumores embrionários indiferenciados, malignos da glândula pineal que tendem a se manifestar em crianças. Os pineoblastomas têm aspecto hipercelular, sendo hiperdensos na TC e hipointensos nas imagens ponderadas em T2 com restrição à difusão, e apesentam realce por meio de contraste (Figura 5.18). Como outros tumores embrionários, o prognóstico é reservado com propensão à disseminação liquórica e o tratamento é multimodal, consistindo em uma combinação de cirurgia, irradiação e agentes quimioterápicos.

TABELA 5.14 Abordagem simplificada dos tumores ventriculares.

	■ LOCAL DE ORIGEM	■ PREDILEÇÃO ETÁRIA (ANOS)	■ REALCE
Ependimoma	Revestimento ependimário	< 20	Forte
Neurocitoma central	Septo pelúcido	20 a 40	Forte
Subependimoma	Lâmina subependimária	> 40	Fraco
Tumor do plexo coroide	Epitélio do plexo coroide	< 20	Forte
Meningioma	Estroma do plexo coroide	> 40	Forte
Metástase	Estroma do plexo coroide	> 40	Forte

Tumor de células germinativas (TCG). Embora as células germinativas estejam, em geral, associadas às gônadas, resquícios intracranianos podem dar origem a TCG do SNC, que na verdade constituem o tipo mais comum de neoplasia na região pineal (60%). De modo semelhante aos seus equivalentes gonadais, os TCG podem ser divididos em duas categorias: germinoma, também conhecido como disgerminoma ou seminoma, e TCG não germinoma ou não seminoma. Os TCG tendem a ocorrer em crianças e na linha média, por exemplo, nas regiões pineal (cerca de 2/3 dos casos) e suprasselar (cerca de 1/3 dos casos). Como as categorias hematopoética e metastática, os TCG não têm um grau na classificação da OMS de tumores do SNC.

Germinoma. Germinomas são os TCG intracranianos mais comuns e ocorre majoritariamente em homens e na região pineal (razão 10:1). Os germinomas são hipercelulares com lâminas de células germinativas poligonais e podem ser complicados por disseminação liquórica. Por esses motivos, pode ser difícil diferenciá-los de pineoblastomas. Já foi mencionado que os tumores de células germinativas tendem a circundar ou "engolfar" as calcificações pineais normais, enquanto tumores parenquimatosos pineais tendem a deslocá-las ou "explodi-las". A modalidade terapêutica primária consiste em irradiação em vez de cirurgia para germinomas confirmados por biopsia, que têm um prognóstico favorável (ver Figura 5.18).

Outros tumores de células germinativas. Os TCG não germinoma (TCGNG) incluem carcinoma embrionário, tumor de saco vitelino (também conhecido como tumor de seio endodérmico), coriocarcinoma, teratoma e tumores mistos de células germinativas. Como o germinoma, os TCGNG tendem a se manifestar em crianças e nas localizações pineal ou suprasselar. Ao contrário do germinoma, os TCGNG são menos comuns, mais agressivos e de aspecto mais heterogêneo. Massa com realce heterogêneo, com densidade interna ou sinal de gordura deve lembrar imediatamente a possibilidade de teratoma, por causa de sua capacidade de apresentar tecidos de múltiplas camadas germinativas. Massa heterogênea na linha média em um recém-nascido deve levantar a suspeita de teratoma congênito porque acredita-se que esse tumor surja *in utero* (embora possam se apresentar em qualquer idade).

Tumores oriundos de estruturas adjacentes. Além dos tumores parenquimatosos pineais e dos de células germinativas, outras massas que podem se projetar para a região pineal são meningiomas tentoriais e gliomas exofíticos oriundos do esplênio (superiormente) ou do teto mesencefálico (inferiormente). Também existe o tumor papilar da região pineal (TPRP), que é um tumor neuroepitelial de grau II ou III da OMS, oriundo do órgão subcomissural, uma pequena glândula ependimária localizada na margem posterior do terceiro ventrículo, logo

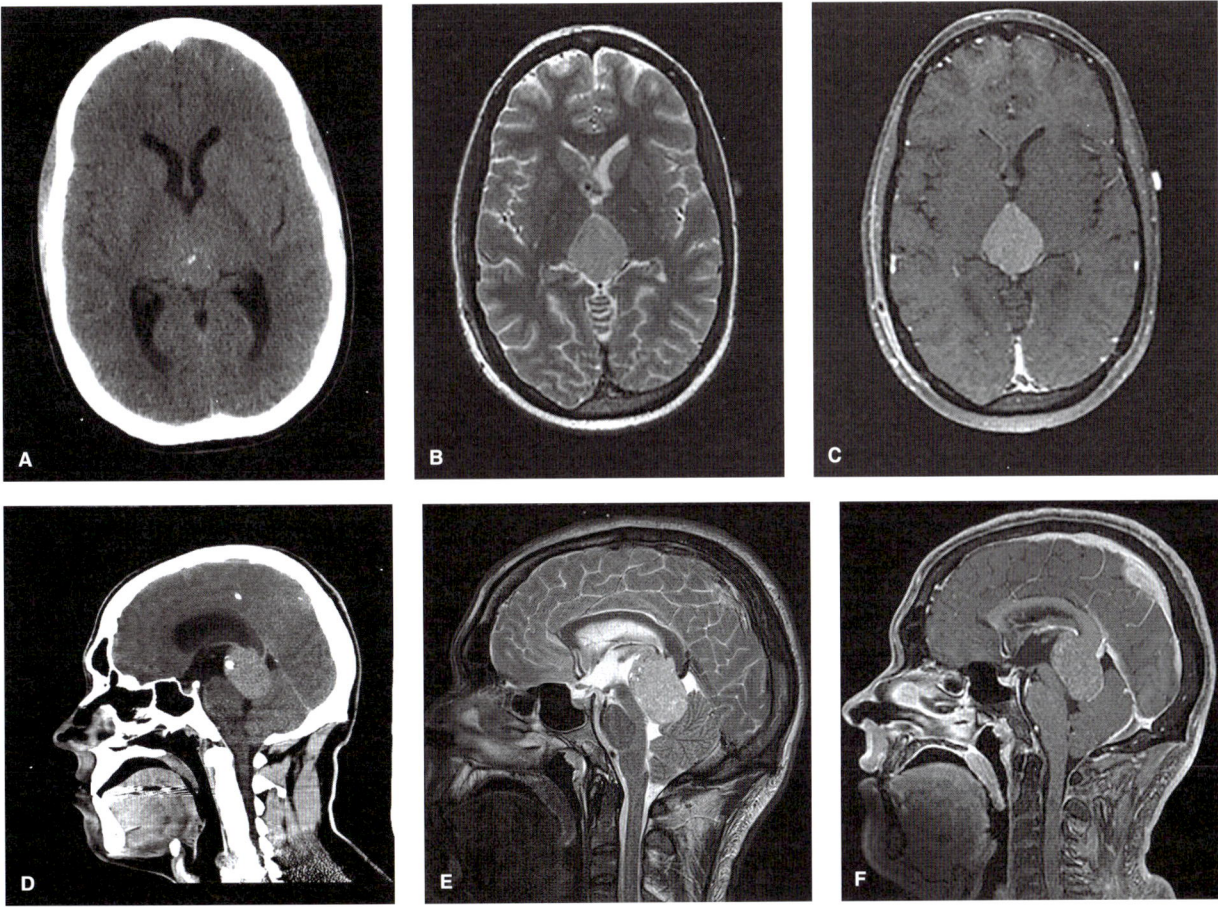

Figura 5.18 Duas categorias diferentes de tumores da região pineal. A. Tomografia computadorizada (TC) de crânio de mulher adulta jovem mostra massa iso a hiperatenuante na região pineal, localizada na margem posterior do terceiro ventrículo. **B e C.** Ressonância magnética (RM) axial pré-operatória, imagem ponderada em T2 e imagem ponderada em T1 pós-gadolínio (observar marcador em escalpo frontal esquerdo), confirma a existência de massa sólida, com realce, que foi diagnosticada como pineoblastoma (grau IV do OMS). Ela apresentava hidrocefalia obstrutiva (observar a extremidade do dreno ventricular no corno frontal direito). **D a F.** TC sagital, imagem ponderada em T2 e imagem ponderada em T1 pós-gadolínio, de um homem adulto jovem que também apresentava hidrocefalia mostra outra massa hiperatenuante na região pineal, com realce por meio de contraste. Ao contrário do primeiro caso, essa massa parece engolfar a calcificação normal da glândula pineal e foi diagnosticada como germinoma, que respondeu bem à radioterapia. Os diagnósticos diferenciais de massas na região pineal incluem tumores parenquimatosos pineais (graus I a IV da OMS) e tumores de células germinativas.

abaixo da comissura posterior. O TPRP manifesta-se como massa com realce por meio de contraste nos adultos e pode ser difícil diferenciá-lo de outros tumores da região pineal (Tabela 5.15).

Massas na região selar

A sela turca é uma depressão na linha média no topo do corpo do osso esfenoide na qual fica a glândula hipófise (pituitária); está separada da cisterna quiasmática na parte superior pelo diafragma da sela, que se insere no tubérculo da sela anteriormente e no dorso da sela posteriormente. Com o envelhecimento, esse retalho da dura-máter pode enfraquecer e possibilitar a herniação inferior do espaço subaracnóideo a partir da cisterna quiasmática para a sela turca (aspecto de "sela vazia").

O infundíbulo da hipófise e a neuro-hipófise (lobo posterior da hipófise) são derivados do neuroectoderma e são extensões do diencéfalo. A adeno-hipófise (lobo anterior da hipófise) provém do ectoderma superficial, especificamente do estomodeu primitivo, que também dá origem à boca. Durante o desenvolvimento, esse tecido forma um divertículo epitelial, também conhecido como ducto craniofaríngeo ou bolsa de Rathke, que se estende desde a faringe até a calvária para encontrar a neuro-hipófise e formar a adeno-hipófise anteriormente.

Adenomas hipofisários. Os adenomas hipofisários se originam na adeno-hipófise e não são listados nas classificações de tumores do SNC da OMS (são considerados tumores endócrinos). Segundo dados do CBTRUS (2009–2013), ele é um dos três tumores primários do SNC mais frequentes: meningiomas (36%), adenomas (16%) e glioblastoma (15%). De modo geral, manifestam-se na vida adulta, com mais frequência em adultos jovens (20 a 40 anos de idade). Podem ser separados de acordo com suas dimensões em microadenomas (< 1 cm) e macroadenomas (> 1 cm). Embora os macroadenomas possam, com frequência, ser detectados em TC ou RM de cérebro padrões, os microadenomas exigem avaliação meticulosa por RM de melhor resolução, específicas para a sela turca/hipófise.

Microadenomas são pequenos demais para provocar efeito expansivo local, portanto, as manifestações clínicas são consequentes à secreção excessiva de hormônios ou os microadenomas são um achado incidental em neuroimagens (ou em necropsia). Os sinais/sintomas hormonais dependem da célula endócrina de origem: lactotrofos produzem prolactina, somatotrofos produzem hormônio do crescimento (GH), corticotrofos produzem hormônio adrenocorticotrófico (ACTH), tireotrofos produzem hormônio tireoestimulante (TSH), gonadotrofos produzem hormônio luteinizante (LH) e hormônio foliculoestimulante (FSH), e as "células nulas" não são funcionais. Prolactinomas são mais comuns e podem provocar amenorreia/galactorreia em mulheres ou redução da libido em homens. Adenomas secretores de GH são os segundos tumores mais frequentes e podem provocar gigantismo ou acromegalia. Prolactinomas podem ser tratados farmacologicamente com agonistas da dopamina, como cabergolina (Figura 5.19).

Macroadenomas podem causar sinais/sintomas em decorrência do efeito expansivo local. De modo geral, a preocupação primária é a perda visual em decorrência de compressão dos nervos, do quiasma ou dos tratos ópticos superiormente. A compressão da glândula hipófise ou de seu infundíbulo pode provocar hipopituitarismo ou hiperprolactinemia ("efeito infundibular"), respectivamente. A invasão lateral dos seios cavernosos pode provocar hiperprolactinemia grave ou diplopia em decorrência do efeito compressivo nos nervos cranianos. No caso de macroadenomas sintomáticos, sobretudo quando os pacientes apresentam perda visual progressiva, ressecção ou citorredução cirúrgica pode ser realizada para reduzir o efeito expansivo, em geral por abordagem transesfenoidal endonasal (Figura 5.19). A grande maioria dos adenomas é benigna, adenomas atípicos e carcinomas são extremamente raros.

Padrões nos exames de imagem. A glândula hipófise é avaliada com mais frequência por RM com imagens ponderadas em T1 e T2, corte fino, nos planos sagital e coronal. O gadolínio é, em geral, administrado para ajudar a identificar quaisquer tumores sólidos e aumentar a sensibilidade para microadenomas. Como a glândula hipófise tem um sistema porta, sem barreira hematencefálica, em geral a glândula exibe realce homogêneo razoavelmente intenso. Portanto, adenomas costumam ser visualizados como lesão relativamente hipocaptante, em comparação com a hipófise normal e os seios cavernosos. RM com contraste e estudo dinâmico da glândula hipófise é, às vezes, realizada para ajudar na detecção de microadenomas porque estes captam o contraste mais lentamente que o tecido normal.

Como lactotrofos e somatotrofos estão localizados lateralmente na glândula hipófise, a maioria dos adenomas também surge lateralmente. Microadenomas podem provocar discreto arqueamento para cima da margem superior da hipófise de um lado e desvio discreto do infundíbulo da hipófise para o outro lado. Macroadenomas são muito menos sutis, conseguem expandir a parte óssea da sela turca, estendendo-se superiormente para a cisterna quiasmática e invadindo lateralmente o seio cavernoso. A invasão do seio cavernoso é identificada pela expansão lateral do tumor, além da linha intercarotídea (traçada ao longo dos pontos médios dos *flow voids* das porções supraclinoide e cavernosa da artéria carótida interna nas imagens coronais) (ver Figura 5.19). Por causa de sua celularidade elevada, esses tumores podem ser hiperdensos na TC e hipointensos nas imagens ponderadas em T2, semelhante à substância cinzenta. Também pode ser encontrado sinal heterogêneo, relacionado a cistos tumorais, infartos ou hemorragias. Quando um macroadenoma hipofisário aumenta de tamanho subitamente por causa de hemorragia, essa síndrome aguda é denominada "apoplexia hipofisária".

Craniofaringioma. Trata-se de um tumor de grau I na classificação da OMS que se origina de resquícios epiteliais escamosos do ducto craniofaríngeo, também conhecido como bolsa de Rathke. Portanto, pode ser encontrado em qualquer ponto entre a nasofaringe e o terceiro ventrículo, embora mais comumente esteja centralizado na região suprasselar (Tabela 5.16). Craniofaringiomas adamantinomatosos são os tumores não neuroepiteliais de SNC mais comuns em crianças; são caracterizados por heterogeneidade descrita pela regra de 90%: 90%

TABELA 5.15 Abordagem simplificada de massas na região pineal.

■ CÉLULA DE ORIGEM	■ NEOPLASIAS
Tumores do parênquima da glândula pineal	Pineocitoma (grau I) Tumor do parênquima da glândula pineal de diferenciação intermediária (grau II ou III) Pineoblastoma (grau IV)
Tumores de células germinativas (TCG)	Germinoma Carcinoma embrionário Tumor do saco vitelino (seio endodérmico) Coriocarcinoma Teratoma (maduro ou imaturo) TCG misto
Estruturas adjacentes	Tumor papilar da região pineal Meningioma (p. ex., tentorial) Glioma (p. ex., do teto mesencefálico)
Não neoplásica	Malformação da veia de Galeno

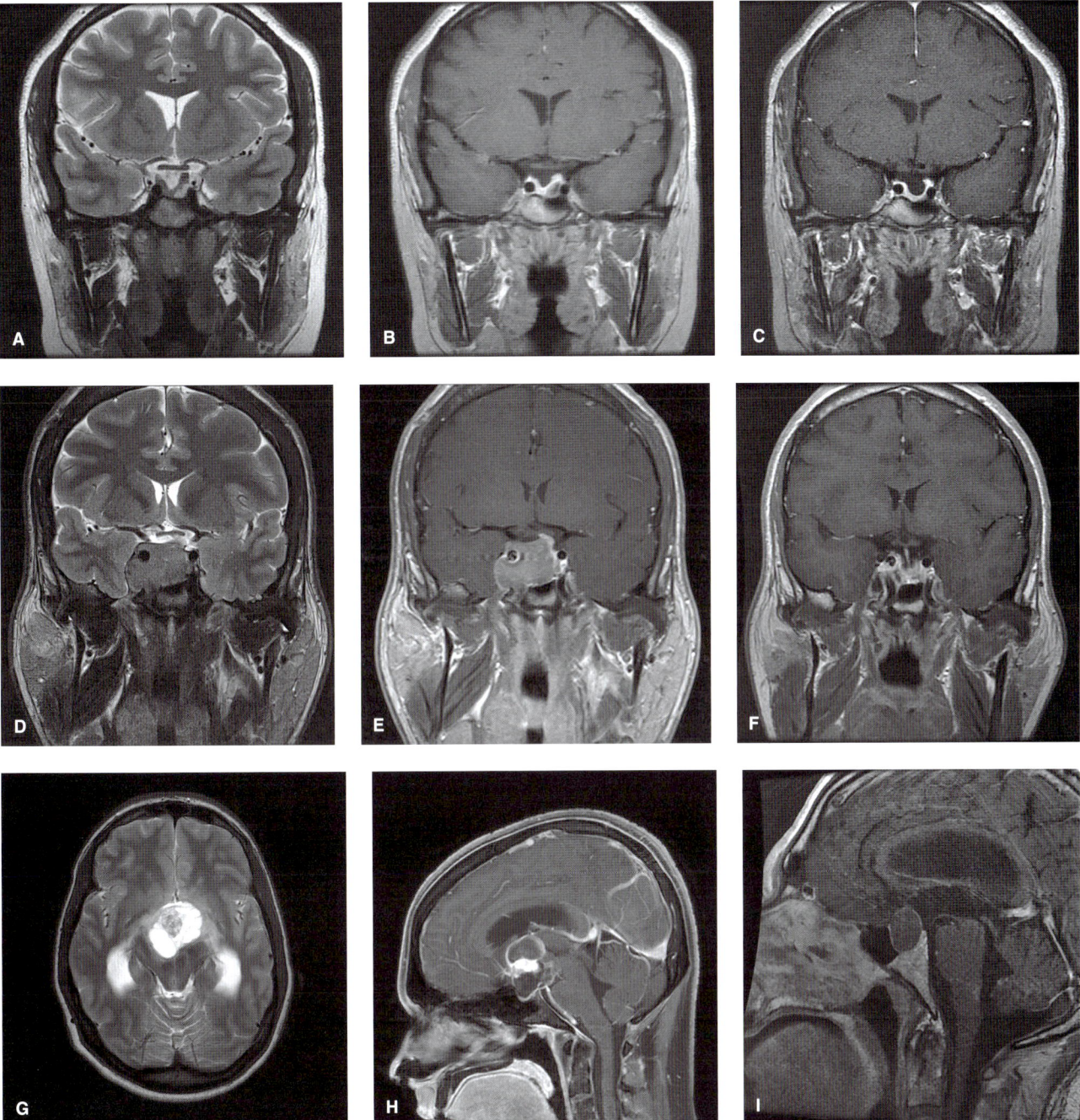

Figura 5.19 Três exemplos de tumores da região selar (mais um cisto). A e **B.** Ressonância magnética (RM) coronal, imagem ponderada em T2 e imagem ponderada em T1 pós-gadolínio, de mulher (adulta jovem) com galactorreia revela lesão (com menos de 1 cm) hiperintensa em T2, na parte lateral esquerda da hipófise, com realce menos evidente do que a glândula normal. Trata-se de um microadenoma secretor de prolactina (microprolactinoma). **C.** Imagem ponderada em T1 pós-gadolínio confirma regressão do microadenoma após tratamento farmacológico com cabergolina. **D** e **E.** RM coronal, imagem ponderada em T2 e imagem ponderada em T1 pós-gadolínio, de um adulto jovem com acromegalia mostra uma grande massa hipointensa com realce por meio de contraste, que está centrada na sela turca e envolve o seio cavernoso direito. Esse macroadenoma secretor de hormônio do crescimento desloca o restante da hipófise/infundíbulo (realçando mais avidamente) para a esquerda. **F.** Imagem ponderada em T1 de acompanhamento após terapia cirúrgica (ressecção transesfenoidal) mostra tumor residual minúsculo à direita. **G** e **H.** RM axial, imagem ponderada em T2, e RM sagital, ponderada em T1 pós-gadolínio, de outro paciente adulto jovem mostra uma lesão mista sólida e cística, que está centrada na cisterna suprasselar e está provocando hidrocefalia obstrutiva. Esse é um padrão de imagem clássico de craniofaringioma, especificamente o tipo adamantinomatoso. **I.** RM sagital, imagem ponderada em T1 pós-gadolínio, de outro paciente mostra outra lesão que pode ser oriunda do ducto craniofaríngeo embrionário. Ao contrário do craniofaringioma, um cisto da fenda de Rathke é um defeito de desenvolvimento e não uma neoplasia. O cisto da bolsa de Rathke não exibe realce sólido.

mostram alteração cística, 90% mostram calcificações e 90% mostram realce sólido ou nodular (ver Figura 5.19). Também podem ocorrer em pacientes adultos.

Craniofaringiomas papilares são o outro tipo e são encontrados menos frequentemente; tendem a se manifestar em adultos mais velhos na forma de massa sólida realçada. Os cistos da bolsa de Rathke são lesões não neoplásicas que resultam da persistência de uma fenda na bolsa de Rathke (ausência de involução). Como os craniofaringiomas adamantinomatosos, são lesões císticas, frequentemente preenchidas por líquido proteináceo, e localizadas na região selar ou suprasselar. Ao contrário dos craniofaringiomas, os cistos da bolsa de Rathke não apresentam realce sólido ou nodular (ver Figura 5.19) e, com frequência, são pequenos e assintomáticos.

Outras massas na região selar. Oncocitoma de células fusiformes é um raro tumor não endócrino (grau I da classificação da OMS) da adeno-hipófise que é muito semelhante a um macroadenoma não funcionante. Pituicitoma e tumor de células granulares são raros tumores gliais (grau I da classificação da OMS) oriundos da neuro-hipófise ou do infundíbulo. Outras causas de espessamento do infundíbulo, com realce por meio de contraste incluem germinoma ou histiocitose de células de Langerhans em crianças e linfoma ou metástases em adultos. Causas inflamatórias incluem meningite, neurossarcoidose e hipofisite linfocítica.

Massas de origem desenvolvimental

Todas as entidades nesta seção final são congênitas ou desenvolvimentais, não neoplásicas, mas são incluídas aqui porque podem causar efeito expansivo e ser confundidas com tumor por um profissional inexperiente. Nenhuma das massas descritas adiante deve demonstrar realce sólido ou nodular.

Cistos aracnóideos. Esses cistos meningoteliais de parede fina são localizados no espaço subaracnóideo e acredita-se que resultem de duplicação ou divisão congênita da aracnoide-máter embrionária durante o desenvolvimento. Em raras ocasiões, os cistos aracnóideos secundários ou adquiridos também se desenvolvem como sequelas crônicas de processo inflamatório prévio (p. ex., meningite, hemorragia). Cistos aracnóideos têm o sinal ou a densidade do líquido cefalorraquidiano na TC e na RM, inclusive nas DWI (ou seja, difusão livre das moléculas de água). Aproximadamente 50% dos cistos aracnóideos são observados na fossa média do crânio, onde podem ser muito grandes (Figura 5.20). Outros locais são as convexidades cerebrais, as cisternas subaracnóideas e a fossa posterior do crânio. Vale mencionar que um espaço liquórico retrocerebelar dilatado é, com frequência, denominado megacisterna magna, a menos que exista efeito expansivo no cerebelo e no quarto ventrículo.

Cistos epidermoides e dermoides. Durante o fechamento do tubo neural embrionário, que é formado a partir do neuroectoderma, a inclusão anormal do ectoderma superficial ou externo pode provocar o aparecimento de cistos com revestimentos semelhantes ao epitélio cutâneo normal. Os cistos epidermoides representam aproximadamente 1% de todas as massas intracranianas

e, em geral, manifestam-se na vida adulta (pico etário aproximadamente aos 40 anos), enquanto os cistos dermoides são muito menos comuns e se manifestam mais cedo (pico etário aproximadamente aos 20 anos). Ambos são benignos, caracterizados por crescimento lento e revestidos por epitélio escamoso que produz muita queratina. A diferenciação histológica entre cistos epidermoides e cistos dermoides é feita basicamente porque os cistos dermoides contêm anexos ou anexos cutâneos, tais como folículos pilosos e glândulas sudoríparas/sebáceas (Tabela 5.17).

Padrões nos exames de imagem. Existe uma tendência de os cistos epidermoides serem mais laterais (p. ex., cisterna do ângulo pontocerebelar) e de os cistos dermoides estarem localizados na linha média (p. ex., cisterna suprasselar), embora exista superposição de suas localizações iniciais. A diferença mais significativa é o conteúdo desses cistos. O padrão de imagem de um cisto epidermoide é uma estrutura lobulada com densidade semelhante, mas não igual, ao líquido cefalorraquidiano na TC e sinal de líquido cefalorraquidiano nas imagens ponderadas em T1 e T2. DWI são a melhor maneira de identificar e diferenciar um cisto epidermoide de um cisto aracnóideo atípico. Os cistos epidermoides são hiperintenso nas DWI, e os mapas de coeficiente de difusão aparente mostrarão difusão restrita em relação ao líquido cefalorraquidiano (ver Figura 5.20). Em raras ocasiões os cistos epidermoides são extremamente proteináceos e exibem aspecto atípico na TC (hiperdensos) ou na RM (hiperintenso nas imagens ponderadas em T1) – esse aspecto atípico é denominado "cisto epidermoide branco".

Embora os cistos dermoides contenham restos celulares queratinosos e escamosos como os cistos epidermoides, eles também têm conteúdo gorduroso em decorrência das unidades pilossebáceas (folículo piloso + glândula sebácea). Esse sebo oleoso não é tecido adiposo verdadeiro, mas exibe densidade ou sinal de gordura na TC e na RM (ver Figura 5.20), incluindo saturação de gordura. São cistos de inclusão não neoplásicos e não devem apresentar realce sólido ou nodular. Os cistos dermoides podem se romper para o espaço subaracnóideo, provocando meningite asséptica ou química, com múltiplas gotículas gordurosas (sebo) nos exames de imagem.

Cisto coloide. Coloides são cistos de inclusão endodérmicos cujo revestimento é semelhante ao epitélio brônquico ou respiratório, sendo preenchidos por mucina e extremamente proteináceos. São encontrados na parte anterossuperior do teto do terceiro ventrículo, próximo ao forame de Monro (forame interventricular), onde podem provocar hidrocefalia aguda e morte súbita. Podem manifestar-se cronicamente como cefaleias paroxísticas e/ou déficits neurológicos, exacerbadas pela inclinação da cabeça para frente (fenômeno de Brun) em decorrência de ação de válvula do cisto. O padrão clássico nos exames de imagem é uma lesão arredondada e hiperdensa na parte anterior do terceiro ventrículo, próximo ao forame de Monro na TC sem contraste, com sinal de intensidade variável nas imagens ponderadas em T1 e T2, dependendo do conteúdo de proteína.

Lipoma. Lipomas intracranianos são massas não neoplásicas de tecido adiposo verdadeiro que resultam de diferenciação incorreta da *meninge primitiva* embrionária em gordura, em vez de espaço subaracnóideo normal. Os lipomas são mais comuns na fissura inter-hemisférica (possivelmente associada à disgenesia do corpo caloso), cisterna suprasselar e cisterna quadrigeminal. De modo geral, eles são assintomáticos, com vasos sanguíneos e nervos cranianos normais atravessando-os – não são lesões cirúrgicas. Os lipomas são completamente compostos de material com sinal ou densidade de gordura, ao contrário dos cistos dermoides e teratomas, que podem ser mais heterogêneos (ver Figura 5.20).

Hamartoma do túber cinéreo. Heterotopia da substância cinzenta consiste em nódulos ectópicos de neurônios deslocados em decorrência de migração interrompida durante o desenvolvimento embrionário (ver Figura 5.20). Esses aglomerados podem

TABELA 5.16 Massas suprasselares.
Sarcoidose
Adenoma, aneurisma
Teratoma/germinoma, tuberculose
Craniofaringioma, cisto da bolsa de Rathke
Glioma hipotalâmico, hamartoma, histiocitose
Meningioma, metástases
Glioma da via óptica

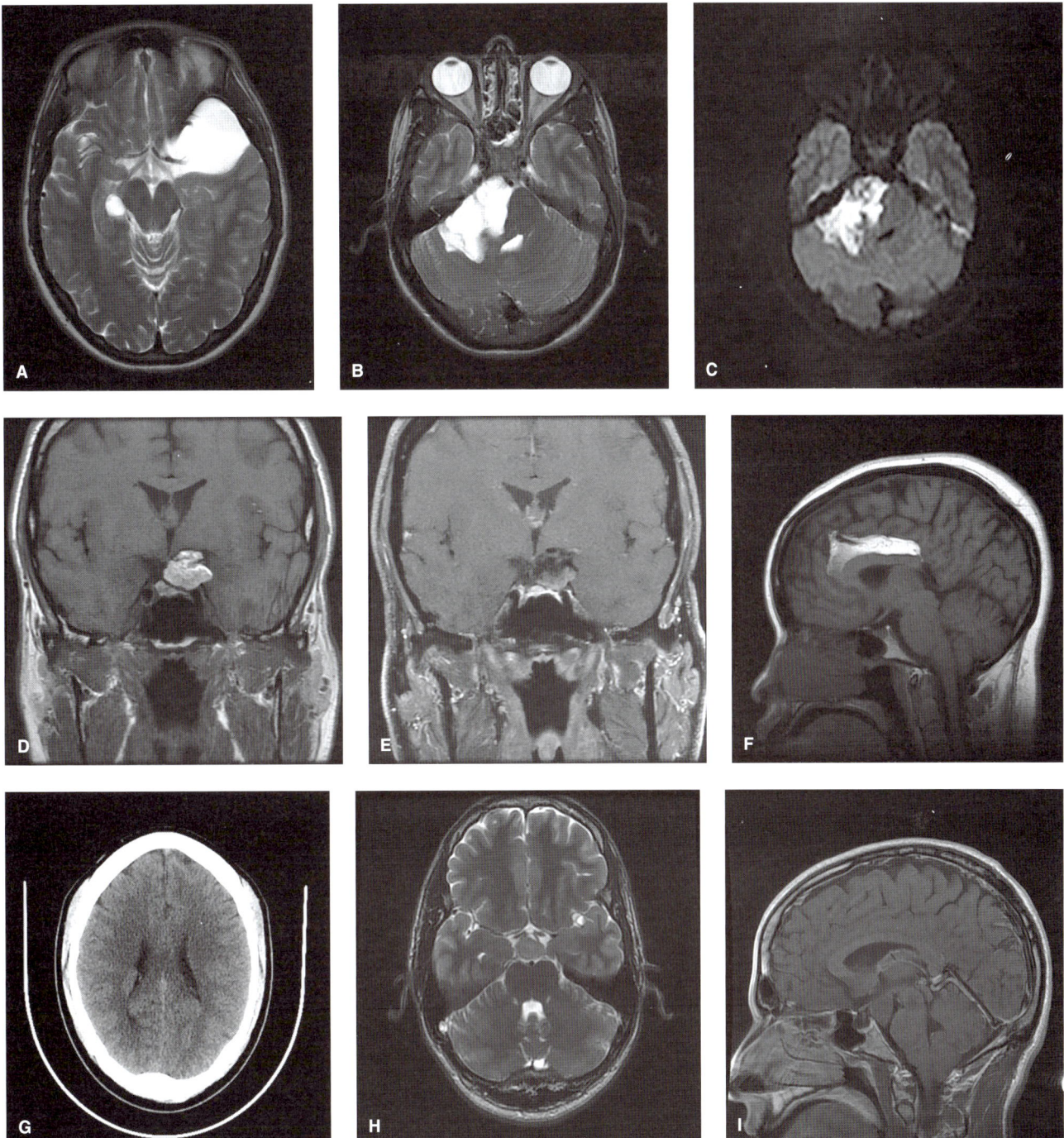

Figura 5.20 Seis "massas" diferentes de origem desenvolvimental (não tumorais). A. A imagem ponderada em T2 do primeiro paciente revela dois cistos aracnóideos congênitos. O cisto maior está localizado na fossa média esquerda do crânio e o menor está na fissura coroideia direita; ambos têm sinal igual ao do líquido cefalorraquidiano em todas as sequências. B e C. Imagens ponderadas em T2 e em difusão do segundo paciente mostram um grande cisto epidermoide no ângulo pontocerebelar (observar o nervo craniano V que o atravessa). Embora os cistos epidermoides se assemelhem a um cisto aracnóideo atípico em algumas imagens, a típica difusão restrita (em relação ao líquido cefalorraquidiano normal) é muito útil para fazer o diagnóstico. D e E. RM coronal, imagens ponderadas em T1 sem saturação de gordura e T1 pós-gadolínio, com saturação de gordura do terceiro paciente mostrando massa heterogênea na cisterna suprasselar esquerda, com sinal interno de gordura. Trata-se de um cisto dermoide com conteúdo sebáceo. Observe a ausência de realce sólido ou nodular (não é um tumor). F. Ressonância magnética (RM) sagital, imagem ponderada em T1 do quarto paciente mostra um lipoma pericaloso ou inter-hemisférico, com aspecto mais homogêneo que o cisto dermoide anterior. O corpo caloso é discretamente hipoplásico (ausência de esplênio). Lipomas intracranianos também podem ocorrer nas cisternas basais e são consequência do desenvolvimento defeituoso das meninges primitivas. G. A TC de crânio do quinto paciente mostra heterotopia de substância cinzenta periventricular ou subependimária, no lado direito; a lesão também apresentava sinal de substância cinzenta em todas as sequências de RM (não mostrada). H e I. RM axial, imagem ponderada em T2, e RM sagital, imagem ponderada em T1 pós-gadolínio, do sexto paciente revelam massa exofítica no túber cinéreo do hipotálamo que apresenta sinal de substância cinzenta e não possui realce. Esse é um exemplo de hamartoma hipotalâmico, que não é neoplasia/tumor.

TABELA 5.17 "Tumores" epidermoides e dermoides.

	■ EPIDERMOIDES	■ DERMOIDES
Frequência	Mais comuns	Menos comuns
Etiologia	Cisto de inclusão ectodérmica	Cisto de inclusão ectodérmica
Exames de imagem	Densidade e sinal semelhantes aos do líquido cefalorraquidiano, exceto pela hiperintensidade acentuada nas imagens ponderadas em difusão	Pesquisar sinal e densidade de gordura interna, consequente ao sebo, sem realce sólido
Cirurgia	"Tumor peroláceo" (ou "queratinizado") em decorrência de queratina	Ruptura acidental ou extravasamento do conteúdo do cisto pode provocar meningite química
Histopatologia	Semelhante à epiderme (epitélio escamoso estratificado queratinizado)	Epidermoide + anexos dérmicos (p. ex., glândulas sebáceas, glândulas sudoríparas, folículos pilosos)

ser confundidos com tumores e, mais frequentemente, são encontrados em locais periventriculares ou subependimários. A substância cinzenta heterotópica anormal pode ser assintomática ou epileptogênica; esse tipo de lesão possui sinal ou densidade muito semelhante à da substância cinzenta normal, na TC e na RM, com possibilidade de discreta hiperintensidade nas imagens ponderadas em T2 (relacionada a gliose). Quando a heterotopia da substância cinzenta ocorre no hipotálamo, em geral o túber cinéreo entre o quiasma óptico e os corpos mamilares, é frequentemente denominado hamartoma (termo grego que significa "erro trágico"). Essa localização incomum provoca sinais/sintomas incomuns, por exemplo, epilepsia gelástica (crises de riso) ou puberdade precoce. A morfologia da heterotopia pode ser séssil ou pedunculada; pode ser diferenciada de um glioma quiasmático-hipotalâmico pelo padrão nos exames de imagem. Na RM o glioma quiasmático-hipotalâmico não apresenta sinal de substância cinzenta e, em geral, possui realce por meio de contraste (astrocitoma pilocítico).

Leitura sugerida

Barajas RF Jr, Cha S. Metastasis in adult brain tumors. *Neuroimaging Clin N Am* 2016;26(4):601–620.

Brandão LA, Poussaint TY. Pediatric brain tumors. *Neuroimaging Clin N Am* 2013;23(3):499–525.

Castillo M. History and evolution of brain tumor imaging: insights through radiology. *Radiology* 2014;273(2 Suppl):S111–S125.

Cha S. Update on brain tumor imaging: from anatomy to physiology. *AJNR Am J Neuroradiol* 2006;27(3):475–487.

Clarke JL, Chang S. Pseudoprogression and pseudoresponse: challenges in brain tumor imaging. *Curr Neurol Neurosci Rep* 2009;9(3):241–246.

Dalesandro MF, Andre JB. Posttreatment evaluation of brain gliomas. *Neuroimaging Clin N Am* 2016;26(4):581–599.

Drake-Pérez M, Smirniotopoulos JG. Extraparenchymal lesions in adults. *Neuroimaging Clin N Am* 2016;26(4):621–646.

Ferguson S, Lesniak MS. Percival Bailey and the classification of brain tumors. *Neurosurg Focus* 2005;18(4):e7.

Given CA 2nd, Stevens BS, Lee C. The MRI appearance of tumefactive demyelinating lesions. *AJR Am J Roentgenol* 2004;182(1):195–199.

Johnson DR, Diehn FE, Giannini C, et al. Genetically defined oligodendroglioma is characterized by indistinct tumor borders at MRI. *AJNR Am J Neuroradiol* 2017;38(4):678–684.

Johnson DR, Guerin JB, Giannini C, Morris JM, Eckel LJ, Kaufmann TJ. 2016 updates to the WHO brain tumor classification system: What the radiologist needs to know. *Radiographics* 2017;37(7):2164–2180.

Koeller KK, Henry JM. From the archives of the AFIP: superficial gliomas: radiologic-pathologic correlation. Armed Forces Institute of Pathology. *Radiographics* 2001;21(6):1533–1556.

Koeller KK, Rushing EJ. From the archives of the AFIP: pilocytic astrocytoma: radiologic-pathologic correlation. *Radiographics* 2004;24(6):1693–1708.

Koeller KK, Rushing EJ. From the archives of the AFIP: oligodendroglioma and its variants: radiologic-pathologic correlation. *Radiographics* 2005;25(6):1669–1688.

Koeller KK, Shih RY. Extranodal lymphoma of the central nervous system and spine. *Radiol Clin North Am* 2016;54(4):649–671.

Kunschner LJ. Harvey Cushing and medulloblastoma. *Arch Neurol* 2002;59(4):642–645.

Louis DN, Ohgaki H, Wiestler OD, et al. The 2007 WHO classification of tumours of the central nervous system. *Acta Neuropathol* 2007;114(2):97–109.

Louis DN, Perry A, Reifenberger G, et al. The 2016 World Health Organization classification of tumors of the central nervous system: a summary. *Acta Neuropathol* 2016;131(6):803–820.

Mabray MC, Cha S. Advanced MR imaging techniques in daily practice. *Neuroimaging Clin N Am* 2016;26(4):647–666.

Mohammadzadeh A, Mohammadzadeh V, Kooraki S, et al. Pretreatment evaluation of glioma. *Neuroimaging Clin N Am* 2016;26(4):567–580.

Ostrom QT, Gittleman H, Xu J, et al. CBTRUS Statistical Report: Primary Brain and Other Central Nervous System Tumors Diagnosed in the United States in 2009–2013. *Neuro Oncol* 2016;18(suppl 5):v1–v75.

Rees JH, Smirniotopoulos JG, Jones RV, Wong K. Glioblastoma multiforme: radiologic-pathologic correlation. *Radiographics* 1996;16(6):1413–1438.

Shih RY, Koeller KK. Embryonal tumors of the central nervous system: from the radiologic pathology archives. *Radiographics* 2018;38(2):525–541.

Shih RY, Smirniotopoulos JG. Posterior fossa tumors in adult patients. *Neuroimaging Clin N Am* 2016;26(4):493–510.

Smith AB, Horkanyne-Szakaly I, Schroeder JW, Rushing EJ. From the radiologic pathology archives: mass lesions of the dura: beyond meningioma-radiologic-pathologic correlation. *Radiographics* 2014;34(2):295–312.

Smith AB, Rushing EJ, Smirniotopoulos JG. From the archives of the AFIP: lesions of the pineal region: radiologic-pathologic correlation. *Radiographics* 2010;30(7):2001–2020.

Smith AB, Smirniotopoulos JG, Horkanyne-Szakaly I. From the radiologic pathology archives: intraventricular neoplasms: radiologic-pathologic correlation. *Radiographics* 2013;33(1):21–43.

CAPÍTULO 6 ■ INFECÇÕES DO SISTEMA NERVOSO CENTRAL

NATHANIEL A. CHUANG E WALTER L. OLSEN

A neuroimagem é uma ferramenta importante na avaliação e no tratamento de infecções do sistema nervoso central (SNC). Com frequência essas infecções têm consequências neurológicas nefastas; portanto, são cruciais o diagnóstico e o manejo precoces com o auxílio de tomografia computadorizada (TC) e ressonância magnética (RM), em particular. Antes da disponibilidade da TC, os abscessos cerebrais piogênicos tinham uma taxa de mortalidade de 30 a 70%. Desde então, a taxa de mortalidade caiu para menos de 5%, sobretudo por causa da capacidade do exame de neuroimagem diagnosticar e localizar com acurácia os abscessos e monitorar a eficácia de intervenções apropriadas. De modo geral, a RM é a modalidade preferida no caso de infecções do SNC por causa de sua sensibilidade e sua especificidade superiores às da TC. Todavia, a TC pode ser uma opção melhor no caso de pacientes instáveis e/ou não cooperativos, porque o tempo necessário para adquirir a TC é menor e porque facilita o monitoramento dos pacientes.

Infecções congênitas

As infecções cerebrais congênitas em fetos e recém-nascidos são comumente causadas pelo grupo TORCH, que inclui: toxoplasmose, outras infecções (como sífilis, varicela-zóster, coriomeningite linfocítica), rubéola, citomegalovírus (CMV), herpes-vírus simples (HSV) e vírus da imunodeficiência humana (HIV). Hoje em dia, o Zika vírus também é reconhecido como outra infecção pré-natal do SNC importante. Esses patógenos podem ser transmitidos por via transplacentária *in utero* ou durante o parto; com frequência provocam significativa lesão cerebral, e malformações cerebrais congênitas são mais comuns quando as infecções são contraídas nos primeiros meses de gravidez, devido ao comprometimento do desenvolvimento fetal.

CMV. É um membro da família dos herpes-vírus e é a causa mais comum de infecção congênita do SNC. A transmissão intrauterina ocorre por via hematogênica durante reativação viral em gestantes soropositivas (a soropositividade para CMV em diferentes populações em todo o planeta varia entre 40 e 100%) ou por infecção primária durante a gestação. A infecção materna pelo CMV resulta em transmissão transplacentária para o feto em 30 a 50% dos casos e doença sintomática em 5% dos casos. A infecção pós-natal pode ocorrer por transmissão do vírus pelo leite materno. Os recém-nascidos sintomáticos podem apresentar hepatoesplenomegalia, icterícia, comprometimento cerebral (retardo psicomotor), coriorretinite e surdez. O CMV multiplica-se preferencialmente ao longo do epêndima e da matriz germinativa, resultando em um padrão periventricular de lesão e desenvolvimento de calcificações distróficas. As ultrassonografias (US) obstétrica e transfontanela craniana do recém-nascido podem revelar zonas anelares hipoecoicas periventriculares e as subsequentes calcificações hiperecoicas periventriculares características. A TC sem contraste mostra muito bem essas calcificações periventriculares (Figura 6.1). De modo geral, não há calcificações dos núcleos da base ou do córtex, como ocorre na toxoplasmose congênita. A perda da substância branca periventricular resulta em cistos, ventriculomegalia e microcefalia. A infecção por CMV durante o primeiro trimestre de gravidez pode resultar em anomalias da migração neuronal (p. ex., heterotopia e lissencefalia) e transtornos da organização cortical (p. ex., esquizencefalia, polimicrogiria e displasia cortical). Todas essas alterações são mais bem evidenciadas na RM. Retardo da mielinização e hipoplasia cerebelar também são achados comuns. Malformações do SNC são menos comuns em pacientes infectados em fases mais avançadas da gestação; contudo, retardo da mielinização e lesões periventriculares da substância branca ainda são encontrados.

Toxoplasmose. É a segunda infecção congênita do SNC mais frequente (logo após a infecção por CMV); é causada pelo protozoário parasito *Toxoplasma gondii*, que ocorre em todo o planeta. A infecção congênita resulta de propagação hematogênica após uma gestante ingerir carne malpassada ou após exposição a fezes de gato, visto que tanto a carne como as fezes podem albergar oocistos viáveis. O feto pode apresentar encefalite necrosante, que é muito destrutiva, sobretudo durante os dois primeiros trimestres de gravidez. Entretanto, normalmente não há malformações do desenvolvimento. Em geral, o recém-nascido apresenta microcefalia, coriorretinite e retardo mental. Os exames de imagem revelam atrofia, ventrículos dilatados e calcificações distróficas (Figura 6.2). As calcificações estão dispersas na substância branca, nos núcleos da base e no córtex cerebral. Esse é um achado que diferencia essa infecção das calcificações primariamente periventriculares da infecção congênita por CMV.

Vírus da coriomeningite linfocítica (VCML). É um arenavírus transmitido por roedores, que provoca alterações muito semelhantes às induzidas por toxoplasmose e CMV nos exames de

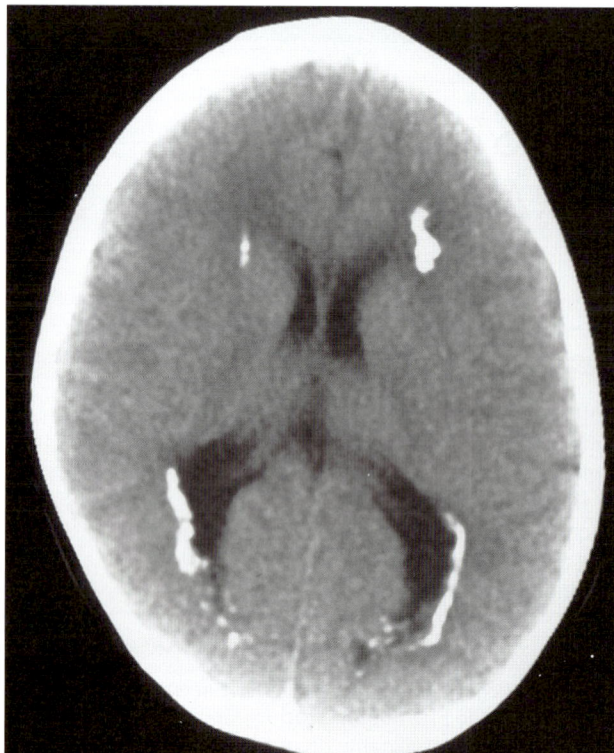

Figura 6.1 Infecção congênita por citomegalovírus (CMV). A imagem de TC sem contraste mostra múltiplas calcificações periventriculares hiperdensas. As calcificações na infecção congênita por CMV tendem a ser apenas periventriculares, como se vê nesse caso. Na toxoplasmose congênita, as calcificações podem ser encontradas em todo o cérebro.

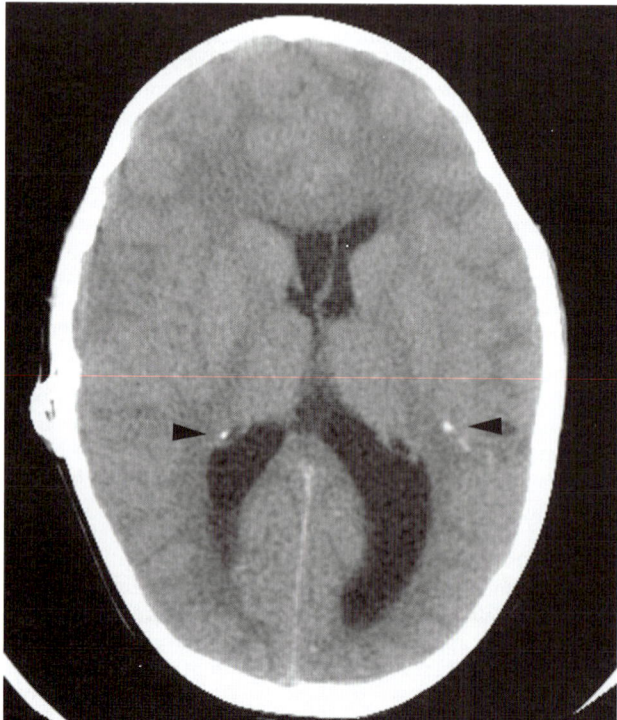

Figura 6.2 Toxoplasmose congênita. Tomografia computadorizada (TC) não contrastada mostra calcificações hiperdensas na junção da substância branca com a substância cinzenta do hemisfério cerebral esquerdo e ao longo da região periventricular direita (*pontas de seta*). O paciente também apresentava ventriculomegalia consequente à hidrocefalia crônica com derivação (*shunt*) ventriculoperitoneal (não é mostrada).

neuroimagem. A ocorrência da infecção no primeiro trimestre da gravidez resulta, com frequência, em aborto espontâneo. Além disso, o quadro clínico típico ao nascimento inclui coriorretinite e hidrocefalia ou microcefalia, mas com resultados dos exames sorológicos e microbiológicos negativos para os patógenos congênitos mais comuns. Calcificações cerebrais, quando observadas na TC ou na RM, podem ser periventriculares e/ou distribuídas na substância branca, nos núcleos profundos da substância cinzenta e no córtex. Perda de volume da substância branca associada a hipodensidade na TC ou hiperintensidade nas imagens ponderadas em T2 da RM pode coexistir com ventriculomegalia.

Encefalite por HSV. Em recém-nascidos resulta, com mais frequência, de infecção contraída durante a passagem pelo canal do parto, quando a mãe tem infecção genital por HSV do tipo 2. Às vezes, existe transmissão transplacentária antes do parto, mas isso geralmente resulta em aborto espontâneo. A infecção do SNC causa encefalite difusa, associada a infarto cerebral, que é fatal ou tem graves consequências neurológicas. É comum que o recém-nascido apresente febre, erupção cutânea, letargia e convulsões nas primeiras semanas de vida. O exame do líquido cefalorraquidiano (LCR) revela pleocitose, aumento da concentração de proteína e redução da concentração de glicose. Se o paciente sobreviver, pode apresentar graus variáveis de microcefalia, retardo mental, microftalmia, dilatação dos ventrículos, calcificações intracranianas e encefalomalacia multicística. Nos estágios iniciais da encefalite, a US mostra áreas de aumento da ecogenicidade do parênquima. A TC revela edema cerebral difuso ou áreas heterogêneas bilaterais de hipodensidade no córtex e na substância branca cerebral, com relativa integridade dos núcleos da base, dos tálamos e das estruturas da fossa posterior (Figura 6.3 A). Essas lesões hipodensas correspondem, na RM, a áreas de hiperintensidade nas imagens ponderadas em T2 e evoluem para áreas de necrose e encefalomalacia cística. Hemorragia associada, calcificações, realce heterogêneo do parênquima e realce meníngeo podem ser observados tanto na TC como na RM (Figura 6.3 B).

Infecção congênita pelo HIV. A infecção pelo HIV pode ocorrer por via transplacentária durante o parto e no período pós-natal via aleitamento materno. Os recém-nascidos acometidos são mais suscetíveis a infecções respiratórias e diarreia e podem apresentar encefalopatia e atraso no desenvolvimento. As infecções oportunistas e as neoplasias encontradas em pacientes com a síndrome de imunodeficiência adquirida (AIDS) não são, em geral, observadas em crianças pequenas. A encefalite pelo HIV acomete primariamente a substância branca e os núcleos da base, resultando em perda difusa do volume cerebral. Calcificações simétricas nos núcleos da base, em especial os globos pálidos, são mais bem visualizadas na TC, enquanto a RM revela melhor as anormalidades na substância branca (hiperintensa nas imagens ponderadas em T2). Ocasionalmente é detectado realce sutil dos núcleos da base. Em alguns casos, a angiografia por ressonância magnética (angio-RM) revela vasculopatia, associada com dilatação fusiforme e ectasia das artérias intracranianas.

A infecção pelo vírus da rubéola já foi devastadora para os fetos, mas atualmente é muito incomum, graças à imunização disseminada nas mulheres antes da idade fértil. A transmissão transplacentária acontece durante a infecção materna com as piores consequências ocorrendo no primeiro trimestre de gravidez (meningoencefalite difusa, infarto cerebral, necrose). Os recém-nascidos que sobrevivem às infecções graves apresentam microcefalia, anormalidades oculares e surdez. A TC revela calcificações distróficas nos núcleos profundos da substância cinzenta e no córtex (Figura 6.4), enquanto a RM demonstra melhor infartos, perda de volume da substância branca e, ocasionalmente, mielinização tardia.

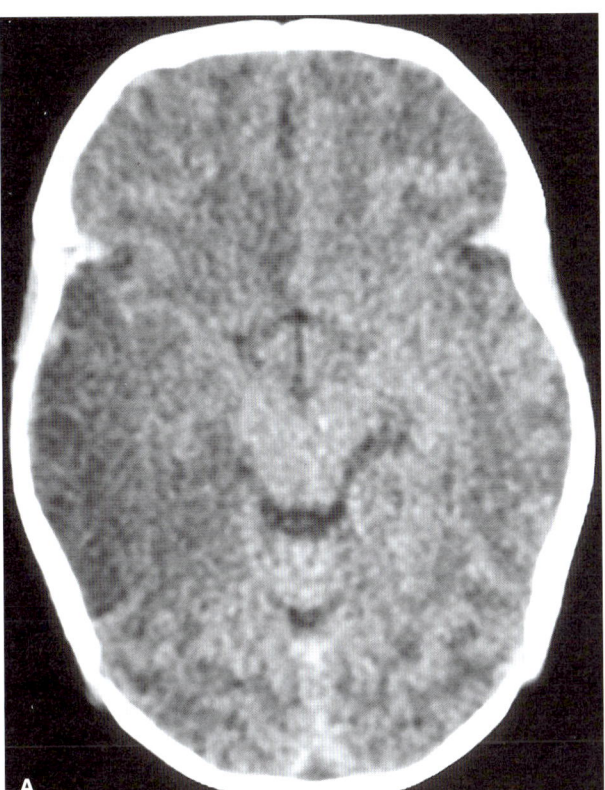
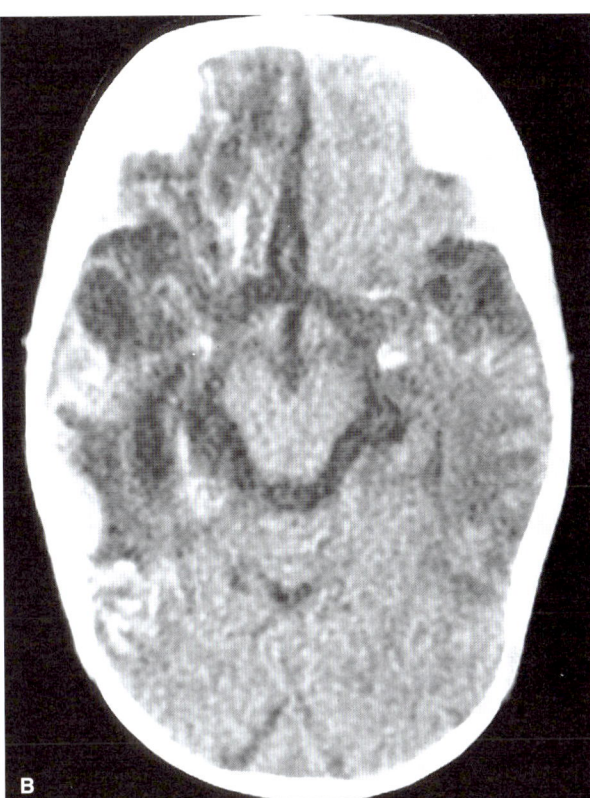

Figura 6.3 Encefalite herpética neonatal. A. Tomografia computadorizada (TC) não contrastada de um recém-nascido com 2 semanas de vida com encefalite aguda por HSV do tipo 2 mostra edema hipodenso no lobo temporal direito e, em menor grau, nos lobos frontal e temporal esquerdos. **B.** Três semanas depois, a TC não contrastada do mesmo recém-nascido revela múltiplas áreas císticas de encefalomalacia cística e calcificação disseminada na substância cinzenta, que são achados típicos de infecção herpética neonatal em estágio tardio.

Zika vírus é um flavivírus oriundo da África e do Sudeste Asiático que é transmitido por várias espécies de mosquitos, em especial o *Aedes aegypti*. Os surtos recentes nas ilhas do Pacífico e nas Américas, sobretudo na região Nordeste do Brasil, foram associados a incidência bastante elevada de microcefalia congênita e malformações do SNC. Todavia, as infecções por Zika vírus foram confirmadas em recém-nascidos/lactentes com malformações do SNC associadas ou não a microcefalia. O vírus foi isolado do tecido cerebral fetal; porém, ao contrário do CMV, não parece ter predileção pela matriz germinativa. O Zika vírus compromete a proliferação celular e promove apoptose e morte celular. A TC demonstra melhor as calcificações puntiformes ou lineares que se localizam predominantemente na junção da substância branca com a substância cinzenta nos lobos frontal e parietal e, em menor grau, ao longo dos núcleos profundos da substância cinzenta e na zona periventricular. Outras alterações típicas são mais bem visualizadas na RM e podem se superpor à infecção congênita por CMV. Além disso, incluem perda de volume cerebral, ventriculomegalia, mielinização anormal, disgenesia do corpo caloso, heterotopia, lissencefalia e polimicrogiria (Figura 6.5). Calcificações e hipoplasia do cerebelo e do tronco encefálico são mais raras. Nos pacientes com microcefalia grave, é comum o achado de deformidades da calvária, como cavalgamento de ossos e occipúcio saliente. US fetais seriadas entre a 18ª e a 20ª semana de idade gestacional e rastreamento de microcefalia fetal, calcificações e malformações do SNC podem ser solicitados para gestantes, quando houver a suspeita de infecção pelo Zika vírus. A RM fetal pode ser utilizada para demonstrar malformações complexas do SNC detectadas inicialmente por US.

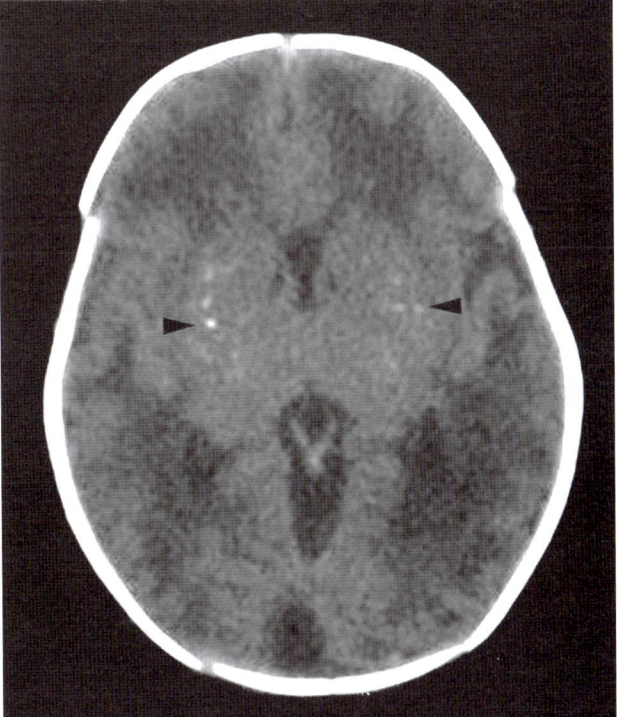

Figura 6.4 Rubéola congênita. Tomografia computadorizada (TC) não contrastada de recém-nascido mostra múltiplas calcificações hiperdensas puntiformes nos núcleos da base (bilateralmente, *pontas de seta*) e substância branca hipodensa.

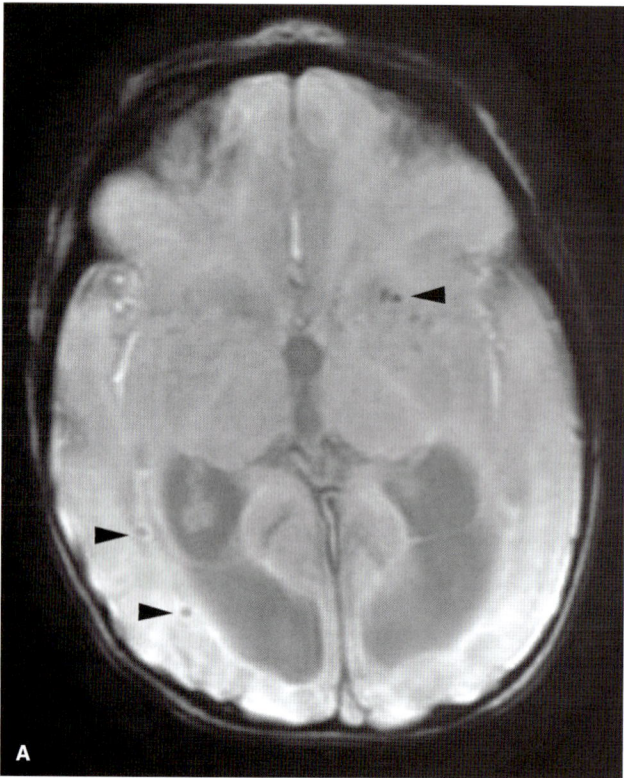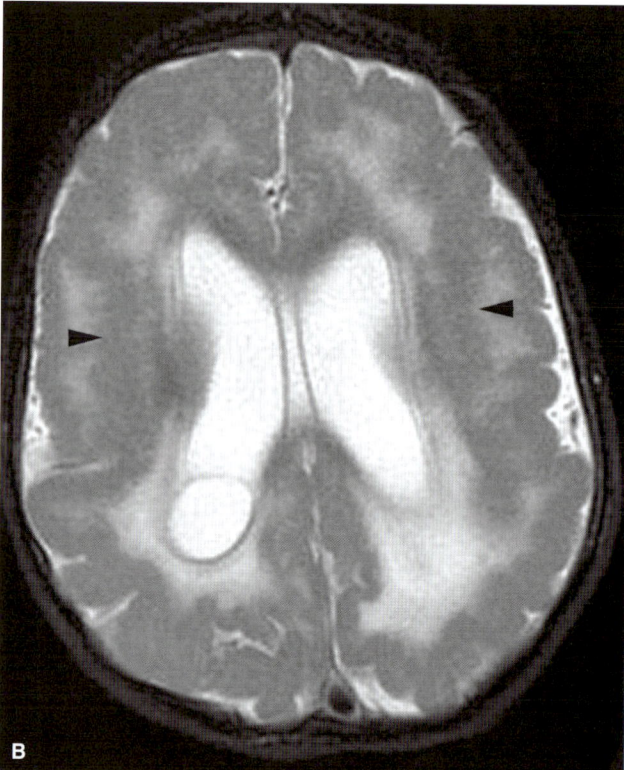

Figura 6.5 Infecção congênita pelo Zika vírus. A. Imagem ponderada em suscetibilidade (SWI), axial, de um lactente com 8 meses de vida que apresentava microcefalia e espasticidade revela múltiplas calcificações hipointensas puntiformes ao longo dos núcleos da base à esquerda e da região periventricular direita (*pontas de seta pretas*). **B.** Imagem ponderada em T2 mostra padrão difusamente simplificado de giros com córtex espesso e irregular compatível com paquigiria substancial e polimicrogiria. Também há heterotopia subcortical e periventricular anterior bilateral (*pontas de seta pretas*). Observar a hiperintensidade anormal na imagem ponderada em T2 da substância branca e o cisto subependimário posterior à direita.

Infecções extra-axiais

Infecções subdurais e epidurais

Infecções piogênicas extra-axiais podem envolver o espaço epidural ou o espaço subdural. Tanto os empiemas (ou abscessos) epidurais quanto os subdurais podem resultar de sinusite paranasal, otomastoidite, infecções orbitais, ferimentos penetrantes, cirurgia ou superinfecção de coleções extra-axiais preexistentes. TC e RM mostram uma coleção extra-axial com densidade aumentada (Figura 6.6) ou aumento da intensidade de sinal nas imagens ponderadas em T1 e T2 em comparação com o LCR. De modo geral, as margens da coleção apresentam realce por meio de contraste de modo uniforme. A RM é mais sensível que a TC no caso de empiemas epidurais e subdurais porque a propriedade multiplanar da RM reduz o problema do efeito de volume parcial com a calvária na TC. A US craniana em lactentes consegue demonstrar coleções extra-axiais ecogênicas heterogêneas e material hiperecoico no espaço subaracnóideo se também houver meningite. De modo geral, empiemas epidurais são confinados pelas inserções da dura-máter que impedem a expansão rápida de abscessos epidurais e são responsáveis pelo formato lentiforme e pelas margens internas convexas destes. Todavia, os empiemas subdurais conseguem se disseminar mais facilmente através do espaço subdural e representam ameaça mais aguda à vida dos pacientes (Figura 6.7 A e B), exigindo intervenção neurocirúrgica rápida. Cerebrite subjacente pode ocorrer nos empiemas subdurais e epidurais. A trombose venosa cortical resultando em infartos venosos é uma consequência comum dessas infecções, e a RM e a venografia por RM (VRM) possibilitam detecção mais fácil de trombose venosa e de infartos venosos. Também é necessário investigar sinusite adjacente ou anormalidades ósseas. Sinusite frontal em crianças

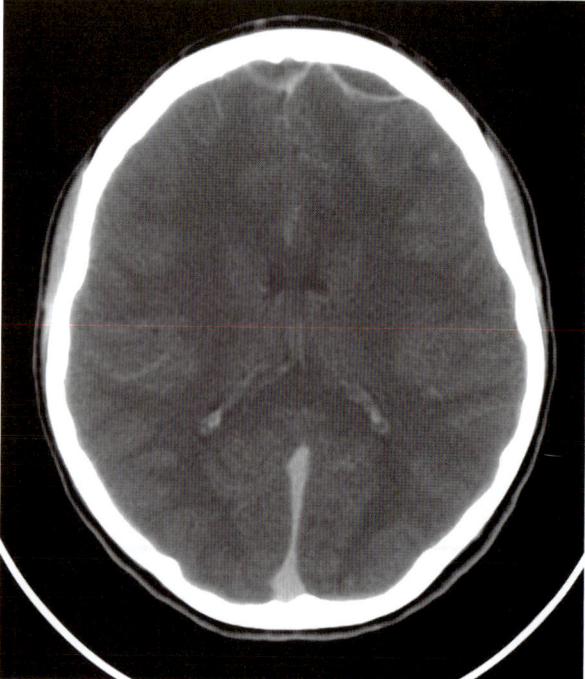

Figura 6.6 Abscesso epidural. Tomografia computadorizada (TC) contrastada de uma criança com 13 anos de idade que apresentava sinusite frontal e cefaleia. Existem duas coleções epidurais lentiformes frontais anteriores, com pus de densidade intermediária. Uma das coleções se estende através da linha média, anterior à foice do cérebro. As margens internas das duas coleções realçam de modo uniforme.

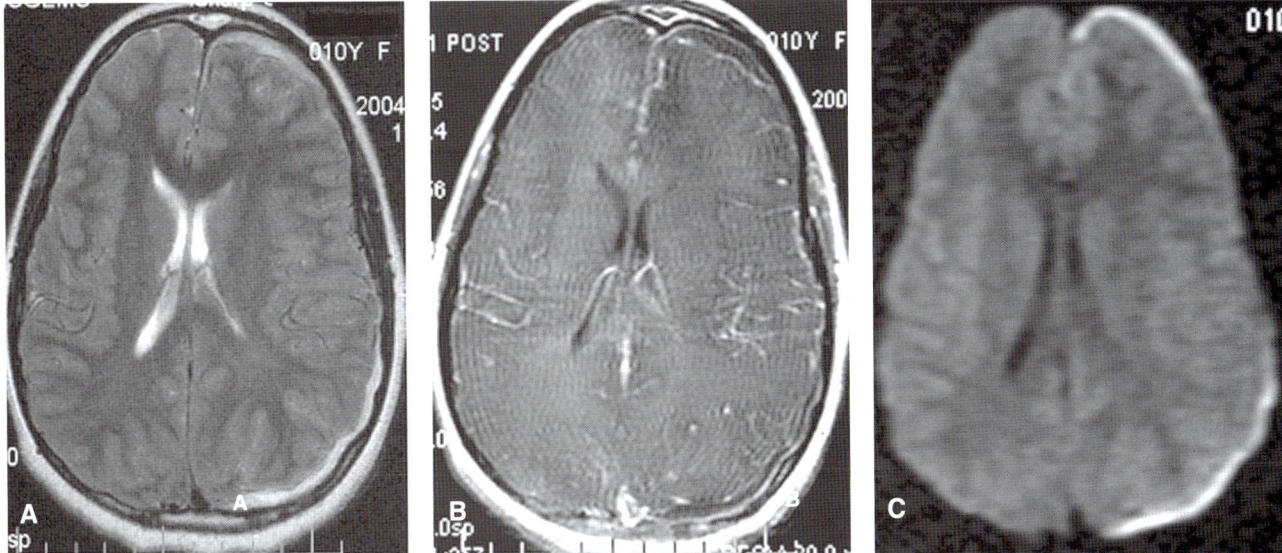

Figura 6.7 Empiema subdural. A. Ressonância magnética (RM), imagem ponderada em T2 axial, de uma criança com 8 anos de idade mostra uma fina coleção de líquido subdural hiperintensa ao longo do hemisfério cerebral esquerdo com efeito expansivo. **B.** Imagem ponderada em T1 com contraste mostrando líquido subdural hipointenso à esquerda com realce da dura-máter. **C.** Imagem ponderada em difusão (DWI) mostrando aumento da intensidade de sinal do líquido, indicando um empiema em vez de derrame subdural estéril, que seria hipointenso nessa sequência.

pode ser complicada por osteomielite, com abscessos subperiosteal, epidural ou subdural. Isso é denominado tumor de Pott ou tumor edematoso de Pott. Empiemas subdurais podem ser hiperintensos nas imagens ponderadas em difusão (DWI), possibilitando sua diferenciação de derrames subdurais (Figura 6.7 C), que também podem apresentar realce. Higromas subdurais são idênticos ao LCR em densidade e intensidade de sinal e não têm realce.

Realce meníngeo ou dural discreto e uniforme pode ser observado após craniotomias e em pacientes com cateteres de ventriculostomia, especialmente na RM (Figura 6.8). Esse realce pode persistir durante anos e deve ser considerado benigno nesse quadro clínico. Muito provavelmente reflete meningite química resultante de hemorragia peroperatória e/ou fibrose da dura-máter. Hipotensão intracraniana consequente a extravasamento de LCR espontâneo ou iatrogênico (inclusive punção lombar recente) também pode resultar em realce simétrico e uniforme da dura-máter, tanto intracraniano quanto ao longo do canal vertebral.

Meningite

Meningite pode ser causada por bactérias, micobactérias, fungos, parasitos e vírus. Meningite bacteriana é causada por *Haemophilus influenzae* (em crianças), *Neisseria meningitidis* (em adolescentes e adultos jovens) e *Streptococcus pneumoniae* (em adultos mais velhos) em mais de 80% dos casos. Meningite por estreptococos do grupo B e *Escherichia coli* ocorre em recém-nascidos, enquanto meningite por *Citrobacter* ocorre comumente em recém-nascidos prematuros. As bactérias penetram com mais frequência as meninges durante bacteriemia sistêmica, mas podem se disseminar diretamente dos seios paranasais infectados ou após traumatismo ou cirurgia. Os pacientes apresentam febre, rigidez da nuca, irritabilidade e cefaleia de instalação relativamente aguda, seguidas por declínio do estado mental. Os exames do LCR confirmam, em geral, o diagnóstico e as TC realizadas no setor de emergência costumam ser normais (Figura 6.9 A). O exsudato inflamatório causado pela meningite pode ter alta densidade na TC e hiperintensidade na sequência FLAIR da RM, nos ventrículos e espaços subaracnóideos. Outras considerações no diagnóstico diferencial incluem ruptura de aneurisma com hemorragia subaracnóidea, metástases leptomeníngeas, neurossarcoidose e linfoma (Figura 6.9 B). Se for administrado contraste, o realce meníngeo pode variar de inexistente ou sutil a muito espesso e substancial.

Os exames de neuroimagem são, talvez, mais importantes na fase mais avançada da meningite, quando existe a suspeita de complicações como hidrocefalia, cerebrite ou abscesso (que serão discutidos mais adiante), infarto arterial ou venoso, derrame ou empiema subdural e herniação. Hidrocefalia

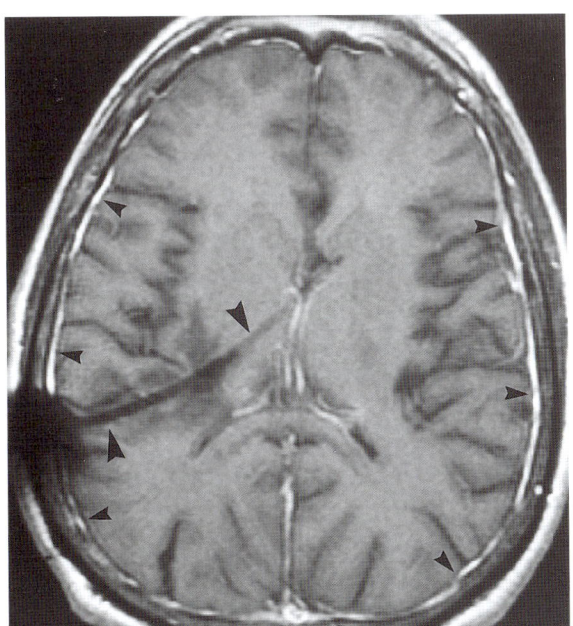

Figura 6.8 Realce meníngeo pós-operatório benigno. Alguns anos após cirurgia cerebral, a imagem ponderada em T1 com contraste mostra realce uniforme, mas definitivamente anormal, da dura-máter (*pontas de seta pequenas*). Não há sinais de infecção ou recorrência do tumor. Um cateter de derivação (*shunt*) ventricular é observado no lado direito (*pontas de seta grandes*).

comunicante é um achado mais típico do que a hidrocefalia não comunicante e reflete comprometimento da reabsorção de LCR pelas granulações aracnóideas. A investigação de infarto arterial e venoso por meio de RM pode ser feita com uma combinação de imagem ponderada em difusão, angiografia por RM arterial e venosa. Angiografia arterial por TC (angio-TC) e venografia por TC (veno-TC) também são exames de imagem úteis, mas estão associados a exposição aumentada à radiação. Derrames subdurais podem ser observados em lactentes, especialmente na meningite por *H. influenzae*. Os derrames subdurais são vistos como delicadas coleções ao longo da superfície do cérebro que são isodensas na TC e isointensas em relação ao LCR na RM (Figura 6.10) e podem exibir realce discreto por agentes de contraste. Esses derrames estéreis também podem ser identificados por US de crânio em recém-nascidos/lactentes. Sulcos ecogênicos, ventriculomegalia e ecogenicidade anormal do parênquima são visualizados por US em recém-nascidos/lactentes com meningite bacteriana (Figura 6.9 C).

Meningite tuberculosa. É a forma mais comum de tuberculose do SNC. De modo geral, é causada por *Mycobacterium tuberculosis*, mas em raros casos é causada por micobactérias atípicas, como *Mycobacterium avium-intracellulare*. A meningite tuberculosa ocorre em todos os grupos etários, embora seja mais comum em crianças e idosos. Pacientes com AIDS, população carcerária e imigrantes de regiões endêmicas para tuberculose também são acometidos de modo desproporcional. Aproximadamente 5 a 10% dos pacientes com tuberculose desenvolvem doença do SNC. A doença se dissemina para as meninges, por via hematogênica, a partir dos pulmões, mas as radiografias de tórax são normais em 40 a 75% dos pacientes. A intradermorreação à tuberculina pode ser negativa e confundir o diagnóstico. Clinicamente, o paciente apresenta instalação subaguda ou insidiosa de cefaleia, mal-estar, fraqueza, apatia ou achados neurológicos focais. O LCR deve exibir pleocitose, elevação da concentração de proteína e redução acentuada da concentração de glicose. As culturas de LCR para micobactérias podem ser negativas ou demandar semanas antes da confirmação da infecção. Os estudos com reação em cadeia da polimerase podem ser mais sensíveis. Os exames de imagem mostram meninges espessadas e com realce por meio de contraste, sobretudo ao longo das cisternas da base do crânio (Figura 6.11), correspondendo a um espesso exsudato inflamatório gelatinoso. Em contrapartida, o realce das meninges na meningite bacteriana costuma ser distribuído mais perifericamente e é menos espesso que o encontrado na

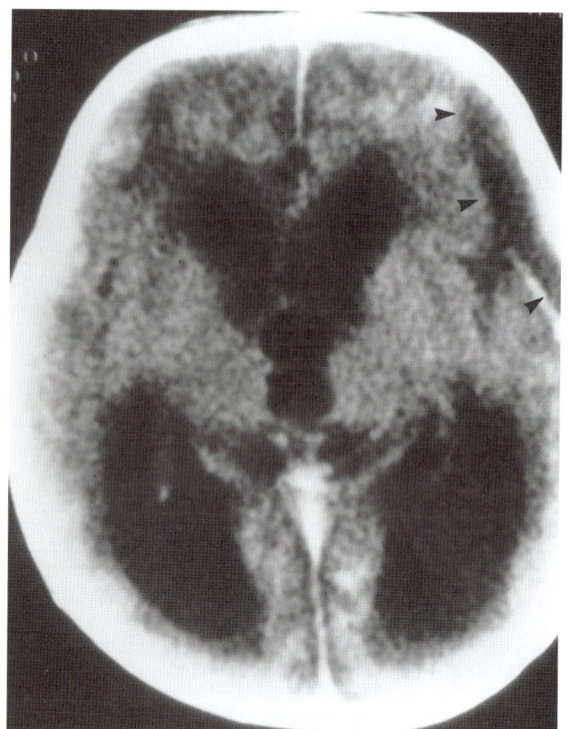

Figura 6.10 Derrame subdural. A tomografia computadorizada (TC) com contraste de uma criança com 6 anos de idade portadora de meningite por *Haemophilus influenzae* revela uma coleção subdural quase isodensa em relação ao LCR (*pontas de seta*). Derrames subdurais são comuns na meningite por *Haemophilus influenzae*. Há também dilatação dos ventrículos laterais e do terceiro ventrículo em decorrência de hidrocefalia comunicante, que é uma complicação comum de meningite.

meningite tuberculosa e em outras meningites granulomatosas. O diagnóstico diferencial de meningite tuberculosa inclui meningite fúngica, cisticercose racemosa, neurossarcoidose e meningite carcinomatosa.

A meningite tuberculosa pode manifestar-se em associação à infecção concomitante do parênquima cerebral, seja em um padrão miliar, seja com abscessos, seja com tuberculomas maiores, que serão discutidos em mais detalhes adiante. Complicações

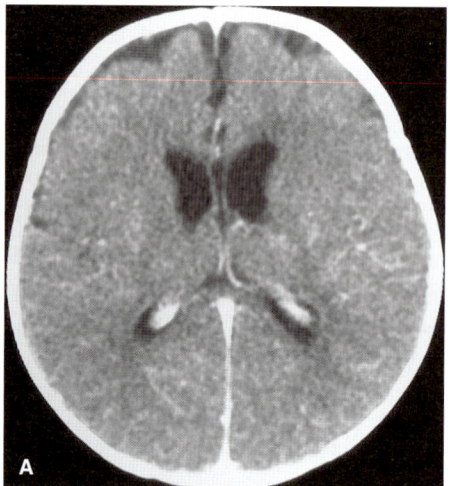 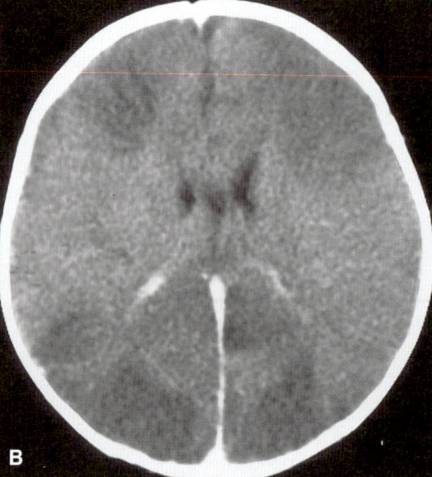 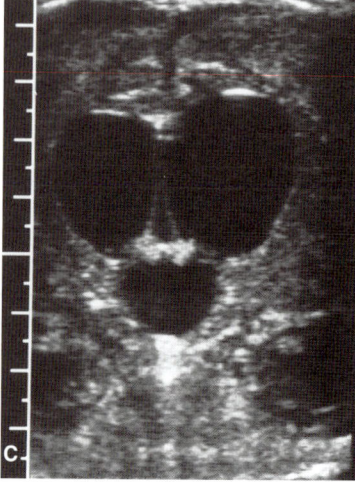

Figura 6.9 Meningite bacteriana. A. A tomografia computadorizada (TC) com contraste inicial desse lactente (3 meses de vida) é normal. **B.** A TC com contraste realizada 1 dia depois mostra edema cerebral acentuado com áreas focais de baixa densidade que representam edema ou isquemia nos lobos frontais e occipitais. **C.** Um mês depois, a ultrassonografia (US) craniana mostra ventriculomegalia consequente à atrofia cortical acentuada, resultante de destruição cortical disseminada.

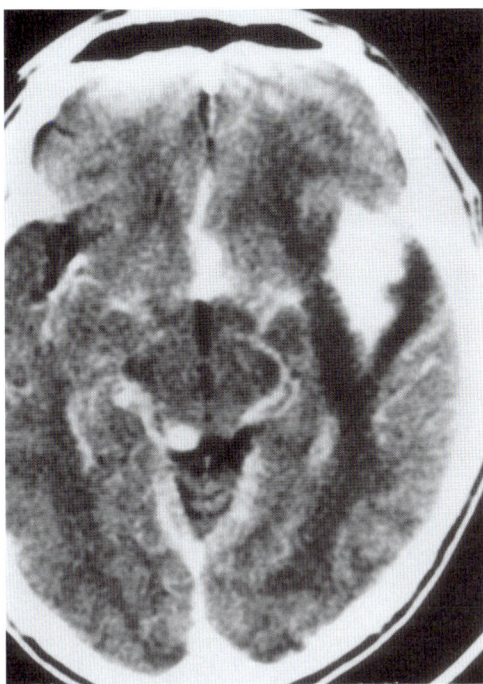

Figura 6.11 Meningite tuberculosa. A tomografia computadorizada (TC) com contraste mostra realce substancialmente anormal na fissura de Sylvius esquerda, na fissura inter-hemisférica, na cisterna *ambiens* e ao longo do tentório. Esse realce irregular e espesso nas cisternas da base é típico de uma paquimeningite, como meningite tuberculosa ou fúngica. Em geral, as TC de pacientes com meningite bacteriana são normais ou podem revelar realce ou hiperdensidade sutil nos sulcos periféricos.

frequentes incluem hidrocefalia ou infartos. O exsudato inflamatório nas cisternas da base pode se estender ao longo dos espaços perivasculares, causando arterite associada a estreitamento ou oclusão dos vasos; infartos ocorrem com mais frequência ao longo da distribuição das artérias lenticuloestriadas e perfurantes talâmicas e nos núcleos profundos da substância cinzenta. A angio-RM pode ser útil nesses casos.

Meningite fúngica. Em geral, provoca realce meníngeo espesso nas cisternas da base de modo semelhante à tuberculose (Figura 6.12). Todavia, na meningite criptocócica, o grau de realce varia de acordo com a imunocompetência do paciente. Hidrocefalia é um achado comum; entretanto, infartos e extensão da infecção fúngica para o parênquima cerebral ocorrem com menos frequência do que na meningite piogênica ou tuberculosa (exceto nos casos de aspergilose e mucormicose). As infecções fúngicas do parênquima cerebral serão comentadas com mais detalhes posteriormente neste capítulo.

Cisticercose racemosa ou meningobasal. Ocorre quando as larvas do cestódio *Taenia solium* infestam o espaço subaracnóideo, sobretudo as cisternas subaracnóideas (neurocisticercose parenquimatosa será discutida mais adiante). Os cistos larvários crescem no formato de cachos de uva (lembrando que racemoso significa "em forma de cachos") ou se adaptam ao formato das cisternas acometidas. Essas lesões císticas são isodensas na TC e isointensas na RM em relação ao LCR (Figura 6.13). Não são visualizados nódulos murais (ou seja, escólex do parasito) ou calcificações, mas pode ser observado realce mural dos cistos ou realce meníngeo difuso. Hidrocefalia é um achado frequente.

Cisticercose intraventricular pode ser de difícil detecção na TC e na RM porque os cistos são, em geral, isodensos e isointensos em relação ao LCR. Alterações sutis do sinal (sobretudo nas imagens ponderadas em difusão e nas sequências FLAIR ([*fluid-attenuated inversion recovery*]) e ausência de pulsações do LCR no interior do cisto o tornam mais visíveis na RM do que na TC (Figura 6.14). Pode ou não existir realce, dependendo do estágio da doença, de modo semelhante à forma parenquimatosa. Com frequência, é possível visualizar um escólex mural no interior desses cistos. Estes podem obstruir o forame de Monro, o aqueduto de Sylvius ou o terceiro ou o quarto ventrículos, resultando em hidrocefalia. O paciente pode morrer em decorrência de hidrocefalia aguda e ventriculite após ruptura do cisto.

Meningite viral. É causada mais frequentemente por enterovírus, embora também possa ser provocada pelo vírus da caxumba, vírus Epstein-Barr (EBV), togavírus, VCML e HIV. De modo geral, os pacientes apresentam doença gripal, febre, cefaleia e rigidez da nuca. A maioria dos pacientes não precisa de tratamento e a ocorrência de déficits neurológicos é incomum, a

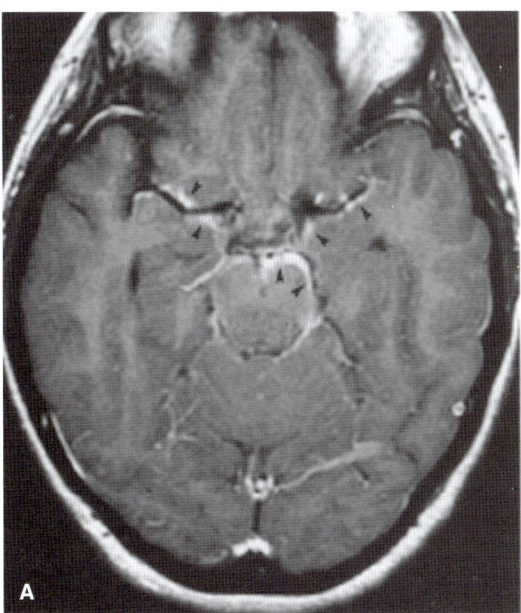
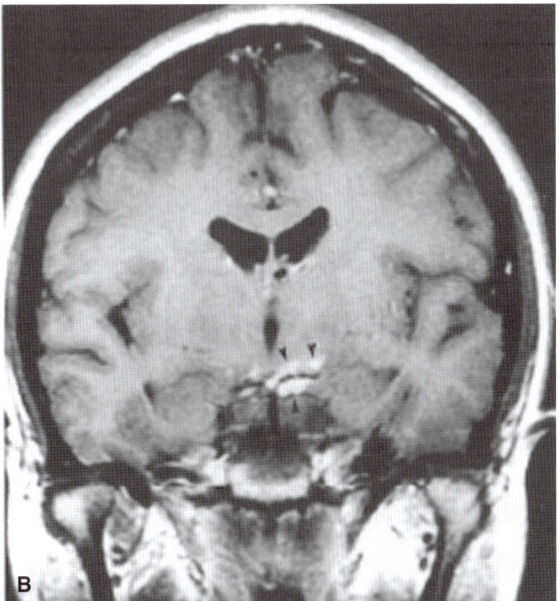

Figura 6.12 Meningite causada por coccidioidomicose. Ressonância magnética (RM), imagens ponderadas em T1 com contraste, axial (**A**) e coronal (**B**) revelam realce anormal das meninges nas cisternas da base (*pontas de seta*).

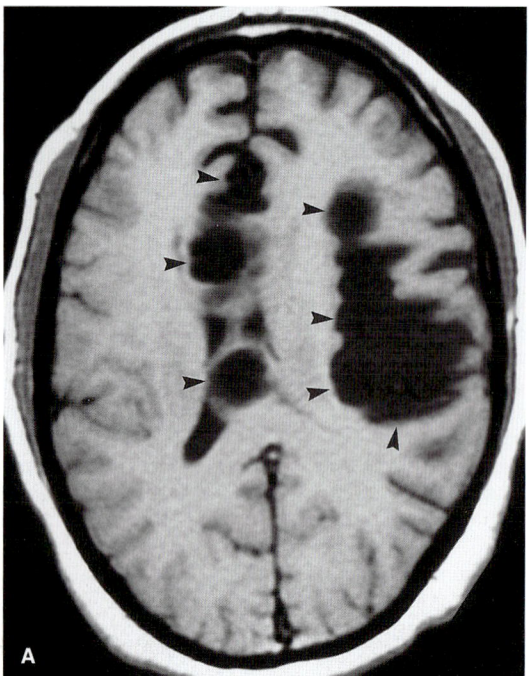
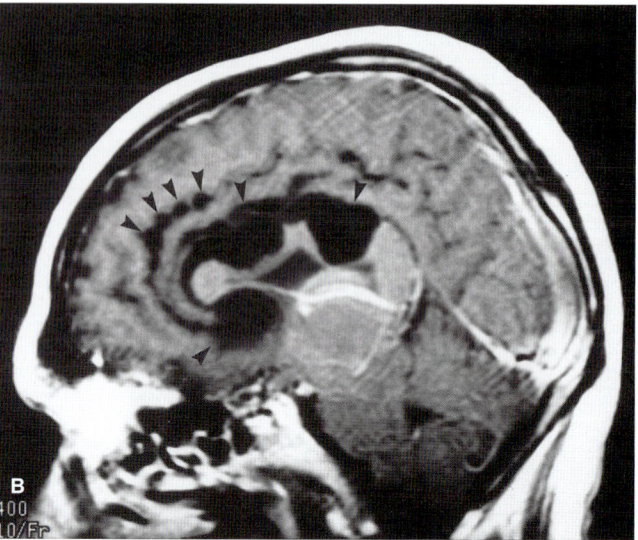

Figura 6.13 Cisticercose subaracnóidea (racemosa). Ressonância magnética (RM) sem contraste axial, imagem ponderada em T1 (**A**) e RM com contraste, sagital, imagem ponderada em T1 (**B**) mostram múltiplos cistos sem realce na fissura de Sylvius esquerda, no sulco caloso e no sulco do cíngulo (*pontas de seta*). O corpo caloso está bastante distorcido pelos cistos. Estes não apresentam escólex, mas crescem por proliferação de suas paredes.

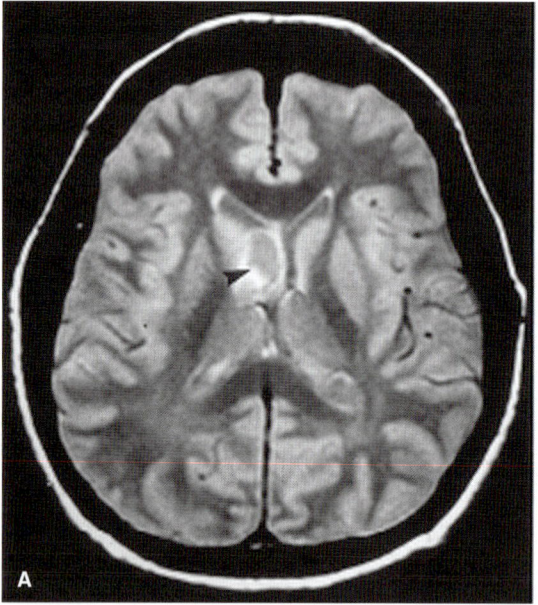
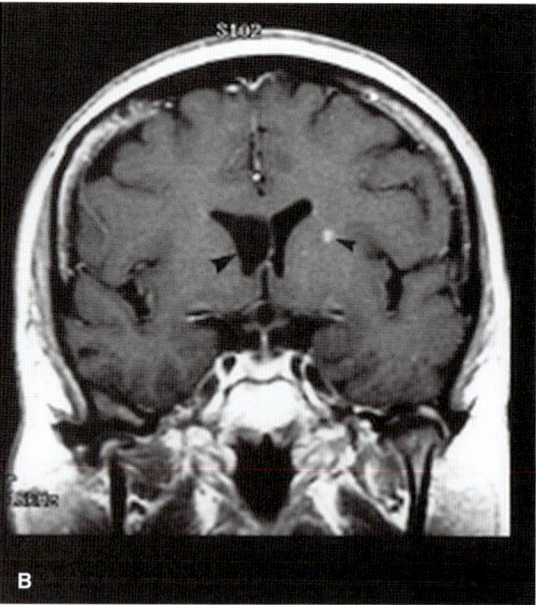

Figura 6.14 Cisticercose intraventricular. Ressonância magnética (RM) axial, imagem ponderada em densidade protônica (**A**) e RM com contraste, coronal, imagem ponderada em T1 (**B**) mostram uma lesão cística no corno frontal do ventrículo lateral direito (*pontas de seta grandes*). A lesão é discretamente hiperintensa em comparação com o LCR no ventrículo. O escólex visualizado tem elevada intensidade de sinal e está localizado na face posterior do cisto (**A**). Também existe uma pequena lesão parenquimatosa no núcleo da base à esquerda (*ponta de seta pequena*).

menos que a infecção evolua para encefalite. Em geral, os exames de neuroimagem são normais; contudo, pode ser visualizado discreto realce das meninges.

Sarcoidose. É uma doença granulomatosa não infecciosa de etiologia indeterminada que envolve o SNC em até 14% dos pacientes na necropsia. Apenas minoria dos casos apresenta sinais ou sintomas neurológicos, como cefaleias, neuropatias cranianas, disfunção hipotalâmica, convulsões ou outros déficits neurológicos

focais. Além da biopsia, a confirmação de elevação dos níveis séricos e liquóricos da enzima conversora de angiotensina (ECA) e do envolvimento pulmonar é valiosa para o diagnóstico. A neurossarcoidose acomete primariamente as leptomeninges, e realce anormal das leptomeninges e da dura-máter pode ser visualizado na TC e na RM (Figura 6.15 A). Espessamento e realce dos nervos cranianos e do eixo hipotálamo-hipofisário não são achados incomuns (Figura 6.15 B). Além disso, massas focais intra-axiais

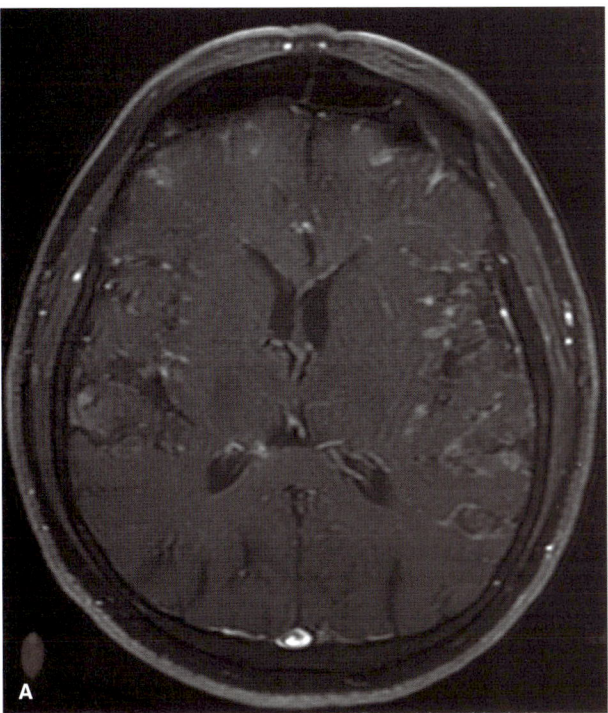
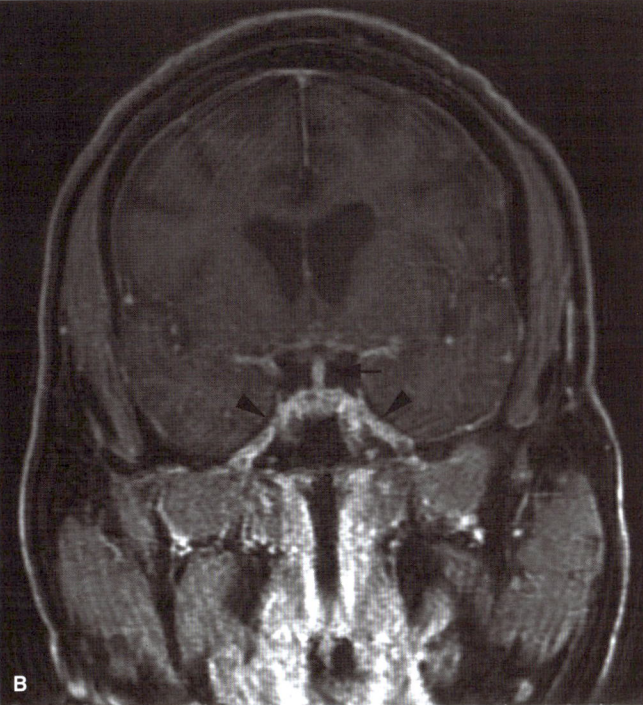

Figura 6.15 Neurossarcoidose. As imagens de ressonância magnética (RM), ponderada em T1 com contraste axial (**A**) e coronal (**B**), mostram extenso realce leptomeníngeo nodular, ependimário leve e cortical periférico disperso. Há também realce proeminente e espessamento do infundíbulo hipotalâmico (*seta*), da glândula hipófise e das divisões V2 e V3 dos nervos trigêmeos (bilateralmente) (*pontas de seta*) em (**B**).

com realce ou pequenas lesões sem realce na substância branca podem ser observadas. Não é típico o achado de calcificações. O diagnóstico diferencial inclui infecções granulomatosas do SNC, doença metastática, granulomatose de Wegener e histiocitose das células de Langerhans.

Infecções do parênquima

Cerebrite e abscesso piogênicos

As infecções bacterianas do cérebro podem ser consequentes a extensão direta após traumatismo, cirurgia, sinusite paranasal, otomastoidite ou infecções dentárias. Infecções por propagação hematogênica são ainda mais frequentes, sobretudo em pacientes com infecções pulmonares, endocardite ou cardiopatias congênitas. Bactérias anaeróbicas são os microrganismos causais mais frequentes nos dois casos. A infecção por *Staphylococcus aureus* é comum após intervenções cirúrgicas ou traumatismo. Infecções por bacilos gram-negativos, pneumococos, estreptococos, *Listeria*, *Nocardia* e *Actinomyces* também ocorrem com alguma frequência. Nas infecções resultantes de disseminação hematogênica, os lobos frontais e parietais (distribuição da artéria cerebral média) são os mais frequentemente acometidos, com o abscesso localizado na junção da substância cinzenta com a substância branca. Os lobos frontais são comprometidos com mais frequência nos casos de propagação de infecções dos seios paranasais. Os lobos temporais ou o cerebelo são acometidos em pacientes com propagação a partir de otomastoidite.

As manifestações clínicas de pacientes com infecção cerebral piogênica podem ser leves ou graves. Cefaleia é uma queixa comum. Os pacientes apresentam graus variáveis de letargia, obnubilação, náuseas, vômitos e febre, que está ausente em mais de 50% dos casos. Sinais de irritação meníngea ocorrem em apenas 30% dos pacientes. Déficits neurológicos focais, papiledema, rigidez da nuca e convulsões podem ocorrer rapidamente, no curso de alguns dias. Nisso, essas infecções diferem dos tumores, nos quais esses sinais/sintomas evoluem, em geral, mais devagar. Com frequência, mas nem sempre, há leucocitose. Os resultados do exame do LCR são, muitas vezes, inespecíficos e não podem ser realizados por causa do risco de herniação após a realização da punção lombar em uma pessoa com massa cerebral.

Um abscesso solitário é, em geral, tratado cirurgicamente. Com frequência, é realizada aspiração estereotáxica por agulha, seguida por antibioticoterapia, sobretudo se o abscesso estiver em uma área importante do cérebro. Se houver efeito expansivo significativo ou se a lesão estiver em uma área relativamente "segura", é realizada ressecção ou drenagem formal. Nos estágios iniciais da cerebrite, no caso de abscessos pequenos ou múltiplos ou se o paciente não for um bom candidato à cirurgia, basta antibioticoterapia. Os exames de imagem devem ser realizados com frequência (talvez toda semana) para monitorar a eficácia do tratamento e para investigar complicações como herniação, infarto ou hidrocefalia.

O aspecto da cerebrite e dos abscessos cerebrais nos exames de imagem evolui e corresponde a quatro estágios anatomopatológicos, conforme a seguir.

Estágios iniciais da cerebrite. Nos primeiros dias de infecção, a parte infectada do cérebro está edemaciada. As áreas de necrose inicial estão preenchidas por leucócitos polimorfonucleares (PMN) inflamatórios, linfócitos e plasmócitos. Microrganismos são encontrados no centro e na periferia da lesão, que apresenta margens maldefinidas. As TC podem ser normais ou apresentar uma área de baixa densidade (Figura 6.16 A). Na RM, a lesão é hipointensa ou isointensa nas imagens ponderadas em T1 e hiperintensa nas imagens ponderadas em T2 e nas sequências FLAIR (Figura 6.16 B, C). Há discreto efeito expansivo e áreas heterogêneas de realce no interior da lesão, tanto na TC como na RM. Não existe realce em anel nesse estágio, diferenciando-o dos outros três estágios. Infelizmente, esses achados não são específicos e podem ser observados em casos de neoplasias ou infartos. As manifestações clínicas são,

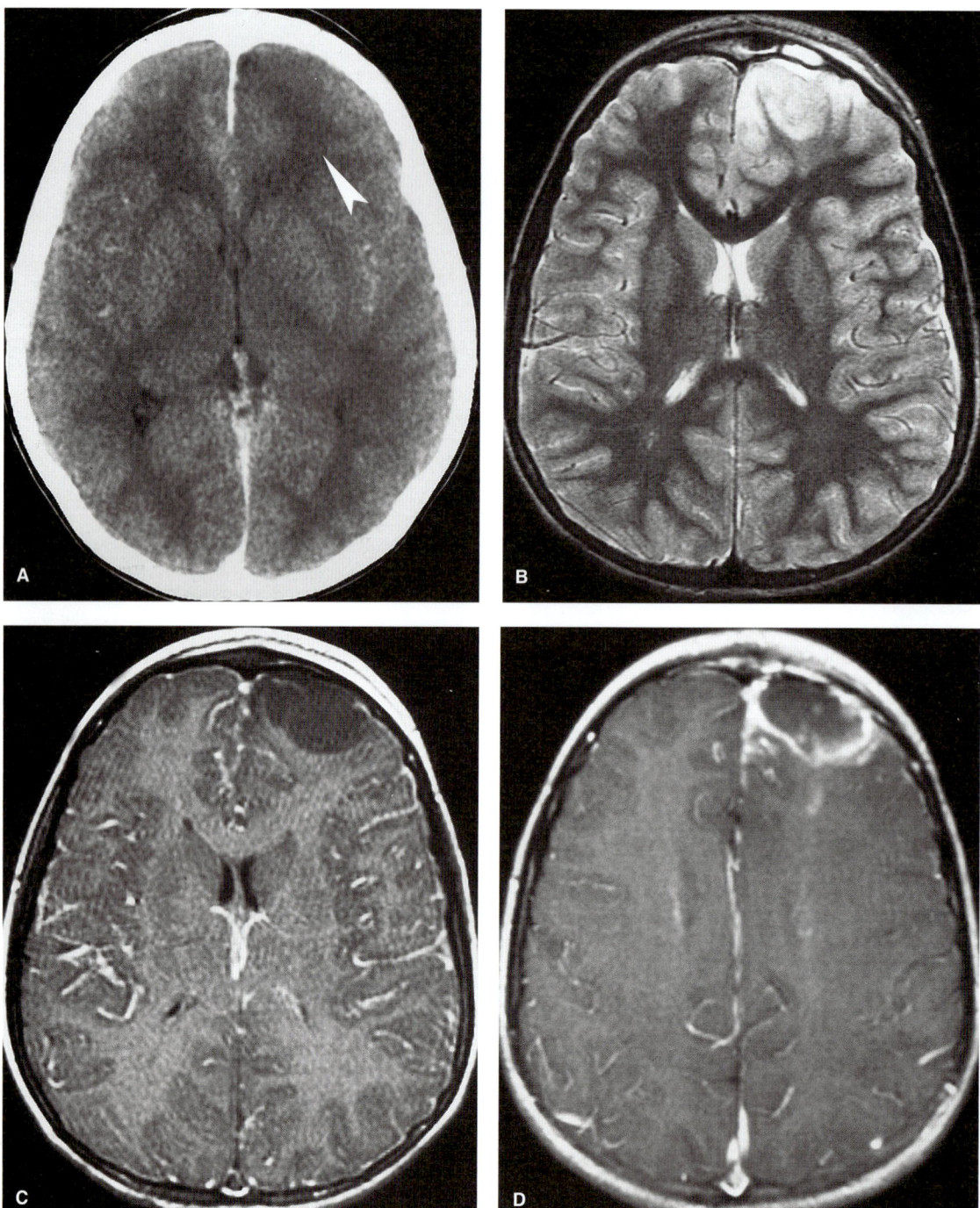

Figura 6.16 Estágio inicial da cerebrite. A. Tomografia computadorizada (TC) com contraste mostra uma área sutil de redução da densidade no lobo frontal esquerdo (*ponta de seta*). **B.** Ressonância magnética (RM) axial, imagem ponderada em T2, obtida no dia seguinte, mostra sinal de alta intensidade no lobo frontal esquerdo e sinusite frontal esquerda. **C.** RM com contraste, imagem ponderada em T1, mostra hipointensidade sem realce, compatível com estágio inicial de cerebrite. **D.** Duas semanas depois, a imagem ponderada em T1 mostra abscesso com realce anelar e cápsula inicial.

portanto, mais importantes para fazer o diagnóstico correto. Se for possível fazer o diagnóstico nesse estágio, o tratamento não cirúrgico com antibióticos é frequentemente efetivo.

Estágio tardio da cerebrite. Ocorre com 1 ou 2 semanas de infecção. A necrose central progride e começa a coalescer, com menos microrganismos sendo detectados no exame histopatológico. Existe proliferação vascular na periferia da lesão com mais células inflamatórias e tecido de granulação inicial, que representam os esforços do cérebro para conter a infecção. Não causa surpresa que isso corresponda a realce por meio de contraste

irregular nas bordas da lesão nos exames de imagem (Figura 6.17). Centralmente, existe hipodensidade na TC, hipointensidade nas imagens ponderadas em T1 e hiperintensidade de sinal nas imagens ponderadas em T2 e nas sequências FLAIR, na RM. Na DWI pode ser encontrado algum aumento da intensidade de sinal no centro da lesão. As imagens adquiridas algum tempo depois da administração do meio de contraste podem mostrar algum realce central tardio. Há piora do edema vasogênico fora da margem realçada e aumento global do efeito expansivo. Não é observada cápsula individualizada hipointensa nas imagens

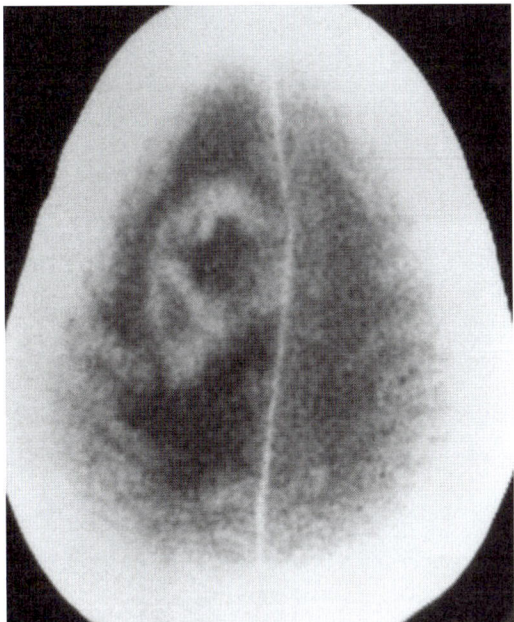

Figura 6.17 **Estágio tardio da cerebrite.** A tomografia computadorizada (TC) com contraste mostra realce periférico irregular e baixa densidade central. Existe edema vasogênico hipodenso circundante. Isso é típico do estágio tardio de cerebrite causada por infecção piogênica.

ponderadas em T2, como pode ocorrer nos abscessos maduros. Esse estágio também pode ser efetivamente tratado com antibióticos, contudo, a diferenciação entre estágio tardio de cerebrite e tumor ou estágio inicial de abscesso pode ser difícil e, com frequência, é realizada cirurgia.

Cápsula inicial. Após 2 semanas, a infecção está contida por uma cápsula de colágeno e reticulina, que se forma ao longo da margem vascular inflamatória da infecção. Macrófagos, fagócitos e neutrófilos também são encontrados na cápsula. O centro necrótico contém pouquíssimos microrganismos. TC e RM com contraste mostram uma borda bem definida, geralmente regular e fina, de realce (ver Figura 6.16 D). Essa

borda tende a ser hipointensa nas imagens ponderadas em T2. Mais uma vez a necrose central resulta em hipodensidade na TC e hipointensidade nas imagens ponderadas em T1 e hiperintensidade nas imagens ponderadas em T2 na RM. Em geral, há persistência do proeminente edema vasogênico circundante. Na DWI existe redução da difusão com hiperintensidade central.

Cápsula tardia. No estágio de cápsula tardia, a borda de realce se torna ainda mais bem definida e espessa, refletindo mais colágeno na parede do abscesso (Figura 6.18). Multiloculação é um achado comum. O aumento proeminente da intensidade de sinal na DWI na porção central é um indício extremamente valioso (Figura 6.19 C). Com frequência, a cápsula exibe características na RM que são úteis para o diagnóstico nesse estágio. Nas imagens ponderadas em T1 a cápsula é, em geral, isointensa ou hiperintensa em relação à substância branca e, nas imagens ponderadas em T2, costuma ser hipointensa em relação à substância branca (Figura 6.19 A, B). Essas características de sinal sugerem encurtamento paramagnético em T1 e T2, semelhante à observada durante a evolução de hematomas (ver Capítulo 4). Todavia, hemorragia nem sempre é encontrada no exame histopatológico e esses efeitos paramagnéticos também podem ser um reflexo dos radicais livres produzidos pelos macrófagos. Seja como for, o aspecto da cápsula na RM é razoavelmente específico para abscesso. A face interna da cápsula com realce é, com frequência (cerca de 50% dos casos), mais fina do que na face periférica (Figuras 6.18 C e 6.19 D). Isso reflete redução relativa da irrigação sanguínea e da migração de fibroblastos centralmente, em comparação com a área cortical. Essa delgada borda medial predispõe a ruptura intraventricular do abscesso e consequente ependimite/ventriculite (Figura 6.18 C). A TC ou a RM revela realce do revestimento ependimário dos ventrículos e modificação da densidade e da intensidade de sinal do LCR intraventricular.

O diagnóstico diferencial de abscesso cerebral bacteriano inclui neoplasia, hematoma em fase de resolução, infarto subagudo ou desmielinização. As manifestações clínicas combinadas ao achado de restrição da difusão na porção central da lesão, à borda realçada completa e regular, ao edema vasogênico circundante significativo e à hipointensidade da cápsula nas imagens ponderadas em T2 são fortes indicativos de abscesso cerebral. Em geral, as neoplasias apresentam realce irregular e, em raros casos, aumento da intensidade do sinal na DWI. Hematomas em fase de resolução apresentam alterações

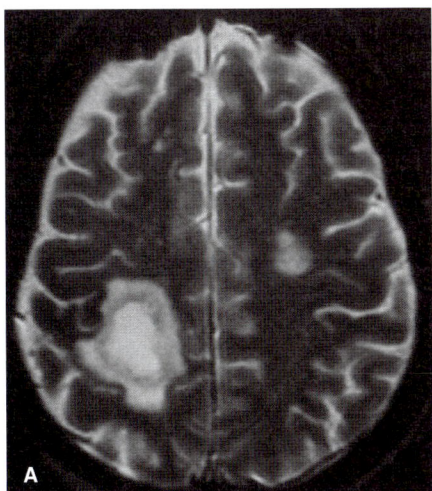
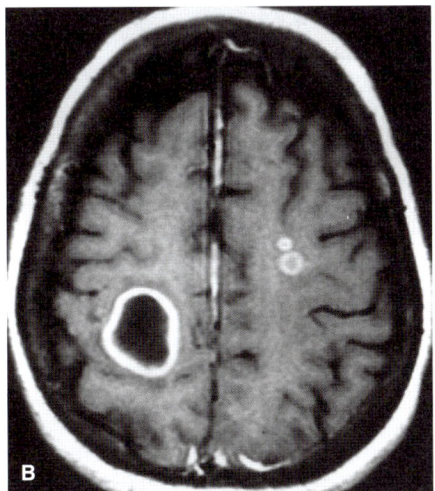
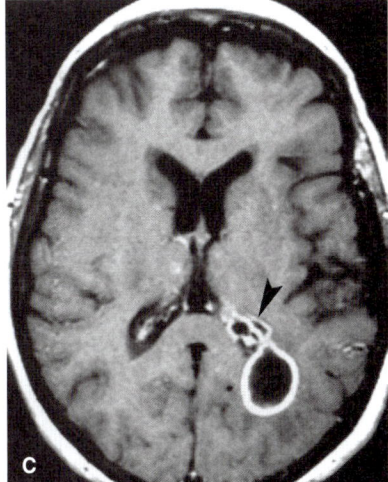

Figura 6.18 **Múltiplos abscessos piogênicos. A.** Ressonância magnética (RM), axial, imagem ponderada em T2, revela uma lesão parietal direita com hiperintensidade central e hipointensidade periférica na cápsula. Existe edema vasogênico hiperintenso circundante. Duas lesões hiperintensas menores são observadas à esquerda. **B.** RM com contraste, imagem ponderada em T1, mostra realce delgado e uniforme das três lesões. **C.** Mais embaixo, a imagem ponderada em T1 da RM com contraste revela um quarto abscesso que se estendia para o átrio do ventrículo lateral esquerdo (*ponta de seta*). O padrão de realce e a extensão intraventricular falam a favor do diagnóstico de abscesso em vez de tumor. Constatou-se que essas lesões eram abscessos quando foram cultivados estreptococos anaeróbicos. (O caso é cortesia do Dr. Vincent Burke, Atherton, Califórnia.)

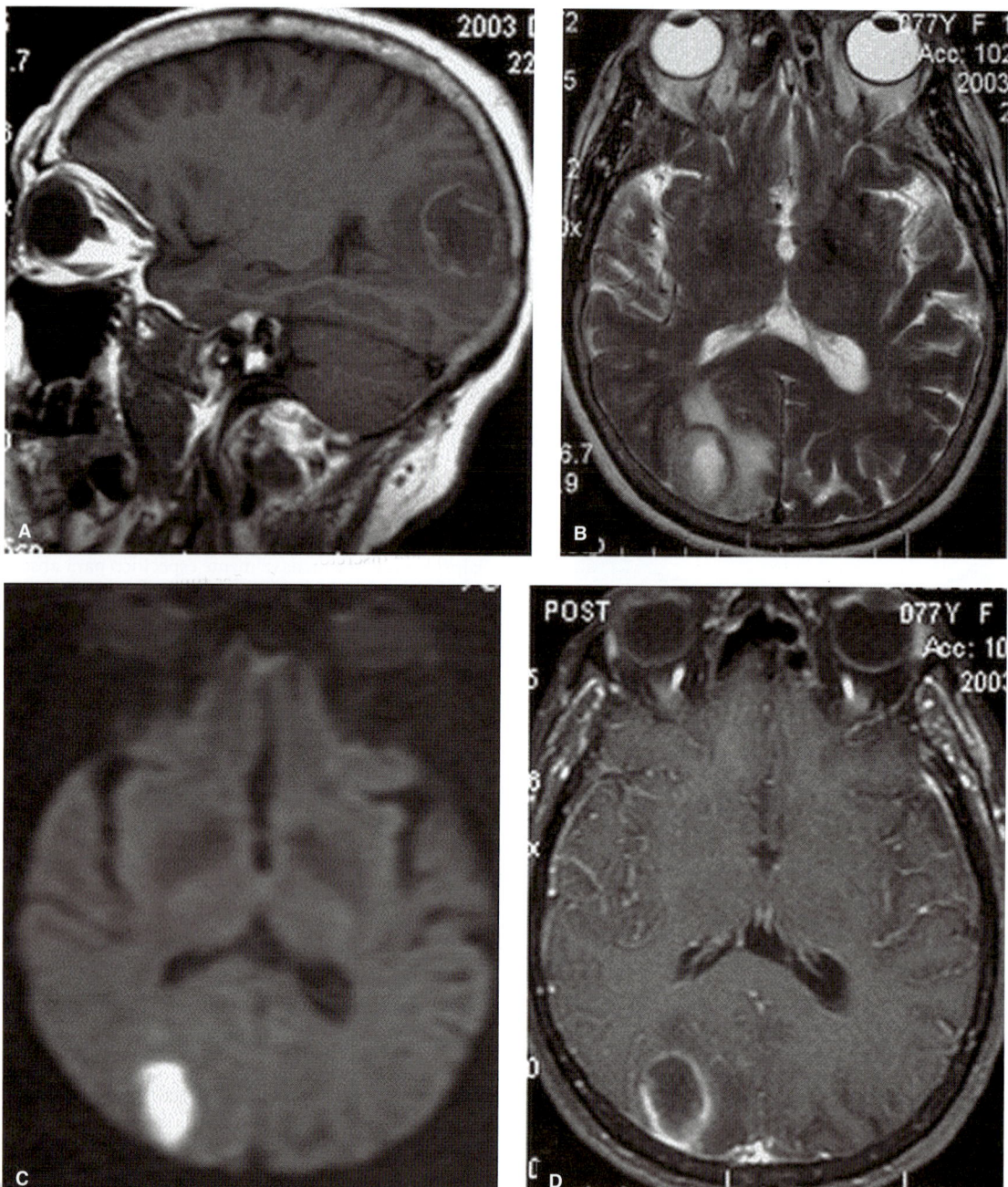

Figura 6.19 **Abscesso cerebral piogênico.** Esse caso mostra a maioria dos achados clássicos de um abscesso cerebral. **A.** Imagem ponderada em T1 de ressonância magnética (RM), sagital, mostra sinal alto na margem do abscesso como resultado de encurtamento paramagnético de T1. **B.** Imagem ponderada em T2 de RM, axial, mostra hipointensidade da margem em decorrência de encurtamento de T2 com hiperintensidade central e edema circundante significativo. **C.** DWI mostra hiperintensidade central, um achado característico de abscessos que os tumores necróticos geralmente não apresentam. **D.** Imagem ponderada em T1 com contraste mostra realce da margem, que é mais fino medialmente, como ocorre com frequência em abscessos.

compatíveis com degradação do sangue. Nos casos de infartos subagudos há, caracteristicamente, história clínica compatível e realce giriforme ao longo de um território vascular. As lesões desmielinizantes exibem, com frequência, anel incompleto de realce e lesões características associadas à substância branca. A espectroscopia por RM pode auxiliar na confirmação do diagnóstico de abscesso cerebral se forem encontrados teores elevados de lactato e aminoácidos no centro da lesão.

Êmbolo séptico. Os processos infecciosos que se iniciam com um êmbolo séptico podem não exibir o aspecto típico de abscesso.

O êmbolo provoca, com frequência, um infarto que ofusca as outras alterações encontradas nos exames de imagem. Dependendo das dimensões do êmbolo, existe uma pequena área redonda de realce ou um infarto cortical cuneiforme maior. Como em outros infartos embólicos, pode ocorrer hemorragia. Por causa do tecido infartado e inviável, com irrigação sanguínea insatisfatória, não se forma uma cápsula típica. Um anel mais espesso e mais irregular de realce que persiste no interior de uma área de infarto deve sugerir o diagnóstico. Êmbolos sépticos podem levar à formação de aneurisma micótico, que pode evoluir para hemorragia intraparenquimatosa ou subaracnóidea.

Infecções por micobactérias

A forma mais comum de infecção do SNC por micobactérias é a meningite tuberculosa, que foi comentada anteriormente. A infecção focal por micobactérias do cérebro ocorre em duas formas: tuberculoma e abscesso. Um tuberculoma é um granuloma com necrose caseosa central. Em contrapartida, um abscesso tuberculoso apresenta características semelhantes às de um abscesso piogênico, mas geralmente ocorre em pacientes com comprometimento da imunidade mediada por linfócitos T.

Tuberculoma. Nos primórdios do século XX, um terço de todas as lesões expansivas cerebrais na Inglaterra eram tuberculomas. O aprimoramento da prevenção e do tratamento tornaram essas lesões incomuns nos países industrializados. Infelizmente, nos países em desenvolvimento com TB endêmica, os tuberculomas ainda representam 15 a 30% das lesões expansivas cerebrais. Nos países desenvolvidos, os tuberculomas resultam, em geral, de reativação de doença quiescente, embora apenas 50% dos pacientes tenham história pregressa conhecida de tuberculose. Como já foi mencionado, a infecção se propaga por via hematogênica a partir dos pulmões. A maioria dos tuberculomas não está associada a meningite tuberculosa. As manifestações clínicas incluem cefaleia, convulsões, papiledema e déficits neurológicos focais. Febre ocorre raramente. O exame do LCR revela, quase sempre, anormalidades como pleocitose associada a aumento da concentração de proteína e redução da concentração de glicose, mas a confirmação de TB pela cultura de micobactérias pode ser difícil. Anormalidades nas radiografias de tórax são encontradas em até 50% dos pacientes. Essas lesões podem ser tratadas clinicamente se houver sintomas associados. Cirurgia é realizada com frequência quando há dúvidas em relação ao diagnóstico ou se o tratamento farmacológico não for bem-sucedido e se as lesões forem grandes.

A maioria dos tuberculomas em adultos é supratentorial, envolvendo os lobos frontal ou parietal. Sessenta por cento dos tuberculomas em crianças ocorrem na fossa posterior, geralmente no cerebelo. Lesões miliares e múltiplas lesões são comuns. A TC mostra um ou mais nódulos isodensos ou discretamente hiperdensos ou pequenas massas. Lesões múltiplas são encontradas em aproximadamente 50% dos casos. De modo geral, o centro do tuberculoma é mais denso que o centro liquefeito de um abscesso bacteriano, por causa de necrose caseosa. O aspecto "em alvo", que consiste em calcificação central circundada por realce anelar, é um achado incomum, embora útil, e muito sugestivo do diagnóstico. Calcificação é encontrada em menos de 5% dos casos por ocasião do diagnóstico inicial, mas é comum observá-la à medida que as lesões desaparecem após a instituição do tratamento. Na RM, os tuberculomas apresentam intensidade de sinal alta ou baixa nas imagens ponderadas em T2, dependendo das dimensões das lesões e do teor de água da necrose caseosa (Figura 6.20 A). A parede do tuberculoma é, com frequência, hipointensa nas imagens ponderadas em T2. Ocorre realce significativo após administração de gadolínio, de aspecto nodular sólido ou anelar espesso (Figura 6.20 B). Pode ou não haver aumento da intensidade do sinal central na DWI, ao contrário das infecções bacterianas, que em geral exibem difusão reduzida. O edema circundante é, com frequência, relativamente discreto. O diagnóstico diferencial inclui neoplasias, abscesso bacteriano, infecções fúngicas e parasitárias e neurossarcoidose. Todavia, o achado de abscessos parenquimatosos simultâneos com a meningite basilar deve levantar suspeita de tuberculose do SNC.

Abscesso tuberculoso. É uma complicação rara observada primariamente em pacientes imunocomprometidos. O comprometimento da função de linfócitos T impede a resposta normal do hospedeiro necessária para a formação do tuberculoma com necrose caseosa. Os sinais/sintomas evoluem e as lesões crescem com mais rapidez do que ocorre nos tuberculomas. Os achados nos exames de imagem são semelhantes aos observados em abscessos bacterianos. As lesões são, com frequência,

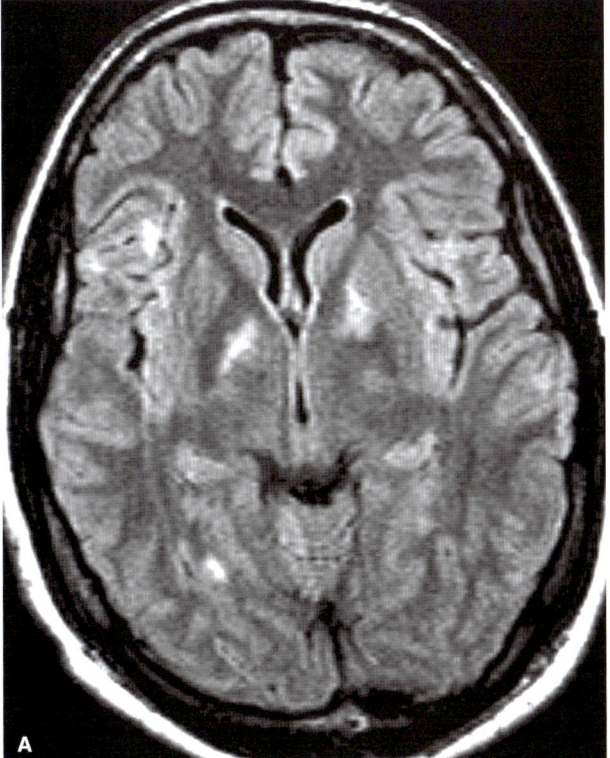
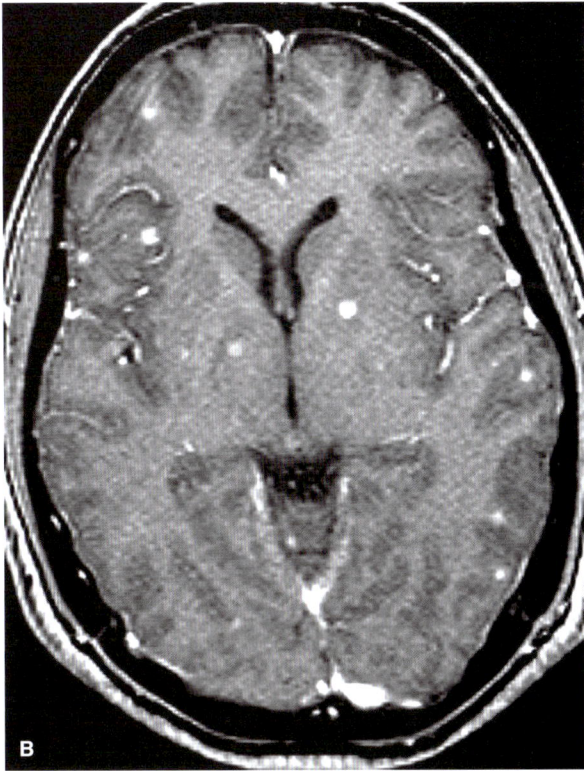

Figura 6.20 Múltiplos tuberculomas. A. Ressonância magnética (RM), axial, sequência FLAIR mostra múltiplas áreas pequenas de hiperintensidade em T2 e edema leve bilateralmente. **B.** RM com contraste, axial, imagem ponderada em T1, mostra múltiplos nódulos pequenos e realçados.

grandes e multiloculadas – diferentemente dos tuberculomas. Edema proeminente e efeito expansivo também diferenciam um abscesso tuberculoso de um tuberculoma. Infecções por micobactérias atípicas também são mais frequentes em pacientes imunocomprometidos.

Infecções fúngicas

As infecções fúngicas do SNC podem ser agrupadas em categorias endêmica e/ou oportunista. De modo geral, as infecções fúngicas endêmicas são geograficamente limitadas, podendo ocorrer em pacientes imunocompetentes e imunossuprimidos. Infecções fúngicas oportunistas ocorrem em todo o planeta, mas em geral acometem pacientes imunocomprometidos, como lactentes, idosos ou com doenças crônicas. As infecções fúngicas endêmicas se manifestam predominantemente como meningite granulomatosa, como foi comentado, e acometimento parenquimatoso é incomum. Por outro lado, acometimento parenquimatoso é observado com frequência muito maior nas infecções fúngicas oportunistas.

Infecções fúngicas endêmicas. As infecções fúngicas endêmicas mais comuns nos EUA são coccidioidomicose, blastomicose norte-americana e histoplasmose. De modo geral, essas infecções se manifestam como meningite granulomatosa, como já foi mencionado, e é incomum o achado de lesões focais no parênquima cerebral. O acometimento do SNC é manifestação de infecção disseminada, com propagação hematogênica, geralmente a partir de doença pulmonar.

A *coccidioidomicose* é causada pelo fungo do solo *Coccidioides immitis,* que é encontrado na região sudoeste dos EUA e da região norte do México. Os esporos são inalados, com ocorrência de surtos após escavações para construções de prédios. A maioria dos pacientes infectados é assintomática ou apresenta sinais/sintomas respiratórios leves. Menos de 1% dos pacientes desenvolvem infecção disseminada e meningite. Granulomas parenquimatosos focais são raros.

A *blastomicose* é causada por *Blastomyces dermatitidis,* que sobrevive no solo úmido dos vales dos rios Ohio e Mississippi, nos EUA. O acometimento do SNC ocorre em 6 a 33% dos casos de infecção disseminada. Meningite é a apresentação clínica mais frequente, contudo, granulomas e abscessos parenquimatosos ocorrem com mais frequência do que na coccidioidomicose. Abscessos e granulomas epidurais também ocorrem na cabeça e na coluna vertebral, geralmente em virtude de extensão direta, a partir de locais adjacentes de osteomielite. Até 40% das lesões cerebrais focais são múltiplas.

A *histoplasmose* costuma ser encontrada em pacientes assintomáticos ou que apresentam uma infecção pulmonar benigna. O patógeno causal é outro fungo do solo, *Histoplasma capsulatum,* que também é encontrado nos vales dos rios Ohio e Mississippi. Infecção disseminada é incomum e apenas um pequeno percentual de casos de infecção disseminada apresenta acometimento do SNC – nesses casos, o quadro clínico mais comum é meningite. Granulomas múltiplos ou solitários podem ocorrer, mas abscessos são raros.

Na TC ou na RM, a maioria dos granulomas fúngicos é pequena e apresenta realce sólido ou espesso (Figura 6.21) semelhante aos tuberculomas. Abscessos fúngicos (como ocorre ocasionalmente na blastomicose) têm aspecto semelhante ao dos abscessos bacterianos. Um achado comum é a meningite associada com realce meníngeo. Hidrocefalia também é comum, sobretudo na coccidioidomicose. O diagnóstico diferencial inclui tuberculose, múltiplos abscessos bacterianos, êmbolos sépticos, infecção parasitária e doença metastática.

Infecções fúngicas oportunistas. As infecções fúngicas oportunistas do SNC mais comuns são criptococose, aspergilose, mucormicose e candidíase. De modo geral, manifestam-se como meningite; contudo, infelizmente lesões parenquimatosas focais

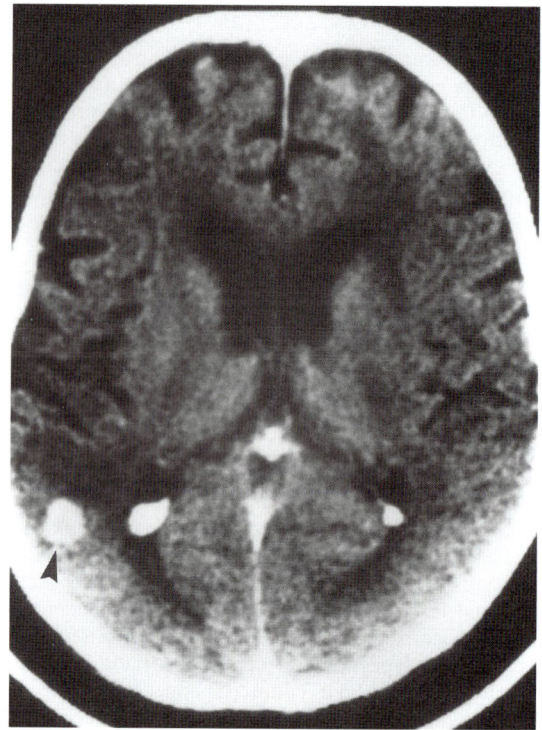

Figura 6.21 Granuloma de histoplasmose. Esse paciente apresentava histoplasmose disseminada com várias lesões no cérebro e na coluna vertebral. A tomografia computadorizada (TC) com contraste mostra lesão com realce sólido, próxima ao átrio do ventrículo lateral direito (*ponta de seta*). A maioria dos granulomas fúngicos é pequena e mostra realce sólido ou espesso. (Cortesia do Dr. J. R. Jinkins, San Antonio, Texas.)

não são incomuns em pacientes imunologicamente vulneráveis (p. ex., portadores de diabetes melito, leucemia, linfoma e AIDS ou receptores de transplante de órgãos).

A *aspergilose* acomete o SNC em 60 a 70% dos pacientes com infecção disseminada. A infecção pode ocorrer devido à disseminação hematogênica ou à extensão direta e agressiva a partir de um seio paranasal, resultando em meningite ou meningoencefalite. A taxa de mortalidade da aspergilose intracerebral invasiva é superior a 85%. De modo geral, o acometimento parenquimatoso adota a forma de abscesso e frequentemente há múltiplos abscessos com realce anelar irregular (Figura 6.22). A magnitude do realce depende da capacidade do hospedeiro imunocomprometido de combater a infecção. Os abscessos são, com frequência, hipointensos, em suas porções centrais, nas imagens ponderadas em T2 da RM, por causa de hemorragia ou da existência de metais pesados concentrados pelo fungo (Figura 6.23). Infartos subcorticais ou corticais consequentes à invasão dos vasos sanguíneos também podem ser encontrados.

Na *mucormicose*, de modo geral, os fungos do gênero *Mucor* invadem o cérebro via extensão direta a partir dos seios paranasais, do nariz ou da cavidade oral, embora também ocorra disseminação hematogênica. Quase todos os pacientes são diabéticos ou apresentam outro tipo de imunocomprometimento. A taxa de mortalidade em pacientes diabéticos tratados é de 65 a 75% e é ainda maior em pacientes imunocomprometidos. Como a aspergilose, a mucormicose tende a invadir os vasos sanguíneos. A TC e a RM de pacientes com mucormicose no SNC revelam lesões expansivas isoladas ou múltiplas, com o grau de realce periférico pelo contraste e edema vasogênico variando de acordo com o estado imunocomprometido do paciente (Figura 6.24). Lesões menores apresentam padrão sólido de realce. Com frequência, as lesões estão localizadas na base do

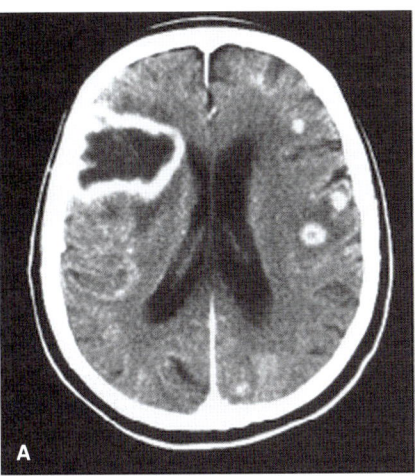 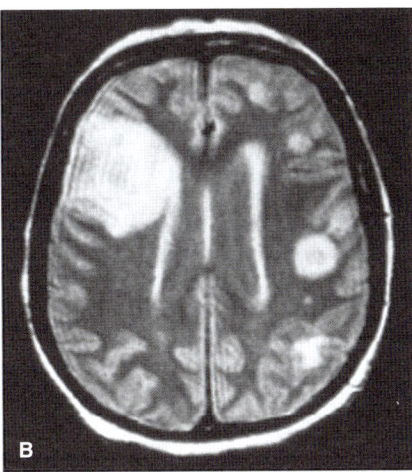 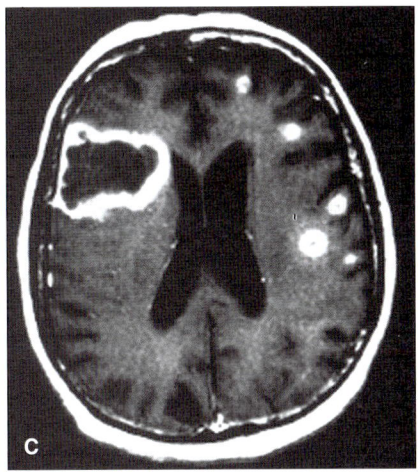

Figura 6.22 Aspergilose disseminada. Tomografia computadorizada (TC) com contraste (**A**), ressonância magnética (RM) axial, sequência ponderada em densidade protônica (**B**) e RM com contraste, imagem ponderada em T1 (**C**) mostram uma grande massa necrótica no lobo frontal direito e algumas lesões menores no hemisfério esquerdo. A lesão no lobo frontal direito foi drenada cirurgicamente e a aspergilose foi diagnosticada. O paciente tinha diabetes melito mal controlado.

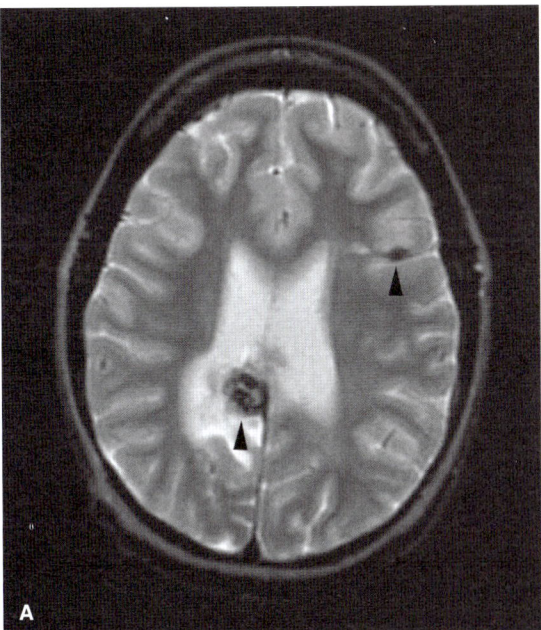 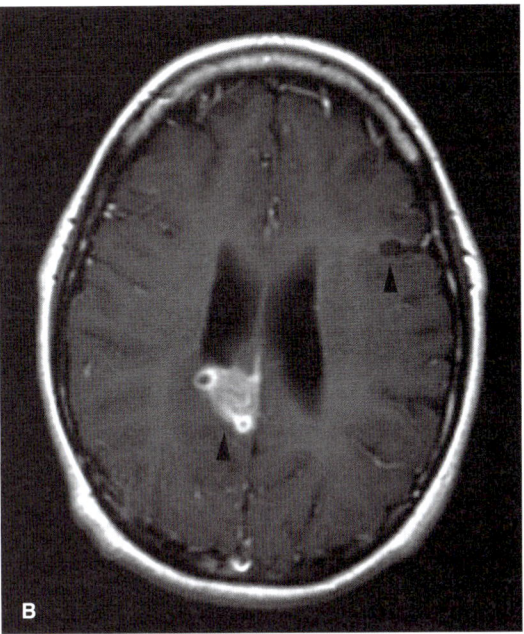

Figura 6.23 Aspergilose disseminada. A. Ressonância magnética (RM) axial, imagem ponderada em T2, de uma criança com 12 anos de idade mostrando duas lesões hipointensas na parte posterior direita do corpo caloso e na junção da substância branca com a substância cinzenta do lobo frontal esquerdo (*pontas de seta*). O aspecto da lesão maior à direita se deve ao encurtamento T2 causado pela existência de hemorragia paramagnética e/ou metais pesados frequentemente associados a infecções fúngicas. A lesão frontal esquerda (menor) havia sido tratada previamente e estava calcificada na tomografia computadorizada (TC) (não mostrada). **B.** RM com contraste, imagem ponderada em T1 mostra realce intenso da lesão ativa (maior) do lado direito.

cérebro, adjacentes aos seios paranasais acometidos. Infartos, hemorragia intra-axial ou extra-axial e realce meníngeo podem ser visualizados na TC e na RM. Uma lesão com realce periférico, que poupa a cortical e apresenta distribuição não vascular é, mais provavelmente, um abscesso mucormicótico e não infarto; contudo, a diferenciação dessas patologias costuma ser difícil.

A *candidíase* provoca, em geral, meningite, embora possam ocorrer granulomas e pequenos abscessos. É comum que a propagação para o SNC seja hematogênica, a partir dos pulmões ou do sistema digestório. Nos casos de candidíase do SNC, realce meníngeo, múltiplos pequenos granulomas com realce ou microabscessos costumam ser observados. Infartos, hidrocefalia e abscessos grandes também podem ser identificados.

A *criptococose* é a infecção fúngica do SNC de notificação mais frequente; acomete mais os pacientes imunossuprimidos, em especial aqueles com AIDS. Todavia, há relatos de criptococose em pacientes imunocompetentes. *Cryptococcus neoformans* é responsável pela maioria dos casos em pacientes imunocomprometidos, enquanto *Cryptococcus gattii* é responsável pelos casos em pacientes com função imune normal. *C. neoformans* é encontrado em grande quantidade em excrementos de pássaros, enquanto *C. gattii* está associado a árvores em regiões tropicais e subtropicais. A criptococose do SNC em pacientes com AIDS também será descrita mais adiante neste capítulo. A infecção do SNC ocorre por via hematogênica a partir dos pulmões. Exames de amostras de soro e LCR são valiosos para confirmar

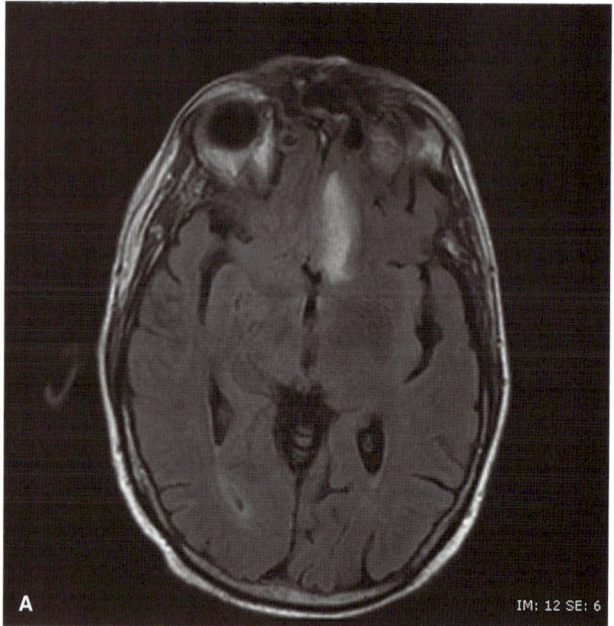
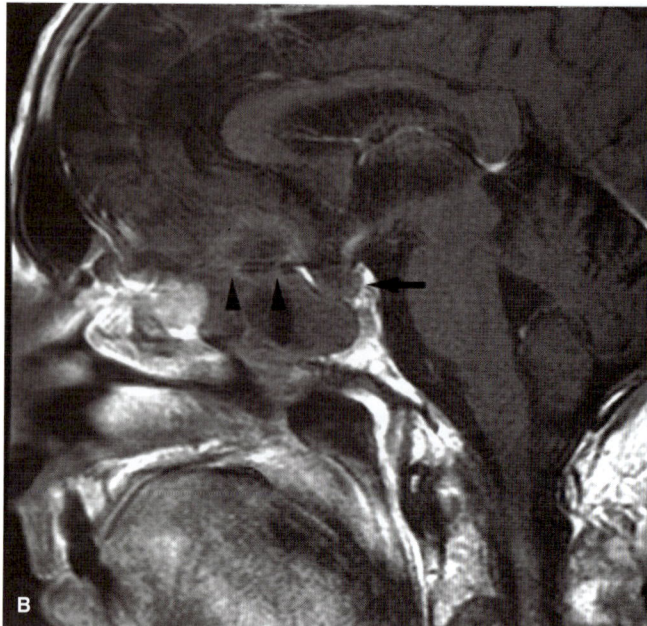

Figura 6.24 **Mucormicose. A.** Ressonância magnética (RM) axial, sequência FLAIR, de um paciente com 64 anos de idade, diabetes melito e leucemia mostrando edema hiperintenso em T2 do giro reto, ao longo da região inferomedial do lobo frontal esquerdo (*ponta de seta*), refletindo cerebrite. **B.** RM com contraste, sagital, imagem ponderada em T1, mostra deiscência do teto dos seios etmoidal e esfenoidal, com extensão intracraniana da infecção fúngica (*pontas de seta*). Existe realce discreto do giro reto adjacente, compatível com fase tardia de cerebrite. Observe a ausência de realce normal da glândula hipófise em decorrência de infarto (*seta*). O paciente também apresentava sinais de disfunção hipofisária e morreu alguns dias após o início das manifestações clínicas, apesar da cirurgia e do tratamento antifúngico.

o diagnóstico, visto que aproximadamente 90% dos pacientes apresentam antígeno criptocócico (CrAg) no LCR e/ou anti-corpo no soro. A manifestação habitual é meningite; contudo, granulomas podem ocorrer em cerca de 10% dos casos e são, em geral, múltiplos. As TC de pacientes com criptococose são, com frequência, normais ou revelam apenas discreto realce meníngeo e/ou hidrocefalia. Criptococomas apresentam-se como pequenos nódulos parenquimatosos múltiplos, com realce sólido e locali-zados perifericamente, associados a edema vasogênico. Realce anelar e calcificações são achados ocasionais. Como a sensibili-dade da RM é maior, as lesões no parênquima e o acometimento meníngeo são observados mais frequentemente nesse exame do que na TC. Nódulos leptomeníngeos são, com frequência, obser-vados apenas nas imagens ponderadas em T1 com contraste, na forma de numerosas lesões minúsculas, próximo às cisternas da base e nos sulcos do cérebro. Realce meníngeo difuso é inco-mum. Pseudocistos gelatinosos criptocócicos são observados em pacientes imunocomprometidos, sobretudo aqueles com AIDS, e são descritos com mais detalhes adiante. Esses pseudocistos são espaços perivasculares dilatados e preenchidos com os fungos e material mucinoso. Eles são vistos como lesões redondas e com margens regulares nos núcleos da base e são quase isodensos e isointensos em relação ao LCR (ver Figura 6.41, mais adiante). Há pouco ou nenhum edema ou realce periférico.

Infecções parasitárias

Infecções parasitárias são comuns em boa parte dos países em desenvolvimento, mas são relativamente incomuns em nações desenvolvidas. Nos EUA, as infecções mais prováveis de serem encontradas são cisticercose, equinococose, toxoplasmose e, em raras ocasiões, amebíase. O comprometimento do SNC na malária, na tripanossomíase, na paragonimíase, na esparganose, na esquistossomose e na triquinose é raro nos EUA e não será descrito nesta obra. Todavia, é interessante mencionar que a malária e a amebíase são as duas causas mais comuns de morte por doenças parasitárias em todo o planeta.

Cisticercose. É causada pelas larvas do cestódeo *Taenia solium* (tênia do porco). A transmissão se dá por via orofecal. Quando as larvas são ingeridas, ocorre doença intestinal e os ovos são liberados no lúmen intestinal. Os seres humanos se tornam hospe-deiros intermediários se os ovos de *T. solium* não forem ingeridos por porcos e sim por humanos. Nessa situação, os ovos formam oncosferas (larvas primárias), que eclodem no intestino e são distribuídas por via hematogênica pelo corpo, onde formam cisticercos (larvas secundárias). Os cisticercos não conseguem se desenvolver mais nos seres humanos e acabam morrendo. Os que chegam ao SNC podem infestar o parênquima, as meninges, os ventrículos ou a medula espinal. Essa doença é razoavelmente frequente na região sudoeste dos EUA, sobretudo em imigrantes da América Latina. Mais de 90% dos pacientes com neurocisticercose apresentam cefaleia e crises epilépticas. A neurocisticercose é a causa mais comum de crises epilépticas na América Latina. Sinto-mas de encefalite também são comuns. A sorologia é importante para confirmar o diagnóstico. O tratamento é farmacológico com praziquantel e albendazol.

A neurocisticercose parenquimatosa é mais comum do que as formas meningobasilar e intraventricular de infecção extra-axial. A evolução da neurocisticercose parenquimatosa ao longo dos vários estágios descritos pode demorar meses a anos e a TC e a RM são úteis para o diagnóstico, o estadiamento e o monitoramento do tratamento. Na fase inicial da infestação, os exames de neuroimagem mostram pouco ou nenhum edema e/ou realce nodular. No *estágio vesicular*, os cistos parasitários viáveis são vistos como pequenas lesões redondas (geralmente 1 cm ou menos), solitárias ou múltiplas, que são hipodensas na TC e isointensas em relação ao LCR na RM (Figura 6.25). De modo geral, as lesões estão distribuídas perifericamente, próximo à junção da substância cinzenta com a substância branca ou na substância cinzenta. Algumas vezes é observado um pequeno nódulo marginal, que representa o escólex (Figu-ras 6.25 B e 6.26). Não há, em geral, realce ou edema. O *estágio coloidal* ocorre quando o cisto morre e seu líquido extravasa para o cérebro circundante, incitando reação inflamatória.

Isso provoca sintomas clínicos de encefalite aguda, que, dependendo do número de lesões, podem ser graves. Os exames de neuroimagem nesse estágio revelam lesões com realce anelar, com edema vasogênico circundante (Figura 6.26). O líquido do cisto coloide se torna cada vez mais denso na TC e hiperintenso (em comparação com o LCR) na RM. O cisto morto degenera ainda mais no *estágio nodular*, diminuindo de tamanho e provocando menos edema, mas apresenta realce periférico nodular ou irregular mais espesso. No último estágio – o *estágio calcificado nodular* – existe apenas densa calcificação residual, sem edema, nem realce remanescente. A TC sem contraste é excelente para detectar essas pequenas calcificações distribuídas perifericamente (Figura 6.27). Na RM, as calcificações são mais bem visualizadas nas sequências GRE (*gradient-recalled echo*) ponderadas em T2*. Após a degeneração do cisto, não se justifica terapia farmacológica. O diagnóstico diferencial inclui doença metastática, infecções granulomatosas ou abscessos.

As formas meningobasilar (racemosa) e intraventricular de cisticercose foram discutidas previamente neste capítulo (ver Figuras 6.13 e 6.14). De modo geral, a cisticercose espinal é intradural, mas pode ser intramedular ou extramedular. As lesões intramedulares são vistas com mais clareza na RM como lesões com realce anelar ou sólido, semelhantes às observadas no parênquima cerebral. Os cistos extramedulares são análogos à forma racemosa e, como a maioria das patologias espinais, são mais bem avaliados por RM.

Equinococose. Também conhecida como doença hidática, ocorre na América do Sul, na África, na Europa Central, no Oriente Médio e, raramente, na região sudoeste dos EUA. O agente etiológico é o platelminto cestódeo *Echinococcus granulosus* e os seres humanos são hospedeiros intermediários, como ocorre na cisticercose. Os cistos hidáticos são encontrados com mais frequência nos pulmões e no fígado, mas há comprometimento cerebral em 1 a 4% dos casos. Normalmente, os

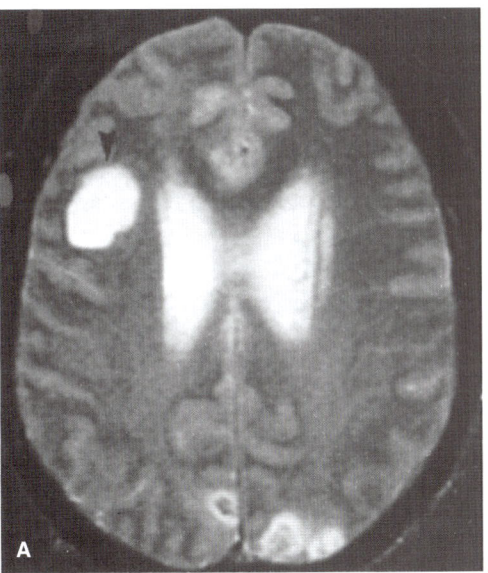
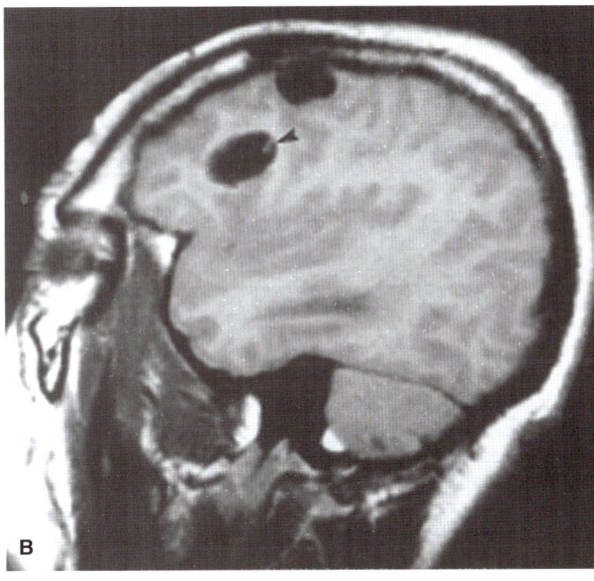

Figura 6.25 Cisticercose. A. Ressonância magnética (RM) axial, imagem ponderada em T2, mostrando lesão isointensa em relação ao LCR na região frontal direita (*ponta de seta*). Não há edema circundante, indicando fase inicial da doença. Existem três lesões menores na região posterior. **B.** RM sagital, imagem ponderada em T1, do mesmo paciente mostra dois cistos de neurocisticercose que são isointensos em relação ao LCR. Um escólex é visível em um dos cistos (*ponta de seta*).

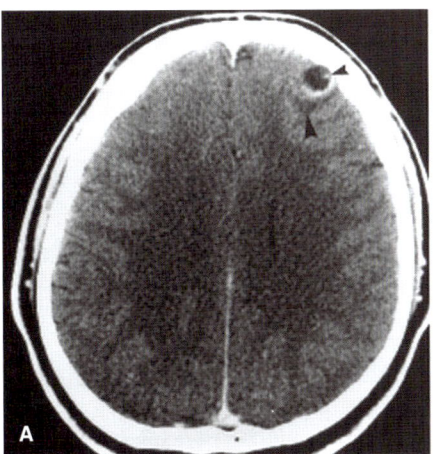
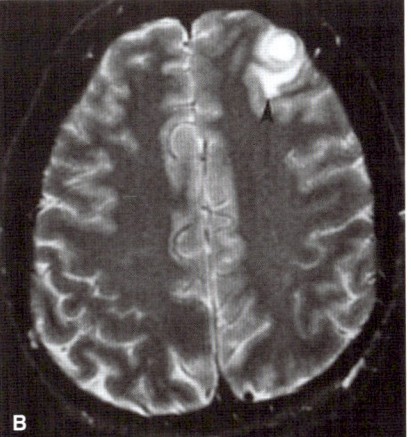
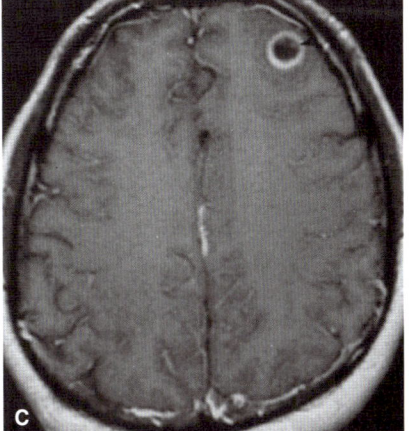

Figura 6.26 Cisticercose. Tomografia computadorizada (TC) com contraste (**A**), ressonância magnética (RM), imagem ponderada em T2 (**B**) e RM com contraste, imagem ponderada em T1 (**C**). Todas mostram uma lesão cística no lobo frontal esquerdo. A margem do cisto é realçada pelo contraste e existe edema circundante (*pontas de seta grandes*), indicando ruptura do cisto com extravasamento de líquido e consequente reação inflamatória. O escólex é visível (*pontas de seta pequenas*).

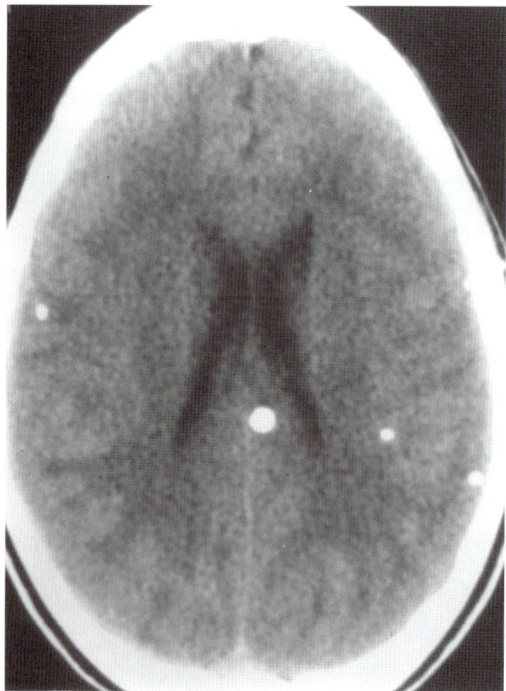

Figura 6.27 Cisticercose, estágio tardio. Tomografia computadorizada (TC) sem contraste mostra múltiplas calcificações na substância cinzenta e junção da substância cinzenta com a substância branca, que são típicas de cisticercose no estágio calcificado nodular.

pacientes apresentam manifestações neurológicas relacionadas com elevação da pressão intracraniana. Os cistos são, em geral, solitários, uniloculares ou multiloculares, grandes, redondos e com margens lisas. Mais frequentemente são supratentoriais e, em casos raros, apresentam calcificações murais. Na TC, o líquido no interior dos cistos é, em geral, isodenso em relação ao LCR. Não é comum haver edema circundante nem realce anormal por meio de contraste, a menos que o cisto esteja roto,

com consequente reação inflamatória e apresentação mais aguda. Na RM as lesões são, em sua maioria, quase isointensas em relação ao LCR, mas apresentam margem hipointensa nas imagens ponderadas em T2.

Toxoplasmose. É causada pelo protozoário *T. gondii*, que está presente em todo o planeta. A forma congênita foi descrita antes (ver Figura 6.2). A forma adquirida é encontrada primariamente em pacientes imunossuprimidos e é muito comum em pacientes com AIDS. Ela será descrita mais adiante (ver Figura 6.39).

Meningoencefalite amebiana. É encontrada, ocasionalmente, na região sul dos EUA. *Entamoeba histolytica*, *Acanthamoeba* e *Naegleria fowleri* são os patógenos mais frequentemente implicados. A propagação hematogênica para o SNC em pacientes com infecções amebianas do sistema digestório é a mais comum, mas também pode ocorrer após inalação de partículas ou exposição através de feridas cutâneas. *N. fowleri* penetra na cavidade nasal de pacientes nadando em lagoas infestadas e progride pelo sistema olfatório e pela lâmina cribriforme, até o cérebro. O resultado é meningoencefalite grave e, em geral, é fatal. Com frequência, os exames de imagem subestimam a gravidade da doença. Nos estágios iniciais da infecção, pode ser encontrado realce meníngeo e/ou da substância cinzenta. Às vezes são observados sinais de vasculite, com infarto cerebral associado. Depois ocorrem hemorragia e edema cerebral difuso. Existem alguns relatos de abscessos amebianos cerebrais que são visualizados como lesões únicas ou múltiplas, com realce sólido ou anelar e edema circundante (Figura 6.28). Abscessos amebianos são mais comuns em pacientes debilitados ou imunossuprimidos.

Infecções por espiroquetas

Neurossífilis. É causada pelo espiroqueta sexualmente transmitido *Treponema pallidum*; desenvolve-se em cerca de 5% dos pacientes cuja infecção primária não foi tratada. O comprometimento do SNC ocorre, em geral, nos estágios secundário ou terciário da doença. Atualmente a neurossífilis é rara graças à eficácia da antibioticoterapia, a saber, penicilina. Todavia, a ocorrência dessa doença é mais provável em pacientes infectados pelo HIV e as manifestações neurológicas ocorrem após

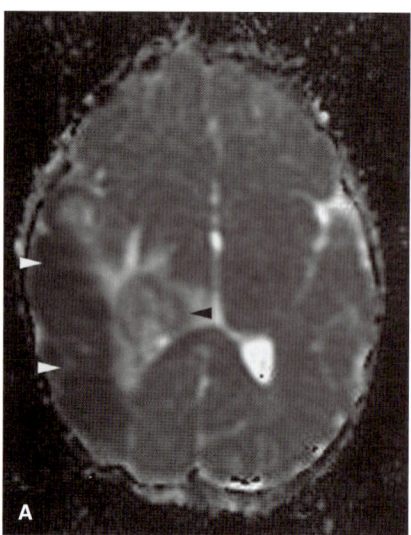
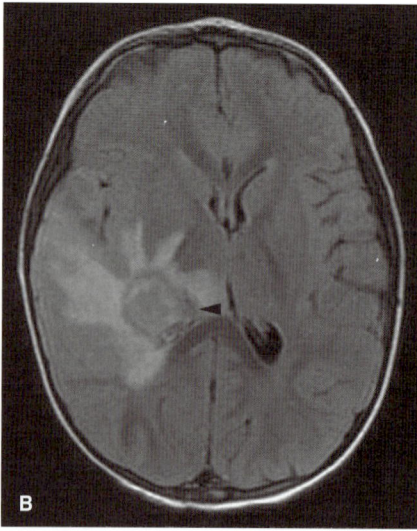
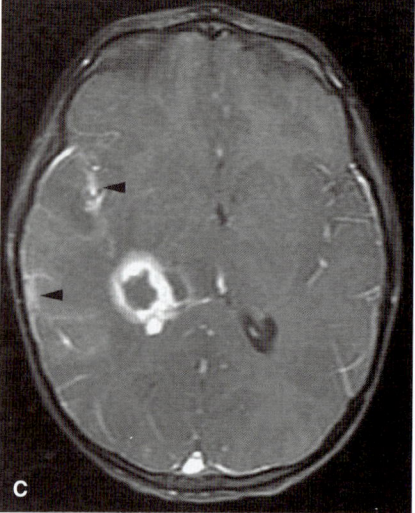

Figura 6.28 Encefalite amebiana granulomatosa. A. Mapa de coeficiente de difusão aparente, axial, de uma criança com 2 anos de idade, com infecção fatal por *Balamuthia mandrillaris*, mostra abscesso necrótico irregular com difusão mista, mas significativamente reduzida (*ponta de seta preta*), ao longo da região periatrial direita. Também há infarto agudo da artéria cerebral média direita com difusão reduzida (*pontas de seta brancas*). **B.** Ressonância magnética (RM), sequência FLAIR, mostra o mesmo abscesso amebiano (*ponta de seta preta*), com anel periférico irregular hipointenso e significativo edema hiperintenso em T2. **C.** RM com contraste, imagem ponderada em T1 revela realce irregular e espesso em torno da periferia do abscesso. Também há exsudato leptomeníngeo inflamatório espesso e com realce ao longo da fissura de Sylvius direita e da região temporoparietal direita (*pontas de seta pretas*) que provavelmente contribui para a vasculite e para o infarto descrito anteriormente.

um período de latência mais curto que em outros pacientes. De modo geral, os pacientes com neurossífilis são assintomáticos; os pacientes sintomáticos apresentam cefaleia, meningite, neuropatias cranianas, acidente vascular encefálico isquêmico (AVEi), alteração do estado mental, demência progressiva ou *tabes dorsalis* (perda da propriocepção e da sensibilidade álgica de origem espinal). O diagnóstico pode ser confirmado por marcadores sorológicos ou cultura microbiológica. Os exames de neuroimagem podem ser normais ou revelar perda do volume cerebral e lesões na substância branca inespecíficas, hiperintensas nas imagens ponderadas em T2, na RM. Realce meníngeo é incomum, mas há descrições de realce dos nervos cranianos em pacientes com neurite craniana sifilítica. Em raros casos, ocorrem gomas (granulomas sifilíticos) que, em geral, são visualizadas como pequenos nódulos com realce, na superfície do cérebro, com realce meníngeo adjacente.

A sífilis meningovascular manifesta-se como uma síndrome de acidente vascular encefálico agudo ou como uma doença subaguda, com vários sinais/sintomas. No exame anatomopatológico, são encontrados espessamento das meninges e arterite (artérias de médio a grande calibre). Os exames de imagem revelam pequenos infartos dos núcleos da base, da substância branca, do córtex cerebral ou do cerebelo (Figura 6.29 A). Os infartos podem exibir realce giriforme ou heterogêneo e são mais bem visualizados na RM. Nos pacientes com sífilis meningovascular, a angio-RM e a angiografia convencional revelam múltiplas constrições e/ou oclusões segmentares de artérias de médio e grande calibres, inclusive a parte distal da artéria carótida interna, as artérias cerebrais anterior, média e posterior e a parte distal da artéria basilar (Figura 6.29 B).

Doença de Lyme (borreliose de Lyme).
É uma infecção por espiroqueta, multissistêmica, que é causada mais comumente pela *Borrelia burgdorferi* na América do Norte. É propagada para os seres humanos em todo o planeta por carrapatos de cervídeos, camundongos, guaxinins e pássaros. A doença de Lyme ocorre mais frequentemente na costa leste dos EUA, embora possa ocorrer em qualquer local dos EUA. Essa espiroquetose manifesta-se inicialmente como uma doença gripal, com erupção

cutânea e uma lesão cutânea expansiva no local da picada do carrapato. Em uma minoria de pacientes, surgem manifestações cardíacas, artríticas ou neurológicas. Anormalidades neurológicas são encontradas em 10 a 15% dos pacientes; há relatos de vários sinais/sintomas, inclusive neuropatias periféricas e cranianas, radiculopatia, mielopatia, encefalite, meningite, síndromes álgicas e transtornos cognitivos e do movimento. O tratamento com antibióticos e corticosteroides têm resultados variáveis. A RM é o exame de imagem preferido para esses pacientes. Nos pacientes com neurite craniana, a RM revela espessamento e realce dos nervos cranianos. Os nervos cranianos III a VIII podem ser envolvidos com o nervo facial (NC VII), sendo o mais comumente acometido. Nos pacientes com acometimento do parênquima cerebral, a RM mostra múltiplas lesões pequenas na substância branca, que são semelhantes às encontradas na esclerose múltipla. As lesões podem ser encontradas nos tratos de substância branca supratentoriais e infratentoriais. Com frequência as lesões realçam por meio de contraste em um padrão nodular ou anelar, dependendo de suas dimensões; pode haver também realce meníngeo. O diagnóstico diferencial inclui esclerose múltipla e outros processos desmielinizantes, neurossarcoidose ou vasculite.

Infecções virais

Encefalite por HSV.
Ocorre em pacientes imunocompetentes de todos os grupos etários e trata-se da causa mais comum de encefalite esporádica. Como já foi mencionado, a encefalite herpética neonatal é causada pela transmissão de herpes-vírus do tipo 2 (HSV-2) genital da mãe para o feto, durante o parto vaginal. Todavia, o herpes-vírus do tipo 1 (HSV-1) é responsável pela maioria dos casos de encefalite herpética nos outros grupos etários. A infecção por HSV pode provocar encefalite ou neurite craniana. De modo geral, a infecção é secundária à reativação de HSV-1 latente, em especial no gânglio trigeminal. Os pacientes com meningite herpética apresentam febre, cefaleia, alterações do estado mental, afasia ou outros déficits neurológicos focais; convulsões e coma podem ocorrer. Um achado inconstante,

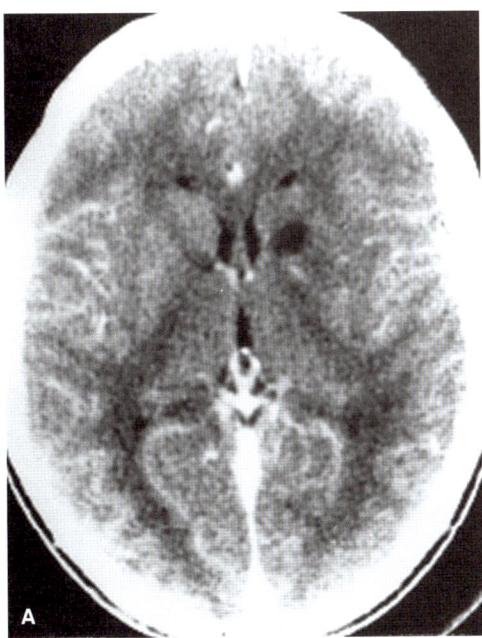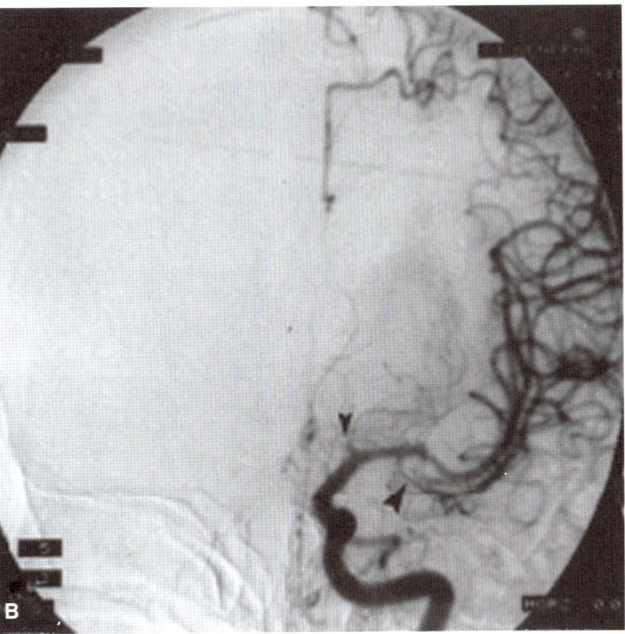

Figura 6.29 Sífilis meningovascular. A. Tomografia computadorizada (TC) com contraste revela um pequeno infarto no corpo estriado esquerdo desse homem de 21 anos de idade com sífilis meningovascular. **B.** Incidência frontal de uma arteriografia convencional da artéria carótida interna esquerda, de outro paciente com sífilis meningovascular, mostra oclusão da artéria cerebral anterior esquerda (*ponta de seta pequena*) e estreitamento dos ramos da artéria cerebral média esquerda (*ponta de seta grande*). Os dois pacientes melhoraram com o tratamento com penicilina.

embora característico, no eletroencefalograma (EEG), consiste em padrão ponta-onda lenta localizado nos lobos temporais. Os exames de neuroimagem são cruciais para o diagnóstico, porque os estudos do LCR são, com frequência, inespecíficos nas fases iniciais da encefalite herpética. O tratamento antiviral empírico precoce com aciclovir, mesmo antes de a reação em cadeia da polimerase no LCR confirmar a infecção, consegue reduzir significativamente a taxa de mortalidade; contudo, muitos sobreviventes apresentam déficits neurológicos permanentes. A taxa de mortalidade de pacientes não tratados pode ser superior a 70%. A TC pode ser normal ou revelar regiões hipodensas mal definidas em um ou nos dois lobos temporais

(Figuras 6.30 e 6.31 A). Como nos primeiros dias do quadro clínico podem não ser encontradas alterações na TC, a solicitação de RM deve ser encorajada com veemência. A RM deve revelar padrão giral simétrico ou assimétrico de hiperintensidade de sinal nas imagens ponderadas em T2 e na sequência FLAIR, nos lobos temporais, com predileção pelo hipocampo e pelo córtex insular; o putame adjacente é poupado. Isso é mais bem evidenciado nas sequências FLAIR (Figuras 6.31 B, C e 6.32 A). Os lobos frontais e o giro do cíngulo também são comprometidos, podendo ser observado edema com efeito expansivo. Restrição à difusão é um achado frequente (Figura 6.32 B). Na fase inicial da doença pode ser observado realce meníngeo.

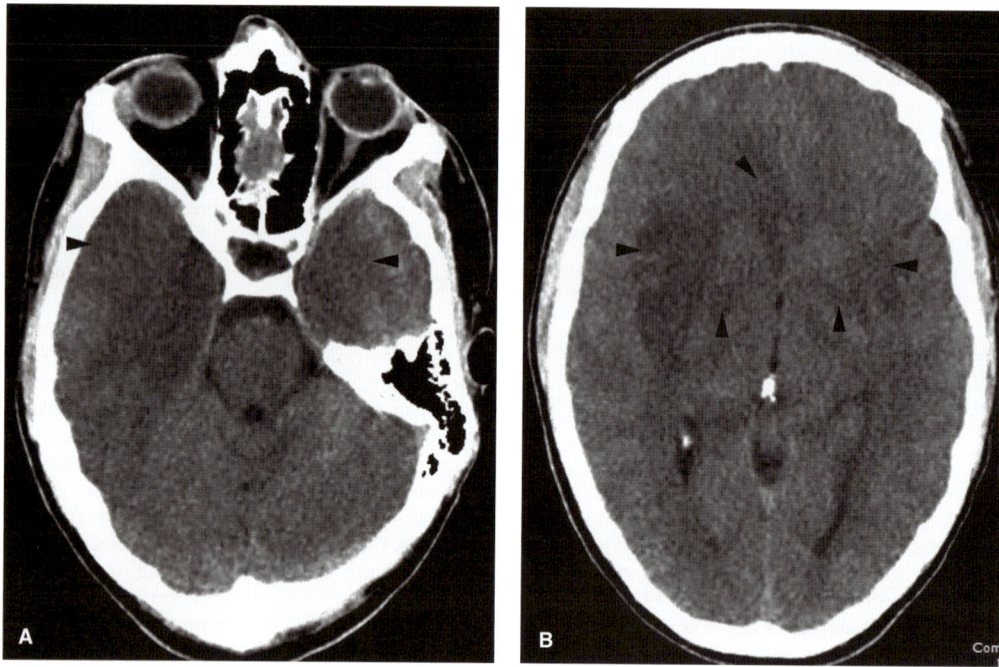

Figura 6.30 **Encefalite por herpes-vírus do tipo 1 (HSV-1) em adulto.** Imagens de tomografia computadorizada (TC) sem contraste (**A, B**) mostram hipodensidade e edema bilateral dos lobos frontais e temporais, nas regiões perissilvianas e núcleos da base, mais acentuados à direita do que à esquerda (*pontas de seta pretas*). O aspecto é semelhante a infartos cerebrais, mas o quadro clínico é, em geral, diferente.

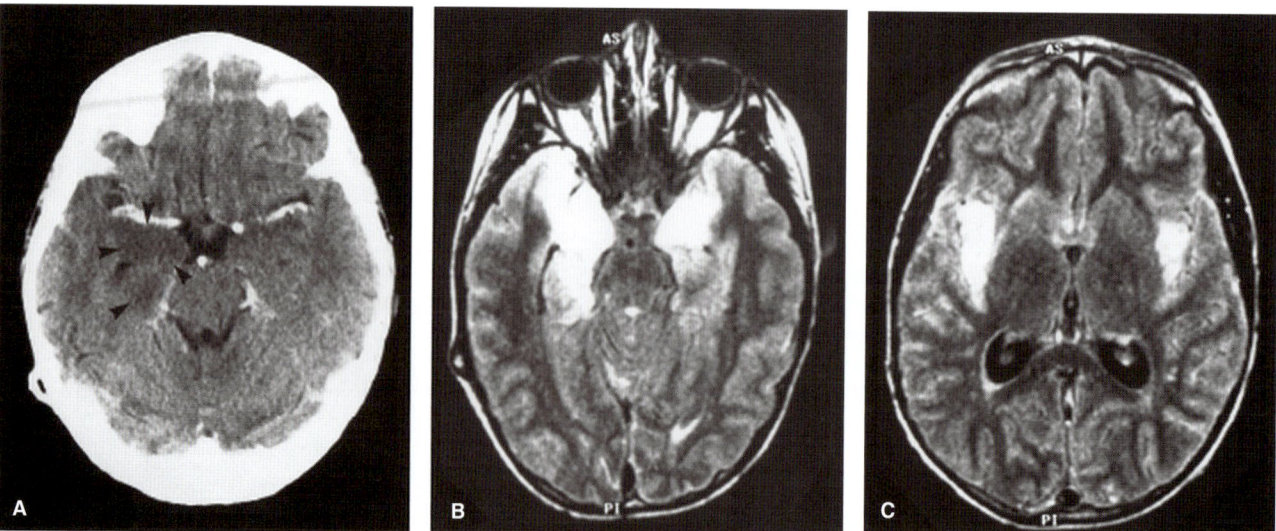

Figura 6.31 **Encefalite por herpes-vírus do tipo 1 (HSV-1).** Tomografia computadorizada (TC) com contraste (**A**) de um menino de 8 anos de idade, com redução do nível de consciência, revela redução sutil da densidade no lobo temporal direito (*pontas de seta*). Imagens FLAIR, axiais, (**B, C**) realizadas no mesmo dia mostram áreas proeminentes de hiperintensidade em T2 nos dois lobos temporais, sem acometimento dos putames. Esse caso ilustra o motivo de a RM ser a modalidade de imagem preferida quando existe a suspeita de encefalite herpética.

Realce parenquimatoso ou evidências sutis de hemorragia podem ser observados posteriormente (Figura 6.32 C). O diagnóstico diferencial inclui infarto da artéria cerebral média (que segue uma distribuição vascular), outras encefalites virais, alterações pós-ictais e glioma infiltrativo.

Vírus varicela-zóster (VZV). Raramente provoca encefalite, que pode ser semelhante à causada pelo HSV. Em geral, os sinais/sintomas surgem após as erupções cutâneas e a encefalite por VZV tem distribuição multifocal e menor predileção pelo acometimento do lobo temporal que a encefalite por HSV-1. VZV também é a causa de zóster oftálmico, que pode ser complicado por angiite cerebral ipsilateral com infarto cerebral e hemiparesia contralateral. Os exames de neuroimagem mostram infartos típicos e a angiografia mostra áreas segmentares de estreitamento e/ou aspecto de "colar de pérolas" nas artérias de médio e grande calibres. Aneurismas micóticos podem ser encontrados. O tronco encefálico também pode ser comprometido. O VZV pode infectar qualquer um dos nervos cranianos, contudo, os NCs VII e VIII são os acometidos com mais frequência e resultam em zóster ótico (síndrome de Ramsay Hunt). Clinicamente, os pacientes apresentam otalgia e paralisia facial acompanhadas por erupção cutânea vesicular próxima à orelha. De modo geral, a TC é normal, mas a RM dos meatos acústicos internos pode revelar realce anormal de um ou dois desses nervos cranianos.

Encefalite por CMV. É incomum, exceto na forma congênita (ver Figura 6.1) ou em pacientes adultos imunossuprimidos, sobretudo aqueles com AIDS. Essas apresentações são descritas em outras seções deste capítulo.

Pan-encefalite esclerosante subaguda (PEESA). É uma condição muito rara causada por infecção crônica por uma variante do vírus do sarampo. Em geral, manifesta-se em crianças e adultos jovens que foram infectados por esse vírus antes dos 2 anos de idade e após um período assintomático de anos. A PEESA provoca demência progressiva, convulsões, mioclonia e paralisia e quase sempre evolui para morte. Não existe cura, entretanto, se for diagnosticada precocemente, o tratamento vitalício com agentes antivirais e interferona alentece a deterioração neurológica. Não existe boa correlação entre as alterações na RM e os quatro estágios clínicos definidos da doença. Com frequência, os achados na RM são normais nas fases iniciais, mas podem ser encontrados edema difuso ou assimétrico, com hipodensidade na TC e hiperintensidade nas imagens ponderadas em T2, na substância branca cerebral. Em geral não é visualizado realce por meio de contraste. Na DWI foram documentados padrões inconsistentes de difusão restrita envolvendo o córtex, a substância branca, o corpo caloso, as cápsulas internas, os tálamos e o tronco encefálico, em um pequeno número de casos de PEESA na fase inicial ou rapidamente progressiva (Figura 6.33). Outros relatos correlacionaram o aumento da difusão na substância branca cerebral com a gravidade dos estágios clínicos mais avançados. Nos estágios bem avançados, há atrofia cortical significativa. As considerações diferenciais incluem desmielinização, leucoencefalopatia multifocal progressiva (LEMP) e encefalopatia pelo HIV.

Encefalite. Pode ser causada por vários vírus ainda não descritos, inclusive vírus Ebstein-Barr (EBV), enterovírus, arbovírus e vírus da caxumba. Nos EUA, as encefalites de St. Louis, equina ocidental e equina oriental são causadas por arbovírus (transmitidas por insetos) que afetam preferencialmente os núcleos profundos da substância cinzenta e o tronco encefálico. O vírus do Nilo Ocidental é um arbovírus transmitido por mosquito cada vez mais observado nos EUA. Esse vírus provoca meningoencefalite de gravidade clínica amplamente variável. A encefalite japonesa é causada por um vírus semelhante, endêmico na Ásia. Nos exames de imagem, as encefalites do Nilo Ocidental e japonesa podem provocar edema simétrico, hipodensidade na TC e hiperintensidade nas imagens ponderadas em T2, nos tálamos, nos núcleos da base e no tronco encefálico (Figura 6.34). Também podem ser observados realce por meio de contraste e restrição à difusão. Um padrão semelhante de lesão, com hemorragia superposta adicional, é observado na encefalite necrosante aguda em crianças e tem sido associado aos vírus influenza A e B. A encefalite de Rasmussen é uma doença devastadora da infância e sua etiologia não é conhecida. Causas virais e/ou autoimunes são aventadas. A evolução clínica é caracterizada por crises convulsivas intratáveis, déficits neurológicos progressivos e, com frequência, coma. De modo geral, a encefalite de Rasmussen afeta um hemisfério cerebral. A RM mostra edema cortical focal e hiperintensidade nas imagens ponderadas em T2 com pouco ou nenhum realce pelo contraste no hemisfério envolvido nas fases iniciais. Contudo, há evolução para acentuada atrofia assimétrica. O hemisfério comprometido é comprovadamente hipometabólico na SPECT e na PET.

Patógenos não virais, como as bactérias *Rickettsia rickettsii* (febre maculosa das Montanhas Rochosas), *Listeria monocytogenes* e *Mycoplasma pneumoniae*, são causas raras de encefalite. *Listeria* e *Mycoplasma* apresentam notável predileção pelo tronco encefálico e pelo cerebelo, causando rombencefalite.

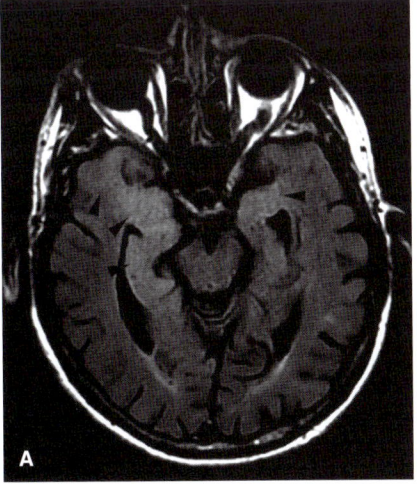 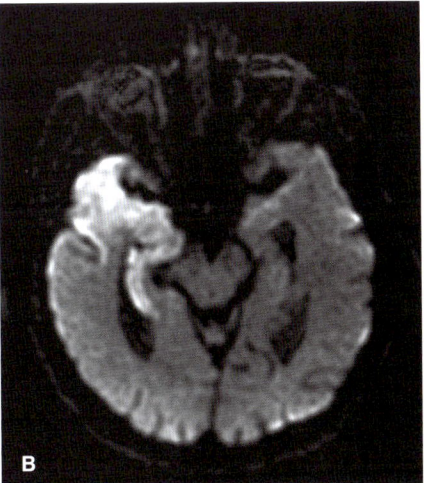 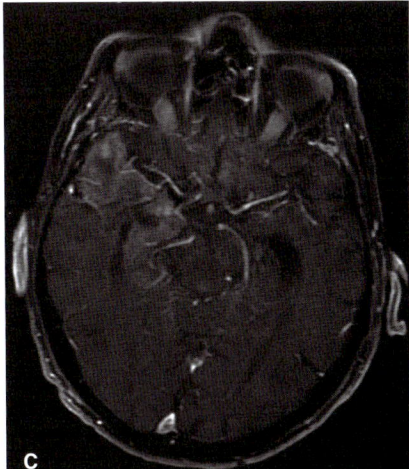

Figura 6.32 Encefalite por herpes-vírus do tipo 1 (HSV-1). A. Imagem FLAIR, axial, de um paciente de 83 anos de idade, com alteração do estado mental, mostra edema hiperintenso em T2, nas partes anterior e medial do lobo temporal direito (inclusive o hipocampo) e da amígdala esquerda (*pontas de seta*). **B.** DWI mostra redução da difusão correspondente e hiperintensidade do lobo temporal direito. **C.** RM com contraste, imagem ponderada em T1, obtida 2 semanas depois mostra realce parenquimatoso no lobo temporal direito.

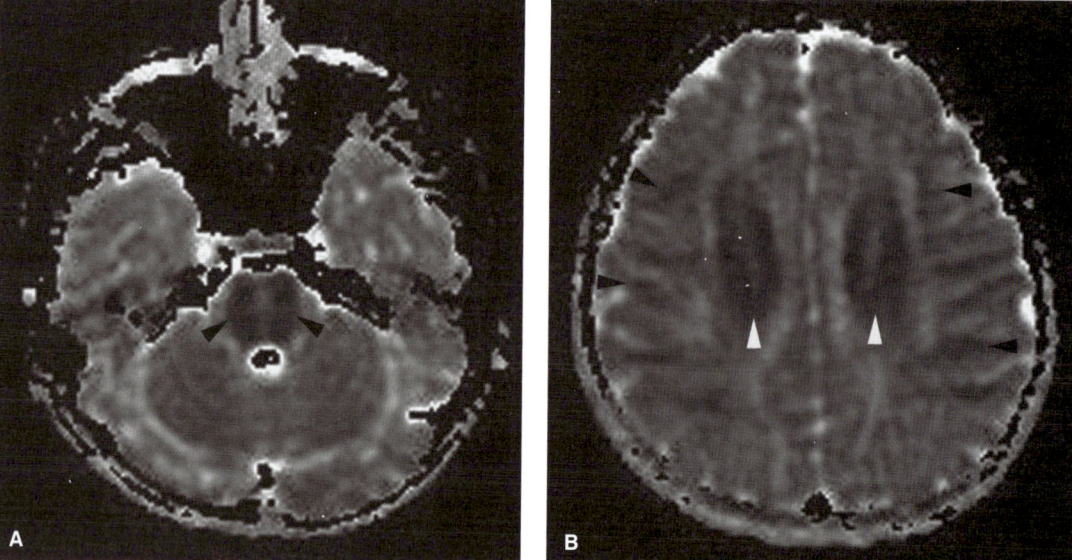

Figura 6.33 Pan-encefalite esclerosante subaguda (PEESA). Mapas de coeficiente de difusão aparente axiais (**A, B**) mostram extensas áreas hipointensas, por difusão reduzida na ponte, na junção da substância branca com a substância cinzenta, nos lobos parietais e frontais, na substância branca subcortical (bilateralmente) (*pontas de seta pretas*) e centro semioval (*pontas de seta brancas*) na avaliação inicial de uma criança com mioclonia e demência progressiva, que foi diagnosticada com PEESA, por marcadores sorológicos. Em outras imagens de ressonância magnética (RM) (não mostradas aqui) havia outras regiões de difusão reduzida ao longo da coroa radiada, do corpo caloso, das cápsulas internas e do mesencéfalo, mas as outras sequências da RM foram normais.

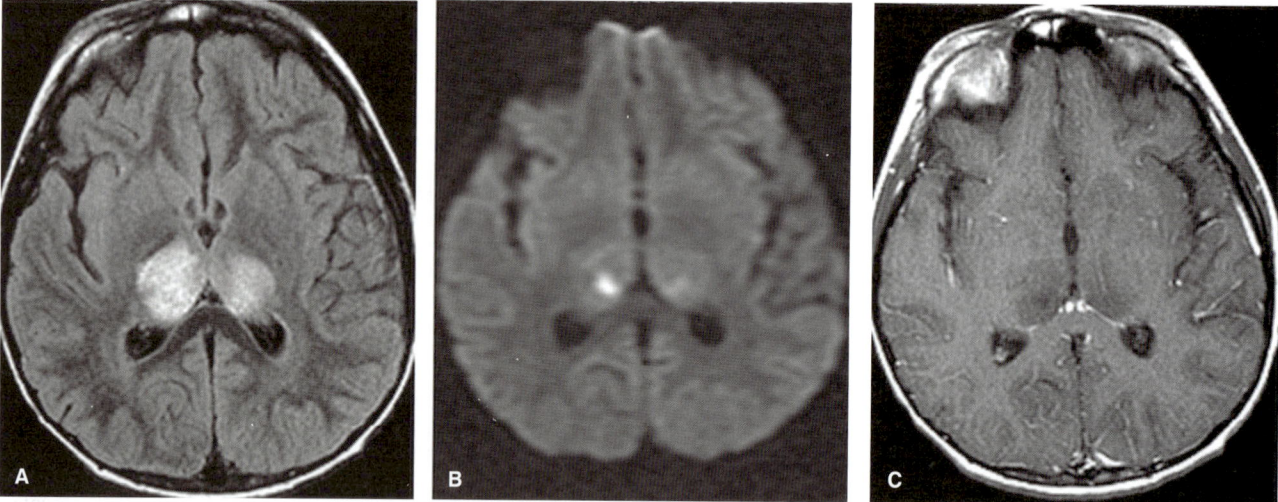

Figura 6.34 Encefalite do Nilo Ocidental. A. Ressonância magnética (RM), sequência FLAIR de uma criança com 7 anos de idade com letargia, mostra aumento bilateral acentuado do sinal nos tálamos. **B.** RM, imagem ponderada em difusão, mostra sinal hiperintenso, contudo, a maior parte do tálamo não apresenta difusão reduzida. **C.** RM com contraste, imagem ponderada em T1, não mostra realce anormal. O estudo do LCR foi positivo para o vírus causador da febre do Nilo Ocidental.

Cerebelite. É um processo inflamatório ou infeccioso incomum que acomete os hemisférios cerebelares em um padrão simétrico ou assimétrico. Numerosos agentes infecciosos virais foram encontrados, inclusive HSV-1, VZV, EBV, CMV, herpes-vírus humano 6 (HHV-6), enterovírus, vírus do sarampo, vírus da caxumba, vírus da rubéola e vírus influenza BA. Patógenos bacterianos, como *Mycoplasma* e *Listeria*, e doença de Lyme também foram confirmados em pacientes com cerebelite aguda. Infelizmente, é comum um agente etiológico com frequência não ser encontrado em um grande subconjunto desses pacientes. As crianças são acometidas mais frequentemente pela cerebelite e apresentam cefaleia, vômitos, ataxia e outros sinais de comprometimento cerebelar. Hipodensidade na TC e hiperintensidade nas imagens ponderadas em T2 na RM correspondem a edema cerebelar unilateral ou bilateral, com comprometimento ocasional do tronco encefálico (Figura 6.35 A, C). Em geral, a DWI mostra difusão discretamente aumentada (Figura 6.35 B), ao contrário da restrição à difusão encontrada no infarto cerebelar agudo. É comum encontrar realce parenquimatoso e leptomeníngeo discreto (Figura 6.35 D). O efeito expansivo e a compressão do quarto ventrículo e do tronco encefálico podem resultar em hidrocefalia não comunicante. O diagnóstico diferencial deve incluir infartos cerebelares, lesão hipóxico-isquêmica grave, encefalomielite disseminada aguda, inflamação pós-vacinação, doença de Lhermitte-Duclos (gangliocitoma cerebelar displásico), outras neoplasias ou outros agravos metabólicos ou tóxicos extremamente raros (p. ex., envenenamento por monóxido de carbono e doença mitocondrial).

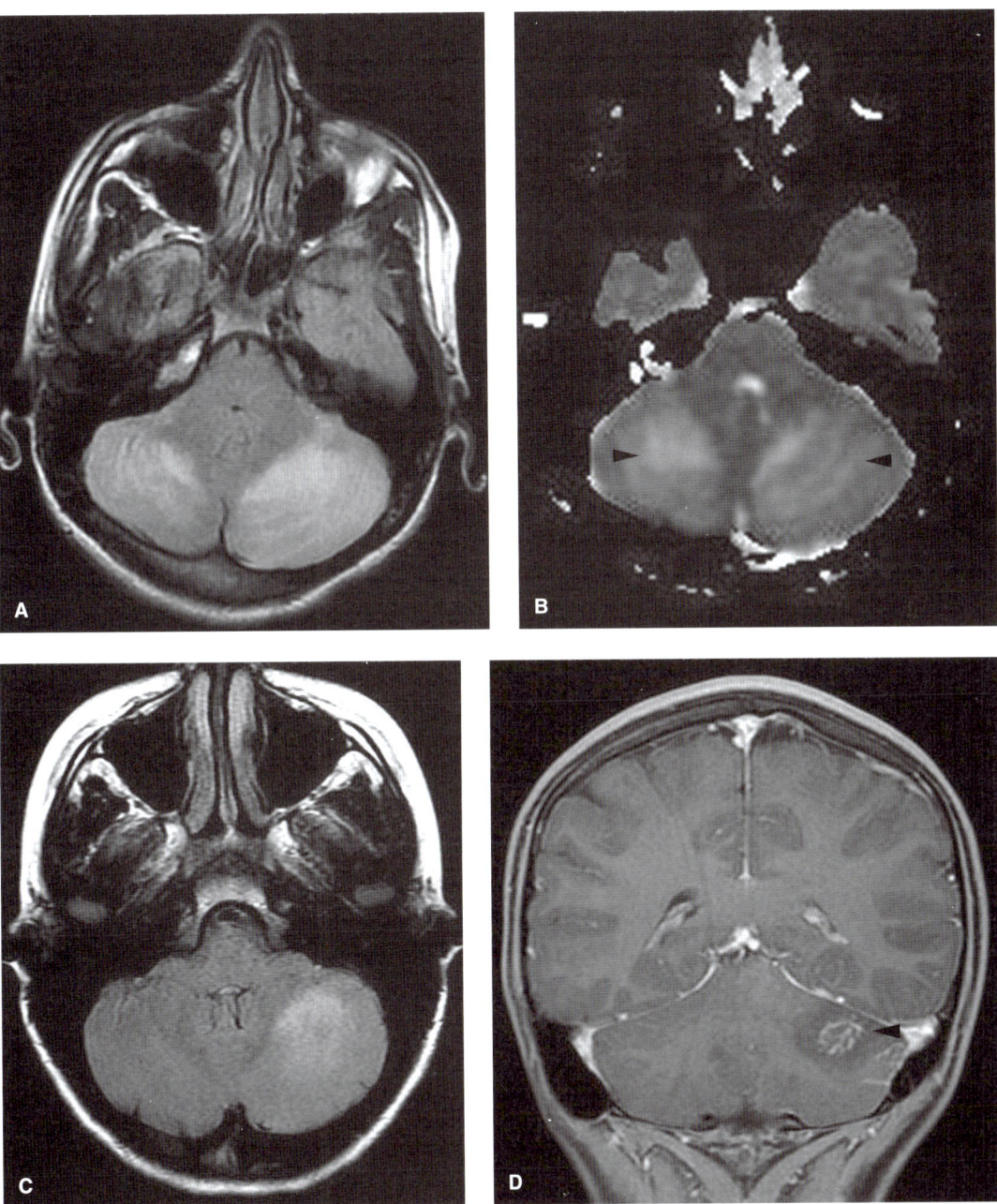

Figura 6.35 Cerebelite. A. Ressonância magnética (RM) axial, sequência FLAIR, de uma criança que apresentava cefaleia e vômito após infecção viral. É observado edema bilateral (hiperintenso em T2) nos hemisférios cerebelares. **B.** Mapa de coeficiente de difusão aparente mostra difusão aumentada e hiperintensa (*pontas de setas pretas*). Não foi identificado patógeno infeccioso causal. **C.** RM, axial, sequência FLAIR de outra criança com infecção por *Mycoplasma*. Edema unilateral assimétrico e hiperintenso na imagem ponderada em T2, do cerebelo esquerdo. **D.** RM com contraste, coronal, imagem ponderada em T1, mostra realce leptomeníngeo e parenquimatoso associado (*ponta de seta preta*).

Encefalomielite disseminada aguda (ADEM; do inglês, acute disseminated encephalomyelitis). É uma doença desmielinizante aguda que ocorre com mais frequência após vacinação ou infecção viral recente, embora algumas vezes ocorra de maneira espontânea. O mecanismo causal aceito atualmente é desmielinização autoimune e ainda não foram isolados patógenos infecciosos. Os sinais/sintomas agudos incluem febre, cefaleia e meningismo. Os pacientes também podem apresentar convulsões, déficits neurológicos focais e coma. A taxa de mortalidade varia entre 10 e 20%, contudo, se o tratamento com esteroides for iniciado precocemente, a maioria dos pacientes apresenta recuperação plena. A RM é muito mais sensível que a TC na detecção das lesões associadas, na substância branca, que são hipodensas na TC e hiperintensas nas imagens ponderadas em T2 e, geralmente, múltiplas (Figura 6.36). O tronco encefálico, o cerebelo, os núcleos profundos da substância cinzenta e a interface da substância branca com a substância cinzenta podem ser envolvidos. O padrão de realce é extremamente variável. Se não houver envolvimento da substância cinzenta, o aspecto dos exames de imagem pode ser semelhante ao da esclerose múltipla, mas os pacientes são principalmente crianças que apresentam evolução clínica monofásica. As lesões regridem com tratamento bem-sucedido, em correlação com a melhora clínica. A leucoencefalite hemorrágica aguda é uma variante grave e rara da ADEM, sendo frequentemente fatal. O principal achado nos exames de imagem é a evolução rápida (em alguns dias) das lesões na substância branca. O exame anatomopatológico revela necrose hemorrágica perivascular, primariamente no centro semioval.

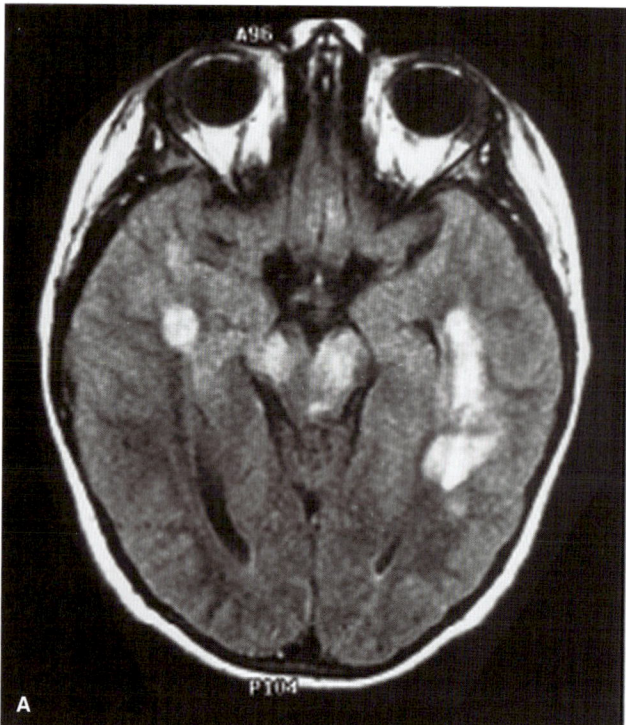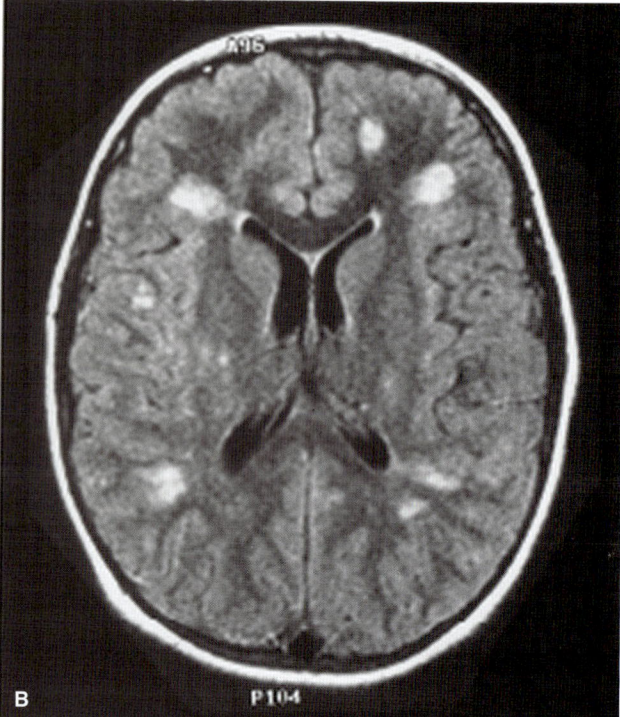

Figura 6.36 Encefalomielite disseminada aguda (ADEM). Ressonância magnética (RM) axial, sequências FLAIR (**A, B**) mostram múltiplas áreas de intensidade de sinal elevada na substância branca cerebral e no mesencéfalo. A sequência FLAIR é extremamente sensível na detecção de lesões na substância branca. Essa criança de 8 anos de idade se recuperou por completo após a terapia com corticosteroides.

Doença de Creutzfeldt-Jakob

Doença de Creutzfeldt-Jakob (DCJ). É uma encefalopatia espongiforme transmissível causada por uma partícula proteinácea infecciosa (príon). Trata-se de um transtorno neurodegenerativo raro, uniformemente fatal e rapidamente progressivo. Os príons são partículas resistentes a protease que resultam de modificação conformacional de uma proteína celular normal do hospedeiro (codificada pelo gene PrP). Os príons se acumulam no tecido neural e resultam em morte celular. A princípio, os pacientes apresentam sinais neurológicos variáveis, mas acabam desenvolvendo demência rapidamente progressiva com espasmos mioclônicos e mutismo acinético. A taxa de mortalidade relatada no primeiro ano é superior a 80%. No EEG são observados complexos periódicos de ondas agudas característicos. O tipo esporádico de doença de Creutzfeldt-Jakob é observado em pessoas idosas em todo o planeta. A forma iatrogênica da doença de Creutzfeldt-Jakob se dá por transmissão do príon via instrumental neurocirúrgico, transplantes de córnea e uso de extratos de hipófise ou de dura-máter de cadáveres. A TC não é útil e, em geral, é normal ou revela perda generalizada do volume cerebral. As sequências DWI e FLAIR são mais úteis. As duas sequências conseguem mostrar hiperintensidade no corpo estriado (núcleo caudado e putame) simetricamente e/ou hiperintensidade sutil em áreas do córtex cerebral, nos estágios iniciais (Figura 6.37). Esses achados e a atrofia cerebral são mais evidentes à medida que as condições gerais do paciente deterioram. A regra é não ser encontrado realce por meio de contraste.

A forma variante da doença de Creutzfeldt-Jakob (vDCJ) está vinculada à encefalopatia espongiforme bovina, na qual os príons são transmitidos para os seres humanos que ingerem carne de vacas infectadas. Os pacientes com a vDCJ são, em geral, mais jovens do que os pacientes com a forma esporádica de DCJ e a maioria dos casos ocorreu no Reino Unido. Embora as outras manifestações clínicas sejam semelhantes às da forma esporádica de DCJ, a RM pode mostrar alterações diferentes, como a hiperintensidade simétrica em T2 nas faces posterior e dorsomedial dos núcleos talâmicos (ou seja, os sinais pulvinar e do "taco de hóquei"). O diagnóstico diferencial de DCJ inclui encefalopatia hipóxico-isquêmica, lesão metabólica ou tóxica ou encefalite.

Infecções relacionadas com a síndrome da imunodeficiência adquirida

O SNC é um local comum de comprometimento em pacientes com AIDS. A incidência de envolvimento do SNC diminuiu após o advento da terapia antirretroviral altamente ativa, contudo, até dois terços dos pacientes com AIDS ainda apresentam alguma forma de doença do SNC. Várias infecções e neoplasias podem ser diagnosticadas nesses pacientes. As infecções mais frequentes incluem: encefalopatia pelo HIV; toxoplasmose, criptococose e outras infecções fúngicas; encefalite por CMV e encefalite herpética; infecção por micobactérias; leucoencefalopatia multifocal progressiva (LEMP) e sífilis meningovascular. O linfoma primário do SNC é, sem dúvida, o tumor mais comum, mas também podem ocorrer linfoma metastático, gliomas e, raramente, sarcoma de Kaposi.

Encefalopatia pelo HIV. O HIV é o agente etiológico da AIDS e infecta principalmente os linfócitos CD4, mas também já se comprovou que é neurotrópico. O vírus é encontrado nas necropsias dos cérebros de até 90% dos pacientes com AIDS. Manifestações clínicas do envolvimento do cérebro pelo HIV ocorrem em uma minoria desses pacientes. A infecção primária pelo HIV do cérebro resulta em vacuolização da substância branca, com áreas de desmielinização e células gigantes multinucleadas. O centro semioval é mais gravemente comprometido, embora todos os tratos de substância branca, inclusive o tronco encefálico e o cerebelo, possam ser envolvidos. A substância cinzenta cortical é, em geral, poupada. Clinicamente, os pacientes com encefalite pelo HIV

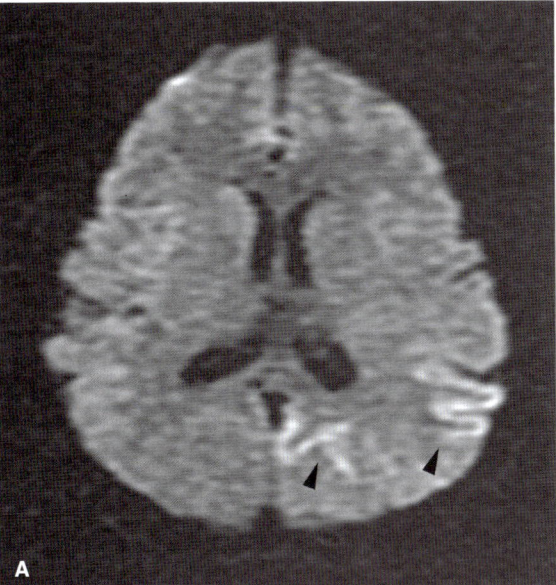
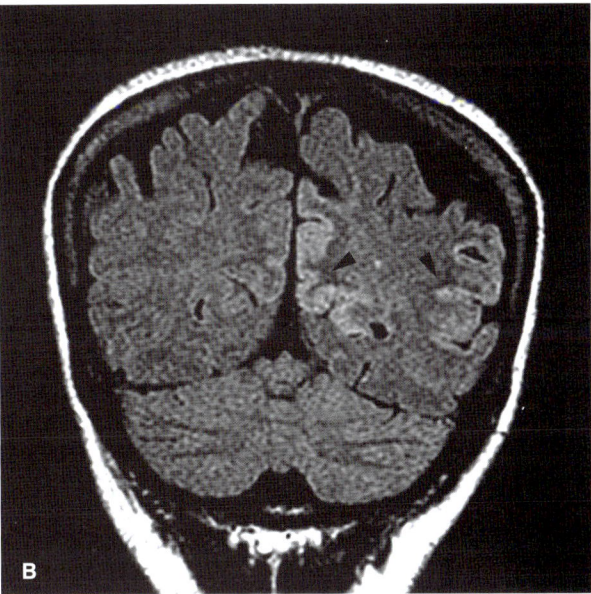

Figura 6.37 **Forma esporádica da doença de Creutzfeldt-Jakob. A.** DWI, axial, de um paciente com 41 anos de idade, com perda progressiva da memória, mostra hiperintensidade cortical e redução da difusão, ao longo dos lobos parietal e occipital esquerdos (*pontas de seta*). **B.** Imagem FLAIR, coronal, mostra hiperintensidade cortical em T2 correspondente.

podem desenvolver demência subcortical com deterioração cognitiva, comportamental e motora. Isso é denominado complexo demencial da AIDS em adultos, ocorrendo em 5 a 30% de vários grupos de pacientes com AIDS (dependendo da disponibilidade de terapia antirretroviral altamente ativa). Por outro lado, o termo encefalopatia progressiva associada ao HIV descreve lactentes e crianças com encefalite pelo HIV que apresentam retardo do desenvolvimento, apatia, atraso de mielinização e do crescimento do encéfalo e paraparesia espástica. Crianças com encefalopatia progressiva associada ao HIV apresentam neoplasias e infecções oportunistas no SNC de maneira menos frequente do que os adultos com complexo demencial da AIDS.

Atrofia difusa é a manifestação mais comum da infecção cerebral pelo HIV nos estudos de neuroimagem (Figura 6.38). Trata-se principalmente de atrofia central, refletindo o envolvimento predominante da substância branca. Lesões da substância branca também são observadas com frequência em pacientes com complexo demencial da AIDS. A RM é significativamente mais sensível que a TC na detecção dessas anormalidades; os achados mais comuns são padrão difuso, simétrico e mal definido de hiperintensidade em T2 na substância branca periventricular ou profunda ou múltiplas lesões pequenas na substância branca, com hiperintensidade em T2. As lesões puntiformes não guardam boa correlação com os sinais/sintomas. Não deve ser observado efeito expansivo, nem realce anormal por meio de contraste. Os casos mais avançados de encefalopatia pelo HIV apresentam extensas áreas bilaterais de intensidade de sinal anormal nas imagens ponderadas em T2 em toda a substância branca periventricular, no tronco encefálico e no cerebelo (Figura 6.39). A infecção congênita pelo HIV já foi descrita. Em crianças pequenas com encefalite pelo HIV, os achados mais comuns são atrofia generalizada e calcificações simétricas nos núcleos da base. Algumas vezes também são observadas hipodensidade e hiperintensidade em T2 na substância branca. Com frequência, essas anormalidades nos exames de imagem regridem se o paciente responder clinicamente à terapia antirretroviral altamente ativa. O diagnóstico diferencial inclui CMV, encefalite por HSV ou LEMP.

Toxoplasmose. É a infecção oportunista e a lesão expansiva do SNC mais frequente em pacientes com AIDS, ocorrendo em 13 a 33% desses pacientes com complicações do SNC. Ocorre em pacientes com contagens de linfócitos CD4 inferiores a 200/

mm³. *T. gondii*, um protozoário, é encontrado em todo o planeta e provoca infecção leve ou subclínica em uma grande porcentagem da população. Nos pacientes com AIDS, a toxoplasmose do SNC resulta de reativação de infecção contraída previamente. De modo geral, encefalite necrosante ocorre como resultado da formação de abscessos com paredes finas. Os pacientes apresentam cefaleia, febre, letargia, redução do nível de consciência e déficits

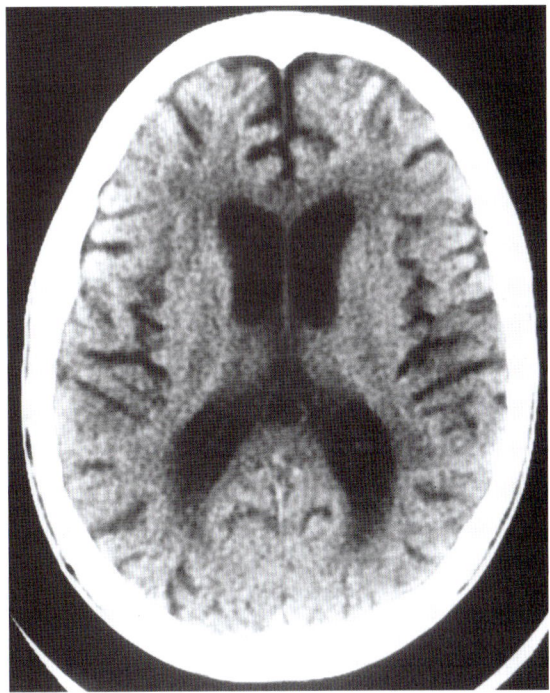

Figura 6.38 **Atrofia relacionada a AIDS.** Tomografia computadorizada (TC) sem contraste revela dilatação dos ventrículos e dos sulcos nesse paciente de 24 anos de idade com AIDS. Esta é a anormalidade mais comumente encontrada nos exames de neuroimagem de pacientes com AIDS. Com frequência está correlacionada com o complexo demencial da AIDS.

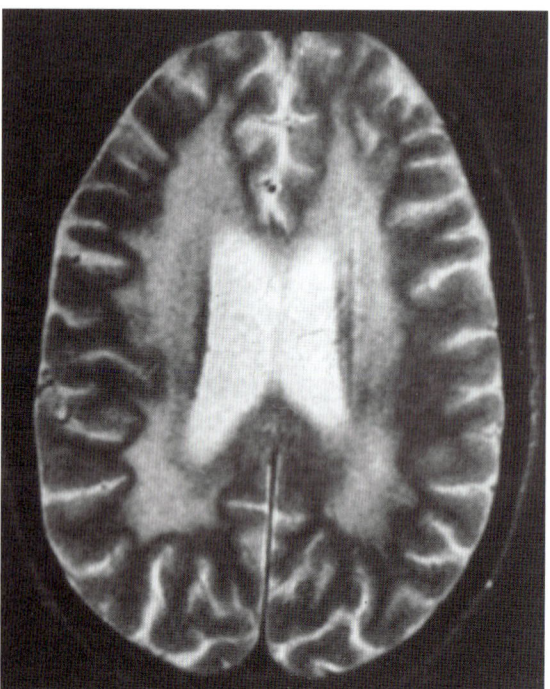

Figura 6.39 Encefalopatia pelo HIV. O quadro clínico desse paciente jovem era complexo de demência associado à AIDS. A imagem ponderado em T2 mostra atrofia cerebral, com hipersinal anormal disseminado na substância branca periventricular.

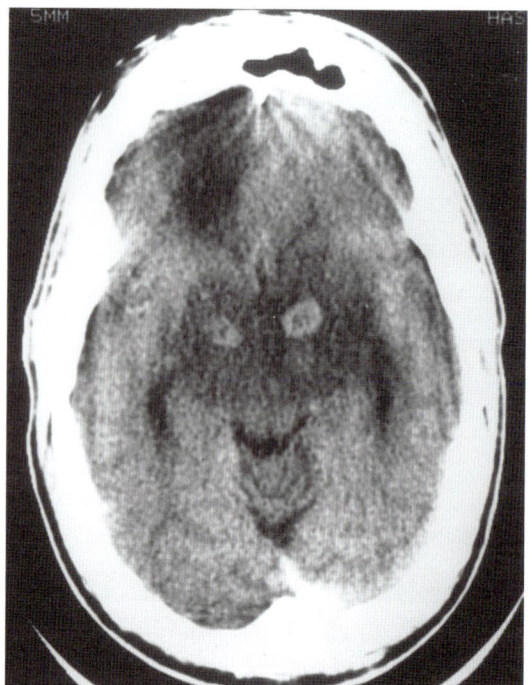

Figura 6.40 Toxoplasmose. Tomografia computadorizada (TC) com contraste revela lesões com realce anelar nos núcleos da base desse paciente com AIDS. Existe significativo edema hipodenso circundante. Os núcleos da base são comumente afetados pela toxoplasmose.

neurológicos focais, que a princípio podem ser confundidos clinicamente com a encefalite subaguda da infecção primária pelo HIV. Portanto, a realização precoce de exames de neuroimagem é importante no manejo dos pacientes.

O aspecto típico nos exames de neuroimagem da toxoplasmose do SNC consiste em múltiplas lesões com realce no parênquima cerebral, com edema vasogênico circundante (Figuras 6.40 e 6.41). De modo geral, as lesões são relativamente pequenas, variando entre 1 e 4 cm de diâmetro, e exibem edema vasogênico circundante com efeito expansivo. As lesões são hipodensas na TC e hipointensas nas imagens ponderadas em T1 da RM, contudo, podem ter sinal variável, mas ser normalmente hiperintensas nas imagens ponderadas em T2 e DWI. Lesões maiores exibem, em geral, realce anelar, enquanto lesões menores costumam exibir realce sólido. Os núcleos da base são um local comum dessas lesões, embora também sejam encontradas lesões de toxoplasmose na substância branca e no córtex cerebral. O principal diagnóstico diferencial é linfoma primário do SNC, que será discutido mais adiante. Na maioria dos casos, a resposta clínica e nos exames de neuroimagem a antibióticos apropriados diferencia toxoplasmose de linfoma (Figura 6.41). Biopsia é considerada para casos atípicos ou quando não há resposta aos antibióticos. Calcificações residuais podem se desenvolver após tratamento bem-sucedido. É incomum ocorrerem outras infecções ou neoplasias que mimetizem toxoplasmose. Abscessos fúngicos, micobacterianos e amebianos realmente ocorrem, mas abscessos bacterianos são raros em pacientes com AIDS.

Meningite fúngica.
Embora seja incomum ocorrer abscessos e granulomas fúngicos, a meningite fúngica é uma complicação comum da AIDS – ocorre em 5 a 15% dos pacientes. A criptococose do SNC foi discutida anteriormente e é a infecção fúngica do SNC mais frequente em pacientes HIV-positivos. O diagnóstico é confirmado quando é detectado antígeno criptocócico (CrAg) em amostras de soro ou LCR. Meningite é a manifestação mais frequente, mas em geral é leve por causa da redução da resposta inflamatória nos hospedeiros imunocomprometidos. Como

resultado disso, o realce meníngeo ou ependimário é mínimo ou mesmo inexistente, mas pode ocasionalmente ser observado nos estudos de neuroimagem, contudo, hidrocefalia não é incomum. Pseudocistos gelatinosos criptocócicos são lesões específicas que, em geral, são encontradas apenas em pacientes imunocomprometidos, sobretudo aqueles com AIDS (Figura 6.42). Trata-se de lesões císticas, geralmente nos núcleos da base, onde os microrganismos e os depósitos de mucina se estendem além dos espaços perivasculares, para o parênquima cerebral circundante. Na TC, os pseudocistos gelatinosos são massas de baixa densidade, redondas e lisas sem realce por meio de contraste que podem simular infartos lacunares antigos. Esses pseudocistos são melhor observados na RM, onde são isointensos ou hipointensos em relação ao LCR nas imagens ponderadas em T1 e hiperintensos em relação ao LCR nas imagens ponderadas em T2. Edema periférico discreto e realce podem ser observados na RM, mas quase nunca no grau observado na toxoplasmose. Criptococomas com realce são incomuns em pacientes com AIDS.

Leucoencefalopatia multifocal progressiva (LEMP).
É uma infecção que ocorre em pacientes imunossuprimidos causada pela reativação do poliomavírus JC latente ("JC" são as iniciais do primeiro paciente no qual esse vírus foi descrito). A incidência de LEMP em pacientes com AIDS é de até 8%, mas diminuiu após a instituição da terapia antirretroviral altamente ativa. A LEMP também pode ocorrer em outros pacientes imunossuprimidos, como os receptores de transplante e indivíduos com leucemia, linfoma ou imunodeficiências congênitas. LEMP não ocorre em pessoas imunocompetentes. Também há relatos de LEMP em pacientes com esclerose múltipla tratados com o anticorpo monoclonal natalizumabe que inibe a migração dos linfócitos através da barreira hematencefálica. A infecção provoca necrose de desmielinização multifocal, acometendo primariamente a substância branca. Os sinais clínicos incluem alterações do estado mental, cegueira, afasia, hemiparesia, ataxia e outros déficits neurológicos focais. A taxa de mortalidade é superior a 90% no primeiro ano após o diagnóstico. A terapia

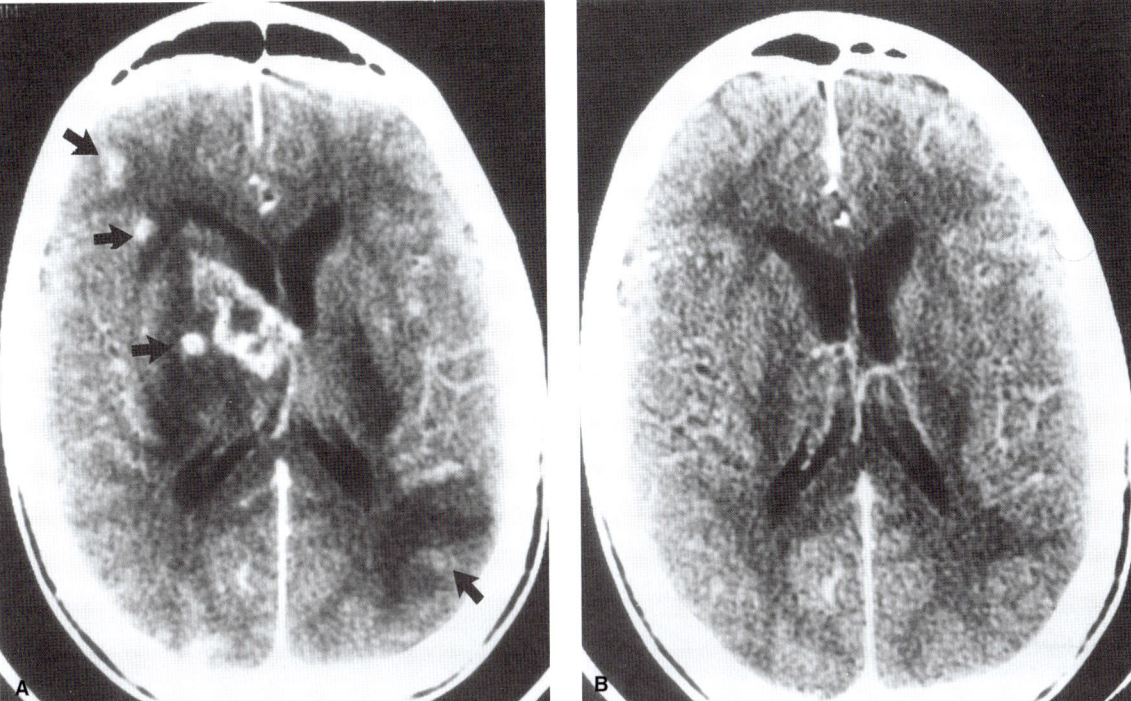

Figura 6.41 Toxoplasmose. A. Tomografia computadorizada (TC) com contraste revela uma grande massa com realce na região nucleocapsular direita e várias outras lesões menores, com realce (*setas*). As pequenas dimensões e a multiplicidade das lesões falam a favor de toxoplasmose em vez de linfoma. **B.** Após 2 semanas de antibioticoterapia, a TC contrastada revela resolução completa das lesões, típica de toxoplasmose.

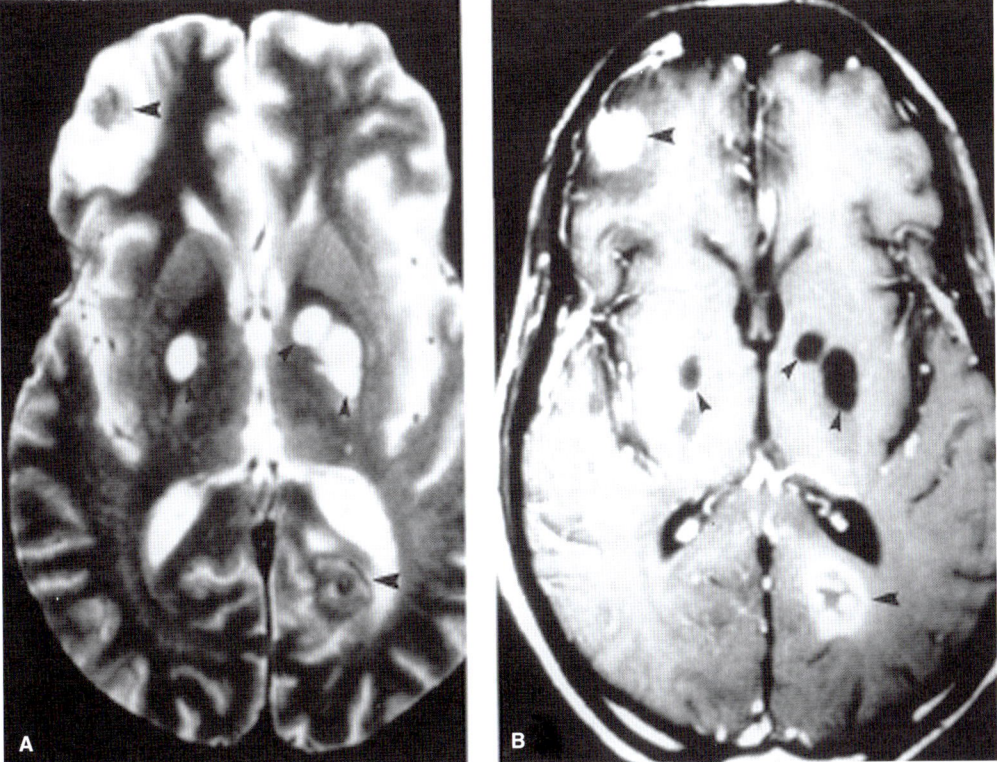

Figura 6.42 Criptococose e toxoplasmose. A. Ressonância magnética (RM) axial, imagem ponderada em T2 revela múltiplas lesões arredondadas que são isointensas em relação ao LCR nos núcleos da base (*pontas de seta pequenas*). Não há edema circundante. São observadas lesões mais escuras com edema circundante nos lobos frontal direito e occipital esquerdo (*pontas de seta grandes*). **B.** RM com contraste, imagem ponderada em T1, revela lesões nos núcleos da base isointensas em relação ao LCR (*pontas de seta pequenas*). Não se observa realce por meio de contraste nessas lesões. O aspecto dessas lesões é típico de pseudocistos gelatinosos da criptococose. Essas lesões sipresentam espaços perivasculares dilatados e preenchidos por criptococos e mucina. As alterações nos lobos occipital esquerdo e frontal direito apresentam realce por meio de contraste (*pontas de seta grandes*) e isso é um achado típico de toxoplasmose.

antirretroviral altamente ativa prolonga significativamente a sobrevida, mas pode ser associada a piora do dano cerebral ao precipitar a síndrome inflamatória de reconstituição imune (SIRI). De modo geral, os pacientes com AIDS que apresentam LEMP têm contagens de CD4 inferiores a 200/mm³. Os exames rotineiros do líquido cerebrospinal são, com frequência, normais. Um resultado positivo da reação em cadeia da polimerase no LCR e achados clínicos e nos exames de neuroimagem compatíveis são usados para confirmar o diagnóstico. A TC revela uma ou mais lesões hipodensas, geralmente distribuídas de modo assimétrico, na substância branca subcortical. Na RM, essas lesões exibem redução da intensidade de sinal nas imagens ponderadas em T1 e aumento do sinal nas imagens ponderadas em T2 e na sequência FLAIR (Figura 6.43). As lesões podem ser solitárias ou multifocais. Quase sempre não há efeito expansivo, nem realce pelo contraste, que são características diferenciadoras muito importantes. Em raros casos há comprometimento da substância branca e da substância cinzenta ou dos núcleos da base, simulando um infarto. O principal diagnóstico diferencial em pacientes com AIDS é encefalite pelo HIV, que geralmente é mais difusa, simétrica e menos hiperintensa nas imagens ponderadas em T2 na RM e não se estende para a junção da substância branca com a substância cinzenta.

Infecção viral.
A infecção por CMV é uma infecção comum do SNC nos pacientes com AIDS, que geralmente não provoca necrose tecidual evidente e, em geral, é subclínica. Existem muitos casos de infecção cerebral por CMV comprovada anatomopatologicamente com TC e RM normais. Nos exames de imagem, a meningoencefalite por CMV é visualizada como áreas de hiperintensidade nas imagens ponderadas em T2 na substância branca periventricular. Realce subependimário pelo contraste, se existente, é um valioso sinal diagnóstico. Muito raramente a infecção pelo CMV se manifesta como massa com realce anelar. Infecções por HSV e pelo vírus da varicela também são ocasionalmente observadas em exames de imagem. A evolução clínica mais benigna da infecção por herpes ou varicela e o aspecto nos exames de imagem em pacientes com AIDS podem ser consequência da redução da resposta imune, com menor lesão cerebral.

Infecções intracranianas por micobactérias.
Ocorrem em uma porcentagem relativamente pequena de pacientes com AIDS. A maioria desses pacientes é usuária de drogas ilícitas intravenosas com tuberculose pulmonar. As radiografias de tórax são positivas em aproximadamente 65% dos casos. A taxa de mortalidade desses pacientes é elevada (quase 80%). A infecção do SNC por *M. avium-intracellulare* é muito mais rara. Os exames de imagem nesses pacientes revelam hidrocefalia comunicante e/ou realce meníngeo. Tuberculomas ocorrem em cerca de 25% dos pacientes com tuberculose do SNC relacionada ao HIV. Os pacientes com AIDS têm maior vulnerabilidade a desenvolver abscessos tuberculosos que outros pacientes, mas esses são ainda menos frequentes que os tuberculomas. De modo geral, os tuberculomas são menores e têm menos edema que os abscessos tuberculosos.

Linfoma primário do SNC.
Sem dúvida é a neoplasia maligna intracraniana mais frequente em pacientes com AIDS. Até 5% destes desenvolvem esse tumor, mas a incidência diminuiu desde o advento da terapia antirretroviral altamente ativa. É o principal diagnóstico diferencial da toxoplasmose do SNC, quando uma massa é encontrada em um paciente com AIDS. Toxoplasmose é muito mais comum que linfoma e responde à antibioticoterapia. Como na toxoplasmose, os pacientes com linfoma apresentam sinais/sintomas de uma lesão intracraniana expansiva. Massas com realce, isoladas ou múltiplas, são encontradas nos exames de imagem (Figura 6.44). De modo geral, as lesões são centrais e estão localizadas na substância branca profunda ou nos núcleos da base, embora às vezes ocorram lesões corticais. Propagação subependimária ou extensão através do corpo caloso é um achado possível que não costuma ser encontrado na toxoplasmose. Na TC, as lesões são frequentemente isodensas ou hiperdensas, em comparação com a substância branca. Na RM, a intensidade de sinal é variável, podendo ser

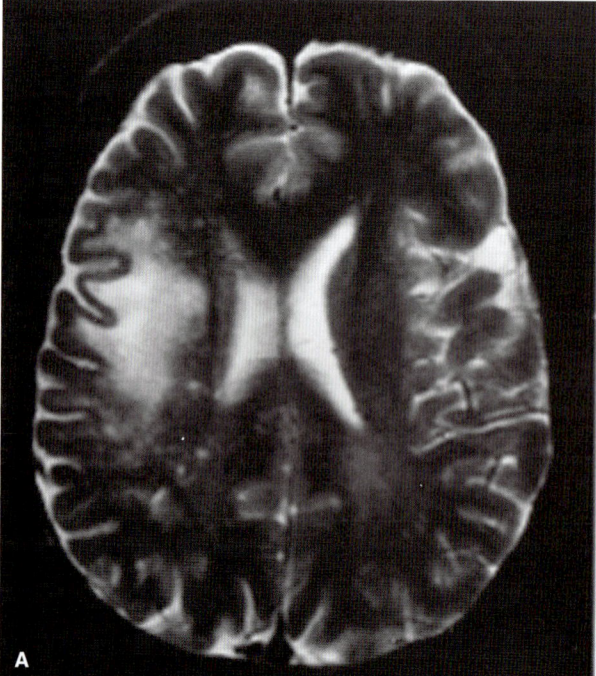
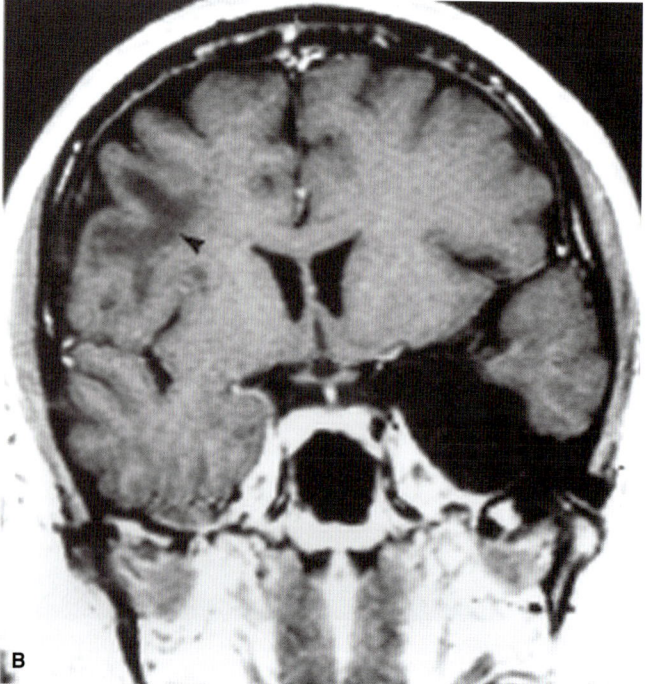

Figura 6.43 Leucoencefalopatia multifocal progressiva (LEMP). **A.** Ressonância magnética (RM) axial, imagem ponderada em T2, mostra uma área de hiperintensidade anormal na coroa radiada direita. Não existe efeito expansivo significativo. **B.** RM com contraste, imagem ponderada em T1, mostra que o sinal da lesão é de baixa intensidade (*ponta de seta*) e sem realce. Esses são aspectos característicos de LEMP, que foi confirmada por biopsia nesse paciente com AIDS. O cisto aracnoide no lobo temporal esquerdo é um achado incidental.

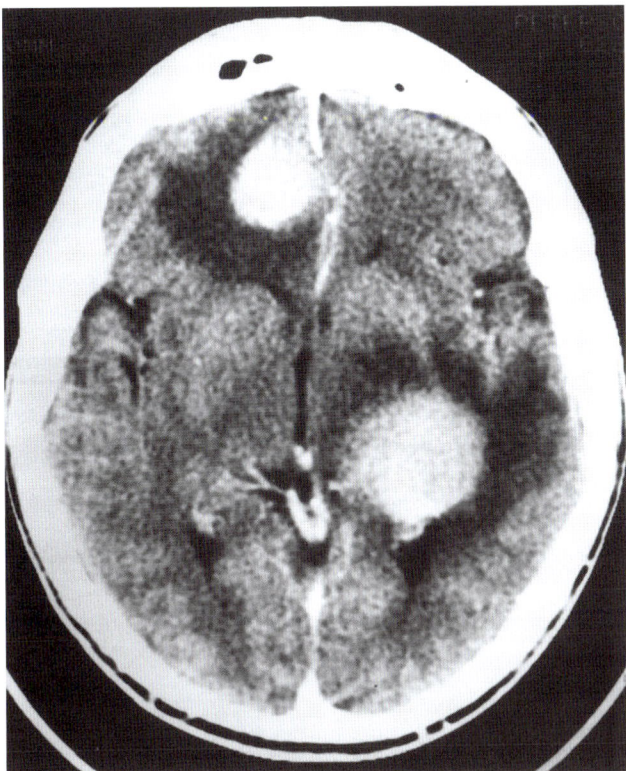

Figura 6.44 Linfoma primário do SNC. Tomografia computadorizada (TC) com contraste de um paciente com AIDS mostra duas lesões expansivas com realce sólido e edema vasogênico circundante. O tamanho relativamente grande e o padrão de realce sólido são mais compatíveis com linfoma do que com toxoplasmose, como foi comprovado nesse caso.

isointenso ou hipointenso nas imagens ponderadas em T1 e hipointenso ou hiperintenso nas imagens ponderadas em T2 e na sequência FLAIR. As lesões quase sempre apresentam realce por contraste em um padrão anelar ou sólido. O aspecto nos exames de imagem é, com frequência, indistinguível do aspecto da toxoplasmose, mas as dimensões e o número das lesões podem ser úteis na diferenciação. Na toxoplasmose, as lesões são mais comumente múltiplas e menores que as lesões do linfoma. Linfoma é um diagnóstico mais provável se as lesões apresentarem hipointensidade em T2, associada a realce homogêneo na RM. Hiperintensidade central nas imagens ponderadas em T2, borda hipointensa nas imagens ponderadas em T2 e realce anelar falam a favor de toxoplasmose. No linfoma é mais comum haver restrição à difusão e à hiperintensidade associada a DWI, provavelmente em consequência da hipercelularidade. Na espectroscopia por RM são observados aumento de colina e redução de N-acetilaspartato (NAA) nos pacientes com linfoma, enquanto há redução da colina e do NAA e aumento de lipídio e lactato na toxoplasmose.

Leitura sugerida

Barkovich AJ, Lindan CE. Congenital cytomegalovirus infection of the brain: imaging analysis and embryologic considerations. *AJNR Am J Neuroradiol* 1994;15(4):703–715.

Becker LE. Infections of the developing brain. *AJNR Am J Neuroradiol* 1992;13(2):537–549.

Boesch C, Issakainen J, Kewitz G, Kikinis R, Martin E, Boltshauser E. Magnetic resonance imaging of the brain in congenital cytomegalovirus infection. *Pediatr Radiol* 1989;19(2):91–93.

Brightbill TC, Ihmeidan IH, Post MJ, Berger JR, Katz DA. Neurosyphilis in HIV-positive and HIV-negative patients: neuroimaging findings. *AJNR Am J Neuroradiol* 1995;16(4):703–711.

Collie DA, Summers DM, Ironside JW, et al. Diagnosing variant Creutzfeldt-Jakob disease with the pulvinar sign: MR imaging findings in 86 neuropathologically confirmed cases. *AJNR Am J Neuroradiol* 2003;24(8):1560–1569.

Dumas JL, Visy JM, Belin C, Gaston A, Goldlust D, Dumas M. Parenchymal neurocysticercosis: follow-up and staging by MRI. *Neuroradiology* 1997;39(1):12–18.

Garrels K, Kucharczyk W, Wortzman G, Shandling M. Progressive multifocal leukoencephalopathy: clinical and MR response to treatment. *AJNR Am J Neuroradiol.* 1996;17(3):597–600.

Kanamalla US, Ibarra RA, Jinkins JR. Imaging of cranial meningitis and ventriculitis. *Neuroimaging Clin N Am* 2000;10(2):309–331.

Kauffman WM, Sivit CJ, Fitz CR, Rakusan TA, Herzog K, Chandra RS. CT and MR evaluation of intracranial involvement in pediatric HIV infection: a clinical-imaging correlation. *AJNR Am J Neuroradiol* 1992;13(3):949–957.

Küker W, Mader I, Nägele T, et al. Progressive multifocal leukoencephalopathy: value of diffusion-weighted and contrast-enhanced magnetic resonance imaging for diagnosis and treatment control. *Eur J Neurol* 2006;13(8):819–826.

Küker W, Nägele T, Schmidt F, Heckl S, Herrlinger U. Diffusion-weighted MRI in herpes simplex encephalitis: a report of three cases. *Neuroradiology* 2004;46(2):122–125.

Lai PH, Ho JT, Chen WL, et al. Brain abscess and necrotic brain tumor: discrimination with proton MR spectroscopy and diffusion-weighted imaging. *AJNR Am J Neuroradiol* 2002;23(8):1369–1377.

Lim CC, Sitoh YY, Hui F, et al. Nipah viral encephalitis or Japanese encephalitis? MR findings in a new zoonotic disease. *AJNR Am J Neuroradiol* 2000;21(3):455–461.

Mader I, Stock KW, Ettlin T, Probst A. Acute disseminated encephalomyelitis: MR and CT features. *AJNR Am J Neuroradiol* 1996;17(1):104–109.

Mishra AM, Gupta RK, Jaggi RS, et al. Role of diffusion-weighted imaging and in vivo proton magnetic resonance spectroscopy in the differential diagnosis of ring-enhancing intracranial cystic mass lesions. *J Comput Assist Tomogr* 2004;28(4):540–547.

Post MJ, Hensley GT, Moskowitz LB, Fischl M. Cytomegalic inclusion virus encephalitis in patients with AIDS: CT, clinical, and pathologic correlation. *AJR Am J Roentgenol* 1986;146(6):1229–1234.

Rafto SE, Milton WJ, Galetta SL, Grossman RI. Biopsy-confirmed CNS Lyme disease: MR appearance at 1.5 T. *AJNR Am J Neuroradiol* 1990;11(3):482–484.

Rosas H, Wippold FJ 2nd. West Nile virus: case report with MR imaging findings. *AJNR Am J Neuroradiol* 2003;24(7):1376–1378.

Sibtain NA, Chinn RJS. Imaging of the central nervous system in HIV infection. *Imaging* 2002;14:48–59.

Soares de Oliveira-Szejnfeld P, Levine D, Melo AS, et al. Congenital brain abnormalities and Zika virus: what the radiologist can expect to see prenatally and postnatally. *Radiology* 2016;281(1):203–218.

Stadnik TW, Demaerel P, Luypaert RR, et al. Imaging tutorial: differential diagnosis of bright lesions on diffusion-weighted MR images. *Radiographics* 2003;23(1):e7.

Thurnher MM, Schindler EG, Thurnher SA, Pernerstorfer-Schon H, Kleibl-Popov C, Rieger A. Highly active antiretroviral therapy for patients with AIDS dementia complex: effect on MR imaging findings and clinical course. *AJNR Am J Neuroradiol* 2000;21(4):670–678.

Tien RD, Chu PK, Hesselink JR, Duberg A, Wiley C. Intracranial cryptococcosis in immunocompromised patients: CT and MR findings in 29 cases. *AJNR Am J Neuroradiol* 1991;12(2):283–289.

Tien RD, Felsberg GJ, Osumi AK. Herpesvirus infections of the CNS: MR findings. *AJR Am J Roentgenol* 1993;161(1):167–176.

Ukisu R, Kushihashi T, Kitanosono T, et al. Serial diffusion-weighted MRI of Creutzfeldt-Jakob disease. *AJR Am J Roentgenol* 2005;184(2):560–566.

Wada R, Kucharczyk W. Prion infections of the brain. *Neuroimaging Clin N Am* 2008;18(1):183–191.

Wasay M, Kheleani BA, Moolani MK, et al. Brain CT and MRI findings in 100 consecutive patients with intracranial tuberculoma. *J Neuroimaging* 2003;13(3):240–247.

Whiteman M, Espinoza L, Post MJ, Bell MD, Falcone S. Central nervous system tuberculosis in HIV-infected patients: clinical and radiographic findings. *AJNR Am J Neuroradiol* 1995;16(6):1319–1327.

Wong AM, Zimmerman RA, Simon EM, Pollock AN, Bilaniuk LT. Diffusion-weighted MR imaging of subdural empyemas in children. *AJNR Am J Neuroradiol* 2004;25(6):1016–1021.

CAPÍTULO 7 ■ SUBSTÂNCIA BRANCA E DOENÇAS NEURODEGENERATIVAS

JEROME A. BARAKOS E DERK D. PURCELL

Ao contrário da substância cinzenta, que contém corpos celulares neuronais, a substância branca é constituída pelos longos prolongamentos desses neurônios. Os prolongamentos axonais estão envoltos por bainhas de mielina, cuja composição lipídica dá nome à substância branca. Neste capítulo são descritas várias doenças caracterizadas pelo comprometimento da substância branca, seguidas por uma discussão sobre hidrocefalia e distúrbios neurodegenerativos.

A notável sensibilidade das imagens ponderadas em T2 (T2WI) na detecção de água patológica (edema) e fibrose (gliose) possibilita a rápida detecção das lesões na substância branca. Todavia, o radiologista tem como obstáculo a ampla gama de doenças que a acometem; frequentemente, suas lesões são de natureza inespecífica e, portanto, de baixa especificidade. A especificidade da caracterização das lesões aumenta quando se combinam o conhecimento das várias doenças da substância branca e suas manifestações clínicas com a distribuição anatômica e a morfologia das lesões. Essa combinação das informações clínicas com os dados dos exames de imagem possibilita que o radiologista gere uma lista acurada e relevante de diagnósticos diferentes.

As doenças que acometem a substância branca do encéfalo são classificadas em duas grandes categorias: desmielinizantes (adquiridas) e desmielinizantes (congênitas). *Desmielinização* é um distúrbio adquirido que acomete a mielina normal. A maioria das doenças da substância branca, sobretudo no adulto, pertence a essa categoria e é o foco deste capítulo. Por outro lado, na *dismielinização* (também conhecida como leucodistrofia) há comprometimento na formação ou na manutenção da mielina, sendo tipicamente encontrada na população pediátrica. A dismielinização é rara e será comentada mais adiante neste capítulo.

Doenças desmielinizantes

As doenças desmielinizantes podem ser divididas em quatro categorias principais, de acordo com a etiologia: (1) primárias/imunomediadas; (2) isquêmicas; (3) infecciosas; e (4) tóxicas e metabólicas (Tabela 7.1).

Desmielinização adquirida primária

Esclerose múltipla (EM). Exemplo clássico de doença desmielinizante primária ou imunomediada, é a causa não traumática mais comum de incapacidade neurológica em adultos jovens. A EM é um distúrbio autoimune que compromete o sistema nervoso central (SNC) e se caracteriza por disfunção imune com a

TABELA 7.1 Classificação das doenças da substância branca.

Desmielinização primária
Esclerose múltipla (EM)

Desmielinização isquêmica
Isquemia profunda da substância branca (leucoaraiose)
Infartos lacunares
Vasculite (inclusive sarcoidose e lúpus)
Dissecção
Infartos tromboembólicos
Isquemia associada à enxaqueca (migrânea)
Doença de *moyamoya*
Leucoencefalopatia pós-hipóxica

Desmielinização relacionada com infecções
Leucoencefalopatia multifocal progressiva
Encefalopatia pelo HIV
Encefalomielite disseminada aguda
Pan-encefalite esclerosante subaguda
Doença de Lyme
Neurossífilis

Desmielinização tóxica e metabólica
Mielinólise pontina central e mielinólise extrapontina
Doença de Marchiafava-Bignami
Síndrome de Wernicke-Korsakoff
Leucoencefalopatia por radiação
Leucoencefalopatia necrosante

Dismielinização (leucodistrofia)
Leucodistrofia metacromática
Leucodistrofia suprarrenal
Doença de Leigh
Doença de Alexander

produção de linfócitos T e imunoglobulinas anormais, que são ativados contra a mielina e medeiam a lesão associada à doença. Trata-se de uma patologia crônica, recorrente e, com frequência, incapacitante, que acomete mais de 250.000 pessoas só nos EUA. A idade de início dos sintomas varia de 20 a 40 anos, com apenas 10% dos casos ocorrendo em indivíduos com mais de 50 anos. Existe predominância feminina – quase 2:1. Embora vários fatores ambientais tenham sido associados à EM, tais como latitudes geográficas mais altas e condições socioeconômicas superiores, a etiologia da doença ainda não foi elucidada.

A confirmação do diagnóstico de EM é difícil, porque não existem achados isolados específicos no exame físico e nos exames laboratoriais que sejam patognomônicos desse distúrbio. Ao mesmo tempo, o diagnóstico de EM tem implicações significativas em muitos aspectos da vida do paciente, inclusive elegibilidade para benefícios sociais. Contudo, a confirmação do diagnóstico é importante porque existem terapias promissoras, que utilizam inclusive betainterferona e agentes antineoplásicos. Esses agentes suprimem a atividade dos linfócitos T, dos linfócitos B e dos macrófagos, que são considerados agentes agressores da bainha de mielina.

A definição clínica clássica de EM consiste em múltiplas lesões no SNC separadas no tempo e no espaço. Os pacientes podem apresentar qualquer tipo de déficit neurológico; contudo, mais frequentemente apresentam fraqueza dos membros, parestesias, vertigem e distúrbios visuais ou urinários. Traços importantes das manifestações da EM são sua multiplicidade e tendência à variação ao longo do tempo. A evolução clínica da EM é caracterizada por imprevisíveis recorrências e remissões dos sinais/sintomas. O diagnóstico pode ser apoiado por estudos clínicos, que incluem potenciais evocados (visual, somatossensorial ou motor) e análise do líquido cefalorraquidiano (LCR) à procura de bandas oligoclonais, índice de imunoglobulina G e proteína básica de mielina. No exame histopatológico, as lesões ativas da EM representam áreas de destruição seletiva das bainhas de mielina e inflamação perivenular, com relativa preservação dos axônios subjacentes. Essas lesões são encontradas na substância branca de todo o SNC, inclusive da medula espinal. A desmielinização inflamatória interrompe a condução nervosa e a função nervosa, provocando os sinais/sintomas da EM. Vale mencionar que, no exame histopatológico, a inflamação é uma característica diferenciadora crucial entre a EM e outras condições que comprometem a substância branca, tais como a mielinólise osmótica (mielinólise extrapontina e mielinólise pontina central) e a síndrome de encefalopatia posterior reversível (PRES; do inglês, *posterior reversible encephalopathy syndrome*), que não apresentam alterações inflamatórias. A ressonância magnética (RM) é o exame mais sensível para a detecção das placas da EM; contudo, os achados isolados nos exames de imagem nunca devem ser considerados diagnósticos. Nos casos clinicamente confirmados de EM, a RM revela tipicamente lesões em mais de 90% dos casos. Isso se compara com menos de 50% na tomografia computadorizada (TC) e 70 a 85% em exames complementares, como potenciais evocados do tronco encefálico e pesquisa de bandas oligoclonais no LCR. O diagnóstico final, portanto, fundamenta-se na combinação cuidadosa de manifestações clínicas com história e exames complementares, inclusive RM.

Já foram descritas várias técnicas de aquisição de imagens ponderadas em T2 com o propósito de otimizar a detecção de lesões na substância branca, e a sequência *fluid-attenuated inversion recovery* (FLAIR) é a principal. Ela tem como vantagem a capacidade de fornecer intensa ponderação em T2 enquanto suprime o sinal do LCR. Assim, as imagens FLAIR realçam as lesões periventriculares que, de outra forma, seriam obscurecidas pelo sinal brilhante do LCR nas imagens ponderadas em *fast spin-echo* (T2-FSE). Estudos comparativos demonstraram que a sequência FLAIR possibilita a melhor visualização das lesões na substância branca supratentorial; contudo, pode ter limitações para o exame da fossa posterior do crânio e para a coluna vertebral, em parte por causa de artefatos de pulsação. Nessas regiões anatômicas, a imagem em densidade de prótons e a sequência *short tau inversion recovery* (STIR) são muito úteis.

As placas de EM são tipicamente redondas ou ovoides, com localização periventricular, justacortical, infratentorial e na medula espinal (Figura 7.1). As lesões são brilhantes nas imagens ponderadas em T2, refletindo tanto lesões agudas,

com inflamação/desmielinização adquirida ativa, quanto lesões crônicas, com cicatrização gliótica. Lesões com realce pelo contraste e lesões com difusão restrita nas imagens ponderadas em difusão (DWI) são sugestivas de lesões agudas, com desmielinização ativa e quebra da barreira hematencefálica. Nas lesões mais antigas, sem reação inflamatória residual, o hipersinal nas imagens ponderadas em T2 persiste, refletindo cicatrização residual (gliose). No SNC, as células só conseguem organizar uma resposta limitada à lesão neuronal. Esse processo cicatricial se manifesta tipicamente como proliferação focal de astrócitos no local da lesão, a chamada "gliose". Nos casos graves de EM, as lesões na substância branca podem apresentar sinal escuro nas imagens ponderadas em T1, frequentemente denominadas "lesões escuras" da EM. Essas lesões são significativas do ponto de vista prognóstico, porque refletem perda real de tecido neuronal subjacente em vez de desmielinização, indicando um estágio mais avançado da doença. Além disso, nos casos crônicos, existe perda difusa da substância branca cerebral profunda com adelgaçamento do corpo caloso e ventriculomegalia *ex vacuo*.

Embora muitas lesões na substância branca sejam de natureza inespecífica, o padrão sugestivo de EM inclui lesões periependimárias (contíguas à superfície ependimária), justacorticais (na junção cortical das substâncias branca e cinzenta) ou estruturas da fossa posterior do crânio. A ponte é excluída porque a maioria das lesões pontinas é isquêmica ou resultado de desmielinização osmótica (ver adiante neste capítulo). As lesões periventriculares sugestivas de EM são, com frequência, ovoides e alinhadas perpendicularmente ao eixo longo dos ventrículos – consequência do alinhamento das lesões ao longo dos espaços perivenulares. Outras alterações características incluem lesões ao longo da interface calossosseptal, bem como lesões confluentes e com mais de 6 mm de diâmetro, com localização periventricular ou justacortical.

Além da substância branca periventricular, os pedúnculos cerebelares e cerebrais, bem como o corpo caloso, o bulbo (medula oblonga) e a medula espinal, podem ser comprometidos na EM. Alterações isquêmicas são raras nesses locais; como resultado, se houver lesões e estiverem associadas a lesões periventriculares, crescerá a especificidade do diagnóstico de uma condição desmielinizante primária. A ponte é excluída da lista de estruturas da fossa posterior do crânio por causa de sua propensão a lesão isquêmica de pequenos vasos. Em contrapartida, como as alterações isquêmicas raramente envolvem o bulbo e os pedúnculos cerebelares e cerebrais, encontrar lesões nessas regiões é importante para o diagnóstico diferencial, que sugere EM. Isso se torna especialmente importante em pacientes com mais de 50 anos de idade, porque é difícil descobrir se lesões multifocais na substância branca resultam de isquemia ou de um processo desmielinizante. Além disso, as lesões no tronco encefálico da EM são tipicamente periféricas, enquanto a localização das alterações isquêmicas tende a ser central.

Embora lesões na substância branca em localização periependimária, justacortical e na fossa posterior do crânio, descritas anteriormente, sejam muito sugestivas de EM, não são patognomônicas da doença, porque em numerosas condições são encontradas alterações semelhantes nos exames de imagem (p. ex., lúpus, síndrome do anticorpo antifosfolipídio e outras condições angiopáticas).

Ao contrário da localização periependimária e na fossa posterior do crânio das lesões na substância branca, que indica alguma forma de condição desmielinizante patológica, muitos pacientes normais apresentam focos incidentais, tipicamente esparsos na substância branca profunda. Especificamente, graças à qualidade dos aparelhos modernos de RM e à excepcional sensibilidade de sequências como FLAIR-T2 3D de corte fino, um número significativo de RM em pacientes normais revelará pequenas lesões esparsas na substância branca. Ao contrário da morfologia das lesões patológicas comentadas anteriormente,

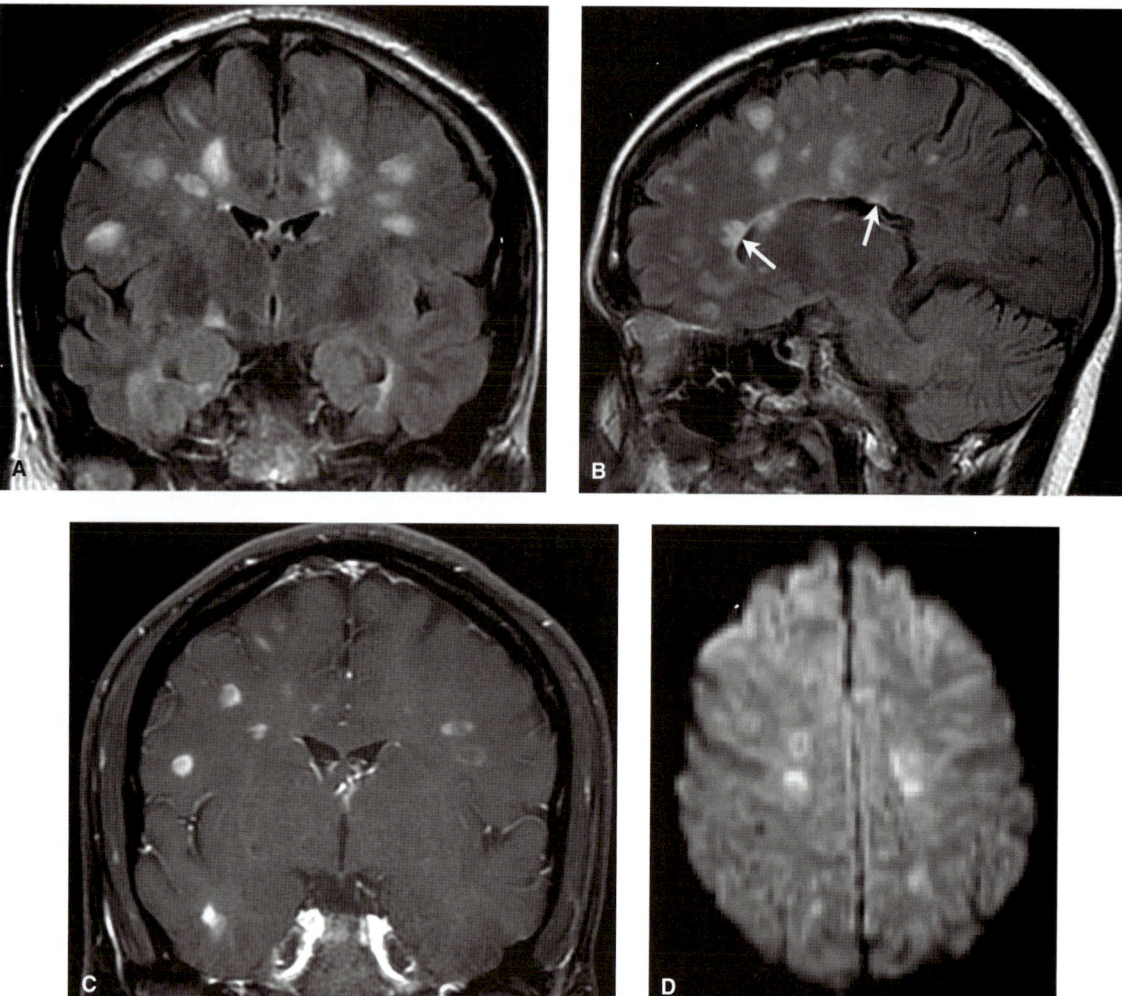

Figura 7.1 Esclerose múltipla. Imagens coronal e sagital na sequência FLAIR (**A, B**), ressonância magnética (RM) coronal, imagem ponderada em T1, com saturação de gordura, pós-contraste (**C**) e RM axial, imagem com ponderação em difusão (**D**). Mulher de 26 anos de idade com esclerose múltipla (EM) e exacerbação recente das manifestações clínicas apresenta numerosas lesões heterogêneas que estão dispersas por toda a substância branca subcortical e profunda. Observe quantas dessas lesões têm a característica configuração em chama de vela, com localização periependimária ou justacortical (*setas*). Embora as lesões periventriculares sejam muito sugestivas de esclerose múltipla, elas não confirmam o diagnóstico e precisam ser correlacionadas ao exame clínico e a outros exames complementares (potenciais evocados motores, somatossensoriais ou visuais e análise do LCR, à procura de bandas oligoclonais e índice de imunoglobulina G) antes da confirmação do diagnóstico. Essas lesões podem ser indistinguíveis de outras condições desmielinizantes, como encefalomielite disseminada aguda, e distúrbios do tecido conjuntivo/autoimunes, como lúpus eritematoso sistêmico. Observe o realce pelo meio de contraste e a restrição à difusão evidentes na imagem pós-contraste (**C**) e na imagem ponderada em difusão (**D**). Esses achados são compatíveis com focos ativos de desmielinização.

essas lesões incidentais não são periependimárias nem localizadas na fossa posterior do crânio, mas na substância branca profunda, sobretudo nos lobos frontais. Por exemplo, em pacientes com mais de 50 a 60 anos de idade, essas lesões dispersas na substância branca profunda estão tipicamente associadas a fatores de risco vasculares (descritos adiante) e são denominadas alterações microangiopáticas ou leucoaraiose. Não obstante, lesões inespecíficas na substância branca profunda também podem ser identificadas em pacientes jovens normais, inclusive crianças e adultos jovens, sem fatores de risco vascular associados. Na verdade, estudos revelaram lesões na substância branca em até 50% dessas pessoas. É importante mencionar que essas lesões incidentais são, com frequência, puntiformes, com 1 a 2 mm e muito diferentes das lesões periependimárias da EM. Ao contrário das lesões da EM, esses focos hiperintensos incidentais estão tipicamente localizados na substância branca subcortical e profunda, muitas vezes agrupados nos lobos frontais e associados aos espaços perivasculares (Figura 7.2). Esses focos pontilhados podem simplesmente representar gliose normal associada ao

espaço perivascular. Também deve ser mencionado que esses focos puntiformes de hiperintensidade não estão associados a traumatismo. No Capítulo 3 foram descritos os aspectos característicos nos exames de imagem de patologias traumáticas como lesão axonal difusa, caracterizada por micro-hemorragias.

A EM também pode se manifestar como massa conglomerada na substância branca profunda, que pode ser confundida com uma neoplasia (Figura 7.3). Essa lesão é denominada EM tumefeita ou lesão desmielinizante pseudotumoral e pode ser extremamente desafiador diferenciá-la de um processo maligno, sendo comum a necessidade de biopsia para a confirmação do diagnóstico. Um achado interessante no exame de imagem que frequentemente diferencia essas lesões desmielinizantes pseudotumorais das neoplasias é que as lesões desmielinizantes apresentam, com frequência, margem em crescente de realce pelo contraste em forma de ferradura. Essa margem representa a margem avançada de desmielinização ativa. Outros indícios diagnósticos incluem a escassez de edema perilesional, assim como a relativa ausência de efeito expansivo, tendo em vista

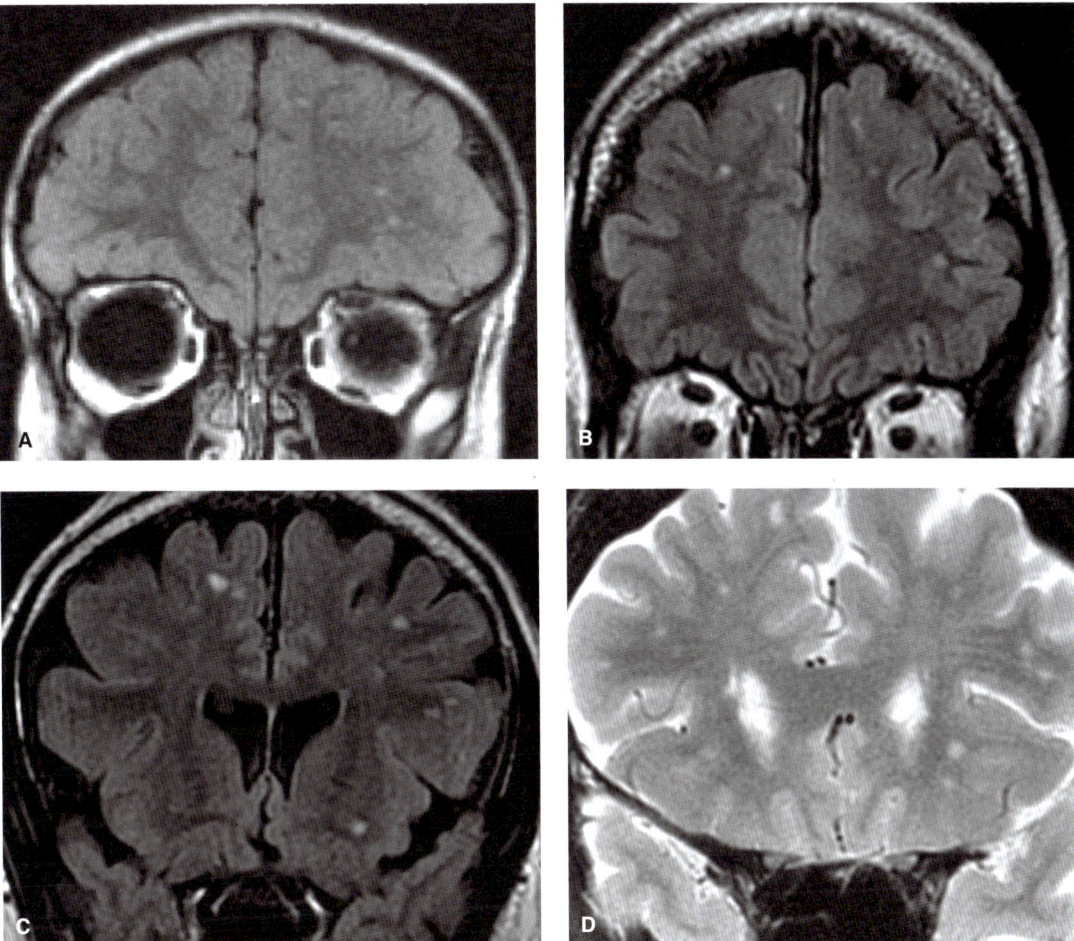

Figura 7.2 **Colagem: focos puntiformes na substância branca sem doença subjacente.** Pacientes A, B, C e D (com 3, 12, 17 e 21 anos de idade) apresentam manifestações clínicas benignas em que as imagens do cérebro foram obtidas incidentalmente durante RM realizada por causa de condições na face e nos seios paranasais. Esses minúsculos focos puntiformes têm sido relatados em até 50% de pacientes jovens e refletem potencialmente pequenos focos de sinal inespecífico associados a espaços perivasculares.

as dimensões da lesão. A detecção dessas alterações singulares e a busca cuidadosa por outras lesões mais características na fossa posterior do crânio ou periventriculares são cruciais para diferenciar a lesão desmielinizante tumefeita de neoplasias.

A medula espinal também pode ser comprometida pela EM e, sempre que for detectada uma anormalidade focal nesse local, é preciso incluir no diagnóstico diferencial a possibilidade de placa de doença desmielinizante. As placas desmielinizantes podem exercer efeito expansivo, além de apresentarem realce pelo contraste, simulando, assim, uma neoplasia. As placas de EM na medula espinal são tipicamente bem definidas, ocorrendo em menos de um a dois segmentos vertebrais na dimensão craniocaudal e em menos de 50% da área transversal da medula espinal, e frequentemente acometem a substância branca periférica. A maioria (70 a 80%) das lesões de EM na medula espinal também apresenta placas desmielinizantes no cérebro; portanto, quando for encontrada uma lesão na medula espinal, a realização de uma RM do crânio pode confirmar o diagnóstico de EM, evitando a biopsia da medula espinal (ver Capítulo 9, Figura 9.36).

Desmielinização isquêmica

Desmielinização relacionada com a idade. Alterações isquêmicas de pequenos vasos sanguíneos na substância branca profunda cerebral são observadas com tanta frequência na meia-idade (mais de 50 a 60 anos de idade) que são consideradas como uma parte normal do envelhecimento. Isso representa vasculopatia arteriosclerótica das artérias cerebrais penetrantes. A substância branca profunda é mais suscetível à lesão isquêmica do que a substância cinzenta, porque é suprida por longas artérias terminais penetrantes de pequeno calibre, sem circulação colateral significativa. Em contrapartida, a substância cinzenta cortical, bem como partes do tronco encefálico (p. ex., mesencéfalo e bulbo), tem irrigação sanguínea colateral abundante, o que minimiza o risco de isquemia. As artérias penetrantes profundas que irrigam a substância branca se tornam estreitadas por causa de arteriosclerose e depósitos de lipo-hialina. O resultado é a formação de pequenas lesões isquêmicas, envolvendo primariamente a substância branca profunda e periventricular, bem como os núcleos da base (Figura 7.4). De modo geral, o córtex, as fibras em "U" subcorticais, a parte central do corpo caloso, o bulbo, o mesencéfalo e os pedúnculos cerebelares são poupados por causa de sua dupla irrigação sanguínea, que reduz sua vulnerabilidade à hipoperfusão. Como já descrito, se forem identificadas lesões nesses locais, deve ser investigada outra causa que não isquemia.

No exame histológico, as áreas de infarto apresentam atrofia axonal com diminuição da mielina. Os neuropatologistas mais antigos perceberam as áreas de palidez associadas a essas lesões e criaram o termo "palidez mielínica". Essas alterações na substância branca receberam muitas denominações ao longo dos anos, inclusive leucoaraiose, leucoencefalopatia microangiopática

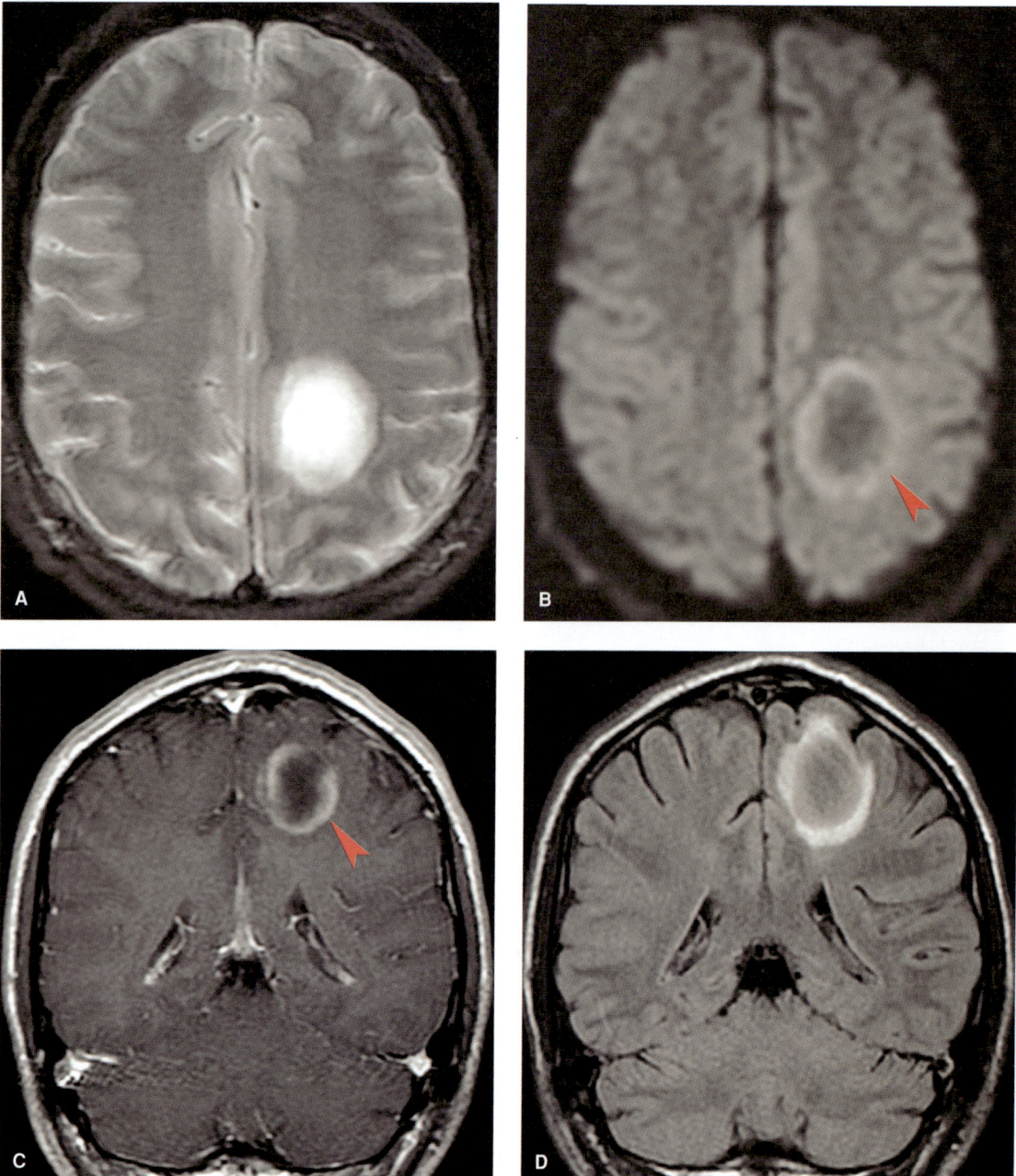

Figura 7.3 Lesão desmielinizante tumefeita. Ressonância magnética (RM) axial, imagens ponderadas em T2 (A) e em difusão (B); RM coronal, imagem ponderada em T1 pós-contraste (C) e imagem FLAIR (D). Imagens de uma mulher de 30 anos de idade que apresentava episódios transitórios de hemiparesia direita, bem como depressão e fadiga. Os exames de imagem revelam uma grande massa parietal esquerda com margem de difusão restrita e realce (*pontas de seta*). Essa lesão poderia ser confundida com uma neoplasia ou com leucoencefalopatia multifocal progressiva atípica e ter sido biopsiada. O diagnóstico de EM tumefeita foi confirmado por exames complementares, inclusive potenciais evocados e bandas oligoclonais no líquido cefalorraquidiano (LCR).

e encefalopatia arteriosclerótica subcortical, porém nenhum desses termos é muito satisfatório, porque não reflete acuradamente todas as alterações observadas no exame histológico e superestima a importância clínica dessas lesões. Um termo mais apropriado seria simplesmente "alterações da substância branca relacionadas à idade". Essas pequenas lesões isquêmicas são, com frequência, assintomáticas, e sempre é necessária correlação clínica antes de fazer um diagnóstico de encefalopatia arteriosclerótica subcortical ou demência por múltiplos infartos (doença de Binswanger). Já os infartos lacunares, diferentemente dos infartos na substância branca que acabamos de descrever, são pequenos infartos (5 a 10 mm) que ocorrem nos núcleos da base, tipicamente nos dois terços superiores do putame. Os

infartos lacunares e os infartos na substância branca profunda têm etiologias semelhantes e resultam de doença que envolve as artérias penetrantes.

A diferenciação entre as lesões na substância branca relacionadas a alterações isquêmicas e as lesões da EM pode ser difícil, sobretudo nos pacientes mais velhos. Isso é importante destacar, porque 10% dos pacientes com EM têm mais de 50 anos de idade. Exames laboratoriais, como a análise do LCR à procura de bandas oligoclonais e anamnese, são úteis. Além disso, os infartos na substância branca profunda tendem a poupar as fibras arqueadas subcorticais e o corpo caloso, locais que podem ser acometidos pela EM. O comprometimento da interface calmosasseptal é muito específico dessa doença.

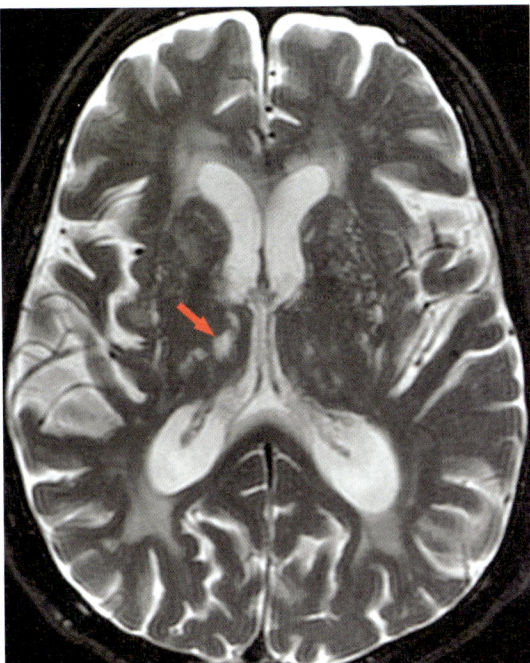

Figura 7.4 Desmielinização isquêmica. Essa mulher de 72 anos de idade apresentava esquecimento. A RM axial, imagem ponderada em T2, sequência FSE (*fast spin-echo*) revela lesões heterogêneas difusas em toda a substância branca (profunda e subcortical). Essas lesões são compatíveis com desmielinização isquêmica da substância branca profunda, com vários infartos lacunares antigos (*seta*) dos núcleos da base. Observar a ventriculomegalia *ex vacuo* resultante da perda de substância branca profunda cerebral.

Lesões puntiformes inespecíficas na substância branca (pequenas lesões brilhantes nas imagens ponderadas em T2). São mais proeminentes em qualquer paciente com uma vasculopatia, tais como as relacionadas à aterosclerose e fatores de risco vasculares (p. ex., idade, hipertensão arterial, diabetes melito, hiperlipidemia, doença da artéria coronária, tabagismo), às condições de hipercoagulabilidade, à vasculite (p. ex., lúpus, sarcoidose, poliarterite nodosa, síndrome de Behçet) ou à vasculopatia fármaco-relacionada. Em indivíduos mais jovens com lesões puntiformes na substância branca, se houver uma patologia definível, deve-se considerar os estados de hipercoagulabilidade, vasculite e condições que predisponham à embolia (Figuras 7.5 a 7.8). As condições de hipercoagulabilidade incluem um conjunto diverso de doenças que compartilham o risco aumentado de quadro trombótico microvascular. Exames sorológicos podem ser utilizados na investigação dessas condições patológicas, que incluem homocistinemia, síndrome do anticorpo antifosfolipídio (ou síndrome antifosfolipídio), fator V de Leiden, mutação de gene da trombina e deficiência de proteínas naturais que impedem a coagulação (deficiências das proteínas anticoagulantes como antitrombina, proteína C e proteína S). Um quadro clínico clássico é o da mulher jovem com história pregressa de abortos espontâneos, que apresenta cefaleia/enxaqueca e alterações isquêmicas na substância branca do cérebro. Esse quadro é sugestivo de síndrome antifosfolipídio na qual anticorpos antifosfolipídio (anticorpos contra cardiolipina ou anticoagulantes lúpicos) conduzem a um estado de hipercoagulabilidade que resulta em alterações isquêmicas e na substância branca do cérebro.

No caso de crianças e adultos jovens com pequenas lesões puntiformes na substância branca do cérebro, é preciso lembrar que elas podem representar apenas focos inespecíficos incidentais encontrados em pacientes normais. Como já foi mencionado, é

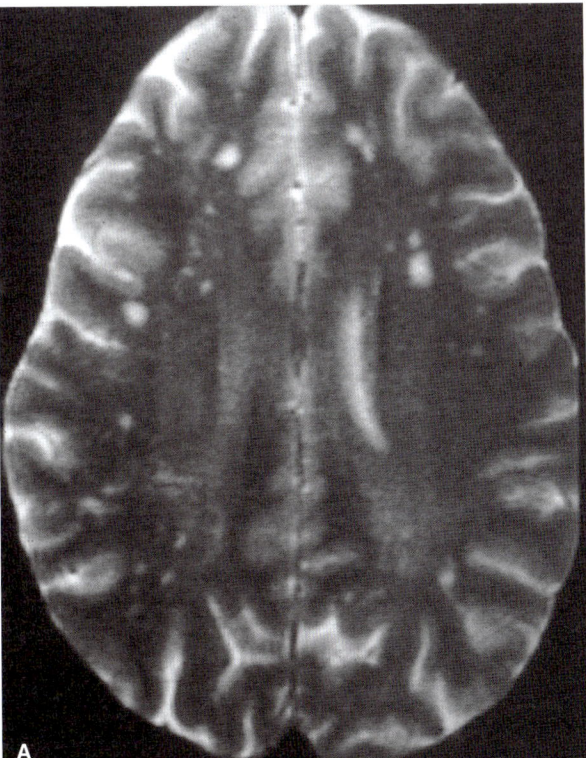

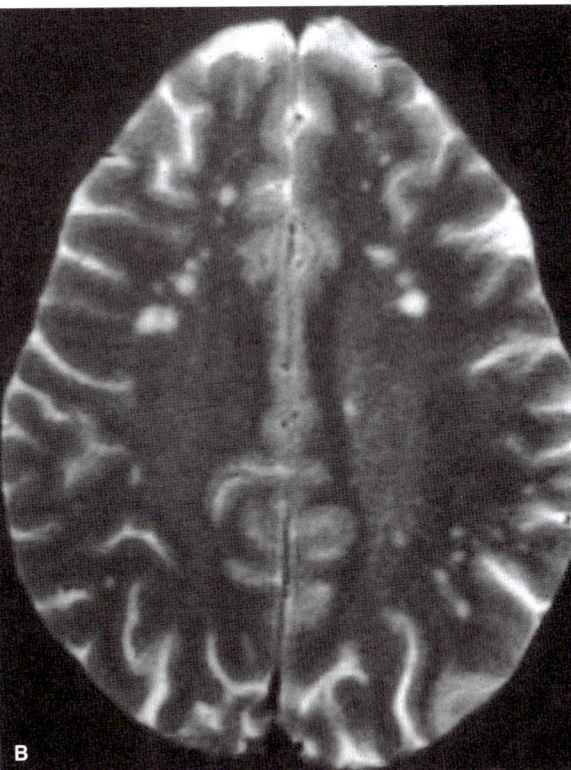

Figura 7.5 Síndrome do anticorpo antifosfolipídio. Essa mulher de 32 anos de idade apresentava cefaleia e história pregressa de vários abortos espontâneos (**A, B**). As imagens ponderadas em T2 mostram lesões focais dispersas na substância branca profunda e na substância branca subcortical. Embora essas lesões sejam inespecíficas, os exames séricos revelaram elevação dos níveis de imunoglobulinas/anticorpos circulantes contra o DNA e outros componentes nucleares. Esses são coletivamente denominados anticorpos contra antígenos nucleares (p. ex., anticoagulantes lúpicos e anticorpos anticardiolipina). Isso representa uma doença por imunocomplexo denominada síndrome do anticorpo antifosfolipídio.

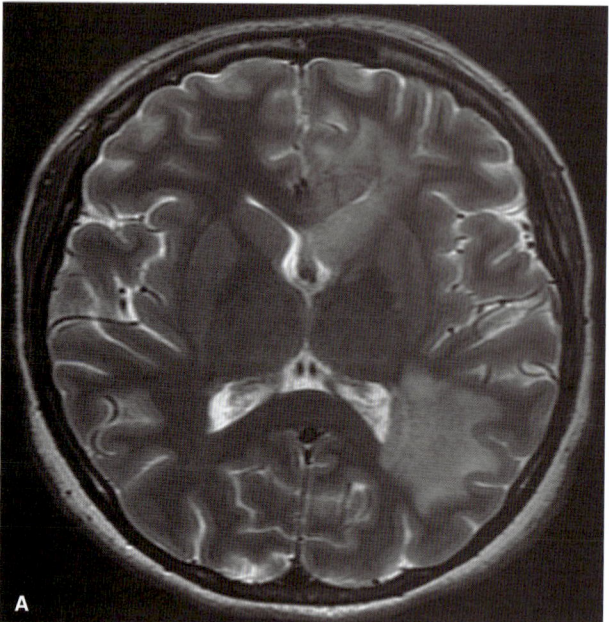
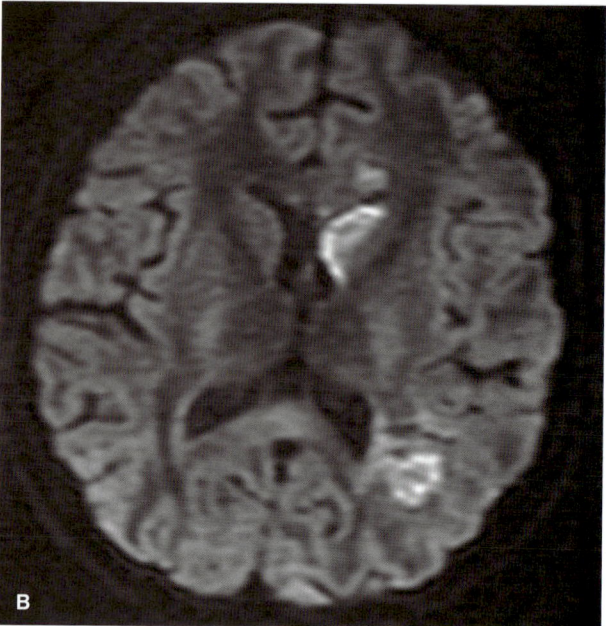

Figura 7.6 Cerebrite lúpica. Uma mulher de 24 anos de idade apresentou agudamente uma condição neuropsiquiátrica. Ressonância magnética (RM) axial, imagem ponderada em T2 (**A**) e DWI (**B**) mostram áreas de isquemia aguda. Os achados isquêmicos são, com frequência, inespecíficos, e uma ampla gama de etiologias precisa ser levada em consideração, inclusive vasculites. As vasculites são classificadas como primárias (confinadas ao SNC; p. ex., angiite primária do SNC) ou secundárias (associadas a processo infeccioso ou inflamatório sistêmico). As vasculites secundárias podem ser divididas segundo o calibre dos vasos sanguíneos (grandes vasos sanguíneos: arterite de células gigantes; vasos sanguíneos médios: poliarterite nodosa; vasos de calibre variável: doença de Behçet) ou classificadas segundo a doença sistêmica associada (p. ex., lúpus eritematoso sistêmico, artrite reumatoide, síndrome do anticorpo antifosfolipídio, esclerodermia) e as etiologias conhecidas, como vasculite induzida por fármaco, radiação ou infecção.

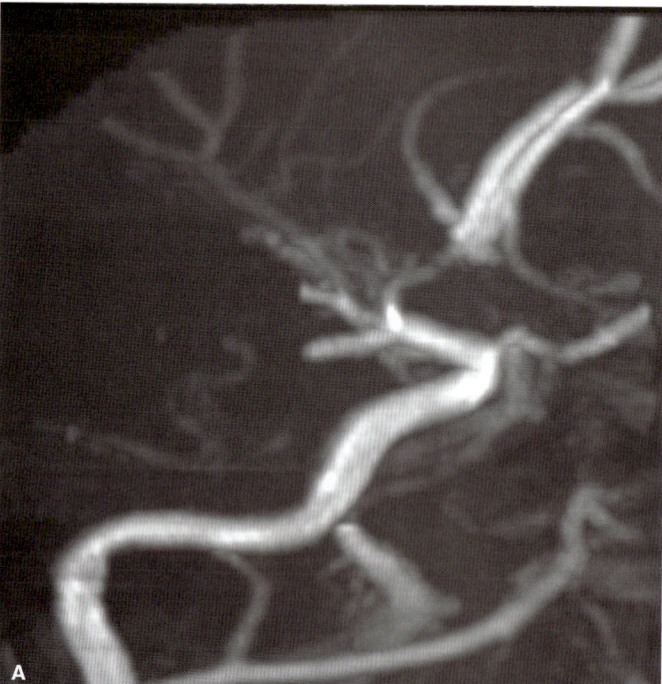
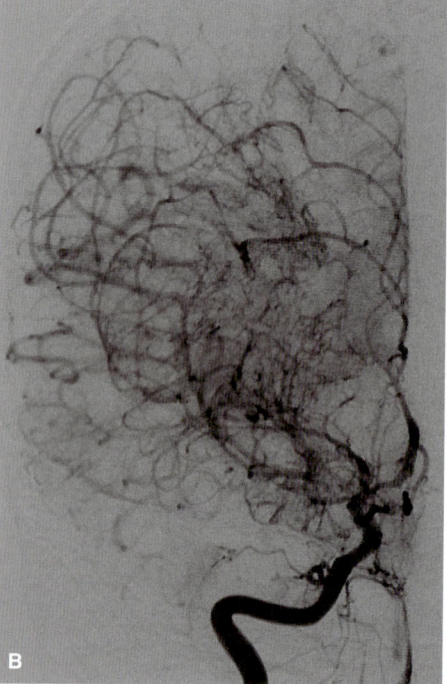

Figura 7.7 Doença de *moyamoya*. Um adolescente de 17 anos de idade apresentou episódios de fraqueza motora focal. A imagem ponderada em T2 (não mostrada) apresentou múltiplas hiperintensidades dispersas na substância branca subcortical. **A.** Angio-RM mostra proliferação de minúsculos vasos colaterais em toda a substância cinzenta profunda. **B.** Angiografia convencional revela estenose acentuada da artéria carótida interna supraclinóidea, com proliferação exuberante de minúsculos vasos colaterais que se assemelha a uma "nuvem de fumaça" (tradução literal da palavra japonesa *moyamoya*). O têrmo "doença de *moyamoya*" descreve as formas idiopáticas dessa condição, enquanto "síndrome de *moyamoya*" é usado quando a etiologia subjacente é conhecida (p. ex., displasia fibromuscular, síndrome de Marfan, neurofibromatose do tipo 1, lúpus eritematoso sistêmico, síndrome de Down etc.). A causa do distúrbio vascular nesse adolescente não era conhecida, mas pode ser tratada por vários tipos de cirurgia de *bypass* vascular, como a encéfalo-duro-arteriossinangiose. A angio-RM é muito útil na avaliação da perviedade desses *shunts* cirúrgicos.

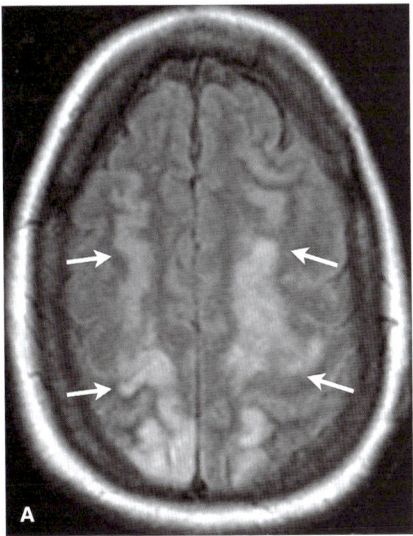 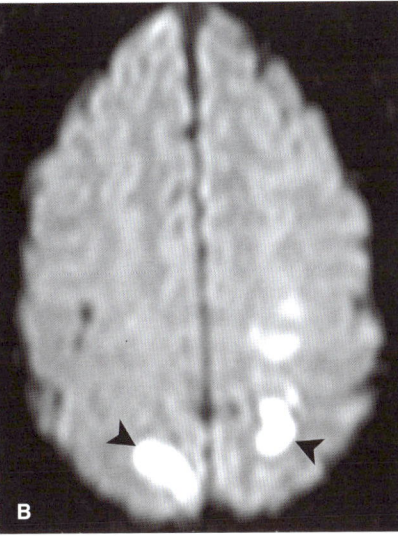 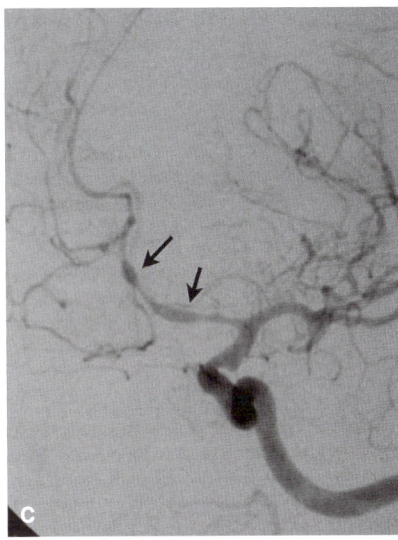

Figura 7.8 Vasculopatia fármaco-induzida. Ressonância magnética (RM) axial, sequência FLAIR (**A**), imagem ponderada em difusão (**B**) e angiografia (**C**) de uma mulher de 43 anos de idade que apresentava cefaleia, confusão mental e fraqueza. Existem anormalidades significativas de sinal no córtex e na substância branca subcortical das convexidades frontoparietais (*setas* em **A**), com difusão restrita associada (*pontas de seta* em **B**). A angiografia com cateter revela consideráveis estenoses vasculares (*setas* em **C**). A vasculopatia fármaco-induzida é observada mais comumente com o uso de metanfetaminas e agentes simpaticomiméticos. Tanto a angiografia como a biopsia cerebral têm taxas de falso-positivos de, aproximadamente, 30%.

comum achar minúsculas hiperintensidades na substância branca profunda em muitos adultos jovens e crianças, que não têm etiologia conhecida, apesar da investigação diagnóstica de todas as condições mencionadas. Essas lesões refletem simplesmente pequenos focos de gliose associados a espaços perivasculares normais ou apenas resíduos glióticos de agravo inespecífico antigo, como condição pós-viral imunomediada. Todavia, se houver suspeita clínica de uma patologia, deve-se considerar condições como estados de hipercoagulabilidade e isquemia enxaquecosa, bem como etiologias embólicas cardiogênicas. A realização de ecocardiograma é importante na investigação de forame oval pérvio ou vegetação em valvas cardíacas.

Ependimite granular. É um achado anatômico normal que pode simular uma patologia. Trata-se de uma área de hipersinal em uma imagem ponderada em T2 ao longo das extremidades dos cornos frontais (Figura 7.9). A largura varia desde alguns milímetros até 1 cm. Os estudos histológicos dessa área subependimária revelam uma trama frouxa de axônios com baixa contagem de mielina. Esse epêndima poroso possibilita o fluxo transependimário de LCR, resultando em uma área focal de prolongamento do tempo de relaxamento T2. Infelizmente o achado recebeu uma denominação que evoca uma doença em vez de uma simples observação histológica. Da mesma forma, quando é usada a sequência FLAIR, uma região de

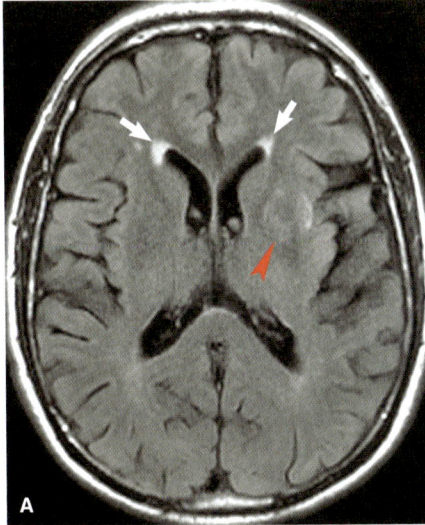 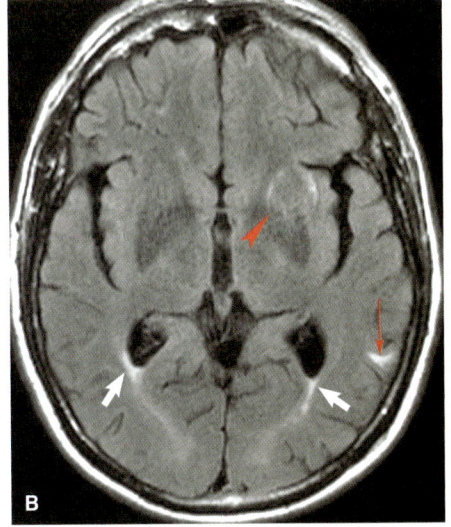

Figura 7.9 Epdendimite granular (achado normal). A e **B.** Ressonância magnética (RM), axial, imagens da sequência FLAIR de um homem de 47 anos de idade que se queixava de cefaleia. A hiperintensidade periventricular observada em torno das extremidades dos cornos ventriculares frontal e occipital é um achado normal (*setas brancas*). Essas áreas de hiperintensidade periependimária podem ser exacerbadas por qualquer processo que resulta em doença da substância branca subjacente. Note também que o artefato circular localizado nos núcleos da base à esquerda está relacionado com o artefato de suscetibilidade magnética consequente ao aparelho ortodôntico do paciente (*pontas de seta vermelhas*). O radiologista deve ficar atento para artefatos que simulem lesões patológicas, sobretudo artefatos de fluxo e de suscetibilidade magnética, que podem originar alterações que não estão necessariamente na mesma imagem da causa do artefato. Há também um achado incidental: um pequeno foco de hiperintensidade subcortical ao longo do lobo temporoparietal relacionado a gliose pós-traumática (*seta vermelha* em **B**).

hiperintensidade periventricular pode ser observada nos trígonos ventriculares, indicando um achado normal. Em pessoas mais velhas e quando existem fatores de risco vascular significativos, pode ser observada proeminente hiperintensidade periventricular em T2 ao longo de todo o comprimento dos ventrículos laterais, denominada *hiperintensidade periventricular senescente* ou *halo periventricular*. Esse achado se torna mais evidente com graus maiores de patologia vascular subjacente ou na vigência de uma condição desmielinizante como a EM.

Espaços perivasculares proeminentes. Também podem simular infartos lacunares ou infartos na substância branca profunda. Quando os vasos sanguíneos penetram no parênquima cerebral, eles estão envoltos por LCR e por uma delicada bainha de pia-máter. Essas fendas perivasculares são denominadas espaços de Virchow-Robin e, nas imagens ponderadas em T2, são visualizadas como focos pontilhados de hipersinal (Figura 7.10). Esses focos estão tipicamente localizados no centro semioval (substância branca alta no hemisfério cerebral) e na porção inferior dos núcleos da base, no nível da comissura anterior, onde as artérias lenticuloestriadas penetram no parênquima cerebral. Esses espaços perivasculares têm tipicamente de 1 a 2 mm de diâmetro, mas podem ser muito maiores. É possível vê-los como uma variante normal em qualquer grupo etário, embora se tornem proeminentes com o envelhecimento por causa da atrofia cerebral.

Uma maneira de diferenciar um espaço periventricular de uma lesão parenquimatosa é o uso de imagens ponderadas em densidade de prótons ou imagens FLAIR. Na sequência ponderada em densidade de prótons, o LCR exibe intensidade de sinal semelhante à da substância branca. Um espaço perivascular é composto por LCR e tem intensidade de sinal semelhante à do LCR em todas as sequências (ou seja, isointenso à substância branca nas imagens ponderadas em densidade de prótons). Em contrapartida, lesões isquêmicas, exceto quando apresentam cavitação com alteração cística, serão brilhantes na sequência ponderada em densidade de prótons, como resultado da gliose associada. Infarto profundo e espaço perivascular serão brilhantes na imagem ponderada em T2. Em uma imagem FLAIR, o sinal do líquido é atenuado; logo, apenas lesões parenquimatosas verdadeiras com gliose apresentarão sinal hiperintenso. Todavia, discreta hiperintensidade pode estar associada a espaços perivasculares na sequência FLAIR ou na densidade de prótons, o que explica muitos dos focos de

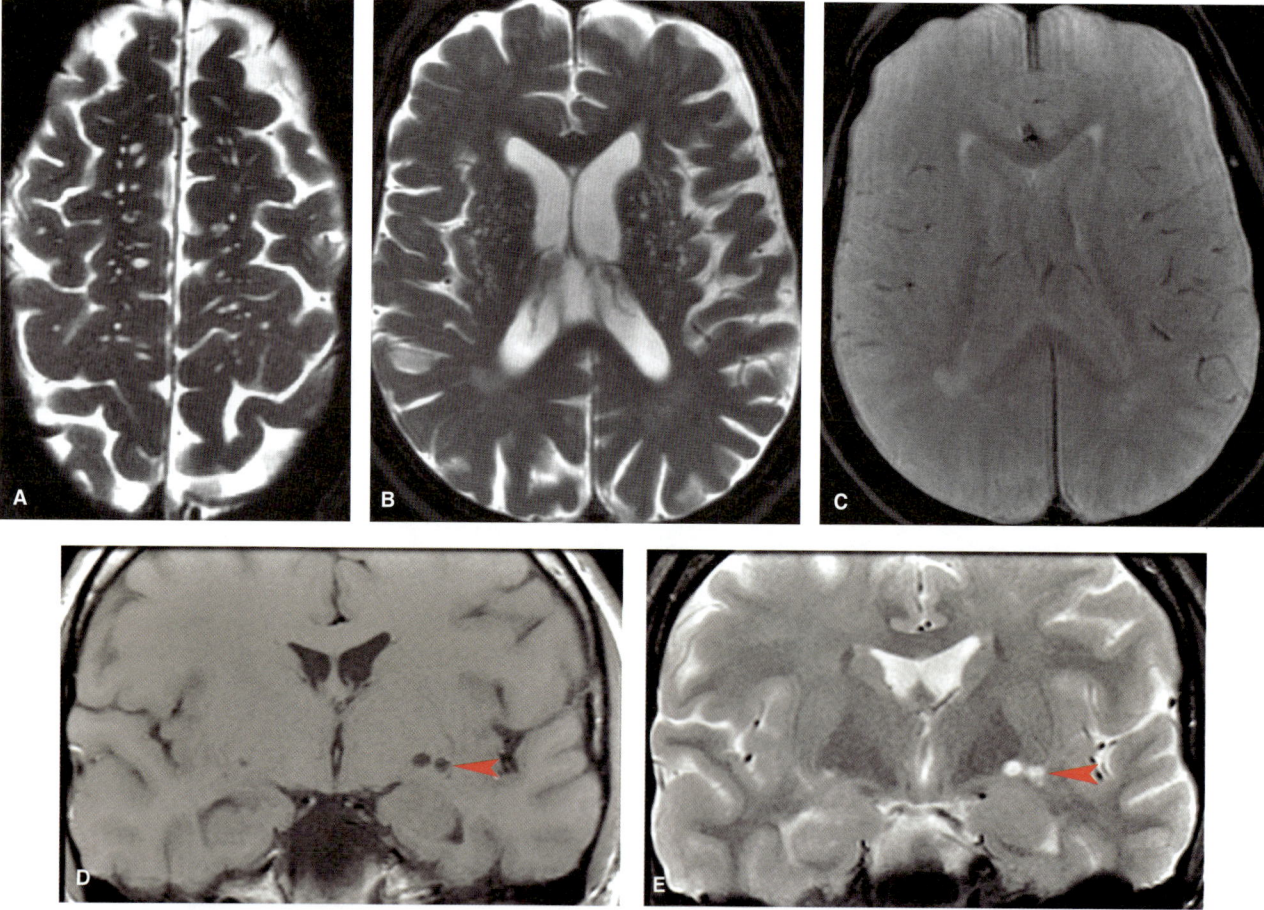

Figura 7.10 **Espaços de Virchow-Robin.** Pequenos focos puntiformes com sinal semelhante ao da água são observados no centro semioval (**A**) e nos núcleos da base (**B**), compatíveis com espaços perivasculares. Esses espaços penetram no parênquima cerebral e refletem extensões perivasculares da pia-máter que acompanham a penetração das artérias e a emersão das veias no córtex cerebral. Esses espaços perivasculares são quase imperceptíveis na imagem ponderada em densidade de prótons (**C**), que ajuda a confirmar sua identidade como líquido, em vez de gliose isquêmica na substância branca. Espaços perivasculares grandes (em torno de 0,5 a 1 cm) são ocasionalmente observados na face caudal dos núcleos da base e denominados espaços perivasculares gigantes. RM coronal, imagem ponderada em T1 (**D**) e imagem ponderada em T2 (FSE) (**E**) de um homem de 38 anos de idade mostram cistos bem arredondados à esquerda ao longo do trajeto das artérias lenticuloestriadas (*pontas de seta*), quando elas penetram nos núcleos da base através da substância perfurada anterior. Um infarto lacunar cavitado antigo pode ter aspecto semelhante, mas seria extremamente incomum na parte inferior do corpo estriado. Vale mencionar que infartos lacunares resultam de oclusão vascular, portanto ocorrem ao longo da extensão distal das artérias lenticuloestriadas e tendem a estar localizados mais superiormente nos núcleos da base. Além disso, os infartos lacunares podem apresentar hiperintensidade por gliose nas imagens em densidade de prótons e FLAIR, um achado que não é observado nos espaços perivasculares gigantes.

hiperintensidade puntiformes incidentais observados em pessoas jovens. Outra característica diferenciadora entre espaços perivasculares gigantes e lacunas é a localização: infartos lacunares tendem a ocorrer nos dois terços superiores do corpo estriado, porque refletem infartos das arteríolas terminais na distribuição vascular distal. Em contrapartida, os espaços periventriculares são tipicamente menores, bilaterais e, com frequência, simétricos no terceiro inferior do corpo estriado, onde os vasos penetram na substância perfurada anterior.

Deve ser mencionado que, às vezes, uma lacuna cística pode ser hiperintensa na sequência FLAIR por causa do sutil teor proteináceo. Nessas circunstâncias, a verdadeira natureza cística dessa lesão só se tornará evidente em uma imagem ponderada em T1-3D de alta resolução.

CADASIL. Arteriopatia cerebral autossômica dominante com infartos subcorticais e leucoencefalopatia (CADASIL; do inglês, *cerebral autosomal dominant arteriopathy with subcortical infarcts and leukoencephalopathy*) é uma condição hereditária, relacionada com mutação do gene Notch 3 no cromossomo 19. Como o nome indica, essa condição se manifesta com alterações isquêmicas, mais frequentemente na meia-idade. O achado de lesões subcorticais frontais mediais e temporais anteriores é relativamente específico para essa condição (Figura 7.11). A diferença na distribuição anatômica do envolvimento da substância branca em comparação com alterações isquêmicas rotineiras dos pequenos vasos é o efeito da CADASIL nos vasos leptomeníngeos de calibre discretamente maior.

Vasculite do SNC. A vasculite do SNC representa um grupo heterogêneo de distúrbios que estão associados a inflamação dos vasos sanguíneos cerebrais, que resulta em várias manifestações, tais como lesões cerebrais isquêmicas, déficits de perfusão cerebral, hemorragia intracerebral ou subaracnóidea e estenose vascular. Os achados de vasculite nos exames de imagem são, com frequência, inespecíficos; assim, é importante considerar a possibilidade de vasculite sempre que forem encontradas lesões isquêmicas. Muitas vasculites estão associadas a sinais/sintomas

sistêmicos, e, quando os achados referentes ao SNC fazem parte de um distúrbio sistêmico, o diagnóstico se torna mais fácil (p. ex., distúrbios sistêmicos do tecido conjuntivo, infecção, processo maligno, uso de fármacos/drogas ou radioterapia). Além disso, exames complementares relevantes (p. ex., velocidade de hemossedimentação [VHS], nível de proteína C reativa, fator reumatoide, complemento) ajudam no estabelecimento do diagnóstico de vasculite.

Angiite primária do SNC (APSNC). A APSNC é uma vasculite idiopática limitada ao encéfalo e à medula espinal, observada tipicamente na quinta e na sexta década de vida. Essa condição está associada a marcadores inflamatórios como VHS. Os achados na RM são inespecíficos, mas a angiografia pode mostrar irregularidade segmentar e estreitamento de vasos sanguíneos leptomeníngeos e parenquimatosos de calibres pequeno e médio.

Lúpus eritematoso sistêmico (LES). O LES é um distúrbio autoimune que se manifesta como lesões na substância branca (75% dos pacientes), bem como um espectro de manifestações neurológicas e neuropsiquiátricas, como psicose, acidente vascular encefálico (AVE), cefaleia e déficits neurocognitivos. As mulheres são mais acometidas que os homens (razão de 10:1), com pico de instalação do quadro entre a segunda e a quarta década de vida. Aproximadamente 50% desses pacientes apresentam atrofia cerebral generalizada associada.

Doença de moyamoya. *Moyamoya* é um termo japonês para "nuvem de fumaça" e descreve uma condição oclusiva progressiva das porções supraclinóidea ou terminal das artérias cerebrais internas. O termo "doença de *moyamoya*" é aplicado às condições idiopáticas ou familiares, enquanto "síndrome de *moyamoya*" é usado quando existe uma causa conhecida, como vasculite por radiação, anemia falciforme e síndrome de Down ou Marfan. A doença de *moyamoya* ocorre em crianças e adultos jovens, com uma distribuição etária bimodal (primeiro pico aos 4 anos de idade, e o segundo pico entre os 30 e 40 anos de idade). Entre os achados característicos nos exames de imagem estão

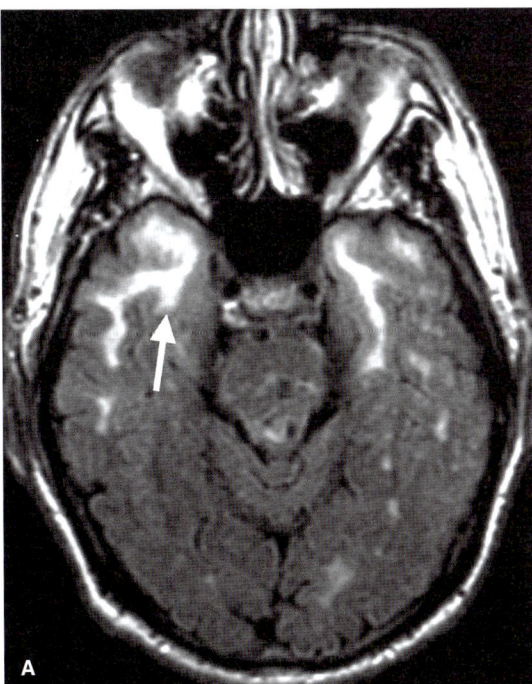
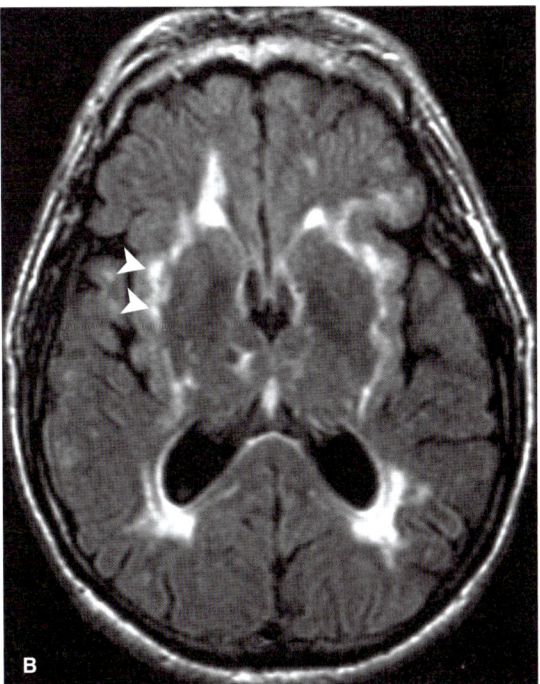

Figura 7.11 CADASIL (arteriopatia cerebral autossômica dominante com infartos subcorticais e leucoencefalopatia). A e B. Ressonância magnética (RM) axial, imagens da sequência FLAIR. Paciente de 52 anos de idade com disfunção cognitiva precoce. O envolvimento da substância branca temporal anterior (*seta*), da frontal medial e da cápsula externa (*pontas de seta*) é relativamente específico de CADASIL. Ao contrário da doença isquêmica de pequenos vasos típica, em CADASIL o envolvimento de vasos leptomeníngeos maiores resulta em predileção por envolvimento das fibras arqueadas nessas regiões acometidas.

o estreitamento acentuado e a oclusão das artérias carótidas internas terminais (geralmente o acometimento é bilateral, mas pode ser assimétrico e, às vezes, unilateral), com formação de trama extensa e difusa de minúsculos vasos colaterais por toda a substância cinzenta profunda. Na angiografia, o realce desses vasos colaterais resulta em um denso *blush* de contraste, dando origem à "nuvem de fumaça".

Desmielinização adquirida relacionada com infecção

Vários agentes infecciosos podem acometer a substância branca, seja direta ou indiretamente, e com mais frequência são vírus. Alguns dos agentes mais comuns são descritos aqui. Para discussão adicional da patologia da substância branca induzida por vírus, ver Capítulo 6.

Encefalite herpética. É a encefalite fatal mais comum. Embora essa condição também seja comentada no Capítulo 6, sua importância justifica sua menção aqui. A forma de encefalite herpética que ocorre em crianças e adultos e é causada pelo herpes-vírus simples (HSV) do tipo 1 (herpes oral) é diferente da encefalite herpética neonatal, causada pelo HSV do tipo 2 (herpes genital). Os sinais/sintomas são tipicamente inespecíficos e podem consistir em cefaleia, discreta confusão e desorientação, alterações do comportamento e comprometimento da memória. Em casos mais avançados, podem ocorrer febre, deterioração mental e convulsões. Como resultado desse quadro clínico variável, o diagnóstico pode ser difícil. Isso enfatiza a participação crucial do radiologista na suspeição de encefalite herpética quando são observadas alterações apropriadas nos exames de imagem. O tratamento antiviral é simples e efetivo; contudo, a ausência de tratamento resulta em 100% de taxa de mortalidade. Embora o diagnóstico possa ser confirmado por reação da cadeia da polimerase (PCR), a detecção do DNA do HSV no LCR demora alguns dias e o tratamento precisa ser instituído com base no quadro clínico e nos achados nos exames de imagem antes da chegada do resultado da PCR.

O HSV-1 exibe predileção especial pelo sistema límbico, com localização da infecção nos lobos temporais, no córtex insular, na base dos lobos frontais e nos giros do cíngulo (Figura 7.12).

O sistema límbico é responsável pela integração de emoções, memória e comportamento complexo, e o comprometimento dessas estruturas explica alguns dos sintomas comportamentais iniciais. A RM revela basicamente hiperintensidade em T2 das estruturas subcorticais e do córtex, que se manifesta como encefalite, com realce variável pelo contraste. A princípio, a encefalite herpética é geralmente unilateral; entretanto, o envolvimento bilateral sequencial é muito sugestivo. Do ponto de vista histopatológico, a infecção herpética é uma meningoencefalite necrosante fulminante associada a edema, necrose, hemorragia e, por fim, encefalomalacia. Como resultado, a hemorragia na área do parênquima envolvido é muito sugestiva de encefalite herpética.

Encefalomielite disseminada aguda (ADEM; do inglês, acute disseminated encephalomyelitis). Ocorre tipicamente após uma doença viral ou vacinação. Os agentes causais mais comuns são os vírus do sarampo, da rubéola, da varicela e da caxumba. Essa condição é considerada uma doença desmielinizante inflamatória imunomediada, embora ocasionalmente não seja reconhecida infecção prévia ou doença incitadora.

Existe a teoria da ocorrência de reação imune antiviral cruzada com as bainhas de mielina que resulta em uma forma aguda e agressiva de desmielinização. Essa resposta antiviral inesperada contra a mielina resulta da homologia molecular compartilhada entre proteínas virais e proteínas normais do SNC humano. Vale lembrar que oligodendrócitos são responsáveis pela formação e manutenção das bainhas de mielina no SNC e sua lesão resulta em desmielinização.

Tipicamente, as lesões desmielinizantes associadas a ADEM surgem cerca de 2 semanas após uma infecção viral e provocam um quadro clínico abrupto com sinais/sintomas neurológicos (p. ex., depressão do nível de consciência, desde letargia até coma; convulsões; hemiparesia, paraparesia, tetraparesia; paralisia de nervos cranianos). Na maioria dos casos, há resolução dos sinais/sintomas; contudo, sequelas permanentes podem ocorrer em até 25% dos pacientes e levar alguns deles à morte. Embora a ADEM ocorra mais frequentemente em crianças, pessoas de todos os grupos etários podem ser acometidas. As lesões envolvem primariamente a substância branca, embora a substância cinzenta também possa ser comprometida. A RM mostra lesões confluentes ou multifocais na substância branca, semelhantes às

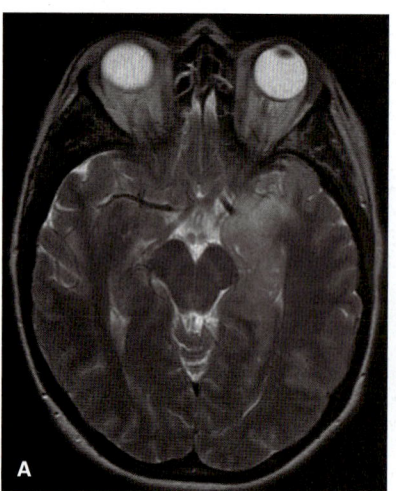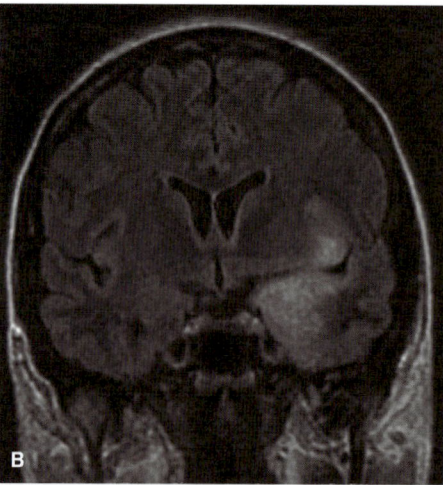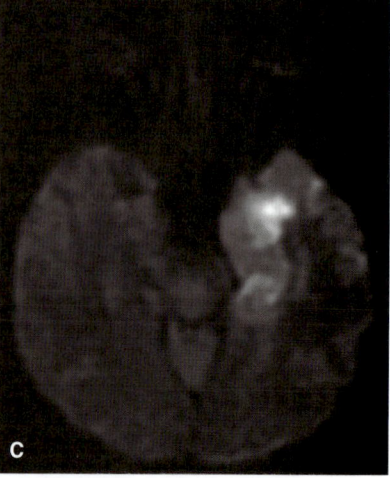

Figura 7.12 Encefalite herpética. A. Imagem ponderada em T2. **B.** Imagem FLAIR. **C.** DWI. Homem jovem apresentando confusão mental, dificuldade de expressão verbal e comportamento estranho. A RM revela anormalidade significativa no lobo temporal esquerdo, inclusive com difusão restrita. Nos estágios iniciais, a anormalidade é tipicamente confinada ao córtex insular ou à parte medial dos lobos temporais bilateralmente, característica da encefalite herpética. O radiologista precisa ter um baixo limiar para a suspeita desse diagnóstico quando existem anormalidades nos lobos temporais, no córtex insular ou no giro do cíngulo, por causa da taxa de mortalidade de 100% se o tratamento não for instituído. A encefalite herpética representa uma das poucas condições em que é possível ao radiologista fazer um diagnóstico crucial que pode não ser aventado pelos médicos assistentes.

da EM (Figura 7.13). Contudo, enquanto a ADEM é monofásica, a EM tem evolução recorrente e remitente – aspecto que é, com frequência, útil na diferenciação entre elas. Especificamente, se a maioria das lesões identificadas na substância branca apresentar realce pelo meio de contraste, isso sugere um processo desmielinizante monofásico (ou seja, ADEM).

Pan-encefalite esclerosante subaguda.
Representa uma infecção reativada e lentamente progressiva, causada pelo vírus do sarampo. Crianças entre 5 e 12 anos de idade que tiveram sarampo, geralmente antes dos 3 anos, são tipicamente acometidas. A RM mostra áreas heterogêneas de desmielinização adquirida periventricular, bem como lesões nos núcleos da base. A evolução da doença é variável, podendo ser rapidamente progressiva ou arrastada.

Leucoencefalopatia multifocal progressiva (LEMP).
É observada em uma ampla gama de pacientes imunocomprometidos, desde aqueles tratados com agentes imunossupressores e agentes citotóxicos (p. ex., receptores de transplantes, artrite inflamatória) até pacientes com AIDS, e representa uma reativação do poliomavírus JC latente. De modo geral, essa infecção oportunista é observada em pacientes gravemente imunocomprometidos com contagens muito baixas de linfócitos T, sobretudo indivíduos com AIDS, linfoma, receptores de transplante e processos malignos disseminados. O vírus JC infecta os oligodendrócitos (células de suporte axonais que formam a bainha de mielina); portanto, a lesão resulta em desmielinização disseminada. A LEMP acomete tipicamente a substância branca cerebral profunda, com comprometimento das fibras em "U", subcorticais, com preservação do córtex e da substância cinzenta profunda (Figura 7.14). As lesões, tipicamente localizadas na região parieto-occipital, são caracterizadas por ausência de efeito expansivo e de realce pelo meio de contraste e de hemorragia. Elas evoluem rapidamente e coalescem em áreas assimétricas confluentes maiores. Embora a maioria das lesões seja encontrada na substância branca supratentorial, pode ocorrer comprometimento da substância cinzenta e das estruturas infratentoriais (cerebelo e tronco encefálico). Tipicamente, a progressão da LEMP é inexorável, com a morte ocorrendo alguns meses após o diagnóstico inicial, embora haja relatos de casos crônicos de evolução mais arrastada.

Encefalopatia pelo HIV.
O comprometimento do cérebro pelo HIV se manifesta como encefalite aguda, denominada *complexo demencial da AIDS* ou *encefalopatia difusa pelo HIV*. Ela é caracterizada clinicamente por demência progressiva, sem sinais neurológicos focais. A encefalopatia pelo HIV não parece resultar de infecção direta dos neurônios ou macróglia (ou seja, células de suporte do SNC, astrócitos, oligodendrócitos). Em vez disso, a infecção ativa pelo HIV se desenvolve na micróglia (macrófagos cerebrais). As citocinas e compostos excitatórios que são produzidos por essa infecção têm efeito tóxico nos neurônios adjacentes.

A encefalopatia pelo HIV resulta, mais frequentemente, em atrofia cerebral leve, sem anormalidade focal. Em algumas ocasiões, a encefalopatia pelo HIV provoca o aparecimento de hiperintensidades focais ou difusas nas imagens ponderadas em T2. Tipicamente, o envolvimento da substância branca pelo HIV se apresenta como hiperintensidade sutil e difusa nas imagens ponderadas em T2, que com frequência é bilateral e relativamente simétrica. Essa anormalidade do sinal supratentorial na substância branca é mal definida e frequentemente envolve uma área grande, ao contrário das lesões densas que são características da LEMP. A encefalopatia pelo HIV também pode se manifestar como lesões puntiformes mais focais. As lesões pelo HIV não apresentam realce pelo meio de contraste.

A desmielinização também pode ser consequência indireta de uma infecção. Especificamente, a desmielinização pode ocorrer após uma infecção viral, como resultado de resposta autoimune vírus-induzida à substância branca. Esse processo explicaria os muitos focos pontilhados incidentais de hiperintensidade nas imagens ponderadas em T2 observados em pessoas jovens.

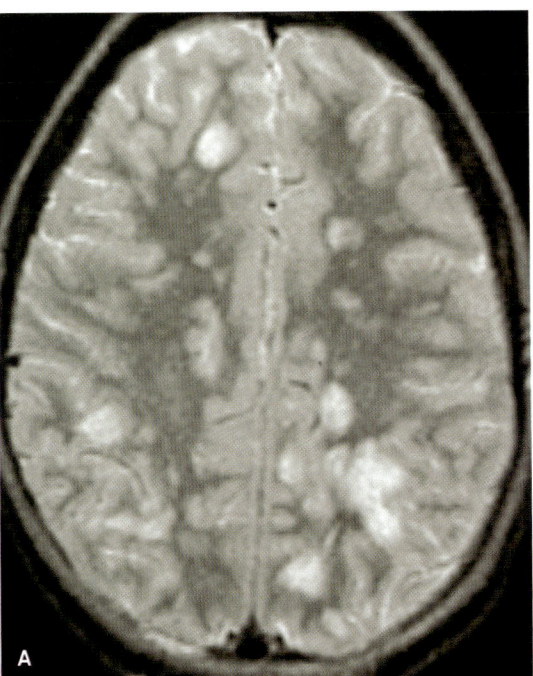
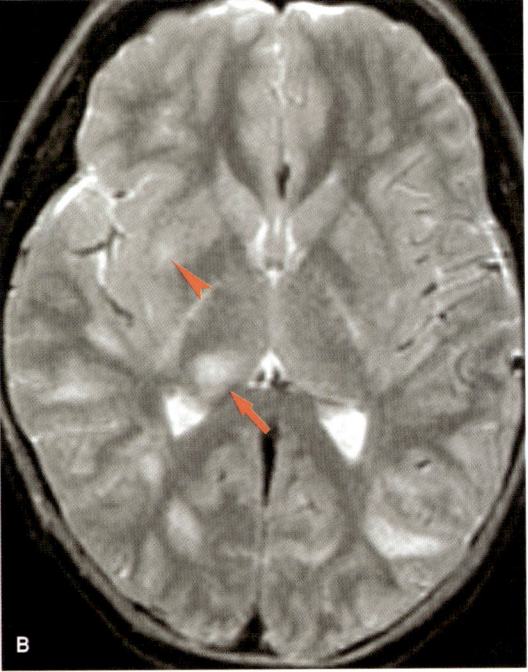

Figura 7.13 Encefalomielite disseminada aguda. A e **B.** Ressonância magnética (RM), axial, imagens ponderadas em T2. Um adolescente de 14 anos de idade apresentava deterioração do estado mental após gastrenterite viral. O exame de imagem revela múltiplas lesões heterogêneas subcorticais e na substância branca profunda, bem como envolvimento de estruturas da substância cinzenta profunda, inclusive o putame direito (*ponta de seta*) e o tálamo (*seta*). Após a administração de contraste, a maioria das lesões apresentou realce (não mostrado) compatível com processo desmielinizante agudo e sugestivo de processo desmielinizante monofásico. O paciente melhorou após tratamento com altas doses de corticosteroides por via intravenosa e de imunoglobulina por via intravenosa.

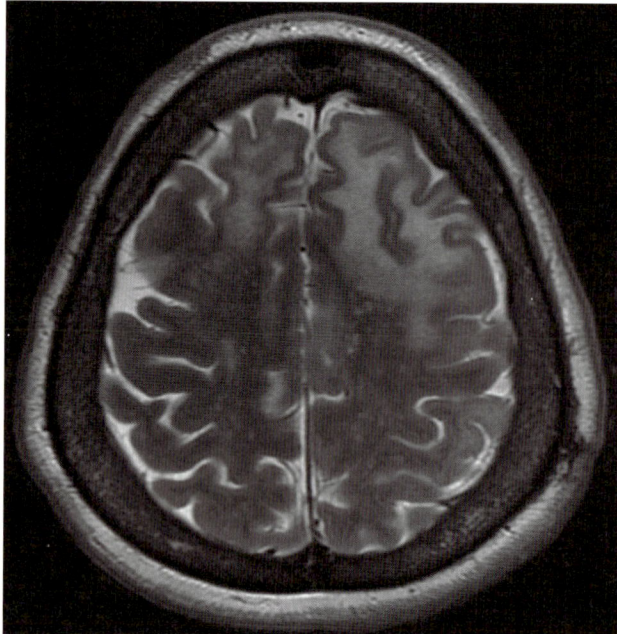

Figura 7.14 Leucoencefalopatia multifocal progressiva. Imagem ponderada em T2. Um homem de 32 anos de idade, HIV-positivo, apresentou deterioração cognitiva e fraqueza discreta. O exame de imagem revela um foco subcortical de anormalidade na parte alta dos lobos frontais, à esquerda maior do que à direita. Aspectos característicos desse processo desmielinizante incluem efeito expansivo mínimo (ou inexistente), mesmo quando bem volumoso, e não há realce pelo contraste, nem hemorragia. Há também acometimento das fibras em "U" subcorticais, ou seja, até a borda do manto subcortical – uma alteração característica desse tipo de desmielinização. O achado de uma contagem muito baixa de linfócitos T, refletindo o imunocomprometimento, também é crucial para o diagnóstico. Nos pacientes imunocompetentes, as considerações no diagnóstico diferencial desse tipo de lesão incluiriam síndrome de encefalopatia posterior reversível, que pode ter aspecto semelhante no exame de imagem, mas sem essa extensão bem definida para as fibras em "U" subcorticais.

Desmielinização tóxica e metabólica

Mielinólise pontina central (MPC). É um distúrbio que provoca desmielinização característica na parte central da ponte. É observada mais comumente em pacientes com anormalidades eletrolíticas, sobretudo hiponatremia, que são corrigidas rapidamente, dando origem ao termo "síndrome de desmielinização osmótica". Essa condição ocorre mais comumente em crianças e alcoólatras com desnutrição. Ocasionalmente, casos de MPC foram associados a diabetes melito, leucemia, receptores de transplante, pacientes cronicamente debilitados e outras condições que resultam em desnutrição crônica. Classicamente, a evolução clínica é descrita como bifásica, começando com encefalopatia generalizada causada pela hiponatremia, que costuma melhorar temporariamente após a correção inicial do sódio, e, em seguida, por uma segunda síndrome neurológica, que ocorre 2 a 3 dias após a correção ou após a correção exagerada da hiponatremia. Essa fase é caracterizada por uma síndrome corticospinal de evolução rápida com tetraplegia, alterações agudas do estado mental e estado de "encarceramento", no qual o paciente não fala, não consegue se mover e, às vezes, está comatoso. Os pacientes tendem a apresentar quadro clínico extremamente grave e, com frequência, o prognóstico é muito reservado.

A fisiopatologia da MPC está relacionada a um distúrbio do equilíbrio fisiológico da osmolalidade no tecido cerebral. As células oligodendrogliais são mais suscetíveis aos estressores osmóticos relacionados à MPC, com a distribuição das alterações da MPC acompanhando a distribuição das células

oligodendrogliais na parte central da ponte, no tálamo, no globo pálido, no putame, no corpo geniculado lateral e em outros locais extrapontinos. O mecanismo da mielinólise ainda não foi totalmente elucidado, mas parece ser distinto de um processo desmielinizante como a EM, na qual predomina a resposta inflamatória. A MPC é caracterizada por divisão intramielínica, vacuolização e ruptura da bainha de mielina, presumivelmente por causa de efeitos osmóticos. Todavia, há preservação de neurônios e axônios. Vale mencionar que não há reação inflamatória associada à desmielinização osmótica, diferenciando esse processo da EM, caracterizada por acentuada inflamação perivascular. A RM mostra, caracteristicamente, hipersinal anormal nas imagens ponderadas em T2, correspondendo às regiões de desmielinização pontina central (Figura 7.15). Além disso, locais extrapontinos de envolvimento já foram descritos nessa condição, inclusive a substância branca do cerebelo, tálamo, globo pálido, putame e corpo geniculado lateral, dando origem ao termo "mielinólise extrapontina".

Síndrome de encefalopatia posterior reversível (PRES; do inglês, posterior reversible encephalopathy syndrome) é uma condição caracterizada por alterações do sinal no parênquima cerebral, envolvendo primariamente a distribuição vascular posterior. Também já foi denominada síndrome de leucoencefalopatia posterior reversível. Os pacientes apresentam uma ampla gama de sinais/sintomas, inclusive cefaleia, convulsões, alterações visuais e do estado mental. A RM revela áreas relativamente simétricas e bilaterais de edema vasogênico subcortical e cortical nos lobos parieto-occipitais (Figura 7.16). A principal teoria sobre a etiologia dessa condição é uma falha temporária da capacidade de autorregulação dos vasos cerebrais, resultando em hiperperfusão, ruptura da barreira hematencefálica e consequente edema vasogênico, mas sem alterações isquêmicas agudas. A autorregulação mantém um fluxo sanguíneo constante para o cérebro, a despeito das alterações da pressão sanguínea sistêmica, mas isso pode ser sobrepujado em um determinado "ponto de virada", ou seja, em um dado momento, o aumento da pressão sanguínea sistêmica é transmitido para o cérebro, resultando em hiperperfusão cerebral. Essa pressão de perfusão aumentada é suficiente para sobrepujar a barreira hematencefálica, possibilitando extravasamento de líquido, macromoléculas e até eritrócitos para o parênquima cerebral. O comprometimento preferencial dos lobos parietais e occipitais é atribuído à inervação simpática relativamente pobre da circulação posterior.

Um conjunto muito diverso de condições leva à apresentação clínica e radiológica característica de PRES, entre elas tratamento com ciclosporina A ou tacrolimo (FK506), insuficiência renal aguda/uremia, síndrome hemolítico-urêmica (SHU), eclâmpsia, púrpura trombocitopênica trombótica (PTT) e uma ampla gama de agentes quimioterápicos, inclusive interferona. Mais recentemente, achados semelhantes foram observados no tratamento da doença de Alzheimer, com o uso de vários fármacos sob investigação para retirada de amiloide do SNC. Quando alterações de PRES são observadas nos exames de imagem de um paciente medicado com um agente removedor de amiloide, a condição é denominada anormalidades de imagem relacionadas com a substância amiloide (AIRA).

Esse conjunto diverso de agentes agressores sugere uma via etiológica final comum, envolvendo lesão endotelial, pressão sanguínea elevada ou uma combinação desses fatores. Condições clínicas associadas provavelmente contribuem para esse efeito fisiológico por meio de efeitos citotóxicos no endotélio vascular (endotoxinas), aumentando a permeabilidade capilar que possibilita a ocorrência desse processo em pressões sanguíneas quase normais, ou induzindo ou exacerbando a hipertensão. Hipertensão está, com frequência, associada a PRES, mas pode ser relativamente leve e não é um achado universal, sobretudo nos indivíduos imunossuprimidos. Vale lembrar que essa condição nem sempre é reversível e, às vezes, provoca infartos hemorrágicos.

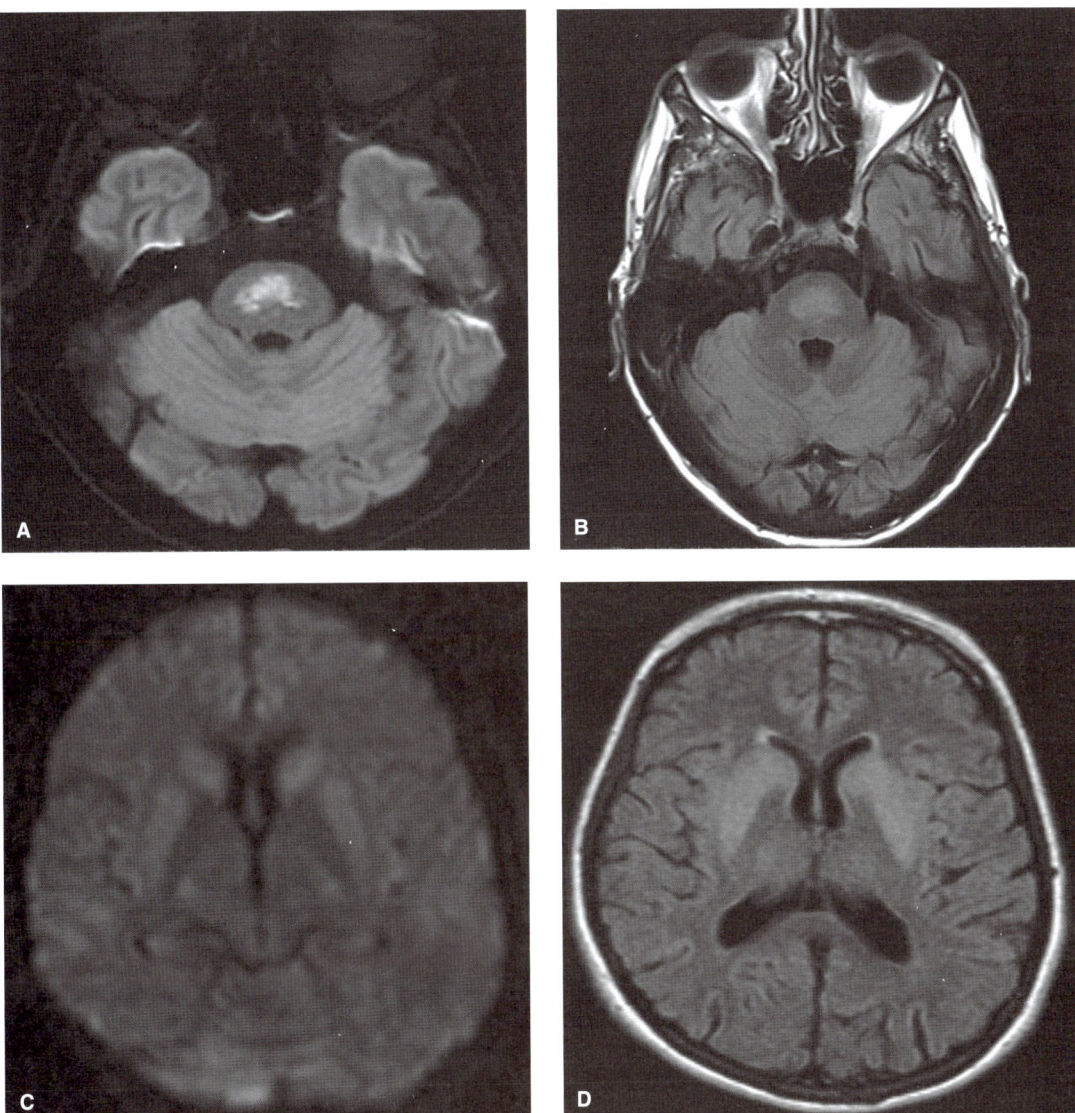

Figura 7.15 Síndrome de desmielinização osmótica: mielinólise pontina central (MPC) e mielinólise extrapontina (MEP). A. Imagem ponderada em difusão. **B.** T2-FLAIR. Um paciente alcoólatra foi internado com nível sérico de sódio de 110 mEq/mℓ. Após normalização rápida do sódio sérico, o paciente entrou em coma. O exame de imagem mostra hiperintensidade na parte central da ponte, com restrição da difusão. Esses achados são compatíveis com as alterações osmóticas agudas. Tipicamente as alterações são identificadas primeiro em DWI, alguns dias antes de serem vistas nas imagens ponderadas em T2. Portanto, quando existe a suspeita clínica de MPC, sempre se deve examinar cuidadosamente as DWI. As alterações nas imagens ponderadas em T2, como achado isolado, são mais comumente reflexo de alterações isquêmicas de longa data de pequenos vasos. A história clínica ajuda bastante na diferenciação entre mielinólise pontina central e infarto. **C.** Imagem ponderada em difusão. **D.** T2-FLAIR. Desmielinização osmótica também pode ocorrer fora da ponte e é descrita como mielinólise extrapontina, envolvendo tipicamente as estruturas profundas da substância cinzenta (núcleos da base e tálamos) e os tratos profundos da substância branca (cápsula interna, cápsula externa e cápsula extrema, bem como o esplênio do corpo caloso).

Doença de Marchiafava-Bignami. É uma forma rara de desmielinização, observada mais frequentemente em alcoólatras. Essa condição foi descrita pela primeira vez em italianos consumidores de vinho tinto, mas desde então já foi descrita em pessoas que ingerem outros tipos de álcool etílico e em pessoas abstêmias. A doença é caracterizada por desmielinização envolvendo as fibras centrais (zona medial) do corpo caloso, embora outros tratos de substância branca possam ser acometidos, inclusive as comissuras anterior e posterior, o centro semioval e os pedúnculos cerebrais. Acredita-se que isso reflita uma forma de desmielinização osmótica, como foi discutido anteriormente na seção de mielinólise extrapontina. De modo geral, o início é insidioso e a manifestação mais comum é demência inespecífica.

Encefalopatia de Wernicke e síndrome de Korsakoff. São distúrbios metabólicos causados pela deficiência de tiamina (vitamina B₁) secundária a ingestão insatisfatória em alcoólatras crônicos (associação mais comum), processos malignos hematológicos ou vômitos recorrentes em gestantes. Na verdade, essas condições podem ocorrer em muitas condições mórbidas não relacionadas ao consumo de álcool etílico, cujo denominador comum é a desnutrição. De modo geral, há boa resposta clínica à administração de tiamina. Portanto, lembrar-se dessas condições quando são encontradas lesões características na substância cinzenta profunda e na substância cinzenta periaquedutal possibilita seu diagnóstico precoce.

Classicamente, a encefalopatia de Wernicke se caracteriza pela tríade clínica de aparecimento agudo de anormalidades no movimento ocular, ataxia e confusão mental. Korsakoff, um psiquiatra russo, descreveu o transtorno de memória em alcoólatras de longa data. Portanto, se os pacientes com encefalopatia

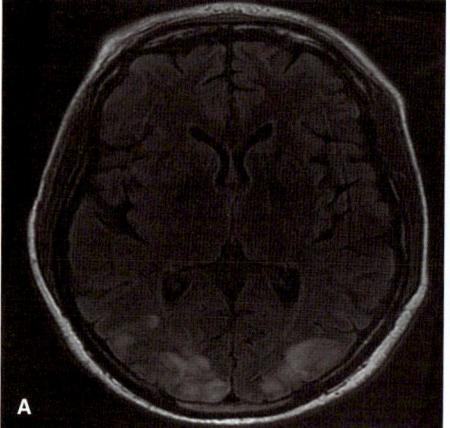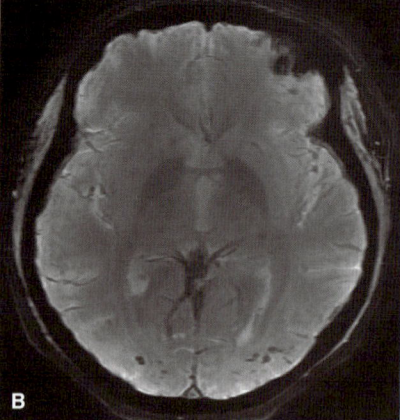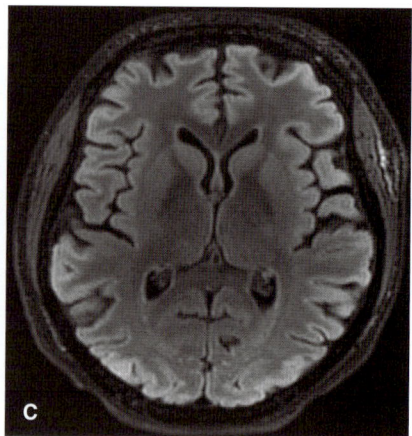

Figura 7.16 Síndrome de encefalopatia reversível posterior (PRES). **A. T2-FLAIR.** Um paciente de 43 anos de idade, com histórico de transplante renal, tratado com ciclosporina, apresentou distúrbios visuais e hipertensão arterial. As imagens ponderadas em T2 revelam áreas heterogêneas de anormalidade de sinal, primariamente subcortical, com algum envolvimento cortical, nos lobos parieto-occipitais, correspondendo à distribuição vascular posterior. Os achados nos exames de imagem são compatíveis com edema vasogênico, porque não há restrição à difusão, nem realce pelo contraste (imagens não mostradas). Esses achados são explicados por disfunção transitória de permeabilidade vascular, ou seja, resultado de uma combinação de toxicidade endotelial e elevação da pressão sanguínea. **B. SWAN.** Tipicamente, a PRES não é acompanhada por edema citotóxico ou hemorragia parenquimatosa. Todavia, nos casos mais graves, essa condição evolui para graus variáveis de hemorragia (desde microssangramentos até hemorragia parenquimatosa franca) e isquemia. **C. T2-FLAIR.** O tratamento da PRES consiste, tipicamente, na retirada do agente agressor. Nesse caso, tanto as manifestações clínicas como as alterações no exame de imagem desapareceram após a redução das doses de ciclosporina, confirmando que se tratava de um período transitório de extravasamento capilar. Embora essa condição exiba, com frequência, localização parieto-occipital, pode ser encontrada em qualquer ponto do encéfalo e do cerebelo.

de Wernicke apresentarem déficits de memória e de aprendizado persistentes, isso é denominado síndrome de Wernicke-Korsakoff.

No estágio agudo dessa doença, a RM revela hiperintensidade nas imagens ponderadas em T2 ou realce pelo meio de contraste dos corpos mamilares, dos núcleos da base, do tálamo e do tronco encefálico, com envolvimento periaquedutal. Em contrapartida, no estágio crônico é observada atrofia dos corpos mamilares, do tegmento do mesencéfalo, além de dilatação do terceiro ventrículo. Com exceção do envolvimento dos corpos mamilares, esses achados lembram muito a doença de Leigh. Isso apoia a noção de que a desregulação enzimática da doença de Leigh esteja ligada, de alguma maneira, ao metabolismo da tiamina.

Leucoencefalite por radiação. A radiação pode provocar lesão na substância branca em decorrência de vasculopatia. De modo geral, a leucoencefalite por radiação ocorre após dose cumulativa superior a 40 Gy aplicada no cérebro e após 6 a 9 meses depois do tratamento. Os achados consistem em áreas de hipersinal anormal nas imagens ponderadas em T2, tipicamente envolvendo áreas confluentes de substância branca que se estendem para as fibras em "U" subcorticais na distribuição do encéfalo irradiado (Figura 7.17). Vale mencionar que isso representa um efeito indireto da radiação no encéfalo e é resultado de arterite (hipertrofia endotelial, hialinização da camada média e fibrose) envolvendo artérias de pequeno calibre e arteríolas.

Necrose por radiação e arterite por radiação. Ao contrário da natureza algo benigna da leucoencefalite por radiação, a necrose por radiação e a arterite por radiação são alterações bem mais graves. Esses efeitos da radiação do SNC estão fortemente relacionados à dose e, atualmente, são menos comuns graças ao maior fracionamento das doses aplicadas nesse local. A necrose por radiação pode ocorrer de algumas semanas a anos após a radioterapia (RT), embora mais comumente ocorra entre 6 e 24 meses após a RT. Necrose por radiação raramente ocorre em menos de 6 meses após o tratamento, a menos que seja usada *gamma knife*. É preciso lembrar que a *gamma knife* é um procedimento ablativo, feito para destruir o tecido-alvo e, portanto, pode incitar mais facilmente necrose por radiação que pode ser progressiva e fatal. Tipicamente, a necrose por radiação se apresenta como uma lesão com realce,

com efeito expansivo e realce anelar ou como múltiplos focos de realce, simulando neoplasia recorrente. A radiação também pode induzir lesões vasculares no campo irradiado, que pode assemelhar-se a cavernomas.

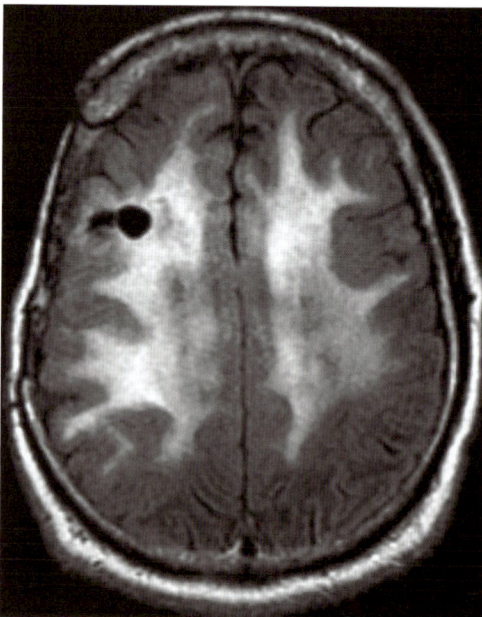

Figura 7.17 Leucoencefalopatia por radiação. Ressonância magnética (RM) de uma mulher de 62 anos de idade, que foi submetida à radioterapia de todo o cérebro há 1 ano por causa de carcinoma de mama, com metástase para o cérebro. A RM axial, sequência FLAIR, revela hipersinal confluente em toda a substância branca periventricular, com cavidade cirúrgica relacionada à ressecção de metástase frontal à direita. Esse achado pode estar associado à perda de substância branca profunda, com ventriculomegalia *ex vacuo* concomitante. Embora essa condição possa provocar algum déficit neurocognitivo, a paciente estava totalmente assintomática e esse foi apenas um exame de acompanhamento rotineiro.

Necrose por radiação é encontrada mais frequentemente no leito tumoral irradiado ou na sua vizinhança. Especula-se que o parênquima cerebral parcialmente lesionado no leito tumoral ou adjacente a ele seja mais suscetível à lesão por radiação, explicando a distribuição da necrose por radiação. Após a ressecção de uma neoplasia cerebral e subsequente radioterapia, pode ser difícil distinguir entre a recorrência do tumor e a necrose por radiação, porque ambas continuam crescendo e apresentam alterações semelhantes nos exames de imagem, ou seja, crescimento da lesão, realce anelar irregular, edema e efeito expansivo (Figura 7.18). Se durante os exames seriados uma lesão no leito tumoral estabilizar e regredir, obviamente trata-se de necrose por radiação, mas se a lesão aumentar, a diferenciação entre tumor e necrose por radiação torna-se mais complicada. PET e espectroscopia por RM são muito valiosas na diferenciação entre recorrência do tumor e necrose por radiação. Na PET, um isótopo radioativo de vida curta (p. ex., ^{18}F fluorodesoxiglicose), que decai emitindo um pósitron, é combinado com glicose, uma molécula metabolicamente ativa. Esse marcador simula a glicose e é captado e retido por tecidos com atividade metabólica superior à normal, como na recorrência tumoral. Isso é o oposto do que ocorre na necrose por radiação, que não é metabolicamente ativa.

A espectroscopia de prótons (hidrogênio) por ressonância magnética caracteriza os perfis de metabólitos de lesões cerebrais tumorais e não tumorais. Essas informações bioquímicas ajudam a distinguir entre áreas de recorrência tumoral e áreas de necrose por radiação. Entre os principais metabólitos cerebrais estão colina (Cho), creatina (Cr) e N-acetilaspartato (NAA) (localizados em 3,2; 3,0; e 2,0 ppm, respectivamente). Colina reflete proliferação e densidade celulares e, com frequência, mostra-se elevada quando existe tumor. Creatina é um metabólito celular normal e, com frequência, é estável em várias condições patológicas; por isso, creatina é frequentemente usada como denominador no cálculo de razões de colina e NAA (Cho/Cr e NAA/Cr), corrigindo a variação individual e possibilitando a comparação entre indivíduos. NAA é um marcador neuronal e reflete densidade neuronal. A redução do pico de NAA é compatível com lesão ou perda neuronal e pode ser observada em uma ampla variedade de condições patológicas, inclusive necrose por radiação e até mesmo EM.

Grandes vasos incluídos no campo de radiação podem apresentar hipertrofia endotelial, hialinização medial e fibrose, induzidas pela radiação. O resultado final é estreitamento vascular progressivo, que pode resultar em obliteração. Com frequência, há envolvimento das porções cavernosa e supraclinóidea das artérias carótidas internas em crianças, cuja região parasselar foi irradiada para tratamento de tumores, como craniofaringiomas ou gliomas ópticos e hipotalâmicos. A obliteração quase completa do segmento supraclinóideo das artérias carótidas internas resulta em alterações isquêmicas cerebrais. Ocasionalmente, há proliferação compensatória de colaterais lenticuloestriadas. Durante a realização da angiografia, esses vasos colaterais apresentam rubor – no Japão, é denominado *moyamoya* ("nuvem de fumaça").

Quando a quimioterapia com metotrexato (por via intratecal ou sistêmica) é combinada à irradiação do SNC, pode ocorrer um efeito sinergístico que provoca significativas anormalidades na substância branca. Especula-se que baixas doses de radiação modifiquem a barreira hematencefálica, possibilitando a maior penetração do metotrexato (até atingir níveis neurotóxicos). Isso é observado mais frequentemente em crianças tratadas de leucemia, e duas condições específicas já foram descritas. A primeira foi denominada *microangiopatia mineralizante*, que ocorre em até um terço dessas crianças. Ela resulta em alterações destrutivas difusas no encéfalo caracterizadas por calcificações simétricas nos núcleos da base e em toda a substância branca. Uma complicação mais grave, embora menos comum, da associação de radioterapia e metotrexato é denominada *leucoencefalopatia necrosante*. Esse processo resulta em lesão disseminada na substância branca que consiste em desmielinização, necrose e gliose. A RM revela grandes áreas difusas e confluentes de anormalidade de sinal na substância branca, com preservação do córtex cerebral. Clinicamente, essas crianças apresentam sinais/sintomas que variam desde reduções discretas da função cognitiva até demência progressiva, convulsões, hemiplegia e coma.

Doenças dismielinizantes

Os processos mórbidos descritos até agora são adquiridos, ou seja, representam destruição de mielina normal. Em contrapartida, nas *doenças dismielinizantes*, também denominadas leucodistrofias, a formação da mielina é anormal ou não é possível manter a mielina em seu estado normal por causa de uma condição metabólica ou enzimática hereditária. Essas doenças são caracterizadas pela destruição progressiva da mielina devido ao acúmulo de vários catabólitos, dependendo da deficiência enzimática específica. Com frequência, as crianças apresentam deterioração motora e mental progressiva. Nos exames de imagem, essas doenças apresentam lesões difusas na substância branca que são muito semelhantes entre si, embora realmente existam alguns aspectos diferenciadores (Tabela 7.2). O radiologista tem participação importante no diagnóstico dessas condições, porque a interpretação perspicaz de achados anormais nos exames de imagem possibilita que ele seja o primeiro médico a aventar a possibilidade de doença metabólica. Os fatores que são úteis na diferenciação das leucodistrofias incluem a idade de aparecimento e o padrão de envolvimento da substância branca. Por fim, exames enzimáticos e bioquímicos séricos possibilitam a realização de um diagnóstico específico. Embora a maioria não possa ser tratada, a confirmação do diagnóstico é valiosa para estabelecer um prognóstico e possibilitar orientação genética. As doenças dismielinizantes são incomuns e focalizaremos em algumas das condições clássicas.

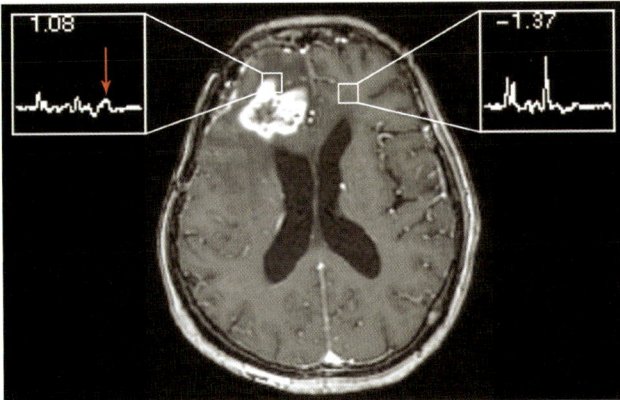

Figura 7.18 Necrose por radiação. Espectroscopia por ressonância magnética (RM) axial, imagem ponderada em T1 pós-gadolínio. Um homem de 45 anos de idade fez o exame 8 meses após ressecção e irradiação de um glioma frontal direito. Foi observada massa com realce no leito cirúrgico. Apesar do aspecto assustador, essa lesão não apresentou captação de radioisótopo na PET com ^{18}F-2-fluoro-2-d-desoxiglicose (não mostrada). O *voxel* representativo da espectroscopia por RM na região de realce revela um pequeno pico de lactato e lipídio (*seta*) (0,9 a 1,3 ppm) com redução de todos os outros metabólitos principais (colina, creatina e N-acetilaspartato). Isso pode ser comparado com a espectroscopia de aspecto normal do lobo frontal esquerdo. Tanto a PET como a espectroscopia por RM confirmam o diagnóstico de necrose por radiação. RM seriadas, realizadas a intervalos de 3 meses, revelaram regressão lenta da lesão, com desaparecimento da mesma no exame realizado após 24 meses.

Leucodistrofia metacromática. É a mais comum das leucodistrofias; é transmitida de modo autossômico recessivo, resultado de deficiência da enzima arilsulfatase A. O tipo mais comum é o infantil, que se evidencia aproximadamente aos 2 anos de idade, com distúrbio da marcha e deterioração mental, e evolui de modo constante até a morte nos 5 anos seguintes ao aparecimento do quadro clínico. A RM revela áreas simétricas progressivas de envolvimento inespecífico da substância branca, com preservação das fibras "U" subcorticais. Os achados nos exames de imagem são, tipicamente, inespecíficos.

Adrenoleucodistrofia (ALD). É uma condição recessiva (deficiência de enzima peroxissomal) ligada ao sexo masculino. A idade típica de aparecimento é entre 5 e 10 anos de idade. Esses pacientes, como o nome implica, frequentemente apresentam sinais/sintomas relacionados às glândulas suprarrenais (adrenais), tais como insuficiência suprarrenal e pigmentação cutânea anormal. A adrenoleucodistrofia apresenta notável predileção pelas vias auditivas e visuais, manifestando-se com envolvimento simétrico da substância branca periatrial com extensão para o esplênio do corpo caloso (Figura 7.19). A predileção por envolvimento

periatrial resulta em extensão precoce para os corpos geniculados medial e lateral, que representam estações de retransmissão das vias auditivas e visuais, respectivamente. Isso explica a manifestação precoce de sinais/sintomas visuais e auditivas nessas crianças.

Doença de Leigh. Também denominada encefalomielopatia necrosante subaguda, é um defeito enzimático mitocondrial que comumente se manifesta em lactentes ou crianças pequenas (geralmente com menos de 5 anos de idade). A doença de Leigh apresenta achados histopatológicos semelhantes aos da encefalopatia de Wernicke (distúrbio metabólico causado por deficiência de tiamina [vitamina B1] secundária à ingestão insatisfatória em alcoólatras crônicos); daí a suspeita que esteja relacionada a um defeito inato do metabolismo de tiamina. Os achados clínicos são extremamente variáveis e, com frequência, inespecíficos. Lesões necróticas focais simétricas são encontradas nos núcleos da base e no tálamo, assim como na substância branca subcortical (Figura 7.20). As lesões também podem se estender para o mesencéfalo, o bulbo e as colunas posteriores da medula espinal. Um achado característico é o envolvimento da substância cinzenta periaqueductal. Ao contrário da encefalopatia

TABELA 7.2 Doenças desmielinizantes.

■ DOENÇA	■ TAMANHO DA CABEÇA	■ IDADE DE APARECIMENTO DOS SINTOMAS (ANOS)	■ ENVOLVIMENTO DA SUBSTÂNCIA BRANCA	■ ENVOLVIMENTO DA SUBSTÂNCIA CINZENTA
Leucodistrofia metacromática	Normal	Forma infantil: 1 a 2 Forma juvenil: 5 a 7	Difuso	Não há
Adrenoleucodistrofia	Normal	5 a 10	Simétrico, occipital e esplênio do corpo caloso	Não há
Doença de Leigh	Normal	Abaixo de 5	Áreas focais da substância branca subcortical	Núcleos da base e substância cinzenta periaqueductal
Doença de Alexander	Normal a aumentada	Igual ou inferior a 1	Frontal	Não há
Doença de Canavan	Normal a aumentada	Igual ou inferior a 1	Difuso	Vacuolização da substância cinzenta cortical

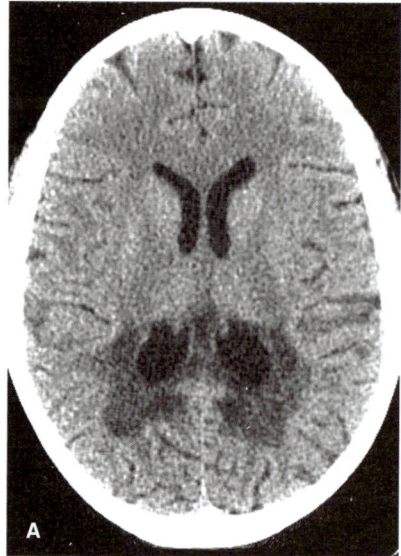
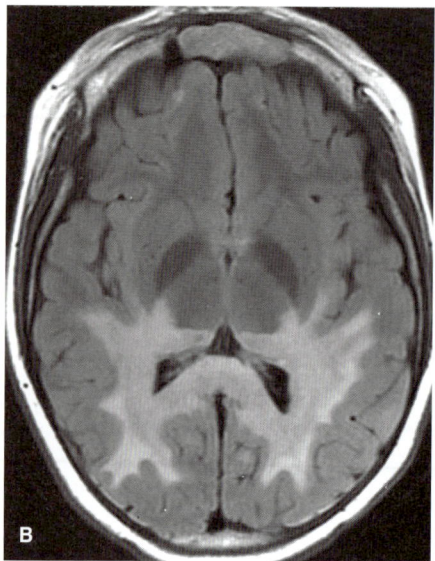
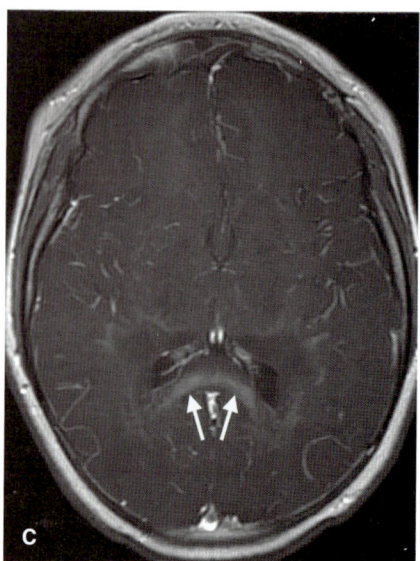

Figura 7.19 Adrenoleucodistrofia. A. Tomografia computadorizada (TC) axial. **B.** Imagem FLAIR. **C.** Ressonância magnética (RM), imagem ponderada em T1 com contraste. Dois pacientes diferentes (TC e RM, respectivamente) apresentaram distúrbio gradativo da marcha, sintomas auditivos e visuais e insuficiência suprarrenal. Os exames de imagem revelam anormalidade da substância branca occipital e periatrial que se estende para o esplênio do corpo caloso. O envolvimento se estende para a região dos corpos geniculados medial e lateral, explicando os sintomas auditivos e visuais, respectivamente. Observe o realce pelo contraste associado no esplênio (*setas*) que é compatível com fase aguda de desmielinização de origem metabólica.

de Wernicke, os corpos mamilares são poupados. Na mesma família de distúrbios mitocondriais, estão outras duas encefalopatias nomeadas por acrônimos: MELAS (mielopatia mitocondrial, encefalopatia, acidose láctica e episódios semelhantes a AVE) e MERRF (epilepsia mioclônica com fibras vermelhas rasgadas). Essas anormalidades mitocondriais hereditárias são causadas por mutações pontuais do DNA mitocondrial ou do RNA mitocondrial e representam distúrbios neurodegenerativos progressivos caracterizados clinicamente por acidentes vasculares encefálicos, eventos semelhantes a AVE, náuseas, vômitos, encefalopatia, convulsões, baixa estatura, cefaleia, fraqueza muscular, intolerância a exercícios físicos, perda auditiva neurossensorial e miopatia.

Doenças de Alexander e Canavan.

São as leucodistrofias mais raras e podem se manifestar nas primeiras semanas de vida. Com frequência, os pacientes têm o encéfalo maior e macrocefalia. Tipicamente, esses pacientes apresentam convulsões, espasticidade e retardo em atingir metas de desenvolvimento. Na doença de Alexander, as lesões na substância branca frequentemente começam na região frontal e evoluem em direção à

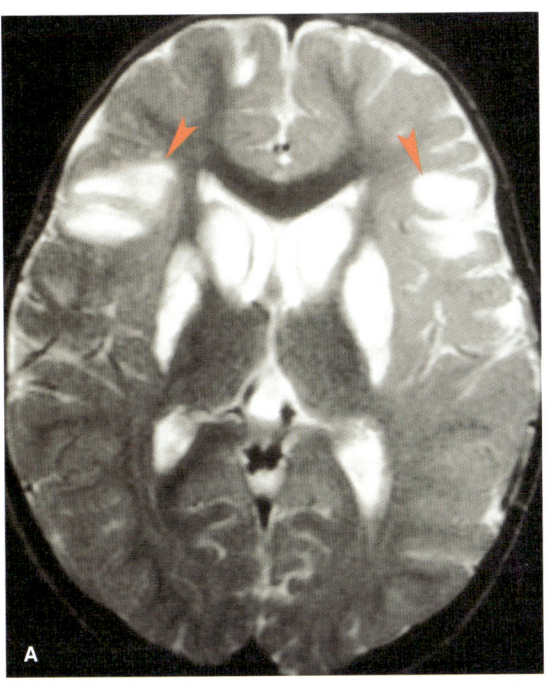
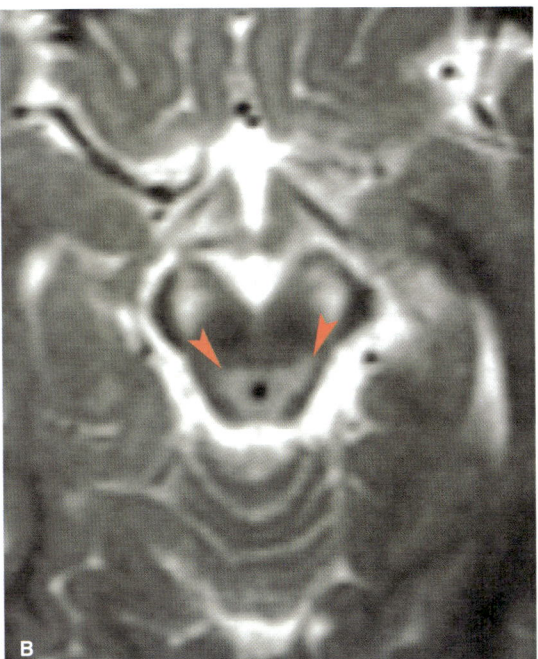
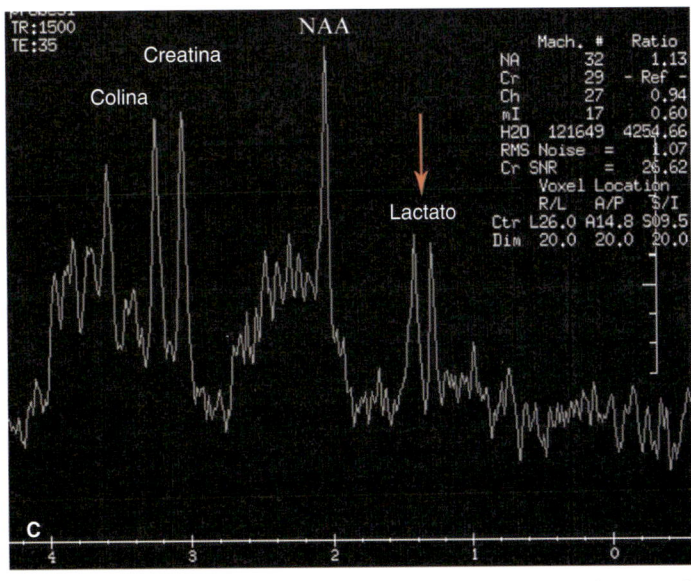

Figura 7.20 Doença de Leigh. Doença de Leigh (defeito enzimático mitocondrial) em um paciente de 3 anos de idade que apresentava hipotonia progressiva e convulsões. **A.** Ressonância magnética (RM), imagem ponderada em T2, mostra um amplo espectro de lesões na substância cinzenta e na substância branca, que é descrito na doença de Leigh, inclusive núcleos da base (globo pálido, putame, caudado); tronco encefálico (mesencéfalo e substância cinzenta periaqueductal) e envolvimento da substância branca subcortical (*pontas de seta*). **B.** O envolvimento da substância cinzenta periaqueductal (*pontas de seta*) é bastante característico da doença de Leigh e da síndrome de Wernicke. As duas condições estão associadas à deficiência de tiamina; a doença de Leigh está relacionada a deficiências enzimáticas mitocondriais envolvidas no metabolismo de tiamina, enquanto na síndrome de Wernicke, a deficiência é de ordem nutricional. Um achado diferenciador é o envolvimento dos corpos mamilares na síndrome de Wernicke, que não ocorre na doença de Leigh. **C.** Espectroscopia por RM revela pico elevado de lactato em 1,3 ppm, apoiando o diagnóstico de doença de Leigh. As deficiências enzimáticas mitocondriais associadas a doença de Leigh incluem o complexo piruvato desidrogenase, o piruvato carboxilase e a cadeia de transporte de elétrons, que resultam em níveis elevados de piruvato e lactato no sangue e no LCR.

parte posterior do cérebro (Figura 7.21). A doença de Canavan é causada por deficiência da enzima aspartoacilase, com consequente acúmulo de NAA no encéfalo e subsequente destruição da mielina, resultando em espectroscopia patognomônica na RM, que consiste em pico gigante de NAA.

Dinâmica do líquido cefalorraquidiano

Nos pacientes com hidrocefalia aguda, o fluxo transependimário de LCR pode simular doença da substância branca periventricular. O LCR é produzido predominantemente pelo plexo coroide dos ventrículos laterais, pelo terceiro ventrículo e pelo quarto ventrículo. Ele flui dos ventrículos laterais para o terceiro ventrículo através do forame de Monro e depois, pelo aqueduto cerebral, para o quarto ventrículo, cujos forames laterais e medial (os forames de Luschka e Magendie, respectivamente) servem de saída para o LCR. A seguir, ele flui através do espaço subaracnóideo, das cisternas da base e da superfície dos hemisférios cerebrais. O principal local de absorção do LCR é a circulação venosa, através das granulações aracnóideas, que se projetam para os seios da dura-máter, primariamente no seio sagital superior. Embora as principais vias de produção e absorção já tenham sido descritas, um volume significativo de LCR pode ser produzido e reabsorvido pelo revestimento ependimário dos ventrículos. Esse fluxo transependimário pode se tornar uma via importante de reabsorção de LCR durante a obstrução ventricular.

Hidrocefalia. É causada por obstrução da via de circulação do LCR e é classificada em dois tipos principais: não comunicante e comunicante. *Hidrocefalia não comunicante* descreve obstrução no sistema ventricular, o que impede a saída do LCR dos ventrículos (Figura 7.22). Em contrapartida, na *hidrocefalia comunicante*, a obstrução ocorre fora do sistema ventricular, ou

seja, no espaço subaracnóideo. O LCR consegue sair do sistema ventricular, mas não é reabsorvido normalmente pelas granulações aracnóideas. Teoricamente, na hidrocefalia comunicante, a maior parte do sistema ventricular está dilatada, enquanto na hidrocefalia não comunicante, a dilatação ocorre até o ponto da obstrução. Com frequência, não há dilatação do quarto ventrículo graças à natureza relativamente confinada da fossa posterior do crânio e, portanto, não pode ser usado como sinal fidedigno na diferenciação entre hidrocefalia não comunicante e hidrocefalia comunicante. Frequentemente, na hidrocefalia comunicante, há ventriculomegalia supratentorial com quarto ventrículo de aspecto normal. Embora a dilatação do quarto ventrículo seja sugestiva de hidrocefalia comunicante, este não é um sinal confiável, porque a obstrução dos forames de saída do quarto ventrículo (forames de Luschka e Magendie) provoca um aspecto semelhante.

Na investigação de hidrocefalia, deve-se dar atenção específica ao terceiro ventrículo e aos cornos temporais dos ventrículos laterais. Arqueamento convexo das paredes laterais e dos recessos inferiores do terceiro ventrículo é um achado característico de hidrocefalia. No entanto, na dilatação do quarto ventrículo, isso raramente é observado. Um indicador muito mais sensível de hidrocefalia é o aumento dos cornos temporais dos ventrículos laterais. Algumas vezes, os cornos temporais dos ventrículos laterais estão aumentados, mesmo antes de o corpo dos ventrículos laterais estar dilatado. O arqueamento e o estiramento do corpo caloso, facilmente identificado nas imagens sagitais, é um achado adicional sugestivo de hidrocefalia.

Ventriculomegalia ex vacuo. É crucial fazer a diferenciação entre ventriculomegalia *ex vacuo* e hidrocefalia. A ventriculomegalia *ex vacuo* representa dilatação do sistema ventricular consequente à atrofia do parênquima cerebral. A perda de substância cerebral pela atrofia resulta em proeminência de todos os espaços com LCR, tanto os sulcos cerebrais quanto os ventrículos.

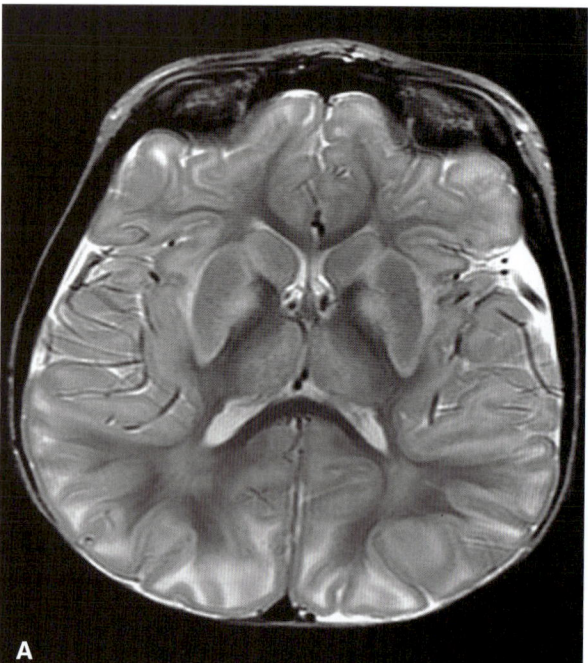
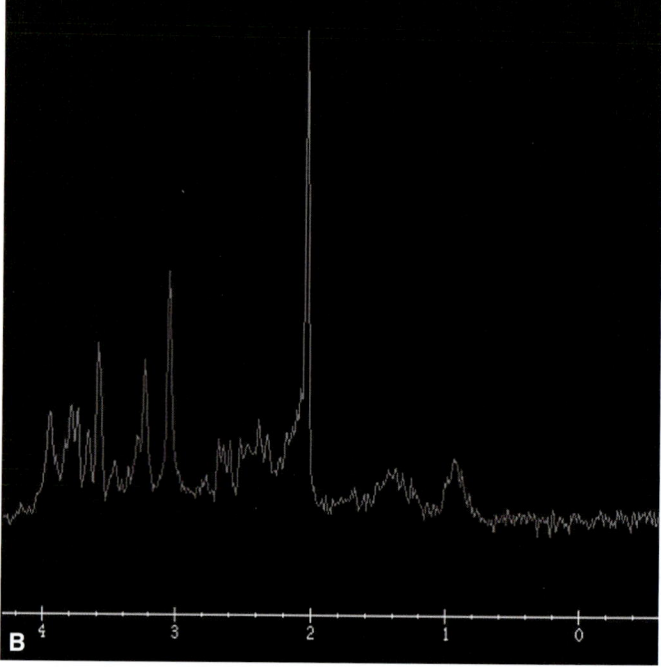

Figura 7.21 Doença de Canavan. Uma criança com 22 meses de idade apresentou tetraparesia espástica progressiva e macrocefalia. **A.** Ressonância magnética (RM) axial, imagem ponderada em T2, revela hipersinal difuso, que se estende por toda a substância branca, envolvendo as fibras em "U" subcorticais. Este é um achado inespecífico que poderia refletir um estágio avançado de muitas leucodistrofias. **B.** Todavia, a espectroscopia por RM revela elevação acentuada do pico de *N*-acetilaspartato (NAA), diagnóstica de deficiência da enzima aspartoacilase (doença de Canavan), que resulta em acúmulo de NAA no cérebro e subsequente destruição da mielina. O mnemônico CaNAAvan pode ajudar a lembrar esse achado diagnóstico.

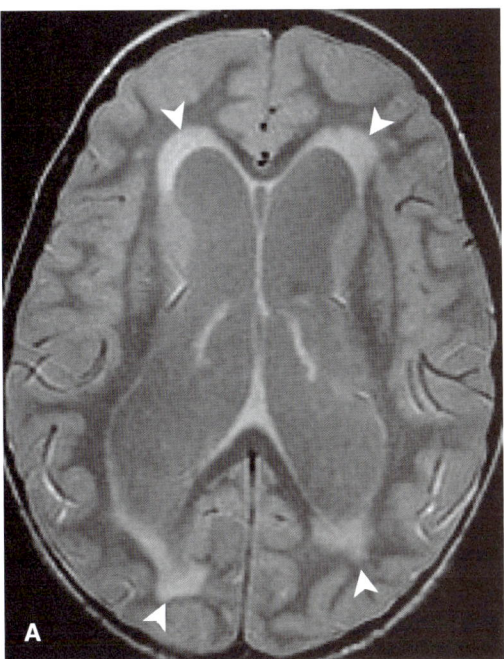
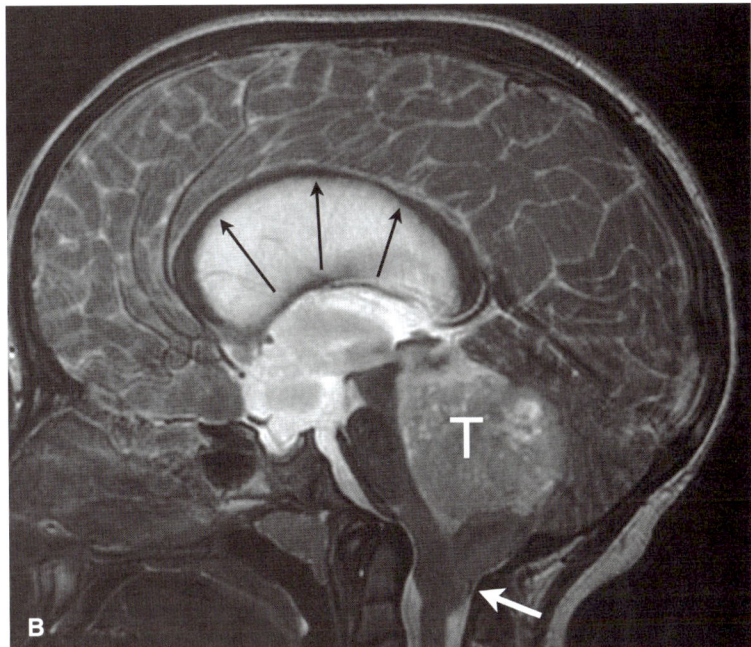

Figura 7.22 Hidrocefalia. A. Ressonância magnética (RM) axial, imagem FLAIR. **B.** RM sagital, imagem ponderada em T2. Criança de 6 anos com cefaleia crônica. A imagem axial revela ventrículos dilatados com hiperintensidade periventricular, compatível com fluxo transependimário de líquido cefalorraquidiano (*pontas de seta*). Na imagem sagital, as alterações pressóricas indicativas de hidrocefalia incluem o arqueamento convexo do corpo caloso para cima (*seta*) e distensão convexa para baixo dos recessos inferiores do terceiro ventrículo, que obliteram a cisterna suprasselar e ectopia tonsilar (*seta branca*). O ependimoma obstrutivo (*T*) é evidenciado como massa grande que preenche o quarto ventrículo.

Ao contrário da hidrocefalia, a dilatação dos ventrículos cerebrais é desproporcional a dos sulcos. O terceiro ventrículo e os cornos temporais dos ventrículos laterais são especialmente úteis para essa diferenciação, uma vez que são circundados por tecido que tipicamente não apresenta atrofia significativa: o terceiro ventrículo é circundado pelo tálamo (substância cinzenta) e existe relativa escassez de substância branca nos lobos temporais. Isso contrasta com a substância branca abundante em torno dos ventrículos laterais. A dilatação do terceiro ventrículo, com arqueamento de seus recessos laterais e inferiores e aumento do corno temporal, sugere hidrocefalia.

Hemorragia subaracnóidea e meningite são as causas mais frequentes de hidrocefalia aguda e podem provocar hidrocefalia comunicante e não comunicante, com obstrução em qualquer nível do sistema ventricular, nas cisternas da base ou nas granulações aracnóideas, provocada por aderências e inflamação; tipicamente não é observada massa obstrutiva. A hidrocefalia não comunicante pode resultar de processo obstrutivo adquirido ou congênito. Teias congênitas benignas podem se formar através do aqueduto cerebral, resultando em estenose do mesmo. Acredita-se também que as malformações de Chiari e Dandy-Walker representem aderências que ocorrem durante o desenvolvimento do SNC nos forames do quarto ventrículo e da fossa posterior do crânio. Várias neoplasias podem provocar hidrocefalia obstrutiva, com frequência, em localizações muito características. Cistos coloides bloqueiam, tipicamente, a parte anterior do terceiro ventrículo, tumores pineais e gliomas tectais obstruem o aqueduto cerebral e ependimomas, e meduloblastomas interrompem o fluxo de LCR no nível do quarto ventrículo. Sempre que for detectada hidrocefalia, é importante inspecionar os ventrículos à procura de massa obstrutiva. Um local que deve ser especificamente examinado é o aqueduto cerebral. Nas imagens axial e sagital rotineiras, deve ser detectado um vazio de fluxo (*flow-void*) pulsátil normal; caso contrário, deve ser aventado o diagnóstico de estenose do aqueduto cerebral.

A duração da hidrocefalia influencia os achados nos exames de imagem. Na hidrocefalia aguda, não há tempo suficiente para a ação dos mecanismos compensatórios e será observado notável fluxo transependimário de LCR, o que resulta em um acúmulo de hipersinal na substância branca periventricular nas imagens ponderadas em T2. Nas formas crônicas de hidrocefalia, os mecanismos compensatórios de produção e reabsorção de LCR já ocorreram e o grau de fluxo transependimário é mínimo.

Hidrocefalia de pressão normal (HPN). É uma forma crônica de hidrocefalia. A tríade clínica clássica é demência, distúrbio da marcha e incontinência urinária. Nessa condição, a pressão do LCR está dentro dos limites da normalidade, mas existe um discreto gradiente entre o sistema ventricular e o espaço subaracnóideo por causa de bloqueio incompleto do espaço subaracnóideo. A HPN decorre mais frequentemente de infecção meníngea ou hemorragia subaracnóidea prévia, resultando em ventriculomegalia difusa desproporcional ao grau de proeminência dos sulcos. A diferenciação entre hidrocefalia leve e atrofia cerebral pode ser muito difícil. Os estudos sugerem que os cálculos da velocidade do LCR por RM podem ser usados para prever quais pacientes podem ter uma resposta favorável à derivação ventriculoperitoneal. Além de estudos transversais, estudos com radioisótopos podem ser úteis: os achados clássicos na cisternografia consistem em penetração precoce do radioisótopo nos ventrículos laterais, com persistência em 24 e 48 horas, e retardo considerável da ascensão para a região parassagital. A diferenciação de hidrocefalia leve e ventriculomegalia secundária a atrofia cerebral pode ser muito difícil e, infelizmente, nenhum exame de imagem estabelece de modo definitivo o diagnóstico. A HPN não é um diagnóstico radiográfico, sendo necessário correlacionar meticulosamente os achados clínicos e de imagem para estabelecer o diagnóstico. O diagnóstico definitivo de HPN é feito quando demonstrada a melhora clínica após derivação (*shunting*) ventricular.

Transtornos neurodegenerativos

Com frequência, os transtornos neurodegenerativos não têm causa conhecida e resultam em deterioração neurológica progressiva, que é mais rápida do que o esperado para a idade do paciente.

Doença de Alzheimer (DA). É a doença neurodegenerativa mais comum e a causa mais comum de demência. Estima-se que, só nos EUA, existam aproximadamente 4 milhões de pessoas com DA, e número de pacientes com DA está aumentando rapidamente à medida que aumenta o número de pessoas idosas no planeta. Estima-se que até 2050, o número de pessoas com doença de Alzheimer triplicará, chegando a 60 milhões em todo o planeta e aproximadamente 14 milhões nos EUA. Embora a causa da DA não seja conhecida, ela caracteriza-se, ao exame histopatológico, por duas estruturas anormais no cérebro: *placas neuríticas* e *novelos neurofibrilares*. As placas neuríticas são constituídas por prolongamentos neuríticos tortuosos, circundando um cerne amiloide, que consiste primariamente em um pequeno peptídio denominado β-amiloide, derivado de uma proteína precursora amiloide. Os novelos neurofibrilares contêm uma proteína tau anormal, que está associada a microtúbulos. Tanto as placas quanto os novelos parecem interferir na função neuronal normal.

Os estudos de neuroimagem de pacientes com doença de Alzheimer revelam atrofia difusa, com predileção pelos hipocampos, pelos lobos temporais e pelos córtices parietotemporais. Como resultado, o aumento dos cornos temporais, da cisterna suprasselar e dos sulcos laterais do cérebro (fissura de Sylvius) pode ser útil na diferenciação entre a doença de Alzheimer e a atrofia normal relacionada com o envelhecimento (Figura 7.23). Várias modalidades de exames de imagem funcionais (PET, RM com perfusão, *arterial spin label* e cálculos do fluxo sanguíneo cerebral regional) estão sendo utilizadas para diagnosticar e diferenciar a doença de Alzheimer da demência senescente. A PET também tem participação importante em estudos de fármacos terapêuticos para a doença de Alzheimer, porque muitos ligantes marcados com [18]F (específicos para proteínas relacionadas com a doença de Alzheimer, como o amiloide) que a PET utiliza possibilitam não apenas a detecção precoce dessa doença, mas também ajudam a identificar tratamentos eficazes ao avaliar a resposta inicial aos fármacos, muito antes de quaisquer alterações das manifestações clínicas se evidenciarem.

Doença de Parkinson. É o transtorno dos núcleos da base mais comum e uma das principais causas de incapacidade neurológica em indivíduos com mais de 60 anos de idade. Essa patologia se caracteriza clinicamente por tremor, rigidez muscular e perda dos reflexos posturais. Aproximadamente 25% dos pacientes com doença de Parkinson também apresentam demência. Parkinsonismo resulta da deficiência do neurotransmissor dopamina, causada por disfunção do sistema neuronal dopaminérgico, especificamente a parte compacta da substância negra. A perda dessas células nervosas resulta em concentração diminuída de dopamina endógena do corpo estriado. Após a morte de aproximadamente 80% dessas células, a pessoa começa a desenvolver sinais/sintomas. A RM é relativamente insensível para detecção dessa perda de tecido, embora possa ser realizada em pacientes com distúrbios do movimento para descartar outras patologias subjacentes, tais como AVE ou tumor. Ocasionalmente, a RM revela adelgaçamento da parte compacta (faixa com alta intensidade de sinal nas imagens ponderadas em T2), que constitui posteriormente a substância negra, comprimida entre a parte reticular anteriormente e os núcleos rubros posteriormente. Quando a parte compacta da substância negra está adelgaçada, a faixa com alta intensidade de sinal entre a parte reticular e os núcleos rubros desaparece. Todavia, esse achado é observado apenas ocasionalmente nas formas muito graves da doença. Por outro lado, a PET é mais sensível no estudo de doenças do sistema dopaminérgico. Ligantes marcados com ^{18}F foram especificamente elaborados para a aquisição de imagens do sistema de receptores de dopamina pós-sinápticos das famílias D1 e D2. O envolvimento desse sistema de receptores em numerosos transtornos cerebrais (p. ex., esquizofrenia, doença de Parkinson e outros distúrbios do movimento) instigou intensa pesquisa. Quando é usada levodopa (DOPA) marcada com ^{18}F, os pacientes com doença de Parkinson mostram déficit característico da captação de DOPA no putame. As manifestações clínicas da doença podem, às vezes, ser aliviadas pelo tratamento com levodopa, que aumenta a síntese de dopamina endógena, viabilizando a atividade dos neurônios dopaminérgicos remanescentes. Existem várias síndromes parkinsonianas, inclusive a doença de Parkinson, a paralisia supranuclear progressiva e a degeneração estriatonigral. A doença de Parkinson idiopática também foi conhecida como *paralisia agitada* e acomete de 2 a 3% da população em algum momento da vida.

A seguir serão discutidas doenças degenerativas dos núcleos extrapiramidais.

Doença de Huntington. É um transtorno hereditário progressivo, que se manifesta na quarta e na quinta década de vida. Essa doença é caracterizada por um distúrbio de movimento (tipicamente coreoatetose), demência e transtorno emocional. A doença de Huntington é herdada em um padrão autossômico dominante, com penetrância completa. Embora os estudos de neuroimagem demonstrem atrofia cortical difusa, o núcleo caudado e o putame são comprometidos de modo mais significativo. A atrofia do núcleo caudado resulta em aumento característico dos cornos frontais, que exibem formato de coração (Figura 7.24).

Doença de Wilson. Também conhecida como degeneração hepatolenticular, é um erro inato do metabolismo do cobre que está associado a cirrose hepática e alterações degenerativas dos núcleos da base. A deficiência de ceruloplasmina (proteína sérica de transporte de cobre) resulta na deposição de níveis tóxicos de cobre em vários órgãos. Os pacientes apresentam manifestações neurológicas e psiquiátricas variadas, inclusive distonia, tremor e rigidez. O anel de Kayser-Fleischer, um depósito intracorneano de cobre, é um achado virtualmente diagnóstico da doença de Wilson (75% dos casos). Os achados na RM incluem atrofia difusa, com anormalidades de sinal envolvendo os núcleos profundos da substância cinzenta e da substância branca profunda.

Além dessas doenças neurodegenerativas, as anormalidades nos núcleos da base podem ter uma ampla gama de causas. Toxinas como monóxido de carbono ou intoxicação por metanol podem resultar em anormalidades de sinal nos núcleos da base, caracteristicamente o globo pálido e putame em respectivo (Figura 7.25). Além disso, condições infecciosas como vírus do Nilo Ocidental e doença de Creutzfeldt-Jakob (DCJ) podem se manifestar como áreas de anormalidade de sinal nos núcleos da base. Recentemente, essas duas condições se tornaram motivo de muita preocupação por causa do aumento de sua incidência e dos modos incomuns de transmissão (o vírus do Nilo Ocidental por mosquitos, e a DCJ por consumo de carne infectada). Encurtamento de T1 (hipersinal nas imagens ponderadas em T1) foi descrito nos núcleos da base e no tronco encefálico associado à disfunção hepática, assim como à encefalopatia hepática e à hiperalimentação. A causa desses achados ainda não foi totalmente determinada. Ocasionalmente, calcificação sutil dos núcleos da base também aparece como hipersinal nas imagens ponderadas em T1. Esse é o resultado do efeito da camada de hidratação, no qual as moléculas de água adjacentes à calcificação têm tempos de relaxamento diminuídos. Esse mesmo efeito provoca encurtamento de T1 em líquidos proteináceos. Como resultado, qualquer condição que resulte em calcificações sutis nos núcleos da base pode demonstrar encurtamento de T1 nos núcleos da base.

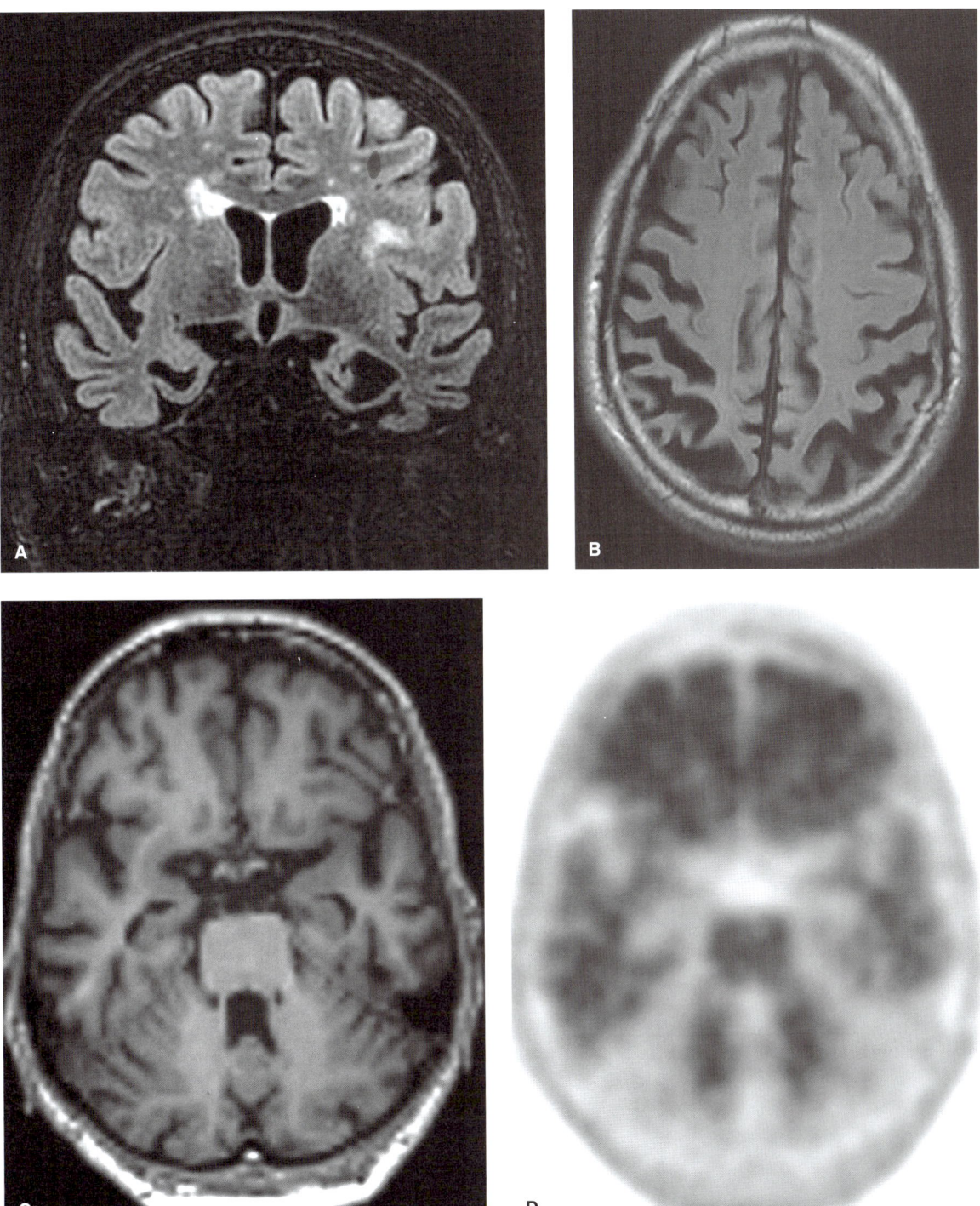

Figura 7.23 Doença de Alzheimer. **A.** T2-FLAIR. Um homem com 70 anos de idade em estágio inicial de demência apresenta proeminente atrofia dos hipocampos e dos lobos temporais. **B.** T2WI. A doença de Alzheimer também se caracteriza por atrofia cortical posterior (lobo parietal), inclusive no sulco do cíngulo, no sulco parieto-occipital e no pré-cúneo. A doença de Alzheimer é um distúrbio neurodegenerativo e a causa mais comum de demência, representando 60 a 80% dos casos. Os fatores de risco incluem idade avançada e estado de portador do alelo ε4 da apolipoproteína E (APOE). O achado de atrofia cortical parietotemporal desproporcional ao acometimento da doença da substância branca fala a favor do diagnóstico de doença de Alzheimer, em vez de demência vascular ou por múltiplos infartos. Todavia, vale mencionar que a doença de Alzheimer está associada à incidência mais elevada de alterações isquêmicas na substância branca e halo periventricular do que os controles correspondentes. Portanto, a existência de alteração da substância branca com atrofia parietotemporal não descarta esse diagnóstico. **C.** Imagem ponderada em T1. **D.** PET com marcador de amiloide. Comprometimento cognitivo leve. Uma mulher de 50 anos de idade apresenta déficits leves da memória. A RM é normal, sem atrofia do lobo parietal ou temporal; entretanto, a PET usando um marcador de acúmulo de amiloide mostra captação anormal no córtex (aspecto cortical liso) compatível com acúmulo anormal de proteína amiloide no cérebro. Esse achado está associado à elevada probabilidade de desenvolvimento de doença de Alzheimer. Os estágios iniciais da doença de Alzheimer são caracterizados pelo acúmulo de β-amiloide cerebral, com formação de placas neuríticas e novelos neurofibrilares. Esse processo ocorre duas a três décadas antes de essas placas e novelos resultarem em perda progressiva e inevitável de neurônios, com aparecimento de manifestações clínicas. Portanto, a realização da PET com marcador de amiloide pode ajudar a estabelecer o diagnóstico em um estágio precoce. Isso se tornará importante quando houver agentes modificadores da doença disponíveis para tratamento da doença de Alzheimer.

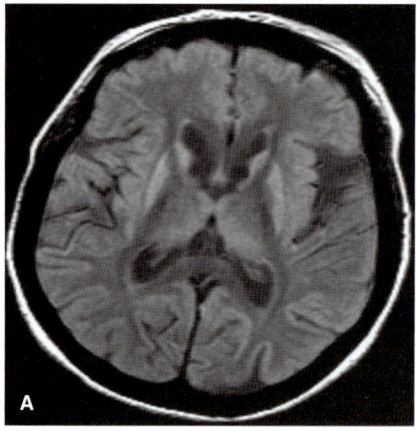
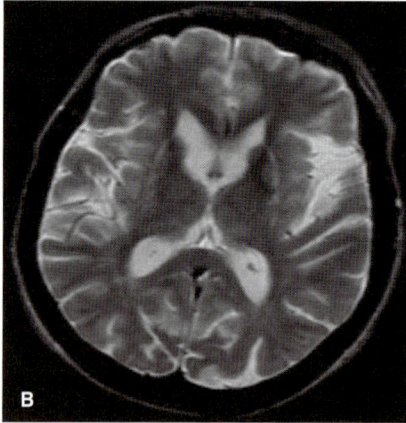

Figura 7.24 Doença de Huntington. Ressonância magnética (RM) axial, imagem T2-FLAIR (**A**) e imagem ponderada em T2 (**B**). Uma mulher de 48 anos de idade, que procurou assistência por causa de transtornos do movimento e comportamentais, tinha história familiar de quadro semelhante no pai. Observe a hiperintensidade e as alterações atróficas na cabeça do núcleo caudado e no putame, bilateralmente. A extraordinária atrofia da cabeça do núcleo caudado resulta em aumento característico dos cornos frontais, que exibem formato de coração na imagem coronal (não mostrada). Essa condição neurodegenerativa é autossômica dominante com penetrância plena. O envolvimento dessas estruturas da substância cinzenta resulta em coreoatetose, com aparecimento típico na quinta década de vida.

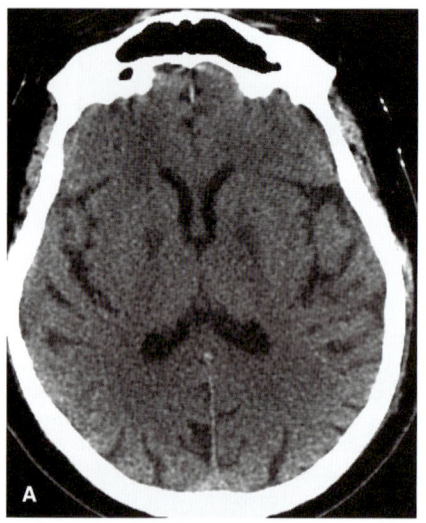
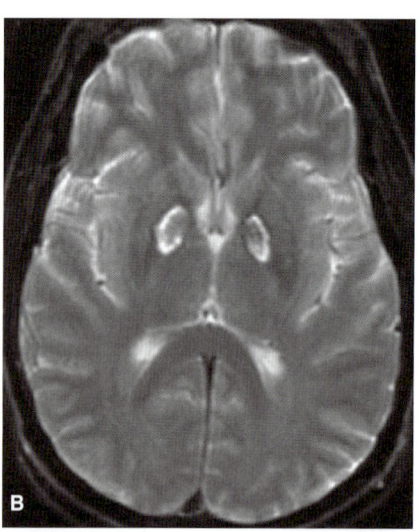
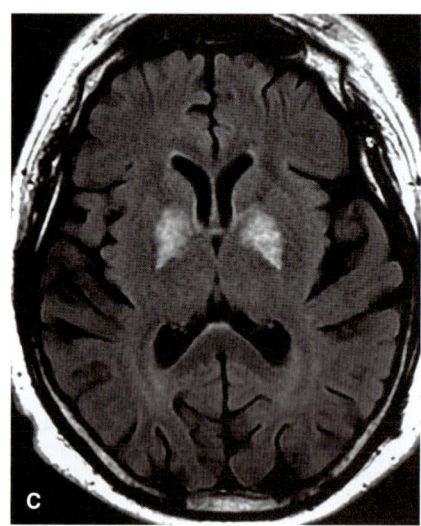
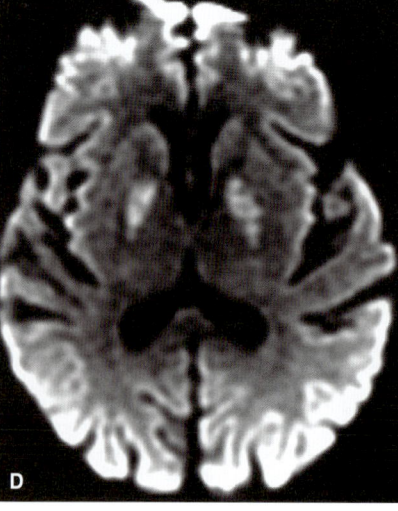

Figura 7.25 Envenenamento por monóxido de carbono. A. Tomografia computadorizada (TC) axial. **B.** Imagem ponderada em T2. **C.** Imagem FLAIR. **D.** Imagem ponderada em difusão. Um homem de 55 anos de idade apresentou confusão mental após exposição a monóxido de carbono (aquecedor defeituoso a querosene em residência mal ventilada). Lesões hiperintensas bilaterais do globo pálido são observadas. Lesões bilaterais nos núcleos da base podem ser observadas em vários tipos de agravos, inclusive intoxicação por metanol (em que as lesões serão principalmente no putame); condições metabólicas como a doença de Wilson (degeneração hepatolenticular, um distúrbio do metabolismo do cobre); doença de Hallervorden-Spatz (deposição de ferro no globo pálido); e distúrbios mitocondriais (doença de Leigh e síndrome de Kearns-Sayre).

Leitura sugerida

Abdel Razek AA, Alvarez H, Bagg S, Refaat S, Castillo M. Imaging spectrum of CNS vasculitis. *Radiographics* 2014;34(4):873–894.

Kartal MG, Algin O. Evaluation of hydrocephalus and other cerebrospinal fluid disorders with MRI: An update. *Insights Imaging* 2014;5(4):531–541.

Martin-Macintosh EL, Broski SM, Johnson GB, Hunt CH, Cullen EL, Peller PJ. Multimodality imaging of neurodegenerative processes: Part 1, The basics and common dementias. *AJR Am J Roentgenol* 2016;207:871–882.

Martin-Macintosh EL, Broski SM, Johnson GB, Hunt CH, Cullen EL, Peller PJ. Multimodality imaging of neurodegenerative processes: Part 2, Atypical dementias. *AJR Am J Roentgenol* 2016;207:883–895.

Sarbu N, Shih RY, Jones RV, Horkayne-Szakaly I, Oleaga L, Smirniotopoulos JG. White matter diseases with radiologic-pathologic correlation. *Radiographics* 2016;36:1426–1447.

Thompson AJ, Banwell BL, Barkhof F, et al. Diagnosis of multiple sclerosis: 2017 revisions of the McDonald criteria. *Lancet Neurol* 2018;17(2):162–173.

CAPÍTULO 8 ■ IMAGEM DE CABEÇA E PESCOÇO

JEROME A. BARAKOS E DERK D. PURCELL

"Cabeça e pescoço" são termos empregados para descrever as estruturas extracranianas, inclusive a cavidade nasal e os seios paranasais, a base do crânio, a faringe, a cavidade oral, a laringe, o pescoço, a órbita e o osso temporal. A região de cabeça e pescoço engloba um espectro enorme de tecidos em um espaço compacto, com quase todos os tipos de sistemas de órgãos sendo representados – inclusive o digestório, o respiratório, o nervoso, o ósseo e o vascular. Por causa dessa complexidade anatômica, a região de cabeça e pescoço deve ser abordada com extrema cautela. Todavia, sua avaliação acurada pode ser realizada por uma combinação de conhecimento anatômico substancial e familiaridade com o escopo das entidades patológicas que podem ocorrer nessa região. Nossa discussão começará pelas lesões dos seios paranasais e da cavidade nasal. A seguir, revisaremos as lesões da base do crânio, dos espaços profundos do pescoço, dos linfonodos e das órbitas. Por fim, abordaremos as lesões congênitas.

Métodos de imagem. Tanto a tomografia computadorizada (TC) helicoidal com múltiplos cortes quanto a ressonância magnética (RM) fornecem imagens excelentes da anatomia normal e patológica da região de cabeça e pescoço. Embora cada modalidade tenha vantagens e desvantagens, a decisão de realizar TC ou RM em determinado caso é, com frequência, baseada na provável tolerância do paciente ao exame. Por exemplo, se um paciente tem dificuldade em lidar com suas secreções orais por causa de uma cirurgia prévia, sobretudo após traqueotomia ou glossectomia parcial, será muito difícil mantê-lo parado durante o período de tempo necessário para a aquisição de imagens por RM. Nesse caso, é mais provável que uma TC, cuja realização é mais rápida, seja melhor, porque reduzirá o artefato de movimento. Como calcificações são mais bem demonstradas na TC, esta é a modalidade de imagem preferida quando se investigam cálculos nos ductos salivares (sialólitos) ou fraturas. Uma desvantagem importante da TC é a crescente preocupação com exposição à radiação, sobretudo no caso de crianças e adultos jovens. Todavia, no caso de um adulto mais velho, sobretudo quando este tem um processo maligno conhecido, as vantagens potenciais da TC (aquisição rápida de imagens e redução do artefato de movimento) devem sobrepujar quaisquer preocupações. Por outro lado, a RM possibilita excelente discriminação dos tecidos moles e, com frequência, demonstra melhor toda a extensão da patologia, aumentando a especificidade do diagnóstico. A capacidade multiplanar direta da RM possibilita uma investigação aprimorada das entidades patológicas. Por exemplo, por causa da orientação horizontal do palato, do assoalho da boca e da base do crânio, as imagens nos planos sagital e coronal são excelentes para a avaliação dessas áreas.

Tomografia por emissão de pósitrons (PET; do inglês, positron emission tomography). A aquisição de imagens por PET teve um efeito significativo na investigação e no estadiamento de processos malignos na região de cabeça e pescoço. A PET, combinada à RM ou à TC, aumenta substancialmente a sensibilidade e a especificidade da investigação de processos malignos primários e recorrentes. A PET é uma modalidade funcional baseada na distribuição de um radioisótopo análogo da glicose (fluorodesoxiglicose ligada a ^{18}F). Condições mórbidas com afinidade por glicose captam esse isótopo mais rapidamente que os tecidos normais circundantes e, portanto, possibilitam a identificação de áreas de anormalidade (Figura 8.1).

As lesões encontradas na PET são caracterizadas por um valor de captação padronizado (SUV; do inglês, *standardized uptake value*). O SUV refere-se à radioatividade relativa de determinada lesão, quando padronizada para a dose de injeção e ajustada ao peso corporal. Assim, trata-se de um valor absoluto que pode ser comparado entre os pacientes e os exames. De modo geral, um valor de SUV superior a 3 é considerado patológico, mas existem muitas ressalvas. Uma ampla gama de condições não malignas pode causar elevação do SUV, principalmente infecções e alterações pós-operatórias. Além disso, algumas neoplasias têm pouca afinidade pela glicose, resultando em um SUV baixo. A PET, isoladamente, pode ser muito sensível, contudo, não é muito específica. Os verdadeiros benefícios da PET são obtidos quando suas informações fisiológicas/funcionais são combinadas com os dados morfológicos de alta resolução espacial da TC e/ou da RM. Em suma, a combinação dos achados da PET com os da TC e da RM resulta em aumento substancial da sensibilidade e da especificidade, tornando essa combinação uma poderosa ferramenta diagnóstica.

Seios paranasais e cavidade nasal

Sinusite. Essa doença inflamatória é a patologia que mais frequentemente acomete os seios paranasais e a cavidade nasal. Discreto espessamento da mucosa, notadamente nos seios maxilar e etmoidal, é um achado comum, mesmo nos indivíduos assintomáticos. Por outro lado, a sinusite aguda se caracteriza por níveis hidroaéreos ou secreções de aspecto espumoso no seio paranasal e é tipicamente causada por uma infecção viral

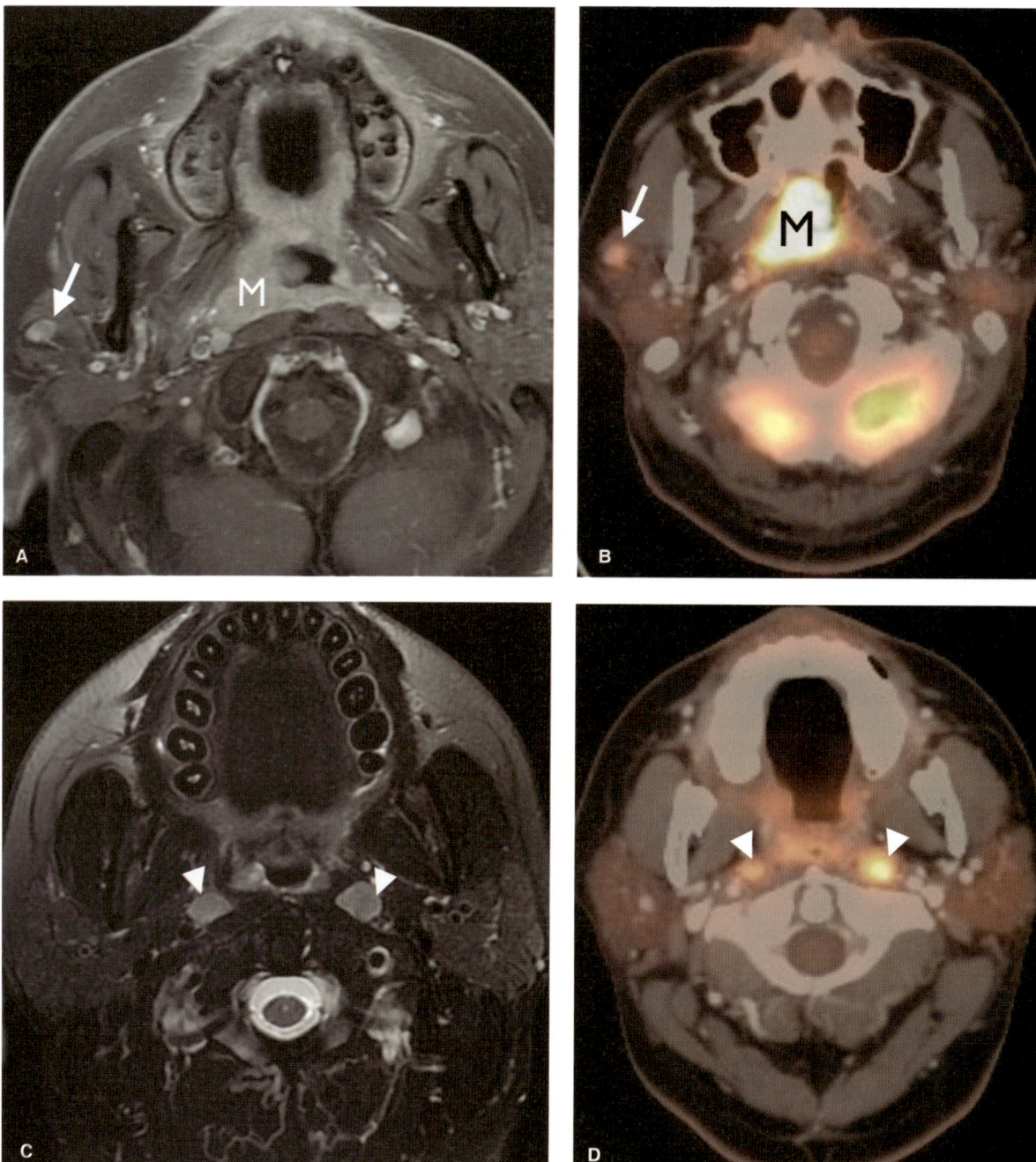

Figura 8.1 Ressonância magnética (RM) e tomografia computadorizada por emissão de pósitrons (PET-TC). **A.** RM axial, imagem ponderada em T1, pós-gadolínio, com supressão de gordura de um homem que apresentava massa nasofaríngea à direita (*M*). **B.** PET-TC correspondente revela captação anormal do radioisótopo no interior da massa; entretanto, também foi observada captação anormal do radioisótopo em um linfonodo parotídeo direito com menos de 1 cm (*seta* em **A** e **B**). Esse linfonodo poderia facilmente não ter sido detectado prospectivamente durante a análise da RM. Como esperado, o exame histopatológico da massa nasofaríngea revelou carcinoma espinocelular, processo maligno de origem nas superfícies mucosas da região de cabeça e pescoço mais comum. Também foi constatado que o linfonodo parotídeo direito era uma metástase. **C** e **D.** A RM revela linfonodos retrofaríngeos bilaterais aumentados de tamanho (*pontas de seta*) com correspondente captação anormal de radioisótopo na PET-TC. Este caso demonstra a importância do estadiamento de processos malignos na região de cabeça e pescoço por PET-TC, bem como a maior especificidade da combinação dos dados funcionais/fisiológicos da PET com os dados morfológicos da TC/RM.

das vias respiratórias superiores (Figura 8.2). Já na sinusite crônica, as alterações incluem espessamento mucoperiosteal e espessamento ósseo das paredes dos seios paranasais. Os achados nos tecidos moles sugestivos de sinusite são mais bem detectados nas imagens ponderadas em T2 e, com frequência, o sinal é alto. Uma exceção é quando as secreções na sinusite crônica se tornam tão desidratadas que não emitem sinal nas imagens ponderadas em T2 ou em T1 e podem simular um seio paranasal normoaerado. Essas concreções nos seios paranasais

e o espessamento da parede óssea associados são detectados mais facilmente na TC. Achados semelhantes de opacificação de seios paranasais nas imagens ponderadas em T2 e sinal hipointenso nas imagens ponderadas em T1 também foram descritos na sinusite não invasiva crônica por *Aspergillus* e na sinusite crônica alérgica (hipersensibilidade) por *Aspergillus*.

A cirurgia endoscópica da cavidade nasal e dos seios paranasais para avaliação e tratamento da doença inflamatória dessas estruturas está sendo realizada com crescente frequência. A TC

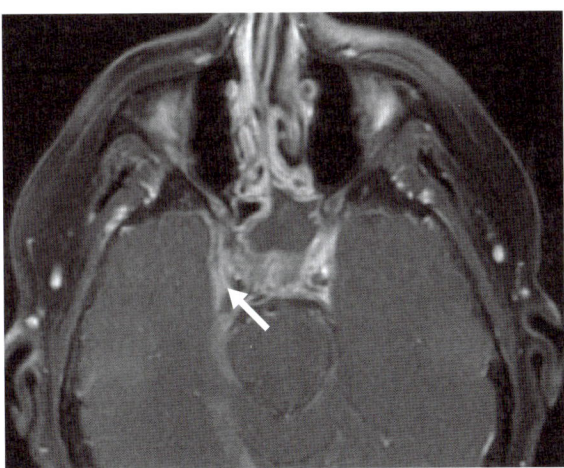

Imagem axial ponderada em T1 pós-contraste

Figura 8.2 Sinusite esfenoidal aguda com trombose no seio cavernoso.
Um homem diabético de 35 anos de idade apresentou sinusite de evolução rápida, associada a cefaleia e oftalmoplegia. Ressonância magnética (RM) axial, imagem ponderada em T1, pós-contraste e com saturação de gordura. O seio esfenoidal está opacificado. A sinusite esfenoidal gera muita preocupação clínica, porque pode, com facilidade, estender-se retrogradamente para dentro do crânio devido à existência de veias avalvulares. As condições clínicas do paciente se deterioraram rapidamente à medida que a infecção se estendeu para o seio cavernoso, com consequente trombose do mesmo, caracterizada pelo aumento das dimensões dos seios cavernosos, que passam a apresentar margens externas arqueadas/convexas, enquanto o trombo (sinal escuro, sem realce luminal pelo contraste) é visualizado no seio cavernoso direito posterior (*seta*). O diagnóstico diferencial de aumento das dimensões dos seios cavernosos incluiria fístula carotídeo-cavernosa e síndrome de Tolosa-Hunt (uma condição inflamatória não granulomatosa idiopática do seio cavernoso).

no plano coronal dos seios paranasais proporciona definição extraordinária da anatomia para a avaliação pré-endoscopia da cavidade nasal e dos seios paranasais (Figura 8.3). O conhecimento da anatomia da parede lateral da cavidade nasal e das vias de drenagem mucociliar dos seios paranasais é crucial para a compreensão dos padrões da doença inflamatória da cavidade nasal e dos seios paranasais. Uma área importante de drenagem mucociliar é o meato nasal médio, conhecida como *unidade ostiomeatal*. É importante mencionar que a doença limitada ao infundíbulo do óstio maxilar resulta em obstrução isolada do seio maxilar. Por outro lado, uma lesão localizada no hiato semilunar (meato nasal médio) resulta em obstrução combinada do seio maxilar ipsilateral, das células aéreas etmoidais anteriores e médias e do seio frontal. Esse padrão combinado de doença da cavidade nasal e dos seios paranasais, que tem sido descrito como o "padrão ostiomeatal" de obstrução, é significativo, porque indica que a atenção deve ser direcionada para a identificação da lesão no hiato semilunar em vez de ser apenas para a descrição da doença sinusal difusa.

Várias complicações comuns estão associadas à sinusite, incluindo pólipos inflamatórios, cistos de retenção mucosos, mucoceles e, a mais importante, trombose do seio cavernoso.

Pólipos inflamatórios. A inflamação crônica provoca hiperplasia da mucosa, que resulta em formação de pólipos e redundância da mucosa. Com frequência, esses pólipos se mesclam com o espessamento mucoperiosteal, e não é possível diferenciá-los. Quando um pólipo antral se estende até um ponto em que prolapsa através do óstio do seio paranasal, ele é denominado pólipo *antrocoanal*. Embora esses pólipos possam não estar associados à sinusite crônica, eles são semelhantes aos pólipos inflamatórios, porque representam áreas de espessamento reativo da mucosa. O aspecto característico é de massa de tecidos de partes moles, que se estende do seio maxilar até preencher a cavidade nasal e a nasofaringe ipsilaterais. Com frequência, o óstio do seio maxilar

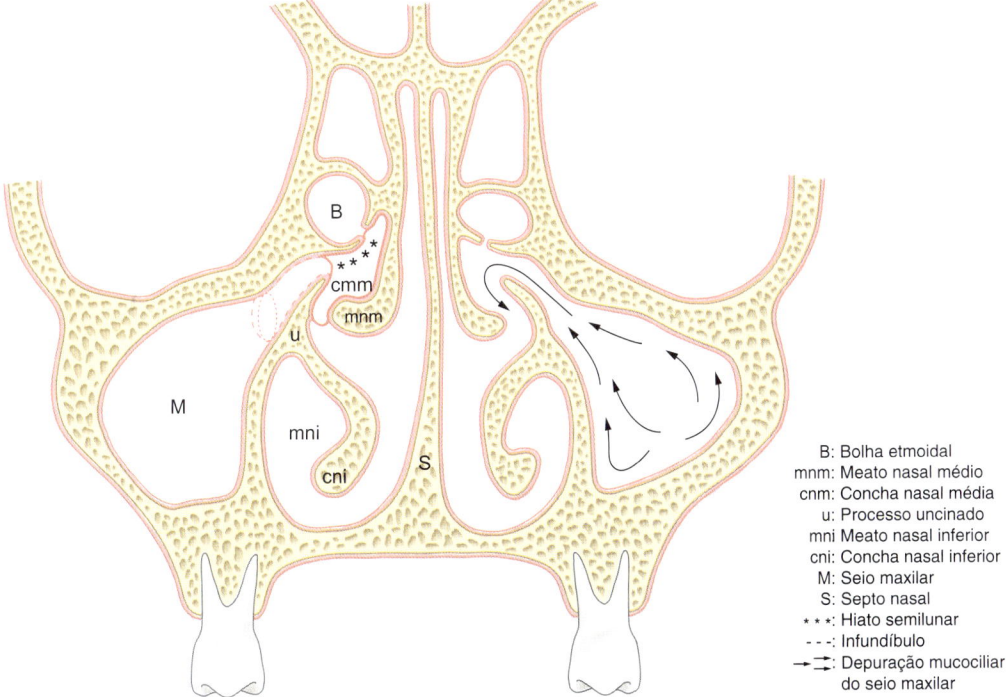

B: Bolha etmoidal
mnm: Meato nasal médio
cnm: Concha nasal média
u: Processo uncinado
mni Meato nasal inferior
cni: Concha nasal inferior
M: Seio maxilar
S: Septo nasal
* * *: Hiato semilunar
- - -: Infundíbulo
➝⇉: Depuração mucociliar
do seio maxilar

Figura 8.3 Unidade ostiomeatal (UOM). As linhas no plano coronal representam a anatomia da UOM. As *setas* mostram o trajeto normal da depuração mucociliar. São mostrados os padrões de obstrução infundibular (*linha tracejada*) e da UOM (*linha contínua*). A tomografia computadorizada (TC) coronal é muito superior às radiografias simples dos seios paranasais na investigação de distúrbios da UOM para potencial alívio por meio de cirurgia endoscópica. *B*, bolha etmoidal; *M*, seio maxilar; *u*, processo uncinado; *cnm*, concha nasal média; *mnm*, meato nasal médio; *mni*, meato nasal inferior; *S*, septo nasal. (Reproduzida, com autorização, de Babbel RW, Harnsberger HR, Sonkens J, Hunt S. Recurring patterns of inflammatory sinonasal disease demonstrated on screening sinus CT. *AJNR Am J Neuroradiol* 1992; 13(3):903-912.)

fica alargado, devido ao efeito expansivo exercido pelo pólipo. A importância de reconhecer essa lesão é que se for retirada cirurgicamente como se fosse um pólipo nasal, sem ressecção do pedículo antral, ela reaparecerá.

Os *cistos de retenção mucosos* representam apenas glândulas mucosas obstruídas no revestimento mucoso. Essas lesões têm aspecto arredondado característico, com 1 a vários centímetros de diâmetro, e são encontradas mais frequentemente no seio maxilar. É comum o reconhecimento desses cistos em indivíduos assintomáticos.

Mucocele é semelhante a um cisto de retenção; entretanto, em vez de a doença se limitar a uma glândula mucosa, a lesão se expande até todo o seio paranasal ser obstruído. Isso ocorre tipicamente por causa de massa que obstrui o óstio de drenagem do seio. A alteração característica da mucocele é a franca expansão do seio paranasal associada a adelgaçamento e remodelagem de sua parede óssea. O seio frontal é o mais frequentemente acometido, embora qualquer seio paranasal possa ser comprometido (Figura 8.4). Se a mucocele se tornar infectada, passa a apresentar realce periférico e é denominada *mucopiocele*.

Papiloma invertido.
Vários tipos de papilomas ocorrem na cavidade nasal; entretanto, dá-se mais atenção ao papiloma invertido, nomeado com base em seu aspecto histológico. Nessa condição, o epitélio nasal neoplásico sofre inversão e cresce para dentro da mucosa subjacente. Não se acredita que esses papilomas estejam associados a alergias ou infecções crônicas, porque são quase sempre unilaterais. Os papilomas invertidos ocorrem apenas na parede nasal lateral, centrados no hiato semilunar. Por causa de sua associação aumentada ao carcinoma espinocelular, recomenda-se que essas lesões sejam ressecadas cirurgicamente com amplas margens de mucosa.

Angiofibromas nasofaríngeos juvenis.
São encontrados tipicamente em adolescentes do sexo masculino que apresentam epistaxe. O tumor se origina no estroma fibrovascular da parede nasal adjacente ao forame esfenopalatino. Esse é um tumor benigno que pode ser muito agressivo localmente. Se um adolescente do sexo masculino apresentar epistaxe e massa nasal, é importante ter alta suspeita clínica dessa lesão, porque pode ocorrer uma hemorragia potencialmente fatal se for tentada biopsia ou ressecção limitada. Caracteristicamente, o tumor preenche a nasofaringe e desloca a parede posterior do seio maxilar para frente. Na verdade, a localização na fossa pterigopalatina retromaxilar é um indício diagnóstico muito sugestivo. Os angiofibromas nasofaríngeos juvenis apresentam

marcado realce por contraste, o que os diferencia do linfangioma, que é mais raro. Antes da intervenção cirúrgica, a radiologia intervencionista pode ser útil para embolização dessas lesões, reduzindo sua vascularização e viabilizando a ressecção.

Processos malignos.
Os tecidos nos seios paranasais e na cavidade nasal que dão origem a processos malignos incluem o epitélio escamoso, o tecido linfoide e as glândulas salivares menores. Os processos malignos correspondentes são, portanto, carcinoma de células escamosas, linfoma e tumores nas glândulas salivares menores. Como as vias respiratórias superiores e a parte superior do sistema digestório estão revestidas por epitélio escamoso, o *carcinoma de células escamosas* é o processo maligno mais comum (80 a 90%) nos seios paranasais e na cavidade nasal, mas também na cabeça e no pescoço. O carcinoma de células escamosas dos seios paranasais é, com frequência, silencioso clinicamente até um estágio bastante avançado. As manifestações iniciais estão, em geral, relacionadas à sinusite obstrutiva. Os achados nos exames de imagem consistem em um seio paranasal opacificado, com destruição da parede óssea associada. Esses achados são inespecíficos e não possibilitam a diferenciação de linfoma não Hodgkin ou processo maligno nas glândulas salivares menores. A ocorrência de manifestações sistêmicas ou adenopatia proeminente sistêmica na cabeça e no pescoço sugere linfoma, sobretudo em uma criança ou adulto jovem.

Glândulas salivares menores estão dispersas ao longo das vias respiratórias superiores e da porção superior do tubo gastrintestinal, embora estejam mais concentradas no palato. Neoplasias podem ocorrer em qualquer uma das glândulas salivares menores encontradas na cabeça e no pescoço. Ao contrário das neoplasias na glândula parótida, que são frequentemente benignas, a maioria das neoplasias das glândulas salivares menores é maligna, cujos processos mais comuns incluem carcinoma adenoide cístico, adenocarcinoma e carcinoma mucoepidermoide.

O *estesioneuroblastoma* é outro processo maligno que deve ser mencionado quando são descritas lesões da cavidade nasal. O estesioneuroblastoma se origina nas células receptoras neurossensoriais do nervo e da mucosa olfatórios. Portanto, esse tumor pode se originar em qualquer lugar desde a lâmina cribriforme até as conchas nasais. Com frequência, o estesioneuroblastoma é muito destrutivo durante seu diagnóstico e é encontrado no teto nasal (Figura 8.5). O comprometimento da lâmina cribriforme com extensão para a fossa anterior do crânio não é incomum em pacientes com estesioneuroblastoma e deve sugerir esse diagnóstico.

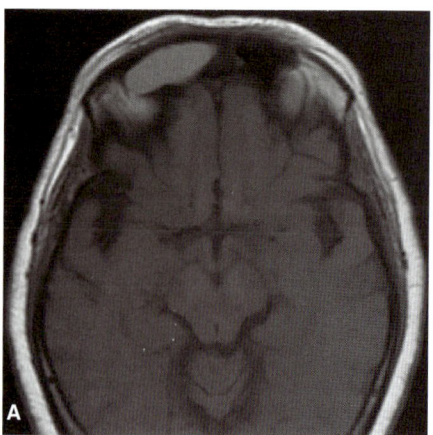
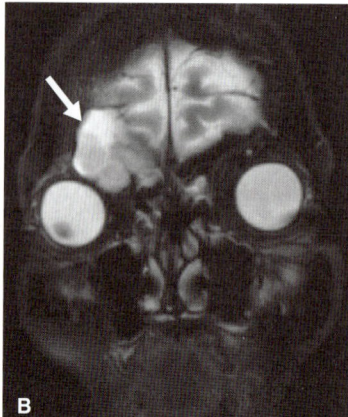
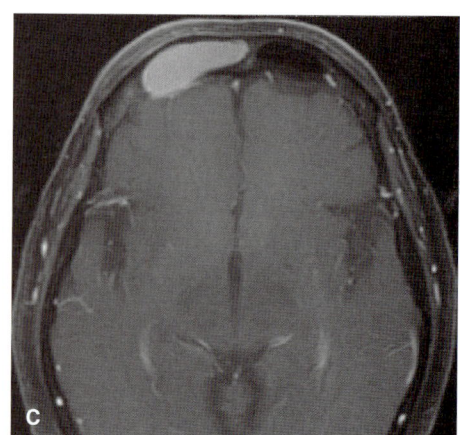

Imagem ponderada em T1   Imagem ponderada em T2   Imagem ponderada em T1 pós-contraste

Figura 8.4 Mucocele no seio paranasal. **A.** Ressonância magnética (RM) axial, imagem ponderada em T1. **B.** RM coronal, imagem ponderada em T2. **C.** RM axial, imagem ponderada em T1, pós-contraste. O paciente refere cefaleia frontal resultante de efeito expansivo de mucocele no seio frontal, proveniente de obstrução crônica de um seio paranasal que se torna bloqueado e é convertido em um cisto preenchido por líquido. Com o passar do tempo, a lesão se expande, com consequentes erosão óssea e proptose.

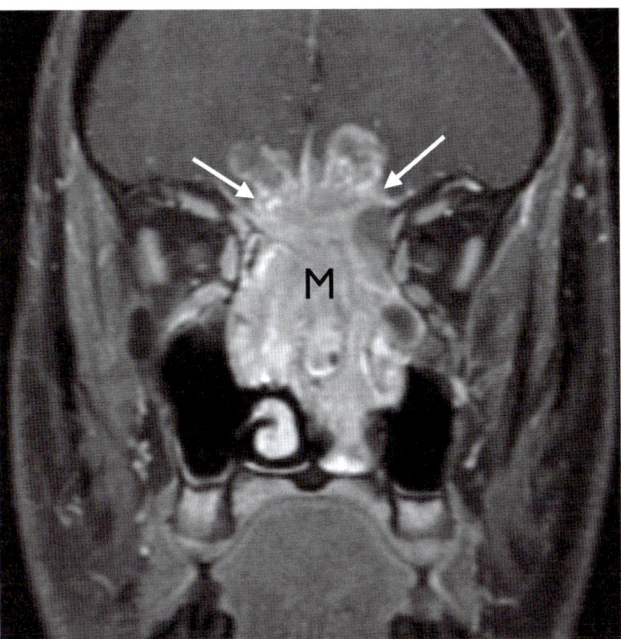

Figura 8.5 Estesioneuroblastoma. Ressonância magnética (RM) coronal, imagem ponderada em T1, com supressão de gordura, pós-gadolínio. Uma grande massa (*M*) destrutiva se estende através da lâmina cribriforme para a fossa anterior do crânio (*setas*). Esse grau de franca destruição é incomum em pacientes com carcinoma espinocelular e linfoma, mas é característico de estesioneuroblastoma.

Durante a avaliação das dimensões e da extensão da patologia na cavidade nasal e nos seios paranasais, é, com frequência, difícil diferenciar a lesão sólida da secreção associada do seio paranasal obstruído. Nesses casos, a RM (imagens ponderadas em T2 com supressão de gordura) é útil, porque as secreções dos seios paranasais costumam ser mais brilhantes que o processo maligno, que frequentemente é isointenso em relação aos músculos.

Base do crânio

A base do crânio se estende do nariz, anteriormente, para a protuberância occipital, posteriormente, e é composta por cinco ossos: etmoide, esfenoide, occipital, temporal e frontal. Ela contém muitos forames, através dos quais passam vasos e nervos, e, como tem uma superfície ondulada com orientação horizontal, imagens coronais ou sagitais são valiosas para sua avaliação.

Tumores da base do crânio

É possível o surgimento de tumores na base do crânio. Além disso, uma lesão extrínseca, com possibilidades de estar localizada acima ou abaixo desse local, pode se estender e comprometê-lo. Qualquer lesão dos seios paranasais e da cavidade nasal mencionada anteriormente pode se estender e comprometer a base do crânio. Outras patologias que podem fazer o mesmo incluem paragangliomas, tumores da bainha neural (schwannoma e neurofibroma) e meningiomas. Embora várias neoplasias malignas primárias da base do crânio sejam descritas mais adiante, a maioria das lesões malignas é de origem metastática.

Neoplasias malignas primárias. São relativamente incomuns, representando apenas 2 a 3% dos tumores da base do crânio. Os três tumores malignos primários mais comuns são cordoma, condrossarcoma e sarcoma osteogênico. A diferenciação dessas lesões, especialmente cordomas de condrossarcomas segundo

critérios radiológicos e histológicos, pode ser difícil. Assim, a localização anatômica dessas lesões é útil para o diagnóstico diferencial. *Cordoma* é uma neoplasia óssea que se origina em resquícios da notocorda primitiva. Classicamente, se manifesta como massa destrutiva na linha média e centrada no *clivus*. Esse tumor pode ser encontrado em qualquer local ao longo do eixo cranioespinal: tipicamente, 35% das lesões envolvem o *clivus*; 50%, o sacro; e 15%, os corpos vertebrais. Radiograficamente, o cordoma é caracterizado como uma lesão óssea destrutiva na linha média, com predileção pela sincondrose esfeno-occipital. Em uma imagem sagital, a sincondrose esfeno-occipital é visualizada ocasionalmente como uma linha horizontal na parte média do *clivus*, entre a sela turca e o básio (extremidade do *clivus*). Já os *condrossarcomas* são tumores malignos que se desenvolvem a partir da cartilagem. Como a base do crânio é pré-formada por esse tecido, existe uma predileção por comprometimento dessa região pelo condrossarcoma. Um dos locais preferidos de origem é a junção petroclival. Por fim, o *sarcoma osteogênico* resulta, tipicamente, de radioterapia prévia ou transformação maligna da doença de Paget.

Embora uma lesão destrutiva central no *clivus* seja característica de cordoma, e uma lesão óssea destrutiva paraclival seja sugestiva de condrossarcoma, a lista de diagnósticos diferenciais inclui outras condições. A base do crânio, como qualquer osso, pode ser comprometida por metástases, mieloma, plasmocitoma, displasia fibrosa e doença de Paget, e, como em qualquer lesão óssea, a TC ajuda a diferenciar essas possibilidades diagnósticas. A displasia fibrosa, por exemplo, tem aspecto liso, em vidro fosco, na TC, enquanto a doença de Paget exibe trabéculas mais exuberantes. Nenhuma dessas condições apresenta destruição óssea.

As lesões do forame jugular são, mais comumente, paragangliomas e são comentadas adiante (em "Espaço carotídeo"). Os paragangliomas se originam de células do glômus, derivadas da crista neural embrionária, funcionando como parte do sistema nervoso simpático. Esses tumores podem ocorrer em qualquer lugar ao longo das fibras simpáticas, inclusive na cabeça e no pescoço, mas os paragangliomas que comprometem a base do crânio, especificamente o forame jugular, são denominados glômus jugular. Esses pacientes costumam apresentar tinido pulsátil e perda auditiva de condução. A TC e a RM são complementares na investigação dessas lesões: a TC revela, com frequência, destruição "em roído de traça" do osso que circunda a fossa jugular, enquanto a RM revela o típico sinal heterogêneo "em sal e pimenta" relacionado a numerosos vazios de fluxo (*flow-voids*). Os tumores malignos são, com frequência, indistinguíveis dos paragangliomas na TC, mas a maioria não apresenta vazios de fluxo na RM. Outras lesões da fossa jugular incluem schwannomas (surgindo dos nervos cranianos IX-XI) e meningiomas, que provocam expansão uniforme e bem definida do forame jugular com substancial realce. Além disso, os schwannomas podem ter componentes císticos.

Osso temporal

Embora uma discussão meticulosa do osso temporal esteja além do âmbito deste capítulo, alguns pontos serão destacados. As doenças que mais frequentemente acometem o osso temporal são de natureza inflamatória e incluem colesteatomas. Acredita-se que a disfunção da tuba auditiva (trompa de Eustáquio) com consequente redução da pressão intratimpânica seja o principal defeito responsável pela doença inflamatória da orelha média e do processo mastoide do osso temporal.

Colesteatoma. É um cisto epidermoide constituído por epitélio escamoso estratificado descamativo, que aumenta de tamanho por causa do acúmulo progressivo de debris epiteliais em seus lumens. Os colesteatomas podem ser congênitos (2%) ou adquiridos (98%). Os colesteatomas congênitos se originam de restos celulares no osso temporal (ou adjacentes a ele), enquanto os colesteatomas adquiridos se originam de epitélio escamoso estratificado da membrana timpânica; começam como bolsões de retração da membrana timpânica. O diagnóstico de colesteatoma se fundamenta na detecção de massa com densidade de tecidos moles na cavidade da orelha média, tipicamente com erosão óssea associada. A parte superior da membrana timpânica (parte flácida) retrai facilmente e é o local mais comum de formação de colesteatoma adquirido, que se origina no espaço de Prussak (recesso superior da membrana timpânica), localizado medialmente à parte flácida entre o *scutum* (esporão ósseo formado pela parede superior do meato acústico externo e a parede lateral da cavidade timpânica) e o colo do martelo. Portanto, o achado de tecidos moles nessa região, com erosão sutil do *scutum* e deslocamento medial dos ossículos da audição, é característico de colesteatoma. Vale mencionar que, quando há líquido ou patologia inflamatória, como otite média, não é possível diferenciar essas alterações de colesteatoma, porque elas apresentam densidades semelhantes.

Embora a maioria dos colesteatomas possa ser facilmente diagnosticada no exame otoscópico, o médico não consegue discernir as dimensões e a extensão total da lesão. Como resultado, a TC é importante para determinar as dimensões da lesão, bem como as condições dos ossículos da orelha média, do labirinto, do tegumento timpânico e do nervo facial. Já a RM tem valor limitado na investigação de lesões erosivas do osso temporal, porque a visualização insatisfatória dos marcos ósseos limita a localização do processo e dá poucas informações sobre as condições dos ossículos da audição e outras estruturas ósseas. Todavia, os colesteatomas frequentemente apresentam difusão restrita (hipersinal) nas imagens ponderadas em difusão ecoplanares (DW-EPI). Portanto, a RM com imagens ponderadas em difusão pode ter valor complementar no diagnóstico inicial ou utilidade na investigação de colesteatoma residual ou recorrente.

Granuloma de colesterol. Também conhecido como *cisto gigante de colesterol*, é um tipo de tecido de granulação que pode envolver o ápice petroso. Essas lesões representam células aeradas do ápice petroso que se tornaram parcialmente obstruídas e estão preenchidas por *debris* de colesterol e líquido hemorrágico. Por causa de seus componentes hemorrágicos, essas lesões são caracterizadas por hipersinal nas imagens ponderadas em T1 e T2. As considerações no diagnóstico diferencial, no caso de opacificação de ápice petroso, incluem: secreções líquidas retidas (acompanha a intensidade de sinal do líquido, escuro nas imagens ponderadas em T1, brilhante nas imagens ponderadas em T2 e sem realce); processo inflamatório no ápice petroso (apicite petrosa – acompanha a intensidade de sinal do abscesso, escuro nas imagens ponderadas em T1, brilhante nas imagens ponderadas em T2 e realce anelar); e ápice petroso não aerado (acompanha a intensidade de sinal de medula óssea gordurosa, brilhante nas imagens ponderadas em T1, escuro nas imagens ponderadas em T2 e sem realce).

Região supra-hióidea de cabeça e pescoço

Quando um paciente apresenta massa de cabeça e pescoço, a idade de aparecimento da mesma é uma consideração importante para o diagnóstico diferencial. No grupo etário pediátrico, a maioria das lesões (> 90%) será benigna e consiste em várias entidades congênitas ou inflamatórias (ver "Lesões congênitas"). Se for encontrado um processo maligno, muito provavelmente será um linfoma (p. ex., linfoma de Burkitt, se for observado crescimento rápido) ou rabdomiossarcoma. Por outro lado, quando os adultos apresentam massa em cabeça e pescoço (com exceção de lesões na tireoide), a maioria das lesões (> 90%) é maligna (Figura 8.6). Nos adultos mais jovens (20 a 40 anos de idade), o processo maligno mais comum é o linfoma, enquanto nos adultos com mais de 40 anos, a massa mais comum no pescoço é metástase linfonodal.

Tradicionalmente, a região supra-hióidea de cabeça e pescoço é dividida em compartimentos que incluem a nasofaringe, a orofaringe e a cavidade oral. O conhecimento da divisão entre esses espaços é crucial para a determinação e a descrição da extensão total das lesões da mucosa.

Com frequência, o termo *nasofaringe* é usado de modo incorreto e inespecífico para descrever qualquer área das vias aerodigestivas altas. Na verdade, a nasofaringe está localizada acima da orofaringe

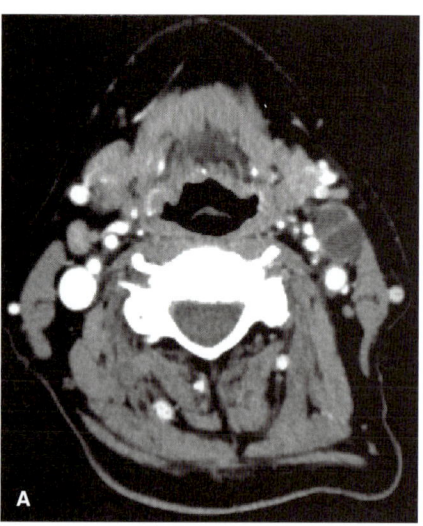
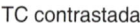
TC contrastada

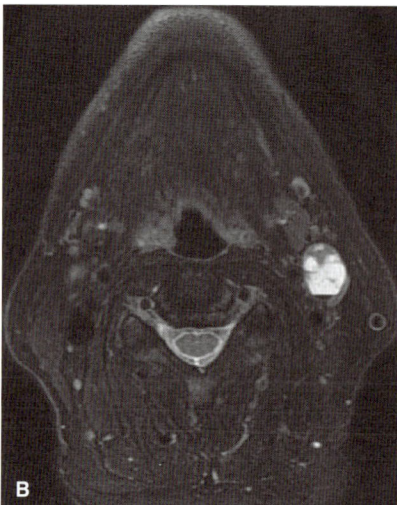
Imagem ponderada em T2

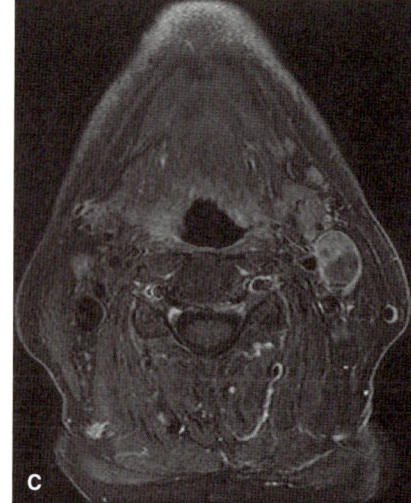
Imagem ponderada em T1
pós-contraste, com saturação de gordura

Figura 8.6 Carcinoma de células escamosas: metástase linfonodal cística. A. Tomografia computadorizada (TC) com contraste. **B.** Ressonância magnética (RM) axial, imagem ponderada em T2. **C.** RM axial, pós-gadolínio, imagem ponderada em T1, com saturação de gordura. Esse paciente com 45 anos de idade foi encaminhado por causa de um "cisto branquial". O paciente tinha massa no lado esquerdo do pescoço que aumentava de tamanho durante infecções das vias respiratórias superiores. As imagens revelam uma lesão cística multisseptada na cadeia de linfonodos jugulares à esquerda. Na biopsia, demonstrou-se metástase linfonodal cística de carcinoma de células escamosas. Embora essa lesão seja semelhante a um cisto branquial, o achado de múltiplos linfonodos adicionais não é usual. Um cisto branquial exibiria uma parede espessada com septações, dependendo de infecções atuais ou prévias.

e é separada desta por uma linha horizontal ao longo dos palatos duro e mole. Posteriormente, a nasofaringe é delimitada pelos músculos constritores da faringe e, anteriormente, é limitada pela cavidade nasal, nas cóanas nasais (aberturas afuniladas e pareadas, entre a cavidade nasal e a nasofaringe). Abaixo do palato duro, estão localizadas a *cavidade oral* e a *orofaringe*. Essas duas áreas são divididas por um anel de estruturas que incluem as papilas circunvaladas (localizadas ao longo da face posterior da língua), os pilares tonsilares e o palato mole.

Esses compartimentos tradicionais (nasofaringe, orofaringe e cavidade nasal) são importantes para a descrição da propagação de lesões superficiais de base mucosa. Ao contrário dessa divisão, múltiplos planos fasciais dividem as regiões profundas da cabeça e do pescoço em espaços que formam compartimentos verdadeiros. É importante perceber que esses espaços profundos não guardam correlação com a divisão tradicional da cabeça e do pescoço e percorrem o pescoço sem relação com as divisões tradicionais. Portanto, as subdivisões faríngeas tradicionais têm valor limitado para a descrição de lesões nas regiões profundas da cabeça e do pescoço. A maioria dos radiologistas adaptou uma abordagem espacial, descrita e popularizada pelo Dr. Ric Harnsberger.

A anatomia profunda da cabeça e do pescoço é subdividida por camadas da fáscia cervical profunda nos seguintes espaços: (1) mucoso superficial; (2) parafaríngeo; (3) carotídeo; (4) parotídeo; (5) mastigatório; (6) retrofaríngeo; e (7) prévertebral. Durante a avaliação de um paciente com patologia nas regiões profundas da cabeça e do pescoço, é importante determinar em qual espaço a patologia está localizada. Como apenas um número limitado de estruturas está localizado em cada compartimento, estas são a origem da patologia, o que reduz o diagnóstico diferencial. Por exemplo, as principais estruturas no espaço parotídeo são a glândula parótida e os linfonodos parotídeos. Portanto, se for identificada massa nessa região, o diagnóstico se limita primariamente a um tumor da glândula parótida ou doença linfonodal. Cada um desses sete espaços é revisado com detalhes na Tabela 8.1. Vale mencionar que essa divisão espacial é popular entre os radiologistas, mas cirurgiões e otorrinolaringologistas ocasionalmente empregam termos diferentes (p. ex., "espaço retroestilóideo" em vez de "espaço carotídeo").

Espaço mucoso superficial

O espaço mucoso superficial inclui todas as estruturas das vias respiratórias da fáscia faringobasilar. O principal componente desse espaço é a mucosa das vias aerodigestivas superiores, que consiste em epitélio escamoso, tecido linfático submucoso e centenas de glândulas salivares menores. A resistente fáscia faringobasilar

TABELA 8.1 Compartimentos profundos da cabeça e do pescoço.

■ COMPARTIMENTO	■ CONTEÚDO	■ PATOLOGIA
Mucoso superficial	Mucosa escamosa Tecido linfoide (adenoides, tonsilas linguais) Glândulas salivares menores	Carcinoma nasofaríngeo Carcinoma de células escamosas Linfoma Tumores das glândulas salivares menores Rabdomiossarcoma
Parafaríngeo	Gordura Nervo trigêmeo (V3) Artéria maxilar interna Artéria faríngea ascendente	Tumor de glândulas salivares menores Lipoma Celulite/abscesso Schwannoma
Parotídeo	Glândula parótida Linfonodos intraparotídeos Nervo facial (nervo craniano VII) Artéria carótida externa Veia retromandibular	Tumores das glândulas salivares Adenopatia metastática Linfoma Cistos parotídeos
Carotídeo	Nervos cranianos IX-XII Nervos simpáticos Linfonodos da cadeia jugular Artéria carótida Veia jugular	Schwannoma Neurofibroma Paraganglioma Adenopatia metastática Linfoma Celulite/abscesso Meningioma
Mastigatório	Músculos da mastigação Ramo e corpo da mandíbula Nervo alveolar inferior	Abscesso odontogênico Osteomielite Propagação direta de carcinoma de células escamosas Linfoma Tumor de glândulas salivares menores Sarcoma de músculo ou osso
Retrofaríngeo	Linfonodos (retrofaríngeos lateral e medial) Gordura	Adenopatia metastática Linfoma
Pré-vertebral	Vértebras cervicais Músculos pré-vertebrais Músculos paravertebrais Nervo frênico	Abscesso/celulite Metástases ósseas Cordoma Osteomielite Celulite Abscesso

Para discussão adicional, ver Harnsberger HR, Glastonbury CM, Michel MA, Koch BL. *Diagnostic Imaging: Head and Neck*. Salt Lake City, UT: Amirsys Diagnostic Imaging (Lippincott), 2010.

representa a aponeurose superior do músculo constritor superior da faringe que se insere na base do crânio e separa o espaço da mucosa do espaço parafaríngeo circundante. Lesões que se originam no espaço mucoso superficial podem invadir as regiões abaixo da superfície mucosa, resultando primeiro em deslocamento lateral e, depois, em obliteração do espaço parafaríngeo. Todavia, muitas lesões iniciais no espaço mucoso são vistas como

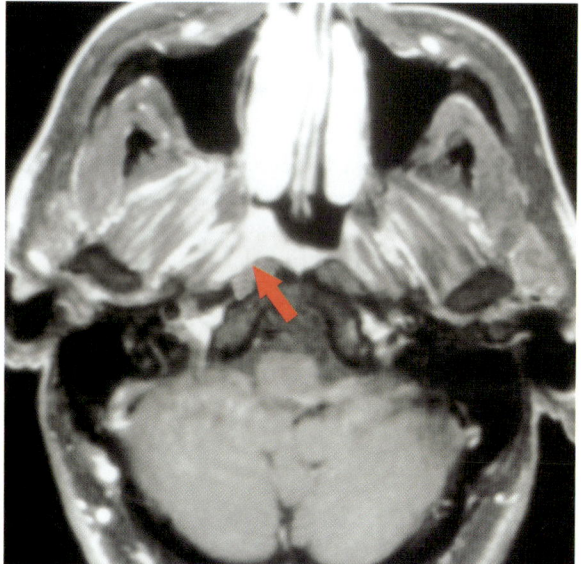

Figura 8.7 Carcinoma de células escamosas. Ressonância magnética (RM) axial, imagem ponderada em T1, com saturação de gordura, pós-gadolínio, através do nível da nasofaringe. Tecido com realce pelo meio de contraste preenche a fossa de Rosenmüller direita (*seta*). Embora essa lesão pareça confinada ao espaço mucoso, sem invasão dos tecidos parafaríngeos subjacentes, há metástases linfonodais submandibulares. Esse exemplo ressalta o fato de que assimetrias do espaço mucoso possam representar um processo maligno, e a correlação cuidadosa com o exame físico deve ser sugerida pelo radiologista.

assimetrias ou irregularidades discretas da mucosa (Figura 8.7). Esse espaço é facilmente avaliado pelo clínico, no exame físico, e o radiologista deve ter um limiar baixo para sugerir a existência de anormalidades nesse espaço. Nas crianças, existe, com frequência, tecido adenoidal proeminente que preenche a nasofaringe. Mesmo nos adultos, após uma infecção recente nas vias respiratórias superiores, pode ser percebida mucosa proeminente simétrica; isso não gera preocupação, desde que não haja invasão de regiões profundas e adenopatia associada (Figura 8.8).

Lesões benignas. As lesões benignas que mais comumente surgem no espaço mucoso são os cistos de Tornwaldt e as lesões relacionadas com o tecido das glândulas salivares menores. Os *cistos de Tornwaldt* têm margens bem definidas e são encontrados na linha média, com sinal de alta intensidade nas imagens ponderadas em T2 (Figura 8.9). Acredita-se que sejam resquícios de tecido da notocorda localizados, de modo aberrante, na nasofaringe, e têm uma incidência de aproximadamente 1 a 2% em pacientes normais. As lesões que se originam nas glândulas salivares menores incluem cistos de retenção e neoplasias benignas. *Cistos de retenção* representam glândulas obstruídas semelhantes às encontradas nos seios paranasais. A neoplasia benigna mais comum é o tumor benigno de celularidade mista (adenoma pleomórfico). Essas duas lesões se manifestam como lesões arredondadas bem circunscritas, que apresentam sinal de alta intensidade nas imagens ponderadas em T2.

Lesões malignas. As neoplasias malignas mais comuns do espaço mucoso são carcinoma de células escamosas, linfoma não Hodgkin e processos malignos nas glândulas salivares menores – sendo o primeiro o mais comum. Infelizmente, esses processos malignos têm aspectos semelhantes na TC e na RM. Inicialmente, existe efeito expansivo, com frequência associado à compressão lateral e à obliteração do espaço retrofaríngeo, seguido por invasão da base do crânio. Uma tríade de achados radiográficos precoces consiste em: (1) assimetria mucosa retrofaríngea superficial; (2) adenopatia retrofaríngea ipsilateral; e (3) opacificação das células mastóideas do osso temporal. A opacificação das células mastóideas do osso temporal é um sinal de alerta precoce importante (Figura 8.10), facilmente detectável nas imagens ponderadas

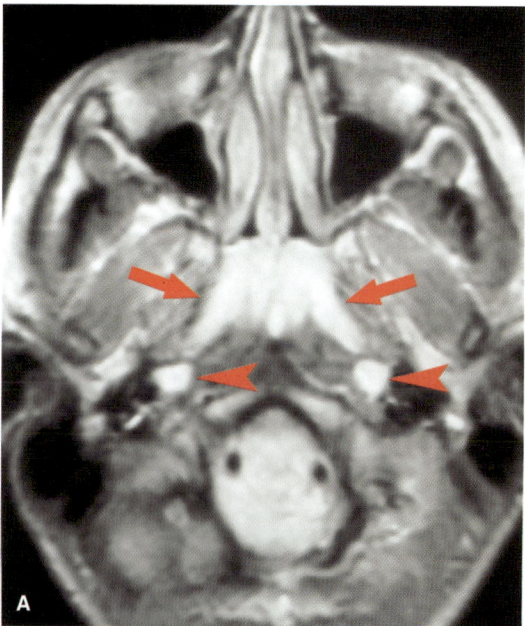
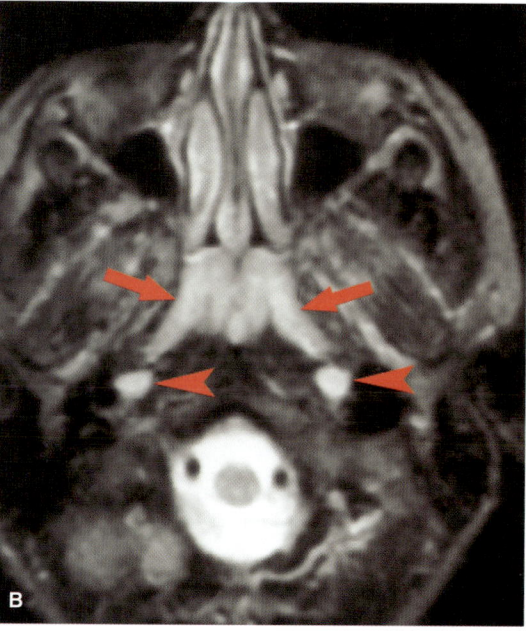

Figura 8.8 Hipertrofia da adenoide. Ressonância magnética (RM) axial, imagem ponderada em densidade protônica e em T2 de uma criança de 5 anos de idade. Tecido adenoide proeminente (*setas*) preenche a nasofaringe, expandindo a fossa de Rosenmüller bilateralmente. Além disso, são bem visualizados linfonodos retrofaríngeos laterais (*pontas de seta*). Esses achados são típicos de uma criança normal e são comuns até em um adulto jovem, especialmente em associação com infecção recente das vias respiratórias superiores. Como sempre, a correlação com a história clínica é crucial para a formulação de diagnóstico diferencial apropriado.

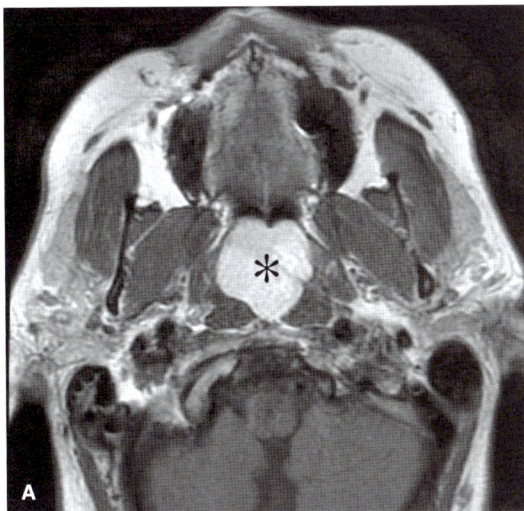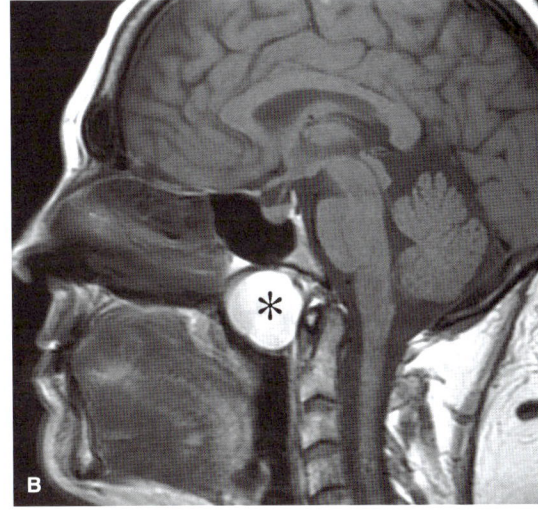

Figura 8.9 Cisto de Tornwaldt. Ressonâncias magnéticas (RM) axial (**A**) e sagital (**B**), imagens ponderadas em T1. Massa bem circunscrita (*asteriscos*) com encurtamento intrínseco de T1 (sinal de intensidade alta nas imagens ponderadas em T1) é vista no espaço mucoso superficial da nasofaringe. Essa localização superficial e na linha média é característica do cisto de Tornwaldt, um resquício da notocorda primitiva. Essa lesão é encontrada em 1 a 2% da população normal, tipicamente com menos de 1 cm de diâmetro.

em T2, e sugere disfunção potencial da tuba auditiva (trompa de Eustáquio), frequentemente como resultado de infiltração tumoral dos músculos tensores do véu palatino. Esse achado direciona o radiologista a investigar cuidadosamente a mucosa da nasofaringe. Vale mencionar que a nasofaringe e as células mastóideas são incluídas em todas as TC e RM de crânio ou pescoço, e essas áreas não devem ser negligenciadas nos exames de imagem da cabeça.

A técnica de supressão da gordura nas imagens ponderadas em T2 e o uso do meio de contraste nas imagens ponderadas em T1 com supressão de gordura aprimora a detecção e a definição da magnitude da patologia. A supressão do alto sinal intrínseco da gordura realça a lesão com realce em T1 ou com hiperintensidade inerente nas imagens ponderadas em T2. Não obstante, o uso

dessa técnica não subestima o valor da imagem ponderada em T1 rotineira (pré-contraste), porque os planos brilhantes normais de gordura possibilitam a detecção de patologia infiltrativa, uma vez que a gordura normalmente brilhante é substituída. Além disso, essas sequências possibilitam a detecção de propagação perineural sutil de neoplasias, sobretudo ao longo dos nervos cranianos para a base do crânio. Isso é especialmente importante no carcinoma adenoide cístico, que exibe propensão significativa de propagação perineural e é o processo maligno de glândulas salivares menores mais comum.

Carcinoma espinocelular (carcinoma de células escamosas).
É o processo maligno mais comum das vias aerodigestivas superiores; contudo, uma variante específica de carcinoma de células

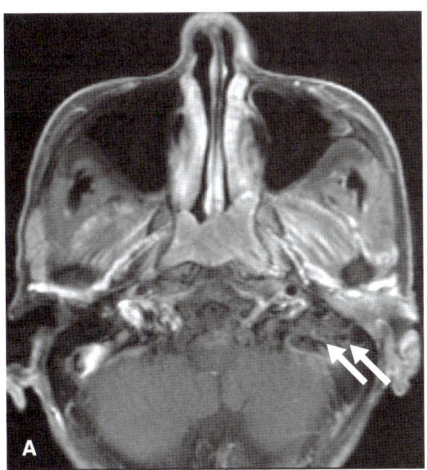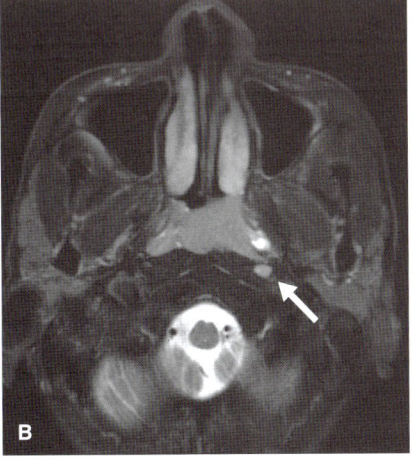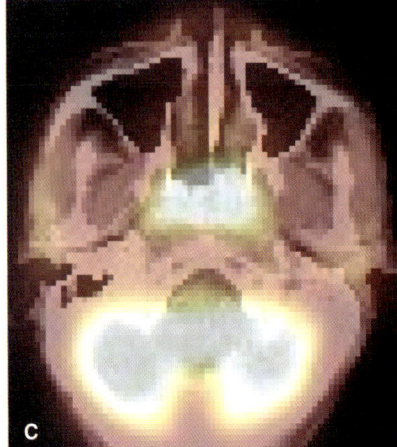

Imagem ponderada em T1 com supressão de gordura, pós-contraste	Imagem ponderada em T2 com supressão de gordura	FDG PET-TC

Figura 8.10 Processo maligno nasofaríngeo. A. Ressonância magnética (RM), imagem ponderada em T1, com supressão de gordura, pós-contraste. **B.** RM axial, imagem ponderada em T2, com supressão de gordura. **C.** FDG PET-TC. A imagem revela uma grande massa de base mucosa, com ávida captação de isótopo centrada na área lateral esquerda da nasofaringe. A tríade de processo maligno nasofaríngeo consiste em: (1) massa mucosa na área lateral da nasofaringe (fossa de Rosenmüller); (2) linfonodos retrofaríngeos laterais (**B**, *seta*); e (3) opacificação/derrame das células mastoides do osso temporal (**A**, *setas*). A opacificação das células da mastoide do osso temporal é resultado da disfunção da tuba auditiva e sempre deve levar imediatamente à investigação de massa na nasofaringe. É necessário mencionar que a nasofaringe e os processos mastoides do osso temporal devem ser incluídos em todas as TC e RM da cabeça, e uma breve avaliação da nasofaringe e dos processos mastoides do osso temporal pode ajudar o radiologista a identificar um processo maligno em fase precoce ou insuspeito.

escamosas ocorre na nasofaringe e é denominado "carcinoma nasofaríngeo". Essa variante tem algumas características histológicas singulares que a diferenciam do carcinoma de células escamosas. Embora o carcinoma de células escamosas seja comum na população caucasiana, o carcinoma nasofaríngeo não é, com incidência de aproximadamente 1 em 100 mil pessoas por ano. Na Ásia, a taxa é 20 vezes maior, sobretudo em regiões do sul da China. Embora tabagismo e etilismo sejam, com frequência, associados ao carcinoma de células escamosas, eles não estão associados ao carcinoma nasofaríngeo. Todavia, fatores ambientais e genéticos parecem influenciar sua gênese e, especificamente, anticorpos IgA contra o vírus Epstein-Barr têm sido associados ao carcinoma nasofaríngeo.

Linfoma. O *linfoma* envolvendo a mucosa não pode ser diferenciado, nos exames de imagem, do carcinoma de células escamosas ou de carcinoma de glândulas salivares menores. Contudo, o paciente com linfoma não Hodgkin apresenta frequentemente manifestações sistêmicas, com acometimento extralinfonodal e extralinfático, o que seria atípico no carcinoma de células escamosas e carcinoma de glândulas salivares menores. Portanto, o achado de massa na mucosa associada à adenopatia supraclavicular e mediastinal volumosa, bem como esplenomegalia, seria sugestivo de linfoma.

Espaço parafaríngeo

O espaço parafaríngeo é um compartimento triangular, preenchido por gordura, que se estende da base do crânio até a região da glândula submandibular; está localizado no centro dos espaços circundantes e é comprimido ou infiltrado de modo característico por massas oriundas de vários espaços. A importância primária do espaço parafaríngeo é servir como um importante marco de efeito expansivo na parte profunda do pescoço. Quando uma lesão ocorre em um dos quatro espaços circundantes, existem impressões características no espaço gorduroso parafaríngeo, que vai sugerir o espaço de origem do tumor.

O espaço parafaríngeo é circundado pelo espaço carotídeo posteriormente, pelo espaço parotídeo lateralmente, pelo espaço mastigatório anteriormente e pelo espaço mucoso superficial medialmente. Portanto, o espaço parafaríngeo será comprimido em sua superfície medial por massas oriundas da superfície mucosa, deslocado anteriormente por massas na bainha carotídea, deslocado medialmente por massas parotídeas e deslocado posterior e medialmente por massas no espaço mastigatório. Assim, ao avaliar a localização e o padrão de deslocamento do espaço parafaríngeo, é possível determinar o espaço de origem de massa na parte profunda do pescoço (Figura 8.11).

Espaço carotídeo

Massas do espaço carotídeo desviam o espaço parafaríngeo anteriormente e separam ou deslocam anteriormente a artéria carótida e a veia jugular. Algumas vezes, deslocam o processo estiloide anteriormente, com estreitamento da incisura estilomandibular (o espaço entre o processo estiloide e a mandíbula). Esse é um achado característico que diferencia essas lesões de lesões profundas no espaço parotídeo (que alargam a incisura estilomandibular).

Pseudomassas. Durante a investigação de tumores no espaço carotídeo, existem várias pseudomassas que precisam ser levadas em conta. Essas pseudomassas são variantes vasculares que podem ser confundidas, clínica e radiograficamente, com massas. Assimetria das veias jugulares internas é a variação mais comum na anatomia vascular do pescoço, sendo a assimetria acentuada das dimensões das veias jugulares esquerda e direita um achado comum, com a veia jugular direita sendo tipicamente a mais calibrosa das duas. Além disso, as veias jugulares podem apresentar considerável variabilidade no grau de sinal em seus lumens – de sinal brilhante a vazio de sinal.

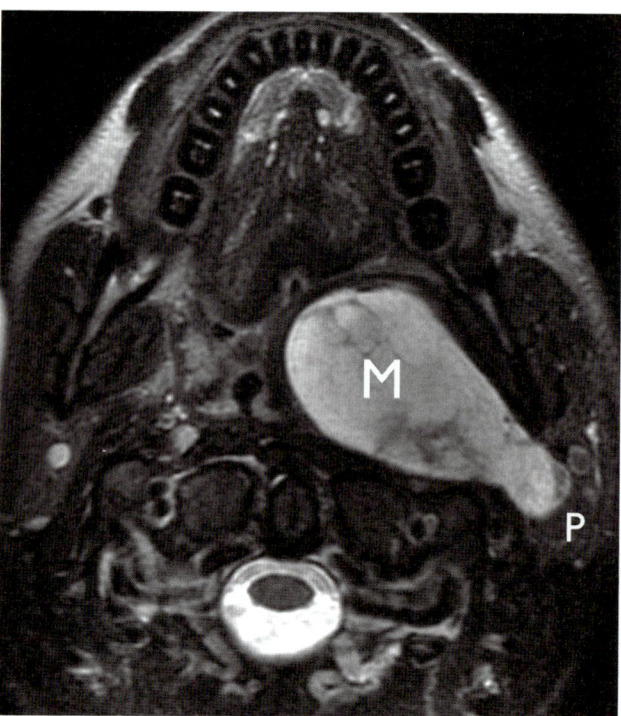

Figura 8.11 Adenoma benigno de celularidade mista da glândula parótida (adenoma pleomórfico). Ressonância magnética (RM) axial, imagem ponderada em T2 com saturação de gordura no nível da orofaringe. Massa (*M*) é vista na parte profunda do espaço parafaríngeo. Essa lesão está em contato com o lobo profundo da glândula parótida (*P*) e penetra profundamente, deslocando o espaço parafaríngeo medialmente e o espaço mastigatório anteriormente. A incisura estilomandibular está alargada, um achado característico de lesão em lobo profundo da glândula parótida, mesmo quando a lesão parece estar bem separada do tecido parotídeo (*P*) normal. Uma lesão que se origina no espaço carotídeo resultaria em estreitamento da incisura estilomandibular. Observe a ausência de supressão de gordura na parte anterior do queixo (sinal alto na gordura subcutânea anteriormente, enquanto supressão de gordura uniforme é observada nas partes média e posterior da imagem) – é um achado comum devido à assimetria anatômica da junção craniocervical.

As regiões brilhantes intraluminais não devem ser confundidas com trombose. É importante acompanhar o sinal em imagens seriadas para visualizar a natureza tubular, confirmando, assim, que o sinal representa vasculatura. Se isso não for feito, pode ser confundido com adenopatia. A tortuosidade da artéria carótida pode se apresentar como massa pulsátil submucosa na faringe. Essa variação, observada frequentemente em pessoas idosas, é facilmente detectada na TC ou na RM e evita a necessidade de investigação diagnóstica adicional, a menos que exista a suspeita de aneurisma pós-traumático.

Tumores. A maioria das massas no espaço carotídeo consiste em neoplasias benignas que se originam nos nervos localizados no interior da bainha carotídea. As lesões mais comuns são *paragangliomas* (também denominados *quemodectomas*) e tumores da bainha neural, como *schwannomas* e *neurofibromas*. Os paragangliomas são tumores vasculares que se originam de células da crista neural. Essas lesões são denominadas de acordo com os nervos onde se originam. Quando se originam do corpo carotídeo, na bifurcação carotídea, os paragangliomas são denominados *tumores do corpo carotídeo* (Figura 8.12). Os paragangliomas também podem se originar do gânglio do nervo vago (tumores do glômus vagal), ao longo do gânglio jugular do nervo vago (tumores do glômus jugular) e em torno dos nervos de Arnold e Jacobson na orelha média (tumores do glômus timpânico). Apesar dos nomes diferentes, as características nos exames de imagem e no exame histológico são iguais.

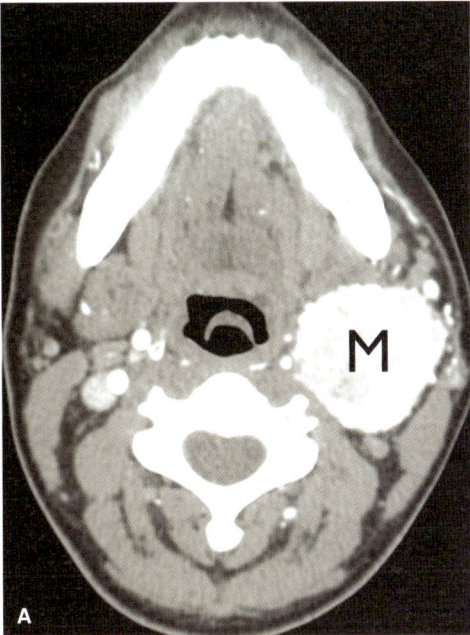
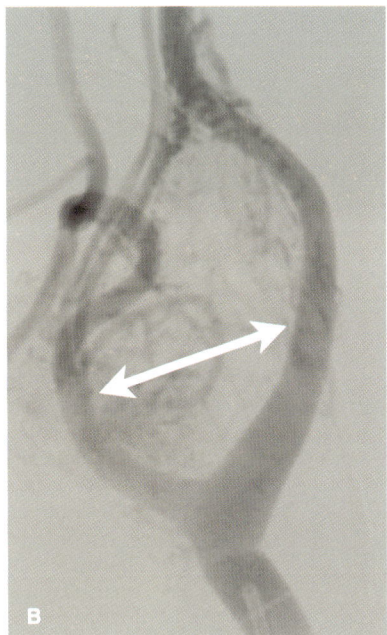
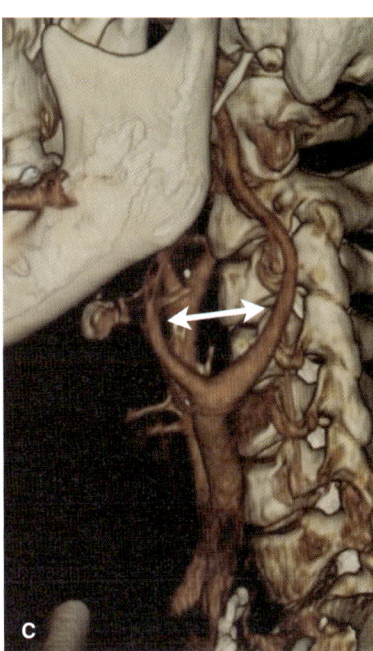

Figura 8.12 Tumor de corpo carotídeo. A. Tomografia computadorizada (TC) axial com contraste, fase arterial. **B.** Angiografia convencional. **C.** Angiotomografia computadorizada. Massa (*M*) vascular é identificada na bifurcação carotídea, afastando as artérias carótidas interna e externa (*seta dupla*), característica de tumor do corpo carotídeo. A vascularização e a localização apoiam o diagnóstico de paraganglioma, especificamente tumor de corpo carotídeo. A vascularização da lesão provoca, tipicamente, numerosos *flow voids* (vazios de fluxo) na RM, com aspecto de "sal e pimenta". A angiografia é útil para a embolização pré-operatória, facilitando a ressecção cirúrgica.

Clinicamente, os pacientes com paragangliomas apresentam massa indolor, de evolução progressiva, no pescoço, que pode ser pulsátil e apresentar sopro associado. Como essas lesões estão localizadas na bainha carotídea, com frequência há neuropatias cranianas de evolução lenta (nervos cranianos IX-XII) (Figura 8.13). Os paragangliomas são, com frequência, múltiplos (5 a 10%) e, nos casos familiares, são múltiplos em 25 a 33% das vezes. Portanto, se uma lesão for detectada, é crucial pesquisar outras.

Na angiografia, os paragangliomas são muito vascularizados, com intenso *blush* na fase capilar. O tratamento consiste, com frequência, em ressecção cirúrgica. A radiologia intervencionista possibilita embolização pré-operatória, reduzindo, assim, a perda sanguínea durante a cirurgia. Na TC, os paragangliomas e os neuromas apresentam um realce denso pelo meio de contraste e, tipicamente, são indistinguíveis. Na RM, por outro lado, os paragangliomas são caracterizados por múltiplos vazios de fluxo (*flow voids*) e realce intenso, enquanto os neuromas não apresentam, em geral, vazios de fluxo e podem ser císticos (Figura 8.14). Esses achados refletem a natureza tipicamente mais vascular dos paragangliomas. Vale mencionar que esses achados não são patognomônicos de paragangliomas, porque schwannomas muito vascularizados apresentam, ocasionalmente, vazios de fluxo associados.

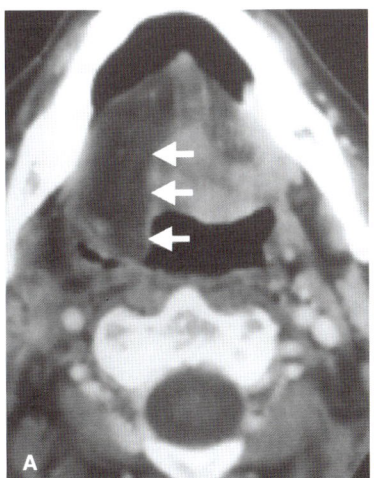
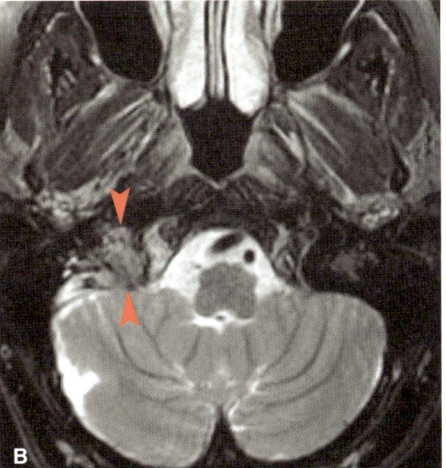
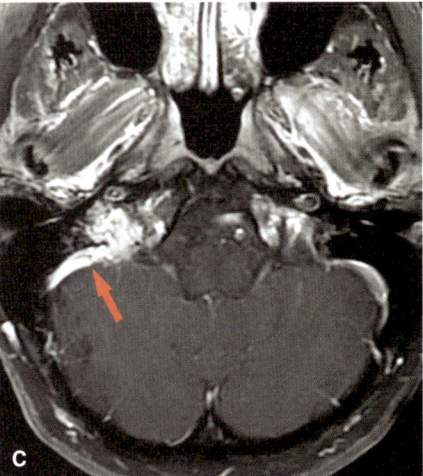

Figura 8.13 Tumor do glômus jugular. A. Tomografia computadorizada (TC) axial com contraste. São evidentes atrofia gordurosa da metade direita da língua (paralisia do nervo hipoglosso) e distensão da orofaringe à direita (paralisia do nervo vago) (*setas brancas*). A disfunção de múltiplos nervos cranianos inferiores sugere comprometimento da base do crânio, onde as origens dos nervos cranianos IX-XII são muito próximas. **B.** Ressonância magnética (RM) axial, imagem ponderada em T2 com saturação de gordura e (**C**) RM, imagem ponderada em T1 pós-gadolínio, com saturação de gordura. Massa com realce é identificada preenchendo o forame jugular direito (*pontas de seta*) e isso é muito sugestivo de tumor de glômus jugular. **C.** Fluxo lento ou trombo correspondente é observado no seio sigmoide contíguo (*seta*).

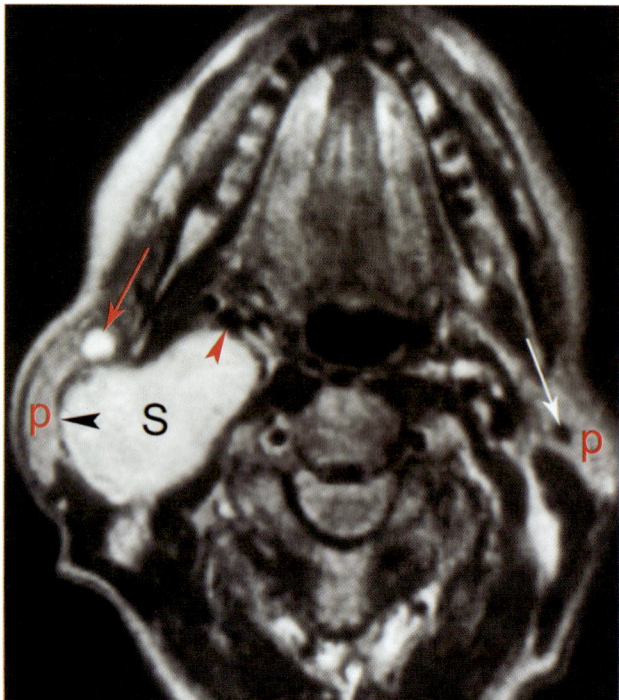

Figura 8.14 Schwannoma. Ressonância magnética (RM) axial, imagem ponderada em T2, no nível do assoalho da boca. O paciente apresentava massa indolor no pescoço. Massa (*M*) homogênea desloca o espaço carotídeo anteriormente (*ponta de seta vermelha*) e o espaço parotídeo (*p*) lateralmente (*ponta de seta preta*). O deslocamento anterior da artéria carótida é um achado característico de massa no espaço carotídeo. A ausência de *flow voids* associados sugere que essa lesão seja um tumor da bainha de nervo, ou seja, schwannoma do nervo vago, em vez de um paraganglioma. Sinal alto na veia retromandibular direita (*seta vermelha*) resulta de compressão parcial. *Flow void* normal é visto na veia retromandibular oposta (*seta branca*).

Schwannomas são tumores encapsulados que se originam nas bainhas dos nervos e não infiltram a substância do nervo. No espaço carotídeo, os schwannomas originam-se, com frequência, do nervo vago e são massas benignas no pescoço. Ocasionalmente, os schwannomas apresentam alteração cística e necrose. Ao contrário dos schwannomas, os neurofibromas não são encapsulados e, em geral, ocorrem como lesões múltiplas que permeiam a substância das fibras nervosas.

Linfonodos são uma fonte comum de patologia no espaço carotídeo. Na verdade, o principal processo maligno no espaço carotídeo consiste em metástase linfonodal de carcinoma de células escamosas. A cadeia jugular cervical profunda de linfonodos está localizada no espaço carotídeo e é a via eferente comum final da drenagem linfática da cabeça e do pescoço. Assim, qualquer patologia na região da cabeça e do pescoço (metástases, linfoma, infecção, hiperplasia benigna) envolve, tipicamente, a cadeia jugular de linfonodos no espaço carotídeo.

Espaço parotídeo

As massas oriundas do lobo profundo da glândula parótida desviam o espaço parafaríngeo medialmente. Ao contrário das massas no espaço carotídeo, as massas parotídeas profundas deslocam o processo estiloide e as artérias carótidas posteriormente. Isso resulta em alargamento característico do espaço estilomandibular. As estruturas no espaço parotídeo que dão origem a patologias incluem a glândula parótida e os linfonodos. A glândula parótida é a única glândula salivar com linfonodos contidos em sua cápsula. Isso é reflexo da sua embriogênese: como a glândula é envolta pela cápsula tardiamente, os linfonodos permanecem no parênquima

da glândula (Figura 8.15). Consequentemente, as patologias do espaço parotídeo incluem tumores da glândula salivar e doença linfonodal. Normalmente esses linfonodos intraparotídeos têm menos de 1 cm e são de difícil visualização.

Tumores parotídeos. A maioria dos tumores parotídeos é benigna (80%) e muitos desses tumores têm celularidade mista (adenomas pleomórfico). O segundo tumor benigno mais comum é o tumor de Warthin. Tumores malignos, que representam 20% das lesões parotídeas, incluem carcinoma adenocístico, adenocarcinoma, carcinoma de células escamosas e carcinoma mucoepidermoide. A RM e a TC não conseguem diferenciar definitivamente a doença benigna da maligna, pois ambas apresentam lesões bem circunscritas. Homogeneidade do tumor, margens indistintas e intensidade do sinal são maus preditores da histologia. Não obstante, adenomas pleomórficos benignos são, tipicamente, bem circunscritos e muito brilhantes nas imagens ponderadas em T2 e exibem realce heterogêneo (Figura 8.16). Tanto a TC quanto a RM são úteis para mostrar a relação de um tumor com as estruturas anatômicas normais circundantes e conseguem demonstrar a localização e a extensão de massa parotídea antes da biopsia. Um achado preditivo de processo maligno é a infiltração em estruturas profundas do pescoço, como o espaço mastigatório ou o espaço parafaríngeo. O comprometimento clínico do nervo facial é outro achado preocupante e sugestivo de processo maligno.

Múltiplas lesões no espaço parotídeo podem ser observadas em várias condições, inclusive adenopatia inflamatória e adenopatia maligna. Outra possibilidade é o tumor de Warthin (tumor benigno da glândula salivar), múltiplo em 10% dos casos e mais comum em homens. Cistos parotídeos podem ser encontrados em doenças do colágeno (síndrome de Sjögren) e também foram descritos em pacientes com AIDS (Figura 8.17). Acredita-se que esses cistos parotídeos, também conhecidos como cistos linfoepiteliais, resultem de obstrução parcial dos ductos terminais por infiltração linfocítica circundante.

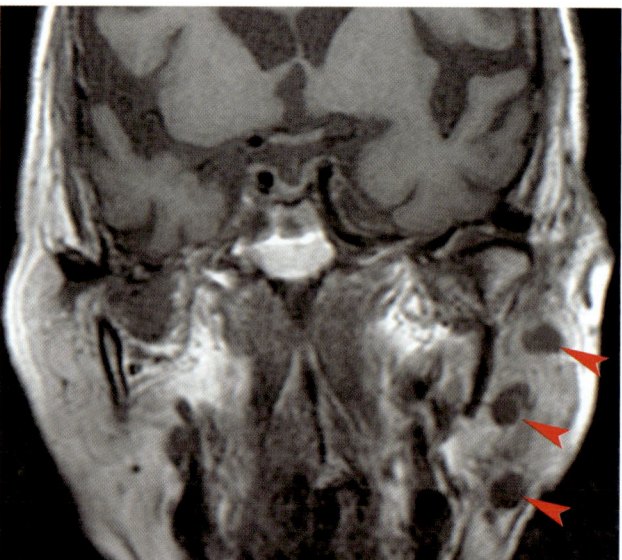

Figura 8.15 Linfonodos metastáticos na cápsula da glândula parótida. Esse homem de 78 anos de idade apresentou tumefação da glândula parótida esquerda. Ressonância magnética (RM) coronal, imagem ponderada em T1, revela alguns linfonodos aumentados de tamanho na glândula parótida esquerda (*pontas de seta*). A glândula parótida serve como via de drenagem para o escalpo auricular posterior e se caracteriza por seu sinal com intensidade de gordura. O achado de linfonodos intraparotídeos necróticos e anormalmente aumentados desencadeou a procura por patologia ipsilateral. Foi encontrado um angiossarcoma no escalpo retroauricular.

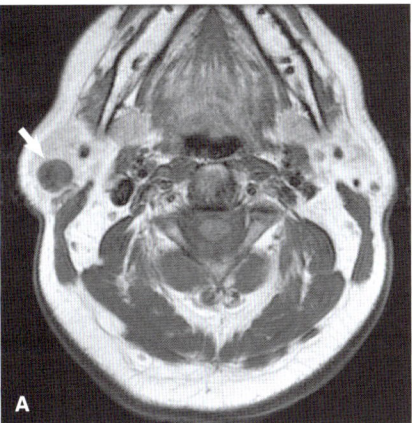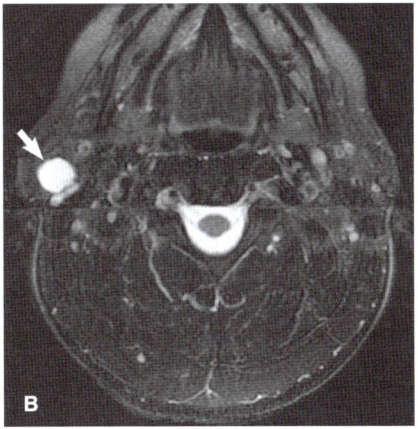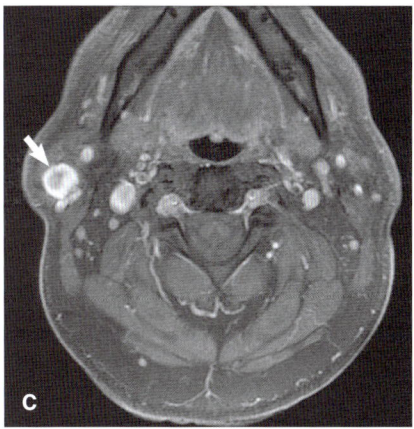

Figura 8.16 Adenoma pleomórfico benigno. A. Ressonância magnética (RM) axial, imagem ponderada em T1. **B.** RM axial, imagem ponderada em T2, com saturação de gordura. **C.** RM, imagem ponderada em T1, com saturação de gordura, pós-gadolínio. O paciente apresenta massa parotídea bem circunscrita (*seta*), que é brilhante na imagem ponderada em T2 e que apresenta realce heterogêneo pelo contraste. Essas características nos exames de imagem são compatíveis com adenoma pleomórfico benigno, lesão parotídea mais comum, que representa 80% de todos os tumores benignos da glândula parótida.

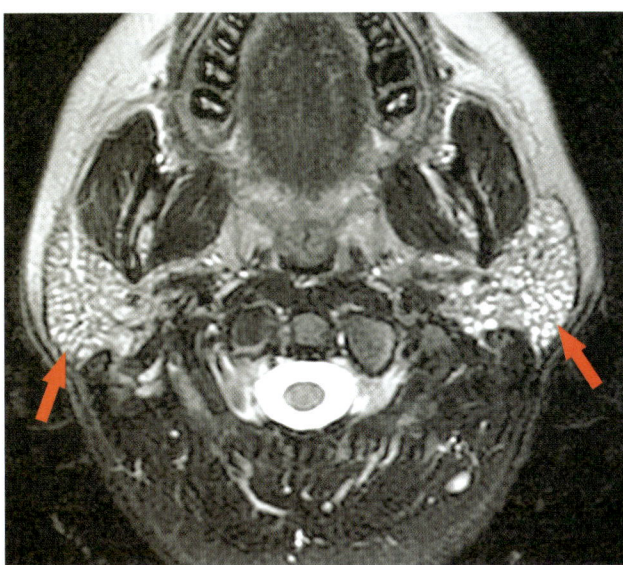

Figura 8.17 Cistos linfoepiteliais benignos na síndrome de Sjögren. Ressonância magnética (RM) axial, imagem ponderada em T2. Mulher de 27 anos apresentou tumefação parotídea e queixas de ressecamento dos olhos e da boca; foi diagnosticada síndrome de Sjögren, um distúrbio autoimune crônico. A RM revela incontáveis cistos parotídeos minúsculos (*setas*), refletindo a infiltração linfocítica das glândulas exócrinas, que provoca obstrução linfática e formação de cistos. Cistos parotídeos (cistos linfoepiteliais benignos) podem ser encontrados em várias condições com infiltração linfocítica, inclusive AIDS.

Espaço mastigatório

O espaço mastigatório é formado por uma camada superficial da fáscia cervical profunda que circunda os músculos da mastigação e a mandíbula; estende-se desde o ângulo da mandíbula até a base do crânio e sobre o músculo temporal. Os músculos da mastigação incluem o temporal, os pterigóideos medial e lateral e o masseter. Além disso, ramos do nervo trigêmeo e a artéria maxilar interna estão localizados nesse espaço. Massas no espaço mastigatório deslocam o espaço parafaríngeo medial e posteriormente.

A maioria das massas do espaço mastigatório é de origem infecciosa – de modo geral, resultam de cáries dentárias ou extração de dente. Com frequência, a massa circunda a mandíbula e pode se estender superiormente ao longo do músculo temporal.

Além disso, pseudotumores do espaço mastigatório são comuns e incluem glândulas parótidas acessórias, bem como hipertrofia muscular acentuada, resultado de bruxismo. Às vezes, uma glândula parótida acessória ocorre ao longo da superfície anterior do músculo masseter e pode ser confundida com massa. Assimetria dos músculos da mastigação (atrofia unilateral) pode resultar do comprometimento da divisão mandibular do quinto nervo craniano (V3). Isso ocorre mais comumente em pacientes com neoplasias de cabeça e pescoço com extensão perineural ao longo do nervo trigêmeo.

Processos malignos primários do espaço mastigatório são muito incomuns. Eles resultam, mais frequentemente, da extensão de carcinoma de células escamosas da base da língua ou da orofaringe, com comprometimento dos músculos da mastigação. Além disso, tumor ou infecção orofaríngea ou nasofaríngea pode se propagar ao longo da terceira divisão do quinto nervo craniano (nervo craniano V), possibilitando a ascensão do tumor através do forame oval para o seio cavernoso (Figura 8.18). A partir desse local, um tumor pode se estender posteriormente à porção cisternal do nervo trigêmeo para o tronco encefálico. Os processos malignos primários do espaço mastigatório incluem sarcomas oriundos de elementos musculares, condroides ou nervosos. Além disso, sarcomas como osteossarcoma (Figura 8.19) e sarcoma de Ewing podem ser observados. O linfoma não Hodgkin ocasionalmente envolve a mandíbula ou os tecidos moles extraósseos do espaço mastigatório.

Espaço retrofaríngeo

O espaço retrofaríngeo é um espaço potencial situado posteriormente ao mucoso superficial e aos músculos constritores da faringe e anteriormente ao espaço pré-vertebral. Massa nesse espaço resulta em deslocamento posterior característico dos músculos pré-vertebrais. Os planos fasciais nessa área são complexos, mas podem ser considerados como um único compartimento para fins de simplicidade. Ele é importante por se tratar de um conduto potencial para propagação de tumor ou infecção desde a faringe até o mediastino (Figura 8.20). Ao contrário dos espaços carotídeo e parotídeo, nos quais doença inflamatória e metástases são responsáveis por uma minoria de casos, a maioria das lesões no espaço retrofaríngeo resulta de infecção ou processo maligno linfonodal. É comprometido, mais frequentemente, por processo maligno linfonodal graças a linfomas ou metástases de carcinoma de células escamosas de cabeça e pescoço. Esses tumores comprometem, com frequência,

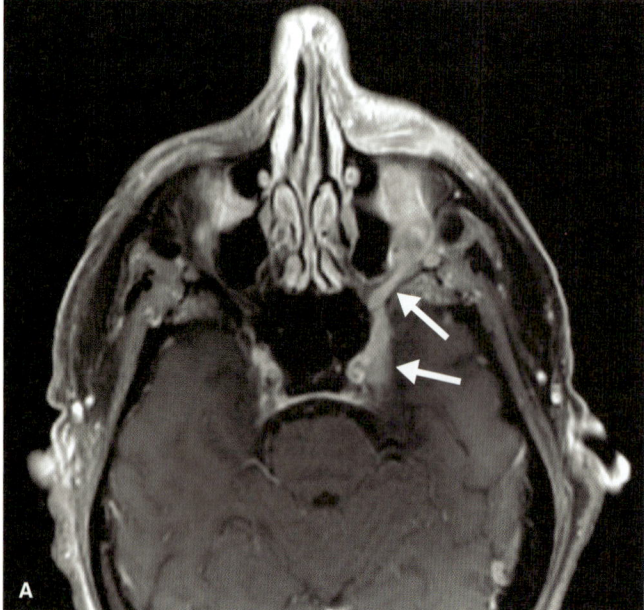

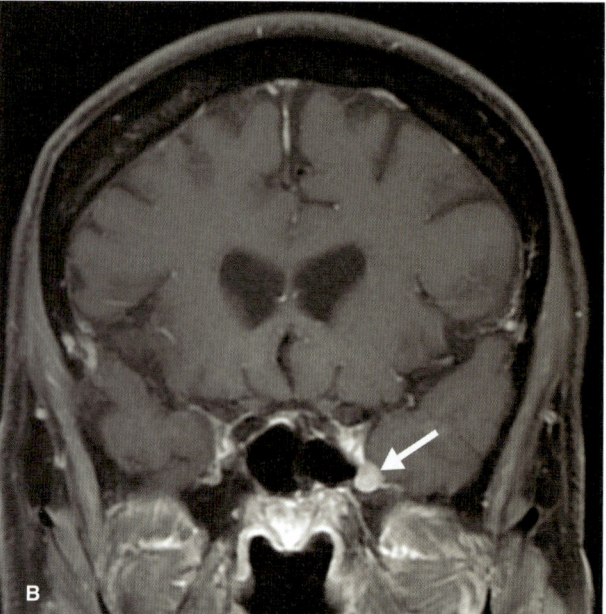

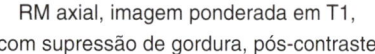

RM axial, imagem ponderada em T1,
com supressão de gordura, pós-contraste

RM coronal, imagem ponderada em T1,
com supressão de gordura, pós-contraste

Figura 8.18 Propagação perineural de doença: mucormicose. Um paciente de 21 anos de idade apresentava cetoacidose diabética com dormência na hemiface esquerda. A propagação perineural da doença se estende ao longo da bochecha anterior até o seio cavernoso. A propagação perineural de uma neoplasia, como carcinoma adenoide cístico ou carcinoma de células escamosas, teria aspecto idêntico no exame de imagem. **A.** RM axial, imagem ponderada em T1, com saturação de gordura, pós-gadolínio. **B.** RM coronal, imagem ponderada em T1, com saturação de gordura, pós-gadolínio, através do nível do seio cavernoso. Há infiltração dos tecidos moles malares à esquerda, que se estende ao longo da divisão maxilar do nervo trigêmeo (V2) (*setas*) para o seio cavernoso. Na RM coronal, o nervo V2 aumentado de tamanho é identificado se estendendo através do forame redondo (*seta*).

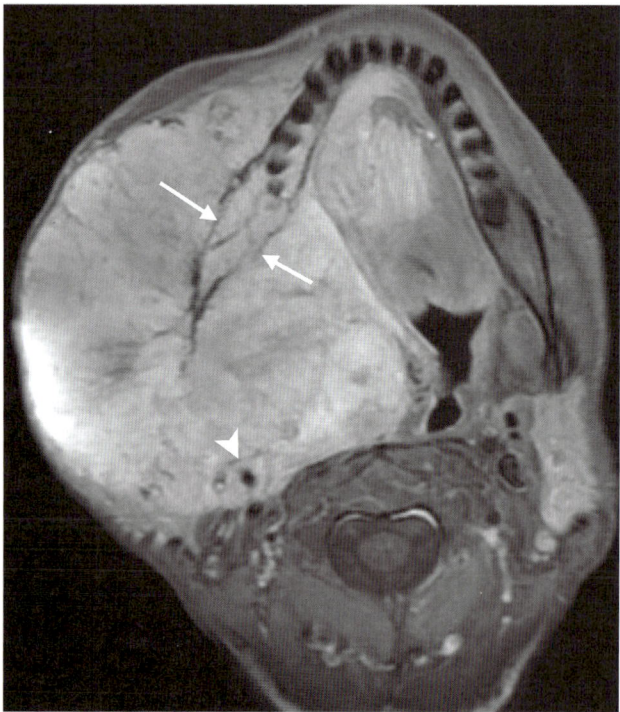

Figura 8.19 Osteossarcoma do espaço mastigatório. Ressonância magnética (RM) axial, imagem ponderada em T1, com saturação de gordura, pós-gadolínio. Um homem de 23 anos apresentava massa infiltrativa no espaço mastigatório direito. Essa lesão parece estar centrada no corpo direito da mandíbula (*setas*), com extensão para todas as estruturas de tecidos moles circundantes. Deslocamento posterior e envolvimento da artéria carótida direita são observados (*ponta de seta*).

os linfonodos retrofaríngeos que estão divididos em grupos medial e lateral. Os linfonodos retrofaríngeos laterais, também conhecidos como linfonodos de Rouviere, são normais quando observados em pacientes mais jovens, porém precisam ser encarados com suspeita em indivíduos com mais de 30 anos de idade. Além disso, infecções de cabeça e pescoço algumas vezes se disseminam para o espaço retrofaríngeo via vasos linfáticos. Como o espaço retrofaríngeo pode servir como conduto e disseminar a infecção para o mediastino, também é denominado "espaço perigoso". As infecções de pescoço são, mais frequentemente, resultado de tonsilite, doença dentária, traumatismo, endocardite e infecções sistêmicas como a tuberculose. Com o advento dos antibióticos, as infecções são menos frequentes, mas costumam ser encontradas em pacientes imunossuprimidos. Nas imagens ponderadas em T2 e T1 rotineiras, pode ser difícil diferenciar um abscesso de celulite, porque ambos são isointensos em relação aos músculos nas imagens ponderadas em T1 e hiperintensos nas imagens ponderadas em T2. O gadolínio é útil para essa diferenciação, porque um abscesso apresentará margem de realce por contraste circundando um centro liquefeito.

Espaço pré-vertebral

O espaço pré-vertebral é formado pela fáscia pré-vertebral, que circunda os músculos pré-vertebrais. Massas nesse espaço deslocam os músculos pré-vertebrais anteriormente. Isso possibilita a diferenciação entre lesões pré-vertebrais e processos retrofaríngeos, que deslocam esses músculos posteriormente. As estruturas que dão origem à maioria das patologias nesse espaço são os corpos das vértebras cervicais. Qualquer processo que envolva os corpos vertebrais, como tumores (metástase, cordoma etc.) ou osteomielite, pode estender-se anteriormente e comprometer esse espaço.

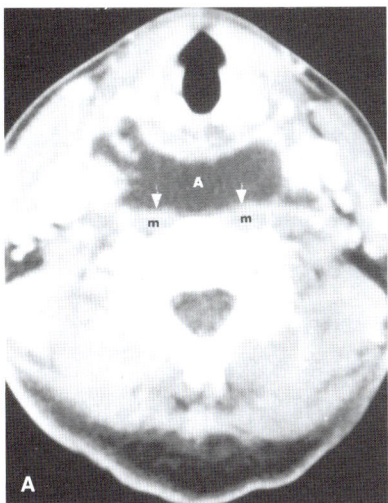

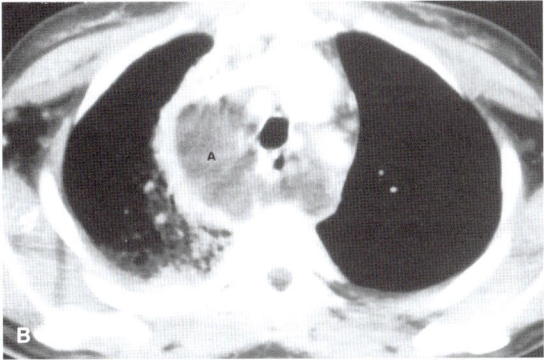

Figura 8.20 Abscesso retrofaríngeo. Tomografia computadorizada (TC) axial com contraste, através do nível da laringe (**A**) e do mediastino superior (**B**). Uma grande coleção líquida (*A*) se estende do espaço retrofaríngeo para o mediastino superior. O deslocamento posterior dos músculos pré-vertebrais (*m*) (*setas*) identifica essa coleção como retrofaríngea em vez de pré-vertebral.

Doenças que atravessam espaços

Ocasionalmente, as massas não estão localizadas em apenas um dos espaços descritos. Essas massas são, com frequência, secundárias a processos envolvendo estruturas anatômicas que normalmente cruzam espaços na cabeça e no pescoço (p. ex., vasos linfáticos, nervos e artérias e veias). Os exemplos incluem as seguintes três categorias: (1) massas linfáticas (linfangioma); (2) massas neurais (neurofibroma, schwannoma, disseminação perineural do tumor); e (3) massas vasculares (hemangioma). A diferenciação entre esses subtipos pode ocasionalmente ser feita em virtude das características da intensidade de sinal. Por exemplo, os neurofibromas podem ter um centro característico de baixa intensidade em T1 e frequentemente envolvem mais de um nervo periférico, o que difere das massas linfáticas e vasculares. Linfangiomas e hemangiomas são anomalias congênitas, que parecem bastante semelhantes na RM. Ambas as entidades possuem sinal hiperintenso em T2 e são infiltrativas. Os hemangiomas podem ter flebólitos, que podem ser facilmente detectados na TC (Figura 8.21). Os linfangiomas tendem a ter intensidade de sinal heterogênea, com evidências de produtos de degradação do sangue. Ambas as entidades devem ser consideradas em um paciente com histórico de edema facial crônico e que mostra evidências de um processo infiltrativo que atravessa vários espaços na TC ou RM.

Doença perineural. A propagação perineural possibilita que um tumor ou processo infeccioso tenha acesso a espaços não contíguos da cabeça e do pescoço. O complexo sistema de nervos

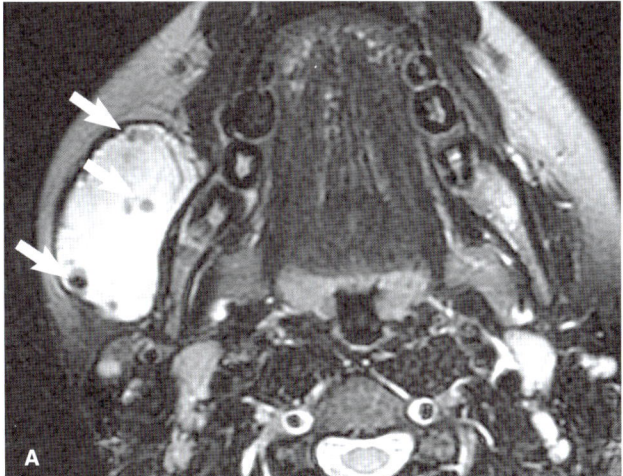

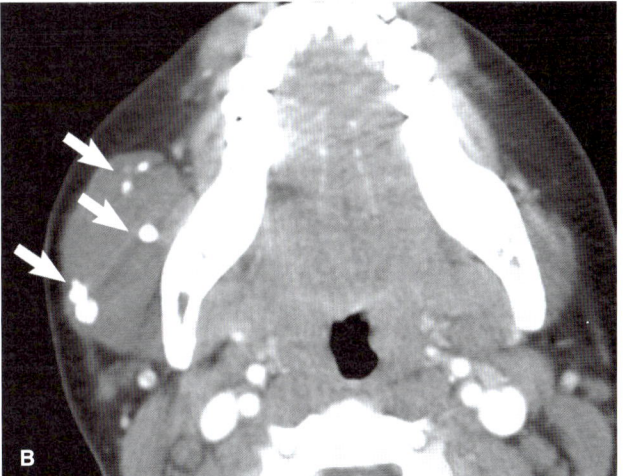

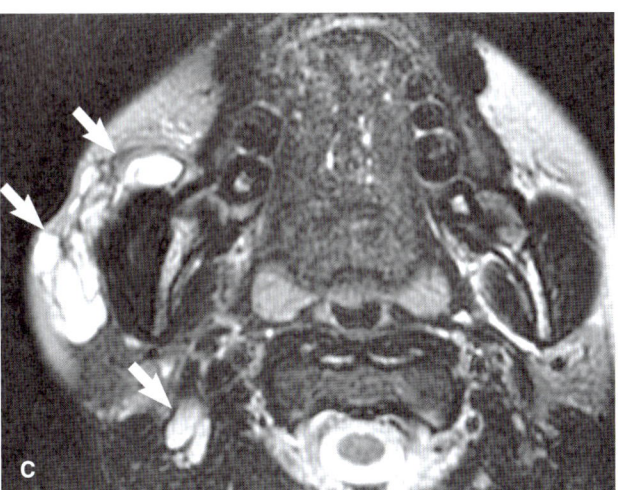

Figura 8.21 Hemangioma. A. Paciente apresentava massa na face, com hipersinal na imagem ponderada em T2 e focos pontilhados de ausência de sinal (*setas*). **B.** Na tomografia computadorizada (TC), foi constatado que esses focos de ausência de sinal eram flebólitos (*setas*), que são essencialmente patognomônicos do diagnóstico de hemangioma. **C.** Em outro paciente, com quadro clínico semelhante, a imagem ponderada em T2 revela uma lesão multilobulada e multisseptada com sinal de alta intensidade. As áreas bem circunscritas de hiperintensidade na imagem ponderada em T2, com comprometimento que ultrapassa os diferentes espaços, são típicas de hemangioma (*setas*). Os linfangiomas podem ser indistinguíveis dessa lesão, mas frequentemente têm níveis líquido-líquido relacionados à hemorragia.

cranianos na base do crânio serve como um conduto para a propagação de tumores e infecções. As infecções fúngicas (ver Figura 8.18), o carcinoma de células escamosas e o carcinoma adenoide cístico são especialmente propensos à propagação perineural – esta é uma característica específica dessas patologias. Se um paciente que sabidamente tenha uma neoplasia primária de cabeça e pescoço ou imunodepressão (suscetível a infecções fúngicas) apresentar disestesias ou dormência na face, é extremamente sugestivo de propagação perineural da doença e é preciso dar atenção especial aos exames de imagem dos nervos cranianos da base do crânio.

Linfonodos

Quando é detectada uma neoplasia primária da cabeça e do pescoço, a avaliação dos linfonodos é uma parte vital do estadiamento do tumor. O achado de um linfonodo maligno ipsilateral reduz a expectativa de sobrevida do paciente em 50% e a extensão extracapsular reduz a sobrevida em outros 25%. Portanto, a detecção de comprometimento dos linfonodos é crítica, tanto para o prognóstico quanto para o tratamento. TC, RM e PET são cruciais no estadiamento das neoplasias de cabeça e pescoço, porque clinicamente é difícil determinar as dimensões da neoplasia primária e da extensão linfonodal associada. Pelo menos 15% dos linfonodos malignos estão clinicamente ocultos por causa de sua localização profunda (p. ex., linfonodos retrofaríngeos) e não são palpáveis. A taxa de erro global na investigação de adenopatia via palpação varia entre 25 e 33%. Assim, a combinação da PET com TC ou RM é vital para a obtenção das informações mais acuradas para planejar o pré-tratamento.

Existem pelo menos 10 grupos principais de linfonodos na cabeça e no pescoço. A interpretação bem-sucedida das TC e RM exige conhecimento dessas cadeias de linfonodos cervicais e dos modos habituais de propagação na cabeça e no pescoço. Os linfonodos do pescoço foram divididos em sete níveis, de I a VII (Figura 8.22). De modo geral, essa classificação é utilizada no estadiamento do carcinoma células escamosas. Vale mencionar que esse sistema não inclui alguns grupos importantes de linfonodos, como os retrofaríngeos, parotídeos, occipitais e supraclaviculares. Focalizaremos no principal grupo de linfonodos do pescoço: a cadeia jugular interna, a via aferente comum final da drenagem linfática da cabeça e do pescoço. Essa cadeia de linfonodos acompanha o trajeto oblíquo da veia jugular abaixo da margem anterior do músculo esternocleidomastóideo (ECOM). O linfonodo jugulodigástrico está na posição mais elevada da cadeia jugular interna, onde o ventre posterior do músculo digástrico cruza essa cadeia de linfonodos, próximo ao nível do osso hioide e imediatamente posterior à glândula submandibular, e proporciona drenagem linfática dos linfonodos da tonsila, da cavidade oral, da faringe e submandibulares.

A maioria dos linfonodos da cabeça e do pescoço deve ter 1 cm ou menos no eixo curto, com exceção dos linfonodos jugulodigástricos e submandibulares que normalmente têm até 1,5 cm de diâmetro. Quando um linfonodo aumentado de tamanho é encontrado na TC ou na RM, a diferenciação entre um linfonodo benigno reativo e um linfonodo maligno pode ser difícil. Algumas alterações são sugestivas de processo maligno: (1) realce periférico do linfonodo com necrose central; (2) disseminação extracapsular com infiltração dos tecidos adjacentes; e (3) massa conglomerada de linfonodos. O tamanho do linfonodo é, isoladamente, um indicador menos confiável de malignidade, mas é utilizado, porque outras características diferenciadoras mais confiáveis frequentemente não estão presentes. Se for usado apenas o critério de tamanho, aproximadamente 70% dos linfonodos aumentados de tamanho são secundários à doença metastática e 30% dos linfonodos aumentados representam hiperplasia reativa benigna. As características descritas como sendo de malignidade são as mesmas dos processos malignos e não podem ser diferenciadas por exames de imagem. Felizmente essa diferenciação pode, com frequência, ser feita clinicamente.

A PET é um exame crucial no estadiamento de qualquer processo maligno de cabeça e pescoço. Como os linfonodos metastáticos, seja qual for seu tamanho, são tipicamente muito

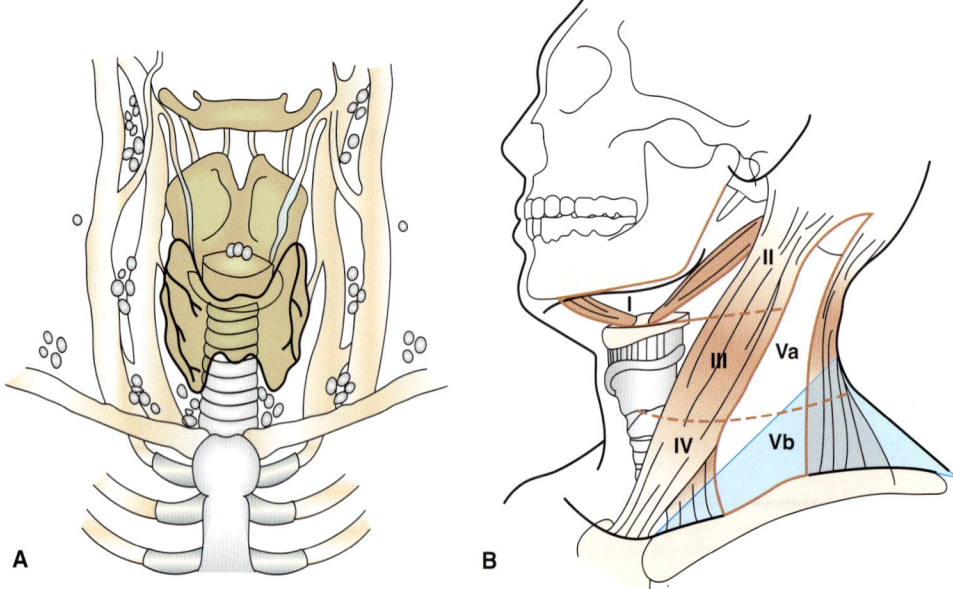

Figura 8.22 A glândula tireoide e cadeias de linfonodos. A. Representação esquemática das cadeias de linfonodos do pescoço. Os compartimentos laterais de linfonodos do pescoço (níveis II a V) e o compartimento central do pescoço (nível IV). **B.** Representação esquemática das margens anatômicas do compartimento central do pescoço (nível VI). A margem superior está no nível do osso hioide, a margem inferior está no nível dos vasos braquiocefálicos e as margens laterais estão na face medial das artérias carótidas comuns (**A**). O compartimento central do pescoço (nível VI) contém os linfonodos pré-laríngeos, pré-traqueais, paratraqueais e peritireóideos, incluindo aqueles ao longo dos nervos laríngeos recorrentes, e o ramo externo do nervo laríngeo superior. As glândulas paratireoides também estão, normalmente, localizadas no compartimento central do pescoço (**B**). (De DeVita VT, Lawrence T, Rosenberg S, eds. *DeVita, Lawrence, and Rosenberg's Cancer: Principles and Practice of Oncology*. Philadelphia, PA: Wolters Kluwer Health, 2015; com permissão.)

ávidos por glicose, a PET apresenta sensibilidade e especificidade extraordinárias na detecção de doença metastática nos linfonodos cervicais. Um linfonodo de aspecto normal segundo os critérios de tamanho na RM ou na TC pode, na verdade, ser maligno se for hipercaptante na PET. O contrário também é verdadeiro: um linfonodo aumentado de tamanho na RM ou na TC pode, na verdade, ser benigno (reativo) se for hipocaptante na PET.

Os linfonodos podem ser detectados com boa acurácia pela TC helicoidal *multislice* ou RM, e a decisão de qual técnica será usada deve ser baseada na tolerância do paciente. Com frequência, pacientes com processos malignos na região da cabeça e do pescoço têm dificuldades respiratórias e de deglutição que impedem que permaneçam imóveis por tempo suficiente para a aquisição de imagens satisfatórias na RM. Por outro lado, a TC *multislice* possibilita a aquisição rápida de imagens (com cortes finos) do pescoço com um mínimo de artefato do movimento. Na RM, os linfonodos são bem visualizados nas imagens ponderadas em T2 FSE com supressão de gordura, assim como nas imagens ponderadas em T1 pré-contraste e nas imagens ponderadas em T1 com supressão de gordura pós-contraste. Linfonodos normais apresentam sinal de intensidade homogênea nas imagens ponderadas em T2 ou em T1, antes e depois da administração de contraste. Qualquer heterogeneidade no sinal, sobretudo quando houver necrose ou alteração cística, é compatível com doença metastática (Figura 8.23; ver também Figuras 8.6 e 8.22). Vale mencionar que o achado de um hilo central gorduroso é normal. O formato também é uma característica diferenciadora, sendo o arredondado uma sugestão de infiltração neoplásica dos linfonodos, com expansão associada dos mesmos. Em contrapartida, se as dimensões de um linfonodo estiverem aumentadas com preservação de sua configuração reniforme normal, é mais provável que se trate de uma alteração reativa benigna do que doença metastática.

Órbita

Tanto a TC quanto a RM são exames de imagem importantes para o estudo da órbita – cada uma tem méritos distintos. Quando se investiga calcificação, como no retinoblastoma em uma criança com leucocoria ou fratura óssea após um traumatismo, a TC é a modalidade preferida. A RM, por outro lado, com sua capacidade multiplanar e discriminação superior dos tecidos moles, tem se mostrado muito útil na aquisição de imagens das órbitas; é o exame preferido para a investigação da maioria das anormalidades orbitais, inclusive das vias visuais.

O conhecimento do conteúdo dos vários espaços orbitais auxilia bastante a detecção das lesões de ocorrência natural em cada uma dessas áreas. O espaço retrobulbar contém os espaços extraconal e intraconal, que são separados por um anel tendíneo (anel de Zinn). Essa estrutura é formada pelos músculos extraoculares (retos superior, inferior, medial e lateral; oblíquo superior e levantador da pálpebra superior) e por um septo fibroso; juntas, estas estruturas formam um cone, cuja base está localizada posteriormente ao globo do olho e o ápice está na fissura orbital superior. Quando é identificada uma lesão intraconal, uma questão crucial é determinar se esta se origina no complexo da bainha do nervo óptico ou se é extrínseca a ela. O complexo da bainha do nervo óptico é constituído pelo nervo óptico e pela bainha meníngea circundante. O nervo óptico é uma extensão do cérebro, com um envelope de leptomeninges e líquido cefalorraquidiano, que formam a bainha do nervo óptico. Portanto, o espaço com líquido cefalorraquidiano que envolve o nervo óptico é contínuo com o espaço subaracnóideo intracraniano. Se uma lesão se originar do complexo da bainha do nervo óptico, trata-se mais frequentemente de glioma do nervo óptico ou meningioma de sua bainha.

Glioma do nervo óptico. É o tumor do nervo óptico mais comum e, tipicamente, ocorre durante a primeira década de vida (Figura 8.24). Existe uma elevada associação com neurofibromatose do tipo 1, sobretudo quando há comprometimento bilateral do nervo óptico. O exame histológico mostra que essas lesões são astrocitomas pilocíticos. O achado característico nos exames de imagem é o aumento das dimensões do complexo da bainha e do nervo óptico, que pode ser tubular, fusiforme ou excêntrico com arqueamento. Alguns gliomas do nervo óptico apresentam espessamento associado extenso das meninges periópticas. Em termos histológicos, isso reflete alteração meníngea reativa peritumoral, que já foi denominada "hiperplasia aracnóidea" ou "gliomatose". Esse achado é, com frequência, encontrado em pacientes com neurofibromatose.

Meningiomas da bainha do nervo óptico. Surgem das células hemangioendoteliais da camada aracnoide da bainha. Essas lesões

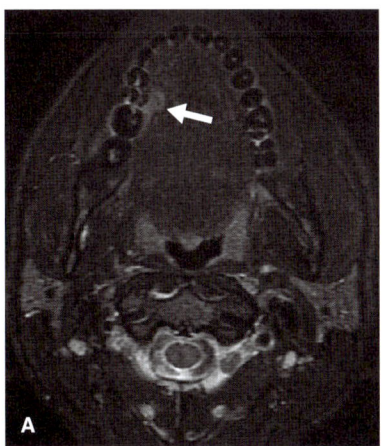
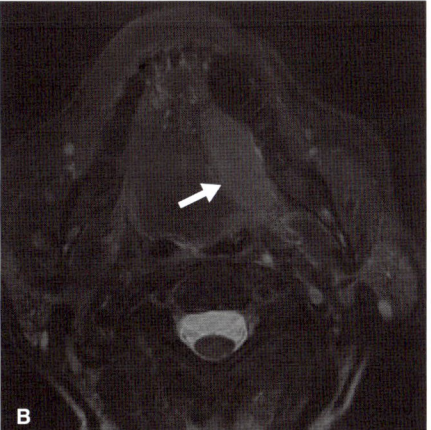
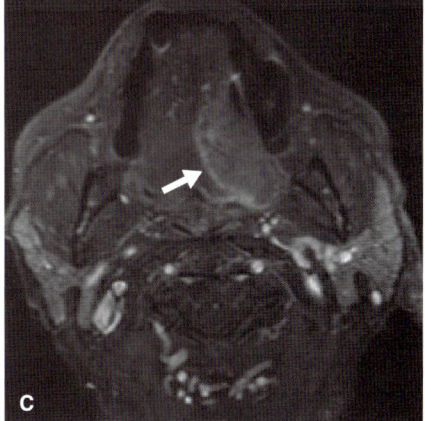

Imagem ponderada em T2, com saturação de gordura

Imagem ponderada em T2, com saturação de gordura

Imagem ponderada em T1, com saturação de gordura, pós-contraste

Figura 8.23 Carcinoma espinocelular da língua, dois exemplos. Caso 1, ressonância magnética (RM) axial, imagem ponderada em T2, com saturação de gordura (**A**): uma pequena lesão na região anterior direita da língua é observada (*seta*). Os cânceres de língua em estágio inicial têm, tipicamente, excelente desfecho e a existência de metástases ocultas é o principal preditor de sobrevida. Caso 2, RM, imagem ponderada em T2, com saturação de gordura (**B**) e imagem ponderada em T1, com saturação de gordura, pós-gadolínio (**C**), no nível da orofaringe. Uma grande massa de carcinoma de células escamosas na base da língua esquerda se estende profundamente para a musculatura intrínseca da língua (*seta em* **B e C**). Adenopatia metastática associada é comum nesses casos, e a procura por linfonodos anormais deve ser realizada com extremo cuidado.

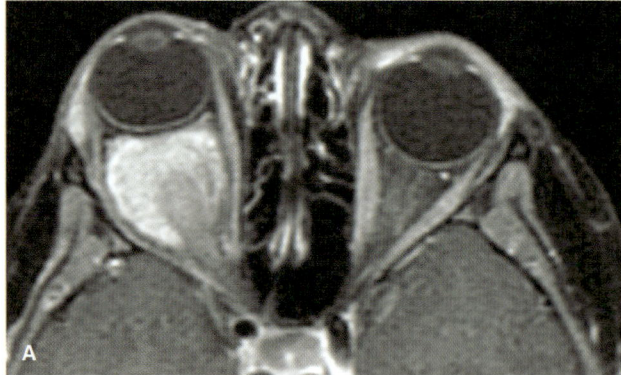

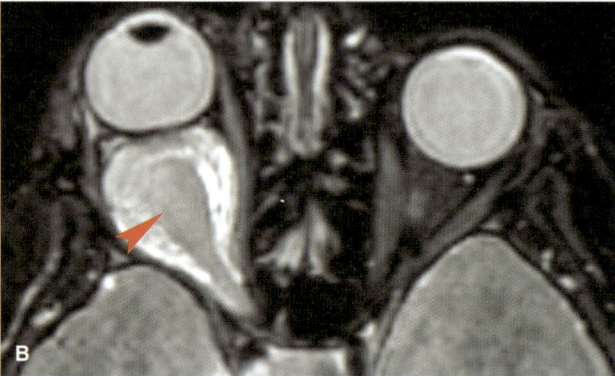

Figura 8.24 **Glioma do nervo óptico.** RM axial, imagem ponderada em T1, com saturação de gordura, pós-gadolínio (**A**) e imagem ponderada em T2, com saturação de gordura (**B**) através das órbitas. Uma grande massa realçada por contraste envolve o nervo óptico direito. O trajeto do nervo óptico aumentado de tamanho (*ponta de seta*) é visível através da bainha de tecidos moles bastante espessada do nervo óptico. Esse tecido mole representa hiperplasia aracnóidea, um achado associado a gliomas ópticos em pacientes com neurofibromatose.

se tornam circulares e crescem de modo linear ao longo do nervo óptico. O tumor apresenta um típico padrão "em trilhos de trem", com realce linear pelo contraste, por causa do aumento da bainha do nervo (em vez de aumento do próprio nervo). A RM mostra com facilidade qualquer extensão tumoral ao longo da bainha do nervo óptico através do ápice orbitário (Figura 8.25). Ao contrário dos gliomas do nervo óptico, os meningiomas invadem e crescem através da dura-máter, resultando em um aspecto irregular e assimétrico. Além disso, eles podem ser substancialmente calcificados, enquanto os gliomas do nervo óptico raramente apresentam calcificação. Nos pacientes com sarcoidose, leucemia ou linfoma, infiltrados celulares podem se depositar no espaço liquórico em torno da bainha do nervo óptico. Nesses casos, o realce pelo contraste do espaço em torno da bainha pode simular o aspecto "em trilho de trem" de um meningioma. Uma consideração importante no diagnóstico diferencial do realce é a neurite óptica. Ao contrário das condições mencionadas anteriormente, que apresentam realce da bainha do nervo óptico (ou seja, realce periférico do nervo óptico), na neurite óptica há hiperintensidade anormal em T2 e realce pelo meio de contraste, como resultado de inflamação do próprio nervo óptico (Figura 8.26). A neurite óptica provoca déficit visual agudo, frequentemente descrito como "borramento visual", e pode ser o primeiro sinal de esclerose múltipla (EM). Aproximadamente 20% dos pacientes com EM apresentam inicialmente um episódio de neurite óptica. Na verdade, dos pacientes com neurite óptica isolada, aproximadamente 50% acabam sendo diagnosticados com EM.

Lesões vasculares. Vários tipos de lesão vascular podem se desenvolver na órbita. As quatro lesões abordadas aqui são hemangioma capilar, linfangioma, hemangioma cavernoso e varizes. Essas lesões são prontamente diferenciadas por uma combinação de achados clínicos e nos exames de imagem, incluindo a idade do paciente (Tabela 8.2). *Hemangiomas capilares* se desenvolvem em lactentes (menos de 1 ano de idade), diagnosticados nas primeiras semanas de vida. Embora as dimensões dessas lesões aumentem rapidamente, elas estabilizam tipicamente durante o primeiro ou o segundo ano de vida e depois regridem espontaneamente. Nos exames de imagem, um

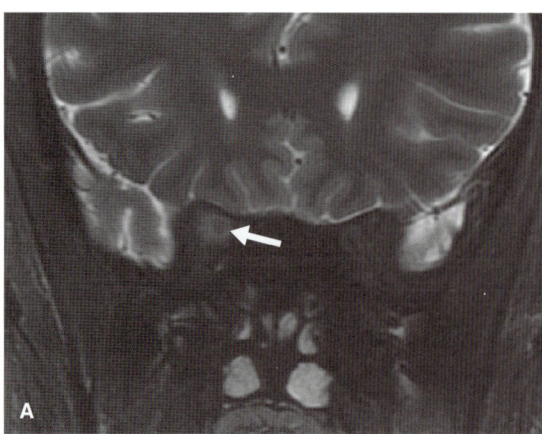

Imagem ponderada em T2,
com saturação de gordura

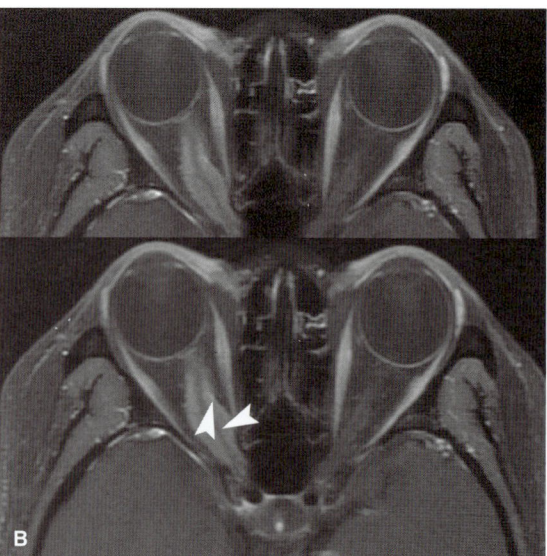

Imagem ponderada em T1,
com saturação de gordura, pós-contraste

Figura 8.25 **Meningioma da bainha do nervo óptico. A.** Ressonância magnética (RM) coronal, imagem ponderada em T2, com saturação de gordura. Dilatação anormal e hiperintensidade em T2 do nervo óptico direito no nível do ápice orbital (*seta*). **B.** RM axial, imagem ponderada em T1, com saturação de gordura, pós-gadolínio, através das órbitas. Realce em "trilhos de trem" envolve a bainha do nervo óptico direito (*ponta de seta*) e se estende para o canal óptico. Um padrão algo semelhante pode ser observado em condições com infiltração da bainha do nervo óptico, tais como doença metastática, infiltrado leucêmico e linfoma.

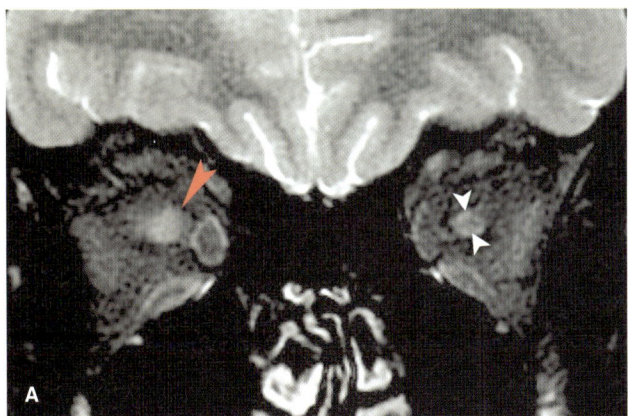

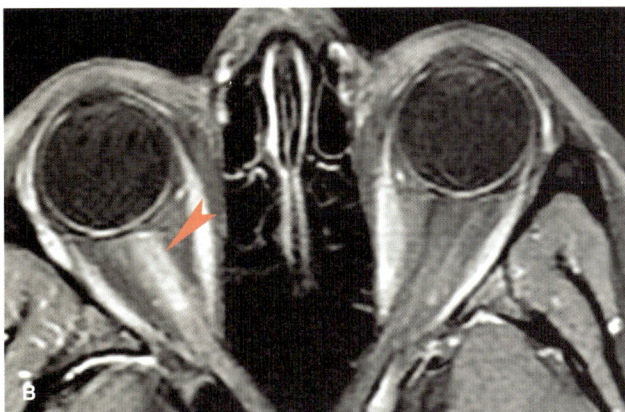

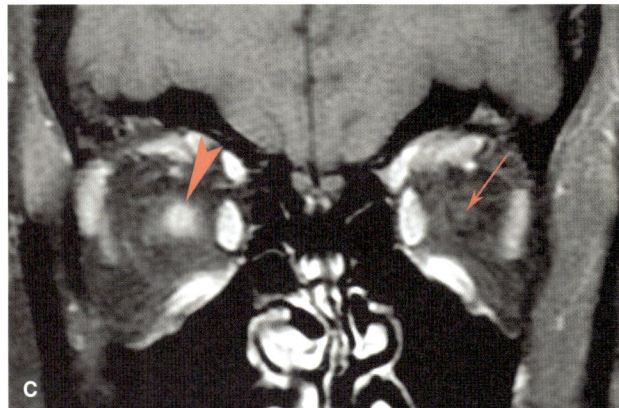

Figura 8.26 Neurite óptica. A. Ressonância magnética (RM) coronal, imagem ponderada em T2, com saturação de gordura. **B.** RM axial, imagem ponderada em T1, com saturação de gordura pós-gadolínio. **C.** RM coronal, imagem ponderada em T1, com saturação de gordura, pós-gadolínio. Mulher de 25 anos de idade apresentou perda visual à direita. Hiperintensidade anormal em T2 e realce pelo contraste são observados envolvendo o nervo óptico direito (*pontas de seta vermelhas*), sinais de neurite óptica. Proeminência sutil da bainha perióptica esquerda é um achado normal comum (*pontas de seta brancas pequenas*). A ausência normal de realce do nervo óptico esquerdo torna o nervo normal relativamente imperceptível nas sequências ponderadas em T1, pós-gadolínio com saturação de gordura. O ponto de realce discreto (*seta longa*) no nervo central esquerdo em **C** está em conformidade com a imagem do disco óptico na região retrobulbar imediata. A neurite óptica reflete uma condição desmielinizante frequentemente relacionada à esclerose múltipla. Outras etiologias incluem desmielinização, inflamação secundária a infecções, inclusive sinusite, tuberculose e agentes virais como herpes-vírus e citomegalovírus, ou complicação de radioterapia. A neurite óptica, quando consequente à desmielinização idiopática, precede com frequência a ocorrência de esclerose múltipla em muitos anos.

TABELA 8.2 Lesões vasculares da órbita.

■ LESÃO	■ IDADE	■ ACHADOS NOS EXAMES DE IMAGEM	■ MORFOLOGIA
Hemangioma capilar	Menos de 1 ano	Vazios de fluxo (*flow voids*)	Lesão infiltrativa
Linfangioma	3 a 15 anos	Produtos da degradação do sangue	Massa lobular, multiloculada
Hemangioma cavernoso	Adultos	Massa bem circunscrita	Massa arredondada
Variz	Qualquer idade	Veia dilatada, pode ser distendida pela manobra de Valsalva	Estrutura vascular

hemangioma capilar aparece como um complexo infiltrativo de tecidos moles, frequentemente com múltiplos *flow voids*. Por outro lado, os *linfangiomas* estão entre os tumores orbitários da infância mais comuns e acometem crianças de 3 a 15 anos de idade. Os linfangiomas se caracterizam por sua tendência a sangramento e, com frequência, contêm produtos da degradação do sangue. Uma hemorragia aguda pode resultar em expansão acentuada da lesão com proptose abrupta (Figura 8.27). A RM revela massa lobular e multiloculada com heterogeneidade de sinal característica, causada pelos produtos da degradação do sangue. A ocorrência em crianças maiores, combinada com o típico sinal heterogêneo relacionado aos produtos da degradação

do sangue, possibilita a diferenciação dos hemangiomas capilares (Figura 8.28). Já os *hemangiomas cavernosos* estão entre as massas orbitais mais frequentes em adultos. Ao contrário das outras lesões vasculares da órbita, os hemangiomas se caracterizam por serem massas arredondadas e bem circunscritas (Figura 8.29). Essas lesões apresentam realce difuso, algumas vezes com padrão mosqueado. A *variz* é uma veia extremamente dilatada que se caracteriza por notável modificação de suas dimensões com a manobra de Valsalva.

Veia oftálmica superior. É bem visualizada na RM. Suas doenças incluem trombose e dilatação. A trombose ocorre, com frequência, em associação com a trombose no seio cavernoso

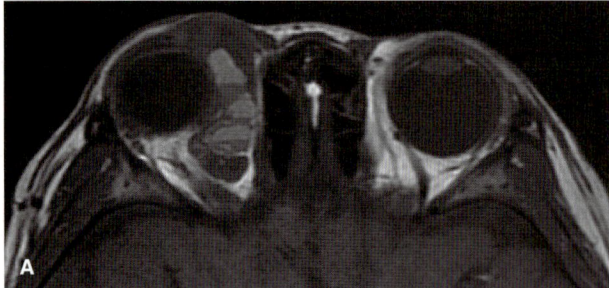

Imagem ponderada em T1

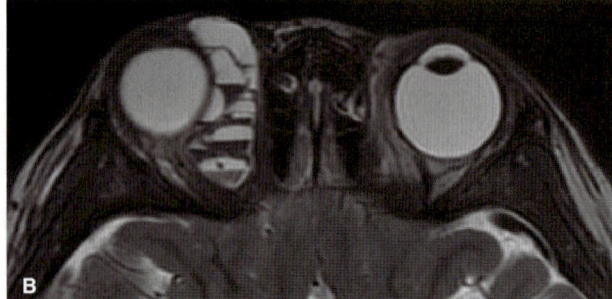

Imagem ponderada em T2, com saturação de gordura

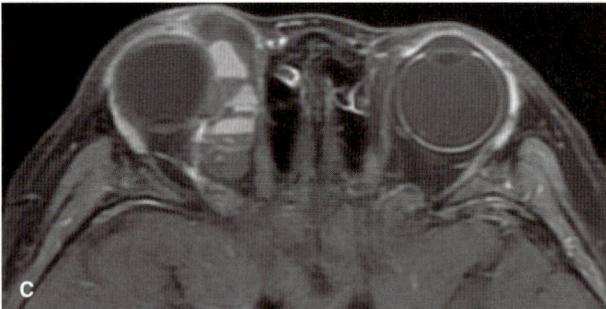

Imagem ponderada em T1, com saturação de gordura, pós-contraste

Figura 8.27 **Linfangioma orbital. A.** Ressonância magnética (RM) axial, imagem ponderada em T1. **B.** RM axial, imagem ponderada em T2, com saturação de gordura. **C.** RM axial, imagem ponderada em T1, com saturação de gordura, pós-gadolínio. É observada uma lesão orbital multicística com numerosos níveis de líquido-líquido (efeito hematócrito, ou seja, camada de soro acima dos eritrócitos). Hemorragia no interior da lesão é uma característica dos linfangiomas e pode ser responsável pelo rápido desenvolvimento de proptose.

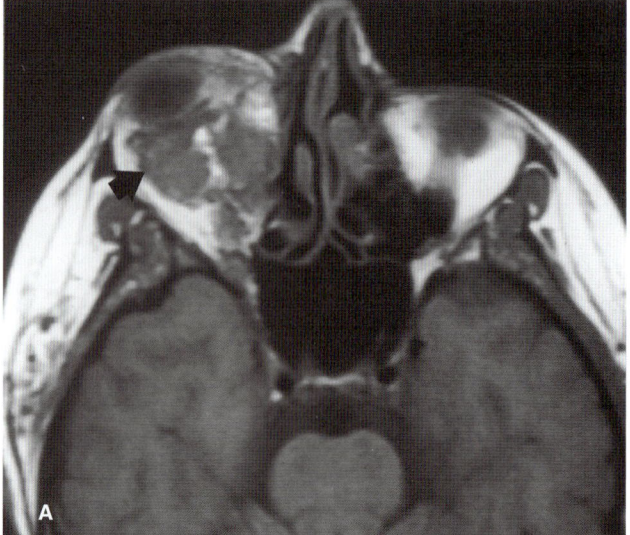

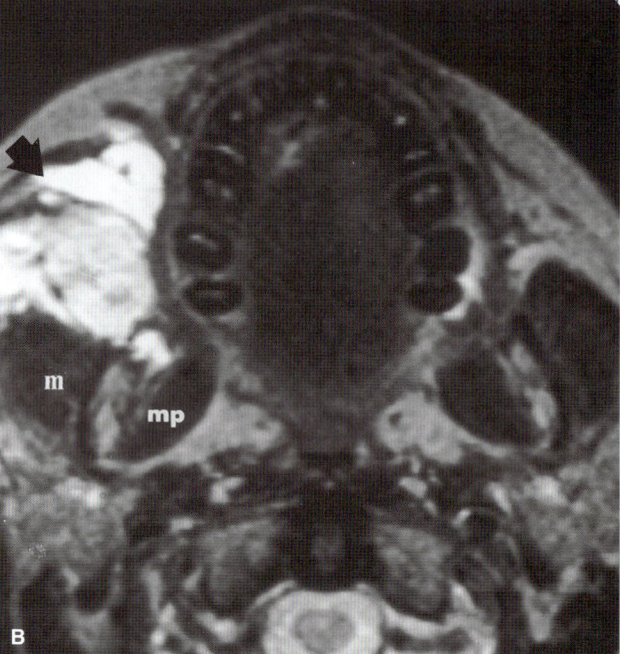

Figura 8.28 **Linfangioma. A.** Ressonância magnética (RM) axial, imagem ponderada em T1 através da órbita. **B.** RM, imagem ponderada em T2 através da região média da face. Uma lesão heterogênea se estende a partir da órbita direita, através da fissura orbital inferior, para o espaço mastigatório. O sinal heterogêneo dessa lesão, bem como sua tendência a se estender através dos espaços fasciais, é patognomônico do linfangioma. *m*, músculo masseter; *mp*, músculo pterigóideo medial.

e manifesta-se como desaparecimento do vazio de fluxo (*flow void*) normal, com a intensidade do sinal relacionada à idade do trombo. A dilatação da veia oftálmica superior também pode ser observada nas fístulas da porção cavernosa da artéria carótida (Figura 8.30). Essas fístulas representam comunicação direta ou indireta entre a artéria carótida interna com o seio cavernoso venoso; podem ser espontâneas ou pós-traumáticas e os pacientes apresentam exoftalmia pulsátil e sopro.

Pseudotumor e linfoma. São duas lesões orbitais que apresentam alterações semelhantes nos exames de imagem. O pseudotumor inflamatório idiopático é uma condição mal caracterizada, que resulta de infiltração linfocítica inflamatória. Essa é a causa mais frequente de lesão expansiva intraorbitária na população adulta. Com frequência, o pseudotumor se desenvolve rapidamente e provoca proptose dolorosa, quemose e oftalmoplegia. Em contrapartida, o linfoma tende a provocar proptose indolor e é a terceira lesão expansiva orbitária mais comum em adultos, após

pseudotumor e hemangioma cavernoso. Nos exames de imagem, tanto o linfoma quanto o pseudotumor são vistos como lesões difusamente infiltrativas que conseguem envolver e se estender para todas as estruturas retrobulbares (Figura 8.31). Vários relatos sugeriram que o encurtamento de T2 da lesão (sinal escuro em T2) é sugestivo de pseudotumor. Não obstante, a distinção entre essas duas entidades é, com frequência, muito difícil em termos clínicos, radiográficos e até mesmo histopatológicos.

Já foi relatado que uma dose-teste de esteroides pode ser valiosa na diferenciação dessas duas entidades, porque têm efeito duradouro sobre o pseudotumor. Todavia, o efeito citológico dos esteroides no linfoma também resulta em uma resposta semelhante, embora transitória, que pode gerar confusão

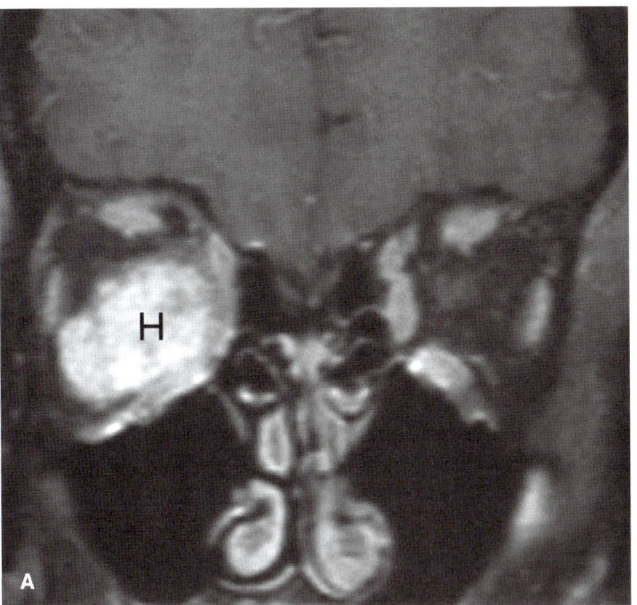

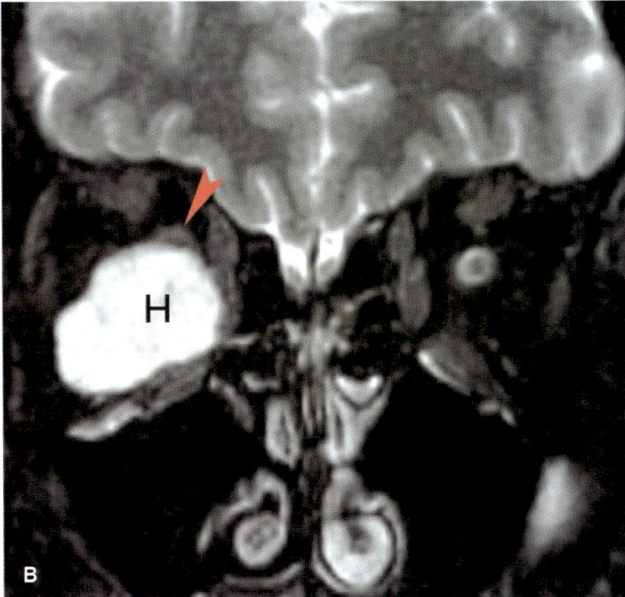

Figura 8.29 Hemangioma cavernoso. A. Ressonância magnética (RM) coronal, imagem ponderada em T1, com saturação de gordura, pós-contraste, através da parte média da órbita. **B.** RM, imagem ponderada em T2, com saturação de gordura, através da parte média da órbita. É identificada massa (*H*) retrobulbar bem circunscrita. O nervo óptico está bem separado da massa (*ponta de seta*). A natureza bem circunscrita dessa massa é característica de hemangioma cavernoso, a massa orbital mais comum em adultos.

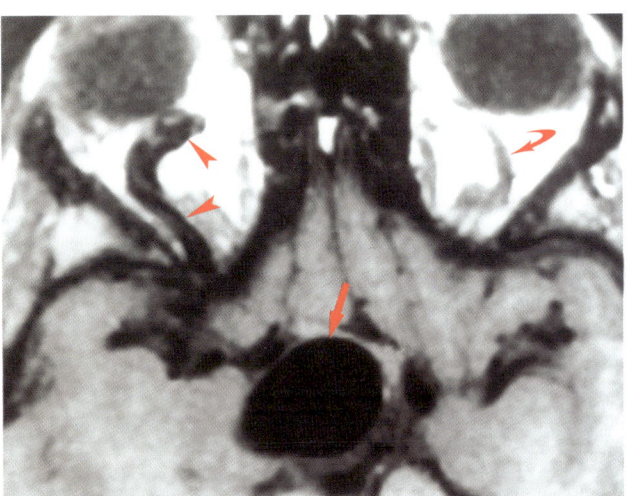

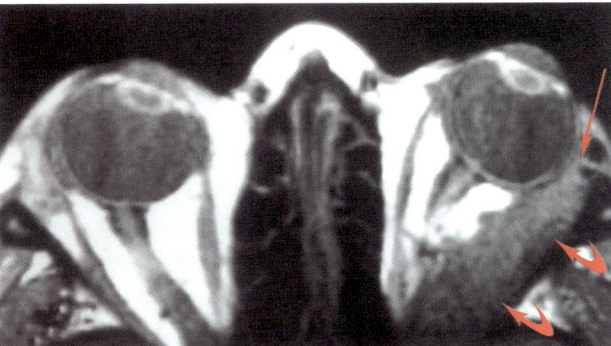

Figura 8.31 Pseudotumor. Ressonância magnética (RM) axial, imagem ponderada em T1, através da órbita. Uma lesão difusamente infiltrativa (*setas curvas*) se estende através do músculo reto lateral, comprometendo até sua inserção no globo ocular (*seta longa*). Esse achado diferencia o pseudotumor da oftalmopatia tireóidea, na qual a inserção muscular é poupada.

Figura 8.30 Fístula carotídeo-cavernosa. Ressonância magnética (RM) axial, imagem ponderada em T1, através da parte superior da órbita. Após um traumatismo craniano que ocorreu há muito tempo, esse paciente desenvolveu quemose à direita. Um grande *flow void* é identificado no seio cavernoso direito (*seta reta*). A veia oftálmica superior direita está anormalmente dilatada (*pontas de seta*), mas a veia esquerda está normal (*seta curva*). A dilatação da veia oftálmica superior é um indício importante de fístula no segmento cavernoso da artéria carótida.

inicialmente. Além disso, quando massa difusamente infiltrativa é encontrada na região da cabeça e do pescoço de uma criança pequena, inclusive as órbitas, o rabdomiossarcoma é uma possibilidade que deve ser considerada.

Oftalmopatia tireóidea (doença de Graves). É uma lesão comum e a causa mais frequente de proptose unilateral ou bilateral em adultos. Essa condição é o resultado de infiltração inflamatória dos músculos e dos tecidos conjuntivos das órbitas. A maioria dos pacientes apresentará evidências clínicas ou laboratoriais de hipertireoidismo, mas 10% não apresentarão – os chamados portadores de "oftalmopatia eutireóidea".

Os achados nos estudos de imagem consistem em aumento das dimensões dos músculos extraoculares, com preservação das inserções tendíneas no globo ocular (Figura 8.32). Isso é o contrário do pseudotumor, que tipicamente envolve as inserções dos músculos no globo ocular. Os músculos acometidos, em ordem decrescente de frequência, são os retos inferior, medial, superior e lateral. Os pacientes com doença de Graves apresentam tipicamente retração palpebral e limitação do movimento ocular. Oitenta por cento dos pacientes apresentam envolvimento muscular bilateral. Em alguns casos de oftalmopatia tireóidea, os músculos extraoculares são normais e a exoftalmia resulta do aumento da gordura retrobulbar.

Glândula lacrimal. O espaço extraconal contém primariamente gordura e a glândula lacrimal; contudo, muitas lesões envolvendo esse espaço são resultado de tumores ou inflamações que se estendem a partir de estruturas circundantes. Estas incluem a maioria das lesões descritas anteriormente, bem como inflamações relacionadas aos seios paranasais. Em contrapartida, as lesões oriundas do espaço extraconal são

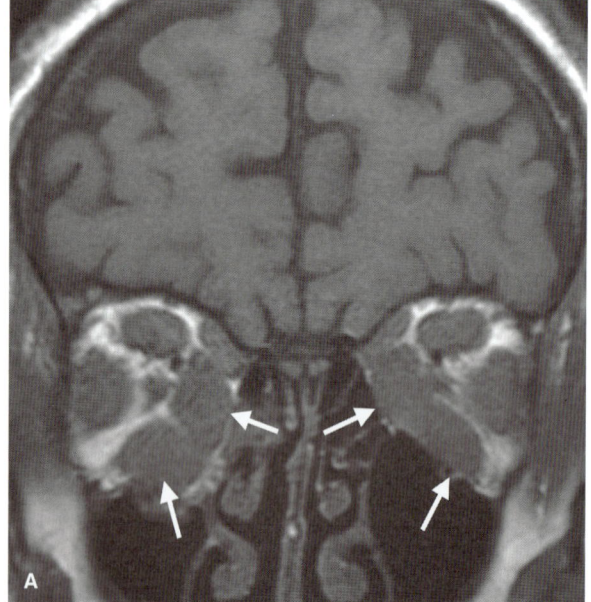

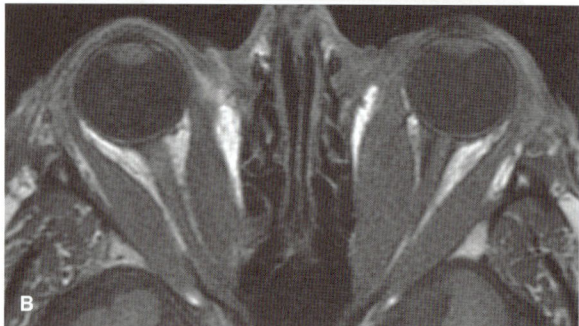

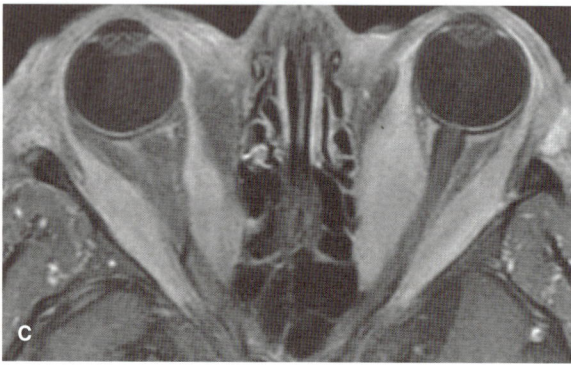

Figura 8.32 Oftalmopatia tireóidea. **A.** Ressonância magnética (RM) coronal, imagem ponderada em T1. **B.** RM axial, imagem ponderada em T1. **C.** RM, imagem ponderada em T1, com saturação de gordura, pós-gadolínio, através da parte média das órbitas. É identificado aumento acentuado do ventre de todos os músculos extraoculares, sobretudo dos músculos reto inferior e reto medial (*setas*), os mais frequentemente comprometidos nessa condição. A oftalmopatia tireóidea é a causa mais comum de proptose nos adultos. Hipertrofia muscular significativa pode resultar em compressão do ápice orbital e perda da visão.

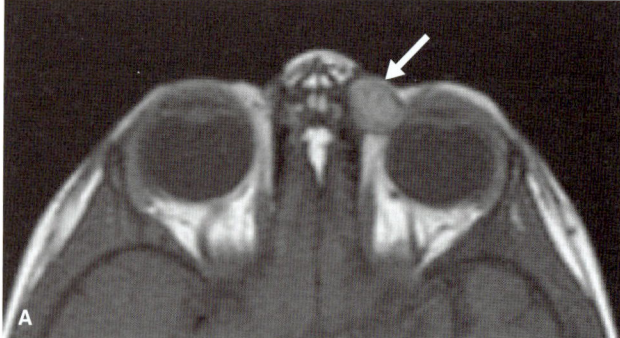

Imagem ponderada em T1

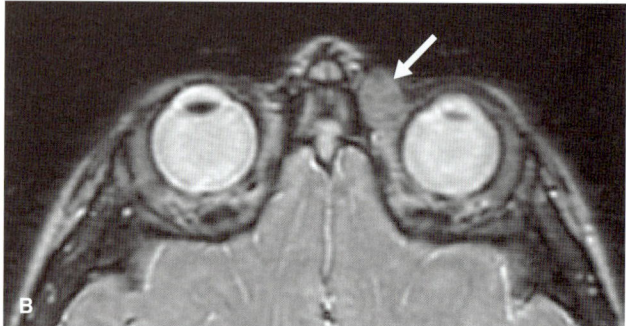

Imagem ponderada em T2, com saturação de gordura

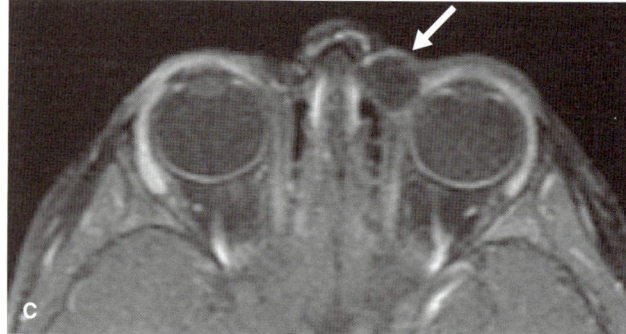

Imagem ponderada em T1, com saturação de gordura, pós-contraste

Figura 8.33 Dermoide orbitário. **A.** Ressonância magnética (RM) axial, imagem ponderada em T1. **B.** RM, imagem ponderada em T2, com saturação de gordura. **C.** RM, imagem ponderada em T1, com saturação de gordura, pós-gadolínio, através da região média das órbitas. Massa bem circunscrita (*seta*) é identificada no espaço pré-septal medial esquerdo. Essa lesão mostra sinal lipídico intrínseco que suprime com saturação de gordura, característica de dermoide.

primariamente da glândula lacrimal e são muito inespecíficas, mas podem ser divididas em tipos inflamatório (p. ex., sarcoidose, síndrome de Sjögren) e neoplásico. Neoplasias da glândula lacrimal incluem tumores epiteliais e linfoides. Tumores epiteliais das glândulas lacrimais incluem tumores benignos de celularidade mista ou carcinoma adenoide cístico, enquanto tumores linfoides incluem linfoma e pseudotumor. Embora nenhuma dessas lesões se acompanhe de achados específicos

nos exames de imagem, o cisto dermoide se acompanha de um achado característico – conteúdo lipídico (Figura 8.33).

Globo ocular. Várias lesões podem acometer o globo ocular, e, como sempre, a anamnese é crucial para o diagnóstico diferencial. No grupo etário pediátrico, o retinoblastoma é o processo maligno ocular primário mais frequente e se manifesta, caracteristicamente, como leucocoria (reflexo pupilar branco) e massa ocular calcificada (Figura 8.34). Outras condições são raras e incluem anormalidades do desenvolvimento (persistência do vítreo primário hiperplásico e doença de Coats), lesões retinianas adquiridas (retinopatia da prematuridade) e infecção (primariamente endoftalmite secundária a *Toxocara canis*). Embora a retinopatia da prematuridade e a persistência do vítreo primário hiperplásico sejam bilaterais, a doença de Coats e a toxocaríase são quase sempre unilaterais. No adulto, patologias oculares comuns incluem descolamento de retina e de coroide, melanoma uveal e metástases.

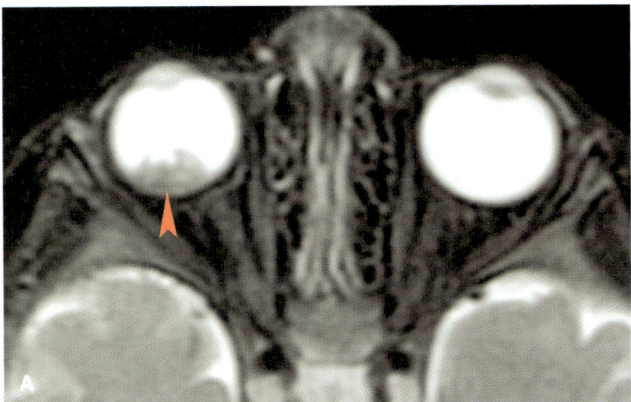
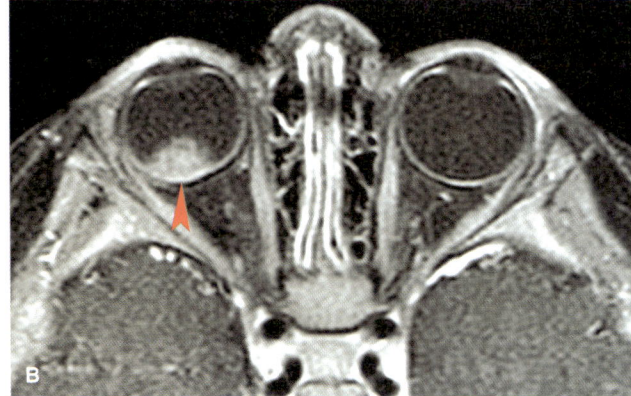

Figura 8.34 Retinoblastoma. O processo maligno ocular primário mais comum na infância é o retinoblastoma. Um lactente com 18 meses de idade apresentava leucocoria (reflexo pupilar branco). Ressonância magnética (RM) axial, imagem ponderada em T2, com saturação de gordura (**A**), e RM, imagem ponderada em T1, com saturação de gordura, pós-gadolínio (**B**) revelam massa ocular confinada ao globo ocular, sem extensão extraocular ou infiltração do nervo óptico (*pontas de seta* em **A** e **B**). RM e tomografia computadorizada (TC) são exames pré-operatórios importantes porque possibilitam caracterização acurada de toda a lesão.

Lesões congênitas

Nas crianças, as massas no pescoço tendem a ser benignas, incluindo lesões congênitas (cistos de ducto tireoglosso, cistos de fenda branquial e linfangiomas/higromas císticos) e inflamatórias. A lesão maligna mais frequente no grupo pediátrico é o linfoma, seguido por rabdomiossarcoma.

Cistos do ducto tireoglosso. Representam aproximadamente 90% das lesões congênitas no pescoço e, em geral, são encontrados em crianças, embora possam ocorrer em adultos. O ducto tireoglosso é uma estrutura tubular revestida por epitélio ao longo do qual migra a glândula tireoide primitiva que se origina do forame cego (na base da língua), estende-se anteriormente à membrana tíreo-hióidea e aos músculos infra-hióideos e termina no nível do istmo da tireoide. Normalmente, o ducto involui até a 8ª à 10ª semana de gestação. Como o ducto é revestido por epitélio secretor, qualquer parte do ducto tireoglosso que não involua pode dar origem a um cisto ou a uma fístula. Além disso, o tecido glandular tireóideo pode parar em qualquer ponto ao longo da trajetória do ducto tireoglosso, dando origem a tecido tireóideo ectópico. Setenta e cinco por cento dos cistos de ducto tireoglosso estão localizados na linha média, estando a maioria situada no nível do osso hioide (ou abaixo dele), na região da membrana tíreo-hióidea. Na verdade, os cistos do ducto tireoglosso são a massa de pescoço mais comum na linha média.

A cirurgia é o tratamento preferido para essas lesões, porque elas podem se tornar infectadas. Essas lesões tendem a recorrer se não forem plenamente ressecadas. Portanto, RM sagital é ideal para determinar a extensão da lesão antes da cirurgia. Na TC e na RM, essas lesões são massas císticas com uma borda periférica uniformemente fina, com septações ocasionais (Figura 8.35). As considerações do diagnóstico diferencial incluem linfonodo cervical anterior necrótico, veia jugular anterior trombosada, abscesso ou laringocele obstruída. Laringocele representa uma dilatação anormal do apêndice do ventrículo da laringe. O ventrículo da laringe separa as pregas vocais falsas e verdadeiras, terminando anteriormente em uma bolsa de fundo cego (apêndice). A laringocele se desenvolve como consequência de pressão intraglótica cronicamente elevada, como ocorre em músicos (instrumentos de sopro), sopradores de vidro ou pessoas que tossem muito. As laringoceles são classificadas como internas, externas ou mistas, de acordo com sua relação com a membrana tíreo-hióidea. Quando essas lesões são limitadas à laringe, são denominadas internas, mas, quando se projetam acima da cartilagem tireóidea e através da membrana tíreo-hióidea, são denominadas externas

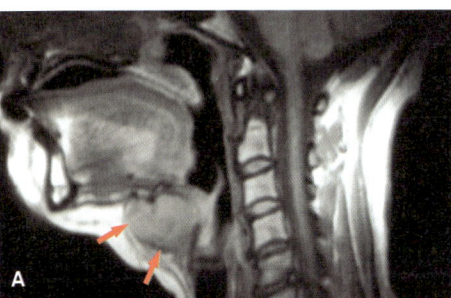
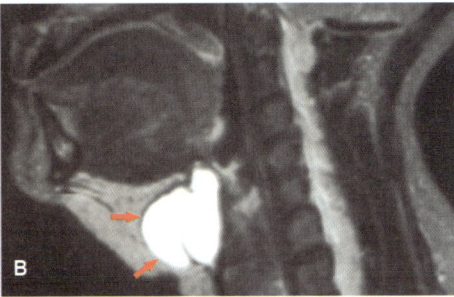
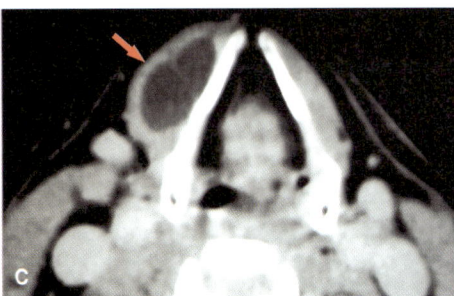

Figura 8.35 Cisto de ducto tireoglosso. A. Ressonância magnética (RM) sagital, imagem ponderada em T1. **B.** RM, imagem ponderada em T2. Massa cística multilobulada bem definida (*setas*) é observada sob a base da língua. Uma lesão cística nesse local é muito sugestiva de resquício do ducto tireoglosso. A aquisição de imagens no plano sagital é importante para definir a extensão craniocaudal da lesão. **C.** Tomografia computadorizada (TC) de outro paciente. O cisto de ducto tireoglosso (*seta*) está incorporado aos músculos infra-hióideos do pescoço. Embora sejam mais frequentes na linha média, em 25% dos casos são encontrados em outros locais. As considerações do diagnóstico diferencial incluem linfonodo cervical anterior necrótico, veia jugular anterior trombosada ou abscesso.

e, tipicamente, manifestam-se como massa na região lateral do pescoço, próximo ao osso hioide (Figura 8.36). Mais comuns, as laringoceles que têm partes dentro e fora da membrana tíreo-hióidea são denominadas mistas. As laringoceles sem um fator predisponente conhecido devem levantar a suspeita de uma neoplasia subjacente, obstruindo o ventrículo da laringe.

Cistos da fenda branquial.   As estruturas da face e do pescoço são derivadas do aparelho das fendas branquiais, que consistem em seis arcos branquiais. Pode ocorrer um cisto, um seio ou uma fístula da fenda branquial se não houver regressão dos resquícios da bolsa ou do seio cervical. Embora as anormalidades branquiais possam ser oriundas de qualquer uma das bolsas, a maioria (95%) provém da segunda fenda branquial, que começa na base da fossa tonsilar e se estende entre as artérias carótidas interna e externa. Assim, os cistos da segunda fenda branquial são tipicamente encontrados ao longo desse trajeto, anteriormente à parte média do músculo esternocleidomastóideo e lateralmente à veia jugular interna, no nível da bifurcação da artéria carótida. O quadro clínico habitual consiste em massa indolor no pescoço, ao longo da margem anterior do músculo esternocleidomastóideo, que surge durante as três primeiras décadas de vida. As dimensões dessas lesões tendem a variar com o passar do tempo, aumentando, com frequência, durante infecções das vias respiratórias superiores.

Os cistos da fenda branquial são prontamente identificados na TC e na RM como lesões císticas bem circunscritas. A espessura e a irregularidade da parede e o realce pelo contraste estão relacionados a infecções ativas ou prévias. Na RM, o sinal nas imagens ponderadas em T1 do cisto pode ser hipointenso ou hiperintenso (Figura 8.37). Essa variabilidade de sinal está relacionada ao conteúdo proteináceo do cisto, com o líquido simples aparecendo mais escuro nas imagens ponderadas em T1 e o conteúdo proteináceo resultando em encurtamento de T1, ou seja, sinal mais brilhante. As considerações do diagnóstico diferencial incluem linfonodos necróticos, abscessos, lesões neurais císticas e vasos trombosados.

Linfangiomas.   São malformações congênitas dos canais linfáticos. Essas lesões são benignas e não encapsuladas. Histologicamente, são classificadas como capilar, cavernoso ou cístico. Qualquer um desses tipos histológicos pode ser encontrado em determinada lesão; contudo, a preponderância de determinado tipo dita a classificação da lesão. Os linfangiomas capilares são compostos por canais linfáticos de paredes finas e do tamanho de capilares. Em contrapartida, linfangiomas cavernosos são constituídos por linfáticos moderadamente dilatados com adventícia fibrosa. Já os higromas císticos são canais linfáticos extremamente dilatados.

O sistema linfático se desenvolve a partir de sacos linfáticos embrionários primitivos que, por sua vez, derivam do sistema venoso. Se esses sacos linfáticos não se comunicarem com o sistema venoso, eles se dilatam ao acumular líquido linfático. Portanto, os linfangiomas representam sequestros dos sacos linfáticos embrionários primitivos. Se esse defeito for localizado, o resultado é um higroma cístico isolado. Todavia, defeitos extensos nessa comunicação linfovenosa são incompatíveis com a vida e resultam em hidropisia fetal. Várias síndromes de malformações congênitas ocorrem em associação com higromas císticos fetais, inclusive síndrome de Turner, síndrome alcoólica fetal, síndrome de Noonan e várias aneuploidias cromossômicas. A maioria dos linfangiomas se manifesta até os 2 anos de idade (90%), com 50% se manifestando por ocasião do nascimento. Essa manifestação precoce reflete o fato de que o período de maior desenvolvimento linfático ocorre nos primeiros 2 anos de vida.

Linfangiomas e higromas císticos são observados como massas compressíveis e indolores no pescoço que, se forem grandes o suficiente, podem ser transiluminadas. Essas lesões ocorrem, comumente, no trígono posterior do pescoço. Nos exames

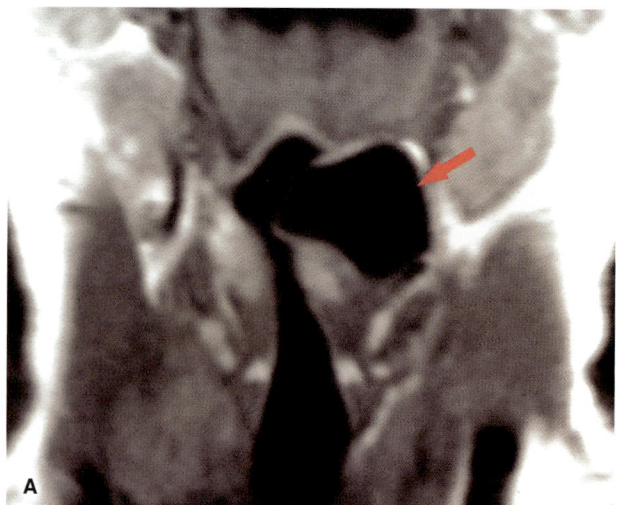

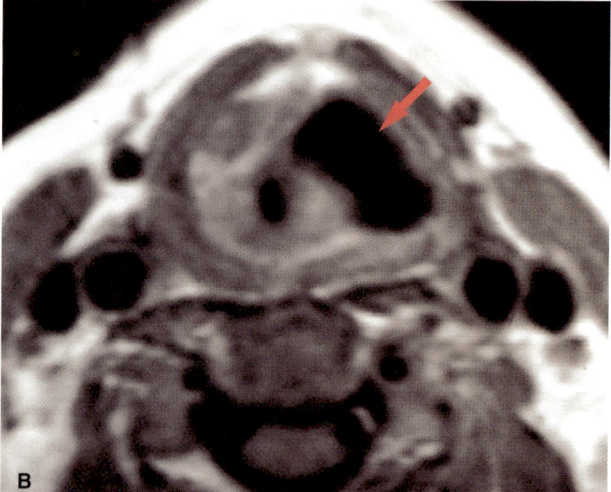

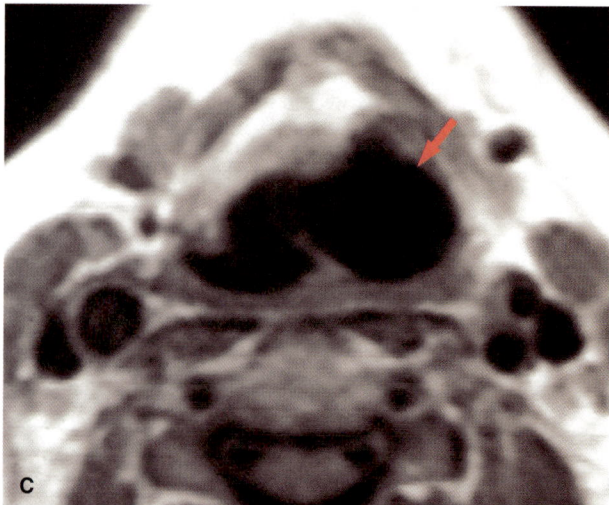

Figura 8.36 **Laringocele.** Um tocador de trompete procurou assistência por causa de discreta sensação de volume no lado esquerdo do pescoço. Ressonâncias magnéticas (RM) coronal (**A**) e axial (**B** e **C**), imagens ponderadas em T1, revelaram massa preenchida por ar (*setas*) associada à laringe – compatível com laringocele. Essas lesões podem estar preenchidas por líquido e ser confundidas com abscesso de pescoço ou cisto do ducto tireoglosso. As características diagnósticas da laringocele são sua comunicação com o ventrículo da laringe e sua localização profunda em relação aos músculos infra-hióideos. Em contrapartida, os cistos do ducto tireoglosso são superficiais ou integrados aos músculos infra-hióideos.

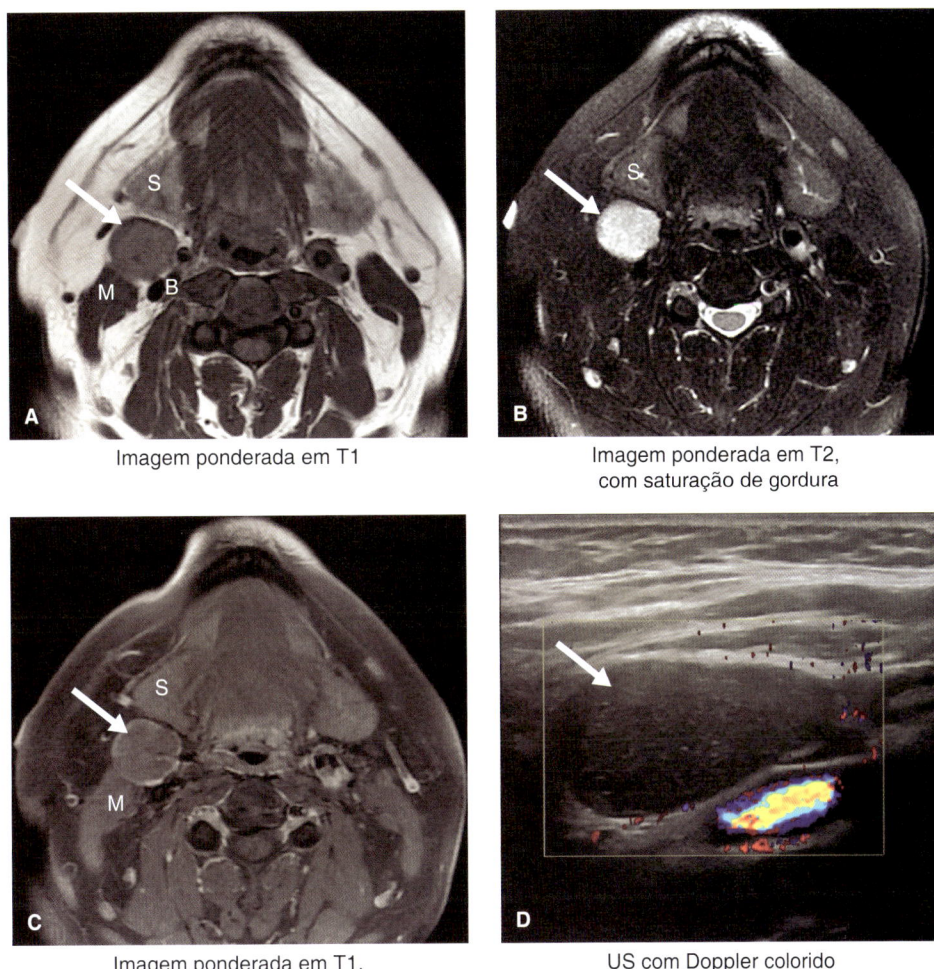

Imagem ponderada em T1

Imagem ponderada em T2, com saturação de gordura

Imagem ponderada em T1, com saturação de gordura, pós-contraste

US com Doppler colorido

Figura 8.37 Cisto de fenda branquial. Ressonância magnética (RM) axial, imagem ponderada em T1 (**A**), RM, imagem ponderada em T2, com saturação de gordura (**B**), RM, imagem ponderada em T1, com saturação de gordura, pós-contraste (**C**) e ultrassonografia com Doppler (**D**), todas obtidas através do assoalho da boca. Uma lesão arredondada e bem definida (*seta*) é vista anteriormente ao músculo esternocleidomastóideo (*M*), que está deslocado posteriormente. A glândula submandibular (*S*) está deslocada anteriormente. Essa lesão está no nível da bifurcação da artéria carótida (*B*), uma combinação característica de cisto da fenda branquial. Os cistos da fenda branquial apresentam sinal alto nas imagens ponderadas em T1 devido ao efeito de encurtamento de T1 pelo líquido proteináceo. As considerações do diagnóstico diferencial incluem adenopatia cervical necrótica, o que é especialmente verdadeiro nos adultos, nos quais é muito mais provável que massa no pescoço seja um processo maligno em vez de uma lesão congênita.

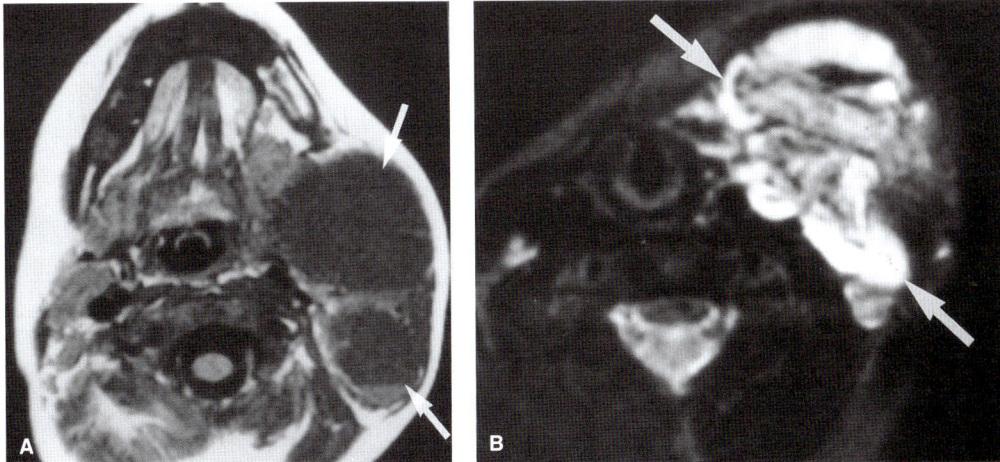

Figura 8.38 Higroma cístico. A. Ressonância magnética (RM) axial, imagem ponderada em T1 no nível do assoalho da boca. **B.** RM, imagem ponderada em T2, com saturação de gordura, no nível da laringe de um lactente com 2 meses de vida. Uma lesão multiloculada (*setas*) se estende nos tecidos moles da parte anterior do pescoço. A natureza da lesão de atravessar espaços e seu sinal heterogêneo em T2 são características de higroma cístico ou linfangioma.

de imagem, são massas císticas multiloculadas com septações (Figura 8.38); também apresentam propensão a hemorragia. Isso pode resultar em aumento agudo e substancial das dimensões da lesão. Nos exames de imagem, pode-se encontrar nível hidro-hemático ou sinal heterogêneo associado a produtos da degradação do sangue. Como essas lesões são facilmente compressíveis, tendem a não deslocar as estruturas adjacentes de tecidos moles, uma característica diferenciadora útil de outras lesões císticas, como linfonodos necróticos.

Leitura sugerida

Forghani R, Yu E, Levental M, Som PM, Curtin HD. Imaging evaluation of lymphadenopathy and patterns of lymph node spread in head and neck cancer. *Expert Rev Anticancer Ther* 2015;15(2):207–224.

Glastonbury CM, Harnsberger HR. *Specialty Imaging: Head & Neck Cancer: State of the Art Diagnosis, Staging, and Surveillance*. Salt Lake City, UT: Amirsys; 2012.

Hasso AN. *Diagnostic Imaging of the Head and Neck: MRI with CT & PET Correlations*. Lippincott Williams & Wilkins; 2012.

Koch BL, Hamilton BE, Hudgins PA, Harnsberger HR. *Diagnostic Imaging: Head and Neck*. 3rd ed. Elsevier; 2016.

Plaxton NA, Brandon DC, Corey AS, et al. Characteristics and limitations of FDG PET/CT for imaging of squamous cell carcinoma of the head and neck: a comprehensive review of anatomy, metastatic pathways, and image findings. *AJR Am J Roentgenol* 2015;205(5):W519–W531. https://www.ajronline.org/doi/abs/10.2214/AJR.14.12828

Som PM, Curtin HD, Mancuso AA. Imaging-based nodal classification for evaluation of neck metastatic adenopathy. *AJR Am J Roentgenol* 2000; 174(3): 837–844.

Widmann G, Henninger B, Kremser C, Jaschke W. MRI Sequences in head & neck radiology—state of the art. *Rofo* 2017;189(5):413–422. https://pdfs.semanticscholar.org/907b/ea334316fbf574ea0e74e476a0edce52b4ce.pdf

Yousem DM. *Head and Neck Imaging: Case Review Series*. 4th ed. Philadelphia, PA: Elsevier Saunders; 2014.

CAPÍTULO 9 ■ IMAGEM DA COLUNA VERTEBRAL

ERIK H. L. GAENSLER, DERK D. PURCELL E ALYSSA T. WATANABE

Este capítulo enfatiza especialmente as doenças da coluna vertebral, medula espinal, meninges e tecidos de partes moles paraespinais. A primeira seção está dividida em cinco subseções, que abordam inflamações, infecções, neoplasias, doenças vasculares e traumatismo. A segunda seção aborda especificamente degeneração dos discos intervertebrais e estenose do canal medular. O leitor deve consultar a seção "Doenças musculoesqueléticas" para ver a descrição dos tumores ósseos primários das vértebras (ver Capítulos 55 e 56) e a seção "Radiologia Pediátrica" para anomalias congênitas da coluna vertebral (ver Capítulo 66).

Síndromes clínicas comuns

As síndromes clínicas causadas por doenças degenerativas e por doenças de outras etiologias não degenerativas podem ser indistinguíveis. Pacientes com doenças da coluna vertebral têm dor localizada ou difusa, radiculopatia ou mielopatia. A dor nas costas localizada sem déficits neurológicos ou febre não caracteriza uma emergência e é epidêmica em nossa sociedade, com implicações enormes em termos de perda de produtividade. As causas mais comuns de dor lombar são problemas ortopédicos, inclusive distensões musculares e ligamentares, doenças das facetas articulares ou doença discogênica sem acometimento das raízes neurais. Contudo, as metástases vertebrais e as discites infecciosas também podem causar dor localizada nas costas. Como a doença degenerativa da coluna vertebral é muito mais comum que as patologias não degenerativas, estes processos patológicos podem passar inicialmente despercebidos e ter consequências desastrosas. Por essa razão, é fundamental obter uma história clínica detalhada, que avalie especificamente históricos de tumores malignos ou queixa atual de febre e calafrios, de forma a considerar a suspeita de um processo não degenerativo. Quando a história clínica e as alterações do exame físico são inespecíficas, como frequentemente ocorre, os exames de imagem tornam-se fundamentais ao diagnóstico.

Nos pacientes com sinais neurológicos referidos à medula espinal, a história clínica deve buscar distinguir entre as síndromes clínicas de mielopatia e as de radiculopatia, porque ambas têm elementos diferenciadores significativos, inclusive grau de urgência. A Tabela 9.1 resume as diferenças importantes entre radiculopatia e mielopatia.

Mielopatia. Resulta do acometimento da medula espinal propriamente dita por compressão mecânica, por lesões intrínsecas ou por processos inflamatórios agrupados inespecificamente como "mielites". Os sinais e sintomas clássicos são incontinências urinária e fecal, espasticidade, fraqueza e ataxia. Quando há compressão medular, o paciente pode apresentar um "nível" bem demarcado de acometimento motor ou sensorial da medula espinal, cuja determinação ajuda a focar os exames de imagem indicados. Contudo, a lesão pode estar localizada vários corpos vertebrais acima do que seria indicado pelo nível sensorial dermatômico aparente, especialmente na região torácica. Em muitos casos, a mielopatia evolui sem um nível sensorial bem demarcado, sendo necessário realizar um exame de triagem de toda a medula espinal, desde a junção cervicobulbar até o cone medular.

Assim como o encéfalo, a medula espinal tem poucos recursos de cicatrização. Na verdade, a medula espinal é menos tolerante aos processos destrutivos que o cérebro. Massa pequena (p. ex., um abscesso ou hematoma epidural de 2 cm) pode lesar irreversivelmente a medula espinal em vista do diâmetro diminuto do canal medular, resultando em paralisia irreversível. Outra massa do mesmo tamanho pode não causar quaisquer sinais e sintomas quando está localizada no crânio, relativamente volumoso. A "plasticidade" encefálica, pela qual o córtex restante pode assumir as funções das áreas danificadas por meio de uma rede complexa de neurônios redundantes, é uma propriedade bem conhecida, especialmente nos pacientes mais jovens. A medula espinal, que consiste basicamente em tratos axonais lineares longos, tem muito menos plasticidade. Depois de 24 horas de compressão aguda e grave da medula espinal, as chances de recuperação completa diminuem significativamente. Por essa razão, mielopatia aguda é uma emergência, e o radiologista deve fazer todos os esforços para facilitar a realização imediata do exame de imagem necessário.

Radiculopatia. É causada por compressão extrínseca ou irritação dos nervos espinais localizados dentro do canal medular, do recesso lateral, do forame neural ou ao longo do trajeto extraforaminal do nervo. Geralmente provocada por um efeito de massa, a lesão causa déficits sensoriais e/ou fraqueza de grupos musculares com distribuição dermatômica específica. Esses quadros neurológicos estão descritos em qualquer livro-texto de neurologia ou diagnóstico clínico, e é importante entendê-los. As causas mais comuns de radiculopatia são hérnias de disco, estenose do canal medular e, no nível da coluna cervical, osteófitos da articulação uncovertebral. Evidentemente, processos

TABELA 9.1 Mielopatia *versus* radiculopatia.

	■ MIELOPATIA	■ RADICULOPATIA
Causa	Doença da medula espinal	Doença dos nervos espinais
Processos patológicos típicos	Doença extramedular: compressão da medula espinal por massa epidural Estenose do canal medular cervical Doença intramedular: tumor, inflamação, MAV, FAVDE	Esporões osteofíticos (especialmente na coluna cervical) Hérnias de disco Estenose do canal medular lombar Tumores e processos inflamatórios extramedulares e paraespinais com acometimento das raízes neurais
Sinais neurológicos	Ataxia Incontinências urinária e fecal Sinal de Babinski	Fraqueza e redução dos reflexos de grupos musculares específicos; déficits sensoriais com distribuição dermatômica
Precisão da localização com base no exame clínico	Geralmente baixa; a lesão pode estar situada vários níveis acima do que se pensava	Geralmente muito alta
Urgência do exame de imagem (casos agudos)	Déficits altamente significativos podem ocorrer quando uma compressão grave da medula não é tratada por mais de 24 h	Atrasos do tratamento conservador por períodos curtos geralmente acarretam baixo risco
Técnica de exame de imagem preferível	Como método de triagem inicial, a RM é insubstituível	TC ainda é uma técnica excelente, especialmente com contraste intratecal, principalmente para avaliar a medula cervical

MAV, malformações arteriovenosas; FAVDE, fístulas arteriovenosas durais espinais; RM, ressonância magnética; TC, tomografia computadorizada.

infecciosos e malignos também acometem os nervos espinais, mas em geral são menos comuns. Ao contrário do sistema nervoso central (SNC), o sistema nervoso periférico consegue resistir aos processos lesivos e regenerar-se, razão pela qual os sinais e sintomas radiculares isolados – embora algumas vezes sejam extremamente dolorosos – raramente constituem uma emergência cirúrgica. Neoplasias malignas e processos infecciosos epidurais extensos podem causar quadros mistos de mielopatia e radiculopatia, e os pacientes devem ser submetidos a um exame de imagem com a mesma urgência que os portadores de uma síndrome medular isolada (mielopatia).

Técnicas de exame de imagem

Radiografias convencionais. No passado, a radiografia convencional da coluna vertebral era o primeiro exame realizado em qualquer avaliação vertebral, mas hoje não é recomendável por não ser lógico ou econômico. As radiografias simples ainda são úteis para excluir traumatismo da coluna vertebral e como triagem de outras lesões agudas e, assim como a radioscopia, são indispensáveis para a localização precisa da lesão no centro cirúrgico. As radiografias simples em flexão e extensão também ajudam a avaliar a estabilidade da coluna vertebral dos pacientes com espondilolistese.

Quando há doença de etiologia não degenerativa, o examinador deve atentar cuidadosamente para a integridade dos pedículos, por serem áreas comuns de metástases. Contudo, as radiografias simples não conseguem detectar alterações infiltrativas iniciais do espaço medular, que são demonstradas claramente nas imagens de ressonância magnética (RM).

Mielografia. Hoje em dia, a mielografia quase sempre é combinada com a tomografia computadorizada (TC). As indicações desse exame são para casos pós-operatórios complexos e para pacientes nos quais a RM seria contraindicada pela presença de dispositivos implantados incompatíveis. Os *contrastes iônicos estão absolutamente contraindicados na mielografia*, porque podem causar inflamação grave, crises convulsivas, aracnoidite e até mesmo levar a óbito. O radiologista sempre deve examinar pessoalmente o frasco de contraste que será utilizado e ele mesmo deve preencher a seringa!

A dose recomendada de contraste não iônico para os adultos depende da região a ser examinada, do tamanho do paciente e do diâmetro do saco tecal. Nessa faixa etária, uma regra conservadora e conveniente é não administrar mais que 3 g de iodo intratecal, o que corresponderia a 17 mℓ da solução com 180 mg/mℓ, ou 12,5 mℓ da preparação de 240 mg/mℓ ou 10 mℓ da solução de 300 mg/mℓ (as três concentrações padronizadas).

A mielografia começa com uma punção lombar com o paciente em pronação sob o foco de radioscopia. O local preferível da punção depende das manifestações clínicas e, em geral, é a região lombar média abaixo dos elementos posteriores de L2 ou L3. Esse nível de injeção evita a maioria das hérnias de disco e estenoses da medula espinal, que geralmente são mais graves nos níveis mais baixos e no cone medular, que, nos adultos, está localizado entre os espaços discais de T12/L1 e L1/L2. O médico deve ter o cuidado de introduzir a agulha perto da linha média para reduzir as chances de uma injeção extra-aracnóidea ou perfuração de um nervo emergente. O contraste deve ser injetado apenas depois de confirmar a drenagem espontânea de líquido cefalorraquidiano (LCR). Entre as complicações da introdução incorreta da agulha estão as injeções subdurais e as epidurais, cujos exemplos são bem documentados nos livros de neurorradiologia mais antigos e têm implicações médico-legais. Se o médico tiver dúvida de onde o contraste está sendo injetado, ele deve obter radiografias simples nas projeções frontal e lateral e examiná-las cuidadosamente. Quando houver suspeita de tumor ou infecção, ele deverá colher amostras adequadas de LCR para exames bioquímicos, culturas e citologia (se ainda não tiverem sido realizados). Nos casos rotineiros de doença degenerativa, o exame do LCR não se mostrou útil.

Punções do espaço intervertebral de C1-C2 raramente são necessárias e intrinsecamente mais perigosas que as punções lombares, em razão da lesão direta da medula ou porque pode haver uma alça de artéria cerebelar inferior posterior em posição mais baixa que o habitual. Essas punções são realizadas mais facilmente com radioscopia em projeção lateral, quando o médico introduz a agulha no terço posterior do canal medular entre os elementos posteriores de C1 e C2. As indicações clássicas incluem bloqueios distais conhecidos ou necessidade por opacificação densa do canal medular dos segmentos cervical e torácico alto da medula espinal nas radiografias simples. Hoje em dia, uma das raras indicações adequadas para uma punção de C1-C2 seria obstrução completa do canal medular na região torácica média demonstrada nas imagens de mielografia lombar, com necessidade de definir a extensão proximal do bloqueio – em um paciente com marca-passo impedindo a realização de uma RM. Nos pacientes sem marca-passo, a RM seria o exame preferível (apesar de, hoje em dia, alguns marca-passos serem compatíveis). Essa modalidade de exame é muito mais rápida, confortável e especialmente mais segura para o paciente. Mesmo quando não há complicações técnicas associadas à mielografia, os pacientes com obstrução do canal medular podem ter agravação do quadro clínico com as oscilações sutis

de volume-pressão associadas inevitavelmente à introdução de uma agulha no espaço subaracnóideo – uma síndrome conhecida como "conificação medular". A Figura 9.1 ilustra as diversas etapas da avaliação de um bloqueio do canal medular por mielografia com radiografias simples seguida por TC. Compare com a simplicidade e o requinte da RM utilizada em um caso semelhante na Figura 9.12. Nos pacientes oncológicos, a RM tem o benefício adicional de permitir a avaliação precisa do espaço medular – não exequível por meio da TC.

As lesões que ocupam espaço no canal medular são classificadas com base em sua localização como intramedulares,

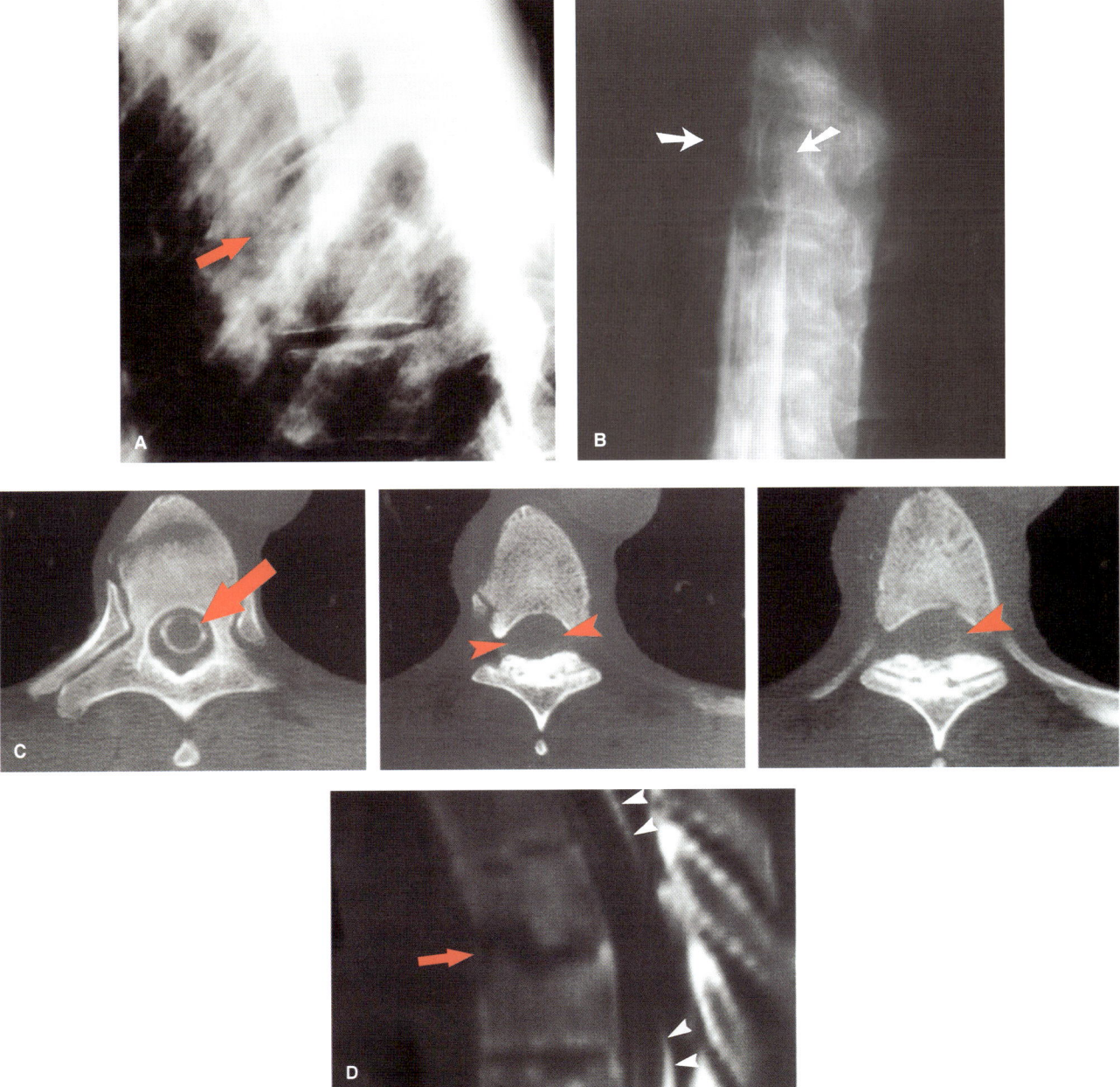

Figura 9.1 Compressão medular aguda demonstrada por meio de uma "técnica antiga". Esse paciente de meia-idade com mielopatia aguda e dorsalgia na região torácica média foi avaliado por mielografia, porque tinha um marca-passo que impedia a realização de ressonância magnética (RM). **A.** A radiografia na incidência obtida no setor de emergência mostrou fratura com compressão de uma vértebra da região torácica média (*seta*). **B.** A mielografia lombar demonstrou bloqueio completo do contraste nas vértebras torácicas médias (*setas*). Em seguida, um aparelho de radioscopia portátil com braço em "C" precisou ser usado para realizar uma punção entre C1-C2 para realizar mielografia dos segmentos cervical e torácico alto (não mostrado). **C.** As imagens de mielografia por TC da coluna torácica alta demonstraram afinamento progressivo do espaço subaracnóideo (*seta*), que estava totalmente obstruído no nível do bloqueio (*pontas de setas*). **D.** A reconstrução no plano sagital permitiu avaliar todo o processo em uma única imagem, que demonstrou compressão medular centrada em torno de um espaço discal anormal (*seta*) – um quadro compatível com infecção confirmada durante a laminectomia subsequente. Observe que havia afinamento progressivo do espaço subaracnóideo (*pontas de setas*).

intradurais-extramedulares e extradurais. Essa classificação originou-se da mielografia, mas também se aplica bem à TC e RM, e é fundamental ao diagnóstico diferencial preciso. As lesões intramedulares estão localizadas dentro da medula espinal propriamente dita. Por definição, as lesões extramedulares estão situadas fora da medula, mas podem ser intradurais ou extradurais. Na Tabela 9.2, o leitor pode ver um resumo do aspecto radiológico e do diagnóstico diferencial de cada uma das localizações da lesão.

TC e RM. A TC foi substituída em grande parte pela RM como exame de triagem mais utilizado na avaliação da coluna vertebral, exceto quando há traumatismo agudo. A mielografia com TC em dose baixa ainda é útil nos casos em que há

necessidade de definir com precisão os limites do saco tecal ou das coberturas das raízes neurais, incluindo os casos pós-operatórios complexos, conforme está descrito na seção "Doenças degenerativas da coluna vertebral" ao fim deste capítulo. Os elementos fundamentais ao sucesso da RM são contraste mais nítido dos tecidos de partes moles (incluindo a possibilidade de avaliar a medula óssea), recursos multiplanares, não invasividade e sensibilidade alta do contraste com gadolínio.

As técnicas de RM da coluna vertebral estão em processo contínuo de aperfeiçoamento e, com a ampla variedade de sistemas de imageamento disponíveis, faz pouco sentido recomendar protocolos específicos em um livro-texto geral como este.

TABELA 9.2 Diagnóstico diferencial das lesões medulares de acordo com a localização.

LOCALIZAÇÃO E ASPECTO RADIOLÓGICO

A. INTRADURAL   INTRAMEDULAR

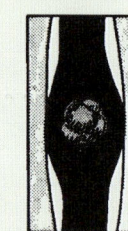
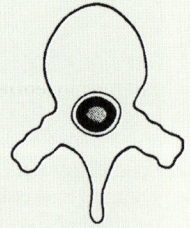

AP   Perfil   Axial

A medula parece estar alargada em todas as incidências. O espaço de LCR parece estar afinado em todos os lados e em todas as incidências.

DIAGNÓSTICO DIFERENCIAL

Ependimoma
Astrocitoma
Hemangioblastoma
Lipoma/(epi)dermoide
Hidrossiringomielia
MAV intramedular
Localização rara: metástase/abscesso

B. INTRADURAL   EXTRAMEDULAR

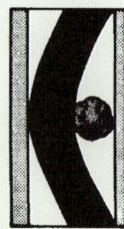
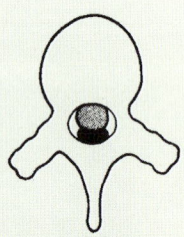

AP   Perfil   Axial

O contraste/LCR forma ângulos agudos com a massa (que pode ter uma inserção dural – "mármore sobre tapete"). Isso resulta na formação de um "menisco" em torno de massa e uma coluna de contraste alargada entre a medula e a massa de um lado, com afinamento da coluna de LCR do outro.

DIAGNÓSTICO DIFERENCIAL

Meningioma
Schwannoma/neurinoma
Neurofibroma
Hemangiopericitoma
Lipoma/(epi)dermoide
Cisto/aderência aracnóidea
Metástases leptomeníngeas (*drop metastases*)
Veias (MAV extramedular)

C. EXTRADURAL

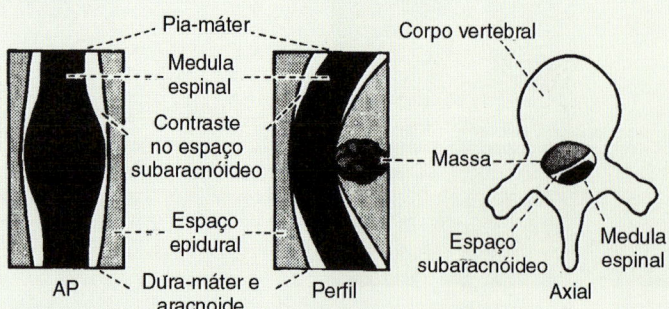

Pia-máter
Medula espinal
Contraste no espaço subaracnóideo
Espaço epidural
Dura-máter e aracnoide
AP

Corpo vertebral
Massa
Espaço subaracnóideo
Medula espinal
Perfil   Axial

A dura-máter e o saco dural são deslocados simultaneamente para longe da massa. Os ângulos do LCR em torno da massa são obtusos com aspecto de "mármore sobre tapete". A medula pode estar alargada em um plano em consequência da pressão exercida pela massa, com coluna de contraste afinada nos dois lados da medula.

DIAGNÓSTICO DIFERENCIAL

Doença degenerativa
  Hérnia de disco
  Cisto sinovial
  Osteófito
  Pannus reumatoide
Doença não degenerativa
  Metástase
  Abscesso
  Hematoma
  Expansão ou invasão por tumor primário
  Lipomatose epidural

AP, anteroposterior; MAV, malformação arteriovenosa. (Adaptada, com autorização, de Latchaw RE, ed. *MR and CT of Head, Neck, and Spine*, 2nd ed. St. Louis, MO: Mosby, 1991.)

O uso de gadolínio é essencial à avaliação de infecções e metástases intratecais, mas pode obscurecer metástases vertebrais, porque as torna isointensas com a gordura da medula óssea circundante. Além disso, esse contraste dificulta a avaliação de sangramento nas imagens obtidas depois de sua administração. Para evitar esses últimos dois inconvenientes, é necessário sempre obter uma imagem ponderada em T1 antes de administrar o contraste.

As imagens ponderadas em difusão (DWI) podem ajudar a diferenciar entre metástases nos corpos vertebrais e fraturas com compressão, porque as áreas de tumor demonstram restrição à difusão em comparação com as zonas de fraturas (ver Figura 9.10, mais adiante). As técnicas de difusão, perfusão e espectroscopia são promissoras na avaliação da doença intramedular, porque a medula espinal é um "cérebro" em miniatura. Contudo, estudos realizados nessa área têm obtido resultados inferiores aos do cérebro por duas razões: o tamanho reduzido da medula espinal, que torna mais difícil a exploração por RM, e as lesões intramedulares, que são mais raras que as lesões encefálicas. Os acidentes vasculares da medula espinal também produzem restrição à difusão. As imagens por tensor de difusão são promissoras para avaliar os tratos axonais longos da medula espinal em doenças como esclerose múltipla (EM).

Angiografia medular. É tecnicamente difícil, perigosa quando realizada por profissionais não treinados e difícil de interpretar. Na medula, não há um "polígono de Willis" bem demonstrável que permita a circulação colateral de várias fontes, embora existam algumas arcadas vasculares intercomunicantes variáveis. Por essa razão, as complicações causadas pelo cateter podem ter consequências trágicas. Existem livros excelentes sobre angiografia medular, mas esse procedimento é do campo dos neurorradiologistas intervencionistas, que podem diagnosticar e frequentemente tratar malformações arteriovenosas (MAV) medulares – indicação principal da angiografia medular. Hoje em dia, a angiotomografia computadorizada (ATC) e a angiorressonância magnética (ARM) demonstram a irrigação sanguínea da medula espinal com sucesso crescente (ver Figuras 9.34 a 9.37, mais adiante).

Cintigrafia óssea. É singular em sua capacidade de explorar todo o esqueleto para demonstrar metástases localizadas. Essa técnica é altamente sensível, mas muito inespecífica, porque processos degenerativos e não degenerativos mostram captação aumentada. Quando os pacientes são referenciados para fazer RM, é fundamental que o radiologista esteja ciente dos resultados da cintigrafia óssea, de forma a definir o protocolo adequado para o exame subsequente. A cintigrafia óssea e a tomografia por emissão de pósitrons (PET) estão descritas com mais detalhes nos capítulos sobre medicina nuclear.

Inflamação

As doenças inflamatórias podem causar mielopatia, principalmente por acometimento direto da medula espinal. O mecanismo patogênico de algumas dessas doenças não está totalmente esclarecido e, algumas vezes, são agrupadas sob o termo "mielite", sendo divididas em focal ou difusa. Quando as manifestações clínicas e patológicas indicam determinado nível medular bem definido, pode-se utilizar o termo "mielite transversa". Na verdade, ela não é uma doença específica, mas um tipo de acometimento patológico, e poucos concordam sobre o que exatamente deve ser agrupado sob esse termo genérico. Em minha opinião, é melhor descrever detalhadamente os resultados dos exames de imagem e sugerir um diagnóstico diferencial, em vez de incluir termos inespecíficos nos laudos de RM.

Esclerose múltipla (EM). É a doença "inflamatória" mais comum da medula espinal e certamente a causa mais frequente

das lesões intramedulares demonstradas por RM. O Capítulo 7 descreve com detalhes a epidemiologia e a fisiopatologia da doença. A EM do encéfalo e da medula espinal é semelhante no que diz respeito ao perfil dos pacientes, cujas manifestações principais são déficits neurológicos múltiplos com progressão no tempo e no espaço. Embora os exames de imagem possam ser úteis, o diagnóstico está baseado fundamentalmente nas manifestações clínicas. Quando há predomínio da EM na medula espinal, ela tende a mostrar evolução clínica progressiva, em contraste com o padrão de recidivas/remissões mais características do acometimento encefálico. Alguns pacientes com EM têm quadros clínicos mistos, com acometimento simultâneo do cérebro e da medula espinal. Menos de 20% dos casos estão limitados à medula, e dois terços das lesões medulares da EM estão localizadas na região cervical.

Os melhores protocolos de triagem incluem imagens sagitais ponderadas em T2 ou sequências de recuperação de inversão, nas quais as placas da EM aparecem como áreas com sinais de intensidade aumentada. Assim como ocorre no cérebro, o realce pelo meio de contraste das placas desmielinizantes correlaciona-se com a atividade das lesões agudas (Figura 9.2). Como a substância branca está localizada "perifericamente" na medula espinal, as placas da EM tendem a ser periféricas. Pode ser difícil diferenciar entre uma placa solitária e um tumor glial, ainda que – nos casos típicos – as placas da EM estejam distribuídas pelo comprimento de menos de dois segmentos vertebrais e acometam menos que a metade da área transversal da medula. Quando aparece uma lesão intramedular "brilhante" misteriosa na imagem ponderada em T2 (T2WI), como se observa na Figura 9.2, o próximo passo seria obter uma RM do encéfalo em busca de outras placas coexistentes de EM. O encéfalo e a medula espinal são compostos de tecidos dos mesmos tipos, interligados fisicamente, e têm o mesmo LCR circulante. Uma boa regra geral é lembrar que, quando um paciente tem qualquer processo medular difuso – seja intramedular, seja leptomeníngeo –, deve-se examinar os "andares superiores", porque o mesmo processo também pode ter acometido o encéfalo e suas coberturas.

A doença de Devic, ou neuromielite óptica (NMO), é um distúrbio autoimune que afeta a medula espinal e os nervos ópticos. As lesões da medula são maiores que as placas de EM, e o encéfalo geralmente não é acometido. Hoje em dia, existe

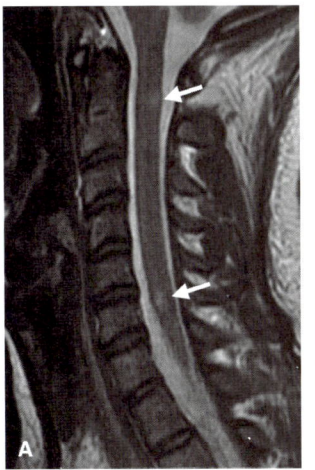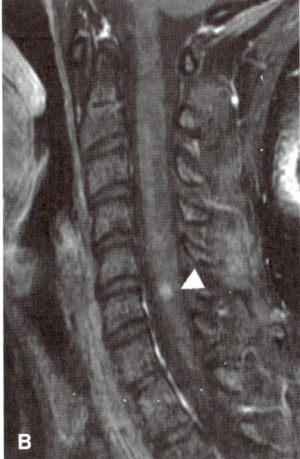

Figura 9.2 Esclerose múltipla. Imagens sagitais ponderada em T2 (**A**) e pós-contraste ponderada em T1, com saturação de gordura (**B**). As imagens sagitais demonstraram várias placas de desmielinização focal (*setas*) na medula cervical. Observe que a lesão localizada em C6 (*ponta de seta*) teve realce, sugerindo inflamação/desmielinização em atividade. A multiplicidade das lesões medulares (também havia outras lesões no cérebro) ajudou a excluir do diagnóstico diferencial uma neoplasia primária da medula espinal.

um teste específico para detectar o anticorpo IgG da NMO, cujo alvo é a proteína aquaporina 4 dos astrócitos. O tratamento é diferente do recomendado para EM, e a possibilidade de NMO deve ser mencionada nos casos de mielite aguda com neurite óptica.

Lúpus eritematoso. Outras doenças inflamatórias do SNC afetam o encéfalo e a medula espinal. O lúpus eritematoso sistêmico (LES) é um exemplo clássico, no qual a arterite necrosante causa isquemia e destruição da medula espinal. Anticorpos também podem lesar diretamente os elementos neuronais. A medula espinal mostra áreas difusas com sinais de intensidade aumentada e edema medular nas imagens ponderadas em T2. As "lesões" do LES têm bordas menos demarcadas que as placas bem delimitadas da EM e podem afetar a medula ao longo de quatro a cinco segmentos de corpos vertebrais. Por meio de imagens de RM, é possível demonstrar melhora drástica das lesões do lúpus medular depois do tratamento com corticosteroides. Por outro lado, as placas numerosas de EM representam áreas de destruição focal da mielina e, embora os sintomas melhorem com o uso de corticosteroides, as anormalidades evidenciadas nas imagens de RM podem mostrar melhora menos acentuada.

Artrite reumatoide (AR). Trata-se de outra doença do colágeno que pode afetar a medula espinal, embora os mecanismos patogênicos sejam diferentes. A alteração inflamatória focal conhecida como *pannus* destrói o ligamento transverso da vértebra C1, permitindo que o processo odontoide de C2 deslize para trás em relação à vértebra C1, o que acarreta compressão da medula, principalmente durante a flexão (Figura 9.3). Por essa razão, o déficit neurológico associado à AR é atribuído à instabilidade atlantoáxial (A-A) – em vez de uma lesão intramedular primária – que, com o transcorrer do tempo, causa mielomalacia. Dos pacientes com AR, 60% têm anormalidades da coluna cervical e 5% apresentam instabilidade A-A inequívoca. Nos casos típicos, os pacientes com AR vertebral têm acometimento das mãos e de outras partes do corpo. Esse dado é um elemento diferenciador útil, porque massa de tecidos moles na articulação de C1-C2, com instabilidade, não significa necessariamente AR. Um pseudotumor fibroso pode aparecer no local de um *os odontoideum* (uma anomalia na qual a ponta do processo odontoide é dividida por uma grande lacuna

transversal), em resposta a qualquer instabilidade crônica da anatomia vertebral, inclusive uma fratura não consolidada do processo odontoide tipo I.

Espondilite anquilosante (EA). Essa doença causa o aspecto clássico de "coluna de bambu", em consequência da interligação extensiva dos sindesmófitos de vários corpos vertebrais. Sem a flexibilidade dos espaços discais, a coluna vertebral rígida do paciente com EA fica sujeita a fraturas (*seta*), mesmo depois de um traumatismo leve (Figura 9.4).

Infecções virais agudas. Estão associadas à mielite por alguns mecanismos, seja por efeitos diretos, seja por alterações inflamatórias autoimunes. O herpes-vírus-zóster é imperceptível nos exames de imagem quando está em fase de latência, mas existem relatos de edema e realce pelo meio de contraste na medula espinal durante os episódios agudos de herpes-zóster, aparecendo nos níveis medulares correspondentes à distribuição dermatômica das lesões. O vírus do sarampo causa uma reação autoimune, que pode provocar danos à medula espinal; esta condição foi estudada experimentalmente como um modelo de EM e é conhecida como pan-encefalite esclerosante subaguda. Encefalomielite disseminada aguda (ADEM) é uma síndrome pós-viral monofásica, que também afeta a medula espinal, conforme sugere o termo "encefalomielite" (ver Capítulo 7).

Nos casos típicos, os pacientes com mielite viral aguda têm febre alta de início súbito, seguida de 4 semanas de desenvolvimento rápido de déficits motores, sensoriais e geralmente autonômicos, algumas vezes referenciáveis a determinado nível da medula espinal. Nesses casos, as anormalidades detectadas nos exames de imagem incluem uma área focal de edema medular, com sinais de hiperintensidade em T2, que demonstram realce variável pelo meio de contraste. É difícil não fazer comparações com a síndrome de Guillain-Barré, também conhecida como polirradiculoneuropatia inflamatória aguda – infelizmente, o termo moderno é mais difícil de memorizar que o epônimo clássico! Independentemente do termo utilizado, os pacientes têm fraqueza motora ascendente progressiva, que afeta mais um membro que outro, mas acomete os nervos periféricos em vez da medula espinal. A síndrome de Guillain-Barré foi descrita (muito raramente!) depois da aplicação de vacinas e sua evolução

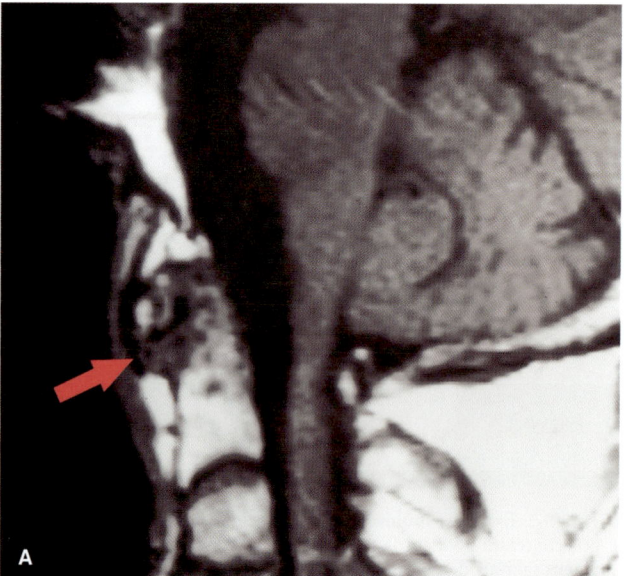
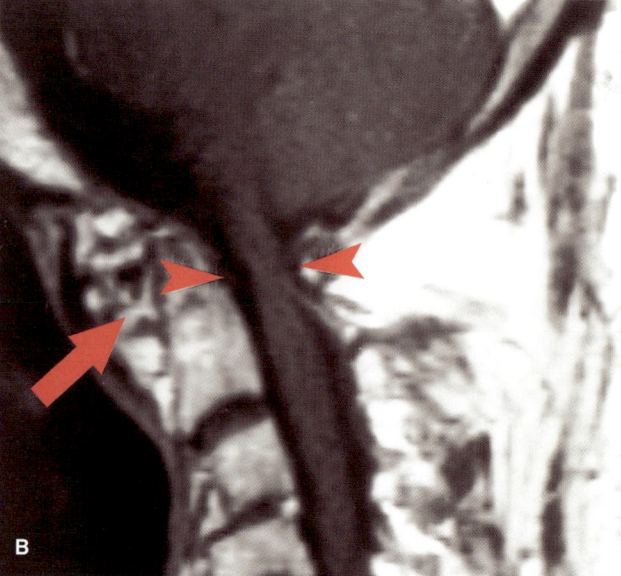

Figura 9.3 Artrite reumatoide. A. Este paciente idoso tinha mielopatia causada pela instabilidade atlantoaxial secundária à formação de *pannus* (*seta*), que havia destruído o ligamento transverso da vértebra C1. Na posição de extensão, não havia compressão medular. **B.** Na posição de flexão, o processo odontoide exercia discreto efeito compressivo na medula (*pontas de setas*). O *pannus* desse paciente apresentava nítido realce pelo meio de contraste (*seta*).

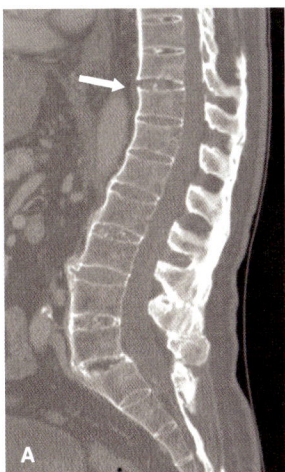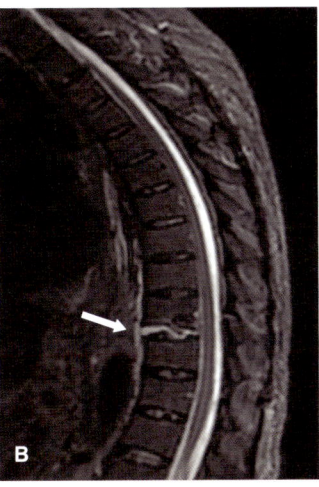

Figura 9.4 Espondilite anquilosante (EA) com pseudoartrose. A. A reconstrução da TC no plano sagital demonstrou o aspecto clássico da "coluna de bambu" da EA, que é atribuído à interligação extensiva dos sindesmófitos ao longo de vários corpos vertebrais. Sem a flexibilidade dos espaços discais, a coluna vertebral muito rígida do paciente com EA está sujeita a fraturas dos sindesmófitos (*seta*), mesmo depois de um traumatismo leve. **B.** A imagem sagital de RM ponderada em T2 (T2WI) centrada na região torácica demonstrou edema em um foco de fratura (*seta*). As fraturas da EA podem estar associadas a instabilidade e, algumas vezes, a hematomas epidurais que podem causar paralisia. Por essa razão, recomenda-se adotar um nível alto de suspeita nos pacientes com EA e dor lombar pós-traumática.

independentemente se afetam as leptomeninges cerebrais ou as espinais. Neurossarcoidose é um exemplo clássico, no qual pode haver formação de nódulos granulomatosos difusos nas leptomeninges que, nos casos típicos, mostram realce pelo meio de contraste (Figura 9.6). Esse aspecto é semelhante às meningites carcinomatosa (ver Figura 9.27, mais adiante) e micobacteriana e sua diferenciação deve ser realizada com base nas manifestações clínicas. A sarcoidose também pode apresentar alterações granulomatosas intramedulares ou mesmo dos corpos vertebrais.

Aracnoidite. As causas mais comuns de aracnoidite são iatrogênicas, inclusive inflamações depois de procedimentos cirúrgicos da coluna vertebral, anestesia espinal ou procedimentos de "injeção" vertebral (p. ex., bloqueios de nervos epidurais). Nos pacientes com aracnoidite, as raízes neurais lombares, que normalmente são livres, ficam aderidas umas às outras ou à parede periférica do saco tecal.

Mielite pós-irradiação. É semelhante à lesão cerebral causada por irradiação (ver Capítulo 5). O pico de incidência ocorre aproximadamente entre 6 e 12 meses depois do tratamento inicial e as áreas afetadas demonstram aumento da intensidade de sinal nas imagens ponderadas em T2, com realce variável pelo meio de contraste. Na coluna vertebral, a medula eritropoética normal é destruída e substituída por medula gordurosa, tornando as vértebras mais brilhantes nas imagens ponderadas em T1 (ver Figura 9.28, mais adiante). Nas crianças em fase de crescimento, as vértebras podem parar de crescer em razão da lesão das epífises, induzida pela radiação (Figura 9.7).

A lista restante de doenças "inflamatórias" da medula espinal é longa e corresponde às possibilidades diagnósticas referidas ao encéfalo. Quimioterapia e outras toxinas, radioterapia, doenças metabólicas, queimaduras elétricas e exposição a relâmpagos são fatores físicos que podem causar danos à medula. Grande parte da lesão associada ao traumatismo raquimedular não é atribuída às forças mecânicas, mas à reação inflamatória subsequente. Embora não sejam estritamente inflamatórias, as deficiências de vitamina B_{12} e folato podem causar degeneração dos funículos posteriores da medula.

estende-se por 4 semanas no máximo. Em geral, há realce pelo meio de contaste dos nervos espinais na RM (Figura 9.5). Essa anormalidade é inespecífica e pode ser encontrada em infecções e neoplasias que acometem os canais de LCR e, algumas vezes, também nos pacientes com doença discal.

Neurossarcoidose. As doenças inflamatórias que acometem a pia-máter e a aracnoide têm diagnóstico diferencial semelhante,

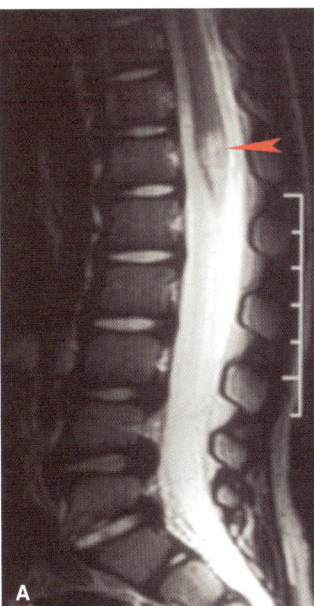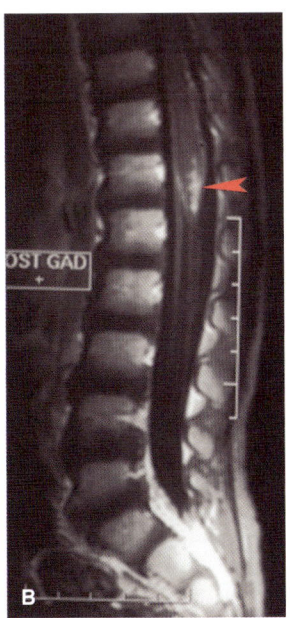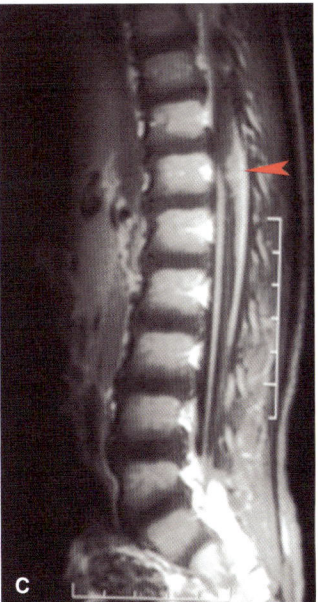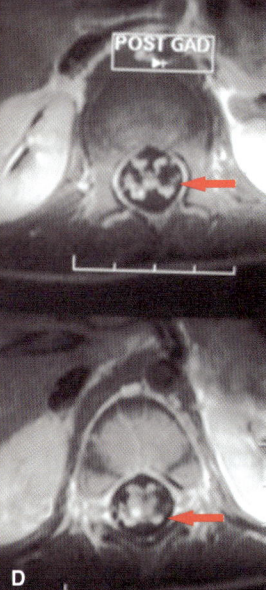

Figura 9.5 Síndrome de Guillain-Barré, ou polirradiculoneuropatia desmielinizante inflamatória aguda. Este menino de 3 anos, que já tinha controle dos esfíncteres, apresentou ataxia aguda e perda do controle da urina depois de uma doença diarreica. **A.** A imagem ponderada em T2 demonstrou edema (*ponta de seta*) do cone medular. As imagens sagitais (**B, C**) e axial (**D**) pós-contraste ponderadas em T1 mostraram realce acentuado do cone medular (*pontas de setas*) e dos nervos espinais (*setas*). O paciente recuperou-se por completo dentro de 6 a 8 semanas.

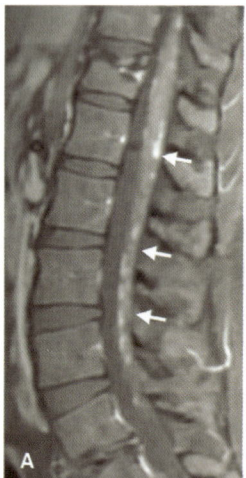
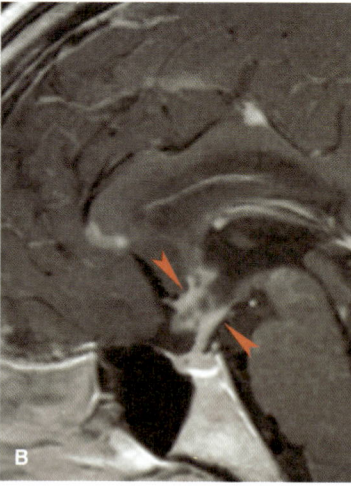

Figura 9.6 Neurossarcoidose. A. O realce nodular pelo meio de contraste é evidenciado ao longo do cone medular e das raízes neurais da cauda equina (*setas*). **B.** Uma imagem obtida simultaneamente do cérebro demonstrou realce no hipotálamo e haste hipofisária (*pontas de setas*). A morfologia e a distribuição das lesões eram típicas de neurossarcoidose.

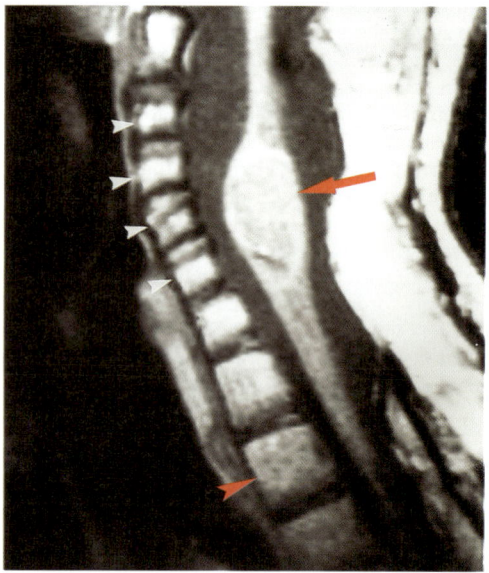

Figura 9.7 Efeito da radiação (radioterapia). Esta criança foi submetida a laminectomia e irradiação para tratar um astrocitoma intramedular (*seta*). As vértebras situadas no campo irradiado (*pontas de setas brancas*) parecem pequenas em comparação com as que estavam fora do campo (*ponta de seta vermelha*). As placas epifisárias das vértebras, assim como qualquer outro tecido em proliferação rápida, são altamente sensíveis à lesão causada por radiação e tiveram atraso do crescimento. Observe também o aspecto "brilhante" das vértebras cervicais depois da radioterapia, nas quais a medula hematopoética foi substituída por gordura, pelo efeito da radiação.

Infecção

As infecções que acometem a coluna vertebral podem ser classificadas com base em duas abordagens úteis: no agente etiológico ou na localização anatômica das lesões. Algumas infecções (p. ex., meningite piogênica pediátrica) causam quadros clínicos tão dramáticos que há pouca indicação para realizar exames de imagem; nesses casos, a punção lombar realizada em caráter de emergência e a análise do LCR são fundamentais para a confirmação do diagnóstico. Outros processos (p. ex., osteomielite fúngica do paciente oncológico imunossuprimido)

podem ser difíceis de diferenciar da infiltração metastática ou da fratura com compressão. A interpretação de um corpo vertebral patológico é um desafio constante, e a Tabela 9.3 descreve algumas "regras de memorização" dispersas ao longo de todo este capítulo.

Infecções piogênicas

Staphylococcus aureus é o agente etiológico mais comum das infecções vertebrais em adultos; em seguida, os microrganismos mais frequentes são bactérias gram-negativas, principalmente *Escherichia coli*, *Pseudomonas* e *Klebsiella*. *Salmonella* está associada à doença falciforme. Na maioria dos casos, as vértebras são afetadas por disseminação hematogênica, resultando em osteomielite que depois se espalha para o espaço discal e o corpo vertebral adjacente. Os microrganismos são disseminados por via arterial, embora algumas bactérias possam chegar aos segmentos vertebrais inferiores por meio do plexo venoso de Batson. As exceções são crianças com trajetos fistulosos ou pacientes em pós-operatório imediato, nos quais exista um acesso direto para a disseminação da infecção.

Osteomielite/discite. Nos adultos, os próprios discos intervertebrais têm irrigação sanguínea relativamente escassa, de forma que não é comum ocorrer infecção primária. Contudo, nas crianças, as artérias penetram no disco em crescimento e permitem acesso às infecções primárias hematogênicas. Depois que essas artérias involuem, a estrutura vertebral afetada mais comumente pela "implantação" é o corpo da vértebra, especialmente perto dos platôs vertebrais, que têm irrigação sanguínea mais abundante. Em seguida, a osteomielite vertebral avança (Figura 9.8), com perda do sinal medular nas imagens ponderadas em T1 e irregularidade dos platôs vertebrais.

À medida que a infecção piogênica atravessa o platô vertebral e entra no disco intervertebral, o paciente desenvolve discite, com infecção inevitável do corpo vertebral adjacente, acarretando um complexo de osteomielite/discite, que também é conhecido como "espondilodiscite piogênica" (Figura 9.9). Esse padrão é sugestivo de infecção, mas não é comum em neoplasias malignas (ver Tabela 9.3). Contudo, pode ser difícil diferenciar entre alterações degenerativas da placa terminal e uma infecção inicial. Alguns autores sugeriram o "sinal da garra" nas imagens ponderadas por difusão como elemento diferenciador útil (Figura 9.10).

Abscesso epidural. Muitas infecções epidurais não formam coleções "líquidas" bem encapsuladas, que nós geralmente associamos aos abscessos desenvolvidos em qualquer parte do corpo, e, tecnicamente, são mais bem referidas como "fleimão epidural". Elas se espalham em direção craniocaudal e estendem-se por três a quatro espaços intervertebrais de distância de alguma anormalidade vertebral (Figura 9.11). Essa disseminação a distância não é comum nos tumores epidurais de neoplasias metastáticas (ver Tabela 9.3). Os abscessos epidurais têm pouco espaço para se expandir em sentido axial, considerando os limites do canal medular, mas podem causar rapidamente compressão medular. O espaço epidural pode ser infectado por disseminação hematogênica, mas na maioria dos casos é afetado por extensão direta de uma infecção da coluna vertebral (Figura 9.12).

Meningite. Nos casos típicos, é atribuída à disseminação hematogênica direta do processo infeccioso ao LCR, em vez de disseminação por continuidade de um corpo vertebral adjacente, a menos que exista violação da leptomeninge por malformação congênita ou lesão adquirida. Como está descrito no Capítulo 6, RM pós-contraste é o exame de imagem mais sensível ao diagnóstico de meningite do encéfalo e da medula espinal. Entretanto, esse exame nunca deve substituir uma punção lombar para excluir a possibilidade de meningite.

Abscessos da medula espinal. São raros e geralmente resultam da disseminação direta à medula nos casos de sepse incontrolável. Como seria esperado, os abscessos piogênicos da medula

TABELA 9.3 Exames de imagem usados para avaliar um corpo vertebral patologicamente colapsado.

■ CRITÉRIOS	■ INFECÇÃO	■ NEOPLASIA	■ OSTEOPOROSE
Quantidade de vértebras afetadas e padrão	Raramente há acometimento de apenas uma vértebra Em geral, há no mínimo duas vertebras ao redor de um disco afetado (piogênico), ou um disco intacto com disseminação subligamentar (tuberculose ou infecção fúngica)	É comum observar acometimento isolado ou salteado	Nos casos típicos, várias vértebras têm redução de altura, em graus variados
Porções afetadas da vértebra	Destruição mais acentuada dos platôs vertebrais Elementos posteriores relativamente preservados Sinal da medula óssea anormal centrado ao redor do disco, nos casos de osteomielite/discite	Acometimento irregular dos corpos vertebrais Nos casos típicos, os pedículos são afetados Em geral, há infiltração de toda a vértebra	Deformidade "cuneiforme" anterior do corpo vertebral Elementos posteriores preservados Partes do corpo vertebral conservam a medula normal, mesmo depois de uma fratura com compressão aguda
Sinal da medula óssea	Reduzido em T1 Aumentado em T2 Difusão normal Sinal da medula óssea anormal centrado em torno do disco nos casos associados de osteomielite/discite	Reduzido em T1 Aumentado em T2 Difusão restrita em razão da "compressão medular" Em geral, todo o corpo vertebral está infiltrado quando há fratura patológica com compressão	Normal em T1 e T2 (a menos que haja fratura aguda) Difusão pode estar facilitada no plano da fratura Partes do corpo vertebral conservam medula normal, mesmo depois de uma fratura com compressão aguda
Integridade do disco intervertebral	Infecção piogênica: disco acometido, com edema e realce pelo meio de contraste Infecção não piogênica: disco pode estar preservado	Nos casos típicos, os discos são preservados (câncer de próstata é uma exceção)	Discos preservados
Componente epidural (quando está presente)	Tecido de granulação (mais evidente depois da injeção de gadolínio) estendendo-se por vários níveis acima e abaixo das vértebras afetadas	Em geral, há massa focal apenas no nível da(s) vértebra(s) afetada(s) Linfoma é uma exceção, porque há massa epidural mais extensiva	Raro, a menos que haja fratura aguda com hematoma ou retropulsão dos fragmentos
Ressalvas	A esclerose vertebral discogênica pode simular osteomielite complexa nas imagens ponderadas em T1 (mas não nas imagens com contraste)	O realce pelo gadolínio pode obscurecer as metástases, porque reduz sua visibilidade em oposição à gordura	Fraturas com compressão aguda podem causar edema medular e pode ser difícil diferenciá-las das fraturas patológicas (embora os elementos posteriores geralmente sejam preservados) Um exame de seguimento obtido depois de 2 a 6 meses ajuda a diferenciar essas condições

espinal são semelhantes aos encontrados no encéfalo: com centro brilhante e um halo escuro nas imagens ponderadas em T2, com realce periférico pelo meio de contraste (Figura 9.13).

As radiografias convencionais não conseguem demonstrar infecções da medula espinal, a menos que tenha ocorrido alguma destruição do disco ou do osso, o que pode demorar de 4 a 8 semanas; nesses casos, o sinal mais precoce é erosão dos platôs vertebrais. Como os pacientes idosos frequentemente têm reduções significativas das alturas dos discos e corpos vertebrais em razão dos processos degenerativos, a avaliação das radiografias simples quando há suspeita de infecção é difícil, mesmo meses depois do início dos sintomas. Nas fases mais tardias da evolução da infecção, as lâminas terminais podem transformar-se em osso esclerótico à medida que o processo cicatricial avança, algumas vezes resultando na fusão dos corpos vertebrais com o espaço discal obliterado. As cintigrafias ósseas podem ser positivas para infecção em fases mais precoces que as radiografias simples, mas estão associadas à mesma incerteza: processos degenerativos e não degenerativos podem ter aspectos semelhantes. Os exames com leucócitos marcados por índio e as cintigrafias com gálio são mais específicos para infecção, mas são relativamente insensíveis a focos diminutos

de osteomielite vertebral. Na sequência DWI da RM, o "sinal da garra" ilustrado na Figura 9.10 é útil nesses casos, mas, na dúvida, deve-se fazer uma aspiração dirigida por TC.

Infecções não piogênicas

Tuberculose da coluna vertebral. Também denominada doença de Pott, causa colapso lentamente progressivo de um ou (em geral) mais corpos vertebrais e dissemina-se por baixo dos ligamentos longitudinais (Figura 9.14). O resultado é uma deformidade cifótica aguda, ou "giba", que, quando combinada com formação de tecido de granulação e fragmentos ósseos epidurais, pode causar compressão da medula espinal. Ao contrário das infecções piogênicas, os discos intervertebrais podem estar preservados (ver descrição nos parágrafos anteriores e na Tabela 9.3). Nos estágios avançados da tuberculose vertebral, o paciente tem abscessos paraespinais volumosos sem dor intensa, pus visível ou febre, resultando na expressão "abscesso frio" (Figura 9.14 D e E). Como também ocorre com outras formas de tuberculose extrapulmonar, as radiografias do tórax podem ser normais ou inespecíficas, e a fonte da infecção é uma lesão pulmonar primária clinicamente assintomática.

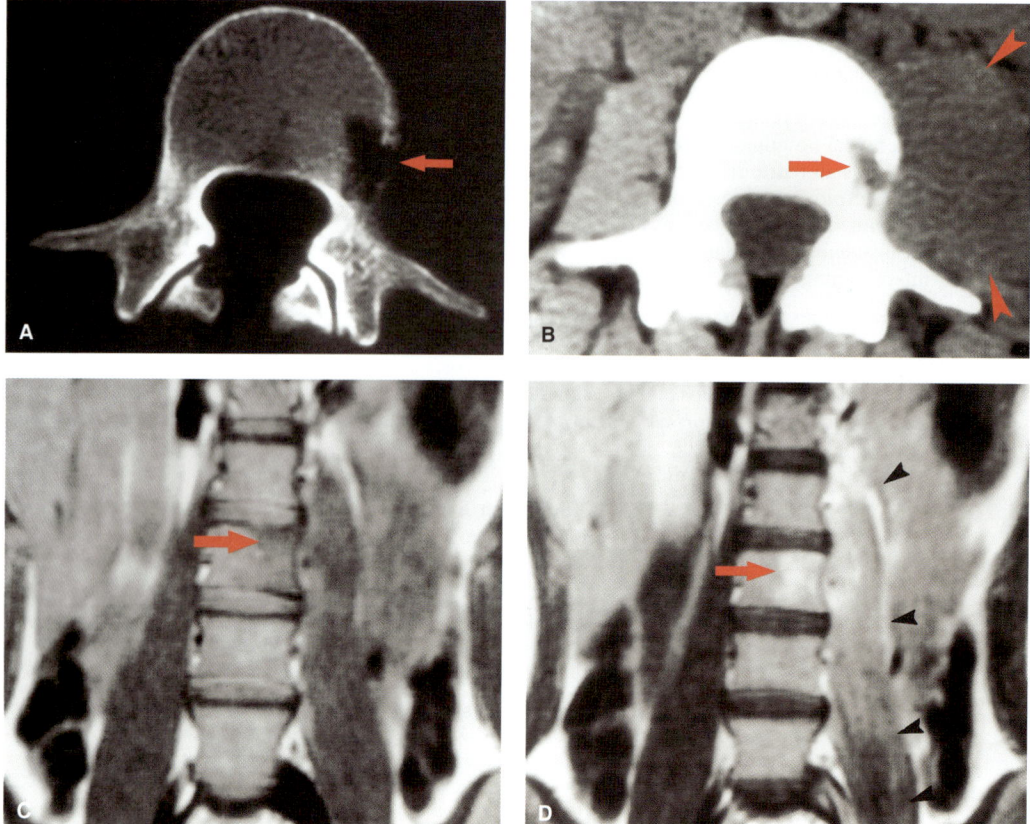

Figura 9.8 Osteomielite em fase inicial sem discite significativa. Este atleta jovem apresentou dor lombar e elevação discreta da velocidade de hemossedimentação com hemoculturas negativas, radiografias convencionais normais e cintigrafia óssea demonstrando captação aumentada na vértebra L3. A TC demonstrada com janelas óssea (**A**) e de partes moles (**B**) mostrou um processo destrutivo dentro do corpo vertebral (*setas*), que se estendia para o músculo psoas esquerdo, que se encontrava aumentado de volume (*pontas de setas*). **C.** A imagem ponderada em T1 sem contraste, no plano coronal, demonstrou sinal de intensidade reduzida (*seta*) dentro do espaço medular do lado esquerdo da vértebra L3 – compatível com edema. **D.** A imagem ponderada em T1 depois da administração de contraste evidenciou realce dentro da parte afetada da vértebra L3 (*seta*) e do músculo psoas esquerdo (*pontas de setas*), que estava aumentado de volume e mostrava realce em todo o seu trajeto até a pelve – padrão inesperado para um tumor. A biopsia isolou *Staphylococcus aureus*, apesar de os discos parecerem estar preservados, o que não é comum nos casos de infecção por essa bactéria. Observe a clareza com que o plano coronal demonstrou os tecidos espinais e paraespinais de uma área ampla. O plano coronal é muito esclarecedor para a exploração dos processos paraespinais.

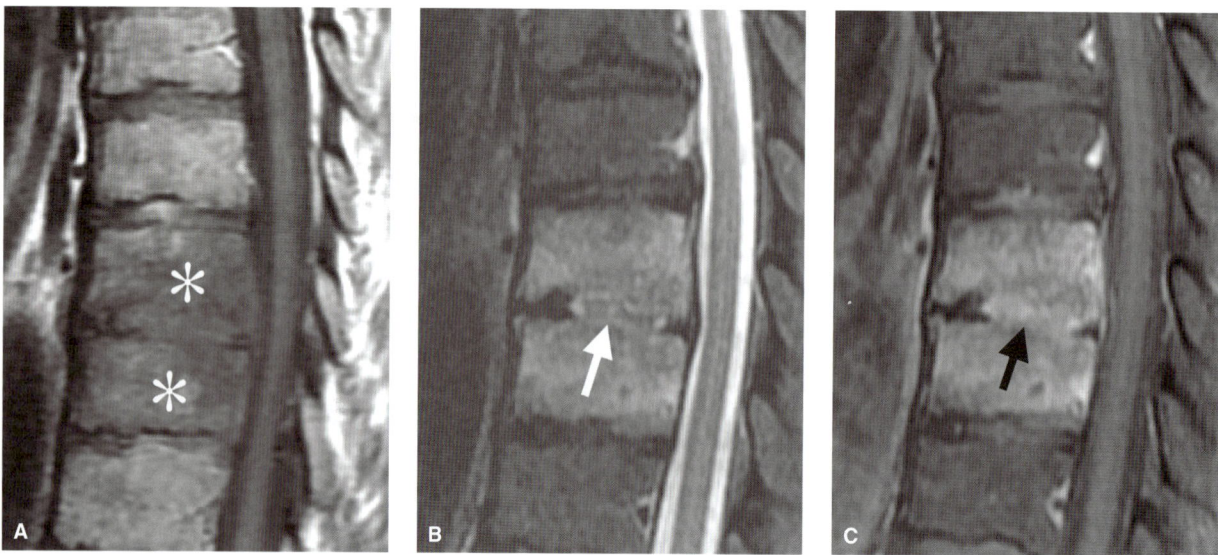

Figura 9.9 Espondilodiscite piogênica. A. A imagem sagital ponderada em T1 demonstrou sinal de intensidade reduzida em dois corpos vertebrais (*asteriscos*) centrados ao redor de um disco também acometido. **B.** A imagem sagital ponderada em T2 com saturação de gordura mostrou hiperintensidade anormal da medula óssea (edema) e hiperintensidade focal no espaço distal (*seta branca*). **C.** Na imagem sagital pós-contraste ponderada em T1, o disco foi acentuadamente realçado (*seta*), confirmando que havia discite. Esse complexo de osteomielite/discite é típico de infecção piogênica e praticamente exclui a existência de neoplasia maligna.

Degeneração
T1

Infecção
T1

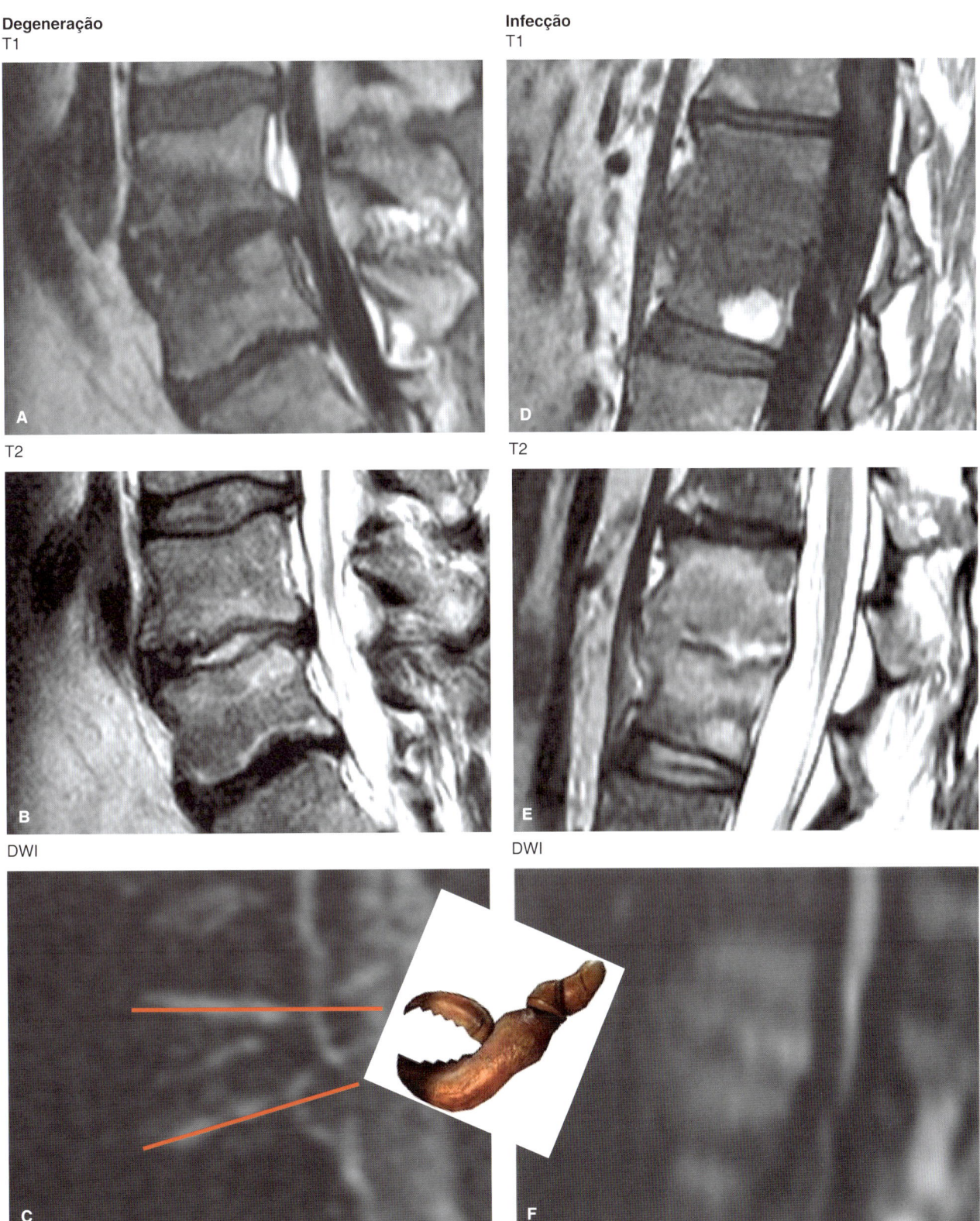

Figura 9.10 Alterações degenerativas *versus* infecção no platô vertebral: utilidade da sequência ponderada em difusão (DWI) e do "sinal da garra". O paciente ilustrado à esquerda tinha alterações degenerativas tipo I de Modic nos platôs vertebrais. O edema medular associado ao microtraumatismo crônico gera sinais de baixa intensidade em T1 (A, *ao alto*) e torna-se brilhante na imagem ponderada em T2 (B, *ao centro*). Nas imagens DWI (C, *embaixo*), havia duas faixas bem definidas com sinal de intensidade alta (*linhas vermelhas*) a alguns milímetros da lâmina terminal. Essas faixas (*linhas vermelhas*) eram semelhantes a uma "garra" e representavam aumento da água intracelular na zona da borda óssea em cicatrização. A coluna da direita ilustra um paciente com infecção aguda, em que as zonas anormais também apresentavam alterações nos platôs vertebrais, demonstrando sinal de baixa intensidade em T1 (D, *ao alto*) e de alta intensidade em T2 (E, *ao centro*). Contudo, na imagem em DWI (F, *embaixo*), não apareceu o "sinal da garra", porque a infecção não apresentava uma zona de transição de hipocelular para hipercelular. (Cortesia dos Drs. Patel KB, Poplawski MM, Pawha OS, Naidich TP, Tanenbaum LN. Diffusion-weighted MRI "claw sign" improves differentiation of infectious from degenerative Modic Type I signal changes of the spine. *AJNR Am J Neuroradiol*, 2014; 35:1647-1652.)

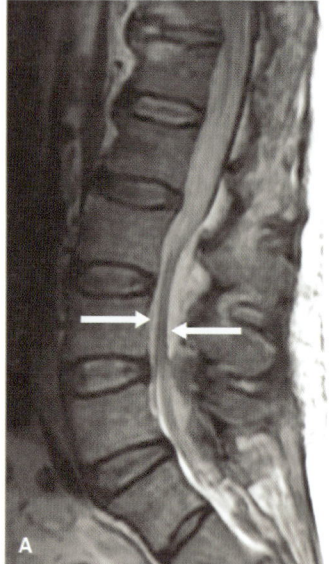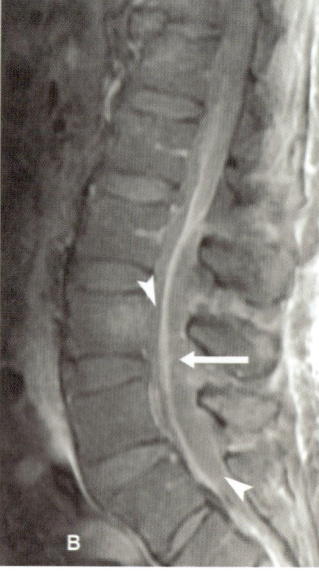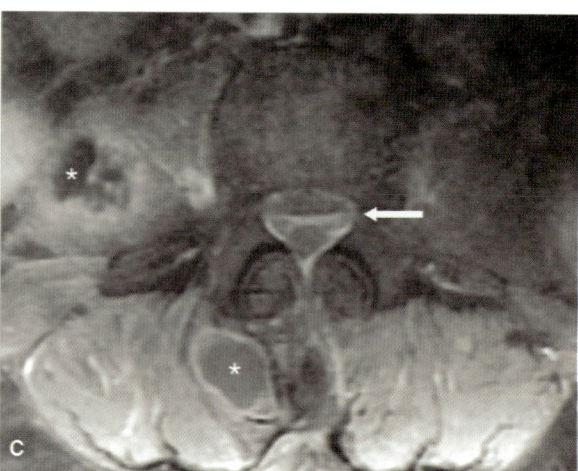

Figura 9.11 **Abscesso epidural lombar. A.** Imagem sagital ponderada em T2. O saco tecal lombar estava desviado centralmente para dentro de uma estrutura semelhante a uma fita (*setas*). **B.** Depois da administração do contraste, essas bordas durais desviadas para dentro apresentaram realce (*pontas de setas*). Nos casos típicos, essas lesões devem ser drenadas cirurgicamente. **C.** O saco tecal (*seta*) estava achatado na linha média, e ancorado lateralmente pelos nervos espinais emergentes. Essa imagem obtida depois da injeção de contraste também demonstrou dois abscessos paraespinais do lado direito (*asteriscos*), que podem ser acessados sem riscos para drenagem por cateter e obtenção de material para cultura. Quanto antes as culturas forem obtidas (preferencialmente antes de iniciar os antibióticos), maiores as chances de que sejam positivas.

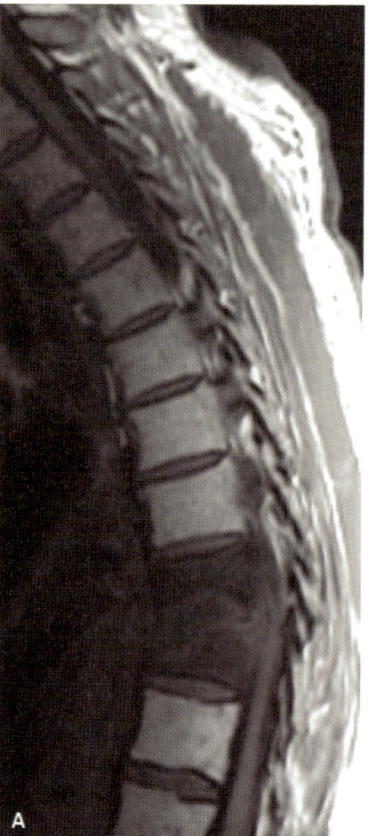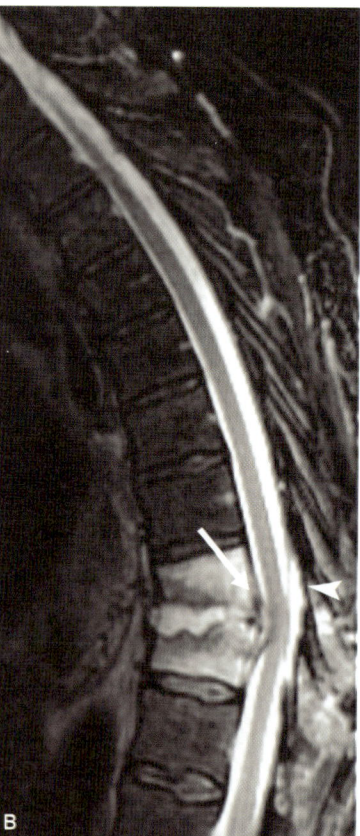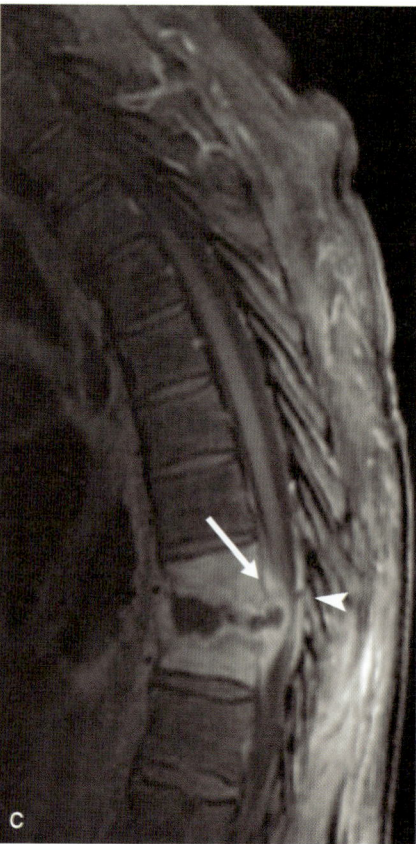

Figura 9.12 **Compressão iminente da medula espinal causada por discite avançada com abscesso epidural. A.** A imagem sagital ponderada em T1 mostrou infiltração em toda a medula de dois corpos vertebrais adjacentes, com redução da altura do disco interveniente – uma alteração típica de infecção. **B.** Sequência STIR. Os tecidos moles anormais no espaço epidural ventral (*seta*) e dorsal (*ponta de seta*) começavam a comprimir a medula. **C.** Depois da injeção do meio de contraste, a imagem ponderada em T1 com saturação de gordura demonstrou realce acentuado ao redor do disco infectado, que estava em processo de lise. Quando o agente etiológico não é conhecido, a aspiração orientada por TC deve ser realizada de preferência antes dos antibióticos, principalmente quando se planeja um tratamento conservador. Os antibióticos reduzem de forma significativa as chances de obter culturas positivas.

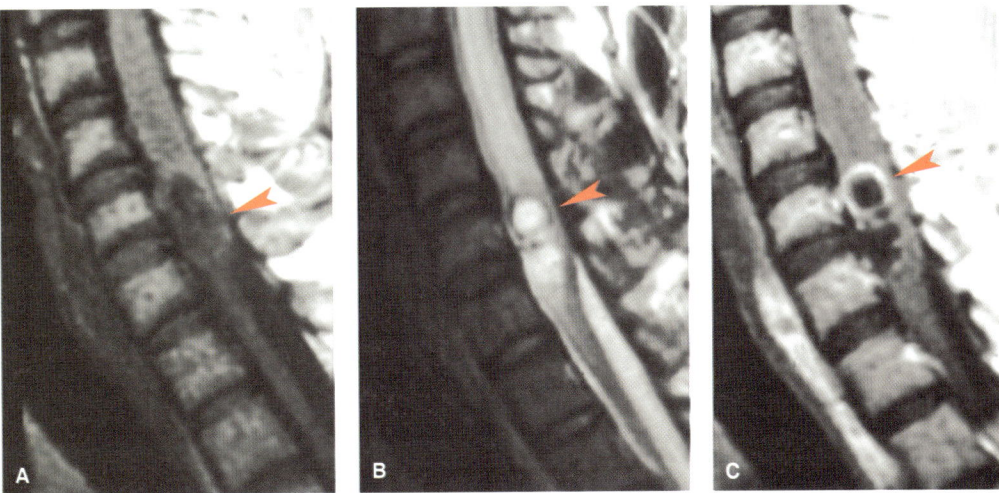

Figura 9.13 Abscesso da medula espinal. As imagens sagital ponderada em T1 (**A**), ponderada em T2 (**B**) e pós-contraste ponderada em T1 (**C**) obtidas da coluna cervical demonstraram uma lesão intramedular no nível de C6. Observe que todos os elementos clássicos de um abscesso estavam presentes, incluindo edema, halo escuro na imagem ponderada em T2 e realce periférico. A extensão superior muito longa do edema evidenciado em **B** provavelmente se devia ao fato de que o LCR circulava dentro do canal medular em consequência do bloqueio medular total – uma condição interessante conhecida como estado "pré-siringomielia". Ver descrição mais detalhada dessa condição em Fischbein NJ, Dillon WP, Cobbs C, Weinsten PR. The "presyrinx" state: a reversible myelopathic condition that may precede syringomyelia. *AJNR Am J Neuroradiol* 1999; 209:7-20. (Caso cedido por cortesia do Dr. German Zamora, Quito, Equador.)

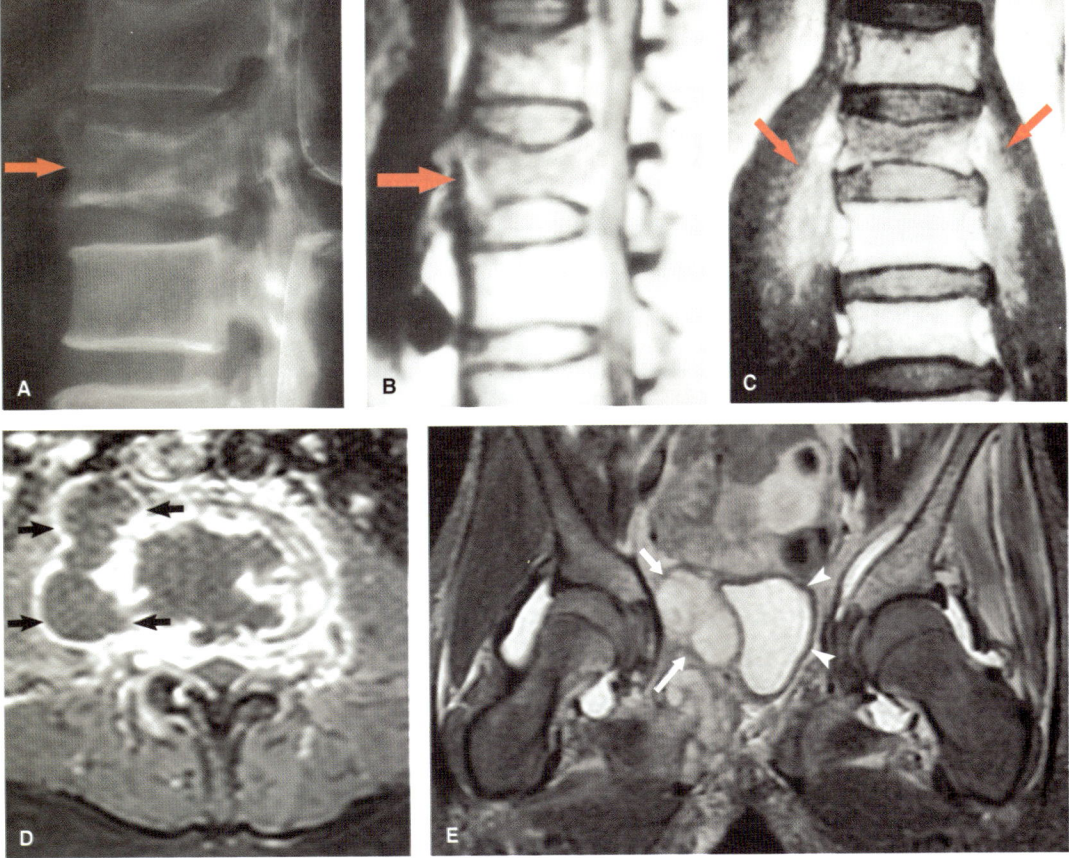

Figura 9.14 Osteomielite tuberculosa da coluna vertebral (doença de Pott) e "abscessos frios". A. A radiografia convencional mostrou redução da altura da vértebra L2 (*seta*) com alterações escleróticas sutis. **B.** A imagem ponderada em T1 pós-contraste demonstrou medula normal em toda a vértebra L2 (*seta*), compatível com uma fratura patológica, sugerindo neoplasia ou infecção como primeira possibilidade. Em geral, as fraturas com compressão aguda mostram "encunhamento" anterior, enquanto as fraturas com compressão crônica têm medula normal. **C.** As imagens coronais com contraste mostraram infiltração bilateral dos músculos psoas (*setas*), mas os discos estavam normais – uma condição compatível com uma infecção não piogênica, inclusive tuberculose. Compare essa imagem com o acometimento discal evidenciado na Figura 9.9. Em casos raros, tumores metastáticos invadem o músculo psoas com esse padrão difuso. **D.** Outro paciente com tuberculose vertebral mais crônica tinha um "abscesso frio" no músculo psoas direito (*setas*). **E.** A disseminação da infecção pode ser ainda mais difusa, como se pode observar nessa paciente com abscessos frios (*setas*) deslocando a bexiga urinária (*pontas de seta*). (Casos cedidos por cortesia do Dr. Stephen Swanson, Arusha, Tanzânia.)

Infecções fúngicas. Em alguns casos, pode ser especialmente difícil diferenciar infecções fúngicas de processos malignos; nos pacientes oncológicos, a dificuldade clássica é diferenciar infecções por *Candida* e *Aspergillus* de um tumor metastático. A coccidiodomicose e a blastomicose têm áreas endêmicas específicas, mas, com as viagens generalizadas, os limites geográficos têm menos significado. A coccidiodomicose é comum no sudoeste dos EUA, enquanto a blastomicose é frequente no sudeste do país, além de serem comuns na África e na América do Sul, com algumas variações de cepas. Outro aspecto característico é que a coccidiodomicose, assim como a tuberculose, preserva os discos intervertebrais, enquanto a blastomicose pode destruir os discos e as costelas. Embora geralmente cause meningite, o *Cryptococcus* também afeta as vértebras e produz alterações osteolíticas bem definidas.

Vírus. Podem afetar primariamente a medula espinal ou causar alterações reativas (ver seção anterior "Inflamação"). Como se pode observar na Figura 9.15, a poliomielite destrói diretamente as células dos cornos anteriores. Já pacientes com a síndrome da imunodeficiência adquirida (AIDS) podem ter mielopatia com alterações vacuolares da medula espinal, o que parece ser um efeito direto do próprio vírus da imunodeficiência humana (HIV), em vez de uma reação às infecções associadas, ou pode ser uma síndrome pós-infecciosa. A utilidade principal da RM nos pacientes com mielopatia associada à AIDS é excluir outras condições tratáveis, inclusive compressão medular desconsiderada até então, em vez de estabelecer um diagnóstico altamente específico.

Neoplasias

A RM é incomparável por sua capacidade de detectar tumores não expansíveis da medula espinal e é a única técnica não invasiva confiável para diagnosticar tumores dentro do canal medular que não afetam as estruturas ósseas. Para elaborar o diagnóstico diferencial de um tumor medular, é importante definir se a localização da lesão é intramedular, intradural-extramedular ou extradural, conforme está descrito na Tabela 9.2. Depois, é necessário levar em consideração a idade do paciente, de forma a ordenar as lesões que ocorrem neste compartimento em ordem de probabilidade. Nas crianças, 38% das massas sintomáticas localizadas no canal medular estão associadas a anomalias do desenvolvimento. Os meningiomas representam 25% de todas as lesões intramedulares dos adultos, mas são raros nas crianças.

Esses dados não levam em consideração as metástases vertebrais, que são as neoplasias malignas mais comuns da coluna vertebral do adulto. Em muitos casos, são detectadas incidentalmente durante a investigação de metástases a distância em pacientes com câncer diagnosticado. Em geral, as alterações de sinais causadas pela infiltração tumoral da gordura da medular óssea, normalmente brilhante nas imagens em T1, precedem o aparecimento de anormalidades ósseas detectáveis nas radiografias simples ou imagens de TC (ver Figura 9.25, mais adiante). Contudo, a cintigrafia óssea com tecnécio ainda é o exame com melhor relação custo-benefício para investigar o corpo inteiro. Hoje em dia, a PET também é utilizada amplamente em oncologia, e muitas metástases ósseas são detectadas primeiramente por esse exame.

Massas intramedulares

Astrocitomas e ependimomas são os dois tumores intramedulares primários mais comuns, mas sua diferenciação é difícil com base apenas em exames de imagem. Ambos são expansivos, produzem sinais de intensidade baixa em T1, são hiperintensos nas imagens ponderadas em T2, com realce variável pelo meio de contraste, e têm incidência mais alta nos pacientes com neurofibromatose (NF). De forma a ajudar na diferenciação desses dois tumores, especialistas sugeriram algumas recomendações: o acometimento de todo o diâmetro da medula e de segmentos medulares mais longos é indício que favorece o astrocitoma; já a demonstração de cistos e hemorragia são sugestivos de ependimoma. Entretanto, em qualquer caso específico, essas diretrizes raramente substituem a biopsia. O gadolínio é útil para definir a área do tumor, bem como sua disseminação ao longo dos canais de circulação do LCR.

Ependimomas. São os tumores mais comuns da medula espinal do adulto. Esses tumores podem ser subdivididos em tipos celular (intramedular) e mixopapilar (*filum* terminal). Os ependimomas medulares são genética e epidemiologicamente diferentes dos tipos intracranianos. O pico de incidência ocorre na quarta década, com predomínio no sexo masculino. Essas neoplasias de crescimento lento originam-se das células ependimárias, que revestem o canal central da medula, ou dos resquícios dessas células presentes ao longo do *filum* terminal. Histologicamente, os ependimomas em geral são benignos, mas quando estão localizados dentro da medula, sua ressecção completa pode ser impossível. Hemorragias e

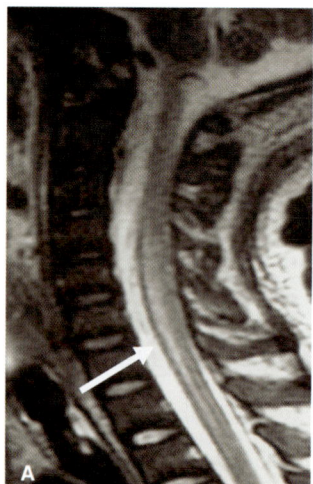
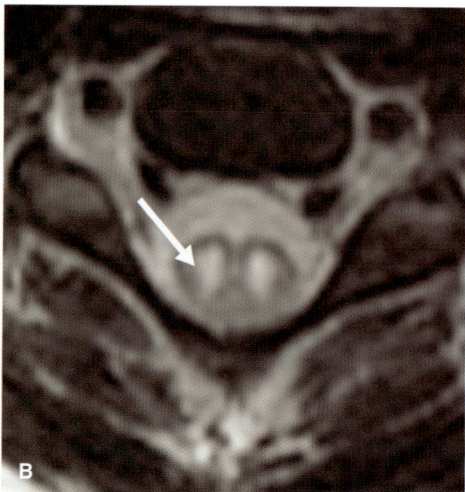
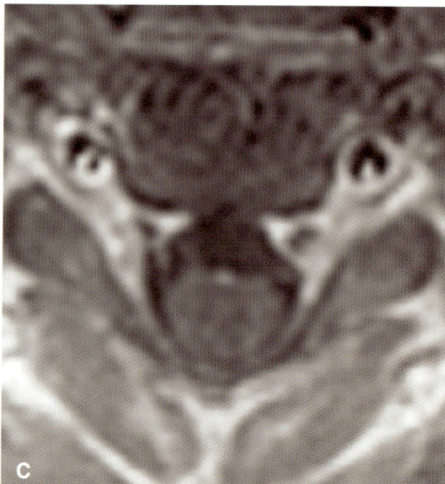

Figura 9.15 Poliomielite. Esse paciente foi internado com febre baixa e paresia flácida progressiva dos membros inferiores. As imagens sagital (**A**) e axial (**B**) ponderadas em T2 mostraram sinais de intensidade alta nos cornos anteriores (*setas*), sem realce significativo pelo meio de contraste (**C**). A esclerose lateral amiotrófica (ELA) causa anormalidades semelhantes, porque as células dos cornos anteriores também podem ser afetadas nessa doença. (Cortesia do Dr. Rakesh Gupta, Lucknow, Índia.)

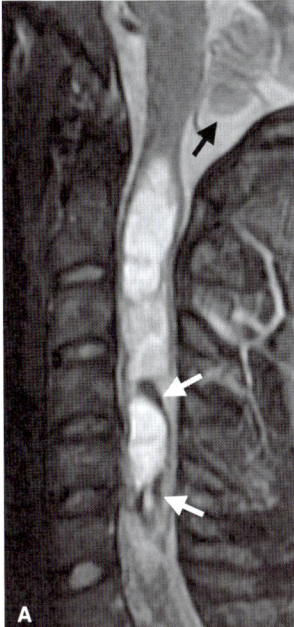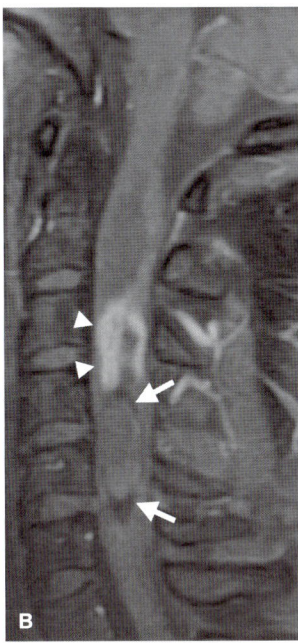

Figura 9.16 Ependimoma. A. A imagem ponderada em T2 mostrou uma lesão expansiva cística (*setas brancas*) dentro da medula cervical, mas as tonsilas cerebelares (*seta preta*) estavam em posição normal, de forma que a lesão não poderia ser classificada como Chiari I (compare com a Figura 10.26). **B.** A imagem obtida depois da infusão de contraste demonstrou um componente com realce (*pontas de setas*) na parte intermediária da cavidade intramedular. O sinal de baixa intensidade irregular na parte inferior da cavidade (*setas*) sugeria hemorragia – uma anormalidade comum nos ependimomas medulares.

áreas císticas são comuns (Figura 9.16). Os ependimomas do *filum* terminal também são conhecidos como ependimoma mixopapilar, em razão de sua histologia singular. Com base nos exames de imagem, é possível estabelecer um diagnóstico relativamente específico em razão de sua localização, nas proximidades do cone medular (Figura 9.17). A ressecção completa dos ependimomas mixopapilares é possível, porque geralmente são bem encapsulados.

Astrocitoma. A maioria dos astrocitomas (75%) desenvolve-se nos segmentos cervical e torácico superior/médio e sua localização no cone medular é mais rara que os ependimomas. A dilatação fusiforme da medula espinal, o sinal hiperintenso em T2 e o realce pelo meio de contraste frequentemente se estendem por vários segmentos dos corpos vertebrais (Figura 9.18). Em geral, esses tumores têm grau histológico menor que os astrocitomas cerebrais. Assim como no cérebro, observa-se variabilidade histológica considerável, e os subtipos, como o astrocitoma protoplasmático, podem acometer uma extensão considerável da medula espinal. Os astrocitomas representam o tumor mais comum da medula espinal das crianças, mas o pico de incidência ocorre na terceira década de vida, ou seja, em uma faixa etária mais jovem que a dos ependimomas. Os tumores podem ser exofíticos e, algumas vezes, até parecer predominantemente extramedulares. Em alguns pacientes, os gliomas do tronco encefálico estendem-se por todo o bulbo até o segmento superior da medula espinal cervical. A Figura 9.7 ilustra um astrocitoma da medula espinal depois da laminectomia com radioterapia.

Hemangioblastomas. Desenvolvem-se tanto na medula espinal quanto na fossa posterior do crânio, sendo ambos frequentemente associados à síndrome de von Hippel-Lindau (ver seção "Radiologia Pediátrica"). Esses tumores raros, com seu componente sólido de realce denso pelo meio de contraste, representam 2% das neoplasias intramedulares. Quarenta por cento são extramedulares e 20% são tumores múltiplos. O tumoral mostra hiperplasia vascular (Figura 9.19) e pode ser confundido com MAV. Entretanto, nos casos típicos, as MAV intramedulares não formam cistos, expansão da medula ou nódulos sem realce vascular (compare as Figuras 9.19 e 9.34).

Hidrossiringomielia. O termo *hidromielia* refere-se à dilatação do canal central da medula espinal, que é revestido por epêndima. Por outro lado, siringomielia é uma cavidade revestida de células gliais e localizada fora do canal central da medula. A diferenciação entre essas duas condições é difícil

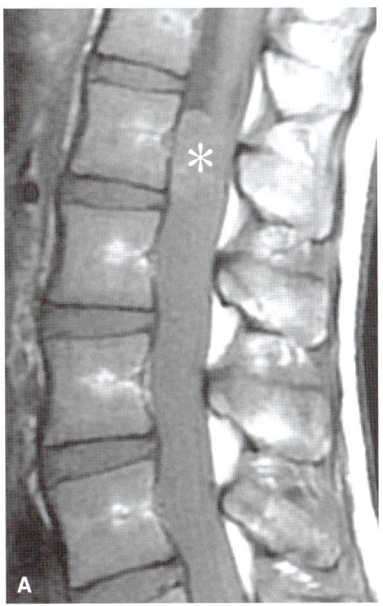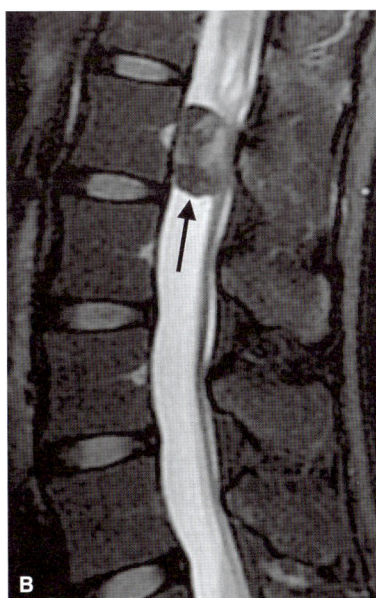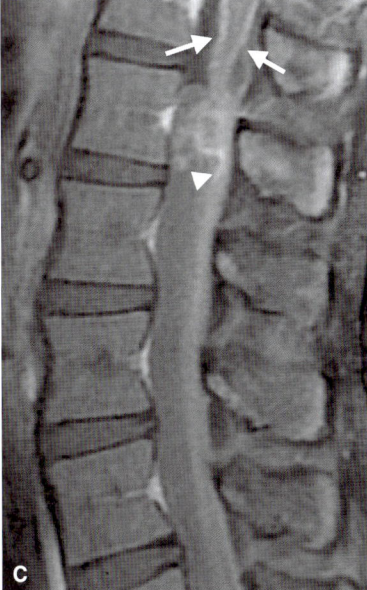

Figura 9.17 Ependimoma mixopapilar do *filum* terminal. A. Esse paciente tinha queixas radiculares referidas aos membros inferiores. A imagem sagital ponderada em T1 demonstrou massa extramedular isointensa avançando sobre o cone medular (*asterisco*). **B.** A imagem sagital ponderada em T2 com supressão de gordura evidenciou massa com sinal de intensidade baixa (*seta preta*). **C.** A massa apresentou realce homogêneo pelo meio de contraste, associado a realce da leptomeninge do cone medular (*setas*) e das raízes neurais da cauda equina (*ponta de seta*) adjacentes.

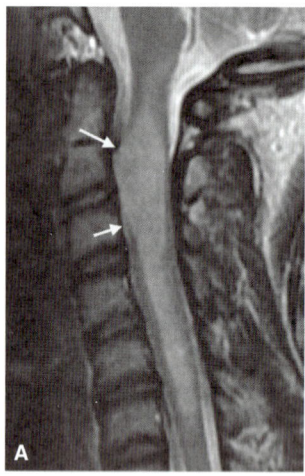
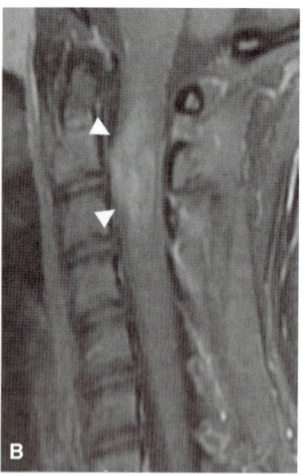

Figura 9.18 Astrocitoma. A. A imagem sagital ponderada em T2 demonstrou uma lesão expansiva infiltrativa no segmento superior da medula espinal (*setas*). **B.** A imagem sagital ponderada em T1 pós-contraste, com saturação de gordura, mostrou realce mal definido (*pontas de setas*).

com base nos exames de imagem, mesmo de alta resolução, considerando que o revestimento cavitário não pode ser examinado quanto à sua histologia; portanto, o termo genérico "hidrossiringomielia" cobre essas duas condições. A sua etiologia pode estar associada ao desenvolvimento, como ocorre com as malformações de Arnold-Chiari (ver Capítulo 66). Entretanto, traumatismo e tumores também podem formar hidrossiringomielias.

A cavidade de uma hidrossiringomielia tem bordas bem definidas e seu conteúdo deve ter sinais de intensidade correspondente ao LCR. Sempre é importante considerar a possibilidade de um tumor como causa de uma hidrossiringomielia inexplicável e, a menos que a etiologia benigna seja inequívoca, como história pregressa de contusão da medula espinal ou tonsilas cerebelares em posição baixa, por Chiari I (Figura 9.20), deve-se administrar gadolínio para investigar a existência do foco tumoral. Quando as bordas da hidrossiringomielia forem imprecisas e a intensidade de sinal for maior que a do LCR nas imagens ponderadas em T1 e menor que a do LCR em T2, o radiologista pode considerar edema central grave da medula (ou "pré-siringomielia"), que está relacionado com a obstrução da circulação do LCR (ver Figura 9.13).

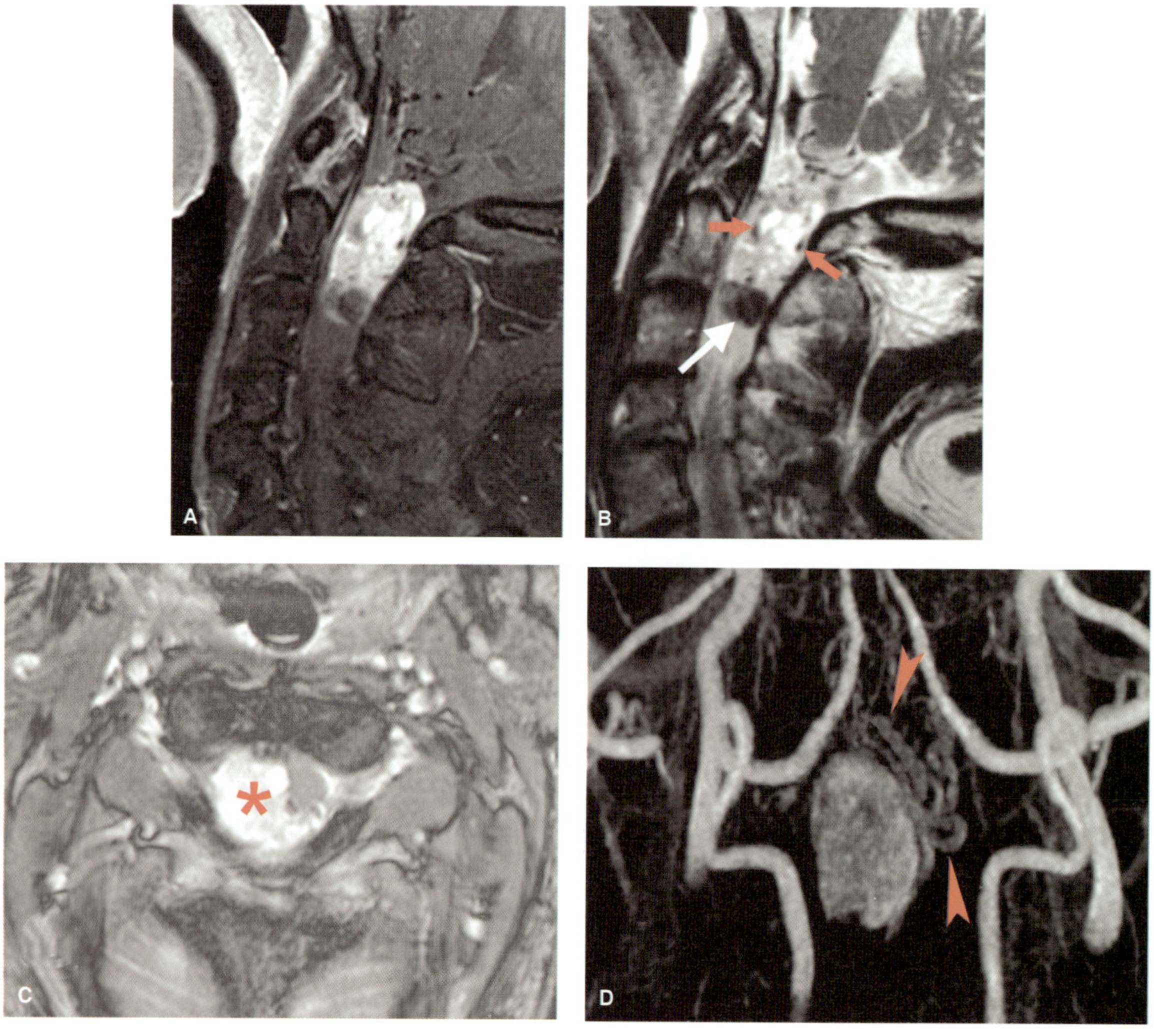

Figura 9.19 Hemangioblastoma. A. A imagem sagital ponderada em T1, com saturação de gordura, pós-contraste mostrou massa na região cervical superior, com realce marcante pelo meio de contraste no segmento superior do canal cervical. **B.** A imagem sagital ponderada em T2 evidenciou uma área com sinal hipointenso na parte inferior da lesão – compatível com hemorragia intratumoral (*seta branca*). As estruturas serpiginosas com sinal de baixa intensidade em T2 (*setas vermelhas*) eram áreas de *flow voids* dentro dessa massa hipervascularizada. **C.** A imagem axial na sequência GRE demonstrou deslocamento lateral e compressão da medula espinal pela massa extramedular (*asterisco*). **D.** A reconstrução no plano coronal em MIP das imagens com contraste da angio-RM evidenciou vasos nutrientes calibrosos (*pontas de setas*) adjacentes à massa hipervascularizada.

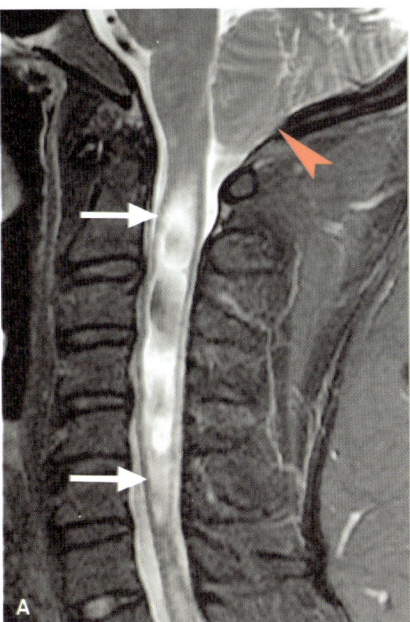 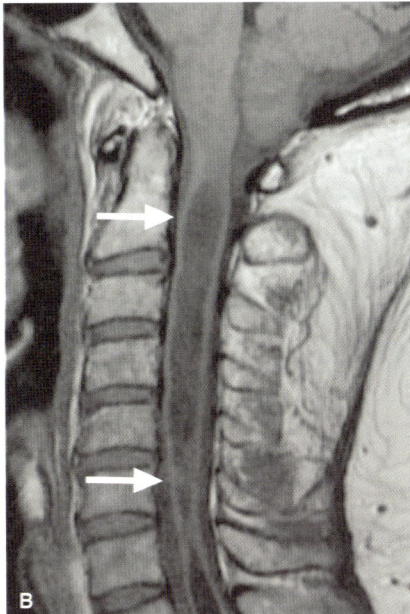 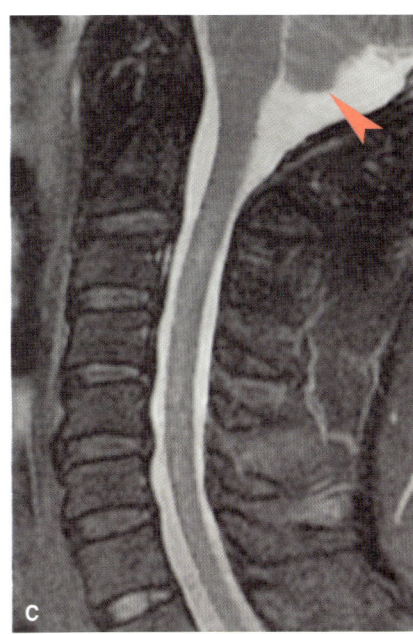

Figura 9.20 Hidrossiringomielia. A. T2. **B.** T1. Essa lesão intramedular (*setas*) tinha o aspecto clássico de uma hidrossiringomielia benigna. As bordas da cavidade intramedular eram bem demarcadas e o conteúdo cavitário tinha sinal com a mesma intensidade do LCR, em todas as sequências (a hipointensidade heterogênea em T2 estava relacionada ao fluxo). O exame também mostrou a causa da hidrossiringomielia: tonsilas cerebelares baixas, associadas à malformação de Chiari (*ponta de seta*). **C.** A imagem ponderada em T2 obtida depois da craniotomia suboccipital/descompressão posterior (*ponta de seta*) evidenciou regressão da hidrossiringomielia, pois o fluxo normal do LCR em torno da medula havia sido recuperado.

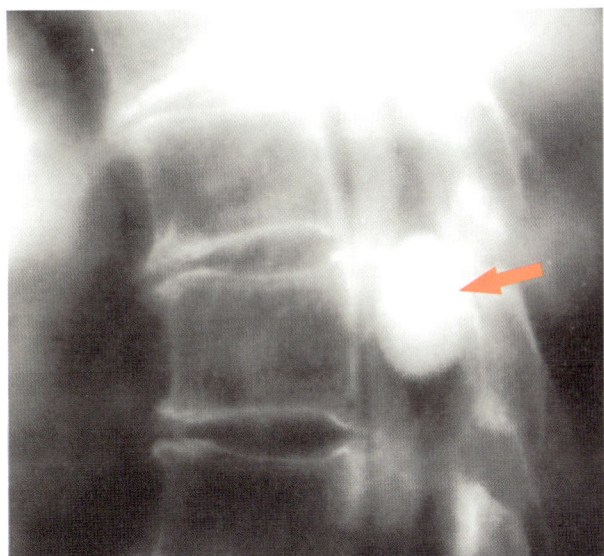

Figura 9.21 Meningioma espinal. Essa massa intradural e extramedular evidenciada na imagem ponderada em T1 causava compressão crônica grave da medula espinal. O paciente tinha mielopatia, mas ainda conseguia andar. Se uma lesão aguda (p. ex., fratura de vértebra, hematoma epidural ou abscesso) tivesse causado esse grau de compressão, o paciente provavelmente estaria paraplégico. A medula espinal é muito mais tolerante à compressão crônica que à aguda.

Massas intradurais-extramedulares

Meningioma. É o tumor intradural mais comum na região torácica e representa cerca de 25% de todos os tumores intrarraquidianos dos adultos (Figura 9.21). A maioria (80% dos casos) ocorre em mulheres com média de 45 anos. Meningiomas múltiplos sugerem o diagnóstico de NF, e sua localização habitual é intradural-extramedular, embora também possa ter um componente extradural. As características demonstradas à TC e à RM são semelhantes às dos meningiomas intracranianos, com realce acentuado pelo meio de contraste, com base dural ampla (Figura 9.22 A e B). A principal consideração diagnóstica alternativa geralmente é um schwannoma, que com frequência emerge por um forame neural e não tem base dural ampla. Os schwannomas têm vascularização menos profusa que os meningiomas, de forma que podem sofrer necrose cística e comumente se estendem pelos forames neurais (Figura 9.22 C e D).

Tumores da bainha neural. São schwannomas (também conhecidos como neurinoma, neurilemomas ou neuromas) e neurofibromas. "Schwannoma" é o termo preferível porque, sob o ponto de vista histopatológico, esses tumores são formados de células de Schwann. São a massa intraespinal mais comum, compreendendo 29% do total. Em geral, os schwannomas originam-se das raízes dos nervos sensoriais dorsais, mas permanecem extrínsecos aos nervos e causam sintomas por efeito compressivo. A maioria dos tumores é solitária e esporádica, com pico de incidência na quinta década de vida; entretanto, à medida que o uso da RM para investigar dor lombar inespecífica aumenta, mais schwannomas são diagnosticados incidentalmente em pacientes mais jovens (Figura 9.23). Um elemento comum é a extensão do tumor para dentro do forame neural, especialmente nas regiões cervical e torácica. Parte do tumor tem localização intraespinal e parte é extraespinal, com o "colo" ou "cintura" localizada no forame neural ósseo, que geralmente fica ampliado, o que lhe confere o aspecto clássico de "halter" (Figura 9.24). Na região lombar, os schwannomas tendem a manter-se dentro do saco dural (Figura 9.23). Os neurofibromas espinais estão associados à NF tipo I e às anormalidades do cromossomo 17, cujos pacientes também podem ter ectasia da dura-máter e anomalias das costelas. Ver descrição mais detalhada no Capítulo 66.

Metástases intratecais (drop metastases). A causa típica das metástases intradurais-extramedulares da medula espinal é disseminação subaracnóidea de neoplasias primárias do SNC, geralmente meduloblastomas, ependimomas e tumores de células

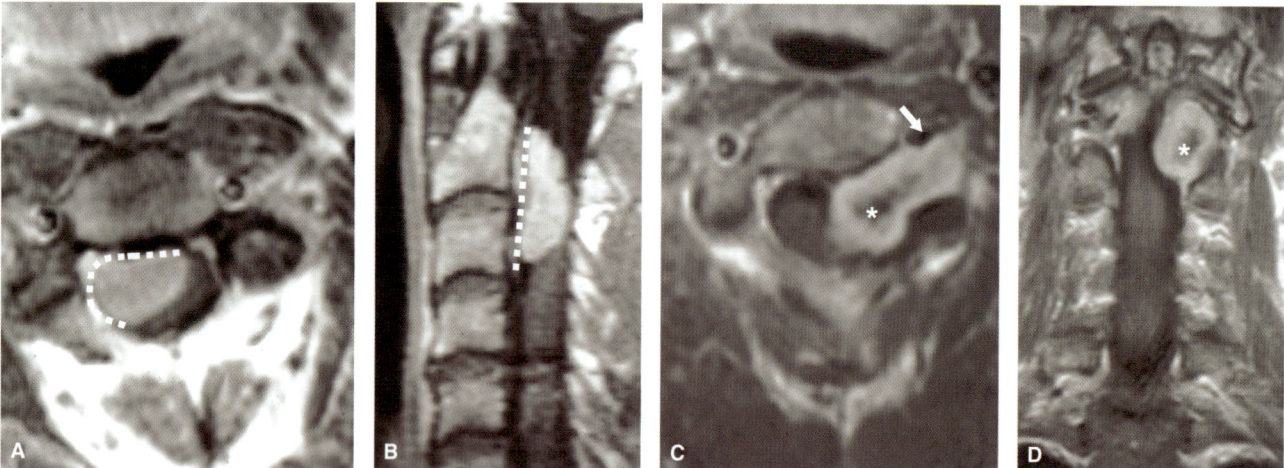

Figura 9.22 Meningioma medular versus schwannoma. A e B. Os meningiomas tem bases durais amplas (*linhas tracejadas*), mostram realce homogêneo pós-contraste em razão de sua irrigação sanguínea exuberante e não emergem através dos forames neurais. **C e D.** Os schwannomas não têm bases durais amplas e sua irrigação sanguínea é precária. Por essa razão, esses tumores frequentemente têm necrose cística central (*asterisco*). Em muitos casos, os schwannomas estendem-se ao longo de seus nervos respectivos e emergem pelos forames neurais (*seta*). Os tipos espinal e intracraniano desses dois tumores são semelhantes. (Ver descrição mais detalhada no Capítulo 5.) Qual seria sua hipótese diagnóstica se a lesão estivesse "transplantada para o ângulo cerebelopontino"? *Se você forçar um pouco, a imagem* **C** *parece um schwannoma vestibular estendendo-se para o canal auditivo interno dentro de uma fossa posterior em miniatura!* (Compare com a Figura 5.16 B.)

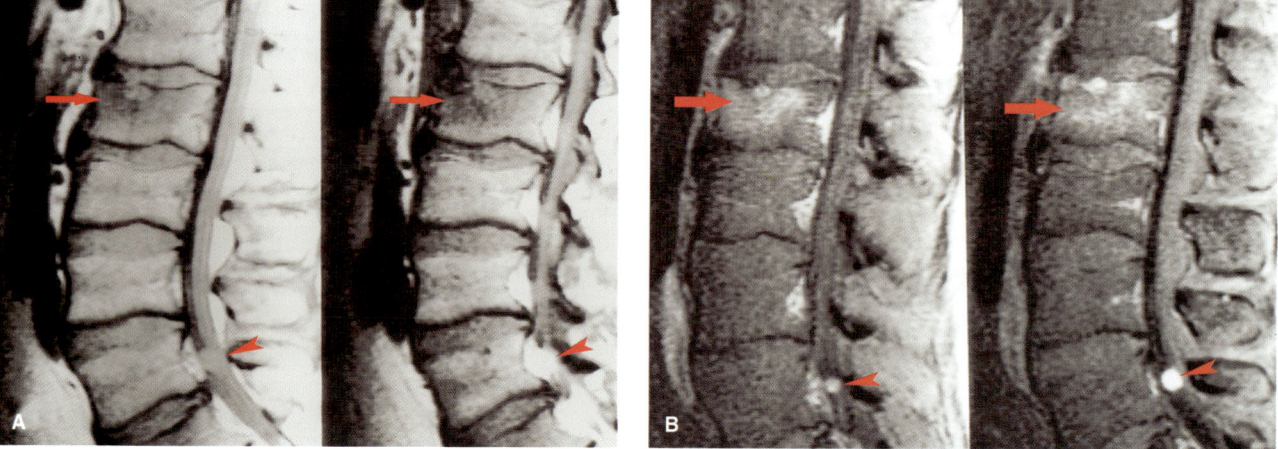

Figura 9.23 Schwannoma lombar pequeno detectado incidentalmente. A. Esse paciente referia dor lombar aguda localizada depois de um acidente, que resultou em fratura com compressão aguda da faceta superior de L2 (com edema medular, *seta*). Também havia uma pequena massa intrarraquidiana em L5 (*pontas de setas*). **B.** Essa lesão apresentava realce pelo meio de contraste (*pontas de setas*). Os schwannomas da cauda equina podem sofrer degeneração cística à medida que crescem e, quando alcançam tamanho suficiente, podem causar sintomas. Observe que houve realce pelo meio de contraste na área de fratura com compressão de L2 (*setas*) nessa imagem pós-contraste com saturação de gordura.

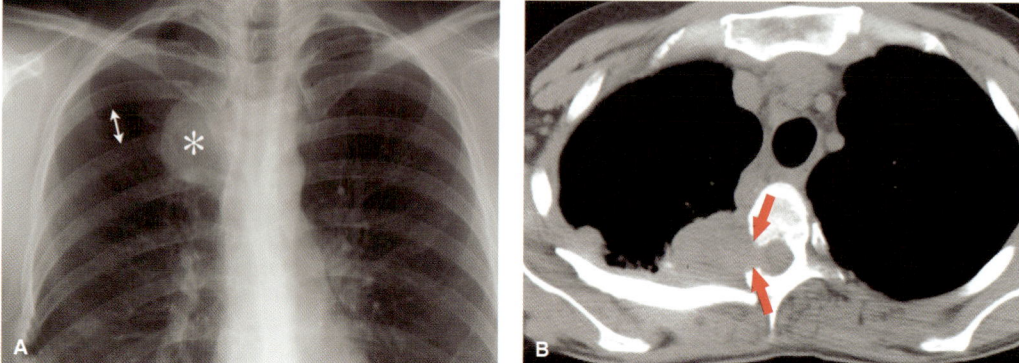

Figura 9.24 Schwannoma torácico volumoso. A. A radiografia de tórax na incidência posteroanterior mostrou massa situada no mediastino posterior (*asterisco*), que causava afastamento das costelas (*seta dupla*). **B.** Imagem de TC axial. A massa do mediastino posterior alargava o forame neural com um padrão de "halter" (*setas*).

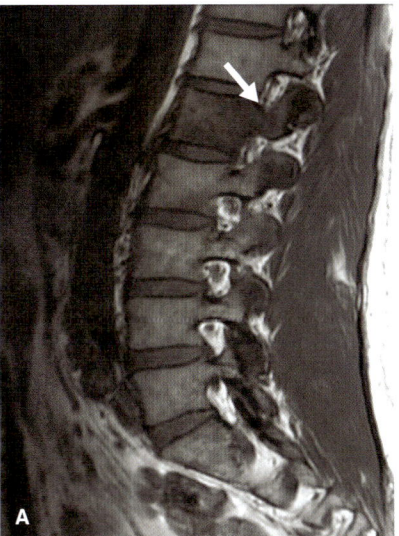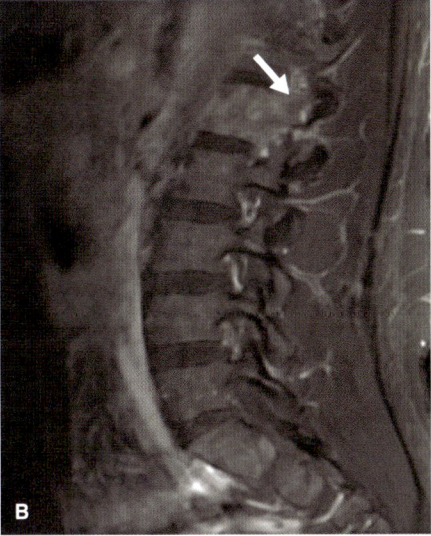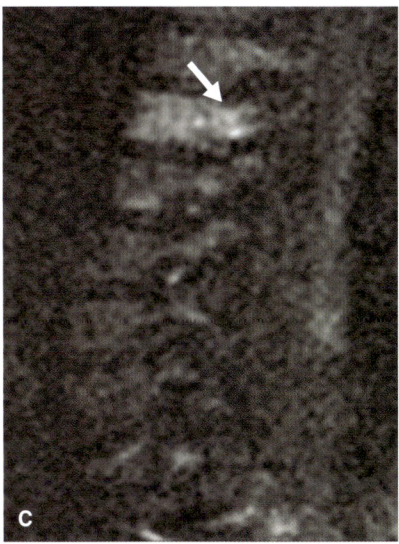

Figura 9.25 Doença metastática vertebral inicial. A. O pedículo da vértebra L1 (*setas*) apresentava sinal de intensidade baixa em T1. A medula óssea gordurosa normal (brilhante em T1) havia sido substituída por células tumorais, que tinham teor mais alto de água. **B.** As imagens na sequência STIR refletiam esse teor em razão dos efeitos T2. **C.** Em DWI, a lesão era brilhante, graças à restrição do movimento da água entre as células tumorais densamente compactadas.

germinativas. As células tumorais desprendem-se no LCR, "caem" no interior do canal raquidiano, implantam-se na pia-máter e formam pequenos nódulos – daí o termo *drop metastases*, que significa, literalmente, "metástases pingadas". Outros tumores não originados do SNC (inclusive carcinomas de mama e pulmão) também se implantam no espaço subaracnóideo. Dentre todos esses tumores não neurais, as leucemias, descritas mais adiante, provavelmente estão associadas aos índices mais altos de infiltração das meninges. Já as metástases leptomeníngeas podem causar inflamação significativa, e os pacientes podem ter sinais de irritação meníngea, resultando no termo "meningite carcinomatosa".

Classicamente, as metástases leptomeníngeas formam nódulos intradurais múltiplos, em geral aderidos às reflexões da pia-máter, mais evidentes depois da administração de gadolínio (ver Figura 9.27, adiante). O diagnóstico diferencial de espessamento das leptomeninges inclui meningites carcinomatosa e infecciosa,

distúrbios pós-infecciosos (como síndrome de Guillain-Barré; ver Figura 9.5), doenças granulomatosas (ver Figura 9.6) e aracnoidite inflamatória dos pacientes pós-operatórios. Especialmente nos pacientes imunossuprimidos, o realce difuso da leptomeninge, pelo meio de contraste, deve indicar uma análise do LCR para diferenciar entre tumor e infecção.

Massas extradurais

Metástases. Neoplasias malignas representam a segunda causa mais frequente de massas extradurais, depois das hérnias de disco e outros processos degenerativos. Tumores vertebrais primários como cordomas, tumores de células gigantes e sarcomas estão descritos na seção sobre doenças musculoesqueléticas (ver Capítulos 55, 56 e 60) e devem ser mantidos em mente no diagnóstico diferencial, apesar de as neoplasias extradurais mais comuns serem as metástases de tumores sólidos, inclusive carcinomas de

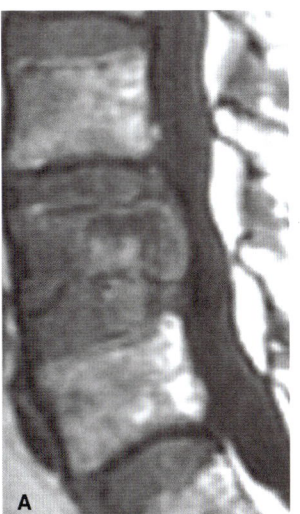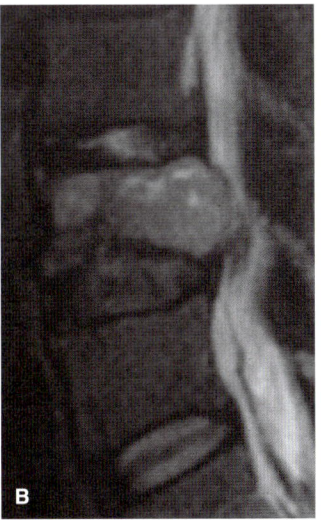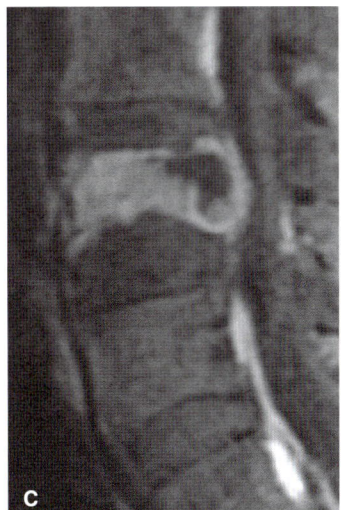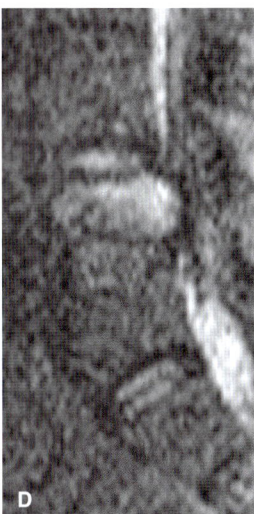

Figura 9.26 Doença metastática vertebral. A. A imagem ponderada em T1 mostra infiltração completa da medula de L4, com retropulsão de sua porção posterior, para o canal raquidiano. **B.** A imagem ponderada em T2 mostra sinal aumentado, conforme esperado. **C.** A lesão apresentou realce difuso pelo gadolínio. **D.** Imagem ponderada em difusão mostra sinal aumentado devido à difusão restrita de água, que é predominantemente intracelular, dentro das células tumorais que comprimem o espaço medular.

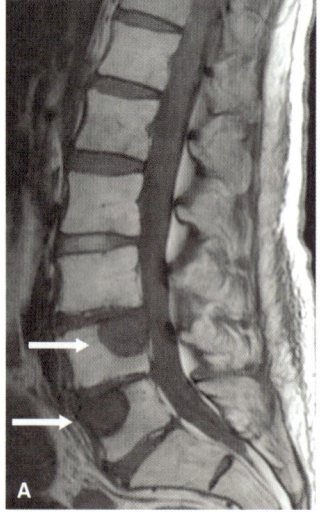
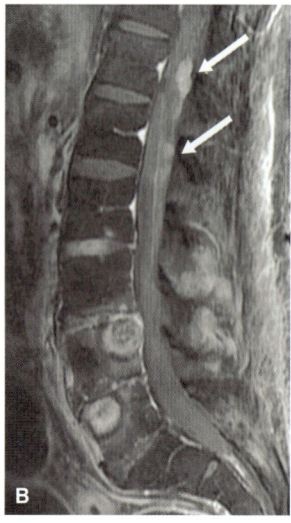

Figura 9.27 Metástases de câncer de mama nas vértebras e leptomeninges. A. Na imagem ponderada em T1, foram demonstradas áreas arredondadas de substituição da medula óssea (*setas*) nas vértebras L4 e L5. **B.** As imagens ponderadas em T1 depois da injeção de gadolínio mostraram outras metástases leptomeníngeas aderidas aos nervos da cauda equina (*setas*). Essas lesões podem passar despercebidas quando não se administra contraste aos pacientes oncológicos. Os tumores cerebrais primários com disseminação leptomeníngea (ver Figura 5.15 F) podem formar lesões na medula espinal com realce na pia-máter. Pacientes com meduloblastoma são particularmente suscetíveis a esse tipo de disseminação à medula espinal.

mama, pulmão e próstata. Assim como as infecções, a maioria das metástases alcança as vértebras por meio da disseminação arterial, embora o carcinoma de próstata possa ascender preferencialmente até a região lombar por meio do plexo venoso de Batson. O espaço medular vertebral, assim como o fígado e os pulmões, "filtra" volumes expressivos de sangue e oferece um campo fértil para os depósitos metastáticos.

À medida que esses depósitos crescem, eles substituem a medula óssea normal, que contém quantidades consideráveis de gordura e tem aspecto brilhante nas imagens ponderadas em T1 (Figuras 9.27 a 9.29). As metástases são evidenciadas como áreas com sinais de baixa intensidade em T1, mas demonstram sinais de intensidade alta em T2 e na sequência STIR, tendo em vista seu teor elevado de água em comparação com a gordura. Câncer de próstata e outras metástases densamente escleróticas podem produzir aspecto confuso até certo ponto nas imagens de RM, a menos que o examinador atente ao fato de que as áreas de osso intensamente esclerótico podem ser hipointensas em todas as sequências (Figura 9.28). A sequência principal usada para avaliar os corpos vertebrais inclui imagens não contrastadas ponderadas em T1, seguidas das imagens em STIR (Figura 9.29). As imagens ponderadas em T1 depois da infusão de gadolínio devem ser obtidas com saturação de gordura, porque o realce pelo meio de contraste das metástases pode levá-las a confundir-se com a medula normal nas imagens convencionais escâneres em T1.

À medida que a tecnologia dos escâneres avança, as DWI da medula espinal tornam-se disponíveis com mais frequência. As metástases aparecem como lesões brilhantes em DWI, em razão da restrição da água dentro das células do tumor infiltrante

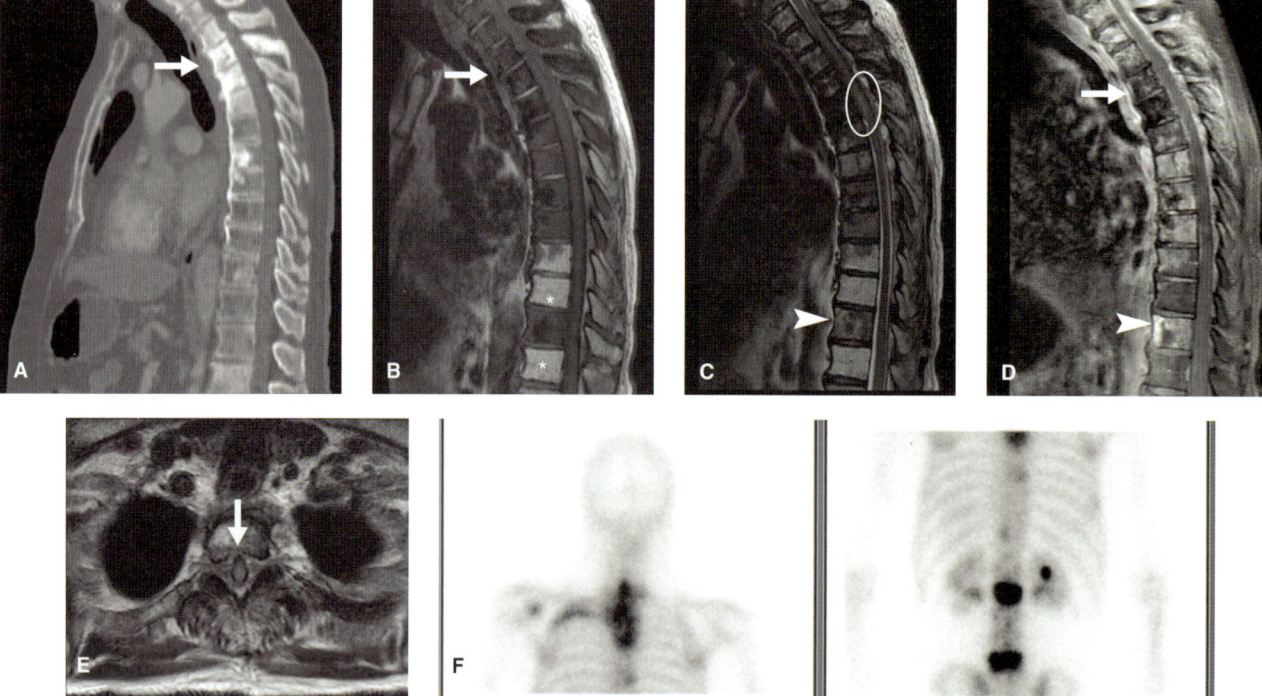

Figura 9.28 Metástases de câncer da próstata. A. A reconstrução das imagens sagitais de TC demonstrou áreas escleróticas densas (*seta*) no segmento superior da coluna torácica, que eram típicas de disseminação do câncer de próstata avançado. A maioria das outras metástases tinha aspecto osteolítico na TC. **B** e **C.** Essas áreas escleróticas representavam osso tão denso, que apareceram escuras nas imagens ponderadas em T1 (**B**) e T2 (**C**), porque havia pouca gordura medular e água nas lesões (*setas*). Observe o aspecto gorduroso brilhante da medula óssea, pelo efeito da radioterapia, em várias vértebras torácicas inferiores (*asteriscos*). **C.** As áreas "pré-escleróticas" de infiltração tumoral mostraram aspecto brilhante, típico das metástases, em T2 (*ponta de seta*). **D.** As áreas escleróticas não apresentaram realce pelo gadolínio (*seta*), porque havia poucos vasos sanguíneos em comparação com a maioria das metástases, que tendem a ser hipervascularizadas. As lesões que ainda não haviam se tornado escleróticas mostraram realce (*ponta de seta*). **E.** O tumor epidural deslocava a medula em direção medial (*seta*) à medida que preenchia as partes laterais do canal medular. Nesse caso, a medula espinal apresentava sinal hiperintenso em T2, compatível com mielopatia compressiva (ver *área circulada* em **C**). **F.** A cintigrafia óssea mostrou as lesões escleróticas mais claramente; esta técnica de medicina nuclear ainda é a modalidade mais eficiente para avaliar a carga tumoral de todo o esqueleto em um único exame. Ver detalhes da descrição dessa técnica no Capítulo 72.

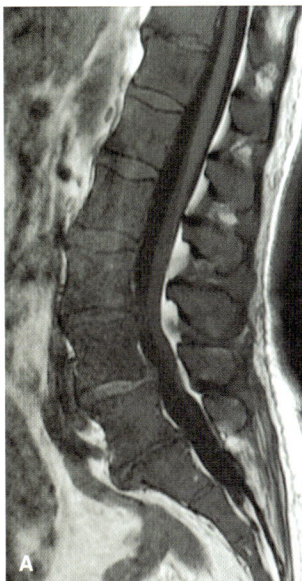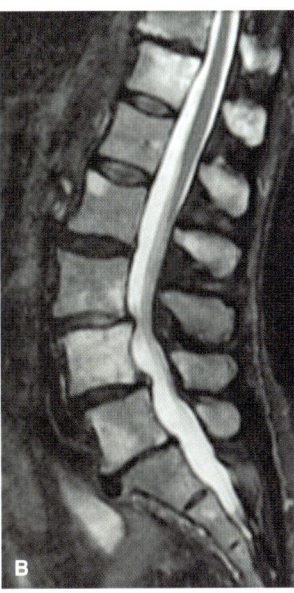

Figura 9.29 Leucemia aguda. A. As vértebras apresentaram-se homogeneamente escuras nas imagens ponderadas em T1, porque as células leucêmicas haviam substituído completamente a medula eritropoética e a gordura normais. Como regra de memorização, as vértebras não devem ter sinais de intensidade menor que os discos intervertebrais nas imagens ponderadas em T1. **B.** As imagens na sequência STIR mostraram medula óssea brilhante em razão do teor aumentado de água nas células leucêmicas. A mielofibrose produz aspecto semelhante nas imagens ponderadas em T1, mas deve continuar escura na sequência STIR em consequência da fibrose acelular. (Cortesia da Dra. Annie Lai, Berkeley, Califórnia.)

(ver Figura 9.26). Esse efeito não ocorre com as fraturas por osteoporose, nas quais a água celular pode estar realmente aumentada, mas não a água intracelular. Infelizmente, as vértebras infiltradas podem mostrar tanto as áreas de tumor (↓ADC) quanto a fratura "patológica" (↑ADC), confundindo o quadro.

Depois de infiltrar a vértebra, o tumor pode disseminar-se para o espaço epidural. O tumor epidural e as fraturas patológicas por compressão podem causar mielopatia em razão do efeito de massa exercido na medula espinal. Um conjunto de sinais e sintomas (resumidos na Tabela 9.3) ajuda a determinar se uma fratura por compressão é causada por infecção/tumor ou é secundária a osteoporose/traumatismo (Figuras 9.23, 9.38 e 9.39). Em geral, as metástases diferem das infecções piogênicas, porque afetam as vértebras difusamente, embora sem continuidade, preservando os discos intervertebrais. O acometimento dos pedículos (ver Figura 9.25), das lâminas e dos elementos posteriores (Figura 9.30) é outro sinal praticamente inequívoco de neoplasia maligna.

Extensão direta de tumores paraespinais. Os "tumores de células redondas" (p. ex., linfomas dos adultos e neuroblastomas das crianças) podem acometer sorrateiramente o canal medular por infiltração através dos forames neurais (Figura 9.31). Quando a TC é utilizada para monitorar linfomas do tórax e abdome, o acometimento sutil do canal medular pode facilmente passar despercebido. A RM deve ser realizada para avaliar qualquer paciente com linfoma e dor lombar.

Neoplasias malignas hematológicas. São leucemia, mieloma e linfoma, e afetam a coluna vertebral. As leucemias causam alterações características no aspecto das vértebras: substituição homogênea e difusa da medula óssea por tumor (ver Figura 9.29). Os infiltrados leucêmicos sólidos (ou cloromas) podem invadir o espaço epidural e causar compressão da medula espinal.

Mieloma múltiplo. Pode produzir sinal hipointenso difuso e homogêneo na coluna vertebral nas imagens ponderadas em T1, mas, nos casos típicos, produzem falhas focais múltiplas. Os plasmocitomas solitários (ver Figura 9.30) fazem parte do diagnóstico diferencial da vértebra plana (corpo vertebral totalmente colapsado), assim como granuloma eosinofílico, leucemia e osteoporose grave. A cintigrafia óssea com tecnécio nem sempre detecta as lesões do mieloma que, em muitos casos, são relativamente "indolentes" sob o aspecto metabólico. Por essa razão, a RM da coluna vertebral tornou-se um exame muito importante na avaliação dos pacientes com mieloma.

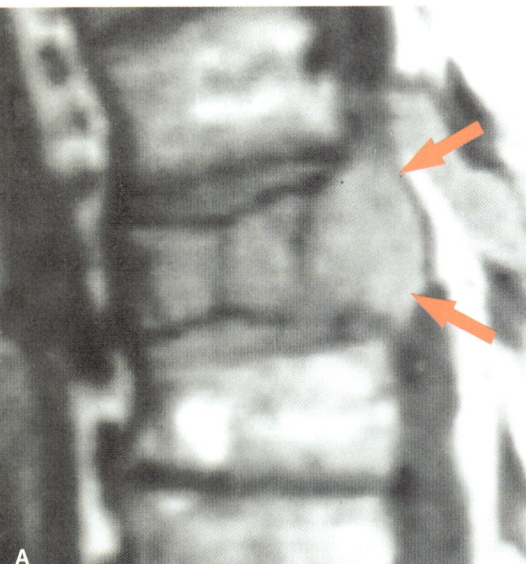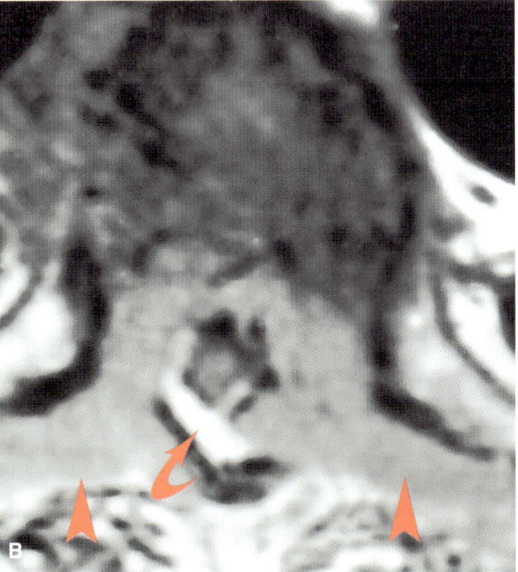

Figura 9.30 Plasmocitoma. As imagens sagital (A) e axial (B) de RM demonstraram vários aspectos associados à infiltração neoplásica do terço médio da coluna torácica. A vértebra afetada estava completamente envolvida, os discos intervertebrais estavam preservados e a massa epidural (*setas*) limitava-se ao nível da vértebra afetada. Os pedículos e as lâminas estavam infiltrados e expandidos (*pontas de setas*) e a gordura epidural (*seta curva*) estava deslocada em vez de infiltrada. Isoladamente, nenhum desses sinais confirma um processo neoplásico, mas quando são considerados em conjunto são altamente sugestivos de tumor.

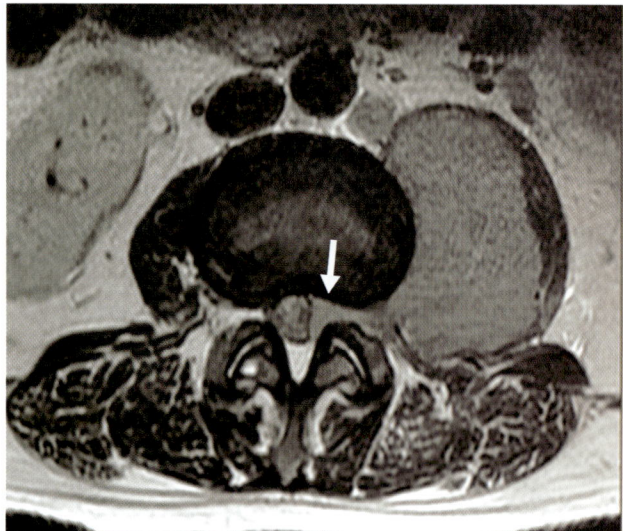

Figura 9.31 Linfoma infiltrando o canal medular. O componente intra-espinal (*seta*) dessa massa linfática que deslocava o músculo psoas não havia sido demonstrado na TC. Sempre que um paciente com linfoma ou outro tumor paraespinal queixar-se de dor lombar, a RM é o exame mais indicado. Outros tumores paraespinais podem infiltrar o canal medular com um padrão semelhante, inclusive tumores do ápice pulmonar (tumor de Pancoast), além de carcinomas e sarcomas retroperitoneais e mediastinais.

Doenças vasculares

Infarto da medula espinal. As doenças vasculares da coluna vertebral e medula espinal podem ser subdivididas em infartos medulares e malformações vasculares. Os "acidentes vasculares isquêmicos" da medula são muito raros quando comparados com os acidentes vasculares encefálicos. O quadro clínico clássico é de um paciente que apresentou paralisia depois de um procedimento cirúrgico torácico de grande porte (p. ex., reparo de um aneurisma da aorta torácica) ou injeções epidurais de corticosteroides, que entram acidentalmente nos vasos sanguíneos que irrigam a medula.

Assim como ocorre nos infartos, os segmentos medulares afetados parecem brilhantes nas imagens ponderadas em T2 e DWI, e depois desenvolvem mielomalacia. A substância cinzenta medular da área infartada é mais afetada que a substância branca, como também ocorre nos acidentes vasculares encefálicos (Figura 9.32). Evidentemente, quando um paciente apresenta paraplegia na sala de recuperação pós-anestésica depois de uma cirurgia aórtica, não é necessária muita perspicácia para considerar um infarto medular; contudo, existem casos mais sutis, nos quais a doença aterosclerótica ou degenerativa grave causa infartos tromboembólicos da medula espinal. O infarto medular deve ser incluído no diagnóstico diferencial de qualquer mielopatia sem explicação. A lesão aguda da medula espinal associada às infecções virais tem aspecto semelhante ao de um acidente vascular isquêmico, porque a substância cinzenta também é afetada (ver Figura 9.15).

Malformações cavernosas. As malformações cavernosas da medula espinal são semelhantes aos "cavernomas" do cérebro (ver Figura 4.39, mais adiante). Essas malformações são mais perigosas na medula espinal em razão de sua plasticidade limitada e mesmo uma hemorragia pequena pode ter efeitos devastadores (Figura 9.33).

MAV da medula espinal. Um acidente vascular isquêmico da medula espinal pode ser causado por MAV. Por duas razões, essas lesões constituem uma área de interesse crescente: primeiramente, os avanços da neurorradiologia intervencionista e microcirurgia ampliaram o conhecimento e melhoraram o tratamento dessas lesões; em segundo lugar, a RM permite a triagem geral de pacientes com mielopatia inexplicável, resultando no diagnóstico de mais pacientes com MAV da medula espinal (ver Figura 9.37, mais adiante).

O termo MAV é usado como um descritivo genérico que engloba qualquer complexo vascular anormal, o que necessariamente se contrapõe a alguns sistemas de classificação muito complicados das MAV da medula espinal, nos quais MAV verdadeira é um subtipo específico. Se desejar uma descrição mais

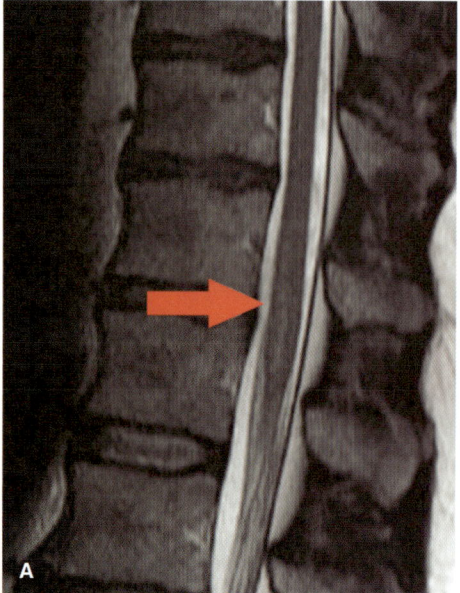
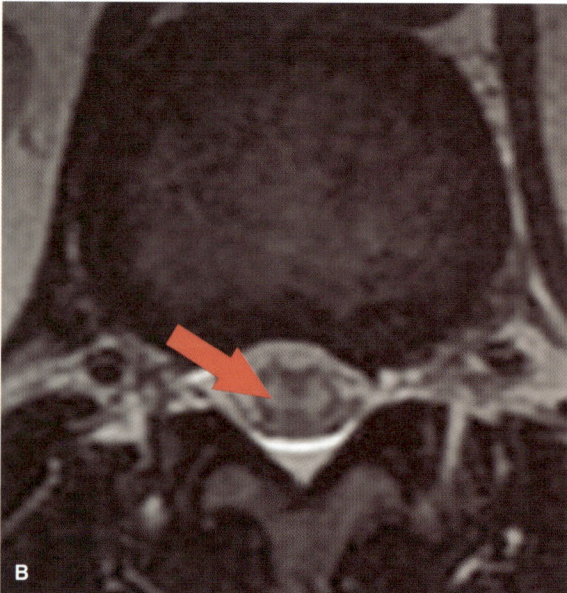

Figura 9.32 Acidente vascular isquêmico medular. A. Imagem sagital de RM. **B.** Imagem axial de ressonância magnética (RM). Esse paciente apresentou paraplegia quase imediata à injeção epidural de corticosteroides nas proximidades da junção toracolombar. Provavelmente, o fármaco entrou nas artérias que irrigavam o cone medular e causou um infarto. Observe que, nessas imagens ponderadas em T2, o sinal hiperintenso estava localizado dentro da medula central e afetava a substância cinzenta. Esse é o padrão oposto ao da esclerose múltipla medular, na qual a substância branca é preferencialmente afetada.

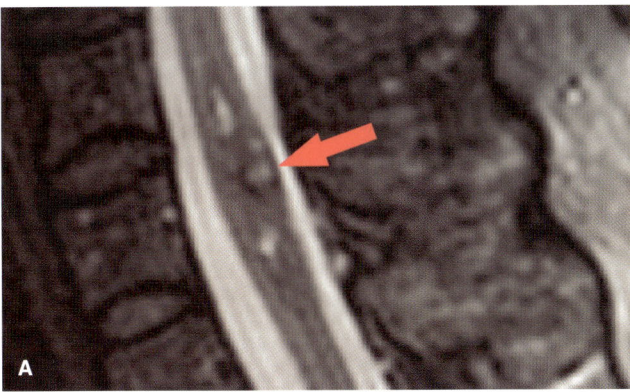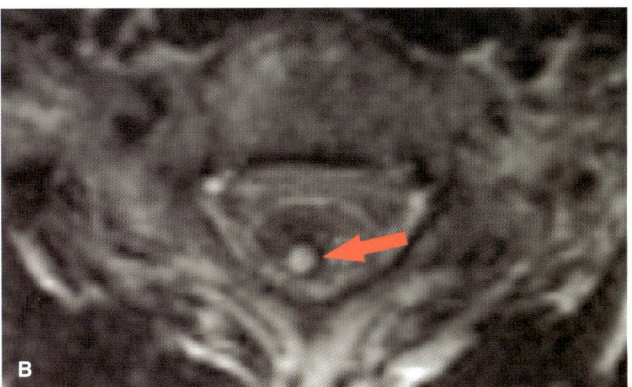

Figura 9.33 Malformação cavernosa. As imagens sagital (**A**) e axial (**B**) de RM mostraram uma lesão intramedular com sinais de intensidade mista. O foco arredondado com sinal central hiperintenso e o halo de hemossiderina estavam presentes em todas as sequências (*seta*). A RM ou a angiografia não demonstraram vasos anormais, o que era compatível com malformação vascular oculta, confirmada durante o procedimento cirúrgico.

aprofundada, o leitor pode consultar o artigo excelente escrito por Rosenblum. Como um primeiro passo para abordar esse tópico, é interessante voltar à pergunta inicial que se deve fazer quando se encontra qualquer lesão na medula espinal: sua localização é intramedular, intradural-extramedular ou extradural? Embora seja uma simplificação exagerada, essa abordagem permite uma boa análise inicial das MAV da medula.

MAV intramedulares. Têm um *nidus* congênito de vasos anormais dentro do parênquima medular, que causa sintomas quando há sangramento ou isquemia, em consequência do fenômeno de "roubo" vascular. As lesões desse tipo são congênitas, podem crescer à medida que os vasos dilatam e, nos casos típicos, são detectadas em pacientes jovens com hemorragia, que acarreta paraparesia aguda. Algumas MAV têm fluxo alto com áreas visíveis destituídas de sinal dentro do parênquima medular (Figura 9.34).

MAV extramedulares. Estão localizadas na pia-máter ou dura-máter. Quando estão situadas nesse último plano, podem ocupar uma posição muito lateral à medula, ou seja, nas bainhas das raízes neurais. A lesão clássica é uma fístula arteriovenosa dural espinal

(FAVDE), que representa a comunicação direta entre uma artéria e uma veia – sem um *nidus* interveniente de vasos sanguíneos congenitamente anormais. A entrada direta do sangue arterial no sistema venoso local por meio da fístula, sem qualquer redução pressórica imposta pela resistência do leito capilar, aumenta a pressão dentro do plexo venoso coronal, que drena a medula espinal e não tem válvulas (Figura 9.35).

As FAVDE causam sintomas atribuíveis à hipertensão e à congestão venosa da medula, com formação de edema que pode ser demonstrada nas imagens de RM como sinais de intensidade aumentada em T2, geralmente dentro do cone medular (Figura 9.36), algumas vezes com realce pelo meio de contraste.

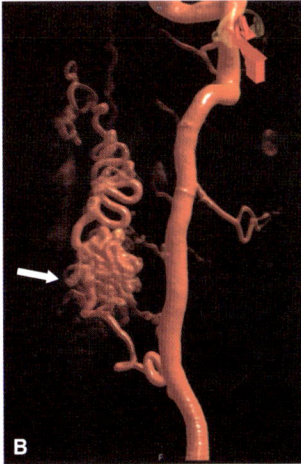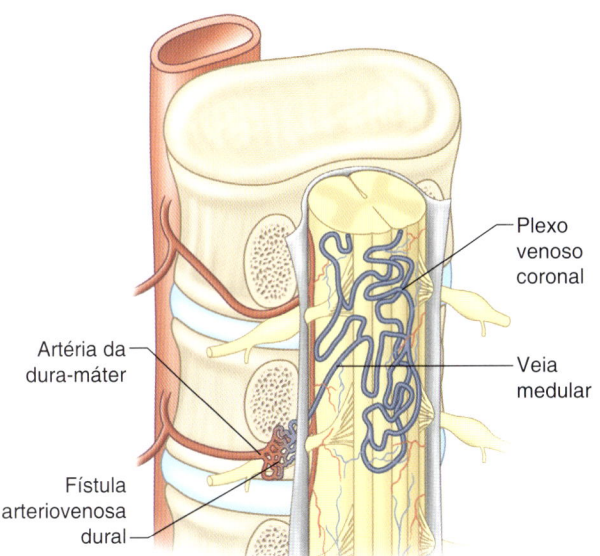

Fístula arteriovenosa dural

Plexo venoso coronal

Artéria da dura-máter

Veia medular

Fístula arteriovenosa dural

Figura 9.34 Malformação arteriovenosa intramedular. A imagem sagital ponderada em T2 (**A**) mostrou várias áreas serpiginosas de *flow-voids* (*seta*) dentro da medula espinal cervical, que eram compatíveis com malformação arteriovenosa intramedular. Também havia um vaso de drenagem longo no espaço subaracnóideo (*ponta de seta*). **B.** A angiografia medular depois da injeção de contraste na artéria vertebral confirmou os resultados da RM e demonstrou mais claramente o *nidus* da MAV (*seta*).

Figura 9.35 Anatomia de uma fístula arteriovenosa dural espinal. Fístula é a comunicação direta entre uma artéria e uma veia na dura-máter da bainha da raiz neural. A fístula causa inversão do fluxo na veia de drenagem, que, por sua vez, drena o sangue sob alta pressão para o plexo venoso coronal. Este se dilata e torna-se visível nos exames de imagem, e a medula pode ter dificuldade de manter a drenagem de seu sangue, em razão da hipertensão venosa induzida pela fístula; por este motivo, a medula torna-se edemaciada e brilhante nas imagens ponderadas em T2 (Figura 9.36 A). (De Rosenblum B, Oldfield EH, Doppman JL, Di Chiro G. Spinal arteriovenous malformations: a comparison of dural arteriovenous fistulas and intradural AVMs in 81 patients. *J Neurosurg.* 1987; 67:795-802.)

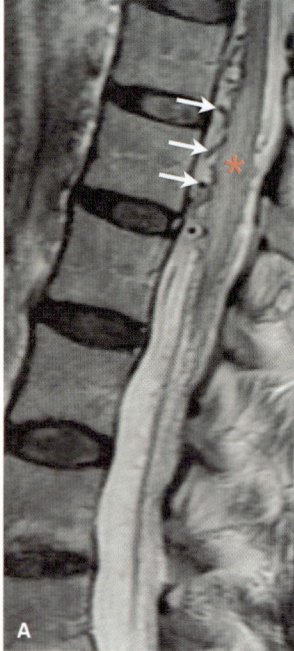
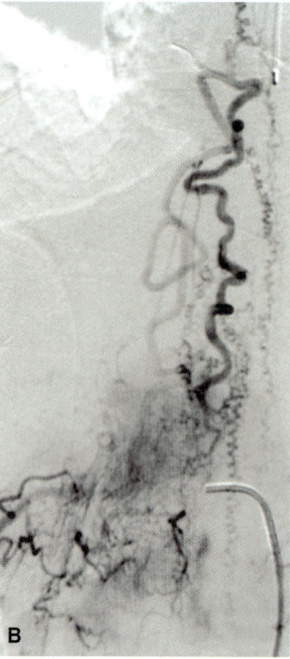

Figura 9.36 **Fístula arteriovenosa dural espinal. A.** Este paciente tinha mielopatia progressiva e as imagens ponderadas em T2 demonstraram sinal hiperintenso no cone medular (*asterisco*), o que era compatível com edema. Várias áreas serpiginosas de *flow voids* circundavam o cone (*setas*). **B.** A angiografia da medula espinal demonstrou dilatação de todo o plexo venoso coronal.

A razão do realce medular nos casos de FAVDE não está totalmente esclarecida, mas provavelmente resulta da quebra da barreira hematencefálica graças a um infarto crônico ou algum tipo de extravasamento capilar secundário à hipertensão venosa. Aparentemente, essas lesões são adquiridas (não congênitas) e

assemelham-se às fístulas arteriovenosas durais do encéfalo. A questão fundamental é não confundir essa lesão com um tumor, que poderia levar a uma tentativa de biopsia, com consequências devastadoras depois de um sangramento.

Traumatismo

No paciente com traumatismo agudo, a coluna vertebral deve ser avaliada imediatamente para excluir fraturas (ver descrição detalhada das fraturas na seção sobre doenças musculoesqueléticas). As fraturas instáveis podem reduzir o diâmetro do canal medular e resultar em compressão da medula espinal e paralisia. No passado, as radiografias simples eram a primeira opção disponível do setor de emergência, porque podiam ser obtidas rapidamente a um custo reduzido, sem interrupções significativas das outras manobras de reanimação, e estudos recentes demonstraram que as radiografias convencionais ainda são perfeitamente adequadas aos casos de baixo risco.

Entretanto, depois de um traumatismo grave, a técnica moderna de TC helicoidal da coluna cervical (ou de toda a coluna vertebral) demora apenas alguns segundos a mais que a TC de crânio. Lesões sutis como fraturas dos forames transversos (que abrigam a artéria vertebral) podem passar despercebidas nas radiografias simples. Quando aparecem fraturas vertebrais complexas nas radiografias simples, a TC é muito mais útil para definir as relações entre os fragmentos ósseos.

Nos casos típicos, as fraturas osteoporóticas agudas com compressão são causadas por traumatismos mínimos das vértebras enfraquecidas. Essa população de pacientes pode ser beneficiada pela vertebroplastia e outros procedimentos de "ampliação vertebral". Os pacientes com fraturas agudas por compressão e edema da medula espinal (Figuras 9.23 e 9.38 C e D) são candidatos às chamadas injeções estabilizadoras com cemento ósseo, embora ainda existam controvérsias quanto à sua utilização. Esses procedimentos não estão indicados quando há fraturas por compressão crônicas consolidadas (Figura 9.38 A e B), porque elas já são estáveis.

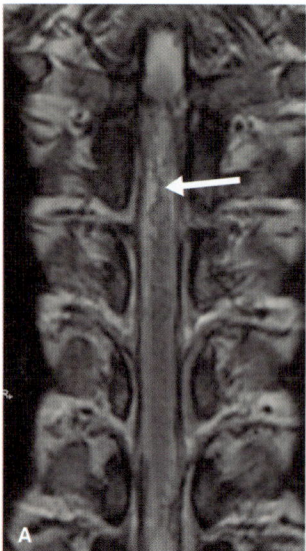
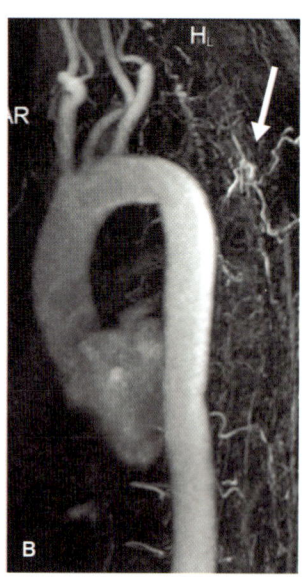
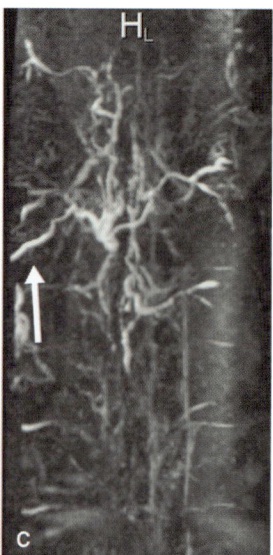
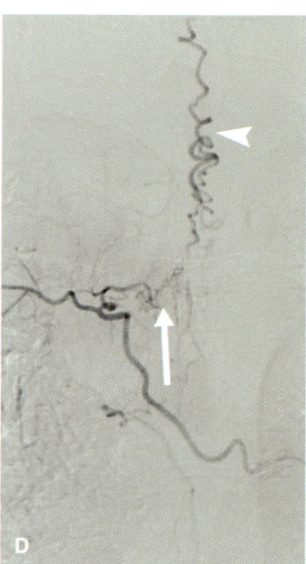

Figura 9.37 **Fístula arteriovenosa dural espinal (FAVDE). A.** As imagens coronais ponderadas em T2 confirmaram a existência de vasos dilatados (*seta*) na superfície dorsal da medula espinal, que foram detectados inicialmente nas imagens sagitais (não demonstradas aqui). **B.** A imagem de angio-RM pós-contraste demonstrou vasos posteriores dilatados sobre a medula (*seta*). **C.** O vaso mais calibroso, provavelmente a artéria que irrigava a FAVDE, estava localizado à direita nesta imagem (*seta*). **D.** A angiografia realizada por cateterização da artéria espinal direita, no segmento torácico correspondente, confirmou a fístula (*seta*) e a veia de drenagem dilatada no espaço subaracnóideo (*ponta de seta*). Em contraste com a MAV verdadeira (ver Figura 9.34), não há um *nidus* nesses casos, porque a fístula é um *shunt* direto entre uma artéria e uma veia. A obstrução da FAVDE por cirurgia ou embolização trata a hipertensão venosa resultante na medula espinal, que pode causar mielopatia grave. (Caso cedido por cortesia dos Drs. Jonathan Breslau e Bahram Varjavand, Sacramento, Califórnia.)

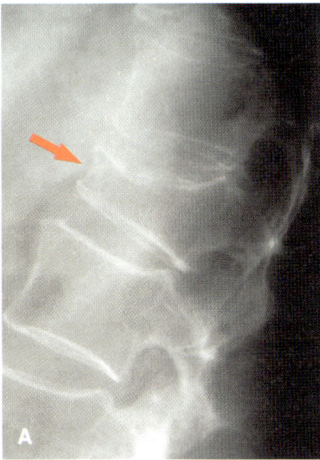 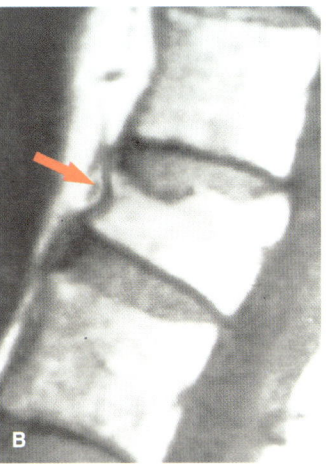 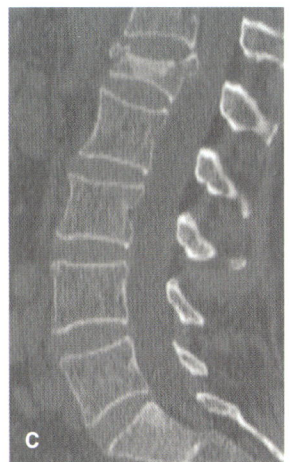 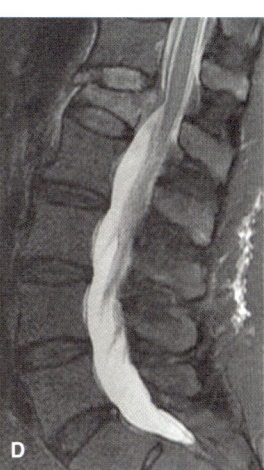

Figura 9.38 Fraturas benignas com compressão – aguda e crônica. A. A radiografia convencional demonstrou uma fratura por compressão da vértebra L1 (*seta*). O corpo vertebral tinha uma deformidade cuneiforme típica, com perda de sua altura mais acentuada na face anterior que na posterior, e seus pedículos estavam preservados na projeção anteroposterior (não mostrada), sugerindo uma fratura benigna por compressão. **B.** A imagem sagital da RM mostrou sinal normal na medula óssea da vértebra afetada (*seta*), confirmando a etiologia benigna da fratura por compressão – no caso, associada à osteoporose. **C.** A reconstrução das imagens sagitais da TC (de outro paciente) evidenciou uma compressão de L1 no dia em que ela ocorreu, com os planos da fratura visíveis. **D.** A imagem da sequência STIR demonstrou edema homogêneo da medula óssea, mas o aspecto normal da gordura medular foi recuperado dentro de 1 ano.

É importante tecer alguns comentários sobre as consequências imediatas e tardias do traumatismo vertebral para a medula e os nervos espinais, que não podem ser avaliados confiavelmente por meio de radiografias simples ou TC sem contraste. Essas complicações são a contusão medular, o hematoma epidural (e suas sequelas, inclusive mielomalacia e hidrossiringomielia) e a avulsão das raízes neurais.

Contusão medular. Assim como o cérebro, a medula espinal fica suspensa em uma "piscina" de LCR, contido pelas membranas aracnoides, dura-máter e osso, e está sujeita a impactos significativos contra seu envoltório ósseo circundante durante um acidente com aceleração-desaceleração súbita. No encéfalo, a contusão é evidenciada na área que recebeu o impacto e em outra área oposta, situada a 180° – o padrão clássico de golpe-contragolpe.

Algumas estruturas ósseas (p. ex., *planum* esfenoidal) tendem a traumatizar o cérebro adjacente, em razão de seus contornos irregulares. Na coluna vertebral, as contusões geralmente ocorrem nas áreas de fraturas e são secundárias à compressão óssea e medular (Figura 9.39).

As contusões da medula espinal podem ocorrer sem fraturas vertebrais em consequência da hiperflexão ou hiperextensão com mielopatia subsequente. A existência de hemorragia medular é reconhecida como fator prognóstico desfavorável nos pacientes com traumatismo raquimedular avaliados por RM. Por essa razão, as imagens ponderadas em T2* ou gradient-eco são fundamentais em qualquer protocolo de avaliação do traumatismo raquimedular por RM. Quando há lesão da medula espinal, a consequência é mielomalacia, cuja área pode

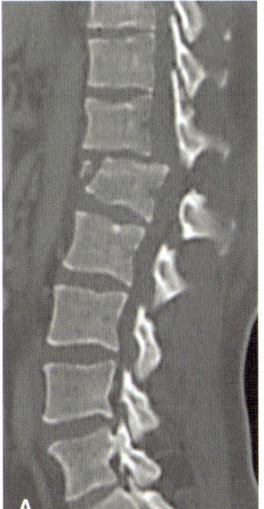 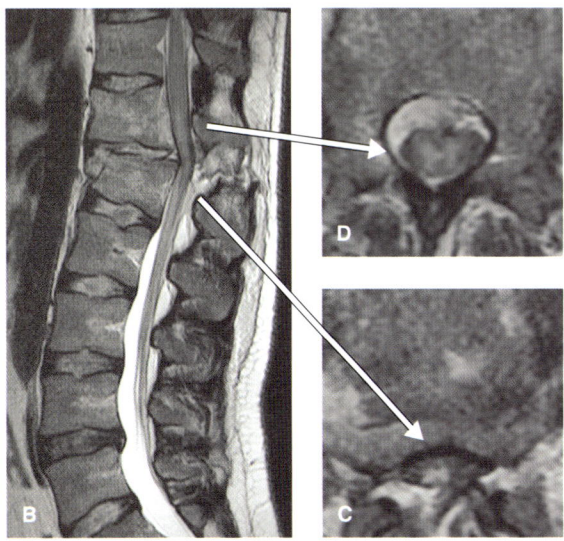 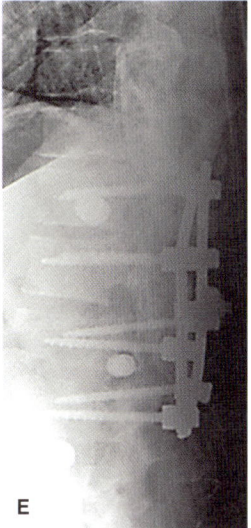

Figura 9.39 Fratura de vértebra com contusão da medula espinal. Depois de sofrer um acidente enquanto escalava, um homem de 29 anos apresentou fraqueza grave dos membros inferiores. **A.** A tomografia computadorizada (TC) demonstrou uma fratura por compressão de L1, associada a retropulsão da vértebra para dentro do canal medular e lesão dos elementos posteriores vertebrais, com instabilidade. **B** e **C.** As imagens de RM ponderadas em T2 mostraram compressão do cone medular. Felizmente, as imagens na sequência GRE (não mostradas) não evidenciaram hemorragia na medula – que seria um sinal de prognóstico desfavorável. **D.** O edema da medula estendia-se acima do nível de compressão, possivelmente em razão da isquemia ou obstrução venosa. **E.** O paciente foi submetido à descompressão com fixação interna em caráter de emergência. Com fisioterapia rigorosa, esse paciente voltou a andar 6 meses depois. (Cortesia do Dr. L. Patterson, San Francisco, Califórnia.)

aumentar, principalmente quando as aderências dificultam a circulação do LCR, casos em que evolui para formação de uma hidrossiringomielia pós-traumática. A hidrossiringomielia em processo de expansão pode causar outros déficits neurológicos e precisa ser derivada (*shunting*).

Hematoma epidural. Assim como no crânio, os hematomas extra-axiais ou, mais corretamente, "extramedulares" podem formar-se depois de traumatismos, embora existam diferenças importantes. Os hematomas subdurais são raros na coluna vertebral, enquanto os hematomas epidurais são muito mais frequentes – o oposto do que ocorre no crânio, como descrito no Capítulo 3.

Essa discrepância pode ser explicada pelas diferenças entre as anatomias venosas do crânio e da coluna vertebral. A maioria dos sangramentos pós-traumáticos tem origem venosa. No crânio ósseo, a dura-máter corresponde funcionalmente ao periósteo e não tem qualquer espaço potencial para que haja acúmulo de sangue venoso sob baixa pressão entre a dura-máter e o crânio. Para que haja formação de um hematoma epidural, o sangramento deve estar sob níveis pressóricos arteriais, de forma que a dura-máter seja despregada da tábua óssea interna do crânio. Na coluna, a dura-máter é separada do osso pela gordura epidural. No canal medular ventral, o espaço epidural também abriga um plexo profuso de veias,

que drenam os corpos vertebrais. Um traumatismo com ou sem fratura de vértebras pode lacerar essas veias e resultar na formação de um hematoma epidural, que, com o tempo, cresce e causa compressão medular, embora as radiografias simples estejam normais. Em alguns casos, a TC demonstra hematomas epidurais na coluna lombar quando há gordura suficiente para funcionar como contraste. Em geral, os hematomas epidurais da coluna cervical ou torácica passam despercebidos, a menos que se administre contraste intratecal. Por essa razão, RM é o exame preferível, tendo em vista sua capacidade de mostrar o conteúdo do canal medular de forma não invasiva e detectar lesões hemáticas (Figura 9.40).

Avulsão das raízes neurais. Até aqui, enfatizamos os efeitos do traumatismo na medula espinal. Os hematomas epidurais e as contusões também podem afetar as raízes neurais e causar queixas radiculares. O traumatismo pode acarretar avulsão dos nervos espinais de suas inserções na medula. A área mais comum de avulsão radicular é a coluna cervical, provavelmente em razão de sua mobilidade mais ampla durante acidentes. Nos casos típicos, os nervos que formam o plexo braquial e inervam os membros superiores são afetados, e os pacientes têm déficits neurológicos evidentes. Traumatismo obstétrico, geralmente por tração do ombro, é uma das causas clássicas de avulsão das raízes neurais da junção cervicotorácica e pode

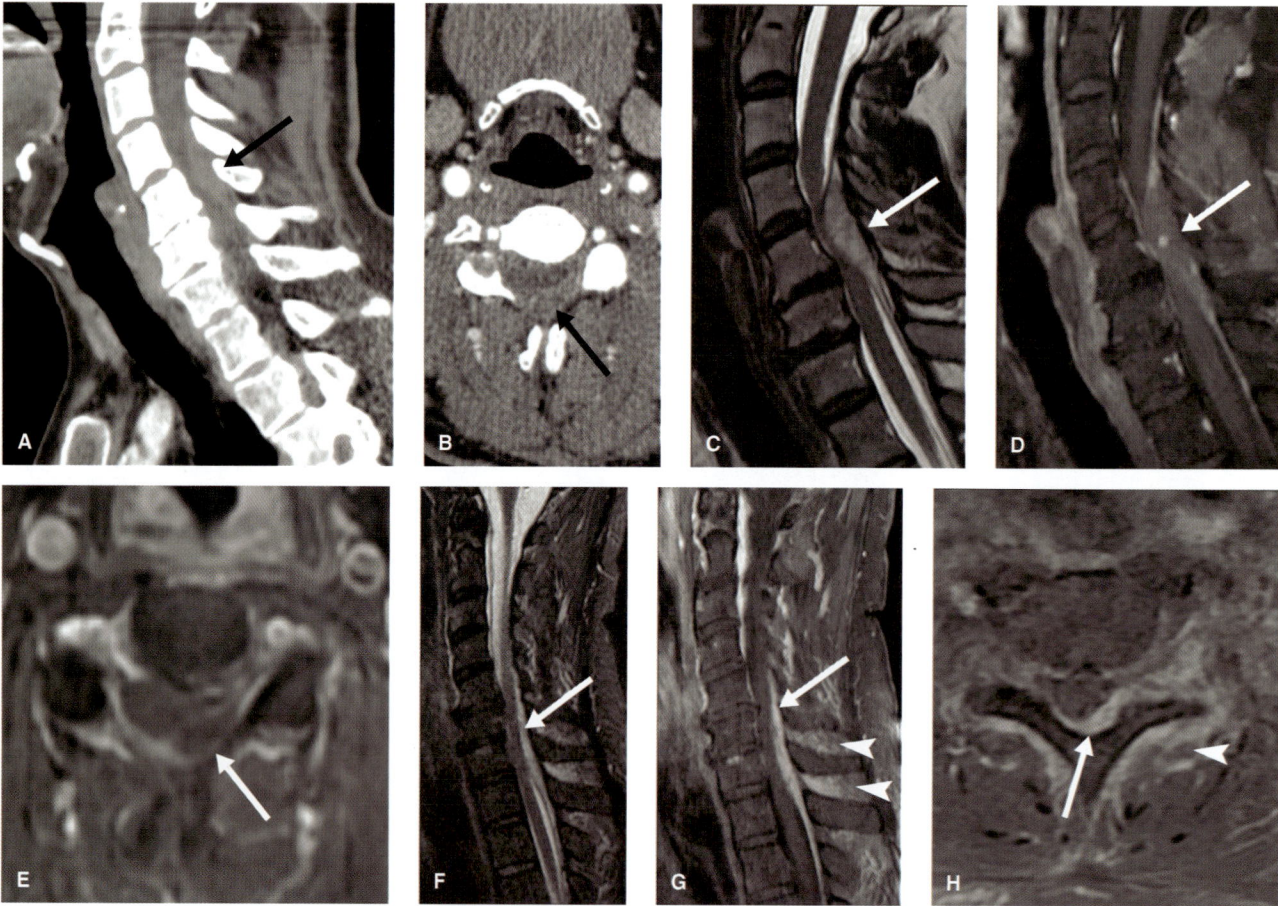

Figura 9.40 Hematoma epidural (**A** a **E**) *versus* abscesso epidural (**F** a **H**). As imagens sagital (**A**) e axial (**B**) de TC mostraram uma coleção epidural ligeiramente hiperdensa na região posterior lateral da vértebra C5 (*setas*), que exercia efeito de massa sobre a medula espinal. Esse foi um caso raro no qual a TC mostrou uma coleção epidural devido à rapidez com que o sangue acumulou-se na área que, depois, mostrou ser um hematoma. A imagem ponderada em T2 (**C**) evidenciou um sinal de intensidade intermediária de massa epidural (*seta*) com algum sinal de baixa intensidade, compatível com desoxi-hemoglobina em estágio inicial. As imagens sagital (**D**) e axial (**E**) ponderadas em T1 com saturação de gordura, pós-contraste, não demonstraram realce significativo do hematoma (*setas*). **F.** Abscesso epidural demonstrado em localização semelhante, com sinal hiperintenso em T2, assim como realce significativo pelo meio de contraste (*setas*, **G**, **H**). As *pontas de setas* das imagens **G** e **H** assinalam que houve realce adicional dos tecidos moles paraespinais posteriores – um indício clássico de disseminação da infecção. Observe a inexistência desse tipo de realce paraespinal nas imagens **D** e **E**, em um paciente com hematoma epidural.

causar paralisia de Erb no lado afetado – o ombro fica aduzido e em rotação interna, o cotovelo estendido em pronação e o punho flexionado, como consequência da lesão das raízes de C5, C6 e C7 (ver seção "Radiologia Pediátrica"). O diagnóstico clínico pode ser confirmado por mielografia por RM ou TC. Nos casos típicos, o LCR extravasa para o espaço epidural através da laceração da aracnoide e dura-máter do nervo emergente, como está demonstrado na Figura 9.41. Os nervos espinais torácicos (exceto T1) e os nervos da cauda equina lombar raramente sofrem avulsão. Considerando o pequeno campo de visão necessário, as imagens axiais altamente ponderadas em T2 com cortes finos (1 a 2 mm) fornecem detalhes excelentes e podem ser reconstruídas, formando "mielogramas por RM". Outro recurso valioso para avaliar os plexos braquial e lombar é neurografia por RM.

Embora a RM comumente não seja exequível nos casos agudos, essa técnica tornou-se um recurso não invasivo excelente para avaliar as complicações neurológicas traumáticas. A RM ampliou nossos conhecimentos sobre lesões da medula espinal e facilita a previsão do prognóstico a longo prazo.

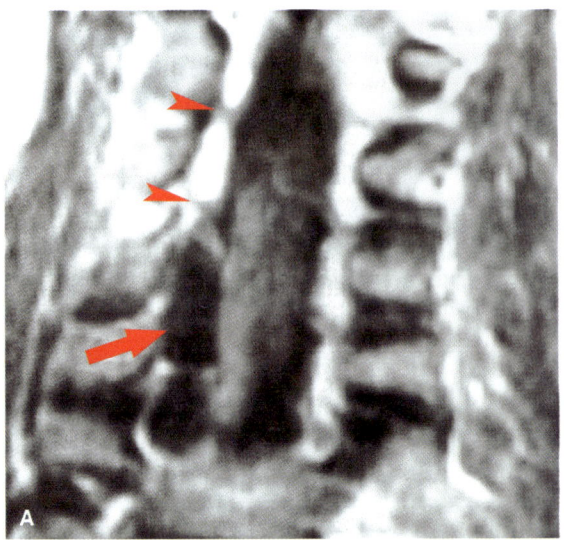

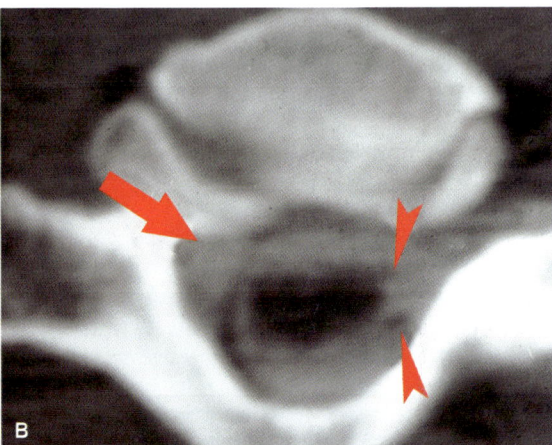

Figura 9.41 Avulsão de raízes neurais. A. A imagem coronal ponderada em T1 demonstrou uma coleção com sinais de baixa intensidade no espaço epidural direito do terço médio da coluna cervical (*seta*), compatível com LCR extravasado pelas bainhas dos nervos radiculares que haviam sofrido avulsão. Os nervos espinais normais (*pontas de setas*) estavam evidentes bilateralmente no canal cervical superior em seu trajeto através da gordura epidural normal. **B.** A mielografia por TC confirmou a ausência de raízes neurais no lado direito e extravasamento do LCR (*seta*). Observe que as raízes normais do lado esquerdo foram delineadas pelo contraste mielográfico (*pontas de setas*).

Doenças degenerativas da coluna vertebral

Técnicas de exame de imagem

A avaliação da coluna vertebral, por meio de exames de imagem, para doença discal e estenose do canal medular é realizada basicamente por RM. TC e mielotomografia computadorizada (MTC) são úteis aos pacientes com contraindicações para fazer RM ou presença de dispositivos metálicos impeditivos, porém a RM fornece mais informações e permite um detalhamento anatômico mais completo que a TC e a MTC. Por exemplo, a RM pode determinar se um disco intervertebral está degenerado, quando demonstra perda de sinal nas imagens ponderadas em T2, e se as fibras anulares do disco intervertebral estão rompidas, quando evidencia sinal hiperintenso em T2 (Figura 9.42). Essas anormalidades dos discos intervertebrais são conhecidas como "fissuras anulares" na nomenclatura lombar – apesar de os cirurgiões frequentemente usarem o termo "zona de hiperintensidade" (ou ZHI) – e foram associadas à degeneração interna do disco intervertebral (DIDI). A DIDI pode ser uma causa de dor lombar axial e os cirurgiões podem realizar discectomia com fusão vertebral para tratar essa condição.

A TC demonstra mais claramente as estruturas calcificadas, como osteófitos, estenose dos forames ósseos e ossificação ligamentar. A ossificação do ligamento longitudinal posterior (OLLP) pode ser confundida com hérnia de disco nas imagens de RM, mas aparece claramente na TC (Figura 9.43).

Na maioria dos exames da coluna vertebral, as imagens ponderadas em T1, T2 e T2 com supressão da gordura ou STIR são obtidas no plano sagital. A imagem axial em T2 é usada para avaliar as colunas torácica e lombar. As imagens axiais gradiente-eco da coluna cervical têm a vantagem de oferecer cortes mais finos. Como já foi explicado antes, a DWI pode ser útil para diferenciar entre doença degenerativa e infecção (ver Figura 9.10 – "sinal da garra"). O contraste é reservado aos pacientes em pós-operatório ou quando há dúvida sobre a existência adicional de neoplasia ou infecção.

Doença discal

O consenso multidisciplinar denominado "Nomenclatura dos discos lombares", publicado em 2001 e atualizado em 2014, enfatiza a necessidade premente de clareza e padronização dos

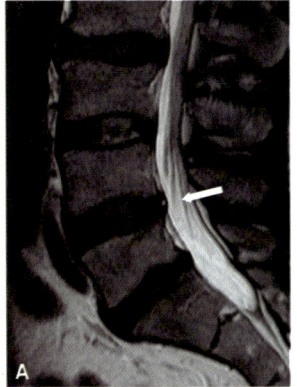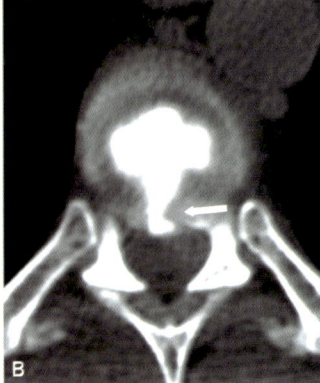

Figura 9.42 Fissura anular posterior. A. A imagem sagital ponderada em T2 demonstrou que os discos lombares tinham sinal de intensidade anormalmente baixa, indicando que havia degeneração discal. A fissura anular produz um sinal de intensidade alta (*seta*) e, por esta razão, também é conhecida como "zona de hiperintensidade" (ZHI). **B.** Imagem axial de discografia por TC demonstrando um exemplo de fissura radial opacificada (*seta*).

A "hérnia de disco" define-se pelo deslocamento focal ou localizado do material discal, afetando menos de 25% (90°) do perímetro da circunferência do disco intervertebral examinado no plano axial. Ela também é subclassificada em protrusão ou extrusão, com base em seu formato. Até 50% da população assintomática têm hérnias de disco; por esta razão, simplesmente detectar uma hérnia de disco não significa necessariamente que ela seja importante sob o ponto de vista clínico. Na verdade, alguns especialistas em saúde pública acreditam que a RM da coluna lombar seja usada exageradamente, argumentando que a técnica identifica um número excessivo de patologias incidentais em detrimento dos pacientes – e de nosso orçamento de saúde!

De forma a ajudar os médicos a avaliar o significado da alteração encontrada, o radiologista sempre deve dizer se a hérnia está comprimindo uma raiz neural ou causando estenose. O mesmo disco pode ter mais de uma hérnia simultânea, porém nem todas as hérnias de disco precisam ser operadas e muitas delas são reabsorvidas com o tempo. O léxico descrito no documento sobre nomenclatura dos discos lombares também é útil para descrever doença dos discos intervertebrais cervicais e torácicos.

Abaulamento discal. Um "abaulamento" afeta mais de 25% da circunferência do disco intervertebral e pode ocorrer devido a degeneração discal, frouxidão ligamentar ou remodelação óssea. Por definição, abaulamento discal não é o mesmo que hérnia de disco. Abaulamentos discais brandos de L5-S1 (< 2 mm) são considerados uma variante normal.

Protrusão discal. A definição de protrusão é o deslocamento do material discal estendendo-se por menos de 25% da circunferência discal, no qual a maior medida em qualquer plano é menor que a medida da base do deslocamento (Figura 9.45). A protrusão tem base larga em sua origem e não se estende acima ou abaixo do nível do disco no plano sagital.

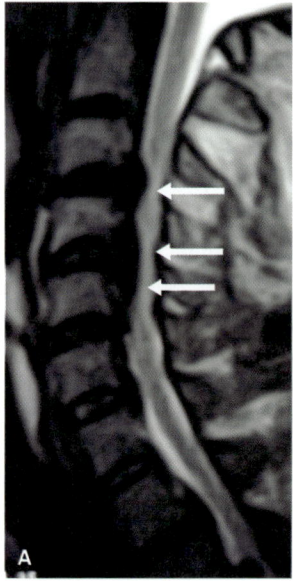
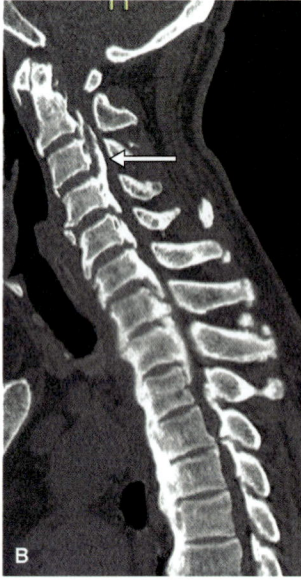

Figura 9.43 Ossificação do ligamento longitudinal posterior (OLLP). **A.** A imagem sagital ponderada em T2 mostrou sinal de baixa intensidade heterogêneo e confluente no ligamento longitudinal posterior espessado (*setas*), que poderia ser confundido com hérnias de disco múltiplas. **B.** A imagem sagital de TC de outro paciente evidenciou a OLLP com mais clareza.

laudos dos exames de imagem da coluna vertebral (Figura 9.44). É fundamental que o radiologista use termos corretos para descrever as patologias dos discos intervertebrais. Nossos laudos podem ter implicações médicas e legais!

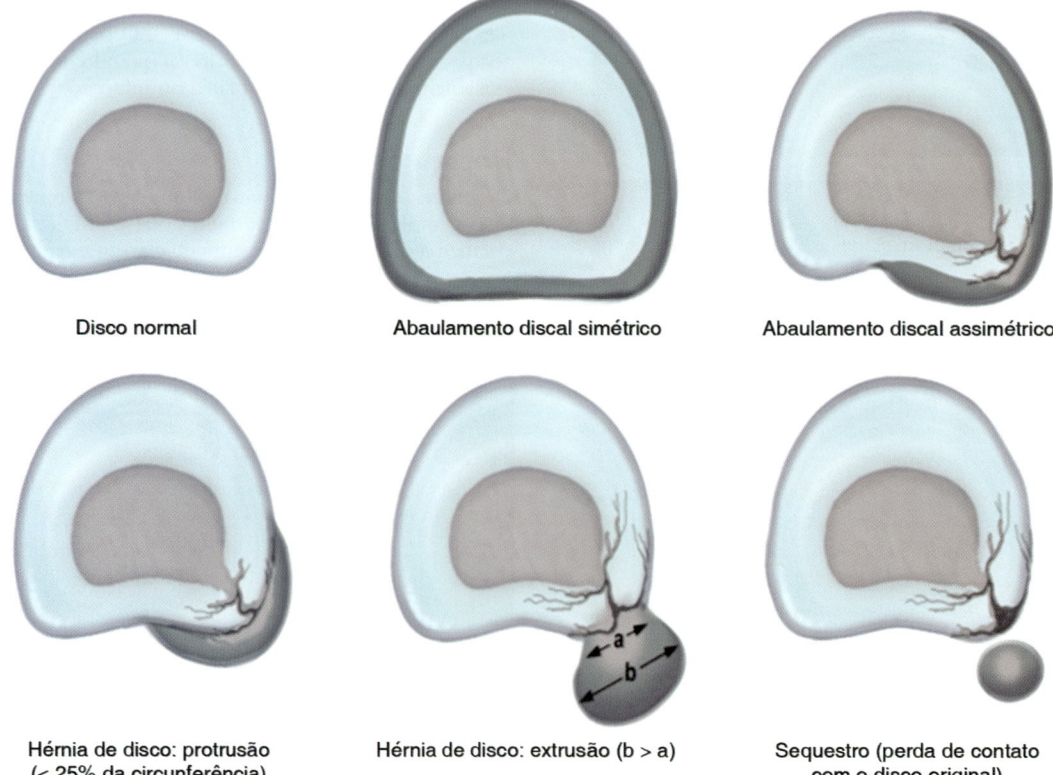

Disco normal	Abaulamento discal simétrico	Abaulamento discal assimétrico
Hérnia de disco: protrusão (< 25% da circunferência)	Hérnia de disco: extrusão (b > a)	Sequestro (perda de contato com o disco original)

Figura 9.44 **Resumo da nomenclatura dos discos lombares com base no consenso de 2014.** De Fardon DF, Williams AL, Dohring EJ *et al.* Lumbar Disc Nomenclature: Version 2.0: Recommendations of the Combined Task Forces of the North American Spine Society, the American Society of Spine Radiology, and the American Society of Neuroradiology. *Spine J.* 2014; 14(11):2525-2545.

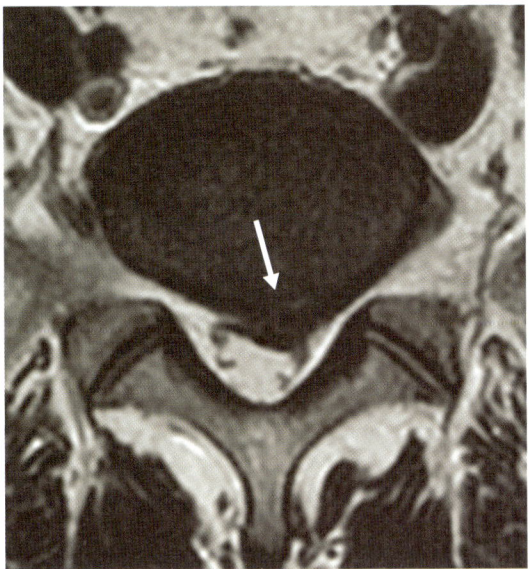

Figura 9.45 Protrusão discal. A imagem axial de RM mostrou uma protrusão discal central esquerda em L4-L5 (*seta*). Como a protrusão deslocava a raiz neural esquerda de L5, ela podia ser a causa dos sintomas do paciente.

Extrusão discal. A definição de extrusão é uma hérnia em que a maior medida do material herniado é maior que a base em seu local de origem. Qualquer hérnia de disco que se estenda acima ou abaixo do nível do espaço discal deve ser descrita como extrusão (Figura 9.46), que, por definição, significa uma ruptura anular. As extrusões são subclassificadas em sequestros, quando o material discal deslocado não tem mais continuidade com o disco original (Figura 9.47). O termo *migração* significa que o deslocamento do material discal herniado foi além do local da extrusão. Um sequestro pode migrar em direção cefálica ou caudal com probabilidades praticamente iguais. Uma das causas de insucesso da cirurgia da coluna lombar pode ser um sequestro não identificado e não tratado. No mínimo, sua existência significa que o cirurgião precisa explorar os segmentos mais proximais ou distais, de forma a remover o fragmento livre.

Localização das hérnias de disco

No plano axial, as localizações possíveis de uma hérnia de disco são: central, subarticular, foraminal, extraforaminal e anterior (Figura 9.48). De acordo com a nomenclatura mais recente, os termos "central direito" e "central esquerdo" devem substituir a expressão "paracentral", embora ainda não sejam amplamente utilizados. Algumas vezes, o termo *lateral extremo* é usado como sinônimo de extraforaminal. As hérnias de disco extraforaminais,

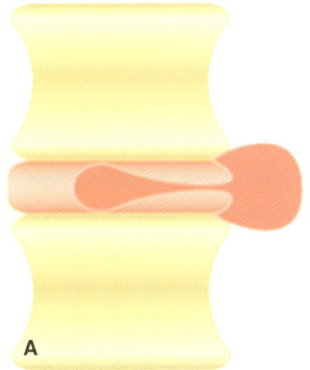
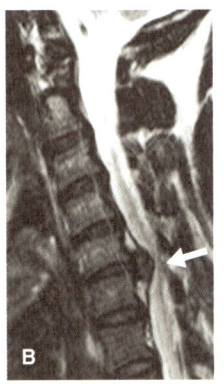
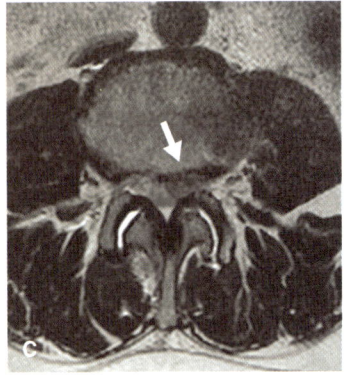
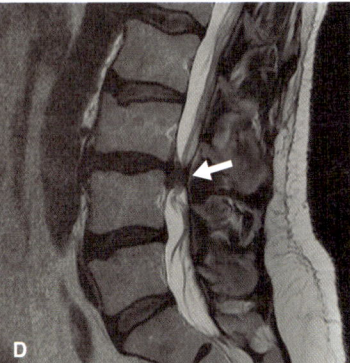

Figura 9.46 Extrusão. A. Diagrama ilustrativo de uma extrusão (http://radsource.us/spine-nomenclature/). **B.** A imagem sagital da coluna cervical, ponderada em T2, demonstrou uma extrusão, que era mais larga no ápice que em sua base, e estendia-se acima e abaixo do nível do espaço discal. A imagem também mostrou que essa extrusão elevava o ligamento longitudinal posterior (*seta*). **C** e **D.** Extrusão do disco lombar (*setas*).

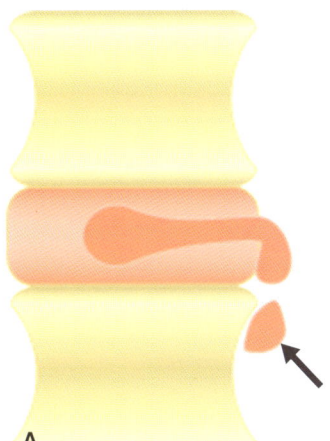
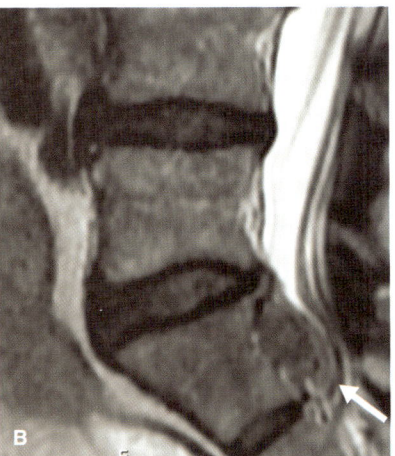
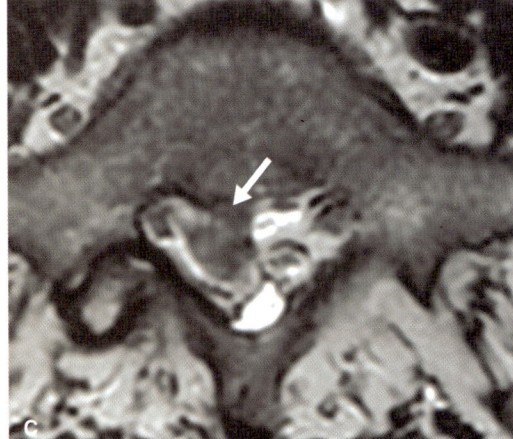

Figura 9.47 Sequestro com migração caudal. A. Diagrama ilustrativo (http://radsource.us/spine-nomenclature/). **B** e **C.** Um fragmento do material discal extrudado (sequestro) estava desprendido do disco original e havia migrado para dentro do recesso lateral direito da vértebra S1 (*setas*). A imagem demonstrou que o fragmento era medial à raiz de S1, deslocava a raiz de S2 e causava efeito compressivo em ambas.

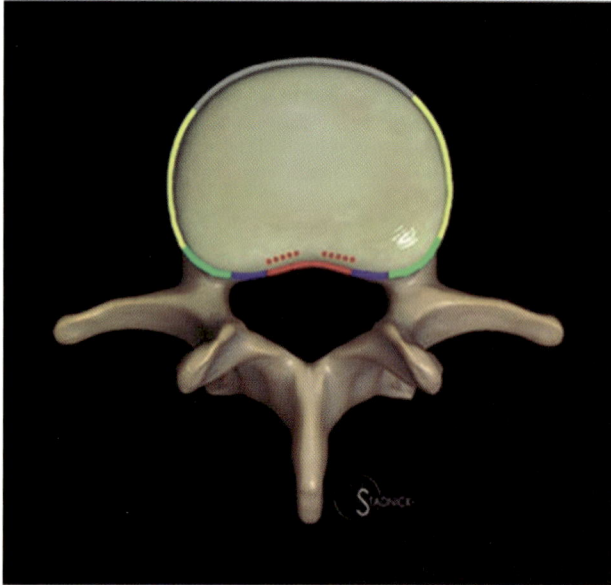

Figura 9.48 Mapa zonal usado para descrever a localização das hérnias de disco. Central ou central direita/esquerda (*vermelho*), subarticular (*azul*), foraminar (*verde*), extraforaminal ou lateral extrema (*amarelo*) e anterior (*cinza*). (Reproduzida de http://radsource.us/spine-nomenclature/.)

ainda que não sejam comuns (< 5% dos casos), frequentemente passam despercebidas e são uma das causas comprovadas de insucesso da cirurgia da região lombar. Como elas afetam a raiz que já saiu, essas hérnias podem simular sintomas de uma protrusão discal de um nível mais cefálico. Por exemplo, em um paciente com doença discal multissegmentar e sintomas referíveis ao disco de L3-L4, a protrusão discal pode estar comprimindo a raiz neural de L4 que o atravessa. Entretanto, uma hérnia de disco lateral ou lateral extrema em L4-L5 poderia comprimir a raiz neural de L4 e causar exatamente os mesmos sintomas (Figura 9.49). Se o laudo não relatasse isso corretamente, o procedimento cirúrgico poderia ser realizado no disco de L3-L4, ou seja, no nível errado! É essencial avisar ao cirurgião que a hérnia de disco é lateral ao forame neural, porque a abordagem cirúrgica convencional pela lâmina não permitiria a remoção de um disco lateral extremo.

Os discos herniados em direção craniocaudal através de um espaço no platô vertebral são referidos como hérnias intravertebrais (ou "nódulos de Schmorl").

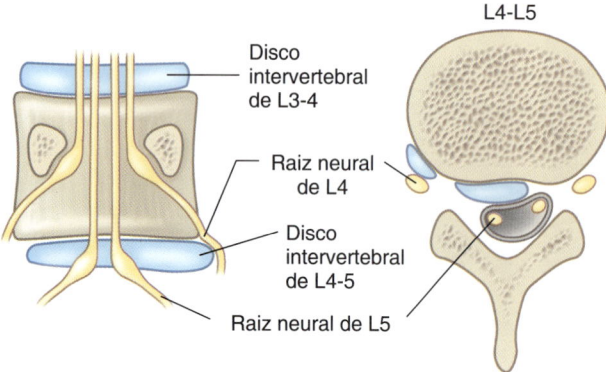

Figura 9.49 Diagrama esquemático do disco lateral. Esse diagrama ilustra como uma protrusão posterior do disco L4-L5 afeta a raiz neural de L5, enquanto uma protrusão lateral do mesmo disco afeta a raiz de L4.

Estenose do canal medular

Estenose do canal medular. Ocorre quando estruturas ósseas ou tecidos moles da coluna vertebral invadem e comprimem um ou mais elementos neurais e causam sintomas subsequentes. Classicamente, a estenose é classificada em congênita ou adquirida; contudo, mesmo as formas mais graves de estenose congênita não causam sintomas, a menos que haja um componente estenótico adquirido (em geral, doença degenerativa das facetas articulares e discos intervertebrais). Uma classificação mais útil das estenoses do canal medular tem base anatômica: canal central, recesso lateral e forame neural. Assim como ocorre na doença discal, os resultados dos exames de imagem devem ser relacionados com as manifestações clínicas. Os pacientes podem ter estenose grave evidenciada à RM, mas, apesar disto, não tem quaisquer sintomas! O achado incidental de estenose é comum durante os exames de triagem dos pacientes idosos para detectar metástases vertebrais.

Estenose do canal central. Embora a realização de medições seja tentadora para diagnosticar estenose do canal central, uma avaliação subjetiva para definir se a estenose (geralmente em direção anteroposterior) é branda, moderada ou grave é comumente o único parâmetro necessário para avaliar o canal central. A inexistência de qualquer LCR visível dentro do saco tecal significa estenose grave e, por certo, implicaria bloqueio total se fosse realizada uma mielografia. Na maioria dos estudos publicados, a medida de 10 mm ou mais do canal medular na projeção AP é considerada normal.

A causa mais comum de estenose do canal central e de estenose do recesso lateral é doença degenerativa das facetas articulares, com osteófitos invadindo o canal central. Quando as facetas articulares têm doença articular degenerativa (DAD), elas frequentemente mostram algum deslizamento, resultando em encurvamento do ligamento amarelo. Essa também é uma causa comum de estenose do canal central (Figura 9.50). Frequentemente, o abaulamento do disco intervertebral agrava a estenose do canal central.

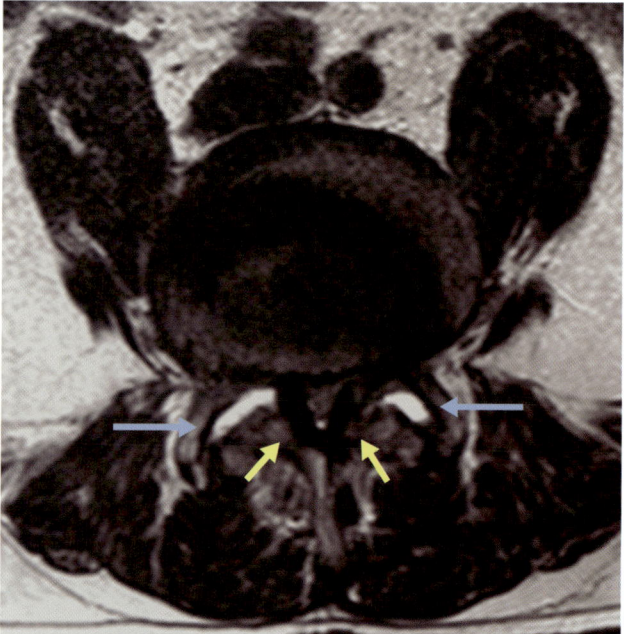

Figura 9.50 Estenose do canal medular. A imagem axial ponderada em T2 demonstrou estenose grave do canal central da medula, sem líquido cefalorraquidiano detectável no saco tecal. Também havia abaulamento discal, espessamento do ligamento amarelo (*setas amarelas*) e artrite facetária bilateral, com derrame nas facetas articulares (*setas azuis*).

Estenose do forame neural. DAD da faceta articular é a causa mais comum de estenose do forame neural; contudo, a invasão da raiz neural no seu forame correspondente pode ocorrer com hérnia de disco lateral e espondilolistese (Figuras 9.49, 9.51 A e 9.52). Os forames neurais lombares aparecem nas imagens axiais em posição ligeiramente cefálica no nível do espaço discal, localizado na parte inferior do forame neural, enquanto a raiz neural emergente fica situada na parte superior ou cefálica do forame neural.

Na coluna cervical, as articulações uncovertebrais (que ajudam a estabilizar as vértebras) desenvolvem osteófitos degenerativos, que estreitam os forames anteromedialmente (Figura 9.51 B). As articulações uncovertebrais não existem na coluna torácica ou lombar.

Estenose do recesso lateral. Recessos laterais são os canais ósseos nos quais as raízes neurais estão localizadas, depois que emergem do saco tecal e antes de entrar nos forames neurais. Osteófitos da faceta articular superior, em consequência da DAD, são as causas mais comuns de invasão dos recessos laterais. Assim como ocorre no forame neural, uma hérnia ou abaulamento discal também pode causar compressão da raiz neural.

Espondilólise e espondilolistese. Falhas na *pars interarticularis* óssea (espondilólise) são demonstradas em até 10% dos indivíduos assintomáticos e podem ser evidenciadas nas radiografias simples em projeção oblíqua (Figura 9.52 A). Essa alteração pode ser uma causa de dor lombar baixa e instabilidade. Antes de uma cirurgia discal ou outros procedimentos cirúrgicos lombares,

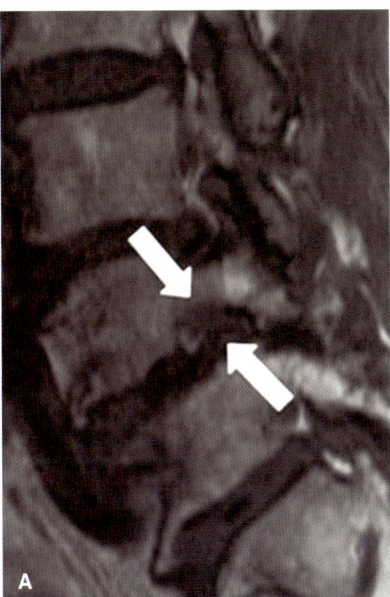
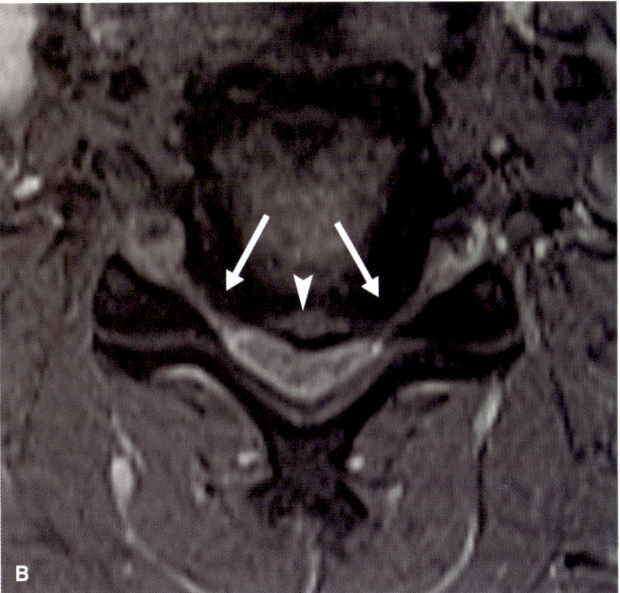

Figura 9.51 Estenose grave dos forames neurais. A. A imagem sagital de RM da coluna lombar, ponderada em T1, demonstrou obliteração da gordura perineural e compressão visível da raiz neural. As *setas* assinalam o achatamento da raiz de L4 emergente do forame de L4-L5. **B.** A imagem axial de RM da coluna cervical na sequência gradiente-eco mostrou estenose foraminal, atribuída à formação de osteófitos, na articulação uncovertebral (*setas*). Esse paciente também tinha estenose central, causada por uma protrusão discal (*ponta de seta*).

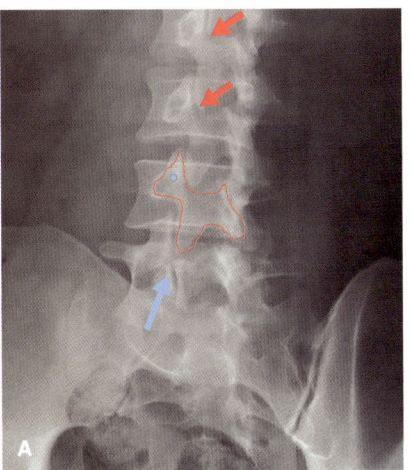
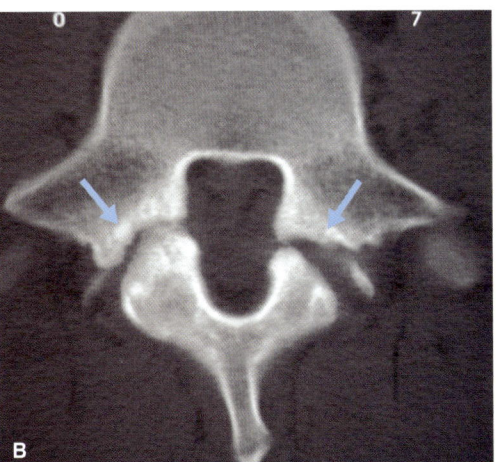
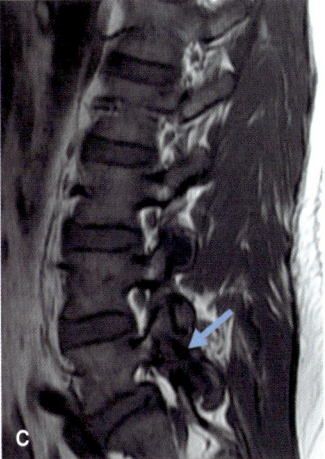

Figura 9.52 Espondilólise. A. A radiografia em projeção oblíqua mostrou uma falha óssea (*seta azul*) na *pars interarticularis* de L5, também conhecida como "pescoço do Scottish terrier" – neste caso, estava fraturada. Nessa imagem, também foi acrescentado o contorno em vermelho de um "Scottish terrier" completo, normal (para facilitar a imaginação) no nível da vértebra L4, com seu pescoço intacto e seu olho azul desenhado! As *setas vermelhas* demonstram as *pars interarticularis* intactas das vértebras L2 e L3. **B.** A imagem axial da TC demonstrou descontinuidade das lâminas ósseas bilateralmente (*setas*), sugestiva de fratura da *pars interarticularis*. **C.** Imagem sagital de RM de outro paciente demonstrando o aspecto mais sutil de uma falha da *pars interarticularis*.

é fundamental detectar qualquer espondilólise existente, e a falha em diagnosticar e avaliar é uma causa conhecida de insucesso da cirurgia da coluna lombar.

A TC é melhor que a RM para diagnosticar espondilólise. Nas imagens axiais, na altura do terço médio do corpo vertebral, ela aparece como uma falha no anel ósseo, normalmente intacto da lâmina (ver Figura 9.52 B). Embora a RM também demonstre falhas associadas à espondilólise, algumas vezes pode ser muito difícil identificá-las (ver Figura 9.52 C).

A espondilolistese ocorre por deslizamento de um corpo vertebral sobre outro em consequência de espondilólise bilateral ou está associada à DAD das facetas articulares com desliza-mento facetário. Quando a espondilolistese é grave, pode causar estenose do canal central, mas nos casos típicos, primeiramente há estenose do forame neural. Essa condição patológica é mais comum nos níveis de L4-L5 e L5-S1.

O esquema de classificação de Meyerding é amplamente utilizado para descrever o grau de espondilolistese. O corpo vertebral mais caudal é dividido em quartos, e o canto posterior do corpo vertebral mais cefálico é marcado na posição em que deslizou para frente. O deslizamento até o primeiro quarto do corpo da vértebra mais caudal corresponde a espondilolistese Grau I (Figura 9.53). Esse sistema de classificação pode ser resumido da seguinte forma: Grau I: 0 a 25%; Grau II: 25 a 50%; Grau III: 50 a 75%; Grau IV: 75 a 100%; e Grau V: mais de 100% (Figura 9.53).

Anormalidades pós-operatórias

Infelizmente, é comum que as cirurgias da coluna lombar não sejam bem-sucedidas. Entre as causas estão cirurgia mal con-duzida (incluindo sequestros que passaram despercebidos), falha de fusão, infecção e desenvolvimento de doença discal no nível adjacente. A TC ajuda a avaliar as fusões vertebrais. Os sinais de pseudoartrose (falha de fusão) nas imagens de TC incluem a existência de um halo hipodenso ao redor do espaçador intervertebral, que significa falha de incorporação óssea e existência de uma área de enfraquecimento nos platôs vertebrais (Figura 9.54). Halo hipodenso ou retrocesso dos parafusos pediculares podem indicar desprendimento ou infec-ção do material cirúrgico. A TC também ajuda a demonstrar

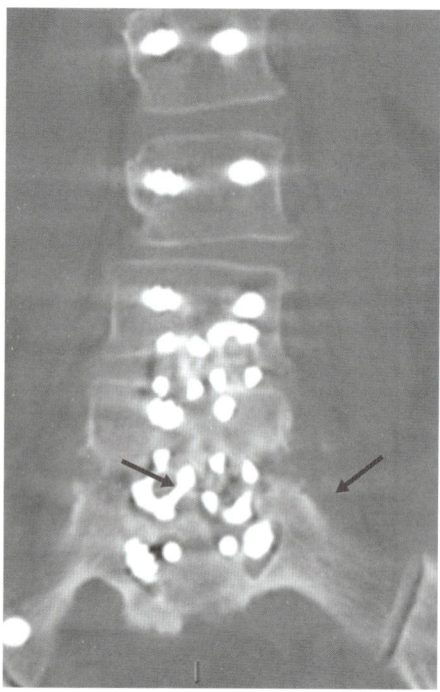

Figura 9.54 **Pseudoartrose.** A imagem de TC no plano coronal demonstrou subsidência dos espaçadores vertebrais em relação aos corpos vertebrais, com áreas de lucência ao redor do material cirúrgico.

incorporação do material do enxerto ósseo posterior e fusão óssea das facetas articulares. Interligação óssea através do disco intervertebral é um sinal tomográfico de fusão anterior bem-sucedida (Figura 9.55). Proliferação interna de medula gordurosa ao longo do nível do disco fixado é um sinal de fusão bem-sucedida nas imagens de RM. O exame de RM com contraste pode ajudar a diferenciar entre recidiva da hér-nia de disco e tecidos cicatriciais depois de uma discectomia. Alguns centros especializados não recorrem ao uso rotineiro de gadolínio na avaliação pós-operatória da coluna vertebral, com exceção dos casos em que há infecção.

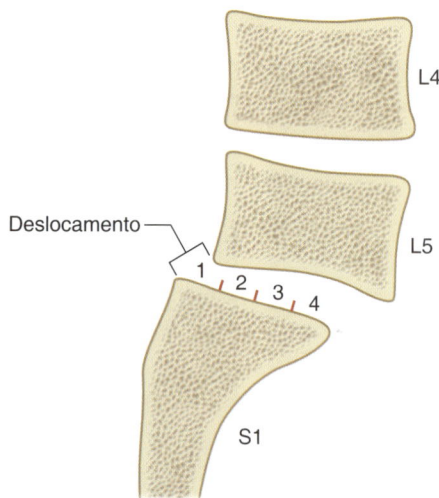

Espondilolistese

Figura 9.53 **Sistema de classificação do grau de espondilolistese.** Essa ilustração demonstra a escala de graduação usada para classificar o grau de espondilolistese. Esse exemplo seria uma espondilolistese Grau I, porque a borda posterior do corpo vertebral de L5 deslizado está acima do primeiro quadrante do corpo da vértebra S1.

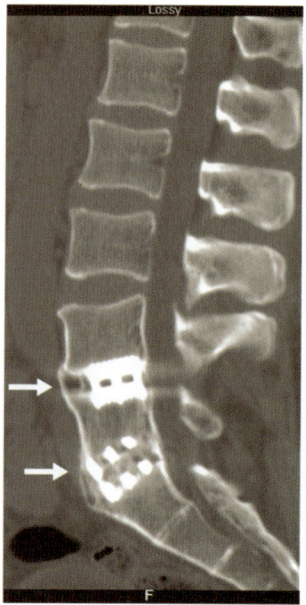

Figura 9.55 A imagem de TC no plano sagital demonstrou fusão bem formada, com interligação óssea (*setas*) e incorporação das armações intervertebrais.

Anormalidades ósseas

Alterações fibrovasculares da medula dos platôs vertebrais.
Faixas paralelas com sinais de intensidade anormal adjacentes
às lâminas terminais (platôs) do corpo vertebral frequentemente
estão associadas à doença discal degenerativa. Ver na Tabela 9.4
um resumo da classificação de Modic, assim chamada em homenagem ao autor que primeiro descreveu essas alterações e seus
correlatos patológicos.

As alterações Tipo I de Modic são faixas subcorticais, com
sinal hipointenso nos platôs vertebrais nas imagens ponderadas
em T1, que se tornam hiperintensos nas imagens ponderadas em
T2 (Figura 9.56). Em geral, isso representa uma reação inflamatória à doença discal degenerativa, mas também pode ser um
sinal de infecção. A sequência DWI pode ser útil para diferenciar
entre alteração Tipo I de Modic e infecção (ver Figura 9.10),
assim como a injeção intravenosa do meio de contraste.

TABELA 9.4 Alterações fibrovasculares da medula
tipos I-III de Modic.

- Tipo I: escuras em T1; brilhantes em T2
  - Proliferação interna fibromuscular (quantidade
    aumentada de líquido)
- Tipo II: brilhantes em T1; escuras em T2
  - Alteração gordurosa (irritação crônica)
- Tipo III: escuras em T1; escuras em T2
  - Alteração esclerótica (estágio final)

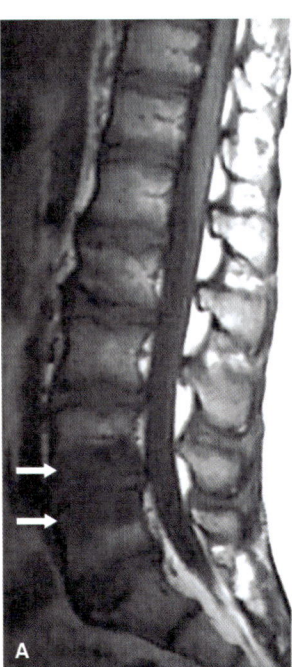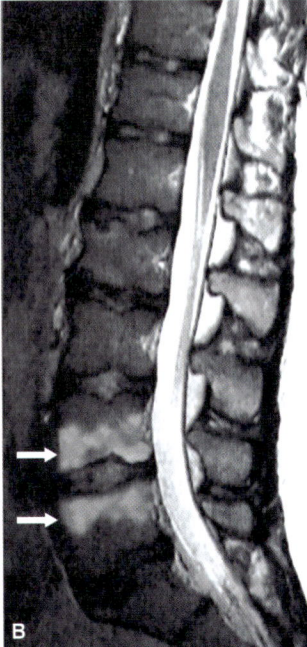

Figura 9.56 **Alterações medulares fibrovasculares Tipo I de Modic. A.**
A imagem sagital ponderada em T1 de um paciente com doença discal
degenerativa em L4-L5 demonstrou faixas com sinal hipointenso e
paralelas, nos platôs vertebrais correspondentes (*setas*). **B.** Essas faixas
são hiperintensas (brilhantes) em T2 (*setas*). As alterações representavam
tecidos de granulação fibrovascular, que pode apresentar realce pelo meio
de contraste. A possibilidade de infecção deve ser considerada quando
há sinal de líquido no disco. Ver descrição do aspecto das alterações
Tipo I de Modic nas imagens em DWI na Figura 9.10.

As alterações Tipo II de Modic são detectadas mais comumente e caracterizam-se por faixas com sinal hiperintenso em T1,
que continua hiperintenso em T2. Essas alterações representam
conversão em medula gordurosa do osso previamente inflamado.

As alterações Tipo III de Modic são faixas paralelas com
sinal hipointenso nos platôs vertebrais em T1 e T2. Essas alterações são atribuídas à esclerose óssea terminal, que também
pode ser demonstrada nas radiografias simples. As regiões dos
platôs vertebrais parecem escuras, porque há pouca água ou
gordura dentro do osso esclerótico denso, algo semelhante ao
que se observa nas metástases escleróticas do câncer de próstata
(ver Figura 9.28).

Se você estiver familiarizado com os aspectos agudos e crônicos das doenças articulares degenerativas (p. ex., no joelho),
perceberá que há um paralelo nítido: as lesões ósseas microscópicas repetitivas progridem desde o edema inicial, depois
avançam para substituição adiposa e, finalmente, evoluem com
o tempo para esclerose óssea.

*Doença das facetas articulares (das articulações interapo-
fisárias).* Doença das facetas articulares é uma causa comum
e frequentemente desconsiderada de dor lombar. A sinovite
facetária pode estar associada a derrames dentro das facetas
articulares (ver Figura 9.50). O realce pelo meio de contraste ao
redor das facetas pode ser demonstrado nas imagens ponderadas
em T1 pós-contraste, com supressão de gordura (Figura 9.57).
As síndromes facetárias podem ser tratadas por denervação
facetária, por meio de aplicação de radiofrequência nos ramos
mediais dos nervos sinovertebrais, que inervam as facetas articulares. Outra complicação da doença das facetas articulares é a
formação de cistos sinoviais. Isso é observado mais comumente
na coluna lombar, mas também pode ocorrer na coluna cervical
(Figura 9.58). Os cistos sinoviais podem ser tratados por injeção
minimamente invasiva (guiada por exames de imagem) nas áreas
adjacentes à faceta, ou diretamente dentro do cisto, que pode
resultar em ruptura da lesão cística em até um terço dos casos.

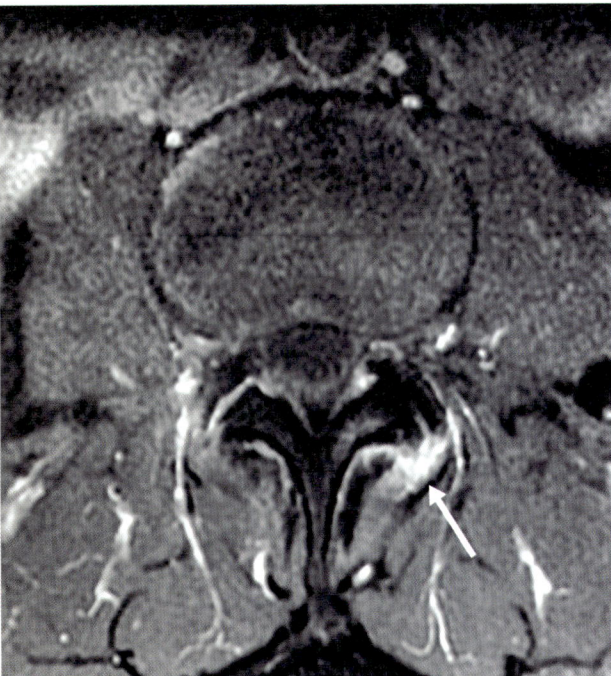

Figura 9.57 **Sinovite facetária.** O realce dos tecidos de partes moles
perifacetários (*seta*) é melhor visto na imagem ponderada em T1, com
saturação de gordura, pós-gadolínio.

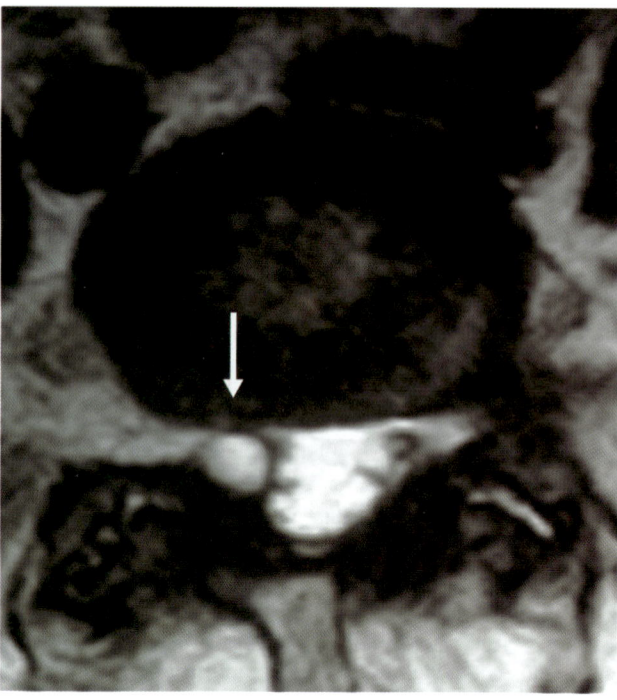

Figura 9.58 Aspecto típico de um cisto sinovial intraespinal (*seta*) projetando-se no recesso lateral do canal medular e surgindo da articulação facetária degenerada adjacente. O cisto está deslocando a raiz neural medialmente.

Leitura sugerida

Aghakhani N, Parker F, David P, et al. Curable cause of paraplegia: spinal dural arteriovenous fistulae. *Stroke* 2008;39:2756–2759.

Atlas S, ed. *Magnetic Resonance Imaging of the Brain and Spine*. 5th ed. Philadelphia, PA: Lippincott Williams & Wilkins; 2016.

Berquist TH. Imaging of the postoperative spine. *Radiol Clin North Am* 2006; 44:407–418.

Birnbaum J, Petri M, Thompson R, Izbudak I, Kerr D. Distinct subtypes of myelitis in systemic lupus erythematosus. *Arthritis Rheum* 2009;60:3378–3387.

Bley TA, Duffek CC, François CJ, et al. Presurgical localization of the artery of Adamkiewicz with real time resolved 3.0-T MR angiography. *Radiology* 2010;255:873–881.

Cuénod CA, Laredo JD, Chevret S, et al. Acute vertebral collapse due to osteoporosis or malignancy: appearance on unenhanced and gadolinium-enhanced MR images. *Radiology* 1996;199:541–549.

DeSanto J, Ross JS. Spine infection/inflammation. *Radiol Clin North Am* 2011; 49:105–127.

Fardon DF, Williams, AL, Dohring EJ, et al. Lumbar Disc Nomenclature: Version 2.0: Recommendations of the Combined Task Forces of the North American Spine Society, the American Society of Spine Radiology, and the American Society of Neuroradiology. *Spine J* 2014;14(11): 2525–2545.

Friedman DP, Flanders AE. Enhancement of gray matter in anterior spinal infarction. *AJNR Am J Neuroradiol* 1992;13:983–985.

Hong SH, Choy JY, Lee JW, Kim NR, Choi JA, Kang HS. MR imaging of the spine: infection or imitation? *Radiographics* 2009;29:599–612.

Jain AK. Tuberculosis of the spine: a fresh look at an old disease. *J Bone Joint Surg Br* 2010;92:905–913.

Koeller KK, Rosenblum RS, Morrison AL. Neoplasms of the spinal cord and filum terminale: radiologic–pathologic correlation. *Radiographics* 2000; 20:1721–1749.

Krings T, Lasjaunias PL, Hans FJ, et al. Imaging in spinal vascular disease. *Neuroimaging Clin N Am* 2007;17:57–72.

Ledermann HP, Schweitzer ME, Morrison WB, Carrino JA. MR imaging findings in spinal infections: rules or myths? *Radiology* 2003;228:506–514.

Looby S, Flanders A. Spine trauma. *Radiol Clin North Am* 2011;49:129–163.

Miyanji F, Furlan JC, Aarabi B, Arnold PM, Fehlings MG. Acute cervical traumatic spinal cord injury: MR imaging findings correlated with neurologic outcomes—prospective study with 100 consecutive patients. *Radiology* 2007;243:820–827.

Modic MT, Steinberg PM, Ross JS, Masaryk TJ, Carter JR. Degenerative disk disease: assessment of changes in vertebral body marrow with MR imaging. *Radiology*. 1988;166 (1): 193–199.

Mulkey SB, Glaiser CM, El-Nabbout B, et al. Nerve root enhancement in spinal MRI in pediatric Guillain Barré syndrome. *Pediatric Neurol* 2010;43: 263–269.

Nguyen GK, Clark R. Adequacy of plain radiography in the diagnosis of cervical spine injuries. *Emerg Radiol* 2005;11:158–161.

Patel KB, Poplawski MM, Pawha PS, Naidich TP, Tanenbaum LN. Diffusion-weighted MRI "claw sign" improves differentiation of infectious from degenerative Modic type 1 signal changes of the spine. *AJNR Am J Neuroradiol* 2014: 35:1647–1652

Poonawalla AH, Hou P, Nelson FA, Wolinsky JS, Narayana PA. Cervical spinal cord lesions in multiple sclerosis: T1-weighted inversion-recovery MR imaging with phase sensitive reconstruction. *Radiology* 2008;246: 258–264.

Quencer RM, Post MJ. Spinal cord lesions in patients with AIDS. *Neuroimaging Clin N Am* 1997;7:359–373.

Raya JG, Dietrich O, Reiser MF, Baur-Melnyk A. Methods and applications of diffusion imaging of vertebral bone marrow. *J Magn Reson Imaging* 2006;24: 1207–1220.

Reijnierse M, Dijkmans BA, Hansen B, et al. Neurologic dysfunction in patients with rheumatoid arthritis of the cervical spine. Predictive value of clinical, radiographic and MR imaging parameters. *Eur Radiol* 2001;11:467–473.

Rosenblum B, Oldfield EH, Doppman JL, Di Chiro G. Spinal arteriovenous malformations: a comparison of dural arteriovenous fistulas and intradural AVMs in 81 patients. *J Neurosurg* 1987;67:795–802.

Ross JS, Moore KR. *Diagnostic Imaging: Spine*. Salt Lake City, UT: Elsevier; 2016.

Wang PY, Shen WC, Jan JS. Serial MRI changes in radiation myelopathy. *Neuroradiology* 1995;37:374–377.

Wnuk NM, Alkasab TK, Rosenthal DI. Magnetic resonance imaging of the lumbar spine: determining clinical impact and potential harm from overuse. *Spine J*. 2018. pii: S1529–9430(18)30159-1. doi: 10.1016/j.spinee. 2018.04.005.

Yoshikawa T, Hayashi N, Yamamoto S, et al. Brachial plexus injury: clinical manifestations, conventional imaging findings, and the latest imaging techniques. *Radiographics* 2006;26:S133–S143 (published online)

EDITOR DA SEÇÃO: Jeffrey S. Klein

CAPÍTULO 10 ■ TÉCNICAS DE EXAME, ANATOMIA NORMAL E ALTERAÇÕES RADIOLÓGICAS ASSOCIADAS ÀS DOENÇAS TORÁCICAS

JUDY K. TAM E JEFFREY S. KLEIN

Existem várias técnicas de exame de imagem disponíveis ao radiologista para investigar doenças torácicas. A decisão quanto aos procedimentos específicos utilizados depende de alguns fatores, dentre os quais os mais importantes são idade do paciente, disponibilidade das modalidades e tipo de informação desejada. As radiografias de tórax convencionais ainda são os exames diagnósticos de imagem mais comuns na maioria dos serviços de radiologia. Nos últimos anos, o número de exames de tomografia computadorizada (TC) de tórax aumentou drasticamente em razão de sua disponibilidade generalizada e de uma lista crescente de indicações dessa técnica, inclusive para avaliação de doenças aórticas agudas e traumatismo, investigação de nódulos pulmonares solitários, diagnóstico de embolia pulmonar, rastreamento de câncer de pulmão e caracterização e monitoramento das doenças pulmonares difusas.

Técnicas de exame de imagem

Radiografia de tórax convencional. As radiografias de tórax nas incidências posteroanterior (PA) e perfil são os alicerces da imagem torácica. As radiografias convencionais devem ser realizadas como primeiro exame de imagem na maioria dos pacientes sob suspeita de ter doença torácica. Na maioria dos serviços de radiologia, elas são obtidas com um aparelho específico, reservado para esses exames, com distância foco-filme de 1,8 m, quilovoltagem em regulagem alta (140 kVp), grade para reduzir dispersão e um *fototimer* para controlar o tempo de exposição.

A comprovação de que a técnica radiológica das radiografias no plano frontal é apropriada depende de uma avaliação de quatro elementos básicos: *penetração, rotação, inspiração* e *movimento*. A penetração adequada é confirmada quando há visualização sutil dos espaços dos discos intervertebrais torácicos e ramificação vascular bem definida, sobreposta à sombra cardíaca e ao diafragma. Já a rotação é avaliada observando-se a relação entre uma linha vertical traçada na metade da distância entre as bordas corticais mediais das cabeças das clavículas e uma linha traçada verticalmente sobre os processos espinais das vértebras torácicas. A sobreposição dessas linhas (em posição anterior e posterior na linha média, respectivamente) indica que o paciente está bem posicionado e sem rotação. Nos indivíduos normais, a inspiração profunda apropriada é confirmada quando o ápice do hemidiafragma direito fica visível abaixo da 10ª costela posterior. A borda cardíaca, o diafragma e os vasos pulmonares devem estar nitidamente demarcados quando o paciente totalmente imóvel tiver prendido a respiração durante a exposição radiográfica (Figura 10.1).

Radiografia portátil. As radiografias portáteis na incidência anteroposterior (AP) são obtidas quando os pacientes não puderem ser mobilizados facilmente ou sem riscos. As radiografias desse tipo ajudam a monitorar a função cardiopulmonar do paciente, avaliar a posição de sondas, tubos e cateteres de monitoramento e manutenção da vida e detectar complicações associadas à utilização desses dispositivos.

Antes de obter radiografias portáteis à beira do leito, também devem ser levados em consideração alguns aspectos técnicos, fatores relacionados com os pacientes e alterações fisiológicas intrínsecas. A quilovoltagem máxima dos aparelhos portáteis exige tempos de exposição mais longos para penetrar nas estruturas cardiomediastínicas, o que predispõe à produção de mais artefatos de movimento. Como é difícil posicionar pacientes em estado crítico para obter radiografias com equipamento portátil, as imagens frequentemente têm alguma rotação. As imprecisões de direcionamento do feixe de raios X perpendiculares ao paciente resultam em radiografias cifóticas ou lordóticas. A curta

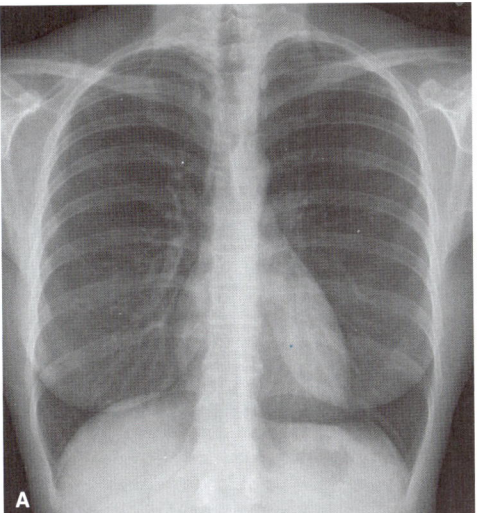
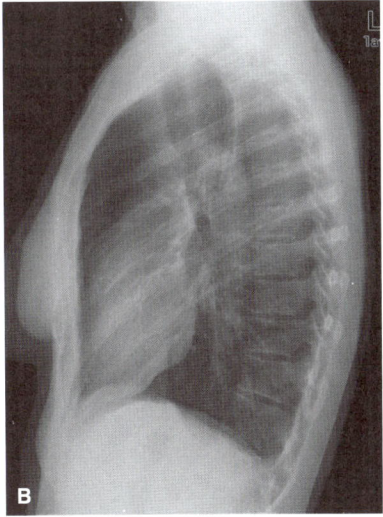

Figura 10.1 Radiografias de tórax frontal (A) e em perfil esquerdo (B) normais.

distância foco-filme (em geral, 80 cm) e a técnica AP acarretam ampliação das estruturas intratorácicas. Nas radiografias em incidência AP, o diâmetro cardíaco aparente aumenta em 15 a 20%, levando o limite superior normal da razão cardiotorácica de 50% na radiografia em projeção PA para 57% na incidência AP. Fisiologicamente, a posição supina dos pacientes eleva o diafragma, comprimindo os lobos inferiores e reduzindo os volumes pulmonares.

No paciente em posição supina, o efeito gravitacional normal iguala o fluxo sanguíneo entre as áreas superiores e inferiores, o que dificulta a avaliação da hipertensão venosa pulmonar. O alargamento do mediastino superior ou do "pedículo vascular" é atribuído ao aumento do retorno venoso sistêmico ao coração. A deposição gravitacional de líquidos livres na cavidade torácica pode obscurecer derrames pequenos. Da mesma forma, pode ser difícil detectar pneumotórax nessas radiografias, porque o ar livre na cavidade pleural sobe para uma posição alta e causa radiotransparência anteromedial ou inferior sutil.

Radiografia digital (computadorizada). As vantagens principais da radiografia de tórax digital são a maior eficiência da dose de radiação e a melhor qualidade das imagens. Os níveis de contraste e as janelas de exposição podem ser aumentados para melhorar a demonstração das várias regiões torácicas ou compensar parcialmente uma exposição aquém da ideal. Embora as imagens digitais tenham resolução espacial menor que seus correspondentes analógicos, as vantagens de poder ajustar os

níveis de contraste e as janelas e a possibilidade de examinar a imagem em qualquer monitor de computador por meio de um sistema de arquivamento e transmissão de imagens (PACS; do inglês, *picture archiving and communication system*) resultaram na utilização generalizada das radiografias de tórax digitais.

Radiografia de tórax de dupla energia com subtração digital e *tomossíntese digital (TSD)* do tórax são técnicas radiológicas avançadas. Com a modalidade mais comum de radiografia de tórax de dupla energia com subtração digital, o radiologista obtém duas exposições sequenciais a 60 e 120 keV em sequência rápida para produzir três imagens frontais: uma na projeção PA convencional, uma dos tecidos moles com subtração óssea e uma óssea (Figura 10.2). Entre as vantagens dessa técnica estão melhor demonstração de nódulos pulmonares, detecção de calcificação dentro de granulomas, detecção de ilhotas ósseas ou fraturas costais em processo de cicatrização (Figura 10.3) e demonstração mais clara dos tubos e cateteres de longa permanência.

Com a TSD, um tubo de raios X movendo-se em um arco vertical expõe um detector de tela plana acoplado a um suporte durante um intervalo de suspensão da respiração por 10 a 12 segundos. Usando retroprojeção filtrada, obtém-se uma série de 50 a 60 tomogramas frontais com espessura de 5 mm cada uma. As indicações dessa técnica radiológica são as seguintes: localização precisa de opacidades detectadas nas radiografias convencionais em duas incidências; detecção mais precisa de nódulos (Figura 10.4); demonstração mais clara de corpos estranhos e

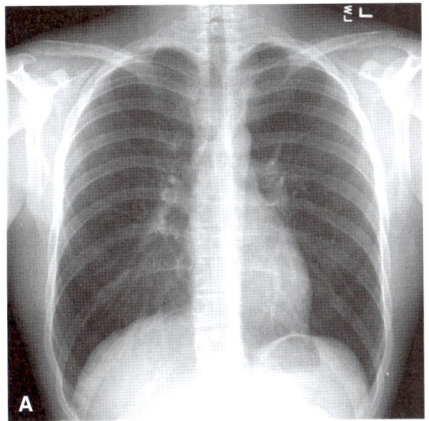
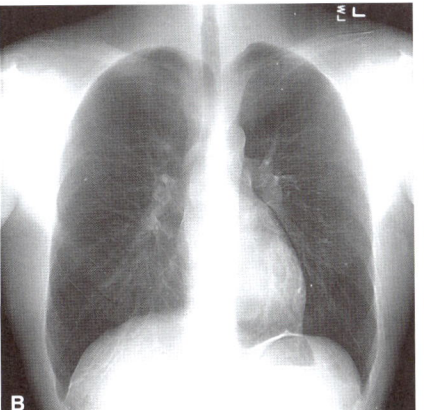
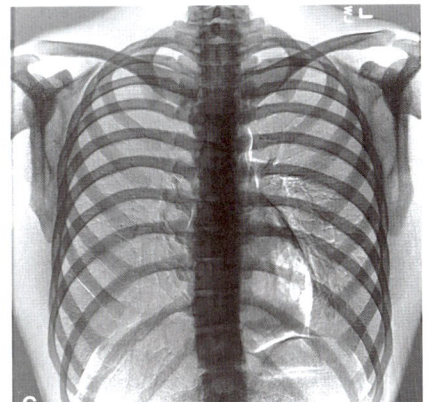

Figura 10.2 Radiografia de tórax frontal com dupla exposição e dupla energia. A. Imagem do tórax obtida com 120 keV. B. Imagem dos tecidos moles. C. Imagem óssea.

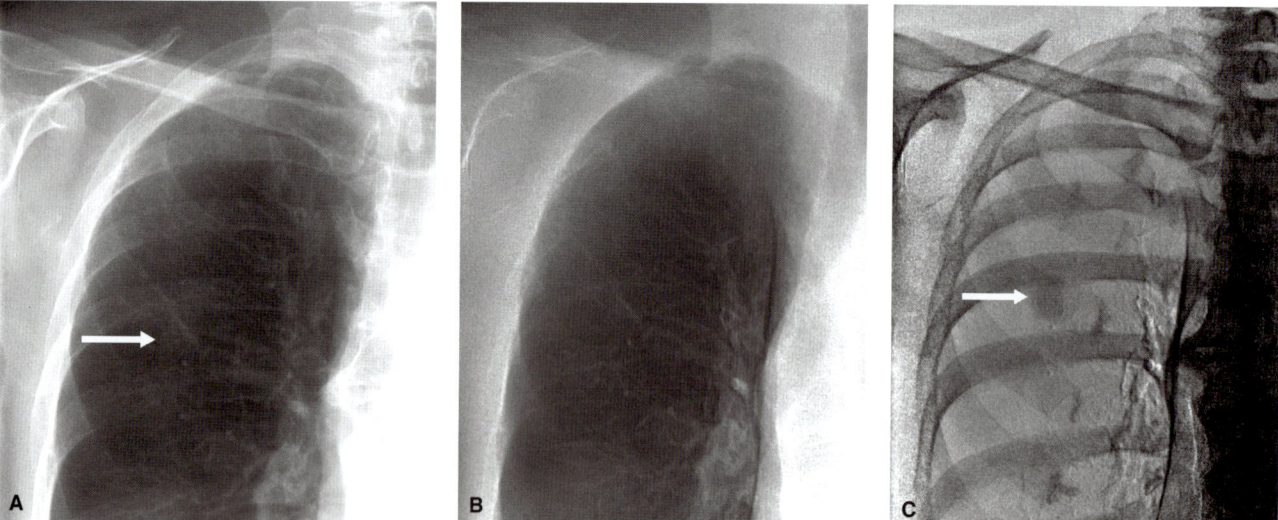

Figura 10.3 Radiografia de tórax com dupla energia para avaliar uma densidade focal. A. A imagem focal de uma radiografia frontal de tórax demonstrou opacidade focal (*traço*) sobreposta ao lobo superior do pulmão direito. **B.** A imagem de tecidos moles com subtração óssea não evidenciou qualquer anormalidade. **C.** A imagem óssea mostrou que a opacidade era uma fratura da 3ª costela anterior direita em processo de cicatrização (*traço*).

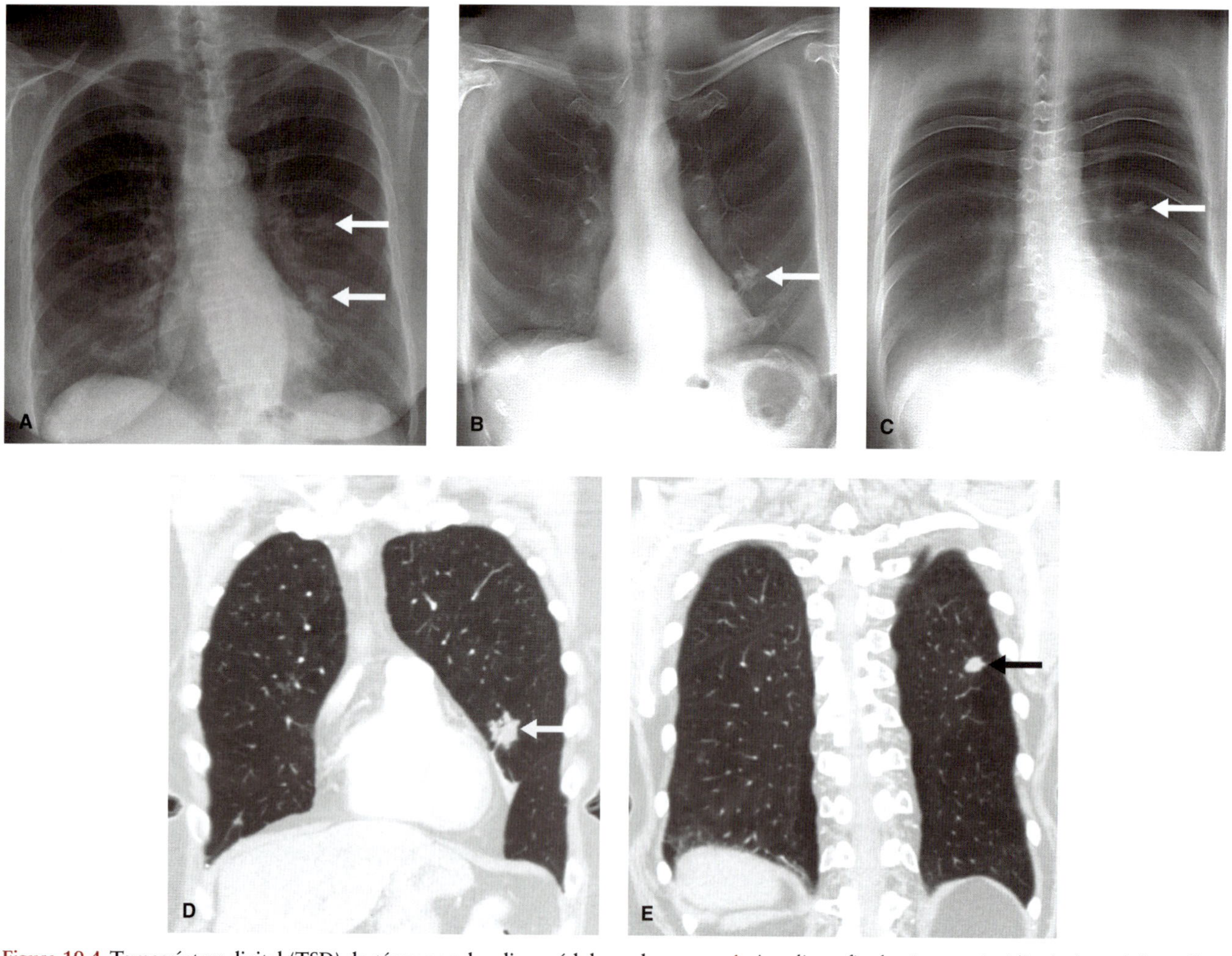

Figura 10.4 Tomossíntese digital (TSD) do tórax para localizar nódulos pulmonares. A. A radiografia de tórax na incidência frontal de mulher de 72 anos demonstrou duas opacidades nodulares no pulmão esquerdo (*traços*). **B.** A tomografia digital do tórax anterior mostrou um nódulo lobulado na língua (*traço*). **C.** A tomografia digital do tórax posterior evidenciou um segundo nódulo, menor, no segmento superior do lobo inferior esquerdo (*traço*). **D** e **E.** As imagens coronais de TC confirmaram o nódulo lobulado e espiculado maior localizado na língula (*traço* em **D**) e o nódulo superior menor do lobo inferior esquerdo (*traço* em **E**). A biopsia das duas lesões estabeleceu o diagnóstico de carcinoma pulmonar não de pequenas células.

materiais sintéticos; e detecção e caracterização mais precisa de doenças parenquimatosas, inclusive doenças das vias respiratórias e do interstício pulmonar.

Técnicas especiais. A radiografia em *decúbito lateral* é obtida com um feixe de raios X horizontal, com o paciente deitado na posição de decúbito lateral. Essa técnica é usada para detectar derrames pleurais pequenos, pneumotórax no lado não pendente e volumes de apenas 5 m*ℓ* de líquido ou 15 m*ℓ* de ar, ou determinar se um derrame pleural na posição de decúbito circula livremente (Figura 10.5).

A *radiografia em expiração*, obtida com volume pulmonar residual (final da expiração máxima), pode detectar retenção localizada ou difusa de ar e ajudar a demonstrar um pneumotórax pequeno. Com a radiografia em expiração, o volume de ar presente no espaço pleural mantém-se estável, enquanto o volume de ar do parênquima pulmonar diminui. Como o pulmão também é deslocado para longe da parede torácica, a linha da pleura visceral torna-se mais nítida.

Radioscopia do tórax é uma técnica usada principalmente para avaliar paralisia diafragmática. O "teste de inspiração nasal" (*sniff test*, em inglês), no qual o tórax do paciente é examinado por radioscopia enquanto ele fica em pé e respira rápida e profundamente pelo nariz, indica paralisia diafragmática quando há demonstração de movimentos paradoxais do diafragma.

Tomografia computadorizada (TC) e tomografia computadorizada de alta resolução (TCAR).

Existem várias técnicas disponíveis para obter exames de TC do tórax. Na maioria das vezes, as TC de tórax são realizadas no modo helicoidal, por meio do qual a aquisição ocorre continuamente enquanto o paciente se move progressivamente através do *gantry*, na mesa de TC, produzindo uma única varredura de grande volume. Com a TCAR, especialmente para pacientes mais jovens submetidos à avaliação sequencial de doenças pulmonares difusas, obtém-se uma imagem axial em cortes finos (*i. e.*, espessura menor ou igual a 1,5 mm) adquiridos a intervalos uniformes dos ápices até às bases dos pulmões. A maioria dos *scanners* de TC usa uma configuração de multidetectores (256 a 320 detectores),

que possibilita cortes finos contíguos de todo o pulmão, com aquisição durante uma única inspiração suspensa. Em geral, os exames sem contraste são usados para avaliar ou reavaliar doenças do parênquima pulmonar, nódulos solitários e doenças das vias respiratórias, enquanto o contraste intravenoso é administrado na avaliação de massas mediastinais, estadiamento de câncer, avaliação das artérias pulmonares ou sistêmicas e exames cardíacos.

O campo de visão para reconstrução das imagens é determinado pela medição do maior diâmetro transversal demonstrado na imagem de "exploração" (*scout*) da TC. Um algoritmo de reconstrução computadorizada (*sharp* ou "pulmonar"), com intensificação de bordas (*edge-enhancing*), aumenta a resolução espacial das estruturas do parênquima e é usado na maioria das modalidades de TC do tórax. Geralmente, o tamanho de matriz de 512 × 512 é usado na reconstrução das imagens. Os exames rotineiros de TC de tórax são reconstruídos no plano axial usando espessuras de corte entre 2,5 e 3,0 mm. As reconstruções em cortes finos nas projeções axial, sagital e coronal são enviadas para uma estação de trabalho do PACS para interpretação. Os ajustes rotineiros da janela de TC para estruturas do mediastino são WW (largura da janela) = 400 e WL (nível da janela) = 40, enquanto os valores correspondentes para os pulmões são WW = 1.500 e WL = −700.

A TC em expiração é útil para detectar retenção de ar nos pacientes com doenças das vias respiratórias ou avaliar a existência de traqueobroncomalacia. Os resultados normais e anormais da TCAR são revisados no Capítulo 16.

As vantagens principais da TC são sua resolução de contraste mais alta e seu formato de exibição das imagens em corte transversal. A resolução de contraste mais alta permite diferenciar cálcio, tecidos moles e gordura dentro dos nódulos ou das estruturas mediastinais. O realce obtido com a infusão de contraste intravenoso acentua o contraste dentro de estruturas anatômicas ou lesões e do interior dos vasos sanguíneos (p. ex., êmbolos pulmonares ou dissecção aórtica). O modo de exibição em corte transversal elimina a sobreposição das estruturas e permite detectar nódulos parenquimatosos de apenas 1 mm.

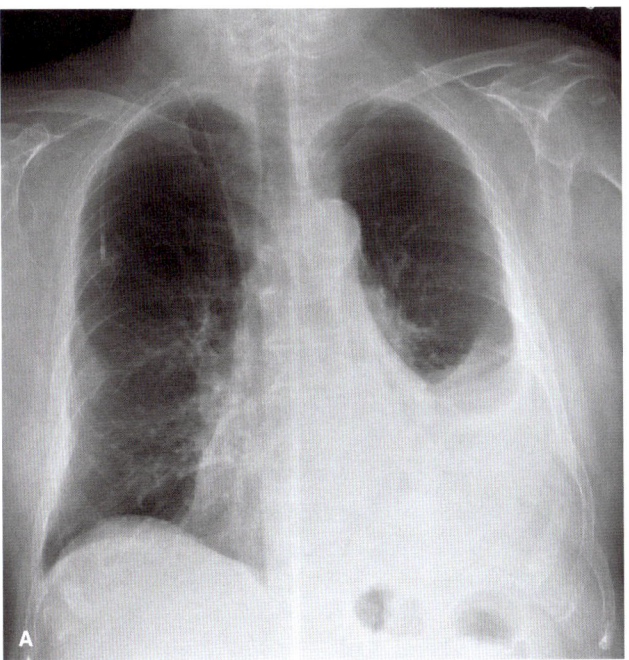
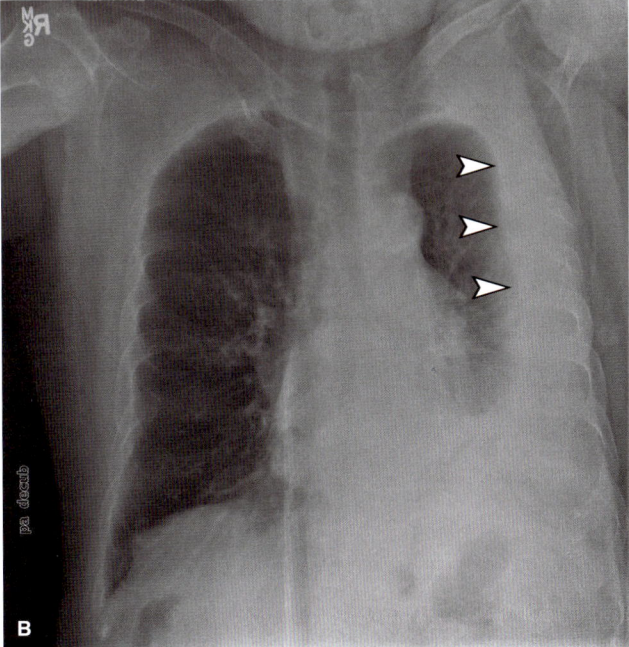

Figura 10.5 Radiografia em decúbito para detectar derrame pleural livre na cavidade pleural. A. A radiografia de tórax na posição ereta demonstrou um derrame pleural esquerdo de volume moderado. **B.** A radiografia de tórax em decúbito lateral esquerdo mostrou deposição do líquido nas áreas inferiores (*pontas de setas*) e confirmou derrame com líquido livre na cavidade pleural.

As indicações clínicas da TC de tórax variam de acordo com cada serviço. A Tabela 10.1 descreve as indicações da TC de tórax (exceto indicações cardiológicas).

Ressonância magnética (RM). À medida que cresce a utilização da RM, os exames devem ser adaptados às necessidades de cada paciente. Em geral, os exames morfológicos requerem apenas sequências *spin-echo* ponderadas em T1 e T2 no plano axial, enquanto os planos coronal e sagital são acrescentados em casos selecionados. A investigação de massas pode ser facilitada pelas sequências com supressão de gordura e uso de gadolínio. As aquisições angiográficas são obtidas comumente por angiorressonância magnética com gadolínio, com imagens ponderadas em T1-3D, sincronizada com ECG. Os movimentos respiratórios são atenuados com a obtenção de aquisições rápidas durante uma única apneia ou com a utilização das técnicas de compensação respiratória. Os *scanners* multicanais de última geração com imageamento paralelo e gradientes mais rápidos são promissores para a avaliação de doença embólica, sem necessidade de exposição à radiação, como ocorre com a TC.

Entre as vantagens principais da RM estão sua resolução de contraste mais alta entre tumor e gordura, a possibilidade de caracterizar tecidos com base nos tempos de relaxamento T1 e T2, sua capacidade de obter varreduras diretas nos planos sagital e coronal ou oblíquos e a ausência de administração de contraste iodado intravenoso. A possibilidade de obter imagens no eixo longitudinal da aorta e as técnicas de cine-RM fizeram da RM a principal modalidade para avaliar a maioria das doenças vasculares torácicas congênitas e adquiridas. A caracterização dos tecidos com base nos tempos de relaxamento T1 e T2 permite diferenciar cistos líquidos, hemorragia e hematoma.

Por outro lado, as principais desvantagens da RM de tórax são sua resolução espacial limitada, a impossibilidade de detectar cálcio e as dificuldades de obter imagens adequadas do parênquima pulmonar. A RM também é um exame mais demorado e dispendioso que a TC. Somados à possibilidade oferecida pela TC de fornecer informações equivalentes ou melhores na maioria das condições, esses fatores têm limitado a utilização da RM de tórax em muitas doenças torácicas de etiologia não cardiovascular. A Tabela 10.2 descreve as principais indicações da RM de tórax.

Tomografia por emissão de pósitrons (PET). PET com administração de fluordesoxiglicose (FDG) é modalidade de exame de imagem baseada na atividade metabólica dos tecidos neoplásicos e inflamatórios e tem função complementar às informações anatômicas fornecidas pelas radiografias e TC de tórax. Nas doenças torácicas, as indicações da PET são basicamente para avaliação de nódulos pulmonares solitários de etiologia indeterminada, estadiamento do câncer de pulmão e para avaliação inicial e seguimento dos pacientes com linfoma.

Ultrassonografia (US). A ultrassonografia transtorácica é usada comumente para detectar, caracterizar e obter amostras de lesões pleurais, parenquimatosas periféricas e mediastinais. A aspiração de derrames pleurais pequenos demonstrados na US em tempo real é preferível à toracocentese às cegas. Do mesmo modo, a obtenção de amostras de massas pleurais visíveis dos pacientes com derrames pleurais malignos pode reduzir o número de biopsias pleurais negativas. A aspiração de massas implantadas na pleura e abscessos pode ser realizada sem riscos introduzindo-se uma agulha na lesão, guiada por US

TABELA 10.1 Indicações comuns da tomografia computadorizada (TC) de tórax.	
■ **INDICAÇÃO**	■ **DETALHES**
Avaliar uma alteração detectada nas radiografias convencionais	Nódulo solitário ou massa pulmonar Localizar e caracterizar massa hilar ou mediastinal
Estadiamento do câncer de pulmão	Avaliar a extensão do tumor primário e as relações entre o tumor e a pleura, a parede torácica, as vias respiratórias e o mediastino Detectar aumentos dos linfonodos hilares e mediastinais
Detecção de acometimento torácico por tumores malignos	Tumores malignos extratorácicos com tendência a acometer o tórax (linfoma; carcinomas de mama, cólon e células renais; melanoma)
Avaliação de doenças pleurais complexas	Detectar empiema Avaliar neoplasias malignas pleurais primárias/metastáticas
Diagnóstico de embolia pulmonar	Angiotomografia computadorizada (angio-TC) do pulmão com taxa de injeção alta, colimação fina e sincronização precisa do tempo de injeção rápida do contraste
Diagnóstico de doença pulmonar de um paciente com queixas respiratórias e provas de função pulmonar alteradas e radiografias de tórax normais	Enfisema Alveolite alérgica extrínseca Doença das vias respiratórias de pequeno calibre Paciente imunossuprimido
Avaliação de pacientes com doença pulmonar infiltrativa difusa crônica para caracterização inicial e seguimento	Fibrose cística Sarcoidose Doença pulmonar intersticial crônica Histiocitose de células de Langerhans
Triagem de câncer de pulmão	Ex-tabagistas ou tabagistas atuais de 55 a 75 anos com história de tabagismo e carga tabagista de 30 maços-ano
Investigação de anormalidades aórticas agudas	Dissecção aórtica e suas variantes
Avaliação de traumatismo torácico fechado ou com perfuração	Lesão aórtica traumática Lesão traqueobrônquica Laceração do esôfago Lesões complexas da parede torácica (tórax instável)
Diagnóstico de acometimento pulmonar no paciente com doença sistêmica	Artrite reumatoide Esclerodermia Sarcoidose

TABELA 10.2 Indicações não cardiovasculares da RM de tórax.

Investigação de massas da pleura e parede torácica
Avaliação da invasão do mediastino, cardiovascular e da
  parede torácica por tumores pulmonares
Diferenciação entre hiperplasia tímica e timoma
Avaliação de massas do mediastino

através do ponto de contato entre a massa e a pleura. Massas volumosas do mediastino anterior com área ampla de contato com a parede torácica paraesternal podem ser biopsiadas sem atravessar o pulmão.

A US em tempo real também pode confirmar paralisia do nervo frênico sem usar radiação ionizante. Esse exame detecta facilmente coleções líquidas infrapulmonares ou subfrênicas, que podem causar elevação do diafragma. Nos serviços de emergência e no contexto de cuidados intensivos, a US torácica é usada para detectar pneumotórax e orientar a cateterização de veias centrais.

Cintigrafia de ventilação/perfusão pulmonar. A cintigrafia de ventilação/perfusão (V/Q) pulmonar (ver Capítulo 72) é usada para diagnosticar embolia pulmonar aguda em pacientes selecionados e para triagem de pacientes com hipertensão arterial pulmonar, de forma a avaliar a possibilidade de hipertensão pulmonar tromboembólica crônica. A cintigrafia V/Q quantitativa pode ser útil ao planejamento pré-operatório de ressecção pulmonar, bolhectomia, cirurgia de redução do volume pulmonar para enfisema e transplante de pulmão.

Angiografia pulmonar diagnóstica. Essa modalidade de exame é usada quando a angiotomografia computadorizada (angio-TC) de tórax não ficou adequada ou apresentou resultados inconclusivos. Esse exame também pode ser realizado pouco antes de intervenções por meio de cateteres para embolização de malformações arteriovenosas ou trombólise de êmbolos pulmonares centrais volumosos. Entretanto, a angiografia torácica para avaliar lesões aórticas traumáticas e doença aórtica aguda não traumática foi praticamente substituída pela angio-TC. Os pacientes com hemoptise profusa são avaliados e tratados por arteriografias brônquica e sistêmica e embolização por meio de cateter.

Biopsia por agulha transtorácica. Dirigido por TC, radioscopia ou US, esse procedimento diagnóstico é realizado em pacientes selecionados com lesões pulmonares, pleurais ou mediastinais.

A ablação de tumores pulmonares dirigida por TC usando radiofrequência, micro-ondas ou crioterapia é realizada para tratar determinados pacientes com câncer pulmonar inoperável em estágio 1 e doença oligometastática dos pulmões.

Drenagem por cateter percutâneo. A drenagem de coleções de ar ou líquido intratorácicos realizada por meio de cateteres ou tubos dirigidos por US é usada para tratar empiema, pneumotórax, hemotórax, derrame pleural maligno e outras coleções líquidas intratorácicas. A drenagem por cateter de derrames pleurais infectados está descrita na seção "Tratamento do derrame pleural", no Capítulo 17.

Anatomia normal do tórax

Árvore traqueobrônquica (Figura 10.6). A traqueia é um cilindro oco composto por uma série de anéis cartilaginosos em formato de "C". Uma faixa plana de músculo e tecido conjuntivo conhecida como *membrana traqueal posterior* completa os anéis posteriormente. A mucosa da traqueia consiste em epitélio colunar ciliado pseudoestratificado, que contém células neuroendócrinas (APUD) interpostas, enquanto a submucosa contém cartilagem, músculo liso e glândulas seromucosas.

Nos adultos, a traqueia mede aproximadamente 12 cm, e os limites superiores dos diâmetros normais no plano coronal são de 25 mm nos homens e 21 mm nas mulheres. Em corte transversal, a traqueia é oval ou tem formato de ferradura, com razão entre os diâmetros coronal e sagital $\geq 0,6{:}1,0$. Estreitamento do diâmetro coronal resultando em razão coronal/sagital menor que 0,6 é conhecido como *traqueia em bainha de sabre* e ocorre nos pacientes com doença pulmonar obstrutiva crônica.

Nas radiografias de tórax, a traqueia aparece como transparência cilíndrica orientada verticalmente, que se estende desde a cartilagem cricóidea, em posição superior, até os brônquios-fonte, em posição inferior. Um desvio suave para a direita depois de entrar no tórax pode ser um achado radiográfico normal. A interface entre o lobo superior direito (LSD) e a parede lateral direita é conhecida como *linha paratraqueal direita* (Figura 10.6 A e B). Essa faixa deve ser homogeneamente lisa e sua largura não deve ser maior que 4 mm, uma vez que espessamento ou formação de nódulos sugere doença. A parede lateral esquerda está circundada pelos vasos mediastinais e gordura e, em condições normais, pode ser demonstrada nas radiografias. Já a parede posterior é evidenciada na radiografia de tórax em perfil (Figura 10.6 C). A linha traqueoesofágica, que representa as espessuras somadas das paredes traqueal e esofágica acrescidas da gordura interveniente, é demonstrada quando há ar dentro do terço superior do esôfago. Essa faixa deve medir menos que 5 mm, e seu espessamento ocorre mais comumente nos pacientes com carcinoma de esôfago.

A árvore brônquica demonstra um padrão de ramificação com dicotomia assimétrica. Os brônquios secundários de um brônquio primário variam em diâmetro, comprimento e número de divisões. Os brônquios-fonte originam-se da traqueia no nível da carina, mas o brônquio-fonte direito (comprimento médio = 2,2 cm) forma um ângulo mais obtuso com o eixo longitudinal da traqueia e é consideravelmente mais curto que o brônquio-fonte esquerdo (comprimento médio = 5 cm) (ver Figura 10.6 D). A TC multiplanar (ver Figura 10.6 E a O) demonstra claramente a anatomia de traqueia, brônquios-fonte e brônquios lobares e segmentares. Já os brônquios terminais podem ser demonstrados como sombras anelares nas radiografias de tórax. Os brônquios que perdem gradativamente sua sustentação cartilaginosa entre a 12^{a} e 15ª gerações passam a ser chamados de *bronquíolos* e apresentam 1 a 3 mm. Os bronquíolos que contêm alvéolos em suas paredes são referidos como *bronquíolos respiratórios* e se dividem em ductos alveolares e sacos alveolares. A via respiratória situada pouco antes do primeiro bronquíolo respiratório é conhecida como *bronquíolo terminal* e representa o menor bronquíolo sem estruturas de troca respiratória. Entre a traqueia e os alvéolos, os bronquíolos terminais representam aproximadamente da 21^{a} à 25ª geração.

Anatomia lobar e segmentar (Figura 10.7). Os pulmões são divididos por *fissuras interlobares*, que são invaginações da pleura visceral. A fissura menor (horizontal) está presente apenas no lado direito e separa o lobo médio direito (LMD) do LSD. A fissura maior (oblíqua) direita separa o lobo inferior do lobo superior, em sua parte superior, e do lobo médio, em sua parte inferior. O brônquio do LSD e sua artéria dividem-se em três ramos segmentares: anterior, apical e posterior. O brônquio do lobo médio origina-se do brônquio intermédio e divide-se em ramos segmentares medial e lateral; tipicamente, sua irrigação sanguínea provém de um ramo da artéria pulmonar interlobar direita proximal. O lobo inferior direito (LID) é servido pelo brônquio do LID e subdivide-se em um segmento superior e quatro segmentos basais: anterior, lateral, posterior e medial. Sua irrigação sanguínea provém da sua artéria pulmonar.

O pulmão esquerdo é dividido em lobos superior e inferior pela fissura maior (oblíqua) esquerda. O lobo superior esquerdo (LSE) é análogo aos lobos superior e médio direitos combinados.

Ele subdivide-se em quatro segmentos: anterior, apicoposterior e lingulares superior e inferior. A irrigação arterial dos segmentos anterior e apicoposterior acompanha os brônquios e provém dos ramos da divisão superior da artéria pulmonar principal esquerda. As artérias lingulares superior e inferior originam-se como ramos

proximais da artéria pulmonar interlobar esquerda, ou seja, análoga à irrigação sanguínea do lobo médio. O lobo inferior esquerdo (LIE) tem um segmento superior e três segmentos basais – anteromedial, lateral e posterior –, e sua irrigação sanguínea provém da artéria pulmonar do LIE.

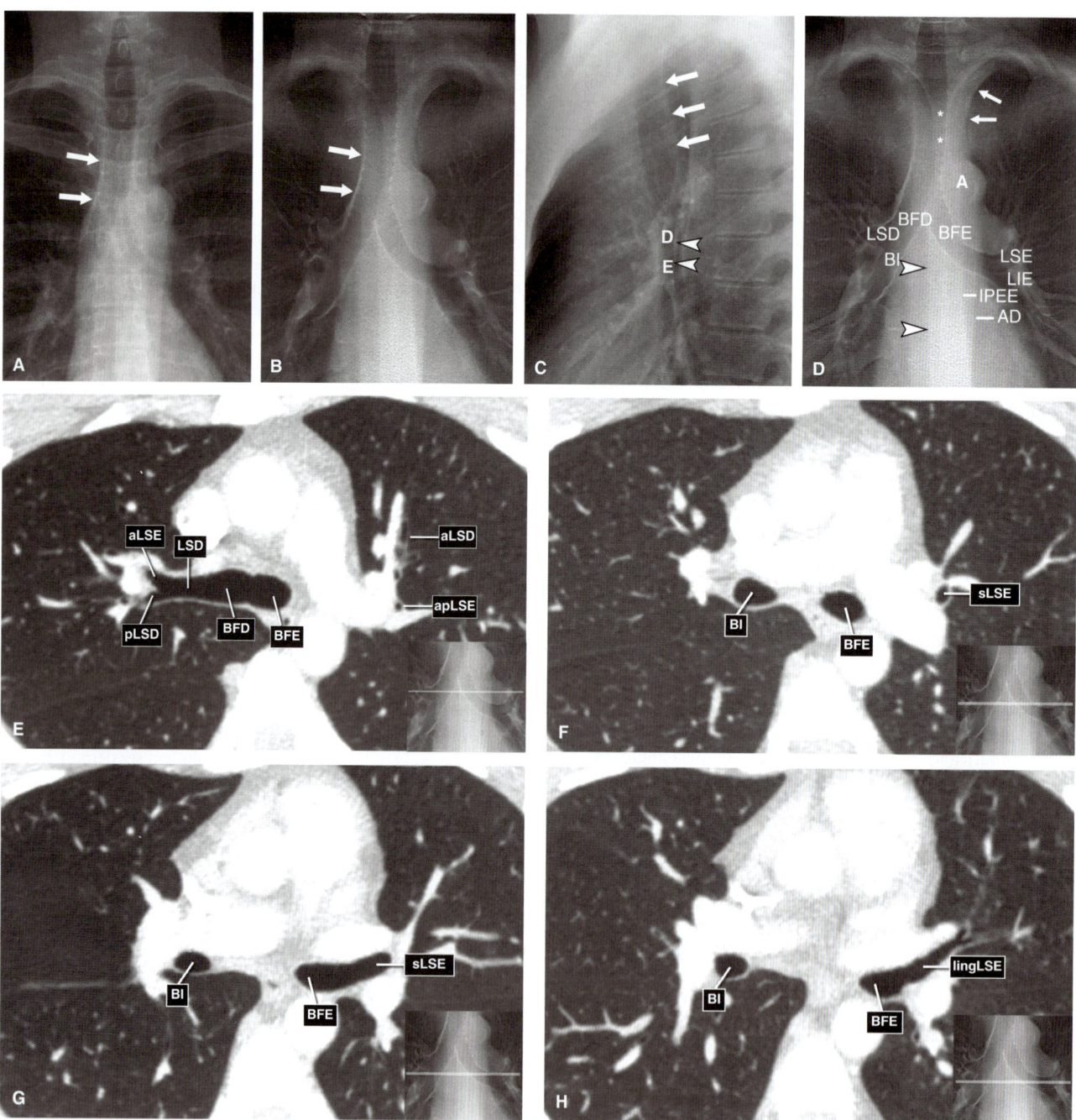

Figura 10.6 **Anatomia da árvore traqueobrônquica na radiografia e tomografia computadorizada** (TC). **A.** Incidência frontal da traqueia. A projeção cônica de uma radiografia de tórax frontal demonstrou a linha paratraqueal direita (*setas*), formada pela parede traqueal lateral direita, além de pequena quantidade de gordura mediastinal, linfonodos paratraqueais e camadas pleurais visceral e parietal do lobo superior direito. **B.** A imagem de tomografia linear no plano frontal no nível da traqueia mostrou os anéis traqueais normais e a linha paratraqueal direita (*setas*). **C.** A incidência em perfil esquerdo da traqueia evidenciou a faixa traqueoesofágica posterior (*setas*), que representa a membrana traqueal posterior somada à parede anterior do esôfago. A parede posterior do brônquio intermédio (*pontas de setas*), também conhecida como linha do brônquio intermédio, aparece nas radiografias de perfil cruzando com o brônquio do lobo superior esquerdo (*E*). O brônquio do lobo superior direito (*D*) sobreposto também aparece nessa imagem. **D.** A imagem de tomografia linear no nível das vias respiratórias centrais em posição ligeiramente posterior à Figura 10.6 B demonstrou os brônquios-fonte e lobares. Observe a linha de junção posterior normal (*asteriscos*) se estendendo superiormente a partir do botão aórtico (*A*), interface da artéria subclávia esquerda (*setas*), parte superior do recesso azigoesofágico (*pontas de setas*) e interface paraespinal esquerda (IPEE). **E.** Anatomia dos brônquios na TC. Imagem axial de TC no nível dos brônquios-fonte. **F.** Anatomia dos brônquios. Imagem axial de TC no nível do brônquio intermédio. **G.** Anatomia dos brônquios, nível da divisão superior do brônquio do lobo superior esquerdo. **H.** Anatomia dos brônquios, nível do brônquio do lobo superior esquerdo, divisão lingular. Imagem axial de TC (*continua*).

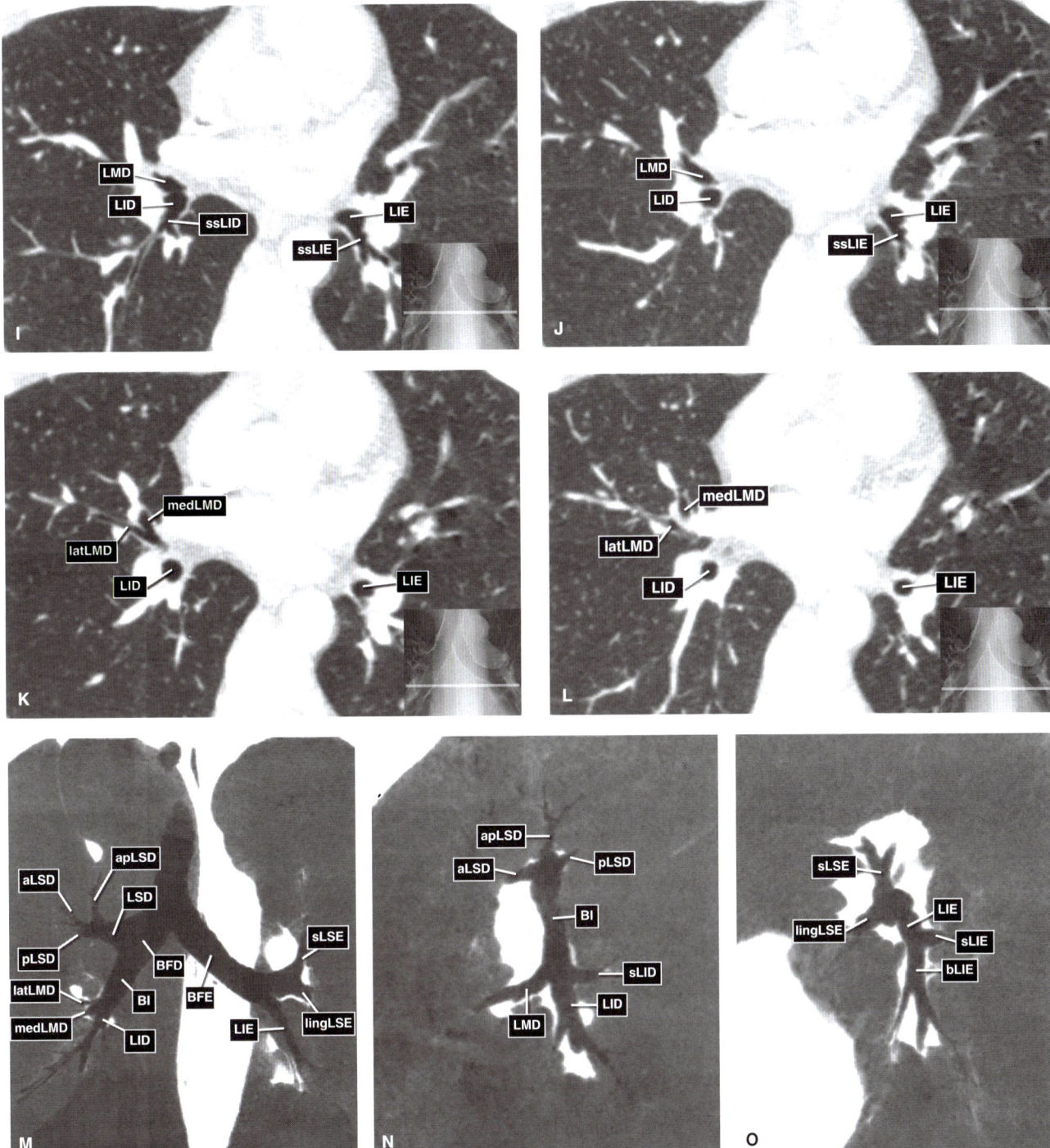

Figura 10.6 (*Continuação*) **I.** Anatomia dos brônquios, nível na origem do brônquio do lobo médio direito. Imagem axial de TC. **J.** Anatomia dos brônquios, nível da origem do brônquio do lobo médio direito. Imagem axial de TC. **K.** Anatomia dos brônquios, nível dos brônquios dos lobos médio e inferior. Imagem axial de TC. **L.** Anatomia dos brônquios, nível dos brônquios do lobo inferior. Imagem axial de TC. **M.** Anatomia da árvore traqueobrônquica. Imagem de reconstrução de TC minIP no plano coronal, no nível das vias respiratórias. **N.** Anatomia dos brônquios do hilo direito. Imagem de TC minIP, no plano sagital, no nível do hilo direito. **O.** Anatomia dos brônquios do hilo esquerdo. Imagem de TC minIP, no plano sagital, no nível do hilo esquerdo. BI, brônquio intermédio; LIE, lobo inferior esquerdo; LID, lobo inferior direito; LSE, lobo superior esquerdo; LSD, lobo superior direito; sLSE, divisão superior do lobo superior esquerdo (segmentos anterior e apico-posterior combinados); lingLSE, divisão lingular do lobo superior esquerdo; BMD, brônquio médio direito; ssLID, segmento superior do lobo inferior direito; ssLIE, segmento superior do lobo inferior esquerdo; LMD, lobo médio direito; AD, segmento descendente da aorta torácica; BFD, brônquio-fonte direito; BFE, brônquio-fonte esquerdo; aLSD, segmento anterior do lobo superior direito; pLSD, segmento posterior do lobo superior direito; aLSE, segmento anterior do lobo superior esquerdo; apLSE, segmento apicoposterior do lobo superior esquerdo; medLMD, segmento medial do lobo médio direito; latLMD, segmento lateral do lobo médio direito; apLSD, segmento apical do lobo superior direito; sLID, divisão superior do lobo superior esquerdo; sLIE, segmento superior do lobo inferior esquerdo; bLIE, tronco basal do lobo inferior esquerdo.

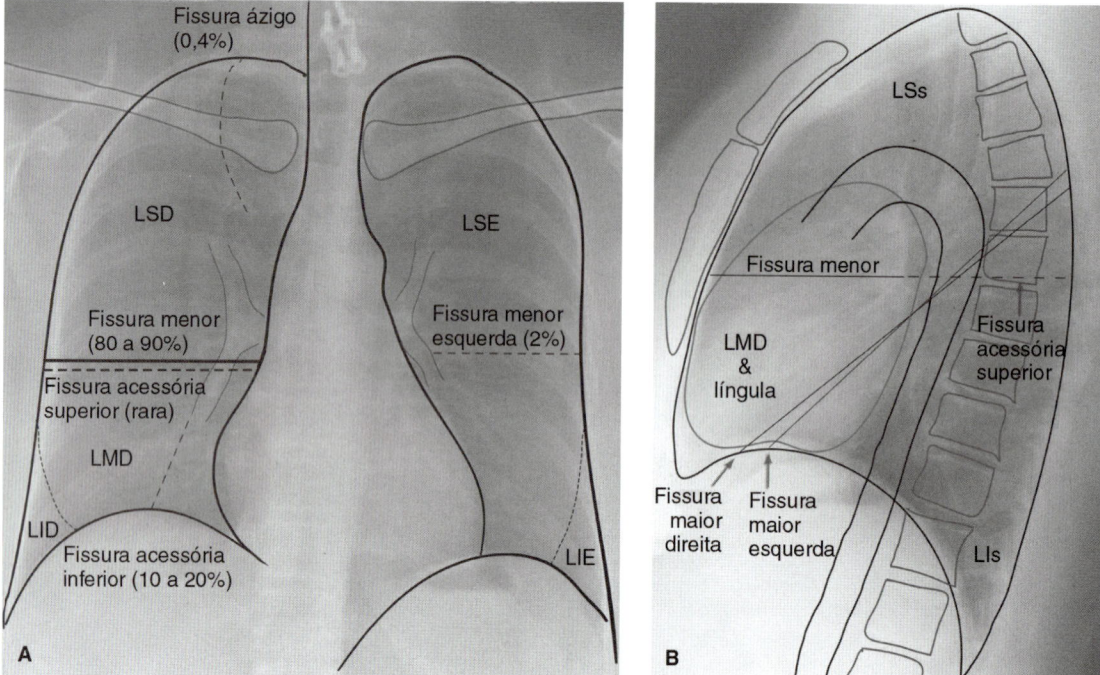

Figura 10.7 **Anatomia normal dos lobos e fissuras. A.** Incidência frontal. **B.** Incidência lateral. LSD, lobo superior direito; LSE, lobo superior esquerdo; LMD, lobo médio direito; LID, lobo inferior direito; LIE, lobo inferior esquerdo; LSs, lobos superiores; LIs, lobos inferiores.

Parte respiratória do pulmão.

Os *bronquíolos respiratórios* contêm poucos alvéolos ao longo de suas paredes e dão origem às unidades de troca gasosa do pulmão: os *ductos alveolares* e *sacos alveolares*. Dois tipos de células epiteliais (pneumócitos) revestem o alvéolo pulmonar: os do tipo I são células epiteliais achatadas, que recobrem 95% da superfície alveolar e não são detectáveis à microscopia óptica. Essas células não podem fazer mitose ou reparação. Os pneumócitos do tipo 2, mais raros, são células cuboides visíveis à microscopia óptica e capazes de fazer mitose. Os pneumócitos do tipo 2 dão origem aos novos pneumócitos do tipo 1 e fornecem um mecanismo de reparação de danos alveolares. Aparentemente, essas células também produzem surfactante alveolar – um fosfolipídio que reduz a tensão superficial das paredes alveolares e impede que sofram colapso sob volumes pulmonares reduzidos.

Anatomia subsegmentar do pulmão.

Está descrita no Capítulo 15, que também descreve essas estruturas anatômicas nas imagens de TC com cortes finos.

Fissuras.

As fissuras pulmonares interlobares são invaginações da pleura visceral para os planos profundos dentro do parênquima pulmonar (ver Figura 10.7) e podem separar parcial ou completamente os lobos pulmonares. Uma fissura incompleta tem consequências importantes no que diz respeito à disseminação interlobar de consolidações do parênquima, desvio de ar colateral nos pacientes com obstrução brônquica lobar e demonstração de derrames pleurais no paciente em posição supina. As fissuras normais são bem demonstradas na TC (Figura 10.8 A a D).

Na maioria dos casos, existem duas fissuras interlobares à direita e uma à esquerda. Elas são completas lateralmente e incompletas medialmente, com fusão dos lobos adjacentes. As fissuras maiores direita e esquerda estão fundidas em 40 a 70% dos casos, enquanto a *fissura menor* é incompleta na maioria dos indivíduos.

As fissuras maior e menor são demonstradas mais claramente nas radiografias de perfil. Partes variáveis das fissuras maiores aparecem, em orientação oblíqua, como linhas brancas finas, que se estendem em direção anteroinferior de trás para frente. Em geral, a fissura maior esquerda começa em posição superior e descreve um trajeto ligeiramente mais vertical que a fissura maior direita. Em seus pontos de contato com o diafragma ou a parede torácica, as fissuras comumente têm configuração triangular, com o ápice do triângulo apontando para a fissura. Embora as fissuras maiores geralmente não sejam detectadas nas radiografias em incidência PA, porque seu trajeto é oblíquo em relação com o feixe de raios X, a gordura extrapleural que invagina para dentro da parte superolateral da fissura pode formar uma borda curvilínea visível na parte superior do tórax. A fissura menor se projeta no nível da quarta costela direita e evidencia-se como uma linha ondulada fina com orientação horizontal nas radiografias PA em cerca de 50% dos casos. Nas radiografias de perfil, a fissura menor comumente aparece como uma linha curva fina com borda superior convexa. Em razão do contorno ondulado da fissura menor, sua parte posterior pode estender-se por trás da fissura maior direita nas radiografias de perfil.

Fissura acessória inferior (ver Figura 10.7 A) é a fissura acessória mais comum e está presente em cerca de 10 a 20% dos casos. Ela separa o segmento basal medial dos demais segmentos basais do lobo inferior e frequentemente é incompleta. Nas radiografias na incidência em PA, essa fissura pode ser evidenciada como uma linha curva fina, que se estende superiormente a partir do terço medial do hemidiafragma em direção ao hilo esquerdo. Ela é responsável pelo "pico" justafrênico descrito quando há perda de volume do lobo superior. Um triângulo pequeno de gordura extrapleural existente em seu ponto de inserção ao diafragma ajuda a identificar a fissura acessória inferior. Nas imagens de TC, essa fissura pode ser evidenciada como uma linha curva, que se estende em posição anterolateral desde um ponto ligeiramente à frente do ligamento pulmonar inferior até a fissura maior.

A *fissura ázigo*, presente em 0,5% dos indivíduos (ver Figura 10.8 E), é formada por quatro camadas de pleura (duas viscerais e duas parietais) e representa uma invaginação da pleura apical direita pela veia ázigo, que migrou parcialmente para sua posição normal no ângulo traqueobrônquico direito. A fissura ázigo aparece como uma linha curva vertical com convexidade lateral, que se estende inferiormente desde o ápice pulmonar até uma "lágrima", que é a veia ázigo.

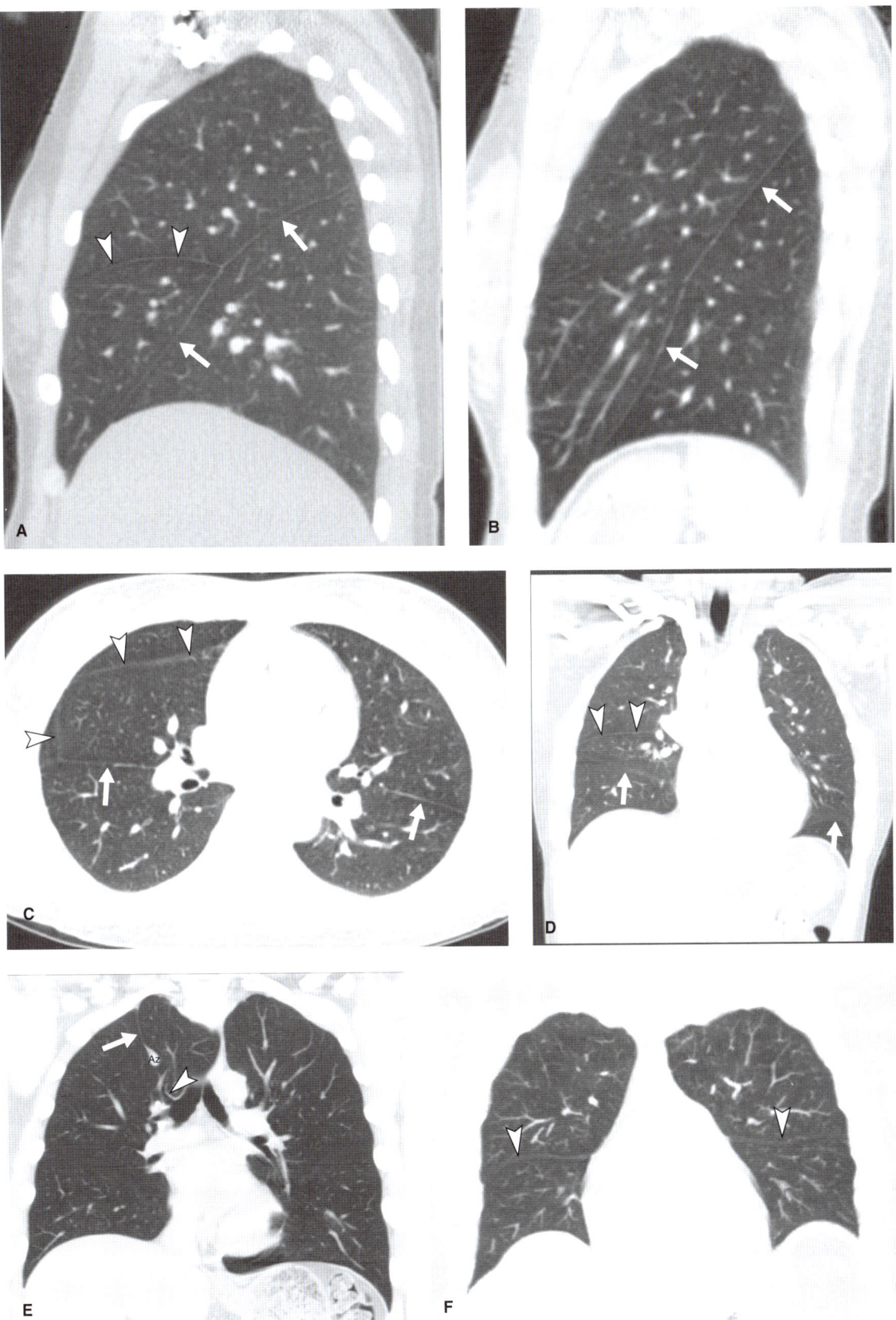

Figura 10.8 Anatomia das fissuras demonstradas à tomografia computadorizada (TC). **A.** A imagem sagital de TC, no nível do pulmão direito, demonstrou a fissura maior (*setas*) e a menor (*pontas de setas*). **B.** A imagem sagital de TC, no plano do pulmão esquerdo, mostrou a fissura maior esquerda. **C.** A imagem axial de TC evidenciou as fissuras maiores como linhas finas (*setas*). A fissura menor (*pontas de setas*) era indistinguível em razão de seu formato cupuliforme e orientação oblíqua. **D.** A imagem coronal de TC demonstrou a fissura maior (*setas*) e a menor (*pontas de setas*). **E.** A imagem coronal de TC de outro paciente evidenciou uma fissura ázigo (*seta*) com a veia ázigo (Az) localizada inferiormente, dentro da fissura. Observe o brônquio segmentar apical anômalo, que se originava do brônquio-fonte direito (*ponta de seta*). **F.** A imagem coronal de TC com reconstrução em MIP de outro paciente mostrou as fissuras menores bilateralmente (*pontas de setas*).

A *fissura acessória superior* (ver Figura 10.7 A) separa o segmento superior dos segmentos basais do lobo inferior. No lado direito, essa fissura pode ser diferenciada da fissura menor, por sua localização posterior na radiografia em perfil ou na TC.

A *fissura menor esquerda* é uma variante normal incomum, que separa a língua das outras partes do lobo superior e aparece ocasionalmente nas imagens de TC (Figura 10.8 F).

Ligamentos.

O *ligamento pulmonar inferior* é uma lâmina de tecido conjuntivo que se estende inferiormente a partir do hilo em direção ao hemidiafragma. Ele é formado pela fusão das camadas pleurais visceral e parietal e traciona o lobo inferior na direção do mediastino, ao lado do esôfago. Esse ligamento contém a veia pulmonar inferior e linfonodos. Em alguns indivíduos, o ligamento pulmonar inferior aparece nas imagens de TC da parte inferior do tórax como um pequeno "bico" de pleura mediastinal orientado lateralmente, nas proximidades do esôfago (Figura 10.9). O efeito tracionador desse ligamento sobre o lobo inferior explica a localização medial e o aspecto triangular quando há colapso desse lobo do pulmão.

Septo intersegmentar (Figura 10.9) é uma estrutura curvilínea evidenciada nas imagens de TC perto do ligamento pulmonar inferior, que se estende desde a pleura mediastinal até o interior do pulmão.

Ligamento pericardiofrênico é uma opacidade triangular, que se estende na direção do pulmão e aparece ao lado da superfície posterior da borda cardíaca direita, na janela pulmonar da TC de tórax (Figura 10.9). Esse ligamento é uma reflexão da pleura sobre a parte inferior do nervo frênico e dos vasos pericardiofrênicos. Ele é diferenciado do septo intersegmentar por sua posição mais anterior e por sua ramificação típica à medida que os ramos do nervo frênico e dos vasos pericardiofrênicos rebatem sobre o hemidiafragma.

Artérias pulmonares.

São vasos elásticos que se originam do ventrículo direito. A artéria pulmonar esquerda (APE) é continuação direta da artéria pulmonar principal, enquanto a direita se ramifica pouco abaixo da carina. Dentro do hilo esquerdo, a APE circunda a borda superior do brônquio-fonte esquerdo e depois se divide em artérias dos lobos superior e inferior. O arco formado pela artéria do LIE em torno dos brônquios do hilo esquerdo (o brônquio hiparterial, abaixo da artéria) pode ser evidenciado na radiografia de perfil (Figura 10.10). A artéria pulmonar principal direita estende-se em posição lateral e anterior ao brônquio-fonte direito e, dentro do pericárdio, divide-se em tronco anterior e artérias interlobares. A artéria interlobar direita estende-se em posição anterolateral ao brônquio (brônquio eparterial, acima da artéria). No mesmo nível em que os brônquios deixam de ter cartilagem e tornam-se bronquíolos, as artérias elásticas perdem sua lâmina elástica e transformam-se em artérias musculares.

Artérias brônquicas.

Como vasos nutrícios principais dos pulmões, as artérias brônquicas fornecem sangue às paredes brônquicas até o nível dos bronquíolos terminais. As estruturas mediastinais, como traqueia, terço médio do esôfago, pleura visceral, linfonodos mediastinais, nervo vago, pericárdio e timo, recebem quantidades variáveis de irrigação sanguínea a partir da circulação brônquica.

Em geral, as artérias brônquicas originam-se do segmento descendente proximal da aorta torácica, no nível da carina, e mostram variabilidade significativa. Na maioria dos casos, há uma artéria do lado direito e duas do lado esquerdo. A artéria brônquica direita geralmente tem sua origem na parede

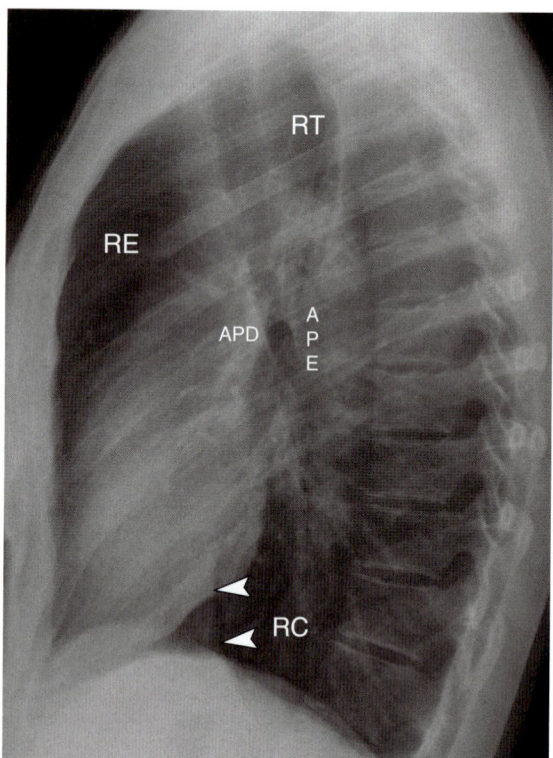

Figura 10.10 Anatomia da radiografia de tórax em perfil. Mesmo paciente da Figura 10.1. A artéria pulmonar direita (APD) foi evidenciada como uma opacidade oval em posição anterior aos brônquios, enquanto a artéria pulmonar esquerda (APE) descrevia um arco posterior à confluência do brônquio-fonte esquerdo com o brônquio do lobo superior esquerdo. Os três espaços claros normais apareceram com nitidez nessa imagem. O espaço retroesternal (RE) estava demarcado anteriormente pela borda posterior do esterno e posteriormente pelo coração e pelo segmento ascendente da aorta torácica e representava a linha de junção anterior, observada na radiografia frontal. O triângulo retrotraqueal (RT) estava demarcado anteriormente pela parede posterior da traqueia, posteriormente pela coluna vertebral e inferiormente pelo arco aórtico. O espaço retrocardíaco (RC) estava delimitado anteriormente pela borda posterior do coração e pela veia cava inferior (*pontas de setas*) e posteriormente pela coluna torácica.

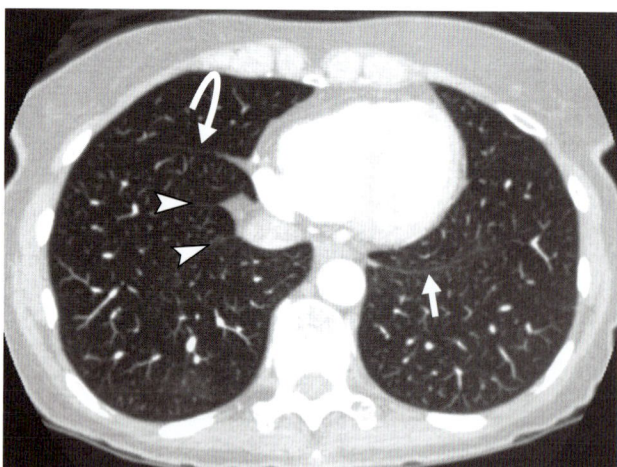

Figura 10.9 Septo intersegmentar e ligamentos pericardiofrênicos. A imagem axial com contraste de TC no nível das bases pulmonares na janela pulmonar demonstrou uma linha curva fina (*seta reta*), que se estendia lateralmente desde a borda lateral do esôfago até dentro do lobo inferior esquerdo. Essa linha representa o septo intersegmentar, que se estende lateralmente com origem no ligamento pulmonar inferior, localizado no mediastino. À direita, duas opacidades lineares (*pontas de setas*) estendiam-se a partir da gordura que circundava a veia cava inferior e correspondem às divisões do ligamento pericardiofrênico direito, contendo ramos do nervo frênico direito e vasos pericardiofrênicos. Em posição mais anterior, à direita, a fissura maior (*seta curva*) aparece com a gordura mediastinal, que se estende até sua superfície medial.

posterolateral da aorta, com uma artéria intercostal, como um tronco intercostobrônquico. As artérias brônquicas esquerdas originam-se separadamente na aorta anterolateral ou, em casos raros, de uma artéria intercostal. Cerca de dois terços do sangue proveniente do sistema arterial brônquico retornam ao sistema venoso pulmonar por meio das veias brônquicas, enquanto o terço restante drena por meio das veias ázigo e hemiázigo.

Veias pulmonares. Essas veias começam dentro dos septos interlobulares, a partir dos capilares alveolares e pleurais viscerais, e estendem-se com envoltórios de tecido conjuntivo, que estão separados dos troncos arteriais brônquicos. Numericamente, as veias pulmonares podem variar de três a oito e drenam para o átrio esquerdo.

Vasos linfáticos pulmonares. Ajudam a recolher líquidos e matéria sólida originados do interstício pulmonar. Existem dois sistemas linfáticos principais nos pulmões e na aorta. Os linfáticos pleurais viscerais, que se localizam na camada vascular (mais interna) da pleura visceral, formam uma rede na superfície do pulmão, que acompanha as margens dos lóbulos pulmonares secundários. Esses vasos linfáticos periféricos penetram no pulmão e estendem-se centralmente dentro dos septos interlobulares, junto às veias pulmonares, na direção do hilo. Os linfáticos parenquimatosos começam nas proximidades dos septos alveolares ("linfáticos justa-alveolares") e estendem-se centralmente acompanhando o feixe broncoarterial. Os vasos linfáticos perivenosos e broncoarteriais comunicam-se por meio de canais linfáticos orientados obliquamente e localizados dentro das regiões centrais do pulmão. Quando estão distendidos por líquidos, esses linfáticos perivenosos e seus tecidos conjuntivos circundantes são responsáveis pelo sinal radiográfico conhecido como linhas A de Kerley.

Interstício pulmonar. É o arcabouço do pulmão e confere suporte às vias respiratórias e aos vasos pulmonares (Figura 10.11). Ele começa dentro do hilo e estende-se perifericamente até a pleura visceral. O *interstício axial* começa no mediastino e circunda os feixes broncovasculares. O sistema de fibras axiais continua em direção distal como *interstício centrolobular*, que acompanha arteríolas, capilares e bronquíolos, de forma a dar sustentação às áreas pulmonares encarregadas da troca de gases. O *interstício subpleural* e os septos interlobulares fazem parte do *interstício periférico*, que divide os lóbulos pulmonares secundários. As veias e os vasos linfáticos dos pulmões estão localizados no interstício periférico. Por fim, o *interstício intralobular* é uma rede fina de fibras, que preenche o espaço entre os compartimentos centrolobular e periférico.

Nas imagens radiográficas, o edema que se acumula no interstício axial é evidenciado como espessamento peribrônquico. Embora seja difícil diferenciar radiologicamente o acometimento patológico do interstício intralobular, o espessamento de partes desse interstício é detectável em alguns casos como linhas intralobulares nas imagens de TC com cortes finos. O edema acumulado nos interstícios periférico e subpleural é responsável pelas linhas B de Kerley (ou linhas interlobulares [septais] nas imagens de TC com cortes finos) e pelas fissuras "espessadas" nas radiografias de tórax.

Radiografia de tórax frontal

Conhecer a anatomia normal demonstrada nas radiografias de tórax na incidência frontal é de suma importância para detectar e localizar alterações patológicas e evitar confundir estruturas normais com anormalidades patológicas.

Tecidos moles. Pele, gordura subcutânea e músculos compõem os tecidos moles da parede torácica. As bordas laterais dos músculos esternocleidomastóideos são demonstradas claramente na maioria dos pacientes. A presença de gordura normal nas fossas supraclaviculares e as sombras correspondentes de pele e gordura subcutânea em paralelo às clavículas ajuda a excluir massas, linfadenopatia ou edema nessa região. Normalmente, a borda inferolateral do músculo peitoral maior é evidenciada curvando-se na direção à axila. As sombras das duas mamas devem ser avaliadas rotineiramente para detectar sinais de mastectomia pregressa ou massas distorcendo o contorno mamário. Os tecidos moles situados em posição lateral ao tórax ósseo devem ser lisos, simétricos e de densidade homogênea.

Ossos. Coluna torácica, costelas, cartilagens costais, clavículas e escápulas são detectáveis rotineiramente nas radiografias de tórax frontais. Os corpos vertebrais da coluna torácica devem estar alinhados verticalmente, com visualização de seus platôs vertebrais, pedículos e processos espinhosos. Também devem ser evidenciados, em geral, 12 pares de costelas simétricas: as costelas superiores têm bordas corticais superiores e inferiores lisas, enquanto as costelas intermediárias e inferiores têm córtices inferiores chanfrados, onde se estendem os feixes neurovasculares intercostais. Costelas cervicais são demonstradas em cerca de 2% dos indivíduos e podem estar associadas aos sinais e sintomas da síndrome do desfiladeiro torácico. Na maioria dos adultos, observam-se calcificações das cartilagens costais, cuja prevalência aumenta com a idade, que podem acrescentar várias sombras na incidência PA. Nos casos típicos, os homens têm calcificações das bordas superiores e inferiores, enquanto a maioria das mulheres desenvolve calcificações cartilaginosas centrais (ver Figura 17.24, no Capítulo 17).

Interfaces interpulmonares. De modo a facilitar a interpretação das radiografias de tórax na incidência PA, é fundamental estar familiarizado com as interfaces mediastinais normais. Nas radiografias frontais, as interfaces interpulmonares estão diretamente relacionadas com os espaços de três regiões observadas nas imagens das radiografias em perfil: espaços retroesternal, retrotraqueal e retrocardíaco (ver Figura 10.10).

O espaço retroesternal é um reflexo do contato entre as superfícies anterossuperiores e os lobos superiores. Na radiografia na incidência frontal, esse espaço aparece como *linha de junção anterior*, ou seja, uma linha vertical fina que se sobrepõe à coluna torácica (Figura 10.12 A e B). A anatomia da linha de junção anterior é uma extensão inferior das reflexões dos lobos superiores desprendidas das veias inominadas, que formam uma opacidade retromanubrial com formato de "V" invertido.

Outra interface interpulmonar potencial que aparece nas radiografias de tórax em perfil é o *espaço retrotraqueal* ou *triângulo de*

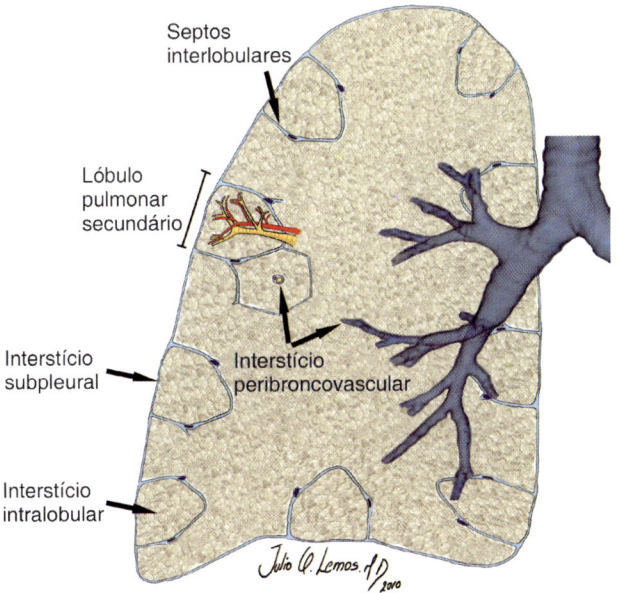

Figura 10.11 Ilustração do interstício pulmonar.

Septos interlobulares

Lóbulo pulmonar secundário

Interstício subpleural

Interstício peribroncovascular

Interstício intralobular

Raider – uma região radiotransparente formada pelo contato das partes posterossuperiores dos lobos superiores. Nas radiografias em perfil, esse espaço é delimitado anteriormente pela parede posterior da traqueia, inferiormente pelo arco aórtico e posteriormente pela coluna torácica. Quando o espaço está ampliado, pode-se observar uma linha de junção posterior na radiografia frontal (Figura 10.12 C e D e Tabela 10.3).

A terceira interface interpulmonar potencial ocorre no *espaço retrocardíaco*, localizado entre a borda posterior do coração/veia cava inferior e a coluna torácica (ver Figura 10.10). Quando esse espaço está ampliado, o recesso azigoesofágico

do LID pode invadir o recesso pré-aórtico do LIE e formar uma *linha de junção posterior* inferior nas radiografias em incidência frontal.

Interfaces entre pulmão e mediastino (Tabela 10.4).

As interfaces entre pulmão e mediastino são evidenciadas como bordas agudas, nas quais o pulmão e a pleura adjacente têm suas reflexões a partir de várias estruturas mediastinais. A borda lateral direita da veia cava superior é observada comumente como uma interface reta ou ligeiramente côncava com o LSD, que se estende desde o nível da clavícula até a borda superior do átrio direito (Figura 10.13). A proeminência ou convexidade da interface da

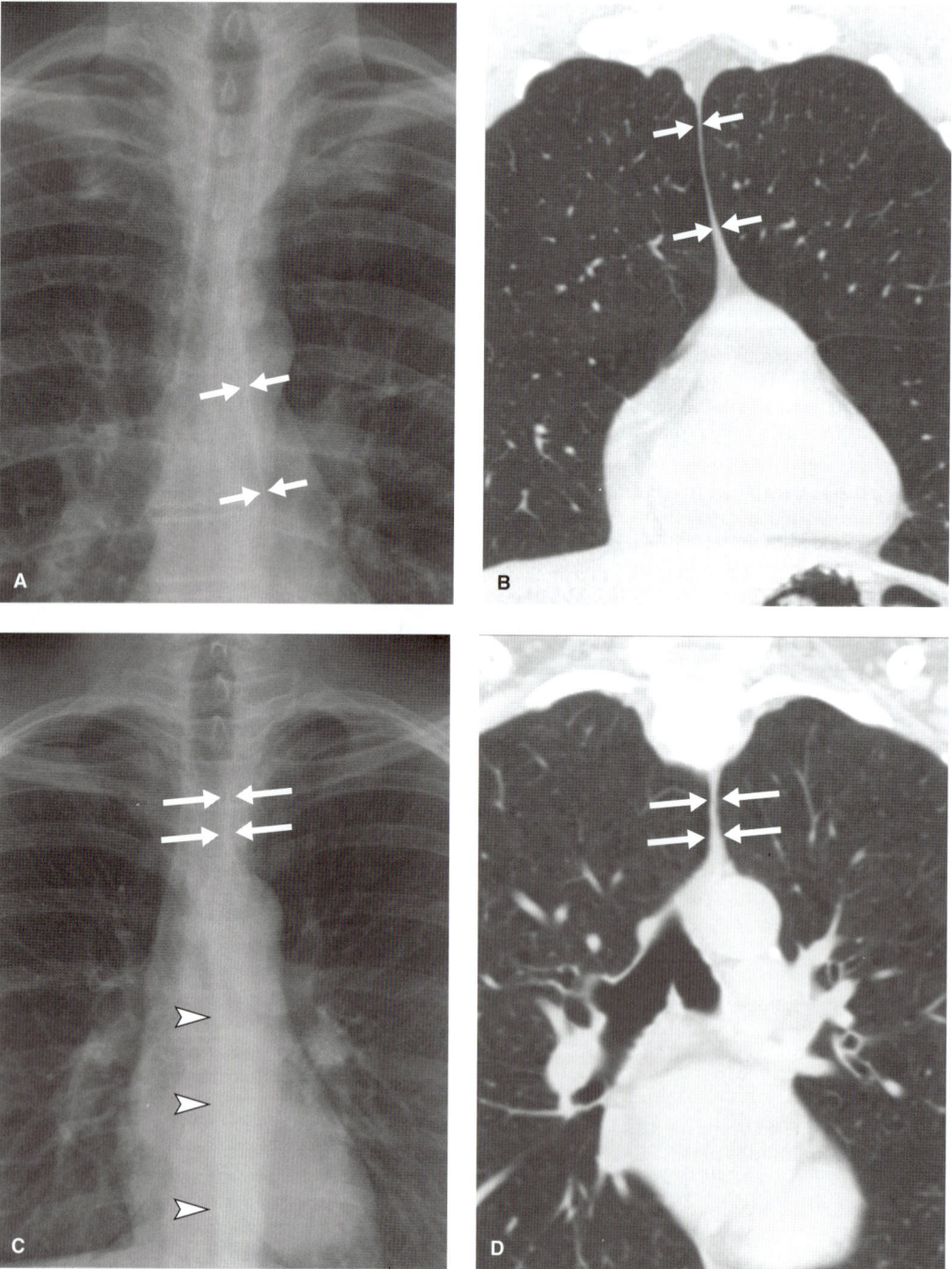

Figura 10.12 Linhas de junção anterior e posterior. A. Projeção de uma radiografia frontal demonstrando a linha de junção anterior normal (*setas*). **B.** A imagem coronal de tomografia computadorizada (TC) na janela pulmonar no nível do tórax anterior de outro paciente demonstrou a linha de junção anterior. **C.** A projeção de uma radiografia frontal mostrou a linha de junção posterior (*setas*). A interface do recesso azigoesofágico (*pontas de setas*) também foi bem demarcada. **D.** A imagem coronal de TC na janela pulmonar do mesmo paciente demonstrou a linha de junção posterior (*setas*), que se estendia superiormente a partir do arco aórtico.

TABELA 10.3 Linhas de junção anterior e posterior.

■ LINHA	■ CARACTERÍSTICAS
Linha de junção anterior	Orientada obliquamente do ângulo superior direito para o inferior esquerdo Estende-se da parte superior do esterno até a base do coração
Linha de junção posterior	Orientada verticalmente na linha média Estende-se do segmento superior da coluna torácica até o nível dos arcos da veia ázigo e da aorta

TABELA 10.4 Interfaces normais entre pulmão e mediastino.

Lado direito	Interface paraesofágica direita Veia cava superior/linha paratraqueal direita Arco anterior da veia ázigo Interface paraespinal direita Recesso azigoesofágico Borda lateral do átrio direito Confluência das veias pulmonares direitas (borda direita do átrio esquerdo) Átrio direito Borda lateral da veia cava inferior
Lado esquerdo	Borda lateral da artéria subclávia esquerda Segmento transversal do arco aórtico Veia intercostal superior esquerda ("mamilo aórtico") Interface da janela aortopulmonar Borda lateral do tronco da artéria pulmonar Recesso pré-aórtico Interface paraespinal esquerda Apêndice atrial esquerdo Ventrículo esquerdo Coxim gorduroso epipericárdico

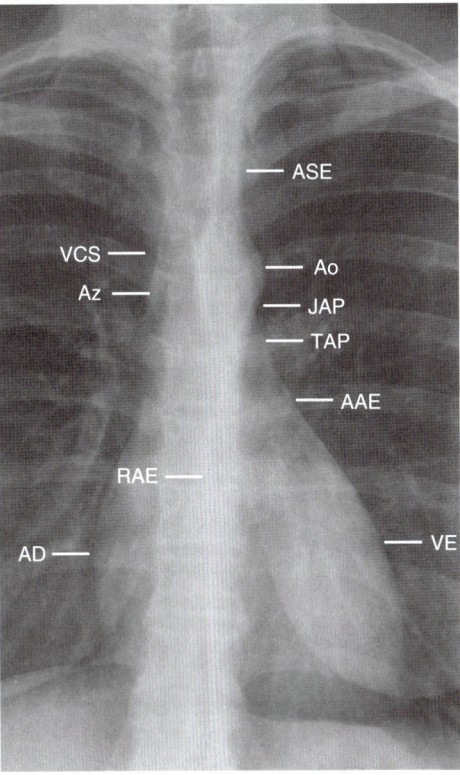

Figura 10.13 Interfaces normais entre pulmão e mediastino. Radiografia frontal. A imagem também mostra a interface do recesso azigoesofágico (RAE). VCS, veia cava superior; Az, veia ázigo; AD, átrio direito; ASE, artéria subclávia esquerda; Ao, botão aórtico; JAP, interface da janela aortopulmonar; TAP, tronco da artéria pulmonar; AAE, apêndice atrial esquerdo; VE, ventrículo esquerdo.

veia cava superior pode representar dilatação ou deslocamento lateral dessa veia por um arco aórtico dilatado ou tortuoso ou por outra massa mediastinal.

Ao longo do mediastino superior direito, o LSD entra em contato com a parede lateral direita da traqueia na maioria dos indivíduos, formando uma faixa paratraqueal direita (ver Figura 10.6 A e B). A espessura dessa linha, medida acima do nível da veia ázigo, não deve ser maior que 4 mm. Espessamento ou nodularidade da faixa paratraqueal está associado às anormalidades dos tecidos que a compõem, inclusive tumores traqueais, hiperplasia dos linfonodos paratraqueais e derrame pleural direito.

O arco da veia ázigo aparece, nas radiografias frontais, como uma estrutura oval no ângulo traqueobrônquico direito. Colocar o paciente em posição supina ou realizar a manobra de Müller (inspiração forçada contra a glote fechada) amplia o diâmetro da veia ázigo. Em geral, um diâmetro maior que 10 mm na radiografia em PA deve sugerir a possibilidade de massa, linfadenopatia ou dilatação da veia ázigo. A dilatação da veia ázigo pode estar associada a insuficiência cardíaca direita, obstrução do retorno venoso ao coração ou anomalia venosa congênita

(p. ex., continuação ázigo da veia cava inferior). Um aumento do diâmetro da veia ázigo, em comparação com as radiografias pregressas, é mais importante que a medida absoluta.

Recesso azigoesofágico é uma interface orientada verticalmente sobre a coluna torácica (ver Figuras 10.6 D, 10.12 C e 10.13). Embora normalmente tenha contorno retilíneo ou côncavo, o terço médio dessa interface pode ter uma discreta convexidade à direita, no nível da confluência das veias pulmonares direitas com o átrio esquerdo. A dilatação do átrio esquerdo amplia e desloca lateralmente essa interface, resultando em uma interface com dupla densidade, formada pelas bordas laterais direitas do átrio direito e esquerdo. A convexidade do terço superior dessa interface sugere aumento dos linfonodos subcarinais ou massa, enquanto a do terço inferior pode ser atribuída a uma hérnia de hiato deslizante, um segmento descendente da aorta torácica tortuoso ou o crescimento dos linfonodos paraesofágicos. Quando o esôfago possui ar em seu segmento distal e sua parede lateral direita está em contato com o recesso azigoesofágico, pode-se observar uma linha em vez de uma borda.

Interface paraespinal direita é uma interface vertical retilínea, que se estende por todo o comprimento do hemitórax direito e representa o contato do pulmão direito com uma pequena quantidade de tecidos laterais à coluna torácica. Nem sempre essa interface é visível e sua convexidade focal sugere doença da coluna vertebral ou das estruturas paraespinais.

Na radiografia em PA normal, o coração direito projeta-se ligeiramente à direta da borda lateral da coluna torácica (ver Figura 10.13) e representa a borda lateral do átrio direito, câmara que forma uma interface convexa lisa com o segmento medial do lobo médio. Indivíduos com *pectus excavatum* têm deslocamento do coração para a esquerda e, por esta razão, essa interface pode estar ausente, simulando opacificação do lobo médio. Nos pacientes com dilatação do átrio direito, essa interface pode estender-se bem adentro do pulmão direito.

A borda lateral direita da veia cava inferior pode ser detectada no nível do hemidiafragma direito como uma interface lateral côncava, demonstrada mais claramente nas radiografias em perfil (ver Figura 10.10) e ausente nos pacientes com continuação ázigo da veia cava inferior.

Na parte mais superior do mediastino esquerdo, pode ser observada uma ou mais interfaces acima do arco aórtico, sendo a artéria subclávia a mais comum (ver Figuras 10.6 D e 10.13). É raro observar o LSE em contato com a parede lateral esquerda da traqueia, formando uma faixa paratraqueal esquerda, uma vez que a artéria subclávia e a gordura adjacente estão interpostas.

A parte transversal do arco aórtico ("botão aórtico") forma uma endentação convexa no pulmão esquerdo de indivíduos normais (ver Figura 10.13). À medida que a aorta alonga e dilata com a idade, essa interface projeta-se mais em direção lateral, e o pulmão pode circundar uma circunferência maior do botão aórtico.

A veia intercostal superior esquerda pode aparecer em cerca de 5% dos indivíduos em radiografias frontais como uma opacidade arredondada ou triangular, que forma uma endentação no pulmão em posição imediatamente superolateral ao botão aórtico. Essa densidade é conhecida como "mamilo aórtico" (Figura 10.14) e representa a veia intercostal superior conforme descreve um arco em direção anterior a partir de sua posição paraespinal em torno do arco aórtico, até desembocar na superfície posterior da veia braquiocefálica esquerda. Quando é demonstrado, esse mamilo aórtico normalmente mede menos de 5 mm, mas pode aumentar com a elevação da pressão do átrio direito ou obstrução congênita ou adquirida do retorno venoso ao coração direito.

Logo abaixo do arco aórtico, o LSE entra em contato com o mediastino, formando a interface da *janela aortopulmonar* (ver Figura 10.13). Em geral, essa interface é retilínea ou côncava na direção do pulmão, sendo o aspecto côncavo encontrado nos pacientes com aorta tortuosa, enfisema ou

agenesia congênita do pericárdio esquerdo. Uma interface lateral convexa sugere massa ou crescimento dos linfonodos na janela aortopulmonar.

Imediatamente abaixo da interface da janela aortopulmonar, está localizada a borda lateral esquerda do tronco da artéria pulmonar (ver Figura 10.13), cuja interface pode ser convexa, retilínea ou côncava na direção do pulmão. A dilatação do tronco da artéria pulmonar é uma condição idiopática observada em mulheres jovens como consequência da dilatação pós-estenótica associada à estenose da valva pulmonar ou quando há aumento do fluxo ou da pressão do sistema arterial pulmonar (p. ex., *shunts* intracardíacos esquerda-direita).

A *interface do recesso pré-aórtico* demonstrado em uma porcentagem pequena dos indivíduos normais como uma reflexão do LIE com o esôfago, anterior ao segmento descendente da aorta torácica, estende-se verticalmente da superfície inferior do botão aórtico por uma distância variável na direção do diafragma. Em geral, essa interface é demarcada em preto (efeito Mach negativo).

A *interface paraespinal esquerda (IPEE)* (ver Figura 10.6 D) representa a reflexão do pulmão esquerdo sobre os tecidos moles paraespinais, que consistem basicamente em gordura, mas também contêm a cadeia simpática, os vasos intercostais proximais, os linfonodos intercostais e as veias hemiázigo e hemiázigo acessória. Em contraste com a interface paraespinal direita, a IPEE é demarcada em branco (efeito Mach positivo) e pode ser demonstrada na maioria dos indivíduos. Osteófitos vertebrais grandes, tumores neurogênicos, hematoma paravertebral, abscesso paraespinal, lipomatose e derrame pleural medial podem causar deslocamento dessa interface.

O apêndice atrial esquerdo forma, logo abaixo do tronco da artéria pulmonar, uma interface côncava (ver Figura 10.13), cuja retificação ou convexidade é observada nos pacientes com dilatação do átrio esquerdo.

O ventrículo esquerdo forma a maior parte da borda cardíaca esquerda. Borda convexa suave com a língula pulmonar é normal (ver Figura 10.13). As anormalidades do contorno do ventrículo esquerdo estão descritas na Seção 5, *Radiologia Cardíaca*.

A gordura adjacente ao ápice cardíaco pode formar uma convexidade focal ou simplesmente obscurecer o contorno cardíaco nos ângulos cardiofrênicos. Nos casos típicos, essa gordura epipericárdica é unilateral ou mais proeminente à esquerda (Figura 10.15) e é mais frequentemente vista em pacientes obesos e aqueles em uso de corticosteroides. O aspecto típico do coxim gorduroso na radiografia em perfil geralmente é diagnóstico (Figura 10.15 B).

Pulmões (ver Figura 10.1).

Como visto no exame radiográfico, a densidade dos pulmões é atribuível unicamente aos vasos sanguíneos pulmonares e às estruturas intersticiais que os circundam. As artérias são cilindros sólidos, que se ramificam junto aos brônquios e ambos mostram redução progressiva do calibre à medida que se dividem. Os brônquios subsegmentares não são demonstrados radiograficamente. Em geral, as veias pulmonares podem ser acompanhadas horizontalmente em seu trajeto até o átrio esquerdo, enquanto as artérias podem ser demonstradas até os hilos, que ocupam posição mais cefálica que o átrio esquerdo. Os efeitos da gravidade explicam o diâmetro maior dos vasos sanguíneos dos lobos inferiores dos pacientes em posição ereta e o mesmo calibre dos vasos sanguíneos dos lobos superior e inferior na posição supina. A opacidade dos pulmões aumenta nas regiões inferiores do tórax feminino em consequência da sobreposição das mamas, mas também nos homens com músculos peitorais avantajados. A opacidade pulmonar aumenta quando há processos que espessam o interstício ou preenchem os espaços aéreos. Qualquer processo associado à redução do fluxo sanguíneo pulmonar ou à destruição das estruturas parenquimatosas diminui a densidade radiográfica dos pulmões.

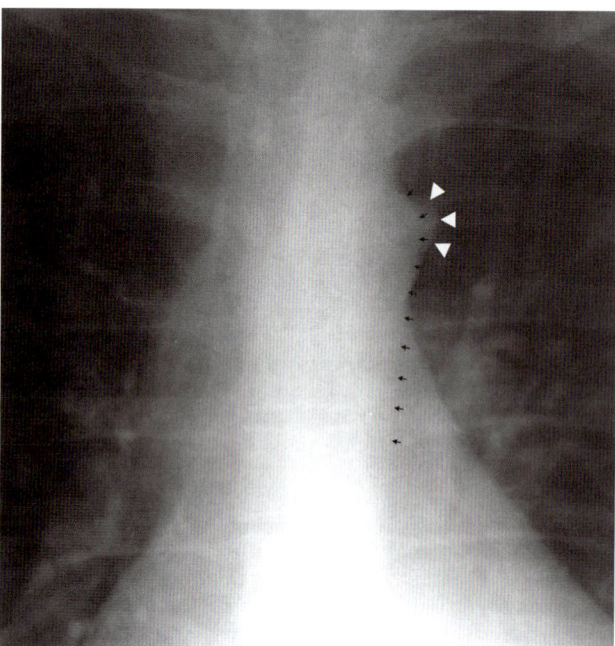

Figura 10.14 Mamilo aórtico. Essa radiografia de tórax frontal mostrou o contorno do "mamilo aórtico" formado pela veia intercostal superior esquerda (*pontas de setas brancas*). As *setas pretas pequenas* demarcam o contorno do botão aórtico e o segmento proximal da aorta torácica descendente.

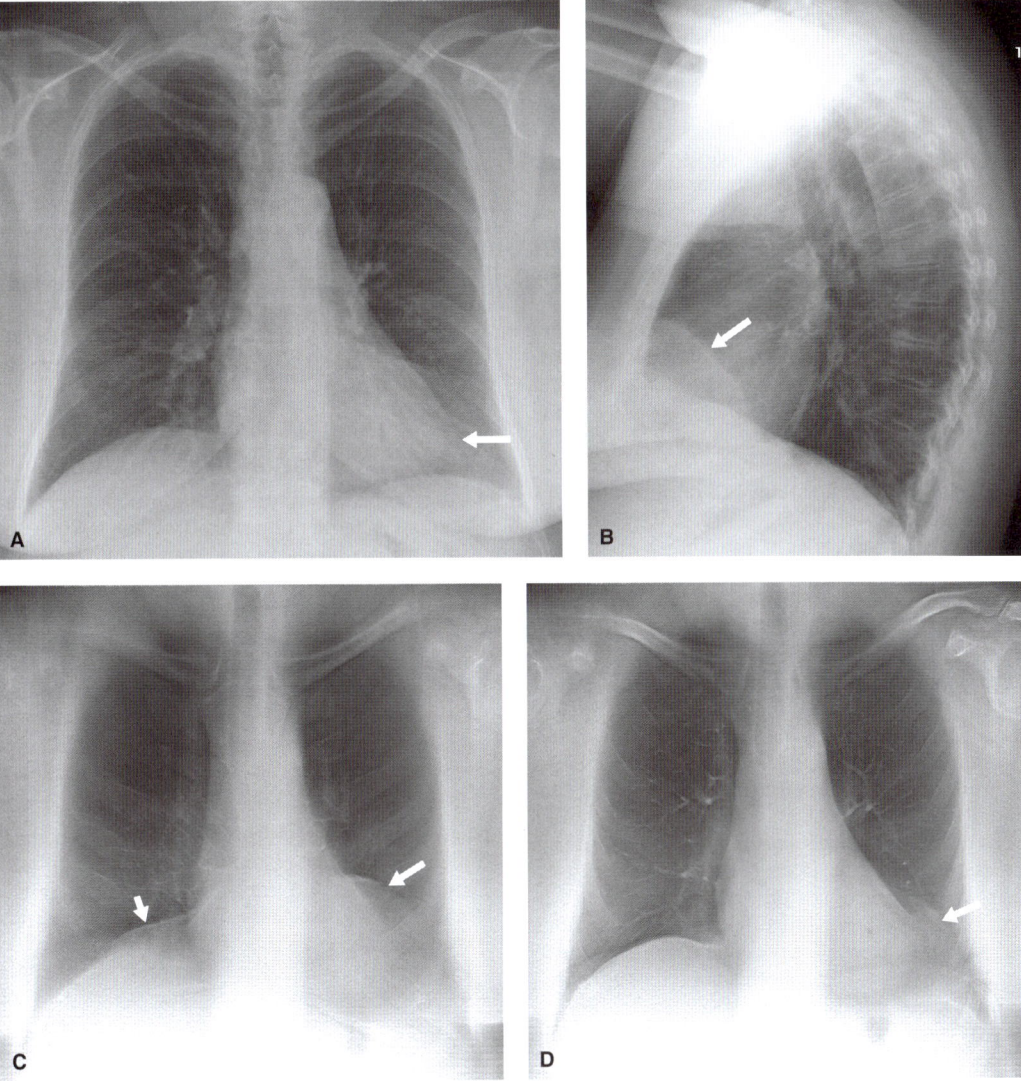

Figura 10.15 Coxins gordurosos epipericárdicos normais. A e **B.** As radiografias de tórax em PA (**A**) e perfil (**B**) demonstraram um ápice cardíaco esquerdo mal definido (*seta* em **A**) em razão da gordura epipericárdica evidenciada como uma incisura cardíaca na radiografia de perfil (*seta* em **B**). **C** e **D.** Tomografia linear frontal no nível do tórax anterior demonstra os coxins gordurosos epipericárdicos direito (*seta curta* em **C**) e esquerdo (*setas longas* em **C** e **D**).

Diafragma. Diafragma é o principal músculo inspiratório. Ele origina-se das bordas costais de vários níveis e tem suas inserções na cúpula membranosa. O hemidiafragma direito cobre o fígado, enquanto o hemidiafragma esquerdo recobre o estômago e baço. Nas radiografias em PA, obtidas durante uma inspiração profunda, o ápice do hemidiafragma direito geralmente está situado no mesmo nível da sexta costela anterior, praticamente meio espaço intercostal acima do ápice do hemidiafragma esquerdo (ver Figura 10.1). É comum observar um aspecto recortado no hemidiafragma. Abaulamentos focais do contorno diafragmático geralmente são atribuídos à eventração diafragmática adquirida por adelgaçamento de suas fibras.

Abdome superior. Partes do fígado, baço e fundo gástrico são detectadas rotineiramente nas radiografias de tórax em projeção frontal. Ar livre na cavidade peritoneal evidencia-se por área curvilínea de hipertransparência sob o diafragma nas radiografias do tórax em posição ereta. Anormalidades da posição dos órgãos abdominais podem ser detectadas atentando-se para a posição e o aspecto do fígado, estômago e baço. Hepatomegalia pode causar elevação do diafragma direito. Também é possível demonstrar

ar dentro da árvore biliar, veia porta ou um abscesso hepático. Lesões hepáticas calcificadas ou cálculos biliares calcificados podem ser demonstrados no lado direito do abdome superior. Em alguns casos, massa que se origina dentro do fundo gástrico pode ser vista como opacidade de partes moles avançando para dentro do lúmen gástrico cheio de ar. A esplenomegalia pode ser evidenciada por massa de tecidos moles no quadrante superior esquerdo, que desloca a bolha gástrica em direção anteromedial e a flexura esplênica do colo em direção inferior.

Radiografia de tórax em perfil

A interpretação das radiografias de tórax em perfil é difícil graças à sobreposição das diversas estruturas localizadas nos hemitórax direito e esquerdo (ver Figura 10.1 B). Entretanto, conhecer a anatomia normal nas radiografias em perfil pode facilitar enormemente a detecção e a localização de processos parenquimatosos e mediastinais.

Tecidos moles. O ar que delineia as dobras axilares anteriores pode tornar as bordas anteriores dessas pregas cutâneas visíveis sobre a parte superior do tórax. As bordas aparecem como opacidades bilaterais com concavidades voltadas para frente e podem ser acompanhadas até o nível do desfiladeiro torácico, onde se misturam com os tecidos moles dos braços.

Ossos. As bordas anteriores das escápulas projetam-se como bordas retilíneas oblíquas sobrepostas às partes superior e posterior do tórax, frequentemente sobre o triângulo retrotraqueal. As bordas corticais anterior e posterior dos corpos vertebrais torácicos devem estar alinhadas formando uma cifose progressiva.

Interfaces pulmonares. O triângulo retrotraqueal (ou triângulo de Raider) é delimitado pela borda posterior da traqueia/esôfago, pela borda anterior da coluna vertebral e pela parte superior do arco aórtico (ver Figura 10.10). Massas e anormalidades dos espaços aéreos situadas perto dos ápices pulmonares, massas retrotraqueais (p. ex., artéria subclávia anômala ou bócio tireóideo posterior) ou massas esofágicas podem produzir uma opacidade anormal nessa região.

A borda superior do arco aórtico é evidenciada como opacidade curvilínea, que se projeta em direção posterossuperior até a sombra hilar sobreposta. O segmento descendente da aorta torácica aparece variavelmente como uma opacidade tubular orientada verticalmente, que se sobrepõe à borda anterior da coluna torácica; quanto maior é a tortuosidade, mais evidente esse segmento aórtico fica nas radiografias quando é demarcado pelo LIE. Em casos raros, a borda superior do arco da veia ázigo aparece projetando-se sobre a parte inferior do arco aórtico.

O aspecto do espaço retroesternal depende da forma do esterno e da quantidade de gordura no mediastino anterior. Nas radiografias em perfil bem penetradas, o corpo do esterno aparece claramente (ver Figura 10.1 B). Em geral, é possível ver uma fina faixa retroesternal devido a uma pequena quantidade de gordura, imediatamente atrás do corpo do esterno. Fratura, infecção, tumor do esterno ou um passado de esternotomia podem distorcer ou espessar essa faixa. Dilatação das artérias mamárias internas (como ocorre nos pacientes com coarctação da aorta) ou crescimento dos linfonodos torácicos internos podem formar massa, que se projeta entre as concavidades das cartilagens costais. Nas áreas inferiores, o pulmão esquerdo pode estar afastado de seu contato com a parede torácica anteromedial por uma opacidade arredondada ou triangular, que representa o ápice do coração e a gordura epipericárdica adjacente. Essa impressão na superfície anterior da língula também é conhecida como *incisura cardíaca* e não deve ser confundida com massa patológica (ver Figura 10.15 B). Nos casos duvidosos, as imagens de TC são esclarecedoras. A massa localizada dentro do mediastino anterior (pré-vascular) forma opacidade anormal no espaço retroesternal.

Em 20% das radiografias em perfil, pode-se observar que a reflexão pericárdica anterior está separada do miocárdio. Essa linha fina representa as camadas pericárdicas entre as gorduras epicárdica e pericárdica. Nodularidade ou espessura maior que 2 mm ("sinal da faixa pericárdica") sugere doença ou derrame.

A superfície posterior da veia cava inferior pode ser evidenciada na maioria dos indivíduos como uma borda posterior côncava ou retilínea, localizada na borda cardíaca posteroinferior, pouco acima do diafragma (ver Figuras 10.1 B e 10.10).

Nas radiografias em perfil, os hemidiafragmas aparecem como estruturas paralelas com formato de cúpula (ver Figuras 10.1 B e 10.10). A parte posterior está localizada em um nível mais baixo que a parte anterior, formando um sulco costofrênico posterior profundo e um sulco anterior superficial. Existem várias formas de diferenciar os hemidiafragmas esquerdo e direito nas imagens radiográficas de perfil. Tipicamente, o hemidiafragma direito é mais alto que o esquerdo. A parte anterior do hemidiafragma esquerdo fica obscurecida (sinal da silhueta) pelo coração, enquanto o hemidiafragma direito pode ser evidenciado em todo o seu trajeto. Nas radiografias de tórax em perfil esquerdo com o paciente bem posicionado – lado direito do tórax mais distante do dispositivo radiográfico que o lado esquerdo –, os sulcos costofrênicos anterior e posterior direitos devem projetar-se além dos sulcos correspondentes do lado esquerdo, em razão da divergência do feixe de raios X, que magnificam a imagem. A identificação dos sulcos costofrênicos posteriores direito e esquerdo permite reconhecer os hemidiafragmas correspondentes. Ar presente no estômago ou na flexura esplênica, que se projeta acima de um hemidiafragma e abaixo do outro, assinala o hemidiafragma mais cefálico como esquerdo. Em alguns casos, quando as duas fissuras maiores estão evidentes, acompanhar uma delas até seu ponto de contato com o diafragma permite definir qual é o hemidiafragma, porque a fissura principal esquerda tem orientação mais vertical que a direita.

Anatomia normal do mediastino

Mediastino é um espaço estreito, orientado verticalmente entre as camadas da pleura parietal medial dos pulmões, que abriga estruturas cardiovasculares e traqueobrônquicas centrais, esôfago, gordura e linfonodos (Figura 10.16). Com a finalidade de localizar lesões do mediastino, ele é dividido mais facilmente em três compartimentos com base nas imagens transversais, que sempre são utilizadas para localizar e caracterizar lesões mediastinais. Dentro de cada compartimento, existem estruturas facilmente reconhecíveis, que passam por espaços em comunicação direta uns com os outros (Tabela 10.5). A seguir, há uma revisão das estruturas e espaços de cada compartimento e seus aspectos normais.

Mediastino anterior (pré-vascular). O compartimento mediastinal anterior (pré-vascular) contém todas as estruturas localizadas atrás do esterno e à frente do coração e dos grandes vasos, inclusive linfonodos torácicos internos, timo e veias braquiocefálicas (Figura 10.17 A e B).

O timo é uma estrutura triangular ou bilobada, com dimensões maiores na puberdade, que mais tarde sofre involução gordurosa progressiva. Na maioria dos indivíduos com mais de 35 anos, o timo é predominantemente gorduroso com pouco ou nenhum componente glandular (partes moles) interposto. A interface do espaço retroesternal com as partes anteriores dos pulmões direito e esquerdo pode ser demonstrada nas radiografias de tórax em perfil (ver seção "Radiografia de tórax em perfil"). Em geral, o espaço pré-vascular conserva a configuração triangular do timo involuído, e linfonodos normais podem ser demonstrados nas imagens de TC dentro de sua gordura. Começando no nível do arco aórtico da maioria dos indivíduos, a parte anterior do espaço pré-vascular afila progressivamente até formar uma densidade linear final orientada verticalmente, que representa a linha de junção anterior (ver Figura 10.12 B).

Mediastino médio (visceral). O compartimento mediastinal médio (visceral) estende-se desde o desfiladeiro torácico, superiormente, até o diafragma, inferiormente, e inclui pericárdio e seu conteúdo, arco aórtico e segmentos proximais das grandes artérias, segmento descendente da aorta torácica, artérias e veias pulmonares centrais, traqueia e brônquios principais, esôfago, ducto torácico, veias cavas superior e inferior e linfonodos (ver Figura 10.17 C a H). A borda anterior desse compartimento é paralela ao coração, segmento ascendente da aorta torácica e tronco da artéria pulmonar; sua borda posterior estende-se por uma linha vertical paralela às vértebras torácicas, situada 1 cm atrás de suas bordas anteriores. Os hilos podem ser considerados extensões laterais do compartimento mediastinal médio. Os nervos frênico e vago não são demonstráveis nas imagens de TC, mas estendem-se juntos no espaço entre as artérias subclávias e veias braquiocefálicas, enquanto os nervos laríngeos recorrentes estão localizados em cada lado dentro do sulco traqueoesofágico.

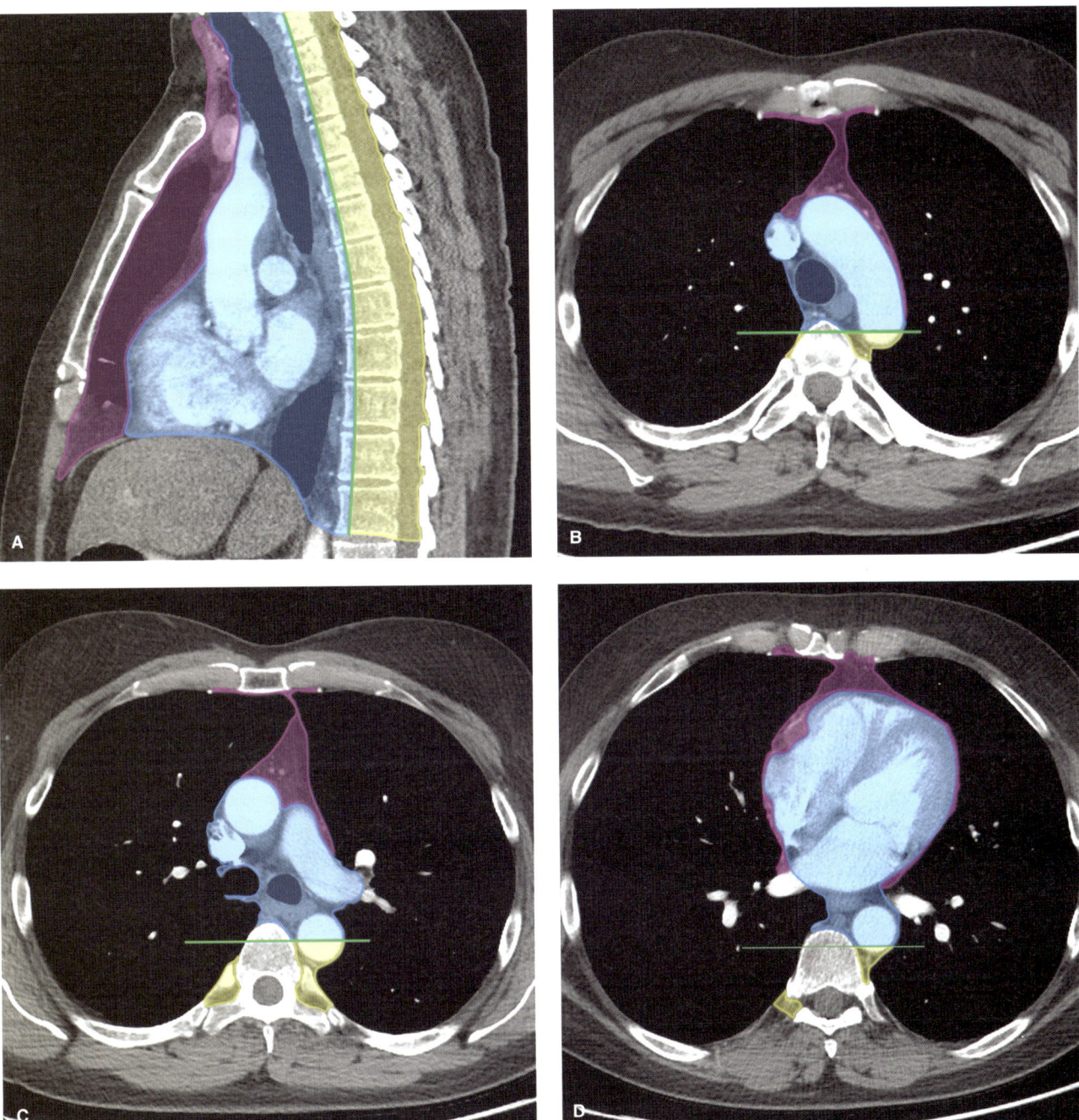

Figura 10.16 Compartimentos do mediastino definidos pelo International Thymic Malignancy Interest Group (ITMIG). A. Imagem reconstruída no plano sagital, de tomografia computadorizada (TC) com contraste, na linha média. **B.** Imagem axial de TC com contraste, no nível do arco aórtico. **C.** Imagem axial de TC com contraste, no nível da artéria pulmonar esquerda. **D.** Imagem axial de TC com contraste no nível do átrio esquerdo. Compartimentos pré-vascular (*lilás*), visceral (*azul*) e paravertebral (*amarelo*). A *linha verde* mostra o limite entre os compartimentos mediastinais visceral e paravertebral. (Reproduzida, com autorização, de Carter BW, Benveniste MF, Madan R *et al.* ITMIG classification of mediastinal compartments and multidisciplinar approach to mediastinal masses. *Radiographics* 2017; 37(2):417; Figure 1.)

É possível identificar quatro espaços no mediastino médio circundando a traqueia e a carina (ver Figura 10.17 B e C). O *espaço paratraqueal direito* contém linfonodos e uma pequena quantidade de gordura e estende-se do desfiladeiro torácico situado superiormente até a veia ázigo inferiormente. O *espaço pré-traqueal* está localizado entre a traqueia e o segmento ascendente da aorta torácica e em continuidade com o espaço pré-carinal situado abaixo. Ele contém gordura, linfonodos e a parte retroaórtica do recesso pericárdico superior e representa a via anatômica usada durante a mediastinocoscopia transcervical de rotina. A *janela aortopulmonar* está localizada

à esquerda da traqueia, e suas bordas são: arco aórtico superiormente; APE inferiormente; segmento distal da traqueia, brônquio-fonte esquerdo e esôfago medialmente; superfície pleural mediastinal do LSE lateralmente; superfície posterior do segmento ascendente da aorta torácica anteriormente; e superfície anterior do segmento proximal da aorta torácica descendente posteriormente. Esse espaço contém gordura, linfonodos, ligamento arterioso e nervo laríngeo recorrente esquerdo. Por fim, o espaço subcarinal é delimitado posteriormente pelo recesso azigoesofágico e anteriormente pela superfície posterior da APD.

TABELA 10.5 Estruturas do mediastino.

■ COMPARTIMENTO	■ ESTRUTURAS
Anterior (mediastino pré-vascular)	Timo Veia braquiocefálica esquerda Gordura Resquícios de células germinativas Linfonodos
Mediastino médio (visceral)	Coração e pericárdio Segmentos ascendente, transverso e descendente da aorta torácica Tronco da artéria pulmonar e seus ramos esquerdo e direito proximais Confluência das veias pulmonares Veias cavas superior e inferior Traqueia e brônquios-fonte Esôfago Linfonodos e gordura Veias ázigo e hemiázigo Ducto torácico
Mediastino posterior (paravertebral)	Coluna torácica Gânglios simpáticos e nervos intercostais Gordura Linfonodos

O tronco da artéria pulmonar pode ser acompanhado em seu trajeto inferior até o trato de saída do ventrículo direito (ver Figura 10.17 E). Nesse nível, os apêndices atriais direito e esquerdo e a parte superior do átrio esquerdo podem ser identificados, além da veia pulmonar superior direita, que está localizada à frente do brônquio do lobo médio que, por sua vez, está situado bem à frente do brônquio do LID. Inferiormente, é possível identificar o átrio direito e os ventrículos direito e esquerdo (ver Figura 10.17 F a H).

Estações linfonodais. A International Association for the Study of Lung Cancer (IASLC) elaborou um esquema de classificação padronizada dos linfonodos mediastinal (ver Figura 13.19, no Capítulo 13), de forma a assegurar mais uniformidade na avaliação de invasão linfática nos pacientes com câncer de pulmão e outros tumores malignos.

Mediastino posterior (paravertebral). O compartimento mediastinal posterior (paravertebral) está localizado atrás do mediastino visceral e inclui a coluna vertebral e os tecidos moles paravertebrais, a cadeia simpática, os vasos sanguíneos e os nervos intercostais proximais, os linfonodos e a gordura. As veias ázigo e hemiázigo estão localizadas nos lados direito e esquerdo, respectivamente, em posição posterolateral ao segmento descendente da aorta torácica e dentro de um espaço contendo gordura, que também abriga ducto torácico, cadeias simpáticas (normalmente, não visíveis) e linfonodos pequenos (ver Figura 10.17 E a I). Inferiormente, esse espaço está em continuidade com o espaço retrocrural e, lateralmente, com o espaço paraespinal, que contém artérias, veias e linfonodos intercostais.

Anatomia normal dos hilos

Incidência frontal. Hilo é a junção do pulmão com o mediastino e seus componentes. Ele é composto por veias pulmonares dos lobos superiores e por ramos da artéria pulmonar e seus brônquios correspondentes (Figura 10.18). Todas essas estruturas estão circundadas por quantidades pequenas de gordura com linfonodos intercalados. Nas radiografias em projeção frontal, as artérias pulmonares direita e esquerda constituem a parte predominante da opacidade hilar. Embora o hilo também contenha as veias pulmonares superiores, brônquios lobares, linfonodos broncopulmonares e uma quantidade pequena de gordura, estas estruturas pouco contribuem para a densidade hilar global. Em mais de 90% dos indivíduos, a sombra do hilo esquerdo é mais alta que a do hilo direito, graças à APE, que representa o componente principal da sombra hilar esquerda, ascende sobre o brônquio-fonte esquerdo e o brônquio do lobo superior esquerdo, enquanto a APD está situada abaixo do brônquio do LSD. Nos casos restantes, os hilos direito e esquerdo estão situados no mesmo nível. Um hilo direito mais alto que o esquerdo sugere perda de volume do LSD ou do LIE.

A configuração do hilo esquerdo nas radiografias em projeção frontal é comparada aos braços laterais de um "V", com a abertura apontando para a direita (Figura 10.18 A). A parte superior do "V" é formada basicamente pelo tronco anterior e pela divisão posterior da veia pulmonar superior direita. A artéria interlobar direita forma a metade inferior do "V" à medida que desce em posição lateral ao brônquio intermédio. A veia pulmonar inferior direita cruza a sombra do hilo direito inferior, mas não contribui para sua opacidade.

Incidência lateral esquerda. Nas radiografias em perfil verdadeiro, as sombras dos hilos direito e esquerdo não ficam completamente sobrepostas e abrangem uma combinação das artérias pulmonares direita e esquerda com as veias pulmonares superiores (ver Figuras 10.6 C e 10.18 B). A porção anterior da sombra hilar é formada pelo segmento transversal da APD, que forma uma opacidade oval projetando-se um pouco à frente do brônquio intermédio. A confluência das veias pulmonares superiores direitas sobrepõe-se à parte inferior da APD e contribui para sua opacidade. Em posição superior e posterior, a APE, com formato de vírgula, passa acima e atrás da transparência oval ou arredondada, que representa o brônquio do LSE orientado horizontalmente, sobrepõe-se a uma parte do brônquio-fonte esquerdo e depois desce para trás do brônquio do LIE (ver Figura 10.18 B). A confluência das veias pulmonares superiores esquerdas, que está localizada atrás do nível da veia pulmonar superior direita, cria uma opacidade que ocupa a superfície posteroinferior da sombra hilar. A área avascular da sombra hilar, que se localiza abaixo da sombra da artéria e das veias pulmonares direitas e à frente da APE descendente e da veia superior esquerda, também é conhecida como *janela hilar inferior* (ver Figura 10.18 B). Essa região tem formato algo triangular, com seu ápice na junção dos brônquios do LSE e LIE e sua base direcionada em sentido anteroinferior. As veias do LMD e da língula cruzam a janela hilar inferior, mas, em razão de seu tamanho pequeno, não contribuem significativamente para a opacidade dessa área.

Nas radiografias em perfil, o brônquio do LSD é detectável em cerca de 50% dos indivíduos como uma área de transparência arredondada terminal na borda superior da sombra hilar. A parede posterior do brônquio intermédio é uma linha vertical fina com espessura menor que 2 mm, que se estende inferiormente a partir da superfície posterior do brônquio do LSD (ver Figura 10.18 B). Essa linha – descrita como linha do tronco intermediário – aparece em 95% dos pacientes e estende-se inferiormente até cruzar com a área de transparência terminal do brônquio-fonte esquerdo/brônquio do LSE nas radiografias em projeção lateral. Ela é visível porque o ar presente dentro do brônquio intermédio situado em posição anterior e o pulmão dentro do recesso azigoesofágico, localizado posteriormente, delineia sua parede posterior. Espessamento ou nodularidade dessa linha está associada a carcinoma broncogênico, edema pulmonar ou crescimento dos linfonodos do recesso azigoesofágico.

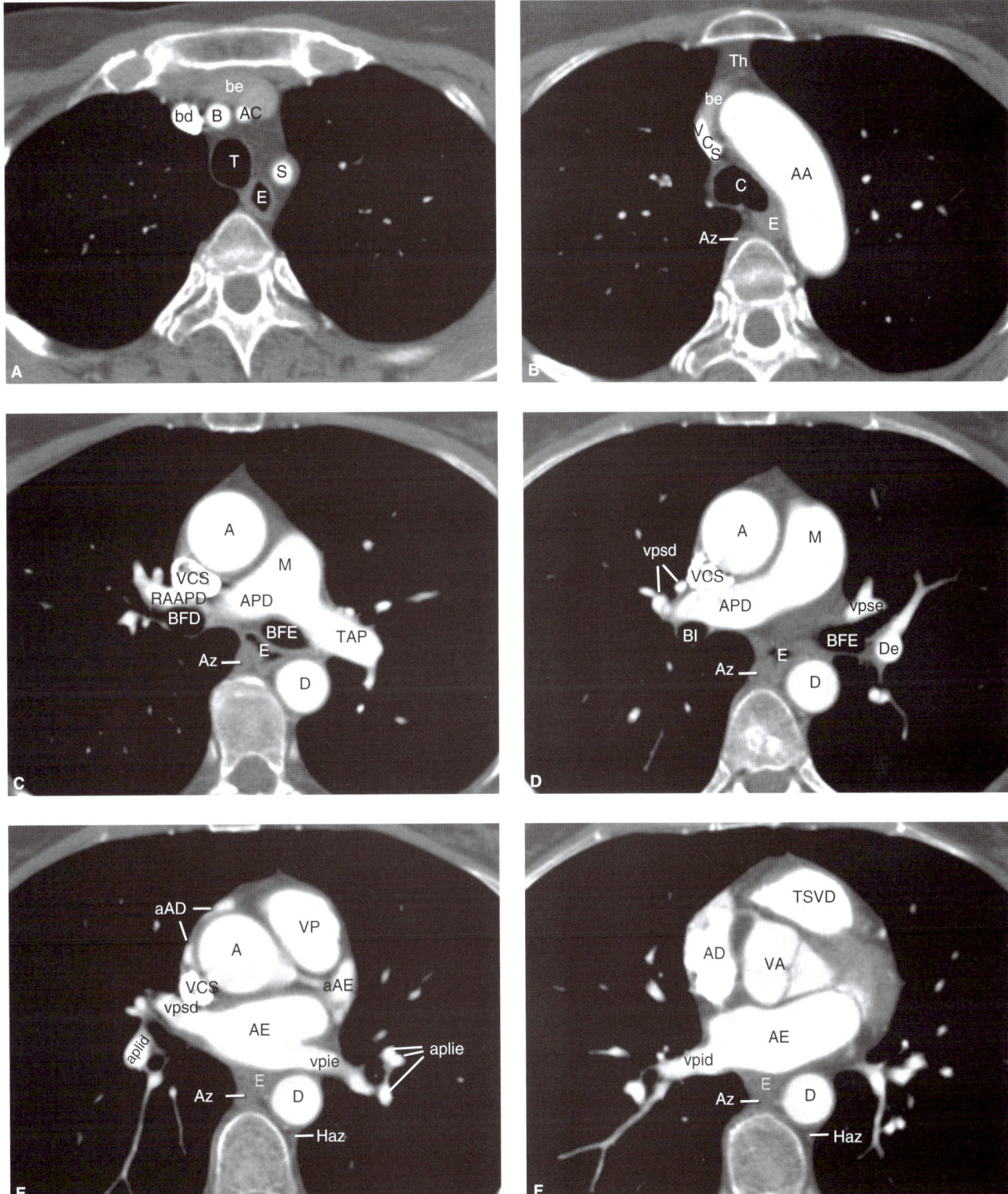

Figura 10.17 Anatomia normal do mediastino nas imagens axiais de tomografia computadorizada (TC). **A.** Nível supraórtico. **B.** Nível do arco aórtico. **C.** Nível do tronco da artéria pulmonar e artéria pulmonar esquerda. **D.** Nível da artéria pulmonar direita. **E.** Nível do átrio esquerdo. **F.** Nível da valva aórtica. bd, veia braquiocefálica direita; be, veia braquiocefálica esquerda; B, artéria braquiocefálica; AC, artéria carótida comum; S, artéria subclávia esquerda; T, traqueia; E, esôfago; Th, timo com involução gordurosa; VCS, veia cava superior; AA, arco aórtico; C, carina; Az, veia ázigo; A, segmento ascendente da aorta; D, segmento descendente da aorta; TAP, tronco da artéria pulmonar; APE, artéria pulmonar esquerda; APD, artéria pulmonar direita; RAAPD, ramo anterior da artéria pulmonar direita; BFD, brônquio-fonte direito; BFE, brônquio-fonte esquerdo; M, tronco da artéria pulmonar; vpsd, veia pulmonar superior direita; vpse, veia pulmonar superior esquerda; BI, brônquio intermédio; De, artéria pulmonar descendente esquerda; aAD, apêndice atrial direito; VP, valva pulmonar; aAE, apêndice atrial esquerdo; AE, átrio esquerdo; vpie, veia pulmonar inferior esquerda; aplid, artéria pulmonar do lobo inferior direito; aplie, ramos segmentares da artéria pulmonar do lobo inferior esquerdo; Haz, veia hemiázigo; AD, átrio direito; TSVD, trato de saída do ventrículo direito; VA, valva aórtica; vpid, veia pulmonar inferior direita; AE, átrio esquerdo; VD, ventrículo direito; VE, ventrículo esquerdo; VCI, veia cava inferior. (*Continua*)

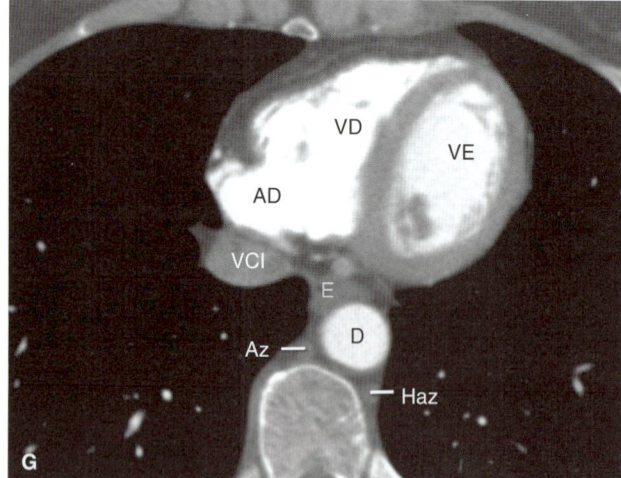

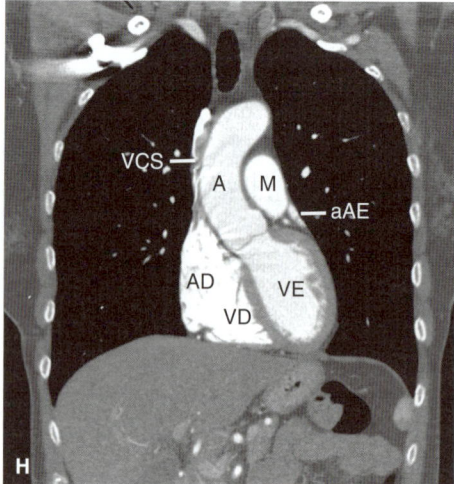

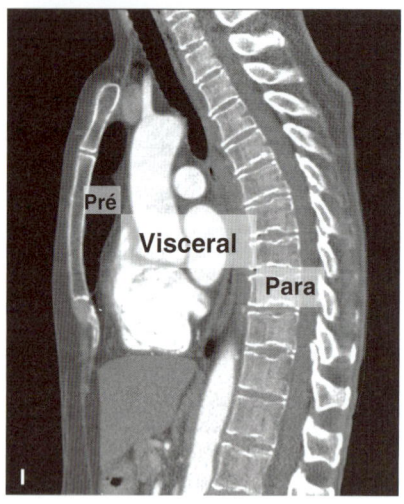

Figura 10.17 (*Continuação*) **G.** Nível dos ventrículos. **H.** Anatomia do mediastino normal no plano coronal. **I.** Anatomia normal do mediastino no plano sagital. Os componentes dos compartimentos pré-vascular (Pré), visceral (Visceral) e paravertebral (Para) estão bem demonstrados nessa imagem.

Nas radiografias em perfil, o brônquio do LSE é demonstrado em 75% dos indivíduos e está localizado cerca de 4 cm abaixo do brônquio do LSD. O brônquio do LSE é evidenciado com mais frequência que o brônquio do LSD, porque é delineado pela APE e outras estruturas mediastinais, enquanto o brônquio do LSD está em contato apenas com o arco da veia ázigo, situado acima. A projeção da linha do tronco intermédio sobre o brônquio do LSE também ajuda a identificá-lo. Abaixo da área de transparência oval do brônquio do LSE, o tronco do brônquio do LIE pode ser demonstrado em alguns casos, com sua parede anterior evidenciada por uma linha branca delineada pelo ar do lúmen brônquico e do pulmão.

Anatomia da pleura

Pleura é uma membrana serosa, que envolve o pulmão e reveste a superfície costal, o diafragma e o mediastino. A pleura é formada pelas camadas parietal e visceral, que se reúnem no hilo e cuja irrigação sanguínea provém da circulação sistêmica e da circulação pulmonar, respectivamente. A pleura parietal está em continuidade com a parede torácica e o diafragma e, por esta razão, estende-se profundamente até entrar nos seios costofrênicos, enquanto a pleura visceral fica aderida à superfície dos pulmões. O espaço pleural é um plano virtual existente entre as duas camadas da pleura e, normalmente, contém apenas uma pequena quantidade de líquido (menos de 5 mℓ), que reduz o atrito durante a respiração.

As pleuras costal, diafragmática e mediastinal normais não são visíveis nas radiografias convencionais ou na TC. Nas imagens de TC com cortes finos, pode-se observar uma "linha" de 1 a 2 mm revestindo os espaços intercostais entre costelas adjacentes (Figura 10.19), o que representa a combinação das duas camadas da pleura, da fáscia endotorácica, da gordura extrapleural e do músculo intercostal íntimo (Figura 10.20). Na superfície interna das costelas, a pleura normal não é visível e o córtex interno da costela parece estar em contato com o pulmão. A demonstração de tecidos moles entre a superfície interna da costela e o pulmão – que é mais clara nos exames de TC com cortes finos – indica espessamento pleural. A superfície mais interna do músculo intercostal está ausente anatomicamente na área paravertebral, e, quando há uma linha fina visível entre o pulmão e a gordura paravertebral ou costela, isso representa a combinação das duas superfícies pleurais com a fáscia endotorácica.

Anatomia da parede torácica

A anatomia radiográfica dos tecidos moles e das estruturas ósseas da parede torácica está descrita na seção sobre radiografia frontal normal. A TC fornece informações detalhadas sobre a parede torácica e as axilas normais. O conhecimento pormenorizado da anatomia normal da parede torácica e das axilas em corte transversal é fundamental à localização e à caracterização precisa dos processos patológicos. A Figura 10.21 ilustra a anatomia da parede torácica demonstrada nas imagens de TC em seis níveis representativos.

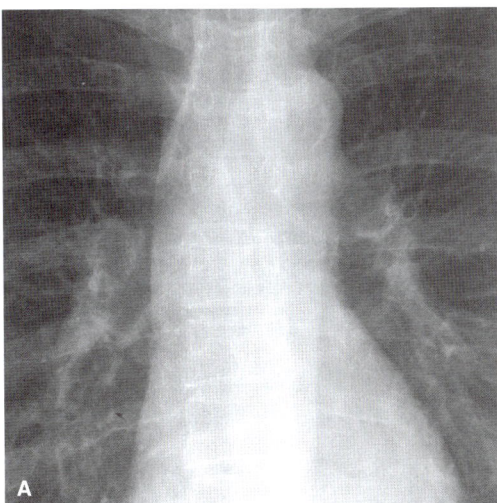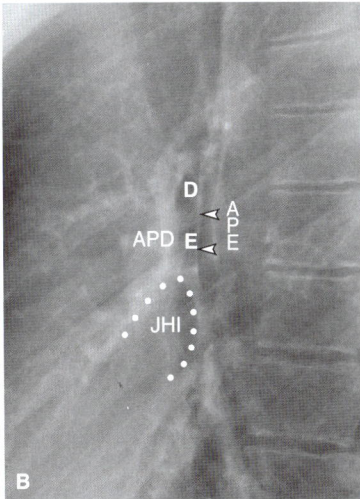

Figura 10.18 Anatomia normal do hilo nas projeções frontal e lateral. A. Radiografia frontal. Observe que o hilo esquerdo é ligeiramente mais alto que o direito. **B.** Radiografia lateral. Mesmo paciente da Figura 10.6 C. APD, artéria pulmonar direita; APE, artéria pulmonar esquerda; D, brônquio do lobo superior direito; E, confluência do brônquio-fonte esquerdo com o brônquio do lobo superior esquerdo; JHI, janela hilar inferior (assinalada pela *área pontilhada*). *Pontas de setas*: parede posterior do brônquio intermédio (linha do tronco intermediário).

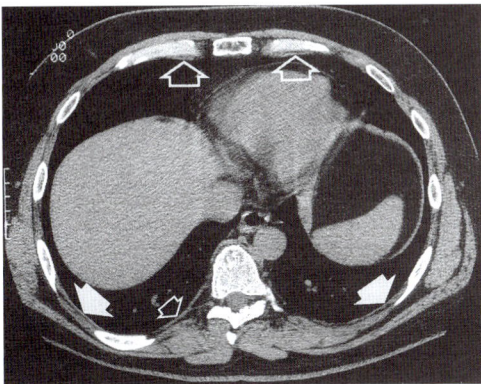

Figura 10.19 Tomografia computadorizada de alta resolução (TCAR) da pleura. A imagem de TCAR no nível das bases pulmonares demonstrou as linhas intercostais normais (*setas preenchidas*), que estavam separadas dos músculos intercostais por uma camada de gordura. A imagem também mostrou uma veia intercostal (*seta vazada pequena*) na região paravertebral. Na região anterior, os músculos torácicos transversais (*setas vazadas grandes*) demarcaram a superfície pleural paraesternal.

Anatomia do diafragma

O diafragma é formado por músculos estriados e um tendão central grande, que separa as cavidades torácica e abdominal. O músculo diafragmático origina-se da superfície posterior do processo xifoide e anterolateral, lateral e posterolateralmente da 6ª e 12ª costelas e cartilagens costais. O pilar diafragmático origina-se das vértebras lombares superiores e estende-se até a parte posterior do tendão central.

O diafragma tem dois espaços potenciais e três aberturas normais. O *hiato aórtico* está localizado na linha média, logo atrás dos pilares diafragmáticos e à frente do corpo da 12ª vértebra torácica (Figura 10.22 A). Aorta, ducto torácico e veias ázigo e hemiázigo passam por essa abertura. Já o *hiato esofágico*, em geral, está localizado ligeiramente à esquerda da linha média, em posição cefálica ao hiato aórtico, e é trespassado pelo esôfago e pelos nervos vagos (Figura 10.22 B). O forame da veia cava contém a veia cava inferior e atravessa o tendão central do diafragma, no nível do disco intervertebral da 8ª vértebra torácica (Figura 10.22 C). Os forames de Morgagni são espaços triangulares existentes nos músculos do diafragma anteromedial. Normalmente, essa fenda é ocupada por gordura e artérias mamárias internas e é uma área

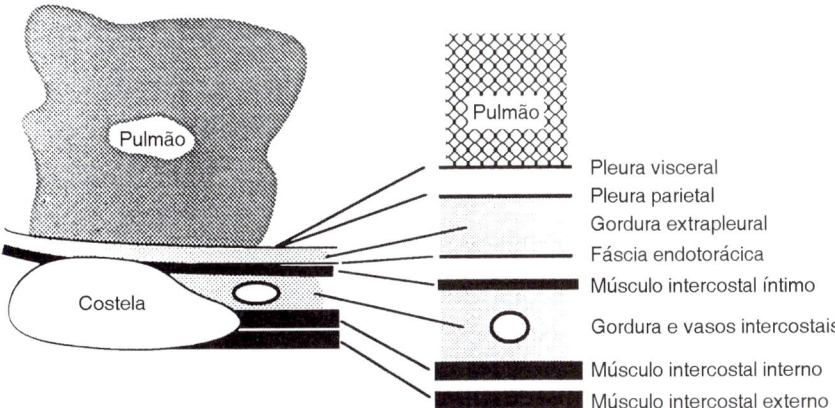

Figura 10.20 Anatomia normal da pleura e parede torácica. A pleura visceral tem espessura de 0,1 a 0,2 mm e é composta de uma única camada de células mesoteliais e sua fáscia fibroelástica associada (também conhecida como interstício subpleural), que faz parte da trama intersticial periférica. A pleura parietal tem espessura de 0,1 mm e é formada por uma única camada de células mesoteliais, que reveste outra camada de tecido conjuntivo frouxo contendo capilares sistêmicos, vasos linfáticos e nervos sensoriais. No lado exterior da pleura parietal está a fáscia endotorácica fibroelástica, que é separada da pleura por uma camada fina de gordura extrapleural. A fáscia endotorácica reveste as costelas e os músculos intercostais.

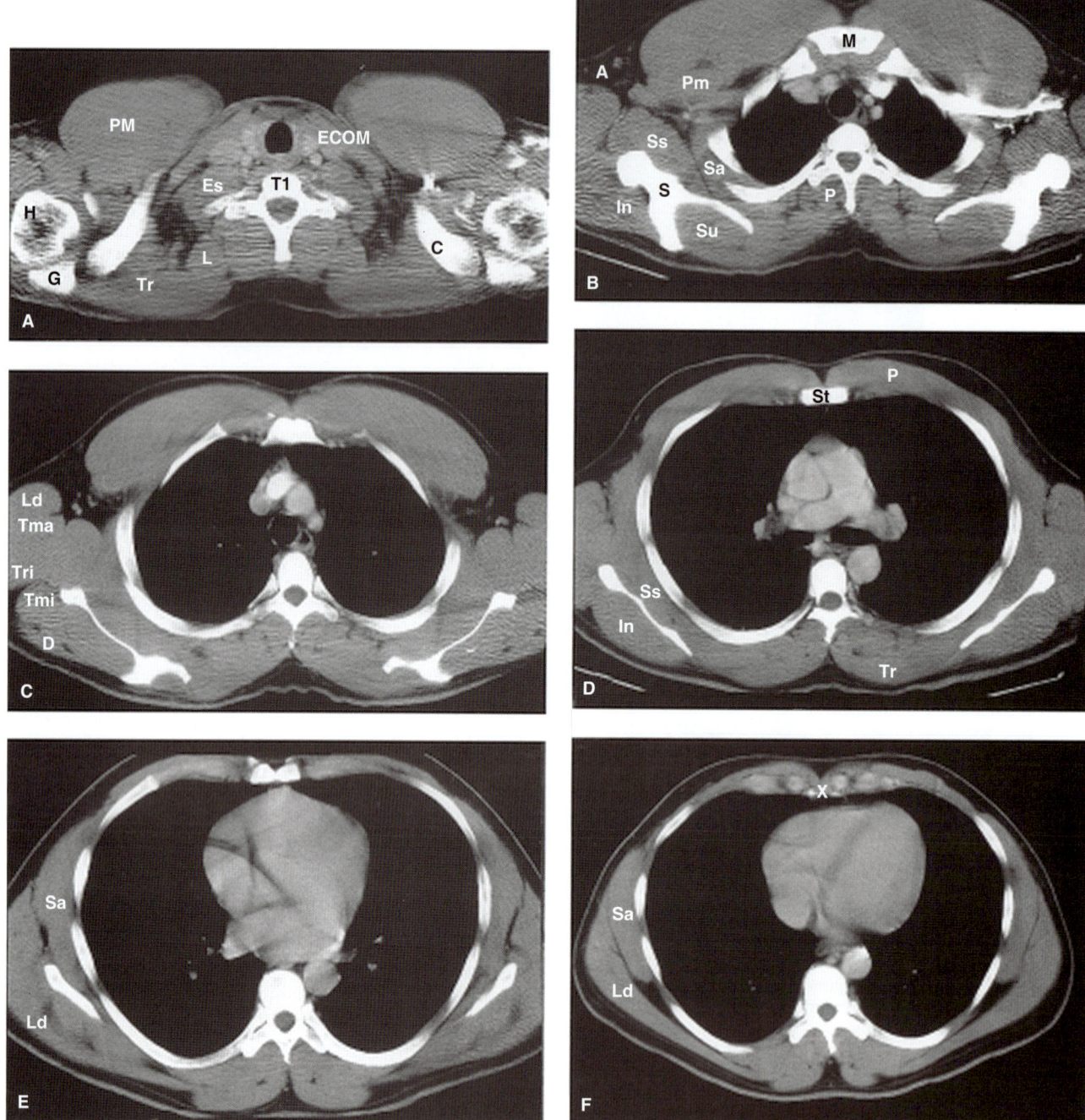

Figura 10.21 **Anatomia normal da parede torácica à tomografia computadorizada (TC). A.** Nível do introito torácico. **B.** Nível dos vasos axilares. **C.** Nível da articulação esternomanubrial. **D.** Nível do corpo do esterno. **E.** Nível da ponta da escápula. **F.** Nível do processo xifoide. PM, músculo peitoral maior; Tr, músculo trapézio; L, músculo levantador da escápula; Es, músculo escaleno; ECOM, músculo esternocleidomastóideo; H, cabeça do úmero; G, glenoide; C, clavícula distal; T1, corpo da primeira vértebra torácica; Pm, músculo peitoral menor; Sa, músculo serrátil anterior; Su, músculo supraespinhoso; In, músculo infraespinhoso; Ss, músculo subescapular; P, músculos paraespinais; M, manúbrio do esterno; S, corpo da escápula; A, axila com linfonodos normais; Ld, músculo latíssimo do dorso; Tma, músculo redondo maior; Tri, cabeça longa do músculo tríceps; Tmi, músculo redondo menor; D, músculo deltoide; P, músculos peitorais; St, corpo do esterno; X, processo xifoide do esterno.

de herniação intratorácica potencial do conteúdo abdominal. Por fim, os forames de Bochdalek são falhas de fechamento do diafragma posterolateral, na junção da membrana pleuroperitoneal, com o septo transverso. As hérnias que atravessam os forames de Morgagni e Bochdalek estão descritas no Capítulo 17.

Nas imagens de TC, as cúpulas do diafragma formam interfaces arredondadas a cada lado do tórax, no mesmo nível da base do coração. Em alguns pacientes, com frequência crescente nos idosos, o diafragma tem aspecto ondulado ou nodular, atribuível à contração de algumas faixas dos músculos diafragmáticos, e é mais comum à esquerda que à direita. Em posição posterior, estão as partes superiores dos pilares diafragmáticos – estruturas curvilíneas de tecidos moles, que se originam de duas ou três vértebras lombares superiores. Dentro dos feixes dos pilares diafragmáticos estão localizados os hiatos aórtico e esofágico associados, que são claramente demonstrados nas imagens de TC (ver Figura 10.22). As partes inferiores dos pilares diafragmáticos localizadas dentro do abdome superior podem ter aspecto arredondado no plano axial e não devem ser confundidas com linfonodos retrocrurais aumentados.

Anormalidades radiográficas associadas às doenças torácicas

Com base nas radiografias de tórax, as doenças do parênquima pulmonar podem ser subdivididas em processos que causam aumento anormal da densidade (opacidade) dos pulmões e doenças que acarretam redução anormal da densidade (transparência) pulmonar. A densidade normal dos pulmões é atribuída à proporção relativa de ar e tecidos moles (sangue ou parênquima), cuja razão é de 11:1. Processos que aumentam a quantidade relativa de tecidos moles causam redução significativa dessa razão e são detectáveis mais facilmente que os processos difusos que destroem os vasos sanguíneos e o parênquima e causam alteração desta relação, acarretando apenas reduções discretas da densidade pulmonar global. Em razão de sua resolução de contraste mais alta, a TC é significativamente mais sensível que as radiografias para demonstrar reduções sutis da densidade radiográfica global dos pulmões.

As opacidades pulmonares anormais podem ser classificadas da seguinte forma: opacidades dos espaços aéreos; opacidades resultantes de atelectasias; opacidades intersticiais; opacidades nodulares ou semelhantes a massas; e opacidades ramificadas (Tabela 10.6). Esses padrões de imagem demonstram representar exatamente os processos patológicos pulmonares apresentados em estudos histopatológicos correspondentes e oferecem um método prático para elaborar um diagnóstico diferencial relevante.

Opacidade pulmonar

Doença dos espaços aéreos (alveolar). A Tabela 10.7 enumera as anormalidades radiográficas encontradas na doença alveolar, em que há acometimento dos espaços aéreos. As opacidades desses espaços ocorrem quando o ar presente nos espaços aéreos terminais do pulmão é substituído por material com densidade de partes moles, como sangue, transudato, exsudato ou células neoplásicas. A distribuição segmentar da doença pode ser observada quando há um processo como a pneumonia pneumocócica, que começa nos espaços aéreos terminais e espalha-se para outros espaços por meio dos canais interalveolares (poros de Kohn) e dos

canais que interligam os bronquíolos pré-terminais aos alvéolos (canais de Lambert). Inicialmente, a opacidade é mal demarcada, porque o processo de preenchimento dos espaços aéreos estende-se irregularmente e compromete alvéolos adjacentes, formando uma interface irregular com o feixe de raios X. Na borda em progressão de um processo assim, podem ser encontrados nódulos alveolares que, nos casos típicos, são opacidades arredondadas mal definidas com diâmetros entre 6 e 8 mm. Esses nódulos são atribuídos ao preenchimento dos ácinos ou de outras estruturas sublobulares e, na maioria dos casos, estão associados ao edema pulmonar alveolar difuso e à disseminação transbrônquica, como ocorre na tuberculose.

Um aspecto típico dos processos que causam preenchimento alveolar é a tendência de que as sombras alveolares coalesçam à medida que se estendem por todo o pulmão. Quando os espaços aéreos se tornam opacos, em razão da presença de material celular e líquidos intra-alveolares, os brônquios normalmente aerados tornam-se visíveis, como linhas de transparência tubular ramificadas, conhecidas como *broncogramas aéreos* (Figura 10.23). Em casos raros, uma doença intersticial grave com invasão dos alvéolos pode formar broncogramas aéreos, sendo observado mais comumente nos pacientes com sarcoides "alveolar". Quando o processo de preenchimento alveolar se estende até a fissura interlobar, a opacidade lobar evidenciada tem limites muito bem demarcados.

O padrão de distribuição das opacidades parenquimatosas em "asa de morcego" ou "asa de borboleta" reflete um processo que causa preenchimento alveolar. Com esse padrão, que ocorre quase exclusivamente nos pacientes com edema pulmonar, as opacidades densas dos espaços aéreos ocupam as regiões centrais dos pulmões e terminam abruptamente antes de chegar às áreas periféricas. Outra característica dos processos que causam preenchimento alveolar é a tendência de alterar-se rapidamente com o transcorrer do tempo. Em geral, progressão ou resolução das opacidades parenquimatosas dentro de algumas horas indica um processo com preenchimento alveolar; entre as exceções mais importantes estão atelectasias e edema pulmonar intersticial. A Tabela 10.8 descreve o diagnóstico diferencial das opacidades difusas e confluentes por preenchimento alveolar.

Nos pacientes com doenças que causam preenchimento alveolar, as alterações evidenciadas à TC são semelhantes às descritas nas radiografias de tórax. Isso inclui: (1) distribuição lobar, segmentar e/ou lobular da doença; (2) opacidades com bordas mal definidas, que tendem a coalescer; (3) nódulos alveolares; e (4) broncogramas aéreos. A distribuição lobar ou segmentar da doença é demonstrada facilmente nas imagens em corte transversal. A TC pode evidenciar lóbulos opacificados separadamente, um padrão

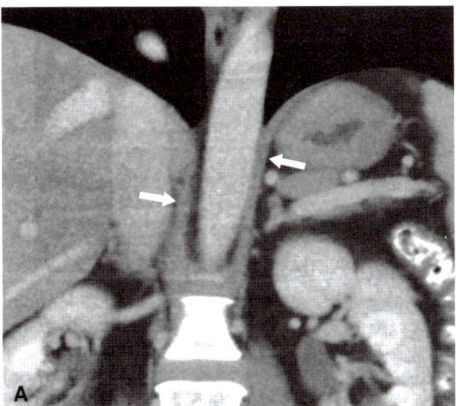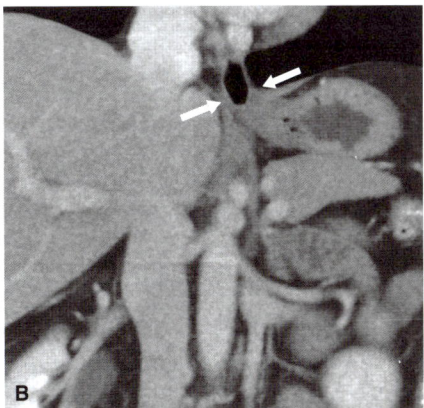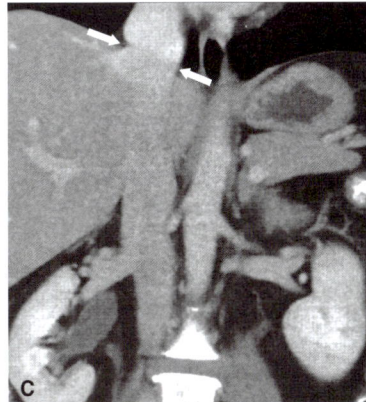

Figura 10.22 Hiatos diafragmáticos normais à tomografia computadorizada (TC). A. A imagem coronal de TC com contraste, no nível da região posterior do abdome superior, demonstrou o hiato aórtico localizado entre os pilares diafragmáticos (*setas*). **B.** A imagem coronal de TC com contraste, em um nível anterior ao da imagem **A**, mostrou o hiato esofágico (*setas*). **C.** A imagem coronal de TC com contraste, em um nível anterior ao da imagem **B**, evidenciou o forame da veia cava (*setas*).

TABELA 10.6 Padrões de opacidade pulmonar.

■ TIPO		■ EXEMPLO
Preenchimento dos espaços aéreos (alvéolos)		Pneumonia pneumocócica Edema pulmonar
Atelectasia	Lobar Subsegmentar	Neoplasia endobrônquica Atelectasia linear
Opacidades intersticiais	Reticular Reticulonodular Linear	Fibrose pulmonar idiopática Sarcoidose Edema pulmonar intersticial
Nodular	Miliar (< 2 mm) Micronódulo (2 a 7 mm) Nódulo(s) (7 a 30 mm) Massa (> 30 mm)	Tuberculose miliar Pneumonite por hipersensibilidade aguda Doenças granulomatosas Câncer de pulmão Hamartoma Metástases Câncer de pulmão Abscesso
Tubular/ramificado		Mucocele

TABELA 10.7 Características radiográficas da doença alveolar.

Distribuição lobar ou segmentar
Limites mal definidos
Nódulos nos espaços aéreos
Tendência de coalescer
Broncogramas aéreos
Distribuição em "asa de morcego" (ou "asa de borboleta")
Alteração rápida com o passar do tempo

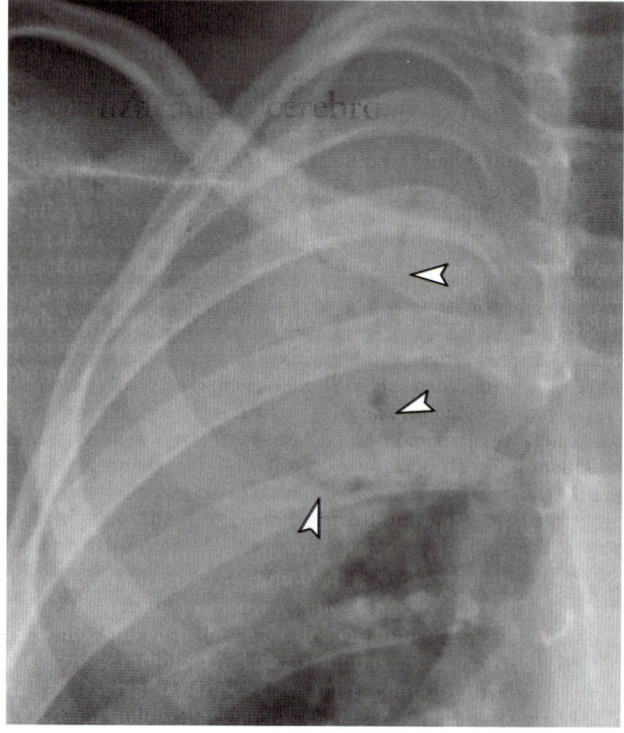

Figura 10.23 Broncogramas aéreos associados à doença alveolar. A radiografia frontal de um menino de 4 anos com pneumonia lobar demonstrou opacificação dos espaços aéreos do lobo superior direito com áreas de transparência tubulares ramificadas (*pontas de seta*), que eram broncogramas aéreos.

classicamente visto na broncopneumonia (Figura 10.24), mas que também ocorre com outros processos que causam preenchimento alveolar. A coalescência das opacidades, observada comumente nos casos de edema pulmonar e pneumonia, é mais bem avaliada nos exames sequenciais de TC. Quando a doença causa preenchimento apenas dos espaços aéreos, os septos interlobulares estão normais ou obscurecidos, e formam-se nódulos alveolares, geralmente encontrados na região peribronquiolar (centrolobular) do lóbulo pulmonar nas imagens de TC com cortes finos. Em geral, os broncogramas ou bronquiologramas aéreos são demonstrados mais claramente na TC com cortes finos que nas radiografias, considerando a resolução de contraste mais alta e a orientação transversal das imagens de TC. Isso é especialmente válido nas regiões pulmonares nas quais os brônquios estendem-se no plano transversal (segmentos anteriores dos lobos superiores, do lobo médio e língula e dos segmentos superiores dos lobos inferiores).

TABELA 10.8 Opacidades alveolares confluentes difusas.

■ TIPO	■ EXEMPLO
Edema pulmonar	Edema cardiogênico Sobrecarga de líquidos/insuficiência renal Aumento da permeabilidade capilar (ver Tabela 12.2, no Capítulo 12)
Inflamatório	Pneumonite por hipersensibilidade aguda Pneumonia eosinofílica aguda Pneumonite lúpica aguda

Pneumonia	*Pneumocystis jiroveci*
	Bactérias gram-negativas
	Vírus (influenza)
	Fungos
	    Histoplasmose
	    Aspergilose

Hemorragia	Ver Tabela 12.3, no Capítulo 12
Neoplasia	Adenocarcinoma (mucinoso) Linfoma
Proteinose alveolar	Inalação aguda de sílica Linfoma Leucemia AIDS

AIDS, síndrome da imunodeficiência adquirida.

Atelectasia. É causada por perda de volume, geralmente, mas nem sempre, associada a um aumento da densidade radiográfica. Existem cinco mecanismos básicos de atelectasia (Tabela 10.9).

Atelectasia obstrutiva ou *reabsortiva* é o tipo encontrado mais comumente e é causado por obstrução endobrônquica completa de um brônquio lobar, com reabsorção do ar dos segmentos distais. A obstrução total de um brônquio central nem sempre causa atelectasia quando a circulação colateral de ar para o pulmão obstruído (por meio dos poros de Kohn, canais de Lambert ou fissuras interlobares incompletas) possibilita que o pulmão continue inflado. Um lobo ou pulmão obstruído com pressão parcial de oxigênio alta (p. ex., pacientes tratados com oxigênio suplementar) colapsa mais rapidamente (algumas vezes, dentro de alguns minutos) que um lobo ou pulmão que contenha ar ambiente, em razão da absorção rápida do oxigênio dos espaços alveolares para os capilares alveolares. Câncer de pulmão, tampões de muco, corpos estranhos e tubos endotraqueais mal posicionados são as causas mais comuns de obstrução endobrônquica e atelectasia reabsortiva secundária.

A *atelectasia passiva* ou de *relaxamento* resulta do efeito de massa sobre o pulmão subjacente, causado por ar ou líquido acumulado na cavidade pleural. O grau de atelectasia depende do tamanho da coleção pleural e da complacência do pulmão e da pleura visceral. Massa volumosa na cavidade pleural ou na parede torácica, ou elevação do diafragma, também pode causar atelectasia passiva.

Atelectasia compressiva é um tipo de atelectasia passiva, na qual massa intrapulmonar comprime o parênquima pulmonar adjacente. As causas comuns são bolhas, abscessos pulmonares e tumores volumosos.

Processos que acarretam fibrose parenquimatosa diminuem o volume alveolar e causam *atelectasia cicatricial*. Existem dois tipos: a atelectasia cicatricial localizada está associada mais comumente à tuberculose fibronodular crônica do lobo superior e seu aspecto radiográfico é de redução grave do volume lobar com retração fibrótica, bronquiectasia e hiperinsuflação compensatória do pulmão adjacente. Atelectasia cicatricial difusa ocorre nos pacientes com fibrose intersticial de qualquer causa, provocando aumento global da densidade pulmonar com opacidades reticulares e volumes pulmonares reduzidos.

Deficiência de surfactante causa *atelectasia adesiva*. Os pneumócitos tipo 2, que produzem surfactante, podem ser destruídos em consequência de anestesia geral, isquemia ou radiação. A deficiência de surfactante aumenta a tensão superficial dos alvéolos e causa colapso alveolar difuso, com perda de volume. Nos casos típicos, as radiografias mostram volume pulmonar reduzido e aumento da densidade.

■ TIPO	■ EXEMPLO
Obstrutiva (reabsortiva)	Câncer de pulmão (endobrônquico)
Passiva (relaxamento)	Derrame pleural Pneumotórax
Compressiva	Bolhas
Cicatricial	Tuberculose avançada Fibrose pós-irradiação
Adesiva	Síndrome de angústia respiratória do recém-nascido

TABELA 10.9 Tipos de atelectasia.

Atelectasia lobar. Deslocamento de uma fissura interlobar é o único sinal radiográfico direto de atelectasia lobar (Tabela 10.10). Há vários indícios indiretos desse tipo de atelectasia que, na maioria dos casos, resulta das tentativas de compensar perda de volume (Tabela 10.10 e Figura 10.25). A aeração reduzida aumenta a densidade da área pulmonar afetada e causa "aglomeração" broncovascular. Desvios ipsilaterais da traqueia, do coração ou do mediastino e das estruturas hilares são sinais comuns de atelectasia lobar. Desvio de todo o mediastino é típico de colapso de um pulmão inteiro (Figura 10.26). A hiperinsuflação compensatória, que é uma tentativa do pulmão normal restante de preencher parcialmente o espaço perdido pelo pulmão atelectásico, geralmente ocorre quando há perda crônica de volume e não está associada ao colapso pulmonar agudo. Isso se evidencia por aumento da transparência pulmonar com atenuação das tramas vasculares do pulmão. Quando há atelectasia completa do pulmão ou do lobo superior, o lobo superior contralateral pode sofrer herniação através da linha média e causar arqueamento da linha de junção anterior na direção do lado afetado (Figura 10.26). Um sinal típico de hiperinsuflação compensatória, embora não seja observado comumente nas radiografias de tórax simples, é um "granuloma móvel" – um granuloma preexistente localizado em uma área pulmonar aerada muda sua posição à medida que se move na direção do lobo colapsado. Quando há atelectasia de um pulmão inteiro, pode-se observar redução do tamanho do hemitórax, com aproximação das costelas. A inexistência de broncogramas aéreos ajuda a diferenciar entre atelectasia lobar reabsortiva e pneumonia lobar, especialmente quando o lobo atelectásico tem reduções mínimas de volume. Uma configuração triangular, com o ápice situado no hilo pulmonar, é comum em todos os tipos de atelectasia lobar. Nos casos típicos, a fissura que delimita o lobo colapsado adquire configuração côncava. Pode

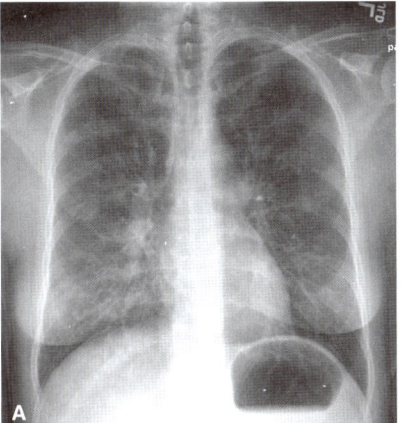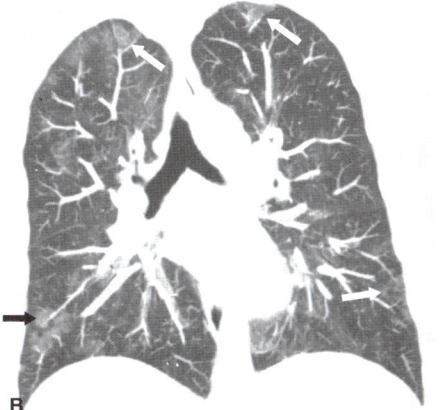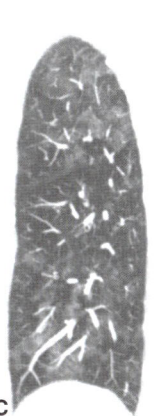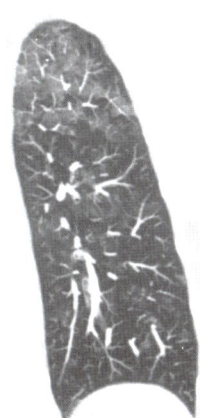

Figura 10.24 Doença com preenchimento dos espaços aéreos lobulares na broncopneumonia. **A.** A radiografia de tórax posteroanterior (PA) de mulher de 47 anos com broncopneumonia demonstrou opacidades alveolares esparsas bilaterais. **B** e **C.** As imagens coronais de tomografia computadorizada (TC) no nível da carina (**B**) e dos pulmões posteriores (**C**) mostraram opacidades lobulares multifocais em vidro (*setas*).

TABELA 10.10 Sinais radiográficos de atelectasia lobar.

■ SINAIS DIRETOS	■ SINAIS INDIRETOS
Deslocamento da fissura interlobar	"Aglomeração" broncovascular
Aumento da densidade do pulmão atelectásico	Elevação diafragmática ipsilateral
	Desvio ipsilateral de traqueia/ coração/mediastino
	Elevação (atelectasia do lobo superior) ou rebaixamento (atelectasia do lobo inferior) do hilo
	Hiperinsuflação compensatória de outro(s) lobo(s)
	Granuloma móvel
	Hemitórax ipsilateral reduzido
	Estreitamento dos espaços intercostais ipsilaterais

ser difícil detectar atelectasia lobar completa nas radiografias nas incidências PA e perfil, mas é demonstrada facilmente nas imagens de TC.

Atelectasia segmentar. Nas radiografias simples, pode ser difícil detectar atelectasia de um ou vários segmentos de um lobo. O aspecto radiográfico varia de uma opacidade linear fina até uma área de opacificação cuneiforme, que não interfere na fissura interlobar. A atelectasia segmentar é demonstrada mais claramente nas imagens de TC.

Atelectasia subsegmentar (platiforme). As opacidades lineares em formato de faixas, que representam atelectasias lineares, estão associadas comumente a volumes pulmonares reduzidos. Isso ocorre nos pacientes com dor torácica pleurítica, pós-operatório ou

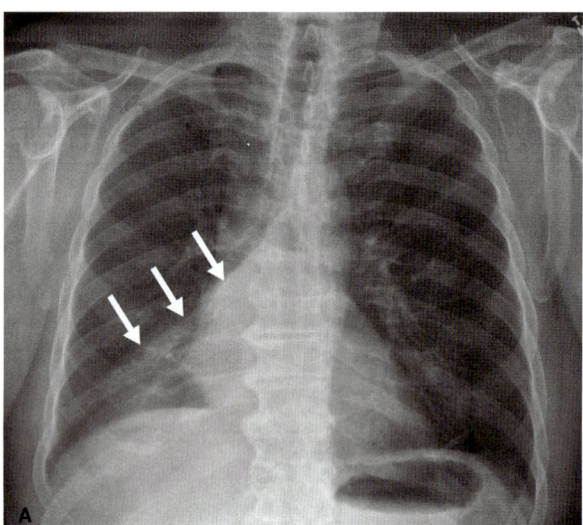

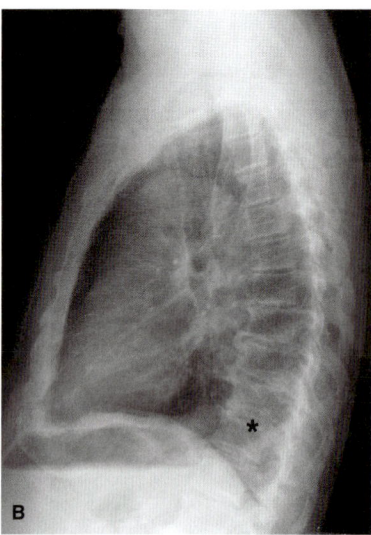

Figura 10.25 Atelectasia do lobo inferior direito. A radiografia de tórax na incidência posteroanterior (PA) (**A**) de um paciente com atelectasia do lobo inferior direito demonstrou uma opacidade triangular homogênea no lobo inferior do pulmão direito, que obscurecia o hemidiafragma direito medial. As *setas* mostram a fissura maior direita deslocada. Na radiografia de tórax em perfil (**B**), havia uma opacidade que se sobrepunha à coluna vertebral (*asterisco*) e o diafragma direito posterior estava obscurecido.

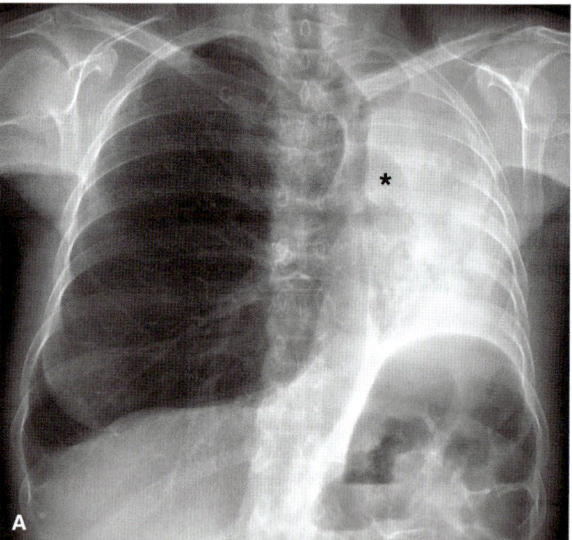

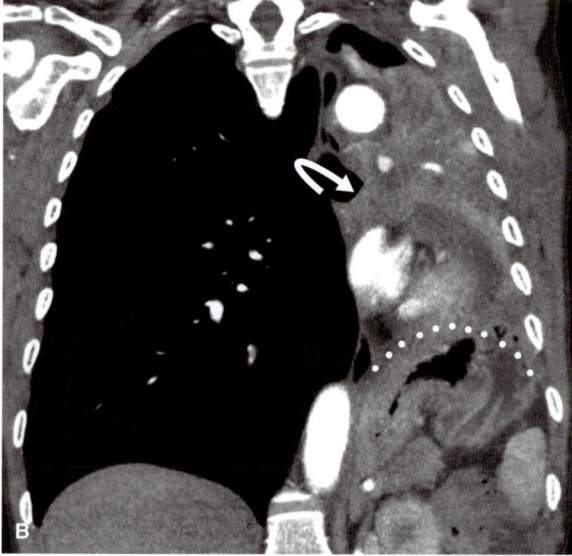

Figura 10.26 Atelectasia do pulmão inteiro. A. A radiografia de tórax na incidência posteroanterior (PA) de um homem de 62 anos com dispneia e hemoptise demonstrou atelectasia de todo o pulmão esquerdo. Observe que havia desvio acentuado do mediastino para a esquerda, hiperinsuflação do lobo superior direito (*asterisco*) e elevação do hemidiafragma esquerdo. **B.** A imagem coronal de tomografia computadorizada (TC) com contraste mostrou atelectasia praticamente completa do pulmão esquerdo com desvio do mediastino à esquerda e elevação do hemidiafragma esquerdo (*linha pontilhada*). Também havia massa (*seta curva*) obstruindo o brônquio-fonte esquerdo – esta era a causa da atelectasia. A broncoscopia mostrou que se tratava de um carcinoma obstrutivo de células escamosas.

hepatosplenomegalia ou ascite volumosa. A atelectasia subsegmentar tende a afetar as bases dos pulmões. As opacidades lineares medem 2 a 10 cm de comprimento e, nos casos típicos, estão orientadas perpendicularmente à pleura costal (Figura 10.27). Quanto ao mecanismo patológico, essas áreas de colapso linear estão em um plano profundo às invaginações da pleura visceral formadas por fissuras incompletas ou retrações fibróticas.

Atelectasia redonda. Nos casos típicos, essa atelectasia rara afeta o lobo inferior e está associada mais comumente à doença pleural relacionada ao asbesto, mas também pode ser encontrada em qualquer doença associada a um derrame pleural exsudativo (proteináceo). Aderências pleurais que se formam na fase de resolução de um derrame pleural podem levar o pulmão adjacente a se enrolar como uma bola à medida que volta a expandir-se. Em muitos casos, a atelectasia redonda é encontrada ao longo das superfícies pleurocostais inferiores e posteriores nas proximidades de uma área com fibrose ou formação de placas pleurais. As radiografias convencionais demonstram massa bem definida de 2 a 7 cm de base pleural nas proximidades de uma área de espessamento pleural na porção posteroinferior do pulmão. Nas radiografias em perfil, um sinal típico é um feixe broncovascular curvilíneo ou "cauda de cometa" entrando na borda anteroinferior da massa. A massa arredondada ou cuneiforme projeta um ângulo agudo com a parede torácica, adjacente a uma área de espessamento pleural, geralmente na região inferoposterior do tórax. Deslocamento posterior da fissura maior é um sinal de atelectasia mais bem demonstrado nas reformatações sagitais de TC (Figura 10.28). Após a administração intravenosa de contraste iodado, a atelectasia é realçada. Quando são demonstradas anormalidades típicas na TC dos pacientes com história conhecida de doença pleural, o aspecto radiológico confirma o diagnóstico e não são necessários quaisquer exames adicionais.

Atelectasia do LSD (Figura 10.29 A e B). Nos pacientes com atelectasia do LSD, o pulmão sofre colapso em direção superomedial e há deslocamento superomedial da fissura menor e deslocamento anteromedial da metade superior da fissura maior, resultando em uma opacidade paramediastinal superior direita nas radiografias de tórax na incidência PA, que pode obscurecer a faixa paratraqueal direita normal e a veia ázigo. Massa convexa central, para-hilar, que apaga parte da concavidade habitual da fissura, resulta no sinal do "S" de Golden (ver Figura 13.13 B, no Capítulo 13). A traqueia é desviada para a direita, e o hilo e o hemidiafragma direitos são elevados. Em alguns casos, observa-se formação de uma "tenda" ou "bico" no hemidiafragma direito, que representa a gordura localizada dentro da parte inferior da fissura acessória inferior esticada. Hiperinsuflação compensatória dos lobos médio e inferior pode ser um sinal associado à atelectasia crônica do LSD, e o LIE pode sofrer herniação anterior à direita através da linha média. Retrações fibróticas da tuberculose, tumor endobrônquico e tampões mucosos são causas comuns de atelectasia do LSD.

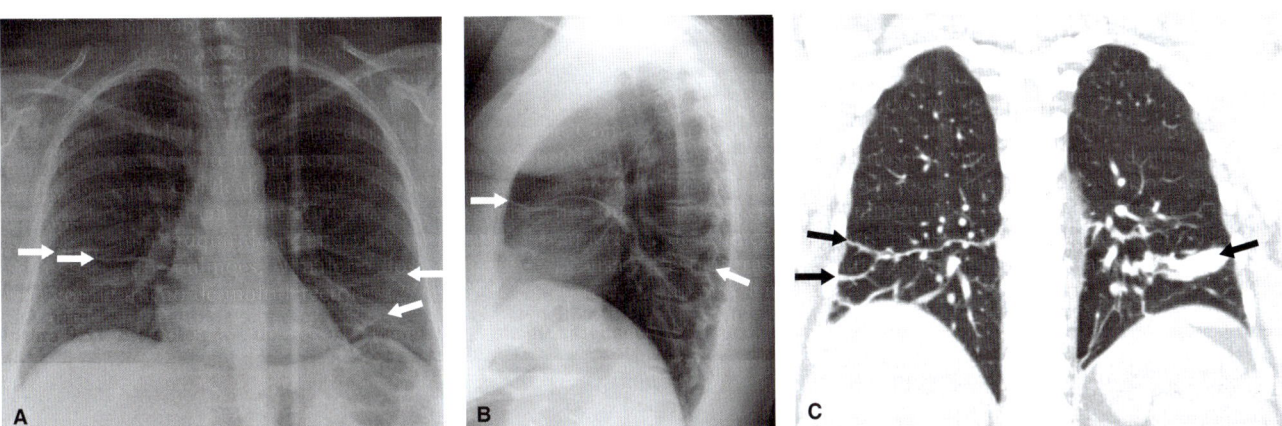

Figura 10.27 Atelectasia subsegmentar (platiforme). Radiografias de tórax frontal (**A**) e de perfil (**B**) e tomografia computadorizada coronal (**C**) em um homem com dor abdominal mostram volumes pulmonares reduzidos e opacidades lineares grossas na zona inferior bilateral (*setas*) paralelas ao diafragma e perpendiculares à pleura costal, representando áreas de atelectasia subsegmentar.

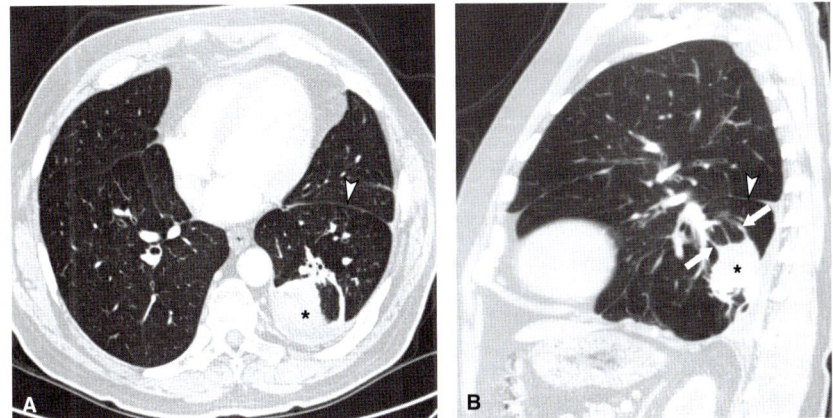

Figura 10.28 Atelectasia redonda. A e B. As imagens de tomografia computadorizada (TC) axial (**A**) e sagital esquerda (**B**) com contraste na janela pulmonar de um paciente com atelectasia redonda do lobo inferior esquerdo mostraram massa com base pleural (*asterisco*) no segmento basal posterior do lobo inferior esquerdo, que estava associada a uma área de espessamento pleural. Observe os vasos que atravessavam a massa (*setas* em **B**) e a perda de volume associada, evidenciada pelo deslocamento posterior e inferior da fissura maior esquerda (*pontas de seta* em **A** e **B**).

A *atelectasia do lobo superior esquerdo* (LSE; Figura 10.29 C e D) tem aspecto distinto daquele da atelectasia do LSD devido à ausência da fissura menor. O LSE colapsa anteriormente, mantendo ampla área de contato com a superfície anterior da pleura costal. A fissura maior desloca-se anteriormente e pode ser visualizada margeando uma faixa longa e estreita de opacidade aumentada paralela à parede anterior do tórax em radiografias de perfil. O diagnóstico é dificultado nas radiografias frontais. Há um aumento sutil de opacidade no tórax superior esquerdo, que pode obliterar o botão da aorta, a janela AP e a margem superior esquerda do coração. O ápice do hemitórax esquerdo permanece transparente como resultado da hiperinsuflação do segmento superior do LIE. Pistas adicionais para o diagnóstico incluem deslocamento traqueal, elevação do hilo, elevação do diafragma e abaulamento da linha de junção anterior, todos para a esquerda, por conta do LSE superinflado. Um achado incomum na radiografia frontal na atelectasia do LSE é um crescente de ar (luftsichel) ao longo do mediastino superior esquerdo, que representa uma porção do segmento superior superinflado do LIE interposto entre o arco aórtico medialmente e o lobo superior colapsado lateralmente (Figura 10.29 C). Cicatrização pós-inflamatória e tumor endobrônquico são as causas mais comuns de atelectasia do LSE.

A *atelectasia do lobo médio* (Figura 10.29 E e F) desloca a fissura menor posteroinferiormente e a fissura principal anterossuperiormente. Por conta da espessura mínima do lobo médio colapsado e da orientação oblíqua da fissura menor deslocada inferiormente, a detecção de atelectasia do lobo médio por radiografias frontais é difícil. O único achado em radiografias frontais pode ser densidade vaga sobre o pulmão inferior direito, com obscurecimento da borda direita do coração. A radiografia em perfil mostra densidade triangular típica, com seu ápice no hilo.

Atelectasia do LID (ver Figura 10.25).

O LID entra em colapso na direção do mediastino inferior, em razão do efeito de retração exercido pelo ligamento pulmonar. Isso provoca deslocamento inferior da metade superior da fissura maior e deslocamento posterior da sua metade inferior, formando uma opacidade triangular no espaço paravertebral inferior direito, que obscurece o hemidiafragma direito medial nas radiografias na incidência PA. A borda lateral da opacidade triangular é formada pela fissura maior deslocada. A artéria pulmonar interlobar direita é obscurecida dentro do lobo inferior colapsado – este sinal ajuda a diferenciar entre a opacidade triangular causada pela atelectasia do LID de um derrame pleural medial, que tende a deslocar a artéria interlobar em direção lateral, em vez de obscurecê-la. O hemidiafragma direito pode estar elevado. Nas radiografias em perfil, pode-se observar uma opacidade triangular mal definida, com seu ápice no hilo e sua base sobre a parte posterior do hemidiafragma direito e sulco costofrênico posterior. Tampões de muco, corpos estranhos e tumor endobrônquico são as causas mais comuns de atelectasia do LID.

Atelectasias combinadas dos lobos médio e inferior direitos podem estar associadas à obstrução do brônquio intermédio por um tumor ou tampão mucoso. Na radiografia PA, o aspecto é característico, com uma opacidade triangular homogênea, nitidamente demarcada em sua parte superior pela fissura menor rebaixada e apagamento da borda cardíaca direita e do hemidiafragma direito (ver Figura 10.29 G e H). Também é comum observar desvio do coração e mediastino para a direita.

A *atelectasia do lobo inferior esquerdo* (ver Figura 10.29 I) tem aspecto semelhante ao da atelectasia do LID. Nas radiografias em PA, há uma opacidade triangular na região paramediastinal inferior esquerda, com desaparecimento do contorno diafragmático retrocardíaco medial. Além disso, o hilo esquerdo está deslocado para baixo e a artéria interlobar está apagada. O diafragma pode estar elevado e o coração, desviado para a esquerda. Também pode haver hiperinsuflação compensatória do LSE. Em muitos casos, o LIE sofre atelectasia nos pacientes em pós-operatório de procedimentos cirúrgicos cardíacos.

Na maioria dos casos, a *atelectasia de pulmão inteiro* está associada a massas obstrutivas localizadas no brônquio-fonte ou um tubo endotraqueal mal posicionado e, nesses casos, não há broncogramas aéreos. A traqueia e o coração estão desviados para o lado da atelectasia, com herniação do pulmão anteromedial contralateral através da linha média, causando alargamento do espaço retroesternal nas radiografias de perfil e abaulamento da linha de junção anterior para o mesmo lado nas radiografias PA (ver Figura 10.26). A parede torácica ipsilateral pode mostrar aproximação das costelas. A atelectasia do pulmão esquerdo pode ser reconhecida quando há deslocamento superior da bolha de ar gástrico ou da flexura esplênica do cólon em razão da elevação do hemidiafragma ipsilateral.

Doença intersticial.

Opacidades intersticiais são causadas por processos que espessam os compartimentos intersticiais do pulmão. Água, sangue, tumor, células, tecidos fibrosos ou qualquer combinação destes pode tornar o espaço intersticial visível nas radiografias. Com base nas radiografias simples, os padrões radiográficos de doença intersticial são subdivididos nos seguintes tipos: reticular/vidro fosco, reticulonodular, nodular e linear (Figura 10.30 e Tabela 10.11). O padrão intersticial predominante de opacificação produzida depende do tipo de doença subjacente e da parte do interstício afetada.

Padrão reticular é uma trama de opacidades curvilíneas, que geralmente afetam os pulmões difusamente. A subclassificação das opacidades reticulares em finas, médias e grosseiras baseia-se no tamanho dos espaços de radiotransparência criados por essas opacidades curvilíneas entrecruzadas (ver Figura 10.30 A). O padrão reticular fino está associado aos processos que revestem ou espessam o interstício parenquimatoso do pulmão e formam uma rede fina de linhas com espaços radiotransparente intervenientes com 1 a 2 mm de diâmetro (ver Figura 10.30 B). Entre as doenças que frequentemente produzem esse padrão estão o edema pulmonar intersticial e a pneumonite intersticial comum. O padrão reticular médio, também conhecido como "favos de mel", caracteriza-se por opacidades intersticiais reticulares nas quais os espaços intervenientes que medem de 3 a 10 mm de diâmetro. Esse padrão é encontrado mais comumente nos pacientes com fibrose pulmonar, afetando os espaços intersticiais periféricos. Por fim, as opacidades reticulares grosseiras com espaços intervenientes com mais de 1 cm de diâmetro estão associadas mais comumente às doenças que formam espaços císticos em consequência da destruição do parênquima. As doenças intersticiais associadas mais frequentemente ao padrão reticular grosseiro são pneumonia intersticial, sarcoidose e histiocitose de células de Langerhans do pulmão.

Opacidades nodulares são pequenas lesões arredondadas dentro do interstício pulmonar. Em contraste com os nódulos alveolares, os nódulos intersticiais são homogêneos e nitidamente demarcados, porque suas bordas são circundadas por pulmão normalmente aerado. Ao contrário dos nódulos alveolares, que tendem a ter diâmetro homogêneo (cerca de 8 mm), as opacidades nodulares intersticiais podem ser subdivididas com base em seu tamanho: nódulos miliares (menores que 2 mm), micronódulos (2 a 7 mm), nódulos (7 a 30 mm) ou massas (maiores que 30 mm). O padrão micronodular ou miliar está associado principalmente aos processos granulomatosos (p. ex., tuberculose miliar ou histoplasmose) (ver Figura 10.30 C), metástases pulmonares hematogênicas (na maioria dos casos, carcinomas de tireoide e células renais) e pneumoconioses (silicose). Nódulos e massas são mais comuns em doença metastática do pulmão.

Opacidades reticulonodulares podem ser causadas pela sobreposição de muitas opacidades nodulares ou pela coexistência de opacidades nodulares e reticulares. Embora esse padrão seja demonstrado frequentemente nas radiografias, apenas algumas doenças realmente causam acometimento reticulonodular nos espécimes histopatológicos. Silicose, sarcoidose e linfangite carcinomatosa (ver Figura 10.30 D) são as doenças que podem formar opacidades realmente reticulonodulares.

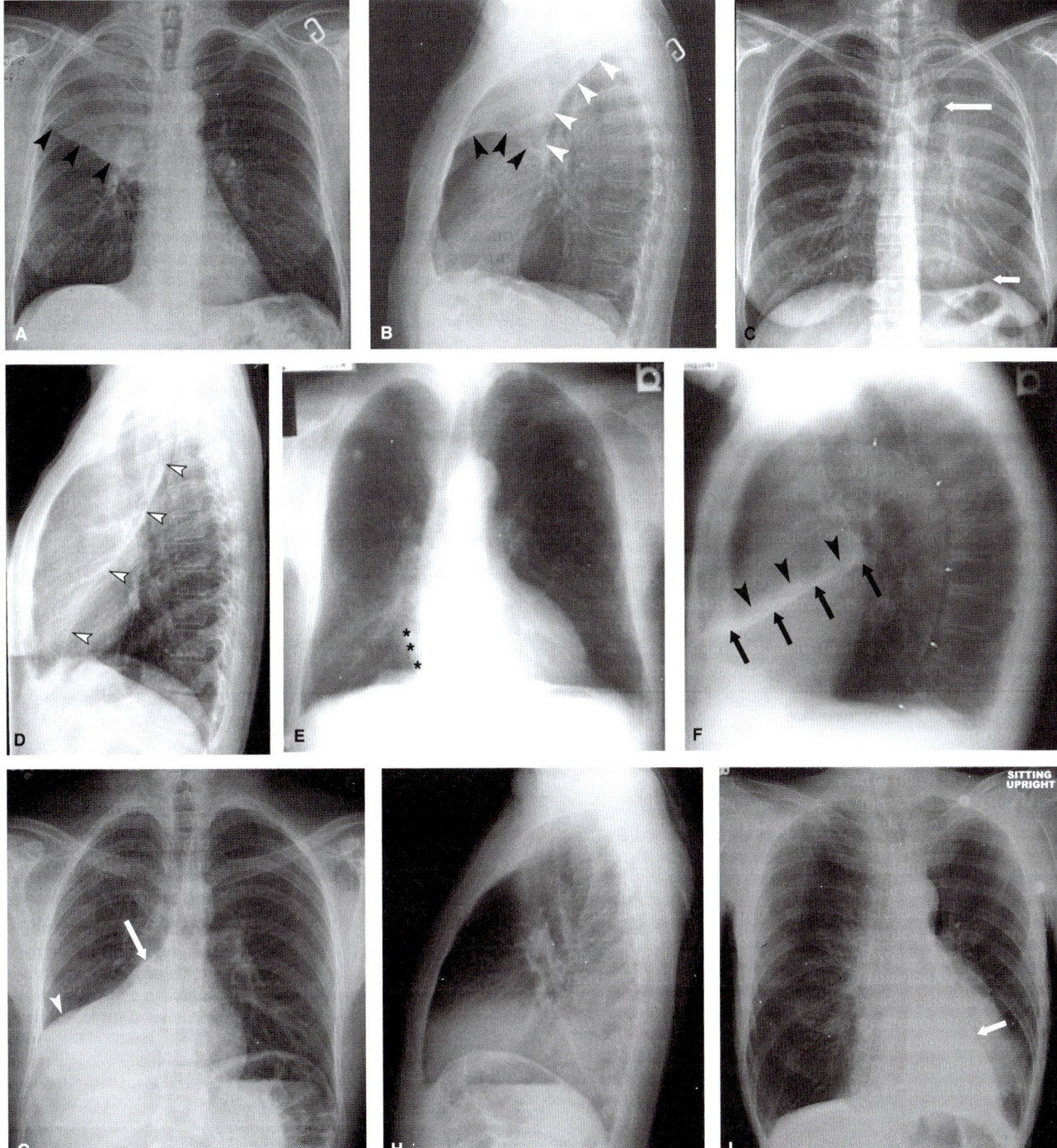

Figura 10.29 Atelectasia lobar. A e B. Atelectasia do lobo superior direito. A radiografia de tórax na incidência posteroanterior (PA) (**A**) demonstrou opacificação do lobo superior direito, com deslocamento da fissura menor para cima (*pontas de setas*). A radiografia em perfil (**B**) mostrou deslocamento anterior da fissura maior (*pontas de seta brancas*) e deslocamento superior da fissura menor (*pontas de setas pretas*). **C e D.** Atelectasia do lobo superior esquerdo. As radiografias de tórax nas incidências PA (**C**) e perfil (**D**) desse paciente demonstraram uma opacidade no lobo superior do pulmão esquerdo, que obscurecia as interfaces mediastinais do lado esquerdo. Na radiografia em PA (**C**), havia um "bico" justafrênico esquerdo sutil (*seta curta*), que representava uma fissura acessória inferior tracionada formando uma "tenda" com o hemidiafragma esquerdo, em consequência da perda de volume do lobo superior esquerdo. Uma área de transparência (*seta longa*) circundando o botão aórtico era uma hiperinsuflação compensatória do segmento superior do lobo inferior esquerdo (*sinal do crescente de ar* [*luftsichel*]). A radiografia em perfil (**D**) evidenciou o deslocamento anterior da fissura maior esquerda (*pontas de setas*), que demarcava o lobo superior esquerdo atelectásico e opacificado. **E e F.** Atelectasia do lobo médio direito. Na radiografia PA (**E**), a borda cardíaca direita tinha contorno obscurecido (*asterisco*). A radiografia de perfil (**F**) mostrou que o lobo médio atelectásico estava demarcado pela fissura menor deslocada para baixo (*pontas de setas*) e pela fissura maior deslocada em direção anterossuperior (*setas*). **G e H.** Atelectasias dos lobos médio e inferior direitos. As radiografias de tórax em PA (**G**) e perfil (**H**) de um jovem asmático de 14 anos mostraram atelectasia completa dos lobos médio e inferior direitos. Na incidência PA (**G**), as fissuras maior (*seta*) e menor (*ponta de seta*) deslocadas apareceram nitidamente. Observe que havia obscurecimento da borda cardíaca direita e do hemidiafragma direito pelos lobos atelectásicos opacificados. **I.** Atelectasia do lobo inferior esquerdo. A radiografia em perfil na posição ereta de um paciente com enfisema grave e atelectasia do lobo inferior esquerdo, causada por um câncer pulmonar obstrutivo, demonstrou opacificação no lobo inferior esquerdo, que obscurecia o hemidiafragma ipsilateral. Observe que o mediastino estava desviado para a esquerda e havia deslocamento da fissura maior esquerda (*seta*), que demarcava o lobo atelectásico.

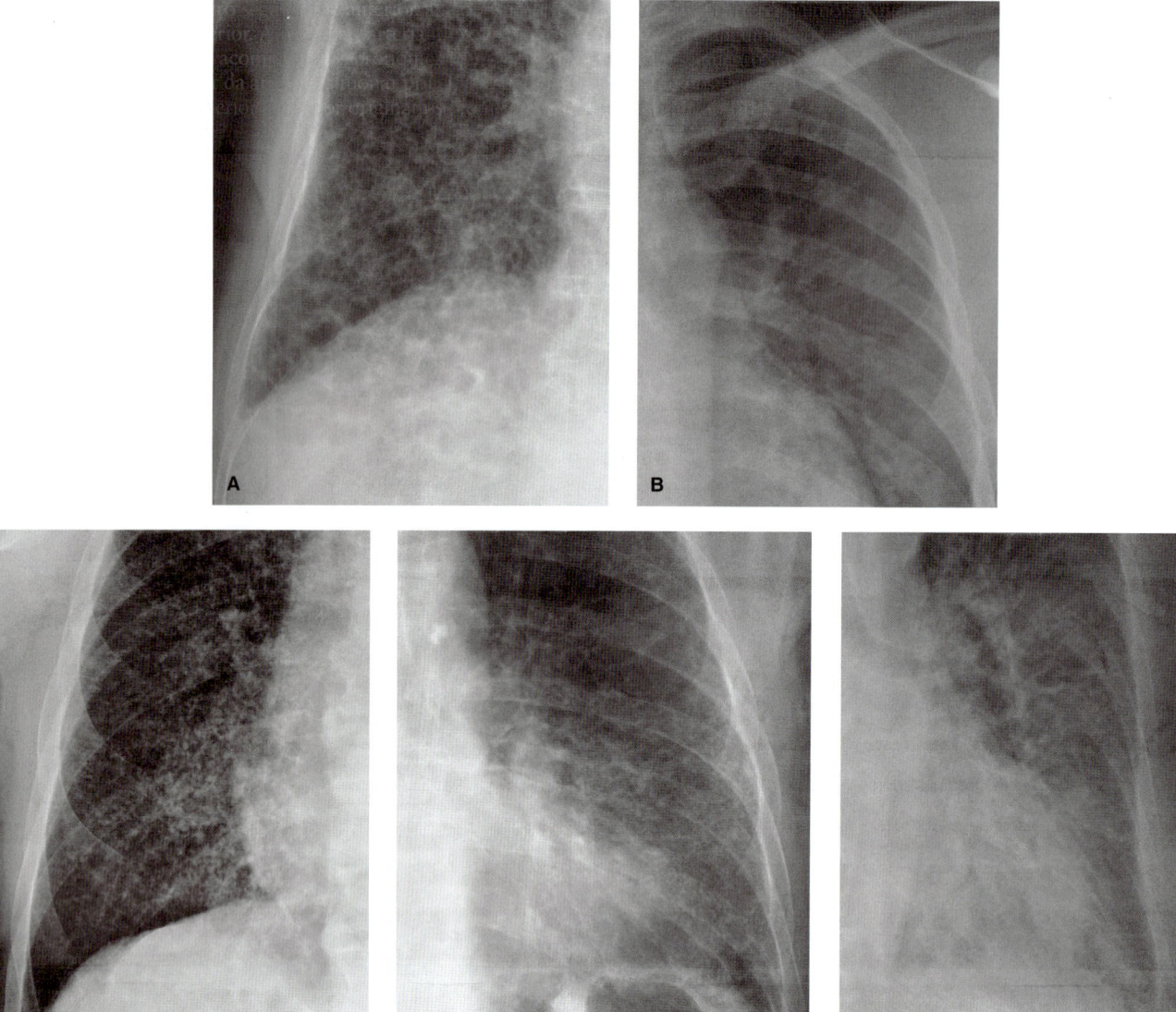

Figura 10.30 Padrões de opacidade intersticial na radiografia de tórax. Radiografias de tórax posteroanterior (PA) de cinco pacientes com doença pulmonar intersticial. **A.** Opacidades reticulares grosseiras associadas à fibrose pulmonar idiopática. **B.** Opacidades reticulares finas da pneumonite por hipersensibilidade. **C.** Nódulos miliares da tuberculose miliar. **D.** Opacidades reticulonodulares da carcinomatose linfangítica. **E.** Opacidades intersticiais lineares (linhas B de Kerley) no edema pulmonar.

Padrões lineares de opacidades intersticiais estão associados aos processos que espessam o interstício axial (broncovascular) ou periférico do pulmão. Como o interstício axial circunda as estruturas broncovasculares, seu espessamento causa opacidades lineares paralelas, que se irradiam dos hilos quando acompanhadas em seu trajeto ou formam "manguitos" peribrônquicos quando são examinadas em seu segmento terminal. Em alguns casos, pode ser impossível diferenciar esse padrão de doença intersticial e as doenças das vias respiratórias (p. ex., bronquiectasia e asma), que espessam principalmente as paredes das vias respiratórias. O espessamento do interstício periférico do pulmão causa opacidades lineares, que se evidenciam por linhas de 2 a 6 cm de comprimento e espessura menor que 1 mm e que estão orientadas obliquamente, atravessando o parênquima pulmonar na direção dos hilos (linhas A de Kerley), ou linhas finais mais curtas (1 a 2 cm) periféricas, que se estendem perpendicularmente à superfície pleural, com a qual têm contato (linhas B de Kerley) (ver Figura 10.30 E). As linhas A de Kerley correspondem ao espessamento das lâminas de tecido conjuntivo do pulmão, que contém comunicações linfáticas entre os

sistemas linfáticos perivenosos e broncoarterial, enquanto as linhas B de Kerley são causadas pelo espessamento dos septos interlobulares subpleurais periféricos (ver Figura 12.1, no Capítulo 12). O padrão linear é encontrado nas doenças como edema pulmonar, linfangite carcinomatosa e pneumonias virais ou bacterianas atípicas agudas. O Capítulo 15 contém uma revisão das anormalidades evidenciadas à TC de cortes finos nos casos de doenças pulmonares intersticiais.

Nódulo pulmonar. É uma opacidade pulmonar arredondada e bem demarcada, medindo menos de 3 cm de diâmetro, enquanto as opacidades arredondadas com mais de 3 cm de diâmetro são descritas como *massas pulmonares.* O nódulo pulmonar solitário é um dilema diagnóstico comum e está descrito no Capítulo 13.

Impacção mucoide. Opacidades tubulares ramificadas diferenciadas das sombras vasculares normais são brônquios dilatados e cheios de muco conhecidos como *broncoceles, mucocele* ou *impacção mucoide.* Esse aspecto foi comparado a um dedo de luva ou ao formato das letras "V" ou "Y", dependendo do comprimento da via respiratória e do número de ramos afetados. Quando as

TABELA 10.11 ▪ Padrões de opacidade pulmonar intersticial.

▪ PADRÃO	▪ CAUSA	▪ EXEMPLOS
Linear	Edema intersticial	
	Doença neoplásica	Carcinomatose linfangítica
	Infecção	Infecção por *Mycoplasma*
		Infecções virais
	Idiopática	Amiloidose (forma septal alveolar)
Reticular: agudo	Edema intersticial	
	Infecção	Infecções virais
		Infecção por *Mycoplasma*
		Pneumocystis jiroveci
Reticular: crônico	Fibrose pós-infecciosa	Tuberculose (avançada)
		Histoplasmose (crônica)
		Coccidioidomicose (crônica)
	Doença do colágeno vascular	Pulmão reumatoide
		Esclerodermia
		Dermatomiosite/polimiosite
		Espondilite anquilosante
		Doença mista do tecido conjuntivo
	Doença granulomatosa	Sarcoidose
		Histiocitose de células de Langerhans
	Linfoproliferativa	Pneumonite intersticial linfocítica
	Pós-inalatória	Asbestose
		Silicose e pneumoconioses do carvoeiro
		Pneumonite por hipersensibilidade (crônica)
		Aspiração broncopulmonar crônica
	Reação a fármacos	Nitrofurantoína
		Quimioterápicos
		Amiodarona
	Pneumonite pós-irradiação (crônica)	
	Idiopática	Fibrose pulmonar idiopática
		Pneumonite intersticial inespecífica
		Linfangioleiomiomatose
		Neurofibromatose
Nodular	Infecção	Micobacterioses
		Infecções fúngicas
		Varicela (cicatrizada)
	Doenças inalatórias	Silicose e pneumoconioses do carvoeiro
		Beriliose
		Siderose
		Pó de metais pesados
		Talcose
		Pneumonite de hipersensibilidade
	Doença granulomatosa	Sarcoidose
		Histiocitose de células de Langerhans (fase inicial)
	Neoplasia	Doença metastática
		Granulomatose linfomatoide
	Idiopática	Microlitíase alveolar pulmonar
		Amiloidose (forma nodular parenquimatosa)
		Fibroelastose pleuropulmonar (lobo superior)

broncoceles ocorrem em áreas peri-hilares centrais, elas podem ser causadas por: (1) bronquiectasia não obstrutiva, como na fibrose cística ou na aspergilose broncopulmonar alérgica; (2) bronquiectasia pós-obstrutiva distal a um tumor endobrônquico; ou (3) atresia congênita de um brônquio (ver Figura 16.2, no Capítulo 16). Uma localização típica – ligeiramente distal à localização esperada do brônquio segmentar apical e um segmento ou lobo hipertransparente distal à broncocele, em consequência da transferência colateral de ar – deve sugerir o diagnóstico de atresia brônquica congênita.

Hipertransparência pulmonar

Áreas de hipertransparência anormal do pulmão podem ser localizadas ou difusas (Tabela 10.12). Entre as lesões pulmonares radiotransparentes focais estão escavações, cistos, bolhas e pneumatoceles (Figura 10.31). Em geral, essas lesões são detectadas quando é possível identificar a parede da área de hipertransparência.

As *escavações* desenvolvem-se quando massa pulmonar sofre necrose e comunica-se com uma via respiratória, resultando na formação de gás em seu centro. Por definição, a parede de uma escavação mede mais de 1 mm de espessura e geralmente é irregular ou lobulada. O abscesso pulmonar e as neoplasias necróticas são as lesões pulmonares escavadas mais comuns (ver Figura 10.31 A). A *bolha* é uma coleção de ar dentro do parênquima pulmonar com diâmetro maior que 1 cm e paredes finas (menores que 1 mm). Essa lesão representa uma área focal de destruição parenquimatosa (enfisema) e pode conter faixas fibrótica, vasos sanguíneos residuais ou septos alveolares

TABELA 10.12 Causas de hipertransparência pulmonar anormal.

■ DISTRIBUIÇÃO			■ EXEMPLO
Localizada			Escavação Cisto Bolha Pneumatocele
Unilateral	Fatores técnicos		Amputação da grade Rotação do paciente
	Extrapulmonar	Parede torácica/tecidos moles	Agenesia do músculo peitoral (síndrome de Poland) Mastectomia
		Doença pleural	Derrame/espessamento pleural contralateral Pneumotórax
	Pulmonar	Redução do fluxo sanguíneo	Hipoplasia do pulmão/artéria pulmonar Embolia pulmonar Tumor hilar/mediastinal Mediastinite fibrosante Atelectasia/ressecção lobar
		Redução do fluxo sanguíneo e hiperinsuflação pulmonar	Síndrome de Swyer-James Tumor/corpo estranho endobrônquico (efeito de válvula de retenção)
Bilateral	Fatores técnicos Extrapulmonar Pulmonar	Redução do fluxo sanguíneo pulmonar	Radiografia hiperpenetrada Mastectomia bilateral Cardiopatia congênita Hipertensão pulmonar secundária à tromboembolia crônica
		Redução do fluxo sanguíneo e hiperinsuflação pulmonar	Asma Enfisema

(Figura 10.31 B). *Cisto do espaço aéreo* é qualquer coleção de ar intrapulmonar bem delimitada com paredes finas (maiores que 1 mm de espessura) e lisas. Embora algumas dessas lesões tenham revestimento epitelial verdadeiro e, por essa razão, sejam cistos reais (*i. e.*, um cisto broncogênico que se comunica com um brônquio), a maioria provavelmente consiste em lesões pós-inflamatórias ou pós-traumáticas. A *bleb* é uma coleção de ar com menos de 1 cm de diâmetro dentro das camadas da pleura visceral, geralmente localizadas no ápice do pulmão (ver Figura 10.31 C). Essas diminutas coleções de ar são indistinguíveis do enfisema paraseptal. A sua ruptura pode causar pneumotórax espontâneo. As *pneumatoceles* são estruturas de paredes finas contendo ar que se formam em consequência da distensão dos espaços aéreos distais a uma obstrução com mecanismo de "válvula de retenção" em um brônquio ou bronquíolo, na maioria dos casos secundárias à pneumonia estafilocócica (ver Figura 10.31 D) ou resultantes de uma laceração pulmonar subsequente a um traumatismo fechado ou com perfuração. Em geral, essas lesões regridem dentro de 4 a 6 meses. Os *cistos bronquiectásicos* geralmente são áreas numerosas de transparência arredondadas com paredes finais, que se agrupam nos lobos inferiores, e atribuídas às dilatações saculares das vias respiratórias de uma bronquiectasia varicosa ou cística.

Uma área de *hipertransparência pulmonar unilateral* deve ser diferenciada das variações de densidade pulmonar resultantes de fatores técnicos ou anormalidades dos tecidos moles sobrejacentes. Agenesia congênita do músculo peitoral (síndrome de Poland) (ver Figura 17.18, no Capítulo 17) ou mastectomia pode causar hipertransparência pulmonar aparente.

Hipertransparência pulmonar unilateral verdadeira é resultante da redução do fluxo sanguíneo do pulmão. Essa redução da irrigação sanguínea pode ser causada por uma anormalidade vascular primária, um desvio de sangue do pulmão com retenção de ar ou uma combinação desses dois fatores. A hipoplasia da APD ou esquerda resulta em um pulmão ipsilateral hipertransparente com dimensões reduzidas. Um aspecto semelhante pode ser causado por ressecção ou atelectasia lobar, quando o lobo ou pulmão restante tem hiperinsuflação para acomodar o hemitórax; desse modo, há atenuação dos vasos pulmonares e hipertransparência. A obstrução da artéria pulmonar pode ser secundária a uma compressão extrínseca ou invasão por massa hilar ou embolia pulmonar. O efeito de "válvula de retenção" produzido por tumor ou corpo estranho endobrônquico pode acarretar retenção de ar, resultando em desvio do sangue e hipertransparência unilateral. Síndrome de Swyer-James (ou síndrome do pulmão hipertransparente unilateral) é uma doença que se desenvolve depois de infecções adenovirais, geralmente no lactente (ver Figura 16.23, no Capítulo 16). Bronquiolite obstrutiva assimétrica, com retenção grave de ar durante a expiração, e hipoplasia unilateral secundária da artéria pulmonar são responsáveis pela hipertransparência encontrada nessa síndrome. Quando assimétrico, o enfisema pode causar hipertransparência pulmonar unilateral e é mais comum nos casos de doença bolhosa grave.

Hipertransparência pulmonar bilateral pode ser simulada em uma radiografia excessivamente penetrada ou na constituição física de um paciente magro. A hipertransparência pulmonar bilateral verdadeira é consequente à redução do fluxo sanguíneo pulmonar, que pode ser causada por estenose congênita da valva pulmonar associada mais comumente à tetralogia de Fallot, ou é secundária a uma obstrução adquirida da circulação pulmonar, como se observa nos casos de hipertensão arterial pulmonar ou doença tromboembólica crônica. O enfisema pulmonar causa hiperinsuflação com retenção de ar durante a expiração, destruição da microcirculação pulmonar e atenuação dos vasos lobares e segmentares, resultando em hipertransparência bilateral. A asma causa retenção transitória de ar e redução da atenuação vascular bilateral difusa, que acarretam hiperinsuflação e hipertransparência.

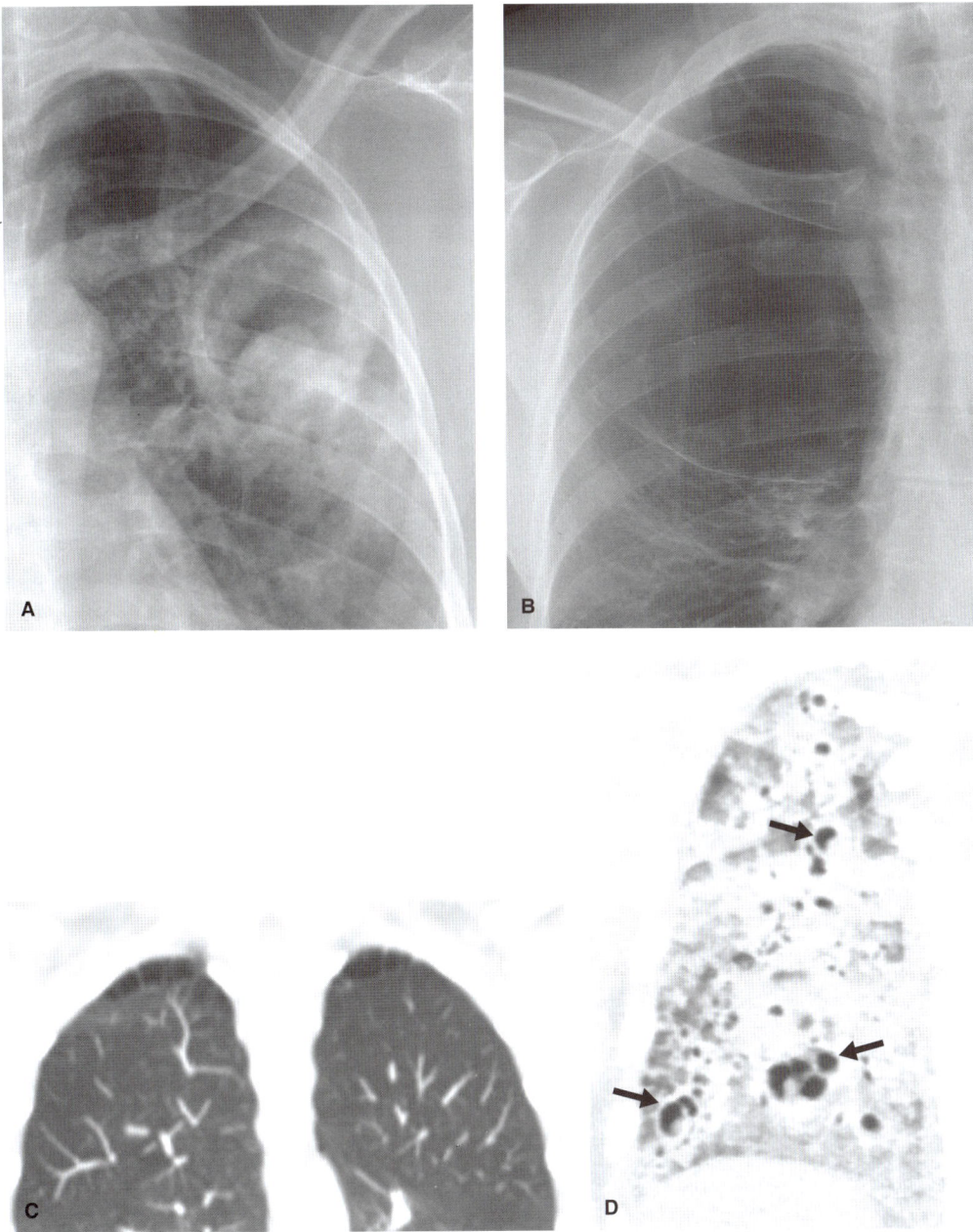

Figura 10.31 Hipertransparências pulmonares focais. A. Radiografia de tórax posteroanterior (PA) evidenciando escavação do lobo superior esquerdo de um paciente com tuberculose avançada. **B.** A radiografia frontal de outro paciente demonstrou uma bolha volumosa no lobo superior direito. **C.** A imagem coronal de tomografia computadorizada (TC) dos lobos superiores mostrou bolhas subpleurais nos dois ápices. **D.** A imagem coronal de TC do pulmão direito de um paciente com pneumonia estafilocócica evidenciou várias áreas císticas de hipertransparência (*setas*), que eram pneumatoceles.

Massas mediastinais

Nas radiografias em PA, as massas mediastinais são evidenciadas por opacidades de partes moles, que causam apagamento ou deslocamento dos contornos ou interfaces do mediastino. Nos casos típicos, a interface entre a massa e o pulmão é bem definida bilateralmente quando é convexa em relação ao pulmão adjacente e forma ângulos obtusos com o pulmão em suas bordas superior e inferior (ver Figura 11.4, no Capítulo 11). Essa última característica confirma o diagnóstico de uma lesão extrapulmonar, seja mediastinal ou pleural. Um desvio lateral da traqueia ou do coração pode estar associado a massas mediastinais volumosas, algumas vezes detectadas primeiramente por desvio de um tubo endotraqueal, sonda nasogástrica ou cateter intravascular de longa permanência.

Praticamente qualquer paciente com massa mediastinal deve passar por uma investigação diagnóstica por TC ou RM. Em geral, o uso da US limita-se à investigação de massas vasculares e à avaliação em tempo real durante a realização de uma biopsia por agulha transtorácica.

A origem vascular da massa mediastinal é demonstrada facilmente nas imagens contrastadas de TC, RM e, ocasionalmente, na US transtorácica ou transesofágica. A demonstração de gordura dentro da massa nas imagens de TC ou RM reduz as possibilidades de diagnóstico diferencial a um pequeno número de condições, como hérnia diafragmática, lipoma, teratoma, gordura epicárdica e timolipoma. O nível hidroaéreo é praticamente patognomônico de um teratoma maduro. Embora as radiografias simples possam demonstrar ocasionalmente calcificações dentro de massas mediastinais, o exame de TC é significativamente mais sensível e permite a caracterização mais precisa da calcificação. Calcificações grosseiras dentro de massa mediastinal anterior devem sugerir o diagnóstico de teratoma (especialmente quando também houver um dente) ou timoma. Calcificações periféricas curvilíneas devem sugerir cisto ou aneurisma. Por outro lado, calcificações dentro de massa mediastinal de um paciente ainda não tratado praticamente excluem o diagnóstico de linfoma.

As radiografias de tórax nas incidências PA e perfil ajudam a localizar massa mediastinal em seus compartimentos anterior (pré-vascular), médio (visceral) e posterior (paravertebral) (ver Capítulo 11). Por exemplo, quando os contornos de uma lesão são demarcados por ar e estão localizados acima da clavícula, a lesão provavelmente está no mediastino posterior. Por outro lado, quando os contornos de uma lesão desaparecem no nível do desfiladeiro torácico, ela deve estar localizada no mediastino anterior. A TC e a RM fornecem informações mais precisas quanto às estruturas afetadas pela massa mediastinal, ajudam a reduzir as possibilidades de diagnóstico diferencial e facilitam a escolha dos procedimentos diagnósticos apropriados.

Alargamento do mediastino

Alargamento do mediastino é uma ampliação do diâmetro transversal do mediastino nas radiografias de tórax PA (ver Figura 11.30). Em muitos casos, é difícil diferenciar a doença mediastinal verdadeira e o alargamento mediastinal causado por fatores técnicos, inclusive técnica AP, posição supina e rotação. A lipomatose mediastinal é a causa mais comum de alargamento homogêneo do mediastino nas radiografias em PA. Entre os indícios de doença mediastinal estão: ampliação da largura do mediastino, em comparação com as radiografias antigas em PA; efeito de massa sobre as estruturas mediastinais adjacentes (desvio da traqueia ou deslocamento de uma sonda nasogástrica ou de um cateter venoso central de longa permanência); hiperdensidade mediastinal; e obscurecimento dos contornos mediastinais normais, inclusive botão aórtico e faixa paratraqueal direita. Embora tenham sido definidas medidas normais de largura do mediastino, há muita variação individual, e as medidas absolutas são inúteis.

Pneumomediastino e pneumopericárdio

Em geral, o diagnóstico de *pneumomediastino* é firmado com base nas radiografias convencionais. Quantidades pequenas de ar extraluminal aparecem como transparências lineares ou curvilíneas circundando as estruturas anatômicas localizadas dentro dos contornos do mediastino (ver Figura 11.31). Coleções de ar mais volumosas podem circundar a silhueta cardíaca, os vasos mediastinais, a árvore traqueobrônquica ou o esôfago. O sinal mais comum é o ar circundando a borda cardíaca, quando uma transparência curvilínea causada pelo pneumomediastino aparece em paralelo a uma opacidade curvilínea fina representando a espessura total das pleuras visceral e parietal da língula. Outro sinal de pneumomediastino é o sinal do "diafragma contínuo" (ver Figura 11.31 A), no qual o ar entra por dissecção entre o pericárdio e o diafragma central, permitindo a visualização da parte central do diafragma em continuidade com os hemidiafragmas direito e esquerdo, cada qual demarcado pelo ar presente nos dois lobos inferiores, respectivamente. Embora esse sinal seja muito específico de pneumomediastino, um pneumopericárdio pode causar alterações semelhantes. Em geral, quantidades pequenas de ar no mediastino são detectadas mais facilmente nas radiografias em perfil, nas quais o ar circunda a raiz aórtica, tronco da artéria pulmonar ou um de seus ramos centrais.

Existem três condições que podem simular alguns dos sinais radiográficos do pneumomediastino e têm causas e implicações terapêuticas significativamente diferentes: pneumopericárdio, pneumotórax medial e faixas de Mach. Nos casos típicos, o ar presente no saco pericárdico circunda o coração e está limitado superiormente pelas reflexões pericárdicas normais em torno do segmento proximal da aorta ascendente e tronco da artéria pulmonar. Nos adultos, o pneumopericárdio frequentemente ocorre no período pós-operatório imediato depois de uma pericardiotomia para cirurgia cardíaca, mas também pode ocorrer nos pacientes com ruptura alveolar secundária à ventilação mecânica ou depois de traumatismo torácico (Figura 10.32). No paciente deitado, o ar acumulado no pericárdio sobe para uma posição elevada, ao contrário do ar mediastinal, que não se move.

A diferenciação entre pneumomediastino e pneumotórax medial também é facilitada pelas radiografias em decúbito, porque o ar pleural sobe para uma posição elevada ao longo

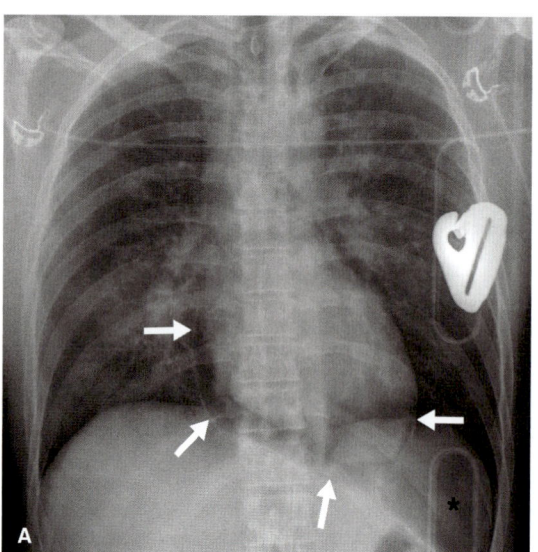 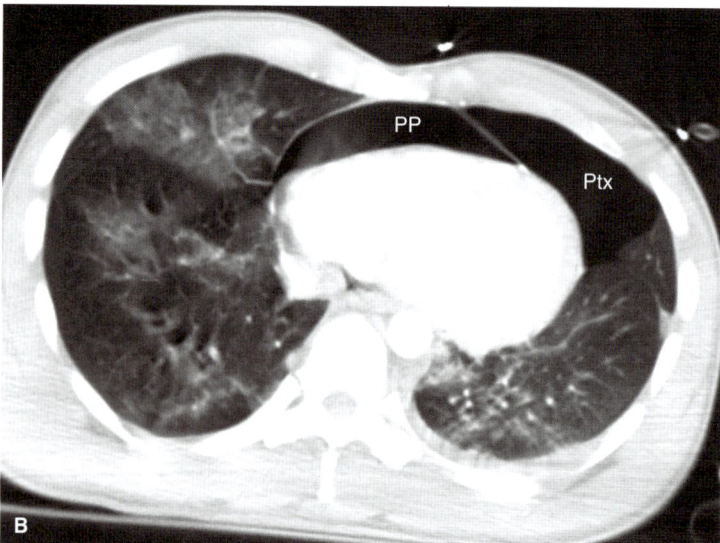

Figura 10.32 Pneumopericárdio. A. A radiografia de tórax em posição supina obtida com aparelho portátil em um paciente que sofreu traumatismo torácico fechado mostrou transparência anormal (*setas*) circundando a silhueta cardíaca. O paciente também tinha pneumotórax na base esquerda, que se evidenciava como transparência anormal na região inferior esquerda do tórax/parte superior do abdome (*asterisco*). As opacidades alveolares bilaterais correspondiam às áreas de contusão. **B.** A imagem axial de TC contrastada no nível do coração demonstrou pneumopericárdio (*PP*) e pneumotórax (*Ptx*) à esquerda.

do espaço pleural lateral. Ao contrário do pneumotórax, o pneumomediastino pode delinear as estruturas intramediastinais (artéria pulmonar e traqueia) e frequentemente é bilateral. Entretanto, a diferenciação entre pneumomediastino e pneumotórax medial pode ser impossível e, em muitos casos, as duas condições coexistem. As faixas transparentes paramediastinais produzidas pelo efeito Mach são diferenciadas facilmente do pneumomediastino, uma vez que a borda lateral das faixas consiste em parênquima pulmonar, em contraste com a linha pleural fina associada ao ar mediastinal. Essas faixas são uma ilusão de óptica causada por uma reação de intensificação da retina, que desaparece quando a interface entre os tecidos moles do mediastino e os pulmões é coberta.

Doença hilar

Nas radiografias em PA, as anormalidades causadas por aumento dos linfonodos hilares, dilatação da artéria pulmonar ou massa hilar são alargamento do hilo, hiperdensidade hilar, contorno hilar lobulado e distorção dos brônquios centrais. Um hilo anormal é detectado mais facilmente por comparação com o hilo contralateral e revisão das radiografias de tórax realizadas no passado (Figuras 11.32 e 11.33). Em muitos casos, a TC demonstra massa hilar esquerda, que não tinha sido demonstrada nas radiografias de rotina. No lado direito, o ângulo hilar normalmente agudo, formado pela interseção da parte lateral inferior da veia pulmonar superior direita, com a parte lateral superior da artéria pulmonar interlobar direita, pode ser distorcido ou obscurecido por massa hilar. O aumento da densidade do hilo está associado a massa hilar localizada predominante à frente ou atrás das estruturas vasculares do hilo normal. Nesses pacientes, linfonodos hilares aumentados acentuam a densidade nas incidências frontais e conferem aspecto lobulado quando são examinados nas radiografias em perfil.

Quando se observa que o hilo tem hiperdensidade anormal, é necessário avaliar a relação entre os vasos e a área de densidade aumentada. Uma densidade que pode identificar os vasos hilares normais constitui o sinal de "sobreposição hilar", o que indica massa sobreposta ao hilo (ver Figuras 11.5 e 11.10, no Capítulo 11). Por outro lado, as estruturas vasculares que convergem apenas até a borda lateral da área de hiperdensidade hilar indicam dilatação das estruturas vasculares intra-hilares (sinal de "convergência hilar"). As radiografias em perfil e as imagens de TC ajudam a esclarecer essa anormalidade. Nos pacientes com volumes pulmonares pequenos ou cifose exagerada, massa no hilo direito inferior nas radiografias frontais pode ser sugerida pela projeção terminal de uma artéria interlobar direita orientada horizontalmente. A comparação com radiografias obtidas no passado geralmente resolve a questão, enquanto a TC é reservada para os casos duvidosos.

Tumores que invadem os brônquios lobares ou brônquio intermédio podem causar estreitamento do lúmen brônquico e dilatação do hilo (ver Figura 11.15, no Capítulo 11). Em alguns casos, massa endobrônquica causa "amputação" abrupta do brônquio nas imagens radiográficas.

A ampliação do hilo direito ou esquerdo em consequência da dilatação da artéria pulmonar é causada pelo aumento do fluxo ou da pressão na circulação arterial pulmonar (ver Figura 11.37, no Capítulo 11). Em geral, essa dilatação é avaliada medindo-se a artéria pulmonar interlobular direita nas radiografias em PA. O limite superior normal do diâmetro transversal do segmento proximal da artéria interlobar direita, medido em uma radiografia em PA no nível imediatamente lateral à parte proximal do brônquio intermédio, é de 17 mm nos homens e 15 mm nas mulheres.

A radiografia em perfil pode confirmar a existência de uma anormalidade hilar evidenciada na radiografia frontal e demonstrar massa que não apareceu na incidência PA. Massas hilares localizadas predominantemente à frente ou atrás dos vasos hilares são mais bem demonstradas na incidência de perfil. Como a radiografia de perfil mostra um somatório das duas sombras hilares, a densidade cumulativa das massas hilares bilaterais pode causar aumento significativo da densidade normal da sombra composta, demonstrada mais claramente na incidência em perfil que na projeção frontal. Nas radiografias em perfil, as anormalidades causadas por massa hilar são: dimensões anormais ou contorno lobulado das sombras vasculares normais; presença de tecidos moles em uma área que normalmente é radiotransparente; aumento da densidade do hilo; e anormalidades dos brônquios centrais. O aumento da dimensão e da densidade do hilo é apreciado mais facilmente por comparação com as radiografias obtidas no passado, porque geralmente ocorre nos pacientes com crescimento bilateral dos linfonodos hilares, que causa lobulação dos contornos normalmente lisos dos troncos das artérias pulmonares direita e esquerda, associado à sarcoidose. Existem outros sinais específicos nas radiografias em perfil que sugerem a existência de massa hilar e podem permitir a lateralização da anormalidade hilar. Como o brônquio do LSD é demonstrado nas radiografias em perfil apenas na minoria dos indivíduos, a detecção do lúmen desse brônquio – principalmente quando não estava visível em uma radiografia em perfil obtida no passado – pode indicar massa ou linfadenopatia no hilo direito superior. Brônquio intermédio com parede posterior lobulada ou espessura maior que 3 mm indica alguma anormalidade brônquica (bronquite ou carcinoma broncogênico), espessamento do interstício axial (edema pulmonar ou lingangite carcinomatosa) ou aumento dos linfonodos da parte posterior do hilo direito inferior.

A anatomia normal da janela hilar inferior foi revisada nas seções anteriores deste capítulo. A massa de tecidos moles com mais de 1 cm de diâmetro dentro dessa região radiotransparente indica massa hilar unilateral ou bilateral. Em alguns casos, a acentuação da silhueta da parede anterior do brônquio do LIE, reconhecido como uma estrutura curvilínea anterior côncava contígua à parte anterior do brônquio do LSE, permite definir o lado de massa localizada no hilo inferior esquerdo. Nas radiografias em perfil, a opacidade de massa localizada dentro da janela hilar inferior, normalmente radiotransparente, forma uma opacidade oval na sombra hilar (Figura 10.33).

A TC é a modalidade de exame de imagem mais sensível para detectar e localizar linfonodos aumentados e massas hilares. Embora raramente seja necessário administrar contraste para avaliar linfonodos mediastinais, isso facilita a demonstração das estruturas vasculares dilatadas ou linfonodos hilares aumentados (com mais de 10 mm de diâmetro em seu eixo curto, no plano axial) ou massas hilares. Nas imagens axiais ou coronais de RM ponderadas em T2, as massas hilares aparecem como lesões arredondadas com sinais de intensidade baixa ou intermediária, em contraste com as áreas destituídas de sinal do sangue circulante dentro dos vasos hilares ou do ar presente dentro dos brônquios. O deslocamento ou distorção dos vasos hilares é uma evidência indireta de doença hilar. A invasão tumoral de um ramo da artéria ou veia pulmonar dentro do hilo produz uma falha de enchimento intravascular nas imagens de TC com contraste ou um sinal intraluminal na RM. As características de densidade das massas hilares apresentadas na TC podem ajudar a fornecer informações importantes ao diagnóstico diferencial. Por exemplo, massa hilar cística, arredondada, com paredes imperceptíveis em um indivíduo jovem assintomático é típica de cisto broncogênico.

Linfonodos hilares aumentados podem ser demonstrados na TC sem uso do meio de contraste intravenoso. De forma a detectar anormalidades sutis do contorno hilar, é necessário ter um conhecimento detalhado da anatomia dos vasos sanguíneos e dos brônquios hilares normais. Nas regiões hilares, em que o pulmão entra em contato direto com a parede de um brônquio, espessamento ou lobulação da sombra linear normalmente fina da parede brônquica indica anormalidade hilar. Nessas regiões,

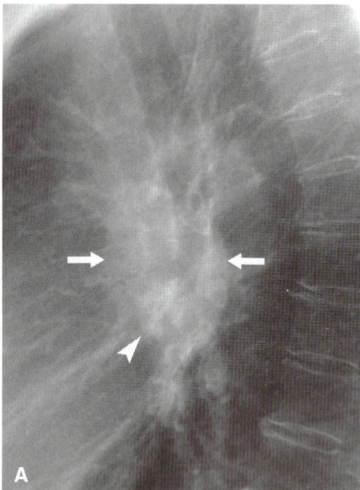 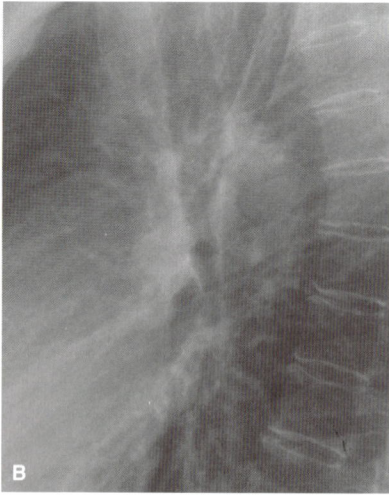 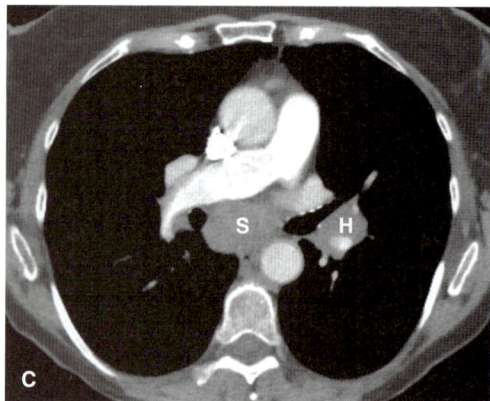

Figura 10.33 Aumento dos linfonodos hilares na radiografia em perfil. A. A radiografia em perfil de um paciente com crescimento dos linfonodos hilares e mediastinais, associado à sarcoidose, demonstrou uma opacidade oval (*setas*) sobreposta aos hilos. A janela hilar inferior (*ponta de seta*) também estava preenchida. **B.** Radiografia de tórax em perfil obtida antes, do mesmo paciente, mostrava anatomia hilar normal. **C.** A imagem axial de TC, com contraste, no nível dos hilos, demonstrou crescimento dos linfonodos subcarinais (*S*) e hilares esquerdos (*H*), que explicavam a opacidade demonstrada na radiografia em perfil.

o aumento dos linfonodos é obscurecido nas radiografias frontais pela sobreposição do coração e vasos sanguíneos hilares. A TC é um exame mais sensível que a radiografia convencional ou a RM para detectar massas dentro dos brônquios lobares ou segmentares proximais. Quando massa endobrônquica está associada a um componente extraluminal volumoso, ela forma massa de tecidos moles radiograficamente visível no hilo e atelectasia obstrutiva.

Já os linfonodos hilares aumentados podem ter aspectos diferentes na TC. O crescimento de linfonodos bem demarcados, que está associado mais comumente à sarcoidose, evidencia-se como várias massas arredondadas bem definidas (ver Figura 11.36 B, no Capítulo 11). Quando um tumor ou processo inflamatório estende-se através da cápsula do linfonodo e espalha-se para outros linfonodos adjacentes, forma-se uma grande massa única de linfonodos confluentes, que pode ser difícil diferenciar de um carcinoma broncogênico hilar primário. Esse último aspecto é encontrado mais comumente em metástases linfonodais hilares do carcinoma de pequenas células do pulmão ou em linfomas (ver Figura 11.15, no Capítulo 11). A densidade dos linfonodos hilares ou mediastinais aumentados na TC pode fornecer indícios úteis ao diagnóstico (ver Tabela 11.4, no Capítulo 11).

Um hilo anormalmente pequeno indica diminuição do calibre da APD ou da APE.

Derrame pleural

O aspecto radiográfico dos derrames pleurais depende de vários fatores, inclusive do volume do líquido presente, da posição do paciente durante o exame radiográfico e da existência ou não de aderências entre as pleuras parietal e visceral. Volumes pequenos de líquido pleural acumulam-se inicialmente entre o lobo inferior e o diafragma, em posição infrapulmonar, e, à medida que aumentam, espalham-se para dentro dos sulcos costofrênicos posteriores e laterais. Com o paciente ereto, um derrame pleural com volume moderado (maior que 175 mℓ) tem aspecto característico na radiografia frontal – uma opacidade homogênea na zona inferior, evidenciada no sulco costofrênico lateral, com interface côncava voltada para o pulmão. Nas radiografias em PA, essa borda côncava conhecida como *menisco pleural* parece ser mais alta lateral que medialmente, porque a parte lateral do derrame, que circunda a superfície costal do pulmão, é tangencial ao feixe de raios X frontal. Do mesmo modo, o menisco de líquido pleural evidenciado nas radiografias em perfil é mais alto anterior e posteriormente (Figura 10.34).

Nos pacientes sob suspeita de derrame pleural, uma radiografia em decúbito lateral com o lado afetado voltado para baixo é a técnica mais sensível para detectar volumes pequenos de líquido. Com essa técnica, volumes de apenas 5 mℓ de líquido pleural podem ser depositados e demonstrados entre o pulmão e a parede torácica lateral. Embora uma coleção líquida de volume moderado livremente circulante deva ficar evidente nas radiografias em posição ereta, um derrame pleural volumoso pode causar atelectasia passiva de todo o pulmão, o que o torna um hemitórax opaco. Pode ser difícil diferenciar entre essa última condição e colapso de todo o pulmão. Um derrame pleural volumoso deve produzir efeito de massa, resultando em desvio mediastinal contralateral, enquanto o pulmão colapsado, sem derrame pleural, mostra perda de volume e puxa o mediastino na direção do lado opacificado. Em alguns casos, TC ou US podem ser necessários para diferenciar entre derrame pleural e pulmão colapsado.

A TC é uma técnica sensível para detectar líquido livre na cavidade pleural. Nas imagens axiais, o líquido pleural deposita-se nas áreas posteriores, com um aspecto meniscoide típico e mostra valores de atenuação tomográfica entre 0 e 20 HU. Em alguns casos, pode ser difícil diferenciar entre espessamento pleural, fibrose e atelectasia dependente; portanto, as imagens em decúbito ajudam a esclarecer essa questão.

A US é especialmente útil para detectar derrames pleurais livres, que geralmente são evidenciados como coleções anecoicas, na base do espaço pleural, circundando o pulmão atelectásico.

O líquido pleural pode ficar loculado entre as camadas da pleura e produzir um aspecto indistinguível do que é observado quando há massa pleural na radiografia simples, aparecendo como uma opacidade elíptica orientada verticalmente, em uma área ampla de contato com a parede torácica, e formando uma interface convexa com o pulmão quando é examinado na tangente. O exame de TC é realizado comumente para detectar e localizar coleções loculadas de líquido pleural. A anormalidade típica é a massa lenticular nitidamente demarcada, com atenuação de líquido, conformando-se à concavidade da parede torácica, que forma ângulos obtusos em suas bordas e comprime e desloca o pulmão subjacente (ver Figura 17.2, no Capítulo 17). Coleções loculadas e numerosas de líquido pleural podem simular radiograficamente metástases pleurais ou mesotelioma maligno, e a TC ou a US pode confirmar suas características líquidas.

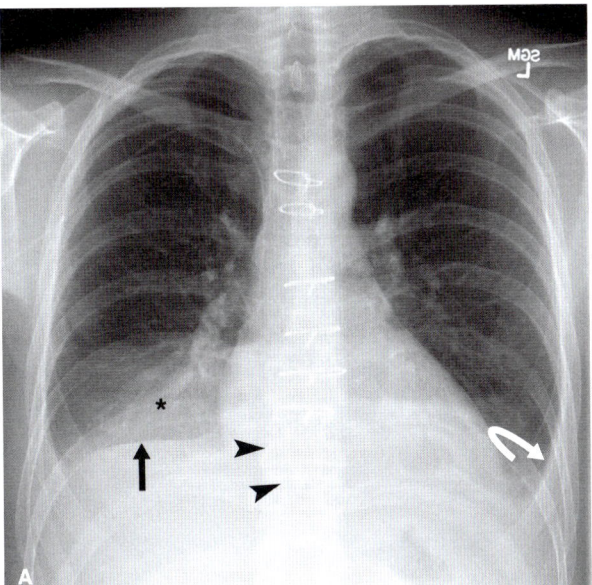
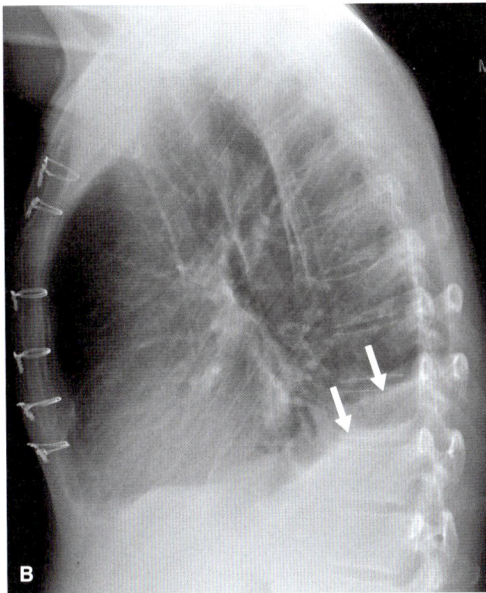

Figura 10.34 Derrames pleurais na radiografia de tórax com paciente de pé. **A.** A radiografia de tórax frontal de um paciente em pós-operatório de cirurgia de revascularização coronariana demonstrou um derrame pleural direito parcialmente infrapulmonar (*seta*) e um derrame pleural esquerdo evidenciado como um menisco lateral típico (*seta curva*). Observe a opacidade mal definida sobreposta ao lobo inferior do pulmão direito (*asterisco*), que correspondia ao líquido situado posteriormente. **B.** A radiografia em perfil mostrou os derrames apagando os dois sulcos costofrênicos posteriores (*setas*).

O líquido pleural pode estender-se para dentro das fissuras interlobares e produzir anormalidades características. Em geral, líquido livre dentro da fissura menor aparece como um espessamento liso nas radiografias em PA, enquanto o líquido dentro da fissura maior não é perceptível nas radiografias frontais, porque as fissuras são demonstradas de frente. Exceções são líquidos que se estendem até a parte lateral de uma fissura maior incompleta, formando uma opacidade curvilínea que se estende da parte inferolateral até a área superomedial do pulmão. De uma forma geral, líquidos loculados entre os folhetos da pleura visceral de uma fissura interlobar formam uma opacidade elíptica orientada ao longo do comprimento da fissura (ver Figura 17.7, no Capítulo 17). Essas coleções loculadas são referidas como "pseudotumores" e, na maioria dos casos, são detectadas na fissura menor nas radiografias frontais dos pacientes com insuficiência cardíaca congestiva. A tendência de que essas opacidades desapareçam rapidamente com diurese levou à criação do termo "tumor pulmonar evanescente". Embora seu aspecto típico nas radiografias simples geralmente seja suficiente para estabelecer o diagnóstico, a demonstração na TC de uma coleção líquida na localização habitual da fissura maior ou menor confirma essa hipótese.

Um aspecto incomum de derrame pleural ocorre quando o líquido se acumula entre o lobo inferior e o diafragma, condição conhecida como derrame *infrapulmonar*. Embora volumes pequenos de líquido pleural normalmente se acumulem nesse local, não é comum observar derrames mais volumosos restritos à área infrapulmonar sem se espalhar para os sulcos costofrênicos posteriores e laterais. Pode ser difícil avaliar um derrame infrapulmonar nas radiografias de tórax em posição ereta, porque a coleção de líquidos assemelha-se a um hemidiafragma elevado. Nas radiografias em projeção frontal, os indícios de derrame infrapulmonar são os seguintes: aparente elevação diafragmática recente; formação de um "bico" lateral no hemidiafragma acentuado durante a expiração; fissura menor localizada perto do diafragma (derrames do lado direito); e afastamento mais acentuado entre a bolha de ar gástrico e a base do pulmão (derrames do lado esquerdo). Apesar do acúmulo infrapulmonar atípico de líquidos com o paciente ereto, o derrame deposita-se nos planos inferiores nas radiografias em decúbito lateral (Figura 10.35).

A demonstração de derrames pleurais com o paciente deitado também pode ser difícil, porque o líquido acumula-se em áreas pendentes posteriores. O sinal mais comum é uma opacidade mal definida no hemitórax afetado, com obscurecimento do hemidiafragma e apagamento do ângulo costofrênico lateral. Quando o líquido se estende até o ápice do hemitórax, ele pode formar uma "capa" de tecido mole com interface côncava voltada para baixo, enquanto o líquido medial pode causar alargamento aparente do mediastino.

Pneumotórax

Nas radiografias de tórax com o paciente em pé, o sinal radiográfico clássico de pneumotórax é a demonstração da pleura visceral como uma linha curva fina, paralela à parede torácica, separando o pulmão parcialmente colapsado ao centro do ar pleural localizado perifericamente (Figura 10.36). Uma radiografia em expiração pode ajudar a detectar um pneumotórax pequeno, porque amplia o volume do ar intrapleural em comparação com o pulmão e, desse modo, desloca a reflexão da pleura visceral para longe da parede torácica e acentua as diferenças de densidade entre o pneumotórax (preto) e o pulmão (cinza) no fim da expiração.

É difícil demonstrar um pneumotórax quando são obtidas radiografias de tórax na posição supina, pois cerca de 30% dos casos passam despercebidos nesse exame. Como os pacientes em estado crítico, especialmente quando estão em UTI, estão sujeitos a desenvolver pneumotórax por traumatismo iatrogênico ou barotrauma, a detecção de um pneumotórax na radiografia em decúbito dorsal é especialmente importante. Quando o paciente está deitado em posição supina, a parte do espaço pleural menos pendente é a anterior ou anteromedial. Inicialmente, pneumotórax pequenos acumulam-se nessas regiões e não produzem uma linha pleural visível. O hemitórax afetado pode parecer hipertransparente. O ar acumulado na região anteromedial do espaço pleural pode deixar mais evidentes os limites das partes moles do mediastino, resultando na demonstração mais clara da borda cardíaca e do botão aórtico. O sulco costofrênico lateral pode parecer anormalmente profundo e hipertransparente – uma alteração conhecida como sinal do "sulco profundo" (Figura 10.37).

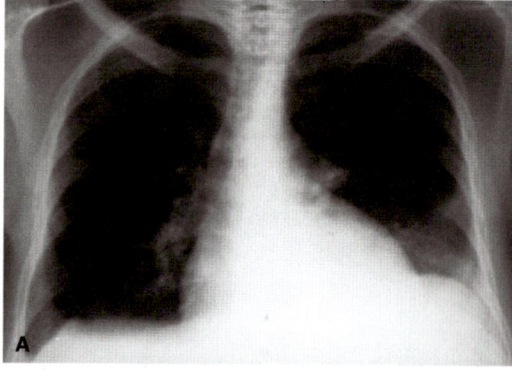

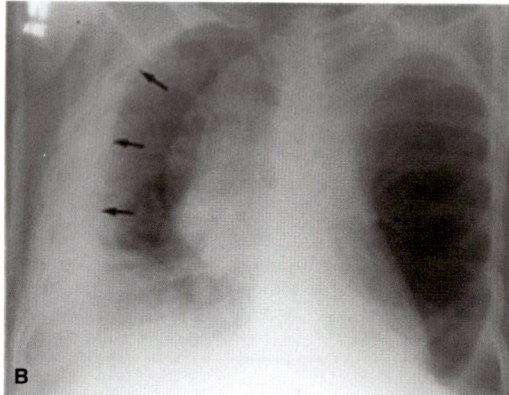

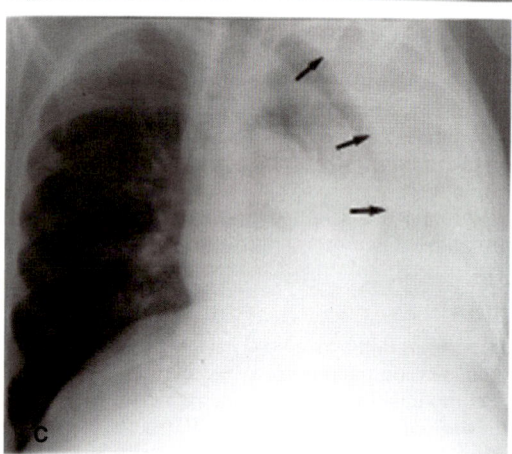

Figura 10.35 Derrames pleurais infrapulmonares bilaterais. **A.** A radiografia em PA na posição ereta de mulher de 41 anos com ascite demonstrou elevação aparente dos dois hemidiafragmas. As radiografias em decúbito lateral direito (**B**) e esquerdo (**C**) mostraram deposição pendente do líquido pleural infrapulmonar (*setas*).

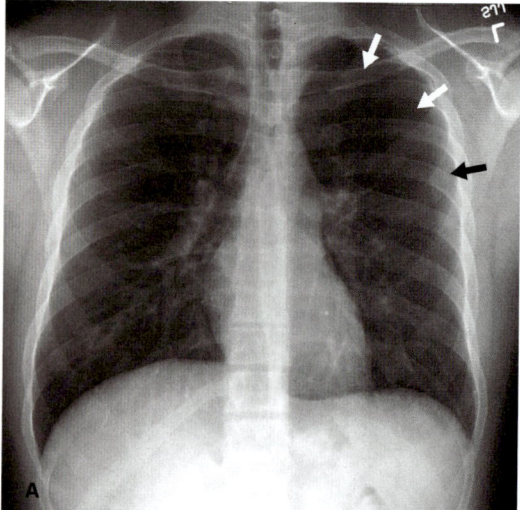

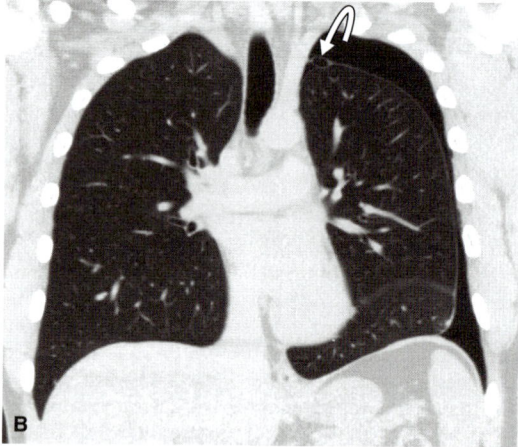

Figura 10.36 **Pneumotórax na radiografia e na tomografia computadorizada (TC). A.** A radiografia de tórax frontal na incidência PA de um homem de 28 anos demonstrou pneumotórax à esquerda, com uma linha de pleura visceral visível (*setas*). **B.** A imagem coronal de TC mostrou o pneumotórax esquerdo e uma bolha no ápice esquerdo (*seta curva*), que provavelmente foi a responsável por esse pneumotórax espontâneo.

A visualização do sulco costofrênico anterior, em razão do ar posicionado à anteroinferiormente no espaço pleural, produz o sinal do "diafragma duplo", na medida em que a cúpula e as áreas anteriores do diafragma são delineadas pelo ar pulmonar e pleural, respectivamente. Quando se suspeita de um pneumotórax anterior nas radiografias em posição supina, devem ser obtidas outras imagens com o paciente em pé, em decúbito lateral com o lado afetado voltado para cima, US ou TC.

Pneumotórax infrapulmonar é raro. Radiograficamente, pode ser vista uma área localizada de hipertransparência nos campos inferiores, com a linha da pleura visceral paralela ao hemidiafragma. Pneumotórax loculado desenvolve-se em consequência de aderências entre as pleuras visceral e parietal e pode ser detectado em qualquer parte do espaço pleural. A TC frequentemente é necessária para estabelecer o diagnóstico.

Várias condições produzem uma linha, uma interface curvilínea ou uma área de hipertransparência nas radiografias de tórax e devem ser diferenciadas de um pneumotórax. Dobras cutâneas resultantes de compressão da pele redundante pelo cassete radiográfico podem formar uma interface curvilínea semelhante à linha da pleura visceral. A dobra de pele forma uma borda ou uma interface com o ar atmosférico (Figura 10.38), que raramente se estende até o ápice pulmonar e frequentemente parece estender-se além da parede torácica. Opacidades vasculares pulmonares podem ser acompanhadas perifericamente até a interface com a dobra cutânea. Bolhas podem simular pneumotórax quando formam áreas localizadas ou unilaterais de hipertransparência. Elas são delimitadas por paredes curvilíneas finas, que são côncavas em vez de convexas em relação à parede torácica. A diferenciação entre pneumotórax e doença bolhosa pode ser difícil, mas geralmente é facilitada com base nas manifestações clínicas. Entretanto, como essa diferenciação tem implicações terapêuticas importantes, alguns pacientes podem necessitar de um exame de TC.

O equipamento de US portátil é útil para detectar pneumotórax no setor de emergência ou de cuidados intensivos. Nos pacientes normais, o pulmão parece deslizar na interface com a pleura, o que não ocorre quando há um pneumotórax.

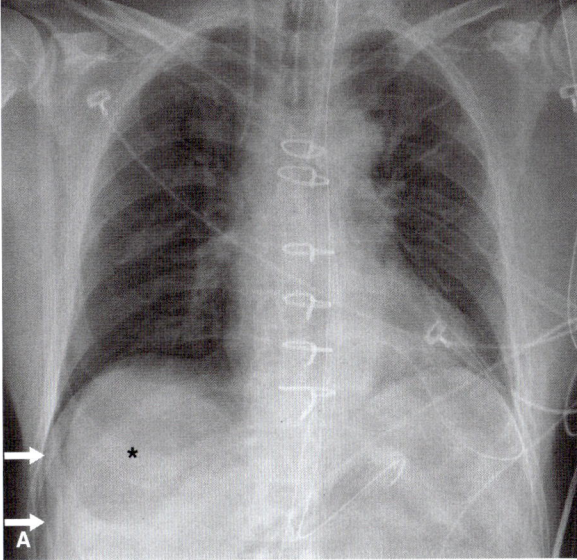 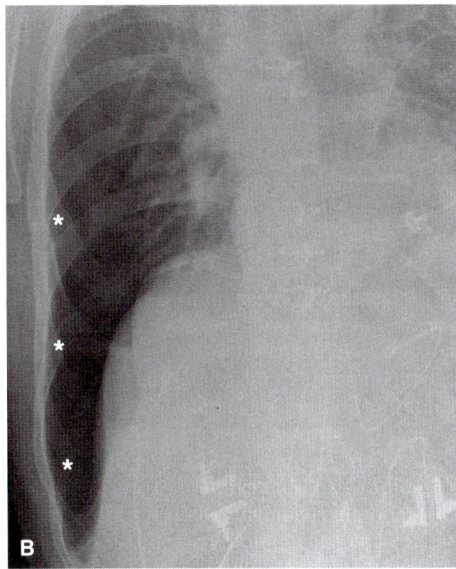

Figura 10.37 **Pneumotórax com paciente em posição supina. A.** Radiografia de tórax obtida com aparelho portátil de um paciente em posição supina, depois da colocação de um cateter central no lado direito, demonstrou transparência anormal na parte superior direita do abdome (*asterisco*) e um sulco costofrênico lateral direito aparentemente profundo (sinal do "sulco profundo") (*setas*). **B.** A radiografia do lado direito, em decúbito lateral esquerdo, com raios horizontais, mostrou um volumoso pneumotórax à direita (*asteriscos*).

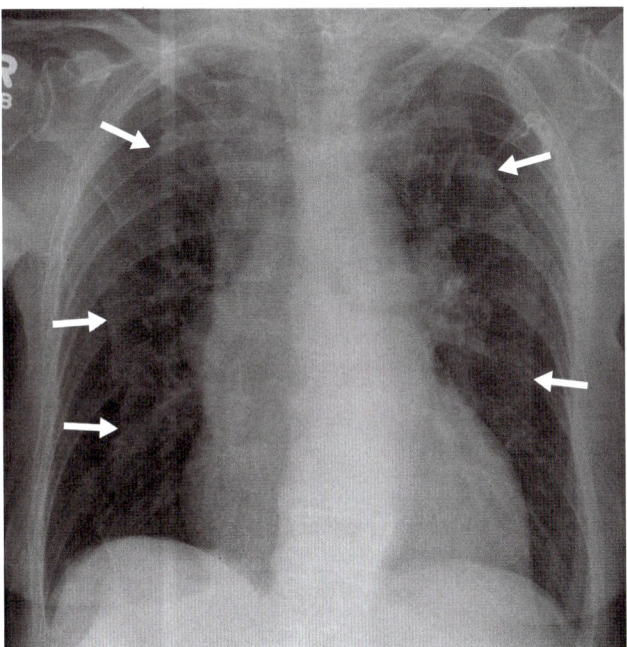

Figura 10.38 **Dobras cutâneas semelhantes a um pneumotórax.** A radiografia de tórax obtida com equipamento portátil mostrou densidades curvilíneas bilaterais sobre os dois pulmões (*setas*), que eram dobras cutâneas delineadas por ar. As dobras de pele frequentemente são bilaterais, aparecem como bordas em vez de uma linha curva fina de pleura visceral e não se estendem até o ápice pulmonar.

Espessamento pleural localizado

Espessamento pleural localizado é uma opacidade plana, lisa e ligeiramente elevada de partes moles, que se estende sobre um ou dois espaços intercostais e desloca o pulmão a partir da borda cortical mais interna das costelas, quando é examinado no plano tangencial. Em geral, os espessamentos pleurais localizados vistos de frente são indetectáveis na radiografia simples, porque a lesão não atenua significativamente o feixe de raios

X e não tem uma borda elevada que possa ser reconhecida como opacidade bem definida. Uma exceção é a existência de calcificação pleural, que geralmente pode ser detectada como opacidades calcificadas lineares ou curvilíneas finas e paralelas à superfície interna das costelas, quando são examinadas tangencialmente, ou como áreas geográficas de hiperdensidade, com bordas arredondadas ou lobuladas quando examinadas de frente (ver Figura 17.16, no Capítulo 17). Áreas focais de fibrose pleural são mais bem avaliadas nas imagens de TC, nas quais são facilmente diferenciadas de depósitos de gordura subpleural, com base em sua densidade.

Outra anormalidade radiográfica semelhante a um espessamento pleural focal é o chamado "capuz apical". Essa alteração é uma opacidade subpleural curvilínea com espessura menor que 5 mm, algumas vezes calcificada, com borda inferior côncava e lisa, que representa fibrose inespecífica do pulmão apical e da pleura visceral adjacente (Figura 10.39). Embora geralmente seja bilateral e simétrica, é comum observar discreta assimetria de espessura. Qualquer aumento da opacidade, assimetria significativa, convexidade inferior da opacidade, destruição costal ou sintomas deve indicar um exame de TC ou RM para excluir neoplasia apical (tumor de Pancoast ou do sulco superior) (ver Figura 13.14, no Capítulo 13).

Espessamento pleural difuso

Fibrotórax é uma faixa fina e lisa de tecidos moles, com borda interna demarcada e em paralelo à borda interna das costelas e espaços intercostais. Geralmente é unilateral e estende-se sobre grandes áreas das partes pendentes (posteriores e inferiores) do espaço pleural. O espessamento da pleura costal anterior ou posterior forma uma opacidade semelhante a um véu, sem bordas nitidamente demarcadas quando é examinado nas radiografias frontais, que podem demonstrar apagamento do sulco costofrênico lateral (ver Figura 17.15, no Capítulo 17), embora haja preservação do sulco costofrênico posterior; a inexistência de deposição de líquido na posição de decúbito lateral ajuda a diferenciar entre fibrose pleural e derrame pleural pequeno. O fibrotórax tende a preservar as fissuras interlobares e a pleura mediastinal. A TC e a TCAR são mais sensíveis que radiografias convencionais para detectar espessamento pleural. O volume

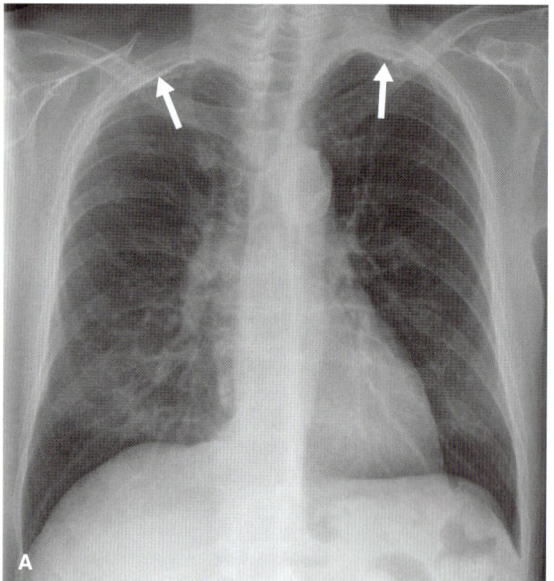 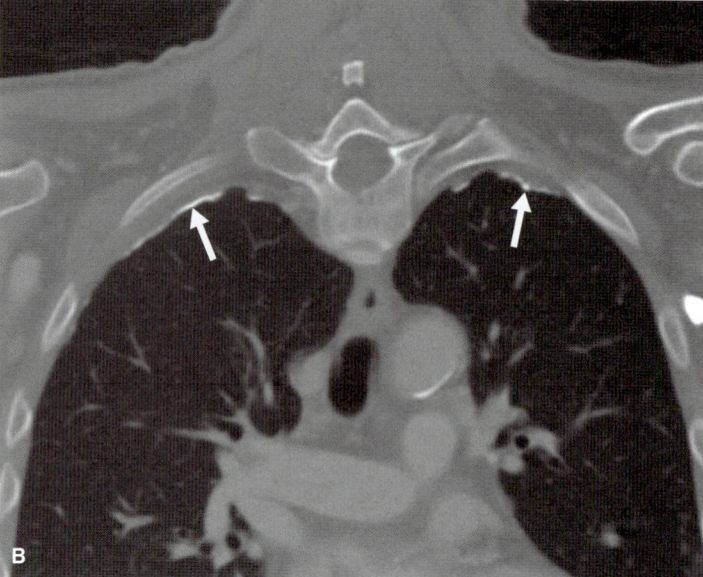

Figura 10.39 **Capuz apical causado por fibrose. A.** A radiografia de tórax posteroanterior (PA) demonstrou opacidades apicais calcificadas e curvilíneas bilateralmente (*setas*). **B.** A imagem coronal de tomografia computadorizada (TC) com contraste, na janela pulmonar, mostrou "capuzes apicais" calcificados (*setas*) causados por fibrose subpleural.

reduzido do hemitórax afetado pelo fibrotórax extensivo é mais bem avaliado nas imagens axiais de TC que nas radiografias frontais (ver Figura 17.12, no Capítulo 17), porque oferece uma visão desimpedida do pulmão subjacente dos pacientes com espessamento pleural difuso e permite detectar fibrose pulmonar intersticial coexistente. Isso é importante para avaliar pacientes com asbestose suspeita e determinar a extensão da doença pulmonar dos pacientes sob suspeita de pleurectomia.

Lesões pleurais e extrapleurais

Nas radiografias convencionais, a forma e as bordas de uma opacidade periférica ajudam a definir se ela é parenquimatosa, pleural ou extrapleural. Massas pleurais formam ângulos obtusos com a pleura normal adjacente, em contraste com as lesões pulmonares periféricas, que geralmente estabelecem contato com a pleura normal em ângulos agudos. Em geral, as massas pleurais e extrapleurais são opacidades elípticas, orientadas verticalmente. As lesões pleurais tendem a ter bordas lisas e bem definidas à medida que comprimem o pulmão normal e são mais bem avaliadas nas projeções radiográficas com o feixe de raios X tangencial à interface entre a massa e o pulmão (ver Figura 17.14, no Capítulo 17). A massa nitidamente demarcada em uma incidência pelo pulmão, mas mal delimitada na incidência ortogonal, deve sugerir um processo pleural ou extrapleural. Por outro lado, as lesões intraparenquimatosas são circundadas por ar e têm bordas semelhantes nas duas incidências, enquanto as lesões pleurais não mudam de posição com os movimentos respiratórios. As doenças pulmonares frequentemente se limitam a um lobo, porém a doença pleural pode estender-se além das fissuras. Lesões pleurais pedunculadas (p. ex., tumores fibrosos localizados) são raras, mas podem ter aspectos radiográficos de lesões pleurais ou parenquimatosas.

Apesar dos aspectos descritos anteriormente, pode ser difícil diferenciar entre lesões pleurais e parenquimatosas periféricas, porém essa diferenciação tem implicações diagnósticas importantes: os processos parenquimatosos são mais bem avaliados pelo exame de escarro expectorado ou por broncoscopia, enquanto as lesões pleurais exigem toracocentese ou biopsia de pleura. A TC é realizada frequentemente para ajudar a diferenciar entre doenças pleurais e parenquimatosas. Uma lesão periférica completamente circundada pelo pulmão na imagem de TC é intraparenquimatosa, com exceção dos casos raros de lesão pleural originada dentro de uma fissura interlobar. Em geral, as massas pulmonares periféricas têm bordas irregulares e podem apresentar broncogramas aéreos, enquanto as lesões parenquimatosas que estão em contato com a pleura formam ângulos agudos com a parede torácica. Nas imagens de TC, o aspecto das lesões pleurais e extrapleurais e das lesões da parede torácica são semelhantes. As lesões pleurais e extrapleurais são muito bem definidas e formam ângulos obtusos com a parede costal; destruição costal ou massa subcutânea é o único sinal capaz de localizar uma lesão extrapulmonar na parede torácica (ver Figura 17.22, no Capítulo 17). Quando uma lesão parenquimatosa periférica invade a pleura, não é possível determinar a origem da massa. A TC pode ajudar a caracterizar as lesões com base em sua densidade: a massa adiposa lisa quase certamente é um lipoma pleural (Figura. 17.13, no Capítulo 17), enquanto a massa homogênea de tecidos moles pleurais ou extrapleurais tem mais chances de ser um tumor pleural fibroso localizado ou um tumor neurogênico da pleura (ver Figuras 11.24 e 17.14, nos Capítulos 11 e 17). A intensidade de sinal na RM pode ser útil à caracterização das massas pleurais focais. Coleções líquidas loculadas demonstram sinal homogêneo de baixa intensidade em T1 e sinal de intensidade alta em T2. Os lipomas mostram sinal hiperintenso de maneira homogênea em T1 e sinais de baixa intensidade em T1 com supressão de gordura. Geralmente, tumores fibrosos localizados na pleura têm sinal de intensidade intermediária em T1 e sinal de hiperintensidade em T2, em razão da hipercelularidade desses tumores.

Lesões da parede torácica

As lesões da parede torácica tornam-se radiograficamente evidentes quando: (1) invadem o tórax e ficam delineadas pelo pulmão deslocado; (2) mostram deslocamento ou destruição óssea pela massa; ou (3) formam protrusão externa na superfície cutânea e são delineadas pelo ar atmosférico. A TC, a RM e a US são técnicas úteis para avaliar as características das lesões da parede torácica. Embora a TC e a RM sejam mais úteis para definir a extensão do acometimento intratorácico pelas lesões da parede torácica, a US é a técnica mais simples e menos dispendiosa para caracterizar a composição das massas palpáveis na parede torácica. Na seção sobre doenças da parede torácica do Capítulo 17, há uma descrição detalhada dos sinais radiográficos das lesões da parede torácica que afetam componentes ósseos específicos ou partes moles da parede torácica.

Anormalidades diafragmáticas

As anormalidades radiográficas associadas às doenças do diafragma são elevação e depressão diafragmáticas e anormalidades de contorno do diafragma. O Capítulo 17 apresenta uma revisão dos aspectos diagnósticos das doenças diafragmáticas.

Leitura sugerida

Chou SH, Kicska GA, Pipavath SN, Reddy GP. Digital tomosynthesis of the chest: current and emerging applications. *Radiographics* 2014;34(2): 359–372.

Gibbs JM, Chandrasekhar CA, Ferguson EC, Oldham SA. Lines and stripes: where did they go?—from conventional radiography to CT. *Radiographics* 2007; 27(1):33–48.

Heitzman R. *The Mediastinum: Radiologic Correlations with Anatomy and Pathology*. Berlin: Springer-Verlag; 1988:311–349.

Im JG, Webb WR, Rosen A, Gamsu G. Costal pleura: appearances at high-resolution CT. *Radiology* 1989;171:125–131.

Kuhlman JE, Collins J, Brooks GN, Yandow DR, Broderick LS. Dual-energy subtraction chest radiography: what to look for beyond calcified nodules. *Radiographics* 2006;26:79–92.

Müller NL, Webb WR. Radiographic imaging of the pulmonary hila. *Invest Radiol* 1985;20:661–671.

Nason LK, Walker CM, McNeeley MF, Burivong W, Fligner CL, Godwin JD. Imaging of the diaphragm: anatomy and function. *Radiographics* 2012; 32(2):E51–E70.

Proto AV, Speckman JM. The left lateral radiograph of the chest. Part 1. *Med Radiogr Photogr* 1979;55:29–74.

Proto AV, Speckman JM. The left lateral radiograph of the chest. *Med Radiogr Photogr* 1980;56:38–64.

Schaefer-Prokop C, Neitzel U, Venema HW, Uffmann M, Prokop M. Digital chest radiography: an update on modern technology, dose containment and control of image quality. *Eur Radiol* 2008;18(9):1818–1830.

Wilkinson GA, Fraser RG. Roentgenography of the chest. *Appl Radiol* 1975; 4:41–53.

CAPÍTULO 11 ■ MEDIASTINO E HILOS

JEFFREY S. KLEIN

O Capítulo 11 encontra-se integralmente *online*, disponível no *site* www.grupogen.com.br.

Consulte a página de Material Suplementar para detalhes sobre acesso e *download*.

CAPÍTULO 12 ■ DOENÇA VASCULAR PULMONAR

CURTIS E. GREEN E JEFFREY S. KLEIN

Edema pulmonar

Princípios básicos. Em condições normais, o espaço intersticial do pulmão é mantido "seco" pelos vasos linfáticos pulmonares, localizados nos interstícios axial e periférico dos pulmões. Os vasos linfáticos drenam a pequena quantidade de líquido transudado que chega aos espaços intersticiais na forma de um ultrafiltrado plasmático. Como não existem estruturas linfáticas exatamente dentro das paredes alveolares (interstício parenquimatoso), o líquido intersticial filtrado é atraído aos canais linfáticos por um gradiente de pressão existente entre o interstício alveolar e os interstícios axial e periférico. Quando a taxa de acúmulo de líquidos no interstício é maior que a capacidade de drenagem do sistema linfático, os líquidos acumulam-se inicialmente no espaço intersticial. À medida que o volume de líquido extravascular aumenta, os líquidos concentram-se nos espaços alveolares. Por fim, o acúmulo progressivo inunda os espaços alveolares e causa edema pulmonar alveolar. Embora o edema intersticial possa preservar totalmente as propriedades de troca gasosa do pulmão afetado, a inundação dos espaços alveolares diminui a troca de oxigênio e dióxido de carbono.

O acúmulo excessivo de líquidos nos pulmões é causado por três mecanismos básicos. O mais comum consiste em alteração das forças de Starling normais, que regulam a transferência de líquidos nos pulmões. Como a circulação normal de líquidos nos pulmões é determinada pelas diferenças de pressão hidrostática e oncótica entre os capilares pulmonares e o interstício alveolar circundante, um desequilíbrio dessas forças pode causar edema pulmonar. Na maioria dos casos, esse desequilíbrio de forças é provocado por aumento da pressão hidrostática dos capilares (edema pulmonar hidrostático) e, menos comumente, por redução da pressão oncótica do plasma ou da pressão hidrostática do interstício. O segundo mecanismo é obstrução ou inexistência de canais linfáticos normais, que acarreta acúmulo excessivo de líquidos no interstício. Por fim, como terceiro mecanismo, vários distúrbios podem danificar os capilares e alvéolos e aumentar a permeabilidade capilar, permitindo que líquido rico em proteínas saia dos capilares e entre no interstício pulmonar.

Anormalidades dos exames de imagem. Edema pulmonar pode causar anormalidades a partir dos componentes intersticiais e alveolares, que dependem até certo ponto da causa do edema, conforme está descrito adiante. O aspecto radiográfico do edema pulmonar resulta do espessamento dos componentes dos espaços intersticiais em consequência do acúmulo de líquidos. O espessamento do interstício axial causa perda de definição das sombras vasculares intrapulmonares e espessamento do interstício peribroncovascular, resultando em infiltrados peribrônquicos e sinal do "trilho de trem". Edema acumulado dentro dos septos alveolares causa opacidades em vidro fosco que, inicialmente, aparecem apenas nas zonas inferiores, mas depois se espalham por todo o pulmão, ainda que sejam mais marcantes nas áreas pendentes. Acúmulo de edema nas estruturas intersticiais periféricas e subpleurais forma linhas de Kerley e edema subpleural. As linhas A e B de Kerley representam, respectivamente, espessamento dos septos de tecido conjuntivo centrais e dos septos interlobulares periféricos (Figura 12.1), enquanto o edema subpleural é acúmulo de líquidos dentro da camada mais interna (intersticial) da pleura visceral e aparece mais claramente nas radiografias em perfil, como espessamentos lisos das fissuras interlobulares. As alterações radiográficas causadas pelo edema pulmonar intersticial podem avançar para edema alveolar ou, se o paciente é tratado eficazmente, regridem em 12 a 24 horas.

O edema pulmonar alveolar ocorre quando os líquidos acumulados nos espaços intersticiais entram nos alvéolos. Tipicamente, as radiografias de tórax na posição ereta mostram opacidades bilaterais e simétricas nos espaços aéreos, especialmente nos terços médio e inferior dos pulmões. Os nódulos alveolares e anormalidades associadas ao edema intersticial (linhas B de Kerley e edema subpleural) geralmente são demonstrados nas áreas periféricas. Como também ocorre nos pacientes com edema intersticial, as opacidades dos espaços aéreos, associadas ao edema alveolar, podem mudar rapidamente, no intervalo de algumas horas. O diagnóstico diferencial de opacidades alveolares difusas foi revisado em um capítulo anterior (ver Tabela 10.9, no Capítulo 10). A tomografia computadorizada (TC) com cortes finos pode ajudar a detectar e avaliar edema pulmonar, porque anormalidades como espessamentos das estruturas subpleurais, dos septos interlobulares e do interstício peribroncovascular são bastante específicas. O edema pulmonar brando causa um padrão de vidro fosco ao redor dos hilos (Figura 12.2). Nos estágios iniciais, o edema alveolar forma nódulos nos espaços aéreos centrolobulares, que circundam as artérias localizadas no centro dos lóbulos, enquanto o edema alveolar grave causa opacificação densa dos espaços aéreos peri-hilares.

Edema pulmonar hidrostático (permeabilidade capilar normal). É o tipo mais comum de edema pulmonar, em geral causado por elevação da pressão venosa pulmonar (hipertensão venosa pulmonar [HVP]). A causa clássica de HVP é insuficiência sistólica do ventrículo esquerdo, mas insuficiência renal e várias doenças cardíacas e não cardíacas têm o mesmo mecanismo fisiopatológico. A redução da pressão oncótica capilar, como se observa nos pacientes com hipoalbuminemia secundária à síndrome nefrótica ou insuficiência hepática, pode causar as mesmas anormalidades encontradas nos pacientes com pressão hidrostática elevada.

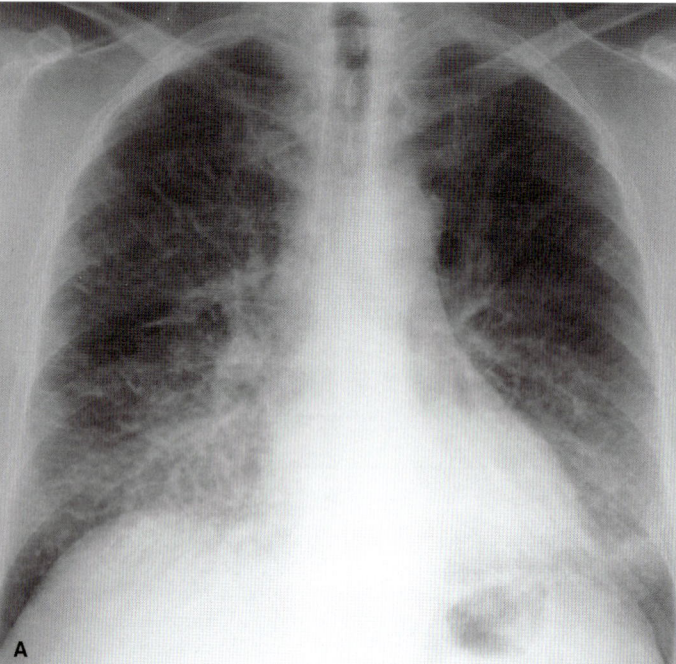

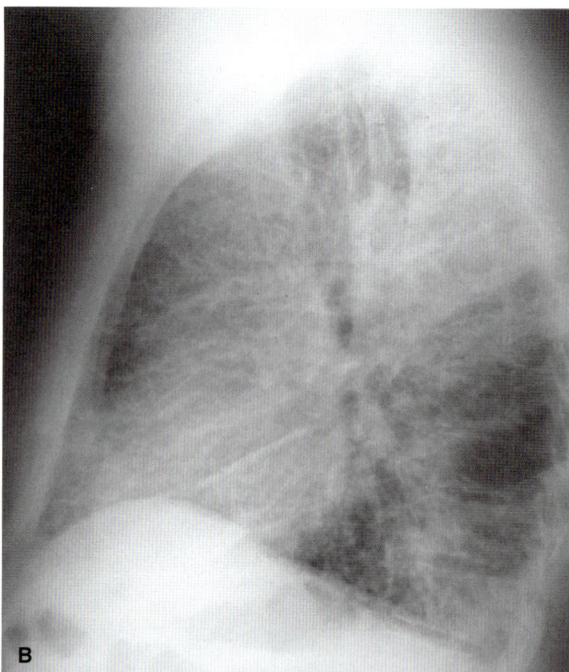

Figura 12.1 **Edema pulmonar intersticial causado por doença cardíaca.** As radiografias de tórax posteroanterior (PA) (**A**) e perfil (**B**) de um homem de 65 anos com infarto agudo do miocárdio demonstraram edema intersticial hidrostático evidenciado por vasos proeminentes nos lobos superiores (redistribuição do fluxo sanguíneo pulmonar), vasos pulmonares imperceptíveis nas áreas pulmonares inferiores, opacidades lineares periféricas (septos interlobulares espessados ou linhas B de Kerley) e espessamento das fissuras (edema subpleural), resultantes da insuficiência ventricular esquerda aguda. Observe que o paciente não tinha cardiomegalia.

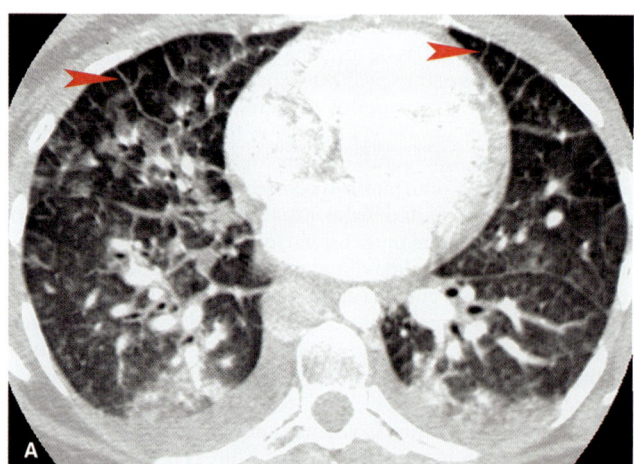

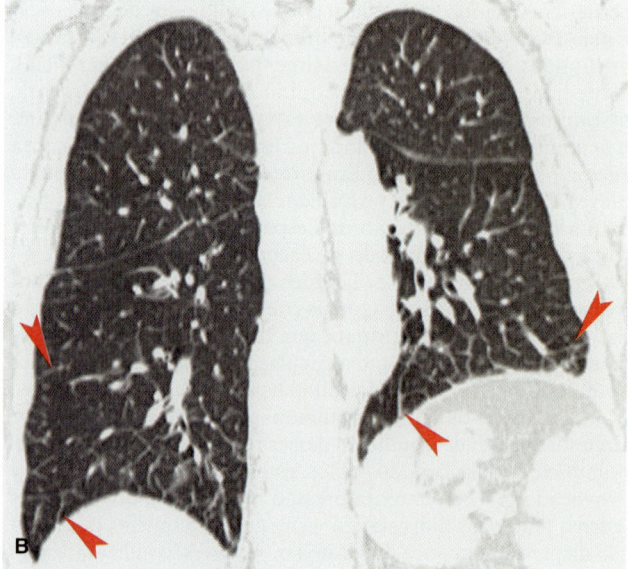

Figura 12.2 **Imagens de tomografia computadorizada (TC) com cortes finos demonstrando edema pulmonar intersticial hidrostático. A.** A imagem axial de mulher de 28 anos com miocardiopatia puerperal demonstrou espessamento dos septos interlobulares (*pontas de seta*) e do interstício peribroncovascular, com opacidades alveolares dispersas nos campos pulmonares inferiores e derrame pleural bilateral. **B.** Reconstrução no plano coronal das imagens de outro paciente com edema intersticial hidrostático. A imagem mostrou espessamento dos septos interlobulares (*pontas de seta*) e dos feixes broncovasculares e opacidades em vidro fosco, mas não havia consolidação dos espaços aéreos.

As *causas de HVP* podem ser subdivididas em quatro grupos principais: obstrução do trato de entrada do ventrículo esquerdo, disfunção ventricular esquerda (falência do VE), regurgitação da valva mitral e sobrecarga de volume pulmonar ou sistêmico. Classicamente, a estenose mitral provoca a obstrução do trato de entrada do ventrículo esquerdo, mas a causa mais comum é a perda de complacência do ventrículo esquerdo (disfunção diastólica), como ocorre nos casos de hipertrofia ou fibrose

subendocárdica isquêmica crônica. Outras condições semelhantes à estenose mitral (p. ex., mixomas do átrio esquerdo) são raras. Obstrução das veias pulmonares centrais por tumores, mediastinite fibrosante ou trombose da veia pulmonar também pode estar associada às anormalidades radiográficas de HVP, assim como cardiopatia congênita, estenose e regurgitação da valva aórtica e miocardiopatia não isquêmica (Tabela 12.1). Regurgitação mitral grave pode causar diretamente HVP em razão da elevação da pressão do átrio esquerdo, ou indiretamente quando causa insuficiência ventricular esquerda. Sobrecarga de volume pulmonar aguda é relativamente comum e, na maioria dos casos, é atribuída à administração iatrogênica excessiva de líquidos. Por outro lado, a falha do septo ventricular depois de um infarto do miocárdio agudo é outra causa rara. Pacientes com insuficiência renal aguda ou crônica podem desenvolver edema pulmonar secundário à elevação da pressão hidrostática capilar pulmonar causada por uma combinação de hipervolemia e disfunção do ventrículo esquerdo (VE).

As anormalidades radiográficas clássicas associadas à HVP são dilatação das veias pulmonares e redistribuição do fluxo sanguíneo para as áreas inferiores dos pulmões. A dilatação das veias pulmonares evidencia-se por ampliação do diâmetro horizontal delas nas radiografias de tórax sequenciais. A redistribuição do fluxo sanguíneo é causada pela vasoconstrição das veias pulmonares dos lobos inferiores, que aumenta a resistência ao fluxo sanguíneo dessas áreas e acarreta fluxo preferencial para os vasos sanguíneos dos lobos superiores. Desse modo, nos pacientes com HVP e parênquima pulmonar normal em posição ereta, os vasos sanguíneos dos lobos superiores geralmente têm diâmetros iguais ou maiores que os dos vasos dos campos inferiores. Isso é exatamente o contrário do aspecto normal, porque os vasos sanguíneos das áreas inferiores são mais calibrosos que os dos lobos superiores, em consequência das forças gravitacionais normais exercidas sobre o fluxo sanguíneo pulmonar. É importante ressaltar que, nos pacientes com doença das bases pulmonares, o fluxo sanguíneo do pulmão pode aparecer redistribuído sem que haja HVP, enquanto as doenças que afetam os lobos superiores (p. ex., enfisema centrolobular) podem não alterar a distribuição.

TABELA 12.1 Causas de hipertensão venosa pulmonar e edema pulmonar.

Disfunção sistólica do ventrículo esquerdo	Cardiopatia isquêmica Obstrução do trato de saída do VE (estenose aórtica, hipertensão, coarctação, miocardiopatia obstrutiva hipertrófica) Estenose da valva aórtica Síndrome do coração esquerdo hipoplásico
Obstrução do trato de entrada do ventrículo esquerdo	Estenose da valva mitral Perda de complacência do ventrículo esquerdo (hipertrofia, constrição ou tamponamento pericárdico) Tumores do átrio esquerdo *Cor triatriatum* e anel mitral supravalvar
Regurgitação mitral	Endocardite Ruptura ou disfunção dos músculos papilares Ruptura da cordoalha tendínea Prolapso da valva mitral
Sobrecarga de volume pulmonar ou sistêmico	Hidratação IV excessiva Insuficiência renal Ruptura do septo ventricular

Obstrução das veias pulmonares

Veias pulmonares centrais	Mediastinite fibrosante Estenose da veia pulmonar (invasão tumoral, depois de ablação ou cirurgia cardíaca) Trombose das veias pulmonares
Veias intrapulmonares	Doença venoclusiva pulmonar

VE, ventrículo esquerdo.

A sequência de reações que ocorrem depois do desenvolvimento de HVP foi estudada nos pacientes com descompensação cardíaca aguda subsequente a um infarto do miocárdio. Vários estudos correlacionaram as anormalidades radiográficas da HVP dos pacientes eretos com as medidas da pressão capilar pulmonar em cunha (PCPC) usando cateteres (p. ex., cateteres de Swan-Ganz). Quando a PCPC é normal (8 a 12 mmHg), as radiografias de tórax não apresentam anormalidades; porém, a elevação branda da PCPC (12 a 18 mmHg) causa vasoconstrição nos campos pulmonares inferiores e dilatação dos vasos dos lobos superiores. Aumentos progressivos da PCPC (19 a 25 mmHg) causam sinais de edema pulmonar intersticial: perda de definição dos vasos sanguíneos, infiltrados peribrônquicos e linhas de Kerley (ver Figura 12.1). Uma PCPC acima de 25 mmHg causa congestão alveolar, com sinais radiográficos como opacidades alveolares bilaterais nas áreas pulmonares peri-hilares e inferiores.

Aspectos radiográficos atípicos de HVP. Várias condições patológicas podem causar aspectos radiográficos atípicos de HVP. Como a distribuição do edema é determinada pela gravidade, não é surpreendente que seus líquidos se acumulem nos campos posteriores ou em apenas um pulmão, quando os pacientes permanecem prolongadamente em posição de decúbito dorsal ou lateral, respectivamente. O diagnóstico de edema pulmonar unilateral é sugerido pelas manifestações clínicas e radiográficas típicas de edema acometendo apenas um pulmão, que desaparece ou é redistribuído rapidamente quando os pacientes mudam de posição. Outra causa de edema pulmonar assimétrico ou unilateral é a interrupção da circulação sanguínea de apenas um pulmão, que pode estar associada a hipoplasia da artéria pulmonar ou obstrução adquirida da circulação arterial pulmonar, como se observa nos casos de embolia pulmonar (EP) central ou compressão extrínseca de uma artéria pulmonar por tumor ou fibrose. Nessas condições, o pulmão com fluxo sanguíneo reduzido fica "protegido" da transudação de líquidos e do desenvolvimento de edema pulmonar. Carcinoma broncogênico, linfoma ou outras causas de aumento unilateral dos linfonodos podem impedir a drenagem linfática normal e predispor ao edema pulmonar unilateral. Do mesmo modo, obstrução venosa pulmonar unilateral causada por tumor ou por mediastinite fibrosante predispõe ao edema limitado ao lado afetado. O edema pode acumular-se no pulmão reexpandido por drenagem rápida de uma coleção volumosa de líquido pleural ou um pneumotórax volumoso. Essa condição é conhecida como *edema pulmonar pós-reexpansão* e está descrita em uma seção subsequente.

Edema pulmonar alveolar localizado no lobo superior direito pode ser detectado nos pacientes com regurgitação mitral grave, provavelmente em consequência do fluxo regurgitante preferencial do sangue para dentro da veia pulmonar do lobo superior direito, através da valva mitral orientada em direção posterossuperior. Em geral, os pacientes afetados têm sinais radiográficos típicos de edema intersticial em outras áreas dos pulmões (Figura 12.3).

Pacientes com enfisema pulmonar frequentemente mostram aspectos incomuns de edema alveolar. As áreas com bolhas localizadas mais comumente nas áreas apicais dos pulmões são poupadas do acúmulo de edema alveolar, porque o fluxo sanguíneo pulmonar dessas regiões já estava obstruído pelo processo enfisematoso. Essas regiões enfisematosas dentro de áreas próximas de opacificação alveolar podem simular a formação de cavidades, podendo ser difícil diferenciá-las radiograficamente da pneumonia necrosante ou formação de pneumatoceles. Comparação com radiografias antigas e correlação com o quadro clínico ajudam a firmar o diagnóstico correto.

Edema com permeabilidade capilar aumentada. Várias doenças sistêmicas podem ter como complicação uma disfunção respiratória rapidamente progressiva, causada pelo extravasamento de líquidos ricos em proteínas para dentro dos pulmões, como consequência da lesão da microcirculação pulmonar.

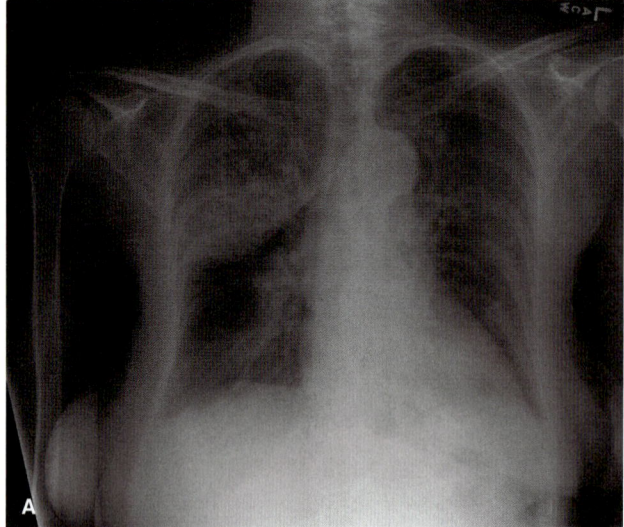

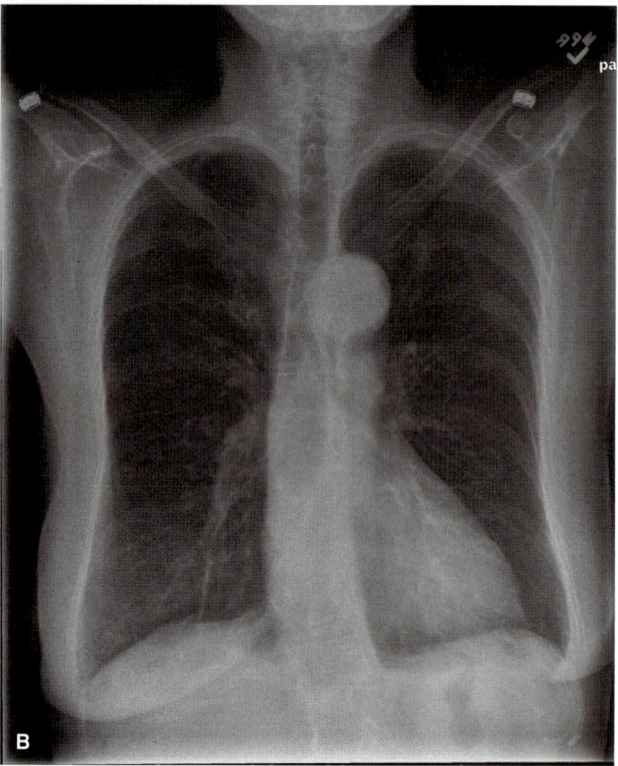

Figura 12.3 Edema do lobo superior direito associado a regurgitação mitral grave aguda. A. A radiografia de tórax posteroanterior (PA), por ocasião da apresentação, demonstrou edema grave na parte superior do pulmão direito com edema discreto em outra área. **B.** A radiografia obtida 2 dias depois mostrou regressão do edema.

Quando o paciente entra em insuficiência respiratória, como consequência dessas anormalidades, e também tem aumento da rigidez (perda de complacência) dos pulmões, a condição é conhecida como *lesão pulmonar aguda* ou, nos casos graves, *síndrome da angústia respiratória aguda* (SARA), e o edema associado é descrito como *edema associado à permeabilidade capilar aumentada* ou *à lesão pulmonar*, em contraste com o edema hidrostático, com permeabilidade capilar alveolar normal. Muitas doenças pulmonares e distúrbios sistêmicos estão associados ao edema com permeabilidade capilar aumentada (Tabela 12.2); as mais comuns são choque, traumatismo grave, queimaduras, sepse, superdosagem de narcóticos e pancreatite. Embora o mecanismo fisiopatológico exato do edema com

TABELA 12.2 Causas de edema com permeabilidade capilar aumentada.

Septicemia	Bacteriemia gram-negativa
Choque	
Procedimento cirúrgico de grande porte	
Queimaduras	
Pancreatite aguda	
Coagulação intravascular disseminada	

Fármacos/drogas	Narcóticos
	  Heroína
	  Cocaína na forma de *crack*
	Ácido acetilsalicílico

Inalação de vapores tóxicos	Dióxido de nitrogênio (doença do enchedor de silo) Hidrocarbonetos Fumaça Cloro Fosgênio
Aspiração de líquidos	Água doce ou salgada em semiafogamento Aspiração do conteúdo gástrico (síndrome de Mendelson)
Embolia gordurosa	
Embolia de líquido amniótico	

permeabilidade capilar aumentada ainda não esteja totalmente elucidado, evidências recentes sugerem que o recrutamento e a ativação dos neutrófilos pulmonares, com liberação de enzimas e radicais livres de oxigênio, sejam fatores fundamentais à lesão do endotélio capilar.

As alterações patológicas associadas à SARA são as mesmas da lesão alveolar difusa e são comuns a todos os pacientes, independentemente da causa básica. Entre as primeiras 12 e 24 horas depois do evento desencadeante (estágio 1, ou SARA exsudativa), a lesão do endotélio capilar causa congestão capilar e edema intersticial, com acúmulo de material proteináceo. Ao longo da primeira semana (estágio 2, ou SARA proliferativa), a destruição dos pneumócitos do tipo 1 causa inundação dos alvéolos por líquido de edema, material proteináceo e restos celulares, que formam membranas hialinas em torno das vias respiratórias distais e dos alvéolos. Entre 10 e 14 dias depois do evento desencadeante inicial (estágio 3, ou SARA fibrótica), os pneumócitos do tipo 2 proliferam na tentativa de recobrir as superfícies alveolares desnudas, e há produção de tecido fibroelástico dentro dos espaços aéreos, que pode regredir e deixar retrações fibróticas mínimas ou, especialmente nos pacientes com doença grave e necessidade de suplementação de oxigênio por períodos longos, causar fibrose intersticial extensa.

Radiograficamente, a SARA tem padrão previsível. As radiografias de tórax mostram as primeiras anormalidades dentro de 12 a 24 horas depois do início da dispneia e apresentam opacidades alveolares periféricas esparsas (Figura 12.4). As imagens de TC demonstram opacidades alveolares difusas com padrão de vidro fosco. Em geral, há pouquíssimo ou nenhum espessamento dos septos interlobulares (Figura 12.5). Ao longo

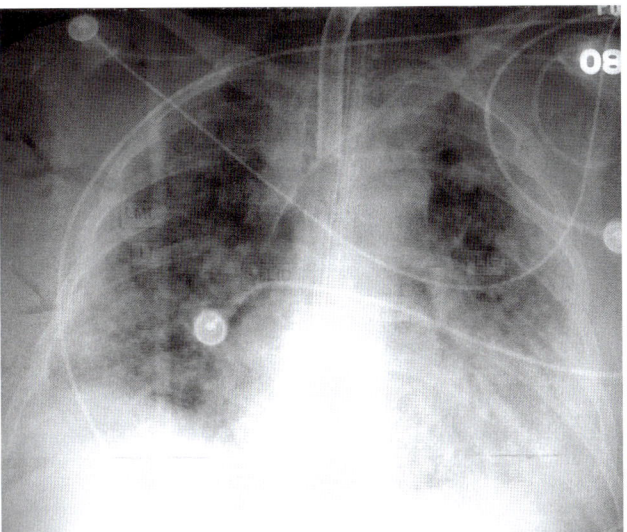

Figura 12.4 Edema pulmonar com permeabilidade capilar aumentada (lesão pulmonar) na síndrome da angústia respiratória aguda (SARA). A radiografia de tórax, obtida com equipamento portátil dessa mulher de 46 anos com pancreatite grave e insuficiência respiratória mostrou opacidades alveolares bilaterais, com alguma redistribuição periférica, que representavam lesão alveolar difusa com edema associado à permeabilidade capilar aumentada.

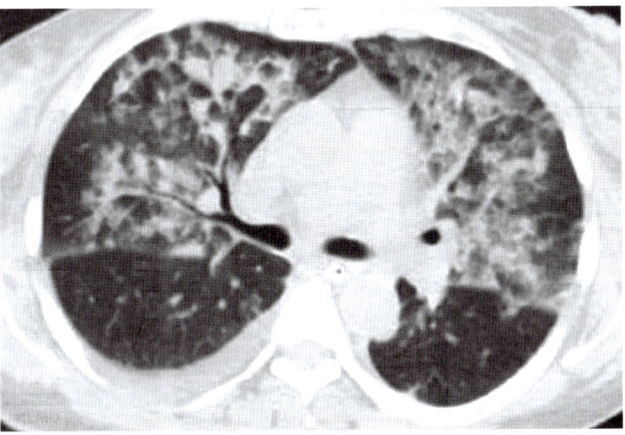

Figura 12.5 Imagem de tomografia computadorizada (TC) com cortes finos de um paciente com edema associado à lesão pulmonar aguda. Esse paciente tinha opacidades com padrão de vidro fosco e consolidações com distribuição geográfica nas áreas pulmonares não pendentes, mas praticamente não apresentava espessamento dos septos interlobulares.

dos dias subsequentes, essas opacidades coalescem e formam opacidades alveolares confluentes com broncogramas aéreos. Melhora radiográfica das opacidades pode ser demonstrada na primeira semana, mas geralmente é atribuída aos efeitos da ventilação sob pressão positiva crescente, em vez de representar melhora histológica real. Depois de 1 semana, as opacidades alveolares são substituídas progressivamente por um padrão reticulonodular grosseiro, que pode regredir ao longo de vários meses ou manter-se inalterado; neste último caso, o padrão observado (*i. e.*, faveolamento) é a fibrose pulmonar irreversível. Com base nas radiografias, é difícil diagnosticar pneumonia como complicação da SARA, mas essa condição deve ser considerada quando surge uma área focal de consolidação ou derrame pleural significativo durante a evolução da doença. Do mesmo modo, em alguns casos é impossível diagnosticar

insuficiência ventricular esquerda sobreposta, mas essa complicação é sugerida por deterioração rápida das manifestações clínicas e radiográficas, associadas a alterações da PCPC aferida e do teor proteico do líquido de edema. Pneumomediastino e pneumotórax podem ser complicações da ventilação sob pressão positiva nos pacientes com pulmões sem complacência adequada e devem ser avaliados com base nas radiografias de tórax obtidas com equipamento portátil.

Diferenciação radiográfica entre edema hidrostático e edema com permeabilidade capilar aumentada. Além de detectar edema pulmonar, a possibilidade de diferenciar os diversos tipos de edema tem implicações diagnósticas e terapêuticas importantes. Milne *et al.* descreveram as anormalidades das radiografias de tórax, que podem ser usadas para diferenciar entre edema hidrostático (p. ex., edema cardiogênico ou por hidratação excessiva) e edema com permeabilidade capilar aumentada. Nos casos de edema pulmonar associado à insuficiência cardíaca crônica, o coração geralmente está aumentado e as radiografias mostram inversão do padrão de fluxo sanguíneo pulmonar (redistribuição). A distribuição do edema é homogênea entre as áreas centrais e periféricas nos campos pulmonares inferiores. O pedículo vascular, que representa a largura do mediastino no nível da veia cava superior e artéria subclávia esquerda, está alargado (maior que 53 mm na radiografia PA), refletindo aumento do volume sanguíneo circulante. Os volumes pulmonares estão reduzidos, como consequência da perda de complacência pulmonar, secundária ao acúmulo de edema. Opacidades peribrônquicas/ linhas de Kerley e derrame pleural indicam transudação de líquidos intersticial e intrapleural, respectivamente; entretanto, pode ser difícil interpretar essas anormalidades. Além disso, as dimensões cardíacas propriamente ditas não são especialmente úteis para diferenciar edema cardiogênico das outras causas de edema hidrostático e por extravasamento capilar, porque alguns pacientes com insuficiência cardíaca não têm aumento da área cardíaca detectável radiograficamente e vice-versa, e a ampliação da silhueta cardíaca pode ser causada por líquido pericárdico, gordura mediastinal e expansão pulmonar insuficiente. É melhor considerar cardiomegalia como evidência de uma condição patológica crônica do que um indício de algum problema específico.

Em alguns casos, o edema com permeabilidade capilar aumentada pode ser diferenciado do edema hidrostático com base nas seguintes alterações: distribuição periférica ou não gravitacional do edema, inexistência de outros sinais de edema hidrostático (p. ex., espessamento dos septos interlobulares e edema subpleural) e, acima de tudo, inexistência de alterações rápidas do padrão observado. É importante ressaltar que alguns fatores podem dificultar a diferenciação radiográfica dos diversos tipos de edema pulmonar, como a posição supina, que atrapalha a avaliação da distribuição do fluxo sanguíneo pulmonar e da largura do pedículo vascular; um edema alveolar grave obscurece as tramas vasculares subjacentes; alguns pacientes com edema por aumento da permeabilidade capilar recebem líquidos em excesso, na tentativa de manter o volume sanguíneo circulante, e isto causa anormalidades radiográficas complexas; por fim, a maioria dos pacientes intubados tem outros problemas coexistentes.

Edema pulmonar neurogênico. Edema pulmonar depois de traumatismo craniano, crises epilépticas ou hipertensão intracraniana é um fenômeno complexo que, aparentemente, envolve aumento da permeabilidade capilar e fatores hidrostáticos. Nessas condições, a ativação simpática generalizada, desencadeada pelo cérebro, causa vasoconstrição sistêmica e aumento do retorno venoso, com elevação subsequente da pressão diastólica do VE e edema pulmonar hidrostático. O líquido de edema rico em proteínas e a PCPC de alguns pacientes sugerem que o aumento da permeabilidade capilar possa ser um fator contribuinte.

Edema pulmonar da altitude elevada. Ocorre em alguns indivíduos que alcançam rapidamente altitudes acima de 3.500 m. Nos casos típicos, o edema acumula-se dentro de 48 a 72 horas depois de subir e parece refletir uma reação individual à hipoxemia, na qual áreas dispersas de espasmo arterial pulmonar causam hipertensão arterial pulmonar (HAP) transitória. Isso aumenta o fluxo sanguíneo sob pressão alta para áreas normais, resultando em lesão do endotélio capilar e edema com permeabilidade capilar aumentada que, nos casos típicos, tem distribuição esparsa nos pulmões. Em geral, o edema regride dentro de 24 a 48 horas depois da administração de oxigênio suplementar ou do retorno ao nível do mar.

Edema pulmonar pós-reexpansão. A reexpansão rápida de um pulmão colapsado depois da drenagem de um derrame pleural ou pneumotórax volumoso, presente há mais de 48 horas, pode resultar no acúmulo de edema pulmonar unilateral. Os fatores de risco são pouca idade e duração prolongada do colapso pulmonar. Evidências recentes apontaram para um mecanismo hidrostático no acúmulo de edema pós-reexpansão. A reexpansão gradativa do pulmão por drenagem lenta do ar ou líquido pleural, ao longo de 24 a 48 horas, e a administração de oxigênio suplementar ajudam a reduzir a incidência e a gravidade dessa complicação.

Obstrução aguda das vias respiratórias superiores. Durante ou pouco depois do tratamento de uma obstrução aguda das vias respiratórias superiores, o paciente pode ter edema pulmonar. O mecanismo sugerido envolve a geração de pressões intratorácicas acentuadamente negativas na tentativa de inspirar contra uma obstrução das vias respiratórias extratorácicas, resultando em redução da pressão hidrostática intersticial e, consequentemente, transudação de líquidos para o interior dos pulmões. Essa condição não causa anormalidades radiográficas que as distingam das outras causas de edema pulmonar.

Embolia de líquido amniótico. Uma forma grave e comumente fatal de edema pulmonar pode ocorrer nas gestantes, quando líquido amniótico tem acesso à circulação sistêmica durante o trabalho de parto. Essa condição está associada a sofrimento e morte fetal, porque a mucina presente no mecônio fetal desempenha um papel fundamental na patogênese desse tipo de edema. A obstrução embólica dos vasos sanguíneos pulmonares pela mucina presente no mecônio feral e pelas escamas fetais presentes no líquido amniótico causa HAP aguda e *cor pulmonale*, com redução do débito cardíaco e edema pulmonar. A reação anafilactoide e a coagulação intravascular disseminada (CID) atribuída aos fatores presentes no líquido amniótico contribuem para o colapso vascular. Radiograficamente, os casos típicos apresentam opacidades alveolares confluentes indistinguíveis do edema pulmonar de outras causas. Nos casos graves, pode haver dilatação das artérias pulmonares centrais e do coração direito, como indícios de *cor pulmonale*. O diagnóstico pode ser confirmado pela demonstração de escamas fetais e mucina nas amostras de sangue retiradas dos cateteres arteriais pulmonares instalados.

Embolia gordurosa. Embolização de gordura da medula óssea aos pulmões é uma complicação comum, que ocorre dentro de 24 a 72 horas depois de fraturas de ossos longos (p. ex., fêmur). Quando chega aos pulmões, a gordura é hidrolisada em ácidos graxos que a compõem, aumentando a permeabilidade capilar pulmonar e causando edema pulmonar hemorrágico. Nas imagens radiográficas e de TC, aparecem opacidades alveolares confluentes e opacidades em vidro fosco (Figura 12.6). O diagnóstico é confirmado pela existência de indícios de embolia gordurosa sistêmica (erupção cutânea petequial, depressão do sistema nervoso central) e alterações pulmonares no intervalo de tempo pertinente depois de um traumatismo. A maioria dos pacientes tem evolução branda, com disfunção respiratória mínima, enquanto uma porcentagem pequena desenvolve insuficiência respiratória progressiva, levando à morte.

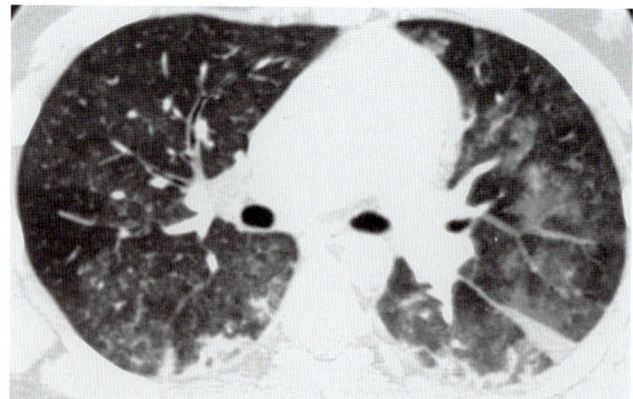

Figura 12.6 Embolia gordurosa com edema por aumento da permeabilidade capilar. A imagem de tomografia computadorizada (TC) de um jovem de 18 anos com dispneia e hipoxemia 48 horas depois da inserção de uma haste intramedular, para tratar fratura de fêmur, demonstrou opacidades em vidro fosco, consolidações assimétricas e derrame pleural pequeno à esquerda.

Hemorragia pulmonar e vasculite

Hemorragia pulmonar ou edema pulmonar hemorrágico podem ser consequência de traumatismo, diátese hemorrágica, infecções (aspergilose invasiva, mucormicose, *Pseudomonas*, influenza), fármacos (penicilamina), EP, embolia gordurosa, SARA e doenças autoimunes (Tabela 12.3). Entre as doenças autoimunes associadas à hemorragia pulmonar estão síndrome de Goodpasture, hemorragia pulmonar idiopática, granulomatose com poliangiite, lúpus eritematoso sistêmico, artrite reumatoide e poliarterite nodosa.

Síndrome de Goodpasture. É uma doença autoimune caracterizada por lesão das membranas basais dos alvéolos e dos glomérulos renais, por um anticorpo citotóxico. O anticorpo é dirigido principalmente contra a membrana basal dos glomérulos renais e causa a lesão alveolar por reação cruzada, produzindo lesão renal e hemorragia pulmonar, típicas dessa doença. Homens adultos jovens são os mais afetados e apresentam tosse, hemoptise, dispneia e fadiga. Em geral, as queixas respiratórias ocorrem antes do aparecimento de evidências clínicas de insuficiência renal. As radiografias de tórax mostram opacidades alveolares

TABELA 12.3 Causas de hemorragia pulmonar.

Espontânea	Trombocitopenia Hemofilia Tratamento com anticoagulantes
Pós-traumática	Contusão pulmonar
Doença embólica	Embolia pulmonar Embolia gordurosa

Vasculites	Autoimunes
	  Síndrome de Goodpasture
	  Hemorragia pulmonar idiopática
	Vasculites associadas aos anticorpos
	  anticitoplasma neutrofílico (ANCA)
	  (ver Tabela 12.5)
	Infecciosas
	  Bactérias gram-negativas
	  Influenza
	  Aspergilose
	  Mucormicose

Fármacos	Penicilamina

coalescentes bilaterais, indistinguíveis radiograficamente das que são causadas por edema pulmonar (Figura 12.7). As imagens de TC demonstram opacidades alveolares e o padrão de vidro fosco, mas sem espessamento dos septos interlobulares nos estágios iniciais. Depois de vários dias, as opacidades alveolares desaparecem e são substituídas por opacidades reticulares na mesma distribuição, que são atribuídas à reabsorção dos produtos hemáticos para o interstício pulmonar, resultando na chamada "pavimentação em mosaico" (Figura 12.8). As anormalidades radiográficas regridem por completo dentro de 2 semanas, com exceção dos pacientes com episódios repetidos de hemorragia, nos quais as opacidades reticulares persistem e são atribuídas à fibrose pulmonar. O diagnóstico é estabelecido por testes de imunofluorescência dos tecidos renais ou pulmonares, que mostram uma linha ondulada e lisa de coloração fluorescente ao longo da membrana basal. O prognóstico geral é desfavorável, embora o tratamento com imunossupressores e plasmaférese tenha ampliado a sobrevivência.

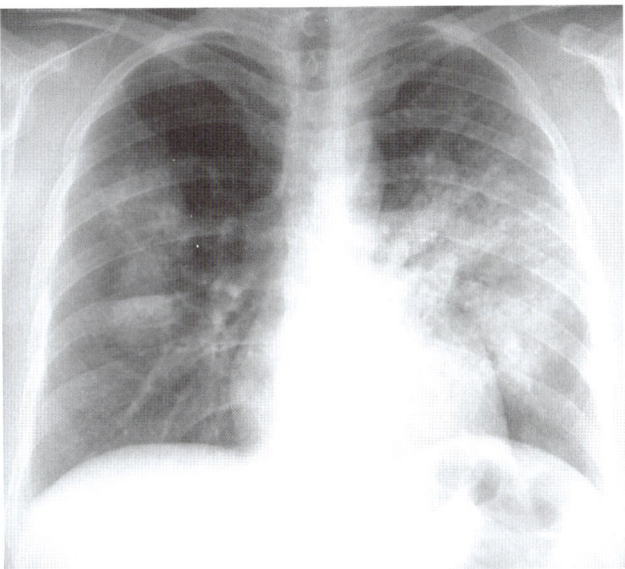

Figura 12.7 A radiografia de tórax posteroanterior (PA) de um paciente com síndrome de Goodpasture demonstrou doença alveolar bilateral assimétrica, que representava áreas com sangue intra-alveolar.

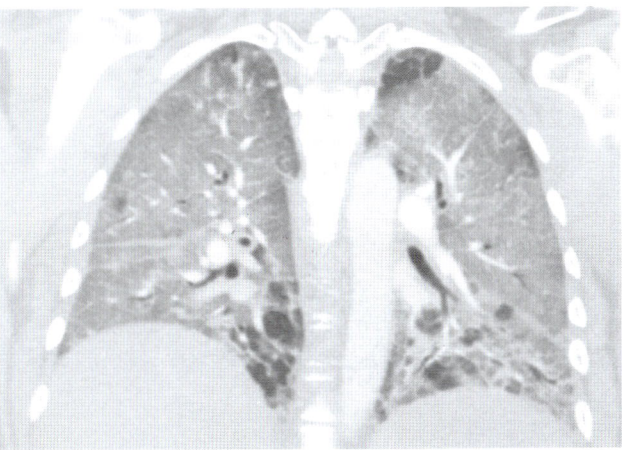

Figura 12.8 **Tomografia computadorizada (TC) de um paciente com hemorragia pulmonar.** A imagem coronal da TC no nível dos pulmões posteriores de um paciente com hemorragia pulmonar demonstrou opacidades bilaterais extensas, com padrão de vidro fosco e espessamento concomitante dos septos interlobulares, formando o padrão de "pavimentação em mosaico" na TC.

Hemorragia pulmonar idiopática. Clínica e radiograficamente, as manifestações pulmonares da hemorragia pulmonar idiopática são indistinguíveis das que se observam na síndrome de Goodpasture. Em contraste com essa síndrome, a hemorragia pulmonar idiopática é mais comum nas crianças e a distribuição entre os sexos é igual. O diagnóstico é confirmado por exclusão, mas é sugerido quando há hemorragia pulmonar e anemia em um paciente com função renal preservada, exame de urina normal e teste negativo para anticorpo dirigido contra membrana basal glomerular.

Outras vasculites. Granulomatose com poliangiite, lúpus eritematoso sistêmico, artrite reumatoide e poliarterite nodosa são doenças autoimunes associadas a uma vasculite sistêmica por imunocomplexos. Nesses casos, a hemorragia pulmonar é secundária à arterite dos pequenos vasos e capilares pulmonares, que acarreta hemorragia espontânea. As manifestações pulmonares dessas doenças estão descritas nas seções subsequentes.

Diferenciação entre hemorragia pulmonar e edema pulmonar ou pneumonia. Pode ser difícil fazer a distinção, especialmente porque algumas causas de edema pulmonar e pneumonia podem ter um componente hemorrágico significativo. O diagnóstico de hemorragia pulmonar deve ser sugerido pela formação rápida de opacidades alveolares associadas a um hematócrito decrescente e hemoptise, apesar de nem todos os pacientes terem hemoptise. Doença renal coexistente, hematúria ou manifestações de uma doença do colágeno ou vasculite sistêmica também podem ser indícios esclarecedores. A diferenciação entre hemorragia pulmonar e pneumonia é facilitada pela inexistência de febre ou escarro purulento em pacientes com capacidade de difusão de monóxido de carbono normal ou elevada. Esse último parâmetro está diretamente relacionado com a quantidade de hemácias intrapulmonares intravasculares e extravasculares disponíveis para troca gasosa e, por essa razão, aumenta quando há hemorragia pulmonar ou edema hemorrágico, mas diminui nos casos de pneumonia. Macrófagos repletos de hemossiderina no escarro, líquido de lavagem broncoalveolar ou espécimes de tecidos também são indícios de hemorragia intrapulmonar crônica ou repetida. Nos casos de hemorragia pulmonar, é comum observar melhora radiográfica rápida das opacidades alveolares, o que pode facilitar o diagnóstico.

Embolia pulmonar

Embolia pulmonar é uma causa frequente de sintomas respiratórios agudos. Embora esteja associada a morbimortalidade significativa, o tratamento anticoagulante pode reduzir consideravelmente a probabilidade de formação de êmbolos recorrentes, que poderiam causar hipertensão pulmonar tromboembólica crônica (HPTC) ou morte. Como a anticoagulação também causa morbidade, especialmente nos pacientes idosos e debilitados, é importante confirmar definitivamente a existência ou não de EP.

O radiologista desempenha um papel fundamental na investigação diagnóstica dos pacientes com suspeita de EP. Nesta seção, revisaremos resumidamente alguns aspectos da avaliação do paciente não relacionados com os exames de imagem e, em seguida, detalharemos as diversas técnicas de exames de imagem disponíveis ao radiologista.

Manifestações clínicas e laboratoriais. A maioria dos pacientes com EP tem vários sintomas inespecíficos, inclusive dispneia (84%), dor torácica pleurítica (74%), ansiedade (59%) e tosse (53%), mas alguns podem ter embolia assintomática. O exame físico pode detectar taquipneia (frequência respiratória maior que 16/minuto), estertores e acentuação do componente pulmonar da segunda bulha cardíaca.

O exame laboratorial principal usado nos casos suspeitos de EP é a dosagem do nível plasmático do D-dímero, um subproduto da decomposição da fibrina e que funciona como um indicador muito sensível da existência de trombose venosa. As dosagens de D-dímero por ensaio de imunoabsorção ligado a enzima têm sensibilidade entre 98 e 100% para trombose venosa profunda (TVP) e, por essa razão, níveis normais praticamente excluem a possibilidade de TVP e EP, especialmente quando a probabilidade clínica de EP é pequena.

Avaliação radiológica. Algumas técnicas de exame de imagem podem ser usadas na investigação dos casos suspeitos de EP. Isso inclui radiografias de tórax, cintilografia pulmonar de ventilação/perfusão (V/Q), angiotomografia computadorizada (angio-TC) e angiografia pulmonar convencional. Entre as técnicas não invasivas para investigar TVP estão ultrassonografia com Doppler das pernas, angiografia venosa por TC dos membros inferiores e angiografia venosa por RM da pelve e membros inferiores. A abordagem relativamente não invasiva além da precisão elevada dessas técnicas no diagnóstico de TVP, e a familiaridade crescente com sua execução e interpretação por radiologistas têm levado à aplicação generalizada desses métodos na investigação dos casos suspeitos de EP. O American College of Radiology (ACR) elaborou diretrizes para a utilização apropriada dos exames de imagem na investigação dos pacientes com quadro suspeito de EP.

Radiografia de tórax é o primeiro exame realizado em todos os pacientes suspeitos de EP e, em todos os contextos clínicos, seu índice de adequabilidade com base nas diretrizes do ACR é 9. Embora a maioria dos pacientes com EP tenha anormalidades radiográficas, uma porcentagem significativa apresenta radiografias normais. As anormalidades radiográficas evidenciadas estão referidas ao coração, artérias pulmonares, parênquima, pleura e diafragma.

Aumento da área cardíaca ou, mais especificamente, das câmaras cardíacas direitas é uma anormalidade encontrada raramente, mesmo nos casos de EP extensa ou volumosa, com *cor pulmonale* secundário. Dilatação das artérias pulmonares centrais, em consequência de HAP, também pode ocorrer, mas na maioria dos casos é uma sequela tardia da doença tromboembólica crônica. Nos pacientes com EP sem infarto, as anormalidades mais comuns são opacidades alveolares periféricas e atelectasia linear. Oligoemia periférica localizada, com ou sem distensão dos vasos proximais (sinal de Westermark), é extremamente rara. As opacidades alveolares representam áreas localizadas de hemorragia pulmonar originadas do fluxo colateral venoso broncopulmonar dirigido à região obstruída e desenvolvem-se nos casos de embolia periférica, mas não nas embolias centrais. A redução do volume dos lobos inferiores, resultante de atelectasias adesivas causadas pela lesão isquêmica dos pneumócitos tipo 2 e pela deficiência de surfactante secundária, pode causar elevação do diafragma e formação de atelectasias lineares.

Menos de 10% de todas as embolias pulmonares causam infartos pulmonares. Na maioria dos casos, a circulação colateral arterial brônquica e venosa pulmonar retrógrada evita esse infarto. Em geral, não é possível diferenciar embolias pulmonares com e sem infarto com base nas radiografias, mas isso tem pouca importância, considerando que o tratamento é o mesmo. Os infartos pulmonares por embolia são mais frequentes nos pacientes com insuficiência cardíaca associada, porque têm pouco fluxo arterial brônquico colateral para a área isquêmica. Nos casos de EP com infarto pulmonar, as anormalidades cardíacas, arteriais pulmonares e vasculares periféricas são indistinguíveis das que ocorrem na embolia sem infarto.

Entre os aspectos radiográficos sugestivos de infarto pulmonar estão derrames pleurais e formação de uma opacidade cuneiforme, com base voltada para a pleura (corcova de Hampton). Geralmente, essa opacidade está localizada no seio costofrênico posterior ou lateral, tem formato cuneiforme, é homogênea e não forma broncogramas aéreos. O ápice mal demarcado da "cunha" aponta para a artéria nutrícia obstruída, enquanto a base fica voltada para a superfície pleural (Figura 12.9). Em muitos casos, essa opacidade fica obscurecida pelas áreas circundantes de hemorragia nas fases iniciais depois de um infarto, mas se torna mais evidente à medida que as áreas periféricas de hemorragia regridem. A diferenciação entre EP com e sem infarto geralmente é estabelecida quando ocorrem alterações nas opacidades radiográficas ao longo do tempo. Nos casos de embolia sem infarto, elas regridem por completo dentro de 7 a 10 dias, enquanto nos infartos evoluem ao longo de semanas ou meses e geralmente deixam cicatrizes lineares residuais no parênquima e/ou espessamento pleural localizado.

Nenhuma das anormalidades radiográficas descritas até aqui, sejam isoladas ou combinadas, ajuda a estabelecer o diagnóstico definitivo de EP. Por outro lado, radiografias absolutamente normais podem ser obtidas de até 40% dos pacientes com embolia. A utilidade principal das radiografias de tórax na investigação de EP é detectar condições patológicas clinicamente semelhantes, inclusive pneumonia ou pneumotórax, assim como facilitar a interpretação da cintilografia pulmonar de ventilação/perfusão (V/Q).

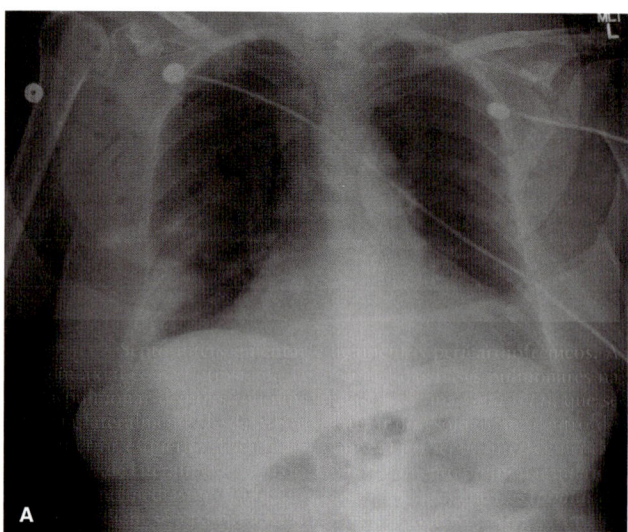
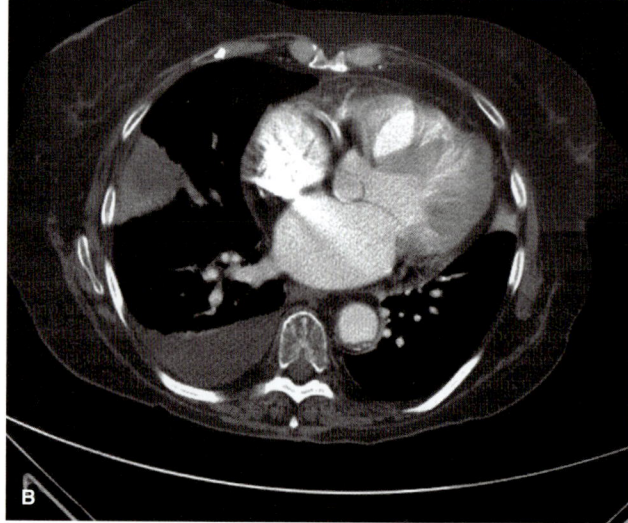

Figura 12.9 **Infarto pulmonar secundário à embolia pulmonar aguda. A.** A radiografia de tórax anteroposterior (AP) demonstrou uma área cuneiforme de consolidação na periferia do pulmão direito. **B.** A imagem axial de tomografia computadorizada (TC) mostrou a consolidação cuneiforme com base voltada para a pleura e hipoatenuação central compatível com necrose em estágio inicial.

Cintilografia pulmonar de ventilação/perfusão (V/Q).

A administração intravenosa de macroagregados de albumina marcados radioativamente com tecnécio (Tc-99m) é usada há muitos anos para avaliar a circulação pulmonar. A sensibilidade dessa técnica possibilita excluir EP com segurança, quando um exame adequado de cintilografia de perfusão for normal. O acréscimo da cintilografia de ventilação aumenta a especificidade de um exame de perfusão anormal e, quando possível, sempre deve ser realizada simultaneamente.

Contudo, a cintilografia V/Q não é mais realizada comumente na investigação dos pacientes com quadro suspeito de EP por várias razões, incluindo as chances pequenas de obter um exame normal ou de alta probabilidade – um resultado no qual os médicos podem confiar seguramente para orientar as decisões terapêuticas; variabilidade significativa entre os examinadores na interpretação da cintilografia V/Q; e precisão alta da angiotomografia computadorizada (angio-TC) no diagnóstico de embolia pulmonar. O escore de adequação da cintilografia V/Q conferido pelo ACR é 7 para pacientes com probabilidade pré-teste alta, mas apenas 2 quando a probabilidade pré-teste é baixa ou o resultado da dosagem de D-dímero é negativo. Como a dose de radiação aplicada às mamas é menor com a cintilografia V/Q que com a angio-TC, hoje em dia a American Thoracic Society/Society for Thoracic Radiology Task Force recomenda cintilografia como primeiro exame de imagem para gestantes com radiografias de tórax normais. A mesma consideração seria aplicável aos indivíduos jovens com probabilidade pré-teste alta, radiografia de tórax normal e nenhuma história de doença pulmonar crônica (escore ACR = 7). Cintilografia V/Q também é uma opção para os pacientes com risco grave de reação adversa ao contraste.

Angiotomografia computadorizada do pulmão.

Hoje em dia, angiotomografia computadorizada das artérias pulmonares (angio-TCAP) usando *scanners* de TCMD é o exame recomendado para diagnosticar EP (índice de ACR de 9 nos pacientes com probabilidade pré-teste alta; 5 nos pacientes com probabilidade pré-teste baixa; e 7 nas gestantes). Além de ser altamente sensível para detectar êmbolos pulmonares, um exame negativo tem valor preditivo negativo alto para eventos tromboembólicos pulmonares recentes.

A obtenção de cortes contíguos ou sobrejacentes de 1 a 2 mm de todo o tórax durante a injeção de 80 a 120 mℓ de contraste não iônico (300 a 350 mg de iodo/mℓ) por um cateter IV, de calibre 18 ou maior a uma taxa de 5 mℓ/segundo, permite opacificação densa rotineira das artérias subsegmentares de segunda e terceira ordens. Alguns estudos demonstraram que a obtenção de imagens durante a fase expiratória da respiração reduz o número de exames inadequados, embora torne mais difícil avaliar o parênquima pulmonar. As imagens de angio-TCAP devem ser interpretadas em estações de trabalho em modo estático ou cinemático para permitir a revisão eficiente e a interpretação precisa do amplo volume de dados produzidos pelos *scanners* de TCMD com 64 a 256 canais.

Êmbolos agudos são detectados como falhas de enchimento intraluminais (Figura 12.10) ou vasos não opacificados, com enchimento convexo na direção do lúmen proximal. Entre as anormalidades secundárias que podem ser demonstradas à TC estão oligoemia periférica (sinal de Westermark), consolidação cuneiforme com base voltada para a pleura (indicativa de hemorragia ou infarto), atelectasias lineares e derrame pleural. Em casos raros, é possível detectar trombos com coeficiente de atenuação alto nas artérias pulmonares dos pacientes com EP examinados por TC sem contraste. Êmbolos crônicos devem ser considerados quando a falha de enchimento estiver aderida à parede vascular, em vez de posicionada no centro do lúmen, ou quando houver formação de membrana (Figura 12.11). Dificuldades diagnósticas encontradas comumente na avaliação de EP com base na angio-TCAP são artefatos de movimento, artefato linear formado por contraste denso ou cateteres, artefato

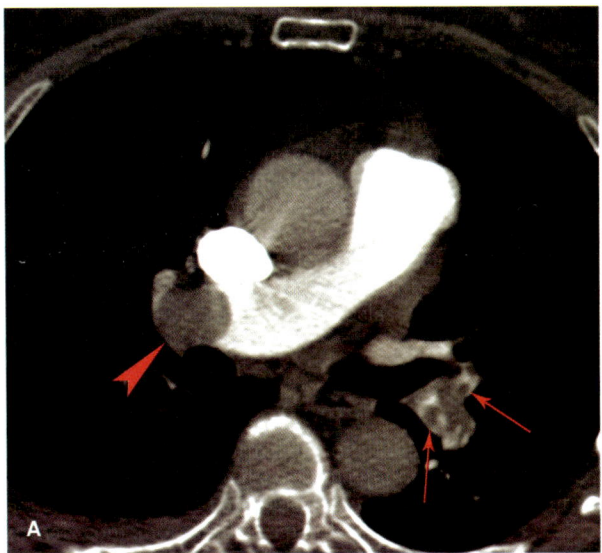
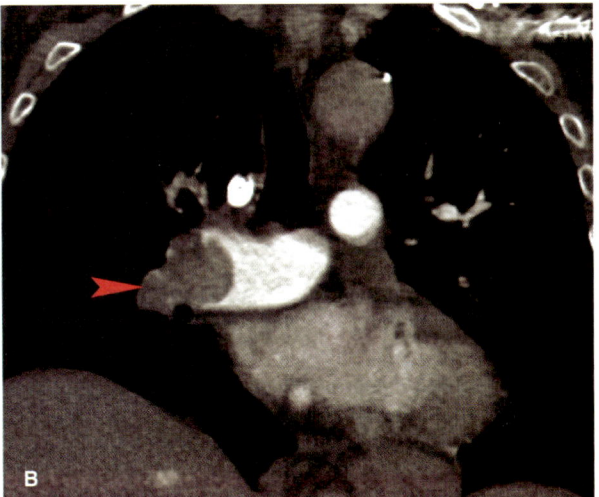
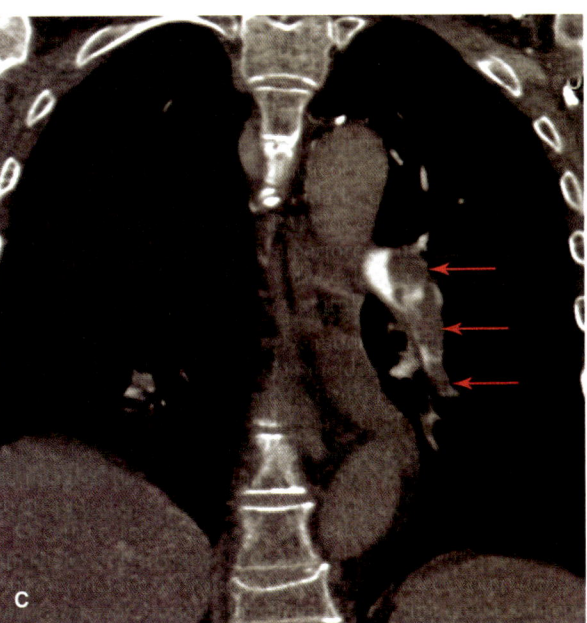

Figura 12.10 Embolia pulmonar na angiotomografia computadorizada (**angio-TC**). Imagens axiais (**A** e **B**) e em reconstrução coronal (**C**) de uma angio-TC de artérias pulmonares mostram trombo quase oclusivo no tronco da artéria pulmonar direita (*pontas de seta*) e na artéria pulmonar do lobo inferior esquerdo e seus ramos (*setas*).

de volume parcial dos vasos orientados obliquamente, tecidos linfoides hilares proeminentes, veias pulmonares pouco opacificadas, brônquios repletos de muco e áreas localizadas de resistência arterial pulmonar aumentada em consequência de consolidação ou atelectasia – todas essas condições podem causar aspectos semelhantes às falhas de enchimento arterial intraluminal.

Hoje em dia, a TCMD é amplamente reconhecida como a primeira modalidade diagnóstica na investigação dos casos suspeitos de EP, porque demonstra claramente uma falha de enchimento intraluminal bem demarcada – uma característica altamente específica de EP. Por outro lado, vários estudos demonstraram que o valor preditivo negativo de uma angio-TCAP de boa qualidade para detectar EP fica acima de 95%.

Embora nossa capacidade de detectar êmbolos pequenos (subsegmentares) tenha melhorado significativamente com o uso da TCMD, a limitação principal da angio-TCAP ainda é sua confiabilidade baixa em detectá-los, ainda que exista muita controvérsia quanto à frequência e ao significado clínico deles. Além de detectar êmbolos, até dois terços dos pacientes com sintomas respiratórios agudos examinados por angio-TCAP para excluir EP têm outros diagnósticos sugeridos pelas alterações demonstradas ao exame, algo que não seria possível com outras técnicas, como cintilografia de perfusão, angiorressonância magnética (angio-RM) e angiografia convencional, que avaliam apenas os vasos sanguíneos pulmonares.

No passado, a *angiografia pulmonar* era considerada o padrão de referência no diagnóstico de EP, mas foi praticamente substituída pela angio-TC. Angiografia de subtração digital é uma técnica usada seletivamente quando não for possível estabelecer o diagnóstico definitivo de EP ou TVP, com base em técnicas menos invasivas. Esse exame requer cateterização da artéria pulmonar e coração direito com injeção seletiva de contraste não iônico e, na maioria dos pacientes, pode ser realizada com segurança. A acurácia da arteriografia pulmonar no diagnóstico de EP é alta. Com base no acompanhamento clínico dos pacientes com exames negativos, a sensibilidade da angiografia pulmonar varia de 98 a 99%, embora a precisão diagnóstica para EP subsegmentar fique em torno de 66%, como também ocorre com a angio-TCAP.

O diagnóstico de EP é confirmado por angiografia pulmonar quando mostra uma falha de enchimento intraluminal ou a extremidade final de um trombo obstrutivo delineado pelo contraste. Sinais secundários – inclusive fase arterial prolongada, redução da perfusão periférica e atraso da fase venosa – são inespecíficos e não são usados para diagnosticar EP. Quando as imagens mostram um trombo inequívoco, o exame é interrompido. A única exceção seria um paciente considerado candidato à trombectomia cirúrgica ou ao tratamento trombolítico, no qual é necessário determinar a lateralidade, localização e extensão do trombo.

Exames não invasivos para diagnosticar TVP. O uso de técnicas não invasivas para diagnosticar TVP é um componente importante da investigação de doença tromboembólica pulmonar (ver Capítulo 34), porque 90% das embolias pulmonares originam-se dos membros inferiores e porque o tratamento da TVP proximal (*i. e.*, acima do joelho) é o mesmo recomendado para EP confirmada. O diagnóstico confiável de TVP proximal pode determinar a conclusão da investigação diagnóstica de doença tromboembólica.

Quando é realizada por profissionais habilitados, a US com manobra de compressão tem sensibilidade entre 90 e 95% e especificidade de 95 a 98% no diagnóstico de TVP aguda, em comparação com flebografia contrastada.

A angio-TC venosa, realizada depois da injeção do meio de contraste administrado para a angio-TCAP, é usada para possibilitar a detecção de TVP localizada na pelve e na coxa. Estudos preliminares demonstraram que o exame axial ou helicoidal realizado desde a fossa poplítea até o diafragma, com

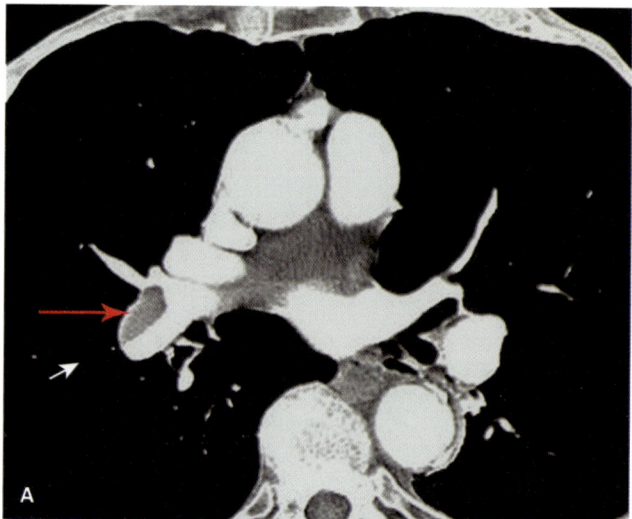

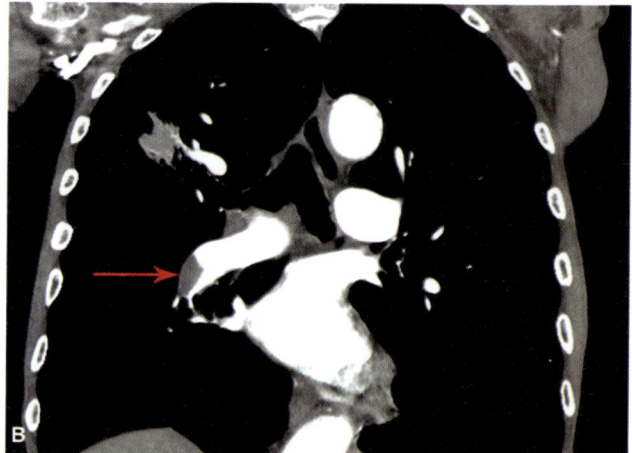

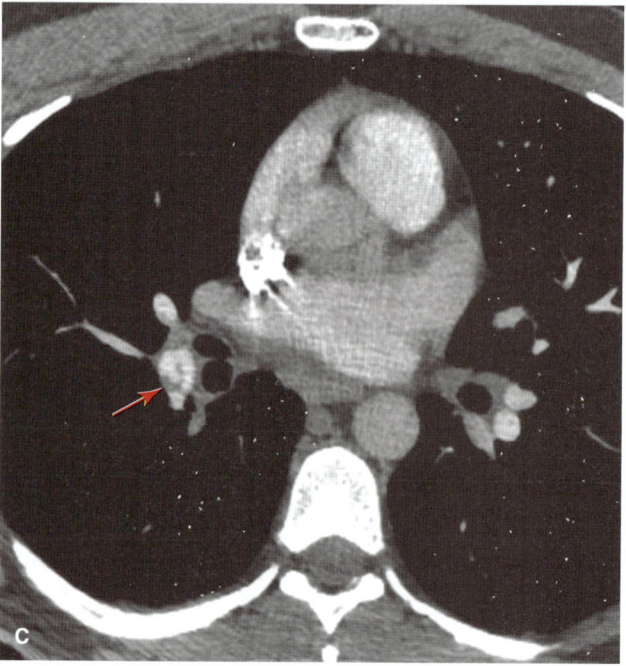

Figura 12.11 Embolia pulmonar crônica. As imagens de angiotomografia computadorizada (angio-TC) nos planos axial (**A**) e coronal (**B**) demonstraram uma falha de enchimento volumosa (*setas*) aderida à parede anterolateral da artéria pulmonar do lobo inferior direito. A imagem axial de outro paciente mostrou uma falha linear na artéria interlobar direita (*seta*).

imagens obtidas cerca de 3 minutos depois de iniciar a injeção do contraste para a angio-TCAP, tem precisão alta no diagnóstico de TVP pélvica e do membro inferior proximal. O acréscimo da angio-TC venosa à angio-TCAP pode fornecer informações adicionais para o diagnóstico de doença tromboembólica venosa, principalmente quando se demonstra TVP em um paciente com resultados negativos na angio-TCAP, duvidosos ou de má qualidade. A angio-RM venosa e a cintilografia podem ser usadas para detectar TVP, mas não são realizadas rotineiramente na prática clínica com essa finalidade.

Embolia pulmonar não trombótica. É uma condição rara associada mais comumente às seguintes condições: (1) embolia gasosa, geralmente secundária ao ar presente dentro de um cateter venoso ou injetado durante uma TC com contraste; (2) embolia gordurosa, depois de fraturas de ossos longos, seguida de embolização pulmonar dos tecidos de medula gordurosa; (3) embolização de metilmetacrilato, como complicação de vertebroplastia (Figura 12.12); e (4) embolização de microesferas de implantes radioativos usados em braquiterapia para câncer de próstata.

Êmbolos pulmonares tumorais. Podem formar-se em uma porcentagem pequena dos pacientes com câncer, inclusive carcinoma de células renais, câncer de mama, carcinoma hepatocelular e neoplasias malignas do trato gastrintestinal. Os êmbolos tumorais podem causar sintomas respiratórios significativos, devido à obstrução dos vasos de pequeno calibre. Em geral, não há anormalidades nos exames de imagem, mas podem incluir dilatação das artérias pulmonares centrais e de seus ramos periféricos (nodular) nas imagens de TC com cortes finos (Figura 12.13).

Hipertensão arterial pulmonar

HAP é definida por pressão sistólica na artéria pulmonar acima de 30 mmHg, seja aferida diretamente por cateterização do coração direito, seja estimada com base no exame de ecocardiografia. Em geral, o diagnóstico de HAP é evidente com base na história clínica, nas alterações do exame físico e no aspecto das radiografias de tórax. As anormalidades radiográficas típicas de HAP são dilatação do tronco da artéria pulmonar e dos seus ramos direito e esquerdo nos hilos pulmonares, que afilam rapidamente à medida que se avança na direção da periferia do pulmão (Figura 12.14), além de dilatação coexistente do ventrículo direito, evidenciada nas radiografias em perfil por proeminência da borda cardíaca anterossuperior e por desaparecimento do espaço de ar retroesternal. Em alguns casos, lesões ateroscleróticas induzidas por hipertensão das artérias pulmonares elásticas calibrosas podem formar calcificações murais detectáveis nas radiografias ou TC – um sinal raro e relativamente específico de HAP. Um indicador útil de dilatação das artérias pulmonares centrais, que geralmente indica HAP quando não há um *shunt* cardíaco esquerda-direita, é diâmetro transversal da artéria pulmonar interlobar proximal acima de 16 mm nas radiografias de tórax PA. A medição do diâmetro do tronco da artéria pulmonar nas imagens de TC é ainda mais útil: nos pacientes com menos de 50 anos, uma razão maior que 1 entre o diâmetro do tronco da artéria pulmonar (medido no nível da artéria pulmonar direita principal) e o diâmetro transversal do segmento ascendente da aorta torácica, no mesmo nível, está diretamente relacionado com pressão arterial pulmonar média acima de 20 mmHg. Como a aorta normalmente dilata com o envelhecimento, um diâmetro transversal máximo do tronco da artéria pulmonar maior que 29 mm é um indicativo mais preciso desse diagnóstico (Figura 12.15). Todas essas medidas pressupõem que o paciente não tenha sobrecarga circulatória pulmonar, porque, nesses casos, os vasos periféricos também estão dilatados. Achatamento ou abaulamento do septo

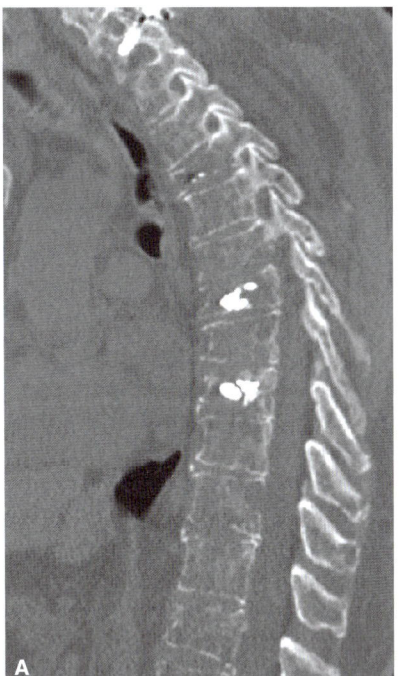

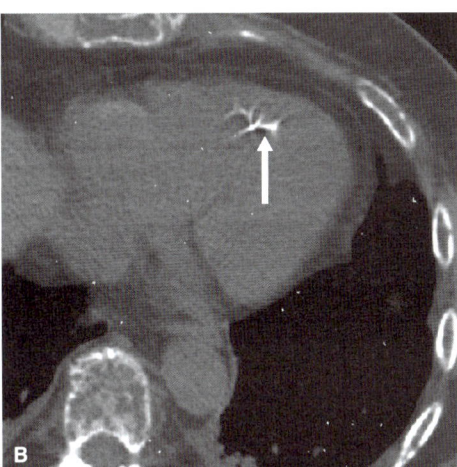

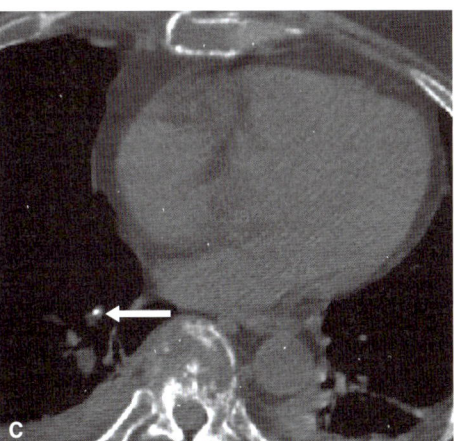

Figura 12.12 Metilmetacrilato embolizado depois de uma vertebroplastia. **A.** A reconstrução sagital da tomografia computadorizada (TC), no nível da coluna torácica, demonstrou osteoporose grave, redução da altura de várias vértebras e cimento ósseo em três corpos vertebrais. **B.** A imagem não contrastada no nível dos ventrículos mostrou cimento ósseo no ápice do ventrículo direito (*seta*). **C.** Outra imagem em nível ligeiramente mais baixo evidenciou cimento ósseo dentro de um ramo da artéria segmentar basal posterior (*seta*).

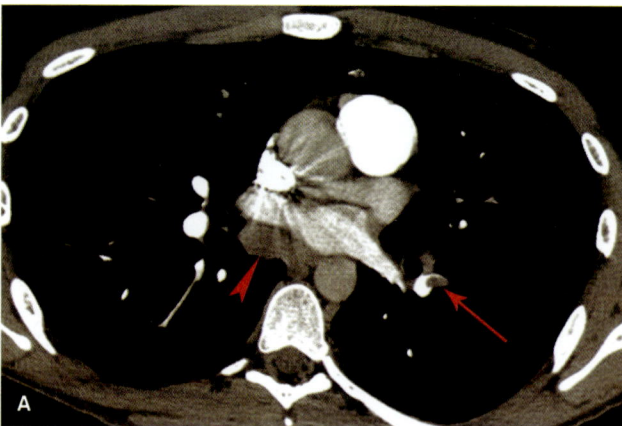

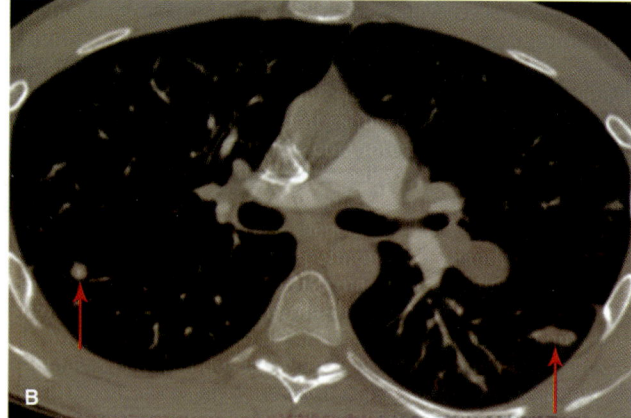

Figura 12.13 Êmbolos pulmonares originados de metástases de carcinoma de células renais. A. A imagem axial da tomografia computadorizada (TC) demonstrou uma falha de enchimento causada por um êmbolo tumoral alojado na artéria do segmento basal anteromedial do lobo inferior esquerdo. Também havia um linfonodo subcarinal aumentado (*ponta de seta*). **B.** Nos segmentos superiores dos lobos inferiores, havia metástases ovais e arredondadas (*setas*).

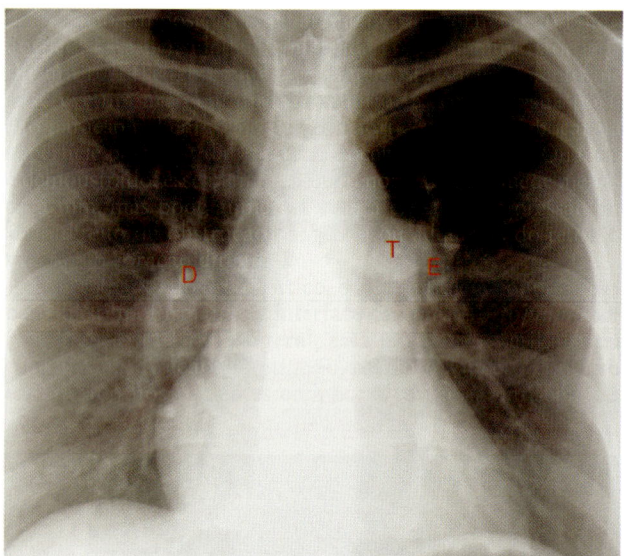

Figura 12.14 Hipertensão arterial pulmonar. A radiografia de tórax posteroanterior (PA) de mulher de 29 anos com hipertensão pulmonar idiopática demonstrou dilatação do tronco da artéria pulmonar (*T*) e das artérias pulmonares direita (*D*) e esquerda (*E*) com vasos periféricos de calibre reduzido.

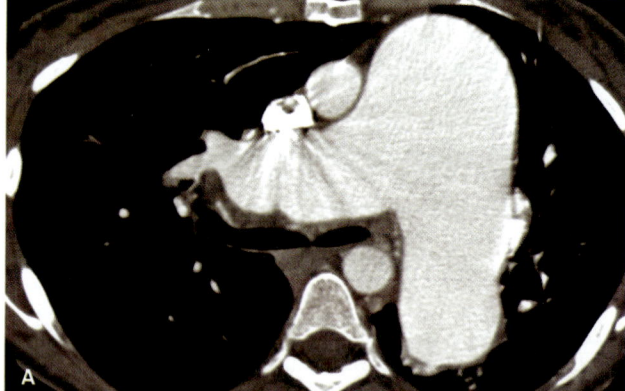

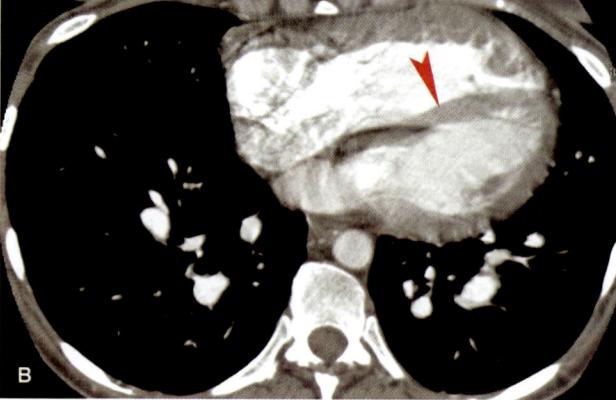

Figura 12.15 Hipertensão arterial pulmonar. As imagens axiais de TC, no nível das artérias pulmonares principais (**A**) e dos ventrículos (**B**), demonstraram dilatação acentuada do tronco da artéria pulmonar e das duas artérias pulmonares principais. Achatamento do septo interventricular (*ponta de seta*) sugere pressão ventricular direita alta.

interventricular na direção do VE indica hipertensão ventricular direita. A medida normal do tronco da artéria pulmonar ou da artéria pulmonar interlobar direita não exclui HAP, porque pacientes com elevação branda ou mesmo moderada da pressão arterial pulmonar podem ter artérias com diâmetro normal. Pacientes com HAP de longa duração desenvolvem hipertrofia do VD e, por fim, dilatação e insuficiência ventricular direita (*cor pulmonale*). O exame de RM também pode mostrar sinais intraluminais durante a fase diastólica inicial do ciclo cardíaco – um indício sugestivo de fluxo turbulento, causado pela elevação da resistência vascular detectada em alguns casos, quando há elevação da pressão arterial pulmonar.

Além dos casos de HAP, dilatação das artérias pulmonares centrais pode ocorrer em condições patológicas associadas à ampliação do fluxo sanguíneo na circulação pulmonar, afetando pacientes com débito cardíaco alto (p. ex., anemia), tireotoxicose ou *shunts* esquerda-direita, que inclui anomalias dos septos atrial e ventricular, persistência do canal arterial e retorno

venoso pulmonar anômalo parcial. Nos estágios iniciais da evolução clínica dos pacientes com *shunts* esquerda-direita, a pressão arterial pulmonar é normal ou ligeiramente aumentada, porque a resistência vascular pulmonar diminui para compensar a ampliação do fluxo. Nesses casos, observa-se dilatação das artérias pulmonares centrais e periféricas, que formam o padrão de "vascularização de *shunt*" nas radiografias de tórax.

Quando a anomalia não é corrigida, alguns desses pacientes desenvolvem hipertrofia muscular das arteríolas pulmonares com hiperplasia da média e fibrose da íntima, que elevam a resistência vascular pulmonar (síndrome de Eisenmenger). Geralmente, esses pacientes têm o coração muito grande, em razão da sobrecarga circulatória crônica, com hipertensão pulmonar sobreposta (Figura 12.16). Alguns pacientes com síndrome de Eisenmenger têm resistência pulmonar alta e cianose desde os primeiros anos da infância. Esses pacientes podem apresentar radiografias de tórax relativamente inespecíficas, com dimensões cardíacas normais e tronco pulmonar ligeiramente dilatado (Figura 12.17).

O aumento da resistência ao fluxo sanguíneo pulmonar é a causa mais frequente de HAP (Tabela 12.4). As causas mais

comuns são doenças do parênquima pulmonar e síndrome de hipoventilação associada à obesidade, além de deformidade grave da parede torácica, fibrose pleural difusa, EP recidivante, vasculites pulmonares (p. ex., lúpus eritematoso e esclerodermia) e hipertensão pulmonar idiopática (primária). Elevações crônicas da pressão venosa pulmonar também podem causar HAP, sendo, na maioria dos casos, uma complicação da estenose mitral, embora qualquer obstáculo ao retorno do sangue venoso pulmonar ao coração esquerdo possa causar hipertensão venosa. Causas menos comuns nesse grupo são tumor atrial esquerdo, *cor triatriatum*, estenose ou obstrução das veias pulmonares e doença veno-oclusiva pulmonar (DVOP). Em casos muito raros, insuficiência ventricular esquerda crônica pode causar HAP depois de um período relativamente curto. Um indício importante de estenose mitral é dilatação do átrio esquerdo e apêndice atrial. Infelizmente, o tronco da artéria pulmonar pode estar dilatado nos pacientes com insuficiência do ventrículo esquerdo associada à cardiopatia isquêmica, com enfisema coexistente.

Doença pulmonar parenquimatosa, especialmente enfisema e fibrose intersticial difusa, são causas frequentes de HAP. Os mecanismos por meio dos quais essas doenças aumentam a resistência vascular pulmonar incluem hipoxemia crônica, vasoconstrição reflexa e alterações irreversíveis do calibre das arteríolas pulmonares com obstrução generalizada da circulação vascular pulmonar. Em geral, as anormalidades radiográficas associadas ao enfisema e à fibrose intersticial são evidentes nas radiografias de tórax quando o paciente já tem HAP (Figura 12.18).

Hipoxemia crônica secundária à hipoventilação alveolar é o mecanismo provável da HAP, que complica fibrose pleural, cifoescoliose e síndrome de hipoventilação associada à obesidade. Espessamento pleural e cifoescoliose são detectadas facilmente nas radiografias de tórax, enquanto a hipoventilação associada à obesidade (apneia obstrutiva do sono) em geral está relacionada com obesidade acentuada no tronco e pulmões volumetricamente reduzidos (em grande parte devido à elevação do diafragma), mas as radiografias têm aspecto normal.

Entre as doenças das artérias pulmonares que causam HAP estão EP crônica, vasculites e arteriopatia pulmonar resultante da ampliação persistente do fluxo sanguíneo pulmonar como

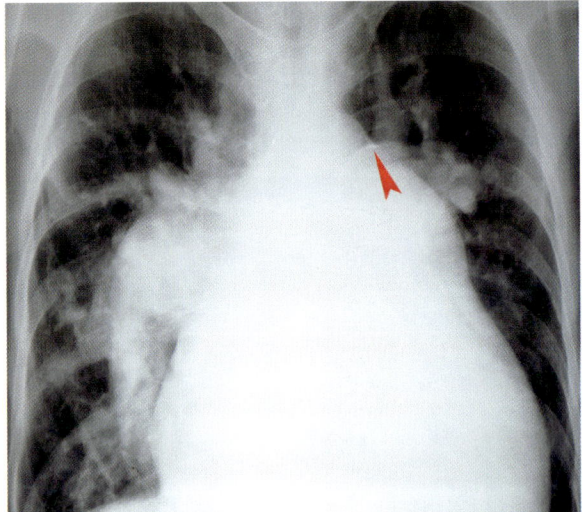

Figura 12.16 Síndrome de Eisenmenger adquirida. A radiografia posteroanterior (PA) de um homem de 56 anos, com anomalia do septo atrial, demonstrou dilatação extrema das artérias pulmonares centrais, coração com "amputação" dos vasos periféricos e deposição de cálcio na artéria pulmonar esquerda (*ponta de seta*), compatíveis com resistência arterial pulmonar elevada.

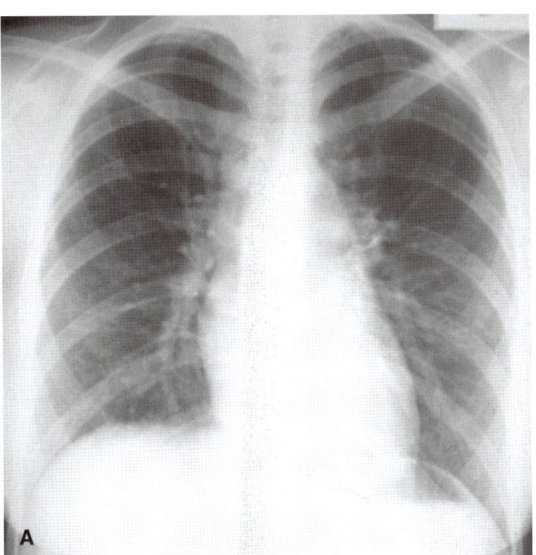
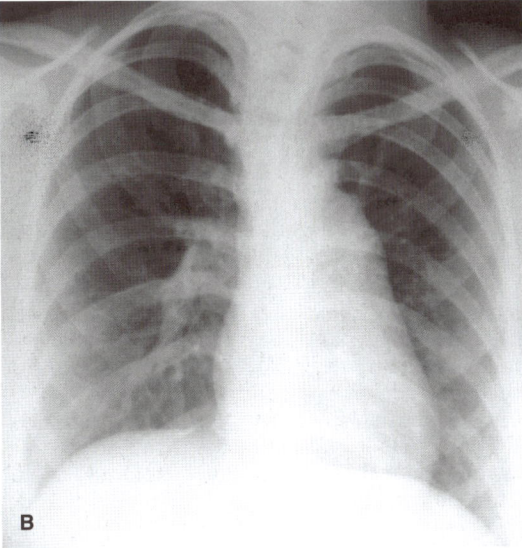

Figura 12.17 Síndrome de Eisenmenger congênita. A. Radiografia de tórax posteroanterior (PA) de uma jovem de 19 anos com canal atrioventricular completo. Essa radiografia estava normal, com exceção de uma proeminência discreta do tronco da artéria pulmonar, que poderia ser normal em pacientes dessa idade. A história de cianose desde os primeiros anos da infância sugeria claramente elevação congênita da resistência arterial pulmonar. A pressão arterial pulmonar era maior que a pressão sistêmica. **B.** A radiografia PA de uma jovem de 16 anos com anomalia do septo ventricular demonstrou dilatação do tronco da artéria pulmonar e artéria pulmonar direita ligeiramente proeminente.

TABELA 12.4 Causas de hipertensão arterial pulmonar.

Hipertensão venosa pulmonar crônica

Doença pulmonar/hipoxemia crônica
  Enfisema/bronquite crônica
  Doença pulmonar cística
    Histiocitose de células de Langerhans
    Linfangioleiomiomatose
  Fibrose cística
  Fibrose intersticial
    Pneumonite intersticial usual
    Sarcoidose
    Fibrose pós-radiação (rara)
  Doença das vias respiratórias de pequeno calibre

Bronquiolite constritiva

Hipoventilação crônica
  Obesidade com apneia obstrutiva do sono
  Deformidade da parede torácica (cifoescoliose)

Hipertensão pulmonar idiopática (primária)

Síndrome de Eisenmenger

Vasculites pulmonares (arteriopatia pulmonar plexogênica)
  Doenças do tecido conjuntivo (esclerodermia, lúpus,
    doença mista do tecido conjuntivo)
  Vasculites com ANCA positivo (ver Tabela 12.5)
  Infecção pelo HIV

Fármacos (fenfluramina, dexfenfluramina)

Doença tromboembólica pulmonar crônica

Vasculites com ANCA positivo
  Granulomatose com poliangiite
  Granulomatose eosinofílica com poliangiite (síndrome de
    Churg-Strauss)
  Poliangiite microscópica
  Vasculites induzidas por fármacos

ANCA, anticorpo anticitoplasma neutrofílico.

TABELA 12.5 Vasculites com anticorpo anticitoplasma neutrofílico (ANCA) positivo.

Vasculite com ANCA positivo
Granulomatose com poliangiite
Granulomatose eosinofílica com poliangiite (síndrome de
  Churg-Strauss)
Poliangiite microscópica
Vasculites induzidas por fármacos

consequência de um *shunt* esquerda-direita. A obstrução das artérias lobares e segmentares com HAP secundária pode ser atribuída à impossibilidade de dissolver ou recanalizar completamente trombos/êmbolos pulmonares (Figura 12.19). Em casos raros, vasculites pulmonares associadas às doenças como pneumonite reumatoide ou arterite de Takayasu causam obstrução dos vasos sanguíneos pulmonares, que leva à HAP.

As anormalidades detectadas à angio-TC dos pacientes com HPTEC correspondem às alterações demonstradas na angiografia convencional e incluem estenoses focais, falhas de enchimento em forma de faixa ou membrana e falhas de enchimento/espessamento excêntrico da parede vascular (ver Figuras 12.11 e 12.19). Geralmente, as janelas pulmonares mostram um padrão de atenuação em mosaico, com áreas de hipertransparência demonstrando tramas vasculares atenuadas (oligoemia em mosaico), em comparação com as áreas de atenuação aumentada, em consequência da hiperemia originada dos ramos preservados da artéria pulmonar.

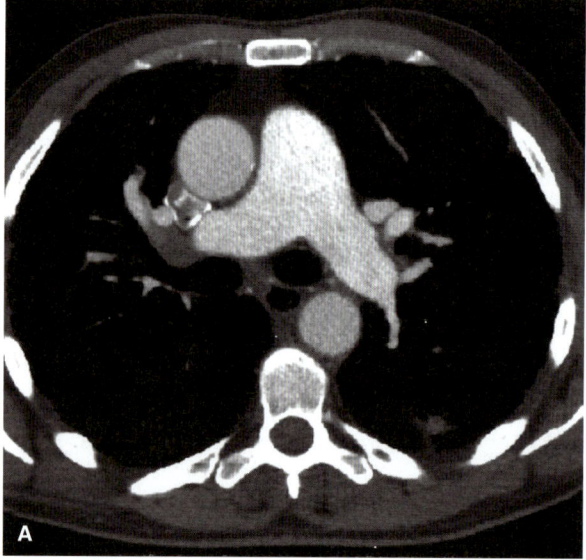

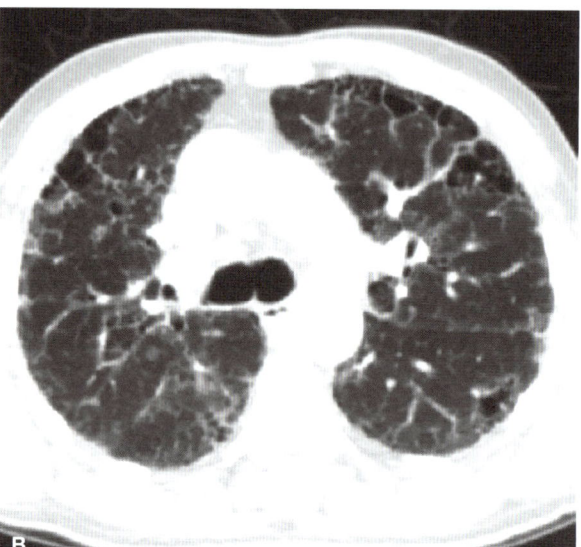

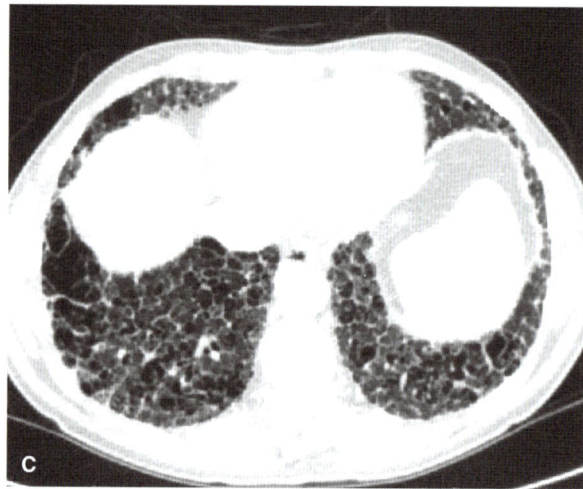

Figura 12.18 Hipertensão arterial pulmonar em um paciente com pneumonia intersticial usual. **A.** A imagem de tomografia computadorizada (TC) com contraste, no nível do tronco da artéria pulmonar, demonstrou dilatação do tronco da artéria pulmonar e das artérias pulmonares direita e esquerda. As imagens obtidas no nível da carina (**B**) e nas bases dos pulmões (**C**) mostraram espessamento intersticial difuso, opacidades em vidro fosco e faveolamento em estágio inicial, com predomínio basilar.

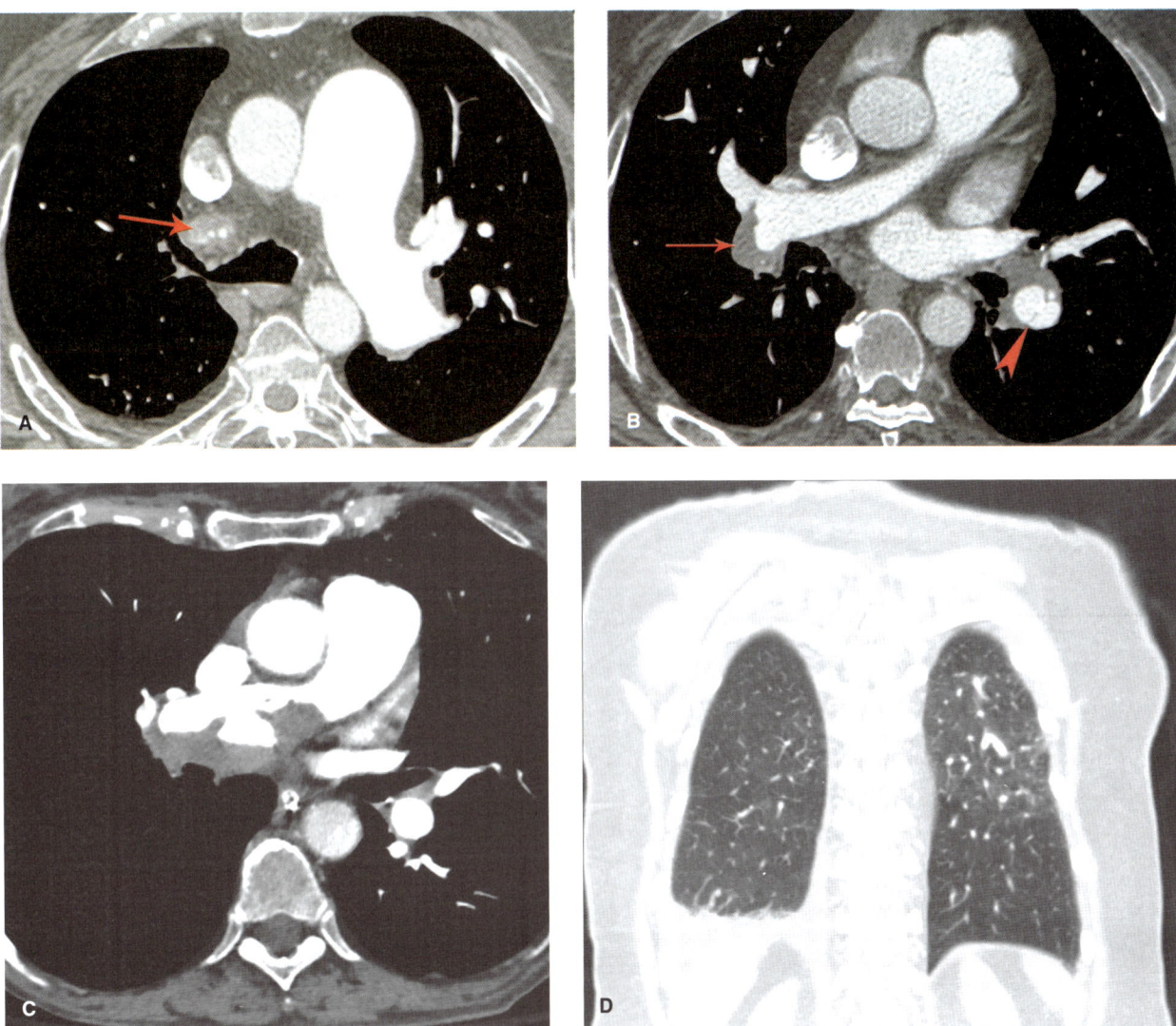

Figura 12.19 Hipertensão pulmonar tromboembólica crônica (HPTEC). A. A imagem de tomografia computadorizada (TC) com contraste, no nível do tronco da artéria pulmonar, demonstrou dilatação do tronco pulmonar e da artéria pulmonar esquerda, com trombose do ramo anterior da artéria pulmonar direita (*seta*). **B.** No nível dos hilos, havia uma falha de enchimento excêntrica (*seta*) na artéria interlobar direita e uma falha de enchimento membranácea (*ponta de seta*), contendo calcificação, na artéria interlobar esquerda. Essas anormalidades são típicas de êmbolos não dissolvidos crônicos. **C.** Outro paciente com HPTEC. A imagem axial no nível das artérias pulmonares centrais mostrou trombose crônica extensa da artéria pulmonar direita e dilatação do tronco pulmonar. **D.** A reconstrução coronal no nível dos pulmões de outro paciente evidenciou uma área ampla com perfusão reduzida na parte inferior e congestão dos vasos da parte superior do pulmão.

Hipertensão pulmonar idiopática ou primária. Esse termo engloba doenças das arteríolas e vênulas pulmonares, que não possam ser atribuídas a outras causas e que tenham alterações histopatológicas típicas. *Arteriopatia pulmonar plexogênica*, *EP microscópica recorrente* e *DVOP* são as três doenças incluídas nesse grupo. Arteriopatia pulmonar plexogênica é uma doença que acomete mulheres jovens, nas quais as artérias musculares são obstruídas por hipertrofia da túnica média e fibrose da íntima. Canais vasculares dilatados dentro das áreas periféricas nutridas pelo vaso obstruído formam lesões plexogênicas, detectadas nas biopsias de quase todos os pacientes com essa doença. Dispneia progressiva e fadiga são as queixas típicas dos pacientes com sinais ao exame físico de HAP e *cor pulmonale*. Nos pacientes com arteriopatia pulmonar plexogênica, a cintilografia de perfusão geralmente mostra perfusão normal ou pequenas falhas de perfusão periféricas e não segmentares, que permitem diferenciá-la da doença tromboembólica dos grandes vasos. A doença microembólica é clínica e radiograficamente indistinguível da arteriopatia plexogênica. Na primeira doença,

os pacientes não têm lesões plexogênicas dentro das arteríolas, e a cintilografia de perfusão tem mais tendência a mostrar pequenas falhas de perfusão nessa doença. Ao exame histopatológico, a existência de microêmbolos não é um elemento diferenciador, porque trombose *in situ* dentro das arteríolas afetadas pode produzir aspecto semelhante.

Nos pacientes com DVOP (Figura 12.20), a obstrução das pequenas vênulas pulmonares causa edema pulmonar intersticial. Um distúrbio semelhante à DVOP é conhecido como *hemangiomatose capilar pulmonar* (HCP), que se caracteriza por proliferação de capilares em todo o interstício pulmonar, resultando em obstrução das vênulas. A transmissão da pressão elevada ao circuito arterial provoca hipertrofia da média e obstrução vascular, que resulta em hipertensão arterial pulmonar. Entre os fatores de risco para DVOP/HCP estão tratamento com quimioterápicos, exposição a solventes orgânicos e esclerose sistêmica. Também existem descrições de uma forma familiar autossômica recessiva atribuída a mutação do gene *EIF2AK4*.

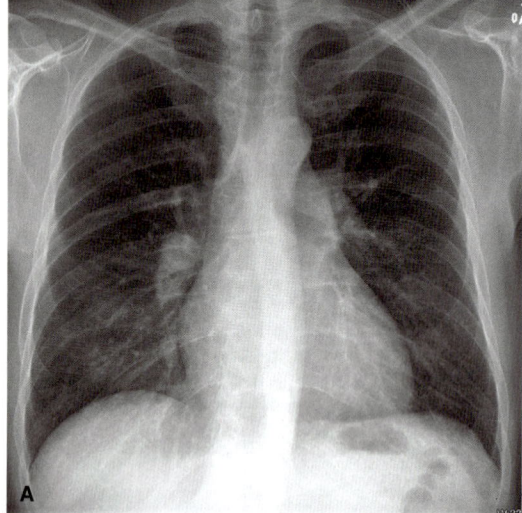

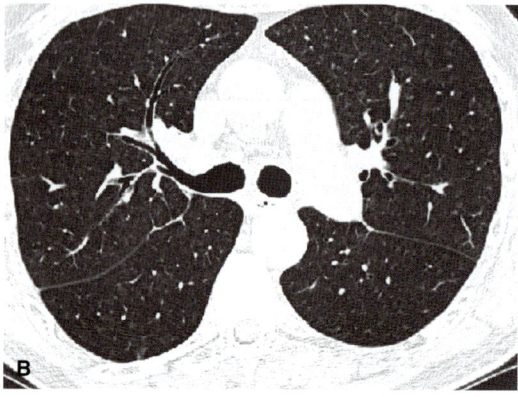

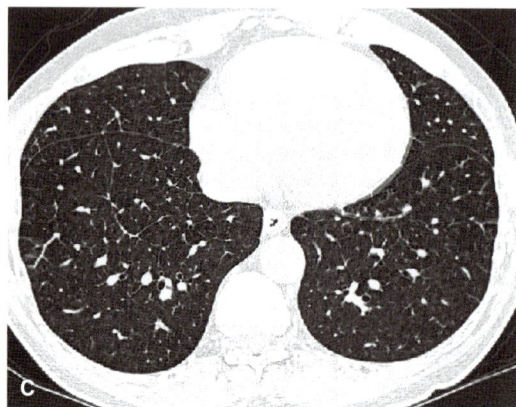

Figura 12.20 Doença venoclusiva pulmonar. A. A radiografia de tórax posteroanterior (PA) demonstrou dilatação das artérias pulmonares centrais, vasos periféricos de calibre normal ou reduzido e linhas B de Kerley nas bases. As imagens axiais de tomografia computadorizada (TC) com cortes finos no nível da carina (**B**) e no plano médio do coração (**C**) mostrou nódulos centrolobulares difusos em vidro fosco e espessamento dos septos interlobulares.

A confirmação do diagnóstico de DVOP/HCP e sua diferenciação com a hipertensão pulmonar primária (idiopática) são importantes, porque sua evolução clínica tende a ser mais agressiva e os pacientes tratados com vasodilatadores podem desenvolver edema pulmonar potencialmente fatal. Em muitos casos, as radiografias de tórax mostram edema pulmonar alveolar ou intersticial, com dimensões cardíacas normais. Em geral, a cintilografia de perfusão pulmonar é normal ou mostra pequenas falhas periféricas não segmentares. A combinação de edema pulmonar com coração de dimensões normais, nenhum sinal de HVP, PCPC normal e dispneia com início insidioso devem sugerir esse diagnóstico, em vez de insuficiência cardíaca esquerda, doença da valva mitral ou obstrução das veias pulmonares calibrosas. Nas imagens de TC com cortes finos, as alterações encontradas na DVOP/HCP são as mesmas de HVP e incluem espessamento dos septos interlobulares, opacidades nodulares centrolobulares em vidro fosco e derrame pleural. O diagnóstico definitivo pode ser estabelecido apenas com base nas alterações típicas detectadas na biopsia pulmonar aberta. O prognóstico sempre é desfavorável e a maioria dos pacientes vai a óbito em razão de sua doença nos primeiros 2 anos depois do diagnóstico.

Leitura sugerida

https://acsearch.acr.org/docs/69404/EvidenceTable

Buckner CB, Walker CW, Purnell GL. Pulmonary embolism: chest radiographic abnormalities. *J Thorac Imaging* 1989;4:23–27.

Frazier AA, Rosado-de-Christenson ML, Galvin JR, Fleming MV. Pulmonary angiitis and granulomatosis: radiologic-pathologic correlation. *Radiographics* 1998;18:687–710.

Gosselin MV, Rassner UA, Thieszen SL, Phillips J, Oki A. Contrast dynamics during CT pulmonary angiogram: analysis of an inspiration associated artifact. *J Thorac Imaging* 2004;19(3):1–7.

Hansell DM. Small-vessel diseases of the lung: CT-pathologic correlates. *Radiology* 2002;225:639–653.

Ketai LH, Godwin D. A new view of pulmonary edema and acute respiratory distress syndrome. *J Thorac Imaging* 1998;13:147–171.

Leung AN, Bull TM, Jaeschke R, et al. An official American Thoracic Society/Society of Thoracic Radiology clinical practice guideline: evaluation of suspected pulmonary embolism in pregnancy. *Am J Respir Crit Care Med* 2011;184: 1200–1208.

Milne EN, Pistolesi M, Miniati M, Giuntini C. The radiologic distinction of cardiogenic and noncardiogenic edema. *AJR Am J Roentgenol* 1985;144: 879–894.

Ng CS, Wells AU, Padley SP. A CT sign of chronic pulmonary arterial hypertension: the ratio of the main pulmonary artery to aortic diameter. *J Thorac Imaging* 1999;14:270–278.

Pistolesi M, Miniati M, Milne ENC, Giuntini C. The chest roentgenogram in pulmonary edema. *Clin Chest Med* 1985;6:315–344.

Primack SL, Miller RR, Müller NL. Diffuse pulmonary hemorrhage: clinical, pathologic and imaging features. *AJR Am J Roentgenol* 1995;164: 295–300.

Remy-Jardin M, Pistolesi M, Goodman LR, et al. Management of suspected acute pulmonary embolism in the era of CT angiography: a statement from the Fleischner Society. *Radiology* 2007;245(2):315–329.

Stein PD, Athanasoulis C, Alavi A, et al. Complications and validity of pulmonary angiography in acute pulmonary embolism. *Circulation* 1992;85: 462–468.

The PIOPED investigators. Value of the ventilation/perfusion scan in acute pulmonary embolism: results of the prospective investigation of pulmonary embolism diagnosis (PIOPED). *JAMA* 1990;263:2753–2759.

Tillie-Leblond I, Mastora I, Radenne F, et al. Risk of pulmonary embolism after a negative spiral CT angiogram in patients with pulmonary disease: 1-year clinical follow-up study. *Radiology* 2002;223:461–467.

CAPÍTULO 13 ■ NEOPLASIAS PULMONARES E DOENÇAS QUE SIMULAM NEOPLASIAS

JEFFREY S. KLEIN

Nódulo pulmonar solitário

Na radiologia torácica, a avaliação de um nódulo pulmonar solitário (NPS) ainda é um dos dilemas diagnósticos mais comuns e difíceis (Tabela 13.1). A prevalência dos NPS tem aumentado em consequência do uso crescente da tomografia computadorizada de multidetectores (TCMD) e triagem do câncer de pulmão por tomografia computadorizada (TC) em doses baixas. Antes de iniciar a investigação diagnóstica detalhada de um NPS, é preciso determinar se a opacidade focal detectada na radiografia de tórax é real ou representa um artefato e se ela é realmente intratorácica, começando pela análise detalhada de uma radiografia em perfil, para localizar a lesão. Densidades que aparecem apenas em uma incidência podem ser artefatos, lesões de pele, parede torácica ou pleura ou nódulos intrapulmonares propriamente ditos. Em alguns casos, o exame físico pode detectar uma lesão cutânea que explique a opacidade. A radioscopia do tórax pode ser um exame útil para ajudar a localizar a opacidade demonstrada em apenas uma incidência radiográfica e determinar se a lesão está localizada dentro da parede torácica ou do pulmão. Quando está disponível, a radiografia de tórax de dupla energia, com revisão da imagem óssea, pode ser usada como recurso útil a essa diferenciação, de forma a detectar lesões calcificadas, como fraturas costais consolidadas, ilhotas de osso denso, granulomas calcificados do pulmão e placas pleurais calcificadas, que podem formar uma opacidade nodular nas radiografias frontais. Do mesmo modo, a tomossíntese torácica pode fornecer imagens tomográficas no plano coronal, que definem a localização de uma opacidade na parede torácica ou nos pulmões. Uma TC de tórax limitada, obtida sem contraste intravenoso, e focada na área em questão pode definir de uma vez por todas a localização e a estrutura de uma opacidade nodular evidenciada nas radiografias.

A análise comparativa entre as radiografias de tórax obtidas no passado, quando estão disponíveis, deve ser realizada para determinar se as opacidades nodulares já estavam presentes. Uma opacidade com dimensão absolutamente estável há mais de 2 anos é considerada benigna e não precisa ser investigada com mais detalhes. Quando existe alguma dúvida de que um nódulo detectado no passado aumentou, deve-se solicitar TC de tórax para caracterizar a lesão com mais detalhes.

Quando os exames de imagem detectam um NPS novo ou em crescimento, o radiologista deve iniciar uma investigação para determinar se o nódulo tem aspectos benignos claros, se é altamente sugestivo de ser maligno ou se não tem indícios de benignidade ou malignidade e, desse modo, tem origem indeterminada.

Fatores clínicos. Antes de considerar os aspectos radiológicos usados para caracterizar um nódulo pulmonar, é necessário considerar vários fatores clínicos importantes. Na maioria dos casos de pacientes com menos de 35 anos, especialmente não fumantes e sem história pregressa de neoplasia maligna, um NPS é um granuloma, hamartoma ou lesão inflamatória. Esses pacientes podem ser acompanhados com radiografias convencionais para confirmar a natureza benigna do nódulo. Pacientes com mais de 35 anos, especialmente os que fumaram até pouco tempo ou ainda são fumantes, têm incidência significativa de NPS malignos. Nesse grupo etário, os NPS nunca devem ser acompanhados radiograficamente sem confirmação histopatológica, a menos que radiografias ou TC com cortes finos demonstrem um padrão benigno de calcificação ou existência de gordura dentro da lesão ou fique demonstrado radiologicamente que a lesão não aumentou ao longo de 2 anos no mínimo. História de tabagismo, tumor maligno de pulmão ou cabeça e pescoço e exposição a asbesto deve sugerir a possibilidade de neoplasia maligna em pacientes com NPS. Por outro lado, quando o paciente provém de uma região endêmica de histoplasmose ou tuberculose, a probabilidade de que seja um granuloma é maior; nesses casos, pode-se recomendar uma abordagem conservadora. Por fim, a detecção de um NPS em pacientes com neoplasias extratorácicas sugere a possibilidade de metástase pulmonar solitária. Um NPS maligno, que aparece mais de 2 anos depois do diagnóstico de uma neoplasia maligna extratorácica, quase sempre é um tumor pulmonar primário em vez de metástase; carcinoma de mama e melanoma são as exceções notáveis a essa regra.

Padrão de crescimento. Neoplasias malignas do pulmão crescem a uma taxa relativamente previsível, expressa como *tempo de duplicação*, ou seja, o tempo que um nódulo demora para duplicar seu volume. No caso de uma esfera, isso corresponde a um aumento de 26% do diâmetro. Embora algumas lesões benignas (principalmente hamartoma e histoplasmomas) possam ter taxas de crescimento semelhantes às das lesões malignas, a ausência de crescimento ou uma taxa de crescimento extraordinariamente lenta ou rápida de um nódulo sólido constitui evidência confiável de que um NPS seja benigno. Estudos demonstraram que câncer de pulmão diagnosticado como NPS sólido tem tempo de duplicação de cerca de 180 dias. Por essa razão, um tempo de duplicação menor que 1 mês ou maior que 2 anos caracteriza de maneira relativamente confiável uma lesão sólida como benigna. Lesões infecciosas e metástases com crescimento rápido de coriocarcinoma, seminoma ou osteossarcoma constituem a maioria dos nódulos solitários de crescimento acelerado, enquanto a ausência de crescimento ou tempo de duplicação maior que 2 anos estão

TABELA 13.1 Diagnóstico diferencial de um nódulo pulmonar solitário.

■ ETIOLOGIA			
Neoplasias	Benignas		Hamartoma
			Pneumocitoma esclerosante
			Tumor miofibroblástico inflamatório
	Malignas	Primárias	Tumor carcinoide
			Carcinoma broncogênico
			Linfoma (não Hodgkin)
		Metastáticas	Carcinoma
			Sarcoma
Infecções	Bacterianas		Abscesso
			Pneumonia redonda
			Nocardiose
	Fúngicas		Histoplasmoma
			Coccidioidoma
			Blastomicetoma (*Blastomyces*)
	Micobacteriana		Tuberculose
	Parasitárias		Abscesso amebiano
			Cisto equinocócico
			Paragonimíase
			Dirofilariose
Doenças do tecido conjuntivo			Granulomatose com poliangiite
			Nódulo reumatoide
Lesões vasculares			Hematoma
			Infarto
			Aneurisma da artéria pulmonar
			Malformação arteriovenosa
Lesões das vias respiratórias	Congênitas		Cisto broncogênico
			Mucocele
			Bolhas infectadas
			Cisto pulmonar traumático
Outras lesões			Amiloidoma

associados a hamartomas e histoplasmomas. Entretanto, certas neoplasias malignas como alguns adenocarcinomas bem diferenciados (*i. e.*, adenocarcinoma in situ [AIS] e adenocarcinoma minimamente invasivo [AMI]) e tumores carcinoides têm tempos de duplicação maiores que 2 anos, especialmente quando o nódulo é subsólido (*i. e.*, possui atenuação em vidro fosco e/ou misto de partes moles/vidro fosco).

Nos pacientes com manifestações clínicas e exames de imagem sugestivos de um NPS indeterminado, especialmente quando as lesões são iguais ou menores que 8 mm de diâmetro, a análise do volume do nódulo por meio de TC com cortes finos pode oferecer um método não invasivo para avaliar seu crescimento e determinar quais nódulos precisam ser biopsiados ou removidos. Essa técnica radiológica é mais precisa que as medições do diâmetro para determinar o crescimento do nódulo e diferenciar entre NPS malignos e lesões benignas estáveis. Quando o médico toma a decisão de simplesmente acompanhar radiologicamente a evolução de um NPS, seja porque a probabilidade de que seja benigno é grande, seja porque o paciente não conseguiria tolerar um procedimento diagnóstico invasivo, ela deve ser feita por meio de TC com cortes finos.

Tamanho. Embora o tamanho não seja um parâmetro confiável para diferenciar entre NPS benignos e malignos, quanto maior é a lesão, maiores são as chances de sua malignidade. Massas com mais de 4 cm de diâmetro geralmente são malignas. Contudo, o contrário não é verdade: alguns tumores malignos do pulmão medem menos de 2 cm de diâmetro por ocasião do diagnóstico, principalmente quando são detectados na TC de tórax de triagem. Nódulos com menos de 6 mm de diâmetro têm probabilidade de malignidade menor que 1%, mesmo nos pacientes de alto risco; por esse motivo, a maioria dos radiologistas não recomenda uma investigação dessas lesões, a menos que a probabilidade clínica de neoplasia maligna seja muito alta.

Características das margens (limites e contornos). O aspecto da margem (*i. e.*, limites e contornos) do NPS é um sinal que ajuda a definir o tipo de lesão. As características das margens do NPS são mais bem avaliadas por TC com cortes finos, porque essa técnica é significativamente mais precisa que as radiografias simples. Os limites do NPS podem ser bem ou mal demarcados. Um nódulo arredondado e liso quase certamente é granuloma ou hamartoma, embora uma neoplasia maligna pulmonar primária, tal como tumor carcinoide, adenocarcinoma ou metástase solitária, também possa ter margens bem definidas. Um contorno lobulado pode indicar hamartoma, mas lesões malignas (inclusive tumores carcinoides e alguns cânceres de pulmão) também têm o mesmo aspecto. Exames histopatológicos demonstraram que o contorno lobulado de um nódulo maligno representava agregados tumorais que se estendiam para dentro do pulmão adjacente. Já o contorno espiculado é altamente sugestivo de tumor maligno (Figura 13.1). O termo *coroa radiada* é usado para descrever esse aspecto, no qual densidades lineares irradiam do contorno de um nódulo para dentro do pulmão adjacente. Ao exame histopatológico, essas radiações lineares representavam septos interlobulares reorientados e puxados para dentro do tumor pela natureza cicatricial (fibrosante) de alguns tumores malignos do pulmão (Figura 13.1 C). A disseminação do tumor a partir do nódulo ou as áreas de edema e fibrose desses septos podem espessar essas densidades lineares. Contudo, alguns estudos demonstraram que

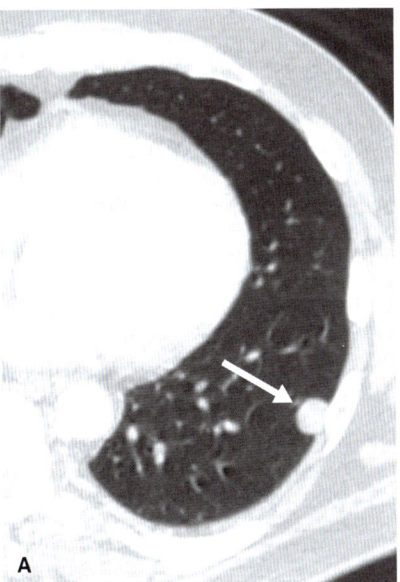 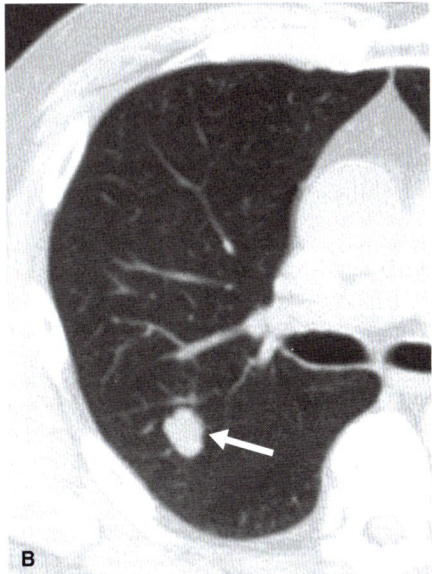 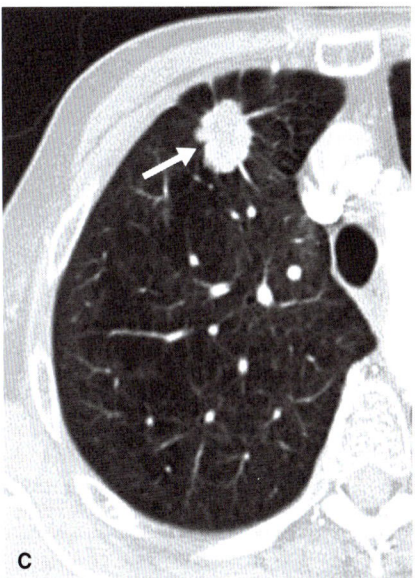

Figura 13.1 Características do contorno e limite dos nódulos pulmonares solitários detectados à tomografia computadorizada (TC). **A.** Contorno liso de um granuloma. **B.** Contorno lobulado de um hamartoma. **C.** Contorno espiculado de um câncer de pulmão.

formação de espículas não é específica de malignidade, porque processos benignos que provocam cicatrização podem ter aspecto idêntico. Lesões benignas com bordas espiculadas são pneumonia lipoídica, pneumonia em organização, tuberculomas e massas de fibrose maciça progressiva associada à silicose complicada. Um nódulo pulmonar periférico pode entrar em contato com a pleura costal ou com uma fissura interlobar por meio de uma opacidade linear conhecida como *cauda pleural* (Figura 13.2), que se deve à retração pleural associada à fibrose, provocada pela lesão, e não é específico de malignidade. Como também ocorre com o aspecto de coroa radiada, o reconhecimento desse sinal – embora possa sugerir neoplasia maligna (especialmente adenocarcinoma) – não é específico e pode estar associado a granulomas periféricos. Um NPS com contorno mal definido pode ser benigno ou maligno, mas os nódulos benignos geralmente indicam um processo inflamatório em fase de resolução.

Outras características da borda de um NPS ajudam a definir o tipo de lesão. Pequenos nódulos "satélites" ao redor da periferia

de um nódulo dominante são muito sugestivos de doença benigna, especialmente infecção granulomatosa. A demonstração de vasos sanguíneos de irrigação e drenagem emergindo da superfície hilar de um NPS é patognomônica de malformação arteriovenosa (MAV) pulmonar (Figura 13.3). Nas imagens de TC, um pseudoaneurisma arterial pós-traumático mostra realce acentuado pelo meio de contraste e contiguidade com uma artéria. A formação de um halo de opacidade em vidro fosco circundando um NPS em um paciente imunossuprimido neutropênico deve sugerir o diagnóstico de infecção fúngica invasiva. Por fim, um nódulo ou massa adjacente a uma área de espessamento pleural, com uma "cauda de cometa" de brônquios, vasos entrando na face hilar da massa e redução do volume do lobo pulmonar, é típico de atelectasia redonda.

Densidade. Isoladamente, a densidade do NPS provavelmente é o fator mais importante para a caracterização da lesão como benigna ou indeterminada. Em geral, as lesões calcificadas são benignas, indicadas por cinco padrões de calcificação quando presentes em um nódulo sólido liso ou lobulado. Esses padrões podem ser reconhecidos nas radiografias convencionais, mas a TC com cortes finos geralmente é necessária para detectar e caracterizar a calcificação. *Calcificações completa*, *central* ou *periférica em forma de halo* dentro de um NPS são específicas de granuloma cicatrizado de tuberculose ou histoplasmose. *Calcificação concêntrica* ou *laminar* indica granuloma e possibilita excluir confiavelmente uma neoplasia maligna. *Calcificação em forma de pipoca* dentro de um nódulo confirma o diagnóstico de hamartoma, no qual o componente cartilaginoso calcificou.

É importante lembrar que a calcificação dentro de um NPS é sinônimo de lesão benigna apenas quando a área calcificada tem um dos cinco padrões de calcificação benigna (Figura 13.4). Cerca de 10% dos nódulos malignos contêm calcificação detectável na TC. Um carcinoma broncogênico originado de uma área com infecção granulomatosa preexistente pode englobar um granuloma calcificado à medida que cresce. Nesses casos, a calcificação é excêntrica dentro do nódulo, o que permite diferenciá-lo de um granuloma com calcificação central. Algumas vezes, neoplasias pulmonares malignas desenvolvem focos microscópicos ou diminutos de calcificação, especialmente adenocarcinomas que produzem mucina ou corpúsculos de psamoma. Metástases pulmonares solitárias de osteossarcoma

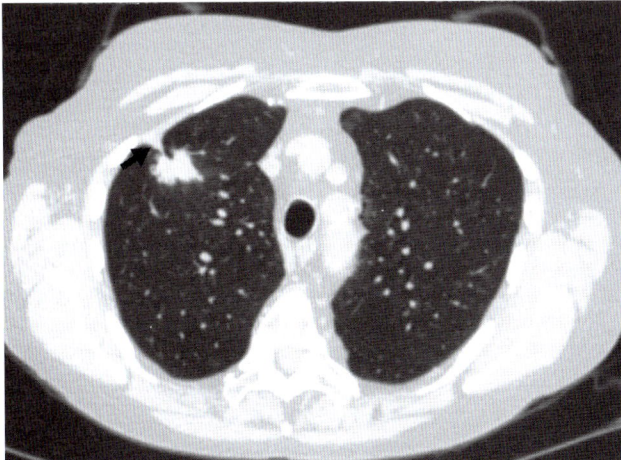

Figura 13.2 **Cauda pleural associada a um adenocarcinoma de pulmão.** A imagem axial de tomografia computadorizada (TC) no nível de um adenocarcinoma espiculado no lobo superior direito demonstrou opacidade triangular (*seta*), que se estendia da lesão até a superfície da pleura costal anterolateral, formando a chamada cauda pleural.

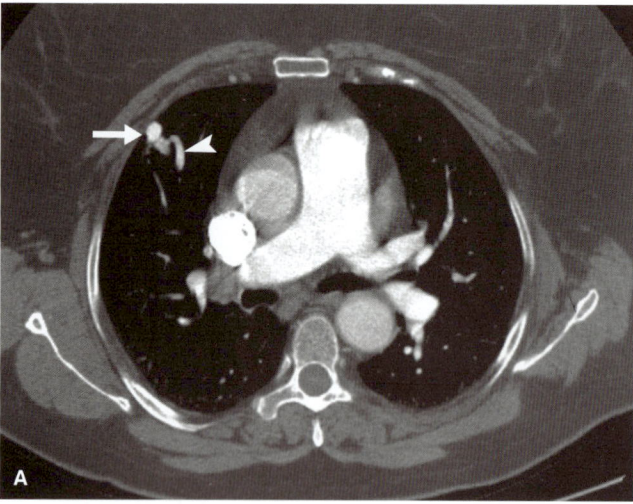
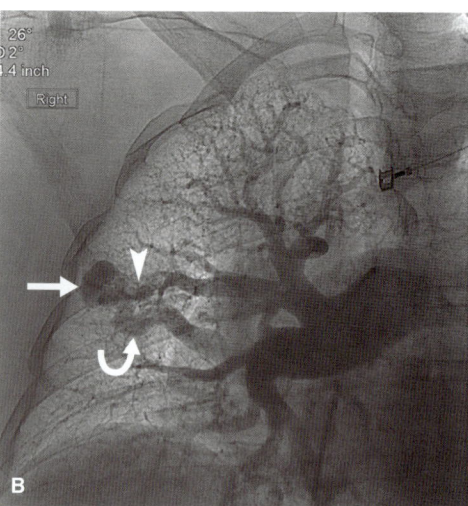

Figura 13.3 Malformação arteriovenosa. A. A imagem axial de tomografia computadorizada (TC) com contraste demonstrou um nódulo pleural com realce acentuado pelo meio de contraste (*seta*) e um vaso nutrício (*ponta de seta*). **B.** A angiografia com subtração digital do pulmão direito, em projeção oblíqua anterior esquerda, mostrou a malformação arteriovenosa lobulada (*seta*), com sua artéria nutrícia (*ponta de seta*) e uma veia de drenagem calibrosa (*seta curva*).

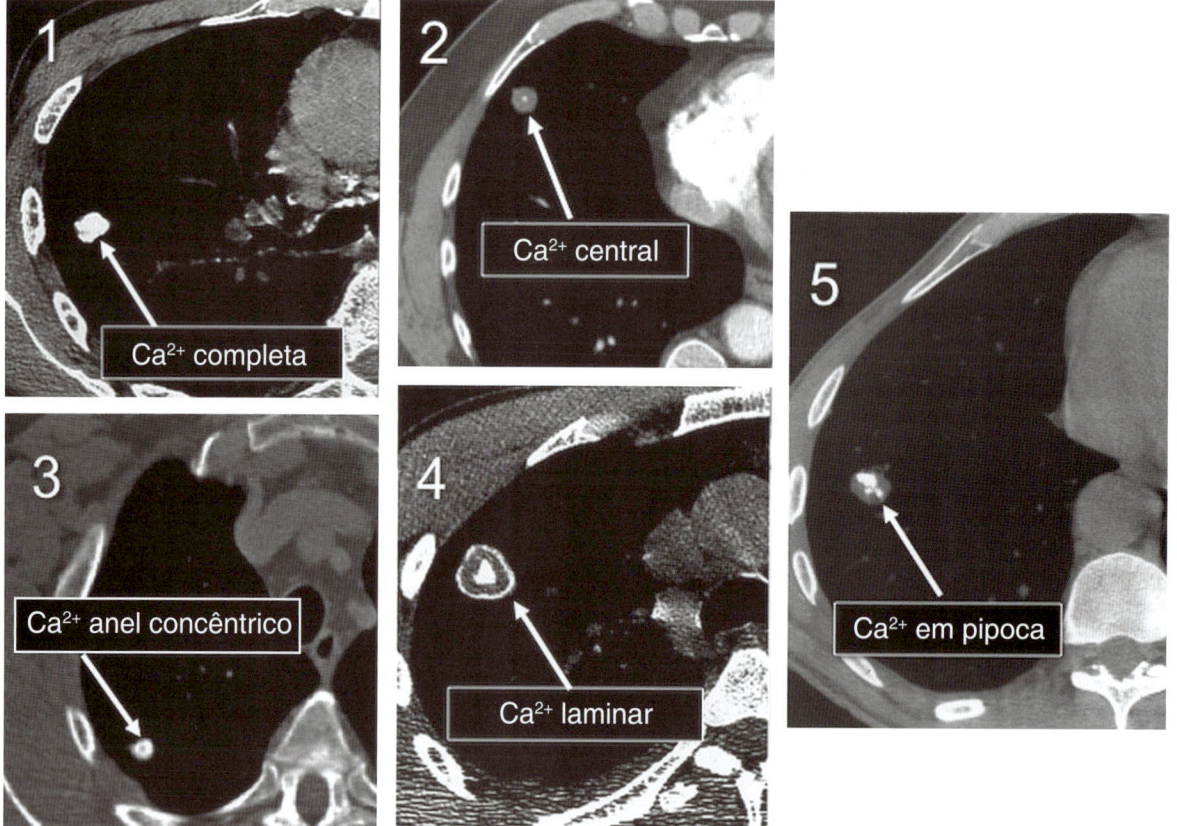

Figura 13.4 Padrões de calcificação benigna nos nódulos pulmonares solitários. Ca^{2+} = calcificação.

ou condrossarcoma podem conter cálcio, mas o diagnóstico desses pacientes geralmente é evidente com base nas manifestações clínicas.

A demonstração de gordura dentro do NPS confirma o diagnóstico de hamartoma pulmonar (Figura 13.5), cujos aspectos nas radiografias e TC de tórax estão descritos na seção "Lesões que se apresentam como nódulo pulmonar solitário", mais adiante.

Com a utilização rotineira da TCMD com cortes finos, hoje sabemos que alguns NPS não são totalmente sólidos em sua atenuação e contêm elementos não sólidos (*i. e.*, vidro fosco ou componente cístico). Essas lesões semissólidas, que mostram atenuação unicamente de vidro fosco ou são mistas (sólidas com porção em vidro fosco), são especialmente importantes para pacientes de alto risco quando aparecem nas TC de baixa dose de triagem, porque os resultados dos estudos sobre triagem de

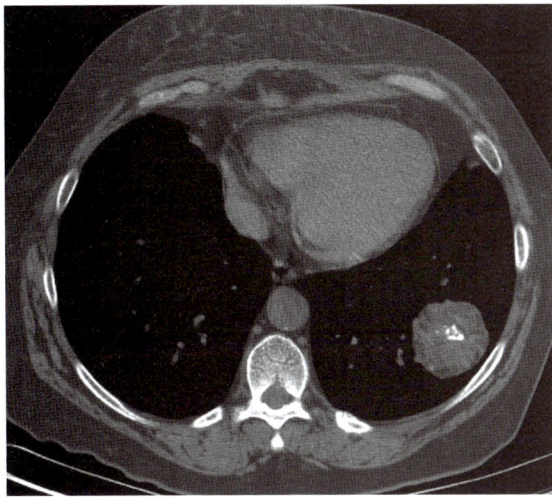

Figura 13.5 Gordura em um hamartoma pulmonar. A imagem de tomografia computadorizada (TC) sem contraste, no nível de massa localizada no lobo inferior esquerdo, mostrou focos periféricos de gordura, com densidade de partes moles e calcificação grosseira, compatíveis com o diagnóstico de hamartoma.

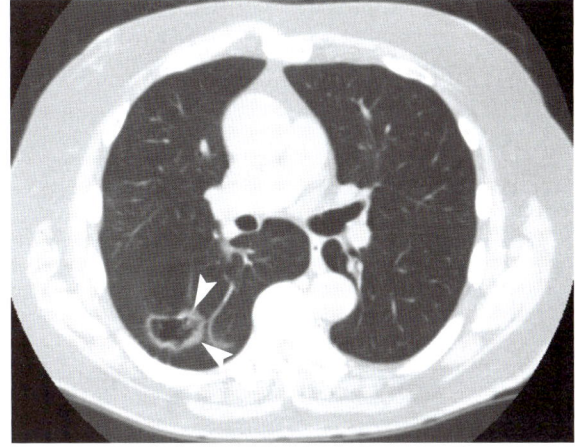

Figura 13.6 Adenocarcinoma cístico. A imagem axial de tomografia computadorizada (TC) no terço médio dos pulmões demonstrou uma lesão cística no segmento superior do lobo inferior direito com espessamento mal delimitado ao longo de sua parede medial (*pontas de seta*). A biopsia dirigida por TC mostrou adenocarcinoma, que foi confirmado depois da ressecção cirúrgica.

câncer de pulmão demonstraram que a maioria dos nódulos semissólidos que persistem por mais de 3 meses representa adenocarcinoma. Por outro lado, a maioria dos nódulos com atenuação apenas em vidro fosco é benigna. Nódulos em vidro fosco com diâmetro menor que 6 mm quase sempre são hiperplasia adenomatosa atípica (HAA) ou fibrose focal. Embora os nódulos que apresentam apenas atenuação em vidro fosco e medem mais que 6 mm possam ser malignos, a maioria das lesões malignas está associada a adenocarcinomas indolentes, com crescimento predominantemente lepídico, que têm prognóstico excelente. Os nódulos semissólidos que são adenocarcinoma estão descritos na parte de *Adenocarcinoma*, na seção intitulada "Câncer de pulmão".

Recentemente, estudos demonstraram que alguns cânceres de pulmão podem ser detectados na TC como lesões císticas, com espessamento ou nodularidade de sua parede (Figura 13.6).

A maioria dessas lesões consiste em adenocarcinoma. O mecanismo de formação dos espaços aéreos císticos não está esclarecido. Qualquer lesão cística que, ao longo do período de acompanhamento, mostre espessamento de parede (quando não há infecção ou traumatismo) ou nodularidade mural deve ser considerada suspeita e pode exigir biopsia ou ressecção para confirmar o diagnóstico.

É importante lembrar que nem todos os NPS podem ser caracterizados confiavelmente com base em suas características de densidade. Lesões com diâmetro maior que 3 cm (descritas como "massas") com contorno lobulado ou espiculado e lesões escavadas com paredes espessas têm grande probabilidade de malignidade, independentemente da densidade interna; quando são detectadas, elas quase sempre devem ter diagnóstico histopatológico. Do mesmo modo, a demonstração de um broncograma aéreo ou transparências bolhosas dentro de um NPS é altamente sugestiva de adenocarcinoma (Figura 13.7).

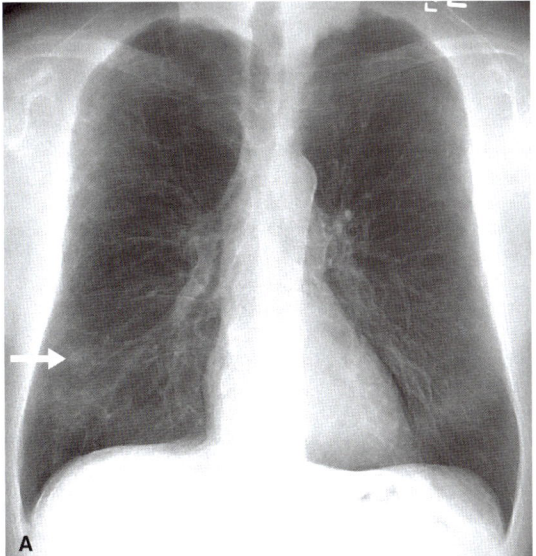

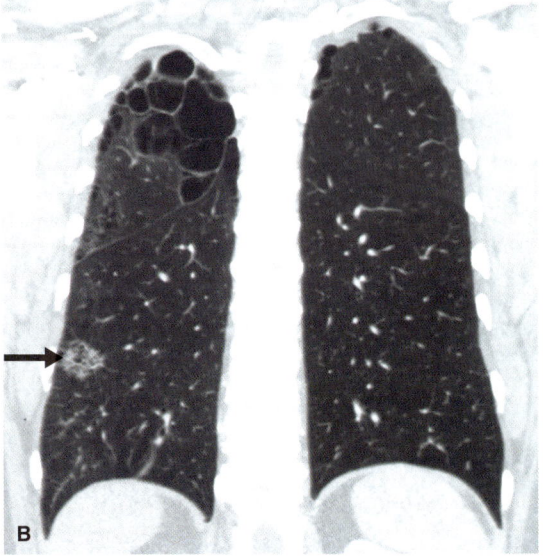

Figura 13.7 Transparências císticas ("bolhosas") dentro de um adenocarcinoma. A. A imagem de tecidos moles de uma radiografia de tórax de dupla energia demonstrou uma opacidade nodular mal definida sobreposta ao lobo inferior do pulmão direito. **B.** A imagem coronal da tomografia computadorizada (TC), no nível dos pulmões posteriores, mostrou um nódulo semissólido irregular no lobo inferior direito (*seta*) contendo áreas císticas diminutas. A biopsia confirmou adenocarcinoma.

TC com contraste. Vários estudos demonstraram a utilidade da TC com contraste dinâmico para investigar NPS, pois praticamente todas as lesões malignas apresentam aumento de atenuação acima de 15 unidades de Hounsfield (UH) depois da administração do meio de contraste (Figura 13.8). Por essa razão, ausência de realce significativo (ou seja, nódulos que realçam menos de 15 UH) de um nódulo sólido com 6 a 30 mm de diâmetro praticamente exclui doença maligna (sensibilidade = 98%).

Tomografia por emissão de pósitrons (PET). Estudos demonstraram que PET com administração de 18F-fluorodesoxiglicose (FDG) tem precisão elevada na diferenciação entre NPS benignos e malignos (Figura 13.9). Para as lesões maiores que 8 mm de diâmetro, a sensibilidade da PET/TC-FDG é de 97% e a especificidade, de 85%; quando a especificidade é relativamente menor, é atribuída às lesões inflamatórias (p. ex., granulomas), que são ávidas por FDG. Resultados falso-negativos no exame PET ocorrem nos pacientes com lesões menores que 10 mm de diâmetro e neoplasias malignas com baixo metabolismo (p. ex., tumor carcinoide e adenocarcinoma pré-invasivo ou minimamente invasivo).

Decisões terapêuticas. Recentemente, as recomendações da Fleischner Society quanto ao monitoramento de nódulos pulmonares sólidos e semissólidos detectados incidentalmente foram atualizadas e propõem diretrizes quanto à frequência e à duração desse seguimento (Tabelas 13.2 e 13.3). Para o monitoramento de

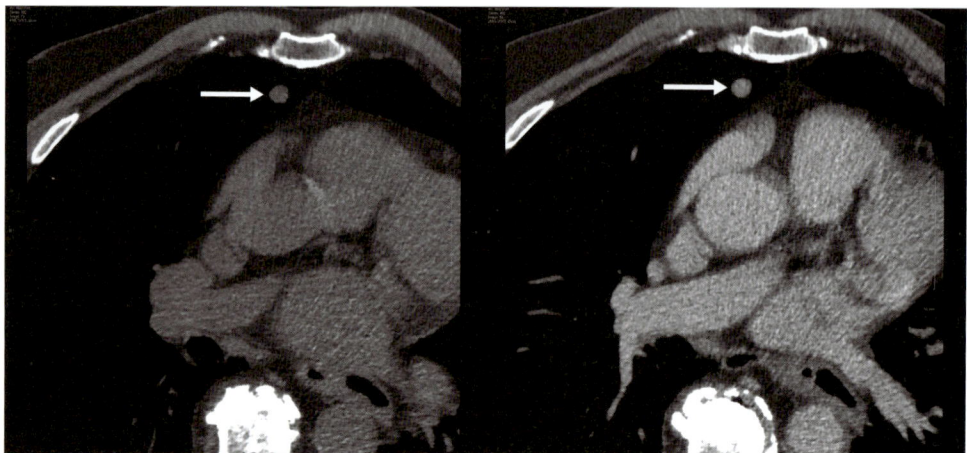

Figura 13.8 Exame de tomografia computadorizada (TC) com contraste de um nódulo. As duas imagens pareadas de TC axial com contraste de um homem de 80 anos mostraram um nódulo localizado no lobo superior direito (*setas*) de contorno liso na imagem inicial (*à esquerda*) e realce de 50 UH 2 minutos depois da administração de contraste intravenoso (*à direita*). A biopsia guiada por TC confirmou um tumor carcinoide.

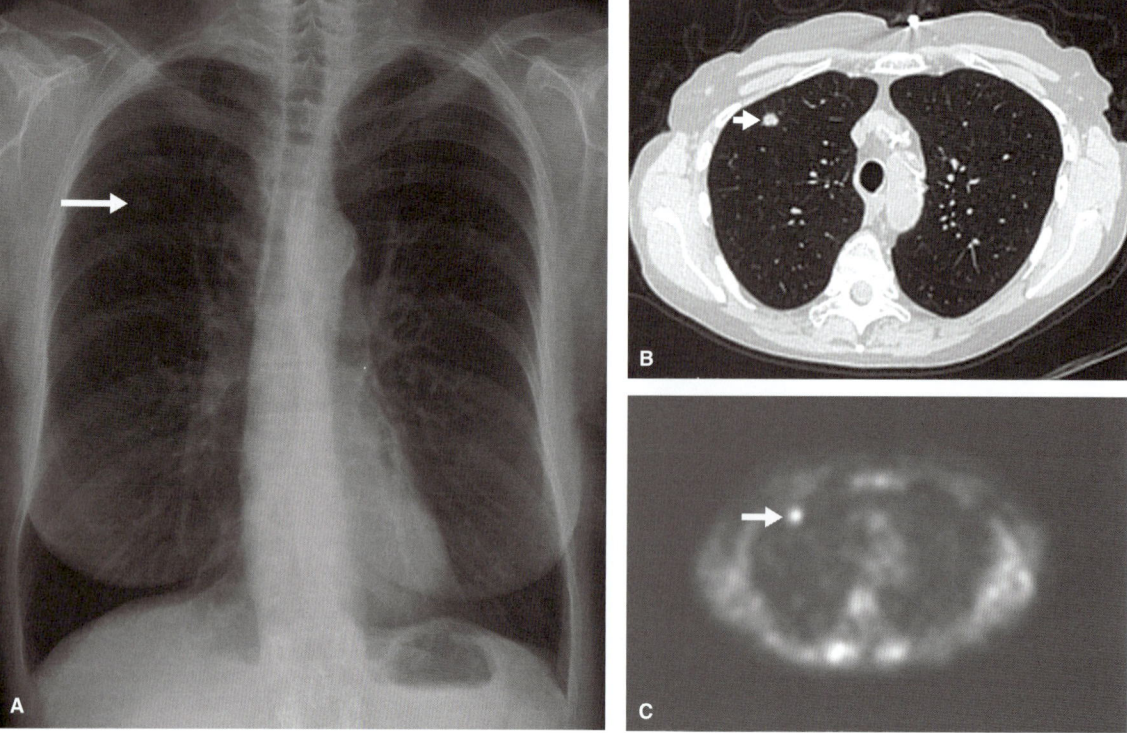

Figura 13.9 Tomografia por emissão de pósitrons (PET) para investigar nódulo pulmonar solitário. A. A radiografia de tórax posteroanterior (PA) demonstrou um nódulo pequeno no lobo superior direito (*seta*). **B.** A imagem axial de TC no nível dos lobos superiores confirmou a existência de um nódulo irregular com 9 mm de diâmetro no lobo superior direito (*seta*). **C.** A imagem axial de PET mostrou captação aumentada de 18F-fluorodesoxiglicose (FDG) dentro do nódulo (*seta*). A biopsia confirmou adenocarcinoma.

TABELA 13.2 Diretrizes de 2017 da Fleischner Society para monitoramento de nódulos pulmonares sólidos pequenos detectados incidentalmente por tomografia computadorizada (TC).

■ TAMANHO (VOLUME) DO NÓDULO	■ PACIENTE DE BAIXO RISCO	■ PACIENTE DE ALTO RISCO
< 6 mm (< 100 mm³)	Nenhum monitoramento necessário	TC de seguimento opcional após 12 meses (particularmente para nódulos de morfologia suspeita e/ou localizados no lobo superior)
6 a 8 mm (100 a 250 mm³)	TC de seguimento em 6 a 12 meses Considerar outra TC, após 18 a 24 meses	TC de seguimento após 6 a 12 meses, e outra TC em 18 a 24 meses
> 8 mm (> 250 mm³)	Considerar TC após 3 meses, PET/TC ou biopsia	Considerar TC após 3 meses, PET/TC ou biopsia

MacMahon H, Naidich DP, Goo JM *et al.* Guidelines for management of incidental pulmonar nodules detected on CT images: from the Fleischner Society 2017. *Radiology*. 2017; 284(1):228-243.

TABELA 13.3 Diretrizes da Fleischner Society para monitoramento de nódulos pulmonares semissólidos.

■ NÓDULO SOLITÁRIO	■ SEGUIMENTO	■ COMENTÁRIOS
Vidro fosco < 6 mm (< 100 mm³)	Nenhum seguimento necessário	Considerar TC de seguimento em 2 e 4 anos, se for suspeito.
Vidro fosco ≥ 6 mm (> 100 mm³)	TC de seguimento após 6 a 12 meses; depois a cada 2 anos, por 5 anos	Se houver componente sólido ou crescimento, considerar ressecção
Nódulo com partes sólidas ≥ 6 mm (> 100 mm³)	TC de seguimento após 3 a 6 meses Se for estável e tiver componente sólido < 6 mm, TC anual por 5 anos	Nódulos persistentes com partes sólidas são altamente suspeitos PET/TC se houver componente sólido > 6 mm

TC, tomografia computadorizada; PET/TC, tomografia computadorizada por emissão de pósitrons. (De MacMahon H, Naidich DP, Goo JM *et al.* Guidelines for management of incidental pulmonar nodules detected on CT images: from the Fleischner Society 2017. *Radiology*. 2017; 284(1):228-243.)

nódulos pulmonares detectados durante a triagem por TC com doses baixas em pacientes de alto risco, o American College of Radiology (ACR) elaborou o sistema Lung-RADS®, utilizado por programas de triagem credenciados pelo ACR, que apresenta uma série de recomendações estruturadas para descrição e monitoramento de NPS detectados nessa triagem (Tabela 13.4).

Para medir um nódulo sólido ou semissólido nas imagens de TC da triagem inicial ou dos exames de seguimento, o diâmetro médio obtido de duas medidas (o maior diâmetro e outro perpendicular a ele) em qualquer plano ortogonal – axial, sagital ou coronal (arredondado para o milímetro mais próximo) –, deve ser registrado quando se trata de uma lesão com diâmetro menor que 10 mm; no caso das lesões com diâmetro igual ou maior que 10 mm, devem ser registradas medidas bidimensionais. Para medir lesões semissólidas com um componente sólido, também é necessário medir o maior diâmetro do componente sólido.

Pacientes com NPS indeterminados devem fazer PET-FDG, monitoramento por TC ou biopsia transtorácica ou ressecção. Quando houver probabilidade muito grande de a lesão ser maligna, será razoável abrir mão da biopsia e avançar diretamente para ressecção por toracoscopia ou toracotomia. Entretanto, existem várias razões para fazer uma biopsia pré-operatória no paciente com NPS indeterminado. A principal razão é estabelecer o diagnóstico de uma lesão benigna e, desse modo, evitar toracoscopia ou toracotomia desnecessária, trazendo efeitos mais benéficos aos pacientes com uma probabilidade razoável de ter uma lesão benigna. Entre os fatores que sugerem benignidade estão: idade abaixo de 35 anos, história negativa de tabagismo, pacientes provenientes de áreas endêmicas de tuberculose ou histoplasmose, nódulo de contorno liso e diâmetro menor que 2 cm, sintomas recentes de infecção das vias respiratórias inferiores e tempo de duplicação menor que 30 dias ou maior que 2 anos. Outra indicação importante para realizar biopsia de um NPS solitário suspeito

é um paciente com reserva pulmonar limitada, que não tenha condições cirúrgicas adequadas para fazer ressecção pulmonar. Nesses casos, a biopsia pode estabelecer o diagnóstico e orientar o tratamento conservador. Como a maioria dos NPS tem localização periférica no pulmão, a biopsia por agulha transtorácica (BAT) é o procedimento preferível para obter amostras para exame histopatológico. As lesões periféricas que precisam ser biopsiadas, mas são muito pequenas para que se possa fazer uma BAT bem-sucedida (*i. e.*, lesões com diâmetro igual ou menor que 5 mm) podem ser abordadas por videotoracoscopia cirúrgica (VTC). Pacientes com NPS de localização central, com um brônquio calibroso próximo à lesão, devem fazer biopsia por broncoscopia.

Os NPS sólidos considerados benignos com base na idade do paciente, na taxa de crescimento ou na presença de calcificação benigna, ou as lesões com diagnóstico específico de benignidade com base na BAT devem ser acompanhados com radiografias ou TC por um intervalo de, no mínimo, 2 anos para confirmar sua natureza benigna. o monitoramento radiográfica consiste em radiografias PA e perfil quando as lesões são radiograficamente evidentes, ou TC em cortes finos a intervalos de 6 meses por 1 ano e, em seguida, a cada 2 anos.

Lesões que se apresentam como nódulo pulmonar solitário

A Tabela 13.2 descreve o diagnóstico diferencial de um NPS. Além de câncer de pulmão (especialmente adenocarcinoma), granulomas (p. ex., tuberculose e histoplasmose) e outras infecções (p. ex., nocardiose), existem outras doenças que podem formar NPS, descritas neste capítulo.

Tumores carcinoides. Embora tumores carcinoides possam formar NPS (Figura 13.8), a maioria (80%) consiste em lesões endobrônquicas centrais em pacientes com sibilos, atelectasia ou

TABELA 13.4 Sistema de dados e descrição Lung-Rads® do American College of Radiology para exames de triagem por tomografia computadorizada com baixas doses (TCBD).

■ CATEGORIAS DE AVALIAÇÃO DO LUNG-RADS®, VERSÃO 1.0. DATA DE PUBLICAÇÃO: 28/04/2014

■ CATEGORIA	■ DESCRIÇÃO DA CATEGORIA	■ CATEGORIA	■ ALTERAÇÕES	■ MANEJO	■ PROBABILIDADE DE MALIGNIDADE (%)	■ PREVALÊNCIA ESTIMADA NA POPULAÇÃO (%)
Incompleta	–	0	Exames de TC de tórax realizados no passado não estão disponíveis para comparação. Não é possível avaliar partes ou todo o pulmão	Realizar outra TC de triagem para câncer de pulmão e/ou disponibilizar exames anteriores de TC de tórax para comparação, se for necessário	N/A	1
Negativa	Nenhum nódulo ou nódulos comprovadamente benignos	1	Nenhum nódulo pulmonar. Nódulo(s) com calcificação específica: completa, central, "pipoca", anéis concêntricos e nódulos contendo gordura	Continuar triagem anual por TCBD em 12 meses	< 1	90
Comportamento e aspecto benigno	Nódulos com pouquíssima probabilidade de transformar-se em um câncer clinicamente ativo em razão de seu tamanho ou estabilidade de dimensões	2	Nódulo(s) sólido(s): < 6 mm. Nódulo novo: < 4 mm. Nódulo(s) semissólido(s): diâmetro total < 6 mm na triagem inicial. Nódulo(s) em vidro fosco: < 20 mm ou ≥ 20 mm, estável ou com crescimento lento. Nódulo(s) da categoria 3 ou 4, inalterado(s) por ≥ 3 meses			
Provavelmente benigno	Anormalidades provavelmente benignas: recomendado seguimento a curto prazo; inclui nódulos com pouca probabilidade de transformar-se em câncer clinicamente ativo	3	Nódulo(s) sólido(s): ≥ 6 mm e < 8 mm na triagem inicial, ou novo com 4 mm a < 6 mm. Nódulo(s) semissólidos: diâmetro total ≥ 6 mm e componente sólido < 6 mm, ou nódulo novo com diâmetro total < 6 mm. Nódulo(s) em vidro fosco: ≥ 20 mm na TC inicial ou nódulo novo	TCBD a cada 6 meses	1 a 2	5

Categoria	Código	Achados	Conduta	Prob. malignidade	Prevalência estimada (%)
Suspeito — Anormalidades que pedem por outros exames diagnósticos e/ou biopsia	4A	Nódulo(s) sólido(s): ≥ 8 mm e < 15 mm no exame inicial, *ou* < 8 mm em crescimento, *ou* nódulo novo com 6 a < 8 mm Nódulo(s) semissólidos: ≥ 6 mm com componente sólido ≥ 6 mm e < 8 mm, *ou* nódulo novo ou em crescimento, com componente sólido < 4 mm Nódulo endobrônquico	TCBD a cada 3 meses; PET/TC pode ser realizada quando houver um componente sólido ≥ 8 mm	5 a 15	2
	4B	Nódulo(s) sólido(s) ≥ 15 mm, *ou* nódulo novo ou em crescimento e ≥ 8 mm Nódulo(s) semissólidos: componente sólido ≥ 8 mm, *ou* nódulo com componente sólido novo ou em crescimento ≥ 4 mm	TC de tórax com ou sem contraste; PET/TC e/ou biopsia, dependendo da probabilidade de ser maligno e das comorbidades. PET/TC pode ser realizada quando houver um componente sólido ≥ 8 mm	> 15	2
	4X	Nódulos da categoria 3 ou 4 com outros aspectos sugestivos nos exames de imagem, que aumentem a suspeita de malignidade			
Outros — Anormalidades clinicamente significativas ou com potencial clinicamente significativo (outros cânceres, exceto pulmão)	S	Modificador – pode ser acrescentado às categorias 0 a 4	De acordo com a anormalidade específica presente	N/A	10
Câncer de pulmão no passado — Modificador para pacientes com diagnóstico pregresso de câncer de pulmão, que retornam para triagem	C	Modificador – pode ser acrescentado às categorias 0 a 4			

pneumonite obstrutiva. O leitor pode encontrar uma descrição detalhada dos tumores carcinoides na seção sobre neoplasias malignas do pulmão.

Hamartoma pulmonar. É uma neoplasia benigna formada por uma combinação anormal de elementos mesenquimais e epiteliais existentes no pulmão normal. Histologicamente, o componente mesenquimal é formado por cartilagem circundada por tecido fibromixoide com quantidades variadas de gordura, músculo liso e epitélio brônquico encarcerado recobrindo os lóbulos; como regra geral, um hamartoma que contenha cálcio também tem gordura. A calcificação ocorre na forma de vários grumos de cálcio dispersos por toda a lesão (calcificação em "pipoca") (ver Figuras 13.4 e 13.5). Junto à ossificação, a calcificação está presente em 30% dos casos. Esses tumores são diagnosticados mais comumente na quarta e quinta décadas de vida. Cerca de 90% dos hamartomas originam-se dentro do parênquima pulmonar e representam em torno de 5% de todos os NPS.

Em geral, os hamartomas aparecem como NPS lisos ou lobulados nas radiografias de tórax. Embora o diagnóstico frequentemente seja sugerido pelas radiografias simples, a TC é realizada na maioria dos casos, e o diagnóstico definitivo de hamartoma pode ser estabelecido quando a TCAR demonstra um nódulo ou massa com borda lisa ou lobulada contendo gordura focal (ver Figuras 13.1 B e 13.5). Embora os hamartomas tendam a crescer lentamente, a detecção de anormalidades típicas nas imagens de TC com cortes finos permite que os pacientes sejam apenas monitorados. Crescimento rápido, sintomas respiratórios ou lesões muito grandes geralmente são indicações para biopsia.

Linfoma não Hodgkin. Trata-se de um linfoma pulmonar primário originado dos tecidos linfoides associados aos brônquios (TLAB), que, por sua vez, se originam dos tecidos linfoides associados à mucosa (TLAM) existentes nos brônquios. É um linfoma de células B de baixo grau, diagnosticado em adultos na 6ª década de vida. A anormalidade radiográfica detectada mais comumente é um NPS (Figura 13.10) ou opacidade alveolar focal. O diagnóstico é confirmado por imuno-histoquímica e citometria de fluxo das amostras retiradas ou das células obtidas por BAT.

Pneumocitoma esclerosante (hemangioma). Esse tumor epitelial benigno é classificado como adenoma e acomete tipicamente mulheres, formando um nódulo justapleural solitário com bordas lisas. O pneumocitoma apresenta realce pelo meio de contraste em razão de sua composição vascular. A lesão pode conter focos de baixa atenuação e mostrar calcificações na TC.

Tumor miofibroblástico inflamatório (granuloma plasmocitário, pseudotumor inflamatório) do pulmão. Ao exame histopatológico, esse tumor é formado de miofibroblastos – células fusiformes dispersas com inflamação crônica contendo plasmócitos de permeio. Nas crianças e nos adultos jovens, esse tumor forma NPS com bordas lisas.

Pneumonia lipoídica. A aspiração acidental de óleos minerais ingeridos por indivíduos idosos para tratar constipação intestinal pode causar uma lesão pulmonar localizada. Pacientes com refluxo gastresofágico ou distúrbios dos mecanismos da deglutição estão especialmente sujeitos a essa complicação. No exame radiográfico, pode-se observar uma opacidade focal ou massa sólida nos lobos inferiores. É frequente encontrar massa de contorno espiculado, porque o óleo aspirado pode provocar uma reação inflamatória crônica no pulmão circundante, com fibrose subsequente. Embora as imagens de TC possam mostrar gordura dentro da lesão, a maioria dos pacientes que formam massas pulmonares precisa submeter-se à ressecção para confirmar o diagnóstico definitivo.

Cisto broncogênico. Lesões pulmonares císticas repletas de líquido podem formar NPS. Cistos broncogênicos intrapulmonares não são causas comuns desses nódulos, pois 90% das lesões estão localizados no mediastino médio. O achado característico é um cisto bem demarcado nas imagens de TC de um paciente jovem, embora nem sempre seja possível diferenciar entre bolhas infectadas, cisto equinocócico, mucocele ou abscesso pulmonar com paredes finas. A superinfecção de uma bolha pulmonar pode formar um NPS ou massa pulmonar. Nesses casos, as imagens de radiografia simples ou TC demonstrando nível hidroaéreo dentro de uma coleção focal de ar com paredes finas (em geral, em um lobo superior), com alterações bolhosas típicas em outras partes do pulmão, geralmente permite confirmar o diagnóstico correto.

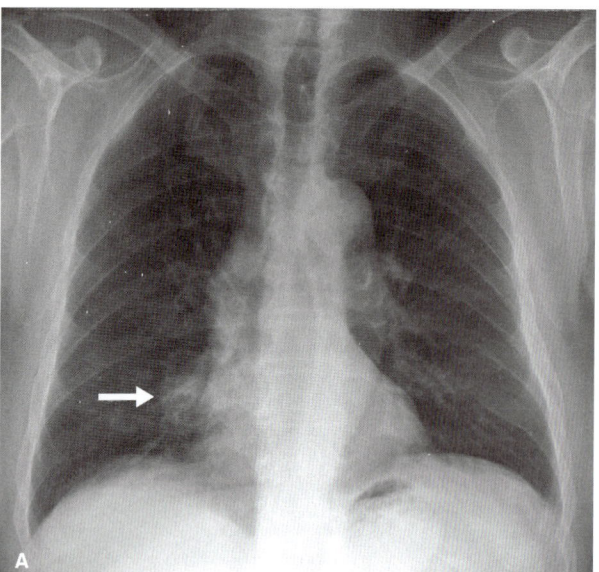
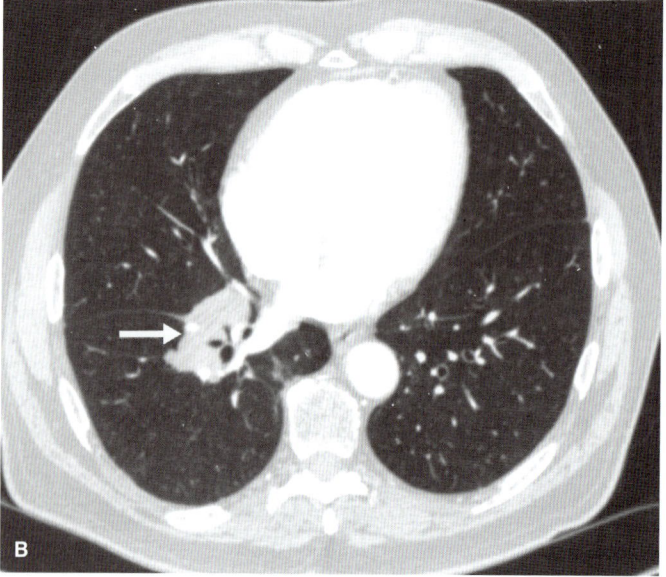

Figura 13.10 Linfoma não Hodgkin evidenciado por massa pulmonar solitária. **A.** A radiografia de tórax posteroanterior (PA) mostrou massa na porção medial do lobo inferior direito (*seta*). **B.** A imagem axial de tomografia computadorizada (TC) demonstrou a massa (*seta*) nas áreas mediais dos lobos médio e inferior direitos, com brônquios pérvios, que se estendiam ao longo da parte proximal da lesão. A biopsia por broncoscopia confirmou linfoma não Hodgkin.

Pneumonia em organização focal. Alguns pacientes com pneumonia em fase de regressão ou mesmo indivíduos com pneumonia em organização criptogênica formam um NPS detectável nas radiografias ou na TC. Em muitos casos, essas lesões apresentam contornos irregulares e limites mal definidos e podem ser ávidas por FDG no exame de PET e, por essa razão, causar as mesmas anormalidades do câncer de pulmão (Figura 13.11). Alguns pacientes têm história recente de infecção das vias respiratórias inferiores. O monitoramento radiológico, possivelmente depois do tratamento antibiótico empírico, permite diferenciar entre pneumonia em organização e neoplasia maligna na maioria dos casos, embora uma minoria precise submeter-se à ressecção cirúrgica para confirmar o diagnóstico.

Hematoma/cisto pulmonar traumático. Traumatismo torácico fechado ou com perfuração pode resultar na formação de cistos ou hematomas pulmonares traumáticos, que se evidenciam como opacidades arredondadas contendo comumente ar ou nível hidroaéreo.

Tumores pulmonares

Em 2015, a Organização Mundial da Saúde (OMS) atualizou sua classificação de tumores pulmonares (Tabela 13.5). Embora as neoplasias epiteliais constituam a maioria dos tumores pulmonares malignos, também existem neoplasias malignas mesenquimais e linfo-histiocíticas que podem desenvolver-se no pulmão.

Câncer de pulmão

Câncer de pulmão é uma neoplasia epitelial maligna que se desenvolve dentro do parênquima pulmonar. Nos EUA e na maioria dos países industrializados, essa ainda é a principal causa de mortes por neoplasias malignas entre homens e mulheres. Apesar de os índices de sobrevivência dos pacientes com câncer de pulmão ainda serem desfavoráveis, a radiologia desempenha um papel crucial no diagnóstico e tratamento. Esta seção revisa os aspectos patológicos, epidemiológicos e radiológicos principais do câncer de pulmão, com ênfase no estadiamento radiológico dessa doença.

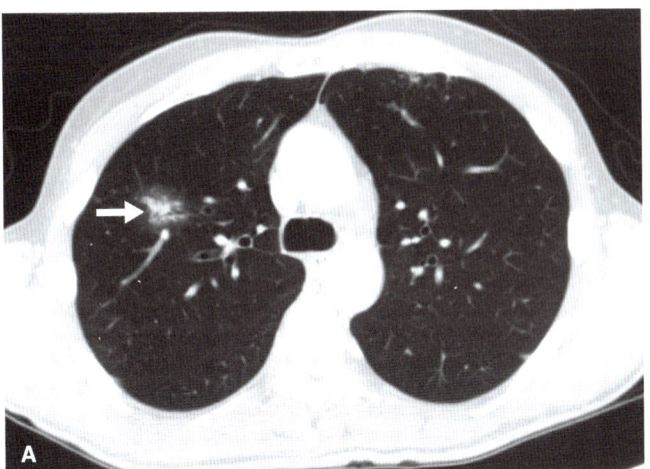 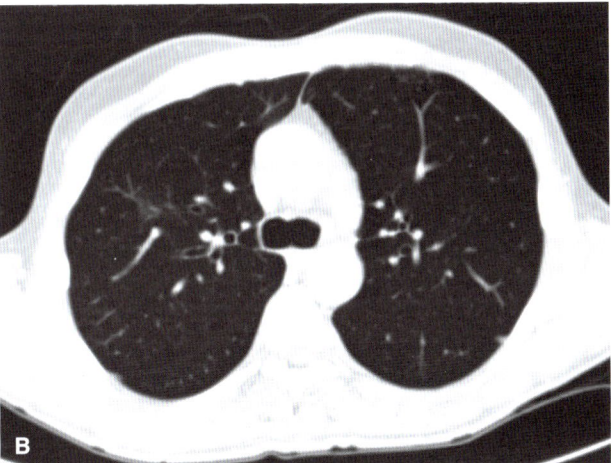

Figura 13.11 Pneumonia em organização evidenciada como lesão semissólida. A. A imagem axial de tomografia computadorizada (TC) no nível da carina demonstrou uma lesão semissólida no lobo superior direito (*seta*). **B.** Outro exame de TC, repetido 8 semanas depois, mostrou regressão praticamente completa da lesão – um sinal compatível com processo inflamatório em fase de regressão.

TABELA 13.5 Classificação da Organização Mundial da Saúde (OMS) para tumores pulmonares primários.

Epiteliais	Adenocarcinoma	
	Carcinoma de células escamosas	
	Tumores neuroendócrinos	
	Carcinoma de células grandes	
	Tumores das glândulas salivares	
	Papilomas	Carcinoma mucoepidermoide
	Adenomas	Carcinoma adenoide cístico
	Carcinoma adenoescamoso	Pneumocistoma esclerosante
	Carcinoma sarcomatoide	Blastoma pleuropulmonar
Mesenquimais	Hamartoma	
	Condroma	
	Tumor inflamatório miofibroblástico	
	Blastoma pleuropulmonar	
Linfo-histiocíticos	Tumores linfoides associados à mucosa (MALTomas)	
	Linfoma difuso de grandes células	
	Granulomatose linfomatoide	
Tumores ectópicos	Tumores de células germinativas	
	Melanoma	
	Timoma intrapulmonar	

Adaptada segundo Travis WD, Brambilla E, Nicholson AG *et al.* The 2015 World Health Organization classification of lung tumors: impact of genetic, clinical and radiologic advances since the 2004 classification. *J Thorac Oncol.* 2015; 10(9):1243-1260.

Aspectos citológicos e patológicos. Carcinoma broncogênico é um tumor maligno que se desenvolve no epitélio brônquico ou alveolar. Das neoplasias epiteliais malignas do pulmão, 99% originam-se dos brônquios ou pulmões, enquanto menos de 0,5% têm sua origem na traqueia. Os carcinomas broncogênicos podem ser subclassificados em quatro subtipos histológicos principais, com base em seus aspectos macro e microscópico: adenocarcinoma, carcinoma de células escamosas, carcinoma de pequenas células e carcinoma de grandes células (Tabela 13.6 e Figura 13.12).

Adenocarcinoma. É o tipo mais comum de câncer de pulmão e representa cerca de 43% de todos os carcinomas pulmonares. Esse tumor tem pouca associação ao tabagismo e é o subtipo de câncer de pulmão mais comum entre os não fumantes. Embora desenvolva-se mais comumente nos lobos superiores, como NPS, também é encontrado nas áreas centrais dos pulmões em cerca de 25% dos casos. O adenocarcinoma origina-se do epitélio bronquiolar ou alveolar e tem aspecto irregular ou espiculado quando invade o pulmão adjacente e forma um nódulo ou massa pulmonar com contornos irregulares nos exames de imagem (ver Figura 13.12 A e B). Uma fibrose dentro e ao redor do tumor é comum. Histologicamente, o adenocarcinoma tem formação de glândulas e produção de mucina.

Embora a maioria dos adenocarcinomas seja detectada nas imagens de TC com cortes finos como NPS sólido lobulado ou espiculado, também é comum observar opacidade em vidro

▪ TIPO	▪ PORCENTAGEM DOS CARCINOMAS DE PULMÃO (%)	▪ ASPECTOS DOS EXAMES DE IMAGEM	▪ TRATAMENTO
Adenocarcinoma	43	Nódulo periférico Massa periférica	I-II = cirurgia III-IV = radioterapia/quimioterapia (RT/QT)
Carcinoma de células escamosas	23	Massa hilar Massa pulmonar necrótica/escavada Atelectasia	I-II = cirurgia III-IV = RT/QT
Carcinoma de pequenas células	13	Massa hilar Massa mediastínica	Quimioterapia
Outros (grandes células, carcinoide)	21	Massa pulmonar Massa endobrônquica	Variável

TABELA 13.6 Subtipos comuns de carcinoma pulmonar.

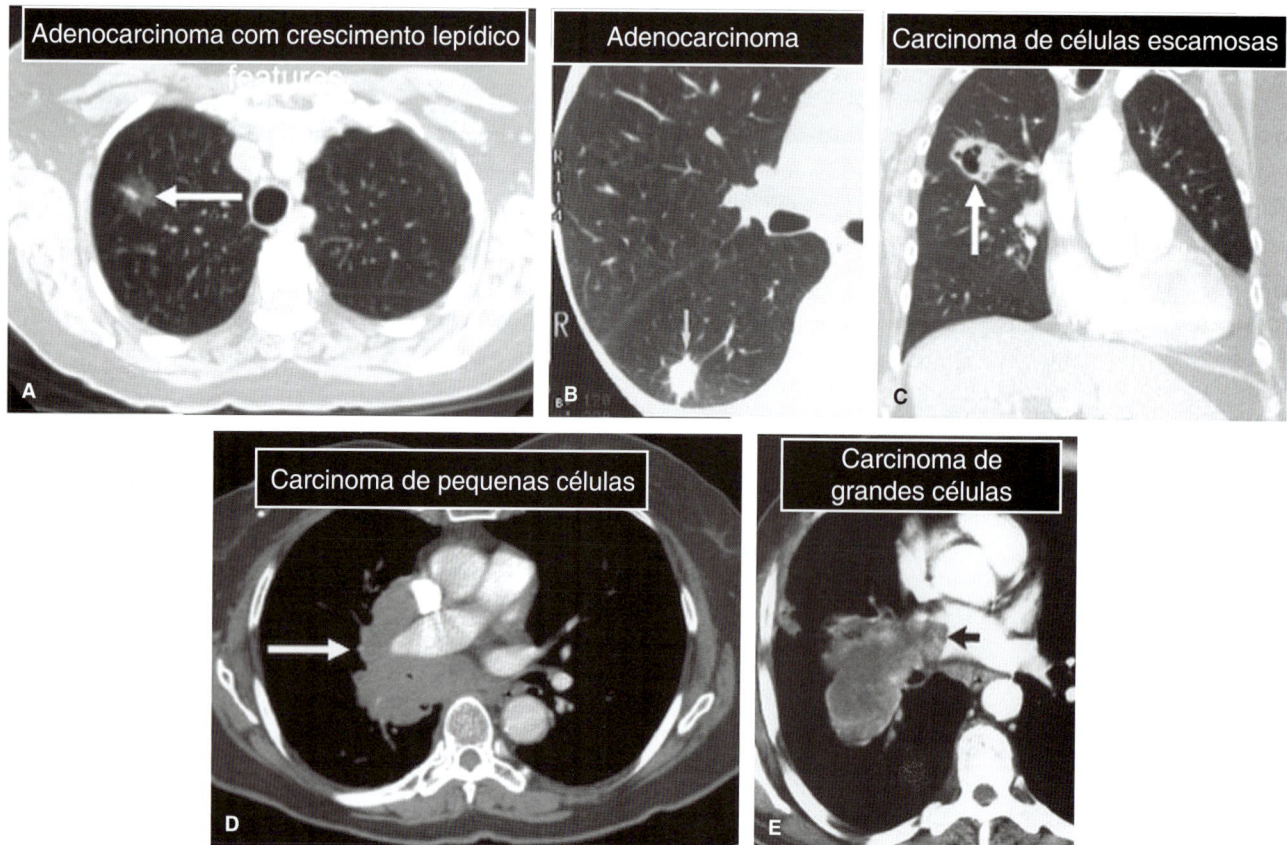

Figura 13.12 Aspectos típicos dos subtipos de carcinoma broncogênico na tomografia computadorizada (TC). A. Nódulo solitário semissólido (atenuação mista de opacidade em vidro fosco e sólida). **B.** NPS periférico espiculado. **C.** Massa escavada. **D.** Volumosa massa hilar à direita. **E.** Volumosa massa com invasão do átrio esquerdo (*seta*).

fosco ou componentes císticos no interior dessas lesões. A detecção de opacidade em vidro fosco indica crescimento lipídico das células tumorais ao longo das paredes alveolares, enquanto um componente sólido (tecido com densidade de partes moles) indica tumor invasivo. O aspecto histológico dos adenocarcinomas pulmonares pré-invasivo, minimamente invasivo e invasivo correlaciona-se diretamente com os aspectos demonstrados à TC em cortes finos que, por sua vez, correlacionam-se com o prognóstico. A Tabela 13.7 descreve a classificação das lesões pré-malignas (*i. e.*, HAA), adenocarcinoma pré-invasivo (*in situ*), AMI e adenocarcinoma invasivo e de seus aspectos correlatos esperados nas imagens de TC em cortes finos.

TABELA 13.7 Classificação das lesões pré-malignas e adenocarcinomas de pulmão.

▪ SUBTIPO	▪ CARACTERÍSTICAS NOS EXAMES DE IMAGEM	▪ EXEMPLO
Hiperplasia adenomatosa atípica (HAA)	Nódulo em vidro fosco com diâmetro < 5 mm	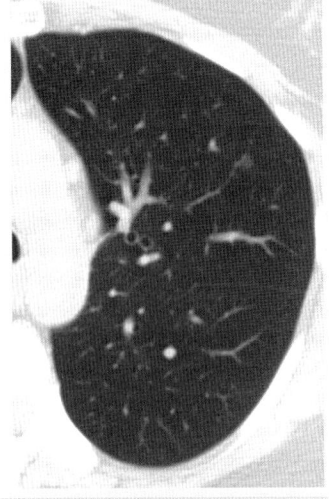
Adenocarcinoma *in situ*	Nódulo em vidro fosco com diâmetro < 30 mm, com ou sem uma pequena área de tecido com densidade de partes moles ou elementos císticos	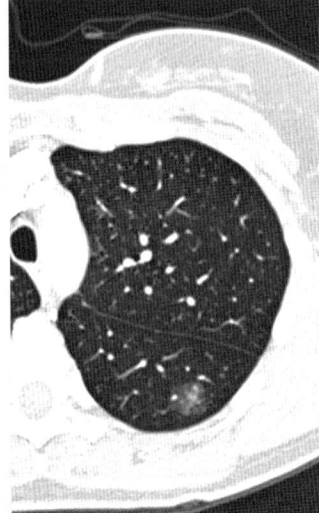
Adenocarcinoma minimamente invasivo (AMI)	Nódulo semissólido, com componente em vidro fosco com diâmetro < 30 mm, e componente com densidade de partes moles com diâmetro < 5 mm	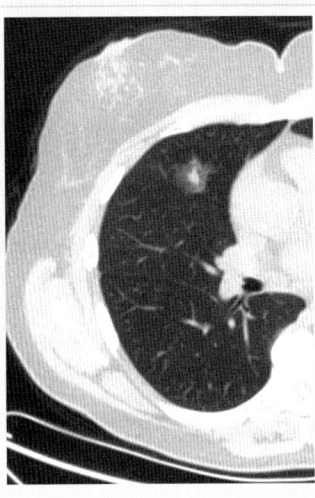

(*continua*)

TABELA 13.7 Classificação das lesões pré-malignas e adenocarcinomas de pulmão (*Continuação*).

■ SUBTIPO	■ CARACTERÍSTICAS NOS EXAMES DE IMAGEM	■ EXEMPLO
Adenocarcinoma com predomínio de crescimento lepídico	Nódulo/massa semissólida, com nódulo com densidade de partes moles com diâmetro > 5 mm	
Adenocarcinoma invasivo (micropapilar, papilar, acinar, lepídico, sólido, mucinoso invasivo)	Nódulo/massa sólida	
	Consolidação alveolar focal/multifocal	
	Opacidades nodulares difusas	

Carcinoma de células escamosas. É o segundo subtipo mais comum de câncer de pulmão e representa cerca de 23% de todos os casos. Esse tumor desenvolve-se nas áreas centrais do pulmão, dentro de um brônquio lobar ou segmentar. Ao exame macroscópico, o carcinoma de células escamosas forma massas polipoides, que crescem para dentro do lúmen brônquico e, ao mesmo tempo, invadem a parede do brônquio. Sua localização central e seu componente endobrônquico explicam os sinais e sintomas iniciais como tosse e hemoptise, assim como as anormalidades radiográficas de massa hilar com ou sem pneumonite ou atelectasia obstrutiva. Necrose central é comum com tumores volumosos e pode haver formação de cavidades quando existe comunicação entre a parte central da massa e o lúmen brônquico (ver Figura 13.12 C). Histologicamente, o carcinoma de células escamosas caracteriza-se por invasão da parede brônquica por nichos de células malignas com citoplasma abundante. A demonstração microscópica de "pérolas" de queratina e "pontes" intercelulares detectadas nas lesões bem diferenciadas é típica desse tumor.

Carcinoma de pequenas células. É um tipo de tumor neuroendócrino do pulmão, representa 13% dos carcinomas broncogênicos e desenvolve-se nas áreas centrais do pulmão, dentro de brônquios principais ou lobares. São as neoplasias mais malignas que se originam das células neuroendócrinas brônquicas (células de Kulchitsky), também conhecidas como câncer de células de Kulchitsky ou KCC-3. Tumores carcinoides típicos (KCC-1) são o tipo menos maligno, enquanto os tumores carcinoides atípicos (KCC-2) têm malignidade intermediária. Os carcinomas de pequenas células têm um componente endobrônquico pequeno, que invade a parede brônquica e os tecidos peribrônquicos nos estágios iniciais da doença, formando massa hilar ou mediastinal com compressão extrínseca e obstrução dos brônquios. A invasão dos vasos linfáticos submucosos e peribrônquicos causa aumento dos linfonodos locais (ver Figura 13.12 D) e disseminação hematogênica, que quase sempre já ocorreu no momento do diagnóstico do tumor. No exame microscópico é possível verificar que essas células malignas são agrupadas, com seus núcleos próximos um do outro, em razão da escassez de citoplasma. Histologicamente, esse carcinoma é diferenciado do tumor carcinoide pela presença de mitoses. Microscopia eletrônica e técnicas imunocitoquímicas confirmam a existência de grânulos neurossecretórios intracitoplasmáticos.

Tumores neuroendócrinos de grandes células. Além do carcinoma de pequenas células, o tumor neuroendócrino de grandes células é um tipo raro de tumor de alto grau, que forma nódulos ou massas pulmonares indistinguíveis dos outros tipos de câncer de pulmão.

Carcinoma de grandes células. São diagnosticados ocasionalmente quando um câncer de pulmão de não pequenas células não apresenta características histológicas de carcinoma de células escamosas ou adenocarcinoma. Os aspectos histopatológicos são células grandes com citoplasma abundante e nucléolos proeminentes. Esse tumor tende a desenvolver-se nas áreas periféricas do pulmão como massa solitária e frequentemente já é uma lesão volumosa por ocasião do diagnóstico (ver Figura 13.12 E).

Epidemiologia. A maioria dos pacientes com câncer de pulmão é de fumantes com idade superior a 40 anos. Homens são afetados mais comumente, embora a porcentagem de mulheres com câncer de pulmão tenha aumentado continuamente, em paralelo ao aumento da prevalência de "tabagismo pesado" nesse subgrupo.

Outros fatores de risco bem conhecidos para desenvolver câncer de pulmão são doença pulmonar obstrutiva crônica (DPOC), enfisema, exposição ao asbesto, histórico de linfoma de Hodgkin, exposição ao radônio e fibrose pulmonar intersticial localizada ou difusa. Entretanto, o tabagismo certamente é a causa mais comum, porque é responsável por cerca de 87% dos casos. A relação entre a fumaça de cigarro e o câncer de pulmão é inquestionável, e a carga tabágica mostra correlação positiva direta com os índices de desenvolvimento de tumores malignos. O câncer de pulmão não é frequente entre os indivíduos que não fumam, e o tabagismo está associado a aumentos de 10 a 30 vezes na incidência deste tipo de câncer em comparação com a população de não fumantes. A interrupção do tabagismo reduz o risco de desenvolver câncer de pulmão, mas o declínio mais expressivo é detectado entre os que têm intervalos mais longos desde que deixaram de fumar. Carcinógenos presentes na fumaça do cigarro causam atipia celular e metaplasia escamosa do epitélio bronquiolar, que podem ser precursores da transformação maligna. Carcinoma de pequenas células e carcinoma de células escamosas são os dois subtipos histológicos com associação mais direta ao tabagismo entre os homens, enquanto tabagismo entre mulheres está associado à incidência aumentada de todos os subtipos histológicos.

A exposição ao asbesto está associada ao aumento das incidências de carcinoma broncogênico, mesotelioma pleural maligno, câncer de laringe e carcinoma esofagogástrico. O câncer de pulmão pode desenvolver-se depois da exposição prolongada (em geral, 20 anos ou mais) durante atividades de mineração ou processamento das fibras de asbesto. Um período de latência longo desde a exposição inicial ao minério (em geral, 35 anos ou mais) é necessário ao desenvolvimento do câncer de pulmão. Embora esse tipo de exposição esteja associado isoladamente a um aumento de 4 vezes na incidência de câncer de pulmão, tabagismo concomitante (talvez porque atue como um cocarcinógeno) está associado ao aumento de 40 a 50 vezes na incidência desses tumores, em comparação a indivíduos que não fumam ou não são expostos.

Pacientes tratados no passado para doença de Hodgkin do mediastino com radioterapia (RT), quimioterapia (QT) ou uma combinação dessas duas modalidades têm aumento de 8 vezes na incidência de câncer de pulmão a partir de 10 anos depois do tratamento. A exposição a material radioativo (especialmente radônio) por inalação está associada ao desenvolvimento de carcinoma pulmonar de pequenas células no período de 20 anos ou mais depois da exposição.

Fibrose intersticial por pneumonia intersticial usual, associada à esclerodermia, à pneumonite reumatoide ou à fibrose pulmonar idiopática, foi correlacionada ao aumento da incidência de carcinomas broncogênicos, principalmente adenocarcinoma. Em casos raros, pacientes desenvolvem câncer de pulmão em uma região com retrações fibróticas do parênquima ou granulomas, como se observa em pacientes com história de tuberculose pulmonar.

Anormalidades radiográficas. As anormalidades radiográficas associadas ao câncer de pulmão dependem do subtipo de tumor e do estágio da doença por ocasião do diagnóstico. As duas anormalidades radiográficas mais comuns são NPS (tamanho entre 2 mm e 3 cm) ou massa pulmonar (3 cm ou mais de diâmetro) e massa hilar com ou sem obstrução brônquica. Todos os tipos histológicos podem formar nódulo pulmonar. Como os carcinomas de células escamosas e de pequenas células originam-se dos brônquios centrais, a maioria desses subtipos de carcinoma broncogênico forma massa hilar (ver Figura 13.12 C e D). A massa hilar representa a parte extraluminal do tumor brônquico ou aumento dos linfonodos hilares secundário à doença metastática. A extensão da lesão hilar para dentro do mediastino ou metástases para linfonodos mediastinais pode formar massa mediastinal lisa ou lobulada. O aumento acentuado dos linfonodos mediastinais, com contorno lobulado do mediastino, é típico de carcinoma de pequenas células. Nas imagens de TC com contraste, a substituição extensiva da gordura mediastinal pelo tumor primário ou pela disseminação linfática extracapsular pode causar alargamento do mediastino, com desaparecimento dos planos adiposos mediastinais e compressão ou invasão da traqueia ou brônquios centrais, esôfago e estruturas vasculares mediastinais.

A obstrução do lúmen brônquico pelo componente endobrônquico de um tumor pode causar diversas anormalidades radiográficas. Dentre elas, as mais comuns são atelectasia reabsortiva e pneumonite obstrutiva do pulmão distal à lesão obstrutiva. A atelectasia reabsortiva é reconhecida pela anormalidade clássica de colapso lobar ou do pulmão inteiro, enquanto a pneumonite obstrutiva causa pouquíssima ou nenhuma atelectasia ou, em alguns casos, aumento do volume da área pulmonar afetada. Nas radiografias convencionais, um aumento anormal do volume de um lobo ou de todo o pulmão evidencia-se, respectivamente, por abaulamento da fissura interlobar que margeia o lobo obstruído ou desvio do mediastino. Em alguns casos, a massa que causou atelectasia lobar forma uma convexidade central no contorno geralmente côncavo do lobo colapsado, produzindo o sinal do S de Golden (Figura 13.13). Na maioria dos pacientes, a opacidade do pulmão obstruído obscurece a lesão central subjacente. O pulmão com pneumonite obstrutiva não é infectado, mas ainda assim apresenta infiltração inflamatória crônica e preenchimento dos alvéolos por macrófagos carregados de lipídios; esta última alteração explica os termos descritivos "pneumonia lipoídica endógena".

Outros aspectos radiográficos de atelectasia que devem sugerir obstrução por tumor são obstrução da coluna de ar do brônquio-fonte ou de um brônquio lobar proximal, massa hilar, atelectasia simultânea dos lobos médio e inferior e atelectasia ou opacificação persistente para além de 3 a 4 semanas. O exame de TC confirma a existência de atelectasia lobar e pode demonstrar broncogramas mucosos dentro do pulmão distal à lesão obstrutiva. A massa central é facilmente diferenciada das estruturas vasculares e o estreitamento ou a obstrução do lúmen brônquico aparece mais claramente nas imagens da janela pulmonar. Em geral, o tumor central é diferenciado do pulmão atelectásico por intermédio do realce pelo meio de contraste entre a área pulmonar perfundida mas não ventilada, a atelectasia e a massa central, com menor realce pelo meio de contraste. Um sinal mais raro de obstrução brônquica por câncer de pulmão é a formação de impacções mucoides (mucoceles). Isso é atribuído ao acúmulo de muco dentro dos brônquios segmentares dilatados, distais ao tumor obstrutivo. Esse aspecto foi comparado à mão dentro da luva, na qual os brônquios dilatados representam os dedos da luva. Para que a mucocele seja demonstrada radiograficamente, deve haver ventilação colateral do lobo ou segmento obstruído.

Tumores originados do epitélio bronquiolar ou alveolar (i. e., adenocarcinomas e carcinomas de grandes células) comumente formam um NPS ou massa pulmonar nas radiografias de tórax. A avaliação radiográfica do NPS – especialmente seu tamanho, sua taxa de crescimento, seu formato, seu contorno e sua densidade interna – foi revisada detalhadamente nas seções anteriores deste capítulo. Um nódulo com contorno irregular, lobulado ou espiculado é comum nos casos de câncer de pulmão (ver Figura 13.2). O aspecto de espículas radiais de um nódulo periférico é conhecido como *coroa radiada*. Embora inicialmente se acreditasse que esse sinal fosse patognomônico de neoplasia maligna, a demonstração de uma *coroa radiada* não é específica e pode ocorrer com granulomas ou pneumonia em organização. As características do contorno de um NPS são mais bem avaliadas nas imagens de TC de cortes finos (i. e., igual ou menor que 1,5 mm) da lesão.

Escavação dentro de nódulos malignos solitários não é comum, mas é encontrada mais comumente nos carcinomas de células escamosas (ver Figura 13.12 C). As paredes das neoplasias escavadas tendem a ser mais espessas e nodulares que as escavações das lesões inflamatórias. Broncogramas aéreos, transparências bolhosas dentro de um nódulo ou massa (ver Figura 13.7) ou padrão de atenuação mista, com áreas sólidas e em vidro fosco é altamente sugestivo de adenocarcinoma (ver Figura 13.12 A e Tabela 13.7). Calcificação excêntrica dentro do nódulo pode representar calcificação distrófica de regiões necróticas, granulomas engolfados por um tumor em crescimento, ou calcificação de mucina ou corpos de psamoma secretados pelas células tumorais dos adenocarcinomas.

O tamanho e o padrão de crescimento de um NPS são características importantes. Massas com diâmetro igual ou maior que 3 cm detectadas em adultos com mais de 35 anos têm incidência alta de malignidade. O tempo de duplicação do volume (equivalente a um aumento de 26% no diâmetro) de um nódulo maligno geralmente varia de 1 mês (alguns carcinomas de células escamosas e carcinoma de grandes células) a quase 5 anos (adenocarcinoma pré-invasivo ou minimamente invasivo).

Tumor de Pancoast (*tumor do sulco superior*) é uma neoplasia periférica, que se desenvolve na área do ápice pulmonar, endentada pela artéria subclávia. Embora possa ser de qualquer tipo histológico, a maioria dessas lesões consiste em carcinomas de células escamosas ou adenocarcinomas. Os sinais e sintomas iniciais estão relacionados com invasão das estruturas adjacentes – dor no braço e atrofia muscular atribuível ao acometimento do plexo braquial –, síndrome de Horner – em consequência da invasão da cadeia simpática – e dor no ombro – em consequência da invasão da parede torácica (Figura 13.14). Nas radiografias de tórax, a demonstração de uma densidade apical pode ser confundida com uma capa fibrosa pleuroparenquimatosa, uma alteração comum nos indivíduos idosos.

Espessamento dos tecidos moles apicais (mais de 5 mm de espessura), assimetria do espessamento biapical excedendo 5 mm,

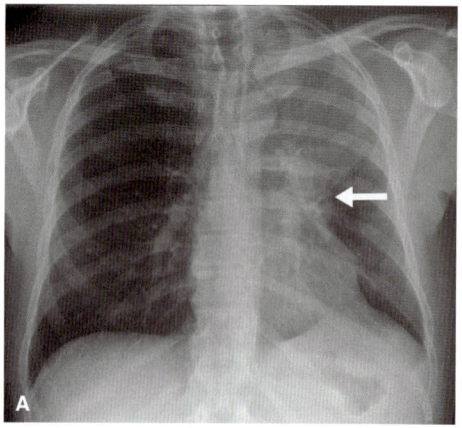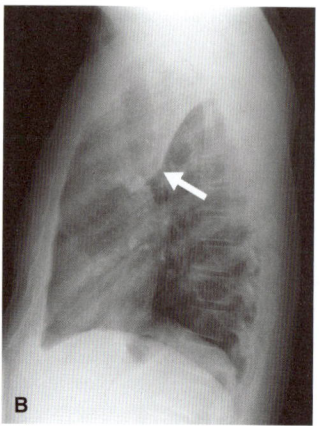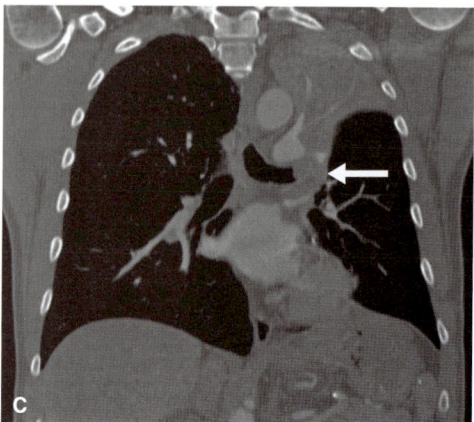

Figura 13.13 **Massa hilar causada por um carcinoma de células escamosas. A e B.** As radiografias de tórax posteroanteriores (PA) (**A**) e de perfil (**B**) de um homem tabagista de 58 anos com hemoptise demonstraram atelectasia do lobo superior esquerdo. Observe a convexidade hilar, que refletia a massa obstrutiva (*seta*). **C.** A imagem coronal da tomografia computadorizada (TC) com contraste mostrou massa no hilo esquerdo (*seta*), que obstruía o brônquio do lobo superior esquerdo. Veja que não havia broncogramas aéreos dentro do pulmão atelectásico.

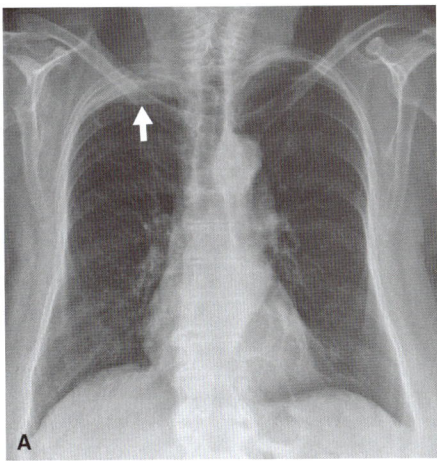
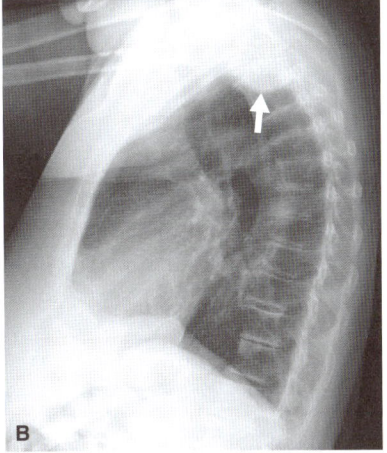
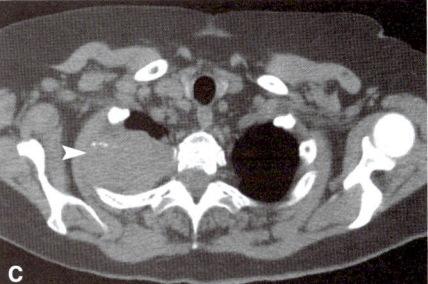

Figura 13.14 Tumor do sulco superior (tumor de Pancoast). As radiografias de tórax posteroanteriores (PA) (**A**) e de perfil (**B**) de mulher de 79 anos, com dor torácica à direita, mostraram massa apical direita (*seta*). **C.** A imagem axial da tomografia computadorizada (TC) demonstrou massa com densidade de partes moles no ápice do pulmão direito, com destruição da porção lateral da segunda costela direita (*ponta de seta*). O diagnóstico foi carcinoma de pequenas células.

ampliação do espessamento apical nas radiografias sequenciadas e evidência de destruição das costelas devem indicar a necessidade de uma avaliação mais detalhada por TC ou RM. Outras anormalidades menos comuns nas radiografias de tórax são massa com borda convexa inferior voltada para o pulmão e/ou destruição de um corpo vertebral. O exame de TC demonstra a região apical com mais detalhes e é mais apropriado para definir a extensão da invasão da parede torácica e das vértebras. As imagens de RM nos planos coronal e sagital ajudam a determinar a relação entre a massa e a artéria subclávia, plexo braquial e canal medular.

A opacidade alveolar causada por câncer de pulmão é um sinal radiográfico incomum na ausência de uma lesão endobrônquica obstrutiva. O adenocarcinoma mucinoso pode causar opacificação alveolar à medida que as células malignas proliferam ao longo da trama parenquimatosa preexistente e, ao mesmo tempo, produzem grandes quantidades de muco aquoso, referidas como *broncorreia*. A forma difusa pode ser evidenciada por opacidades alveolares lobares ou multilobares, ou nódulos alveolares bilaterais e difusos (ver Tabela 13.7). Esses últimos aspectos podem ser indistinguíveis de pneumonia ou edema, mas as manifestações clínicas, a cronicidade do processo e o exame citológico do escarro e de espécimes obtidos por broncoscopia devem confirmar o diagnóstico certo.

Câncer de pulmão é a causa mais frequente de síndrome da veia cava superior (VCS) (Figura 13.15). Ela resulta da obstrução dessa veia por compressão ou invasão por um tumor mediastinal, principalmente carcinoma de pequenas células ou linfoma.

Derrame pleural maligno é uma coleção de líquido exsudativo em pacientes com câncer comprovado, que mostra citologia maligna no material obtido por toracocentese ou tumor na biopsia pleural. No sistema de estadiamento mais recente para câncer de pulmão, a existência de derrame pleural maligno foi elevada ao estágio M1a ou IVa, em razão do prognóstico mais desfavorável em comparação com metástases de linfonodos. Embora a demonstração de derrame pleural nos pacientes com carcinoma broncogênico esteja associada a um prognóstico desfavorável, isto não é sinônimo de invasão pleural maligna, porque obstrução dos vasos linfáticos centrais e infecção pós-obstrutiva podem causar derrames pleurais benignos em pacientes com câncer. Um espessamento pleural liso ou lobulado ou massa pleural sugere lesão pleural maligna. A TC com contraste pode mostrar espessamento ou massa pleural com líquido pleural associado nas radiografias simples (Figura 13.16), e sua utilidade no diagnóstico de acometimento da pleura e parede torácica está descrita na seção "Estadiamento radiológico do câncer de pulmão". Radiograficamente, a invasão da parede torácica é evidenciada por massa extrapulmonar de tecidos moles ou destruição da

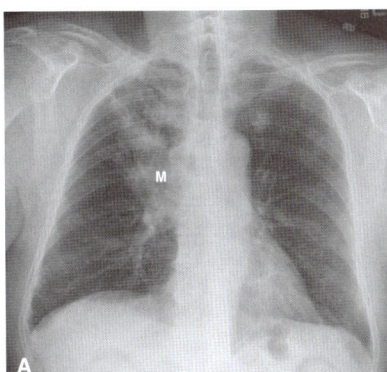
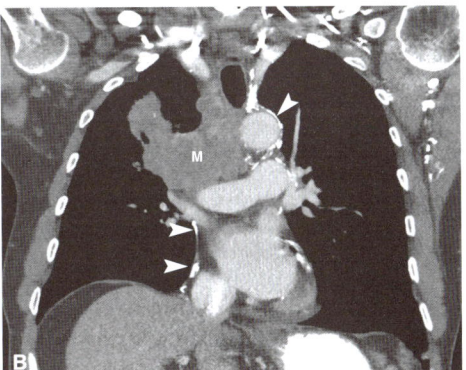
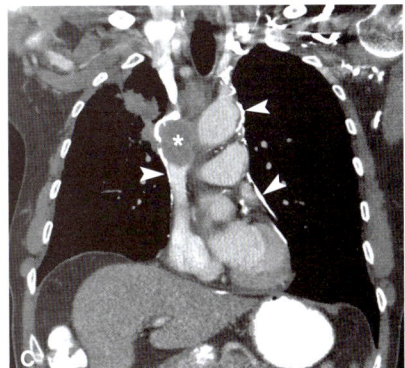

Figura 13.15 Síndrome da veia cava inferior em um paciente com carcinoma de não pequenas células. A. A radiografia de tórax posteroanteriores (PA) de um homem de 73 anos, com edema facial, demonstrou massa mediastinal e hilar direita (*M*), que acometia o lobo superior direito. **B e C.** A imagem coronal da TC com contraste mostrou massa volumosa no hilo e lobo superior direito (*M*), com invasão da veia cava superior (*asterisco* em **C**). Observe que também havia colaterais venosos mediastinais dilatados, inclusive veias pericardiofrênicas direita e esquerda (*pontas de seta* em **B** e **C**).

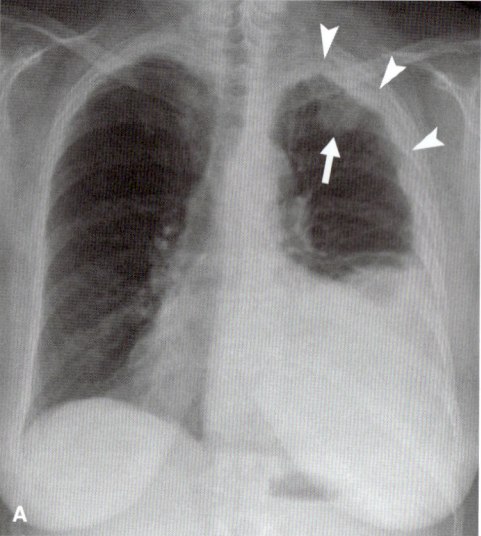 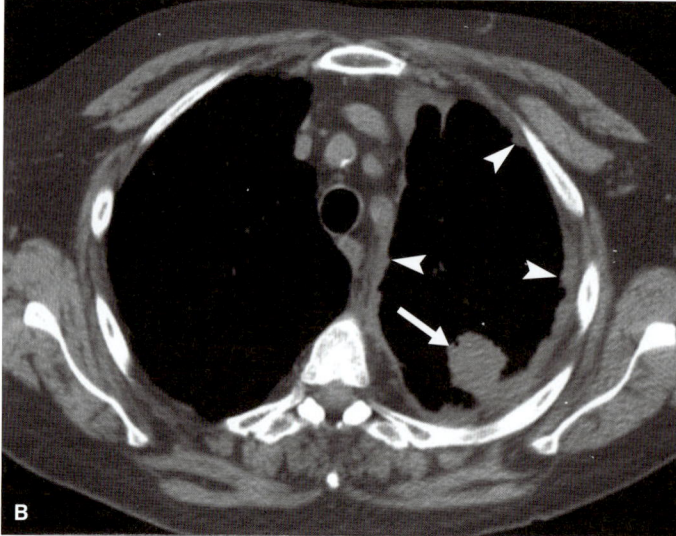

Figura 13.16 Carcinoma broncogênico com disseminação pleural maligna. A. A radiografia de tórax posteroanterior (PA) mostrou uma lesão no ápice do pulmão esquerdo (*seta*), com derrame pleural moderado à esquerda e espessamento pleural esquerdo lobulado associado (*pontas de seta*). **B.** A imagem de tomografia computadorizada (TC) sem contraste no nível dos lobos superiores demonstrou uma lesão de contorno irregular no lobo superior esquerdo (*seta*) com espessamento pleural circunferencial e irregular à esquerda (*pontas de seta*). A análise da citologia do líquido pleural mostrou adenocarcinoma.

costela. A TC é mais sensível para detectar destruição óssea sutil, enquanto a RM é mais útil para detectar invasão da gordura ou músculo da parede torácica, especialmente nos pacientes com tumores de Pancoast. Elevação e paralisia do diafragma podem ser sinais associados à invasão maligna do nervo frênico. Ampliação progressiva da silhueta cardíaca pode ocorrer nos pacientes com derrame pericárdico maligno e, nesses casos, ecocardiografia e pericardiocentese confirmam o diagnóstico.

Linfangite carcinomatosa (LC) representa a invasão dos vasos linfáticos do pulmão pelo tumor. Invasão dos vasos linfáticos ou acometimento neoplásico dos linfonodos do hilo e mediastino causa fluxo linfático retrógrado (centrífugo), com dilatação dos canais linfáticos, depósitos intersticiais de tumor e fibrose. Radiograficamente, as anormalidades típicas são opacidades lineares e reticulonodulares com espessamento peribrônquico e edema subpleural ou derrame pleural. Nos pacientes com câncer de pulmão, invasão e obstrução dos vasos linfáticos localizados na área do tumor podem formar opacidades com distribuição segmentar ou lobar. A disseminação linfática aos linfonodos hilares e mediastinais causa aumento unilateral dos linfonodos com opacidades intersticiais, enquanto a disseminação hematogênica do tumor aos capilares pulmonares com invasão linfática secundária causa anormalidades intersticiais bilaterais. O acometimento unilateral ou assimétrico dos pulmões pelo tumor linfangítico sugere câncer de pulmão, em vez de uma neoplasia maligna extrapulmonar (Figura 13.17). A TC demonstra mais claramente o espessamento liso ou nodular dos septos interlobulares e do interstício broncovascular.

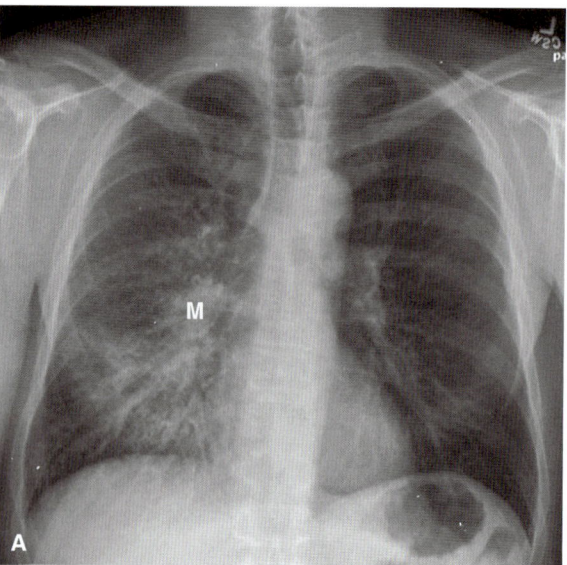 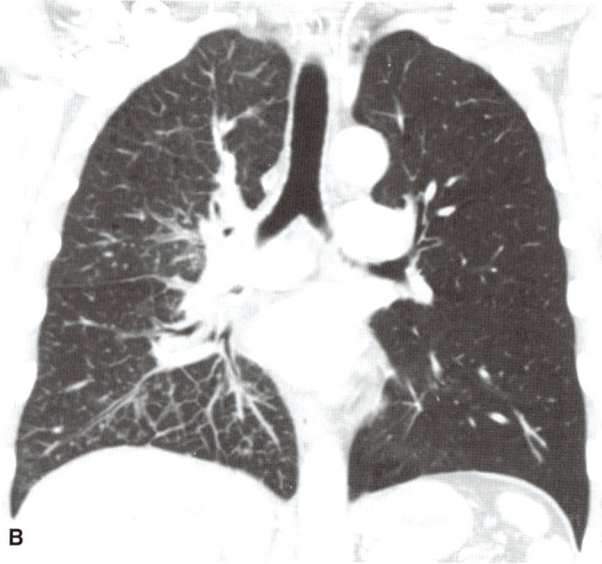

Figura 13.17 Linfangite carcinomatosa secundária a um câncer de pulmão. A. A radiografia de tórax de mulher de 57 anos com tosse demonstrou opacidades intersticiais lineares unilaterais à direita e massa hilar (*M*) também à direita. **B.** A imagem coronal da tomografia computadorizada (TC) no nível dos hilos mostrou espessamento liso dos septos interlobulares, que representava linfangite carcinomatosa.

Embora a prevenção do câncer de pulmão seja a solução com melhor razão custo-benefício para o problema da mortalidade associada a esta doença, ela não é possível enquanto o hábito do tabagismo não for totalmente eliminado. Diagnóstico e tratamentos precoces podem aumentar os índices de sobrevivência; entretanto, alguns estudos demonstraram que a triagem por radiografias de tórax periódicas em pacientes de risco alto não foi eficaz, porque esta modalidade de exame detecta apenas lesões com mais de 1 cm de diâmetro. Por outro lado, os resultados do maior estudo randomizado sobre TC na triagem do câncer de pulmão (NLST; do inglês, *National Lung Screening Trial*) demonstram que a TCMD com doses baixas de radiação pode reduzir a mortalidade do câncer de pulmão e, por essa razão, hoje em dia a triagem por TC com doses baixas é amplamente realizada nos EUA para pacientes elegíveis de alto risco (ou seja, idade entre 55 e 75 anos, com história de tabagismo de mais de 30 maços/ano).

Investigação diagnóstica. Sempre que possível, os esforços para diagnosticar câncer de pulmão também devem tentar fazer o estadiamento dos pacientes, de forma que decisões terapêuticas possam ser tomadas rapidamente, em especial no que se refere à operabilidade do tumor. Exames citológicos do escarro ou líquido de lavagem broncoalveolar são técnicas simples e de baixo custo úteis aos pacientes com tumores centrais. Broncoscopia com biopsia endobrônquica é útil em lesões do brônquio-fonte ou dos brônquios principais, reservando-se a biopsia endobrônquica dirigida por ultrassonografia (BEUS) para obter amostras de massas subcarinais. Ultrassonografia endoscópica (USE) é uma técnica útil para biopsiar linfonodos mediastinais periesofágicos nos pacientes com câncer de pulmão. Biopsia transtorácica guiada por TC ou radioscopia de massas periféricas pode confirmar o diagnóstico em mais de 90% dos pacientes com câncer de pulmão. O exame de PET-FDG pode complementar os resultados da TC e reduzir a necessidade de realizar procedimentos de estadiamento mais invasivos.

Todos os pacientes com um possível câncer de pulmão devem fazer TC para confirmar o diagnóstico, realizar o estadiamento da doença e direcionar as tentativas de obter material para exame histológico, como lesões distais na glândula suprarrenal, fígado ou ossos acessíveis à biopsia. A relação entre o tumor e as vias respiratórias centrais determina a utilidade da biopsia endobrônquica ou endotraqueal por broncoscopia, enquanto linfonodos subcarinais volumosos podem dirigir a biopsia transcarinal usando BEUS. A pleura pode ser avaliada para detectar espessamento, massas ou derrames e indicar a toracocentese ou a biopsia pleural fechada como primeiro procedimento diagnóstico. Toracotomia com ressecção de uma lesão periférica é suficiente para lesões solitárias suspeitas, sem indícios clínicos ou sinais à TC de metástases linfonodais, mediastinais, pleurais ou extratorácicas inoperáveis. Alguns pacientes com lesões periféricas podem ser beneficiados por uma abordagem cirúrgica mais limitada, usando videotoracoscopia cirúrgica. Em alguns casos, a radiologia desempenha um papel importante durante esse tipo de abordagem cirúrgica, porque permite orientar a colocação de agulhas e fios localizadores usando a TC pré-operatória ou a US intraoperatória.

Estudos mostraram que a PET/TC-FDG tem altíssima sensibilidade e especificidade moderadamente alta para captar e sugerir tumores malignos, uma vez que eles têm uma taxa mais alta de metabolismo da glicose que a da maioria dos processos benignos. O limiar atual de detecção do câncer de pulmão parece ser de lesões iguais ou maiores que 8 mm. A PET/TC-FDG é a técnica de exame de imagem não invasiva mais sensível para detectar metástases em linfonodos de pacientes com câncer de pulmão, embora a maioria dos casos de aumento linfonodal seja submetida à biopsia endoscópica ou por mediastinoscopia quando se considera a possibilidade de ressecção cirúrgica.

TABELA 13.8 Sistema de classificação TNM do câncer de pulmão – 8ª edição.

T (tumor primário)

T0		Nenhum tumor primário
	T_{IS}	Carcinoma *in situ*
T1		Tumor < 3 cm
	T1a (mi)	Adenocarcinoma minimamente invasivo (AMI)
	T1a	Tumor ≤ 1 cm
	T1b	Tumor > 1 e ≤ 2 cm
	T1c	Tumor > 2 cm e ≤ 3 cm
T2		Tumor > 3 cm e ≤ 5 cm
	T2a	Tumor invade pleura visceral
	T2a	Tumor invade brônquio-fonte e causa atelectasia no hilo
	T2a	Tumor > 3 cm e ≤ 4 cm
	T2b	Tumor > 4 cm e ≤ 5 cm
T3		Tumor > 5 cm e ≤ 7 cm
		Tumor invade a parede torácica/pericárdio/nervo frênico
		Um ou mais nódulos tumorais separados, mas no mesmo lobo
T4		Tumor > 7 cm
		Tumor invade traqueia, carina, esôfago, mediastino, diafragma, coração, grandes vasos, nervo laríngeo recorrente e/ou coluna vertebral
		Um ou mais nódulos tumorais separados, em lobos diferentes, no mesmo pulmão

N (linfonodos)

N_X		Metástases de linfonodos não podem ser avaliadas
N0		Nenhuma metástase para linfonodos
	N1	Linfonodos hilares, peribrônquicos e/ou intrapulmonares ipsilaterais
N1	N1a	Invasão N1 em uma estação linfonodal
	N1b	Invasão N1 em várias estações linfonodais
N2	N2	Linfonodos mediastinais ipsilaterais e/ou subcarinais
	N2a1	Invasão N2 em uma estação, sem invasão N1
	N2a2	Invasão N2 em uma estação, associada à invasão N1
N3		Invasão de linfonodos hilares ou mediastinais contralaterais e/ou escalênico/supraclaviculares ipsilaterais ou contralaterais

M (doença metastática)

M0		Nenhuma metástase a distância
M1	M1a	Derrame pleural maligno/derrame pericárdico maligno/nódulo pleural maligno
	M1a	Nódulos tumorais separados, contralaterais
	M1b	Metástase extratorácica única
	M1c	Várias metástases extratorácicas/um ou mais órgãos

Adaptada de Detterbeck FC, Boffa DJ, Kim AW, Tanoue LT. The eighth edition lung cancer stage classification. *Chest.* 2017; 151(1):193-203.

Estadiamento radiológico do câncer de pulmão. O papel principal do radiologista na investigação diagnóstica dos pacientes com câncer de pulmão é determinar a extensão anatômica ou estágio do tumor. Isso tem implicações prognósticas, ajuda a escolher as opções terapêuticas e é útil aos pesquisadores que avaliam a eficácia dos tratamentos administrados a pacientes com doença de extensão semelhante. O estadiamento do câncer de pulmão está baseado na extensão do tumor primário (T), existência de invasão linfonodal (N) e evidência de metástase a distância (M). Com base na classificação TNM, o câncer de pulmão pode ser classificado em um esquema de quatro estágios, modificado em 2017 para a 8ª edição do sistema de estadiamento TNM (Tabela 13.8). Pacientes com carcinoma de pequenas células, que quase sempre não têm a doença curável com cirurgia, são subdivididos tradicionalmente em dois grupos: os que têm doença limitada a um hemitórax (doença limitada) e os que têm acometimento do pulmão contralateral ou disseminação extratorácica (doença extensiva). Entretanto, a nova edição do sistema de estadiamento TNM para câncer de pulmão aplica esse estadiamento tanto aos carcinomas pulmonares de pequenas células e não pequenas células quanto aos tumores carcinoides típicos e atípicos.

A característica principal do sistema de estadiamento do câncer de pulmão é a separação dos pacientes com doença nos estágios I e II (potencialmente operável) dos pacientes com doença nos estágios III e IV (geralmente inoperável) (Tabela 13.9). A doença no estágio IIIa representa uma lesão T1-T2N2 (*i. e.*, tumor menor que 5 cm com invasão de linfonodos mediastinais ipsilaterais), uma lesão T3 com doença linfonodal N1 ipsilateral ou uma lesão T4 sem invasão de linfonodos (N0) ou com invasão de linfonodos hilares ipsilaterais (N1). A doença no estágio IIIb representa estágio T1-T2N3 (invasão dos linfonodos hilares ou mediastinais contralaterais, escalênico ou supraclaviculares) ou T3-T4N2. A doença no estágio IV significa disseminação metastática do tumor para pulmão contralateral, pleura/pericárdio ou metástases a distância.

Tumor primário (T). A nova classificação TNM também subdividiu a designação T (tumor primário) de forma a refletir mais as estatísticas de sobrevivência baseadas no maior diâmetro do tumor e avanços da ressecção cirúrgica dos pacientes com vários nódulos no mesmo lobo ou pulmão. Hoje em dia, os tumores são subdivididos em grupos com aumentos de 1 cm: T1a (0 a 1 cm), T1b (1 a 2 cm) e T1c (2 a 3 cm). Do mesmo modo, tumores T2 (diâmetro maior que 3 cm) são subdivididos em grupos com aumentos de 1 cm: T2a (3 a 4 cm) e T2b (4 a 5 cm). De acordo com a nova classificação, a designação T2 descreve agora os tumores que envolvem um brônquio principal e os que estão associados à atelectasia de um pulmão inteiro – características tumorais que antes eram agrupadas na designação T3 (ver Tabela 13.7). Os tumores T3 podem medir mais de 5 cm de diâmetro, invadir a pleura parietal ou pericárdio, parede torácica ou nervo frênico ou se caracterizar por vários nódulos no mesmo lobo. As lesões T4 têm mais de 7 cm, invadem uma estrutura que não pode ser retirada cirurgicamente ou se caracterizam por vários nódulos em lobos diferentes do mesmo pulmão.

TABELA 13.9 Grupos de estadiamento de acordo com a 8ª edição do sistema de classificação TNM para câncer de pulmão por estágio com dados de sobrevivência em 5 anos.

■ ESTÁGIO		■ T	■ N	■ M	■ SOBREVIVÊNCIA EM 5 ANOS (ESTÁGIO CLÍNICO) (%)
I	IA1	T1a (mi)	N0	M0	92
		T1a			
	IA2	T1b	N0	M0	83
	IA3	T1c	N0	M0	77
	IB	T2a	N0	M0	68
II	IIA	T2b	N0	M0	60
	IIB	T1a-c	N1	M0	53
		T2a	N1	M0	
		T2b	N1	M0	
III	IIIA	T1a-c	N2	M0	36
		T2a-b	N2	M0	
		T3	N1	M0	
		T4	N0	M0	
		T4	N1	M0	
	IIIB	T1a-c	N3	M0	26
		T2a-b	N3	M0	
		T3	N2	M0	
		T4	N2	M0	
	IIIC	T3	N3		13
		T4	N3	M0	
IV	IVA	Qualquer T	Qualquer N	M1a	10
		Qualquer T	Qualquer N	M1b	
	IVB	Qualquer T	Qualquer N	M1c	0

Invasão da parede torácica. Os tumores que invadem a parede torácica (incluindo tumores no sulco pulmonar superior), o diafragma, a pleura mediastinal, o pericárdio ou o brônquio-fonte proximal são classificados como lesões T3. Nos pacientes com tumores do sulco superior, a ressecção cirúrgica é impedida quando há invasão de um corpo vertebral ou do mediastino ou quando há acometimento do plexo braquial ou da artéria subclávia acima do ápice pulmonar. Tumores de baixo grau localizados no sulco superior podem ser tratados por RT seguida de ressecção em bloco do tumor e da parede torácica, com índices de sobrevivência razoáveis.

Destruição das costelas e formação de massa de tecidos moles extratorácicos são as únicas anormalidades específicas detectadas nas radiografias simples quando há invasão da parede torácica; espessamento pleural adjacente a massa pulmonar não é um sinal específico e nem sempre indica invasão da parede torácica. A confirmação da invasão com base na TC pode ser difícil, embora esse exame deva ser realizado quando houver suspeita. No exame de TC, as anormalidades sugestivas são ângulos obtusos no ponto de contato do tumor com a pleura, contato por mais de 3 cm entre o tumor e a pleura, espessamento pleural adjacente à massa e infiltração da gordura extrapleural. Disseminação extratorácica da massa ou destruição das costelas é um sinal específico (mas não sensível) de invasão da parede torácica ao exame de TC (ver Figura 13.14 B).

A RM é comparável à TC no que se refere à sua capacidade de detectar invasão da parede torácica. Nos pacientes com tumores do sulco superior, as imagens de RM no plano coronal são úteis para demonstrar invasão da parede torácica, plexo braquial ou artéria subclávia.

Invasão do mediastino. Invasão tumoral do mediastino, com acometimento de coração, grandes vasos, traqueia, carina, esôfago, diafragma ou nervo laríngeo recorrente (tumor T4), impede ressecção cirúrgica. Invasão localizada do pericárdio (tumor T3) não é contraindicação à ressecção. É difícil demonstrar invasão da pleura mediastinal durante a avaliação pré-operatória; porém, ela não tem impacto significativo na sobrevivência, além das outras características do tumor; por essa razão, esse critério foi excluído da categoria T do novo sistema de estadiamento.

Nas radiografias convencionais, os sinais sugestivos de invasão do mediastino são o alargamento ou massa mediastinal e elevação do diafragma (em consequência do acometimento do nervo frênico). Assim como ocorre com o diagnóstico de invasão da parede torácica, imagens de TC demonstrando massa tumoral adjacente à pleura mediastinal ou espessamento da pleura mediastinal não indicam necessariamente disseminação ao mediastino ou inoperabilidade. Entretanto, massa mediastinal em contiguidade com um tumor pulmonar, comprimindo vasos do mediastino ou esôfago ou substituindo a gordura mediastinal, é muito sugestiva desse diagnóstico. A menos que haja sinais inquestionáveis na TC demonstrando invasão mediastinal pelo tumor primário, basta ao radiologista simplesmente descrever o tumor como massa adjacente ao mediastino, porque, geralmente, isso não altera a abordagem cirúrgica aos pacientes potencialmente operáveis.

Invasão das vias respiratórias centrais. Tumores que invadem um brônquio principal (tumores T2) são operáveis, independentemente de sua distância para a carina. Embora a invasão da traqueia ou carina (tumor T4) possa ser tratada por ressecção da carina com anastomose terminoterminal do brônquio restante ao coto traqueal (*pneumectomia em manga*), a maioria dos cirurgiões consideraria essa lesão inoperável. Em alguns pacientes, ainda que as radiografias possam demonstrar massa dentro do brônquio-fonte ou da traqueia, a TC é mais precisa para avaliar a relação entre a massa, a traqueia e a carina traqueal (Figura 13.18). Contudo, hoje se sabe que as imagens de TC subestimam a extensão do tumor na mucosa ou submucosa. Por essa razão, todos os pacientes com lesão central devem fazer broncoscopia, que define a extensão proximal do tumor, a menos que a TC demonstre invasão clara da carina ou traqueia.

Nódulos tumorais múltiplos no mesmo lobo. O sistema de estadiamento atual do câncer de pulmão de não pequenas células classifica os pacientes com nódulos tumorais satélites no mesmo lobo como portadores de tumor primário no estágio T3 com base em seu prognóstico. Quando não houver acometimento dos linfonodos mediastinais nem metástases a distância, a maioria dos pacientes com vários nódulos no mesmo lobo e reserva pulmonar adequada é submetida a uma tentativa de ressecção cirúrgica curativa.

Derrame pleural/pericárdico. Espessamento, nodularidade ou derrame pleural e pericárdico maligno caracterizam a doença M1a e impedem ressecção cirúrgica curativa. Nos pacientes com câncer de pulmão, derrames pleurais podem ter várias causas, inclusive invasão da pleura, pneumonia obstrutiva e

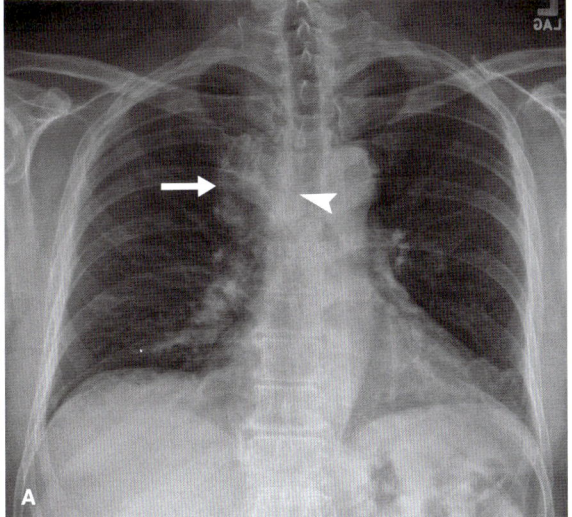
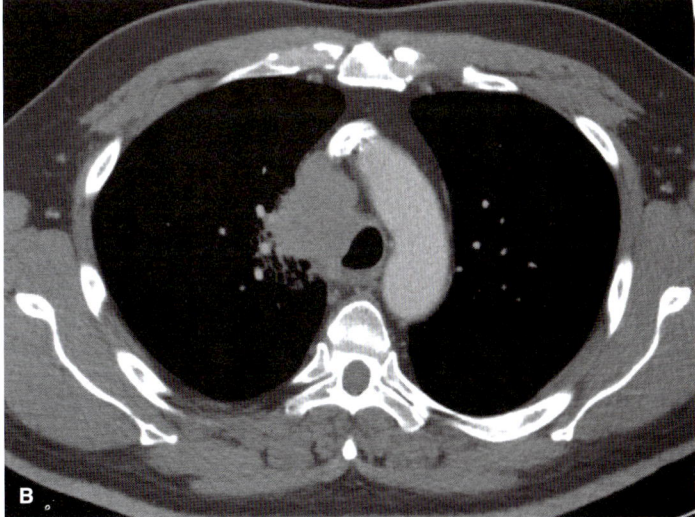

Figura 13.18 Invasão traqueal por carcinoma pulmonar de células não pequenas. A. A radiografia de tórax posteroanterior (PA) demonstrou massa paratraqueal direita (*seta*) com parede traqueal inferior direita indistinguível (*ponta de seta*). **B.** A imagem axial de tomografia computadorizada (TC) com contraste no nível da traqueia distal mostrou massa com densidade de partes moles envolvendo a traqueia com um componente extraluminal volumoso. A broncoscopia confirmou a invasão da parede traqueal pelo tumor. A biopsia confirmou o diagnóstico de carcinoma não pequenas células.

obstrução das veias ou vasos linfáticos pulmonares pelo tumor. Embora a existência de derrame pleural associado a um câncer de pulmão indique prognóstico desfavorável, apenas pacientes com células tumorais no líquido pleural ou na biopsia de pleura são considerados inoperáveis; outros pacientes com derrame pleural são considerados "operáveis". Em geral, as radiografias convencionais (incluindo a incidência de decúbito lateral) são suficientes para diagnosticar derrame pleural. Toracocentese com exame citológico e/ou biopsia de pleura é necessária para confirmar o diagnóstico definitivo de invasão maligna da pleura. Nas imagens de TC, espessamento pleural maior que 1 cm ou espessamento lobulado ou circunferencial da pleura (com acometimento da pleura mediastinal) é muito sugestivo de invasão pleural (ver Figura 13.16 B). Embora o exame de PET possa ajudar a caracterizar como malignos os derrames pleurais de pacientes com câncer de pulmão, recomenda-se cautela nos pacientes que foram submetidos à pleurodese no passado, porque a inflamação secundária à administração intrapleural de talco pode ser ávida por FDG.

Metástases linfonodais (N) (Figura 13.19). Embora alguns pacientes com metástases para linfonodos mediastinais ou subcarinais ipsilaterais (N2) sejam considerados potencialmente operáveis, a maioria dos casos de doença linfonodal no estágio N2 com base nos exames de imagem pré-operatórios ou na biopsia de linfonodo tem prognóstico desfavorável e, em geral, tem a opção de fazer tratamento neoadjuvante. Pacientes com doença no estágio patológico N2 com base na demonstração de metástases linfonodais intracapsulares pequenas limitadas a uma estação mediastinal, que são confirmadas ao exame anatomopatológico depois da ressecção cirúrgica, têm índices de sobrevivência mais favoráveis e, por essa razão, a ressecção cirúrgica pode ser apropriada. Pacientes com doença dos linfonodos hilares/mediastinais ou supraclaviculares contralaterais (N3) são inoperáveis (Figura 13.20).

Um acréscimo à categoria N do novo sistema de classificação foi a subclassificação do acometimento linfonodal em uma ou várias estações de linfonodos dentro das regiões N1 e N2, assim como a existência de acometimento dos linfonodos N2 (mediastinais) sem invasão dos linfonodos N1 (condição conhecida como metástases de linfonodos salteados).

A demonstração de massa mediastinal volumosa nas radiografias de tórax de um paciente com câncer de pulmão requer confirmação da invasão tumoral por biopsia transtorácica ou por mediastinoscopia, antes de considerá-lo inoperável. Uma radiografia de tórax normal ou indícios de linfonodos hilares ou mediastinais aumentados deve indicar TC de tórax para avaliar as condições dos linfonodos. Isoladamente, nenhum parâmetro permite diferenciar claramente entre linfonodos benignos e malignos, já que a invasão metastática maligna nem sempre causa aumento dos linfonodos (resultados falso-negativos, reduzindo a sensibilidade), enquanto linfonodos aumentados em pacientes com câncer de pulmão podem representar hiperplasia reativa em vez de invasão tumoral (resultados falso-positivos, reduzindo a especificidade). Quando um linfonodo pequeno (5 mm) é usado como divisor de águas entre benigno e maligno, a sensibilidade é excelente, mas a especificidade é pequena. Contudo, escolher um diâmetro linfonodal grande (2 cm) aumenta a especificidade, mas diminui a sensibilidade. Os radiologistas devem usar como diâmetro transversal do linfonodo a medida de 1 cm em seu menor eixo, porque esse valor assegura melhores índices de sensibilidade e especificidade.

A TC é uma técnica relativamente imprecisa para avaliar as condições dos linfonodos dos pacientes com câncer de pulmão. Quando se utiliza um diâmetro transversal no menor eixo igual ou maior que 1 cm para definir anormalidade, a sensibilidade e a especificidade para metástases para linfonodos são de cerca de 60 a 65%, quando avaliadas caso a caso, mas podem ser ainda menores quando se levam em consideração as estações linfonodais específicas. Embora o exame de TC não possa ser considerado suficientemente preciso para determinar com certeza se os linfonodos mediastinais foram ou não invadidos pelo tumor, essa técnica pode fornecer informações valiosas para orientar

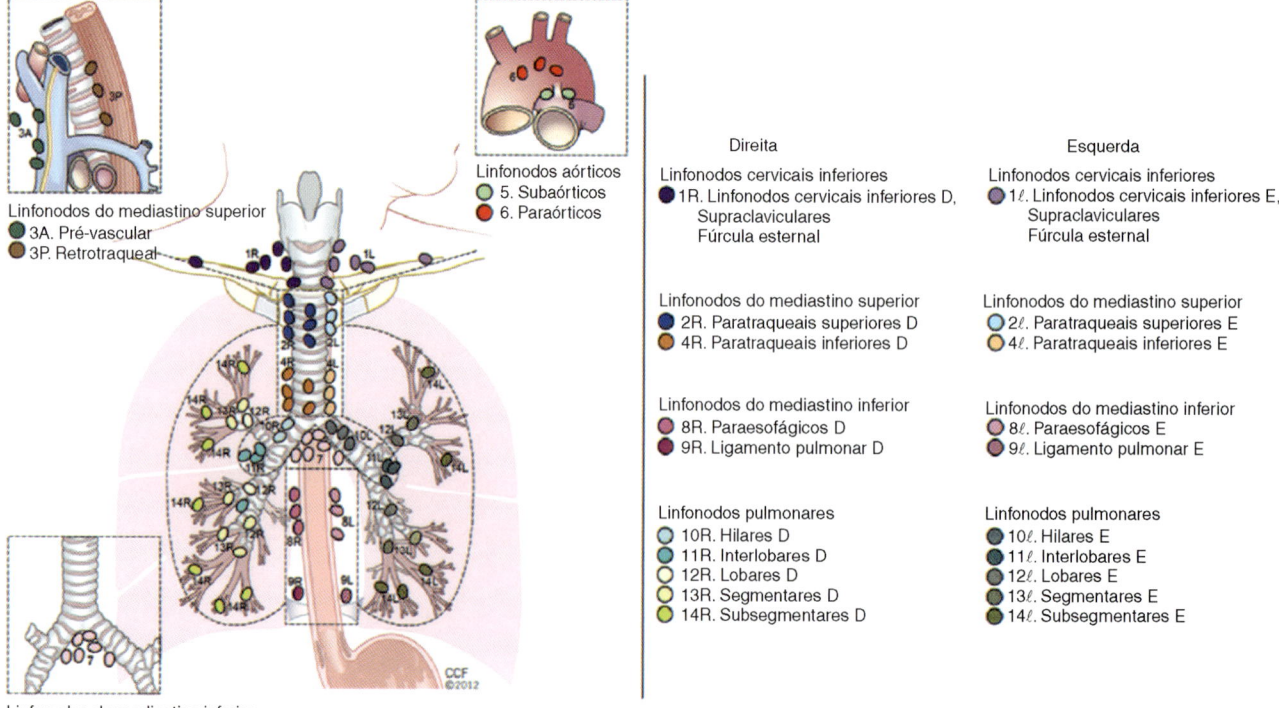

Figura 13.19 Zonas linfonodais propostas pela IASLC para estadiamento do câncer de pulmão. (De El-Sherief AH *et al.* International Association for the Study of Lung Cancer (IASLC) lymph node map: radiologic review with CT illustration. *Radiographics.* 2014; 34(6):1680-1691.)

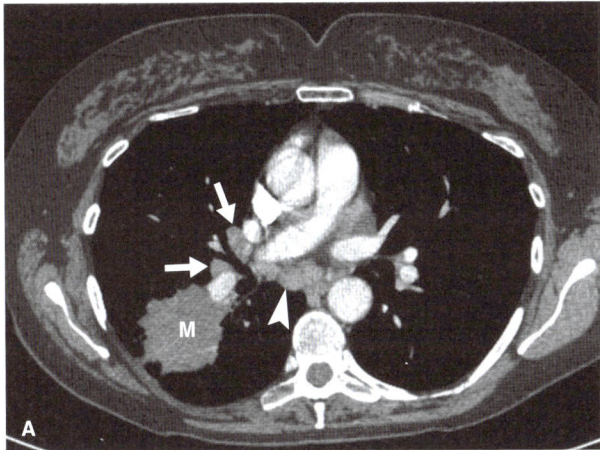
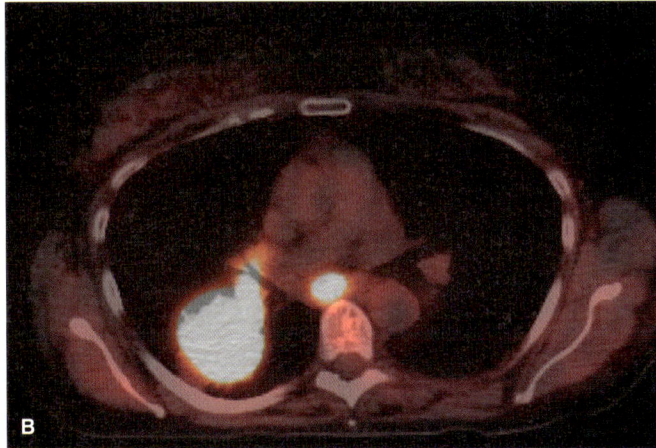
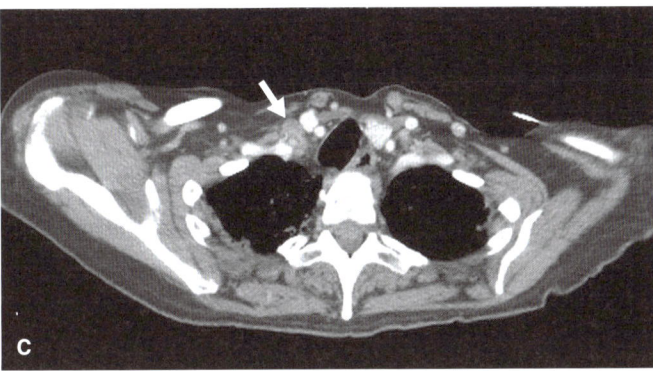
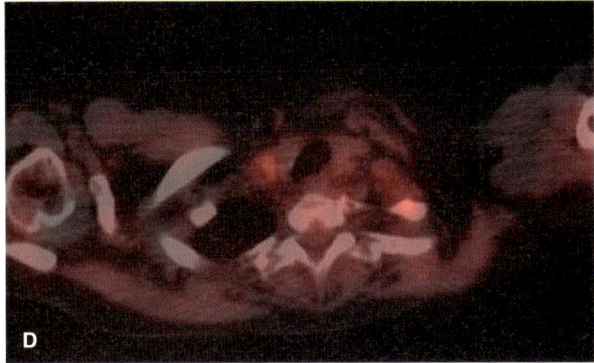

Figura 13.20 **Metástases linfonodais de carcinoma broncogênico. A.** A imagem axial da tomografia computadorizada (TC) com contraste no terço médio dos pulmões demonstrou massa no lobo inferior direito (*M*), com linfonodos hilares/interlobares direitos (*setas*) (doença N1) e subcarinais (*ponta de seta*) (doença N2) aumentados. **B.** A sobreposição das imagens axiais de tomografia computadorizada por emissão de pósitrons (PET/TC) no mesmo nível mostrou hipercaptação acentuada de FDG na massa e nos linfonodos. **C.** A imagem dos ápices pulmonares evidenciou um linfonodo supraclavicular direito aumentado (*seta*) (doença N3). **D.** A sobreposição das imagens axiais de PET/TC no mesmo nível revelou hipercaptação de FDG no linfonodo supraclavicular (*seta*). A biopsia guiada por US do linfonodo supraclavicular confirmou adenocarcinoma metastático.

os procedimentos de estadiamento invasivos, inclusive biopsia dirigida por US, mediastinoscopia, biopsia dirigida por USE e biopsia transtorácica ou aberta. Como já foi mencionado, a combinação de PET/TC assegura precisão superior ao estadiamento linfonodal do câncer de pulmão.

Em algumas instituições, a mediastinoscopia e as técnicas endobrônquicas/endoscópicas complementam os resultados da TC para estadiamento linfonodal do câncer de pulmão. As biopsias de linfonodos devem ser realizadas na maioria dos pacientes com câncer de pulmão e linfonodos mediastinais positivos na PET ou aumentados na TC e acessíveis à mediastinoscopia (linfonodos pré-traqueais, subcarinais anteriores e traqueobrônquicos direitos), à BEUS (linfonodos pré-traqueais, paratraqueais, subcarinais, hilares e interlobares) ou à USE (linfonodos subcarinais, paraesofágicos e do ligamento pulmonar inferior). Ainda existem controvérsias sobre a necessidade de se fazer biopsia empírica dos linfonodos em pacientes com exames de PET ou TC negativos para doença linfonodal. Pacientes com função pulmonar limítrofe podem ser mais beneficiados pela biopsia linfonodal pré-operatória, porque uma biopsia positiva à mediastinoscopia pode invalidar qualquer tentativa de ressecção.

Doença metastática (M). Todos os pacientes com câncer de pulmão comprovado devem ser detalhadamente avaliados quanto à existência de metástases a distância (M1). Evidências inquestionáveis de metástases podem evitar uma toracotomia desnecessária. Nos pacientes com câncer de pulmão, focos comuns de disseminação extratorácica são linfonodos, fígado, glândulas suprarrenais, ossos

e cérebro. Metástases ao pulmão contralateral, embora sejam intratorácicas, também são classificadas como doença M1. Uma invasão desses órgãos provavelmente representa disseminação hematogênica do tumor pulmonar.

De acordo com o novo sistema de estadiamento do câncer de pulmão, a designação de doença metastática (M) também foi subdividida de forma a separar pacientes sem doença metastática (M0), pacientes com doença pleural/pericárdica maligna ou metástase para o pulmão contralateral (M1a), foco único de doença metastática extratorácica (M1b) e várias metástases extratorácicas em um ou mais órgãos (M1c).

A TC de tórax e abdome superior faz parte da investigação inicial de virtualmente todos os pacientes com carcinoma broncogênico. Esses exames são suficientes para avaliar fígado, baço, suprarrenais e linfonodos do abdome superior quanto à existência de metástases. A US ou a RM pode ser realizada para diferenciar entre massas sólidas no fígado e cistos benignos. O exame PET-FDG de corpo inteiro é usado para detectar metástases ósseas. Radiografias convencionais ou TC podem estar indicadas para avaliar focos específicos de hipercaptação radionuclídica anormal ou investigar dor óssea localizada.

A RM do cérebro é realizada rotineiramente como parte do estadiamento dos pacientes com câncer de pulmão, exceto quando têm doença no estágio IA e não há evidência clínica de metástases cerebrais.

Cerca de 60 a 65% dos pacientes com carcinoma pulmonar de pequenas células têm doença metastática por ocasião do diagnóstico. Como é provável que esses pacientes tenham doença metastática macro ou microscópica quando são atendidos inicialmente, eles em geral não são candidatos à ressecção cirúrgica curativa. Contudo, o estadiamento preciso desses pacientes quanto à existência de disseminação extratorácica define seu prognóstico e permite uma avaliação mais apropriada da resposta à QT. Outra razão para realizar o estadiamento extratorácico dos carcinomas de pequenas células é a possibilidade de tratar doença óssea localizada ou invasão de tecidos moles com RT ou ressecção cirúrgica.

Metástases para as glândulas suprarrenais são detectadas em cerca de 10% dos pacientes que realizam TC como parte do estadiamento do carcinoma broncogênico. Contudo, cerca de 5% dos indivíduos normais têm adenomas benignos da suprarrenal. Na verdade, massas suprarrenais isoladas em pacientes com carcinoma broncogênico de não pequenas células têm probabilidade duas vezes maior de serem adenomas em vez de metástases. Em alguns casos, um nódulo ou massa suprarrenal pode ser o único foco extratorácico metastático, o que torna crucial o diagnóstico preciso da lesão suprarrenal para definir o estágio da doença e seu tratamento.

Entre as técnicas usadas para diferenciar entre adenoma e lesões suprarrenais malignas (primárias ou metastáticas) estão a TC, a RM com desvio químico (*chemical-shift*), a PET-FDG e a biopsia por aspiração com agulha fina. A combinação de TC sem contraste para detectar adenomas ricos em gordura (com UH de densidade menor ou igual a 10) e de TC com contraste com estudo dinâmico da suprarrenal, com fase tardia de 15 minutos (*washout* igual ou maior que 60%), para demonstrar adenomas pobres em gordura, tem sido usada por sua alta precisão na diferenciação entre adenomas e lesões suprarrenais malignas. Um nódulo na suprarrenal que apresenta lavagem (*washout*) absoluta[1] é sugestivo de adenoma. Em alguns casos, uma RM com desvio químico é realizada para caracterizar lesões das suprarrenais. Um adenoma suprarrenal, tipicamente, vai apresentar queda da intensidade de sinal na sequência fora de fase em comparação com a sequência em fase. A PET tem sensibilidade em torno de 100% para detectar metástases suprarrenais (Figura 13.21), de forma que um resultado negativo exclui definitivamente essa possibilidade. Entretanto, alguns adenomas podem ser ávidos por FDG e causar resultados falso-positivos; por essa razão, lesões suprarrenais isoladas com captação positiva de FDG devem ser biopsiadas para confirmar o diagnóstico definitivo.

Tumores pulmonares não epiteliais e outras doenças que simulam tumor

Linfoma. Infiltração do parênquima pulmonar por linfoma de Hodgkin é de 2 a 3 vezes mais comum que por linfoma não Hodgkin. A maioria dos casos de linfoma não Hodgkin pulmonar primário origina-se do BALT e consiste em linfomas de células B de baixo grau. Esses linfomas também são conhecidos como linfomas da zona marginal extralinfonodal (LZM) e estão associados às doenças autoimunes, especialmente síndrome de Sjögren e artrite reumatoide. Linfoma difuso de grandes células B é um tipo menos comum de linfoma pulmonar.

Nos pacientes com linfoma de Hodgkin, as anormalidades do parênquima pulmonar geralmente consistem em opacidades lineares e reticulonodulares grosseiras, que acometem o pulmão a partir de linfonodos hilares aumentados. Áreas extensas de acometimento do parênquima pulmonar podem formar opacidades do tamanho de massas e áreas de consolidação. Com esse tipo de linfoma, atelectasias raramente são causadas por compressão extrínseca dos brônquios por linfonodos aumentados, mas são atribuídas a um tumor endobrônquico obstrutivo. A disseminação aos vasos linfáticos subpleurais pode formar placas ou massas subpleurais, que são detectáveis apenas nas imagens de TC. Embora a infiltração do parênquima pulmonar dos pacientes com doença de Hodgkin não ocorra sem doença dos linfonodos hilares e mediastinais (exceto pacientes que fizeram radioterapia do mediastino), o linfoma não Hodgkin pode acometer o parênquima pulmonar, sem doença linfonodal associada, em até 50% dos casos. Na maioria dos pacientes, a infiltração do parênquima pulmonar evidencia-se por nódulos/massas (Figura 13.22) ou opacidades alveolares, sugerindo pneumonia lobar nesse último caso. Opacidades reticulonodulares grosseiras ou padrão de "árvore em brotamento" não são comuns; em casos raros, a única manifestação da doença intratorácica é um nódulo ou massa.

Granulomatose linfomatoide. É um linfoma pulmonar primário de células B, com grandes quantidades de células T, e está associado à infecção pelo vírus Epstein-Barr (EBV). Uma infecção do sistema nervoso central e da pele ocorrem em até 50% dos pacientes. Ao exame histopatológico, há muitos nódulos arredondados contendo linfócitos, que infiltram as artérias de pequeno e médio calibres e causam necrose. Radiograficamente, os pacientes têm

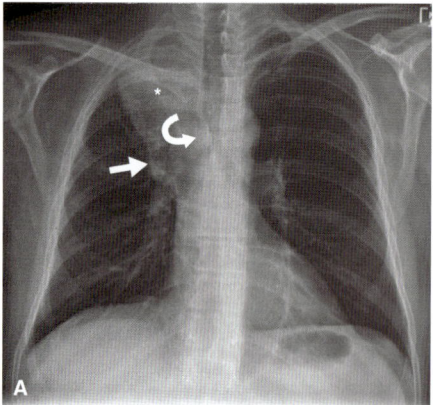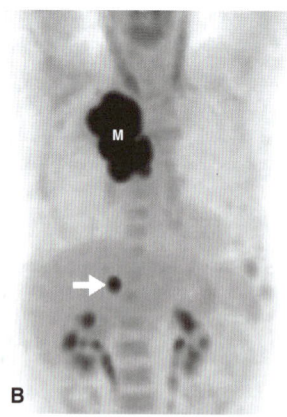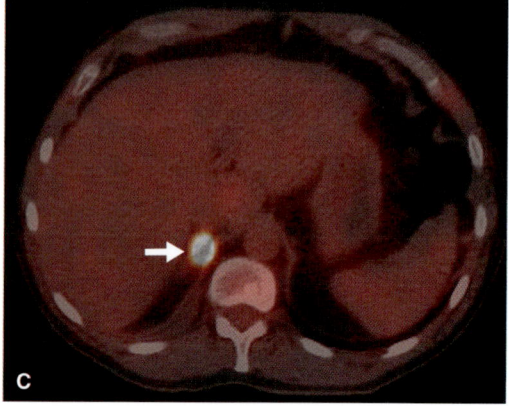

Figura 13.21 Metástase suprarrenal de carcinoma broncogênico. **A.** A radiografia de tórax posteroanterior (PA) demonstrou atelectasia do lobo superior direito (*asterisco*) e massa no hilo direito (*seta reta*), com estreitamento da traqueia distal/brônquio-fonte direito (*seta curva*). **B.** A imagem coronal da tomografia por emissão de pósitrons (PET) na projeção de intensidade máxima mostrou hipercaptação acentuada do radiomarcador dentro da massa (*seta*), que ocupava todo o lobo superior direito. Também havia um foco de hiperatividade na região superior direita do abdome (*seta*). **C.** A sobreposição das imagens axiais de PET/TC evidenciou captação focal na glândula suprarrenal direita (*seta*).

---

[1]N.R.C.: (Densidade na fase portal – Densidade na fase tardia)/(Densidade na fase portal – Densidade na fase sem contraste) × 100 > 60%) ou lavagem relativa (Densidade na fase portal – Densidade na fase tardia)/(Densidade na fase portal) × 100 > 40%.

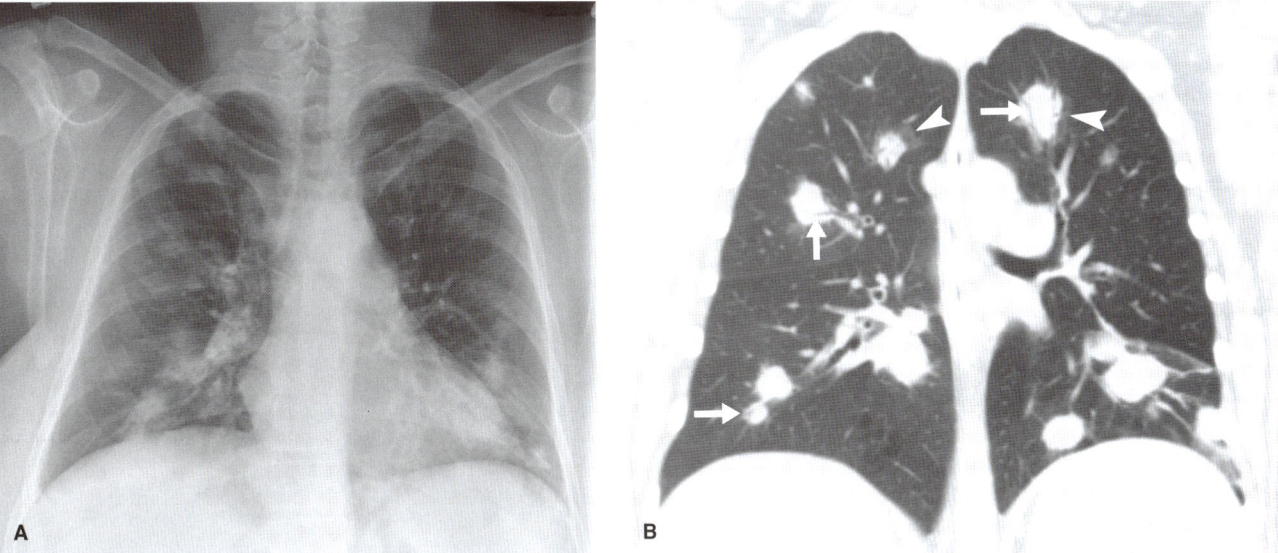

Figura 13.22 **Linfoma de células T com infiltração pulmonar. A.** A radiografia de tórax posteroanterior (PA) de mulher de 57 anos demonstrou vários nódulos pulmonares bilaterais. **B.** A imagem coronal da tomografia computadorizada (TC), no nível posterior dos pulmões, mostrou vários nódulos. Observe que os brônquios estavam desobstruídos (*setas*) e havia opacidades adjacentes com padrão em vidro fosco (*pontas de seta*) associadas a vários nódulos.

várias opacidades nodulares, com predileção pelos lobos inferiores. A formação de escavações nesses nódulos é o resultado de invasão vascular, o que ocorre comumente. O prognóstico geral é desfavorável e pode ser graduado em 1 (prognóstico bom) a 3 (prognóstico ruim), com base na quantidade de linfócitos B malignos contendo RNA do EBV por campo de grande aumento na análise histopatológica.

Bronquiolite folicular, pneumonia intersticial linfocítica (PIL) e hiperplasia linfoide nodular. Bronquiolite folicular e pneumonite intersticial linfoide são doenças inflamatórias relacionadas, que estão associadas às doenças autoimunes e imunológicas (p. ex., síndrome de Sjögren, artrite reumatoide e miastenia *gravis*) e aos estados de imunodeficiência (incluindo imunodeficiência comum variável e infecção pelo HIV).

Os pacientes afetados têm tosse e dispneia e referem história de infecções respiratórias frequentes. Pacientes com bronquiolite folicular, associada mais comumente à artrite reumatoide, apresentam, ao redor de pequenos brônquios e bronquíolos, pequenos nódulos centrolobulares mal definidos, que representam hiperplasia linfoide. A PIL é uma doença predominantemente intersticial, diagnosticada, na maioria dos casos, em pacientes com síndrome de Sjögren e nas crianças infectadas pelo HIV (nesses casos, está associada à infecção por EBV), que, ao exame radiográfico, apresenta opacidades lineares e reticulonodulares nos lobos inferiores, comumente intercaladas com áreas de opacificação alveolar. Nas imagens de TC, as anormalidades são opacidades em vidro fosco, nódulos centrolobulares mal definidos, espessamento dos septos interlobulares e cistos do espaço aéreo com paredes finas (Figura 13.23); outra anormalidade possivelmente

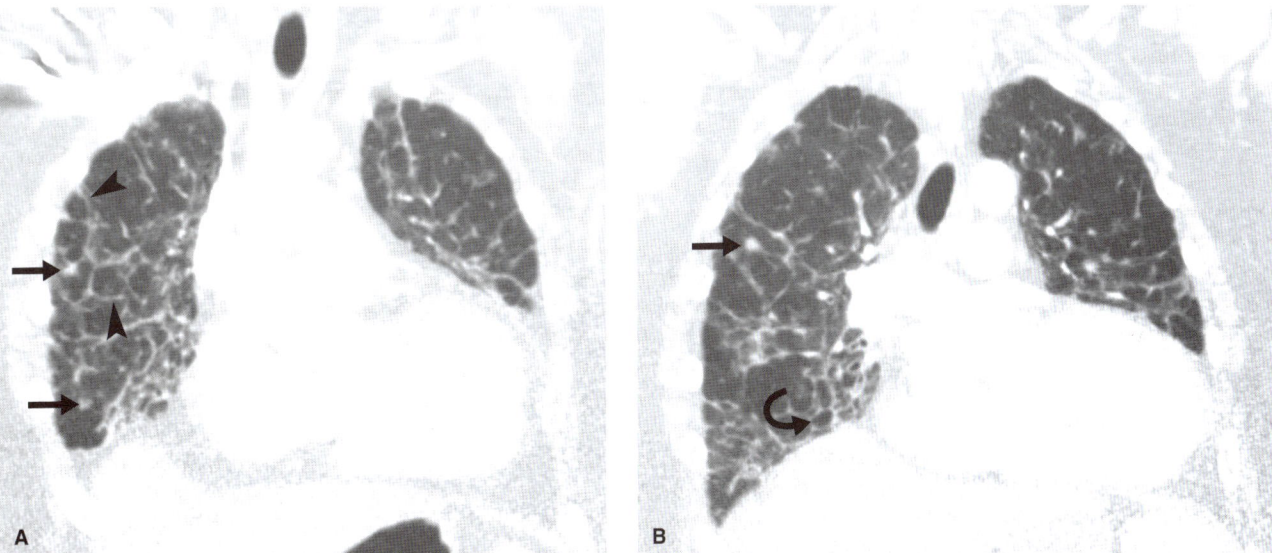

Figura 13.23 **Pneumonia intersticial linfocítica associada à imunodeficiência variável comum.** As imagens coronais reformatadas da tomografia computadorizada (TC) de um paciente com imunodeficiência demonstraram nódulos centrolobulares mal definidos (*setas* em **A**), opacidades reticulares (*pontas de seta* em **A**) e lesões císticas (*seta curva* em **B**) sugestivos de pneumonia intersticial linfocítica na janela pulmonar nas porções anterior (**A**) e posterior (**B**) dos pulmões.

associada é aumento volumétrico dos linfonodos. A hiperplasia linfoide nodular provavelmente é um tipo de PIL, na qual um ou vários nódulos ou massas representam hiperplasia linfoide reativa ao redor das vias respiratórias de pequeno calibre.

Doença linfoproliferativa pós-transplante.

Esse termo engloba um espectro de anormalidades, que variam de proliferação linfoide policlonal benigna ao linfoma não Hodgkin agressivo e afetam uma porcentagem pequena dos pacientes transplantados, mais comumente após transplante de pulmão por infecção por EBV. Os pacientes geralmente têm doença extralinfonodal, com infiltração pulmonar frequente. Nos exames de imagem, a anormalidade mais detectada é um ou vários nódulos ou massas pulmonares nitidamente demarcadas (Figura 13.24). O tratamento varia, mas a redução dos níveis de imunossupressão é eficaz nas formas indolentes da doença.

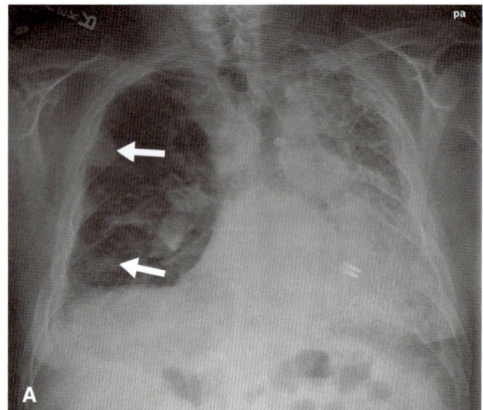

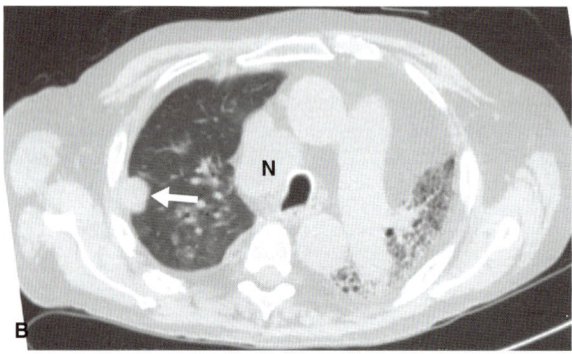

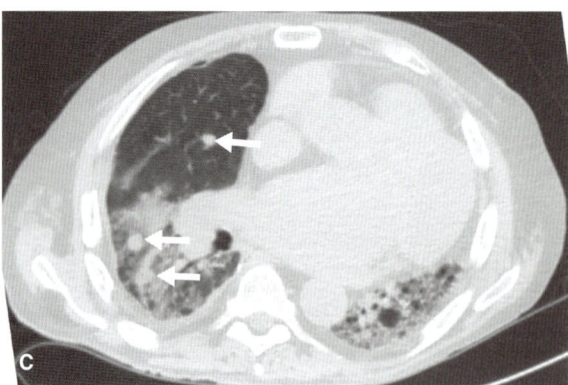

Figura 13.24 Doença linfoproliferativa pós-transplante. **A.** A radiografia de tórax PA de um paciente que fez transplante de pulmão direito para tratar fibrose pulmonar idiopática demonstrou nódulos no pulmão direito (*setas*). **B.** As imagens axiais de tomografia computadorizada (TC) mostraram vários nódulos no pulmão direito (*setas* em **B** e **C**) e opacidades com padrão em vidro fosco no mesmo pulmão. Observe que os linfonodos paratraqueais direitos estavam acentuadamente aumentados (*N* em **B**). A biopsia confirmou linfoma.

Leucemia.

Embora um terço dos pacientes com leucemia tenha infiltração pulmonar à necropsia, evidências clínicas ou radiográficas de acometimento do parênquima pulmonar não são comuns enquanto estão vivos. Na maioria desses pacientes, a doença pulmonar é causada por pneumonia, como complicação da imunossupressão, por edema cardiogênico ou por hemorragia secundária à trombocitopenia. Em geral, o acometimento leucêmico do parênquima pulmonar caracteriza-se por infiltração intersticial, por células leucêmicas com formação secundária de infiltrados peribrônquicos e por opacidades reticulonodulares na radiografia de tórax. O acúmulo focal de células leucêmicas pode formar um cloroma, com aspecto radiográfico de um NPS. *Leucostase pulmonar* é manifestação pulmonar leucêmica incomum e ocorre na fase aguda ou nos pacientes em crise blástica, nos quais as contagens de leucócitos periféricos estão acima de 100.000 a 200.000/cm³. Nesses casos, os blastos leucocitários se acumulam dentro da microcirculação pulmonar e causam dispneia. Cerca de 50% dos pacientes afetados têm radiografias normais, enquanto os demais casos apresentam doença com padrão reticulonodular difuso.

Sarcoma de Kaposi (SK) pulmonar.

Encontrado mais comumente nos pacientes com AIDS ou receptores de transplantes, está associado à infecção por herpes-vírus humano tipo 8 (HHV-8). Geralmente, a infiltração pulmonar ocorre depois do acometimento da pele, da orofaringe e/ou de órgãos internos. As anormalidades ao exame histopatológico se caracterizam por grupos de células fusiformes com muitas áreas de mitose, separadas por canais vasculares de paredes finas, contendo hemácias. O tumor invade a mucosa traqueobrônquica e os interstícios pulmonares peribroncovascular, alveolar e subpleural, formando opacidades lineares grosseiras e nodulares mal demarcadas de tamanho pequeno a médio, que se estendem do hilo até as áreas médias e inferiores dos pulmões. O exame de TC demonstra a localização peribroncovascular típica das opacidades e pode detectar broncogramas aéreos cruzando massas formadas por doença confluente. Em muitos casos, as opacidades em forma de massa são paralelas ao eixo longitudinal das estruturas broncovasculares e foram descritas como tendo um formato de "chamas". Derrame pleural sanguinolento pode ser detectado em até 50% dos casos e é atribuído às lesões localizadas no interstício subpleural do pulmão. Cerca de 20% dos pacientes têm aumento dos linfonodos hilares e mediastinais. Outros elementos diagnósticos importantes do SK pulmonar são taxa de progressão lenta (em geral, ao longo de alguns meses) e inexistência de febre ou sintomas respiratórios, apesar da doença parenquimatosa extensa.

Em geral, o diagnóstico de SK pulmonar é estabelecido indiretamente, com a demonstração de lesões endobrônquicas típicas em pacientes com anormalidades características à radiografia de tórax e TC.

Blastoma pulmonar.

É um tumor maligno raro, que acomete crianças e adultos jovens. Os tumores são formados de elementos mesenquimais e epiteliais pulmonares, semelhantes ao aspecto dos pulmões fetais com 10 a 16 semanas de gestação. Ao exame histopatológico, é difícil diferenciar entre blastomas e carcinossarcomas pulmonares (Figura 13.25). O diagnóstico é feito após a ressecção do tumor, porém o prognóstico é desfavorável, porque muitas lesões já formaram metástases por ocasião do diagnóstico.

Hiperplasia de células neuroendócrinas pulmonares difusas idiopática (HCNEPDI).

É uma proliferação pré-neoplásica das células neuroendócrinas existentes na mucosa das vias respiratórias de pequeno calibre. Os pacientes afetados são geralmente mulheres de meia-idade, com pequenos nódulos pulmonares assintomáticos, que podem simular doença metastática, ou que apresentam sinais e sintomas como tosse, dispneia e sibilos e diagnosticadas como portadoras de DPOC ou asma. Nesse último grupo, as anormalidades histopatológicas consistem em hiperplasia das células neuroendócrinas e bronquiolite constritiva com evidência funcional de obstrução das vias respiratórias. Geralmente, as imagens de TC inspiratória e expiratória demonstram,

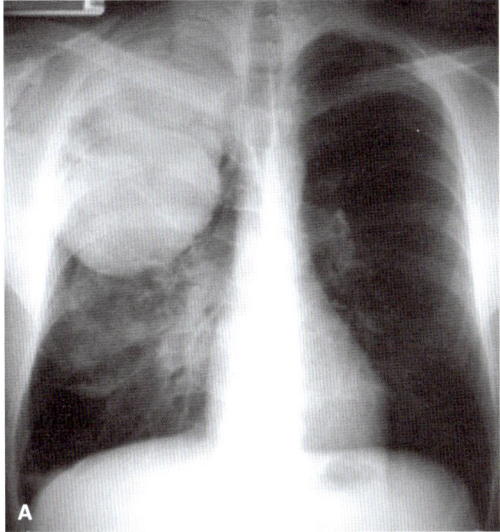

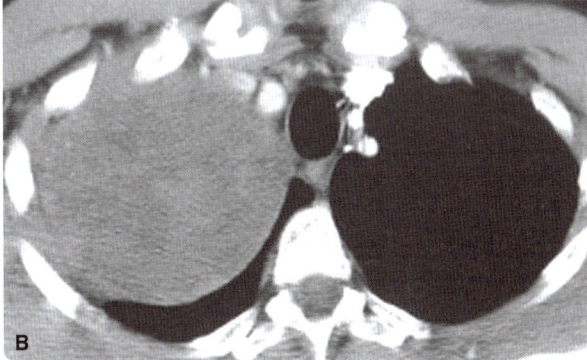

Figura 13.25 **Blastoma pulmonar.** **A.** A radiografia posteroanterior (PA), de um homem de 29 anos com hemoptise demonstrou massa volumosa no lobo superior direito. **B.** A imagem de tomografia computadorizada (TC) com contraste mostrou massa volumosa, que ocupava grande parte do lobo superior direito. O exame histopatológico do espécime retirado por pneumectomia confirmou blastoma pulmonar.

respectivamente, áreas de atenuação pulmonar mista, com aspecto de perfusão em mosaico e aprisionamento aéreo. Nódulos com menos de 5 mm de diâmetro são tumoretes (*tumorlets*, em inglês), enquanto os nódulos maiores representam tumores carcinoides típicos (ver Figura 16.22).

Massas traqueais e brônquicas

Neoplasias da traqueia. Massas intratraqueais podem ser subdivididas em neoplásicas e não neoplásicas. Tumores traqueais primários são raros, mas 90% deles em adultos são malignos. A maioria (90%) das neoplasias traqueais primárias origina-se do epitélio ou das glândulas mucosas da traqueia e as demais

(10%) são originadas de elementos mesenquimais da parede da traqueia. Carcinoma de células escamosas é a neoplasia traqueal primária mais comum e representa no mínimo 50% de todos os tumores malignos da traqueia (Figura 13.26). Esses tumores desenvolvem-se em homens fumantes de meia-idade e, em até 25% dos casos, estão associados a neoplasias malignas da laringe, carcinoma broncogênico ou outros tumores malignos do esôfago. A maioria das lesões surge na traqueia distal (3 a 4 cm da carina traqueal) e, em seguida, na traqueia cervical. Tosse, hemoptise, dispneia e sibilos são os sinais e sintomas iniciais mais comuns. Os pacientes podem ser tratados erroneamente para asma antes que o diagnóstico certo seja confirmado. Carcinoma adenoide cístico é uma neoplasia maligna originada das glândulas salivares da traqueia e representa 40% das neoplasias malignas traqueais

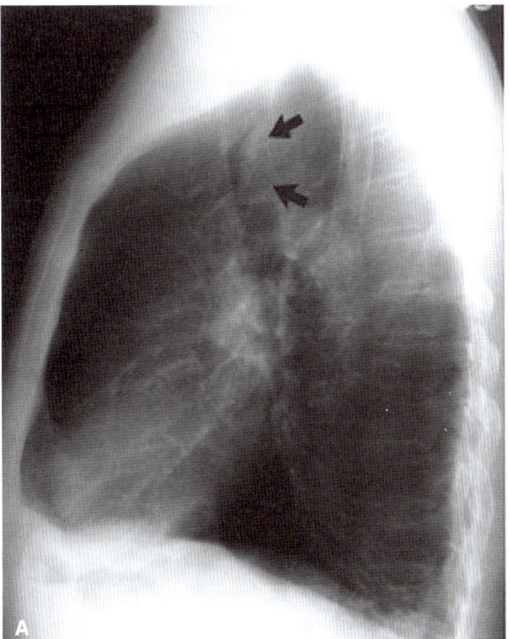

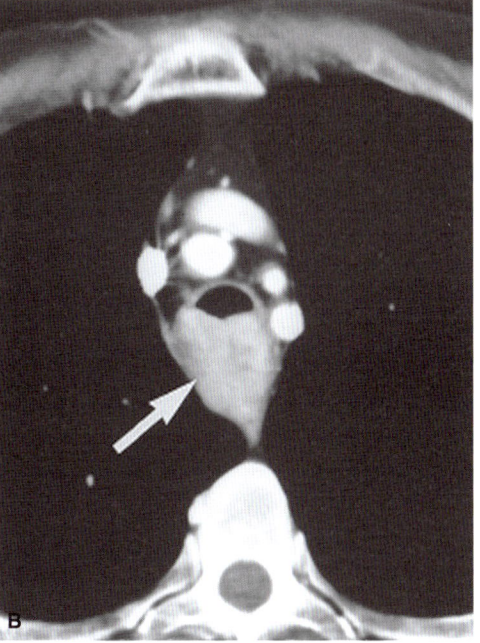

Figura 13.26 **Carcinoma de células escamosas da traqueia.** **A.** A radiografia de tórax em perfil de um homem de 68 anos demonstrou massa no terço médio da traqueia (*setas pretas*). **B.** A imagem da tomografia computadorizada (TC) demonstrou massa com realce pelo meio de contraste (*seta*) na traqueia posterior, com estreitamento do lúmen traqueal. A biopsia broncoscópica confirmou carcinoma de células escamosas.

primárias. Essa neoplasia tende a afetar a parede posterolateral dos dois terços distais da traqueia (Figura 13.27) ou brônquios-fontes ou lobares.

O diagnóstico de uma neoplasia maligna traqueal primária raramente é estabelecido com base nas radiografias de tórax, mas as imagens bem penetradas podem demonstrar distorção da coluna de ar traqueal por massa. Geralmente, a TC demonstra massa lobulada ou irregular com densidade de partes moles, que estreita de maneira excêntrica o lúmen traqueal e tem um componente extraluminal variável (ver Figura 13.27). Massas com mais de 2 cm de diâmetro provavelmente são malignas, enquanto lesões com menos de 2 cm têm maior probabilidade de serem benignas. Calcificações não são comuns. A operabilidade dessas lesões depende do comprimento traqueal afetado e da extensão da invasão mediastinal por ocasião do diagnóstico. A TC é especialmente adequada para avaliar invasão mediastinal e é a modalidade de exame preferível para neoplasias da traqueia. Nos pacientes com carcinoma de células escamosas, o prognóstico é desfavorável e até 50% têm invasão do mediastino pelo tumor por ocasião do diagnóstico. Embora o prognóstico do carcinoma adenoide cístico seja melhor, esses tumores de crescimento lento são localmente invasivos e tendem a formar metástases tardias e recidivantes.

Outras neoplasias malignas primárias da traqueia são representadas por várias lesões, inclusive carcinoma mucoepidermoide, tumor carcinoide, adenocarcinoma, linfoma, carcinoma de pequenas células, leiomiossarcoma, fibrossarcoma e condrossarcoma. Esse último tumor maligno origina-se da cartilagem traqueal e é reconhecido pela existência de matriz condroide calcificada dentro da lesão. A traqueia também pode ser invadida secundariamente por neoplasias malignas por invasão direta ou disseminação hematogênica. Um carcinoma de laringe pode estender-se abaixo das pregas vocais e invadir a traqueia cervical. Também há uma tendência de que um tumor de laringe recidive na área de traqueostomia dos pacientes submetidos à laringectomia total, para tratar carcinomas. Carcinomas papilares e foliculares são os tipos mais comuns de neoplasia maligna da tireoide com invasão da traqueia. Carcinoma de células escamosas do terço superior do esôfago pode invadir a parede posterior da traqueia e formar uma fístula traqueoesofágica. Cânceres de pulmão podem invadir a traqueia por extensão proximal direta a partir dos brônquios centrais, disseminação linfática do tumor a partir dos linfonodos pré-traqueais ou para-traqueais metastáticos ou invasão direta por tumores volumosos do lobo superior direito (ver Figura 13.18). A TC é o melhor exame para demonstrar invasão tumoral da parede traqueal e avaliar a extensão da massa intraluminal. Tumores primários extratorácicos associados mais comumente às metástases endotraqueais hematogênicas são os carcinomas de mama, rim e intestino grosso e o melanoma. Na TC, essas lesões causam espessamento irregular da parede traqueal ou nódulos/massas localizadas, indistinguíveis dos tumores traqueais benignos.

Condroma, fibroma, papiloma de células escamosas, hemangioma e tumores de células granulares são os tumores traqueais benignos mais comuns nos adultos. O *condroma* origina-se da cartilagem traqueal e forma massa intraluminal bem demarcada. As imagens de TC podem mostrar calcificações cartilaginosas pontilhadas dentro da massa. *Fibromas* são massas fibróticas sésseis ou pedunculadas, que se originam da traqueia cervical. *Papiloma de células escamosas* é uma lesão da mucosa causada por infecção pelo papilomavírus humano, produzindo várias massas laríngeas nas crianças nascidas de mulheres com verrugas venéreas (condilomas acuminados). Com o transcorrer do tempo, as lesões podem espalhar-se para traqueia, brônquios e pulmões, mas, em geral, elas regridem na adolescência, tornando-se causas incomuns de nódulo traqueal solitário nos adultos. Os *hemangiomas* são detectados quase exclusivamente na traqueia cervical de bebês e crianças pequenas e formam massas focais à TC. O *tumor de células granulares* é uma neoplasia originada dos elementos neurais da parede traqueal ou brônquica. Em geral, essas lesões desenvolvem-se na traqueia cervical ou nos brônquios-fontes, mas também podem afetar brônquios menores (Figura 13.28). As imagens de TC demonstram massa com densidade de partes moles pedunculada ou de base larga, que pode invadir a parede da traqueia. Essa neoplasia tende a apresentar recidivas locais.

Massas intratraqueais não neoplásicas.

Esses tumores são originados dos tecidos tireóideos ou tímicos ectópicos localizados dentro da traqueia, demonstrados nas mulheres com bócios extratraqueais, e, radiograficamente, são indistinguíveis das neoplasias malignas intratraqueais. O tecido tireóideo intratraqueal também é bociogênico e, na maioria dos casos, está localizado na parede posterolateral da traqueia cervical, ainda que qualquer parte da traqueia possa ser afetada. Nas pacientes com produção excessiva de muco ou redução dos mecanismos de limpeza ciliar, podem ser formados acúmulos de muco, evidenciados por massas ou nódulos intratraqueais. Nos

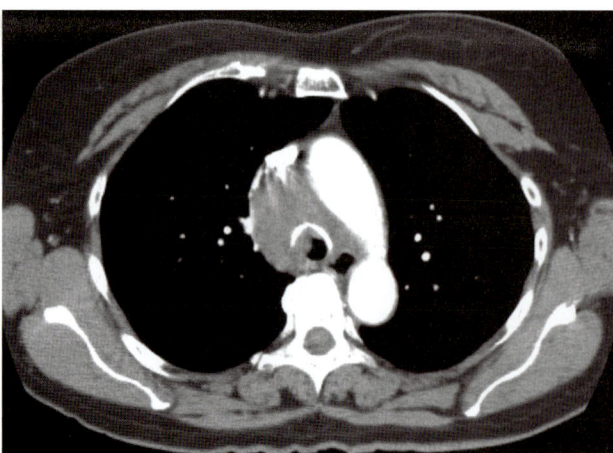

Figura 13.27 Carcinoma adenoide cístico da traqueia. A imagem axial da tomografia computadorizada (TC) no nível da traqueia distal demonstrou massa intratraqueal com estreitamento irregular do lúmen traqueal e um componente extraluminal/mediastinal volumoso. A biopsia broncoscópica confirmou carcinoma adenoide cístico.

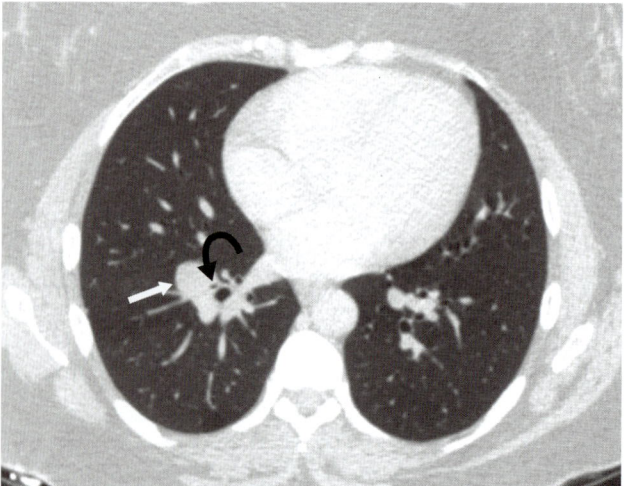

Figura 13.28 Tumor de células granulares do pulmão. A imagem de tomografia computadorizada (TC) na janela pulmonar e no nível dos lobos inferiores demonstrou massa de contorno liso (*seta reta*), que estreitava o brônquio segmentar basal anterior (*seta curva*). A lobectomia cirúrgica confirmou um tumor de células granulares originado desse brônquio segmentar.

casos típicos, essas massas ou nódulos têm atenuação baixa na TC e mudam de posição ou desaparecem depois que a paciente tosse vigorosamente.

Neoplasias malignas primárias dos brônquios centrais.

Incluem câncer de pulmão, tumor carcinoide e tumores malignos das glândulas salivares (carcinoma adenoide cístico, carcinoma mucoepidermoide e adenoma pleomórfico). O tumor carcinoide e os tumores malignos das glândulas salivares representam cerca de 2% de todas as neoplasias traqueobrônquicas malignas, sendo 90% deles originados de um brônquio ou do pulmão, enquanto os casos restantes têm sua origem dentro da traqueia. Dentre essas lesões, cerca de 90% dos casos são tumores carcinoides, 8% são carcinomas adenoides císticos e 2% são carcinomas mucoepidermoide. Contudo, depois de excluir cânceres de pulmão, o carcinoma adenoide cístico e os tumores carcinoides representam 90 e 10%, respectivamente, de todas as neoplasias traqueais malignas.

Os tumores carcinoides originam-se das células neuroendócrinas (células APUD [*amine precursor uptake and decarboxylation*], captação e descarboxilação de aminas precursoras ou células de Kulchitsky) localizadas dentro das vias respiratórias. Há um espectro de diferenciação histológica e comportamento maligno dos tumores originados das células de Kulchitsky, que varia de um tumor carcinoide típico, com baixo grau de malignidade, até tumores carcinoides atípicos e carcinomas de pequenas células altamente malignos. Dos tumores carcinoides brônquicos, 80% têm sua origem dentro de brônquios centrais, e os pacientes apresentam tosse, dispneia, sibilos, episódios repetidos de atelectasia/pneumonia ou hemoptise (Figura 13.29). Esse último sintoma pode ser profuso e é atribuível à composição altamente vascularizada desses tumores. A média de idade por ocasião do diagnóstico é de 50 anos. Ao exame histopatológico, esses tumores formam lâminas ou trabéculas de células uniformes, separadas por estroma fibrovascular. As células podem conter inclusões intracitoplasmáticas, e os testes imuno-histoquímicos confirmam a existência de vários produtos neuroendócrinos, inclusive serotonina, polipeptídio intestinal vasoativo, hormônio adrenocorticotrófico e hormônio antidiurético. Menos de 3% dos pacientes desenvolvem síndrome carcinoide.

Radiologicamente, tumores carcinoides dos brônquios centrais causam atelectasia ou pneumonia secundária à obstrução de uma via respiratória calibrosa. O lobo ou pulmão hipertransparente com volume reduzido pode ser atribuído à obstrução parcial ou ao fluxo de ar colateral, com vasoconstrição reflexa hipoxêmica; essas alterações são encontradas raramente nos pacientes com câncer de pulmão. Os tumores carcinoides que se originam do pulmão formam nódulos ou massas lisas ou lobuladas com contorno bem demarcado. A calcificação ou ossificação é detectável em 10% dos espécimes anatomopatológicos, mas raramente é demonstrada nas radiografias de tórax. A TC é o exame ideal para avaliar a relação entre a massa e as vias respiratórias centrais, e seu aspecto típico é massa lisa ou lobulada com densidade de partes moles, localizada dentro de um brônquio principal ou lobar (ver Figura 13.29). A coexistência de um componente intraluminal pequeno e um componente extraluminal grande de tecidos neoplásicos deu origem ao termo descritivo "tumor em *iceberg*". Os carcinoides atípicos mostram mais tendência a apresentar contornos irregulares e realce heterogêneo pelo meio de contraste e têm probabilidade muito maior de metástases coexistentes nos linfonodos hilares e mediastinais. Em alguns casos, pequenas calcificações periféricas puntiformes ou intenso realce pelo meio de contraste na TC permitem diferenciar entre tumores carcinoides e câncer de pulmão. A cintigrafia nuclear com octreotida marcada por índio mostrou-se útil ao estadiamento dos tumores carcinoides, principalmente na avaliação pré-operatória de metástases linfonodais ou a distância. Considerando o índice relativamente alto de resultados falso-negativos da PET-FDG no diagnóstico dos tumores carcinoides típicos, a cintigrafia com octreotida, como parte do estadiamento TNM deve ser considerada para todos os pacientes com tumor carcinoide suspeito ou confirmado.

O prognóstico dos pacientes com tumor carcinoide brônquico típico é excelente: índice de sobrevivência de 90% em 5 anos. Metástases para linfonodos regionais, detectadas em cerca de 5% dos casos, reduzem a sobrevivência em 5 anos para 70%. Os carcinoides atípicos estão associados a metástases em 70% dos casos, embora elas apareçam alguns anos depois

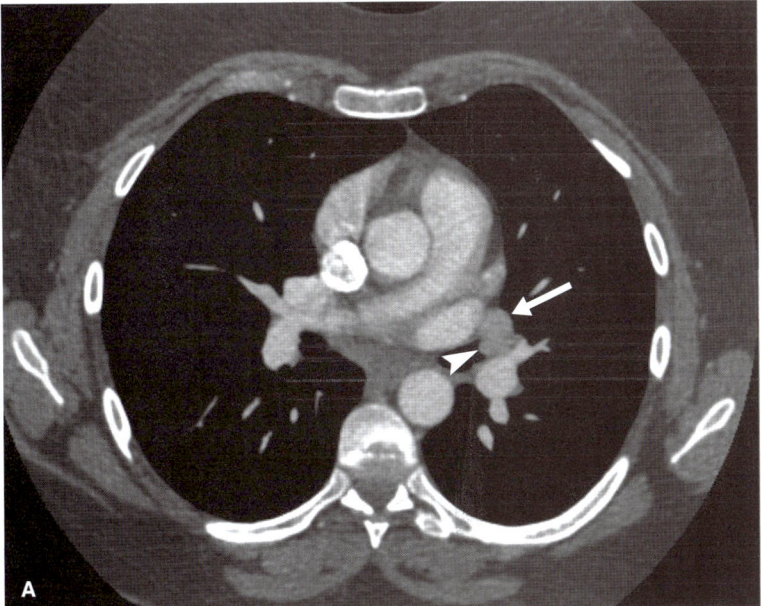
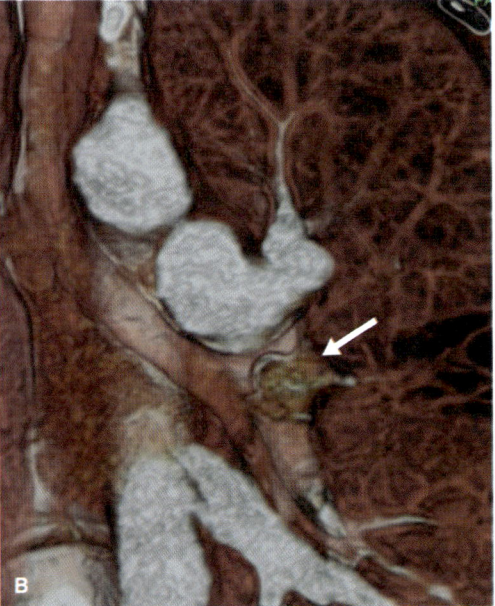

Figura 13.29 **Tumor carcinoide do brônquio do lobo superior esquerdo. A.** A imagem axial de tomografia computadorizada (TC) com contraste no terço médio do tórax demonstrou massa lobulada com densidade de partes moles (*seta*) no hilo esquerdo, com um componente intraluminal no brônquio do lobo superior esquerdo (*ponta de seta*). **B.** A imagem de reconstrução volumétrica no plano coronal do hilo esquerdo mostrou a massa (*seta*) dentro do brônquio do lobo superior esquerdo. A biopsia broncoscópica confirmou um tumor carcinoide típico.

do diagnóstico do tumor primário. Nesses casos, o índice de sobrevivência em 5 anos é menor que 50%.

Hamartoma pulmonar. É uma neoplasia benigna formada por elementos epiteliais e mesenquimais presentes normalmente no brônquio ou pulmão, mas com distribuição desorganizada. No exame histopatológico, essas lesões contêm cartilagem circundada por tecido conjuntivo fibroso com quantidades variadas de gordura, músculo liso e glândulas seromucosas; cerca de 30% dos pacientes têm calcificação e ossificação. Dessas lesões, 90% originam-se no parênquima pulmonar e formam nódulos ou massas (ver Figuras 13.1 B e 13.5), mas menos de 10% produzem lesões endobrônquicas. Em geral, os hamartomas endobrônquicos são lesões pedunculadas, com centros adiposos cobertos por tecido fibroso contendo pouca cartilagem. Os pacientes são diagnosticados por volta da quinta década de vida e apresentam tosse ou obstrução das vias respiratórias superiores. O exame de TC demonstra massa de tecidos moles, que geralmente é indistinguível de um carcinoide brônquico.

Doença metastática para o tórax

A disseminação de tumores malignos extrapulmonares pode ocorrer por invasão direta do parênquima pulmonar ou por disseminação hematogênica, sendo esse o mecanismo mais comum. Em casos raros, um tumor pode disseminar-se por todo o pulmão por meio da árvore traqueobrônquica, como acontece, por exemplo, na papilomatose laringotraqueal e em alguns casos de adenocarcinoma mucinoso. Pacientes com timoma invasivo podem ter disseminação transpleural do tumor.

Invasão direta do pulmão. Pode ocorrer com neoplasias malignas do mediastino, pleura ou parede torácica. As neoplasias malignas mediastinais que mais comumente invadem o pulmão são o carcinoma de esôfago, o linfoma e os tumores malignos de células germinativas ou qualquer neoplasia maligna que envie metástases aos linfonodos hilares/mediastinais. Mesotelioma maligno e metástases para a pleura ou parede torácica podem atravessar a pleura e invadir o pulmão subjacente.

Metástases hematogênicas para o pulmão. Podem estar associadas a qualquer tumor que tenha acesso à VCS, à veia cava inferior (VCI) ou ao ducto torácico, porque a artéria pulmonar é a via final comum desses vasos. Embora apenas uma pequena

parte dos êmbolos tumorais sobreviva dentro do interstício pulmonar, essas metástases produzem dois quadros morfológicos e radiográficos possíveis: nódulos pulmonares ou linfangite carcinomatosa.

Nódulos pulmonares são as lesões associadas mais comumente às metástases pulmonares hematogênicas. Eles são mais frequentes com carcinomas de pulmão, mama, rim, tireoide, intestino grosso, útero e cabeça e pescoço. Embora a maioria dos pacientes tenham vários nódulos, as metástases também podem formar um NPS. Tipicamente, os NPS metastáticos têm contorno liso, enquanto os tumores broncogênicos primários tendem a ser lobulados ou espiculados. A probabilidade de que um NPS seja uma metástase isolada no paciente com uma neoplasia maligna extratorácica coexistente é ligeiramente menor que 50%, enquanto os NPS em pacientes com histórico pregresso de câncer quase sempre representam tumor pulmonar maligno primário ou granuloma. Contudo, a localização do tumor primário pode afetar a probabilidade de que um NPS seja metástase. Carcinoma de cólon retossigmoide, osteossarcoma, carcinoma de células renais, câncer de mama e melanoma demonstram mais tendência a formar nódulos pulmonares metastáticos solitários. É importante ressaltar que uma lesão que parece ser metástase solitária nas radiografias simples pode ser apenas um entre vários nódulos pulmonares demonstrados à TC de tórax.

Em geral, metástases pulmonares nodulares são lesões com contornos lisos ou lobulados, localizadas mais comumente nas partes periféricas dos lobos inferiores, em razão da irrigação sanguínea pulmonar mais profusa nessas áreas. Entretanto, nódulos metastáticos podem ter contornos mal definidos e, desse modo, assemelham-se às lesões inflamatórias. A TC é a técnica de exame preferível para avaliar metástases pulmonares (Figura 13.30). Nenhuma característica dos nódulos metastáticos permite identificar a neoplasia primária. Do mesmo modo, a diferenciação entre metástases e granulomas geralmente é impossível. Calcificações dentro de nódulos pulmonares múltiplos em um paciente sem história de neoplasia osteogênica primária (p. ex., osteossarcoma ou condrossarcoma) confirmam o diagnóstico de doença granulomatosa. Embora adenocarcinomas mucinosos primários de intestino grosso e ovário possam raramente formar calcificações dentro de metástases pulmonares, essas calcificações microscópicas em geral são muito pequenas para que possam ser detectadas à TC. Além disso, nos pacientes com opacidades nodulares miliares, a detecção de um ou mais

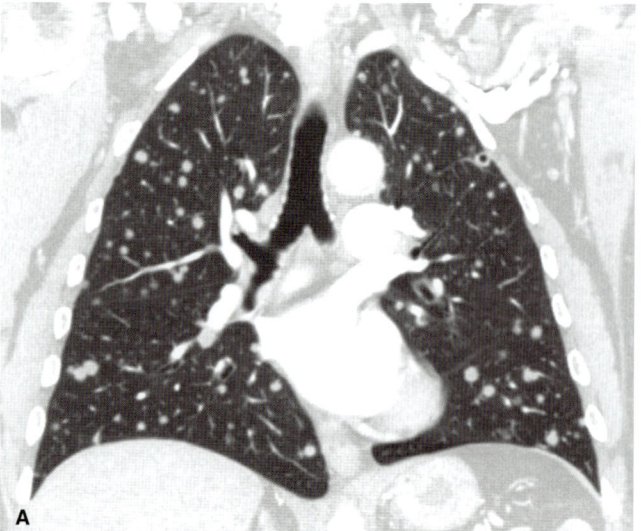 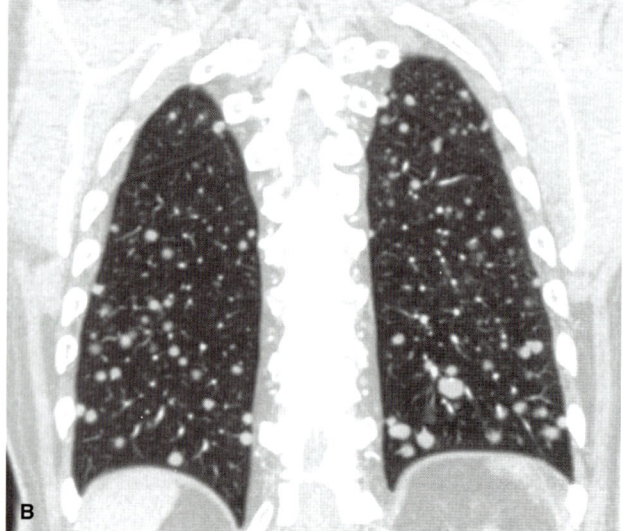

Figura 13.30 Metástases pulmonares nodulares. A e **B.** As imagens coronais da tomografia computadorizada (TC) nas porções média (**A**) e posterior (**B**) dos pulmões demonstraram incontáveis nódulos pulmonares lisos, dispersos bilateralmente, que eram metástases hematogênicas de melanoma.

nódulos maiores interpostos com nódulos de diâmetro miliar homogêneo é altamente sugestiva de metástases de melanoma e de carcinoma de pulmão, tireoide ou rim.

O diagnóstico de metástases pulmonares nodulares geralmente é presuntivo e está baseado na demonstração de vários nódulos pulmonares em pacientes com história de neoplasia maligna com tendência a formar metástases pulmonares. Em alguns casos, especialmente em pacientes com NPS e nenhuma evidência de outros focos metastáticos ou em pacientes com história pregressa de neoplasia maligna localizada, deve-se realizar biopsia de um nódulo. Em casos selecionados, pode-se realizar ressecção de metástase pulmonar isolada ou de várias periféricas. A TC é o melhor exame de imagem para acompanhar a resposta das metástases à QT, porque regressão ou estabilização das lesões indica resposta favorável.

Linfangite carcinomatosa (LC). Embora a causa mais comum de linfangite carcinomatosa (LC) unilateral seja invasão linfática direta com compressão e obstrução dos linfonodos hilares e mediastinais por um carcinoma broncogênico, neoplasias malignas extrapulmonares podem invadir os vasos linfáticos pulmonares depois da disseminação hematogênica aos dois pulmões e produzir depósitos tumorais intersticiais. Nos pacientes com LC, as células tumorais invadem os vasos linfáticos situados dentro dos interstícios peribroncovascular e periférico, resultando em dilatação linfática, edema intersticial e fibrose. As neoplasias malignas extratorácicas que mais comumente causam LC são carcinomas de mama, estômago, pâncreas e próstata. Em alguns casos, pacientes sem câncer primário conhecido desenvolvem essa lesão. A maioria dos pacientes com LC tem dispneia lentamente progressiva e tosse seca.

As anormalidades nas radiografias de tórax dos pacientes com LC secundária a uma neoplasia maligna extratorácica refletem o acometimento dos interstícios peribroncovascular e periférico, demonstrado no exame histopatológico. A infiltração peribrônquica e as opacidades lineares (principalmente linhas B de Kerley) são típicas, além da possibilidade de opacidades reticulonodulares grosseiras também estarem presentes. Nem sempre é necessário que também haja aumento dos linfonodos hilares e mediastinais.

As anormalidades principais demonstradas à TC dos pacientes com LC são espessamento dos septos interlobulares e do interstício subpleural (ver Figura 13.17). Embora espessamento nodular dos septos (indicativos de nódulos tumorais) seja típico de LC, essa anormalidade está presente apenas em uma minoria dos casos. As linhas septais espessadas não distorcem o lóbulo pulmonar, o que ajuda a diferenciar entre LC e fibrose intersticial, que, nos casos típicos, distorce a configuração lobular normal. Em muitos casos, é possível detectar bronquíolos intralobulares ou proeminência dos vasos centrolobulares, em razão do espessamento do interstício peribroncovascular das áreas centrais (para-hilares) do pulmão. As anormalidades podem ser unilaterais ou até limitadas a um lobo, principalmente quando a LC é secundária a um carcinoma broncogênico. Como a maioria dos pacientes com LC têm invasão do interstício peribroncovascular

ao exame histopatológico, o diagnóstico é confirmado mais seguramente por biopsia transbrônquica. Nos pacientes com história sugestiva, a demonstração de disseminação linfática na TC pode ser suficientemente específica para evitar a necessidade de uma biopsia transbrônquica. Em alguns casos, o exame de TCAR demonstra anormalidades típicas de LC, quando as radiografias convencionais ainda são normais ou duvidosas.

Êmbolos tumorais da artéria pulmonar. Em casos raros, tumores extratorácicos podem invadir a circulação venosa sistêmica e embolizar para os pulmões na forma de êmbolos tumorais macroscópicos que, em seguida, proliferam dentro das artérias pulmonares. Exemplos desses tumores são o carcinoma hepatocelular e o câncer de células renais, que podem invadir, respectivamente, as veias hepáticas e renais e ter acesso ao coração direito e à circulação pulmonar. Êmbolos tumorais macroscópicos são evidenciados como lesões intravasculares tubulares ou ramificadas, que frequentemente ampliam o lúmen da artéria invadida (ver Figura 12.11, no Capítulo 12). Êmbolos localizados nas artérias pulmonares periféricas podem causar infarto pulmonar.

Leitura sugerida

Aquino SL. Imaging of metastatic disease to the thorax. *Radiol Clin North Am* 2005;43(3):481–495.

Bankier AA, MacMahon H, Goo JM, Rubin GD, Schaefer-Prokop CM, Naidich DP. Recommendations for measuring pulmonary nodules at CT: a statement from the Fleischner Society. *Radiology* 2017;285(2):584–600.

Detterbeck FC, Boffa DJ, Kim AW, Tanoue LT. The eighth edition lung cancer stage classification. *Chest* 2017;151(1):193–203.

Goldstraw P, Chansky K, Crowley J, et al. The IASLC lung cancer staging project: proposals for revision of the TNM stage groupings in the forthcoming (eighth) edition of the TNM classification for lung cancer. *J Thorac Oncol* 2016; 11(1):39–51.

Kim SK, Allen-Auerbach M, Goldin J, et al. Accuracy of PET/CT in characterization of solitary pulmonary lesions. *J Nucl Med* 2007;48(2):214–220.

Kligerman S, Digumarthy S. Staging of non-small cell lung cancer using integrated PET/CT. *AJR Am J Roentgenol* 2009;193(5):1203–1211.

Lung-RADS. American College of Radiology. https://www.acr.org/-/media/ACR/Files/RADS/Lung-RADS/LungRADSAssessmentCategories.pdf

MacMahon H, Naidich DP, Goo JM, et al. Guidelines for management of incidental pulmonary nodules detected on CT images: from the Fleischner Society 2017. *Radiology* 2017;284(1):228–243.

Ngo AVH, Walker CM, Chung JH, et al. Tumors and tumorlike conditions of the large airways. *AJR Am J Roentgenol* 2013;201(2):301–313.

Sirajuddin A, Raparia K, Lewis VA, et al. Primary pulmonary lymphoid lesions: radiologic and pathologic findings. *RadioGraphics* 2016;36(1):53–70.

Song JW, Oh YM, Shim TS, Kim WS, Ryu JS, Choi CM. Efficacy comparison between (18)F-FDG PET/CT and bone scintigraphy in detecting bony metastases of non-small-cell lung cancer. *Lung Cancer* 2009;65(3):333–338.

Swensen SJ, Viggiano RW, Midthun DE, et al. Lung nodule enhancement at CT: multicenter study. *Radiology* 2000;214(1):73–80.

Travis WD, Brambilla E, Nicholson AG, et al. The 2015 World Health Organization classification of lung tumors: impact of genetic, clinical and radiologic advances since the 2004 classification. *J Thorac Oncol* 2015;10(9):1243–1260.

Truong MT, Ko JP, Rossi SE, et al. Update in the evaluation of the solitary pulmonary nodule. *RadioGraphics* 2014;34(6):1658–1679.

Wu C, Klein JS. Lung cancer: radiologic manifestations and diagnosis. Chapter 24. In: Chung, Wu NL, eds. *Imaging of the Chest*. Philadelphia, PA: WB Saunders; 2017.

CAPÍTULO 14 ■ INFECÇÃO PULMONAR

JEFFREY S. KLEIN

Infecção do hospedeiro normal

O sistema broncopulmonar está aberto à atmosfera e, desse modo, é relativamente acessível aos microrganismos transportados pelo ar. Existem vários mecanismos de defesa do hospedeiro no nível da faringe, da traqueia e dos brônquios centrais. Quando esses mecanismos falham, microrganismos patogênicos podem penetrar nos diminutos brônquios distais e chegar ao parênquima pulmonar, onde ocorre ativação dos componentes celular e humoral do sistema imune. Clínica e radiograficamente, essa reação do hospedeiro pode evidenciar-se como pneumonia e, nos indivíduos normais, resulta com frequência na erradicação ou, no mínimo, na supressão dos microrganismos infectantes. Quando a reação imune está enfraquecida, uma infecção das vias respiratórias inferiores pode causar doença muito grave e frequentemente levar à morte, apesar do tratamento antibiótico apropriado.

Mecanismos patogênicos e padrões radiográficos. Microrganismos que causam pneumonia entram no pulmão e causam infecção por três vias possíveis: árvore traqueobrônquica, vasos sanguíneos pulmonares ou disseminação direta de um foco infeccioso do mediastino, parede torácica ou abdome superior.

Em geral, a infecção originada da árvore traqueobrônquica é secundária à inalação ou à aspiração dos microrganismos infecciosos e pode ser dividida em três subtipos, com base no aspecto à patologia macroscópica e nos padrões radiográficos: pneumonia lobar, pneumonia lobular/broncopneumonia e pneumonia atípica. Conforme está explicado nas seções subsequentes deste capítulo, cada microrganismo geralmente causa um desses três padrões, embora existam sobreposições consideráveis.

Pneumonia lobar é o padrão típico das infecções pulmonares pneumocócicas, em que o exsudato inflamatório começa a formar-se dentro dos espaços aéreos distais. O processo inflamatório espalha-se por meio dos poros de Kohn e canais de Lambert e forma uma consolidação não segmentar. Quando não é tratada, a inflamação pode finalmente acometer todo o lobo (Figura 14.1). Como as vias respiratórias geralmente são preservadas, broncogramas aéreos são comuns, mas não é frequente ocorrer perda significativa de volume.

Broncopneumonia é o padrão patológico mais comum e mais típico de pneumonia estafilocócica. Nos estágios iniciais da broncopneumonia, a inflamação está centrada principalmente dentro e ao redor dos brônquios lobulares, mas, à medida que a inflamação avança, líquidos exsudativos espalham-se para a periferia, ao longo do brônquio, e ocupam todo o lóbulo do pulmão. Radiograficamente, opacidades multifocais com configuração lobular formam o aspecto de "colcha de retalhos"

em razão da interposição de lóbulos normais e afetados (ver Figura 14.1 B). Embora a broncopneumonia seja a causa mais comum de opacidades alveolares multifocais esparsas, a lista de possibilidades incluídas no diagnóstico diferencial é longa. O exsudato dentro dos brônquios explica a inexistência de broncogramas aéreos nos pacientes com broncopneumonia. Depois da coalescência das áreas afetadas, o padrão pode assemelhar-se ao da pneumonia lobar.

Nos casos de pneumonia atípica, que, na maioria dos casos, é causada por vírus e por micoplasma, há espessamento inflamatório das paredes dos bronquíolos e alvéolos e do interstício pulmonar, resultando no padrão radiográfico de espessamento das vias respiratórias de pequeno calibre e opacidades lineares e nodulares irregulares, que refletem uma combinação de doença das pequenas vias respiratórias, alvéolos e interstício periférico. Não são formados broncogramas aéreos, porque os alvéolos continuam aerados. É comum observar atelectasias segmentares e subsegmentares secundárias à obstrução das vias respiratórias de pequeno calibre.

Disseminação da infecção ao pulmão através dos vasos sanguíneos pulmonares geralmente ocorre nos pacientes em sepse. O padrão de invasão do parênquima pulmonar é esparso e bilateral. As bases dos pulmões são afetadas mais gravemente, porque o fluxo sanguíneo é maior nas partes pendentes dos pulmões. Em geral, uma infecção pulmonar associada à disseminação direta forma um processo parenquimatoso localizado, adjacente a um foco infeccioso extrapulmonar. Quando um microrganismo causa necrose extensa do parênquima pulmonar, o paciente pode formar um abscesso.

Pneumonia bacteriana

Nos EUA, pneumonias bacterianas adquiridas na comunidade acarretam entre 500.000 e 1 milhão de internações hospitalares por ano e, na maioria dos casos, são causadas por infecções por *Streptococcus pneumoniae*, *Mycoplasma pneumoniae*, *Chlamydia pneumoniae* e *Legionella pneumophila*. A Tabela 14.1 relaciona os microrganismos responsáveis mais comumente por pneumonias bacterianas e as anormalidades típicas encontradas nas radiografias convencionais e tomografia computadorizada (TC) com cortes finos dos pacientes acometidos.

Bactérias gram-positivas

Streptococcus pneumoniae (pneumoco). *S. pneumoniae* é uma bactéria gram-positiva que pode causar infecções em indivíduos saudáveis, embora seja isolada com frequência muito maior em pacientes idosos, alcoólatras e imunossuprimidos por outras razões. O pneumococo é a bactéria isolada mais comum

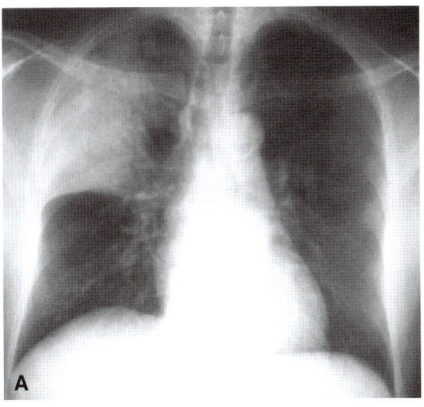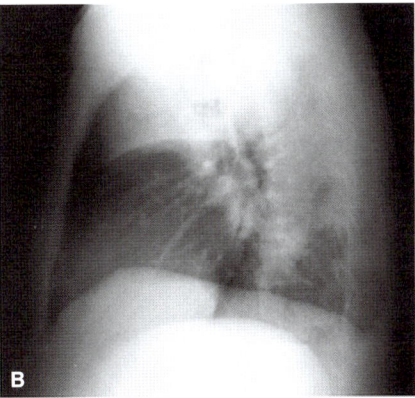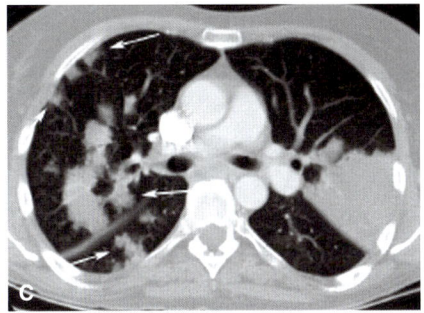

Figura 14.1 **Pneumonia pneumocócica. A** e **B.** As radiografias de tórax nas incidências posteroanteriores (PA) (**A**) e perfil (**B**) de um homem de 57 anos com febre, calafrios e tosse produtiva demonstraram opacidade do espaço aéreo no lobo superior direito com broncogramas aéreos. A cultura de escarro foi positiva para *Streptococcus pneumoniae*. **C.** Essa imagem de tomografia computadorizada (TC) de outro paciente com pneumonia pneumocócica mostrou opacidade alveolar segmentar multifocal nos lobos superiores. Observe o padrão lobular da opacidade do lobo superior direito e segmento superior do lobo inferior direito (*setas*), que refletia áreas com broncopneumonia.

TABELA 14.1 Microrganismos que causam pneumonia bacteriana e padrões dos exames de imagem.

■ MICRORGANISMOS	■ PADRÕES DE DOENÇA	■ OUTRAS ANORMALIDADES
■ *Streptococcus pneumoniae* ■ *Legionella pneumophila* ■ *Klebsiella pneumoniae* ■ *Haemophilus influenzae*	■ **Consolidação lobar/sublobar** ■ Broncogramas aéreos	■ Pneumonia redonda ■ Abaulamento das fissuras (*Klebsiella*) ■ Derrame pleural (*Klebsiella*)
■ *Staphylococcus aureus* ■ *Pseudomonas aeruginosa* ■ *Escherichia coli* ■ Bactérias anaeróbias ■ *Actinomyces israelii*	■ **Cosolidação lobular/esparsa** ■ Nenhum broncograma aéreo ■ Espessamento das paredes brônquicas	■ Derrame pleural/empiema ■ Escavação/abscesso ■ Pneumatoceles ■ Invasão da parede torácica (*Actinomyces*)
■ *Mycoplasma pneumoniae* ■ *Chlamydia pneumoniae*	■ **Opacidades nodulares mal definidas** ■ Opacidades reticulares ■ Espessamento das paredes brônquicas	
■ *Nocardia asteroides*	■ **Nódulos/massas** ■ Consolidação semelhante a massa	■ Escavação ■ "Pavimentação em mosaico" (proteinose alveolar)

nos pacientes com pneumonia que requerem internação hospitalar. Pacientes com doença falciforme ou esplenectomizados são especialmente suscetíveis à pneumonia pneumocócica grave.

A pneumonia pneumocócica tende a começar nos lobos inferiores ou segmentos posteriores dos lobos superiores. Inicialmente, as vias respiratórias terminais são afetadas, mas o processo não fica limitado a esse foco e ocorre acúmulo rápido de exsudato inflamatório nos espaços alveolares. A disseminação da infecção para alvéolos adjacentes, por meio das conexões interalveolares, explica a distribuição não segmentar e a homogeneidade da consolidação resultante.

A consolidação lobar é o aspecto radiográfico típico da pneumonia pneumocócica aguda (ver Figura 14.1 A e B). Em geral, as radiografias mostram broncogramas aéreos. A escavação não é comum na pneumonia pneumocócica, com exceção das infecções causadas pelo sorotipo 3. Até 50% dos pacientes podem desenvolver derrame parapneumônico simples ou empiema. Com o tratamento adequado, pode-se observar remissão completa dentro de 10 a 14 dias. Nos pacientes idosos ou portadores de outras doenças coexistentes, a regressão completa pode demorar de 12 a 16 semanas.

Alguns pacientes com pneumonia pneumocócica apresentam padrões radiográficos atípicos da doença, em que podem ser demonstradas opacidades lobulares esparsas, semelhantes às que se formam na broncopneumonia (ver Figura 14.1 C) ou, em casos raros, um padrão reticulonodular. Em alguns pacientes,

o aspecto atípico pode estar relacionado com uma doença pulmonar preexistente (p. ex., enfisema), um tratamento parcial ou uma reação imune inadequada. Nas crianças e nos adultos jovens, a pneumonia pneumocócica pode formar uma opacidade arredondada ("pneumonia redonda"), que se assemelha a massa (Figura 14.2).

Staphylococcus aureus. Pneumonia por *S. aureus* é uma causa importante de pneumonia hospitalar e, geralmente, acomete pacientes debilitados. Ela também pode ocorrer depois de disseminação hematogênica aos pulmões, em pacientes com endocardite, cateteres de longa permanência e usuários de drogas intravenosas. Infecções adquiridas na comunidade podem implicar influenza ou outras pneumonias virais.

Nos casos típicos, *S. aureus* causa broncopneumonia evidenciada radiograficamente por opacidades esparsas, que, nos casos graves, podem confluir e formar opacificação lobar. Como o exsudato inflamatório inunda as vias respiratórias, raramente aparecem broncogramas aéreos. Nos adultos, o processo inflamatório geralmente é bilateral e pode ser complicado com formação de abscesso em 15 a 30% dos casos. Nos pacientes que desenvolvem infecção pulmonar depois de disseminação hematogênica, formam-se várias opacidades nodulares bilaterais mal definidas que, por fim, tornam-se mais bem demarcadas e produzem escavações. Cerca de 15 a 30% dos pacientes desenvolvem pneumatoceles, que podem causar pneumotórax. As pneumatoceles podem ser diferenciadas dos abscessos por

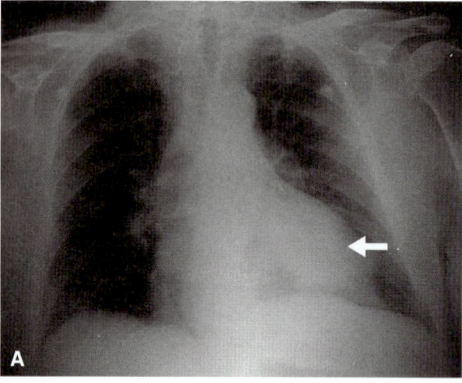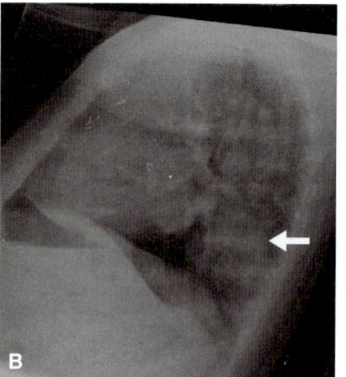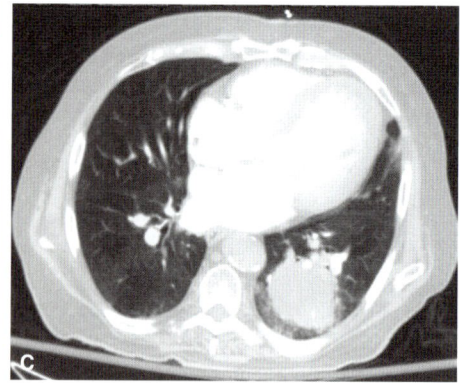

Figura 14.2 Pneumonia redonda. A e B. As radiografias de tórax nas incidências posteroanteriores (PA) (**A**) e perfil (**B**) de um homem de 76 anos com tosse e febre demonstraram massa no lobo inferior esquerdo (*setas*). **C.** A imagem axial da tomografia computadorizada (TC) mostrou a massa no lobo inferior esquerdo com bordas mal demarcadas. Hemoculturas isolaram *Streptococcus pneumoniae*.

suas paredes finas, alterações rápidas de diâmetro e tendência a desenvolver-se na fase final da infecção (Figura 14.3). Derrames pleurais são comuns, afetando 30 a 50% dos pacientes, e podem evoluir rapidamente para empiema.

Bactérias gram-negativas

Bactérias gram-negativas são causas de pneumonia em números crescentes de pacientes hospitalizados, responsáveis por mais de 50% das infecções pulmonares hospitalares. Embora as bactérias gram-negativas possam ser isoladas de uma pequena percentagem de indivíduos saudáveis, o índice de isolamento nos pacientes hospitalizados ou em estado grave varia de 40 a 75%. As bactérias gram-negativas responsáveis por pneumonias mais comuns incluem membros da família Enterobacteriaceae (*Klebsiella pneumoniae, Escherichia coli, Proteus mirabilis, Serratia marcescens*), *Pseudomonas aeruginosa, Haemophilus influenzae* e *L. pneumophila*.

O aspecto radiográfico das pneumonias causadas por bactérias gram-negativas varia de nódulos pequenos e mal delimitados até áreas esparsas de opacificação, que podem confluir e formar um aspecto semelhante ao da pneumonia lobar. Em geral, a infecção é bilateral e multifocal com acometimento preferencial dos lobos inferiores, e a formação de abscesso e escavação são relativamente comuns. É comum observar derrame parapneumônico, que é complicado frequentemente por formação de empiema.

Klebsiella pneumoniae. Pneumonia por *Klebsiella* afeta principalmente homens alcoólatras, idosos e pacientes debilitados hospitalizados. Radiograficamente, essa pneumonia é semelhante à opacificação lobar homogênea contendo broncogramas aéreos. Quando estão presentes, três sinais radiográficos podem ajudar a diferenciá-la da pneumonia pneumocócica: (1) o volume do lobo afetado pode estar aumentado em razão do acúmulo de exsudato inflamatório profuso, que causa abaulamento de uma fissura interlobar; (2) formação de abscesso, com escavação, que não é comum na pneumonia pneumocócica; e (3) incidência mais alta de derrame pleural e empiema. Embora não seja comum, pode-se observar gangrena pulmonar.

Haemophilus influenzae. Nos adultos, infecção por *H. influenzae* é mais comum nos pacientes com doença pulmonar obstrutiva crônica (DPOC), alcoolismo, diabetes melito e esplenectomia anatômica ou funcional. Na maioria dos casos, essa bactéria causa bronquite, embora também possa disseminar-se e causar broncopneumonia bilateral dos lobos inferiores.

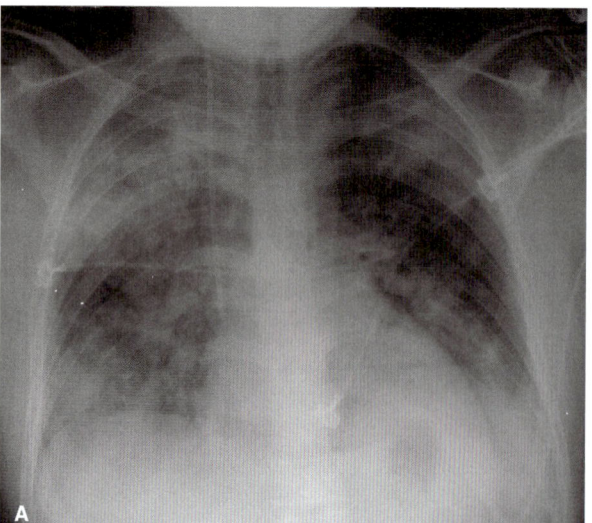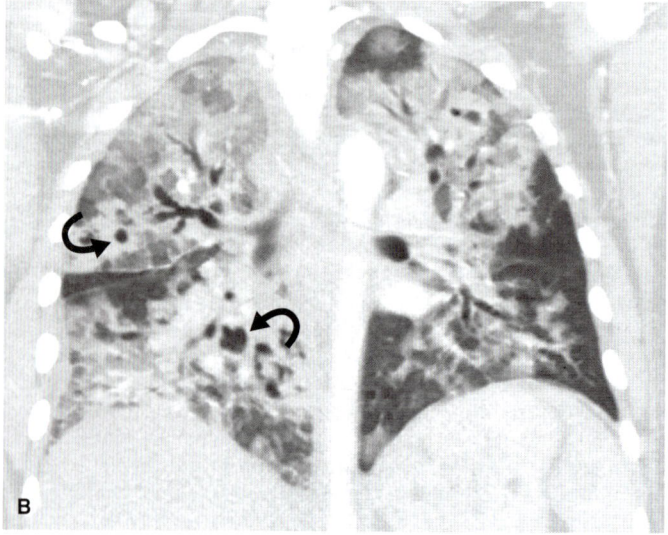

Figura 14.3 Pneumonia estafilocócica (*Staphylococcus aureus*). A. A radiografia de tórax posteroanterior (PA) de um paciente com pneumonia estafilocócica demonstrou opacificação alveolar multifocal. **B.** A imagem coronal de tomografia computadorizada (TC) na janela pulmonar no nível intermediário dos pulmões mostrou opacidades alveolares multifocais e padrão de vidro fosco. A formação de pneumatoceles (*setas curvas*) é compatível com pneumonia estafilocócica.

Pseudomonas aeruginosa. Na maioria dos casos, essa pneumonia afeta pacientes debilitados, especialmente os que necessitam de ventilação mecânica, e a taxa de mortalidade é alta. O padrão radiográfico de acometimento do parênquima pulmonar depende do mecanismo por meio do qual a bactéria chegou ao pulmão. Opacidades esparsas com formação de abscesso e semelhantes à pneumonia estafilocócica são frequentes quando a infecção chega aos pulmões pela árvore traqueobrônquica. Em geral, opacidades nodulares mal definidas, difusas e bilaterais indicam disseminação hematogênica. Derrames pleurais são frequentes, mas geralmente pequenos.

Legionella pneumophila. A doença dos legionários é causada por infecção por *L. pneumophila*, um bacilo gram-negativo encontrado comumente nos sistemas de umidificação e condicionadores de ar, que tende a afetar homens idosos. Infecções por *L. pneumophila* adquiridas na comunidade ocorrem em pacientes com DPOC ou câncer, enquanto as infecções hospitalares acometem principalmente pacientes imunossuprimidos ou portadores de insuficiência renal ou de câncer.

O padrão radiográfico típico é de opacificação alveolar, que inicialmente é periférica e sublobar e, em alguns pacientes, assemelha-se a uma pneumonia redonda. A infecção avança para acometimento lobar (Figura 14.4) ou multilobar, apesar da administração de antibióticos. No pico da doença, o acometimento do parênquima pulmonar geralmente é bilateral. Derrames pleurais são detectados em cerca de 30% dos pacientes. A escavação não ocorre, exceto nos pacientes imunossuprimidos. A regressão radiográfica da pneumonia geralmente é longa e a melhora dos sintomas pode demorar mais tempo.

Infecções por bactérias anaeróbias

A maioria das infecções pulmonares anaeróbias resulta de aspiração do conteúdo orofaríngeo infectado. Cerca de 25% dos pacientes referem história de rebaixamento do nível de consciência e muitos são alcoólatras. Os microrganismos associados mais comumente são bacilos gram-negativos como *Bacteroides* e *Fusobacterium*, ainda que a maioria das infecções pulmonares seja polimicrobiana. Todas as infecções pulmonares anaeróbias produzem aspecto radiográfico semelhante. A distribuição das opacidades do parênquima pulmonar reflete o fluxo gravitacional do material aspirado: quando a aspiração ocorre na posição supina, as áreas predominantemente afetadas são segmentos posteriores dos lobos superiores e segmentos superiores dos lobos inferiores; por outro lado, quando a aspiração ocorre com o paciente na posição ereta, ocorre infecção dos segmentos basais dos lobos inferiores. O aspecto radiográfico típico é de opacidades alveolares segmentares e lobulares periféricas. Escavações dentro da área de consolidação são relativamente comuns e até 50% dos pacientes podem ter abscessos pulmonares bem definidos (Figura 14.5) e apresentar aumento dos linfonodos hilares e/ou mediastinais. Empiema com ou sem formação de fístula broncopleural é uma complicação frequente encontrada em até 50% dos casos.

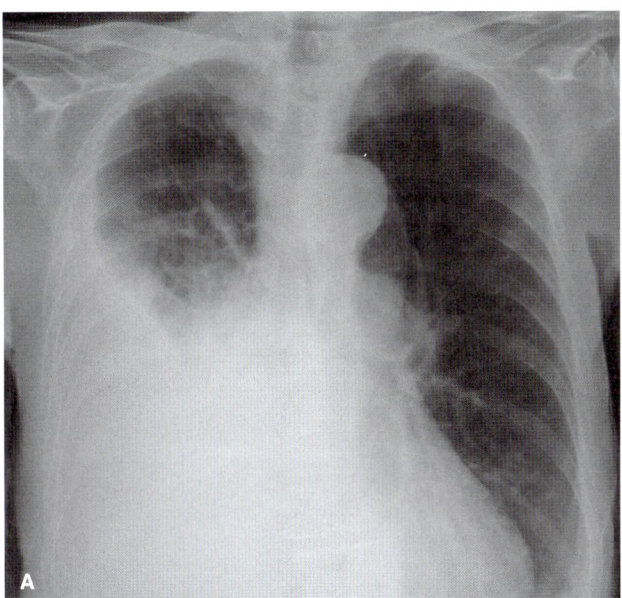

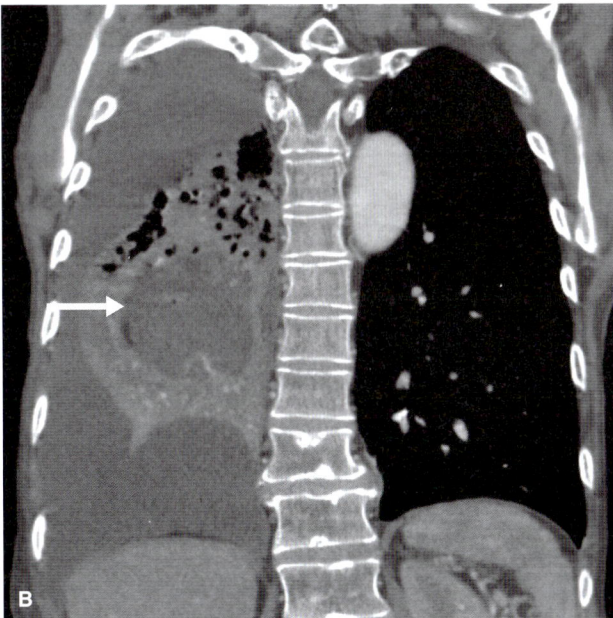

Figura 14.5 Pneumonia anaeróbia necrosante com formação de abscesso e derrame parapneumônico. **A.** A radiografia de tórax posteroanterior (PA) de um homem de 58 anos com febre e dispneia progressiva demonstrou derrame pleural volumoso à direita. **B.** A imagem coronal de tomografia computadorizada (TC) com contraste mostrou consolidação e atelectasia do pulmão direito, que tinha um abscesso volumoso (*seta*) e derrame parapneumônico associado. Bactérias anaeróbias foram isoladas nas culturas de escarro.

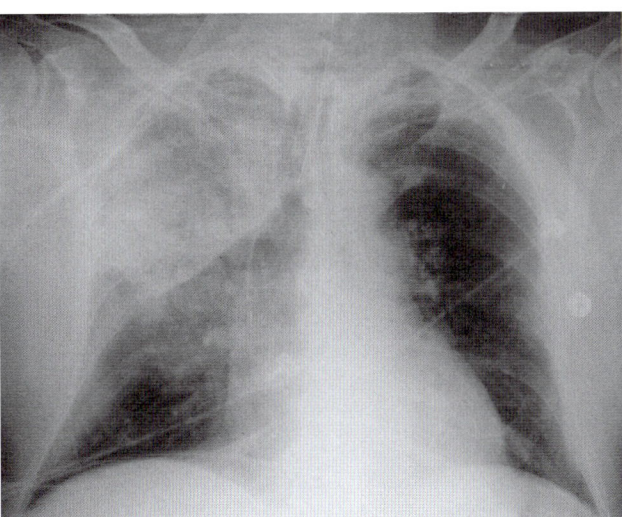

Figura 14.4 Pneumonia por *Legionella pneumophila*. A radiografia obtida com equipamento portátil desse receptor de transplante renal de 53 anos em ventilação mecânica demonstrou opacidades alveolares densas no lobo superior direito e segmento superior do lobo inferior direito. A broncoscopia confirmou pneumonia por *Legionella pneumophila*.

Infecções bacterianas atípicas

Actinomicose. *A. israelii* é uma bactéria filamentar gram-positiva anaeróbia que faz parte da flora normal da orofaringe humana, mas que causa doença quando tem acesso a tecidos desvitalizados ou infectados que facilitam sua proliferação. Na maioria dos casos, a actinomicose desenvolve-se depois de extrações dentárias e evidencia-se por osteomielite mandibular ou abscesso de partes moles. Os pulmões podem ser infectados por aspiração de debris orais infectados ou, menos comumente, por extensão direta de um foco primário da doença.

O padrão radiográfico da actinomicose frequentemente é indistinguível do que se observa nos pacientes com nocardiose, e as anormalidades incluem principalmente opacidades alveolares não segmentares na periferia dos lobos inferiores. Em alguns casos, a infecção evidencia-se por uma opacidade localizada, com aspecto de massa, semelhante ao câncer de pulmão (Figura 14.6). Quando não é tratado, o paciente pode desenvolver abscesso pulmonar. A actinomicose torácica caracteriza-se por sua capacidade de disseminar-se aos tecidos adjacentes, independentemente das barreiras anatômicas normais. A disseminação ao espaço pleural pode causar empiema, enquanto a invasão da parede torácica caracteriza-se por osteomielite das costelas e abscesso da parede torácica. Quando a doença pleuropulmonar torna-se crônica, o paciente pode desenvolver fibrose. Em casos raros, a doença é disseminada e produz um padrão miliar.

Mycoplasma. É provável que esses microrganismos sejam a causa mais comum de pneumonia atípica, representando 10 a 15% de todos os casos de pneumonia adquirida na comunidade. Em geral, os pacientes têm doença subaguda, com duração de 2 a 3 semanas. Os sinais e sintomas são febre, tosse seca, cefaleia e mal-estar. Anormalidades menos comuns ao exame físico são miringite bolhosa e erupção cutânea.

Nos estágios iniciais da infecção, a inflamação intersticial resulta em um padrão reticular fino na radiografia de tórax, que pode evoluir para opacidades alveolares ou com padrão de vidro fosco segmentar esparso (Figura 14.7), com possibilidade de coalescer e formar consolidação lobar. Em geral, a TC dos pacientes com pneumonia por *Mycoplasma* mostra opacidades alveolares esparsas, com aspecto de "árvore em brotamento", que reflete bronquiolite infecciosa. O processo geralmente é unilateral e tende a afetar os lobos inferiores. Um derrame pleural pode ocorrer, associado à consolidação, e é mais comum nas crianças. Aumento dos linfonodos não é comum, mas também pode ocorrer na faixa etária pediátrica. Podem ser necessárias de 4 a 6 semanas para que ocorra resolução radiográfica.

Infecções micobacterianas

Mycobacterium tuberculosis. É um bacilo aeróbio álcool-acidorresistente. Clínica e radiograficamente, podem ser reconhecidas duas formas principais de doença pulmonar causada por esse bacilo: tuberculose primária e doença pós-primária ou "reativação". A reação inflamatória ao *Mycobacterium tuberculosis* é diferente da reação normal às bactérias, porque também envolve imunidade celular (hipersensibilidade tardia). Inicialmente, o paciente inala gotículas repletas de bacilos, que se implantam em áreas subpleurais. Na maioria dos casos, os bacilos são fagocitados e destruídos pelos

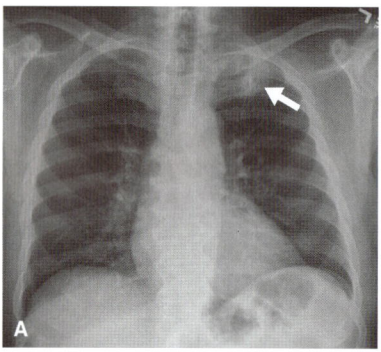
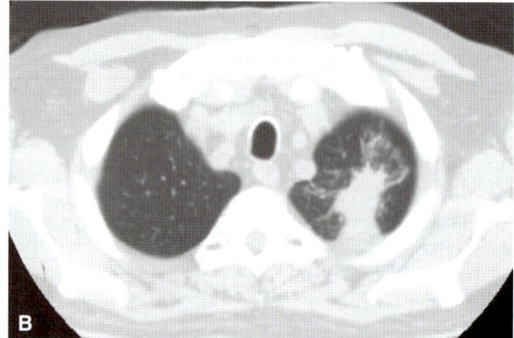

Figura 14.6 Infecção pulmonar por *Actinomyces*. **A.** A radiografia de tórax posteroanterior (PA) demonstrou opacidade mal definida, que se projetava sobre a primeira costela esquerda (*seta*). **B.** A imagem axial da tomografia computadorizada (TC), no nível superior dos pulmões, mostrou massa irregular com padrão de vidro fosco adjacente, que se estendia posteriormente e tinha área ampla de contato com a superfície pleural. A biopsia transtorácica dirigida por TC confirmou infecção por *Actinomyces israelii*.

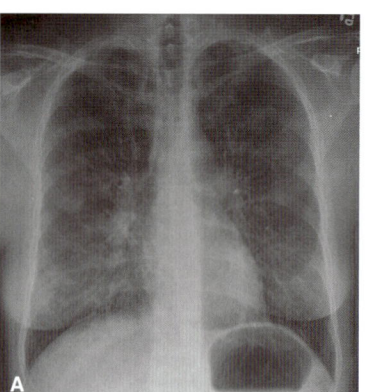
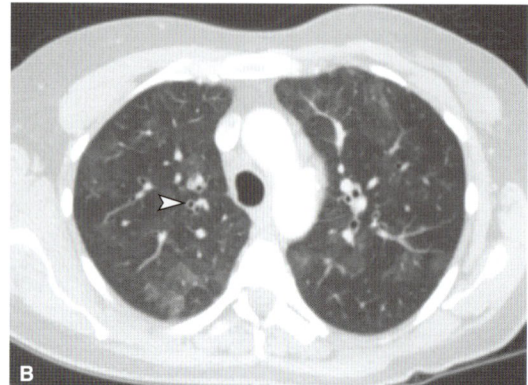
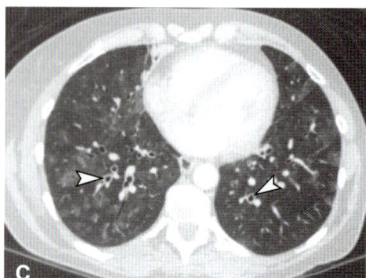

Figura 14.7 Pneumonia por *Mycoplasma*. **A.** A radiografia de tórax posteroanterior (PA) de mulher de 42 anos com pneumonia por *Mycoplasma* demonstrou opacidades reticulares finas difusas. **B** e **C.** As imagens axiais de tomografia computadorizada (TC) nos segmentos superior (**B**) e inferior (**C**) dos pulmões mostrou áreas centrolobulares e lobulares de opacidade com padrão de vidro fosco e espessamento concomitante das paredes brônquicas (*pontas de setas*).

macrófagos alveolares, porém, quando os bacilos superam a reação imune do hospedeiro, eles desenvolvem um foco inflamatório. Em seguida, os macrófagos transformam-se em células epitelioides, que se agrupam e formam granulomas. Em geral, os granulomas estão bem desenvolvidos depois de uma a três semanas, coincidindo com o desenvolvimento de hipersensibilidade tardia. Os granulomas por tuberculose têm necrose caseosa central, que os diferencia dos granulomas formados nos pacientes com sarcoidose. Inflamação e aumento dos linfonodos hilares e mediastinais de drenagem da área são comuns na tuberculose primária, principalmente nas crianças e nos pacientes imunossuprimidos.

Nos pacientes com infecção primária, a doença parenquimatosa e a linfadenopatia podem regredir por completo ou formar um foco residual de retração fibrótica ou calcificação. Em alguns casos, especialmente nos bebês com menos de 1 ano de vida, a doença parenquimatosa localizada avança e é conhecida como *TB primária progressiva*. Porém, na maioria dos pacientes, a doença primária é contida pela reação granulomatosa e recidiva anos depois (reativação ou tuberculose pós-primária), quando há depressão do sistema imune em razão de envelhecimento, alcoolismo, diabetes, câncer ou infecção pelo HIV. A tuberculose pós-primária é uma reação de hipersensibilidade, que histologicamente forma necrose caseosa.

Nos casos clássicos, a *tuberculose primária* é uma doença da infância, embora sua incidência tenha aumentado com a epidemia de HIV. A maioria dos pacientes é assintomática e não tem sequelas radiográficas atribuíveis à infecção. Em alguns pacientes, pode-se observar o complexo de Ranke, que consiste em um foco parenquimatoso calcificado (nódulo de Ghon) e linfonodos calcificados. Quando o paciente tem sintomas clínicos, o quadro é de pneumonia focal inespecífica, evidenciada por pequenas áreas mal definidas de opacidade segmentar ou lobar (Figura 14.8). A consolidação do parênquima pulmonar pode ser semelhante à pneumonia bacteriana, mas a evolução clínica e radiográfica é muito mais longa. A escavação é relativamente rara nos pacientes imunocompetentes. O foco pulmonar pode regredir por completo ou persistir como nódulo de Ghon ou complexo de Ranke. *Tuberculomas* são opacidades nodulares bem definidas que podem formar-se na tuberculose primária,

embora sejam muito mais comuns na doença pós-primária. Cerca de 20% dos pacientes têm derrames pleurais, que geralmente estão associados à doença do parênquima pulmonar. Quando a coloração por Gram e a cultura do líquido pleural são negativas, o diagnóstico presuntivo de derrame pleural secundário à tuberculose é baseado na demonstração de granulomas durante a biopsia de pleura parietal ou na detecção de níveis altos de adenosina-desaminase (ADA) durante as amostras de líquido pleural. Quando o paciente tem empiema tuberculoso, a coleção líquida pode romper a pleura parietal e formar uma coleção extrapleural (*empiema necessitatis*). É comum observar aumento unilateral dos linfonodos hilares ou mediastinais, especialmente nas crianças e pacientes imunossuprimidos, nos quais esta pode ser a única manifestação radiográfica da infecção. Nos pacientes com tuberculose, linfonodos aumentados e necróticos sugerem doença em atividade (ver Figura 11.6, no Capítulo 11). Também pode haver aumento bilateral dos linfonodos hilares ou mediastinais, mas isso não é comum e quase sempre é assimétrico, em contraste com o aumento linfonodal associado à sarcoidose. Durante a infecção primária por *M. tuberculosis*, o bacilo é disseminado por via hematogênica às regiões com pressão parcial alta de oxigênio; isto inclui os ápices pulmonares, medulas renais e medula óssea. Esses focos microscópicos são clinicamente assintomáticos e funcionam como fonte de reativação da doença.

Em geral, *a tuberculose pós-primária* é uma reativação da doença latente preexistente, mas 30 a 40% dos casos realmente se devem à infecção recém-adquirida. Os pacientes afetados frequentemente têm tosse e sintomas constitucionais, incluindo calafrios, sudorese noturna e emagrecimento. A reativação tende a afetar os segmentos apicais e posteriores dos lobos superiores e os segmentos superiores dos lobos inferiores. É comum observar opacidades nodulares e esparsas mal definidas. A escavação é um aspecto radiográfico importante da infecção pós-primária e geralmente indica doença transmissível em atividade (Figura 14.9). O foco de escavação pode resultar em disseminação transbrônquica dos bacilos e causar broncopneumonia multifocal. A erosão de um foco de escavação para dentro da artéria pulmonar pode causar aneurisma (aneurisma de Rasmussen) e hemoptise. Com o tratamento antimicrobiano apropriado, a doença geralmente é controlada pela reação granulomatosa. A cicatrização da infecção parenquimatosa resulta em fibrose, bronquiectasia e redução de volume (atelectasia cicatricial) dos lobos superiores.

A tuberculose pulmonar tem várias complicações tardias. Fibrose intersticial pode causar insuficiência respiratória e hipertensão arterial pulmonar secundária. A hemoptise pode ser secundária à bronquiectasia, à formação de micetoma em uma escavação tuberculosa antiga ou à erosão de um linfonodo peribrônquico calcificado (broncolito) para dentro de um brônquio. A estenose brônquica é resultante de tuberculose endobrônquica cicatrizada.

Tuberculose miliar pode ser uma complicação da infecção primária ou reativação da doença. Essa forma é resultante da disseminação hematogênica dos bacilos da tuberculose, com formação nódulos pulmonares bilaterais difusos, de 2 a 3 mm de diâmetro (Figura 14.10). A forma miliar da doença está associada a mortalidade alta, e o tratamento deve ser iniciado imediatamente.

Micobacterioses atípicas. Várias micobactérias não tuberculosas podem causar doença pulmonar. As micobactérias atípicas associadas mais comumente à doença pulmonar são *Mycobacterium avium-intracellulare* (MAI) e *Mycobacterium kansasii*. Entre os pacientes imunocompetentes, infecção por micobactérias atípicas geralmente afetam pacientes com comorbidades pulmonares, sendo mais comuns a doença pulmonar obstrutiva crônica (DPOC) e a bronquiectasia. Os aspectos radiográficos da forma mais comum de infecção pulmonar por MAI em geral são indistinguíveis dos que ocorrem na forma de tuberculose

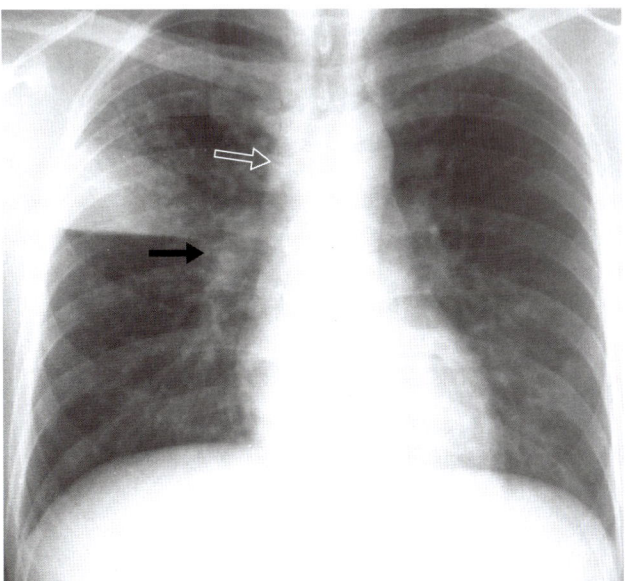

Figura 14.8 Tuberculose primária. A radiografia de tórax posteroanterior (PA) de um morador de rua de 32 anos demonstrou doença alveolar no segmento anterior do lobo superior direito e aumento dos linfonodos hilares (*seta sólida*) e paratraqueais (*seta vazada*) do lado direito. A coloração das amostras de escarro e as culturas detectaram *Mycobacterium tuberculosis*.

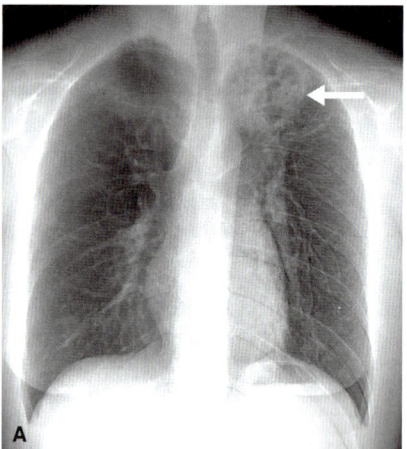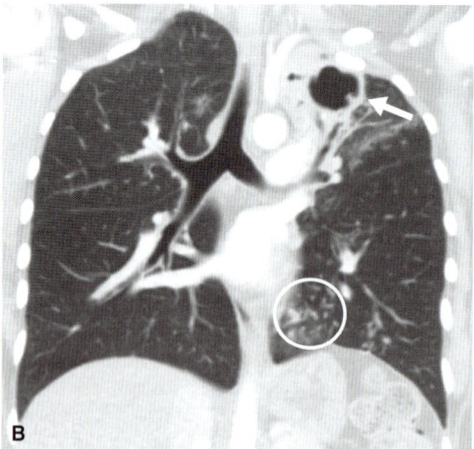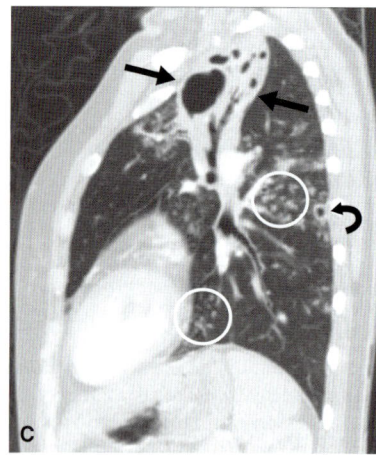

Figura 14.9 Tuberculose pós-primária (reativação). A. A radiografia de tórax com subtração de dupla energia na incidência posteroanterior (PA) de mulher de 46 anos demonstrou escavação no ápice esquerdo (*seta*), com redução concomitante do volume do lobo superior esquerdo. **B e C.** As imagens nos planos coronal (**B**) e sagital (**C**) da tomografia computadorizada (TC) com contraste mostraram consolidação no lobo superior esquerdo (*setas*) com opacidades em "árvore em brotamento" (*círculos*), que indicavam disseminação endobrônquica da doença. Observe que havia outra escavação localizada no segmento superior do lobo inferior esquerdo (*seta curva* em **C**). As culturas de escarro foram positivas para *Mycobacterium tuberculosis*.

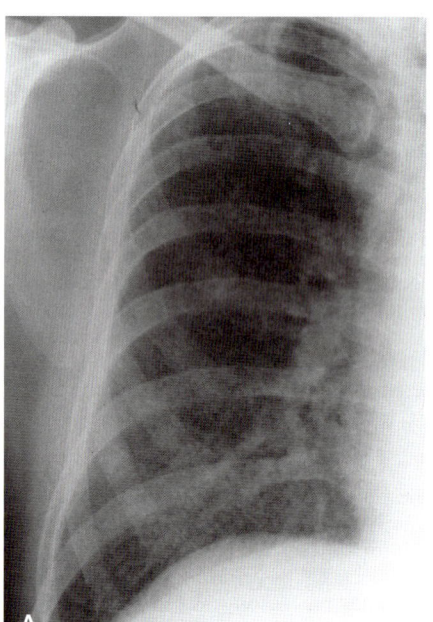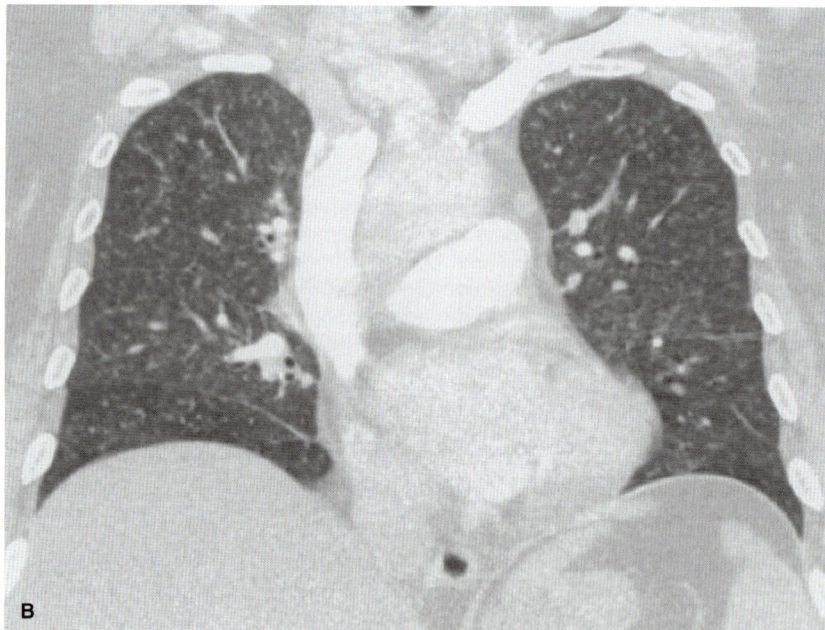

Figura 14.10 Tuberculose miliar. A. A radiografia de tórax posteroanterior (PA) demonstrou incontáveis opacidades micronodulares típicas de doença intersticial micronodular (miliar). A biopsia transbrônquica mostrou granulomas caseosos contendo bacilos álcool-acidorresistentes. **B.** A reformatação coronal da tomografia computadorizada (TC) na janela pulmonar de outro paciente com tuberculose miliar comprovada mostrou incontáveis micronódulos pulmonares com distribuição randômica.

pós-primária, com opacidades fibrocavitárias crônicas nos lobos superiores (Figura 14.11). Embora a escavação seja comum, é muito raro encontrar derrame pleural, aumento dos linfonodos e disseminação miliar. Outra forma de infecção causada por MAI em mulheres de meia-idade e idosas caracteriza-se por diminutos nódulos centrolobulares e bronquiectasia, comumente com distribuição no lobo médio e língula (Figura 14.12). O terceiro tipo de doença reflete uma reação de hipersensibilidade ao MAI inalado em sistemas de aquecimento de água, também conhecido como "pulmão da banheira de hidromassagem", em referência à causa mais comum dessa infecção. As anormalidades típicas dos exames de imagem são de pneumonite por hipersensibilidade, com

nódulos centrolobulares e opacidades com padrão de vidro fosco, que são indistinguíveis da pneumonite por hipersensibilidade subaguda associada à inalação de outros antígenos orgânicos.

A infecção por MAI nos pacientes com AIDS está descrita na seção *Infecção do hospedeiro imunossuprimido*.

Embora a doença causada por micobactérias atípicas tenha tendência a ser mais indolente que a infecção por *M. tuberculosis*, frequentemente é difícil tratá-la com sucesso. O tratamento recomendado para infecção pulmonar por MAI é uma combinação de três antibióticos por um período mínimo de um ano.

A Tabela 14.2 descreve as anormalidades radiológicas mais comuns da tuberculose e micobacterioses atípicas.

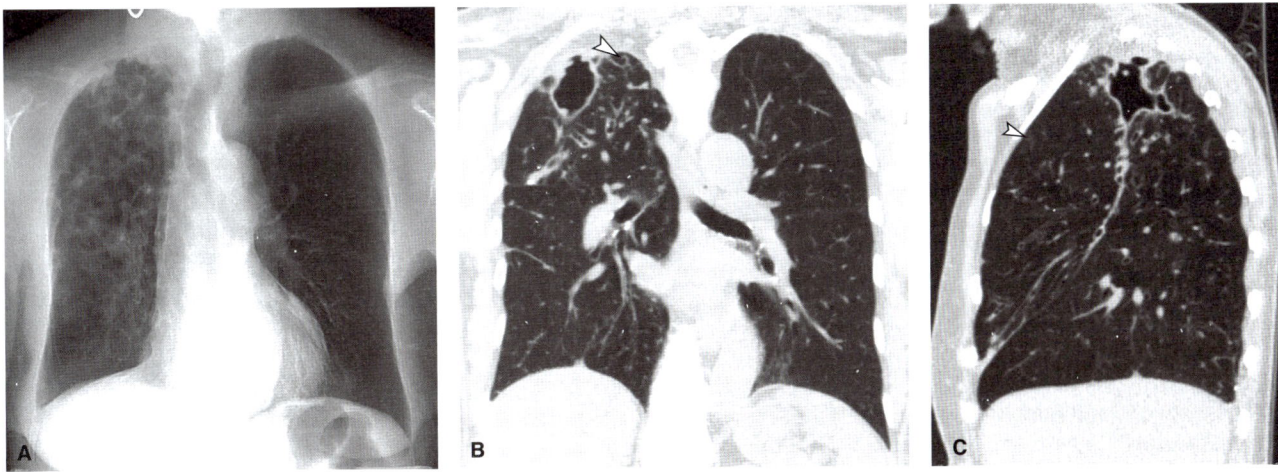

Figura 14.11 Infecção por *Mycobacterium avium-intracellulare* (MAI) – forma fibrocavitária. **A.** A radiografia de tórax com subtração de dupla energia no plano frontal de mulher de 62 anos com infecção por MAI demonstrou redução de volume do lobo superior direito com várias escavações. **B** e **C.** As imagens nos planos coronal (**B**) e sagital (**C**) da tomografia computadorizada (TC) mostraram uma escavação irregular e bronquiectasia cilíndrica no ápice do pulmão direito, pequenos nódulos e opacidades com padrão de "árvore em brotamento" (*pontas de seta*). Observe a semelhança com tuberculose pós-primária.

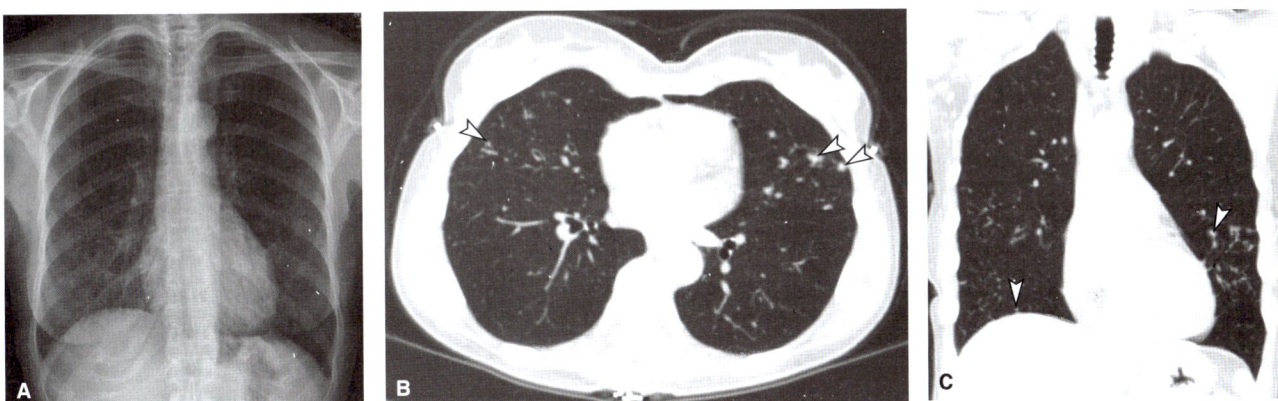

Figura 14.12 Infecção por *Mycobacterium avium-intracellulare* (MAI) – forma bronquiectásica nodular. **A.** A radiografia de tórax posteroanterior (PA) de mulher de 54 anos com infecção por MAI demonstrou opacidades reticulonodulares nas zonas média e inferior. **B** e **C.** As imagens nos planos axial (**B**) e coronal (**C**) da tomografia computadorizada (TC) mostraram bronquiectasias cilíndricas no lobo médio direito, língula e lobo inferior direito, opacidades com padrão de "árvore em brotamento" e nódulos (*pontas de setas* em **B** e **C**).

TABELA 14.2 Anormalidades radiológicas da tuberculose e micobacterioses atípicas.

■ MICRORGANISMOS	■ TIPO DE DOENÇA	■ ANORMALIDADES RADIOLÓGICAS
Mycobacterium tuberculosis	Primária	■ Aumento (necrótico) dos linfonodos hilares/mediastinais ■ Consolidação segmentar/lobar ■ Derrame pleural
	Pós-primária	■ Opacidades miliares ■ Consolidação com formação de escavações ■ Nódulos centrolobulares/opacidades com padrão de "árvore em brotamento"
	Doença inativa (preexistente)	■ Nódulos e/ou linfonodos calcificados ■ Alterações fibronodulares nos campos pulmonares superiores
Micobactérias atípicas (exceto *M. tuberculosis*)	Fibrocavitária	■ Uma ou várias escavações ■ Nódulos centrolobulares
	Bronquiectásica nodular	■ Opacidades com padrão de "árvore em brotamento" ■ Bronquiectasias cilíndricas (principalmente no lobo médio e língula) ■ Nódulos centrolobulares
	Alérgica ("pulmão da banheira de hidromassagem")	■ Consolidações esparsas ■ Nódulos centrolobulares em vidro fosco ■ Opacidades com padrão de vidro fosco ■ Retenção de ar (TC em expiração)

Pneumonia viral

Vírus são uma das causas principais de infecção das vias respiratórias superiores e inferiores, embora pneumonias sejam relativamente raras. Em geral, o diagnóstico de pneumonia viral é firmado por exclusão das outras causas. Os aspectos detectados nas radiografias de tórax são inespecíficos e geralmente indicam um padrão de broncopneumonia ou opacidades reticulonodulares. As lesões em geral regridem por completo, mas sequelas irreversíveis podem ocorrer, inclusive bronquiectasia, bronquiolite constritiva (que pode causar hipertransparência pulmonar unilateral ou síndrome de Swyer-James) e fibrose pulmonar.

Influenza. Nos adultos, vírus influenza é a causa mais comum de pneumonia viral. Surtos de influenza podem ocorrer em pandemias, epidemias ou focos esporádicos. Na maioria dos pacientes, a doença limita-se às vias respiratórias superiores, mas indivíduos idosos, portadores de doença cardiopulmonar ou imunossupressão e gestantes podem desenvolver pneumonia hemorrágica grave. Nos adultos com pneumonia por vírus influenza, frequentemente há opacidades alveolares esparsas bilaterais nos lobos inferiores. A TC demonstra opacidades alveolares ou com padrão de vidro fosco e nódulos centrolobulares (Figura 14.13). A superinfecção bacteriana por *Streptococcus* ou *Staphylococcus* contribui para a evolução fulminante, que pode resultar em óbito. Consolidação lobar, derrame pleural ou escavação sugerem superinfecção bacteriana.

Vírus sincicial respiratório (VSR) e vírus parainfluenza. É uma causa frequente de pneumonia viral epidêmica nas crianças. Quando acomete adultos, a doença geralmente ocorre nos pacientes debilitados ou imunossuprimidos (Figura 14.14). As anormalidades radiográficas são semelhantes às que ocorrem em outras pneumonias virais: opacidades alveolares esparsas, espessamento das paredes brônquicas (especialmente com pneumonia por VSR) e nódulos centrolobulares e opacidades com padrão de "árvore em botões".

Vírus varicela-zóster. Causa varicela e herpes-zóster e, nos adultos, pode causar pneumonia grave. Pacientes em tratamento imunossupressor para linfoma são mais suscetíveis. Geralmente, as radiografias de tórax demonstram opacidades nodulares bilaterais mal definidas com diâmetros entre 5 e 10 mm. Em geral, essas opacidades regridem por completo, embora evoluam em alguns casos e calcifiquem formando inúmeros diminutos nódulos calcificados (2 a 3 mm) (Figura 14.15).

Adenovírus. É uma causa frequente de infecções das vias respiratórias superiores e, em alguns casos, também afetam as vias respiratórias inferiores. Hiperinsuflação e broncopneumonia com atelectasia lobar são as apresentações radiográficas mais comuns da pneumonia causada por adenovírus; contudo, nas crianças esse vírus pode causar consolidação lobar ou segmentar.

A Tabela 14.3 descreve as causas mais comuns de pneumonia viral e as anormalidades típicas nos exames de imagem.

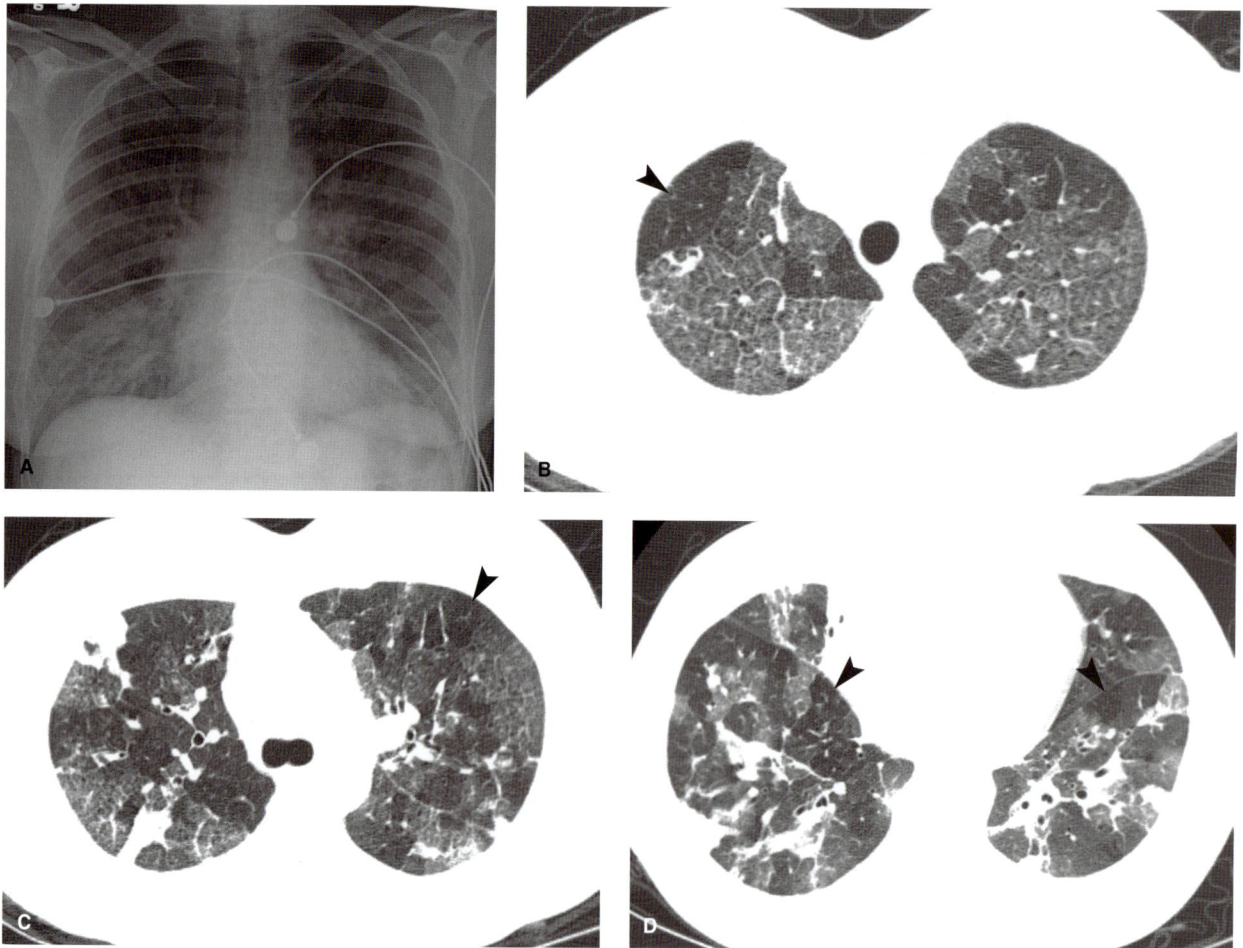

Figura 14.13 Pneumonia por vírus influenza. A. A radiografia de tórax posteroanterior (PA) de mulher de 42 anos com pneumonia por vírus influenza demonstrou opacidades reticulares finas bilaterais, com opacificação alveolar do lobo inferior direito. **B** a **D.** As imagens axiais da tomografia computadorizada (TC) nos níveis superior (**B**), médio (**C**) e inferior (**D**) dos pulmões mostraram espessamento das paredes brônquicas, opacidades geográficas com padrão de vidro fosco e espessamento dos septos intralobulares e interlobulares ("pavimentação em mosaico") e opacidades alveolares lobulares dispersas. Também havia áreas lobulares e subsegmentares de hipertransparência (*pontas de setas* em **B** a **D**), que refletiam doença das vias respiratórias de pequeno calibre, com retenção secundária de ar.

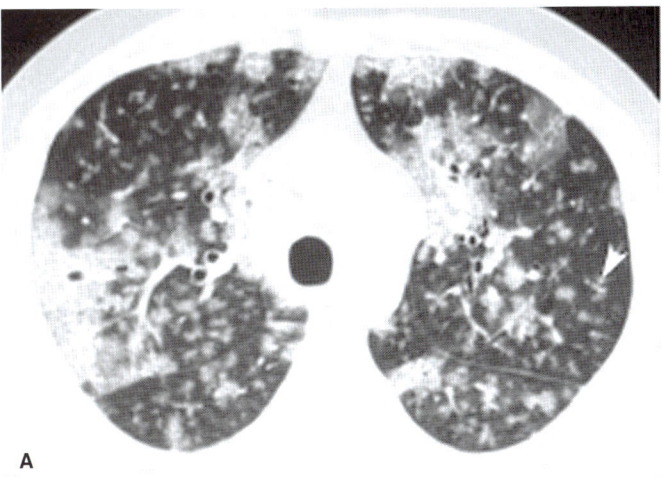
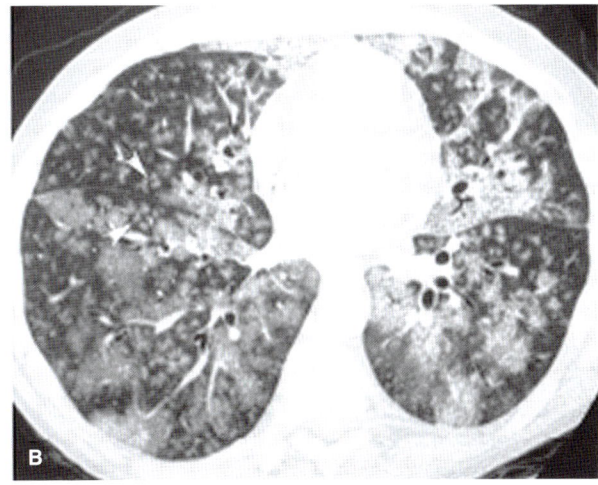

Figura 14.14 **Pneumonia por vírus parainfluenza. A e B.** As imagens de tomografia computadorizada (TC) nos níveis superior (**A**) e médio (**B**) dos pulmões de um paciente com leucemia mieloide crônica (LMC) demonstraram broncopneumonia e bronquiolite graves (*pontas de setas*). O vírus parainfluenza foi isolado do líquido obtido por lavagem broncoalveolar.

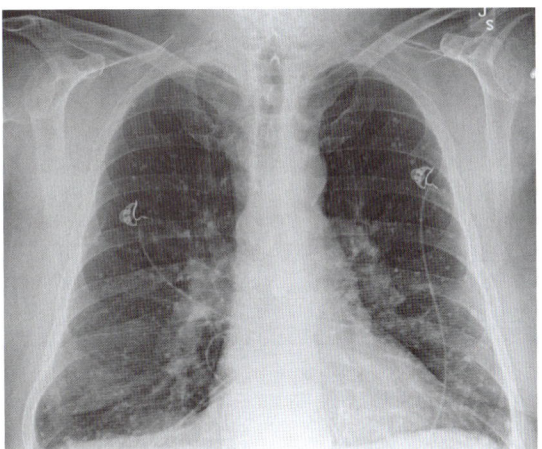

Figura 14.15 **Pneumonia cicatrizada por vírus varicela-zóster.** A radiografia de tórax posteroanterior (PA) de um paciente com história de pneumonia por varicela-zóster demonstrou incontáveis nódulos calcificados dispersos nos dois pulmões.

Pneumonia fúngica

Hoje em dia, infecções fúngicas são diagnosticadas com frequência alta em razão do aumento da incidência de doenças causadas por fungos patogênicos em pacientes saudáveis e da proliferação de espécimes oportunistas em populações imunossuprimidas por meio de vários mecanismos. Alguns fungos, inclusive *Histoplasma capsulatum*, *Coccidioides immitis* e *Blastomyces dermatitidis*, são endêmicos e infectam mais comumente hospedeiros normais. Outros fungos, especialmente *Aspergillus*, *Candida*, *Cryptococcus* e *Mucor* (*mucormicose* ou *zigomicose*), são patógenos oportunistas que infectam pacientes imunossuprimidos. Em todos os casos, os fungos desencadeiam uma reação granulomatosa necrosante. A mortalidade alta das infecções invasivas não tratadas e a disponibilidade de tratamentos antifúngicos eficazes como triazólicos (fluconazol, itraconazol, voriconazol e posaconazol), anfotericina B lipossomal e endocardinas (p. ex., caspofungina) tornaram fundamental o diagnóstico precoce e específico das infecções fúngicas. Existem alguns testes sorológicos (fixação de complemento, imunodifusão) e técnicas histológicas para confirmar o diagnóstico exato da infecção fúngica.

TABELA 14.3 Infecções pulmonares virais – microrganismos e padrões radiológicos comuns.

▪ MICRORGANISMOS	▪ PADRÕES DE DOENÇA	▪ ANORMALIDADES ASSOCIADAS
Citomegalovírus (CMV)	▪ **Opacidades em vidro fosco** ▪ Opacidades reticulonodulares ▪ Opacidades alveolares esparsas ▪ Nódulos (raramente)	
Influenza	▪ **Consolidação lobular/esparsa** ▪ Nenhum broncograma aéreo ▪ Espessamento das paredes brônquicas	▪ Superinfecção **bacteriana**
Vírus varicela-zóster	▪ **Opacidades nodulares centrolobulares** ▪ Opacidades alveolares confluentes	▪ Pequenos nódulos calcificados (doença crônica)
Vírus sincicial respiratório (VSR)	▪ **Nódulos centrolobulares** ▪ **Opacidades alveolares** ▪ Opacidades em vidro fosco ▪ Espessamento das paredes brônquicas	
Adenovírus	▪ **Consolidação lobular/esparsa** ▪ Opacidades em vidro fosco	▪ Hipertransparência pulmonar unilateral (síndrome de Swyer-James) (doença crônica)

Histoplasmose. *H. capsulatum* é endêmico em algumas regiões dos EUA (especialmente Ohio, Mississippi e vales do rio St. Lawrence) e México.[1] A maioria (95 a 99% dos casos) das infecções por *H. capsulatum* é assintomática. O único indício de infecção pregressa pode ser uma radiografia de tórax de rotina demonstrando vários nódulos calcificados bem delimitados, com menos de 1 cm de diâmetro, com ou sem linfonodos hilares ou mediastinais calcificados.

Na maioria dos casos, a histoplasmose aguda causa sintomas gripais de início súbito. Nesses pacientes, as radiografias de tórax podem ser normais ou mostrar anormalidades inespecíficas, inclusive opacidades alveolares subsegmentares com ou sem aumento simultâneo dos linfonodos hilares (Figura 14.16). A inalação de um inóculo grande de microrganismos pode causar opacidades nodulares disseminadas, com 3 a 4 mm de diâmetro e linfadenopatia hilar. Em outros casos, a histoplasmose aguda pode formar um nódulo solitário com diâmetro menor que 3 cm – o chamado *histoplasmoma*. Histoplasmomas são mais comuns nos lobos inferiores e comumente calcificam.

Além disso, *H. capsulatum* também pode causar doença pulmonar crônica, geralmente nos pacientes com enfisema coexistente. Atelectasias cicatriciais unilaterais ou bilaterais nos lobos superiores com retração hilar marcante podem simular o quadro radiográfico observado na tuberculose pós-primária. Do mesmo modo, alguns pacientes podem ter doença fibrocavitária crônica do lobo superior. Acometimento do mediastino por inflamação granulomatosa crônica pode causar mediastinite fibrosante, enquanto doença endobrônquica pode acarretar estenose brônquica.

Disseminação hematogênica assintomática do *H. capsulatum* é comum, conforme sugerido pela frequência de granulomas esplênicos calcificados entre residentes de áreas endêmicas. Entretanto, histoplasmose disseminada clinicamente sintomática é muito rara e em geral acomete bebês ou adultos imunossuprimidos. Na maioria dos casos, as radiografias de tórax mostram nódulos generalizados com 2 a 3 mm de diâmetro, com distribuição randômica, que são indistinguíveis da tuberculose miliar, mas também podem ser detectadas opacidades reticulares e áreas esparsas de consolidação.

Coccidioidomicose. *C. immitis* é endêmico no sudoeste dos EUA e no Vale de San Joaquin na Califórnia.[2] Clínica e radiograficamente, existem três tipos de infecção pulmonar causada por *C. immitis*: coccidioidomicose aguda, crônica e disseminada. Coccidioidomicose aguda é a forma encontrada em 40% dos adultos infectados, que apresentam uma doença aparentemente viral, autolimitada, conhecida como "febre do vale", quando está associada a eritema nodoso e artralgia. A radiografia de tórax pode ser normal ou mostrar opacidades alveolares ou nodulares focais ou multifocais (Figura 14.17), que regridem ao longo de vários meses. Podem ser visualizados aumentos dos linfonodos hilares e mediastinais e derrame pleural, em associação com a doença pulmonar.

Coccidioidomicose disseminada (miliar) é relativamente rara e em geral afeta pacientes imunossuprimidos e não caucasianos. O aspecto radiográfico típico é de nódulos pulmonares, com padrão miliar, frequentemente sobrepostos às alterações típicas de infecção aguda (*i.e.*, nódulos/consolidação).

[1]N.R.C.: "No Brasil, antes do surgimento da síndrome da imunodeficiência adquirida (AIDS), a histoplasmose era raramente diagnosticada, constituindo uma curiosidade observada apenas com linfoma ou outras neoplasias e, esporadicamente, em transplantados renais. Nos anos de 1980 a 1990, com o advento da AIDS, centenas de casos de histoplasmose, em particular na forma disseminada, foram observados entre os portadores dessa síndrome, passando a ter um lugar de destaque entre as doenças fúngicas vistas em nosso meio." (Fonte: Ferreira MS, Borges As. Histoplasmose. Rev Soc Bras Med Trop. 2009 abr;42(2). Disponível em: http://www.scielo.br/scielo.php?script=sci_arttext&pid=S0037-86822009000200020. Acesso em: 10/08/2021.)
[2]N.R.C.: Aparentemente é uma doença muito rara no Brasil e tem relação com a caça de tatus. (Fonte: Togashi RH et al. Pulmonary and extrapulmonary coccidioidomycosis: three cases in an endemic area in the state of Ceará, Brazil. JBP. 2009;35(3). Disponível em: https://www.jornaldepneumologia.com.br/details/1336. Acesso em 10/08/2021.)

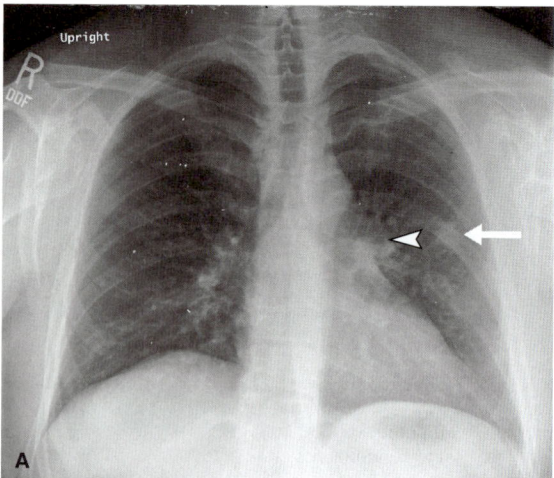

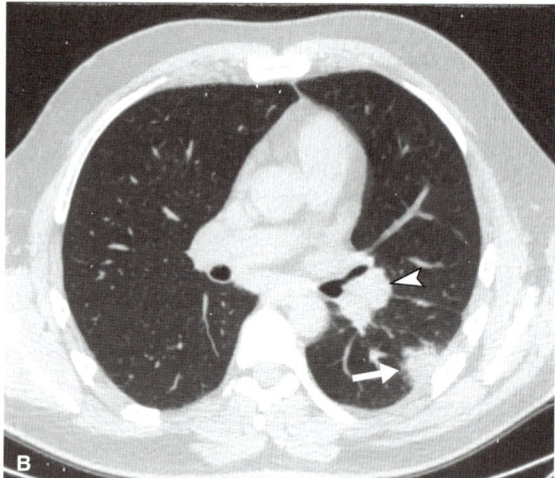

Figura 14.16 **Histoplasmose aguda. A.** A radiografia de tórax postero-anterior (PA) de um homem de 38 anos com histoplasmose demonstrou um nódulo no terço médio do pulmão esquerdo (*seta*), com alargamento simultâneo do hilo esquerdo (*ponta de seta*). **B.** A imagem axial da tomografia computadorizada (TC) mostrou um nódulo irregular no segmento superior do lobo inferior esquerdo (*seta*), de limite mal definido e alargamento do hilo esquerdo (*ponta de seta*), devido ao aumento do linfonodo hilar.

Pacientes cujos sintomas ou anormalidades radiográficas persistem por mais de 6 semanas são considerados portadores de coccidioidomicose crônica. Os aspectos radiográficos da doença *persistente* crônica são nódulos ou massas coccidioidais (coccidioidomas) e áreas de consolidações persistentes. Nódulos coccidioidais são áreas de pneumonia redonda, geralmente localizadas nas regiões subpleurais dos lobos superiores, e tendem a evoluir rapidamente para escavação, de paredes finas. Nos pacientes com doença *progressiva* crônica, pode-se observar doença fibrocavitária do lobo superior, semelhante à tuberculose pós-primária e histoplasmose.

Blastomicose. A blastomicose norte-americana, causada por *B. dermatitidis*, é uma doença sistêmica crônica, que afeta principalmente pulmões e pele. Sua distribuição geográfica sobrepõe-se à da histoplasmose, mas se estende por áreas mais amplas ao leste e norte dos EUA. Infecções pulmonares geralmente são assintomáticas, porém, nos casos sintomáticos, o quadro é semelhante ao de uma pneumonia bacteriana aguda. As anormalidades radiográficas associadas à blastomicose pulmonar são inespecíficas. A manifestação mais comum dessa doença é opacificação alveolar não segmentar homogênea, com tendência a acometer os lobos superiores. Um quadro radiográfico menos frequente é de uma

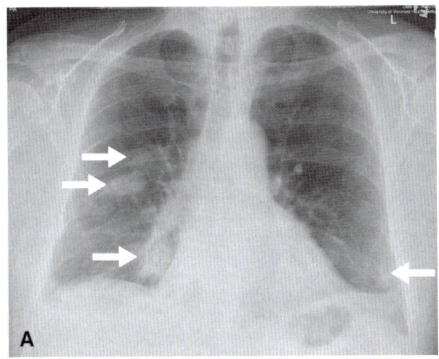
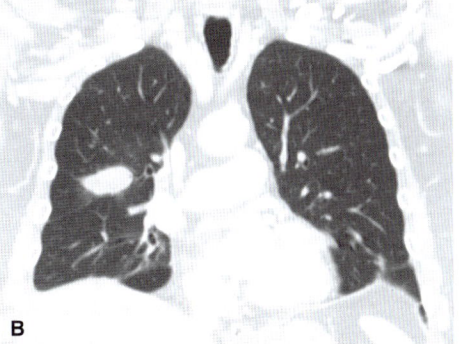
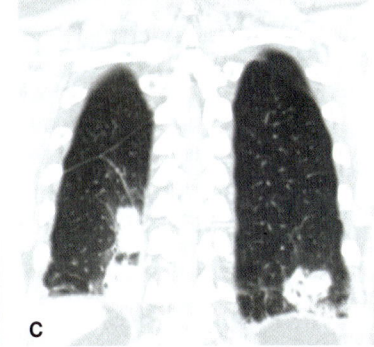

Figura 14.17 Coccidioidomicose primária. **A.** A radiografia posteroanterior (PA) de um homem de 54 anos com diagnóstico clínico de "febre do vale" demonstrou vários nódulos nos terços médio e inferior do pulmão direito e na base do pulmão esquerdo (*setas*). **B e C.** As imagens coronais da tomografia computadorizada (TC) nos níveis médio (**B**) e posterior (**C**) dos pulmões confirmaram vários nódulos e massas bilaterais. Vários nódulos continham brônquios patentes. A biopsia transtorácica guiada por TC de uma lesão pulmonar periférica confirmou coccidioidomicose.

ou várias massas, que escavam em 15% dos casos (Figura 14.18). As massas pulmonares tendem a desenvolver-se em pacientes com sintomas prolongados (mais de 1 mês) e podem assemelhar-se ao câncer de pulmão. Derrame pleural e aumento dos linfonodos não são comuns. Pacientes imunossuprimidos podem desenvolver doença miliar disseminada.

Aspergilose. Nos seres humanos, o *Aspergillus* é responsável por um espectro de doenças pulmonares, incluindo aspergiloma ou formação de micetomas dentro de cavidades preexistentes, aspergilose semi-invasiva (necrosante crônica) em pacientes com imunidade ligeiramente suprimida, aspergilose pulmonar invasiva em pacientes neutropênicos com linfoma ou leucemia e aspergilose broncopulmonar alérgica nos pacientes com sistema imune hiperativado.

Aspergiloma (micetoma, bola fúngica) é uma bola formada de hifas, muco e restos celulares, que se desenvolve depois da colonização de bolhas ou cavidades parenquimatosas preexistentes, criadas por outro processo patológico ou destrutivo, como tuberculose pós-primária. Invasão do parênquima pulmonar adjacente não ocorre, a menos que os mecanismos de defesa do hospedeiro estejam suprimidos. Em geral, micetomas são assintomáticos, mas podem causar hemoptise massiva (mais de 350 mℓ/24 horas), em alguns casos. Nas radiografias, o aspergiloma aparece como massa sólida arredondada dentro de uma cavidade do lobo superior com um "crescente aéreo",

separando-o da parede da cavidade (Figura 14.19). O espessamento progressivo da pleura apical adjacente a uma cavidade é um sinal radiográfico comum, que deve indicar investigação para micetoma como complicação. As formas semi-invasiva e invasiva de aspergilose estão descritas adiante neste capítulo, enquanto a aspergilose broncopulmonar alérgica (um processo que afeta predominantemente as vias respiratórias de grande calibre) é revisada no Capítulo 16.

A Tabela 14.4 descreve as formas clínicas de infecção pulmonar fúngica e os padrões radiológicos correspondentes.

Infecções parasitárias

Infecções parasitárias do pulmão (Tabela 14.5) são relativamente raras nos EUA. Entretanto, a ampliação das viagens para países nos quais parasitas são endêmicos, imigração de povos dessas regiões para os EUA e populações numericamente crescentes de pacientes imunossuprimidos exigem que o radiologista esteja familiarizado com essas doenças. Em geral, as doenças parasitárias do tórax evidenciam-se por invasão direta dos pulmões ou da pleura ou, menos comumente, por uma reação de hipersensibilidade.

Amebíase. Em geral, as infecções sintomáticas por *Entamoeba histolytica* limitam-se ao trato GI e fígado. Quando a infecção se mantém confinada ao espaço subfrênico, a inflamação

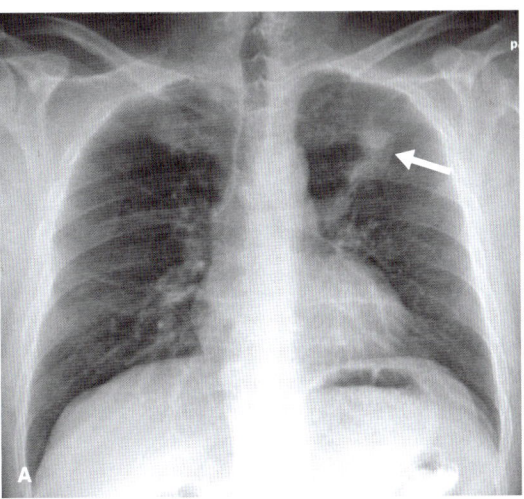
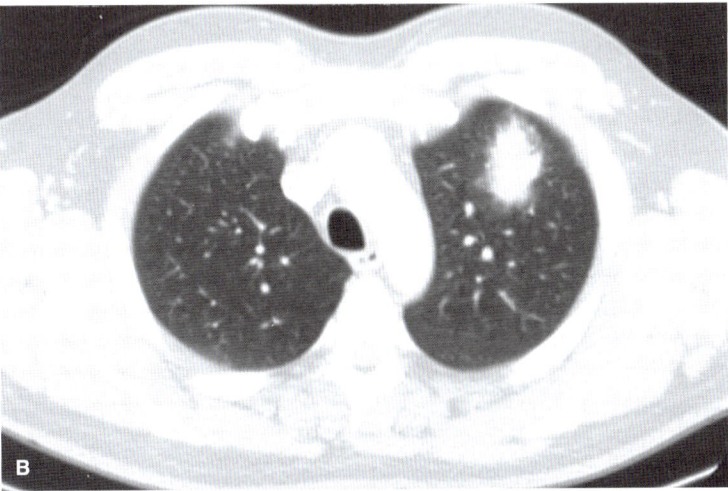

Figura 14.18 Infecção por *Blastomyces dermatitidis* (blastomicose). **A.** A radiografia de tórax de um homem de 39 anos demonstrou massa mal definida no lobo superior esquerdo (*seta*). **B.** A imagem da tomografia computadorizada (TC), no nível dos lobos superiores, mostrou massa irregular no lobo superior esquerdo, com opacidade em vidro fosco ao redor. A biopsia confirmou infecção por *Blastomyces dermatitidis*.

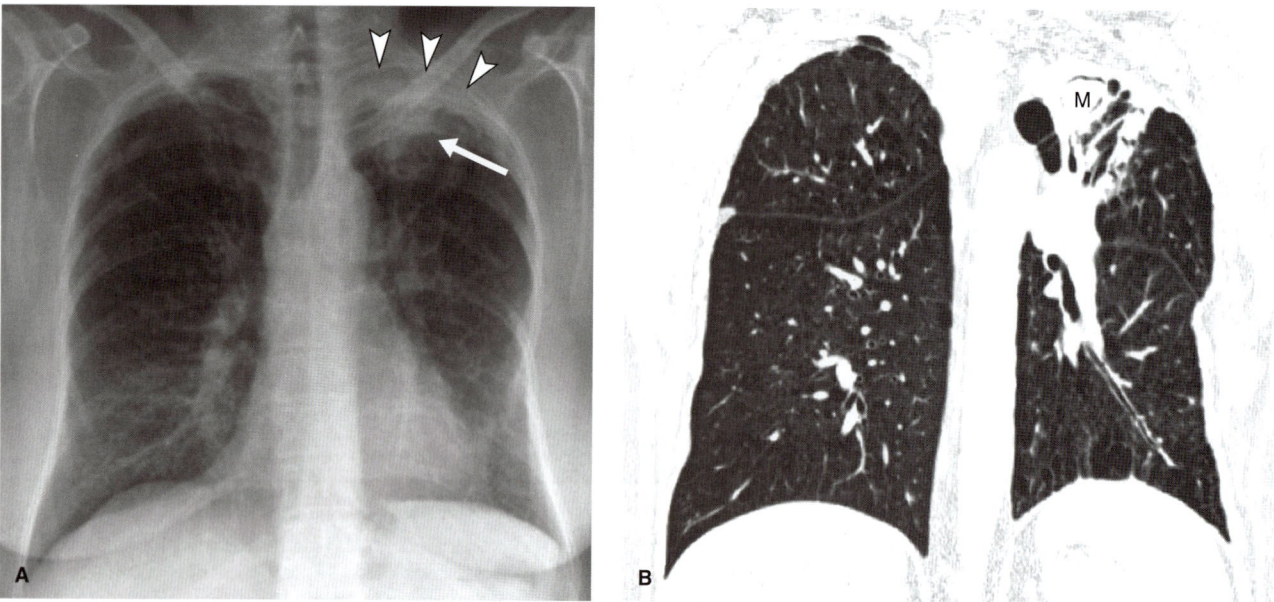

Figura 14.19 **Aspergiloma. A.** A radiografia de tórax de mulher de 67 anos com hemoptise demonstrou redução de volume do lobo superior esquerdo e massa localizada nesse mesmo lobo (*seta*), com espessamento da pleura apical (*pontas de setas*). Observe as alterações causadas por uma toracotomia esquerda pregressa para bolhectomia. **B.** A imagem coronal da tomografia computadorizada (TC) mostrou retrações fibróticas no ápice esquerdo e massa (M) dentro de uma bolha. A paciente também tinha alterações enfisematosas bilateralmente.

TABELA 14.4   Infecções pulmonares fúngicas: microrganismos e padrões radiológicos típicos.

■ ICRORGANISMOS	■ TIPO DE DOENÇA	■ ANORMALIDADES ASSOCIADAS
Histoplasma capsulatum	■ Aguda	■ Consolidação segmentar
		■ Nódulo/massa
	■ Disseminada	■ Aumento dos linfonodos hilares
		■ Nódulos miliares
	■ Crônica	■ Atelectasia cicatricial do lobo superior
		■ Doença fibrocavitária
	■ Mediastinal crônica	■ Massa hilar/mediastinal fibrótica com calcificação
Coccidioides immitis	■ Aguda	■ Opacidades alveolares/nodulares focais/multifocais
		■ Aumento dos linfonodos
		■ Derrame pleural
	■ Disseminada	■ Pequenos nódulos difusos (exposição maciça)
	■ Persistente crônica	■ Nódulos miliares
	■ Progressiva crônica	■ Nódulos/consolidação (com ou sem escavação)
		■ Doença fibrocavitária
Blastomyces dermatitidis	■ Aguda	■ Consolidação alveolar focal
		■ Um ou mais nódulos/massas
	■ Disseminada	■ Nódulos miliares
Aspergillus fumigatus	■ Invasiva	■ Nódulo/massa/consolidação focal, com halo, e com ou sem escavação
	■ Semi-invasiva	■ Massa/consolidação no lobo superior (com enfisema/fibrose associada)
		■ Espessamento pleural adjacente
	■ Saprofítica	■ Nódulo/massa em cisto/escavação/bolha (com ou sem mobilidade)
		■ Espessamento pleural adjacente
	■ Alérgica	■ Impacção mucoide (com ou sem atenuação alta) dentro de bronquiectasia varicosa proximal
Cryptococcus neoformans	■ Aguda	■ Um ou mais nódulos
	■ Disseminada	■ Consolidação não segmentar focal
		■ Nódulos miliares
Candida albicans	■ Hematogênica	■ Nódulos miliares randômicos
	■ Aspiração	■ Nódulos centrolobulares, com padrão de "árvore em brotamento", no lobo inferior
		■ Consolidação lobular
Pneumocystis jirovecii	■ Aguda	■ Opacidade em vidro fosco difusa
		■ Consolidação alveolar
		■ Formação de pneumatoceles

TABELA 14.5 Infecções pulmonares parasitárias humanas e seus padrões radiológicos.

■ DOENÇA	■ MICRORGANISMOS	■ ANORMALIDADES RADIOLÓGICAS
Amebíase	■ *Entamoeba histolytica*	■ Pneumonia/abscesso no lobo inferior direito ■ Derrame pleural/empiema à direita
Hidatidose (cisto hidático)	■ *Echinococcus granulosus* ■ *Echinococcus multilocularis*	■ Cistos no lobo inferior (à direita) ■ Sinal do crescente aéreo ■ Nível hidroaéreo ■ Sinal do "lírio d'água ou camalote"
Paragonimíase	■ *Paragonimus westermani*	■ Um ou mais cistos com escavação ■ Derrame pleural

Esquistossomose	■ *Schistosoma mansoni*
	■ *Schistosoma japonicum*
	■ *Schistosoma haematobium*
		■ Aguda
		  • Opacidades alveolares lobulares
		■ Crônica
		  • Opacidades reticulares
		  • Hipertensão arterial pulmonar
		  • Nódulos miliares

Dirofilariose	■ *Dirofilaria immitis*	■ Nódulo pulmonar solitário subpleural

diafragmática focal pode causar derrame pleural e atelectasia da base do pulmão direito. O mecanismo mais comum da disseminação pleuropulmonar da amebíase é por extensão intratorácica direta da infecção em um abscesso hepático. A disseminação transdiafragmática das amebas pode penetrar no espaço pleural direito e formar empiema ou afetar o lobo inferior direito e causar pneumonia ou abscesso pulmonar amebiano.

Hidatidose (equinococose) pulmonar. *Echinococcus granulosus* é o agente etiológico da maioria dos casos de hidatidose humana. Essa doença é endêmica nas áreas de criação de ovelhas e relativamente rara nos EUA. Cães, coiotes e lobos são hospedeiros definitivos habituais, enquanto ovelhas, cabras e bovinos atuam como hospedeiros intermediários. Quando um ser humano se torna hospedeiro intermediário acidental, a doença pode desenvolver-se. As formas larvárias do microrganismo são levadas ao fígado e pulmões e, quando sobrevivem aos mecanismos de defesa do hospedeiro, encistam e crescem gradativamente. Os cistos equinocócicos pulmonares são compostos de três camadas: exocisto (camada quitinosa), que é uma membrana protetora; endocisto interno, que forma os "cistos filhos"; e uma cápsula circundante de pulmão fibrótico comprimido, também conhecida como pericisto.

Geralmente, os cistos equinocócicos pulmonares formam massas esféricas bem circunscritas de tecidos com densidade de partes moles. Em contraste com os cistos hepáticos, cistos pulmonares não formam paredes calcificadas. O diâmetro dos cistos varia de 1 a 20 cm, e eles se localizam preferencialmente nos lobos inferiores e no lado direito. Embora a maioria dos cistos seja assintomática, alguns pacientes podem ter sintomas quando o cisto forma uma comunicação com a árvore brônquica. Quando o pericisto rompe, forma-se um crescente fino de ar ao redor da periferia do cisto, que é responsável pelo sinal do "menisco" ou "crescente". Quando o cisto propriamente dito rompe, seu conteúdo é expelido no interior das vias respiratórias e forma um nível hidroaéreo. Em alguns casos, a parede do cisto pode parecer flutuando dentro de um pericisto não colapsado, formando "sinal do lírio d'água" ou "sinal do camalote", patognomônico dessa doença. Em casos raros, o cisto rompe dentro do espaço pleural e forma um derrame pleural volumoso.

Paragonimíase. É a doença resultante da infecção pelo trematódeo pulmonar *Paragonimus westermani*, microrganismo encontrado principalmente no leste da Ásia e geralmente adquirido depois da ingestão de carnes cruas de caranguejos ou lesmas. A infecção pulmonar pode ser assintomática, ou o paciente pode ter tosse, hemoptise, dispneia e febre.

Em 20% dos casos, as radiografias de tórax são normais. A anormalidade radiográfica mais comum são múltiplos cistos com paredes de espessura variável. Essas opacidades císticas podem confluir e frequentemente estão associadas a atelectasias focais e consolidação subsegmentar. Também podem ser demonstradas opacidades lineares densas, que representam as perfurações criadas pelo trematódeo. Como esses microrganismos perfuram a pleura, derrames pleurais são comuns e podem ser volumosos.

Esquistossomose. Três espécies de esquistossomos (trematódeos) causam esquistossomose nos seres humanos: *Schistosoma mansoni*, *Schistosoma japonicum* e *Schistosoma haematobium*. Essa infecção parasitária humana é uma das mais importantes em todo o mundo, embora raramente seja adquirida nos EUA. O ciclo de vida do esquistossomo é complexo, e a infecção humana é adquirida por contato com a água contaminada. As larvas penetram na pele ou mucosa orofaríngea e são levadas pela circulação venosa até os capilares pulmonares. À medida que elas passam pelos pulmões, o paciente pode desenvolver uma reação alérgica aguda, que se evidencia radiograficamente por opacidades alveolares transitórias (pneumonia eosinofílica), que desaparecem espontaneamente. Em seguida, as larvas atravessam as paredes dos capilares pulmonares e entram na circulação sistêmica. Por fim, as larvas de *S. japonicum* e *S. mansoni* migram para as vênulas mesentéricas, enquanto as do *S. haematobium* migram para as vênulas da bexiga. Os trematódeos adultos produzem ovos, que podem embolizar aos pulmões, onde se implantam dentro e ao redor das diminutas arteríolas pulmonares. O microrganismo provoca inflamação granulomatosa e fibrose, que resultam em arteriolite obstrutiva, hipertensão pulmonar e *cor pulmonale*. Radiograficamente, a anormalidade encontrada com mais frequência é um padrão reticular fino difuso, com frequência associado à dilatação das artérias pulmonares centrais. Pequenas opacidades nodulares, semelhantes à tuberculose miliar, podem ser detectadas à medida que se formam granulomas em torno dos ovos.

Dirofilariose. O nematódeo *Dirofilaria immitis* (verme do coração canino) pode ser transmitido de cães infectados aos seres humanos por mosquitos. A infecção dos pulmões leva à formação de um nódulo pulmonar subpleural solitário assintomático, que representa reação inflamatória ao redor de um verme morto que embolizou de uma veia periférica e alojou-se em um ramo periférico da artéria pulmonar. O diagnóstico é confirmado por ressecção do nódulo.

Toxoplasmose. A infecção por *Toxoplasma gondii* está descrita na seção "Infecção do hospedeiro imunossuprimido".

Complicações das infecções pulmonares

Algumas complicações agudas e crônicas das infecções pulmonares podem causar anormalidades radiográficas típicas e, por essa razão, é importante que o radiologista as conheça (Tabela 14.6).

Derrame pleural parapneumônico. Derrames pleurais associados a uma pneumonia subjacente – os chamados derrames parapneumônicos – são as complicações mais frequentes das pneumonias e ocorrem em até 50% dos pacientes (ver Figura 14.5). Derrames pleurais parapneumônicos complicados e empiema formam um espectro, que engloba desde derrames exsudativos com pH baixo e níveis altos de LDH e proteínas no primeiro caso até pus com coleções líquidas loculadas no empiema. O leitor pode encontrar uma descrição detalhada dos aspectos radiológicos dos derrames pleurais parapneumônicos no Capítulo 17.

Invasão da parede torácica. Em casos raros, infecções pulmonares periféricas atravessam as membranas pleurais e invadem a parede torácica. Quando um empiema avança e forma uma coleção subcutânea infectada na parede torácica, a complicação é conhecida como *empiema necessitatis.* Na maioria dos casos, os microrganismos associados a essa complicação rara das infecções pulmonares são *Mycobacterium tuberculosis, A. israelii,* nocárdia, fungos e estafilococos.

Abscesso pulmonar. Ocorre mais comumente depois da aspiração de anaeróbios da cavidade oral com ou sem aeróbios e desenvolve-se dentro de 10 a 14 dias depois. Pacientes em risco mais alto de desenvolver abscesso pulmonar são indivíduos com higiene dentária precária e condições que predispõem

à aspiração (inclusive alcoolismo, epilepsia, depressão do nível de consciência e *overdoses* de drogas). Alguns abscessos pulmonares são uma complicação embólica de tromboflebite séptica ou endocardite da valva tricúspide. Radiograficamente, os abscessos aparecem como nódulos ou massas, em geral com necrose central, com ou sem níveis hidroaéreos, que se desenvolvem nas áreas inferiores dos pulmões (regiões posteriores dos lobos superiores, segmento superior e regiões subpleurais dos lobos inferiores) (Figuras 14.5 e 14.20).

Gangrena pulmonar. Complicação rara das infecções pulmonares graves, que ocorre quando uma parte do pulmão é descamada. Ocorre quando há trombose dos vasos pulmonares em consequência da infecção e pode ser detectada nos pacientes com pneumonia bacteriana grave, mas está relacionada mais diretamente com infecções fúngicas pulmonares invasivas. O padrão radiológico é de um nódulo ou massa dentro de uma cavidade com "crescente aéreo" ao redor da parte descamada do pulmão. O tratamento pode ser clínico ou cirúrgico.

Aneurisma micótico. Complicação rara de infecções pulmonares ou endocardite infecciosa. Embora esse diagnóstico deva ser considerado quando há um nódulo ou massa pulmonar adjacente a um vaso hilar de um paciente com endocardite ou pneumonia, a angio-TC é o exame diagnóstico definitivo, porque demonstra a relação entre a lesão e as artérias pulmonares.

Bronquiectasia. Ainda que bronquiectasia pós-infecciosa seja atualmente menos frequente nos países industrializados, infecções pulmonares causadas por vírus, micobactérias atípicas, bactérias e fungos provocam bronquiectasias localizadas. Essa complicação está descrita com mais detalhes no Capítulo 16.

TABELA 14.6 Complicações das infecções pulmonares.

	■ LOCAL DA COMPLICAÇÃO			
	■ PULMÃO/VIAS RESPIRATÓRIAS	■ PLEURA/PAREDE TORÁCICA	■ VASOS SANGUÍNEOS	■ MEDIASTINO
Agudas	Abscesso Gangrena Pneumatocele	Derrame pleural parapneumônico/empiema	Aneurisma micótico	
Crônicas	Bronquiectasia Síndrome de Swyer-James Broncolitíase Estenose brônquica Fibrose intersticial	*Empiema necessitatis*		Mediastinite fibrosante

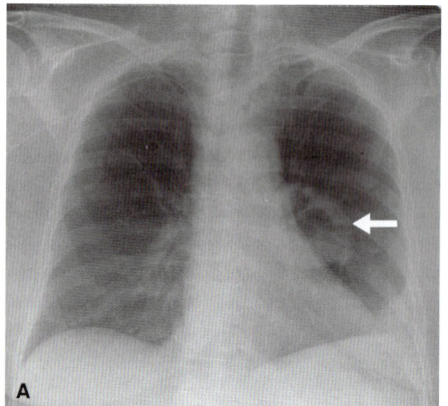
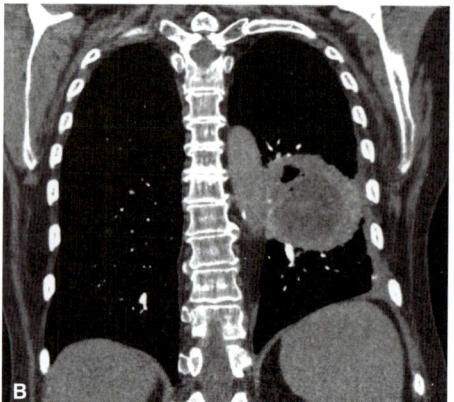
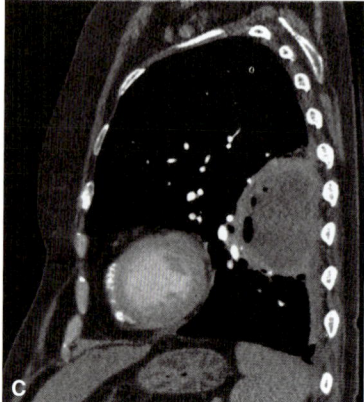

Figura 14.20 Abscesso pulmonar. A. A radiografia de tórax posteroanterior (PA) de um homem de 38 anos, com história de febre e escarro purulento há 2 meses, demonstrou uma lesão escavada (*seta*) no segmento superior do lobo inferior esquerdo. **B.** As imagens nos planos coronal (**B**) e sagital (**C**) da tomografia computadorizada (TC) com contraste mostraram uma lesão com paredes espessas contendo ar e líquido (*i.e.,* um abscesso pulmonar). Observe que havia espessamento da pleura posterior adjacente ao abscesso.

Síndrome de Swyer-James. É uma forma pós-infecciosa rara de bronquiolite constritiva que, nos casos típicos, resulta de uma infecção grave por vírus ou *Mycoplasma* em lactentes ou crianças. As anormalidades radiológicas típicas são hipertransparência pulmonar com volume normal ou reduzido, redução das tramas vasculares, retenção de ar durante a expiração e, algumas vezes, bronquiectasia proximal (ver Figura 16.23).

Estenose brônquica. Essa complicação infecciosa rara ocorre mais comumente nos pacientes com tuberculose endobrônquica ou infecções fúngicas (p. ex., histoplasmose).

Broncolitíase. Consiste na formação de um nódulo calcificado endobrônquico, mais comumente como consequência da erosão de um linfonodo peribrônquico calcificado resultante de histoplasmose ou tuberculose. As anormalidades radiográficas incluem um nódulo calcificado endobrônquico (geralmente com atelectasia distal), bronquiectasia ou impacção mucoide (ver Figura 16.10). A TC com cortes finos é a técnica radiológica preferível para confirmar o diagnóstico.

Mediastinite fibrosante (mediastinite esclerosante). Em uma percentagem pequena dos pacientes com infecção pregressa por *Histoplasma* pode ocorrer uma complicação rara que causa fibrose mediastínica. Outras infecções fúngicas, doenças autoimunes, fármacos e doenças inflamatórias fibrosantes também foram associadas à mediastinite esclerosante. Ao exame histopatológico, há infiltrados de tecidos fibróticos densos no mediastino. Clinicamente, essa complicação causa sinais e sintomas relacionados com a obstrução das vias respiratórias centrais, vasos sanguíneos ou esôfago. Radiologicamente, há alargamento do mediastino com calcificações detectáveis, e alguns pacientes têm massa mediastínica focal. Nos casos típicos, o exame de TC demonstra massa paratraqueal direita ou subcarinal calcificada ou infiltração por tecidos moles no mediastino médio com compressão ou obstrução das estruturas mediastínicas (ver Figura 11.28, no Capítulo 11). Anormalidades secundárias do parênquima pulmonar são atribuídas ao acometimento das vias respiratórias centrais e vasos sanguíneos.

TABELA 14.7 Padrões radiológicos de doença pulmonar e agentes etiológicos associados à infecção pelo vírus da imunodeficiência humana (HIV).

■ PADRÃO	■ AGENTES ETIOLÓGICOS COMUNS
Doença pulmonar localizada	■ Infecção bacteriana ■ Infecção fúngica ■ Infecção micobacteriana ■ Linfoma não Hodgkin ■ Carcinoma broncogênico
Doença pulmonar difusa	■ Pneumonia por *Pneumocystis jirovecii* (PPJ) ■ Pneumonia por CMV ■ Pneumonite intersticial linfocítica
Nódulos	■ Linfoma não Hodgkin ■ Infecção micobacteriana ■ Infecção fúngica ■ Êmbolos sépticos (usuários de drogas IV)
Aumento dos linfonodos	■ Infecção micobacteriana ■ Infecção fúngica ■ Linfoma não Hodgkin ■ Carcinoma broncogênico
Derrame pleural	■ Derrame parapneumônico/empiema ■ Infecção micobacteriana ■ Infecção fúngica ■ Linfoma não Hodgkin

CMV, citomegalovírus; IV, intravenosas.

Infecção do hospedeiro imunossuprimido

A definição de *imunossupressão* é redução dos mecanismos de defesa do hospedeiro, que são usados normalmente para combater infecções. O grupo de pacientes imunossuprimidos inclui indivíduos infectados pelo HIV, portadores de neoplasias hematológicas malignas e pacientes tratados com quimioterápicos e imunossupressores, em especial receptores de transplantes de órgãos. Os tipos de infecção pulmonar encontrados nos pacientes imunossuprimidos dependem da(s) anormalidade(s) específica(s) dos mecanismos de defesa do hospedeiro. Embora a maioria das complicações pulmonares diagnosticadas no grupo de pacientes imunossuprimidos tenha origem infecciosa, complicações não infecciosas representam até 25% das doenças pulmonares desta população. O reconhecimento correto do padrão radiográfico predominante nos pacientes imunossuprimidos ajuda a limitar as hipóteses do diagnóstico diferencial (Tabelas 14.7 e 14.8). Com o advento do tratamento antirretroviral altamente ativo (HAART; do inglês, *highly active antiretroviral therapy*) e profilaxia eficaz, a incidência de infecções oportunistas entre os portadores de AIDS tem diminuído drasticamente. Hoje em dia, infecções respiratórias bacterianas constituem a maioria das infecções pulmonares de indivíduos que vivem com HIV nos países desenvolvidos.

Pneumonia bacteriana. Bactérias são a causa mais comum de pneumonia nos hospedeiros imunossuprimidos. Na população de pacientes HIV-positivos, pneumonias bacterianas podem ocorrer nos estágios iniciais da infecção e têm incidência seis vezes maior que na população normal. Pneumonias bacterianas repetidas são classificadas como doença que define AIDS na população HIV-positiva. Os microrganismos que mais comumente causam pneumonia nesses pacientes são *S. pneumoniae*, *H. influenzae*, *S. aureus*, *E. coli* e *P. aeruginosa*. Causas raras de pneumonia na população com AIDS são *Nocardia asteroides*, *Rhodococcus equi*, *Bartonella henselae* e *Bartonella quintana* (angiomatose bacilar). Nos pacientes imunossuprimidos HIV-negativos, *S. aureus* e aeróbios gram-negativos (p. ex., *Klebsiella*, *Proteus*, *E. coli*, *Pseudomonas*, *Enterobacter* e *Serratia*) são os patógenos bacterianos mais frequentes. Opacidades alveolares segmentares ou lobares caracterizam as pneumonias bacterianas. A escavação é mais comum na população imunossuprimida que nos indivíduos normais e pode evoluir com vários microabscessos. Infecção multilobar e pneumonia difusa também podem ocorrer, mas são muito incomuns na população saudável. Derrames pleurais e empiema não são comuns.

TABELA 14.8 Infecções pulmonares em receptores de transplantes de células-tronco hematopoéticas.

■ FASE	■ TEMPO	■ INFECÇÕES COMUNS
Pré-transplante	0 a 30 dias	■ Aspergilose ■ Infecção bacteriana ■ Pneumonia por VSR
Pós-transplante imediata	30 a 100 dias	■ Citomegalovírus ■ *Pneumocystis jirovecii* ■ Aspergilose

Pós-transplante tardia	> 100 dias	■ Infecções bacterianas
		■ Aspergilose
		■ Infecções virais
		  • Adenovírus
		  • VSR
		  • *Varicela-zoster*
		  • Parainfluenza

VSR, vírus sincicial respiratório.

Receptores de transplante renal e pacientes que usam corticos-teroides em doses altas têm risco mais alto de pneumonia causada por *L. pneumophila* e *Legionella micdadei* (agente Pittsburgh). *L. pneumophila* causa áreas de consolidações focais multilobares (ver Figura 14.4), algumas vezes com escavação e derrame pleural. *Legionella micdadei* produz aspecto típico de vários nódulos bem demarcados com escavação central.

Nocardia. Bacilo gram-positivo filamentar ramificado com álcool-acidorresistência fraca. *Nocardia asteroides* é o agente etiológico mais importante de doença pulmonar. Em geral, esse microrganismo causa infecção oportunista nos pacientes em tratamento imunossupressor, portadores de linfoma ou leucemia e pacientes com proteinose alveolar. O quadro radiológico mais comum é uma opacidade alveolar homogênea não segmentar ou massa (Figura 14.21). A infecção pode invadir o espaço pleural e a parede torácica e causar, respectivamente, empiema e osteomielite. Os linfonodos hilares podem estar aumentados. Essa infecção é tratada com sulfonamida.

Tuberculose. A incidência de tuberculose aumentou considera-velmente desde o início da epidemia de AIDS, causada em sua maioria por reativação da doença adquirida no passado. Nos pacientes imunossuprimidos, o diagnóstico de tuberculose é difí-cil, porque a reatividade ao teste cutâneo e o exame de escarro são menos sensíveis na população imunossuprimida, e a positividade da lavagem broncoalveolar também é menor. As anormalidades demonstradas nas radiografias de tórax dependem do estágio da infecção pelo HIV e do grau de imunossupressão, que pode ser estimado com base na contagem de células CD4. Nos estágios iniciais da AIDS (células CD4+ acima de 200 células/mm³), é mais comum observar um padrão de tuberculose pós-primária, com doença fibrocavitária do lobo superior, indistinguível da que é detectada nos pacientes imunocompetentes. Nos estágios mais avançados da AIDS (contagem de CD4+ entre 50 a 200 células/mm³), as anormalidades radiográficas mais comuns são de doença primária e incluem consolidação lobar, linfadenopatia hilar e mediastinal e derrame pleural. Na TC, linfonodos aumentados de volume, com realce periférico e necrose central, são típicos e devem sugerir claramente tuberculose nos pacientes. Nas fases avançadas da AIDS (contagem de CD4+ < 50 células/mm³), o padrão radiográfico é atípico e caracteriza-se por opacidades reticulares ou nodulares (miliares) difusas.

Mycobacterium avium-intracellulare (MAI). É a micobac-teriose não tuberculosa mais comum na população com AIDS. Essa doença afeta principalmente o trato GI, mas a forma dis-seminada pode acometer os pulmões. Linfadenopatia é o sinal radiográfico principal, mas podem ocorrer opacidades alveolares focais inespecíficas ou opacidades nodulares difusas. Infecção por *M. kansasii* pode causar um padrão idêntico ao da tuber-culose pós-primária.

Pneumonia viral. Com exceção da pneumonia por CMV, as pneumonias virais não são frequentes nos pacientes com AIDS, mas podem afetar outros pacientes imunossuprimidos (ver Figura 14.14).

Citomegalovírus (CMV). É uma causa frequente de pneu-monia viral em pacientes com imunidade celular suprimida, especialmente receptores de transplante renal e portadores de linfoma. A CMV não é uma causa comum de pneumonia na população com AIDS. Radiografias e TC de tórax mostram opacidades em vidro fosco bilaterais e difusas ou opacidades nodulares (Figura 14.22).

Aspergilose. Aspergilose invasiva é comum nos pacientes graves imunossuprimidos com neutropenia, principalmente portadores de leucemia ou em tratamento com quimioterápicos ou corti-costeroides. Esse tipo de infecção fúngica é menos frequente nos pacientes com AIDS e geralmente ocorre nos estágios terminais da doença. As anormalidades radiográficas variam de opacidades nodulares volumosas a consolidação parenquimatosa difusa (Figura 14.23). Os aspergilos tendem a invadir vasos sanguíneos e causar infartos. A maioria das opacidades detectadas é cau-sada por hemorragia e edema. Quando o paciente tem derrame pleural, isto em geral indica empiema. A escavação com sinal do "crescente aéreo" geralmente não é detectável nas radiografias de tórax na fase inicial da doença, mas é típica quando a contagem de neutrófilos circulantes do paciente volta ao normal (Figura 14.23 C). A TC é um exame útil para estabelecer o diagnós-tico precoce de aspergilose invasiva. Uma zona de opacidade em vidro fosco circundando uma opacidade densa em forma

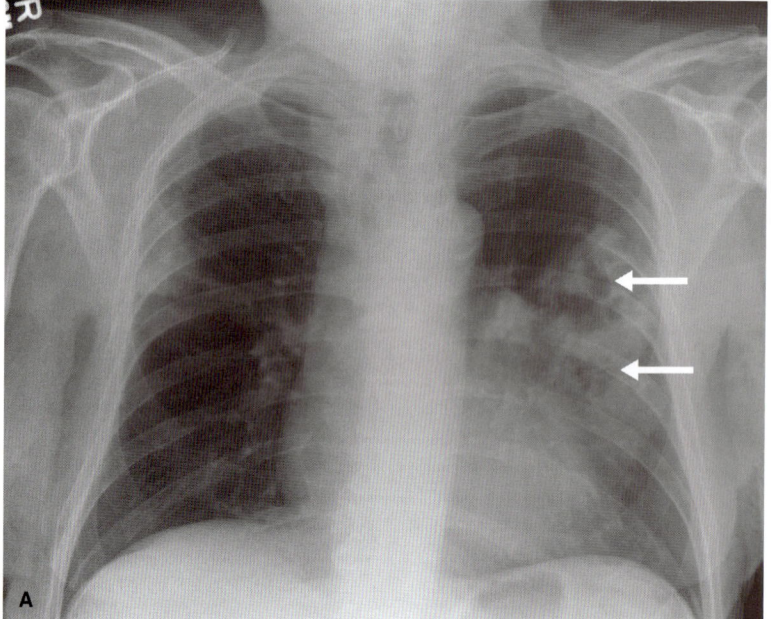
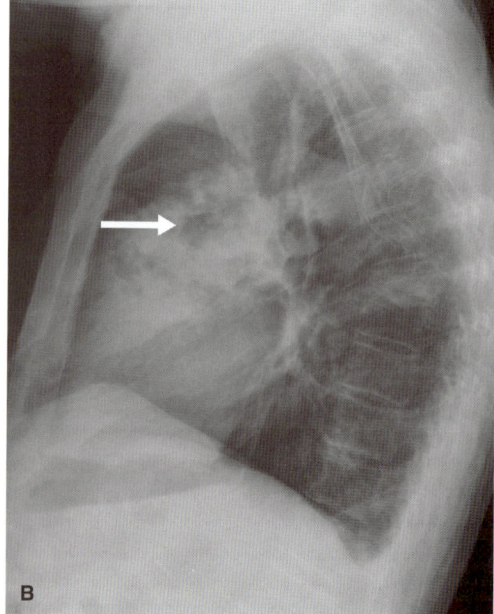

Figura 14.21 Pneumonia por *Nocardia*. A e B. As radiografias de tórax nas incidências posteroanteriores (PA) (**A**) e perfil (**B**) de um homem de 34 anos com pneumonia por *Nocardia asteroides* demonstraram opacidades alveolares bilaterais com áreas de escavação dentro do lobo superior esquerdo (*setas* em **A** e **B**).

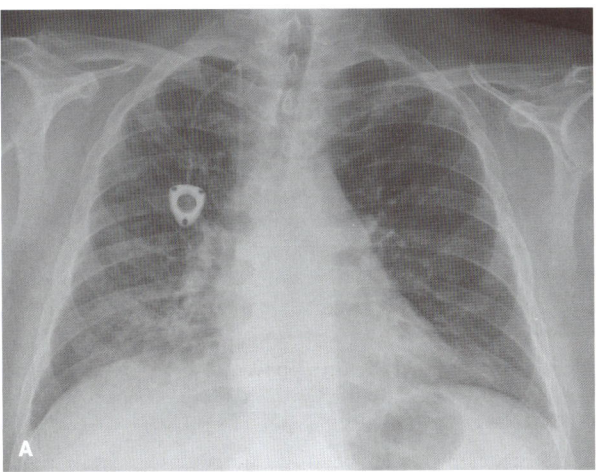
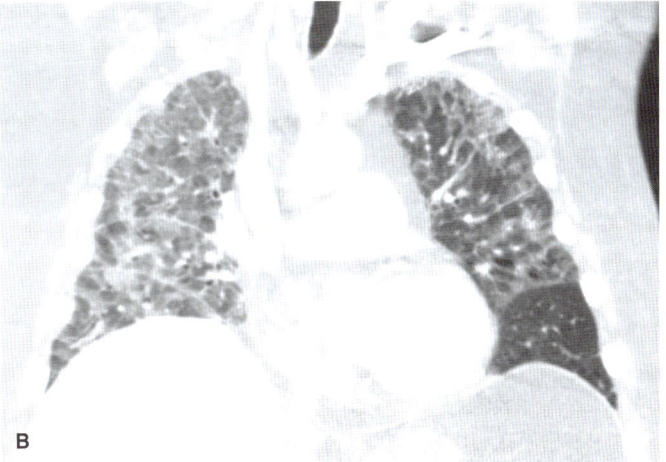

Figura 14.22 **Pneumonia por citomegalovírus (CMV). A.** A radiografia de tórax posteroanterior (PA) de um receptor de transplante de medula óssea de 43 anos demonstrou opacidades reticulonodulares assimétricas bilaterais. **B.** A imagem coronal de tomografia computadorizada (TC) com contraste no nível médio dos pulmões mostrou opacidades com padrão de vidro fosco bilateralmente, com espessamento mínimo dos septos interlobulares. A biopsia pulmonar transbrônquica confirmou infecção por CMV.

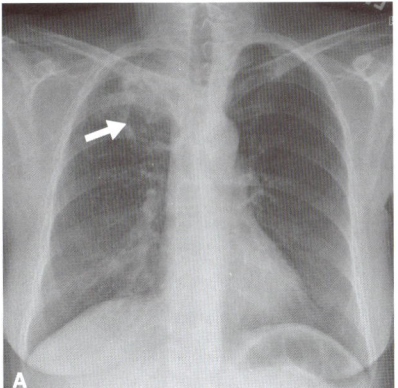
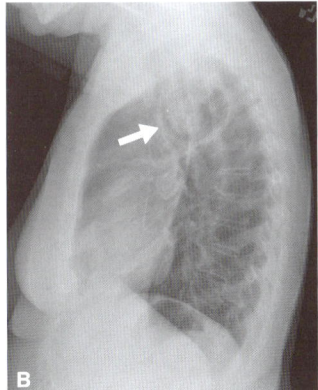
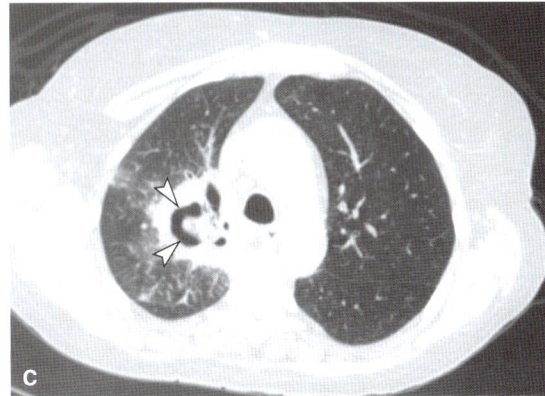

Figura 14.23 **Aspergilose invasiva. A** e **B.** As radiografias nas incidências posteroanterior (**A**) e perfil (**B**) de um receptor de transplante de células-tronco hematopoiéticas com história de linfoma não Hodgkin demonstraram uma escavação volumosa no lobo superior direito (*seta*), com consolidação adjacente. **C.** A imagem axial de tomografia computadorizada (TC) no nível dos lobos superiores mostrou massa no interior da escavação, no lobo superior direito, com opacidade em vidro fosco adjacente. Observe o crescente aéreo típico dentro da lesão (*pontas de seta*).

de massa (o chamado "sinal do halo" na TC) é relativamente específica de aspergilose invasiva do paciente neutropênico. O halo representa uma região de edema e hemorragia.

Aspergilose semi-invasiva é uma forma rara de infecção pulmonar por *Aspergillus* em pacientes com graus brandos de imunossupressão. O fungo invade tecidos pulmonares previamente anormais e produz opacidades alveolares de progressão lenta ou doença crônica com escavações.

Coccidioidomicose. Nos pacientes com AIDS e outras condições de imunossupressão, a coccidioidomicose causa uma doença disseminada em vez da doença granulomatosa focal detectada nos hospedeiros normais. Em geral, as lesões pulmonares são difusas e formam nódulos miliares, nódulos difusos ou opacidades reticulonodulares. Linfadenopatia hilar/mediastinal e derrames pleurais não são frequentes.

Criptococose. *Cryptococcus neoformans* é uma levedura formadora de esporos encontrada comumente no solo e nas fezes de aves. *Cryptococcus* é a causa mais comum de infecção fúngica na população com AIDS, mas também pode infectar outros pacientes imunossuprimidos. Em alguns casos, o fungo espalha-se do seu foco pulmonar inicial e acomete o sistema nervoso central (SNC), ossos e tecidos mucocutâneos. Meningite é a complicação mais grave dessa infecção e causa vários padrões nas radiografias de tórax:

um ou mais nódulos/massas (semelhantes a um câncer de pulmão) (Figura 14.24), uma ou mais opacidades alveolares esparsas e vários diminutos nódulos (semelhantes à tuberculose miliar). A escavação, o aumento dos linfonodos e os derrames pleurais são mais frequentes nos pacientes com AIDS que nos outros hospedeiros.

Candidíase. *Candida albicans* é uma causa rara de pneumonia do paciente imunossuprimido. Pacientes com neutropenia grave causada por linfoma ou leucemia em estágio avançado são mais suscetíveis. Em geral, o diagnóstico é difícil, porque *Candida* é um colonizador comum dos pacientes imunossuprimidos e sua presença está comumente associada a outras infecções oportunistas. As radiografias de tórax dos pacientes com pneumonia por *Candida* mostram opacidades alveolares ou intersticiais não segmentares bilaterais e difusas. Nódulos miliares também podem ser demonstrados, mas não é comum encontrar escavação, linfadenopatia e derrame pleural.

Mucormicose (zigomicose). Causa rara de pneumonia em pacientes imunossuprimidos com linfoma, leucemia ou diabetes. Em geral, a infecção pulmonar está associada à infecção dos seios paranasais, que pode disseminar-se e afetar cérebro ou meninges. As anormalidades das radiografias de tórax são nódulo solitário (Figura 14.25) ou opacidade alveolar focal ou em forma de massa, com possível escavação. Derrame pleural não é comum.

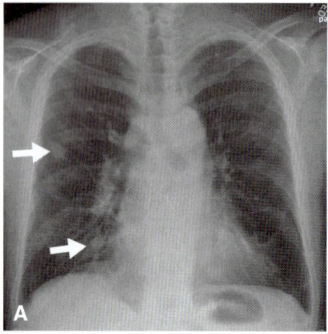
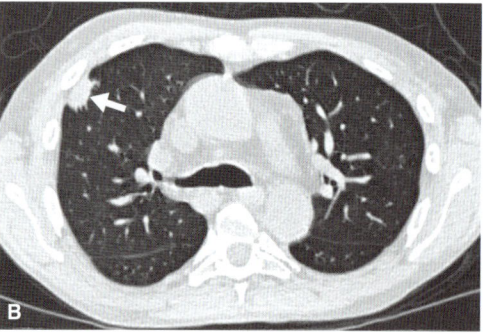
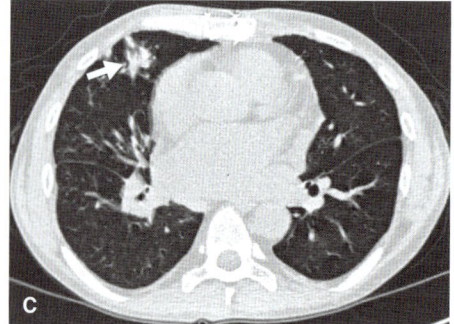

Figura 14.24 Criptococose pulmonar em um receptor de transplante de pulmão. A. A radiografia de tórax posteroanterior (PA) de um receptor de transplante pulmonar unilateral de 35 anos demonstrou vários nódulos no pulmão direito (*setas*). **B** e **C.** As imagens axiais da tomografia computadorizada (TC) nos níveis superior (**B**) e médio (**C**) dos pulmões mostraram nódulos nos lobos superior e médio (*setas*). Coloração e cultura de um aspirado de biopsia por agulha transtorácica confirmou criptococose.

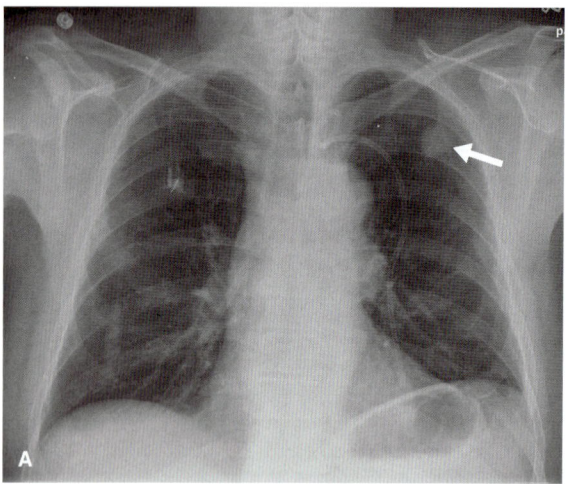
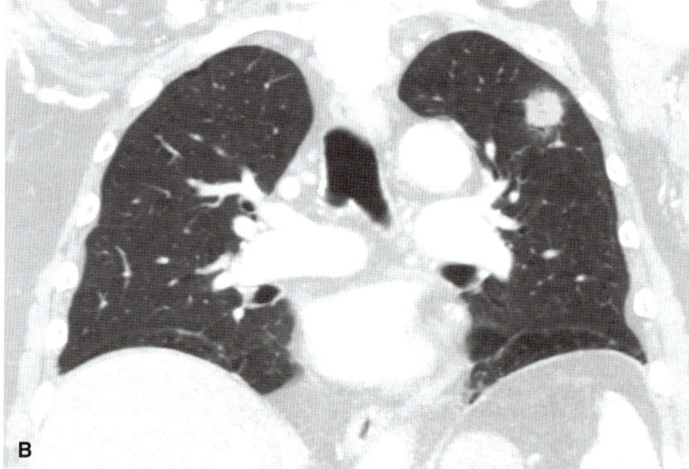

Figura 14.25 Mucormicose pulmonar em receptor de transplante de medula óssea. A. A radiografia de tórax posteroanterior (PA) de um paciente com mucormicose confirmada por biopsia demonstrou um nódulo no lobo superior esquerdo (*seta*). **B.** A imagem coronal da tomografia computadorizada (TC) com contraste mostrou um nódulo no lobo superior esquerdo de contorno irregular e limite indefinido, com opacidades em vidro fosco ao redor.

Pneumonia por Pneumocystis jirovecii (PPJ). *P. jirovecii* (PJ) é um fungo encontrado comumente nos pulmões humanos, mas pneumonias clinicamente significativas ocorrem apenas nos pacientes imunossuprimidos. Pneumonia por *P. jirovecii* (PPJ) é mais comum nos pacientes com AIDS, em geral nos estágios finais da infecção por HIV (contagem de CD4+ menor que 200 células/mm^3). Com o advento do HAART, a incidência de PPJ diminuiu significativamente nos países desenvolvidos. Contudo, essa pneumonia ainda ocorre nos pacientes infectados pelo HIV ainda não diagnosticados, que não usam/respondem ao HAART ou que não fazem profilaxia com trimetoprima-sulfametoxazol. Apesar do uso de HAART e da profilaxia, PPJ ainda é a infecção oportunista que mais comumente define AIDS. Receptores de transplantes de órgãos em uso de imunossupressores (especialmente corticosteroides) e pacientes com neoplasias malignas linforreticulares também estão mais sujeitos a desenvolver PPJ.

No estágio inicial da doença, as radiografias de tórax podem ser normais. Nesses casos, a TC de tórax com cortes finos pode mostrar evidências de doença radiograficamente indetectável. À medida que a doença avança, o paciente pode apresentar um padrão reticular fino ou de vidro fosco, em especial nas regiões para-hilares (Figura 14.26). Doença progressiva causa opacidades alveolares simétricas e confluentes. Cistos com paredes finas ou pneumatoceles podem formar-se durante a evolução da doença e são responsáveis pela ocorrência de pneumotórax espontâneo, como complicação da PPJ. Derrame pleural ou aumento dos linfonodos são tipicamente incomuns (menos que 5%) e devem sugerir outra hipótese diagnóstica. Nos pacientes com AIDS, o diagnóstico de PPJ é confirmado pela demonstração histopatológica de microrganismos no escarro induzido ou nas amostras de lavado broncoscópico.

Toxoplasmose. *Toxoplasma gondii* é um protozoário intracelular obrigatório, que tem o gato como hospedeiro definitivo. Seres humanos adquirem esse microrganismo por ingestão de material contaminado por fezes, contendo oocistos. Algumas estimativas sugeriram que 50% da população americana tenham toxoplasmose na forma assintomática crônica. Existem quatro formas clinicopatológicas dessa doença: congênita, ocular, linfática e generalizada. Em geral, a infecção pulmonar está associada à forma generalizada da doença, que acomete pacientes imunossuprimidos, inclusive portadores de AIDS, receptores de transplante de órgão e pacientes com leucemia ou linfoma.

As anormalidades radiográficas da toxoplasmose pulmonar são opacidades reticulares difusas, semelhantes às que ocorrem na pneumonia viral aguda. Em casos menos frequentes, podem ser detectadas opacidades alveolares com broncogramas aéreos. A linfadenopatia hilar/mediastinal é comum, mas derrames pleurais são raros. Nos casos de doença generalizada, mais comumente nos pacientes com AIDS, podem ser detectadas diminutas opacidades nodulares bilaterais.

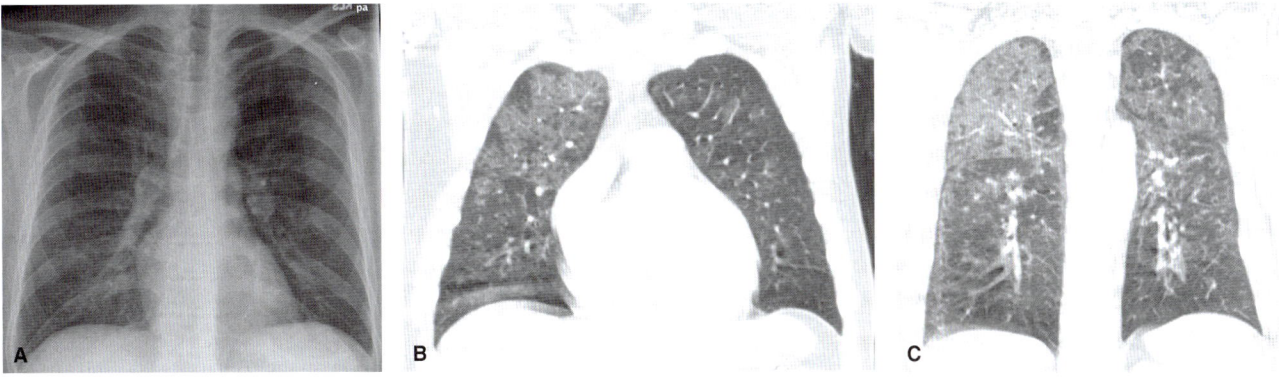

Figura 14.26 Pneumonia por *Pneumocystis jirovecii* (PPJ). **A.** A radiografia de tórax posteroanterior (PA) de um paciente HIV-positivo com pneumonia por *Pneumocystis* demonstrou opacidades reticulares finas. **B** e **C.** As imagens coronais de tomografia computadorizada (TC) nos níveis anterior (**B**) e posterior (**C**) dos pulmões mostraram opacidades bilaterais com padrão de vidro fosco.

Receptores de transplantes de células-tronco hematopoiéticas (TCTH). Têm incidência alta (40 a 60%) de complicações pulmonares. Em razão da evolução previsível da imunossupressão, pode-se elaborar uma "linha de tempo" das complicações pulmonares esperadas, de forma a reduzir as possibilidades do diagnóstico diferencial com base nas anormalidades radiográficas dos pacientes que fazem TCTH. O intervalo decorrido depois do transplante pode ser dividido em três fases: neutropênica, inicial e tardia. A fase neutropênica estende-se ao longo dos primeiros 30 dias, aproximadamente, e é seguida da fase inicial (até 100 dias); por fim, começa a fase tardia (mais de 100 dias depois do TCTH). As complicações podem ser infecciosas ou não infecciosas; a Tabela 14.8 descreve as infecções que ocorrem mais comumente de acordo com a época de apresentação do paciente depois do transplante.

Leitura sugerida

Ahuja J, Kanne JP. Thoracic infections in immunocompromised patients. *Radiol Clin North Am* 2014;52:121–136.

Bartlett JG, Finegold SM. Anaerobic infections of the lung and pleural space. *Am Rev Respir Dis* 1974;110:56–77.

Brecher CW, Aviram G, Boiselle PM. CT and radiography of bacterial respiratory infections in AIDS patients. *AJR Am J Roentgenol* 2003;180:1203–1209.

Cheon JE, Im JG, Kim MY, Lee JS, Choi GM, Yeon KM. Thoracic actinomycosis: CT findings. *Radiology* 1998;209(1):229–233.

Chong S, Lee KS, Yi CA, Chung MJ, Kim TS, Han J. Pulmonary fungal infection: imaging findings in immunocompetent and immunocompromised patients. *Eur J Radiol* 2006;59:371–383.

Franquet T. Imaging of pulmonary viral pneumonia. *Radiology* 2011;260:18–39.

Jude CM, Nayak NB, Patel MK, Deshmukh M, Batra P. Pulmonary coccidioidomycosis: pictorial review of chest radiographic and CT findings. *Radiographics* 2014;34:912–925.

Martinez S, McAdams HP, Batchu CS. The many faces of pulmonary nontuberculous mycobacterial infection. *AJR Am J Roentgenol* 2007;189:177–186.

Martinez S, Restrepo CS, Carrillo JA, et al. Thoracic manifestations of tropical parasitic infections: a pictorial review. *Radiographics* 2005;25:135–155.

Morris A, Lundgren JD, Masur H, et al. Current epidemiology of Pneumocystis pneumonia. *Emerg Infect Dis* 2004;10:1713–1720.

Nachiappan AC, Rahbar K, Shi X, et al. Pulmonary tuberculosis: role of radiology in diagnosis and management. *Radiographics* 2017;37:52–72.

Oh YW, Effmann EL, Godwin JD. Pulmonary infections in immunocompromised hosts: the importance of correlating the conventional radiologic appearance with the clinical setting. *Radiology* 2000;217:647–656.

Reittner P, Muller NL, Heyneman L, et al. Mycoplasma pneumoniae pneumonia. Radiographic and high-resolution CT features in 28 patients. *AJR Am J Roentgenol* 2000;174:37–41.

Rossi SE, McAdams HP, Rosado-de-Christensen ML, Franks TJ, Galvin JR. Fibrosing mediastinitis. *Radiographics* 2001;21:737–757.

Sharma S, Maycher B, Eschun G. Radiological imaging in pneumonia: recent innovations. *Curr Opin Pulm Med* 2007;13:159–169.

Tarver RD, Teague SD, Heitkamp DE, Conces DJ, Jr. Radiology of community-acquired pneumonia. *Radiol Clin North Am* 2005;43:497–512.

Vilar J, Domingo ML, Soto C, Cogollos J. Radiology of bacterial pneumonia. *Eur J Radiol* 2004;51(2):102–113.

CAPÍTULO 15 ■ DOENÇAS PULMONARES DIFUSAS

CURTIS E. GREEN E JEFFREY S. KLEIN

As doenças pulmonares difusas constituem um espectro amplo de distúrbios que afetam principalmente o interstício pulmonar (Tabela 15.1). Essas doenças causam diversas manifestações clínicas; porém, apesar de a maioria dos pacientes queixar-se de dispneia progressiva, alguns têm pouquíssimos ou nenhum sintoma, e a doença pulmonar intersticial é detectada acidentalmente ou durante triagem radiológica de doença intersticial associada aos distúrbios do colágeno vascular. Nos casos típicos, observam-se doença pulmonar restritiva e hipoxemia, demonstradas nas provas de função pulmonar. As anormalidades radiográficas causadas pelas doenças intersticiais estão descritas no Capítulo 10. A tomografia computadorizada (TC) com cortes finos revolucionou o diagnóstico das doenças pulmonares intersticiais, e este capítulo descreve detalhadamente seu papel na investigação dessas doenças.

Tomografia computadorizada com cortes finos do interstício pulmonar

Anatomia normal. A TC com cortes finos é a técnica radiológica mais direta para examinar o interstício pulmonar, e a Tabela 15.2 detalha a utilidade geral desse exame na investigação das doenças pulmonares intersticiais crônicas. O interstício pulmonar é o arcabouço do pulmão, que confere sustentação às vias respiratórias, às unidades de troca gasosa e às estruturas vasculares, e forma uma rede contínua de fibras de tecido conjuntivo, que começa no hilo pulmonar e estende-se em direção periférica até a pleura (ver Figura 10.11, no Capítulo 10). O compartimento intersticial central, que se estende do mediastino para a periférica e circunda os feixes broncovasculares, também é conhecido como *interstício axial* ou *broncovascular*. Ele está em continuidade com o interstício que circunda a arteríola e o bronquíolo centrolobulares, situados dentro do lóbulo pulmonar

TABELA 15.1 Acrônimos das doenças pulmonares difusas.

■ ABREVIATURA	■ DOENÇA
DPI-BR	Doença pulmonar intersticial associada à bronquiolite respiratória
ET	Esclerose tuberosa
FEPC	Fibrose e enfisema pulmonares combinados
FEPP	Fibroelastose pleuroparenquimatosa
FMP	Fibrose maciça progressiva
FPI	Fibrose pulmonar idiopática
HCL	Histiocitose de células de Langerhans
LAM	Linfangioleiomiomatose
LES	Lúpus eritematoso sistêmico
PAP	Proteinose alveolar pulmonar
PCa	Pneumoconiose de carvoeiro
PIA	Pneumonia intersticial aguda
PID	Pneumonia intersticial descamativa
PII	Pneumonia intersticial idiopática
PIL	Pneumonia intersticial linfocítica
PIMAI	Pneumonia intersticial com manifestações autoimunes
PINE	Pneumonia intersticial não específica
PIU	Pneumonia intersticial usual
PO	Pneumonia em organização
POC	Pneumonia em organização criptogênica
POFA	Pneumonia em organização fibrinosa aguda

TABELA 15.2 Utilidade da tomografia computadorizada com cortes finos na avaliação das doenças pulmonares intersticiais crônicas.

1. Detectar anormalidades do parênquima pulmonar clinicamente suspeitas, quando as radiografias de tórax são normais ou mostram alterações duvidosas
2. Caracterizar anormalidades difusas do parênquima pulmonar
3. Determinar a probabilidade de pneumonia intersticial usual/fibrose pulmonar idiopática
4. Planejar a biopsia:
    • Determinar o tipo de acesso para biopsia, ou seja, transbrônquica, pulmonar aberta ou lavagem broncoalveolar
    • Guiar a biopsia à(s) área(s) com doença em atividade, de forma a evitar áreas com fibrose terminal
5. Monitorar a resposta ao tratamento ou a progressão da doença
6. Detectar complicações associadas à doença pulmonar difusa ou seu tratamento:
    • Infecção
    • Neoplasia maligna
    • Efeitos tóxicos dos fármacos usados

secundário, onde é conhecido como *interstício centrolobular*. O componente intersticial mais periférico é referido como *interstício subpleural* ou *periférico* e está localizado entre a pleura visceral e a superfície do pulmão. Invaginações do interstício subpleural no parênquima pulmonar formam as bordas dos lóbulos pulmonares secundários e constituem os septos interlobulares. Entre o interstício centrolobular e o interstício septal/subpleural há uma rede fina de fibras de tecido conjuntivo, que sustenta os espaços alveolares e é conhecida como *interstício intralobular, parenquimatoso* ou *alveolar*.

O lóbulo pulmonar secundário é definido como um subsegmento pulmonar aerado por três a cinco bronquíolos terminais e separado dos lóbulos secundários adjacentes por tecido conjuntivo interveniente (septos interlobulares; Figura 15.1). Cada bronquíolo terminal ainda se subdivide em bronquíolos respiratórios, ductos alveolares, sacos alveolares e alvéolos, e a unidade pulmonar aerada por um único bronquíolo terminal é descrita como *ácino pulmonar*. A artéria centrolobular e o bronquíolo pré-terminal estão localizados no centro do lóbulo secundário. Veias e vasos linfáticos pulmonares estendem-se nas bordas dos lóbulos, dentro dos septos interlobulares, com canais linfáticos e tecido conjuntivo presentes dentro do interstício subpleural adjacente. O lóbulo pulmonar secundário tem formato poliédrico, no qual cada lado

mede de 1 a 2,5 cm de comprimento. Septos interlobulares são mais proeminentes na periferia do pulmão, claramente demonstrados nas imagens de TC. Já na superfície do pulmão, esses septos são estruturas curtas que se estendem perpendicularmente à superfície pleural e separam completamente os lóbulos adjacentes. Por fim, nas regiões para-hilares dos pulmões, os septos são mais longos, têm orientação mais oblíqua e margeiam parcialmente os lóbulos secundários.

Achados normais à TC com cortes finos. As imagens de TC com cortes finos demonstram grande parte da anatomia normal do lóbulo pulmonar secundário. Geralmente, os septos interlobulares medem 0,1 mm de espessura e podem ser demonstrados na periferia dos pulmões, em especial ao longo das superfícies pleurais superiores e inferiores (Figura 15.2). As imagens de TC com cortes finos mostram as artérias centrolobulares (diâmetro de 1 mm), que aparecem como estruturas com formato de "V" ou "Y" entre 5 e 10 mm da superfície pleural, as intralobulares (0,7 mm) e as acinares (0,3 a 0,5 mm). As vias respiratórias estão visíveis a uma distância de cerca de 3 cm da pleura. Em situações normais, as imagens de TC com cortes finos não demonstram o bronquíolo centrolobular com diâmetro de 1 mm e espessura de 0,15 mm. Ocasionalmente, as veias pulmonares (0,5 cm) aparecem como estruturas lineares ou puntiformes, situadas entre 1 e 2 cm da pleura, e, quando visíveis, indicam a localização dos septos interlobulares. Normalmente, as imagens de TC com cortes finos não mostram os compartimentos intersticiais peribroncovascular, centrolobular e intralobular.

Sinais patológicos à tomografia computadorizada com cortes finos

A Figura 15.3 ilustra os sinais de doença pulmonar intersticial nas imagens de TC com cortes finos, e a Tabela 15.3 detalha seu diagnóstico diferencial.

Linhas interlobulares (septais). Na maioria dos casos, o espessamento septal caracteriza-se por linhas finas e curtas (1 a 2 cm), orientadas perpendicular e transversalmente à pleura costal e que aparecem mais claramente nas regiões subpleurais e justadiafragmática do pulmão, onde circundam as bordas anterior

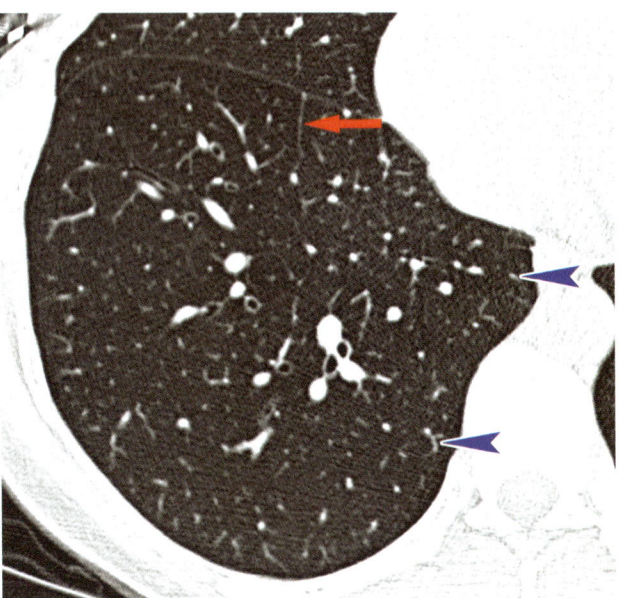

Figura 15.2 Imagem de tomografia computadorizada (TC) com cortes finos demonstrando a anatomia lobular normal. Septo interlobular (*seta*) e artérias centrolobulares (*pontas de seta*) estão claramente demonstrados nesta imagem.

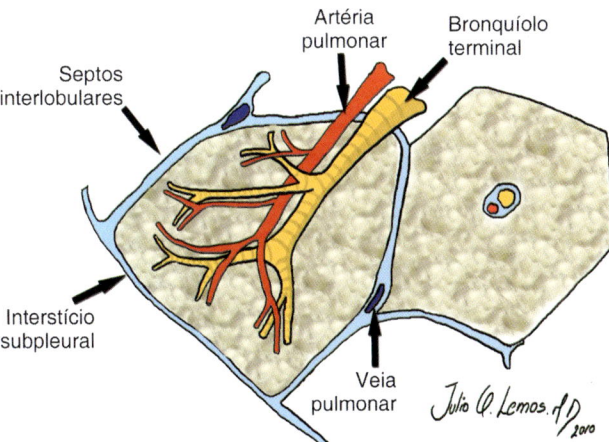

Figura 15.1 Diagrama de um lóbulo pulmonar secundário normal.

Artéria pulmonar

Bronquíolo terminal

Septos interlobulares

Interstício subpleural

Veia pulmonar

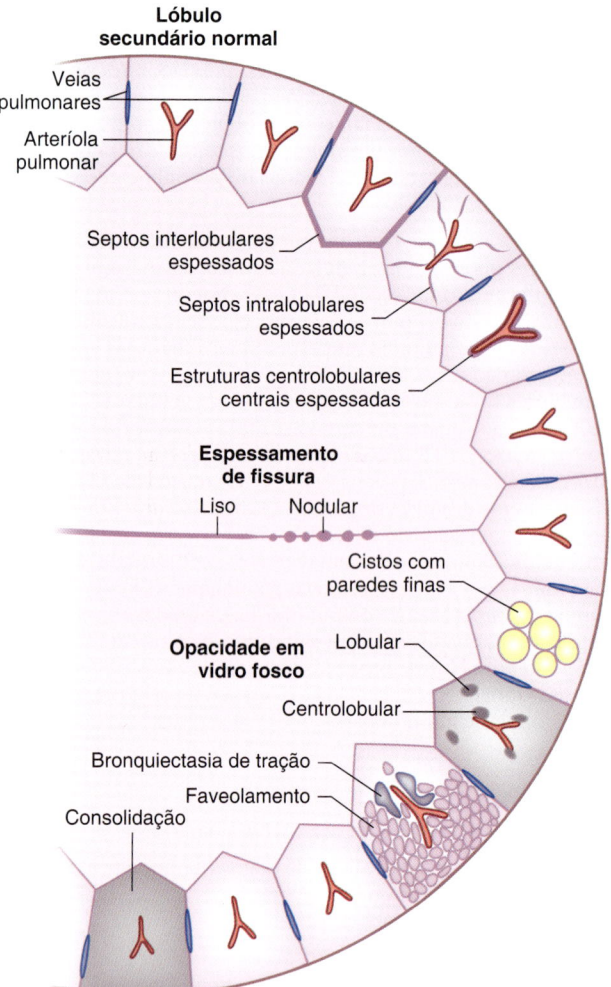

Lóbulo secundário normal

Veias pulmonares

Arteríola pulmonar

Septos interlobulares espessados

Septos intralobulares espessados

Estruturas centrolobulares centrais espessadas

Espessamento de fissura

Liso   Nodular

Cistos com paredes finas

Opacidade em vidro fosco   Lobular

Centrolobular

Bronquiectasia de tração

Faveolamento

Consolidação

Figura 15.3 Anormalidades associadas às doenças pulmonares interstíciais à tomografia computadorizada (TC) com cortes finos. (Reproduzida, com autorização, de *The Radiologist*, Baltimore, MD: Lippincott Williams & Wilkins; 1998.)

e posterior dos lóbulos secundários. Nas regiões pulmonares centrais, os septos espessados podem circundar completamente os lóbulos e formar estruturas poligonais. Embora os septos possam ser detectados em indivíduos normais, essas linhas são mais espessas (mais de 1 mm) e numerosas nos pacientes com doenças que afetam, principalmente, o interstício interlobular, incluindo edema pulmonar intersticial, fibrose pulmonar idiopática (FPI) e linfangite carcinomatosa (Figura 15.4). Linhas interlobulares demonstradas à TC com cortes finos equivalem às linhas B de Kerley demonstradas nas áreas inferolaterais dos pulmões nas radiografias PA. Nas regiões centrais do pulmão, opacidades lineares longas (2 a 6 cm), representativas dos septos de tecido conjuntivo orientados obliquamente, equivalem às linhas A de Kerley nas radiografias.

Linhas intralobulares. Em alguns casos, observa-se uma trama de linhas finas dentro da parte central do lóbulo pulmonar, que irradia na direção das bordas lobulares espessadas, conferindo um aspecto de "teia de aranha" ou "raios de roda". Essas linhas representam espessamento do interstício intralobular ou parenquimatoso, mas não são perceptíveis nas imagens de TC com cortes finos. Em geral, linhas intralobulares espessadas são secundárias à fibrose e ocorrem mais comumente nos pacientes com FPI e outras causas de pneumonite intersticial usual (PIU). Elas também são demonstradas em outras doenças infiltrativas, inclusive proteinose alveolar pulmonar (PAP).

Fissuras "espessadas". Em geral, o espessamento aparente das fissuras interlobares dos pacientes com doença pulmonar intersticial é uma consequência direta do espessamento dos septos interlobulares, com acometimento do interstício subpleural do pulmão. Embora processos como esse normalmente afetem todas as superfícies pleurais por igual, o "espessamento" em geral é mais bem percebido nas fissuras, nas quais as duas camadas da pleura visceral – portanto, as duas camadas do interstício subpleural – são delineadas em cada lado pelo pulmão aerado. O espessamento das fissuras pode ser liso ou nodular, sendo o primeiro praticamente indistinguível de uma pequena quantidade de líquido pleural dentro da fissura e, na maioria dos casos, associado ao edema pulmonar, e o segundo detectado comumente na sarcoidose e linfangite carcinomatosa (ver Figura 15.4), na qual os nódulos estão situados dentro dos vasos linfáticos subpleurais.

Espessamento das estruturas broncovasculares. É uma consequência do espessamento do interstício peribroncovascular, o que provoca aumento aparente das estruturas vasculares peri-hilares e espessamento das paredes brônquicas que, nas imagens de TC com cortes finos, são os equivalentes das linhas peribrônquicas e dos trilhos de trem, evidenciados nas radiografias. O edema pulmonar causa espessamento liso do interstício peribroncovascular, enquanto a sarcoidose causa espessamento nodular (Figura 15.5 A). Linfangite carcinomatosa pode causar espessamento peribroncovascular liso ou irregular (Figura 15.6).

Anormalidades centrolobulares (centros dos lóbulos). Espessamento do interstício axial dentro do centro do lóbulo pulmonar secundário causa proeminência anormal da arteríola centrolobular "puntiforme" ou ramificada. As doenças que frequentemente causam esse aspecto são o edema pulmonar, a linfangite carcinomatosa e a PIU. Em situações normais, o bronquíolo centrolobular não é demonstrado nas imagens de TC com cortes finos, mas podem ficar visíveis em consequência da dilatação luminal ou do espessamento do interstício centrolobular. Doenças das vias respiratórias de pequeno calibre podem causar anormalidades nos bronquíolos centrolobulares, que aparecem nas imagens de TC com cortes finos como estruturas ramificadas, dilatadas e cheias de líquido com formato de "Y", conferindo o aspecto de "árvore em brotamento". Nódulos centrolobulares mal definidos indicam doença do bronquíolo e do parênquima adjacente e ocorrem comumente nos pacientes com pneumonite por hipersensibilidade subaguda (Figura 15.7), pneumonia em organização criptogênica (POC), doença pulmonar intersticial associada à bronquiolite respiratória (DPI-BR) e outras doenças.

Linhas subpleurais. Essas opacidades curvilíneas são demonstradas a cerca de 1 cm da pleura e são paralelas à parede torácica, medindo cerca de 5 a 10 cm. Elas são mais frequentes nas áreas posteriores dos lobos inferiores e não se alteram nas imagens obtidas em pronação. É provável que representem uma fase inicial de fibrose pulmonar e precisem ser diferenciadas de uma opacidade linear semelhante, que se desenvolve como consequência de atelectasia nas áreas inferiores dos pulmões de indivíduos normais. Linhas subpleurais são mais comuns nos pacientes com asbestose e, mais raramente, FPI.

Bandas parenquimatosas. São opacidades lineares contínuas (que não afilam progressivamente) com 2 a 5 cm de comprimento, que se estendem do pulmão até o ponto de contato com a superfície pleural. Essas faixas fibróticas podem ser diferenciadas dos vasos sanguíneos e septos espessados por seu comprimento, espessura, trajeto, ausência de ramificação e associação à distorção regional do parênquima pulmonar. Faixas parenquimatosas são frequentes nos pacientes com asbestose, FPI e sarcoidose.

Faveolamento. Diminutos espaços císticos (6 a 10 mm) com paredes espessas (1 a 3 mm) demonstrados mais comumente nas áreas subpleurais posteriores dos lobos inferiores, são resultantes de fibrose pulmonar avançada, de várias etiologias. Ao exame histopatológico, os cistos são revestidos por epitélio

TABELA 15.3 Diagnóstico diferencial das doenças pulmonares intersticiais.

■ ANORMALIDADE À TC	■ DIAGNÓSTICO DIFERENCIAL	■ ANORMALIDADE À TC	■ DIAGNÓSTICO DIFERENCIAL
Linhas interlobulares (septais)	Edema intersticial Linfangite carcinomatosa Sarcoidose PIU	Interfaces pulmonares irregulares	Edema pulmonar PIU Sarcoidose
Linhas intralobulares	PIU Proteinose alveolar Pneumonite por hipersensibilidade (crônica)	Micronódulos, distribuição aleatória	Tuberculose miliar ou histoplasmose Metástases hematogênicas Silicose/pneumoconiose do carvoeiro (PCa) GE
Fissuras "espessadas"	Edema pulmonar Sarcoidose Linfangite carcinomatosa	Micronódulos, distribuição perilinfática	Sarcoidose Linfangite carcinomatosa Silicose/PCa
Espessamento do interstício peribroncovascular	Edema pulmonar (liso) Sarcoidose (nodular) Linfangite carcinomatosa (liso e nodular)	Opacidades com padrão de vidro fosco	PIU Pneumonia intersticial descamativa (PID) Pneumonia intersticial aguda (PIA) Pneumonite por hipersensibilidade (PH)
Nódulos centrolobulares	Pneumonite por hipersensibilidade PO/POI DPI-BR		PO/POI DPI-BR Hemorragia Pneumonia por *Pneumocystis jirovecii* Pneumonia por citomegalovírus (CMV) Proteinose alveolar
Linhas subpleurais	Asbestose FPI	Distorção da arquitetura pulmonar Bronquiectasia de tração	PIU Sarcoidose
Bandas parenquimatosas	PIU Sarcoidose	Massa conglomerada	Silicose/PCa Sarcoidose Silicose
Faveolamento	PIU Pneumonite por hipersensibilidade (crônica) Sarcoidose	Consolidação	PCa Fibrose pós-irradiação POI Sarcoidose
Cistos com paredes finas	Histiocitose de células de Langerhans Linfangioleiomiomatose Esclerose tuberosa		PIA PIU

PIU, pneumonite intersticial usual; PO, pneumonia em organização; POC, pneumonia em organização criptogênica; FPI, fibrose pulmonar idiopática; DPI-BR, doença pulmonar intersticial associada à bronquiolite respiratória.

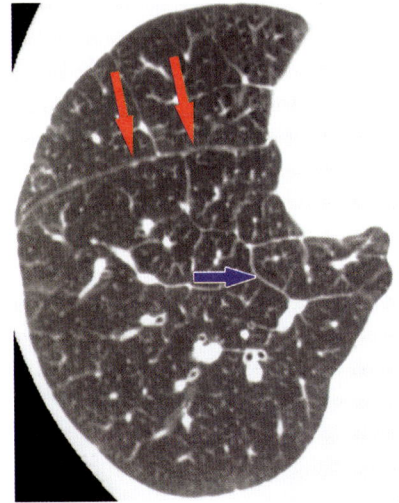

Figura 15.4 Linhas interlobulares (septais) associadas à linfangite carcinomatosa. A imagem de tomografia computadorizada (TC) com cortes finos dos lobos superiores de um paciente com linfangite carcinomatosa demonstrou septos interlobulares espessados (*seta azul*). Observe que também havia espessamento nodular das fissuras (*setas vermelhas*), outro sinal comum da linfangite carcinomatosa.

bronquiolar e causados por bronquiolectasia. A maioria dos pacientes tem outros sinais de doença intersticial, inclusive linhas interlobulares e intralobulares espessadas, bandas parenquimatosas, irregularidades das interfaces pulmonares e áreas de opacidade com padrão de vidro fosco. O faveolamento é encontrado comumente nos pacientes com FPI (Figura 15.8) e pneumonite por hipersensibilidade crônica, mas também pode ocorrer em alguns casos de sarcoidose.

Cistos de paredes finas. São manifestações comuns dos estágios finais da histiocitose de células de Langerhans (HCL) pulmonar, também conhecida como granulomatose eosinofílica, e da linfangioleiomiomatose (LAM). O diâmetro desses cistos é ligeiramente maior (10 mm) e suas paredes são mais finas que as dos cistos do faveolamento. Em geral, os cistos do faveolamento têm paredes em comum e tendem a ocorrer nas regiões subpleurais dos lobos inferiores, enquanto os cistos associados a HCL e LAM não têm paredes em comum e se distribuem uniformemente desde as áreas centrais até as periféricas dos lobos superiores (Figura 15.9), com ou sem acometimento dos lobos inferiores. O pulmão de aspecto normal pode ser encontrado entre os cistos de HCL e LAM, mas o faveolamento destrói o pulmão e produz distorção das interfaces pulmonares e bronquiectasia de tração.

Irregularidade das interfaces pulmonares. Um sinal comum de doença intersticial demonstrada à TC com cortes finos é a

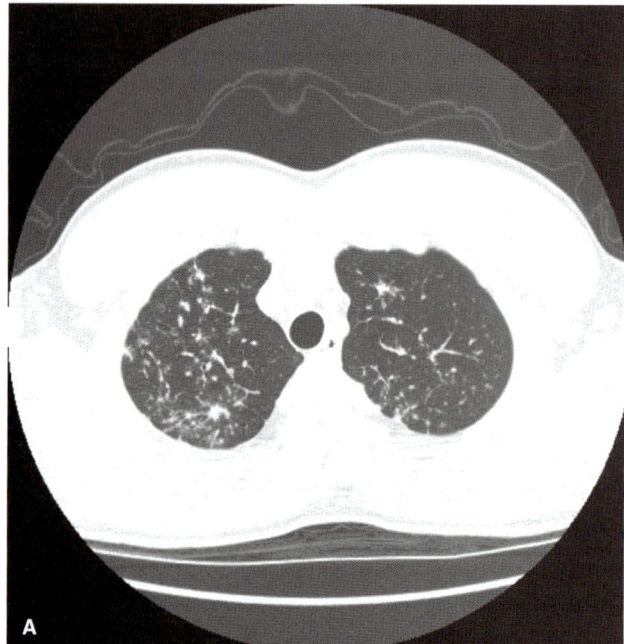

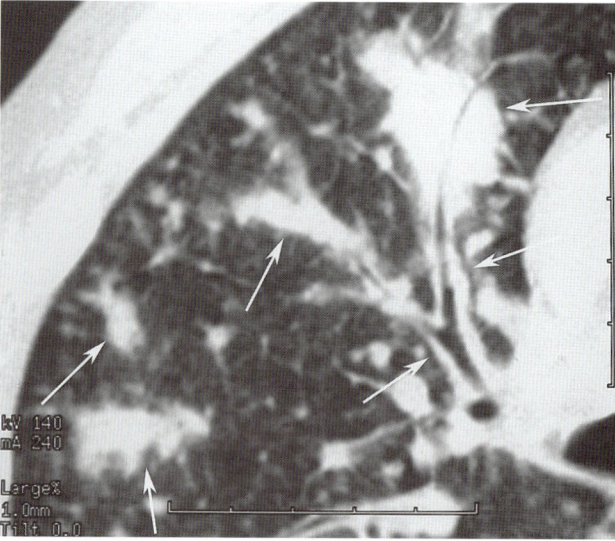

Figura 15.6 Espessamento das estruturas broncovasculares associado à linfangite carcinomatosa. Nesse paciente, com linfangite carcinomatosa, a tomografia computadorizada (TC) com cortes finos demonstrou espessamento liso e nodular das estruturas broncovasculares (*setas*), que representavam invasão tumoral linfática circundando o interstício axial.

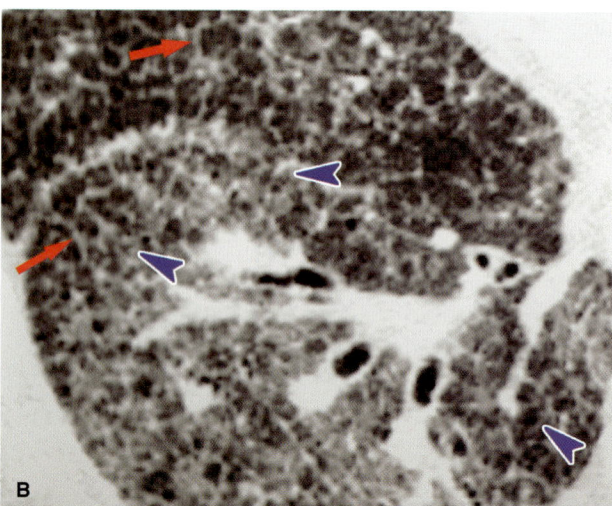

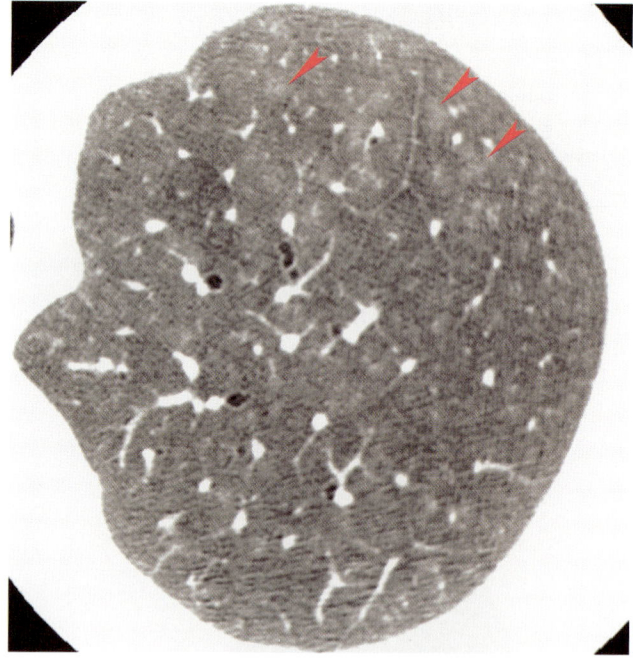

Figura 15.5 Espessamento intersticial. A. A imagem de tomografia computadorizada (TC) com cortes finos de um paciente com sarcoidose demonstrou espessamento intersticial nodular e nódulos irregulares esparsos. **B.** Uma imagem ampliada da TC com cortes finos no nível do lobo inferior direito de um paciente com pneumonia intersticial usual (PIU) mostrou espessamento irregular das linhas intralobulares (*setas*) e interlobulares (*pontas de seta*) associado à opacidade com padrão de vidro fosco.

Figura 15.7 Nódulos centrolobulares com padrão de vidro fosco associados à pneumonite por hipersensibilidade subaguda. Essa imagem de tomografia computadorizada (TC) com cortes finos demonstrou nódulos centrolobulares mal definidos (*pontas de seta*), típicos de pneumonite de hipersensibilidade subaguda.

irregularidade da interface, normalmente lisa, entre os feixes broncovasculares e o pulmão circundante, como consequência de edema, fibrose ou infiltração do interstício axial por granulomas ou tumor. Do mesmo modo, uma irregularidade da interface entre as fissuras ou superfícies pleurais e o parênquima pulmonar adjacente indica doença intersticial periférica. As causas mais comuns de irregularidade das interfaces pulmonares são PIU (ver Figura 15.5 B) e sarcoidose.

Micronódulos. Nas imagens de TC com cortes finos, essas opacidades arredondadas e nitidamente demarcadas, com diâmetro de 1 a 3 mm, representam conglomerados de granulomas ou células tumorais dentro do interstício. São mais comuns em pacientes com sarcoidose, HCL, silicose (Figura 15.10), tuberculose (TB) miliar ou histoplasmose, adenocarcinoma metastático e linfangite carcinomatosa. Os micronódulos podem ser detectados ao longo das estruturas broncovasculares centrais (sarcoidose, HCL), dentro dos septos interlobulares ou no interstício subpleural (sarcoidose, linfangite carcinomatosa, silicose) e dentro do parênquima dos lóbulos pulmonares (adenocarcinoma metastático, infecção granulomatosa com padrão miliar). Os nódulos concentrados predominantemente nas regiões peribroncovasculares, septos interlobulares e subpleurais – áreas do interstício nas quais se localizam vasos linfáticos – são referidos como distribuição "perilinfática".

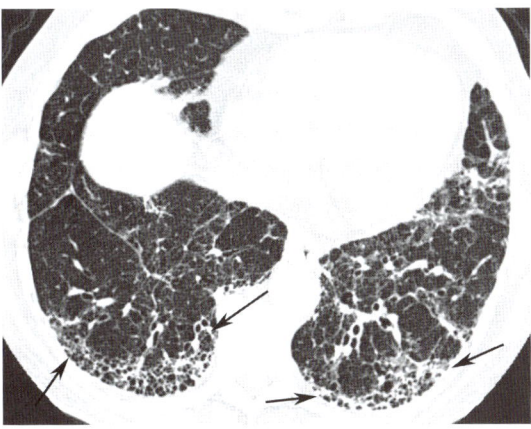

Figura 15.8 Pulmão com faveolamento, por pneumonia intersticial usual. Essa imagem de tomografia computadorizada (TC) com cortes finos de um paciente com FPI demonstrou faveolamento (*setas*) resultante de fibrose pulmonar em estágio terminal.

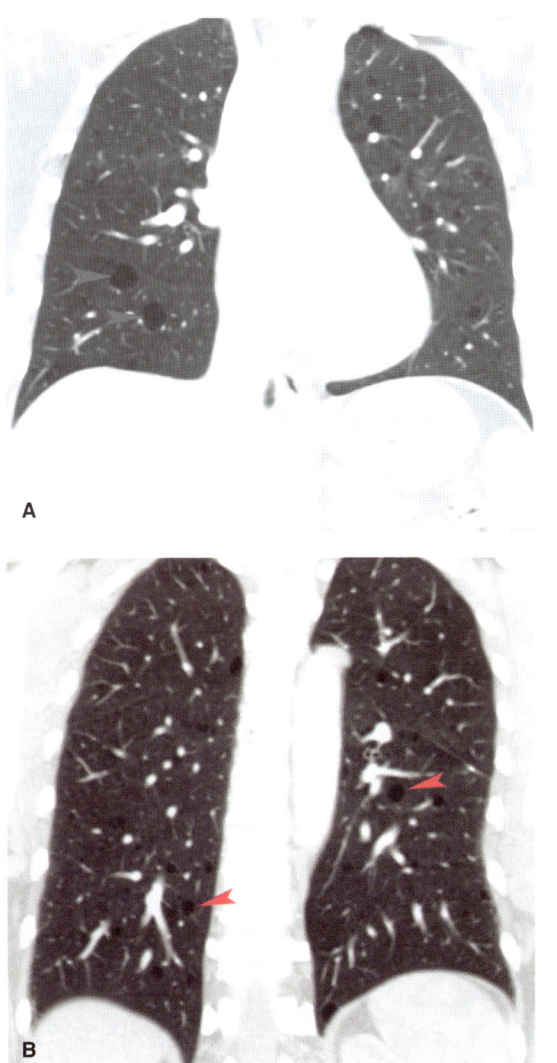

A

B

Figura 15.9 Cistos de paredes finas associados à linfangioleiomiomatose (**LAM**). As imagens reconstruídas no plano coronal de uma tomografia computadorizada (TC) com cortes finos de um paciente com LAM demonstraram vários cistos de paredes finas (*pontas de seta*). Embora tenham diâmetros variados, esses cistos mostram formato muito homogêneo. O parênquima pulmonar normal pode ser demonstrado nos espaços intervenientes entre os cistos da HCL e da LAM.

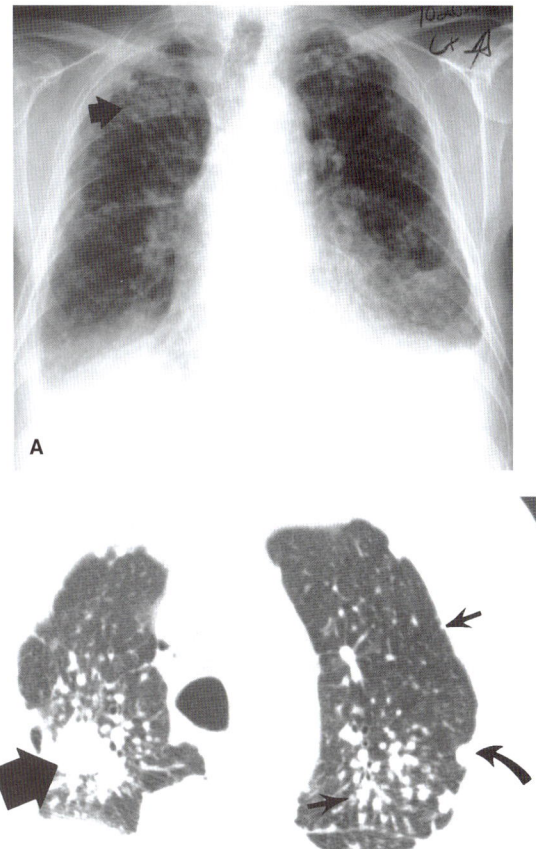

A

B

Figura 15.10 Nódulos e massa conglomerada associados à silicose. **A.** A radiografia posteroanterior (PA) de um paciente de 79 anos com silicose demonstrou nódulos difusos e massa conglomerada no lobo superior direito (*seta*). **B.** A imagem de tomografia computadorizada (TC) com cortes finos no nível dos lobos superiores mostrou micronódulos peribroncovasculares e subpleurais (*setas pequenas*), nódulos maiores (*seta curva*) e massa conglomerada, causada por fibrose maciça progressiva, no lobo superior direito (*seta grande*). O paciente também tinha derrames pleurais, provocados por insuficiência cardíaca congestiva associada.

Opacidade em vidro fosco. A definição de opacidade em vidro fosco é uma área de atenuação aumentada, à TC com cortes finos, dentro da qual há estruturas parenquimatosas visíveis. Em alguns casos, áreas multifocais de opacidade em vidro fosco podem ser detectadas nos pacientes com doença pulmonar intersticial difusa. Em geral, as áreas afetadas respeitam as bordas lobulares e não formam broncogramas aéreos. Esse padrão é causado por anormalidades indetectáveis com a resolução da TC convencional e, na maioria dos casos, formadas por espessamento dos septos alveolares, com ou sem ocupação dos espaços alveolares por líquido ou exsudato inflamatório. Entre as doenças associadas estão a pneumonia intersticial descamativa (PID), a pneumonia por *Pneumocystis jirovecii* (PPJ), a pneumonite por hipersensibilidade aguda (Figura 15.11), a pneumonia intersticial não específica (PINE) e o edema pulmonar intersticial. Ocasionalmente, opacidades com padrão de vidro fosco ficam confinadas às regiões centrolobulares, onde parecem formar densidades nodulares mal definidas circundando o bronquíolo centrolobular normalmente imperceptível (ver Figura 15.7). Esse padrão indica acometimento do interstício peribroncovascular e alvéolos circundantes por um processo inflamatório e está associado a pneumonite por hipersensibilidade, POC e pambronquiolite. A detecção das opacidades em vidro fosco é importante para identificar um processo inflamatório em atividade ou edema reversível, que

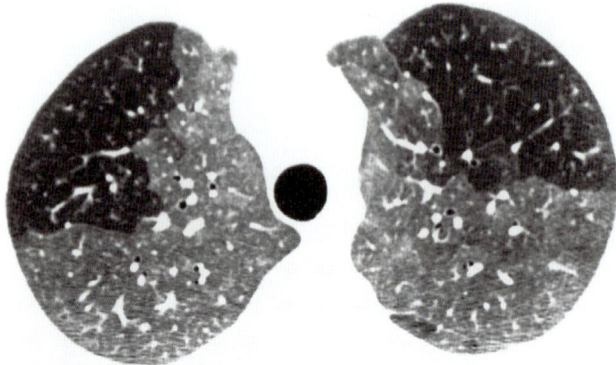

Figura 15.11 **Opacidade em vidro fosco associada à pneumonite por hipersensibilidade aguda.** A imagem de tomografia computadorizada (TC) com cortes finos no nível dos lobos superiores demonstrou opacidades em vidro fosco generalizadas em um paciente com pneumonite por hipersensibilidade. Observe que os vasos pulmonares ainda estavam visíveis dentro das áreas anormais.

requer tratamento rigoroso. Entretanto, opacidades em vidro fosco combinadas com padrão predominante de faveolamento indicam FPI.

Distorção da arquitetura pulmonar e bronquiectasia de tração. Processos que causam fibrose extensa do parênquima pulmonar podem distorcer a arquitetura normal do pulmão e produzir irregularidades nas interfaces pneumomediastinal, pleuropulmonares e pneumovasculares. As distorções do parênquima são detectadas mais facilmente à TC com cortes finos que nas radiografias simples. A sarcoidose e a PIU (Figura 15.12) são as doenças associadas mais comumente à distorção da arquitetura pulmonar.

Bronquiectasia de tração é uma anormalidade comumente associada à distorção da arquitetura pulmonar, na qual a fibrose causa tração das paredes dos brônquicos e sua dilatação irregular. Embora essa lesão geralmente afete brônquios segmentares e subsegmentares, também pode ser detectada no nível intralobular ao contribuir para a formação de cistos de faveolamento. A bronquiectasia de tração é uma anormalidade encontrada

mais comumente nos pacientes com PIU (Figura 15.12), mas também ocorre na sarcoidose fibrótica e na fibrose pós-irradiação.

Massa conglomerada. Em alguns pacientes com fibrose pulmonar extensa, formam-se massas de tecido fibrótico nas regiões para-hilares dos lobos superiores, frequentemente com bolhas periféricas associadas. Nas imagens de TC, é possível perceber que essas massas contêm vasos sanguíneos e brônquios dilatados aglomerados e são detectadas mais comumente nos pacientes com sarcoidose avançada, mas também podem ocorrer na silicose complicada por fibrose maciça progressiva (FMP) (ver Figura 15.10) ou fibrose pós-irradiação para tratamento de linfoma de Hodgkin ou câncer de pulmão. Em casos raros, usuários de drogas intravenosas apresentam um padrão semelhante quando desenvolvem fibrose granulomatosa, como reação ao talco ou amido intravenoso misturado com narcóticos.

Consolidação. Refere-se ao aumento da densidade pulmonar, com obscurecimento dos vasos sanguíneos subjacentes, comumente com broncogramas aéreos associados. A consolidação pode ser encontrada em qualquer processo que preencha os espaços alveolares (Figura 15.13), mas algumas vezes também está associada às doenças intersticiais (p. ex., PIU e sarcoidose).

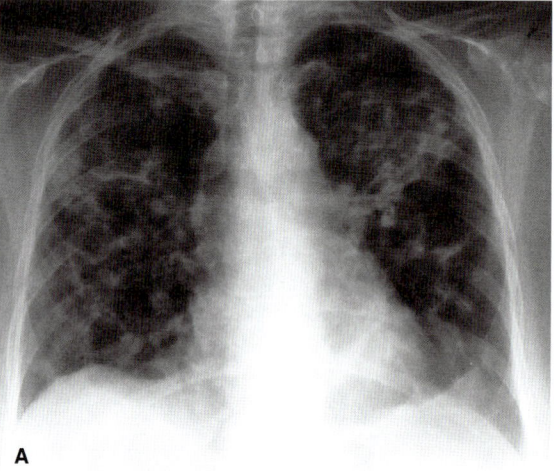

A

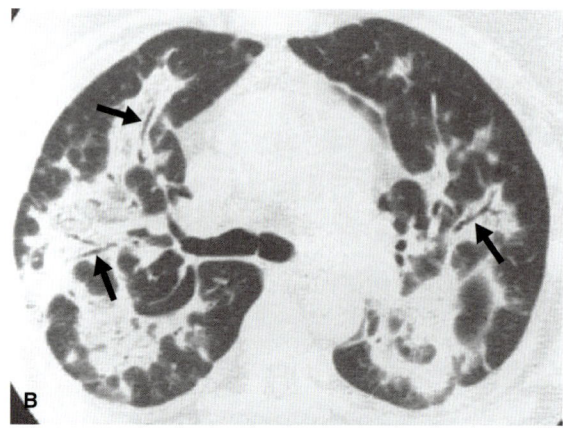

B

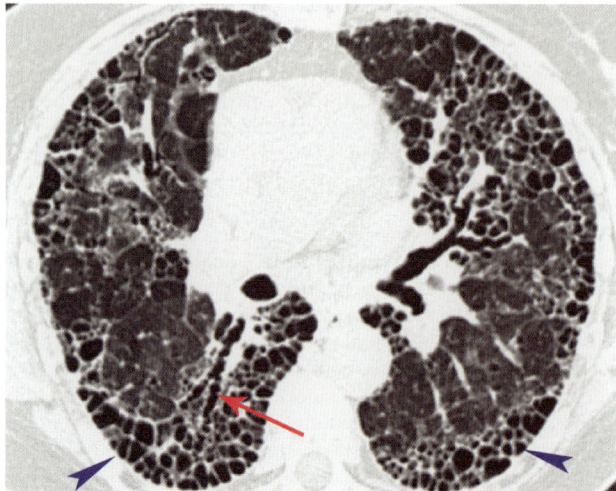

Figura 15.12 **Distorção da arquitetura pulmonar e bronquiectasia de tração associadas à pneumonia intersticial usual (PIU).** Essa imagem de tomografia computadorizada (TC) com cortes finos no nível dos lobos inferiores demonstrou cistos de faveolamento periféricos (*pontas de seta azuis*), bronquiectasia de tração (*seta vermelha*) e distorção da arquitetura pulmonar.

Figura 15.13 **Consolidação associada à pneumonia em organização criptogênica (POC). A.** A radiografia posteroanterior (PA) de um paciente de 53 anos com febre, dispneia e tosse seca demonstrou consolidações esparsas e redução dos volumes pulmonares. **B.** A tomografia computadorizada (TC) com cortes finos mostrou áreas multifocais de consolidações peribrônquicas. Observe os broncogramas aéreos com dilatação brônquica branda (*setas*) dentro das áreas consolidadas. A biopsia pulmonar aberta confirmou POC.

Doença pulmonar intersticial crônica

Em geral, as doenças pulmonares intersticiais crônicas são resultado de processos inflamatórios difusos que acometem primariamente os interstícios pulmonares axial e parenquimatoso. Muitas doenças podem causar destruição difusa do interstício pulmonar, portanto a avaliação detalhada de todos os exames radiológicos disponíveis e sua correlação com as manifestações clínicas e os resultados dos exames laboratoriais são essenciais à confirmação do diagnóstico preciso de doença pulmonar intersticial crônica (Tabela 15.4). Contudo, a maioria dos pacientes com doença pulmonar intersticial precisa fazer exame histopatológico dos tecidos pulmonares para ter o diagnóstico definitivo.

TABELA 15.4 Características para o diagnóstico diferencial das doenças pulmonares intersticiais crônicas.

■ ANORMALIDADE	■ DIAGNÓSTICO DIFERENCIAL	■ ANORMALIDADE	■ DIAGNÓSTICO DIFERENCIAL
Distribuição nas áreas superiores	Tuberculose (pós-primária) Infecções fúngicas crônicas Histoplasmose Coccidioidomicose Sarcoidose Histiocitose de células de Langerhans Silicose Espondilite anquilosante Pneumonite por hipersensibilidade (crônica) Fibrose pós-radiação para tratamento de tumores malignos da cabeça/pescoço	Aumento dos linfonodos hilares e/ou mediastinais	Sarcoidose Linfangite carcinomatosa Linfoma Metástases hematogênicas Tuberculose Infecções fúngicas Silicose
Distribuição nas áreas inferiores	Fibrose pulmonar idiopática Asbestose Pulmão reumatoide Esclerodermia Neurofibromatose Dermatomiosite/polimiosite Aspiração crônica	Doença pleural	Asbestose (placas) Linfangite carcinomatosa (derrame) Pneumopatia reumatoide (derrame e/ou espessamento) Linfangioleiomiomatose (derrame quiloso)
Volumes pulmonares normais ou aumentados	Sarcoidose Histiocitose de células de Langerhans Linfangioleiomiomatose Esclerose tuberosa Doença intersticial sobreposta a enfisema	Anormalidades dos tecidos moles e partes ósseas do tórax	Nódulos cutâneos Neurofibromatose Calcificações subcutâneas Dermatomiosite Esclerodermia Erosão das clavículas distais Pulmão reumatoide Esclerodermia Lesões das costelas Erosão das bordas costais inferiores Neurofibromatose Erosão das bordas superiores Pulmão reumatoide Esclerodermia Cifoescoliose Neurofibromatose Lesões osteolíticas Metástases Histiocitose de células de Langerhans
Faveolamento	Fibrose pulmonar idiopática Sarcoidose Granuloma eosinofílico Pulmão reumatoide Esclerodermia Pneumoconioses Pneumonite por hipersensibilidade Aspiração crônica Fibrose pós-irradiação		
Nódulos miliares	Tuberculose Infecções fúngicas Histoplasmose Coccidioidomicose Criptococose Silicose Metástases Carcinoma da tireoide Carcinoma de células renais Carcinoma broncogênico Melanoma Coriocarcinoma Sarcoidose Histiocitose de células de Langerhans		

Edema pulmonar intersticial crônico

Elevação crônica da pressão venosa pulmonar pode causar acentuação das tramas intersticiais nas radiografias de tórax simples. O espessamento intersticial é atribuído à distensão dos vasos linfáticos pulmonares e ao edema intersticial crônico e ocorre mais comumente nos pacientes com estenose mitral ou insuficiência do ventrículo esquerdo de longa duração. Ao exame radiográfico, as anormalidades demonstradas podem ser espessamento peribrônquico com aspecto de "trilhos de trem", redução da definição das tramas vasculares e opacidades lineares ou reticulares. Outras anormalidades possíveis são redistribuição do fluxo sanguíneo para os lobos superiores – um indício de hipertensão venosa pulmonar – e proeminência das fissuras, causada por edema e fibrose subpleurais. O faveolamento não é um aspecto comum da hipertensão venosa pulmonar crônica; em um paciente com doença cardíaca, a detecção desse padrão deve sugerir outra causa de fibrose pulmonar, como toxicidade pulmonar da amiodarona.

Doenças do tecido conjuntivo

Essas doenças causam inflamação e destruição dos tecidos conjuntivos de todo o corpo e são mediadas por mecanismos imunes. As manifestações torácicas mais comuns desse grupo heterogêneo de doenças são vasculite e fibrose intersticial, embora também possa haver acometimento da pleura, parede torácica, diafragma e coração.

Doença pulmonar reumatoide (Tabela 15.5). A artrite reumatoide causa artrite crônica das articulações periféricas, e até 75% dos pacientes têm manifestações extra-articulares. Em contraste com a doença em geral, que é mais comum nas mulheres, o acometimento pulmonar é mais frequente nos homens. Nos casos típicos, as manifestações pleuropulmonares da doença reumatoide acompanham o início da doença articular e tendem a ser detectadas nos pacientes com títulos altos de fator reumatoide sérico e eosinofilia, mas em até 15% dos pacientes aparecem antes da artrite.

As anormalidades radiográficas mais comuns causadas por acometimento do parênquima pulmonar são a doença intersticial e a fibrose, que, ao exame histopatológico, caracterizam um tipo de PIU. Esse processo começa com a alveolite (inflamação do interstício alveolar), evidenciada radiograficamente como opacidades reticulares finas ou padrão de vidro fosco, com predomínio nas áreas inferiores. A doença progride gradativamente para fibrose pulmonar terminal, com desenvolvimento de um padrão reticular ou reticulonodular grosseiro (faveolamento) nos campos pulmonares médios ou basais (Figura 15.14). A TC com cortes finos é mais sensível que as radiografias convencionais para detectar anormalidades iniciais do parênquima pulmonar e para avaliar a progressão para fibrose intersticial (Figura 15.15). Fibrose predominante nos lobos superiores, escavação e formação de bolhas são sinais raros. Esse padrão menos frequente de acometimento pulmonar é indistinguível do que ocorre nos pacientes com espondilite anquilosante e deve ser diferenciado da tuberculose fibrocavitária pós-primária por meio da coloração álcool-ácida do escarro.

Anormalidades do parênquima pulmonar menos comuns da doença reumatoide são os nódulos pulmonares (ver Figura 15.15) e as alterações atribuíveis à pneumonia em organização (PO). Os nódulos pulmonares necrobióticos (reumatoides) podem formar opacidades nodulares periféricas bem definidas nas radiografias de tórax, que, ao exame histopatológico, são indistinguíveis dos nódulos reumatoides subcutâneos detectados nas superfícies extensoras dos cotovelos e joelhos. Frequentemente, os nódulos pulmonares transformam-se em cavidades de paredes espessas, que tendem a aumentar e diminuir de acordo com os episódios de exacerbação da artrite. Nódulos semelhantes podem formar-se nos pulmões dos mineradores de carvão e sílica ou dos trabalhadores expostos ao asbesto com artrite reumatoide, pois representam uma reação de hipersensibilidade às partículas de poeira inaladas (síndrome de Caplan). Em geral, essa síndrome é indistinguível radiograficamente dos nódulos necrobióticos da doença reumatoide simples, embora a coexistência de pequenas opacidades parenquimatosas nodulares ou irregulares, típicas da pneumoconiose, ajude a estabelecer essa diferença. A PO e a bronquiolite obliterante (constritiva) também estão associadas à doença reumatoide, porque suas manifestações clínicas, funcionais e radiográficas são semelhantes e estão associadas ao lúpus eritematoso sistêmico (LES), fármacos ou infecções virais.

TABELA 15.5 Manifestações clínicas e radiográficas da doença pulmonar reumatoide.

■ MANIFESTAÇÃO CLÍNICA	■ ANORMALIDADES RADIOGRÁFICAS

Serosite
  Pleurite
  Pericardite
	Derrame e espessamento pleural
	Derrame pericárdico

Pneumonia intersticial (PIU, PINE)	Fibrose pulmonar (predomínio nas bases)
Pneumonia em organização	Consolidações peribroncovasculares e subpleurais esparsas
Nódulos necrobióticos	Vários nódulos escavados periféricos
Síndrome de Caplan	Vários nódulos escavados periféricos
Bronquiolite obliterante	Hiperinsuflação pulmonar
Arterite pulmonar	Hipertensão arterial pulmonar e aumento das câmaras cardíacas direitas Hemorragia pulmonar

PIU, pneumonia intersticial usual; PINE, pneumonia intersticial não específica.

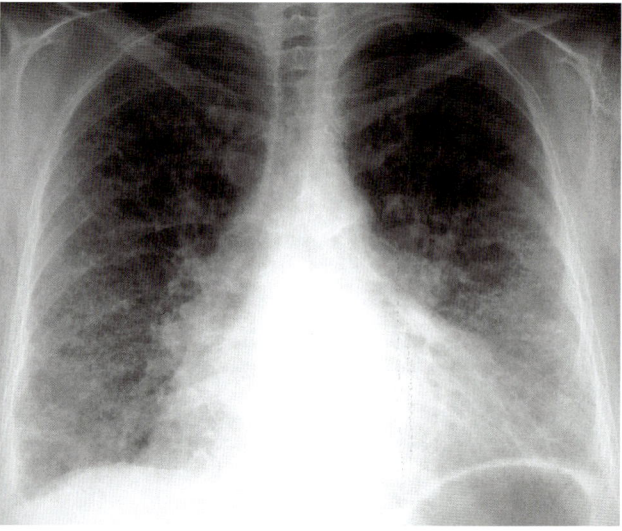

Figura 15.14 Padrão de faveolamento associado ao pulmão reumatoide. A radiografia posteroanterior (PA) de um paciente com doença pulmonar reumatoide terminal demonstrou opacidade reticular média formada por cistos de faveolamento. Observe que a doença tinha distribuição predominantemente periférica. Esse paciente também tinha derrame pleural bilateral e cardiomegalia secundária a um derrame pericárdico.

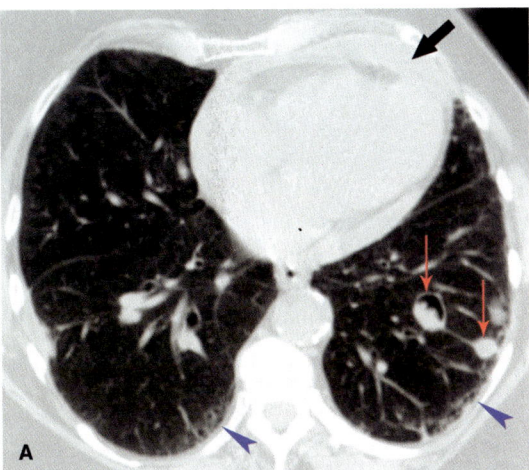
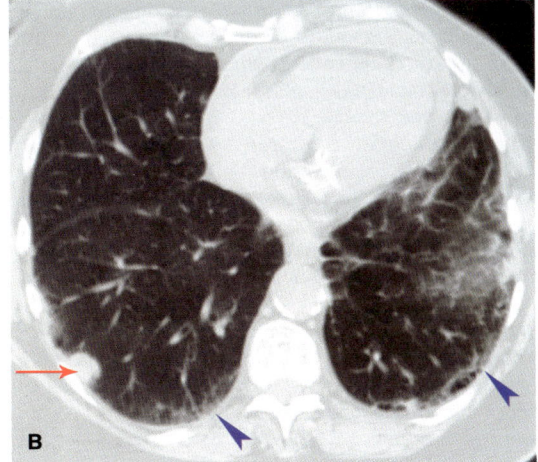

Figura 15.15 Doença pulmonar reumatoide e nódulos reumatoides. Essas imagens axiais de tomografia computadorizada (TC) com cortes finos das bases dos pulmões de um paciente com artrite reumatoide demonstraram opacidades reticulares subpleurais assimétricas (*pontas de seta azuis*) causadas por pneumonia intersticial. Observe que havia escavação e nódulos reumatoides sólidos bilaterais (*setas vermelhas*) e derrame pericárdico (*seta preta*), que também são anormalidades detectadas nos pacientes com doença torácica reumatoide.

A pleurite é a manifestação torácica mais comum de doença reumatoide e ocorre em 20% dos casos. Assim como ocorre com a pneumopatia reumatoide, a doença pleural afeta preferencialmente homens. Os derrames pleurais são exsudativos e, nos casos típicos, têm concentração baixa de glicose.

A dilatação das artérias pulmonares centrais e o aumento das câmaras cardíacas direitas podem ser demonstrados nas radiografias de tórax dos pacientes com hipertensão arterial pulmonar, porém não é uma manifestação comum e, em geral, é secundária à fibrose intersticial difusa. Em casos raros, as artérias pulmonares são afetadas pelo processo de vasculite sistêmica associada à doença reumatoide extra-articular. A arterite pulmonar reumatoide não causa anormalidades no parênquima pulmonar.

Entre as anormalidades que podem ser demonstradas na parede torácica dos pacientes com artrite reumatoide estão as erosões afuniladas das porções laterais das clavículas, a atrofia do manguito rotador com a cabeça umeral em posição alta, o estreitamento bilateral e simétrico dos espaços articulares glenoumerais, com ou sem doença articular degenerativa associada, e a chanfradura ou erosão das bordas costais superiores.

LES. Geralmente, essa doença acomete mulheres jovens e de meia idade, causando inflamação mediada por autoanticorpos e imunocomplexos circulantes em vários órgãos. O tórax é afetado comumente e pode ser a primeira região acometida pela doença. Embora um terço dos pacientes possam ter lesões nos pulmões, coração, diafragma e músculos intercostais, em muitos casos a doença torácica limita-se à pleura e ao pericárdio, onde a serosite fibrinosa causa derrames pleurais e pericárdicos exsudativos dolorosos. Ao exame radiográfico, os derrames pleurais são pequenos ou moderados, podem ser unilaterais ou bilaterais e, em geral, regridem com tratamento com corticosteroide. A fibrose pleural resulta em espessamento difuso da pleura e é detectável na maioria dos pacientes com doença de longa duração.

A pneumonite lúpica aguda ou doença intersticial crônica pode ser um indício de acometimento pulmonar. Ela se caracteriza por início súbito de febre, dispneia e hipoxemia, algumas vezes com necessidade de ventilação mecânica. Esses pacientes têm manifestações histopatológicas indistinguíveis das que se desenvolvem nos casos de síndrome da angústia respiratória aguda (SARA), na qual a lesão alveolar difusa (LAD) causa edema intra-alveolar exsudativo com formação de membrana hialina. Nas radiografias podem ser demonstradas opacidades alveolares bilaterais que coalescem rapidamente, mas a anormalidade típica à TC com cortes finos é a opacidade em vidro fosco (Figura 15.16). É difícil diferenciar essas anormalidades das que ocorrem com hemorragia alveolar difusa associada a vasculite pulmonar, pneumonia grave

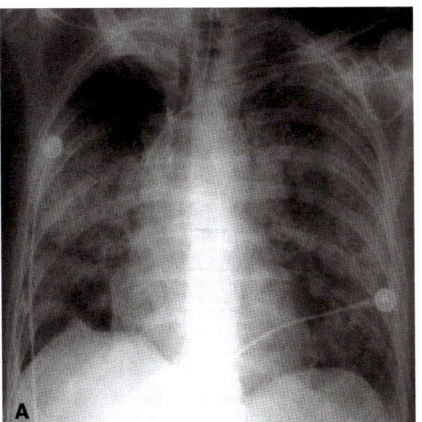
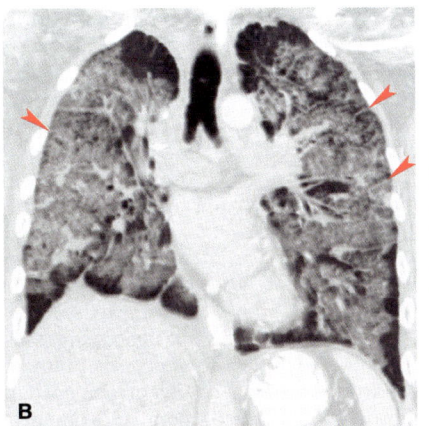
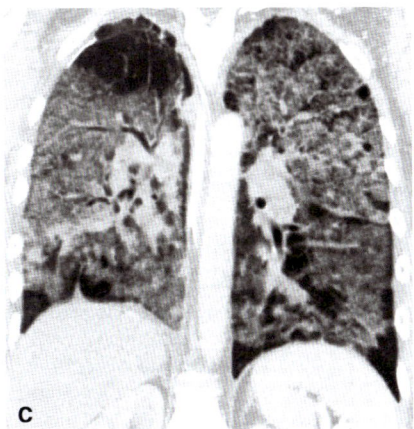

Figura 15.16 Pneumonite lúpica aguda. A radiografia de tórax posteroanterior (PA) (**A**) de mulher de 45 anos com lúpus e insuficiência respiratória aguda demonstrou opacidades alveolares bilateralmente. A imagem coronal da tomografia computadorizada (TC) nos níveis médio (**B**) e posterior (**C**) do tórax mostrou opacidades em vidro fosco bilaterais, com focos de consolidação e espessamento coexistente dos septos interlobulares (*pontas de seta*); essas anormalidades eram compatíveis com lesão alveolar difusa.

secundária ao tratamento imunossupressor ou edema pulmonar associado a insuficiência renal. O diagnóstico de pneumonite lúpica aguda é firmado depois de excluir pneumonia e edema pulmonar e pela constatação de melhora depois de iniciar tratamento imunossupressor.

Anormalidades radiográficas compatíveis com PIU são muito raras nos pacientes com LES, mas estudos histopatológicos detectaram fibrose em um terço dos casos. Quando são detectadas radiograficamente, o padrão compõe-se por opacidades reticulares basais indistinguíveis das que se formam nos pacientes com doença pulmonar reumatoide ou esclerodermia. Desse modo, uma fibrose intersticial grave em um paciente com manifestações clínicas de LES deve levantar suspeitas de uma síndrome sobreposta (doença mista do tecido conjuntivo – ver seção "Síndromes sobrepostas e doença mista do tecido conjuntivo"). Como também ocorre nos casos de doença pulmonar reumatoide e esclerodermia, a TC com cortes finos é a técnica mais sensível para demonstrar a doença intersticial em estágio inicial.

Outras anormalidades radiográficas associadas ao LES são elevação dos hemidiafragmas com volumes pulmonares reduzidos, com áreas de atelectasia linear basais. Cerca de 20% dos pacientes têm elevação do diafragma, causada pela fraqueza da musculatura diafragmática em consequência de miopatia primária não relacionada com tratamento com corticosteroide. Raramente as artérias pulmonares centrais estão dilatadas em consequência da hipertensão arterial pulmonar secundária à vasculite pulmonar. A embolia pulmonar com ou sem infarto pode formar opacidades periféricas no parênquima pulmonar e é atribuída à trombose venosa profunda, associada à presença de síndrome do anticorpo antifosfolipídio. A PO também é descrita nos pacientes com LES, mas não pode ser diferenciada clínica e radiograficamente da pneumonite lúpica, porque as duas complicações causam opacidades parenquimatosas que melhoram com tratamento com corticosteroide. Erosões das bordas costais superiores podem estar presentes, mas são indistinguíveis das que ocorrem na artrite reumatoide ou esclerodermia.

Esclerodermia (esclerose sistêmica progressiva).

Essa doença, cuja etiologia e patogenia são desconhecidas, causa inflamação e fibrose da pele, esôfago, sistema musculoesquelético, coração, pulmões e rins, geralmente acometendo mulheres jovens ou de meia-idade. Os pulmões são afetados patologicamente em cerca de 90% dos pacientes, embora apenas 25% tenham sintomas respiratórios ou evidência radiográfica. As provas de função pulmonar são um exame mais sensível que radiografias convencionais para diagnosticar doença pulmonar e, tipicamente, demonstram redução dos volumes pulmonares, preservação dos índices ventilatórios e diminuição da capacidade de difusão, associadas à fibrose pulmonar intersticial. O exame histopatológico demonstra anormalidades parenquimatosas compatíveis de fibrose intersticial, associado a um padrão de PINE. Radiograficamente, o acometimento pulmonar grave é evidenciado por um padrão reticular ou reticulonodular grosseiro nas regiões subpleurais dos lobos inferiores. Nas imagens de TC com cortes finos, mais sensíveis que radiografias de tórax para detectar e avaliar doença intersticial, as anormalidades mais comuns são opacidades com padrão de vidro fosco, reticulação e, por fim, bronquiectasia de tração com distribuição subpleural nos lobos inferiores (Figura 15.17). À medida que a fibrose pulmonar avança, há redução progressiva dos volumes pulmonares. A formação de cistos subpleurais volumosos (1 a 5 cm) nos lobos inferiores pode causar pneumotórax espontâneo.

Cerca de 50% dos pacientes com esclerodermia podem ter hipertensão arterial pulmonar com dilatação das artérias centrais e do ventrículo direito sem a ocorrência de fibrose intersticial. Nesses casos, o desenvolvimento de hipertensão arterial pulmonar é atribuível ao espessamento e obstrução das artérias musculares de pequeno calibre e arteríolas. Derrames pleurais são significativamente menos comuns na esclerodermia que na doença reumatoide ou no LES, o que pode ajudar a diferenciar

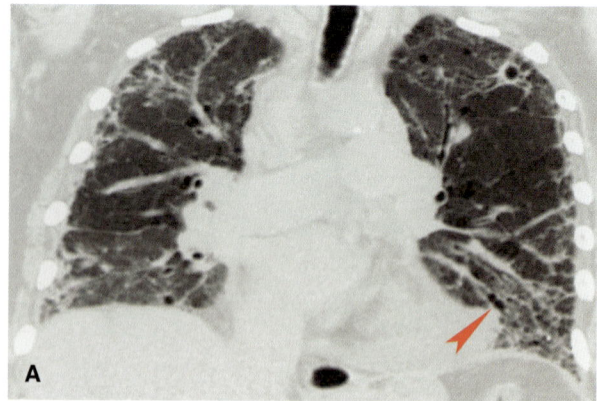
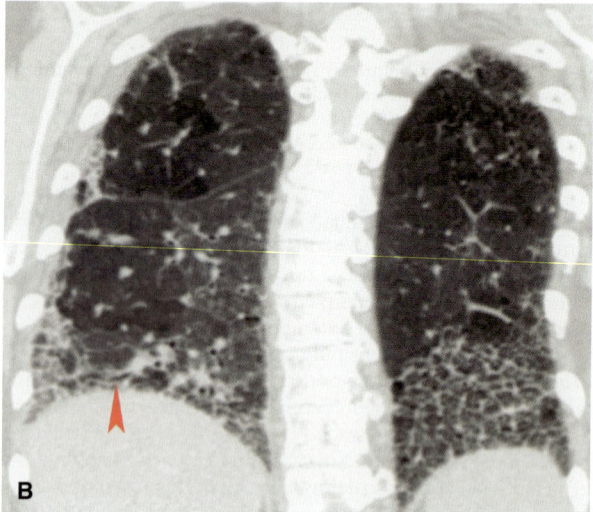

Figura 15.17 Esclerodermia com pneumonia intersticial não específica (PINE) fibrótica. A reformatação das imagens de tomografia computadorizada (TC) no plano coronal nos níveis médio (**A**) e posterior (**B**) do tórax de um paciente com PINE (confirmada por biopsia) como complicação da esclerodermia mostrou opacidades reticulares e padrão de vidro fosco, com predomínio periférico bilateral nos lobos inferiores e bronquiectasia de tração (*pontas de seta*) e formação mínima de cistos de faveolamento.

essas doenças. Na maioria dos casos, o espessamento pleural é atribuível à extensão da fibrose intersticial pulmonar até a camada intersticial da pleura, em vez da pleurite propriamente dita.

Muitas outras anormalidades podem ser detectadas nas radiografias de tórax dos pacientes com esclerodermia, como calcificações com padrão de casca de ovo nos linfonodos mediastinais, embora sejam mais comuns nos pacientes com silicose e sarcoidose. As radiografias de tórax na posição ereta podem demonstrar esôfago dilatado e cheio de ar, em consequência do distúrbio da motilidade esofágica secundária à atrofia e à fibrose da musculatura lisa. O nível hidroaéreo dentro do esôfago dilatado sugere formação de estenose secundária no terço esofágico distal, como resultado da esofagite de refluxo crônica. Obstruções anatômicas ou funcionais do esôfago podem causar aspiração, seguida de pneumonia dos lobos inferiores. Como os pacientes com esclerodermia têm risco mais alto de desenvolver câncer de pulmão, o crescimento de uma massa ou opacidade alveolar persistente deve sugerir essa possibilidade. Pacientes com síndrome CREST (calcificação subcutânea, fenômeno de Raynaud, distúrbio da motilidade esofágica, esclerodactilia e telangiectasia) – uma variante da esclerodermia – podem ter calcificações radiograficamente demonstráveis nos tecidos subcutâneos da parede torácica. Entalhes ou erosões das bordas superiores das costelas também podem estar presentes.

Dermatomiosite e polimiosite. Essas doenças caracterizam-se por inflamação e destruição autoimunes dos músculos esqueléticos, que causam dor e fraqueza da musculatura esquelética (polimiosite) e, em alguns casos, erupções cutâneas associadas (dermatomiosite). A fraqueza dos músculos respiratórios e faríngeos é uma manifestação torácica dessas doenças. Entre 5 e 10% dos pacientes têm pneumonia intersticial, que não pode ser diferenciada da que ocorre em doença pulmonar reumatoide, LES, esclerodermia ou FPI. Nos pacientes com doença aguda, o padrão intersticial reticular fino evolui para um processo reticular grosseiro ou reticulonodular crônico, com distribuição predominante nas bases pulmonares. A maioria dos pacientes com polimiosite e doença pulmonar intersticial tem manifestações clínicas de artrite reumatoide ou esclerodermia e tendem a responder favoravelmente aos corticosteroides. Assim como ocorre com a esclerodermia, as alterações parenquimatosas iniciais podem ser indetectáveis nas radiografias de tórax, mas evidenciadas nas imagens de TC com cortes finos dos lobos inferiores. Consolidação e opacidades com padrão de vidro fosco indicam PO e LAD, respectivamente (Figura 15.18). Outras anormalidades das radiografias de tórax dos pacientes com polimiosite refletem o acometimento dos músculos esqueléticos. Volumes pulmonares reduzidos, com elevação do diafragma e atelectasias lineares basais, são secundários ao acometimento do diafragma e músculos intercostais. Fraqueza dos músculos da faringe e terço superior do esôfago predispõe à pneumonia por aspiração. As radiografias de tórax devem ser examinadas cuidadosamente em busca de massas pulmonares, porque o carcinoma broncogênico é responsável por uma porcentagem significativa das neoplasias malignas diagnosticadas com frequência acima do normal em pacientes com dermatomiosite ou polimiosite.

Síndrome de Sjögren. Essa doença autoimune geralmente afeta mulheres de meia idade e caracteriza-se por uma síndrome *seca* (ressecamento dos olhos [ceratoconjuntivite seca], da boca [xerostomia] e do nariz [xerorrinia]), resultante da infiltração linfocitária das glândulas lacrimais, salivares e mucosas nasais, respectivamente. A maioria das pacientes com síndrome *seca* têm outras manifestações de doenças do colágeno vascular, como artrite reumatoide, esclerodermia ou LES.

Cerca de um terço das pacientes com síndrome de Sjögren (com ou sem doenças do colágeno vascular) têm lesões pulmonares. A fibrose intersticial é a manifestação torácica mais comum e é indistinguível da que está associada às outras doenças do colágeno vascular. A destruição das glândulas da mucosa traqueobrônquica causa espessamento do escarro com formação de tampões mucosos e bronquite, bronquiectasia, atelectasia e pneumonia recidivantes. A TC de tórax com cortes finos demonstra opacidades intersticiais e acometimento das vias respiratórias de pequeno calibre com bronquiolectasia e aspecto de "árvore em brotamento". Pleurite e derrame pleural são menos frequentes.

Pacientes com síndrome de Sjögren estão mais sujeitos a desenvolver pneumonite intersticial linfocítica (PIL) e linfoma não Hodgkin pulmonar. O aspecto radiográfico da PIL é de opacidades reticulares grosseiras ou reticulonodulares nos lobos inferiores, indistinguíveis das que ocorrem na fibrose intersticial. A TC com cortes finos demonstra opacidade em vidro fosco, com cistos de paredes finas dispersos. Nesses pacientes, a progressão para linfoma deve ser considerada quando se desenvolvem opacidades nodulares ou alveolares no pulmão, com aumento concomitante dos linfonodos mediastinais.

Espondilite anquilosante. Cerca de 1 a 2% dos pacientes com espondilite anquilosante apresentam doença pulmonar caracterizada por fibrose dos lobos superiores dos pulmões. As alterações fibróticas estão associadas frequentemente à formação de bolhas e cavidades, e essas, por sua vez, estão sujeitas à formação de micetomas causados por *Aspergillus*. O diagnóstico deve ser considerado quando um homem jovem ou de meia-idade com anormalidades vertebrais típicas (cifose e anquilose da coluna vertebral) apresenta volumes pulmonares anormalmente aumentados e doença fibrobolhosa dos lobos superiores – nesse último caso, semelhante à tuberculose fibrocavitária pós-primária.

Síndromes sobrepostas e doença mista do tecido conjuntivo. Alguns pacientes com doença do colágeno vascular têm manifestações típicas de mais de uma das síndromes clássicas descritas anteriormente. Esses casos são classificados como *síndrome sobreposta*, também conhecida como *doença mista do tecido conjuntivo*, e apresentam manifestações torácicas típicas de outras doenças. Pacientes com quadro clínico de uma síndrome sobreposta característica têm manifestações clínicas de LES, esclerodermia, polimiosite e anticorpos séricos dirigidos contra antígeno nuclear. Entre as manifestações torácicas estão a PIU, a hipertensão arterial pulmonar causada por arteriopatia pulmonar plexogênica e o derrame pleural com espessamento secundário à pleurite fibrinosa, semelhante ao que ocorre nos pacientes com LES.

Pneumonia intersticial com manifestações autoimunes (PIMAI). Fibrose intersticial é uma complicação relativamente comum nos pacientes com doença autoimune confirmada, incluindo artrite reumatoide, esclerodermia, doença mista do tecido conjuntivo e LES. Entretanto, há um grupo de pacientes no qual a pneumonia intersticial é a primeira e talvez a única manifestação clínica da doença autoimune, mas que não atende aos critérios diagnósticos de uma doença autoimune específica, pois tem evidências clínicas e laboratoriais sugestivas, mas não conclusivas de uma doença autoimune coexistente. No passado, esse grupo era descrito por diversos termos, como doença pulmonar intersticial associada à doença do tecido conjuntivo indiferenciada, doença do tecido conjuntivo com predomínio pulmonar e doença pulmonar intersticial com manifestações autoimunes.

Pneumonias intersticiais idiopáticas

As pneumonias intersticiais idiopáticas (PII) caracterizam-se por um processo inflamatório que causa fibrose pulmonar. Em 2013, um grupo de trabalho da American Thoracic Society (ATS) e da European Respiratory Society (ERS) atualizou a classificação das pneumonias intersticiais idiopáticas, que foram reagrupadas em cinco categorias (Tabela 15.6): PII fibrosante crônica, PII associada ao tabagismo, PII aguda ou subaguda, PII rara e PII não classificável. Essas doenças são caracterizadas com mais precisão com base em seu quadro histopatológico. Infelizmente,

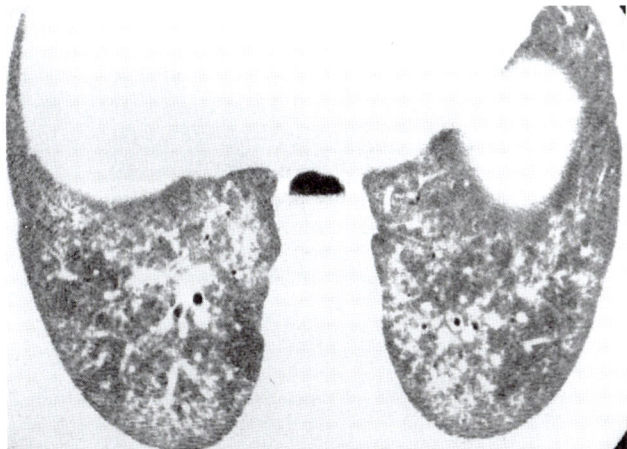

Figura 15.18 Polimiosite. A imagem de tomografia computadorizada (TC) com cortes finos das bases pulmonares de um paciente com polimiosite mostrou reticulação e nódulos centrolobulares mal definidos, que provavelmente eram causados por pneumonia intersticial e pneumonia em organização, respectivamente.

TABELA 15.6 Classificação das pneumonias intersticiais idiopáticas de acordo com ATS/ERS.

PII fibrótica crônica	Fibrose pulmonar idiopática Pneumonia intersticial não específica
PII associada ao tabagismo	Doença pulmonar intersticial associada à bronquiolite respiratória Pneumonia intersticial descamativa
PII aguda ou subaguda	Pneumonia em organização criptogênica Pneumonia intersticial aguda Exacerbação aguda da PII
PII rara	Pneumonia intersticial linfocítica Fibroelastose pleuroparenquimatosa idiopática
PII não classificável	

ATS, American Thoracic Society; ERS, European Respiratory Society; PII, pneumonia intersticial idiopática.

existe confusão quando os termos clínicos são usados como sinônimos dos termos histopatológicos citados antes para descrever essas doenças. Quando possível (quando a histopatologia é conhecida), é mais correto usar o termo histopatológico para descrever determinada doença, reservando-se os termos clínicos (*FPI* ou *pulmão reumatoide*) para doenças intersticiais associadas a doenças clínicas específicas, sem diagnóstico histopatológico.

Pneumonias intersticiais fibrosantes crônicas idiopáticas

PIU. É a mais frequente das PII e é o padrão associado à FPI. Provavelmente resulta de lesão repetitiva dos pulmões. A reação pulmonar inicial é a inflamação, seguida de reparação e finalmente de fibrose. As anormalidades anatomopatológicas associadas à PIU formam um espectro caracterizado, no estágio inicial da doença, por proliferação acentuada dos macrófagos alveolares, associada a espessamento homogêneo e brando do interstício por infiltração de células mononucleares. Nos estágios mais avançados da doença, o quadro histopatológico caracteriza-se por espessamento do interstício alveolar por células inflamatórias mononucleares e tecido fibrótico. Um aspecto histológico diferenciador da PIU é a demonstração simultânea dos diversos estágios da doença em diferentes partes do pulmão (heterogeneidade temporal).

Nos casos típicos, pacientes com PIU estão entre a quinta e a sétima década de vida, e há predomínio discreto no sexo masculino. Os sinais e sintomas iniciais são dispneia progressiva ou tosse seca. As provas de função respiratória mostram doença restritiva e redução da capacidade de difusão pulmonar de dióxido de carbono (CDCO). A maioria dos casos de PIU é idiopática, mas até 30% dos pacientes também têm doença do colágeno vascular ou outro distúrbio autoimune. Na maioria dos casos, a doença coexistente é artrite reumatoide, mas também há possibilidade de LES, esclerodermia ou dermatomiosite e polimiosite. A Tabela 15.7 descreve os critérios recomendados pela Fleischner Society para diagnosticar PIU com base na TC.

As manifestações radiográficas da PIU correspondem às anormalidades histopatológicas. As alterações radiográficas iniciais são opacidades reticulares finas a médias nas bases (Figura 15.19 A) e, à medida que a doença avança, observa-se um padrão reticular grosseiro ou reticulonodular, que quase sempre resulta na formação de cistos com padrão de faveolamento (3 a 10 mm de diâmetro) e redução progressiva do volume pulmonar (ver Figuras 15.8 e 15.12). Os pacientes com fibrose pulmonar extensa podem ter outros indícios de hipertensão arterial pulmonar associada, como possibilidade de bolhas localizadas nos lobos superiores e predisposição à ocorrência de pneumotórax espontâneo. O aumento dos linfonodos hilares e derrames pleurais também foram descritos, mas são raros e devem sugerir outro diagnóstico.

Nos casos de PIU, as anormalidades demonstradas à TC com cortes finos diferem de acordo com o estágio da doença e variam de uma região pulmonar para outra. À medida que a fibrose avança, as anormalidades possíveis são espessamento septal ou subpleural irregulares (em contraste com o espessamento septal liso associado a edema ou linfangite carcinomatosa), linhas intralobulares, interfaces pulmonares irregulares, faveolamento e bronquiectasia de tração (Figuras 15.12 e 15.19 B). Essas anormalidades são mais graves nas áreas basais e periféricas dos pulmões, mas podem ser um indício útil ao diagnóstico diferencial. Em muitos casos, também há aumento discreto dos linfonodos mediastinais.

TABELA 15.7 Critérios diagnósticos baseados na tomografia computadorizada (TC) para pneumonia intersticial usual/fibrose pulmonar idiopática.

	■ PADRÃO TÍPICO DE PIU À TC	■ PADRÃO PROVÁVEL DE PIU À TC	■ PADRÃO INDETERMINADO DE PIU À TC	■ ANORMALIDADES À TC MAIS COMPATÍVEIS COM OUTROS DIAGNÓSTICOS, DIFERENTES DE PIU
Distribuição	Predomínio nas bases (algumas vezes difusa) e subpleural; em geral, há distribuição heterogênea	Predomínio basal e subpleural; em geral, há distribuição heterogênea	Variável ou difuso	Predomínio da fibrose nas áreas pulmonares médias ou superiores; predomínio peribroncovascular, com preservação subpleural
Aspectos radiológicos	Faveolamento; padrão reticular com bronquiectasia de tração ou bronquiolectasia periférica; não há alterações sugestivas de outro diagnóstico	Padrão reticular com bronquiectasia ou bronquiolectasia periférica; não há faveolamento; não há alterações sugestivas de outro diagnóstico	Evidência de fibrose, com algumas anormalidades duvidosas, sugestivas de outro padrão de pneumonia intersticial	Possibilidade de: consolidação como padrão predominante; apenas opacidades em vidro fosco extensas (sem exacerbação aguda); atenuação em mosaico, com aprisionamento aéreo extenso e nitidamente demarcado à expiração; nódulos ou cistos difusos

PIU, pneumonia intersticial usual. (De Lynch DA, Sverzellati N, Travis WD *et al.* Diagnostic criteria for idiopathic pulmonar fibrosis: a Fleischner Society White Paper. *Lancet Respir Med.* 2018; 6(2):138-153.)

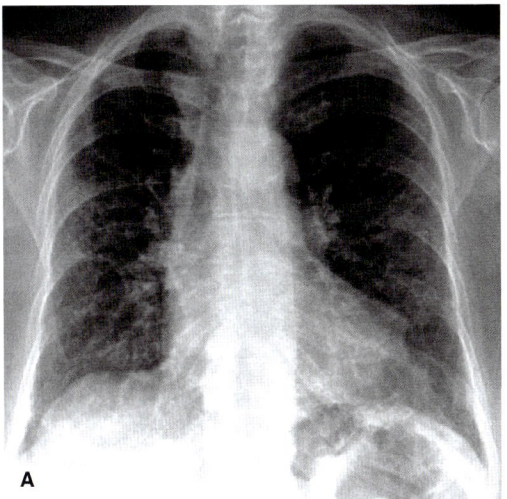
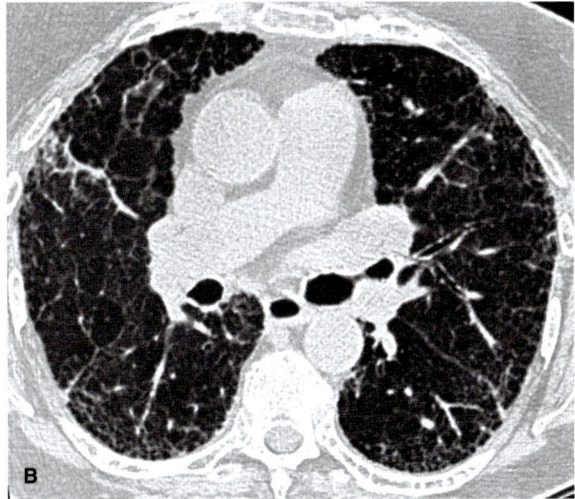

Figura 15.19 Pneumonia intersticial usual (PIU). **A.** A radiografia posteroanterior (PA) de um paciente com PIU demonstrou opacidades reticulares grosseiras bilaterais. **B.** A imagem de tomografia computadorizada (TC) com cortes finos no nível médio dos pulmões mostrou reticulação periférica.

Na maioria dos pacientes com FPI, a doença avança inexoravelmente, e a sobrevida média global é menor que 5 anos. No passado, não havia tratamento eficaz para FPI, mas hoje existem fármacos aprovados pela Food and Drug Administration (FDA), inclusive nintedanibe e pirfenidona. Nenhum deles assegura a cura, mas ambos parecem retardar a progressão da doença, inibindo a formação de retrações fibróticas. A incidência de câncer de pulmão é mais alta nos pacientes com FPI, e o subtipo histológico mais comum é adenocarcinoma. Por essa razão, não é provável uma recomendação para monitorar esses pacientes pela técnica tradicional de TCAR (cortes finos a cada centímetro), porque a maior parte do pulmão não é estudada e os cânceres podem não ser detectados em estágio tratável.

PINE. É um termo recém-introduzido para descrever pneumonias intersticiais que não podem ser classificadas como PIU, PIA, PO, DPI-BR ou PID. Muitos casos de PINE estão associados às doenças do colágeno vascular ou reações a alguns fármacos. As anormalidades histopatológicas são temporalmente homogêneas, em comparação com a PIU, que em geral é heterogênea. Os patologistas normalmente subdividem os casos de PINE em formas celular e fibrótica, com base em alterações com correspondentes evidentes à TC com cortes finos. Os pacientes com PINE celular apresentam áreas de opacidade em vidro fosco e consolidação na TC, com distribuição nas zonas periféricas e inferiores (Figura 15.20). Já na forma fibrótica, a dilatação brônquica e as opacidades lineares são mais típicas (ver Figura 15.17), porém, em contraste com a PIU,

raramente há faveolamento. Embora a PINE celular geralmente melhore com corticosteroides, a forma fibrótica tem prognóstico desfavorável, comparável ao da PIU.

Pneumonias intersticiais idiopáticas associadas ao tabagismo

DPI-BR. É uma doença encontrada apenas nos fumantes de cigarros, em geral jovens compulsivos, e caracteriza-se por inflamação dentro e ao redor dos bronquíolos respiratórios, que provoca tosse e dispneia brandas nos casos típicos. A histopatologia da DPI-BR sobrepõe-se à da PID, e alguns autores sugeriram que a primeira doença seja um estágio inicial da segunda. As provas de função respiratória demonstram padrão restritivo ou restritivo-obstrutivo misto. Os sintomas melhoram com a cessação do tabagismo ou tratamento com corticosteroide, e não há progressão para fibrose terminal.

As radiografias de tórax são normais em até 21% dos casos de DPI-BR, mas frequentemente há opacidades lineares e nodulares difusas e atelectasias basais. Nas imagens de TC com cortes finos, as anormalidades mais frequentes são opacidades em vidro fosco dispersas e diminutos nódulos centrolobulares, comumente com predomínio nos lobos superiores (Figura 15.21). Opacidades lineares são raras, mas não há padrão de faveolamento. O enfisema é uma anormalidade coexistente comum.

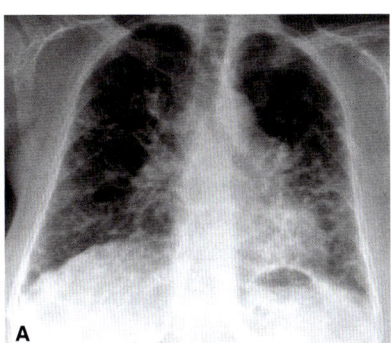
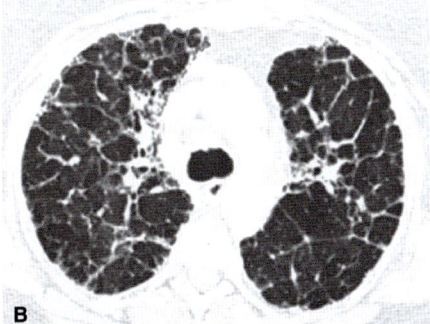
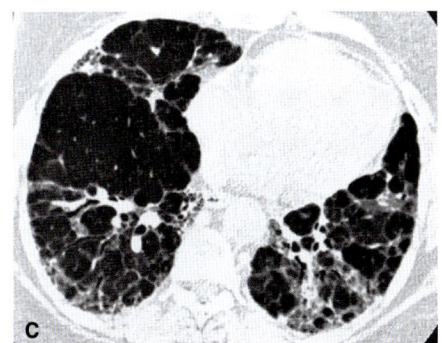

Figura 15.20 Pneumonia intersticial não específica (PINE). **A.** A radiografia de tórax posteroanterior (PA) demonstrou tramas intersticiais grosseiras dispersas pela totalidade de ambos os pulmões. **B.** A imagem da tomografia computadorizada (TC), no nível da carina, mostrou espessamento dos septos interlobulares, com bronquiectasia de tração na porção medial do lobo superior. **C.** A TC nas bases dos pulmões evidenciaram bronquiectasia de tração, mínimo faveolamento e opacidades em vidro fosco. A biopsia pulmonar aberta confirmou PINE.

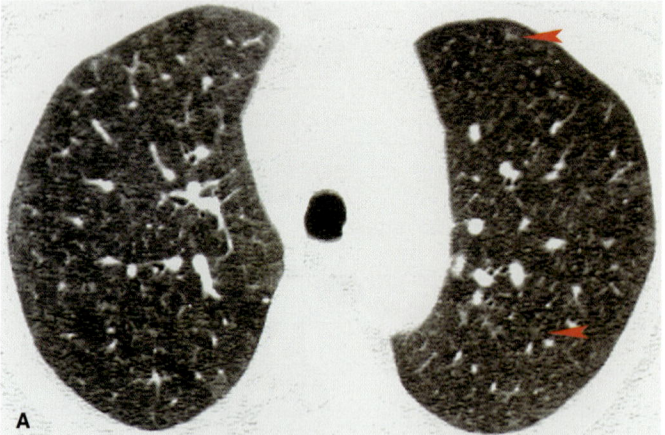
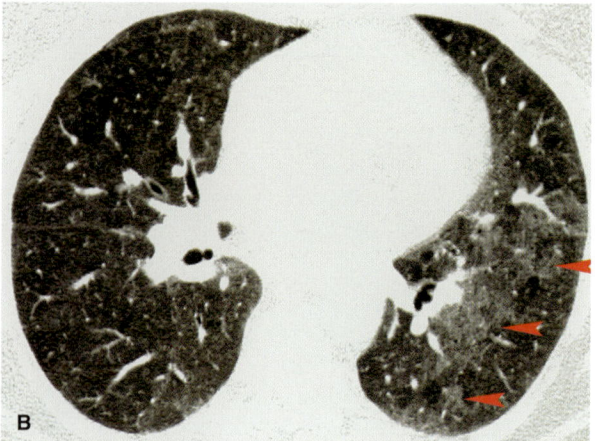

Figura 15.21 Doença pulmonar intersticial associada à bronquiolite respiratória (DPI-BR). Essas imagens de tomografia computadorizada (TC) com cortes finos nos níveis dos lobos superiores (**A**) e inferiores (**B**) de um paciente com DPI-BR comprovada por biopsia demonstraram áreas de opacidades centrolobulares em vidro fosco (*pontas de seta*) e áreas irregulares e dispersas também com padrão de vidro fosco.

PID. Essa doença caracteriza-se por acúmulo de macrófagos dentro dos espaços alveolares. Dos pacientes com DIP, 90% são fumantes de cigarros.

As anormalidades radiográficas típicas de DIP são opacidades reticulares basais, com volumes pulmonares normais ou ligeiramente reduzidos. Opacidades com padrão de vidro fosco são detectadas em apenas 33% dos pacientes, enquanto cistos de faveolamento são ainda mais raros. Até 22% dos pacientes têm radiografias de tórax normais. As imagens de TC com cortes finos mostram opacidades em vidro fosco, mais comuns nas áreas periféricas das bases pulmonares (Figura 15.22). Opacidades lineares irregulares, faveolamentos e bronquiectasia de tração também podem ser detectados, mas são muito menos frequentes que na PIU. Em geral, as opacidades em vidro fosco melhoram ou desaparecem por completo com tratamento com corticosteroide.

Pneumonias intersticiais idiopáticas agudas ou subagudas

PO/POC. O termo PO descreve uma doença evidenciada por deposição generalizada de tecido de granulação (fibroblastos, colágeno e capilares) dentro dos espaços aéreos peribronquiolares e bronquíolos. A maioria dos casos é idiopática, descrita apropriadamente como POC. Várias condições foram associadas à PC, como infecções virais (influenza, adenovírus e vírus do sarampo), inalação de vapores tóxicos (dióxido de enxofre e cloro), doenças do colágeno vascular (artrite reumatoide e LES), transplante de órgãos (medula óssea, pulmão e coração-pulmão), reações a alguns fármacos e broncoaspiração crônica, e, nesses casos, geralmente são referidas como *PO*.

Pacientes com PO frequentemente têm doença subaguda e referem história de alguns meses de tosse seca e dispneia, com estertores crepitantes ou sibilos detectados pelo exame físico. Em geral, as provas de função respiratória mostram doença com padrão restritivo, redução dos volumes pulmonares e índices de fluxo normais ou aumentados. A CDCO está significativamente reduzida. No exame histopatológico, evidencia-se um acúmulo de exsudato de células mononucleares nos bronquíolos e alvéolos circundantes, que se organizam e formam tecidos de granulação intrabronquiolar e intra-alveolar. Dois aspectos característicos dessa doença são a uniformidade das anormalidades histológicas e a ausência de distorção da arquitetura e de fibrose pulmonar, que ajudam a diferenciar entre PO e PIU, uma vez que as duas possuem manifestações clínicas, funcionais e radiográficas semelhantes.

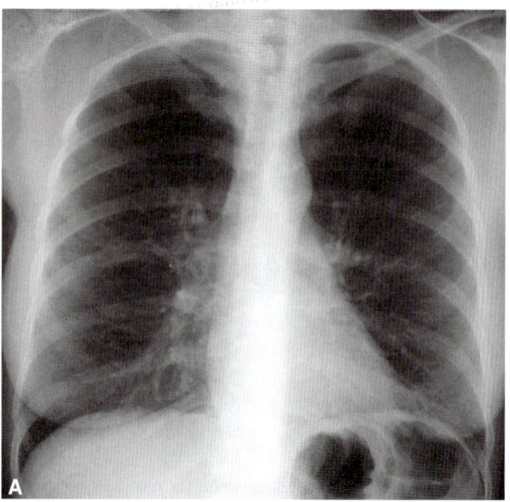
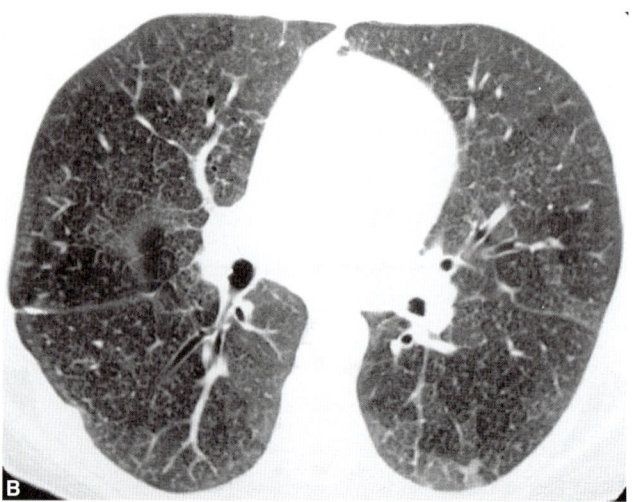

Figura 15.22 Pneumonia intersticial descamativa (PID). A radiografia de tórax (**A**) e uma imagem de tomografia computadorizada (TC) com cortes finos (**B**) demonstraram opacidades reticulares finas e padrão de vidro fosco nessa fumante com PID.

As radiografias dos pacientes com PO demonstram opacidades alveolares ou com padrão de vidro fosco esparsas bilateralmente (ver Figura 15.13 A) e opacidades nodulares dispersas em alguns casos. Na TC com cortes finos, as anormalidades mais frequentes são consolidações ou opacidades em vidro fosco esparsas, com distribuição subpleural ou peribrônquica (ver Figura 15.13 B). Mais recentemente, alguns autores descreveram nas imagens de TC com cortes finos de pacientes com PO um quadro evidenciado por opacidades em de vidro fosco circundadas por um halo de consolidação mais densa, em forma de crescente – o chamado sinal do "halo invertido" – que, embora não seja específico, deve sugerir esse diagnóstico (Figura 15.23). Diminutos nódulos peribrônquicos mal definidos são vistos de maneira menos comuns. A bronquiectasia e o espessamento da parede brônquica são demonstrados comumente nas áreas pulmonares afetadas.

O diagnóstico de PO é estabelecido com base nas anormalidades típicas detectadas à TC ou nas alterações histopatológicas da biopsia pulmonar aberta.

Pneumonia intersticial aguda (PIA). Também conhecida como síndrome de Hamman-Rich, a PIA é uma forma aguda e agressiva de pneumonia intersticial e fibrose idiopática. Nos casos típicos, pacientes com PIA referem história de curta duração com tosse, febre e dispneia, que rapidamente progridem para hipoxemia grave e insuficiência respiratória, com necessidade de ventilação mecânica. O quadro patológico da PIA é o mesmo da SARA, o que faz a doença conhecida como *SARA idiopática*.

As alterações histopatológicas são de lesão alveolar difusa, com deposição mínima de colágeno. Uma característica dessa doença é sua difusão e homogeneidade temporal. As radiografias de tórax e a TC com cortes finos demonstram indícios de SARA, com opacidades em vidro fosco difusas e consolidação com broncogramas aéreos (Figura 15.24), contudo, nas imagens de TC, geralmente há um gradiente de densidade crescente entre as áreas pulmonares anteriores e posteriores. Opacidades lineares, faveolamento e bronquiectasia de tração não são frequentes. Assim como outros tipos de SARA, a taxa de mortalidade varia de 60 a 90%. Alguns pacientes desenvolvem fibrose, mas ela tende a estabilizar-se e não avança depois da fase de recuperação.

Exacerbação aguda de uma pneumonia intersticial. A agravação súbita de uma pneumonia intersticial crônica (condição também conhecida como fase acelerada da pneumonia intersticial) causa lesão alveolar aguda, podendo evoluir para insuficiência respiratória aguda, e afeta mais comumente pacientes com FPI. As imagens de TC demonstram opacidades em vidro fosco extensas, que em geral evoluem rapidamente, algumas vezes com consolidação sobreposta à fibrose coexistente (Figura 15.25). A exacerbação aguda deve ser considerada em todos os pacientes com FPI que apresentem insuficiência respiratória aguda e opacidades recém-formadas no parênquima pulmonar, mas é importante primeiramente excluir causas mais comuns de opacificação pulmonar (p. ex., infecções e edema pulmonar hidrostático) antes de estabelecer esse diagnóstico.

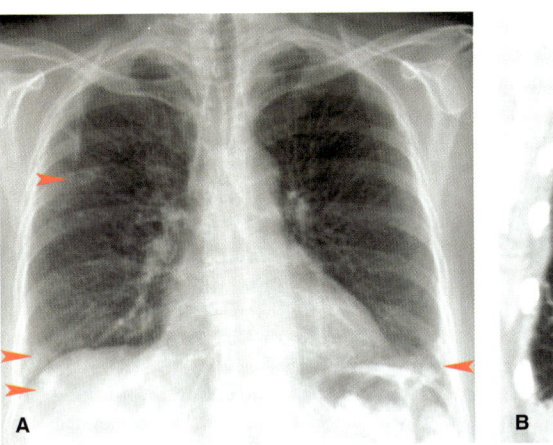
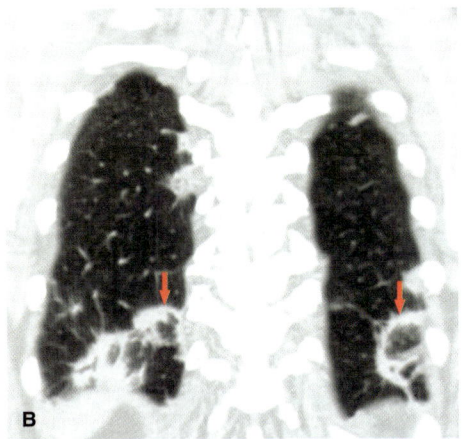

Figura 15.23 **Sinal do "halo invertido" associado à pneumonia em organização criptogênica (POC). A** radiografia de tórax posteroanterior (PA) (**A**) de mulher de 53 anos com tosse seca e "falta de ar" demonstrou densidades mal definidas nas áreas periféricas do pulmão direito e nas bases dos dois pulmões (*pontas de seta*). A imagem de tomografia computadorizada (TC) reformatada no plano coronal (**B**) mostrou lesões bilaterais, com predomínio nas áreas periféricas dos lobos inferiores, que apresentavam consolidação periférica densa, com centro em vidro fosco – sinal do halo invertido (*setas*). O diagnóstico foi confirmado por biopsia pulmonar aberta.

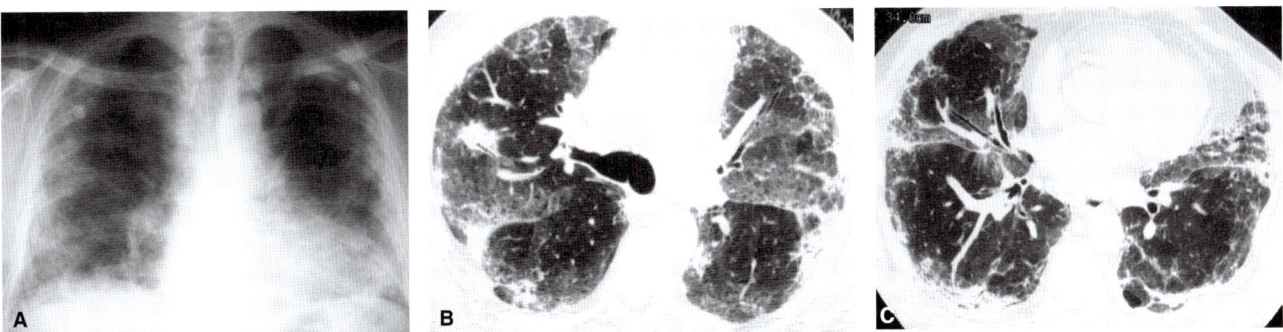

Figura 15.24 **Pneumonia intersticial aguda (síndrome de Hamman-Rich). A** radiografia posteroanterior (PA) (**A**) de um paciente com pneumonia intersticial aguda comprovada por biopsia demonstrou opacidades alveolares nas áreas periféricas. As imagens de tomografia computadorizada (TC) nos níveis do brônquio do lobo superior (**B**) e das áreas pulmonares inferiores (**C**) mostraram opacidades reticulares e em vidro fosco predominantemente periféricas, com opacidades alveolares dispersas.

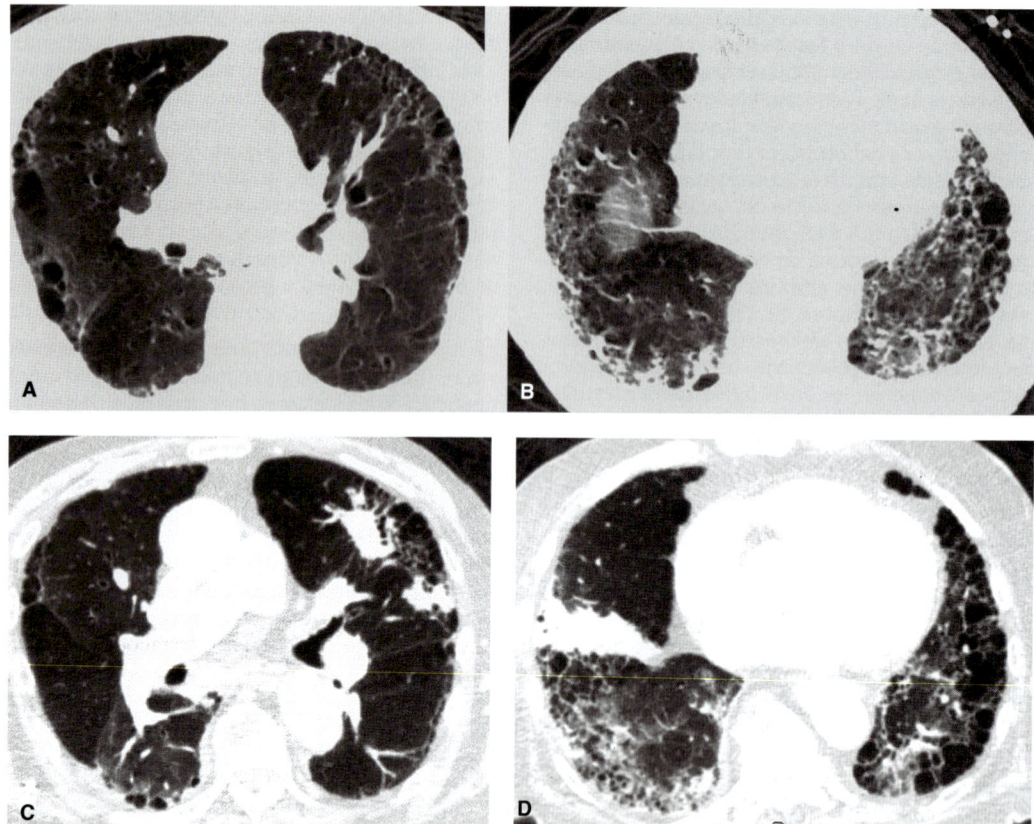

Figura 15.25 **Exacerbação aguda de uma pneumonia intersticial. A e B.** As imagens axiais de tomografia computadorizada (TC) nos níveis médio e base do pulmão obtidas em 2012 demonstraram espessamento intersticial, distorção da arquitetura do parênquima pulmonar e faveolamento em um paciente com FPI e descompensação respiratória rápida. **C e D.** As imagens de TC obtidas em 2015 mostraram agravação da fibrose e áreas recém-formadas de consolidação nos dois pulmões. Esse aspecto era indistinguível de pneumonia, mas não havia indícios clínicos ou broncoscópicos de infecção.

Pneumonias intersticiais idiopáticas raras

PIL. Está descrita no Capítulo 13.

Fibroelastose pleuroparenquimatosa (FEPP). Essa é uma doença rara e potencialmente fatal, que se caracteriza por fibrose, com abundância de tecidos elásticos, afetando a pleura e o parênquima pulmonar adjacente. Embora a maioria dos casos seja idiopática, pacientes que fizeram radioterapia ou quimioterapia e receptores de transplantes de medula óssea e pulmão têm risco especialmente alto. Nos casos típicos, os campos pulmonares superiores são afetados mais gravemente. As imagens de TC (Figura 15.26) demonstram espessamento pleural irregular, redução do volume dos lobos superiores, distorção da arquitetura do parênquima pulmonar e bronquiectasia de tração. Lesões nos campos pulmonares médios e inferiores são relativamente comuns, mas tendem a produzir um quadro mais semelhante à PINE. Em alguns casos, o quadro de FEPP pode assemelhar-se a sarcoidose, fibrose associada à espondilite

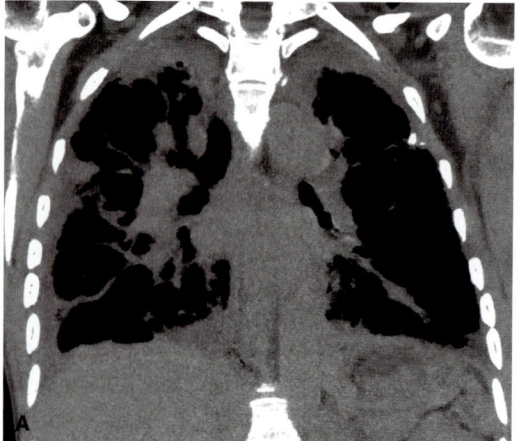
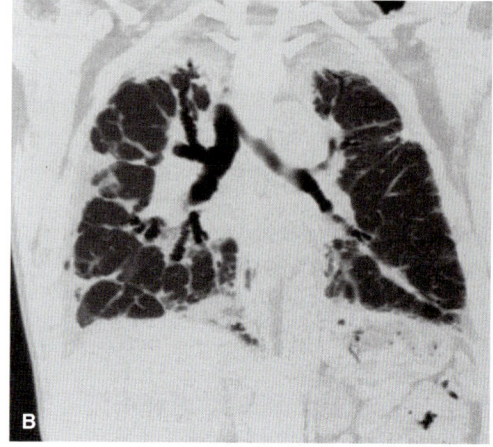

Figura 15.26 **Fibroelastose pleuroparenquimatosa idiopática.** A reformatação das imagens de tomografia computadorizada (TC) no plano coronal nas janelas mediastinal (**A**) e pulmonar (**B**) demonstrou espessamento pleural extenso e consolidações adjacentes, envolvendo as áreas periféricas do pulmão direito e o ápice esquerdo, com bronquiectasia e redução de volume dos lobos superiores.

anquilosante e pneumonite por hipersensibilidade crônica; com exceção ocasional desta última doença, todas as outras geralmente não têm acometimento pleural extenso.

Pneumonia intersticial idiopática não classificável

Em alguns casos de PII, as manifestações clínicas, patológicas e radiológicas não permitem estabelecer um diagnóstico específico. Uma razão comum para isso é a indisponibilidade de exame histopatológico pelo alto risco de uma biopsia pulmonar aberta. No exame de TC desses pacientes, é comum observar um padrão de PII provável ou definitiva. Independentemente se há um diagnóstico definitivo estabelecido, pacientes com fibrose têm prognóstico desfavorável. O tratamento depende da evolução da doença.

Outras doenças pulmonares intersticiais crônicas

Neurofibromatose (NF). Essa síndrome neurocutânea autossômica dominante pode ser subdivida em dois tipos: tipo 1 (ou doença de von Recklinghausen) e tipo 2. As manifestações clássicas da NF1 são manchas cutâneas "café com leite" e neurofibromas dos nervos periféricos subcutâneos e das raízes neurais. Além disso, geralmente há acometimento dos sistemas esquelético, vascular e pulmonar. A neurofibromatose também está associada a várias neoplasias, incluindo meningioma, glioma óptico, neurofibrossarcoma e feocromocitoma.

Pacientes com NF1 têm várias manifestações torácicas. Os neurofibromas cutâneos e subcutâneos podem formar-se ao longo da parede torácica ou projetar-se sobre os pulmões. A coluna vertebral pode ter cifoescoliose, com remodelamento da superfície posterior dos corpos vertebrais, causadas por ectasia da dura-máter. Também há possibilidade de deformidades das costelas e incisuras costais. Nos casos de NF1, massas mediastinais podem ser neurofibromas, meningoceles torácicas laterais e feocromocitomas localizados fora das suprarrenais.

Cerca de 20% dos pacientes com NF1 têm doença do parênquima pulmonar. As anormalidades detectadas são fibrose intersticial difusa, que se localiza predominantemente nas zonas inferiores e é simétrica e bilateral, e formação de bolhas, que se desenvolvem nos campos pulmonares superiores, com acometimento assimétrico dos pulmões. Sintomas pulmonares geralmente são mínimos ou não ocorrem, mas as provas de função respiratória mostram um padrão obstrutivo-restritivo misto. Alguns pacientes progridem para insuficiência respiratória secundária à fibrose pulmonar, com desenvolvimento subsequente de hipertensão arterial pulmonar e *cor pulmonale.*

Esclerose tuberosa (ET). Síndrome neurocutânea autossômica dominante com expressão variável. A tríade clínica clássica da ET é retardo mental, crises epilépticas e adenoma sebáceo, mas a doença também apresenta calcificações intracranianas, hamartomas corticais e periventriculares cerebrais, angiomiolipomas renais, rabdomiomas cardíacos, hamartomas retinianos e lesões ósseas escleróticas.

Lesões pulmonares são raras nos casos de ET (cerca de 1%). Pacientes com ET pulmonar tendem a ser mais idosos, com incidência mais baixa de crises epilépticas e retardo mental. As lesões pulmonares são indistinguíveis clínica, patológica e radiograficamente das que ocorrem na LAM. No exame histopatológico, há proliferação da musculatura lisa dos interstícios peribroncovascular e parenquimatoso do pulmão. Diminutos nódulos adenomatoides, medindo vários milímetros de diâmetro, podem estar dispersos bilateralmente em todos os campos pulmonares.

As radiografias de tórax mostram opacidades reticulares ou reticulonodulares bilaterais. Nos estágios mais avançados da doença, pode-se observar um padrão de opacidades reticulares grosseiras ou cistos pequenos com diâmetro uniforme menor que 1 cm. A TC de tórax com cortes finos é a melhor técnica para detectar os cistos pulmonares de paredes finas e pode ajudar a demonstrar outras anormalidades extrapulmonares, inclusive angiomiolipomas renais e nódulos subependimários. Um aspecto que ajuda a diferenciar a ET de outras doenças pulmonares intersticiais crônicas é o volume pulmonar normal ou aumentado nos pacientes com ET, em razão da obstrução das vias respiratórias de pequeno calibre e aprisionamento aéreo durante a expiração. Em contraste com HCL e sarcoidose, cujas lesões têm distribuição predominante nos campos pulmonares superiores, a ET pulmonar tende a afetar uniformemente todo o pulmão. A pneumotórax é comum e resulta da ruptura de um cisto subpleural. Já os derrames pleurais são raros. Em muitos casos, as lesões pulmonares causam hipertensão arterial pulmonar e *cor pulmonale,* que estão associados a alta mortalidade.

LAM. Essa é uma doença rara diagnosticada exclusivamente em mulheres. A média de idade por ocasião do diagnóstico é de 43 anos, em idade reprodutiva, com queixas de dispneia ou pneumotórax espontâneo. Algumas pacientes podem ter hemoptise, provavelmente relacionada com obstrução das veias pulmonares, em razão da proliferação da musculatura lisa. Embora tenha algumas manifestações em comum com a ET pulmonar, a LAM não é hereditária e não tem outras manifestações desta última condição.

Ao exame de patologia macroscópica, pacientes com LAM avançada mostram substituição da arquitetura pulmonar normal por cistos com diâmetros entre 0,2 e 2,0 cm e separados um do outro por interstício espessado contendo muitos feixes entrelaçados de músculo liso. A proliferação dos músculos lisos também ocorre dentro das paredes das veias pulmonares, bronquíolos e vasos linfáticos. Nesses, a proliferação da musculatura lisa causa obstrução e dilatação, que podem resultar no desenvolvimento de quilotórax, quiloperitônio e quilopericárdio. Do mesmo modo, a proliferação de músculo liso dentro dos linfonodos mediastinais e retroperitoneais pode causar aumento volumétrico dos mesmos. A proliferação da musculatura lisa perilinfática e o aumento dos linfonodos ajudam a diferenciar patologicamente entre LAM e ET pulmonar.

As radiografias de tórax podem ser normais nos estágios iniciais. Eventualmente, surgem opacidades reticulares finas ou reticulonodulares simétricas bilaterais. Nos casos avançados, o padrão radiográfico é de cistos com paredes mais finas que os encontrados nos pacientes com FPI ou NF (ver Figura 15.9). Como também ocorre nos pacientes com ET, os volumes pulmonares geralmente são normais ou estão aumentados. Os derrames pleurais quilosos volumosos recorrentes podem ser unilaterais ou bilaterais. O pneumotórax espontâneo também é uma complicação comum e pode ser bilateral.

As imagens de TC com cortes finos demonstram os cistos de paredes finas difusamente nos dois pulmões (Figura 15.9 e 15.27 B). Nas áreas com acometimento menos grave, o parênquima pulmonar interveniente é normal. Espessamento dos septos interlobulares geralmente é brando ou não ocorre. Embora os cistos de paredes finas sejam encontrados em muitas outras doenças, as anormalidades detectadas nas imagens de TC com cortes finos de um paciente com história típica (mulher com dispneia, pneumotórax espontâneo e derrame pleural quiloso) confirmam o diagnóstico.

O prognóstico de pacientes com LAM sintomática é desfavorável, porque cerca de 70% morrem dentro de 5 anos. Em alguns casos, a administração de antiprogestogênicos (p. ex., tamoxifeno) pode retardar a progressão da doença.

Amiloidose septal alveolar. O termo *amiloidose* engloba um grupo de doenças que se caracteriza por deposição extracelular de proteínas fibrilares insolúveis conhecidas como *amiloide* e é formado por algumas proteínas fisicamente semelhantes, mas bioquimicamente diferentes que, em suas cadeias polipeptídicas,

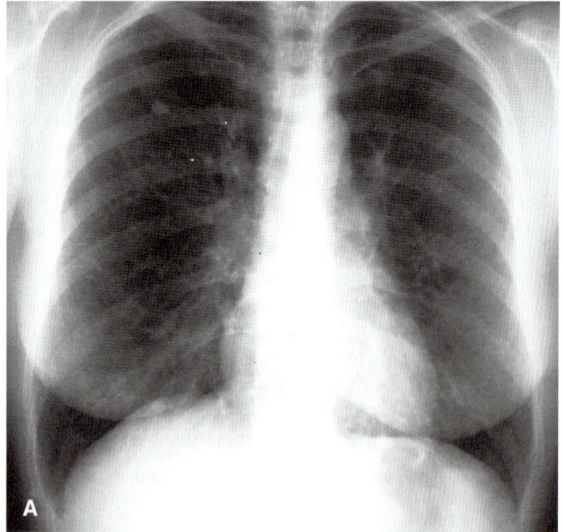

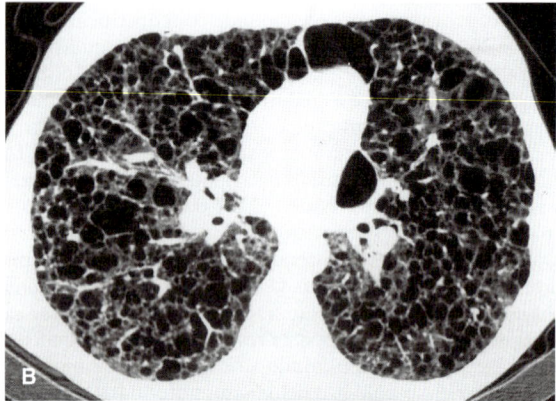

Figura 15.27 Linfangioleiomiomatose (LAM). A. A radiografia posteroanterior (PA) de uma paciente de 36 anos com LAM demonstrou opacidades reticulares grosseiras difusas, com volumes pulmonares normais. **B.** A imagem de tomografia computadorizada (TC) com cortes finos de outra paciente com LAM mostrou substituição quase completa do parênquima pulmonar por cistos de paredes finas.

formam lâminas betapregueadas. Tradicionalmente, a amiloidose é classificada em quatro tipos: (1) primária, na qual não há uma doença crônica associada ou há um distúrbio coexistente dos plasmócitos; (2) secundária, na qual há uma doença crônica subjacente, como tuberculose; (3) familiar, que é muito rara e geralmente limitada aos tecidos neurais; e (4) senil, que acomete alguns órgãos de pacientes com mais de 70 anos. Mais recentemente, pesquisadores elaboraram o seguinte sistema de classificação baseado na proteína específica que compõe o amiloide: amiloide L (AL), geralmente associada às discrasias plasmocitárias e à deposição de cadeias leves de imunoglobulinas; e amiloide A (AA) encontrado nos pacientes com doenças inflamatórias crônicas, inclusive febre familiar do Mediterrâneo e algumas neoplasias malignas (p. ex., mieloma múltiplo, linfoma e leucemia).

Existem três padrões principais de deposição de amiloides nos pulmões e nas vias respiratórias: traqueobrônquica, parenquimatosa nodular e parenquimatosa difusa (septal alveolar). Na maioria dos casos, esses padrões ocorrem separadamente, mas podem coexistir.

Nos pacientes com amiloidose septal alveolar, o amiloide é depositado no interstício parenquimatoso e dentro da camada média dos vasos sanguíneos de pequeno calibre. Dentro dos septos alveolares, esses depósitos estão localizados entre as células endoteliais que revestem os capilares septais e o epitélio alveolar; geralmente, não há células inflamatórias. A amiloidose ocorre com mais frequência em pacientes idosos com sintomas de dispneia progressiva crônica. Também podem ocorrer episódios repetidos de hemoptise, resultantes da dissecção da túnica média das artérias pulmonares afetadas. Radiograficamente, pacientes com doença dos septos alveolares mostram indícios de doença intersticial, com opacidades reticulares finas ou reticulonodulares, que podem tornar-se grosseiras e confluentes com o transcorrer do tempo. As imagens de TC com cortes finos demonstram espessamento dos septos interlobulares, reticulação e micronódulos. Fibrose e aumento dos linfonodos não são comuns. O aspecto radiográfico é semelhante ao da silicose ou sarcoidose.

O diagnóstico é confirmado por biopsia pulmonar, pela identificação de material eosinofílico amorfo espessando os septos alveolares que aparecem na cor de maçã verde, quando corados pelo vermelho do Congo e vistos sob luz polarizada. Não existe tratamento eficaz.

Pneumonia por aspiração crônica. Pacientes que repetidamente fazem broncoaspiração podem desenvolver anormalidades intersticiais crônicas nas radiografias de tórax. Depois de episódios repetidos de aspiração ao longo de meses ou anos, um resquício de opacidades intersticiais reticulares irregulares pode persistir e provavelmente representa retrações fibróticas peribrônquicas. O padrão reticulonodular pode ser causado pela formação de granulomas ao redor das partículas de alimento – anormalidades intersticiais crônicas que podem ser detectadas entre os episódios de pneumonia por aspiração aguda.

Doenças pulmonares inalatórias

Pneumoconioses

O termo *pneumoconiose* é usado para descrever reação não neoplásica dos pulmões às partículas de pó inorgânicas. As pneumoconioses associadas aos pós inorgânicos são causadas pela inalação e retenção de partículas de asbesto, sílica ou carvão nos pulmões. Com o tempo, essas partículas acumuladas desencadeiam dois tipos de reações patológicas, que podem ocorrer isolada ou simultaneamente: fibrose, que pode ser focal/nodular ou difusa/reticular, e agregados de macrófagos repletos de partículas. As síndromes que se desenvolvem depois da inalação de pós orgânicos estão descritas no fim desta seção, mas não estão associadas a retenção e acúmulo de partículas nos pulmões. Em vez disso, pós orgânicos causam reações de hipersensibilidade, conhecidas como pneumonite por hipersensibilidade ou alveolite alérgica extrínseca.

Asbestose. Asbesto é um termo genérico usado para descrever um grupo de silicatos fibrosos resistentes ao calor e vários agentes químicos. Os asbestos são divididos em dois subgrupos principais: serpentinos e anfíbolos. Asbestos serpentinos são ondulados, flexíveis e lisos; crisotila é o único asbesto serpentino comercialmente importante. Asbestos anfíbolos têm fibras retilíneas semelhantes a agulhas; este subgrupo inclui crocidolita e amosita. Os diversos tipos de fibras de asbesto variam quanto ao potencial de causar doença, mas anfíbolos têm potencial fibrogênico e carcinogênico maior que serpentinos. Hoje em dia, mais de 90% dos asbestos usados nos EUA são crisotila.

A inalação de asbestos pode causar doença da pleura, parênquima pulmonar, vias respiratórias e linfonodos. Dentre essas, a doença pleural é a mais comum e geralmente se evidencia por placas da pleura parietal, além de derrame pleural, fibrose localizada da pleura visceral, fibrose pleural difusa e mesotelioma. As manifestações pleurais da exposição aos asbestos estão descritas com mais detalhes no Capítulo 17. As manifestações parenquimatosas associadas à inalação de asbestos são fibrose intersticial (asbestose), atelectasia redonda e carcinoma broncogênico.

A asbestose é definida por fibrose intersticial difusa do parênquima pulmonar, causada pela inalação de fibras de asbesto. O desenvolvimento dessa doença depende da duração e da intensidade da exposição e, em geral, as manifestações clínicas não começam antes de 20 a 40 anos após do início da exposição. Ao exame histopatológico, os tecidos pulmonares apresentam grandes quantidades de "corpúsculos de asbesto", que consistem em uma fibra transparente central de asbesto circundada por uma capa de ferro e proteína. Em geral, os corpúsculos de asbesto são encontrados no tecido fibroso intersticial ou nos espaços aéreos e apenas raramente nas placas pleurais. As quantidades de corpúsculos de asbestos e fibras por grama de tecido pulmonar são praticamente proporcionais ao grau de exposição ocupacional e à gravidade da fibrose intersticial. Ao exame macroscópico dos pulmões afetados, a fibrose é mais marcante nas regiões subpleurais dos lobos inferiores. À microscopia, o aspecto varia de aumento discreto do colágeno intersticial até desorganização completa da arquitetura normal e formação de faixas parenquimatosas fibróticas espessas e faveolamento.

A maioria dos pacientes com doença pleuropulmonar associada ao asbesto é assintomática. Pacientes que já passaram dos estágios iniciais de fibrose intersticial frequentemente referem dispneia e têm padrão restritivo nas provas de função respiratória. Eles também podem desenvolver neoplasias associadas ao asbesto, especialmente carcinoma broncogênico e mesotelioma pleural, razão pela qual devem fazer monitoramento clínico rigoroso.

Existem dois tipos de anormalidades radiográficas na asbestose: opacidades pequenas e grandes. As pequenas podem ser reticulares, nodulares ou uma combinação das duas. As anormalidades das radiografias de tórax são classificadas em três estágios. A alteração mais inicial é reticulação fina, especialmente nos campos pulmonares inferiores, que é manifestação de pneumonite intersticial inicial com fibrose. Com o tempo, as opacidades irregulares pequenas tornam-se proeminentes e produzem um padrão reticular grosseiro. Nos estágios mais tardios, as opacidades reticulares podem chegar aos campos pulmonares médios e superiores, com obscurecimento progressivo das bordas cardíacas e diafragmáticas e redução gradativa dos volumes pulmonares. Opacidades grandes (ou seja, com mais de 1 cm de diâmetro) sempre estão associadas à fibrose intersticial difusa e placas pleurais e predominam nos campos pulmonares inferiores, podendo ser bem demarcadas ou imprecisas e múltiplas.

A TC com cortes finos é uma técnica sensível para detectar anormalidades pleurais e parenquimatosas associadas à asbestose clínica. O espessamento dos septos interlobulares é a anormalidade mais comum nas imagens de TC com cortes finos dos indivíduos expostos a asbesto. O espessamento dos septos intralobulares e diminutas opacidades "puntiformes" centrolobulares – estas últimas causadas por fibrose peribronquiolar – também são comuns. Alguns casos avançam para formação de faveolamento. As anormalidades demonstradas à TC com cortes finos são as mesmas da PIU (ver Figuras 15.12 e 15.19), mas pacientes com asbestose também podem ter doença pleural, o que pode ajudar a diferenciar essas duas condições (Figura 15.28). Além disso, opacidades em vidro fosco são relativamente raras nos pacientes com asbestose, em comparação com FPI e outras causas de PIU.

A TC com cortes finos também permite demonstrar placas dentro das fissuras, especialmente quando contêm calcificações. Anormalidades típicas à TC dos pacientes com massas pulmonares focais, associadas à asbestose, podem indicar tratamento conservador dessas lesões. Por exemplo, massa cuneiforme ou arredondada próxima de uma área de espessamento pleural focal, com indícios de redução do volume lobar e uma "cauda de cometa" atravessando o feixe broncovascular, pode ser diagnosticada confiavelmente como atelectasia redonda nas imagens de TC com cortes finos, evitando biopsia do pulmão.

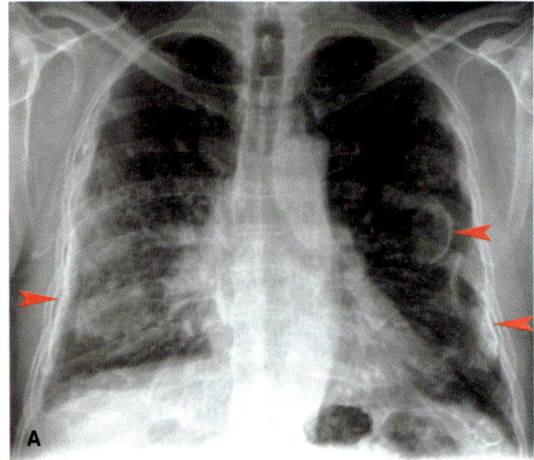

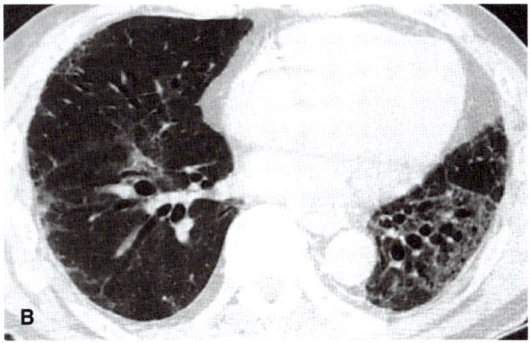

Figura 15.28 Asbestose. A. A radiografia de tórax posteroanterior (PA) demonstrou tramas intersticiais basais grosseiras e placas pleurais calcificadas (*pontas de seta*). **B.** As imagens de tomografia computadorizada (TC) com cortes finos no nível das bases pulmonares mostraram faveolamento no lobo inferior esquerdo, opacidades em vidro fosco periféricas e bronquiectasias de tração bilateralmente.

Silicose. Sílica é um mineral abundante formado por moléculas regularmente dispostas de dióxido de silício. Esse mineral é onipresente na crosta terrestre, e exposições a uma concentração alta podem causar alterações patológicas e radiológicas. Entre as ocupações associadas a esses níveis de exposição estão mineração, extração de pedras, fundições, cerâmicas e jateamento de areia. *Nódulos silicóticos* e *silicoproteinose* são duas reações histopatológicas relacionadas à sílica inalada.

Os nódulos silicóticos medem de 1 a 10 mm de diâmetro e são formados de lâminas concêntricas de colágeno. Nos casos típicos, esses nódulos são difusos e mais abundantes nos lobos superiores e regiões para-hilares do pulmão, e sua calcificação ou ossificação é comum. A coalescência desses nódulos forma áreas de FMP, que podem ocupar todo o lobo pulmonar, com áreas de enfisema nas proximidades. É comum observar necrose focal dentro das áreas centrais dessas lesões conglomeradas volumosas, que geralmente se deve à isquemia ou superinfecção por *Mycobacterium tuberculosis* ou bactérias anaeróbias. Em geral, a exposição deve estender-se por 10 a 20 anos até que surjam anormalidades radiográficas causadas por silicose fibrótica. O aspecto radiográfico clássico é o de múltiplos nódulos bem definidos, com 1 a 10 mm de diâmetro. Os nódulos tendem a ser difusos, com predomínio na parte superior dos pulmões. Calcificam-se em aproximadamente 20% dos casos.

Uma doença com padrão reticular pode ocorrer antes ou coincidir com o padrão nodular e, em alguns casos, é a primeira anormalidade radiográfica detectável. Em muitos casos, esse padrão de opacidades reticulonodulares é referido como silicose "simples", em contraste com as opacidades conglomeradas volumosas que caracterizam a silicose "complicada" (ver

Figura 15.10). Essas opacidades conglomeradas representam áreas de FMP e, na maioria dos casos, desenvolvem-se nas áreas periféricas dos terços pulmonares médios e superiores, tendendo a migrar na direção dos hilos e deixando áreas de enfisema entre a superfície pleural e as regiões com fibrose progressiva. Essas áreas conglomeradas podem formar cavidades, geralmente associadas à superinfecção por tuberculose. Aumentos dos linfonodos hilares podem ser detectados em qualquer estágio e, em muitos casos, estes linfonodos apresentam calcificação periférica em "casca de ovo". Clinicamente, o diagnóstico de silicose fibrótica baseia-se na demonstração de um padrão reticular difuso, nodular ou reticulonodular nas radiografias de tórax de um paciente com história ocupacional pertinente. Os pacientes podem ficar assintomáticos por muitos anos, mas sua função respiratória piora à medida que há progressão das anormalidades radiográficas. A fibrose pulmonar e o padrão de disfunção restritiva associada à silicose podem progredir ainda mais, mesmo depois de cessada a exposição.

A silicoproteinose geralmente acomete pacientes expostos a concentrações altíssimas de sílica e caracteriza-se por preenchimento dos espaços alveolares por material lipoproteináceo, semelhante ao encontrado nos casos de proteinose alveolar idiopática. Há pouca deposição de colágeno associada a essa reação e, nos casos típicos, não aparecem nódulos colagenosos bem definidos. Radiograficamente, os pacientes apresentam doença difusa dos espaços aéreos, indistinguível da proteinose alveolar idiopática. Assim como se observa nos pacientes com silicose fibrótica, os portadores de silicoproteinose aguda são mais suscetíveis à tuberculose. Além disso, esses pacientes estão predispostos à superinfecção por *Nocardia*, que pode formar consolidações em forma de massas e invasão da parede torácica.

Pneumoconiose do carvoeiro. A inalação de grandes quantidades de matéria inorgânica contendo carbono pode causar doença pulmonar significativa. Os níveis de exposição necessários para causar a pneumoconiose ocorrem quase exclusivamente no ambiente ocupacional. Como mineração é a atividade que mais causa esse tipo de pneumopatia, a doença resultante é conhecida como pneumoconiose do carvoeiro (PCa).

A PCa é responsável por duas anormalidades patológicas típicas: mácula de pó de carvão e FMP. A primeira resulta da deposição de material carbonáceo nos pulmões. As máculas de pó de carvão são nódulos arrendados ou estrelados, cujo diâmetro varia de 1 a 5 mm. Elas são formadas de macrófagos repletos de pigmentos com pouca ou nenhuma produção de colágeno. As máculas são detectadas no interstício adjacente aos bronquíolos respiratórios e estão dispersas por todos os campos dos pulmões, embora com predomínio nos ápices. A mácula ou nódulo de pó de carvão é uma marca característica da PCa simples e geralmente não está associado a limitações da função respiratória. Na verdade, pacientes com PCa simples podem não ter quaisquer anormalidades radiográficas. A forma complicada da PCa caracteriza-se por FMP, definida por lesões nodulares ou semelhantes a massas, com diâmetro maior que 2 a 3 cm, que são formadas por fibrose irregular e pigmentos. A FMP é mais comum nos segmentos posteriores dos lobos superiores e segmentos superiores dos lobos inferiores. As massas conglomeradas podem cruzar as fissuras interlobares. Escavação central é comum e, na maioria dos casos, resulta de infartos secundários à obstrução dos vasos pulmonares por massas fibróticas. Em alguns casos, uma superinfecção das massas por *M. tuberculosis* ou fungos causa necrose central e escavação. As massas da PCa complicada são semelhantes às que se desenvolvem nos pacientes com silicose complicada. É importante ressaltar que, apesar do nome, as lesões da FMP podem estabilizar com o tempo e não alcançam necessariamente dimensões muito grandes.

Pacientes com PCa geralmente referem queixas respiratórias apenas quando já têm FMP, porque os portadores de pneumoconiose simples frequentemente são assintomáticos. Nos casos de PCa complicada, os pacientes referem dispneia progressiva, que pode evoluir para *cor pulmonale*. Como muitos carvoeiros também são fumantes de cigarros, enfisema centrolobular e bronquite crônica podem complicar o quadro clínico.

Nos casos típicos, as radiografias de tórax dos pacientes com PCa "simples" mostram opacidades reticulonodulares ou nodulares pequenas nos campos pulmonares superiores. Também é possível encontrar um padrão unicamente reticular, especialmente nos estágios iniciais da doença. Os nódulos, cujo diâmetro varia de 1 a 5 mm, correspondem aos conglomerados das máculas de pó de carvão, demonstradas ao exame histopatológico, e radiograficamente são indistinguíveis dos causados pela silicose simples. Em cerca de 10% dos mineradores de carvão, alguns desses nódulos formam calcificações centrais, diferente da calcificação difusa associada aos nódulos silicóticos. As opacidades nodulares da PCa simples não progridem depois da interrupção da exposição ao pó de carvão. As lesões da forma complicada dessa pneumoconiose (FMP) variam de 2 cm, até ocupar todo o lobo de um pulmão e são encontradas na parte superior do pulmão. Em geral, a FMP começa na periferia como uma massa com bordas laterais lisas e bem definidas e bordas mediais mal demarcadas. Gradativamente, as lesões "migram" na direção do hilo, formando uma área de enfisema entre as opacidades e a parede do tórax. Essas lesões podem ser semelhantes ao carcinoma primário do pulmão, especialmente quando as opacidades nodulares associadas não são percebidas. FMP secundária à PCa pode desenvolver-se anos depois da interrupção da exposição ao pó de carvão e pode progredir, mesmo que não haja exposição adicional.

Alguns fatores complicadores podem alterar o quadro radiográfico da PCa. A tuberculose é relativamente comum nos pacientes com PCa e pode causar escavação central em alguns casos de FMP. A síndrome de Caplan ou "pneumoconiose reumatoide" diagnosticada nos carvoeiros com artrite reumatoide caracteriza-se radiograficamente por opacidades nodulares com diâmetro de 0,5 a 1,0 cm, que se desenvolvem rapidamente. Os nódulos têm limites mais bem definidos e desenvolvem-se mais nas áreas periféricas que as massas associadas à FMP. Essas lesões não são específicas da PCa e podem ser demonstradas em pacientes com silicose ou asbestose.

Outras pneumoconioses. Além de asbesto, sílica e carvão, vários outros pós inorgânicos podem causar doença pleuropulmonar, embora sejam muito menos comuns. A beriliose crônica causa reação semelhante à sarcoidose e está descrita na seção "Doenças granulomatosas". Trabalhadores da indústria de alumínio podem desenvolver fibrose pulmonar incapacitante após anos de exposição, geralmente em mineração de bauxita. Entre as anormalidades radiográficas estão opacidades reticulares finas ou grosseiras, ou opacidades reticulonodulares distribuídas em todos os campos pulmonares, além de reduções acentuadas dos volumes pulmonares e espessamento pleural grave. Bolhas apicais podem ser demonstradas e causar pneumotórax espontâneo. As pneumoconioses de metais pesados, antes conhecidas como pneumonia intersticial de células gigantes, são possivelmente atribuídas à exposição às ligas de cobalto e tungstênio e causam pneumonite intersticial com graus variados de fibrose. As radiografias de tórax mostram um padrão reticulonodular, que pode ser muito grosseiro e, nos casos avançados, estar associado a pequenas áreas císticas. Também pode haver aumento dos linfonodos.

Pneumonite por hipersensibilidade

A *pneumonite por hipersensibilidade* ou *alveolite alérgica extrínseca* é uma doença pulmonar imunológica, associada à inalação de um dos pós orgânicos antigênicos com partículas suficientemente pequenas para entrar nos espaços alveolares e desencadear uma reação inflamatória no hospedeiro. Vários agentes etiológicos foram implicados, inclusive algumas bactérias termofílicas, fungos verdadeiros e várias proteínas animais. Algumas das doenças mais comuns são pulmão do fazendeiro (exposição ao feno mofado), pulmão do umidificador (exposição aos reservatórios de água contaminados com bactérias termofílicas) e pulmão do criador de pássaros (exposição às proteínas das aves presentes nas penas e excretas).

O desenvolvimento de pneumonite por hipersensibilidade depende de diâmetro, quantidade e imunogenicidade das partículas orgânicas inaladas, assim como da reação imune do hospedeiro. Com base em suas manifestações clínicas e imunopatogenia, existem duas formas conhecidas dessa doença: aguda e crônica. A forma aguda começa de quatro a seis horas depois da exposição a um antígeno desencadeante e é mediada por uma reação do tipo 3 (imunocomplexos). Os sinais e sintomas típicos são tosse, dispneia e febre. A forma crônica geralmente é insidiosa e causa fibrose pulmonar intersticial. Seus pacientes frequentemente referem mal-estar, tosse crônica e dispneia progressiva. Essa forma da doença parece ser mediada por uma reação imune tipo 4 (imunidade celular).

Os aspectos histopatológicos dos diversos tipos de pneumonite por hipersensibilidade geralmente não podem ser diferenciados, exceto em casos raros nos quais o material antigênico pode ser identificado nas preparações histopatológicas. Os achados patológicos dependem da intensidade da exposição ao alergênio e do estágio da doença quando a biopsia é realizada. As primeiras anormalidades são congestão capilar e inflamação dentro dos septos alveolares, e, nos estágios mais avançados da doença aguda, os pacientes têm bronquiolite e alveolite, com formação de granulomas. Com a continuação da exposição antigênica, há aumento progressivo da fibrose intersticial, que inicialmente tem distribuição esparsa, mas que pode avançar para fibrose intersticial difusa.

As anormalidades radiográficas associadas às pneumonites por hipersensibilidade correspondem às alterações histopatológicas. As radiografias de tórax podem ser normais nos estágios iniciais da forma aguda da doença. Depois de algumas horas, formam-se opacidades nodulares finas, mais comumente nos lobos inferiores; a opacificação progressiva dos espaços aéreos pode assemelhar-se ao edema pulmonar. Dentro de algumas horas ou dias, as opacidades regridem, e a radiografia de tórax volta ao normal. Quando há exposições contínuas ou repetidas, as radiografias de tórax mantêm as anormalidades entre os episódios agudos. As alterações crônicas caracterizam-se por opacidades reticulares grosseiras ou reticulonodulares difusas nos campos pulmonares médios e superiores; também é possível observar um padrão de faveolamento, com redução dos volumes pulmonares. O diagnóstico de pneumonite por hipersensibilidade deve ser considerado quando episódios repetidos de opacificação alveolar ou com padrão de vidro fosco alteram-se rapidamente nos pacientes com doença pulmonar intersticial avançada subjacente. O aumento dos linfonodos hilares ou mediastinais e o derrame pleural não são alterações comuns nos pacientes com pneumonite por hipersensibilidade.

A TC com cortes finos pode ser um exame muito útil para diagnosticar pneumonite por hipersensibilidade, principalmente na fase subaguda, quando as radiografias de tórax podem ser normais ou inespecíficas. Já na fase aguda da doença, as anormalidades mais comuns à TC com cortes finos são as opacidades alveolares. A fase subaguda caracteriza-se por áreas esparsas de opacidades em vidro fosco e nódulos centrolobulares mal definidos em vidro fosco (ver Figuras 15.7 e 15.11), que ocorrem simultaneamente e mostram predileção pelos campos pulmonares médios e inferiores. Na fase crônica da doença, as anormalidades são próprias de fibrose: espessamento intersticial interlobular e intralobular, faveolamento e bronquiectasia de tração (Figura 15.29). A distribuição das lesões é variada, mas algumas vezes há preservação relativa dos ângulos costofrênicos, o que ajuda a diferenciar entre pneumonite por hipersensibilidade e PIU.

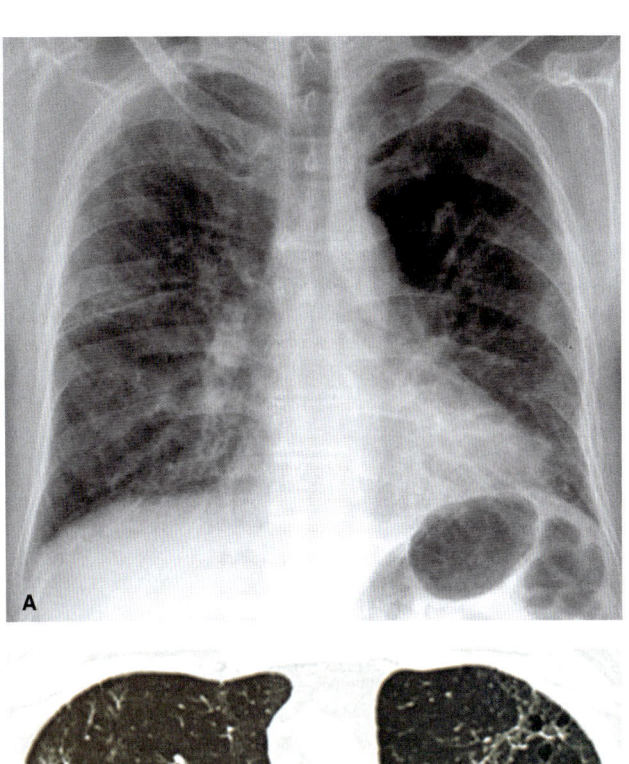
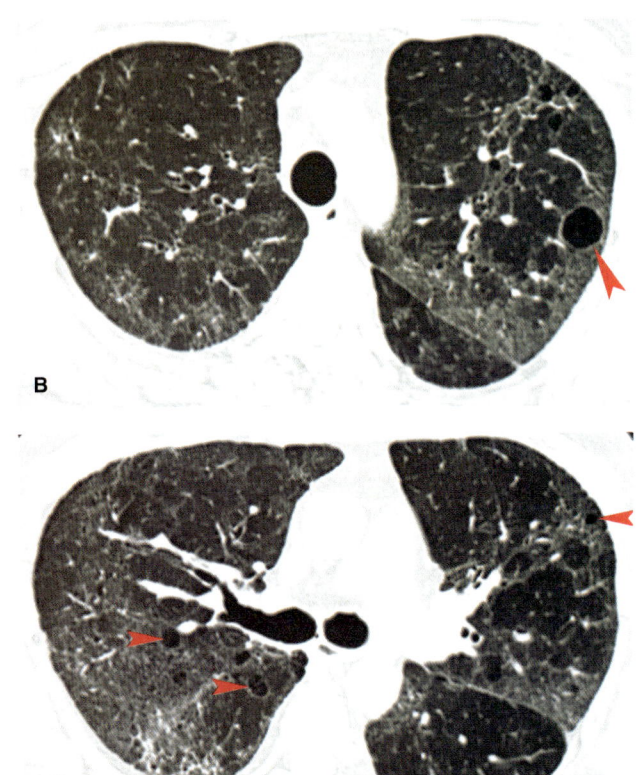

Figura 15.29 Pneumonite por hipersensibilidade crônica. A radiografia de tórax (**A**) de um fazendeiro com dispneia progressiva crônica demonstrou opacidades reticulares bilaterais, sem predileção zonal. A imagem axial de tomografia computadorizada (TC) nos níveis superior (**B**) e médio (**C**) dos pulmões mostrou áreas bilaterais de reticulação e opacidade com padrão de vidro fosco. Observe que havia cistos (*pontas de seta*), que estão descritos nos casos de pneumonite por hipersensibilidade e provavelmente refletem áreas de hiperinsuflação pulmonar distais às vias respiratórias de pequeno calibre acometidas.

O diagnóstico de pneumonite por hipersensibilidade baseia-se na história clínica sugestiva de uma relação temporal entre os sintomas do paciente e determinadas exposições. A exposição intermitente de indivíduos suscetíveis às concentrações altas do antígeno causa episódios recidivantes que, nos casos típicos, começam de 4 a 6 horas depois da exposição. Em geral, os sinais e sintomas persistem por 12 horas e depois regridem espontaneamente quando a exposição é interrompida. Exposições repetidas ao antígeno desencadeante provocam exacerbações agudas, com sintomas e anormalidades radiográficas típicos. Já a doença crônica é mais difícil de diagnosticar, porque ela se desenvolve quando há exposição a um nível baixo e constante de antígenos. O prognóstico dos pacientes com doença diagnosticada em estágio inicial é favorável, desde que o agente desencadeante possa ser eliminado do seu ambiente. Na forma crônica, mais insidiosa, o diagnóstico geralmente é firmado tardiamente e o paciente pode ter fibrose intersticial significativa por ocasião do diagnóstico. Em geral, esses pacientes desenvolvem insuficiência respiratória crônica.

Doenças granulomatosas

Sarcoidose

Sarcoidose é uma doença granulomatosa multissistêmica de causa desconhecida, que se caracteriza histologicamente por granulomas não caseosos, que progridem para fibrose. A doença é mais comum em negros que em brancos e é rara em asiáticos. Mulheres negras são especialmente suscetíveis à doença. A maioria dos pacientes tem de 20 a 40 anos por ocasião do diagnóstico; contudo, como os pacientes frequentemente são assintomáticos, muitos casos jamais são diagnosticados.

Embora tenham sido propostas muitas teorias, a etiologia da sarcoidose ainda é desconhecida. Qualquer que seja o agente etiológico, a patogenia básica consiste em ativação dos macrófagos pulmonares que, por sua vez, recrutam células mononucleares ao interstício pulmonar, resultando na formação de granulomas. Macrófagos ativados também estimulam a proliferação dos linfócitos T auxiliares no pulmão, que induzem hiperativação dos linfócitos B e causam hipergamaglobulinemia, típica dessa doença. Quantidades excessivas de linfócitos T auxiliares nos pulmões podem ser demonstradas por análise do líquido de lavagem broncoalveolar (LBA), o que facilita o diagnóstico diferencial.

As alterações patológicas da sarcoidose seguem um padrão bastante previsível. As anormalidades iniciais afetam o interstício pulmonar, com formação de infiltrados linfocíticos e histiocíticos inespecíficos, e progridem para formação de granulomas microscópicos, que contêm histiócitos epitelioides em paliçada com células gigantes multinucleadas intercaladas. em contraste com os granulomas da tuberculose, os granulomas da sarcoidose geralmente não são caseosos. As células gigantes dos granulomas podem conter estruturas laminadas de coloração escura dentro de seu citoplasma (os chamados corpos de Schaumann) e são típicas da sarcoidose. Os granulomas são detectados mais comumente nos interstícios pulmonares axial (peribroncovascular) e periférico ou subpleural, mas também podem desenvolver-se no interstício parenquimatoso (alveolar) e na mucosa das vias respiratórias; as lesões das vias respiratórias podem ser detectadas ao exame broncoscópico. O acometimento do interstício axial do pulmão explica a positividade diagnóstica alta (cerca de 90%) da biopsia transbrônquica realizada às cegas nos pacientes com sarcoidose, porque essa técnica geralmente fornece amostras da parede brônquica, interstício axial circundante e espaços aéreos adjacentes. Já os granulomas pequenos geralmente regridem depois de meses ou anos. Em alguns casos, os granulomas microscópicos coalescem e formam nódulos maiores, mas, em casos raros, esses nódulos crescem e formam massas grandes, bem demarcadas ou opacidades mal definidas, que contêm broncogramas aéreos e assemelham-se a um processo de preenchimento alveolar. Nessa forma de sarcoidose "alveolar", os espaços aéreos não são preenchidos por algum material, mas ficam comprimidos

e obstruídos pela formação de granulomas exuberantes dentro do interstício adjacente.

Em 20% dos pacientes há deposição de tecido fibroso na periferia dos granulomas que, por fim, prolifera internamente e avança para dentro dos granulomas, resultando em fibrose intersticial. A fibrose tende a progredir com o tempo, levando à formação de faixas largas de tecido fibroso, que se estendem das regiões hilares, na direção dos ápices pulmonares, e provocam elevação do hilo e distorção dos vasos hilares e do mediastino superior. Massas de tecido fibroso podem formar-se nas regiões para-hilares dos lobos superiores, com áreas periféricas de enfisema e formação de cistos que predispõem os pacientes a pneumotórax espontâneo e são focos para formação de micetomas.

O acometimento dos linfonodos pela sarcoidose caracteriza-se por substituição da arquitetura linfonodal normal por granulomas idênticos aos que se formam no parênquima pulmonar. Como também ocorre com as lesões do parênquima pulmonar, esses granulomas linfáticos podem regredir, coalescer ou fibrosar.

O quadro clínico da sarcoidose pode ser marcado predominantemente pelas manifestações pulmonares ou extrapulmonares da doença, mas uma porcentagem expressiva dos pacientes é assintomática e diagnosticada com base em anormalidades detectadas incidentalmente nas radiografias de tórax. Cerca de 25% dos pacientes têm sintomas pulmonares, inclusive dispneia e tosse seca. Manifestações extrapulmonares comuns são febre, mal-estar, uveíte e eritema nodoso. Na minoria dos casos, as lesões hepáticas, cardíacas, renais ou neurológicas centrais podem predominar no quadro clínico.

Anormalidades laboratoriais comuns na sarcoidose são hipercalcemia, hipergamaglobulinemia e níveis séricos altos de enzima conversora de angiotensina. A anergia cutânea ao teste cutâneo com derivado proteico purificado (PPD, ou tuberculina) indica uma anormalidade da hipersensibilidade retardada. As provas de função respiratória podem ser normais nos pacientes com doença mínima ou sem invasão do parênquima ou mostrar padrão restritivo grave, com capacidade de difusão baixa, nos pacientes com fibrose pulmonar terminal.

Aumento dos linfonodos. O aumento dos linfonodos mediastinais e hilares é encontrado em 80% dos pacientes com sarcoidose, e a radiografia convencional do tórax apresenta pulmões normais em pouco mais da metade dos casos. O aspecto clássico detectado nas radiografias de tórax é uma combinação de linfonodos paratraqueais à direita e hilares bilaterais e simétricos aumentados (Figura 15.30). O aumento simétrico dos linfonodos hilares é um aspecto fundamental, que permite diferenciar entre sarcoidose e câncer ou/tuberculose, condições que geralmente causam aumento assimétrico ou unilateral dos linfonodos. O aumento dos linfonodos paratraqueais à esquerda é comum nas imagens de TC, ainda que seu crescimento geralmente não seja detectável nas radiografias, porque a região fica obscurecida pela aorta e grandes artérias nas radiografias frontais. Os linfonodos aumentados tendem a mostrar contorno lobulado, porque cada um deles mantém-se separado dos demais. O aumento dos linfonodos mediastinais (paratraqueais) sem aumento simultâneo dos linfonodos hilares não é comum e deve sugerir linfoma ou doença metastática. Do mesmo modo, o aumento unilateral dos linfonodos hilares não é comum e ocorre em apenas 5% dos pacientes. Estudos de TC demonstraram que o acometimento dos linfonodos mediastinais anteriores e posteriores, subcarinais e aortopulmonares é mais frequente se comparado a antes, com base no aspecto radiográfico.

Em 75% dos pacientes, os linfonodos aumentados regridem dentro de 2 anos. Uma porcentagem pequena dos pacientes têm aumento persistente dos linfonodos por alguns anos. A formação de opacidades parenquimatosas coincidindo com a regressão dos linfonodos aumentados é um aspecto diferenciador útil entre sarcoidose e linfoma, uma vez que nesse caso os linfonodos

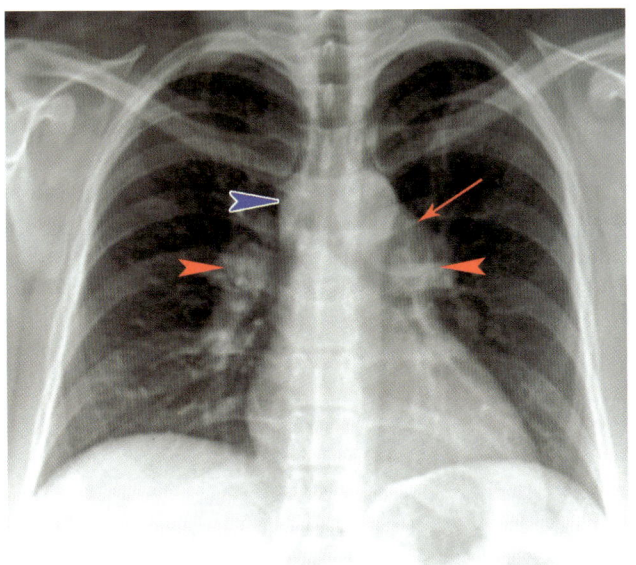

Figura 15.30 **Sarcoidose.** A radiografia posteroanterior (PA) de um paciente assintomático de 26 anos demonstrou aumento dos linfonodos paratraqueais à direita (*ponta de seta azul*), hilares bilaterais (*pontas de seta vermelhas*) e da janela aortopulmonar (*seta*) – um quadro típico de sarcoidose.

aumentados não regridem quando surgem anormalidades no parênquima pulmonar. Calcificações dos linfonodos afetados podem ser detectadas em até 20% dos casos e afetam apenas a periferia do linfonodo (calcificação em "casca de ovo").

Doença pulmonar. As radiografias de tórax mostram lesões pulmonares em apenas 40 a 50% dos pacientes com sarcoidose, embora praticamente 90% tenham resultado positivo na biopsia pulmonar transbrônquica. As anormalidades mais comuns no parênquima pulmonar são opacidades reticulonodulares simétricas bilaterais, com predileção pelos campos pulmonares médios e superiores (Figura 15.31). Essas opacidades representam uma combinação de granulomas e fibrose e nunca precedem o aumento dos linfonodos hilares e mediastinais. A TC demonstra que a maioria dos nódulos está localizada principalmente nas áreas peribroncovasculares e subpleurais (Figura 15.32 A). Padrão micronodular difuso idêntico ao da tuberculose miliar é a primeira anormalidade detectada no parênquima pulmonar e representa a sobreposição de granulomas microscópicos (Figura 15.32 B). Esse padrão raramente é detectado nas radiografias e pode preceder ao aumento dos linfonodos hilares.

Em cerca de 10% dos pacientes, os granulomas coalescem e formam uma das duas manifestações radiográficas incomuns na sarcoidose do parênquima pulmonar. Há possibilidade de os granulomas intersticiais exuberantes fecharem os espaços aéreos adjacentes e formarem opacidades alveolares mal definidas, que podem conter broncogramas aéreos. Em alguns casos, inflamações e granulomas intra-alveolares contribuem para o padrão alveolar da doença. Essas opacidades alveolares são detectadas principalmente nas áreas periféricas dos campos pulmonares médios e, desse modo, se assemelham radiograficamente à pneumonia eosinofílica e POC. As opacidades reticulonodulares presentes em qualquer outra parte do pulmão ou o aumento bilateral simultâneo dos linfonodos hilares e mediastinais – demonstrados mais claramente nas imagens de TC com cortes finos – são indícios importantes para o diagnóstico de sarcoidose.

A sarcoidose nodular ou com lesões em forma de massa tem evolução semelhante à doença alveolar. Essas massas podem ser muito grandes e, geralmente, têm bordas bem demarcadas. Broncogramas aéreos são demonstrados frequentemente na TC

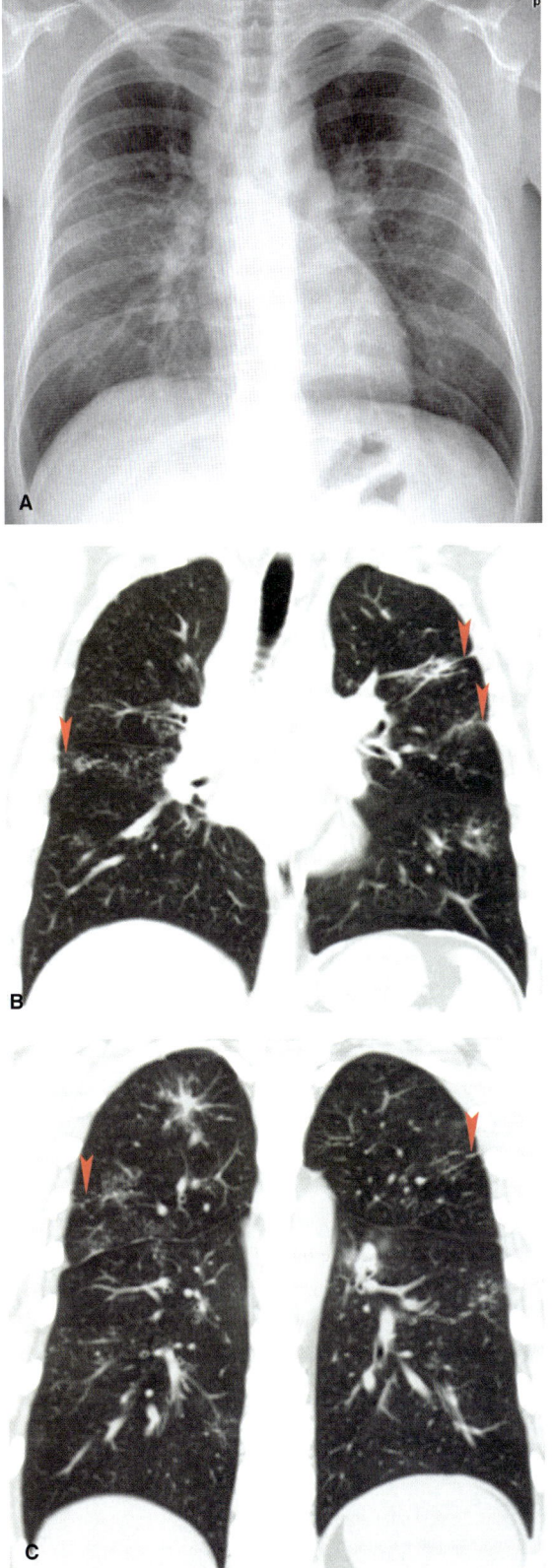

Figura 15.31 **Sarcoidose com opacidades reticulonodulares.** A radiografia posteroanterior (PA) (**A**) de um paciente com sarcoidose demonstrou opacidades reticulonodulares bilaterais, com predomínio nos campos pulmonares médios e aumento concomitante dos linfonodos hilares e paratraqueais. As imagens de tomografia computadorizada (TC) com reformatação no plano coronal nos níveis médio (**B**) e posterior (**C**) dos pulmões mostraram áreas esparsas de micronódulos aglomerados com alguma reticulação interposta (*pontas de seta*) nos campos pulmonares médios e superiores.

convencional e na TC com cortes finos (Figura 15.32 C), mas escavação são extremamente raras.

Cerca de 20% dos pacientes com lesões parenquimatosas de longa duração desenvolvem fibrose pulmonar. As radiografias de tórax mostram opacidades lineares grosseiras, que se estendem obliquamente dos hilos para os campos pulmonares médios e superiores. Também há distorção considerável e elevação dos hilos com formação de depressões na interface pneumomediastínica. Em alguns casos, formam-se massas conglomeradas de fibrose nas regiões peri-hilares superiores, semelhantes à FMP associada à silicose complicada. Nas imagens de TC, essas massas contêm broncogramas aéreos com bronquiectasias de tração. A distorção e a obstrução das vias respiratórias pelo processo fibrótico podem causar aprisionamento aéreo secundário,

com destruição dos septos alveolares e enfisema cicatricial ou formação de bolhas (Figura 15.33), com possibilidade de associação ao aumento radiográfico dos volumes pulmonares, uma anormalidade típica da sarcoidose bolhosa. Micetomas podem desenvolver-se dentro dos cistos e causar hemoptises volumosas em consequência da erosão das artérias brônquicas. Cistos também podem romper para o espaço pleural e causar pneumotórax espontâneo.

Anormalidades pleurais. Cerca de 7% dos pacientes com sarcoidose têm espessamento ou derrame pleural, resultado da inflamação granulomatosa das pleuras visceral e parietal. Agregação de nódulos na superfície pleural pode causar pseudoplacas pleurais.

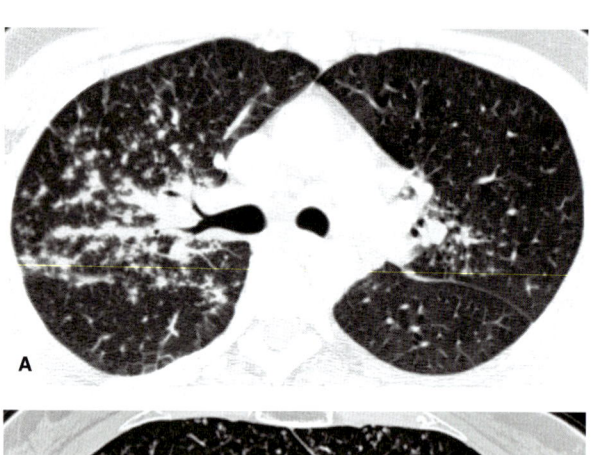

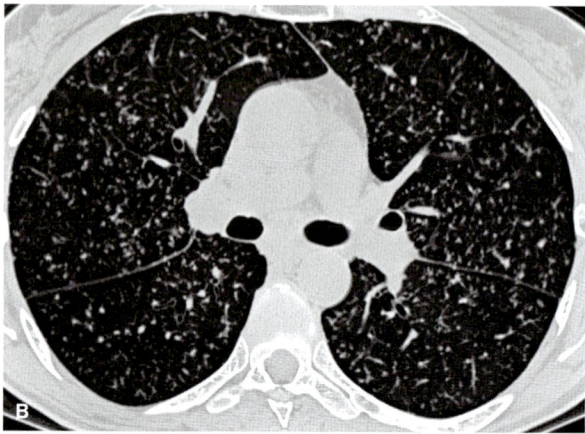

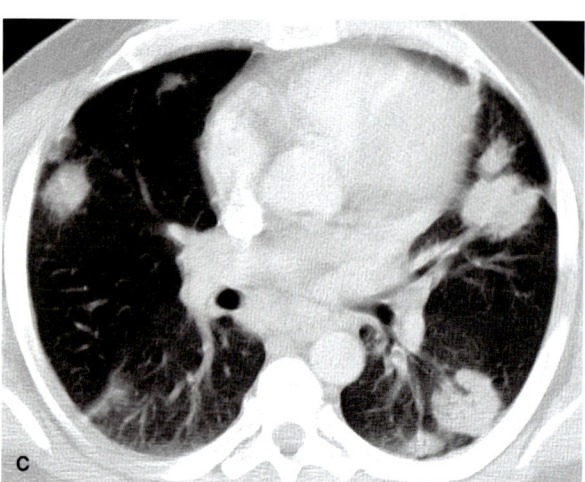

Figura 15.32 Aspectos da sarcoidose pulmonar à tomografia computadorizada (TC) de tórax. Sarcoidose em três pacientes demonstram nódulos perilinfáticos típicos (**A**), nódulos miliares (**B**) e opacidades em forma de massa (**C**). Os dois últimos aspectos não são comuns.

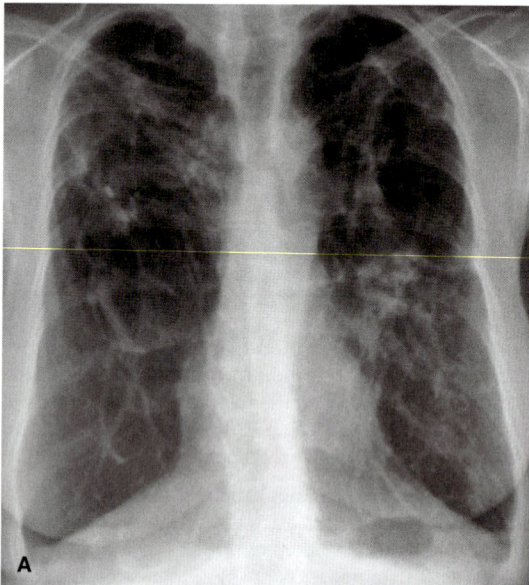

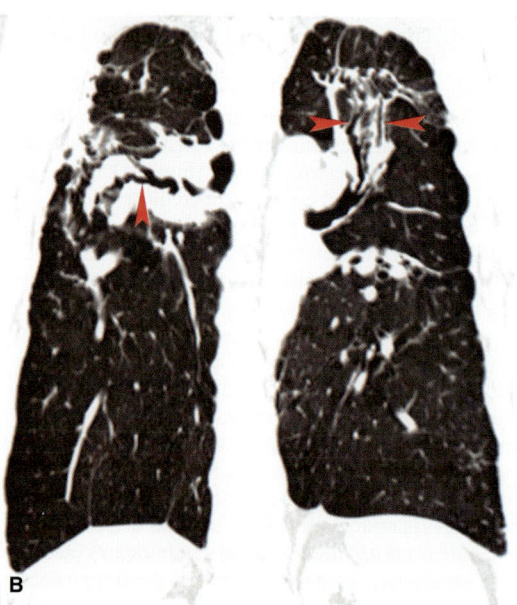

Figura 15.33 Sarcoidose no estágio IV (fibrótico). Nessa mulher de 65 anos com história de sarcoidose há 25 anos, a radiografia de tórax posteroanterior (PA) (**A**) demonstrou opacidades reticulares grosseiras com elevação e distorção acentuadas dos hilos e das reflexões mediastinais. A imagem de tomografia computadorizada (TC) com reformatação no plano coronal (**B**) mostrou fibrose para-hilar com bronquiectasias de tração (*pontas de seta*). Observe a escassez relativa de nódulos nesse estágio da doença.

Anormalidades diversas. Granulomas endobrônquicos podem causar fibrose da parede brônquica e estenose dos brônquios com retenção de ar. A hipertensão arterial pulmonar é uma complicação incomum, geralmente secundária à fibrose pulmonar de longa duração.

Anormalidades à TC com cortes finos. A TC com cortes finos é um exame mais sensível que as radiografias de tórax para detectar anormalidades do parênquima pulmonar associadas à sarcoidose. Existem várias anormalidades descritas à TC com cortes finos em pacientes com essa doença que representam as reações granulomatosa e fibrótica detectadas ao exame histopatológico (ver Figuras 15.31 B e 15.32). Entre elas, os nódulos intersticiais com 3 a 10 mm de diâmetro são a anormalidade mais comum e se evidenciam como espessamento nodular do interstício peribroncovascular (axial) e dos septos interlobulares ou nódulos subpleurais. Os nódulos estão diretamente relacionados com os granulomas não caseosos coalescentes, demonstrados ao exame microscópico dos espécimes obtidos por biopsia. Espessamento septal, espessamento dos feixes broncovasculares, distorção da arquitetura do parênquima, cistos pulmonares, faveolamento e massas conglomeradas centrais com brônquios dilatados são alterações sugestivas de fibrose associada à doença de longa duração. As opacidades alveolares ou segmentares semelhantes a massas – chamados sarcoide "alveolar" – geralmente indicam doença em atividade e regridem com corticosteroide. Do mesmo modo, as áreas esparsas de opacidade com padrão de vidro fosco foram relacionadas com a captação aumentada na cintigrafia com gálio e podem indicar alveolite em atividade. Vários estudos publicados recentemente atestaram relação satisfatória entre as anormalidades demonstradas à TC convencional e à TC de cortes finos e os resultados das provas de função respiratória.

Estadiamento radiográfico da sarcoidose. As manifestações da sarcoidose nas radiografias de tórax podem ser divididas em cinco estágios (Tabela 15.8), que em geral, correspondem à evolução da doença e são úteis para avaliar o prognóstico. A doença no estágio 1 está associada ao índice de remissão de 75% dos casos, enquanto apenas 30% dos pacientes no estágio 2 e 10% no estágio 3 têm regressão da doença.

O diagnóstico da sarcoidose geralmente se baseia na demonstração histológica de granulomas não caseosos em vários órgãos. Na maioria dos casos, as amostras para exame histopatológico são obtidas por biopsia transbrônquica dirigida por broncoscopia, que confirma o diagnóstico em até 90% dos casos. As biopsias de órgãos provavelmente acometidos por essa doença (p. ex., fígado e linfonodos escalênicos) confirmam o diagnóstico na maioria dos casos. A biopsia por agulha percutânea também pode fornecer amostras de tecidos para confirmar o diagnóstico em pacientes com lesões pulmonares em forma de massas. Em alguns casos, o diagnóstico dessa doença é firmado com base em um conjunto de anormalidades demonstradas à radiografia de tórax e alterações oculares ou cutâneas típicas.

■ ESTÁGIO	■ PADRÃO DAS RADIOGRAFIAS DE TÓRAX
0	Radiografia de tórax normal
1	Aumento bilateral dos linfonodos hilares
2	Aumento bilateral dos linfonodos hilares e lesões do parênquima
3	Apenas doença parenquimatosa
4	Fibrose pulmonar

TABELA 15.8 Estadiamento radiográfico da sarcoidose.

Beriliose

Embora a beriliose seja realmente uma doença pulmonar inalatória, ela está descrita nesta seção porque suas manifestações clínicas, anatomopatológicas e radiográficas são semelhantes às da sarcoidose. Essa doença incomum forma granulomas não caseosos em vários órgãos, embora as lesões principais sejam pulmonares. As anormalidades radiográficas associadas à beriliose são indistinguíveis das encontradas na sarcoidose, como o aumento dos linfonodos mediastinais e hilares e as opacidades reticulonodulares bilaterais. Pode haver progressão ao estágio de fibrose intersticial terminal com faveolamento ou doença bolhosa dos lobos superiores, que predispõe os pacientes ao desenvolvimento de aspergiloma e pneumotórax espontâneo.

Histiocitose de células de Langerhans pulmonar

O termo HCL abrange várias doenças com manifestações patológicas semelhantes, mas que diferem quanto à idade por ocasião da apresentação (em geral adultos, sem distinção de sexo), quadro clínico, órgãos afeados (principalmente pulmões e ossos) e prognóstico. Há uma relação direta entre lesões pulmonares da HCL e tabagismo de cigarros.

Ao exame histopatológico, as lesões pulmonares da HCL caracterizam-se por vários pequenos nódulos localizados principalmente nos tecidos intersticiais axiais dos campos pulmonares superiores e médios, em torno dos bronquíolos de pequeno calibre. Esses nódulos são granulomas formados predominantemente de células com citoplasma eosinofílico descritas como células de Langerhans, encontradas normalmente na pele, onde atuam como células apresentadoras de antígenos, mas que parecem proliferar nos pulmões e outros órgãos, em resposta a um estímulo antigênico desconhecido. Em alguns pacientes, a fase nodular da doença pode ser precedida de uma fase exsudativa, com preenchimento dos espaços alveolares, por exsudato celular contendo células de Langerhans. Nódulos peribronquiolares diminutos podem coalescer e formar nódulos maiores, que podem desenvolver cavidades ou se espalhar de forma a infiltrar os septos alveolares e causar uma reação inflamatória intersticial. Há possibilidade de regressão por completo dos nódulos, mas na maioria dos casos suas áreas centrais desenvolvem fibrose e formam lesões nodulares estreladas histologicamente típicas da HCL pulmonar. Nos estágios finais da doença, as anormalidades típicas são fibrose e formação de pequenos cistos de paredes finas. Cistos periféricos maiores ou bolhas podem desenvolver-se nas áreas apicais, provavelmente como consequência de obstrução bronquiolar por fibrose, com retenção secundária de ar.

Dois terços dos pacientes com HCL pulmonar têm sintomas respiratórios por ocasião do diagnóstico. Tosse e dispneia de início lento são as queixas mais comuns. A dor torácica pleurítica é um indício de pneumotórax espontâneo secundário à ruptura de um cisto subpleural. As provas de função respiratória refletem o grau de fibrose e as alterações císticas associadas a essa doença: padrões restritivo e obstrutivo típicos e redução da capacidade de difusão.

As anormalidades radiográficas associadas à HCL pulmonar geralmente têm evolução previsível: as primeiras anormalidades são opacidades nodulares de diâmetro pequeno a médio, que tendem a acometer os campos pulmonares superiores e médios (Figura 15.34), e estão relacionadas com o preenchimento dos alvéolos, porém não é comum que elas apareçam nas radiografias de tórax. Em alguns casos, os nódulos coalescem e formam nódulos maiores ou massas, que raramente desenvolvem cavidades. O padrão nodular pode regredir por completo ou ser substituído por um padrão predominantemente reticular ou reticulonodular, que reflete a fase fibrótica da doença. Os estágios tardios caracterizam-se por um padrão reticular grosseiro, com cistos de paredes finas interpostos, responsáveis pela preservação relativa ou aumento dos volumes pulmonares,

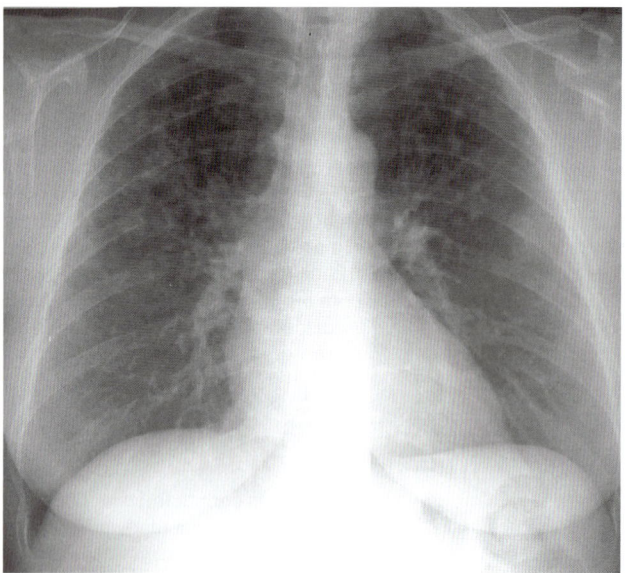

Figura 15.34 **Histiocitose de células de Langerhans (HCL) pulmonar.** A radiografia posteroanterior (PA) de mulher de 52 anos com HCL demonstrou padrão nodular com predomínio nos campos pulmonares superiores e médios.

que é típico dos pacientes com HCL e representa um aspecto diferenciador dessa doença. O aumento dos linfonodos hilares ou mediastinais não é comum nos casos típicos, o que ajuda a diferenciar entre HCL e sarcoidose. O pneumotórax, atribuível à ruptura de um cisto ou bolha, é a primeira manifestação da doença ou ocorre durante sua evolução em até 25% dos casos. Um derrame pleural sem pneumotórax é raro. As manifestações extrapulmonares são lesões osteolíticas costais ou vertebrais bem definidas.

As anormalidades do parênquima pulmonar associadas à HCL são mais bem avaliadas nas imagens de TC com cortes finos. Nos pacientes com sintomas de duração relativamente curta (menos de 6 meses), elas demonstram nódulos intersticiais bem definidos, com diâmetros variados, algumas vezes com escavação e formação de cistos nos campos pulmonares superiores. Pacientes com doença de duração mais longa geralmente

apresentam cistos maiores (Figura 15.35). Nódulos e cistos de paredes espessas podem transformar-se em cistos de paredes finas, sugerindo que a sequência de evolução das lesões da HCL seja a seguinte: nódulo → nódulo escavado → cisto de paredes espessas → cisto de paredes finas.

Aspectos que ajudam a diferenciar entre HCL e enfisema pulmonar são os nódulos (com ou sem escavação) e os cistos de paredes finais no primeiro caso, que não respeitam uma relação invariável com as estruturas centrolobulares. Nas imagens de TC com cortes finos de pacientes do sexo feminino, é mais difícil diferenciar entre HCL e LAM; a distribuição preferencial nos campos pulmonares superiores, poupando os seios costofrênicos, e os nódulos favorecem o diagnóstico de HCL. Os nódulos da LAM também tendem a ter diâmetros mais homogêneos, enquanto os da HCL podem ter um aspecto bizarro.

O diagnóstico de HCL pulmonar é estabelecido com base na demonstração de lesões nodulares estreladas típicas, com células de Langerhans nos espécimes de biopsia pulmonar aberta. Os pacientes sintomáticos são tratados com corticosteroides, embora mais de 50% dos casos de HCL com acometimento pulmonar estabilizem ou melhorem espontaneamente.

Granulomatose com poliangiite

A granulomatose com poliangiite (GPA), antes conhecida como granulomatose de Wegener, é uma doença autoimune sistêmica evidenciada histopatologicamente por vasculite granulomatosa necrosante dos rins e das vias respiratórias superiores e inferiores. As lesões pulmonares típicas são nódulos ou massas bem definidas de inflamação granulomatosa, com necrose e escavação central, que afetam vasos pulmonares – o que explica a incidência alta de necrose central e complicações ocasionais associadas à hemorragia pulmonar. Lesões da mucosa e submucosa podem desenvolver-se na árvore traqueobrônquica e ocorrem quase exclusivamente em mulheres.

A maioria dos pacientes com GPA é de meia-idade e há ligeiro predomínio no sexo masculino. As vias respiratórias são afetadas em praticamente todos os pacientes, cujos sintomas predominantes estão relacionados aos seios paranasais e à mucosa nasal. As lesões pulmonares podem ser assintomáticas ou causar tosse, dispneia ou dor torácica. Apresentação clínica com hemorragia pulmonar e hemoptise pode simular outras síndromes pneumorrenais, inclusive síndrome de Goodpasture e hemorragia pulmonar idiopática. Em geral, as lesões renais

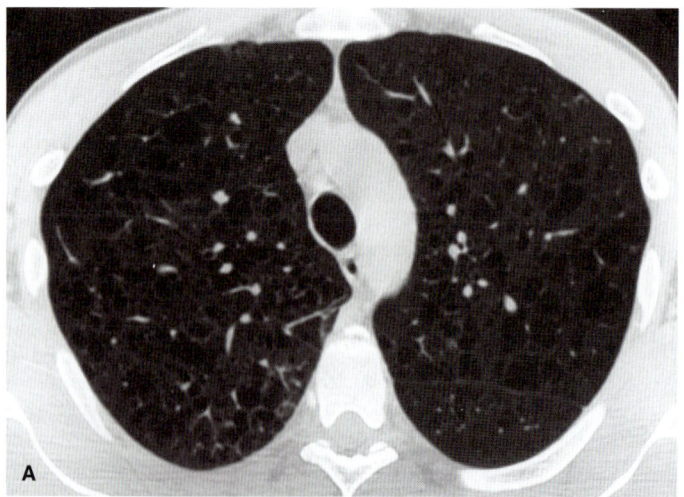

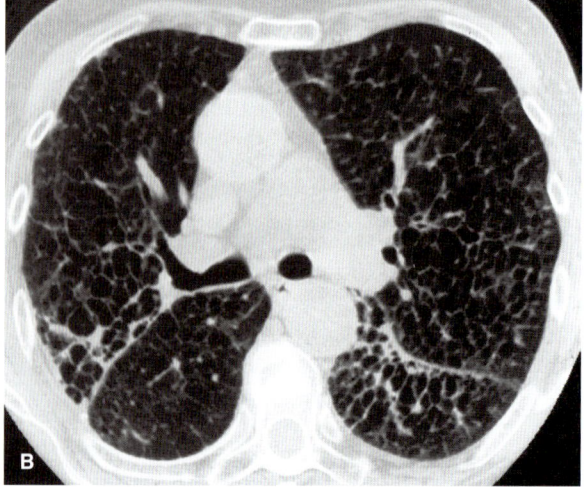

Figura 15.35 **Imagem de tomografia computadorizada (TC) com cortes finos de um paciente com histiocitose de células de Langerhans.** **A.** Essa imagem de TC com cortes finos de um fumante de 39 anos com histiocitose de células de Langerhans demonstrou vários cistos com paredes finas, mas bem definidas. **B.** Em outro paciente com HCL, os cistos eram mais extensos e havia pouco parênquima normal entre eles. Observe o formato irregular de alguns deles.

desenvolvem-se depois da doença das vias respiratórias e são detectadas em cerca de 90% dos casos.

As anormalidades típicas das radiografias de tórax dos pacientes com GPA pulmonar são vários nódulos ou massas nitidamente demarcadas (Figura 15.36 A); até um terço dos pacientes tem lesões pulmonares solitárias. Lesões escavadas irregulares, com paredes espessas, são demonstradas em 50% dos pacientes durante a evolução da doença. Áreas localizadas ou difusas de opacidade alveolar podem representar hemorragia ou pneumonia, sendo essa em geral resultado de uma infecção complicada por *Staphylococcus aureus*. Lesões traqueais ou brônquicas podem ocorrer e geralmente são demonstradas com mais clareza à TC, na qual aparecem como depósitos calcificados na mucosa ou submucosa, que provocam estreitamento irregular do lúmen das vias respiratórias. Em geral, as lesões das vias respiratórias não estão associadas à doença do parênquima pulmonar, mas as lesões endobrônquicas podem causar atelectasia distal. Um derrame pleural secundário à invasão pleural não é raro. O pneumotórax pode resultar da ruptura de uma lesão escavada para dentro do espaço pleural. Aumento dos linfonodos não é visto com frequência nessa doença.

O diagnóstico de GPA é confirmado por biopsia dos tecidos afetados (em geral, mucosa nasal ou pulmão), que demonstram inflamação granulomatosa e vasculite típicas dessa doença. As anormalidades histopatológicas dos rins comumente são inespecíficas e, por essa razão, a biopsia renal frequentemente não fecha o diagnóstico. Em geral, a GPA melhora dramaticamente com ciclofosfamida, mas alguns pacientes com doença limitada ao tórax melhoram com cotrimoxazol (sulfametoxazol-trimetoprima). Quando não são tratados, os pacientes vão a óbito em consequência de insuficiência renal ou, menos comumente, doença respiratória progressiva. Títulos séricos altos de anticorpo anticitoplasma de neutrófilos (ANCA) são específicos para o diagnóstico de GPA, embora um teste negativo não exclua a possibilidade, especialmente nos pacientes com doença restrita ou inativa.

Doença pulmonar eosinofílica

Esse termo aplica-se a um grupo heterogêneo de doenças alérgicas, que se caracterizam por eosinófilos em excesso nos pulmões e, ocasionalmente, na corrente sanguínea. Fraser e Pare classificaram essas doenças em três grupos: idiopáticas, de etiologia conhecida e associadas às doenças autoimunes ou do colágeno vascular (Tabela 15.9).

TABELA 15.9 Doença pulmonar eosinofílica.

Idiopáticas	Eosinofilia pulmonar simples (síndrome de Löffler)
	Pneumonia eosinofílica aguda
	Pneumonia eosinofílica crônica
	Síndrome de hipereosinofilia
Etiologia conhecida	Fármacos
	Antibióticos
	Penicilinas
	Nitrofurantoína
	Anti-inflamatórios não esteroidais
	Ácido acetilsalicílico
	Quimioterápicos
	Bleomicina
	Metotrexato
	Parasitas
	Filária
	Strongyloides
	Ancilóstomo
	Áscaris
Associadas às doenças autoimunes	Granulomatose com poliangiite
	Sarcoidose
	Pneumopatia reumatoide
	Poliarterite nodosa
	Angiite alérgica e granulomatose (síndrome de Churg-Strauss)

Doenças pulmonares eosinofílicas idiopáticas

Os distúrbios idiopáticos associados à doença pulmonar eosinofílica são eosinofilia pulmonar simples, pneumonia eosinofílica aguda, pneumonia eosinofílica crônica e síndrome de hipereosinofilia.

Eosinofilia pulmonar simples. Também conhecida com síndrome de Löffler, é um processo pulmonar transitório evidenciado histopatologicamente por infiltrados pulmonares com exsudato eosinofílico. A maioria dos pacientes tem história de alergia, em especial asma. As anormalidades radiográficas típicas são áreas homogêneas periféricas e mal definidas de opacidades alveolares, que podem ter orientação paralela à parede torácica (Figura 15.37); essa última característica é demonstrada mais claramente à TC. As opacidades associadas à síndrome de Löffler foram descritas como evanescentes, porque tendem a desaparecer rapidamente em uma área e acometer outras. Tosse seca, dispneia e eosinofilia no sangue periférico são comuns,

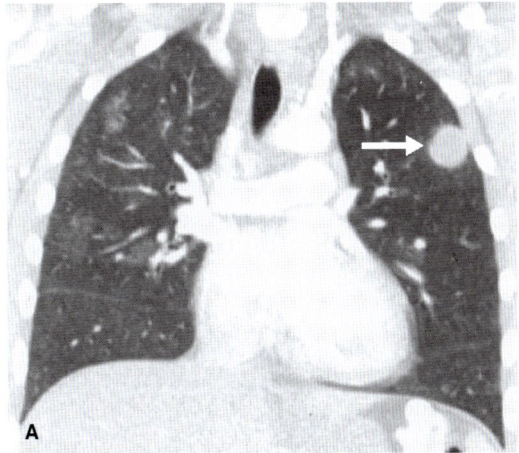
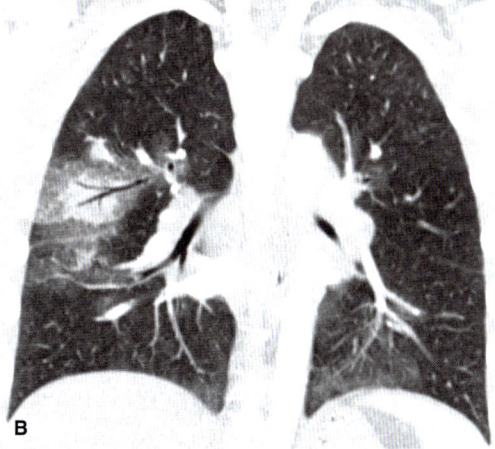

Figura 15.36 Granulomatose com poliangiite. A reformatação das imagens de tomografia computadorizada (TC) no plano coronal nos níveis médio (**A**) e posterior (**B**) dos pulmões de um paciente com GPA demonstrou um nódulo no lobo superior esquerdo (*seta* em **A**) e opacidades em vidro fosco nos lobos superior direito e inferior esquerdo.

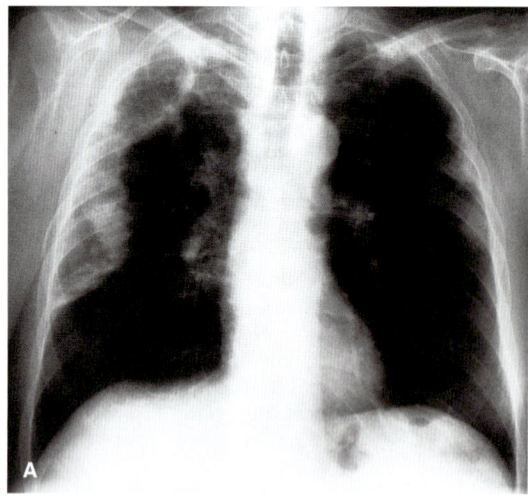

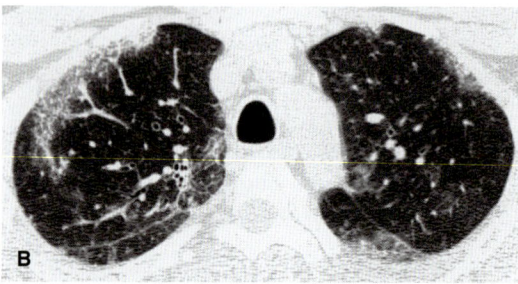

Figura 15.37 Pneumonia eosinofílica. A. Nesse homem de 38 anos com asma, dispneia e eosinofilia no sangue periférico, a radiografia de tórax posteroanterior (PA) demonstrou opacidades alveolares periféricas bilaterais. Os sintomas do paciente e as anormalidades radiográficas melhoraram depois de iniciar tratamento com corticosteroide. **B.** A imagem de tomografia computadorizada (TC) de outro paciente com pneumonia eosinofílica mostrou opacidades periféricas com padrão de vidro fosco e reticulação nos lobos superiores.

mas nem sempre ocorrem. O diagnóstico baseia-se na combinação de sintomas respiratórios, eosinofilia periférica e anormalidades radiográficas típicas. A maioria dos pacientes tem doença autolimitada, que regride espontaneamente em 4 semanas.

Pneumonia eosinofílica aguda. Essa é uma doença idiopática evidenciada por dispneia e hipoxia grave, com duração menor que 5 dias e mais de 25% de eosinófilos no líquido de lavagem broncoalveolar. A progressão da doença é rápida, bem como sua regressão com tratamento com corticosteroide. As anormalidades demonstradas à TC são opacidades esparsas, com padrão de vidro fosco e espessamento dos septos interlobulares.

Pneumonia eosinofílica crônica. Pacientes com sintomas e anormalidades radiográficas que persistem por mais de 1 mês são diagnosticados com essa doença. As manifestações clínicas e radiográficas são semelhantes às encontradas na síndrome de Löffler, mas há predileção marcante pelo sexo feminino. Em geral, os pacientes sintomáticos têm febre, mal-estar e dispneia. As queixas respiratórias e as opacidades radiográficas melhoram drasticamente com corticosteroides e regridem dentro de 4 a 7 dias, embora sejam comuns recaídas depois da interrupção do tratamento.

Síndrome de hipereosinofilia. Essa doença sistêmica acomete predominantemente homens e caracteriza-se por lesões em vários órgãos causadas por infiltração dos tecidos por eosinófilos. A eosinofilia do sangue periférico é prolongada e marcante. As anormalidades principais demonstradas nas radiografias de tórax estão associadas à insuficiência cardíaca congestiva: cardiomegalia, edema pulmonar e derrames pleurais. Infiltração do parênquima pulmonar por eosinófilos pode formar opacidades alveolares ou intersticiais.

Doenças pulmonares eosinofílicas de etiologia conhecida

Entre as causas de eosinofilia pulmonar associada às doenças conhecidas estão pneumopatias induzidas por fármacos e parasitas. Os fármacos implicados na eosinofilia pulmonar são nitrofurantoína e penicilinas, e as infecções parasitárias associadas mais comumente são causadas por filárias e nematódeos (*Ascaris lumbricoides* e *Strongyloides stercoralis*). Esses parasitas podem causar eosinofilia pulmonar à medida que atravessam os capilares alveolares e entram nos alvéolos durante sua circulação no corpo. Em geral, essas doenças são clínica e radiograficamente indistinguíveis da síndrome de Löffler.

Pneumopatias eosinofílicas associadas às doenças autoimunes

Algumas doenças autoimunes estão associadas a infiltrados pulmonares eosinofílicos, incluindo GPA, sarcoidose, pneumopatia reumatoide, poliarterite nodosa e angiite alérgica com granulomatose. As primeiras três doenças causam diversas manifestações torácicas e estão descritas em outras partes deste capítulo. A anormalidade principal das radiografias de tórax dos pacientes com poliarterite nodosa é hemorragia causada por vasculite das artérias brônquicas e está descrita no Capítulo 12. A angiite alérgica com granulomatose (síndrome de Churg-Strauss) é uma doença multissistêmica, na qual os pacientes têm asma, eosinofilia periférica, vasculite necrosante e granulomas extravasculares. As lesões pulmonares evidenciadas nas radiografias ou exame histopatológico são indistinguíveis das que ocorrem na pneumonia eosinofílica crônica.

Doenças pulmonares induzidas por fármacos e drogas

Alguns fármacos ou drogas podem causar diversos efeitos adversos no tórax. A maioria dos casos de doença torácica induzida por fármacos é iatrogênica, embora superdosagens acidentais ou intencionais também possam causar doença pulmonar grave. Em geral, as anormalidades clínicas e radiográficas dificilmente podem ser diferenciadas de infecções, edema pulmonar ou manifestações pulmonares da doença de base tratada. Os padrões histológicos principais de doença pulmonar induzida por fármacos e drogas são LAD, PIU, PINE, PO, doença pulmonar eosinofílica e hemorragia pulmonar (Tabela 15.10). A LAD, a doença pulmonar eosinofílica e a hemorragia pulmonar geralmente são consequências de uma lesão pulmonar aguda. Já a PIU, a PINE e a PO estão associadas mais comumente aos efeitos tóxicos crônicos.

Lesão alveolar difusa (LAD). Na maioria dos casos, é causada por uma lesão pulmonar aguda, que resulta na destruição dos pneumócitos tipo II e do endotélio alveolar. A primeira manifestação dessa lesão é edema pulmonar, comumente com distribuição geográfica não limitada às áreas inferiores e sem muito líquido pleural ou espessamento dos septos interlobulares. Depois da interrupção do uso do fármaco desencadeante, a lesão pode regredir, estabilizar ou progredir para fibrose, frequentemente com um padrão de PIU (Figura 15.38). Entre os fármacos que comumente causam LAD estão os quimioterápicos (bussulfano, bleomicina, carmustina e ciclofosfamida), os sais de ouro, a mitomicina e a melfalana. Opioides também podem causar edema pulmonar agudo.

PIU. Pode ser uma consequência da LAD ou dos efeitos tóxicos crônicos. Os fármacos implicados mais comumente nesse tipo de doença pulmonar são a amiodarona, a nitrofurantoína (Figura 15.39) e os quimioterápicos como ciclofosfamida, bleomicina e metotrexato. Radiograficamente, os pacientes têm

TABELA 15.10 Padrões histológicos da toxicidade pulmonar induzida por fármacos.

■ HISTOPATOLOGIA	■ CAUSAS COMUNS
LAD	Ciclofosfamida Bleomicina Carmustina (BCNU) Sais de ouro Mitomicina Melfalana
PIU	Ciclosfamida Bleomicina Metotrexato
PINE	Carmustina Amiodarona Metotrexato Sais de ouro Clorambucila
Pneumonia eosinofílica	Penicilamina Sulfassalazina Nitrofurantoína Anti-inflamatórios não esteroidais Ácido paraminossalicílico
PO	Bleomicina Sais de ouro Ciclofosfamida Metotrexato Amiodarona Nitrofurantoína Penicilamina Sulfassalazina Rituximabe Nivolumabe Pembrolizumabe
Hemorragia	Anticoagulantes Anfotericina B Ciclofosfamida Mitomicina

LAD, lesão alveolar difusa; PIU, pneumonia intersticial usual; PINE, pneumonia intersticial não específica; PO, pneumonia em organização.

opacidades lineares e reticulares grosseiras, com predomínio nos lobos inferiores e redução dos volumes pulmonares. Nos pacientes que usam quimioterápicos para tratar câncer, é difícil diferenciar entre PIU e linfangite carcinomatosa, hemorragia pulmonar e pneumonia secundária às infecções oportunistas. O edema pulmonar é o principal diferencial principal para diagnosticar os pacientes tratados com amiodarona. Em geral, o diagnóstico pode ser estabelecido depois de excluir um desses processos ou com base nas imagens de TC com cortes finos.

PINE. Também conhecida como pneumonia intersticial crônica, quando está associada comprovadamente aos efeitos tóxicos de algum fármaco, esse tipo de pneumonia é causada mais comumente por amiodarona, metotrexato e carmustina. Sais de ouro e clorambucila são causas menos comuns.

PO. É um efeito tóxico relativamente comum de alguns fármacos e em geral responde bem à interrupção do agente causativo e à administração de corticosteroides. Alguns fármacos foram implicados como causa de PO, e os mais comuns são a bleomicina, a ciclofosfamida, o metotrexato e os sais de ouro; em casos menos frequentes, as causas são a amiodarona, a nitrofurantoína, a penicilamina e a sulfassalazina. Agentes biológicos como rituximabe (um anticorpo monoclonal contra fator de necrose tumoral alfa [TNF-α]) foram associados em situações raras à PO, com pneumonite intersticial associada (Figura 15.40).

Pneumonia eosinofílica. É causada por uma reação de hipersensibilidade a um metabólito de algum fármaco combinado com uma proteína endógena. Os anticorpos produzidos são dirigidos contra esse complexo de proteína-hapteno e provocam reações de hipersensibilidade imediata, mediada por anticorpos ou imunocomplexos. Em geral, esse tipo de pneumonia causa febre, erupção cutânea e eosinofilia periférica. Radiograficamente, os pacientes desenvolvem opacidades alveolares esparsas evanescentes nos campos pulmonares periféricos, entre algumas horas e dias após iniciarem o tratamento. Em muitos casos, as opacidades melhoram com tratamento com corticosteroide. Antibióticos como penicilinas e sulfonamida estão associados mais comumente às reações de hipersensibilidade.

Hemorragia pulmonar. Pode ser causada por vasculite pulmonar induzida por fármacos, complicar o tratamento com anticoagulante ou resultar de trombocitopenia induzida por fármacos. A penicilamina foi associada à hemorragia pulmonar nos pacientes com artrite reumatoide, mas o mecanismo é desconhecido. Nos casos típicos, os pacientes têm hemoptise e redução progressiva do hematócrito, associadas à formação rápida de opacidades

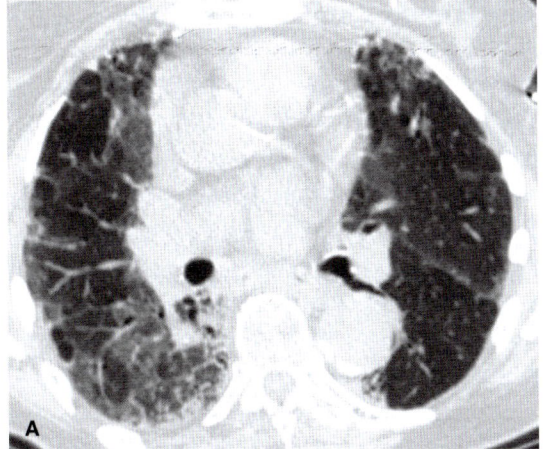
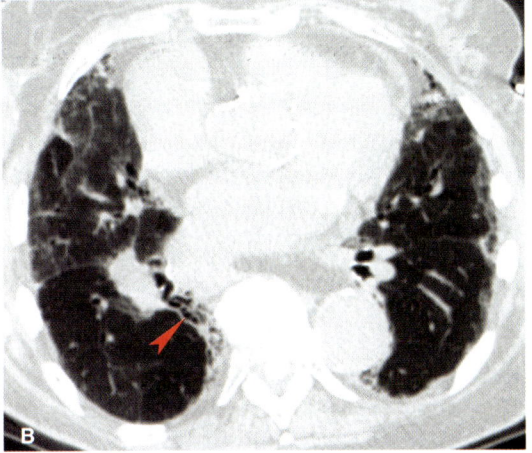

Figura 15.38 Pneumonia intersticial usual (PIU) associada ao uso de nitrofurantoína. As imagens axiais de tomografia computadorizada (TC) nos níveis médio e inferior dos pulmões de mulher idosa que usava nitrofurantoína profilaticamente para controlar infecções repetidas das vias urinárias demonstraram reticulação subpleural bilateral com bronquiectasia de tração (*ponta de seta*) compatível com PIU.

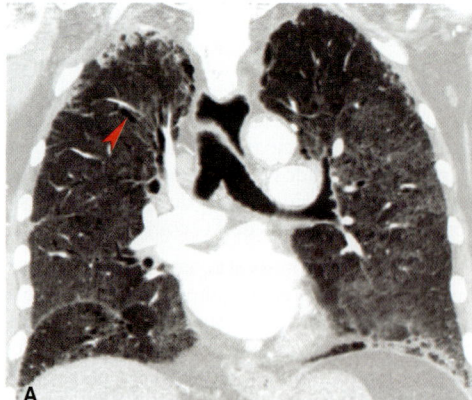
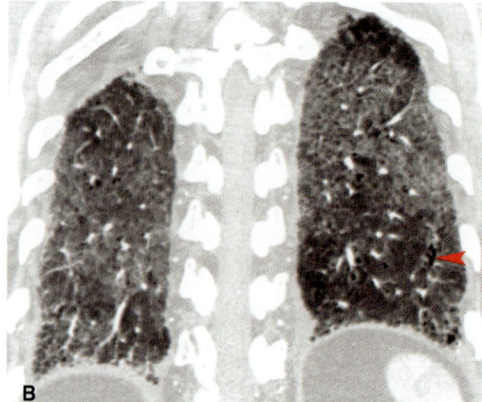

Figura 15.39 Lesão alveolar difusa induzida por ciclofosfamida. As imagens coronais de tomografia computadorizada (TC) nos níveis médio (**A**) e posterior (**B**) dos pulmões de um paciente com LAD causada por ciclofosfamida demonstraram opacidades reticulares e padrão em vidro fosco bilaterais com focos de bronquiectasia de tração (*pontas de seta*).

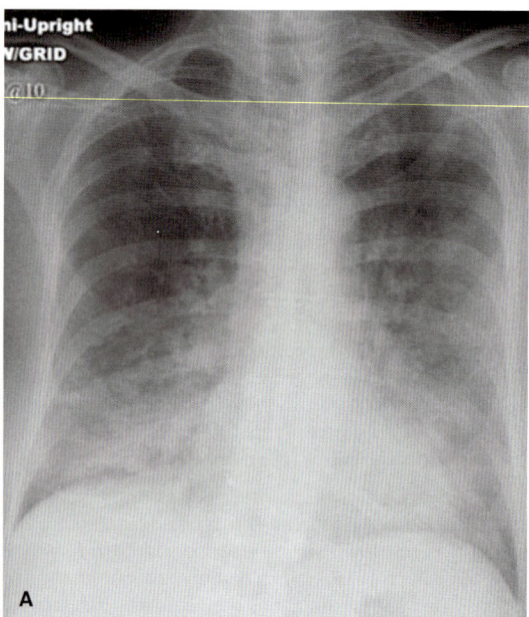
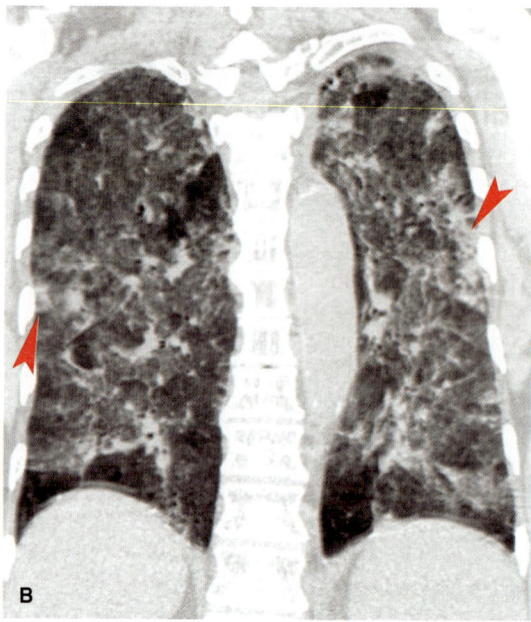

Figura 15.40 Doença pulmonar difusa induzida por rituximabe. A radiografia de tórax (**A**) de um paciente tratado com rituximabe para evitar rejeição de transplante renal demonstrou um padrão bilateral e difuso de opacidades alveolares basais e vidro fosco bilateralmente. A imagem de tomografia computadorizada (TC) com reformatação no plano coronal (**B**) mostrou um padrão misto de opacidades alveolares esparsas (*pontas de seta*) e vidro fosco com mínima reticulação. A biopsia pulmonar aberta confirmou um padrão misto de pneumonia em organização (PO), com pneumonite intersticial. O paciente melhorou depois da interrupção do uso de rituximabe e administração de corticosteroide.

alveolares difusas bilateralmente. O diagnóstico de hemorragia pulmonar em geral é confirmado quando o líquido retirado por LBA é sanguinolento. Além disso, esse procedimento demonstra aumento da porcentagem de macrófagos alveolares contendo hemossiderina. As opacidades da hemorragia pulmonar difusa regridem espontaneamente sem sequelas residuais – a menos que estejam associadas a infartos, porque, nesses casos, podem deixar retrações fibróticas pleurais e parenquimatosas.

Outras anormalidades. Nódulos pulmonares são raros nos pacientes com lesão pulmonar crônica causada por bleomicina ou ciclofosfamida e, nesses casos, são indistinguíveis radiograficamente das metástases pulmonares.

Alguns fármacos – principalmente a procainamida, a hidralazina e a isoniazida – foram associados a uma síndrome semelhante ao lúpus, que comumente não pode ser diferenciada do LES. Os derrames pleurais e pericárdicos são comuns. Também

há casos descritos de doença intersticial nas bases pulmonares, mas não são frequentes.

A bronquiolite obliterante é um processo inflamatório das vias respiratórias de pequeno calibre, que resulta na formação de tecidos de granulação dentro dos bronquíolos, causando retenção de ar, o que possivelmente é grave o suficiente para acarretar insuficiência respiratória. Essa doença pode ser causada por vários processos, inclusive broncoaspiração, transplante de órgãos, infecções virais, doença do colágeno vascular e fármacos (especialmente penicilamina) e está descrita com mais detalhes no Capítulo 16.

Alguns pacientes podem desenvolver vasculite granulomatosa crônica em resposta a substâncias particuladas, como talco ou amido misturado com drogas intravenosas ilícitas, e provocar obstrução dos vasos sanguíneos pulmonares, gerando hipertensão pulmonar e insuficiência ventricular direita secundárias. Radiograficamente, os pulmões podem mostrar doença intersticial com dilatação das artérias pulmonares centrais e câmaras cardíacas direitas. Em casos raros, é possível identificar nas radiografias massas conglomeradas centrais, que são indistinguíveis da FMP secundária à silicose ou da sarcoidose terminal.

O aumento dos linfonodos hilares e mediastinais demonstrado nas radiografias de tórax não é manifestação comum de toxicidade de fármacos. A fenitoína e o metotrexato são os fármacos principais associados a essa complicação rara. Em geral, a linfadenopatia faz parte de uma reação de hipersensibilidade sistêmica e regride com a interrupção do uso do fármaco causador.

Fármacos específicos (Tabela 15.11)

Nitrofurantoína. É um antibiótico oral amplamente utilizado para tratar infecções urinárias. Existem dois padrões bem definidos de reação pulmonar associada a esse fármaco: aguda e crônica. A forma aguda detectada em cerca de 90% dos pacientes representa quase certamente uma reação de hipersensibilidade. As radiografias de tórax demonstram infiltrados intersticiais ou alveolares/intersticiais mistos com predomínio nas bases, comumente acompanhados de derrames pleurais pequenos. Já a forma crônica aparece semanas ou anos depois de tratamento contínuo e provavelmente é causada por lesão tóxica direta. O exame histopatológico mostra pneumonite intersticial e fibrose indistinguíveis da FPI (ver Figura 15.38).

Bleomicina. É um agente citotóxico usado para tratar linfoma, carcinoma de células escamosas e câncer de testículo. A doença pulmonar induzida pela bleomicina está relacionada com a dose cumulativa. Radicais livres de oxigênio acumulados nos pulmões parecem desempenhar um papel significativo na lesão pulmonar e explicam os efeitos deletérios da administração de oxigênio suplementar aos pacientes com efeitos tóxicos associados à bleomicina. O padrão radiográfico típico são opacidades reticulares bilaterais nos lobos inferiores, mas uma porcentagem mínima dos pacientes tem opacidades alveolares esparsas ou confluentes, atribuídas a uma reação de hipersensibilidade ao fármaco ou à LAD. As opacidades reticulares ou alveolares tendem a mostrar predomínio nas bases. Os nódulos pulmonares solitários ou múltiplos constituem um aspecto radiográfico incomum da toxicidade pulmonar da bleomicina, que, radiograficamente, é indistinguível das metástases pulmonares, mas as lesões geralmente desaparecem depois da interrupção do uso do fármaco.

Agentes alquilantes. Fármacos como bussulfano (usado para tratar doenças mieloproliferativas) e ciclofosfamida (amplamente usada para tratar neoplasias malignas e doenças autoimunes) causam toxicidade pulmonar clinicamente detectável em 1 a 4% dos pacientes. As anormalidades histopatológicas são exsudato intra-alveolar consolidativo, fibrose e pneumócitos tipo 2 grandes atípicos. Radiograficamente, pode-se observar um padrão reticular difuso com predomínio nas bases, com possibilidade de formação de opacidades alveolares – mais comuns com bussulfano que ciclofosfamida.

Arabinosídeo de citosina (Ara-C). Esse antimetabólito geralmente é usado para tratar leucemia. Cerca de 15 a 30% dos pacientes desenvolvem toxicidade pulmonar nos primeiros 30 dias depois da administração, que se evidencia por edema pulmonar resultante do aumento da permeabilidade capilar.

Metotrexato. É um antimetabólito usado para tratar neoplasias malignas e doenças autoimunes, inclusive artrite reumatoide e psoríase. Em contraste com a bleomicina e os agentes alquilantes, cuja doença é secundária aos efeitos tóxicos diretos nos pulmões, o metotrexato geralmente causa doença pulmonar reversível secundária a uma reação de hipersensibilidade. Contudo, cerca de 10% dos pacientes desenvolvem LAD, com doença pulmonar restritiva secundária que, radiograficamente, causa um padrão reticular difuso.

Amiodarona. Esse antiarrítmico é uma causa importante de lesão pulmonar induzida por fármacos, que ocorre em cerca de 5% dos pacientes em tratamento crônico com esse fármaco. A amiodarona concentra-se nos pulmões, e, apesar de o mecanismo exato da lesão pulmonar não estar definido, está relacionado com o acúmulo de fosfolipídios, que interferem com as funções metabólicas do pulmão. Ao exame histopatológico, há inflamação e fibrose dos septos alveolares com acúmulo de macrófagos alveolares repletos de gordura e hiperplasia dos pneumócitos tipo 2.

A toxicidade pulmonar começa meses ou anos depois de iniciar o tratamento. Nos casos típicos, os pacientes têm dispneia ou tosse seca, e pode ser difícil diferenciar essas queixas das manifestações clínicas de insuficiência cardíaca congestiva

TABELA 15.11 Efeitos tóxicos de fármacos específicos.

■ FÁRMACO	■ PATOLOGIA BÁSICA	■ TRATAMENTO	■ INCIDÊNCIA	■ PROGNÓSTICO
Ciclofosfamida	LAD PINE PO	Interromper uso do fármaco (IUF)	Comum	Bom
Carmustina	LAD PINE	IUF	20 a 50%	Bom
Bleomicina	LAD PINE PO	IUF	3 a 5%	Desfavorável
Amiodarona	PINE PO Derrames pleurais	IUF	5 a 10%	Bom
Sais de ouro	LAD PINE PO	IUF	1%	Bom
Metotrexato	PINE Púrpura de Henoch-Schönlein PO	Nenhum	5 a 10%	Bom
Nitrofurantoína	PINE	IUF		Bom
Nivolumabe	PO	IUF	5%	Bom

LAD, lesão alveolar difusa; PIU, pneumonia intersticial usual; PINE, pneumonia intersticial não específica; PO, pneumonia em organização.

ou pneumonia. As radiografias de tórax geralmente mostram opacidades alveolares e reticulares, e as imagens de TC demonstram sobreposição significativa com anormalidades de edema pulmonar – comum nesses casos – com reticulação e opacidades alveolares e padrão em vidro fosco. Anormalidades como fibrose e atenuação alta dentro das lesões parenquimatosas devem sugerir fortemente toxicidade da amiodarona (Figura 15.41). O uso desse fármaco deve ser interrompido ou sua dose reduzida ao primeiro sinal de toxicidade, porque a amiodarona tem meia-vida extraordinariamente longa (cerca de 90 dias). Em geral, a interrupção do tratamento em um estágio inicial de toxicidade, algumas vezes acrescida do uso de corticosteroides, traz melhora ao paciente.

Doenças diversas

PAP. É uma doença rara na qual há deposição de material lipoproteináceo surfactante em quantidades anormais dentro dos espaços alveolares do pulmão. A forma idiopática de PAP mostra predileção por homens entre a segunda e a quarta década de vida, embora também tenha sido descrita em crianças. Nos adultos, a doença ocorre em pacientes com silicoproteinose aguda e indivíduos imunossuprimidos com linfoma, leucemia ou AIDS, em associação com uma falha adquirida dos macrófagos alveolares, que os torna incapazes de fagocitar surfactante, resultando em seu acúmulo dentro dos espaços alveolares. Ao exame histopatológico, os alvéolos estão cheios de material lipoproteináceo, que adquire uma cor rosa intensa com o ácido periódico de Schiff. Em geral, o interstício é preservado, mas alguns pacientes podem ter inflamação intersticial e fibrose crônicas.

Pacientes com PAP comumente são assintomáticos, embora alguns se queixem de dispneia progressiva e tosse seca. Um sinal clínico importante é a ausência de ortopneia, permitindo diferenciar entre PAP e edema pulmonar secundário à insuficiência cardíaca congestiva.

Nos pacientes com proteinose alveolar, as anormalidades radiográficas típicas são opacidades alveolares peri-hilares bilateralmente simétricas, que não podem ser diferenciadas do edema pulmonar (Figura 15.42). Os nódulos alveolares são encontrados frequentemente na periferia das opacidades confluentes. Nos casos típicos, não há cardiomegalia, derrame pleural e sinais de hipertensão venosa pulmonar. As imagens de TC com cortes finos geralmente mostram opacidades em vidro fosco com distribuição geográfica, sobrepostas aos septos interlobulares e intralobulares espessados – um padrão descrito como "pavimento em mosaico", típico dessa doença, porém possível de aparecer em outras condições na TC com cortes finos, especialmente edema pulmonar (principalmente edema com aumento de permeabilidade), pneumonia atípica, hemorragia pulmonar e, raramente, adenocarcinoma.

Os pacientes com PAP são especialmente suscetíveis à superinfecção pulmonar por *Nocardia*, *Aspergillus*, *Cryptococcus* e micobactérias atípicas, graças a uma possível disfunção dos macrófagos e um meio de cultura favorável no material lipoproteináceo intra-alveolar. A infecção por um desses microrganismos deve ser considerada em qualquer paciente com PAP que apresente sinais e sintomas de pneumonia ou anormalidades radiográficas com opacificação parenquimatosa focal ou escavação e derrame pleural. O exame de TC ajuda a detectar infecções oportunistas em fase inicial, porque a formação de pneumonia ou abscesso pode ser obscurecida pelo processo subjacente nas radiografias convencionais.

Antes que a LBA estivesse disponível, um terço dos pacientes morria de insuficiência respiratória ou em razão de infecções oportunistas, enquanto os dois terços restantes tinham doença estabilizada ou regredida espontaneamente. A LBA repetida com soro fisiológico reduziu significativamente a mortalidade desses pacientes, mas a duração do tratamento varia, porque alguns pacientes necessitam de sessões repetidas por muito tempo, enquanto outros têm regressão da doença depois de um único procedimento. Recentemente, a demonstração de que pacientes com PAP tinham níveis insuficientes de fator de estimulação das colônias de granulócitos-macrófagos (GM-CSF) nos macrófagos alveolares levou ao tratamento com esse fator sintético, em alternativa à LAB.

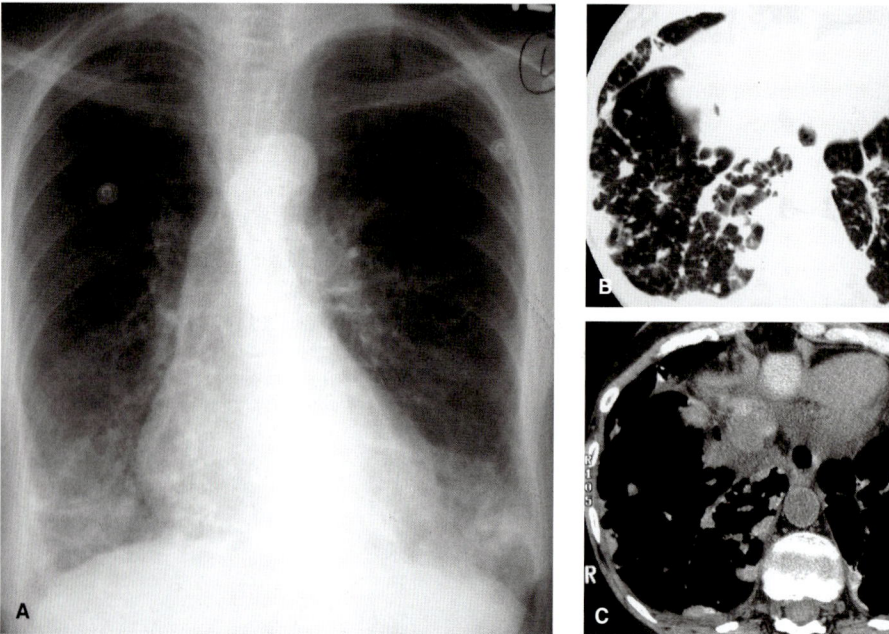

Figura 15.41 Toxicidade pulmonar da amiodarona. A radiografia de tórax posteroanterior (PA) (**A**) de um paciente de 64 anos com dispneia progressiva durante o tratamento com amiodarona para controlar taquicardia ventricular demonstrou cardiomegalia, opacidades intersticiais grosseiras nas bases e derrame pleural pequeno. A tomografia computadorizada (TC) sem contraste, com cortes finos das bases pulmonares na janela pulmonar (**B**), mostrou opacidades reticulares grosseiras e nodulares, com atenuação alta na janela mediastinal (**C**), compatível com toxicidade pulmonar da amiodarona.

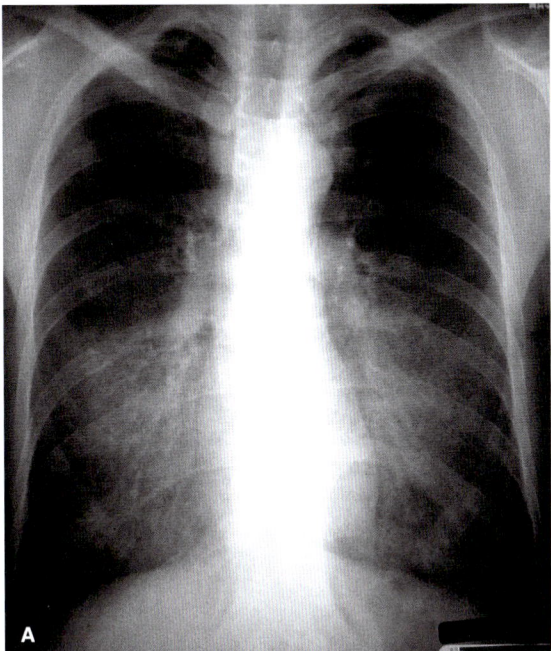 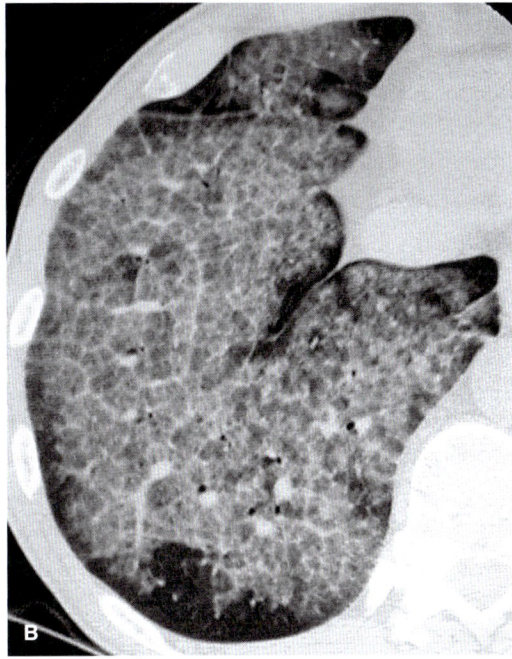

Figura 15.42 Proteinose alveolar pulmonar (PAP). A. A radiografia de tórax posteroanterior (PA) de um homem de 34 anos com PAP demonstrou opacidades sutis bilaterais. **B.** A imagem de tomografia computadorizada (TC) na janela pulmonar mostrou padrão misto de atenuação em vidro fosco, sobreposto a linhas interlobulares e intralobulares espessadas, condição conhecida como "pavimento em mosaico", que é típico dessa doença.

Microlitíase alveolar. É uma doença rara, evidenciada por deposição de cálculos microscópicos (menos de 1 mm de diâmetro) formados de fosfato de cálcio nos espaços alveolares. Embora a microlitíase alveolar possa acometer pacientes de qualquer idade, sem predileção por algum sexo, a incidência dessa doença é muito alta entre irmãos. A anormalidade básica responsável pela formação desses cálculos (conhecidos como calcosferitos) é desconhecida. Ao exame histopatológico, os cálculos estão localizados dentro dos alvéolos, mas os pacientes com doença de longa duração podem desenvolver fibrose intersticial. As anormalidades radiográficas são específicas: opacidades micronodulares densas e confluentes bilateralmente que, em razão de sua densidade intrínseca alta, formam o chamado "sinal da pleura preta" na interface com a parede torácica. A doença bolhosa apical é comum e pode causar pneumotórax espontâneo. Apesar de a maioria dos pacientes ser assintomática por ocasião do diagnóstico, ele é confirmado por história de microlitíase alveolar em um irmão do paciente e anormalidades radiográficas típicas – um aspecto típico dessa doença. Muitos pacientes desenvolvem insuficiência respiratória progressiva, enquanto outros se mantêm estáveis por anos. Não há tratamento eficaz.

Ossificação pulmonar difusa. Essa doença rara evidencia formação de osso dentro do parênquima pulmonar. A forma nodular dessa doença é detectada nos casos graves de estenose mitral crônica não tratada, enquanto a ossificação mais difusa ocorre em doenças inflamatórias crônicas (p. ex., amiloidose e PIU). Nas imagens de TC com cortes finos, a ossificação causa áreas lineares ou nodulares de atenuação alta. Outras condições que podem formar material com coeficiente de atenuação alto no parênquima pulmonar são calcificação pulmonar secundária ao hiperparatireoidismo (predomínio nos lobos superiores) e toxicidade pulmonar da amiodarona, na qual a deposição de um metabólito iodado desse fármaco acumula-se nos pulmões, fígado e tireoide.

Pneumonia em organização fibrinosa aguda (POFA). Esse termo aplica-se a um padrão de lesão pulmonar evidenciado por PO e deposição de fibrina dentro dos espaços alveolares, mas que não atende aos critérios histopatológicos estritos de LAD ou PO. Diversas causas foram sugeridas, inclusive inalação de vapores tóxicos, efeitos tóxicos de fármacos, doenças autoimunes e infecções. A evolução clínica pode ser fulminante e levar a óbito ou subaguda com recuperação ao fim. Com a forma fulminante, as anormalidades dos exames de imagem são indistinguíveis da LAD, enquanto a forma subaguda assemelha-se à PO.

Síndrome de fibrose e enfisema pulmonares combinados (SFEPC). É uma síndrome clínica resultante da coexistência de enfisema e fibrose pulmonar, sejam secundários ao tabagismo, sejam a outras causas. A maioria dos pacientes com fibrose e enfisema tem sintomas predominantemente atribuíveis a um ou outro; contudo, em alguns casos, a combinação dos efeitos fisiológicos do enfisema (aumento dos volumes e da complacência dos pulmões, com redução da taxa de fluxo expiratório máximo) com os efeitos da fibrose pulmonar (redução dos volumes e da complacência dos pulmões, com preservação da taxa de fluxo expiratório) produz resultados relativamente normais à espirometria, embora haja redução grave da troca gasosa. A TC com cortes finos é um exame importante para o diagnóstico, porque a avaliação clínica e laboratorial nem sempre consegue reconhecer a coexistência de fibrose-enfisema. Essa diferenciação é clinicamente importante, porque o prognóstico é diferente nos pacientes que têm apenas fibrose ou enfisema. As anormalidades demonstradas à TC são as mesmas, independentemente se o paciente tem SFEPC ou não – enfisema centrolobular nos campos pulmonares superiores e fibrose nas bases (na maioria dos casos, um padrão de PIU). Em alguns pacientes, é difícil avaliar a extensão relativa de cada um desses padrões, porque pode haver sobreposição dos aspectos de enfisema (especialmente do tipo parasseptal) com o aspecto de faveolamento.

Leitura sugerida

Aylwin ACB, Gishen P, Copley SJ. Imaging appearance of thoracic amyloidosis. *J Thorac Imaging* 2005;20(1):41–46.

Fischer A, Antoniou KM, Brown KK, et al. An official European Respiratory Society/American Thoracic Society research statement: interstitial pneumonia with autoimmune features. *Eur Respir J* 2015;46(4):976–987.

Frankel SK, Cool CD, Lynch DA, Brown KK. Idiopathic pleuroparenchymal fibroelastosis: description of a novel clinicopathologic entity. *Chest* 2004;126(6):2007–2013.

Holbert JM, Costello P, Li W, Hoffman RM, Rogers RM. CT features of pulmonary alveolar proteinosis. *AJR Am J Roentgenol* 2001;176(5):1287–1294.

Jankowich MD, Rounds SIS. Combined pulmonary fibrosis and emphysema syndrome: a review. *Chest* 2012;141(1):222–231.

Johkoh T, Müller NL, Akira M, et al. Eosinophilic lung diseases: diagnostic accuracy of thin-section CT in 111 patients. *Radiographics* 2000;216(3):773–780.

Kazerooni EA. High-resolution CT of the lungs. *AJR Am J Roentgenol* 2001;177(3):501–519.

Kim KI, Kim CW, Lee MK, et al. Imaging of occupational lung disease. *Radiographics* 2001;21(6):1371–1391.

Kim EA, Lee KS, Johkoh T, et al. Interstitial lung diseases associated with collagen vascular diseases: radiologic and histopathologic findings. *Radiographics* 2002;22(Suppl 1):S151–S165.

Kligerman SJ, Franks TJ, Galvin JR. From the radiologic pathology archives: organization and fibrosis as a response to lung injury in diffuse alveolar damage, organizing pneumonia, and acute fibrinous and organizing pneumonia. *Radiographics* 2013;33(7):1951–1975.

Koyama T, Ueda H, Togashi K, Umeoka S, Kataoka M, Nagai S. Radiologic manifestations of sarcoidosis in various organs. *Radiographics* 2004;24(1):87–104.

Lynch DA, Rose CS, Way D, King TE. Hypersensitivity pneumonitis: sensitivity of high-resolution CT in a population-based study. *AJR Am J Roentgenol* 1992;159(3):469–472.

Lynch DA, Sverzellati N, Travis WD, et al. Diagnostic criteria for idiopathic pulmonary fibrosis: a Fleischner Society White Paper. *Lancet Respir Med* 2018;6(2):138–153.

Mayberry JP, Primack SL, Muller NL. Thoracic manifestations of systemic autoimmune diseases: radiographic and high-resolution CT findings. *Radiographics* 2000;20(6):1623–1635.

Pallisa E, Sanz P, Roman A, Majo J, Andreu J, Caceres J. Lymphangiomyomatosis: pulmonary and abdominal findings with pathologic correlation. *Radiographics* 2002;22(Suppl 1):S185–S198.

Pandit-Bhalla M, Diethelm L, Ovella T, Sloop GD, Valentine VG. Idiopathic interstitial pneumonias: an update. *J Thorac Imaging* 2003;18(1):1–13.

Reddy TL, Tominaga M, Hansell DM, et al. Pleuroparenchymal fibroelastosis: a spectrum of histopathological and imaging phenotypes. *Eur Respir J* 2012;40(2):377–385.

Rossi SE, Erasmus JJ, McAdams HP. Pulmonary drug toxicity: radiologic and pathologic manifestations. *Radiographics* 2000;20(5):1245–1259.

Sundar KM, Gosselin MV, Chung H, Cahill BC. Pulmonary Langerhans cell histiocytosis: emerging concepts on pathobiology, radiology, and clinical evolution of disease. *Chest* 2003;123(5):1673–1683.

Sverzellati N, Lynch DA, Hansell DM, et al. American Thoracic Society-European Respiratory Society classification of the idiopathic interstitial pneumonias: advances in knowledge since 2002. *Radiographics* 2015;35(7):1849–1872.

CAPÍTULO 16 ■ DOENÇAS DAS VIAS RESPIRATÓRIAS E ENFISEMA

VIVEK KALIA E JEFFREY S. KLEIN

Introdução

O termo *doença das vias respiratórias* é usado para descrever um espectro amplo de distúrbios congênitos e adquiridos que podem ser assintomáticos ou, mais comumente, causar sintomas de dispneia ou tosse. Exames de imagem são importantes para o diagnóstico, porque os pacientes afetados geralmente são referenciados para realizá-los em um estágio inicial da investigação. Este capítulo descreve as anormalidades vistas nas radiografias convencionais e na tomografia computadorizada (TC), associadas às doenças que acometem as vias respiratórias de grande calibre (traqueia, brônquios centrais e brônquios secundários) e pequeno calibre.

Traqueia e brônquios centrais

Anomalias congênitas da traqueia e brônquios

Agenesia traqueal, anormalidades das cartilagens da traqueia, membranas e estenoses traqueais, fístulas traqueoesofágicas e anéis e alças vasculares causam problemas respiratórios e alimentares no período neonatal e nos primeiros anos de vida. O Capítulo 67 descreve essas lesões congênitas incomuns.

Brônquio traqueal. Também conhecido como *brônquio suíno*, assim chamado porque se assemelha ao padrão normal de ramificação traqueal dos suínos; consiste em um brônquio acessório, que serve a uma parte ou a todo o lobo superior direito e origina-se da parede lateral direita da traqueia, a 2 cm da carina traqueal (Figura 16.1). Na maioria dos casos, ele é responsável por levar ar ao segmento apical do lobo superior. Embora geralmente seja uma anormalidade detectada por acaso nas imagens de TC de tórax de 0,5 a 1,0% da população normal, também há uma relação com estenose traqueal congênita. A maioria dos pacientes é assintomática, embora retenção de secreções possa causar estridor expiratório e/ou infecções repetidas.

Atresia brônquica. Essa anomalia se caracteriza por atresia de um brônquio segmentar ou subsegmentar, com vias respiratórias distais normais. Em muitos casos, as vias respiratórias normais distais ao segmento atrésico enchem de muco (*i. e.*, broncoceles) e o parênquima pulmonar distal fica hiperinsuflado em consequência da retenção de ar. Em geral, esses pacientes são assintomáticos, mas podem ter infecções recidivantes. O exame de

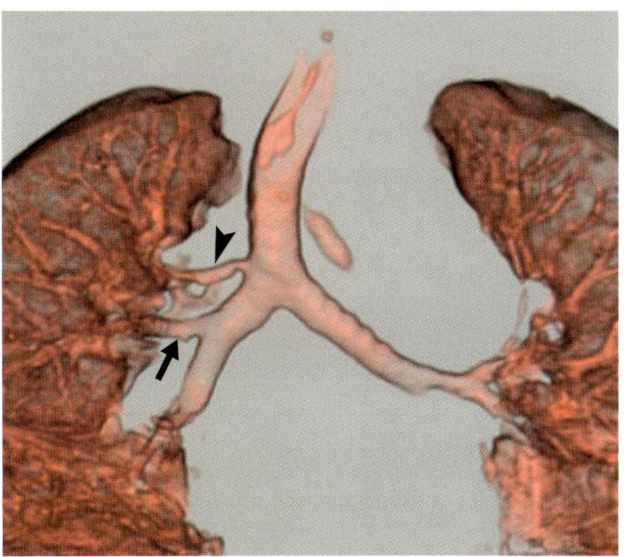

Figura 16.1 Brônquio traqueal. A renderização de superfície de um exame de tomografia computadorizada (TC) helicoidal demonstrou um brônquio anômalo (*ponta de seta*), que servia a uma parte do lobo superior direito e originava-se da parede lateral direita da traqueia, acima da carina. Observe o brônquio do lobo superior direito (*seta*).

TC frequentemente mostra uma área de parênquima pulmonar hipertransparente, com configuração geográfica (em geral, nos lobos superiores) associada a uma estrutura tubular hiperdensa (broncocele) (Figura 16.2).

Anomalias do padrão de ramificação brônquica. São anormalidades detectadas comumente nas imagens de TC de tórax de indivíduos normais e consistem em brônquios *mal posicionados* (o brônquio origina-se em posição anormal) ou *supranumerários* (quando um brônquio anômalo serve a uma parte do pulmão, além do brônquio normal).

Doença focal da traqueia

Doenças focais da traqueia podem causar estreitamento ou dilatação do lúmen do órgão (Tabela 16.1). Essas doenças podem ser neoplasias benignas (p. ex., papiloma e carcinoide), tumores

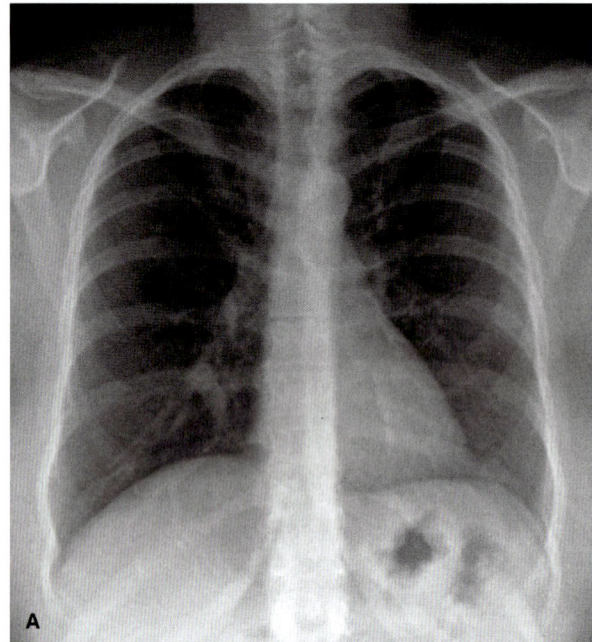

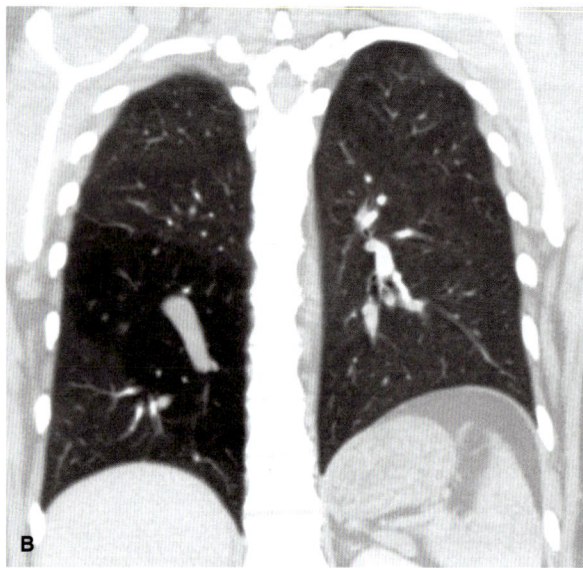

Figura 16.2 Atresia brônquica. A. A radiografia de tórax posteroanterior (PA) de um paciente assintomático demonstrou uma opacidade curvilínea na área medial do lobo inferior direito do pulmão. **B.** A imagem coronal de tomografia computadorizada (TC) no nível posterior dos pulmões mostrou uma opacidade tubular no lobo inferior direito, que representava um brônquio dilatado cheio de muco, circundada por parênquima pulmonar hipertransparente. Observe que o brônquio dilatado tinha diâmetro maior que os vasos pulmonares normais.

TABELA 16.1 Causas de doença traqueal focal.		
Estreitamento	Extrínseco	
	Bócio tireóideo	
	Massa de linfonodos paratraqueais	
	Fibrose unilateral ou assimétrica do lobo superior	
	Tuberculose	
	Histoplasmose	
	Intrínseco	
	Traqueomalacia	
	Balão do tubo endotraqueal	
	Área de traqueostomia	
	Granulomatose com poliangiite	
	Sarcoidose	
	Infecções	
	Tuberculose	
	Infecções fúngicas	
	Histoplasmose	
	Coccidioidomicose	
	Aspergilose	
	Escleroma	
Massas	Neoplasias	
	Malignas	
	Primárias	
	Carcinoma de células escamosas	
	Carcinoma adenoide cístico	
	Metastáticas	
	Invasão direta	
	Carcinoma da laringe	
	Carcinoma da tireoide	
	Carcinoma de esôfago	
	Carcinoma broncogênico	
	Hematogênicas (endobrônquica)	
	Carcinoma de mama	
	Carcinoma de células renais	
	Carcinoma de cólon	
	Melanoma	
	Benignas	
	Condroma	
	Fibroma	
	Papiloma de células escamosas	
	Hemangioma	
	Mioblastoma de células granulares	
	Não neoplásicas	
	Timo ou tireoide ectópica	
	Mucocele	
Dilatação	Traqueoceles	
	Traqueomalacia	
	Fibrose do lobo superior	

malignos (p. ex., carcinoma de células escamosas e carcinoma adenoide cístico) e distúrbios não neoplásicos (como tuberculose [TB], estenose pós-intubação e corpo estranho).

Dilatação focal da traqueia. Essa lesão é causada por anormalidades congênitas ou adquiridas da membrana elástica ou dos anéis cartilaginosos da traqueia. A dilatação traqueal localizada pode ser demonstrada nos pacientes com traqueoceles, traqueomalacia adquirida secundária à intubação endotraqueal prolongada ou como consequência de tração da traqueia por retrações fibróticas graves unilaterais do lobo superior. Traqueoceles (também conhecidas como cistos aéreos paratraqueais) podem ser congênitas ou adquiridas e mais comumente consistem em divertículos traqueais verdadeiros, secundários à herniação da coluna de ar traqueal através da membrana traqueal posterior enfraquecida. Essas lesões ocorrem quase exclusivamente na traqueia cervical, porque o gradiente de pressão entre a traqueia extratorácica e o ar atmosférico durante as manobras de Valsalva favorece sua formação nessa região. Os pacientes com traqueoceles geralmente são assintomáticos, mas as lesões são facilmente detectadas nas imagens de TC como áreas circulares de hipertransparência ao longo da parede posterolateral direita da traqueia, no introito torácico.

Efeito de massa extrínseca. A causa mais comum de um efeito de massa extrínseca na traqueia é arco aórtico ou artéria braquiocefálica tortuosa ou dilatada que, nos casos típicos, aparece como desvio da traqueia distal à direita em idosos. Bócio intratorácico ou massa volumosa de linfonodos paratraqueais também pode causar efeito de massa traqueal extrínseca. Essa condição pode estar igualmente associada a anomalias vasculares congênitas (p. ex., artéria pulmonar [AP] esquerda e arco aórtico anômalos) ou cisto broncogênico mediastinal volumoso. Como as cartilagens da traqueia lhe conferem resiliência, massas extrínsecas tendem a deslocá-la sem estreitar seu lúmen. Em geral, deformidades por tração da traqueia estão associadas a processos cicatriciais que afetam assimetricamente os ápices do pulmão, na maioria dos casos TB pós-primária, histoplasmose e fibrose pós-radiação. Em alguns casos, pacientes com mediastinite esclerosante têm estreitamento da traqueia distal, embora essa condição afete mais comumente brônquios centrais.

Estenose focal da traqueia. Estreitamentos focais da traqueia ou brônquios centrais (brônquios-fontes e lobares proximais) podem ser causados por doenças inflamatórias que afetam as paredes traqueais ou brônquicas centrais. A destruição das cartilagens ou a formação de tecidos de granulação e fibrose, em consequência de uma traqueostomia ou em uma área submetida à ação local de um balão de tubo endotraqueal inflado, pode causar

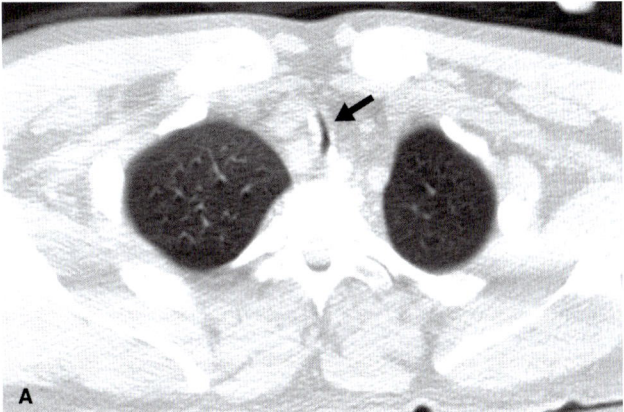

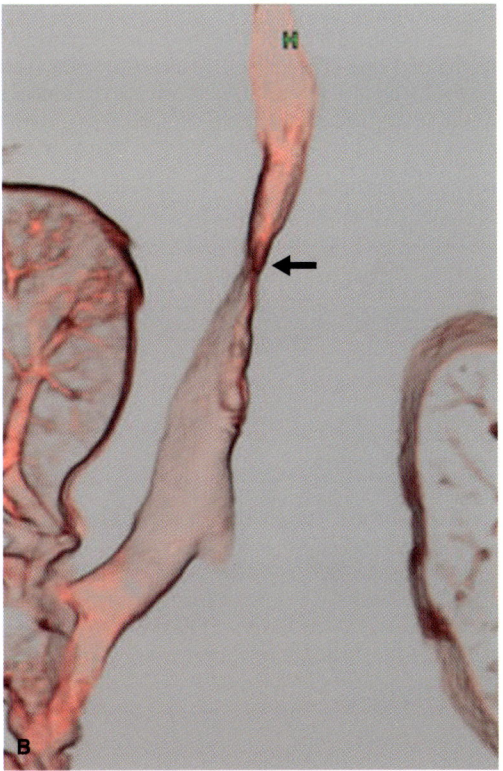

Figura 16.3 Estenose traqueal secundária à intubação pregressa. A imagem axial de tomografia computadorizada (TC) na janela pulmonar no nível da traqueia proximal (**A**) e a renderização de superfície colorizada das imagens de TC helicoidal (**B**) demonstraram estreitamento acentuado (*seta*) da traqueia no plano coronal, secundário à intubação pregressa, com estenose resultante.

estreitamento traqueal focal (Figura 16.3). Nos casos típicos, a estenose traqueal causa uma deformidade em "ampulheta" nas radiografias frontais. Pacientes com traqueomalacia secundária à destruição das cartilagens podem desenvolver estreitamentos apenas em algumas fases do ciclo respiratório, nas quais a pressão extratraqueal é maior que a intratraqueal. Desse modo, pacientes com traqueomalacia extratorácica (mais comum em uma área de traqueostomia pregressa) apresentam estreitamento traqueal durante a inspiração, enquanto pacientes com traqueomalacia intratorácica (em geral, secundária à intubação endotraqueal no passado) têm estreitamento na expiração. Estenoses pós-intubação são raras com os balões de tubos endotraqueais de baixa pressão utilizados atualmente. Por sua vez, a granulomatose com poliangiite (GPA) pode causar inflamação granulomatosa necrosante da traqueia e dos brônquios centrais, resultando em estreitamento focal da traqueia cervical ou, nos casos de doença avançada, estreitamento de todos os segmentos da traqueia. O diagnóstico pode ser estabelecido quando radiografias de tórax mostram estreitamento traqueal associado às vias respiratórias superiores e estruturas renais e confirmado por biopsia com anormalidades típicas.

Alguns processos infecciosos podem causar inflamação e estenose da traqueia ou dos brônquios. Tuberculose endotraqueal e/ou endobrônquica geralmente está associada a doença com escavações, com produção de grandes quantidades de escarro infectado, que predispõe às infecções da traqueia e/ou dos brônquios centrais. A inflamação e a estenose do segmento proximal da traqueia podem ser causadas por histoplasmose e coccidoidomicose. Pacientes imunossuprimidos podem desenvolver traqueobronquite invasiva, causada por aspergilose, candidíase e mucormicose. Já o escleroma traqueal é uma doença granulomatosa crônica causada pela infecção por *Klebsiella rhinoscleromatis*. Essa doença não é comum nos EUA e afeta em geral pacientes de níveis socioeconômicos mais baixos, que vivem em países das Américas do Sul e Central e Leste Europeu.

Massas traqueais e brônquicas. Na maioria dos casos, são neoplásicas e estão descritas em detalhes no Capítulo 13.

Doença difusa da traqueia

Doenças difusas da traqueia causam estreitamento ou dilatação do lúmen do órgão. O estreitamento traqueal difuso pode ocorrer em pacientes com traqueia em bainha de sabre, amiloidose, traqueobroncopatia osteocondroplásica, policondrite recidivante, GPA ou escleroma traqueal (Tabela 16.2). As duas últimas podem causar estreitamento difuso da traqueia, mas na maioria dos casos as lesões limitam-se à traqueia cervical.

Estreitamento difuso da traqueia

Estenose congênita da traqueia. Anomalia rara na qual há septação incompleta dos anéis cartilaginosos, formando estreitamento de um segmento longo da traqueia (também conhecida como "traqueia em anel de guardanapo"). Em geral, essa anomalia está associada a outras malformações cardiovasculares

TABELA 16.2	Causas de doença difusa da traqueia.
Estreitamento da traqueia	Estenose congênita da traqueia
	Traqueia em bainha de sabre
	Amiloidose
	Traqueobroncopatia osteocondroplásica
	Policondrite recidivante
	Granulomatose com poliangiite
	Escleroma traqueal
Dilatação da traqueia	Traqueobroncomegalia (síndrome de Mounier-Kuhn)
	Traqueomalacia
	Fibrose pulmonar

congênitas, especialmente à origem anômala da artéria pulmonar esquerda na artéria pulmonar direita ("alça de artéria pulmonar").

Traqueia em bainha de sabre. Deformidade fixa da traqueia intratorácica, na qual o diâmetro coronal é reduzido a menos de dois terços do diâmetro sagital. A parede da traqueia tem estreitamento homogêneo, provavelmente devido à transmissão prolongada da pressão intrapleural alta, consequente a uma doença pulmonar obstrutiva e lesão traqueal provocada por tosse crônica, e, na maioria dos casos, também há calcificação dos anéis cartilaginosos. Essa doença afeta mais comumente homens idosos com doença pulmonar obstrutiva crônica (DPOC). Anormalidades típicas são evidentes nas radiografias posteroanterior (PA) e TC de tórax (Figura 16.4).

Amiloidose. Essa doença caracteriza-se por deposição de um complexo de proteína fibrilar polissacarídico em vários órgãos e pode afetar as vias respiratórias como parte da doença localizada ou sistêmica. Na maioria dos casos, depósitos submucosos na árvore traqueobrônquica são indícios de doença localizada, mas podem estar associados a depósitos nodulares ou septais alveolares nos pulmões. Depósitos circunferenciais com formato de massas, que causam estreitamento irregular do lúmen traqueal, são demonstrados mais claramente nas imagens de TC e podem causar atelectasias e pneumonias repetidas. Apenas 10% dos pacientes têm calcificações nas deposições. O diagnóstico é confirmado pela demonstração de depósitos típicos de proteína-polissacarídeo a partir de uma biopsia da traqueia ou da parede brônquica que tenha utilizado coloração com vermelho Congo para os espécimes. Nos casos típicos, essas deposições produzem birrefringência de cor de maçã verde quando são examinadas sob luz polarizada (Figura 16.5).

Traqueobroncopatia osteocondroplásica. Doença rara caracterizada pelo acúmulo de vários depósitos osteocartilaginosos na submucosa da traqueia e dos brônquios centrais de pacientes idosos. As lesões começam como encondromas nas cartilagens traqueais e brônquicas e depois se projetam internamente, formando depósitos nodulares submucosos que estreitam irregularmente o lúmen traqueal. Em geral, o diagnóstico é firmado com base tanto na broncoscopia, graças ao seu aspecto e consistência típicos, quanto na TC, que pode demonstrar placas nodulares e calcificadas nas paredes laterais e anteriores da traqueia. A preservação da parede posterior membranosa da traqueia, que não

tem cartilagem, é um aspecto útil à diferenciação entre traqueobroncopatia osteocondroplásica e amiloide traqueobrônquico (Figura 16.6). Embora geralmente seja assintomática, pacientes podem ter infecções repetidas e secundárias à obstrução brônquica por massas.

Policondrite recidivante. Doença autoimune sistêmica, que geralmente afeta as cartilagens dos lobos da orelha, nariz, laringe, árvore traqueobrônquica, articulações e artérias elásticas de grande calibre. Nos estágios iniciais da doença, a inflamação da parede traqueal associada à destruição das cartilagens diminui a complacência e causa dilatação da traqueia. Nos estágios mais avançados, observam-se fibrose e estreitamento difuso e fixo do lúmen traqueal. Cerca de 50% dos pacientes têm complicações respiratórias secundárias à destruição das cartilagens das vias respiratórias superiores. O diagnóstico baseia-se na confirmação de inflamação recidivante de duas ou mais estruturas cartilaginosas, mais comumente o pavilhão auricular (orelhas em "couve-flor") e o nariz (deformidade de nariz em "sela"). Radiografias e TC mostram espessamento liso das paredes da traqueia e brônquios centrais, com redução do calibre intraluminal.

Dilatação difusa da traqueia

Traqueobroncomegalia (síndrome de Mounier-Kuhn). Doença congênita dos elementos elásticos e musculares lisos da parede traqueal, encontrada quase exclusivamente em homens com mais de 50 anos. Estudos demonstraram relação com a síndrome de Ehlers-Danlos (anomalia congênita da síntese de colágeno) e a cútis laxa (anomalia congênita dos tecidos elásticos). A complacência anormal da traqueia e dos brônquios centrais causa colapso destas últimas estruturas quando o indivíduo tosse. A obstrução das vias respiratórias dificulta a limpeza mucociliar e predispõe o paciente a episódios repetidos de pneumonia e bronquiectasia. Os sintomas são os mesmos demonstrados por pacientes com bronquite crônica e bronquiectasia. Nas radiografias PA, a traqueia e os brônquios centrais têm diâmetros coronais maiores que 3,0 e 2,5 cm, respectivamente. A traqueia tem aspecto corrugado, causado pela herniação da mucosa e submucosa traqueais entre as cartilagens (Figura 16.7). Geralmente, os pulmões estão hiperinsuflados e podem apresentar bolhas.

Traqueobroncomalacia (TBM). Dilatação difusa da traqueia e brônquios centrais pode ser causada por anormalidades congênitas ou adquiridas da cartilagem traqueal, provocando amolecimento

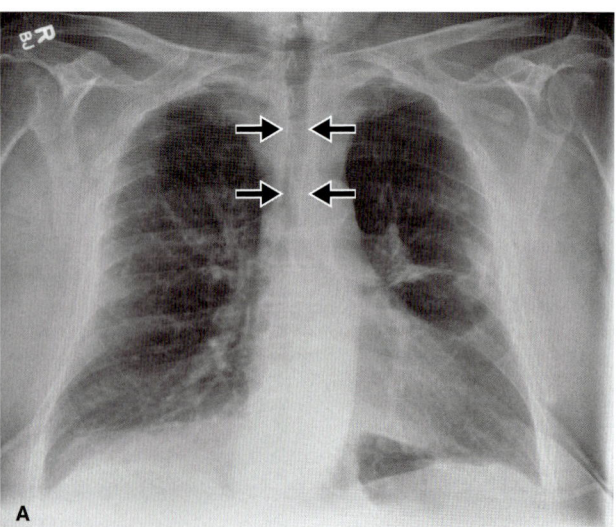
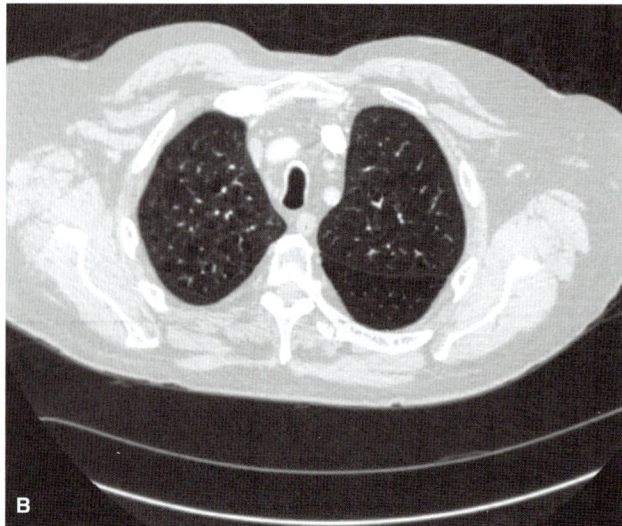

Figura 16.4 Traqueia em bainha de sabre. A. A radiografia de tórax PA de um homem de 76 anos com DPOC demonstrou estreitamento homogêneo da traqueia intratorácica (*setas*). **B.** A imagem axial de TC no terço superior dos pulmões mostrou a configuração típica da traqueia em bainha de sabre: estreitamento sagital e alongamento coronal. Observe que também havia enfisema no lobo superior – uma anormalidade comumente associada.

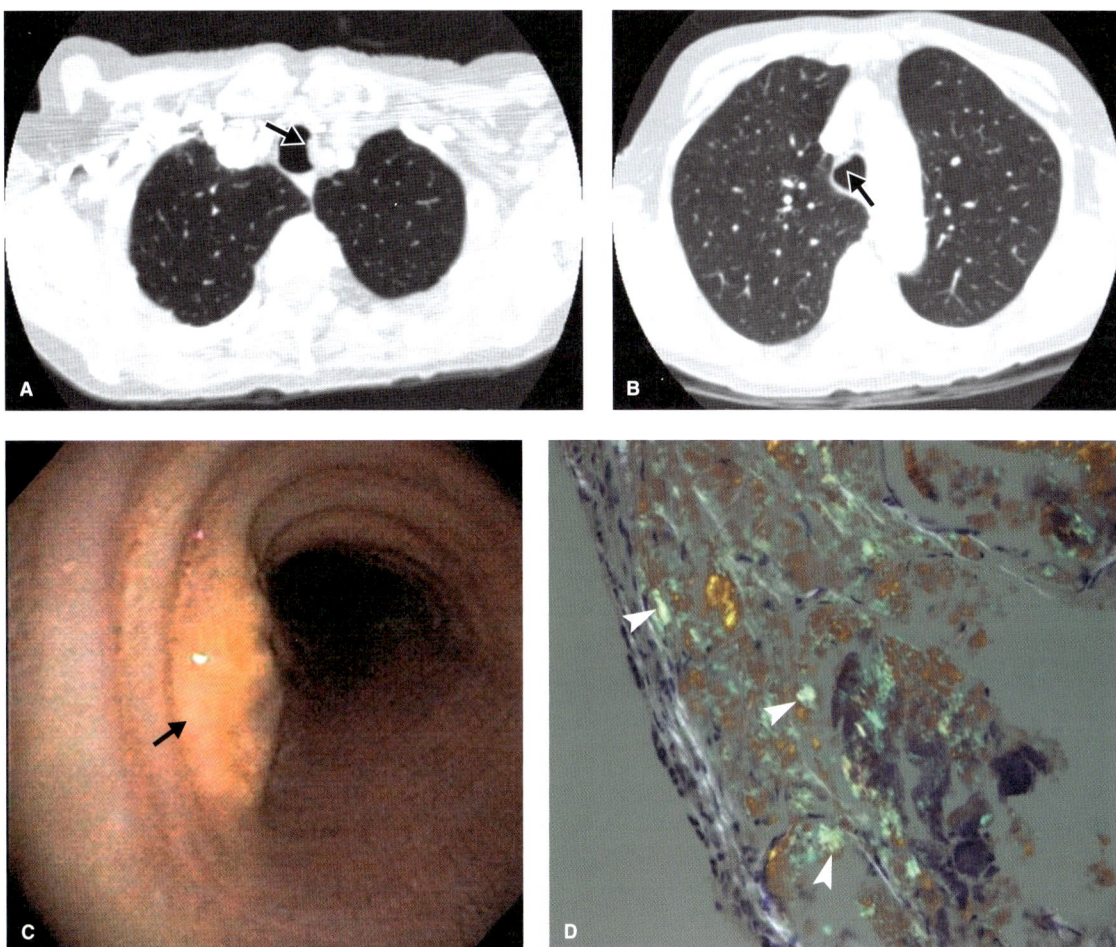

Figura 16.5 **Amiloidose traqueal.** As imagens de tomografia computadorizada (TC) das janelas pulmonares nos níveis da traqueia proximal (**A**) e distal (**B**) demonstraram lesões nodulares com bases largas (*setas*) ao longo da parede traqueal. **C.** A imagem obtida durante a broncoscopia de fibra óptica mostrou uma lesão amarelada elevada (*seta*) na parede lateral esquerda da traqueia proximal. **D.** A fotografia de microscopia obtida sob luz polarizada depois da coloração com vermelho Congo de uma amostra de biopsia endobrônquica demonstrou cristais birrefringentes típicos, de cor de maçã verde (*pontas de setas*), característica dos depósitos amiloides.

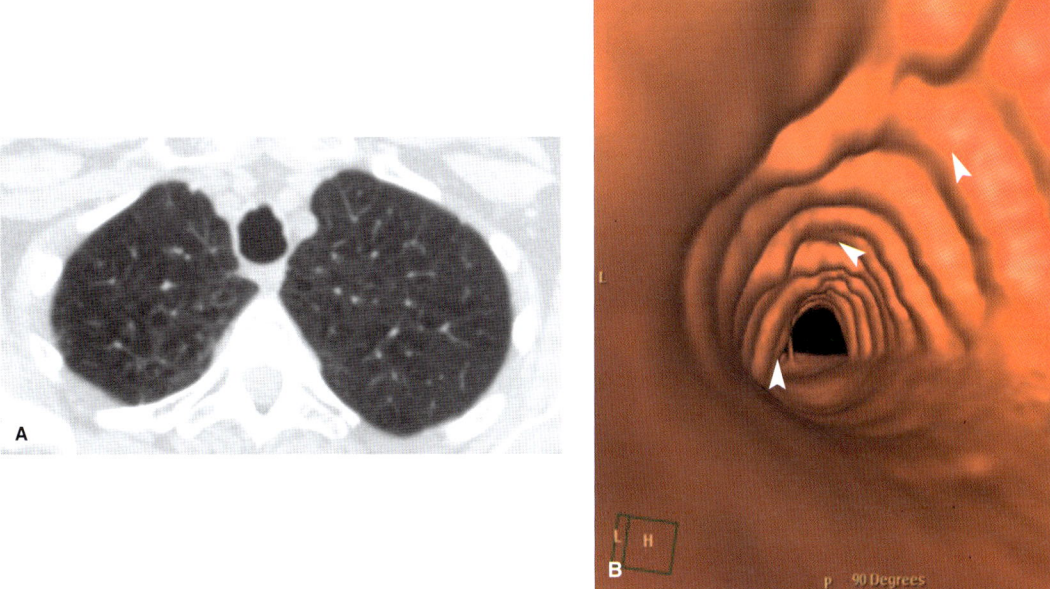

Figura 16.6 **Traqueobroncopatia osteocondroplásica. A** e **B.** A imagem axial de TC da traqueia proximal (**A**) e a renderização intraluminal da traqueia (**B**) mostraram protrusões nodulares (*pontas de seta* em **B**), que se estendiam dos anéis cartilaginosos da parede brônquica.

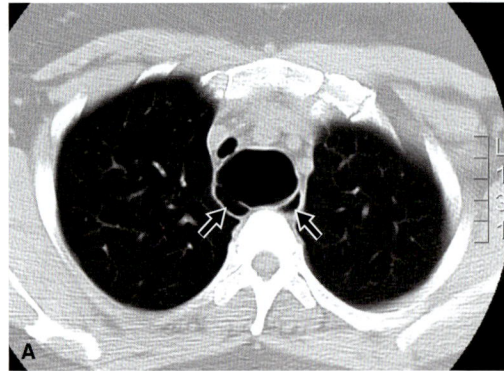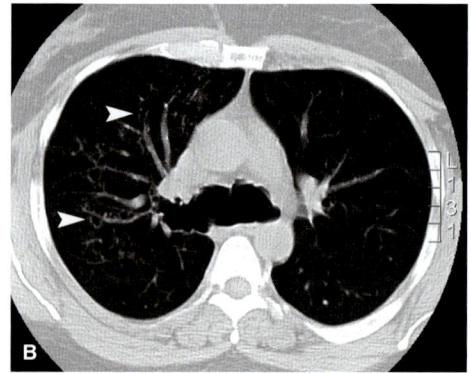

Figura 16.7 Traqueobroncomegalia (síndrome de Mounier-Kuhn). As imagens de tomografia computadorizada (TC) na janela pulmonar nos níveis da traqueia (**A**) e carina (**B**) demonstraram dilatações acentuadas da traqueia e brônquios centrais de um paciente com síndrome de Mounier-Kuhn. Observe que também havia divertículos típicos ao longo das vias respiratórias centrais (*setas*) e bronquiectasias varicosas associadas no lobo superior direito (*pontas de setas*). (Caso cedido gentilmente por Matthew Brewer, MD, Milwaukee, WI.)

dos anéis cartilaginosos e apresentando tendência ao colapso das vias respiratórias. As doenças congênitas associadas mais comumente à TBM são policondrite recidivante, síndrome de Ehlers-Danlos e mucopolissacaridoses. A TBM adquirida é mais comum que a forma congênita e, na maioria dos casos, está associada à DPOC. Ela também pode ser uma consequência de intubação prolongada, traqueostomia pregressa e compressão traqueal extrínseca por massas e anomalias vasculares do mediastino. Suas manifestações clínicas e radiográficas são semelhantes às encontradas nos pacientes com traqueobroncomegalia: tosse, dispneia, sibilos e infecções respiratórias repetidas.

Nos exames de imagem, a anormalidade típica de traqueomalacia é o colapso exagerado das vias respiratórias durante a expiração, que pode ser demonstrado mais claramente nas imagens de TC expiratórias usando aquisição tomográfica com doses baixas durante uma manobra de expiração forçada. A redução da área transversal da traqueia em mais de 50% na imagem de TC expiratória, principalmente se a traqueia ficar crescente ao corte transversal, deve sugerir esse diagnóstico (Figura 16.8), embora esse sinal não seja específico, porque uma porcentagem significativa dos indivíduos normais tem colapso dinâmico das vias respiratórias nas imagens de TC expiratória. Outro indício de TBM é uma traqueia

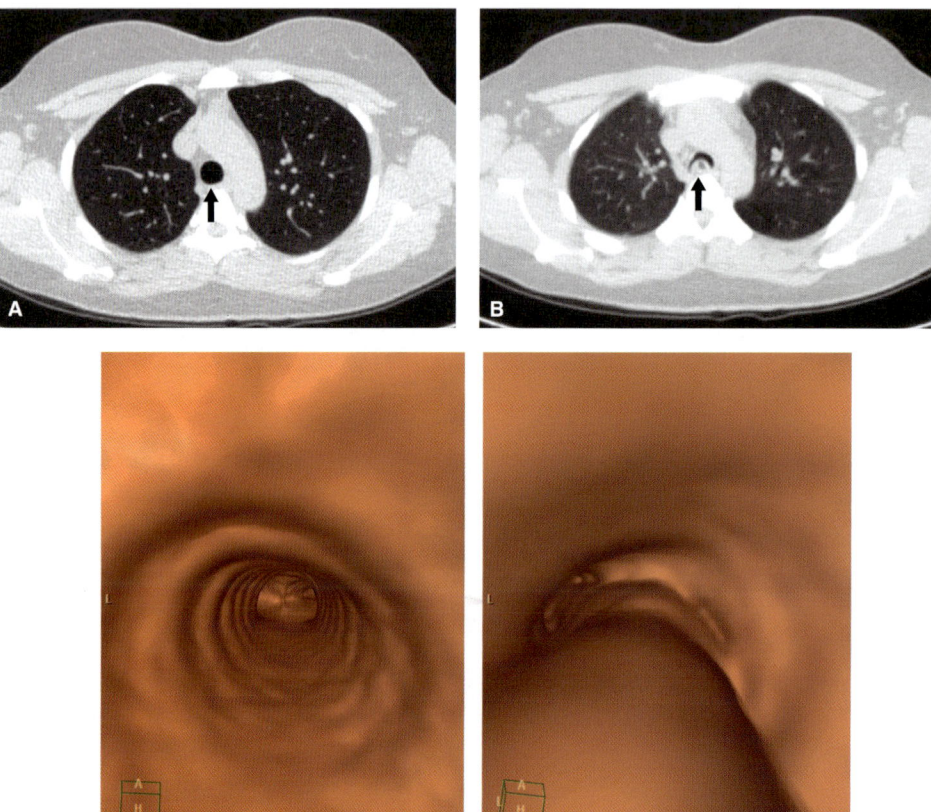

Figura 16.8 Traqueobroncomalacia associada à síndrome de Ehlers-Danlos. A comparação das imagens de TC inspiratória (**A**) e expiratória com dose baixa (**B**) obtidas na janela pulmonar no nível médio da traqueia (*setas*) demonstrou que esse órgão tinha configuração arredondada normal à inspiração, mas com colapso acentuado durante a TC expiratória, com configuração "em crescente" pelo abaulamento da membrana traqueal posterior. **C** e **D.** A comparação das imagens de renderização endotraqueal durante a inspiração (**C**) e expiração (**D**) mostrou colapso da membrana traqueal posterior, com estreitamento luminal acentuado.

com formato "semilunar", ou seja, o diâmetro coronal é maior que o diâmetro sagital na imagem axial de TC obtida durante a inspiração normal.

Em alguns pacientes com fibrose pulmonar intersticial de longa duração, também se pode observar dilatação difusa da traqueia, cuja causa pode estar relacionada com a elevação crônica das pressões transpulmonares, provocada pela perda de complacência pulmonar ou tosse crônica.

Lesões traqueais e brônquicas

Lesões da traqueia ou dos brônquios centrais são detectadas mais comumente depois de traumatismo torácico fechado, ou seja, em acidentes com desaceleração súbita, porém existem outras lesões associadas, como laceração da aorta e dos grandes vasos e fraturas de costelas (especialmente da porção anterior das costelas superiores), esterno, escápula e vértebra, que podem predominar no quadro clínico. O mecanismo dessas lesões é a compressão violenta da árvore traqueobrônquica central contra a coluna torácica durante o impacto. Em geral, as fraturas acometem os segmentos proximais dos brônquios-fontes (80%) ou a traqueia distal (15%) a partir de 2 cm da carina traqueal, enquanto os brônquios periféricos são afetados em 5% dos casos. O tipo de lesão encontrado mais comumente é a laceração horizontal ou a transecção paralela à cartilagem traqueobrônquica.

Em muitos casos, o diagnóstico de lesão traqueobrônquica é sugerido primeiramente nas radiografias de tórax, obtidas logo depois do acidente, ou um pouco mais tarde pela existência de um pneumotórax e pneumomediastino, especialmente em pacientes que não recebem ventilação mecânica (Figura 16.9 A). Geralmente, o pneumotórax não melhora com drenagem por tubo torácico, porque há um vazamento volumoso de ar a partir da lesão de uma via respiratória. O pulmão afetado mantém-se colapsado contra a parede torácica lateral (sinal do "pulmão caído") (Figura 16.9 B). Um tubo endotraqueal mal posicionado ou um balão hiperdistendido é outro indício da existência de uma lesão traqueobrônquica não diagnosticada anteriormente. Cerca de um terço das lesões traqueobrônquicas não é diagnosticado no momento ideal, e os pacientes podem ter pulmão colapsado ou pneumonia secundária à estenose

brônquica. A broncoscopia confirma o diagnóstico definitivo. A tomografia computadorizada de múltiplos detectores (TCMD) com reconstrução tridimensional pode ser útil aos pacientes que desenvolvem obstrução ou estenose brônquica como consequência do diagnóstico tardio.

Lesões com perfuração da traqueia geralmente afetam o segmento cervical e são resultado de feridas provocadas por armas de fogo ou instrumentos perfurocortantes na região cervical. Em geral, lesões da traqueia intratorácica estão associadas à perfuração fatal de estruturas cardiovasculares.

Broncolitíase

A broncolitíase (material calcificado dentro da árvore traqueobrônquica) é uma lesão secundária à erosão da parede brônquica por um linfonodo peribrônquico calcificado para dentro do lúmen desse brônquio (Figura 16.10). A maioria dos linfonodos calcificados está associada à inflamação granulomatosa causada por histoplasmose ou TB. Broncólitos podem obstruir vias respiratórias e causar bronquiectasia, atelectasia obstrutiva ou pneumonia. Em geral, os pacientes são assintomáticos, mas podem relatar tosse produtiva com eliminação de cálculos ou material calcificado (litoptise). Alguns podem ter hemoptise secundária à erosão do broncólito para dentro de uma artéria brônquica.

Doença pulmonar obstrutiva crônica

Doenças conhecidas coletivamente como DPOC são a asma, a bronquite crônica, a bronquiectasia e o enfisema. A fisiopatologia comum a esse grupo é a obstrução expiratória do fluxo de ar.

Asma e bronquite crônica

Asma. Doença das vias respiratórias que se caracteriza por início rápido de estreitamento, seguido de regressão espontânea ou melhora depois de tratamento, e com inúmeros agentes e fatores desencadeantes conhecidos. Muitos pacientes têm história de

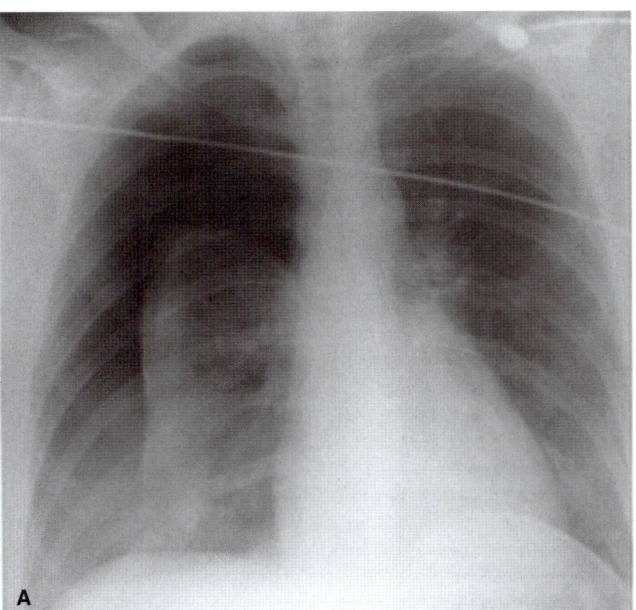
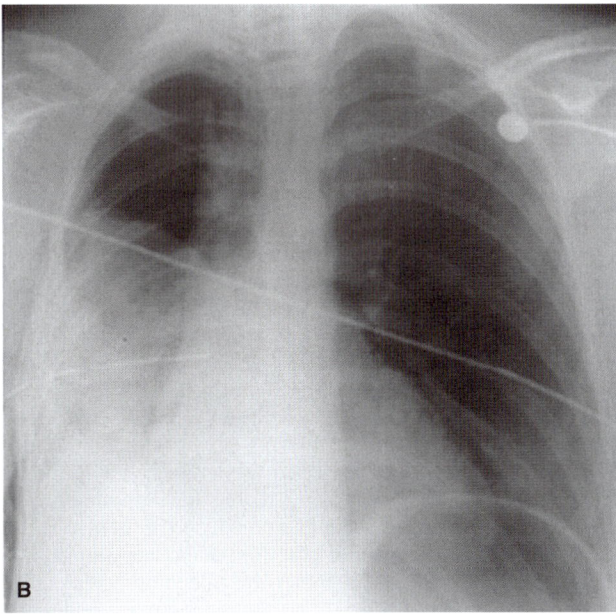

Figura 16.9 **Lesão traumática do brônquio fonte direito.** **A.** A radiografia de tórax na posição ereta demonstrou fratura da clavícula direita, com pneumotórax volumoso à direita e pneumomediastino, em mulher de 24 anos atropelada por um automóvel. **B.** A radiografia obtida depois da colocação de um tubo de drenagem torácica mostrou pneumotórax persistente. Um vazamento volumoso de ar foi demonstrado no tubo. A broncoscopia detectou ruptura completa do brônquio-fonte direito, que depois foi confirmada à toracotomia.

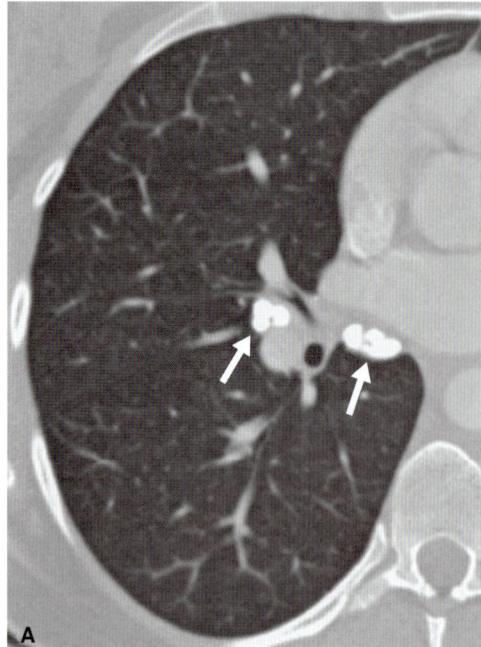
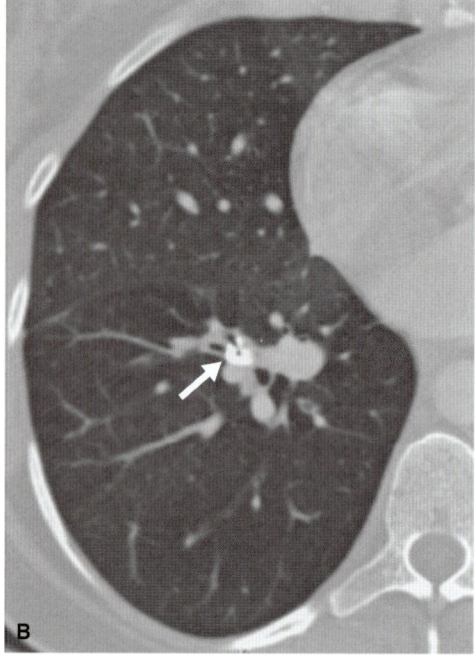

Figura 16.10 Broncolitíase. A reconstrução focalizada do pulmão direito a partir da TC de mulher de 33 anos com hemoptise, obtida nos níveis do brônquio do lobo médio (**A**) e brônquios segmentares basais proximais do lobo inferior direito (**B**), demonstrou linfonodos calcificados (*setas*) no hilo direito e recesso azigoesofágico (*setas* em **A**), com um linfonodo calcificado dentro do brônquio segmentar basal anterior (*seta* em **B**).

alergia e desenvolvem broncospasmo transitório, em razão da produção excessiva de imunoglobulina E depois da exposição a estímulos antigênicos, o que provoca contração da musculatura lisa dos brônquios, inflamação da parede brônquica e produção excessiva de muco. Essas reações estreitam o lúmen brônquico e causam sinais e sintomas como tosse, sibilos e dispneia.

Nos pacientes com asma não complicada, as anormalidades radiográficas refletem basicamente estreitamento difuso das vias respiratórias. As consequências da retenção de ar durante a expiração são hiperinsuflação, com aumento dos volumes pulmonares, achatamento ou inversão diafragmática, atenuação das tramas vasculares periféricas e ampliação do espaço retroesternal aerado. Radiograficamente, a inflamação e o espessamento das paredes brônquicas aparecem como espessamento peribrônquico e sinal do "trilho de trem". Em alguns pacientes, os hilos são proeminentes, em consequência da hipertensão arterial pulmonar causada pela vasoconstrição secundária à hipoxia.

Existem várias razões para solicitar radiografias de tórax dos pacientes asmáticos, como diferenciar a asma de um estreitamento da traqueia e brônquios centrais em consequência de lesões extrínsecas e intrínsecas, que podem causar dispneia e sibilos, ou de pneumonias bacterianas, que podem causar hiper-reatividade das vias respiratórias e simular uma crise de asma aguda. Complicações da asma também podem ser demonstradas nas radiografias de tórax obtidas durante e depois das crises asmáticas. Tampões de muco podem causar obstrução brônquica e atelectasia reabsortiva, que estão mais sujeitas ao desenvolvimento de pneumonia nessas regiões colapsadas. Obstrução do fluxo expiratório, com ruptura alveolar subsequente e dissecção do ar em direção medial, pode causar pneumomediastino (Figura 16.11). Quando um excesso de ar extra-alveolar abre caminho por dissecção periférica em direção do espaço subpleural para formar bolhas subpleurais, a consequência pode ser pneumotórax. Pneumomediastino e pneumotórax podem ser mais graves nos pacientes em respiração mecânica com ventilação sob pressão positiva alta.

Bronquite crônica. É um diagnóstico clínico, não radiográfico. Essa condição é definida por produção excessiva e expectoração de escarro, que ocorre na maior parte dos dias, ao longo de 3 meses consecutivos, pelos dois últimos anos no mínimo. A maioria dos pacientes com bronquite crônica é tabagista. Morfologicamente, os brônquios dos lobos inferiores são afetados mais comumente, com espessamento de suas paredes em consequência da hiperplasia das glândulas da mucosa. Radiografias de tórax normais aparecem em 50% dos pacientes com história de bronquite crônica. Alguns pacientes apresentam espessamento peribrônquico ou sinal do "trilho de trem", quando os brônquios ligeiramente dilatados e com paredes espessadas são examinados no plano transversal ou longitudinal, respectivamente. Outros pacientes têm "pulmões sujos", que se caracterizam por acentuação das tramas vasculares periféricas. Esse aspecto radiográfico não tem um correlativo histopatológico bem definido, mas pode representar espessamento das paredes das vias respiratórias, doença das vias respiratórias de pequeno calibre secundária ao tabagismo (i. e., inflamação dos bronquíolos respiratórios) ou dilatação das artérias pulmonares em consequência da hipertensão arterial pulmonar, complicando o enfisema centrolobular coexistente. Nos pacientes com bronquite crônica, o exame de TC pode mostrar espessamento das paredes brônquicas e formação de tampões de muco (Figura 16.12).

Bronquiectasia

A bronquiectasia define-se por dilatação anormal e irreversível dos brônquios, diferente da dilatação brônquica transitória, que pode ser detectada nas áreas de consolidação alveolar dos pacientes com pneumonia. Morfologicamente, as bronquiectasias podem ser classificadas em três grupos: cilíndricas, varicosas e císticas (saculares). A bronquiectasia cilíndrica caracteriza-se por leve dilatação difusa dos brônquios; a bronquiectasia varicosa consiste na dilatação brônquica cística, interrompida por áreas focais de estreitamento – um aspecto comparável a um colar de pérolas; e a bronquiectasia cística evidencia-se por grupos de brônquios com dilatação sacular acentuada. Além disso, as bronquiectasias podem ser localizadas ou generalizadas. O primeiro tipo é mais comum depois de infecções, enquanto o segundo é detectado nos pacientes com fibrose cística, em

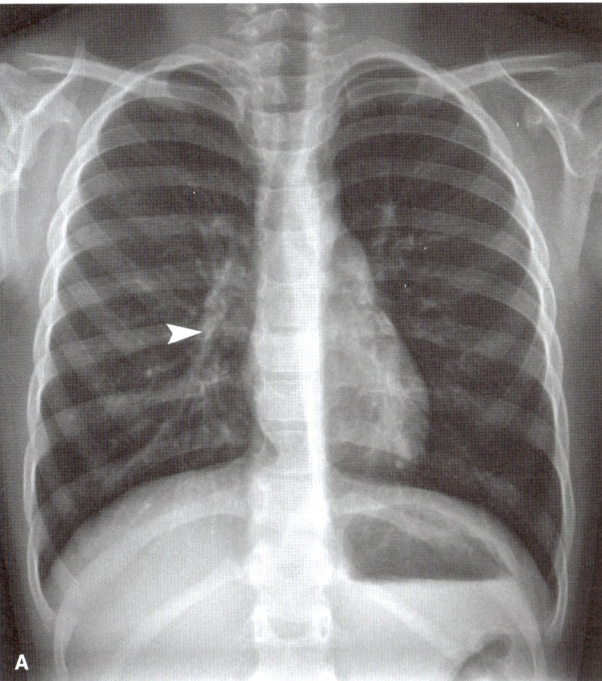
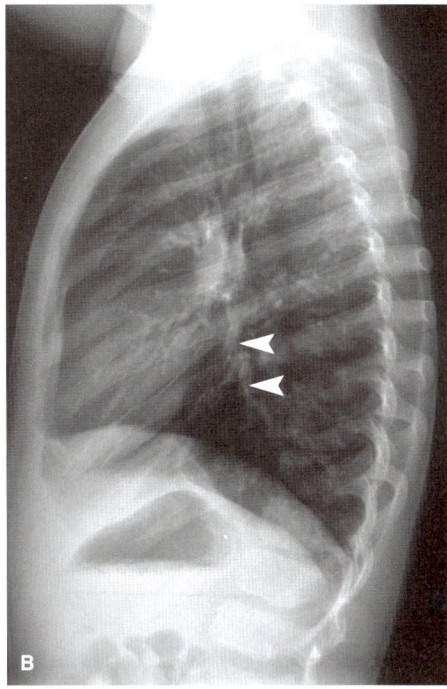

Figura 16.11 **Asma. A** e **B.** As radiografias de tórax nas incidências PA (**A**) e perfil (**B**) de uma criança com episódio agudo de exacerbação da asma demonstraram espessamentos brônquicos peri-hilares (*pontas de setas*) e espessamento das paredes brônquicas dos lobos inferiores (*pontas de seta* em **B**).

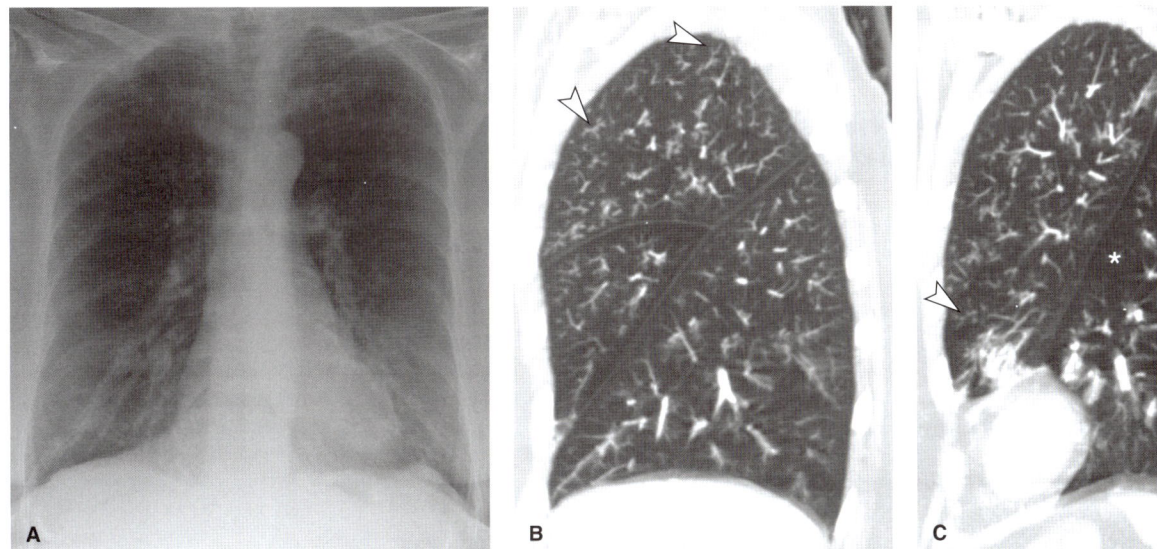

Figura 16.12 **"Pulmões sujos" da bronquite crônica. A.** A radiografia de tórax PA de um paciente com história de bronquite crônica e doença pulmonar obstrutiva crônica (DPOC) demonstrou hiperinsuflação com acentuação das tramas vasculares do parênquima. **B** e **C.** As imagens sagitais de tomografia computadorizada (TC) em projeção de intensidade máxima dos pulmões direito (**B**) e esquerdo (**C**) mostraram opacidades centrolobulares com padrão de "árvore em brotamento" (*pontas de setas*) notadamente nos lobos superiores e padrão de atenuação em mosaico (*asteriscos* em **C**), provavelmente atribuível à retenção de ar.

geral com história de produção crônica de escarro e infecções repetidas das vias respiratórias inferiores. Hemoptise associada à dilatação das artérias brônquicas é comum e pode ser profusa e potencialmente fatal.

Geralmente, as anormalidades demonstradas nas radiografias de tórax dos pacientes com bronquiectasia são inespecíficas. Retrações fibróticas, redução dos volumes pulmonares e perda da definição nítida das tramas broncovasculares normais são alterações detectadas nas áreas afetadas. Também podem ser evidenciadas sombras lineares paralelas, que representam as paredes dos brônquios cilindricamente dilatados, demonstrados no plano longitudinal. A bronquiectasia cística tem aspecto típico com incontáveis cistos periféricos de paredes finas, com ou sem níveis hidroaéreos, que tendem a aglomerar-se seguindo o padrão de distribuição de um feixe broncovascular. Na maioria dos pacientes com bronquiectasia localizada, essas anormalidades tendem a ser periféricas; as bronquiectasias centrais são demonstradas nos pacientes com aspergilose broncopulmonar alérgica (ABPA), fibrose cística, atresia brônquica ou obstrução brônquica adquirida.

A TC é o exame de imagem mais sensível para diagnosticar bronquiectasia. O aspecto evidenciado no exame depende da área afetada e do tipo de bronquiectasia. Nos lobos superiores e inferiores, todos os brônquios aparecem no plano transversal, e o diâmetro de seu lúmen pode ser comparado diretamente com os diâmetros das artérias pulmonares correspondentes. Nessas regiões, as bronquiectasias cilíndricas aparecem como incontáveis opacidades circulares dilatadas de paredes espessas, com a artéria adjacente menor, conferindo a cada brônquio dilatado um aspecto de "anel de sinete" (Figura 16.13). Nas áreas pulmonares médias, onde os brônquios estendem-se horizontalmente nas imagens de TC, o aspecto é de opacidades lineares paralelas ("trilhos de trem"). Impacção mucoide dentro dos brônquios dilatados dos lobos superiores ou inferiores pode ser confundida com nódulos pulmonares, a não ser que o radiologista se atente à configuração vertical da opacidade nas imagens axiais sequenciais. Nas regiões médias dos pulmões, brônquios obstruídos por muco, cortados longitudinalmente nas imagens de TC, são evidenciados como opacidades ramificadas ou digitiformes. Em qualquer região do pulmão, as bronquiectasias císticas são facilmente demonstradas como grupos de lesões arredondadas, geralmente contendo níveis hidroaéreos, como cachos de uvas. As bronquiectasias varicosas não podem ser diferenciadas das bronquiectasias cilíndricas, a menos que sejam examinadas em cortes longitudinais das regiões médias do pulmão, onde o padrão de dilatação assemelha-se ao contorno de uma lagarta. Nos pacientes asmáticos, bronquiectasias varicosas combinadas com aspecto clássico de "dedos de luva" atribuível à impacção mucoide devem sugerir o diagnóstico de ABPA.

Várias doenças podem causar bronquiectasia, predispondo os brônquios à inflamação crônica com destruição das cartilagens e dilatação resultante (Tabela 16.3).

Fibrose cística. Doença hereditária que afeta jovens, geralmente brancos, e caracteriza-se por produção de muco anormalmente espesso e tenaz nos pulmões, formando tampões nas vias respiratórias de pequeno calibre e causando obstrução e infecção dos brônquios. Por fim, um círculo vicioso de infecções repetidas (na maioria dos casos, *Pseudomonas aeruginosa* ou *Staphylococcus aureus*) causa bronquiectasia grave. Essa complicação está associada a obstrução funcional das vias respiratórias e dispneia. Em alguns casos, uma hemoptise profusa pode complicar a bronquiectasia e exigir embolização da artéria brônquica por abordagem com cateter como tratamento. As radiografias de tórax dos pacientes com fibrose cística mostram hiperinsuflação

TABELA 16.3	Causas específicas de bronquiectasia.
Localizada	Retrações fibróticas secundárias à tuberculose – lobos superiores (tuberculose pós-primária)
	Doença brônquica
	Compressão extrínseca
	Linfonodos hilares aumentados
	Estenose/obstrução brônquica
	Atresia brônquica
	Tuberculose
	Sarcoidose
	Lesão brônquica preexistente
	Massa endobrônquica
	Tumor carcinoide
	Carcinoma broncogênico
	Corpo estranho
Difusa	Fibrose cística
	Discinesia ciliar primária/síndrome de dismotilidade ciliar
	Imunodeficiência congênita
	Doença intestinal inflamatória (colite ulcerativa)
	Pós-infecciosa
	Infecção por adenovírus (síndrome de Swyer-James)
	Sarampo
	Infecção por *B. pertussis* (coqueluche)
	Aspiração broncopulmonar crônica
	Aspergilose broncopulmonar alérgica
	Fibrose pulmonar (bronquiectasia de tração)
	Deficiência de α_1-antitripsina

secundária à retenção de ar e bronquiectasias predominantes nos lobos superiores, que tendem a ser mais numerosas que as encontradas em outros tipos de bronquiectasia. A TC permite determinar a gravidade e a extensão das bronquiectasias e mostra doenças coexistentes das vias respiratórias – opacidades com padrão de "árvore em brotamento" e atenuação em mosaico, atribuível à retenção de ar (ver Figura 16.13). Atelectasias distais e pneumonite obstrutiva são alterações comuns. Os hilos pulmonares podem estar ampliados em consequência do aumento dos linfonodos, atribuível à infecção crônica, ou da dilatação vascular associada à hipertensão arterial pulmonar. O diagnóstico de fibrose cística baseia-se na história familiar positiva e em um teste do suor, que demonstra concentração

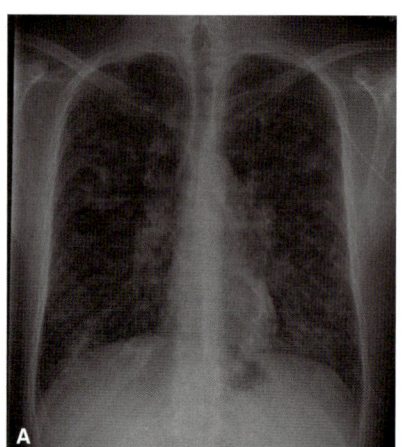
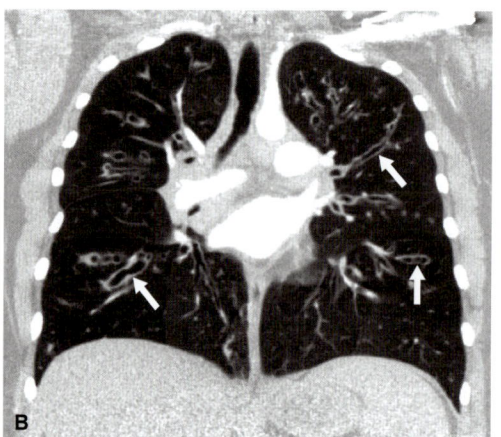
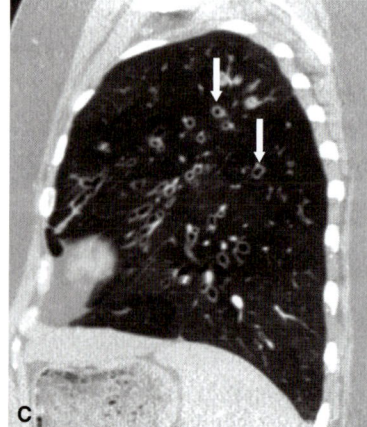

Figura 16.13 Bronquiectasia associada à fibrose cística. A. Radiografia de tórax de um paciente com fibrose cística. Os pulmões estavam hiperinsuflados, com incontáveis opacidades lineares e tubulares ramificadas. Observe que também havia aumento bilateral dos hilos, como consequência da hipertensão arterial pulmonar e aumento reativo dos linfonodos. **B.** A imagem coronal reformatada da TC no nível da traqueia mostrou bronquiectasias cilíndricas bilaterais (*setas*) e atenuação em mosaico, atribuível à doença das vias respiratórias. **C.** A imagem sagital reformatada da TC do pulmão esquerdo evidenciou bronquiectasias cilíndricas em corte transversal com aspecto de "anéis de sinete" (*setas*).

anormalmente alta de cloreto. Avanços do tratamento antibiótico e fisioterapia respiratória prolongam a sobrevida a longo prazo, mas o prognóstico geral ainda é desfavorável, porque a maioria dos pacientes morre de insuficiência respiratória nos primeiros anos da vida adulta. O tratamento inclui antibióticos para evitar infecções, mucolíticos (p. ex., alfadornase) e fisioterapia respiratória para expelir o muco solto mais fino. Mais recentemente, pacientes que têm no mínimo uma mutação do gene *G551D* no regulador de condutância transmembrana da fibrose cística (RTFC) podem ser tratados com ivacaftor, que facilita o transporte de cloreto e melhora os sintomas respiratórios e a função pulmonar.

Discinesia ciliar primária. Também conhecida como *síndrome de dismotilidade ciliar*, caracteriza-se pelo movimento anormal e ineficaz dos cílios epiteliais. Várias anormalidades estruturais podem ser demonstradas nos cílios, dentre as quais a mais comum é ausência dos "braços" externos da dineína nos microtúbulos periféricos dos cílios. Essa doença causa rinite, sinusite, bronquiectasia, distúrbios da motilidade dos espermatozoides e infertilidade, *situs inversus* e dextrocardia. A tríade de sinusite, *situs inversus* e bronquiectasia também é conhecida como síndrome de Kartagener. As radiografias de tórax mostram bronquiectasias difusas e hiperinsuflação pulmonar, e cerca de 50% dos pacientes têm *situs inversus*. O diagnóstico baseia-se nas manifestações clínicas e radiográficas e é confirmado por estudos da anatomia e motilidade ciliares em amostras obtidas por biopsia nasal.

Bronquiectasia pós-infecciosa. Pneumonias graves na infância, geralmente como sequelas de infecções por adenovírus, vírus do sarampo ou infecção por *Bordetella pertussis*, podem causar destruição grave dos brônquios e infecções repetidas com bronquiectasia secundária. Em alguns casos, bronquite e bronquiolite da infância estão associadas a doença obstrutiva das vias respiratórias e pulmões subdesenvolvidos – condição conhecida como síndrome de Swyer-James (ver seção "Doença das vias respiratórias de pequeno calibre").

ABPA. Reação de hipersensibilidade aos antígenos do *Aspergillus*, que se caracteriza clinicamente por asma, eosinofilia periférica, bronquiectasias com tampões de muco e anticorpos circulantes contra esses antígenos. A reação de hipersensibilidade imediata (tipo 1) é responsável pelos episódios agudos de sibilos e dispneia, enquanto uma reação de hipersensibilidade mediada por imunocomplexos (tipo 3) dentro dos brônquios lobares causa inflamação das paredes brônquicas e bronquiectasias proximais. Os pacientes afetados por essa doença sempre têm história de alergia, e a ABPA frequentemente está associada ao diagnóstico confirmado de asma ou fibrose cística, com têm episódios repetidos de tosse, sibilos e expectoração de tampões mucoides. As radiografias de tórax mostram bronquiectasias proximais com predomínio nos lobos superiores; a maioria dos pacientes tem consolidação secundária à pneumonia eosinofílica, associada durante a fase aguda da doença. Os brônquios dilatados podem aparecer nas radiografias como túbulos dilatados e cheios de ar ou opacidades profusamente ramificadas, típicas de impacção mucoide dentro de brônquios dilatados e confirmadas pelas imagens de TC (Figura 16.14). Em pacientes suscetíveis, bronquiectasias varicosas centrais com brônquios periféricos normais devem sugerir o diagnóstico de ABPA. O tratamento mais recomendado é com corticosteroide.

Obstrução brônquica. Bronquiectasias podem desenvolver-se nos segmentos distais a uma obstrução endobrônquica causada por neoplasias, atresia ou estenose ou a uma obstrução dos brônquios distais por carcinomas broncogênicos centrais de crescimento lento, que tenham um componente intraluminal volumoso (p. ex., tumor carcinoide) com tamponamento mucoide (mucoceles). Do mesmo modo, atresia ou estenose brônquica secundária a traumatismos ou infecções brônquicas crônicas (p. ex., TB endobrônquica) pode causar dilatação dos

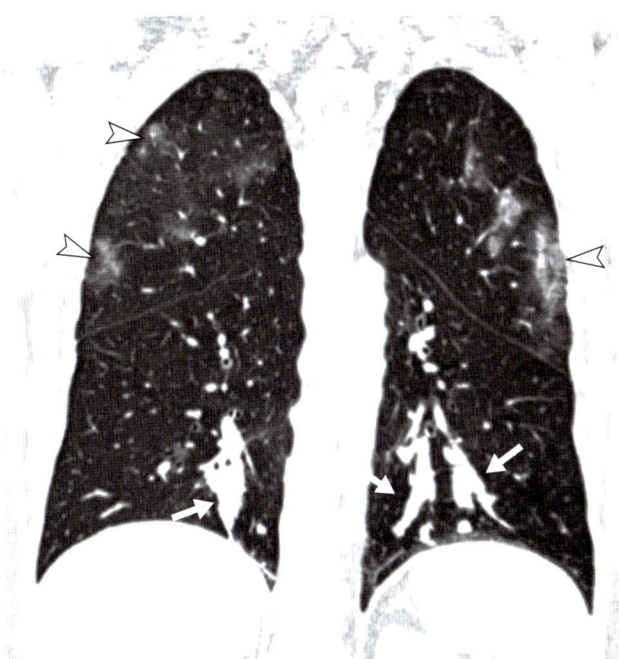

Figura 16.14 **Aspergilose broncopulmonar alérgica (ABPA).** A imagem coronal reformatada de TC na janela pulmonar, no nível do tórax posterior, de um paciente com ABPA, demonstrou impacções mucoides bilaterais nos lobos inferiores (*setas*) e opacidades esparsas com padrão de vidro fosco nos lobos superiores (*pontas de setas*).

brônquios distais. Sinais radiográficos de formação de mucoceles em pacientes com obstrução endobrônquica dependem da ventilação colateral suficiente do pulmão aerado pela via respiratória obstruída. Infelizmente, na maioria dos casos, o colapso do pulmão ao redor de um brônquio dilatado e cheio de muco impede o diagnóstico com base nas radiografias de tórax. A TC demonstra obstrução das vias respiratórias centrais e brônquios dilatados, preenchidos por muco, e pode ajudar a direcionar um exame broncoscópico com biopsia.

Fibrose peribrônquica. *Bronquiectasia de tração* é um termo usado para descrever os efeitos da fibrose pulmonar grave nas vias respiratórias periféricas. Em muitos pacientes, as vias respiratórias que atravessam regiões com fibrose parenquimatosa e faveolamento desenvolvem dilatações irregulares à medida que suas paredes são retraídas pelo processo fibrótico. Isso é mais comum nos lobos superiores dos pacientes com TB de longa duração e nas regiões subpleurais dos lobos inferiores dos pacientes com fibrose pulmonar idiopática. Como a fibrose coexistente impede que sejam demonstrados brônquios dilatados nas radiografias de tórax, a TC de tórax com cortes finos é a melhor forma de detectar bronquiectasia de tração.

Enfisema

Definição e subtipos. A enfisema é um diagnóstico anatomopatológico, definido pela dilatação anormal e irreversível dos espaços aéreos distais a um bronquíolo terminal e pela destruição das paredes alveolares, sem evidência de fibrose. A classificação patológica do enfisema está baseada na parte afetada do lóbulo pulmonar secundário. *Enfisema centrolobular* é a forma mais comum e se caracteriza por distensão dos espaços aéreos da parte central do lóbulo, com preservação de suas áreas mais distais e afetando mais os lobos superiores que os inferiores (Figura 16.15). *Enfisema panlobular* causa distensão homogênea dos espaços aéreos ao longo de todo o lóbulo pulmonar secundário – ou seja, desde os bronquíolos respiratórios centrais até os sacos alveolares periféricos e alvéolos. Em contraste com o enfisema centrolobular, o panlobular tem predileção pelos lobos inferiores (Figura 16.16). *Enfisema parasseptal* causa dilatação seletiva dos espaços aéreos periféricos adjacentes aos septos interlobulares, com preservação da área centrolobular, e é detectado mais comumente nas regiões subpleurais dos lobos superiores (Figura 16.15). O enfisema parasseptal pode coalescer e formar bolhas apicais, cuja ruptura dentro do espaço pleural pode causar pneumotórax espontâneo. Por fim, *enfisema paracicatricial* ou *irregular* consiste na destruição do parênquima pulmonar associada à fibrose, que não guarda relação direta com determinada parte do lóbulo pulmonar, e está associada mais comumente à inflamação granulomatosa crônica (Figura 16.17).

Etiologia e patogenia. Tabagismo é o fator etiológico mais comum para o desenvolvimento de enfisema, que se caracteriza por distribuição predominantemente centrolobular, embora também possa contribuir para a formação de enfisema panlobular. A patogenia do enfisema centrolobular é complexa

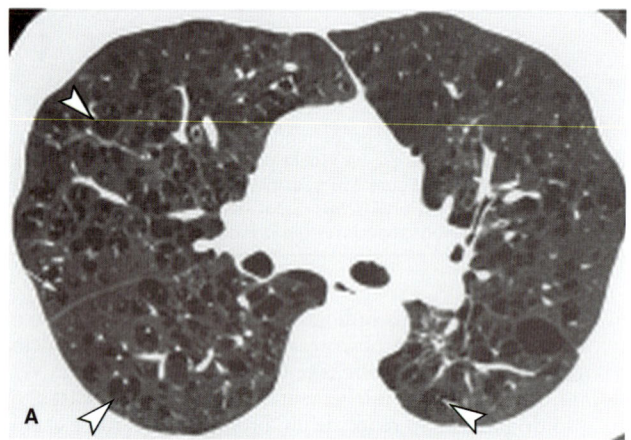

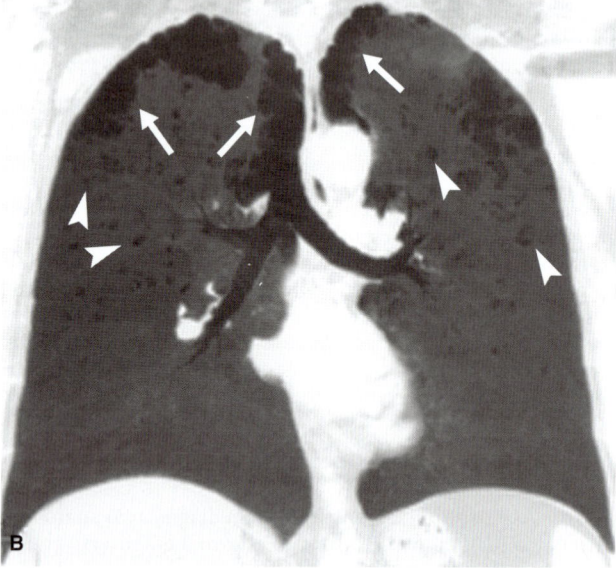

Figura 16.15 Imagens de tomografia computadorizada (TC) das formas de enfisema centrolobular e parasseptal. **A.** Essa imagem de TC no nível médio dos pulmões de um paciente com enfisema centrolobular demonstrou áreas de hipertransparência bem demarcadas (*pontas de setas*), que não tinham paredes perceptíveis e continham ramos das artérias centrolobulares. **B.** Em outro paciente com enfisema misto (centrolobular e parasseptal), a imagem coronal reformatada de TC em projeção de intensidade mínima mostrou áreas de hipertransparência subpleurais, causadas por enfisema parasseptal (*setas*), com áreas coexistentes de enfisema centrolobular (*pontas de setas*).

e ainda não foi totalmente explicada. O tabagismo causa deposição excessiva de neutrófilos nos pulmões, resultando na liberação de proteases (p. ex., elastase) e inibidores de antiproteases, que, por sua vez, causam destruição dos septos alveolares. Inflamações e obstruções das vias respiratórias de pequeno calibre provavelmente contribuem para a distensão dos espaços aéreos distais e destruição dos septos alveolares. A associação entre deficiência da proteína sérica α_1-antitripsina (inibidor de alfa$_1$-antiprotease) e enfisema panlobular está bem demonstrada. Essa doença hereditária é transmitida como traço autossômico recessivo, e indivíduos homozigóticos para os dois genes recessivos S e Z (genótipo SS ou ZZ) desenvolvem enfisema panlobular em torno da meia-idade, enquanto indivíduos heterozigóticos (um alelo normal [M] e outro alelo S ou Z) têm incidência ligeiramente aumentada. Como pode causar produção excessiva de inibidores de antiprotease, tabagismo pode acelerar o desenvolvimento da doença nos pacientes com genótipos ZZ, SS e heterozigóticos.

Manifestações clínicas e anormalidades funcionais. Como o diagnóstico definitivo de enfisema está baseado em amostras de tecidos, ele depende de uma combinação de manifestações clínicas, funcionais e radiográficas quando em vida. A grande maioria dos pacientes com enfisema tem história de tabagismo de longa duração. Dispneia e tosse produtiva são sintomas associados ao enfisema; este tipo de tosse é atribuído à bronquite crônica, que comumente acompanha o enfisema centrolobular. As anormalidades funcionais típicas são reduções do fluxo ventilatório e da capacidade de difusão. A obstrução do fluxo expiratório é expressa como redução do volume de ar expirado no primeiro segundo de uma manobra de expiração forçada (VEF$_1$), a partir da capacidade pulmonar total e da diminuição da taxa entre VEF$_1$ e volume total de ar expirado durante uma manobra de expiração forçada (VEF$_1$/CVF). A obstrução do fluxo ventilatório é atribuída ao aumento da resistência nas vias respiratórias e à redução da pressão de distensão (ou seja, retração elástica, ou *driving pressure*, em inglês). Nos pacientes com enfisema moderado a grave, o principal fator que limita o fluxo expiratório é redução da retração elástica, resultante da destruição do parênquima pulmonar. Por outro lado, pacientes com enfisema brando nem sempre têm obstrução do fluxo ventilatório. Para avaliar a integridade da superfície da membrana alveolocapilar, utiliza-se o parâmetro *capacidade de difusão*, medido pela difusão de monóxido de carbono dos alvéolos para a corrente sanguínea durante uma única respiração retida (DL$_{CO}$SB). Nos pacientes com enfisema, a capacidade de difusão é reduzida porque o volume de parênquima pulmonar disponível para troca de gases está diminuído. A gravidade do enfisema correlaciona-se diretamente com a DL$_{CO}$SB. Embora um valor anormal de capacidade de difusão seja mais sensível que a espirometria anormal para diagnosticar enfisema, ele não é específico. Como DL$_{CO}$SB depende da área disponível para difusão de gases, quantidade de eritrócitos e nível de hemoglobina dos eritrócitos presentes nos capilares pulmonares, qualquer processo que altere esses fatores pode causar variações da determinação da DL$_{CO}$SB. Por exemplo, sua redução pode ocorrer com qualquer doença que diminua a quantidade de capilares pulmonares disponíveis para a difusão dos gases (p. ex., embolia pulmonar), interfira com a troca de gases através da membrana alveolocapilar (p. ex., fibrose pulmonar intersticial) ou que cause obstrução das vias respiratórias e, deste modo, diminua a quantidade de espaços aéreos disponíveis para a troca de gases (fibrose cística).

Avaliação radiológica. Radiografias de tórax nas incidências PA e perfil são os primeiros exames de imagem obtidos de pacientes com quadro suspeito de enfisema. A Tabela 16.4 descreve as anormalidades típicas encontradas nas radiografias de tórax convencionais nesses casos. A hiperinsuflação é o sinal mais importante nas radiografias de tórax e reflete perda da retração

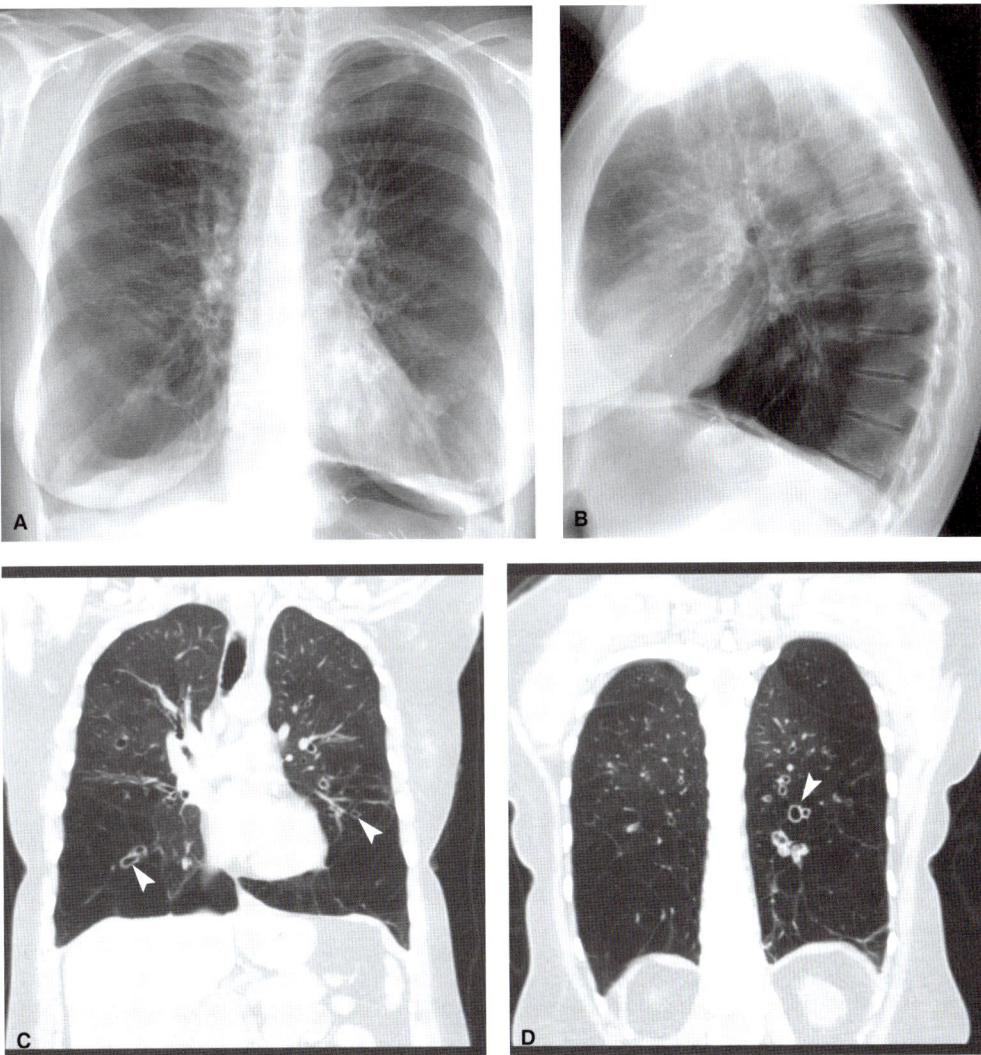

Figura 16.16 Enfisema panlobular associado à deficiência de alfa₁-antitripsina. A e B. As radiografias de tórax nas incidências PA (**A**) e perfil (**B**) de mulher de 63 anos com diagnóstico de deficiência de alfa₁-antitripsina demonstraram hiperinsuflação dos pulmões com áreas de hipertransparência basal marcante. **C e D.** Essas imagens coronais de tomografia computadorizada (TC) nos níveis médio e posterior do pulmão mostraram destruição homogênea dos lóbulos pulmonares secundários. Observe que também havia bronquiectasias (*pontas de setas*), outra anormalidade associada comumente à deficiência de alfa₁-antitripsina.

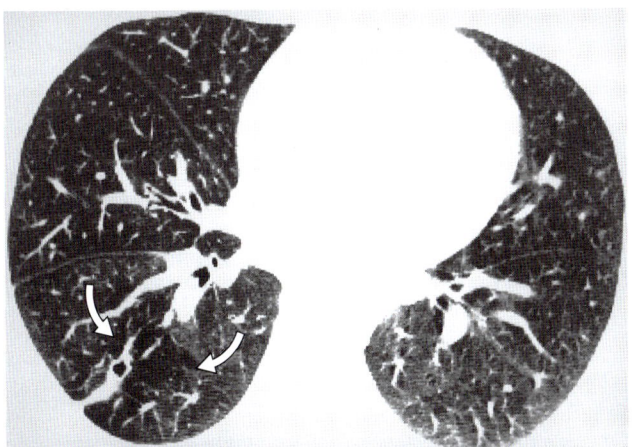

Figura 16.17 Enfisema paracicatricial. Essa imagem de tomografia computadorizada de alta resolução (TCAR) de um paciente com retrações fibróticas pós-inflamatórias e bronquiectasias do lobo inferior direito demonstrou áreas de hipertransparência focais (*setas*) representativas de enfisema paracicatricial.

elástica do pulmão, porque equivale à capacidade pulmonar total anormalmente aumentada. Aumento anormal dos volumes pulmonares é indicado mais claramente por deslocamento inferior e achatamento dos hemidiafragmas, que normalmente são convexos, pelos ângulos retos ou obtusos nos sulcos costofrênicos, que normalmente são agudos, e pela ampliação do diâmetro anteroposterior do tórax, evidenciada mais claramente por aumento da profundidade do espaço retroesternal aerado (Figura 16.18). A atenuação ou o desaparecimento das tramas vasculares periféricas é atribuído à destruição do parênquima e à obstrução das artérias pulmonares periféricas que passam pelas áreas enfisematosas. Quando são encontradas bolhas com paredes finas margeando regiões avascularizadas periféricas, pode-se firmar o diagnóstico definitivo de enfisema. Radiograficamente, é difícil detectar a hipertransparência dos pulmões resultante da hiperinsuflação pulmonar e a atenuação das tramas vasculares periféricas, porque a avaliação sofre interferência de vários fatores técnicos e particularidades de cada paciente; por essa razão, essas anormalidades não são indícios seguros de enfisema. Certamente, muitos pacientes com enfisema centrolobular grave não têm ou têm mínima hiperinsuflação pulmonar nas radiografias de tórax; esses indivíduos tendem a apresentar

TABELA 16.4 Anormalidades radiográficas do enfisema pulmonar.

■ ANORMALIDADE	■ EXPLICAÇÃO
Hipertransparência difusa (panlobular)	Destruição dos capilares pulmonares e septos alveolares
Achatamento e depressão dos hemidiafragmas; ampliação do espaço retroesternal aerado (mais comum com enfisema panlobular que centrolobular)	Hiperinsuflação causada por perda da retração elástica do pulmão
Bolhas	Áreas de destruição enfisematosa confluente, com paredes finas (mais comum no enfisema panlobular que centrolobular)
Dilatação da artéria pulmonar; aumento do coração direito (enfisema centrolobular)	Destruição dos capilares pulmonares; hipoxemia crônica associada ao aumento da resistência vascular pulmonar
Acentuação das tramas vasculares periféricas (enfisema centrolobular)	Doença das vias respiratórias de pequeno calibre Aumento dos vasos sanguíneos pulmonares

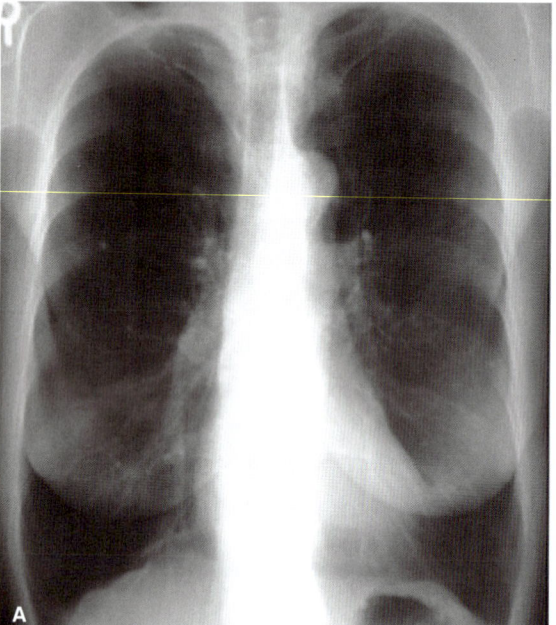 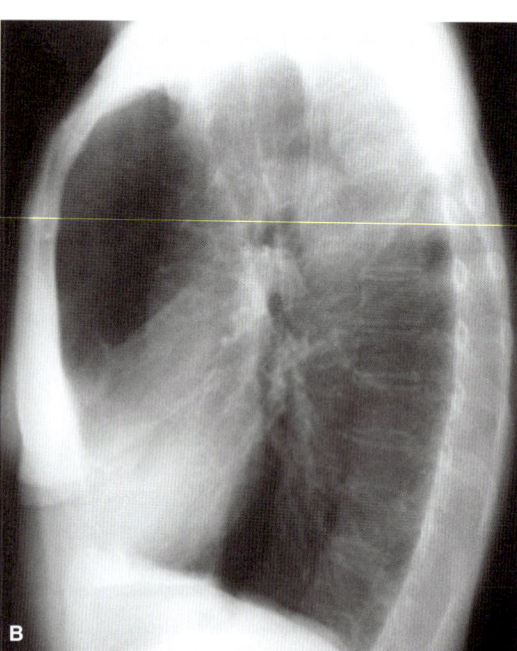

Figura 16.18 Radiografias de tórax com enfisema. As radiografias de tórax nas incidências PA (**A**) e perfil (**B**) de mulher de 62 anos com enfisema demonstraram hiperinsuflação com áreas de hipertransparência, atenuação vascular nos lobos superiores, achatamento dos hemidiafragmas e ampliação do espaço retroesternal aerado – todos indícios de enfisema grave.

acentuação das tramas vasculares, em vez de atenuação da vascularização periférica, e, quando aumentadas, podem indicar doença coexistente das vias respiratórias de pequeno calibre associada ao tabagismo (p. ex., doença pulmonar intersticial associada à bronquiolite respiratória [DPI-BR]). Efeitos do enfisema e da hipoxemia crônica no coração direito podem ser evidenciados por dilatação das artérias pulmonares centrais e do ventrículo direito, nos casos complicados por hipertensão arterial pulmonar e *cor pulmonale*.

O uso do termo *DPOC* para descrever pacientes com anormalidades radiográficas de enfisema é impreciso e não deve ser recomendado. DPOC é um diagnóstico funcional, enquanto as radiografias de tórax mostram apenas aspectos anatômicos. Na verdade, pacientes com anormalidades radiográficas, como hiperinsuflação e atenuação vascular – embora com frequência tenham enfisema detectável morfologicamente –, apenas em casos raros têm evidência funcional de obstrução ventilatória e, por essa razão, não podem ser classificados como portadores de DPOC.

Enfisema generalizado pode ser diagnosticado com precisão por meio das radiografias de tórax, mas os casos de doença branda com frequência não são detectáveis radiograficamente. A TC é uma técnica confiável para estabelecer o diagnóstico

de enfisema quando não há anormalidades nas radiografias de tórax, como hiperinsuflação ou destruição do parênquima pulmonar, porque gera imagens no plano transversal com alta resolução de contraste. Esse exame é útil para avaliar a distribuição do enfisema, especialmente nos pacientes para os quais se considera um procedimento cirúrgico de redução do volume pulmonar (CRVP). A TC com cortes finos (espessura de corte menor que 1,5 mm) permite uma caracterização mais precisa do enfisema centrolobular que a técnica de colimação com cortes mais espessos (3 a 5 mm), evidenciando áreas bem demarcadas e definidas de hipoatenuação, que não apresentam paredes definidas, adjacentes às estruturas centrolobulares principais dentro dos lóbulos pulmonares secundários (ver Figura 16.15). A TC de cortes finos também pode detectar enfisema centrolobular leve, imperceptível na radiografia de tórax e não discernível na TC de 5 mm de espessura, devido ao volume parcial médio de pequenas áreas enfisematosas, dentro da espessura do corte. A imagem na projeção de intensidade mínima (MinIP), que representa o *voxel* com atenuação mais baixa dentro de uma "pilha" de imagens de TC com cortes finos, é a técnica mais precisa para a avaliação quantitativa do enfisema (ver Figura 16.15 B).

Tratamento do enfisema. Avanços das técnicas operatórias permitem agora oferecer opções cirúrgicas e intervenções endobrônquicas para tratar enfisema. A CRVP é uma técnica usada para atenuar os sintomas do paciente por meio da ressecção das áreas pulmonares com enfisema grave, especialmente quando há predominância nos lobos superiores e baixa resistência aos esforços físicos antes do procedimento, de forma a melhorar a mecânica respiratória. O transplante de um ou dois pulmões é outra técnica cirúrgica disponível para tratar pacientes com enfisema, sobretudo indivíduos mais jovens com deficiência de α_1-antitripsina. O tratamento de ampliação para pacientes com doença moderada causada por deficiência de α_1-antitripsina consiste em administrar concentrado de proteínas plasmáticas para aumentar os níveis sanguíneos e teciduais dessa proteína e reduzir a taxa de deterioração da função respiratória. Em pacientes selecionados, a inserção broncoscópica de válvulas endobrônquicas unidirecionais que impedem a entrada de ar, mas permitem que ele saia do pulmão enfisematoso, pode reduzir os volumes pulmonares, melhorar a função respiratória e atenuar a dispneia.

Doença pulmonar bolhosa

Bolhas são espaços císticos com mais de 1 cm de diâmetro, de paredes finas, que se formam no parênquima pulmonar (Figura 16.19). Na maioria dos casos, as bolhas representam áreas confluentes de parênquima pulmonar enfisematoso e podem fazer parte do quadro de enfisema difuso. Contudo, em um pequeno percentual dos casos, sua presença não está associada ao enfisema – por exemplo, quando há aumento do peso dos pulmões e elevação crônica da pressão transpleural dos pacientes com fibrose pulmonar intersticial dos lobos inferiores. Também podem ser detectadas nas doenças que causam fibrose crônica dos lobos superiores, inclusive sarcoidose, histiocitose de células de Langerhans pulmonar e espondilite anquilosante. Com essas doenças, a obstrução bronquiolar crônica causa distensão dos espaços aéreos distais, ruptura dos septos alveolares e formação de bolhas. Uma causa rara de cistos e bolhas pulmonares é síndrome de Birt-Hogg-Dubé – uma doença autossômica dominante, evidenciada por fibrofoliculomas cutâneos, tumores renais malignos e cistos pulmonares de paredes finas, que predispõem à ocorrência de pneumotórax espontâneo.

Doença bolhosa primária (Tabela 16.5) é o termo usado para descrever um grupo de doenças, nas quais se formam bolhas isoladas sem áreas intervenientes de enfisema ou doença pulmonar intersticial. Essas doenças podem ser familiares e foram associadas a síndrome de Marfan, Ehlers-Danlos, uso de drogas intravenosas, infecção pelo HIV e síndrome do pulmão encolhido (forma acelerada de enfisema parasseptal detectado em homens adultos jovens; ver Figura 16.19). A maioria dos pacientes é assintomática, a menos que bolhas volumosas comprimam o parênquima pulmonar e causem atelectasia e dispneia. Radiograficamente, bolhas volumosas isoladas formam-se nos lobos superiores e produzem áreas redondas localizadas de hipertransparência com paredes finas, que podem alcançar dimensões extremas em consequência da retenção de ar e causar rebaixamento do pulmão e hemidiafragma ipsilaterais e, em alguns casos, desvio contralateral do mediastino. A TC é útil para avaliar a extensão da doença bolhosa e a quantidade de tecido pulmonar comprimido.

Pneumotórax espontâneo é uma complicação que ocorre quando bolhas subpleurais rompem no espaço pleural. O tratamento desses pacientes pode ser difícil, porque vazamentos

TABELA 16.5 Causas de doença pulmonar bolhosa.

Familiar
Doença do pulmão encolhido
Síndrome de Marfan
Síndrome de Ehlers-Danlos
Uso de drogas IV
Infecção pelo HIV
Síndrome de Birt-Hogg-Dubé

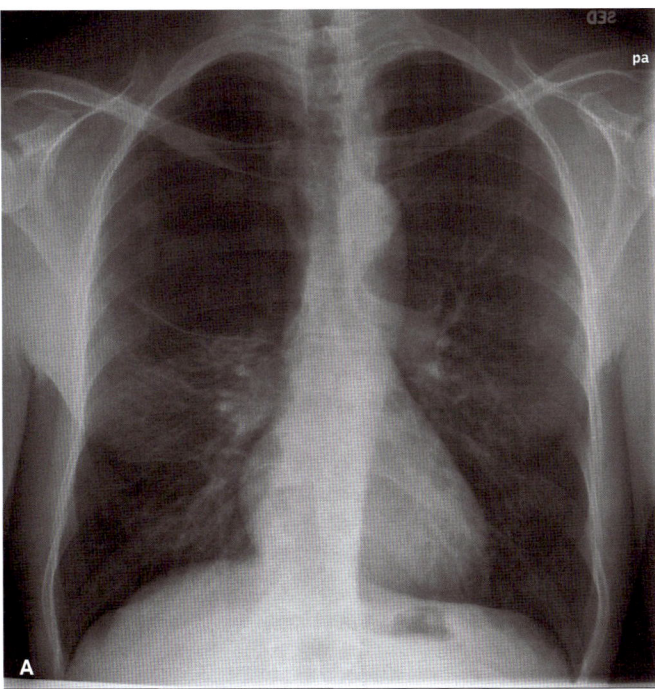
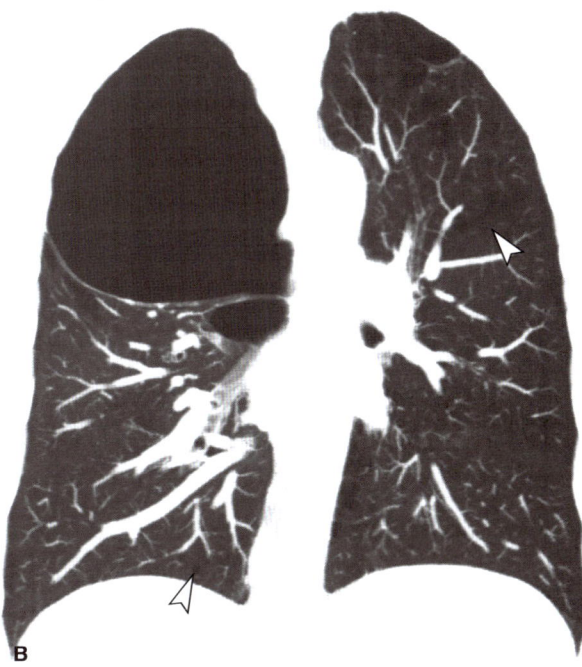

Figura 16.19 **Doença pulmonar bolhosa. A.** A radiografia de tórax PA de um homem de 27 anos demonstrou uma bolha volumosa no lobo superior direito. **B.** A imagem coronal de TC no nível médio dos pulmões mostrou uma bolha grande no lobo superior direito, com outras menores dispersas bilateralmente (*pontas de setas*).

persistentes de ar exigem drenagem fechada do espaço pleural e reexpansão pulmonar com tubo torácico por períodos longos, que frequentemente não são bem-sucedidas. Quando as bolhas desenvolvem infecções secundárias, radiografias de tórax ou imagens de TC demonstram nível hidroaéreo dentro das bolhas, que desaparece ao longo de várias semanas de tratamento com antibióticos. Em casos raros, um câncer pode desenvolver-se em suas paredes. Pacientes sintomáticos e/ou que apresentem crescimento progressivo das bolhas devem ser avaliados quanto à indicação de bolhectomia. Antes do procedimento cirúrgico, podem ser realizados estudos da perfusão pulmonar com radioisótopos, para avaliar a quantidade de parênquima pulmonar perfundido e potencialmente funcional que está comprimido pelas bolhas.

Doença das vias respiratórias de pequeno calibre

Vias respiratórias de pequeno calibre são bronquíolos que não contêm cartilagem e têm diâmetro intraluminal menor que 2 mm. Anormalidades nessas vias não podem ser diferenciadas radiograficamente, mas são comuns nas imagens de TC com cortes finos. Como o diagnóstico definitivo de uma doença que afeta as vias respiratórias de pequeno calibre geralmente depende de uma biopsia pulmonar aberta e as provas de função respiratória não têm precisão suficiente para confirmar o diagnóstico, exames de imagem são elementos importantes para a avaliação. Embora muitos pacientes com anormalidades das vias respiratórias de pequeno calibre sejam assintomáticos, algumas doenças que afetam essas estruturas e causam tosse, sibilos ou dispneia podem ser diagnosticadas por TC. Esta seção revisa o espectro de doenças inflamatórias e fibróticas que podem acometer as vias respiratórias de pequeno calibre.

Anormalidades da TC nas doenças das vias respiratórias de pequeno calibre. A TC com cortes finos é uma técnica sensível para detectar doenças das vias respiratórias de pequeno calibre.

Nesses casos, as anormalidades demonstradas à TC podem ser diretas ou indiretas. Os sinais diretos são nódulos centrolobulares, demonstrados como nódulos nitidamente demarcados ou com atenuação em vidro fosco situados a menos de 5 mm da superfície pleural costal, e opacidades centrolobulares com padrão de "árvore em brotamento", ou seja, opacidades tubulares com formato de "Y" ou "V". Ao exame histopatológico, essas opacidades representam bronquíolos pré-terminais dilatados e cheios de muco ou inflamação e fibrose peribronquiolares.

Já os sinais indiretos de doença das vias respiratórias de pequeno calibre são a dilatação dos segmentos brônquicos proximais, evidenciada mais comumente nos pacientes com doença obstrutiva crônica, ou seja, bronquiolite constritiva, e as áreas de hipertransparência causadas por retenção de ar durante a expiração. As áreas pulmonares afetadas mais gravemente pelas doenças das vias respiratórias de pequeno calibre são mal ventiladas e irrigadas e, por essa razão, parecem relativamente hipertransparentes em comparação com o pulmão normal, formando um padrão chamado de "atenuação em mosaico". Nas imagens de TC, esse padrão também pode ocorrer nos pacientes com doença vascular pulmonar primária (geralmente, hipertensão pulmonar secundária à tromboembolia) e processos infiltrativos, como pneumonia por *Pneumocystis jirovecii* e pneumonite intersticial descamativa, que formam opacidades com padrão de vidro fosco em distribuição geográfica. Imagens de TC obtidas durante a inspiração e expiração podem ajudar a diferenciar entre atenuação em mosaico causada por distúrbios das pequenas vias respiratórias ou das doenças vasculares (referidos como perfusão em mosaico) ou por doença infiltrativa. Nos pacientes com perfusão em mosaico atribuível às doenças das vias respiratórias de pequeno calibre, a imagem de TC expiratória demonstra vasos atenuados, reduzidos de calibre, dentro de áreas pulmonares mais transparentes, indicando que a hipertransparência é resultante da perfusão reduzida, enquanto o diâmetro dos vasos sanguíneos é mantido normal, tanto nas regiões de pulmão normal quanto nas áreas com infiltração com padrão de vidro fosco (Figura 16.20).

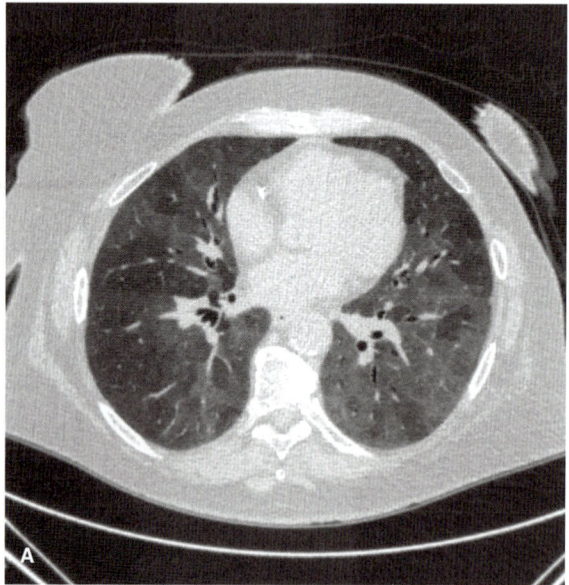
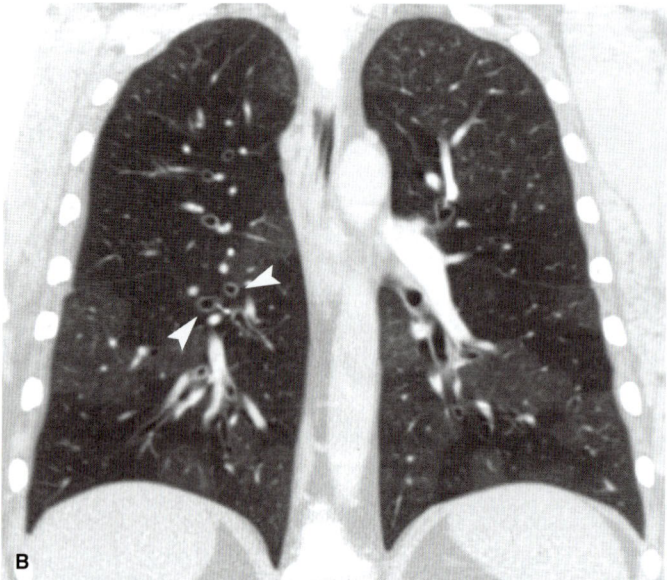

Figura 16.20 Atenuação em mosaico causada por doença infiltrativa com padrão de vidro fosco *versus* perfusão em mosaico, secundária à doença das vias respiratórias de pequeno calibre. **A.** A imagem axial de tomografia computadorizada (TC) no terço inferior dos pulmões de um paciente com pneumonia por *Pneumocystis jirovecii* demonstrou opacidades bilaterais com padrão de vidro fosco, intercaladas com regiões normais. Observe que as vias respiratórias estavam normais e o calibre dos vasos sanguíneos era uniforme entre as áreas normal e afetada. **B.** A imagem coronal de TC no nível posterior dos pulmões de outro paciente com bronquiolite constritiva mostrou regiões de atenuação anormalmente reduzida, em consequência da retenção de ar. Dilatação brônquica leve na região peri-hilar do pulmão direito (*pontas de setas*) e diâmetro pequeno dos vasos sanguíneos das áreas hipertransparentes ajudaram a confirmar que havia atenuação em mosaico por perfusão em mosaico, atribuível à doença das vias respiratórias de pequeno calibre e perfusão reduzida das áreas afetadas.

TABELA 16.6 Manifestações clínicas e radiológicas de doença das vias respiratórias de pequeno calibre.

▪ DOENÇA	▪ DISTÚRBIOS ASSOCIADOS	▪ ANORMALIDADES À TC
Bronquiolite infecciosa	Infecções por vírus/patógenos atípicos/micobactérias	Opacidades com padrão de "árvore em brotamento"
Pambronquiolite difusa	Nenhum	Opacidades com padrão de "árvore em brotamento", dilatação/espessamento brônquico
Doença pulmonar intersticial associada à bronquiolite respiratória	Tabagismo	Opacidades centrolobulares e geográficas com padrão de vidro fosco
Pneumonite por hipersensibilidade (subaguda)	Inalação de antígenos orgânicos	Nódulos centrolobulares em vidro fosco, aprisionamento aéreo nas imagens de tomografia computadorizada (TC) expiratória
Bronquiolite folicular	Artrite reumatoide e síndrome de Sjögren	Nódulos centrolobulares em vidro fosco
Bronquiolite constritiva	Receptores de transplantes, reações a alguns fármacos, lesão por inalação, pós-infecções, doença intestinal inflamatória	Atenuação em mosaico, com aprisionamento aéreo nas imagens de TC expiratórias e dilatação dos brônquios (tardiamente)
Hiperplasia de células neuroendócrinas pulmonares idiopática difusa (HCNPID)	Tumor carcinoide	Atenuação em mosaico com aprisionamento aéreo nas imagens de TC expiratória, espessamento brônquico, nódulo(s)

Bronquiolite. Também conhecida como doença das vias respiratórias de pequeno calibre, consiste em inflamação dos bronquíolos distais (Tabela 16.6). Nas preparações histopatológicas, a bronquiolite pode ser subclassificada como celular/proliferativa ou constritiva/obstrutiva. Os bronquíolos centrolobulares, ou seja, localizados no centro do lóbulo pulmonar secundário, não são detectáveis em condições normais, mas ficam visíveis quando são anormais. *Bronquiolite infecciosa*, geralmente uma doença que acomete crianças pequenas, é causada por vírus sincicial respiratório (VSR) ou adenovírus e provoca dispneia e áreas de hiperinsuflação nas radiografias de tórax, indistinguíveis das que aparecem na asma. Contudo, vários microrganismos podem causar bronquiolite infecciosa nos adultos, um diagnóstico com frequência crescente hoje em dia (Figura 16.21). Embora seja rara, uma causa específica de bronquiolite é a *pambronquiolite difusa* ou *asiática*, que está associada à doença dos seios paranasais e causa sintomas respiratórios progressivos de inflamação das vias respiratórias de pequeno calibre, inclusive tosse e produção aumentada de escarro. A inflamação bronquiolar e peribronquiolar também é uma complicação comum do tabagismo compulsivo. Essa última condição, conhecida como *DPI-BR*, causa sinais e sintomas de doença pulmonar intersticial e está descrita no Capítulo 15. Bronquiolite é outra manifestação marcante nos pacientes com pneumonite por hipersensibilidade subaguda e também está descrita no Capítulo 15. Pacientes com doença intestinal inflamatória podem desenvolver bronquiolite com infiltrados de células mononucleares. A *bronquiolite folicular* é o termo usado para descrever um tipo de hiperplasia linfoide difusa dos folículos linfoides peribronquiolares, cujo significado clínico é desconhecido, embora ocorra em pacientes com artrite reumatoide ou síndrome de Sjögren. A TC com cortes finos demonstra nódulos centrolobulares mal definidos com padrão de vidro fosco e, em alguns casos, dilatação dos brônquios.

Bronquiolite constritiva. Também conhecida como *bronquiolite obstrutiva*, é uma doença subaguda evidenciada ao exame histopatológico por inflamação, com infiltrados de células mononucleares dentro das paredes dos bronquíolos respiratórios, que resultam na formação de tecido de granulação com tampões nas vias respiratórias de pequeno calibre, causando dispneia e obstrução funcional. Essa doença pode ser idiopática ou secundária a infecções virais, inalação de vapores tóxicos (p. ex.,

doença do enchedor de silo), reação a alguns fármacos (penicilamina), doenças do colágeno vascular (artrite reumatoide), transplantes de órgão ou aspiração broncopulmonar crônica. Receptores de transplantes de pulmão, coração-pulmão e medula óssea (ver Figura 16.20 B) são particularmente suscetíveis. Nos adultos, a bronquiolite constritiva pode ser consequência de uma infecção das vias respiratórias inferiores na infância por adenovírus, vírus do sarampo ou *Mycoplasma*; nesses casos, a doença é conhecida como pulmão hipertransparente unilateral ou síndrome de Swyer-James, causando obstrução difusa das

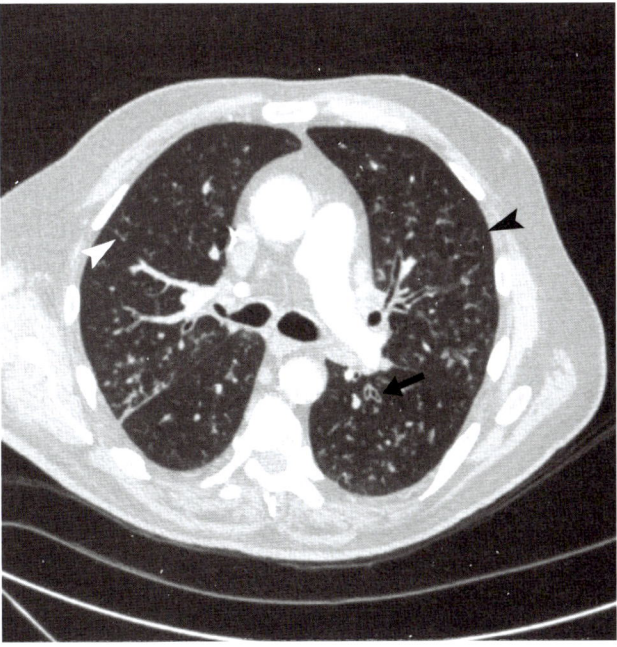

Figura 16.21 Bronquiolite infecciosa com opacidades com padrão de "árvore em brotamento". A imagem axial de tomografia computadorizada (TC) no terço médio dos pulmões de um paciente com pneumonia por *Mycoplasma* demonstrou opacidades centrolobulares com padrão de "árvore em brotamento" (*pontas de setas*) e espessamento brônquico (*setas*).

vias respiratórias de pequeno calibre, aprisionamento aéreo e destruição das paredes alveolares, com enfisema secundário à distensão excessiva dos espaços aéreos periféricos. Como a bronquiolite obstrutiva pós-infecciosa afeta os dois pulmões assimetricamente e, em geral, ocorre durante um período de crescimento e desenvolvimento, o pulmão afetado em geral é pequeno e hipertransparente, enquanto a artéria pulmonar ipsilateral é hipoplásica. A maioria dos pacientes com síndrome de Swyer-James é assintomática, mas alguns referem dispneia ou infecções repetidas das vias respiratórias inferiores. Um tipo raro de bronquiolite constritiva, conhecido como hiperplasia de células neuroendócrinas pulmonares difusa idiopática (HCNPDI), afeta geralmente mulheres de meia-idade, que apresentam limitação grave da ventilação pulmonar; as imagens de TC com cortes finos mostram aprisionamento aéreo, com espessamento parietal e dilatação dos brônquios, associados a um ou mais pequenos nódulos, que representam tumores diminutos (*tumorlets*, em inglês) de células neuroendócrinas ou, quando os nódulos têm diâmetro maior que 5 mm, tumores carcinoides (Figura 16.22).

Nos pacientes com bronquiolite constritiva "pura", as radiografias de tórax podem ser normais, apesar da dispneia grave e das anormalidades funcionais típicas de obstrução ventilatória. Nessa doença, as anormalidades radiográficas mais comuns são opacidades reticulonodulares difusas, com hiperinsuflação associada. A bronquiectasia central atinge principalmente pacientes com bronquiolite constritiva como complicação do transplante de coração-pulmão. Nos pacientes com síndrome de Swyer-James, o pulmão afetado tem volume normal ou reduzido e, à radioscopia ou às radiografias expiratórias, observa-se retenção de ar unilateral. A retenção de ar é causada por obstrução dos bronquíolos, com desvio colateral de ar para os espaços aéreos distais à inspiração e que depois não consegue sair durante a expiração. O hilo ipsilateral é pequeno, e os vasos sanguíneos pulmonares estão reduzidos – o que explica a hipertransparência demonstrada nas radiografias e imagens de TC (Figura 16.23). A cintigrafia de perfusão pulmonar mostra redução da irrigação do pulmão afetado, enquanto a fase ventilatória evidencia redução do fluxo de ar, com prolongamento acentuado do tempo de eliminação do isótopo. Essa última anormalidade ajuda a diferenciar entre síndrome de Swyer-James e obstrução primária da artéria pulmonar central ou pulmão hipoplásico, condições nas quais a ventilação é preservada.

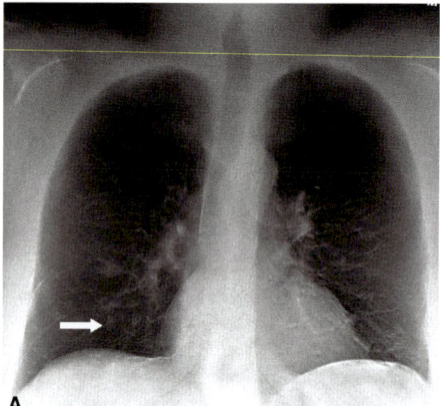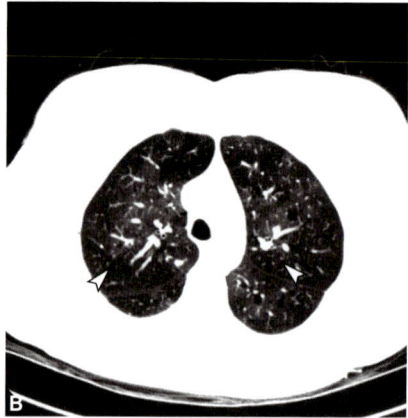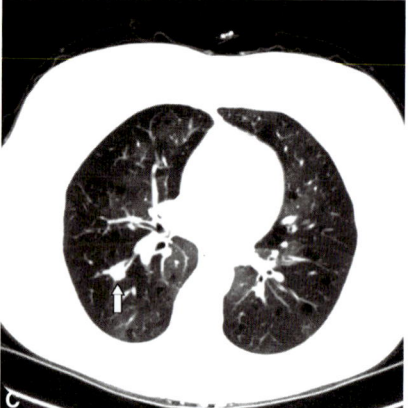

Figura 16.22 Hiperplasia de células neuroendócrinas pulmonares difusa idiopática (HCNPDI). A. A radiografia de tórax PA de dupla energia de mulher de 53 anos com história prolongada de asma demonstrou um nódulo no lobo inferior do pulmão direito (*seta*). **B.** A imagem axial de tomografia computadorizada (TC) no terço superior dos pulmões mostrou acentuada perfusão em mosaico. Também havia vários pequenos nódulos (*pontas de setas*). **C.** A imagem axial de TC no nível do nódulo detectado radiograficamente confirmou que havia um nódulo no lobo inferior do pulmão direito, que estava localizado ao longo de um feixe broncovascular (*seta*). A biopsia guiada por TC do nódulo, detectado no lobo inferior do pulmão direito, revelou tumor carcinoide típico. A biopsia cirúrgica subsequente de outro nódulo confirmou um diminuto tumor carcinoide (*tumorlet*).

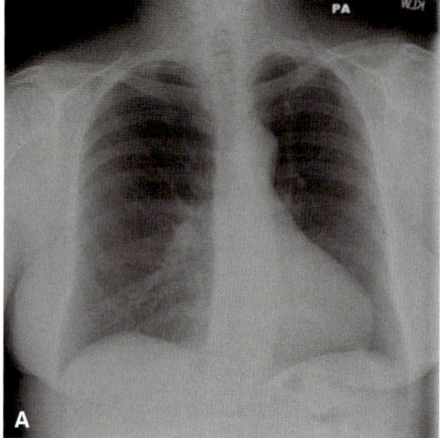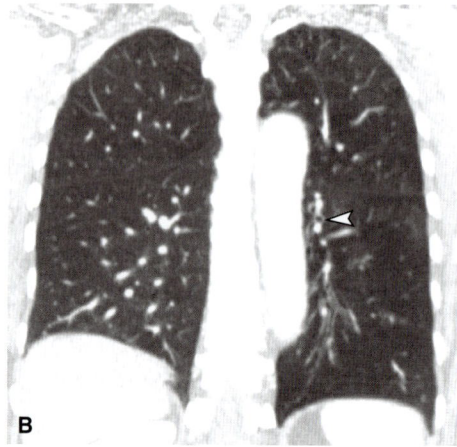

Figura 16.23 Síndrome de hipertransparência pulmonar unilateral (Swyer-James). A. Essa radiografia de tórax demonstrou redução sutil do volume do pulmão esquerdo, com hilo pequeno e vascularização reduzida no mesmo lado. **B.** A imagem coronal reformatada da tomografia computadorizada (TC) na janela pulmonar, no nível do segmento descendente da aorta torácica, mostrou hipertransparência do pulmão esquerdo, com dilatação e espessamento dos brônquios centrais (*ponta de seta*).

Leitura sugerida

Barnes D, Gutiérrez Chacoff J, Benegas M, et al. Central airway pathology: clinic features, CT findings with pathologic and virtual endoscopy correlation. *Insights Imaging* 2017;8(2):255–270.

Berniker AV, Henry TS. Imaging of small airways diseases. *Radiol Clin North Am* 2016;54(6):1165–1181.

Carden KA, Boiselle PM, Waltz DA, Ernst A. Tracheomalacia and tracheobronchomalacia in children and adults: an in-depth review. *Chest* 2005;127(3):984–1005.

Chung JH, Kanne JP, Gilman MD. CT of diffuse tracheal diseases. *AJR Am J Roentgenol* 2011;196(3):W240–W246.

Foster WL Jr, Gimenez EI, Roubidoux MA, et al. The emphysemas: radiologic-pathologic correlations. *Radiographics* 1993;13(2):311–328.

Hansell DM. Small airways diseases: detection and insights with computed tomography. *Eur Respir J* 2001;17(6):1294–1313.

Hansell DM, Bankier AA, MacMahon H, McLoud TC, Müller NL, Remy J. Fleischner Society: glossary of terms for thoracic imaging. *Radiology* 2008; 246(3):697–722.

Lynch DA. Imaging of small airways disease and chronic obstructive pulmonary disease. *Clin Chest Med* 2008;29(1):165–179.

Marom EM, Goodman PC, McAdams HP. Focal abnormalities of the trachea and main bronchi. *AJR Am J Roentgenol* 2001;176(3):707–711.

Milliron B, Henry TS, Veeraraghavan S, Little BP. Bronchiectasis: mechanisms and imaging clues of associated common and uncommon diseases. *Radiographics* 2015;35(4):1011–1030.

Rice A, Nicholson AG. The pathologist's approach to small airways disease. *Histopathology* 2009;54(1):117–133.

Semple T, Calder A, Owens CM, Padley S. Current and future approaches to large airways imaging in adults and children. *Clin Radiol* 2017;72(5):356–374.

Stagnaro N, Rizzo F, Torre M, Cittadini G, Magnano G. Multimodality imaging of pediatric airways disease: indication and technique. *Radiol Med* 2017; 122(6):419–429.

Washko GR. Diagnostic imaging in COPD. *Semin Respir Crit Care Med* 2010; 31(3):276–285.

JEFFREY S. KLEIN

Pleura

Anatomia, fisiologia e fisiopatologia

A pleura é uma membrana serosa subdividida em duas camadas: visceral (cobre os pulmões e forma as fissuras interlobares) e parietal (reveste o mediastino, diafragma e gradil costal). Ela é formada por uma camada única de células mesoteliais e sua membrana basal e uma lâmina densa de tecido conjuntivo irregular com relações quantitativas variáveis entre colágeno e elastina. O espaço virtual entre as camadas visceral e parietal é conhecido como espaço pleural. Elas se reúnem nos hilos e formam uma dobra com camada dupla na base pulmonar medial, abaixo das veias pulmonares inferiores, que é conhecida como ligamento pulmonar. Normalmente, o espaço pleural contém uma quantidade pequena de líquido (total de 2 a 5 mℓ), que atua como lubrificante para permitir o deslizamento suave da pleura visceral sobre a pleura parietal durante a respiração, e seu volume é resultante do equilíbrio dinâmico entre produção e reabsorção – formado por filtração através dos capilares sistêmicos da pleura parietal e reabsorvido pelos vasos linfáticos da pleura parietal (Figura 17.1). A produção de líquido pleural está sujeita à lei de Starling e depende das forças hidrostáticas e oncóticas dos capilares sistêmicos da pleura parietal e do espaço pleural.

Existem poucas manifestações de doença pleural detectáveis radiologicamente, mas são elas: derrame, espessamento e calcificação.

Derrame pleural

Derrames pleurais acumulam-se quando há desequilíbrio entre produção e reabsorção do líquido pleural (Tabela 17.1). Eles podem ser classificados com base em seu aspecto macroscópico (sanguinolento, quiloso, purulento ou seroso), processo patológico subjacente (Tabela 17.2) ou fisiopatologia da produção anormal de líquido pleural (ou seja, transudatos ou exsudatos) (Tabela 17.1). A diferenciação desses dois tipos de derrame pleural é baseada nas concentrações de proteínas, desidrogenase láctica (LDH) e glicose do líquido pleural obtido por toracocentese (Tabela 17.3).

Causas específicas de derrame pleural

Insuficiência cardíaca congestiva (ICC). Causa mais comum de derrame pleural transudativo. Nos casos típicos, são bilaterais e mais volumosos à direita. O derrame pleural unilateral à direita é duas vezes mais comum que derrame pleural isolado à esquerda.

Derrame parapneumônico e empiema. É qualquer derrame associado à pneumonia. Infecções das áreas periféricas do parênquima pulmonar causam derrame pleural exsudativo, porque provocam inflamação da pleura visceral, que aumenta a permeabilidade dos capilares pleurais. Outro fator contribuinte pode ser espessamento inflamatório das membranas pleurais, com obstrução dos vasos

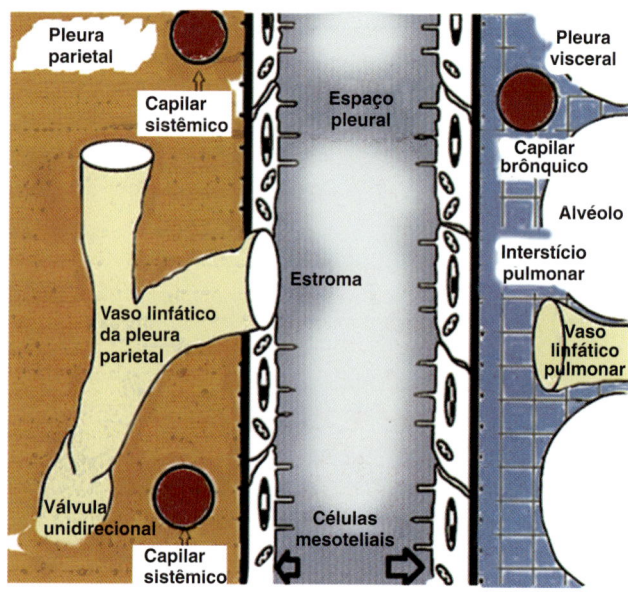

Figura 17.1 Fisiologia do líquido pleural normal. (Adaptada, com autorização, de Miserocchi G. Physiology and pathophysiology of pleural fluid turnover. *Eur Respir J*. 1997; 10(1):219-225.)

TABELA 17.1 Fisiopatologia da produção anormal de líquido pleural.

■ MECANISMO	■ DOENÇA	■ TRANSUDATO/EXSUDATO
Aumento da produção de líquido intersticial	ICC, derrame parapneumônico, edema pulmonar por permeabilidade aumentada, transplante de pulmão	Transudato
Elevação da pressão hidrostática	Insuficiência do VE ou VD, síndrome da VCS, tamponamento pericárdico	Transudato
Aumento da permeabilidade capilar		Exsudato
Redução da pressão oncótica do plasma	Estados hipoproteicos	Transudato
Redução da reabsorção de líquidos	Neoplasias malignas	Exsudato
Elevação da pressão venosa sistêmica		Transudato

ICC, insuficiência cardíaca congestiva; VD, ventrículo direito; VE, ventrículo esquerdo; VCS, veia cava superior.

TABELA 17.2 Etiologia dos derrames pleurais.

■ GRUPO DE DOENÇAS	■ TIPO
Infecções	Bacterianas Fúngicas Virais Micobacterianas Parasitárias
Cardiovasculares	Insuficiência cardíaca congestiva Pericardite constritiva Obstrução da veia cava superior Pós-infarto do miocárdio ou pericardiotomia (síndrome de Dressler) Infarto pulmonar
Neoplásicas	Câncer de pulmão Doença metastática Linfoma Neoplasias da parede torácica/pleura
Colágeno vascular	Lúpus eritematoso sistêmico Artrite reumatoide
Inalatória	Derrame pleural associado à asbestose
Traumáticas	Traumatismo com ou sem perfuração ■ Hemotórax ■ Quilotórax Ruptura do esôfago
Abdominais	Pancreatite Abscesso subfrênico Cirrose (hidrotórax hepático) Ascite (qualquer causa)
Variadas	Fármacos/drogas Mixedema Tumores de ovário (síndrome de Meigs)

TABELA 17.3 Características bioquímicas dos derrames transudativos *versus* exsudativos.

Transudato	Exsudato
$PT_{líquido}/PT_{soro} < 0,5$	$PT_{líquido}/PT_{soro} > 0,5$
$LDH_{líquido}/LDH_{soro} < 0,6$	$LDH_{líquido}/LDH_{soro} > 0,6$
$LDH_{líquido} < 200$ UI/ℓ	$LDH_{líquido} > 200$ UI/ℓ
Densidade $< 1,016$	Densidade $> 1,016$
Doenças	**Doenças**
Derrame pleural cardiogênico Hipoproteinemia Mixedema Cirrose (hidrotórax hepático) Síndrome nefrótica	Infecções Infarto Neoplasia Inflamação (serosite)

PT, proteínas totais; LDH, desidrogenase láctica.

Dos casos de pneumonias bacterianas, 40% têm derrame pleural associado. Pneumonias causadas por *Staphylococcus aureus* e bactérias gram-negativas são as causas mais comuns de empiema e derrame parapneumônico. A história natural desse último pode ser dividida em três estágios. O estágio I é a fase exsudativa, na qual inflamação da pleura visceral aumenta a permeabilidade capilar e resulta no acúmulo de líquido pleural, mas a maioria desses derrames exsudativos estéreis regride com tratamento antibiótico eficaz. O estágio II caracteriza-se por acumulo de líquido pleural fibrinopurulento contendo bactérias e neutrófilos. A deposição de fibrina nas pleuras visceral e parietal reduz a absorção do líquido pleural e forma coleções loculadas, que invalidam as tentativas de drenagem fechada do derrame pleural quando a infecção inicial não é tratada. Por último, o estágio III começa 2 a 3 semanas depois da acúmulo inicial de líquido pleural e caracteriza-se por proliferação de fibroblastos sobre a pleura, que resulta em fibrose pleural e encarcera o pulmão. A calcificação distrófica da pleura é uma complicação encontrada depois da regressão da infecção pleural. O derrame pleural ou empiema associado à tuberculose pulmonar com ruptura de granulomas caseosos subpleurais pode complicar uma infecção pulmonar ou ocorrer como manifestação inicial da doença. Os derrames tuberculosos são mais frequentes nos adultos jovens com doença pulmonar e pacientes HIV-positivos em imunodeficiência grave. Nos casos típicos, o líquido pleural tem coloração amarelo-palha e contém mais de 70% de linfócitos e concentração de glicose baixa.

Radiograficamente, a maioria dos empiemas aparece como uma coleção loculada de líquido pleural. No exame de tomografia computadorizada (TC), o empiema tem configuração elíptica e está localizado mais comumente nos espaços pleurais posterior (pleura costal) e inferior (subpneumônico). A coleção líquida conforma-se à parede torácica e mantém uma área ampla de contato com ela (Figura 17.2). A diferenciação

linfáticos. O empiema ocorre quando a infecção do parênquima pulmonar se estende para dentro do espaço pleural. Nesses casos, as infecções em geral são pneumonias bacterianas, embolia séptica e abscesso pulmonar, enquanto infecções fúngicas, virais e parasitárias são causas incomuns. Em casos menos frequentes, a infecção pode invadir o espaço pleural a partir da coluna vertebral, mediastino e parede torácica.

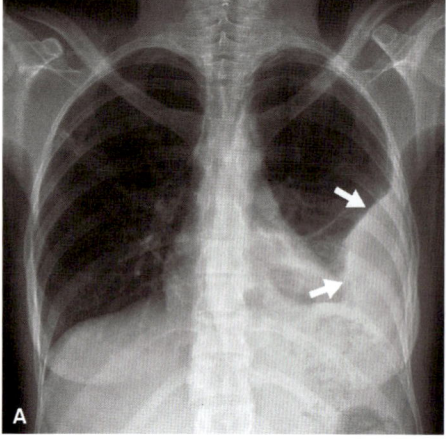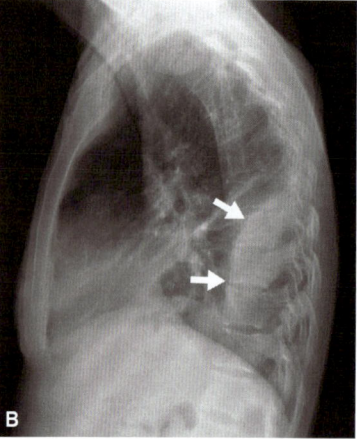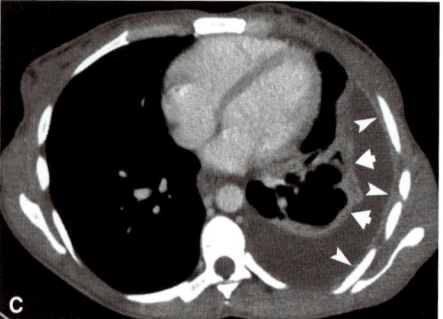

Figura 17.2 Empiema demonstrado na radiografia e na tomografia computadorizada (TC). A e B. As radiografias de tórax nas incidências posteroanterior (PA) (**A**) e de perfil (**B**) de mulher de 37 anos com empiema demonstraram coleção loculada de líquido pleural posterior e lateral esquerda (*setas*). **C.** A imagem axial de TC com contraste mostrou uma coleção de líquido pleural à esquerda com realce das superfícies pleurais parietal (*pontas de seta*) e visceral (*setas curtas*), um sinal típico de empiema. Em seguida, a paciente foi submetida à drenagem bem-sucedida guiada por exame de imagem, e o empiema regrediu.

entre empiema e abscesso pulmonar tem implicações terapêuticas importantes: empiemas devem ser tratados com drenagem externa, enquanto abscessos pulmonares geralmente melhoram com drenagem postural e antibióticos. O exame mais útil para diferenciar essas duas condições é a TC de tórax com contraste (Tabela 17.4). Pode ser difícil detectar empiema quando há consolidação extensa no parênquima pulmonar. Nesses casos, a TC e a ultrassonografia (US) ajudam a detectar coleções de derrame parapneumônico e guiar a toracocentese e drenagem pleural diagnósticas. Entre as anormalidades mais específicas de derrame pleural exsudativo demonstradas nas imagens de TC estão espessamento com realce pelo meio de contraste da pleura parietal, formação de coleções loculadas e demonstração de lesões de partes moles bem definidas ao longo da pleura parietal, delineadas por líquido pleural com coeficiente de atenuação baixo. Em alguns casos, derrames hemorrágicos podem ser demonstrados à TC por sua atenuação intrínseca alta ou nível hidroaéreo causado por elementos celulares sanguíneos acumulados nas partes inferiores.

Neoplasias. Derrames pleurais podem ser causados por tumores intratorácicos benignos ou malignos. Entre os tumores associados mais comumente aos derrames pleurais estão (em ordem de frequência decrescente): carcinoma de pulmão, câncer de mama, tumores pélvicos, carcinoma gástrico e linfoma. O acúmulo de líquido pleural pode ser atribuído à invasão da pleura pelo tumor ou à obstrução linfática em qualquer ponto entre a pleura parietal e os linfonodos mediastinais. Esses derrames são exsudativos e podem ser sanguinolentos.

Para confirmar o diagnóstico de derrame pleural maligno, é necessário demonstrar células malignas no exame citológico do líquido pleural obtido por toracocentese. A biopsia guiada por exame de imagem ou por toracoscopia é reservada aos pacientes com exame citológico negativo. Indícios de um derrame pleural

maligno são espessamento pleural liso ou nodular, aumento dos linfonodos ou massa mediastinal ou hilar e nódulos solitários ou múltiplos no parênquima pulmonar. A TC é um exame útil para demonstrar massas pleurais ou lesões parenquimatosas subjacentes nos pacientes com derrames pleurais volumosos (Figura 17.3).

Traumatismo. Traumatismo torácico com ou sem perfuração – inclusive traumatismo iatrogênico durante toracotomia, toracostomia ou colocação de cateteres venosos centrais – pode causar hemotórax e resulta das lacerações dos vasos sanguíneos localizados no pulmão, mediastino, parede torácica ou diafragma. O sangue dentro do espaço pleural coagula rapidamente e forma septações em pouco tempo. Em alguns pacientes, os movimentos da pleura causam desfibrinação, que dissolve o sangue coagulado. Nos casos agudos, pode-se demonstrar líquido pleural com coeficiente de atenuação alto (maior que 80 UH) nas imagens de TC (Figura 17.4); fraturas de costela ou enfisema subcutâneo associado devem sugerir esse diagnóstico. Hemotórax agudo é tratado com dreno colocado por toracostomia, enquanto toracotomia geralmente é reservada para os casos em que há sangramento ou hipotensão persistente.

Perfuração de esôfago secundária a vômitos repetidos (síndrome de Boerhaave) ou complicação de dilatação esofágica pode causar derrame pleural, mais comumente no lado esquerdo. Níveis altos de amilase salivar e pH baixo no líquido pleural de um paciente com quadro clínico sugestivo de perfuração esofágica confirmam esse diagnóstico.

A colocação extravascular de acessos centrais pode causar derrame pleural quando a solução intravenosa é injetada acidentalmente no espaço pleural ou extrapleural.

Doenças autoimunes e do colágeno vascular. De acordo com alguns estudos, a incidência de derrames pleurais nos pacientes com lúpus eritematoso sistêmico varia de 33 a 74%

TABELA 17.4 Empiema *versus* abscesso pulmonar à tomografia computadorizada (TC).		
■ CARACTERÍSTICA	■ EMPIEMA	■ ABSCESSO
Formato	Oval, orientado horizontalmente	Arredondado
Bordas	Finas e lisas (sinal da "pleura separada")	Espessas e irregulares
Ângulo formado com a parede torácica	Obtuso (90° a 180°)	Agudo (0° a 90°)
Efeito no pulmão	Compressão	Consumpção
Tratamento	Drenagem externa	Antibióticos e drenagem postural

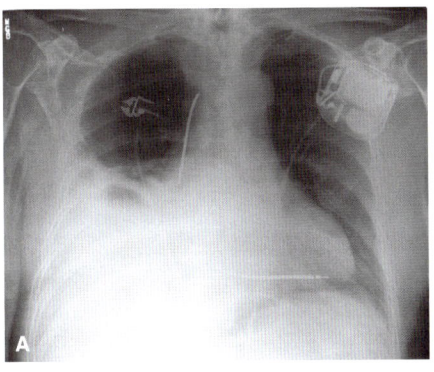 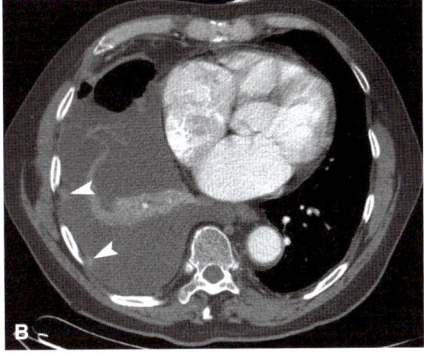 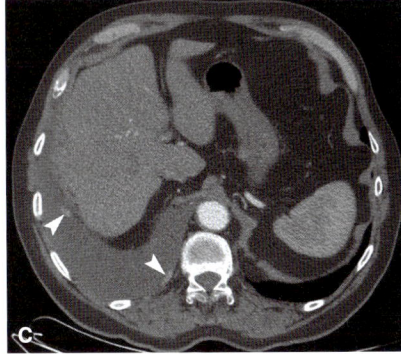

Figura 17.3 Derrame pleural maligno: diagnóstico por tomografia computadorizada (TC). **A.** A radiografia de tórax frontal de um homem de 69 anos com história de carcinoma de células renais demonstrou derrame pleural moderado à direita. **B** e **C.** As imagens axiais de TC com contraste nos níveis do átrio esquerdo (**B**) e abdome superior (**C**) mostraram nódulos na pleura parietal (*pontas de seta*), que consistiam em implantes tumorais associados ao derrame pleural. O exame citológico do líquido pleural confirmou doença pleural metastática.

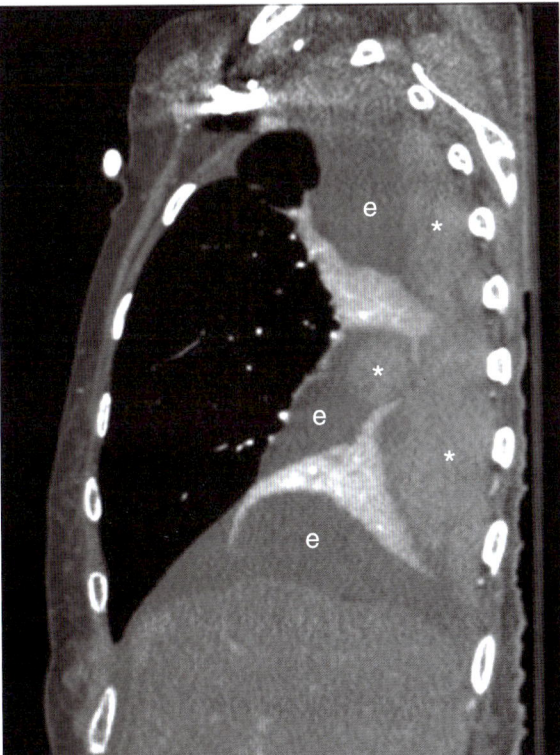

Figura 17.4 Hemotórax. A imagem sagital de tomografia computadorizada (TC) com contraste no nível do hemitórax direito de um paciente que sofrera traumatismo torácico fechado com fratura de uma costela à direita demonstrou derrame pleural (*d*) contendo material com coeficiente de atenuação alto na parte inferior (*asteriscos*), que representava sangue coagulado com hemotórax traumático.

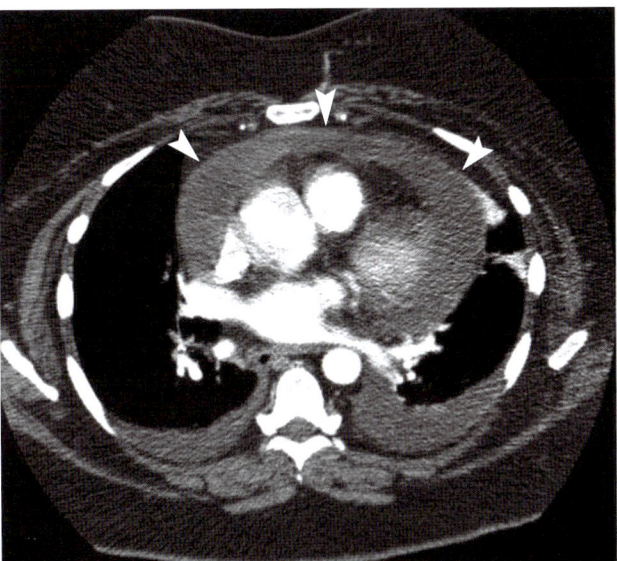

Figura 17.5 Serosite com derrames pleural e pericárdico. A imagem axial da tomografia computadorizada (TC) dessa paciente de 54 anos com lúpus eritematoso sistêmico demonstrou derrames pericárdico e pleural bilateral. Observe que havia espessamento sutil com realce do pericárdio (*pontas de seta*) sugestivos de pericardite.

(Figura 17.5). Esses derrames exsudativos são causados por inflamação da pleura, e os pacientes frequentemente se queixam de dor torácica pleurítica. A cardiomegalia é um sinal radiográfico comumente associado e pode ser causada por derrame pericárdico, hipertensão, insuficiência renal e endocardite ou miocardite associada ao lúpus. Para os pacientes com artrite reumatoide, na maioria homens, o derrame pleural é a manifestação intratorácica mais comum que se manifesta depois do início da doença articular.

Derrames pleurais podem ocorrer sem acometimento do parênquima pulmonar, mas também são detectados depois da ruptura intrapleural de nódulos reumatoides periféricos.

Os associados à artrite reumatoide são exsudativos com linfocitose, concentração baixa de glicose e pH ácido (menos que 7,2) e podem permanecer inalterados por anos. Síndromes autoimunes com derrames pleural e pericárdico foram descritas depois de infarto do miocárdio (síndrome de Dressler) ou cirurgia cardíaca (síndrome pós-pericardiotomia), caracterizadas por febre, pleurite, pneumonite e pericardite, que se desenvolvem dias ou semanas depois do evento desencadeante. As anormalidades radiográficas são aumento da silhueta cardíaca, derrame pleural e opacidades alveolares. Mais de 80% desses pacientes têm derrame pleural exsudativo serossanguinolento. Em geral, o tratamento com anti-inflamatórios não hormonais traz melhoras sintomáticas e radiográficas.

Doença abdominal. Estudos com radioisótopos demonstraram que o líquido peritoneal pode entrar no espaço pleural por canais linfáticos transdiafragmáticos ou por falhas da musculatura do diafragma. Os vasos linfáticos são mais calibrosos à direita, o que explica a incidência mais alta de derrames nesse lado, associados à ascite ou à insuficiência hepática (derrame pleural hepático).

Pancreatite. Pancreatite aguda ou crônica pode causar derrame pleural, que é mais comum à esquerda, em razão da proximidade entre a cauda do pâncreas e o hemidiafragma esquerdo. Nos casos típicos, o derrame pleural associado à pancreatite é exsudativo e pode ser sanguinolento. O derrame pleural secundário à pancreatite crônica pode causar dor torácica pleurítica e dispneia, e uma ruptura do ducto pancreático pode formar fístula pancreaticopleural. A concentração alta de amilase no líquido pleural deve sugerir que a origem do derrame seja pancreática, embora também possa ocorrer com derrames pleurais causados por neoplasias malignas ou perfuração de esôfago.

Abscesso subfrênico. Quando uma complicação de cirurgia abdominal ou perfuração de uma víscera oca resulta em um abscesso subfrênico, pode ocorrer paresia diafragmática, atelectasias de base e derrame pleural. Pacientes com derrame pleural associado a dor abdominal alta, febre e leucocitose devem fazer TC ou US e, quando necessário, drenagem do abscesso por cateter percutâneo.

Tumores pélvicos. A relação entre derrames pleurais benignos e tumores pélvicos é conhecida há muito tempo. Estudos demonstraram que alguns tumores abdominais ou pélvicos – inclusive cânceres de pâncreas e ovário, linfoma e leiomiomas uterinos – também causam derrame pleural, e os primeiros casos descritos estavam associados à fibroma ovariano (síndrome de Meigs). Nessas pacientes, derrames pleurais geralmente são transudativos e regridem depois da ressecção do tumor pélvico.

Quilotórax. Quilotórax é uma coleção de líquido pleural contendo triglicerídeos na forma de quilomícrons, que resulta do extravasamento do conteúdo do ducto torácico nos pacientes com câncer, traumatismo iatrogênico ou tuberculose (Figura 17.6). O ducto torácico começa na cisterna do quilo, localizada no nível da primeira vértebra lombar, e sobe ao longo do espaço paravertebral direito até entrar no tórax, por meio do hiato aórtico, cruzando da direita para a esquerda no nível da sexta vértebra torácica e acompanhando o terço superior do esôfago. O conhecimento dessa anatomia é útil, porque uma ruptura do segmento superior do ducto torácico, causada por traumatismo direto, ou sua obstrução com ruptura causa quilotórax à esquerda, enquanto lesões do segmento intratorácico inferior causam quilotórax à direita. No mesmo nível da artéria subclávia esquerda, o ducto torácico descreve um arco em direção anterior para drenar na confluência entre as veias jugular interna e subclávia esquerda. Nas radiografias de tórax e na TC,

o aspecto é indistinguível de outras causas de derrame livre na cavidade pleural. O diagnóstico é confirmado pela demonstração de níveis de triglicerídeos acima de 110 mg/dℓ no líquido pleural.

Embolia pulmonar. Infarto como complicação da embolia pulmonar é uma causa bem conhecida de derrame pleural e pode estar associado à elevação do hemidiafragma ipsilateral e opacidades cuneiformes periféricas (corcova de Hampton). Nos casos típicos, o derrame pleural é pequeno e unilateral e sua constituição é de exsudato serossanguíneo.

Fármacos. Alguns fármacos podem causar inflamação da pleura (metissergida) ou uma síndrome semelhante ao lúpus (fenitoína, isoniazida, hidralazina e procainamida), resultando em derrame pleural. A nitrofurantoína foi associada a uma reação imune, que causa doença pleuropulmonar com eosinofilia.

Tratamento do derrame pleural

Os derrames pleurais transudativos são tratados por estabilização ou erradicação da doença subjacente, porque a pleura é intrinsecamente normal nesses casos, enquanto os derrames parapneumônicos são tratados com mais eficácia depois de uma avaliação da probabilidade de que, se não forem drenados, eles possam causar internações hospitalares longas, fibrose pleural com disfunção respiratória secundária, disseminação local da infecção ou morte. Essa avaliação é baseada na anatomia, bacteriologia e composição bioquímica do líquido analisado (Tabela 17.5). Em geral, como foi detalhado antes, coleções loculadas mais volumosas com coloração ou cultura positiva para bactérias gram-positivas e pH menor que 7,20 estão associadas a risco moderado a alto de evolução desfavorável e devem ser drenadas quando for possível. A escolha da técnica de drenagem depende de vários fatores, inclusive idade, doenças coexistentes do paciente, duração da doença e acesso a tratamentos dirigidos por imagem e toracoscopia. Embora o tratamento fibrinolítico intrapleural com ativador de plasminogênio tecidual e DNAse concomitante seja benéfico a determinado grupo de pacientes com derrames parapneumônicos complexos (Figura 17.7), alguns necessitam de drenagem pleural aberta por cirurgia videotoracoscópica (CVT) ou toracotomia com decorticação. Por outro lado, a maioria dos pacientes com derrames pleurais malignos deve fazer drenagem fechada e esclerose pleural (o talco é o melhor agente fibrosante disponível). Estudos realizados com outros agentes recomendados para pleurodese não mostraram

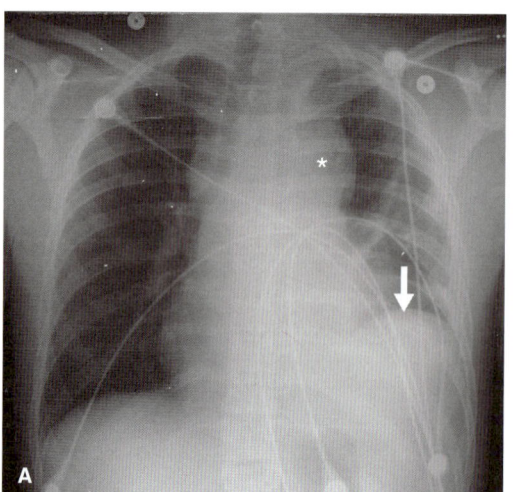
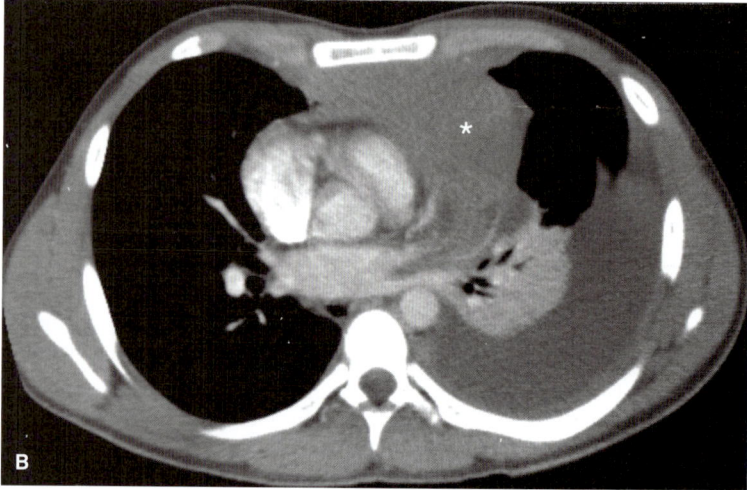

Figura 17.6 Derrame pleural quiloso causado por linfoma. A. A radiografia de tórax posteroanterior (PA) de um homem de 34 anos com linfoma não Hodgkin demonstrou massa mediastinal (*asterisco*) com derrame pleural subpulmonar à esquerda (*seta*). **B.** A imagem axial de tomografia computadorizada (TC) com contraste no nível médio do tórax mostrou a massa mediastinal (*asterisco*), com derrame pleural à esquerda e atelectasia passiva do lobo inferior esquerdo. A toracocentese do lado esquerdo demonstrou derrame leitoso classificado como quiloso, com base nos níveis altos de triglicerídeos no líquido pleural.

TABELA 17.5 Derrame parapneumônico: anatomia, bacteriologia e composição bioquímica.

Grupos prognósticos					
Anatomia do espaço pleural	Bacteriologia do líquido pleural	Bioquímica do líquido pleural	Grupo	Risco de evolução desfavorável	Drenagem
A_0 = derrame livre < 10 mm	B_x = coloração por Gram e cultura desconhecidas	C_x = pH desconhecido	1	Muito pequeno	Não
A_1 = derrame livre, pequeno a moderado, > 10 mm e ocupando menos de ½ hemitórax	B_0 = coloração por Gram e cultura negativas	C_0 = pH > 7,20	2	Pequeno	Não
A_2 = derrame livre volumoso (mais de ½ hemitórax), loculado ou com espessamento da pleura parietal	B_1 = coloração por Gram ou cultura positiva B_2 = Pus	C_1 = pH < 7,20	3 4	Moderado Alto	Sim Sim

De Colice GL, Curtis A, Deslauriers J *et al*. Medical and surgical treatment of parapneumonic effusions: an evidence-based guideline. *Chest*. 2000; 118(4):1158-1171.

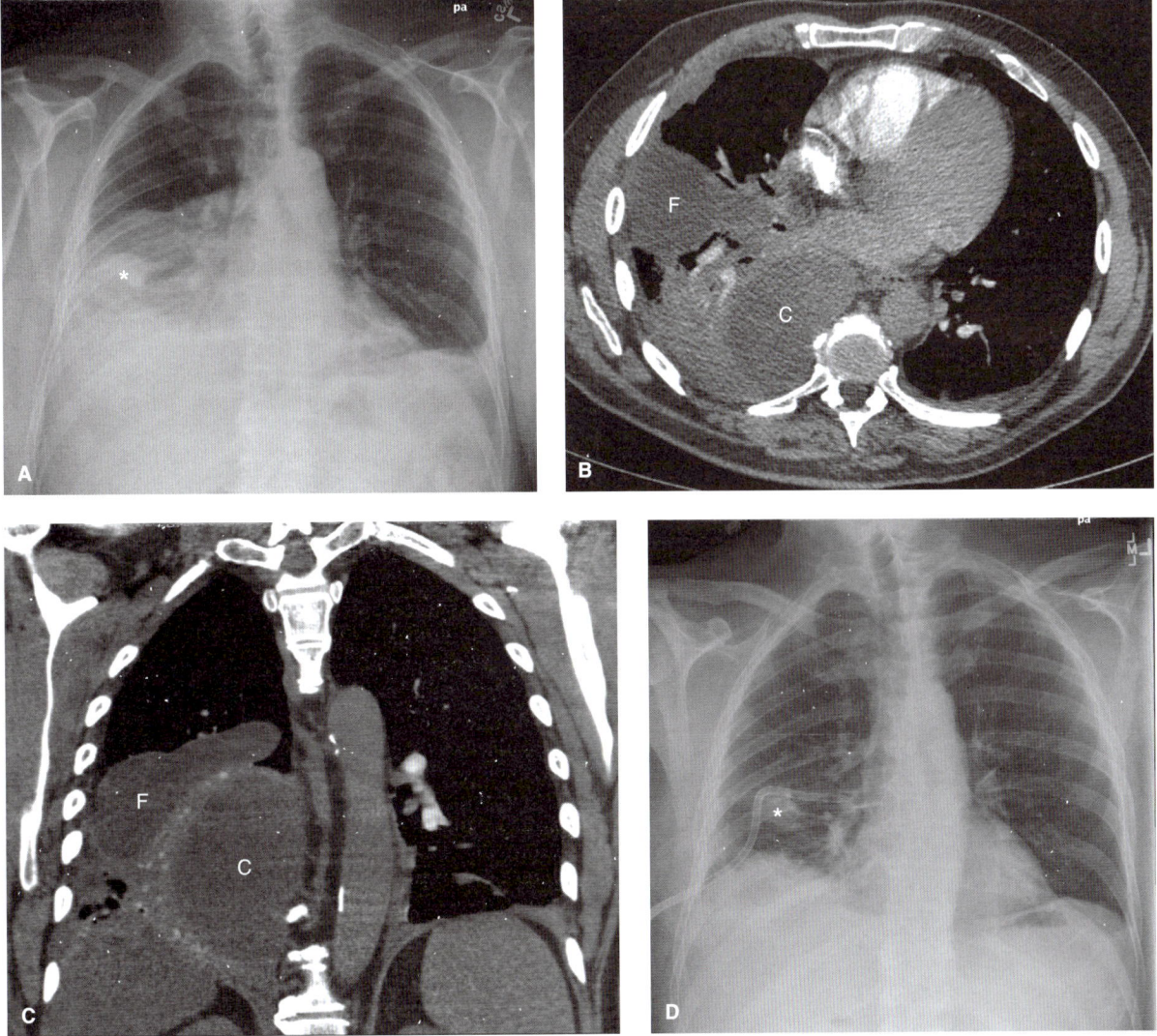

Figura 17.7 Drenagem percutânea de empiema guiada por tomografia computadorizada (TC) com aplicação de fibrinolíticos. A. A radiografia de tórax posteroanterior (PA) de um homem de 64 anos com tosse e febre demonstrou opacidade anormal nos campos inferiores do pulmão esquerdo e derrame pleural com um componente loculado intrafissural (*asterisco*). **B** e **C.** As imagens axial (**B**) e coronal (**C**) da TC com contraste mostraram coleções multiloculadas de líquido pleural, com lóculos na fissura maior (*F*) e no espaço pleurocostal posteromedial (**C**). **D.** A radiografia PA obtida depois da drenagem por cateter dirigida por TC, com aplicação de tratamento fibrinolítico intrapleural, demonstrou o cateter de drenagem com melhora radiográfica acentuada – o paciente ainda tinha um pequeno componente fissural persistente (*asterisco*).

resultados superiores, embora tivessem um custo mais elevado. Vale ressaltar que a pleurodese com talco pode formar nódulos positivos nos exames de tomografia por emissão de prótons com fluorodesoxiglicose (PET-FDG). Alguns pacientes melhoram com drenagem e esclerose por videotoracoscopia. Outros podem ser tratados ambulatorialmente com cateteres de Silastic de longa permanência (p. ex., cateter PleurX™, CareFusion® Corp., San Diego, California), que permitem drenagem intermitente do líquido pleural efetuada pelo próprio paciente. Já os pacientes com quilotórax secundário a linfoma ou TB têm seu tratamento dirigido à causa básica. Pacientes com quilotórax traumático por ruptura do ducto torácico frequentemente precisam fazer ligadura cirúrgica do ducto, embora a embolização do ducto torácico dirigida por exame de imagem possa ser realizada com sucesso em casos selecionados.

Derrames pleurais secundários a traumatismo, embolia pulmonar, doenças autoimunes e reações a alguns fármacos frequentemente não necessitam de tratamento específico, com exceções de síndrome de Dressler (derrames pós-cirurgia ou traumatismo cardíaco) tratados com anti-inflamatórios não hormonais e hemotórax volumoso, que requer drenagem por dreno calibroso para evitar fibrose pleural e encarceramento pulmonar.

Fístula broncopleural

Fístula broncopleural é uma comunicação entre pulmão e espaço pleural que frequentemente se origina de uma via respiratória periférica e, em geral, causa empiema, enquanto o extravasamento de ar dos espaços aéreos periféricos pode causar pneumotórax incontrolável sem infecção coexistente. Em muitos pacientes, as fístulas broncopleurais formam-se em consequência da deiscência de um coto brônquico, produzido depois de lobectomia ou pneumectomia, ou de infecções pulmonares necrosantes. Os sinais e sintomas iniciais são febre, tosse e dispneia, mas pacientes com drenos pleurais podem apresentar vazamentos aéreos volumosos. Radiograficamente, a fístula broncopleural evidencia-se por ar intrapleural e coleção líquida loculados. Um nível hidroaéreo no espaço formado depois de pneumectomia deve sugerir esse diagnóstico. A TC é útil para avaliar pacientes com possível fístula broncopleural e empiema (Figura 17.8), porque consegue diferenciar entre hidropneumotórax e abscesso pulmonar periférico e, em alguns casos, demonstra a comunicação fistulosa propriamente dita.

Depois de pneumectomia, o espaço residual é preenchido gradativamente por líquido e se apresenta como hemitórax opaco com desvio ipsilateral do mediastino nas radiografias. Anormalidades radiográficas sugestivas de fístula broncopleural como complicação de pneumectomia foram descritas na seção anterior. A TC e a ressonância magnética (RM) são exames úteis para avaliar se existe recidiva do tumor no espaço pós-pneumectomia e podem facilitar o diagnóstico de fístula broncopleural e empiema pós-operatórios.

Pneumotórax

Pneumotórax resulta da entrada de ar no espaço pleural e pode ser espontâneo ou traumático (Tabela 17.6). Os casos de pneumotórax espontâneo são subdivididos em primários (sem causa detectável) e secundários (associados a uma doença coexistente no parênquima pulmonar). Geralmente, pacientes com pneumotórax têm dispneia súbita e dor torácica pleurítica.

Nos casos de pneumotórax, as radiografias de tórax do paciente em posição ereta demonstram área de hipertransparência livre em forma de crescente, com orientação paralela à parede torácica e deslocamento da linha da pleura visceral em direção ao centro. Quando o paciente está em decúbito (p. ex., no setor de emergência ou na unidade de terapia intensiva [UTI]), um pneumotórax pode ser indetectável, porque o ar localizado no espaço pleural sobe para as áreas mais altas e forma uma hipertransparência imperceptível nas regiões inferior do tórax e superior do abdome (Figura 17.9). Nas radiografias obtidas em posição supina, os sinais de pneumotórax são hipertransparência no abdome superior (especialmente à direita, sobre o fígado normalmente denso), sinal do "sulco profundo", sinal do "diafragma duplo", sinal do coxim adiposo epicárdico (pneumotórax à esquerda) e borda cardíaca anormalmente bem definida. Nos pacientes com aderências pleurais preexistentes, o pneumotórax pode ser evidenciado por área de hipertransparência loculada no espaço pleural, que inclui as fissuras interlobares.

Nas imagens de TC, pacientes com pneumotórax apresentam área de hipertransparência livre na região anteroinferior do tórax. Nas vítimas de traumatismo, é comum demonstrar pneumotórax basal pequeno na região inferior do tórax, que não aparece nas radiografias convencionais.

Pneumotórax traumático. Traumatismo é a causa mais comum de pneumotórax. Pode ocorrer quando a lesão com perfuração do tórax permite a entrada de ar atmosférico no espaço pleural ou quando há laceração da pleura visceral com vazamento de ar do pulmão para a cavidade pleural. Feridas do tórax e abdome superior

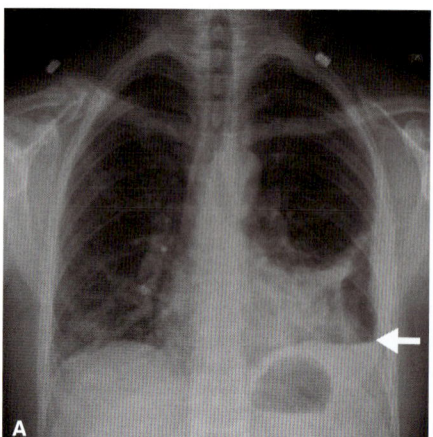
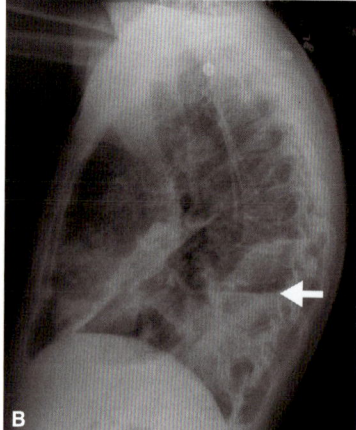
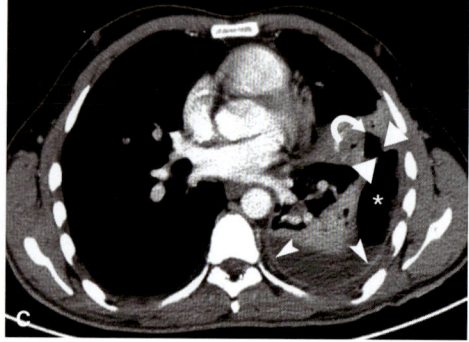

Figura 17.8 Fístula broncopleural com empiema como complicações de pneumonia. As radiografias de tórax nas incidências posteroanterior (PA) (**A**) e de perfil (**B**) demonstraram consolidações bilaterais na língula e no lobo inferior, com hidropneumotórax loculado no lobo inferior esquerdo. **C.** A imagem axial de tomografia computadorizada (TC) com contraste mostrou opacidades alveolares na língula e lobo inferior esquerdo, com formação de escavação na língula (*seta curva*) associada a uma fístula broncopleural (*setas curtas*). O paciente também tinha uma coleção loculada de ar e líquido (*asterisco*), com realce da pleura parietal (*pontas de seta*) depois da administração de contraste.

TABELA 17.6 Causas de pneumotórax.

Espontâneo	Primário (idiopático)	Bolha subpleural
	Secundário	Doença obstrutiva das vias respiratórias
		■ DPOC/enfisema
		■ Asma
		■ Fibrose cística
		Infecções
		■ Pneumonia com escavação
		■ Abscesso pulmonar/embolia séptica
		■ Pneumatocele
		Neoplasias
		■ Câncer de pulmão (periférico)
		■ Metástases (escavadas)
		Doenças pulmonares císticas
		■ Histiocitose de células de Langerhans
		■ Sarcoidose (estágio IV)
		■ Linfangioleiomiomatose
		■ Esclerose tuberosa
		■ Síndrome de Birt-Hogg-Dubé
		Doenças do colágeno vascular
		■ Síndrome de Marfan
		■ Síndrome de Ehlers-Danlos
		■ Cútis laxa
		Pneumotórax catamenial
Traumático	Iatrogênico	Cirurgia torácica/abdominal
		Intervenções percutâneas
		■ Biopsia de pulmão/pleura
		■ Toracocentese
		■ Drenagem pleural
		Colocação de marca-passo/acesso central
		Ventilação mecânica
		Biopsia/dilatação esofágica
		Biopsia pulmonar transbrônquica
	Não iatrogênico	Traumatismo torácico com perfuração
		■ Feridas por arma de fogo
		■ Feridas por armas perfurocortantes
		Traumatismo torácico fechado
		■ Lesão traqueobrônquica
		■ Ruptura do esôfago
		■ Fratura de costela

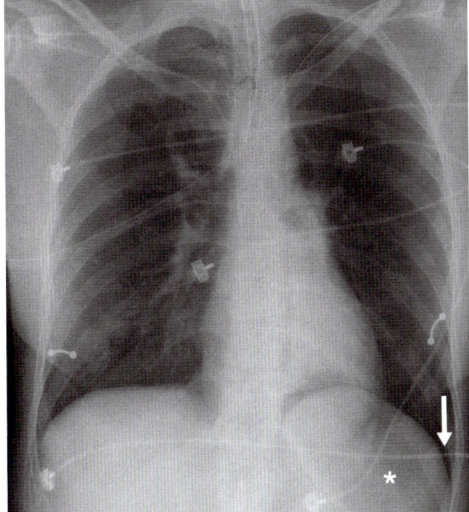

Figura 17.9 Pneumotórax em um paciente na posição de decúbito dorsal. A radiografia de tórax em decúbito dorsal de mulher de 27 anos depois de uma tentativa de cateterização da veia subclávia esquerda demonstrou transparência anormal no lado esquerdo (*asterisco*), com sulco costofrênico lateral esquerdo profundo (*seta*) indicando pneumotórax.

causadas por armas de fogo ou instrumentos perfurocortantes, colocação de acessos centrais, toracocentese, biopsia transbrônquica e biopsia por agulha transtorácica são causas comuns de perfuração seguida de pneumotórax traumático.

O traumatismo torácico fechado pode causar pneumotórax por dois mecanismos: (1) aumento súbito da pressão intratorácica provoca acúmulo adicional de ar intersticial, como consequência da ruptura dos alvéolos, que se estende perifericamente e rompe dentro do espaço pleural; e (2) laceração da árvore traqueobrônquica, que pode causar pneumotórax com fístula broncopleural volumosa. Nos pacientes com fraturas de costela, a borda livre das costelas fraturadas pode perfurar o pulmão e causar pneumotórax.

Pneumotórax espontâneo primário. Na maioria dos casos, ocorre em homens jovens ou de meia-idade. Alguns estudos demonstraram predisposição familiar e incidência mais alta em indivíduos altos e magros. Esses pacientes podem ter bolhas nos ápices pulmonares, que são responsáveis pela formação do pneumotórax. Uma drenagem fechada por dreno é o tratamento recomendado para o primeiro episódio, enquanto bolhectomia toracoscópica é reservada para casos recidivantes ou vazamento persistente de ar.

Pneumotórax espontâneo secundário. Muitas doenças estão associadas ao pneumotórax espontâneo secundário, por exemplo, doença pulmonar obstrutiva crônica (condição predisponente mais comum), obstruções agudas da expiração por broncospasmo (asma), manobra de Valsalva (aspiração da fumaça de *crack* ou maconha, parto vaginal), fibrose cística (Figura 17.10) ou outras doenças pulmonares císticas como sarcoidose, histiocitose de células de Langerhans pulmonar, linfangioleiomiomatose e fibrose pulmonar idiopática com cistos subpleurais com padrão de faveolamento. O pneumotórax pode resultar de pneumonia necrosante ou abscesso pulmonar por bactérias gram-negativas ou anaeróbias, tuberculose ou pneumonia por *Pneumocystis jirovecii*. Esse quadro é particularmente identificado em pacientes sob ventilação mecânica. Metástase pulmonar é uma causa incomum de pneumotórax e raramente faz parte do quadro clínico inicial da doença, porém, nos casos em que ocorre, o pneumotórax é atribuído à ruptura de metástases subpleurais necróticas dentro do espaço pleural.

Sarcomas (especialmente osteossarcoma), linfomas e tumores malignos de linhagem germinativa são as neoplasias malignas associadas mais comumente a esse tipo de pneumotórax. Entre as doenças do tecido conjuntivo, a síndrome de Marfan é a causa mais frequente, em geral graças à ruptura de bolhas apicais; porém, também há casos associados à síndrome de Ehlers-Danlos e cútis laxa.

Pacientes mantidos com ventilação mecânica são particularmente suscetíveis em razão da aplicação de pressão positiva, coexistência de enfisema ou pneumonia necrosante complicada, inserções frequentes de acessos profundos e outros procedimentos invasivos. Em muitos casos, pacientes com síndrome da angústia respiratória aguda (SARA) em respirador artificial desenvolvem diminutos espaços aéreos císticos, que podem romper no espaço pleural. Quando radiografias de tórax sequenciais demonstram esse quadro, pode-se supor que pneumotórax seja uma complicação iminente.

O pneumotórax catamenial é um tipo especialmente raro de pneumotórax recidivante, que ocorre durante a menstruação na quarta década de vida e provavelmente é causado por necrose cíclica de implantes endometriais da pleura, seguida de extravasamento de ar no espaço pleural. Em casos raros, o ar que entra na cavidade peritoneal durante a menstruação tem acesso à cavidade pleural por meio de falhas do diafragma. A predileção desse tipo de pneumotórax pelo lado direito indica o papel importantíssimo dessas falhas diafragmáticas à direita, porém ele tende a ser pequeno e regredir espontaneamente. Amenorreia induzida é o tratamento recomendado.

Pneumotórax hipertensivo. Condição gravíssima que, na maioria dos casos, é atribuível ao traumatismo iatrogênico de pacientes mantidos em ventilação mecânica. É causada por uma falha pleural que funciona como válvula unidirecional, permitindo que o ar entre, mas não saia do espaço pleural. Isso resulta em acúmulo de ar intrapleural sob pressão acima da pressão atmosférica, durante ao menos uma parte do ciclo respiratório, resultando em colapso total do pulmão subjacente e bloqueio do retorno venoso ao coração. Clinicamente, esses pacientes têm taquipneia, taquicardia, cianose e hipotensão. Radiograficamente, o hemitórax afetado está expandido e hipertransparente, com pulmão retraído na parte medial, depressão ou inversão do hemidiafragma ipsilateral e desvio do mediastino contralateral (Figura 17.11). É importante ressaltar que o desvio contralateral do mediastino nos casos de pneumotórax nem sempre indica tensão, porque pode ser causado por um desequilíbrio no nível de pressão intrapleural negativa mesmo que não haja tensão. Por essa razão, o pneumotórax hipertensivo ainda é um diagnóstico eminentemente clínico. A drenagem imediata do ar acumulado no espaço pleural deve ser realizada com agulha, cateter ou dreno calibroso de toracostomia.

Doença focal da pleura

Doenças pleurais focais podem ser divididas em espessamento, calcificação ou massa pleural localizada (Tabela 17.7).

Espessamento pleural localizado. Espessamento pleural fibrótico localizado geralmente é o resultado final de doenças inflamatórias da pleura e parênquima pulmonar periférico, especialmente pneumonias. Outras causas são embolia pulmonar com infarto, exposição ao asbesto, traumatismo, pleurodese química no passado e doença pleural por alguns fármacos.

Calcificação pleural. Na maioria dos casos, é unilateral e acomete a pleura visceral. Em geral, é causada por hemotórax ou

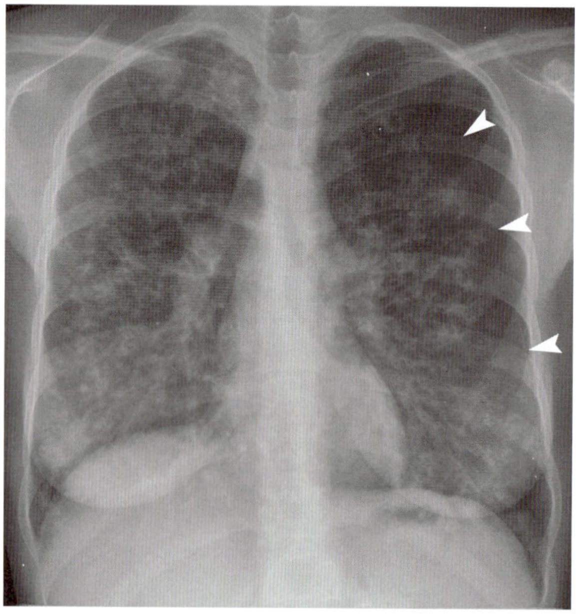

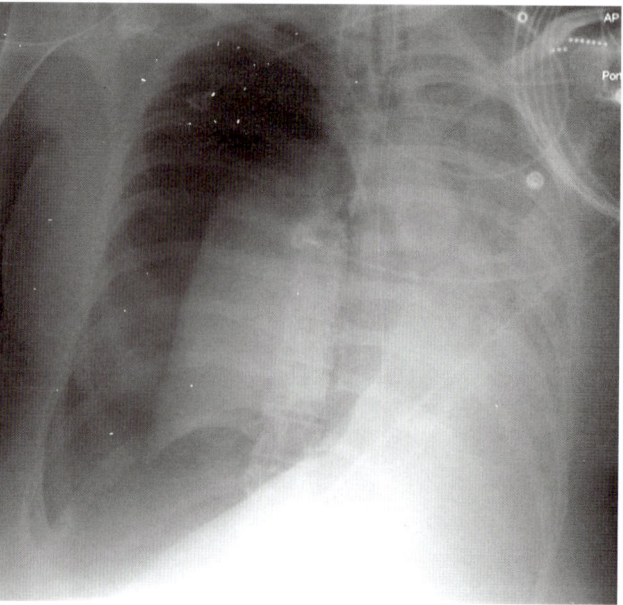

Figura 17.10 Pneumotórax espontâneo como complicação de fibrose cística. A radiografia de tórax posteroanterior (PA) de mulher de 27 anos em posição ereta com exacerbação aguda de fibrose cística demonstrou opacidades reticulares grosseiras e pneumotórax à esquerda. Observe que a linha da pleura visceral (*pontas de seta*) delineava a coleção de ar pleural.

Figura 17.11 Pneumotórax hipertensivo. A radiografia obtida com equipamento portátil de mulher de 27 anos com síndrome da angústia respiratória aguda (SARA) associada a uma pneumonia complicada demonstrou pneumotórax volumoso à direita com ampliação do hemitórax direito, depressão acentuada do hemidiafragma e desvio contralateral do mediastino.

TABELA 17.7 Doença pleural focal.

■ ANORMALIDADE RADIOGRÁFICA	■ DOENÇA/CONDIÇÃO ASSOCIADA		
Mimetizadores de espessamento pleural focal	Ápice pulmonar Sombra das costelas correspondentes Deposição de gordura subpleural		
Espessamento pleural focal	Pneumonia Infarto pulmonar Traumatismo Placas pleurais associadas à asbestose (bilaterais)		
Calcificação	Pleura visceral 　■ Hemotórax 　■ Empiema Pleura parietal 　■ Placas pleurais associadas à asbestose (bilaterais)		
Massa pleural/extrapleural	Neoplasias		Benignas 　■ Tumor fibroso localizado 　■ Lipoma 　■ Neurofibroma Malignas 　■ Metástases 　■ Mesotelioma 　■ Mieloma
	Outras		Hematoma Derrame pleural loculado Fratura de costela consolidada Esplenose

empiema anterior, como tuberculose, embora fibrose pleural de qualquer etiologia também possa calcificar. Exposição ao asbesto pode causar placas pleurais parietais calcificadas bilateralmente. Calcificações da pleura visceral em consequência de hemorragia ou infecção pleural, indistinguíveis radiograficamente são puntiformes nos estágios iniciais, mas com frequência progridem para lesões lineares. A TC é especialmente útil para caracterizar calcificações pleurais (Figura 17.12), pois a presença de líquido dentro das camadas calcificadas da pleura sugere empiema em atividade e é mais comum nos pacientes com histórico de

tuberculose. A utilização da TC para avaliar doença pleural e calcificações pleurais focais associadas à asbestose está descrita em uma seção subsequente.

Massa pleural

Em geral, massas pleurais focais são neoplasias benignas (p. ex., lipomas), que pode se assemelhar radiograficamente a coleções loculadas de líquido pleural. Lipomas torácicos podem originar-se da parede torácica ou gordura subpleural. Nas imagens de TC, atenuação homogênea de tecido adiposo (−30

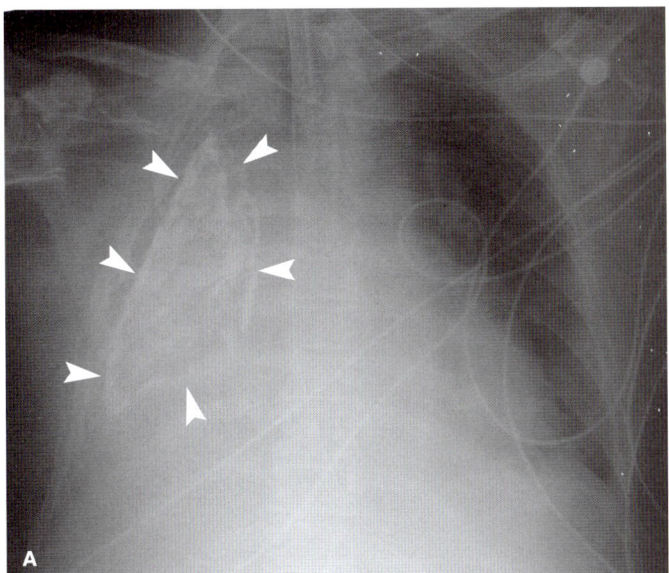
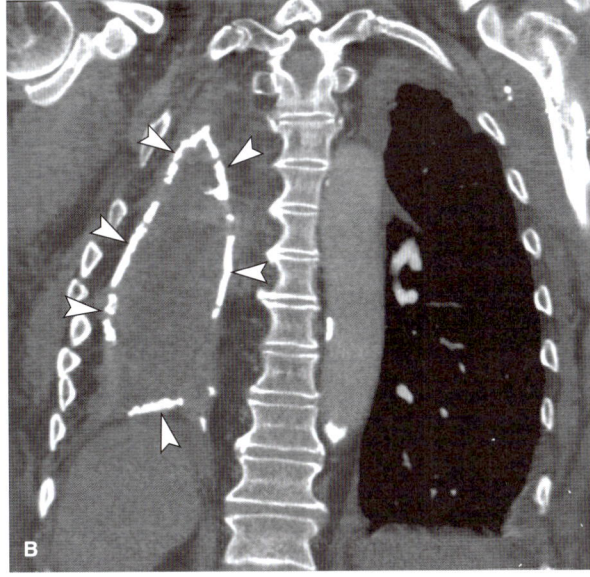

Figura 17.12 Calcificação pleural depois de toracotomia. A. A radiografia AP obtida com equipamento portátil de um homem de 74 anos com história de toracotomia e pneumectomia à direita demonstrou hemitórax direito opacificado e calcificação periférica densa (*pontas de seta*). **B.** A imagem coronal de tomografia computadorizada (TC) mostrou uma crosta espessa de calcificação pleural (*pontas de seta*) dentro do hemitórax direito contraído.

a –100 UH) confirma o diagnóstico (Figura 17.13). *Tumores fibrosos solitários da pleura* (TFLP) são neoplasias pleurais incomuns que, embora a maioria seja benigna (80% dos casos), cerca de 15% têm recidivas locais depois da ressecção. Essas lesões formam massas esféricas ou oblongas bem definidas, que se originam das células mesenquimais subpleurais. Algumas vezes, esses tumores estão fixados à pleura por um pedículo estreito – sinal praticamente patognomônico, o que explica as alterações da localização intrapleural detectadas em alguns pacientes com mudanças de posição. Em geral, as imagens de TC demonstram massa de tecidos moles com bordas lisas e base voltada para a pleura, seja com atenuação homogênea de partes moles, seja realce heterogêneo atribuível às áreas de necrose (Figura 17.14). Existe uma relação entre TFLP e osteoartropatia pulmonar hipertrófica e hipoglicemia: ao contrário do mesotelioma maligno, TFLP não estão associadas à exposição ao asbesto.

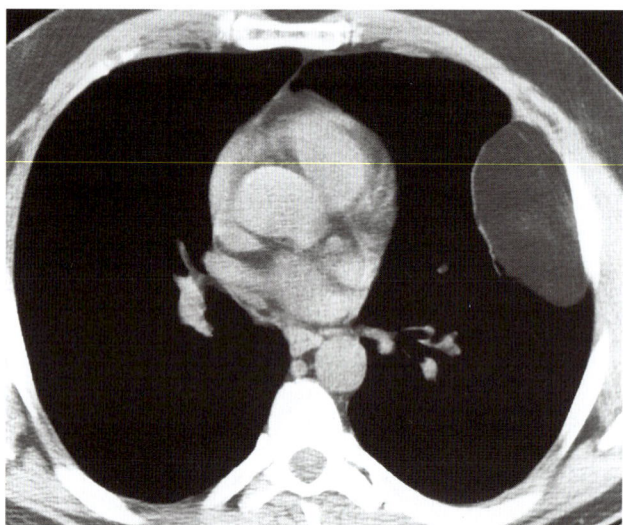

Figura 17.13 Lipoma pleural. Tomografia computadorizada (TC) de um paciente com massa pulmonar assintomática, detectada por acaso em uma radiografia de tórax, mostrou que a base da lesão estava voltada para a pleura anterolateral esquerda e tinha atenuação homogênea de tecido adiposo compatível com lipoma.

Doença pleural difusa

Doença pleural difusa geralmente é causada por fibrose pleural difusa (fibrotórax), tumores malignos da pleura ou derrame pleural multiloculado (Tabela 17.8).

Fibrotórax (fibrose pleural difusa). É definido como espessamento pleural que afeta mais de um quarto da superfície da pleura costal. Na maioria dos casos, o fibrotórax desenvolve-se depois de derrames pleurais exsudativos (inclusive derrames associados à asbestose), empiema ou hemotórax. Ele pode afetar todo o pulmão e resultar na condição conhecida como "pulmão encarcerado". É possível que os pacientes com fibrotórax sejam acometidos por derrame pleural crônico atribuível às pressões intrapleurais anormalmente baixas, que reaparecem depois de toracocentese (Figura 17.15). Quando isso causa padrão ventilatório restritivo, pode ser necessária pleurectomia (decorticação) para recuperar a função do pulmão subjacente.

TABELA 17.8 Doença pleural difusa.

■ ANORMALIDADE	■ DOENÇA
Espessamento pleural liso	Fibrose pleural ■ Hemotórax ■ Empiema no passado ■ Serosite ■ Pleurodese no passado Derrame pleural (radiografias em decúbito) Deposição de gordura extrapleural
Lesão lobulada/nodular	Neoplasia maligna primária ■ Mesotelioma Doença metastática ■ Adenocarcinoma (pulmão, mama, ovário, rim e trato gastrintestinal) ■ Timoma (invasivo) Linfoma Derrame ■ Empiema ■ Aderências pleurais antigas

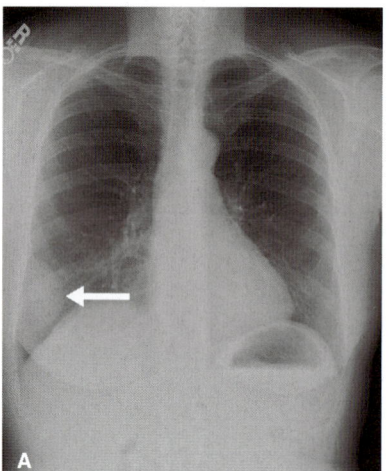

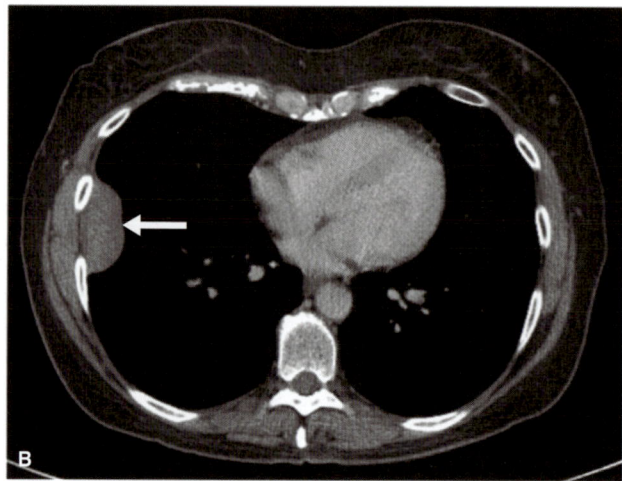

Figura 17.14 Tumor fibroso solitário da pleura. A. A radiografia de tórax de mulher de 47 anos demonstrou massa intratorácica lisa na região inferior lateral direita com bordas superior e inferior obtusas. **B.** A imagem axial de tomografia computadorizada (TC) contrastada mostrou massa de tecidos moles bem demarcada (*seta*) com margens obtusas progressivamente afiladas ao longo da superfície lateral direita da pleura costal – um sinal típico de massa pleural. Observe que não havia invasão da parede torácica. A biopsia confirmou tumor fibroso solitário da pleura.

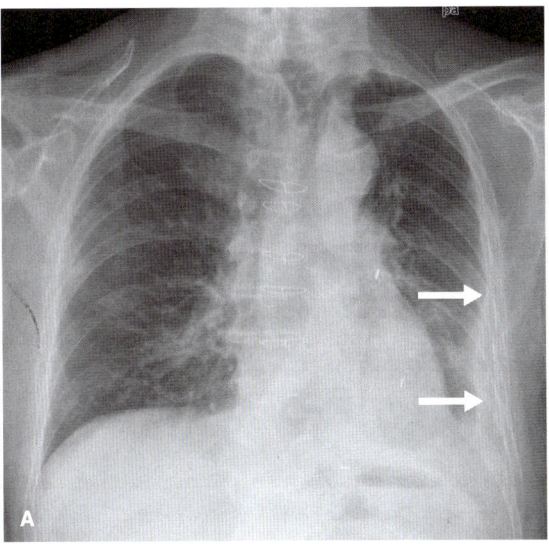
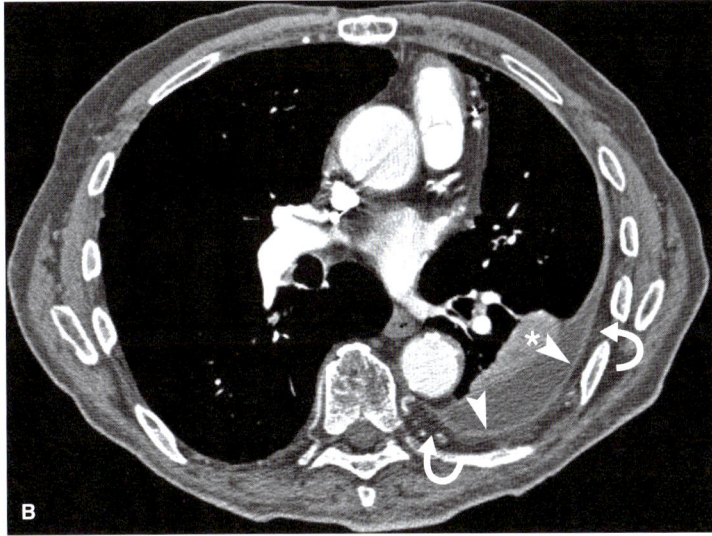

Figura 17.15 Fibrose pleural difusa com encarceramento pulmonar. A. A radiografia de tórax posteroanterior (PA) desse paciente com história de cirurgia de revascularização (*bypass*) coronariana demonstrou redução acentuada do volume do hemitórax esquerdo com espessamento da pleura lateral inferior esquerda (*setas*). **B.** A imagem axial da tomografia computadorizada (TC) com contraste no terço médio do tórax mostrou redução de volume do hemitórax esquerdo, com espessamento liso da superfície da pleura parietal costal esquerda (*pontas de seta*) e hipertrofia da gordura extrapleural (*setas curvas*). O paciente também tinha atelectasia redonda no lobo inferior esquerdo (*asterisco*). O derrame pleural foi atribuído ao encarceramento pulmonar com pressão intrapleural altamente negativa. Observe que a superfície da pleura mediastinal estava preservada – um sinal típico de doença pleural benigna.

Neoplasia maligna da pleura

Em geral, doença metastática da pleura causa espessamento pleural irregular ou nodular, frequentemente com derrame pleural associado. Entre os tumores malignos que tendem a lançar metástases à pleura estão os adenocarcinomas de pulmão, mama, ovário, rim e trato digestivo. Mesoteliomas malignos são diagnosticados quase exclusivamente em pacientes expostos aos asbestos.

A maioria dos casos de neoplasia maligna da pleura é causada por uma das quatro doenças a seguir: adenocarcinoma metastático (ver Figura 13.16, no Capítulo 13), timoma invasivo ou carcinoma de timo, mesotelioma e linfoma (raro). Radiograficamente, as neoplasias formam várias massas pleurais bem definidas ou espessamento pleural nodular, embora frequentemente sejam obscurecidas por derrame pleural maligno coexistente. A TC com contraste pode diferenciar entre massas pleurais sólidas e derrame pleural loculado e detectar massas ou espessamento pleural bem definido nos pacientes com derrames volumosos. Em contraste com espessamento benigno, a doença pleural maligna é mais provável quando a área de espessamento mostrado à TC é circunferencial e nodular, maior que 1 cm e/ou afeta a pleura mediastinal. Radiograficamente, não é possível diferenciar entre mesotelioma (descrito na próxima seção) e doença pleural metastática. Invasão da parede torácica evidenciada por destruição das costelas ou infiltração dos tecidos moles (gordura e musculatura subcutâneas) é mais bem demonstrada por TC ou RM que nas radiografias convencionais. O diagnóstico de doença pleural maligna é confirmado por exame citológico do líquido retirado por toracocentese, biopsia pleural fechada ou dirigida por toracoscopia e toracotomia.

Doença pleural associada ao asbesto

Exposição prolongada às fibras minerais dos silicatos inorgânicos referidos genericamente como asbestos pode causar várias doenças pulmonares e pleurais. A doença pleural benigna é a manifestação torácica mais comum da inalação de asbestos e consiste em fibrose difusa, placas e derrames pleurais. O mesotelioma é o correspondente maligno da doença pleural associada ao asbesto.

Doença pleural benigna associada ao asbesto

Placas pleurais. São as lesões benignas associadas mais comumente à inalação de asbestos. Desenvolvem-se ao longo de 20 a 30 anos depois do início da exposição e são mais frequentes depois de exposições intensas e prolongadas às fibras desses minerais. As placas pleurais estão localizadas na pleura parietal, mais comumente no diafragma e parede torácica posterolateral. Nos casos típicos, não há lesões na superfície da pleura mediastinal e nos sulcos costofrênicos. As placas são focos de espessamento pleural bem demarcados, bilaterais e ligeiramente elevados (2 a 10 mm de espessura) que, ao exame macroscópico, têm aspecto branco-perolado e brilhante, enquanto ao exame histopatológico, são formadas de faixas densas de colágeno. Calcificação puntiforme ou linear dentro das placas é comum e mais frequente à medida que crescem. Corpos de asbestos (fibras retas e curtas recobertas por ferro e proteína que, ao exame microscópico, parecem diminutos halteres) não são encontrados nas placas pleurais. Quando localizadas na pleura visceral e evidenciadas à TC como regiões planas e bem demarcadas de espessamento pleural dentro das fissuras maiores, estão associadas mais comumente à fibrose intersticial. A maioria dos pacientes que têm apenas placas pleurais associadas à exposição aos asbestos é assintomática.

Quando são examinadas no plano frontal, as placas calcificadas aparecem como opacidades geográficas, que foram comparadas a uma folha de azevinho (Figura 17.16). A TC é uma técnica extremamente sensível para detectar placas pleurais com ou sem calcificações em pacientes expostos a asbestos, porque as imagens podem diferenciá-las da fibrose pleural difusa e depósitos de gordura subpleurais, que podem ser semelhantes à doença pleural nas radiografias convencionais. Embora as placas sempre sejam bilaterais ao exame macroscópico do espaço pleural dos pacientes afetados, as radiografias ou a TC comumente mostram apenas placas unilaterais (mais comuns no lado esquerdo).

Derrame pleural. Pode ser a primeira manifestação da doença pleural associada ao asbesto depois de 10 a 20 anos do início da exposição dele. Aparentemente, derrames pleurais associados ao asbesto estão relacionados com o grau de exposição

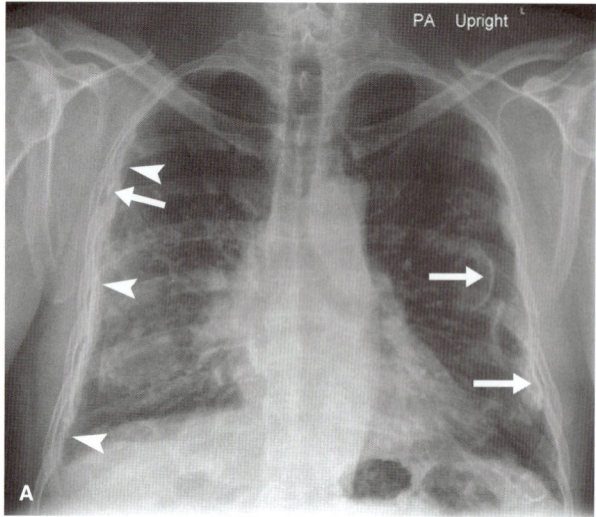
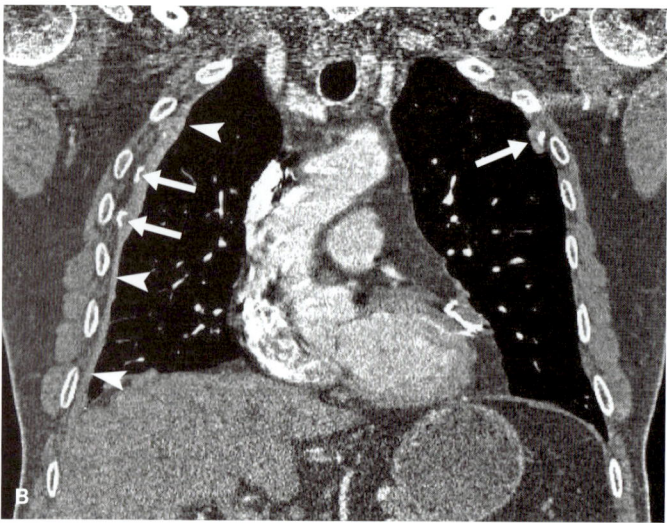

Figura 17.16 **Placas pleurais calcificadas e fibrose pleural difusa em um paciente com doença pleural associada ao asbesto.** A radiografia de tórax posteroanterior (PA) (**A**) demonstrou placas calcificadas bilaterais (*setas*) e espessamento mais difuso ao longo da superfície pleural lateral direita (*pontas de seta*). A tomografia computadorizada (TC) no plano coronal, no nível do segmento ascendente da aorta torácica (**B**), confirmou a existência de placas pleurais bilaterais (*setas*) e mostrou espessamento ao longo da superfície pleural lateral direita (*pontas de seta*). Observe que havia redução sutil do volume do hemitórax direito, evidenciada mais claramente por diminuição dos espaços intercostais. Preservação da pleura mediastinal é um indício típico de processos pleurais benignos.

(dose-dependentes). Em geral, eles são pequenos, uni ou bilaterais e exsudativos, mas também podem ser sanguinolentos. O diagnóstico é firmado por exclusão de possibilidades como tuberculose e neoplasias malignas da pleura (ou seja, mesotelioma ou adenocarcinoma metastático), além da história de exposição. O período de latência longo entre o início da exposição e o acúmulo do derrame pleural (mais de 20 anos) deve indicar uma investigação diagnóstica para mesotelioma maligno. Embora a maioria dos derrames pleurais associados ao asbesto regrida espontaneamente, até um terço recidiva e alguns pacientes desenvolvem fibrose pleural difusa.

Espessamento ou fibrose pleural difusa. Pode desenvolver-se depois de derrames pleurais associados à exposição ao asbesto ou resultar da confluência de placas pleurais. O espessamento pleural difuso associado ao asbesto é definido por áreas planas e lisas, que cobrem mais de 25% da superfície da pleura costal. Em contraste com as placas pleurais, que afetam apenas a pleura parietal, a fibrose pleural difusa acomete as camadas parietal e visceral. Radiograficamente, o espessamento pleural difuso evidencia-se por áreas de pleura lisa e espessada na região inferior do tórax, com opacificação dos sulcos costofrênicos (ver Figura 17.16), enquanto a TC é útil para determinar sua extensão, demonstrar disseminação às fissuras interlobares e detectar doença pulmonar fibrótica ou enfisematosa coexistente. A fibrose pleural difusa pode causar sinais e sintomas de doença pulmonar restritiva.

Doença pleural maligna associada ao asbesto

Mesotelioma maligno. É uma neoplasia pleural maligna rara associada à exposição ao asbesto. Ao contrário das outras manifestações pleurais e parenquimatosas, mesoteliomas não parecem ser dependentes do grau de exposição, porque, embora a incidência aumente com a intensidade, mesoteliomas malignos também podem desenvolver-se depois de exposição mínima; isso contrasta com a relação linear entre doença pleural benigna associada à asbestose e dose de exposição. Na maioria dos casos, esses tumores desenvolvem-se 30 a 40 anos depois do início da exposição. A crocidolita é o tipo de fibra implicado mais comumente na patogenia do mesotelioma maligno, embora a crisólita provavelmente seja responsável pela maioria dos mesoteliomas associados à exposição ao asbesto, porque esse é utilizado mais

amplamente. Ao exame histopatológico, mesoteliomas podem ser classificados em tipos epitelial, sarcomatoso e misto; o primeiro tipo é o mais comum e está associado a prognóstico mais favorável que os subtipos sarcomatoso e misto.

Nos casos típicos, os mesoteliomas crescem por disseminação do espaço pleural para pulmão, parede torácica, mediastino e diafragma adjacentes; metástases à distância não são comuns. Na maioria dos casos, esses tumores apresentam-se radiograficamente como espessamentos pleurais difusos (maior que 1 cm) ou áreas de espessamento nodular. Cerca de 20% dos tumores têm calcificação ou ossificação (raramente), embora placas pleurais calcificadas possam ser demonstradas nas áreas pleurais não invadidas pelo tumor. Esses pacientes frequentemente têm derrame pleural que, quando volumoso, pode obscurecer o tumor pleural. Uma invasão neoplásica da superfície da pleura mediastinal pode impedir desvio contralateral do mediastino, apesar do volume expressivo do tumor da pleura e do derrame pleural – sinal que ajuda a diferenciar entre mesotelioma e doença metastática. A TC é a técnica de exame preferível para avaliar mesoteliomas malignos, pois demonstra o tumor pleural e invasão da parede torácica e mediastino (Figura 17.17). A avaliação da invasão tumoral do diafragma, demonstrada mais claramente por RM ou TC, é importante nos pacientes considerados aptos à ressecção. Cerca de 50% dos pacientes têm linfadenopatia no hilo ipsilateral e mediastino; porém, embora o aspecto radiológico possa ser altamente sugestivo de mesotelioma, neoplasias metastáticas da pleura podem formar um quadro semelhante, razão pela qual é necessária confirmação histopatológica.

O diagnóstico de mesotelioma maligno é baseado no exame histopatológico e frequentemente requer uso de corantes especiais, porque, à microscopia óptica, pode ser impossível diferenciar entre mesotelioma maligno do subtipo epitelial e adenocarcinoma. O estadiamento do mesotelioma segue o sistema de classificação TNM. Doença no estágio I ou II indica tumor limitado à pleura, pulmão ou diafragma ipsilateral, sem disseminação linfática ou metástases à distância, e, embora ressecção cirúrgica por pleurectomia ou pneumectomia extrapleural possa ser benéfica para pacientes selecionados com a doença nesses estágios e reserva pulmonar adequada, todos os pacientes com mesotelioma maligno têm sobrevida média de apenas 12 a 21 meses depois do diagnóstico.

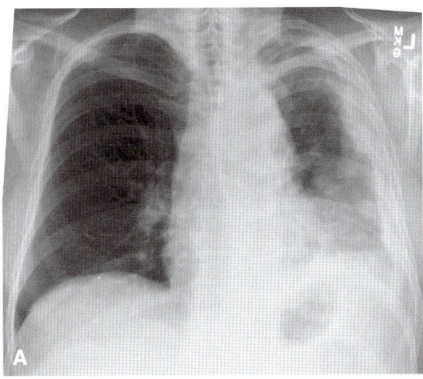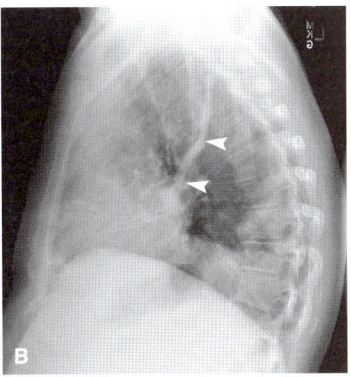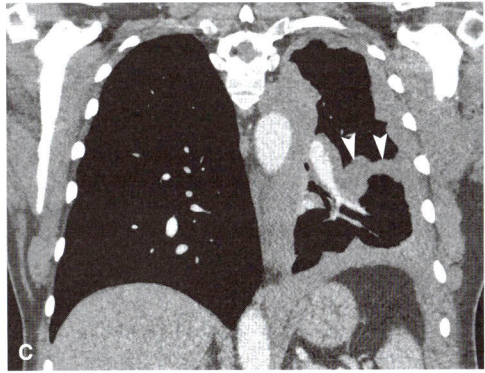

Figura 17.17 **Mesotelioma.** **A** e **B.** As radiografias de tórax nas incidências posteroanterior (PA) (**A**) e de perfil (**B**) demonstraram espessamento pleural circunferencial nodular à esquerda e redução de volume do hemitórax esquerdo. Observe que, na imagem de perfil, havia espessamento da fissura maior esquerda (*pontas de seta* em **B**). **C.** A imagem coronal da tomografia computadorizada (TC) com contraste, no nível do segmento proximal da aorta torácica descendente, mostrou espessamento pleural nodular circunferencial à esquerda, com disseminação para dentro da fissura maior (*ponta de setas*). A biopsia guiada por TC confirmou mesotelioma do subtipo epitelial.

Parede torácica

Na investigação de doenças pleurais ou pulmonares, lesões dos tecidos moles ou das estruturas ósseas da parede torácica podem chamar atenção por causa de sinais físicos ou sintomas locais ou são detectadas por acaso nas radiografias de tórax ou imagens de TC (Tabela 17.9).

Tecidos moles

A agenesia congênita do músculo peitoral causa hipertransparência do hemitórax afetado nas radiografias PA. A *síndrome de Poland* é uma doença autossômica recessiva, que se caracteriza por agenesia unilateral da cabeça esternocostal do músculo peitoral maior, sindactilia ipsilateral e anomalias das costelas (Figura 17.18), assim como pode haver aplasia da mama do mesmo lado. Pacientes que fizeram mastectomia também têm área de hipertransparência unilateral. Nas radiografias frontais de mulheres submetidas a um procedimento de mastectomia radical modificada, pode ser demonstrada uma borda orientada horizontalmente do músculo peitoral menor hipertrofiado.

Várias lesões cutâneas, como "sinais congênitos", nevos, verrugas, neurofibromas e mamilos acessórios, podem formar uma "opacidade" nodular nas radiografias frontais, que se assemelha a um nódulo pulmonar solitário. Em todos os pacientes com

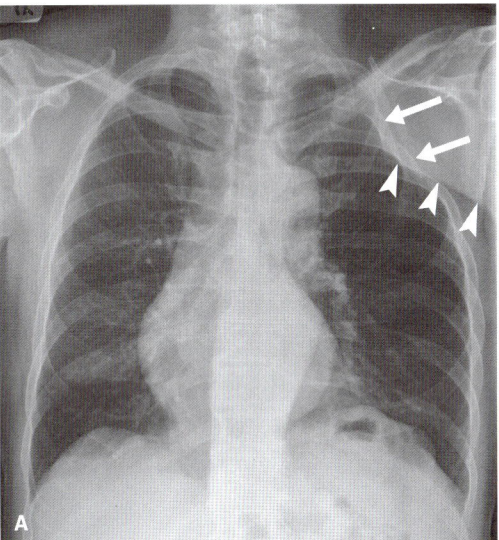
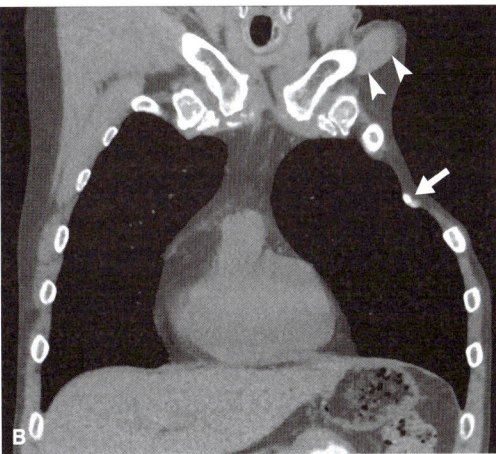

Figura 17.18 **Síndrome de Poland.** **A.** A radiografia de tórax posteroanterior (PA) de um paciente com síndrome de Poland demonstrou hipoplasia das terceira e quarta costelas esquerdas (*setas*) e hipertransparência do hemitórax esquerdo em consequência de agenesia do músculo peitoral maior ipsilateral. Observe que o músculo peitoral menor hipertrofiado foi delineado pelo ar (*pontas de seta*). **B.** A imagem coronal de tomografia computadorizada (TC) no nível anterior do tórax mostrou hipoplasia da terceira costela esquerda (*seta*), agenesia do músculo peitoral maior do mesmo lado e músculo peitoral menor normal à esquerda (*pontas de seta*).

TABELA 17.9	Lesões da parede torácica.	
Neoplasias	Pele/tecido subcutâneo	Sinais congênitos Nevos Verrugas Neurofibroma
	Costelas	Condrossarcoma Osteossarcoma Metástases
	Tecidos moles	Tumor neuroectodérmico primitivo (tumor de Askin) Fibrossarcoma Lipossarcoma Melanoma Metástases
Infecções		Estafilocócicas Tuberculose
Traumatismo		Hematoma

opacidade nodular recém-detectada nas radiografias de tórax, a superfície da pele deve ser examinada e as os exames repetidos com um marcador radiopaco aplicado sobre a lesão cutânea para confirmar a natureza da opacidade; desse modo, pode-se evitar monitoramento desnecessário por radiografias ou TC de tórax. Abscessos da parede torácica podem formar massas subcutâneas localizadas e dolorosas com flutuação à palpação. O *Staphylococcus* e o *Mycobacterium tuberculosis* são os microrganismos responsáveis mais comumente por essas lesões. Em geral, o diagnóstico clínico é inequívoco. A radiografia de tórax frontal mostra uma opacidade mal definida quando o abscesso está localizado na parede torácica anterior ou posterior. A TC mostra uma coleção líquida localizada com realce da parede pelo meio de contraste e é realizada para definir a localização e extensão da lesão antes da drenagem.

Neoplasias dos tecidos moles da parece torácica são raras. Na maioria dos casos, são detectadas clinicamente como massas salientes na parede torácica e, nas radiografias de tórax, formam massas inespecíficas de tecidos moles extratorácicos. O lipoma é a neoplasia benigna mais comum na parede torácica, podendo ser intratorácico ou extratorácico ou projetar-se parcialmente dentro e fora do tórax (lipoma em haltere). As imagens de TC demonstram uma massa bem circunscrita com densidade de gordura, enquanto as imagens de RM mostram sinais típicos com intensidades alta e intermediária nas sequências ponderadas em T1 e T2, respectivamente.

Nos adultos, fibrossarcomas e lipossarcomas são as neoplasias malignas primárias mais comuns dos tecidos moles da parede torácica e, na maioria dos casos, causam sintomas como dor localizada e uma massa visível e palpável. O risco de desenvolver sarcomas é especialmente alto entre os pacientes que fizeram radioterapia com exposição da parede torácica. Radiograficamente, esses tumores comumente causam destruição óssea associada. A TC é o melhor exame para demonstrar destruição óssea e delinear o componente intratorácico do tumor, enquanto a RM mostra a extensão do tumor e indica os planos de separação entre a lesão e os músculos e gordura subcutânea circundantes. O tumor de Askin é uma neoplasia maligna rara, que se desenvolve na parede torácica de crianças e adultos jovens e origina-se de resquícios neuroectodérmicos primitivos da parede torácica. Histologicamente, esse tumor de células pequenas, arredondadas e azuis assemelha-se ao sarcoma de Ewing ósseo, forma massas na pleura ou parede torácica e é muito agressivo (taxa de mortalidade alta).

Tórax ósseo

Anomalias congênitas (Tabela 17.10). As fusões ósseas e as costelas bífidas são as anomalias congênitas mais comuns das costelas, ambas sem qualquer significado clínico. As costelas intratorácicas são anomalias congênitas extremamente raras, nas quais uma costela acessória origina-se de um corpo vertebral ou da superfície posterior de outra costela e estende-se em direção inferolateral para dentro do tórax, geralmente do lado direito (Figura 17.19). A osteogênese imperfeita e a neurofibromatose são doenças possivelmente associadas às costelas finas, onduladas e em "forma de fita". A costela cervical é uma anomalia congênita relativamente comum, que se origina do corpo da sétima vértebra cervical. Em geral, é assintomática, mas uma porcentagem pequena dos pacientes com síndrome do desfiladeiro torácico tem uma costela ou faixa fibrosa associada, que pode comprimir a artéria subclávia e causar sintomas isquêmicos secundários ou comprimir a veia subclávia e plexo braquial e provocar dor, fraqueza, edema do membro superior e, possivelmente, trombose da veia (síndrome de Paget von Schroetter). A descompressão do espaço por ressecção cirúrgica da costela cervical pode atenuar os sintomas de pacientes selecionados.

Entalhes costais. Várias condições patológicas formam entalhes costais. Entalhes são muito mais comuns na parte inferior que

TABELA 17.10	Lesões das costelas.
Congênitas	Anomalias de fusão
	Costela cervical
	Costelas em forma de fita
	Entalhes costais
	Inferiores
	Coarctação da aorta
	Tetralogia de Fallot
	Obstrução da veia cava superior
	Shunt de Blalock-Taussig (unilateral à direita)
	Neurofibromatose
	Superiores
	Paralisia
	Doenças do colágeno vascular
	Artrite reumatoide
	Lúpus eritematoso sistêmico
Traumáticas	Fratura de costela em processo de consolidação
Não neoplásicas	Displasia fibrosa
	Granuloma eosinofílico
	Tumor marrom
Neoplásicas	Benignas
	Osteocondroma
	Encondroma
	Osteoblastoma
	Malignas
	Primárias
	Condrossarcoma
	Osteossarcoma
	Fibrossarcoma
	Metastáticas
	Mieloma múltiplo
	Carcinoma de mama
	Carcinoma de células renais
	Carcinoma de próstata
Osteomielíticas	*Staphylococcus aureus*
	Mycobacterium tuberculosis (TB)
	Actinomicose
	Nocardiose

na parte superior das costelas e são causados por dilatação/crescimento de uma ou mais estruturas localizadas nos sulcos subcostais (nervo, artéria ou veia intercostal). Predominam nas áreas posteriores das costelas bilateralmente e podem ser estreitos, largos, profundos ou superficiais.

Coarctação da aorta, distal à origem da artéria subclávia esquerda, é a causa mais frequente de entalhes costais inferiores bilaterais. Nesses casos, o fluxo sanguíneo é desviado ao redor da obstrução aórtica e chega ao segmento descendente da aorta torácica por meio das artérias subclávia, mamária interna e intercostais. A ampliação do fluxo sanguíneo das artérias intercostais provoca tortuosidade e dilatação desses vasos, que causam erosões das bordas inferiores das costelas adjacentes. A trombose aórtica e a arterite de Takayasu também são causas de obstrução aórtica que podem provocar entalhes costais inferiores. Cardiopatias congênitas que diminuem o fluxo sanguíneo pulmonar podem estar associadas a entalhes costais, à medida que as artérias intercostais dilatam na tentativa de fornecer fluxo sanguíneo colateral aos pulmões com irrigação sanguínea reduzida. Obstruções da veia cava superior podem aumentar o fluxo sanguíneo das veias intercostais e, desse modo, causar entalhes costais. Nos pacientes com neurofibromatose tipo 1, os neurofibromas intercostais numerosos são a causa não vascular mais frequente de entalhes costais inferiores. Outras anormalidades associadas são costelas em formato de fita,

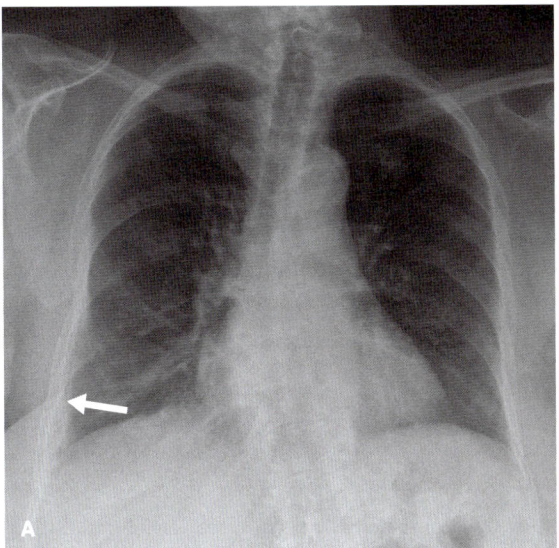 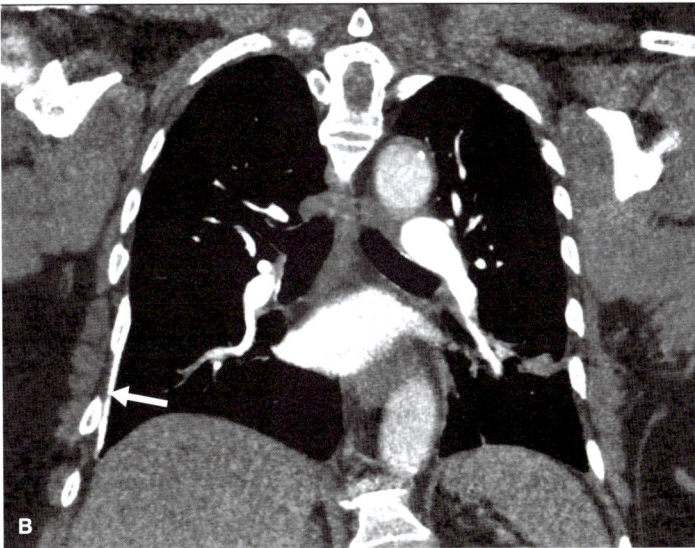

Figura 17.19 Costela intratorácica. A. A radiografia de tórax posteroanterior (PA) de mulher assintomática demonstrou opacidade linear na região lateral inferior direita do tórax (*seta*). **B.** A imagem coronal da tomografia computadorizada (TC) com contraste, no nível médio do tórax, mostrou que a opacidade era uma costela intratorácica (*seta*), que se estendia em direção inferior a partir da superfície lateral da sexta costela direita (*seta*).

cifoescoliose torácica e depressões nas faces posteriores dos corpos vertebrais em consequência de dilatações da dura-máter.

Entalhes na parte superior das costelas são muito menos frequentes e sua patogenia é desconhecida, mas estudos sugeriram um distúrbio das atividades osteoblástica e osteoclástica e os efeitos do estresse dos músculos intercostais. A paralisia é a condição mais comumente associada a esse tipo de entalhe costal. Outras causas são artrite reumatoide, lúpus eritematoso sistêmico e, em casos raros, tortuosidade acentuada das artérias intercostais, em consequência de obstrução aórtica grave de longa duração.

Traumatismo

Fraturas de costela e de cartilagem costal podem ser causadas por traumatismo fechado ou com perfuração do gradil costal normal ou traumatismo mínimo de costelas anormais (p. ex., metástases costais). As fraturas costais agudas aparecem como linhas verticais finas de hipertransparência; em alguns casos, a única anormalidade radiográfica é o desalinhamento dos córtices superior e inferior da costela. A tendência de fraturar as áreas posterolaterais das costelas explica a utilidade de obter radiografias oblíquas posteriores nos casos suspeitos, porque essa projeção demonstra mais claramente a linha da fratura. Em qualquer paciente com fratura costal aguda, deve-se investigar a coexistência de pneumotórax, hemotórax e contusão ou laceração pulmonar. Como as três primeiras costelas ficam bem protegidas pelas clavículas, escápulas e cinturas escapulares, as fraturas sugerem traumatismo grave e devem indicar investigação detalhada de lesões associadas dos grandes vasos e órgãos intratorácicos. Fraturas da 10ª, 11ª ou 12ª costela podem estar associadas a lesões do fígado ou baço. O "tórax instável" é causado por traumatismo fechado grave do gradil costal, no qual várias costelas adjacentes são fraturadas em mais de um lugar, resultando em um segmento livre da parede torácica, que se movimenta paradoxalmente para dentro na inspiração e para fora na expiração. Essas lesões torácicas pós-traumáticas têm melhor avaliação por TC e técnica de renderização de superfície (reconstrução tridimensional), que demonstram mais claramente a extensão da lesão e ajudam a fazer o planejamento pré-operatório da reparação (Figura 17.20). A consolidação das fraturas costais forma calos ósseos, que podem ser exuberantes nos pacientes em tratamento com corticosteroides. Várias fraturas costais consolidadas adjacentes, especialmente quando são bilaterais, devem sugerir alcoolismo crônico ou história de acidente automobilístico. Fraturas anterolaterais simétricas bilateralmente devem indicar lesões por compressão torácica durante manobras de reanimação cardiopulmonar.

Lesões não neoplásicas

As costelas são o local mais comum de envolvimento pela displasia fibrosa monostótica (Figura 17.21). O aspecto típico é uma lesão expansiva na parte posterior da costela, com densidade de vidro fosco ou hipertransparência; em casos raros, a lesão é esclerótica. O acometimento de várias costelas pode causar pneumopatia restritiva. Há possibilidade de uma histiocitose de células de Langerhans provocar lesões osteolíticas solitárias, que podem ser expansivas, mas não têm bordas escleróticas; este último aspecto ajuda a diferenciar entre essas lesões e displasia fibrosa. Tumores marrons associados ao hiperparatireoidismo também podem causar lesões osteolíticas das costelas.

Neoplasias

Neoplasias osteocondrais primárias ou doença metastática podem afetar as costelas, sendo o osteocondroma a neoplasia benigna mais comum, seguida em ordem de frequência por encondroma e osteoblastoma. Já as neoplasias malignas primárias das costelas em adultos são raras. O condrossarcoma é o tumor maligno costal primário mais frequente, enquanto sarcoma osteogênico e fibrossarcoma são menos frequentes. Invasão das costelas por mieloma múltiplo ou carcinoma metastático pode formar lesões osteolíticas solitárias ou múltiplas, que são muito mais comuns que tumores primários. O mieloma também pode causar destruição óssea permeativa, indistinguível da osteoporose grave; a coexistência de massa de tecidos moles é um indício claro desse diagnóstico (Figura 17.22), confirmado pela demonstração de um pico monoclonal na eletroforese das proteínas séricas e pelos indícios de agregados anormais de plasmócitos na biopsia de medula óssea. As lesões metastáticas das costelas são causadas mais comumente por tumores malignos do pulmão e da mama, que formam várias lesões osteolíticas, quando há disseminação hematogênica, ou destruição costal localizada, quando a invasão ocorre por contiguidade. As metástases costais osteolíticas expansivas são encontradas frequentemente nos pacientes com carcinomas de tireoide e células renais, enquanto as escleróticas são mais comuns nos casos de carcinomas de mama e próstata, embora câncer de pulmão e tumores carcinoides também possam formar metástases osteoblásticas (Figura 17.23).

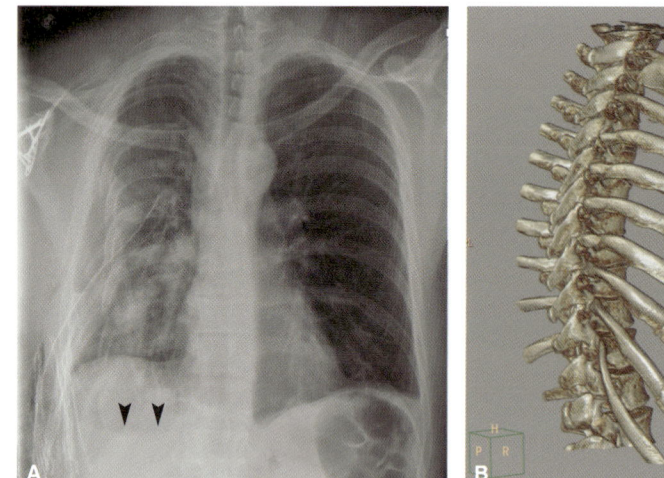
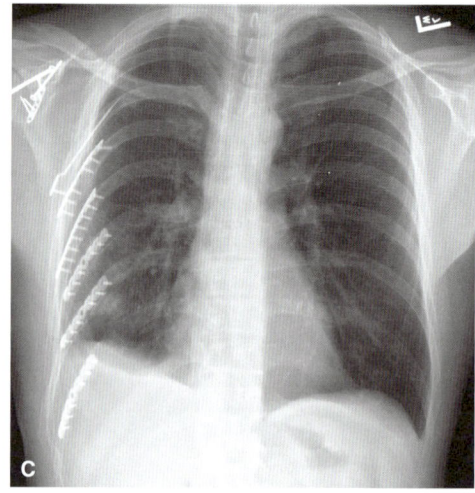

Figura 17.20 Tórax instável. A. A radiografia de tórax posteroanterior (PA) na posição ereta de um homem de 38 anos com relato de traumatismo torácico fechado várias semanas antes demonstrou diversas fraturas das costelas direitas, com desvio dos fragmentos. Também havia hidropneumotórax à direita (*pontas de setas* = nível hidroaéreo), apesar da presença de um tubo de toracostomia desse lado. Observe que uma fratura da escápula direita havia sido tratada cirurgicamente. **B.** A renderização de superfície das imagens de TC em projeção oblíqua posterior direita com "exclusão" da escápula mostrou várias fraturas das costelas direitas com desvio ósseo. Havia ao menos duas costelas adjacentes com duas fraturas em cada (*asteriscos*), preenchendo os critérios para definição de tórax instável. **C.** A radiografia PA obtida depois do reparo cirúrgico demonstrou placas e parafusos de fixação atravessando as fraturas costais, com melhora do alinhamento dos fragmentos fraturados.

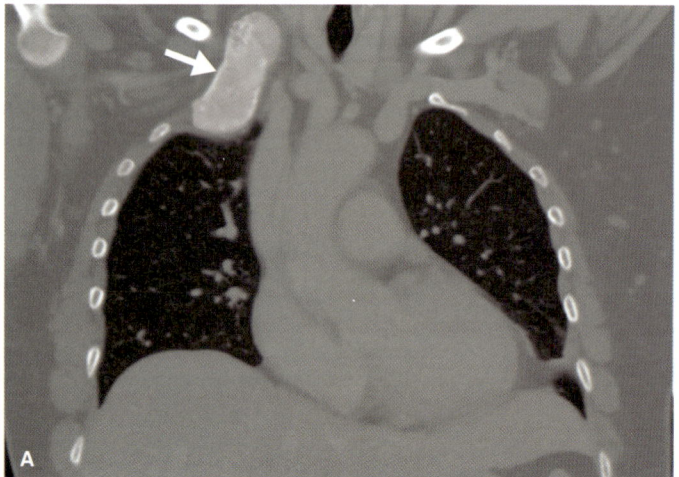
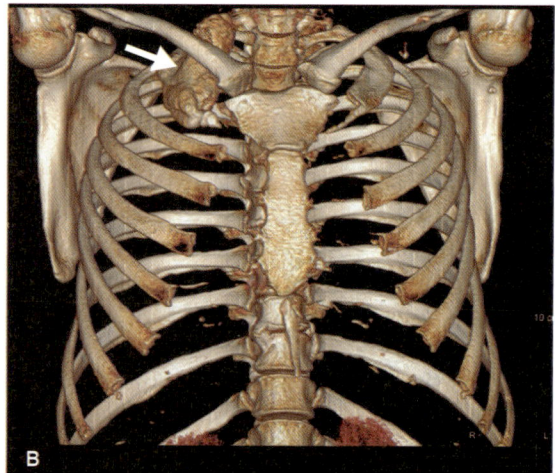
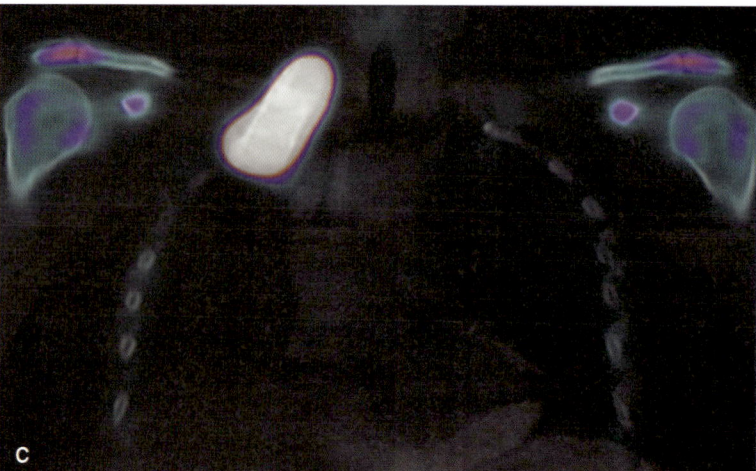

Figura 17.21 Displasia fibrosa. A e **B.** As imagens de tomografia computadorizada (TC) com renderização de superfície nos planos coronal (**A**) e frontal (**B**) de um homem de 34 anos com massa palpável na região supraclavicular direita demonstraram massa densa (*seta*), que havia substituído a primeira costela direita e estendia-se para o espaço supraclavicular ipsilateral. **C.** A sobreposição das imagens de PET-FDG e TC mostrou hiperatividade acentuada na massa. A ressecção cirúrgica confirmou displasia fibrosa.

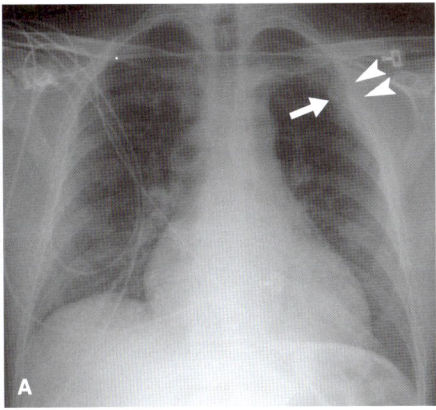
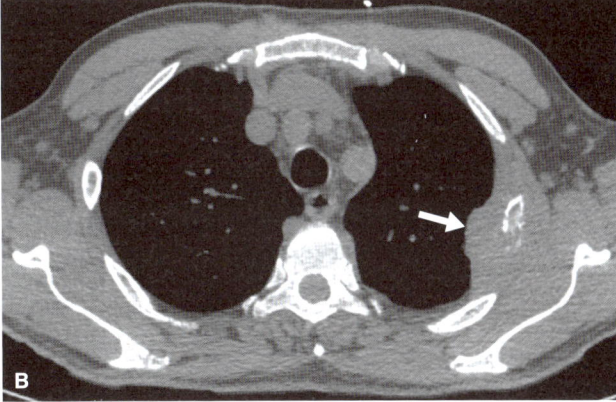

Figura 17.22 **Mieloma com formação de massa na parede torácica. A.** A radiografia de tórax posteroanterior (PA) de um homem de 67 anos com história de mieloma demonstrou massa extrapulmonar na região superior esquerda do tórax (*seta*) com destruição da parte lateral da terceira costela esquerda (*ponta de seta*). **B.** A imagem axial de tomografia computadorizada (TC) mostrou massa (*seta*) na parede lateral esquerda do tórax e destruição da costela associada. A biopsia confirmou mieloma.

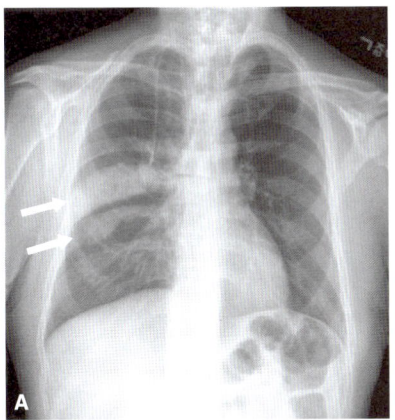
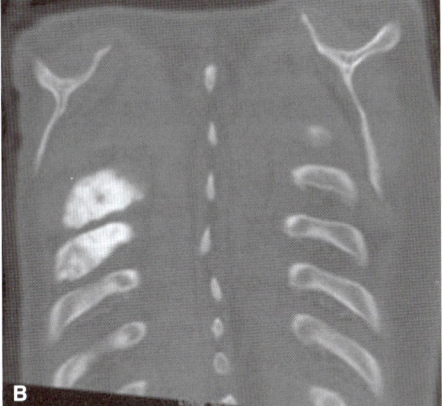
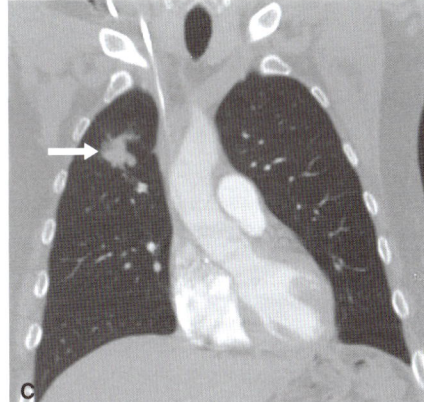

Figura 17.23 **Câncer de pulmão com metástases osteoblásticas.** A radiografia de tórax (**A**) demonstrou lesões escleróticas em duas costelas posteriores direitas adjacentes (*setas*) e no segmento intermediário da coluna torácica. A imagem coronal reformatada da tomografia computadorizada (TC) (**B**) no nível da parede torácica posterior mostrou alterações osteoblásticas em duas costelas adjacentes. A imagem coronal reformatada de TC (**C**) no nível do segmento ascendente da aorta torácica evidenciou um nódulo espiculado no lobo superior direito (*seta*), que era o sítio primário de um câncer de pulmão de não células pequenas.

Infecções

Infecção da parede torácica e osteomielite das costelas geralmente ocorrem depois de disseminação por contiguidade do pulmão, espaço pleural e coluna vertebral. Em casos menos comuns, infecções trazem complicações ao traumatismo torácico com perfuração ou se espalham para as costelas por via hematogênica. A tuberculose, as micoses profundas, a actinomicose e a nocardiose são infecções pleuropulmonares que podem atravessar o espaço pleural e causar focos infecciosos na parede torácica. As radiografias podem mostrar destruição óssea, periostite e enfisema subcutâneo, enquanto a cintigrafia óssea pode detectar acometimento ósseo radiograficamente imperceptível. A TC pode mostrar destruição óssea, edema dos tecidos moles e abscessos dentro da prede torácica, além de invasão do espaço pleural adjacente, pulmão, esterno ou coluna vertebral.

Cartilagens costais

Ossificação das cartilagens costais é uma alteração normal demonstrada nas radiografias de tórax PA de adultos. Nas mulheres, afeta a parte central da cartilagem e estende-se da costela na direção do esterno com formato de um dedo único; por outro lado, nos homens, esse processo envolve a parte periférica da cartilagem e tem aspecto de dois dedos. Esses padrões típicos são detectados em 70% dos pacientes (Figura 17.24) e não se aplicam à primeira costela.

Escápula

As anormalidades escapulares detectáveis nas radiografias frontais são as lesões congênitas, pós-traumáticas e neoplásicas. As fraturas de escápula podem ser atribuídas ao traumatismo direto da região dorsal superior e ombro ou ao impacto da cabeça do úmero contra a glenoide. Na escápula alada, a escápula está deslocada para cima de sua posição normal e sua parte inferior está deslocada para trás em relação à parede torácica, causando encurtamento da escápula nas radiografias frontais e formando "massa" quando a escápula saliente é delimitada pelo ar atmosférico (Figura 17.25). Geralmente, essa deformidade é causada por lesões da inervação do músculo serrátil anterior (nervo torácico longo), que ajuda a manter a escápula em contato com a parede torácica. A doença metastática para a escápula caracteriza-se por lesões osteolíticas destrutivas; cânceres de pulmão e mama são as neoplasias malignas primárias associadas mais comumente.

Clavícula

Várias doenças podem acometer a clavícula de um adulto. Em muitos casos, o terço distal da clavícula é fraturado nos casos de traumatismo fechado. Artrite reumatoide e hiperparatireoidismo podem causar erosões das clavículas distais. A clavícula distal nos pacientes com artrite reumatoide é nitidamente demarcada e afila progressivamente, enquanto no hiperparatireoidismo

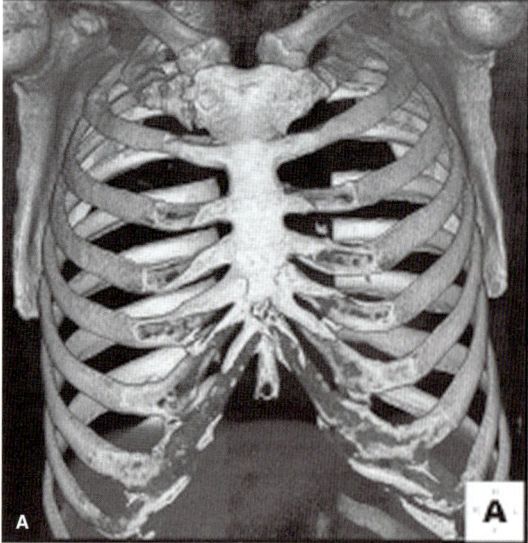
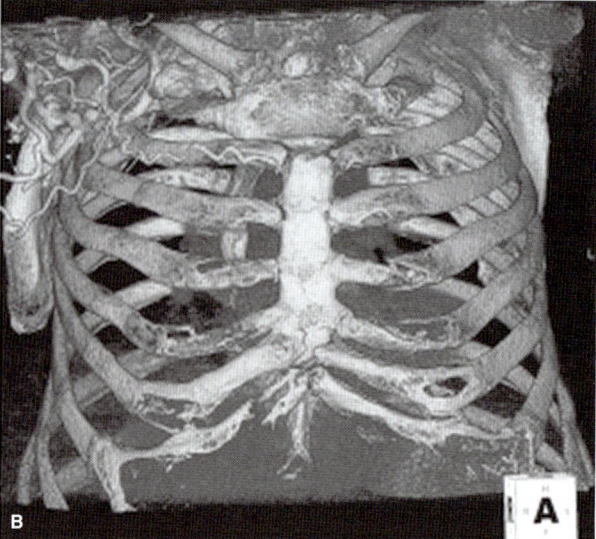

Figura 17.24 Padrões de ossificação normal nos homens e mulheres. As imagens de reconstrução tridimensional de superfície colorizada da parede torácica anterior demonstraram padrões de ossificação das cartilagens costais típicos das mulheres (**A**) e homens (**B**).

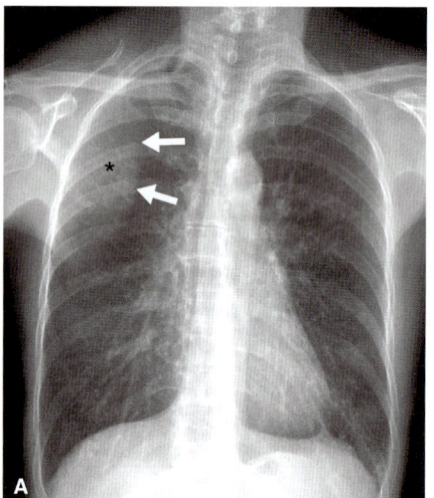
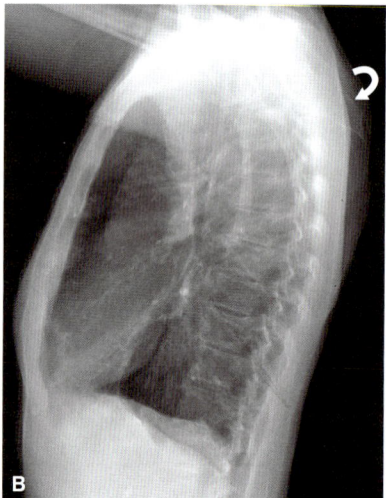
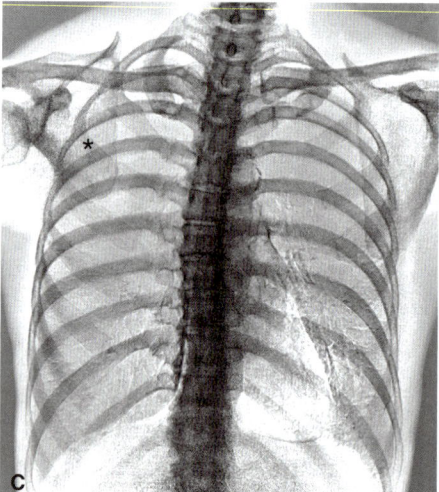

Figura 17.25 Escápula alada. A. A radiografia de tórax posteroanterior (PA) de um homem assintomático demonstrou uma opacidade (*asterisco*) com borda medial bem demarcada (*setas*) e borda lateral indefinida na região superior direita do tórax. **B.** A radiografia de tórax em perfil mostrou que a escápula estava afastada da parede torácica posterior (*seta curva*). **C.** A imagem óssea da radiografia de tórax de dupla energia confirmou que a escápula direita (*asterisco*) tinha aspecto encurtado compatível com escápula alar.

frequentemente não tem contornos definidos e é irregular. Outras anormalidades associadas à artrite reumatoide são estreitamento da articulação glenoumeral e deslocamento superior da cabeça do úmero em consequência da atrofia do manguito rotador. Neoplasias malignas primárias da clavícula incluem sarcoma de Ewing e osteossarcoma. Em geral, metástases para a clavícula estão associadas a lesões em outras partes do tórax ósseo. Osteomielite da clavícula não é comum, mas é diagnosticada mais frequentemente nos usuários de drogas intravenosas. Doença de Paget pode afetar a clavícula, mas geralmente também há invasão dos ossos pélvicos e cranianos.

Coluna torácica

Várias anormalidades da coluna torácica podem ser demonstradas nas radiografias de tórax. É possível evidenciar anomalias congênitas, como hemivértebra, vértebra com formato de borboleta, espinha bífida e escoliose, nas radiografias PA bem penetradas. Fraturas com compressão vertebral causadas por traumatismo, osteoporose ou metástases, detectadas mais facilmente nas radiografias de perfil, podem causar cifose acentuada. Osteófitos volumosos interligados podem assemelhar-se a massa paraespinal nas radiografias frontais ou a um nódulo pulmonar na incidência de perfil. A osteomielite vertebral causa destruição dos corpos vertebrais e discos intervertebrais, comumente associada a um abscesso paraespinal. A anemia crônica dos pacientes com talassemia *major* ou doença falciforme pode formar massas pré-vertebrais ou paravertebrais de hematopoese extramedular, que representam medula óssea hiperplásica herniada. Nas radiografias de perfil, pacientes com anemia falciforme têm vértebras com aspecto típico em formato de "H", patognomônico dessa doença. Do mesmo modo, coluna torácica com sinal de *rugger jersey* (faixas radiodensas nos platôs vertebrais superior e inferior) nas radiografias de tórax em perfil sugere osteosclerose renal (Figura 17.26).

Esterno

As anomalias do desenvolvimento do esterno são *pectus excavatum* (peito escavado), *pectus carinatum* (peito de pombo) e

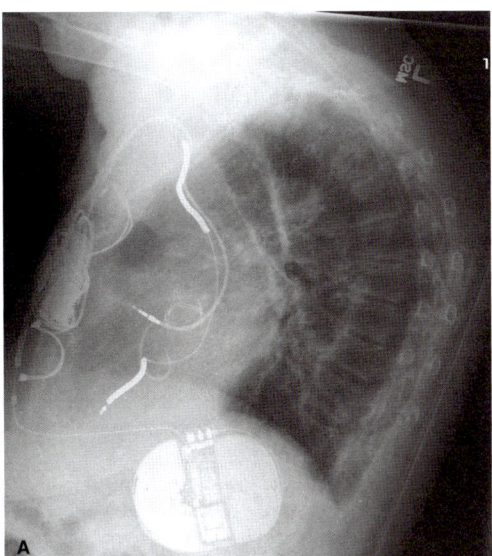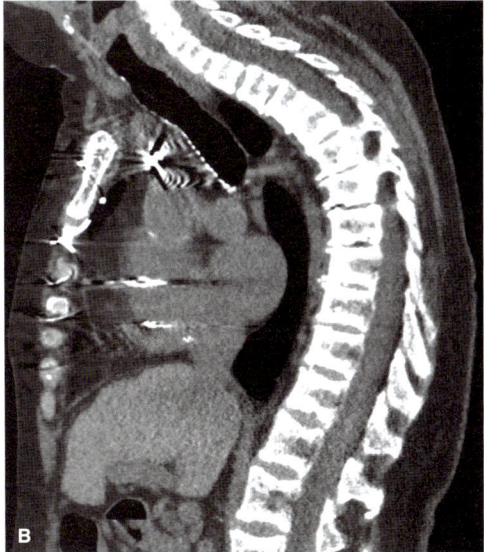

Figura 17.26 **Coluna torácica com sinal de *rugger jersey*. A.** A radiografia de tórax em perfil de um homem de 87 anos com insuficiência renal crônica demonstrou esclerose dos platôs vertebrais da coluna torácica. **B.** A imagem sagital de tomografia computadorizada (TC) na linha média mostrou anormalidades típicas de uma coluna com sinal de *rugger jersey*.

segmentação anormal do esterno. No primeiro caso, o esterno está deprimido internamente e as costelas são salientes à frente do esterno. Em muitos casos, essa anomalia tem padrão autossômico dominante, mas também podem ocorrer casos esporádicos. Está associada comumente às doenças congênitas do tecido conjuntivo, inclusive síndrome de Marfan, síndrome de Poland, osteogênese imperfeita e escoliose congênita. A maioria dos pacientes é assintomática. Sopro sistólico sem significado clínico pode ser causado pela compressão do trato de saída do ventrículo direito, embora alguns pacientes com deformidades torácicas e sopros sistólicos tenham prolapso da valva mitral. Já o *pectus excavatum* tem aspecto característico nas radiografias de tórax PA: o coração está desviado à esquerda e a combinação de depressão dos tecidos moles da parede torácica anterior e costelas anteriores orientadas verticalmente resulta no apagamento da borda cardíaca direita – alterações que podem ser confundidas com opacidade do lobo médio por pneumonia ou atelectasia. As radiografias em perfil mostram depressão interna típica dos terços médio e inferior do esterno (Figura 17.27). A TC ajuda a definir a deformidade e, nos casos graves, é usada para planejar antecipadamente a correção cirúrgica.

Pectus carinatum é um abaulamento exterior do esterno, com aumento do espaço retroesternal demonstrado à radiografia em perfil (Figura 17.28), e pode ser congênito ou adquirido. A forma congênita é detectada mais comumente em meninos e em famílias com história de deformidades da parede torácica ou escoliose. As anomalias congênitas do septo atrial ou ventricular e asma grave na infância são responsáveis pela maioria dos casos de *pectus carinatum* adquirido. Pacientes com essa anomalia são assintomáticos.

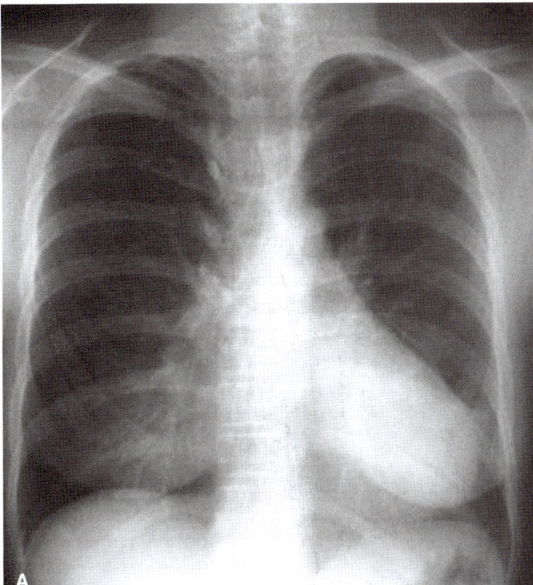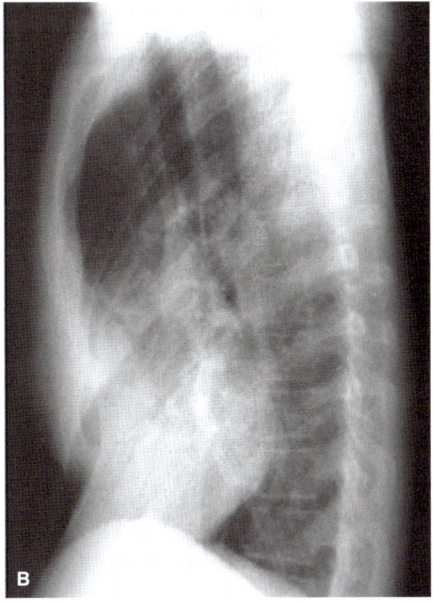

Figura 17.27 *Pectus excavatum.* **A** e **B.** As radiografias de tórax nas incidências posteroanterior (PA) (**A**) e perfil (**B**) demonstraram anormalidades típicas de *pectus excavatum*. Na imagem PA, observe uma aparente opacidade no lobo médio direito, que é típica dessa anomalia.

Traumatismo torácico fechado grave, na maioria dos casos cuja lesão é provocada por desaceleração em acidentes automobilísticos, pode causar fratura ou luxação do esterno. Fraturas do corpo do esterno e luxações da articulação esternomanubrial estão associadas a taxas de mortalidade em 25 a 45% dos casos, em consequência de outras lesões coexistentes de aorta, diafragma, coração, árvore traqueobrônquica e pulmões. Radiografias do esterno ou de tórax em perfil mostram a fratura, acompanhada comumente por um hematoma retroesternal; a TC pode ser útil nos pacientes com radiografias convencionais normais e suspeita forte de lesão do esterno.

A esternotomia mediana preexistente é a anormalidade esternal detectada mais comumente nas radiografias convencionais e na TC de tórax. Fios circulares envolvendo o esterno aparecem a intervalos bem definidos ao longo dos espaços intercostais, entre as cartilagens costais. A linha de transparência vertical resultante da esternotomia pode desaparecer, mas em alguns casos não há união óssea. No período pós-operatório imediato, é possível detectar um hematoma retroesternal, que normalmente regride nas primeiras semanas subsequentes. O radiologista desempenha um papel fundamental na investigação de possível infecção da ferida esternal, pois evidências radiográficas de destruição óssea e ar na incisão esternal algumas semanas depois da esternotomia são indícios específicos de osteomielite, embora sua sensibilidade seja pequena. Por outro lado, cintigrafias ósseas não são úteis, porque há hipercaptação de radionuclídeos por meses depois da cirurgia. A TC é a técnica preferível para avaliar infecções da ferida esternal, pois identifica as anormalidades associadas à osteomielite do esterno, como destruição óssea, massa de tecidos moles periesternal, realce parietal da coleção líquida e acúmulo de gás. Com esse exame, também é possível avaliar a extensão do processo infeccioso, especialmente quando há mediastinite associada.

Diafragma

Elevação unilateral do diafragma. A Tabela 17.11 descreve o diagnóstico diferencial de elevação unilateral do diafragma. A eventração diafragmática é consequência de agenesia ou subdesenvolvimento congênito ou da atrofia da musculatura do diafragma. Essa última condição provoca elevação localizada do hemidiafragma nas radiografias PA de indivíduos idosos (Figura 17.29), mas que, no lado direito, não pode ser diferenciada dos casos raros de hérnia do forame de Morgagni. Radiograficamente, não é possível diferenciar entre eventração diafragmática completa e paralisia do diafragma.

A paralisia diafragmática unilateral pode ser causada por lesão iatrogênica durante procedimentos cirúrgicos ou por invasão neoplásica do nervo frênico, que afeta os hemidiafragmas direito e esquerdo com igual frequência. A disfunção idiopática do nervo frênico resultante de neurites virais é uma causa frequente de paralisia diafragmática de pacientes do sexo masculino e geralmente afeta o lado direito. Um "teste de cheirar" (*sniff test*, em inglês) positivo à radioscopia ou à US (movimento paradoxal do diafragma para cima quando o indivíduo inspira – uma consequência dos efeitos da pressão intratorácica negativa sobre o diafragma flácido durante a inspiração) confirma o diagnóstico. A redução crônica do volume pulmonar, especialmente depois de colapso ou ressecção do lobo inferior, causa elevação do diafragma, além de ser também uma sequela comum de atelectasia cicatricial crônica do lobo superior resultante de tuberculose.

A hepatomegalia ou massa hepática pode causar elevação do hemidiafragma direito em razão da pressão direta exercida na superfície inferior do hemidiafragma, enquanto esplenomegalia, distensão gástrica ou dilatação da flexura esplênica é capaz de causar elevação do hemidiafragma esquerdo. A irritação da superfície superior do hemidiafragma por um processo pleural ou parenquimatoso com base na pleura (p. ex., infarto ou pneumonia) ou da superfície inferior do diafragma por abscesso subfrênico, hepatite ou colecistite pode tornar a musculatura diafragmática flácida e causar elevação. O derrame subpulmonar pode ter um aspecto semelhante à elevação hemidiafragmática na radiografia.

Elevação bilateral do diafragma. Quando não tem relação com esforço, essa condição é causada por distúrbios neuromusculares, doença intratorácica ou intra-abdominal. Radiograficamente, os hemidiafragmas estão elevados nas incidências PA e perfil. Outras causas incluem atelectasias lineares bibasais, atelectasia passiva lobar ou segmentar do lobo inferior, lesões bilaterais dos nervos frênicos e doença intrínseca da musculatura diafragmática, sendo as duas últimas também causas de paralisia. Entre as doenças diagnosticadas frequentemente estão lesões da coluna cervical, esclerose múltipla e miopatia associada ao lúpus eritematoso sistêmico. Nesses casos,

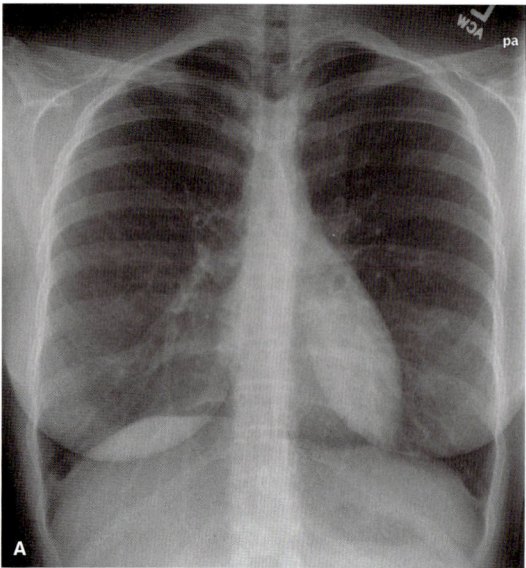
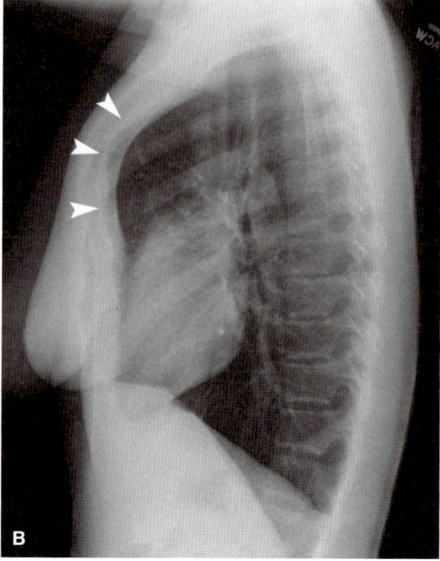

Figura 17.28 *Pectus carinatum.* **A** e **B.** As radiografias de tórax nas incidências PA (**A**) e perfil (**B**) de mulher assintomática demonstraram abaulamento anterior do esterno na radiografia em perfil (*pontas de setas*), que representava uma deformidade de *pectus carinatum*.

TABELA 17.11 Elevação unilateral do diafragma.

Eventração	

Volume pulmonar reduzido	Congênito
	    Hipoplasia pulmonar
	Adquirido
	    Atelectasia lobar/pulmonar
	    Ressecção pulmonar

Paralisia	Idiopática
	Lesão iatrogênica do nervo frênico
	    Esmagamento do nervo (tuberculose)
	    Intraoperatória
	Invasão maligna do nervo frênico
	    Carcinoma broncogênico
	Inflamação do músculo diafragmático
	    Pleurite
	    Pneumonia do lobo inferior
	    Abscesso subfrênico

Massa no abdome superior	Hepatomegalia ou massa hepática Esplenomegalia Distensão do estômago ou cólon Ascite (em geral, a elevação é bilateral) Hérnia diafragmática* Derrame pleural subpulmonar*

*Elevação aparente diafragmática.

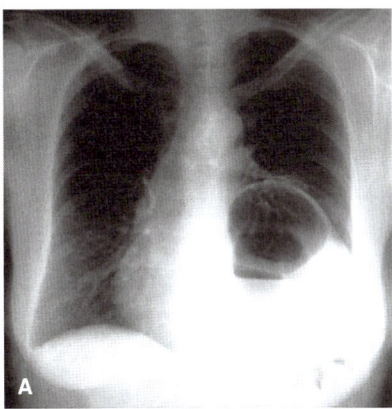

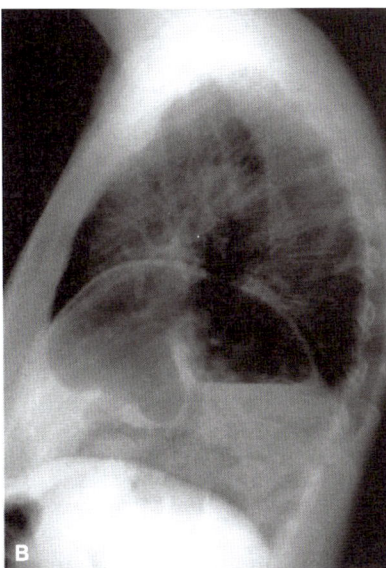

Figura 17.29 Eventração do diafragma. As radiografias de tórax nas incidências posteroanterior (PA) (**A**) e de perfil (**B**) de mulher assintomática de 61 anos demonstraram elevação acentuada do hemidiafragma esquerdo, que foi atribuída a uma eventração diafragmática.

radioscopia ou US em tempo real da atividade diafragmática confirma que o *sniff test* é positivo.

Limitações restritivas da função pulmonar causadas por fibrose intersticial, fibrose pleural bilateral ou anormalidades da parede torácica (na maioria dos casos, associadas à obesidade) podem provocar elevação bilateral do diafragma. A mobilidade do diafragma pode ser dificultada por condições que causam aumento do volume intra-abdominal, mais comumente ascite, hepatosplenomegalia ou gravidez. Essas condições podem ser diferenciadas da paralisia bilateral quando há confirmação da normalidade das excursões inferiores do diafragma (ainda que reduzidas) à radioscopia, US ou radiografias inspiratória e expiratória.

Rebaixamento do diafragma. O rebaixamento e achatamento de um hemidiafragma ocorre quando há hiperinsuflação unilateral do pulmão, geralmente como mecanismo compensatório de um pulmão contralateral reduzido ou depois de um pneumotórax ipsilateral volumoso (ver Figura 17.11). Em geral, é possível diferenciar essas duas condições com base na história clínica e anormalidades típicas associadas ao pneumotórax, como a inversão do hemidiafragma por pneumotórax hipertensivo. O rebaixamento bilateral do diafragma é uma anormalidade irreversível, enquanto consequência do aumento anormal da complacência pulmonar em pacientes com enfisema, ou transitória quando associado a asma e retenção de ar durante a expiração.

Hérnias diafragmáticas

Existem três tipos de hérnias diafragmáticas não traumáticas. O mais comum é *hérnia do hiato esofágico*, que se deve à herniação de parte do estômago através do hiato esofágico e, em geral, forma massas assintomáticas detectadas por acaso nas radiografias de tórax, embora alguns pacientes possam ter sintomas de refluxo gastresofágico ou, raramente, dor intensa causada pelo estrangulamento do estômago herniado. Nas radiografias de tórax PA, as hérnias do hiato projetam-se por trás do coração na região supradiafragmática do mediastino posterior, e, dentro delas, pode-se observar nível hidroaéreo. A esofagografia confirma o diagnóstico, enquanto a TC demonstra alargamento do hiato esofágico e mostra que há conteúdo dentro do saco herniário, geralmente estômago, gordura omental e (raramente) líquido ascítico.

Hérnia de Bochdalek. Forame de Bochdalek é uma falha do hemidiafragma na área do canal pleuroperitoneal embrionário e suas hérnias volumosas são diagnosticadas no período neonatal, associadas à hipoplasia do pulmão ipsilateral e à angústia respiratória. Nos adultos, hérnias pequenas desse forame são comuns e formam massa posterolateral localizada predominantemente acima do hemidiafragma esquerdo – talvez em razão do efeito protetor do fígado, que impede herniação da gordura infradiafragmática direita – através do forame de Bochdalek direito, embora possa ocorrer em qualquer área ao longo da superfície diafragmática posterior (Figura 17.30). A TC mostra uma falha no diafragma, com herniação de gordura retroperitoneal, omento, baço ou rim.

Hérnia de Morgagni. É o tipo menos frequente de hérnia diafragmática e ocorre por uma falha localizada na parte paraesternal do diafragma (forame de Morgagni). A hérnia de Morgagni sempre é do lado direito e forma massa assintomática no ângulo cardiofrênico (Figura 17.31).

Hérnias traumáticas. Uma herniação traumática do conteúdo abdominal por laceração ou ruptura da superfície central ou posterior do hemidiafragma pode ocorrer depois de traumatismo ou perfuração toracoabdominal. O lado esquerdo é afetado em mais de 90% dos casos, porque o fígado dispersa as forças traumáticas e protege o hemidiafragma direito. Radiograficamente, esse diagnóstico deve ser considerado quando o contorno do hemidiafragma esquerdo está mal definido ou elevado ou quando o estômago ou alças intestinais cheias de

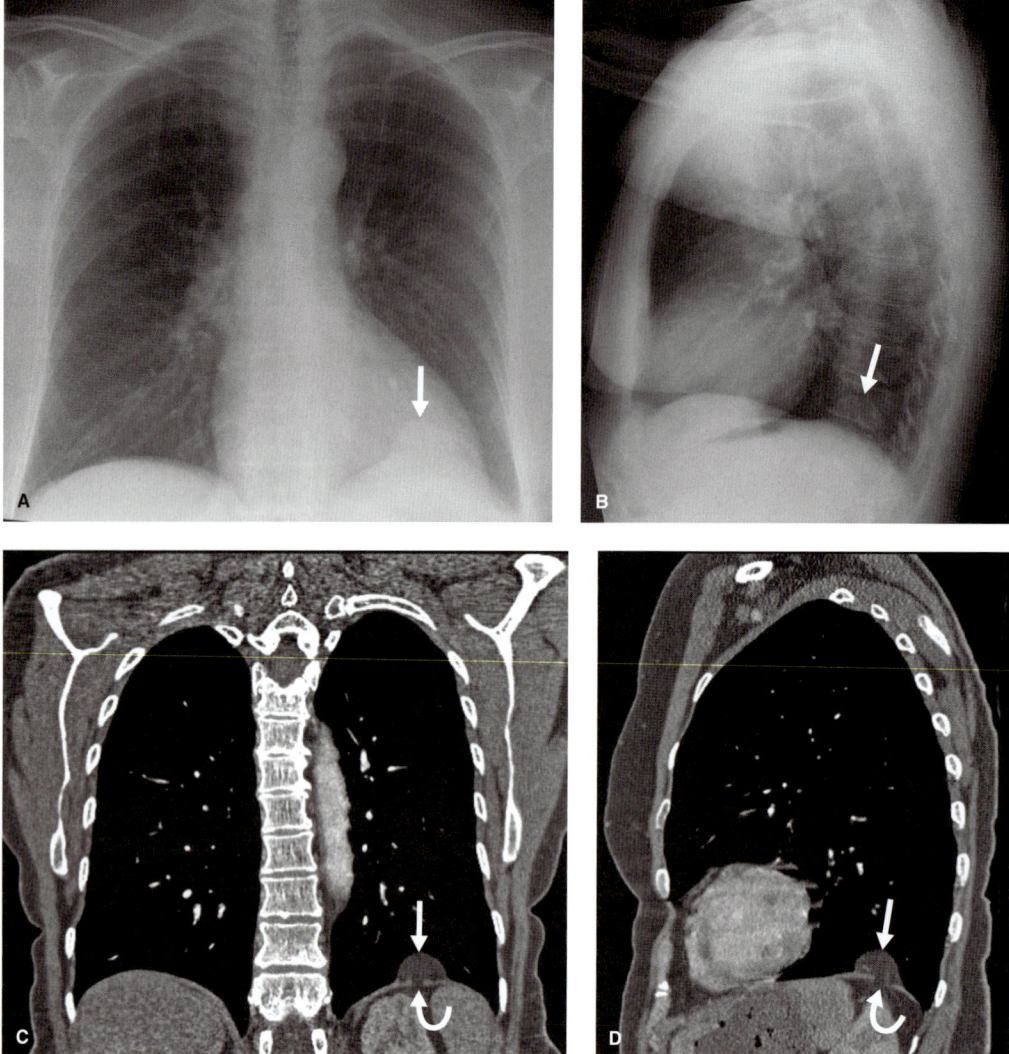

Figura 17.30 Hérnia do forame de Bochdalek. A e **B.** As radiografias de tórax posteroanterior (PA) (**A**) e perfil (**B**) de mulher assintomática de 62 anos demonstraram massa (*seta* em **A** e **B**), que se originava do hemidiafragma esquerdo posterior. **C** e **D.** As imagens coronal (**C**) e sagital (**D**) da tomografia computadorizada (TC), no nível do diafragma, mostraram herniação de gordura (*seta* em **C** e **D**) através do forame de Bochdalek (*seta curva* em **C** e **D**).

gás aparecem no hemitórax inferior esquerdo depois de traumatismo grave. Em geral, é difícil estabelecer o diagnóstico imediatamente, porque lesões torácicas e abdominais podem obscurecer as manifestações clínicas e radiológicas. Na maioria dos casos – especialmente quando apenas gordura, em vez de um órgão interno, sofre herniação através da falha –, o diagnóstico é confirmado depois do evento traumático, quando o paciente tem sintomas causados por obstrução intestinal e estrangulamento (dor, vômitos, febre), compressão do pulmão esquerdo (tosse, dispneia, dor torácica) ou uma anormalidade detectada por acaso nos exames de imagem (Figura 17.32). Além do estômago, outras estruturas que podem entrar na falha e formar hérnias são o intestino delgado e grosso, o omento, o baço, os rins, a gordura e o lobo esquerdo do fígado. Em geral, a TC confirma o diagnóstico quando demonstra herniação do intestino para dentro do tórax, através de uma falha diafragmática constritiva. O estreitamento ou "colo" do intestino herniado, que atravessa o defeito diafragmático, pode ser evidenciado por TC (Figura 17.32 C) e diferencia uma hérnia de uma elevação diafragmática simples. A reconstrução das imagens coronais e sagitais de TC pode caracterizar os tecidos herniados e detectar outras lesões viscerais coexistentes (Figuras 17.32 B e C). Além de detectar hérnias intratorácicas

com conteúdo abdominal, a TC geralmente define a falha diafragmática, mesmo quando não há herniação visceral, o espessamento ou afastamento do diafragma da área traumatizada e o contato entre costelas posteriores e fígado (lesões à direita) ou estômago (lesões à esquerda) – condição conhecida como "sinal órgão-dependente".

Tumores diafragmáticos

Tumores diafragmáticos primários são extremamente raros, com incidências semelhantes entre lesões benignas e malignas. As lesões benignas são lipomas, fibromas, schwannomas, neurofibromas e leiomiomas. Cistos equinocócicos e sequestros extralobares podem ser detectados dentro do diafragma. Fibrossarcomas são os tumores diafragmáticos malignos primários mais comuns e formam, radiograficamente, massas extrapulmonares focais, que obscurecem todo ou parte do hemidiafragma e não podem ser diferenciadas de outras massas que se originam da pleura diafragmática. A TC pode demonstrar a origem da massa, embora a relação entre ela e o diafragma seja mais bem demonstrada por RM no plano coronal ou US transabdominal. A invasão direta do diafragma por câncer do lobo inferior do pulmão, mesotelioma ou neoplasias subfrênicas é muito mais comum que tumores diafragmáticos primários.

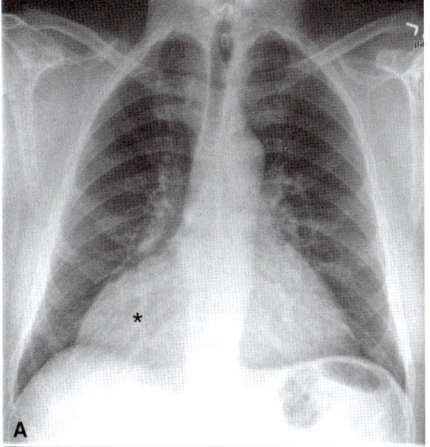
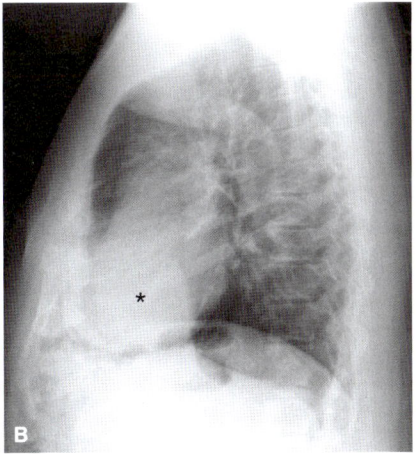
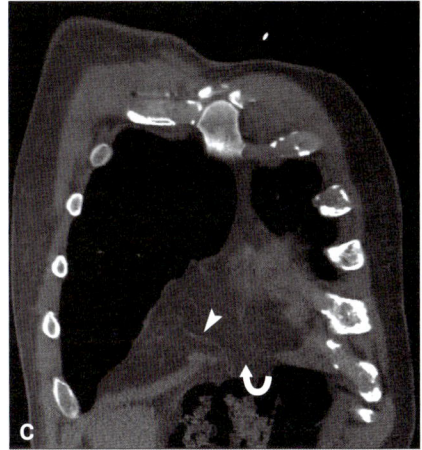

Figura 17.31 **Hérnia do forame de Morgagni.** As radiografias nas incidências posteroanterior (PA) (**A**) e perfil (**B**) de mulher de 60 anos demonstraram massa volumosa no ângulo cardiofrênico direito (*asterisco*). **C.** A imagem coronal da tomografia computadorizada (TC), no nível do diafragma anterior, mostrou massa adiposa paracardíaca, contendo vasos omentais (*ponta de seta*). Essa imagem também evidenciou a falha no diafragma medial (*seta curva*).

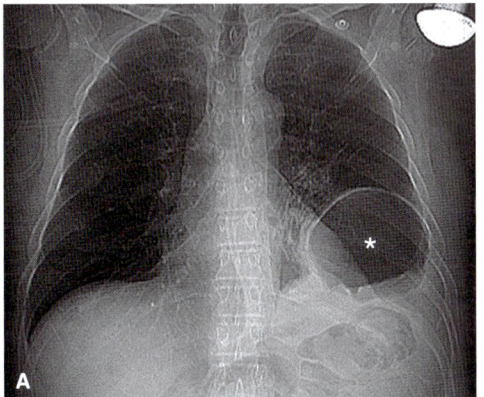
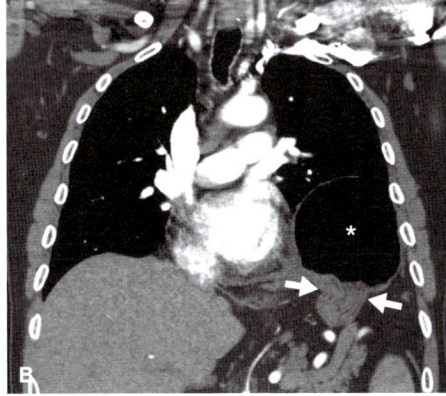
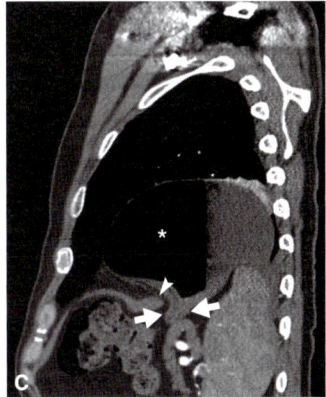

Figura 17.32 **Hérnia diafragmática traumática. A.** O topograma de um paciente vítima de traumatismo torácico fechado demonstrou transparência anormal (*asterisco*) na região inferior do hemitórax esquerdo. **B** e **C.** As imagens coronal (**B**) e sagital (**C**) da tomografia computadorizada (TC) com contraste mostraram que o estômago (*asterisco*) havia herniado por uma falha diafragmática, formando estreitamento semelhante a um "colo" na câmara gástrica herniada (*setas em* **B** e **C**). Observe a borda anterior do diafragma lesado (*ponta de seta em* **C**).

Doenças pulmonares congênitas nos adultos

Cistos broncogênicos. Consistem em dilatações anormais do intestino primitivo anterior, que não se comunicam mais com a árvore traqueobrônquica. Em geral, essas lesões formam massas mediastinais assintomáticas com coeficiente de atenuação semelhante ao da água e estão descritas no Capítulo 11.

Malformação congênita das vias respiratórias pulmonares (MCVAP). Esta e a hiperinsuflação (enfisema) lobar congênita estão descritas no Capítulo 67.

Atresia brônquica. Ver Capítulos 16 e 67.

Sequestro broncopulmonar. É uma anomalia congênita resultante do desenvolvimento independente de uma parte da árvore traqueobrônquica, que fica isolada do pulmão normal e mantém sua irrigação arterial sistêmica fetal. Ao exame macroscópico, o pulmão sequestrado tem cistos e bronquiectasias. Na maioria dos casos, os pacientes têm pneumonia de repetição, secundária à infecção recidivante do pulmão sequestrado, embora alguns (especialmente sequestros extralobares) sejam detectados como massas diafragmáticas ou mediastinais posteriores assintomáticas.

Os sequestros pulmonares são subdivididos em intralobares e extralobares. O *sequestro intralobar* fica contido dentro da pleura visceral do pulmão normal, enquanto *sequestro extralobar* tem seu próprio envoltório pleural e pode estar localizado dentro ou abaixo do diafragma ou próximo do pulmão normal. A maioria dos pacientes com sequestro intralobar tem pneumonia; por sua vez, os sequestros extralobares em geral são assintomáticos e detectados por acaso nos exames de um recém-nascido com outras anomalias congênitas graves. Os sequestros intralobares são mais frequentes que os extralobares (razão de 3:1), mas os dois subtipos são detectados nos lobos inferiores, com os extralobares predominando no lado esquerdo (90%) e um terço dos intralobares localizado à direita. Elementos diferenciadores importantes entre eles são a irrigação arterial e a drenagem venosa do pulmão sequestrado. O sequestro intralobar é irrigado por uma única artéria calibrosa originada da aorta infradiafragmática, que entra no pulmão sequestrado por meio do ligamento pulmonar. Geralmente, sua drenagem venosa ocorre por meio das veias pulmonares, embora também possa haver drenagem venosa sistêmica. Por outro lado, o sequestro extralobar recebe vários ramos diminutos das artérias sistêmicas e, ocasionalmente, também das artérias pulmonares; sua drenagem venosa termina no sistema venoso sistêmico (veia cava inferior, veia ázigo ou veia hemiázigo).

Os sequestros formam massas sólidas no mediastino posterior ou uma coleção de ar solitária ou policística. Níveis hidroaéreos formam-se quando infecções produzem comunicação do pulmão sequestrado com a árvore traqueobrônquica normal. O diagnóstico definitivo é firmado por demonstração da irrigação arterial sistêmica anormal do pulmão sequestrado, geralmente com base na angiotomografia computadorizada (Figura 17.33). Em geral, a angiografia convencional é reservada à avaliação pré-operatória dos pacientes nos quais é necessário demonstrar as origens e o número exatos de vasos sistêmicos.

Hipoplasia pulmonar. Anomalia do desenvolvimento, na qual o pulmão é pequeno. Ver Capítulo 67.

Síndrome do pulmão hipogenético/síndrome da cimitarra. É uma variante de hipoplasia pulmonar, que se caracteriza pelo pulmão direito subdesenvolvido, com drenagem venosa anormal do pulmão para a veia cava inferior, pouco acima ou abaixo do hemidiafragma direito, com eventração diafragmática, dextroposição cardíaca e herniação do pulmão esquerdo para o hemitórax direito. Ver descrição no Capítulo 67.

Malformação arteriovenosa

Malformações arteriovenosas (MAV) são massas vasculares anormais, nas quais uma coleção focal de capilares congenitamente enfraquecidos dilata e forma um complexo tortuoso de vasos irrigados por uma única artéria pulmonar e drenado por uma única veia pulmonar. A maioria das MAV pulmonares não causa sintomas até os primeiros anos da vida adulta. Essas lesões são detectadas por acaso durante a investigação inicial de pacientes com telangiectasia hemorrágica hereditária (doença de Osler-Weber-Rendu, presente em cerca de 80% dos pacientes) ou porque têm diversos sinais e sintomas. As queixas respiratórias mais comuns são hemoptise e dispneia, sendo essa última atribuível à hipoxia causada pelo *shunt* pulmonar direita-esquerda, enquanto a maioria das queixas não relacionadas com o sistema respiratório é atribuída ao acometimento do sistema nervoso central (SNC), como o acidente vascular encefálico (AVE), que pode ser causado por embolia cerebral paradoxal (direita-esquerda) ou por trombose resultante da policitemia secundária à hipoxemia crônica, e os êmbolos sépticos paradoxais, que podem formar abscessos cerebrais.

Em geral, as radiografias de tórax dos pacientes com MAV pulmonar demonstram um nódulo pulmonar solitário localizado mais comumente nas áreas subpleurais dos lobos inferiores.

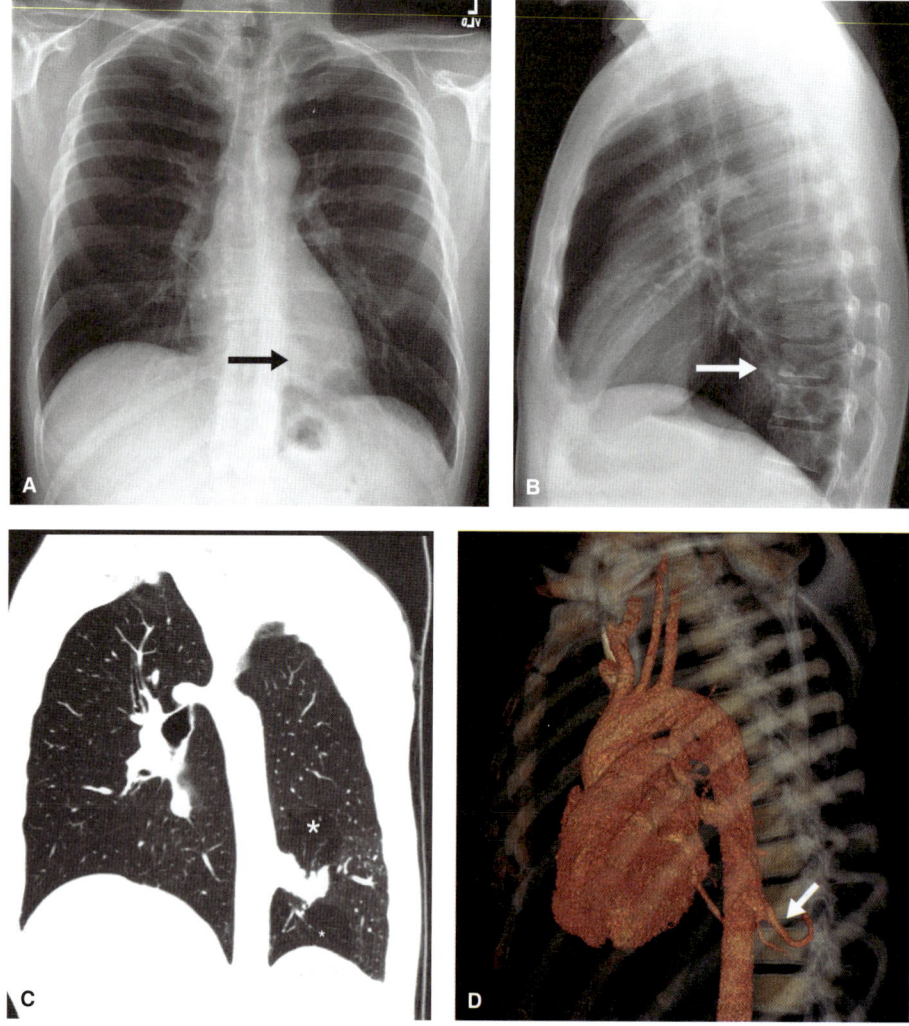

Figura 17.33 Sequestro pulmonar intralobar. A e **B.** As radiografias nas incidências posteroanterior (PA) (**A**) e de perfil (**B**) de um homem de 28 anos com história pregressa de pneumonia demonstraram uma opacidade anormal na porção medial do lobo inferior esquerdo (*seta*). **C.** A imagem coronal oblíqua da tomografia computadorizada (TC) mostrou hipertransparência dentro do lobo inferior esquerdo do pulmão (*asterisco*), com uma opacidade que se estendia do segmento descendente da aorta torácica para dentro do pulmão anormal. **D.** A imagem sagital oblíqua de renderização de superfície de uma angiotomografia computadorizada de aorta confirmou que a opacidade curvilínea era uma artéria originada do segmento descendente da aorta torácica (*seta*) – um sinal de irrigação arterial sistêmica do sequestro pulmonar localizado no lobo inferior esquerdo.

Cerca de um terço dos casos tem mais de uma lesão. Na maioria dos pacientes, a lesão é lobulada, e seus vasos de irrigação e drenagem originam-se da massa e estendem-se na direção do hilo. O aspecto morfológico das lesões é demonstrado mais claramente à TC, e os vasos de irrigação e drenagem podem ser demonstrados por TC ou RM (ver Figura 13.3, no Capítulo 13). A angiografia é um exame reservado à avaliação pré-operatória e aos pacientes submetidos à embolização terapêutica por cateter com molas espirais – tratamento preferido para pacientes com várias MAV.

Doença pulmonar pós-traumática

Contusão pulmonar. Geralmente ocorre depois de traumatismo torácico fechado e, nos casos típicos, forma-se nas proximidades da área de impacto ou em áreas distantes, em consequência das forças de cisalhamento. Sangue e edema preenchem os alvéolos pulmonares nas primeiras 12 horas subsequentes ao traumatismo e formam áreas dispersas de opacidade alveolar, que podem rapidamente confluir, porém é difícil diferenciá-las de pneumonia por broncoaspiração (Figura 17.34). Esses pacientes têm dispneia e hemoptise, e, em geral, é possível aspirar o sangue pelo tubo endotraqueal. A progressão radiográfica típica é de estabilização das opacidades em 24 horas e melhora nos próximos 2 a 7 dias. Opacidades progressivas que se desenvolvem mais de 48 horas depois do traumatismo devem sugerir pneumonia por broncoaspiração ou SARA em progressão.

Laceração pulmonar, cisto pulmonar traumático e hematoma pulmonar

Laceração pulmonar é uma sequela comum de traumatismos perfurantes ou fechados. Nesse último caso, a laceração é causada por forças de cisalhamento aplicadas ao parênquima pulmonar. As propriedades elásticas do pulmão convertem rapidamente laceração linear em cisto arredondado preenchido por ar. Quando há laceração dos capilares pulmonares, esses cistos podem ser preenchidos por quantidades variáveis de sangue; quando totalmente preenchidos, são descritos mais apropriadamente como *hematomas pulmonares*. Nas radiografias convencionais e na TC, esses cistos formam áreas arredondadas de hipertransparência, que podem conter ar ou nível hidroaéreo (ver Figura 17.34). Nos estágios iniciais, esses cistos geralmente são obscurecidos pela área de contusão pulmonar adjacente e podem ser demonstrados apenas depois da reabsorção do sangue, porém tendem a regredir progressivamente ao longo de semanas a meses. O termo *cisto pulmonar* ou *pneumatocele traumática* pode ser aplicado a essas lesões; esse último termo também é usado para descrever cistos

de ar resultantes da hiperinsuflação das áreas pulmonares distais por um mecanismo de válvula unidirecional, como ocorre com alguns tipos de pneumonia.

Broncoaspiração

Nos adultos, broncoaspiração pode envolver materiais sólidos ou líquidos ou algum corpo estranho. A aspiração de elementos dentários pode ocorrer depois de traumatismo craniano ou intubação traumática. A aspiração de corpos estranhos não é comum nos adultos, mas deve ser considerada em qualquer paciente com tosse, sibilos, atelectasia, pneumonia persistente ou hiperinsuflação lobar/pulmonar, especialmente quando também há uma anormalidade endobrônquica demonstrada à TC.

Pneumonia e pneumonite por broncoaspiração. São termos usados para descrever diversas reações inflamatórias do pulmão ao material broncoaspirado. Como está descrito no capítulo sobre infecções, pneumonia por broncoaspiração é uma infecção anaeróbia mista, resultante da aspiração do conteúdo orofaríngeo infectado. A aspiração de secreções orofaríngeas ou gástricas também pode causar uma forma "pura" (sem complicações infecciosas) de pneumonite por broncoaspiração.

A broncoaspiração de secreções orofaríngeas ou gástricas, com ou sem partículas de alimentos, é uma complicação comum e ocorre em pacientes debilitados por doenças crônicas, indivíduos com tubos gástricos ou traqueais, pacientes inconscientes e vítimas de AVE, crises convulsivas ou traumatismo. As formas crônicas de broncoaspiração são mais difíceis de diagnosticar e podem ocorrer em pacientes com anormalidades anatômicas (divertículo de Zenker, estenose esofágica) ou distúrbios funcionais (refluxo gastresofágico, disfunção neuromuscular) do trato GI superior.

O conteúdo gástrico é altamente irritante aos pulmões e, em geral, provoca tosse vigorosa e inspirações profundas subsequentes, que resultam na dispersão generalizada do líquido gástrico pelos dois pulmões e pelos espaços aéreos periféricos. O ácido clorídrico presente no conteúdo gástrico causa lesão direta do revestimento bronquiolar e das paredes alveolares. A gravidade da pneumonite resultante depende de vários fatores: os casos são mais graves são quando o pH do líquido aspirado é menor que 2,5, quando o volume de líquido aspirado é grande e quando há matéria particulada no líquido e nos pacientes idosos. Síndrome de Mendelson é o termo usado para descrever aspiração volumosa de conteúdo gástrico. Quando o material aspirado inclui partículas, elas são distribuídas por gravidade e podem desencadear uma reação granulomatosa do tipo corpo estranho.

Exames radiológicos podem demonstrar três padrões básicos de pneumonite por broncoaspiração: opacidades alveolares

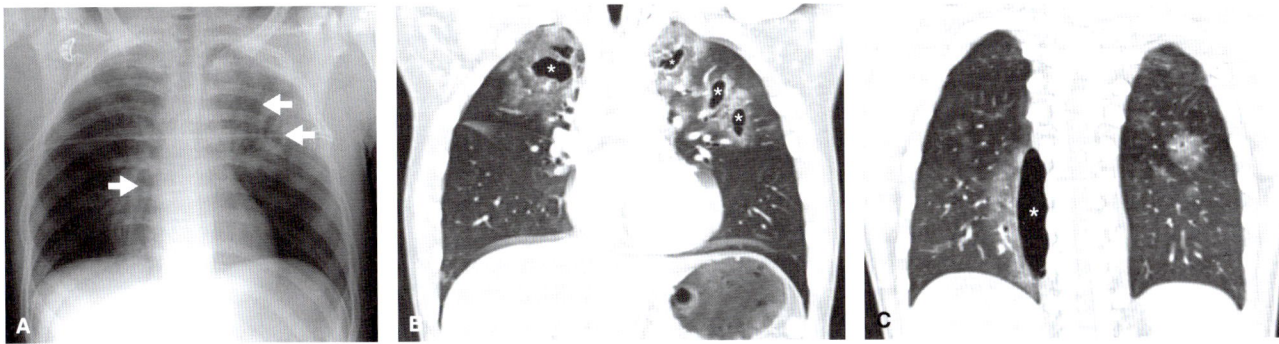

Figura 17.34 Contusões pulmonares e cistos pulmonares traumáticos. A. A radiografia de tórax obtida com equipamento portátil de um paciente envolvido em acidente automobilístico demonstrou opacidades alveolares no lobo médio do pulmão direito e no lobo superior esquerdo. Áreas sutis de hipertransparência eram perceptíveis dentro das opacidades (*setas*). **B** e **C.** As imagens coronais de tomografia computadorizada (TC) nos níveis médio (**B**) e posterior (**C**) do tórax mostraram opacidades alveolares e padrão de vidro fosco nos lobos médio e inferior esquerdo e áreas de hipertransparência com paredes finas (*asteriscos*), que representavam contusões pulmonares e cistos pulmonares traumáticos, respectivamente. Também havia fratura na primeira costela e coleção líquida na pleura apical.

extensas bilateralmente, opacidades nodulares alveolares bem demarcadas e opacidades parenquimatosas irregulares, que não apresentam indícios claros de preenchimento dos espaços aéreos. As lesões do parênquima pulmonar afetam os pulmões bilateralmente, embora com predomínio nas regiões basais e peri-hilares (Figura 17.35). Quando há quantidade significativa de alimentos misturados, as opacidades geralmente são posteriores e segmentares. As atelectasias são frequentes, provavelmente em razão da obstrução das vias respiratórias por partículas de alimento. O aspecto radiográfico pode agravar-se nos primeiros dias, mas depois demonstra melhora rápida; por outro lado, um agravamento do aspecto radiográfico nesse estágio sugere complicação infecciosa, SARA ou embolia pulmonar coexistente.

Pneumonite por broncoaspiração crônica

Depois de episódios repetidos de broncoaspiração ao longo de meses ou anos, os pacientes podem desenvolver anormalidades intersticiais crônicas detectáveis nas radiografias de tórax, como as opacidades reticulares irregulares, que podem persistir e provavelmente representam áreas de fibrose peribrônquica. O padrão radiográfico pode ser reticulonodular, causado por granulomas em desenvolvimento ao redor das partículas de alimento. Essas anormalidades intersticiais crônicas podem ser demonstradas entre os episódios agudos de pneumonite por broncoaspiração.

Pneumonia lipoide exógena

Áreas multifocais de consolidação ou massas podem ser causadas por aspiração de material lipídico e, classicamente, afetam pacientes idosos com distúrbios da deglutição ou refluxo gastresofágico, que usam óleo mineral como laxante ou gotas nasais em veículo oleoso. Quando as lesões são isoladas, podem assemelhar-se ao câncer de pulmão. Na TC, o diagnóstico dessa pneumonia é confirmado pela demonstração de densidade de gordura no interior da lesão, associada a uma história clínica compatível (Figura 17.36).

Doença pulmonar causada por radiação

Na maioria dos casos, doença pulmonar causada por radiação ocorre em três contextos clínicos: radioterapia para câncer de pulmão inoperável; radiação de linfoma ou timoma do mediastino; e radioterapia para câncer de mama dos estágios I a IIIa. Os efeitos pulmonares da radiação externa dependem de diversas variáveis. O volume pulmonar irradiado influencia a incidência desse tipo de pneumopatia: quanto maior o volume irradiado, maiores as chances de que ocorra. A maioria dos protocolos de radioterapia limita-se a menos de um terço até metade do pulmão, porque uma dose administrada equivalente a todo o pulmão ou aos dois poderia

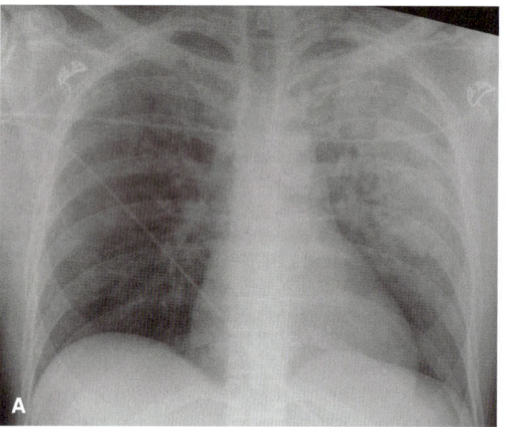
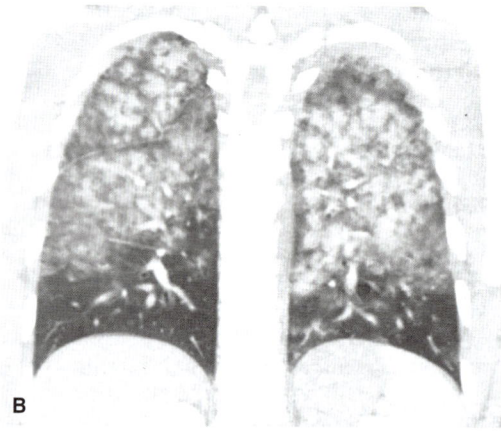

Figura 17.35 Bronquiolite/pneumonite por broncoaspiração. A. A radiografia de tórax anteroposterior (AP) obtida com equipamento portátil de um paciente com episódio presenciado de broncoaspiração demonstrou opacidade densa do lobo superior esquerdo e opacidades alveolares esparsas no lobo superior direito. **B.** A reconstrução da tomografia computadorizada (TC) no plano coronal no nível posterior do tórax mostrou opacidades alveolares centrolobulares e lobulares nas áreas inferiores, que eram causadas por bronquiolite e broncopneumonia por aspiração.

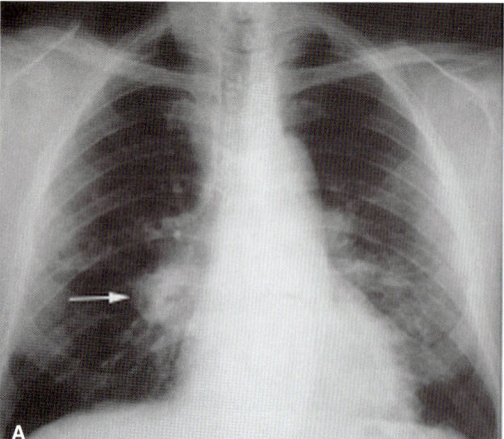
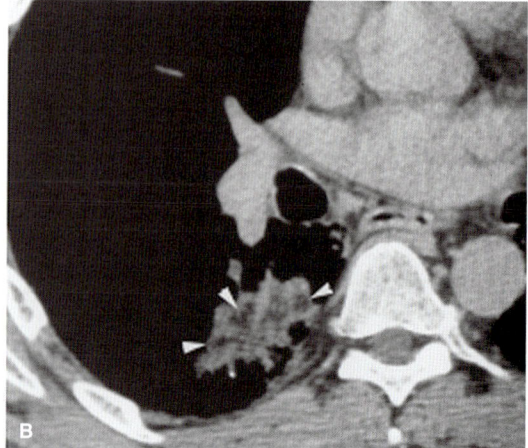

Figura 17.36 Pneumonia lipoide exógena. A. A radiografia de tórax posteroanterior (PA) de um homem de 77 anos que usava óleo mineral como laxante demonstrou massa localizada no segmento superior do lobo inferior direito (*seta*) e alterações intersticiais nos campos pulmonares inferiores, que estavam presentes há 3 anos. A imagem axial da tomografia computadorizada (TC) no nível do lobo inferior direito (**B**) mostrou densidade de gordura dentro da massa (*pontas de seta*), um sinal sugestivo de pneumonia lipoide.

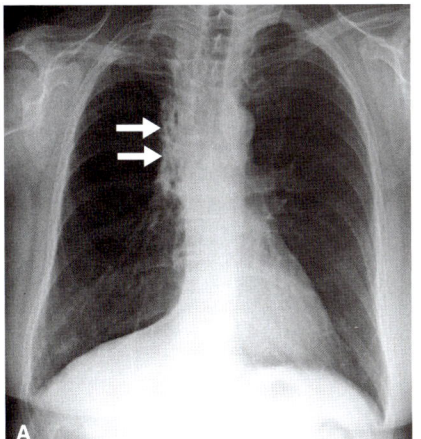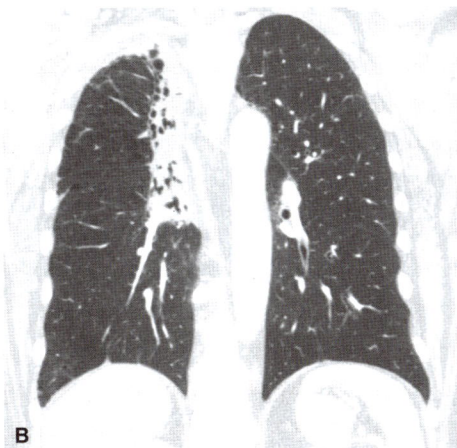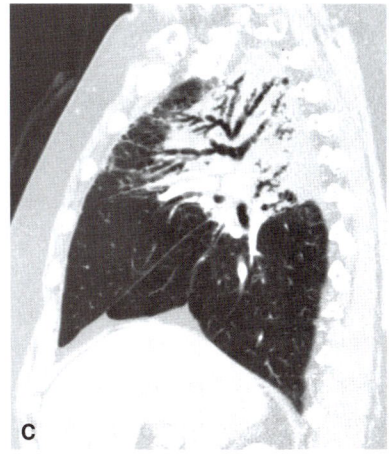

Figura 17.37 Fibrose pós-radiação. A. A radiografia de tórax posteroanterior (PA) de mulher irradiada no passado para tratar carcinoma de não pequenas células do pulmão inoperável demonstrou uma opacidade paramediastinal, nitidamente demarcada à direita (*setas*), com elevação do hilo direito. **B e C.** As imagens coronal (**B**) e sagital (**C**) da tomografia computadorizada (TC) mostraram opacidade alveolar densa e nitidamente demarcada na região paravertebral direita, que continha brônquios dilatados secundários à fibrose pós-irradiação.

causar destruição pulmonar grave. Uma dose total e técnica de fracionamento determina a incidência de pneumopatia pós-radiação. Doses menores que 20 Gy raramente causam doença pulmonar, enquanto doses acima de 30 Gy, especialmente quando aplicadas em uma parte significativa dos pulmões, têm incidência significativa de pneumonite pós-irradiação. A aplicação de dose única grande é mais deletéria que o fracionamento da dose total correspondente ao longo de várias semanas. Há variações quanto à sensibilidade dos pacientes à radiação: determinada dose pode causar pneumonite em um caso, enquanto em outro não tem efeitos deletérios. A administração simultânea de quimioterápicos (especialmente bleomicina) ou a interrupção do uso de corticosteroides pode acentuar os efeitos deletérios da radiação. O mecanismo da lesão pulmonar causada por radiação não está totalmente esclarecido, mas os efeitos agudos incluem destruição das células endoteliais capilares e epiteliais pulmonares que revestem os alvéolos, formando exsudato intra-alveolar proteináceo celular e membranas hialinas, que não podem ser diferenciadas histologicamente das que ocorrem na SARA. Essas alterações aparecem de 4 a 12 semanas depois da finalização do tratamento. Embora a maioria dos pacientes com pneumonite aguda pós-radiação seja assintomática, alguns podem ter dispneia e tosse seca.

Radiograficamente, os pacientes desenvolvem uma área focal nitidamente demarcada de opacidade alveolar, que não se conforma aos limites anatômicos dos lobos ou segmentos e corresponde diretamente à janela de irradiação. As atelectasias adesivas da parte afetada do pulmão são comuns, porque a radiação diminui a produção de surfactante em consequência da destruição dos pneumócitos tipo 2. Esse tipo de pneumonite pode regredir por completo, com ou sem administração de corticosteroides, ou pode progredir para fibrose pulmonar. Histologicamente, a fibrose pulmonar corresponde à fase de reparação, com regeneração dos pneumócitos tipo 2, reorganização do parênquima pulmonar, proliferação de tecido de granulação e, por fim, fibrose intersticial. Nas radiografias, a fibrose evidencia-se por opacidades lineares grosseiras ou, em alguns casos, por opacidade parenquimatosa homogênea com atelectasia cicatricial grave da parte afetada do pulmão. Nas radiografias simples, pode ser difícil perceber os limites bem demarcados das alterações fibróticas do parênquima pulmonar, mas geralmente ficam evidentes nas imagens de TC ou RM. Em geral, tecidos fibróticos têm sinais de baixa intensidade nas sequências ponderadas em T2, o que ajuda a diferenciar entre fibrose e recidiva de um tumor que, nos casos típicos, tem sinais de intensidade alta em T2. Em geral, as lesões fibróticas do parênquima pulmonar estabilizam dentro de 1 ano depois do tratamento. O espessamento pleural causado por fibrose, derrames pleurais e pericárdicos são anormalidades frequentes.

Em geral, o diagnóstico de pneumonite pós-radiação é firmado por exclusão de infecção ou de neoplasia maligna como causa dos sintomas do paciente e por demonstração de anormalidades radiográficas típicas depois de um ciclo de radioterapia torácica. Para diferenciar entre essas possibilidades, pode ser necessário avaliação do lavado broncoalveolar e biopsia transbrônquica. Quantidades aumentadas de linfócitos no lavado broncoalveolar e ausência de células malignas confirmam o diagnóstico. Na TC, as opacidades alveolares limitadas ao campo de radiação geralmente são suficientes para estabelecer o diagnóstico (Figura 17.37). Em geral, o tratamento consiste em medidas de suporte, embora seja necessário usar corticosteroides nos casos graves.

Leitura sugerida

Baumann MH, Strange C, Heffner JE, et al; AACP Pneumothorax Consensus Group. Management of spontaneous pneumothorax. An American College of Chest Physicians Delphi Consensus Statement. *Chest* 2001;119(2):590–602.

Colice GL, Curtis A, Deslauriers J, et al. Medical and surgical treatment of parapneumonic effusions: an evidence-based guideline. *Chest* 2000; 118(4):1158–1171.

Desir A, Ghaye B. CT of blunt diaphragmatic rupture. *Radiographics* 2012; 32(2):477–498.

Guttentag AR, Salwen JK. Keep your eyes on the ribs: The spectrum of normal variants and diseases that involve the ribs. *Radiographics* 1999;19(5):1125–1142.

Kaewlai R, Avery LL, Asrani AV, Novelline RA. Multidetector CT of blunt thoracic trauma. *Radiographics* 2008;28(6):1555–1570.

Kim M, Lee KY, Lee KW, Bae KT. MDCT evaluation of foreign bodies and liquid aspiration pneumonia in adults. *AJR Am J Roentgenol* 2008;190(4):907–915.

Larici AR, del Ciello A, Maggi F, et al. Lung abnormalities at multimodality imaging after radiation therapy for non-small cell lung cancer. *Radiographics* 2011;31(3):771–789.

Leung AN, Muller NL, Miller RR. CT in the differential diagnosis of diffuse pleural disease. *AJR Am J Roentgenol* 1990;154(3):487–492.

Light RW (ed). *Chapter 2. Physiology of the pleural space. In: Pleural Diseases*. 6th ed. Philadelphia, PA: Lippincott Williams & Wilkins; 2013.

Miserocchi G. Physiology and pathophysiology of pleural fluid turnover. *Eur Respir J* 1997;10(1):219–225.

Nam SJ, Kim S, Lim BJ, et al. Imaging of primary chest wall tumors with radiologic-pathologic correlation. *Radiographics* 2011;31(3):749–770.

Nason LK, Walker CM, McNeeley MF, Burivong W, Fligner CL, Godwin JD. Imaging of the diaphragm: anatomy and function. *Radiographics* 2012;32(2):E51–E70.

Nickell LT Jr, Lichtenberger JP 3rd, Khorashadi L, Abbott GF, Carter BW. Multimodality imaging for characterization, classification, and staging of malignant pleural mesothelioma. *Radiographics* 2014;34(6):1692–1706.

Peterman TA, Brothers SK. Pleural effusions in congestive heart failure and in pericardial disease. *N Engl J Med* 1983;309(5):313.

Qureshi NR, Gleeson FV. Imaging of pleural disease. *Clin Chest Med* 2006; 27(2):193–213.

Talbot BS, Gange CP Jr, Chaturvedi A, Klionsky N, Hobbs SK, Chaturvedi A. Traumatic rib injury: patterns, imaging pitfalls, complications, and treatment. *Radiographics* 2017;37(2):628–651.

RADIOLOGIA DA MAMA

EDITORA DA SEÇÃO: Brandi T. Nicholson

CAPÍTULO 18 ■ ANATOMIA NORMAL E HISTOPATOLOGIA

CARRIE M. ROCHMAN, JONATHAN V. NGUYEN E BRANDI T. NICHOLSON

Visão geral

É importante ter uma compreensão abrangente acerca da anatomia e do aspecto normal da mama nos exames de imagem. Isso porque, quando temos uma boa referência da aparência normal, é mais provável detectar algo que seja anormal. Por outro lado, as estruturas normais podem mimetizar patologias. Assim, identificar o espectro da aparência das estruturas normais pode melhorar a detecção de câncer e ajudar a minimizar as biopsias e os seguimentos desnecessários. Para entender a anatomia normal da mama, avançaremos do superficial para o aprofundado (Figura 18.1).

Pele

A pele da mama é uniformemente fina, com uma espessura de 2 a 3 mm, e seu espessamento pode indicar a existência de uma patologia subjacente. Os cânceres de mama invasivos podem causar retração e/ou espessamento focal da pele sobrejacente, e o câncer inflamatório, um padrão mais difuso de espessamento da pele, ou *peau d'orange*, envolvendo a mama inteira. O espessamento de pele unilateral é observado comumente após a radioterapia da mama, e o bilateral difuso pode ser encontrado em distúrbios sistêmicos (insuficiência cardíaca, insuficiência renal etc.), causadores de sobrecarga líquida ou edema. A melhor maneira de avaliar a espessura da pele é por mamografia, com a área de interesse tangencial ao feixe de raios X. A espessura da pele é facilmente observada por ultrassonografia (US) ou ressonância magnética (RM) (Figura 18.2).

Existem múltiplas estruturas que residem normalmente na pele. Folículos pilosos, glândulas sebáceas e glândulas sudoríparas estão todos na derme mamária. A obstrução de poros pode resultar na formação de cistos epidermoides, que por vezes também são chamados de cistos sebáceos (Figura 18.3). Mais comumente, esses cistos contêm queratina e podem se tornar superinfectados. Um caroço palpável pode levar a mulher a buscar atendimento médico, ou a massa pode ser detectada em uma triagem de mamografia. A localização da estrutura na pele é uma indicação de sua etiologia benigna. Em muitas situações, é possível observar a pele circundando a estrutura, achado conhecido como "sinal da garra". Uma área delgada na superfície cutânea também pode ser visível. Ao exame físico, um poro proeminente ou "cravo" é um achado frequente.

As lesões cutâneas também podem causar uma pseudomassa observada na mamografia. Se for saliente, pode apresentar radiotransparência em torno da massa, o que representa o ar aprisionado durante a compressão da mama. Também é possível observar o ar aprisionado nas fendas de uma lesão cutânea. Os técnicos colocam um rolamento metálico no local de lesões cutâneas proeminentes, com o intuito de evitar procedimentos desnecessários. Em alguns casos, a presença de múltiplas lesões na pele pode sinalizar um processo sistêmico como a neurofibromatose (Figura 18.4).

Complexo mamilo-areolar

O complexo mamilo-areolar (CMA) geralmente está localizado no quarto espaço intercostal de mama não pendular. A aréola consiste em pele pigmentada, anéis de músculo liso e glândulas apócrinas especializadas denominadas glândulas de Montgomery, as quais se abrem na superfície cutânea, nos tubérculos de Montgomery (caroços salientes de 1 a 2 mm que circundam a periferia da aréola). Existem cerca de 10 a 15 aberturas ductais na superfície de cada mamilo. Os principais ductos lactíferos convergem para formar um seio lactífero que, então, se estende para a superfície do mamilo. Como o epitélio ductal se estende para a superfície do mamilo, o câncer de mama pode envolver o CMA.

A aparência do mamilo normal é variável. Os mamilos podem ser retraídos ou invertidos, e é possível encontrar uma fenda semelhante a um corte (Figura 18.5). A inversão ou retração é mais frequentemente benigna quando a aparência dos mamilos é bilateral, simétrica e duradoura. O surgimento de uma nova inversão ou retração pode ser decorrente de malignidade subjacente (Figura 18.6). É importante posicionar a paciente com o mamilo de perfil em pelo menos uma vista mamográfica, para avaliação de inversão ou retração. A vista em perfil também é importante para garantir que o mamilo não esteja obscurecendo massa subareolar, que pode simular pseudomassa (Figura 18.7). Em caso de dúvida, é possível posicionar um marcador cutâneo para demarcar a localização do mamilo.

O sombreamento acústico posterior é observado com frequência ao avaliar o mamilo por US, devido à presença de grande quantidade de tecido fibroso. Manter o transdutor de ultrassom adequadamente em contato com a pele também pode ser desafiador. O uso de grande quantidade de gel de ultrassom é útil

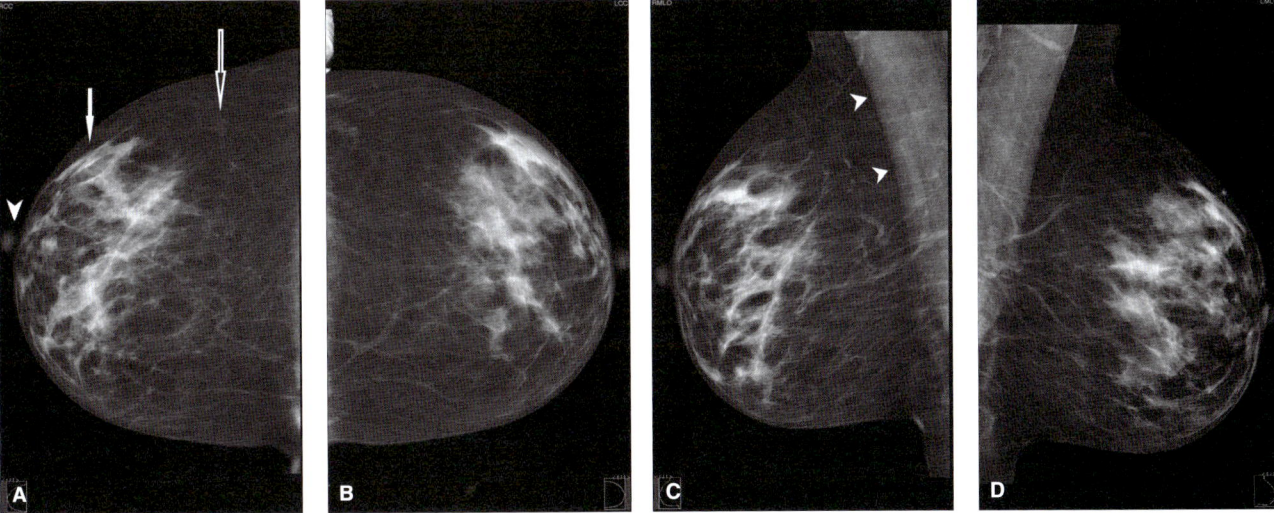

Figura 18.1 **Mamografia normal. A.** Incidência craniocaudal da mama direita (CCD) mostrando a aparência normal do mamilo (*ponta de seta*), tecido mamário fibroglandular normal (*seta preenchida*) e tecido adiposo normal (*seta vazada*). **B.** Incidência craniocaudal da mama esquerda (CCE). **C.** Incidência mediolateral oblíqua da mama direita (MLOD). O músculo peitoral maior pode ser observado na vista mediolateral oblíqua (MLO) (*pontas de seta*). **D.** Incidência mediolateral oblíqua da mama esquerda (MLOE).

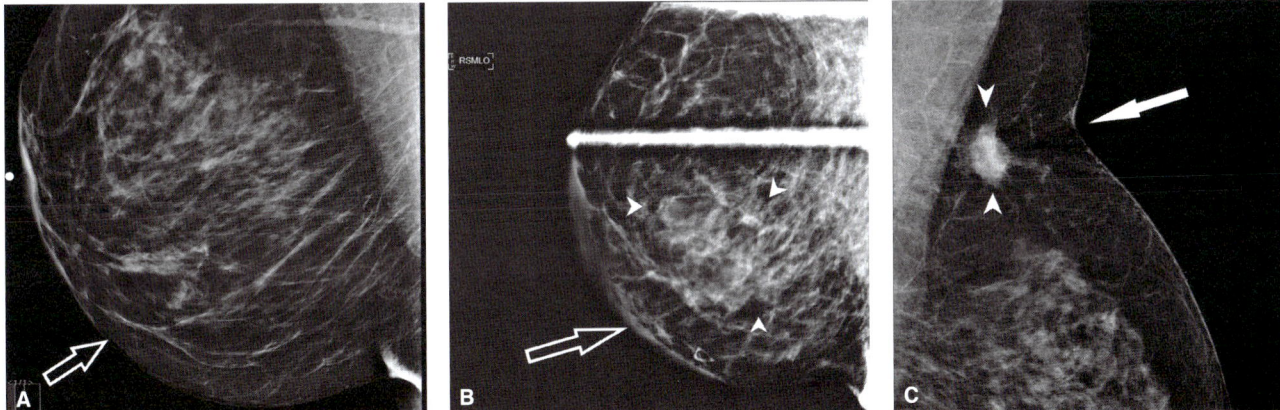

Figura 18.2 **Comparação da espessura da pele. A.** Espessura da pele normal em mamografia de triagem (*seta vazada*). **B.** Imagem obtida da mesma paciente, após 2 anos, mostrando espessamento difuso da pele (*seta vazada*) decorrente de câncer de mama inflamatório. Há massa ampla (*pontas de seta*) que consiste em um carcinoma ductal invasivo. **C.** Imagem obtida de uma paciente diferente, apresentando retração da pele (*seta preenchida*) resultante de carcinoma ductal invasivo subjacente (*pontas de seta*).

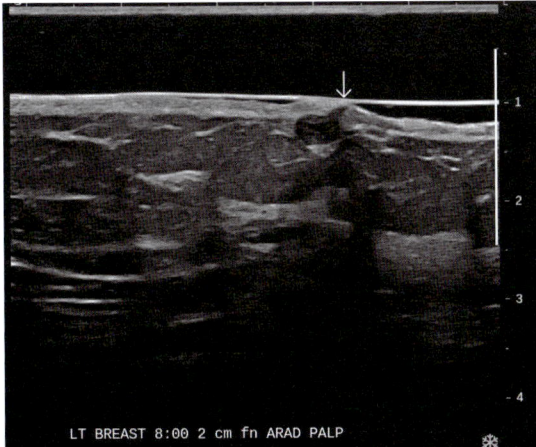

Figura 18.3 **Cisto sebáceo.** A imagem de ultrassom mostra massa oval superficial na pele. Caracteristicamente, observa-se uma área dérmica que se estende para a superfície da pele (*seta*).

para prevenir artefatos resultantes de mau contato. É igualmente útil inclinar a sonda de ultrassom, a partir de múltiplos planos ao redor do mamilo, para obter imagem das estruturas retroareolares (Figura 18.8).

É comum observar realce do mamilo à RM após a administração de contraste intravenoso (IV). O realce do mamilo normal é simétrico, delgado e contínuo, com uma cinética persistente. O realce assimétrico, espesso ou nodular pode ser resultante da presença de malignidade subjacente (Figura 18.9).

A doença de Paget do CMA caracteriza-se pela presença de células malignas na epiderme mamilar, principalmente no carcinoma ductal *in situ* (CDIS). As pacientes podem apresentar eritema, descamação ou alterações do tipo eczema, sendo necessário realizar uma avaliação diagnóstica em busca de massa ou calcificações subjacentes. Se os exames de imagem forem negativos, é necessário o encaminhamento ao cirurgião de mama ou ao dermatologista, para possível obtenção de biopsia de pele ou avaliação adicional por RM.

O CMA contém abundante inervação sensorial. A anestesia adequada se faz necessária para a realização de intervenções mamárias na região.

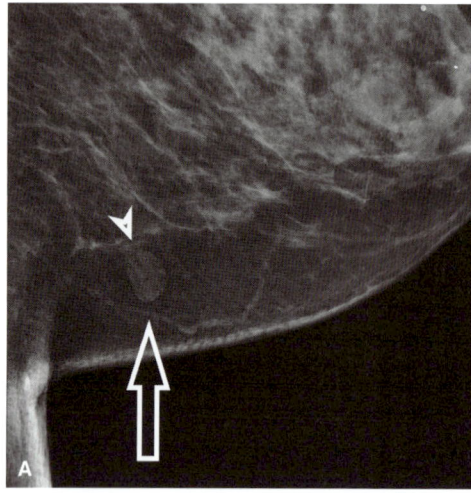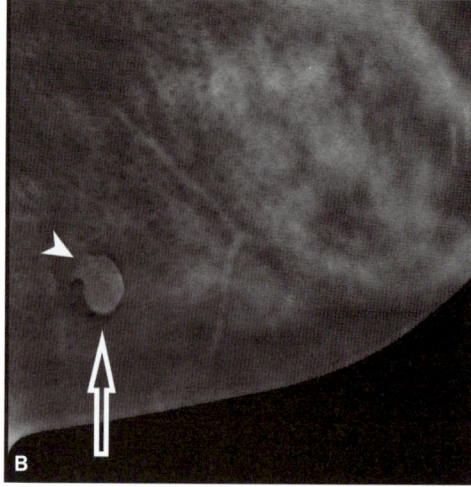

Figura 18.4 Nevo simulando massa. Massa oval circunscrita é observada ao redor de um halo escuro, como resultado do ar aprisionado em torno do nevo (*setas vazadas*). O halo está ausente no local de fixação à pele (*pontas de seta*). O nevo pode ser visto tanto por mamografia digital bidimensional (**A**) como por tomossíntese mamária digital (TMD) (**B**).

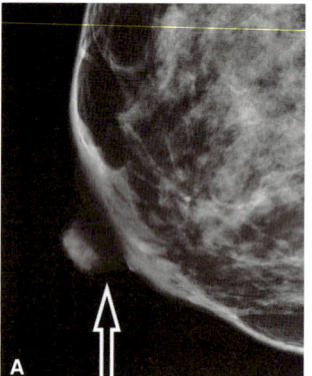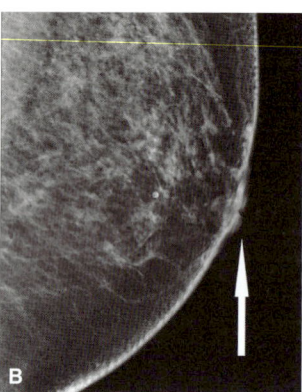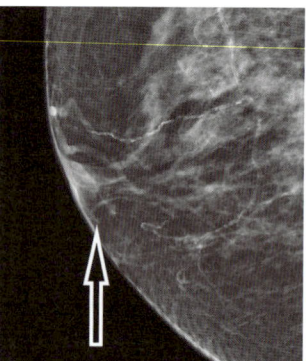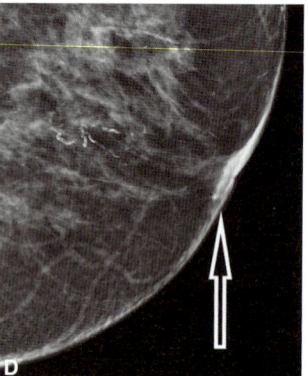

Figura 18.5 Aparência normal do mamilo. A. Aparência mais comum do mamilo normal (*seta vazada*). **B.** Mamilo normal com fenda (*seta preenchida*). **C** e **D.** Inversão de mamilo bilateral (*setas vazadas*). A inversão do mamilo costuma ser benigna quando ocorre de forma bilateral, simétrica e duradoura.

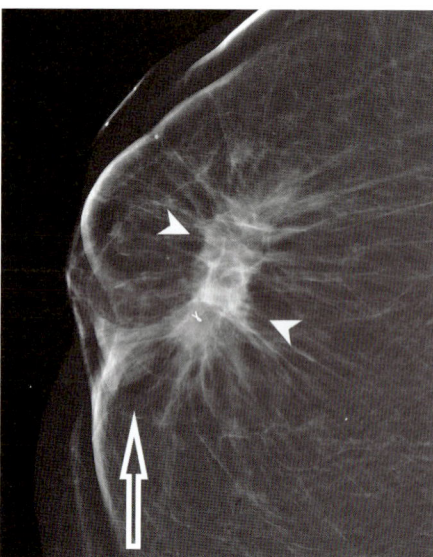

Figura 18.6 Retração patológica do mamilo. Mamilo retraído (*seta vazada*) em consequência de massa espiculada de alta densidade subjacente, a qual consiste em um câncer de mama invasivo comprovado (*pontas de seta*).

Tecido subcutâneo

O tecido mamário repousa entre os planos da fáscia peitoral superficial e da fáscia peitoral profunda. As camadas fasciais intercalares e conectoras são os ligamentos suspensórios de Cooper (Figura 18.10), que criam uma armação ou estrutura interna que sustenta a mama e são facilmente observados por mamografia e RM. Normalmente, esses ligamentos exibem aparência de concha arredondada, com curvas onduladas que lembram as ondas do oceano. A retificação ou a distorção da arquitetura normal dos ligamentos de Cooper pode ser um sinal importante de malignidade (Figura 18.11). O espessamento pode ser visto por malignidade ou por edema. Quando há espessamento da pele e dos ligamentos de Cooper, é necessária avaliação cuidadosa com exames de imagem e clínicos para determinar se existe um câncer de mama subjacente. O aspecto das imagens pode ser semelhante ao de mastite infecciosa, que é mais comum em pacientes lactantes. O espessamento dos ligamentos de Cooper também pode causar retração do mamilo ou da pele sobrejacente, o que também indica câncer de mama subjacente.

O tecido adiposo está presente em quantidades variáveis na mama. A quantidade de gordura está relacionada tanto à idade quanto ao índice de massa corporal. Mulheres obesas tendem a ter grande quantidade de gordura em suas mamas, enquanto

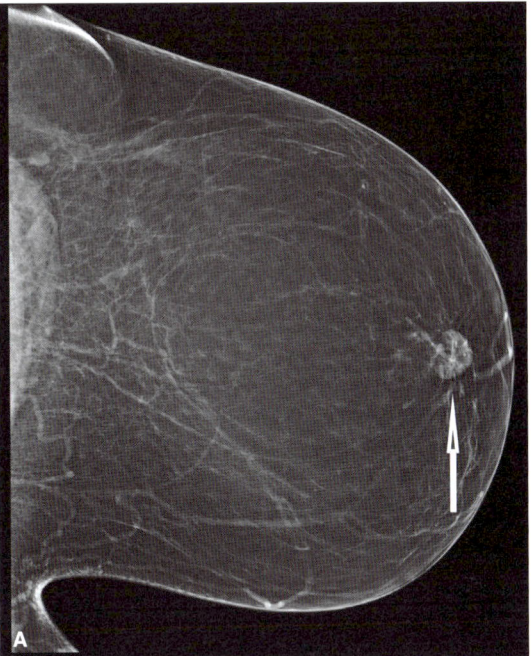
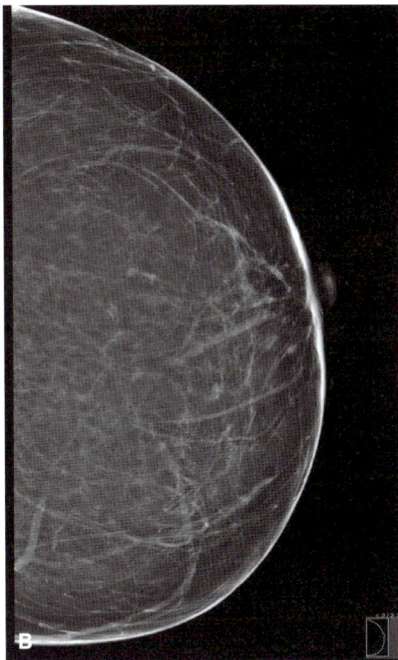

Figura 18.7 Mamilo simulando massa. A. Se a imagem de perfil do mamilo não for obtida, será possível que o mamilo simule massa mamária (*seta*). **B.** A repetição da imagem, agora com o mamilo de perfil, confirma a ausência de massa mamária.

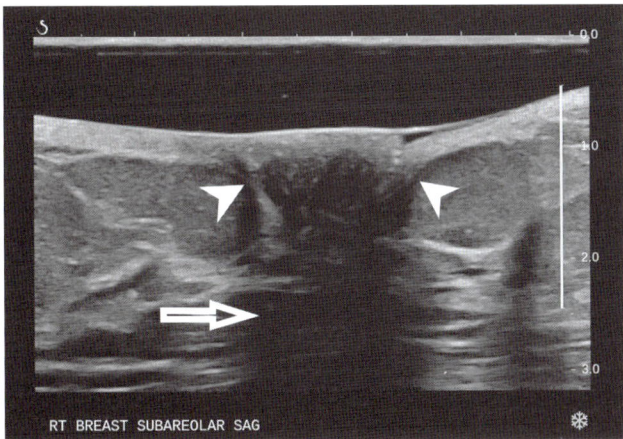

Figura 18.8 Ultrassonografia de mamilo. Aparência normal do mamilo à ultrassonografia (*pontas de seta*). Um sombreamento proeminente é observado, com frequência, posteriormente ao mamilo, devido à atenuação do feixe de ultrassom (*seta vazada*).

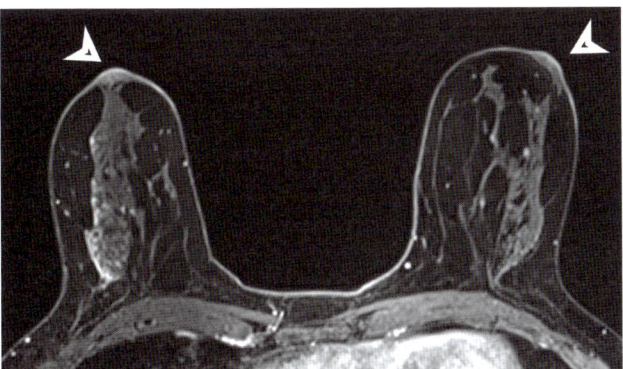

Figura 18.9 Mamilos à ressonância magnética (RM). Aparência normal dos mamilos à RM (*pontas de seta*).

as mulheres muito magras têm pouquíssima gordura. Após a menopausa, o estroma mamário se torna mais gorduroso.

A gordura causa baixa atenuação dos raios X, por isso aparece na cor cinza-escuro na mamografia, o que a diferencia de massas ou do tecido fibroglandular. Esse exame é útil para determinar quando há gordura presente em massa como um lipoma ou hamartoma. À US, a gordura exibe cor cinza-médio, e algumas massas podem ter ecogenicidade semelhante. A avaliação da compressibilidade é uma técnica útil para determinar se a massa é um lóbulo de gordura ou massa isoecoica. A gordura é a estrutura mais compressível na mama. A dimensão anteroposterior (AP) de um glóbulo de gordura é reduzida em 30% ou mais ao ser comprimida pelo transdutor de ultrassom (Figura 18.12).

Ductos lactíferos e lóbulos

O tecido glandular da mama é composto por lóbulos e ductos lactíferos, formados por um epitélio que se invagina durante a embriologia. Tais estruturas são importantes, porque são a origem da maioria dos cânceres de mama. Portanto, a maioria dos cânceres de mama são adenocarcinomas originários do epitélio.

A disposição do sistema ductal da mama é semelhante aos ramos de uma árvore (Figura 18.13). Há cerca de 10 a 15 ductos lactíferos estendendo-se para a superfície do mamilo, tendo sido também relatada uma faixa entre 5 e 20. Por trás de cada orifício mamilar, existe uma porção discretamente dilatada conhecida como seio lactífero. Acredita-se que este seja um importante reservatório de leite durante a lactação e amamentação. Os ductos lactíferos então continuam a se ramificar, conforme se estendem posteriormente, para drenar um lobo mamário. Alguns sistemas ductais são bem pequenos e se estendem apenas por alguns centímetros. Outros são bastante grandes e podem ocupar um quadrante quase inteiro.

A melhor maneira de demonstrar um sistema ductal é por galactografia (Figura 18.14), em que um único orifício ductal no mamilo é canulado com um pequeno cateter. Uma quantidade reduzida de contraste iodado é injetada no ducto, e as incidências de mamografia são obtidas. A maioria dos carcinomas

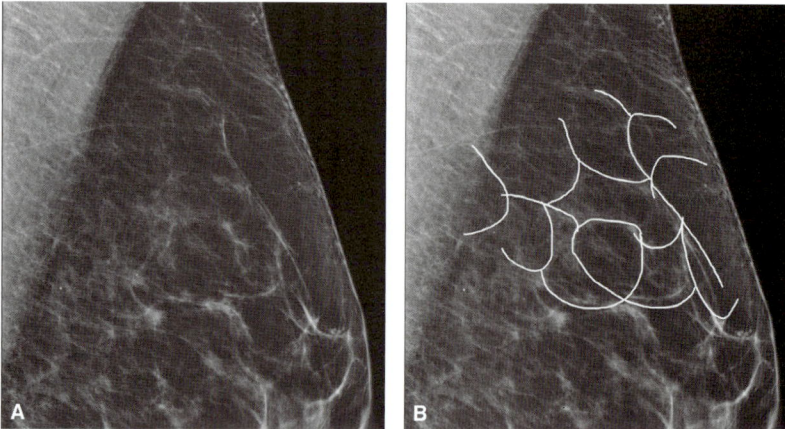

Figura 18.10 Ligamentos de Cooper. A. Ligamentos de Cooper normais são vistos como linhas finas e curvas na mamografia. **B.** Ligamentos de Cooper normais são destacados com *linhas brancas*.

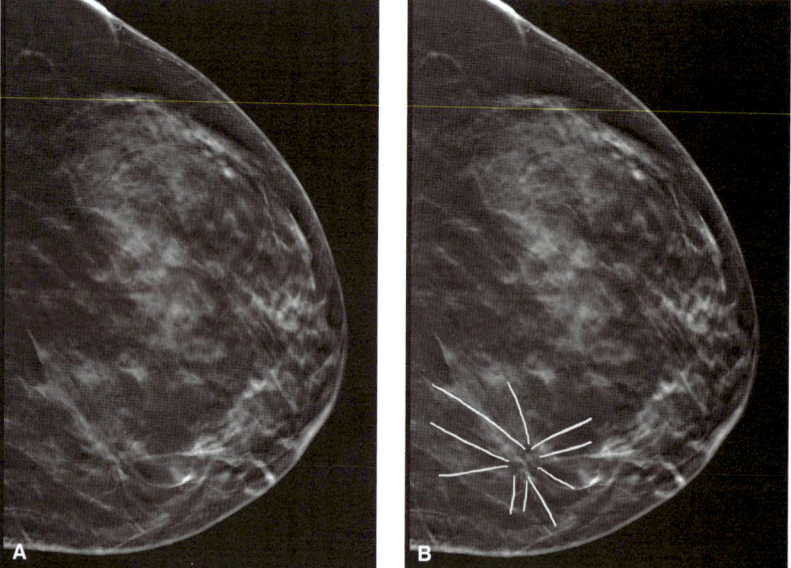

Figura 18.11 Retificação dos ligamentos de Cooper. A. A retificação dos ligamentos de Cooper, também denominada distorção arquitetural, é visível. **B.** Os ligamentos de Cooper retos anormais são destacados com *linhas brancas*.

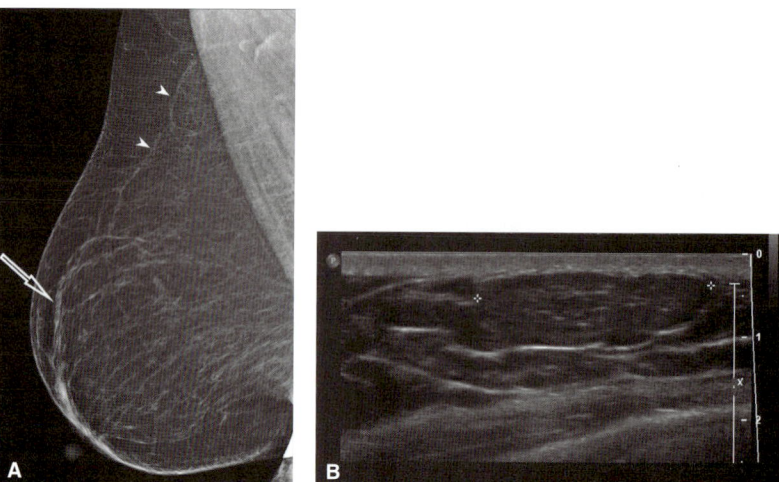

Figura 18.12 Gordura à mamografia e ao ultrassom. A. Na mamografia, a gordura aparece em cinza-escuro, devido à baixa atenuação do feixe de raios X. O tecido fibroglandular escasso (*seta vazada*), os ligamentos de Cooper e os vasos sanguíneos (*pontas de seta*) são facilmente observados. **B.** Lóbulo de gordura na imagem de ultrassom.

ductais começa em um sistema ductal único. Microcalcificações suspeitas, sejam lineares ou segmentares, podem acompanhar o formato de um sistema ductal e são as mais preocupantes para (CDIS) (Figura 18.15).

Cada sistema ductal drena um lobo da mama. Em cada lobo, existem de 20 a 40 lóbulos. Em cada lóbulo, há entre 10 e 100 alvéolos, as menores unidades funcionais responsáveis

pela produção de leite. A unidade lobular do ducto terminal (ULDT) é constituída pelo ducto terminal e pelo lóbulo por este drenado, constituindo uma importante unidade estrutural e funcional da mama. A ULDT origina numerosas patologias e é o local onde surge a maioria dos carcinomas ductais e lobulares (Figura 18.16).

Quando os ácinos dilatam, formam cistos. Os cistos e as alterações fibróticas são bastante comuns, ocorrendo entre 30 e 50% das mulheres. Felizmente, os cistos e alterações fibróticas não aumentam o risco de câncer de mama. Por outro lado, ambos costumam ser encontrados em imagens da mama e podem levar a solicitações de exames adicionais para determinar se a massa suspeita é sólida, cística ou complexa (sólida e cística). A US é uma ferramenta convenientemente confiável para o diagnóstico.

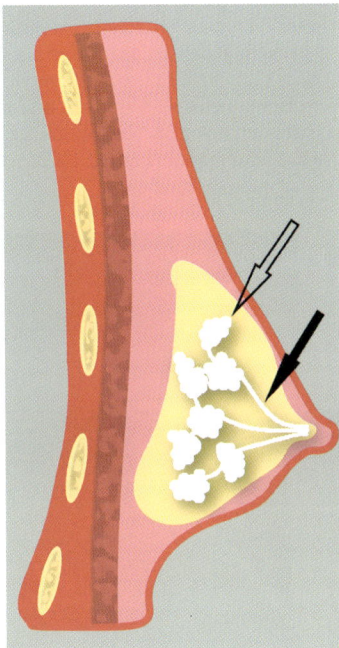

Figura 18.13 Ilustração da anatomia ductal e lobular. Numerosos ductos são vistos convergindo para o mamilo (*seta preenchida*). Os lóbulos constituem a unidade funcional da mama e o local de formação do leite (*seta vazada*).

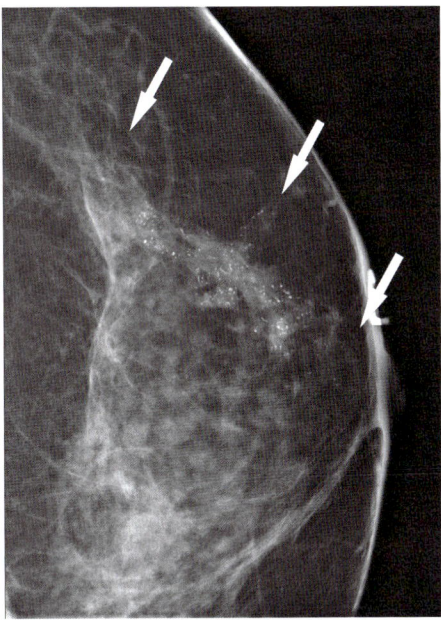

Figura 18.15 Carcinoma ductal *in situ* (CDIS) em distribuição segmentar. Observam-se calcificações pleomórficas finas que se estendem a partir do mamilo, em uma distribuição segmentar, acompanhando a anatomia ductal (*setas*). Esse achado é altamente suspeito para malignidade. A biopsia revelou CDIS de alto grau.

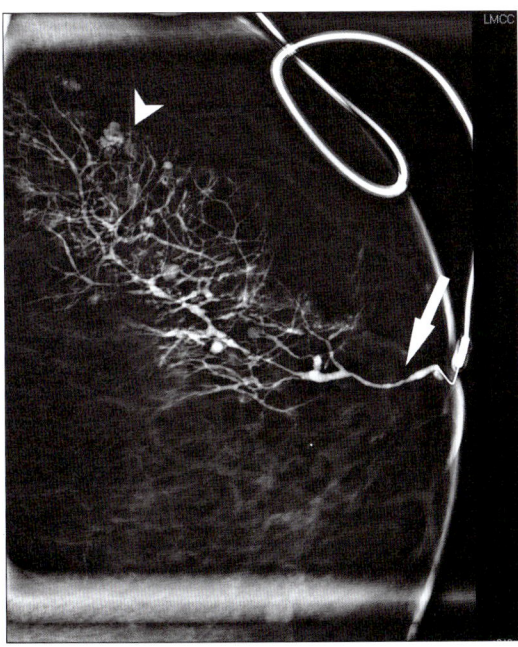

Figura 18.14 Galactografia normal. A administração de contraste iodado em um único ducto mostra o ducto lactífero normal, visto atrás do mamilo (*seta*). Numerosos ramos do sistema ductal são observados. O contraste se estende para dentro dos lóbulos (*ponta de seta*), sendo alguns levemente distendidos em pequenos cistos.

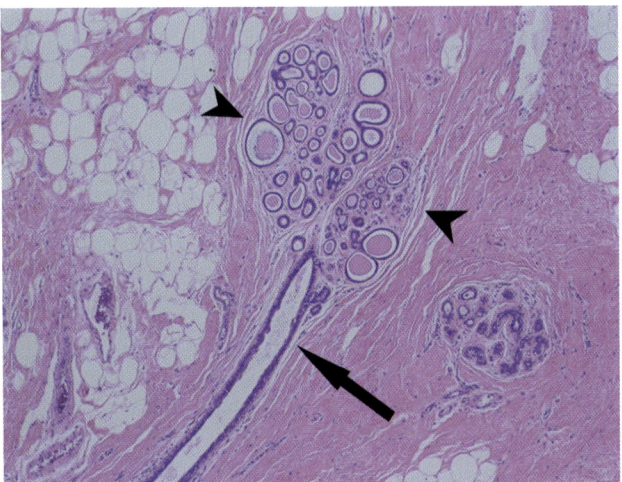

Figura 18.16 Histopatologia da unidade lobular do ducto terminal (ULDT). A coloração com hematoxilina-eosina (HE) do tecido mamário normal revela o ducto terminal tubular alongado (*seta*) e a unidade lobular (*pontas de seta*). (Lâmina de histopatologia cedida pela dra. Kristen Atkins.)

Estroma

Os lóbulos e ductos lactíferos estão intercalados com gordura e estroma fibroso, e o conjunto é denominado tecido fibroglandular. A quantidade de gordura em relação à quantidade de tecido fibroglandular, chamada de *densidade da mama* quando medida na mamografia, pode variar. A densidade da mama é importante, porque pode mascarar um câncer na mamografia, uma vez que esse exame tem sensibilidade reduzida em tecidos densos. A densidade da mama também constitui fator de risco independente para câncer de mama.

Na maioria das mulheres, a maior parte do tecido fibroglandular está nos quadrantes externos superiores. Em geral, há menos tecido mamário no quadrante interno inferior e na gordura retromamária. Qualquer coisa que se desenvolva nessas áreas exige cautela (Figura 18.17). Também é importante examinar com atenção a interface adiposo-glandular para detectar cânceres de mama invasivos (Figura 18.18). A massa mamária pode causar abaulamento exterior ou retração focal (Figura 18.19).

Quanto ao tamanho, as mamas podem ser simétricas ou assimétricas. Mamas de tamanhos assimétricos quase sempre são normais na ausência de sintomas clínicos ou de anormalidades mamográficas (Figura 18.20). Entretanto, a "mama encolhida" pode sinalizar a presença de um carcinoma lobular invasivo (CLI) grande. Com o CLI, a mama se torna menos compressível à medida que o tumor a infiltra. Uma vez que a mama não se comprime tanto, parece menor ou "encolhida", em comparação com as mamografias anteriores (Figura 18.21).

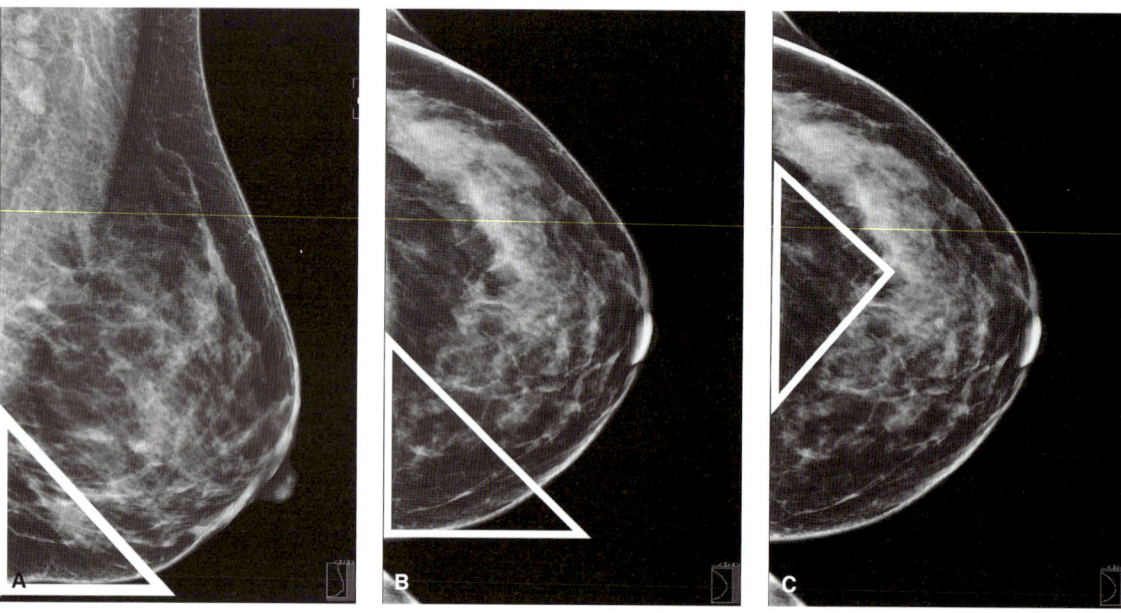

Figura 18.17 Quadrante interno inferior e gordura retromamária. Em geral, há menos tecido mamário no quadrante interno inferior (**A** e **B**), bem como gordura retromamária (**C**). As massas ou assimetrias que se desenvolvem nesses locais exigem atenção.

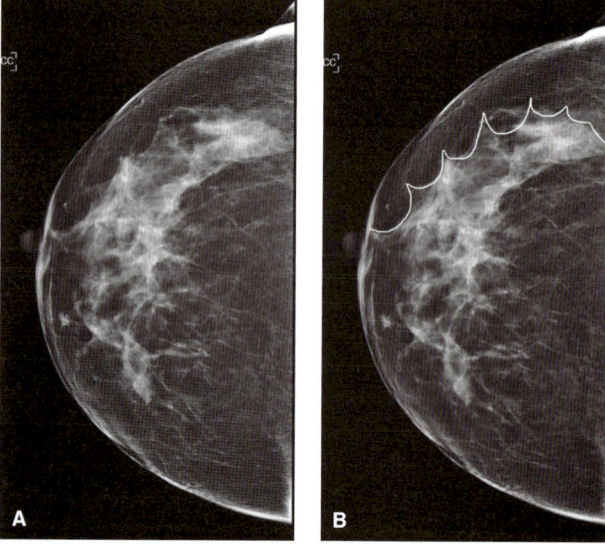

Figura 18.18 Interface adiposo-glandular normal. A. A interface dos tecidos glandulares e da gordura normalmente exibe uma aparência em forma de concha ondulada, com linhas curvas sutis. **B.** A interface adiposo-glandular é destacada por uma linha *branca*.

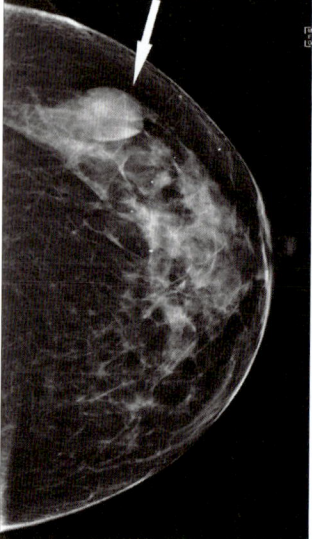

Figura 18.19 Massa causando protuberância exterior na interface adiposo-glandular. A interface adiposo-glandular normal é distorcida por massa que está causando uma protuberância convexa exterior focal (*seta*).

Parede torácica

A parede torácica inclui os músculos e costelas localizados profundamente em relação a cada mama. Os músculos peitorais da parede torácica estão imediatamente profundos à mama. O músculo peitoral maior é encontrado na incidência mediolateral oblíqua (MLO) da mamografia e constitui um importante referencial na avaliação do posicionamento e da qualidade da imagem (ver Capítulo 19). O peitoral menor também pode ser visto (Figura 18.22). Os músculos da parede torácica são cobertos por uma camada de fáscia, e sua inervação é diferente da inervação da mama. É preciso ter o cuidado de evitar os músculos da parede torácica durante as intervenções percutâneas e as biopsias. A invasão muscular por câncer de mama constitui um importante achado prognóstico, e a suspeita deve ser considerada quando houver massa mamária fixa ou que não se mova livremente. A melhor forma de observar a presença de invasão muscular é por RM (ver Capítulo 22). A perda do plano da gordura ocorre ocasionalmente na mamografia; entretanto, como a massa está fixa à parede torácica, muitas vezes é difícil

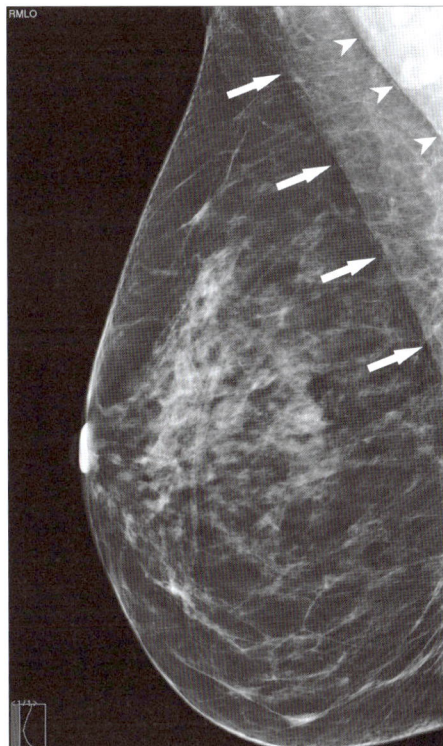

Figura 18.22 **Músculos peitoral maior e peitoral menor.** A mamografia MLO mostra o músculo peitoral maior (*setas*) e o músculo peitoral menor (*pontas de seta*).

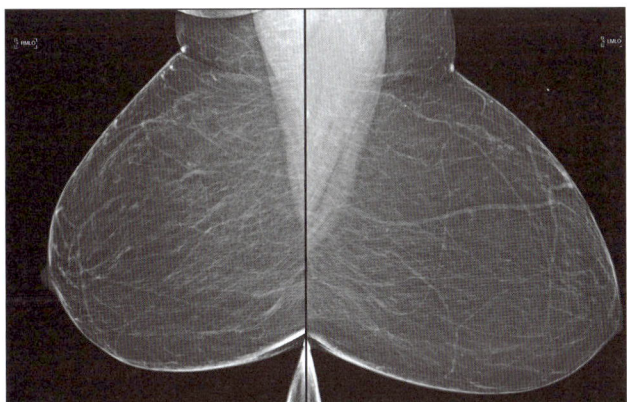

Figura 18.20 **Assimetria de tamanho da mama.** Incidências mediolaterais oblíquas (MLO) bilaterais mostrando assimetria de tamanho da mama. A mama direita é menor do que a esquerda. Esse tipo de assimetria mamária é comum. É um achado benigno quando duradouro e não associado a outros sinais de malignidade.

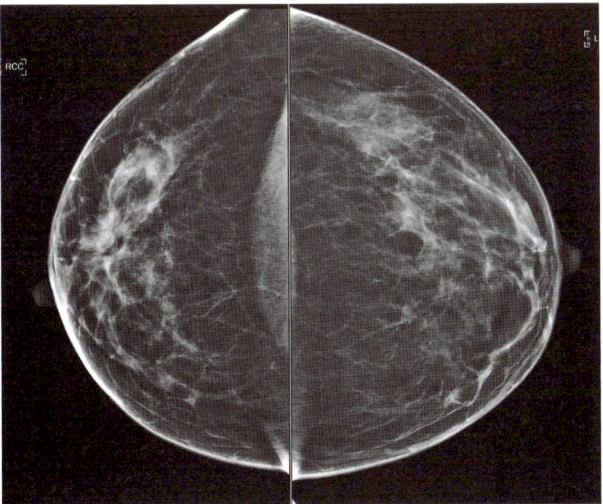

Figura 18.21 **Mama encolhida.** Incidência CC bilateral mostrando assimetria de tamanho da mama. A mama direita é menor do que a esquerda. Em mamografias anteriores (não mostrado), havia simetria de tamanho. Outro achado é a densidade crescente no lado direito, bem como a distorção arquitetural. A biopsia revelou um carcinoma lobular invasivo.

obter sua imagem. A avaliação de invasão muscular por US é limitada, devido ao sombreamento acústico posterior causado por muitos cânceres de mama, o qual obscurece os detalhes do músculo subjacente.

Mama masculina

A anatomia da mama masculina é similar à de uma menina na pré-puberdade. É composta por um CMA e por ductos lactíferos rudimentares. Homens normais, do ponto de vista genético e hormonal, não desenvolvem lóbulos e, portanto, não desenvolvem as patologias que surgem nesses locais. Entretanto, homens podem desenvolver câncer de mama, que quase sempre é um carcinoma ductal invasivo (CDI) ou CDIS. A mama masculina também pode desenvolver alterações hipertróficas denominadas ginecomastia, geralmente relacionadas ao estrógeno ou à estimulação induzida por medicação (ver Capítulo 20).

Linfáticos

A drenagem linfática da mama é importante por ser o método mais comum de disseminação para cânceres de mama. A metástase para os linfonodos constitui um dos achados prognósticos mais fortes em pacientes com a doença, e a sobrevida diminui com números crescentes de linfonodos metastáticos.

Um linfonodo axilar normal é oval, em formato "reniforme" ou semelhante ao do rim (Figura 18.23), circunscrito e comum hilo gorduroso. Os linfonodos normais apresentam ampla gama de comprimentos nos eixos longo e curto. Em um estudo conduzido por Deurloo *et al.*, constatou-se que a morfologia e a espessura cortical eram os fatores preditivos de metástase mais fortes. Usamos a medida de 2,3 mm como espessura cortical máxima para linfonodos normais em paciente *com* câncer de mama. A espessura cortical normal de um linfonodo axilar em mulheres *sem* câncer de mama pode chegar a 3 mm. Também é importante procurar outros indícios nos linfonodos, incluindo a perda do hilo gorduroso. O espessamento cortical focal também pode ser um sinal de metástase. Os canais linfáticos aferentes passam primeiramente pelo córtex de um linfonodo. Assim, a região subcortical imediata costuma ser o primeiro local de deposição metastática. Uma projeção arredondada no córtex de um linfonodo deve ser considerada suspeita. Margem indistinta ou irregular de um linfonodo pode ser sinal de extensão extracapsular de metástase na gordura circundante (Figura 18.24).

A maior parte do suprimento vascular de um linfonodo se dá pelo hilo, por onde entra a artéria nutridora e saem as veias de drenagem. O câncer causa neoangiogênese. A metástase para o linfonodo pode acarretar um *fluxo sanguíneo extra-hilar* abundante ou a formação, em torno de um linfonodo, de múltiplos vasos de nutrição que não passam pelo hilo.

A modificação ao longo do tempo também é muito importante na avaliação dos linfonodos, independentemente do tamanho absoluto ou da morfologia. Um linfonodo que permanece inalterado por muitos anos (na ausência de tratamentos que previnam o crescimento de um câncer, como a quimioterapia) provavelmente é benigno. Um linfonodo que sofreu aumento de tamanho ou apresenta novos achados suspeitos é preocupante. É normal os linfonodos exibirem uma flutuação discreta em resposta à infecção ou à inflamação. Se uma paciente apresenta explicação clínica para seus linfonodos aumentados (vacinação recente contra gripe, exacerbação de eczema etc.), é razoável conduzir um seguimento de curta duração para garantir a normalização do tamanho (Tabela 18.1).

Existem numerosos canais linfáticos ao longo da mama e das posições de linfonodos drenantes (Tabela 18.2). Um amplo plexo linfático localizado sob o CMA é chamado de plexo subareolar ou plexo de Sappey. Vasos linfáticos periductais repousam adjacentes à parede ductal. A drenagem linfática ocorre no sentido superficial-profundo e da mama para a axila e para a cadeia mamária interna (MI). Cerca de 75 a 97% da drenagem linfática da mama segue para os linfonodos da axila, e menos de 10% segue para a cadeia MI. O primeiro linfonodo encontrado, denominado *linfonodo sentinela*, pode ser identificado usando técnicas de mapeamento, que envolvem injeção de um

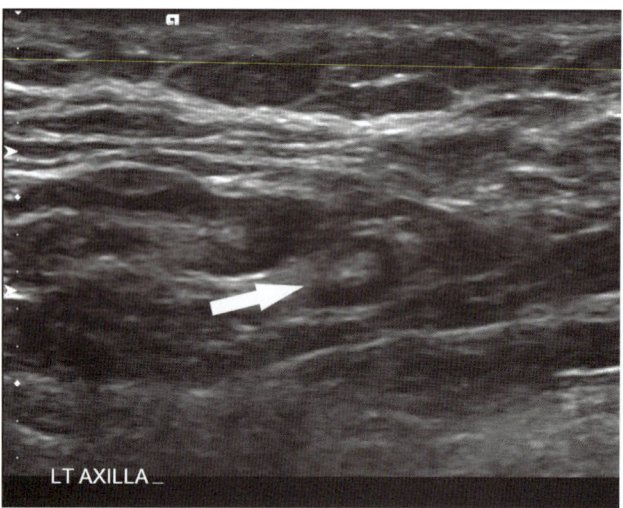

Figura 18.23 Linfonodo normal (*seta*). A imagem de ultrassom em escala de cinza da axila mostra um linfonodo de aparência normal. Note o formato reniforme, o córtex fino e uniforme, o contorno circunscrito e o hilo gorduroso ecogênico normal.

TABELA 18.1 Achados suspeitos no linfonodo.

Espessura cortical > 2,3 mm
Perda do hilo gorduroso
Espessamento cortical focal
Contorno indistinto
Fluxo sanguíneo extra-hilar aumentado
Aumento do tamanho ao longo do tempo

TABELA 18.2 Localizações dos linfonodos.

Axila	Nível I
	Nível II
	Nível III
	De Rotter
Cadeia mamária interna	
Supraclavicular	
Intramamário	

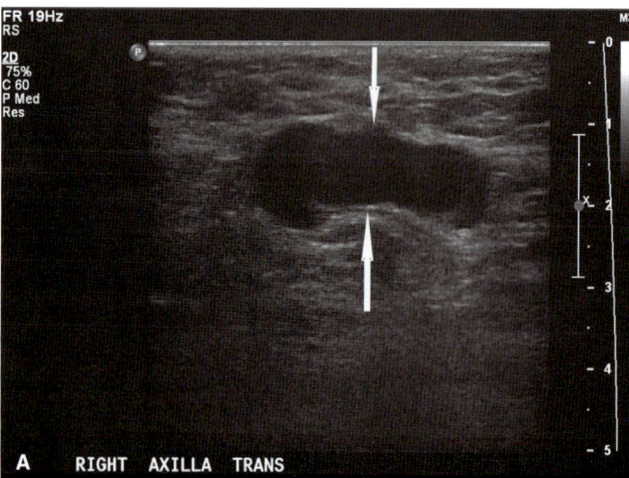
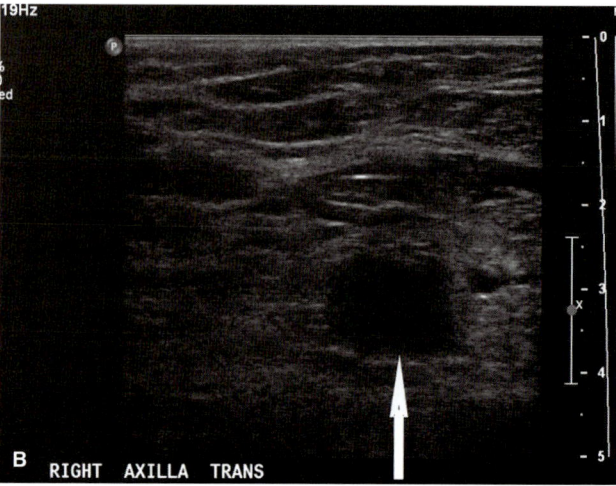

Figura 18.24 Linfonodos suspeitos à ultrassonografia (US). As imagens de US revelam espessamento cortical difuso (*setas*) (**A**), além de contorno mal definido e perda do hilo gorduroso normal (*seta*) (**B**).

corante azul e/ou de um radioisótopo (⁹⁹ᵐTc-enxofre coloidal).
Essas substâncias são então rastreadas até o linfonodo sentinela.
Menos de um quarto da drenagem linfática da mama segue
para os linfonodos MI, os quais se estendem ao longo do plano
paraesternal adjacente à artéria e à veia MI. Esses linfonodos
são vistos nos espaços intercostais adjacentes ao esterno.

Os linfonodos axilares são divididos em três níveis (Figura
18.25). Os linfonodos do *nível I* são laterais ao músculo peitoral
menor. Os linfonodos do *nível II* localizam-se posteriormente
ao peitoral menor. E os linfonodos de *nível III* são mediais ao
peitoral menor, por vezes sendo chamados *linfonodos infraclaviculares*. Os linfonodos localizados entre os músculos
peitorais maior e menor são chamados *linfonodos de Rotter*.
Os linfonodos do nível I são mais facilmente identificados e
removidos durante a dissecação do linfonodo axilar. Portanto,
é importante alertar o cirurgião quanto à presença de linfonodos anormais em outras localizações relativamente profundas
aos músculos.

É comum observar vários linfonodos axilares em incidência
de mamografia MLO de rotina (Figura 18.26). O número de
linfonodos observados depende muito da técnica de posicionamento adotada pelo técnico de mamografia. Como os
linfonodos residem na gordura localizada posteriormente
ao músculo peitoral, é possível que deslizem para fora sob a
placa de compressão. Se houver linfonodos na mamografia, é
necessário avaliá-los quanto ao tamanho e morfologia. Se não
forem encontrados linfonodos à mamografia, será impossível
avaliá-los. O caso de um linfonodo encontrado na avaliação
atual e que não foi incluído em avaliações prévias provavelmente decorre do posicionamento e não deve ser considerado
um achado novo ou suspeito, desde que seu tamanho e morfologia sejam normais.

Linfonodos aumentados ou anômalos exigem investigação
adicional. As etiologias inflamatórias ou infecciosas, tanto
malignas como benignas, podem resultar em linfonodos aumentados. A linfonodopatia pode ser bi ou unilateral, o que pode
ajudar a estreitar o diagnóstico diferencial. É importante lembrar
que a linfonodopatia axilar unilateral pode ser resultado do
câncer de mama, mesmo que a mamografia seja normal, uma
vez que alguns cânceres permanecem ocultos a esse exame. Na
avaliação diagnóstica dos linfonodos axilares, é mais comum
realizar uma US dirigida. Outros exames que também podem
ser úteis incluem a tomografia computadorizada (TC) e a RM.

Em nossa rotina, obtemos imagens dos linfonodos axilares
no contexto de um diagnóstico de câncer de mama novo ou
de massa mamária altamente suspeita (BI-RADS 5) ainda não
submetida à biopsia. As imagens da axila são obtidas de forma
rotineira, porque esse é o local que recebe a maior parte da
drenagem linfática. A obtenção de imagens dos linfonodos MI
é feita em casos de câncer na metade medial da mama, e sua
drenagem linfática é mais provável quando o tumor primário
está na região medial da mama.

Os linfonodos também podem ser encontrados *na* mama,
chamados de *linfonodos intramamários* (Figura 18.27), e são
mais frequentemente um achado incidental normal. Encontram-
se quase sempre na gordura, em geral adjacente a um vaso,
mas não se encontram no tecido mamário fibroglandular. Essa
distinção pode ser difícil em uma paciente extremamente magra,
com pouca gordura subcutânea. Os linfonodos intramamários
têm aspecto semelhante ao dos linfonodos de outras localizações:
são ovais, circunscritos e contêm gordura. A anatomia de um
linfonodo intramamário é facilmente avaliada por tomossíntese
mamária digital (TMD). A US dirigida também pode ser realizada, caso um linfonodo intramamário suspeito tenha sido
observado à mamografia. A presença ou ausência de linfonodos
intramamários não sofre flutuação. Desse modo, massa nova
não deve ser classificada como linfonodo intramamário normal,
mas é possível que tenha estado obscurecida até então ou que
não tenha sido incluída nos exames anteriores.

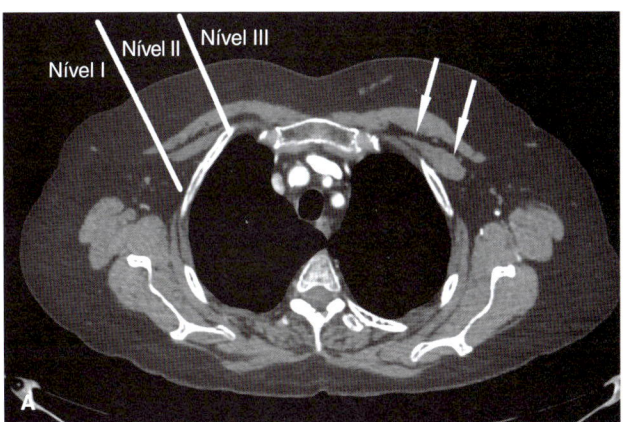
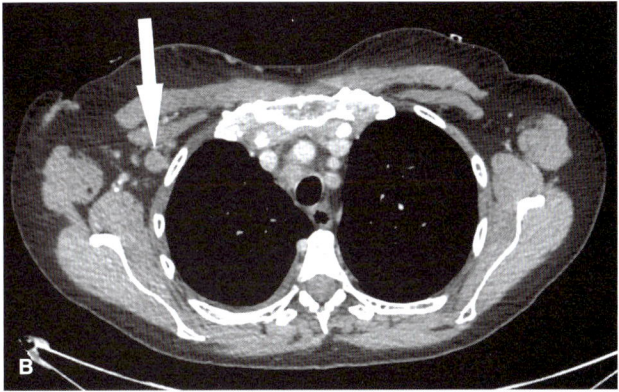
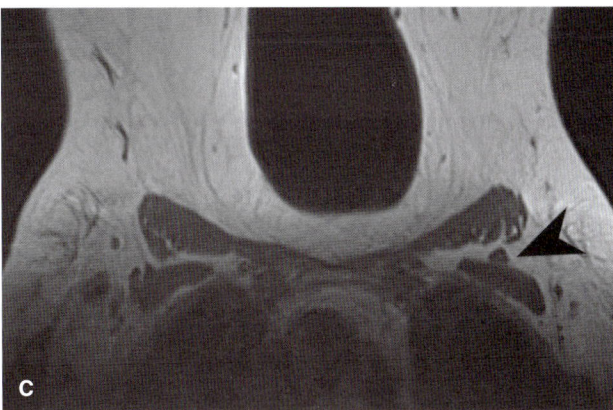

Figura 18.25 Níveis de linfonodos axilares. A. Tomografia computadorizada (TC) axial do tórax. Os linfonodos axilares são divididos em
três níveis. Os linfonodos do nível I são laterais ao músculo peitoral
menor (*setas*). Os linfonodos do nível II estão localizados profundamente
ao peitoral menor. Os linfonodos do nível III são mediais ao peitoral
menor. **B.** Linfonodo do nível II aumentado (*seta*) em uma paciente
com câncer de mama ipsilateral comprovado (não mostrado). Uma
linfonodomegalia mediastinal também está presente. **C.** Linfonodos
localizados entre os peitorais maior e menor são denominados linfonodos
de Rotter (*ponta de seta preta*).

Suprimento sanguíneo

O conhecimento sobre o suprimento sanguíneo da mama é útil
para evitar danos a um vaso de grande calibre durante a obtenção
da biopsia. Além disso, o suprimento sanguíneo afeta o padrão de
realce fisiológico normal de fundo durante a RM. Ele é oriundo
da artéria MI, que supre as partes medial e central da mama, e da
artéria torácica lateral, que supre as porções superior e externa
da mama. Contribuições menores para o fluxo arterial também são

feitas pelo ramo peitoral da artéria toracoacromial e pelos ramos das artérias intercostais (Figura 18.28).

A principal drenagem venosa da mama é paralela ao suprimento arterial. As veias superficiais existentes podem aumentar de tamanho e se tornar bastante visíveis durante a gravidez e a lactação. A tromboflebite de uma veia superficial é chamada doença de Mondor. Essa condição tem muitas etiologias, incluindo cirurgia prévia, traumatismo, desidratação, gravidez ou outras condições trombogênicas. As pacientes geralmente apresentam uma veia palpável e sensível, associada a uma área linear de eritema cutâneo (Figura 18.29).

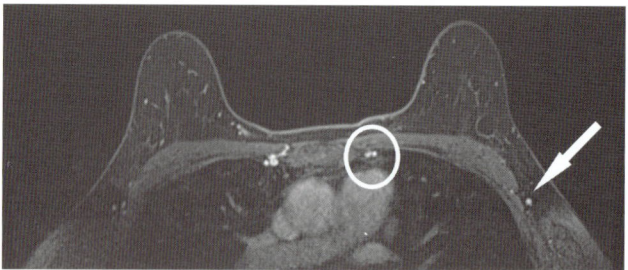

Figura 18.28 Suprimento sanguíneo em imagem de ressonância magnética (RM). O suprimento sanguíneo da mama advém primariamente da artéria e veia mamária interna (*círculo*), e da artéria e veia torácica lateral (*seta*).

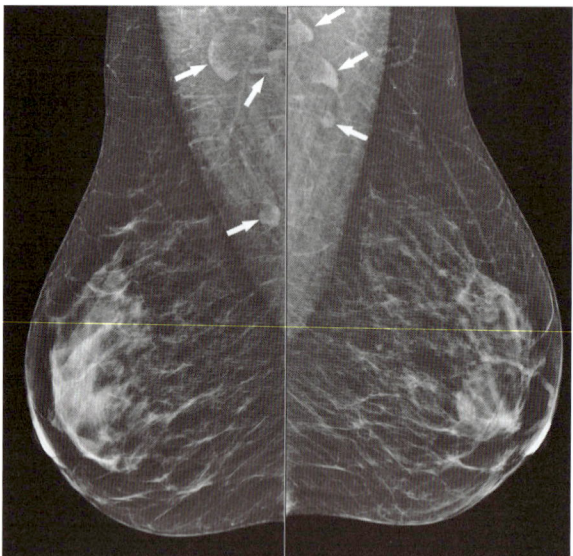

Figura 18.26 Linfonodos na mamografia mediolateral oblíqua (MLO). É comum observar linfonodos (*setas*) em incidências mamográficas MLO.

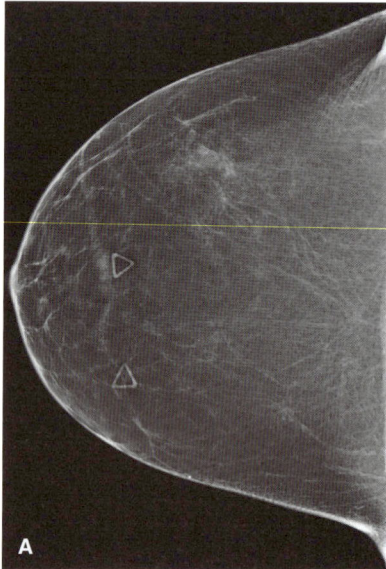

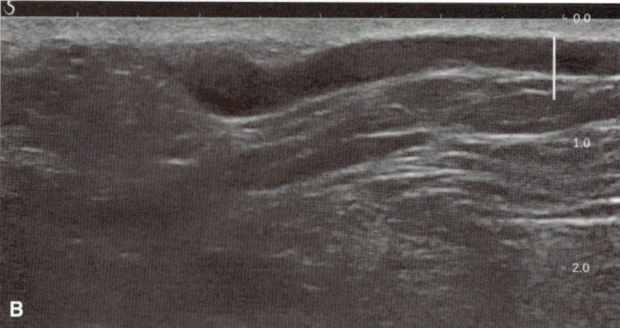

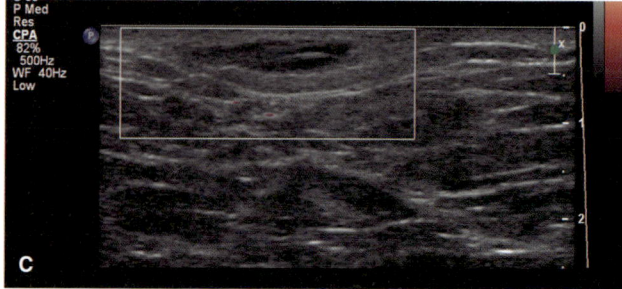

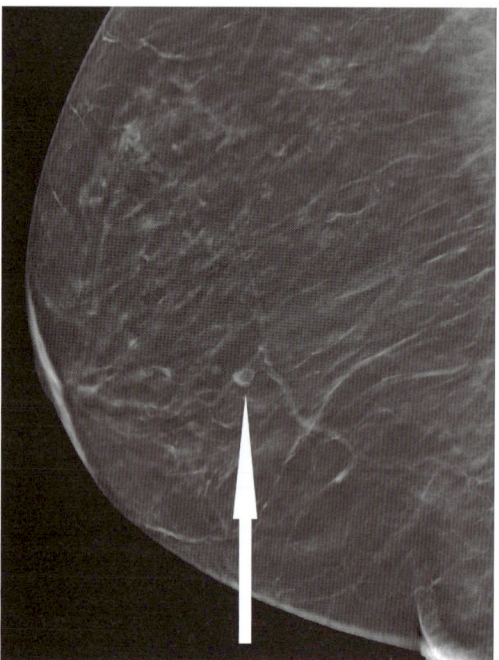

Figura 18.27 Linfonodo intramamário normal. Os linfonodos intramamários normais (*seta*) são vistos com frequência. Estão localizados na gordura, em geral nas proximidades de um vaso sanguíneo. Um hilo gorduroso costuma ser visível, como nesta imagem de tomossíntese mamária digital (TMD).

Figura 18.29 Tromboflebite de Mondor. A. A mamografia CC mostra uma estrutura palpável, semelhante a um tubo, marcada com os *triângulos*. **B.** A ultrassonografia (US) em escala de cinza mostra uma estrutura tubular superficial hipoecoica, compatível com uma veia superficial trombosada. **C.** Não há fluxo detectável na imagem com Doppler, devido à trombose.

Embriologia e desenvolvimento

A mama sofre alterações ao longo da vida da mulher. Seu desenvolvimento começa durante a quinta semana do crescimento embrionário e é igual para ambos os sexos. O ectoderma ventral se dobra para dentro e forma duas linhas simétricas conhecidas como "linhas lácteas", que se estende da axila até a virilha (Figura 18.30). Sobre o tórax, essa linha continua se tornando mais espessa e forma uma crista, enquanto o restante da linha regride. A regressão incompleta da linha láctea pode levar à formação de mamilos acessórios ou de tecido mamário. O tecido mamário acessório é mais comum na axila, sendo encontrado em 2 a 6% das mulheres, e pode sofrer alterações fisiológicas normais e até produzir leite durante a lactação. Um aspecto importante é que também pode desenvolver câncer. É comum que mulheres com tecido mamário acessório apresentem mamilo acessório, que costumam ser pequenos, pigmentados e podem ser confundidos com nevo.

A presença de mamilos acessórios é chamada *politelia*. A presença de tecido mamário acessório é denominada *polimastia*. A ausência congênita da mama é denominada *amastia*. Quando um mamilo está presente sem o tecido mamário subjacente, caracteriza-se uma condição chamada *amazia* (Tabela 18.3). As anomalias congênitas da mama podem coexistir com o desenvolvimento anormal de outras estruturas. A síndrome de Poland, descrita pela primeira vez em 1841, está associada à ausência do músculo peitoral, deformação da parede torácica, anomalias mamárias e simbraquidactilia, acompanhada de hipoplasia das falanges médias e formação de membrana interdigital (*webbing*) (Figura 18.31).

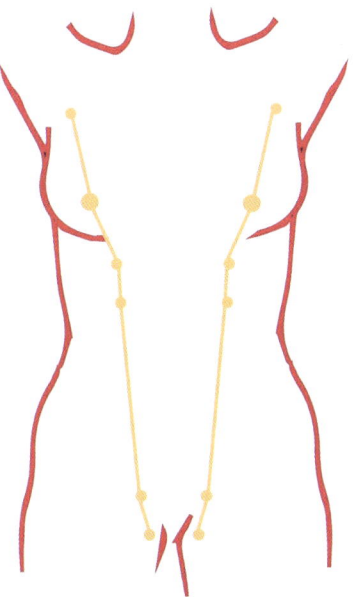

Figura 18.30 Linhas lácteas. A linha láctea se desenvolve durante a embriologia (*linhas ocre*). A regressão incompleta da linha láctea de leite pode levar à formação de mamilos acessórios ou de tecido mamário nesses locais.

TABELA 18.3 Anomalias do desenvolvimento mamário.	
Politelia	Presença de mamilos acessórios
Polimastia	Presença de tecido mamário acessório
Amastia	Ausência congênita da mama
Amazia	Presença do mamilo na ausência de tecido mamário subjacente

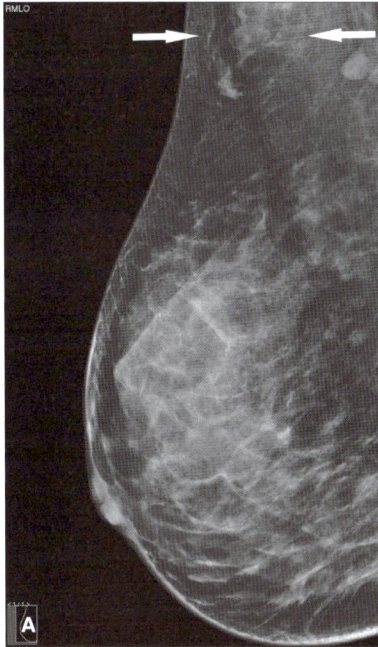

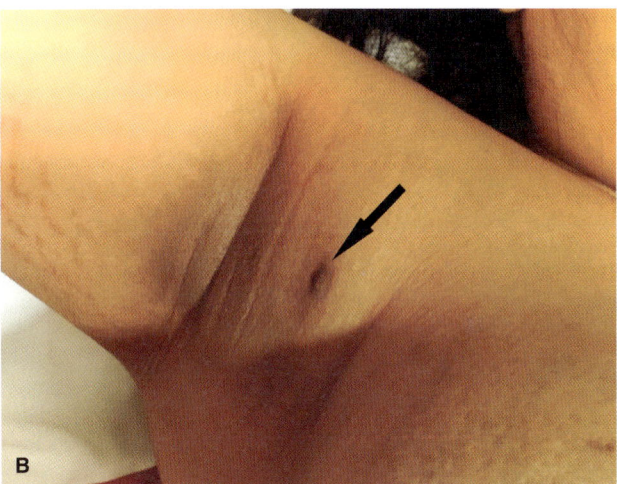

Figura 18.31 Tecido mamário acessório na axila. A. Mamografia mediolateral oblíqua (MLO) direita mostrando tecido mamário acessório na axila (*setas*). **B.** Fotografia da axila mostrando um mamilo acessório (*seta preta*).

O desenvolvimento mamário continua no decorrer de todo o desenvolvimento fetal, com brotamento e ramificação do epitélio para a formação dos ductos. Após o nascimento, a mama masculina permanece rudimentar, consistindo apenas em estruturas ductais e não de lóbulos. A mama feminina continua a se desenvolver durante a puberdade. O desenvolvimento dos ductos lactíferos se dá predominantemente sob os efeitos do estrógeno. As ULDT e os lóbulos começam a se formar no fim da adolescência e por volta dos 20 anos de idade, por estimulação do estrógeno e da progesterona. Os lóbulos serão o local de produção de leite durante a gravidez e a lactação.

O desenvolvimento da mama é denominado *telarca*. Nas meninas, o primeiro sinal é o aparecimento de um caroço do tamanho de uma moeda, diretamente atrás do mamilo, chamado *broto mamário*. Ele pode ser sensível e palpável e ser apresentado para avaliação diagnóstica. Inicialmente, pode ser assimétrico, e é de extrema importância *não* submetê-lo a biopsia. O traumatismo iatrogênico do broto mamário pode interromper o desenvolvimento e, subsequentemente, causar acentuada deformação e subdesenvolvimento mamário na paciente (Figura 18.32).

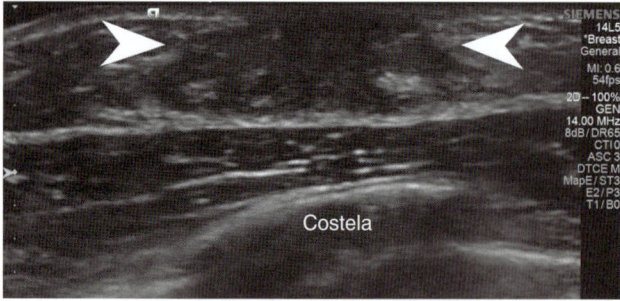

Figura 18.32 Broto mamário na imagem de ultrassonografia (US). Broto mamário normal em menina de 7 anos, com um caroço subareolar palpável sensível. O broto mamário costuma ser hipoecoico, estendendo-se diretamente posterior ao mamilo, e não deve ser confundido com massa. O traumatismo resultante da biopsia pode interferir no desenvolvimento normal da mama.

Alterações ao longo do tempo: gravidez, lactação e menopausa

Alterações importantes ocorrem na mama durante a gravidez e a lactação, as quais modificam a aparência normal das mamas nos exames de imagem. Durante a gravidez, há o desenvolvimento acelerado dos lóbulos sob influência da progesterona, e os efeitos são mais pronunciados no segundo e terceiro trimestres da gestação. Há aumento do número de ácinos e do estroma intralobular. Os elementos fibroglandulares ocupam um percentual maior da mama em relação à gordura. A densidade mamária mamográfica sofre um aumento marcante. No último trimestre da gestação, os ácinos começam a secretar colostro, e o leite, então, também aumenta a densidade mamária. Quando a mulher em fase de lactação é avaliada por exames de imagem, é solicitado que ela amamente ou bombeie o leite imediatamente antes do exame, para minimizar a quantidade de líquido presente (Figura 18.33).

A gravidez e a lactação também modificam a aparência do tecido mamário tanto à US como à RM. Na US, o tecido fibroglandular se torna mais hipoecoico. Ductos lactíferos dilatados e cheios de líquido também podem ser observados. Na RM, há um realce acentuado pelo meio de contraste do parênquima de fundo. A triagem da mama por RM não é realizada de forma rotineira em gestantes, porque o potencial de o contraste de gadolínio afetar o feto é desconhecido.

O tecido mamário involui normalmente com a menopausa e com o declínio dos níveis circulantes de estrógeno e progesterona. A substituição do tecido fibroglandular por gordura aumenta. Como o risco de câncer de mama cresce com o envelhecimento, um achado de assimetria ou de massa nova ou em crescimento na pós-menopausa deve ser considerado suspeito. Pode haver aumento transitório do tecido fibroglandular em mulheres em pós-menopausa submetidas à terapia de reposição hormonal (TRH). Entretanto, o uso da TRH declinou ao longo da última década, por estar associado ao risco aumentado de câncer de mama.

Fisiopatologia do câncer de mama

O câncer de mama é a malignidade não dermatológica mais comum em mulheres e a segunda causa mais frequente de morte por câncer (American Cancer Society). A maioria dos cânceres de mama surgem do epitélio dos ductos lactíferos e dos lóbulos; portanto, são adenocarcinomas. Os cânceres surgem após o acúmulo de mutações no DNA, que resulta em crescimento celular descontrolado (Figura 18.34). A maior parte dos cânceres de mama surgem de células ductais na ULDT. A doença exibe um espectro de aparências histopatológicas que progride de uma

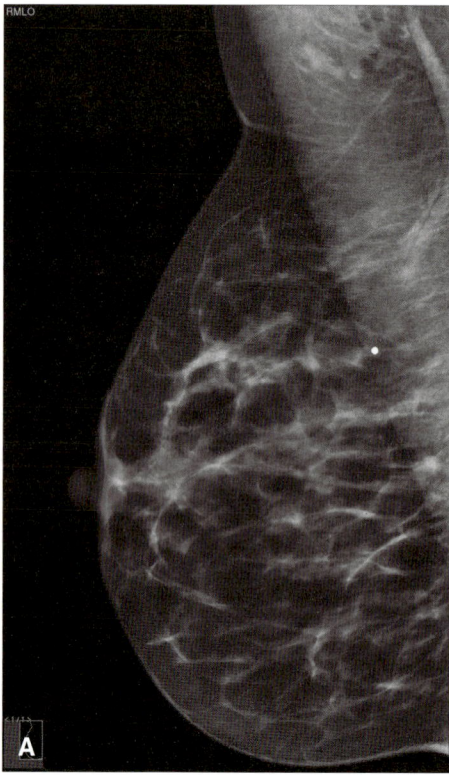
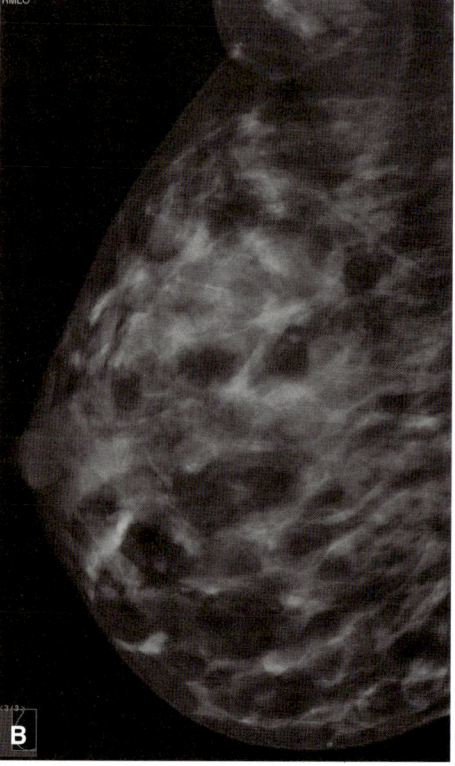

Figura 18.33 Alterações associadas à lactação. **A.** Mamografia mediolateral oblíqua (MLO) normal obtida antes da gravidez. **B.** Mamografia MLO normal obtida da mesma paciente, durante a lactação. Há aumento acentuado do tecido fibroglandular e da densidade mamária.

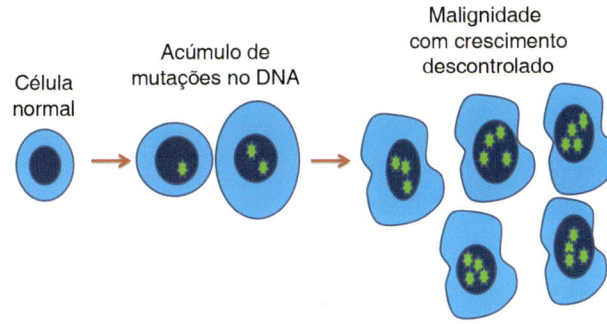

Figura 18.34 Representação ilustrativa de mutações no DNA contido no núcleo da célula, levando ao crescimento celular descontrolado da malignidade.

hiperplasia ductal usual para hiperplasia ductal atípica, CDIS e, por fim, CDI. As células malignas do CDIS ficam confinadas ao ducto lactífero, sem a ruptura da membrana basal, de modo que, por definição, não tem potencial de disseminação metastática (Figura 18.35). Entretanto, o CDIS é classificado como câncer de mama devido à probabilidade de transformação em doença invasiva. O CDIS é visto classicamente como calcificações à mamografia ou como um realce pelo meio de contraste, que não forma massa à RM. A distribuição do CDIS costuma seguir a anatomia de um ducto lactífero ou sistema ductal (Figura 18.36).

O CDI é a forma mais comum de câncer de mama. Surge no ducto lactífero e se dissemina além da membrana basal, invadindo o estroma. Sua apresentação clássica é a de massa mamária que pode ser vista por mamografia, US e RM (Figura 18.37). O CDI tem o potencial de se disseminar para os linfonodos e metastatizar para todo o corpo.

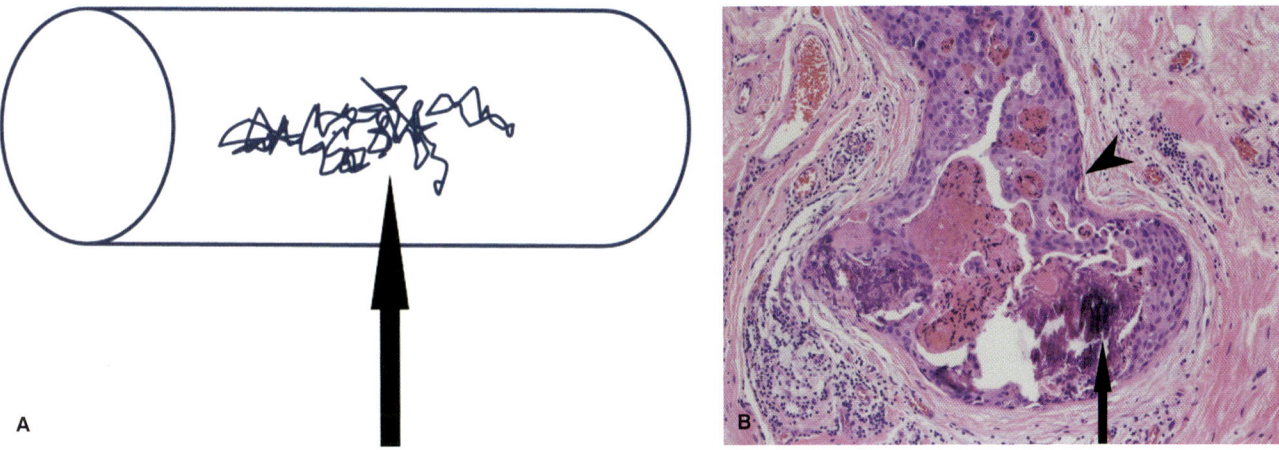

Figura 18.35 Carcinoma ductal *in situ* (CDIS). **A.** Esboço ilustrando um ducto lactífero contendo calcificações de CDIS (*seta*). **B.** Histopatologia do CDIS. Coloração com hematoxilina-eosina (HE) mostrando o lúmen do ducto distendido (*ponta da seta*) cheio de células anômalas de CDIS. Há necrose e calcificação (*seta*). As calcificações são detectáveis na mamografia. (Lâmina de histopatologia cedida pela dra. Kristen Atkins.)

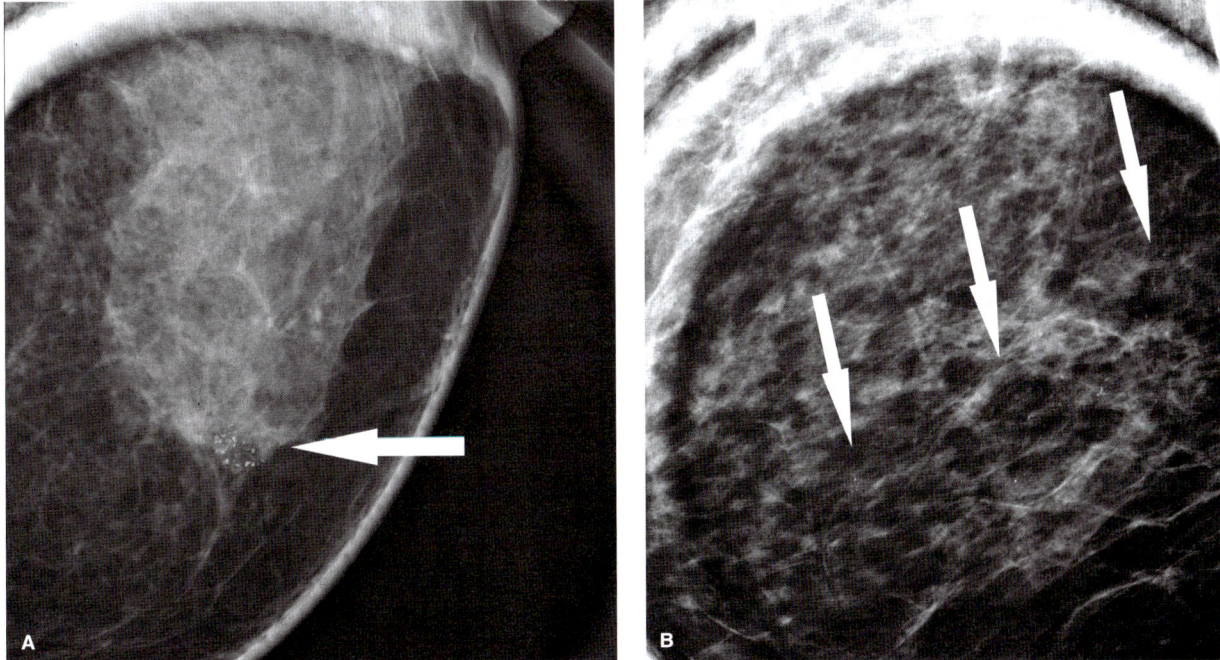

Figura 18.36 **Aparência mamográfica do carcinoma ductal *in situ* (CDIS).** Mamografias com amplificação pontual. **A.** Um grupo de calcificações pleomórficas finas (*seta*). A biopsia revelou um CDIS de alto grau. **B.** Calcificações pleomórficas finas segmentares seguindo a distribuição do ducto lactífero (*setas*). A biopsia mostrou um CDIS de alto grau.

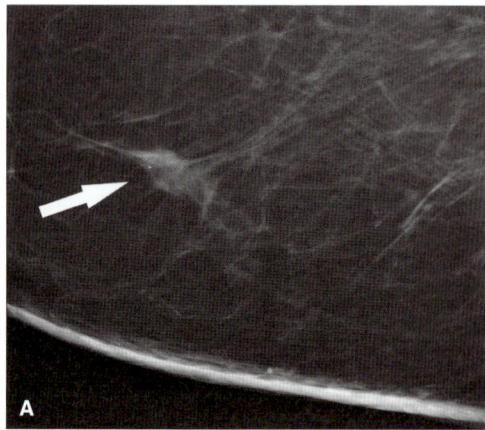 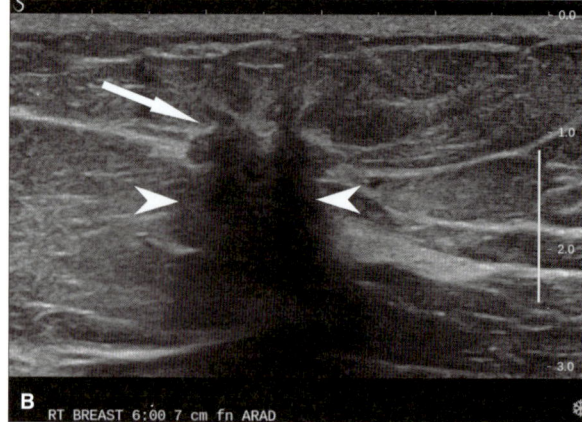

Figura 18.37 Aparência do carcinoma ductal invasivo na mamografia e na ultrassonografia. A. Uma incidência mediolateral oblíqua (MLO) com ampliação pontual mostra massa de formato irregular e alta densidade, com contorno espiculado e calcificações pleomórficas finas. **B.** O ultrassom em escala de cinza mostra a mesma massa (*seta*) de formato irregular e contorno espiculado com sombreamento acústico posterior (*pontas de seta*). O aspecto das imagens é altamente sugestivo de malignidade.

É menos comum que o câncer de mama surja a partir de células dos lóbulos, sendo então denominado câncer lobular invasivo (CLI). As células cancerosas do CLI não contêm e-caderina e, como resultado, não aderem umas às outras, mas formam uma rede de células infiltrantes. Classicamente, é mais difícil detectar o CLI por exames de imagem. Esse câncer pode se apresentar como massa mamária, assimetria ou distorção arquitetural (Figura 18.38). O uso de técnicas de imagem como TMD e RM ampliou nossa capacidade de detectar o CLI. Ao contrário do CDIS, o carcinoma lobular *in situ* (CLIS) *não é* considerado câncer de mama. Trata-se de uma lesão de alto risco que aumenta a chance de câncer de mama.

Leitura sugerida

American Cancer Society. Breast Cancer Statistics 2017. cancer.org/Breast CancerStats2017.

American College of Radiology. *American College of Radiology Manual on Contrast Media. Version 10.3.* Reston, VA: ACR Committee on Drugs and Contrast Media; 2017.

Beals RK, Crawford S. Congenital absence of the pectoral muscles. *Clin Orthop Relat Res* 1976;119:166–171.

Cao MM, Hoyt AC, Bassett LW. Mammographic signs of systemic disease. *Radiographics* 2011;31(4):1085–1100.

Chlebowski RT, Stefanick, ML, Anderson GA. Breast cancer in postmenopausal women after hormone therapy. *JAMA* 2011;305(5):466–467.

DeFilippis EM, Arleo EK. The ABCs of accessory breast tissue: basic information every radiologist should know. *AJR Am J Roentgenol* 2014;202(5): 1157–1162.

Deurloo EE, Tanis PJ, Gilhuijs KG, et al. Reduction in the number of sentinel lymph node procedures by preoperative ultrasonography of the axilla in breast cancer. *Eur J of Cancer* 2003;39(8):1068–1073.

Harvey JA, Nicholson BT, Cohen MA. Finding early invasive breast cancers: a practical approach. *Radiology* 2008;248(1):61–76.

Hultborn KA, Larsen LG, Raghnult I. The lymph drainage from the breast to the axillary and parasternal lymph nodes: studied with the aid of colloidal AU198. *Acta Radiol* 1955;43(1):52–64.

McTiernan A, Martin CF, Peck JD, et al. Estrogen-plus-progestin use and mammographic density in postmenopausal women: Women's Health Initiative randomized trial. *J Natl Cancer Inst* 2005;97(18):1366–1376.

Nicholson BT, Harvey JA, Cohen MA. Nipple-areolar complex: normal anatomy and benign and malignant processes. *Radiographics* 2009;29(2):509–523.

Osborne MP, Boolbol SK. Breast anatomy and development. In: Harris JR, Lippman ME, Morrow M, Osborne CK, eds. *Breast Diseases.* 5th ed. Philadelphia, PA: Wolters Kluwer Health; 2014.

Santen R, Mansel R. Benign breast disorders. *N Engl J Med* 2005;353(3):275–285.

Stavros AT. *Breast Ultrasound.* Philadelphia, PA: Lippincott Williams & Wilkins; 2004.

Figura 18.38 Aparência mamográfica do carcinoma lobular invasivo. A mamografia digital bidimensional (**A**) e a tomossíntese mamária digital (TMD) (**B**) revelam uma área ampla de distorção arquitetural (*setas*). A biopsia revelou um carcinoma lobular invasivo.

CAPÍTULO 19 ■ EXAMES DE RASTREAMENTO DE CÂNCER DE MAMA

JONATHAN V. NGUYEN, CARRIE M. ROCHMAN E BRANDI T. NICHOLSON

Introdução

Os exames de imagem são essenciais na avaliação para auxiliar na detecção do câncer de mama em estágio inicial em pacientes assintomáticas, bem como avaliar os sintomas clínicos mamários. Os exames de imagem incluem mamografia, ultrassonografia (US), ressonância magnética (RM) e algumas modalidades de imagens funcionais. A mamografia é a principal modalidade usada no rastreamento do câncer de mama.

Triagem do câncer de mama

Suporte ao rastreamento

A sobrevida ao câncer de mama é influenciada pelo tamanho do tumor e pelo estado dos linfonodos no momento do diagnóstico. Tumores pequenos com linfonodos axilares negativos apresentam taxas de sobrevida bem acima de 90%. Tais cânceres são detectados com uma frequência muito maior na triagem com mamografia que pelo exame médico. Diversos estudos controlados randomizados comprovaram a eficácia do rastreamento com mamografia na redução da mortalidade por câncer de mama, a partir da identificação das malignidades nos estágios mais iniciais.

Em 1963, o Health Insurance Plan of New York (HIP) convidou 31 mil mulheres na faixa etária de 40 a 64 anos a participarem de quatro triagens anuais de câncer de mama por mamografia e exame físico. Esse grupo de estudo foi comparado a um grupo controle constituído por mulheres que receberam cuidados médicos de rotina. Decorridos 9 anos do início do estudo, foi constatada uma redução de 29% na mortalidade por câncer de mama no grupo submetido à triagem anual.

Múltiplos estudos de rastreamento mamográfico, baseados na população, foram iniciados no fim da década de 1970 e início dos anos 1980 e implicavam a inclusão de todas as mulheres residentes em uma área geográfica específica e que pertenciam à faixa etária estudada. Quando os dados de todos os centros foram combinados, a diminuição da mortalidade por câncer de mama entre as mulheres na faixa etária de 40 a 74 anos foi de 24% no grupo convidado para a triagem mamográfica em comparação ao grupo que não foi convidado (controle).

O real benefício da triagem com mamografia para todas as idades provavelmente supera o que foi demonstrado pelos estudos clínicos randomizados. Os dados de mortalidade por câncer de mama em todas as mulheres convidadas para a triagem, independentemente de elas de fato terem se submetido à mamografia, foram usados para calcular a redução da mortalidade atribuível à triagem. As taxas de complacência para obtenção da mamografia variaram de 61 a 89%. A tecnologia usada para a mamografia melhorou significativamente a partir do momento em que os estudos foram iniciados, resultando na detecção antecipada do câncer de mama. Avaliações recentes do impacto do rastreamento mamográfico no contexto da comunidade (triagem por serviço) demonstraram reduções de até 50% na mortalidade; contudo, é difícil determinar se de fato a triagem contribui para a diminuição da taxa de morte após as melhorias na terapia.

A meta da triagem de mulheres assintomáticas é encontrar o câncer de mama ainda nos estágios iniciais, quando o tratamento traz maior probabilidade de sobrevivência. Em um programa de triagem bem-estabelecido, mais de 50% dos cânceres serão mínimos, ou seja, cânceres não invasivos ou invasivos, mas com tamanho inferior a 1 cm e linfonodos negativos. Mais de 80% dos cânceres de mama descobertos por rastreamento mamográfico devem ser negativos para linfonodos.

Diretrizes para o rastreamento

Há controvérsias quanto à idade em que o rastreamento mamográfico deve ser iniciado e também quanto à frequência dos exames. Tradicionalmente, a recomendação é começar com uma triagem anual aos 40 anos e, então, continuar até que a expectativa de vida seja inferior a 10 anos.

Em 2009, a U.S. Preventive Services Task Force (USPSTF) suspendeu seu suporte para triagens mamográficas de mulheres com idade em torno de 40 anos e recomendou a triagem bianual de mulheres na faixa etária de 50 a 74 anos (recomendação reforçada em 2016 pela mesma organização). A USPSTF concluiu que o benefício obtido com a triagem não era alto o suficiente para compensar os pontos fracos do exame (resultados falso-positivos, ansiedade e possíveis exageros no diagnóstico e no tratamento). A USPSTF optou por usar uma redução de 15% na mortalidade em sua metanálise, ainda que reduções de até 44% tenham sido relatadas com a triagem nessa faixa etária. Estudos observacionais demonstraram que mulheres com 40 a 49 anos eram mais propensas a serem diagnosticadas com cânceres em estágio tardio se fossem submetidas às triagens a intervalos de 2 anos em comparação à triagem anual. Outros estudos sobre cânceres que surgem entre os exames de triagem demonstraram que uma grande proporção de cânceres de mama cresce mais rápido em pacientes mais jovens do que em pacientes de idade avançada. Por isso, o American College of Radiology e a Society of Breast Imaging atualmente recomendam a triagem mamográfica anual para mulheres de 40 anos ou mais. A American Cancer Society (ACS) recomenda iniciar a triagem anual aos 45 anos, com a opção de transição para triagem bianual aos 55 anos. Embora esteja claro que ambos os intervalos possam diminuir a mortalidade por câncer de mama em mulheres de 40 anos, e que a triagem mamográfica anual é mais efetiva na redução das mortes, considerações econômicas e pesquisas adicionais sobre fatores individuais das pacientes podem favorecer a introdução de modificações nas estratégias do exame.

As mulheres com risco potencialmente alto de desenvolver câncer de mama devem buscar aconselhamento especializado sobre a idade em que as triagens devem ser iniciadas, a periodicidade da mamografia e a possível adição de outras modalidades de rastreamento. Além disso, uma avaliação do risco deve ser realizada. Os fatores que comprovadamente aumentam o risco de uma mulher desenvolver a doença incluem: (1) história pessoal de câncer de mama ou ovário; (2) evidência laboratorial de que a mulher é portadora de mutação genética BRCA1 ou BRCA2, a qual confere um risco estimado de até 80% de câncer de mama por volta dos 70 anos; (3) ter mãe, irmã ou filha com câncer de mama; (4) hiperplasia ductal atípica (HDA) ou neoplasia lobular diagnosticada em biopsia de mama prévia; e (5) história de radiação torácica recebida entre os 10 e 30 anos. As mulheres de alto risco (risco vitalício de câncer de mama acima de 20%) devem se submeter à triagem anual com RM, em adição à triagem mamográfica (ver Capítulo 22). Ademais, seria apropriado dar início às triagens mamográficas a partir dos 25 a 30 anos de idade nessas pacientes. A triagem com US pode ser considerada para mulheres de alto risco impossibilitadas de se submeter à RM.

Ao adotar uma política de rastreamento, o médico deve lembrar que todas as mulheres apresentam risco de desenvolver câncer de mama. A ACS estima que uma em cada oito mulheres desenvolverá a doença em algum momento da vida, e a maioria não apresentará histórias que as coloquem em condição de risco aumentado.

Fatores técnicos no rastreamento

Física da mamografia

Dada a necessidade de alto contraste e alta resolução espacial para a obtenção de mamografia de ótima qualidade, o equipamento radiográfico padrão não pode ser usado para realizar este exame. A mamografia deve ser realizada em uma unidade destinada a essa finalidade, uma vez que o equipamento e a técnica mamográfica diferem da radiografia padrão em vários aspectos. O material do ânodo usado para gerar os raios X na maioria das unidades de mamografia de filme é o molibdênio, porque permite a produção de raios X de menor energia e gera um contraste maior entre as estruturas de partes moles. As estruturas da mama não apresentam diferenças significativas no

contraste inerente, por isso esses fótons de baixa quilovoltagem são de extrema importância para a produção de imagens de alto contraste. Algumas unidades também têm ânodos de ródio que podem ser usados para aumentar o contraste em mamas mais densas, ao mesmo tempo em que mantêm a dose e o tempo de exposição à radiação baixos. As unidades de mamografia digital de campo total (MDCT) geralmente utilizam ânodos de tungstênio, os quais são mais eficientes, têm maior longevidade, podem render doses de radiação menores que as dos ânodos de molibdênio e possibilitam exames de alta qualidade com o processamento da imagem. O radiologista precisa ser capaz de discernir a presença de minúsculas calcificações nas mamografias, algumas das quais chegam a medir 0,1 mm ou menos. O ponto focal pequeno usado nas unidades mamográficas e os detectores radiográficos digitais de alta resolução, ou monitores intensificadores de alta resolução usados com filmes de emulsão individuais, contribuem para a criação de imagens de alta qualidade.

Compressão. Todas as unidades mamográficas são equipadas com pás de compressão que apertam a mama contra o suporte do filme ou receptor de imagem. Uma boa compressão da mama é essencial para obter mamografia de qualidade por vários motivos: as estruturas mamárias sobrepostas se espalham, de modo a permitir que as massas verdadeiras sejam diferenciadas do somatório de sombras produzidas pelos tecidos; a mama é imobilizada, de modo a minimizar a falta de precisão ou a indefinição decorrente da movimentação da paciente; a falta de precisão geométrica, resultante da dimensão finita do ponto focal, é minimizada pela aproximação das estruturas mamárias do filme; a mama torna-se quase uniforme em termos de espessura, de modo que a densidade dos tecidos próximos ao mamilo, no filme, seja similar à daqueles situados nas proximidades da parede torácica; a dose de radiação pode ser diminuída, uma vez que a mama mais delgada requer menos fótons para penetração.

Infelizmente, a compressão da mama pode ser desconfortável. Contudo, a maioria das pacientes consegue tolerar o procedimento ao ser esclarecida a respeito dos benefícios resultantes. Durante a mamografia de rotina, a mama é comprimida apenas por alguns segundos enquanto cada incidência é obtida. Muitas unidades são equipadas com dispositivos de compressão automáticos que permitem ao técnico liberar a tensão imediatamente após a exposição.

Outros fatores importantes a serem considerados na produção de mamografias de alta qualidade incluem o gerador de raios X, a filtração do feixe, o uso ou não de uma grade, as combinações de telas intensificadoras e o sistema de processamento do filme. Todos eles estão interrelacionados e devem ser otimizados para produzir exames tecnicamente aceitáveis.

MDCT. As unidades de MDCT começaram a ser comercializadas em 2000 e, hoje, representam a maioria das unidades de mamografia existentes nos EUA. A MDCT usa um sistema eletrônico de captura e exibição de imagem com uma resolução de contraste aumentada e uma dinâmica melhor que a mamografia de triagem com filme. A resolução espacial é menor, porém sua maior resolução de contraste ainda possibilita a obtenção de imagens de alta qualidade. A dose de radiação da MDCT é comparável à da mamografia com filme em mamas menores e pode ser mais baixa em mamas maiores. Entre as vantagens da MDCT em relação à mamografia com filme, incluem-se uma velocidade maior de aquisição de imagem e, portanto, um rendimento aumentado de pacientes; a capacidade de processar a imagem, que pode proporcionar menos repetição de exames, graças à otimização do brilho e do contraste; outros algoritmos de processamento de imagem, o que pode resultar em maior conspicuidade de certas características, como microcalcificações, integração da detecção assistida por computador e programas de *software* de diagnóstico; armazenamento eletrônico, eliminando assim o acúmulo de filmes e a necessidade guardá-los; e a possibilidade de telerradiologia.

O Digital Mammographic Imaging Screening Trial, um estudo multicêntrico que envolveu mais de 49 mil mulheres nos EUA e no Canadá, não encontrou diferenças significativas na sensibilidade entre a MDCT e a mamografia com filme. Entretanto, a MDCT apresentou um desempenho significativamente melhor em mulheres em pré e perimenopausa, mulheres com menos de 50 anos de idade e mulheres com mamas densas. Esses achados, aliados às vantagens técnicas da MDCT, resultaram na substituição da mamografia de triagem com filme pela MDCT na detecção e diagnóstico do câncer de mama.

Risco de radiação

Uma suscetibilidade aumentada ao câncer de mama foi documentada entre mulheres expostas a doses altas de radiação (1 a 20 Gy). As sobreviventes das explosões de bomba atômica ocorridas no Japão, pacientes submetidas à radioterapia e pacientes de sanatórios submetidas a múltiplas fluoroscopias torácicas para tratar tuberculose constituem populações com incidência aumentada de câncer. Tais dados levantam questões quanto ao risco que trazem as baixas doses de radiação aplicadas na mamografia de triagem.

Um estudo controlado para avaliar os efeitos produzidos por doses baixas de radiação, como as recebidas durante a mamografia, demandaria quase 100 milhões de mulheres, tanto no grupo experimental quanto no grupo controle, para fornecer dados estatisticamente significativos, o que é claramente inviável ou impossível. Sendo assim, as estimativas ou riscos são supostos por extrapolação a partir dos dados obtidos em doses maiores, empregando um modelo dose-resposta linear.

Os dados obtidos com o seguimento dos sobreviventes das bombas atômicas japonesas demonstraram um risco associado à radiação progressivamente menor com o aumento da idade no momento da exposição. As mulheres expostas na juventude e na adolescência apresentaram o maior aumento no risco, porém mulheres que tinham 40 anos de idade ou mais no momento da exposição não apresentaram o mesmo resultado. Estudos de outras populações submetidas a uma significativa exposição radioativa das mamas também sustentaram um risco diminuído com o aumento da idade no momento da exposição. O risco vitalício de morte por câncer de mama estimado a partir de uma única mamografia, na faixa etária de 40 a 49 anos, é de cerca de 2 em cada 1 milhão. Em mulheres com 50 a 59 anos, esse risco cai para menos de 1 em cada 1 milhão; diminuições progressivas do risco são observadas com idades mais avançadas. Esses riscos teóricos devem ser ponderados contra o risco de morte por câncer de mama espontâneo, o qual seria de aproximadamente 700 por milhão entre as mulheres de 40 a 49 anos e de 1.000 por milhão entre as mulheres de 50 a 59 anos. Com base em modelos de projeção, a mamografia de triagem de rotina não está associada a uma mortalidade por radiação-induzida aumentada.

O American College of Radiology recomenda que a dose glandular média aplicada por uma única incidência mamográfica não exceda 3 mGy, embora a maioria seja feita com cerca de 2 mGy. Para colocar a dose de radiação por mamografia em perspectiva, calcula-se que uma dose efetiva média a partir de mamografia de incidência dupla padrão é de 0,44 mSv; já a dose efetiva a partir da radiação de fundo natural é de 3 mSv por ano, nos EUA.

Posicionamento da mamografia de rastreamento

A mamografia pode ser realizada com a paciente sentada ou em pé. A maioria dos profissionais de triagem prefere segunda opção, que permite um fluxo mais rápido e torna mais fácil a tarefa de encontrar o posicionamento adequado, além de permitir um contato maior das pacientes com o aparelho, o que permite obter a imagem de mais tecidos mamários posteriores.

Nos EUA, geralmente são obtidas duas incidências de cada mama por mamografia de rastreamento. Em alguns países europeus, uma única incidência mediolateral oblíqua (MLO) é obtida para os exames de triagem; porém, estudos demonstraram que uma incidência única falha em detectar 20 a 25% dos cânceres de mama. Além disso, a mamografia com incidência única levaria a um número excessivo de retornos para a obtenção de incidências adicionais. As incidências padrões para mamografia de triagem são a MLO e a craniocaudal (CC).

Incidência MLO. A incidência MLO, desde que corretamente posicionada, é a que revela a maior quantidade de tecido mamário. Para obtê-la, o tubo de raios X e o receptor de imagem, fixados um ao outro, são movidos paralelamente à orientação do músculo peitoral maior da paciente. O técnico conta com a flexibilidade de escolher o ângulo, de modo a obter uma imagem da maior quantidade de tecido mamário possível. De modo geral, o ângulo varia de 40° a 60° a partir da horizontal.

É solicitado que a paciente relaxe os músculos do braço e do tórax e encoste no aparelho. A mama é colocada sobre o receptor de imagem, e uma compressão é aplicada a partir da direção superomedial, da qual os raios X serão gerados. A mama deve ser puxada anteriormente e espalhada em uma direção superior-inferior tanto quanto possível, para minimizar a sobreposição de estruturas e maximizar a quantidade de tecido incluído na imagem. O mamilo deve ser posicionado de perfil. É necessário aplicar compressão (Figura 19.1). Por convenção, na incidência MLO, coloca-se um marcador próximo aos tecidos axilares da mama para indicar o lado (esquerdo ou direito) e o tipo de incidência.

Incidência CC. Para a incidência CC, o aparelho é posicionado na vertical, de modo que o tubo de raios X fique perpendicular ao solo. Os fótons seguirão do ânodo, localizado superiormente à mama, para o receptor de imagem, localizado embaixo da mama. A mama é colocada no receptor de imagem, puxada anteriormente e espalhada na horizontal, antes de a placa compressora ser aplicada à superfície cutânea superior. O mamilo, mais uma vez, deve estar posicionado de perfil. A parede torácica deve repousar contra o receptor de imagem (Figura 19.2). Os marcadores indicativos do lado e do tipo de incidência devem ser colocados perto da pele situada nas proximidades do aspecto lateral da mama. Por convenção, ao exibir a incidência CC, a mama lateral é posicionada no aspecto superior da imagem.

Vistas complementares. Certas incidências suplementares podem ser necessárias para a visualização completa ou ótima do tecido mamário. Uma incidência de compressão anterior, tipicamente na MLO, pode ser obtida para uma melhor avaliação do parênquima mamário anterior em mamas grandes. Uma incidência CC lateral exagerada (CCLE) pode ser obtida para visualizar o tecido mamário posterior lateral na incidência CC (Figura 19.3). De modo similar, uma incidência de clivagem pode ser obtida para visualização do tecido mamário medial na projeção CC.

Qualidade da imagem

Uma alta qualidade na imagem é necessária para otimizar a sensibilidade e a especificidade da mamografia de triagem. O técnico exerce um papel-chave no posicionamento da paciente para a obtenção e interpretação das melhores imagens. Do mesmo modo, ele deve identificar quaisquer problemas técnicos e repetir qualquer incidência mamográfica no decorrer de um exame de triagem, evitando assim a necessidade do retorno da paciente para repetição.

MLO. A mamografia MLO devidamente posicionada deve mostrar o músculo peitoral maior até o nível de uma linha traçada perpendicularmente a esse músculo, passando pelo

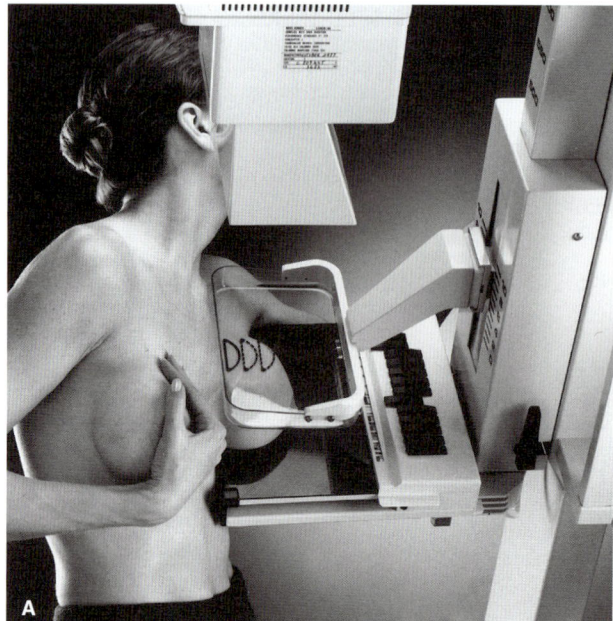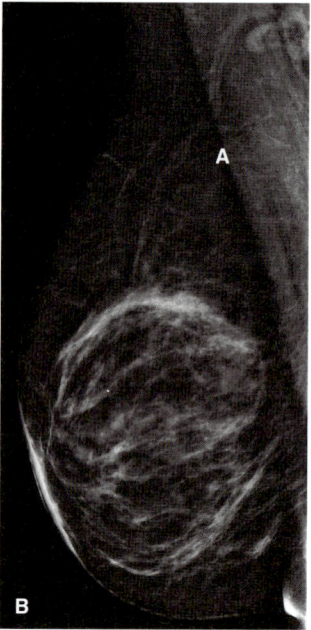

Figura 19.1 Incidência mediolateral oblíqua (MLO). A. Posicionamento da paciente para obtenção de uma incidência MLO. (Cortesia de General Electric Medical Systems, Milwaukee, WI.) **B.** Mamografia na incidência MLO.

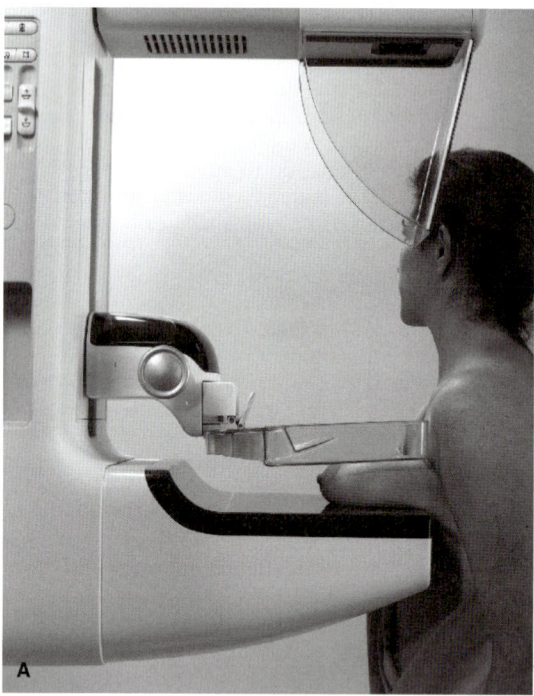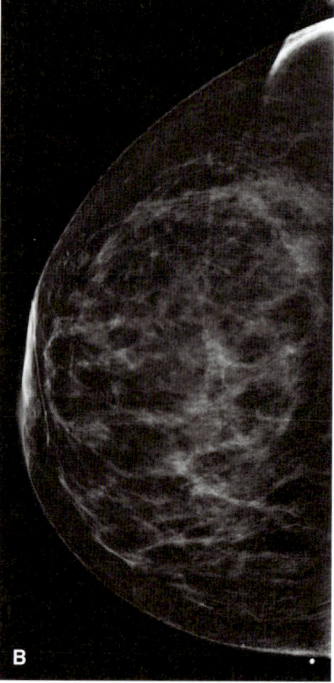

Figura 19.2 Incidência craniocaudal (CC). A. Paciente posicionada para obtenção da incidência CC. (Cortesia de Hologic Inc., Bedford, MA.) **B.** Mamografia na incidência CC.

mamilo (linha mamilar posterior). O mamilo deve estar de perfil, para que a área subareolar possa ser adequadamente avaliada. A prega inframamária também deve estar visível, para garantir que houve a inclusão da porção inferior da mama na imagem (Figura 19.4).

CC. Ao avaliar a mamografia CC, é possível obter um posicionamento ótimo quando o músculo peitoral é visto centralmente no filme, enquanto o mamilo está de perfil (Figura 19.5). Um método alternativo de garantir a visualização apropriada dos tecidos posteriores consiste em medir a distância do mamilo

até a borda do filme, passando pelo eixo central da mama; essa medida deve estar a 1 cm da linha mamilar posterior, como se vê na incidência MLO.

Artefatos. Existem diversos artefatos mamográficos que o técnico e o radiologista devem ser capazes de identificar, pois podem obscurecer ou ser confundidos com uma anormalidade mamária verdadeira. O artefato de movimento é um dos que mais comumente podem limitar a qualidade da imagem. A movimentação da paciente causa borrões que podem obscurecer os detalhes de estruturas normais e anomalias, em particular as

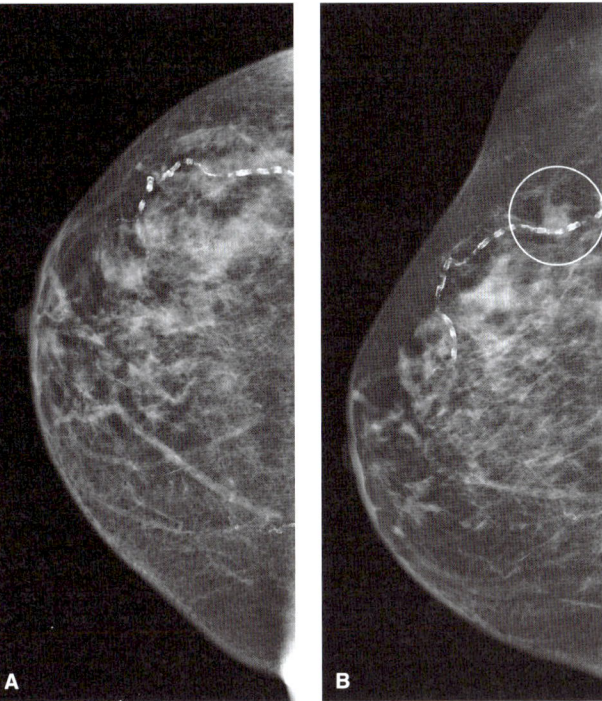

Figura 19.3 Incidência craniocaudal lateral exagerada (CCLE). **A.** A incidência craniocaudal direita não inclui totalmente o tecido mamário lateral. **B.** A CCLE direita identifica massa localizada no tecido mamário lateral (*seta*). A biopsia dessa massa revelou um carcinoma ductal invasivo.

microcalcificações (Figura 19.6). Para restringir o movimento, o técnico deve orientar a paciente a permanecer imóvel e prender a respiração durante a obtenção das imagens. Uma compressão aumentada também pode ajudar a minimizar o efeito do movimento sobre a qualidade da imagem.

Antes da mamografia, a paciente também deve ser lembrada da necessidade de evitar o uso de desodorantes e cremes para a pele. Esses produtos tipicamente geram densidades radiopacas na pele e podem ser confundidos com microcalcificações na mama (Figura 19.7). Se o técnico reconhecer esse artefato, deve ter o cuidado de limpar a pele antes de repetir o exame. Itens metálicos ou erros de processamento também podem criar artefatos na imagem mamográfica, incluindo *ghosting* (duplicações), linhas de grade, *pixels* queimados, processamento de borda e desligamento de *pixels* (*dropout*). O radiologista deve reconhecer todos esses artefatos e, de modo geral, recomendar a repetição da imagem.

Implantes mamários

Nos EUA, cerca de 2 milhões de mulheres têm implantes de mama. Mulheres com mamas reconstruídas sem tecido mamário nativo subsequentemente à mastectomia dispensam mamografia de triagem, porém mulheres com implantes para ampliação das mamas devem se submeter ao exame. A presença de implantes pode dificultar a mamografia, que apresenta menor sensibilidade em mulheres com implantes mamários, segundo estudo prospectivo. As incidências CC e MLO padrões com inclusão de implante são obtidas para maximizar a quantidade de tecido mamário captada na imagem. Para otimizar a sensibilidade e a visualização no parênquima mamário anterior, geralmente comprimido pelo implante, também são obtidas duas incidências adicionais com deslocamento do implante para trás, contra a parede torácica, e com o tecido mamário empurrado para frente (Figura 19.8). No total, são obtidas quatro incidências mamográficas de cada mama, em comparação às duas incidências usuais por mama.

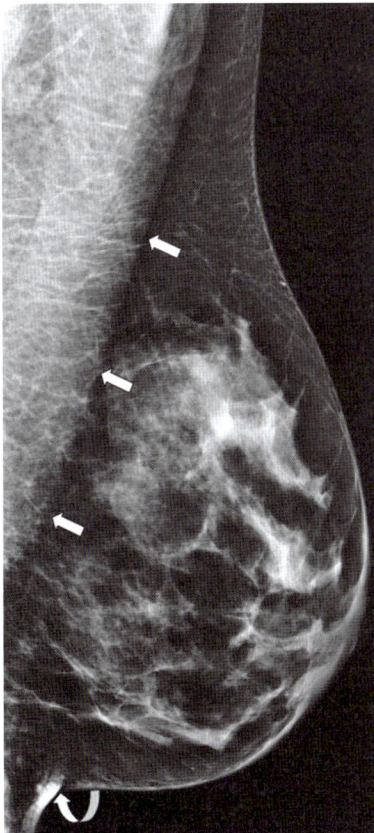

Figura 19.4 Posicionamento MLO. Incidência mediolateral oblíqua normal da mama esquerda. O músculo peitoral maior (*setas*) é visto a partir da axila até o nível da linha mamilar posterior. A prega inframamária (*seta curva*) é bem visível, e o mamilo aparece de perfil.

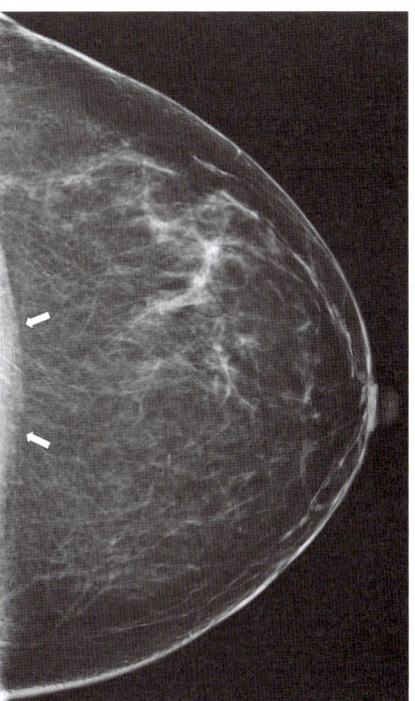

Figura 19.5 Posicionamento CC. Incidência craniocaudal normal da mama esquerda. Note que o mamilo está de perfil, enquanto o músculo peitoral maior (*setas*) é visto posteriormente, indicando uma visualização ótima do tecido mamário.

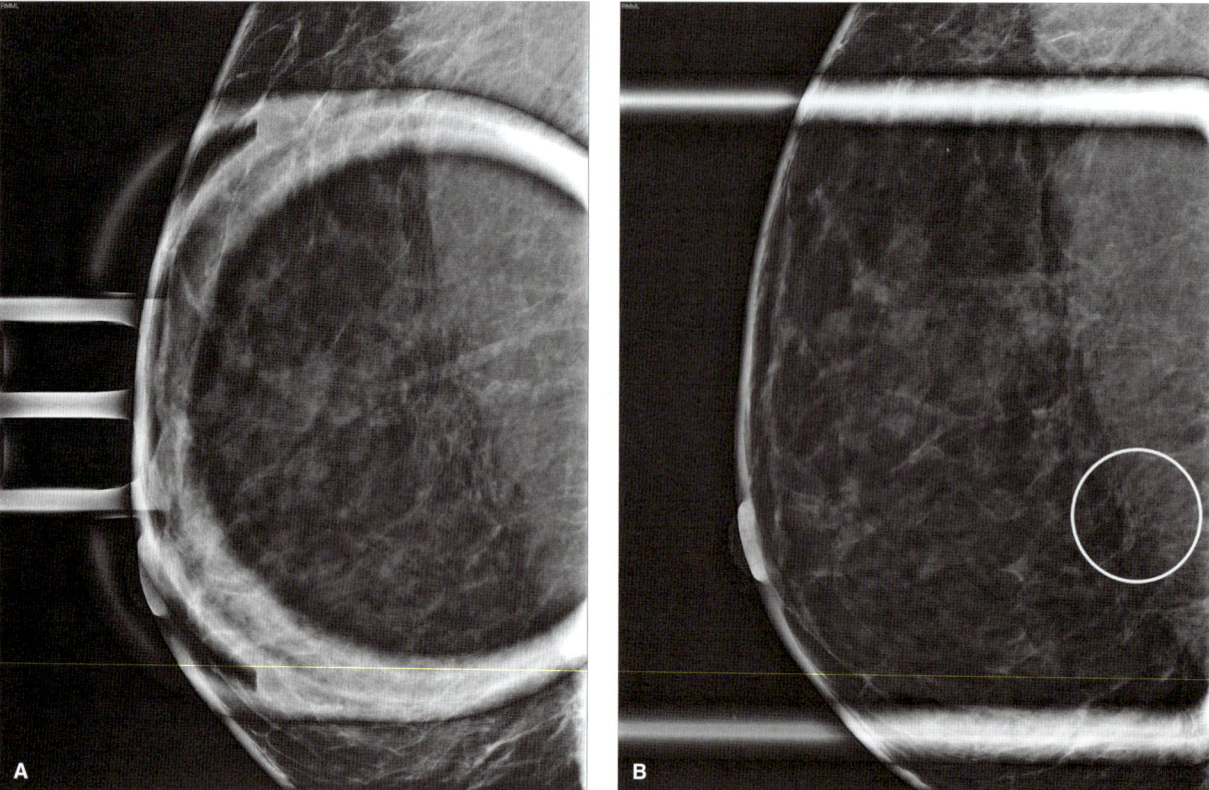

Figura 19.6 Borrão. A. Ampliação de incidência mediolateral (ML) com borrão. **B.** Repetição de ampliação da incidência ML sem o borrão, permitindo identificar mais facilmente o grupo suspeito de calcificações amorfas (*círculo*). Carcinoma ductal *in situ* à biopsia.

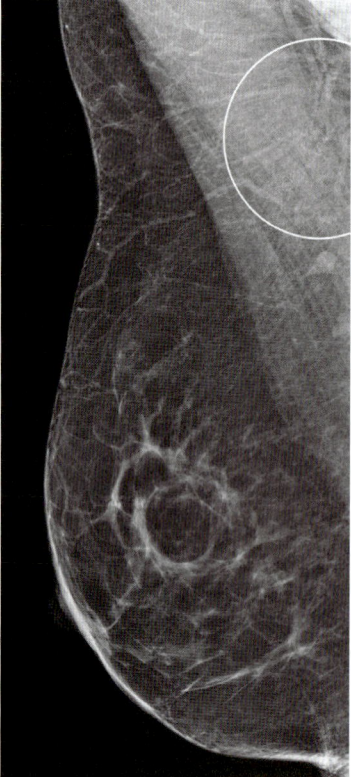

Figura 19.7 Desodorante. Observa-se a presença de desodorante na axila direita, sobrepondo-se ao músculo peitoral (círculo). Muitos desodorantes, pós e pomadas contêm componentes radiopacos que podem simular calcificações.

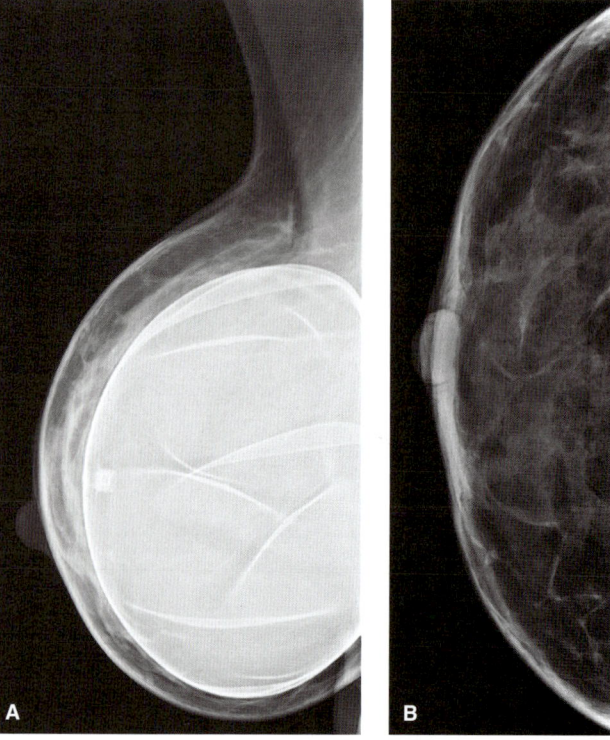

Figura 19.8 Incidência com deslocamento do implante. Incidências craniocaudais de uma paciente com um implante mamário à direita. **A.** Incidência mamográfica craniocaudal completa de todo o parênquima mamário e do implante. **B.** A incidência com deslocamento do implante mostra melhor visualização e avaliação do parênquima mamário anterior.

Tipos de implante

Os implantes comumente são caracterizados por seu material e por sua localização. Os dois materiais mais amplamente utilizados são o silicone e a salina. Os implantes de silicone aparecem uniformemente hiperdensos à mamografia, já os de salina são menos densos, sendo possível a penetração pelo feixe de raios X. Diferente dos de silicone, as pregas radiais e a válvula do implante são tipicamente visíveis em um implante de salina, devido à menor densidade. Há também os implantes com lúmen duplo, que consistem em lúmens de salina e silicone, porém o uso é menos comum. Seja qual for o material, depois que o implante é colocado na mama, o corpo forma ao redor uma cápsula fibrosa, que tem um papel importante na descrição de rupturas. Os implantes também são descritos de acordo com sua localização: subglandular ou subpeitoral. Os implantes subpeitorais estão menos associados à contratura capsular que os subglandulares. A contratura capsular é um diagnóstico clínico no qual observa-se uma constrição anormal da cápsula fibrosa no implante; da perspectiva clínica, a paciente alega que o implante parece anormalmente esférico e firme.

Ruptura do implante

As mamografias ajudam a detectar complicações relacionadas com implantes, incluindo a ruptura. Quando os implantes de salina se rompem, ocorre uma descompressão rápida e, do ponto de vista clínico, o diagnóstico é evidente. À mamografia, o implante de salina estará descomprimido e retraído contra a parede torácica (Figura 19.9 A). Para os implantes de silicone, a avaliação para ruptura é dificultada pela densidade do enchimento. A presença de uma saliência no contorno ou a presença evidente de silicone radiopaco estendendo-se para fora do implante sugere uma ruptura intra ou extracapsular (Figura 19.9 B). Entretanto, as imagens de RM são comprovadamente as mais

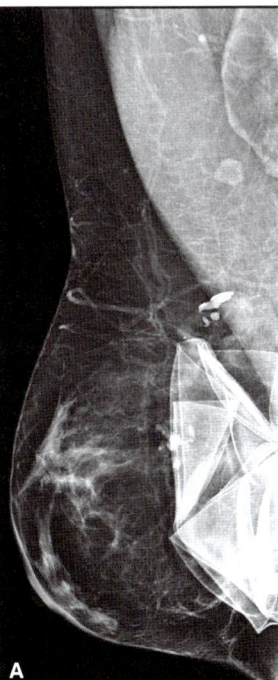
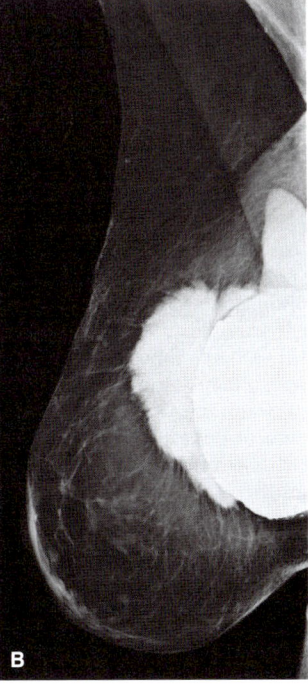

Figura 19.9 Ruptura de implante. A. A incidência mediolateral oblíqua direita mostra um implante de salina subglandular esvaziado. Também são observadas calcificações distróficas da cápsula fibrosa. **B.** A incidência mediolateral oblíqua direita de outra paciente mostra material hiperdenso estendendo-se anterior e superiormente a partir do implante de silicone subglandular, consistente com ruptura extracapsular.

sensíveis para a avaliação da ruptura de implantes de silicone. A avaliação de implantes por RM será abordada adicionalmente no Capítulo 21.

Tomossíntese

A tomossíntese mamária digital (TMD), também referida como mamografia tridimensional (3D), permite que a mama seja vista em um formato 3D como múltiplas imagens fatiadas abrangendo toda a mama. A paciente é posicionada exatamente como na mamografia digital padrão, porém a diferença está na aquisição da imagem: o tubo de raios X gira em um arco enquanto a paciente e a mama permanecem paradas. As imagens de tomossíntese consistem em múltiplas "fatias" finas (em geral, de 1 mm) da mama que são reconstruídas a partir das imagens de projeção, de modo similar à tomografia computadorizada (TC). As imagens podem ser analisadas pelo radiologista, seja por meio da rolagem manual das imagens fatiadas, seja pela rolagem automática, como em um videoclipe de filme.

As vantagens da TMD na interpretação das mamografias é duplicada. Na população de triagem, a interpretação se baseia fortemente na detecção de massas, assimetrias e distorção arquitetural. O tecido fibroglandular sobreposto produz um efeito encobridor na detecção dessas lesões, responsável pelas reduções da sensibilidade que ocorrem com o aumento da densidade mamária. Por meio da utilização de fatias finas ao longo de áreas de tecido fibroglandular, o médico tem maior probabilidade de detecção do câncer (Figura 19.10). Alternativamente, a sobreposição de tecido fibroglandular normal costuma ser confundida com massa ou assimetria (classificada como um resultado falso-positivo), mas é possível resolver subsequentemente com exames de imagem diagnósticos adicionais. A adição da TMD à mamografia digital auxiliaria o radiologista na diferenciação entre massas verdadeiras e tecido mamário sobreposto.

Estudos confirmaram que a TMD é mais vantajosa do que a MDCC, apresentando melhor exatidão geral na população de triagem. O Oslo Tomosynthesis Screening Trial comparou a MDCC sozinha com a combinação TMD + MDCC, demonstrando um aumento de 27% na taxa de detecção do câncer e uma redução de 15% nas interpretações falso-positivas da mamografia de rastreamento. Vários estudos demonstraram aumentos estatisticamente significativos similares na sensibilidade, bem como redução das taxas de falso-positivos, com a adição da TMD à MDCC, tanto na triagem quanto no contexto diagnóstico.

Na TMD, uma consideração é a dose fornecida para a paciente. As imagens de tomossíntese são interpretadas em paralelo a uma imagem bidimensional (2D), a qual era tradicionalmente obtida com uma imagem de mamografia digital padrão. A obtenção de uma imagem 2D e imagens de tomossíntese resultou em um aumento aproximado de 38% na dose de radiação por incidência. Em 2013, a Food and Drug Administration (FDA) aprovou o uso da primeira imagem 2D sintética, que gera uma imagem 2D a partir dos dados de aquisição da imagem de TMD. A implementação da geração de imagem 2D sintética, no lugar da obtenção da imagem 2D separadamente, elimina a radiação adicional para as pacientes submetidas à TMD, com doses de radiação pareadas às imagens de MDCC 2D padrão.

Interpretação da mamografia

Maximização da sua interpretação

O câncer de mama pode se apresentar como massas, distorção arquitetural, assimetrias ou calcificações. Existem várias características de cada achado que são mais suspeitas de malignidade que outras. Os clássicos sinais mamográficos de malignidade são

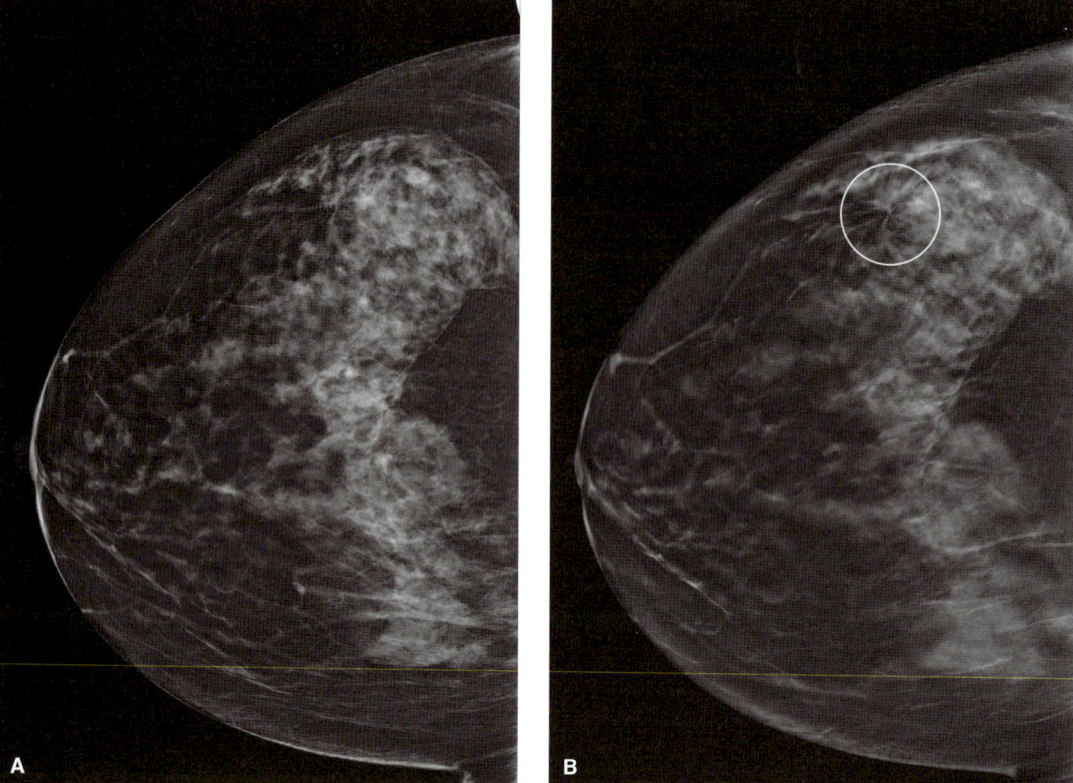

Figura 19.10 Tomossíntese. **A.** Incidência craniocaudal (CC) direita. **B.** Fatia de tomossíntese CC direita. A área de distorção arquitetural na porção lateral da mama é bem mais nítida na imagem de tomossíntese (*círculo*). A biopsia revelou um carcinoma ductal invasivo.

as massas espiculadas ou aglomerados pleomórficos de microcalcificações; no entanto, apenas cerca de 40% de todos os carcinomas de mama se manifestam dessa forma. Nos demais casos, achados mais indeterminados para malignidade são encontrados. O radiologista deve observar cada mamografia com bastante cuidado, de modo a minimizar os diagnósticos falso-negativos.

Na maioria das vezes, a paciente é solicitada a preencher um breve questionário sobre sua história, incluindo perguntas relevantes para a saúde da mama e para o risco de câncer. Isso permite ao técnico identificar adequadamente as pacientes que devem ser submetidas a uma avaliação diagnóstica antes da obtenção das imagens, além de garantir que os achados associados a cicatrizes resultantes de cirurgia prévia, alterações pós-traumáticas ou reposição hormonal sejam corretamente interpretados.

As condições da sala de laudo são extremamente importantes para uma interpretação ótima: ela deve estar escura e devem ser usadas estações de trabalho computadorizadas para interpretação da MDCC, com monitores de alta resolução e capacidade de ampliação. Se filmes estiverem sendo interpretados, todas as luzes dos negatoscópios adjacentes devem ser bloqueadas, o que pode ser feito automaticamente pelos negatoscópios de filme mamográfico específicos.

Como já mencionado, a mamografia de triagem consiste em duas incidências de cada mama: CC e MLO. Uma abordagem razoável para obtenção das incidências de mamografia é discutida a seguir, entretanto, os radiologistas desenvolvem seus próprios processos individuais de avaliação. Seja qual for o protocolo escolhido pelo especialista, deve ser consistente e abrangente, de modo a otimizar a eficiência e a detecção do câncer.

Primeiro, é preciso confirmar se o nome e demais identificadores da paciente estão corretos (ou seja, se o exame correto está sendo avaliado) e se a qualidade das imagens é adequada. Como referido antes, as imagens precisam ter um bom contraste, compressão, posicionamento e ausência de borrões ou

outros artefatos. Um monitor de visão geral, mostrando todo o exame em curso comparado a exames prévios, é útil para checar anormalidades evidentes e alterações. No próximo passo, a incidência CC deve ser examinada, em busca de achados de imagem sugestivos de doença no parênquima mamário, como massas ou assimetrias. A imagem deve ser observada em resolução máxima ou com lente de aumento, para maximizar a visualização das calcificações e a distorção arquitetural. Todo o parênquima visível deve ser varrido sistematicamente, para garantir que todas as partes da mama sejam examinadas. Em seguida, é preciso comparar as incidências CC esquerda e direita, lado a lado, para identificar assimetrias mais sutis. Caso sejam obtidas incidências de tomossíntese, elas devem ser analisadas em seguida. O processo então é repetido para as incidências MLO, bem como quaisquer incidências adicionais que possam ser obtidas como parte do exame.

Se um achado for identificado, deve-se compará-lo com o maior número possível de mamografias prévias, para avaliar se é novo, em desenvolvimento ou estável. Geralmente, achados que permanecem estáveis por 2 anos são considerados benignos. Qualquer alteração mamográfica suspeita no achado deve justificar uma avaliação adicional com imagens diagnósticas. No caso de massas ou assimetrias, uma alteração suspeita poderia incluir aumento de tamanho, aumento de densidade ou desenvolvimento de margens mais suspeitas. Para as calcificações, o aumento no número ou na extensão é considerado uma alteração suspeita. É preciso ter em mente relatos de massas malignas ou calcificações cuja aparência se manteve inalterada por até 4,5 anos. Embora um período de estabilidade tão longo seja incomum, esses relatos enfatizam a necessidade de obter biopsias de calcificações ou lesões com aparência altamente suspeita, independentemente de sua suposta inalterabilidade de tamanho em exames seriados. Tais lesões podem ter sido negligenciadas ou interpretadas de forma incorreta em um exame prévio.

A importância da comparação de mamografias atuais com exames antigos não pode ser esquecida, porque ela permite a detecção de alterações sutis que irão sugerir a necessidade de avaliação adicional das áreas envolvidas, de uma forma mais antecipada do que talvez fosse possível se não houvesse nenhuma comparação (Figura 19.11). Lesões mamárias benignas podem ser novas quando comparadas a exames prévios ou podem sofrer ampliação com o passar do tempo, sendo que as alterações mamográficas que surgem no intervalo entre as mamografias de rastreio são comumente benignas; no entanto, tais alterações devem ser totalmente analisadas usando avaliação diagnóstica a partir do contexto de triagem.

Interpretar as mamografias é primariamente reconhecer padrões, uma vez que os radiologistas tentam detectar sinais de malignidade a partir do parênquima mamário normal. Quanto mais experiência os radiologistas adquirem na interpretação de mamografias, mais eficiente se torna a atuação deles. Um estudo investigou a influência do volume de mamografias de triagem interpretados sobre os resultados de desempenho, nos EUA, e constatou-se que os médicos com volumes maiores de leituras de exame apresentaram taxas de falso-positivo menores e taxas de detecção de câncer similares em comparação aos radiologistas com volumes anuais menores. A FDA exige que os radiologistas que interpretam mamografias tenham lido pelo menos 960 exames nos últimos 2 anos.

Densidade mamária

A mama é composta por parênquima mamário radiopaco e elementos gordurosos radiotransparentes. A quantidade relativa de densidade tecidual *versus* gordura é classificada em quatro categorias de densidade mamográfica pelo léxico do Breast Imaging Reporting and Data System (BI-RADS). Na quarta edição do BI-RADS, publicada em 2003, elas foram divididas por quartis do seguinte modo: quase totalmente gordurosa (menos que 25%); densidades fibroglandulares dispersas (25 a 50%); heterogeneamente densa (50 a 75%); e extremamente densa (mais que 75%). A quinta edição do BI-RADS, lançada em 2014, atualizou as categorias de densidade, em um esforço para fazer com que os radiologistas considerem o efeito de mascaramento ao classificarem a densidade mamária (Figura 19.12), e são listadas do seguinte modo: BI-RADS a – mamas quase

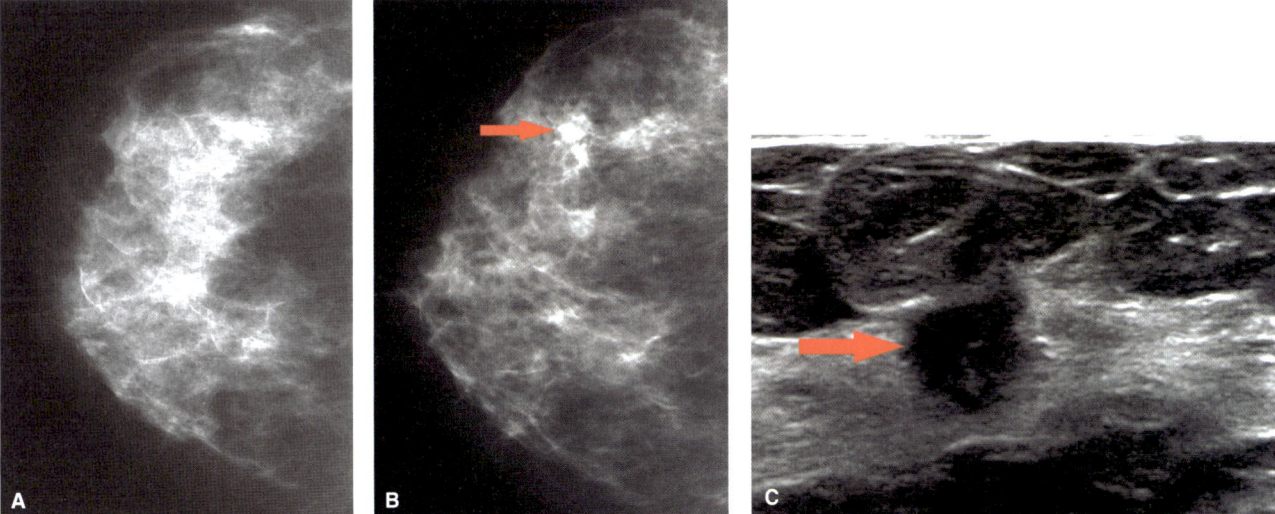

Figura 19.11 Carcinoma ductal invasivo. A. A incidência craniocaudal mostra um parênquima mamário denso, contudo sem evidência de malignidade. **B.** Exame obtido após 1 ano, mostrando o desenvolvimento de uma nova massa sutil (*seta*). **C.** A ultrassonografia (US) mostra massa sólida irregular (*seta*), com margens indistintas. A biopsia demonstrou um carcinoma ductal invasivo.

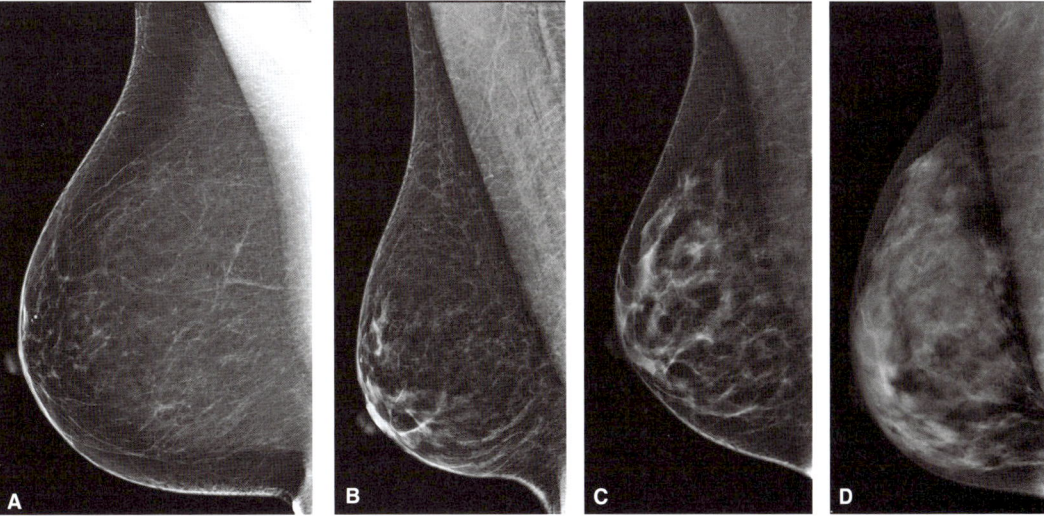

Figura 19.12 Densidade mamária em projeções mediolaterais oblíquas (OML). A. Gordurosa. **B.** Tecido fibroglandular disperso. **C.** Heterogeneamente densa. **D.** Extremamente densa.

totalmente gordurosas; BI-RADS b – áreas dispersas de densidade fibroglandular; BI-RADS c – mamas heterogeneamente densas, que podem obscurecer massas pequenas; e BI-RADS d – mamas extremamente densas, que diminuem a sensibilidade da mamografia. A distribuição da densidade tecidual, conforme constatado pelo Breast Cancer Surveillance Consortium (BCSC) a partir das 934.098 mamografias de triagem negativas obtidas no período de 1994 a 2008, pode ser vista na Figura 19.13. A maioria das classificações de densidade mamária são realizadas de maneira subjetiva pelos radiologistas. Existem vários *softwares* de avaliação automática da densidade mamária disponíveis, que ajudam a melhorar a confiabilidade.

Foi demonstrado que a densidade mamária aumentada diminui a sensibilidade da mamografia na detecção de malignidades, devido ao efeito de mascaramento. O exame se baseia na detecção de cânceres como resultado de seu inerente contraste em relação às estruturas adjacentes, com a maior diferença observada em relação à densidade de gordura. Na presença de uma densidade mamária aumentada, o tecido denso radiopaco sobreposto pode obscurecer os cânceres subjacentes. Em um estudo conduzido por Carney, a sensibilidade da mamografia em mamas gordurosas foi de 88% em comparação aos 62% em mamas extremamente densas.

Outro motivo que torna a densidade mamária importante é o fato de ela constituir um fator de risco independente para câncer de mama. É provável que o risco aumentado no câncer de mama se deva ao fato de surgir tipicamente de células epiteliais, encontradas no parênquima mamário glandular. Uma densidade mamária aumentada implica mais tecido glandular, o que, por sua vez, significa mais células epiteliais com potencial de se tornarem malignas. McCormack conduziu uma metanálise de estudos científicos, que investigaram a relação entre densidade mamária e risco de câncer, e demonstrou riscos relativos na incidência de câncer de mama em pacientes com mamas heterogeneamente densas e extremamente densas da ordem de 2,92 e 4,64, respectivamente.

Em função desses fatores, vários estados americanos aprovaram a lei da notificação de densidade mamária obrigando a menção de pacientes classificadas como BI-RADS c (heterogeneamente densas) ou BI-RADS d (extremamente densas). Em 2018, havia 35 estados americanos onde vigorava a lei, e vários outros estavam empenhados em introduzir suas próprias legislações. A legislação varia de um estado para outro, contudo mais comumente informa às mulheres que a mamografia pode ser menos sensível devido à densidade mamária e que elas devem discutir modalidades de triagem auxiliares com o médico da assistência primária.

Uso de outras modalidades de imagem no rastreamento do câncer de mama

A mamografia é a única modalidade de imagem que comprovadamente reduz a mortalidade do câncer de mama quando empregada no rastreamento de mulheres assintomáticas. Entretanto, a sensibilidade geral da mamografia varia ao longo da população, podendo chegar a 42% em mulheres com mamas densas. Isso levou ao desenvolvimento de outras modalidades de imagem que pudessem complementar a mamografia digital tradicional no rastreamento da população. A RM é usada na triagem do câncer de mama aliada à mamografia em mulheres de alto risco. A triagem com US é usada como ferramenta suplementar em casos de mulheres com mamas densas. Várias imagens funcionais também se mostraram promissoras para essa mesma população.

Ultrassonografia para rastreamento da mama

Diversos estudos monoinstitucionais demonstraram que a US para triagem total da mama é capaz de detectar pequenos cânceres invasivos não palpáveis e não observados por mamografia em mulheres com mamas heterogeneamente densas ou extremamente densas. Um estudo multi-institucional sobre o uso de triagem da mama com US como auxiliar da mamografia em mulheres de alto risco relatou uma taxa de detecção de câncer incremental da ordem de 4,2 em cada 1.000 pacientes submetidas à triagem por ambas as modalidades, em comparação ao uso apenas de mamografia. No entanto, também se observou um aumento substancial de resultados falso-positivos com o uso da US. Vários estudos de seguimento confirmaram uma taxa de detecção de câncer adicional da ordem de 3 em cada 1.000 exames realizados em mulheres com mamas densas.

Estudos que compararam mamografia, US e RM na triagem de pacientes de alto risco demonstraram que a triagem suplementar com US não traz benefício adicional quando essas mulheres são adequadamente submetidas a triagens por mamografia e RM da mama. Além das altas taxas de falso-positivo, existem desafios para a incorporação da US como modalidade de triagem, como a alta dependência em relação ao operador, ao equipamento e à técnica usada para triagem, além de ser um exame demorado e trabalhoso. Por outro lado, a triagem com US pode ser útil em casos de mulheres de alto risco que apresentem contraindicação ou intolerância à RM.

Foram desenvolvidas unidades de US de mama automatizadas, em que a aquisição da imagem é desacoplada da interpretação. As vantagens da US de mama automatizada em relação à manual incluem a minimização da dependência do operador, a melhora da consistência e da reprodutibilidade e a economia do tempo do médico para aquisição das imagens. Entre as desvantagens, estão mais artefatos de sombreamento e uma possível falta de cobertura das regiões axilar e lateral em mamas grandes. Estudos recentes que investigam a US de mama automatizada demonstraram taxas de rendimento de câncer adicionais de cerca de 3 em cada 1.000 exames.

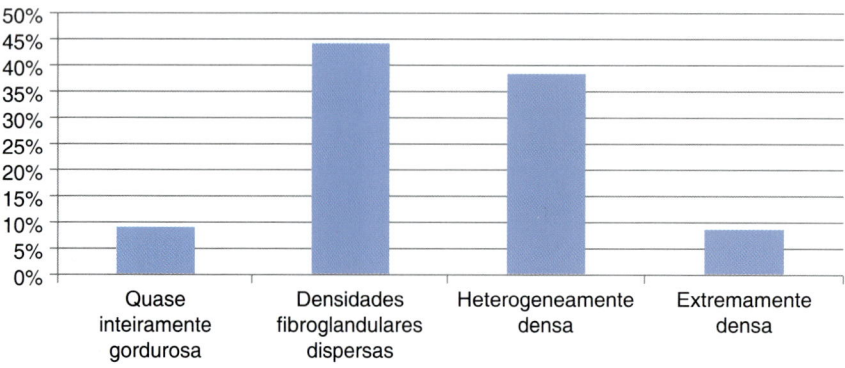

Figura 19.13 Distribuição das densidades teciduais.

Imagens funcionais

A mamografia e a US são consideradas técnicas de imagens estruturais, em que o radiologista tenta interpretar as alterações físicas observadas na mama. Já as imagens funcionais são destinadas à análise da atividade fisiológica na mama, e suas modalidades proporcionam o benefício de uma sensibilidade aumentada em relação aos exames de imagem estrutural. A RM com injeção intravenosa de contraste se aproveita da detecção do fluxo sanguíneo para os cânceres, o qual apresenta realce pelo meio de contraste. No que se refere à triagem de câncer de mama, a RM somente é recomendada como suplemento da mamografia em casos de mulheres de alto risco. A RM da mama será discutida à parte, no Capítulo 21.

A mamografia espectral com contraste (MEC; do inglês, *contrast-enhanced spectral mammography*) foi desenvolvida também para auxiliar na detecção do fluxo sanguíneo aumentado associado ao câncer de mama, sem o custo elevado, a demora do exame e a disponibilidade limitada da RM. Para obter as imagens, a paciente primeiramente recebe contraste iodado intravenoso e, em seguida, é submetida à compressão, de modo similar à obtenção das incidências mamográficas padrões. Entretanto, durante cada aquisição de imagem, a unidade mamográfica obtém duas imagens: uma de baixa energia e outra de alta energia. A imagem de baixa energia parece similar a uma imagem 2D padrão. Já a imagem de alta energia é processada para destacar as porções da mama realçadas pelo iodo e suprimir o tecido mamário de fundo, permitindo que o radiologista veja áreas de realce anormal (Figura 19.14). As pesquisas iniciais demonstraram que a MEC apresenta desempenho similar ao da RM em termos de sensibilidade na detecção do câncer, sendo que ambas mostraram melhor detecção em comparação à mamografia padrão.

A cintigrafia das mamas faz uso do tecnécio-99m sestamibi para detectar malignidade ao se aproveitar do aumento da captação do radioisótopo observado no câncer de mama. Assim como os outros exames mencionados nesta seção, a densidade mamária da paciente não afeta a sensibilidade do exame, uma vez que se trata de modalidade funcional e não anatômica. Um estudo conduzido por Brem demonstrou uma sensibilidade de 96,4% e uma especificidade de 59,5% da cintigrafia. A grande

desvantagem do exame está no alto nível de radiação. Hendrick notou que a dose de radiação de uma única cintigrafia mamária era comparável a da mamografia de triagem anual vitalícia. Atualmente, pesquisas estão sendo conduzidas para aumentar a sensibilidade dos detectores e, com isso, permitir a administração de doses menores de tecnécio-99m sestamibi.

Conclusão

A mamografia de rastreamento continua sendo o melhor teste individual para detecção precoce do câncer de mama, com o objetivo de reduzir a mortalidade por essa doença. Entretanto, nos próximos anos, é provável que a triagem do câncer de mama seja feita com uma abordagem mais individualizada, baseada no risco e em outros fatores, envolvendo estratégias de triagem personalizadas e modalidades de imagem complementares.

Leitura sugerida

Are you dense? Available from http://www.areyoudenseadvocacy.org/dense/ Updated 2018. Accessed April 5, 2018.

American Cancer Society. *Breast Cancer Facts & Figures 2017–2018*. Atlanta, GA: American Cancer Society, Inc. 2017. https://www.cancer.org/content/dam/cancer-org/research/cancer-facts-and-statistics/breast-cancer-facts-and-figures/breast-cancer-facts-and-figures-2017-2018.pdf. Accessed June 22, 2018.

American College of Radiology. ACR appropriateness criteria. Available from https://www.acr.org/Quality-Safety/Appropriateness-Criteria Updated 2017. Accessed 9/28, 2017.

Ayyala RS, Chorlton M, Behrman RH, Kornguth PJ, Slanetz PJ. Digital mammographic artifacts on full-field systems: what are they and how do I fix them? *Radiographics* 2008;28(7):1999–2008.

Berg WA, Blume JD, Cormack JB, et al. Combined screening with ultrasound and mammography vs mammography alone in women at elevated risk of breast cancer. *JAMA* 2008;299(18):2151–2163.

Brem RF, Floerke AC, Rapelyea JA, Teal C, Kelly T, Mathur V. Breast-specific gamma imaging as an adjunct imaging modality for the diagnosis of breast cancer. *Radiology* 2008;247(3):651–657.

Brem RF, Lenihan MJ, Lieberman J, Torrente J. Screening breast ultrasound: past, present, and future. *AJR Am J Roentgenol* 2015;204(2):234–240.

Buist DS, Anderson ML, Haneuse SJ, et al. Influence of annual interpretive volume on screening mammography performance in the United States. *Radiology* 2011;259(1):72–84.

Carney PA, Miglioretti DL, Yankaskas BC, et al. Individual and combined effects of age, breast density, and hormone replacement therapy use on the accuracy of screening mammography. *Ann Intern Med* 2003;138(3):168–175.

Chiarelli AM, Edwards SA, Prummel MV, et al. Digital compared with screen-film mammography: performance measures in concurrent cohorts within an organized breast screening program. *Radiology* 2013;268(3):684–693.

Ciatto S, Houssami N, Bernardi D, et al. Integration of 3D digital mammography with tomosynthesis for population breast-cancer screening (STORM): a prospective comparison study. *Lancet Oncol* 2013;14(7):583–589.

Curpen BN, Sickles EA, Sollitto RA, Ominsky SH, Galvin HB, Frankel SD. The comparative value of mammographic screening for women 40–49 years old versus women 50–64 years old. *AJR Am J Roentgenol* 1995;164(5):1099–1103.

D'Orsi C, Sickles E, Mendelson E, Morris E, et al. *ACR BI-RADS® Atlas: Breast Imaging Reporting and Data System.* 5th ed. Reston, VA: American College of Radiology; 2013.

Elkin EB, Hudis C, Begg CB, Schrag D. The effect of changes in tumor size on breast carcinoma survival in the U.S.: 1975–1999. *Cancer* 2005;104(6):1149–1157.

Fallenberg EM, Schmitzberger FF, Amer H, et al. Contrast-enhanced spectral mammography vs. mammography and MRI—clinical performance in a multi-reader evaluation. *Eur Radiol* 2017;27(7):2752–2764.

Feig SA, Ehrlich SM. Estimation of radiation risk from screening mammography: recent trends and comparison with expected benefits. *Radiology* 1990;174(3 Pt 1):638–647.

Gennaro G, Bernardi D, Houssami N. Radiation dose with digital breast tomosynthesis compared to digital mammography: per-view analysis. *Eur Radiol* 2018;28(2):573–581.

Helvie MA, Chan HP, Adler DD, Boyd PG. Breast thickness in routine mammograms: effect on image quality and radiation dose. *AJR Am J Roentgenol* 1994;163(6):1371–1374.

Hendrick RE. Radiation doses and cancer risks from breast imaging studies. *Radiology* 2010;257(1):246–253.

Hendrick RE, Smith RA, Rutledge JH 3rd, Smart CR. Benefit of screening mammography in women aged 40-49: a new meta-analysis of randomized controlled trials. *J Natl Cancer Inst Monogr* 1997;(22):87–92.

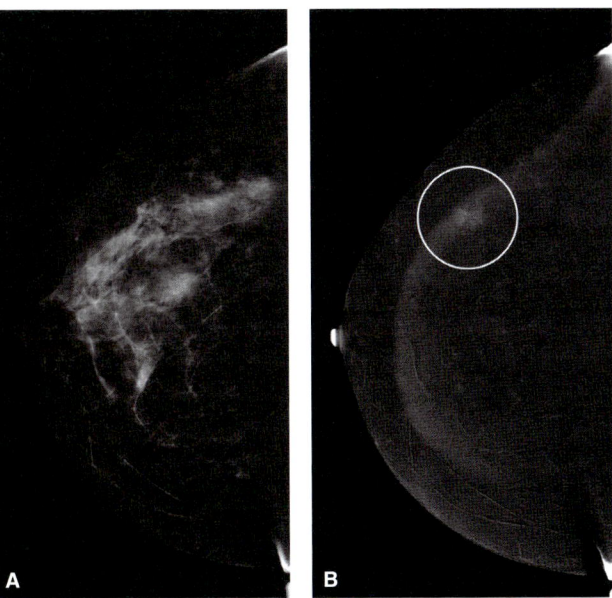

Figura 19.14 Mamografia espectral com contraste (MEC). A. Incidência craniocaudal (CC) direita. **B.** Imagem de MEC com incidência CC direita. A área de realce na porção lateral está correlacionada com um carcinoma tubular (*círculo*).

Hooley RJ, Greenberg KL, Stackhouse RM, Geisel JL, Butler RS, Philpotts LE. Screening US in patients with mammographically dense breasts: initial experience with Connecticut Public Act 09-41. *Radiology* 2012;265(1):59–69.

Kelly KM, Dean J, Comulada WS, Lee SJ. Breast cancer detection using automated whole breast ultrasound and mammography in radiographically dense breasts. *Eur Radiol* 2010;20(3):734–742.

Kerlikowske K, Grady D, Barclay J, Sickles EA, Ernster V. Effect of age, breast density, and family history on the sensitivity of first screening mammography. *JAMA* 1996;276(1):33–38.

Kerlikowske K, Zhu W, Hubbard RA, et al; Breast Cancer Surveillance Consortium. Outcomes of screening mammography by frequency, breast density, and postmenopausal hormone therapy. *JAMA Intern Med* 2013; 173(9):807–816.

Lee-Felker SA, Tekchandani L, Thomas M, et al. Newly diagnosed breast cancer: comparison of contrast-enhanced spectral mammography and breast MR imaging in the evaluation of extent of disease. *Radiology* 2017;285(2):389–400.

Linver MN, Paster SB. Mammography outcomes in a practice setting by age: prognostic factors, sensitivity, and positive biopsy rate. *J Natl Cancer Inst Monogr* 1997;(22):113–117.

McCormack VA, dos Santos Silva I. Breast density and parenchymal patterns as markers of breast cancer risk: a meta-analysis. *Cancer Epidemiol Biomarkers Prev* 2006;15(6):1159–1169.

Miglioretti DL, Rutter CM, Geller BM, et al. Effect of breast augmentation on the accuracy of mammography and cancer characteristics. *JAMA* 2004; 291(4):442–450.

Nystrom L, Rutqvist LE, Wall S, et al. Breast cancer screening with mammography: overview of Swedish randomised trials. *Lancet* 1993;341(8851):973–978.

Oeffinger KC, Fontham ET, Etzioni R, et al. Breast cancer screening for women at average risk: 2015 guideline update from the American Cancer Society. *JAMA* 2015;314(15):1599–1614.

Paci E, Duffy SW, Giorgi D, et al. Quantification of the effect of mammographic screening on fatal breast cancers: The Florence Programme 1990-96. *Br J Cancer* 2002;87(1):65–69.

Pisano ED, Gatsonis C, Hendrick E, et al. Diagnostic performance of digital versus film mammography for breast-cancer screening. *N Engl J Med* 2005;353(17):1773–1783.

Saslow D, Boetes C, Burke W, et al. American Cancer Society guidelines for breast screening with MRI as an adjunct to mammography. *CA Cancer J Clin* 2007;57(2):75–89.

Scaranelo AM, Marques AF, Smialowski EB, Lederman HM. Evaluation of the rupture of silicone breast implants by mammography, ultrasonography and magnetic resonance imaging in asymptomatic patients: correlation with surgical findings. *Sao Paulo Med J* 2004;122(2):41–47.

Shapiro S. Evidence on screening for breast cancer from a randomized trial. *Cancer* 1977;39(6 Suppl):2772–2782.

Siu AL; U.S. Preventive Services Task Force. Screening for breast cancer: U.S. Preventive Services Task Force recommendation statement. *Ann Intern Med* 2016;164(4):279–296.

Skaane P, Bandos AI, Gullien R, et al. Comparison of digital mammography alone and digital mammography plus tomosynthesis in a population-based screening program. *Radiology* 2013;267(1):47–56.

Tabar L, Fagerberg CJ, Gad A, et al. Reduction in mortality from breast cancer after mass screening with mammography. Randomised trial from the Breast Cancer Screening Working Group of the Swedish National Board of Health and Welfare. *Lancet* 1985;1(8433):829–832.

Tabar L, Vitak B, Chen HH, Yen MF, Duffy SW, Smith RA. Beyond randomized controlled trials: organized mammographic screening substantially reduces breast carcinoma mortality. *Cancer* 2001;91(9):1724–1731.

US Preventive Services Task Force. Screening for breast cancer: U.S. Preventive Services Task Force recommendation statement. *Ann Intern Med* 2009; 151(10):716–726, W-236.

Vyborny CJ, Schmidt RA. Mammography as a radiographic examination: an overview. *Radiographics* 1989;9(4):723–764.

Wald NJ, Murphy P, Major P, Parkes C, Townsend J, Frost C. UKCCCR multicentre randomised controlled trial of one and two view mammography in breast cancer screening. *BMJ* 1995;311(7014):1189–1193.

Weigert J, Steenbergen S. The Connecticut experiment: the role of ultrasound in the screening of women with dense breasts. *Breast J* 2012;18(6):517–522.

White E, Miglioretti DL, Yankaskas BC, et al. Biennial versus annual mammography and the risk of late-stage breast cancer. *J Natl Cancer Inst* 2004; 96(24):1832–1839.

Yaffe MJ. AAPM tutorial. Physics of mammography: image recording process. *Radiographics* 1990;10(2):341–363.

Zuley ML, Bandos AI, Ganott MA, et al. Digital breast tomosynthesis versus supplemental diagnostic mammographic views for evaluation of noncalcified breast lesions. *Radiology* 2013;266(1):89–95.

CAPÍTULO 20 ■ AVALIAÇÃO POR IMAGEM DA PACIENTE COM SINTOMAS MAMÁRIOS

JONATHAN V. NGUYEN, CARRIE M. ROCHMAN E BRANDI T. NICHOLSON

Introdução

Embora a mamografia de rastreamento seja realizada em mulheres assintomáticas, na esperança de identificar um câncer de mama em estágio inicial, os exames diagnósticos são usados na avaliação de mamografias de rastreamento anormais, bem como na avaliação de pacientes com sintomas clínicos. Dada a natureza da população de pacientes, os exames diagnósticos apresentam taxas aumentadas de interpretação anormal, valores preditivos positivos mais altos e taxas maiores de detecção de câncer, que chegam a ser cerca de 10 vezes mais prevalentes do que na população de rastreamento. A distinção entre exame de rastreamento e exame diagnóstico é importante, uma vez que este último, em geral, requer imagens especificamente dirigidas, acompanhadas de mamografia e/ou ultrassonografia (US).

Mamografia diagnóstica

A mamografia diagnóstica é realizada em mulheres que tiveram uma mamografia de triagem anormal recente, apresentam sinal ou sintoma de malignidade vigente, estão em seguimento de um achado supostamente benigno ou apresentam história pessoal de câncer de mama. As incidências da mamografia diagnóstica podem incluir as tradicionais, como a craniocaudal (CC) e a mediolateral oblíqua (MLO), e outras específicas para avaliar melhor a área de interesse ou realizar um seguimento necessário (Tabela 20.1).

TABELA 20.1 Incidências mamográficas diagnósticas.

■ VISTA	■ ABREVIAÇÃO	■ PROPÓSITO
90° lateral (perfil absoluto)	ML (mediolateral) ou LM (lateromedial)	Localizar a lesão encontrada em uma incidência Demonstrar leite de cálcio, devido a sua dependência da gravidade
Compressão focal	CF	Demonstrar se a lesão é real ou apenas uma sombra somatória
Compressão focal com ampliação	CPA	Melhor definição de margens de massas e morfologia de calcificações
Craniocaudal exagerada	CCE	Mostrar lesões na porção externa da mama e na cauda axilar, não observadas na vista CC
Incidência clivada	IC	Mostrar lesões profundas na porção posteromedial da mama, não observadas na vista CC
Tangencial	TAN	Verificar lesões cutâneas Mostrar lesões palpáveis obscurecidas por tecido denso
Incidências com rolamento	CCRM (rolamento medial) ou CCRL (rolamento lateral)	Verificar se lesões são verdadeiras Determinar a localização da lesão encontrada em uma incidência, por meio da visualização das mudanças de sua localização
Oblíqua lateromedial	LMO	Visualização melhorada do tecido superomedial Visualização tecidual melhorada e conforto para mulheres com *pectus excavatum* (peito escavado), esternotomia recente e marca-passo proeminente

Incidências com compressão focal

As incidências mamográficas com compressão focal são usadas para avaliar achados ambíguos, observados nas incidências mamográficas tradicionais. Elas envolvem uma pá de compressão menor que aquela usada na obtenção das incidências da mama inteira, nas quais se aplica compressão a uma área específica da mama, e são essenciais na avaliação diagnóstica de massas, distorção arquitetural e assimetrias. A compressão proporciona benefícios para a mamografia: diminui a espessura da mama de modo a melhorar o contraste, reduz a indefinição da imagem e desloca o tecido glandular. Este último é um aspecto importante em imagens diagnósticas, porque, em geral, o tecido glandular é mole e móvel, podendo ser facilmente deslocado com as incidências com compressão focal. É comum que a sobreposição do tecido glandular normal mimetize massa ou assimetria, que pode ser resolvida com as incidências com compressão focal. Em contraste, os cânceres de mama tendem a ser firmes e não são facilmente passíveis de compressão, devido à resposta desmoplástica iniciada por alguns tumores, resultando em menor deslocamento nesse tipo de incidência. Sendo assim, a compressão focal proporciona melhor visualização e caracterização de massas mamográficas. Qualquer achado mamográfico indeterminado que persista após a obtenção das incidências com compressão focal devem passar por avaliação adicional com US.

Incidências com ampliação

As microcalcificações são vistas comumente em imagens mamográficas e, em geral, representam um processo benigno. A maioria das microcalcificações recomendadas para biopsia apresenta um resultado benigno (70 a 80%). No entanto, também pode ser um sinal de malignidade subjacente, mais comumente de carcinoma ductal *in situ*. A avaliação e a caracterização apropriadas durante a avaliação diagnóstica são importantes para aumentar o valor preditivo positivo de uma biopsia de calcificações.

Durante a avaliação das microcalcificações, incidências com ampliação nas incidências CC e perfil absoluto (mediolateral [ML] ou lateromedial [LM]) são tipicamente obtidas. Uma incidência em perfil absoluto é usada para incidências com ampliação no lugar da incidência MLO, para avaliar o leite de cálcio e a melhor localização. As incidências com ampliação apresentam maior resolução que as de mama inteira, o que possibilita uma avaliação mais precisa da morfologia das microcalcificações e contorno de massas, quando presentes.

Ao avaliar as calcificações, primeiramente é necessário verificar e tentar localizá-las na mama, a fim de garantir que não estejam na pele, nem sejam artefatos. Incidências tangenciais podem ser obtidas, se houver suspeita de calcificações dérmicas (Figura 20.1). Em seguida, avalie se é possível classificá-las em uma morfologia benigna específica, bem como atribuir um *Breast Imaging Reporting and Data System* (BI-RADS) 2: achado benigno. Um exemplo clássico é o leite de cálcio, em que os depósitos de cálcio junto aos cistos podem ser vistos em camadas na incidência com ampliação ML (Figura 20.2). A morfologia, distribuição e comparação com exames prévios são essenciais para a correta caracterização das calcificações. Se essas forem indeterminadas (Figura 20.3), uma biopsia estereotáxica deve ser obtida, mas isso será abordado no Capítulo 23.

Incidência em perfil absoluto e com rolamento

Ao exame mamográfico, pode ser difícil interpretar as assimetrias, que consistem em achados não conformados a massa radiodensa e vistos somente em uma projeção. A maioria desses achados acaba sendo uma sobreposição de tecidos mamários; entretanto, há possibilidade de uma lesão mamária verdadeira, que pode estar tanto obscurecida quanto excluída da imagem na outra projeção. Esses achados de incidência única podem ser avaliados nas incidências em perfil absoluto e CC rolada,

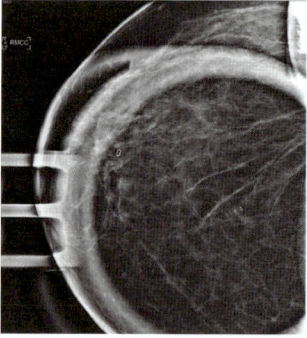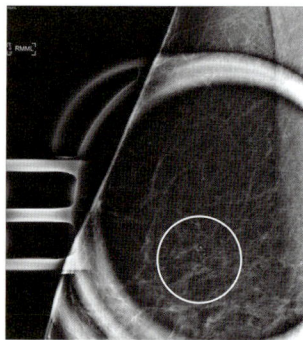

Figura 20.1 Calcificações na pele. Incidência tangencial mostrando calcificações na pele. Um marcador radiopaco foi colocado na pele, no local das calcificações, de modo a facilitar o posicionamento para obtenção da incidência tangencial.

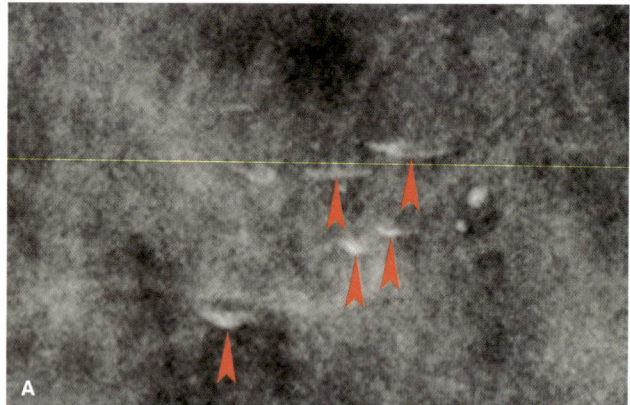

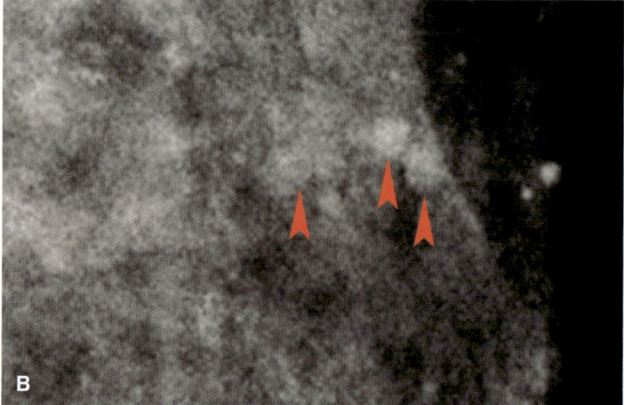

Figura 20.2 Leite de cálcio em cistos mamários. A. Ampliação da mamografia lateral de 90° mostrando leite de cálcio ou calcificações em camadas (*pontas de seta*). **B.** Incidência com ampliação craniocaudal (CC) da mesma área mostrando calcificações arredondadas borradas (*pontas de seta*). Essa alteração na configuração entre as incidências é característica de cálcio sedimentado, ou seja, depositado em camadas no fundo de microcistos; por isso aparece como uma linha ou menisco quando visto de lado, na projeção em perfil absoluto. Quando vistas de cima, essas calcificações apenas parecem borradas e arredondadas.

nos casos em que a tomossíntese mamária digital (TMD) esteja indisponível. Se um achado de incidência única é observado somente na projeção MLO, a aquisição de uma incidência ML ou LM pode ajudar a solucionar a sobreposição ou ser útil na localização, caso uma lesão mamária verdadeira esteja presente. As lesões laterais aparecerão inferiormente na incidência em perfil absoluto, enquanto as lesões mediais estão superiores

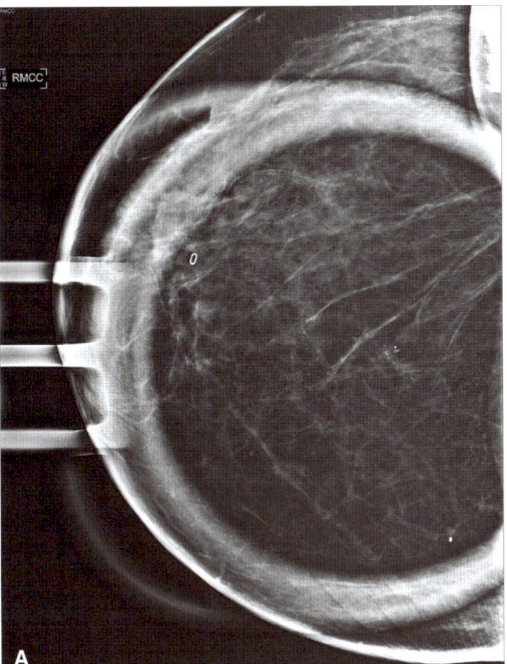
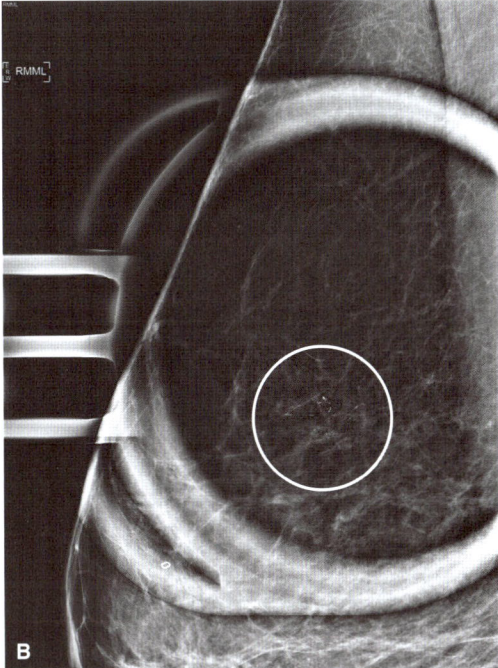

Figura 20.3 Calcificações suspeitas. A. Incidência craniocaudal (CC) com ampliação da mama direita. **B.** Incidência ML com ampliação da mama direita. Um grupo de calcificações pleomórficas finas foi identificado (*círculo*). A paciente tinha história de biopsia benigna prévia marcada por clipe, mais anteriormente. A biopsia das calcificações revelou um carcinoma ductal *in situ*.

na incidência em perfil absoluto em comparação à incidência MLO. Se um achado de incidência única é encontrado somente na projeção CC, pode ser obtida incidência CC rolada, seja medialmente (CC rolada medial), seja lateralmente (CC rolada lateral), antes de a mama ser comprimida na projeção CC. Assim, as lesões superiores, por exemplo, serão projetadas mais lateralmente na imagem CC rolada lateral (CCRL), enquanto o inverso se aplica para as lesões inferiores. As incidências com compressão focal também podem ajudar a resolver assimetrias com sobreposição de tecido mamário.

Tomossíntese

Nos diagnósticos, a tomossíntese apresenta desempenho comparável ou superior ao da mamografia diagnóstica convencional, pois reduz a quantidade de imagens adicionais necessárias, como demonstrado em estudo. Devido a sua melhor capacidade de diferenciar entre sobreposição e lesões mamárias verdadeiras, aliada à caracterização mais eficiente de massas, a tomossíntese é sendo cada vez mais usada no contexto diagnóstico, em substituição à mamografia 2D, para avaliar massas, assimetrias e distorção arquitetural (Figura 20.4). A tomossíntese pode ser realizada com as incidências com compressão focal ou de mama inteira, conforme a necessidade. Para lesões altamente suspeitas, a tomossíntese também pode melhorar a avaliação da extensão, graças a sua sensibilidade aumentada na detecção de massas. Esse exame tem papel significativo para esclarecer se uma assimetria vista em uma incidência única representa uma lesão mamária verdadeira ou um somatório de estruturas mamárias normais.

Ultrassonografia

A US de alta resolução é uma ferramenta valiosa no contexto diagnóstico. Ela consiste na utilização de ondas mecânicas/sonoras que percorrem o corpo e interagem com os objetos, gerando um eco que a sonda de ultrassom consegue detectar e usar para formar uma imagem. As vantagens da US são uma menor limitação pela densidade mamária em comparação à mamografia, a ampla disponibilidade, a ausência de radiação e a sensibilidade na detecção de massas. Por outro lado, as desvantagens significativas incluem a dependência do operador e a dificuldade para detectar calcificações e certas formas de distorção arquitetural, que podem ser, ambas, sinais de malignidade. Portanto, a US geralmente é acompanhada de uma avaliação mamográfica.

Uma limitação da mamografia é a diferenciação entre massas císticas e sólidas, compensada pela US. À US, os cistos simples exibem uma aparência específica: são massas circunscritas, anecoicas, em geral com reforço acústico posterior (Figura 20.5). Para massas sólidas, a US pode auxiliar adicionalmente a caracterizar as margens e outros achados de imagem sugestivos de etiologia benigna ou maligna. Massa mamária benigna comum é o fibroadenoma, que geralmente aparece como lesões circunscritas, ovais e homogeneamente hipoecoicas e são massas que podem ser classificadas como BI-RADS 3: provavelmente benigna no exame de base (Figura 20.6). Se a US não encontrar um achado benigno específico em uma determinada alteração, como um cisto simples ou um linfonodo, e não demonstrar outras características benignas, então uma biopsia tipicamente é justificada (BI-RADS 4: achado suspeito; BI-RADS 5: altamente suspeito de malignidade, dependendo do nível de preocupação com câncer). Se uma lesão é identificada ao exame de US, é possível obter uma biopsia guiada por US (abordada separadamente no Capítulo 23).

Avaliação da paciente sintomática

Pacientes com sinais ou sintomas de patologia mamária não são adequadas para o exame de rastreamento, mas devem ser avaliadas para um exame diagnóstico, com o uso de exames de imagens ajustado para a situação específica. O American College of Radiology (ACR) convocou subespecialistas para o desenvolvimento de critérios de adequação e criou painéis especializados, que consistem em recomendações referentes às

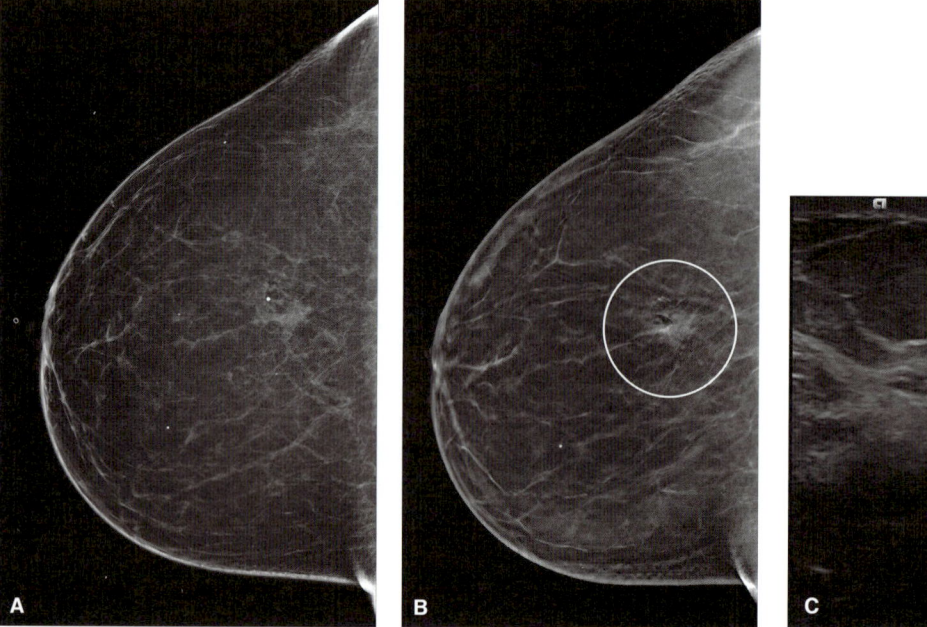

Figura 20.4 Tomossíntese no exame diagnóstico. A. A incidência craniocaudal (CC) de rastreamento da mama direita identificou uma assimetria em desenvolvimento no aspecto posterior. **B.** A tomossíntese permitiu melhores visualização e caracterização. O achado apareceu como massa de formato irregular com margens indistintas (*círculo*). **C.** A ultrassonografia (US) confirmou massa de formato irregular. A biopsia revelou um carcinoma ductal invasivo (CDI).

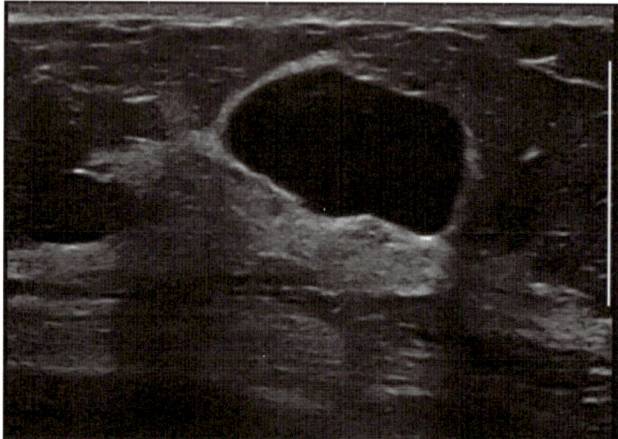

Figura 20.5 Cisto simples. A aparência sonográfica clássica de um cisto simples é a de massa oval ou redonda, circunscrita e anecoica, apresentando reforço acústico posterior.

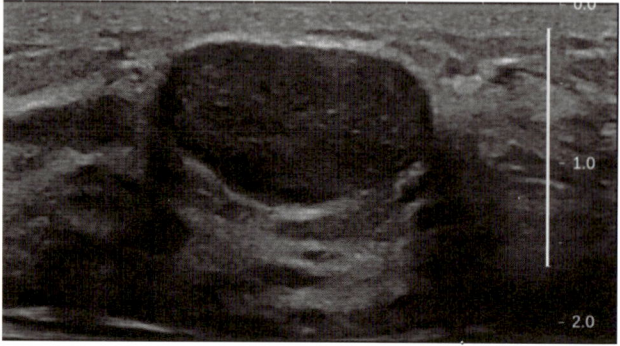

Figura 20.6 Fibroadenoma. Massa sólida com características de aspecto benigno: formato oval, margens circunscritas, homogeneamente hipoecoica. A biopsia foi obtida mediante solicitação da paciente e confirmou o fibroadenoma.

imagens iniciais e avaliação de vários sintomas clínicos, com fundamentação na melhor prática baseada em evidências, para diversos contextos clínicos. Nas imagens da mama, os detalhes específicos do sintoma, a idade da paciente, seu risco para desenvolvimento de câncer de mama e os níveis relativos de radiação das modalidades de imagem influenciam naquilo que seria o exame apropriado para a paciente.

Massa mamária palpável

Em mulheres, a presença de massas mamárias palpáveis é uma queixa frequente na busca por aconselhamento médico. Ao exame físico, determinar massa mamária verdadeira à parte das estruturas normais pode ser uma tarefa difícil, que requer experiência e técnica apropriada. O câncer de mama é constatado em poucas das pacientes portadoras de anormalidades palpáveis que se submetem à avaliação diagnóstica. Entre os achados benignos comuns estão os cistos, os fibroadenomas ou até as estruturas mamárias normais. De acordo com pesquisas, os cânceres que se manifestam como anomalias palpáveis tendem a ser mais agressivos e a ter um prognóstico mais desfavorável, em comparação aos detectados no rastreamento.

Devido à associação de massa mamária palpável com malignidade, a avaliação por imagem se faz necessária para a maioria das pacientes que se queixam desse achado. A princípio, as modalidades de imagem recomendadas diferem com base na idade e são listadas na Tabela 20.2. A mamografia é indicada para mulheres com mais de 40 anos para o rastreamento de rotina, porém há possibilidade de iniciar as mamografias com 30 a 39 anos, em particular no caso de pacientes tidas como sendo de alto risco para o desenvolvimento de câncer de mama. Alguns achados palpáveis podem ser considerados benignos da maneira específica, com base na mamografia, como a presença de massas contendo gordura. Quando uma paciente apresenta um achado suspeito de malignidade, a realização de um exame mamográfico completo pode ajudar a determinar a extensão da doença, bem como avaliar a mama contralateral assintomática. Do mesmo modo, a comparação com dados prévios pode ser útil na interpretação da mamografia. Um marcador radiopaco

TABELA 20.2 Recomendação de exames de imagem iniciais para paciente com massa mamária palpável.

■ IDADE	■ RECOMENDAÇÃO DE EXAME DE IMAGEM INICIAL
< 30 anos	Ultrassonografia
30 a 39 anos	Mamografia ou ultrassonografia
≥ 40 anos	Mamografia

tipicamente é colocado sobre o local da massa apalpável, para auxiliar o radiologista na interpretação do sintoma clínico, em busca de massas ou assimetrias que possam explicar os sintomas da paciente. Incidências com compressão focal da anomalia apalpável também devem ser obtidas. Um estudo conduzido por Faulk demonstrou um aumento de 9% na detecção de câncer com esse tipo de incidências. A TMD pode ser usada no lugar da mamografia digital, com desempenho equivalente ou melhor, para auxiliar na caracterização da lesão, em particular quando obscurecida pelo parênquima mamário.

Seja a mamografia negativa ou indicativa de massa, a US geralmente é o exame seguinte na avaliação de um achado palpável, porque é capaz de identificar lesões que permanecem ocultas à mamografia, além de melhor caracterizar os achados mamográficos. Quando a US identifica massa sólida, complexa ou cística, a obtenção de uma biopsia guiada por US é justificada (Figura 20.7).

Para mulheres com mamografia de triagem normal recente e que estejam abaixo da idade típica de rastreamento (alguns adotam 30 anos, enquanto outros adotam 35 ou 40 anos) ou que estejam grávidas, a US é recomendada como teste inicial, devido ao risco relativo da radiação associado à mamografia, bem como por sua densidade mamária aumentada e pela associada sensibilidade mamográfica reduzida. Caso a US identifique um achado suspeito, a mamografia deve ser obtida para avaliar a extensão da doença.

O uso de ambas as imagens (mamografia e US) na avaliação de anomalias palpáveis é efetivo para a exclusão de malignidade. Estudos demonstraram um valor preditivo negativo de pelo menos 97% associado à combinação de mamografia e US negativos ou normais. Entretanto, a obtenção de uma biopsia ainda pode ser justificada, se um achado do exame clínico for considerado suspeito, mesmo que as imagens estejam normais.

Dor na mama

A dor mamária, também referida como mastalgia ou mastodinia, é um sintoma comumente relatado. Um estudo descobriu que cerca de 70% das mulheres experimentam algum tipo de dor ou sensibilidade mamária no decorrer da vida. A dor na mama está em segundo lugar entre os sintomas mamários que mais comumente levam as mulheres a buscar aconselhamento médico, podendo ser intensa o bastante para afetar a qualidade de vida. A causa da dor não é totalmente conhecida e muitas teorias foram propostas, incluindo fatores hormonais, equilíbrio hidreletrolítico e inflamação decorrentes de processos fisiológicos na mama, tais como alterações fibróticas ou ectasia ductal. Contudo, nenhum estudo identificou totalmente a etiologia da mastalgia, que provavelmente é uma condição multifatorial. Felizmente, muito raramente está associada à malignidade.

A mastalgia pode ser dividida em dor mamária cíclica e não cíclica. A dor mamária cíclica é definida como uma dor intermitente na mama, que atinge o pico durante a fase lútea, imediatamente antes da menstruação, e é considerada de etiologia primariamente hormonal por estar relacionada ao ciclo menstrual. Em geral, a dor ou sensibilidade também está associada ao inchaço das mamas. Pode ser uni ou bilateral e normalmente dispensa a avaliação por imagem da mama, uma vez que a probabilidade de malignidade é baixa.

A dor mamária não cíclica tende a ser unilateral e mais focal que a cíclica, porém também apresenta baixa probabilidade de malignidade. Dujim examinou 987 mulheres submetidas a exame diagnóstico que apresentavam dor mamária, comparativamente a 987 pacientes de rastreamento. Na população com dor mamária, o estudo falhou em demonstrar diferenças na incidência de câncer entre a mama dolorida e a mama contralateral não dolorida. Além disso, não houve diferença significativa na incidência de câncer entre as populações diagnóstica e de triagem.

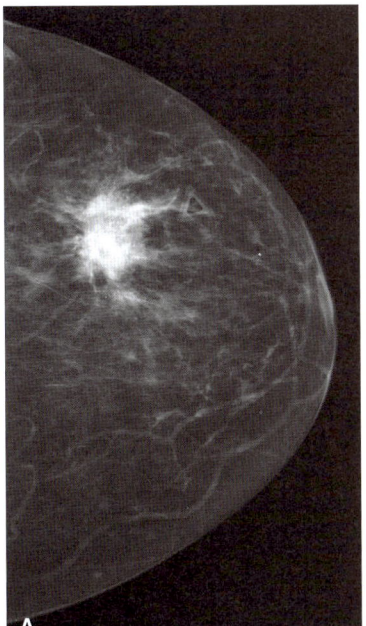
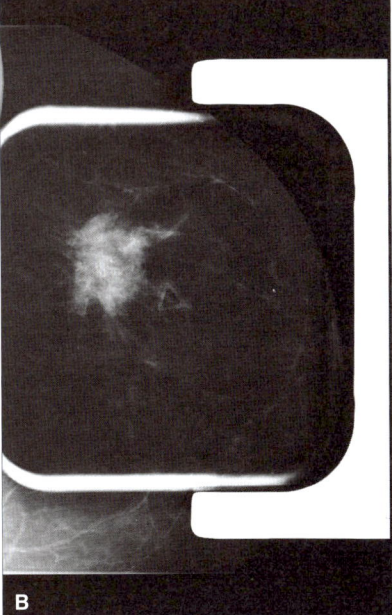
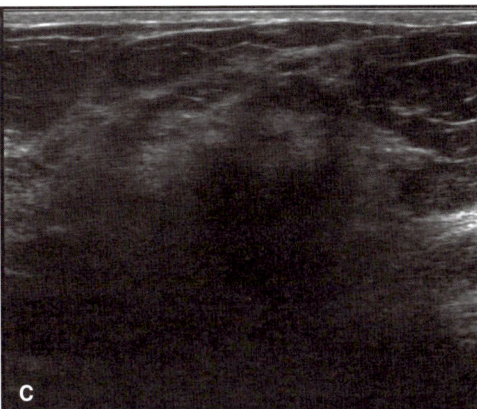

Figura 20.7 Avaliação de massa palpável. A. A paciente apresentou massa palpável. O técnico colocou o marcador triangular na pele, para informar ao radiologista a área de interesse clínico. Massa hiperdensa de formato irregular e margens espiculadas foi identificada. **B.** Incidência com compressão focal. Massa persistiu na incidência com compressão focal. **C.** A ultrassonografia (US) do achado mostrou massa sólida hipoecoica irregular com margens indistintas. A biopsia revelou um carcinoma ductal invasivo.

Os exames de imagem continuam tendo algum papel na avaliação da dor mamária não cíclica, apesar do baixo rendimento na detecção do câncer. A mastite ou os abscessos são etiologias benignas tratáveis que podem ser identificadas por imagem. Do mesmo modo, imagens negativas podem proporcionar certa garantia a pacientes preocupadas com a possibilidade de a dor sentida ser uma indicação de malignidade. Quando se decide realizar uma avaliação por imagem para uma dor mamária não cíclica, a mamografia geralmente é a indicada para mulheres com mais de 40 anos de idade. A US é o exame inicial para mulheres com menos de 30 anos de idade. Entre 30 e 39 anos, tanto a mamografia como a US podem ser adequadas para fins de avaliação inicial.

Secreção mamilar

A secreção mamilar é a terceira queixa mamária mais frequente, atrás apenas da massa palpável e da dor na mama. A princípio, deve ser classificada como patológica, implicando que possa resultar de alguma malignidade mamária subjacente, ou como fisiológica, resultando de funções corporais normais. A secreção mamilar patológica exibe aspecto seroso ou cor sanguinolenta, é espontânea, unilateral e surge de um único ducto. A secreção mamilar fisiológica pode ser verde, amarela ou leitosa, não é espontânea (só se manifesta com a expressão), é bilateral e geralmente surge de múltiplos ductos. Vários estudos demonstraram que a secreção fisiológica não está associada a uma maior identificação ou desenvolvimento de câncer de mama. Por isso, ela não justifica uma avaliação por imagem não padrão à parte do rastreamento. No caso da secreção patológica, o papiloma intraductal é a etiologia mais comum, representando 35 a 56% dos casos. Entretanto, uma malignidade subjacente é identificada em 5 a 23% dos casos.

A avaliação padrão inicial de mulheres que apresentam secreção mamilar patológica depende da idade, semelhante à massa palpável (Tabela 20.3). À mamografia, é preciso ter bastante cuidado com quaisquer calcificações ou massas suspeitas encontradas no lado sintomático. Quando a mamografia é negativa, geralmente uma US é realizada. A região retroareolar costuma ser avaliada, porque a maioria das lesões causadoras de secreção mamilar localiza-se perto do mamilo e não nas partes profundas da mama (Figura 20.8). Nos casos em que a mamografia e a US são negativas, tanto a galactografia (também chamada ductografia) quanto a RM da mama, ambas abordadas em capítulos subsequentes, são comprovadamente úteis na avaliação da secreção mamilar patológica.

Inflamação da mama

A inflamação da mama, que se manifesta como eritema e inchaço, é uma queixa menos comum, porém requer avaliação por imagem quando há preocupação com abscesso. A mastite infecciosa e os abscessos mamários tipicamente ocorrem em mulheres mais jovens. A mastite é uma complicação frequente em nutrizes, sendo geralmente causada por *Staphylococcus aureus*. A US é a modalidade de escolha habitual para primeira avaliação, uma vez que as pacientes geralmente apresentam dor e não toleram a compressão da mamografia. À US, a mastite é caracterizada

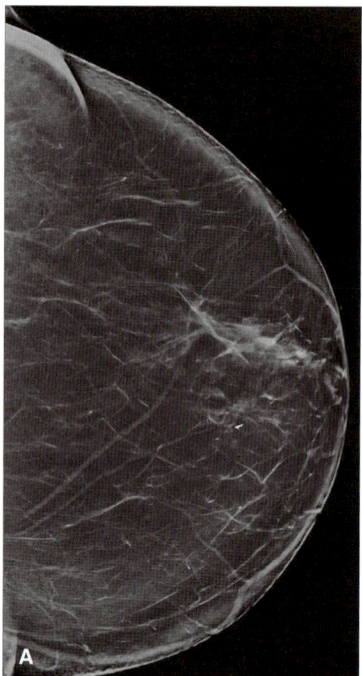

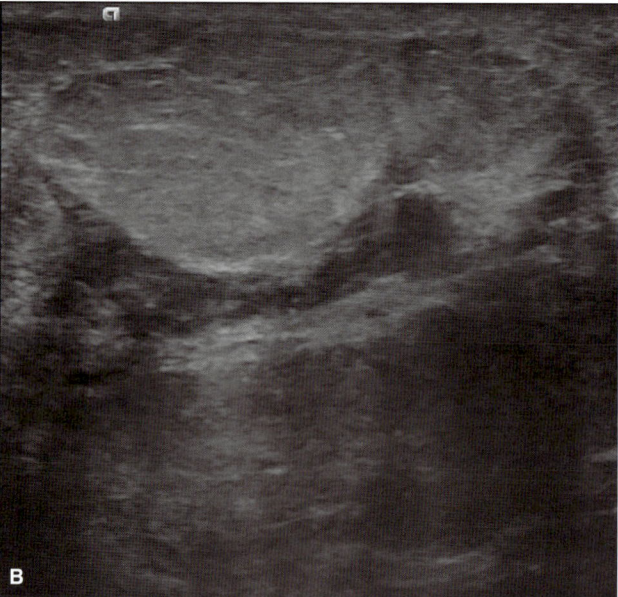

Figura 20.8 Avaliação de uma paciente com secreção mamária esquerda patológica. **A.** A mamografia demonstrou uma assimetria focal na região subareolar esquerda. **B.** A ultrassonografia (US) mostrou massa intraductal correlacionada com o achado mamográfico. A biopsia revelou um carcinoma ductal *in situ* (CDIS).

por uma área de ecotextura heterogeneamente alterada, devido ao edema no parênquima mamário, ao espessamento da pele e à vascularização aumentada. Já o abscesso normalmente se apresenta como uma massa palpável, com eritema sobrejacente, exibindo características sonográficas de uma coleção irregular e heterogeneamente hipoecoica, por vezes contendo múltiplos lóculos (Figura 20.9). Quando um abscesso é identificado, uma drenagem guiada por US pode ser realizada para coletar líquido para análise, bem como auxiliar no tratamento.

O câncer de mama inflamatório (CMI) é um importante mimetizador de mastite infecciosa, ao qual o radiologista deve estar sempre atento. Se a paciente for mais velha e os antibióticos não promoverem resolução completa em 1 a 2 semanas,

TABELA 20.3	Recomendação de exames de imagem iniciais para paciente com secreção mamilar patológica.
■ IDADE	**■ RECOMENDAÇÃO DE EXAME DE IMAGEM INICIAL**
< 30 anos	Ultrassonografia
30 a 39 anos	Mamografia ou ultrassonografia
≥ 40 anos	Mamografia

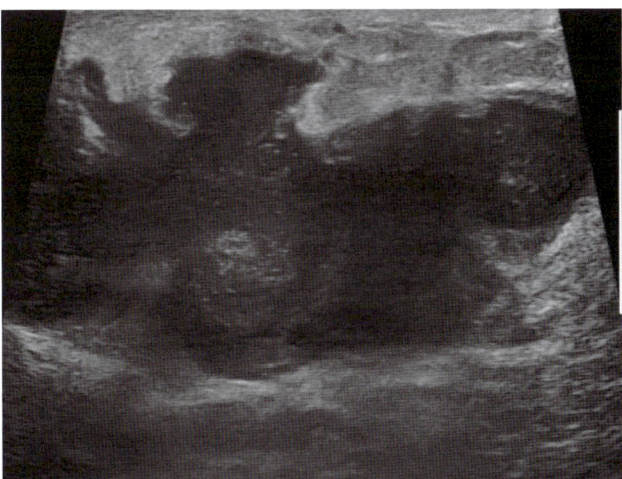

Figura 20.9 **Abscesso.** A ultrassonografia de mama esquerda eritematosa e sensível revelou um abscesso, que aparecia como uma coleção de formato irregular hipoecoica.

deve-se considerar a hipótese de CMI. O carcinoma inflamatório é um raro subtipo do câncer de mama, representando 2 a 5% de todos os cânceres de mama. As pacientes afetadas apresentam eritema, inchaço e hipersensibilidade na mama, por vezes de aparecimento rápido. É possível que notem alterações na pele conhecidas como *peau d'orange* (casca de laranja), em que há pequenas ondulações semelhantes à fruta. O CMI é um diagnóstico clínico, porém há casos em que uma biopsia por punção cutânea pode confirmar o diagnóstico.

À mamografia, o CMI pode se apresentar com aumento volumétrico e aumento difuso da densidade da mama, espessamento da pele e linfonodos axilares aumentados (Figura 20.10). A US pode ser usada se houver massa identificável à mamografia, como forma de obter um alvo para biopsia guiada. O CMI se comporta de maneira agressiva e cerca de 20 a 40% das

pacientes apresentam metástases à distância no momento do diagnóstico. É possível que seja necessário realizar exames de imagem de RM da mama, bem como exames de imagem para estadiamento, como tomografia computadorizada (TC) do corpo.

Doença de Paget

Se uma paciente apresenta prurido, eczema ou ulceração no mamilo, deve-se considerar a hipótese de doença de Paget. Essa condição é caracterizada patologicamente pela invasão da epiderme do mamilo por células malignas, diagnosticada por biopsia cirúrgica. Entretanto, o papel dos exames de imagem é importante, porque se estima que 90% das mulheres tenham malignidade subjacente em partes mais profundas da mama. A avaliação mamográfica completa deve ser o primeiro exame de imagem a ser realizado em busca de sinais de malignidade; no entanto, seu resultado pode ser negativo em muitos casos. As imagens de US e RM também podem ser úteis na identificação de doença subjacente, bem como na avaliação de sua extensão para planejamento cirúrgico. A RM da mama tem a melhor acurácia para encontrar malignidades subjacentes.

Adenopatia axilar

Com frequência, os linfonodos axilares são visualizados na mamografia MLO e, normalmente, apresentam centros brilhantes, resultantes da gordura presente no hilo. A infiltração gordurosa dos próprios linfonodos pode acarretar aumento volumétrico radiolucente e substituição e é benigna.

Do ponto de vista mamográfico, os linfonodos axilares patológicos aparecem homogeneamente densos e aumentados. Diversos processos podem resultar na substituição da arquitetura nodal normal, como câncer de mama primário, doença metastática, linfoma ou leucemia (Figura 20.11). Os linfonodos axilares também podem se tornar patologicamente aumentados em consequência de inflamação. Pacientes com artrite reumatoide, lúpus eritematoso sistêmico, esclerodermia e psoríase podem ter adenopatia axilar, geralmente bilateral, além de linfoma e leucemia, enquanto a adenopatia axilar unilateral é mais preocupante

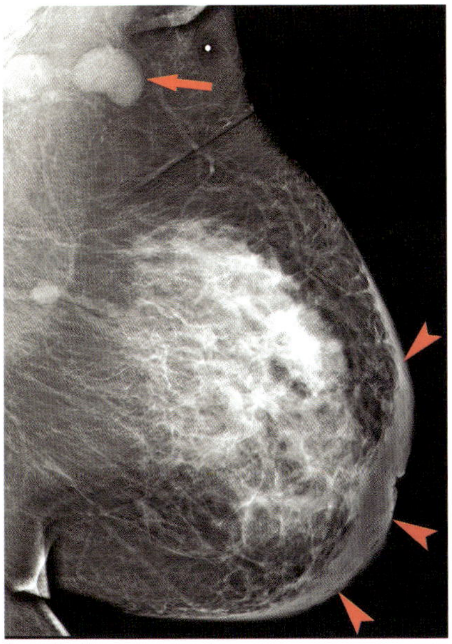

Figura 20.10 **Carcinoma inflamatório.** A incidência mediolateral oblíqua mostrou um aumento difuso na densidade parenquimatosa, acompanhado de espessamento da pele (*pontas de seta*). Um linfonodo denso aumentado de volume (*seta*) foi observado na axila. O linfonodo era palpável e foi marcado com um marcador radiopaco cutâneo. A histopatologia confirmou adenopatia maligna.

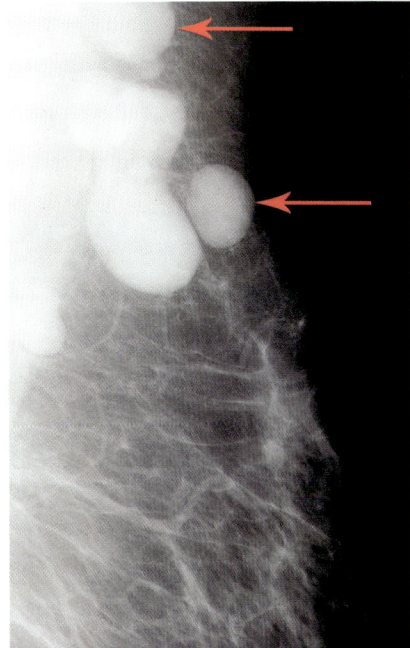

Figura 20.11 **Linfoma.** A doença de Hodgkin envolve os linfonodos axilares. Os linfonodos são homogêneos, densos e de volume aumentado (*setas*).

em termos de câncer de pele ou de mama metastático. Alguns processos inflamatórios podem produzir adenopatia unilateral, como uma recente inoculação ou um arranhão de gato no braço ipsilateral (Tabela 20.4). Calcificações grosseiras presentes em linfonodos axilares podem refletir uma doença granulomatosa. Os depósitos de ouro encontrados em pacientes tratadas para artrite reumatoide são vistos ocasionalmente em linfonodos axilares e podem ser confundidos com calcificações.

A US pode ser usada para avaliar os linfonodos axilares no momento de um diagnóstico de câncer de mama. Os linfonodos benignos ou normais exibem um hilo hiperecoico com uma fina margem cortical hipoecoica e, segunda a literatura, o limite máximo da espessura cortical varia de 2,3 a 3 mm. Os depósitos metastáticos no linfonodo criam um espessamento cortical hipoecoico focal ou, às vezes, a substituição total do linfonodo (resultando em ausência do hilo gorduroso) (Figura 20.12). Caso sejam identificados linfonodos suspeitos, é possível submetê-los à biopsia guiada por ultrassom, para determinar a etiologia da alteração.

Mama masculina

À mamografia, a mama masculina normal aparece como um monte de gordura subcutânea, sem tecido glandular (Figura 20.13). A ginecomastia é a condição mais comum a requerer obtenção de imagens da mama masculina. Trata-se de uma proliferação benigna de tecido ductal e estromal em homens em qualquer idade, dependendo da etiologia, que apresentam massa palpável ou espessamento sensível na região subareolar. Muitas causas de ginecomastia já foram descritas e estão listadas na Tabela 20.5.

A avaliação inicial por imagem de massa mamária palpável em um homem depende da idade do paciente (Tabela 20.6). Como a ginecomastia exibe uma aparência benigna específica e típica à mamografia, o ACR recomenda a mamografia como modalidade de imagem inicial para todos os homens com 25 anos ou mais. Em geral, a ginecomastia aparece como uma área

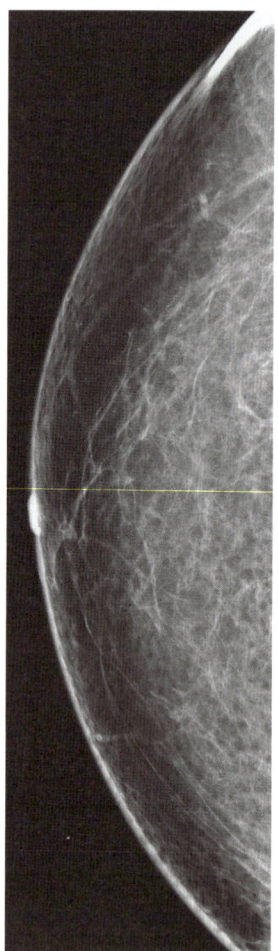

Figura 20.13 **Mama masculina.** Mama masculina relativamente normal, consistindo em um monte de gordura subcutânea. Observe a ausência de tecido glandular.

TABELA 20.4 Diagnóstico diferencial de adenopatia axilar.

■ UNILATERAL	■ BILATERAL
Infecção ipsilateral	Infecções sistêmicas, como HIV
Metástase de câncer de mama ipsilateral	Doenças autoimunes/ granulomatosas sistêmicas
Metástase de melanoma do lado ipsilateral	Linfoma/leucemia
HIV, vírus da imunodeficiência adquirida.	

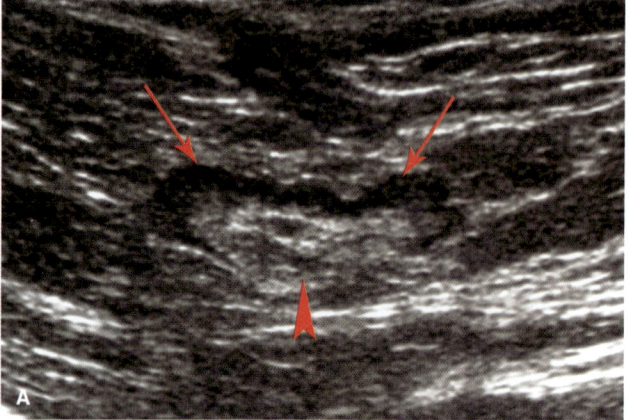

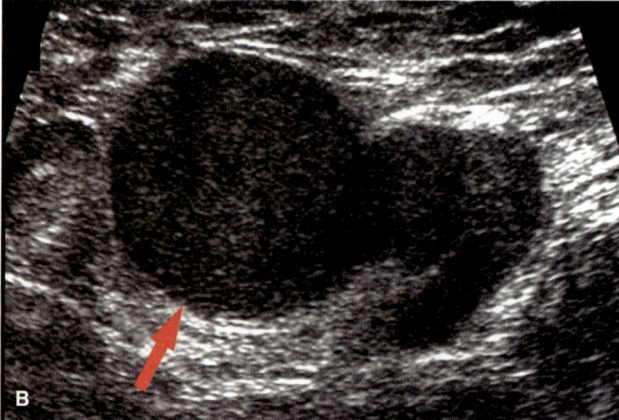

Figura 20.12 **Linfonodos axilares. A.** Imagem de ultrassonografia (US) de um linfonodo axilar normal. O córtex era difusamente fino (*setas*), enquanto o hilo (*ponta de seta*) era hiperecoico, devido às células adiposas e áreas de interfaces reflexivas hiperecoicas dos vasos e trabéculas. **B.** A US da axila direita de mulher de 40 anos de idade, com um diagnóstico recente de carcinoma ductal invasivo da mama direita, localmente avançado, mostrou linfonodos hipoecoicos aumentados (*seta*) indicativos de doença metastática.

TABELA 20.5 Etiologias da ginecomastia.

Idiopática
Fármacos (incluindo esteroides anabolizantes, acetato de
    leuprolida, diuréticos tiazídicos, cimetidina, antidepressivos
    tricíclicos, estrógeno, espironolactona, digitálicos e maconha)
Cirrose
Hipogonadismo
Neoplasias secretoras de hormônio
Hipertireoidismo
Doença renal crônica

TABELA 20.6 Recomendação de exames de imagem iniciais para avaliação de massa mamária palpável em homens.

■ IDADE	■ RECOMENDAÇÃO DE EXAMES DE IMAGEM INICIAIS
< 25 anos	Ultrassonografia
≥ 25 anos	Mamografia

de tecido glandular subareolar com formato triangular ou de chama, apontando na direção do mamilo, com gordura intercalada junto aos elementos parenquimatosos (Figura 20.14). A ginecomastia pode ser uni ou bilateral. Quando bilateral, é mais frequentemente assimétrica. Os três padrões de ginecomastia incluem nodular, dendrítico e glandular difuso.

O câncer de mama em homens é raro, representando até 1% de todos os cânceres de mama, com uma incidência aproximada de 1 em 100 mil homens. Entre os fatores de risco, estão a mutação BRCA 1 ou BRCA 2, a síndrome de Klinefelter, história familiar e história de exposição do tórax à radiação. As imagens do câncer de mama tipicamente mostram uma massa com características suspeitas, uma vez que os homens quase sempre apresentam CDI, em consequência das diferenças associadas ao desenvolvimento das mamas em comparação às mulheres (ver Capítulo 19). O CDI representa cerca de 80% dos tipos de câncer de mama em homens (Figura 20.15).

Avaliação e recomendação

O papel dos exames diagnósticos é atribuir uma avaliação BI-RADS que ajude a orientar o manejo clínico. Toda imagem, seja mamográfica, seja sonográfica, que auxilie a avaliação de um achado ou sintoma deve ser obtida antes da tomada de qualquer decisão acerca do tratamento. Em essência, cada avaliação BI-RADS está associada a uma dada recomendação para o manejo clínico (Tabela 20.7).

Um BI-RADS 0: avaliação incompleta é atribuído aos achados anormais em exames de triagem que requerem imagens adicionais. De modo geral, ele raramente deve ser atribuído no contexto diagnóstico. O ideal é que toda a avaliação por exames de imagem seja concluída enquanto a paciente está presente, de modo a minimizar as consultas de retorno e a ansiedade. Além disso, o papel do exame diagnóstico é caracterizar completamente a lesão em uma dada categoria de avaliação final. Entretanto, no caso de a paciente não conseguir concluir a avaliação de imagem, então torna-se apropriado atribuir um BI-RADS 0: avaliação incompleta. Essa atribuição também é aplicável em caso de indisponibilidade de imagens prévias de

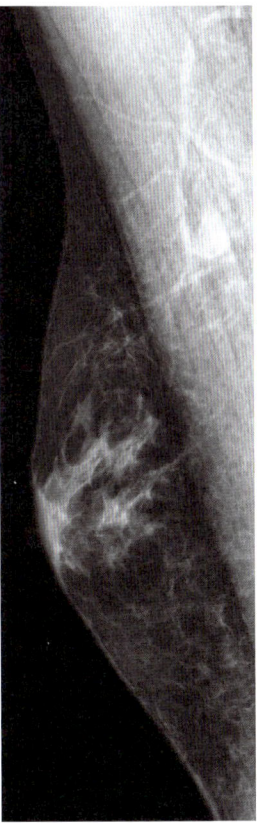

Figura 20.14 **Ginecomastia.** Incidência mediolateral oblíqua de um homem com ginecomastia dendrítica. Tecido glandular é observado na área subareolar. Esse tecido se intercala gradualmente com a gordura e não aparece como massa.

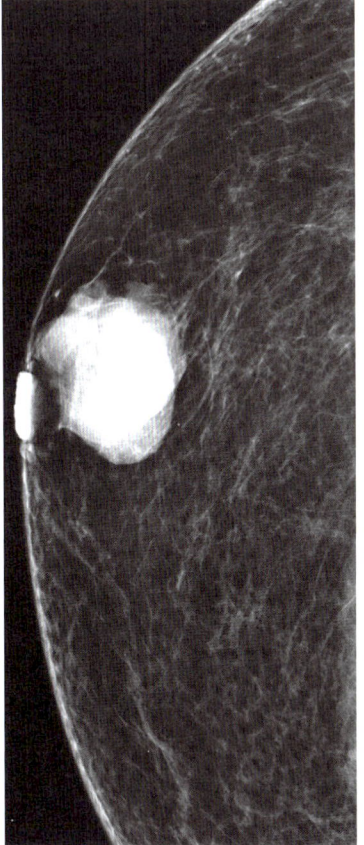

Figura 20.15 **Câncer de mama masculino.** Incidência mediolateral oblíqua da mama de um homem. A massa exibe interface definida com a gordura circundante.

TABELA 20.7 Avaliações BI-RADS e recomendações.

■ AVALIAÇÃO BI-RADS	■ RECOMENDAÇÃO
BI-RADS 0: avaliação incompleta	Necessidade de avaliação por imagem adicional e/ou imagens prévias para fins de comparação
BI-RADS 1: negativo	Rastreamento de rotina
BI-RADS 2: benigno	Rastreamento de rotina
BI-RADS 3: provavelmente benigno	Seguimento a curto prazo
BI-RADS 4: suspeito	Diagnóstico tecidual
BI-RADS 5: altamente suspeito de malignidade	Diagnóstico tecidual
BI-RADS 6	Deve-se instituir a ação apropriada

uma instituição externa, no momento da avaliação diagnóstica, ou diante da necessidade de outra informação para estabelecer com segurança a categoria definitiva.

Se a avaliação diagnóstica revelar um achado de imagem como BI-RADS 1: negativo ou um achado benigno específico BI-RADS 2: benigno, então a paciente pode retornar para o rastreamento de rotina. Uma advertência nos casos de pacientes que apresentam um sintoma clínico altamente suspeito é que o diagnóstico tecidual ainda pode ser justificado no contexto de resultados BI-RADS 1: negativo ou BI-RADS 2: benigno.

A avaliação BI-RADS 3: provavelmente benigno deve ser aplicada aos achados com menos de 2% de probabilidade de representarem malignidade. Um estudo de referência conduzido por Sickles confirmou que três tipos de achados identificados na avaliação inicial se adequam a esse critério (Tabela 20.8). Se os antecedentes estiverem disponíveis e um achado for novo, então seria inadequado atribuir BI-RADS 3: provavelmente benigno, mesmo na presença de achados de imagem supostamente benignos. Neste contexto, uma avaliação BI-RADS 4: suspeito deve ser adotada e a biopsia, recomendada.

Caso a avaliação diagnóstica forneça um achado preocupante, usa-se a avaliação BI-RADS 4: suspeito e recomenda-se a coleta de tecido para a análise histopatológica. Se o achado for altamente suspeito (probabilidade maior que 95%) de malignidade, com base nos achados de imagem, então é estabelecida uma avaliação BI-RADS 5: altamente suspeito de malignidade. Para essas lesões, o radiologista deve realizar exames de imagem de estadiamento no decorrer do exame diagnóstico. A coleta de tecido é recomendada.

Estadiamento do câncer de mama

O estadiamento tem papel essencial no prognóstico e tratamento de pacientes diagnosticadas com câncer de mama. A American Joint Committee of Cancer (AJCC) desenvolveu o sistema de estadiamento tumor-nodo-metástase (TNM), que permite ao clínico atribuir um estágio à paciente. O papel dos radiologistas é ajudar a fornecer essa informação ao clínico.

O estágio do tumor (T) se baseia no tamanho e na extensão tumoral. Ao avaliar massas, a medida máxima é registrada

TABELA 20.8 Achados apropriadamente descritos como BI-RADS 3 em exames de imagem iniciais.

Grupo de calcificações arredondadas
Massa oval, circunscrita
Assimetria focal

independentemente da modalidade de imagem. O envolvimento da pele, mamilo e parede torácica também constitui um indicador importante que influencia o estágio T. Quando uma lesão BI-RADS 5: altamente suspeita de malignidade está presente, o restante da mama deve ser avaliado quanto à extensão ou ao caráter multifocal da doença, uma vez que afetará o plano cirúrgico (Figura 20.16). A mama contralateral também deve ser avaliada, para garantir que a paciente não tem câncer bilateral. Mulheres com história de câncer de mama apresentam um risco discretamente aumentado de câncer contralateral, em comparação às mulheres sem história. A RM é o exame mais sensível para estadiamento do câncer de mama, frequentemente com locais adicionais de câncer ocultos à mamografia. Isso será abordado no Capítulo 22.

O estágio do linfonodo (N) tem fortes implicações para o plano de tratamento da paciente, bem como para seu prognóstico, e pode ser avaliado clinicamente ou por exames de imagem. A US é superior à mamografia na avaliação do estado dos linfonodos axilares. Como já mencionado, os linfonodos são avaliados primariamente quanto ao tamanho e morfologia, para determinar se são normais ou não. Linfonodos aumentados, mesmo em pacientes com câncer, nem sempre são secundários à doença metastática, por isso a coleta de amostra de tecido (seja por biopsia guiada por US, seja por cirurgia) é realizada com frequência. O manejo cirúrgico da axila é uma questão controversa, que sempre se adequa ao balanço entre taxas de sobrevida e risco de recidiva. O papel do radiologista é documentar os achados de imagem para auxiliar o cirurgião e o oncologista em suas tomadas de decisão.

O estágio de doença metastática (M), assim como o estado dos linfonodos, tem amplo papel no plano de tratamento da paciente. As imagens para estadiamento distal são dispensáveis na maioria das pacientes recém diagnosticadas com câncer de mama. As imagens corporais podem ser solicitadas pelo clínico responsável pelo encaminhamento quando houver maior probabilidade

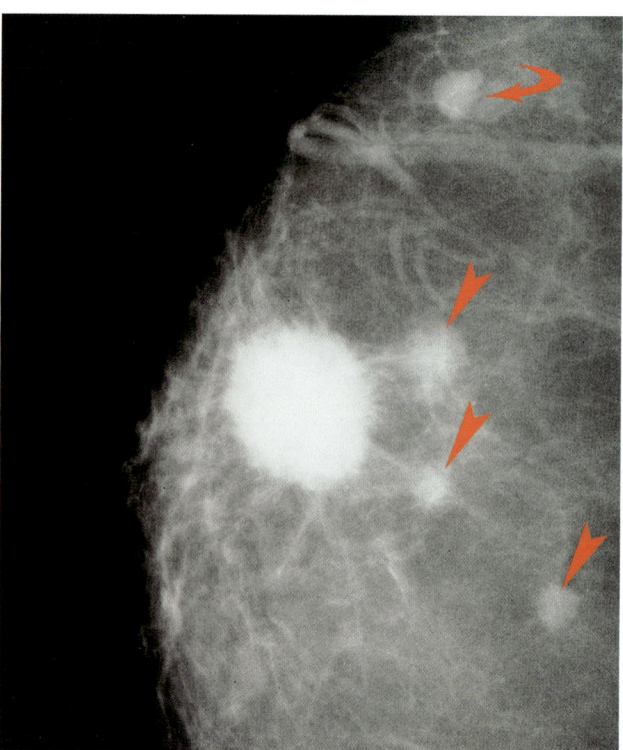

Figura 20.16 Carcinoma multifocal. Incidência craniocaudal. A massa maior era palpável. As demais foram descobertas por mamografia (*pontas de seta*). O nódulo mais bem definido (*seta curva*) provavelmente representava um linfonodo intramamário.

de doença metastática, em geral em pacientes com câncer de mama localmente avançado no momento da apresentação ou em pacientes que apresentaram recidiva.

Vigilância pós-operatória

A taxa de recidiva do câncer de mama em pacientes submetidas ao tratamento otimizado, seja com mastectomia, seja com terapia de conservação da mama, é de 1 a 2% ao ano, embora o risco aumente nos casos com acometimento linfonodal e margens cirúrgicas positivos. As pacientes submetidas à mastectomia para tratamento cirúrgico dispensam a mamografia de triagem ipsilateral subsequente, uma vez que a cirurgia teoricamente remove todo o tecido mamário. Entretanto, qualquer anomalia palpável no lado da mastectomia deve ser investigada por US, para avaliação de possível recidiva.

A mamografia anual, seja 2D ou TMD, ainda deve ser realizada em mulheres submetidas à terapia de conservação da mama, para detecção de qualquer evidência de recidiva. Embora não existam diretrizes estritas para vigilância pós-tratamento, algumas instituições realizam esses exames no contexto diagnóstico. Uma vantagem é que o radiologista pode obter imagens adicionais, como incidências com ampliação do leito de ressecção cirúrgica, se acreditar que isso auxiliará na detecção de recidivas locais.

Os achados de imagem da mama pós-operatória dependem do quão recente foi a cirurgia. Acúmulo de líquido pós-operatório semelhante a massas é comum no primeiro ano após a cirurgia. O local da cirurgia comumente está associado à formação de cicatriz e calcificações de necrose gordurosa ou distróficas, em vez de massa (Figura 20.17). A cicatriz aparece mamograficamente como uma distorção arquitetural, que tanto estabiliza quanto diminui em termos de conspicuidade ao longo dos anos.

Quaisquer calcificações que se desenvolvam no local da cirurgia devem ser examinadas detalhadamente. O edema da mama e o espessamento da pele são achados comuns em pacientes submetidas à radioterapia. As evidências de recidiva incluem massas em crescimento, desenvolvimento de assimetrias e calcificações suspeitas novas ou em desenvolvimento, junto ou adjacentes ao leito de ressecção cirúrgica. Tais achados devem ser avaliados com imagens diagnósticas e submetidos à biopsia, em casos indeterminados (Figura 20.18).

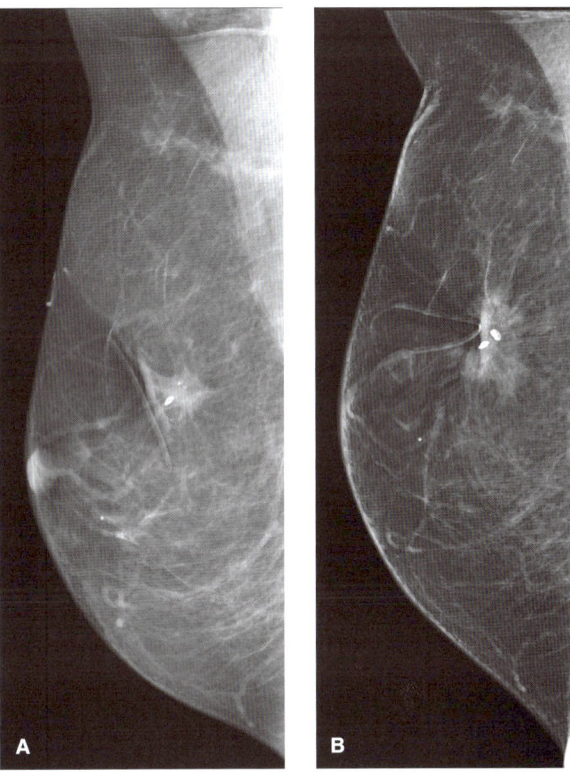

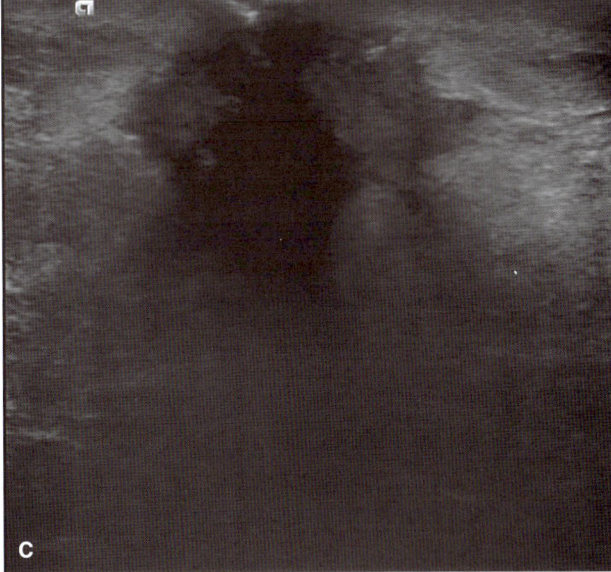

Figura 20.18 Recorrência local. A. Incidência mediolateral oblíqua da mama direita (MLOD), obtida 2 anos antes, para fins de comparação. **B.** O exame da incidência MLOD atual demonstrou massa que cresceu no local da manipulação cirúrgica. A biopsia revelou um carcinoma ductal invasivo (CDI) recorrente. **C.** A ultrassonografia (US) mostrou massa irregular espiculada correlacionada com o achado mamográfico. A biopsia revelou um CDI.

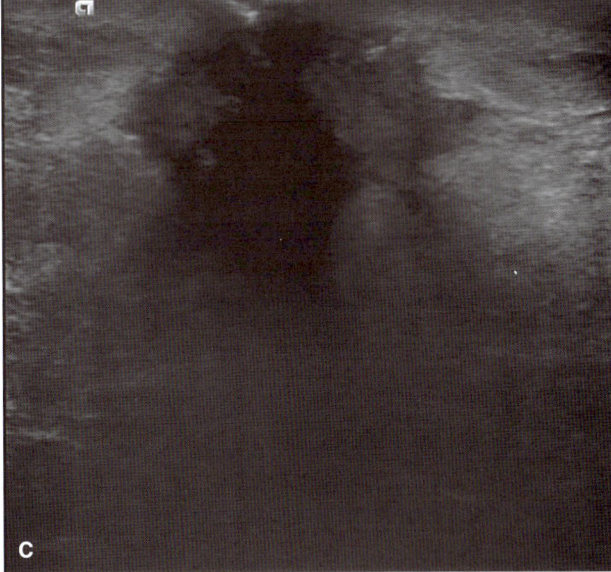

Figura 20.17 Cicatriz pós-operatória. A cicatriz pós-operatória mostrou assimetria focal, com distorção arquitetural e calcificações distróficas.

Conclusão

As imagens diagnósticas são usadas na avaliação de pacientes sintomáticas ou de pacientes que apresentam exames de rastreamento anormais. As imagens diagnósticas da mama são essenciais para diferenciar entre os achados benignos, sem probabilidade de malignidade, e as lesões suspeitas, que devem ser submetidas à biopsia para determinar se são malignas. Os exames de imagem apropriados e as recomendações irão maximizar a sensibilidade para detecção de malignidades, bem como a especificidade para evitar procedimentos desnecessários.

Leitura sugerida

Ader DN, Browne MW. Prevalence and impact of cyclic mastalgia in a United States clinic-based sample. *Am J Obstet Gynecol* 1997;177(1):126–132.

American College of Radiology. ACR appropriateness criteria. https://www.acr.org/Quality-Safety/Appropriateness-Criteria. Updated 2017.

Bahl M, Baker JA, Greenup RA, Ghate SV. Diagnostic value of ultrasound in female patients with nipple discharge. *AJR Am J Roentgenol* 2015;205(1):203–208.

Barton MB, Elmore JG, Fletcher SW. Breast symptoms among women enrolled in a health maintenance organization: frequency, evaluation, and outcome. *Ann Intern Med* 1999;130(8):651–657.

Berger N, Luparia A, Di Leo G, et al. Diagnostic performance of MRI versus galactography in women with pathologic nipple discharge: a systematic review and meta-analysis. *AJR Am J Roentgenol* 2017;209(2):465–471.

Berkowitz JE, Gatewood OM, Gayler BW. Equivocal mammographic findings: evaluation with spot compression. *Radiology* 1989;171(2):369–371.

Brandt KR, Craig DA, Hoskins TL, et al. Can digital breast tomosynthesis replace conventional diagnostic mammography views for screening recalls without calcifications? A comparison study in a simulated clinical setting. *AJR Am J Roentgenol* 2013;200(2):291–298.

Chansakul T, Lai KC, Slanetz PJ. The postconservation breast: part 1, expected imaging findings. *AJR Am J Roentgenol* 2012;198(2):321–330. doi: 10.2214/AJR.10.7298.

Chansakul T, Lai KC, Slanetz PJ. The postconservation breast: part 2, imaging findings of tumor recurrence and other long-term sequelae. *AJR Am J Roentgenol* 2012;198(2):331–343.

Clarke M, Collins R, Darby S, et al; Early Breast Cancer Trialists' Collaborative Group (EBCTCG). Effects of radiotherapy and of differences in the extent of surgery for early breast cancer on local recurrence and 15-year survival: An overview of the randomised trials. *Lancet* 2005;366(9503):2087–2106.

Dennis MA, Parker SH, Klaus AJ, Stavros AT, Kaske TI, Clark SB. Breast biopsy avoidance: the value of normal mammograms and normal sonograms in the setting of a palpable lump. *Radiology* 2001;219(1):186–191.

D'Orsi CJ, Sickles EA, Mendelson EB, et al. *ACR BI-RADS Atlas: Breast Imaging Reporting and Data System*. Reston, VA: American College of Radiology; 2013.

Duijm LE, Guit GL, Hendriks JH, Zaat JO, Mali WP. Value of breast imaging in women with painful breasts: observational follow up study. *BMJ* 1998;317(7171):1492–1495.

Ecanow JS, Abe H, Newstead GM, Ecanow DB, Jeske JM. Axillary staging of breast cancer: what the radiologist should know. *Radiographics* 2013;33(6):1589–1612.

Faulk RM, Sickles EA. Efficacy of spot compression-magnification and tangential views in mammographic evaluation of palpable breast masses. *Radiology* 1992;185(1):87–90.

Giess CS, Frost EP, Birdwell RL. Interpreting one-view mammographic findings: minimizing callbacks while maximizing cancer detection. *Radiographics* 2014;34(4):928–940.

Goksel HA, Yagmurdur MC, Demirhan B, et al. Management strategies for patients with nipple discharge. *Langenbecks Arch Surg* 2005;390(1):52–58.

Hooley RJ, Scoutt LM, Philpotts LE. Breast ultrasonography: state of the art. *Radiology* 2013;268(3):642–659.

Howard MB, Battaglia T, Prout M, Freund K. The effect of imaging on the clinical management of breast pain. *J Gen Intern Med* 2012;27(7):817–824.

Lee SC, Jain PA, Jethwa SC, Tripathy D, Yamashita MW. Radiologist's role in breast cancer staging: providing key information for clinicians. *Radiographics* 2014;34(2):330–342.

Liberman L, Morris EA, Dershaw DD, Abramson AF, Tan LK. MR imaging of the ipsilateral breast in women with percutaneously proven breast cancer. *AJR Am J Roentgenol* 2003;180(4):901–910.

Lim HS, Jeong SJ, Lee JS, et al. Paget disease of the breast: Mammographic, US, and MR imaging findings with pathologic correlation. *Radiographics* 2011;31(7):1973–1987.

Margolis NE, Morley C, Lotfi P, et al. Update on imaging of the postsurgical breast. *Radiographics* 2014;34(3):642–660.

Moy L, Slanetz PJ, Moore R, et al. Specificity of mammography and US in the evaluation of a palpable abnormality: retrospective review. *Radiology* 2002;225(1):176–181.

Newman LA, Sahin AA, Cunningham JE, et al. A case-control study of unilateral and bilateral breast carcinoma patients. *Cancer* 2001;91(10):1845–1853.

Nguyen C, Kettler MD, Swirsky ME, et al. Male breast disease: pictorial review with radiologic-pathologic correlation. *Radiographics* 2013;33(3):763–779.

Peppard HR, Nicholson BE, Rochman CM, Merchant JK, Mayo RC 3rd, Harvey JA. Digital breast tomosynthesis in the diagnostic setting: indications and clinical applications. *Radiographics* 2015;35(4):975–990.

Sickles EA. Breast calcifications: mammographic evaluation. *Radiology* 1986;160(2):289–293.

Sickles EA. Periodic mammographic follow-up of probably benign lesions: results in 3,184 consecutive cases. *Radiology* 1991;179(2):463–468.

Sickles EA, Miglioretti DL, Ballard-Barbash R, et al. Performance benchmarks for diagnostic mammography. *Radiology* 2005;235(3):775–790.

Siegel RL, Miller KD, Jemal A. Cancer statistics, 2017. *CA Cancer J Clin* 2017;67(1):7–30.

Smith RL, Pruthi S, Fitzpatrick LA. Evaluation and management of breast pain. *Mayo Clin Proc* 2004;79(3):353–372.

Stavros AT, Thickman D, Rapp CL, Dennis MA, Parker SH, Sisney GA. Solid breast nodules: use of sonography to distinguish between benign and malignant lesions. *Radiology* 1995;196(1):123–134.

Ulitzsch D, Nyman MK, Carlson RA. Breast abscess in lactating women: US-guided treatment. *Radiology* 2004;232(3):904–909.

Yeh ED, Jacene HA, Bellon JR, et al. What radiologists need to know about diagnosis and treatment of inflammatory breast cancer: A multidisciplinary approach. *Radiographics* 2013;33(7):2003–2017.

Zuley ML, Bandos AI, Ganott MA, et al. Digital breast tomosynthesis versus supplemental diagnostic mammographic views for evaluation of noncalcified breast lesions. *Radiology* 2013;266(1):89–95.

CAPÍTULO 21 ■ SISTEMA DE DADOS E RELATÓRIOS DE IMAGEM DA MAMA

CARRIE M. ROCHMAN, JONATHAN V. NGUYEN E BRANDI T. NICHOLSON

Introdução

O *Breast Imaging Reporting and Data System* (BI-RADS®) foi criado pelo American College of Radiology (ACR) para padronizar a prática e os relatórios de mamografia e as recomendações e o manejo das lesões mamárias, além de melhorar a comunicação por meio dos relatórios de imagem da mama. O BI-RADS® é uma resposta a problemas substanciais com inconsistências da qualidade e das doses de radiação nos estabelecimentos que realizavam mamografia, no fim da década de 1980. Isso coincidiu com o Mammography Quality Standards Act (MQSA), promulgado pelo Congresso dos EUA em 1992, "para regular a qualidade do acesso à mamografia para detecção do câncer de mama em seus estágios mais iniciais e tratáveis".

Existem vários componentes do atlas BI-RADS®, incluindo seções dedicadas ao léxico de imaginologia da mama, ao sistema de informação, às orientações para cada modalidade usada na obtenção das imagens da mama (mamografia, ultrassonografia [US] e ressonância magnética [RM]) e ao seguimento e monitoramento do desfecho, além de um dicionário de termos (Tabela 21.1). O atlas ajuda os radiologistas a descreverem os achados, aplicarem avaliações e recomendações adequadas e auditarem suas práticas de imagem da mama, com o intuito de garantir a manutenção dos padrões de qualidade e melhorar o cuidado com as pacientes. O BI-RADS® acompanha as mudanças e a evolução da imaginologia mamária e atualmente está em sua quinta edição, publicada em 2013.

O léxico é o maior componente do atlas BI-RADS®. Os termos e o formato do relatório (laudo) recomendado destinam-se a padronizar os relatórios de radiologia, de modo que tenham significado e não sejam ambíguos para quem não é radiologista. Os termos descritores usados no léxico são baseados em evidência, de modo a auxiliar o radiologista na categorização de um achado e sua probabilidade de malignidade. O léxico de imaginologia da mama está organizado por modalidade: mamografia, US e RM.

TABELA 21.1 Seções do atlas ACR BI-RADS®.

Mamografia (léxico, laudos e orientação)
Ultrassonografia (léxico, laudos e orientação)
Imagem de ressonância magnética (léxico, laudos e orientação)
Seguimento e monitoramento do desfecho
Dicionário de dados

Léxico de mamografia

Constituição da mama

A constituição da mama, ou densidade mamária, refere-se à quantidade de tecido fibroglandular contida na mama em relação à quantidade de gordura. É interessante destacar que isso não tem nada a ver com "caroços" ou "tecido denso" notados ao exame físico. A densidade mamária é avaliada na mamografia, em que o tecido fibroglandular produz maior atenuação dos raios X que a gordura, aparecendo branco ao exame, enquanto a gordura, que é atravessada com mais facilidade, aparece na cor cinza-escura. A constituição da mama é classificada em: (a) mamas quase totalmente adiposas; (b) presença de áreas esparsas de densidade fibroglandular; (c) mamas heterogeneamente densas, que podem obscurecer massas pequenas; e (d) mamas extremamente densas, que diminuem a sensibilidade da mamografia (Figura 21.1; Tabela 21.2). A avaliação da constituição mamária deve se basear na área mais densa; a localização do tecido denso também pode ser incluída no laudo (p. ex., retroareolar, quadrante superior externo etc.) para informar ao médico assistente onde a sensibilidade é limitada. A constituição da mama e o impacto no mascaramento de uma eventual malignidade e no risco de câncer de mama são mais discutidos no Capítulo 19.

Massas

A massa mamária é definida como uma estrutura tridimensional (3D), que ocupa espaço na mama. Pode ser observada em duas projeções mamográficas diferentes e apresenta margens convexas.

As massas mamárias têm etiologias benigna e maligna. A caracterização e a avaliação cuidadosa são importantes para garantir que um câncer não passe despercebido, ou para evitar uma avaliação adicional desnecessária ou biopsia de massas benignas. Um câncer de mama que se apresenta como massa é mais comumente um câncer invasivo, por isso a caracterização e a avaliação precisas também são essenciais para evitar atrasos no diagnóstico.

À mamografia, as massas são categorizadas de acordo com sua forma, margens e densidade (Tabela 21.3). A forma pode ser oval, redonda ou irregular. Uma massa *oval* tem formato de elipse (Figura 21.2), em que um eixo é mais comprido que

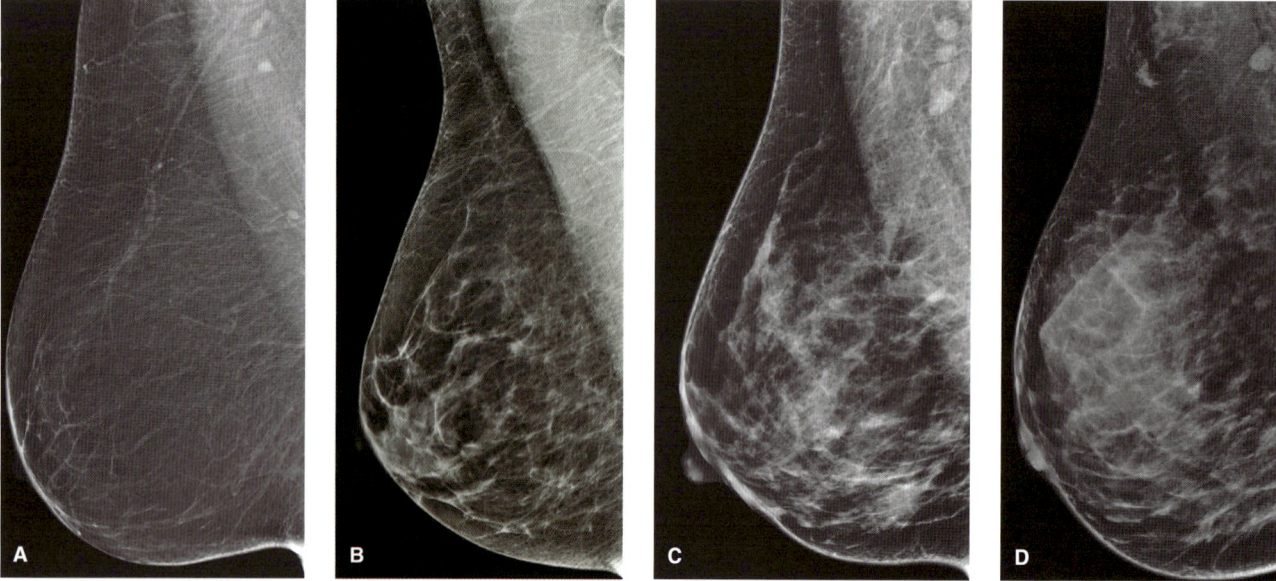

Figura 21.1 Categorias de densidade mamária. A. Mamas quase totalmente adiposas. **B.** Áreas esparsas de densidade fibroglandular. **C.** Mamas heterogeneamente densas, que podem obscurecer massas pequenas. **D.** As mamas são extremamente densas, diminuindo a sensibilidade da mamografia.

os outros. Uma massa *redonda* parece uma esfera ou uma bola (Figura 21.3). Uma massa *irregular* não é redonda nem oval, mas pode apresentar pequenas projeções que se estendem a partir da porção dominante da massa (Figura 21.4), e é mais propensa a ser avaliada como BI-RADS® 4: suspeita ou BI-RADS® 5: altamente suspeita de malignidade, em comparação às massas ovais ou redondas.

A margem descreve a borda ou a periferia da massa na interface com o tecido circundante e pode ser classificada como circunscrita, obscurecida, indistinta, microlobulada ou espiculada. A margem **circunscrita** consiste em uma interface lisa e bem-definida entre a massa e o tecido circundante (Figura 21.5), e com um lápis, é possível traçar uma linha fina nela. Muitos processos benignos têm margens circunscritas, incluindo

cistos, fibroadenomas e linfonodos intramamários. No entanto, sabemos que pode ocorrer o mesmo com certos cânceres, por exemplo, os tumores filoides e os carcinomas ductais invasivos (CDI), como o CDI de alto grau e seus subtipos medular, mucinoso e papilar. Se mais de 25% da margem estiverem pouco visíveis, devido à sobreposição de tecido fibroglandular, a massa é considerada **obscurecida** (Figura 21.6), porém é um caso menos frequente graças ao maior uso da tomossíntese mamária digital (TMD). Uma margem **indistinta** exibe interface muito vaga entre a massa e o tecido circundante (Figura 21.7) e geralmente é

TABELA 21.2 Categorias de constituição mamária BI-RADS®.

a. As mamas são quase totalmente adiposas
b. Presença de áreas esparsas de densidade fibroglandular
c. Mamas heterogeneamente densas, que podem obscurecer massas pequenas
d. Mamas extremamente densas, que diminuem a sensibilidade da mamografia.

TABELA 21.3 Descritores de massa BI-RADS®: mamografia.

Forma	Oval
	Arredondada
	Irregular
Margem	Circunscrita
	Obscurecida
	Microlobulada
	Indistinta
	Espiculada
Densidade	Alta densidade
	Isodensa
	Baixa densidade
	Contendo gordura

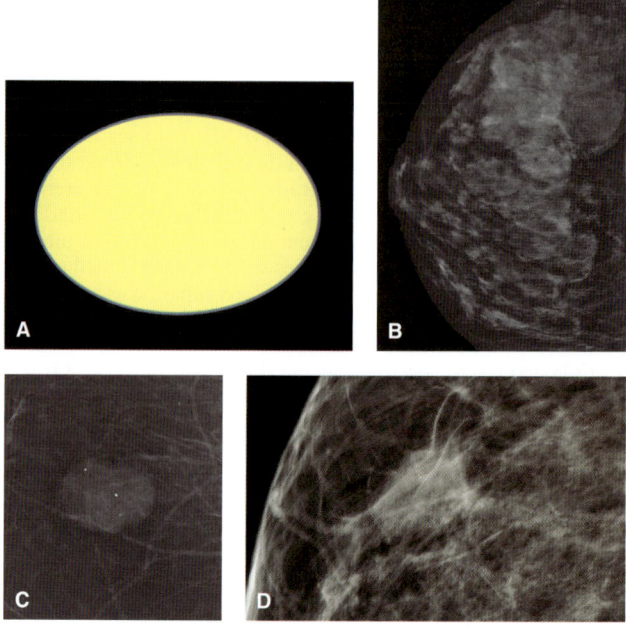

Figura 21.2 Formato oval à mamografia. A. A forma oval é semelhante a uma elipse ou a um ovo. **B.** Múltiplas massas ovais circunscritas à mamografia. A ultrassonografia (US) revelou múltiplos cistos simples. **C.** Massa oval circunscrita. A biopsia mostrou um fibroadenoma. **D.** Massa oval com margem obscurecida. A biopsia mostrou um carcinoma ductal invasivo (CDI) de alto grau.

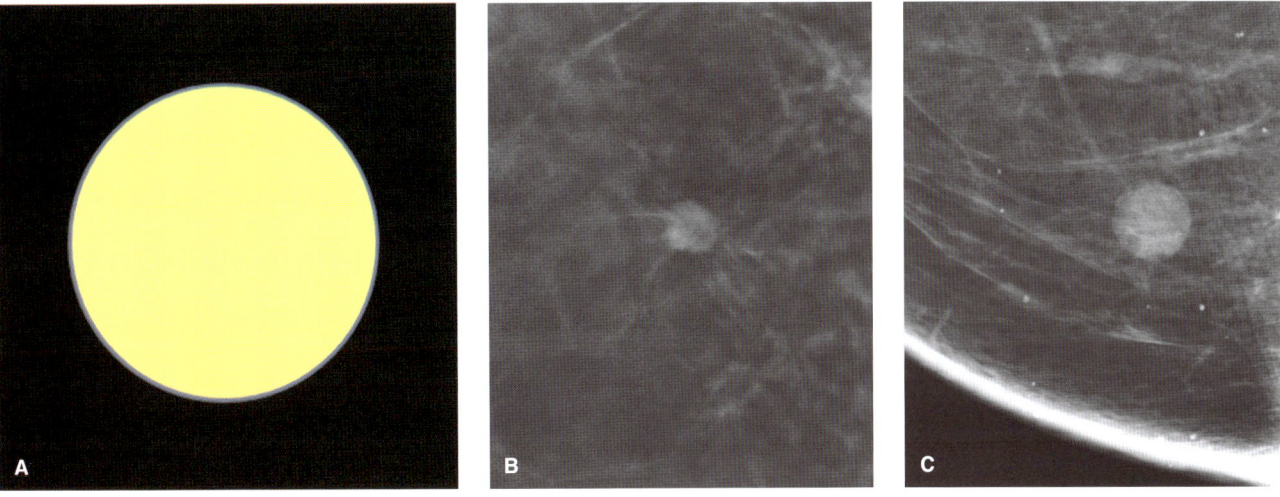

Figura 21.3 **Forma redonda à mamografia. A.** A forma redonda lembra uma bola ou esfera. **B.** Massa redonda espiculada. A biopsia revelou um carcinoma ductal invasivo (CDI). **C.** Massa redonda circunscrita. A ultrassonografia (US) mostrou um cisto de inclusão epidérmico.

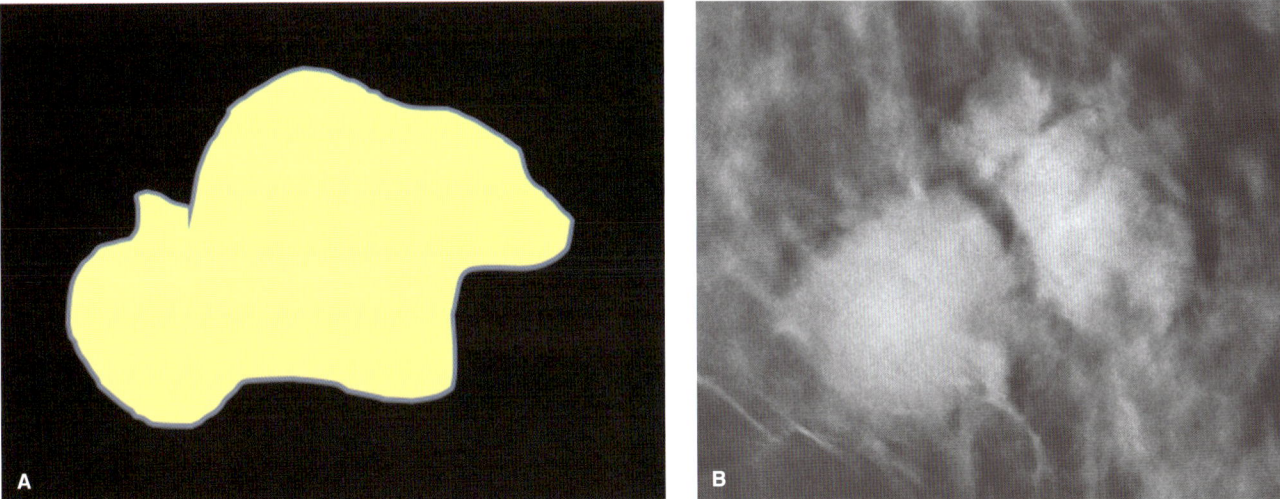

Figura 21.4 **Forma irregular à mamografia. A.** A forma irregular não é redonda nem oval. **B.** Massa irregular à tomossíntese mamária digital (TMD). A biopsia mostrou carcinoma ductal invasivo (CDI).

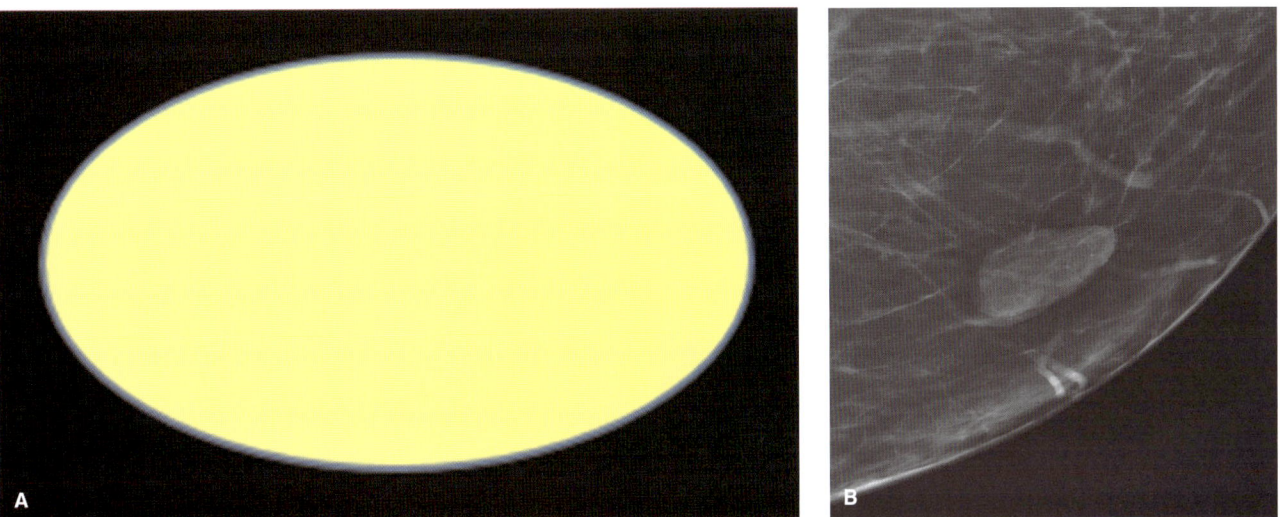

Figura 21.5 **Margem circunscrita à mamografia. A.** A margem circunscrita é uma interface lisa e bem definida. **B.** Massa circunscrita que se manteve mamograficamente estável durante muitos anos. É provável que a massa seja um fibroadenoma.

"confusa" – as versões antigas do BI-RADS® incluíam também o termo "impreciso". Uma margem **microlobulada** apresenta várias pequenas protuberâncias ao longo de sua superfície (Figura 21.8) e frequentemente é vista em microcistos benignos aglomerados, mas também pode ser um sinal preocupante de malignidade quando associada a massa sólida. Por fim, uma margem **espiculada** exibe linhas retas que se estendem a partir da massa (Figura 21.9) e é avaliada como BI-RADS® 5: "altamente sugestiva de malignidade" em quase todos os casos. É importante distinguir entre massa espiculada e distorção arquitetural (DA). As espiculações da massa muitas vezes são devidas a uma reação desmoplástica ao redor do tumor. Já a DA também é caracterizada por linhas retas, mas não exibe a estrutura 3D e as margens convexas para fora (Figura 21.10). Ao descrever a margem de uma massa, recomenda-se escolher sempre a característica mais preocupante. Por exemplo, se a maior parte da massa for circunscrita, mas uma parte for indistinta, deve-se caracterizá-la como massa indistinta (Figura 21.11).

Como dito anteriormente, a densidade da massa se refere à atenuação dos raios X em relação ao tecido fibroglandular.

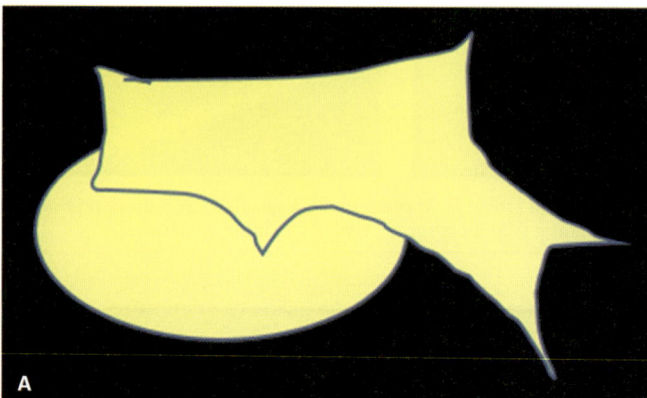
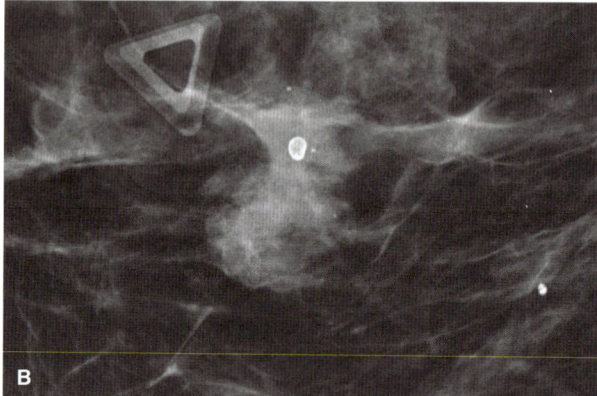

Figura 21.6 **Margem obscurecida à mamografia. A.** Mais de 25% da margem não é observável, em decorrência do tecido sobreposto. **B.** Massa obscurecida à mamografia. O marcador triangular significa que a massa é palpável. A biopsia revelou um carcinoma ductal invasivo (CDI).

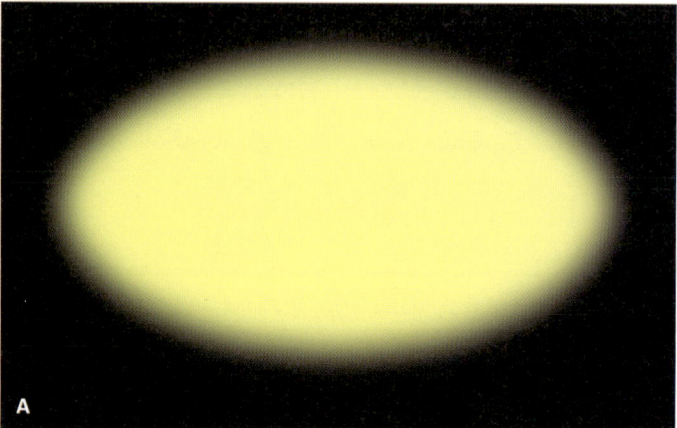
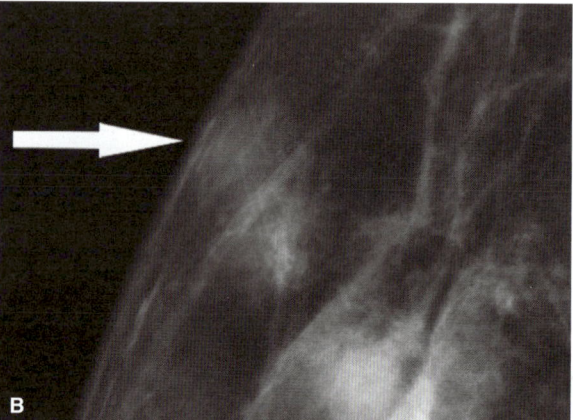

Figura 21.7 **Margem indistinta à mamografia. A.** Interface vaga ou confusa entre a massa e o tecido circundante. **B.** Massa indistinta à mamografia (*seta*). A biopsia mostrou necrose gordurosa.

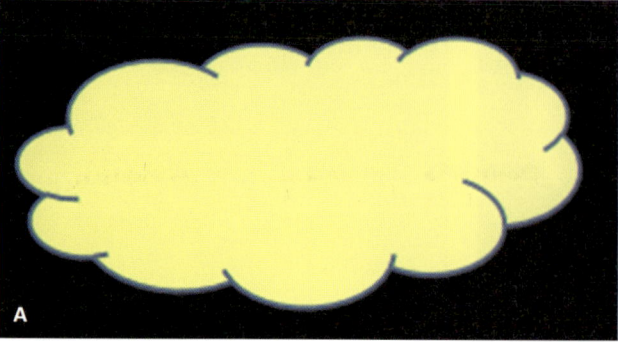

Figura 21.8 **Margem microlobulada à mamografia. A.** Margem microlobulada com várias pequenas protuberâncias ao longo da superfície. **B.** Massa microlobulada à tomossíntese mamária digital (TMD). A massa era, ao mesmo tempo, sólida e cística à ultrassonografia (US) (não mostrado). A biopsia mostrou alterações fibrocísticas.

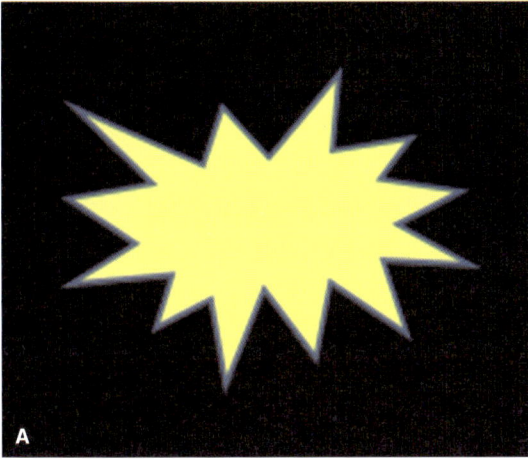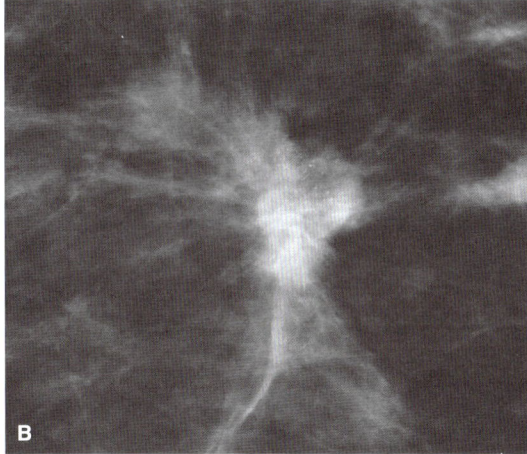

Figura 21.9 **Margem espiculada à mamografia. A.** A margem espiculada tem linhas retas que se estendem a partir da massa. **B.** Massa espiculada à mamografia. Existem calcificações pleomórficas finas associadas. A aparência é altamente sugestiva de malignidade. A biopsia mostrou um carcinoma ductal invasivo (CDI).

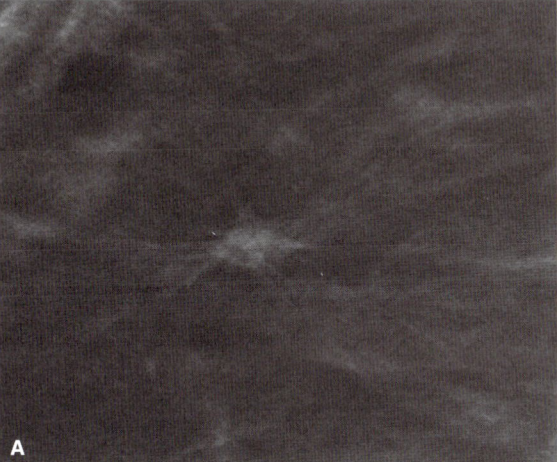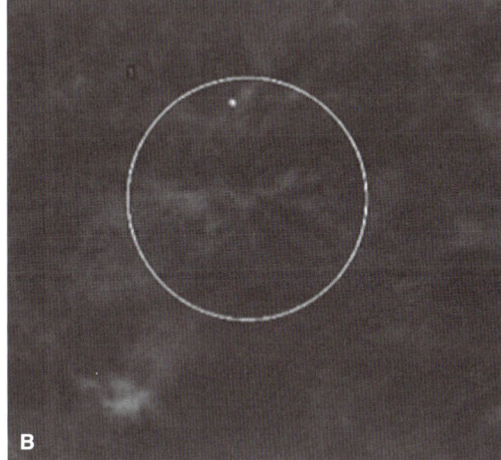

Figura 21.10 **Massa espiculada *versus* distorção arquitetural. A.** Massa espiculada. Exibe formato tridimensional e margens convexas para fora. A biopsia mostrou um carcinoma lobular invasivo (CLI). **B.** Distorção arquitetural vista à tomossíntese mamária digital (TMD) com múltiplas linhas retas irradiando de um ponto central. Não há massa subjacente. A biopsia mostrou uma cicatriz radial.

Os cânceres de mama invasivos em geral são compostos por células densamente acumuladas e fibrose que, em teoria, causam maior atenuação dos raios X que o tecido circundante. Assim, costumam aparecer como alta densidade (ou mais brancos) na mamografia ou como massa de alta densidade. A densidade é caracterizada em: conteúdo de gordura, baixa densidade, isodensa ou alta densidade. A massa com **conteúdo de gordura** tem uma área exibida em cinza-escuro, semelhante a um lóbulo de gordura (Figura 21.12). A massa oval circunscrita e com conteúdo de gordura quase sempre é benigna. Entre elas, estão os lipomas, cistos de óleo, galactoceles, linfonodos e hamartomas. Entretanto, *nem todas* as massas contendo gordura são benignas: um câncer pode engolfar ou capturar gordura à medida que cresce. Tais cânceres geralmente exibem um formato ou margem suspeita (Figura 21.13). Uma massa de **baixa densidade** é menos branca do que o tecido circundante (Figura 21.14), comumente observada na presença de cistos e costuma ser um achado mais benigno. Entretanto, quando o câncer cresce com um padrão invasivo ao longo da gordura, pode aparecer como massa de baixa densidade. Já uma massa **isodensa** mostra atenuação de raios X similar à produzida pelo tecido circundante (Figura 21.15) e é vista tanto com massas benignas quanto com malignas. Por fim, a massa de **alta densidade** é mais branca do

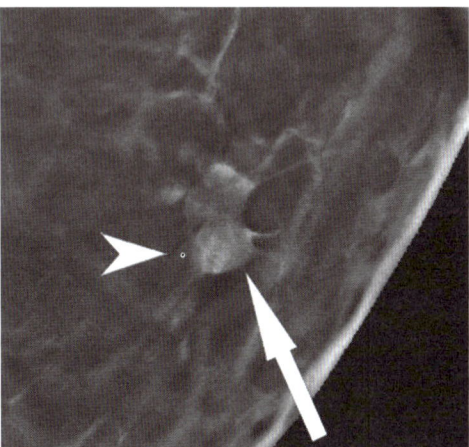

Figura 21.11 **Margem com características mistas.** Massa mamária à tomossíntese mamária digital (TMD) com margem parcialmente circunscrita (*seta*) e parcialmente indistinta (*ponta de seta*). A massa é mais corretamente descrita pela "pior" característica – "indistinta". A patologia à biopsia e a excisão cirúrgica revelaram um papiloma com atipia.

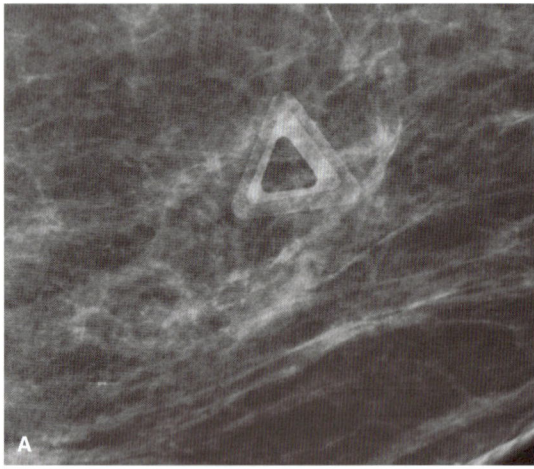 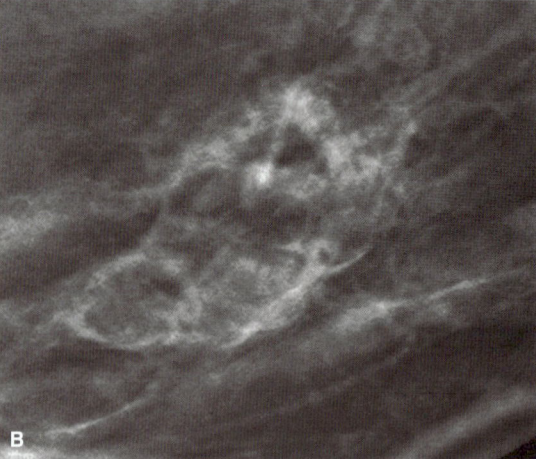

Figura 21.12 Massa contendo gordura. A. Massa contendo gordura à mamografia. **B.** Massa contendo gordura à tomossíntese mamária digital (TMD). A paciente tinha história de traumatismo e contusão nesse local. O marcador triangular indica que a massa é palpável. A aparência é compatível com necrose gordurosa.

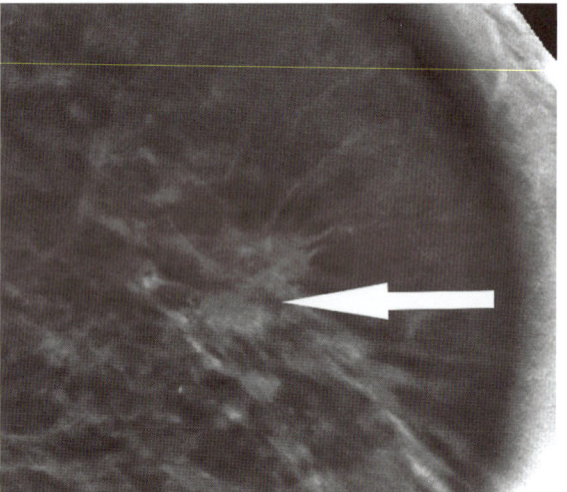

Figura 21.13 Gordura envolvendo um câncer. Gordura de baixa atenuação nessa massa espiculada irregular (*seta*). A biopsia mostrou um carcinoma ductal invasivo (CDI).

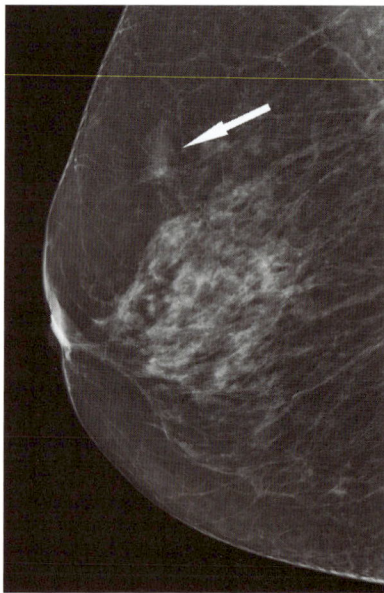

Figura 21.14 Massa de baixa densidade. Massa de baixa densidade observada na mamografia (*seta*). O ultrassom revelou um cisto simples.

que o tecido circundante e é a mais preocupante das categorias de massa-densidade, pois caracteriza muitos cânceres invasivos (Figura 21.16).

Uma análise detalhada e a categorização da forma, margem e densidade de todas as massas vistas na mamografia são fundamentais para determinar a probabilidade de malignidade. Uma combinação de características ajuda a orientar a avaliação e a recomendação.

Calcificações

Para ajudar na identificação de um câncer, as calcificações são descritas de acordo com a morfologia e a distribuição. Entretanto, não se deve fazer uma avaliação adicional nem obter biopsia de algo que é claramente benigno, como uma artéria calcificada. A mamografia digital proporciona alta resolução espacial, de cerca de 0,1 mm/*pixel*, e, portanto, consegue detectar microcalcificações presentes no tecido, o que constitui um achado importante de muitos cânceres de mama.

As microcalcificações patológicas muitas vezes estão associadas à presença de debris de tumor necrótico, observados mais comumente com o carcinoma ductal *in situ* (CDIS). Por definição,

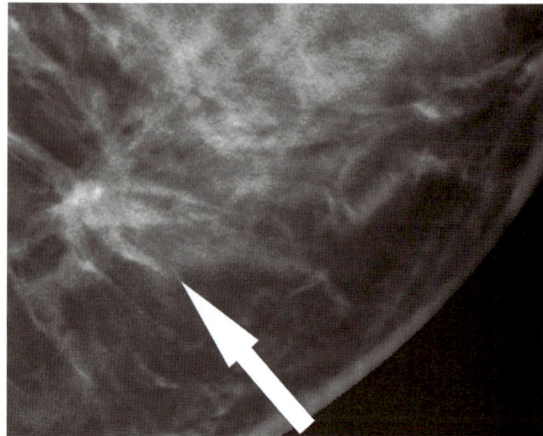

Figura 21.15 Massa isodensa. Observou-se massa espiculada irregular (*seta*), que possuía densidade igual ou similar em relação ao tecido circundante. A biopsia mostrou um carcinoma lobular invasivo (CLI).

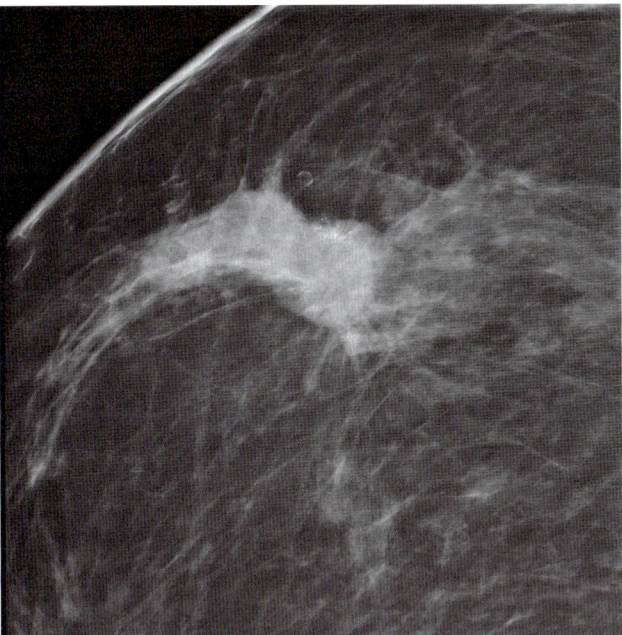

Figura 21.16 **Massa de alta densidade.** Massa espiculada, irregular e de alta densidade. Essa massa era mais branca que o tecido mamário circundante. A biopsia mostrou um carcinoma ductal invasivo (CDI).

um câncer *in situ* ainda não atravessou a membrana basal. As células do CDIS são abundantes no leite, mas não invadem o estroma adjacente. Esse carcinoma não tem acesso direto ao sistema vascular, e seus nutrientes somente se difundem pelas camadas celulares que vão se multiplicando. As células cancerosas no centro de um ducto, mais distantes da membrana basal e da vasculatura, não podem obter nutrientes o suficiente, apenas por difusão, e depois morrem ou sofrem necrose. Conforme elas se acumulam, começam a calcificar, resultando em uma camada fina de calcificações observada no centro do lúmen de um ducto lactífero. As calcificações que seguem uma distribuição ductal, portanto, têm maior probabilidade de malignidade.

As calcificações que podem estar associadas à malignidade podem ser descritas em relação à morfologia como: amorfa, heterogênea grosseira, pleomórfica fina e linear fina, ou ramificada linear fina (Tabela 21.4). As calcificações **amorfas** podem ser mais complicadas de identificar: são pequenas, de aparência confusa (Figura 21.17) e, muitas vezes, difíceis de contar. O diagnóstico diferencial de calcificações amorfas inclui CDIS (frequentemente de baixo grau), lesões de alto risco (hiperplasia ductal atípica, hiperplasia lobular atípica e carcinoma lobular *in situ*), alterações fibrocísticas e adenose esclerosante. As calcificações **heterogêneas grosseiras** são maiores, medindo entre 0,5 e 1 mm (Figura 21.18) e seu diagnóstico diferencial inclui CDIS (muitas vezes, de alto grau), papiloma ou fibroadenoma degenerado, alterações fibrocísticas ou necrose gordurosa. As calcificações **pleomórficas finas** geralmente têm menos de 0,5 mm

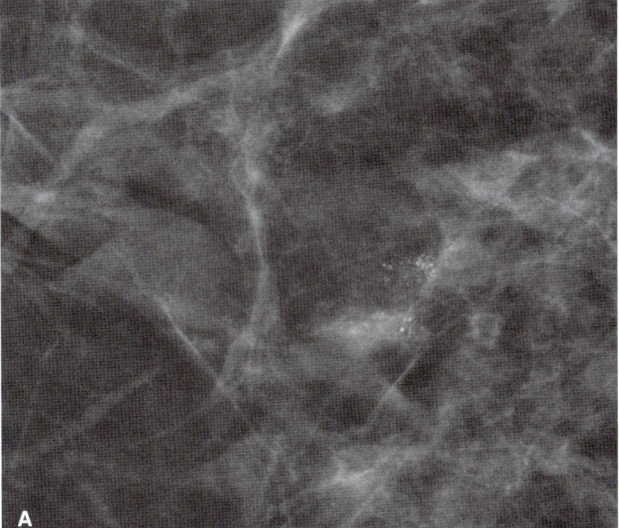

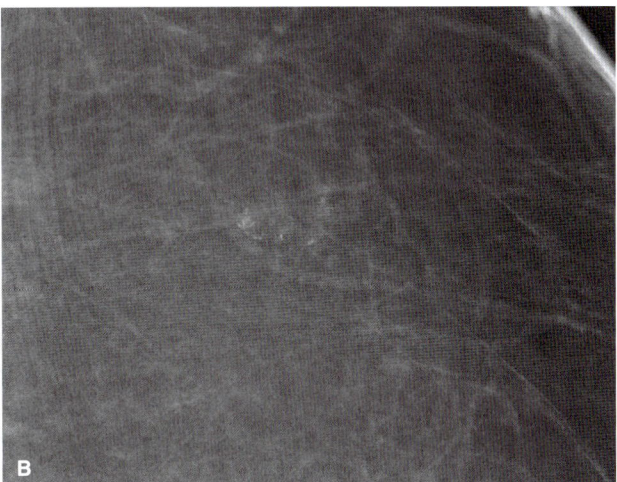

Figura 21.17 **Calcificações amorfas. A.** Numerosas calcificações pequenas e amorfas estavam presentes, difíceis de contar. A biopsia mostrou alterações fibrocísticas. **B.** A biopsia mostrou hiperplasia ductal atípica.

e exibem uma variedade de tamanhos e formas (Figura 21.19). O diagnóstico diferencial é similar ao das calcificações heterogêneas grosseiras, mas a probabilidade de malignidade associada às calcificações pleomórficas finas é maior (cerca de 30%). As calcificações **lineares finas** ou **ramificadas lineares finas** são delgadas e lineares. Sua aparência é semelhante à de um sistema ductal ou à dos ramos de uma árvore. É possível ver calcificações parecidas com as letras "Y" ou "V", sugestivas de sua localização junto aos ramos de um ducto lactífero. Esse grupo de calcificações tem a maior probabilidade de malignidade de todos os descritores de morfologia de calcificação (cerca de 70%) e quase sempre requer biopsia (Figura 21.20).

Além da morfologia, a descrição acurada da distribuição das calcificações pode ajudar a determinar a probabilidade de malignidade (Tabela 21.5). As calcificações **difusas** estão dispersas ao acaso por toda a mama e exibem a menor correlação com malignidade (Figura 21.21). As calcificações **regionais** ocupam uma área ampla, que é mais do que um sistema ductal (Figura 21.22). As calcificações **agrupadas** ocupam uma área pequena, em geral dentro de 2 cm (Figura 21.23). As calcificações lineares estão dispostas em linha, o que é sugestivo de localização junto a um ducto lactífero (Figura 21.24), podendo ser visto com o CDIS, que muitas vezes surge em um único ducto. As calcificações *segmentares* têm forma de cunha, com a base larga

TABELA 21.4 Descritores de morfologia de calcificação BI-RADS® e probabilidade de malignidade.

■ MORFOLOGIA SUSPEITA	■ PROBABILIDADE DE MALIGNIDADE (%)
Amorfa	21
Grosseira heterogênea	13
Fina pleomórfica	29
Fina linear ou fina linear ramificada	70

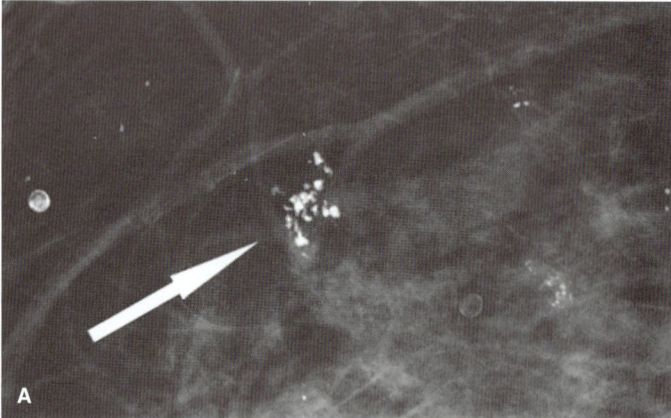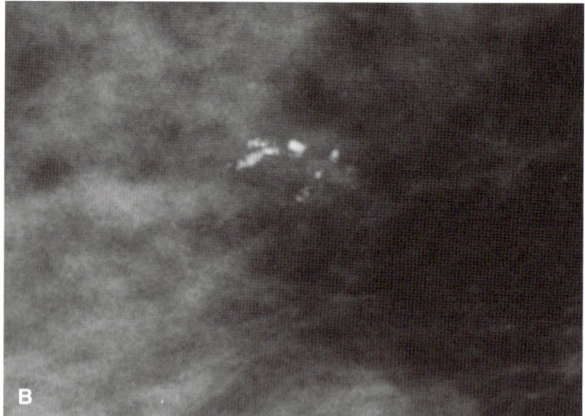

Figura 21.18 Calcificações grosseiras heterogêneas. A. Esse grupo de calcificações grosseiras heterogêneas (*seta*) permaneceu mamograficamente estável por muitos anos, e era provável que representasse um fibroadenoma degenerado. **B.** Calcificações grosseiras heterogêneas em outra paciente. A biopsia mostrou um carcinoma ductal *in situ* (CDIS) de alto grau.

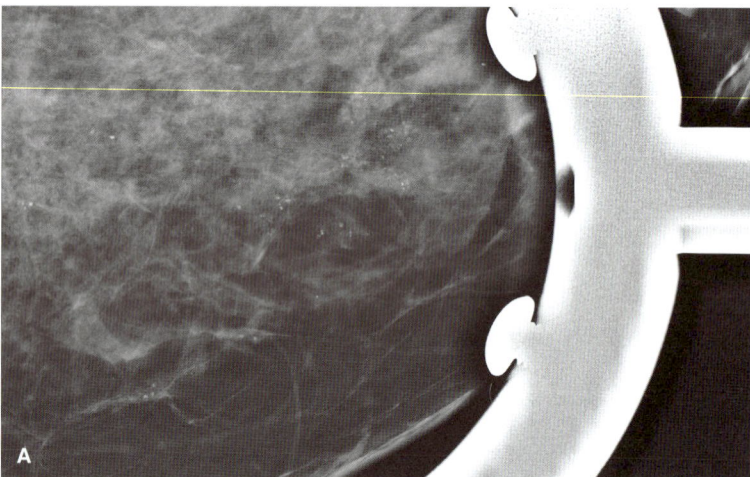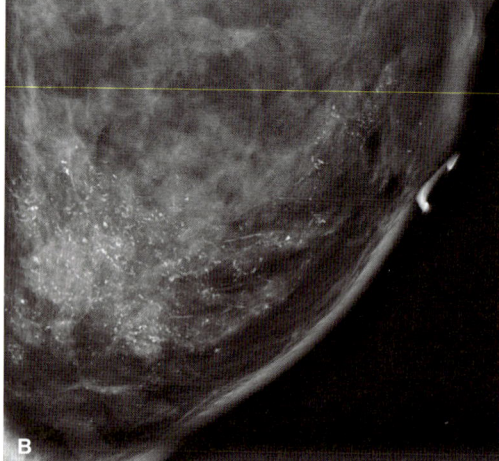

Figura 21.19 Calcificações finas pleomórficas. A. Calcificações finas pleomórficas. A biopsia mostrou um carcinoma ductal *in situ* (CDIS) de alto grau. **B.** Calcificações finas pleomórficas segmentares. A biopsia mostrou um CDIS de alto grau. A patologia cirúrgica após a mastectomia mostrou CDIS e múltiplas áreas de carcinoma ductal invasivo (CDI).

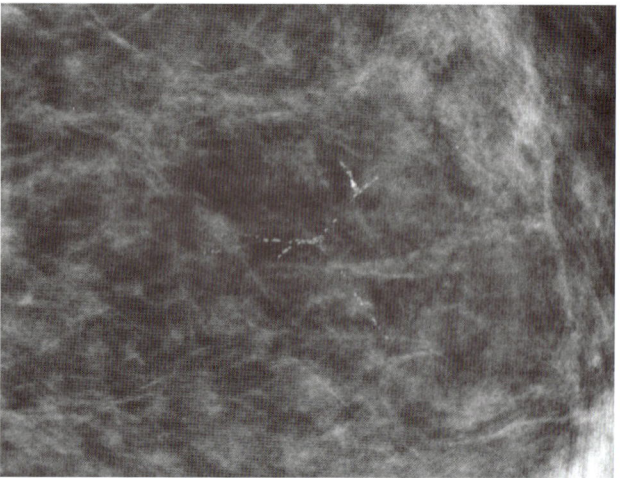

Figura 21.20 Calcificações finas lineares ou finas lineares e ramificadas. Calcificações finas lineares ou finas lineares e ramificadas. Note as formas em "V" e em "Y" nos locais onde as calcificações preencheram os ductos ramificados. A biopsia revelou carcinoma ductal *in situ* (CDIS) de alto grau.

TABELA 21.5 Descritores de distribuição de calcificação BI-RADS® e probabilidade de malignidade.

■ DISTRIBUIÇÃO	■ PROBABILIDADE DE MALIGNIDADE (%)
Difusa	0
Regional	26
Agrupada	31
Linear	60
Segmentar	62

mais próxima da parede torácica e afunilando na direção do mamilo (Figura 21.25), e ocupam mais da metade da distância entre a parede torácica e o mamilo. A distribuição pode ser semelhante a um triângulo e corresponde a um sistema ductal inteiro, incluindo todos os seus ramos, o que costuma ser um achado preocupante, com uma probabilidade de malignidade de cerca de 62%.

Também existem muitas calcificações mamárias benignas, e algumas formas são encontradas com frequência nas mamografias. Muitas dessas calcificações exibem uma aparência benigna

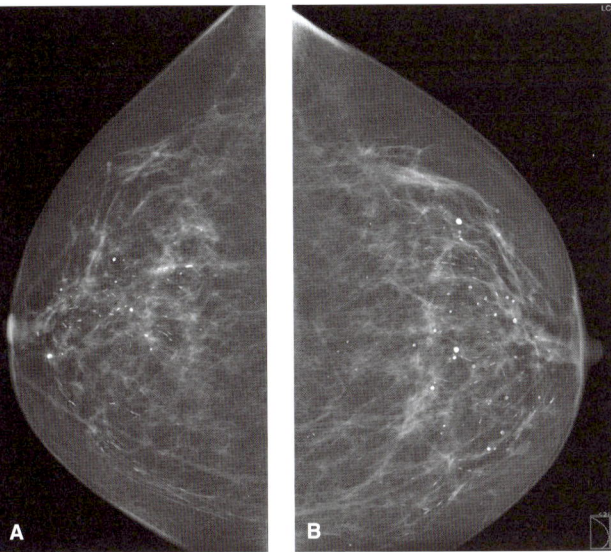

Figura 21.21 Calcificações difusas. A e **B.** Mamografias craniocaudais (CC) direita (**A**) e esquerda (**B**), mostravam calcificações do tipo bastonete difusas bilaterais e calcificações em casca de ovo. A aparência era compatível com calcificações secretoras benignas e cistos oleosos calcificados. A distribuição bilateral e difusa é frequentemente um achado benigno.

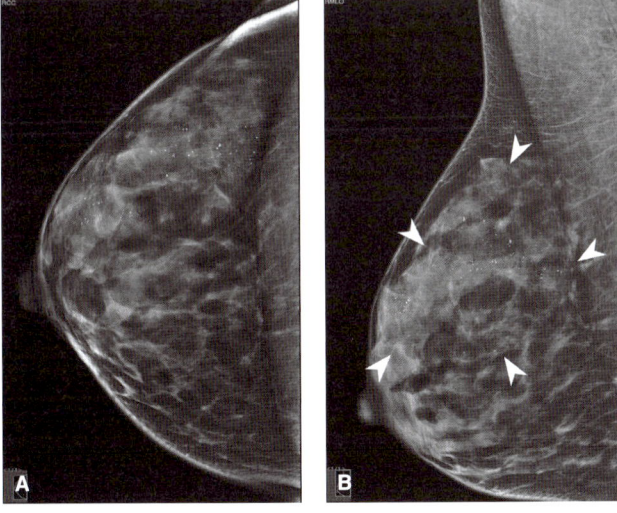

Figura 21.22 Calcificações regionais. Calcificações redondas foram observadas ocupando um quadrante inteiro (*pontas de seta*) em uma incidência craniocaudal (CC) (**A**) e em uma incidência mediolateral oblíqua (MLO) (**B**). A biopsia mostrou alterações fibrocísticas.

bastante específica e não requerem avaliações adicionais por imagem ou biopsia. As calcificações tipicamente benignas são cutâneas, vasculares, grosseiras ou do tipo "pipoca", em forma de bastonete, redondas, em "casca de ovo", distróficas, leite de cálcio ou sutura (Tabela 21.6). As calcificações **cutâneas** geralmente são reluzentes no centro e numerosas. Essas calcificações costumam ser superficiais em uma incidência mamográfica, mas incidências especiais, como a tangencial, podem ajudar a confirmar sua localização na pele (Figura 21.26). São comuns na prega inframamária, clivagem e aréola, além de serem possíveis em cicatrizes. Já as calcificações **vasculares** estão nas paredes das artérias e frequentemente exibem aparência de "trilho de trem", com linhas duplas, seguindo o trajeto do suprimento arterial para a mama. Em muitos casos, são maiores na porção posterior da mama e estreitam à medida que se ramificam na

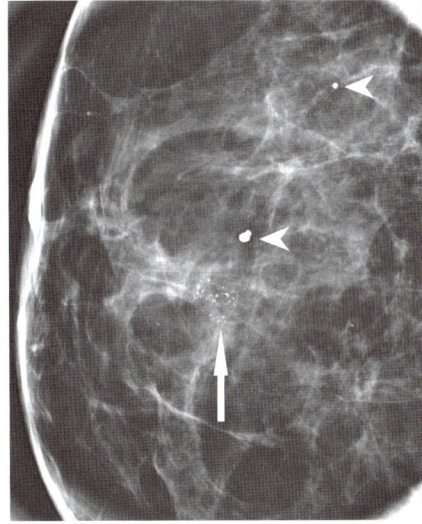

Figura 21.23 Calcificações agrupadas. Calcificações finas pleomórficas agrupadas (*seta*). A biopsia mostrou carcinoma ductal *in situ* (CDIS) de alto grau. Existiam calcificações distróficas benignas incidentais (*pontas de seta*).

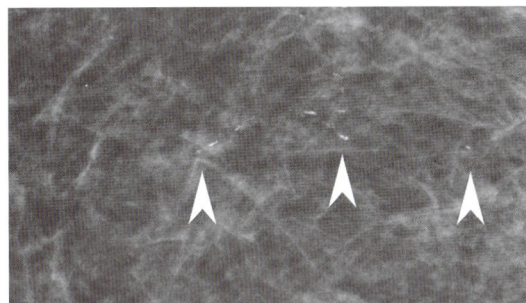

Figura 21.24 Calcificações lineares. Calcificações finas lineares e ramificadas foram observadas em uma distribuição linear (*pontas de seta*). A biopsia revelou carcinoma ductal *in situ* (CDIS).

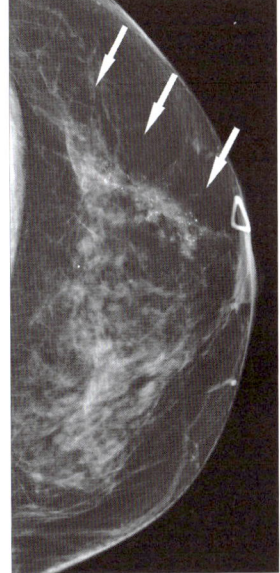

Figura 21.25 Calcificações segmentares. Calcificações finas pleomórficas envolvendo todo o sistema ductal, desde a parede torácica até o mamilo (*setas*). A biopsia mostrou carcinoma ductal *in situ* (CDIS). Há um marcador triangular na pele, o que indicava a presença de um nódulo palpável.

TABELA 21.6 Calcificações tipicamente benignas BI-RADS®.

Pele
Vascular
Grosseira ou do tipo "pipoca"
Tipo bastonete
Redonda
Em casca de ovo
Distrófica
Leite de cálcio
Sutura

direção do mamilo. A TMD ou as incidências com ampliação podem ajudar a identificar se uma estrutura tubuliforme está associada às calcificações. As calcificações vasculares diferem das do CDIS, pois localizam-se na parede de um tubo (artéria), e não no seu centro (ducto lactífero), como se vê no CDIS (Figura 21.27). As calcificações **grosseiras** ou do **tipo "pipoca"** são amplas, medindo em torno de 2 a 3 mm, e, como o nome implica, parecem pipocas. Podem ser vistas como uma massa oval circunscrita, que é um fibroadenoma em involução ou degeneração (Figura 21.28). As calcificações do tipo **bastonete** ou **secretoras** também são calcificações benignas do ducto (Figura 21.29). O padrão ramificado é comum. São lisas, com forma de cigarro, e, na maioria dos casos, são difusas, bilaterais e encontradas quase exclusivamente em mulheres na pós-menopausa. As calcificações **redondas** podem ser benignas ou

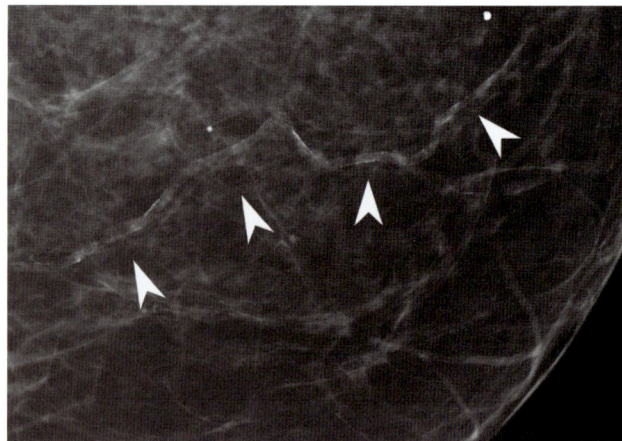

Figura 21.27 **Calcificações vasculares.** Calcificações com aparência de "trilho de trem" (*pontas de seta*) compatíveis com calcificações vasculares.

malignas e se parecem com círculos redondos e lisos. De modo geral, são numerosas, e todas exibem a mesma aparência. A distribuição dessas calcificações é decisiva: as calcificações redondas difusas ou regionais são benignas; as calcificações redondas agrupadas associadas a uma baixa probabilidade de malignidade são acompanhadas por mamografia, conforme o protocolo BI-RADS® 3 (ver Capítulo 20); as calcificações redondas lineares, segmentares, novas, em expansão ou localizadas perto de um câncer conhecido são consideradas suspeitas (Figura 21.30).

O **leite de cálcio** se refere ao cálcio que precipitou do líquido em um cisto. Seu aspecto é semelhante ao de poças difusas, quando observado de cima para baixo nas incidências craniocaudais (CC), porém pode ser indistinto e difícil de ser visto. Observados de lado, em uma incidência mediolateral (ML) ou lateromedial (LM), formam um pequeno menisco curvilíneo ou "xícara de chá". É importante notar que essas calcificações mudam de forma em diferentes projeções mamográficas (Figura 21.31).

Existem várias calcificações tipicamente benignas associadas a traumatismo ou cirurgia prévia. As calcificações

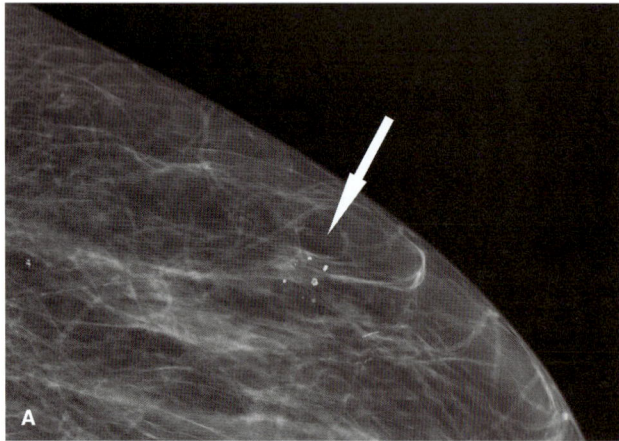

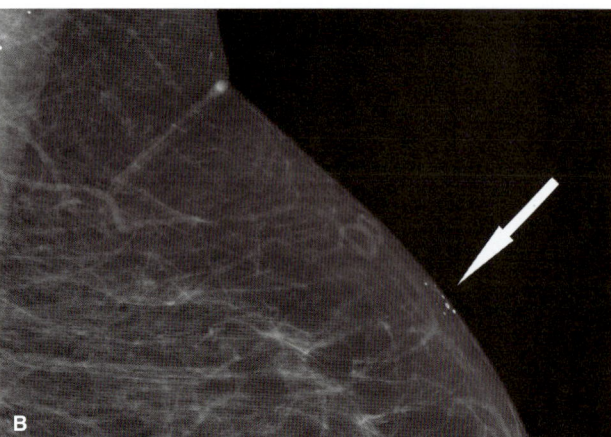

Figura 21.26 **Calcificações cutâneas. A.** Incidência craniocaudal (CC) mostrando um grupo de calcificações redondas e com centro brilhante (*seta*). **B.** Incidência mediolateral oblíqua (MLO) confirmando a localização da calcificação na pele (*seta*).

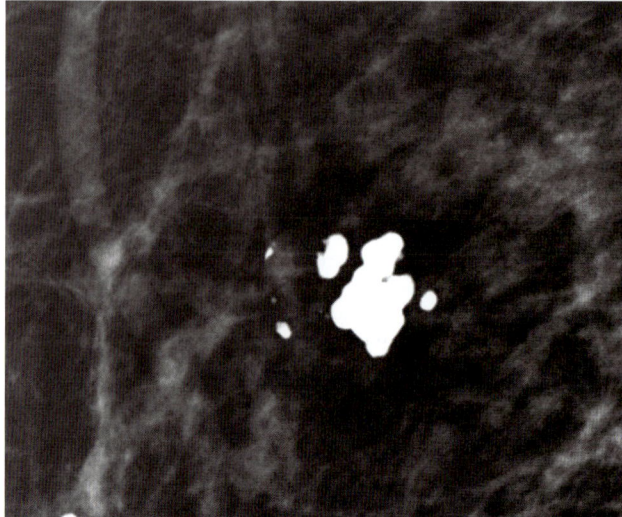

Figura 21.28 **Calcificações grosseiras ou do tipo "pipoca".** As calcificações do tipo "pipoca" são comuns em fibroadenomas degenerados. As calcificações são específicas e benignas. Não requerem avaliação nem intervenção adicionais.

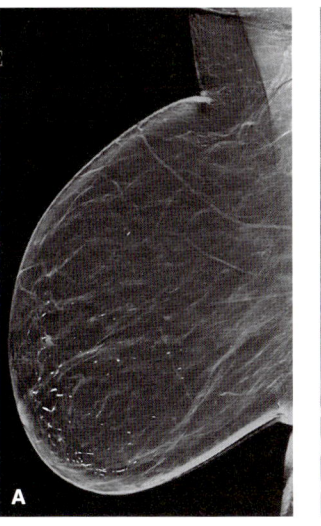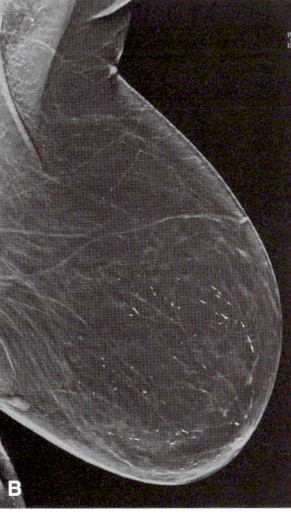

Figura 21.29 **Calcificações do tipo bastonete.** As incidências medio-laterais oblíquas (MLO) direita (**A**) e esquerda (**B**) 2D mostraram calcificações do tipo bastonete difusas e bilaterais. A aparência era compatível com a de calcificações secretoras benignas.

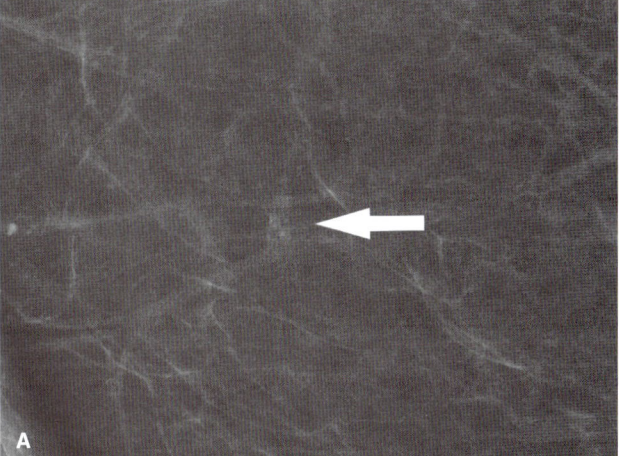

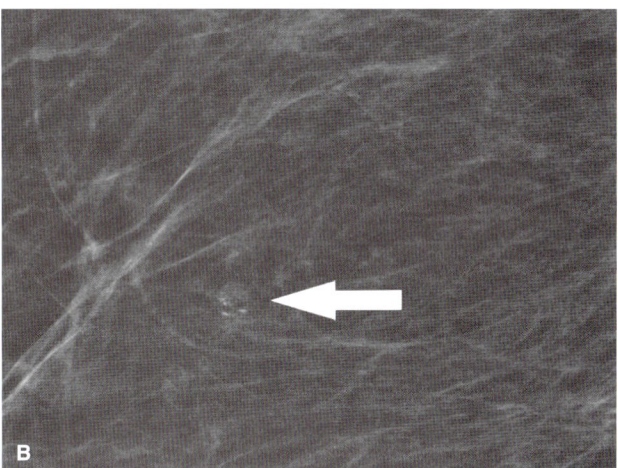

Figura 21.31 **Leite de cálcio. A.** Um pequeno grupo de calcificações que aparecem borradas e amorfas à incidência craniocaudal (CC) (*seta*). **B.** As calcificações formam "camadas" e parecem "xícaras de chá" à incidência mediolateral (ML) (*seta*).

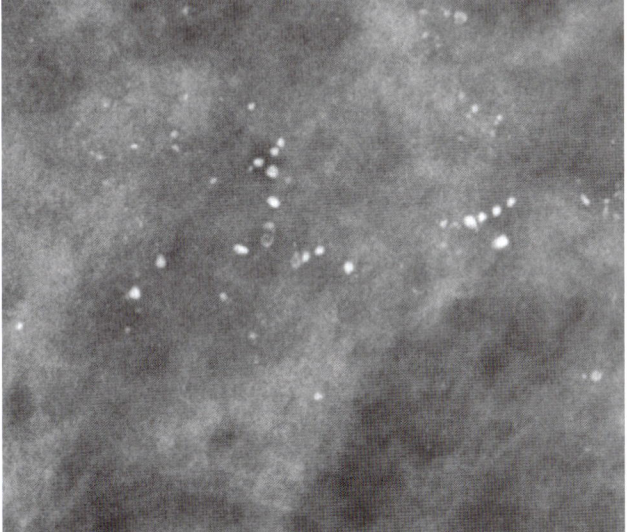

Figura 21.30 **Calcificações redondas.** A biopsia mostrou alterações fibrocísticas.

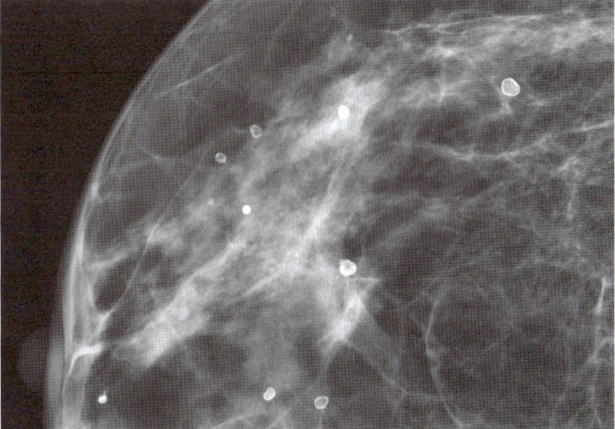

Figura 21.32 **Calcificações em casca de ovo.** É comum encontrar esse tipo de calcificação com necrose gordurosa e cistos de óleo calcificados.

em casca de ovo geralmente são redondas ou ovais contendo um centro brilhante, e sua aparência é semelhante à da casca de ovo. Na maioria dos casos, são calcificações da parede de um cisto oleoso ou necrose gordurosa (Figura 21.32). As calcificações **distróficas** também podem ter um centro bri-lhante, mas exibem formato mais irregular (Figura 21.33). Também resultam de um traumatismo, cirurgia ou exposição radioativa prévia. As calcificações de **sutura** são depositadas ao redor do material de sutura. Seu formato e aparência são o do material com alças e nós. As pacientes sempre relatam história de cirurgia.

Distorção arquitetural

O tecido mamário normal consiste em tecido fibroglandular e lóbulos de gordura ondulados entremeados. Normalmente, as linhas que marcam a interface de tecido e gordura são suaves, complacentes e lembram as ondas do oceano. Os finos ligamentos de Cooper também são mamograficamente visíveis e mostram aparência semelhante. Quando há um processo fibrótico, essas linhas se tornam retas e a arquitetura normal é distorcida. À mamografia, o que se vê é parecido com linhas retas, frequente-mente irradiando a partir de um ponto central. O parênquima adjacente pode parecer retraído ou "puxado para dentro". Não

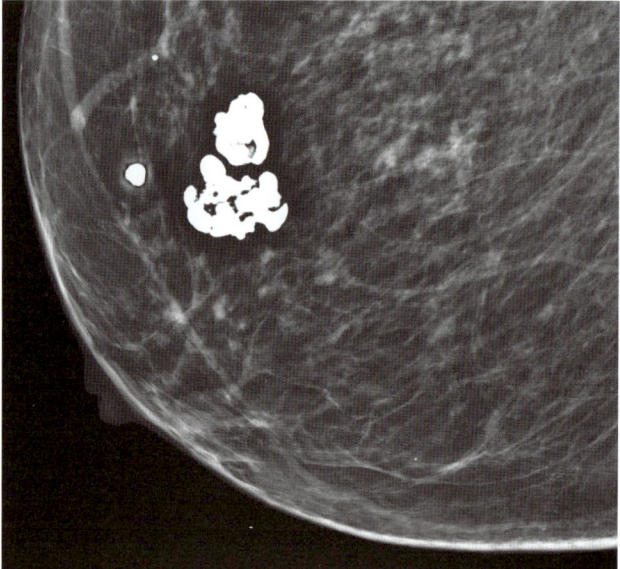

Figura 21.33 Calcificações distróficas. Calcificações lisas amplas, contendo um centro radiolucente. As calcificações distróficas podem ser vistas em casos com história de traumatismo, cirurgia ou radioterapia.

há massas definidas presentes com a DA pura. Caso haja linhas retas irradiando da massa, esse achado deve ser descrito como massa espiculada. Se nenhuma massa definida estiver presente, as linhas retas indicam DA (Figura 21.34).

A DA apresenta etiologias benignas e malignas. Cirurgia prévia, traumatismo, fibrose, alterações fibrocísticas ou cicatriz radical podem causar DA (Tabela 21.7). Entretanto, ela também pode ser vista no câncer. Na ausência de uma história de cirurgia que explique a distorção, a biopsia se faz necessária. A DA pode ser observada tanto com CDI quanto com carcinoma lobular invasivo (CLI). A DA consiste em aparência clássica do CLI, que pode estar presente quando não há massa visível.

Pode ser difícil detectar DA por mamografia. Felizmente, é mais fácil vê-la por TMD, o que levou ao aumento da detecção de cânceres, com maior impacto nas categorias de densidade mamária dispersas e heterogêneas. A DA exibe um alto valor preditivo positivo (VPP) para malignidade (60 a 83%) à mamografia diagnóstica 2D.

TABELA 21.7 Causas de distorção arquitetural.

Câncer de mama invasivo – carcinoma lobular invasivo (CLI) e carcinoma ductal invasivo (CDI)
Cirurgia prévia
Cicatriz radial
Alterações fibrocísticas
Fibrose

Assimetrias

Como o nome implica, uma assimetria é vista somente em uma das mamas, que difere do outro lado. Uma assimetria é semelhante a um aglomerado de tecido fibroglandular normal, muitas vezes entremeado com gordura. Não é massa (não tem forma 3D definível, nem margens externas convexas). Ela geralmente representa um somatório de estruturas normais, mas às vezes pode ser vista em malignidades. As assimetrias são subdivididas em quatro grupos: assimetria, assimetria global, assimetria focal e assimetria em desenvolvimento (Tabela 21.8).

Uma **assimetria** é observada somente em uma vista mamográfica e, com frequência, representa a sobreposição de estruturas normais (Figura 21.35). Uma **assimetria global** é ampla, envolvendo mais de um quadrante. Na ausência de outros achados suspeitos (p. ex., calcificações, DA, retração do mamilo ou massa palpável), é mais comumente uma variação benigna ou normal da anatomia (Figura 21.36). Uma **assimetria focal** é encontrada em duas incidências mamográficas e é menor do que um quadrante (Figura 21.37). Uma **assimetria em desenvolvimento** é o tipo mais suspeito de assimetria. É um achado novo ou maior, quando comparado aos anteriores (Figura 21.38), e apresenta a maior associação com malignidade – com um VPP de cerca de 12,8% à triagem e 26,7% à mamografia diagnóstica. Quando encontrada na triagem, deve ser sempre avaliada por mamografia diagnóstica para determinar a causa subjacente. Se nenhuma causa benigna específica for identificada (traumatismo, cisto subjacente etc.), a biopsia se faz necessária.

TABELA 21.8 Assimetrias BI-RADS®.

Assimetria (observada só em uma incidência)
Assimetria focal (observada em duas incidências)
Assimetria global
Assimetria em desenvolvimento

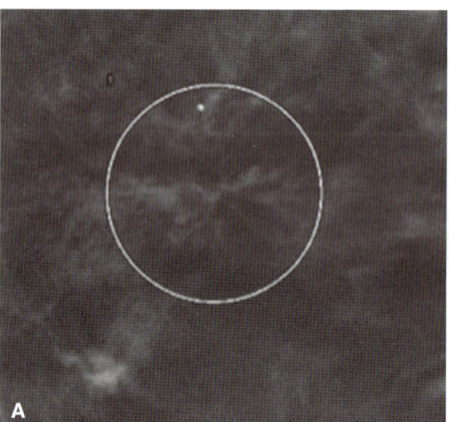
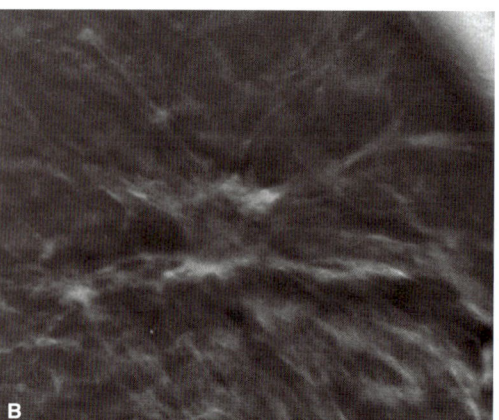
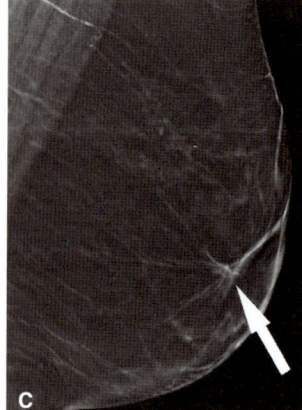

Figura 21.34 Distorção arquitetural (DA). A. O círculo estava ao redor de múltiplas linhas retas de distorção arquitetural. A biopsia revelou uma cicatriz radial. **B.** Distorção arquitetural vista por tomossíntese mamária digital (TMD). A biopsia mostrou carcinoma ductal invasivo (CDI). **C.** Distorção arquitetural vista por tomossíntese mamária digital (TMD) resultante de cicatriz cirúrgica (*seta*).

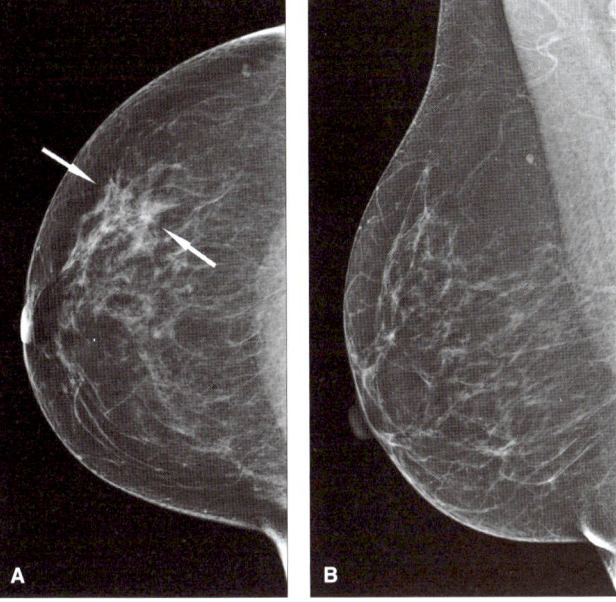

Figura 21.35 Assimetria. A. Tecido assimétrico foi observado somente na incidência craniocaudal (CC) (*setas*). **B.** Não havia achado correspondente na incidência mediolateral oblíqua (MLO). A avaliação diagnóstica com tomossíntese e US revelou um tecido mamário de aparência normal.

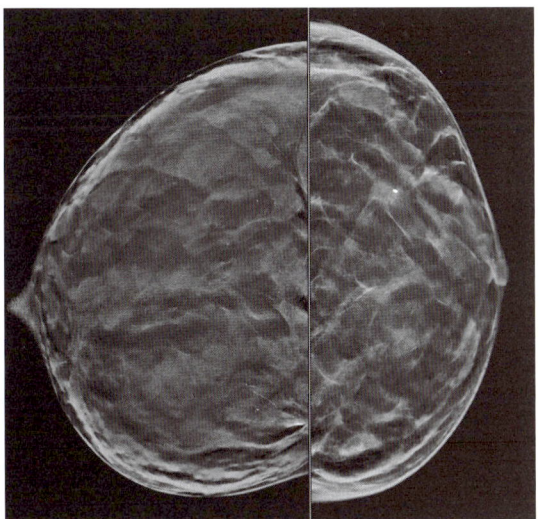

Figura 21.36 Assimetria global. Incidência craniocaudal (CC) bilateral de uma paciente lactante mostrou tecido assimétrico à direita. A paciente amamentava apenas com a mama direita, o que era a provável etiologia da assimetria.

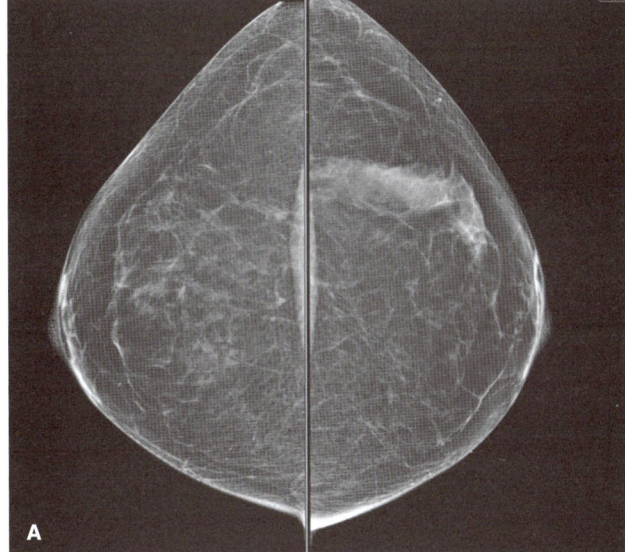

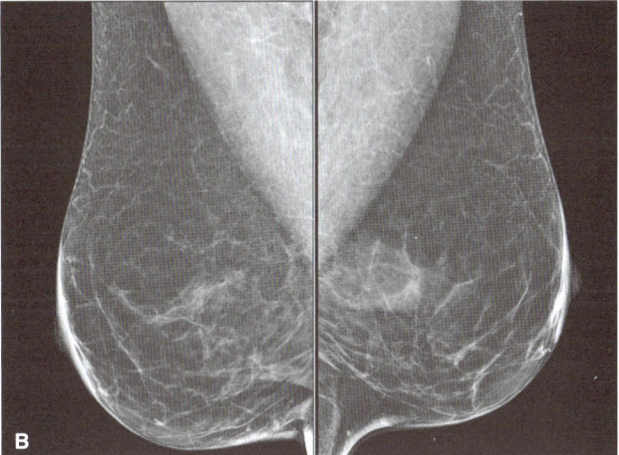

Figura 21.37 Assimetria focal. Incidência craniocaudal (CC) bilateral (**A**) e incidência mediolateral oblíqua (MLO) bilateral (**B**) mostrando assimetria focal na mama esquerda.

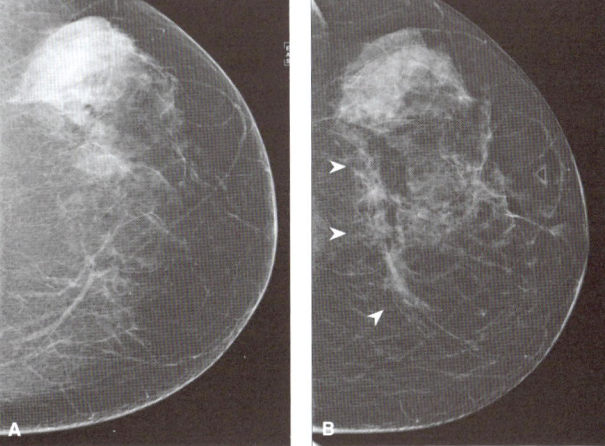

Figura 21.38 Assimetria em desenvolvimento. A. Incidência craniocaudal (CC) esquerda obtida 2 anos antes. **B.** Incidência CC esquerda atual mostrando assimetria em desenvolvimento (*pontas de seta*). Esse achado também era palpável e estava marcado com um triângulo. A biopsia mostrou carcinoma ductal invasivo (CDI) com características lobulares.

Características associadas

Como é possível constatar a partir do léxico, o câncer de mama pode se apresentar como massa, calcificações, DA ou assimetria. Igualmente importante é reconhecer que esses achados podem ocorrer de modo isolado ou ao mesmo tempo. É relevante descrevê-los quando são observados juntos, como as calcificações adjacentes a uma massa. Uma combinação de achados suspeitos aumentará a probabilidade de malignidade.

A retração da pele e do mamilo, o espessamento da pele e trabecular e a adenopatia axilar também são sinais importantes de malignidade (Tabela 21.9). Em certos casos, trata-se de um achado associado, reconhecido primeiramente como um sinal de algo anormal. Ele deve ser visto com suspeita e levar à avaliação adicional para determinar a causa subjacente (Figura 21.39).

TABELA 21.9 Características associadas BI-RADS®.

Retração da pele
Retração do mamilo
Espessamento da pele
Espessamento trabecular
Adenopatia axilar
Distorção arquitetural
Calcificações

TABELA 21.10 Descritores de massa no BI-RADS®: ultrassonografia (US).

Forma	Oval
	Redonda
	Irregular
Margem	Circunscrita
	Indistinta
	Angular
	Microlobulada
	Espiculada
Padrão de eco	Anecoico
	Hiperecoico
	Sólido e cístico complexo
	Hipoecoico
	Isoecoico
	Heterogêneo
Orientação	Paralela
	Não paralela
Achados posteriores	Sem características posteriores
	Intensificação
	Sombra
	Padrão combinado

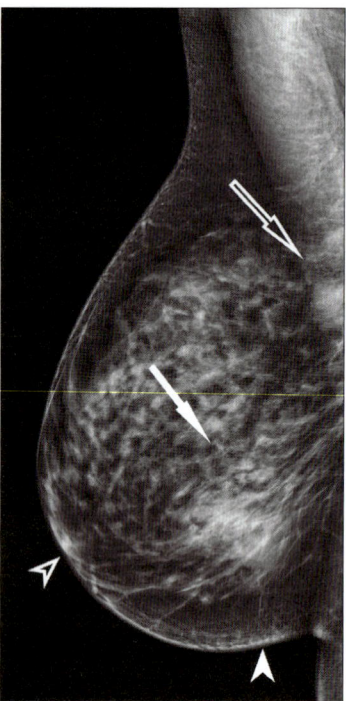

Figura 21.39 Características associadas de malignidade. Observou-se massa de alta densidade e forma irregular com margem indistinta (*seta sólida*). A biopsia mostrou carcinoma ductal invasivo (CDI). Observaram-se também adenopatia na região axilar inferior (*seta vazada*), espessamento da pele (*ponta de seta sólida*) e retração mamilar (*ponta de seta vazada*). A combinação da massa com as características associadas aumentou o nível de suspeita de malignidade.

Léxico de ultrassonografia

Há um léxico BI-RADS® à parte para as imagens de ultrassom da mama. As massas são descritas à US de acordo com seu formato, margem, orientação, padrão de eco e características posteriores. Assim como à mamografia, a caracterização precisa das massas mamárias à US orientará a avaliação e a recomendação, além de melhorar a detecção do câncer (Tabela 21.10).

Os descritores de forma são os mesmos usados na mamografia: *oval, redondo* e *irregular* (Figura 21.40). A margem é classificada como circunscrita ou não circunscrita. A margem **circunscrita** consiste em uma interface lisa e bem definida entre a massa e o tecido circundante. As margens **não circunscritas** incluem os tipos indistinto, angular, microlobulado e espiculado (Figura 21.41), cujas definições são similares às da mamografia. A margem **indistinta** tem uma interface muito vaga entre a massa e o tecido circundante e frequentemente parece "mal definida". A margem **microlobulada** exibe várias saliências pequenas ao longo da superfície. A margem **espiculada** tem linhas retas que se estendem a partir da massa. A margem **angular** é singular ao ultrassom: suas bordas formam ângulos agudos ou extensões semelhantes a caudas, o que pode significar a extensão da massa a partir do ducto lactífero.

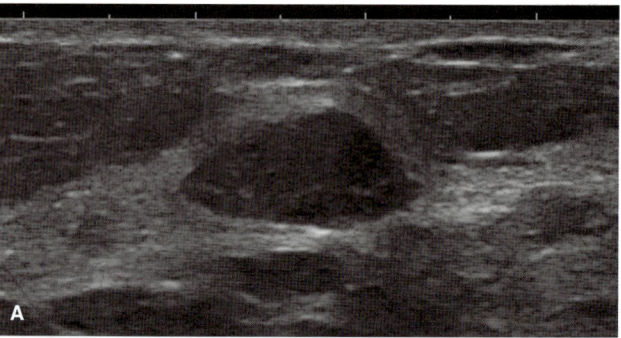

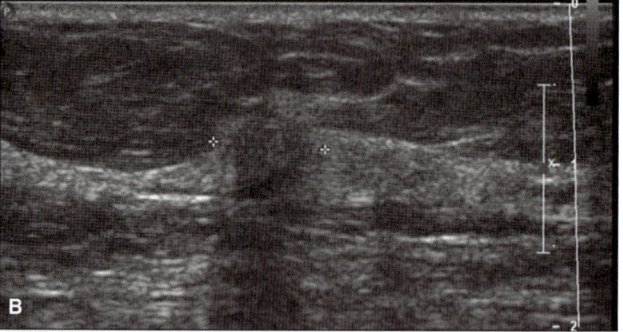

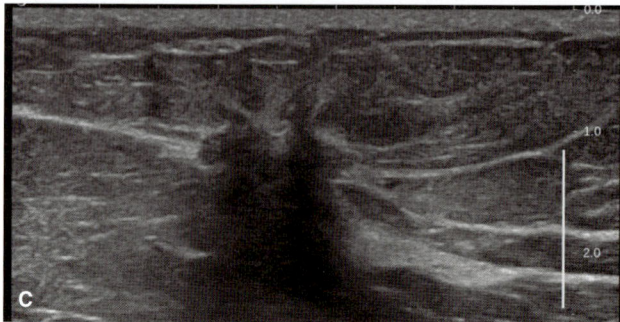

Figura 21.40 Forma ao ultrassom. Múltiplas imagens de ultrassom em escala de cinza, obtidas de diferentes pacientes. **A.** Massa oval. **B.** Massa redonda. **C.** Massa irregular.

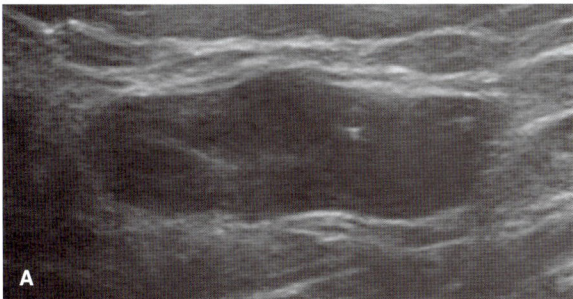

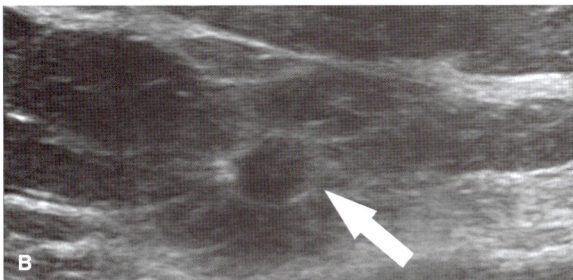

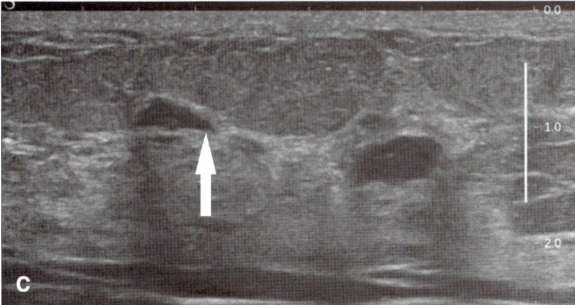

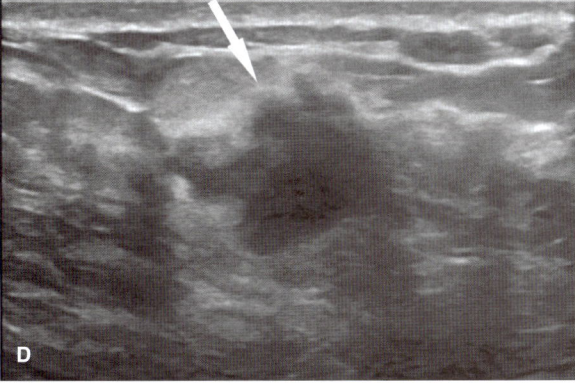

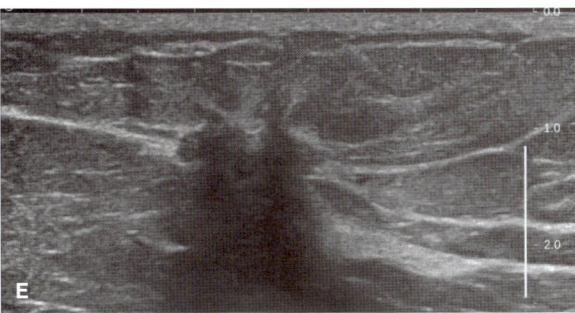

Figura 21.41 Margem ao ultrassom. Múltiplas imagens de ultrassom em escala de cinza, obtidas de diferentes pacientes. **A.** Margem circunscrita bem definida. **B.** Margem indistinta com uma interface muito vaga (*seta*). **C.** Margem angular, formando ângulos agudos ou extensões em cauda (*seta*). **D.** Margem microlobulada contendo várias saliências pequenas ao longo da superfície (*seta*). **E.** Margem espiculada com linhas retas estendendo-se a partir da massa.

O padrão de eco da massa se refere à ecogenicidade dos conteúdos internos, porém pode ser difícil identificar as diferenças. Se nenhuma onda sonora for refletida, a massa é **anecoica** ou seu interior é totalmente preto. Isso é comum em estruturas que contêm líquido, como um cisto simples. A massa **hiperecoica** é mais ecogênica ou "branca" do que a gordura. A massa **hipoecoica** é menos ecogênica e mais escura do que a gordura. A massa **isoecoica** é igual à gordura ao seu redor. A massa **sólida e cística complexa** contém componentes líquidos, além do material sólido; já a massa **heterogênea** apresenta características mistas (Figura 21.42).

A orientação da massa em relação à parede torácica e as características posteriores, profundas à massa, são igualmente importantes. O tecido fibroglandular normal e muitos achados benignos (p. ex., cistos e fibroadenomas) são mais frequentemente paralelos à parede torácica. A massa antiparalela (ou mais comprida do que larga) geralmente é suspeita para câncer de mama invasivo (Figura 21.43). As características posteriores são descritas como: **características posteriores ausentes, reforço posterior, sombra posterior** ou **padrão combinado**. Estruturas com um conteúdo maior de água (como cistos ou tumores necróticos) costumam exibir reforço acústico posterior. Os cânceres de mama invasivos, fibrose densa e calcificações amplas causam sombra acústica posterior por atenuação do feixe de ultrassom (Figura 21.44).

A US é muito eficiente para demonstrar o conteúdo líquido em um achado. Existem várias massas mamárias císticas (Figura 21.45 e Tabela 21.11). Se a massa for totalmente anecoica, com uma parede fina imperceptível, pode ser classificada como **cisto simples**. Numerosos cistos minúsculos (1 a 3 mm) adjacentes são denominados **microcistos aglomerados**. Ambos são benignos. Um **cisto complicado** apresenta ecos de baixo nível difusos e pode ser indistinguível da massa sólida hipoecoica, levando a uma biopsia ou aspiração. A massa **sólida e cística complexa** apresenta uma porção sólida e outra líquida, além de representar um abscesso, hematoma, necrose gordurosa ou coleção pós-cirúrgica. A correlação com a história clínica é importante para determinar se uma paciente tem história de sintomas infecciosos ou traumatismo/cirurgia recente.

As características associadas também podem ser vistas ao ultrassom, incluindo DA, alterações ductais, espessamento ou retração da pele, edema e vascularização, assim como os transdutores de alta frequência modernos podem detectar calcificações dentro e ao redor da massa ou em um ducto. A elastografia é uma ferramenta projetada para avaliar a "rigidez" tecidual. Como muitos cânceres são constituídos por células malignas densamente aglomeradas, podem exibir uma avaliação elastográfica firme ou rígida. A elastografia também pode ser avaliada como **intermediária** ou **macia**.

A US é usada para obter imagens dos linfonodos axilares, que nem sempre aparecem nas incidências mamográficas. Veja nos Capítulos 18 e 20 discussões adicionais sobre avaliação e manejo de linfonodos.

Léxico de ressonância magnética

O atlas BI-RADS® também fornece um léxico e orientação para RM, que será discutido em detalhes no Capítulo 22.

Relatório

O BI-RADS® também fornece orientação para o relatório (laudo). Com um relatório padronizado consistente, a comunicação entre os profissionais se torna melhor e mais clara. Tipicamente, iniciamos cada relatório de imagem de mama descrevendo a história da paciente, o que inclui idade, sexo e o motivo do exame, além do histórico familiar e cirúrgico, quando conhecido.

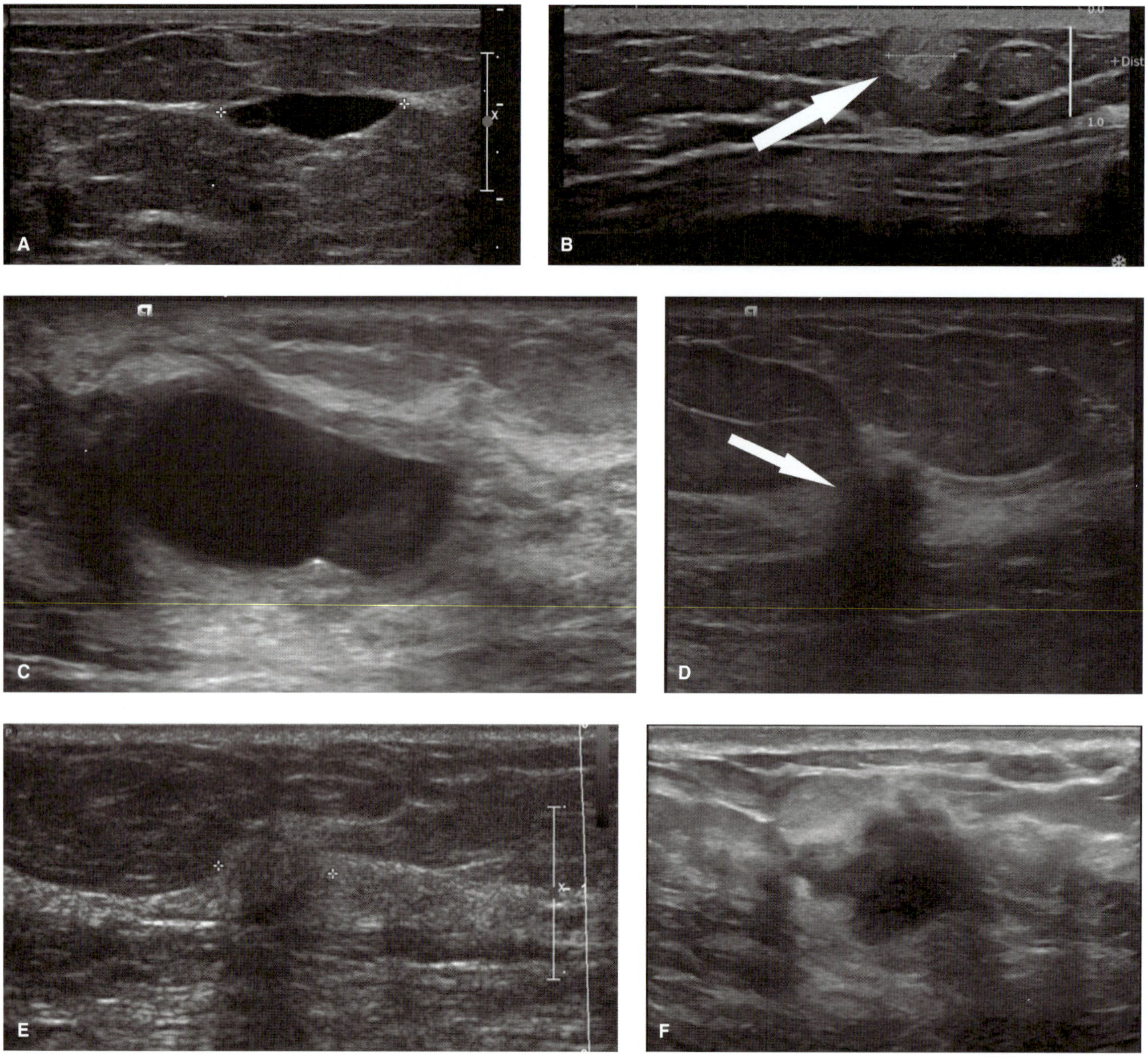

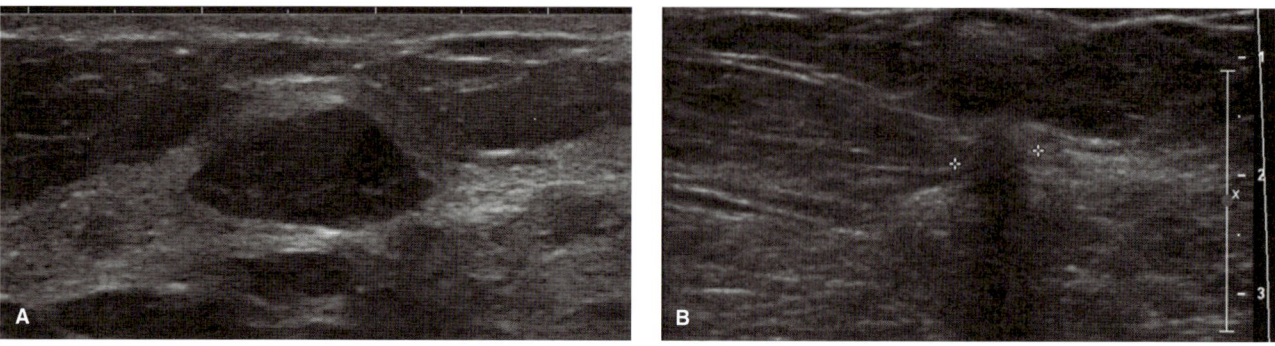

Figura 21.42 Padrão de eco do ultrassom. Múltiplas imagens de ultrassom em escala de cinza obtidas de diferentes pacientes. **A.** Lesão ane-coica, compatível com um cisto simples. **B.** Massa ecogênica, compatível com necrose gordurosa (*seta*). A margem tinha linhas retas que se estendiam a partir da massa. Esse achado estava associado a massa totalmente preenchida por gordura à mamografia (não mostrado). **C.** Massa sólida e cística complexa. O achado foi submetido à aspiração do cisto e totalmente resolvido. **D.** Massa hipoecoica (*seta*). A biopsia mostrou um CDI. **E.** A massa isoecoica era similar à gordura adjacente. A massa era conspícua devido à sombra acústica posterior. **F.** Padrão de eco interno heterogêneo.

Figura 21.43 Orientação. A. Paralela. A massa era paralela à parede torácica. A aparência na imagem era mais sugestiva de fibroadenoma. **B.** Não paralela. A massa era mais comprida do que larga. A biopsia mostrou carcinoma ductal invasivo (CDI).

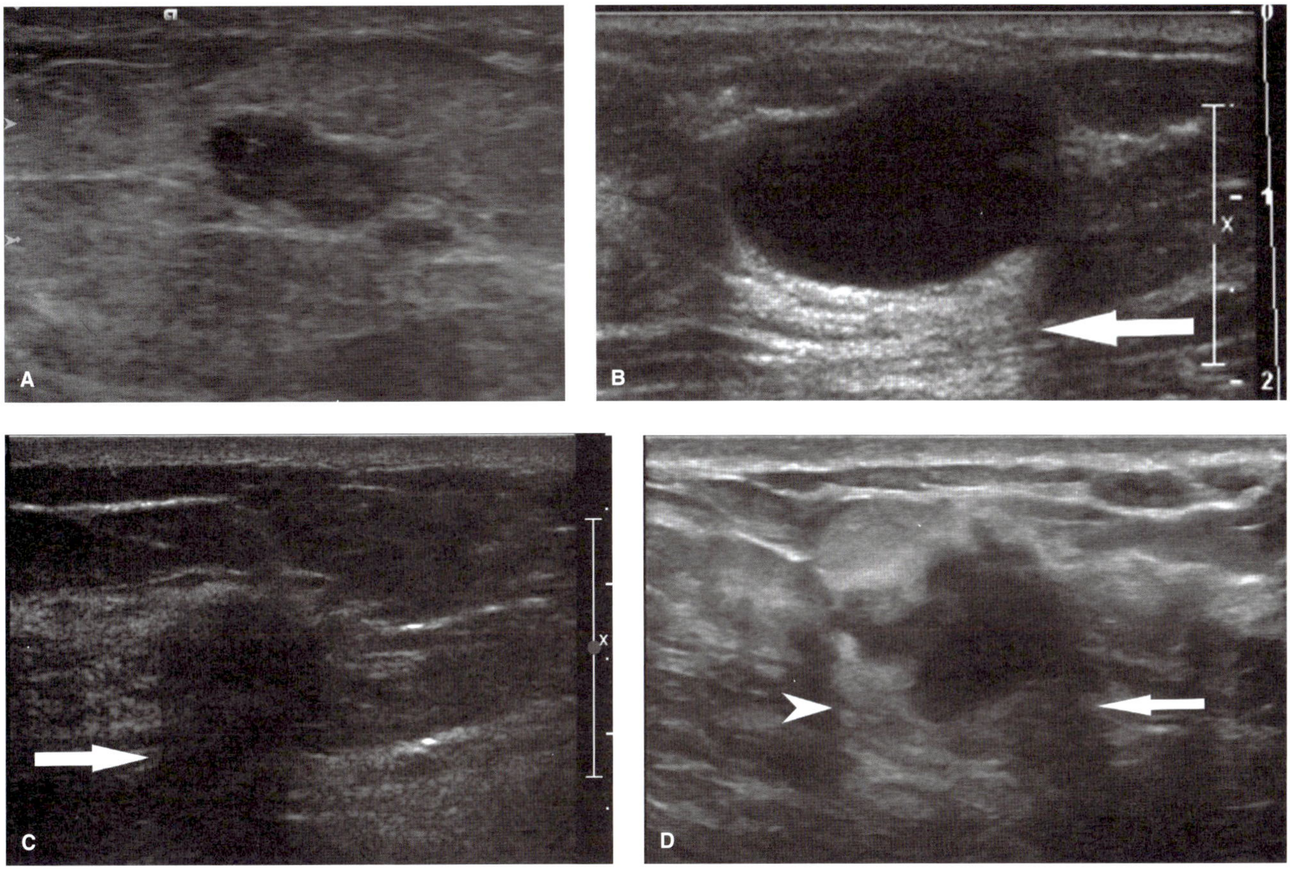

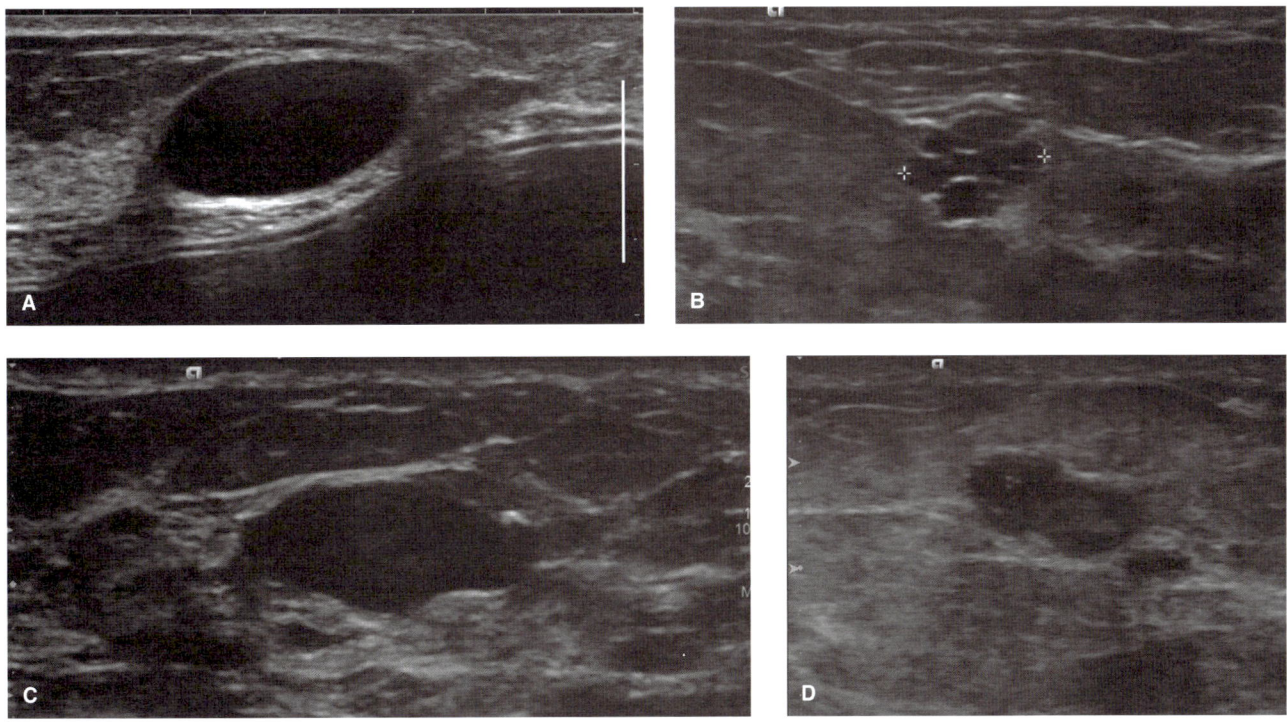

Figura 21.44 Características posteriores. A. Ausência de achados posteriores. **B.** Reforço acústico posterior (*seta*). **C.** Sombra acústica posterior (*seta*). **D.** Características mistas, com áreas de reforço acústico posterior (*ponta de seta*) e sombra acústica posterior (*seta*).

Figura 21.45 Lesões mamárias císticas ao ultrassom. A. Cisto simples. **B.** Microcistos aglomerados. **C.** Cisto complicado, com ecos internos difusos. **D.** Massa cística e sólida complexa.

TABELA 21.11 Massas mamárias císticas à ultrassonografia.

Cisto simples	Benigna
Microcistos aglomerados	Benigna
Cisto complicado	Cisto benigno com debris; raramente é malignidade
Massa sólida e cística complexa	Cisto benigno com debris, abscesso, hematoma, papiloma, malignidade

É importante descrever a localização da lesão, o que irá facilitar o seguimento ou intervenção e ajudará a correlacionar os achados de diferentes modalidades de imagem. Para cada lesão, é importante incluir lateralidade, localização, profundidade e distância do mamilo (Tabela 21.12).

Na seção de impressões do relatório, todas as lesões são avaliadas quanto à categoria e à recomendação. As categorias de avaliação BI-RADS® são numeradas de 0 a 6 (Tabela 21.13). A **categoria** de avaliação **0** é atribuída quando um achado requer avaliação adicional ou quando exames anteriores são necessários para comparação. É mais comumente usada quando uma lesão é detectada à mamografia de triagem. Incidências mamográficas adicionais ou talvez uma US serão necessárias para avaliar com mais detalhes o achado e determinar a probabilidade de malignidade. A **categoria** de avaliação **1** é um exame negativo. Apenas as estruturas normais da mama estão presentes, não há achados suspeitos que requeiram intervenção nem atenção no seguimento. A **categoria** de avaliação **2** é um achado benigno. Existe uma lesão presente, mas com aparência benigna específica. É usada comumente para achados como cistos, necrose gordurosa, linfonodos normais etc. A **categoria** de avaliação **3** é um achado provavelmente benigno, que será submetido a um breve período de seguimento, com duração total de 2 anos (ver Capítulo 20), porém a probabilidade de malignidade é baixa (menor que 2%). A **categoria** de avaliação **4** é atribuída aos achados com probabilidade de malignidade entre 2 e 95%, o que é uma faixa muito ampla, mas pode ser adicionalmente subdividida com base na probabilidade de malignidade, em categorias 4A (2 a 10%), 4B (10 a 50%) e 4C (50 a 95%). A **categoria** de avaliação **5** inclui as lesões com probabilidade altíssima de malignidade (maior que 95%). Essa categoria é usada para a aparência clássica de cânceres, e alguns exemplos incluem as massas de alta densidade espiculadas e irregulares

TABELA 21.12 Localização da lesão.

Lateralidade (direita ou esquerda)
Quadrante e localização de acordo com um relógio analógico
Profundidade
Distância do mamilo

TABELA 21.13 Categorias de avaliação BI-RADS®.

Categoria 0	Incompleta – requer avaliação por imagem adicional e/ou exames prévios para comparação
Categoria 1	Negativo
Categoria 2	Benigna
Categoria 3	Provavelmente benigna
Categoria 4	Suspeita
Categoria 5	Altamente sugestiva de malignidade
Categoria 6	Malignidade conhecida, comprovada por biopsia

e as calcificações finas lineares ramificadas segmentares. A **categoria** de avaliação **6** é a malignidade conhecida ou comprovada por biopsia.

Seguimento e monitoramento

Além do léxico discutido anteriormente, o BI-RADS® também é uma ferramenta de garantia de qualidade. Fornece orientações para ajudar os radiologistas a avaliar seu desempenho e a identificar potenciais áreas de melhora.

Termos estatísticos

Seguindo o MQSA, os dados são coletados em todos os estabelecimentos que realizam exames de imagem mamária, com o objetivo de criar uma auditoria médica clinicamente relevante. Essa auditoria permite aos médicos interpretadores avaliar seu desempenho e o desempenho do estabelecimento. Números de referência (*benchmarks*) bem estabelecidos são publicados para comparação. Embora possa parecer uma tarefa intimidante, coletar esses dados ajuda o radiologista a identificar áreas de deficiência e elaborar planos eficazes para aprimorar a qualidade.

Inicialmente, devemos saber quais dados serão coletados e como serão usados. O objetivo da imaginologia mamária é identificar o câncer de mama no estágio mais precoce e tratável e, ao mesmo tempo, minimizar a avaliação adicional desnecessária e as biopsias benignas. Portanto, deve-se primeiro coletar o número geral de exames realizados de cada modalidade. Isso é importante porque os números de referência são diferentes para a mamografia de rastreamento, mamografia diagnóstica, US de rastreamento e RM. Um **exame de rastreamento** é realizado na paciente assintomática, que não precisa ter queixas mamárias atuais, anormalidades ao exame físico, nem achados de imagem anômalos. O objetivo é decidir se ela é normal ou se tem alguma malignidade subjacente não suspeita. Um **exame diagnóstico** é realizado quando a paciente apresenta sinal ou sintoma clínico de câncer de mama, imagem mamária anormal não resolvida (p. ex., exame de rastreamento recente anormal) ou se está sob vigilância de curta duração em decorrência de uma biopsia recente ou cirurgia que requeira seguimento.

Em seguida, é preciso classificar os resultados das imagens da mama. No rastreamento, uma reconvocação recebe avaliação BI-RADS® 0 e é considerada um **exame positivo**. Na imagem diagnóstica, uma solicitação de diagnóstico tecidual recebe a avaliação BI-RADS® 4 ou 5, considerada um exame positivo. Um **exame negativo** é BI-RADS® 1 ou 2 na triagem e BI-RADS® 1, 2 ou 3 nas imagens diagnósticas. É importante destacar que BI-RADS® 3 não deve ser usado para mamografia de rastreamento. Um exame pode ser classificado como **verdadeiro-positivo (VP)** se houver um diagnóstico tecidual de câncer de mama (CDIS ou câncer de mama invasivo) dentro de 1 ano após um exame positivo. Um exame pode ser classificado como **verdadeiro-negativo (VN)** se **não** houver diagnóstico tecidual conhecido de câncer de mama dentro de 1 ano após um exame negativo. Um exame pode ser classificado como **falso-negativo (FN)** se houver um diagnóstico tecidual conhecido de câncer de mama dentro de 1 ano após um exame negativo. Um exame pode ser considerado **falso-positivo (FP)** se **não** houver um diagnóstico tecidual conhecido de câncer de mama dentro de 1 ano após um exame positivo. Ao somar esses números (VP + VN + FN + FP), o resultado deve ser igual ao número total de exames realizados no estabelecimento. Então, ele é usado para calcular a sensibilidade, VP/(VP + FN); a especificidade, VN/(VN + FP); a taxa de detecção de câncer por mil pacientes submetidas a exames de rastreamento; a taxa de reconvocação; a taxa de interpretação anormal; e o valor preditivo positivo (VPP). O VPP é uma referência muito importante. É definido como o percentual de exames diagnósticos que resulta em um diagnóstico tecidual de câncer de mama em 1 ano. Seu cálculo é realizado da seguinte maneira: VPP = VP/(VP + FP). O VPP é subdividido em três definições: o VPP_1 é usado para resultados positivos no rastreamento; o VPP_2 é aplicado aos resultados positivos em exames diagnósticos, para os quais haja recomendação de diagnóstico tecidual ou biopsia; e o VPP_3 é o percentual de biopsias realizadas que resultam em um diagnóstico de câncer, sendo conhecido também como taxa de biopsias positivas.

Essa coleção de dados pode parecer muito intimidadora; entretanto, na era dos registros médicos eletrônicos e dos *softwares* de relatórios mamários, está se tornando mais eficiente e confiável.

Auditoria médica

A autoria básica clinicamente relevante é bem fácil de realizar, desde que os dados mencionados sejam coletados. Uma vez realizada a auditoria, torna-se essencial comparar os números obtidos com os números de referência nacionais, para avaliar o desempenho e identificar as áreas que precisam ser aprimoradas. As referências são estabelecidas com base em artigos acadêmicos, pelo Breast Cancer Surveillance Consortium (BCSC) e no National Mammography Database (NMD).

Como existem múltiplas fontes para os números de referência, os padrões podem variar. Por exemplo, no BI-RADS®, Carney *et al.* sugerem que o desempenho minimamente aceitável para a detecção de câncer na mamografia de triagem é igual ou maior que 2,5 cânceres por mil exames de triagem. Observe que isso é muito aquém da referência estabelecida pelo BCSC, de 4,7 cânceres por mil pacientes submetidas à triagem. Uma taxa de reconvocação aceitável para a mamografia de rastreamento é entre 5 e 12%, enquanto a meta para a maioria das imagens de mama é menor que 10%. Com o uso aumentado da TMD, que tem menos FP, as taxas de reconvocação seguem a declinar.

Os dados coletados e a métrica comparada podem continuar ajudando os radiologistas a aprimorar o desempenho. Entre os dados coletados, um esforço concentrado para revisar os exames FN é imperativo para evitar atrasos no diagnóstico. As auditorias devem ser realizadas pelo menos uma vez a cada 12 meses. Os dados de fato se apoiam no volume, por isso as auditorias e a identificação de tendências são menos confiáveis para as clínicas com um número muito pequeno de casos.

Leitura sugerida

Alshafeiy TI, Nguyen JV, Rochman CM, Nicholson BT, Patrie JT, Harvey JA. Outcome of architectural distortion detected only at breast tomosynthesis versus 2D mammography. *Radiology* 2018;288(1):38–46.

Andersson I, Ikeda DM, Zackrisson S, et al. Breast tomosynthesis and digital mammography: a comparison of breast cancer visibility and BIRADS classification in a population of cancers with subtle mammographic findings. *Eur Radiol* 2008;18:2817–2825.

Bahl M, Baker JA, Kinsey EN, Ghate SV. Architectural distortion on mammography: correlation with pathologic outcomes and predictors of malignancy. *AJR Am J Roentgenol* 2015;205(6):1339–1345.

Bent CK, Bassett LW, D'Orsi CJ, Sayre JW. The positive predictive value of BI-RADS microcalcification descriptors and final assessment categories. *AJR Am J Roentgenol* 2010;194(5):1378–1383.

Berg WA, Arnoldus CL, Teferra E, Bhargavan M. Biopsy of amorphous breast calcifications: pathologic outcome and yield at stereotactic biopsy. *Radiology* 2001;221:495–503.

Berg WA, Campassi CI, Ioffe OB. Cystic lesions of the breast: sonographic-pathologic correlation. *Radiology* 2003;227:183–191.

Burnside ES, Ochsner JE, Fowler KJ, et al. Use of microcalcification descriptors in BI-RADS® 4th edition to stratify risk of malignancy. *Radiology* 2007;242:388–395.

Burnside ES, Sickles EA, Bassett LW, et al. The ACR BI-RADS® experience: learning from history. *J Am Coll Radiol* 2009;6(12):851–860.

Carney PA, Sickles EA, Monsees BS, et al. Identifying minimally acceptable interpretive performance criteria for screening mammography. *Radiology* 2010;255(2):354–361.

Chang YW, Kwon KH, Goo DE, Choi DL, Lee HK, Yang SB. Sonographic differentiation of benign and malignant cystic lesions of the breast. *J Ultrasound Med* 2007;26:47–53.

Conway BJ, McCrohan JL, Rueter FG, Suleiman OH. Mammography in the eighties. *Radiology* 1990;177:335–339.

D'Orsi CJ, Getty DJ, Swets JA, Pickett RM, Seltzer SE, McNeil BJ. Reading and decision aids for improved accuracy and standardization of mammographic diagnosis. *Radiology* 1992;184:619–622.

D'Orsi CJ, Sickles EA, Mendelson EB, Morris EA, eds. *ACR BI-RADS® Atlas, Breast Imaging Reporting and Data System*. 5th ed. Reston, VA: American College of Radiology; 2013.

Galkin BM, Feig SA, Muir HD. The technical quality of mammography in centers participating in a regional breast cancer awareness program. *Radiographics* 1988;8:133–145.

Haas BM, Kalra V, Geisel J, Raghu M, Durand M, Philpotts LE. Comparison of tomosynthesis plus digital mammography and digital mammography alone for breast cancer screening. *Radiology* 2013;269:694–700.

Kaas R, Kroger R, Hendriks JH, et al. The significance of circumscribed malignant mammographic masses in the surveillance of BRCA 1/2 gene mutation carriers. *Eur Radiol* 2004;14:1647–1653.

Karssemeijer N, Frieling JT, Hendriks JH. Spatial resolution in digital mammography. *Invest Radiol* 1993;28:413–419.

Lacquement MA, Mitchell D, Hollingsworth AB. Positive predictive value of the Breast Imaging Reporting and Data System. *J Am Coll Surg* 1999;189(1):34–40.

Lazarus E, Mainiero MB, Schepps B, Koelliker SL, Livingston LS. BI-RADS lexicon for US and mammography: interobserver variability and positive predictive value. *Radiology* 2006;239:385–391.

Leung JW, Sickles EA. Developing asymmetry identified on mammography: correlation with imaging outcome and pathologic findings. *AJR Am J Roentgenol* 2007;188(3):667–675.

Liberman L, Abramson AF, Squires FB, Glassman JR, Morris EA, Dershaw DD. The breast imaging reporting and data system: positive predictive value of mammographic features and final assessment categories. *AJR Am J Roentgenol* 1998;171(1):35–40.

McLelland R. Mammography 1984: challenge to radiology. *AJR Am J Roentgenol* 1984;143:1–4.

Mendelson EB, Berg WA, Merritt CR. Toward a standardized breast ultrasound lexicon, BI-RADS: ultrasound. *Semin Roentgenol* 2001;36:217–225.

Schrading S, Kuhl CK. Mammographic, US, and MR imaging phenotypes of familial breast cancer. *Radiology* 2008;246:58–70.

Sickles EA. Nonpalpable, circumscribed, noncalcified solid breast masses: likelihood of malignancy based on lesion size and age of patient. *Radiology* 1994;192:439–442.

Sickles EA. Findings at mammographic screening on only one standard projection: outcomes analysis. *Radiology* 1998;208(2):471–475.

Skaane P, Bandos AI, Gullien R, et al. Comparison of digital mammography alone and digital mammography plus tomosynthesis in a population-based screening program. *Radiology* 2013;267:47–56.

Stavros AT, Thickman D, Rapp CL, Dennis MA, Parker SH, Sisney GA. Solid breast nodules: use of sonography to distinguish between benign and malignant lesions. *Radiology* 1995;196:123–134.

U.S. Food and Drug Administration. About Mammography Quality Standards Act (MQSA). Available from https://www.fda.gov/Radiation-Emitting Products/MammographyQualityStandardsActandProgram/Aboutthe-MammographyProgram/default.htm. Accessed December 2017.

Wang Y, Ikeda DM, Narasimhan B, et al. Estrogen receptor-negative invasive breast cancer: imaging features of tumors with and without human epidermal growth factor receptor type 2 overexpression. *Radiology* 2008;246:367–375.

Woods RW, Sisney GS, Salkowski LR, Shinki K, Lin Y, Burnside ES. The mammographic density of a mass is a significant predictor of breast cancer. *Radiology* 2011;258(2):417–425.

CAPÍTULO 22 ■ RESSONÂNCIA MAGNÉTICA DA MAMA

BRANDI T. NICHOLSON, CARRIE M. ROCHMAN E JONATHAN V. NGUYEN

Introdução à ressonância magnética

Embora a mamografia seja o método com a melhor relação custo-benefício no rastreamento de câncer de mama e tenha reduzido as mortes em 20 a 35% entre as pacientes submetidas ao rastreamento, ainda é limitada para detectar todos os tipos de câncer de mama. Essa limitação se deve a densidade mamária, idade, tipo de tumor e fatores de risco, com a não detecção de cerca de 10 a 30% dos casos à mamografia digital. A tomossíntese mamária digital (TMD) melhorou a sensibilidade mamográfica, mas ainda é incapaz de visualizar tantos cânceres quanto a ressonância magnética (RM) da mama com contraste.

A investigação inicial com RM começou no início da década de 1980. Entretanto, naquele tempo, seu benefício era limitado pela falta do meio de contraste. Em 1985, porém, o gadolínio-ácido dietilenotriaminopentacético (DTPA) tornou-se disponível e fez com que a RM com contraste passasse a ser uma promissora ferramenta de imagem da mama. Seus benefícios são a alta resolução espacial e dos tecidos moles, bem como a ausência de radiação ionizante. Atualmente, a RM com contraste é o teste mais sensível para a detecção do câncer de mama disponível, com uma taxa de detecção de câncer (TDC) de até 18/1.000.

Indicações

Os atuais usos da RM da mama são listados na Tabela 22.1.

Rastreamento

Rastreamento de alto risco. As diretrizes da American Cancer Society (ACS) recomandam a RM com contraste como exame adjuvante ao exame clínico da mama e à mamografia anual para mulheres com risco de câncer de mama hereditário, parentes de primeiro grau não testadas de mulheres portadoras de mutações no *BRCA* e qualquer paciente com história familiar preditiva de um risco vitalício de câncer de mama de pelo menos 20%.

TABELA 22.1 Indicações para imagem de ressonância magnética (RM) com contraste da mama.

Rastreamento de câncer de mama em pacientes de alto risco
Estadiamento pré-operatório do câncer de mama
Avaliação pós-operatória em paciente com margens positivas
  após a lumpectomia
Monitoramento da resposta à quimioterapia neoadjuvante
Detecção de malignidade mamograficamente oculta em
  pacientes com metástase nodal axilar
Avaliação de secreção mamilar (*seletivamente*)
Avaliação de implantes de silicone

Os critérios de adequação do American College of Radiology (ACR) estabelecem que a RM com contraste é "globalmente apropriada" para mulheres consideradas de alto risco, similares às diretrizes da ACS: portadoras de mutação no gene *BRCA* e suas parentes de primeiro grau nunca testadas, mulheres com história de radiação torácica por volta dos 10 aos 30 anos, mulheres com um risco vitalício de câncer de mama de 20% ou mais. A Tabela 22.2 mostra a escala de adequação adotada pelo ACR, baseada em uma revisão de pelo menos seis estudos prospectivos não randomizados envolvendo mulheres de alto risco, que relataram uma sensibilidade significativamente maior da RM (77 a 100%) em comparação à da mamografia (de apenas 25 a 40%) ou da mamografia + ultrassonografia (US) ± exames clínicos da mama (49 a 67%), apesar das diferenças substanciais quanto às populações de pacientes e à técnica de RM. Já a Tabela 22.3 lista a sensibilidade, a especificidade, o valor preditivo negativo (VPN) e o valor preditivo positivo (VPP) para a RM da mama. A sensibilidade desse exame é válida tanto para a doença invasiva quanto para a doença *in situ*; ademais, diferentemente da mamografia, a sensibilidade da RM não é influenciada pela densidade mamária. A Figura 22.1 mostra um carcinoma ductal invasivo (CDI) detectado por rastreamento com RM com contraste.

Mais recentemente, em julho de 2017, a ACS atualizou suas recomendações e continua estabelecendo que "as mulheres com alto risco de câncer de mama determinado por certos fatores

TABELA 22.2 Escala de classificação e critérios de adequação do American College of Radiology (ACR). A adequação é classificada segundo uma escala de números inteiros (1 ao 9), em três categorias.

■ CLASSIFICAÇÃO	■ ADEQUAÇÃO	■ BENEFÍCIO
1, 2 ou 3	Em geral inapropriado	Os prejuízos decorrentes da execução do procedimento superam os benefícios
4, 5 ou 6	Possivelmente apropriado	Os riscos e benefícios são ambíguos ou pouco claros
7, 8 ou 9	Em geral apropriado	Os benefícios decorrentes da execução do procedimento superam os prejuízos ou riscos

TABELA 22.3 Sensibilidade, especificidade, valor preditivo negativo (VPN) e valor preditivo positivo (VPP) da ressonância magnética (RM) com contraste da mama.

Sensibilidade	77 a 100%
Especificidade	30 a 97%
VPN	99%
VPP	25%

Números arredondados.

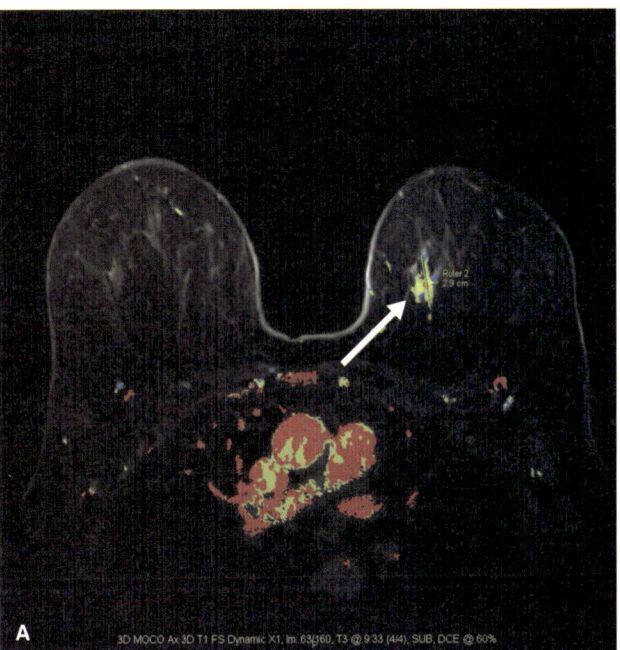

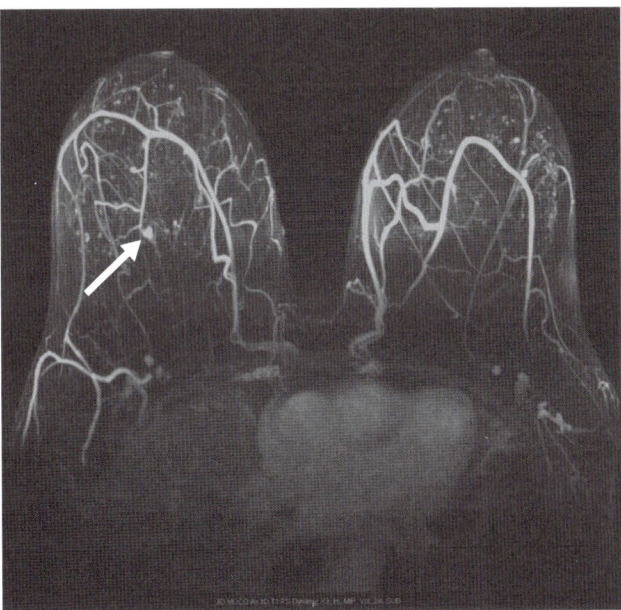

Figura 22.1 **Rastreamento da mama por ressonância magnética (RM) com contraste detectou um câncer ductal invasivo.** Rastreamento de alto risco por RM da mama com projeção de intensidade máxima (MIP) axial pós-contraste demonstrando uma pequena massa redonda mamograficamente oculta (não mostrada), com margens irregulares e realce homogêneo (*seta*) na mama direita.

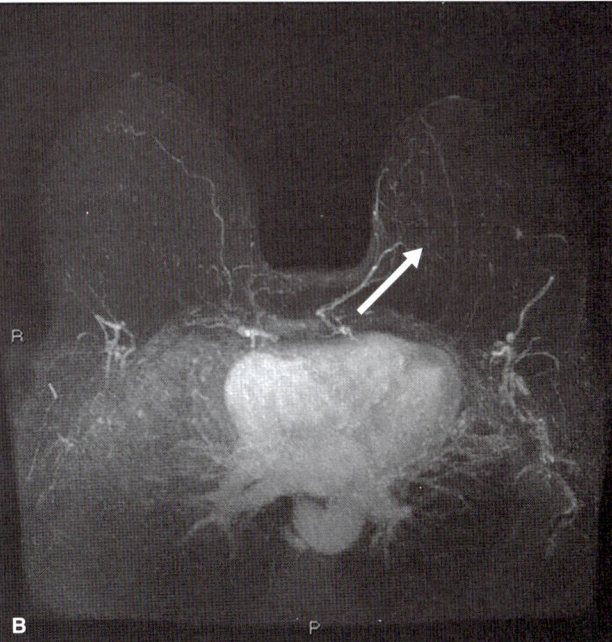

devem ser avaliadas por RM e mamografia, anualmente", uma vez que a RM da mama continua encontrando mais cânceres do que a mamografia em exames subsequentes/anuais de mulheres de alto risco. A Figura 22.2 mostra um exame de rastreamento anual por RM, diagnosticando um novo CDI não encontrado no exame de RM realizado no ano anterior. Os critérios de adequação do ACR também determinam que a RM com contraste "pode ser apropriada" para mulheres com risco intermediário incluídas individualmente, caso a caso, por apresentarem risco discretamente aumentado: mulheres com história pessoal de câncer de mama, neoplasia lobular, hiperplasia ductal atípica ou um risco vitalício de câncer de mama da ordem de 15 a 20%.

Figura 22.2 **Rastreamento anual da mama por ressonância magnética (RM) com contraste demonstrou câncer ductal invasivo. A.** Imagem atual de RM da mama no plano axial, ponderada em T1 com saturação de gordura (FS), pós-contraste, com detecção assistida por computador sobreposta, exibiu massa irregular, com realce heterogêneo pelo meio de contraste e com margens irregulares (*seta*) na mama esquerda. **B.** No exame realizado 1 ano antes, não havia realce suspeito nessa área (*seta*).

História pessoal de câncer de mama. Ter história pessoal de câncer de mama não constitui forte recomendação para rastreamento com RM, mas classifica como risco intermediário e na categoria "possivelmente apropriada" do ACR. Por ser tão sensível, a RM com contraste detecta mais cânceres que a mamografia isolada, especificamente mais um carcinoma ductal *in situ* (CDIS) e pequenos cânceres invasivos que ainda não envolveram os linfonodos, em todas as populações de pacientes. A RM também é capaz de distinguir uma cicatriz ou fibrose de uma recorrência tumoral em pacientes com *status* pós-tratamento conservador da mama (TCM), podendo ser útil em casos com resultados preocupantes de mamografia ou exame clínico. A Figura 22.3 mostra o benefício da RM com contraste para uma paciente com história de câncer de mama bilateral, com alterações pós-cirúrgicas benignas bilateralmente à mamografia limitada. A RM revelou uma doença extensa na mama esquerda e ausência de realce patológico na mama direita.

Extensão da doença

Estadiamento pré-operatório. O TCM é um tratamento comum para mulheres com câncer de mama que inclui cirurgia e radioterapia, com a mesma taxa de sobrevida que a mastectomia em casos de câncer em estágio inicial. As taxas de recidiva local após o TCM variam de 3 a 19% em 10 anos. A recidiva local é definida pelo reaparecimento do câncer na mama ipsilateral ou na parede torácica ipsilateral, enquanto a recidiva regional é definida pela presença de tumor nos linfonodos regionais (axilares ipsilaterais, supraclaviculares, infraclaviculares e mamários internos). A Figura 22.4 mostra uma paciente com história de câncer na mama esquerda, atualmente apresentando recidiva regional em um linfonodo mamário interno esquerdo anormal. A RM mostrou melhor a doença nodal mamária interna, em comparação à mamografia (não visível) e à US.

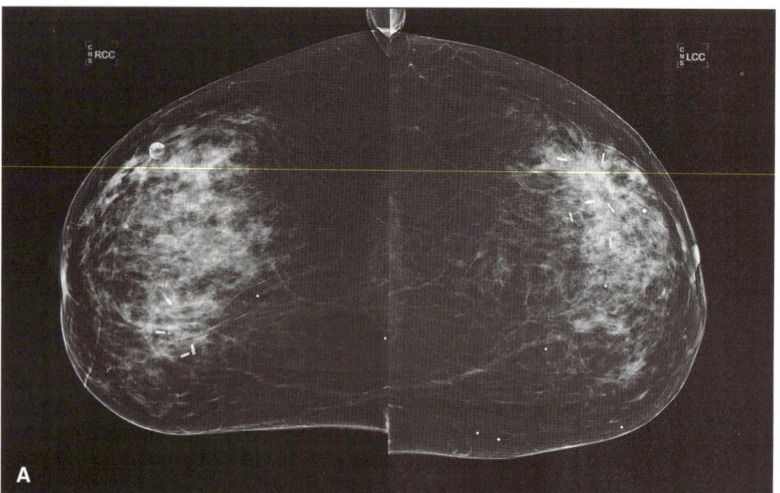

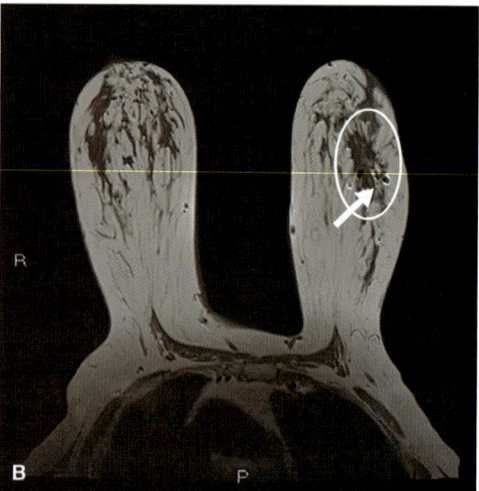

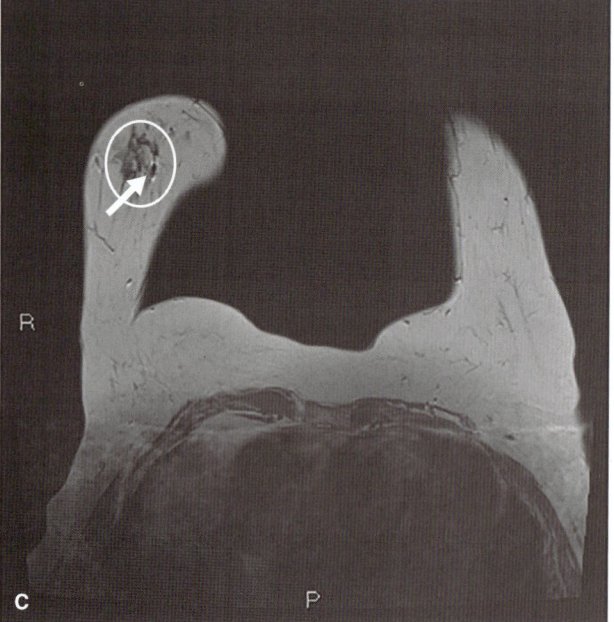

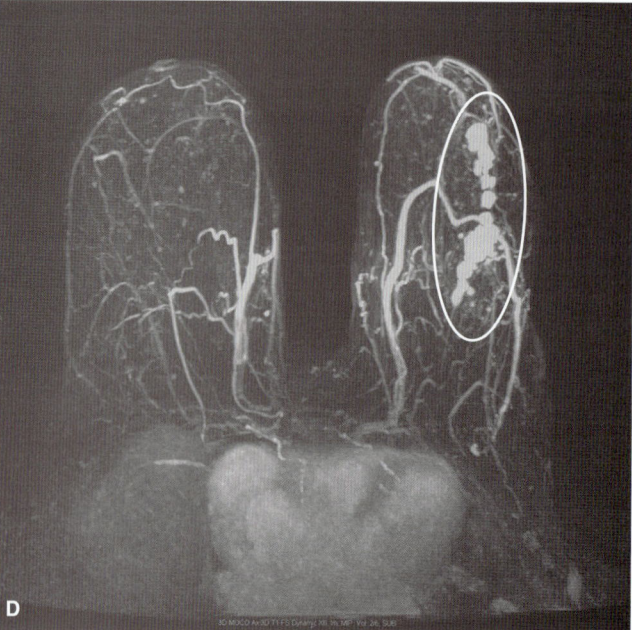

Figura 22.3 Ressonância magnética (RM) com contraste em uma paciente pós-lumpectomia bilateral. A. A mamografia bilateral (incidências craniocaudais [CC] de cada mama) mostrou cicatrizes de lumpectomia bilaterais (grampos cirúrgicos). **B** e **C.** Imagens ponderadas em T1 de RM, no plano axial sem saturação de gordura, em um nível apropriado para demonstrar a distorção (*círculos*) e artefatos de suscetibilidade magnética, causados por grampos (*setas*) nas mamas esquerda (**B**) e direita (**C**). **D.** A imagem com projeção de intensidade máxima (MIP) axial pós-contraste mostrou um achado de altamente suspeito, no leito de lumpectomia à esquerda (*círculo*), sem formação de massa; foi comprovado que esse achado era um carcinoma lobular invasivo recorrente. No leito de lumpectomia direito, não havia realce suspeito.

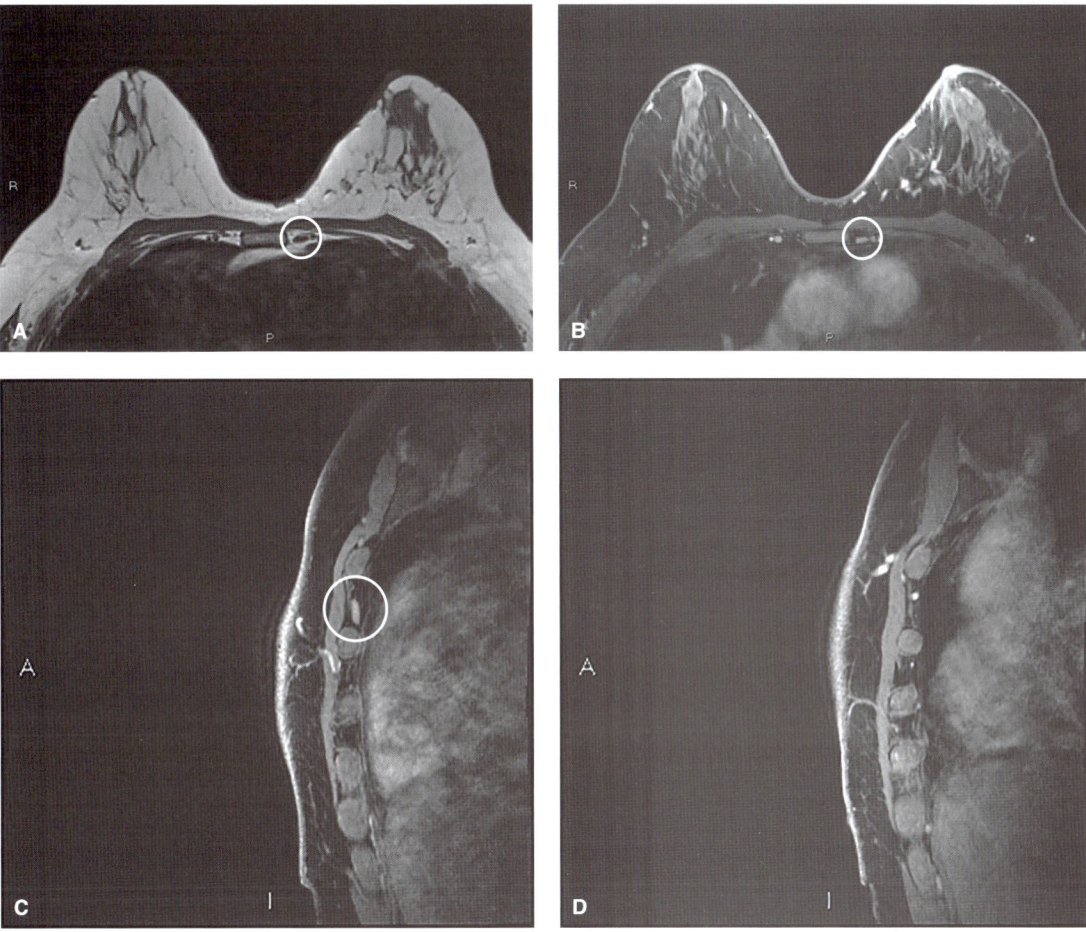

Figura 22.4 **Linfonodo mamário interno no exame de ressonância magnética (RM) da mama. A.** A imagem ponderada em T1 axial sem saturação de gordura mostrou um linfonodo mamário interno anormal no lado esquerdo (*círculo*). **B.** Esse linfonodo apresentou realce pelo meio de contraste (*círculo*) na imagem ponderada em T1, no plano axial com saturação de gordura pós-contraste. **C.** Muitas vezes, as sequências sagitais podem demonstrar melhor os linfonodos mamários internos (*círculo*). **D.** O lado contralateral na imagem sagital ponderada em T1 com saturação de gordura pós-contraste mostrou ausência de linfonodos suspeitos.

Cânceres situados a uma distância superior a 2 cm da lesão índice podem estar longe demais para serem detectados na margem da peça cirúrgica pela patologia e não tendem a ser removidos com uma lumpectomia típica, apesar da possibilidade de contribuir para recorrências na mama. A RM pode detectar locais adicionais de doença não visíveis à mamografia ou à US a uma taxa de 10%, especificamente achados incidentais situados a mais de 2 cm do câncer conhecido. A Figura 22.5 mostra um segundo local de doença invasiva ipsilateral em um quadrante diferente do da doença primária detectada na RM de estadiamento do câncer. Mulheres com doença multicêntrica (doença em mais de um quadrante da mama) tipicamente não podem ser submetidas à TCM.

Existem subpopulações de mulheres que podem se beneficiar mais que outras de uma RM de mama pré-operatória, como as mulheres que, de qualquer modo, seriam submetidas à RM da mama para rastreamento de alto risco, as em pré-menopausa, as com tecido mamário denso, as com carcinoma lobular invasivo (CLI). A paciente na Figura 22.3 tinha um CLI mamograficamente oculto que foi detectado por RM com contraste. Outra paciente mostrada na Figura 22.6, que tinha tecido mamário denso, apresentava um achado palpável e constatou-se que havia um CLI. Na RM de estadiamento, havia focos adicionais preocupantes para uma doença mais extensa. A paciente foi submetida à mastectomia, confirmando a extensão da doença mostrada em sua RM. A RM é o exame mais acurado para determinar o tamanho do tumor, quando correlacionada com a histopatologia.

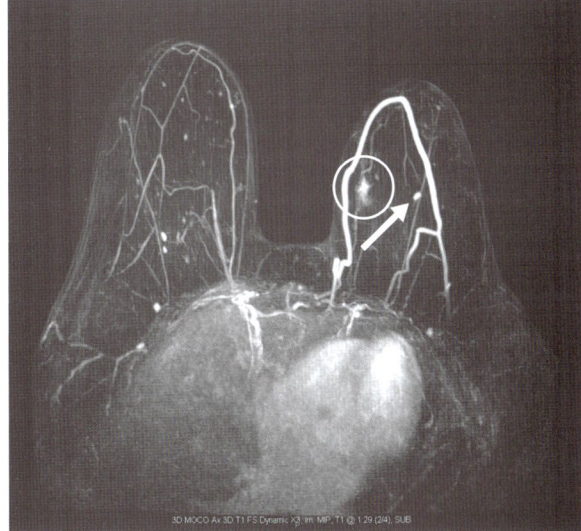

Figura 22.5 **Câncer de mama multicêntrico detectado por ressonância magnética (RM).** A imagem com projeção de intensidade máxima (MIP) pós-contraste mostrou o câncer conhecido como massa com realce irregular no terço médio da mama (*círculo*). A massa ipsilateral mamograficamente oculta (não mostrada) era oval, circunscrita e com realce homogêneo (*seta*). Os dois achados estavam em quadrantes diferentes.

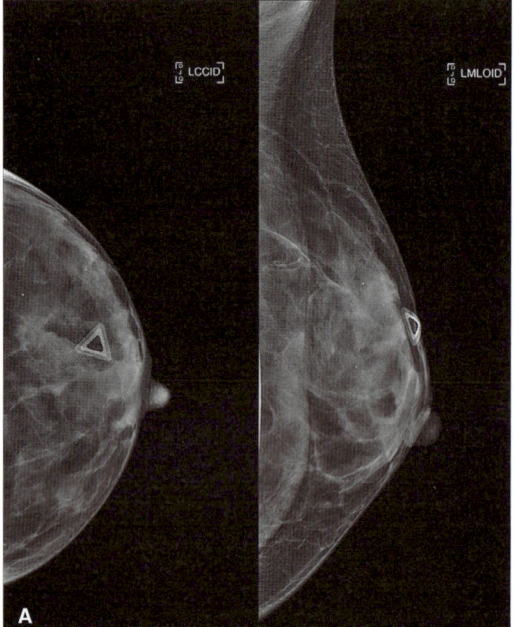

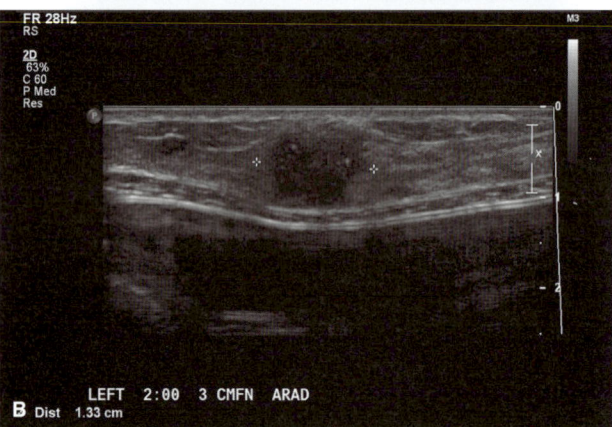

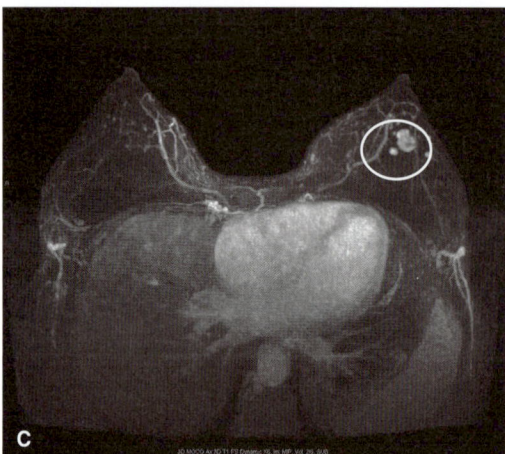

O impacto da RM da mama sobre o planejamento cirúrgico é variável. Uma metanálise de 12 estudos constatou que a RM beneficiou algumas pacientes, por encontrar locais adicionais de doença verdadeiro-positivos (VP) comprovados, resultando em mastectomia ou em lumpectomia mais ampla, em vez de lumpectomia menor, devido à patologia adicional. Em um percentual menor (porém significativo) de mulheres, a RM infelizmente pode superestimar o tamanho das lesões, bem como a multicentricidade e o envolvimento contralateral, o que resulta em mastectomias desnecessárias e lumpectomias maiores em função de achados falso-positivos (FP).

Especificamente para o CLI (o segundo tipo mais frequente de câncer de mama invasivo), é mais comum observar um padrão de crescimento invasivo mais difuso em comparação ao CDI. Como consequência, sua ocorrência é frequentemente perdida ou subestimada à mamografia, como na Figura 22.3, porém a RM mamária pré-operatória comprovadamente altera o tratamento em quase um terço das pacientes, como na Figura 22.6. De modo geral, a RM encontra malignidade contralateral até então oculta em 3 a 6% das mulheres, independentemente de sua histologia de malignidade primária. A Figura 22.7 mostra uma paciente submetida à RM de estadiamento para um CDI do lado esquerdo previamente conhecido, que mostrou massa suspeita na mama direita e constatou-se que representava um CDIS.

Doença extramamária à RM. A RM também permite visualizar estruturas localizadas fora do parênquima mamário, o que inclui a axila, a cúpula do fígado, o mediastino e os ossos da caixa torácica e esterno. Os achados extramamários são encontrados em cerca de um terço dos exames de RM da mama, com comprovação de malignidade em cerca de 20% desse total; ademais, como se poderia suspeitar, tais achados têm uma tendência maior a serem malignos em mulheres submetidas à RM da mama para estadiamento de câncer. Os locais mais comuns de metástases incluem, em ordem decrescente, os ossos, o pulmão, o cérebro, o fígado e os linfonodos (ver exemplos na Figura 22.8). Com exceção do cérebro, todos os outros podem ser vistos em um exame de RM de rotina. Quando presentes, os achados tendem mais à malignidade nos ossos, no pulmão e nos linfonodos, enquanto as lesões no fígado são muito mais propensas a ser benignas (95%), como na Figura 22.8 C e D.

Figura 22.6 Carcinoma lobular invasivo (CLI) à ressonância magnética (RM) da mama. Uma paciente de 48 anos apresentou um nódulo palpável. **A.** A mamografia mostrou um tecido mamário denso obscurecendo a massa palpável (sob o *triângulo*). **B.** A US mostrou massa redonda, hipoecoica, que mede 13 mm (*cursores*). Essa massa foi submetida à biopsia guiada por US, e constatou-se que se tratava de um CLI. **C.** A RM da mama foi realizada por causa da densidade mamária e da histologia. A imagem com projeção de intensidade máxima (MIP) axial com contraste mostrou o tumor primário cercado por vários focos assimétricos (*círculo*) com realces suspeitos. A mastectomia confirmou uma doença extensa.

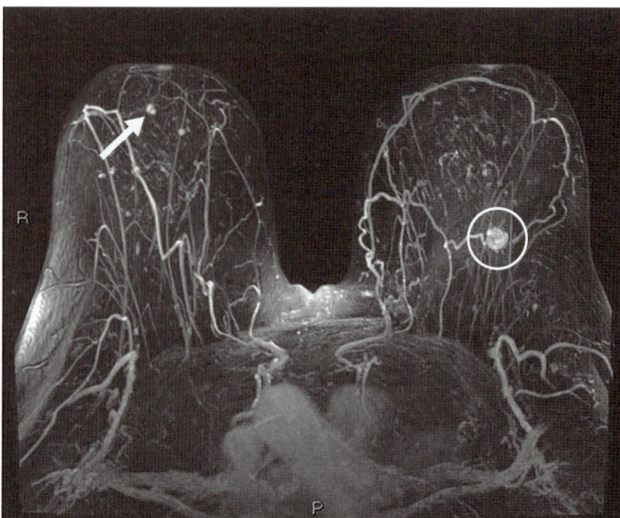

Figura 22.7 Doença mamograficamente oculta contralateral à ressonância magnética (RM) da mama. A imagem com projeção de intensidade máxima (MIP) axial mostrou massa redonda, irregular e com realce heterogêneo pelo meio de contraste (*círculo*), a qual é um carcinoma ductal invasivo (CDI) previamente conhecido. Na mama contralateral, há um pequeno foco no terço anterior (*seta*), cuja biopsia revelou ser um carcinoma ductal *in situ* (CDIS).

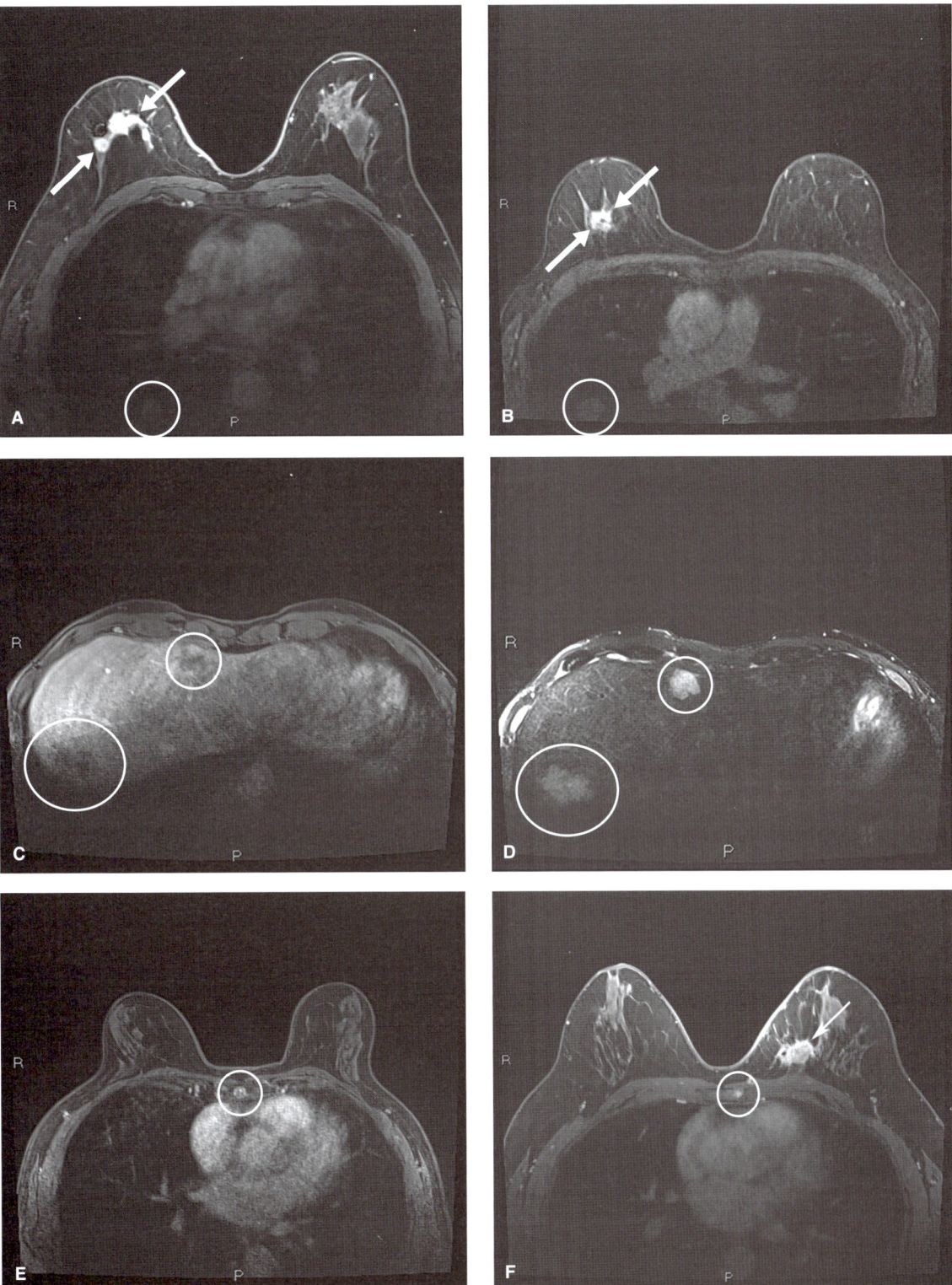

Figura 22.8 Achados incidentais à ressonância magnética (RM) da mama. A e B. Duas pacientes com câncer invasivo na mama direita (*setas*) apresentaram massas pulmonares incidentais detectadas à RM mamária de estadiamento (*círculos*). Ambas foram submetidas à avaliação com tomografia computadorizada por emissão de pósitrons (PET-TC) e biopsia, e foi comprovado que uma lesão era benigna (**A**), enquanto a outra era um câncer de pulmão primário (**B**). **C e D.** A paciente foi submetida à RM de mama de estadiamento para câncer de mama avançado, com numerosos linfonodos metastáticos anormais (não mostrados), revelando múltiplas massas hepáticas (*círculos*), que apresentaram realce heterogêneo na imagem ponderada em T1 com saturação de gordura (**C**) e sinal hiperintenso na imagem ponderada em T2 (**D**). A avaliação adicional com RM de abdome superior (não mostrado) revelou hemangiomas benignos. As lesões hepáticas são tão comuns que tendem mais a ser benignas, até mesmo em pacientes com câncer. **E e F.** Duas pacientes com massas esternais incidentais, com realce pelo meio de contraste (*círculos*) na imagem ponderada em T1 com saturação de gordura pós-contraste (**E**) e na imagem ponderada em T1 pós-contraste com saturação de gordura, com subtração (**F**). A primeira paciente foi submetida aos exames de imagem para avaliação de alto risco, e a massa esternal mostrou-se estável retrospectivamente durante muitos anos e de fato benigna. A segunda paciente tinha câncer de mama concomitante (**F**, *seta*) na mama esquerda, com numerosos linfonodos metastáticos (não mostrados). A massa esternal foi submetida à biopsia e constatou-se que era doença metastática.

Os derrames pleurais são igualmente comuns; estão presentes em quase 90% das mulheres sadias submetidas ao rastreamento por RM e são tipicamente benignas na população de triagem. A RM também é capaz de demonstrar a extensão direta de um tumor para dentro do músculo, de forma mais eficiente que a mamografia ou a US. A suspeita de invasão muscular é considerada quando há realce do músculo, porém a perda do plano de gordura ou edema muscular *não* tem correlação com a invasão. A Figura 22.9 mostra duas pacientes com edema muscular; entretanto, somente a paciente com realce pelo meio de contraste no músculo apresentava extensão do tumor para dentro do músculo, em termos de histologia.

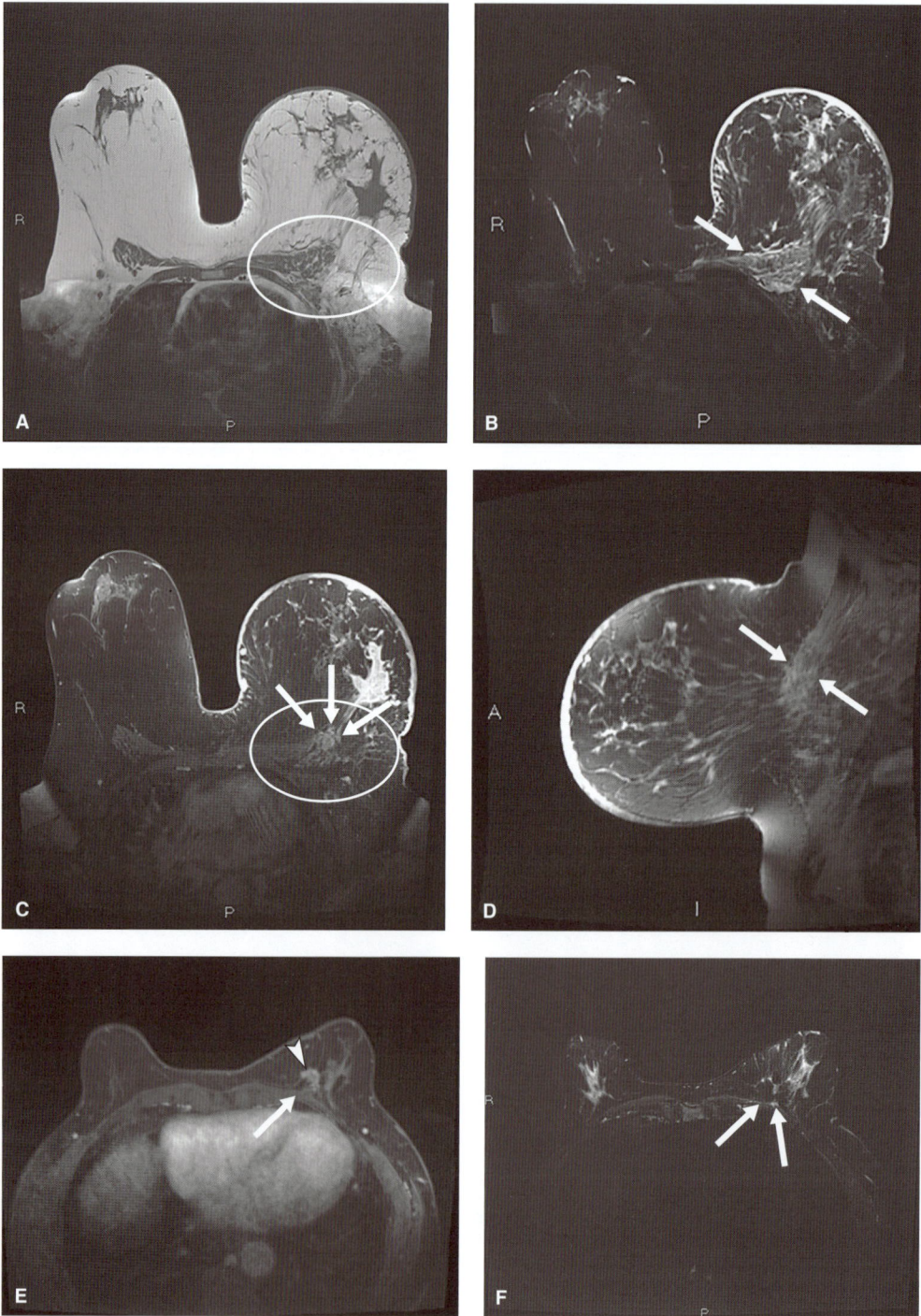

Figura 22.9 Uso da ressonância magnética (RM) para determinar a extensão tumoral para dentro do músculo peitoral. A a **D.** Múltiplas imagens de RM obtidas de uma paciente com câncer de mama invasivo avançado. **A.** A RM axial ponderada em T1 sem saturação de gordura mostrou a localização do músculo (*círculo*) com espessamento dos ligamentos de Cooper adjacentes e da pele por edema. **B.** A RM ponderada em T2 com saturação de gordura, no mesmo nível de **A.** Sinal hiperintenso em T2, consistente com edema, presente no músculo peitoral (*setas*) e ao longo de toda a mama e pele. **C.** RM axial ponderada em T1 com saturação de gordura pós-contraste, no mesmo nível, mostrou realce (*setas*) no músculo (*círculo*), correlacionada com invasão da parede torácica em termos de histologia. **D.** A imagem ponderada em T1 com saturação de gordura pós-contraste, no plano sagital, mostrou novamente o realce no músculo (*setas*). **E** e **F.** Uma segunda paciente apresentou um câncer de mama invasivo menor (*ponta de seta* em **E**) perto do músculo peitoral, com sinal hiperintenso em T2, por causa de edema (*setas* em **F**), sem realce pelo meio de contraste (*seta* em **E**) no músculo. A paciente não tinha invasão tumoral do músculo peitoral no exame patológico.

Pós-lumpectomia com margens positivas. A RM pode ser benéfica em mulheres não submetidas à RM pré-operatória, mas que apresentaram margens positivas à lumpectomia, permitindo visualizar e localizar doença adicional em até 80% dessas mulheres. Uma infecção e inflamação pós-cirúrgica podem criar resultados FP à RM. Foi demonstrado que imagens obtidas de 28 a 35 dias após a cirurgia são mais sensíveis e específicas do que as obtidas antes. Do mesmo modo, a tolerância das pacientes à RM aumenta com o passar do tempo após a cirurgia, por causa da atenuação da dor.

Monitoramento neoadjuvante. A quimioterapia neoadjuvante é usada com mais frequência em portadoras de câncer de mama localmente avançado, em uma tentativa de minimizar a carga tumoral. Entretanto, um número crescente de mulheres estão se tornando candidatas à quimioterapia neoadjuvante, não apenas para viabilizar ou minimizar a cirurgia, mas também para melhorar as taxas de cura. Em 2012, foi demonstrado que a RM com contraste é superior ao exame clínico em todos os pontos temporais para avaliar a resposta à terapia. A adição de sequências funcionais, como as imagens ponderadas em difusão (DWI; do inglês, *diffusion weighted imaging*), espectroscopia por ressonância magnética (ERM) e demais tecnologias de RM avançadas para o exame da mama rotineiro, pode fornecer indicadores prognósticos da resposta inicial à terapia. Os primeiros dados de DWI e ERM são promissores, no entanto a realização desses é desafiadora, e essas dificuldades técnicas podem se mostrar difíceis de superar.

Doença metastática com lesão primária mamária suspeita

Embora seja um sintoma inicial incomum de mulheres com câncer de mama (menos que 1% das pacientes) do ponto de vista histórico, as pacientes com doença metastática axilar suspeita de ser oriunda de um câncer de mama eram submetidas à mastectomia total e remoção do linfonodo axilar. Hoje, esse cenário constitui uma indicação para a realização de RM da mama no pré-operatório, que consegue encontrar dois terços dos cânceres de mama primários e, uma vez identificados os tumores, os radiologistas conseguem detectá-los por US em 80% dos casos – a chamada US de "segunda vista" (*second look*) ou US "dirigida". Dada a especificidade da RM e a possibilidade de processos benignos nessas pacientes, uma biopsia pré-operatória deve ser obtida para confirmar que o achado representa malignidade. A Figura 22.10 mostra mulher com mamografia de rastreamento recente apresentando um linfonodo axilar metastático. A RM da mama, por fim, se fez necessária para identificar seu câncer de mama primário, que foi encontrado na US de "segunda vista".

Secreção mamilar

A secreção representa cerca de 10% de todos os sintomas mamários e é o terceiro mais frequente, atrás apenas da dor na mama e das massas mamárias. Quando suspeita, inclui uma secreção espontânea, unilateral, de ducto único, serosa ou hemorrágica. Na maioria das vezes, resulta de um papiloma benigno, mas também pode ser secundária à malignidade em até 10 a 15% dos casos. Nessa população, a mamografia geralmente é normal, por isso a galactografia é realizada com frequência na avaliação pré-operatória (ver Capítulo 23). Graças à alta sensibilidade da RM com contraste para a detecção de cânceres de mama tanto invasivos quanto *in situ* e de papilomas, o uso do exame na avaliação dessas mulheres de modo individualizado, caso a caso, fornece bons resultados, embora não seja uma das indicações listadas para RM da mama. As mulheres com secreção mamilar que podem ser beneficiadas pela RM incluem pacientes com falha na galactografia, mulheres consideradas de alto risco

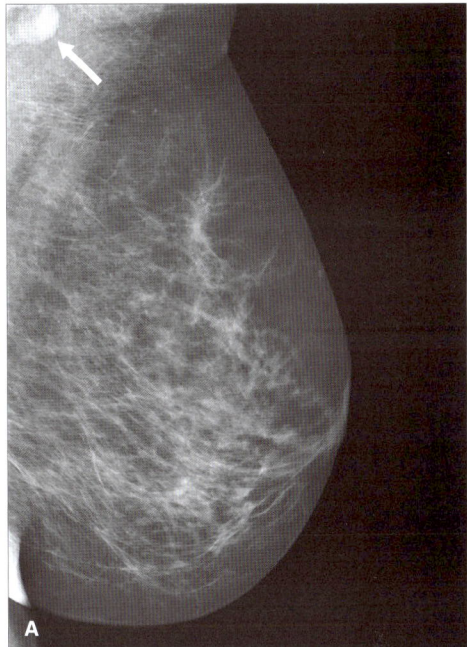

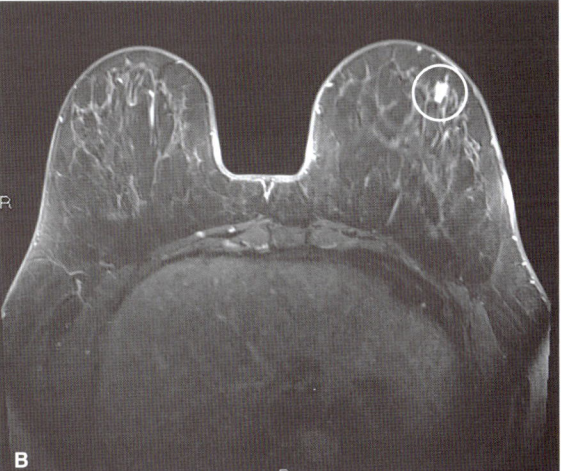

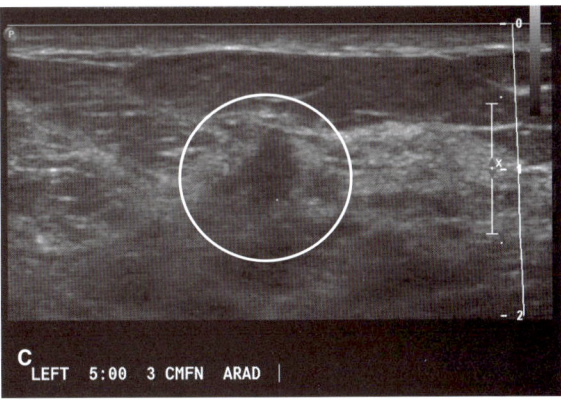

Figura 22.10 Envolvimento metastático de linfonodo axilar, com tumor primário desconhecido. **A.** A mamografia de rastreamento mostrou uma nova adenopatia axilar esquerda (*seta*). A ultrassonografia (US) inicial da mama falhou em encontrar uma lesão primária (não mostrado). A biopsia do linfonodo confirmou a origem mamária. **B.** A ressonância magnética (RM) demonstrou massa com realce no quadrante inferior externo (*círculo*). **C.** A US dirigida ou de segunda vista (*second look*) conseguiu detectar a massa primária às 5 horas (*círculo*), a qual foi confirmada como sendo um câncer de mama invasivo, com a mesma histologia do linfonodo metastático.

para câncer de mama ou pacientes com achados de imagem suspeitos ou exame físico preocupante para malignidade. A Figura 22.11 mostra como uma RM de mama pode ajudar na avaliação de pacientes com secreção mamilar, em especial quando a galactografia falhou. Um papiloma pequeno foi encontrado em seu exame.

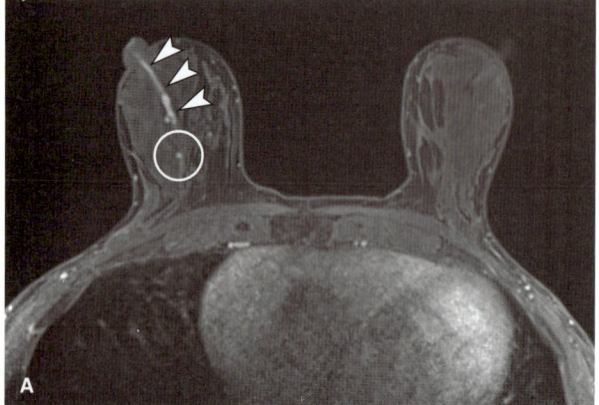

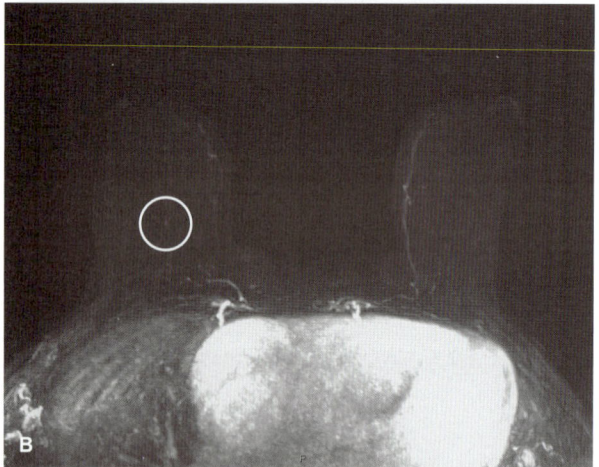

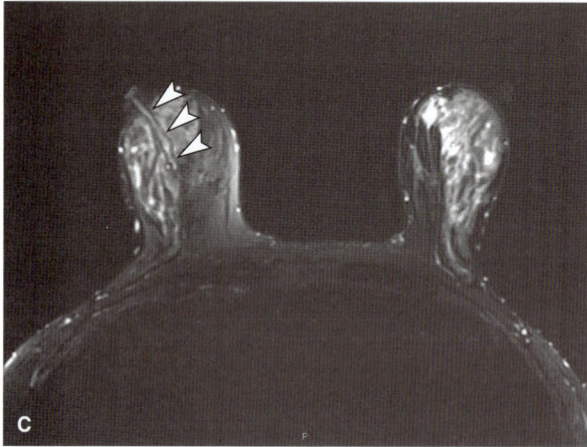

Figura 22.11 Ressonância magnética (RM) de uma paciente com secreção mamilar com falha da galactografia. **A.** A RM axial ponderada em T1 com saturação de gordura, pós-contraste, mostrou um foco de realce na região central da mama direita (*círculo*), bem como um ducto hiperintenso e dilatado (*pontas de seta*). **B.** A projeção de intensidade máxima (MIP) pós-contraste mostrou apenas o realce no foco (*círculo*); não havia realce no ducto dilatado. **C.** A imagem ponderada em T2 com saturação de gordura mostrou outra vez o ducto dilatado, com sinal iso a levemente hiperintenso em T2 (*pontas de seta*). O sinal no ducto era consistente com sangue. A biopsia guiada por RM mostrou que essa paciente tinha um pequeno papiloma oculto à mamografia (não mostrado).

Planejamento da biopsia

Mesmo sendo sensível, uma RM normal não exclui a hipótese de malignidade, pois ainda é um exame imperfeito. Por isso, a RM da mama não é incluída na avaliação pré-biopsia típica de pacientes com achado nos exames convencionais (mamografia e US). Quando as imagens convencionais são anormais, a sensibilidade da RM para detectar o câncer se aproxima de 90%, com uma especificidade razoável de cerca de 70% (90,9% para doença invasiva e 73% para CDIS). No entanto, uma RM negativa não é boa o suficiente para evitar a biopsia. Em casos raros, a RM pode ser útil na localização de achados mamográficos de incidência única não passíveis de biopsia estereotáxica ou guiada por TMD. Felizmente, isso é incomum.

Avaliação do implante

Ruptura do implante. A RM da mama é útil no contexto de avaliação da integridade de implantes mamários de silicone, por ser o exame de imagem com maior sensibilidade e especificidade para detecção de ruptura, o que o torna o exame mais acurado. A RM tem sensibilidade de 72 a 94% e especificidade de 85 a 100%, enquanto a mamografia e a US têm cerca de 25% de sensibilidade e 85% de especificidade. É preciso notar que o diagnóstico de ruptura de implante de *salina* não requer RM, podendo ser diagnosticado clinicamente com base no rápido encolhimento da mama, bem como um implante encolhido ou ausente à mamografia ou à US (ver a aparência mamográfica de ruptura de implante de salina na Figura 19.9 A, no Capítulo 19).

Existem dois tipos de ruptura de implantes de silicone: intracapsular (mais comum) e extracapsular (ver a aparência mamográfica de ruptura extracapsular na Figura 19.9 B, no Capítulo 19). A integridade da cápsula fibrosa determina o tipo de ruptura presente. A Figura 22.12 mostra os dois tipos de ruptura e a cápsula fibrosa à RM da mama. Na ruptura intracapsular, a cápsula fibrosa permanece intacta, e o achado de imagem característico é chamado de "sinal do *linguine*", mostrado nas Figuras 22.12 A e B. A aparência de *linguine* ocorre devido à membrana do implante colapsada (sinal escuro) na porção dependente do silicone (hiperintenso nas imagens ponderadas em T2). Quando há ruptura extracapsular, o sinal do silicone é visto fora da cápsula fibrosa escura, mostrada nas Figuras 22.12 C e D. Na avaliação de implantes de silicone, a técnica de RM é usada para suprimir ou enfatizar o sinal oriundo de água, gordura ou silicone, tornando o silicone visível por trás da cápsula, tanto no parênquima da mama quanto nos linfonodos. A avaliação por RM para detecção de ruptura de implante dispensa a administração de contraste.

Acúmulos de líquido peri-implante. Além da ruptura, a RM da mama pode ser usada para obter imagens de mulheres que apresentam acúmulo de líquido peri-implante, devido à infecção ou a um linfoma de grandes células anaplásicas associado ao implante (LGCA-AI). De modo geral, uma infecção é diagnosticada clinicamente por US, usada conforme a necessidade para guiar a terapia, incluindo a aspiração. A infecção após a reconstrução do implante é comum, com cerca de 6% das mulheres com implantes desenvolvendo uma infecção em algum momento. A realização de RM da mama é *incomum* nesse contexto clínico. O LGCA-AI, detectado pela primeira vez em 2007, é um tipo de linfoma não Hodgkin raro e parece estar associado mais frequentemente aos implantes texturizados. O risco absoluto de desenvolvimento de LGCA-AI é extremamente baixo, girando em torno de 0,1 e 0,3 por cada 100 mil pacientes ao ano. A maioria apresenta-se em bom estado após a colocação do implante, com inchaço da mama secundário ao acúmulo de líquido (com ou sem massa) ao redor do implante. A aspiração do líquido ou a biopsia de massa, quando presente, possibilita a confirmação do LGCA-AI em vez de infecção. No

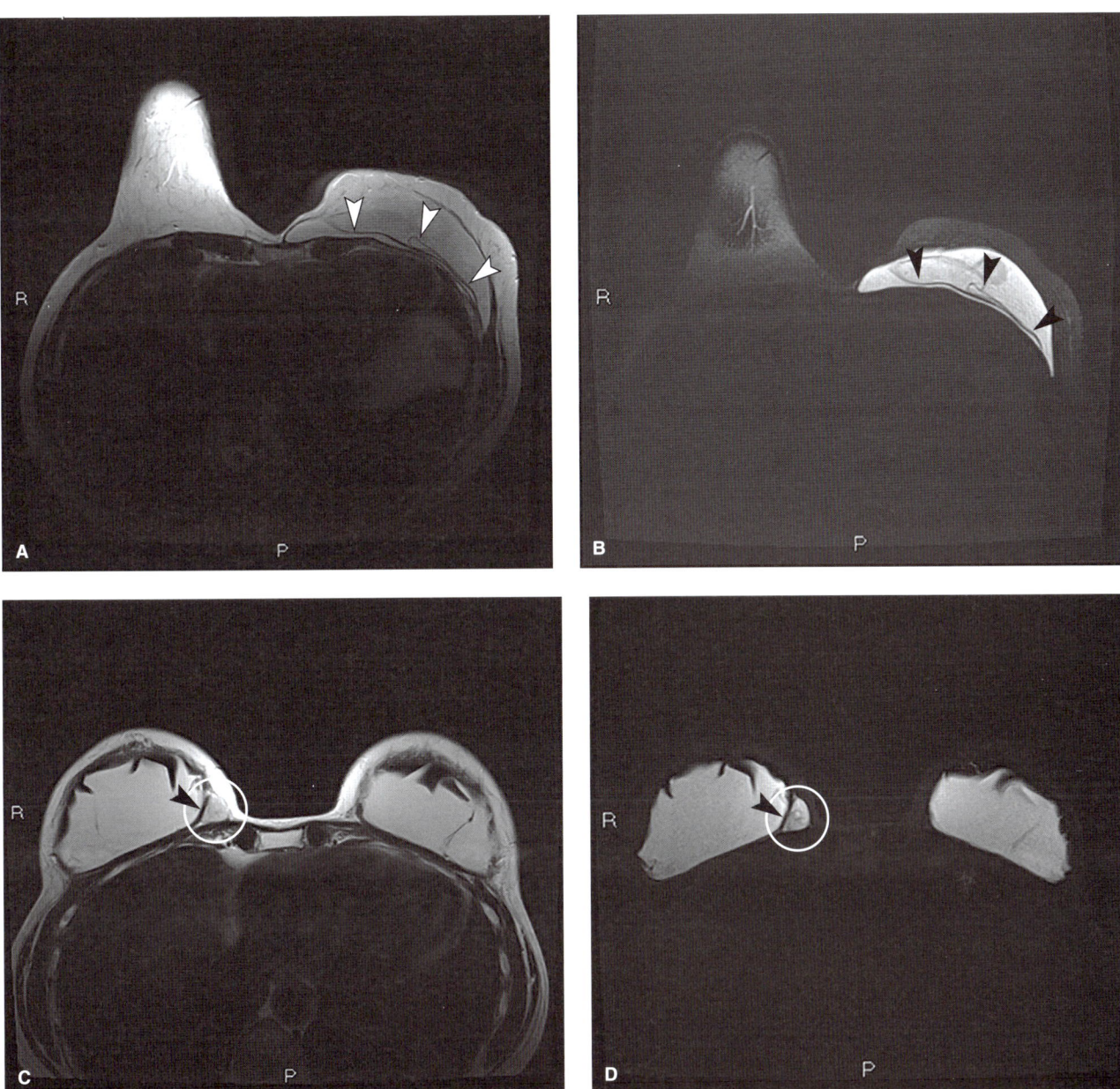

Figura 22.12 Ressonância magnética (RM) de mama com ruptura de implante de silicone. **A** e **B**. Sequências axiais de implante de silicone, mostrando o sinal do *linguine* no aspecto posteroinferior do implante esquerdo (*pontas de seta*). O sinal do *linguine* é secundário à deposição em camadas da membrana do implante encolhido, de maneira dependente no silicone. O silicone permanece dentro da cápsula fibrosa, em uma ruptura intracapsular. **C** e **D**. Sequências axiais de implante de silicone em uma segunda paciente que apresentava ruptura extracapsular. O sinal de silicone (*círculo*) está presente fora da cápsula fibrosa escura (*ponta de seta preta*).

LGCA-AI, o prognóstico das mulheres que apresentam apenas líquido ao redor do implante é melhor que o das mulheres que apresentam uma massa. O tratamento é a remoção do implante. A necessidade de radioterapia e/ou quimioterapia nessas pacientes não é bem conhecida. A Figura 22.13 mostra uma paciente com acúmulo de líquido peri-implante diagnosticado como LGCA-AI.

Técnica

Parâmetros de imagem

Os parâmetros práticos estabelecidos pelo ACR para a realização de RM de mama com contraste foram revisados em 2013 e modificados em 2014. A Tabela 22.4 lista as diretrizes

de desempenho por fator técnico. Para um estabelecimento ser credenciado para a realização de RM da mama, deve seguir as diretrizes do ACR, contudo os protocolos específicos são variáveis de uma instituição para outra. Além disso, para credenciamento junto ao ACR, o estabelecimento deve ser capaz de fazer correlação mamográfica, US de mama e procedimentos guiados por RM ou ter relacionamento com alguma instituição que possa lhe fornecer tais serviços.

As especificações e o desempenho do equipamento de RM também devem atender a todas as exigências estaduais e federais. As pacientes são submetidas ao exame em posição pronada, com as mamas posicionadas dentro de uma bobina destinada a essa finalidade. As bobinas corporais não devem ser usadas em exames de RM de mama. A imagem da mama deve ser obtida nos planos axial ou sagital ou em uma combinação de ambos. As sequências de pulso usadas na avaliação da mama para a pesquisa de câncer

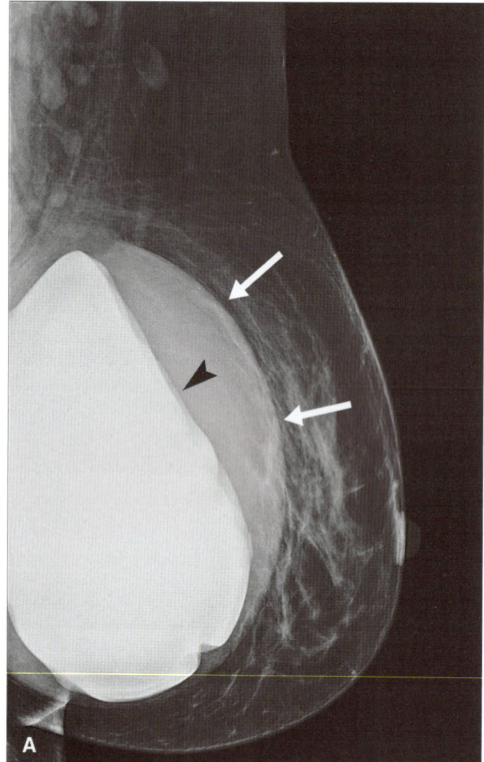

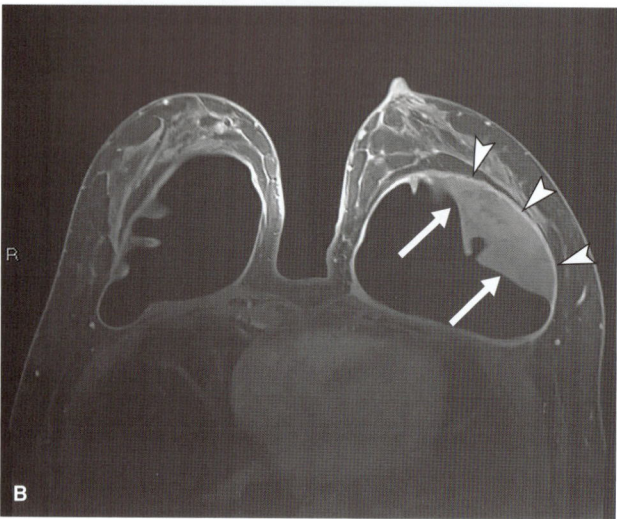

Figura 22.13 Linfoma de grandes células anaplásicas associado ao implante. A. À mamografia, a paciente apresentou um acúmulo de líquido peri-implante (*setas*), com efeito de massa sobre o implante de silicone subjacente (*ponta de seta*). A US confirmou a ecogenicidade de líquido (não mostrado). **B.** Uma ressonância magnética (RM) de mama com contraste foi realizada para avaliação da massa e da extensão da doença e mostrou um acúmulo complexo de líquido (entre *pontas de seta* e *setas*) circundando o implante (*setas*), com discreto realce pelo meio de contraste na borda do líquido (*pontas de seta*).

TABELA 22.4 Diretrizes técnicas do American College of Radiology (ACR) para o desempenho dos exames de ressonância magnética da mama.

■ FATOR TÉCNICO	■ DIRETRIZES
Força do campo	O aparelho de 1,5 T é tradicionalmente considerado um requisito técnico mínimo, devido à relação entre força do campo e resolução
Espessura do corte	3 mm ou menos
Resolução no plano	1 mm ou menos
Supressão de gordura	Supressão de gordura química e/ou subtração de imagem
Imagem de ambas as mamas	Imagens bilaterais simultâneas com bobina para mama
Meio de contraste	Gadolínio em *bolus*, com dose padrão de 0,1 mmol/kg, seguido de um jato de salina de pelo menos 10 mℓ
Tempo de exame	A informação cinética deve ser relatada com base nos dados de realce determinados a intervalos especificados, separados por quatro minutos ou menos

TABELA 22.5 Informação obtida com as sequências de imagem de ressonância magnética.

■ SEQUÊNCIA	■ INFORMAÇÃO
Imagens ponderadas em T1	Diferenciação entre tecido adiposo e tecido glandular
Imagens ponderadas em T2 com supressão de gordura	Identificação de estruturas cheias de líquido, como os cistos
Imagens dinâmicas	Morfologia e cinética de realce

Os cânceres apresentam realce diferente do tecido glandular de fundo, por possuírem vasos mais permeáveis, que resultam em um realce inicial e um *washout* (lavagem) do contraste mais rápidos. Um protocolo de RM da mama inclui vários pontos de tempo, que nos conferem a capacidade de avaliar uma área não só em relação ao realce em si, mas também em termos de sua cinética ao longo do tempo. O primeiro ponto temporal pós-contraste é em por volta de 90 segundos, o melhor momento para detectar cânceres de mama, devido ao seu realce mais rápido em comparação ao do parênquima. Os pontos de tempo sequenciais são adquiridos com base em protocolos individuais, com o ponto temporal retardado sendo tipicamente em quatro a cinco minutos.

Cinética

Existem três curvas cinéticas definidas pelo Atlas BI-RADS®, classificadas com base no grau de realce inicial (lento, médio e rápido) e na alteração tardia do realce após o pico (persistente, platô e *washout*). A Figura 22.14 mostra as curvas cinéticas descritas no Atlas BI-RADS® do ACR. A definição de um realce inicial rápido é um aumento maior que 100% na intensidade do sinal durante os primeiros 2 minutos; o médio é um aumento de 50 a 100%; e lento é um aumento menor que 50%. Para a fase

incluem um localizador de três planos, imagens ponderadas em T1, T2 com saturação de gordura, séries de sequência gradiente eco com saturação de gordura tridimensionais pré-administração de contraste e, tipicamente, pelo menos três aquisições pós-contraste. A Tabela 22.5 mostra a informação obtida a partir de várias sequências. É recomendado usar a saturação de gordura para maximizar o contraste entre cânceres com realce e gordura mamária. A subtração também é feita para acentuar as anormalidades com realce pelo meio de contraste no exame.

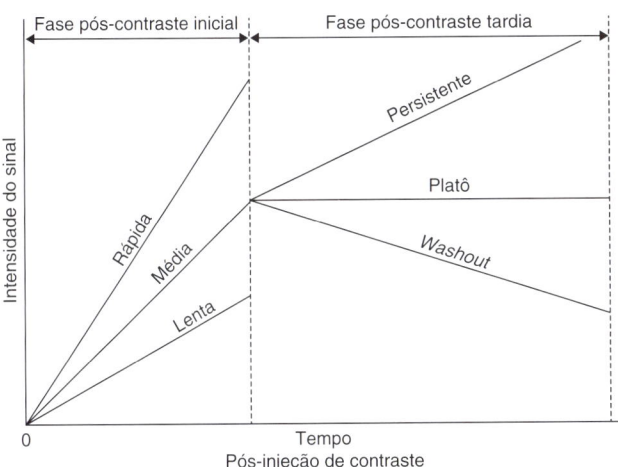

Figura 22.14 Curvas de cinética de ressonância magnética (RM) da mama.

tardia, o realce persistente é o aumento de sinal maior que 10% ao longo do tempo; o platô é uma alteração insignificante em relação ao pico; e o *washout* é uma diminuição de sinal maior que 10% em relação ao pico. As curvas mais preocupantes são a cinética inicial rápida e a cinética tardia de *washout*.

Por outro lado, a cinética apresenta um desempenho geral ruim em termos de previsão de malignidade, exceto em massas com cinética tardia de *washout*. Em vez da cinética, a morfologia deve ser usada para determinar se uma biopsia ou seguimento é apropriado. O *software* de diagnóstico assistido por computador (CAD; do inglês, *computer-aided diagnosis*) é usado para auxiliar na interpretação das imagens de RM da mama, pois ajuda a fornecer a informação cinética de uma forma objetiva, codificando os achados com cores, quando esses atingem um limiar de realce inicial, frequentemente estabelecido em 50 a 60%, baseados na curva tardia. A Figura 22.2 mostra massa colorida predominantemente de amarelo por um *software* de CAD, devido à curva de realce em platô. A Figura 22.15 mostra todas as três cinéticas de realce. A paciente na Figura 22.15 C e D é a mesma da Figura 22.5.

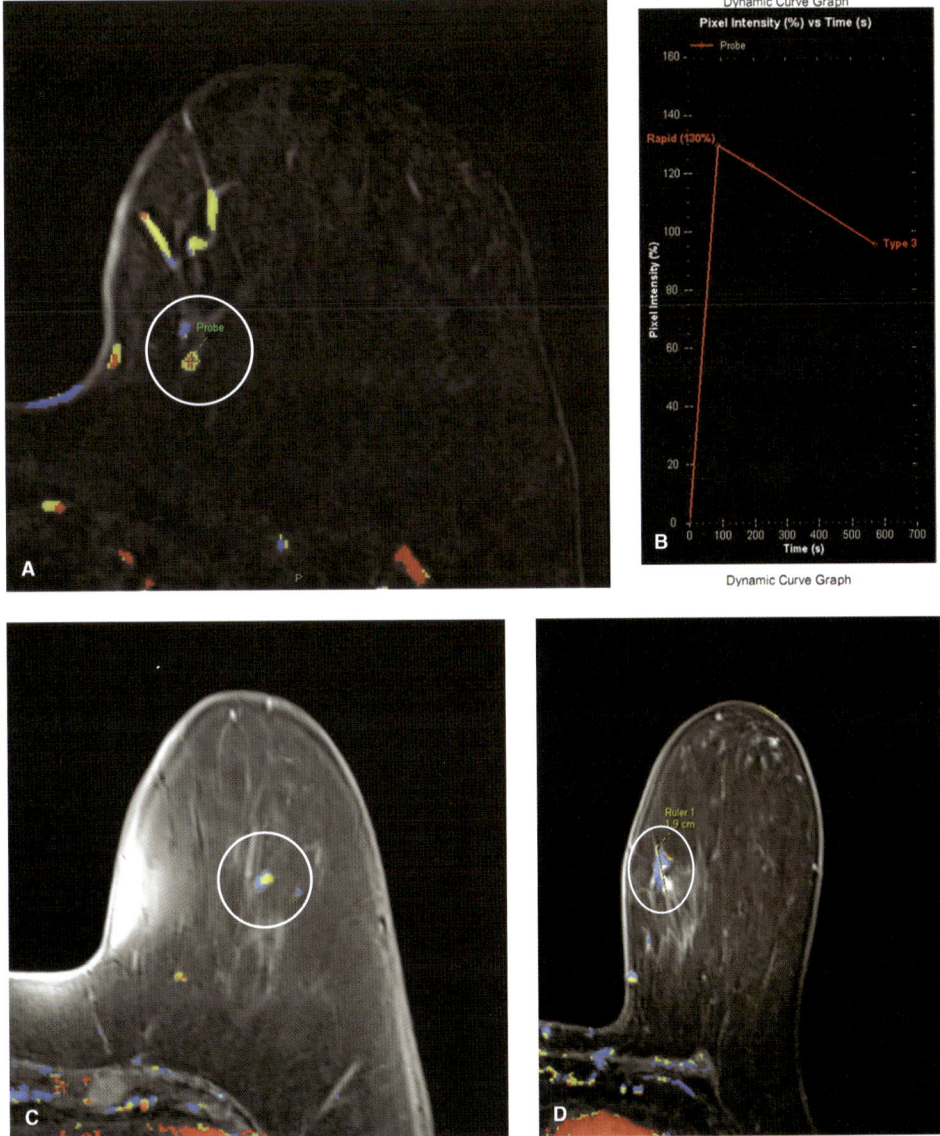

Figura 22.15 Curvas de realce na ressonância magnética (RM) dinâmica. A e B. Massa redonda pequena, irregular, com realce homogêneo, apresentou curvas de realce inicial rápida e tardia com *washout* (*círculo* em **A**). **C e D.** A paciente da Figura 22.5 tinha dois locais de câncer. A massa adicional menor (*círculo* em **C**) tinha cinética de platô e, portanto, está colorida em amarelo; a massa primária maior (*oval* em **D**) tinha cinética persistente e está colorida em azul (*curvas* não mostradas).

Artefatos

Os artefatos mais comuns na RM da mama estão relacionados com fatores da paciente (posicionamento, movimento e artefatos metálicos) e tentativas envolvendo a saturação de gordura. Os fatores técnicos incluem seleção do campo de visão (FOV; do inglês, *field of view*) e cobertura anatômica, tipo de bobina, problemas com saturação de gordura e artefatos diversos. Para minimizar os fatores da paciente, cada mama deve ser posicionada de forma simétrica, centralizada na bobina, e evitar tocar os elementos da bobina. O posicionamento precário pode comprimir partes da mama, limitar a comparação entre direita e esquerda e criar artefatos de sinal hiperintenso (onde a mama toca a bobina). Os fatores técnicos têm impacto sobre a qualidade da imagem e, se forem tratados com negligência, podem gerar artefatos na imagem. Para a RM da mama, o FOV deve incluir de forma adequada ambas as mamas e a região axilar inferior, desde a clavícula até a região inferior à prega inframamária. Se o técnico não usar a bobina de mama e obter imagens com a bobina de corpo, a imagem ficará granulada.

Um dos principais fatores técnicos na RM da mama é a saturação de gordura. Para fazer a saturação de gordura química, a unidade de RM aplica um pulso a uma frequência de 3,5 ppm (224 Hz a 1,5 T), abaixo do pico da água, o que pode ser difícil na presença de gordura predomine ou na ausência de gordura (tecido fibroglandular extremo). Quando o pulso é aplicado de forma incorreta, a gordura se mantém brilhante, obscurecendo a detecção de cânceres. Outros artefatos comuns são os da movimentação do fluxo sanguíneo, movimento respiratório e movimento da paciente. Tais artefatos são detectados ao longo da direção de codificação de fase. Por isso, sua direção é estabelecida da esquerda para a direita em imagens axiais e superior para inferior nas sequências sagitais, com o intuito de minimizar seu impacto sobre o estudo. A Figura 22.16 mostra alguns artefatos comuns na RM da mama, incluindo os movimentos da paciente, uma saturação de gordura ruim e o artefato de desvio químico (*chemical shift*).

Interpretação

A primeira edição do Atlas BI-RADS® foi publicada em 1993 e incluía um léxico relacionado somente à mamografia. Trabalhos sobre o léxico de RM da mama foram iniciados em 1997, porém a testagem e revisão do léxico demorou 6 anos, de modo que o BI-RADS® – RM apareceu pela primeira vez na quarta edição do Atlas BI-RADS®, em 2003. A quinta edição foi lançada em 2013 e incluía recomendações relacionadas ao conteúdo dos laudos (como história clínica, comparação com exames prévios e descrição do protocolo), além de vocabulário do léxico, especificamente de RM.

Realce parenquimatoso de fundo e tecido fibroglandular

Realce parenquimatoso de fundo. Conforme orientado no atlas, os relatórios de RM devem incluir uma descrição do realce parenquimatoso de fundo (RPF) ou do realce normal do tecido fibroglandular da paciente (Tabela 22.6). A Figura 22.17 mostra exemplos de cada um dos níveis de RPF. O realce é avaliado na primeira imagem pós-contraste que, conforme descrito na seção de técnica, ocorre em cerca de noventa segundos.

Um grau mais alto de RPF afeta a interpretação do exame e é mais comum em mulheres mais jovens (até 50 anos). Felizmente, nenhum efeito relacionado ao RPF é observado na RM da mama, quanto ao valor preditivo positivo, taxa de detecção de câncer, sensibilidade ou especificidade. Entretanto, foi demonstrado que um RPF aumentado está associado a uma probabilidade maior de desenvolvimento de câncer de mama. De modo específico, mulheres com RPF leve, moderado e acentuado podem ser até nove vezes mais propensas ao desenvolvimento de câncer de mama.

O RPF é afetado pelos níveis hormonais. Em geral, há menos RPF em uma paciente na menopausa ou em pré-menopausa na segunda semana do ciclo menstrual. A menor quantidade de RPF é observada durante a fase proliferativa (do terceiro ao sétimo dia), e a maior ocorre durante a fase secretora (21º ao 27º dia). Portanto, a triagem por RM da mama deve ser realizada durante a primeira metade do ciclo menstrual (terceiro ao 14ª dia). O efeito do ciclo menstrual sobre o RPF também pode diferir com base na densidade mamária da paciente. Em mulheres cujos ciclos não são regulares, os níveis séricos de progesterona podem ser usados para agendar o exame. Para o estadiamento do câncer, os exames de imagem de RM geralmente são realizados sem considerar o ciclo da paciente, com o intuito de agilizar a tomada de decisão clínica.

Tecido fibroglandular. Aliados à quantidade de RPF, os relatórios devem conter comentários sobre a quantidade de tecido fibroglandular presente, de modo similar à densidade mamária na mamografia. A Tabela 22.7 lista as categorias de tecido fibroglandular, e a Figura 22.18 mostra exemplos na RM. É interessante notar que o grau de RPF independe da quantidade de tecido fibroglandular e pode estar presente em vários níveis, a despeito do momento do ciclo menstrual ou do estado menopáusico.

Achados

Os três tipos de achados que descrevemos com base no léxico são foco, nódulo/massa e realce não nodular, listados pela Tabela 22.8.

Foco. Um foco é definido como um ponto de realce único, em geral menor que 5 mm, que não exibe as características de um nódulo ou uma massa (Figura 22.19). A forma, margem, distribuição ou realce interno *não* são usadas para caracterização adicional de um foco. Desse modo, quando for *possível* avaliar tais características, o achado é mais adequadamente caracterizado como um nódulo. Quando houver múltiplos focos bilaterais, o achado é considerado benigno e classificado como parte do RPF, sem ser descrito como um achado à parte, como é o caso da paciente na Figura 22.17 B. Um foco pode estar presente como resultado de histologias maligna e benigna, e seu diagnóstico diferencial é listado na Tabela 22.9. As características mais típicas de malignidade incluem um foco dominante ou único, ausência de características sugestivas de linfonodo (sem hilo gorduroso), uma alteração em relação ao exame prévio ou uma cinética suspeita associada (padrão tardio de *washout*). Se um foco for hiperintenso em T2, é mais provável que seja benigno, sobretudo se também parecer estável e apresentar um hilo gorduroso ou cinética tardia persistente. A taxa geral de malignidade para um foco é baixa, em torno de 3%; entretanto, se o foco for novo e/ou apresentar hipointensidade de sinal em T2, a taxa de malignidade pode chegar a 30%.

Nódulo. Para ser denominado um nódulo, o achado tem que ser tridimensional, ter margens convexas voltadas para fora e é possível descrever suas características de forma, margens e realce interno. Como quase todas as histologias podem se apresentar como um nódulo à RM, empregam-se os termos do léxico para auxiliar a estratificação, a depender da possibilidade de ser benigno ou maligno. Por exemplo, a forma irregular é a mais preocupante das três, em termos de malignidade, exemplifica pela Figura 22.5: as duas margens não circunscritas, espiculadas e irregulares são mais preocupantes para malignidade do que uma margem circunscrita. A Figura 22.20 mostra o contraste entre um nódulo espiculado altamente preocupante e um nódulo circunscrito de aparência mais benigna. Dentre os padrões de realce interno, o periférico é o que exige mais atenção. Sendo assim, um nódulo redondo, espiculado e mostrando realce periférico seria altamente preocupante para malignidade.

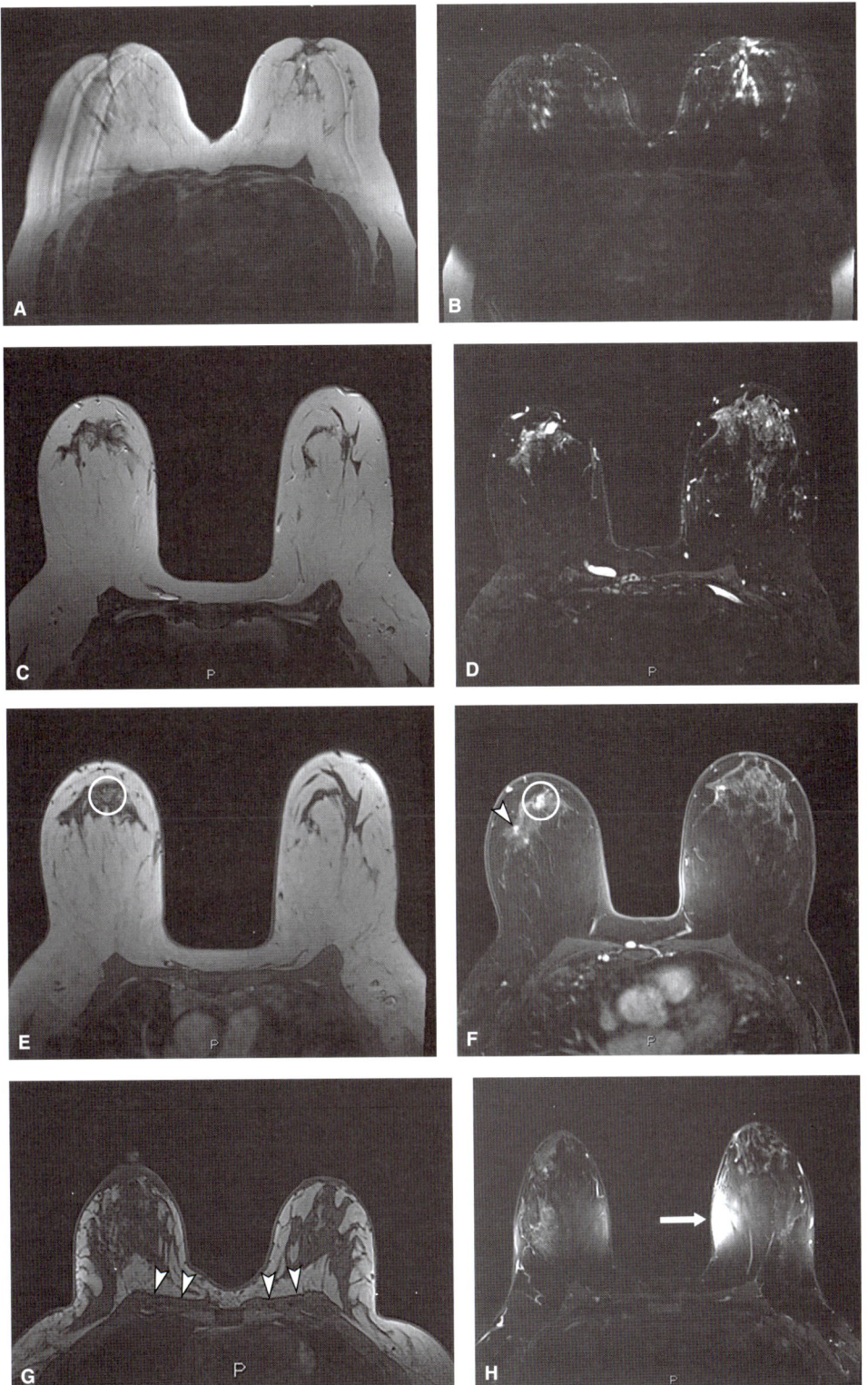

Figura 22.16 **Artefatos comuns na ressonância magnética (RM) da mama. A** e **B.** Os movimentos da paciente criaram faixas repetidas na imagem ponderada em T1 sem saturação de gordura (**A**) e indefinição na imagem ponderada em T2 com saturação de gordura) (**B**). **C** a **F.** Uma paciente diferente apresentou RM da mama inicial para estadiamento de câncer com falha na saturação de gordura, e o exame precisou ser repetido. **C** e **D.** Imagens ponderadas em T2 com saturação de gordura ruim (**C**) e de boa qualidade (**D**). **E** e **F.** Imagens ponderadas em T1 inicial e de repetição pós-contraste com saturação de gordura ruim (**E**) e bem-sucedida (**F**). O tecido mamário era hiperintenso sem a saturação de gordura na primeira sequência (**E**), o que obscureceu a detecção do câncer (*círculos*) com realce na região anterior da mama direita. Além do câncer conhecido, ter uma saturação de gordura adequada possibilitou a detecção dos focos adicionais de doença posterolaterais (*ponta de seta*). **G.** Um artefato de desvio químico degradou a imagem ponderada em T1 sem saturação de gordura no plano axial. Esse artefato ocorreu nas interfaces gordura-líquido, devido ao mau registro espacial, secundário à mudança de frequência de 224 Hz entre os tecidos, e criou uma faixa escura nessa interface. Isso acontece em todas as imagens com uma interface gordura-líquido, mas pode ser minimizado com a técnica adequada. **H.** O artefato (*seta*) ocorreu quando o tecido estava próximo demais da bobina. Houve criação de áreas brilhantes na imagem, como se vê na imagem ponderada em T2 com saturação de gordura no plano axial.

TABELA 22.6 Categorias de realce parenquimatoso de fundo.

Mínimo
Leve
Moderado
Acentuado

TABELA 22.7 Categorias de tecido fibroglandular.

Quase totalmente adiposo
Disperso
Heterogêneo
Extremo

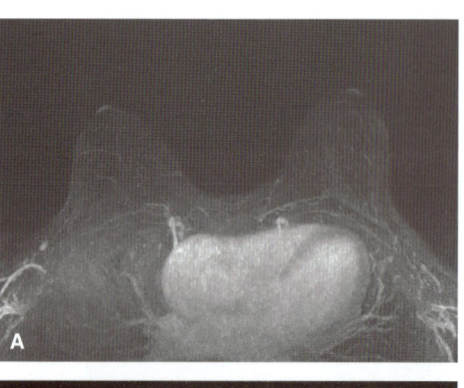
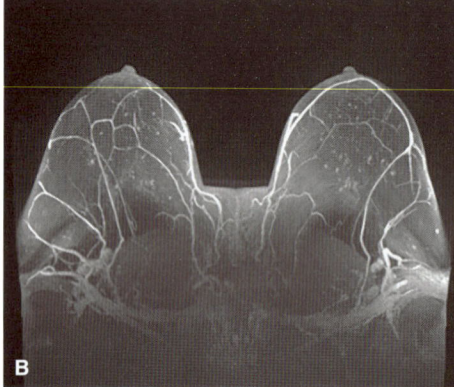
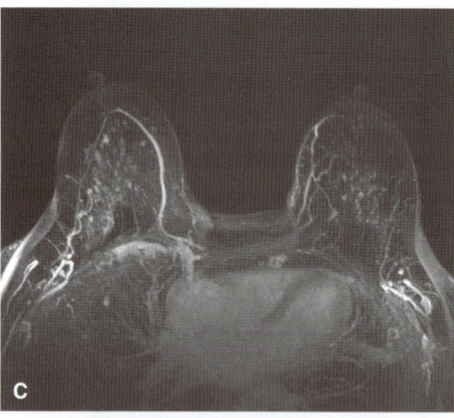
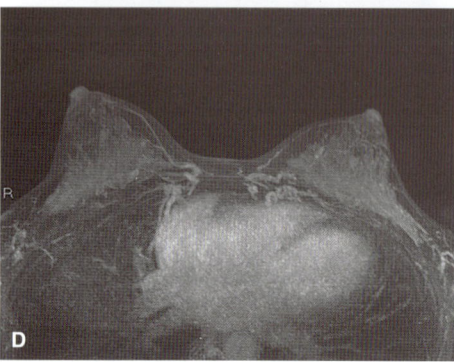

Figura 22.17 Níveis de realce parenquimatoso de fundo à ressonância magnética **(RM). A.** Mínimo. **B.** Leve. **C.** Moderado. **D.** Acentuado.

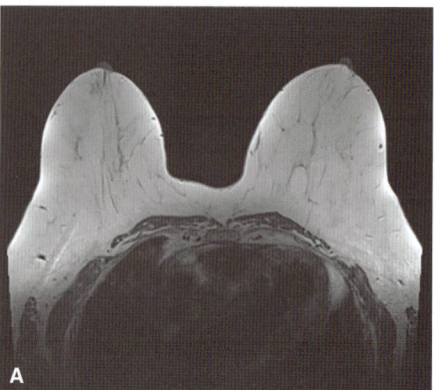
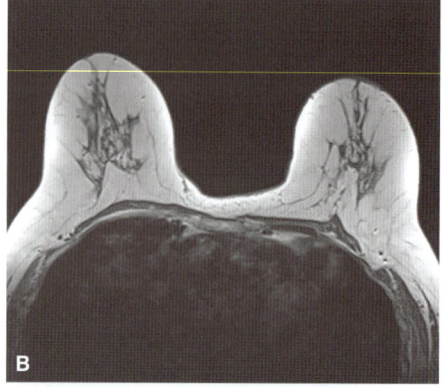
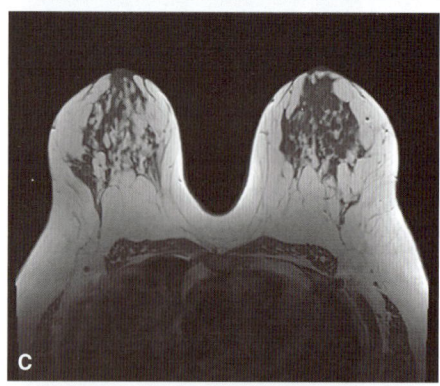
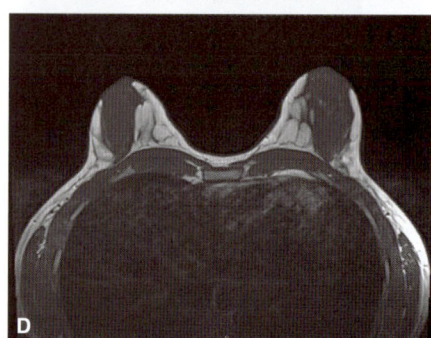

Figura 22.18 Quantidade de tecido fibroglandular à ressonância magnética **(RM). A.** Quase totalmente adiposo. **B.** Tecido fibroglandular disperso. **C.** Tecido fibroglandular heterogêneo. **D.** Tecido fibroglandular extremo.

TABELA 22.8 Lista de achados e termos do léxico de RM.

■ ACHADOS	■ TERMOS	
Foco		
Nódulo ou massa	Forma	Oval[b]
		Redonda[a]
		Irregular[a]
	Margem	Circunscrita[b]
		Irregular[a]
		Espiculada[a]
	Características de realce interno	Homogêneo[b]
		Heterogêneo[a]
		Realce periférico[a]
		Septações internas hipointensas[b]
Realce não nodular	Distribuição	Focal
		Linear
		Segmentar[b]
		Regional[a]
		Múltiplas regiões[a]
		Difusa[a]
	Padrões de realce interno	Homogêneo
		Heterogêneo
		Aglomerado[b]
		Anel aglomerado[b]

[a]Termos mais frequentemente associados com malignidade. [b]Termos mais frequentemente associados com benignidade.

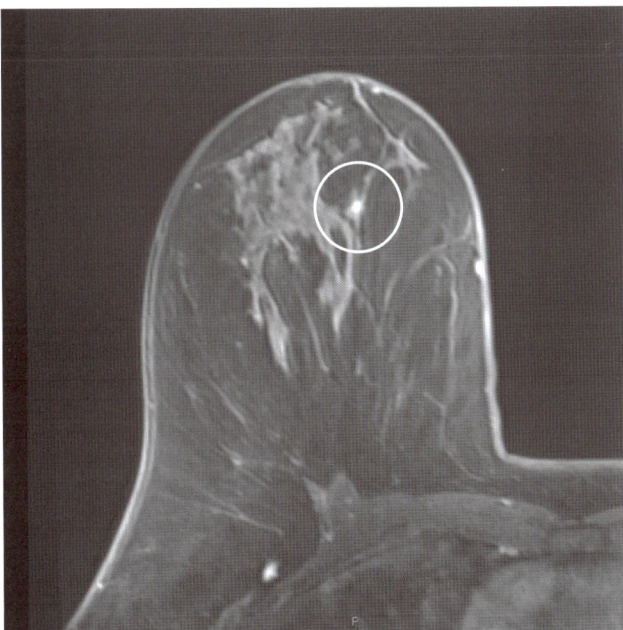

Figura 22.19 Foco à ressonância magnética (RM). O foco (*círculo*) é pequeno demais para ser caracterizado e, portanto, não atende aos critérios para nódulo ou realce não nodular.

A RM também pode ajudar a prever o subtipo de câncer. É mais provável que um CDI de menor grau tenha margens irregulares ou espiculadas, enquanto um nódulo circunscrito com realce periférico apresenta-se mais frequentemente como um CDI de alto grau, por vezes triplo-negativo, e abrange um risco maior de envolvimento de linfonodo.

Existem certas características de imagem que são específicas de achados benignos. Os dois nódulos mamários benignos mais comuns são os fibroadenomas e os cistos. Ambos são classicamente

TABELA 22.9 Diagnósticos diferenciais de um foco à RM.

Linfonodo intramamário
Papiloma
Fibroadenoma pequeno
Alterações fibrocísticas
Hiperplasia ductal
Hiperplasia ductal atípica
Carcinoma ductal invasivo
Carcinoma ductal *in situ*

De Ha *et al.* (2014); Ha e Comstock (2014).

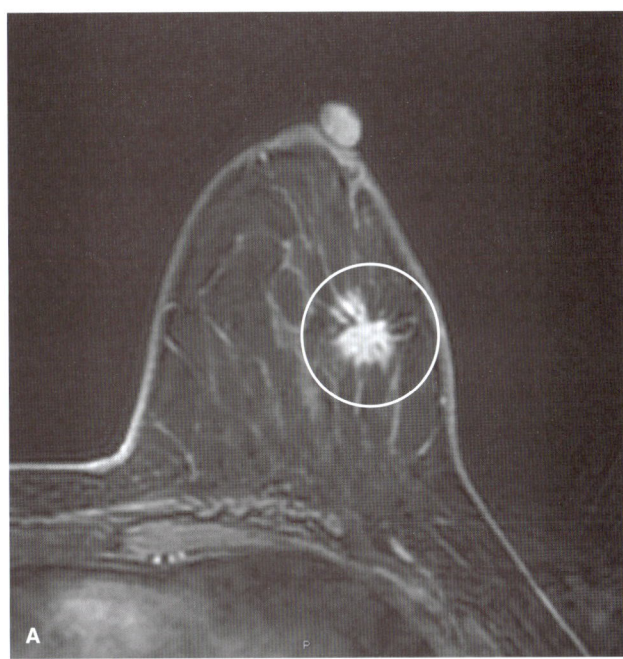

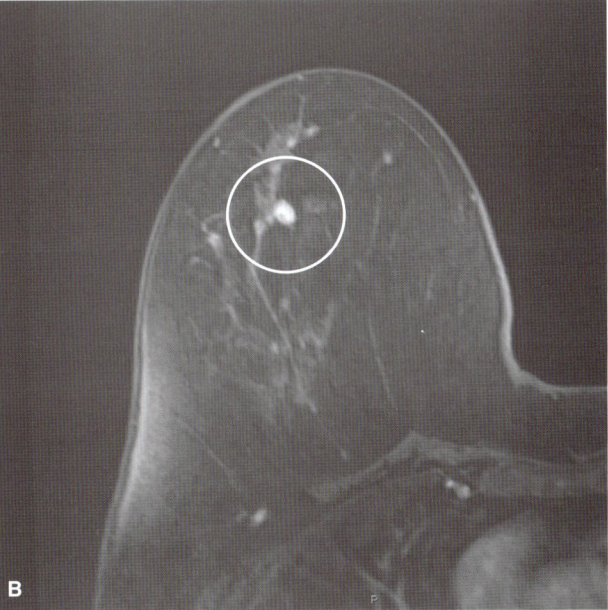

Figura 22.20 Margens de um nódulo à ressonância magnética (RM). Comparação entre um nódulo com margens espiculadas altamente suspeito (*círculo*) (**A**) e um nódulo com margens circunscritas, benigno (*círculo*) (**B**). Embora o nódulo circunscrito exiba mais características benignas, se for novo ou aumentar de tamanho, deverá ser submetido à biópsia, uma vez que certos cânceres podem mimetizar lesões benignas.

ovais, circunscritos e hiperintensos em T2, porém o fibroadenoma apresenta septações internas escuras sem realce pelo meio de contraste, como mostra a Figura 22.21, enquanto o cisto não apresenta nenhum realce interno.

Realce não nodular. É definido como um realce que não é nódulo nem foco e que se destaca em comparação ao RPF. A distribuição e o padrão de realce interno são os termos usados para descrevê-lo, de forma bastante semelhante ao uso da distribuição e da morfologia na descrição das calcificações. Existem seis opções de distribuição, sendo a regional, a de múltiplas regiões e a difusa sugestivas de processos benignos, cuja causa mais frequente são as alterações fibrocísticas. É importante notar que o câncer multicêntrico pode apresentar sobreposição com aparências benignas. Em contraste, a distribuição segmentar tem um alto VPP para malignidade (34,5%). Nos padrões de realce interno, o anel aglomerado é o mais preocupante para malignidade (VPP = 36,7%), seguido de realce interno aglomerado (VPP = 27,5%). Também foi demonstrado que o realce não nodular em uma paciente com câncer ipsilateral conhecido, de idade avançada ou cuja lesão seja extensa, está associado a um VPP mais alto para malignidade em comparação a outras pacientes. A malignidade

que mais comumente se manifesta como realce não nodular é o CDIS, como mostra a Figura 22.22 com três pacientes diferentes com o mesmo diagnóstico. A Tabela 22.10 lista o diagnóstico diferencial de realce não nodular.

Avaliação da ressonância magnética anormal

Quando existe uma anormalidade à RM da mama (BI-RADS® 4: achado suspeito ou BI-RADS® 5: achado altamente suspeito), a paciente pode ser submetida a uma biopsia guiada por RM ou a uma avaliação por mamografia e/ou US, para procurar correlação. De modo geral, as massas ou nódulos observados à RM tendem a ser detectados em imagens convencionais (mamografia ou US), em comparação ao realce não nodular. Esse é descoberto em cerca da metade da frequência com que os nódulos são encontrados (em média, 30 e 60%, respectivamente). Em relação aos achados, o crescimento, as características de imagem mais suspeitas (BI-RADS® 5 > BI-RADS® 4), o realce periférico e o realce aglomerado tendem a ter um correlato na

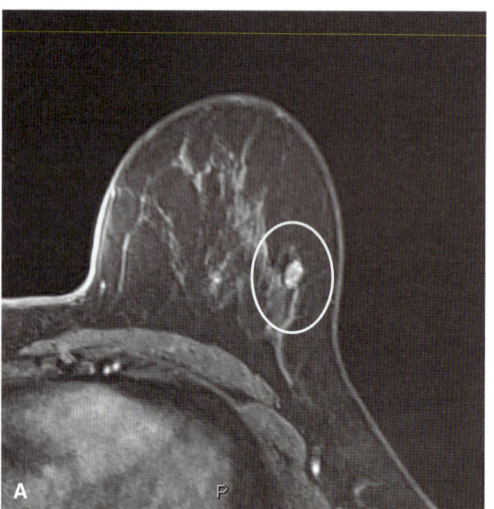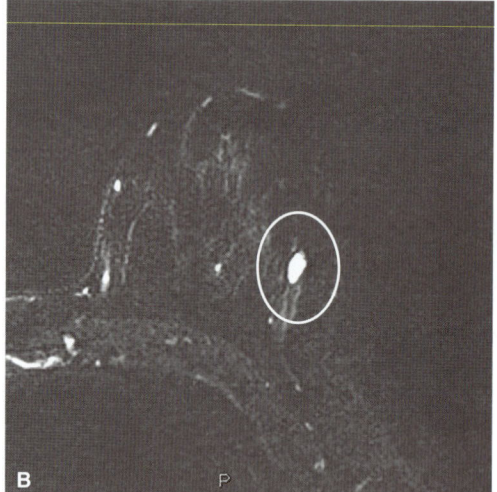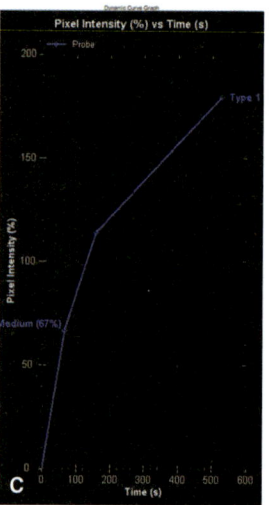

Figura 22.21 Fibroadenoma à ressonância magnética (RM). Um fibroadenoma é mais frequentemente um nódulo oval (*oval* em **A**), circunscrito, hiperintenso nas imagens ponderadas em T2 (*oval* em **B**), com septações internas hipointensas sem realce (áreas hipointensas no interior da lesão em **A**) e apresentando cinética benigna (**C**).

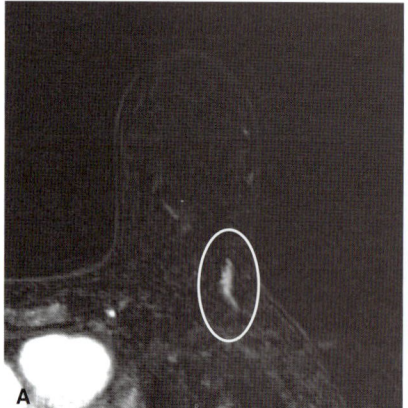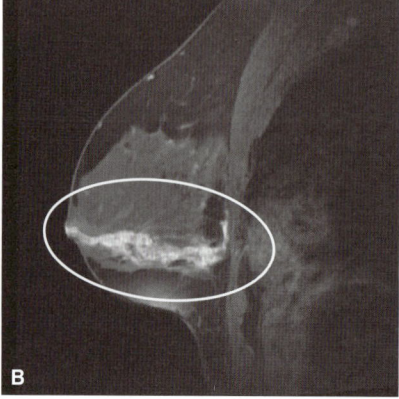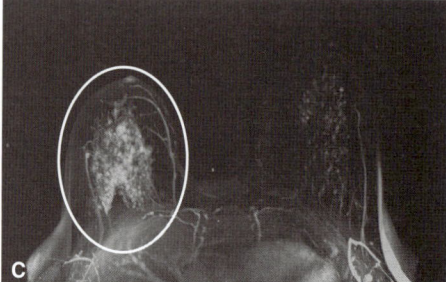

Figura 22.22 Realce não nodular à ressonância magnética (RM). Todas as áreas de realce não nodular a seguir foram submetidas à biopsia, e foi constatado que se tratava de um carcinoma ductal *in situ* (CDIS). **A.** Linear, em conformidade com a esperada distribuição ductal. **B.** Segmentar, envolvendo um segmento da mama. **C.** Regional, envolvendo mais de um sistema ductal. O realce não nodular regional é mais frequentemente benigno; nesse caso, porém, era um CDIS extenso.

TABELA 22.10 Diagnósticos diferenciais de realce não nodular na RM.

Alterações fibrocísticas
Lesões inflamatórias benignas
Hiperplasia ductal
Hiperplasia ductal atípica
Carcinoma lobular invasivo
Carcinoma ductal *in situ*

De Milosevic *et al.* (2017).

US. Quando um referencial está nas proximidades (como uma cicatriz cirúrgica ou cisto), a capacidade de encontrar um correlato também aumenta. Além da US, a TMD e a mamografia com contraste (um exame de mamografia com administração de contraste intravenoso) podem ser usadas para encontrar correlatos para o planejamento da biopsia. Cerca de 12,5% dos casos de biopsias guiadas por US de um achado de RM anterior, considerado benigno e concordante na revisão radiológica-patológica inicial, não corresponderam ao achado de RM no acompanhamento. A confirmação da biopsia dirigida e o seguimento são fundamentais ao sucesso das biopsias guiadas por imagem.

Riscos da ressonância magnética

Uma vantagem da RM de mama é que ela não expõe a paciente à radiação ionizante. Entretanto, a exposição ao meio de contraste pode não ser isenta de risco para certas pacientes. Em 1997, a fibrose sistêmica nefrogênica (FSN) foi descrita pela primeira vez, nos EUA, e desde então tem sido associada ao uso de contrastes à base de gadolínio. A FSN é uma doença fibrosante multissistêmica que afeta primariamente a pele, podendo progredir para o envolvimento de órgãos internos, e foram relatados casos de morte, ainda que raros. Pacientes que apresentam comprometimento renal grave e se submetem à RM cm contraste apresentam risco aumentado de FSN. Por isso, a RM de mama com contraste, em geral, não é realizada em mulheres com taxa de filtração glomerular (TFG) maior que 30. Além do risco de FSN, há evidências de retenção de gadolínio no corpo, com deposição nos ossos e no cérebro. A deposição cerebral de agentes à base de gadolínio lineares parece ser dose-dependente, mas não está associada a nenhum sintoma neurológico e não tem relação com a função renal. Dados iniciais sugerem que os agentes à base de gadolínio iônicos macrocíclicos podem não se depositar no cérebro e, portanto, serem mais seguros para uso. A

TABELA 22.11 Agentes e tipos de contraste usados na ressonância magnética da mama.

■ NOME COMERCIAL	■ AGENTE	■ ESTRUTURA
Dotarem®	Gadoterato de meglumina	Macrocíclico
Gadavist®	Gadobutrol	Macrocíclico
MultiHance®	Gadobenato de dimeglumina	Linear
OptiMARK®	Gadoversetamida	Linear
Omniscan®	Gadodiamida	Linear
ProHance®	Gadoteridol	Macrocíclico
Magnevist®	Gadopentetato de dimeglumina	Linear

Tabela 22.11 lista os diversos meios de contraste usados na RM da mama, bem como suas características linear ou macrocíclica.

Investigações adicionais sobre esse fenômeno são importantes no caso da população de mulheres de alto risco, uma vez que se recomenda o exame anual de RM da mama após os 40 anos. O MultiHance® (gadobenato de dimeglumina) e o Magnevist® (gadopentetato de dimeglumina) são meios de contraste comumente usados na RM de mama, e ambos são agentes iônicos lineares que contêm rótulos de alerta para FSN. Muitas instituições estão aderindo ao Gadavist® (gadobutrol) e ao Dotarem® (gadoterato de meglumina), que são agentes macrocíclicos. Dados sobre todos os agentes mostram sensibilidade razoável para a detecção de câncer de mama, a qual é discretamente melhor para alguns do que para outros.

Futuro da ressonância magnética

Em mulheres de alto risco, a RM da mama apresenta uma TDC de até 18/1.000 cânceres a mais que a mamografia e de 15,5/1.000 a mais em mulheres de risco médio. Infelizmente, a RM é uma modalidade de imagem de alto custo e disponibilidade limitada. Atualmente, pesquisas investigam formas de encurtar o protocolo e minimizar o tempo de leitura, que reduziriam os custos e permitiriam o uso mais amplo da RM para fins de triagem. Kuhl avaliou um protocolo de RM abreviado que incluía apenas sequências pré e pós-contraste, além de uma MIP, e constatou que manteve a sensibilidade da RM (TDC = 18/1.000) com um tempo de aquisição de dez minutos e um tempo de leitura de menos de um minuto.

Os benefícios de um protocolo abreviado incluem *slots* de tempo adicionais para as imagens, complacência melhorada, menor movimentação da paciente, menor número de imagens para armazenamento e minimização da fadiga do médico. Entre as potenciais limitações desse protocolo, estão a incapacidade de determinar com segurança se uma lesão é benigna e contém gordura (sem imagens ponderadas em T1 sem saturação de gordura), confiança reduzida na capacidade de declarar um achado como sendo especificamente benigno (sem imagens ponderadas em T2), perda da informação cinética (sem fase tardia pós-contraste) e necessidade de chamar as pacientes, ocasionalmente, para realização de um exame completo de RM com contraste.

Outros grupos estão em busca de protocolos abreviados que incluam imagens ponderadas em T2 ou dois pontos de tempo pós-contraste. Em 2017, foi conduzido um ensaio que comparava uma RM de mama abreviada (incluindo imagem ponderada em T2) e uma TMD em mulheres com mamas densas. As descobertas desse estudo devem contribuir para o conhecimento acerca da aplicação desses protocolos na triagem de mulheres com risco mediano e mamas densas.[1]

Conclusão

A RM da mama é o exame mais sensível para a avaliação do câncer de mama. Tem muitas aplicações, incluindo – mas sem se limitar – a triagem de pacientes de alto risco, estadiamento pré-operatório do câncer de mama e avaliação de implante. Requer administração intravenosa de gadolínio, quando realizada na avaliação do câncer de mama, o que pode implicar certo risco, porém estudos futuros deverão investigar as questões relacionadas com as doses repetidas. Dada a alta sensibilidade da RM da mama, há interesse em minimizar o custo, para que um número maior de mulheres possa ser beneficiado. É provável que, em breve, um protocolo abreviado possibilite o uso mais amplamente disseminado da RM como ferramenta de rastreamento.

---

[1]N.T.: O estudo ainda estava em curso quando este capítulo foi escrito, em 2017.

Leitura sugerida

Agarwal K, Sharma U, Sah RG, et al. Pre-operative assessment of residual disease in locally advanced breast cancer patients: a sequential study by quantitative diffusion weighted MRI as a function of therapy. *Magn Reson Imaging* 2017;42:88–94.

Alduk AM, Brcic I, Podolski P, Prutki M. Correlation of MRI features and pathohistological prognostic factors in invasive ductal breast carcinoma. *Acta Clin Belg* 2017;72(5):306–312.

Amano Y, Aoki R, Kumita S, Kumazaki T. Silicone-selective multishot echo-planar imaging for rapid MRI survey of breast implants. *Eur Radiol* 2007;17(7):1875–1878.

American Cancer Society. Breast cancer early detection and diagnosis. Available from https://www.cancer.org/cancer/breast-cancer/screening-tests-and-early-detection/american-cancer-society-recommendations-for-the-early-detection-of-breast-cancer.html Accessed September 8, 2017.

American College of Radiology. *ACR BI-RADS Atlas Breast Imaging and Reporting Data System*. 5th ed. Reston, VA: American College of Radiology; 2013.

American College of Radiology (ACR). Breast magnetic resonance imaging (MRI) accreditation program requirements. Available from https://www.acr.org/~/media/ACRAccreditation/Documents/Breast-MRI/Requirements.pdf Accessed September 14, 2017.

American College of Radiology (ACR). Diagnostic radiology: magnetic resonance imaging (MRI) practice parameters and technical standards. ACR practice parameter for the performance of contrast-enhanced magnetic resonance imaging (MRI) of the breast. Available from https://www.acr.org/~/media/ACR/Documents/PGTS/guidelines/MRI_Breast.pdf Accessed September 8, 2017.

Badan GM, Roveda DJ, Paito S, et al. Ductal carcinoma in situ of the breast: evaluation of main presentations on magnetic resonance imaging compared with findings on mammogram and histology. *Rev Assoc Med Bras (1992)* 2016;62(5):421–427.

Ballesio L, Maggi C, Savelli S, et al. Role of breast magnetic resonance imaging (MRI) in patients with unilateral nipple discharge: preliminary study. *Radiol Med* 2008;113(2):249–264.

Baur A, Bahrs SD, Speck S, et al. Breast MRI of pure ductal carcinoma in situ: sensitivity of diagnosis and influence of lesion characteristics. *Eur J Radiol* 2013;82(10):1731–1737.

Berg WA, Gutierrez L, NessAiver MS, et al. Diagnostic accuracy of mammography, clinical examination, US, and MR imaging in preoperative assessment of breast cancer. *Radiology* 2004;233(3):830–849.

Bird RE, Wallace TW, Yankaskas BC. Analysis of cancers missed at screening mammography. *Radiology* 1992;184(3):613–617.

Bolan PJ, Kim E, Herman BA, et al. MR spectroscopy of breast cancer for assessing early treatment response: results from the ACRIN 6657 MRS trial. *J Magn Reson Imaging* 2017;46(1):290–302.

Braun M, Polcher M, Schrading S, et al. Influence of preoperative MRI on the surgical management of patients with operable breast cancer. *Breast Cancer Res Treat* 2008;111(1):179–187.

Brennan S, Liberman L, Dershaw DD, Morris E. Breast MRI screening of women with a personal history of breast cancer. *AJR Am J Roentgenol* 2010;195(2):510–516.

Chang YW, Kwon KH, Choi DL, et al. Magnetic resonance imaging of breast cancer and correlation with prognostic factors. *Acta Radiol* 2009;50(9):990–998.

Chikarmane SA, Michaels AY, Giess CS. Revisiting nonmass enhancement in breast MRI: analysis of outcomes and follow-up using the updated BI-RADS atlas. *AJR Am J Roentgenol* 2017;209(5):1178–1184.

Cho N, Im SA, Kang KW, et al. Early prediction of response to neoadjuvant chemotherapy in breast cancer patients: comparison of single-voxel (1) H-magnetic resonance spectroscopy and (18)F-fluorodeoxyglucose positron emission tomography. *Eur Radiol* 2016;26(7):2279–2290.

Ciatto S, Houssami N, Bernardi D, et al. Integration of 3D digital mammography with tomosynthesis for population breast-cancer screening (STORM): a prospective comparison study. *Lancet Oncol* 2013;14(7):583–589.

Clauser P, Carbonaro LA, Pancot M, et al. Additional findings at preoperative breast MRI: the value of second-look digital breast tomosynthesis. *Eur Radiol* 2015;25(10):2830–2839.

Clemens MW, Nava MB, Rocco N, Miranda RN. Understanding rare adverse sequelae of breast implants: anaplastic large-cell lymphoma, late seromas, and double capsules. *Gland Surg* 2017;6(2):169–184.

Cohen JB, Carroll C, Tenenbaum MM, Myckatyn TM. Breast implant-associated infections: the role of the National Surgical Quality Improvement Program and the local microbiome. *Plast Reconstr Surg* 2015;136(5):921–929.

Daniel BL, Gardner RW, Birdwell RL, Nowels KW, Johnson D. Magnetic resonance imaging of intraductal papilloma of the breast. *Magn Reson Imaging* 2003;21(8):887–892.

Dao TH, Rahmouni A, Campana F, Laurent M, Asselain B, Fourquet A. Tumor recurrence versus fibrosis in the irradiated breast: differentiation with dynamic gadolinium-enhanced MR imaging. *Radiology* 1993;187(3):751–755.

Dash N, Lupetin AR, Daffner RH, Deeb ZL, Sefczek RJ, Schapiro RL. Magnetic resonance imaging in the diagnosis of breast disease. *AJR Am J Roentgenol* 1986;146(1):119–125.

de Almeida JR, Gomes AB, Barros TP, Fahel PE, Rocha Mde S. Predictive performance of BI-RADS magnetic resonance imaging descriptors in the context of suspicious (category 4) findings. *Radiol Bras* 2016;49(3):137–143.

Debald M, Abramian A, Nemes L, et al. Who may benefit from preoperative breast MRI? A single-center analysis of 1102 consecutive patients with primary breast cancer. *Breast Cancer Res Treat* 2015;153(3):531–537.

de Bresser J, de Vos B, van der Ent F, Hulsewe K. Breast MRI in clinically and mammographically occult breast cancer presenting with an axillary metastasis: a systematic review. *Eur J Surg Oncol* 2010;36(2):114–119.

de Jong D, Vasmel WL, de Boer JP, et al. Anaplastic large-cell lymphoma in women with breast implants. *JAMA* 2008;300(17):2030–2035.

Delille JP, Slanetz PJ, Yeh ED, Kopans DB, Garrido L. Physiologic changes in breast magnetic resonance imaging during the menstrual cycle: perfusion imaging, signal enhancement, and influence of the T1 relaxation time of breast tissue. *Breast J* 2005;11(4):236–241.

DeMartini WB, Liu F, Peacock S, Eby PR, Gutierrez RL, Lehman CD. Background parenchymal enhancement on breast MRI: impact on diagnostic performance. *AJR Am J Roentgenol* 2012;198(4):W373–W380.

Dontchos BN, Rahbar H, Partridge SC, et al. Are qualitative assessments of background parenchymal enhancement, amount of fibroglandular tissue on MR images, and mammographic density associated with breast cancer risk? *Radiology* 2015;276(2):371–380.

El Yousef SJ, Duchesneau RH, Alfidi RJ, Haaga JR, Bryan PJ, LiPuma JP. Magnetic resonance imaging of the breast. Work in progress. *Radiology* 1984;150(3):761–766.

Feig S. Cost-effectiveness of mammography, MRI, and ultrasonography for breast cancer screening. *Radiol Clin North Am* 2010;48(5):879–891.

Fortunato L, Sorrento JJ, Golub RA, Cantu R. Occult breast cancer. A case report and review of the literature. *N Y State J Med* 1992;92(12):555–557.

Frei KA, Kinkel K, Bonel HM, Lu Y, Esserman LJ, Hylton NM. MR imaging of the breast in patients with positive margins after lumpectomy: influence of the time interval between lumpectomy and MR imaging. *AJR Am J Roentgenol* 2000;175(6):1577–1584.

Gao Y, Ibidapo O, Toth HK, Moy L. Delineating extramammary findings at breast MR imaging. *Radiographics* 2017;37(1):10–31.

Gorczyca DP, DeBruhl ND, Mund DF, Bassett LW. Linguine sign at MR imaging: does it represent the collapsed silicone implant shell? *Radiology* 1994;191(2):576–577.

Ha R, Comstock CE. Breast magnetic resonance imaging: management of an enhancing focus. *Radiol Clin North Am* 2014;52(3):585–589.

Ha R, Sung J, Lee C, Comstock C, Wynn R, Morris E. Characteristics and outcome of enhancing foci followed on breast MRI with management implications. *Clin Radiol* 2014;69(7):715–720.

Hambly NM, Liberman L, Dershaw DD, Brennan S, Morris EA. Background parenchymal enhancement on baseline screening breast MRI: impact on biopsy rate and short-interval follow-up. *AJR Am J Roentgenol*. 2011; 196(1):218–224.

Harvey SC, Di Carlo PA, Lee B, Obadina E, Sippo D, Mullen L. An abbreviated protocol for high-risk screening breast MRI saves time and resources. *J Am Coll Radiol* 2016;13(11S):R74–R80.

Harvey JA, Hendrick RE, Coll JM, Nicholson BT, Burkholder BT, Cohen MA. Breast MR imaging artifacts: how to recognize and fix them. *Radiographics* 2007;27(Suppl 1):S131–S145.

Hennigs A, Riedel F, Marme F, et al. Changes in chemotherapy usage and outcome of early breast cancer patients in the last decade. *Breast Cancer Res Treat* 2016;160(3):491–499.

Houssami N, Ciatto S, Macaskill P, et al. Accuracy and surgical impact of magnetic resonance imaging in breast cancer staging: systematic review and meta-analysis in detection of multifocal and multicentric cancer. *J Clin Oncol* 2008;26(19):3248–3258.

Houssami N, Hayes DF. Review of preoperative magnetic resonance imaging (MRI) in breast cancer: should MRI be performed on all women with newly diagnosed, early stage breast cancer? *CA Cancer J Clin* 2009;59(5): 290–302.

Igarashi T, Ashida H, Morikawa K, Motohashi K, Fukuda K. Use of BI-RADS-MRI descriptors for differentiation between mucinous carcinoma and fibroadenoma. *Eur J Radiol* 2016;85(6):1092–1098.

Ikeda DM. Progress report from the American College of Radiology Breast MR Imaging Lexicon Committee. *Magn Reson Imaging Clin N Am* 2001; 9(2):295–302.

Jatoi I, Proschan MA. Randomized trials of breast-conserving therapy versus mastectomy for primary breast cancer: a pooled analysis of updated results. *Am J Clin Oncol* 2005;28(3):289–294.

Kajihara M, Goto M, Hirayama Y, et al. Effect of the menstrual cycle on background parenchymal enhancement in breast MR imaging. *Magn Reson Med Sci* 2013;12(1):39–45.

Kang SS, Ko EY, Han BK, Shin JH, Hahn SY, Ko ES. Background parenchymal enhancement on breast MRI: influence of menstrual cycle and breast composition. *J Magn Reson Imaging* 2014;39(3):526–534.

Kazama T, Nakamura S, Doi O, Suzuki K, Hirose M, Ito H. Prospective evaluation of pectoralis muscle invasion of breast cancer by MR imaging. *Breast Cancer* 2005;12(4):312–316.

Keech JA Jr, Creech BJ. Anaplastic T-cell lymphoma in proximity to a saline-filled breast implant. *Plast Reconstr Surg* 1997;100(2):554–555.

King V, Gu Y, Kaplan JB, Brooks JD, Pike MC, Morris EA. Impact of menopausal status on background parenchymal enhancement and fibroglandular tissue on breast MRI. *Eur Radiol* 2012;22(12):2641–2647.

Kramer SC, Rieber A, Gorich J, et al. Diagnosis of papillomas of the breast: value of magnetic resonance mammography in comparison with galactography. *Eur Radiol* 2000;10(11):1733–1736.

Kriege M, Brekelmans CT, Boetes C, et al. Efficacy of MRI and mammography for breast-cancer screening in women with a familial or genetic predisposition. *N Engl J Med* 2004;351(5):427–437.

Kriege M, Brekelmans CT, Boetes C, et al. Differences between first and subsequent rounds of the MRISC breast cancer screening program for women with a familial or genetic predisposition. *Cancer* 2006;106(11):2318–2326.

Kucher C, Steere J, Elenitsas R, Siegel DL, Xu X. Nephrogenic fibrosing dermopathy/nephrogenic systemic fibrosis with diaphragmatic involvement in a patient with respiratory failure. *J Am Acad Dermatol* 2006;54(2 Suppl):S31–S34.

Kuhl CK, Schrading S, Leutner CC, et al. Mammography, breast ultrasound, and magnetic resonance imaging for surveillance of women at high familial risk for breast cancer. *J Clin Oncol* 2005;23(33):8469–8476.

Kuhl CK, Schrading S, Strobel K, Schild HH, Hilgers RD, Bieling HB. Abbreviated breast magnetic resonance imaging (MRI): first postcontrast subtracted images and maximum-intensity projection-a novel approach to breast cancer screening with MRI. *J Clin Oncol* 2014;32(22):2304–2310.

Lee JY, Park JE, Kim HS, et al. Up to 52 administrations of macrocyclic ionic MR contrast agent are not associated with intracranial gadolinium deposition: multifactorial analysis in 385 patients. *PLoS One* 2017;12(8):e0183916.

Lehman CD, Gatsonis C, Kuhl CK, et al. MRI evaluation of the contralateral breast in women with recently diagnosed breast cancer. *N Engl J Med* 2007;356(13):1295–1303.

Lehman CD, Isaacs C, Schnall MD, et al. Cancer yield of mammography, MR, and US in high-risk women: prospective multi-institution breast cancer screening study. *Radiology* 2007;244(2):381–388.

Liberman L, Morris EA, Dershaw DD, Abramson AF, Tan LK. MR imaging of the ipsilateral breast in women with percutaneously proven breast cancer. *AJR Am J Roentgenol* 2003;180(4):901–910.

Lubina N, Schedelbeck U, Roth A, et al. 3.0 tesla breast magnetic resonance imaging in patients with nipple discharge when mammography and ultrasound fail. *Eur Radiol* 2015;25(5):1285–1293.

Machida Y, Shimauchi A, Kuroki Y, et al. Single focus on breast magnetic resonance imaging: diagnosis based on kinetic pattern and patient age. *Acta Radiol* 2017;58(6):652–659.

Mahoney MC, Gatsonis C, Hanna L, DeMartini WB, Lehman C. Positive predictive value of BI-RADS MR imaging. *Radiology* 2012;264(1):51–58.

Manganaro L, D'Ambrosio I, Gigli S, et al. Breast MRI in patients with unilateral bloody and serous-bloody nipple discharge: a comparison with galactography. *Biomed Res Int* 2015;2015:806368.

Mann RM, Hoogeveen YL, Blickman JG, Boetes C. MRI compared to conventional diagnostic work-up in the detection and evaluation of invasive lobular carcinoma of the breast: a review of existing literature. *Breast Cancer Res Treat* 2008;107(1):1–14.

Mann RM, Loo CE, Wobbes T, et al. The impact of preoperative breast MRI on the re-excision rate in invasive lobular carcinoma of the breast. *Breast Cancer Res Treat* 2010;119(2):415–422.

McDonald RJ, McDonald JS, Kallmes DF, et al. Intracranial gadolinium deposition after contrast-enhanced MR imaging. *Radiology* 2015;275(3):772–782.

Meissnitzer M, Dershaw DD, Lee CH, Morris EA. Targeted ultrasound of the breast in women with abnormal MRI findings for whom biopsy has been recommended. *AJR Am J Roentgenol* 2009;193(4):1025–1029.

Milosevic ZC, Nadrljanski MM, Milovanovic ZM, Gusic NZ, Vucicevic SS, Radulovic OS. Breast dynamic contrast enhanced MRI: fibrocystic changes presenting as a non-mass enhancement mimicking malignancy. *Radiol Oncol* 2017;51(2):130–136.

Morris EA. Review of breast MRI: indications and limitations. *Semin Roentgenol* 2001;36(3):226–237.

Moschetta M, Telegrafo M, Rella L, Stabile Ianora AA, Angelelli G. Let's go out of the breast: prevalence of extra-mammary findings and their characterization on breast MRI. *Eur J Radiol* 2014;83(6):930–934.

Nelson HD, Fu R, Cantor A, Pappas M, Daeges M, Humphrey L. Effectiveness of breast cancer screening: systematic review and meta-analysis to update the 2009 U.S. Preventive Services Task Force recommendation. *Ann Intern Med* 2016;164(4):244–255.

Newburg AR, Chhor CM, Young Lin LL, et al. Magnetic resonance imaging-directed ultrasound imaging of non-mass enhancement in the breast: outcomes and frequency of malignancy. *J Ultrasound Med* 2017;36(3):493–504.

Nguyen J, Nicholson BT, Patrie JT, Harvey JA. Incidental pleural effusions detected on screening breast MRI. *AJR Am J Roentgenol* 2012;199(1):W142–W145.

O'Neill AC, Zhong T, Hofer SOP. Implications of breast implant-associated anaplastic large cell lymphoma (BIA-ALCL) for breast cancer reconstruction: an update for surgical oncologists. *Ann Surg Oncol* 2017;24(11):3174–3179.

Pengel KE, Loo CE, Wesseling J, Pijnappel RM, Rutgers EJ, Gilhuijs KG. Avoiding preoperative breast MRI when conventional imaging is sufficient to stage patients eligible for breast conserving therapy. *Eur J Radiol* 2014;83(2):273–278.

Piper ML, Roussel LO, Koltz PF, et al. Characterizing infections in prosthetic breast reconstruction: a validity assessment of national health databases. *J Plast Reconstr Aesthet Surg* 2017;70(10):1345–1353.

Prince MR, Zhang H, Morris M, et al. Incidence of nephrogenic systemic fibrosis at two large medical centers. *Radiology* 2008;248(3):807–816.

Sanyal S, Marckmann P, Scherer S, Abraham JL. Multiorgan gadolinium (Gd) deposition and fibrosis in a patient with nephrogenic systemic fibrosis–an autopsy-based review. *Nephrol Dial Transplant* 2011;26(11):3616–3626.

Sardanelli F, Newstead GM, Putz B, et al. Gadobutrol-enhanced magnetic resonance imaging of the breast in the preoperative setting: results of 2 prospective international multicenter phase III studies. *Invest Radiol* 2016;51(7):454–461.

Saslow D, Boetes C, Burke W, et al. American cancer society guidelines for breast screening with MRI as an adjunct to mammography. *CA Cancer J Clin* 2007;57(2):75–89.

Scaranelo AM, Marques AF, Smialowski EB, Lederman HM. Evaluation of the rupture of silicone breast implants by mammography, ultrasonography and magnetic resonance imaging in asymptomatic patients: correlation with surgical findings. *Sao Paulo Med J* 2004;122(2):41–47.

Schnall MD, Blume J, Bluemke DA, et al. MRI detection of distinct incidental cancer in women with primary breast cancer studied in IBMC 6883. *J Surg Oncol* 2005;92(1):32–38.

Shah AT, Jankharia BB. Imaging of common breast implants and implant-related complications: a pictorial essay. *Indian J Radiol Imaging* 2016;26(2):216–225.

Smith RA, Duffy SW, Gabe R, Tabar L, Yen AM, Chen TH. The randomized trials of breast cancer screening: what have we learned? *Radiol Clin North Am* 2004;42(5):793–806.

Soderstrom CE, Harms SE, Farrell RS Jr, Pruneda JM, Flamig DP. Detection with MR imaging of residual tumor in the breast soon after surgery. *AJR Am J Roentgenol* 1997;168(2):485–488.

Tabar L, Yen MF, Vitak B, Chen HH, Smith RA, Duffy SW. Mammography service screening and mortality in breast cancer patients: 20-year follow-up before and after introduction of screening. *Lancet* 2003;361(9367):1405–1410.

Van Zee KJ, Ortega Perez G, Minnard E, Cohen MA. Preoperative galactography increases the diagnostic yield of major duct excision for nipple discharge. *Cancer* 1998;82(10):1874–1880.

Varadarajan R, Edge SB, Yu J, Watroba N, Janarthanan BR. Prognosis of occult breast carcinoma presenting as isolated axillary nodal metastasis. *Oncology* 2006;71(5–6):456–459.

Warner E, Plewes DB, Hill KA, et al. Surveillance of BRCA1 and BRCA2 mutation carriers with magnetic resonance imaging, ultrasound, mammography, and clinical breast examination. *JAMA*. 2004;292(11):1317–1325.

Warner E, Plewes DB, Shumak RS, et al. Comparison of breast magnetic resonance imaging, mammography, and ultrasound for surveillance of women at high risk for hereditary breast cancer. *J Clin Oncol* 2001;19(15):3524–3531.

Wasif N, Garreau J, Terando A, Kirsch D, Mund DF, Giuliano AE. MRI versus ultrasonography and mammography for preoperative assessment of breast cancer. *Am Surg* 2009;75(10):970–975.

Wiener JI, Chako AC, Merten CW, Gross S, Coffey EL, Stein HL. Breast and axillary tissue MR imaging: correlation of signal intensities and relaxation times with pathologic findings. *Radiology* 1986;160(2):299–305.

Yang XP, Han YD, Ye JJ, et al. Comparison of gadobenate dimeglumine and gadopentetate dimeglumine for breast MRI screening: a meta-analysis. *Asian Pac J Cancer Prev* 2014;15(12):5089–5095.

Yeatman TJ, Cantor AB, Smith TJ, et al. Tumor biology of infiltrating lobular carcinoma. Implications for management. *Ann Surg* 1995;222(4):549–559; discussion 559–561.

Yilmaz R, Bender O, Celik Yabul F, Dursun M, Tunaci M, Acunas G. Diagnosis of nipple discharge: value of magnetic resonance imaging and ultrasonography in comparison with ductoscopy. *Balkan Med J* 2017;34(2):119–126.

Yitta S, Joe BN, Wisner DJ, Price ER, Hylton NM. Recognizing artifacts and optimizing breast MRI at 1.5 and 3 T. *AJR Am J Roentgenol* 2013;200(6):W673–W682.

CAPÍTULO 23 ■ PROCEDIMENTOS MAMÁRIOS GUIADOS POR EXAMES DE IMAGEM

BRANDI T. NICHOLSON, CARRIE M. ROCHMAN E JONATHAN V. NGUYEN

O Capítulo 23 encontra-se integralmente *online*, disponível no *site* www.grupogen.com.br.

Consulte a página de Material Suplementar para detalhes sobre acesso e *download*.

SEÇÃO 5

■ RADIOLOGIA CARDÍACA

EDITOR DA SEÇÃO: Seth Kligerman

KATE HANNEMAN E SETH KLIGERMAN

Introdução

Conhecimentos básicos de anatomia e fisiologia do coração são essenciais para a escolha da técnica de imagem cardíaca apropriada a determinada condição clínica e para a interpretação segura desses exames. Este capítulo apresenta uma revisão de anatomia e fisiologia cardíacas e dos exames de imagem.

Anatomia do coração

O coração tem quatro câmaras e está localizado predominantemente no hemitórax esquerdo, condição conhecida como *levoposição* (Figura 24.1). Normalmente, o ápice cardíaco está posicionado à esquerda da linha média, denominado *levocardia*. Entretanto, um ápice cardíaco à direita da linha média é denominado *dextrocardia*, e o coração deslocado à direita e posicionado no hemitórax direito é uma condição conhecida como *dextroposição*; ainda assim, o coração não tem alterações anatômicas propriamente ditas nesses casos.

Situs solitus. É o termo usado para descrever a posição anatômica normal, ou seja, no que refere ao coração, o átrio direito (AD) morfológico está à direita e o átrio esquerdo (AE) morfológico, à esquerda. Os órgãos do lado direito são pulmão trilobar (com brônquio epiarterial) no tórax e fígado no abdome. Os órgãos do lado esquerdo são pulmão bilobar (com brônquio hipoarterial) no tórax e baço no abdome.

Anormalidades de posição anatômica. *Situs inversus totalis* significa que todos os órgãos principais estão em posição invertida ou espelhada, em comparação com suas posições normais. No que diz respeito à anatomia do coração, o AD morfológico está à esquerda e o AE morfológico à direita. Embora o risco de cardiopatia congênita (CC) seja ligeiramente maior, a maioria dos casos de *situs inversus* é detectada por acaso. A síndrome de Kartagener é uma combinação de *situs inversus* com dextrocardia, bronquiectasia e sinusite (Figura 24.2). No *situs ambiguous*, existem elementos de *situs solitus* e *situs inversus* no mesmo indivíduo, condição associada a uma incidência mais alta de CC complexa. Nos casos de cardiopatia congênita, o isomerismo ocorre quando algumas estruturas duplicadas situadas em lados opostos do corpo são imagens espelhadas e simétricas uma da outra. O isomerismo esquerdo está associado à poliesplenia.

Cada pulmão tem apenas dois lobos e brônquios hipoarteriais. A incidência de CC é maior, especialmente anomalia do septo atrial (ASA) ou retorno venoso pulmonar anômalo. Já o isomerismo direito está associado à asplenia. Esses indivíduos têm fissura menor bilateral e três lobos em cada pulmão. Em geral, as anomalias cardíacas associadas são mais complexas e graves que no isomerismo esquerdo.

Átrio direito (AD). A borda direita da silhueta cardíaca é formada principalmente pelo AD (Figuras 24.1 e 24.3), que recebe retorno venoso sistêmico da veia cava superior (VCS), veia cava inferior (VCI) e seio coronário. O AD é dividido em duas partes: a parede posterior lisa origina-se do seio venoso e está em continuidade posterior com a VCS e a VCI (Figura 24.4), enquanto a parede anterior trabeculada origina-se do AD embrionário. O apêndice atrial direito estende-se em direção superomedial a partir do orifício da VCS. Ele tem formato triangular ou piramidal com base larga e contém músculos pectíneos espessos e irregulares, que se estendem na direção da valva atrioventricular (AV). A crista terminal é uma saliência muscular espessada e lisa, que se estende do orifício da VCS e afina progressivamente até chegar ao orifício da VCI. Ela divide as duas partes do átrio e corresponde ao sulco terminal exterior. A parede medial ou posterior do AD forma o septo interatrial, que contém uma área central lisa e deprimida, conhecida como fossa oval. O fluxo sanguíneo proveniente da VCS, da VCI e do seio coronário entra na parte posterior lisa do AD. A VCS tem um orifício livre, enquanto a entrada da VCI fica parcialmente protegida por uma válvula fina (válvula de Eustáquio ou válvula da VCI), que pode estar ausente ou perfurada. O seio coronário entra no AD em posição anteromedial à VCI, cujo orifício fica protegido pela válvula de Tebésio (válvula do seio coronário) situada entre o orifício da VCI e a valva tricúspide.

Ventrículo direito (VD). É a câmara mais anterior, que fica em contato com o esterno (ver Figura 24.1). A valva tricúspide AV separa o VD de seu átrio, posicionado acima (em geral, AD). O VD divide-se em duas partes: parte posterior ou inferior (trato de entrada ou parte sinusal), que é profusamente trabeculada, e anterior ou superior (trato de saída ou cone pulmonar), que contém menos trabéculas (Figuras 24.4 e 24.5). As duas partes do VD estão separadas pela crista supraventricular, que se estende entre a valva pulmonar e a valva tricúspide. A banda moderadora (também conhecida como banda supramarginal) é uma faixa muscular sempre presente no VD, que se estende

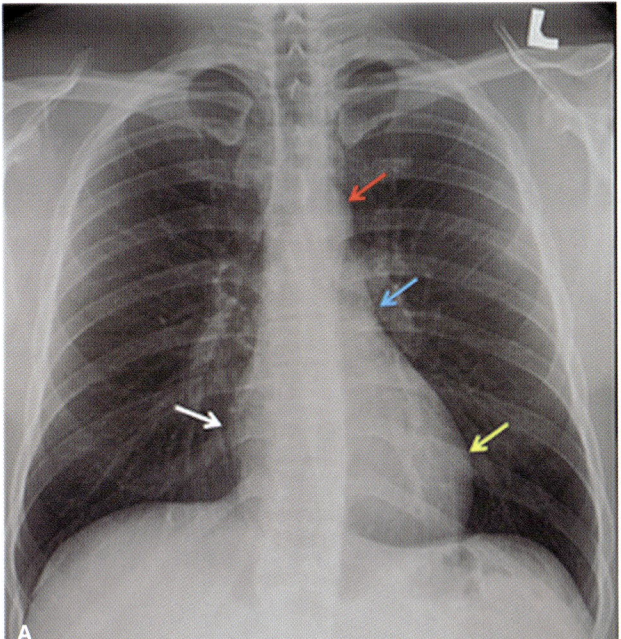
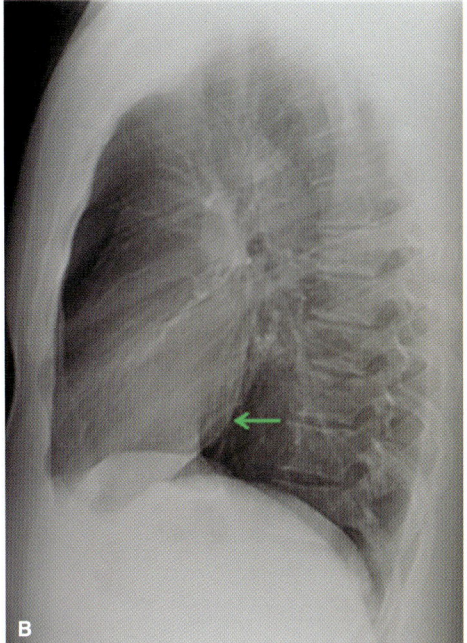

Figura 24.1 **Radiografia de tórax normal. A.** A radiografia de tórax posteroanterior (PA) normal demonstra *situs solitus*, levocardia e coração com dimensões normais. O ventrículo esquerdo (VE) (*seta amarela*) forma a borda esquerda. O átrio direito (AD) (*seta branca*) demarca a borda direita. O arco aórtico (*seta vermelha*) tem contorno normal, e a artéria pulmonar (AP) (*seta azul*) é côncava. **B.** Radiografia de tórax normal em perfil, em que é possível avaliar a interseção da veia cava inferior (VCI) com o VE (*seta verde*).

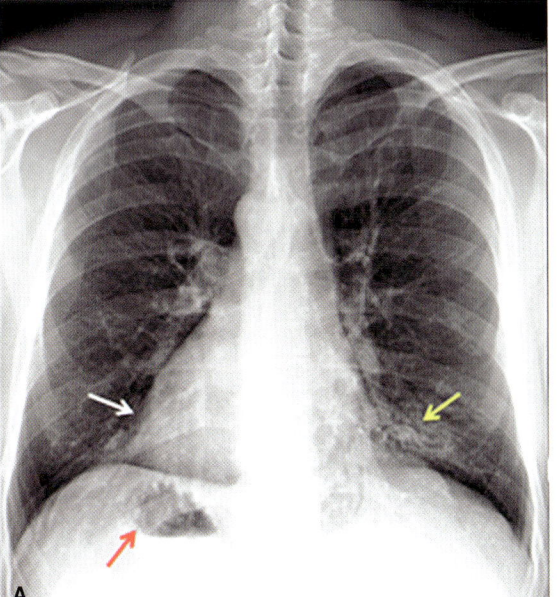
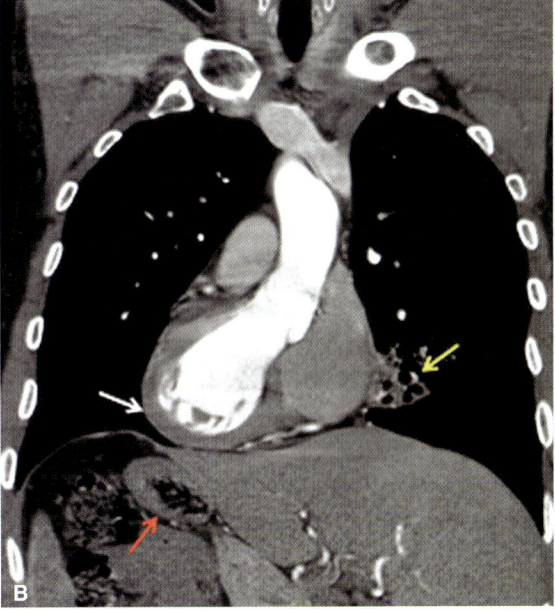

Figura 24.2 **Síndrome de Kartagener com *situs inversus*. A.** Radiografia de tórax posteroanterior. **B.** Imagem coronal de tomografia computadorizada (TC) de tórax com contraste. Ápice cardíaco à direita, compatível com dextrocardia (*setas brancas*). O estômago também estava à direita (*setas vermelhas*) e o paciente tinha bronquiectasias, especialmente nos lobos médio e inferior esquerdos (*setas amarelas*).

da base do músculo papilar anterior até o septo interventricular e abriga parte do ramo direito do sistema de condução. O infundíbulo (cone arterial) é a parte cefálica lisa do VD, que termina no tronco da artéria pulmonar. Morfologicamente, o VD diferencia-se do ventrículo esquerdo (VE) por possuir trabéculas mais grosseiras (especialmente no ápice), banda moderadora, infundíbulo, valva AV direita orientada na direção do ápice e nenhuma continuidade fibrosa entre suas valvas de entrada e saída. O VD tem parede muito mais fina em comparação com o VE, porque normalmente trabalha sob pressões muito menores. O sangue desoxigenado proveniente do coração direito circula pelos pulmões por meio das artérias pulmonares.

Artérias pulmonares. O cone pulmonar muscularizado estende-se até a valva pulmonar, com o tronco pulmonar descrevendo seu trajeto em direção superior e para a esquerda. A artéria pulmonar (AP) esquerda estende-se em posição posterior, cruza sobre a parte superior do brônquio-fonte esquerdo e depois desce por trás.

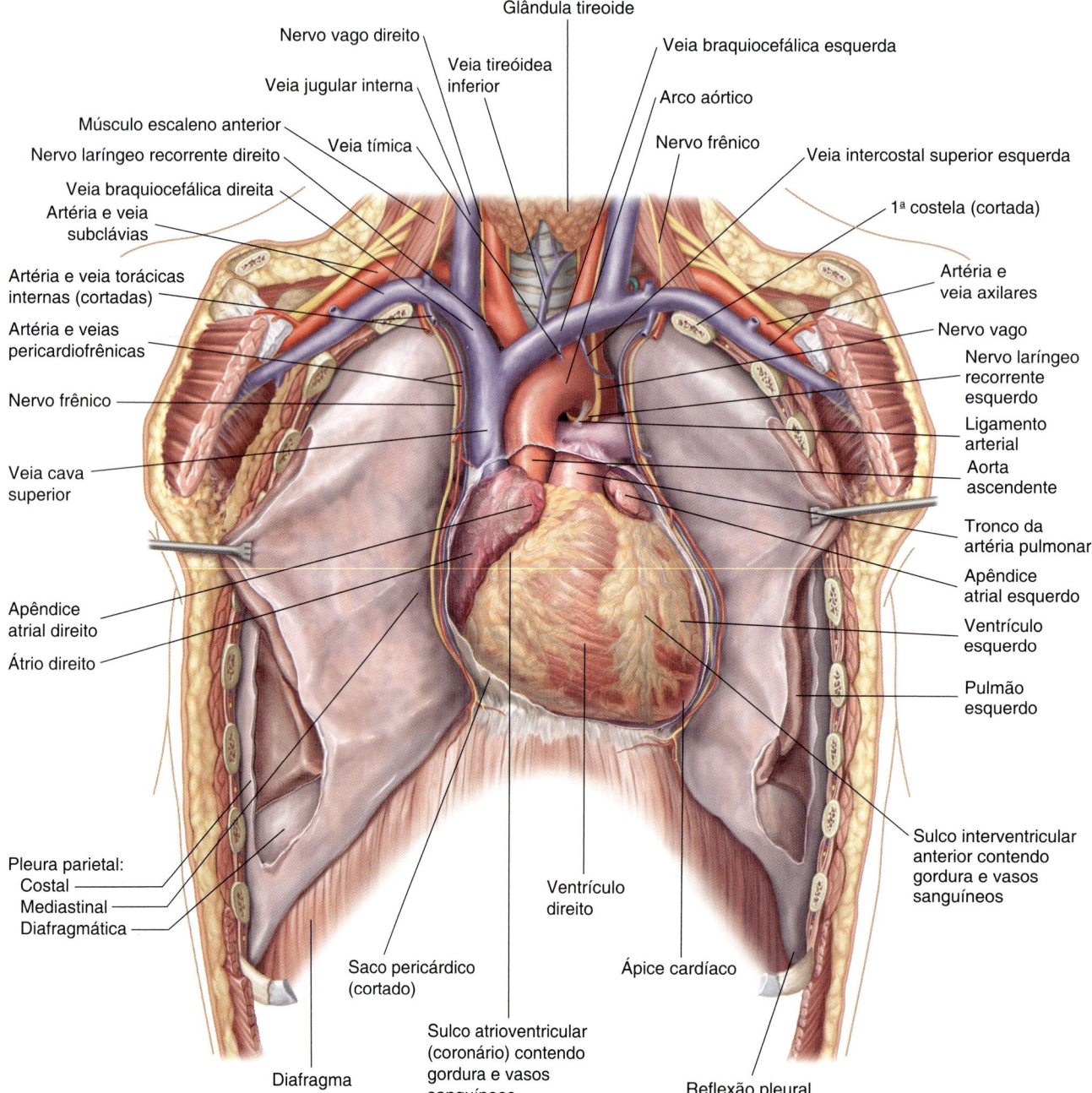

Figura 24.3 Anatomia cardiotorácica: visão frontal do coração depois de abrir a parede torácica, as superfícies pleurais e a superfície pericárdica. Observe as relações entre átrio direito (AD), ventrículo direito (VD), apêndice atrial direito, ventrículo esquerdo (VE) e grandes vasos. (Reproduzida, com autorização, de Tank PW, Gest TR, Burkel W. *Atlas of Anatomy*. Philadelphia, PA: Wolters Kluwer/Lippincott Williams & Wilkins, 2009.)

A AP direita estende-se horizontalmente à direita, bifurca dentro do saco pericárdico e emerge do hilo direito como tronco anterior (que irriga o lobo superior direito) e artéria interlobar (que irriga os lobos médio e inferior direitos). O brônquio-fonte esquerdo é hipoarterial, ou seja, está localizado abaixo da AP, enquanto o brônquio-fonte direito é epiarterial, ou seja, está situado acima da AP direita.

Veias pulmonares. Veias pulmonares comunicam-se com o AE e transportam sangue oxigenado dos pulmões de volta ao coração. Geralmente, há duas veias pulmonares (superior e inferior) de cada lado. Uma variante normal é a drenagem do lobo médio direito diretamente para o AE. Em alguns casos, parte do retorno venoso dos pulmões é devolvida ao coração

direito ou à VCS, condição conhecida como retorno venoso pulmonar anômalo parcial (RVPAP), duas vezes mais comum quando proveniente do pulmão direito que do pulmão esquerdo. O tipo mais comum de RVPAP é aquele no qual uma veia pulmonar superior direita (que, nos casos típicos, drena os lobos superior e médio do pulmão direito) comunica-se com AD ou VCS. Em geral, esse padrão está associado à ASA do tipo *sinus venosus*. O retorno venoso pulmonar anômalo total (RVPAT) é malformação congênita rara, na qual todas as quatro veias pulmonares drenam para as veias sistêmicas (em geral, VCS ou VCI) ou levam sangue diretamente para o AD. Para que pacientes com essa anomalia consigam sobreviver até a reparação cirúrgica, deve haver uma ASA.

Coração: aspecto interno, câmaras direitas
A. Átrio direito aberto

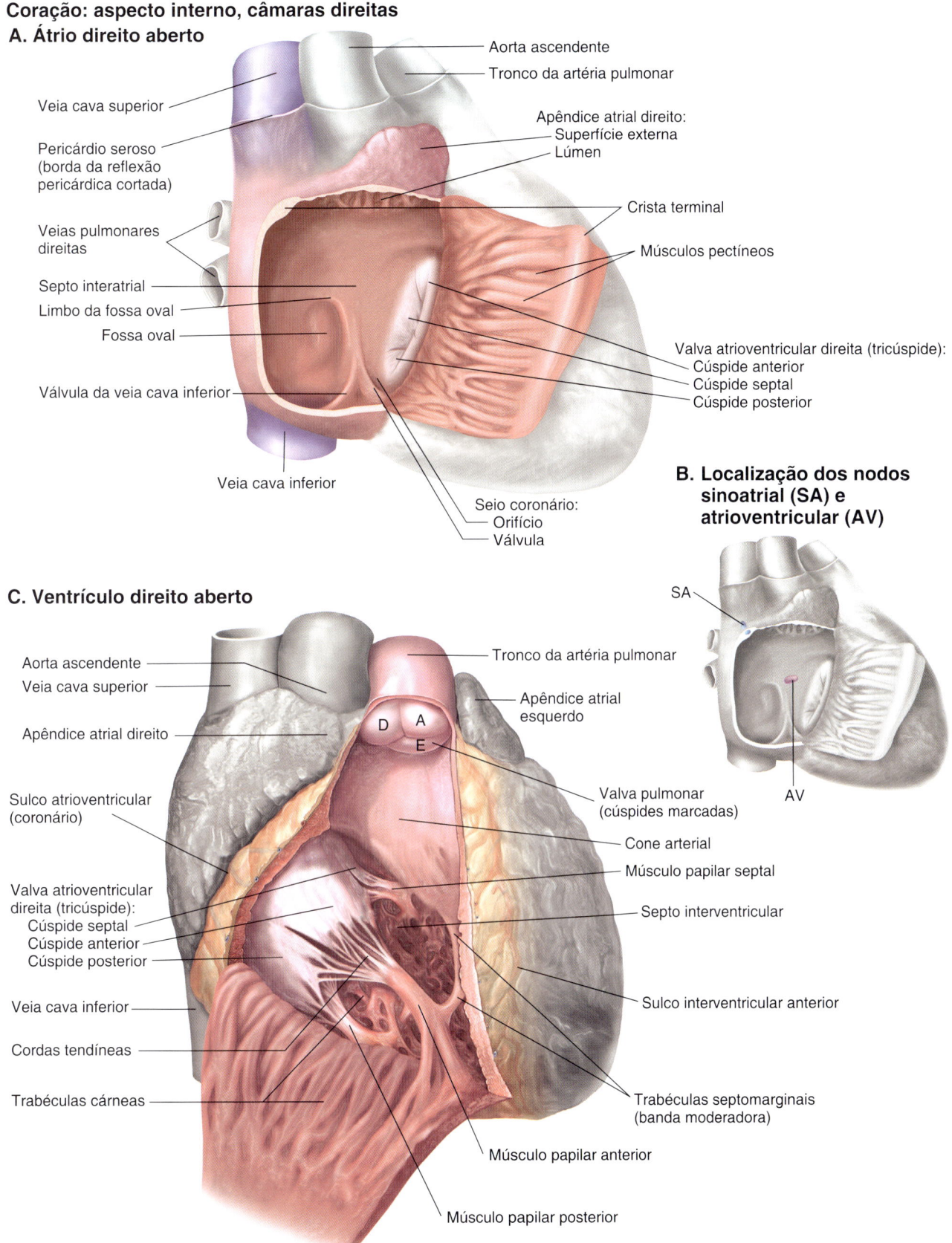

Veia cava superior

Pericárdio seroso
(borda da reflexão
pericárdica cortada)

Veias pulmonares
direitas

Septo interatrial
Limbo da fossa oval
Fossa oval

Válvula da veia cava inferior

Veia cava inferior

Aorta ascendente
Tronco da artéria pulmonar

Apêndice atrial direito:
Superfície externa
Lúmen

Crista terminal

Músculos pectíneos

Valva atrioventricular direita (tricúspide):
Cúspide anterior
Cúspide septal
Cúspide posterior

Seio coronário:
Orifício
Válvula

B. Localização dos nodos sinoatrial (SA) e atrioventricular (AV)

SA

AV

C. Ventrículo direito aberto

Aorta ascendente
Veia cava superior

Apêndice atrial direito

Sulco atrioventricular
(coronário)

Valva atrioventricular
direita (tricúspide):
Cúspide septal
Cúspide anterior
Cúspide posterior

Veia cava inferior

Cordas tendíneas

Trabéculas cárneas

Tronco da artéria pulmonar

Apêndice atrial
esquerdo

D A
   E

Valva pulmonar
(cúspides marcadas)

Cone arterial

Músculo papilar septal

Septo interventricular

Sulco interventricular anterior

Trabéculas septomarginais
(banda moderadora)

Músculo papilar anterior

Músculo papilar posterior

Figura 24.4 Visão do átrio direito (AD) e do ventrículo direito (VD) em corte. (Reproduzida, com autorização, de Tank PW, Gest TR, Burkel W. *Atlas of Anatomy*. Philadelphia, PA: Wolters Kluwer/Lippincott Williams & Wilkins, 2009.)

Visão do coração em corte

A. Plano de corte

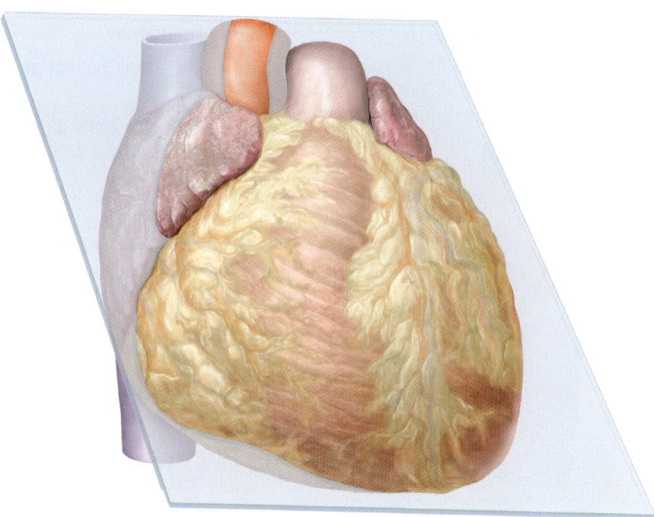

B. Corte do coração demonstrando sua parte posteroinferior

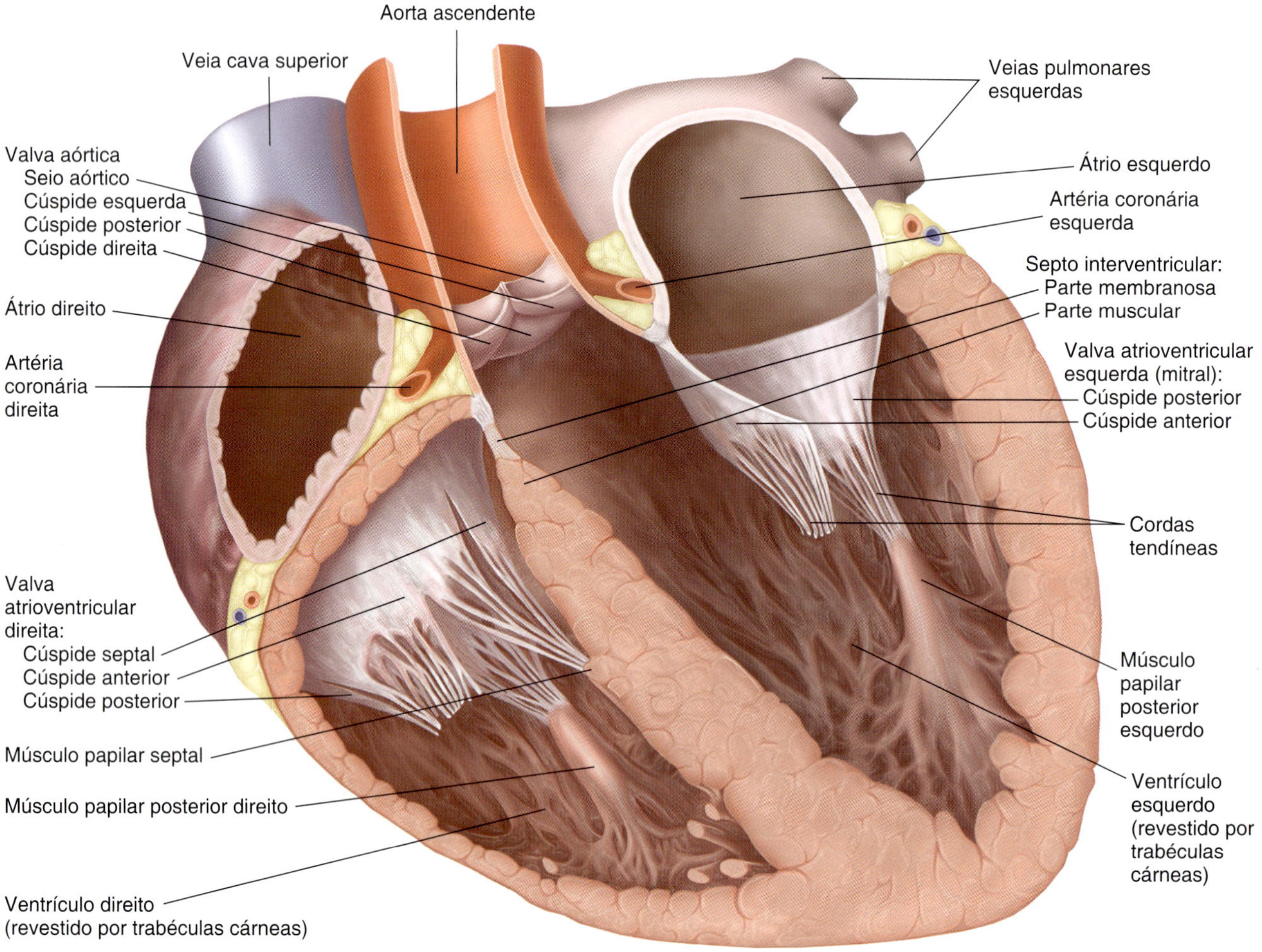

Aorta ascendente

Veia cava superior

Veias pulmonares esquerdas

Valva aórtica
Seio aórtico
Cúspide esquerda
Cúspide posterior
Cúspide direita

Átrio esquerdo

Artéria coronária esquerda

Septo interventricular:
Parte membranosa
Parte muscular

Átrio direito

Artéria coronária direita

Valva atrioventricular esquerda (mitral):
Cúspide posterior
Cúspide anterior

Cordas tendíneas

Valva atrioventricular direita:
Cúspide septal
Cúspide anterior
Cúspide posterior

Músculo papilar septal

Músculo papilar posterior direito

Músculo papilar posterior esquerdo

Ventrículo esquerdo (revestido por trabéculas cárneas)

Ventrículo direito (revestido por trabéculas cárneas)

Figura 24.5 **Bissecção ao longo do eixo longitudinal do coração.** (Reproduzida, com autorização, de Tank PW, Gest TR, Burkel W. *Atlas of Anatomy.* Philadelphia, PA: Wolters Kluwer/Lippincott Williams & Wilkins, 2009.)

Átrio esquerdo. É a câmara cardíaca mais superior e posterior; a posição do AE é subcarinal, na linha média (Figura 24.6). Suas paredes lisas ficam acomodadas entre os brônquios direito e esquerdo, enquanto sua parede posterior fica em contato com a parede anterior do esôfago. O apêndice atrial esquerdo é uma estrutura longa, fina e digitiforme, que se projeta em direção superior à esquerda. Em comparação com o AD, os músculos pectíneos do AE são menos numerosos e menores e estão limitados à superfície interna do apêndice atrial esquerdo. As veias pulmonares entram na parte posterior do AE, mas as do lado esquerdo ficam mais acima que as do lado direito. A superfície interna do AE é relativamente lisa. O seio coronário fica atrás do AE e seu trajeto é de posterossuperior a anteroinferior.

Ventrículo esquerdo. A valva mitral separa o VE de seu átrio correspondente (em geral, AE). Sua cúspide anterior está localizada perto do septo interventricular e estende-se até a cúspide posterior (não coronariana) da valva aórtica (ver Figuras 24.5 e 24.6), enquanto sua cúspide posterior é menor e ocupa posição posterior à esquerda. Existem dois músculos papilares, que se fixam à valva mitral por meio de cordas tendíneas (cordões fibrosos fortes): anterolateral e posteromedial. O trato de entrada do VE está localizado atrás da cúspide anterior da valva mitral, enquanto o trato de saída ocupa uma posição anterior e superior à cúspide mitral anterior. O septo interventricular tem uma parte membranosa superior, que está em continuidade com o arco aórtico. A parte inferior, mais muscularizada, estende-se até o ápice do VE. As paredes do VE são muito mais espessas que as do VD. O septo interventricular separa os dois e tem formato côncavo e abaulado na direção do VD. Os tratos de entrada e saída do VE são relativamente lisos, enquanto o ápice é recoberto por trabéculas finas.

Aorta. O trato de saída do VE termina na aorta, depois de atravessar a valva aórtica que, geralmente, é tricúspide e tem válvulas (cúspides) direita, esquerda e posterior (ou não coronariana). A valva aórtica forma os reservatórios seios de Valsalva, dos quais provém o sangue que irriga as artérias coronárias direita e esquerda. O arco aórtico origina as artérias braquiocefálica direita, carótida comum esquerda e subclávia esquerda. Nos casos típicos, o segmento descendente da aorta torácica desce à esquerda da linha média.

Artérias coronárias. A artéria coronária direita origina-se da cúspide coronária direita, enquanto a artéria coronária principal esquerda tem sua origem na cúspide coronária esquerda. A anatomia das artérias coronárias está descrita no Capítulo 25.

Ligamento arterial. O ligamento arterial começa no segmento proximal superior da AP esquerda e atravessa a janela aortopulmonar até chegar à parte inferior do arco aórtico distal. Esse ligamento é resquício do canal arterial, que fecha, funcionalmente, nas primeiras 24 horas depois do nascimento e, anatomicamente, fecha em torno do décimo dia de vida.

Sistema de condução. O nodo sinoatrial (SA), que mede cerca de 5 a 20 mm, consiste em tecidos neuromusculares especializados e está localizado na superfície endocárdica anterior do AD, pouco acima da junção da VCS com o apêndice atrial direito e perto da crista terminal. Estímulos elétricos são propagados aos átrios por fibras semelhantes às de Purkinje e são registrados como onda P do eletrocardiograma (ECG). O nodo atrioventricular (AV) é formado por tecidos neuromusculares, ocupa uma área de 2 × 5 mm e está localizado na superfície endocárdica do lado direito do septo interatrial, logo abaixo do óstio do seio coronário. O impulso é coletado e atrasado aproximadamente 0,7 segundo no nodo AV, antes de passar para o feixe de His, uma estrutura de 20 mm de comprimento que desce no lado direito do septo interventricular membranoso. O feixe de His bifurca-se em ramos direito e esquerdo, antes de ramificar-se profusamente pelos dois ventrículos,

formando o sistema de Purkinje. O septo interventricular é ativado de cima para baixo e, desse modo, a área anterior ou septal do VD é ativada primeiramente e a área posterior ou basal do VE, por último.

Fisiologia cardíaca

O ciclo cardíaco é uma série de variações de pressão que ocorrem dentro do coração e resultam na condução do sangue por diferentes câmaras cardíacas antes de ser levado ao restante do corpo. Os átrios contraem antes dos ventrículos. O ciclo cardíaco é dividido em diástole e sístole ventriculares, que ocorrem nos dois lados do coração, embora sob pressões diferentes. Os ventrículos enchem na diástole, enquanto na sístole ocorrem contração e ejeção ventriculares. A diástole começa com fechamento das valvas aórtica e pulmonar e termina com fechamento das valvas mitral e tricúspide, incluindo relaxamento e enchimento ventriculares isovolumétricos. O relaxamento isovolumétrico é o período que ocorre logo depois da contração ventricular, quando as valvas aórtica e pulmonar estão fechadas, mas as valvas atrioventriculares (mitral e tricúspide) ainda não estão abertas. Depois que o ventrículo se enche e começa a contrair, o gradiente de pressão eventualmente excede o da aorta e da artéria pulmonar principal, e as valvas AV fecham, provocando a primeira bulha cardíaca (ou B1). A sístole começa quando as valvas AV fecham e termina com fechamento das valvas aórtica e pulmonar, incluindo a fase de contração e ejeção ventriculares isovolumétricas. O intervalo entre o fechamento das valvas AV e a abertura das valvas aórtica e pulmonar corresponde ao período de contração isovolumétrica. Por fim, a pressão intraventricular aumenta acima das pressões da aorta e do tronco pulmonar, e as valvas pulmonar e aórtica abrem, marcando o início da ejeção ventricular. O fechamento das valvas aórtica e pulmonar corresponde à segunda bulha cardíaca (B2).

Técnicas de exame de imagem

Radiografia de tórax

Dependendo da indicação clínica, radiografias de tórax podem ser o primeiro exame de imagem solicitado aos pacientes com doença cardíaca. As técnicas da radiografia de tórax incluem projeções laterais (perfil) e frontais posteroanterior (PA) e anteroposterior (AP).

Projeções frontais. A borda direita da silhueta cardíaca é formada em grande parte pelo AD, no qual a entrada da VCS está localizada em posição superior e a entrada da VCI geralmente está situada em sua borda inferior (ver Figura 24.1). A borda esquerda do coração é formada basicamente por VE e apêndice atrial esquerdo. A artéria pulmonar, a janela aortopulmonar e o arco aórtico ocupam posição superior nessas incidências.

Projeção lateral. Em contato com o esterno, o VD forma a borda anterior e seu trato de saída estende-se em direção superior e posterior. O AE é a borda da região subcarinal alta. O VE forma as bordas inferior e posterior.

Área cardíaca global. Nas radiografias de tórax, ela pode ser estimada com base na razão cardiotorácica (RCT), determinada como a razão entre o diâmetro cardíaco horizontal máximo e o diâmetro torácico horizontal máximo (medido desde a borda interna das costelas e da pleura). Nas radiografias PA, a RCT normal é menor que 0,5. Quando maior, sugere cardiomegalia, embora não indique qual câmara específica está aumentada.

Aumento do átrio esquerdo. Pode ser detectado diretamente nas radiografias de tórax frontais, com base no sinal de densidade dupla (sinal do duplo contorno atrial) (Figura 24.7). Isso

Coração: aspecto interno, câmaras do lado esquerdo

A. Átrio esquerdo aberto

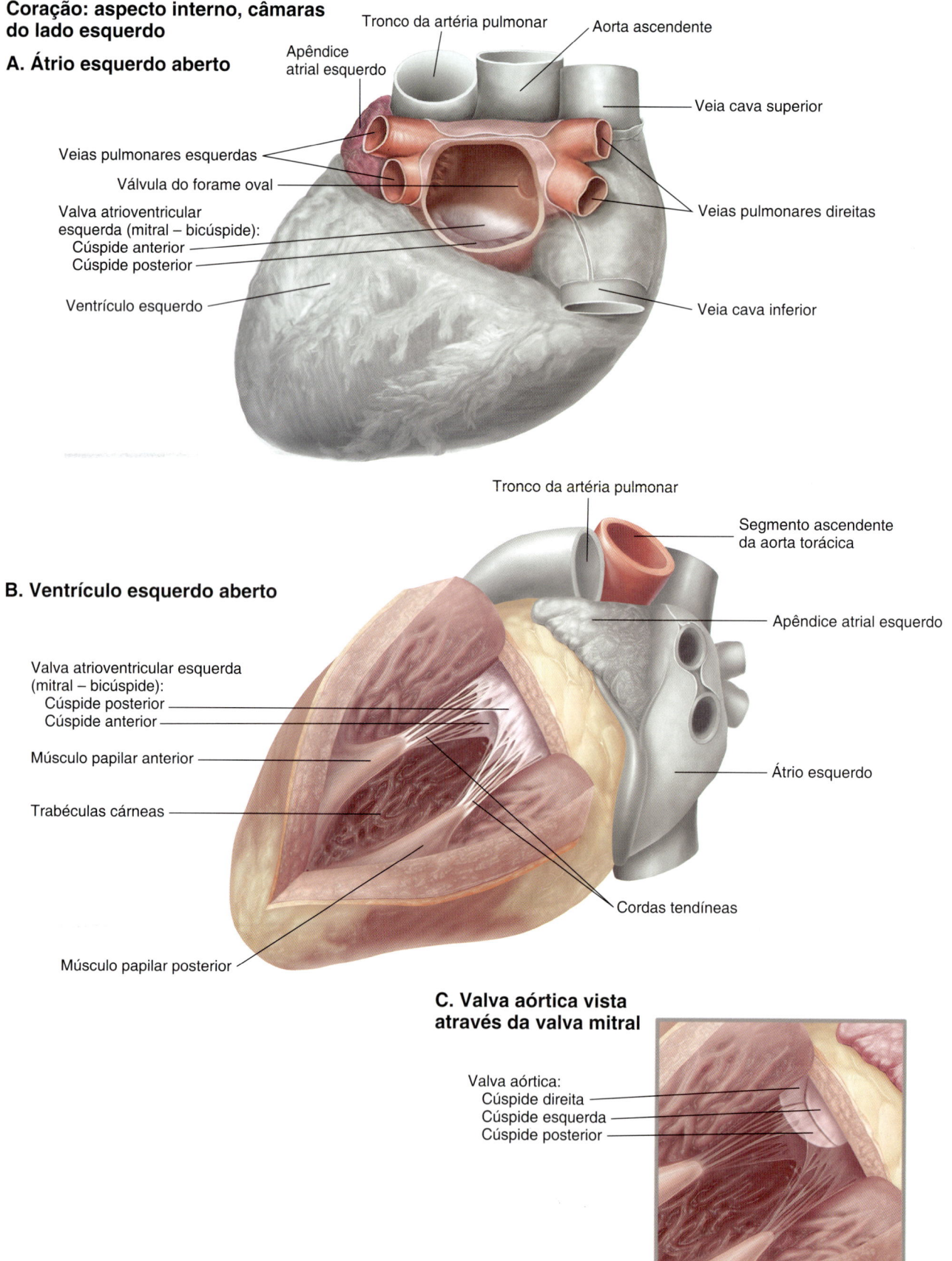

Tronco da artéria pulmonar

Aorta ascendente

Apêndice atrial esquerdo

Veia cava superior

Veias pulmonares esquerdas

Válvula do forame oval

Valva atrioventricular esquerda (mitral – bicúspide):
Cúspide anterior
Cúspide posterior

Veias pulmonares direitas

Ventrículo esquerdo

Veia cava inferior

Tronco da artéria pulmonar

Segmento ascendente da aorta torácica

B. Ventrículo esquerdo aberto

Apêndice atrial esquerdo

Valva atrioventricular esquerda (mitral – bicúspide):
Cúspide posterior
Cúspide anterior

Músculo papilar anterior

Trabéculas cárneas

Átrio esquerdo

Músculo papilar posterior

Cordas tendíneas

C. Valva aórtica vista através da valva mitral

Valva aórtica:
Cúspide direita
Cúspide esquerda
Cúspide posterior

Figura 24.6 Visão do ventrículo esquerdo (VE) e do átrio esquerdo (AE) em corte. (Reproduzida, com autorização, de Tank PW, Gest TR, Burkel W. *Atlas of Anatomy*. Philadelphia, PA: Wolters Kluwer/Lippincott Williams & Wilkins, 2009.)

ocorre quando o lado direito do AE avança sobre o pulmão e mostra sua própria silhueta bem definida. O aumento do AE pode ser confirmado pela medida oblíqua maior que 7 cm, entre o ponto médio inferior do brônquio-fonte esquerdo e a borda direita do AE. O aumento do apêndice atrial esquerdo apresenta-se como convexidade adicional abaixo do tronco da artéria pulmonar. Na incidência em perfil, o AE é a câmara mais posterior e, quando está dilatado, avança na direção ou cobre a coluna vertebral. Sinais indiretos de aumento do AE são

alargamento da carina (com ampliação do ângulo da bifurcação traqueal acima de 90°), deslocamento posterior do brônquio-fonte esquerdo nas radiografias de perfil e desvio superior do brônquio-fonte esquerdo nas incidências frontais.

Aumento do átrio direito. É mais difícil de avaliar nas radiografias de tórax, em comparação com aumentos do AE. Um sinal inespecífico de aumento do AD é acentuação da convexidade ao longo da borda cardíaca direita (Figura 24.8).

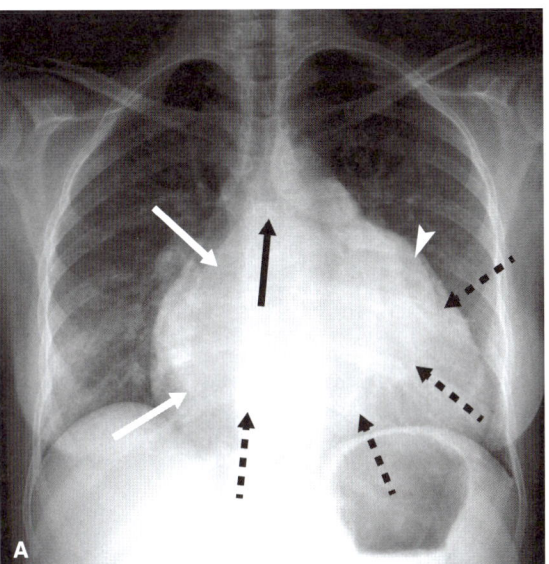
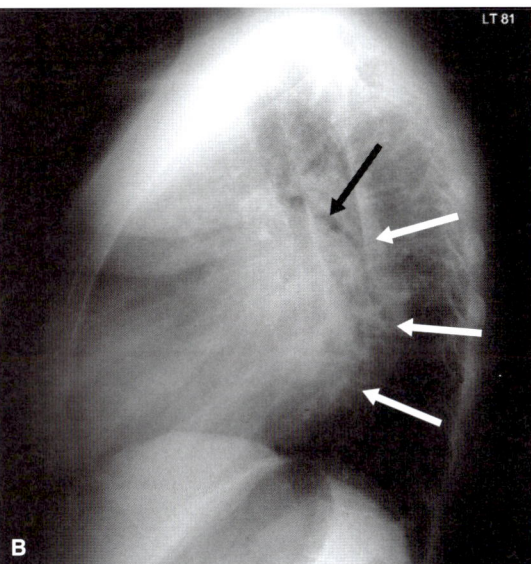

Figura 24.7 Aumento do átrio esquerdo. A. A radiografia de tórax posteroanterior (PA) de um paciente com estenose mitral grave demonstrou sinais clássicos de aumento do átrio esquerdo (AE), inclusive densidade dupla ao longo da borda cardíaca direita (*setas brancas*), alargamento da carina (*seta preta*) e dilatação do apêndice atrial esquerdo (*ponta de seta branca*). Nesse caso, o AE era tão grande que se assemelhava a massa volumosa no mediastino posterior (*setas pretas tracejadas*). **B.** Na incidência em perfil, o AE representou a câmara cardíaca mais posterior e, quando aumentado, avançou sobre ou cobriu a coluna vertebral (*setas brancas*). Além disso, havia deslocamento posterior do brônquio-fonte esquerdo (*seta preta*).

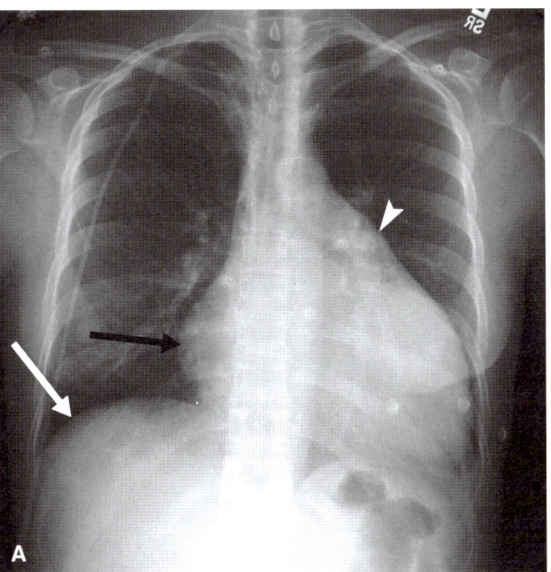
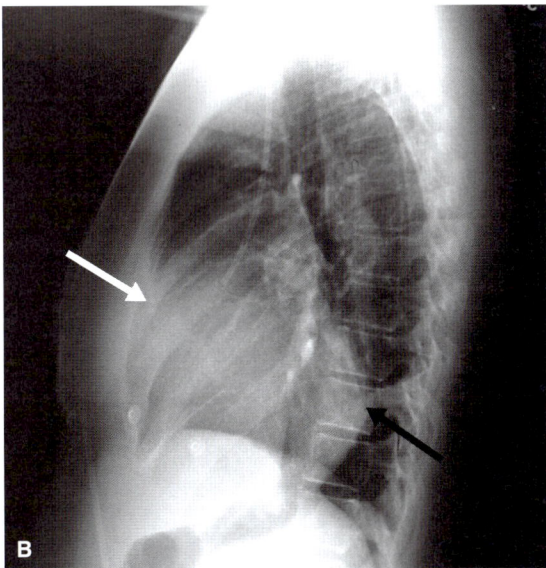

Figura 24.8 Dilatação do átrio e ventrículo direitos de mulher de 35 anos com hipertensão arterial pulmonar e regurgitação tricúspide grave. A. A radiografia posteroanterior (PA) demonstrou acentuação da convexidade à direita da coluna vertebral (*seta preta*). A borda cardíaca esquerda tinha contorno mais arredondado que o normal, em consequência do deslocamento posterior do coração por dilatação do ventrículo direito. A artéria pulmonar estava dilatada (*ponta de seta branca*). **B.** A radiografia em perfil mostrou aumento de atenuação dos tecidos moles do espaço retroesternal (*seta branca*). Além disso, havia hiperdensidade sobre a coluna vertebral, que geralmente é um sinal de aumento do átrio esquerdo (*seta preta*). Contudo, as câmaras cardíacas direitas estavam tão dilatadas, que o átrio direito passou a ser a câmara cardíaca mais posterior. A paciente não tinha sinais de dilatação do átrio esquerdo, tais como densidade dupla ao longo da borda cardíaca direita, alargamento da carina, dilatação do apêndice atrial esquerdo ou deslocamento posterior do brônquio-fonte esquerdo.

Aumento do ventrículo esquerdo. Causa deslocamento da borda esquerda e ápice do coração para o lado esquerdo em direção infero-posterior. Também pode haver arredondamento do ápice cardíaco. O aumento do VE pode ser avaliado com base no sinal de Hoffman-Rigler, que é considerado positivado quando a distância entre a borda do VE e a borda posterior da VCI é maior que 1,8 cm, medida 2 cm acima da interseção do diafragma com a VCI na radiografia em perfil (Figura 24.9).

Aumento do ventrículo direito. Mais difícil de detectar que o aumento do VE, o aumento do VD deve ser considerado quando o paciente tem RCT maior que 0,5, mas o sinal de Hoffman-Rigler (aumento do VE) é negativo. Outros sinais de aumento do VD são ápice cardíaco levantado na radiografia de tórax frontal e preenchimento do espaço retroesternal (mais de um terço do comprimento do esterno) nas radiografias em perfil (ver Figura 24.8).

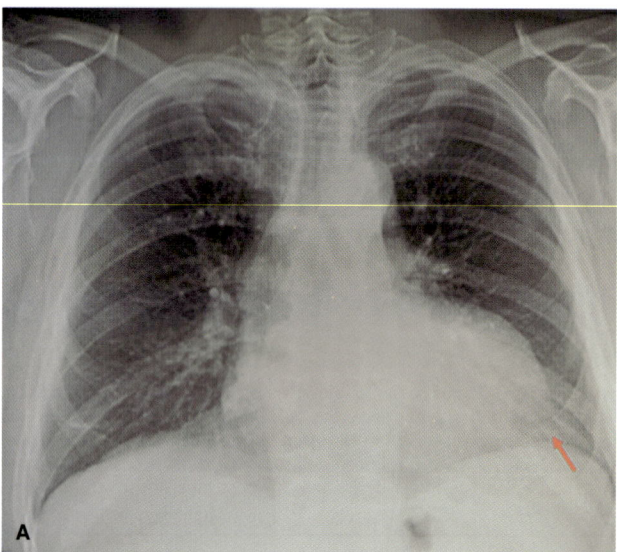

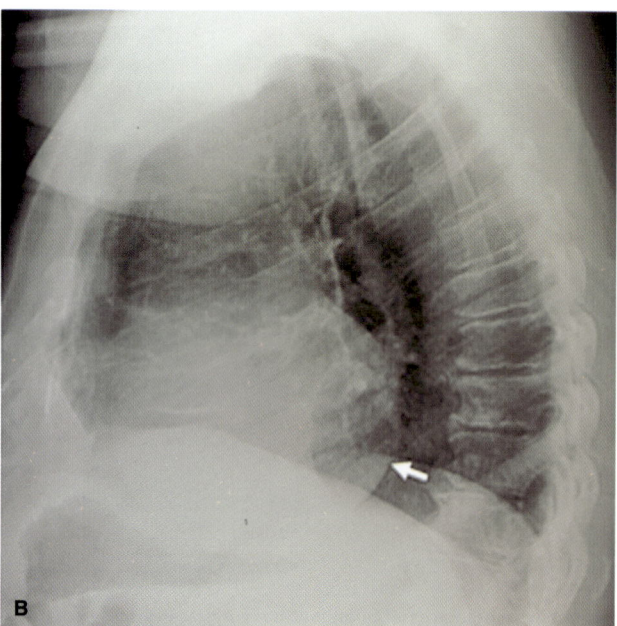

Figura 24.9 Aumento do ventrículo esquerdo. A. Essa radiografia de tórax posteroanterior (PA) demonstrou proeminência do ventrículo esquerdo (VE) com ápice apontado para baixo (*seta vermelha*). **B.** Essa radiografia de tórax em perfil mostrou que a borda posterior do VE (*seta branca*) se projetava atrás da veia cava inferior (VCI). Esse paciente tinha razão cardiotorácica maior que 0,5 e sinal de Hoffman-Rigler positivo.

Ecocardiografia

Ecocardiografia é um exame amplamente disponível, realizado rotineiramente na investigação diagnóstica, na reavaliação e no seguimento dos pacientes com doença cardíaca. Essa técnica é útil para avaliar as dimensões e função das câmaras cardíacas. Desse modo, é possível avaliar a função ventricular usando as modalidades em modo M, bidimensional (2D) e tridimensional (3D). Além de possibilitar o exame do coração, a ecocardiografia também é útil para avaliar e quantificar o fluxo sanguíneo, a comunicação entre as câmaras cardíacas direitas e esquerdas, a regurgitação valvar e os movimentos dos tecidos miocárdicos usando técnicas como Doppler de ondas pulsadas ou contínuas. A técnica ecocardiográfica conhecida como *speckle-tracking* (rastreamento de marcadores acústicos naturais) permite avaliar a contração e a deformação do miocárdio.

Ecocardiografia transtorácica (ETT). É a abordagem ecocardiográfica utilizada mais comumente, na qual o transdutor de ultrassom é aplicado no tórax ou abdome para obter imagens imóveis ou filmes curtos do coração em atividade. As janelas principais de ETT, ou seja, localização física do transdutor, são supraesternal, paraesternal, apical e subcostal (subxifói-dea). As incidências ecocardiográficas referem-se ao plano de imagem relacionado com o eixo cardíaco. Na janela paraes-ternal, as incidências padronizadas são longitudinal (útil para avaliar as dimensões e a contratilidade dos ventrículos e para estudar a morfologia e a função das valvas mitral e aórtica) e transversal (Figura 24.10). Na janela apical, as incidências padronizadas são quatro câmaras (útil para demonstrar todas as quatro câmaras do coração [inclusive ápice], determinar a fração de ejeção com base no método de Simpson e determi-nar o fluxo de entrada mitral), cinco câmaras (que inclui a valva aórtica e ajuda a avaliar estenose aórtica) e duas e três câmaras (Figura 24.11). As incidências da janela subcostal são quatro câmaras, transversal e VCI (permite estimar o volume circulante do paciente).

Ecocardiografia transesofágica (ETE). É uma abordagem ecocardiográfica utilizada menos comumente, na qual se introduz no esôfago do paciente uma sonda especial contendo transdutor de ultrassom em sua extremidade. A ETE é um exame mais esclarecedor em algumas circunstâncias, porque pode demons-trar com mais detalhes algumas estruturas cardiovasculares. A parte posterior do coração fica diretamente à frente do esôfago,

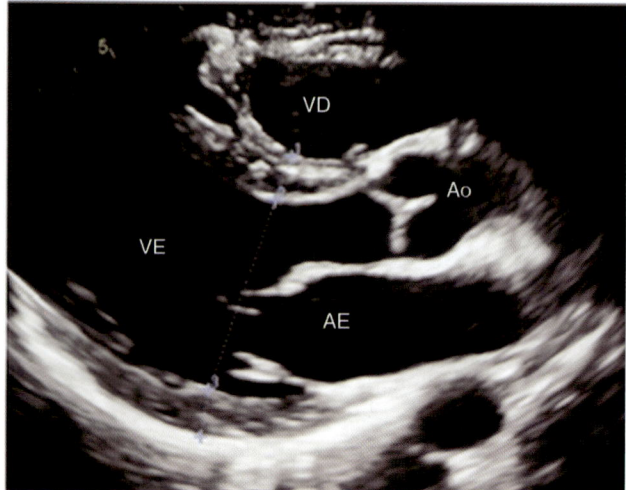

Figura 24.10 Imagem de ecocardiografia paraesternal longitudinal. A imagem transtorácica paraesternal longitudinal na diástole é obtida com o paciente em decúbito lateral esquerdo e mostra o átrio esquerdo (AE), o ventrículo esquerdo (VE), a raiz aórtica (Ao) e parte do ventrículo direito (VD), além das valvas mitral e aórtica.

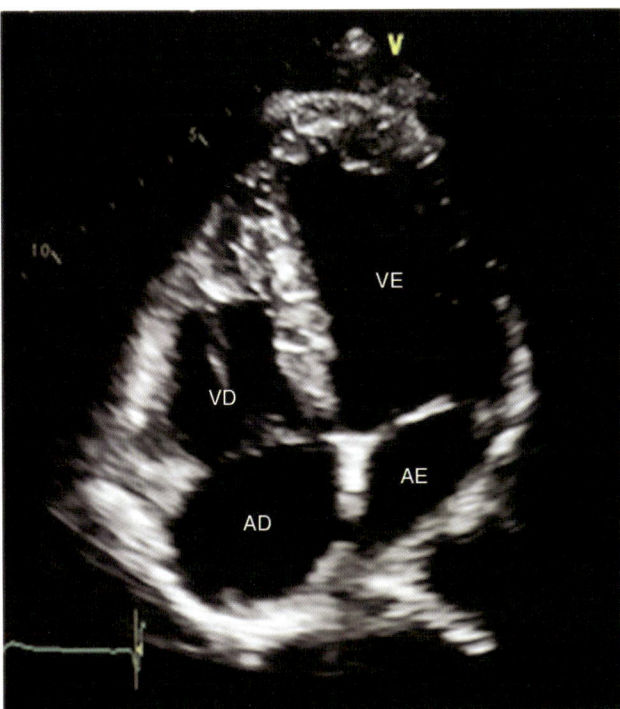

Figura 24.11 Imagem de ecocardiografia apical de quatro câmaras. A imagem transtorácica apical de quatro câmaras é obtida com o paciente em posição supina com o braço esquerdo abduzido e mostra o átrio esquerdo (AE), o ventrículo esquerdo (VE), o átrio direito (AD) e o ventrículo direito (VD), além das valvas mitral e tricúspide.

reduzindo a atenuação do sinal de ultrassom. A ETE é útil para estudar o AE e o apêndice atrial esquerdo quando há suspeita de trombo (ou coágulo). Entre as desvantagens dessa técnica está o fato de ser mais invasiva e requerer sedação.

Cintigrafia nuclear

As técnicas de medicina nuclear usam doses baixas de compostos radioativos (radiotraçadores) para estudar o coração por abordagem não invasiva. Várias técnicas de exames de medicina nuclear fornecem informações únicas quanto à função cardíaca, ao fluxo sanguíneo e à inflamação miocárdica.

Ventriculografia radioisotópica. É um exame não invasivo muito preciso que permite avaliar a função cardíaca, embora a exposição à radiação seja uma desvantagem, quando comparada com outras modalidades de exame de imagem.

Imagem de perfusão miocárdica (IPM). É uma das técnicas de cardiologia nuclear mais utilizadas. Geralmente, imagens de perfusão miocárdica (IPM) são obtidas em repouso e sob estresse, que pode ser provocado por esforço físico (caminhar em uma esteira ergométrica ou exercitar-se em uma bicicleta fixa) ou por fármacos, para causar vasodilatação das artérias coronárias (na maioria dos casos, adenosina, dipiridamol ou regadenosona) ou para aumentar a contração miocárdica e a frequência cardíaca (p. ex., dobutamina). Durante o exame, injeta-se uma pequena quantidade de um radiotraçador, como o tecnécio-sestamibi (^{99m}Tc), e, em seguida, imagens do coração são obtidas por uma câmera de tomografia computadorizada por emissão de fóton único (SPECT; do inglês, *single-photon emission computed tomography*), que detecta a radiação liberada pelo radiotraçador. Quando há estreitamento de artérias coronárias, como a causa de isquemia miocárdica induzida por estresse, o exame demonstra redução do fluxo sanguíneo na área miocárdica afetada em condições de estresse, mas não em repouso. Áreas de miocárdio com fibrose secundária a um infarto apresentam falhas em repouso e sob estresse.

Tomografia de emissão de pósitrons (PET; do inglês, positron emission tomography). É o exame mais utilizado em oncologia, mas também pode ser usado para obter informações sobre irrigação sanguínea e atividade metabólica do coração. Os radiotraçadores intravenosos administrados nos exames de imagem da perfusão miocárdica com PET são rubídio-82, amônia-nitrogênio-13 e água-oxigênio-15; geralmente, o exame fornece imagens obtidas em repouso e sob estresse, assim como na IPM. A injeção intravenosa de ^{18}F-fluorodesoxiglicose (^{18}F-FDG) combinada com supressão de glicose (em geral, conseguida ao pedir aos pacientes para fazer jejum ou ingerir dieta com pouco carboidrato ao longo de várias horas antes do exame) também pode ser usada para avaliar inflamação nos pacientes com sarcoidose cardíaca suspeita ou confirmada (Figura 24.12).

Tomografia computadorizada do coração

Tomografia computadorizada (TC) do coração. Desempenha uma função importante na avaliação da anatomia do coração e das artérias coronárias. Os aparelhos de TC de multidetectores modernos obtêm dados 3D de alta resolução do coração. Os

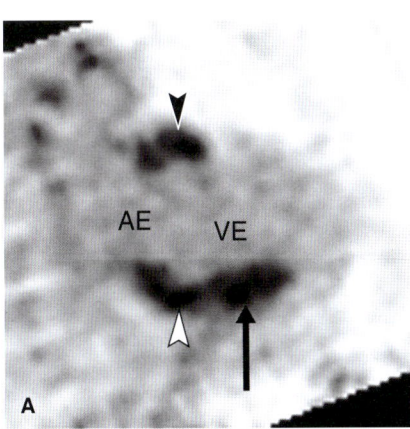
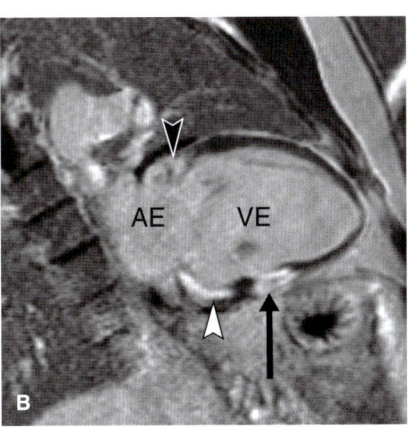
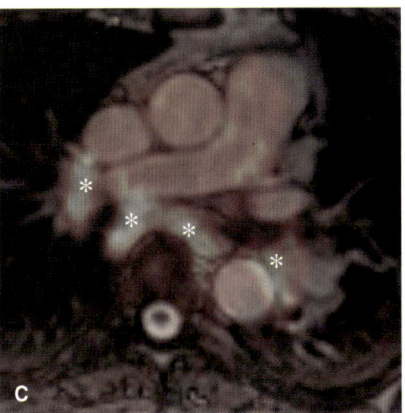

Figura 24.12 Tomografia por emissão de pósitrons (PET). **A.** Essa imagem de PET com ^{18}F-fluorodesoxiglicose (^{18}F-FDG), reconstruída na incidência de quatro câmaras de um paciente com sarcoidose cardíaca, demonstrou captação intensa na parede inferior (*ponta de seta branca*), na parede anterior (*ponta de seta preta*), na base e na parede inferior na porção média das cavidades (*seta preta*). **B.** A imagem correspondente de ressonância magnética (RM) mostrou focos semelhantes de realce tardio mesomiocárdico, subepicárdico e transmural, em consequência da inflamação e fibrose. **C.** A sobreposição das imagens de PET e RM confirmou captação intensa de FDG nos linfonodos mediastinais e hilares aumentados (*asteriscos*) simétrica e bilateralmente. VE, ventrículo esquerdo; AE, átrio esquerdo.

artefatos de movimento atribuídos aos batimentos cardíacos são suprimidos com sincronização da aquisição ou reconstrução dos dados de acordo com o ECG do paciente. Existem vários métodos disponíveis para sincronização cardíaca.

A ativação prospectiva por ECG sincroniza a exposição radiográfica a algumas partes específicas do ciclo cardíaco, permitindo reduzir a dose de radiação administrada. Imagens axiais são obtidas apenas durante uma parte específica do ciclo cardíaco, que começa depois de um atraso predeterminado, após a onda R (p. ex., 70 a 80% do intervalo R-R). O intervalo durante o qual o paciente é escaneado pode ser aumentado (p. ex., 60 a 80% do intervalo R-R) ou reduzido (p. ex., 73 a 78% do intervalo R-R), dependendo da escolha do operador, o que resulta em aumento ou redução respectiva das doses de radiação. Durante o restante do ciclo cardíaco, a corrente que passa pelo tubo de TC é desligada e, desse modo, não emite radiação. O número de imagens axiais necessárias para concluir o exame depende da distância superoinferior da região a ser examinada e do número de fileiras de detectores do *scanner*. Por exemplo, um *scanner* de TC com 64 fileiras de detectores e largura de 0,625 mm para cada detector adquire uma faixa axial de 4 cm a cada rotação. Desse modo, quando o comprimento superoinferior total do coração tem 16 cm, são necessárias quatro varreduras axiais para completar o exame (Figura 24.13). Entretanto, com outro *scanner* de TC com fileiras de 256 detectores e largura de 0,625 mm por detector, seria necessária apenas uma rotação axial para cobrir toda a área (Figura 24.14). Quando são necessários vários cortes axiais, o *scanner* é desligado entre as aquisições, a mesa movimenta-se para a próxima região do coração e o *scanner* é religado durante a parte pré-selecionada do ciclo cardíaco. Por essa razão, esse padrão de varredura é conhecido como "*step-and-shoot*" ("avançar-e-disparar", em tradução livre). Outro método de varredura prospectiva consiste em usar tecnologia de dupla fonte de energia para permitir varreduras helicoidais muito rápidas, ativadas prospectivamente. Quando se utiliza essa técnica de alta resolução espacial, o coração é escaneado por inteiro durante uma única diástole, permitindo uso de doses baixíssimas durante o exame (Figura 24.15). Com qualquer técnica de aquisição prospectiva, as imagens são obtidas apenas durante uma parte do intervalo R-R. Desse modo, não são possíveis reconstruções realizadas em fases fora desse intervalo, e o exame não permite avaliar a função cardíaca.

Na maioria dos casos, as aquisições retrospectivas baseadas no ECG usam varredura com *pitch* baixo, para adquirir dados de TC redundantes. As imagens são adquiridas ao longo de todo o ciclo cardíaco, em vários batimentos consecutivos, e o ECG é registrado simultaneamente (Figura 24.16). A fase desejada do ciclo cardíaco é selecionada retrospectivamente, conferindo flexibilidade para reconstruir imagens em diversas fases do ciclo. Mais recentemente, *scanners* com fileiras de detectores largas (cobertura de 16 cm) podem cobrir todo o coração em uma única rotação axial, o que permite realizar uma varredura retrospectiva por uma única aquisição axial durante todo o ciclo cardíaco. A sincronização retrospectiva baseada no ECG tem a vantagem de permitir quantificações dos volumes e da função cardíaca. Além disso, também é útil aos pacientes com arritmias, porque a varredura pode ser editada para eliminar batimentos irregulares (p. ex., uma contração ventricular prematura). Entretanto, esses dados adicionais são obtidos ao custo de doses de radiação mais altas, que podem ser reduzidas com a utilização de modulação da corrente do tubo de raios X por meio do ECG, concentrando a dose mais alta na fase desejada do ciclo cardíaco definida previamente. Com a técnica de modulação das doses, imagens também são adquiridas durante todo o ciclo cardíaco; contudo, doses menores são usadas durante a maior parte do ciclo cardíaco, enquanto a dose plena é aplicada apenas a uma parte menor (diástole, geralmente) (Figura 24.17). Embora fases com doses reduzidas possam ser usadas para avaliar a função cardíaca, não devem ser utilizadas para avaliar doença arterial coronariana.

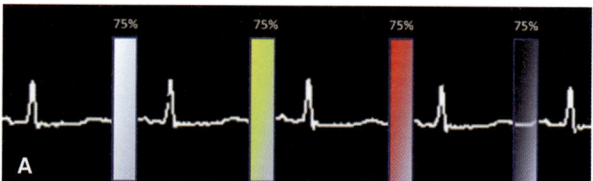

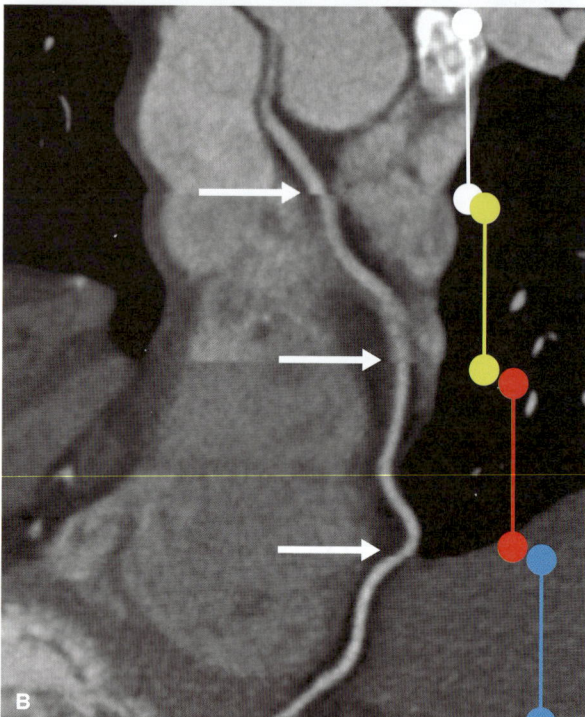

Figura 24.13 Sincronização (*gating*, em inglês) prospectiva com várias aquisições axiais. **A.** Quando se utiliza a técnica de sincronização prospectiva ativada pelo eletrocardiograma (ECG), imagens axiais são adquiridas apenas durante uma parte predeterminada do ciclo cardíaco (*barras coloridas*). Nesse exemplo, elas foram obtidas durante 75% do intervalo R-R, ou seja, durante o fim da diástole e antes da contração atrial. Com a maioria dos *scanners*, essa técnica exige várias imagens axiais sequenciais para fazer uma varredura completa do coração. Depois de cada aquisição axial, o *scanner* desliga, a mesa avança para a próxima parte do coração e, em seguida, registra a próxima aquisição axial durante a mesma porcentagem do intervalo R-R. Essa aquisição *step-and-shoot* ("avançar-e-disparar") continua até que toda a anatomia pré-selecionada tenha sido escaneada. **B.** Exemplo de aquisição *step-and-shoot* axial usando um *scanner* de 64 cortes. Cada corte axial escaneia uma faixa de 4 cm do coração, sendo necessárias quatro varreduras axiais para cobrir todo o órgão. As imagens axiais são cortadas juntas, formando artefatos de borda ao longo das diversas faixas (*setas brancas*), que ficam mais evidentes ao longo do trajeto da artéria coronária direita.

TC para cálculo do escore de cálcio das artérias coronárias (ECAC). É uma técnica valiosa usada para quantificar calcificação das artérias coronárias. Com essa técnica, um exame de TC sincronizado pelo ECG com doses baixas e sem contraste é obtido de todo o coração (Figura 24.18). O ECAC é um exame bem estabelecido para estratificar riscos de pacientes assintomáticos e é um previsor independente do prognóstico a longo prazo. O ECAC de Agatston é calculado com base no escore de densidade ponderado atribuído ao valor de atenuação máxima, multiplicado pela área dos pontos calcificados. Ver mais detalhes sobre escore de cálcio no Capítulo 25.

Angiotomografia computadorizada (angio-TC) coronariana. Esse exame é muito usado para avaliar as artérias coronárias de maneira acurada e não invasiva (Figura 24.19). Os rápidos avanços tecnológicos resultaram em aumentos das resoluções

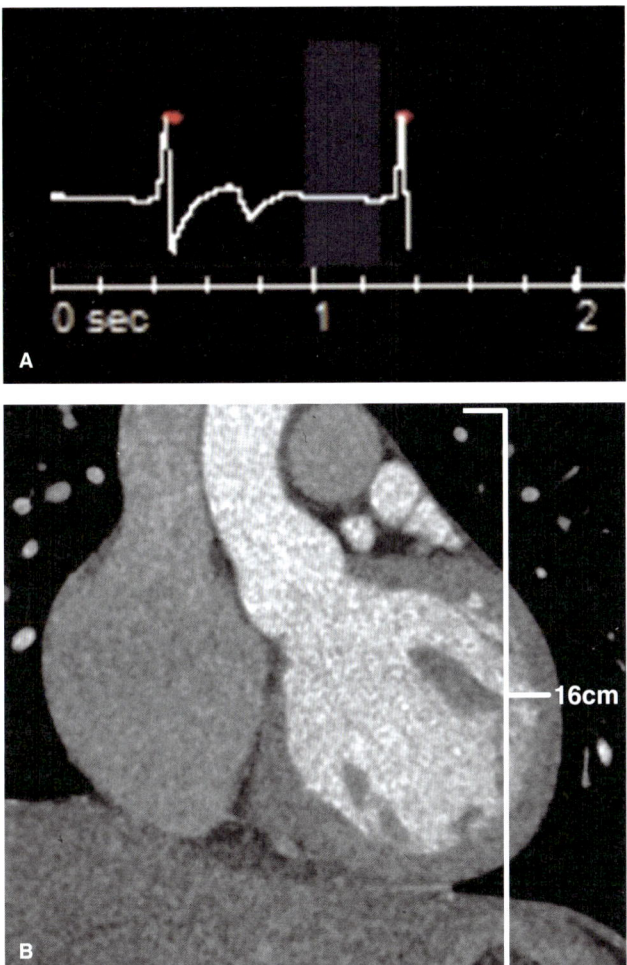

Figura 24.14 Sincronização (*gating*) prospectiva com aquisição axial única. **A.** Quando se utiliza a técnica de sincronização prospectiva ativada pelo eletrocardiograma (ECG), as imagens axiais são adquiridas apenas durante uma parte predeterminada do ciclo cardíaco (*retângulo azul*, nesse caso focada na diástole). Com alguns *scanners*, isso exigiria várias aquisições axiais, como se pode observar na Figura 24.13. Contudo, com outros *scanners,* que têm grande número de fileiras de detectores, o coração por inteiro pode ser examinado durante uma única rotação axial (**B**). Hoje em dia, duas empresas oferecem *scanners* que cobrem até 16 cm em uma única rotação axial.

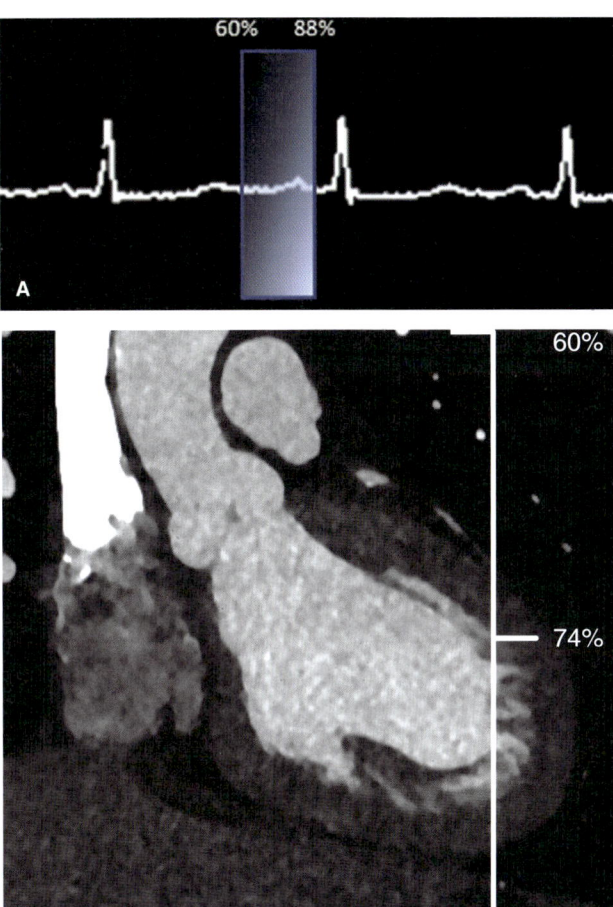

Figura 24.15 Sincronização prospectiva com técnica helicoidal com *pitch* alto. **A.** Embora a maioria das empresas fabricantes ofereça *scanners* que realizam sincronização prospectiva usando aquisição axial, uma delas usa duas câmaras de raios X acopladas para gerar uma varredura helicoidal de alta resolução temporal. Na maioria dos casos, a varredura inteira é realizada durante parte da diástole de um ciclo cardíaco. Como a varredura é helicoidal, diversos cortes são obtidos em diferentes partes do intervalo R-R. Por exemplo, nessa imagem adquirida de cima para baixo (**B**), os cortes superiores foram obtidos durante 60% do intervalo R-R. Essa porcentagem aumenta à medida que a varredura avança em direção inferior, de forma que os cortes mais inferiores são obtidos durante 88% do intervalo R-R.

temporal e espacial. Por exemplo, a ampliação dos sistemas de TC *multislice* para sistemas de 320 cortes permite a aquisição de varreduras de todo o coração com uma única rotação do *gantry*. A TC de dupla energia pode remover ou atenuar os sinais de calcificação coronariana para facilitar a avaliação do lúmen de artérias calcificadas e disponibilizar análises detalhadas da composição das placas coronarianas, diminuindo o artefato de "endurecimento do feixe" e permitindo a decomposição do material.

A angio-TC coronariana tem alta precisão diagnóstica para doença aterosclerótica coronariana (DAC), em comparação com angiografia por cateter. Várias sociedades profissionais publicaram diretrizes, relatórios consensuais de especialistas e critérios de adequação para angio-TC coronariana. A utilidade clínica desse exame nos casos suspeitos de DAC estável foi investigada em vários estudos prospectivos de grande porte, que demonstraram ser clinicamente útil como alternativa ou em acréscimo aos exames funcionais. Vários estudos randomizados de grande porte compararam a angio-ATC coronariana com os exames padrões, no cuidado atual para pacientes com dor torácica aguda, e demonstraram a segurança dos resultados negativos de uma angio-TC coronariana para identificar pacientes aptos para receber alta do setor de emergência. A angio-TC coronariana não é recomendável para avaliar risco cardiovascular de adultos assintomáticos. Ver mais informações no Capítulo 25.

Ressonância magnética do coração

Ressonância magnética (RM) cardíaca. É o padrão de referência para avaliação da estrutura e função cardíacas. É um exame de imagem não invasivo, que não expõe os pacientes à radiação ionizante. Um meio de contraste à base de gadolínio é usado frequentemente em RM cardíaca. Antigamente, quando eram usados meios de contrastes à base de gadolínio, pacientes com função renal reduzida tinham risco de desenvolver fibrose sistêmica nefrogênica (FSN). Entretanto, em razão da melhoria do perfil de segurança dos contrastes de gadolínio mais modernos (tipo II) usados comumente em RM cardíaca, o American College of Radiology (ACR) alterou recentemente suas diretrizes e recomenda que a avaliação da função renal de

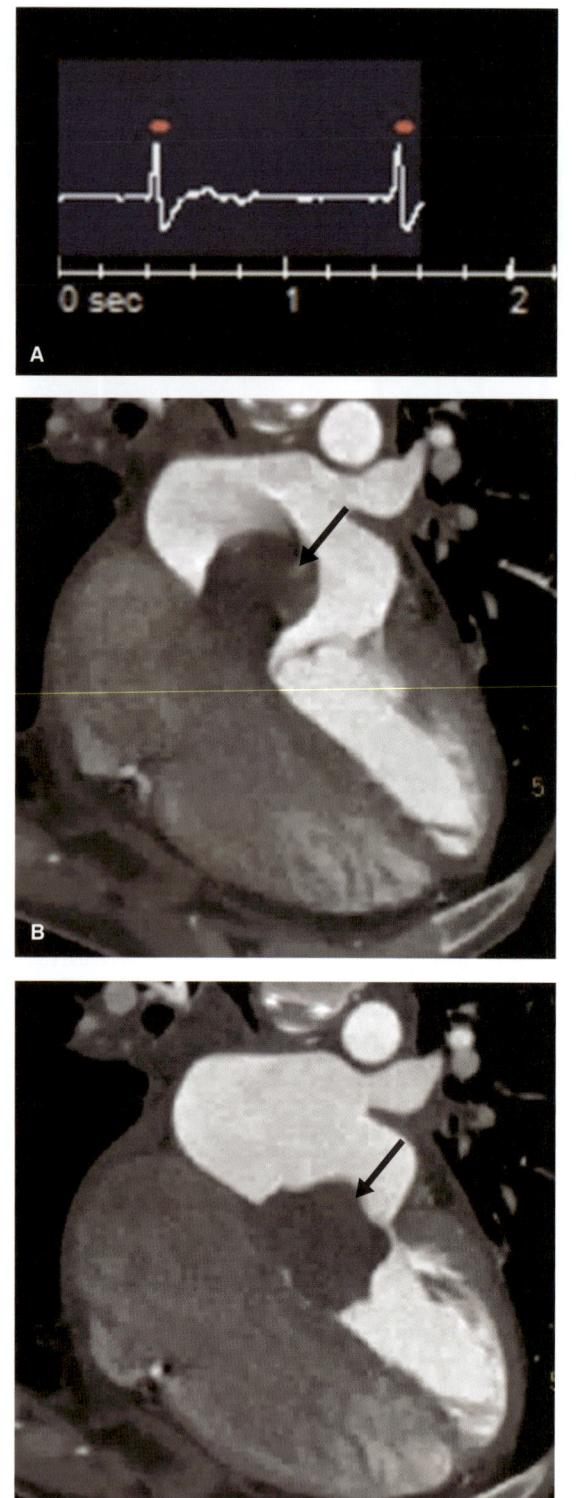

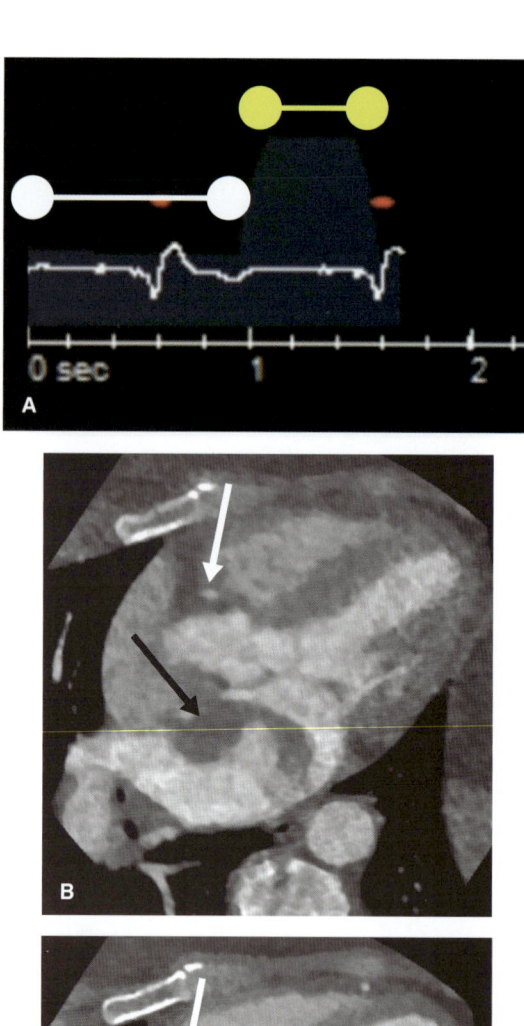

Figura 24.16 A. Quando se utiliza a técnica de sincronização retrospectiva com base no eletrocardiograma (ECG) sem modulação das doses, as imagens são adquiridas ao longo de todo o ciclo cardíaco usando a corrente plena no tubo de tomografia computadorizada (TC) (*retângulo azul*). Isso permite escolher e reconstruir retrospectivamente uma ou todas as fases desejadas do ciclo cardíaco, sem qualquer perda de qualidade da imagem ao custo de doses mais altas. Com a maioria dos *scanners*, essas varreduras são obtidas pela técnica helicoidal. **B** e **C.** As imagens de angiotomografia (angio-TC) do coração, obtidas durante a sístole (**B**) e a diástole (**C**) de um paciente com mixoma atrial esquerdo (*setas pretas*), demonstraram "ruído" baixo, gerando imagens de alta qualidade durante todo o ciclo cardíaco.

Figura 24.17 A. Quando se utiliza sincronização retrospectiva com modulação de corrente do tubo de tomografia computadorizada (TC) baseada no eletrocardiograma (ECG), são adquiridas imagens ao longo de todo o ciclo cardíaco. Contudo, a corrente plena é aplicada apenas durante uma parte predefinida do ciclo cardíaco (*linha amarela*), enquanto o restante do ciclo recebe apenas uma fração pequena de corrente (*linha branca*). **B.** As imagens de angio-TC sincronizadas retrospectivamente, usando modulação de doses baseada no ECG de um paciente com mixoma atrial esquerdo, demonstraram o efeito da modulação de doses por ECG. Com a maioria dos *scanners*, essas varreduras são obtidas pela técnica helicoidal. Durante a sístole, quando a dose na corrente plena é reduzida, as imagens parecem mais granuladas, em razão do ruído aumentado. Isso pode dificultar a avaliação detalhada de estruturas menores como artéria coronária direita (ACD) (*seta branca*). Entretanto, esse mixoma volumoso do átrio esquerdo (AE) (*seta preta*) ainda foi demonstrado claramente. **C.** No fim da diástole, quando a modulação de dose por ECG foi desligada e a corrente foi aumentada ao máximo, a imagem obtida tinha melhor qualidade global, em razão do ruído reduzido. A artéria coronária direita (ACD) (*seta branca*) e o mixoma (*seta preta*) foram demonstrados com clareza.

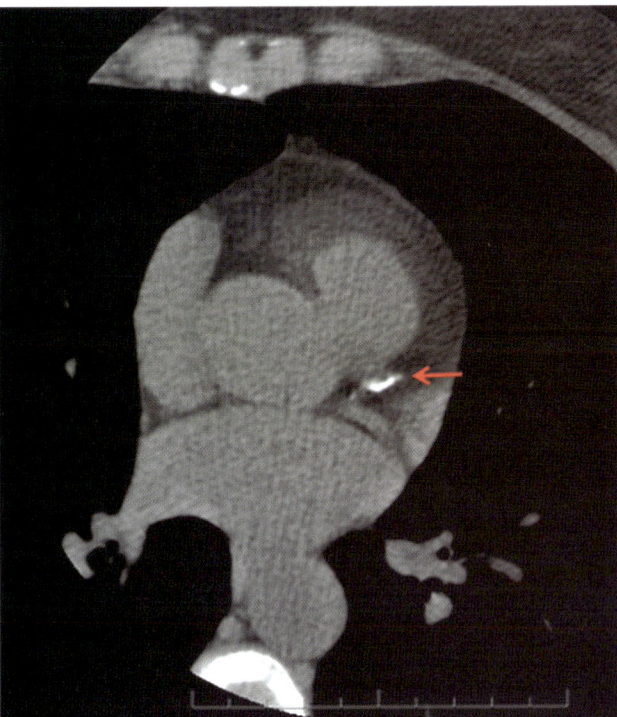

Figura 24.18 Tomografia computadorizada (TC) para cálculo do escore de cálcio das artérias coronárias. Um exame de TC sincronizado pelo ECG com doses baixas sem contraste foi obtido de todo o coração, permitindo detectar e quantificar depósitos de cálcio nas coronárias (*seta vermelha*).

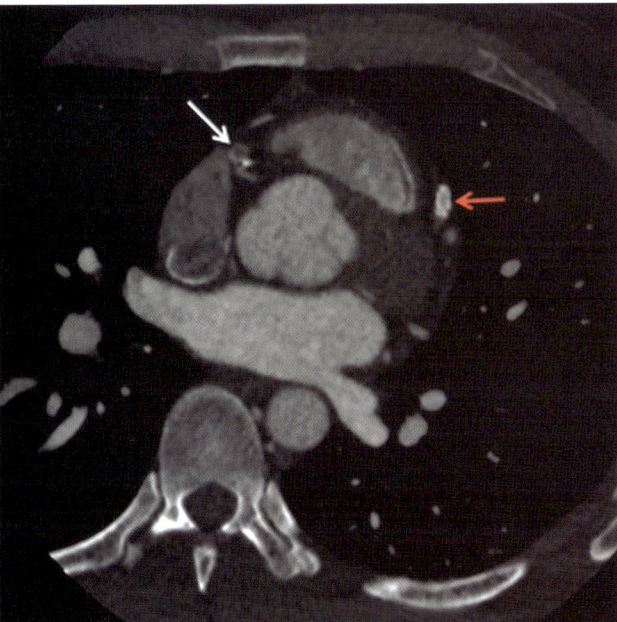

Figura 24.19 Angiotomografia computadorizada (angio-TC) coronariana. Essa imagem axial de angio-TC das coronárias demonstrou obstrução total crônica da artéria coronária direita proximal (*seta branca*) e um *stent* patente no segmento proximal da artéria coronária descendente anterior esquerda (*seta vermelha*).

qualquer paciente que receba dose única de um contraste do tipo II seja opcional, considerando-se o risco extremamente baixo ou possivelmente nulo de desenvolver FSN. No entanto, qualquer contraste à base de gadolínio deve ser administrado apenas nos casos considerados necessários por um radiologista

supervisor. Estudos demonstraram deposição de gadolínio no cérebro depois de sua administração repetida, embora nenhum efeito clínico adverso tenha sido demonstrado até hoje.

Contraindicações à RM cardíaca. As contraindicações antes incluíam dispositivos implantados (p. ex., marca-passos e desfibriladores cardioversores implantáveis [DCI]), considerando-se a possibilidade de que os campos magnéticos e a energia de radiofrequência pudessem interagir com os dispositivos e causar danos permanentes ao equipamento, eletrodos ou coração na interface entre eletrodo e tecidos. Hoje em dia, existem vários dispositivos eletrônicos implantáveis cardiovasculares (DEIC) compatíveis com a RM. Estudos relataram índices muito baixos de complicações ou alterações clinicamente significativas dos parâmetros dos dispositivos depois de RM realizada em pacientes com esses aparelhos. Uma declaração consensual de especialistas publicada recentemente sobre RM em pacientes com DEIC inclui recomendações e protocolos para pacientes convencionais e compatíveis com RM. Essas diretrizes estabelecem que é razoável que um paciente com sistema de DEIC convencional faça RM quando não há eletrodos quebrados, implantados no epicárdio ou abandonados, se esse for o melhor exame para avaliar sua condição e se houver um protocolo institucional, um médico responsável designado para a RM e um médico especializado em DEIC.

Indicações da RM cardíaca. Recomenda-se avaliar tamanho e função do coração, isquemia e viabilidade miocárdicas, miocardiopatia, miocardites, sobrecarga de ferro, doença valvar, doenças vasculares e cardiopatia coronariana. Nos casos típicos, exames de RM do coração incluem aquisição de um conjunto de sequências adaptadas à indicação clínica específica; em geral, esses exames demoram de 45 a 90 minutos. O exame começa com aquisição de localizadores para ajudar no planejamento. Técnicas convencionais de RM são adaptadas aos exames cardíacos usando sincronização por ECG e sequências com alta resolução temporal.

Planos de imageamento do coração. Em contraste com os planos de imagem convencional do corpo (axial, coronal e sagital), geralmente são usados planos especiais na RM cardíaca: transversal, duas câmaras, três câmaras e quatro câmaras (Figura 24.20).

Cinerressonância cardíaca. Geralmente, esse exame é realizado obtendo-se um conjunto de imagens de precessão livre em estado de equilíbrio balanceado (bSSFP; do inglês, *balanced steady-state free precession*), sincronizadas retrospectivamente nos planos de imagem cardíaca padronizados (ver Figura 24.20). A cine-RM em bSSFP tem resolução temporal e contraste de imagem intrínseco adequados, por causa da razão T2:T1 entre sangue e miocárdio, que é relativamente alta. As técnicas de bSSFP são obtidas emitindo-se um pulso de radiofrequência de excitação com tempo de repetição curto, seguido de um gradiente de refocalização; essas imagens estão menos sujeitas aos efeitos T2*, em comparação com as imagens *gradient recalled echo* (GRE). Em geral, as imagens cinemáticas são obtidas separadamente, acopladas ao ECG, no qual o ciclo cardíaco é dividido em vários segmentos. Cada imagem é formada pelas informações reunidas durante vários batimentos cardíacos; portanto, o paciente deve fazer várias apneias, para disponibilizar um conjunto completo de imagens do coração. Mais recentemente, pesquisadores descreveram aquisições cinemáticas volumétricas 3D com a respiração livre, que eliminam ou minimizam a necessidade de interromper a respiração e permitem tempos de planejamento e aquisição muito mais curtos, porque evitam a necessidade de que as imagens sejam adquiridas em vários planos.

Em geral, o exame de RM obtém uma "pilha" de imagens axiais cobrindo os ventrículos desde a base até o ápice. Usando *softwares* de pós-processamento cardíaco de acordo com diretrizes padronizadas, é possível quantificar volumes telediastólico e telessistólico dos ventrículos, fração de ejeção, volume

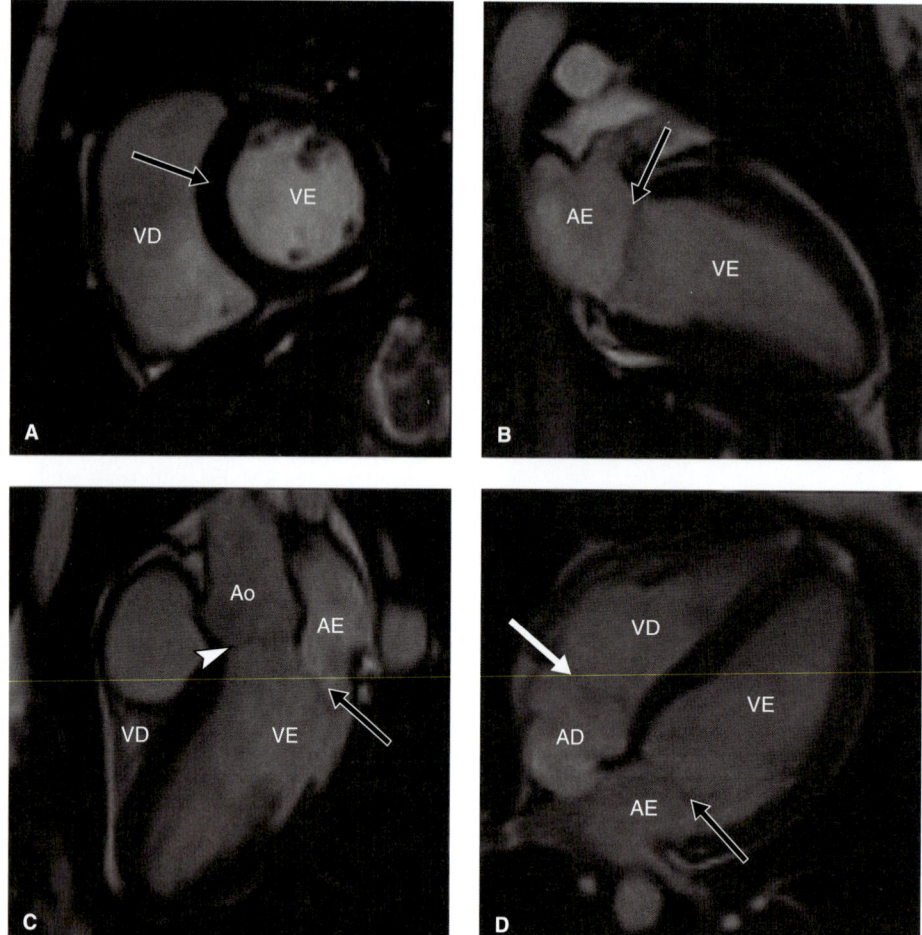

Figura 24.20 Planos de imagem da ressonância magnética (RM) cardíaca. Imagens de precessão livre em estado de equilíbrio balanceado (bSSFP) nos planos de RM cardíaca padronizados. **A.** A imagem transversal demonstrou ventrículo esquerdo (VE) e ventrículo direito (VD) separados pelo septo interventricular (*seta preta*). **B.** A imagem de duas câmaras mostrou átrio esquerdo (AE) e ventrículo esquerdo (VE) separados pela valva mitral (*seta preta*). **C.** A imagem de três câmaras demonstrou AE, VE e raiz aórtica (Ao), assim como valvas mitral (*seta preta*) e aórtica (*seta branca*). **D.** A imagem de quatro câmaras mostrou VE, VD, AE e átrio direito (AD), bem como as valvas mitral (*seta preta*) e tricúspide (*seta branca*).

ejetado, débito cardíaco e massa miocárdica com demarcação das bordas endocárdica e epicárdica no fim da diástole e da sístole. O fluxo turbulento causa defasagem de sinais, o que permite avaliar qualitativamente doenças valvares (inclusive regurgitação) (Figura 24.21). As dimensões atriais podem ser avaliadas visualmente ou por determinação de sua área transversal ou volumes.

RM por contraste de fase. Essa técnica permite quantificar confiavelmente volumes regurgitantes e fluxos de *shunts*, demonstrar visualmente padrões de fluxo e avaliar estresse de cisalhamento mural e turbulência. Entre as indicações comuns da RM por contraste de fase, estão as doenças valvares e a cardiopatia congênita. Tradicionalmente, esse exame é realizado em corte 2D prescrito em um plano oblíquo perpendicular ao vaso a ser estudado, usando sequências de contraste de fase sincronizadas e sensibilizadas à velocidade no plano transversal. A aquisição típica é uma sequência GRE 2D em resolução temporal ou multifásica. Dois conjuntos de dados de imagem bruta são adquiridos com uma diferença de gradiente de primeiro momento, a partir dos quais são reconstruídas imagens de velocidade e magnitude (Figura 24.22). As aquisições por contraste de fase 2D podem ser obtidas em apneia ou enquanto o paciente respira livremente, em geral com aquisição segmentada. Um parâmetro importante para a aquisição das imagens por contraste de fase é o valor de codificação de velocidade (VENC; do inglês, *velocity encoding value*). Nos casos típicos, o VENC é ajustado em nível ligeiramente maior que as velocidades mais altas esperadas. Quando baixo, resulta em razão sinal-ruído de fase mais alta; contudo, ocorre *aliasing* fluxo-dependente indesejável.

Mais recentemente, pesquisadores descreveram RM 3D por contraste de fase, sincronizada ao ECG utilizando codificação de velocidade tridimensional ou RM de fluxo quadridimensional (4D), que hoje é utilizada rotineiramente em alguns centros médicos. A RM de fluxo 4D consiste em uma aquisição em resolução temporal volumétrica, que é sincronizada pelo ciclo cardíaco, fornecendo um campo vetorial tempo-variável do fluxo sanguíneo, além das imagens anatômicas. Uma das vantagens desse exame é que podem ser reformatados vários planos de imagem durante a análise, sem limitações aos planos predefinidos (Figura 24.23). Com as abordagens de RM 2D e 4D por contraste de fase, erros do "plano de fundo" devem ser removidos por meio de algoritmos de pós-processamento. O mais comum é medir a fase nos tecidos de fundo estáticos que circundam o fluxo e, em seguida, usar essas medidas para estimar a correção de fase em toda a imagem.

RM com realce tardio pelo gadolínio (LGE; do inglês, "late gadolinium enhancement"). É uma técnica reprodutível para avaliar infarto e fibrose macroscópica ou áreas de substituição fibrótica; tem valor prognóstico nos pacientes com miocardiopatia isquêmica ou de outras etiologias. Detecção, extensão e padrão de realce tardio ajudam a diagnosticar e monitorar pacientes com miocardiopatia.

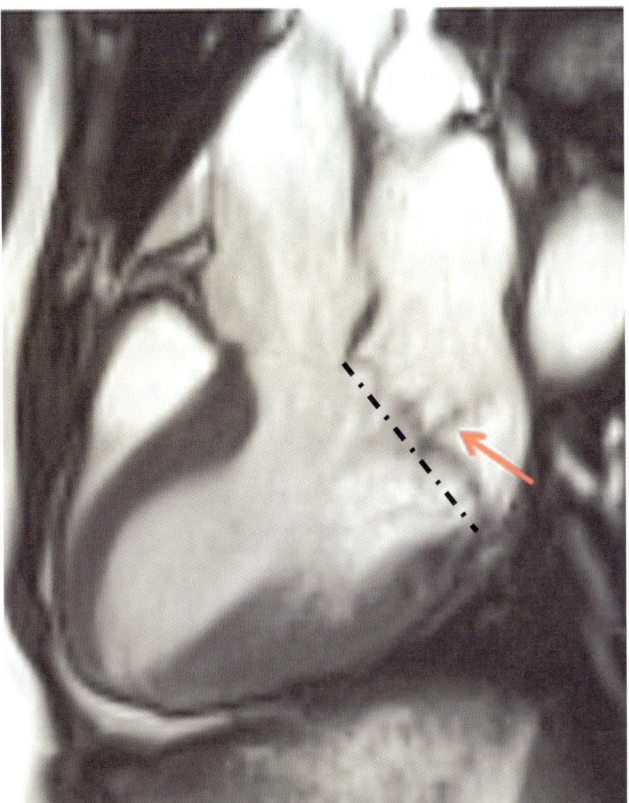

Nos casos típicos, as imagens de RM com realce tardio pelo gadolínio são obtidas entre 10 e 20 minutos depois da administração de um contraste à base de gadolínio na dose de 0,1 a 0,2 mmol/kg. O gadolínio é paramagnético e, desse modo, reduz o tempo T1. Contrastes à base de gadolínio são distribuídos ao espaço extracelular e, em condições normais, não entram nas células miocárdicas. Em algumas condições patológicas, o volume de distribuição do contraste aumenta em razão da ampliação do espaço extracelular (p. ex., deposição de colágeno nas áreas de fibrose) ou destruição das membranas das células miocárdicas (infarto), resultando em imagens de RM com realce tardio pelo gadolínio. O miocárdio normal aparece em preto (Figura 24.24). Áreas de infarto e fibrose concentram mais gadolínio; portanto, têm T1 mais curto e recuperação mais rápida e parecem brilhantes (Figuras 24.12 e 24.25). Os vasos sanguíneos também podem ter sinal brilhante em consequência da presença de gadolínio na corrente sanguínea.

As sequências usadas mais comumente em RM com realce tardio pelo gadolínio são recuperação de inversão (IR; do inglês, *inversion recovery*) e recuperação de inversão sensível à fase (PSIR; do inglês, *phase-sensitive inversion recovery*) usando monitor FLASH segmentado, sincronizado pelo ECG. Nas sequências de IR, deve-se escolher um tempo de inversão (TI) adequado para anular o sinal emitido pelo miocárdio normal e assegurar o melhor contraste tecidual possível entre fibrose/infarto e tecidos miocárdicos normais. O TI ideal é variável e depende de vários fatores, inclusive débito cardíaco e cinética do contraste. O valor pode ser determinado por tentativa e erro ou com base em uma sequência Look-Locker, que adquire uma série de imagens com TI variável enquanto o paciente prende a respiração. Já as técnicas de PSIR superam parcialmente a limitação imposta pela escolha do TI apropriado. Mais recentemente, radiologistas têm usado sequência IR ou PSIR com precessão livre no estado de equilíbrio com disparo único (SSFP; do inglês, *single-shot steady-state free precession*) para obter cobertura *multislice* rápida ou nos pacientes com arritmias ou dificuldade de prender a respiração.

Alguns autores também descreveram a caracterização dos tecidos cardíacos usando várias técnicas que não administram

Figura 24.21 Regurgitação mitral. Essa imagem de ressonância magnética (RM) cardíaca em precessão livre em estado de equilíbrio balanceado (bSSFP) no plano de três câmaras demonstrou regurgitação mitral moderada, que foi detectada qualitativamente por defasagem de sinais (*seta vermelha*). Na sístole, as cúspides da valva mitral estendiam-se a uma posição posterior ao plano da valva mitral (*linha preta tracejada*), o que é compatível com prolapso da valva mitral.

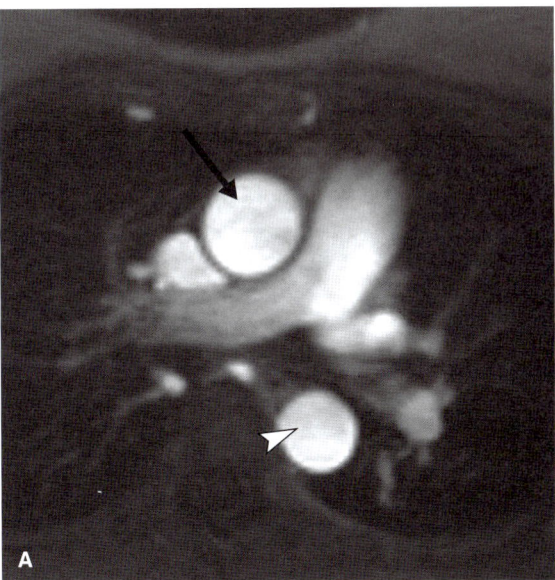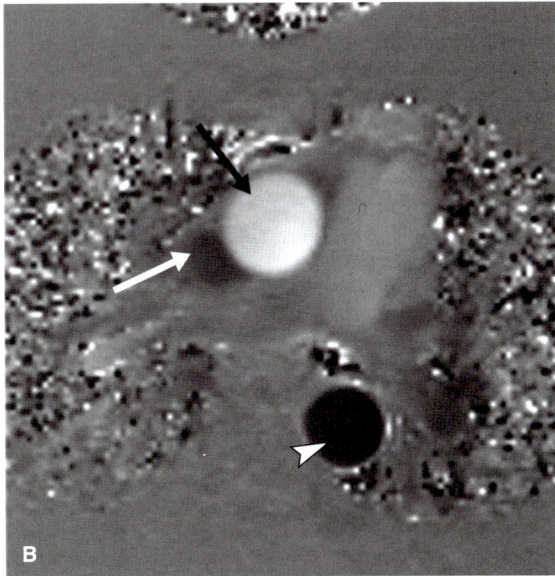

Figura 24.22 RM 2D por contraste de fase. Imagens por contraste de fase foram adquiridas em um plano ortogonal aos segmentos ascendente (*seta preta*) e descendente (*ponta de seta branca*) da aorta torácica, no nível do tronco da artéria pulmonar. **A.** A imagem de magnitude mostrou informações anatômicas sem especificar a direção do fluxo. **B.** A imagem de fase permitiu quantificar a velocidade do fluxo sanguíneo. O sangue que circulava para cima, inclusive do segmento ascendente da aorta torácica (*seta preta*), apareceu como sinal brilhante, enquanto o sangue que fluía para baixo, como o do segmento descendente da aorta torácica (*ponta de seta branca*), apareceu como sinal escuro. Embora o sangue dentro da VCS (*seta branca*) também circulasse para baixo, seu sinal não era tão escuro quanto o do segmento descendente da aorta, porque a velocidade do fluxo na veia era muito menor que a da aorta.

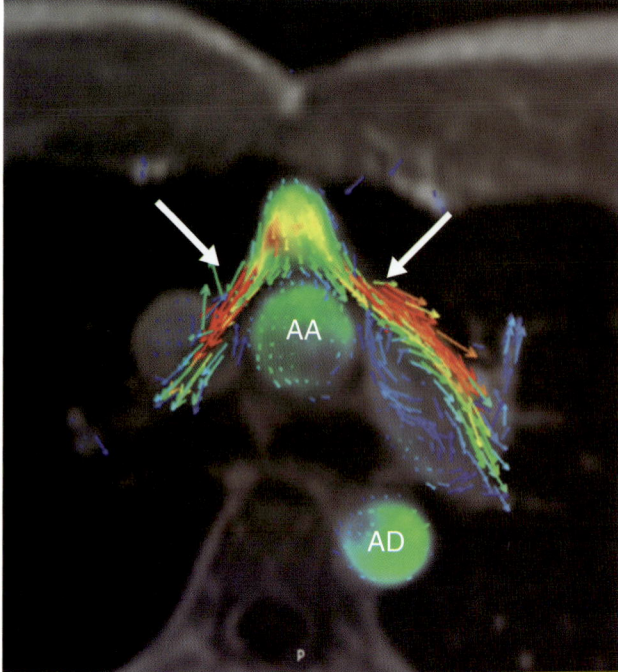

Figura 24.23 RM de fluxo 4D por contraste de fase. A imagem oblíqua axial da RM de fluxo 4D por contraste de fase de um paciente com transposição completa das grandes artérias, depois da cirurgia de reposicionamento arterial e manobra de Lecompte, demonstrou áreas com aumento de velocidade nos segmentos proximais das artérias pulmonares esquerda e direita (*setas brancas*). Esses vasos estavam estreitados à medida que circundavam o segmento ascendente da aorta torácica, uma complicação tardia comum do procedimento de reposicionamento arterial. Uma vantagem da RM de fluxo 4D é que podem ser reformatados vários planos de imagem diferentes durante a análise, sem ficar limitado aos planos de predefinidos. AA, segmento ascendente da aorta torácica; AD, segmento descendente da aorta torácica.

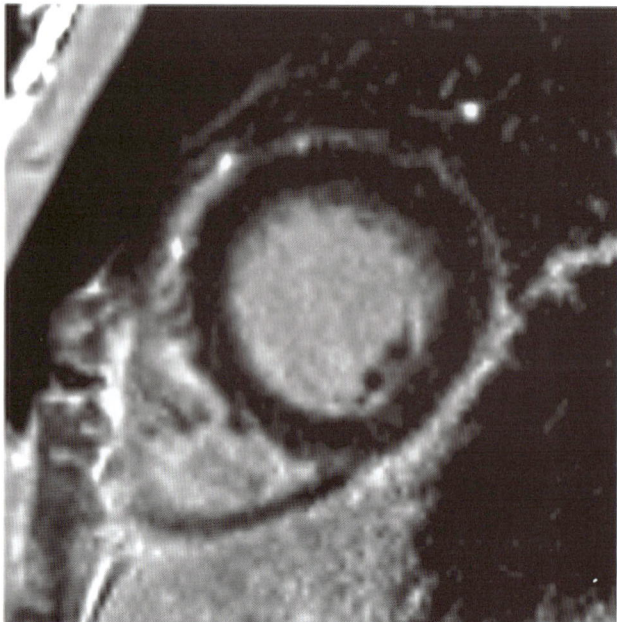

Figura 24.24 Ressonância magnética (RM) cardíaca com realce tardio por gadolínio. Essa imagem com realce tardio por gadolínio no plano transversal de um voluntário saudável demonstrou "anulação" normal do miocárdio, que apareceu em preto.

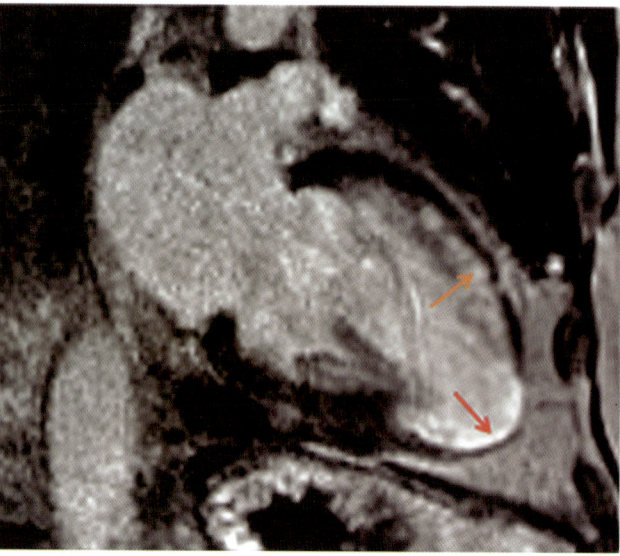

Figura 24.25 Ressonância magnética (RM) cardíaca com realce tardio por gadolínio demonstrando infarto do miocárdio. Essa imagem com realce tardio por gadolínio na incidência de duas câmaras demonstrou hiperintensidade subendocárdica na parede médio-anterior apical (*seta laranja*) e realce transmural no ápice (*seta vermelha*), alterações compatíveis com infarto.

contraste, inclusive imagens ponderadas em T2, T2*, T1 com e sem supressão de gordura e imagens ponderadas em difusão (DWI; do inglês, *diffusion-weighted imaging*). Essas técnicas são úteis na caracterização dos tecidos miocárdicos e na investigação de tumores.

Imagem ponderada em T2. Essa sequência é usada para avaliar edema e inflamação do miocárdio, como ocorre nos casos de infarto agudo, miocardite, miocardiopatia por estresse e sarcoidose cardíaca. Semelhante à RM com realce tardio pelo gadolínio, a extensão e o padrão da anormalidade de sinal ajudam a diferenciar as diversas causas subjacentes. Em geral, os tempos de relaxamento T2 longos dos prótons ligados à água geram sinais de intensidade alta nos tecidos edemaciados demonstrados nas imagens ponderadas em T2 (Figura 24.26). A imagem padrão do miocárdico em T2 utiliza sequências *turbo spin-echo* (TSE), com ou sem pulsos de saturação de gordura, combinadas com preparação de sangue escuro. Mais recentemente, pesquisadores descreveram sequências ponderadas em T2 baseadas em SSFP. Entre as limitações das imagens ponderadas em T2 está a preparação de sangue escuro incompleta, resultando em um artefato de sangue com halo brilhante adjacente ao endocárdio.

Imagem ponderada em T2.* Essa sequência é usada para avaliar a quantidade de ferro do miocárdio, mais comumente no contexto de anemias dependentes de transfusão (como betatalassemia maior). No exame de RM, a presença de ferro intracelular causa encurtamento do relaxamento T2* em consequência da heterogeneidade do campo magnético. O T2* miocárdico pode ser quantificado confiavelmente, e estudos demonstraram que ele está inversamente relacionado com deposição de ferro. As técnicas da sequência T2* incluem imagens *gradient-echo* com várias apneias, imagens *multiecho gradient-echo* com apenas uma apneia (Figura 24.27) e imagem com sangue escuro usando uma sequência IR dupla com aquisição de imagens T2* *multiecho* no fim da diástole. O T2* do miocárdio geralmente é avaliado usando um corte mesoventricular por amostragem da região do septo interventricular a ser estudada. O T2* hepático também pode ser quantificado, porque os cortes transversais do miocárdio frequentemente incluem partes do fígado no campo de visão.

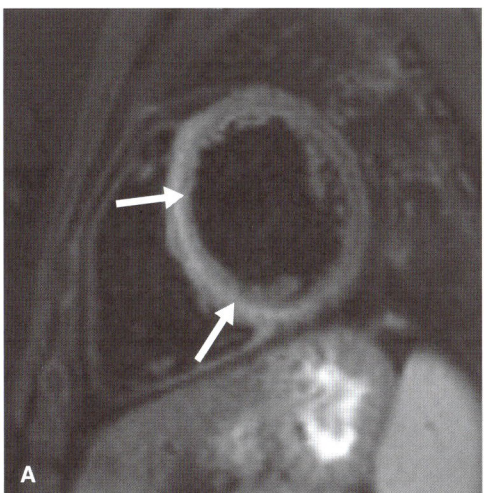
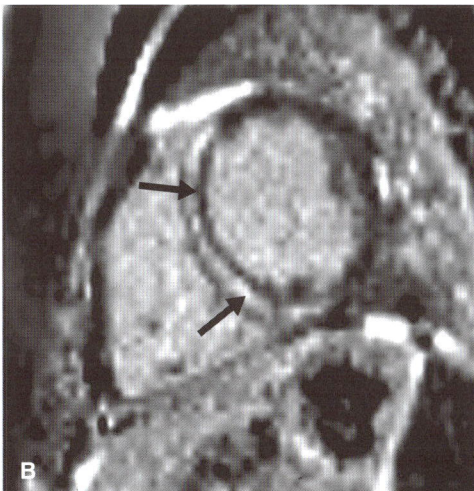

Figura 24.26 **Miocardite. A.** Essa imagem de ressonância magnética (RM) cardíaca ponderada em T2 com sangue escuro na incidência transversal demonstrou hiperintensidade linear na parede média (*setas brancas*) do septo interventricular de um paciente com miocardite viral. **B.** A imagem com realce tardio por gadolínio mostrou realce das áreas correspondentes do septo interventricular (*setas pretas*).

Técnicas de mapeamento paramétrico. Permitem quantificar os tecidos miocárdicos com base nas alterações dos tempos de relaxamento e volume extracelular (VEC) em T1, T2 e T2*. Os primeiros são propriedades magnéticas intrínsecas dos tecidos e representam, respectivamente, os tempos de recuperação longitudinal e transversal dos átomos de hidrogênio depois de sua excitação. Cada tecido tem sua própria faixa característica de valores, que podem ser alterados em condições patológicas. Já T2* sempre é menor ou igual a T2 e resulta basicamente de heterogeneidades do campo magnético principal. O mapeamento paramétrico permite quantificar e, possivelmente, padronizar as propriedades dos tecidos miocárdicos examinados à RM cardíaca.

Mapas T1. Podem ser obtidos a partir dos valores de T1 do miocárdio nas sequências sem contraste ou depois da administração de contraste. A combinação dos mapas de T1 antes e depois da infusão de contraste permite calcular o coeficiente de partição miocárdica (valor lambda), com derivação subsequente do VEC por ajuste do volume de distribuição do contraste com base no hematócrito. Uma vantagem do mapeamento de T1 sem contraste, sobre as técnicas de RM com realce tardio pelo gadolínio, é que a administração de contraste é dispensável.

Os valores de T1 do miocárdio sem contraste aumentam, os de T1 pós-contraste diminuem e os de VEC aumentam quando o espaço extracelular está ampliado, como ocorre nos pacientes com fibrose miocárdica (Figura 24.28). Os valores aumentados de T1 sem contraste e de VEC também foram demonstrados em pacientes com infiltração amiloide do coração e edema miocárdico. Por outro lado, os valores de T1 sem contraste diminuem em várias condições patológicas, inclusive sobrecarga de ferro, infiltração gordurosa, doença de Fabry e hemorragia.

Hoje em dia, existem várias técnicas de mapeamento de T1, inclusive recuperação de inversão Look-Locker modificada (Molli; do inglês, *modified Look-Locker inversion recovery*), sequência MOLLI abreviada (ShMOLLI; do inglês, *shortened MOLLI sequence*), aquisição com disparo único em recuperação de inversão (Sasha; do inglês, *saturation recovery single-shot acquisition*) e recuperação de inversão independente da frequência cardíaca com preparação de pulso de saturação (Sapphire; do inglês, *saturation pulse prepared heart-rate-independent inversion recovery*). Estudos demonstraram que as técnicas que usam T1 subestimam o valor de T1 miocárdico sem contraste, enquanto as técnicas de recuperação de saturação possuem maior acurácia, mas precisão menor. Os valores de T1 variam de acordo com outros fatores, inclusive potência do campo magnético, razão pela qual os valores de T1 sem contraste são significativamente maiores com 3T do que com 1,5T. Portanto, os valores absolutos de T1 devem ser interpretados com base na técnica específica utilizada.

Mapas T2. Podem ser gerados a partir de uma série de imagens para calcular uma curva de degradação do sinal T2, a partir da qual os tempos de relaxamento T2 do miocárdio podem ser determinados diretamente. Os valores de T2 aumentam com edema miocárdico, inclusive infarto agudo, miocardite, miocardiopatia por estresse e sarcoidose (Figura 24.29). Existem várias técnicas descritas para mapeamento T2. Em geral, um pulso de preparação de T2 é aplicado para conferir contraste ao sinal T2, enquanto a "leitura" subsequente é realizada usando uma sequência SSFP ou disparo rápido com ângulo pequeno (Flash; do inglês, *fast low-angle shot*). Mapeamento T2 baseado em SSFP pode superestimar ligeiramente os valores de T2, mas oferece melhor razão sinal-ruído e forma menos artefatos de imagem.

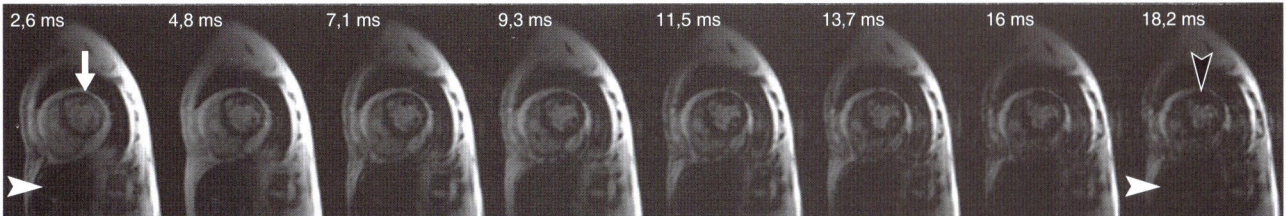

Figura 24.27 **Imagens de RM em T2*.** A sequência *multiecho gradient-echo* na incidência transversal obtida no nível médio da cavidade ventricular esquerda demonstrou degradação rápida do sinal miocárdico com aumento progressivo dos tempos de *echo* entre 2,6 ms (*seta branca*) e 18,2 ms (*ponta de seta preta*). Isso foi atribuído à deposição aumentada de ferro no miocárdio desse paciente com hemocromatose. Imagens na incidência transversal também permitiram determinar o T2* do fígado (*pontas de seta branca*), que é afetado na maioria dos casos de hemocromatose.

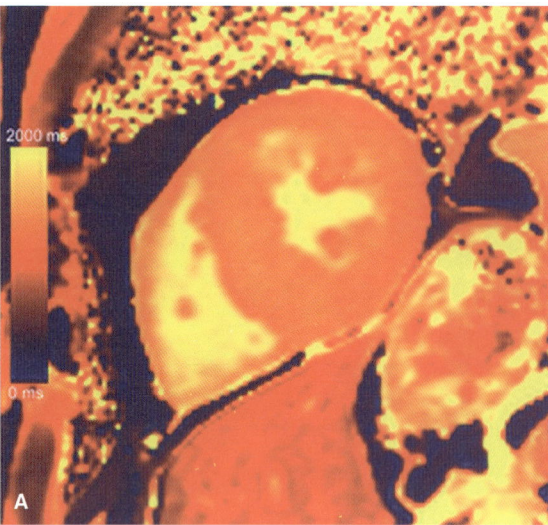 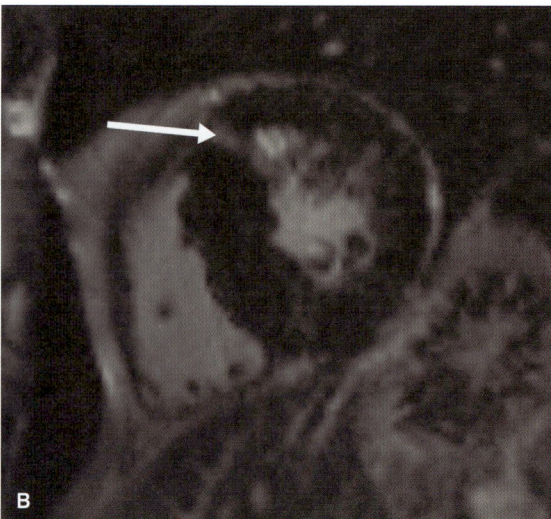

Figura 24.28 Miocardiopatia hipertrófica. A. Exame de ressonância magnética (RM) com mapa T1 sem contraste na incidência transversal de um paciente com miocardiopatia hipertrófica (MCH) septal assimétrica. Os valores de T1 sem contraste do septo interventricular (1.320 ms com 3T) estavam acima da faixa de referência normal, compatível com fibrose. **B.** A imagem com realce tardio pelo gadolínio mostrou fibrose no ponto de inserção anterior do VD (*seta branca*) e septo anterior hipertrofiado.

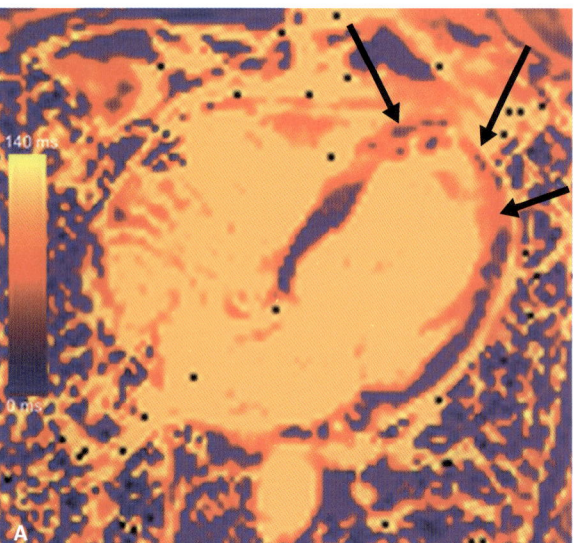 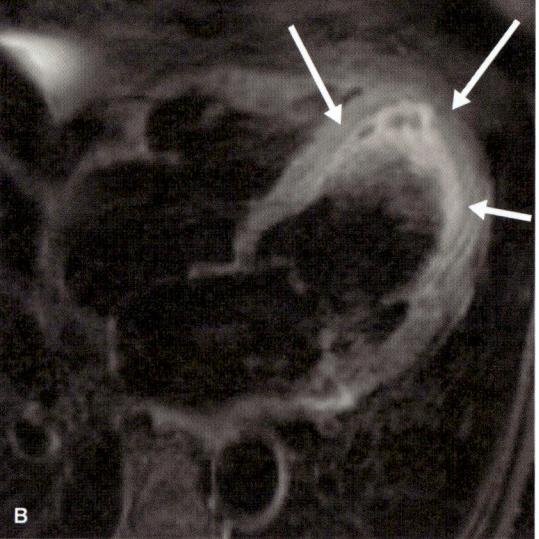

Figura 24.29 Miocardiopatia por estresse. A. Exame de ressonância magnética (RM) cardíaca com mapa T2 na incidência de quatro câmaras de um paciente com miocardiopatia por estresse (Takotsubo). No ápice, os valores de T2 estavam acima da faixa de referência (70 ms, *setas pretas*), compatível com edema. **B.** A imagem de RM cardíaca ponderada em T2 com sangue escuro na incidência de quatro câmaras mostrou hiperintensidade correspondente no ápice (*setas brancas*) causada por edema.

RM cardíaca com imagem de perfusão. Pode ser usada para caracterizar a reserva de fluxo coronariano e perfusão miocárdica em repouso e condições de estresse. Geralmente, a perfusão é avaliada com base na imagem de "primeira passagem", que permite avaliar e medir o realce pelo meio de contraste durante a primeira passagem da injeção de contraste pelas câmaras cardíacas e miocárdio. Os estudos da perfusão miocárdica com base na RM cardíaca estão baseados principalmente nas técnicas ponderadas em T1, com aquisição de várias imagens a cada batimento cardíaco, durante um ciclo de aproximadamente 60 batimentos, incluindo uma fase pré-contraste, primeira passagem do contraste e recirculação do contraste. A aquisição é muito longa para que possa ser realizada durante uma única apneia e, durante o pós-processamento, podem ser aplicados algoritmos para correção de movimentos (Figura 24.30).

Leitura sugerida

Achenbach S, Marwan M, Schepis T, et al. High-pitch spiral acquisition: a new scan mode for coronary CT angiography. *J Cardiovasc Comput Tomogr* 2009;3:117–121.

ACR Committee on Drugs and Contrast Media. ACR manual on contrast media. Available from https://www.acr.org/-/media/ACR/Files/Clinical-Resources/Contrast_Media.pdf. 2017.

Agatston AS, Janowitz WR, Hildner FJ, Zusmer NR, Viamonte MJ, Detrano R. Quantification of coronary artery calcium using ultrafast computed tomography. *J Am Coll Cardiol* 1990;15:827–832.

Baksi AJ, Pennell DJ. T1 mapping in heart failure: from technique to prognosis, toward altering outcome. *Circ Cardiovasc Imaging* 2013;6:861–863.

Blanke P, Bulla S, Baumann T, et al. Thoracic aorta: prospective electrocardiographically triggered CT angiography with dual-source CT—feasibility, image quality, and dose reduction. *Radiology* 2010;255:207–217.

Budoff MJ, Shaw LJ, Liu ST, et al. Long-term prognosis associated with coronary calcification: observations from a registry of 25,253 patients. *J Am Coll Cardiol* 2007;49:1860–1870.

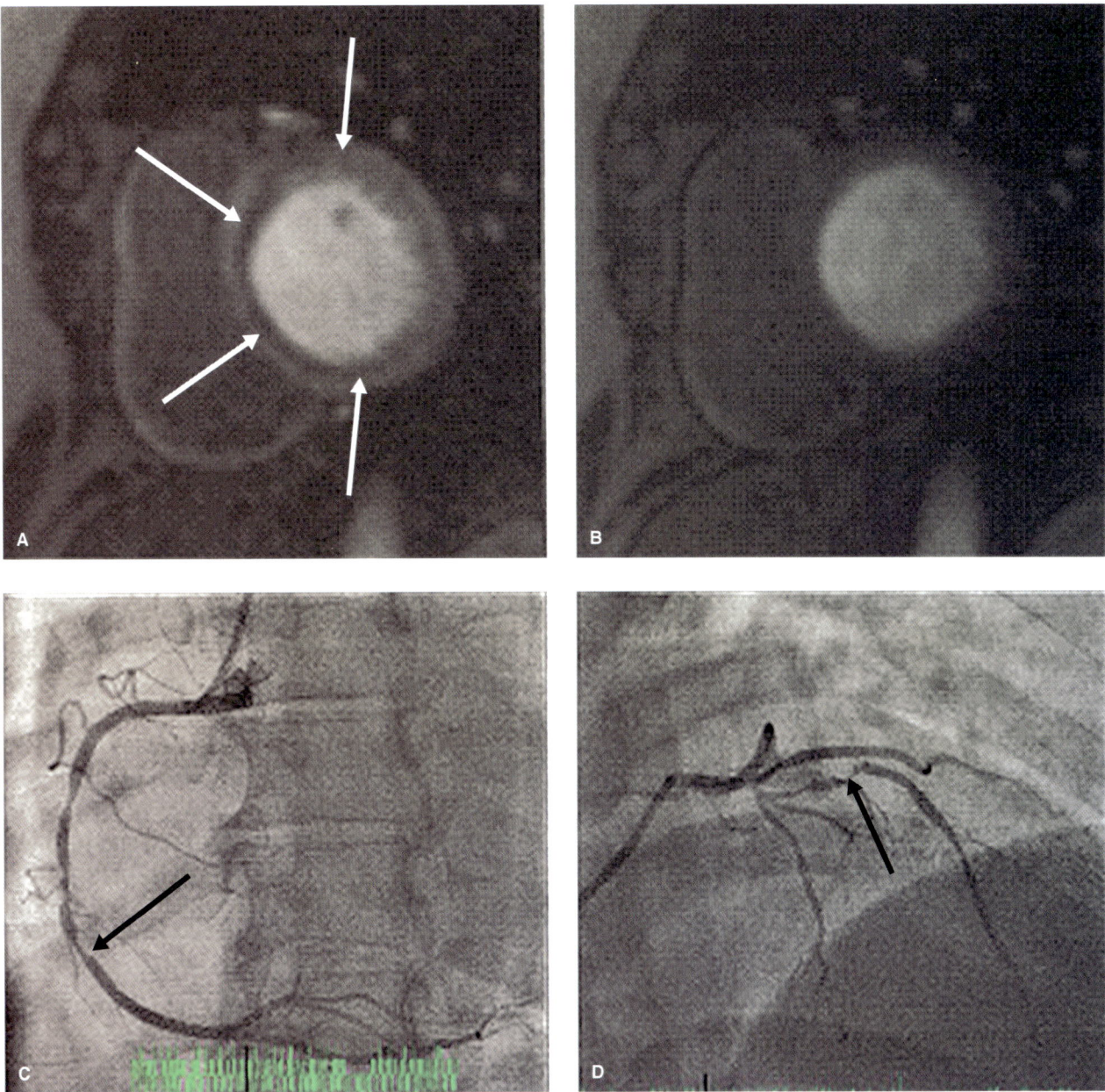

Figura 24.30 **Ressonância magnética (RM) cardíaca com estudo da perfusão e angiografia coronariana por cateter. A.** A imagem de RM da perfusão cardíaca sob estresse na incidência transversal demonstrou hipoperfusão subendocárdica (*sinal de intensidade baixa*) na parede anterior, no septo anterior, no septo inferior e na parede inferior (*setas brancas*). **B.** A imagem de RM da perfusão cardíaca em repouso na incidência transversal não detectou falhas de perfusão. Na sequência de realce tardio por gadolínio (não mostrada), não havia evidência de realce tardio que pudesse sugerir infarto ou fibrose. **C.** Essa imagem de angiografia coronariana por cateter evidenciou várias áreas de estenose grave (mais que 70%) dos segmentos proximal e médio da artéria coronária direita (*seta preta*). **D.** Outra imagem de angiografia coronariana por cateter demonstrou várias áreas de estenose grave (mais que 70%) das artérias coronárias direita (*seta preta*) e descendente anterior esquerda.

Burt JR, Zimmerman SL, Kamel IR, Halushka M, Bluemke DA. Myocardial T1 mapping: techniques and potential applications. *RadioGraphics* 2014; 34:377–395.

Carpenter JP, He T, Kirk P, et al. On T2* magnetic resonance and cardiac iron. *Circulation* 2011;123:1519–1528.

Chareonthaitawee P, Beanlands RS, Chen W, et al. Joint SNMMI-ASNC expert consensus document on the role of (18)F-FDG PET/CT in cardiac sarcoid detection and therapy monitoring. *J Nucl Med* 2017;58:1341–1353.

Coelho-Filho OR, Rickers C, Kwong RY, Jerosch-Herold M. MR myocardial perfusion imaging. *Radiology* 2013;266:701–715.

Dass S, Suttie JJ, Piechnik SK, et al. Myocardial tissue characterization using magnetic resonance noncontrast t1 mapping in hypertrophic and dilated cardiomyopathy. *Circ Cardiovasc Imaging* 2012;5:726–733.

Doltra A, Amundsen BH, Gebker R, Fleck E, Kelle S. Emerging concepts for myocardial late gadolinium enhancement MRI. *Current Cardiology Reviews* 2013;9:185–190.

Douglas PS, Hoffmann U, Patel MR, et al. Outcomes of anatomical versus functional testing for coronary artery disease. *N Engl J Med* 2015;372:1291–1300.

Dvorak RA, Brown RK, Corbett JR. Interpretation of SPECT/CT myocardial perfusion images: common artifacts and quality control techniques. *RadioGraphics* 2011;31:2041–2057.

Eitel I, Friedrich MG. T2-weighted cardiovascular magnetic resonance in acute cardiac disease. *J Cardiovasc Magn Reson* 2011;13:13.

Flett AS, Hayward MP, Ashworth MT, et al. Equilibrium contrast cardiovascular magnetic resonance for the measurement of diffuse myocardial fibrosis: preliminary validation in humans. *Circulation* 2010;122:138–144.

Germain P, El Ghannudi S, Jeung MY, et al. Native T1 mapping of the heart—a pictorial review. *Clin Med Insights Cardiol* 2014;8:1–11.

Gimbel JR, Bello D, Schmitt M, et al. Randomized trial of pacemaker and lead system for safe scanning at 1.5 Tesla. *Heart Rhythm* 2013;10:685–691.

Giri S, Chung YC, Merchant A, et al. T2 quantification for improved detection of myocardial edema. *J Cardiovasc Magn Reson* 2009;11:56.

Gold MR, Sommer T, Schwitter J, et al. Full-body MRI in patients with an implantable cardioverter-defibrillator: primary results of a randomized study. *J Am Coll Cardiol* 2015;65:2581–2588.

Gulani V, Calamante F, Shellock FG, Kanal E, Reeder SB. Gadolinium deposition in the brain: summary of evidence and recommendations. *Lancet Neurol* 2017;16:564–570.

He T, Gatehouse PD, Kirk P, et al. Black-blood T2* technique for myocardial iron measurement in thalassemia. *J Magn Reson Imaging* 2007;25:1205–1209.

Heidary S, Patel H, Chung J, et al. Quantitative tissue characterization of infarct core and border zone in patients with ischemic cardiomyopathy by magnetic resonance is associated with future cardiovascular events. *J Am Coll Cardiol* 2010;55:2762–2768.

Higgins CB, Reinke RT, Jones NE, Broderick T. Left atrial dimension on the frontal thoracic radiograph: a method for assessing left atrial enlargement. *AJR Am J Roentgenol* 1978;130:251–255.

Ho SY, Cabrera JA, Sanchez-Quintana D. Left atrial anatomy revisited. *Circ Arrhythm Electrophysiol* 2012;5:220–228.

Hoffman RB, Rigler LG. Evaluation of left ventricular enlargement in the lateral projection of the chest. *Radiology* 1965;85:93–100.

Hoffmann U, Truong QA, Schoenfeld DA, et al. Coronary CT angiography versus standard evaluation in acute chest pain. *N Engl J Med* 2012;367:299–308.

Huang TY, Liu YJ, Stemmer A, Poncelet BP. T2 measurement of the human myocardium using a T2-prepared transient-state TrueFISP sequence. *Magn Reson Med* 2007;57:960–966.

Indik JH, Gimbel JR, Abe H, et al. 2017 HRS expert consensus statement on magnetic resonance imaging and radiation exposure in patients with cardiovascular implantable electronic devices. *Heart Rhythm* 2017;14:e97–e153.

Kellman P, Arai AE. Cardiac imaging techniques for physicians: late enhancement. *J Magn Reson Imaging* 2012;36:529–542.

Kronenberg MW, Parrish MD, Jenkins DW Jr, Sandler MP, Friesinger GC. Accuracy of radionuclide ventriculography for estimation of left ventricular volume changes and end-systolic pressure-volume relations. *J Am Coll Cardiol* 1985;6:1064–1072.

Kuruvilla S, Adenaw N, Katwal AB, Lipinski MJ, Kramer CM, Salerno M. Late gadolinium enhancement on cardiac magnetic resonance predicts adverse cardiovascular outcomes in nonischemic cardiomyopathy: a systematic review and meta-analysis. *Circ Cardiovasc Imaging* 2014;7:250–258.

Langman DA, Goldberg IB, Finn JP, Ennis DB. Pacemaker lead tip heating in abandoned and pacemaker-attached leads at 1.5 Tesla MRI. *J Magn Reson Imaging* 2011;33:426–431.

Lin SL, Hsu TL, Liou JY, et al. Usefulness of transesophageal echocardiography for the detection of left atrial thrombi in patients with rheumatic heart disease. *Echocardiography* 1992;9:161–168.

Litt HI, Gatsonis C, Snyder B, et al. CT angiography for safe discharge of patients with possible acute coronary syndromes. *N Engl J Med* 2012;366:1393–1403.

Malik SB, Chen N, Parker RA 3rd, Hsu JY. Transthoracic echocardiography: pitfalls and limitations as delineated at cardiac CT and MR imaging. *RadioGraphics* 2017;37:383–406.

Miller JM, Rochitte CE, Dewey M, et al. Diagnostic performance of coronary angiography by 64-row CT. *N Engl J Med* 2008;359:2324–2336.

Nayak KS, Nielsen JF, Bernstein MA, et al. Cardiovascular magnetic resonance phase contrast imaging. *J Cardiovasc Magn Reson* 2015;17:71.

Paul JF, Abada HT. Strategies for reduction of radiation dose in cardiac multislice CT. *Eur Radiol* 2007;17:2028–2037.

Pedersen SF, Thrysøe SA, Robich MP, et al. Assessment of intramyocardial hemorrhage by T1-weighted cardiovascular magnetic resonance in reperfused acute myocardial infarction. *J Cardiovasc Magn Reson* 2012;14:1–8.

Petersen SE, Aung N, Sanghvi MM, et al. Reference ranges for cardiac structure and function using cardiovascular magnetic resonance (CMR) in Caucasians from the UK Biobank population cohort. *J Cardiovasc Magn Reson* 2017;19:18.

Pica S, Sado DM, Maestrini V, et al. Reproducibility of native myocardial T1 mapping in the assessment of Fabry disease and its role in early detection of cardiac involvement by cardiovascular magnetic resonance. *J Cardiovasc Magn Reson* 2014;16:99.

Puntmann VO, Isted A, Hinojar R, Foote L, Carr-White G, Nagel E. T1 and T2 mapping in recognition of early cardiac involvement in systemic sarcoidosis. *Radiology* 2017;285:63–72.

Roujol S, Weingartner S, Foppa M, et al. Accuracy, precision, and reproducibility of four T1 mapping sequences: a head-to-head comparison of MOLLI, ShMOLLI, SASHA, and SAPPHIRE. *Radiology* 2014;272:683–689.

Sado DM, Maestrini V, Piechnik SK, et al. Noncontrast myocardial T1 mapping using cardiovascular magnetic resonance for iron overload. *J Magn Reson Imaging* 2015;41:1505–1511.

Sadowski EA, Bennett LK, Chan MR, et al. Nephrogenic systemic fibrosis: risk factors and incidence estimation. *Radiology* 2007;243:148–157.

Schindler TH, Schelbert HR, Quercioli A, Dilsizian V. Cardiac PET imaging for the detection and monitoring of coronary artery disease and microvascular health. *JACC Cardiovasc Imaging* 2010;3:623–640.

Schulz-Menger J, Bluemke DA, Bremerich J, et al. Standardized image interpretation and post processing in cardiovascular magnetic resonance: Society for Cardiovascular Magnetic Resonance (SCMR) board of trustees task force on standardized post processing. *J Cardiovasc Magn Reson* 2013;15:35.

SCOT-HEART Investigators. CT coronary angiography in patients with suspected angina due to coronary heart disease (SCOT-HEART): an open-label, parallel-group, multicentre trial. *Lancet* 2015;385:2383–2391.

Sheehan F, Redington A. The right ventricle: anatomy, physiology and clinical imaging. *Heart* 2008;94:1510–1515.

Simonetti OP, Finn JP, White RD, Laub G, Henry DA. "Black blood" T2-weighted inversion-recovery MR imaging of the heart. *Radiology* 1996;199:49–57.

Spieker M, Haberkorn S, Gastl M, et al. Abnormal T2 mapping cardiovascular magnetic resonance correlates with adverse clinical outcome in patients with suspected acute myocarditis. *J Cardiovasc Magn Reson* 2017;19:38.

Sun Z, Lin C, Davidson R, Dong C, Liao Y. Diagnostic value of 64-slice CT angiography in coronary artery disease: a systematic review. *Eur J Radiol* 2008;67:78–84.

Usman M, Ruijsink B, Nazir MS, Cruz G, Prieto C. Free breathing whole-heart 3D CINE MRI with self-gated Cartesian trajectory. *Magn Reson Imaging* 2017;38:129–137.

Vasanawala SS, Hanneman K, Alley MT, Hsiao A. Congenital heart disease assessment with 4D flow MRI. *J Magn Reson Imaging* 2015;42(4):870–886.

Wassmuth R, Prothmann M, Utz W, et al. Variability and homogeneity of cardiovascular magnetic resonance myocardial T2-mapping in volunteers compared to patients with edema. *J Cardiovasc Magn Reson* 2013;15:27–27.

Xue H, Kellman P, Larocca G, Arai AE, Hansen MS. High spatial and temporal resolution retrospective cine cardiovascular magnetic resonance from shortened free breathing real-time acquisitions. *J Cardiovasc Magn Reson* 2013;15:102.

CAPÍTULO 25 ■ ANOMALIAS E DOENÇAS DAS ARTÉRIAS CORONÁRIAS

SETH KLIGERMAN

Imagens das artérias coronárias podem ser obtidas por várias modalidades de exame de imagem não invasivas, inclusive ultrassonografia (ecocardiografia), tomografia computadorizada (TC) e ressonância magnética (RM). Embora a ecocardiografia seja um recurso útil para avaliar rapidamente as funções sistólica e diastólica do miocárdio e complicações de um infarto deste, sua capacidade de avaliar diretamente as artérias coronárias é limitada. A angiotomografia computadorizada (angio-TC) do coração tornou-se a técnica principal para estudar diretamente a anatomia das artérias coronárias e anormalidades congênitas e adquiridas destes vasos, em razão de suas resoluções espacial (até 0,5 mm) e temporal (até 66 ms) excelentes. Embora a RM cardíaca possa ser usada nessa avaliação, a vantagem principal da técnica é sua capacidade de estudar lesões miocárdicas depois de infartos e orientar o tratamento subsequente.

Anatomia das artérias coronárias

As artérias coronárias atravessam a gordura epicárdica e fornecem sangue oxigenado ao miocárdio. A anatomia dessas artérias mostra variações amplas, e seu calibre e distribuição variam caso a caso. Considerando isso, é importante diferenciar entre anatomia variante normal e anomalias congênitas, além de distinguir entre anomalias congênitas benignas e outras que interfiram na irrigação sanguínea do miocárdio e possam causar isquemia ou infarto do miocárdio ou morte cardíaca súbita.

Artéria coronária principal esquerda

As artérias coronárias originam-se de três dilatações anatômicas existentes no segmento ascendente da aorta torácica, chamadas seios de Valsalva. As artérias coronárias direita (ACD) e principal esquerda (ACPE) originam-se dos seios de Valsalva direito e esquerdo, respectivamente (Figura 25.1). Nenhuma artéria coronária tem sua origem no seio não coronariano, cuja orientação é posterior, na direção do septo interatrial.

A partir de sua origem no seio de Valsalva esquerdo, a ACPE estende-se lateralmente à esquerda antes de dividir-se. Em geral, essa é a artéria coronária mais calibrosa, mas seu comprimento é variável. Na maioria dos indivíduos, ela bifurca-se em artéria coronária descendente anterior esquerda (DAE), orientada anteriormente, e artéria coronária circunflexa esquerda (CxE), orientada posteriormente (Figura 25.2). Entre 20 e 30% dos casos, a ACPE trifurca-se e forma um ramo intermédio originado entre a DAE e CxE (Figura 25.3).

Artéria coronária descendente anterior esquerda

Em geral, a artéria descendente anterior esquerda (DAE) é um vaso calibroso, que se estende ao longo da superfície anterior do ventrículo esquerdo (VE) (Figura 25.4). Seu comprimento pode variar, mas geralmente ela circunda o ápice do VE antes de terminar. Essa artéria é dividida em três partes: proximal, intermediária e distal (Figura 25.5). O segmento proximal da artéria DAE estende-se desde sua origem até o óstio do primeiro ramo septal calibroso ou do ramo diagonal – o que se formar primeiro. O segmento intermediário estende-se do fim do segmento proximal da DAE até a metade da distância, quando alcança o ápice do VE; por fim, o segmento distal da DAE estende-se do fim do segmento intermediário da DAE até sua terminação.

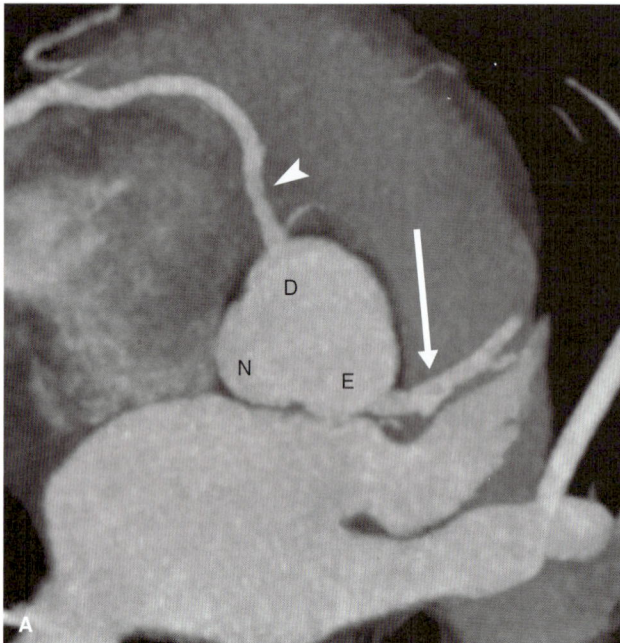

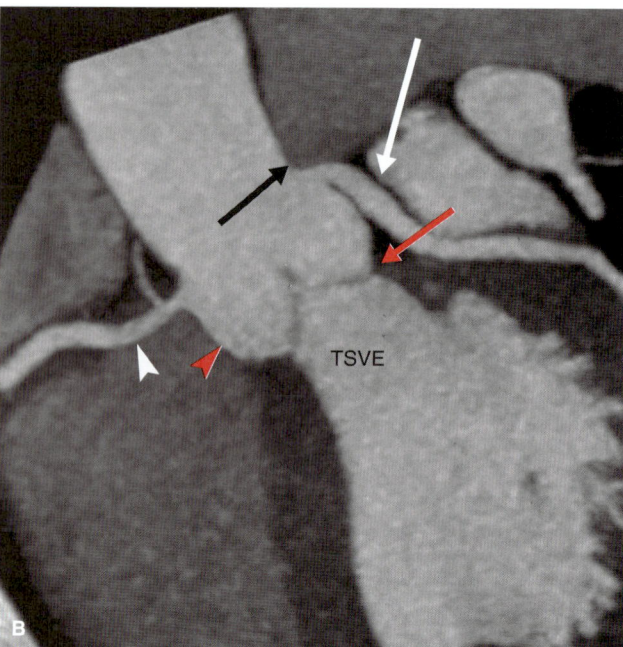

Figura 25.1 Anatomia dos óstios coronários normais. A. Essa imagem de angiotomografia computadorizada (angio-TC) das coronárias em MIP (projeção de intensidade máxima) com espessura de 7 mm, transversal ao seio aórtico, demonstrou os seios de Valsalva esquerdo (*E*), direito (*D*) e não coronariano (*N*). Em casos típicos, a artéria coronária principal esquerda (ACPE, *seta branca*) e a artéria coronária direita (*ponta de seta branca*) originam-se dos seios coronários esquerdo e direito, respectivamente. **B.** A imagem coronal oblíqua em MIP com espessura de 5 mm de outro paciente no nível do trato de saída do ventrículo esquerdo (*TSVE*) mostrou que os óstios das ACPE (*seta branca*) e direita (*ponta de seta branca*) originavam-se da raiz aórtica, entre o nível dos seios de Valsalva (*ponta de seta vermelha*) e a junção sinotubular (*seta preta*). As cúspides da valva aórtica estavam fixadas ao anel (*seta vermelha*) que separa o TSVE da raiz aórtica.

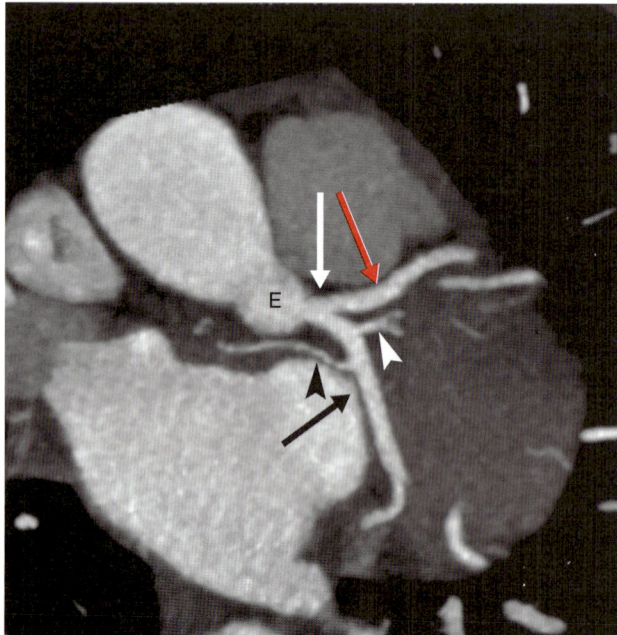

Figura 25.2 Anatomia normal da ACPE. Essa imagem de reformatação multiplanar oblíqua dupla demonstrou que a ACPE (*seta branca*) originava-se do seio de Valsalva esquerdo (*E*). Nesse paciente, a ACPE media apenas 4 mm de comprimento, antes de bifurcar-se em artérias coronárias descendente anterior esquerda (DAE, *seta vermelha*) e circunflexa esquerda (CxE, *seta preta*). O ramo arterial do nodo sinoatrial (SA) originava-se da CxE (*ponta de seta preta*), padrão encontrado em um terço dos pacientes. Também havia um primeiro ramo marginal obtuso (*ponta de seta branca*). O comprimento da ACPE pode variar de alguns milímetros a centímetros.

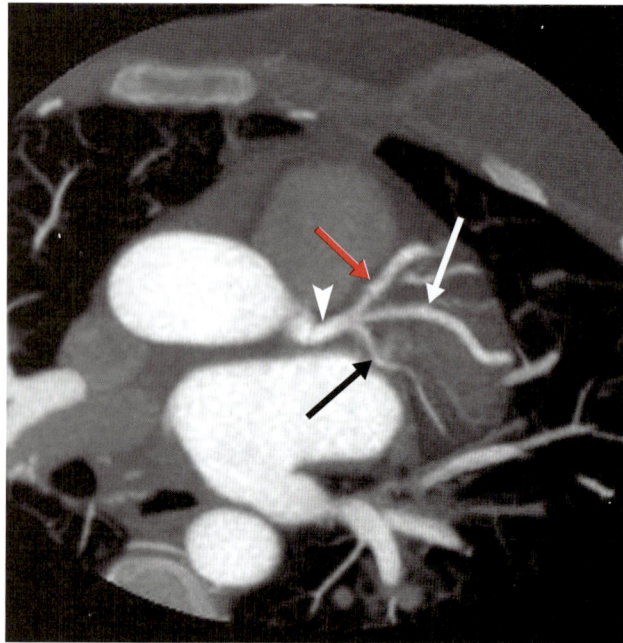

Figura 25.3 Ramo intermédio. Essa imagem oblíqua axial em MIP com espessura de 4 mm, no nível da ACPE (*seta branca*), demonstrou que esse vaso se trifurcava em ramos descendente anterior esquerdo (*seta vermelha*), circunflexo esquerdo (*seta preta*) e intermédio (*seta branca*). Entre 20 e 30% da população têm um ramo intermédio, que pode ser uma artéria diminuta ou, como neste caso, um vaso mais calibroso.

A artéria DAE origina ramos septais e diagonais (Figuras 25.4 e 25.6), e, embora sejam menores que a própria DAE, são necessários para levar sangue oxigenado às paredes miocárdicas anterosseptal e anterolateral do VE, respectivamente. Numerosos ramos septais diminutos originam-se da superfície inferomedial da DAE e dividem-se na área anterior do septo interventricular. Os ramos diagonais originam-se da superfície lateral da artéria DAE e atravessam a área anterolateral do VE. Embora existam variações em relação à quantidade, a maioria dos pacientes tem entre dois e quatro ramos diagonais.

Artéria coronária circunflexa esquerda

Nas bifurcações da ACPE, a CxE estende-se em direção posterolateral, entre o VE e o átrio esquerdo (AE) (ver Figura 25.2). Dessa artéria originam-se os ramos marginais obtusos (MOs), que levam sangue oxigenado à região inferolateral do VE (ver Figura 25.4), cuja irrigação sanguínea da área anterolateral nos níveis da base e cavidade média pode provir de artérias MOs ou diagonais, dependendo da anatomia do indivíduo. O calibre e o número de ramos MOs variam, mas a maioria dos pacientes tem ao menos duas dessas artérias visíveis. Na área em que a CxE chega à superfície inferolateral do sulco atrioventricular (AV) esquerdo, ela dobra e circunda a parte inferior do VE e geralmente passa a ser um vaso diminuto, porque a maioria dos indivíduos tem anatomia dominante direita. Contudo, nos pacientes que têm circulação dominante esquerda ou codominante (respectivamente, 10 e 20% da população), o segmento distal da CxE é mais calibroso (Figura 25.7).

Ramo intermédio

Em cerca de 20 a 30% dos indivíduos, a ACPE trifurca-se em DAE, CxE e um ramo médio conhecido como ramo intermédio ou intermediário (ver Figura 25.3). Esse ramo pode variar quanto ao calibre e à distribuição; em alguns casos, estende-se em direção anterolateral com distribuição semelhante a um ramo diagonal, enquanto em outros descreve um trajeto mais posterior, com distribuição semelhante a um ramo MO.

Artéria coronária direita

A artéria coronária direita (ACD) origina-se do seio de Valsalva direito localizado em posição anterior (ver Figuras 25.1 e 25.7). Como cerca de 70% dos indivíduos têm circulação dominante direita, a ACD é um vaso calibroso que se estende em direção anterior ao sulco AV direito, dando origem à artéria descendente posterior (ADP) e aos ramos ventriculares esquerdos posteriores (VEP) (Figuras 25.7 e 25.8). A ACD pode ser dividida em três segmentos (Figura 25.9): o segmento proximal estende-se do óstio da ACD até metade da distância da borda aguda do coração; o segmento intermediário estende-se do fim do segmento proximal da ACD até a borda aguda do coração; e o segmento distal estende-se do segmento intermediário da ACD até a origem da ADP.

À medida que a ACD se estende pelo sulco AV direito, ramos marginais agudos originam-se dessa artéria e estendem-se até chegar à superfície anterior do ventrículo direito (ver Figura 25.7). Nos pacientes com anatomia dominante direita, o segmento distal da ACD divide-se em dois ramos ao longo da superfície interna do coração: ADP e VEP (Figura 25.8).

Artéria descendente posterior

Em geral, a ADP tem sua origem na ACD, e os indivíduos são classificados como portadores do padrão de dominância direita (ver Figura 25.8). Em cerca de 10% dos casos, a ADP origina-se da artéria circunflexa esquerda, e os pacientes são classificados como portadores de dominância esquerda (ver Figura 25.9 A).

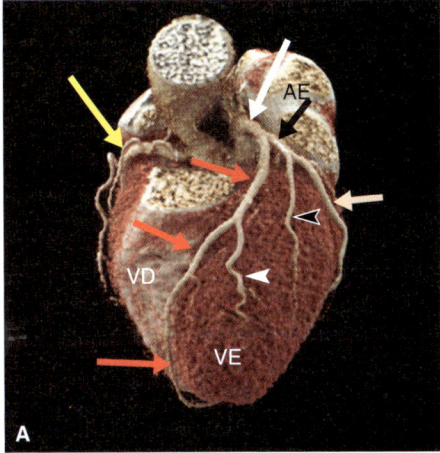

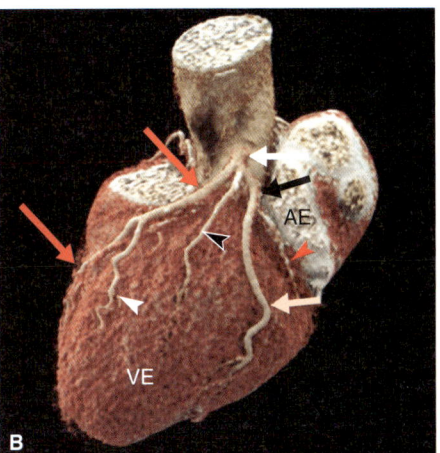

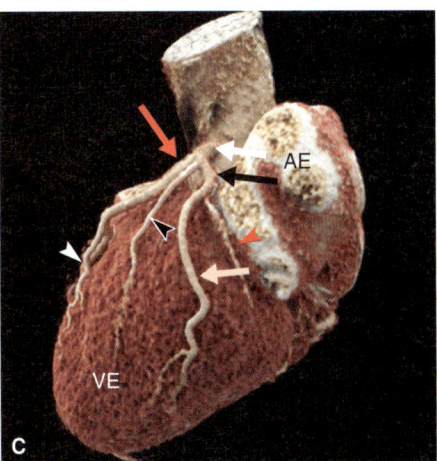

Figura 25.4 Anatomia das artérias coronárias descendente anterior esquerda (DAE) e circunflexa esquerda (CxE). Imagens do coração renderizadas por volume a partir de um exame de angio-TC coronariana nas projeções anterior (A), anterolateral (B) e lateral (C) demonstraram que a ACPE se originava do seio de Valsalva esquerdo (*setas brancas*). A artéria DAE (*setas vermelhas*) estendia-se no sulco interventricular anterior, entre o ventrículo direito (*VD*) e o ventrículo esquerdo (*VE*). Os ramos diagonais (*pontas de seta brancas*) originavam-se da parte lateral da DAE e irrigavam algumas áreas da parede anterolateral do VE. A artéria circunflexa esquerda (*setas pretas*) descrevia um trajeto mais posterolateral entre o VE e o átrio esquerdo (*AE*). Duas artérias marginais obtusas (MOs) – a primeira era menor (*pontas de seta pretas*) e a segunda, maior (*setas rosa*) – originavam-se da artéria circunflexa esquerda (CxE) e irrigavam partes das superfícies anterolateral e inferolateral do VE, respectivamente. Depois da segunda MO, o segmento distal da CxE tinha calibre pequeno (*pontas de seta vermelhas*) – um padrão comum da anatomia dominante direita. Na projeção anterior (**A**), observe que a artéria coronária direita (ACD, *seta amarela*) começava no seio de Valsalva direito.

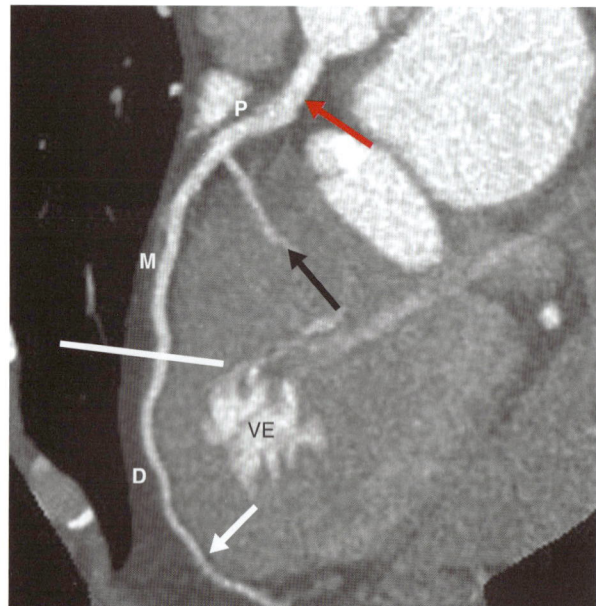

Figura 25.5 Divisões segmentares da artéria coronária DAE. A reconstrução curva da DAE (*seta vermelha*) demonstrou que esse vaso atravessava a parede anterior do ventrículo esquerdo (*VE*). O segmento proximal da DAE estende-se da origem desta artéria até o óstio do primeiro ramo septal calibroso (*seta preta*) ou diagonal, o que se formar primeiro. De forma a dividir os segmentos intermediário e distal da DAE, traçou-se uma *linha branca* no ponto médio entre o fim do segmento proximal da DAE (*seta branca*) e o ápice do VE (*seta branca*). O segmento intermediário da DAE (*M*) estendia-se do fim do segmento proximal (*P*) dessa artéria até a linha, enquanto o segmento distal (*D*) estendia-se do fim do segmento intermediário até a terminação da DAE. Nesse plano, não é possível demonstrar a artéria CxE.

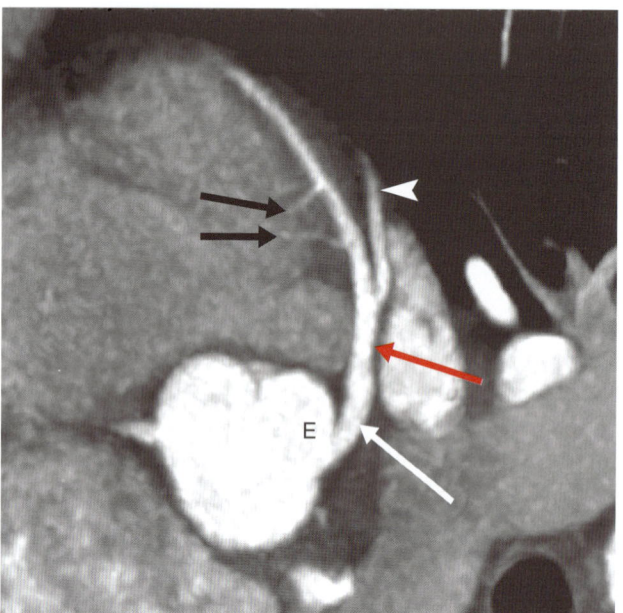

Figura 25.6 Ramos septais e diagonais da artéria coronária DAE. Essa imagem oblíqua dupla em MIP, com espessura de 3 mm, demonstrou que a ACPE (*seta branca*) originava-se do seio de Valsalva esquerdo (*E*) e bifurcava-se em DAE (*seta vermelha*) e CxE (não demonstrada nessa imagem). Os ramos da DAE que se estendem lateralmente para irrigar áreas da parede anterolateral do VE são conhecidos como ramos diagonais (*ponta de seta branca*). Já os ramos septais (*setas pretas*) são mais numerosos, embora mais finos, e irrigam a área anterosseptal do VE.

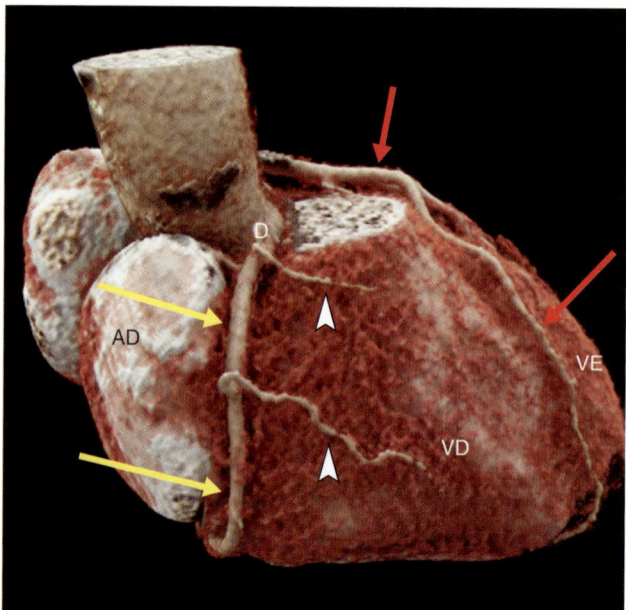

Figura 25.7 Anatomia da artéria coronária direita (ACD). A imagem lateral direita renderizada por volume a partir de uma angio-TC coronariana demonstrou que a ACD (*setas amarelas*) originava-se do seio de Valsalva direito (*D*) e estendia-se pelo sulco atrioventricular direito, entre o átrio direito (*AD*) e o ventrículo direito (*VD*). Os ramos marginais agudos (*pontas de seta brancas*) originavam-se anteriormente e irrigavam a parede anterior livre do VD. Essa imagem também demonstrou a coronária DAE (*setas vermelhas*) atravessando a parede anterior do ventrículo esquerdo (*VE*).

Nos demais casos, a ACD e CxE dão origem a um ramo da ADP, e esses indivíduos são considerados portadores de padrão equilibrado ou codominante (ver Figura 25.9 B).

Independentemente de qual seja a origem da ADP, esta artéria estende-se pelo sulco interventricular posterior e irriga a parede inferior do VE (ver Figura 25.8). Assim como ocorre com a DAE, a ADP origina vários ramos septais, que irrigam a parede inferolateral do septo ventricular esquerdo. Seu calibre e comprimento são variáveis. Nos pacientes com artéria DAE menor, a ADP tende a ser mais calibrosa, e vice-versa (ver Figura 25.8).

Ramo ventricular esquerdo posterior

Originado do segmento distal da ACD, o ramo VEP – também conhecido como ramo esquerdo posterior (REP) – descreve um trajeto lateral e estende-se ao longo do sulco AV posterior, entre a parte inferior do AE e VE (ver Figura 25.8). Esse ramo tem calibre e comprimento variáveis. Dependendo da anatomia do paciente, VEP ou CxE pode irrigar a parede inferolateral da base do coração quando o padrão é de dominância direita.

Ramo do cone arterial

Em geral, o ramo do cone é o primeiro ramo originado da ACD, embora possa ter origem independente no seio de Valsalva direito, em 17 a 50% dos indivíduos (Figura 25.10). Ele estende-se em posição anterior e leva o sangue ao trato de saída do ventrículo direito (TSVD) ou cone arterial. Em alguns casos, o cone funciona como via colateral para irrigação sanguínea da DAE, comumente referido como círculo arterial de Vieussens.

Ramo do nodo sinoatrial

O ramo do nodo sinoatrial (SA) é um vaso diminuto que, na maioria dos casos, origina-se da ACD (ver Figura 25.14, adiante),

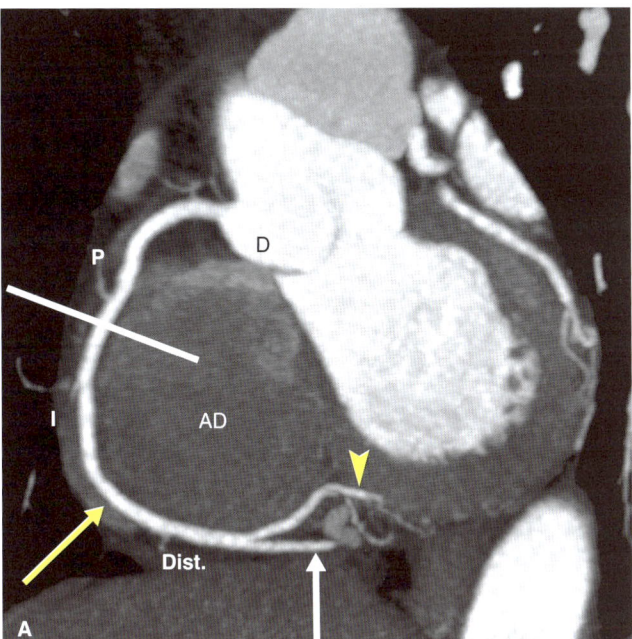
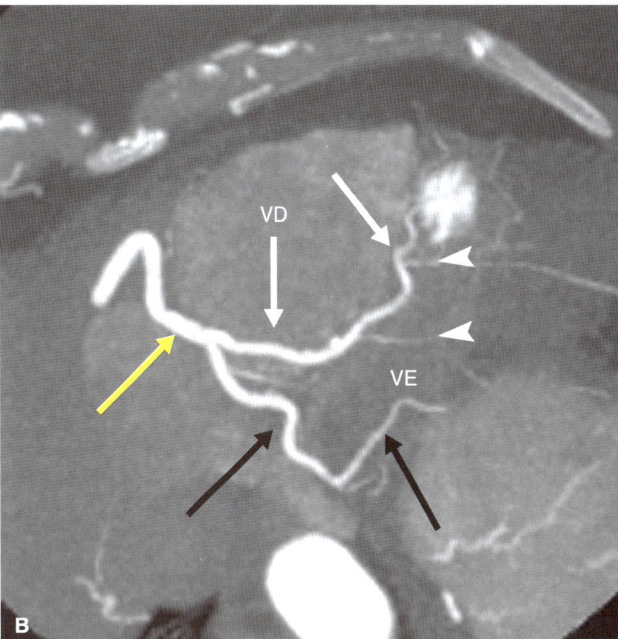

Figura 25.8 Anatomia da artéria coronária direita (ACD). A. A "incidência em C" da ACD em seu trajeto pelo sulco atrioventricular direito, entre o átrio direito (*AD*) e o ventrículo direito (não demonstrado neste plano), exibiu sua divisão em três segmentos ou territórios. O segmento proximal (*P*) estende-se do óstio do seio de Valsalva direito (*D*) até a borda ou ângulo agudo do coração (*seta amarela*), sendo a metade da distância demonstrada pela *linha branca*. O segmento intermediário (*I*) da ACD estende-se do fim do segmento proximal até a borda aguda do coração. O segmento distal (*Dist.*) estende-se do segmento médio até a origem da artéria descendente posterior (ADP, *seta branca*). O ramo ventricular esquerdo posterior (VEP, *ponta de seta amarela*) estende-se sobre a DPA. **B.** A anatomia da ACD distal (*seta amarela*) é examinada com mais detalhes em uma incidência inferior do coração. O segmento distal divide-se em ADP (*setas brancas*) e VEP (*setas pretas*). A ADP estende-se pelo sulco interventricular inferior, entre as superfícies inferiores do ventrículo esquerdo (*VE*) e ventrículo direito (*VD*), e dá origem a pequenos ramos septais, que irrigam os segmentos inferosseptais (*pontas de seta brancas*). O ramo VEP (*seta preta*) irriga as áreas inferiores e inferolaterais da base do VE. O calibre e a distribuição da ADP e do VEP são amplamente variáveis, dependendo da dominância e dos calibres da DAE e CxE, ambas relativamente pequenas nesse paciente, cujo padrão anatômico era de dominância direita com apenas uma ADP originada da ACD, como também se observa em 70% dos indivíduos.

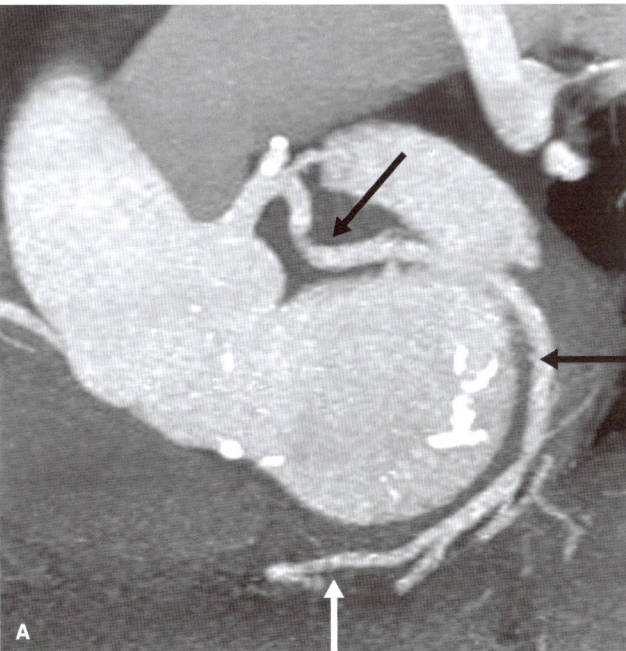
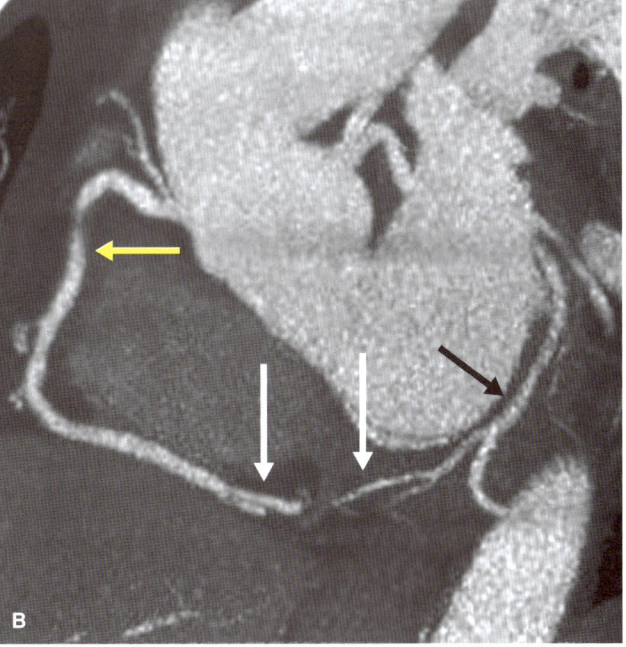

Figura 25.9 Dominância esquerda e codominância. A. Essa imagem coronal oblíqua em MIP demonstrou uma CxE calibrosa (*setas pretas*), que originava a ADP (*seta branca*) com padrão típico de dominância esquerda. A ACD (não demonstrada nesta imagem) era pequena. **B.** A imagem coronal oblíqua em MIP de outro paciente mostrou duas ADPs (*setas brancas*): uma originada da ACD (*seta amarela*) e outra, da CxE (*seta preta*) – um padrão compatível com sistema codominante.

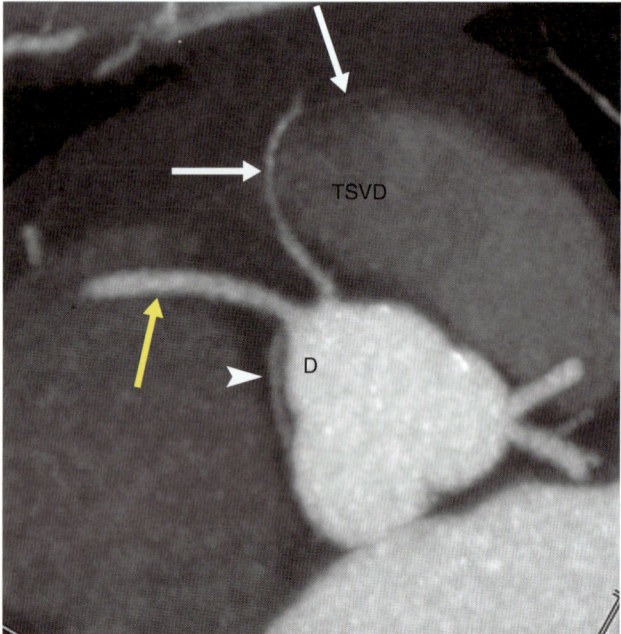

Figura 25.10 Anatomia da artéria do cone arterial. Essa imagem axial oblíqua em MIP demonstrou que a ACD (*seta amarela*) originava-se do seio de Valsalva direito (*D*). Em geral, o ramo do cone (*setas brancas*) é o primeiro vaso originado do segmento mais proximal da ACD; contudo, neste caso, ele se originava diretamente do seio aórtico direito; essa variação anatômica benigna é comum. A artéria do cone estende-se em direção anterossuperior para irrigar o trato de saída do ventrículo direito (*TSVD*) e é um vaso de colateralização importante. O ramo do nodo sinoatrial (*ponta de seta branca*) originava-se do segmento proximal da ACD e foi demonstrado parcialmente em seu trajeto posterior.

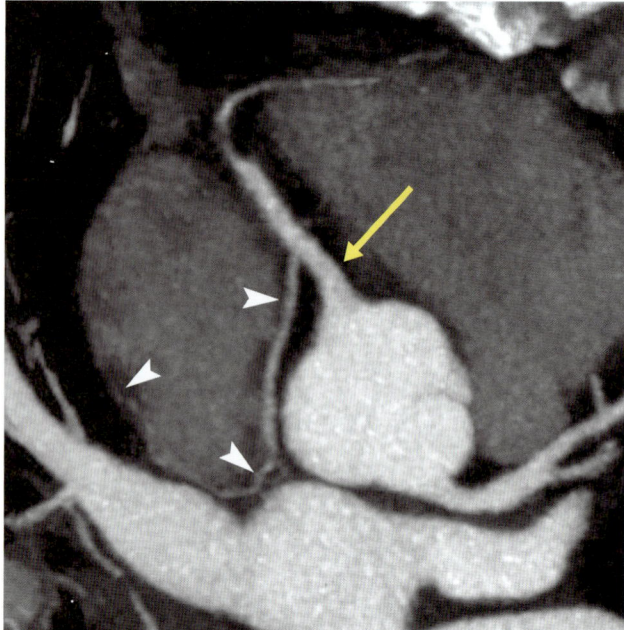

Figura 25.11 Anatomia do ramo do nodo sinoatrial (SA). A imagem de reformatação multiplanar curva demonstrou que o ramo SA (*pontas de seta brancas*) originava-se do segmento proximal da ACD (*seta amarela*) e estendia-se em direção posterior até terminar entre o AE e a parte superior do AD. Na maioria dos casos, o ramo SA origina-se da ACD, mas também pode originar-se da CxE (ver Figura 25.2). Em casos raros, ACD e CxE originam dois ramos separados para o nodo SA.

embora também possa ter sua origem na CxE em um terço dos casos (ver Figura 25.2). Em casos menos frequentes, o SA pode originar-se da ACPE, diretamente da aorta (Figura 25.11), ou duas de suas artérias podem ser irrigadas pela CxE e ACD. Dependendo de sua origem, o ramo do nodo SA estende-se em direção posterior (origem na ACD) ou medial (origem na CxE) e termina na região nodal localizada ao longo da superfície posterior, onde a veia cava superior entra no átrio direito (AD). É importante não confundir esse vaso normal com uma artéria coronária anômala.

Ramo do nodo atrioventricular

Na maioria dos pacientes, o ramo do nodo AV origina-se do segmento mais distal em "forma de U" da ACD distal, à medida que ela passa por cima da ADP. Esse vaso é pequeno e estende-se superiormente em direção ao anel posterior da valva mitral (Figura 25.12).

Anomalias das artérias coronárias

As anomalias das artérias coronárias ocorrem em 0,5 a 1,5% da população e são comumente vistas na TC cardíaca. Embora algumas delas tenham pouco significado clínico, uma anatomia coronariana anômala pode causar morte cardíaca súbita. Também podem provocar sintomas que justifiquem a realização de um exame de imagem; contudo, em geral são clinicamente assintomáticas e com frequência demonstradas por acaso. É importante lembrar que, embora anomalias das artérias coronárias sejam mais bem demonstradas por angio-TC sincronizada pelo eletrocardiograma (ECG), o aumento da resolução temporal dos *scanners* modernos frequentemente permite uma avaliação básica das origens das artérias coronárias e seu trajeto nas imagens de TC de tórax não sincronizadas.

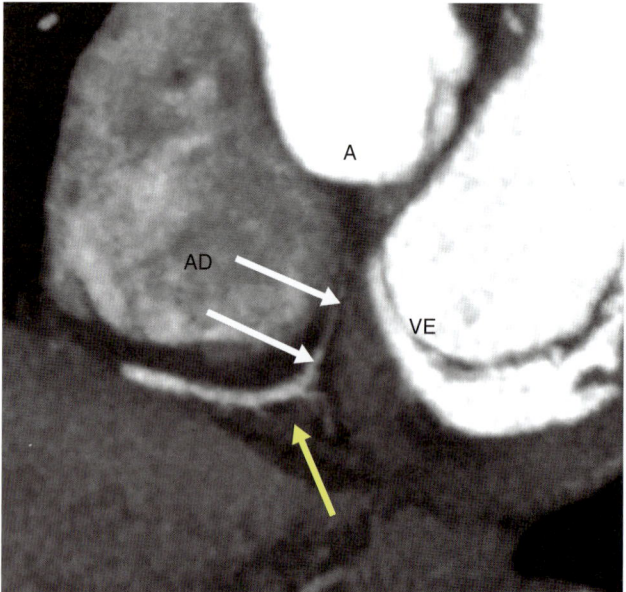

Figura 25.12 Anatomia do ramo do nodo atrioventricular (AV). Essa imagem coronal oblíqua em MPR demonstrou que o ramo do nodo AV (*setas brancas*) originava-se do segmento distal da artéria coronária direita (*seta amarela*). Esse ramo arterial estendia-se superiormente entre o átrio direito (*AD*) e o ventrículo esquerdo (*VE*), na direção da raiz aórtica (*A*).

Há muitas formas de subclassificar essas anomalias. Um dos métodos mais usados é dividi-las com base em origem, trajeto e terminação anômalos. Entretanto, independentemente do método, é importante reconhecer que, ainda que algumas delas sejam benignas, outras podem reduzir a irrigação sanguínea das coronárias e causar eventos cardíacos adversos significativos (MACE; do inglês, *major adverse cardiac events*, em inglês).

Anomalias de origem

Existem muitas anomalias congênitas que afetam a origem das artérias coronárias. Embora possam ser anormalidades detectadas por acaso, em alguns casos (p. ex., pacientes com artéria coronária única), pode haver várias anomalias coexistentes de origem ou trajeto das artérias coronárias. Essas anomalias incluem agenesia da ACPE, posição anômala do óstio coronário fora da raiz aórtica e origem anômala do óstio coronário de um seio diferente.

Anomalias de origem benignas

Agenesia da ACPE   Variante benigna encontrada em cerca de 0,4 a 2% da população. Nesses casos, as coronárias DAE e CxE têm origens independentes do seio de Valsalva esquerdo (Figura 25.13).

Origem anômala das artérias coronárias fora da raiz aórtica   Em alguns casos, as artérias coronárias podem originar-se de um local fora dos seios coronários. Conforme descrito adiante, embora algumas dessas anomalias possam ser malignas, muitas são benignas. A origem alta de uma artéria coronária ocorre quando seu óstio está localizado 1 cm ou mais acima da junção sinotubular. Essa condição afeta mais comumente a ACD (Figura 25.14). Embora essa origem anômala seja benigna, sua localização poderia predispor a uma lesão acidental durante manipulação cirúrgica do segmento ascendente da aorta torácica.

Trajeto retroaórtico   Nos casos de trajeto retroaórtico, a artéria coronária anômala origina-se do seio oposto e estende-se posteriormente entre a aorta e o AE. Essa condição é mais comum quando a CxE ou ACPE origina-se do seio de Valsalva direito, seja diretamente da aorta, seja do segmento proximal da ACD (Figura 25.15 A). Em casos raros, a ACD pode originar-se do seio de Valsalva esquerdo e ter um trajeto retroaórtico (Figura 25.15 B). Embora essas anomalias sejam benignas, as artérias anômalas podem ser lesadas durante cirurgias do anel ou da valva aórtica.

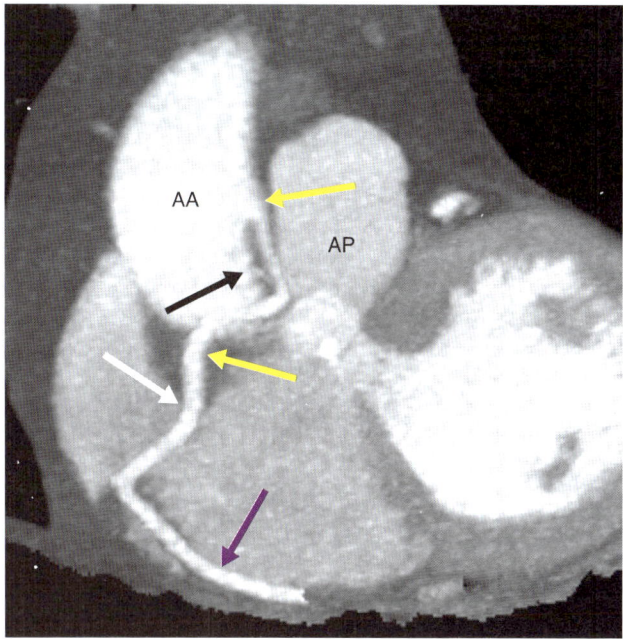

Figura 25.14 Origem alta da artéria coronária direita (ACD). Essa imagem sagital oblíqua em MIP demonstrou que a ACD (*setas amarelas*) originava-se do segmento ascendente da aorta torácica (*AA*) e estendia-se inferiormente entre a aorta e a artéria pulmonar (*AP*) antes de entrar no sulco AV (*seta branca*). A origem alta benigna ocorre quando o óstio de uma artéria coronária está localizado mais de 1 cm acima da junção sinotubular (*seta preta*). Na maioria dos casos, essa anomalia afeta a ACD.

Trajeto anterior ao trato de saída pulmonar (pré-pulmonar ou pré-cardíaco)   Ocorre quando uma artéria coronária anômala, como a DAE ou a ACPE, estende-se à frente do TSVD (Figura 25.16). Em muitos pacientes, quando é única, essa artéria pré-pulmonar origina-se diretamente do segmento proximal da ACD (Figura 25.17). Quando a DAE tem trajeto pré-pulmonar, a artéria CxE pode descrever trajeto retroaórtico ou se originar diretamente do seio de Valsalva esquerdo. Além disso, essa anomalia pode estar associada a um diminuto ramo septal anômalo originado da cúspide direita para irrigar o septo basal. Em casos mais raros, a ACD pode ter um trajeto pré-pulmonar, geralmente quando há apenas uma artéria coronária esquerda.

Trajeto septal (intramiocárdico)   Em geral, o trajeto septal aplica-se à DAE originada do seio coronário direito (Figuras 25.17 D e 25.18). É importante reconhecer o trajeto inferomedial da artéria mergulhando na parte proximal do septo ventricular esquerdo, porque essa é a diferença entre o trajeto benigno e o trajeto interarterial potencialmente maligno descrito adiante. Embora o trajeto septal raramente esteja associado à isquemia miocárdica, na maioria dos casos é benigno.

Seio não coronariano   Uma origem das artérias coronárias fora do seio coronário (ou seja, no seio não coronariano) é uma anomalia extremamente rara. Isso pode ocorrer com a ACD ou a ACPE (Figura 25.19). Embora existam poucos dados sobre essa alteração, em vista de sua raridade, geralmente é considerada uma anomalia benigna.

Anomalias de origem potencialmente malignas

Trajeto interarterial

Nos casos de trajeto interarterial, uma artéria coronária origina-se do seio oposto e descreve trajeto medial entre a aorta e a artéria pulmonar. Essa anomalia pode afetar a ACD (Figura 25.20),

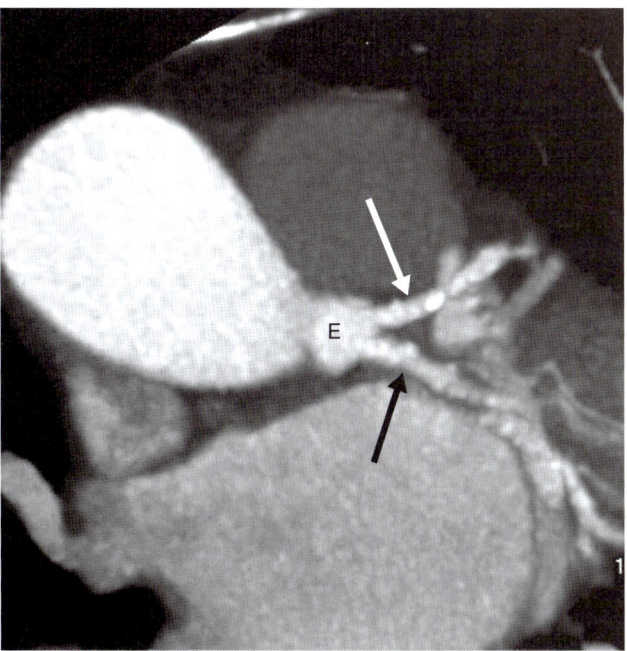

Figura 25.13 **Agenesia da ACPE.** Essa imagem axial oblíqua obtida a partir de uma angio-TC coronária demonstrou agenesia completa da ACPE. As artérias coronárias descendente anterior (*seta branca*) e circunflexa (*seta preta*) esquerdas originavam-se diretamente do seio de Valsalva esquerdo (*E*). Essa variante congênita é rara, mas benigna.

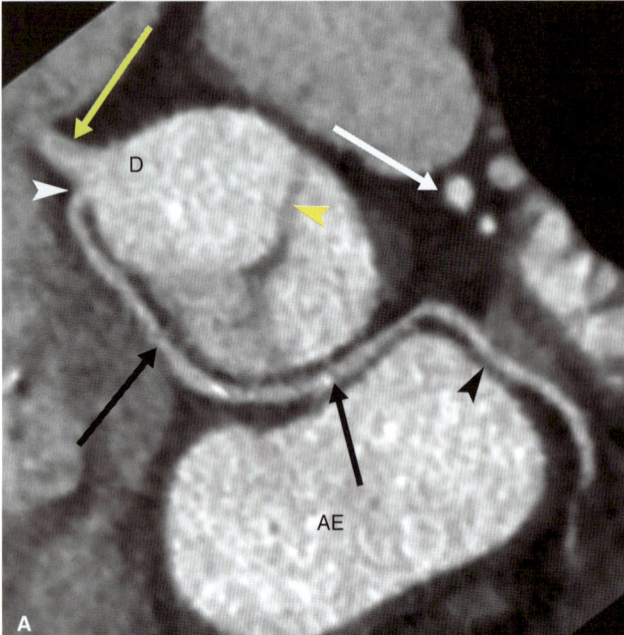
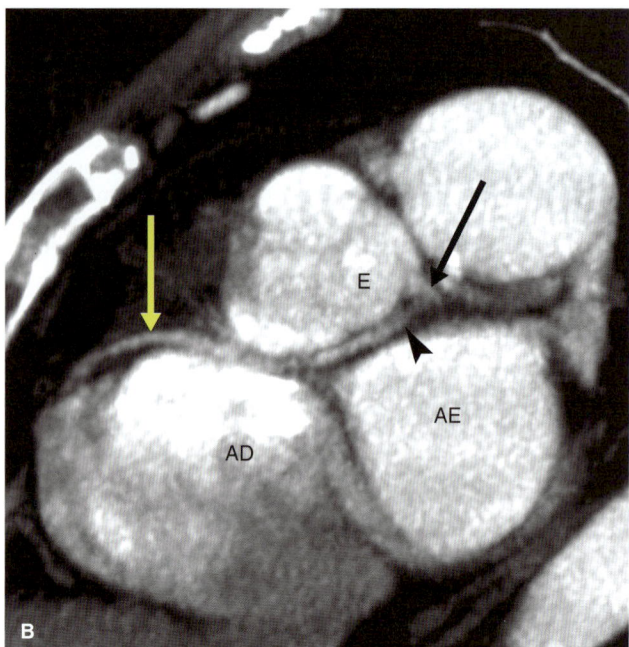

Figura 25.15 Trajeto retroaórtico. A. A imagem axial oblíqua no nível da raiz aórtica obtida da angio-TC coronária de um homem de 47 anos demonstrou que a artéria CxE (*ponta de seta branca*) originava-se do seio coronário direito (*D*). Em seguida, essa artéria estendia-se em direção posterior (*setas pretas*) entre a raiz aórtica e o átrio esquerdo (*AE*), antes de entrar em seu território normal (*pontas de seta pretas*). A artéria CxE tinha seu óstio separado da ACD (*seta amarela*), e a artéria DAE (*seta branca*) originava-se do seio coronário esquerdo. Um achado incidental dessa imagem era uma valva aórtica bicúspide (*ponta de seta amarela*). **B.** A imagem sagital oblíqua obtida da angio-TC coronária de outro paciente (uma criança de 9 anos) mostrou que o óstio da ACD (*seta preta*) estava localizado no seio de Valsalva esquerdo (*E*) e que essa artéria se estendia posteriormente, entre o AE e a raiz aórtica (*ponta de seta preta*) antes de entrar no sulco atrioventricular direito (*seta amarela*). Embora anomalias da artéria CxE sejam comuns, o trajeto retroaórtico da ACD é extremamente raro. Tanto o trajeto no caso do paciente de 47 anos quanto o trajeto no caso da criança são benignos.

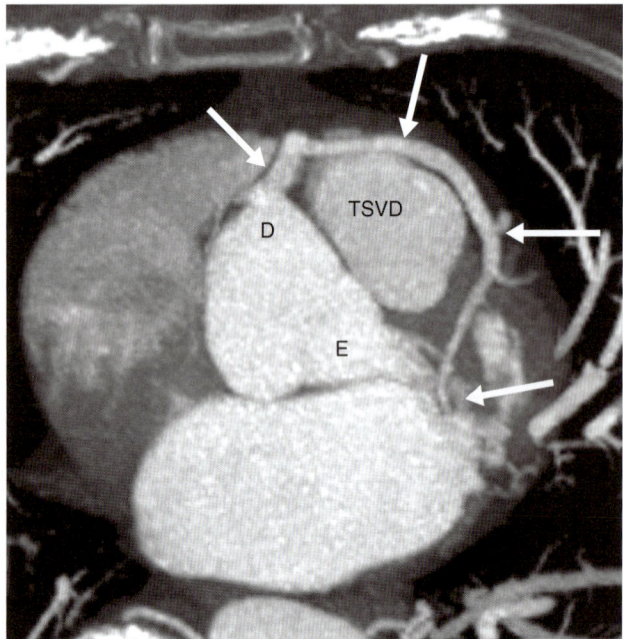

Figura 25.16 Trajeto pré-pulmonar. Essa imagem axial oblíqua obtida de uma angio-TC coronária demonstrou que a ACPE (*setas brancas*) originava-se do seio de Valsalva direito (*D*) e descrevia um trajeto anterior ao redor do trato de saída do ventrículo direito (*TSVD*) – uma alteração compatível com um trajeto pré-pulmonar ou pré-cardíaco. Nenhuma artéria coronária originava-se do seio de Valsalva esquerdo (*E*). Essa anomalia é benigna.

a ACPE (Figura 25.21) ou a DAE. Ao contrário do trajeto retroaórtico ou septal, o trajeto interarterial – principalmente quando afeta a ACPE ou a DAE – pode causar isquemia e/ou infarto do miocárdio e morte cardíaca súbita. A etiologia dessa malformação parece ser multifatorial. Quando a artéria anômala se estende medialmente, ela pode sofrer compressão extrínseca entre a aorta e a artéria pulmonar. A compressão pode ser mais grave durante esforço físico em razão da dilatação fisiológica da aorta e da artéria pulmonar, quando a demanda de oxigênio do miocárdio aumenta. Também pode haver compressão proximal no ponto em que a artéria atravessa a parede aórtica, condição conhecida como *trajeto intramural*. Esse trajeto pode ter comprimento variável e frequentemente é demonstrado nas imagens devido à atenuação de partes moles ao redor da artéria coronária proximal. À medida que atravessa a parede da aorta, a artéria estreitada tem formato ovoide, com maior relação altura/largura (Figuras 25.20 e 25.21). Além disso, o óstio da artéria coronária geralmente é displásico e tem formato de fenda, reduzindo ainda mais a entrada de sangue nesse vaso. Por fim, o segmento proximal da artéria pode ter trajeto tangencial com angulação aguda, que também diminui o aporte de fluxo sanguíneo.

O trajeto interarterial na ACD é mais comum que na coronária esquerda. Nos pacientes com ACD interarterial, estudos demonstraram que há mais incidências de sintomas e eventos cardíacos adversos quando o trajeto do vaso interarterial é mais alto (entre a aorta e a artéria pulmonar), em comparação com os casos em que o trajeto é inferior (entre a aorta e o TSVD). Entretanto, na maioria dos casos, o trajeto interarterial da ACD é uma anormalidade detectada por acaso e não causa isquemia. Recomenda-se correção cirúrgica quando exames mostram trajeto interarterial da ADC e o paciente tem dor torácica, isquemia,

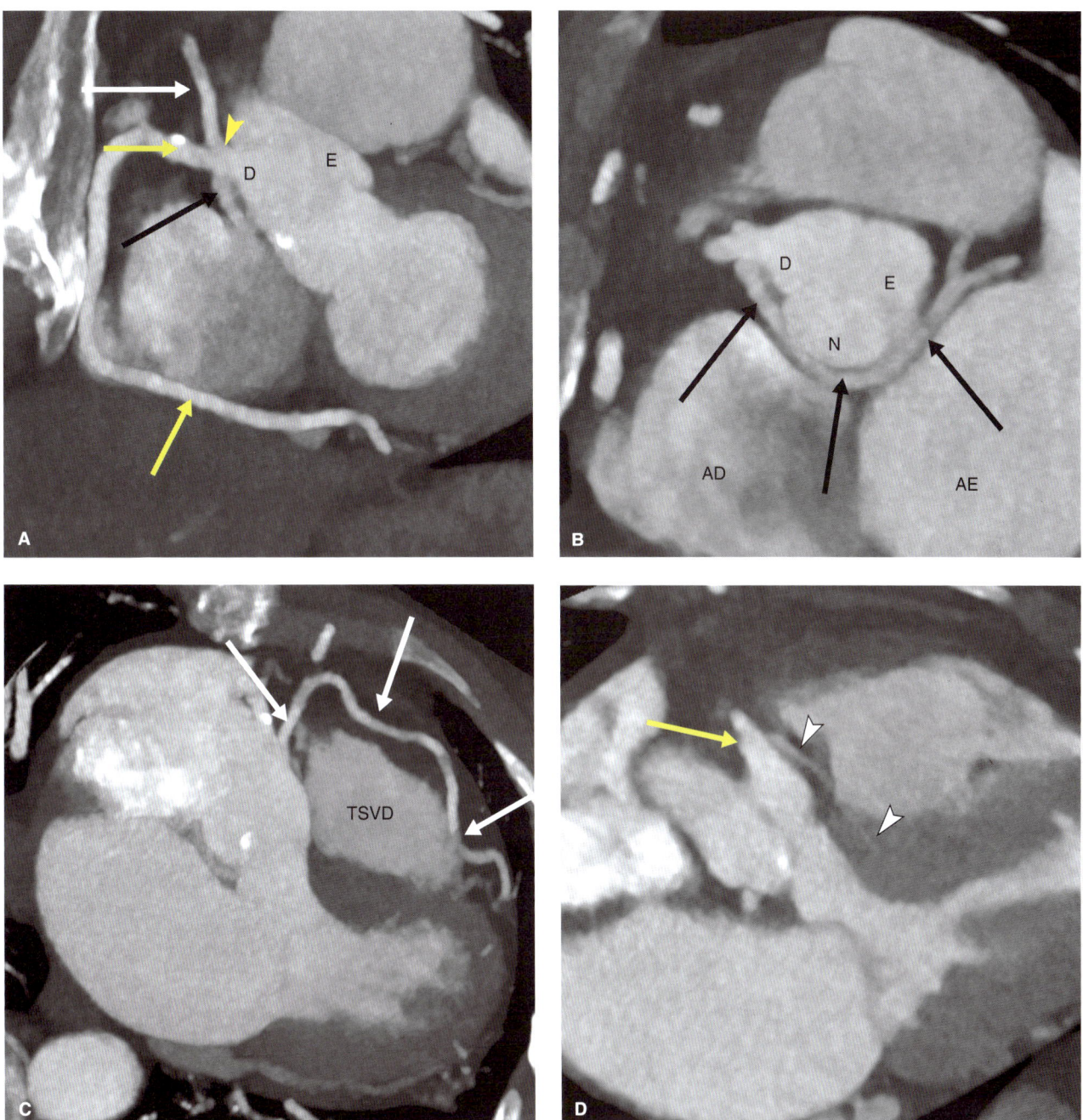

Figura 25.17 Detecção incidental de artéria coronária direita única em mulher de 54 anos com dor torácica atípica. **A.** A "incidência C" da ACD demonstrou que a artéria coronária direita única (*ponta de seta amarela*) originava-se do seio de Valsalva direito (*D*) e trifurcava-se em ACD (*setas amarelas*) com ramos calibrosos que se estendiam para cima (*seta branca*) e para baixo (*seta preta*). Com exceção de doença aterosclerótica branda, a ACD era normal sob outros aspectos. Nenhuma artéria coronária originava-se do seio de Valsalva esquerdo (*E*). **B.** A imagem coronal oblíqua em MIP mostrou que a artéria com trajeto inferior em **A** (*seta preta*) era uma CxE retroaórtica (*setas pretas*), que se estendia posteriormente entre o átrio direito (*AD*), o átrio esquerdo (*AE*) e o seio não coronariano (*N*). **C.** A imagem axial oblíqua em MIP demonstrou que a artéria com trajeto superior em **A** (*seta branca*) era uma DAE pré-pulmonar (*setas brancas*), que se estendia ao redor do trato de saída do ventrículo direito (*TSVD*). **D.** Além dessas três artérias mais calibrosas, a imagem axial oblíqua em MIP também evidenciou um minúsculo ramo septal anômalo (*pontas de setas brancas*), que se originava do segmento proximal da ACD (*seta amarela*) e irrigava o septo basal. Nessa paciente com artéria coronária única, todos os trajetos anômalos eram benignos. Contudo, existem muitas configurações de artéria coronária única que podem ser tanto benignas quanto malignas.

síncope, pré-síncope ou disfunção do VE no território ventricular correspondente. Adultos assintomáticos geralmente fazem prova de esforço para determinar se há isquemia induzível no território vascular afetado. Quando não há, muitos especialistas atualmente não recomendam intervenção cirúrgica. Contudo, as recomendações práticas dependem da idade do paciente e da instituição específica.

Em comparação com a ACD, o trajeto interarterial da DAE ou da ACPE está associado mais frequentemente a isquemia miocárdica e morte cardíaca súbita. A correção cirúrgica é recomendável na maioria dos casos, mesmo que a anomalia seja detectada por acaso. O reparo cirúrgico pode ser por várias técnicas, inclusive fenestração (*unroofing*, em inglês), reimplantação ou *bypass*.

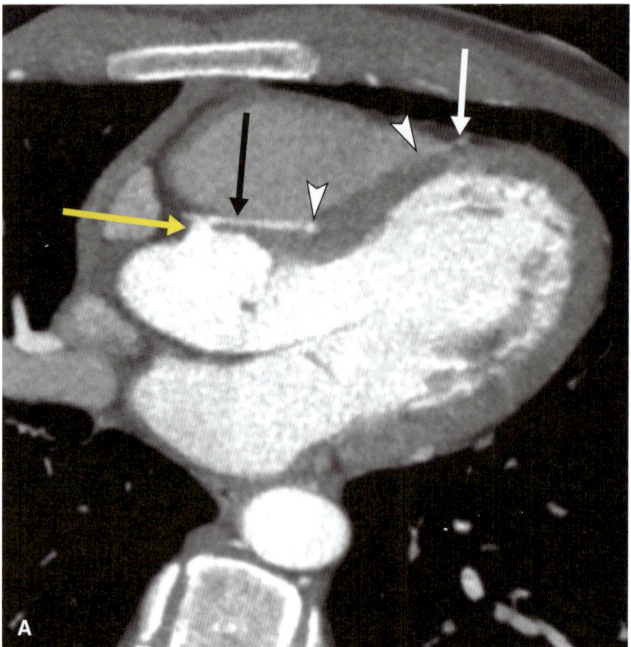 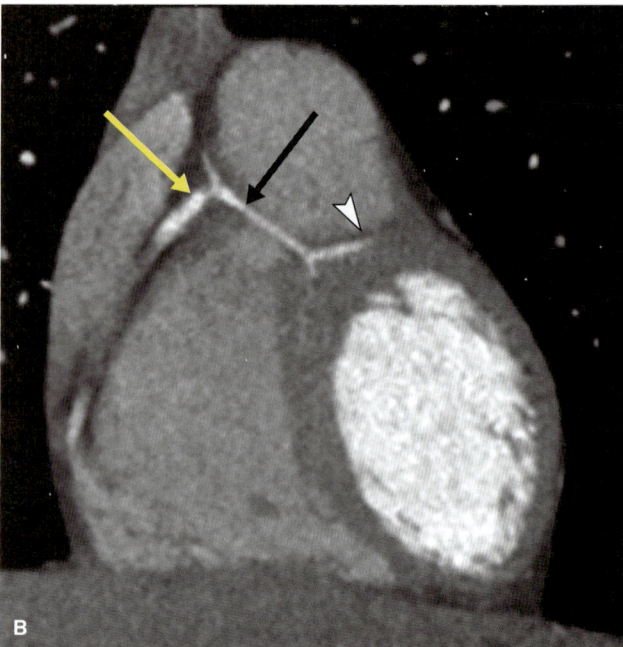

Figura 25.18 **Trajeto septal da artéria DAE. A.** As imagens axial oblíqua (**A**) e coronal oblíqua (**B**) obtidas de uma angio-TC coronária demons-traram que a artéria DAE originava-se do segmento proximal da ACD (*setas amarelas*) e estendia-se em direção inferomedial (*setas pretas*) antes de dividir-se dentro do septo interventricular (*pontas de seta brancas*). Os segmentos proximal e médio (*pontas de seta brancas*) estendiam-se na parede do ventrículo esquerdo, compatível com uma "ponte" miocárdica segmentar longa. O segmento distal da artéria DAE (*seta branca*) voltava para sua posição normal na gordura epicárdica. Esse trajeto benigno deve ser diferenciado do trajeto interarterial potencialmente maligno, no qual a artéria coronária estende-se diretamente entre o tronco da artéria pulmonar e a aorta e que não descreve o trajeto dirigido inferiormente, como no caso em questão.

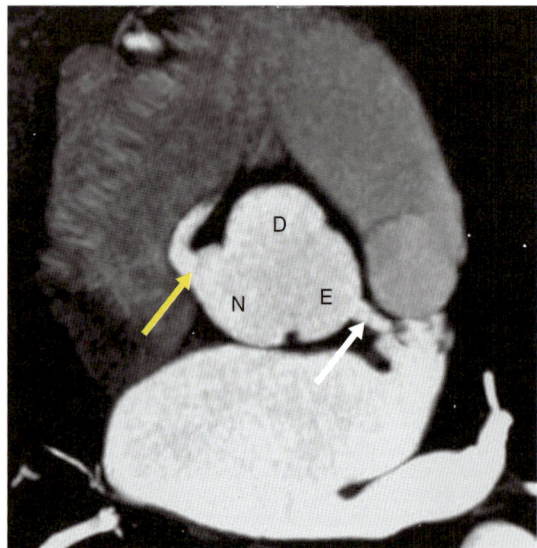

Figura 25.19 Essa imagem em MIP no nível dos seios de Valsalva de mulher de 43 anos com dor torácica atípica demonstrou que a ACD (*seta amarela*) originava-se do seio não coronariano (*N*). A ACPE (*seta branca*) tinha sua origem no seio coronário esquerdo (*E*). Nenhuma artéria coronária originava-se do seio coronário direito (*D*). A artéria coronária originada do seio não coronariano é uma anomalia extre-mamente rara. (Cortesia do Dr. Jacobo Kirsch.)

Origem anômala da *ACPE* na artéria pulmonar, ALCAPA (*Anomalous origin of the left main coro-nary artery from the pulmonary artery*) ou síndrome de Bland-Garland-White

É uma anomalia congênita rara com incidência estimada de 1 a cada 300 mil nascidos vivos. Durante a vida intrauterina, a mistura de sangue e as pressões pulmonares altas permitem perfusão adequada da ACPE. No período neonatal, as pressões pulmonares permanecem suficien-temente altas para que o sangue da artéria pulmonar faça uma perfusão considerável na ACPE. Contudo, ao longo dos primei-ros meses de vida, as pressões da artéria pulmonar começam a diminuir. Quando isso ocorre, o início dos sintomas depende da existência ou não de vasos colaterais. Quando não há circu-lação colateral adequada, a redução das pressões pulmonares não permite levar sangue suficiente da artéria pulmonar para a ACPE, podendo causar isquemia e/ou infarto do miocárdio e morte cardíaca súbita de 90% dos bebês no primeiro ano de vida (Figura 25.22). Entretanto, quando há colaterais abundantes originados da ACD, o sangue sistêmico sob alta pressão origi-nado dessa artéria permite fluxo retrógrado para o território da ACPE e, por fim, para o tronco da artéria pulmonar em razão das pressões pulmonares mais baixas. Esse fluxo sanguíneo retrógrado entre ACD e ACPE/tronco da artéria pulmonar é responsável por um estado fisiopatológico semelhante ao de uma fístula (Figura 25.23). Em razão do fluxo preferencial para dentro da artéria pulmonar sob pressão mais baixa, e não para a microcirculação, a hipoperfusão capilar pode causar isquemia subendocárdica crônica. Pacientes com esse padrão de ALCAPA frequentemente têm manifestações clínicas entre a terceira e quarta décadas de vida, inclusive angina, dispneia, palpitações e fadiga. Embora alguns pacientes com essa síndrome possam ser assintomáticos e diagnosticados até a oitava década de vida, arritmia ventricular e morte cardíaca súbita ainda são comuns.

Artéria coronária única Todos os ramos arteriais corona-rianos originam-se de um único vaso, que pode ter diversos trajetos anômalos benignos ou potencialmente malignos (ver Figura 25.17). A ACD única é mais comum que a anomalia correspondente das artérias do lado esquerdo.

Atresia ostial Anomalia extremamente rara, em que o óstio da ACD ou (mais comumente) da ACPE não se desenvolve

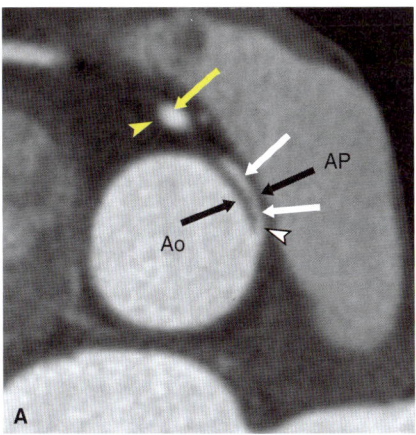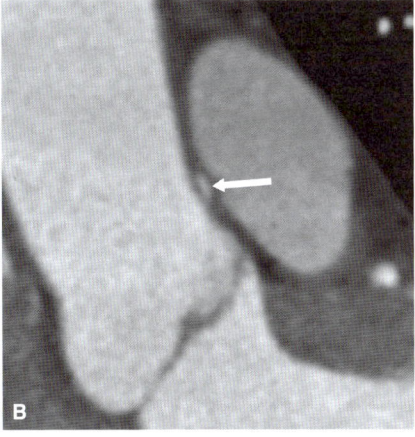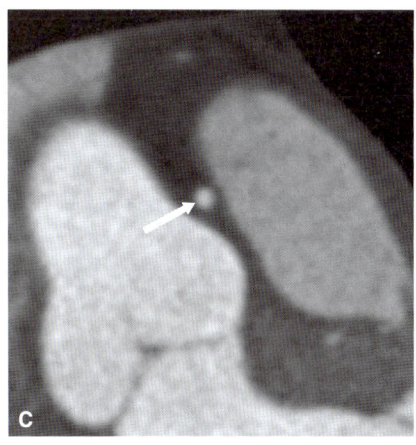

Figura 25.20 Detecção incidental de trajeto interarterial da ACD em um homem de 56 anos. **A.** A imagem axial oblíqua obtida de uma angio-TC coronária demonstrou que o segmento proximal da ACD (*setas brancas*), que se originava pouco acima do seio coronário esquerdo, estendia-se entre a aorta (*Ao*) e a artéria pulmonar (*AP*). O segmento proximal dessa artéria estava estreitado e circundado por tecido com densidade de partes moles (*setas pretas*), enquanto os 2 cm distais da ACD (*seta amarela*) tinham calibre normal e estavam circundados por gordura epicárdica (*ponta de seta amarela*). A atenuação de partes moles representava a parte intramural da artéria em seu trajeto dentro da parede aórtica. Além disso, embora as artérias coronárias devam descrever um trajeto relativamente retilíneo a partir de seu óstio, essa ACD interarterial descrevia uma rotação de quase 90° à direita, pouco depois de seu óstio (*ponta de seta branca*), formando uma angulação aguda. **B.** A imagem sagital oblíqua no nível do segmento proximal da ACD (*seta branca*) mostrou estreitamento acentuado e configuração ovoide anormal do vaso, que era mais alto que largo. **C.** A imagem sagital oblíqua obtida alguns centímetros além do óstio da ACD demonstrou aspecto arredondado normal da artéria (*seta branca*), porque a altura e a largura eram iguais. As anormalidades demonstradas em **A** e **B** eram típicas de trajeto interarterial. O trajeto interarterial da ACD pode ser uma anormalidade demonstrada por acaso ou pode causar isquemia.

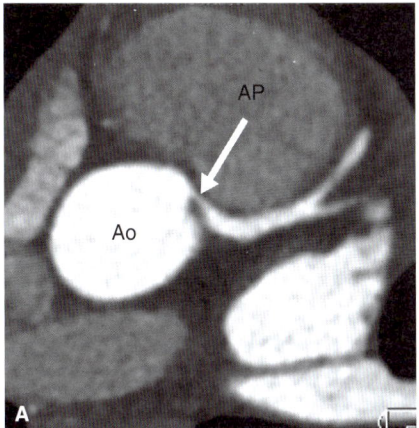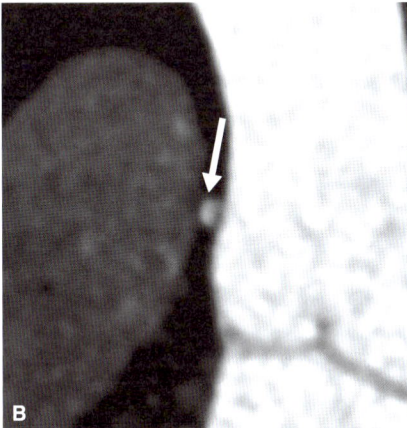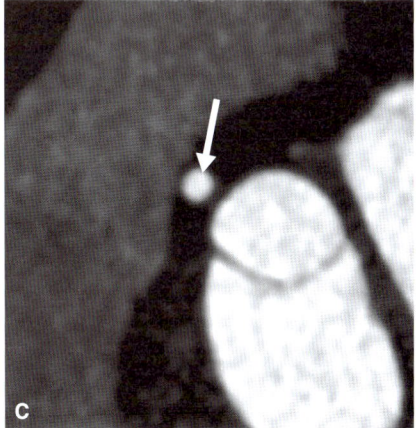

Figura 25.21 Trajeto interarterial da ACPE de um menino de 14 anos, que foi atendido no setor de emergência depois de uma parada cardíaca enquanto jogava basquete. **A.** A imagem axial oblíqua obtida de uma angio-TC coronária demonstrou que a ACPE (*seta branca*) originava-se acima do seio coronário direito e estendia-se entre a aorta (*Ao*) e a artéria pulmonar (*AP*). O segmento proximal dessa artéria estava acentuadamente estreitado. **B.** A imagem sagital oblíqua no nível do segmento proximal da ACPE, perto do óstio, mostrou estreitamento grave da ME (*seta branca*), que tinha formato ovoide em seu trajeto entre a aorta e a artéria pulmonar. O diâmetro desse vaso era de 2 × 1 mm. **C.** Imagem sagital oblíqua obtida 1 cm depois do óstio; a ACPE tinha formato arredondado, diâmetro normal (*seta branca*) e media 4 × 4 mm. O trajeto intramural de 5 mm da ACPE foi confirmado durante a intervenção cirúrgica. Um trajeto interarterial da ACPE ou DAE é menos comum que da ACD, mas está associado a incidência muito alta de morte cardíaca súbita.

(Figura 25.24). Embora o óstio seja atrésico, a anatomia da artéria coronária é normal pouco depois do segmento atrésico. Em muitos casos, essa anomalia está associada à morte cardíaca súbita de bebês, mas alguns pacientes podem sobreviver até a vida adulta quando houver circulação colateral através da circulação coronária contralateral.

Anomalias de trajeto

Ponte miocárdica

O trajeto intramiocárdico de uma artéria coronária (ou **ponte miocárdica**) é uma anormalidade comum, detectada incidentalmente, e é demonstrada em até 58% dos pacientes que fazem angio-TC coronária e até 86% das necropsias. Na maioria dos casos, essa anomalia afeta a porção intermediária da artéria DAE, quando há uma faixa de tecidos miocárdicos ao redor da artéria (Figura 25.25). A profundidade e o comprimento da ponte podem variar significativamente de alguns milímetros a poucos centímetros. Embora a artéria seja comprimida durante a sístole, raramente causa sintomas, porque as artérias coronárias enchem na diástole. Ainda que a maioria das pontes miocárdicas seja um achado ocasional à angio-TC coronária, pode causar angina e isquemia por diversos mecanismos, inclusive compressão transitória da artéria na sístole, redução persistente do lúmen arterial na diástole, aumento

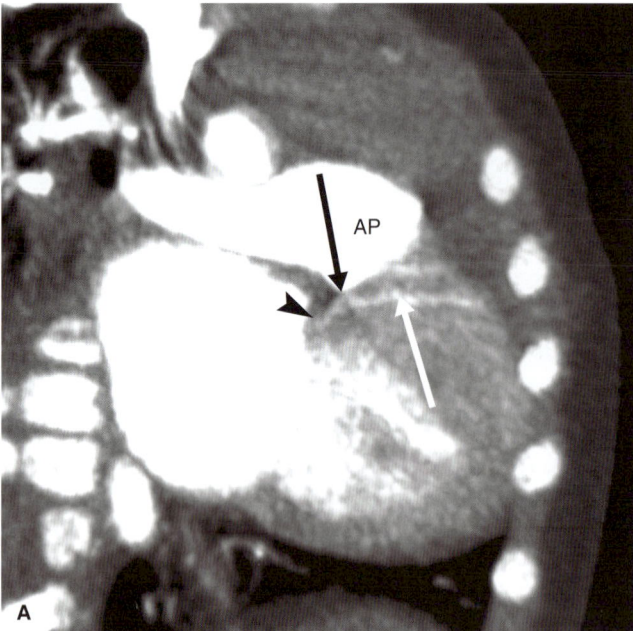
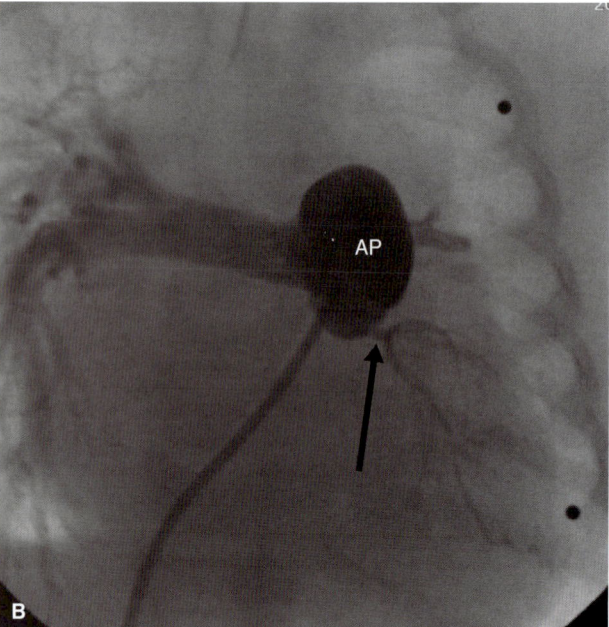

Figura 25.22 Origem anômala da ACPE na artéria pulmonar (ALCAPA) em um bebê de 8 semanas com dificuldade de alimentar-se, letargia e irritabilidade. **A.** A imagem sagital oblíqua obtida de uma angio-TC coronária demonstrou que a ACPE (*seta preta*) originava-se da artéria pulmonar (*AP*) e, em seguida, bifurcava-se em DAE (*seta branca*) e CxE (*ponta de seta preta*). **B.** A imagem de angiografia coronariana em projeção anterior confirmou a existência de ALCAPA com ACPE (*seta preta*) originada da artéria pulmonar.

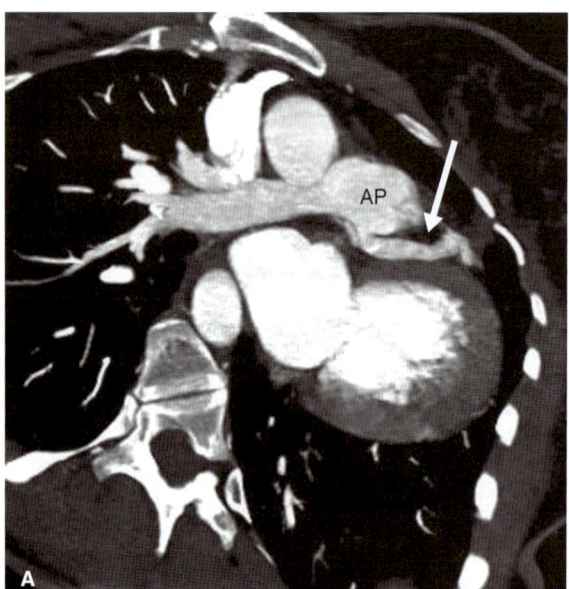
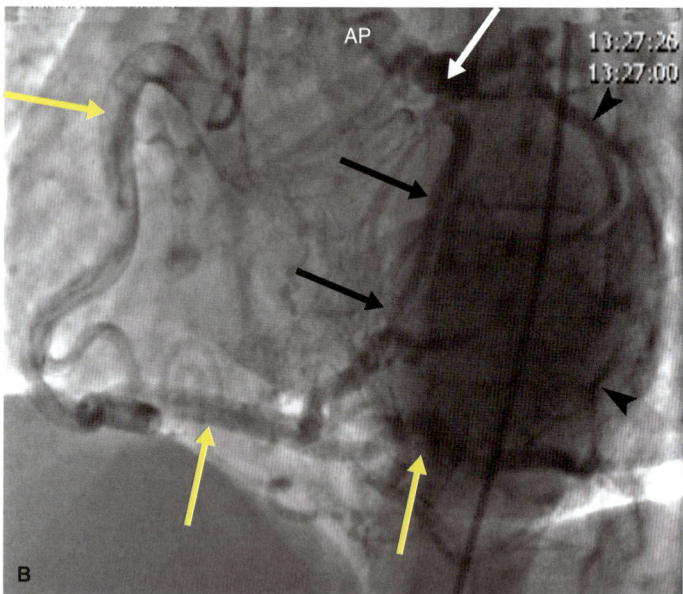

Figura 25.23 Origem anômala da ALCAPA de mulher de 50 anos com dor torácica. **A.** A imagem coronal oblíqua da ACPE obtida de uma angio-TC de tórax sincronizada demonstrou dilatação da ACPE (*seta branca*) que se originava da artéria pulmonar (*AP*) e era compatível com ALCAPA. **B.** A imagem de angiografia coronariana com injeção de contraste na ACD mostrou dilatação difusa dessa artéria e seus ramos associados (*setas amarelas*). Sangue originado desses vasos preenchia as artérias CxE (*pontas de seta pretas*), DAE (*setas pretas*) e ACPE (*seta branca*) com fluxo retrógrado. Em seguida, o sangue drenava para a artéria pulmonar (*AP*) formando uma fístula volumosa. Em razão da existência de circulação colateral, a paciente conseguiu sobreviver até a vida adulta com essa anomalia congênita.

das velocidades de fluxo sanguíneo, fluxo sistólico retrógrado e redução da reserva circulatória das coronárias. Além disso, a incidência de doença aterosclerótica coronariana é maior nos segmentos proximais à ponte, embora nos casos típicos não haja acometimento da ponte propriamente dita. Ainda que não existam anormalidades típicas que permitam diferenciar entre pontes assintomáticas e sintomáticas nos exames de imagem, pontes profundas têm mais tendência a causar sintomas.

Trajeto intracavitário

Em comparação com as pontes miocárdicas, o trajeto intracavitário de uma artéria coronária – quando o vaso mergulha em uma câmara cardíaca – é relativamente raro. Na maioria dos casos publicados, essa anomalia afeta a ACD, que se estende para dentro do AD (Figura 25.26). Em um estudo de necropsia de grande porte (331 pacientes), esse trajeto anormal foi demonstrado em 1,8%

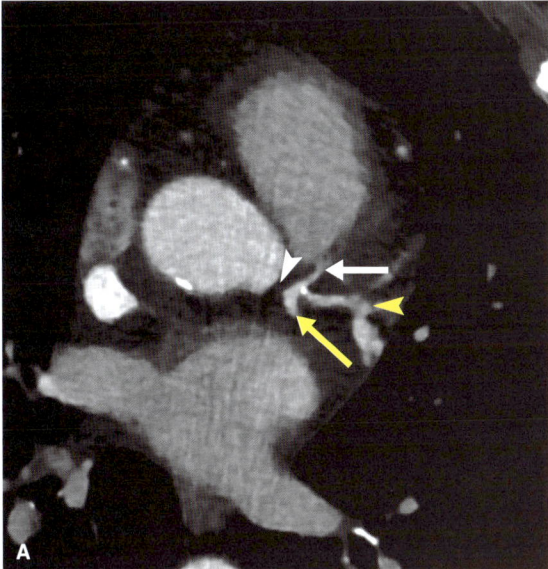

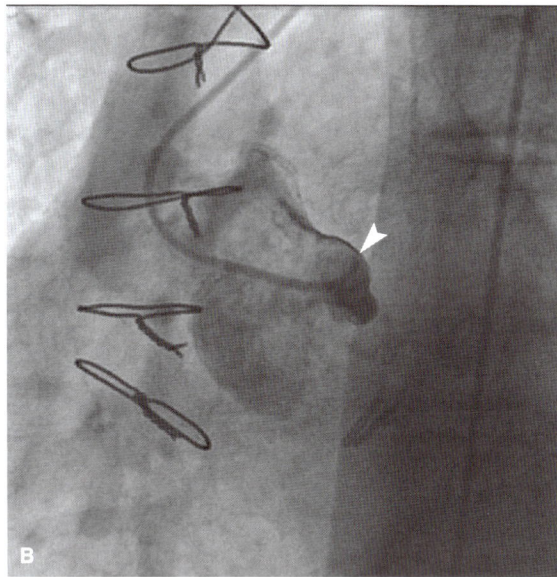

Figura 25.24 **Atresia ostial em mulher de 51 anos. A.** A imagem axial oblíqua em MPR no nível esperado da ACPE demonstrou agenesia completa dessa artéria (*ponta de seta branca*). Na imagem, pode-se observar que o segmento da ACPE distal à atresia trifurca-se em DAE (*seta branca*), ramo intermédio (*ponta de seta amarela*) e CxE (*seta amarela*). Quando tinha 15 anos, essa paciente fez cirurgia de *bypass* coronariano para tratar atresia ostial da ACPE, comprovada cirurgicamente. **B.** A imagem de angiografia coronariana depois da injeção de contraste no local esperado do óstio da ACPE não demonstrou qualquer indício de óstio desenvolvido (*ponta de seta branca*).

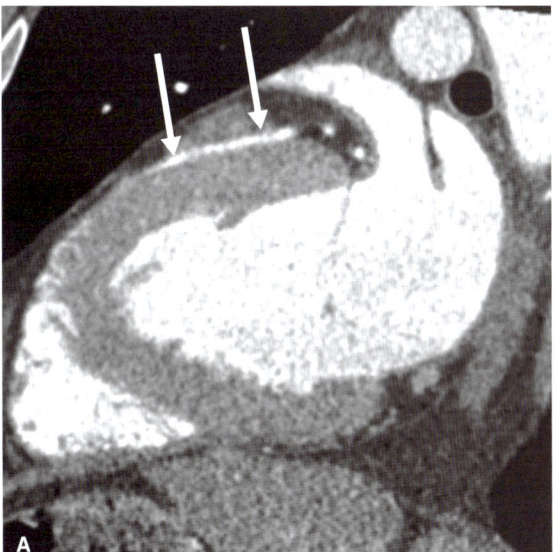

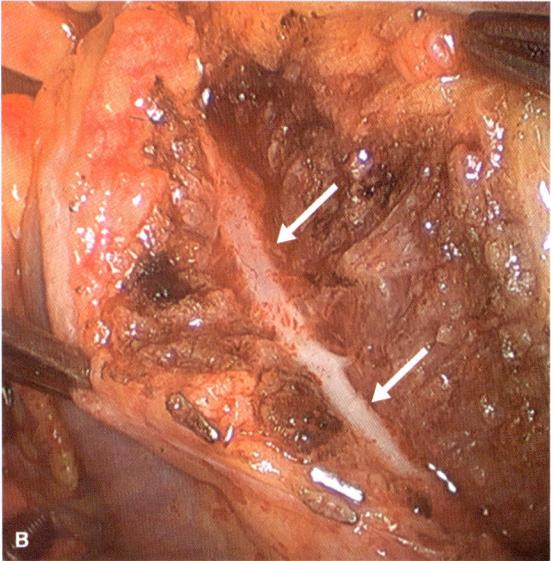

Figura 25.25 **Ponte miocárdica em um jovem de 22 anos com atendimentos repetidos no setor de emergência por queixa de dor torácica. A.** A imagem sagital oblíqua obtida de uma angio-TC coronária demonstrou que o terço médio da coronária DAE possuía um trajeto dentro do miocárdio do ventrículo esquerdo (*setas brancas*), sugerindo uma ponte miocárdica de 38 mm localizada a uma profundidade medida de 8 mm. A imagem não demonstrou qualquer outra anormalidade, e o exame sob estresse também foi normal. Embora essa anormalidade seja detectada comumente por acaso e tenha pouco significado clínico na maioria das vezes, como esse paciente tinha sintomas persistentes e não havia outra explicação para sua dor, ele foi referenciado para tratamento cirúrgico. **B.** A fotografia operatória obtida durante a miotomia mostrou que o terço médio da artéria DAE estava circundado por miocárdio (*seta branca*). Dois meses depois da cirurgia, o paciente voltou ao setor de emergência com dor torácica semelhante à que sentia antes de operar.

dos casos. Contudo, de acordo com uma revisão retrospectiva de 9.284 exames de angio-TC coronária, essa anomalia foi detectada em apenas 0,15% dos casos. Esse trajeto anômalo não deve causar sintomas associados à compressão, mas a artéria poderia ser lesada acidentalmente durante cateterização, instrumentação ou ablação do coração direito, ou mesmo durante a inserção de um acesso central.

Artéria coronária duplicada (dividida)

A artéria coronária duplicada ou dividida é uma anomalia extremamente rara. Na maioria dos casos, é uma artéria coronária originada do seio de Valsalva que se divide em seu segmento proximal em duas artérias coronárias paralelas, que se espelham nos seus trajetos. Como na maioria dos casos há apenas um óstio, alguns preferem usar o termo "dividida"

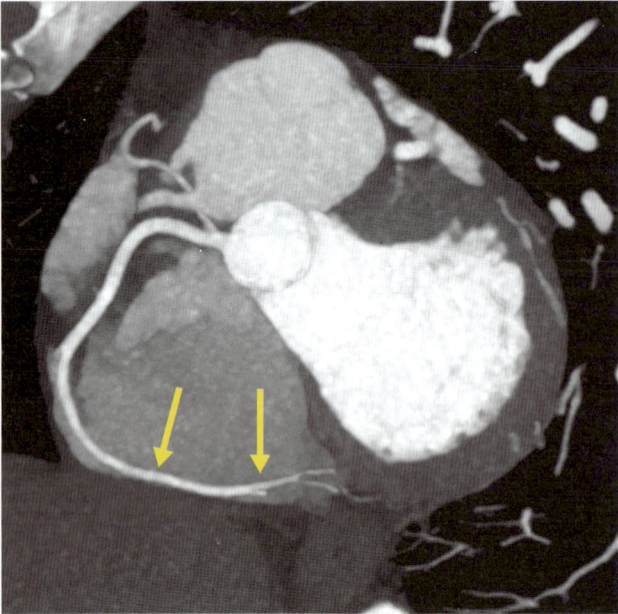

Figura 25.26 Trajeto intracavitário da ACD de um homem de 40 anos atendido no setor de emergência por queixa de dor torácica. A "incidência em C" da ACD (*setas amarelas*) mostrou o trajeto dessa artéria dentro do AD. Esse trajeto é benigno, embora teoricamente a artéria possa ser lesada durante diversos tipos de intervenção cardiológica.

para descrever essa anomalia (Figura 25.27 A). Em casos mais raros, há realmente uma artéria coronária "dupla" (duplicada), quando cada uma tem origem independente no seio aórtico com trajetos praticamente paralelos (Figura 25.27 B). Em geral, essa anomalia é benigna.

Anomalias de terminação

Fístula coronariana

As fístulas das artérias coronárias podem ser adquiridas, mas na maioria dos casos são congênitas. Elas podem desenvolver-se nos sistemas coronarianos direito e esquerdo, e, na literatura publicada, não existe consenso em relação a qual distribuição é mais comum. Independentemente de qual artéria coronária é afetada, é mais comum a drenagem ser levada ao lado direito (do seio coronário para artéria pulmonar) e, fisiologicamente, funcionar como um *shunt* esquerda-direita. Em quase todos os casos, a artéria coronária afetada mostra-se acentuadamente dilatada e tortuosa, sugerindo fístula quando demonstrada nas imagens de TC (Figura 25.28; Vídeo 25.1). Embora uma fístula possa ser detectada por acaso, os pacientes frequentemente têm insuficiência cardíaca congestiva secundária ao *shunt* de longa duração, isquemia atribuída a um fenômeno de desvio (fluxo sanguíneo preferencial pela fístula com pressão mais baixa, em vez de nos capilares sob pressão mais alta) ou endocardite.

Doença arterial coronariana

Nos países ocidentais, a doença arterial coronariana (DAC) é a causa mais importante de mortalidade tanto em homens quanto em mulheres. Uma das indicações mais frequentes para fazer angio-TC coronária é investigar a DAC. A excelente resolução espacial da angio-TC permite a avaliação da estenose coronariana, remodelação e caracterização da placa coronariana. Outro aspecto igualmente importante de um exame normal de angio-TC coronária é a possibilidade de excluir DAC como causa dos sintomas do paciente.

Embora existam várias indicações para fazer angio-TC coronária, uma das principais é avaliar os pacientes com dor torácica

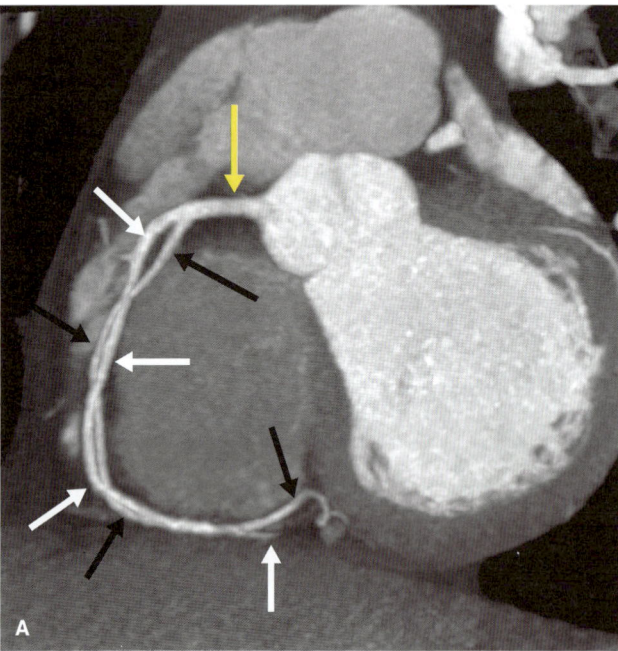

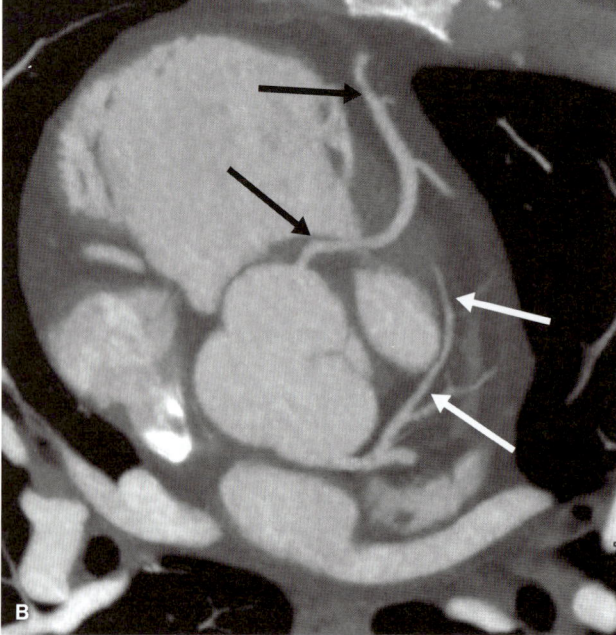

Figura 25.27 Achados incidentais de artérias coronárias extranumerárias de dois pacientes atendidos no serviço de emergência por dor torácica. **A.** A "incidência em C" de 6 mm em MIP de um homem de 38 anos demonstrou apenas uma ACD proximal (*seta amarela*), mas esse vaso dividia-se em dois a alguns centímetros depois de sua origem. O vaso mais calibroso (*setas brancas*) originava vários ramos marginais agudos (MA) e continuava em direção distal como ADP. O vaso menor (*setas pretas*) não originava ramos MA e continuava como artéria VEP. **B.** DAE duplicada em um homem de 30 anos. A imagem axial oblíqua em MIP demonstrou duas artérias DAE. A primeira era menor, originava-se da ACPE e irrigava o território proximal da DAE (*setas brancas*). A segunda era mais calibrosa, que originava-se do seio coronário direito e irrigava os territórios médio e distal da DAE com trajeto septal (*setas pretas*). Essas duas anomalias eram benignas.

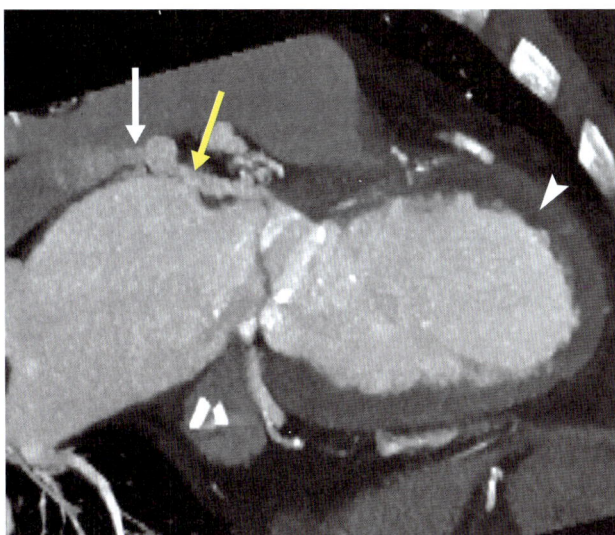

Figura 25.28 Fístula de artéria coronária. Essa imagem sagital oblíqua de reformatação multiplanar de angio-TC coronária sincronizada retrospectivamente demonstrou tortuosidade e dilatação difusas da CxE (*seta amarela*), uma parte da qual drenava para a artéria pulmonar esquerda (*seta branca*). O território da artéria DAE mostrou hipoperfusão subendocárdica (*ponta de seta branca*).

significativo, porque pacientes sem cálcio nas coronárias não tendem a ter MACE. Em uma revisão de 25.903 indivíduos assintomáticos sem cálcio nas coronárias, menos de 1% teve eventos cardíacos durante o período de seguimento por 51 meses.

Hoje em dia, o ECAC é quantificado usando sincronização prospectiva com o ECG, com reconstrução com espessura de corte de 2,5 mm. Potencial de corrente no tubo de 120 kV ainda é recomendável para avaliar ECAC, porque esse valor foi usado na elaboração do primeiro método Agatston e a redução do valor em kV (70 kV, 80 kV ou 100 kV) poderia aumentar os escores de cálcio em razão do artefato de reverberação (*blooming*). Embora estudos mais antigos tenham referido dose de radiação em torno de 1,5 mSv para avaliar ECAC, *scanners* modernos podem fazer o mesmo com uma fração dessa dose.

Quando o exame para avaliação do ECAC é reconstruído, vários *softwares* realçam automaticamente áreas dos territórios das artérias coronárias com atenuação acima de 130 HU (Figura 25.29). Em seguida, essas áreas são selecionadas ou rejeitadas manualmente pelo radiologista ou tecnólogo para calcular o escore de Agatston, que leva em consideração tamanho e densidade mais alta da placa. Com a colocação do escore de Agatston em uma calculadora de ECAC, o escore do paciente pode ser comparado com outros de mesma idade, sexo e etnia. Embora pacientes assintomáticos possam fazer a avaliação do ECAC como triagem, algumas instituições incluem ECAC como parte de seu protocolo rotineiro para pacientes submetidos à angio-TC coronária.

Placa coronariana e remodelação

Uma vantagem da angio-TC coronária é sua capacidade de caracterizar placas ateroscleróticas coronarianas, em geral com base em sua composição, padrão de remodelação e grau de estreitamento luminal.

As placas arteriais coronarianas (ou fibroateromas) são classificadas como calcificadas, não calcificadas ou mistas. Embora a CAC possa ocorrer na íntima ou média das artérias, calcificações da íntima estão relacionadas com doença aterosclerótica. As calcificações da íntima são atribuídas a um fator osteoblástico liberado pelas células musculares lisas da íntima vascular e estão associadas a hipertensão, dislipidemia, tabagismo e outras condições pró-inflamatórias. A parte não calcificada de uma placa é formada de dois componentes principais no interior da íntima: a capa fibrosa superficial e o núcleo necrótico rico em lipídios.

Com base no exame anatomopatológico, as placas podem ser classificadas como estáveis ou vulneráveis. As placas ateroscleróticas são mais suscetíveis à ruptura quando têm cobertura fibrosa mais fina e núcleo necrótico subjacente mais volumoso. Quando a cobertura fibrosa rompe, o núcleo necrótico altamente trombogênico entra no lúmen da artéria coronária e provoca trombose aguda. A ruptura de placas é a causa principal de MACE, cuja gravidade varia dependendo do grau de trombose do lúmen vascular. Erosões das placas também podem causar eventos cardíacos significativos, ocorrendo quando parte do endotélio da artéria coronária desprende-se. Como o endotélio constitui uma superfície antitrombogênica, a destruição das camadas endoteliais pode levar à formação de trombos na região despida de endotélio. Como as erosões de placas são menos comuns e atualmente não existem técnicas de imagem não invasivas disponíveis para prever esse processo, elas não serão mais consideradas a seguir.

Entre as anormalidades demonstradas à angio-TC coronária que ajudam a detectar placas vulneráveis, estão a remodelação positiva e as placas com atenuação baixa. O termo remodelação positiva descreve a proliferação saliente ou a expansão da artéria coronária e suas placas associadas (Figura 25.30). As causas são complexas, mas a principal é por inflamação da média e da adventícia, que enfraquece a estrutura subjacente da artéria coronária e provoca sua expansão exterior. Além da inflamação da média

crônica e probabilidade pré-teste baixa ou intermediária de ter doença coronariana obstrutiva grave. Por outro lado, a indicação de angio-TC coronária para pacientes com probabilidade alta de ter DAC obstrutiva é questionável. Mais recentemente, esse exame tem sido realizado com frequência crescente em pacientes selecionados que referem dor torácica aguda. Contudo, conforme está descrito com mais detalhes adiante, esse exame não deve ser realizado em pacientes com síndrome coronariana aguda (SCA) e elevação de ST ou níveis de troponina altos.

Calcificação das artérias coronárias

Embora a angio-TC coronária não seja recomendada como triagem, um exame sem contraste para avaliar calcificação das artérias coronárias (CAC) de pacientes assintomáticos é recomendável em grupos específicos, incluindo pacientes de baixo risco, com história familiar de cardiopatia coronariana precoce (parente de primeiro grau do sexo masculino com idade superior a 55 anos, ou do sexo feminino com idade superior a 65 anos) e pacientes com fatores de risco intermediários (risco entre 10 e 20% de desenvolver cardiopatia coronariana em 10 anos) e nenhuma história de DAC. Além disso, adultos assintomáticos com idade inferior ou igual a 40 anos e diabetes também podem fazer triagem. De acordo com a U. S. Preventive Task Force, a triagem para CAC não deve ser realizada em pacientes de baixo risco (inferior a 10% de desenvolver cardiopatia coronariana em 10 anos). Além disso, como a avaliação de CAC é um exame de triagem, não deve ser realizada em pacientes que já tiveram algum MACE.

Em pacientes adequadamente selecionados, o escore de cálcio das artérias coronárias (ECAC) é um marcador bem validado de risco cardiovascular e pode ter valor adicional aos outros dados populacionais, inclusive escore de risco de Framingham (FRS, ou *Framingham Risk Score*). Um ECAC mais alto indica probabilidade maior de morte cardiovascular. Em comparação com indivíduos que têm ECAC igual a 0, as razões de risco de ter um evento coronariano significativo foram de 3,89, 7,08 e 6,84 entre pacientes com ECAC de 1 a 100, 101 a 300 e mais que 300, respectivamente. Nos pacientes com escores extremamente altos (escore de Agatston maior que 1.000), o risco relativo era de 10,8. Um ECAC igual a 0 também tem valor prognóstico

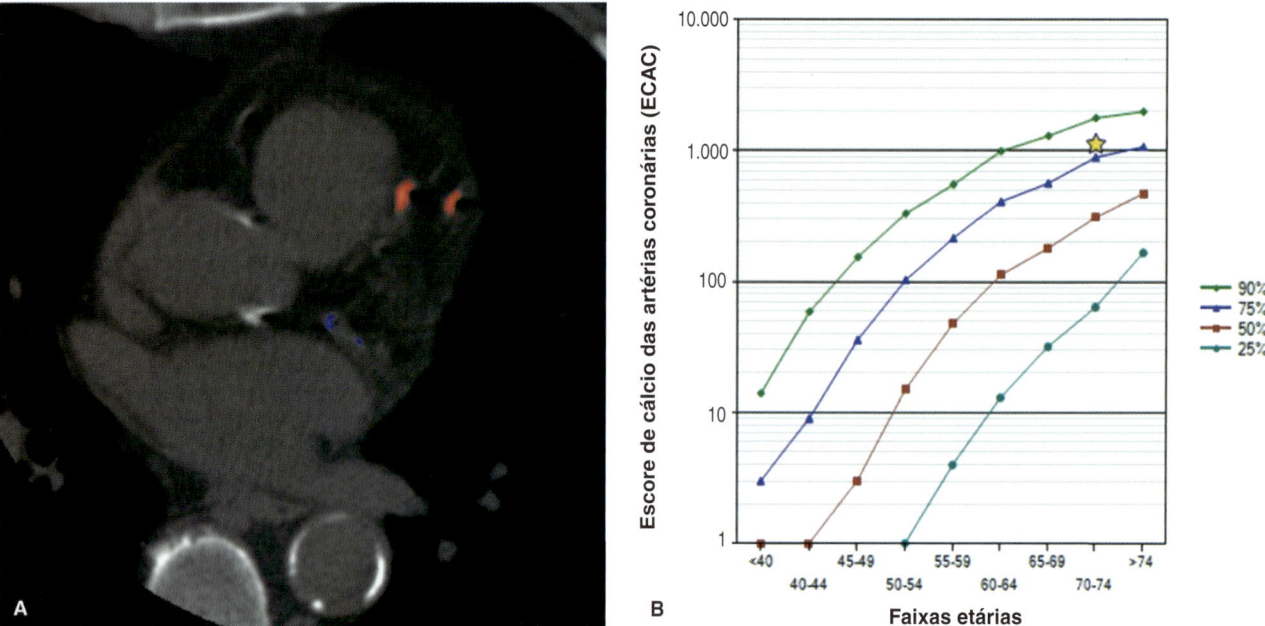

Figura 25.29 Avaliação do escore de cálcio para prever eventos cardíacos futuros. Um homem assintomático de 73 anos com história de hiper-tensão, tabagismo e hiperlipidemia fez tomografia computadorizada (TC) com determinação do escore de cálcio. A. A imagem axial da TC com determinação do escore de cálcio demonstrou áreas de doença aterosclerótica nos territórios da DAE e CxE, assinalados com vermelho e azul, respectivamente. **B.** O escore de cálcio total do paciente com base no método de Agatston foi de 1.121, elevando-o ao 83º percentil de pacientes com mesma idade, sexo e etnia sem doença cardiovascular detectável clinicamente e diabetes.

e da adventícia, a inflamação da íntima causa adelgaçamento da cobertura fibrosa. À medida que a artéria expande para fora, a cobertura fibrosa inflamada e afilada é esticada, o que a torna mais suscetível à ruptura. Quando o núcleo necrótico subjacente é volumoso, a tensão e a inflamação na cobertura fibrosa aumentam e tornam a placa mais suscetível à ruptura. É importante lembrar que a remodelação positiva (proliferação para o exterior) e a

remodelação negativa (proliferação para o interior ou estenose) geralmente ocorrem juntas. Nos casos em que a remodelação positiva é o padrão proliferativo predominante, o estreitamento do lúmen vascular pode ser brando a moderado e, desse modo, os pacientes não têm sintomas. Também é importante lembrar que a remodelação positiva pode resultar em superestimação visual da estenose.

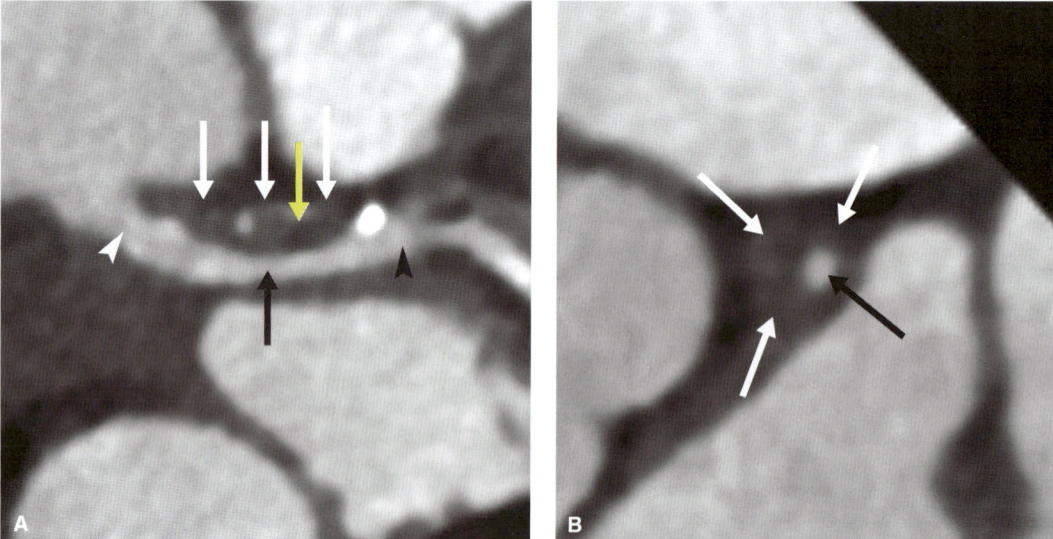

Figura 25.30 Remodelação positiva em um homem de 55 anos com dor torácica atípica. As imagens axiais oblíqua (**A**) e transversal (**B**) da ACPE mostraram placa exuberante mista, predominantemente não calcificada, que circundava parcialmente o vaso (*setas brancas*). O desenvolvimento da placa resultou em proliferação vascular externa, condição conhecida como remodelação positiva. Dentro dela, havia um foco de baixa densidade (10 HU, *seta amarela*). A coexistência dessas duas alterações sugere uma "placa vulnerável" com chances maiores de ruptura e, possivelmente, um evento miocárdico agudo. Incluindo a placa, o diâmetro transversal máximo do vaso medido na imagem **B** era de 8 mm, enquanto os segmentos proximal e distal da ACPE tinham diâmetros máximos de 6 e 4 mm, respectivamente, ilustrando proliferação exterior (remodelação positiva) do vaso. Os diâmetros luminais dos segmentos proximal (*ponta de seta branca* em **A**), médio (*seta preta* em **A** e **B**) e distal (*ponta de seta preta* em **A**) da CPE eram de 5, 3 e 4 mm, respectivamente – compatíveis com estenose de 33%. Embora a remodelação positiva seja o padrão predominante, em geral também há um componente de remodelação negativa (estenose).

O coeficiente de atenuação de uma placa não calcificada também pode ser avaliado para detectar lesões vulneráveis. Em geral, uma placa com atenuação alta tende a corresponder a um fibroateroma, com cobertura fibrosa mais espessa e maior e, desse modo, com chances de ruptura menores. Por outro lado, placas com atenuação baixa – definida por valor de atenuação menor que 30 HU – correspondem às lesões com núcleo necrótico lipídico maior e, consequentemente, chances maiores de ruptura (ver Figura 25.30). Embora a remodelação positiva ou a placa com atenuação baixa nas imagens de angio-TC coronária aumente o risco de eventos coronarianos agudos subsequentes, a coexistência das duas anormalidades aumenta drasticamente esse risco. Em um estudo publicado por Motoyama et al., que avaliou características das placas associadas à ocorrência subsequente de eventos coronarianos agudos em 1.059 pacientes, 22,5% dos indivíduos com as duas anormalidades tiveram eventos agudos, em comparação com 3,7% do grupo com apenas uma e 0,5% do subgrupo sem remodelação positiva ou placa com atenuação baixa.

Outra anormalidade à angio-TC coronária possivelmente sugestiva de placa ateromatosa vulnerável com cobertura fina é conhecida como sinal da "argola de guardanapo" (Figura 25.31). Essa anormalidade aparece como um halo de atenuação alta ao redor de uma área com atenuação baixa, representativa da cobertura fibrosa inflamada em torno do centro necrótico gorduroso; sua detecção pode ser um preditor independente de eventos coronarianos agudos subsequentes. A existência dessas anormalidades detectadas à angio-TC coronária deve ser descrita no laudo do exame, porque pode resultar em alterações no tratamento dos pacientes.

Estenose coronariana. É causada pela remodelação negativa, ou proliferação de uma placa para o interior do lúmen. Essa estenose pode desenvolver-se rapidamente quando há trombose coronariana aguda ou ruptura de uma placa. Contudo, em muitos casos, ela se forma lentamente em razão da proliferação continuada de uma placa estável.

À medida que a tecnologia da TC era aperfeiçoada, houve aumentos progressivos de sensibilidade e valor preditivo negativo na avaliação morfológica das artérias coronárias, em comparação com angiografia por cateter. Estudos mais recentes envolvendo vários centros de pesquisa que usaram tomógrafos de 64 canais demonstraram eficácia ainda maior na avaliação morfológica.

Publicada em 2008, metanálise sobre angio-TC coronária de 64 canais avaliou 1.296 pacientes de 28 estudos e demonstrou índices acumulados de sensibilidade de 98%, especificidade de 89%, valor preditivo positivo (VPP) de 93% e valor preditivo negativo (VPN) de 100% em comparação com angiografia por cateter. Metanálise mais recente, usando a TC de dupla energia, demonstrou resultados comparativos excelentes, mesmo em pacientes com frequências cardíacas mais altas. Diretrizes recentes de várias sociedades de especialistas sobre angio-TC coronária consideram que pacientes sintomáticos estáveis têm risco baixo a intermediário de eventos coronarianos e estão aptos a ser submetidos a esse exame.

Durante a revisão das imagens de angio-TC coronária, é fundamental usar reconstruções multiplanares (RMP) e imagens axiais para avaliar o grau de estenose. Embora a projeção de intensidade máxima ou imagens renderizadas por volume possam complementar as imagens de RMP, não devem ser usadas para firmar o diagnóstico inicial. Além dos *softwares* para RMP, várias empresas oferecem outros programas que podem realizar cálculos semiautomatizados das estenoses, avaliar morfologia das placas, medir volume total das placas e gerar imagens curvas por RMP de cada vaso (Figura 25.32).

Com exceção da ACPE, na qual estenoses acima de 50% são consideradas graves, em todas as demais artérias as estenoses coronarianas são classificadas como ausentes (0), mínimas (1 a 24%), leves (25 a 49%), moderadas (50 a 69%), graves (70 a 99%) e totalmente obstrutivas (100%) (Figura 25.33). Nos pacientes com dor torácica estável, é altamente improvável que a causa seja doença arterial coronariana quando não há estenose, ou há possibilidade de ela ser mínima ou branda. Embora estenoses de 70% ou mais sejam consideradas graves, estenoses com valor igual ou superior a 50% podem causar disfunção hemodinâmica e, por essa razão, podem ser significativas. Portanto, a existência de uma estenose moderada pode exigir avaliação funcional por ECG de esforço, cintigrafia com esforço ou estresse farmacológico e ecocardiografia com estresse. Nos pacientes com estenose grave, deve-se considerar avaliação funcional ou angiografia invasiva por cateter.

Além de avaliar estenoses anatômicas, o miocárdio deve ser examinado cuidadosamente para detectar falhas de perfusão subendocárdicas (Figura 25.34). Quando há estenose significativa, geralmente representa uma área de isquemia ou infarto do

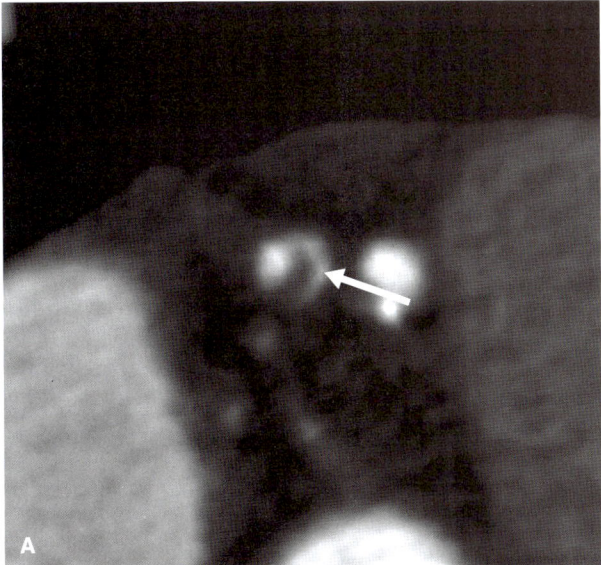
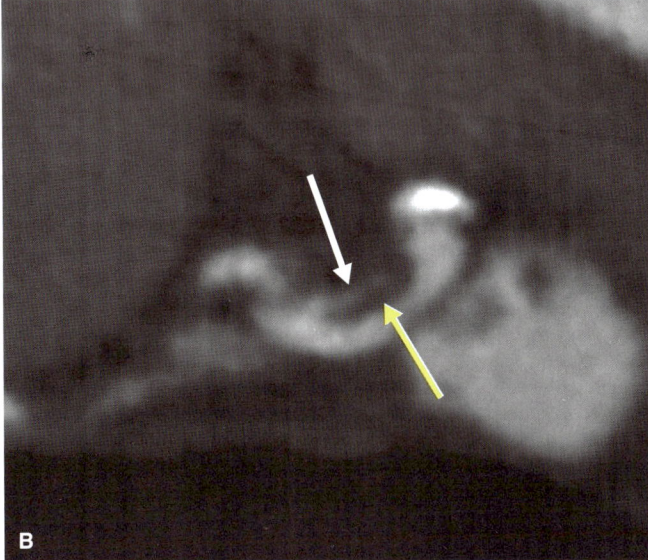

Figura 25.31 Sinal da "argola de guardanapo". As imagens transversal (**A**) e longitudinal (**B**) no nível médio da CxE demonstraram remodelação positiva com estenose leve, que possuía algumas áreas com atenuação baixa (*seta amarela*). Além disso, havia realce linear fino na periferia da placa não calcificada, produzindo o chamado sinal da "argola de guardanapo" (*setas brancas* em **A** e **B**). Esse é outro sinal sugestivo de placa vulnerável.

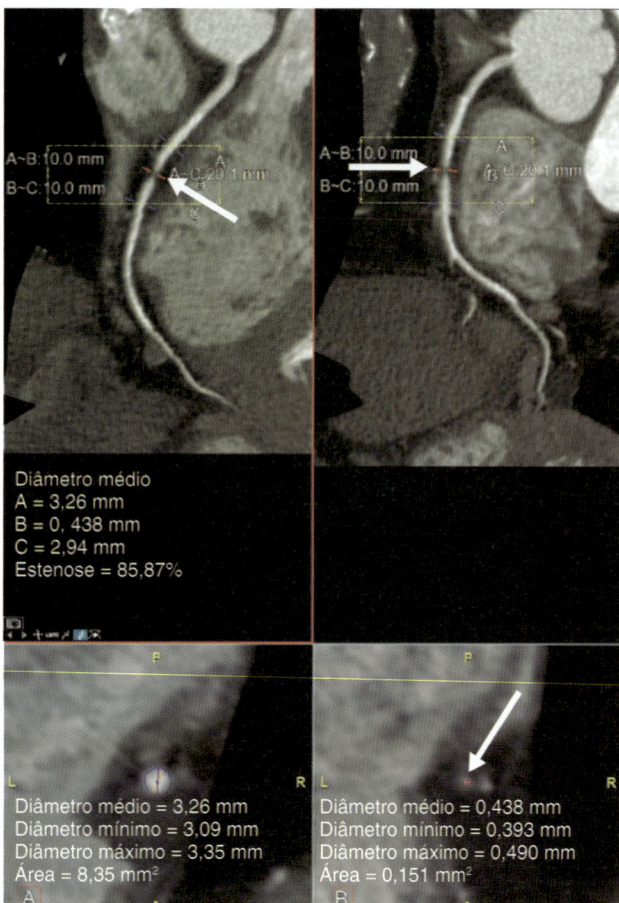

Figura 25.32 Medição semiautomatizada da estenose de um homem de 70 anos com estenose grave da CxE. As imagens curvas em RMP no nível da CxE demonstraram área focal de placa não calcificada com estenose resultante (*setas brancas*). Um centímetro antes e um centímetro depois da estenose, os diâmetros eram de 3,3 e 2,9 cm, respectivamente, com valor médio de 3,1 cm. Nas áreas de estenose, os diâmetros medeiam 0,44 cm, o que correspondia à estenose de 86%.

miocárdio. Quando é realizada a angio-TC coronária sincronizada com o ECG, ao menos 10 fases devem ser reconstruídas a intervalos homogêneos para permitir avaliação da função biventricular, que pode ser quantificada usando vários *softwares*. Mesmo quando se utiliza modulação de mA por ECG, dados funcionais ainda podem ser obtidos ao longo de todo o ciclo cardíaco, o que pode ajudar a avaliar anormalidades da cinética mural regional associadas à isquemia ou infarto do miocárdio (Figura 25.35).

Embora o VPN da angio-TC coronária na avaliação de estenoses das artérias coronárias seja excelente, o VPP fica aquém do ideal. Uma das razões principais é a existência de estenoses moderadas ou mesmo graves sem repercussões hemodinâmicas, conforme demonstrado nos exames funcionais ou angiografia invasiva por cateter. A TC cardíaca com estresse e a TC da reserva de fluxo funcional (TC-RFF) são duas técnicas mais modernas que podem ajudar a obter dados fisiológicos capazes de aumentar ainda mais o VPP da angio-TC coronária.

Com a técnica de TC da perfusão miocárdica, imagens do coração e das artérias coronárias são obtidas durante a parte inicial da circulação de primeira passagem, quando o contraste iodado está localizado predominantemente dentro dos vasos. Assim como ocorre nos exames de medicina nuclear com estresse, o estudo da perfusão miocárdica por TC geralmente é realizado em repouso e durante estresse

farmacológico. Com essa técnica, o radiologista pode obter apenas uma aquisição (quando o coração é escaneado apenas uma vez em repouso e outra sob estresse) ou aquisições dinâmicas (quando o coração é escaneado várias vezes em repouso e sob estresse). Apesar de as aquisições dinâmicas fornecerem dados mais detalhados da perfusão, a dose de radiação é maior – embora fique na mesma faixa de uma SPECT com ^{99m}TC e seja menor que a faixa de uma SPECT com ^{201}Tl ou dois isótopos para avaliar viabilidade miocárdica. Mapas de atenuação em repouso e sob estresse do miocárdio podem ser obtidos para determinar se uma estenose coronária demonstrada à angio-TC corresponde à hipoperfusão miocárdica. Assim como a RM com estresse, que está descrita com mais detalhes adiante, a isquemia miocárdica à perfusão de primeira passagem evidencia-se por hipoperfusão subendocárdica regional correspondente a um território vascular específico durante o estresse, que deve melhorar ou desaparecer em repouso. Os tecidos infartados devem mostrar falha de perfusão persistente durante o exame em repouso. O contraste iodado concentra-se nos tecidos infartados e pode ser visualizado por uma terceira varredura realizada depois de 5 a 10 minutos da administração do contraste. Embora a TC com realce tardio tenha precisão alta para detectar tecidos infartados, ela frequentemente subestima as dimensões da área infartada, em comparação com a avaliação por RM.

A segunda técnica é conhecida como TC-RFF. O conceito de TC-RFF é derivado da angiografia coronariana invasiva, em que as diferenças de pressão ao longo de uma estenose são quantificadas diretamente. Um valor de RFF igual a 1 significa que não há alteração de pressão ao longo da estenose, enquanto um valor de 0,7 indica que a pressão distal à estenose seja de apenas 70% da pressão no segmento proximal à estenose. Em geral, os valores de RFF iguais ou menores que 0,8 são considerados hemodinamicamente significativos. Na TC-RFF, os dados obtidos por uma angio-TC coronária convencional são submetidos a modelos computadorizados da dinâmica dos líquidos e algoritmos de *machine learning*, o que permite obter informações anatômicas e hemodinâmicas com base em apenas uma aquisição. Vários estudos demonstraram que a combinação da TC-RFF com angio-TC coronária aumenta a precisão e especificidade (Figura 25.36), podendo alterar estratégias terapêuticas e evitar exames invasivos desnecessários, especialmente nos pacientes com estenose anatomicamente moderada.

Angio-TC coronária em pacientes com dor torácica aguda. O termo síndrome coronariana aguda (SCA) inclui infarto do miocárdio com elevação de ST (IMEST), infarto do miocárdio sem elevação de ST (IMSEST) e angina instável. Nos pacientes com dor torácica aguda e alterações do ECG ou níveis altos de troponina cardíaca, a primeira intervenção terapêutica recomendada é a trombólise com revascularização. Com exceção de casos raríssimos, exames de imagem não invasivos não devem ser realizados em pacientes com SCA. Contudo, a angio-TC coronária é um recurso excelente para avaliar pacientes que chegam ao setor de emergência com dor torácica aguda e têm risco baixo a intermediário de DAC e nível normal de troponina. Em geral, a dor torácica de etiologia coronariana não é provável nos pacientes sem estenose significativa detectável à angio-TC coronária. Vários estudos prospectivos foram realizados para comparar a angio-TC coronária com outras abordagens investigativas usadas nos serviços de emergência (inclusive prova de esforço funcional). Todos demonstraram que a angio-TC coronária, em comparação com as abordagens padrão, permite altas mais precoces, sem diferença significativa na incidência de eventos cardíacos adversos. Assim como ocorre nos pacientes com dor torácica estável, pacientes com estenose moderada também podem ter disfunção hemodinâmica e pode ser necessário fazer prova funcional ou angiografia coronariana invasiva (Figura 25.37).

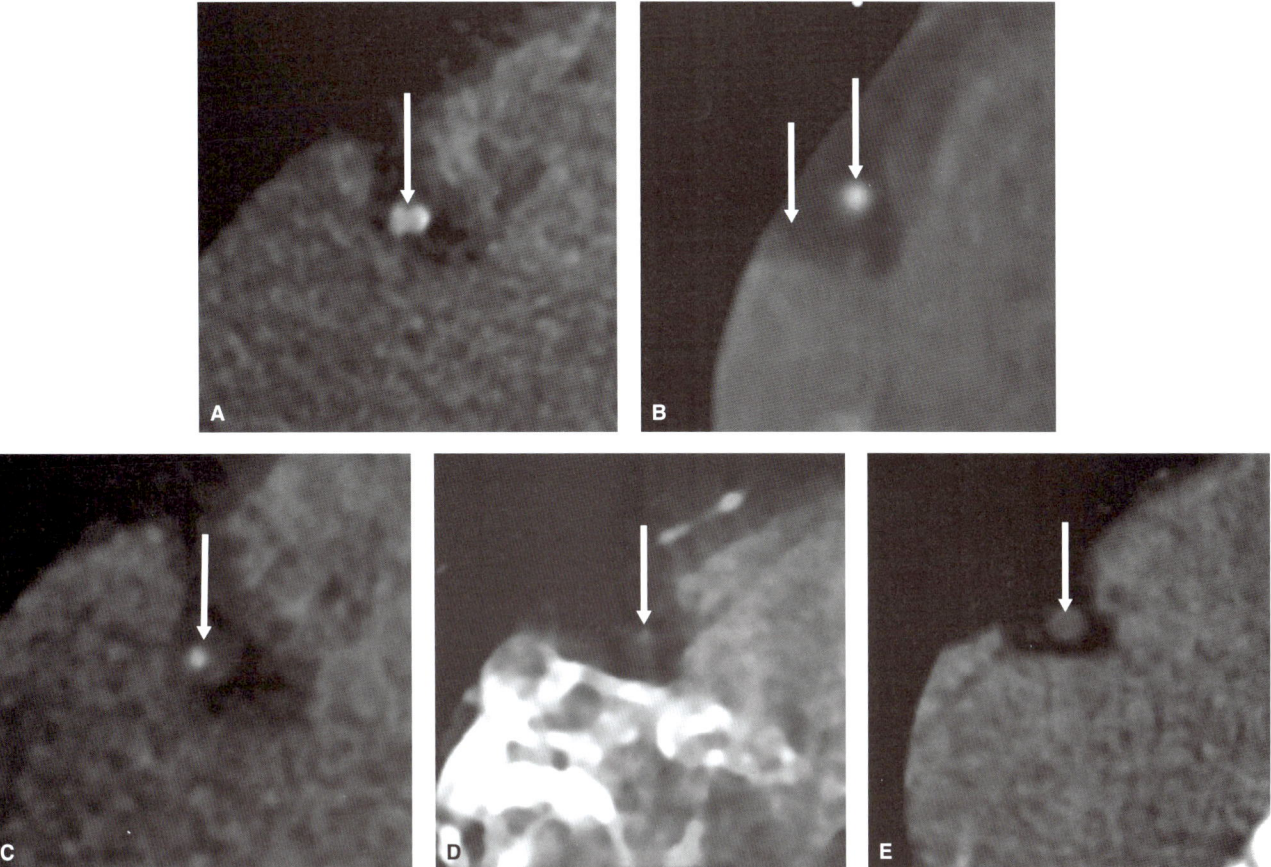

Figura 25.33 Graus de estenose à angio-TC coronária. Essas imagens transversais no nível da ACD de cinco pacientes (*setas brancas*) demonstraram estenose mínima (1 a 24%) em **A**, estenose leve (25 a 49%) em **B**, estenose moderada (50 a 69%) em **C**, estenose grave (70 a 99%) em **D** e obstrução total (estenose de 100%) em **E**.

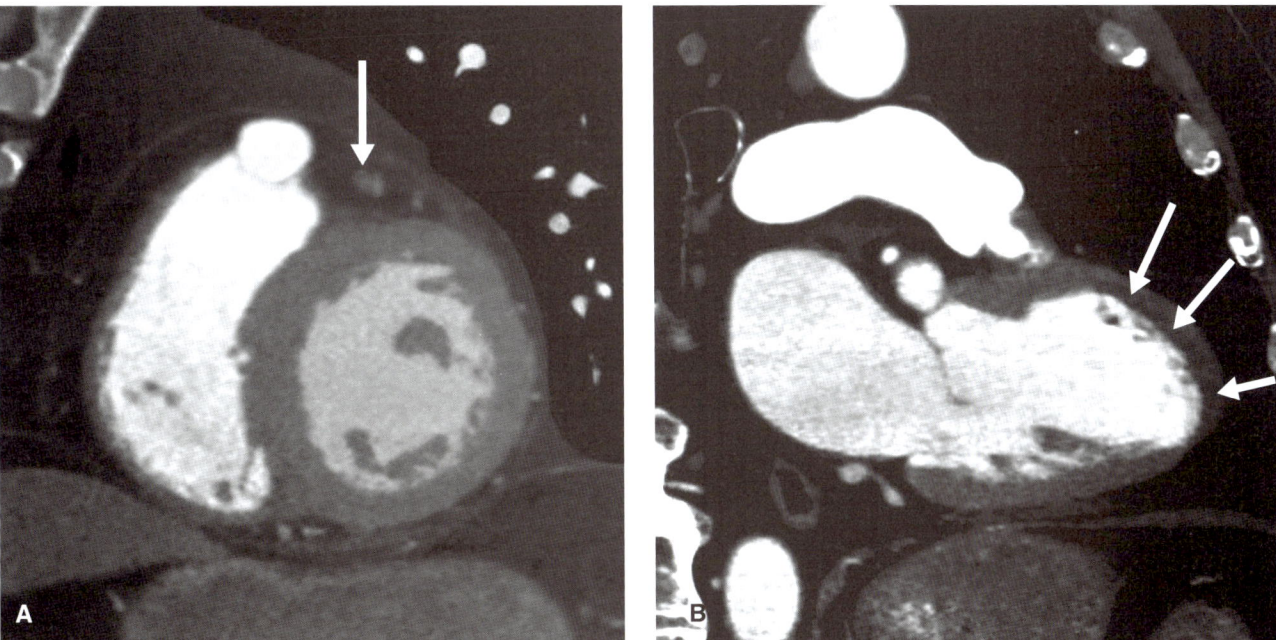

Figura 25.34 Hipoperfusão subendocárdica em mulher de 60 anos com dor torácica. A. A imagem transversal no nível médio da cavidade do ventrículo esquerdo demonstrou estenose grave da artéria DAE (*seta branca*). **B.** A imagem na incidência de duas câmaras mostrou hipoperfusão subendocárdica no território da DAE (*setas brancas*). À TC, o miocárdio hipoperfundido pode representar tecidos isquêmicos ou infartados.

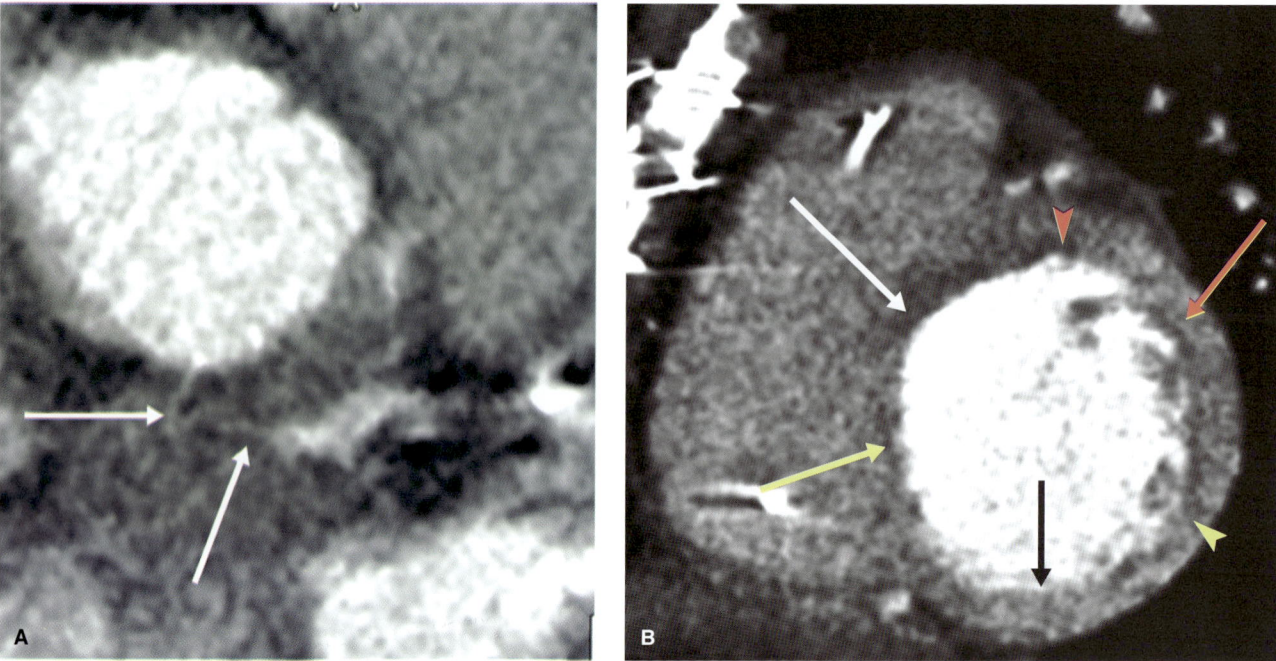

Figura 25.35 Infarto do miocárdio no território da ACPE de um homem de 60 anos com coagulação intravascular disseminada (CID), contagem de plaquetas de 2.950/mℓ, troponina I de 57,7 ng/dℓ e frequência cardíaca de 122 bpm. **A.** A imagem axial oblíqua obtida de uma angio-TC coronária sincronizada retrospectivamente com o ECG demonstrou obstrução quase completa da ACPE (*setas brancas*). **B.** A imagem transversal na base do coração mostrou hipoperfusão subendocárdica das paredes anterosseptal (*seta branca*), anterior (*ponta de seta vermelha*), anterolateral (*seta vermelha*) e partes dos segmentos inferolateral (*ponta de seta amarela*) e inferosseptal (*seta amarela*). Essas anormalidades eram compatíveis com infartos dos territórios da DAE e CxE. O segmento inferior (*seta preta*) e parte dos segmentos inferolateral e inferosseptal eram irrigados pela ACD, que estava normal.

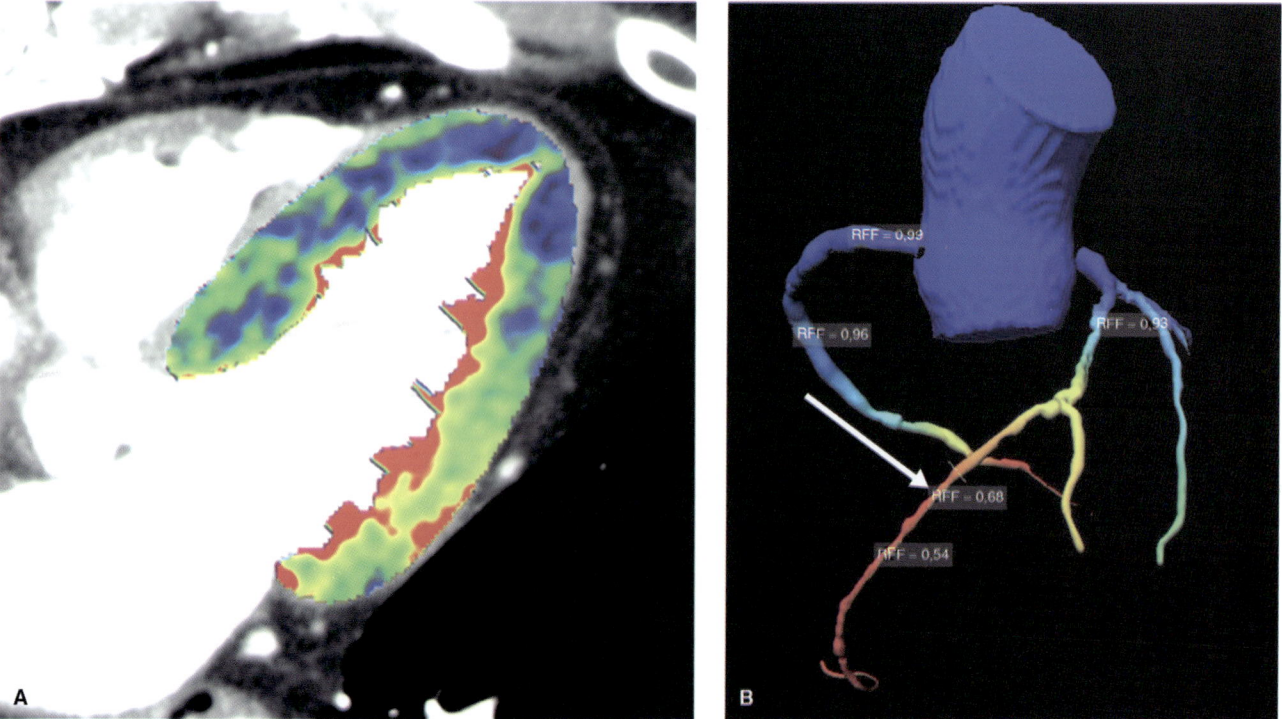

Figura 25.36 Exame da perfusão miocárdica e TC-RFF de um homem de 75 anos com dor torácica intermitente. **A.** A imagem na incidência de quatro câmaras de uma TC de perfusão com estresse demonstrou hipoperfusão (*em azul*) no septo e ápice compatível com isquemia no território da artéria DAE. O estudo da perfusão em repouso foi normal. **B.** A imagem de TC-RFF do mesmo paciente mostrou redução significativa da irrigação sanguínea dos terços médio e distal da coronária DAE (*seta branca*) com valores de TC-RFF menores que 0,8. Nos territórios da CxE e ACD, os fluxos estavam normais. Esse paciente teve *stents* colocados na coronária DAE. (Imagens cedidas por cortesia do Dr. Joseph Schoepf.)

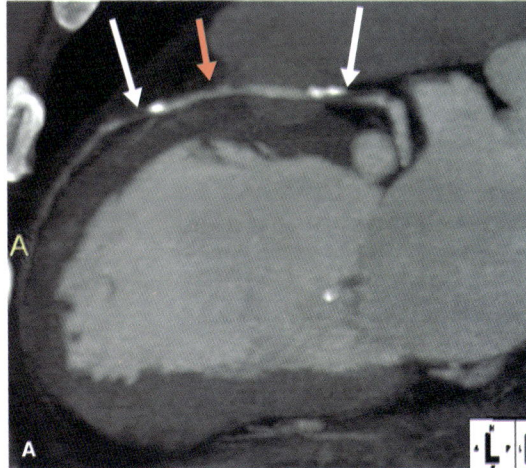

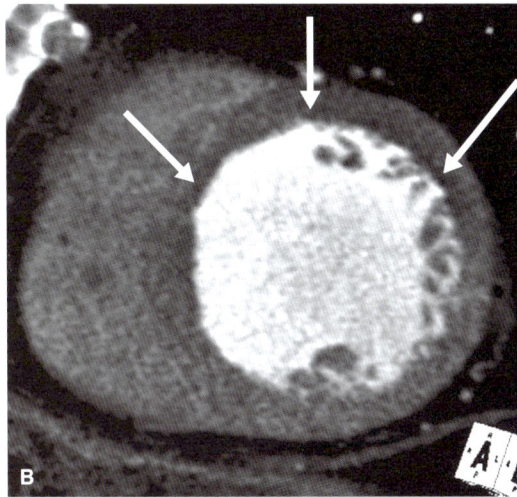

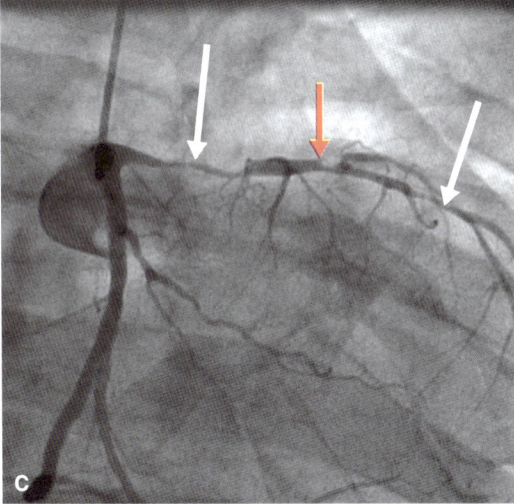

Figura 25.37 Angio-TC coronária de um homem de 46 anos com história de tabagismo e hipercolesterolemia, que foi atendido no setor de emergência por dor torácica branda e níveis de troponina normais. **A.** A imagem longitudinal no nível da artéria DAE demonstrou várias áreas calcificadas e uma placa mista, que formava dois segmentos longos de estenose grave (*setas brancas*) e uma área focal de estenose grave intercalada entre as duas (*seta vermelha*). Nos territórios da CxE e ACD, havia apenas áreas com placas e estenoses leves. **B.** A imagem transversal no nível da base do VE mostrou hipoperfusão subendocárdica no território da DAE (*setas brancas*). **C.** A imagem oblíqua anterior direita da angiografia por cateter evidenciou dois segmentos longos com estenose grave (*setas brancas*) e estenose grave focal (*seta vermelha*), correspondentes às alterações demonstradas à angio-TC.

Ressonância magnética na doença arterial coronariana

Ressonância magnética das artérias coronárias

Embora a angio-TC coronária seja a principal técnica não invasiva para avaliar artérias coronárias, a angiorressonância magnética (angio-RM) coronária tem utilidade comprovada como técnica alternativa aplicável. Ela tem algumas vantagens inequívocas, porque pode ser realizada sem contraste intravenoso e os pacientes não são expostos à radiação ionizante. Contudo, em comparação com a angio-TC coronária, a angio-RM coronária é limitada por sua resolução espacial reduzida, tempo mais longo e dependência do operador. Embora existam defensores do uso dessa tecnologia para avaliar DAC, hoje em dia não se usa a angio-RM coronária para investigar DAC na maioria das instituições, sendo mais aceita como método para avaliar artérias coronárias anômalas e aneurismas das artérias coronárias, especialmente na população pediátrica ou pacientes com alergias graves aos contrastes (Figura 25.38). Em aparelhos de 1,5T, o exame de angio-RM coronária pode ser realizado por uma sequência de precessão livre em estado estacionário (SSFP; do inglês, *steady-state free precession*) 3D do coração inteiro com apneia. Nas sequências em SSFP, o sangue parece brilhante em razão de sua relação T2/T1 intrínseca, evitando a necessidade de contraste. Em aparelhos de 3T, recomenda-se usar o gadolínio em razão das diferentes sequências utilizadas.

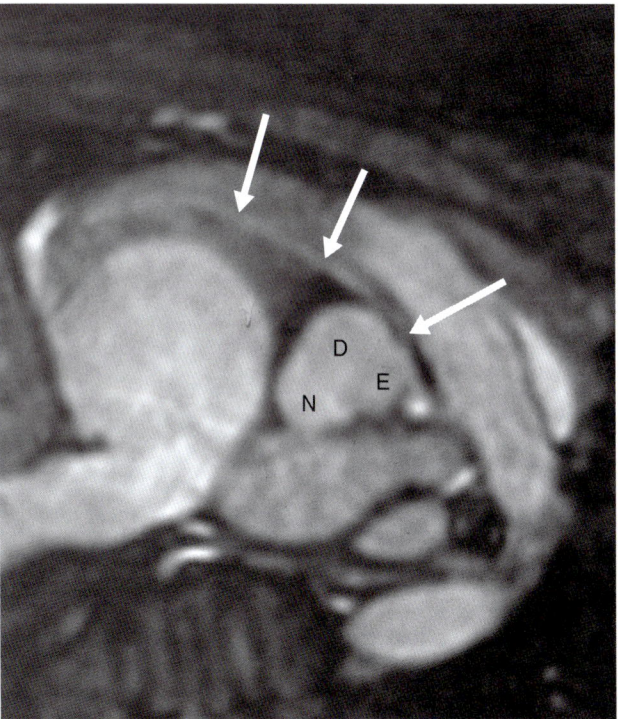

Figura 25.38 Angio-RM coronária em SSFP 3D das artérias coronárias de um menino de 15 anos com dor torácica e ecocardiograma normal. Essa imagem demonstrou trajeto interarterial da ACD, que estava estreitada em seu segmento proximal (*setas brancas*). Embora existam defensores do uso da angio-RM coronária para avaliar doença aterosclerótica das artérias coronárias, a maioria das instituições utiliza esta técnica para avaliar malformações e aneurismas das artérias coronárias, especialmente na população pediátrica ou pacientes com alergias graves aos meios de contraste. *D*, seio coronário direito; *E*, seio coronário esquerdo; *N*, não coronariano.

Avaliação do miocárdio por ressonância magnética na doença arterial coronariana

A RM é uma das técnicas mais fidedignas na avaliação não invasiva de miocardiopatias. Ela é considerada um padrão de referência para avaliar a função cardíaca, e consegue diferenciar entre etiologias isquêmica e não isquêmica de lesão e disfunção miocárdicas. A seção subsequente enfatiza o uso da RM cardíaca nas miocardiopatias isquêmicas, porque sua utilização na investigação das miocardiopatias não isquêmicas está descrita em outro capítulo.

Quando um paciente com miocardiopatia isquêmica suspeita ou confirmada faz RM do coração, o radiologista tem quatro objetivos principais: confirmar (ou excluir) a suspeita diagnóstica; avaliar a função e a morfologia do coração; determinar a viabilidade miocárdica; e investigar possíveis complicações. A avaliação funcional é realizada com base em uma sequência SSFP em aparelhos de 1,5T e em uma sequência GRE em SSFP em aparelhos de 3T. Para adquirir um único corte ao longo de um plano cardíaco predefinido, o radiologista deve obter uma sequência segmentada sincronizada retrospectivamente de vários ciclos cardíacos com apneia expiratória. Dependendo dos fatores próprios de cada paciente (p. ex., frequência e ritmo cardíacos e possibilidade de realizar a apneia) e fatores técnicos (uso de imagens paralelas, técnicas de preenchimento do espaço k e otimização do TR), essa apneia pode durar entre 5 e 12 segundos. Embora os protocolos variem entre as diversas instituições, na maioria dos casos é obtida uma única sequência em SSFP (ou GRE) cinemática nos planos de duas, três ou quatro câmaras. Contudo, o elemento fundamental à avaliação funcional é o plano transversal. Usando espessura de corte de 6 a 8 mm, algumas vezes com intervalo de 2 mm entre os cortes, pode-se obter uma "pilha" de sequências em SSFP (ou GRE) cinemáticas no plano transversal ao longo de todo o eixo cardíaco, desde o plano da valva mitral até o ápice cardíaco.

Quando são levadas a um monitor cinemático, as imagens em SSFP permitem uma avaliação detalhada dos movimentos e espessuras das paredes miocárdicas. Em razão da distribuição territorial das artérias coronárias, as áreas de isquemia ou infarto do miocárdio aparecem como anormalidades da cinética mural localizadas em determinado território vascular (Figuras 25.39 a 25.41). Dependendo da gravidade da lesão, as paredes miocárdicas podem ser descritas como hipocinéticas (contratilidade reduzida), acinéticas (sem contratilidade) ou discinéticas (com

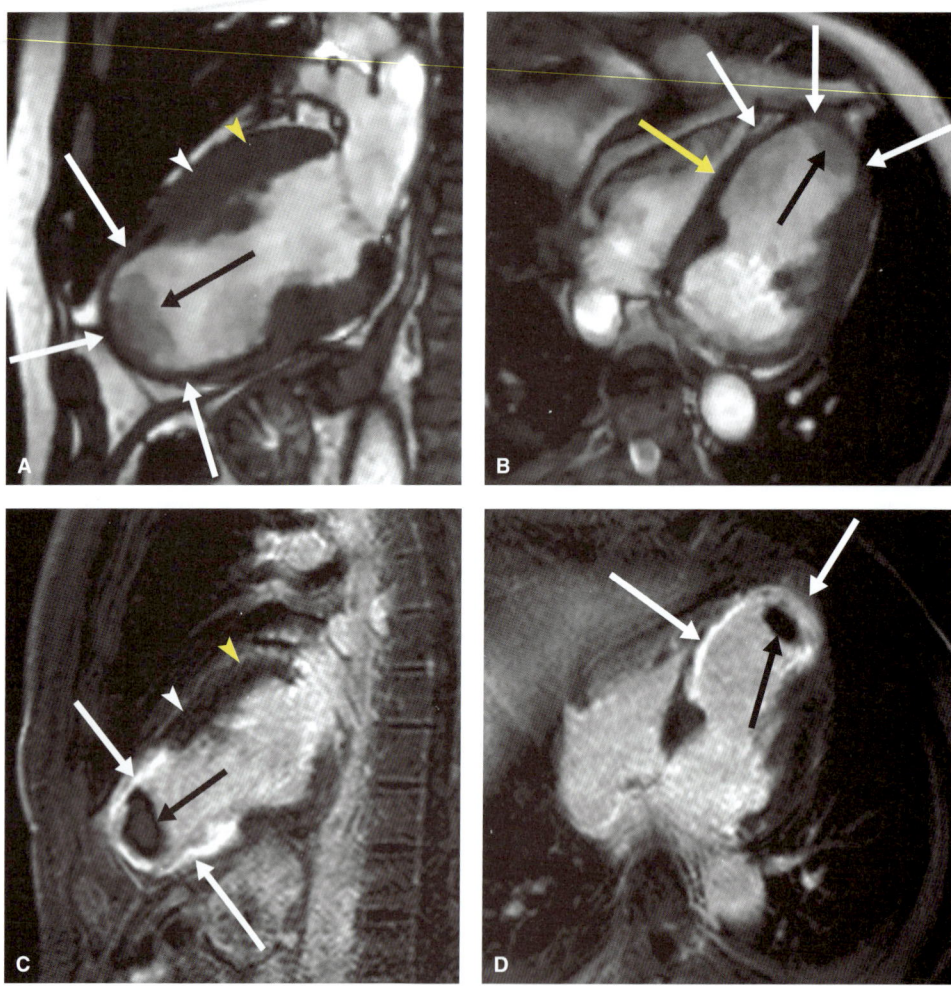

Figura 25.39 Homem de 77 anos com infarto transmural no território da artéria DAE com aneurisma e trombo apicais. As imagens nas incidências de duas câmaras (**A**) e quatro câmaras (**B**) nas sequências em SSFP cinemática demonstraram adelgaçamento de todos os segmentos apicais do ventrículo esquerdo (*setas brancas*), que também eram discinéticos. O segmento anterosseptal no nível mesocavitário também estava afilado e era acinético (*seta amarela*). Os segmentos anteriores no nível mesocavitário (*ponta de seta branca* em **A**) e na base (*ponta de seta amarela*) eram hipocinéticos. No ápice do ventrículo esquerdo, havia massa com sinal hipointenso compatível com trombo (*setas pretas*). As imagens nas incidências de duas câmaras (**C**) e quatro câmaras (**D**) com realce tardio pelo gadolínio demonstraram realce transmural dos segmentos discinéticos a acinéticos (*setas brancas*) compatível com miocárdio inviável. Contudo, o segmento anterior hipocinético no nível mesocavitário (*ponta de seta branca*) e na base (*ponta de seta amarela*) não mostrou realce e poderia ter sua função melhorada com a revascularização. O trombo apical (*setas pretas*) correspondia à área destituída de sinal.

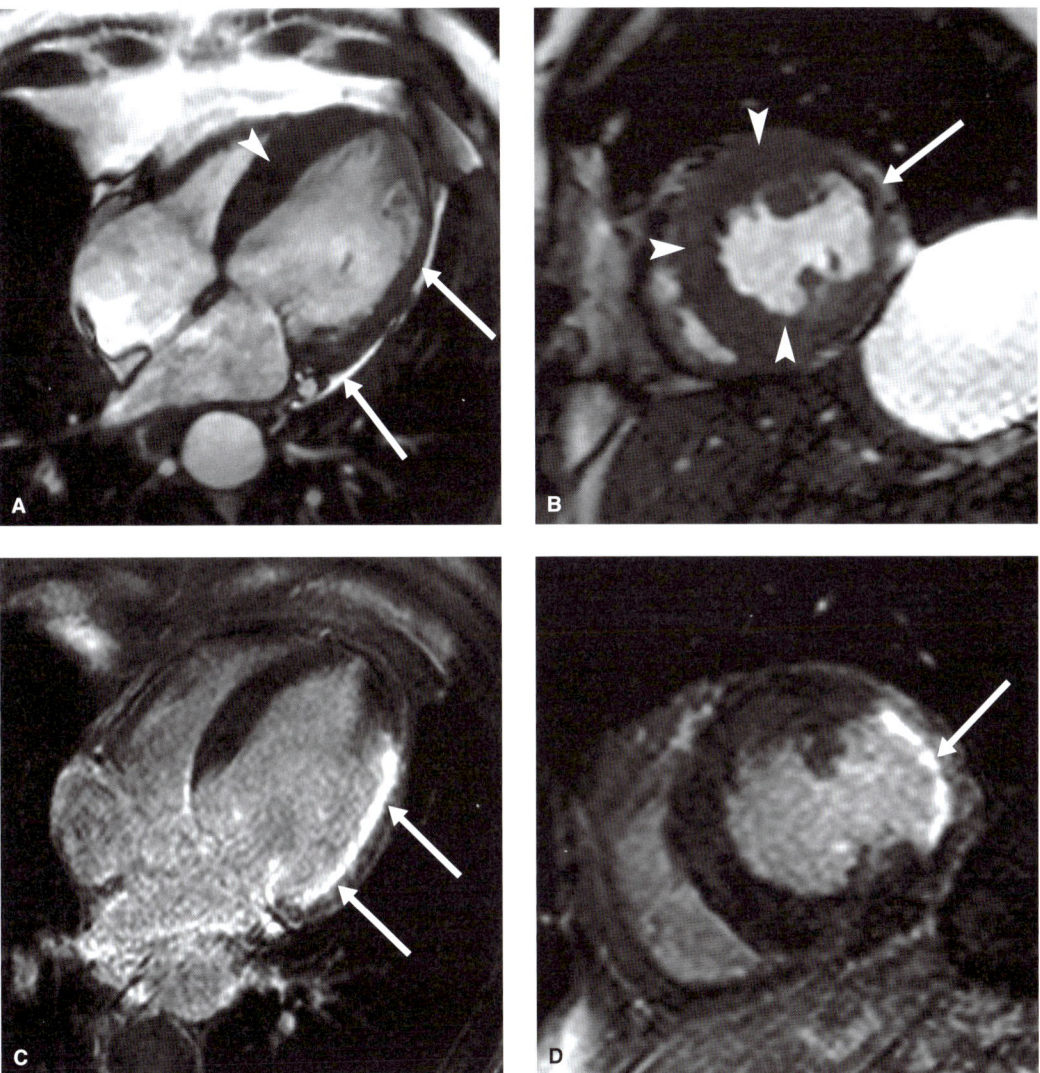

Figura 25.40 Infarto no território da CxE de um homem de 67 anos com história de infarto do miocárdio. As imagens na incidência de quatro câmaras (**A**) e no plano transversal mesocavitário (**B**) nas sequências em SSFP cinemáticas demonstraram adelgaçamento dos segmentos anterolaterais e algumas áreas dos segmentos inferolaterais do VE na base e no nível mesocavitário (*setas brancas*). Esses segmentos também eram acinéticos. As imagens com realce tardio pelo gadolínio na incidência de quatro câmaras (**C**) e no plano transversal mesocavitário (**D**) mostraram realce transmural dos segmentos acinéticos (*setas brancas*) compatível com miocárdio inviável. Embora esse território pudesse ser irrigado por um ramo diagonal calibroso originado da artéria DAE, a angiografia por cateter confirmou a obstrução do segmento proximal da CxE desse paciente com dominância da ACD.

movimentos paradoxais). Essa distribuição pode variar significativamente, tendo em vista a heterogeneidade dos territórios das artérias coronárias e da localização das obstruções. Na maioria dos pacientes, os segmentos anterior e anterosseptal, na base e no nível mesocavitário, são irrigados pela artéria DAE e seus ramos (Figura 25.39). Algumas áreas dos segmentos anterolaterais podem ser irrigadas por ramos diagonais originados da DAE, dependendo da anatomia do paciente. A artéria CxE e seus ramos MO frequentemente irrigam o segmento inferolateral, mas também podem levar sangue a algumas áreas dos segmentos anterolaterais ou inferiores, dependendo do seu calibre e padrão de dominância (Figura 25.40). No nível apical de alguns pacientes, os segmentos anterior, lateral e septal são irrigados pelo território da DAE, enquanto o segmento inferior é irrigado pela ADP e o ápice cardíaco (segmento 17), pela coronária DAE. Quando há lesões na ACPE, os territórios das coronárias DAE e CxE são afetados. Em um paciente com dominância direita, a ACD e seus ramos APD e VEP irrigam os segmentos inferosseptais, inferiores e, possivelmente, outras áreas dos segmentos inferolaterais na base e no nível mesocavitário, dependendo do calibre e comprimento do ramo VEP (Figuras 25.41 e 25.42). As

anormalidades da cinética mural correspondentes a um desses territórios vasculares são indícios claros de que a causa básica seja doença coronariana. Mesmo quando há doença em várias artérias coronárias com anormalidades da cinética mural em vários territórios, o grau de disfunção e a extensão da lesão miocárdica frequentemente variam em cada território, o que permite confirmar o diagnóstico.

Outros sinais de lesão miocárdica secundária ao infarto dependem do tempo decorrido. Quando há um infarto do miocárdio recente, o exame pode demonstrar sinais subendocárdicos de intensidade alta nas sequências ponderadas em T2, atribuídos ao edema dos tecidos miocárdicos. Em geral, as sequências ponderadas em T2 são obtidas usando preparação de "sangue escuro" com recuperação-inversão dupla, para anular os sinais gerados pelo sangue, ou uma preparação com recuperação-inversão tripla, para anular sinais de sangue e gordura (ver Figura 25.41; Vídeo 25.4). Também é importante ressaltar que, em alguns casos, o edema miocárdico pode ser demonstrado nas sequências em SSFP, tendo em vista sua relação ponderal T2/T1 (ver Figura 25.42). A obstrução microvascular (OMV) é outro sinal de infarto agudo ou subagudo e está descrita adiante.

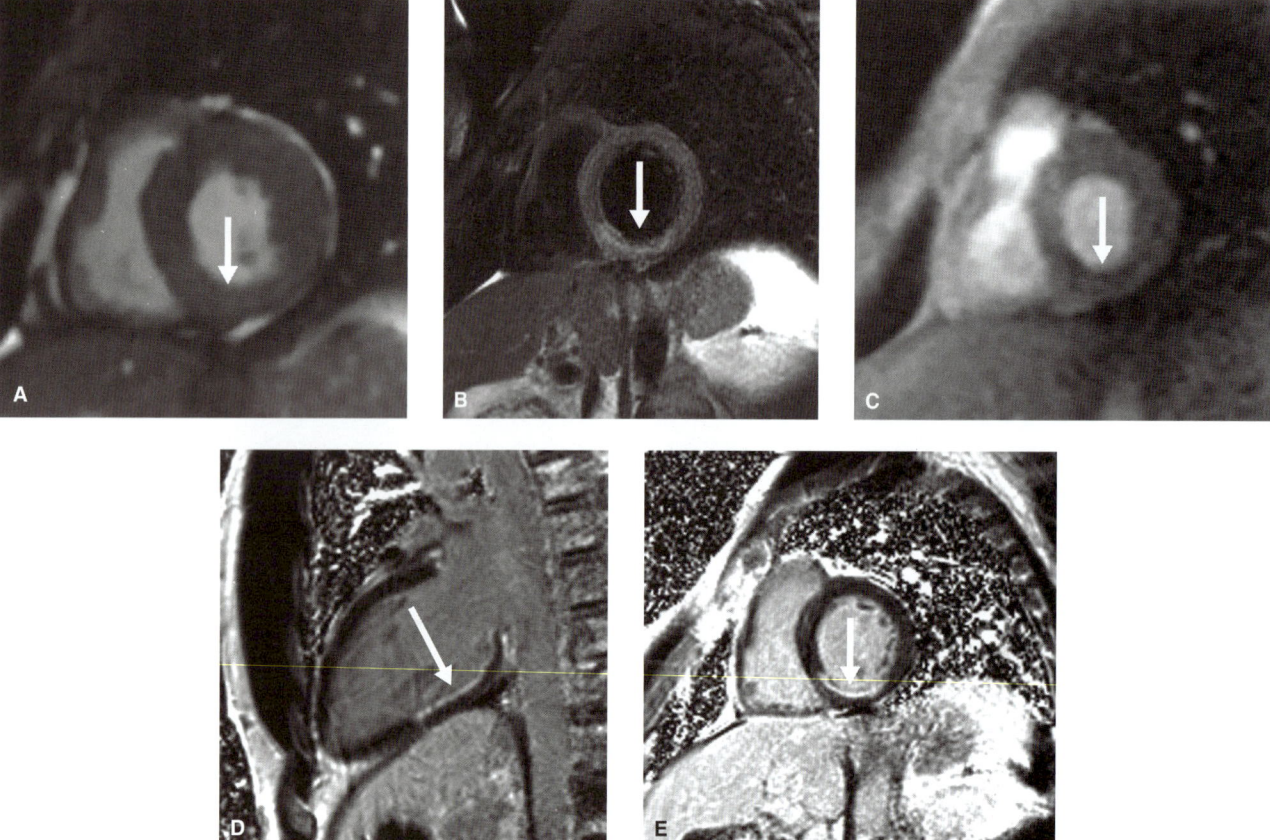

Figura 25.41 Infarto subagudo do miocárdio no território da ACD de um paciente com dominância arterial coronariana direita, mas que também tinha um ramo ventricular esquerdo posterior relativamente pequeno. **A.** A imagem transversal na base do VE em sequência SSFP cinemática demonstrou adelgaçamento leve do segmento inferior, que era hipocinético (*seta branca*). **B.** A imagem na sequência com inversão-recuperação tripla, ponderada em T2 no nível da base do coração mostrou sinal subendocárdico de intensidade alta atribuível ao edema de uma área de infarto recente (*seta branca*). **C.** A imagem transversal de perfusão na base evidenciou hipoperfusão subendocárdica, que poderia estar associada a isquemia ou infarto (*seta branca*). As imagens para pesquisa de realce tardio pelo gadolínio nas incidências transversal (**D**) e de duas câmaras (**E**) mostraram realce tardio subendocárdico fino (*setas brancas*) envolvendo o segmento inferior na base e no nível mesocavitário, compatível com infarto. Considerando que o realce ocupava menos de 50% da espessura do miocárdio, os tecidos miocárdicos subjacentes foram considerados viáveis, e o paciente provavelmente teria recuperação funcional depois da reperfusão.

À medida que ocorre remodelação do miocárdio depois de um infarto, os segmentos afetados podem ficar mais finos, dependendo da gravidade da lesão. Em muitos casos, esse adelgaçamento está associado à deterioração funcional, porque os segmentos afetados podem tornar-se acinéticos ou discinéticos (ver Figuras 25.39, 25.40 e 25.42; Vídeos 25.2 e 25.3). Embora o adelgaçamento do miocárdio frequentemente sugira fibrose, ele não indica necessariamente miocárdio inviável, que pode ser avaliado usando sequências para pesquisa de realce tardio.

As imagens de perfusão miocárdica de primeira passagem são obtidas durante a administração intravenosa do gadolínio – um contraste que abrevia o tempo de relaxamento T1. Nas áreas de isquemia e infarto, a hipoperfusão predominantemente subendocárdica frequentemente corresponde a uma ou mais regiões com anormalidades contráteis demonstradas nas imagens cinemáticas (ver Figura 25.41).

Depois de 10 a 15 minutos da injeção de gadolínio, geralmente são obtidas imagens para a pesquisa de realce tardio. Embora esse meio de contraste seja um composto extracelular, ele pode acumular-se nas áreas em que houve destruição das células miocárdicas em consequência da lesão das membranas celulares associada a um infarto agudo ou subagudo (ver Figuras 25.41 e 25.42); o gadolínio também pode acumular-se nas áreas com ampliação do espaço intersticial, como na área com retrações fibróticas associadas a um infarto antigo (ver Figuras 25.39 e 25.40). O gadolínio acumulado causa encurtamento de T1 nas

áreas afetadas. De forma a intensificar o realce pelo gadolínio, sequências para realce tardio são obtidas com um tempo de inversão predefinido e usadas para anular sinais gerados pelo miocárdio normal. Na medida em que as lesões miocárdicas causadas por infarto começam na região subendocárdica do ventrículo e estendem-se para fora, o realce subendocárdico tardio pelo gadolínio correspondente a um território segmentar arterial coronariano indica infarto do miocárdio. A extensão do realce tardio está diretamente relacionada com a probabilidade de sucesso da revascularização por *bypass* ou intervenção coronariana percutânea. Um realce miocárdico envolvendo menos de 50% da espessura do miocárdio regional indica recuperação funcional depois da revascularização (ver Figura 25.41), enquanto áreas de realce tardio inferiores a 50% têm chances muito menores de melhorar com revascularização (ver Figuras 25.39, 25.40 e 25.42). Quando um infarto atinge toda a espessura do miocárdio, ele é descrito como transmural. Os infartos transmurais grandes, especialmente quando afetam o território da artéria DAE, têm maior tendência a causar arritmias ventriculares esquerdas (ver Figura 25.39). Em razão das alterações do fluxo sanguíneo, aneurismas da parede anterior do VE tendem a formar trombos, que depois podem embolizar.

A OMV é um tipo específico de lesão por reperfusão miocárdica que se desenvolve depois do tratamento de um infarto agudo do miocárdio (IAM). Sua etiologia é multifatorial e parece ser secundária à liberação de mediadores citotóxicos,

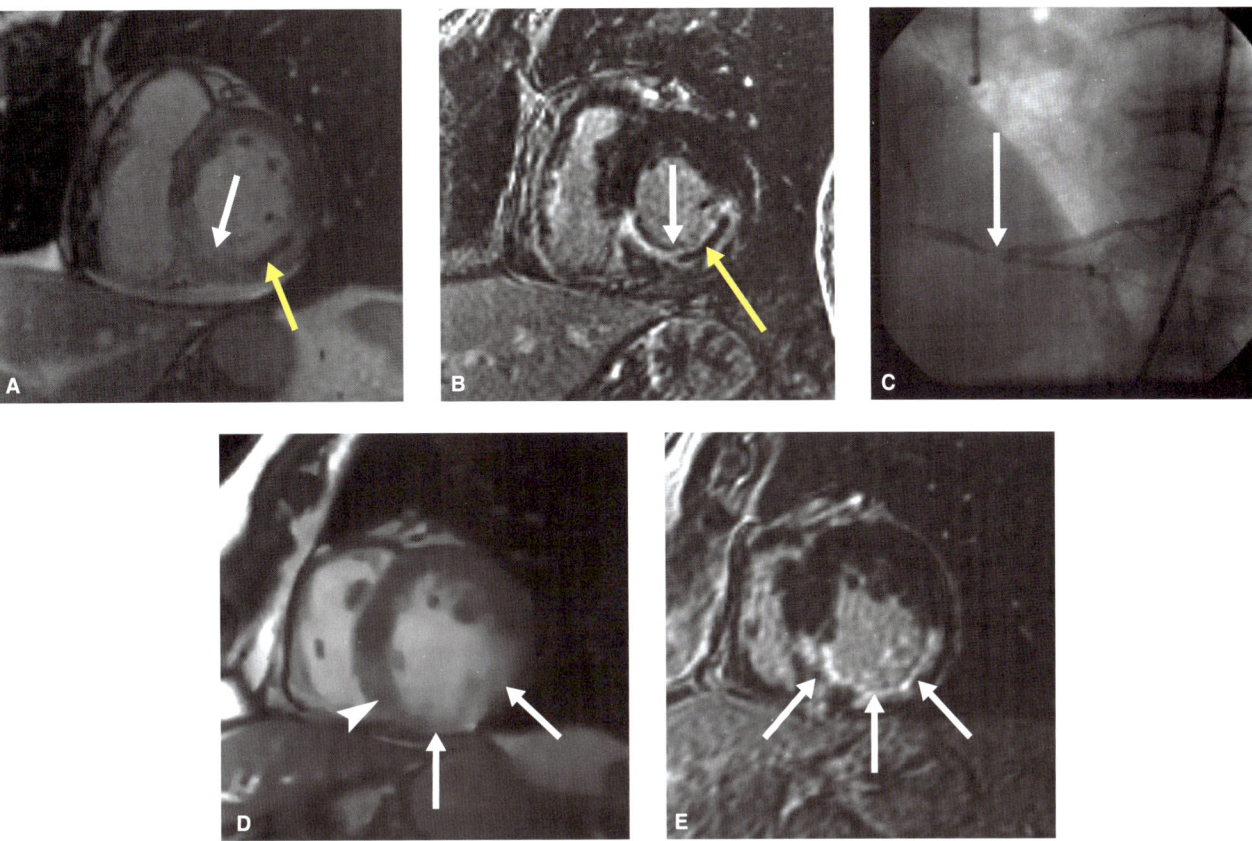

Figura 25.42 Infarto do miocárdio subagudo no território da ACD de um paciente com dominância arterial coronariana direita e um ramo ventricular lateral posterior grande. **A.** A imagem transversal em sequência SSFP cinemática no nível mesocavitário obtida depois da injeção de gadolínio intravenoso demonstrou edema grave e realce precoce dos segmentos inferosseptal, inferior e inferolateral (*setas brancas*). As áreas com sinais de baixa intensidade dentro desses segmentos representavam focos de obstrução microvascular (OMV, *seta amarela*). **B.** A imagem transversal para pesquisa de realce tardio pelo gadolínio, no mesmo nível, mostrou infarto transmural adjacente (*seta branca*) com foco grande de OMV (*seta amarela*). **C.** A imagem oblíqua anterior direita obtida pela angiografia por cateter, realizada 1 semana antes, demonstrou estenose grave do segmento distal da ACD (*seta branca*). Nesse caso, a artéria VEP era um ramo calibroso, o que explicava a extensão da lesão até o segmento inferolateral. **D.** A imagem em sequência SSFP cinemática no mesmo nível de **A**, obtida 6 meses depois, mostrou adelgaçamento dos segmentos inferior e inferolateral (*setas brancas*), que eram acinéticos. Embora o segmento inferosseptal parecesse mais espesso, ele também era acinético (*ponta de seta branca*). **E.** A imagem transversal no mesmo nível de **C** para a pesquisa de realce tardio pelo gadolínio, obtida 6 meses depois, mostrou adelgaçamento e realce transmural adjacente dos segmentos afetados (*seta branca*), com déficit funcional correspondente compatível com remodelação ventricular esquerda anormal. Os sinais de OMV desapareceram.

que causam vasoconstrição focal, edema das células endoteliais capilares, edema miocárdico, hemorragia e microembolização de restos ateroscleróticos. Ainda não está claro como exatamente a OMV evolui, mas começa quase imediatamente depois da reperfusão, sua extensão pode aumentar e ampliar até 48 horas depois da lesão e pode ser demonstrada até 1 mês depois da reperfusão. Em vista da gravidade da lesão, o gadolínio não consegue difundir-se para as áreas de OMV. Por essa razão, nas imagens para pesquisa de realce tardio pelo gadolínio, as áreas de OMV aparecem escuras, sem realce e estão circundadas pelo infarto com realce (ver Figura 25.42). Quando ocorre, a OMV indica lesão miocárdica grave, que frequentemente provoca remodelação ventricular esquerda anormal e é um previsor independente de prognósticos desfavoráveis.

RM para avaliar isquemia. A RM com estresse usando sequências em SSFP e imagens de perfusão pode ser usada para diferenciar entre isquemia e infarto do miocárdio preexistente. A RM em repouso seguido por estresse é realizada frequentemente com fármacos, como adenosina, em vista das dificuldades de introduzir equipamentos compatíveis na sala de RM para realizar provas de estresse fisiológico. Como também ocorre com outras técnicas de imagem baseadas em estresse, as áreas de hipoperfusão subendocárdica segmentar nas imagens com estresse que voltam ao normal nas imagens em repouso sugerem

isquemia miocárdica (Figura 25.43). Como a técnica utilizada é realce tardio pelo gadolínio, o exame de RM com estresse também pode avaliar áreas de fibrose pós-infarto. Embora não seja amplamente utilizada, estudos recentes com RM com estresse demonstraram sensibilidade de 0,82 a 0,92 e especificidade de 0,75 a 0,94, sugerindo que essa modalidade seja tão satisfatória quanto as técnicas convencionais de imagem com estresse.

Tratamento da doença arterial coronariana

Stents coronarianos

Em comparação com angioplastia coronariana realizada isoladamente, os *stents* coronarianos asseguram diâmetro residual maior e reduzem o índice de recidiva das estenoses. A recidiva de estenose no *stent* ocorre em até 35% dos pacientes com *stents* metálicos simples e em até 10% dos pacientes com *stents* medicamentosos. Além de recidiva da estenose, também pode ocorrer trombose do *stent*, que é fatal em alguns casos.

A angio-TC coronária pode ser usada para avaliar a obstrução e a recidiva da estenose no *stent* (Figura 25.44). Em geral, *stents* com diâmetro maior ou igual a 3 mm são mais propícios

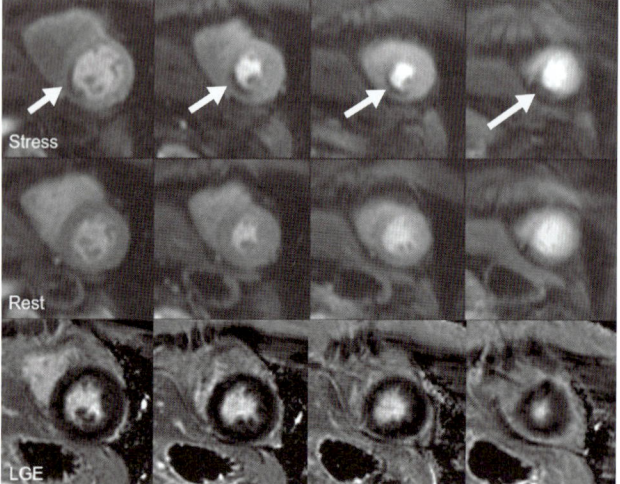

Figura 25.43 Ressonância magnética cardíaca com prova de estresse. As imagens sob estresse (primeira fileira) demonstraram hipoperfusão dos segmentos inferiores, desde a base até o ápice (*setas brancas*), que desapareceram nas imagens em repouso (fileira intermediária). A sequência com realce tardio pelo gadolínio não mostrou evidências de infarto. A angiografia por cateter subsequente confirmou estenose grave da ADP, que exigiu colocação de um *stent*.

à avaliação. Contudo, ela pode ser difícil, considerando o artefato metálico gerado pela estrutura do *stent*. De acordo com metanálise de grande porte sobre TC de 64 canais, o VPN global dessa técnica era alto (97%), mas o VPP era muito baixo (53%). Em geral, recomenda-se usar uma reconstrução de imagens em cortes finos com *kernel* agudo, campo de visão reduzido e janelas amplas para otimizar a demonstração do *stent*. Imagens obtidas com corrente kV baixa, que frequentemente reduz a dose de contraste e aumenta a atenuação do contraste, aumentam o artefato metálico gerado pelos *stents*.

Bypass arterial coronariano

Desde sua introdução em 1962, a cirurgia de *bypass* arterial coronariano (CBAC) ainda é o tratamento definitivo para DAC avançada. A patência dos enxertos coronarianos é fundamental à sobrevivência a longo prazo e depende do tipo de enxerto utilizado. De acordo com o *VA Cooperative Study*, enxertos de artéria mamária interna tinham índice de patência excelente (85%) depois de 10 anos, em comparação com 61% dos enxertos de veia safena (EVS). A angio-TC sincronizada pelo ECG é uma técnica excelente para avaliar a patência dos enxertos de CBAC. Como os enxertos de artéria mamária interna originam-se da artéria subclávia, é importante obter imagens sincronizadas por ECG de todo o tórax. Na maioria dos casos, a artéria mamária interna esquerda (AMIE) é usada em razão de sua proximidade do ápice ventricular esquerdo, que será transferido da região paraesternal e anastomosado com a artéria DAE em razão de seu índice de patência maior (Figura 25.45). Considerando seu índice de patência alto, os enxertos de AMIE geralmente aparecem como vasos bem opacificados de pequeno calibre, que se estendem inferiormente no mediastino anterior e, por fim, entram na gordura epicárdica, onde formam anastomose com o segmento distal da artéria DAE. Embora estenoses sejam mais comuns perto da anastomose distal, também podem desenvolver-se em qualquer parte da AMIE.

Os EVS são retirados das pernas e implantados como enxertos livres no segmento ascendente da aorta torácica e na artéria coronária distal à área obstruída. Em geral, os EVS voltados para a direita são direcionados para o território da ACD e estabelecem anastomoses com a ADP. Os voltados para a esquerda podem estabelecer anastomoses com diversas artérias, inclusive DAE, diagonal, MO e CxE (Figura 25.46). Embora um EVS possa irrigar apenas uma artéria, em alguns casos utiliza-se um enxerto "sequencial" ou "saltado", quando uma única veia estabelece anastomoses com várias artérias adjacentes (como diagonal e artéria MO). Durante a avaliação de um EVS, é importante examinar todo o enxerto quanto à patência e os sinais de opacificação distal, que sugerem que

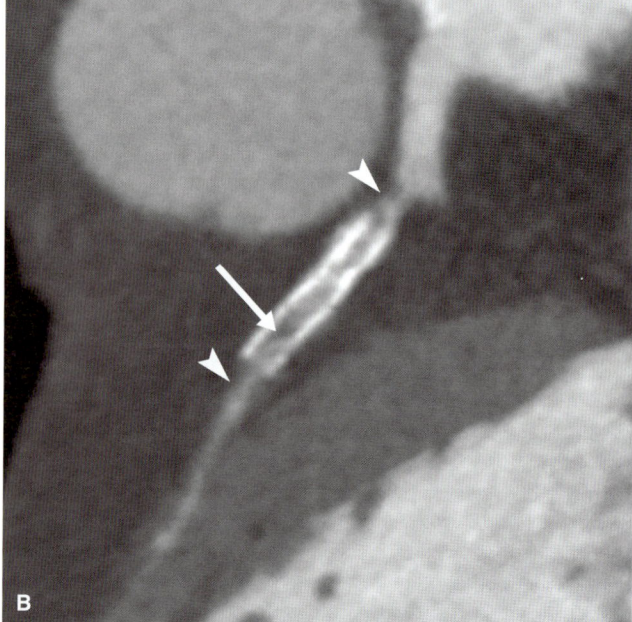

Figura 25.44 Avaliação de *stents* usando angiotomografia computadorizada (angio-TC) coronária. A. A imagem da MPR curva da artéria DAE de mulher de 59 anos com dor torácica demonstrou *stent* patente (*seta branca*), sem recidiva de estenose em seu interior. Contudo, havia estenose grave distal ao *stent* (*ponta de seta branca*). **B.** A imagem da MPR curva da artéria DAE de um homem de 66 anos mostrou área de hipoatenuação na parte distal do *stent* em consequência de recidiva da estenose (*seta branca*). Além disso, esse paciente tinha estenoses moderadas da artéria DAE proximal e distal ao *stent* (*pontas de seta brancas*). Embora o valor preditivo negativo da angio-TC coronária na avaliação de recidiva de estenose no *stent* seja alto, seu valor preditivo positivo é baixo.

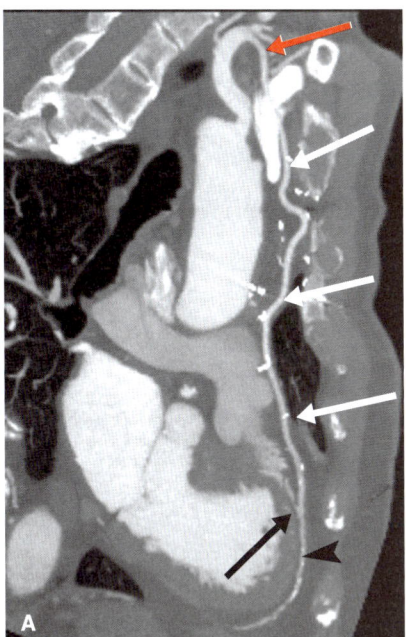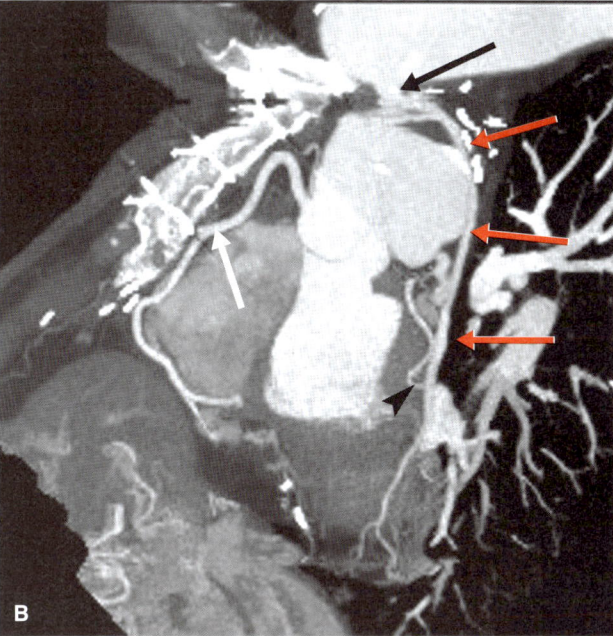

Figura 25.45 Avaliação do *bypass* de um homem de 60 anos no pós-operatório de cirurgia de CBAC. **A.** A imagem parassagital curva em MIP de angio-TC de tórax sincronizada demonstrou um enxerto de *bypass* de artéria mamária interna esquerda patente (*setas brancas*), que se originava da artéria subclávia esquerda (*seta vermelha*) e formava anastomose com o segmento distal da artéria DAE (*seta preta*), que apresentou boa opacificação à anastomose (*ponta de seta preta*). **B.** A imagem curva em MIP mostrou um enxerto de veia safena patente (*setas vermelhas*), que se originava da aorta (*seta preta*) e formava anastomose com a segunda artéria marginal obtusa (*ponta de seta preta*). A ACD (*seta branca*) não tinha doença significativa. A TC de tórax sincronizada pelo ECG é uma técnica excelente para avaliar a patência de enxertos de CBAC.

ele esteja patente. Quando ocorre trombose do EVS, é possível observar apenas uma pequena dilatação vascular originada do segmento ascendente da aorta torácica (Figura 25.46).

Também é importante avaliar se há complicações como aneurisma de EVS (AEVS) (Figura 25.47). Depois de cirurgia de CBAC, aneurismas de enxerto de veia safena são comuns, mas sua incidência exata é desconhecida. Cerca de 70% dos AEVS desenvolvem-se mais de 10 anos depois da CBAC, enquanto

cerca de 10% formam-se nos primeiros 5 anos. O diâmetro do aneurisma é amplamente variável, mas, com base em relatos de casos, o valor médio é maior que 6 cm, e esses aneurismas são mais comuns com EVS anastomosados no território da ACD. A fisiopatologia responsável pela formação do AEVS é basicamente atribuída à aterosclerose acelerada. Embora a maioria dos casos seja assintomática, os AEVS podem causar sintomas secundários a trombose, ruptura, fistulização com

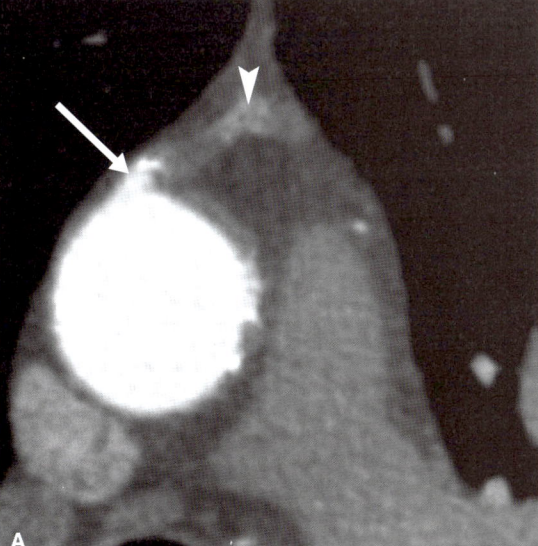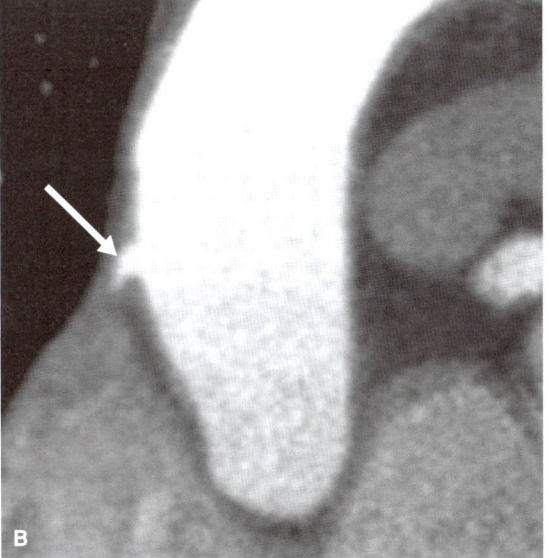

Figura 25.46 Imagens de angio-TC coronária de mulher de 64 anos com história de CBAC e obstruções dos enxertos de veia safena (EVS). **A.** A imagem axial oblíqua no nível do segmento ascendente da aorta torácica demonstrou uma pequena dilatação originada da aorta (*seta branca*) com trombose sutil da veia safena, usada como enxerto para artéria diagonal (*ponta de seta branca*). **B.** O enxerto de *bypass* entre a veia safena e a artéria descendente posterior da paciente (*ponta de seta*) também estava trombosado. A formação dessas dilatações pequenas originadas da aorta é conhecida como *nubbin sign*.

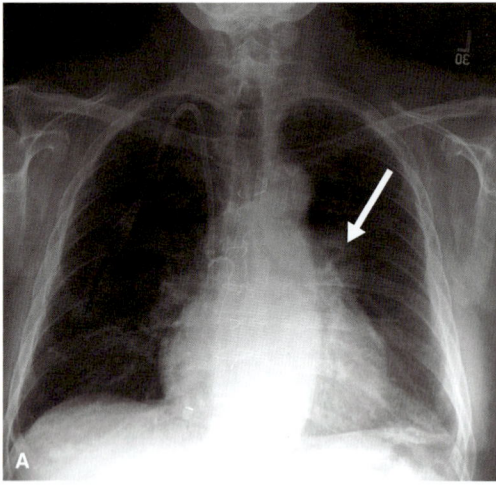

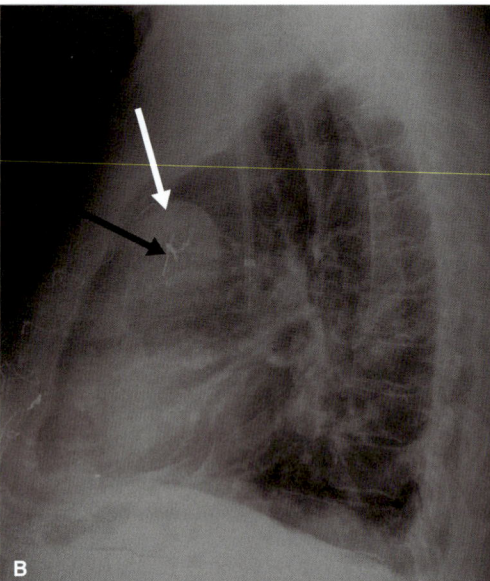

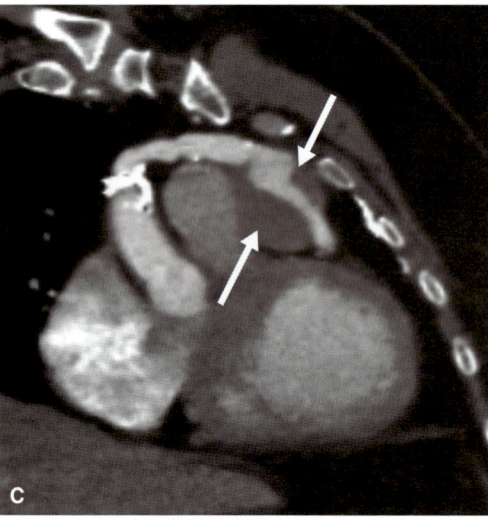

Figura 25.47 Aneurisma de um enxerto de veia safena (AEVS) detectado incidentalmente em um homem de 77 anos. A. As radiografias de tórax nas incidências posteroanterior (**A**) e perfil (**B**) demonstraram massa bem arredondada no mediastino anterior (*setas brancas*). Considerando a localização e os grampos de CBAC (*seta preta* em **B**), essa massa era compatível com um aneurisma do enxerto de *bypass*. **C.** A imagem oblíqua de angio-TC coronária sincronizada em sequência MPR mostrou um AEVS (*setas brancas*), uma complicação tardia da CBAC.

estruturas adjacentes ou compressão de órgãos próximos. As abordagens cirúrgica e percutânea são usadas para tratar esses aneurismas, mas os índices de sucesso são variáveis.

Os pseudoaneurismas de enxertos de *bypass* de artéria mamária interna ou veia safena são complicações raras. Na maioria dos casos, são atribuídos a decomposição e deiscência do enxerto (Figura 25.48). Em comparação com os AEVS, os pseudoaneurismas tendem a afetar os segmentos anastomóticos proximais ou distais e desenvolvem-se nas primeiras semanas ou meses depois da cirurgia. Em geral, seu tratamento é cirúrgico.

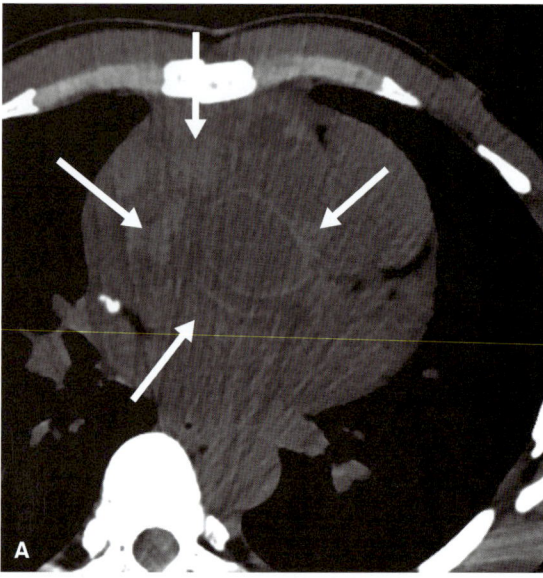

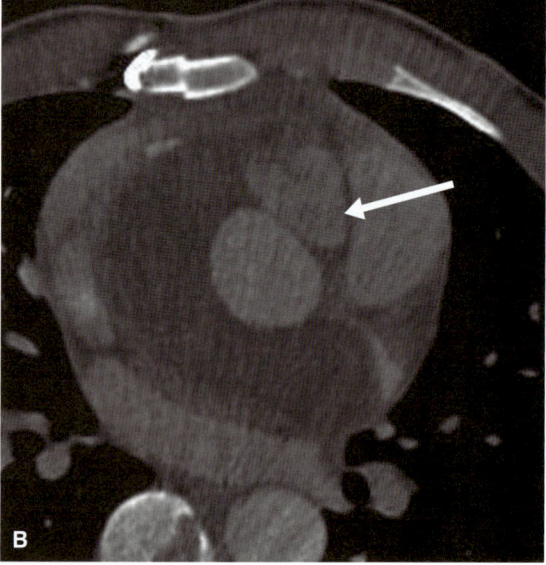

Figura 25.48 Pseudoaneurisma de um enxerto de veia safena de um homem de 40 anos com agravamento da dor torácica 2 dias depois da cirurgia. A. A imagem axial da tomografia computadorizada (TC) sem contraste sincronizada pelo ECG demonstrou coleção líquida heterogênea ao redor da raiz aórtica com áreas de atenuação alta, sugestivas de produtos hemáticos (*setas brancas*). **B.** A imagem axial obtida no mesmo nível depois da administração de contraste mostrou extravasamento perto do seio de Valsalva direito (*seta branca*). O paciente foi submetido novamente à esternotomia, que permitiu constatar que o enxerto de veia safena anastomosado com a ACD tinha sofrido uma deiscência de sua anastomose aórtica. Os pseudoaneurismas de enxertos de *bypass* não são comuns e geralmente se desenvolvem nos segmentos das anastomoses.

Aneurisma e pseudoaneurisma das artérias coronárias

O aneurisma de artéria coronária é definido como um segmento arterial cujo diâmetro é mais de 1,5 vez maior que o calibre da artéria coronária normal adjacente. Entre todas as diversas causas de aneurismas das artérias coronárias, a doença aterosclerótica é a mais comum, sendo a responsável por cerca de 50% desses aneurismas diagnosticados em adultos (Figura 25.49). A incidência exata é desconhecida, porque muitos aneurismas ateroscleróticos das artérias coronárias (AAAC) são detectados por acaso.

Na população pediátrica, a causa mais comum de aneurismas das artérias coronárias é a doença de Kawasaki (DK), uma vasculite sistêmica que afeta vasos de pequeno e médio calibres dos lactentes e crianças pequenas (ver Figura 25.49). Nos EUA, a DK é a principal causa de cardiopatia infantil adquirida, e aneurismas das artérias coronárias são uma das principais causas de morbidade dessa população. Nos pacientes com DK, os aneurismas arteriais coronarianos menores podem diminuir em calibre ou desaparecer, mas aneurismas gigantes (maiores que 8 mm) não regridem e podem causar infarto do miocárdio ou morte secundária à ruptura ou à estenose/trombose. Além de aterosclerose e DK, existem algumas causas adicionais de aneurismas das artérias coronárias, inclusive outras vasculites, doenças do tecido conjuntivo, distúrbios inflamatórios e fístulas.

Os pseudoaneurismas das artérias coronárias são raros e geralmente iatrogênicos, em consequência de cateterização dessas artérias (Figura 25.50). Também podem ser causados por infecções e lesões traumáticas ou até ser idiopáticos. Em razão do seu risco de ruptura, os tratamentos recomendados são *stents*, embolização ou reparo cirúrgico com ou sem enxerto de *bypass*.

Dissecção das artérias coronárias

Existe três causas principais de dissecção das artérias coronárias. A mais comum é a intervenção percutânea (como angioplastia), que está associada a dissecções em menos de 1% dos casos. Na maioria dos pacientes, essas dissecções são pequenas e podem ser tratadas eficazmente por colocação de *stents*. É possível ocorrer extensão retrógrada até a aorta, mas é raro.

As dissecções aórticas do tipo A afetam o segmento ascendente da aorta torácica e podem estender-se para dentro da raiz aórtica. Nesses casos, pode haver obstrução da irrigação sanguínea das coronárias por dois mecanismos. Em primeiro lugar, um retalho da íntima pode cobrir diretamente o óstio de uma artéria coronária. Em segundo, a dissecção pode estender-se da aorta para dentro da artéria coronária (Figura 25.51). Essas duas

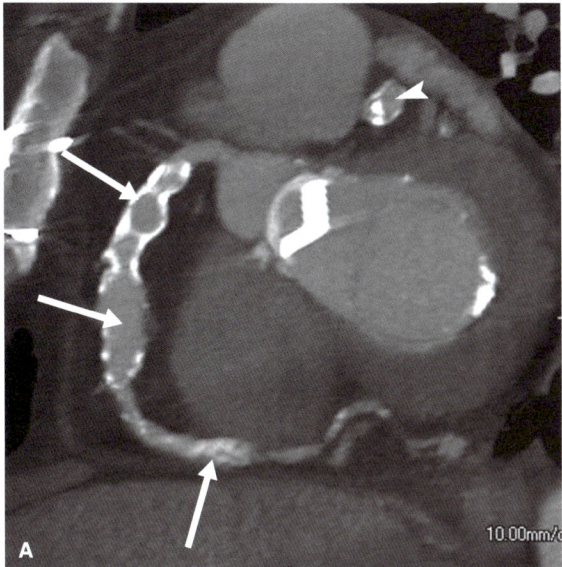
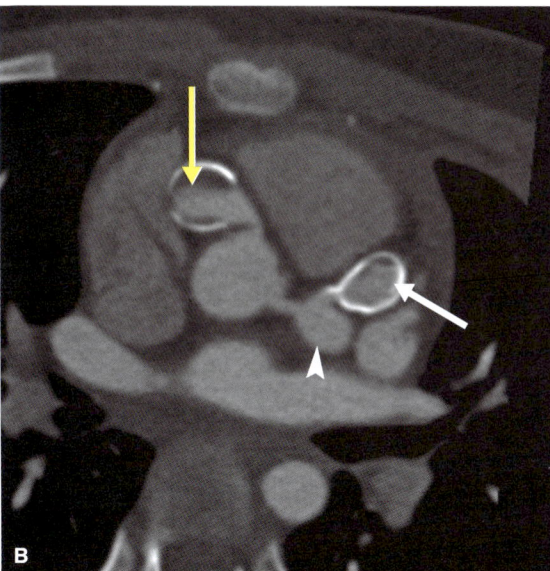

Figura 25.49 Aneurismas das artérias coronárias. A. A imagem sagital oblíqua em MPR no nível da ACD de um homem de 81 anos demonstrou doença aterosclerótica extensa, com vários aneurismas nessa artéria (*setas brancas*). A artéria DAE demonstrada parcialmente nessa imagem também tinha aneurisma (*ponta de seta branca*). **B.** A imagem axial oblíqua de menina de 5 anos com história de doença de Kawasaki mostrou aneurismas volumosos no segmento proximal da artéria DAE (*seta branca*), CxE (*ponta de seta branca*) e ACD (*seta amarela*). A doença aterosclerótica é a causa mais comum de aneurismas nas artérias coronárias dos adultos, enquanto a doença de Kawasaki é a causa mais frequente na população pediátrica.

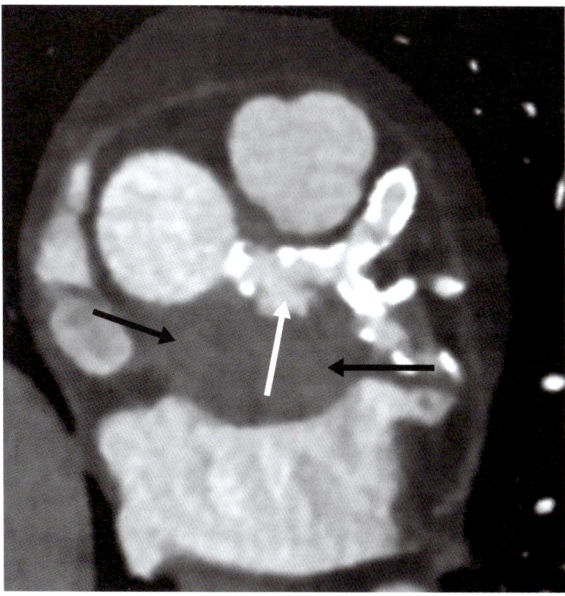

Figura 25.50 Imagem axial oblíqua em MPR de um homem de 68 anos com artérias coronárias difusamente aneurismáticas e calcificadas. Essa imagem demonstrou um defeito na parede posterior da ACPE (*seta branca*) com hematoma circundante (*setas pretas*). No dia anterior, o paciente havia sido submetido a cateterismo e a lesão provavelmente era iatrogênica. Contudo, durante a intervenção cirúrgica, foi evidenciado um orifício amplo na ACPE, que precisou ser reparado.

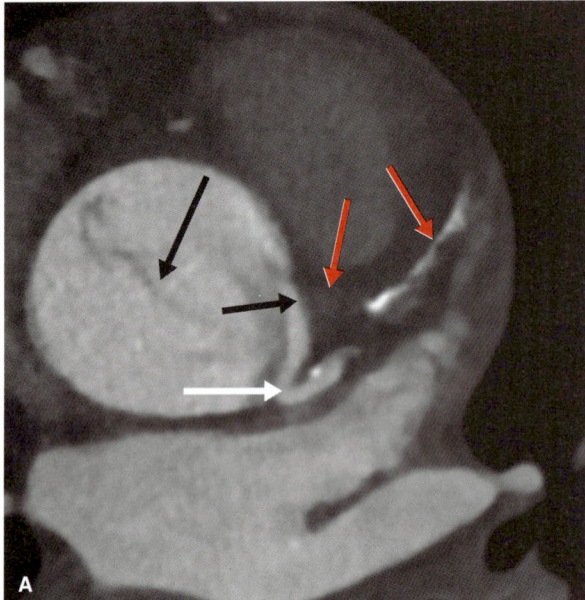

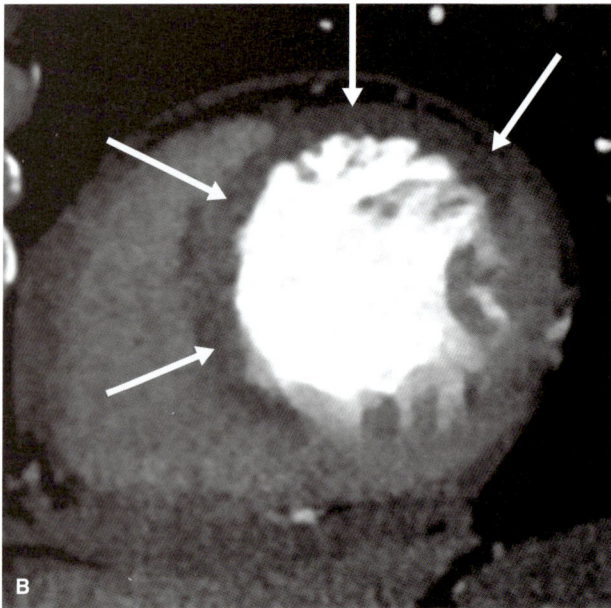

Figura 25.51 Dissecção aórtica do tipo A com extensão ao interior da artéria DAE de um homem de 55 anos com hipertensão. **A.** A imagem axial oblíqua no nível da raiz aórtica demonstrou dissecção do tipo A. O retalho (*flap*) da dissecção (*setas pretas*) estendia-se adentro e obstruía a artéria descendente anterior esquerda (*setas vermelhas*). Felizmente, o paciente desse caso tinha uma variante incomum de irrigação coronariana, em que as artérias DAE e CxE tinham óstios independentes no seio de Valsalva esquerdo (ou seja, não havia ACPE). Por essa razão, a artéria CxE continuou patente (*seta branca*). **B.** A imagem transversal no nível da base do coração mostrou infarto transmural dos segmentos anterior, anterosseptal e inferosseptal atribuível à obstrução da artéria DAE (*setas brancas*). Os territórios das artérias CxE e ACD tinham perfusão normal.

complicações podem causar obstrução coronariana. Quando há suspeita de dissecção do tipo A, deve ser realizado o exame com sincronização com o ECG, de forma que a raiz aórtica e as artérias coronárias possam ser avaliadas detalhadamente.

As dissecções espontâneas das artérias coronárias (DEAC) são a terceira causa principal de dissecção coronariana. Em geral, esse processo ocorre em mulheres jovens e, embora seja considerado raro, estudos realizados em uma instituição demonstraram que as DEAC causaram infartos do miocárdio em 24%

das mulheres com menos de 50 anos submetidas ao cateterismo cardíaco. A ocorrência de DEAC está associada mais comumente às mulheres grávidas ou puérperas e pacientes que praticam exercícios intensos (Figura 25.52). Contudo, outras causas são displasia fibromuscular, doenças do tecido conjuntivo, distúrbios inflamatórios sistêmicos, tratamento hormonal e até estresse emocional extremo. Quase todos os pacientes têm SCA e seu tratamento depende da extensão da dissecção, podendo incluir medidas conservadoras ou CBAC.

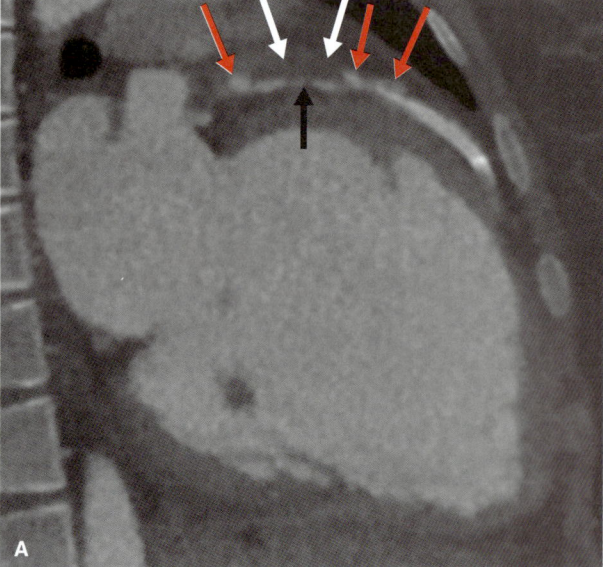

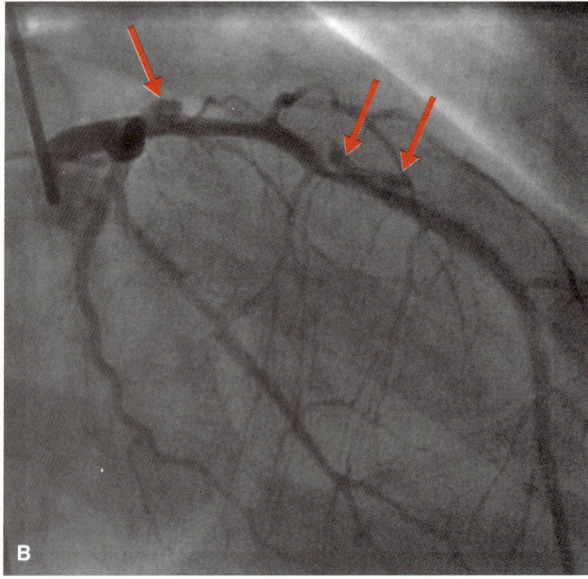

Figura 25.52 Mulher de 24 anos com história de dissecção arterial coronariana espontânea (DEAC) seguida de colocação de *stent* depois de dar à luz seu segundo filho. **A.** A imagem longitudinal no nível do segmento proximal da DAE demonstrou atenuação de partes moles ao redor da artéria correspondente ao lúmen falso trombosado (*setas brancas*), que comprimia o lúmen verdadeiro (*seta preta*). Também havia algumas áreas de dilatações que representavam preenchimento persistente do lúmen falso (*setas vermelhas*). O VE estava gravemente dilatado e a fração de ejeção da paciente era de 31%. **B.** A imagem oblíqua anterior direita obtida durante a angiografia coronária mostrou áreas de enchimento persistente do lúmen falso (*setas vermelhas*), que correspondiam às alterações detectadas à angio-TC coronária.

Complicações mecânicas de infarto do miocárdio

Existem três complicações mecânicas catastróficas do infarto agudo do miocárdio: ruptura da parede livre do ventrículo esquerdo, ruptura do septo ventricular (RSV) e ruptura dos músculos papilares. Embora a evolução possa variar, essas complicações geralmente ocorrem na primeira semana depois do infarto. As entidades podem ser fatais caso não sejam diagnosticadas e tratadas rapidamente, em geral por reparação cirúrgica.

O pseudoaneurisma ventricular esquerdo, também referido como ruptura da parede livre do VE, ocorre quando há uma laceração da parede miocárdica e o sangue fica contido pelo pericárdio ou tecido fibrótico adjacente (Figura 25.53). O infarto do miocárdio é a causa mais comum, mas outras etiologias são intervenções cirúrgicas, traumatismo e infecções do coração. Embora muitos pacientes morram imediatamente depois da ruptura, alguns conseguem sobreviver quando o sangramento é contido. É importante diferenciar entre aneurismas verdadeiros e pseudoaneurismas, considerando que seu tratamento e prognóstico são diferentes. Enquanto a maioria dos pseudoaneurismas desenvolve-se nas paredes inferior e inferolateral e a maioria dos aneurismas verdadeiros ocorre na parede anterior, essas duas complicações podem afetar ambas as paredes e, desse modo, é impossível definir a causa com base apenas na localização da lesão. Em geral, os aneurismas verdadeiros têm colos amplos (Figura 25.54), enquanto os pseudoaneurismas têm colos estreitos, ou seja, diâmetro menor que 50% do diâmetro máximo da dilatação distal.

Apesar de ser rara, a RSV ocorre em 0,17 a 0,31% dos pacientes entre o primeiro e quinto dia depois de um IAM. A ruptura pode ocorrer depois de infartos transmurais e causar *shunt* esquerda-direita, que pode resultar em colapso hemodinâmico total (Figura 25.55). Mesmo com intervenção cirúrgica, a mortalidade operatória global é de 42,9%.

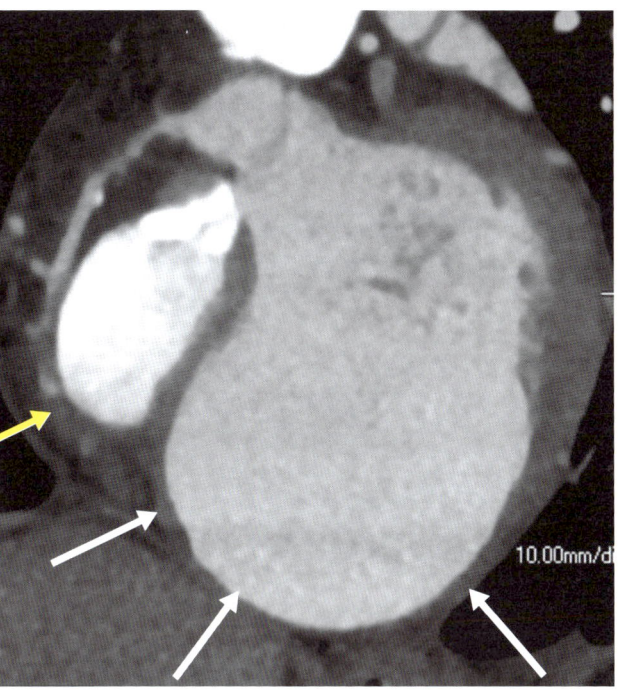

Figura 25.54 Essa imagem coronal oblíqua no nível da base do coração de um homem de 61 anos demonstrou um volumoso aneurisma verdadeiro na parede inferior, que estava circundado por miocárdio fino (*setas brancas*). Também havia obstrução crônica da ACD (*seta amarela*). Em razão do tamanho expressivo do aneurisma, o paciente foi operado com reparo da parede inferior. O exame anatomopatológico confirmou o diagnóstico de aneurisma. Embora os aneurismas sejam mais comuns nos segmentos anteriores, também podem ocorrer nos inferiores.

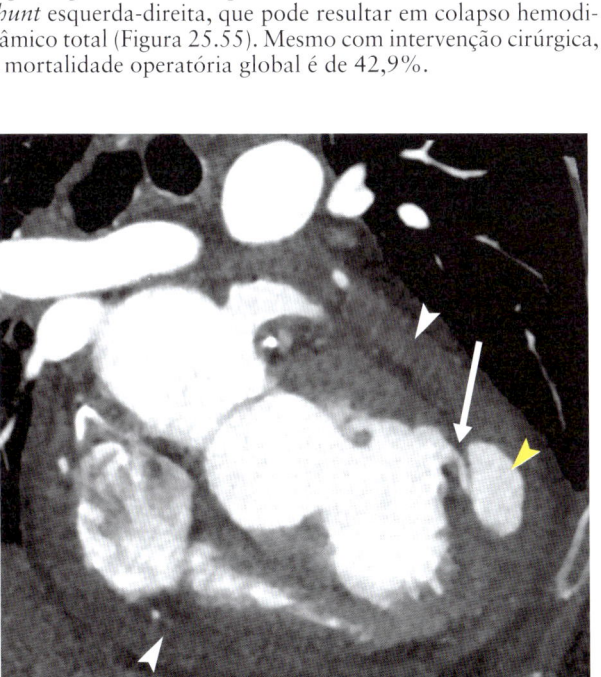

Figura 25.53 Angio-TC coronária sincronizada com ECG de um homem de 61 anos com infarto recente no território da artéria DAE. Essa imagem coronal oblíqua reformatada demonstrou uma laceração com colo estreito atravessando o miocárdio ventricular direito (*seta branca*) com pseudoaneurisma (*ponta de seta amarela*) e hemopericárdio circundante (*pontas de seta brancas*). O pseudoaneurisma formou-se quando a ruptura do miocárdio ficou contida pelo pericárdio ou tecido fibrótico circundante. Embora seja mais comum nos segmentos inferiores, também pode ocorrer nos segmentos anteriores.

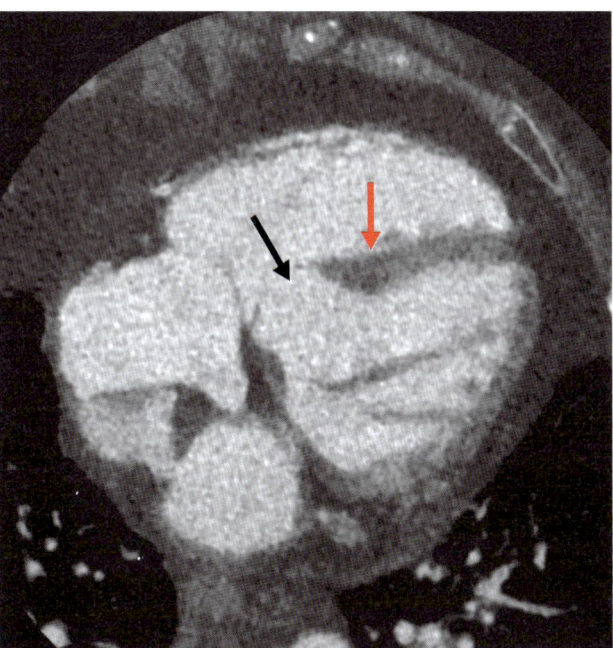

Figura 25.55 Essa imagem de angiotomografia computadorizada (angio-TC) cardíaca na incidência de quatro câmaras de mulher de 78 anos, que apresentou dispneia de intensidade crescente 4 dias depois de um infarto no território da artéria DAE, demonstrou uma falha ampla no segmento anterosseptal no nível da base (*seta preta*) compatível com ruptura do septo ventricular pós-infarto. As bordas do miocárdio adjacentes à ruptura tinham hipoatenuação em razão do infarto (*seta vermelha*). A paciente faleceu no dia seguinte.

Embora o músculo papilar anteromedial do ventrículo direito tenha irrigação sanguínea dupla, o músculo papilar posteromedial do VE geralmente é irrigado apenas pela ADP. Por essa razão, rupturas do músculo papilar posteromedial são 6 a 12 vezes mais frequentes depois de IAM. Em geral, a ruptura ocorre 2 a 7 dias depois do infarto agudo e, se não for tratada, até 50% dos pacientes podem morrer em 24 horas e 94% ao longo de 2 meses. Caso esse músculo rompa, a cúspide posterior da valva mitral torna-se incompetente e causa regurgitação mitral grave, que em geral tem fluxo dirigido para a direita, mais especificamente na direção da veia pulmonar superior direita (VPSD). À medida que as pressões da VPSD aumentam, o retorno venoso pulmonar diminui e causa edema assimétrico à direita, que é mais grave no lobo superior direito (Figura 25.56).

Considerações adicionais

À medida que as resoluções temporal e espacial dos *scanners* modernos aumentam, alguns aspectos da patologia cardíaca podem ser avaliados praticamente em qualquer TC de abdome ou tórax de rotina (Figura 25.57). Embora seja necessária

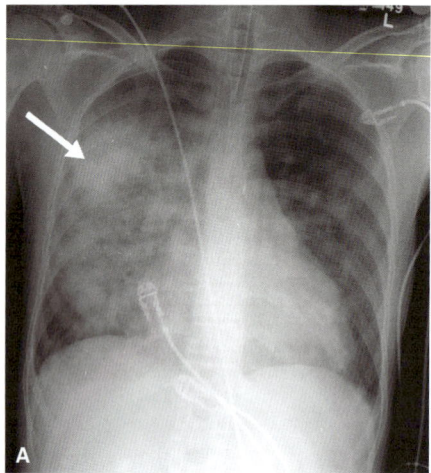

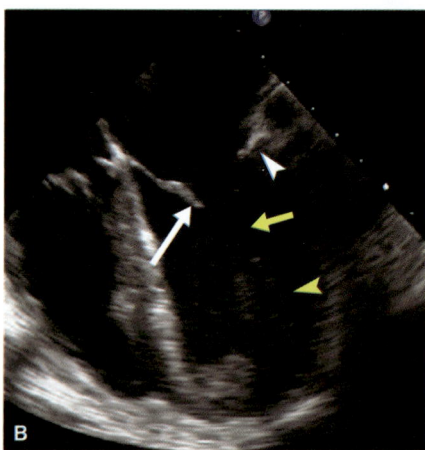

Figura 25.56 A. A radiografia anteroposterior de mulher de 49 anos com dispneia com gravidade progressiva 7 dias depois de um infarto no território da ACD demonstrou edema assimétrico mais acentuado no lobo superior direito (*seta branca*). B. A imagem na incidência de quatro câmaras de ecocardiografia realizada à beira do leito demonstrou cúspide posterior instável (*seta branca*), que causava regurgitação mitral aguda grave. A cúspide anterior (*seta branca*) ainda estava ligada à corda tendínea (*seta amarela*) e ao músculo papilar (*ponta de seta amarela*) correspondentes. A direção do jato para cima e para a direita causava essa alteração típica. A paciente foi operada em caráter de emergência para reparação da valva mitral.

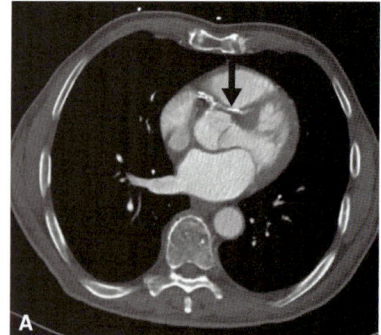

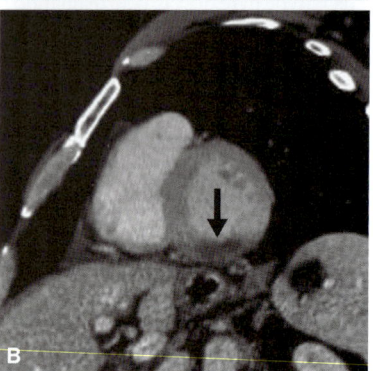

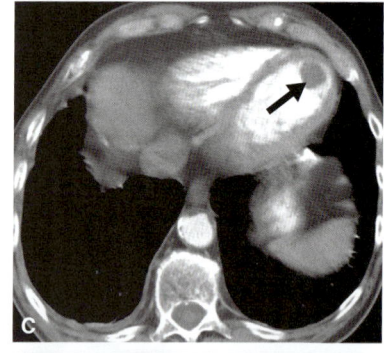

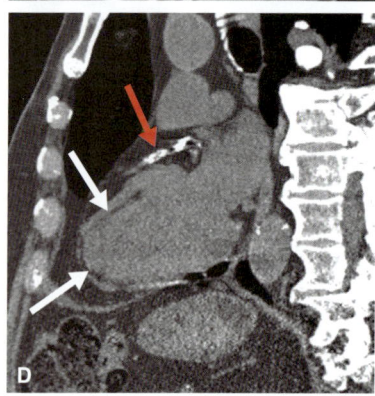

Figura 25.57 Anormalidades cardíacas demonstradas em exames de tomografia computadorizada (TC) não sincronizada. A. A imagem axial de TC de tórax com contraste de um paciente de 71 anos demonstrou trajeto septal anômalo da artéria coronária descendente anterior esquerda (*seta preta*). B. A reconstrução no plano transversal de uma TC de tórax de rotina de um homem de 59 anos mostrou hipoperfusão subendocárdica da parede inferior (*seta preta*). O paciente havia tido IAM 2 dias antes. C. A imagem axial obtida de uma TC de abdome de mulher de 63 anos evidenciou aneurisma apical do VE com um trombo de 2 cm (*seta preta*). A equipe de atenção primária desconhecia essa anormalidade. D. A imagem sagital oblíqua em MPR de mulher de 85 anos demonstrou calcificação extensa no território da artéria DAE (*seta vermelha*), com metaplasia adiposa subendocárdica do miocárdio como consequência de um infarto antigo (*setas brancas*). A metaplasia adiposa é um achado comum, que pode ser detectado com ou sem contraste.

sincronização com ECG para avaliar artérias coronárias em detalhes, em muitos casos os óstios coronários podem ser demonstrados nas imagens de rotina, mesmo nas que são obtidas sem contraste intravenoso. Do mesmo modo, as falhas de perfusão miocárdica ou outras sequelas de infarto (p. ex., metaplasia adiposa ou calcificação do miocárdio, aneurisma ventricular esquerdo e trombose) são demonstradas frequentemente. Por essa razão, a avaliação rotineira do coração deve ser acrescentada ao protocolo de investigação diagnóstica como parte do exame de qualquer TC de abdome ou tórax.

Leitura sugerida

Abdel-Aty H, Zagrosek A, Schulz-Menger J, et al. Delayed enhancement and T2-weighted cardiovascular magnetic resonance imaging differentiate acute from chronic myocardial infarction. *Circulation* 2004;109(20):2411–2416.

Achenbach S, Giesler T, Ropers D, et al. Detection of coronary artery stenoses by contrast-enhanced, retrospectively electrocardiographically-gated, multislice spiral computed tomography. *Circulation* 2001;103(21):2535–2538.

Alford WC Jr, Stoney WS, Burrus GR, Frist RA, Thomas CS Jr. Recognition and operative management of patients with arteriosclerotic coronary artery aneurysms. *Ann Thorac Surg* 1976;22(4):317–321.

Angelini P. Coronary artery anomalies: an entity in search of an identity. *Circulation* 2007;115(10):1296–1305.

Arnaoutakis GJ, Zhao Y, George TJ, Sciortino CM, McCarthy PM, Conte JV. Surgical repair of ventricular septal defect after myocardial infarction: outcomes from the Society of Thoracic Surgeons National Database. *Ann Thorac Surg* 2012;94(2):436–443; discussion 443–444.

Bastarrika G, Lee YS, Huda W, Ruzsics B, Costello P, Schoepf UJ. CT of coronary artery disease. *Radiology* 2009;253(2):317–338.

Bazzocchi G, Romagnoli A, Sperandio M, Simonetti G. Evaluation with 64-slice CT of the prevalence of coronary artery variants and congenital anomalies: a retrospective study of 3,236 patients. *Radiol Med* 2011;116(5):675–689.

Bourassa MG, Butnaru A, Lesperance J, Tardif JC. Symptomatic myocardial bridges: overview of ischemic mechanisms and current diagnostic and treatment strategies. *J Am Coll Cardiol* 2003;41(3):351–359.

Budoff MJ, Dowe D, Jollis JG, et al. Diagnostic performance of 64-multidetector row coronary computed tomographic angiography for evaluation of coronary artery stenosis in individuals without known coronary artery disease: results from the prospective multicenter ACCURACY (Assessment by Coronary Computed Tomographic Angiography of Individuals Undergoing Invasive Coronary Angiography) trial. *J Am Coll Cardiol* 2008;52(21):1724–1732.

Burke AP, Kolodgie FD, Farb A, Weber D, Virmani R. Morphological predictors of arterial remodeling in coronary atherosclerosis. *Circulation* 2002;105(3):297–303.

Cademartiri F, La Grutta L, Malago R, et al. Prevalence of anatomical variants and coronary anomalies in 543 consecutive patients studied with 64-slice CT coronary angiography. *Eur Radiol* 2008;18(4):781–791.

Chen YF, Chien TM, Chen CW, Lin CC, Lee CS. Double right coronary artery or split right coronary artery? *Int J Cardiol* 2012;154(3):243–245.

Coelho-Filho OR, Rickers C, Kwong RY, Jerosch-Herold M. MR myocardial perfusion imaging. *Radiology* 2013;266(3):701–715.

Cook CM, Petraco R, Shun-Shin MJ, et al. Diagnostic accuracy of computed tomography-derived fractional flow reserve: a systematic review. *JAMA Cardiol* 2017;2(7):803–810.

Cowles RA, Berdon WE. Bland-White-Garland syndrome of anomalous left coronary artery arising from the pulmonary artery (ALCAPA): a historical review. *Pediatr Radiol* 2007;37(9):890–895.

Cury RC, Abbara S, Achenbach S, et al. CAD-RADS: Coronary Artery Disease – Reporting and Data System. An expert consensus document of the Society of Cardiovascular Computed Tomography (SCCT), the American College of Radiology (ACR) and the North American Society for Cardiovascular Imaging (NASCI). Endorsed by the American College of Cardiology. *J Am Coll Radiol* 2016;13(12 Pt A):1458–1466. e9.

Daoud AS, Pankin D, Tulgan H, Florentin RA. Aneurysms of the coronary artery. Report of ten cases and review of literature. *Am J Cardiol* 1963; 11:228–237.

Dash D. Complications of coronary intervention: abrupt closure, dissection, perforation. *Heart Asia* 2013;5(1):61–65.

de Agustin JA, Marcos-Alberca P, Hernandez-Antolin R, et al. Collateral circulation from the conus coronary artery to the anterior descending coronary artery: assessment using multislice coronary computed tomography. *Rev Esp Cardiol* 2010;63(3):347–351.

Detrano R, Guerci AD, Carr JJ, et al. Coronary calcium as a predictor of coronary events in four racial or ethnic groups. *N Engl J Med* 2008;358(13): 1336–1345.

Dodge JT Jr, Brown BG, Bolson EL, Dodge HT. Lumen diameter of normal human coronary arteries. Influence of age, sex, anatomic variation, and left ventricular hypertrophy or dilation. *Circulation* 1992;86(1):232–246.

Duarte R, Cisneros S, Fernandez G, et al. Kawasaki disease: a review with emphasis on cardiovascular complications. *Insights Imaging* 2010;1(4): 223–231.

Eckart RE, Scoville SL, Campbell CL, et al. Sudden death in young adults: a 25-year review of autopsies in military recruits. *Ann Intern Med* 2004; 141(11):829–834.

Erol C, Seker M. The prevalence of coronary artery variations on coronary computed tomography angiography. *Acta Radiol* 2012;53(3):278–284.

Farb A, Burke AP, Tang AL, et al. Coronary plaque erosion without rupture into a lipid core. A frequent cause of coronary thrombosis in sudden coronary death. *Circulation* 1996;93(7):1354–1363.

Ferencik M, Ropers D, Abbara S, et al. Diagnostic accuracy of image postprocessing methods for the detection of coronary artery stenoses by using multidetector CT. *Radiology* 2007;243(3):696–702.

Fischman DL, Leon MB, Baim DS, et al. A randomized comparison of coronary-stent placement and balloon angioplasty in the treatment of coronary artery disease. Stent Restenosis Study Investigators. *N Engl J Med* 1994; 331(8):496–501.

Frances C, Romero A, Grady D. Left ventricular pseudoaneurysm. *J Am Coll Cardiol* 1998;32(3):557–561.

Frazier AA, Qureshi F, Read KM, Gilkeson RC, Poston RS, White CS. Coronary artery bypass grafts: assessment with multidetector CT in the early and late postoperative settings. *Radiographics* 2005;25(4):881–896.

Friedman BM, Dunn MI. Postinfarction ventricular aneurysms. *Clin Cardiol* 1995;18(9):505–511.

Galli A, Lombardi F. Postinfarct left ventricular remodelling: a prevailing cause of heart failure. *Cardiol Res Pract* 2016;2016:2579832.

Garcia MJ, Lessick J, Hoffmann MH; CATSCAN Study Investigators. Accuracy of 16-row multidetector computed tomography for the assessment of coronary artery stenosis. *JAMA* 2006;296(4):403–411.

Goetti R, Feuchtner G, Stolzmann P, et al. Delayed enhancement imaging of myocardial viability: low-dose high-pitch CT versus MRI. *Eur Radiol* 2011; 21(10):2091–2099.

Goldman S, Zadina K, Moritz T, et al. Long-term patency of saphenous vein and left internal mammary artery grafts after coronary artery bypass surgery: results from a Department of Veterans Affairs Cooperative Study. *J Am Coll Cardiol* 2004;44(11):2149–2156.

Goldstein JA, Chinnaiyan KM, Abidov A, et al. The CT-STAT (Coronary Computed Tomographic Angiography for Systematic Triage of Acute Chest Pain Patients to Treatment) trial. *J Am Coll Cardiol* 2011;58(14):1414–1422.

Greenland P, Bonow RO, Brundage BH, et al. ACCF/AHA 2007 clinical expert consensus document on coronary artery calcium scoring by computed tomography in global cardiovascular risk assessment and in evaluation of patients with chest pain: a report of the American College of Cardiology Foundation Clinical Expert Consensus Task Force (ACCF/AHA Writing Committee to Update the 2000 Expert Consensus Document on Electron Beam Computed Tomography) developed in collaboration with the Society of Atherosclerosis Imaging and Prevention and the Society of Cardiovascular Computed Tomography. *J Am Coll Cardiol* 2007;49(3):378–402.

Hamirani YS, Wong A, Kramer CM, Salerno M. Effect of microvascular obstruction and intramyocardial hemorrhage by CMR on LV remodeling and outcomes after myocardial infarction: a systematic review and meta-analysis. *JACC Cardiovasc Imaging* 2014;7(9):940–952.

Harris PJ, Behar VS, Conley MJ, et al. The prognostic significance of 50% coronary stenosis in medically treated patients with coronary artery disease. *Circulation* 1980;62(2):240–248.

Hecht HS, Budoff MJ, Berman DS, Ehrlich J, Rumberger JA. Coronary artery calcium scanning: clinical paradigms for cardiac risk assessment and treatment. *Am Heart J* 2006;151(6):1139–1146.

Hobbs RE, Millit HD, Raghavan PV, Moodie DS, Sheldon WC. Coronary artery fistulae: a 10-year review. *Cleve Clin Q* 1982;49(4):191–197.

Hoffmann U, Truong QA, Schoenfeld DA, et al. Coronary CT angiography versus standard evaluation in acute chest pain. *N Engl J Med* 2012;367(4): 299–308.

Holmes DR Jr, Leon MB, Moses JW, et al. Analysis of 1-year clinical outcomes in the SIRIUS trial: a randomized trial of a sirolimus-eluting stent versus a standard stent in patients at high risk for coronary restenosis. *Circulation* 2004;109(5):634–640.

Hulten EA, Blankstein R. Pseudoaneurysms of the heart. *Circulation* 2012;125(15):1920–1925.

Hwang JH, Ko SM, Roh HG, et al. Myocardial bridging of the left anterior descending coronary artery: depiction rate and morphologic features by dual-source CT coronary angiography. *Korean J Radiol* 2010;11(5): 514–521.

Iemura J, Oku H, Shirotani H. Right coronary artery pseudoaneurysm after blunt injury to the chest. *Heart* 1996;76(1):86.

Ilia R, Rosenshtein G, Weinstein J, Cafri C, Abu-Ful A, Gueron M. Left anterior descending artery length in left and right coronary artery dominance. *Coron Artery Dis* 2001;12(1):77–78.

Javadi MS, Lautamaki R, Merrill J, et al. Definition of vascular territories on myocardial perfusion images by integration with true coronary anatomy: a hybrid PET/CT analysis. *J Nucl Med* 2010;51(2):198–203.

Jeudy J, White CS, Kligerman SJ, et al. Spectrum of coronary artery aneurysms: from the radiologic pathology archives. *Radiographics* 2018;38(1):11–36.

Jones BM, Kapadia SR, Smedira NG, et al. Ventricular septal rupture complicating acute myocardial infarction: a contemporary review. *Eur Heart J* 2014; 35(31):2060–2068.

Joshi SD, Joshi SS, Athavale SA. Origins of the coronary arteries and their significance. *Clinics (Sao Paulo)* 2010;65(1):79–84.

Kanza RE, Allard C, Berube M. Cardiac findings on non-gated chest computed tomography: a clinical and pictorial review. *Eur J Radiol* 2016;85(2):435–451.

Kar S, Webel RR. Diagnosis and treatment of spontaneous coronary artery pseudoaneurysm: rare anomaly with potentially significant clinical implications. *Catheter Cardiovasc Interv* 2017;90(4):589–597.

Kashiwagi M, Tanaka A, Kitabata H, et al. Feasibility of noninvasive assessment of thin-cap fibroatheroma by multidetector computed tomography. *JACC Cardiovasc Imaging* 2009;2(12):1412–1419.

Kim PJ, Hur G, Kim SY, et al. Frequency of myocardial bridges and dynamic compression of epicardial coronary arteries: a comparison between computed tomography and invasive coronary angiography. *Circulation* 2009;119(10):1408–1416.

Kim SY, Seo JB, Do KH, et al. Coronary artery anomalies: classification and ECG-gated multi-detector row CT findings with angiographic correlation. *Radiographics* 2006;26(2):317–333; discussion 333–334.

Kim RJ, Wu E, Rafael A, et al. The use of contrast-enhanced magnetic resonance imaging to identify reversible myocardial dysfunction. *N Engl J Med* 2000;343(20):1445–1453.

Kishi S, Giannopoulos AA, Tang A, et al. Fractional flow reserve estimated at coronary CT angiography in intermediate lesions: comparison of diagnostic accuracy of different methods to determine coronary flow distribution. *Radiology* 2018;287(1):76–84.

Kitagawa T, Yamamoto H, Horiguchi J, et al. Characterization of noncalcified coronary plaques and identification of culprit lesions in patients with acute coronary syndrome by 64-slice computed tomography. *JACC Cardiovasc Imaging* 2009;2(2):153–160.

Knaapen M, Koch AH, Koch C, et al. Prevalence of left and balanced coronary arterial dominance decreases with increasing age of patients at autopsy. A postmortem coronary angiograms study. *Cardiovasc Pathol* 2013;22(1):49–53.

Kosar P, Ergun E, Ozturk C, Kosar U. Anatomic variations and anomalies of the coronary arteries: 64-slice CT angiographic appearance. *Diagn Interv Radiol* 2009;15(4):275–283.

Krasuski RA, Magyar D, Hart S, et al. Long-term outcome and impact of surgery on adults with coronary arteries originating from the opposite coronary cusp. *Circulation* 2011;123(2):154–162.

Krishnan B, Cross C, Dykoski R, et al. Intra-atrial right coronary artery and its ablation implications. *JACC Clin Electrophysiol* 2017;3(9):1037–1045.

Kumar A, Beohar N, Arumana JM, et al. CMR imaging of edema in myocardial infarction using cine balanced steady-state free precession. *JACC Cardiovasc Imaging* 2011;4(12):1265–1273.

Kumbhani DJ, Ingelmo CP, Schoenhagen P, Curtin RJ, Flamm SD, Desai MY. Meta-analysis of diagnostic efficacy of 64-slice computed tomography in the evaluation of coronary in-stent restenosis. *Am J Cardiol* 2009;103(12):1675–1681.

Kutty RS, Jones N, Moorjani N. Mechanical complications of acute myocardial infarction. *Cardiol Clin* 2013;31(4):519–531, vii–viii.

Le Breton H, Pavin D, Langanay T, et al. Aneurysms and pseudoaneurysms of saphenous vein coronary artery bypass grafts. *Heart* 1998;79(5):505–508.

Lee BY. Anomalous right coronary artery from the left coronary sinus with an interarterial course: is it really dangerous? *Korean Circ J* 2009;39(5):175–179.

Lee HJ, Hong YJ, Kim HY, et al. Anomalous origin of the right coronary artery from the left coronary sinus with an interarterial course: subtypes and clinical importance. *Radiology* 2012;262(1):101–108.

Lempel JK, Jeudy J, Kligerman SJ, White CS. The nubbin sign. *J Thorac Imaging* 2013;28(3):W42.

Litt HI, Gatsonis C, Snyder B, et al. CT angiography for safe discharge of patients with possible acute coronary syndromes. *N Engl J Med* 2012;366(15):1393–1403.

Lowe JE, Oldham HN Jr, Sabiston DC Jr. Surgical management of congenital coronary artery fistulas. *Ann Surg* 1981;194(4):373–380.

Madhavan MV, Tarigopula M, Mintz GS, Maehara A, Stone GW, Genereux P. Coronary artery calcification: pathogenesis and prognostic implications. *J Am Coll Cardiol* 2014;63(17):1703–1714.

Malagutti P, Nieman K, Meijboom WB, et al. Use of 64-slice CT in symptomatic patients after coronary bypass surgery: evaluation of grafts and coronary arteries. *Eur Heart J* 2007;28(15):1879–1885.

Mandal S, Tadros SS, Soni S, Madan S. Single coronary artery anomaly: classification and evaluation using multidetector computed tomography and magnetic resonance angiography. *Pediatr Cardiol* 2014;35(3):441–449.

Masci PG, Bogaert J. Post myocardial infarction of the left ventricle: the course ahead seen by cardiac MRI. *Cardiovasc Diagn Ther* 2012;2(2):113–127.

Miller JA, Anavekar NS, El Yaman MM, Burkhart HM, Miller AJ, Julsrud PR. Computed tomographic angiography identification of intramural segments in anomalous coronary arteries with interarterial course. *Int J Cardiovasc Imaging* 2012;28(6):1525–1532.

Miller JM, Rochitte CE, Dewey M, et al. Diagnostic performance of coronary angiography by 64-row CT. *N Engl J Med* 2008;359(22):2324–2336.

Min JK, Leipsic J, Pencina MJ, et al. Diagnostic accuracy of fractional flow reserve from anatomic CT angiography. *JAMA* 2012;308(12):1237–1245.

Mohara J, Konishi H, Kato M, Misawa Y, Kamisawa O, Fuse K. Saphenous vein graft pseudoaneurysm rupture after coronary artery bypass grafting. *Ann Thorac Surg* 1998;65(3):831–832.

Mohlenkamp S, Hort W, Ge J, Erbel R. Update on myocardial bridging. *Circulation* 2002;106(20):2616–2622.

Motoyama S, Kondo T, Sarai M, et al. Multislice computed tomographic characteristics of coronary lesions in acute coronary syndromes. *J Am Coll Cardiol* 2007;50(4):319–326.

Motoyama S, Sarai M, Harigaya H, et al. Computed tomographic angiography characteristics of atherosclerotic plaques subsequently resulting in acute coronary syndrome. *J Am Coll Cardiol* 2009;54(1):49–57.

Mowatt G, Cook JA, Hillis GS, et al. 64-Slice computed tomography angiography in the diagnosis and assessment of coronary artery disease: systematic review and meta-analysis. *Heart* 2008;94(11):1386–1393.

Musiani A, Cernigliaro C, Sansa M, Maselli D, De Gasperis C. Left main coronary artery atresia: literature review and therapeutical considerations. *Eur J Cardiothorac Surg* 1997;11(3):505–514.

Narula J, Achenbach S. Napkin-ring necrotic cores: defining circumferential extent of necrotic cores in unstable plaques. *JACC Cardiovasc Imaging* 2009;2(12):1436–1438.

Opolski MP, Pregowski J, Kruk M, et al. The prevalence and characteristics of intra-atrial right coronary artery anomaly in 9,284 patients referred for coronary computed tomography angiography. *Eur J Radiol* 2014;83(7):1129–1134.

Pejkovic B, Krajnc I, Anderhuber F, Kosutic D. Anatomical aspects of the arterial blood supply to the sinoatrial and atrioventricular nodes of the human heart. *J Int Med Res* 2008;36(4):691–698.

Pena E, Nguyen ET, Merchant N, Dennie C. ALCAPA syndrome: not just a pediatric disease. *Radiographics* 2009;29(2):553–565.

Polacek P, Kralove H. Relation of myocardial bridges and loops on the coronary arteries to coronary occlusions. *Am Heart J* 1961;61:44–52.

Raff GL, Abidov A, Achenbach S, et al. SCCT guidelines for the interpretation and reporting of coronary computed tomographic angiography. *J Cardiovasc Comput Tomogr* 2009;3(2):122–136.

Ramirez FD, Hibbert B, Simard T, et al. Natural history and management of aortocoronary saphenous vein graft aneurysms: a systematic review of published cases. *Circulation* 2012;126(18):2248–2256.

Renapurkar R, Desai MY, Curtin RJ. Intracavitary course of the right coronary artery: an increasingly recognized anomaly by coronary computed tomography angiography. *J Thorac Imaging* 2010;25(3):W77–W78.

Ropers D, Pohle FK, Kuettner A, et al. Diagnostic accuracy of noninvasive coronary angiography in patients after bypass surgery using 64-slice spiral computed tomography with 330-ms gantry rotation. *Circulation* 2006;114(22):2334–2341; quiz 2334.

Rossi A, Merkus D, Klotz E, Mollet N, de Feyter PJ, Krestin GP. Stress myocardial perfusion: imaging with multidetector CT. *Radiology* 2014;270(1):25–46.

Said SA, van der Werf T. Dutch survey of coronary artery fistulas in adults: congenital solitary fistulas. *Int J Cardiol* 2006;106(3):323–332.

Sakuma H. Coronary CT versus MR angiography: the role of MR angiography. *Radiology* 2011;258(2):340–349.

Salavati A, Radmanesh F, Heidari K, Dwamena BA, Kelly AM, Cronin P. Dual-source computed tomography angiography for diagnosis and assessment of coronary artery disease: systematic review and meta-analysis. *J Cardiovasc Comput Tomogr* 2012;6(2):78–90.

Saremi F, Goodman G, Wilcox A, Salibian R, Vorobiof G. Coronary artery ostial atresia: diagnosis of conotruncal anastomotic collateral rings using CT angiography. *JACC Cardiovasc Imaging* 2011;4(12):1320–1323.

Sari I, Kizilkan N, Sucu M, et al. Double right coronary artery: report of two cases and review of the literature. *Int J Cardiol* 2008;130(2):e74–e77.

Sarwar A, Shaw LJ, Shapiro MD, et al. Diagnostic and prognostic value of absence of coronary artery calcification. *JACC Cardiovasc Imaging* 2009;2(6):675–688.

Saw J, Aymong E, Sedlak T, et al. Spontaneous coronary artery dissection: association with predisposing arteriopathies and precipitating stressors and cardiovascular outcomes. *Circ Cardiovasc Interv* 2014;7(5):645–655.

Serruys PW, de Jaegere P, Kiemeneij F, et al. A comparison of balloon-expandable-stent implantation with balloon angioplasty in patients with coronary artery disease. Benestent Study Group. *N Engl J Med* 1994;331(8):489–495.

Shah DJ, Kim HW, James O, et al. Prevalence of regional myocardial thinning and relationship with myocardial scarring in patients with coronary artery disease. *JAMA* 2013;309(9):909–918.

Shen WF, Tribouilloy C, Mirode A, Dufosse H, Lesbre JP. Left ventricular aneurysm and prognosis in patients with first acute transmural anterior myocardial infarction and isolated left anterior descending artery disease. *Eur Heart J* 1992;13(1):39–44.

Stone GW, Moses JW, Ellis SG, et al. Safety and efficacy of sirolimus- and paclitaxel-eluting coronary stents. *N Engl J Med* 2007;356(10):998–1008.

Syed M, Lesch M. Coronary artery aneurysm: a review. *Prog Cardiovasc Dis* 1997;40(1):77–84.

Taylor AJ, Cerqueira M, Hodgson JM, et al. ACCF/SCCT/ACR/AHA/ASE/ASNC/NASCI/SCAI/SCMR 2010 appropriate use criteria for cardiac computed tomography. A Report of the American College of Cardiology Foundation Appropriate Use Criteria Task Force, the Society of Cardiovascular Computed Tomography, the American College of Radiology, the American Heart Association, the American Society of Echocardiography, the American Society of Nuclear Cardiology, the North American Society for Cardiovascular Imaging, the Society for Cardiovascular Angiography and Interventions, and the Society for Cardiovascular Magnetic Resonance. *Circulation* 2010;122(21):e525–e555.

Tesche C, De Cecco CN, Albrecht MH, et al. Coronary CT angiography-derived fractional flow reserve. *Radiology* 2017;285(1):17–33.

Topaz O, DiSciascio G, Cowley MJ, et al. Absent left main coronary artery: angiographic findings in 83 patients with separate ostia of the left anterior descending and circumflex arteries at the left aortic sinus. *Am Heart J* 1991;122(2):447–452.

Tunick PA, Slater J, Kronzon I, Glassman E. Discrete atherosclerotic coronary artery aneurysms: a study of 20 patients. *J Am Coll Cardiol* 1990;15(2): 279–282.

Varga-Szemes A, Meinel FG, De Cecco CN, Fuller SR, Bayer RR, 2nd, Schoepf UJ. CT myocardial perfusion imaging. *AJR Am J Roentgenol* 2015;204(3):487–497.

Veltman CE, de Graaf FR, Schuijf JD, et al. Prognostic value of coronary vessel dominance in relation to significant coronary artery disease determined with non-invasive computed tomography coronary angiography. *Eur Heart J* 2012;33(11):1367–1377.

Virmani R, Burke AP, Farb A. Plaque rupture and plaque erosion. *Thromb Haemost* 1999;82 Suppl 1:1–3.

Virmani R, Burke AP, Farb A, Kolodgie FD. Pathology of the vulnerable plaque. *J Am Coll Cardiol* 2006;47(8 Suppl):C13–C18.

Virmani R, Burke AP, Kolodgie FD, Farb A. Vulnerable plaque: the pathology of unstable coronary lesions. *J Interv Cardiol* 2002;15(6):439–446.

Virmani R, Burke AP, Kolodgie FD, Farb A. Pathology of the thin-cap fibroatheroma: a type of vulnerable plaque. *J Interv Cardiol* 2003;16(3):267–272.

Vliegenthart R, Henzler T, Moscariello A, et al. CT of coronary heart disease: part 1, CT of myocardial infarction, ischemia, and viability. *AJR Am J Roentgenol* 2012;198(3):531–547.

Warnes CA, Williams RG, Bashore TM, et al. ACC/AHA 2008 guidelines for the management of adults with congenital heart disease: a report of the American College of Cardiology/American Heart Association Task Force on Practice Guidelines (writing committee to develop guidelines on the management of adults with congenital heart disease). *Circulation* 2008;118(23):e714–e833.

Weustink AC, Nieman K, Pugliese F, et al. Diagnostic accuracy of computed tomography angiography in patients after bypass grafting: comparison with invasive coronary angiography. *JACC Cardiovasc Imaging* 2009;2(7):816–824.

Yamagishi M, Terashima M, Awano K, et al. Morphology of vulnerable coronary plaque: insights from follow-up of patients examined by intravascular ultrasound before an acute coronary syndrome. *J Am Coll Cardiol* 2000; 35(1):106–111.

Yamamoto H, Kitagawa T, Ohashi N, et al. Noncalcified atherosclerotic lesions with vulnerable characteristics detected by coronary CT angiography and future coronary events. *J Cardiovasc Comput Tomogr* 2013;7(3): 192–199.

Yamanaka O, Hobbs RE. Coronary artery anomalies in 126,595 patients undergoing coronary arteriography. *Cathet Cardiovasc Diagn* 1990;21(1):28–40.

Yau JM, Singh R, Halpern EJ, Fischman D. Anomalous origin of the left coronary artery from the pulmonary artery in adults: a comprehensive review of 151 adult cases and a new diagnosis in a 53-year-old woman. *Clin Cardiol* 2011;34(4):204–210.

Yoshida S, Sakuma K, Ueda O. Acute mitral regurgitation due to total rupture in the anterior papillary muscle after acute myocardial infarction successfully treated by emergency surgery. *Jpn J Thorac Cardiovasc Surg* 2003;51(5):208–210.

Zarins CK, Taylor CA, Min JK. Computed fractional flow reserve (FFTCT) derived from coronary CT angiography. *J Cardiovasc Transl Res* 2013;6(5): 708–714.

Zeina AR, Odeh M, Blinder J, Rosenschein U, Barmeir E. Myocardial bridge: evaluation on MDCT. *AJR Am J Roentgenol* 2007;188(4):1069–1073.

Zenooz NA, Habibi R, Mammen L, Finn JP, Gilkeson RC. Coronary artery fistulas: CT findings. *Radiographics* 2009;29(3):781–789.

CAPÍTULO 26 ■ MASSAS CARDÍACAS

JAY S. LEB E SETH KLIGERMAN

O Capítulo 26 encontra-se integralmente *online*, disponível no *site* www.grupogen.com.br.

Consulte a página de Material Suplementar para detalhes sobre acesso e *download*.

CAPÍTULO 27 ■ DOENÇA DAS VALVAS CARDÍACAS

ALBERT HSIAO E KATE HANNEMAN

O Capítulo 27 encontra-se integralmente *online*, disponível no *site* www.grupogen.com.br.

Consulte a página de Material Suplementar para detalhes sobre acesso e *download*.

CAPÍTULO 28 ■ MIOCARDIOPATIAS NÃO ISQUÊMICAS

ELIZABETH WEIHE E SETH KLIGERMAN

As miocardiopatias são doenças específicas do miocárdio causadas, na maioria dos casos, por cardiopatia isquêmica, como foi descrito no Capítulo 25. Entretanto, muitos outros fatores patogênicos não relacionados com cardiopatia isquêmica podem causar miocardiopatia, inclusive infecções, doenças imunes, distúrbios hemodinâmicos, lesões tóxicas e anomalias genéticas. *Miocardiopatias não isquêmicas* é o termo usado para descrever esse grupo de doenças, sendo algumas delas raras.

Embora existam muitas causas de miocardiopatia não isquêmica (Tabela 28.1), todas cursam com lesão do miocárdio como resultado final, que pode acarretar disfunção eletromecânica e manifestações clínicas de insuficiência cardíaca.

Em alguns casos, pode ser difícil estabelecer o diagnóstico de miocardiopatia não isquêmica com base no exame físico, eletrocardiograma (ECG) e ecocardiografia, porque muitas anormalidades são inespecíficas e assemelham-se às que ocorrem nos pacientes com cardiopatia isquêmica. Ao longo dos últimos 20 anos, a ressonância magnética (RM) cardíaca tornou-se um excelente exame, com recursos singulares que podem ajudar a definir a etiologia, avaliar a função e determinar a extensão da doença. Hoje em dia, ela é considerada o padrão de referência para avaliar dimensões das câmaras cardíacas, função ventricular esquerda e massa ventricular dos pacientes com miocardiopatias. Técnicas de caracterização tecidual, inclusive realce tardio pelo gadolínio e mapeamentos T1 e T2 e T2*, podem ser usadas para mais bem avaliar fibrose, inflamação, edema e deposição de ferro no coração, respectivamente. Contudo, como a RM cardíaca é contraindicada para alguns pacientes, a angiotomografia

computadorizada (angio-TC) cardíaca sincronizada pelo ECG também pode ser usada para diagnosticar algumas miocardiopatias não isquêmicas com base na avaliação detalhada da morfologia e função do coração. Os aspectos específicos dos exames de imagem podem ajudar a definir a causa básica da insuficiência cardíaca sintomática de um paciente e, desse modo, orientar a abordagem clínica e o tratamento subsequente.

Este capítulo enfatiza as diversas anormalidades dos exames de imagem associadas a várias miocardiopatias não isquêmicas.

Miocardiopatia hipertrófica

A miocardiopatia hipertrófica (MCH) é uma doença miocárdica genética autossômica dominante, detectada em 0,05 a 0,2% da população, e é a causa principal de morte cardíaca súbita entre adultos jovens e atletas. Estudos identificaram mais de 900 mutações específicas das proteínas contráteis dos sarcômeros, que causam hipertrofia ventricular nos primeiros anos de vida. Essa heterogeneidade genética explica as diversas expressões fenotípicas observadas nos pacientes com MCH.

Nas imagens de RM cardíaca, a marca característica da MCH é hipertrofia focal, regional ou difusa do ventrículo esquerdo (VE), com medidas aferidas ao fim da diástole, geralmente acima de 20 mm. Em geral, o ventrículo esquerdo (VE) não está dilatado e a fração de ejeção é normal ou aumentada. A hipertrofia septal assimétrica é o tipo mais comum de MCH, mas outras variantes são MCH apical, simétrica, mesoventricular, tumoral (semelhante a massa) e não contígua (Figura 28.1).

Ao exame histopatológico, a MCH pode ser diferenciada da hipertrofia associada à hipertensão pela desorganização das fibras miocárdicas com áreas focais de necrose e fibrose subsequente, mais comuns na região mesomiocárdica. Nas imagens para pesquisa de realce tardio pelo gadolínio, essas anormalidades causam um padrão clássico de realce mesomiocárdico mal definido ou, mais raramente, realce nodular do septo interventricular nos pontos de contato com o ventrículo direito (VD) (Figura 28.2). Conforme descrito adiante, esses padrões de realce seriam atípicos de amiloidose cardíaca. Exames de imagem detectam realce tardio em mais de 80% dos pacientes com MCH, que está associado à maior incidência de taquiarritmias ventriculares, o que pode causar morte cardíaca súbita.

A hipertrofia septal assimétrica é o tipo mais comum de MCH e, em geral, afeta os segmentos anterosseptais, mais comumente na base do VE. Cerca de 20 a 30% desses pacientes desenvolvem

---

TABELA 28.1 Causas de miocardiopatia não isquêmica.

Miocardiopatia hipertrófica
Sarcoidose
Amiloidose
Miocardites
Hemocromatose
Miocardiopatia dilatada
Miocardiopatia por estresse (miocardiopatia de *takotsubo*)
Miocárdio não compactado
Doença de Fabry
Doença de Gaucher
Endocardite de Loeffler
Anormalidades mitocondriais
Anomalias dos canais iônicos

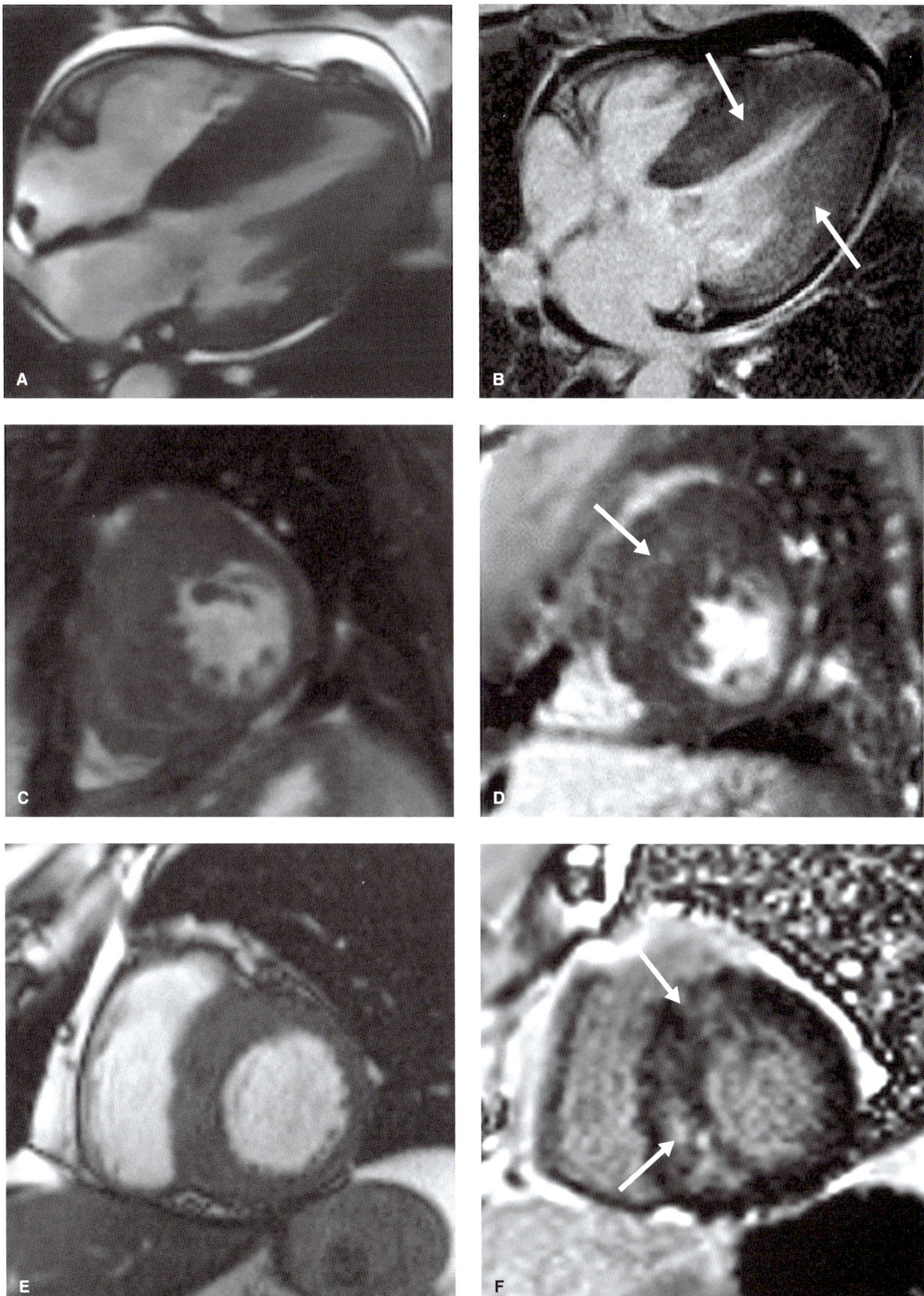

Figura 28.1 Miocardiopatia hipertrófica (MCH): espessamento focal, regional ou difuso da parede ventricular esquerda é a marca característica da MCH. Nas imagens em SSFP na incidência de quatro câmaras (**A**), a MCH difusa acometia todo o ventrículo esquerdo (VE). A imagem para pesquisa de realce tardio pelo gadolínio mostrou realce tardio mesomiocárdico mal definido (**B**). A MCH pseudotumoral (semelhante a massa) consiste em espessamento focal/regional irregular, conforme foi demonstrado nessa imagem em SSFP da parede anterosseptal no plano transversal (**C**). Observe o realce tardio mesomiocárdico heterogêneo na imagem correspondente da área com espessamento de parede (**D**). A MCH septal assimétrica é a variante mais comum e, caracteristicamente, causa hipertrofia focal dos segmentos anterosseptais e inferosseptais na base do coração (**E**); veja também os focos heterogêneos correspondentes de realce tardio mesomiocárdico (**F**).

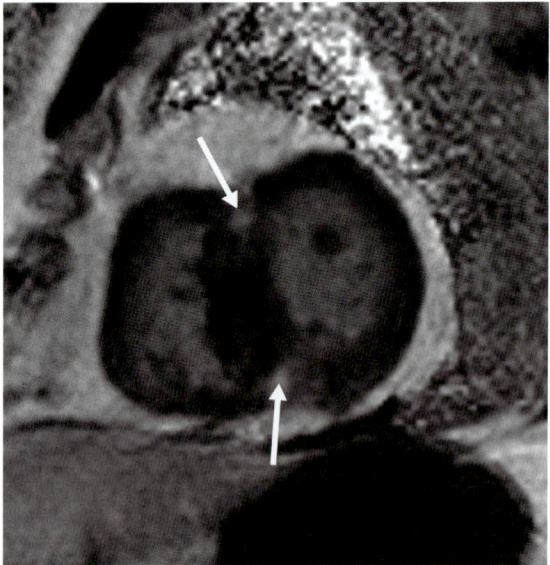

Figura 28.2 Essa imagem para pesquisa de realce tardio pelo gadolínio no plano transversal de um jovem de 17 anos com MCH demonstrou espessamento dos segmentos anterosseptais e inferosseptais, com realce tardio, limitado aos pontos de contato com o ventrículo direito (VD; *setas*). Nos casos de MCH, esse padrão é muito menos comum que o realce mesomiocárdico mal definido.

MCH obstrutiva, algumas vezes referida como MCH obstrutiva (MCHO), quando o estreitamento do trato de saída do ventrículo esquerdo (TSVE) pelo miocárdio hipertrofiado causa aceleração do fluxo nessa área. O aumento de velocidade reduz a pressão no TSVE, fazendo com que o aparelho da valva mitral seja puxado na direção do TSVE durante a sístole. O movimento anterior sistólico (MAS) da valva mitral, associado a prognóstico mais desfavorável, acentua o estreitamento do TSVE e agrava a obstrução. Em consequência do MAS, as cúspides mitrais são comumente mantidas abertas durante a sístole, causando um jato típico de regurgitação mitral com orientação posterolateral, na direção das veias pulmonares esquerdas. Esse fenômeno pode ser demonstrado mais claramente nas imagens cinemáticas em SSFP na incidência de três câmaras (Figura 28.3).

A variante conhecida como MCH apical caracteriza-se por hipertrofia ventricular marcante do ápice do VE, que resulta na configuração típica dessa câmara com formato de "espada" na incidência longitudinal vertical do coração (Figura 28.4). Essa variante de MCH está associada à hipertensão, mas tem prognóstico, em geral, mais favorável, porque está menos associada à morte cardíaca súbita em comparação com a hipertrofia septal. Contudo, até 5% de todos os pacientes com MCH e hipertrofia apical desenvolvem aneurismas do ápice esquerdo, que aumentam o risco de doença tromboembólica e manifestações clínicas de insuficiência cardíaca (Figura 28.5).

Em alguns casos, a MCH pode causar espessamento miocárdico difuso (ver Figura 28.1 A e B) com aspecto morfológico praticamente idêntico ao de alguns pacientes com cardiopatia hipertensiva. Embora o relato de hipertensão sistêmica geralmente grave e outros dados clínicos permitam diferenciar essas duas etiologias, alguns pacientes com MCH também podem ter hipertensão. Em geral, o mapeamento tecidual em T1 demonstra valores mais altos nos casos de MCH em comparação com cardiopatia hipertensiva, mas ambas podem aumentar os valores de T1. A melhor forma de diferenciar entre essas duas patologias é detectar um realce tardio mesomiocárdico mal definido, típico de MCH e inexistente nos pacientes com cardiopatia hipertensiva. Quando não há realce tardio, pode ser difícil diferenciar essas duas condições com base apenas nos exames de imagem.

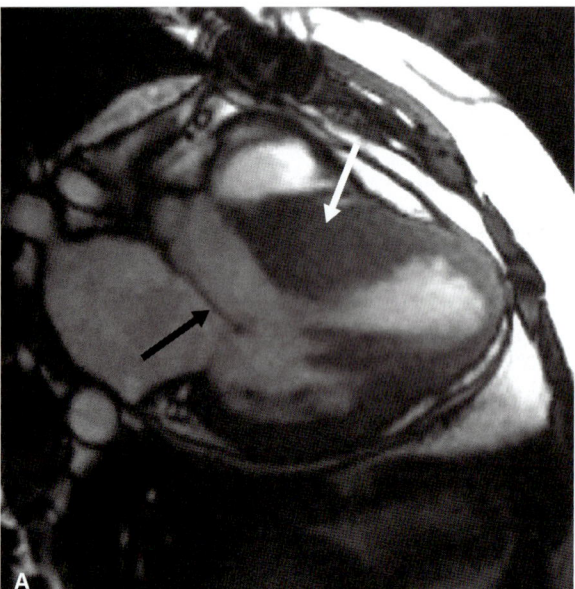

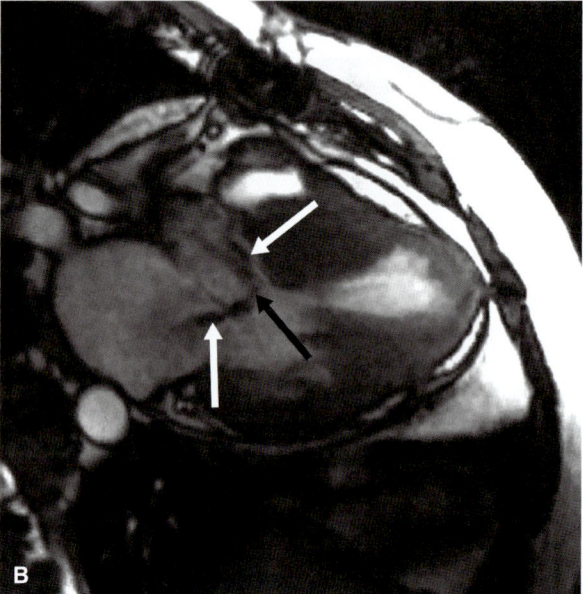

Figura 28.3 **Miocardiopatia hipertrófica obstrutiva (MCHO) em um homem de 48 anos. A.** A imagem na incidência de três câmaras ao fim da diástole demonstrou hipertrofia assimétrica do septo basal (*seta branca*). As cúspides da valva mitral estavam fechadas (*seta preta*), mas a valva aórtica ainda estava aberta. **B.** A imagem na incidência de três câmaras obtida no início da sístole mostrou estreitamento acentuado do trato de saída do ventrículo esquerdo (TSVE, *seta branca*) por dois fatores. Em primeiro lugar, o septo basal hipertrofiado contraía e estreitava o TSVE. Em segundo, o estreitamento aumentava a velocidade do fluxo sanguíneo através do TSVE, conforme se evidenciava pelo jato preto (*seta branca*). Esse aumento de velocidade reduzia a pressão no TSVE durante a sístole, o que levava a cúspide anterior da valva mitral a ser aspirada na direção do TSVE, causando seu estreitamento adicional (*seta preta*). Essa condição é conhecida como movimento anterior sistólico (MAS) da valva mitral. Além disso, o MAS impedia que essa valva se fechasse por completo, sendo, portanto, responsável pelo jato típico de regurgitação mitral encontrado comumente nesses casos (*setas brancas*). A obstrução do TSVE é um fator de risco para morte cardíaca súbita nesse subgrupo de pacientes.

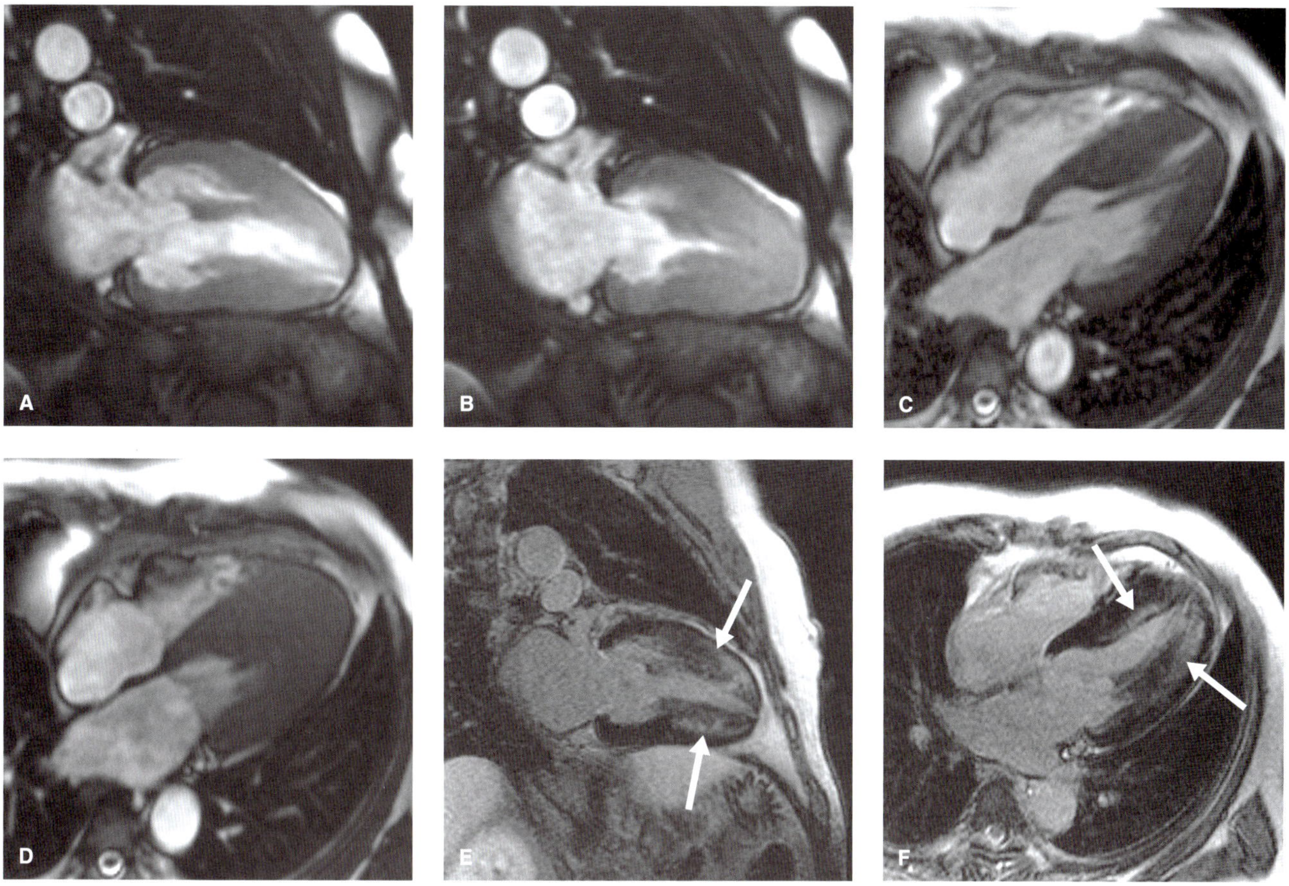

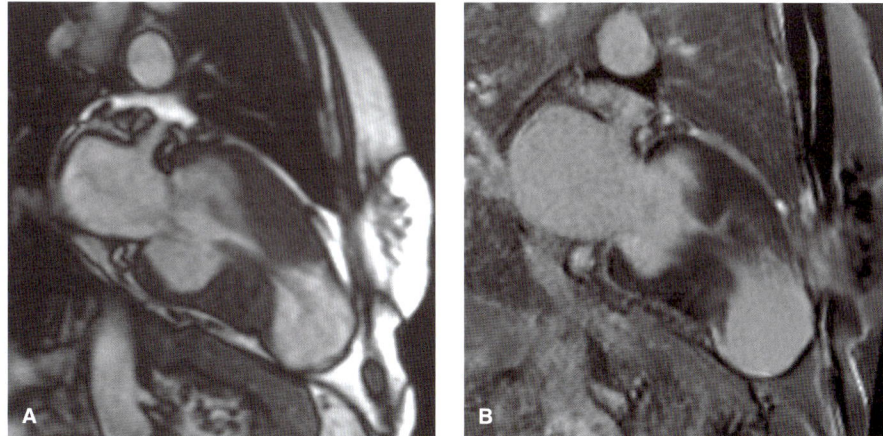

Figura 28.4 **Miocardiopatia hipertrófica apical.** A variante conhecida como MCH apical caracteriza-se por espessamento focal do ápice do VE, cuja configuração assume forma semelhante a uma "espada", demonstrada mais claramente nas imagens em SSFP nas incidências de duas câmaras (**A** e **B**) e quatro câmaras (**C** e **D**) durante a diástole e sístole, respectivamente. **E** e **F**. As imagens com realce tardio nas incidências de duas câmaras (**E**) e quatro câmaras (**F**) mostraram realce mesomiocárdico mal definido típico, que correspondia aos segmentos hipertrofiados (*setas*).

Figura 28.5 As imagens em SSFP na incidência de duas câmaras (**A**) e de realce tardio (**B**) de um homem com MCH predominantemente apical demonstraram um aneurisma apical volumoso secundário às pressões elevadas no ápice cardíaco. A imagem mostrou realce tardio do ápice esquerdo adelgaçado. Essa anormalidade é rara (menos de 5% dos pacientes com MCH). Em comparação com os pacientes que não têm aneurisma apical, os indivíduos que formam esses aneurismas têm risco mais alto de eventos cardíacos adversos.

Doença de Fabry

A doença de Fabry é uma doença ligada ao cromossomo X, que resulta em acúmulo anormal de glicoesfingolipídios em diversos tecidos do corpo, inclusive do coração. As manifestações morfológicas e clínicas da doença de Fabry com acometimento cardíaco são semelhantes às da MCH, porém o realce mesomiocárdico tardio geralmente se limita aos segmentos inferolaterais do VE, apesar da hipertrofia relativamente difusa (Figura 28.6).

O mapeamento tecidual T1 é uma das melhores técnicas para diferenciar entre doença de Fabry, MCH e amiloidose cardíaca (descrita adiante). Como está descrito detalhadamente no Capítulo 24, o mapeamento tecidual T1 pré-contraste mapeia o relaxamento T1 original do miocárdio com vários tempos de

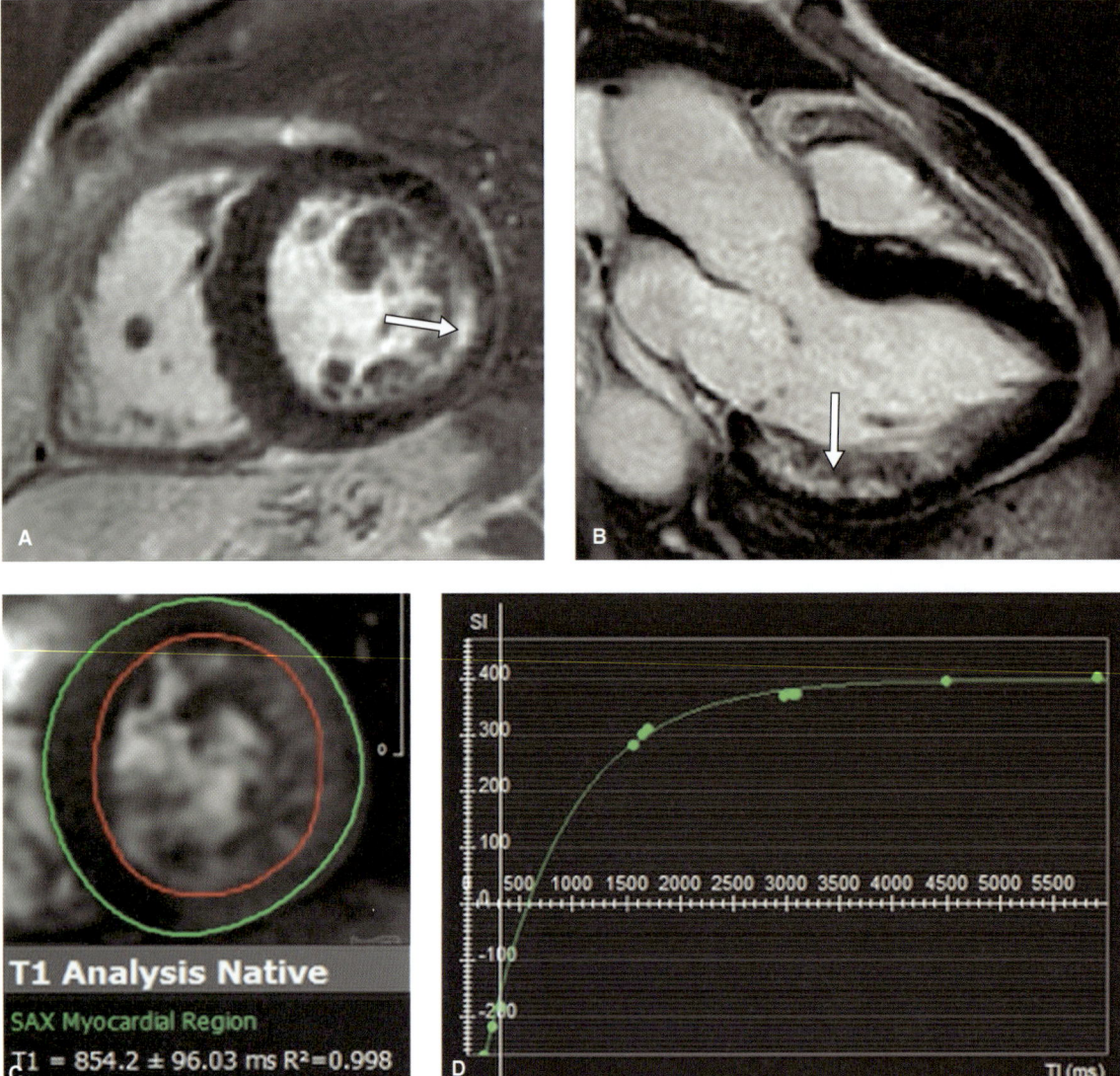

Figura 28.6 Doença de Fabry. As imagens de realce tardio no plano transversal (**A**) e na incidência de três câmaras (**B**) demonstraram realce tardio mesomiocárdico típico na parede inferolateral do VE de um paciente com diagnóstico estabelecido de doença de Fabry (*setas*). **C** e **D**. O mapeamento T1 pode ser usado para ajudar a diferenciar entre doença de Fabry e MCH. O tempo de relaxamento T1 normal do miocárdio em 3 T fica em torno de 1.000 ms, enquanto neste paciente com doença de Fabry era de 854 ms. Nos pacientes com doença de Fabry, os tempos de relaxamento T1 reduzidos são atribuídos à deposição intramiocárdica de lipídios, como se observou nesse caso (**C** e **D**). Os valores de T1 dos pacientes com MCH são mais altos.

inversão usando uma sequência de mapeamento T1. Embora os números exatos variem na dependência do tipo de sequência, potência do aparelho e especificações do fabricante, os valores aproximados de T1 original do miocárdio em aparelhos de 1,5 T são de 950 ± 21 ms e em 3 T, variam de 1.052 ± 23 ms. Como a gordura tem valor de T1 original menor que o do miocárdio, o acúmulo de lipídios na doença de Fabry causa encurtamento significativo do relaxamento em T1 original, ou seja, valores entre 853 ± 53 ms com 1,5 T (ver Figura 28.6). Outra miocardiopatia associada a esses valores baixos é a sobrecarga de ferro cardíaco, cujas anormalidades nos exames de imagem são diferentes e também estão descritas adiante.

Enquanto a doença de Fabry causa redução dos valores de T1 originais do miocárdio, a fibrose miocárdica e a expansão extracelular associadas à MCH e à amiloidose cardíaca aumentam os valores de T1 miocárdico. Como o grau de fibrose geralmente é mais acentuado na amiloidose que na MCH, pacientes com amiloidose frequentemente têm T1 original mais alto (em torno de 1.100 ms com 1,5T) em comparação com o valor de T1

associado à MCH (em geral, em torno de 1.000 ms com 1,5 T). Essa diferença pode ajudar a diferenciar essas duas doenças, especialmente quando não é possível administrar gadolínio.

Amiloidose cardíaca

A amiloidose cardíaca é miocardiopatia restritiva causada pela deposição anormal aleatória de fibrilas amiloides extracelulares no coração, inclusive no miocárdio, átrios, artérias coronárias e valvas cardíacas. Esse processo infiltrativo pode ser causado por um grupo heterogêneo de doenças, entre as quais a amiloidose AL é a causa mais comum. A amiloidose AL é causada por deposição de fibrilas formadas de cadeias leves de imunoglobulina monoclonal, que estão associadas às discrasias de linfócitos B (como mieloma múltiplo). Fisiologicamente, a deposição de amiloide no coração causa espessamento do miocárdio, com redução do relaxamento miocárdico e disfunção diastólica. Embora também ocorra disfunção sistólica, a fração de ejeção ventricular esquerda dos pacientes em geral se apresenta apenas ligeiramente reduzida.

Ainda que a biopsia seja o padrão de referência para o diagnóstico, uma vez que a deposição de amiloide é confirmada pela demonstração de birrefringência da cor de maçã verde à microscopia óptica sob luz polarizada, a RM cardíaca tornouse um recurso potente para definir o acometimento cardíaco nos pacientes. Na amiloidose cardíaca, a anormalidade típica à RM cardíaca é espessamento concêntrico difuso do miocárdio ventricular esquerdo que, inicialmente, causa aumento do índice de massa ventricular esquerda e redução inicial dos volumes ventriculares. Anormalidades semelhantes podem ser demonstradas no VD, mas são menos evidentes. Quando os pacientes desenvolvem disfunção sistólica e diastólica, os volumes ventriculares aumentam progressivamente. Em muitos casos, também há dilatação biatrial em virtude da pressões ventriculares elevadas em virtude da disfunção diastólica. Pode haver igualmente espessamento das paredes atriais em consequência da deposição amiloide, derrames pleurais e pericárdicos (Figura 28.7).

Outro indício útil ao diagnóstico de amiloidose cardíaca é hipoperfusão subendocárdica circunferencial demonstrada na sequência dinâmica de primeira passagem, obtida durante a administração de gadolínio. Cerca de 10 minutos depois da injeção de gadolínio, são obtidas imagens para avaliar fibrose. Contudo, nos pacientes com amiloidose, é muito difícil escolher um tempo de inversão exato para anular adequadamente o sinal do miocárdio e avaliar a existência de tecidos fibróticos. A deposição de amiloide no miocárdio causa expansão do espaço extracelular e, consequentemente, aumento marcante da deposição de gadolínio no miocárdio. Por essa razão, a quantidade de gadolínio presente no miocárdio em geral é maior ou igual à detectada no sangue. Quando se obtém uma sequência *scout* com inversão, a concentração mais alta de gadolínio no miocárdio realmente faz com que o sinal miocárdico seja apagado antes ou simultaneamente ao gadolínio acumulado no sangue circulante. Embora isso possa causar confusão, essa anormalidade não ocorre com outras miocardiopatias.

O realce tardio pelo gadolínio é classicamente descrito como difuso e subendocárdico no VE, embora às vezes possa haver realce na parede do VD e/ou atrial. Contudo, os focos lineares ou irregulares de realce subendocárdico, mesomiocárdico ou subepicárdico também podem ser demonstrados. O radiologista pode estabelecer confiavelmente o diagnóstico de amiloidose cardíaca, com base na RM cardíaca (Figuras 28.7 e 28.8), a partir de anormalidades coexistentes, como hipertrofia ventricular esquerda circunferencial com hipoperfusão subendocárdica difusa e realce tardio em um paciente com dilatação biatrial, disfunção diastólica e cinética T1 anormal antes (mapeamento tecidual T1) e depois da administração de contraste (apagamento miocárdico anormal).

Endocardite de Loeffler

Por definição, a síndrome de hipereosinofilia (SHE) caracteriza-se por eosinofilia no sangue periférico, que pode causar disfunção e lesão multissistêmicas. As manifestações cardíacas clássicas são conhecidas como endocardite de Loeffler. O acometimento cardíaco começa na infiltração eosinofílica do endocárdio com necrose, seguida por um estágio trombótico, no qual se formam trombos no endocárdio lesado; nos estágios mais avançados, os pacientes têm fibrose endomiocárdica e retrações fibróticas das cordas tendíneas.

A endocardite de Loeffler é miocardiopatia restritiva, que pode afetar um ou ambos os ventrículos. Nas sequências de realce tardio, observa-se um padrão clássico de fibrose subendocárdica circunferencial correspondente à destruição eosinofílica dessa parte do miocárdio. Embora esse padrão possa ser semelhante ao observado na amiloidose cardíaca, a demonstração de trombos

ventriculares aderentes, que se evidenciam como áreas de sinal de baixa intensidade nas imagens de realce tardio, ajuda a diferenciar essas duas doenças. Com a evolução da doença, essa fibrose subendocárdica causa obliteração da cavidade ventricular e miocardiopatia restritiva (Figura 28.9).

Miocardiopatias dilatadas

As miocardiopatias dilatadas não isquêmicas caracterizam-se por dilatação das câmaras cardíacas com contratilidade reduzida do VE ou dos dois ventrículos simultaneamente. Cerca de 50% das miocardiopatias dilatadas são idiopáticas ou têm etiologia genética; contudo, existem muitas outras etiologias secundárias, como isquemia, miocardiopatia pós-miocardite, fatores tóxicos e metabólicos, miocardiopatia puerperal, efeitos tóxicos de fármacos, doenças infiltrativas e doenças do tecido conjuntivo. Geralmente, as miocardiopatias dilatadas idiopáticas ocorrem em pacientes mais jovens.

Todas as miocardiopatias dilatadas têm volumes sistólico e diastólico aumentados e fração de ejeção reduzida. Em muitos casos, a espessura ventricular está ligeiramente reduzida ou normal e está associada a aumentos dos volumes diastólicos finais indexados pela superfície corporal (acima de 140 mℓ no VE e 150 mℓ no VD). Sequências cinemáticas em SSFP são usadas para avaliar a disfunção ventricular regional ou global e as reduções das frações de ejeção do VE e/ou VD.

Considerando o aspecto histopatológico variável das miocardiopatias dilatadas não isquêmicas, geralmente não se observa realce tardio pelo gadolínio. Quando isso ocorre, comumente se evidencia por meio de realce mesomiocárdico linear fino, que acomete mais frequentemente o septo interventricular. Alguns estudos demonstraram que realce tardio do mesomiocárdio está associado a mortalidade mais alta e frequência aumentada de arritmias significativas (Figura 28.10).

Miocardiopatia ventricular direita arritmogênica

A miocardiopatia ventricular direita arritmogênica (MVDA) também é conhecida como displasia ventricular direita arritmogênica (DVDA). Em geral, essa doença é transmitida com padrão autossômico dominante, embora a penetrância parcial e a expressão fenotípica limitada provavelmente contribuam para diagnósticos subestimados nas famílias. A MVDA é responsável por 5% dos casos de morte cardíaca súbita de pacientes com menos de 35 anos e, portanto, devem ser feitos todos os esforços para estabelecer esse diagnóstico, de forma que possa ser iniciado tratamento adequado o mais rápido possível.

O diagnóstico de MVDA é estabelecido por critérios maiores e menores definidos em 1994 e revisados em 2010, que incluem anormalidades do ECG, testes genéticos, história familiar, biopsia e exames de imagem não invasivos para ajudar a confirmar a hipótese diagnóstica. Embora esses critérios sejam muito específicos, sua sensibilidade é baixa, principalmente nos pacientes com expressão parcial da doença.

A RM cardíaca pode detectar alterações morfológicas e funcionais no VD, inclusive dilatação, fração de ejeção reduzida e áreas focais de discinesia, resultando na formação de pequenos "aneurismas". Em muitos casos, essas anormalidades são demonstradas mais claramente no TSVD e nas imagens cinemáticas em SSFP na incidência de quatro câmaras. Essas anormalidades da cinética das paredes ventriculares direitas ainda são os indícios mais confiáveis de MVDA em estágio inicial. Também há substituição fibrogordurosa do miocárdio ventricular direito, mas essa anormalidade é demonstrada apenas nos estágios mais avançados. Além disso, hoje está claro

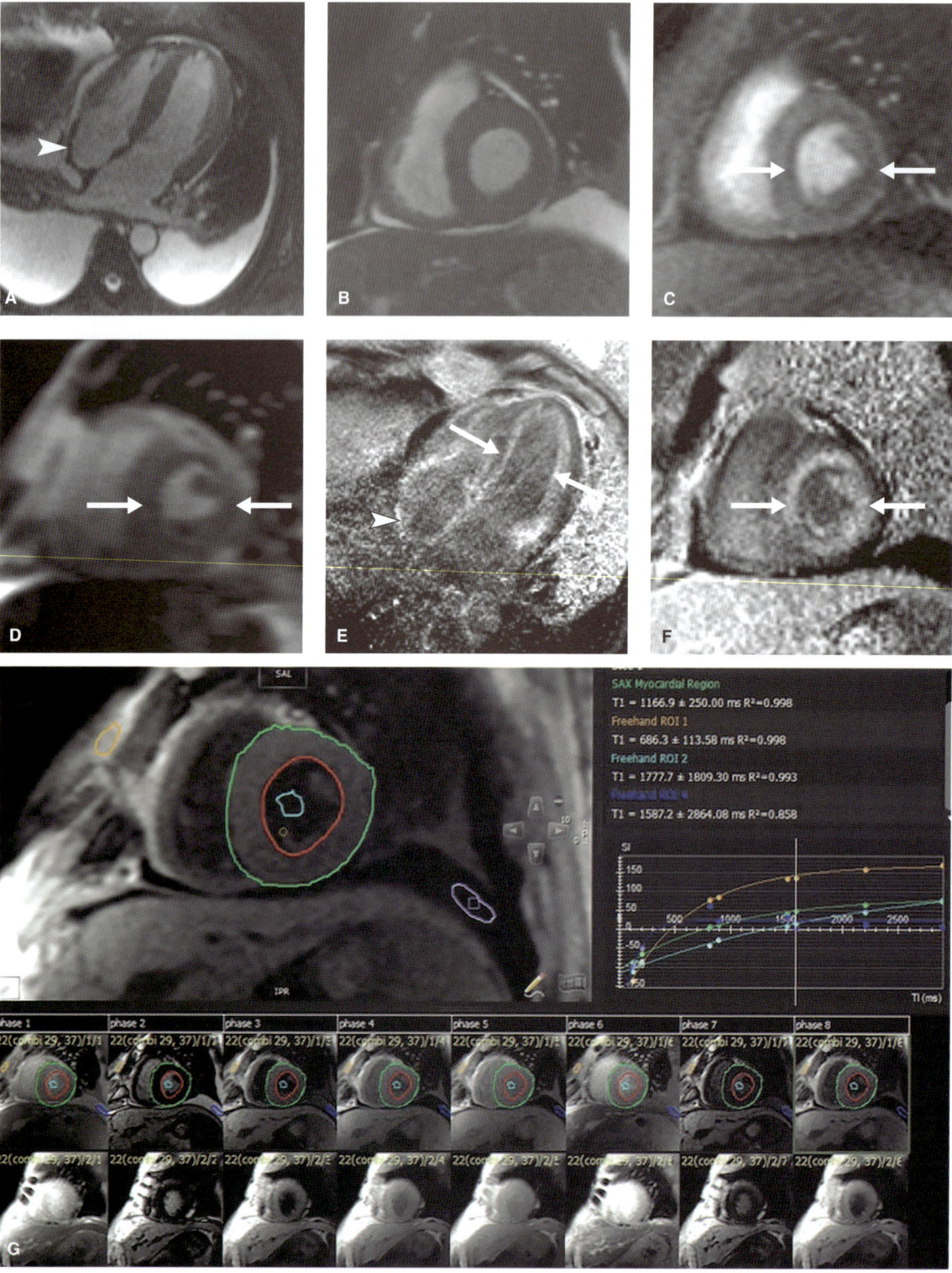

Figura 28.7 **Amiloidose cardíaca em um homem de 60 anos com disfunção diastólica. A** e **B.** As imagens nas incidências de quatro câmaras (**A**) e no plano transversal da base do VE (**B**) obtidas na diástole demonstraram hipertrofia biventricular e dilatação biatrial. Além disso, havia espessamento da parede do átrio direito (*ponta de seta* em **A**). Esse paciente tinha um volumoso derrame pleural bilateral. **C.** A imagem de perfusão de primeira passagem no mesmo nível de **B** mostrou hipoperfusão subendocárdica circunferencial (*setas*). **D.** A imagem de uma sequência *scout* com inversão de TI obtida em 180 ms demonstrou que o miocárdio, especialmente a camada subendocárdica, foi apagado (*setas*). Contudo, o sangue acumulado ainda tinha sinal brilhante. Em quase todas as outras condições normais e patológicas, o sangue acumulado é apagado antes do miocárdio. **E** e **F.** As imagens para pesquisa de realce tardio pelo gadolínio nas incidências de quatro câmaras (**E**) e no plano transversal mostraram padrão de realce tardio clássico subendocárdico (*setas*). Observe que houve realce da parede do átrio direito (*ponta de seta* em **E**) em consequência da deposição de amiloide correspondente nas áreas de espessamento demonstradas em **A.** As imagens para pesquisa de realce tardio pelo gadolínio também demonstraram realce subendocárdico leve no VD. **G.** O mapeamento T1 pré-contraste de um paciente com diagnóstico confirmado de amiloidose cardíaca é calculado por meio de um gráfico com uma curva de decomposição de intensidade do sinal miocárdico, com diversos tempos de inversão. O tempo de relaxamento T1 normal do miocárdio em aparelhos de 1,5 T fica em torno de 950 ms. Nesse paciente com diagnóstico confirmado de amiloidose cardíaca, o tempo de relaxamento T1 pré-contraste era de 1.167 ms.

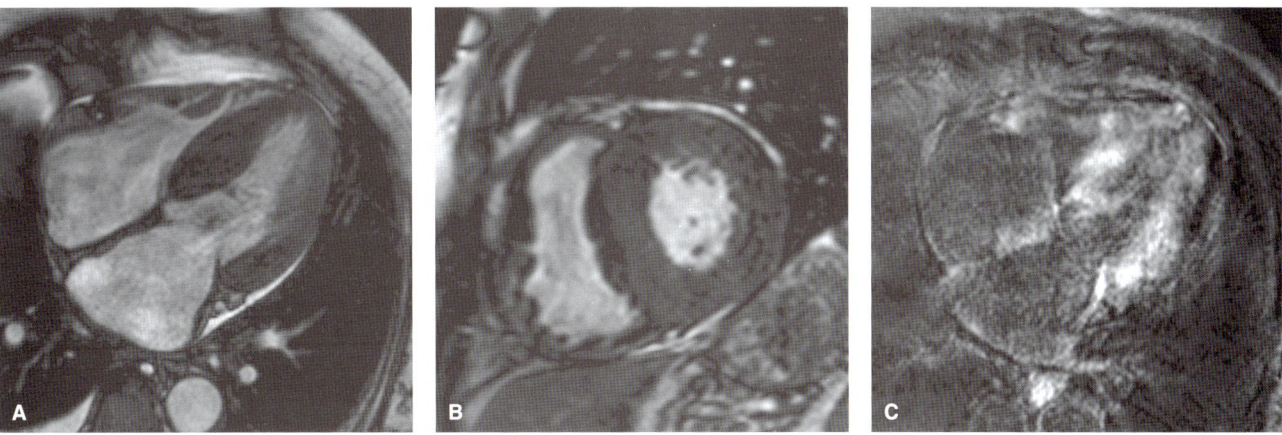

Figura 28.8 Realce tardio difuso de um homem de 69 anos com amiloidose cardíaca. **A** e **B**. As imagens nas incidências de quatro câmaras (**A**) e no plano transversal (**B**) obtidas de uma sequência cinemática em SSFP demonstraram hipertrofia ventricular esquerda circunferencial grave, dilatação biatrial e derrame pleural pequeno à direita. **C.** A imagem de realce tardio pelo gadolínio, na incidência de quatro câmaras, mostrou realce biventricular e biatrial difuso. A biopsia endomiocárdica confirmou amiloidose cardíaca.

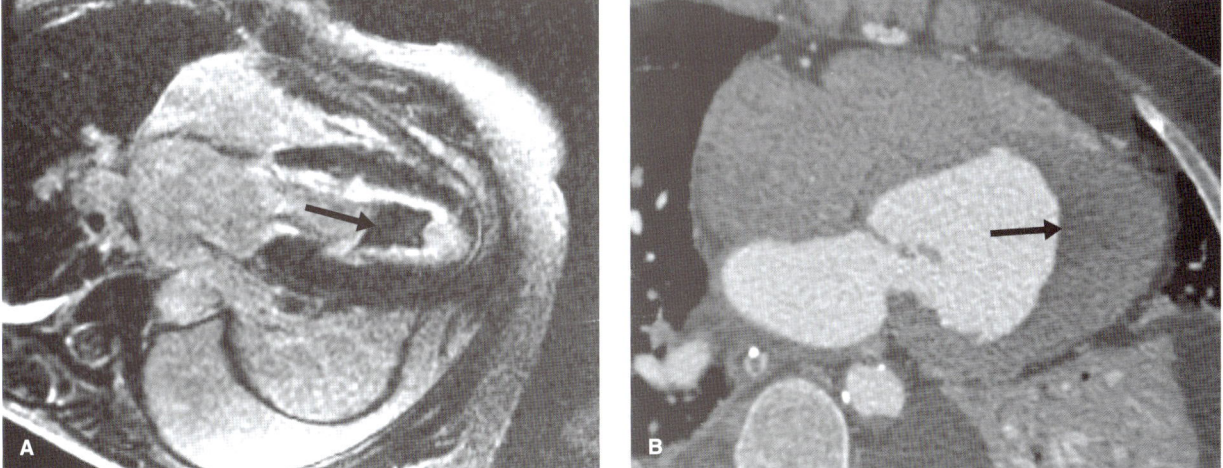

Figura 28.9 **Endocardite de Loeffler.** Padrão clássico de realce subendocárdico difuso tardio do ventrículo esquerdo de um paciente com endocardite de Loeffler e trombos aderentes detectados como áreas com sinal hipointenso nas imagens de realce tardio (*seta* em **A**). **B**. Com o tempo, a fibrose subendocárdica causa obliteração da cavidade do VE, como se pode observar na imagem de tomografia computadorizada (TC) de outro paciente com endocardite de Loeffler (*seta*) que, por fim, desenvolveu miocardiopatia restritiva.

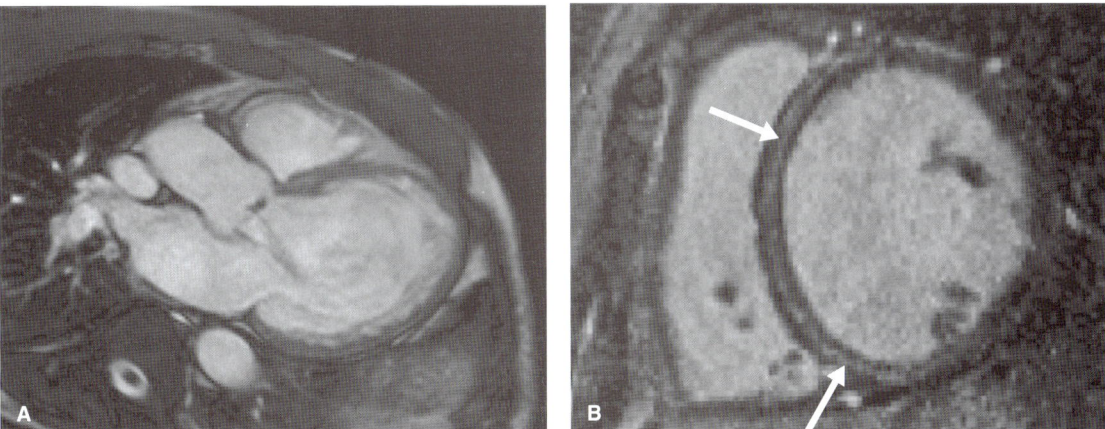

Figura 28.10 **Miocardiopatia dilatada não isquêmica.** A imagem em sequência SSFP do TSVE demonstrou dilatação branda do VE, com miocárdio ventricular esquerdo normal a ligeiramente adelgaçado (**A**) em um paciente com miocardiopatia dilatada não isquêmica. Em geral, não há realce tardio nesse tipo de caso. Contudo, quando ocorre, o realce tardio aparece mais comumente com distribuição mesomiocárdica linear (*setas* em **B**).

que áreas de deposição macroscópica de gordura podem ser detectadas no VD de pacientes sem MVDA. Por essa razão, a gordura miocárdica demonstrada à RM não é considerada um critério maior ou menor para estabelecer seu diagnóstico. Do mesmo modo, embora 60 a 70% dos pacientes com MVDA confirmada tenham realce tardio pelo gadolínio no VD, essa anormalidade também não é considerada critério diagnóstico à RM (Figura 28.11).

Embora a MVDA seja descrita classicamente como uma doença predominante no VD, testes genéticos e avanços dos exames de imagem ampliaram nosso entendimento dos fenótipos da doença com predomínio ventricular esquerdo e biventricular. Mais de 75% dos pacientes com MVDA têm acometimento do VE à medida que a doença avança. Na maioria dos casos, o realce tardio do VE afeta as paredes inferiores e laterais, com distribuição subepicárdica e mesomiocárdica.

Miocardite

Miocardite é a inflamação focal do miocárdio, mais comumente causada por infecções virais, que podem provocar miocardiopatia dilatada inicial em pacientes previamente saudáveis. A miocardite aguda pode causar dor torácica, instabilidade hemodinâmica e alterações eletrocardiográficas sugestivas de isquemia e infarto agudo do miocárdio. Embora os pacientes geralmente sejam mais jovens e tenham menos fatores de risco coronarianos, em muitos casos é realizada cateterização cardíaca de emergência para excluir cardiopatia isquêmica.

A RM cardíaca é um exame realizado frequentemente nos pacientes sintomáticos com suspeita clínica de miocardite. Na fase inflamatória aguda, as imagens ponderadas em T2 podem demonstrar áreas de hiperintensidade regionais ou difusas, que indicam edema do miocárdio. Embora seja possível avaliar visualmente o edema miocárdico, também é possível obter uma avaliação quantitativa. Quando o sinal médio do miocárdio é duas vezes maior que o sinal do músculo esquelético, avaliado nas imagens ponderadas em T2 sem saturação de gordura, pode-se firmar o diagnóstico de edema miocárdico. Além disso, o realce relativo global pode ser quantificado comparando-se a razão de realce entre o miocárdio e o músculo esquelético nas imagens ponderadas em T1 pré-contraste e pós-contraste

imediato. A razão de realce relativo global anormal é definida por valores acima de 3,2:1 e é secundária à ruptura aguda das membranas celulares, que aumenta a deposição intracelular de gadolínio. Nas sequências de realce tardio, aparecem áreas de realce linear e/ou nodular, irregulares, com distribuição subepicárdica e mesomiocárdica. Em muitos casos, essas áreas também aparecem no ventrículo direito. O realce subendocárdico não é comum, mas pode ocorrer; por outro lado, ele não corresponde a um território vascular específico, como se observa quando há infarto. Pode haver realce pericárdico adjacente, em consequência da inflamação do pericárdio, estabelecendo o diagnóstico de miopericardite (ver Capítulo 29). A confirmação de dois dos três critérios descritos anteriormente (razão do edema miocárdico, realce relativo global e padrão típico de realce tardio) permite estabelecer confiavelmente o diagnóstico de miocardite.

Embora o realce tardio pelo gadolínio nos pacientes com miocardite possa indicar ampliação do espaço extracelular em consequência de fibrose miocárdica, ele também se deve à deposição intracelular de gadolínio em razão da ruptura das membranas celulares dos miócitos. Essa diferença é importante, porque a fibrose é irreversível, enquanto o miocárdio lesado pode recompor-se. Por essa razão, recomenda-se obter uma RM cardíaca subsequente algumas semanas depois do diagnóstico para diferenciar essas duas condições. O realce tardio que persiste ou regride no exame subsequente indica áreas de fibrose ou miocárdio reconstituído, respectivamente. Esse resultado é importante, porque fibrose é um previsor de mortalidade e morte cardíaca de pacientes com miocardite viral confirmada por biopsia (Figura 28.12).

Sarcoidose cardíaca

Sarcoidose é uma doença inflamatória sistêmica, que se caracteriza pela deposição de granulomas não caseosos e não necróticos nos órgãos afetados. À necropsia, 20 a 60% dos pacientes têm alterações histológicas de sarcoidose cardíaca, mas apenas cerca de 5% têm manifestações clínicas associadas à doença cardíaca, que incluem insuficiência cardíaca, arritmias, distúrbios da condução elétrica ou morte cardíaca súbita. O diagnóstico de sarcoidose cardíaca é confirmado pela demonstração de granulomas não

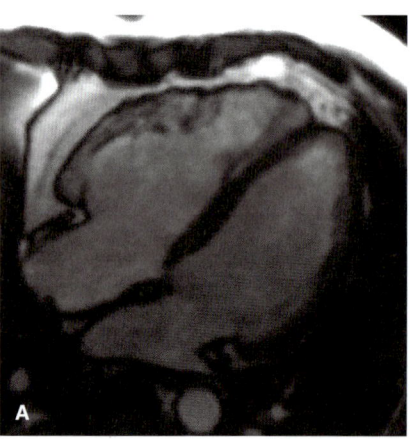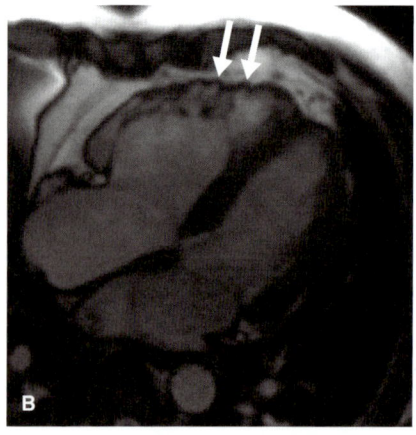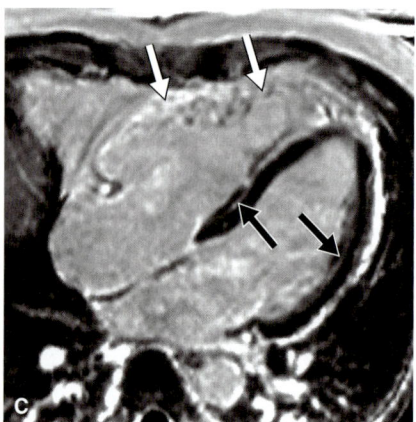

Figura 28.11 Miocardiopatia ventricular direita arritmogênica (MVDA) em mulher de 34 anos depois de uma parada cardíaca por fibrilação ventricular. A e B. As imagens em SSFP na incidência de quatro câmaras na diástole (A) e sístole (B) demonstraram VD dilatado com fração de ejeção reduzida de 32%. A razão entre volume diastólico final do VD (VDF-VD) e superfície corporal (SC) do paciente estava significativamente aumentada (133 mℓ/m2). Além disso, havia vários focos discinéticos diminutos na parede livre, que estavam mais evidentes na sístole (setas em B). Esse conjunto de anormalidades poderia ser considerado um critério maior para o diagnóstico de MVDA. O diagnóstico definitivo dependeria da existência de dois critérios maiores, de um critério maior e um menor ou de quatro critérios menores, com base nos exames de imagem, biopsia, anormalidades fisiológicas e história familiar. **C.** Nesse caso mais avançado de MVDA, havia realce tardio ao longo da parede livre do VD (setas brancas), com focos adicionais de acometimento do septo interventricular (seta preta) e superfície lateral do VE (seta preta). Embora seja comum detectar realce tardio nos casos de MVDA, esse não é um critério para confirmar seu diagnóstico.

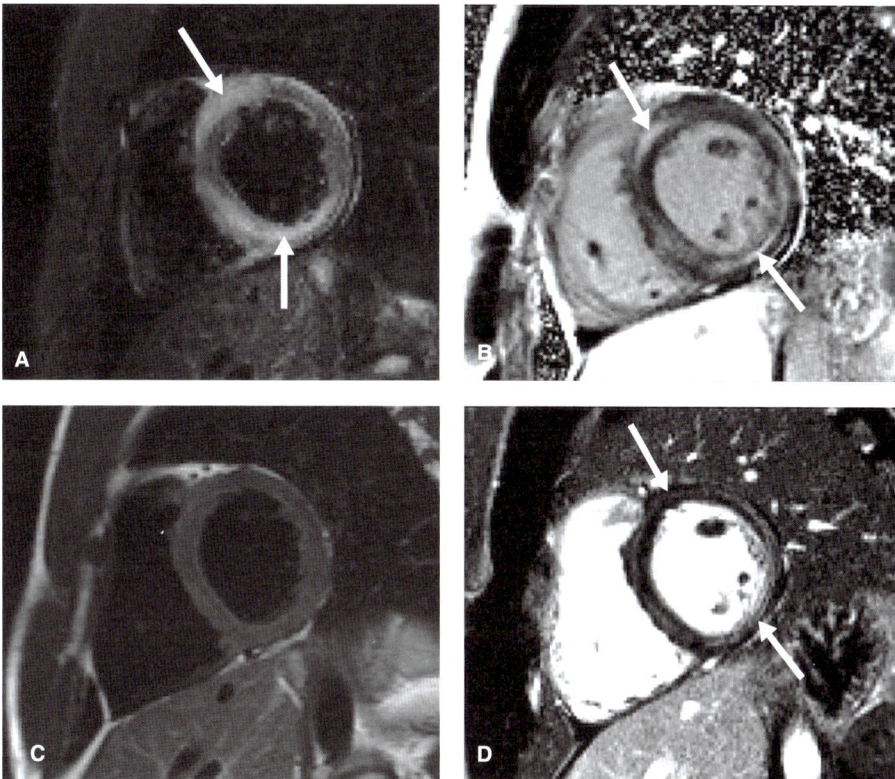

Figura 28.12 Miocardite em um jovem de 17 anos com dor torácica, níveis elevados de troponina e angiografia coronariana normal. Durante o estágio inflamatório agudo da miocardite, observou-se sinal hiperintenso nas paredes anterior, septal e inferior do ventrículo esquerdo nessa sequência ponderada em T2 com saturação de gordura, com distribuição mesocavitária no VE (A), indicando edema significativo (*setas*). Também havia realce tardio mesomiocárdico e subepicárdico linear relativamente difuso (*setas* em B) compatível com diagnóstico de miocardite aguda. Na fase aguda da miocardite, o realce tardio pelo gadolínio pode ser secundário à destruição aguda dos miócitos e/ou fibrose. C. O exame realizado 4 meses depois demonstrou regressão do edema detectado anteriormente nas imagens ponderadas em T2. D. Além disso, houve redução do realce tardio. As áreas residuais de realce mesomiocárdico linear representavam fibrose irreversível (*setas*).

caseosos na biopsia endomiocárdica ou por critérios clínicos, inclusive anormalidades do ECG, ecocardiografia, RM cardíaca e cintilografia miocárdica.

Durante a fase inflamatória inicial da sarcoidose cardíaca, as imagens ponderadas em T1 ou na sequência SSFP podem demonstrar espessamento focal das paredes miocárdicas, edema (mais evidente nas sequências ponderadas em T2) e anormalidades regionais da cinética mural. O realce tardio é extremamente variável, podendo-se observar realce linear e/ou nodular biventricular, que se desenvolvem com distribuição predominantemente subepicárdica/miocárdica. Já o realce transmural pode ocorrer, mas não é comum. À medida que a doença avança, os pacientes têm agravamento da fibrose e retrações fibróticas, que acarretam adelgaçamento focal do miocárdio e outras anormalidades da cinética mural (Figura 28.13).

Na RM cardíaca, as anormalidades associadas à sarcoidose podem parecer idênticas às da miocardite, razão pela qual é importante correlacionar os resultados com a história do paciente e detectar outras alterações torácicas coexistentes, inclusive linfadenopatia mediastinal ou anormalidades típicas no parênquima pulmonar. A sarcoidose cardíaca, especialmente nos estágios avançados, pode simular miocardiopatia isquêmica com adelgaçamento das paredes e realce transmural, embora seu realce em geral não corresponda a um território vascular específico e comumente existam focos de realce subepicárdico e mesomiocárdico. Além disso, geralmente há realce tardio no VD – relativamente raro nos pacientes com miocardiopatia isquêmica. Por fim, sarcoidose cardíaca pode ter acometimento predominante do VD e assemelhar-se à MVDA (Figura 28.14). Pode ser necessário realizar biopsia endomiocárdica para diferenciar essas doenças.

Miocárdio não compactado

O miocárdio não compactado é uma doença genética heterogênea diagnosticada tanto na população pediátrica quanto na adulta quando há uma anormalidade na morfogênese normal dos tecidos miocárdicos compactados. Ele resulta na formação de miocárdio ventricular esquerdo profundamente trabeculado e, por fim, pode causar insuficiência cardíaca, arritmias e morte cardíaca súbita.

A RM cardíaca é a melhor opção de exame de imagem do miocárdio ventricular esquerdo. Geralmente o septo é preservado, mas frequentemente os segmentos anterolaterais e inferolaterais na base e no nível mesocavitário e grande parte do ápice cardíaco são afetados. Nas imagens cinemáticas em SSFP, uma razão maior que 2,3:1 entre miocárdios ventriculares esquerdos não compactado e compactado no fim da diástole sugere essa doença. Nos pacientes, o miocárdio compactado frequentemente é fino e a função sistólica em geral está reduzida nas regiões com trabéculas excessivas. O realce tardio é demonstrado mais comumente nas crianças maiores e nos adultos e afeta áreas com trabéculas excessivas e miocárdio adjacente (Figura 28.15).

Embora não deva ser difícil diagnosticar um miocárdio não compactado, ainda existem controvérsias quanto à conveniência desse diagnóstico para pacientes assintomáticos, especialmente atletas com função ventricular esquerda normal. De acordo com um estudo de grande porte envolvendo mais de mil atletas, mais de 8% dos atletas saudáveis e assintomáticos preencheram os critérios diagnósticos de miocárdio não compactado. Entretanto, quando os atletas com trabeculação

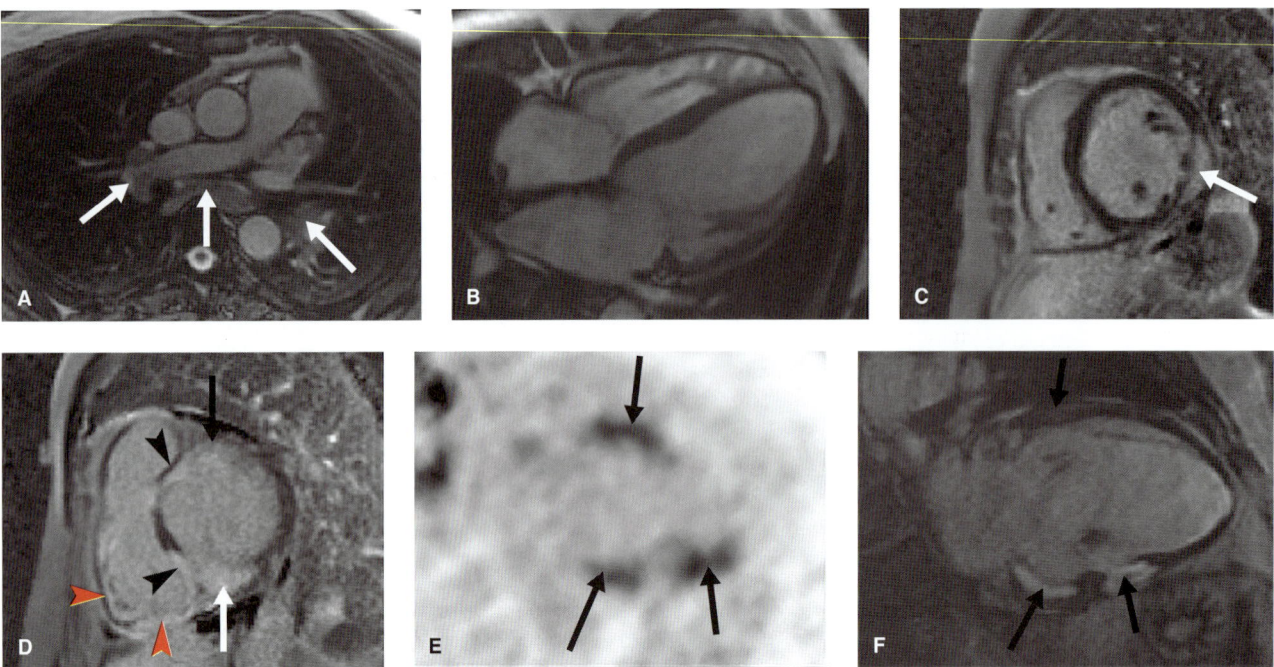

Figura 28.13 Sarcoidose cardíaca. Linfadenopatia hilar e mediastinal bilateral demonstrada na imagem localizadora (*setas brancas* em **A**) de um paciente com sarcoidose diagnosticada, que estava em processo de investigação de possível acometimento cardíaco. Na imagem em SSFP na incidência de quatro câmaras, o VE estava ligeiramente dilatado (**B**) – um sinal inespecífico, mas compatível com redução da função sistólica detectada no ecocardiograma. A imagem confirmou o diagnóstico de sarcoidose cardíaca com realce tardio mesomiocárdico nodular afetando principalmente o segmento inferolateral no nível mesocavitário (*seta branca* em **C**). Na base (**D**), havia realce tardio mais extenso nos segmentos inferior (*seta branca*), inferosseptal (*pontas de seta vermelhas*), anterosseptal (*pontas de seta pretas*) e anterior (*seta preta*) do VE, que era praticamente transmural em algumas áreas. Além disso, havia realce tardio acentuado do VD (*pontas de seta vermelhas*). O exame de PET-FDG cardíaca também foi realizado para diagnosticar sarcoidose cardíaca, evidenciada por áreas focais/heterogêneas de captação miocárdica demonstradas nas paredes anterior e inferior do VE (*setas* em **E**), que correspondiam ao realce tardio focal demonstrado na incidência de duas câmaras do exame de RM realizado antes (*setas* em **F**).

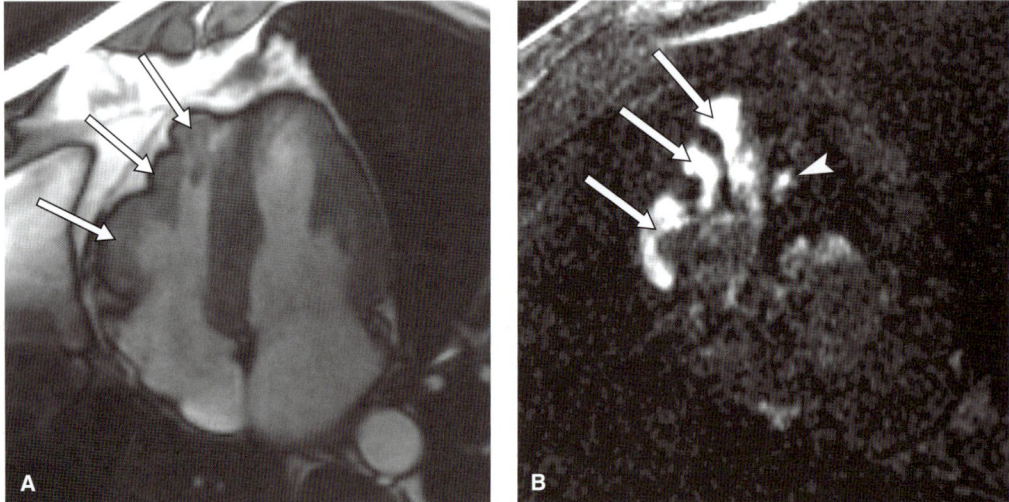

Figura 28.14 Sarcoidose cardíaca semelhante à MVDA em um homem de 48 anos. A. A imagem em SSFP na incidência de quatro câmaras obtida durante a sístole demonstrou várias áreas discinéticas na parede livre do VD. A fração de ejeção e os volumes diastólicos finais do VD estavam normais. **B.** Imagem para pesquisa de realce tardio obtida no mesmo nível (**A**) mostrou realce intenso da parede do VD (*setas brancas*). Além disso, havia áreas de realce tardio no VE (*ponta de seta*). A biopsia confirmou vários granulomas não caseosos, compatíveis com sarcoidose.

excessiva foram comparados com os pacientes portadores de miocárdio não compactado, o último grupo tinha volume diastólico final do VE significativamente aumentado e fração de ejeção do mesmo ventrículo reduzida (FE: 46,3 *versus* 60,3%). Portanto, deve-se ter cuidado em estabelecer esse diagnóstico nos pacientes assintomáticos com fração de ejeção normal e nenhum realce tardio.

Miocardiopatia induzida por estresse (*takotsubo*)

Miocardiopatia de *takotsubo*, também conhecida como síndrome do abaulamento apical ou síndrome do "coração partido", é uma miocardiopatia induzida por estresse, diagnosticada mais

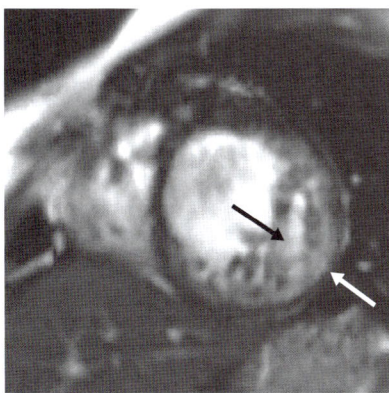

Figura 28.15 Miocárdio não compactado no ventrículo esquerdo (VE). Essa imagem transversal no fim da diástole no nível mesocavitário de mulher de 28 anos com miocárdio não compactado do VE demonstra trabeculação excessiva da parede inferolateral desse ventrículo (*seta preta*), com adelgaçamento relativo do miocárdio compactado adjacente (*seta branca*). A razão entre o miocárdio não compactado e o miocárdio compactado era de 4,5:1, ou seja, muito acima do limite para estabelecer esse diagnóstico (2,3:1).

comumente nas mulheres pós-menopausa depois de estresse físico ou emocional grave. As pacientes desenvolvem insuficiência cardíaca aguda e alterações eletrocardiográficas semelhantes a uma síndrome coronariana aguda, mas não têm sinais de cardiopatia isquêmica no exame de cateterismo cardíaco. A marca característica dessa doença é hipocinesia ou acinesia transitória dos segmentos médios e apicais do VE, com hipercontratilidade dos segmentos basais. Por fim, essas alterações resultam na configuração típica do VE, que se assemelha a uma *takotsubo* (um cesto japonês para capturar polvos).

As imagens funcionais na sequência SSFP demonstram abaulamento típico do ápice ventricular esquerdo. Ao exame de RM, imagens ponderadas em T2 podem mostrar anormalidade de sinal/edema das regiões com anormalidades cinéticas, que se estendem por diversos territórios vasculares. Contudo, o edema geralmente regride dentro de 2 semanas depois do início dos sintomas, contrastando com infarto agudo do miocárdio com elevação de ST e miocardite, nas quais o edema pode persistir por 2 a 3 meses depois do episódio. Geralmente, não há falhas de perfusão ou realce tardio pelo gadolínio nos pacientes com miocardiopatia de *takotsubo*, o que também ajuda a diferenciá-la da cardiopatia isquêmica e miocardite aguda (Figura 28.16).

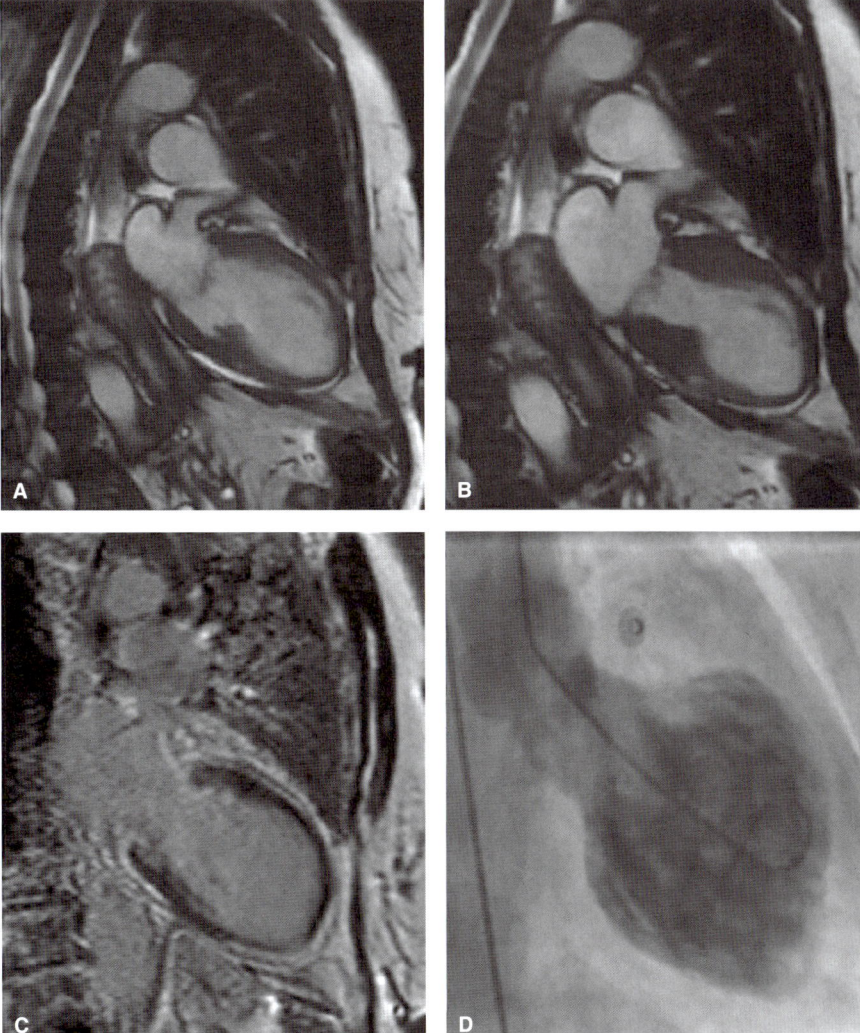

Figura 28.16 Miocardiopatia induzida por estresse (*takotsubo*) em mulher de 55 anos, que atropelou acidentalmente seu cão. Hipercinesia relativa da base ventricular esquerda e hipocinesia dos segmentos mesocavitário e apical do VE resultaram em abaulamento apical típico evidenciado ao fim da diástole (**A**) e sístole (**B**) nas imagens em SSFP na incidência de duas câmaras de uma paciente com miocardiopatia de *takotsubo*. Em geral, não há áreas correspondentes de realce tardio detectáveis (**C**). A ventriculografia (**D**) realizada durante o cateterismo cardíaco demonstrou aspecto típico de uma *takotsubo* (cesto japonês para capturar polvos) no fim da sístole cardíaca.

Miocardiopatia por sobrecarga de ferro

A miocardiopatia por sobrecarga de ferro é atribuída à deposição desse elemento no miocárdio, seja relacionada com doenças genéticas do metabolismo do ferro, seja aumento do ferro circulante em consequência de transfusões. Isso pode causar fenótipo de miocardiopatia dilatada ou restritiva por sobrecarga de ferro que, por fim, causa manifestações clínicas de insuficiência cardíaca, distúrbios da condução e hipertensão pulmonar.

Na RM cardíaca, a técnica de mapeamento T2* pode ser usada para realizar avaliação quantitativa da deposição de ferro, na medida em que o elemento depositado gera heterogeneidade dos campos locais e causa encurtamento do T2*. Valores de T2* maiores que 20 ms são considerados normais (média: 40 ms), mas valores entre 10 e 20 ms indicam sobrecarga de ferro leve a moderada, enquanto valores de T2* menores que 10 ms significam sobrecarga grave e, desse modo, ajudam a estratificar os riscos de insuficiência cardíaca e arritmias nos pacientes (Figura 28.17).

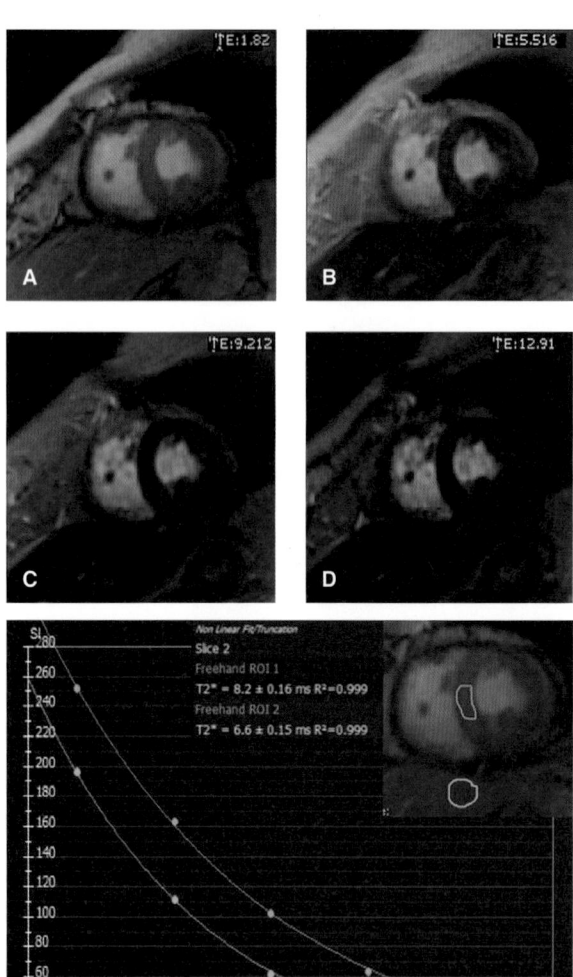

Figura 28.17 Miocardiopatia por sobrecarga de ferro. Sequências gradient-echo de um paciente com miocardiopatia por sobrecarga de ferro obtidas com diferentes tempos de eco (TE). A a D. As regiões de interesse foram desenhadas sobre o coração e fígado em cada ponto de tempo, para determinar a intensidade de sinal (SI). A curva de decomposição intrínseca (E) permitiu calcular o tempo de relaxamento T2*. Os tempos de relaxamento T2* do coração e fígado eram de 8 ms e 7 ms, respectivamente, indicando deposição grave de ferro no miocárdio e fígado de um paciente com diagnóstico confirmado de hemocromatose primária.

Leitura sugerida

Alfakih K, Plein S, Thiele H, Jones T, Ridgway JP, Sivananthan MU. Normal human left and right ventricular dimensions for MRI as assessed by turbo gradient echo and steady-state free precession imaging sequences. *J Magn Reson Imaging* 2003;17(3):323–329.

Anderson LJ. Assessment of iron overload with T2* magnetic resonance imaging. *Prog Cardiovasc Dis* 2011;54(3):287–294.

Arbustini E, Weidemann F, Hall JL. Left ventricular noncompaction: a distinct cardiomyopathy or a trait shared by different cardiac diseases? *J Am Coll Cardiol* 2014;64(17):1840–1850.

Assomull RG, Lyne JC, Keenan N, et al. The role of cardiovascular magnetic resonance in patients presenting with chest pain, raised troponin, and unobstructed coronary arteries. *Eur Heart J* 2007;28(10):1242–1249.

Banypersad SM, Moon JC, Whelan C, Hawkins PN, Wechalekar AD. Updates in cardiac amyloidosis: a review. *J Am Heart Assoc* 2012;1(2):e000364.

Belloni E, Cobelli FD, Esposito A, et al. MRI of cardiomyopathy. *AJR Am J Roentgenol* 2008;191(6):1702–1710.

Bluemke DA. MRI of nonischemic cardiomyopathy. *AJR Am J Roentgenol* 2010; 195(4):935–940.

Chao BH, Cline-Parhamovich K, Grizzard JD, Smith TJ. Fatal Loeffler's endocarditis due to hypereosinophilic syndrome. *Am J Hematol* 2007;82(10):920–923.

Choudhury L, Mahrholdt H, Wagner A, et al. Myocardial scarring in asymptomatic or mildly symptomatic patients with hypertrophic cardiomyopathy. *J Am Coll Cardiol* 2002;40(12):2156–2164.

Chu WC, Au WY, Lam WW. MRI of cardiac iron overload. *J Magn Reson Imaging* 2012;36(5):1052–1059.

Chun EJ, Choi SI, Jin KN, et al. Hypertrophic cardiomyopathy: assessment with MR imaging and multidetector CT. *Radiographics* 2010;30(5):1309–1328.

Corrado D, Link MS, Calkins H. Arrhythmogenic right ventricular cardiomyopathy. *N Engl J Med* 2017;376(1):61–72.

Cury RC, Abbara S, Sandoval LJ, et al. Images in cardiovascular medicine. Visualization of endomyocardial fibrosis by delayed-enhancement magnetic resonance imaging. *Circulation* 2005;111(9):115–117.

Dabir D, Child N, Kalra A, et al. Reference values for healthy human myocardium using a T1 mapping methodology: results from the International T1 Multicenter cardiovascular magnetic resonance study. *J Cardiovasc Magn Reson* 2014;16:69.

De Cobelli F, Esposito A, Belloni E, et al. Delayed-enhanced cardiac MRI for differentiation of Fabry's disease from symmetric hypertrophic cardiomyopathy. *AJR Am J Roentgenol* 2009;192(3):W97–W102.

Dote K, Sato H, Tateishi H, Uchida T, Ishihara M. Myocardial stunning due to simultaneous multivessel coronary spasms: a review of 5 cases. *J Cardiol* 1991;21(2):203–214.

Elliott P, McKenna WJ. Hypertrophic cardiomyopathy. *Lancet* 2004;363(9424): 1881–1891.

Eriksson MJ, Sonnenberg B, Woo A, et al. Long-term outcome in patients with apical hypertrophy cardiomyopathy. *J Am Coll Cardiol* 2002;39(4):638–645.

Felker GM, Thompson RE, Hare JM, et al. Underlying causes and long-term survival in patients with initially unexplained cardiomyopathy. *N Engl J Med* 2000;342(15):1077–1084.

Feng D, Edwards WD, Oh JK, et al. Intracardiac thrombosis and embolism in patients with cardiac amyloidosis. *Circulation* 2007;116(21):2420–2426.

Fernandez-Perez GC, Aguilar-Arjona JA, de la Fuente GT, et al. Takotsubo cardiomyopathy: assessment with cardiac MRI. *AJR Am J Roentgenol* 2010;195(2):W139–W145.

Friedrich MG, Sechtem U, Schultz-Menger J, et al. Cardiovascular magnetic resonance in myocarditis: A JACC White Paper. *J Am Coll Cardiol* 2009; 53(17):1475–1487.

Gati S, Chandra N, Bennett RL, et al. Increased left ventricular trabeculation in highly trained athletes: do we need more stringent criteria for the diagnosis of left ventricular non-compaction in athletes? *Heart* 2013;99(6):401–408.

Goitein O, Matetzky S, Beinart R, et al. Acute myocarditis: noninvasive evaluation with cardiac MRI and transthoracic echocardiography. *AJR Am J Roentgenol* 2009;192(1):254–258.

Grün S, Schumm J, Greulich S, et al. Long-term follow up of biopsy-proven viral myocarditis: predictors of mortality and incomplete recovery. *J Am Coll Cardiol* 2012;59(18):1604–1615.

Gulati A, Jabbour A, Ismail TF, et al. Association of fibrosis with mortality and sudden cardiac death in patients with nonischemic dilated cardiomyopathy. *JAMA* 2013;309(9):896–908.

Hansen MW, Merchant N. MRI of hypertrophic cardiomyopathy: part I, MRI appearances. *AJR Am J Roentgenol* 2007;189(6):1335–1343.

Hunold P, Schlosser T, Eggebrecht H, et al. Myocardial late enhancement in contrast-enhanced cardiac MRI: distinction between infarction scar and non-infarction-related disease. *AJR Am J Roentgenol* 2005;184(5):1420–1426.

Ismail TF, Prasad SK, Pennell DJ. Prognostic importance of late gadolinium enhancement cardiovascular magnetic resonance in cardiomyopathy. *Heart* 2012;98(6):438–442.

Jain A, Tandri H, Calkins H, Bluemke DA. Role of cardiovascular magnetic resonance imaging in arrhythmogenic right ventricular dysplasia. *J Cardiovasc Magn Reson* 2008;10:32.

Jassal DS, Nomura CH, Neilan TG, et al. Delayed enhancement cardiac MR imaging in noncompaction of left ventricular myocardium. *J Cardiovasc Magn Reson* 2006;8(3):489–491.

Jeudy J, Burke AP, White CS, Kramer GB, Frazier AA. Cardiac sarcoidosis: the challenge of radiologic-pathologic correlation: from the radiologic pathology archives. *Radiographics* 2015;35(3):657–679.

Kirk P, Roughton M, Porter JB, et al. Cardiac T2* magnetic resonance for prediction of cardiac complications in thalassemia major. *Circulation* 2009;120(20):1961–1968.

Kremastinos DT, Farmakis D. Iron overload cardiomyopathy in clinical practice. *Circulation* 2011;124(20):2253–2263.

Kwong RY, Heydari B, Abbasi S, et al. Characterization of cardiac amyloidosis by atrial late gadolinium enhancement using contrast-enhanced cardiac magnetic resonance imaging and correlation with left atrial conduit and contractile function. *Am J Cardiol* 2015;116(4):622–629.

Laissy JP, Hyafil F, Feldman LJ, et al. Differentiating acute myocardial infarction from myocarditis: diagnostic value of early- and delayed-perfusion cardiac MR imaging. *Radiology* 2005;237(1):75–82.

Maceira AM, Joshi J, Prasad SK, et al. Cardiovascular magnetic resonance in cardiac amyloidosis. *Circulation* 2005;111(2):186–193.

Mahrholdt H, Goedecke C, Wagner A, et al. Cardiovascular magnetic resonance assessment of human myocarditis: a comparison to histology and molecular pathology. *Circulation* 2004;109(10):1250–1258.

Marcus FI, McKenna WJ, Sherrill D et al. Diagnosis of arrhythmogenic right ventricular cardiomyopathy/dysplasia: proposed modification of the Task Force Criteria. *Circulation* 2010;121(13):1533–1541.

Maron BJ. Hypertrophic cardiomyopathy: a systematic review. *JAMA* 2002;287(10):1308–1320.

Moon JC, McKenna WJ, McCrohon JA, Elliott PM, Smith GC, Pennell DJ. Toward clinical risk assessment in hypertrophic cardiomyopathy with gadolinium cardiovascular magnetic resonance. *J Am Coll Cardiol* 2003; 41(9):1561–1567.

Moon JC, Mogensen J, Elliott PM, et al. Myocardial late gadolinium enhancement cardiovascular magnetic resonance in hypertrophic cardiomyopathy caused by mutations in troponin I. *Heart* 2005;91(8):1036–1040.

Moon JC, Sachdev B, Elkington AG, et al. Gadolinium enhanced cardiovascular magnetic resonance in Anderson-Fabry disease. Evidence for a disease specific abnormality of the myocardial interstitium. *Eur Heart J* 2003; 24(23):2151–2155.

Morita H, Rehm HL, Menesses A, et al. Shared genetic causes of cardiac hypertrophy in children and adults. *N Engl J Med* 2008;358(18):1899–1908.

Murphy DT, Shine SC, Cradock A, Galvin JM, Keelan ET, Murray JG. Cardiac MRI in arrhythmogenic right ventricular cardiomyopathy. *AJR Am J Roentgenol* 2010;194(4):W299–W306.

Oechslin E, Jenni R. Left ventricular noncompaction revisited: a distinct phenotype with genetic heterogeneity? *Eur Heart J* 2011;32(12):1446–1456.

Ordovas KG, Higgins CB. Delayed contrast enhancement on MR images of myocardium: past, present, and future. *Radiology* 2011;261(2):358–374.

Patel AR, Kramer CM. Role of cardiac magnetic resonance in the diagnosis and prognosis of nonischemic cardiomyopathy. *JACC Cardiovasc Imaging* 2017;10(10 Pt A):1180–1193.

Peritz DC, Vaugh A, Ciocca M, Chung EH. Hypertrabeculation vs left ventricular noncompaction on echocardiogram: a reason to restrict athletic participation. *JAMA Intern Med* 2014;174(8):1379–1382.

Petersen SE, Selvanayagam JB, Wiesmann F, et al. Left ventricular non-compaction: insights from cardiovascular magnetic resonance imaging. *J Am Coll Cardiol* 2005;46(1):101–105.

Pica S, Sado DM, Maestrini V, et al. Reproducibility of native myocardial T1 mapping in the assessment of Fabry disease and its role in early detection of cardiac involvement by cardiovascular magnetic resonance. *J Cardiovasc Magn Reson* 2014;16:99.

Puntmann VO, Carr-White G, Jabbour A, et al. T1-mapping and outcome in nonischemic cardiomyopathy: all-cause mortality and heart failure. *JACC Cardiovasc Imaging* 2016;9(1):40–50.

Richardson P, McKenna W, Bristow M, et al. Report of the 1995 World Health Organization/International Society and Federation of Cardiology Task Force on the definition and classification of cardiomyopathies. *Circulation* 1996;93(5):841–842.

Rowin EJ, Maron BJ, Haas TS, et al. Hypertrophic cardiomyopathy with left ventricular apical aneurysm: implications for risk stratifications and management. *J Am Coll Cardiol* 2017;69(7):761–773.

Salanitri GC. Endomyocaridal fibrosis and intracardiac thrombus occurring in idiopathic hypereosinophilic syndrome. *AJR Am J Roentgenol* 2005;184(5):1432–1433.

Salemi VM, Rochitte CE, Shiozaki AA, et al. Late gadolinium enhancement magnetic resonance imaging in the diagnosis and prognosis of endomyocardial fibrosis patients. *Circ Cardiovasc Imaging* 2011;4(3):304–311.

Sen-Chowdhry S, Syrris P, Ward D, Asimaki A, Sevdalis E, McKenna WJ. Clinical and genetic characterization of families with arrhythmogenic right ventricular dysplasia/cardiomyopathy provides novel insights into patterns of disease expression. *Circulation* 2007;115(13):1710–1720.

Tandri H, Castillo E, Ferrari VA, et al. Magnetic resonance imaging of arrhythmogenic right ventricular dysplasia: sensitivity, specificity, and observer variability of fat detection versus functional analysis of the right ventricle. *J Am Coll Cardiol* 2006;48(11):2277–2284.

Tandri H, Friedrich MG, Calkins H, Bluemke DA. MRI of arrhythmogenic right ventricular cardiomyopathy/dysplasia. *J Cardiovasc Magn Reson* 2004;6(2):557–563.

Tavora F, Cresswell N, Li L, Ripple M, Solomon C, Burke A. Comparison of necropsy finding in patients with sarcoidosis dying suddenly from cardiac sarcoidosis versus dying suddenly from other causes. *Am J Cardiol* 2009;104(4):571–577.

Teraoka K, Hirano M, Ookubo H, et al. Delayed contrast enhancement of MRI in hypertrophic cardiomyopathy. *Magn Reson Imaging* 2004;22(2):155–161.

te Riele AS, Tandri H, Bluemke DA. Arrhythmogenic right ventricular cardiomyopathy (ARVC): cardiovascular magnetic resonance update. *J Cardiovasc Magn Reson* 2014;16:50.

van den Boomen M, Slart RHJA, Hulleman EV, et al. Native T1 reference values for nonischemic cardiomyopathies and populations with increased cardiovascular risk: a systemic review and meta-analysis. *J Magn Reson Imaging* 2018;47(4):891–912.

vanden Driesen RI, Slaughter RE, Strugnell WE. MR findings in cardiac amyloidosis. *AJR Am J Roentgenol* 2006;186(6):1682–1685.

Vasaiwala SC, Finn C, Delpriore J, et al. Prospective study of cardiac sarcoid mimicking arrhythmogenic right ventricular dysplasia. *J Cardiovasc Electrophysiol* 2009;20(5):473–476.

Vignaux O, Dhote R, Duboc D, et al. Detection of myocardial involvement in patients with sarcoidosis applying T2-weighted, contrast-enhanced, and cine magnetic resonance imaging: initial results of a prospective study. *J Comput Assist Tomogr* 2002;26(5):762–767.

Vogelsberg H, Mahrholdt H, Deluigi CC, et al. Cardiovascular magnetic resonance in clinically suspected cardiac amyloidosis: noninvasive imaging compared to endomyocardial biopsy. *J Am Coll Cardiol* 2008;51(10):1022–1030.

Wu AH. Management of patients with non-ischemic cardiomyopathy. *Heart* 2007;93(3):403–408.

Yilmaz A, Ferreira V, Klingel K, Kandolf R, Neubauer S, Sechtem U. Role of cardiovascular magnetic resonance imaging (CMR) in the diagnosis of acute and chronic myocarditis. *Heart Fail Rev* 2013;18(6):747–760.

Zuccarino F, Vollmer I, Sanchez G, Navallas M, Pugliese F, Gayete A. Left ventricular noncompaction: imaging findings and diagnostic criteria. *AJR Am J Roentgenol* 2015;204(5):W519–W530.

SETH KLIGERMAN

Anatomia e aspecto normal nos exames de imagem

O pericárdio é um envoltório fibroso composto de duas camadas que circunda o coração. A camada mais interna é o pericárdio visceral, que recobre a superfície epicárdica do coração. Ela está separada da parte mais exterior do miocárdio por uma camada de gordura epicárdica, cuja espessura pode variar. O pericárdio parietal é formado por duas camadas. A camada mais interna do pericárdio parietal e o pericárdio visceral, ambos recobertos por células mesoteliais, formam por pericárdio seroso. Essas duas camadas serosas estão fixadas e aderidas uma à outra nos pontos de inserção dos grandes vasos ao coração ou perto deles. O espaço potencial, existente nas áreas em que as camadas serosas visceral e parietal não estão aderidas, forma a cavidade pericárdica. Células mesoteliais dessas duas camadas serosas secretam pequena quantidade de líquido no espaço pericárdico para lubrificar a cavidade e, por essa razão, este espaço normalmente contém 15 a 35 mℓ de líquido pericárdico. Esse pericárdio seroso está envolvido pela camada mais externa do pericárdio parietal (o chamado pericárdio fibroso). O pericárdio fibroso está fixado à camada mesotelial do pericárdio parietal e é constituído de várias camadas de colágeno e fibras elásticas. Acima de todas essas camadas do pericárdio, há uma camada de tecido conjuntivo epipericárdico com feixes grandes de colágeno, que formam partes dos ligamentos pericárdicos que aderem frouxamente o pericárdio ao manúbrio, ao processo xifoide e ao tendão central do diafragma. Na parte superior, o pericárdio fibroso estende-se sobre o arco aórtico, onde se mistura com a fáscia cervical profunda.

Nas radiografias de tórax, geralmente não é possível identificar o pericárdio. Contudo, alguns processos patológicos descritos adiante podem torná-lo visível nas imagens radiográficas, embora sua detecção seja mais difícil, em comparação aos exames de imagem em corte transversal.

Na tomografia computadorizada (TC), o pericárdio é mais bem demonstrado à frente da parede anterior do ventrículo direito, que é recoberto por gordura epicárdica e mediastinal (Figuras 29.1 e 29.2). Embora possa haver algumas áreas nas quais ele não aparece claramente, o pericárdio é visível, exceto em casos raros. Normalmente, o pericárdio forma uma faixa curvilínea de tecidos moles (1 a 2 mm de espessura) ao redor do coração, que se estende de superior para inferior, desde os

grandes vasos até a superfície diafragmática, respectivamente. Espessamento pericárdico maior que 4 mm de diâmetro é considerado anormal. Contudo, como costuma haver líquido no saco pericárdico, é importante não confundir derrame com espessamento pericárdico, embora possa ser difícil diferenciar essas duas condições. Como está descrito adiante, é comum encontrar líquidos em vários seios e recessos pericárdicos, que não devem ser confundidos com condições patológicas.

Na ressonância magnética (RM), o pericárdio parietal aparece como uma linha com sinal de baixa intensidade circundada pela gordura epicárdica e mediastinal hiperintensas nas imagens ponderadas em T1 e T2 sem saturação de gordura (Figura 29.3). Na sequência de precessão livre em estado estacionário (SSFP; do inglês, *steady state free precession*), que é uma técnica de RM cardíaca usada comumente para avaliar movimentos do coração (cinerressonância magnética), o pericárdio ainda tem sinal de baixa intensidade em comparação à gordura adjacente. Outras sequências podem ser usadas para estudar o pericárdio, especialmente quando há suspeita de determinadas doenças. Técnicas descritas adiante, incluindo modulação espacial de magnetização (*tagging*, ou marcação), respiração livre, cinemática não sincronizada, sequências pós-contraste ponderadas em T1 e sequências para pesquisa de realce tardio, podem ser usadas para avaliar diversos processos patológicos.

Seios e recessos pericárdicos

A parte do pericárdio visceral que recobre os grandes vasos forma dois tubos curtos. Um deles circunda as partes proximais do segmento ascendente da aorta e do tronco pulmonar, sendo conhecido como mesocárdio arterial. O outro envolve a veia cava superior (VCS), a veia cava inferior (VCI) e as quatro veias pulmonares, sendo conhecido como mesocárdio venoso. Essa configuração normal do pericárdio visceral pode formar dilatações (recessos) ou túneis (seios), que costumam conter líquido pericárdico, mesmo quando não há derrame pericárdico. Essas estruturas têm localizações específicas em torno do coração e podem ser classificadas com base em sua origem no seio oblíquo, no seio transverso ou na cavidade pericárdica propriamente dita.

O seio oblíquo está localizado atrás e acima do átrio esquerdo (Figura 29.4). Ele fica próximo da região subcarinal e forma um recesso pericárdico posterior. Como esse seio se estende para dentro da região subcarinal, ele pode ser confundido com

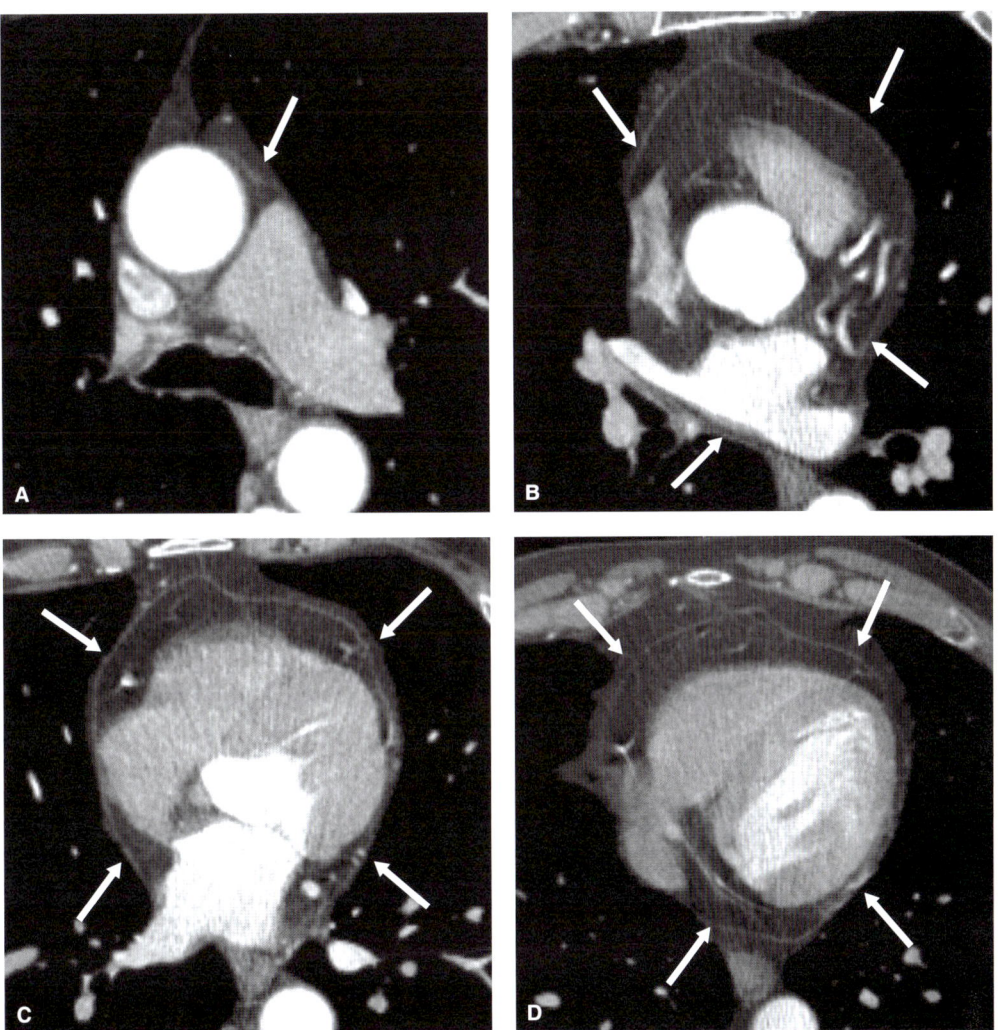

Figura 29.1 **Anatomia normal do pericárdio nas imagens axiais de tomografia computadorizada (TC) de um homem de 61 anos.** As imagens axiais no nível do segmento ascendente da aorta (**A**), raiz aórtica (**B**), átrio esquerdo (**C**) e seio coronário (**D**) demonstram uma faixa curvilínea de tecidos moles circundando o coração, desde o nível dos grandes vasos até o diafragma (*setas*). Nesse indivíduo, o pericárdio foi bem demonstrado porque estava recoberto de gordura mediastinal e gordura epicárdica abundante. Embora muitas vezes seja difícil demonstrar o pericárdio por inteiro, ele quase sempre é detectável. Em condições normais, pode haver até 35 mℓ de líquido no saco pericárdico, e esse volume pequeno de líquido fisiológico não deve ser confundido com espessamento pericárdico.

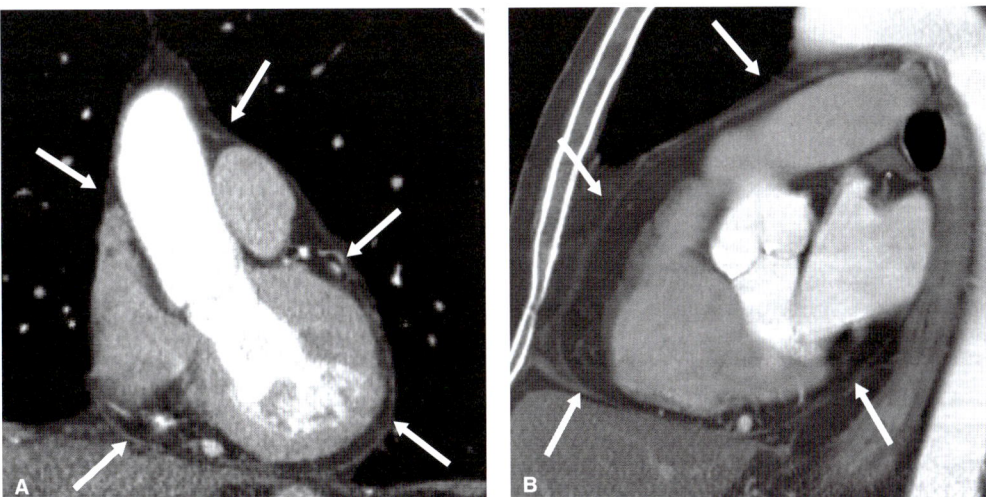

Figura 29.2 **Pericárdio normal à tomografia computadorizada (TC).** A imagem de TC de tórax no plano parassagital com espessura de 5 mm (**A**) e a reconstrução multiplanar na incidência coronal oblíqua da base do ventrículo esquerdo (**B**) demonstram a extensão do pericárdio que circunda o coração (*setas*).

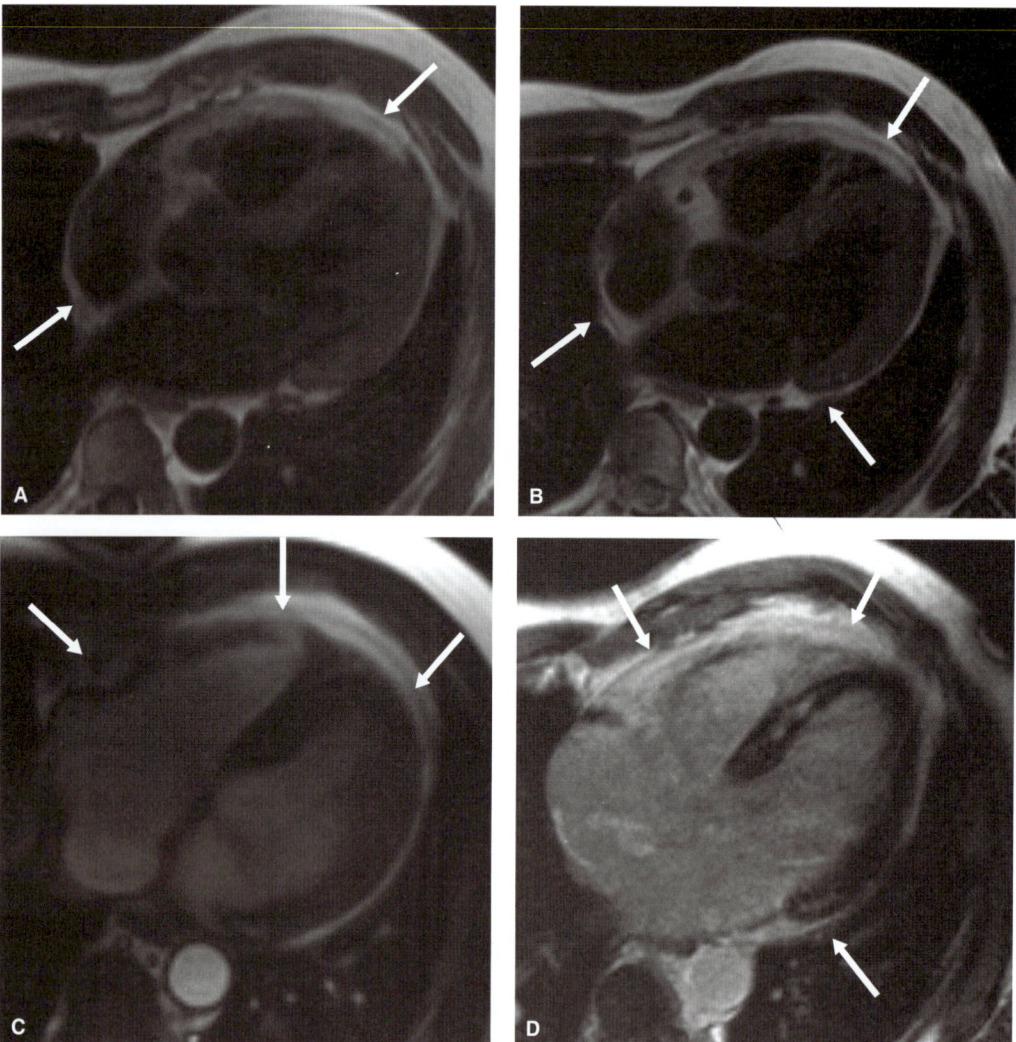

Figura 29.3 Aspecto normal do pericárdio à ressonância magnética (RM). As imagens ponderadas em T1 (**A**) e T2 (**B**), na sequência de precessão livre em estado estacionário (**C**) e com realce tardio (**D**) na incidência de quatro câmaras, de um homem de 38 anos com displasia ventricular direita arritmogênica, demonstram pericárdio normal (*setas*) com sinais de isointenso a hipointenso, em comparação ao miocárdio adjacente, em todas as sequências. Assim como na tomografia computadorizada (TC), o pericárdio é demonstrado com mais clareza quando está circundado por gordura mediastinal hiperintensa, mas pode não ser demonstrado em determinadas áreas, embora esteja presente.

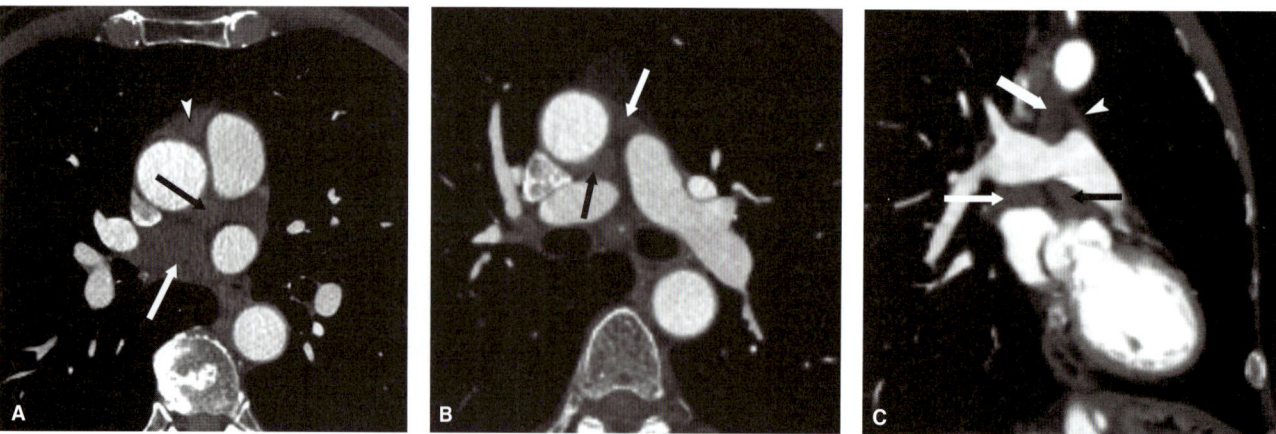

Figura 29.4 Anatomia dos seios oblíquo e transverso de um homem de 44 anos. A. A imagem axial de tomografia computadorizada (TC) demonstrou quantidade normal de líquido no seio oblíquo (*seta branca*), localizado acima do átrio esquerdo. Também havia líquido no seio transverso (*seta preta*), situado em posição mais anterior. O líquido presente no recesso aórtico superior (*ponta de seta branca*) comunica-se com o seio transverso. **B.** A imagem axial obtida de um nível mais acima mostrou líquido no recesso aórtico superior, que se divide em partes anterior (*seta branca*) e posterior (*seta preta*). **C.** A imagem sagital demonstra que o seio oblíquo, mais posterior (*seta branca mais fina*), não se comunica com o seio transverso, mais anterior (*seta preta*). Também havia líquido detectável nas partes anterior (*ponta de seta branca*) e posterior (*seta branca grossa*) do recesso aórtico superior. É comum encontrar líquido nesse local, que não deve ser confundido com linfadenopatia ou outra condição patológica.

linfadenopatia. Assim como todos os outros seios e recessos, o líquido presente no seio oblíquo tem coeficiente de atenuação e intensidade de sinal de líquidos simples na TC (–10 a 10 HU) e na RM, respectivamente.

O seio transverso está localizado acima do átrio esquerdo, atrás da aorta e do tronco da artéria pulmonar, mas à frente do seio oblíquo ver (Figura 29.4). Ele se comunica com vários recessos, incluindo o pulmonar direito, o pulmonar esquerdo, o aórtico superior e o aórtico inferior. Em geral, os recessos pulmonares esquerdo e direito são pequenos e formam extensões laterais do seio transverso. O recesso aórtico superior estende-se superiormente ao longo do segmento ascendente da aorta torácica, tem componentes anterior e posterior e é comumente demonstrado nas imagens de TC. A parte anterior fica à frente do segmento ascendente da aorta torácica e da artéria pulmonar, podendo haver variação em sua configuração e extensão (ver Figura 29.4). A parte posterior pode ser demonstrada à TC como uma coleção de líquido com formato de crescente atrás do segmento ascendente da aorta torácica. Em alguns casos, esse recesso tem uma extensão superior proeminente e pode ser confundido com massa mediastinal, resultando em intervenção desnecessária (Figura 29.5). Em geral, o recesso aórtico inferior é menos evidente e está localizado entre a parte lateral direita do segmento ascendente da aorta torácica e o átrio direito, com sua extensão mais inferior situada no nível do anel aórtico.

Além dos que foram descritos anteriormente, existem três recessos na cavidade pericárdica propriamente dita: recesso retrocaval, recesso da veia pulmonar esquerda e recesso da veia pulmonar direita. O recesso retrocaval está localizado atrás e à direita da VCS. Os recessos venosos pulmonares direito e esquerdo estão localizados entre as veias pulmonares superior e inferior de cada lado. Na maioria dos casos, há apenas quantidade mínima de líquido nesses recessos, que não são visíveis nos exames de imagem. Contudo, em alguns casos, o envoltório existente ao redor da veia pulmonar inferior direita pode estar cheio de líquido, simulando linfadenopatia ou tumor (Figura 29.6). Líquido nesse envoltório costuma aparecer nos dois lados da veia e não causa seu estreitamento. A localização típica e o coeficiente de atenuação de líquido podem ajudar a diferenciar esse recesso de outras condições patológicas.

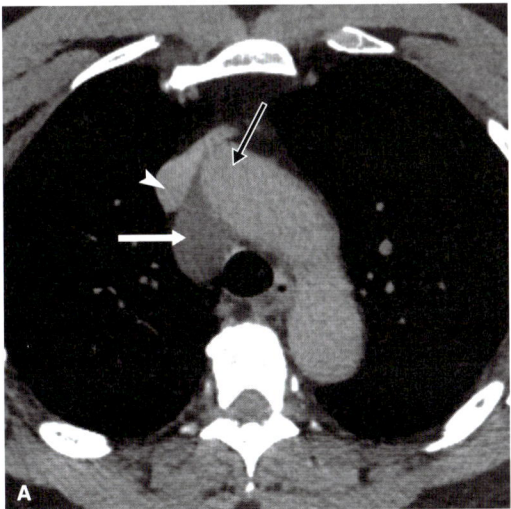
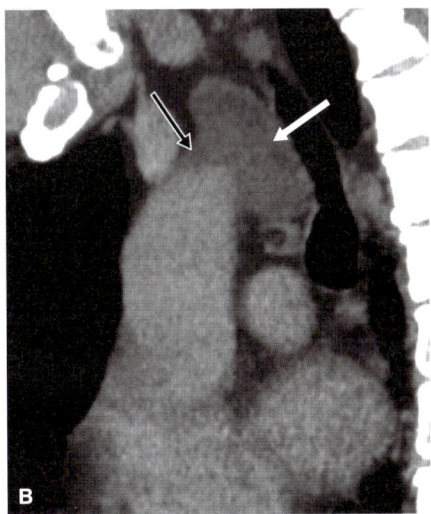

Figura 29.5 Homem de 42 anos com um recesso pericárdio superior "alto", que se assemelhava a um cisto mediastinal. **A.** A imagem axial obtida no nível do arco aórtico demonstrou "massa cística" na região paratraqueal direita (*seta branca*), entre o segmento proximal do arco aórtico (*seta preta*) e a veia cava superior (*ponta de seta branca*). **B.** A imagem sagital mostrou que essa coleção de líquido (*seta branca*) se comunicava com o recesso aórtico superior (*seta preta*) e era compatível com um "recesso aórtico superior alto". Essa variação anatômica pode ser confundida facilmente com massa cística do mediastino, o que poderia levar a uma intervenção desnecessária.

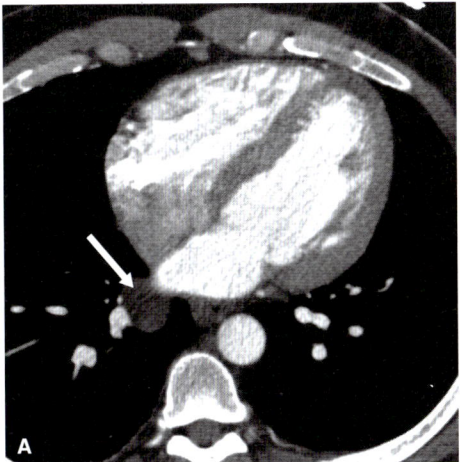
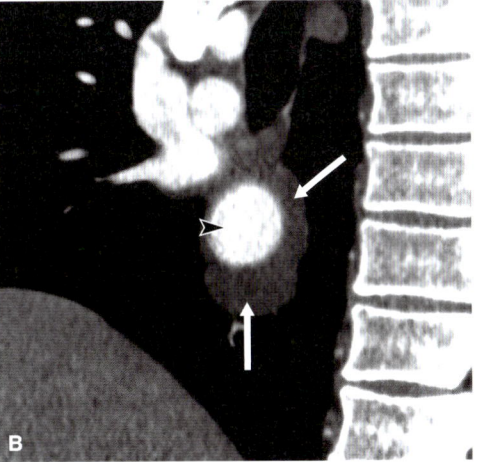

Figura 29.6 Reformatações multiplanares nas incidências axial oblíqua (A) e sagital oblíqua (B) demonstraram líquido no envoltório seroso (*setas brancas*) que circundava a veia pulmonar inferior direita (*ponta de seta preta*) de um homem de 26 anos. Essa coleção líquida tinha atenuação típica de líquido circundando, sem estreitar, a veia pulmonar e não deveria ser confundida com massa ou linfadenopatia.

Ramos da aorta torácica e artérias pericardiofrênicas fornecem irrigação sanguínea ao pericárdio. A drenagem venosa é atendida pelas *veias pericárdicas*, que drenam para a veia ázigo, a VCS ou as veias braquiocefálicas. A inervação pericárdica provém basicamente dos ramos do nervo frênico, embora ramos do nervo vagal originados do plexo esofágico inervem parte do pericárdio posterior. A drenagem linfática do pericárdio é levada, sobretudo, para os linfonodos traqueobrônquicos e, em casos menos frequentes, para os vasos linfáticos e linfonodos pré-pericárdicos.

Anomalias congênitas do pericárdio

Cisto pericárdico

Cistos pericárdicos são lesões congênitas benignas raras (1 em 100.000 pacientes). A maioria ocorre nos ângulos cardiofrênicos, em especial no lado direito. Uma pequena porcentagem desses cistos se localiza em outras partes do mediastino, mas, em geral, eles estão ligados ao pericárdio. A maioria dos pacientes não tem sintomas, mas até um terço pode referir dor torácica, dispneia ou tosse, especialmente quando o cisto comprime estruturas adjacentes.

O aspecto dos cistos nos exames de imagem geralmente é típico. Nas radiografias de tórax, esses cistos costumam evidenciar-se por densidade arredondada em contato com o hemidiafragma e a parede torácica anterior (Figura 29.7). Nas imagens de TC, os cistos pericárdicos comumente aparecem como lesões ovais ou arredondadas com paredes finas e atenuação interna homogênea. Embora a maioria dos cistos deva ter atenuação de líquidos simples (−10 a 10 HU) à TC, assim como outros cistos do mediastino, cistos pericárdicos podem conter material proteináceo ou restos hemáticos, o que pode aumentar o coeficiente de atenuação nas imagens de TC. Contudo, mesmo que esteja aumentada, a atenuação deve ser homogênea em todo o cisto. Quando não for possível firmar o diagnóstico definitivo de cisto pericárdico com base na TC, a RM pode ajudar (Figura 29.7). A maioria dos cistos de qualquer parte do corpo tem sinal hiperintenso nas imagens ponderadas em T2 e hipointenso nas imagens ponderadas em T1, em razão de suas características intrínsecas de sinal de líquido. Contudo, cistos pericárdicos e outras lesões císticas do mediastino podem ter intensidade de sinal variável nas imagens ponderadas em T1 e T2, dependendo da quantidade de material proteináceo ou produtos hemáticos. Cistos com concentração moderada a alta de proteínas podem ter sinais de intensidade intermediária ou alta nas imagens ponderadas em T1 e sinal de intensidade intermediária ou baixa nas imagens ponderadas em T2, respectivamente. Nos exames de TC e RM, não deve haver septações internas e, embora as paredes do cisto possam apresentar realce pelo meio de contraste, não deve ocorrer realce interno. Cistos pericárdicos podem deslocar-se ou, quando muito grandes, comprimir estruturas que o circundam, mas não deve haver indícios de invasão. Realce interno, intensidade de sinal (RM) ou atenuação (TC) heterogênea, paredes espessas, septações numerosas ou invasão das estruturas circundantes devem sugerir a possibilidade de um tumor cístico, conforme descrito adiante neste capítulo.

Divertículos pericárdicos muitas vezes não podem ser diferenciados de cistos pericárdicos, mas devem ser considerados quando há comunicação direta entre uma estrutura cística e líquidos no espaço pericárdico. Além disso, como há comunicação preservada com o pericárdio, o volume de líquido dentro de um divertículo pericárdico pode variar com o tempo (Figura 29.8). A maioria dos cistos e divertículos pericárdicos não precisa ser tratada, mas pode ser necessário aspirar ou retirar cirurgicamente cistos sintomáticos.

Falha pericárdica

Na maioria dos casos, áreas sem pericárdio ou falhas pericárdicas são sequelas pós-operatórias. Em casos raros, a ausência de pericárdio pode ser uma anomalia congênita, com frequência estimada entre 1 caso em 7.000 a 13.000 indivíduos. Falhas podem ser parciais ou completas e, na maioria dos casos, ocorrem no lado esquerdo. A maioria das falhas pericárdicas, especialmente quando completas, são assintomáticas e descobertas por acaso. Contudo, em raríssimos casos, partes do átrio esquerdo podem sofrer herniação por uma falha parcial e ficar encarceradas, o que pode causar infarto de algumas áreas do átrio esquerdo (mais comumente, apêndice atrial esquerdo) com síncope e morte súbita subsequentes. Em geral, embora essas falhas costumem ocorrer isoladamente, 30 a 50% dos pacientes têm outras anomalias congênitas coexistentes, incluindo anomalia do septo atrial, canal arterial patente, valva aórtica bicúspide ou malformações pulmonares.

Falhas do pericárdio podem ser difíceis de detectar na radiografia de tórax. Há rotação do coração para a esquerda, em geral mais acentuada nos pacientes com falhas completas. O melhor indício radiográfico é a interposição do pulmão entre o tronco da artéria pulmonar e a crossa da aorta nas radiografias frontais dos pacientes com falhas completas ou parciais amplas (Figura 29.9). Quando há uma falha menor sobre o átrio esquerdo, pode-se observar abaulamento da borda superior esquerda do coração em consequência da herniação dessa câmara cardíaca.

Nos exames de TC e RM, o aspecto da agenesia congênita do pericárdio varia, dependendo se a falha é parcial ou completa. Nos casos de falha completa e naqueles com falhas parciais do lado esquerdo, observa-se rotação do coração para o lado esquerdo do tórax com interposição do segmento medial do lobo superior esquerdo entre aorta e artéria pulmonar (ver Figura 29.9). Quando a falha é parcial, há abaulamento do coração à esquerda na região do apêndice atrial esquerdo. Nos casos de agenesia parcial, pode ser difícil demostrar a falha propriamente dita no exame de TC, dada a complexidade em evidenciar algumas partes do pericárdio, mesmo nos indivíduos normais. A RM cardíaca pode facilitar o estudo do pericárdio. Quando há uma falha completa do lado esquerdo, nos casos típicos o coração por inteiro fica desviado à esquerda, enquanto o ápice cardíaco está localizado em posição posterior.

Doenças pericárdicas adquiridas

Derrame pericárdico

Derrame pericárdico (acúmulo anormal de líquido no espaço pericárdico) é uma anormalidade comum nos exames de imagem. Dependendo das características do líquido acumulado, o derrame pode ser classificado como transudativo, exsudativo, hemorrágico ou piogênico (Figura 29.10). Derrames transudativos são comuns em processos que aumentam a pressão atrial direita, incluindo insuficiência cardíaca congestiva e hipertensão pulmonar. Existem muitas causas de derrames exsudativos, como infecções, inflamação, neoplasias malignas, doenças autoimunes e traumatismo. Derrames exsudativos são comuns nos pacientes com pericardite, conforme descrito adiante. O hemopericárdio ocorre quando há produtos hemáticos no saco pericárdico, geralmente depois de traumatismo ou dissecção aórtica. Nos pacientes com piopericárdio, líquido nitidamente purulento preenche o espaço pericárdio e está associado à mortalidade alta. Embora a maioria dos derrames sejam pequenos e assintomáticos, os sintomas dependem da causa do derrame e da rapidez com que se acumula.

Nas radiografias de tórax convencionais, pode ser difícil detectar derrames pericárdicos. Em geral, derrames volumosos devem ser considerados quando o coração está aumentado, com configuração de "moringa" nas radiografias de tórax frontais,

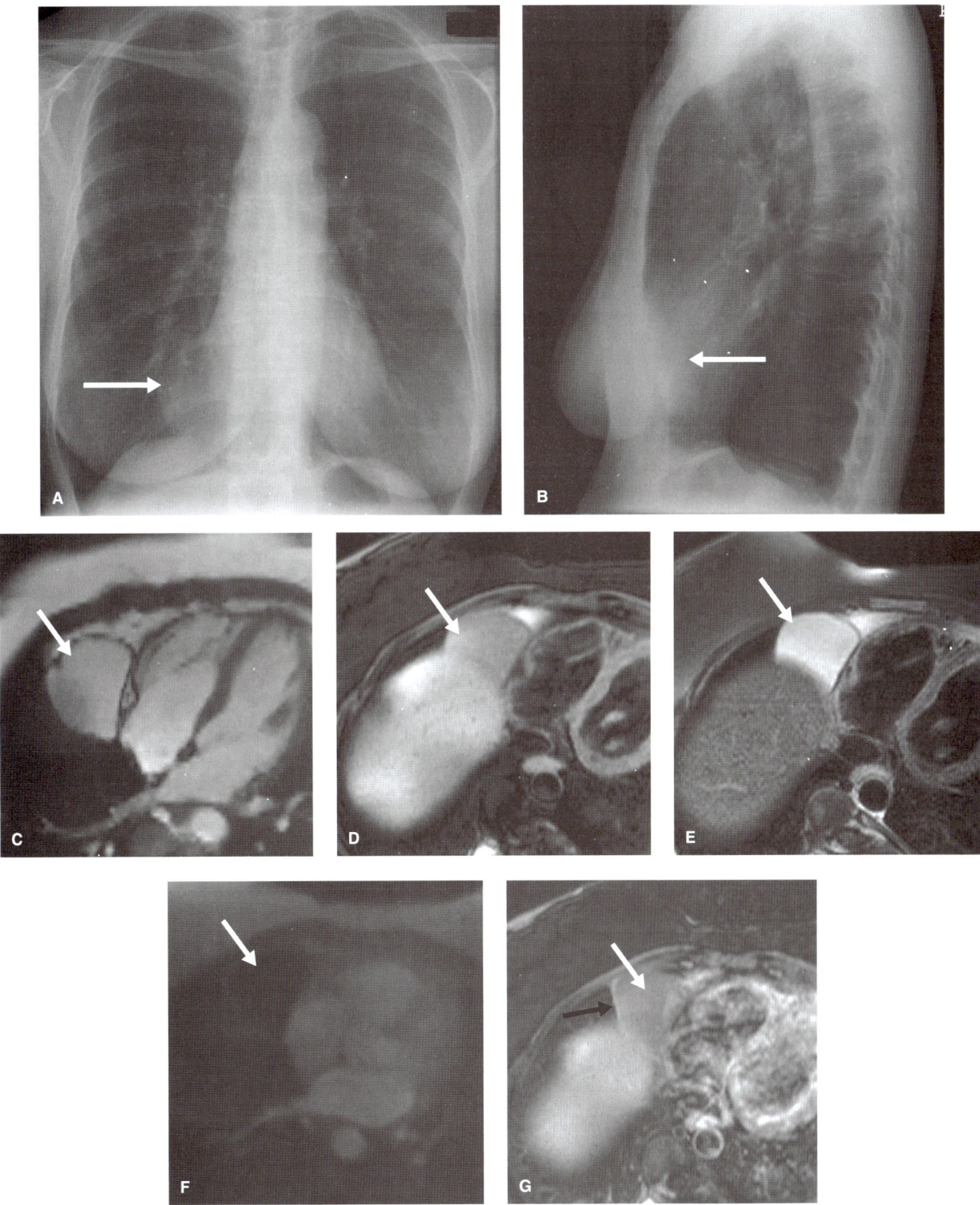

Figura 29.7 Cisto pericárdico detectado por acaso em uma radiografia de tórax. As radiografias nas incidências posteroanterior (PA) (**A**) e em perfil (**B**) de mulher de 59 anos com queixa de tosse demonstraram massa ovoide de contorno liso no sulco cardiofrênico direito (*setas brancas*). **C.** A imagem em sequência de precessão livre em estado estacionário (SSFP) cinemática na incidência de quatro câmaras demonstrou sinal hiperintenso homogêneo dentro da massa, que estava localizada ao lado do pericárdio (*seta*). **D.** As imagens axiais sem contraste ponderadas em T1 (**D**) e T2 (**E**) mostraram, respectivamente, sinais isointenso (*seta branca* em **D**) e hiperintenso (*seta branca* em **E**) homogêneos dentro da lesão, em comparação ao miocárdio. **F.** A imagem de perfusão de primeira passagem demonstrou que não havia perfusão na massa com sinal de hipointensidade homogênea (*seta*). **G.** A sequência ponderada em T1 depois da administração de contraste não mostrou realce interno detectável na lesão, embora houvesse discreto realce periférico (*seta preta*). Sinal homogêneo, borda fina e lisa, ausência de perfusão e nenhum realce ajudaram a caracterizar essa lesão como um cisto benigno. Em razão das quantidades variáveis de material proteináceo dentro de qualquer cisto mediastinal, a intensidade dos sinais nas sequências ponderadas em T1 pode variar de baixa (líquido simples) a alta (concentração alta de proteínas), e vice-versa nas imagens ponderadas em T2.

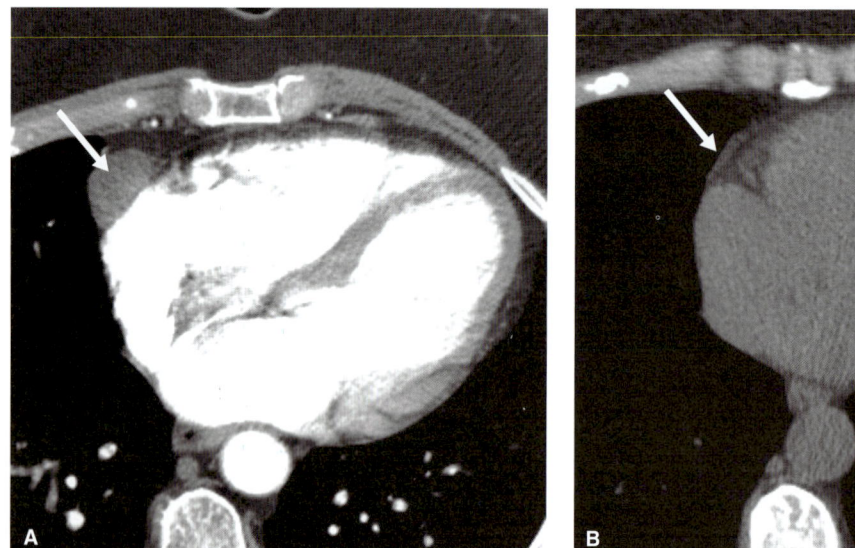

Figura 29.8 Divertículo pericárdico em mulher de 66 anos. A. Tomografia computadorizada (TC) axial com contraste mostra uma pequena estrutura cística ovoide contígua ao pericárdio, que se pensou representar um pequeno cisto pericárdico (*seta branca*). **B.** Imagem de seguimento 6 meses depois mostra que a lesão desapareceu (*seta branca*), confirmando que essa estrutura cística representava um divertículo pericárdico que mantinha conexão com o pericárdio.

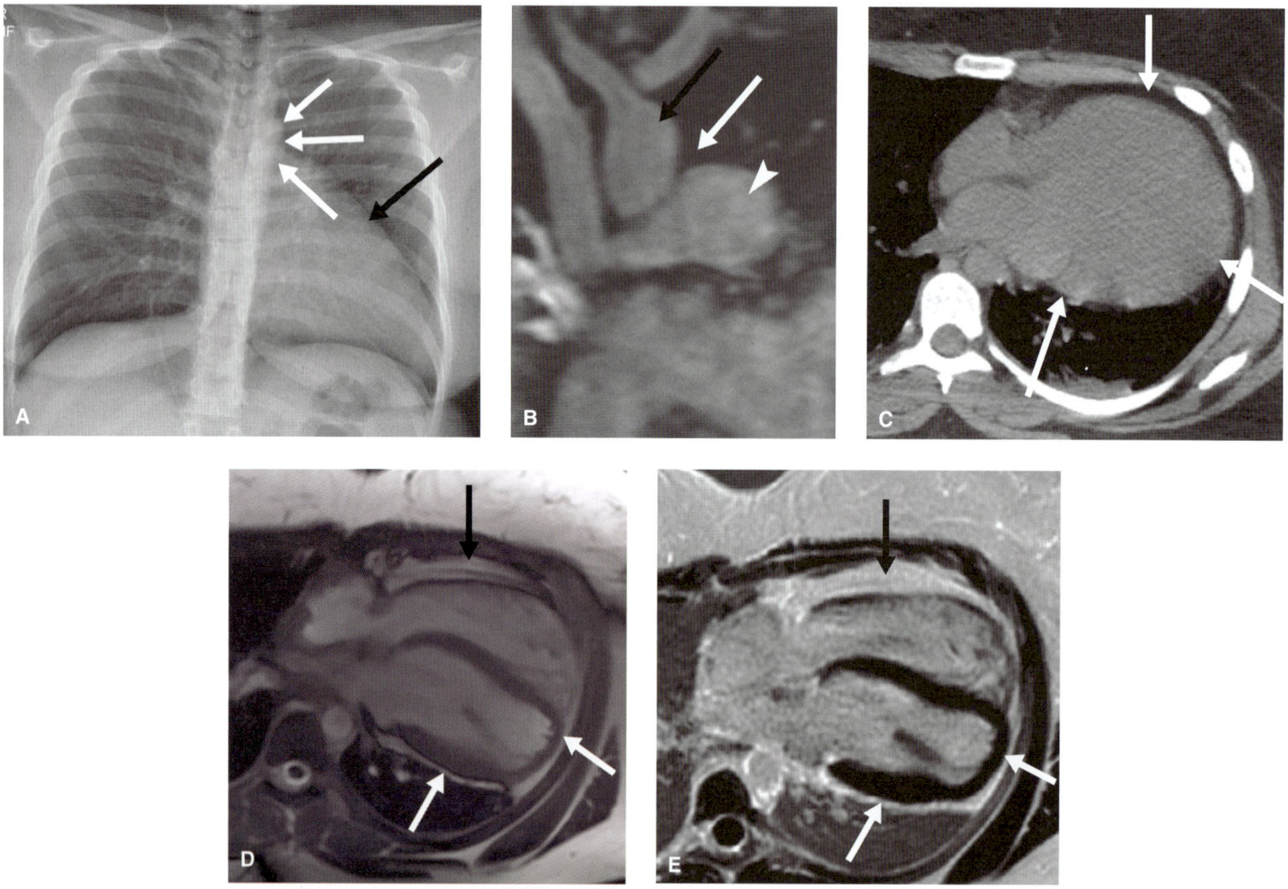

Figura 29.9 Mulher de 45 anos com falha parcial do pericárdio detectada por acaso. A. Na radiografia posteroanterior (PA), o arco aórtico (*setas brancas*) parecia bem demarcado. A silhueta cardíaca parecia aumentada e tinha configuração anormal em razão do desvio à esquerda. **B.** A imagem coronal de angiorressonância magnética (angio-RM) demonstrou que o pulmão (*seta branca*) se estendia entre a artéria pulmonar (*ponta de seta branca*) e a aorta (*seta preta*), resultando no contorno aórtico bem definido na radiografia. Normalmente o pericárdio deveria cobrir essa reflexão. **C** a **E.** A imagem axial de tomografia computadorizada (TC) abdominal no nível inferior do coração (**C**), a imagem axial de ressonância magnética (RM) cardíaca na sequência SSFP (**D**) e a imagem para pesquisa de realce tardio na incidência de quatro câmaras (**E**) mostraram desvio do coração à esquerda. Embora as imagens de TC sugerissem que o pericárdio estava totalmente ausente (*setas brancas*), partes anteriores dele puderam ser demonstradas mais claramente à RM (*setas pretas* em **D** e **E**). No exame de RM, não havia pericárdio na região dos ápices ventriculares e na parede lateral do ventrículo esquerdo (*setas pretas*).

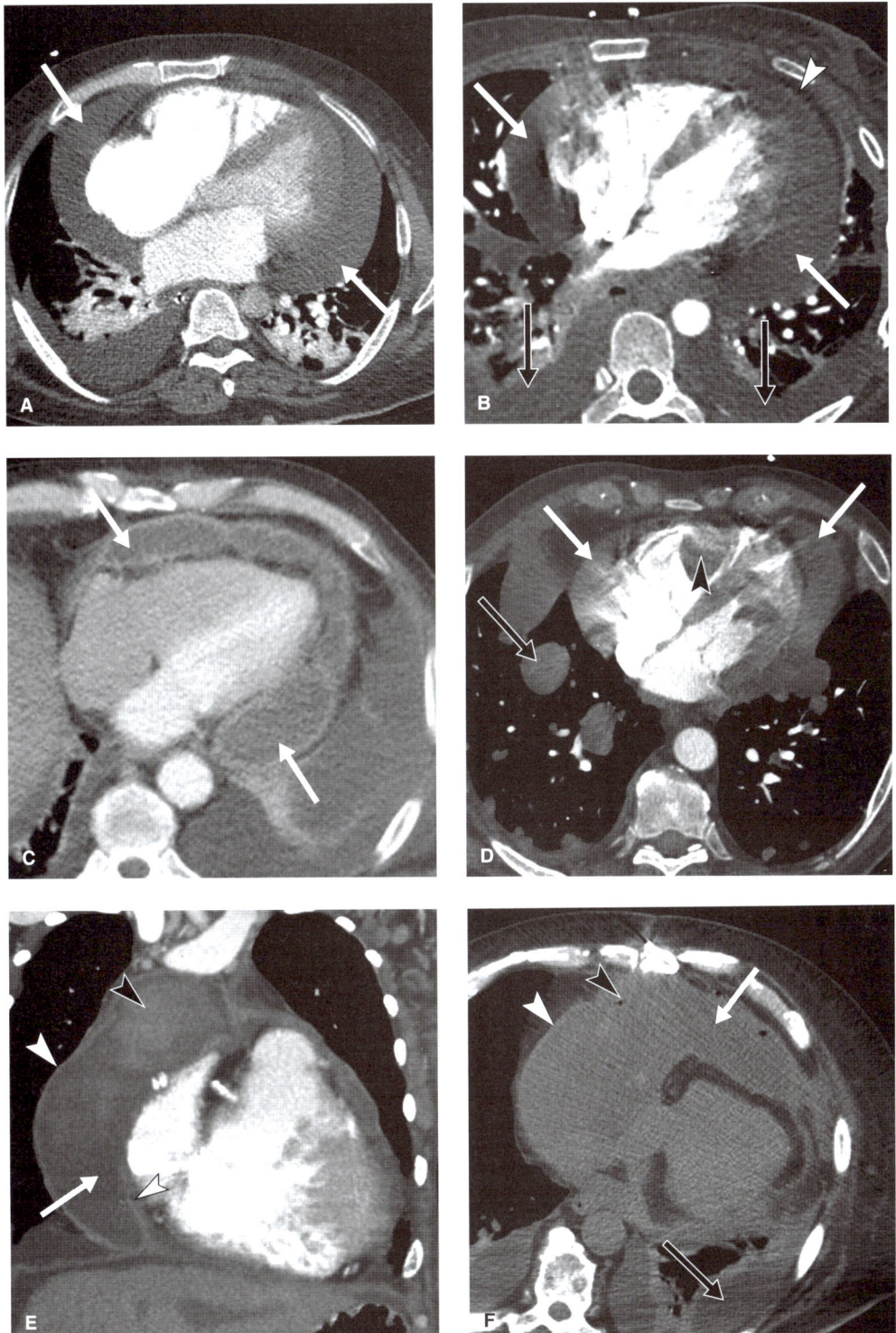

Figura 29.10 **Tipos de líquido acumulado nos derrames pericárdicos à tomografia computadorizada (TC). A.** A imagem axial de TC de um homem de 36 anos com síndrome nefrótica demonstrou derrame transudativo volumoso (*seta branca*). O pericárdio não estava visivelmente espessado. **B.** A imagem axial de TC mostrou derrame exsudativo em mulher de 33 anos com pleurite (*setas pretas*) e pericardite (*setas brancas*) associadas ao lúpus eritematoso sistêmico. Observe que houve realce pericárdico discreto pelo meio de contraste (*ponta de seta branca*). **C.** A imagem axial de TC de um homem de 27 anos com pericardite tuberculosa aguda demonstrou derrame multiloculado (*setas brancas*) com espessamento e realce pericárdico. O líquido retirado por punção era sanguinolento e purulento e a cultura isolou bacilo álcool-acidorresistente. **D.** Derrame pericárdico maligno de volume moderado (*setas brancas*) na imagem axial de TC de um homem de 66 anos com câncer de tireoide. Também havia metástases pulmonares (*seta preta*) e cardíacas (*ponta de seta preta*) associadas. **E.** A imagem coronal da TC de um paciente de 69 anos em pós-operatório de cirurgia cardíaca demonstrou derrame pericárdico heterogêneo (*seta branca*) com áreas de atenuação aumentada (*ponta de seta preta*) atribuídas a um hemopericárdio. Também havia espessamento e realce pericárdico (*ponta de seta branca*). **F.** A imagem obtida no pós-operatório de cirurgia cardíaca de um homem de 50 anos com piopericárdio causado por infecção por *Staphylococcus aureus* resistente à meticilina (MRSA; do inglês, *methicillin-resistant Staphylococcus aureus*) demonstrou volumoso derrame pericárdico heterogêneo (*seta branca*) com espessamento pericárdico (*ponta de seta branca*) e focos de ar (*ponta de seta preta*). O paciente também tinha empiema à direita (*seta preta*). Durante a pericardiocentese, foi retirado líquido nitidamente purulento.

ou há aumento rápido da silhueta cardíaca em curto intervalo de tempo (Figura 29.11). Nas radiografias de perfil, sinal do coxim gorduroso sugere derrame pericárdico e ocorre quando o líquido pericárdico é delineado lado a lado pela gordura mediastinal e epicárdica com coeficiente de atenuação menor (Figura 29.12).

Quando há suspeita de derrame pericárdico clinicamente significativo, a ecocardiografia costuma ser o primeiro exame realizado em razão de sua ampla disponibilidade e facilidade de aplicação. Contudo, esse exame tem limitações, incluindo janela acústica exígua e dificuldade de caracterizar coleções de líquido pleural e de avaliar a espessura do pericárdio. Tanto a TC quanto a RM podem ajudar a quantificar o tamanho e as características de composição do derrame e do pericárdio associado. Na TC, o aumento da densidade acima do valor de líquido simples indica processo exsudativo ou hemorrágico, embora possa haver sobreposição. Como descrito com mais detalhes adiante, pacientes com inflamação ou infecção pericárdica em

atividade apresentam, em geral, realce pericárdico depois da administração de contraste intravenoso (ver Figura 29.10 B, C, E e F). Nódulos pericárdicos ou outros sinais de neoplasia maligna devem sugerir a possibilidade de derrame pericárdico maligno (ver Figura 29.10 D). Nos pacientes com história de traumatismo, intervenção cirúrgica ou dissecção aórtica, líquido hiperdenso sugere hemopericárdio (ver Figura 29.10 E).

A RM cardíaca também é um recurso valioso para caracterizar derrames pericárdicos. A maioria dos derrames tem sinal de hiperintensidade nas sequências SSFP e ponderada em T2, mesmo que tenham composição complexa. Nas sequências ponderadas em T1, derrames transudativos simples apresentam, em geral, sinais hipointensos homogêneos e não mostram realce (Figura 29.13). Contudo, nos pacientes com derrame pericárdico moderado ou volumoso, áreas de sinal hiperintenso podem aparecer nas sequências ponderadas em T1 em razão do movimento não linear do líquido pericárdico. Entretanto, esse sinal não aparece nas sequências SSFP e ponderada em T2, o que ajuda a diferenciar

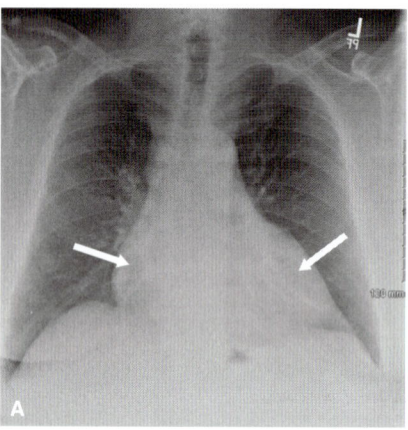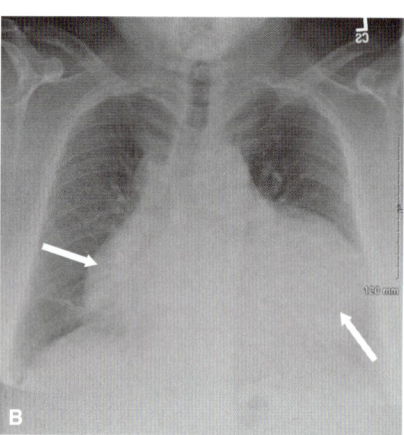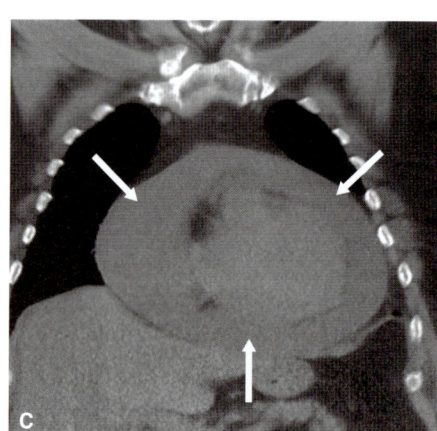

Figura 29.11 **Diagnóstico de derrame pericárdico com base nas radiografias de tórax frontais. A.** A radiografia de tórax posteroanterior (PA) de mulher de 71 anos, atendida no setor de emergência com tosse e febre, demonstrou dilatação discreta da silhueta cardíaca (*setas brancas*). **B.** A radiografia PA obtida 3 semanas depois em razão do agravamento da dor torácica e dispneia mostrou aumento dramático (em curto período) da área da silhueta cardíaca (*setas brancas*), que tinha configuração globular. Essas anormalidades sugeriram a possibilidade de derrame pericárdico. **C.** A imagem de tomografia computadorizada (TC) com espessura de 10 mm obtida algumas horas depois mostrou derrame pericárdico circunferencial (*setas brancas*). Embora não houvesse espessamento ou realce pericárdico pelo meio de contraste, isso não invalidou o diagnóstico de pericardite aguda. Depois da colocação de um dreno pericárdico, foi retirado líquido serossanguinolento. Considerando a história recente de febre, a suspeita diagnóstica foi de pericardite viral.

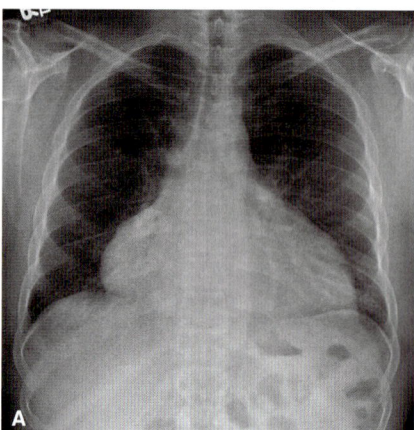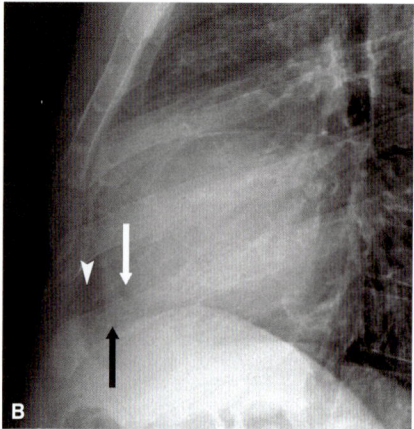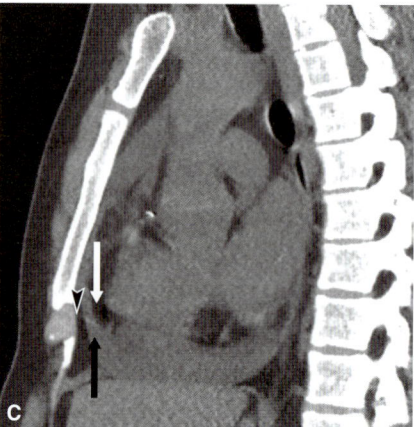

Figura 29.12 **Sinal do coxim gorduroso na radiografia de perfil de um homem de 38 anos com dispneia. A.** A radiografia posteroanterior (PA) demonstrou silhueta cardíaca com configuração globular. Contudo, não havia outros sinais de sobrecarga de volume. **B.** Na radiografia de perfil, a imagem do coração mostrou líquido com coeficiente de atenuação mais alto (*seta preta*) delineado pela gordura epicárdica (*seta branca*) e pela gordura mediastinal (*ponta de seta branca*). **C.** A imagem correspondente de tomografia computadorizada (TC) demonstrou derrame pericárdico (*seta preta*) delineado pela gordura epicárdica (*seta branca*) e mediastinal (*ponta de seta preta*), que correspondia às alterações demonstradas na radiografia em perfil.

esse artefato de um derrame exsudativo ou hemorrágico, com sinal de intensidade anormal em todas as sequências.

Nas imagens de realce tardio, há variação do aspecto do derrame pericárdico, dependendo se as imagens são reconstruídas com o uso da técnica de recuperação de inversão sensível à fase (PSIR) ou magnitude. Basicamente, imagens tardias que usam reconstrução sensível à magnitude representam um valor absoluto de magnetização longitudinal, ao passo que a técnica de PSIR preserva sua polaridade. Nas imagens de realce tardio, aplica-se um pré-pulso de inversão, e o momento da aquisição da sequência é ajustado para quando a magnetização longitudinal do miocárdio voltar a 0 (ou for anulada), levando o miocárdio a parecer escuro. Nas imagens de magnitude, tecidos que relaxam mais rápido (*voxels* com gadolínio ou gordura) ou mais lentamente (*voxels* com água) aparecem com sinais brilhantes. Por essa razão, pode ser difícil diferenciar gordura epicárdica de líquido pericárdico com o uso da sequência de magnitude (ver Figura 29.13 D). Contudo, a sequência PSIR preserva informações quanto à polaridade do relaxamento longitudinal, de forma que sejam atribuídos sinais mais escuros aos *voxels* que relaxam mais lentamente que o miocárdio (p. ex., os que contêm água). *Voxels* que relaxam mais rapidamente que o miocárdio (p. ex., com gordura e gadolínio) aparecem como *pixels* brilhantes. Desse

modo, quando se utiliza reconstrução em PSIR, o líquido pericárdico parece muito escuro, ao passo que a gordura epicárdica parece brilhante (ver Figura 29.13 E). Esse é um recurso útil que não apenas permite diferenciar tecidos, como também esclarecer alterações patológicas (p. ex., espessamento pericárdico ou inflamação miocárdica adjacente).

Tamponamento pericárdico

O tamponamento pericárdico ocorre quando a pressão do espaço pericárdico é maior que a do ventrículo direito. Em consequência da redução do enchimento dessa câmara cardíaca, tamponamento pode causar descompensação hemodinâmica e morte rápida. O desenvolvimento de tamponamento depende da distensibilidade do pericárdio e da rapidez com que se acumulam líquidos nele. Quando o pericárdio é distensível e o acúmulo de líquidos é lento, pacientes podem ter derrame pericárdico volumoso sem desenvolver tamponamento. Entretanto, pacientes que acumulam derrames pericárdicos rapidamente são suscetíveis ao tamponamento, especialmente quando o pericárdio é menos complacente em consequência de inflamação ou retrações fibróticas. Nesses casos, apenas 100 a 200 mℓ de líquido já podem causar tamponamento.

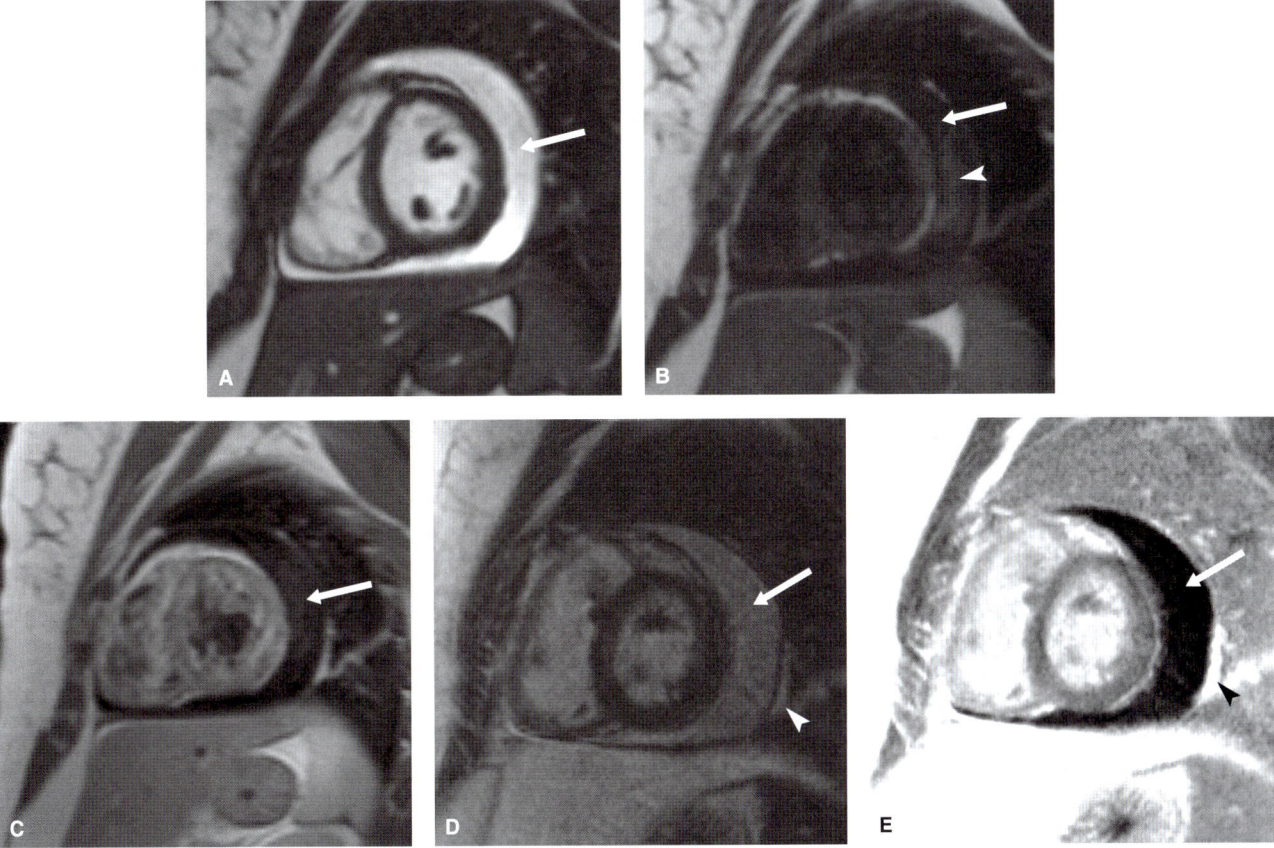

Figura 29.13 Imagens de ressonância magnética (RM) de derrame pericárdico transudativo em mulher de 19 anos com hipotireoidismo, transtorno bipolar e dor torácica. **A.** A imagem transversal na sequência SSFP cinemática obtida no nível mesocavitário do ventrículo esquerdo demonstrou derrame pericárdico moderado com sinal homogeneamente hiperintenso (*seta branca*). **B.** A imagem com preparação de sangue escuro ponderada em T1 no mesmo nível mostrou derrame pericárdico com sinal hipointenso relativamente homogêneo (*seta branca*). Uma área com sinal de intensidade intermediária adjacente aos segmentos laterais (*ponta de seta branca*) é um achado comum nos derrames moderados a volumosos em razão do movimento não linear do líquido pericárdico, mas pode levar ao diagnóstico errôneo de derrame exsudativo. **C.** A imagem pós-contraste ponderada em T1 no mesmo nível não demonstrou realce dentro do derrame ou ao longo do pericárdio (*seta branca*). A imagem de magnitude (**D**) e a recuperação da inversão sensível à fase (PSIR) (**E**) para pesquisa de realce tardio pelo gadolínio, definidas com um tempo de inversão de 290 ms para anular o sinal do miocárdio, demonstram as diferentes aparências do derrame pericárdico entre as duas reconstruções. Como a reconstrução de magnitude usa um valor absoluto de magnetização longitudinal (Mz), líquido (*seta branca*) e gordura epicárdica (*ponta de seta branca*) têm sinal semelhante. Contudo, devido à preservação da informação quanto à polaridade da Mz na imagem em PSIR, o líquido pericárdico parecia muito escuro (*seta branca*) porque seu relaxamento T1 era maior que o tempo de relaxamento miocárdico, ao passo que a gordura pericárdica adjacente (*ponta de seta preta*) parecia brilhante, uma vez que seu tempo de relaxamento T1 era menor em comparação ao miocárdio.

É importante lembrar que tamponamento é um diagnóstico fisiológico e clínico e que exames de imagem em corte transversal (TC ou RM) não devem ser a primeira opção nos casos suspeitos de tamponamento. Em geral, o diagnóstico baseia-se em critérios clínicos combinados com anormalidades cardíacas típicas à ecocardiografia, principalmente colapso diastólico da parede livre do ventrículo direito, colapso do átrio direito, movimento paradoxal do septo interventricular e movimento oscilatório do coração dentro do saco pericárdico. Embora não costume ser realizada nos casos de tamponamento, a RM cardíaca pode mostrar anormalidades semelhantes (Figura 29.14).

Embora exames de imagem no plano transversal não devam desempenhar função primordial na investigação diagnóstica de pacientes com tamponamento, a TC ainda pode ser o primeiro exame realizado no setor de emergência, especialmente nos casos de traumatismo ou quando há suspeita de alguma doença vascular (p. ex., dissecção aórtica ou embolia pulmonar). Anormalidades típicas de tamponamento são derrame pericárdico moderado a volumoso com compressão ou achatamento do átrio direito e/ou parede livre do ventrículo direito (Figura 29.15). Também pode haver outras anormalidades inespecíficas causadas por elevação da pressão do átrio direito, incluindo dilatação da VCI, VCS e veia ázigo, bem como refluxo de contraste para dentro das veias hepáticas (Figura 29.16). Nos indivíduos normais, o septo interventricular é abaulado para a direita na direção do ventrículo direito. Nos casos de tamponamento, pode haver abaulamento à esquerda ou achatamento do septo interventricular. Contudo, esse sinal é inespecífico, porque pode ocorrer em muitas outras condições que causam sobrecarga de pressão ou volume no ventrículo direito. Embora derrames sejam a causa mais frequente de tamponamento,

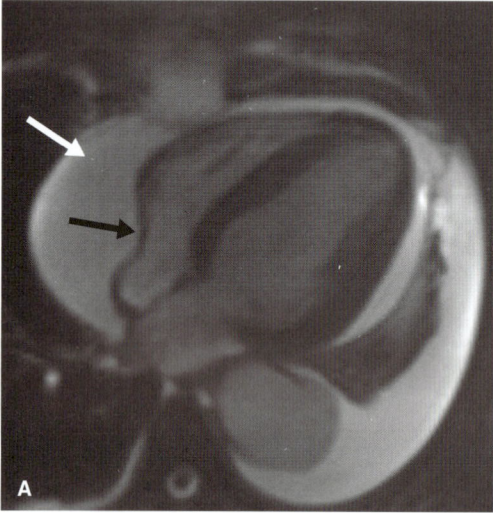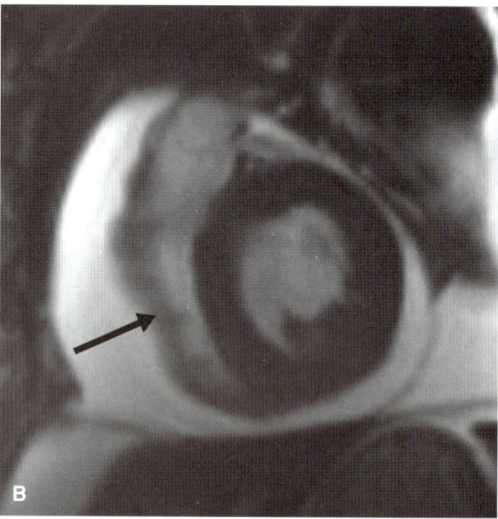

Figura 29.14 Tamponamento cardíaco causado por derrame pericárdico volumoso em mulher de 37 anos com insuficiência renal. A. A sequência cinemática de ressonância magnética (RM) cardíaca em SSFP na incidência de quatro câmaras demonstrou derrame pericárdico volumoso (*seta branca*) com achatamento diastólico do átrio direito (*seta preta*). **B.** A sequência cinemática em SSFP no plano transversal mostrou colapso do ventrículo direito no início da diástole (*seta preta*). Essas anormalidades eram sugestivas de tamponamento cardíaco, o que foi confirmado na ecocardiografia.

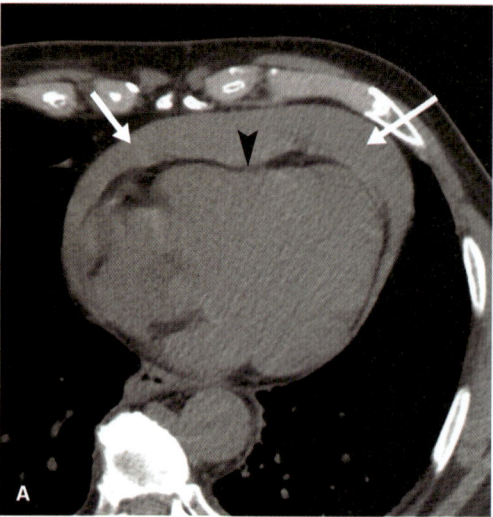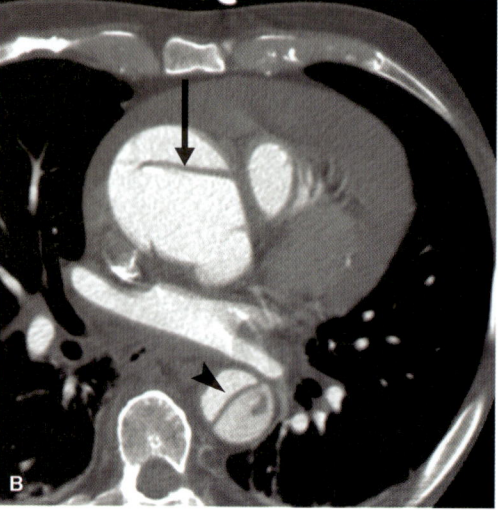

Figura 29.15 Tamponamento cardíaco em mulher de 71 anos com dissecção aórtica do tipo A. A. A imagem axial de tomografia computadorizada (TC) obtida durante uma angiotomografia computadorizada (angio-TC) na fase sem contraste demonstrou derrame pericárdico moderado com atenuação alta em consequência de hemopericárdio. Compressão discreta da parede livre do ventrículo direito (*ponta de seta preta*) aumentou a suspeita de tamponamento pericárdico, que foi confirmado por ecocardiografia. **B.** A imagem contrastada durante a fase arterial mostrou um retalho (*flap*) na íntima dos segmentos ascendente (*seta*) e descendente (*ponta de seta*) da aorta torácica.

é importante lembrar que volumes grandes de ar dentro do saco pericárdico (p. ex., depois de traumatismo ou intervenção cirúrgica) também podem causar tamponamento (Figura 29.17).

Inflamação do pericárdio

Pericardite aguda

Existem muitas causas de inflamação do pericárdio. Embora muitos casos sejam rotulados como idiopáticos, supõe-se que uma grande porcentagem desses pacientes tenha etiologia viral (ver Figura 29.16). Entretanto, a pericardite também pode ser secundária a vários patógenos, incluindo bactérias (ver Figura 29.10 F), fungos, parasitas e micobactérias (ver Figura 29.10 C). A pericardite aguda também pode ocorrer depois das síndromes pós-lesão cardíaca (síndrome de Dressler), como aquelas associadas a infarto do miocárdio (Figura 29.18), doenças do tecido conjuntivo (lúpus eritematoso sistêmico [LES; ver Figura 29.13 B], artrite reumatoide [AR] e esclerodermia), reação de hipersensibilidade, radioterapia, insuficiência renal crônica, traumatismo pericárdico, manipulação cirúrgica e câncer.

Nos pacientes com pericardite aguda, o pericárdio reage liberando quantidades excessivas de líquido, fibrina ou células de maneira isolada ou simultaneamente, dependendo da causa e gravidade da lesão desencadeante. A resposta cicatricial pode variar amplamente, dependendo da causa primária. Pacientes com pericardite aguda causada por tuberculose, radiação, insuficiência renal crônica ou doença do colágeno vascular têm mais tendência a desenvolver fibrose e aderências pericárdicas crônicas que os indivíduos que desenvolvem pericardite aguda secundária a infecções virais, sarcoidose ou reações de hipersensibilidade. Contudo, a gravidade da lesão e fatores específicos do paciente também são importantes. Por exemplo, embora muitos pacientes com pericardite idiopática ou viral tenham regressão completa (Figura 29.19), outros podem desenvolver aderências, espessamento ou calcificação pericárdica irreversível.

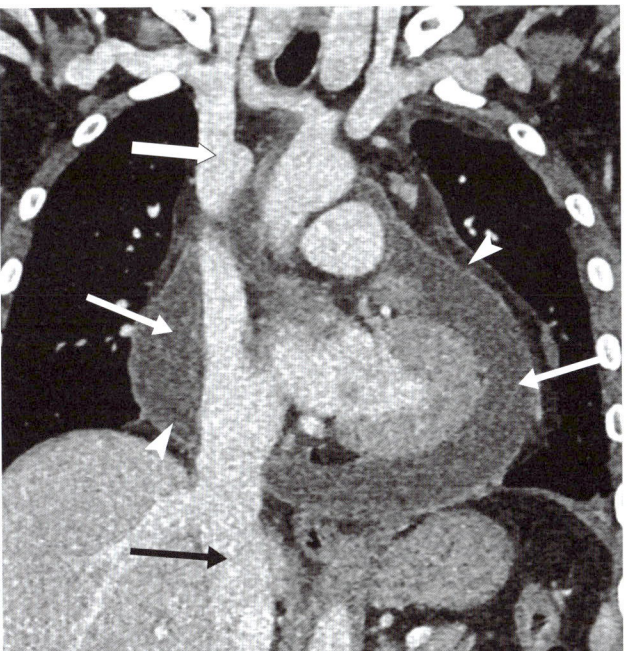

Figura 29.16 Imagem de tomografia computadorizada (TC) com tamponamento cardíaco. A reconstrução no plano coronal oblíquo de um homem de 21 anos, que chegou ao setor de emergência com dor torácica intensa e dispneia, demonstrou derrame pericárdico volumoso (*setas brancas*) com realce do pericárdio (*pontas de seta brancas*) associado à pericardite aguda. A veia cava superior (*seta branca grossa*) e a veia cava inferior (*seta preta*) estavam dilatadas, em consequência das pressões atriais direitas elevadas. A ecocardiografia confirmou tamponamento cardíaco. A pericardite foi atribuída a uma infecção viral, porque o paciente referia história recente de infecção das vias respiratórias superiores e, sob outros aspectos, estava em boas condições de saúde.

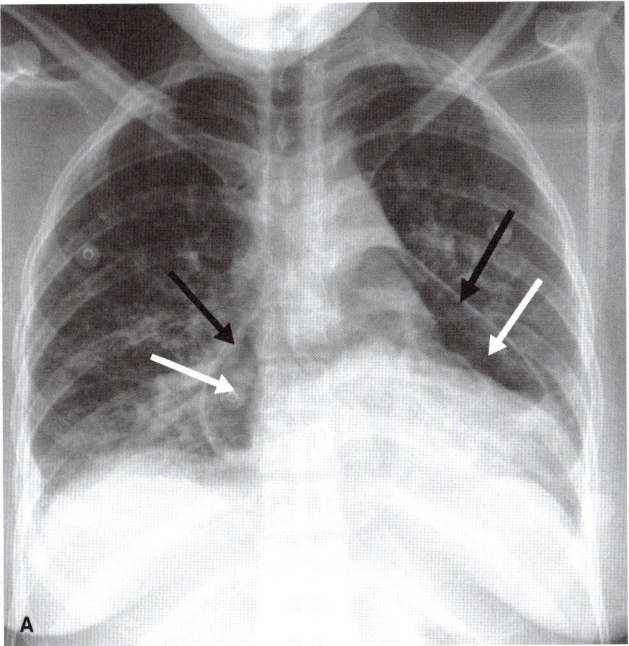

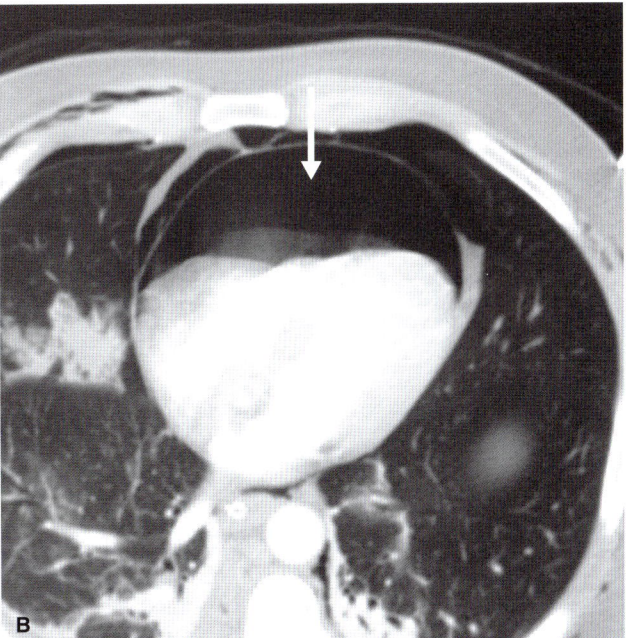

Figura 29.17 Tamponamento cardíaco causado por pneumopericárdio em mulher de 33 anos depois de uma colisão em acidente automobilístico. **A.** A radiografia obtida com equipamento portátil mostrou volume grande de ar no saco pericárdico (*setas brancas*), que demarcava o pericárdio (*setas pretas*). O coração estava deslocado para baixo. **B.** A imagem axial de tomografia computadorizada (TC) confirmou grande volume de ar intrapericárdico, que causou compressão do coração e fisiologia de tamponamento cardíaco.

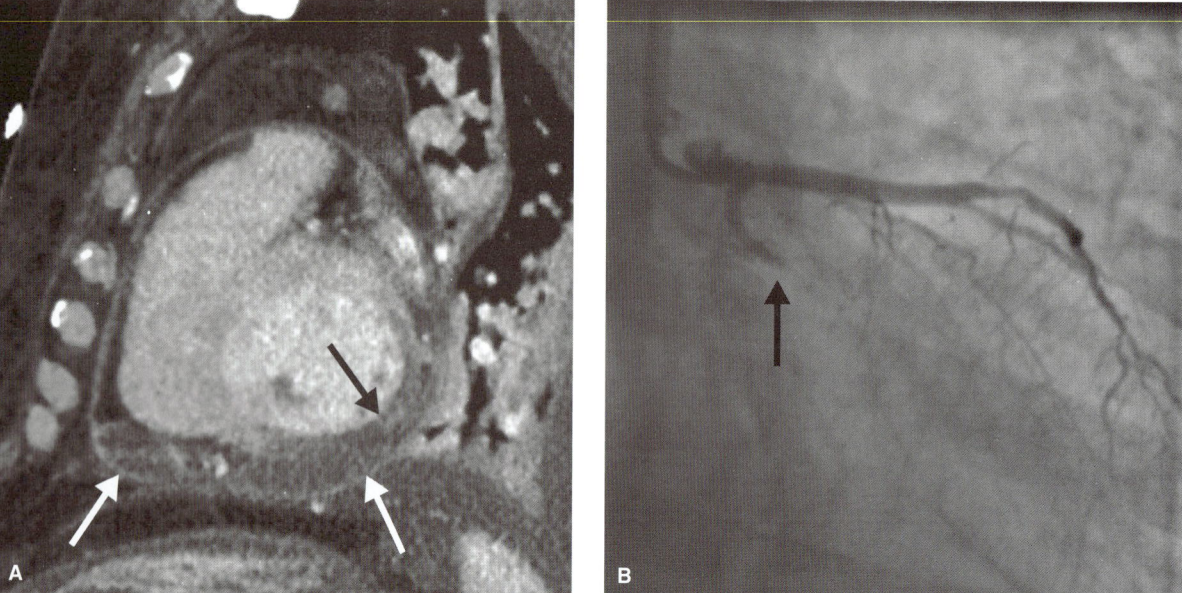

Figura 29.18 **Síndrome de Dressler em mulher de 55 anos que teve infarto do miocárdio no território da artéria circunflexa esquerda (CxE) 3 semanas antes. A.** A imagem sagital do coração demonstrou espessamento e líquido pericárdicos e realce mais acentuado na parte inferior e ao longo da borda lateral do ventrículo esquerdo (*seta preta*). Também havia hipoatenuação transmural dos segmentos inferolateral e inferior do ventrículo esquerdo, compatível com infarto recente (*setas brancas*). **B.** Angiografia coronariana realizada durante o infarto agudo do miocárdio mostrou obstrução total da artéria CxE (*seta preta*).

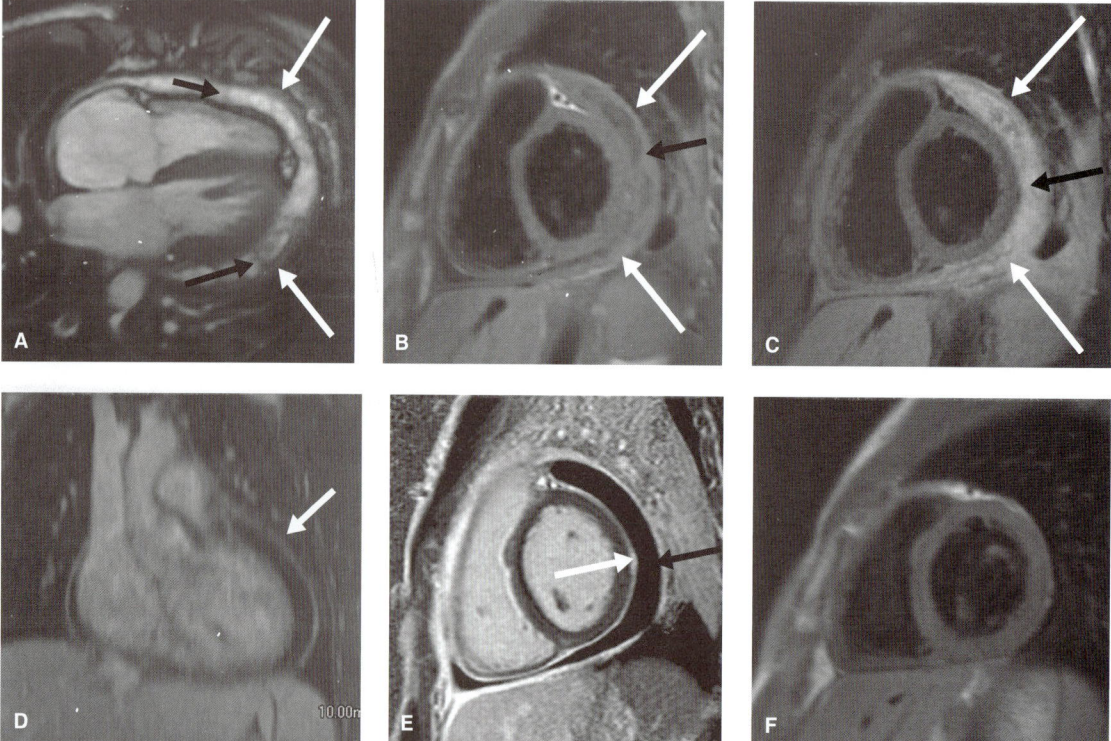

Figura 29.19 **Pericardite fibrinosa idiopática em um homem de 21 anos com dor torácica. A.** A imagem de ressonância magnética (RM) cardíaca em SSFP na incidência de quatro câmaras demonstrou volumoso derrame pericárdico complexo (*setas pretas*) com espessamento pericárdico associado (*setas brancas*). A imagem axial ponderada em T1 (**B**) e a imagem ponderada em T2 na sequência SPAIR (*spectral adiabatic inversion recovery*) (**C**) mostraram espessamento pericárdico acentuado (*setas brancas*). O sinal de espessamento pericárdico era isointenso a ligeiramente hiperintenso em comparação ao miocárdio subjacente nas sequências em SSFP e ponderada em T1, mas era hiperintenso na sequência SPAIR em consequência do edema. Além de espessamento, o derrame pericárdio tinha faixas fibrinosas (*setas pretas*). **D.** A imagem coronal na sequência VIBE pós-contraste, ponderada em T1, demonstrou realce do pericárdio espessado (*seta branca*). O líquido pericárdico não mostrou realce significativo. **E.** A imagem para pesquisa de realce tardio pelo gadolínio na sequência PSIR, ajustada com tempo de inversão de 300 ms, mostrou realce das camadas parietal (*seta preta*) e visceral (*seta branca*) do pericárdio. O líquido pericárdico tinha sinal de intensidade muito baixa na sequência PSIR. **F.** A imagem de eixo curto, ponderada em T1, obtida 2 meses depois da realização de ressecção pericárdica e tratamento com anti-inflamatório demonstrou regressão completa. Embora alguns pacientes com pericardite fibrinosa possam desenvolver espessamento e fibrose pericárdicos irreversíveis, outros têm melhora completa.

Na fase aguda, muitos pacientes com pericardite aguda sentem dor torácica lancinante, que geralmente piora durante a inspiração e quando estão deitados em posição supina. Ao exame físico, pode-se detectar atrito pericárdico causado por depósitos fibrinosos. Anormalidades do eletrocardiograma são frequentes e é comum detectar elevação discreta dos níveis de troponina.

Na TC, geralmente há espessamento do pericárdio em mais de 4 mm de diâmetro, com realce homogêneo ou nodular (ver Figura 29.10 C, D e F e Figuras 29.16, 29.18 e 29.19). Entretanto, a ausência de realce ou espessamento não exclui o diagnóstico de pericardite aguda. Em muitos casos, os pacientes também têm derrame pericárdico, que pode facilitar a demonstração de inflamação do pericárdio (ver Figura 29.10 B).

Na RM, o sinal emitido pelo pericárdio inflamado pode variar, dependendo da gravidade da doença e da sequência de pulsos utilizada (ver Figura 29.19). Nas sequências ponderadas em T1, T2 e SSFP, o pericárdio apresenta sinal de intensidade intermediária (cinzento) e está espessado. Sequências ponderadas em T2 sensíveis a edema (p. ex., sequência STIR, *short-tau inversion recovery*) podem demonstrar edema pericárdico e inflamação da gordura circundante. Em alguns casos, podem ser demonstradas faixas fibrinosas no pericárdio. Depois da injeção do meio de contraste, comumente há realce do pericárdio. Nos casos de miopericardite, imagens de realce tardio também podem mostrar lesão do miocárdio subjacente (Figura 29.20).

Pericardite fibrosa

Embora o pericárdio possa voltar ao normal depois de um episódio de pericardite, algumas vezes ele é irreversivelmente danificado em consequência da deposição de tecido fibroso, com espessamento pericárdico subsequente e formação de aderências. Quando essas aderências são extensas, elas podem fechar totalmente o espaço pericárdico.

Algumas causas de pericardite têm mais tendência a causar espessamento fibroso crônico. Isso inclui doenças que causam episódios repetidos de pericardite, como doença renal (Figura 29.21) e alguns distúrbios do colágeno vascular (p. ex.,

AR, LES [Figura 29.22] e esclerodermia). Outras causas de doença pericárdica fibrosa são radiação, infecções (especialmente tuberculose) e lesão pericárdica por cirurgia ou traumatismo cardíaco.

Deposição de cálcio no pericárdio é uma reação tardia à lesão pericárdica. Embora os depósitos possam ser focais (ver Figura 29.21 D), também pode haver calcificação extensa resultando no encarceramento de todo o coração (Figura 29.23). As causas de pericardite calcificada são as mesmas que levam à pericardite fibrosa.

Na TC, pericardite fibrosa caracteriza-se por espessamento pericárdico com derrame variável. Por convenção, espessura pericárdica maior que 4 mm é usada para definir espessamento pericárdico. Contudo, em muitos casos é difícil diferenciar o espessamento e o líquido pericárdico com precisão, especialmente quando ambos coexistem. As imagens com contraste podem mostrar realce do pericárdio. Calcificações são demonstradas com mais detalhes nas imagens de TC, embora radiografias de tórax possam mostrar calcificações pericárdicas extensas (ver Figura 29.23).

Na RM, o pericárdio mostra espessamento irregular com realce precoce variável (Figura 29.24). Entretanto, imagens obtidas 10 min depois da administração de gadolínio podem mostrar realce tardio atribuível à deposição de tecidos fibrosos (ver Figura 29.22). Uma sequência de marcação (*tagging*), que consiste na colocação de uma grade de linhas de saturação sobre o coração e o pericárdio, pode demonstrar aderências entre as camadas visceral e parietal do pericárdio. Nos indivíduos normais, as linhas de grade entre as camadas do pericárdio deslizam umas sobre as outras durante o ciclo cardíaco, com a quebra delas. Quando há aderências entre as camadas visceral e parietal do pericárdio, as linhas de grade na área das aderências permanecem intactas (Figura 29.24). Pode ser difícil demonstrar calcificações, mas o pericárdio ainda mostra sinais hipointensos em todas as sequências, sem realce nas áreas de calcificação. Embora pacientes com fibrose, aderências e calcificação pericárdicas possam ser assintomáticos, eles têm risco mais alto de desenvolver pericardite constritiva (PC).

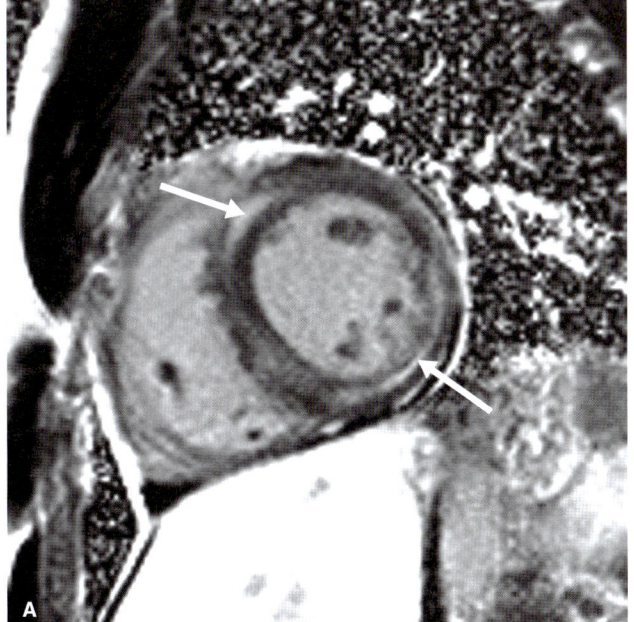
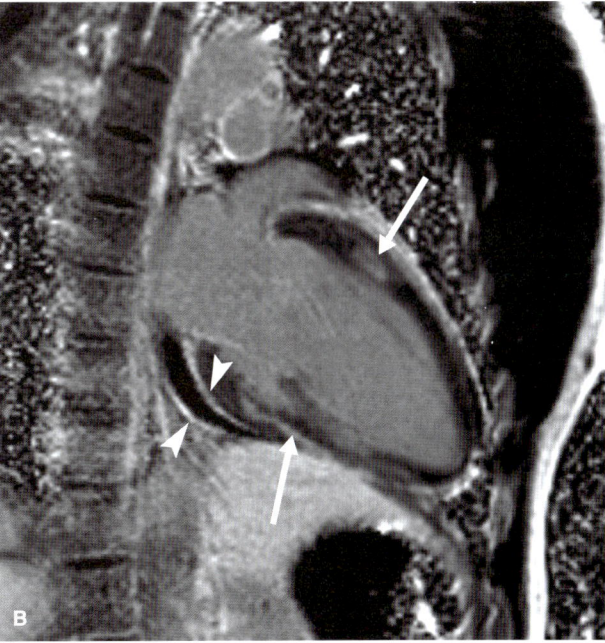

Figura 29.20 **Miopericardite em um jovem de 17 anos com níveis altos de troponina, mas com artérias coronárias normais à cateterização cardíaca.** As imagens de realce tardio pelo gadolínio em sequência PSIR (*phase sensitive inversion recovery*) nas incidências de eixo curto (**A**) e de duas câmaras (**B**) com tempo de inversão ajustado a 300 ms demonstraram realce mesomiocárdico e subepicárdico extenso, compatível com miocardite (*setas brancas*). Além disso, havia realce pericárdico e derrame pericárdico pequeno compatível com inflamação do pericárdio (*pontas de seta brancas* em **B**), confirmando o diagnóstico de miopericardite.

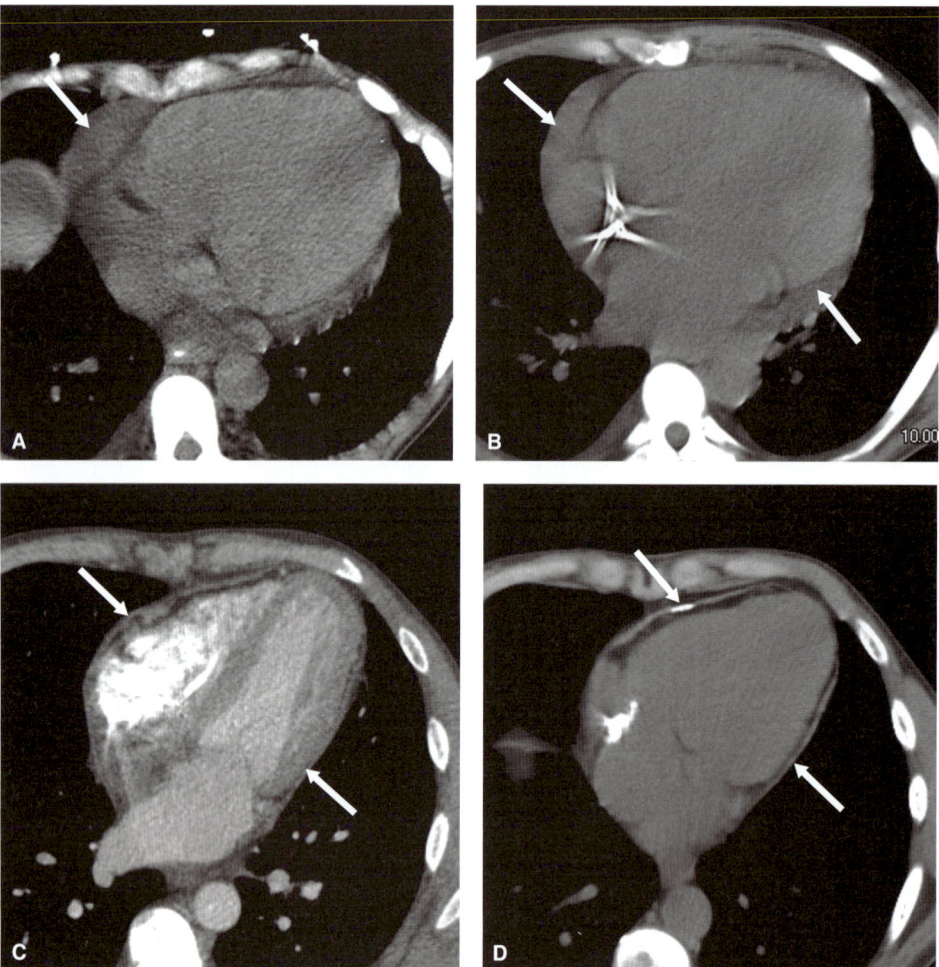

Figura 29.21 Progressão da pericardite urêmica (de pericardite fibrinosa para pericardite fibrosa) ao longo de 6 anos. **A** e **B.** As imagens axiais de tomografia computadorizada (TC) sem contraste de um paciente com insuficiência renal crônica obtidas em 2005 (**A**) e 2006 (**B**) demonstraram derrames pericárdicos recidivantes (*setas brancas*). Durante esses episódios, exames ecocardiográficos mostraram espessamento pericárdico e faixas fibrinosas no pericárdio. **C.** As imagens axiais de TC pós-contraste obtidas em 2008 demonstraram espessamento pericárdico difuso sem derrame pericárdico (*setas brancas*). Observe o formato mais alongado dos ventrículos, em comparação aos exames anteriores, o que pode indicar constrição pericárdica. **D.** O exame sem contraste realizado em 2011 mostrou piora do espessamento e calcificação do pericárdio (*setas brancas*). Com a piora dos sintomas de pericardite constritiva, o paciente foi submetido a ressecção pericárdica em 2012. O exame anatomopatológico confirmou aderências entre as camadas visceral e parietal do pericárdio, que causaram obliteração total do espaço pericárdico.

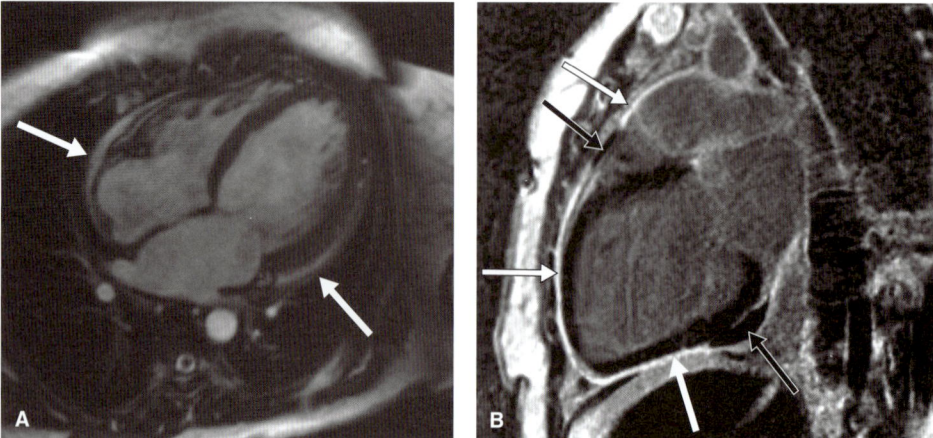

Figura 29.22 Pericardite fibrosa e miocardiopatia dilatada não isquêmica em uma mulher de 29 anos com lúpus eritematoso sistêmico (LES). **A.** A imagem em SSFP na incidência de quatro câmaras mostrou dilatação do ventrículo esquerdo e espessamento pericárdico difuso (*setas brancas*) sem derrame. A fração de ejeção calculada era de 28%. **B.** A imagem para pesquisa de realce tardio na incidência de duas câmaras mostrou realce tardio extenso do pericárdio (*setas brancas*) em consequência da deposição de tecidos fibrosos, que haviam obliterado a cavidade pericárdica. Havia apenas uma quantidade mínima de líquido pericárdico (*setas pretas*). Ausência de realce miocárdico tardio sugeria miocardiopatia não isquêmica, que também é comum nos casos de LES.

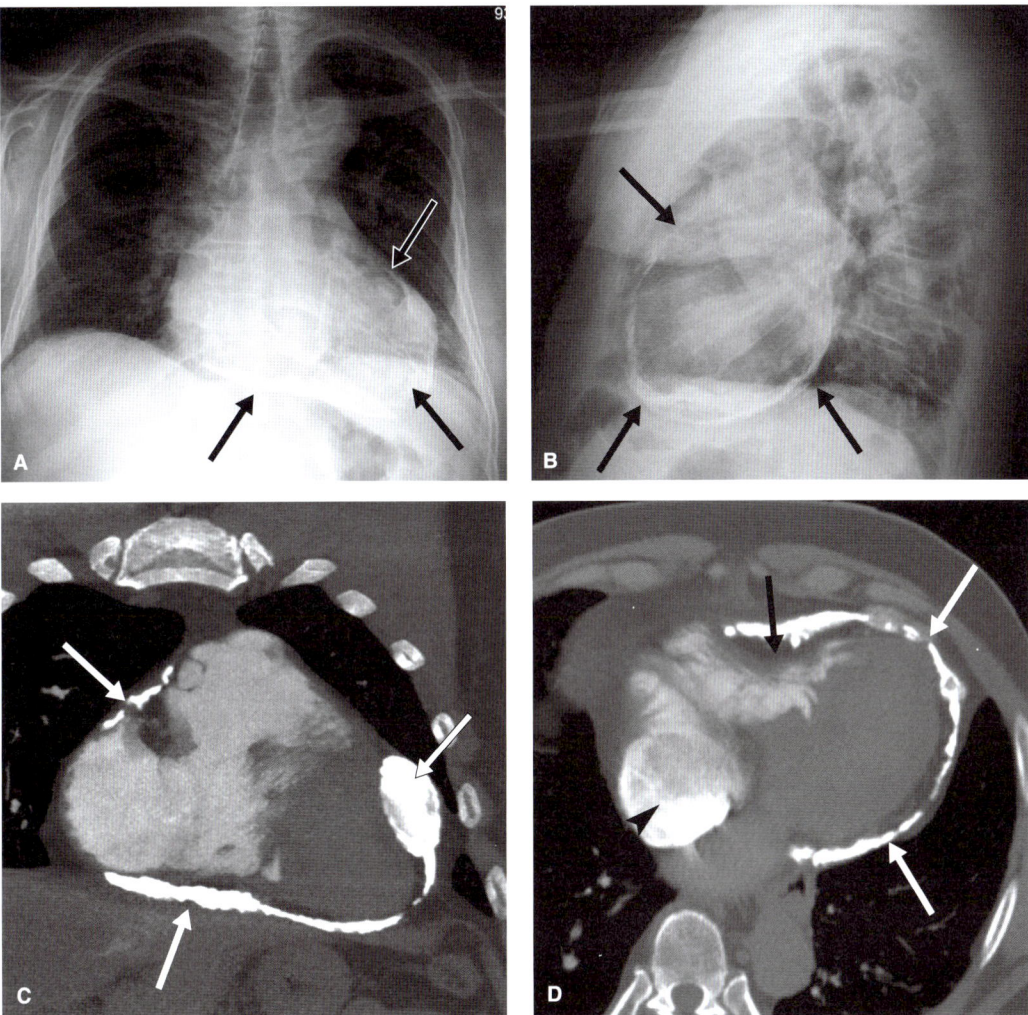

Figura 29.23 Calcificação pericárdica difusa em um homem de 70 anos com história de pericardite tuberculosa e sinais de pericardite constritiva. **A** e **B.** As radiografias de tórax nas incidências posteroanteriores (PA) (**A**) e em perfil (**B**) demonstraram calcificação pericárdica circunferencial extensa (*setas pretas*). **C.** A imagem coronal de tomografia computadorizada (TC) contrastada mostrou calcificação difusa (*setas brancas*). **D.** A imagem axial no nível da borda inferior do coração também demonstrou calcificação difusa (*setas brancas*) com compressão da parede anterior do ventrículo direito (*seta preta*) e dilatação da veia cava inferior (VCI, *ponta de seta preta*). O paciente foi submetido a ressecção pericárdica para melhorar os sintomas constritivos.

Pericardite constritiva

Pericardite constritiva (PC) caracteriza-se por redução da complacência do pericárdio, que causa elevação das pressões diastólicas ventriculares. Embora a PC seja ocasionalmente secundária à pericardite aguda ou subaguda, ela ocorre nos pacientes com fibrose, aderências e/ou calcificação do pericárdio.

A fisiopatologia da PC é atribuída à equalização das pressões em todas as câmaras cardíacas, porque o volume cardíaco total é determinado pelo pericárdio fibrótico inelástico. Assim como ocorre no tamponamento, o coração é forçado a trabalhar em um espaço não complacente, resultando na elevação das pressões venosas pulmonar e sistêmica necessárias para manter o enchimento das câmaras cardíacas. O espaço restrito também é responsável pela interdependência ventricular, na medida em que o aumento de volume de um ventrículo resulta na diminuição do volume do outro.

Em geral, pacientes com PC têm sintomas de baixo débito cardíaco, que afeta especialmente as câmaras cardíacas direitas. Em muitos casos, a ecocardiografia é o primeiro exame realizado e pode mostrar anormalidades sugestivas de PC, incluindo equalização das pressões na diástole e redução ou inversão do fluxo sanguíneo nas veias hepáticas durante a expiração. Contudo, em alguns casos, o exame ecocardiográfico tem pouca positividade

diagnóstica ou seus resultados são inconclusivos, com a necessidade de outros exames diagnósticos complementares.

TC e RM são técnicas úteis para confirmar o diagnóstico de PC. Espessamento do pericárdio aparece claramente nessas duas modalidades de exame (Figuras 29.21 e 29.25). Na TC, calcificação pericárdica é evidente em até 27% dos pacientes com PC. Na RM, cerca de 50% dos pacientes com PC têm realce tardio pelo gadolínio no pericárdio.

Entretanto, embora o espessamento pericárdico seja um aspecto demonstrado comumente nesses exames de imagem, sua ausência não exclui o diagnóstico porque até 28% dos pacientes com PC têm espessura pericárdica normal à TC e 18%, espessura normal ao exame histológico. Além disso, pacientes com PC terminal têm mais tendência a mostrar pericárdio com espessura normal que os indivíduos com PC reversível.

Outros aspectos morfológicos podem ser vistos na TC ou na RM. Redução da complacência do pericárdio pode alterar a forma das câmaras cardíacas, porque os ventrículos podem mostrar configuração cônica (Figuras 29.21 e 29.25), com dilatação atrial. Dilatação da VCI (ver Figura 29.23 D) e veia ázigo, ascite, derrames pleurais e edema periférico são alterações associadas comumente às pressões elevadas nas câmaras cardíacas direitas.

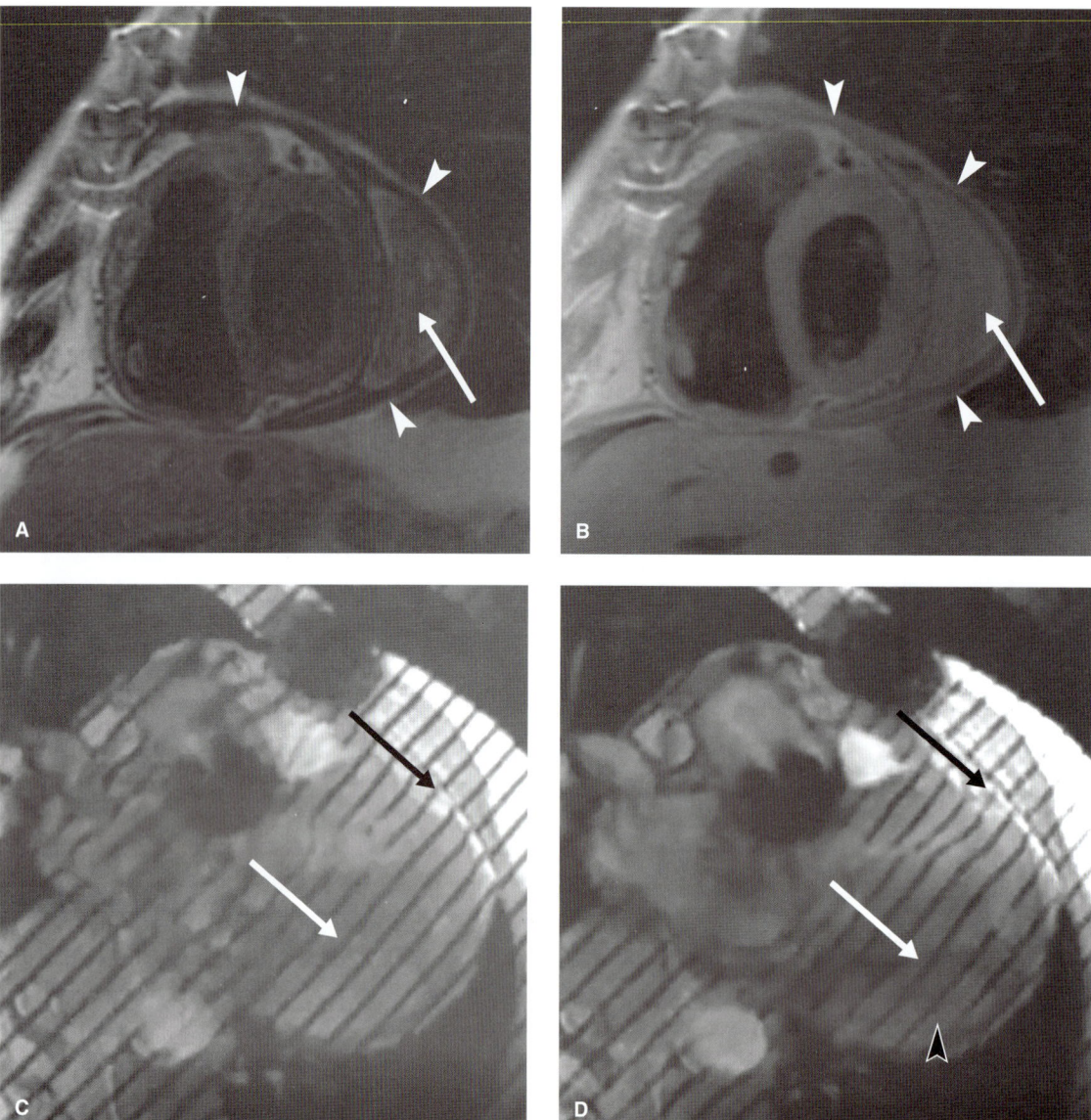

Figura 29.24 Pericardite fibrosa com aderências pericárdicas em mulher de 73 anos, que desenvolveu hemopericárdio depois de uma cirurgia de *bypass* arterial coronariano e substituição da valva aórtica. **A** e **B.** As imagens de eixo curto ponderadas em T2 (**A**) e T1 (**B**) no nível mesocavitário demonstraram espessamento pericárdico acentuado ao longo das superfícies anterior, anterolateral e inferior do pericárdio, que chegava a medir 9 mm de espessura (*pontas de seta brancas*). O sinal escuro do pericárdio nas imagens ponderadas em T2 devia-se à calcificação. Também havia sequelas de hematoma crônico entre as lâminas parietal e visceral do pericárdio espessado (*setas brancas*). **C** e **D.** As imagens axiais de marcação (*tagging*) em sequência *gradient-echo* mostraram várias linhas de grade. No início da sequência, durante a diástole (**C**), as linhas de grade anteriores (*seta preta*) e posteriores (*seta branca*) estavam intactas. Durante a sístole (**D**), as linhas de grade entre as superfícies endocárdica e epicárdica do ventrículo direito e das partes mais anteriores do ventrículo esquerdo eram interrompidas à medida que o pericárdio deslizava livremente sobre a superfície do coração (*seta preta*). Contudo, nos segmentos posteriores, na região do hematoma crônico (*ponta de seta preta*), as linhas de grade entre as superfícies endocárdica e epicárdica continuavam intactas (*seta branca*), indicando que o pericárdio estava fibrótico e aderido ao epicárdio subjacente.

No exame de angio-TC ou RM cardíaca cinemática sincronizada retrospectivamente, a interdependência ventricular mostra oscilação septal clássica. Nos casos de PC, o enchimento ventricular rápido no início da diástole é seguido de interrupção abrupta do fluxo diastólico pelas valvas atrioventriculares em consequência da perda de complacência do pericárdio. Como o enchimento do ventrículo direito ocorre um pouco antes do enchimento do ventrículo esquerdo, a elevação inicial das pressões ventriculares direitas causa movimento paradoxal do septo para a esquerda, durante o enchimento diastólico inicial. Em seguida, o septo volta a abaular para o lado direito durante o enchimento do ventrículo esquerdo, quando a elevação das pressões dessa câmara cardíaca provoca oscilação septal (ver

Figura 29.25). Embora essa oscilação septal no início da diástole possa ser demonstrada em outras condições patológicas, ela geralmente é mais acentuada nos pacientes com PC. Embora as imagens de RM nas sequências de *tagging* possam mostrar aderências pericárdicas, pacientes sem essas aderências podem ter fisiologia constritiva, enquanto outros pacientes com aderências, não.

Uma das melhores técnicas para confirmar o diagnóstico de PC com base no exame de RM é demonstrar variação respiratória da oscilação diastólica usando sequências cinemáticas não sincronizadas com respiração livre (ver Figura 29.25). Durante a inspiração dos pacientes com PC, a pressão intratorácica negativa aumenta o retorno venoso ao coração direito. Contudo, como

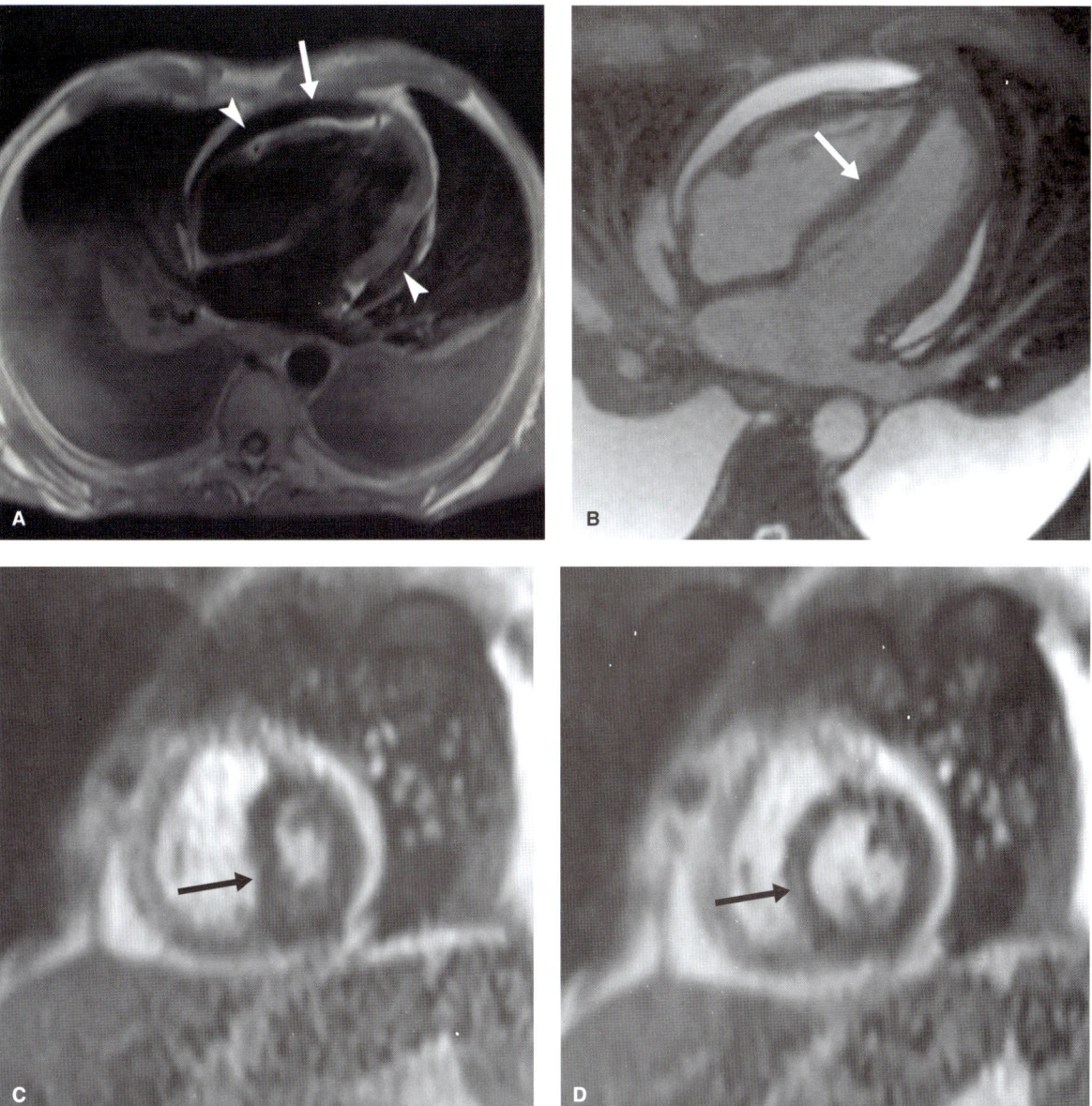

Figura 29.25 Imagens de ressonância magnética (RM) de um homem de 45 anos com pericardite constritiva. **A.** A imagem ponderada em T1 na incidência de quatro câmaras demonstrou espessamento pericárdico difuso, que era mais evidente na superfície anterior (*seta branca*). Também havia derrame pericárdico pequeno a moderado (*pontas de seta brancas*). **B.** A imagem em sequência SSFP na incidência de quatro câmaras mostrou oscilação septal, que é típica de pericardite constritiva. No início da diástole, as pressões elevadas do ventrículo direito (VD) geradas pelo enchimento inicial do VD causavam abaulamento do septo para a esquerda (*seta*). No meio da diástole, as pressões altas do ventrículo esquerdo (VE) geradas pelo enchimento tardio do VE puxavam o septo de volta para o lado direito. **C** e **D.** Imagens cinemáticas no eixo curto não sincronizadas, com respiração livre, obtidas durante a inspiração profunda (**C**) e expiração (**D**) mostraram variações respiratórias da morfologia septal associadas a pericardite constritiva. No início da inspiração (**C**), a elevação rápida das pressões do VD em consequência do retorno venoso aumentado no lado direito causava achatamento notável do septo (*seta preta*). Durante a expiração (**B**), as pressões do VE ficam acima das pressões do VD e o septo voltava ao aspecto normal (*seta preta*). Essa alteração demonstrou interdependência ventricular e confirmou o diagnóstico de pericardite constritiva.

os movimentos do ventrículo direito estão limitados pelo pericárdio pouco complacente, a elevação das pressões dessa câmara cardíaca causa achatamento marcante do septo interventricular. Durante a expiração, ocorre o contrário, à medida que a pressão intratorácica positiva amplia o retorno venoso pulmonar, resultando na configuração normal do septo, com abaulamento para a direita. Esse padrão não deve ser demonstrado nos pacientes com miocardiopatia restritiva, podendo ajudar a diferenciar essas duas condições patológicas.

Embora o espessamento pericárdico seja uma anormalidade demonstrada comumente nos casos de PC, derrames pericárdicos costumam ser pequenos. Em casos raros, pacientes podem ter derrame pericárdico volumoso e pericárdio rígido (não complacente), resultando em fisiopatologia de tamponamento e constrição, respectivamente. Essa síndrome é conhecida como PC com derrame e é rara (menos de 7%) nos pacientes com tamponamento pericárdico.

Necrose do coxim adiposo epipericárdico

Necrose do coxim adiposo epipericárdico, também conhecida como necrose adiposa pericárdica, é uma causa rara de dor torácica aguda, que pode ser semelhante às outras doenças descritas anteriormente. A etiologia é desconhecida, mas os achados anatomopatológicos podem ser semelhantes aos encontrados na apendagite epiploica adjacente ao intestino grosso e à necrose adiposa mamária. Na maioria dos casos, essa condição evidencia-se por uma lesão gordurosa encapsulada com inflamação focal centrada na gordura justapericárdica (Figura 29.26). É comum encontrar derrames pleurais e pericárdicos e espessamento pericárdico associado. O diagnóstico dessa condição pode evitar intervenção cirúrgica para um processo geralmente autolimitado.

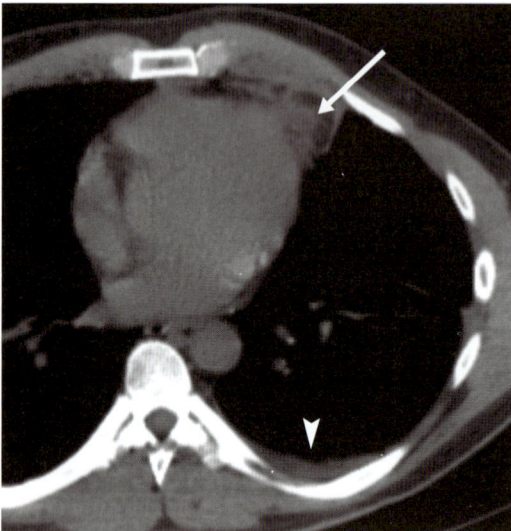

Figura 29.26 Necrose do coxim adiposo epipericárdico de um homem de 45 anos com dor torácica intensa à esquerda. A imagem axial demonstrou uma lesão gordurosa encapsulada adjacente e em continuidade com o pericárdio e marcantes alterações inflamatórias associadas (*seta branca*). Também havia derrame pleural pequeno (*ponta de seta branca*) ipsilateral às alterações inflamatórias. Embora não seja comum, essa condição autolimitada e benigna deve ser reconhecida para evitar intervenção cirúrgica desnecessária.

Tumores pericárdicos

Tumores pericárdicos primários são muito raros e comumente malignos. Mesotelioma pericárdico primário originado das células mesoteliais que recobrem o pericárdio representa 50% das neoplasias pericárdicas primárias. Contudo, ainda assim é extremamente raro e, com base em um estudo de necropsia de 500.000 pacientes, sua incidência foi menor que 0,0022%. Ao contrário do mesotelioma pleural, a relação entre exposição ao asbesto e mesotelioma pericárdico não está clara. Contudo, em cerca de um terço dos casos, pacientes tiveram exposição comprovada ao asbesto. Assim como ocorre com mesotelioma pleural, a patologia da forma pericárdica desse tumor pode ser epitelioide, sarcomatoide ou bifásica. Nos estágios iniciais da doença, TC e RM demonstram derrames pericárdicos heterogêneos e espessamento pericárdico que, inicialmente, podem ser confundidos com pericardite aguda ou crônica. À medida que a doença avança, massas preenchem o saco pericárdico e invadem estruturas adjacentes, inclusive coração e vasos sanguíneos (Figura 29.27). O prognóstico é desfavorável e poucos pacientes sobrevivem por mais que 12 meses depois do diagnóstico.

Além de mesotelioma, sarcomas pericárdicos primários podem desenvolver-se, havendo vários subtipos histopatológicos (Figura 29.28). Embora a maioria dos linfomas que afetam o pericárdio ocorra nos pacientes com doença sistêmica, linfoma pericárdico primário também ocorre. Seu aspecto é amplamente variável, porque pode formar massa solitária semelhante a outros tumores. Além disso, linfoma primário com derrame pericárdico pode ocorrer em pacientes HIV-positivos e formar derrames pericárdicos volumosos (Figura 29.29). A maioria dos tumores intrapericárdicos originados de células germinativas ocorre nas crianças e consiste em teratomas benignos. Contudo, tumores malignos de células germinativas também ocorrem e devem ser considerados em todos os pacientes pediátricos com massa intrapericárdica heterogênea, especialmente quando está localizada entre a raiz aórtica e o átrio esquerdo (Figura 29.30).

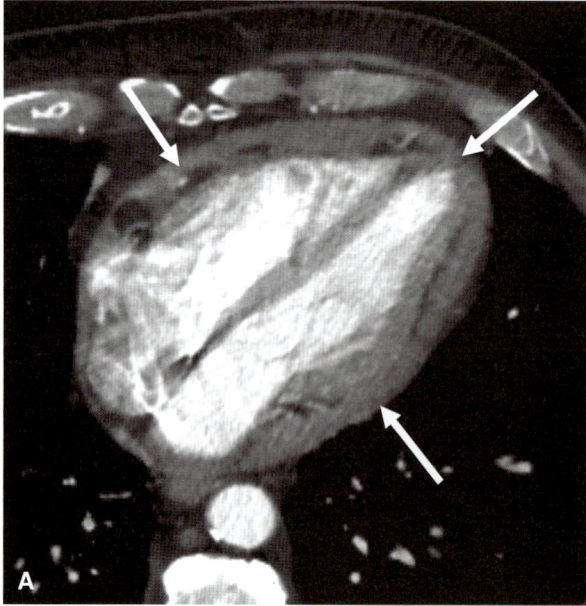

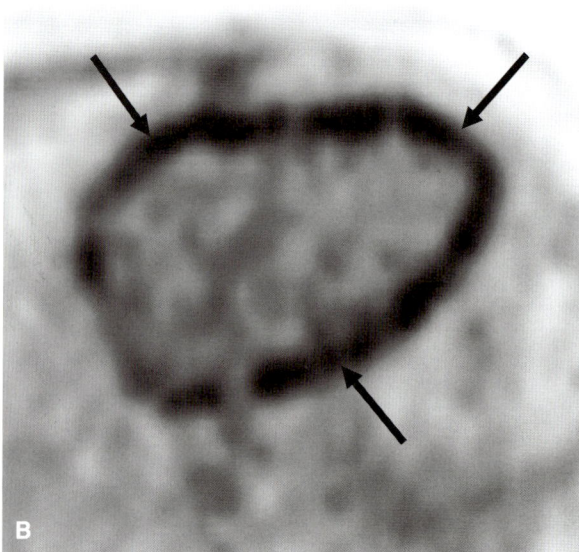

Figura 29.27 Mesotelioma pericárdico em um homem de 55 anos com queixa de dispneia. **A.** A imagem axial da tomografia computadorizada (TC) demonstrou espessamento pericárdico semelhante a uma crosta. O coração estava comprimido por inteiro, incluindo o ventrículo esquerdo. **B.** A tomografia por emissão de pósitrons (PET, *positron emission tomography*) obtida no mesmo nível mostrou captação difusa de fluordesoxiglicose (FDG) pelo espessamento pericárdico. A biopsia confirmou mesotelioma pericárdico, que, embora seja raro, é o tumor pericárdico primário mais comum.

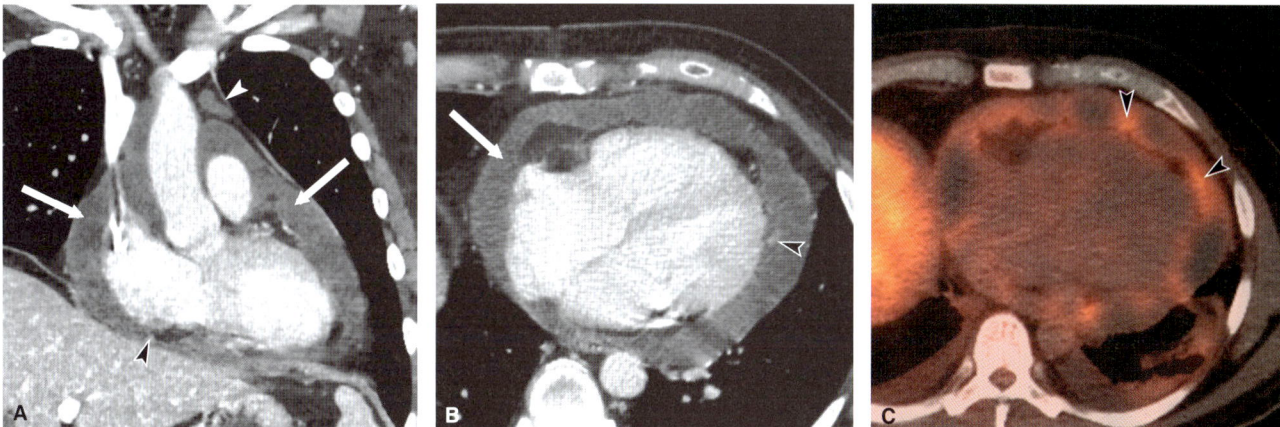

Figura 29.28 Angiossarcoma pericárdico em um homem de 50 anos. As imagens coronal (**A**) e axial (**B**) da tomografia computadorizada (TC) demonstraram derrame pericárdico circunferencial lobulado com áreas de realce pericárdico e alguns nódulos realçados (*pontas de seta pretas*). Os linfonodos adjacentes (*pontas de seta brancas*) também estavam aumentados. **C.** Imagem sobreposta de PET-TC mostra captação de FDG pelo pericárdio (*pontas de setas pretas*), embora a maior parte do líquido pericárdico apresentasse pouquíssima ou nenhuma captação. O paciente não tinha manifestações clínicas sugestivas de pericardite aguda. A biopsia subsequente do pericárdio mostrou angiossarcoma, mas não havia massas cardíacas associadas.

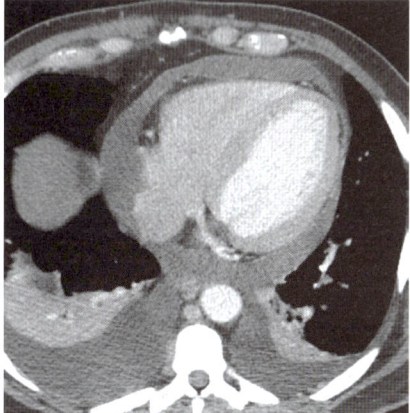

Figura 29.29 Linfoma pericárdico primário com derrame em um homem de 53 anos HIV-positivo. A imagem axial de tomografia computadorizada (TC) demonstrou derrame pericárdico moderado (*setas*) e derrame pleural bilateral, que não regredia há vários meses. Pericardiocentese e toracocentese mostraram líquido hemorrágico com vários linfócitos atípicos compatíveis com linfoma de células B. Esse paciente não tinha linfoma em nenhuma outra parte do corpo.

Existem vários tumores intrapericárdicos benignos. Quando o tumor intrapericárdico tem gordura em seu interior, as hipóteses consideradas na população pediátrica devem ser teratomas ou lipoblastomas. Nas outras faixas etárias, quando a lesão é composta unicamente de gordura, pode-se estabelecer o diagnóstico de lipoma (Figura 29.31). Outros tumores pericárdicos benignos são linfangiomas e hemangiomas. Os primeiros formam massas serpiginosas ou localizadas com predomínio de atenuação de líquido na TC. Esses tumores podem infiltrar estruturas adjacentes, mas não são invasivos. Também pode haver septações com realce pelo meio de contraste, que geralmente não ocorrem nos casos de cistos pericárdicos (Figura 29.32). Na RM, linfangiomas têm sinal de intensidade alta nas imagens ponderadas em T2, mas podem ter sinais de intensidade baixa ou alta nas imagens ponderadas em T1. O uso do meio de contraste pode ajudar a diferenciar linfangiomas de hemangiomas pericárdicos, que podem ter aspecto semelhante nas imagens pré-contraste. Com exceção das septações, linfangiomas não mostram realce interno, ao passo que hemangiomas têm realce nodular com preenchimento progressivo, em razão de sua natureza vascular. Outros tumores pericárdicos benignos são paragangliomas, fibromas e teratomas.

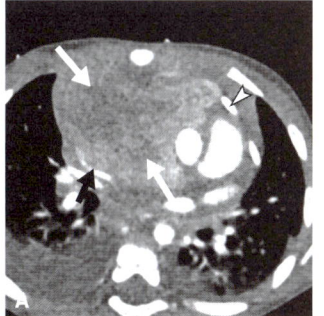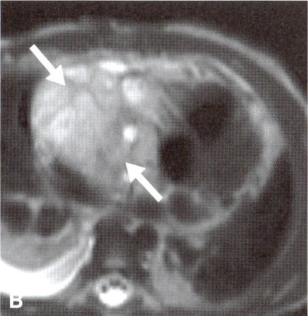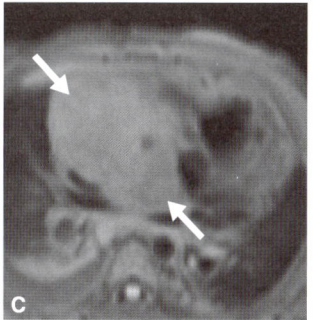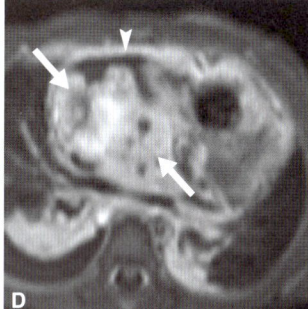

Figura 29.30 Tumor pericárdico maligno de células do saco vitelino em uma bebê de 14 meses, que desenvolveu tamponamento cardíaco e nível alto de alfafetoproteína (AFP). A. A imagem axial de uma tomografia computadorizada (TC) de tórax com contraste demonstrou massa heterogênea de tecidos moles no pericárdio (*seta preta* em **A**). Como a massa comprimia a veia cava superior (VCS, *seta preta*), foi colocado um dreno pericárdico para aliviar o tamponamento (*ponta de seta branca*). **B.** A imagem axial em SSFP ponderada em T2 obtida no mesmo nível da TC mostrou massa com sinal de intensidade muito alta e áreas císticas. **C.** A imagem ponderada em T1 sem contraste demonstrou que a massa era ligeiramente hiperintensa em comparação ao miocárdio. Áreas de sinal de baixa intensidade representavam componentes císticos. **D.** As imagens ponderadas em T1 pós-contraste mostraram realce intenso da massa (*setas brancas*) e do pericárdio adjacente (*ponta de seta branca*).

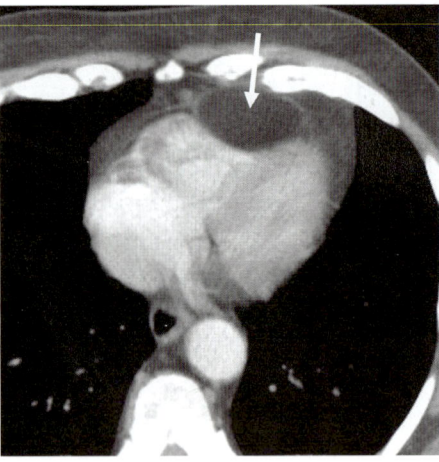

Figura 29.31 Mulher de 77 anos com lipoma intrapericárdico detectado por acaso. A imagem axial de tomografia computadorizada (TC) demonstrou massa gordurosa (*seta*) localizada dentro do pericárdio. Lipomas são lesões benignas e podem estar localizados no pericárdio, coração ou mediastino.

Invasão secundária do pericárdio por tumores malignos é muito mais comum que neoplasias pericárdicas primárias. Câncer de pulmão (Figura 29.33), carcinoma de mama e linfoma (Figura 29.34) são neoplasias malignas que afetam mais comumente o pericárdio e podem apresentar invasão direta ou disseminação metastática. Outros tumores que tendem a invadir o pericárdio são melanoma e carcinoma de células renais.

Os sintomas atribuíveis à invasão tumoral do pericárdio dependem da extensão da doença. Queixas inespecíficas, como dor torácica e dispneia, são frequentes. Em muitos casos, os derrames são hemorrágicos e podem ser muito volumosos a ponto de causar tamponamento em 16% dos pacientes. Disseminação tumoral difusa pode encarcerar o coração e causar constrição pericárdica. TC e RM podem mostrar o foco primário da doença e também a extensão da disseminação pericárdica. Nos casos típicos, há espessamento pericárdico com quantidades variáveis de nódulos pericárdicos. Entretanto, nem sempre há espessamento do pericárdio e a única anormalidade é derrame pericárdico, que pode ser uma mistura de líquido, sangue e células malignas (ver Figura 29.30). Nas imagens de TC ou RM, pode haver realce pelo meio de contraste de parte do pericárdio.

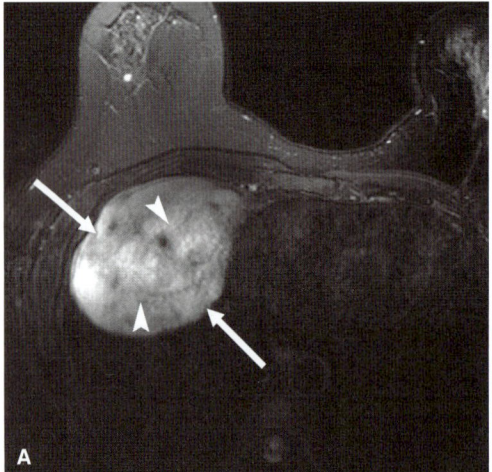

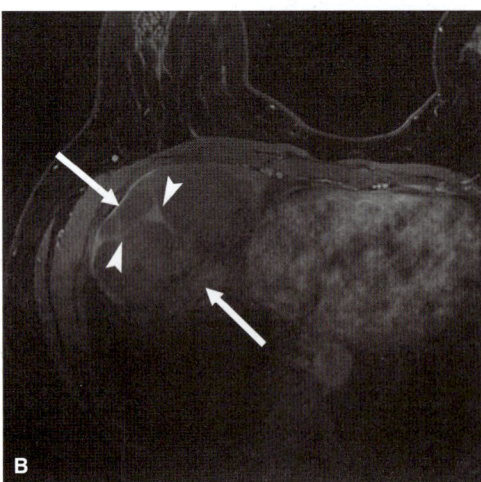

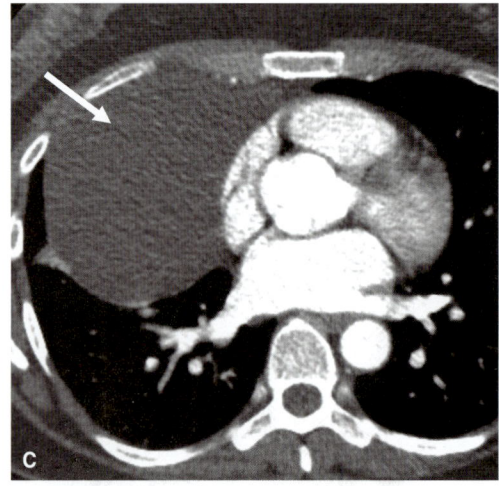

Figura 29.32 Linfangioma pericárdico detectado por acaso em mulher de 42 anos com câncer de mama diagnosticado recentemente. A. As imagens axiais ponderadas em T2 de ressonância magnética (RM) das mamas demonstraram massa heterogênea predominantemente hiperintensa, embora até certo ponto heterogênea, localizada no recesso cardiofrênico direito (*setas brancas*), com septações internas (*pontas de seta brancas*). **B.** A imagem axial ponderada em T1 pós-contraste de RM das mamas mostrou realce das septações e realce periférico da massa, embora sem realce de outras partes. **C.** A imagem axial de tomografia computadorizada (TC) com contraste demonstrou massa com bordas lisas e atenuação de líquido no recesso cardiofrênico direito (*seta branca*), mas não havia realce pelo meio de contraste. Embora o diagnóstico diferencial à TC incluísse cisto pericárdico, a existência de septações com realce e sinal interno heterogêneo à RM tornava essa possibilidade improvável. A ressecção cirúrgica demonstrou linfangioma pericárdico.

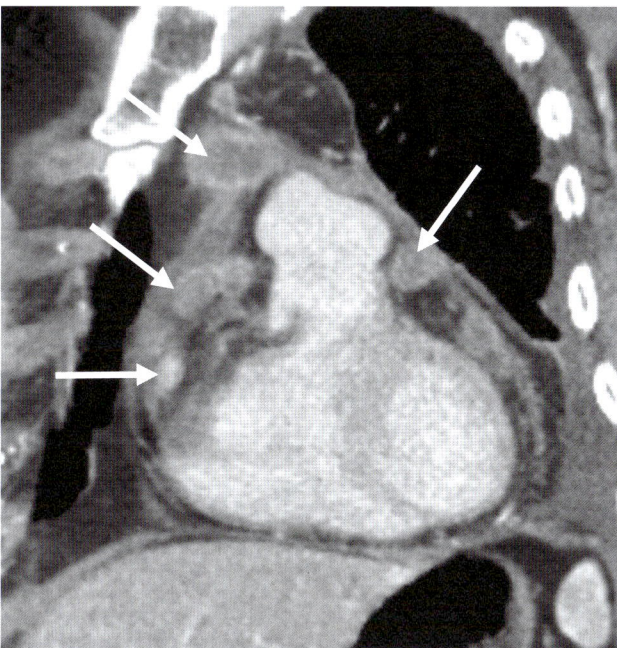

Figura 29.33 Metástases pericárdicas de câncer de pulmão em mulher de 58 anos. A reformação multiplanar no plano coronal oblíquo demonstrou várias massas pericárdicas com realce (*setas brancas*). Também havia metástases pleurais. Metástases pericárdicas são muito mais frequentes que tumores pericárdicos primários.

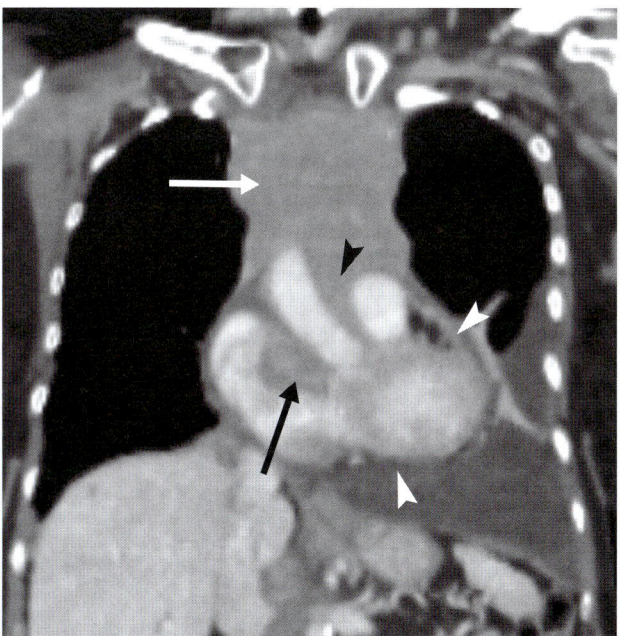

Figura 29.34 Metástases pericárdicas de linfoma, em mulher de 67 anos. A reformatação multiplanar no plano coronal oblíquo demonstrou massa mediastinal confluente muito grande (*seta branca*) que invadia o pericárdio (*ponta de seta preta*) e o coração (*seta preta*). Havia espessamento e derrame pericárdicos associado às metástases pericárdicas (*pontas de seta branca*). A paciente também tinha derrame pleural à esquerda.

Leitura sugerida

Abbas AE, Appleton CP, Liu PT, Sweeney JP. Congenital absence of the pericardium: case presentation and review of literature. *Int J Cardiol* 2005;98:21–25.

Akiba T, Marushima H, Masubuchi M, Kobayashi S, Morikawa T. Small symptomatic pericardial diverticula treated by video-assisted thoracic surgical resection. *Ann Thorac Cardiovasc Surg* 2009;15:123–125.

Alter P, Figiel JH, Rupp TP, Bachmann GF, Maisch B, Rominger MB. MR, CT, and PET imaging in pericardial disease. *Heart Fail Rev* 2013;18:289–306.

Bogaert J, Francone M. Cardiovascular magnetic resonance in pericardial diseases. *J Cardiovasc Magn Reson* 2009;11:14.

Bogaert J, Francone M. Pericardial disease: value of CT and MR imaging. *Radiology* 2013;267:340–356.

Broderick LS, Brooks GN, Kuhlman JE. Anatomic pitfalls of the heart and pericardium. *Radiographics* 2005;25:441–453.

Bull RK, Edwards PD, Dixon AK. CT dimensions of the normal pericardium. *Br J Radiol* 1998;71:923–925.

Burazor I, Aviel-Ronen S, Imazio M, et al. Primary malignancies of the heart and pericardium. *Clin Cardiol* 2014;37:582–588.

Carretta A, Negri G, Pansera M, Melloni G, Zannini P. Thoracoscopic treatment of a pericardial diverticulum. *Surg Endosc* 2003;17:158.

Carsky EW, Mauceri RA, Azimi F. The epicardial fat pad sign: analysis of frontal and lateral chest radiographs in patients with pericardial effusion. *Radiology* 1980;137:303–308.

Chiles C, Woodard PK, Gutierrez FR, Link KM. Metastatic involvement of the heart and pericardium: CT and MR imaging. *Radiographics* 2001;21:439–449.

Choe YH, Im JG, Park JH, Han MC, Kim CW. The anatomy of the pericardial space: a study in cadavers and patients. *AJR Am J Roentgenol* 1987; 149:693–697.

Choi YW, McAdams HP, Jeon SC, Seo HS, Hahm CK. The "High-Riding" superior pericardial recess: CT findings. *AJR Am J Roentgenol* 2000;175:1025–1028.

Cohen R, Mirrer B, Loarte P, Navarro V. Intrapericardial mature cystic teratoma in an adult: case presentation. *Clin Cardiol* 2013;36:6–9.

Cracknell BR, Ail D. The unmasking of a pyopericardium. *BMJ Case Rep* 2015; 2015:pii: bcr2014207441.

Eisenberg MJ, Dunn MM, Kanth N, Gamsu G, Schiller NB. Diagnostic value of chest radiography for pericardial effusion. *J Am Coll Cardiol* 1993;22:588–593.

Feigin DS, Fenoglio JJ, McAllister HA, Madewell JE. Pericardial cysts. A radiologic-pathologic correlation and review. *Radiology* 1977;125:15–20.

Feng D, Glockner J, Kim K, et al. Cardiac magnetic resonance imaging pericardial late gadolinium enhancement and elevated inflammatory markers can predict the reversibility of constrictive pericarditis after anti-inflammatory medical therapy: a pilot study. *Circulation* 2011;124:1830–1837.

Francone M, Dymarkowski S, Kalantzi M, Bogaert J. Real-time cine MRI of ventricular septal motion: a novel approach to assess ventricular coupling. *J Magn Reson Imaging* 2005;21:305–309.

Francone M, Dymarkowski S, Kalantzi M, Rademakers FE, Bogaert J. Assessment of ventricular coupling with real-time cine MRI and its value to differentiate constrictive pericarditis from restrictive cardiomyopathy. *Eur Radiol* 2006;16:944–951.

Frank H, Globits S. Magnetic resonance imaging evaluation of myocardial and pericardial disease. *J Magn Reson Imaging* 1999;10:617–626.

Fred HL. Pericardial fat necrosis: a review and update. *Tex Heart Inst J* 2010; 37:82–84.

Giassi KS, Costa AN, Bachion GH, Kairalla RA, Filho JR. Epipericardial fat necrosis: who should be a candidate? *AJR Am J Roentgenol* 2016:1–5.

Groell R, Schaffler GJ, Rienmueller R. Pericardial sinuses and recesses: findings at electrocardiographically triggered electron-beam CT. *Radiology* 1999; 212:69–73.

Hammer MM, Raptis CA, Javidan-Nejad C, Bhalla S. Accuracy of computed tomography findings in acute pericarditis. *Acta Radiol* 2014;55:1197–1202.

Hiratzka LF, Bakris GL, Beckman JA, et al. 2010 ACCF/AHA/AATS/ACR/ASA/ SCA/SCAI/SIR/STS/SVM guidelines for the diagnosis and management of patients with Thoracic Aortic Disease: a report of the American College of Cardiology Foundation/American Heart Association Task Force on Practice Guidelines, American Association for Thoracic Surgery, American College of Radiology, American Stroke Association, Society of Cardiovascular Anesthesiologists, Society for Cardiovascular Angiography and Interventions, Society of Interventional Radiology, Society of Thoracic Surgeons, and Society for Vascular Medicine. *Circulation* 2010;121:e266–e369.

Hynes JK, Tajik AJ, Osborn MJ, Orszulak TA, Seward JB. Two-dimensional echocardiographic diagnosis of pericardial cyst. *Mayo Clin Proc* 1983;58:60–63.

Ishihara T, Ferrans VJ, Jones M, Boyce SW, Kawanami O, Roberts WC. Histologic and ultrastructural features of normal human parietal pericardium. *Am J Cardiol* 1980;46:744–753.

Jeudy J, Kirsch J, Tavora F, et al. From the radiologic pathology archives: cardiac lymphoma: radiologic-pathologic correlation. *Radiographics* 2012; 32:1369–1380.

Kar SK, Ganguly T. Current concepts of diagnosis and management of pericardial cysts. *Indian Heart J* 2017;69:364–370.

Kellman P, Arai AE, McVeigh ER, Aletras AH. Phase-sensitive inversion recovery for detecting myocardial infarction using gadolinium-delayed hyperenhancement. *Magn Reson Med* 2002;47:372–383.

Klein AL, Abbara S, Agler DA, et al. American Society of Echocardiography clinical recommendations for multimodality cardiovascular imaging of patients with pericardial disease: endorsed by the Society for Cardiovascular Magnetic Resonance and Society of Cardiovascular Computed Tomography. *J Am Soc Echocardiogr* 2013;26:965–1012. e15.

Kodama F, Fultz PJ, Wandtke JC. Comparing thin-section and thick-section CT of pericardial sinuses and recesses. *AJR Am J Roentgenol* 2003;181:1101–1108.

Kojima S, Yamada Y, Goto Y. Diagnosis of constrictive pericarditis by tagged cine magnetic resonance imaging. *N Engl J Med* 1999;341:373–374.

LeWinter MM. Clinical practice. Acute pericarditis. *N Engl J Med* 2014; 371: 2410–2416.

Little WC, Freeman GL. Pericardial disease. *Circulation* 2006;113:1622–1632.

Maisch B, Seferovic PM, Ristic AD, et al. Guidelines on the diagnosis and management of pericardial diseases executive summary; the task force on the diagnosis and management of pericardial diseases of the European Society of Cardiology. *Eur Heart J* 2004;25:587–610.

Myers RB, Spodick DH. Constrictive pericarditis: clinical and pathophysiologic characteristics. *Am Heart J* 1999;138:219–232.

Nasser WK. Congenital diseases of the pericardium. *Cardiovasc Clin* 1976;7:271–286.

Natanzon A, Kronzon I. Pericardial and pleural effusions in congestive heart failure-anatomical, pathophysiologic, and clinical considerations. *Am J Med Sci* 2009;338:211–216.

National Clinical Guideline Centre. *Major Trauma: Assessment and Initial Management.* London: 2016:85–110.

Oh KY, Shimizu M, Edwards WD, Tazelaar HD, Danielson GK. Surgical pathology of the parietal pericardium: a study of 344 cases (1993–1999). *Cardiovasc Pathol* 2001;10:157–168.

O'Leary SM, Williams PL, Williams MP, et al. Imaging the pericardium: appearances on ECG-gated 64-detector row cardiac computed tomography. *Br J Radiol* 2010;83:194–205.

Peebles CR, Shambrook JS, Harden SP. Pericardial disease—anatomy and function. *Br J Radiol* 2011;84 Spec No 3:S324–S337.

Pineda V, Caceres J, Andreu J, Vilar J, Domingo ML. Epipericardial fat necrosis: radiologic diagnosis and follow-up. *AJR Am J Roentgenol* 2005;185:1234–1236.

Pugatch RD, Braver JH, Robbins AH, Faling LJ. CT diagnosis of pericardial cysts. *AJR Am J Roentgenol* 1978;131:515–516.

Rajiah P. Cardiac MRI: Part 2, pericardial diseases. *AJR Am J Roentgenol* 2011; 197:W621–W634.

Restrepo CS, Lemos DF, Lemos JA, et al. Imaging findings in cardiac tamponade with emphasis on CT. *Radiographics* 2007;27:1595–1610.

Restrepo CS, Vargas D, Ocazionez D, Martinez-Jimenez S, Betancourt Cuellar SL, Gutierrez FR. Primary pericardial tumors. *Radiographics* 2013;33:1613–1630.

Rienmuller R, Groll R, Lipton MJ. CT and MR imaging of pericardial disease. *Radiol Clin North Am* 2004;42:587–601, vi.

Riquet M, Le Pimpec-Barthes F, Hidden G. Lymphatic drainage of the pericardium to the mediastinal lymph nodes. *Surg Radiol Anat* 2001;23:317–319.

Roberts WC. Pericardial heart disease: its morphologic features and its causes. *Proc (Bayl Univ Med Cent)* 2005;18:38–55.

Sagrista-Sauleda J, Angel J, Sanchez A, Permanyer-Miralda G, Soler-Soler J. Effusive-constrictive pericarditis. *N Engl J Med* 2004;350:469–475.

Shabetai R, Meaney E. Proceedings: haemodynamics of cardiac restriction and tamponade. *Br Heart J* 1975;37:780.

Shaffer K, Rosado-de-Christenson ML, Patz EF, Jr., Young S, Farver CF. Thoracic lymphangioma in adults: CT and MR imaging features. *AJR Am J Roentgenol* 1994;162:283–289.

Shah AB, Kronzon I. Congenital defects of the pericardium: a review. *Eur Heart J Cardiovasc Imaging* 2015;16(8):821–827.

Sharma R, Harden S, Peebles C, Dawkins KD. Percutaneous aspiration of a pericardial cyst: an acceptable treatment for a rare disorder. *Heart* 2007;93:22.

Spodick DH. Macrophysiology, microphysiology, and anatomy of the pericardium: a synopsis. *Am Heart J* 1992;124:1046–1051.

Suman S, Schofield P, Large S. Primary pericardial mesothelioma presenting as pericardial constriction: a case report. *Heart* 2004;90:e4.

Talreja DR, Edwards WD, Danielson GK, et al. Constrictive pericarditis in 26 patients with histologically normal pericardial thickness. *Circulation* 2003;108:1852–1857.

Thomason R, Schlegel W, Lucca M, Cummings S, Lee S. Primary malignant mesothelioma of the pericardium. Case report and literature review. *Tex Heart Inst J* 1994;21:170–174.

Thurber DL, Edwards JE, Achor RW. Secondary malignant tumors of the pericardium. *Circulation* 1962;26:228–241.

Truong MT, Erasmus JJ, Gladish GW, et al. Anatomy of pericardial recesses on multidetector CT: implications for oncologic imaging. *AJR Am J Roentgenol* 2003;181:1109–1113.

Verhaert D, Gabriel RS, Johnston D, Lytle BW, Desai MY, Klein AL. The role of multimodality imaging in the management of pericardial disease. *Circ Cardiovasc Imaging* 2010;3:333–343.

Vesely TM, Cahill DR. Cross-sectional anatomy of the pericardial sinuses, recesses, and adjacent structures. *Surg Radiol Anat* 1986;8:221–227.

Vogiatzidis K, Zarogiannis SG, Aidonidis I, et al. Physiology of pericardial fluid production and drainage. *Front Physiol* 2015;6:62.

Waller BF, Taliercio CP, Howard J, Green F, Orr CM, Slack JD. Morphologic aspects of pericardial heart disease: Part I. *Clin Cardiol* 1992;15:203–209.

Wang ZJ, Reddy GP, Gotway MB, Yeh BM, Hetts SW, Higgins CB. CT and MR imaging of pericardial disease. *Radiographics* 2003;23 Spec No:S167–S180.

Welch TD, Ling LH, Espinosa RE, et al. Echocardiographic diagnosis of constrictive pericarditis: Mayo Clinic criteria. *Circ Cardiovasc Imaging* 2014;7:526–534.

Yared K, Baggish AL, Picard MH, Hoffmann U, Hung J. Multimodality imaging of pericardial diseases. *JACC Cardiovasc Imaging* 2010;3:650–660.

Zurick AO, Bolen MA, Kwon DH, et al. Pericardial delayed hyperenhancement with CMR imaging in patients with constrictive pericarditis undergoing surgical pericardiectomy: a case series with histopathological correlation. *JACC Cardiovasc Imaging* 2011;4:1180–1191.

CAPÍTULO 30 ■ AORTA TORÁCICA

KATHLEEN JACOBS, MICHAEL J. HOROWITZ E SETH KLIGERMAN

A aorta torácica é uma estrutura tubular em formato de "bengala", que liga o ventrículo esquerdo à circulação sistêmica. Ela começa no nível da valva aórtica e estende-se até o hiato diafragmático, onde está localizada a transição para a aorta abdominal, aproximadamente no nível da vértebra T12. Em termos anatômicos, a aorta torácica divide-se em raiz aórtica, segmento ascendente, arco aórtico transversal e segmento descendente (Figura 30.1).

Anatomia da raiz aórtica e suas variantes

A raiz aórtica estende-se do anel da valva aórtica até a junção sinotubular. O anel da valva aórtica é um anel oval fibroso ao qual se fixam as cúspides da valva aórtica e estende-se superiormente na direção dos seios de Valsalva. O anel aórtico está ligado ao anel mitral por tecido fibroso aortomitral, que é um dos elementos que definem o ventrículo esquerdo. Isso contrasta com a valva pulmonar, que é sustentada pelos tecidos musculares do trato de saída do ventrículo direito.

Acima do anel aórtico estão os seios de Valsalva, que formam três abaulamentos anatômicos na aorta (Figura 30.2). As três cúspides da valva aórtica formam o plano valvar, no nível desses seios. Os óstios das artérias coronárias originam-se dos seios de Valsalva acima do plano valvar, mas abaixo da junção sinotubular. Os seios de Valsalva são descritos com base em suas respectivas artérias coronárias. A artéria coronária direita (ACD) origina-se do seio de Valsalva direito, orientado em direção anterior, ao passo que a artéria coronária principal esquerda origina-se do seio de Valsalva esquerdo, orientado à esquerda. Em geral, o seio não coronariano tem orientação posterior entre os átrios direito e esquerdo. Acima dos seios de Valsalva está a junção sinotubular, que forma um "colo" anatômico entre os seios e o segmento ascendente tubular da aorta torácica.

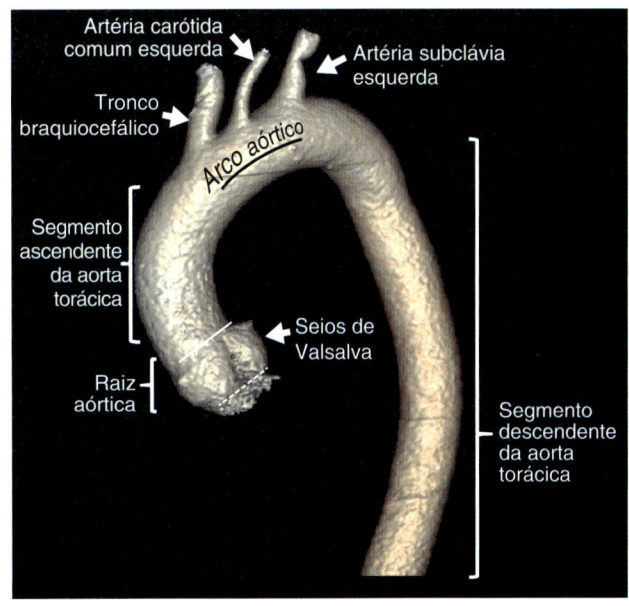

Figura 30.1 Imagem de reformatação volumétrica 3D da aorta torácica. A raiz aórtica estende-se do anel da valva aórtica (*linha tracejada*) até a junção sinotubular (*linha cheia*), ao passo que o segmento ascendente se estende dessa junção até a origem da artéria braquiocefálica. Essa imagem demonstra o padrão de ramificação trivascular do arco aórtico.

As dimensões da aorta variam com idade, sexo e altura, nos adultos. Em geral, a aorta tem seu maior diâmetro nos seios de Valsalva e afila progressivamente em direção distal. Os diâmetros normais da raiz aórtica medidos por TC no plano ortogonal à aorta variam de 3,5 a 3,72 cm nas mulheres e 3,63 a 3,91 cm nos homens.

Valva aórtica

A valva aórtica funciona como limite físico-hemodinâmico entre o ventrículo esquerdo e a aorta. A valva aórtica normal é composta por três cúspides, que têm suas inserções no anel valvar e fecham formando um plano valvar tricúspide um pouco abaixo dos seios de Valsalva (ver Figura 30.2). Os pontos de contato entre as cúspides valvares são conhecidos como comissuras valvares, que são mais bem examinadas no fim da diástole, quando a valva aórtica está fechada.

Anomalias congênitas da valva aórtica são comuns e incluem valvas com morfologias unicúspide, bicúspide ou quadricúspide. Valva aórtica bicúspide é a anomalia cardiovascular congênita mais comum, com prevalência entre 0,5 e 2%. Existem dois tipos morfológicos principais de valva aórtica bicúspide. O tipo menos comum de valva aórtica bicúspide (aproximadamente 7%) consiste em uma valva bicúspide verdadeira com cúspides simétricas completamente separadas, ou seja, sem rafe fundida (Figura 30.3). Em 93% dos casos, há fusão visível entre as duas cúspides. O ponto de fusão entre elas é conhecido como rafe, e evidencia-se

por uma comissura dismórfica parcialmente formada abaixo do plano valvar. Entre as valvas bicúspides com rafe, o padrão mais comum (70% dos casos) é de fusão entre as cúspides direita e esquerda, seguido de fusão das cúspides direita e não coronariana (28%) e fusão das cúspides esquerda e não coronariana (1,4%).

Estenose aórtica precoce é uma complicação frequente nos pacientes com valva aórtica bicúspide em consequência da degeneração mixoide. Isso ocorre em pacientes de 30 a 50 anos, em contraste com a degeneração senil da valva aórtica, que é comum na faixa etária entre 80 e 90 anos. Aortopatia e formação de aneurisma também são complicações associadas às valvas aórticas bicúspides. Em vista do risco elevado de ruptura, em comparação à população em geral, diretrizes atuais recomendam reparação cirúrgica desses aneurismas quando medem entre 4,5 e 5 cm de diâmetro, em contraste com a medida de 5,5 cm nos demais casos. Outra lesão frequentemente associada à valva aórtica bicúspide é a coarctação aórtica descrita adiante.

Estudos estimaram a incidência de valva aórtica unicúspide em 0,02% da população. Por definição, valva aórtica unicúspide consiste em orifício/comissura única (*i. e.*, unicomissural),

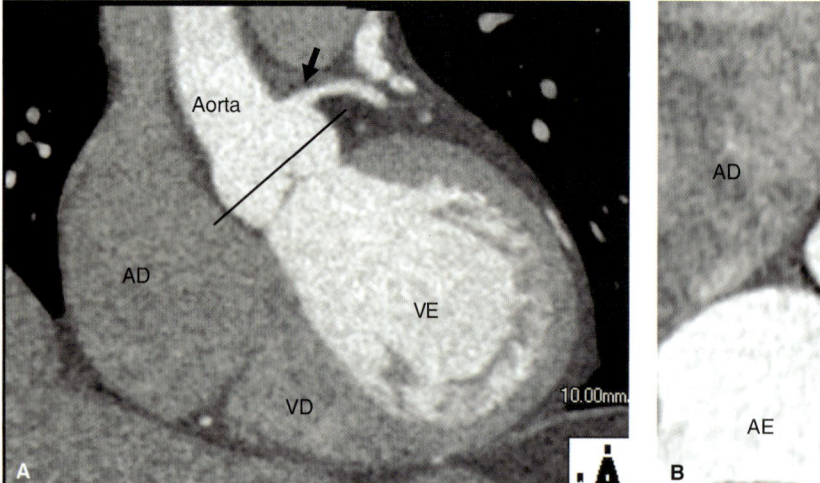 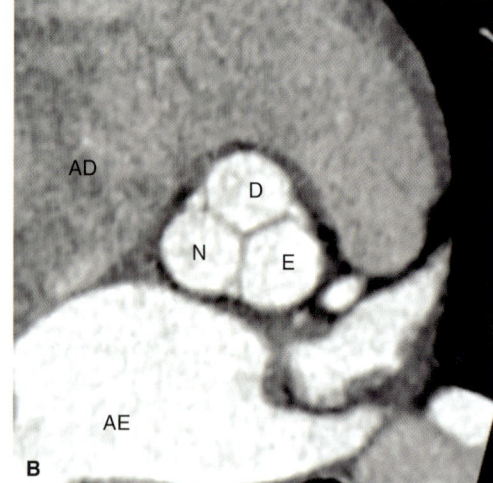

Figura 30.2 **Visão coronal no nível da raiz aórtica (A) com o óstio da artéria coronária esquerda assinalado pela *seta preta*.** Um corte transversal ortogonal no nível dos seios de Valsalva (*linha preta*) gera uma imagem transversal das cúspides direita (*D*), esquerda (*E*) e não coronariana (*N*) (**B**). Observe que a cúspide não coronariana normal está orientada na direção do septo interatrial, entre o átrio esquerdo (*AE*) e o átrio direito (*AD*). VD, ventrículo direito; VE, ventrículo esquerdo.

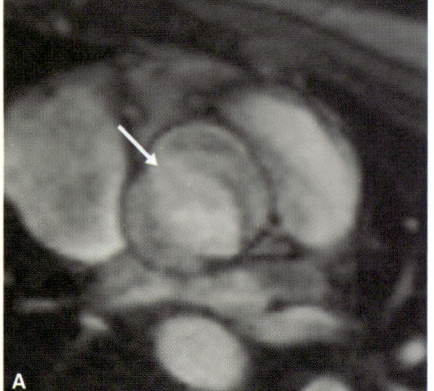 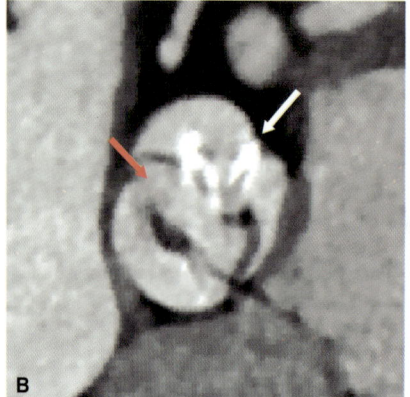 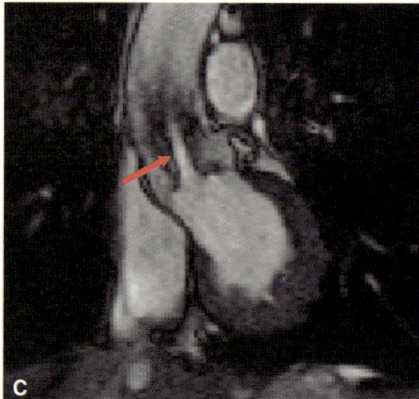

Figura 30.3 **A imagem de ressonância magnética (RM) com realce tardio pelo gadolínio (GRE) no nível da valva aórtica durante a sístole em mulher de 23 anos com síndrome de Turner demonstrou valva aórtica bicúspide verdadeira com duas cúspides separadas, com aspecto de "boca de peixe" central** (*seta* em **A**). Nesse caso, não havia rafe fundida. **B.** A imagem de tomografia computadorizada (TC) no nível da valva aórtica de um homem de 51 anos com dispneia mostrou valva aórtica bicúspide espessada e parcialmente calcificada (*seta vermelha*), com fusão das cúspides coronárias direita e esquerda. Havia tecidos moles espessados e calcificados abaixo do plano valvar (*seta branca*), indicando rafe fundida. **C.** A imagem coronal oblíqua de RM em sequência GRE desse paciente demonstrou aceleração de fluxo através da valva aórtica bicúspide (*seta vermelha*).

geralmente em posição posterior esquerda, com as mesmas complicações associadas às valvas aórticas bicúspides (Figura 30.4). Anomalia extremamente rara, a valva aórtica quadricúspide tem formato semelhante a um "trevo de quatro folhas" e, nos casos típicos, está associada à regurgitação valvar de início precoce, em vez de estenose valvar (Figura 30.5).

Segmento ascendente da aorta torácica

O segmento ascendente da aorta torácica estende-se da junção sinotubular até a origem da artéria braquiocefálica direita (ver Figura 30.1). Normalmente, o segmento ascendente origina-se por trás e à direita do tronco da artéria pulmonar (Figura 30.6).

O estudo da raiz aórtica e do segmento ascendente da aorta torácica por TC ou RM deve usar sincronização pelo eletrocardiograma (ECG) para reduzir ao máximo artefatos de movimento do coração. Por várias razões, é importante reduzir os movimentos do coração, inclusive melhorar as imagens anatômicas da valva/raiz aórtica, permitir medições precisas da aorta como parte da investigação de aneurismas e evitar diagnóstico falso-positivo de dissecção aórtica. Técnicas de sincronização (prospectiva *versus* retrospectiva) também variam, dependendo da indicação do exame. Por exemplo, sincronização retrospectiva é necessária à avaliação de função ou disfunção valvar, ao passo que sincronização prospectiva pode ser usada para estudar a anatomia básica.

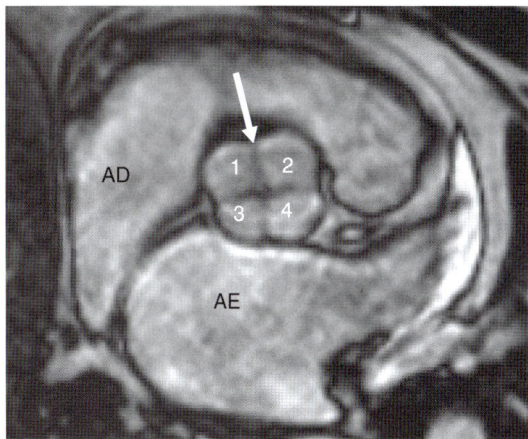

Figura 30.5 **Valva aórtica quadricúspide.** A imagem de ressonância magnética (RM) em sequência *gradient-echo* no plano transversal da valva aórtica demonstrou morfologia de valva quadricúspide com formato de "trevo de quatro folhas" (*seta*) com quatro cúspides valvares (1 a 4). AD, átrio direito; AE, átrio esquerdo.

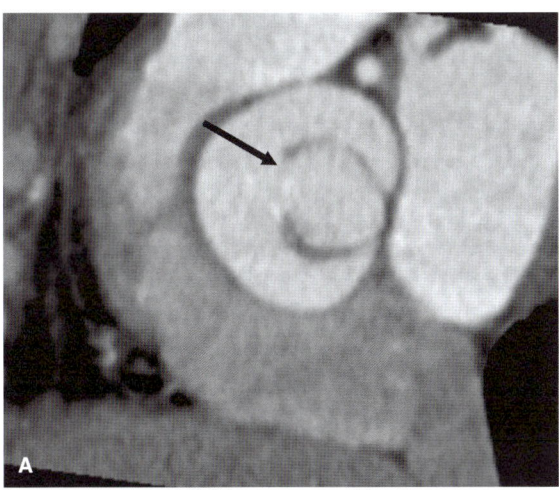

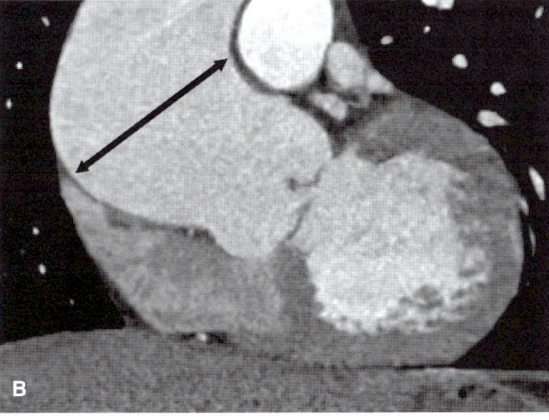

Figura 30.4 **Valva aórtica unicúspide.** A imagem de tomografia computadorizada (TC) transversal à valva aórtica demonstrou orifício/comissura excêntrica única (*seta* em **A**) sugestiva de valva unicúspide. Também havia dilatação aneurismática do segmento ascendente da aorta torácica, que media até 5,4 cm na imagem reformatada no plano coronal oblíquo (*seta de duas pontas* em **B**).

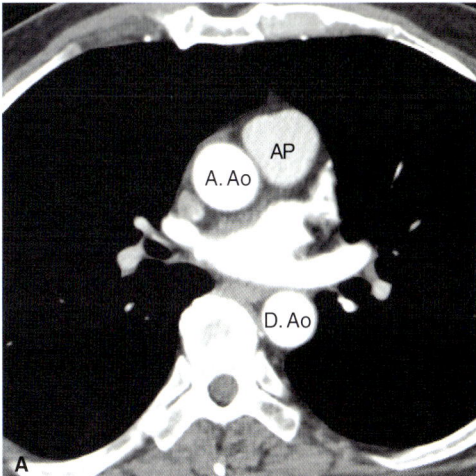

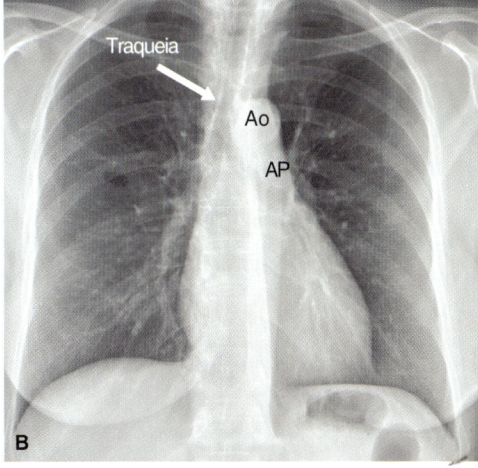

Figura 30.6 **Segmento ascendente da aorta torácica e arco esquerdo normais. A.** A imagem axial de tomografia computadorizada (TC) demonstrou que o segmento ascendente da aorta torácica (*A.Ao*) estava localizado ligeiramente atrás e à direita do tronco da artéria pulmonar (*AP*). O segmento descendente da aorta torácica (*D.Ao*) estava à esquerda da coluna vertebral. **B.** A radiografia de tórax mostrou arco aórtico normal do lado esquerdo, que estava posicionado à esquerda da traqueia (*seta*) e da coluna vertebral, acima do contorno do tronco da artéria pulmonar.

Anatomia do arco aórtico e suas variantes

O arco aórtico é um segmento transversal, do qual se originam as grandes artérias. O arco aórtico normal está posicionado no lado esquerdo e cruza à esquerda acima das artérias pulmonares (ver Figura 30.6). Em geral, esse segmento da aorta torácica dá origem a três grandes artérias em 74 a 80% dos casos (ver Figura 30.1). O primeiro vaso originado do arco aórtico é a artéria braquiocefálica direita (ou artéria inominada), que se bifurca em artéria carótida comum direita e artéria subclávia direita alguns centímetros depois de sua origem. Artéria carótida comum esquerda e artéria subclávia esquerda são o segundo e terceiro vasos originados do arco aórtico, respectivamente.

Normalmente, as artérias vertebrais originam-se do segmento proximal das artérias subclávias. Estreitamentos das artérias subclávias proximais à origem das artérias vertebrais, seja por causa degenerativa, seja por causa inflamatória ou iatrogênica, podem provocar síndrome do roubo da subclávia, quando há obstrução hemodinamicamente significativa. Nos exames de imagem em corte transversal, anormalidades como estreitamento proximal da artéria subclávia em pacientes com história clínica sugestiva (p. ex., isquemia dos membros, variações de pressão entre os membros superiores ou insuficiência vertebrobasilar) devem sugerir síndrome do roubo da subclávia (Figura 30.7).

O istmo aórtico é um estreitamento fisiológico do arco aórtico entre a origem da artéria subclávia esquerda e o ligamento arterial (resquício embrionário do canal arterial) (Figura 30.8). Proeminência focal da aorta no ligamento arterial é uma variante normal conhecida como "divertículo ou ressalto ductal" e não deve ser confundida com aneurisma ou pseudoaneurisma. Em posição distal ao ligamento arterial, a aorta continua como segmento descendente da aorta torácica, que fica em contato com o lado esquerdo da coluna torácica e passa a ser conhecido como aorta abdominal após o hiato diafragmático.

Variantes do arco aórtico à esquerda

Variantes do arco aórtico à esquerda são alterações incidentais comuns e, em geral, têm pouco significado clínico. Arco aórtico com duas artérias caracteriza-se pela origem comum das artérias braquiocefálica direita e carótida comum esquerda, com ocorrência em 13 a 20% dos indivíduos (Figura 30.9).

Embora seja descrito comumente como "arco bovino", esse termo não é apropriado porque o arco bovino verdadeiro tem apenas uma artéria emergindo do arco aórtico. Arco aórtico com quatro artérias, no qual a artéria vertebral esquerda tem origem independente no arco aórtico, ocorre em 5 a 6% dos indivíduos. Nesse caso, a origem da artéria vertebral esquerda está localizada entre as artérias carótida comum esquerda e subclávia esquerda (Figura 30.10).

O arco aórtico à esquerda com artéria subclávia direita anômala tem prevalência entre 0,5 e 2,0%. Em contraste com sua origem normal na artéria braquiocefálica direita, a artéria

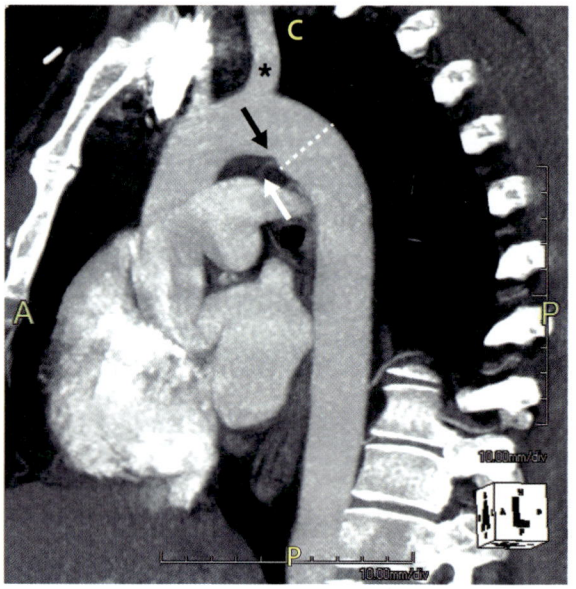

Figura 30.8 A imagem sagital de tomografia computadorizada (TC) em projeção de intensidade máxima (MIP) demonstrou estreitamento focal do segmento distal do arco aórtico, que correspondia ao istmo aórtico (*seta preta*), pouco além da origem da artéria subclávia esquerda (*asterisco*). Observe a proeminência focal da aorta (*linha tracejada*) na origem do ligamento arterial (*seta branca*), que se estendia na direção da artéria pulmonar esquerda. Essa proeminência é descrita comumente como "divertículo ou ressalto ductal".

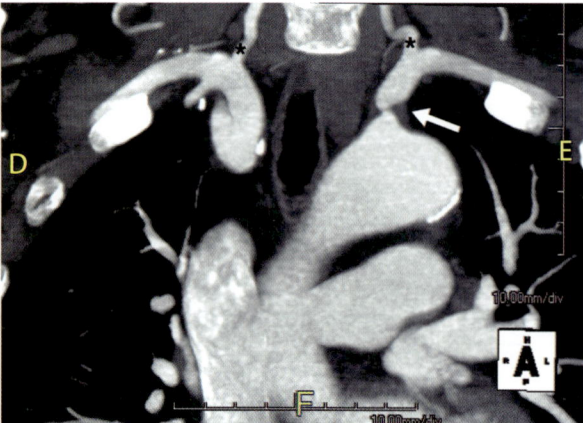

Figura 30.7 **Roubo da subclávia.** A imagem coronal de tomografia computadorizada (TC) em projeção de intensidade máxima (MIP) demonstrou estreitamento do segmento proximal da artéria subclávia esquerda em consequência de uma grande placa aterosclerótica não calcificada (*seta*). As origens das artérias vertebrais (*asterisco*) nas artérias subclávias ipsilaterais eram normais. O paciente apresentava redução dos pulsos no membro superior esquerdo.

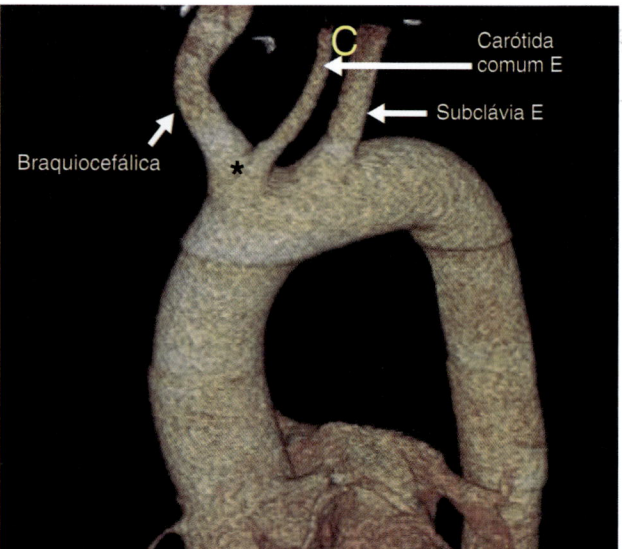

Figura 30.9 **Arco aórtico com duas artérias.** A imagem 3D renderizada por volume do arco aórtico demonstrou origem comum (*asterisco*) das artérias braquiocefálica e carótida comum esquerda.

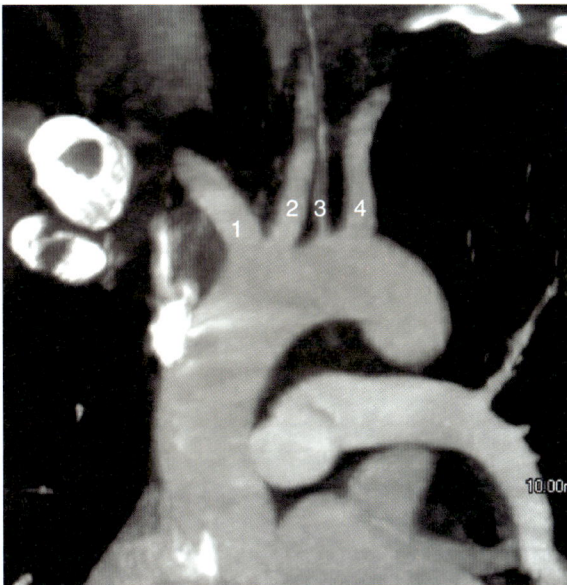

Figura 30.10 **Arco aórtico com quatro artérias.** A imagem sagital oblíqua de TC em projeção de intensidade máxima (MIP) demonstrou as origens separadas da artéria vertebral esquerda (*3*) entre a artéria carótida comum esquerda (*2*) e a artéria subclávia esquerda (*4*). A artéria braquiocefálica (*1*) era o primeiro vaso originado do arco aórtico.

subclávia direita origina-se do arco aórtico, após a artéria subclávia esquerda e estende-se através do mediastino, por trás do esôfago, para irrigar o membro superior direito. No exame contrastado do esôfago, a artéria subclávia direita anômala produz uma endentação na superfície esofágica posterior (Figura 30.11). Em aproximadamente 15% dos casos, essa artéria anômala está associada a um aneurisma em sua origem, conhecido como divertículo de Kommerell, que é um resquício embrionário do arco aórtico dorsal; quando volumoso, pode causar sintomas de compressão do esôfago. Entretanto, na maioria dos casos de anomalia da artéria subclávia direita, esse divertículo inexiste ou é pequeno. Além disso, essa configuração anatômica não forma um anel vascular na maioria dos casos. Apenas nos casos muito raros, quando há um ligamento arterial à direita (um resquício fibroso do canal arterial), forma-se um anel vascular com artéria subclávia direita anômala. Quando não há divertículo de Kommerell e anel vascular, a artéria subclávia direita anômala costuma não causar sintomas, mas cerca de 10% dos pacientes podem referir disfagia (ou seja, "disfagia lusória") secundária à compressão extrínseca do esôfago.

Variantes do arco aórtico à direita

Arco aórtico à direita tem prevalência de 0,05%. Nas radiografias de tórax frontais, não se evidencia a endentação normal do arco aórtico na superfície lateral esquerda da traqueia, que é substituída por uma estrutura arredondada de partes moles que encosta e produz endentação na parte inferior do lado direito da traqueia (Figura 30.12).

Arco aórtico à direita pode ter padrões de ramificação variáveis, mas os mais comuns são artéria subclávia esquerda anômala e ramificação em "imagem espelhada". Nos casos de arco aórtico à direita com artéria subclávia esquerda anômala, o primeiro vaso originado do arco aórtico é a artéria carótida comum esquerda, que é seguida da artéria carótida direita, artéria subclávia direita e artéria subclávia esquerda anômala. A artéria subclávia esquerda passa por trás do esôfago, quase sempre com um divertículo de Kommerell associado (Figura 30.13). Essa variante anatômica está associada mais comumente a um ligamento arterial do lado esquerdo, que forma um anel vascular

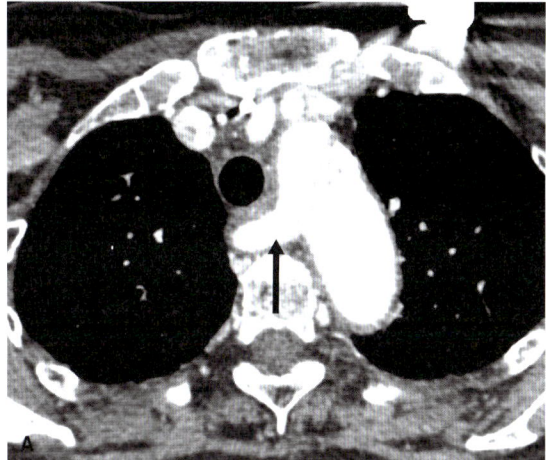

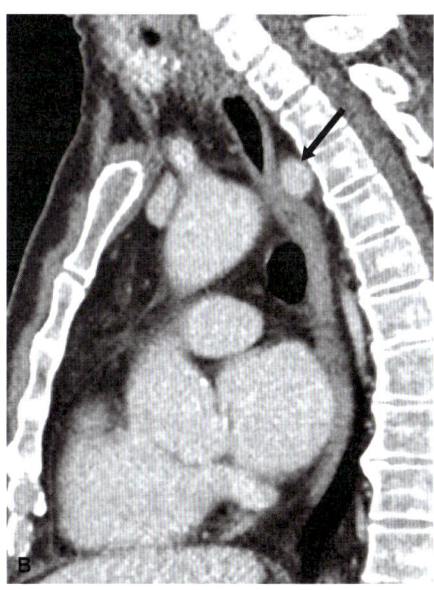

Figura 30.11 **Arco aórtico à esquerda e artéria subclávia direita anômala.** As imagens axial (**A**) e sagital (**B**) de tomografia computadorizada (TC) demonstraram que a artéria subclávia direita originava-se do segmento distal do arco aórtico (*seta*) e produzia uma endentação na parede posterior correspondente do esôfago. Essa variante anatômica comum é assintomática na maioria dos pacientes.

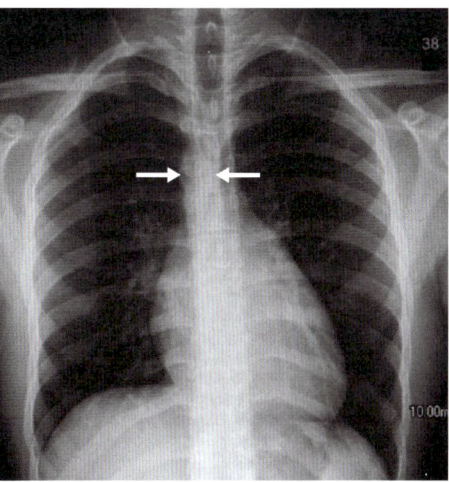

Figura 30.12 **Arco aórtico à direita.** A radiografia de tórax na incidência posteroanterior (PA) de um paciente com arco aórtico à direita (*setas*), demonstrou endentação da superfície lateral direita da traqueia distal.

passível de causar sintomas compressivos. Contudo, o ligamento arterial propriamente dito não costuma ser demonstrado nos exames de imagem.

Nos pacientes com arco aórtico à direita e ramificação em "imagem espelhada", o primeiro ramo é artéria braquiocefálica esquerda, que se divide em artérias carótida comum e subclávia esquerdas, seguidas de artéria carótida comum direita

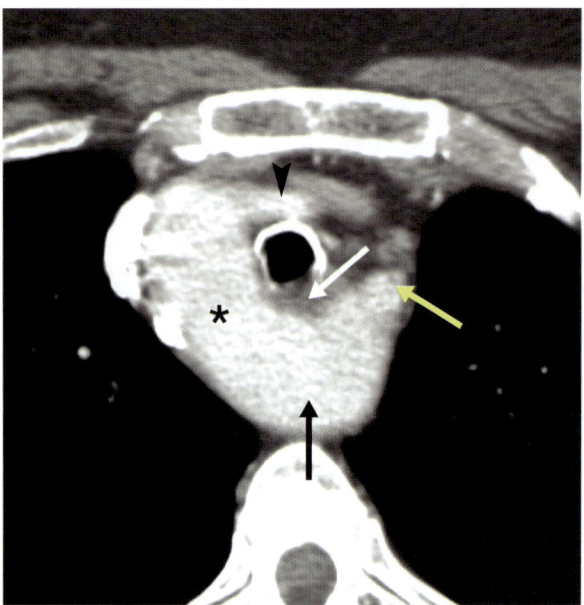

Figura 30.13 **Arco aórtico à direita e artéria subclávia esquerda anômala.** A imagem axial de tomografia computadorizada (TC) de um paciente com disfagia demonstrou arco aórtico (*asterisco*) à direita. O primeiro vaso que se originava do arco aórtico era a artéria carótida comum esquerda (*ponta de seta preta*). As artérias carótida comum direita e subclávia direita – segundo e terceiro vasos originados do arco aórtico, respectivamente – não apareceram nessa imagem. O último vaso originado do arco aórtico era a artéria subclávia esquerda anômala (*seta amarela*). Essa artéria descrevia trajeto posterior ao esôfago (*seta branca*) e traqueia, associado a um divertículo de Kommerell volumoso (3,5 cm) (*seta preta*), que comprimia o esôfago e causava estreitamento suave da traqueia. Ligamento arterial à esquerda, geralmente não detectável nos exames de imagem, forma um anel vascular passível de causar sintomas.

e artéria subclávia direita (Figura 30.14). Quando há uma artéria subclávia anômala, não pode haver ramificação em "imagem espelhada". Arco aórtico à direita e ramificação em "imagem espelhada" costumam ser detectados nos casos de cardiopatia congênita, principalmente tetralogia de Fallot. Arco aórtico à direita com artérias isoladas é uma anomalia extremamente rara associada a algumas cardiopatias congênitas. Artérias isoladas significa que os vasos originam-se da artéria pulmonar, em vez da aorta.

Arco aórtico duplo

Arco aórtico à direita com artéria subclávia esquerda anômala e arco aórtico duplo são os dois subtipos mais comuns de anel vascular. Arco aórtico duplo resulta da persistência dos arcos aórticos embrionários direito e esquerdo. As artérias carótida comum e subclávia originam-se de seu arco ipsilateral, resultando em um padrão de ramificação com quatro vasos. Nas radiografias de tórax em projeção frontal, o arco aórtico duplo apresenta-se como endentações bilaterais no segmento inferior da traqueia (Figura 30.15). A endentação posterior do esôfago pode ser demonstrada à esofagografia contrastada, semelhante à que se observa nos casos de artéria subclávia anômala (Figura 30.16). Nas imagens axiais de TC ou RM, observa-se um padrão de ramificação simétrica com quatro vasos no desfiladeiro torácico, em contraste com as variantes do arco aórtico à direita ou à esquerda, que formam um padrão de ramificação assimétrica.

Em geral, o arco aórtico esquerdo é hipoplásico e está localizado abaixo do arco direito dominante (Figura 30.15) com segmento descendente da aorta torácica e canal arterial posicionados à esquerda. Como os arcos aórticos direito e esquerdo circundam a traqueia e o esôfago, pacientes diagnosticados na infância têm problemas respiratórios, incluindo sibilos e estridor (Figura 30.16). Arco aórtico duplo raramente está associado a alguma cardiopatia congênita.

Arco aórtico cervical

Arco aórtico cervical é uma anomalia extremamente rara, com localização alta do arco aórtico acima do nível da clavícula, de acordo com os casos publicados (Figura 30.17). Na maioria dos casos, essa malformação está associada a um arco aórtico à direita, embora também possa ocorrer com arco aórtico à esquerda. Ainda que se evidencie mais comumente por massa

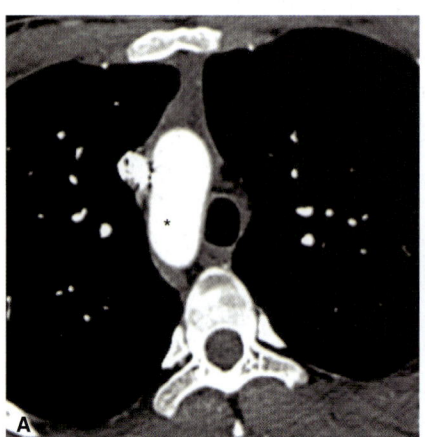
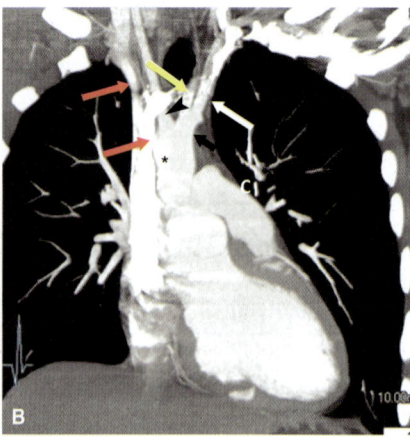
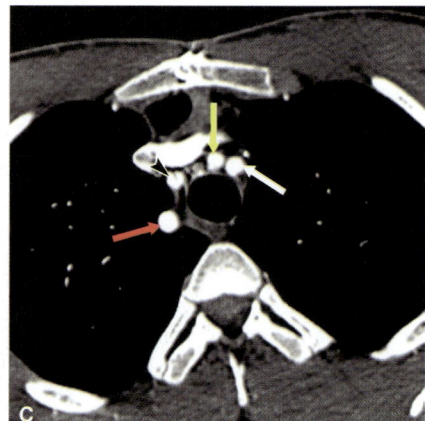

Figura 30.14 **Arco aórtico à direita com ramificação em "imagem espelhada". A.** A imagem axial de angiotomografia computadorizada (angio-TC) de um paciente com tetralogia de Fallot reparada demonstrou arco aórtico à direita (*asterisco*). **B.** A imagem coronal em MIP, com espessura de corte de 20 mm, mostrou arco aórtico à direita (*asterisco*). O primeiro ramo que se originava do arco aórtico era a artéria braquiocefálica esquerda (*seta preta*), que se dividia em artérias subclávia esquerda (*seta branca*) e carótida comum esquerda (*seta amarela*). O próximo ramo originado do arco aórtico era a artéria carótida comum direita (*ponta de seta preta*) e o último, a artéria subclávia direita (*setas vermelhas*). **C.** A imagem axial obtida acima do arco aórtico mostrou as artérias subclávia esquerda (*seta branca*), carótida comum esquerda (*seta amarela*), carótida comum direita (*ponta de seta preta*) e subclávia direita (*seta vermelha*). Esse paciente não tinha artéria subclávia retroaórtica.

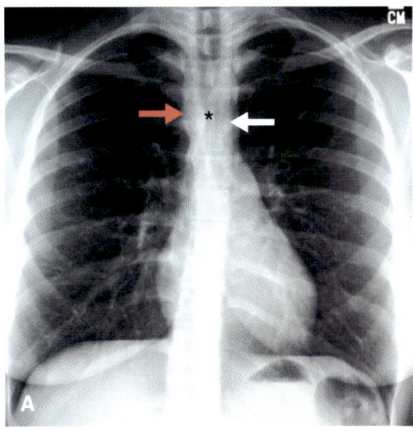
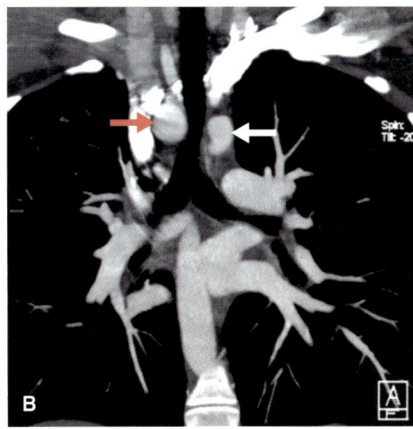
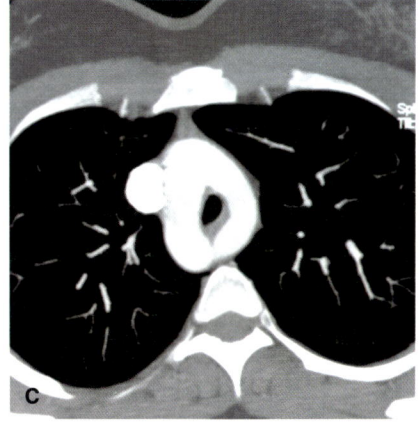

Figura 30.15 Arco aórtico duplo. A radiografia de tórax posteroanterior (PA) de um adulto (A) com disfagia branda demonstrou duas endentações bilaterais no terço inferior da traqueia (*asterisco*), com endentação direita ligeiramente maior e mais acima (*seta vermelha*) e endentação esquerda menor e mais abaixo (*seta branca*). (B) A imagem coronal de tomografia computadorizada (TC) mostrou que as endentações eram causadas por um arco aórtico direito maior em posição mais alta (*seta vermelha*) e outro arco aórtico esquerdo menor em posição mais inferior (*seta branca*). (C) A imagem axial em MIP demonstrou arco aórtico duplo. O arco aórtico direito era maior que o esquerdo, o que é comum observar.

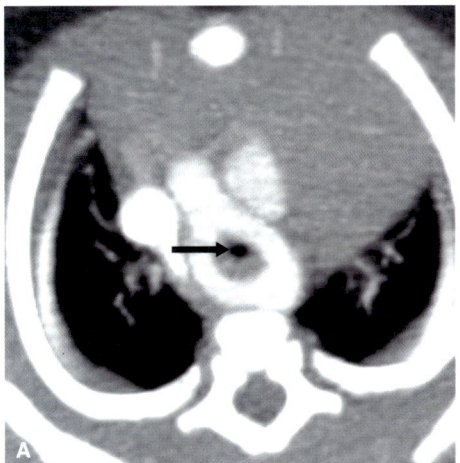
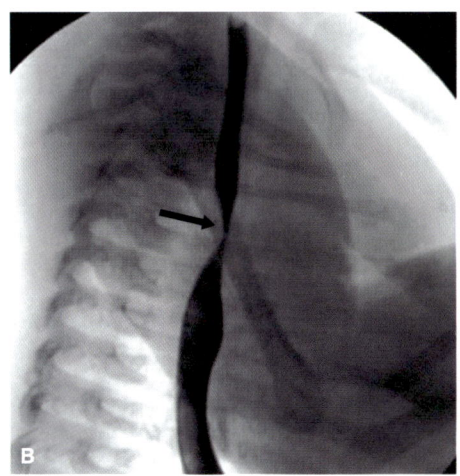

Figura 30.16 Arco aórtico duplo. A. A imagem axial em MIP de um bebê de 1 mês com estridor grave e vômitos demonstrou arco aórtico duplo formando um anel vascular e causando compressão da traqueia (*seta preta*). Além disso, a imagem em perfil de uma esofagografia (B) mostrou compressão acentuada da parede posterior do esôfago (*seta preta*).

pulsátil assintomática no pescoço ou na região supraclavicular, o arco aórtico cervical pode estar associado a outras anomalias aórticas, formação de aneurismas e cardiopatia congênita.

Arco aórtico interrompido

Arco aórtico interrompido tem prevalência de 2 em 100 mil nascidos vivos, e caracteriza-se por descontinuidade do arco, no qual há agenesia completa ou um resquício fibroso do segmento interrompido. Existem três tipos principais de arco aórtico interrompido (A, B e C), dependendo da localização da interrupção. O tipo A consiste em interrupção distal à origem da artéria subclávia esquerda no istmo aórtico; o tipo B, entre as origens das artérias carótida comum e subclávia esquerdas; e o tipo C, entre as origens das artérias braquiocefálica direita e carótida comum esquerda. O tipo B é o mais comum (50 a 60% dos casos) e está associado a anomalia do septo atrial, valva aórtica bicúspide e anomalias do trato de saída do ventrículo esquerdo (Figura 30.18). Todos os tipos dependem de um canal arterial patente para que a criança sobreviva. As técnicas de reparação cirúrgica são semelhantes às usadas na coarctação da aorta e estão descritas adiante. Veja a descrição mais detalhada na seção "Aorta pós-operatória".

Aorta circunflexa

Aorta circunflexa é uma anomalia extremamente rara, que pode estar associada a um arco aórtico à direita ou à esquerda. O arco aórtico anômalo tem trajeto mais posterior que o habitual, mas cruza a linha média por trás do esôfago e acima da carina traqueal, no nível do arco distal/aorta torácica descendente, e estende-se distalmente no lado oposto ao do arco aórtico (Figura 30.19). Dependendo da localização do canal arterial, também pode haver um anel vascular.

Segmento descendente da aorta torácica

O segmento descendente da aorta torácica começa depois do ligamento arterial e forma a transição entre a aorta torácica e a aorta abdominal, depois de passar pelo hiato esofágico. Esse segmento aórtico dá origem a vários vasos sistêmicos, incluindo artérias intercostais e brônquicas.

Coarctação da aorta

A definição de coarctação da aorta é um estreitamento focal da aorta, adjacente ao canal arterial (*i. e.*, justaductal), muitas vezes associada a graus variados de hipoplasia do arco aórtico.

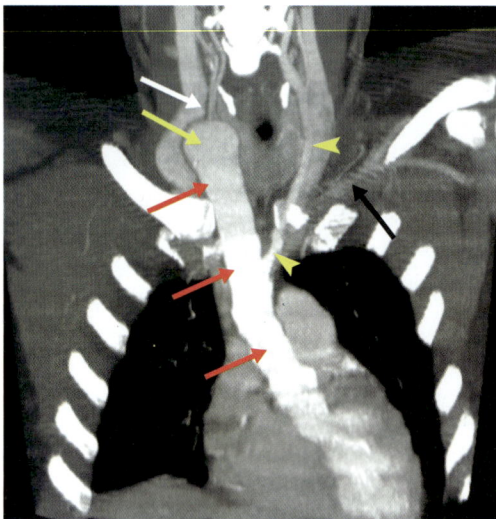

Figura 30.17 Arco aórtico cervical com artéria subclávia esquerda anômala. A imagem coronal oblíqua de tomografia computadorizada (TC) em projeção de intensidade máxima (MIP) demonstrou que o segmento ascendente da aorta torácica se estendia até uma posição alta na região supraclavicular direita (*setas vermelhas*) com arco aórtico cervical posicionado à direita (*seta amarela*). Semelhante a outros arcos aórticos situados à direita com artéria subclávia anômala, o primeiro vaso originado da aorta era a artéria carótida comum esquerda (*pontas de seta amarelas*), seguida da artéria carótida comum direita (*seta branca*) e da artéria subclávia direita (não demonstrada nesta imagem). O último ramo originado da aorta era a artéria subclávia esquerda anômala (*seta preta*), cuja origem não foi demonstrada nessa incidência. (Cortesia do Dr. David Godwin.)

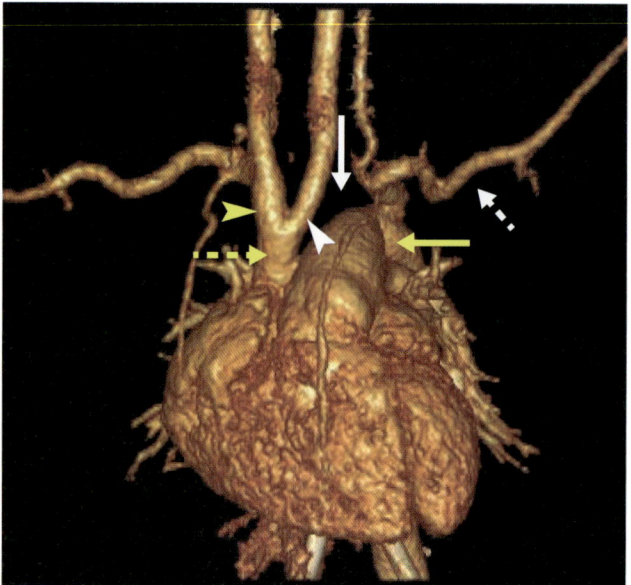

Figura 30.18 Arco aórtico interrompido tipo B. A imagem volumétrica tridimensional demonstrou arco aórtico interrompido tipo B com segmento ascendente da aorta torácica (*seta amarela tracejada*), dando origem à artéria braquiocefálica direita (*ponta de seta amarela*) e artéria carótida comum esquerda (ACCE, *ponta de seta branca*). O arco aórtico não estava formado (ou era interrompido) depois da origem da ACCE (*seta branca*). A artéria subclávia esquerda (*seta branca tracejada*) originava-se do segmento descente da aorta torácica, que recebia fluxo sanguíneo por um canal arterial patente calibroso (*seta amarela*).

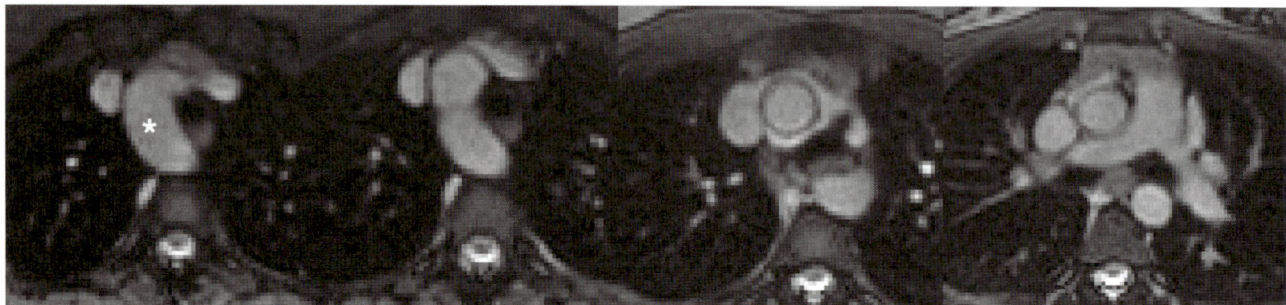

Figura 30.19 Arco aórtico circunflexo. As imagens axiais sequenciais de RNM demonstraram arco aórtico à direita (*asterisco*), que passava por trás do esôfago antes de continuar como segmento descendente da aorta torácica no lado esquerdo.

Em casos muito raros, a coarctação pode ocorrer na aorta abdominal. Coarctação da aorta é uma anomalia relativamente comum e representa cerca de 6 a 8% de todas as cardiopatias congênitas. Há uma associação direta entre coarctação e valva aórtica bicúspide (até 75% dos casos) e síndrome de Turner. A etiologia ainda não está clara, mas alguns autores sugeriram patogenia em comum com valva aórtica bicúspide, incluindo anormalidades de migração dos tecidos da crista neural, redução de fluxo sanguíneo intrauterino e aortopatia com necrose cística da túnica média.

Existem dois tipos principais de coarctação aórtica: pré e pós-ductal. Coarctação pré-ductal tende a ser mais grave e acometer um segmento maior. Na maioria dos casos, essa anomalia é detectada no primeiro ano de vida, em razão da hipoperfusão sistêmica depois do fechamento do canal arterial. Em geral, a coarctação pós-ductal é detectada na vida adulta com hipertensão e sinais de insuficiência cardíaca esquerda. De forma a circundar o estreitamento aórtico, o fluxo sanguíneo sistêmico colateral ocorre por meio das artérias mamária interna e intercostais adjacentes,

que se dilatam para acomodar o fluxo ampliado (Figura 30.20). Embora, em termos clássicos, haja pressão arterial diferencial e pulsos assimétricos entre os membros superiores direito e esquerdo (no contexto da coarctação pré-ductal) ou entre as extremidades superiores e inferiores (coarctação pós-ductal), a pressão arterial entre as extremidades superiores e inferiores pode ser potencialmente equalizada no contexto de uma circulação colateral muito extensa.

Nas radiografias de tórax, anormalidades causadas pela coarctação da aorta podem ser detectadas apenas nos casos graves. Quando há dilatações pré e pós-estenótica, a endentação do arco aórtico distal forma o sinal do "número 3" nas radiografias de tórax. Artérias intercostais hipertrofiadas formam entalhes bilaterais nos segmentos centrais das costelas, que afetam os segmentos posteriores da quarta à oitava costela (Figura 30.21). Embora as imagens de TC demonstrem aspectos anatômicos com mais clareza, a RM e a ecocardiografia permitem obter avaliações quantitativas da gravidade da coarctação, incluindo gradiente de pressão e aceleração de fluxo através da lesão (Figura 30.22).

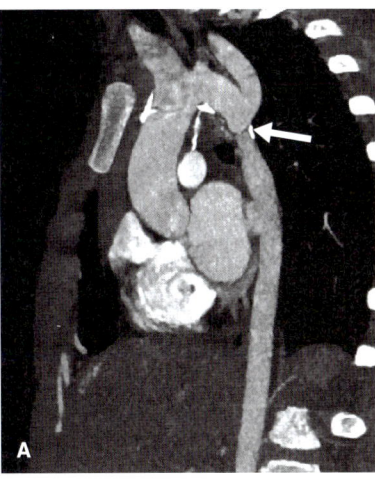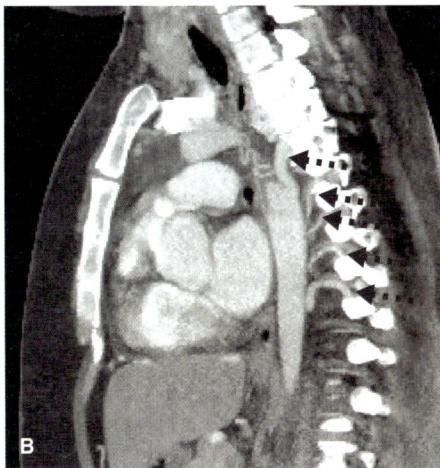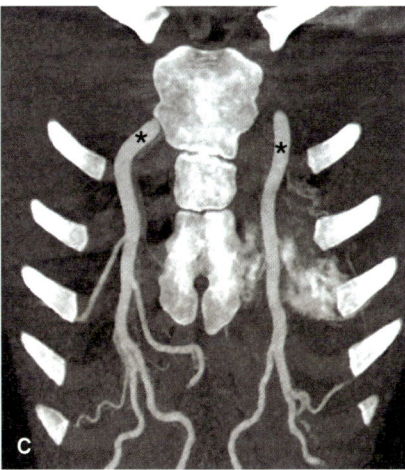

Figura 30.20 Coarctação da aorta. Imagens sagital (A) e coronal (B) de tomografia computadorizada (TC) e imagem coronal em MIP (C). O estreitamento focal do segmento proximal da aorta torácica descendente correspondia a uma coarctação da aorta pós-ductal (*seta branca*). O paciente tinha circulação colateral abundante pelas artérias intercostais (*setas pretas tracejadas* em B) e mamárias internas (*asterisco* em C) calibrosas.

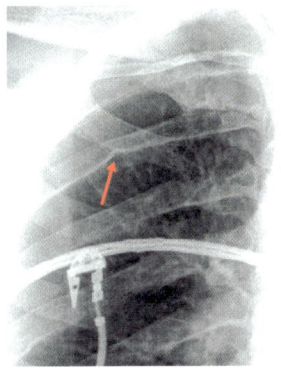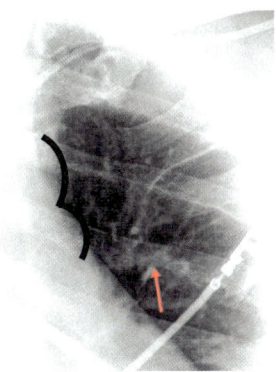

Figura 30.21 Coarctação da aorta. A radiografia de tórax frontal de um paciente com coarctação da aorta demonstrou o sinal do "*número 3*" com endentação em forma de "3", que correspondia à área de estreitamento aórtico. Também havia endentações inferiores das costelas em consequência das artérias intercostais colaterais hipertrofiadas (*setas*).

Coarctação da aorta é tratada por reparo cirúrgico, que requer, em especial, ressecção do segmento estreitado e anastomose primária ou uso de um enxerto de interposição. Outras técnicas de reparo cirúrgico são retalho (*flap*) de artéria subclávia ou aortoplastia com enxerto artificial para alongar o segmento estreitado, enxertos de *bypass* extra-anatômicos e dilatação por balão intravascular. A intervenção cirúrgica é recomendável quando o gradiente de pressão na coarctação é maior que 20 mmHg. Depois da reparação cirúrgica, a probabilidade de sobrevivência por 30 anos oscila entre 72 e 74%. As complicações pós-operatórias são formação de aneurisma, ruptura com formação de pseudoaneurisma, doença aterosclerótica acelerada e aumento de morbidade cardiovascular. Até 30% dos pacientes podem ter recidiva da estenose. Nesses casos, as opções de tratamento incluem colocação de *stent* intravascular, ressecção cirúrgica, aortoplastia e enxerto de *bypass*.

Pseudocoarctação

Alongamento congênito com angulação acentuada da aorta no istmo aórtico pode ser confundido com coarctação, sendo a condição descrita como pseudocoarctação (Figura 30.23). Pseudocoarctação não causa as alterações hemodinâmicas próprias da coarctação verdadeira, incluindo gradiente de pressão

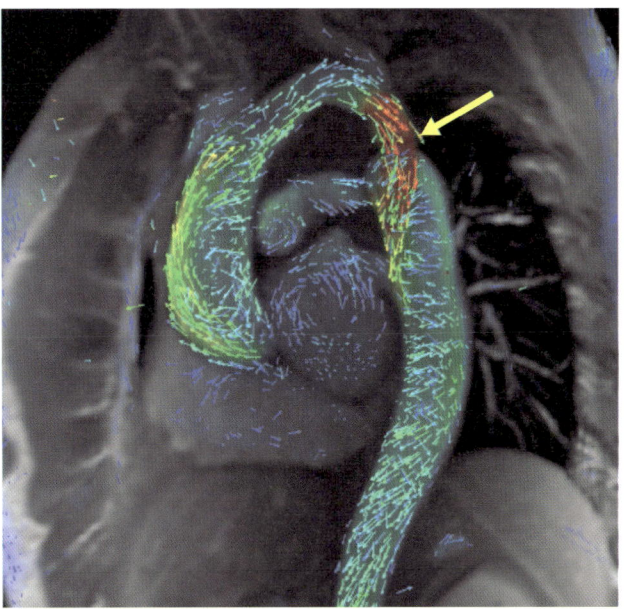

Figura 30.22 Coarctação da aorta. A imagem sagital 4D por contraste de fase demonstrou aceleração de fluxo, indicada pelo fluxo de cor vermelha (*seta amarela*) através da coarctação no segmento proximal da aorta torácica; o gradiente de pressão foi calculado em 31 mmHg.

significativo e formação de colaterais arteriais. Embora geralmente seja assintomática, pseudocoarctação pode estar associada a hipertensão e aneurisma aórtico. Assim como ocorre nos pacientes com coarctação, pseudocoarctação também está associada a valva aórtica bicúspide. Nas radiografias de tórax, o mediastino superior pode parecer alargado, com arco aórtico posicionado mais acima (Figura 30.23 A).

Ateroma

A patogenia e as consequências da doença aterosclerótica estão descritas com mais detalhes no capítulo deste livro dedicado à doença arterial coronariana; contudo, aqui vale tecer algumas considerações sobre a doença aterosclerótica, tendo em vista

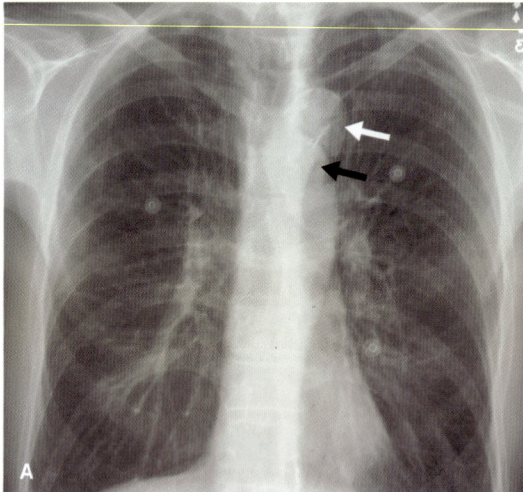
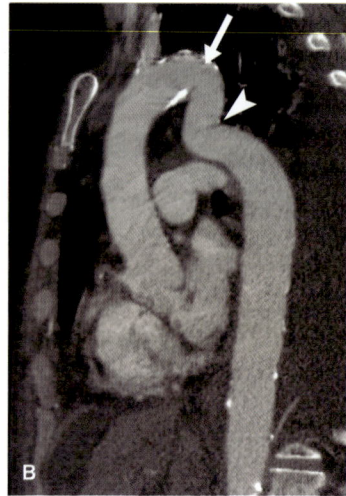
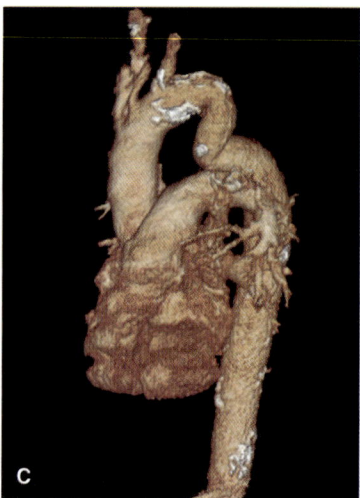

Figura 30.23 Pseudocoarctação. A radiografia de tórax posteroanterior (PA) (**A**) demonstrou uma densidade arredondada (*seta branca*) acima do arco aórtico (*seta preta*). Na imagem sagital da tomografia computadorizada (TC) (**B**), o arco aórtico e o segmento proximal da aorta torácica descendente estavam alongados e dobrados um sobre o outro (*seta branca*), produzindo uma angulação focal (*seta branca*), sem estreitamento significativo do lúmen do vaso. Imagem 3D volumétrica do mesmo paciente (**C**).

sua prevalência muito alta na aorta. Entre os fatores de risco para desenvolver doença aterosclerótica da aorta, estão idade avançada, hereditariedade, hipertensão, diabetes, tabagismo, hiperlipidemia, estilo de vida sedentário e disfunção endotelial. O desenvolvimento de ateromas é um processo cíclico, que começa com fagocitose de lipoproteínas por macrófagos, que então são incorporados à camada subintimal da parede aórtica. Processos intracelulares dos macrófagos resultam na formação das "células espumosas". Por fim, os macrófagos morrem e atraem outros leucócitos e fibroblastos. O resultado desse ciclo é a massa intramural, que consiste no centro lipídico extracelular mais interno com uma camada mais externa de células inflamatórias e tecido conjuntivo, que podem estreitar o lúmen da artéria. Assim como ocorre com as placas que se formam nas artérias coronárias, placas não calcificadas ou mistas com cobertura fibrosa fina e centro necrótico volumoso mostram maior tendência a romper

e são descritas como "placas instáveis". À medida que as placas envelhecem e calcificam, progressivamente se tornam menos sujeitas a romper.

Doença aterosclerótica da aorta torácica é uma anormalidade detectada comumente nas radiografias de tórax, e deve acompanhar o trajeto da aorta (Figura 30.24). Nas imagens de TC de tórax, doença aterosclerótica da aorta é uma anormalidade comum que, em geral, não tem consequências hemodinâmicas diretas, considerando o calibre expressivo da aorta. Entretanto, tendo em vista que doença aterosclerótica é um processo multifocal, no tórax pode haver doença coexistente das artérias subclávias ou carótidas, que podem ter consequências hemodinâmicas.

Em alguns pacientes com doença aterosclerótica grave, pode haver depósitos de camadas espessas de placas ateroscleróticas difusas predominantemente não calcificadas em grande parte

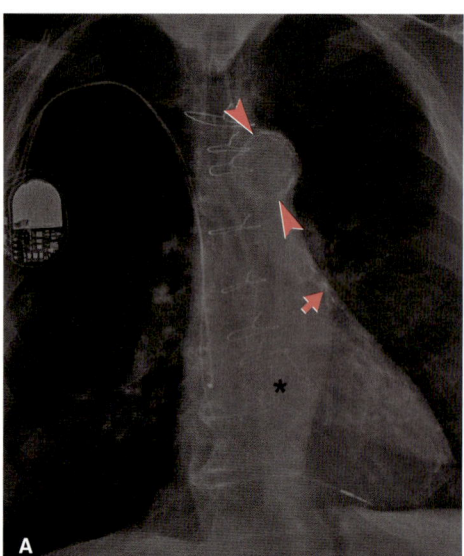
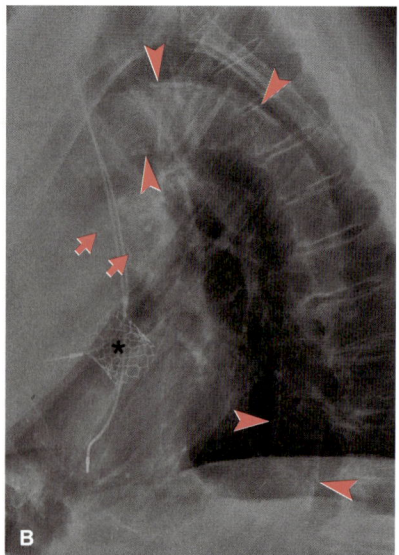
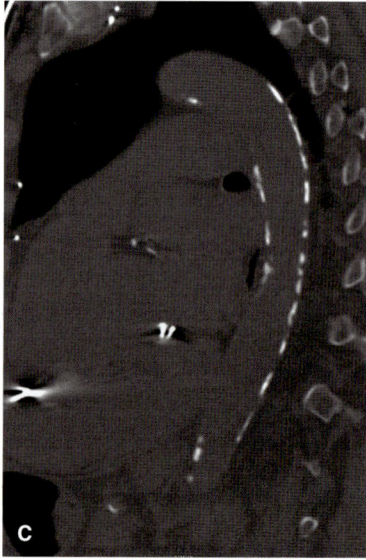

Figura 30.24 Doença aterosclerótica difusa da aorta torácica. As radiografias de tórax nas incidências posteroanteriores (PA) (**A**) e em perfil (**B**) de um homem de 95 anos demonstraram placas calcificadas multifocais (*pontas de seta*) ao longo da aorta torácica. O paciente havia sido submetido a um *bypass* arterial coronariano indicado pelos clipes cirúrgicos (*setas*) e uma intervenção da valva aórtica por cateter (TAVI, *transcatheter aortic valve intervention*) (*asterisco*). A imagem sagital da tomografia computadorizada (TC) sem contraste de outro paciente (**C**), um homem de 79 anos, mostrou calcificações multifocais ao longo do segmento descendente da aorta torácica.

dos segmentos torácico e abdominal da aorta; essa condição foi descrita por alguns autores como "ateromas complexos" (Figura 30.25). Esses ateromas complexos, que são um sinal de ruptura pregressa das placas, são fatores de risco independentes para o desenvolvimento de episódios isquêmicos futuros e por isso devem ser mencionados, porque podem modificar a abordagem clínica ou cirúrgica ao paciente.

Em algumas áreas, pode-se observar contraste adentrando entre os focos de placas complexas, na direção da parede aórtica, condição referida por alguns autores como "ulceração da placa". Esse aspecto pode ser semelhante ao de uma úlcera aterosclerótica penetrante (UAP), que está descrita com mais detalhes adiante, sendo sua diferenciação crucial. Embora ulceração de placas seja um sinal inequívoco de ruptura pregressa das placas e possa causar episódios tromboembólicos, uma UAP é um sinal de ruptura da íntima e faz parte do espectro da "síndrome aórtica aguda" também descrita a seguir. Em geral, uma placa ulcerada não se estende além do lúmen aórtico para dentro da íntima, que fica demarcada por calcificação linear atribuível à aterosclerose (Figura 30.26). Entretanto, nem sempre é fácil diferenciar essas duas lesões, mesmo para radiologistas experientes.

Aneurisma

Aneurisma do seio de Valsalva

Aneurismas do seio de Valsalva são dilatações anormais congênitas ou adquiridas. Aneurismas congênitos secundários ao enfraquecimento dos elementos fibroelásticos formam-se nas doenças do tecido conjuntivo, incluindo síndromes de Marfan, Ehlers-Danlos e Loeys-Dietz (Figura 30.27). Aneurismas congênitos também podem estar associados a valva aórtica bicúspide e anomalias do septo atrial. Aneurismas adquiridos do seio de Valsalva são, muitas vezes, pseudoaneurismas e resultam de endocardite bacteriana da valva aórtica ou cirurgia aórtica. A dilatação dos seios de Valsalva pode ser difusa e circunferencial ou excêntrica, envolvendo localmente apenas um deles. O seio de Valsalva direito é afetado em 70% dos casos.

Os sintomas são inespecíficos, mas, em geral, atribuíveis a alguma complicação, como ruptura, regurgitação aórtica ou compressão de estruturas cardiovasculares próximas. As rupturas costumam ocorrer para dentro de uma estrutura cardíaca, mais comumente ventrículo e átrio direitos. Isso resulta em *shunt*

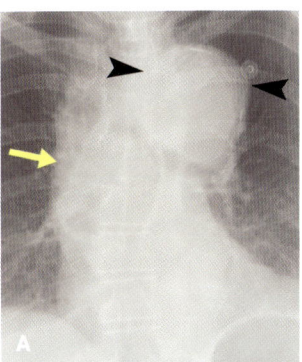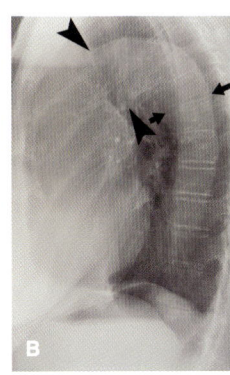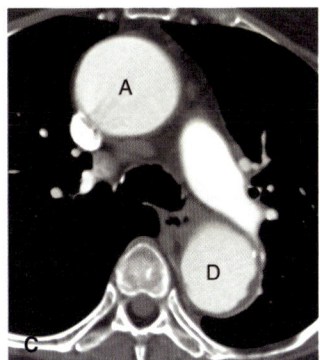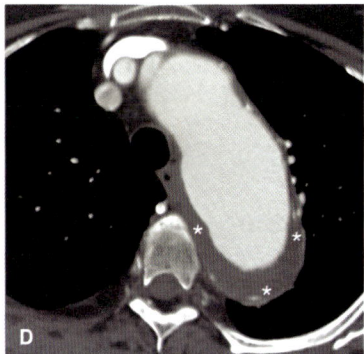

Figura 30.25 Placa aterosclerótica complexa em uma paciente com dilatação aneurismática da aorta. As radiografias de tórax nas incidências posteroanteriores (PA) (**A**) e em perfil (**B**) de mulher de 75 anos demonstraram dilatação aneurismática do segmento ascendente da aorta torácica (*seta amarela*), arco aórtico (*pontas de seta pretas*) e segmento descendente da aorta torácica (*setas pretas*). **C.** A angiotomografia computadorizada (angio-TC), no nível da artéria pulmonar esquerda, demonstrou dilatação aneurismática dos segmentos ascendente (*A*) e descendente (*D*) da aorta torácica. No nível do arco aórtico (**D**), o aneurisma aórtico media até 5,8 cm. Também havia deposição de trombos murais (*asterisco*) no arco aórtico e no segmento descendente da aorta torácica, que não devem ser confundidos com hematoma intramural.

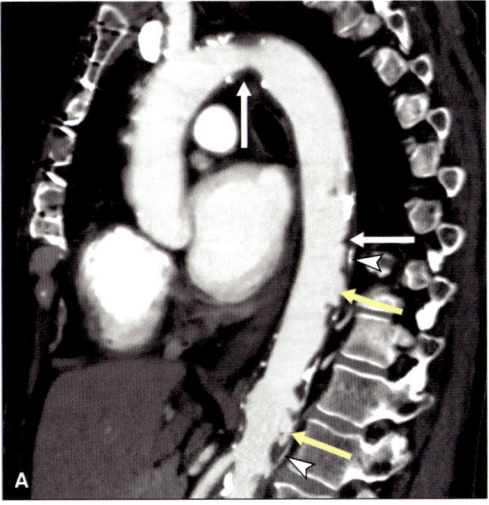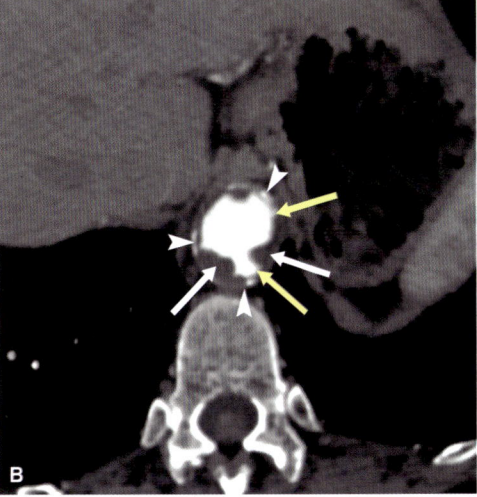

Figura 30.26 Áreas de placas ulceradas em um homem de 65 anos. As imagens parassagital (**A**) e axial (**B**) da angiotomografia computadorizada (angio-TC) da aorta demonstraram extensas placas mistas, embora predominantemente não calcificadas, na aorta torácica (*setas brancas*). Em algumas áreas, foi possível demonstrar que o contraste se estendia adentro da placa (*setas amarelas*), mas não passava da camada íntima demarcada por uma linha fina de calcificação ao longo da parede aórtica (*pontas de seta brancas*). É importante diferenciar essas placas ulceradas de úlceras ateroscleróticas penetrantes, visto que o tratamento é diferente.

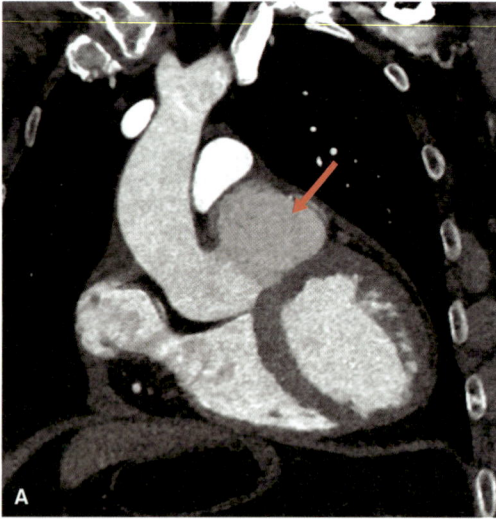
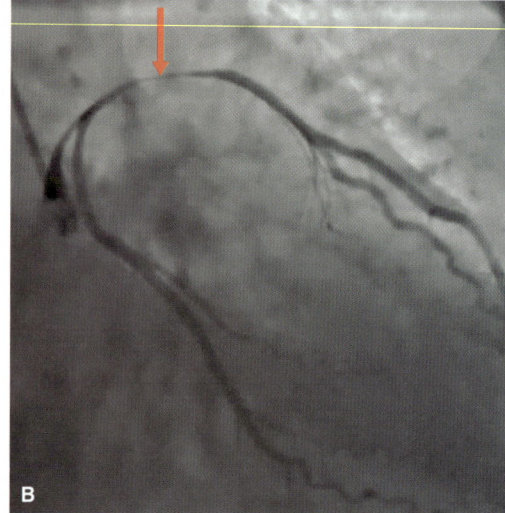

Figura 30.27 Aneurisma do seio de Valsalva. A imagem coronal oblíqua de angiotomografia computadorizada (angio-TC) de um paciente com dor torácica, mas sem história clínica pregressa significativa, demonstrou aneurisma volumoso originado do seio de Valsalva esquerdo (*seta em* A). A imagem estática de angiografia coronariana mostrou que o aneurisma volumoso do seio de Valsalva esquerdo esticava e estreitava a artéria coronária descendente anterior esquerda (*seta em* B). Os sintomas do paciente regrediram depois do tratamento cirúrgico.

esquerda-direita com insuficiência cardíaca subsequente. Reparo cirúrgico ou endovascular imediato é essencial, porque a sobrevida média depois de rupturas é de 1 a 2 anos.

Aneurismas do segmento ascendente da aorta torácica e do arco aórtico

Definidos por dilatação da aorta em mais de 4 cm com preservação da integridade das paredes vasculares – isto é, sem ruptura da íntima –, aneurismas da aorta torácica (AAT) podem se desenvolver em qualquer segmento do vaso, mas 50% formam-se no segmento ascendente da aorta (proximal à artéria braquiocefálica direita), 10% no arco aórtico e 40% no segmento descendente da aorta torácica (distal à artéria subclávia esquerda). Existem muitos fatores de risco que levam à formação de AAT, mas certamente a relação mais direta é com aterosclerose, demonstrada em 70% dos casos. Aneurismas secundários à doença aterosclerótica são detectados mais comumente no segmento descendente da aorta torácica, mas podem ocorrer em qualquer parte ao longo da aorta torácica e abdominal (Figura 30.28). Desse modo, exames de imagem da aorta abdominal também devem ser realizados nesses pacientes. Homocistinúria, síndrome de Marfan e outras doenças do tecido conjuntivo podem causar dilatação do anel aórtico e da aorta ascendente proximal – condição conhecida como ectasia anuloaórtica. Aneurisma do segmento ascendente da aorta torácica também pode ser causado por aortite infecciosa ou não infecciosa. Arterite de células gigantes (ACG), febre reumática e policondrite recidivante podem causar aneurismas do segmento ascendente da aorta torácica, ao passo que a arterite de Takayasu pode acometer a aorta ascendente, o arco aórtico e seus ramos, a aorta abdominal e/ou as artérias pulmonares. Aortite infecciosa pode estar associada à endocardite bacteriana, com formação secundária de aneurismas, mais comumente no segmento proximal da aorta ascendente. No passado, sífilis era a causa mais comum de aortite e aneurisma da aorta ascendente. Houve diminuição da incidência de aortite sifilítica, mas outros microrganismos (inclusive espécies *Streptococcus* e *Staphylococcus*) também podem causar aortite infecciosa ("micótica"), que resulta na formação de aneurismas "micóticos". Valva bicúspide é um fator de risco independente para o desenvolvimento de AAT ascendente, que não está relacionado com a coexistência de estenose aórtica.

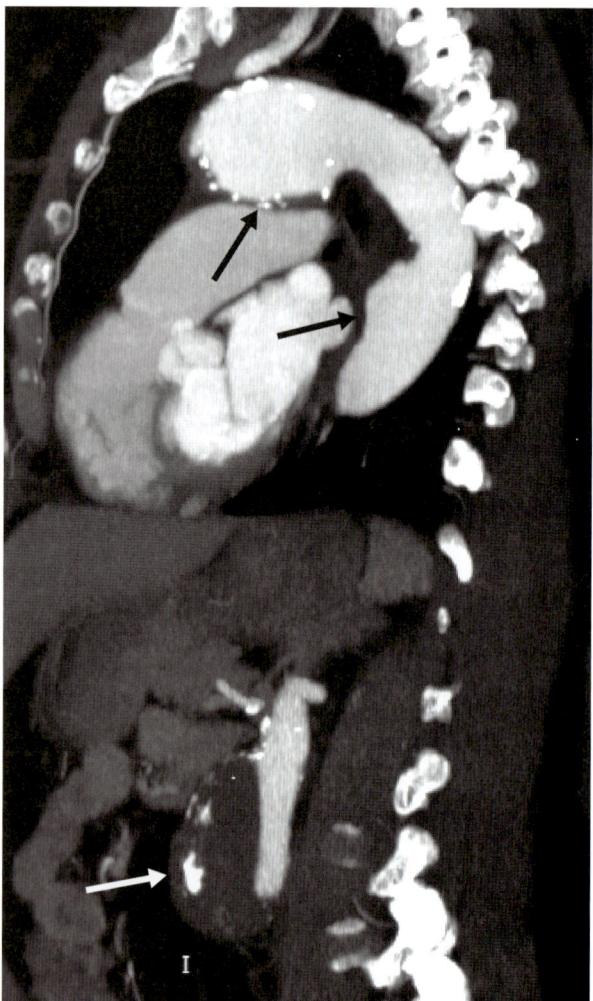

Figura 30.28 Aneurisma multifocal da aorta toracoabdominal. A imagem sagital da tomografia computadorizada (TC) de mulher de 69 anos demonstrou aneurismas multifocais na aorta torácica (*setas pretas*) e aorta abdominal infrarrenal (*seta branca*). Observe que havia deposição de trombos murais no aneurisma da aorta abdominal.

Radiografias de tórax podem demonstrar dilatação do segmento ascendente da aorta ou do arco aórtico (ver Figura 30.25), com ou sem calcificações associadas. A técnica do exame também é uma consideração importante, porque o contorno do segmento ascendente da aorta torácica pode ser exagerado quando o paciente está rodado para o lado direito, o que não deve ser confundido com um aneurisma. Nos pacientes com aneurisma do arco aórtico, pode haver desvio da traqueia e/ou atelectasia do lobo superior esquerdo. A angiotomografia computadorizada (angio-TC) substituiu a angiografia convencional por cateter como modalidade principal de exame de imagem para esse diagnóstico, com a vantagem de possibilitar uma avaliação das estruturas extraluminais, embora não seja possível realizar intervenções terapêuticas, como ocorre durante a angiografia por cateter. Nos casos típicos, a angio-TC demonstra dilatação focal fusiforme e concêntrica do segmento ascendente da aorta torácica ou do arco aórtico (Figura 30.29), com mais de 4 cm. Pacientes com síndrome de Marfan podem ter dilatação do tronco da artéria pulmonar, além de ectasia anuloaórtica

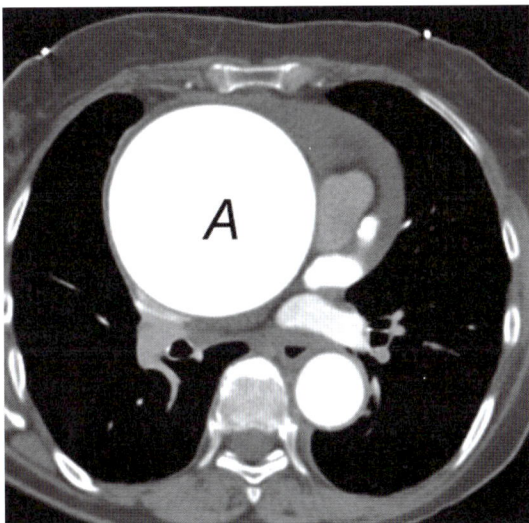

Figura 30.29 **Aneurisma do segmento ascendente da aorta torácica.** Essa imagem axial de tomografia computadorizada (TC) de mulher de 77 anos demonstrou dilatação acentuada (7,7 cm de diâmetro) do segmento ascendente da aorta torácica, compatível com aneurisma (*A*).

(Figura 30.30). Aneurismas geram padrões de fluxo turbulento com fluxo não laminar e, por fim, resultam, com frequência, na formação de trombos murais descontínuos ou circunferenciais (ver Figura 30.25). Exames de imagem sem contraste nem sempre são realizados rotineiramente no seguimento de pacientes com aneurismas diagnosticados, mas alguns estudos sugeriram que focos de hiperatenuação focal em forma de crescente no trombo mural podem ser sinal de ruptura iminente. Imagens de reformatação multiplanar (MPR, *multiplanar reformation*) e tridimensional podem ser renderizadas facilmente, permitindo medições ortogonais precisas e facilitando o planejamento pré e/ou periprocedimento por radiologistas intervencionistas. Essas imagens podem ser especialmente úteis para estratificação dos riscos com o transcorrer do tempo.

Assim como a TC, a RM e a angiorressonância magnética (angio-RM) também são altamente sensíveis e específicas para diagnosticar aneurismas, trombos murais e outras complicações associadas. Sequências cinemáticas permitem estudar padrões de fluxo, ainda que sejam necessários mais estudos para determinar a utilidade clínica dessas informações. A RM pode ser a modalidade de exame mais apropriada para pacientes mais jovens e/ou que necessitam de seguimento mais detalhado por exames de imagem, tendo em vista que não há radiação ionizante; além disso, exames de imagem sem contraste provavelmente são convenientes para pacientes com alergias ou disfunção renal.

Aneurismas do segmento ascendente da aorta torácica podem ser complicados por dissecção ou ruptura, que é a principal causa de morte desses pacientes. O risco de ruptura aumenta proporcionalmente com o tamanho, e aneurismas da aorta ascendente com diâmetro maior que 6 cm têm risco de ruptura de aproximadamente 14%. A taxa de mortalidade pós-ruptura desses aneurismas varia de 97 a 100%, quando os pacientes não são tratados em caráter de emergência; a mortalidade peroperatória associada à reparação cirúrgica é significativa, mas é expressivamente menor durante procedimentos eletivos que em intervenções de emergência (9% *versus* 22%). Por essa razão, o diagnóstico precoce é fundamental, devendo os pacientes com aneurismas diagnosticados ser monitorados por exames de imagem periódicos para avaliar tamanho e crescimento no período. Aneurismas do segmento ascendente da aorta torácica com diâmetro acima de 5,5 cm e/ou crescimento (mais que 0,5 cm em 6 meses, ou 1 cm em 1 ano) devem ser tratados cirurgicamente ou por abordagem endovascular. Nos pacientes com doenças do tecido conjuntivo (p. ex., síndrome de Marfan), o limite para indicação de reparo cirúrgico é menor (em geral, menos de 5 cm de diâmetro).

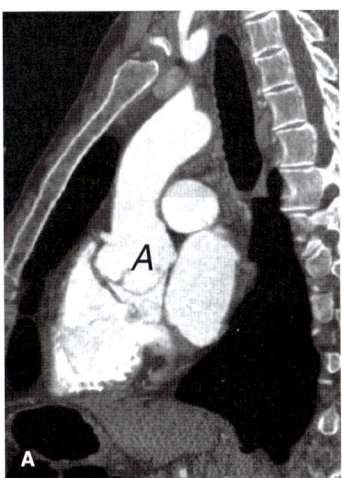
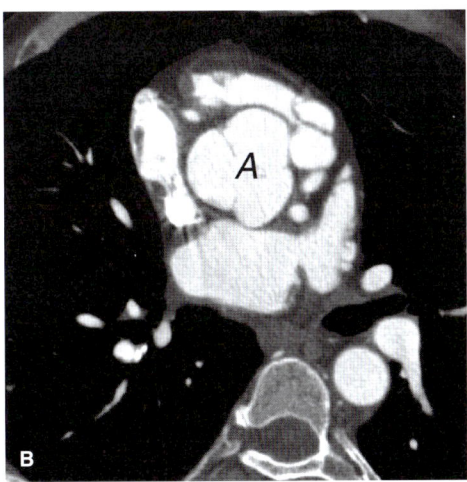
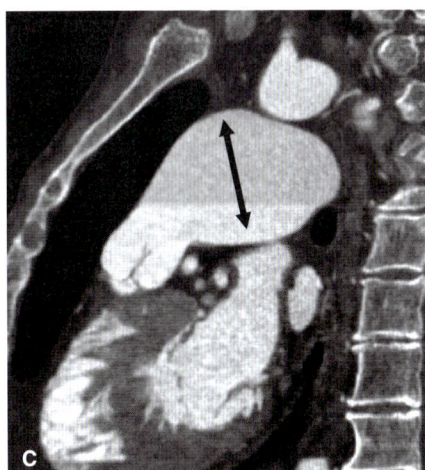

Figura 30.30 **Síndrome de Marfan com lesões da aorta e artérias pulmonares.** A imagem sagital da tomografia computadorizada (TC) (**A**) de um homem de 59 anos demonstrou aneurisma do anel/raiz aórtica (*A*), no qual a raiz dilatada tinha aspecto característico de "tulipa". A imagem axial oblíqua reformatada no nível dos seios de Valsalva (**B**) mostrou dilatação aneurismática de 4,8 cm (*A*). A imagem sagital da TC (**C**) evidenciou dilatação aneurismática do tronco da artéria pulmonar (*seta de duas pontas*), que é um dos critérios estabelecidos para diagnosticar essa síndrome.

Aneurismas do segmento descendente da aorta torácica

Aneurismas da aorta descendente estão associados mais comumente à aterosclerose, embora também possam ocorrer aneurismas desse segmento aórtico secundariamente a outras condições, incluindo doenças do colágeno vascular, aortite infecciosa e doença autoimune/inflamatória.

Radiografias de tórax podem demonstrar dilatação do contorno do segmento descendente da aorta torácica (ver Figura 30.25); quaisquer calcificações coexistentes ficam deslocadas para fora de um aneurisma verdadeiro. A angio-TC é uma técnica altamente sensível e específica para diagnosticar aneurismas, com ou sem trombos murais associados. A angio-RM também é muito sensível e específica para detectar aneurismas e suas complicações. Embora pacientes hemodinamicamente instáveis não sejam candidatos ao exame de RM, essa técnica pode ser mais apropriada no processo de monitoramento rotineiro, especialmente porque não há necessidade de usar radiação ionizante.

Pode haver complicação dos aneurismas do segmento descendente da aorta torácica por dissecção, ruptura ou formação de fístulas com esôfago e/ou vias respiratórias, sendo a ruptura a causa principal de morte. Entre os fatores de risco de ruptura, estão idade, diâmetro acima de 5 cm, hipertensão, tabagismo e doença pulmonar obstrutiva crônica. A taxa de crescimento aumenta à medida que o aneurisma cresce e foi estimada em 0,12 cm/ano para aneurismas com diâmetro acima de 5,2 cm. Desse modo, aneurismas devem ser monitorados por exames de imagem periódicos; diâmetro acima de 6,5 cm e/ou em crescimento (mais de 0,5 cm em 6 meses, ou 1 cm em 1 ano) é indicação para tratamento cirúrgico por técnica aberta ou endovascular. A mortalidade operatória varia de 5 a 12%, sendo as complicações pós-operatórias principais insuficiência renal (5 a 13% dos casos) e isquemia da medula espinal (4 a 30%, dependendo da extensão da doença/reparo cirúrgico). Assim como ocorre com o segmento ascendente da aorta torácica, aneurismas associados às doenças do tecido conjuntivo são tratados mais agressivamente com intervenção mais precoce.

Síndrome aórtica aguda

Síndrome aórtica aguda (SAA) inclui dissecção aórtica, hematoma intramural (HIM) agudo e UAP, que têm em comum a apresentação clínica clássica de dor torácica excruciante, algumas vezes irradiada para a região dorsal. Embora tradicionalmente classificadas em separado, evidências crescentes sugerem que essas condições possam ser variantes ou um espectro da mesma doença, conforme descrito com mais detalhes adiante. Essas três condições clínicas não podem ser diferenciadas com base na história clínica ou no exame físico, e, por essa razão, exames de imagem desempenham um papel fundamental no diagnóstico. Ecocardiografia transesofágica (ETE), TC com multidetectores (TCMD)/angio-TC e angio-RM são técnicas úteis, altamente sensíveis e específicas. Em razão de sua ampla disponibilidade, rápida aquisição e alta precisão, a angio-TC é a modalidade utilizada mais comumente nesse contexto, com sensibilidade e especificidade de 100 e 98%, respectivamente, no diagnóstico de dissecção aórtica. Na angio-TC, a consideração cuidadosa dos parâmetros de imagem e a técnica de administração intravenosa do meio de contraste são fundamentais. As imagens da fase sem contraste são importantes para detectar HIM, tendo a sincronização da aquisição das imagens com a administração da dose de contraste importância fundamental para obter imagens de ótima qualidade. Duas técnicas usadas comumente para assegurar imagens adequadas da fase arterial são *timing/test bolus* e *bolus tracking*. Com a técnica *test bolus*, administra-se pequena quantidade de contraste, com a obtenção de imagens axiais repetidas em determinado nível para avaliar o tempo decorrido até chegar à opacificação máxima. Determinado esse intervalo, a dose completa de contraste é administrada e as imagens são realizadas com *delay* de aquisição indicada pelo tempo de circulação da dose inicial. Com a técnica *bolus tracking*, escolhe-se uma região de interesse (ROI, *region of interest*) no segmento ascendente da aorta torácica, administra-se a dose de contraste e, quando as unidades Hounsfield da ROI ultrapassarem um limiar predefinido, inicia-se a aquisição de imagens. Caso haja suspeita de dissecção do segmento ascendente da aorta torácica, deve-se utilizar sincronização prospectiva pelo ECG para evitar diagnósticos falso-positivos atribuídos a movimentos ou outros artefatos na raiz aórtica. Com sincronização e temporização angiográfica cuidadosa, também é possível avaliar artérias coronárias nos casos de propagação da dissecção.

Dissecção aórtica

Dissecções da aorta torácica são classificadas com base no sistema de Stanford, de acordo com sua extensão mais proximal: dissecções do tipo A acometem o segmento ascendente da aorta torácica (proximal à artéria inominada) e requerem tratamento cirúrgico imediato com colocação de *stent*-enxerto (endoprótese) (Figuras 30.31 e 30.32). Dissecções do tipo B

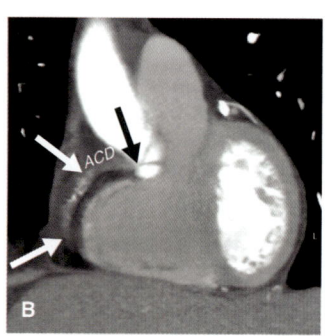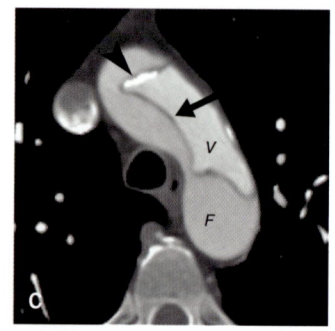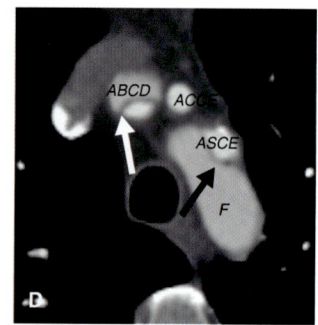

Figura 30.31 Dissecção aórtica do tipo A, obstrução da artéria coronária direita e propagação até a artéria braquiocefálica direita. A imagem axial de tomografia computadorizada (TC) em projeção de intensidade máxima (MIP) no nível da artéria coronária principal esquerda (**A**) demonstrou a borda proximal do *flap* de dissecção (*seta*), que se estendia até a raiz aórtica. As artérias coronárias principal esquerda (*ACPE*) e descendente anterior esquerda (*DAE*) estavam patentes. A dissecção estendia-se para dentro do segmento descendente da aorta torácica com demarcação do *flap* (*seta*) e dos lumens verdadeiro (*V*) e falso (*F*). (**B**) A imagem coronal oblíqua em MIP no nível da artéria coronária direita mostrou que o *flap* de dissecção (*seta preta*) se estendia para dentro do óstio da artéria coronária direita (*ACD*), resultando em sua obstrução (*setas brancas*). (**C**) A imagem axial no nível do arco aórtico evidenciou o *flap* de dissecção (*seta*) e os lumens verdadeiro (*V*) e falso (*F*). Observe que havia deslocamento das calcificações da íntima (*ponta de seta*) para dentro do vaso. (**D**) A imagem axial no nível dos vasos do arco aórtico demonstrou propagação do *flap* de dissecção para dentro da artéria braquiocefálica direita (*ABCD, seta branca*). As artérias carótida comum esquerda (*ACCE*) e subclávia esquerda (*ASCE*) eram irrigadas pelo lúmen verdadeiro.

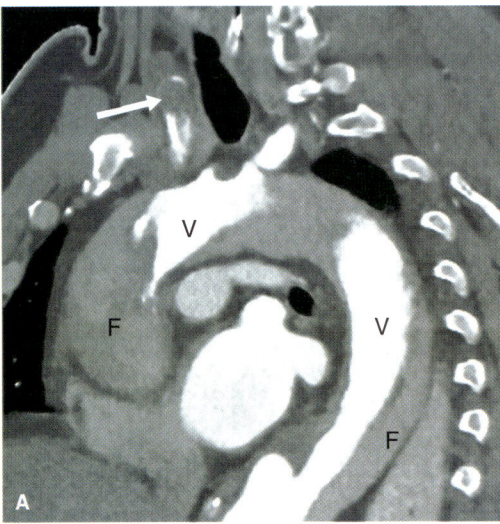
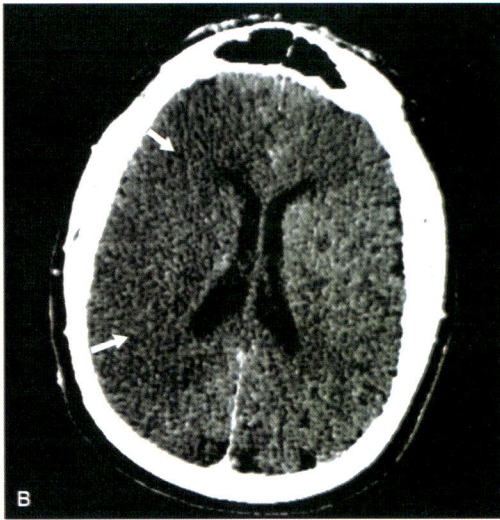

Figura 30.32 **Dissecção aórtica do tipo A com obstrução da artéria carótida comum direita.** A imagem parassagital reformatada de tomografia computadorizada (TC) (**A**) demonstrou dissecção do tipo A com fluxo muito lento no lúmen falso (*F*), em comparação ao verdadeiro (*V*). O *flap* de dissecção estendia-se para dentro e obstruía a artéria carótida comum direita (*seta branca*). **B.** A imagem axial da TC de crânio mostrou hipoatenuação relativa de praticamente todo o hemisfério cerebral direito (*setas brancas*) em consequência da obstrução da artéria carótida comum direita.

envolvem apenas o segmento descendente da aorta (distal à artéria subclávia esquerda) e, em muitos casos, são tratados clinicamente, a menos que haja indícios de isquemia de órgãos terminais ou ruptura iminente, casos nos quais há indicação para intervenção cirúrgica ou colocação de *stent*-enxerto por abordagem endovascular (Figuras 30.33 e 30.34). Dissecções que envolvem o arco aórtico, mas não se estendem em direção proximal até a artéria inominada (Figuras 30.35 e 30.36), são raras e representam aproximadamente 7% de todas as dissecções. Elas não são classificadas especificamente por sistemas cirúrgicos tradicionais e não estão completamente caracterizadas na literatura clínica ou cirúrgica. Com a finalidade de facilitar a elaboração de laudos e o entendimento entre médicos, essas dissecções podem ser descritas como tipo B, com envolvimento

do arco aórtico. É importante o monitoramento pós-operatório por exames de imagem dos pacientes submetidos a procedimentos endovasculares para avaliar a formação de *endoleaks*, descritos com mais detalhes adiante neste capítulo.

A patogenia da dissecção aórtica é um processo complexo, que inclui degeneração da túnica média da aorta – uma estrutura dinâmica que desempenha papel fundamental na regulação da complacência aórtica, entre outras funções. Essa degeneração pode ser congênita e secundária à produção de proteínas anormais ou defeituosas (p. ex., síndromes de Marfan e Ehlers-Danlos) ou adquirida, na maioria dos casos secundária à hipertensão crônica, que causa degeneração da túnica média das artérias. Outros fatores de risco são síndrome de Turner e valva aórtica bicúspide, uso de cocaína e metanfetamina, gravidez e aortite. As alterações do

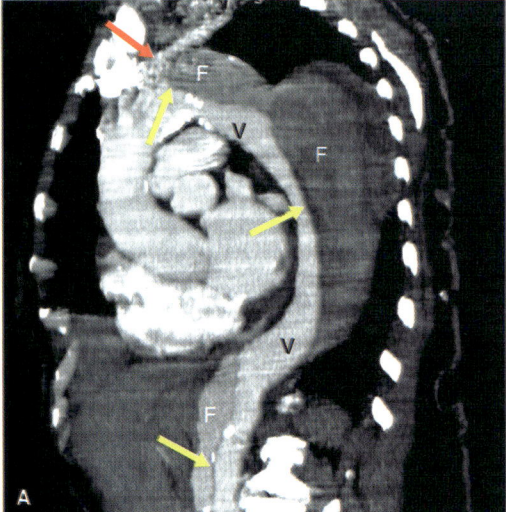
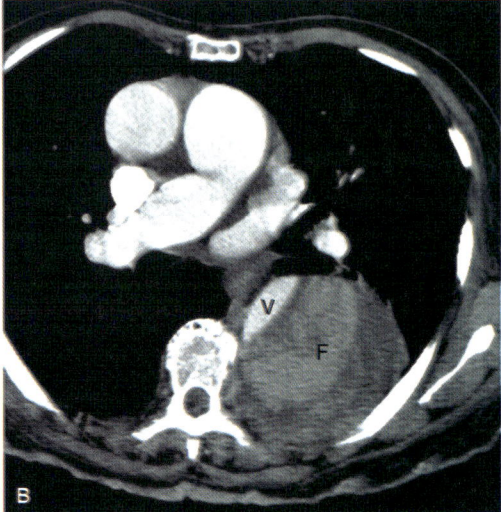

Figura 30.33 **Dissecção aórtica do tipo B com ruptura iminente. A.** A imagem parassagital de angiotomografia computadorizada (angio-TC) demonstrou que o *flap* da íntima-média (*setas amarelas*) estendia-se até o nível da artéria subclávia esquerda (*seta vermelha*), mas não afetava esse vaso nem se estendia em direção proximal para dentro do arco aórtico – alterações compatíveis com dissecção do tipo B. O lúmen verdadeiro (*V*) tinha diâmetro menor e mostrava mais opacificação pelo contraste, em comparação ao lúmen falso (*F*), em razão das pressões elevadas dentro desse último. **B.** A imagem axial mostrou o volume maior do lúmen falso (*F*) em comparação ao lúmen verdadeiro (*V*). O diâmetro máximo da aorta era de 7,1 cm. Embora a maioria das dissecções do tipo B seja tratada clinicamente, esse paciente foi tratado com cirurgia, em razão do diâmetro amplo da aorta e risco de ruptura aórtica.

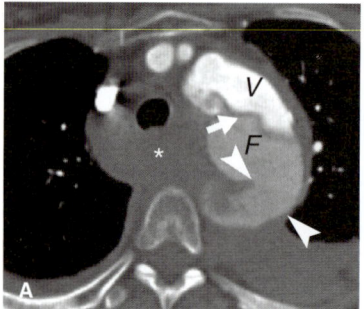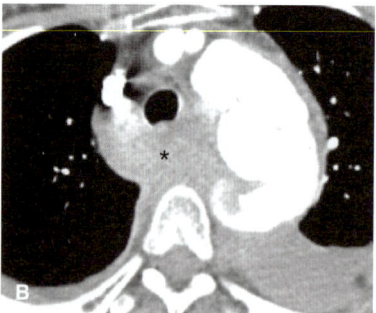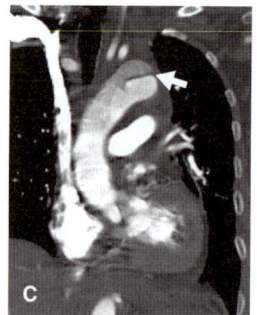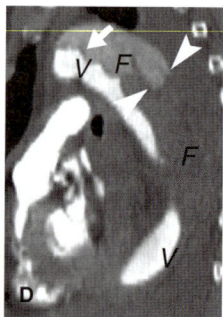

Figura 30.34 Dissecção aórtica do tipo B com ruptura. (**A**) A imagem axial da angiotomografia computadorizada (angio-TC), na janela angiográfica, demonstrou o *flap* da íntima-média (*seta*) com demarcação nítida dos lumens verdadeiro (*V*) e falso (*V*). A área ampla de extravasamento do contraste, que se estendia em direção posteromedial desde a parte posterior do pseudoaneurisma (*pontas de seta*), representava a ruptura. (**B**) A janela de partes moles mostrou hematoma mediastinal (*asterisco*) com mais clareza, mas o esôfago ficou obscurecido. As imagens reformatadas nos planos coronal (**C**) e sagital (**D**) podem ser facilmente renderizadas a partir dos dados originais na estação de trabalho; a imagem sagital demonstrou trombose parcial do lúmen falso (*F*) no segmento médio-distal da aorta torácica descendente.

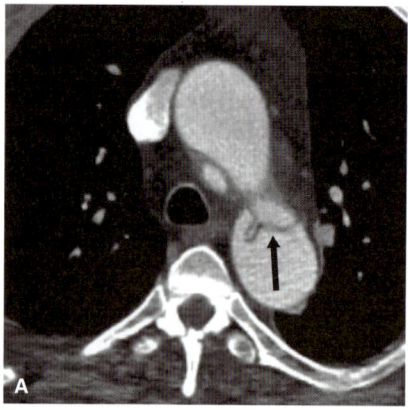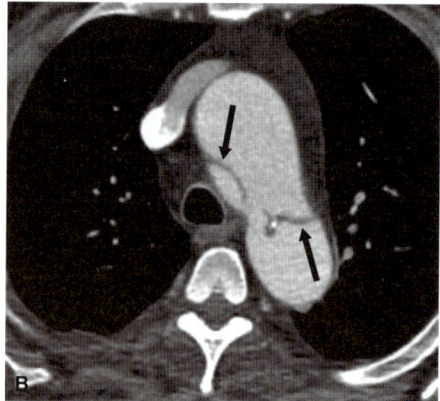

Figura 30.35 Dissecção do tipo B com envolvimento do arco aórtico. As imagens axiais de tomografia computadorizada (TC) obtidas dos terços inferior (**A**) e médio (**B**) do arco aórtico demonstraram um *flap* de dissecção (*setas*), que se estendia até a parte proximal do arco, mas não se propagava além da origem da artéria braquiocefálica direita e, por essa razão, não preenchia os critérios de definição de dissecção do tipo A; dissecções que afetam o arco aórtico não estão completamente caracterizadas na literatura clínica e cirúrgica.

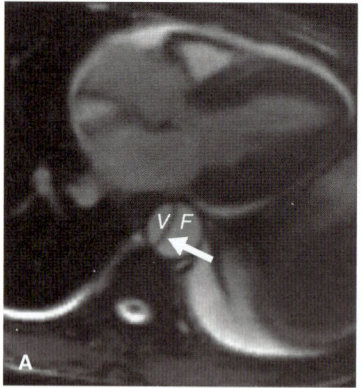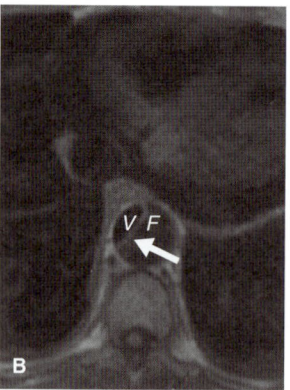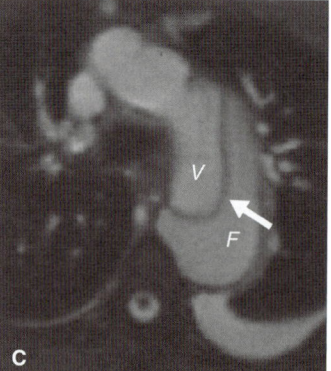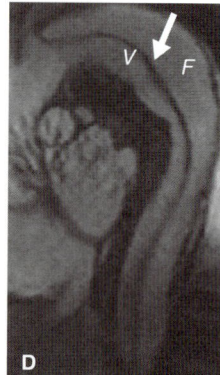

Figura 30.36 Dissecção do tipo B com envolvimento do arco aórtico. As imagens de ressonância magnética (RM) axial *balanced steady state free precession* (bSSFP) *gradient-echo* (**A** e **C**) e as imagens de RM ponderadas em T2 com recuperação de inversão dupla (**B**) demonstraram o *flap* de dissecção da íntima-média (*setas*) com demarcação nítida dos lumens verdadeiro (*V*) e falso (*F*). O lúmen verdadeiro (*V*) era menor e formava ângulos agudos com o *flap* de dissecção, ao passo que o lúmen falso (*F*) era maior e formava ângulos obtusos na interface com o *flap*. Observe também que o paciente tinha pequenos derrames pericárdico e pleural esquerdo, mais evidentes em **A**. A imagem sagital reformatada (**C**) mostrou que a dissecção se estendia para dentro do arco aórtico, mas não afetava o segmento ascendente da aorta torácica.

microambiente e das funções da túnica média arterial predispõem à fase aguda da dissecção quando a íntima é rompida, resultando no extravasamento de sangue do lúmen aórtico verdadeiro para dentro da média e na formação de um segundo lúmen (falso). Na maioria dos casos, a laceração da íntima-média ocorre ao longo da parede lateral direita da aorta ascendente, de 1 a 2 cm da junção sinotubular, ou no segmento descendente da aorta torácica, perto da inserção do ligamento arterial, que são áreas sujeitas a estresse de cisalhamento máximo. Depois que o sangue entra no lúmen falso, ele propaga-se longitudinalmente ao longo da parede aórtica e, em geral, em direção retrógrada; uma segunda laceração (de reentrada) permite que o sangue volte a circular pelo falso lúmen.

Esse processo também estimula uma reação inflamatória intensa – a parede aórtica fica friável e frágil na fase aguda, quando o risco de expansão rápida e/ou ruptura é maior, em comparação aos casos crônicos (ver Figuras 30.33 e 30.34). Dissecções que afetam o segmento ascendente da aorta torácica podem ser complicadas por regurgitação aórtica grave, tamponamento cardíaco secundário ao hemopericárdio e/ou obstrução das artérias coronárias, dependendo da propagação da dissecção (ver Figura 30.31). Também é possível ocorrer ruptura para dentro do ventrículo direito, átrio esquerdo, veias cavas e artérias pulmonares, resultando em *shunts* esquerda-direita volumosos. Em qualquer área afetada, a propagação do *flap* de dissecção para dentro do arco aórtico ou dos vasos abdominais pode causar hipoperfusão/isquemia dos órgãos terminais (ver Figura 30.32).

Em muitos casos, a radiografia de tórax (Figura 30.37) é o primeiro exame realizado, mas podem estar normais em 40% dos casos. A incidência PA pode demonstrar desvio da traqueia, alargamento do mediastino, desaparecimento do contorno do botão aórtico, dilatação dos segmentos ascendente e/ou descendente da aorta torácica, derrame pericárdico ou deslocamento das calcificações da íntima para dentro do lúmen da aorta, que fica evidente quando existem radiografias mais antigas para comparação.

A angio-TC deve ser realizada quando radiografias de tórax mostrarem alterações sugestivas ou houver forte suspeita clínica, trata-se de um exame fundamental ao diagnóstico e ao planejamento do tratamento. Nas imagens sem contraste, pode haver deslocamento interno das calcificações da íntima. Na maioria dos casos, imagens da fase angiográfica demonstram o clássico *flap* da íntima-média. Em geral, os lumens verdadeiro e falso podem ser diferenciados pela intensidade relativamente maior depois da administração de contraste e pelo diâmetro menor do lúmen verdadeiro, em comparação ao falso, tendo em vista as pressões mais altas neste último (ver Figuras 30.31 a 30.34). Essa pressão alta também é responsável por levar os cantos do lúmen verdadeiro a formar ângulos agudos com o *flap* da íntima, o que pode ajudar a diferenciar os dois. Entretanto, imagens de angiografia obtidas de uma fase mais tardia e/ou fenestrações do *flap* podem confundir essas alterações. Em casos extremamente raros, pode haver ruptura circunferencial da íntima ("cisalhamento") com lumens verdadeiro/falso concêntricos. A angio-TC também é um exame útil para avaliar propagação do *flap* de dissecção para dentro dos ramos arteriais (ver Figura 30.32).

RM e angio-RM podem ser realizadas usando protocolos abreviados, com sequências rápidas em apneia, tendo sensibilidade/especificidade semelhantes à angio-TC, com demonstração comparável do *flap* da íntima-média e dos lumens verdadeiro e falso (ver Figura 30.36). A RNM também é um exame especialmente útil nos casos de dissecção da raiz aórtica, porque a defasagem do fluxo retrógrado através da valva aórtica nas sequências em SSFP (*steady state free precession*) confirma o diagnóstico de regurgitação aórtica. Como já foi mencionado, dissecções aórticas proximais podem se romper dentro do pericárdio e causar hemopericárdio; nos pacientes com possível tamponamento, imagens cinemáticas da RM funcional em sequência SSFP permitem realizar uma inspeção visual grosseira dos movimentos das paredes aórtica e cardíacas durante todo o ciclo cardíaco. Além disso, é possível quantificar os volumes sistólico e diastólico finais usando *software* de pós-processamento para calcular volumes de ejeção e débito cardíaco. Contudo, na maioria dos casos, pacientes com dissecções ascendentes têm condições clínicas instáveis e requerem intervenção cirúrgica imediata.

Hematoma intramural

A definição de hematoma intramural (HIM) é hemorragia aguda dentro da parede aórtica, responsável por 5 a 15% dos casos de síndrome aórtica aguda. Tradicionalmente, acreditava-se que o HIM representasse um processo patológico diferente, resultante da ruptura dos *vasa vasorum* dentro da túnica média arterial, formando um hematoma sem comunicação com o lúmen da aorta. Entretanto, a ecocardiografia transesofágica fornece imagens mais claras da íntima e demonstra frequentemente uma irregularidade dessa camada nos casos de HIM, sugerindo que uma "microlaceração" da íntima possa ser o evento desencadeante; essa hipótese é corroborada pelo fato de que essas lacerações são demonstradas frequentemente no momento da cirurgia e/ou por meio de exames anatomopatológicos dos espécimes retirados de pacientes com HIM.

Nas imagens de TC sem contraste, o HIM caracteriza-se por espessamento hiperdenso contínuo da parede aórtica, geralmente com formato de crescente (Figura 30.38); também pode haver deslocamento das calcificações ateroscleróticas para dentro do lúmen aórtico. Nas imagens pós-contraste, a hiperdensidade costuma ser menos evidente, podendo passar despercebida ou ser confundida com outras lesões. Do mesmo modo, a RM demonstra espessamento mural com formato de crescente, que pode mostrar anormalidades de sinal em T1 e T2, dependendo do tempo decorrido desde a hemorragia. Assim como ocorre com as dissecções, os hematomas intramurais são classificados com base no sistema de Stanford, com subtipos A e B. Na maioria dos

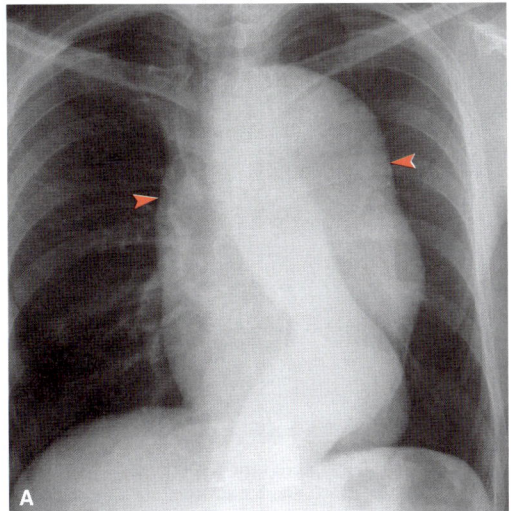
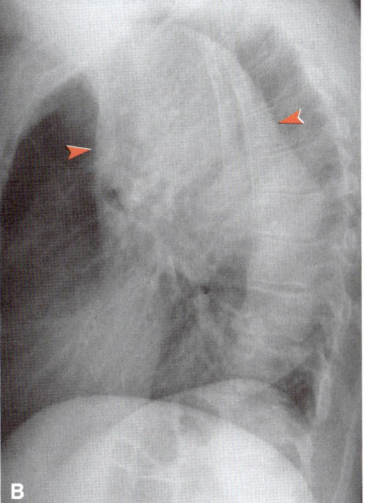

Figura 30.37 **Dissecção aórtica do tipo A.** As radiografias de tórax nas incidências posteroanterior (PA) (**A**) e em perfil (**B**) de um homem de 36 anos demonstraram alargamento do mediastino com contorno lobulado (entre as *pontas de setas*).

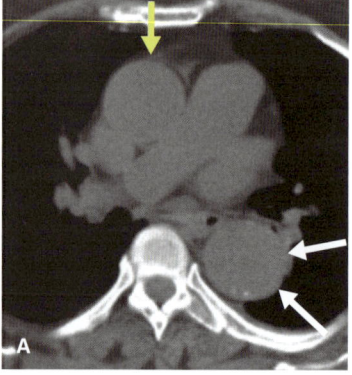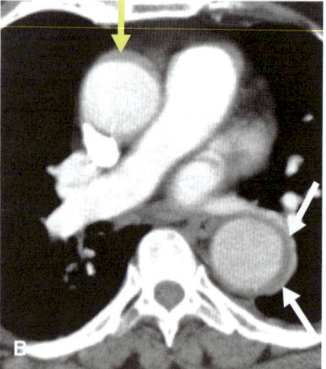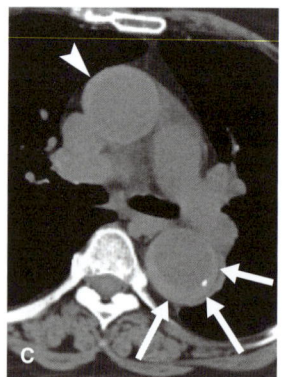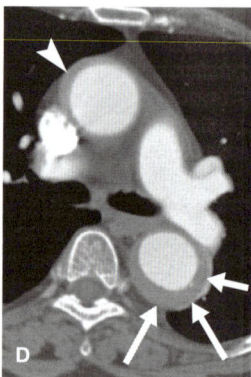

Figura 30.38 Hematoma intramural do tipo B, com progressão ao tipo A. As imagens axiais de tomografia computadorizada (TC) sem contraste (**A**) e com contraste (**B**) no nível da artéria pulmonar direita de mulher de 73 anos demonstraram hematoma intramural, com atenuação alta, em formato de crescente, envolvendo o segmento descendente da aorta torácica (*setas brancas*), que ficou mais evidente na fase sem contraste do exame. Esse hematoma intramural estendia-se até o nível da artéria subclávia esquerda, mas não avançada para dentro do arco aórtico ou segmento ascendente da aorta torácica. O artefato de movimento detectado no segmento ascendente da aorta na fase contrastada, nesse exame não sincronizado (*seta amarela* em **B**), não demonstrado na fase sem contraste (*seta amarela*, **A**), não deve ser confundido com *flap* de íntima ou hematoma intramural. As imagens axiais sem contraste (**C**) e com contraste (**D**) no nível da artéria pulmonar esquerda obtidas 4 dias depois mostraram ampliação do tamanho do hematoma intramural ao longo do segmento descendente da aorta (*setas*), com novo espessamento com hiperatenuação, em formato de crescente, ao longo do segmento ascendente da aorta torácica (*pontas de seta*), compatível com progressão para hematoma intramural do tipo A.

casos, o HIM do tipo B é tratado clinicamente. Do mesmo modo que as dissecções aórticas do tipo A, pacientes instáveis com HIM do tipo A, em geral, são tratados cirurgicamente. Entretanto, há controvérsia quanto ao tratamento dos pacientes com HIM do tipo A e com condições clínicas estáveis. Isso se deve à evolução clínica variável do HIM, que pode regredir (10% dos casos), romper (20 a 45%) ou evoluir para dissecção aórtica completa (28 a 47%). Infelizmente, é difícil prever a evolução de um HIM do tipo A, mas HIM e UAP concomitantes costumam aumentar o risco de progressão. Considerando que alguns casos de HIM do tipo A regridem, alguns estudos recomendaram tratamento clínico inicial, reservando-se tratamento cirúrgico para pacientes que evoluem para dissecção completa ou expansão do hematoma. Entretanto, outros estudos demonstraram mortalidade mais alta com essa abordagem. Por essa razão, exames de controle evolutivo de TC ou RM podem ser extremamente importantes nesses casos, principalmente para pacientes com HIM agudo do tipo A tratados clinicamente. Assim como ocorre com dissecções do tipo A, pode haver extensão do hematoma para dentro do mediastino ou pericárdio nos pacientes com HIM do tipo A.

Úlcera aterosclerótica penetrante

Úlcera aterosclerótica penetrante (UAP) é uma erosão interna para dentro da média da aorta e, nos casos típicos, ocorre nos pacientes com doença aterosclerótica grave. Essa lesão forma-se mais comumente no segmento descendente da aorta torácica, embora possam ocorrer úlceras em qualquer parte da aorta torácica, com prognóstico mais desfavorável quando se localizam na raiz aórtica ou no segmento proximal da aorta ascendente. Estima-se que UAP sejam responsáveis por até 7,5% dos casos de síndrome aórtica aguda. Nas imagens de TC com contraste e de angio-RM com ou sem contraste, a UAP evidencia-se por erosão focal para dentro da parede aórtica, quase sempre em pacientes com aterosclerose grave (Figura 30.39); essa lesão pode ser diferenciada das outras causas de síndrome aórtica aguda por dilatação focal do vaso, inexistência de *flap* e ausência de compressão do lúmen onde se localiza a UAP. Em alguns casos, pode ser difícil diferenciar UAP de doença aterosclerótica complexa subjacente; contudo, nos casos típicos, a UAP tem formato de cratera que se estende além da íntima calcificada da

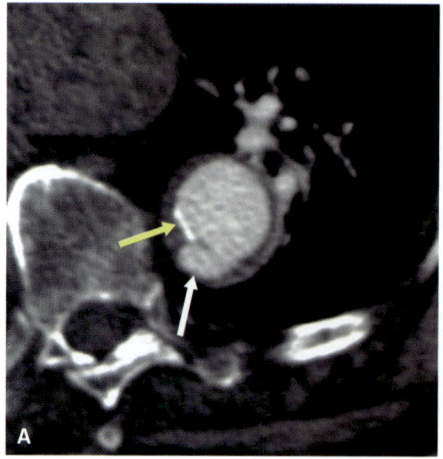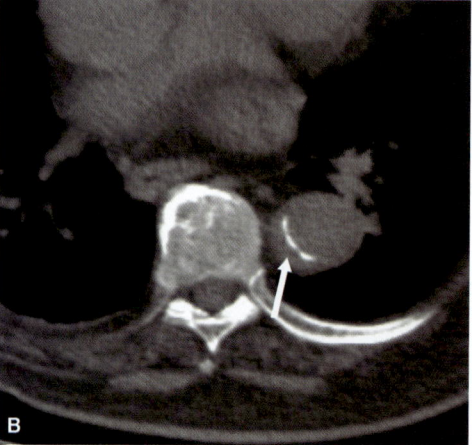

Figura 30.39 Úlcera aterosclerótica penetrante. A imagem axial de angiotomografia computadorizada (angio-TC) (**A**) de um homem de 82 anos mostrou uma dilatação no segmento médio da aorta torácica descendente (*seta branca*), que era preenchida pelo meio de contraste e se estendia além da íntima calcificada (*seta amarela*), sendo compatível com úlcera aterosclerótica penetrante. A imagem de TC sem contraste (**B**) pouco abaixo desse nível mostrou hiperatenuação sutil da parede aórtica (*seta branca*) atribuível a um hematoma adjacente. É importante diferenciar úlcera aterosclerótica penetrante de placa ulcerada, uma vez que o tratamento e o prognóstico de ambas são diferentes.

aorta, ao passo que placas ulceradas complexas costumam ter bordas mais entrecortadas e não se estendem além da íntima. O padrão de progressão da UAP é imprevisível, mas seu diagnóstico precoce é fundamental, porque a úlcera pode erodir para dentro da média e formar um HIM (Figura 30.40). Quando UAP e HIM coexistem, o prognóstico é desfavorável porque até 70% dos pacientes têm outras complicações, incluindo formação de aneurismas saculares, ruptura e dissecção aórticas. Nos pacientes com UAP, ruptura parece ser mais comum que dissecção. Nos casos típicos, o tratamento consiste em colocação de *stent*-enxerto (especialmente nos casos agudos ou sintomáticos), reservando-se tratamento clínico com monitoramento por meio de exames de imagem para pacientes assintomáticos ou com doença crônica estável.

Pseudoaneurisma aórtico

Pseudoaneurisma aórtico é uma dilatação irregular focal da aorta, secundária à ruptura da íntima-média, com extravasamento contido por quantidade variável de adventícia e tecidos do mediastino circundante. Na maioria dos casos, pseudoaneurismas são detectados nos pacientes com lesão aórtica traumática ou no período pós-operatório de cirurgia cardíaca ou vascular aórtica, mas também podem ocorrer com infecções particularmente agressivas/destrutivas e, em casos raros, em pacientes com dissecção aórtica que rompeu. Pseudoaneurismas torácicos traumáticos estão descritos com mais detalhes nas seções subsequentes deste capítulo, mas nos casos típicos são atribuídos às forças de desaceleração/cisalhamento rápido de segmentos sob tração máxima; istmo aórtico é a área mais comumente afetada, onde há estreitamento entre o segmento distal do arco aórtico e o ligamento arterial. Nos casos típicos, pseudoaneurismas pós-operatórios desenvolvem-se no segmento ascendente da aorta torácica nas áreas de punção, cateterização e/ou aplicação de clampes transversais. Pseudoaneurismas da aorta torácica podem ser complicados por fístulas aortoentéricas e/ou aortobrônquicas, hemorragia mediastinal, hemotórax e hemorragia pulmonar.

Radiografias de tórax têm sensibilidade e especificidade baixas para o diagnóstico de pseudoaneurismas. As anormalidades detectadas são semelhantes às de um aneurisma da aorta torácica e podem incluir alargamento do contorno do mediastino/aorta. Pseudoaneurismas do arco aórtico ou do segmento proximal da aorta descendente podem causar desvio da traqueia e/ou atelectasia do lobo superior esquerdo. A angio-TC de tórax é a modalidade de exame principal, porque tem sensibilidade e especificidade de praticamente 100% no diagnóstico de pseudoaneurismas. Anormalidades típicas, como dilatação irregular focal/extravasamento de contraste além do lúmen aórtico com um colo estreito (Figuras 30.41 e 30.42), podem, em geral, ser diferenciadas com facilidade da dilatação concêntrica causada por um aneurisma verdadeiro. A TC também é um exame especialmente útil para avaliar a extensão do hematoma mediastinal e complicações associadas. Como descrito adiante, pseudoaneurismas traumáticos são mais comuns no istmo aórtico.

Como pseudoaneurismas representam rupturas aórticas contidas, devem ser tratados em caráter de emergência por intervenção cirúrgica aberta ou colocação de *stent* por abordagem endovascular. Pseudoaneurismas não tratados progridem (Figura 30.43) para exsanguinação aórtica e morte.

Fístulas aórticas

Ruptura aórtica pode ocorrer em vários contextos, incluindo traumatismo, aortopatia, aterosclerose degenerativa, inflamação e infecção. A aorta pode romper e sangrar livremente para dentro do mediastino ou, em casos raros, o sangramento pode se comunicar com outro espaço anatômico, por meio de uma fístula. Fístulas aórticas podem se comunicar com esôfago adjacente (*i. e.*, fístula aortoesofágica) (Figura 30.44), pleura (*i. e.*, fístula aortopleural) (Figura 30.45), brônquios (*i. e.*, fístula aortobrônquica) (ver Figura 30.42) ou outras estruturas cardiovasculares.

Fístulas aortoesofágicas podem se formar com ruptura de aneurisma, úlcera aterosclerótica penetrante, ingestão de corpo estranho com perfuração do esôfago, neoplasias malignas intratorácicas (p. ex., câncer de esôfago) e depois da colocação de

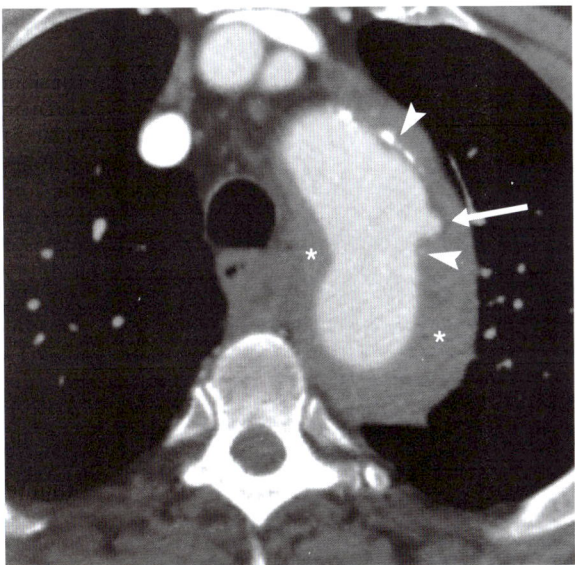

Figura 30.40 **Úlcera aterosclerótica penetrante com hematoma intramural.** A imagem axial de tomografia computadorizada (TC) obtida no nível do arco aórtico demonstrou dilatação focal preenchida pelo meio de contraste (*seta*), que se estendia além das calcificações da íntima circundante (*pontas de seta*), compatível com úlcera aterosclerótica penetrante. A úlcera havia erodido para dentro da túnica média da aorta, formando um hematoma intramural circundante (*asterisco*).

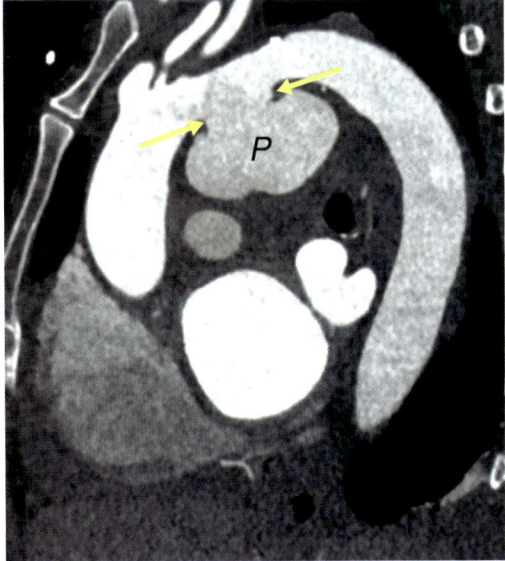

Figura 30.41 **Pseudoaneurisma do segmento proximal da aorta torácica descendente.** A imagem sagital de tomografia computadorizada (TC) de mulher de 68 anos demonstrou pseudoaneurisma sacular volumoso (*P*) na parte inferior do arco aórtico e segmento descendente da aorta torácica. Um colo relativamente estreito (*setas amarelas*) ligava a aorta ao pseudoaneurisma. Essa lesão era compatível com ruptura aórtica contida.

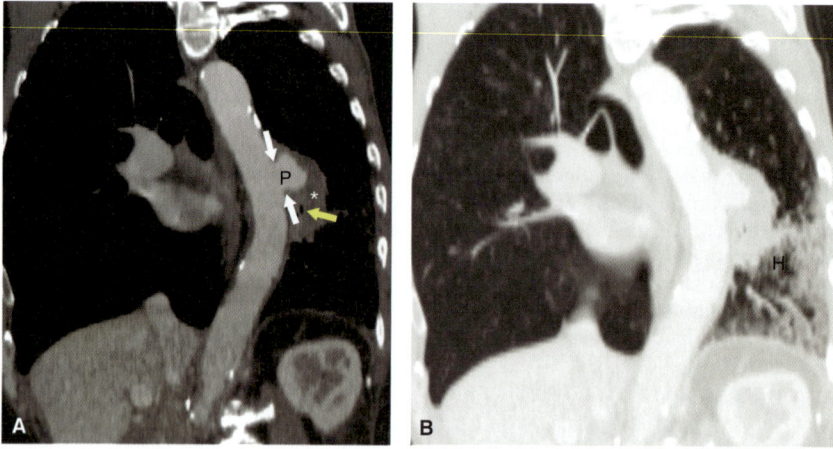

Figura 30.42 Pseudoaneurisma do segmento descendente da aorta torácica complicado por fístula aortobrônquica e hemorragia pulmonar. A imagem coronal de tomografia computadorizada (TC) (**A**) demonstrou as bordas irregulares do pseudoaneurisma (*P, setas brancas*) com hematoma adjacente (*asterisco*). O colo do pseudoaneurisma era mais estreito que o próprio pseudoaneurisma. Ar (*seta amarela*) adjacente ao hematoma era sequela de uma fístula aortobrônquica. A imagem coronal de TC no mesmo nível usando a janela pulmonar (**B**) mostrou consolidação, opacidades reticulares e em vidro fosco, que representavam hemorragia pulmonar (*H*).

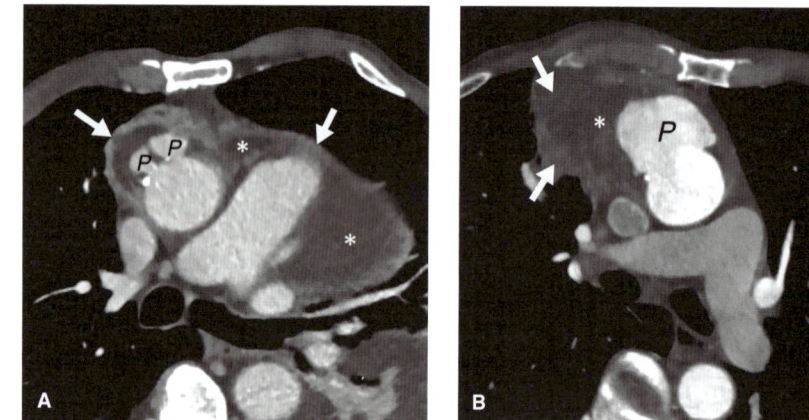
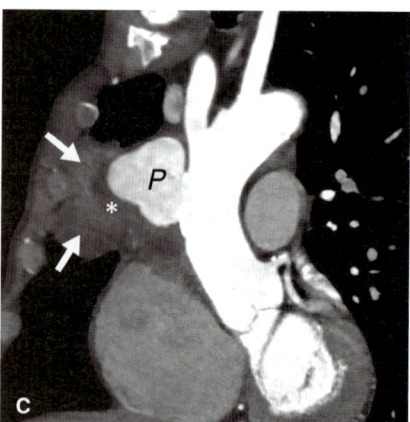

Figura 30.43 Pseudoaneurisma da aorta ascendente. A imagem axial oblíqua de tomografia computadorizada (TC) obtida no momento em que o paciente chegou ao hospital (**A**) demonstrou dois pseudoaneurismas (*P*) com colos estreitos ao longo do segmento ascendente da aorta torácica. Esse paciente também tinha hemopericárdio (*asterisco*), que causava inflamação do pericárdio (*setas brancas*). Ele recusou terminantemente o tratamento proposto e voltou 3 meses depois com dor torácica intensa. As imagens axial oblíqua (**B**) e coronal oblíqua (**C**) da TC mostraram ampliação acentuada das dimensões do pseudoaneurisma (*P*) nesse intervalo. Além do hemopericárdio (*asterisco*), havia sangue recém-acumulado no mediastino (*setas brancas*).

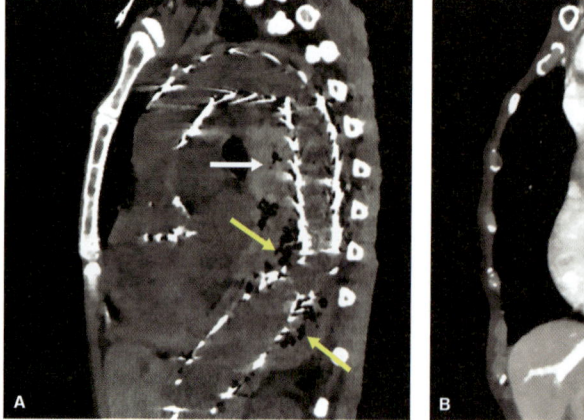
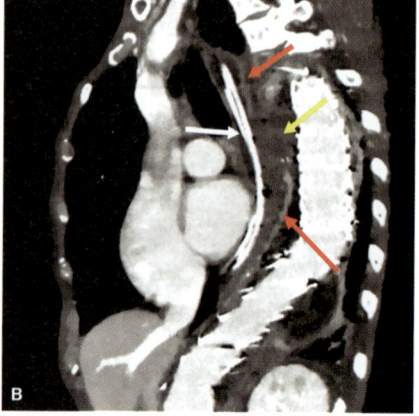

Figura 30.44 Fístula aortoesofágica em mulher com hematêmese 3 meses depois da colocação de um *stent* endovascular. A imagem parassagital da tomografia computadorizada (TC) sem contraste (**A**) demonstrou uma coleção mediastinal hiperdensa (*seta branca*) causada por um hematoma entre o esôfago e o segmento descendente da aorta torácica. Também havia coleções complexas de líquido e ar em torno do *stent* endovascular torácico (*setas amarelas*). A imagem parassagital com contraste do mesmo exame (**B**) mostrou ausência de grande parte da parede posterior do esôfago (*seta amarela*), com hemorragia, ar e fleimão adjacentes. Também havia um tubo esofagogástrico (*seta branca*). A parede esofágica preservada estava evidente acima e abaixo da falha (*setas vermelhas*).

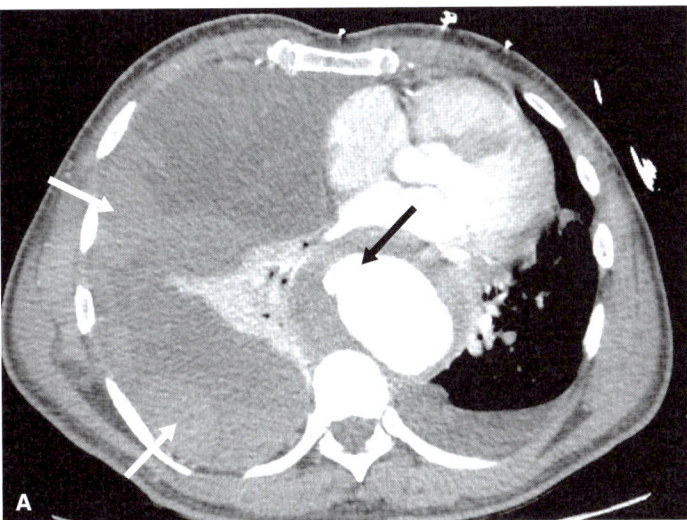
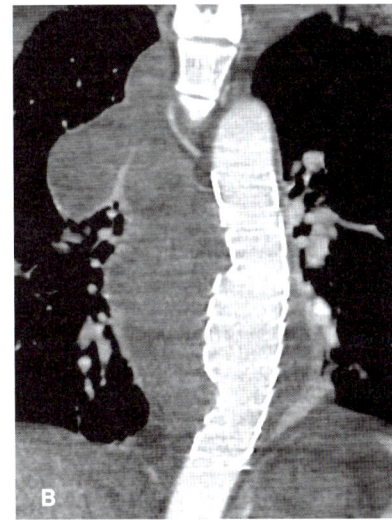

Figura 30.45 Fístula aortopleural. A imagem axial de tomografia computadorizada (TC) (**A**) demonstrou dilatação do segmento distal da aorta torácica descendente com irregularidade de contorno e hematoma periaórtico compatíveis com ruptura de aneurisma micótico (*seta preta*). Observe que o paciente tinha derrame pleural à direita com hiperatenuação heterogênea sugestiva de hemotórax (*setas brancas*). Nesse caso, foi colocado um *stent* em caráter de emergência (**B**).

stent endovascular. Fístulas aortobrônquicas foram descritas em pacientes submetidos a procedimentos brônquicos anteriormente, incluindo colocação de *stents* e cirurgia torácica (p. ex., lobectomia). Na maioria dos casos, os pacientes com fístulas aortoesofágicas e aortobrônquicas têm hematêmese e/ou hemoptise.

Nos exames de imagem, extravasamento do contraste aórtico para dentro de uma estrutura adjacente é patognomônico, mas nem sempre é evidente. Sinais secundários de fístulas aórticas incluem coleções gasosas periaórticas semelhantes a abscesso, pseudoaneurisma e "apagamento" do plano adiposo periaórtico normal. Em geral, fístulas aórticas são fatais quando não tratadas com cirurgia, embora, em situações de emergência, o reparo aórtico endovascular possa ser uma intervenção provisória, até que seja possível realizar cirurgia aórtica.

Lesão traumática aguda da aorta

Lesão traumática aguda da aorta (LTAA) constitui um espectro patológico, desde lesões focais brandas do endotélio ("lesão mínima da íntima") até contusões/hematoma intramural e laceração da parede aórtica com formação de pseudoaneurisma ou ruptura. Na maioria dos casos, a LTAA é secundária a um traumatismo torácico fechado de alto impacto – o cenário clássico é de um acidente automobilístico com desaceleração rápida. O mecanismo exato da lesão não está esclarecido, mas pode ser atribuído às forças de cisalhamento e/ou a um "pinçamento ósseo" entre o manúbrio e a coluna torácica; os segmentos afetados mais comumente são os que se encontram sob tração máxima: raiz aórtica, istmo aórtico e (muito mais raramente) aorta no nível do hiato diafragmático. Embora o índice de sobrevivência dos pacientes com lesões do istmo aórtico tenha aumentado nas últimas décadas, pacientes com lesões localizadas na raiz aórtica raramente sobrevivem.

Em geral, lesão aórtica com pseudoaneurisma é assintomática; por essa razão, exames de imagem são fundamentais para um diagnóstico rápido. Radiografias de tórax quase sempre são realizadas como parte da investigação de pacientes vítimas de traumatismo; embora tenha especificidade e sensibilidade limitadas e as imagens sejam frequentemente obtidas com equipamento portátil, esse exame pode mostrar alargamento do mediastino superior, capuz apical e/ou desaparecimento do botão aórtico ou perda do contorno normal do segmento descendente da

aorta torácica (Figura 30.46). Anormalidades sugestivas nas radiografias e/ou forte suspeita clínica devem indicar exames de imagem adicionais. Antes do advento dos aparelhos modernos de TC, a angiografia direta por cateter era a técnica preferível em muitos centros de traumatologia, porque oferecia possibilidade de diagnosticar e tratar por intervenção endovascular, no mesmo procedimento. Contudo, a TC praticamente substituiu a angiografia como modalidade de exame principal, exceto em determinadas situações específicas – por exemplo, lesão pélvica instável com forte suspeita de lesão vascular. Outras modalidades de exames de imagem usadas menos comumente são ecocardiografia transesofágica, ultrassonografia intravascular e angio-RM, tendo em vista sua invasividade mais alta, tempos de aquisição mais longos e disponibilidade limitada. Ecocardiografia transtorácica é uma modalidade mais fácil e rápida, mas é útil apenas nos casos de lesão do segmento ascendente da aorta torácica.

Como mencionado, a TC pode demonstrar anormalidades variáveis nos casos de LTAA. Nos casos mais brandos desse espectro, há lesão mínima da íntima, evidenciada por um hematoma/falha de enchimento focal mínimo na borda luminal. Casos de LTAA também podem formar um hematoma intramural, descrito em mais detalhes na seção "Síndrome aórtica aguda". Lesões mais graves são pseudoaneurismas traumáticos ou ruptura transmural completa de todas as camadas aórticas, com extravasamento contido apenas por tecidos moles adjacentes (Figuras 30.46 e 30.47). Essas lesões mais graves estão associadas a índices de morbimortalidade extremamente altos, sendo tratadas por reparo cirúrgico aberto ou, cada vez mais, por colocação de *stent*-enxerto endovascular. Vale ressaltar que um discreto abaulamento convexo liso do contorno aórtico na área de inserção do ligamento arterial (o chamado "ressalto ductal", Figura 30.48) é fisiológico e não deve se confundido com pseudoaneurisma traumático. Em geral, é fácil diferenciar essas duas condições, em razão do aspecto arqueado bem definido do fragmento de íntima-média ou irregularidade mural visível nos casos de traumatismo grave; em casos menos evidentes, outras anormalidades detectáveis – por exemplo, hematoma mediastinal adjacente ou fraturas de esterno e/ou costelas anteriores – devem sugerir a possibilidade de lesão vascular.

A resolução espacial ampliada da angio-TC permite detectar lesões aórticas mais leves, cujo tratamento depende do protocolo da instituição e da preferência do médico. Embora não existam

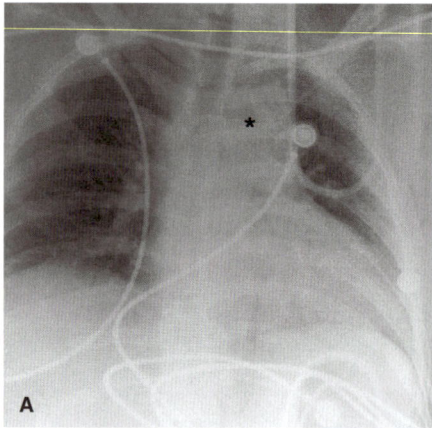
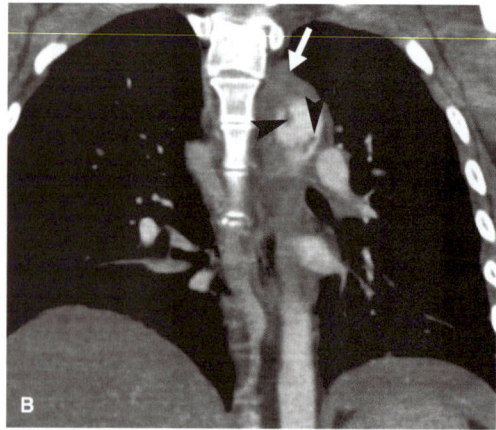
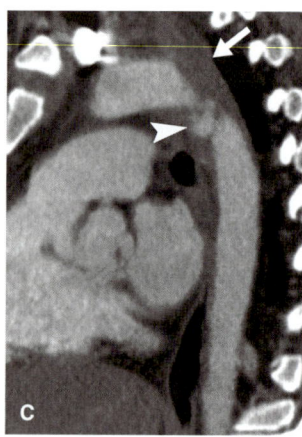

Figura 30.46 Lesão traumática aguda da aorta. A radiografia de tórax anteroposterior (AP) (**A**) de mulher de 42 anos demonstrou alargamento discreto do mediastino superior, que afetava especialmente o contorno da aorta (*asterisco*). A imagem coronal de tomografia computadorizada (TC) (**B**) mostrou ruptura da aorta (*pontas de seta*) ao longo do istmo aórtico, com um hematoma periaórtico adjacente (*seta*). A imagem sagital reformatada (**C**) demonstrou irregularidade do istmo aórtico com abaulamento anterior focal perto da inserção esperada do ligamento arterial (*ponta de seta*), com um hematoma periaórtico circundante (*seta*), compatível com lesão traumática aguda da aorta. Essa condição não deve ser confundida com um ressalto ductal fisiológico, que também pode ser demonstrado nesse local.

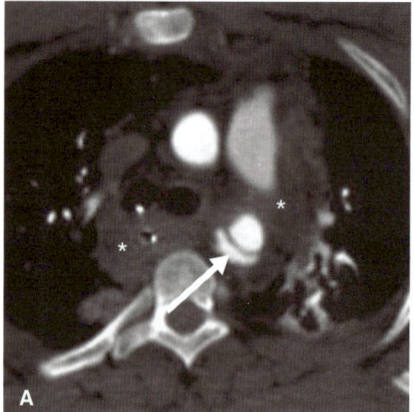
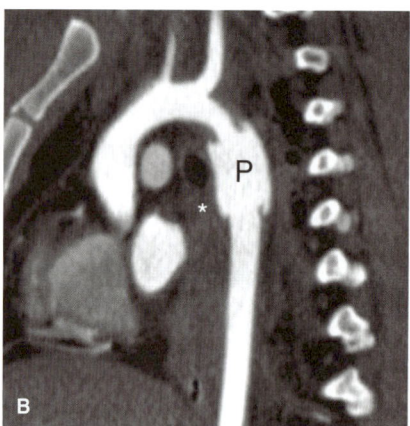
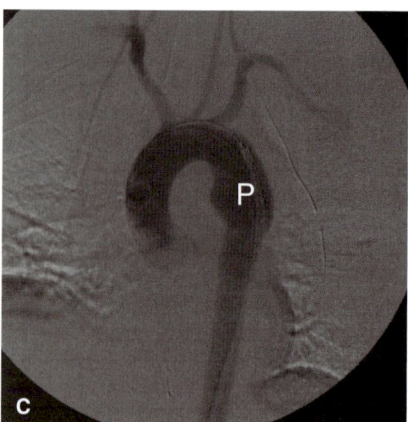

Figura 30.47 Lesão traumática aguda da aorta com pseudoaneurisma traumático. A angiotomografia computadorizada (angio-TC) no plano axial, no nível do istmo aórtico (**A**) e a imagem parassagital reformatada (**B**) demonstraram transecção completa da aorta (*seta branca* em **A**) contida por um pseudoaneurisma volumoso (*P* em **B**) e hematoma mediastinal circundante (*asteriscos* em **A** e **B**). **C.** A angiografia convencional de emergência confirmou os resultados da angio-TC, demonstrando um pseudoaneurisma (*P*) no istmo aórtico.

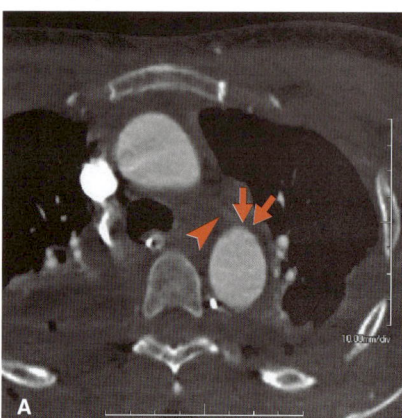
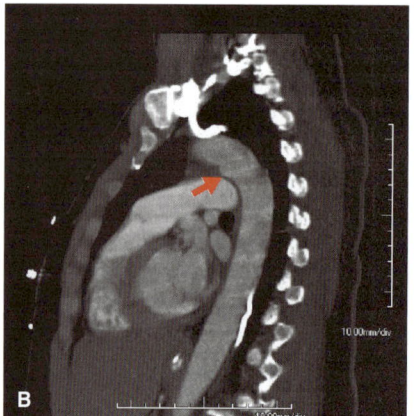
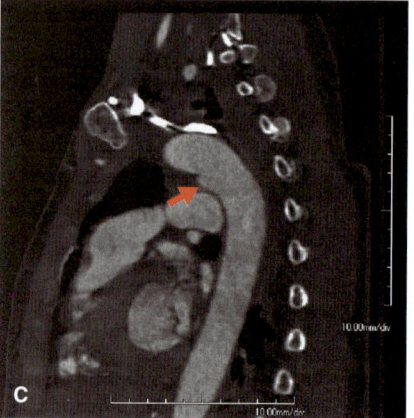

Figura 30.48 Ressalto ductal fisiológico. As imagens axial e sagital de tomografia computadorizada (TC) (**A** e **B**) de um paciente vítima de traumatismo demonstraram dilatação focal do contorno aórtico (*setas*), junto ao ligamento arterial (*ponta de seta*). Felizmente, como o paciente havia realizado um exame anteriormente, ele serviu como comparação; a imagem sagital daquele exame (**C**) mostrou morfologia semelhante, que representava um ressalto ductal. É importante diferenciar esse achado fisiológico de lesões aórticas em pacientes vítimas de acidentes em alta velocidade. Observe que não havia hematoma mediastinal ou outro indício de traumatismo fechado nas imagens **A** e **B**.

estudos de grande porte, algumas pequenas séries de casos sugerem que lesões mais leves não tendem a progredir quanto ao seu significado clínico e, na maioria dos casos, com probabilidade de serem tratadas por abordagem conservadora.

Aorta pós-operatória

É importante que o radiologista esteja familiarizado com o aspecto pós-operatório normal da aorta nos exames de imagem, para entender como fazer uma avaliação apropriada e evitar erros diagnósticos. Em geral, a avaliação da aorta pós-operatória é realizada por angio-TC helicoidal, embora a ressonância nuclear magnética/angiografia por ressonância magnética também possam ser usadas. A RM tem pouca utilidade em razão de sua acessibilidade, tempo longo de aquisição das imagens e artefatos metálicos gerados pelo material cirúrgico. Nos pacientes submetidos ao reparo da raiz aórtica ou segmento ascendente da aorta torácica, deve-se utilizar sincronização com o eletrocardiograma, para reduzir os artefatos de movimento.

Em geral, doenças da raiz aórtica ou do segmento ascendente da aorta torácica (p. ex., dissecção do tipo A e aneurisma da aorta ascendente) são tratadas por ressecção da aorta original e colocação de um enxerto de interposição sintético ou de tecidos naturais, com ou sem substituição simultânea da valva aórtica. Enxertos combinados com prótese valvar são conhecidos como enxertos compostos (Figura 30.49). Enxertos sintéticos são compostos de polietileno e mostram densidade discretamente hiperdensa, em comparação à aorta, na TC sem contraste, mas têm hipoatenuação na angio-TC. Enxertos de tecidos naturais têm a mesma atenuação da parede aórtica normal, mas as bordas anastomóticas do reparo aórtico são indicadas por alteração súbita de calibre da aorta e focos de hiperatenuação

do material cirúrgico. Enxertos aplicados para reparar lesões do arco aórtico e segmento descendente da aorta torácica têm aspecto semelhante nos exames de imagem, embora alguns reparos do arco aórtico exijam desprendimento dos ramos arteriais do arco aórtico com reanastomose ou enxerto de *bypass* dos grandes vasos.

Enxertos também podem ser colocados na aorta original sem ressecção (a chamada técnica de inclusão), formando densidade de partes moles ao redor do enxerto, que representam líquidos e trombos dentro da aorta original. Calcificações ateroscleróticas da aorta original afetada permanecem e sugerem esse tipo de reparo. A técnica de "tromba de elefante", na qual a parte distal do enxerto flutua livremente dentro da aorta original, pode se apresentar de maneira semelhante a uma dissecção (Figura 30.50).

Complicações

No período pós-operatório imediato, ar ao redor do enxerto pode ser normal e deve desaparecer em torno de 6 semanas depois do procedimento cirúrgico. Líquido e opacidades com densidade de partes moles ao redor do enxerto também podem ser normais (hematoma/fibrose em organização ou edema) e persistem por meses ou anos depois da operação. A possibilidade de infecção do enxerto deve ser considerada quando do surgimento de novas coleções de líquido e ar ou áreas com realce pelo meio de contraste (Figura 30.51). Em casos raros, aumentos dos focos de ar ao redor do enxerto podem ser causados por fistulização para um brônquio ou esôfago adjacente (ver Figura 30.44). Outros sinais de fístula são interligação e extravasamento do contraste para estruturas adjacentes (Figura 30.52).

Pseudoaneurisma pós-operatório é uma ruptura contida, que se evidencia por uma coleção preenchida pelo meio de contraste, adjacente ao lúmen aórtico, geralmente nas bordas anastomóticas (Figura 30.52). Reforços aplicados ao enxerto (p. ex., feltros e compressas) mostram hiperatenuação e podem ser confundidos com vazamentos de contraste sugestivos de pseudoaneurisma. Nesses casos, é fundamental comparar as imagens sem contraste de forma a diferenciar o material cirúrgico de contraste.

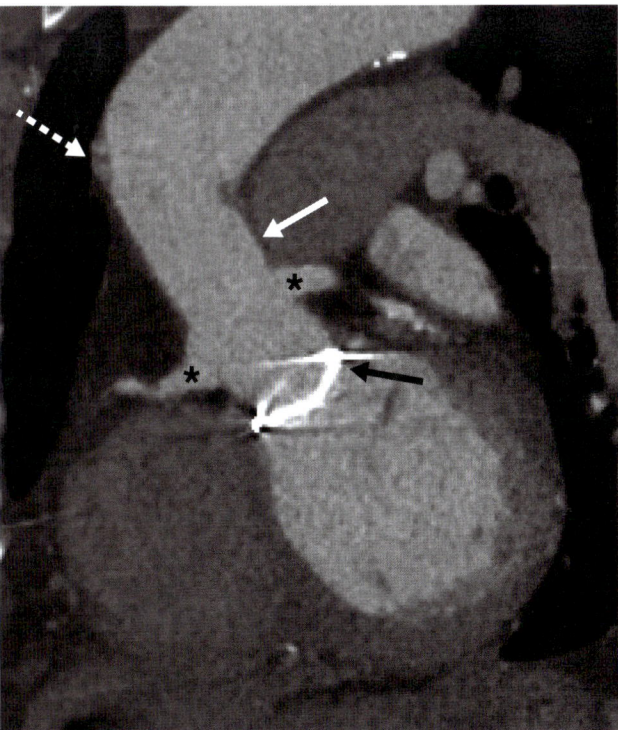

Figura 30.49 **Reparo com enxerto composto.** A imagem coronal oblíqua de tomografia computadorizada (TC) demonstrou reparo do arco aórtico e segmento ascendente da aorta torácica, com valva aórtica mecânica (*seta preta*) fixada a um enxerto sintético tubular (*seta branca cheia*). Observe que havia hiperatenuação do material cirúrgico na anastomose distal (*seta branca tracejada*) e alargamento normal dos óstios coronários no local de reimplantação das coronárias (*asterisco*).

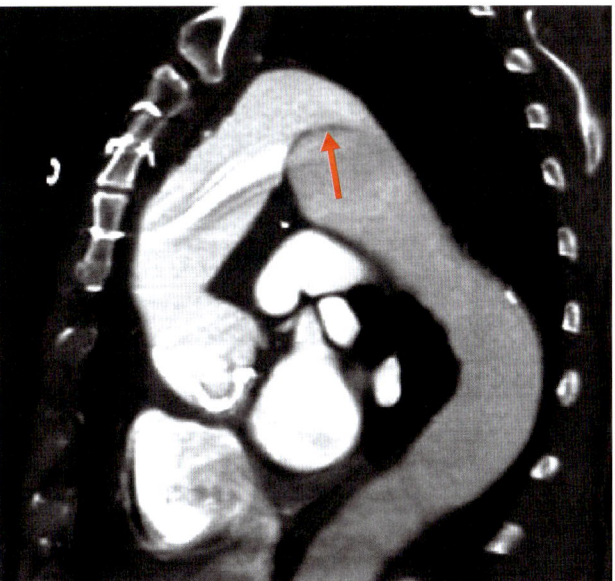

Figura 30.50 **Reparo em "tromba de elefante".** Imagem sagital oblíqua de tomografia computadorizada (TC). A falha de enchimento linear (*seta*) no segmento proximal da aorta torácica descendente correspondia à parte distal do enxerto aórtico, que flutuava dentro da aorta. Essa condição não deve ser confundida com um *flap* de dissecção.

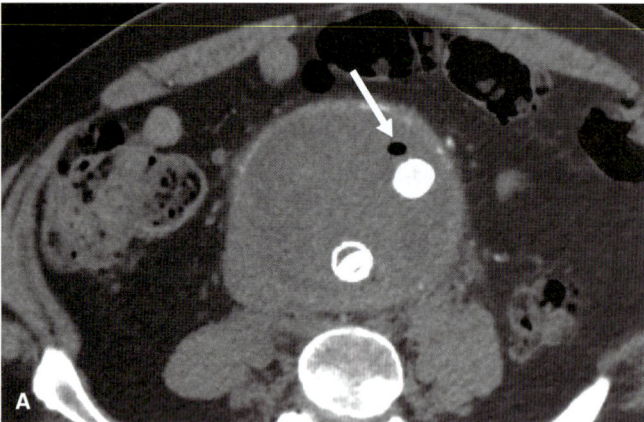
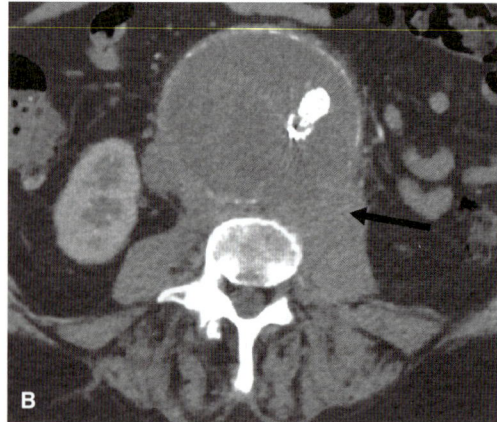

Figura 30.51 Infecção de enxerto com abscesso periférico. Imagens axiais obtidas no nível inferior do abdome de um paciente operado há 3 meses com reparo por *stent* endovascular de um aneurisma da aorta abdominal. Um foco pequeno de ar (*seta branca*, **A**) perto da artéria ilíaca comum esquerda não era normal nessa fase pós-operatória tardia. Também havia irregularidade de contorno da parede posterolateral da aorta abdominal, que estava em contato com um abscesso do músculo psoas esquerdo (*seta preta*, **B**).

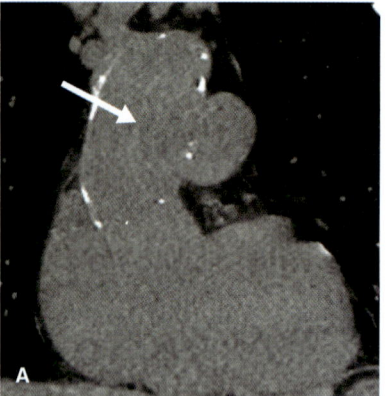
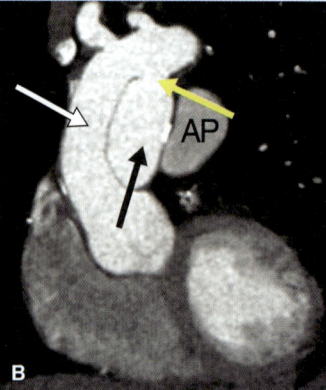
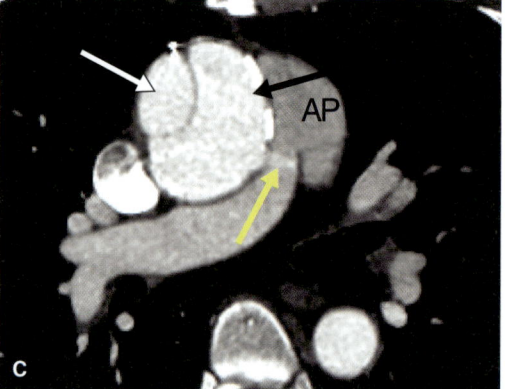

Figura 30.52 Pseudoaneurisma com enxerto e fístula. Imagens coronal sem contraste (**A**), coronal em fase arterial (**B**) e axial em fase arterial (**C**). Na imagem de tomografia computadorizada (TC) sem contraste (**A**), havia calcificação do material do enxerto sintético (*seta branca*). As imagens pós-contraste (**B** e **C**) mostraram uma coleção preenchida pelo contraste (*setas pretas*) entre o enxerto (*setas brancas*) e a artéria pulmonar (*AP*). Também havia uma falha na linha da anastomose distal do enxerto (*seta amarela* em **B**) com pseudoaneurisma volumoso estendendo-se inferiormente (*seta preta* em **B**). A imagem axial (**C**) mostrou que o pseudoaneurisma (*seta preta* em **C**) circundava parcialmente o segmento reparado da aorta ascendente (*seta branca* em **C**). Curiosamente, o pseudoaneurisma havia formado uma fístula com a artéria pulmonar direita (*seta amarela* em **C**).

Reparo endovascular da aorta torácica

Reparo endovascular da aorta torácica (REAT) consiste em colocar um *stent*-enxerto metálico na aorta por uma abordagem endovascular. Entre as indicações desse tipo de reparo, estão dissecção aórtica, úlcera aterosclerótica penetrante, pseudoaneurisma e aneurisma em crescimento. REAT pode ser preferível ao reparo por cirurgia aberta, dependendo da localização da doença aórtica e das condições propícias a uma intervenção cirúrgica do paciente. Como *stents* são rígidos em comparação aos enxertos, *stents*-enxertos são aplicados com mais facilidade dentro do segmento retilíneo da aorta torácica descendente, em comparação ao trajeto curvilíneo da aorta ascendente e do arco aórtico. *Stents*-enxertos têm como objetivo expandir-se dentro do lúmen aórtico e aderir firmemente à parede aórtica, fechando, desse modo, lacerações da íntima ou cobrindo úlceras ateroscleróticas ou pseudoaneurismas. Em geral, *stents*-enxertos são cobertos por uma membrana sintética, não visível nos exames de imagem. Em alguns casos, a extremidade proximal do *stent*-enxerto é colocada no arco aórtico e obstrui a artéria subclávia esquerda. Nesses casos, a artéria subclávia é irrigada por fluxo retrógrado originado da artéria vertebral esquerda. Antes de realizar esse procedimento, os cirurgiões precisam

assegurar que o sistema basilar esteja completo, permitindo circulação colateral, e que a artéria vertebral esquerda não se origine diretamente do arco aórtico.

As complicações por *endoleaks* com *stents*-enxertos aplicados na aorta torácica são as mesmas associadas à aorta abdominal e ocorrem em 29% dos pacientes que recebem REAT para tratar aneurismas da aorta torácica. *Endoleak* caracteriza-se pela presença de contraste fora do *stent*-enxerto e representa fluxo contínuo dentro do lúmen aórtico excluído, que pode resultar em expansão do aneurisma aórtico, formação de pseudoaneurisma ou dissecção, com formação de lúmen falso, com risco elevado de ruptura.

Existem cinco tipos de *endoleaks*. O tipo I é o mais comum e ocorre nas bordas proximal (tipo IA) ou distal (tipo IB) do *stent*-enxerto. O contraste aparece no lúmen aórtico excluído e comunica-se diretamente com a extremidade proximal ou distal do *stent* aórtico (Figura 30.53). O *endoleak* tipo II consiste em opacificação retrógrada do lúmen aórtico excluído por um ramo aórtico, como artéria intercostal ou brônquica, dentro do tórax, e artéria mesentérica inferior ou lombar, no abdome. O *endoleak* tipo III é causado por um defeito do *stent*-enxerto, por meio do qual o contraste extravasa por uma fratura ou falha do dispositivo (Figura 30.54). O *endoleak* tipo

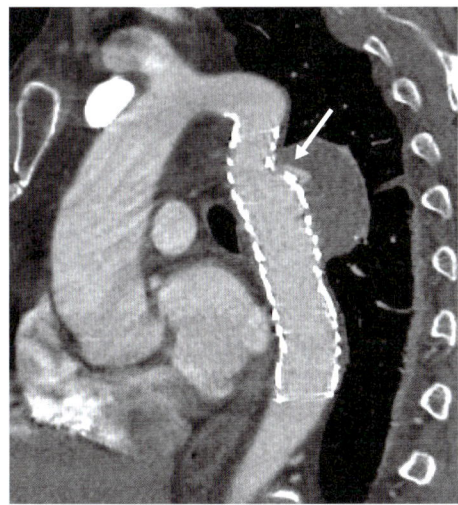

Figura 30.53 *Endoleak* tipo I. Paciente submetido há muitos anos à reparação de coarctação da aorta com dois *stents* sobrepostos. Extravasamento discreto de contraste (*seta*) na junção dos dois *stents* era compatível com *endoleak* tipo I.

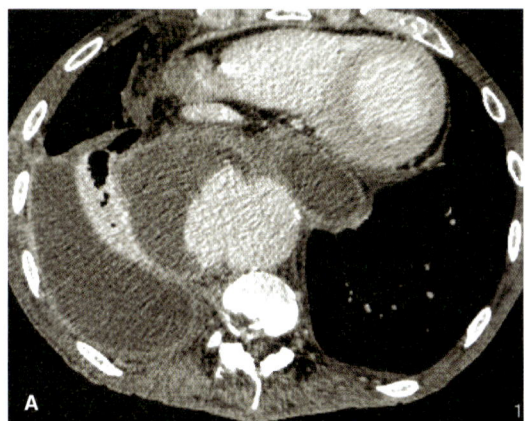

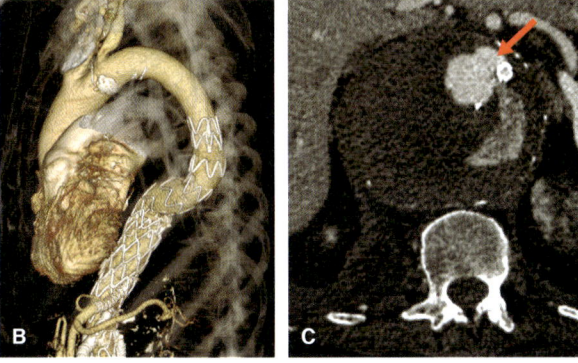

Figura 30.54 *Endoleak* tipo III. O paciente teve ruptura de um aneurisma do segmento descendente da aorta torácica dentro do mediastino e da pleura (angiotomografia computadorizada [angio-TC], **A**). Depois do reparo endovascular (reconstrução volumétrica, **B**), houve extravasamento de contraste pelo enxerto nas proximidades do óstio de uma artéria renal com *stent* (*seta*, imagem axial de TC, **C**).

IV é atribuído à porosidade da parede do enxerto e não requer reparo. Em geral, esse tipo de *endoleak* ocorre nos pacientes que usam anticoagulante e aparece como um rubor de contraste em torno da endoprótese, na angiografia por cateter no momento da colocação do *stent*. O *endoleak* tipo V, também conhecido como falha de endotensão, é um diagnóstico firmado por exclusão, no qual há expansão do lúmen aórtico excluído

sem vazamento detectável de contraste. Isso provavelmente é causado por um *endoleak* tipo I a III. Um *endoleak* pequeno pode ser detectado apenas nas imagens tardias, razão pela qual é importante adquiri-las, além das imagens de fase angiográfica, nos pacientes que foram submetidos a REAT.

Outras complicações do REAT são colapso e migração do *stent* e isquemia. Complicações isquêmicas são secundárias à obstrução dos ramos arteriais e ocorrem em 30 a 50% dos pacientes com dissecção aórtica do tipo B.

Aortite

O termo aortite descreve inflamação da parede aórtica (especialmente a túnica média e/ou adventícia), que pode ser focal/segmentar ou multifocal e também afetar ramos aórticos de pequeno e grande calibres; em termos gerais, as causas de aortite podem ser divididas em infecciosas e não infecciosas.

Existem inúmeras causas não infecciosas, incluindo várias vasculites primárias, que afetam predominantemente vasos de grande calibre (p. ex., arterite de células gigantes ou arterite de Takayasu) ou de calibres variados. Aortite também é comum nos pacientes com outras doenças reumáticas, incluindo espondilite anquilosante crônica, artrite reumatoide e policondrite recidivante; doença vascular ou da valva aórtica é manifestação incomum, mas bem conhecida de doenças autoimunes associadas à deposição de imunoglobulina G de subclasse 4 (IgG$_4$), lúpus eritematoso sistêmico, doença de Behçet e artrites soronegativas (p. ex., artrite reativa). Aortite causada por radiação pode evidenciar-se por trombose, pseudoaneurisma/ruptura, estenose e calcificação acelerada limitada ao campo exposto. Por fim, aortite idiopática pode causar inflamação periaórtica aguda e/ou crônica associada à formação de aneurismas aórticos "inflamatórios" e inflamação/fibrose retroperitoneal secundária crônica. É provável que muitos casos antes considerados idiopáticos fossem de doença associada à deposição de IgG$_4$ não diagnosticada – um distúrbio multissistêmico melhor caracterizado na última década.

A aorta é resistente à infecção, mas anormalidades vasculares causadas por aterosclerose, aneurisma preexistente, necrose cística da média ou outras doenças tornam esse vaso mais suscetível. Classicamente, aortite infecciosa era diagnosticada nos pacientes com sífilis terciária (a chamada sífilis "luética") e tuberculose, além de outras bactérias e fungos. Entretanto, depois da descoberta e disponibilidade ampla de penicilina e fármacos eficazes para tratar tuberculose, hoje em dia aortite infecciosa é causada mais comumente por *Staphylococcus aureus* e *Salmonella*, mas outros agentes infecciosos envolvidos são *Listeria*, *Clostridium septicum* e *Campylobacter*. Na maioria dos casos, a infecção da aorta é atribuída à disseminação hematogênica, em casos de bacteriemia grave, embora a aortite infecciosa também possa se originar diretamente de estruturas adjacentes – por exemplo, raiz/valva aórtica ou linfonodos mediastinais paraórticos – e possa ser causada por inoculação iatrogênica ou traumática.

O diagnóstico precoce de aortite (e vasculites em geral) pode ser difícil porque os pacientes têm sinais e sintomas vagos, principalmente na fase aguda. Em vista da dificuldade comum de fazer esse diagnóstico, exames de imagem desempenham um papel fundamental para confirmar a existência de sequelas inflamatórias e estreitar as possibilidades de diagnóstico diferencial, tendo como base os padrões de manifestações clínicas. Entretanto, é fundamental interpretar essas anormalidades no contexto clínico apropriado, porque várias doenças mostram sobreposição considerável nos exames de imagem e algumas etiologias podem causar sinais e sintomas mais sugestivos. Por exemplo, a arterite de células gigantes (ACG) e a arterite de Takayasu afetam predominantemente o segmento ascendente da aorta torácica, o arco aórtico e os seus ramos arteriais, podendo ser indistinguíveis com base apenas nos exames de imagem. Contudo, as faixas etárias afetadas mais comumente (acima de 50 anos nos casos de ACG e abaixo de 30 anos no caso da arterite de Takayasu) são diferentes e as manifestações clínicas podem variar (p. ex., cefaleia temporal e sintomas de polimialgia reumática nos pacientes com ACG).

Entre as complicações agudas associadas à aortite, estão a formação de trombos intraluminais e aneurismas. Aneurismas aórticos infectados são raros (0,06 a 2,6% de todos os aneurismas) e podem causar hemorragia/sepse grave e morte se não tratados. Aortite também pode ser complicada por dissecção e ruptura, que são mais prováveis na fase inflamatória aguda. A estenose luminal pode ocorrer na fase inflamatória aguda ou na fase fibrótica crônica. Também pode ocorrer obstrução vascular total, mais comumente dos ramos arteriais da aorta, mas também da própria aorta (mais comumente da aorta abdominal distal) e/ou artérias ilíacas nos casos graves. Fístula aortoentérica pode se desenvolver entre a aorta e as estruturas adjacentes – por exemplo, esôfago, estômago e intestino delgado ou grosso – e é uma complicação rara diagnosticada mais comumente nos pacientes com aneurisma infeccioso ou inflamatório.

A angio-TC é uma das modalidades de exame principais usadas para avaliar vasculite. O espessamento inflamatório das paredes aórticas (definido por espessura maior que 3 mm) pode ser circunferencial ou em formato de crescente e afetar o arco aórtico e outros ramos arteriais menores, dependendo da causa da aortite. Pode ser difícil diferenciar espessamento em formato de crescente de hematoma intramural, principalmente com base nas imagens sem contraste (Figura 30.55). Classicamente, o espessamento mural associado a um hematoma intramural é confluente ao longo de todo o seu comprimento e costuma se apresentar como uma hiperdensidade. Nos casos de aortite, o espessamento pode ser descontínuo ou mais variável ao longo dos segmentos afetados. Realce intramural é um sinal mais específico de inflamação mural e pode ser reduzido ou eliminado depois de iniciar o tratamento – por exemplo, corticosteroides para doença reumática. Pacientes com arterite de Takayasu frequentemente têm áreas multifocais de espessamento mural/estreitamento luminal ao longo da aorta e dos vasos do arco aórtico, além de outras estruturas vasculares, como artérias coronárias e/ou pulmonares.

A RNM tem resolução espacial ligeiramente menor que a angio-TC, mas fornece informações adicionais, uma vez que permite caracterizar tecidos moles com mais detalhes (Figura 30.56).

Essa modalidade de exame demonstra claramente espessamento da parede aórtica, com sinal hipointenso em T1 e hiperintenso em T2, na parede vascular, em consequência do edema, sugerindo doença em atividade. Periaortite associada à doença idiopática produz sinal hipointenso em T1 e hiperintenso em T2, ao passo que fibrose periaórtica crônica causa sinal hipointenso em T1 e T2 com frequência. Imagens adquiridas depois da injeção intravenosa de gadolínio podem demonstrar realce intramural, semelhante ao observado na TC com contraste, que também pode regredir ou desaparecer depois do tratamento apropriado. Fibrose periaórtica crônica causa realce intenso.

Exames de medicina nuclear, especialmente PET-TC com fluordesoxiglicose (^{18}FDG), são recursos valiosos para avaliar aortite. Espessamento mural pode ser demonstrado na fase de TC do exame, ao passo que a captação de FDG pela parede aórtica pode ser usada para avaliar atividade da doença e resposta ao tratamento (Figuras 30.55 e 30.56).

Tumores aórticos

Tumores aórticos primários são extremamente raros (apenas 150 casos publicados) e, em geral, têm prognóstico desfavorável porque há doença local avançada e/ou metástases por ocasião do diagnóstico, assim como complicações classicamente secundárias à embolização tumoral com obstrução vascular distal e isquemia/infarto dos órgãos terminais. Com base na classificação histopatológica, os tumores aórticos são leiomiossarcoma, hemangioendotelioma, fibrossarcoma, sarcoma mixoide e angiossarcoma. Esses tumores também podem ser classificados de acordo com a localização – isto é, intra ou extraluminais/periaórticos.

Placas murais de aterosclerose e trombos intramurais associados a aneurismas podem ser diagnosticados facilmente quando ocorrem nos contextos clássicos e têm manifestações típicas – por exemplo, aspecto circunferencial liso. Trombos murais focais excêntricos são menos comuns, mas pode ser mais difícil diferenciá-los de tumores, principalmente quando não há doença aterosclerótica associada.

A maioria dos tumores do arco aórtico é de sarcomas, que, em geral, se apresentam nas imagens de TC e RM como falhas de enchimento intramurais excêntricas, pedunculadas e/ou lobuladas (Figura 30.57). Nem sempre há realce depois da infusão de contraste, ou pode ser difícil detectar realce adjacente ao contraste intraluminal brilhante. Nesse contexto, imagens de subtração obtidas mais comumente por RM podem ser muito

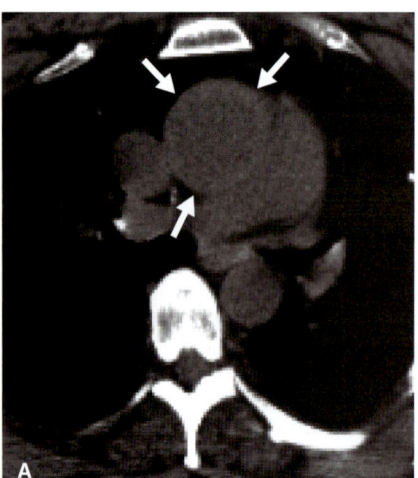
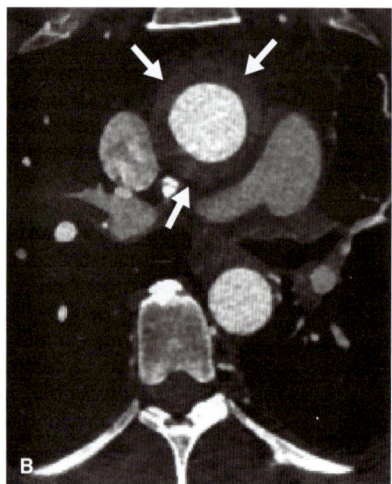
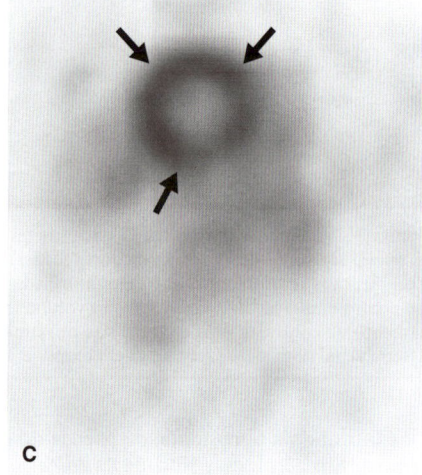

Figura 30.55 Arterite de Takayasu. As imagens axial sem contraste (**A**) e com contraste (**B**) no nível da artéria pulmonar direita de um homem de 54 anos demonstraram hiperatenuação e espessamento circunferencial da parede da aorta ascendente (*setas*). A tomografia por emissão de pósitrons (PET, *pósitron emission tomography*) (**C**) no mesmo nível mostrou hipercaptação correspondente, que estava correlacionada com doença em atividade.

valiosas porque tornam o realce sutil mais evidente. Em geral, tumores extraluminais aparecem nas imagens de TC com contraste e RM como um revestimento de tecidos moles periaórticos com realce, o que pode ser confundido com ruptura aórtica contida, doenças linfoproliferativas (p. ex., linfoma) ou processos inflamatórios (p. ex., fibrose retroperitoneal).

Além de tumores cardíacos primários, outros podem lançar êmbolos tumorais à aorta. Isso pode ocorrer nos pacientes com tumores cardíacos primários, incluindo o mixoma atrial (Figura 30.58). Além disso, cânceres de pulmão e metástases pulmonares podem invadir o átrio esquerdo por meio das veias pulmonares e lançar metástases à aorta ou aos seus ramos.

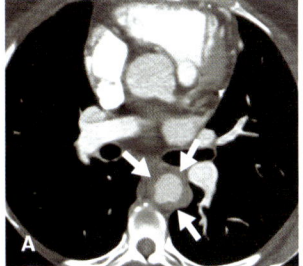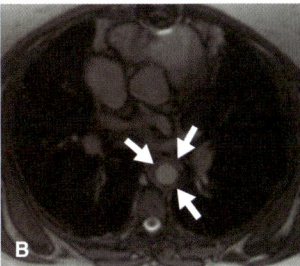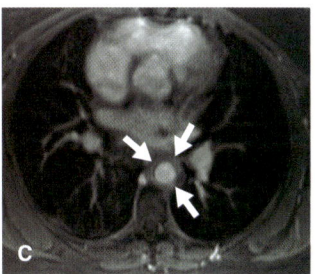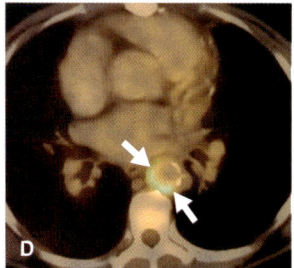

Figura 30.56 **Arterite de Takayasu.** A imagem axial de angiotomografia computadorizada (angio-TC) no nível da cúspide coronária esquerda (**A**) de mulher de 39 anos demonstrou espessamento mural irregular ao longo do segmento descendente da aorta torácica (*setas*). As imagens axiais de RM em sequência bSSFp (*balanced steady state free precession*) (**B**) e com contraste, ponderada em T1 (**C**), obtidas do mesmo nível mostraram espessamento mural hiperintenso irregular com realce (*setas*, a imagem sem contraste ponderada em T1 não é mostrada aqui). A imagem axial de PET-TC no mesmo nível (**D**) demonstrou hipercaptação correspondente, que estava relacionada com doença em atividade.

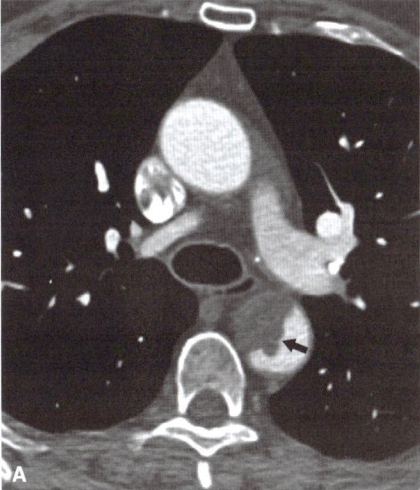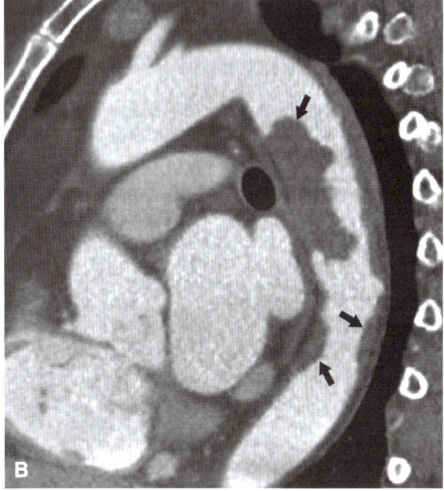

Figura 30.57 **Sarcoma aórtico.** A imagem axial de tomografia computadorizada (TC) obtida no nível da artéria pulmonar esquerda (**A**) e a imagem sagital oblíqua reformatada (**B**) de mulher de 61 anos demonstraram espessamento irregular com aspecto de massa ao longo do segmento descendente da aorta torácica (*setas*), que era causado por sarcoma aórtico primário.

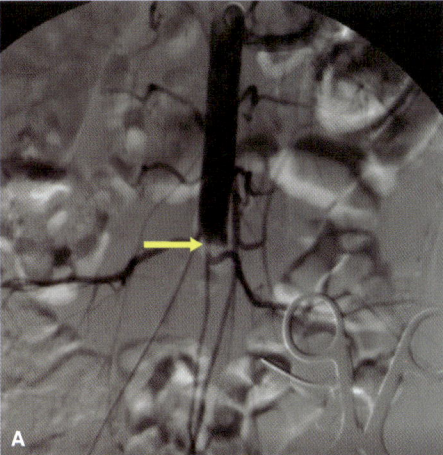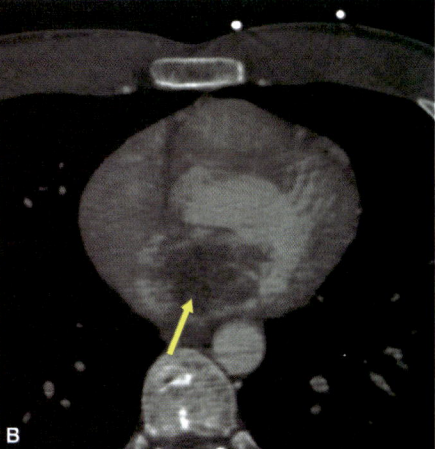

Figura 30.58 **Obstrução aórtica por embolização tumoral em um homem de 34 anos.** A imagem de angiografia convencional demonstrou obstrução abrupta da aorta abdominal infrarrenal (*seta amarela* em **A**), de onde foi retirado um êmbolo tumoral. A imagem axial de tomografia computadorizada (TC) de tórax com contraste mostrou um mixoma atrial esquerdo volumoso (*seta amarela* em **B**).

Conclusão

Exames de imagem desempenham um papel fundamental na avaliação da aorta torácica, no que se refere à descrição da anatomia e das variantes anatômicas, bem como no diagnóstico de todo o espectro de doenças desse vaso, incluindo lesões congênitas, infecciosas, autoimunes/inflamatórias, neoplásicas e iatrogênicas. Hoje em dia, a angio-TC e a RM são as modalidades diagnósticas principais usadas para avaliar a aorta, embora também seja importante conhecer as anormalidades radiográficas, porque radiografias comumente são o primeiro exame realizado e podem ser usadas na triagem dos pacientes. É fundamental que o radiologista conheça as características dessas diversas variantes e doenças aórticas nos exames de imagem, de forma que possa assegurar um tratamento apropriado aos pacientes.

Leitura sugerida

Agarwal PP, Chughtai A, Matzinger FR, Kazerooni EA. Multidetector CT of thoracic aortic aneurysms. *Radiographics* 2009;29(2):537–552.

Akashi H, Kawamoto S, Saiki Y, et al. Therapeutic strategy for treating aortoesophageal fistulas. *Gen Thorac Cardiovasc Surg* 2014;62(10):573–580.

Amarenco P, Cohen A, Tzourio C, et al. Atherosclerotic disease of the aortic arch and the risk of ischemic stroke. *N Engl J Med* 1994;331(22):1474–1479.

Backer CL, Ilbawi MN, Idriss FS, DeLeon SY. Vascular anomalies causing tracheoesophageal compression. Review of experience in children. *J Thorac Cardiovasc Surg* 1989;97(5):725–731.

Bennett CJ, Maleszewski JJ, Araoz PA. CT and MR imaging of the aortic valve: radiologic-pathologic correlation. *Radiographics* 2012;32(5):1399–1420.

Bortone AS, De Cillis E, D'Agostino D, Schinosa Lde L. Stent graft treatment of thoracic aortic disease. *Surg Technol Int* 2004;12:189–193.

Bricker AO, Avutu B, Mohammed TL, et al. Valsalva sinus aneurysms: findings at CT and MR imaging. *Radiographics* 2010;30(1):99–110.

Brown ML, Burkhart HM, Connolly HM, et al. Coarctation of the aorta: lifelong surveillance is mandatory following surgical repair. *J Am Coll Cardiol* 2013;62(11):1020–1025.

Bryant R 3rd, Wallen W, Rizwan R, Morales DL. Modified aortic uncrossing procedure: a novel approach for Norwood palliation of complex univentricular congenital heart disease with a circumflex aorta. *World J Pediatr Congenit Heart Surg* 2017;8(4):507–510.

de BALSAC R. Left aortic arch (posterior or circumflex type) with right descending aorta. *Am J Cardiol* 1960;5:546–550.

de Lutio di Castelguidone E, Merola S, Pinto A, Raissaki M, Gagliardi N, Romano L. Esophageal injuries: spectrum of multidetector row CT findings. *Eur J Radiol* 2006;59(3):344–348.

Eggebrecht H, Mehta RH, Dechene A, et al. Aortoesophageal fistula after thoracic aortic stent-graft placement: a rare but catastrophic complication of a novel emerging technique. *JACC Cardiovasc Interv* 2009;2(6):570–576.

Falk E. Why do plaques rupture? *Circulation* 1992;86(6 Suppl):III30–III42.

Fatima J, Duncan AA, Maleszewski JJ, et al. Primary angiosarcoma of the aorta, great vessels, and the heart. *J Vasc Surg* 2013;57(3):756–764.

Fernandes SM, Sanders SP, Khairy P, et al. Morphology of bicuspid aortic valve in children and adolescents. *J Am Coll Cardiol* 2004;44(8):1648–1651.

Freeman LA, Young PM, Foley TA, Williamson EE, Bruce CJ, Greason KL. CT and MRI assessment of the aortic root and ascending aorta. *AJR Am J Roentgenol* 2013;200(6):W581–W592.

Gomibuchi T, Seto T, Yamamoto T, et al. Surgical repair of cervical aortic arch with brain circulation anomaly through clamshell incision. *Ann Thorac Surg* 2017;104(3):e235–e237.

Goodman PC, Jeffrey RB, Minagi H, Federle MP, Thomas AN. Angiographic evaluation of the ductus diverticulum. *Cardiovasc Intervent Radiol* 1982;5(1):1–4.

Ha HI, Seo JB, Lee SH, et al. Imaging of Marfan syndrome: multisystemic manifestations. *Radiographics* 2007;27(4):989–1004.

Hanneman K, Newman B, Chan F. Congenital variants and anomalies of the aortic arch. *Radiographics* 2017;37(1):32–51.

Hartlage GR, Palios J, Barron BJ, et al. Multimodality imaging of aortitis. *JACC Cardiovasc Imaging* 2014;7(6):605–619.

Hata M, Hata H, Sezai A, Yoshitake I, Wakui S, Shiono M. Optimal treatment strategy for type A acute aortic dissection with intramural hematoma. *J Thorac Cardiovasc Surg* 2014;147(1):307–311.

Heinemann MK, Buehner B, Jurmann MJ, Borst HG. Use of the "elephant trunk technique" in aortic surgery. *Ann Thorac Surg* 1995;60(1):2–6; discussion 7.

Hermann DM, Lehmann N, Gronewold J, et al; Heinz Nixdorf Recall Study Investigative Group. Thoracic aortic calcification is associated with incident stroke in the general population in addition to established risk factors. *Eur Heart J Cardiovasc Imaging* 2015;16(6):684–690.

Hiratzka LF, Bakris GL, Beckman JA, et al; American College of Cardiology Foundation/American Heart Association Task Force on Practice Guidelines. 2010 ACCF/AHA/AATS/ACR/ASA/SCA/SCAI/SIR/STS/SVM guidelines for the diagnosis and management of patients with thoracic aortic disease: a report of the American College of Cardiology Foundation/American Heart Association Task Force on Practice Guidelines, American Association for Thoracic Surgery, American College of Radiology, American Stroke Association, Society of Cardiovascular Anesthesiologists, Society for Cardiovascular Angiography and Interventions, Society of Interventional Radiology, Society of Thoracic Surgeons, and Society for Vascular Medicine. *Circulation* 2010;121(13):e266–e369.

Hoang JK, Martinez S, Hurwitz LM. MDCT angiography after open thoracic aortic surgery: pearls and pitfalls. *AJR Am J Roentgenol* 2009;192(1):W20–W27.

Holloway BJ, Rosewarne D, Jones RG. Imaging of thoracic aortic disease. *Br J Radiol* 2011;84 Spec No 3:S338–S354.

Isner JM, Donaldson RF, Fulton D, Bhan I, Payne DD, Cleveland RJ. Cystic medial necrosis in coarctation of the aorta: a potential factor contributing to adverse consequences observed after percutaneous balloon angioplasty of coarctation sites. *Circulation* 1987;75(4):689–695.

Isselbacher EM. Thoracic and abdominal aortic aneurysms. *Circulation* 2005; 111(6):816–828.

Jakanani GC, Adair W. Frequency of variations in aortic arch anatomy depicted on multidetector CT. *Clin Radiol* 2010;65(6):481–487.

Johansson G, Markström U, Swedenborg J. Ruptured thoracic aortic aneurysms: a study of incidence and mortality rates. *J Vasc Surg* 1995;21(6):985–988.

Kaji S, Akasaka T, Horibata Y, et al. Long-term prognosis of patients with type a aortic intramural hematoma. *Circulation* 2002;106(12 Suppl 1):I248–I252.

Kappetein AP, Gittenberger-de Groot AC, Zwinderman AH, Rohmer J, Poelmann RE, Huysmans HA. The neural crest as a possible pathogenetic factor in coarctation of the aorta and bicuspid aortic valve. *J Thorac Cardiovasc Surg* 1991;102(6):830–836.

Karacan A, Türkvatan A, Karacan K. Anatomical variations of aortic arch branching: evaluation with computed tomographic angiography. *Cardiol Young* 2014;24(3):485–493.

Karaosmanoglu AD, Khawaja RD, Onur MR, Kalra MK. CT and MRI of aortic coarctation: pre- and postsurgical findings. *AJR Am J Roentgenol* 2015; 204(3):W224–W233.

Kessler RM, Miller KB, Pett S, Wernly JA. Pseudocoarctation of the aorta presenting as a mediastinal mass with dysphagia. *Ann Thorac Surg* 1993; 55(4):1003–1005.

Knight L, Edwards JE. Right aortic arch. Types and associated cardiac anomalies. *Circulation* 1974;50(5):1047–1051.

Ko SM, Song MG, Hwang HK. Bicuspid aortic valve: spectrum of imaging findings at cardiac MDCT and cardiovascular MRI. *AJR Am J Roentgenol* 2012;198(1):89–97.

Kovanen PT. Atheroma formation: defective control in the intimal round-trip of cholesterol. *Eur Heart J* 1990;11(Suppl E):238–246.

Layton KF, Kallmes DF, Cloft HJ, Lindell EP, Cox VS. Bovine aortic arch variant in humans: clarification of a common misnomer. *AJNR Am J Neuroradiol* 2006;27(7):1541–1542.

Lempel JK, Frazier AA, Jeudy J, et al. Aortic arch dissection: a controversy of classification. *Radiology* 2014;271(3):848–855.

Li PS, Tsai CL, Lin TC, Hung SW, Hu SY. Endovascular treatment for traumatic thoracic aortic pseudoaneurysm: a case report. *J Cardiothorac Surg* 2013;8:36.

Lowe GM, Donaldson JS, Backer CL. Vascular rings: 10-year review of imaging. *Radiographics* 1991;11(4):637–646.

Macura KJ, Corl FM, Fishman EK, Bluemke DA. Pathogenesis in acute aortic syndromes: aortic aneurysm leak and rupture and traumatic aortic transection. *AJR Am J Roentgenol* 2003;181(2):303–307.

Maddu KK, Shuaib W, Telleria J, Johnson JO, Khosa F. Nontraumatic acute aortic emergencies: part 1, acute aortic syndrome. *AJR Am J Roentgenol* 2014;202(3):656–665.

McMahon MA, Squirrell CA. Multidetector CT of aortic dissection: a pictorial review. *Radiographics* 2010;30(2):445–460.

Mohsen NA, Haber M, Urrutia VC, Nunes LW. Intimal sarcoma of the aorta. *AJR Am J Roentgenol* 2000;175(5):1289–1290.

Moreno PR, Purushothaman KR, Fuster V, et al. Plaque neovascularization is increased in ruptured atherosclerotic lesions of human aorta: implications for plaque vulnerability. *Circulation* 2004;110(14):2032–2038.

Moresco KP, Shapiro RS. Abdominal aortic coarctation: CT, MRI, and angiographic correlation. *Comput Med Imaging Graph* 1995;19(5):427–430.

Mosquera VX, Marini M, Pombo-Felipe F, et al. Predictors of outcome and different management of aortobronchial and aortoesophageal fistulas. *J Thorac Cardiovasc Surg* 2014;148(3):3020–3026, e1–e2.

Moustafa S, Mookadam F, Cooper L, et al. Sinus of Valsalva aneurysms—47 years of a single center experience and systematic overview of published reports. *Am J Cardiol* 2007;99(8):1159–1164.

Mullins CE, Gillette PC, McNamara DG. The complex cervical aortic arch. *Pediatrics* 1973;51(2):210–215.

Nishimura RA, Otto CM, Bonow RO, et al. 2017 AHA/ACC focused update of the 2014 AHA/ACC guideline for the management of patients with valvular heart disease: a report of the American College of Cardiology/American Heart Association Task Force on Clinical Practice Guidelines. *Circulation* 2017;135(25):e1159–e1195.

Noor N, Sadat U, Hayes PD, Thompson MM, Boyle JR. Management of the left subclavian artery during endovascular repair of the thoracic aorta. *J Endovasc Ther* 2008;15(2):168–176.

Novaro GM, Mishra M, Griffin BP. Incidence and echocardiographic features of congenital unicuspid aortic valve in an adult population. *J Heart Valve Dis* 2003;12(6):674–678.

Ochoa VM, Yeghiazarians Y. Subclavian artery stenosis: a review for the vascular medicine practitioner. *Vasc Med* 2011;16(1):29–34.

Osgood MJ, Heck JM, Rellinger EJ, et al. Natural history of grade I-II blunt traumatic aortic injury. *J Vasc Surg* 2014;59(2):334–341.

Park KH, Lim C, Choi JH, et al. Prevalence of aortic intimal defect in surgically treated acute type A intramural hematoma. *Ann Thorac Surg* 2008;86(5):1494–1500.

Parmer SS, Carpenter JP, Stavropoulos SW, et al. Endoleaks after endovascular repair of thoracic aortic aneurysms. *J Vasc Surg* 2006;44(3):447–452.

Piciche M, De Paulis R, Fabbri A, Chiariello L. Postoperative aortic fistulas into the airways: etiology, pathogenesis, presentation, diagnosis, and management. *Ann Thorac Surg* 2003;75(6):1998–2006.

Polguj M, Chrzanowski L, Kasprzak JD, Stefańczyk Ł, Topol M, Majos A. The aberrant right subclavian artery (arteria lusoria): the morphological and clinical aspects of one of the most important variations—a systematic study of 141 reports. *Scientific World Journal* 2014;2014:292734.

Prescott-Focht JA, Martinez-Jimenez S, Hurwitz LM, et al. Ascending thoracic aorta: postoperative imaging evaluation. *Radiographics* 2013;33(1):73–85.

Restrepo CS, Ocazionez D, Suri R, Vargas D. Aortitis: imaging spectrum of the infectious and inflammatory conditions of the aorta. *Radiographics* 2011;31(2):435–451.

Riley P, Rooney S, Bonser R, Guest P. Imaging the post-operative thoracic aorta: normal anatomy and pitfalls. *Br J Radiol* 2001;74(888):1150–1158.

Rosenthal E. Coarctation of the aorta from fetus to adult: curable condition or life long disease process? *Heart* 2005;91(11):1495–1502.

Rozenblit AM, Patlas M, Rosenbaum AT, et al. Detection of endoleaks after endovascular repair of abdominal aortic aneurysm: value of unenhanced and delayed helical CT acquisitions. *Radiology* 2003;227(2):426–433.

Shih MC, Tholpady A, Kramer CM, Sydnor MK, Hagspiel KD. Surgical and endovascular repair of aortic coarctation: normal findings and appearance of complications on CT angiography and MR angiography. *AJR Am J Roentgenol* 2006;187(3):W302–W312.

Sievers HH, Schmidtke C. A classification system for the bicuspid aortic valve from 304 surgical specimens. *J Thorac Cardiovasc Surg* 2007;133(5):1226–1233.

Singh S, Hakim FA, Sharma A, et al. Hypoplasia, pseudocoarctation and coarctation of the aorta—a systematic review. *Heart Lung Circ* 2015;24(2):110–118.

Song JK. Diagnosis of aortic intramural haematoma. *Heart* 2004;90(4):368–371.

Stavropoulos SW, Charagundla SR. Imaging techniques for detection and management of endoleaks after endovascular aortic aneurysm repair. *Radiology* 2007;243(3):641–655.

Steenburg SD, Ravenel JG, Ikonomidis JS, Schönholz C, Reeves S. Acute traumatic aortic injury: imaging evaluation and management. *Radiology* 2008;248(3):748–762.

Stern A, Tunick PA, Culliford AT, et al. Protruding aortic arch atheromas: risk of stroke during heart surgery with and without aortic arch endarterectomy. *Am Heart J* 1999;138(4 Pt 1):746–752.

Sundaram B, Quint LE, Patel HJ, Deeb GM. CT findings following thoracic aortic surgery. *Radiographics* 2007;27(6):1583–1594.

Sundt TM. Intramural hematoma and penetrating atherosclerotic ulcer of the aorta. *Ann Thorac Surg* 2007;83(2):S835–S841; discussion S846–S850.

Svensson LG, Kouchoukos NT, Miller DC, et al; Society of Thoracic Surgeons Endovascular Surgery Task Force. Expert consensus document on the treatment of descending thoracic aortic disease using endovascular stent-grafts. *Ann Thorac Surg* 2008;85(1 Suppl):S1–S41.

Türkvatan A, Büyükbayraktar FG, Olçer T, Cumhur T. Congenital anomalies of the aortic arch: evaluation with the use of multidetector computed tomography. *Korean J Radiol* 2009;10(2):176–184.

Vilacosta I, San Roman JA. Acute aortic syndrome. *Heart* 2001;85(4):365–368.

Warnes CA. Bicuspid aortic valve and coarctation: two villains part of a diffuse problem. *Heart* 2003;89(9):965–966.

Warnes CA, Williams RG, Bashore TM, et al. ACC/AHA 2008 Guidelines for the Management of Adults with Congenital Heart Disease: a report of the American College of Cardiology/American Heart Association Task Force on Practice Guidelines (writing committee to develop guidelines on the management of adults with congenital heart disease). *Circulation* 2008;118(23):e714–e833.

Wu D, Shen YH, Russell L, Coselli JS, LeMaire SA. Molecular mechanisms of thoracic aortic dissection. *J Surg Res* 2013;184(2):907–924.

Ye C, Chang G, Li S, et al. Endovascular stent-graft treatment for Stanford type A aortic dissection. *Eur J Vasc Endovasc Surg* 2011;42(6):787–794.

Yuan J, Usman A, Das T, Patterson AJ, Gillard JH, Graves MJ. Imaging carotid atherosclerosis plaque ulceration: comparison of advanced imaging modalities and recent developments. *AJNR Am J Neuroradiol* 2017;38(4):664–671.

SEÇÃO 6

RADIOLOGIA VASCULAR E INTERVENCIONISTA

EDITORES DA SEÇÃO: Juan C. Camacho e Akhilesh K. Sista

CAPÍTULO 31 ■ MEDICAÇÕES EM RADIOLOGIA INTERVENCIONISTA

RICARDO TADAYOSHI BARBOSA YAMADA, JONATHAN DAVID PERRY,
HEATHER HARTUNG E MARCELO GUIMARAES

O Capítulo 31 encontra-se integralmente *online*, disponível no *site* www.grupogen.com.br.

Consulte a página de Material Suplementar para detalhes sobre acesso e *download*.

CAPÍTULO 32A ■ BASES DA ANGIOGRAFIA E DOENÇA ARTERIAL (ANGIOGRAFIA)

LOUIS G. MARTIN

A angiografia por cateterismo é um de meus assuntos preferidos, desde a primeira vez que vi uma arteriografia cerebral ser realizada em 1964. Parecia inacreditável que um diagnóstico clínico (no caso, um hematoma subdural) pudesse ser estabelecido em um paciente vivo, por meio da injeção de contraste na artéria carótida e do registro em um filme de raios X. Os problemas técnicos relacionados com a qualidade da imagem angiográfica se tornaram evidentes quando realizei minha primeira arteriografia como membro da Neurorradiologia, em 1969. "Realizar" a arteriografia perfeita envolvia mais do que a colocação percutânea de uma agulha ou da ponta de um cateter na artéria de interesse, injeção de contraste e emissão de raios X. Um por um, fui aprendendo a importância do ponto focal do tubo de raios X, sua distância em relação com o paciente, as grades focadas e não focadas, os trocadores de filme, a fluorescência dos cristais de iodo incrustados no filme de raios X, os meios de contraste, a agulha e o cateter, os injetores de meio de contraste e muitos outros fatores que não listarei agora. Naquela época, a qualidade da imagem de raios X era uma meta por si só. A minha contribuição para o cuidado do paciente foi determinada, em grande parte, pela qualidade da "perfeição" da imagem que consegui alcançar. Conseguir identificar os ramos mais distais da artéria coroide anterior, ou o mau posicionamento da veia mesentérica lateral tinha importância decisiva nos dias que antecederam o aparecimento da tomografia computadorizada (TC) e da ressonância magnética (RM).

Na atual era digital, costumamos adotar uma abordagem totalmente diferente. Nós realmente precisamos de uma arteriografia "perfeita"? Até que ponto o risco do paciente modifica a nossa busca pela perfeição? O custo é fator que deve ser considerado? Podemos escolher uma modalidade de imagem com base na sensibilidade e especificidade relatadas? Você realmente acredita que a angiotomografia computadorizada (angio-TC) ou a angiografia por RM (angio-RM) podem ser 100% sensíveis e apresentar especificidade superior a 85%? Como os fatores relacionados com o paciente, incluindo alergia, obesidade, idade, claustrofobia, tremores, tiques, distúrbios de coagulação, insuficiência renal, outras doenças sistêmicas e metas do tratamento, modificam aquilo que é a "angiografia perfeita" para um dado paciente? Sem dúvida, todos esses fatores e muitos outros precisam ser considerados, e cada um deles pode assumir a precedência em algum momento; entretanto, para o bem da discussão, vamos assumir que não existam limites impostos pelo paciente ou por um processo patológico, na busca pela "angiografia perfeita". Vamos buscá-la na ordem cronológica em que se apresenta.

História da angiografia

As bases da fisiologia e anatomia cardiovascular são conhecidas há milhares de anos; porém, a primeira angiografia obtida em um paciente vivo foi realizada há apenas 99 anos. Qual a explicação para essa demora? Não foi pela falta de interesse, e sim pela falta de meios para visualizar e registrar o fluxo vascular, bem como devido à falta de um agente atóxico que pudesse ser injetado em um indivíduo vivo, para opacificar a corrente sanguínea. As experiências de caça e luta mais provavelmente conferiram ao homem das cavernas um conhecimento rudimentar acerca do sistema cardiovascular. Os escritos mais antigos conhecidos sobre o sistema circulatório constam em um documento médico egípcio datado do século XVI a.C., o Papiro Ebers, que contém mais de 700 prescrições e medicamentos, tanto físicos quanto espirituais. Esse conhecimento foi expandido pelos gregos, romanos, árabes, chineses e por cientistas dos séculos XVI a XIX, como Harvey e Hunter, cujo trabalho foi estudado pela maioria de nós. Tendo começado em 1884 e continuado por quase 40 anos, o fisiologista francês Claude Bernard desenvolveu técnicas para a passagem de cateter através de uma artéria ou veia periférica para dentro das câmaras cardíacas, em animais de laboratório vivos. São dele os créditos de ter sido o pioneiro na introdução de um cateter na veia femoral, avançando-o pela veia cava inferior para dentro das câmaras cardíacas do lado direito. Ele não dispunha de meios para visualizar o trajeto do cateterismo e registrar o evento. Entretanto, isso mudou drasticamente em 1º de dezembro de 1895, quando os raios X foram descobertos por Wilhelm Conrad Roentgen. Em questão de dias, Roentgen descobriu os raios X e registrou a famosa radiografia da mão de sua esposa (Figura 32A.1).

A primeira menção sobre uma tentativa de opacificar o sistema circulatório ocorreu pouco depois da descoberta dos raios X por Roentgen, em 8 de novembro de 1895. O físico Edward Haschek e o médico T. O. Lindenthal realizaram a primeira angiografia em janeiro de 1896, ao injetar mistura de Teichmann – que consiste em lima, cinábrio (sulfito de mercúrio) e petróleo – em uma mão cadavérica e expondo-a por quase 1 hora sob um tubo de raios X antigo (Figura 32A.2). Em 1903, o cirurgião alemão O. Riethus realizou a primeira angiografia em um animal vivo, introduzindo chumbinhos nas veias jugulares de cães e rastreando-os até o coração direito e a circulação pulmonar. A moderna ciência cardiovascular estava fora do bloco de partida. Os meios para visualizar o trajeto do cateter, conforme ia sendo introduzido em um vaso sanguíneo, bem como para registrar sua localização, estavam então disponíveis. O que ainda faltava era um meio de contraste que

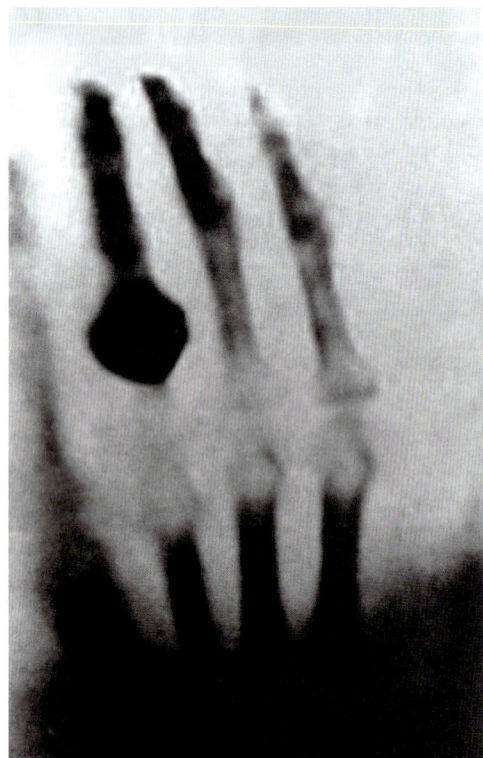

Figura 32A.1 Imagem da mão da esposa do doutor Roentgen.

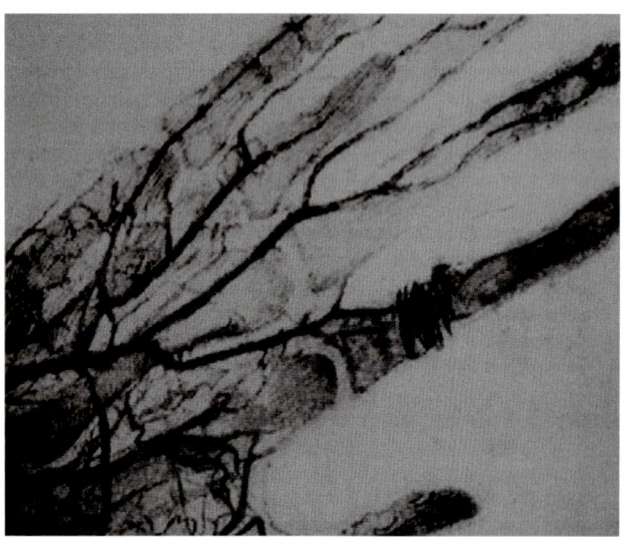

Figura 32A.2 A primeira angiografia.

pudesse ser injetado com segurança em um vaso sanguíneo humano vivo. Durante esse período, os compostos à base de iodo estavam sendo usados no tratamento de lesões ósseas e aórticas associadas à sífilis terciária. E. D. Osborne, que tratava pacientes com sífilis na Mayo Clinic, foi o primeiro a observar que o sistema coletor renal e a bexiga apareciam opacificados nas radiografias abdominais obtidas para avaliação do envolvimento ósseo sifilítico em pacientes tratados com iodeto de potássio. "O principal avanço foi alcançado 3 anos depois, em 1925 e 1926, quando o professor de química Arthur Binz e seu assistente, Curt Räth, sintetizaram preparações de iodo orgânico de piridina, no Agricultural College, em Berlim. Moses Swick, um americano graduado na Columbia University Medical College,

que trabalhava no laboratório do professor von Lichtenberg, em Berlim, usou 5-iodo-2-piridona ácido N-ascético, o sal sódico de um composto produzido por Arthur Binz, posteriormente denominado Uroselectan. Ao usá-lo, Swick conseguiu produzir as primeiras urografias intravenosas bem-sucedidas e confiáveis.

A implementação médica da angiografia diagnóstica clínica foi atrasada pela falta de um contraste atóxico conveniente. Dois pesquisadores parisienses, Jean-Athanase Sicard e Jacques Forestier, realizaram a primeira arteriografia em um ser humano em 1923, ao injetar Lipiodol (um contraste à base de óleo de semente de papoula) na artéria femoral de um paciente amputado. No mesmo ano, os médicos alemães Joseph Berberich e Samson R. Hirsch realizaram a primeira angiografia em um paciente com o uso de contraste hidrossolúvel – o brometo de estrôncio. No entanto, os pesquisadores constataram que esse procedimento era doloroso demais para o paciente e, por isso, o abandonaram. Ao mesmo tempo, o cirurgião americano Barney Brooks realizava experimentos com animais usando iodeto de sódio, o contraste hidrossolúvel que seria usado por Egas Moniz, o primeiro a utilizar uma solução de iodeto de sódio a 22% na obtenção de imagens da circulação cerebral, em 1927. Moniz desenvolveu uma técnica de angiografia carotídea, a qual envolvia a criação de uma incisão cirúrgica no pescoço, seguida de canulação da artéria carótida e injeção de contraste nesse vaso. Suas imagens iniciais foram enviadas às pressas a Paris, para serem apresentadas em uma conferência de neurologia. Em vez dos aplausos esperados, a sua angiografia não foi valorizada e Moniz foi repreendido por ter colocado o paciente em situação de risco. O desenvolvimento da angiografia continuou por Moniz e seus colaboradores na Universidade de Lisboa. Em 1929, dos Santos, Lamas e Pereira-Caldas, colegas de Moniz, publicaram a primeira aortografia abdominal e relataram um método para visualização da aorta abdominal usando injeção translombar de contraste, com uma agulha longa (a agulha dos Santos) inserida na aorta abdominal pelo dorso do paciente. O contraste e os detalhes das angiografias de dos Santos são comparáveis àqueles produzidos atualmente, quase um século depois (Figura 32A.3).

Os conceitos de Moniz foram rapidamente expandidos por dos Santos et al., os quais aplicaram essas técnicas à circulação periférica, desenvolvendo, assim, a arteriografia e a aortografia. O grupo de dos Santos foi o primeiro a delinear claramente as lesões ateroscleróticas, os aneurismas arteriais e os padrões

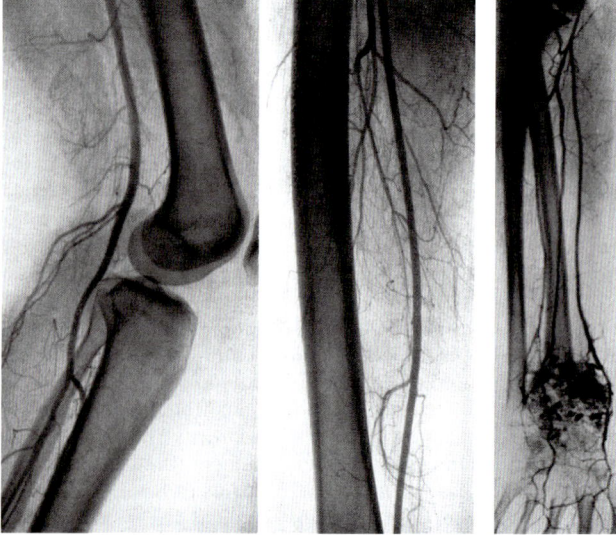

Figura 32A.3 Capacidade de dos Santos de alcançar excelentes detalhamento com contraste e resolução especial, quase 100 anos atrás, é evidenciada nessas três angiografias arteriais periféricas, em que se usaram equipamento de raios X primitivo e agente de contraste torotraste.

de colateralização arterial. Os rápidos avanços nas bases da imagem de vasos sanguíneos, contrastes, cateteres e técnicas de cateterismo estavam se desenvolvendo de forma simultânea. Fritz Bleichröder descobriu um modo de colocar os cateteres dentro das artérias e veias de cães, e até mesmo de introduzir um em sua própria veia, sem imagens, em 1905. O trabalho dele indicou que um cateter poderia permanecer na artéria por várias horas, sem complicações. Assim, em 1912, ele aplicou essa técnica em quatro mulheres gravemente enfermas. A dramática fundação da arteriografia cardíaca também ocorreu nessa época, com o trabalho de Werner Forssmann, então residente de cirurgia em Berlim. Desafiando seus superiores, que se recusavam a permitir que ele conduzisse experimentos com cateterismo cardíaco, ele realizou um em si próprio, em 1929, avançando um cateter uretral a partir da veia basílica, rumo ao interior do ventrículo direito, sob orientação fluoroscópica. Foi somente em 1941, quando André Cournand realizou seus importantes estudos sobre fisiologia cardiopulmonar, que o verdadeiro potencial do cateterismo cardíaco se tornou evidente. Cournand, Forssmann e D. W. Richards compartilharam o Prêmio Nobel de Fisiologia e Medicina, em 1956, por essas realizações fundamentais.

Os aprimoramentos da arteriografia diagnóstica evoluíram rapidamente nos anos 1950, graças às melhores técnicas de acesso de Seldinger. Em 1952, Sven-Ivar Seldinger apareceu com a ideia genial de sua nova técnica, como um jovem residente no Karolinska Institute. Seldinger relatou a história de sua descoberta. A seguir, é transcrita uma citação de *A Leaf out of the History of Angiography* (em tradução livre, "Uma página da história da angiografia"). Seldinger escreve, após uma breve explanação sobre o estado de arte no início dos anos 1950: "Assim, existia uma necessidade evidente de aprimorar o método percutâneo para aortografia, e um dos requisitos para a solução era aumentar o calibre do cateter. Esse aumento seria substancialmente benéfico. De acordo com a lei de Poiseuille, a taxa de fluxo através de um tubo estreito e comprido, com todos os demais fatores constantes, é aproximadamente proporcional à quarta potência do diâmetro. Quando este é duplicado, o tempo de injeção pode ser dividido por 16! Havia um instrumento de punção, nomeado em homenagem a Cournand, que consistia em uma agulha pontiaguda interna em uma cânula externa, com a extremidade dianteira da agulha se projetando da cânula em 1 ou 2 mm. Uma alternativa era usar um cateter flexível, em vez da cânula metálica, pois certamente seria difícil manipular uma agulha interna de meio metro de comprimento. Contornei esse problema abrindo um orifício lateral em um cateter de polietileno, em um nível no qual uma agulha cortante de comprimento conveniente, ao ser inserida por ele, ultrapassasse a ponta do cateter em 1 ou 2 mm. Após moldar um pouco o cateter e criar uma incisão mínima na pele, esse instrumento poderia ser inserido na artéria por punção percutânea. Havia algumas desvantagens evidentes inerentes a essa técnica. Por exemplo, os cateteres finos eram tão flexíveis que às vezes era impossível avançá-los ao longo do vaso. Havia uma possibilidade de superar essa dificuldade: uma vez obtida a posição intravascular, a agulha poderia ser retirada pelo orifício lateral e substituída por um fio metálico semiflexível, o qual então era introduzido ao longo de todo o comprimento do cateter, para assim sustentá-lo. Ora! Após uma tentativa fracassada de usar essa técnica, encontrei-me desapontado e triste, com três objetos em minha mão – uma agulha, um fio e um cateter – e... em uma fração de segundos percebi em qual sequência deveria usá-los: agulha inserida, fio inserido – agulha removida – cateter no fio – cateter inserido – cateter avançado – fio removido. Perguntam-me como essa ideia surgiu, então cito Fócion, o grego: 'Tive um sério ataque de senso comum'. Por 'sorte de iniciante', a primeira angiografia realizada com essa técnica foi bem-sucedida. Em uma arteriografia subclávia, com exposição única, o cateter introduzido através da artéria braquial após uma punção no nível cubital revelou um adenoma paratireoidiano mediastinal, infrutiferamente procurado por um cirurgião em uma exploração operatória anterior."

Fóton de raios X

Embora as contribuições desses primeiros pesquisadores sejam valiosas para a radiologia intervencionista do século XXI, eles apenas iniciaram a nossa busca pela angiografia perfeita. Acompanhemos os fótons de raios X ao longo de sua jornada até a imagem angiográfica. Em seguida à sua geração a partir de um filamento de tungstênio no tubo de raios X, os fótons são dirigidos ao paciente por um alvo de tungstênio incrustado em um ânodo de cobre (Figura 32A.4). O fóton é parcial ou totalmente absorvido pelo corpo do paciente, ao atravessá-lo. Quanto menos absorvido, mais ativará os cristais de iodeto de césio fotossensíveis incrustados em um filme ou placa. Se os fótons forem totalmente absorvidos, como é possível que sejam pelo metal espesso, não haverá fluorescência dos cristais.

A penumbra na imagem de raios X é uma zona de distorção circundando o alvo, a qual é primariamente causada por uma imagem dupla do objeto, que tem relação direta com o tamanho do alvo de tungstênio no tubo gerador de raios X, chamado de ponto focal da fonte. Considerando uma distância constante entre o objeto e o filme ou tela fluoroscópica, a distorção do objeto aumentará se a distância entre objeto e ponto focal da fonte diminuir, ou se o tamanho do ponto focal da fonte aumentar. Teoricamente, a imagem mais nítida será obtida usando o menor ponto focal e a maior distância entre ponto focal e objeto. Esses fatores são limitados pelo superaquecimento do tubo de raios X e pelo equipamento disponível. Os fótons de luz produzidos pelo sol são paralelos quando atingem a Terra. Portanto, a sombra de um avião terá o mesmo tamanho, esteja o avião no solo ou 10 mil pés acima dele. Isso não se aplica aos fótons gerados pelo tubo de raios X, que divergem uns dos outros. Disso resulta a indefinição da informação registrada no intensificador de imagem ou no filme de raios X. Essa indefinição, mais evidente nas bordas da imagem, mas que também afeta sua totalidade, é chamada de "efeito penumbra" (Figura 32A.5). A indefinição adicional ou distorção da imagem pode ser causada pela dispersão dos fótons que atravessam o corpo e pela movimentação fisiológica ou aleatória do paciente. Os fótons dispersos podem ser eliminados por meio de sua filtragem com uma grade, antes de entrarem em contato com o filme ou intensificador de imagem. Basicamente, a grade é composta por tiras de metal que impedem a passagem dos fótons que apresentam trajetos não paralelos depois de atravessarem o corpo. Historicamente, a imagem angiográfica era registrada em um filme de raios X, a princípio em uma chapa única, e, então,

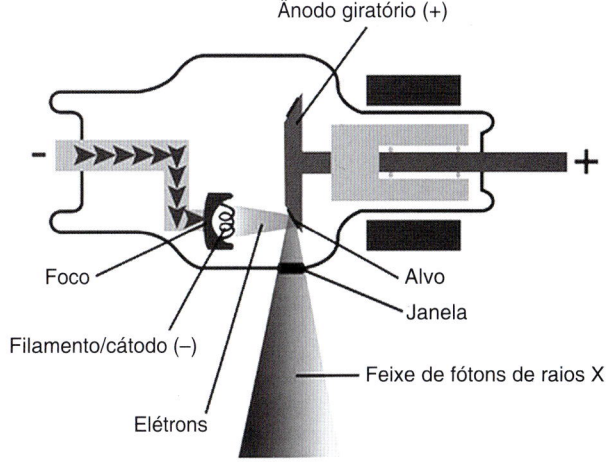

Figura 32A.4 Tubo de raios X.

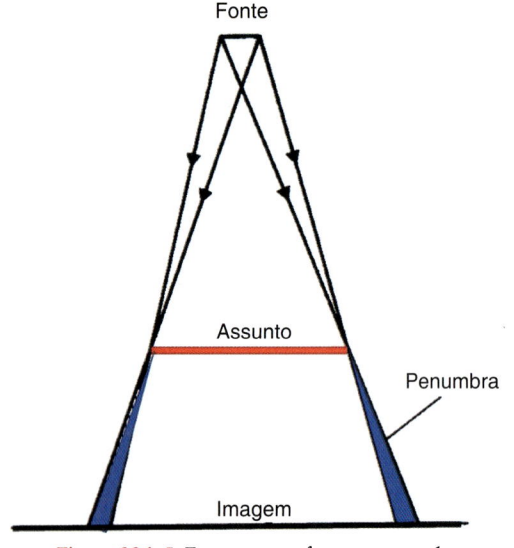

Figura 32A.5 **Fatores que afetam a penumbra.**

em numerosos filmes movidos em ciclo rápido por um trocador, os quais eram ajustados com tempo determinado para gravar o sangue opacificado, à medida que este fluía pelo tecido investigado. Hoje, certamente, todas as imagens são registradas de maneira digital. A angiografia por subtração digital foi descrita pela primeira vez por Kruger *et al*. Essa técnica apresenta as vantagens evidentes de arquivamento de imagens, recuperação instantânea, distribuição eletrônica ou imagens sem distorção, maior rendimento de pacientes, aumento da eficiência da dose de radiação e minimização da exposição radioativa do paciente. "Os princípios físicos da radiografia digital não diferem muito dos da radiografia em filme/tela. O detector digital é exposto aos raios X gerados por um tubo padrão. No fim, a energia absorvida pelo detector deve ser transformada em cargas elétricas, que, então, são registradas, digitalizadas e quantificadas em uma escala de cinza que representa a quantidade de energia de raios X depositada em cada *locus* de digitalização na imagem digital resultante. Depois da geração da imagem final, as imagens são enviadas para um arquivo de armazenamento digital. Um arquivo digital com a informação demográfica do paciente é associado a cada imagem. As vantagens

da radiografia digital não são totalmente aproveitadas, a menos que as imagens sejam vistas digitalmente, em uma estação operacional computadorizada. As imagens digitais podem ser manipuladas durante a observação, por meio de funções, como panorâmica, *zoom*, inversão da escala de cinza, medida da distância e de ângulo e janelamento". Os elementos tecnológicos, como a potência do tubo de raios X, sua capacidade de aquecimento, o tamanho do alvo, a trajetória paralela dos fótons, a espessura e a orientação dos elementos de grade, o tamanho e o número de cristais fluorescentes, entre outros, exercem um efeito drástico sobre a qualidade da imagem, do mesmo modo que os elementos fisiológicos, incluindo movimento e fatores farmacológicos (p. ex., contraste).

Meio de contraste angiográfico

A maioria dos meios de contraste é à base de iodo; quanto mais iodo, mais "denso" é o efeito dos raios X. O iodo pode ser ligado a um composto orgânico (não iônico) ou a um composto iônico. Os agentes iônicos foram desenvolvidos primeiro, são mais econômicos e ainda são usados de forma amplamente disseminada, apesar de causarem mais efeitos colaterais. Os compostos orgânicos apresentam menos efeitos colaterais, porque não se dissociam em moléculas componentes. Muitos desses efeitos colaterais se devem ao fato de a solução hiperosmolar ser injetada, ou seja, há uma distribuição maior de átomos de iodo por molécula. Existem numerosas moléculas distintas. Alguns exemplos de moléculas de iodo orgânicas incluem o ioexol, o iodixanol e o ioversol. Os contrastes à base de iodo são hidrossolúveis e inócuos para o corpo. Tais agentes de contraste são vendidos como soluções aquosas incolores límpidas, cuja concentração normalmente é expressa em mg de I/mℓ. Os contrastes iodados modernos podem ser usados praticamente em qualquer parte do corpo. São usados com mais frequência por via intravenosa (IV) ou intra-arterial, mas também podem estar em quase todas as cavidades ou potenciais espaços do corpo, para diversos propósitos. Os modernos contrastes iodados são fármacos seguros, com rara ocorrência de reações adversas. Os principais efeitos colaterais do contraste são as reações anafilactoides e a nefropatia induzida por contraste. De modo ideal, o contraste deve ser iso-osmolar com o sangue. Os contrastes iodados modernos são não iônicos; os tipos iônicos mais antigos causavam mais efeitos adversos e já não são usados. Os meios de contraste iso-osmolares não iônicos são os melhores,

TABELA 32A.1 Propriedades de contrastes iodados comuns.

■ COMPOSTO	■ NOME	■ TIPO	■ CONTEÚDO DE IODO	■ OSMOLALIDADE	■ OSMOLARIDADE	■ VISCOSIDADE (cP) A 37°C
Diatrizoato	Hypaque 50	Monômero iônico	300	1.550	Alta	
Metrizoato	Isopaque Coronar 370	Iônico	370	2.100	Alta	
Ixoaglato	Hexabrix	Dímero iônico	320	580	Baixa	
Iopamidol	Isovue 370	Monômero não iônico	370	796	Baixa	4,7
Ioexol	Omnipaque 350	Não iônico	350	884	Baixa	6,3
Ioxilana	Oxilan 350	Não iônico	350	695	Baixa	
Iopromida	Ultravist 370	Não iônico	370	744	Baixa	4,6
Iodixanol	Visapaque 320	Dímero não iônico	320	290	Iso	11,4

segundo um estudo controlado randomizado (Tabela 32A.1). A opacificação durante a angiografia requer a injeção de meio de contraste a taxas de fluxo adequadas. A pressão de injeção requerida para alcançar determinada taxa de fluxo de contraste está relacionada com a viscosidade do agente. Para diminuir a pressão de injeção a um nível similar ao de um meio de contraste de baixa viscosidade (ioxilana), o meio de contraste de alta viscosidade (iodixanol) exige um cateter mais calibroso (1 Fr).

Embora esses meios de contrastes angiográficos à base de água sem dúvida sejam os mais comumente usados, outros agentes que não são à base de água também estão disponíveis. Entre estes, incluem-se dióxido de carbono (CO_2), gadolínio, etiodol e tântalo. "O gás CO_2 é usado como contraste alternativo ao contraste iodado. Esse gás produz contraste negativo devido ao número atômico baixo e à baixa densidade, comparado aos tecidos adjacentes. Ao ser injetado em um vaso sanguíneo, as bolhas de dióxido de carbono deslocam o sangue, possibilitando, assim, a obtenção da imagem vascular. Devido à baixa densidade do gás, é necessário usar a técnica angiográfica por subtração digital para conseguir imagens de boa qualidade. As bolhas de gás podem ser vistas em uma imagem fluoroscópica e radiográfica padrão. Dada a ausência de nefrotoxicidade e de reações alérgicas, o CO_2 vem sendo cada vez mais usado como contraste na angiografia diagnóstica e em intervenções vasculares, tanto na circulação arterial como na venosa. O gás também é usado como contraste na obtenção de imagens de estruturas não vasculares, como ducto biliar, trato urinário superior, trato gastrintestinal e cavidade peritoneal. O CO_2 é particularmente útil em casos de pacientes com insuficiência renal ou história de hipersensibilidade ao meio de contraste iodado. O CO_2 não deve ser usado como contraste nas circulações cerebral e coronariana, devido à possibilidade de efeitos colaterais secundários à embolia gasosa."

O gadolínio é um contraste aprovado pela Food and Drug Administration (FDA) para uso em RM. O gadolínio ou gadodiamida proporciona maior contraste entre os tecidos normal e anormal, tanto no cérebro quanto no corpo. O gadolínio é semelhante à água límpida, não é radioativo e é hipoalergênico. Depois de ser injetado em uma veia, acumula-se no tecido anormal, que pode estar localizado no corpo ou na cabeça. O gadolínio faz com que essas áreas brilhem intensamente (sinal hiperintenso) na imagem de RM, o que facilita bastante a visualização. O gadolínio é rapidamente eliminado do corpo, pelos rins. Embora não seja tão radiodenso, o gadolínio está sendo substituído por meios de contraste iodados em pacientes com insuficiência renal que se submetem à angiografia por cateter há muitos anos. Recentemente, o gadolínio foi identificado como causa de fibrose sistêmica nefrogênica (FSN) em pacientes com taxa de filtração glomerular < 30 mℓ/min/1,73 m². A FDA instituiu o seguinte alerta: "FDA ALERT [6/2006, atualização 12/2006 e 23/5/2007]: O presente alerta atualizado salienta a solicitação da FDA para adição de um quadro de aviso e de novas advertências acerca do risco de fibrose sistêmica nefrogênica (FSN) de todos os contrastes à base de gadolínio (GBCA, *gadolinium-based contrast agents*) (Magnevist, MultiHance, Omniscan, OptiMARK, ProHance). Esse rótulo novo destaca e descreve o risco de FSN subsequente à exposição a um GBCA em pacientes com insuficiência renal aguda ou crônica grave (taxa de filtração glomerular < 30 mℓ/min/1,73 m²) e naqueles com insuficiência renal aguda de qualquer gravidade causada por síndrome hepatorrenal ou durante o período peroperatório de transplante de fígado. Nesses pacientes, deve-se evitar o uso de GBCA, a menos que a informação diagnóstica seja essencial e não disponibilizada por imagens de RM sem contraste. A FSN pode resultar em fibrose sistêmica debilitante ou fatal."

Hoje, o gadolínio raramente é usado na angiografia por cateter, exceto em pacientes com função renal normal que apresentam grave alergia a agentes de contraste iodados, para os quais o CO_2 não seja uma alternativa satisfatória. O etiodol é usado para opacificar e alterar a taxa de polimerização do n-butil-cianoacrilato (n-BCA), e como um agente embólico hepático. O tântalo é usado em casos raros para opacificar o n-BCA, em vez do etiodol.

Injetor de contraste

Os parâmetros que o operador pode selecionar no injetor de contraste são o volume a ser injetado, a taxa de injeção, a pressão de injeção máxima, o tempo decorrido desde o início da injeção até a pressão máxima do injetor (elevação linear), o tempo de intervalo na obtenção da imagem ou injeção de contraste. Quando o "não" (zero) é selecionado para a elevação linear, o injetor exercerá a pressão máxima que tiver sido selecionada, imediatamente. O efeito disso pode ser o de chicoteamento da ponta do cateter, possivelmente deslocando-o do orifício de um vaso selecionado. Uma elevação linear longa pode comprometer a quantidade de contraste que opacifica o vaso ou órgão de interesse. É necessário iniciar a obtenção da imagem da área de interesse antes da chegada do contraste, de modo que uma imagem subtraída possa ser obtida. O *delay* (atraso) na obtenção da imagem pode ser prolongado se o local de injeção estiver muito distante da área de interesse; isso limita o número de exposições brancas e diminui o aquecimento do tubo de raios X.

É possível que não se consiga tudo que foi solicitado. O injetor atrasará a injeção ou a obtenção da imagem, prolongará o tempo até a pressão máxima do injetor e distribuirá o volume de contraste conforme a prescrição; entretanto, a taxa de fluxo e a pressão máxima alcançada são interdependentes e autolimitantes. Assuma que a taxa de fluxo do injetor tenha sido ajustada para 25 mℓ/s e a pressão máxima, para 1.000 psi. Em um sistema de alta resistência, ou seja, com injeção de um contraste relativamente viscoso através de um cateter de 100 cm e 5 Fr, a taxa de fluxo prescrita não será alcançada a 1.000 psi. Em tais circunstâncias, a injeção do contraste através do cateter será feita a uma taxa de fluxo menor, por um período de tempo mais longo, até que o volume selecionado seja atingido (p. ex., 17 mℓ/s até o volume prescrito ser distribuído). Isso pode resultar na opacificação precária do leito vascular sob estudo.

Uso e construção do fio-guia

Fios-guia são usados para minimizar traumatismos ao endotélio da aorta, veia cava ou seus ramos, no decorrer da introdução do cateter. De modo geral, existem dois tipos de fios-guia: reto e curvo, cada um feito de aço inoxidável ou nitinol. O fio-guia de aço inoxidável tem um centro metálico enrolado em um fio externo de aço inoxidável (Figura 32A.6). Em geral, é revestido com Teflon® e frequentemente heparinizado. O centro é afunilado para tornar a ponta menos rígida que o eixo, devendo ser sólido

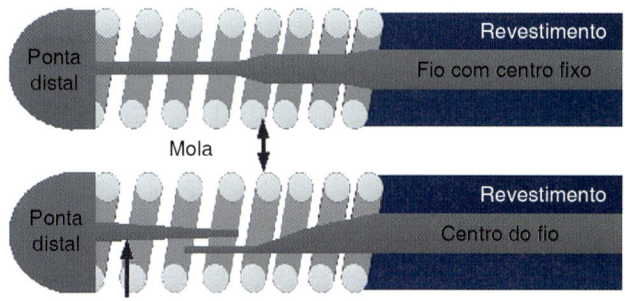

Figura 32A.6 Construção do fio-guia de aço inoxidável com centro fixo e móvel.

ou segmentado a partir dele, de modo que fique "móvel" em seu envoltório externo. A diáfise do fio-guia móvel se torna mais mole, à medida que o centro é retirado. O fio-guia com ponta em J (Figura 32A.7) é assim chamado em função de seu raio, ou seja, a extremidade dianteira de um fio em J de 3 mm tem um diâmetro de 6 mm, e o fio curvo em J de 5 mm tem um diâmetro de 10 mm. O centro do fio de nitinol é sólido. O fio pode ser reto, curvo ou angulado, e tem um revestimento hidrofílico que elimina quase totalmente o atrito durante sua passagem pelo lúmen do vaso sanguíneo. É importante visualizar a ponta de qualquer fio-guia, ao avançá-lo para dentro da aorta, veia cava ou seus ramos. A hesitação ao mover a ponta do fio-guia para a frente pode indicar a entrada em um vaso diferente do alvo ou a passagem por baixo de uma placa subíntima. É especialmente importante manter a ponta do fio-guia dentro do campo visual, enquanto o fio de nitinol hidrofílico é avançado, porque sua diáfise rígida e afunilada na ponta aumenta de forma significativa a probabilidade de entrada e perfuração de algum vaso de ramificação lateral pequeno. É importante girar a ponta do fio-guia de nitinol hidrofílico ao avançá-lo, para assim garantir que a ponta esteja no lúmen do vaso desejado. Se a ponta não girar, isso indica que entrou em algum vaso pequeno de ramificação ou comprometeu uma placa. O fio de nitinol hidrofílico pode ser seu melhor amigo ou seu pior inimigo; recomenda-se trocá-lo por um fio-guia mais seguro, depois de usá-lo como auxílio na conclusão do cateterismo seletivo. Os fios-guia com ponta em J são normalmente considerados mais seguros do que os fios retos, porque seu contato com a parede vascular é suavizado pela margem dianteira cega. O endotélio pode ser danificado caso a ponta em J seja avançada em um espaço confinado. Em uma situação como essa, o fio-guia Rosen, que consiste em um fio com ponta em J comparativamente rígido e com uma curva distal de 1,5 mm (*i. e.*, 3 mm de diâmetro), avançado para dentro de um ramo da artéria renal, cujo diâmetro diminui de forma progressiva, obstruiu o vaso. O sinal de alerta de que isso estava acontecendo é a observação de que a ponta em C assumiu uma configuração em O. Isso é denominado sinal "O" e deve servir como alerta de que, se o fio-guia for avançado ainda mais, é provável que ocorra dano endotelial significativo (Figura 32A.8C).

Seleção do cateter "certo"

Os cateteres são projetados para uso seletivo e não seletivo. Os cateteres não seletivos são projetados para a injeção rápida de um grande volume de contraste em um intervalo de tempo curto, com o intuito de opacificar vasos calibrosos, como aorta, veia cava e artéria pulmonar. Em geral, apresentam 6 a 12 orifícios e

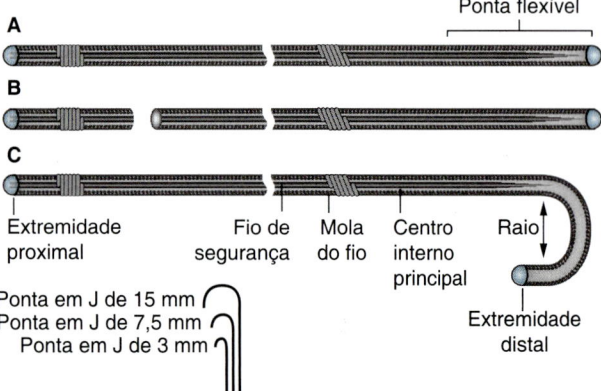

Figura 32A.7 Fios-guia com ponta em J. (Disponível em: https://www.dicardiology.com/article/understanding-design-and-function-guidewiretechnology.)

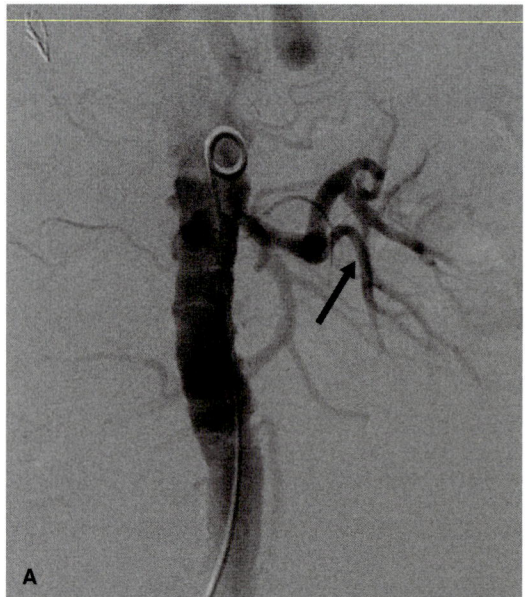

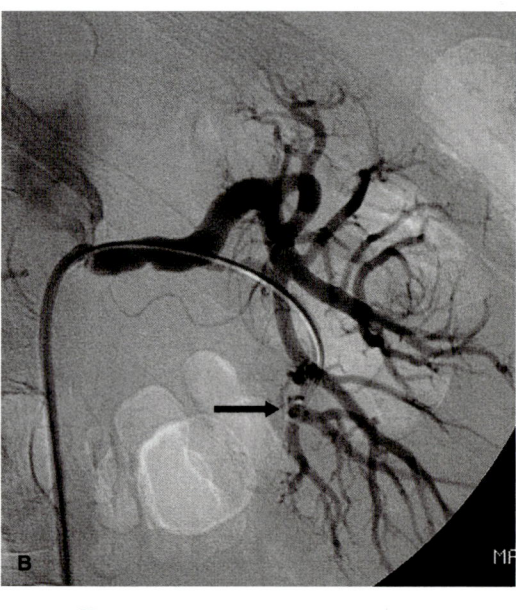

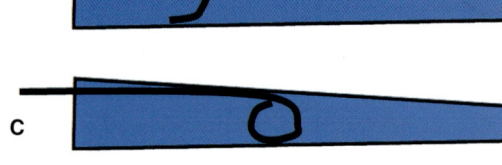

Figura 32A.8 A. Angiografia por subtração digital (ASD) da aorta abdominal. Obstrução da artéria renal direita, estenose ostial da artéria renal esquerda com enchimento normal dos ramos dorsal e ventral (*seta*) da artéria renal esquerda. **B.** ASD de lado esquerdo mostrando que um fio-guia Rosen de 1,5 mm foi avançado para dentro do ramo ventral, causando sua obstrução. Note que a ponta J do fio-guia (*seta*) agora forma um "O", e que o ramo onde está o fio-guia já não está opacificado. **C.** Conforme o fio em J é avançado para dentro do vaso, a forma em "J" da ponta muda para um formato em "O".

frequentemente terminam em um "rabo de porco", que impede a entrada da extremidade em um ramo vascular menor ou a dissecação por baixo da íntima, durante a injeção (Figura 32A.9). Os cateteres seletivos comumente têm apenas um orifício terminal solitário, mas podem ter um ou dois orifícios laterais. Existem centenas de cateteres projetados para uso em procedimentos

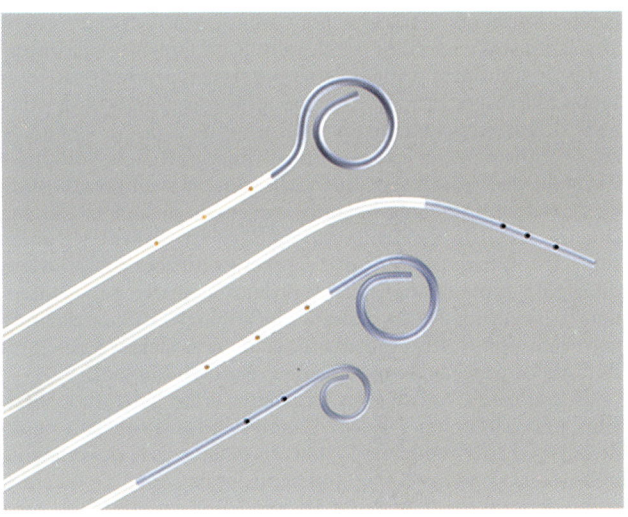

Figura 32A.9 Cateteres para exames aórticos.

seletivos de angiografia cerebral, coronariana, visceral etc. (Figura 32A.10). Como escolher um deles? Por onde começar? Por que existem tantos? Se um cateter funcionasse em todas as situações, haveria somente esse. A maioria dos cateteres é projetada para a colocação seletiva em determinada artéria ou veia específica. Se o sistema vascular tivesse um tronco reto e ramos que se originassem em ângulos retos (imagine um pinheiro), um cateter com ponta em ângulo reto poderia ser usado para todos os cateterismos de ramos seletivos. A realidade, porém, não é tão simples. O lúmen de um vaso parental pode ser aneurismático ou estenosado, e seu trajeto pode apresentar múltiplas angulações que afetam o trajeto do cateter. Vejamos as Figuras 32A.11 e 32A.12. Em ambas, os pacientes são adultos; contudo, o da Figura 32A.11 quase não tem doença aterosclerótica e apresenta pouquíssima angulação ou ectasia, além de um aneurisma fusiforme da artéria esplênica proximal. Haverá muito pouca tensão no cateter usado para cateterismo seletivo de qualquer um de seus ramos arteriais pélvicos ou abdominais. Por outro lado, o paciente da Figura 32A.12 tem um aneurisma aórtico abdominal (AAA) infrarrenal, ectasia aórtica extensa e angulação exagerada das principais artérias na pelve, abdome e tórax.

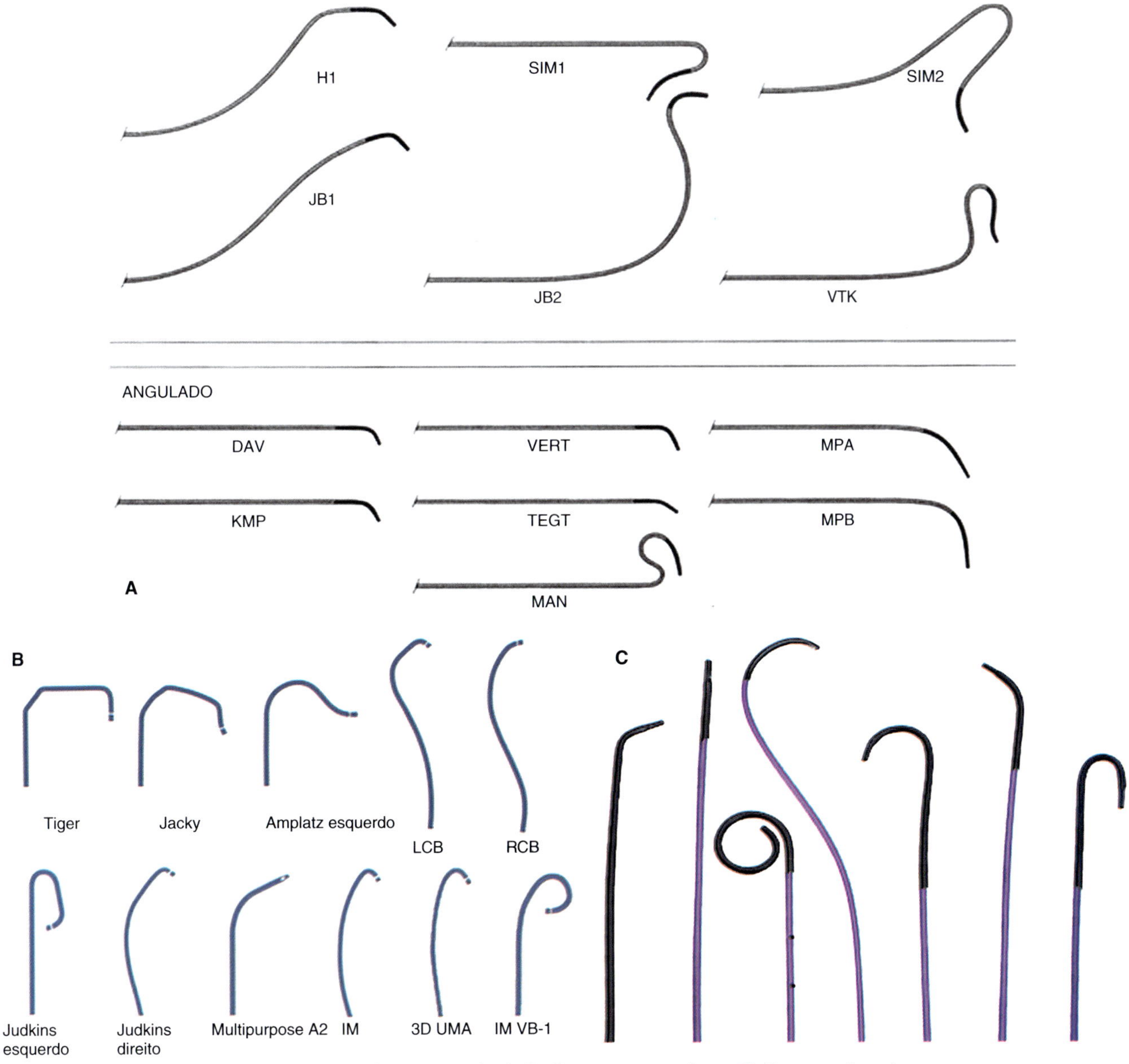

H1

JB1

SIM1

JB2

SIM2

VTK

ANGULADO

DAV

KMP

VERT

TEGT

MAN

MPA

MPB

A

B

Tiger

Jacky

Amplatz esquerdo

LCB   RCB

Judkins esquerdo

Judkins direito

Multipurpose A2   IM

3D UMA   IM VB-1

C

Figura 32A.10 A. Cateteres cerebrais. **B.** Cateteres coronarianos. **C.** Cateteres viscerais.

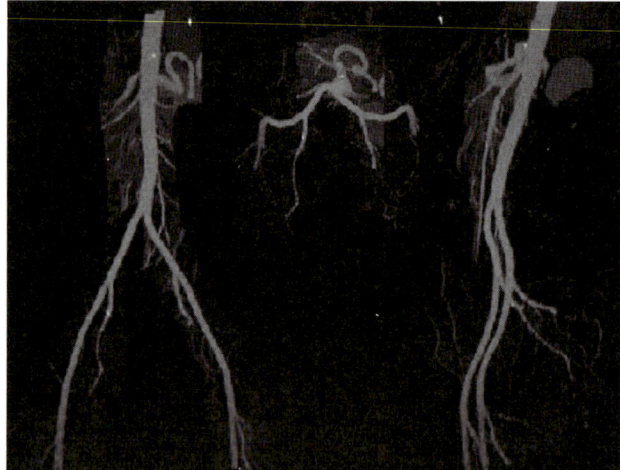

Figura 32A.11 Incidências anteroposterior, axial e lateral de uma angiografia abdominal por tomografia computadorizada (angio-TC).

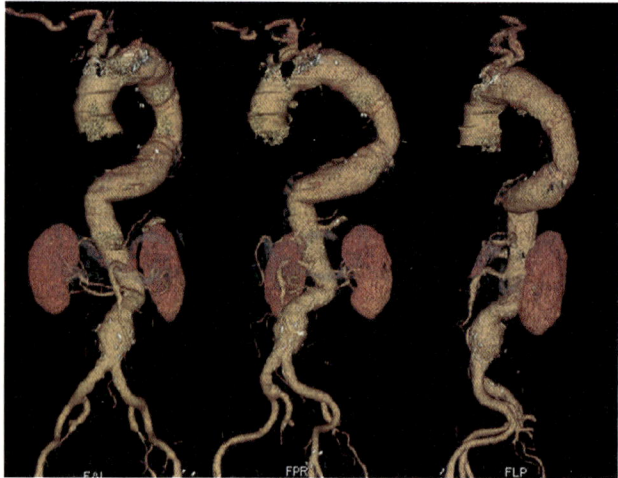

Figura 32A.12 Angiografia por tomografia computadorizada (angio-TC) de um paciente com ectasia aórtica, angulação, alongamento e aneurisma aórtico abdominal infrarrenal.

Ao tentar o cateterismo da artéria mesentérica superior (AMS) desse paciente, o profissional que realiza o procedimento deve avançar o cateter ao longo de angulações proeminentes das artérias ilíacas externa e interna, do AAA e, então, ao longo de uma aorta agudamente angulada entre o AAA e a AMS. Isso tornaria o cateterismo seletivo da AMS muito difícil e a posição do cateter ficaria instável. O grau de dificuldade poderia ser bastante diminuído com a introdução de um CHG 3 ou 4 (Figura 32A.10C) ao longo de uma bainha colocada na aorta abdominal inferior, evoluindo o cateter até a aorta suprarrenal e retraindo-o até que sua ponta toque o orifício da AMS.

Cinquenta a sessenta anos atrás, a maioria dos cateteres eram feitos sob encomenda por um angiografista, que escolhia o material do cateter no tamanho desejado em Fr (French), cortava-o no comprimento desejado, alargava uma extremidade e nela acoplava um conector de injeção e afunilava a extremidade distal do cateter sobre uma chama ou no vapor, para que se conformasse ao tamanho do fio-guia usado. A extremidade distal do cateter era então modificada pelo mesmo processo de aquecimento e resfriamento, de maneira a otimizar sua capacidade de cateterismo seletivo do ramo vascular desejado. Se modificações adicionais fossem necessárias, estas eram realizadas na mesa, durante a angiografia. Alguns *designs* de cateter foram popularizados por comunicação pessoal entre os angiografistas e métodos publicados. Rapidamente, os fornecedores de suprimentos médicos começaram a produzir cateteres segundo as especificações dos angiografistas e, mais tarde, uma série de cateteres que atendiam às especificações de *design* de angiografistas respeitados, como Chuang, Rösch, Judkins e Amplatz, passaram a ser comercializados pelas empresas fornecedoras de suprimentos. Vejamos o exemplo do cateter Chuang (Figura 32A.10). Esse conjunto consiste em um cateter único reto, cinco cateteres com curva simples e oito com curva reversa de ângulo duplo. Esses cateteres prontamente disponíveis atendem às necessidades da maioria dos angiografistas, reduzindo de forma significativa a necessidade de remodelar os cateteres durante os procedimentos de cateterismo abdominal.

Inicialmente, os cateteres vasculares eram feitos de polietileno, poliuretano ou Teflon®. O material do Teflon® era rígido demais para ser remodelado, mas os cateteres de polietileno e poliuretano podiam ser remodelados após serem amolecidos com vapor ou fogo, sendo então colocados em salina fria para endurecer e, assim, fixar o formato. Como se pode imaginar, poderia ser difícil controlar a ponta de um cateter mole e comprido, por isso o avanço tecnológico do cateterismo vascular seletivo foi a colocação de um fio de aço inoxidável trançado no corpo do cateter, para aumentar sua resposta ao torque. Mais recentemente, a maioria dos cateteres seletivos é feita com uma ponta sintética mais firme, que é ligada ou colada na diáfise, a qual é reforçada pelo fio de aço inoxidável trançado. Esses cateteres mais modernos são projetados para manter o formato da ponta à temperatura corporal normal, mas às vezes entortam se as pontas ficarem retas ou forem remodeladas. O tamanho de um cateter vascular é listado como diâmetro externo na escala de cateter em French (Fr) ou em "unidades Fr". A escala de cateter em Fr comumente é usada para medir o diâmetro externo (DE) de agulhas, bem como de cateteres. Um French ou 1 Fr equivale a 0,33 mm = 0,013 polegada = 1/77 de polegada. O tamanho em unidades Fr é grosseiramente igual à circunferência do cateter em milímetros. Dependendo do tipo de material do cateter e da construção de sua parede, seu diâmetro interno (DI) pode apresentar variação significativa. A maioria dos cateteres, embora nem todos, são afunilados na extremidade distal, de modo que a ponta se aproxima estreitamente do diâmetro do fio-guia usado para introduzi-lo. Eles são projetados dessa forma para proteger o endotélio do vaso sanguíneo que está sendo cateterizado. Sem o afunilamento, as células da superfície endotelial seriam lesadas ou raspadas pela borda do cateter, durante sua introdução (Figura 32A.13).

Os cateteres vasculares podem ser divididos em dois grupos principais: cateteres não seletivos para injeção de contraste e cateteres seletivos para injeção de contraste. Quanto mais largo for o cateter e maior o "número" de orifícios laterais, maior o volume de contraste que pode ser injetado em um dado intervalo de tempo a uma pressão específica. Um cateter com múltiplos orifícios laterais pode ter até 12 orifícios laterais. A extremidade desse cateter geralmente é curvada ou em forma de alça, de modo a confinar a injeção de contraste a uma porção limitada do vaso. Quanto mais comprido for o cateter, mais resistência haverá ao fluxo por seu lúmen. Um cateter com múltiplos orifícios laterais e lúmen amplo pode distribuir 35 mℓ de contraste/s a 1.000 psi, ao passo que um cateter mais longo ou que tenha menos orifícios laterais pode distribuir apenas 15 mℓ à mesma pressão. Isso explica o diâmetro luminal, o comprimento e o número de orifícios laterais. Mas por que existem tantas configurações diferentes de cateter? Cada uma delas é projetada para solucionar um potencial problema de acesso vascular. O cateter que você escolher usar deve seguir a sua avaliação inicial do hábito corporal do paciente, bem como se conformar à anatomia vascular deste, de acordo com o que estiver determinado após a revisão de todos os dados disponíveis, ou seja, angio-TC, angio-RM, angiografias prévias etc.

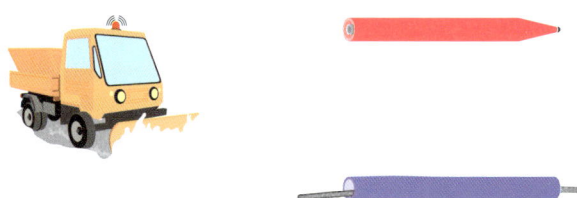

Figura 32A.13 **A ponta de um cateter não afunilado lesa o endotélio vascular ("limpa-neve").**

Arteriografia por cateter

A mudança do filme para o formato digital teve um impacto monumental sobre a angiografia por cateter. Entretanto, embora a resolução de contraste tenha sido vastamente aprimorada, o mesmo não aconteceu com a resolução espacial. Isso é válido tanto para as imagens digitalmente subtraídas quanto para as não subtraídas (Figura 32A.14). A resolução da angiografia

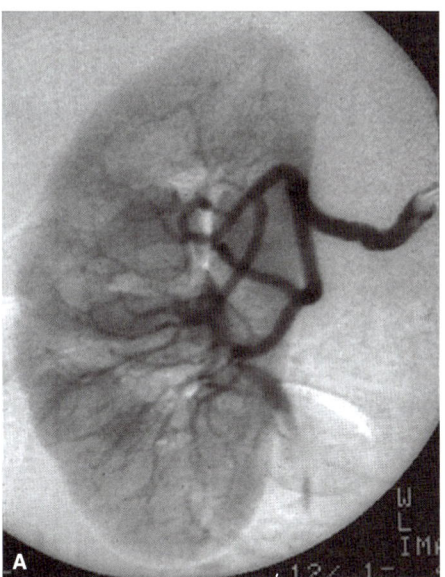

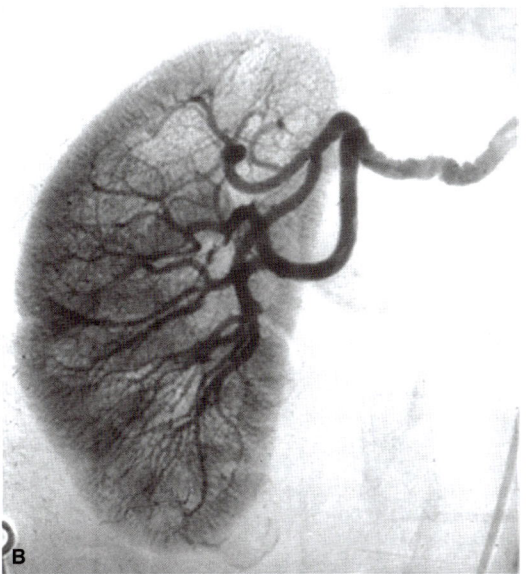

Figura 32A.14 **A.** Angiografia renal por subtração digital. **B.** Angiografia em filme do mesmo rim; note a resolução espacial superior da artéria renal principal e o detalhamento de vasos pequenos.

por subtração digital é degradada por qualquer movimento do objeto que ocorra entre a imagem selecionada como máscara e as imagens subsequentes. Estas incluem pulsações vasculares e movimentação do paciente, a qual pode ser voluntária ou involuntária, como respiração, deglutição e peristaltismo. O contraste iodado e o CO_2 são excelentes contrastes digitais, mas, mesmo assim, apresentam limitações angiográficas. Embora o contraste iodado seja hidrossolúvel e miscível com o sangue, a mistura não é homogênea. O contraste tende a se depositar em camadas por ser mais denso que o sangue. Isso é mais evidente quando o fluxo sanguíneo é lento, como ocorre quando o sangue flui da aorta suprarrenal normal para um aneurisma aórtico abdominal infrarrenal amplo, ou quando opacifica um vaso distal a uma obstrução por circulação colateral. Do mesmo modo, por sua hiperdensidade, o contrate iodado tende a opacificar os ramos vasculares que se originam na parte dependente ou inferior do vaso parental, em vez dos vasos que se originam superiormente. Como o paciente geralmente é posicionado em supino na mesa angiográfica, isso implica que os ramos vasculares posteriores em geral ficam mais densos e mais bem definidos do que os anteriores. Isso é exemplificado pela falha de opacificação de uma artéria mesentérica inferior patente originária de um grande aneurisma, ou por um enxerto de *bypass* femoropoplíteo patente distal a uma obstrução da artéria ilíaca externa. Por outro lado, os vasos oriundos da margem anterior do vaso parental serão muito bem opacificados com CO_2, o qual flutua no sangue junto ao vaso. A maior definição vascular é obtida quando o contraste desloca ou substitui todo o sangue que flui para o vaso de interesse. O refluxo de contraste proximalmente à ponta do cateter ou agulha pela qual é feita sua injeção indica que isso aconteceu. As estenoses vasculares são mais bem avaliadas nas incidências ortogonais, que maximizam a área de estenose. Isso não costuma ser prático para os ramos da aorta abdominal e artérias pélvicas, onde as incidências oblíquas podem ser mais bem obtidas. Uma diminuição na densidade do contraste pode ser a única indicação de uma estenose *en face* no vaso de interesse. As características de fluxo do contraste podem ser avaliadas pela angiografia por cateter e ser bastante significativas na avaliação de uma área de estenose. Isso não se aplica à angio-TC nem à angio-RM.

Os segredos para a obtenção de uma angiografia perfeita não são de todo secretos. Na verdade, são bem conhecidos e amplamente praticados, ainda que às vezes comprometidos ou ignorados. A seguir, são listados alguns.

1. Certifique-se de que o paciente esteja confortável, cooperante e sem dor.
2. O paciente deve permanecer imóvel no decorrer do exame. Os agentes de contraste não iônicos iso-osmolares são praticamente indolores; infelizmente, isso não se aplica à marca "X" mais econômica. Avise o paciente que ele poderá sentir ardência, caso a marca "X" seja usada.
3. Garanta que o paciente esteja prendendo a respiração durante a filmagem.
4. Assegure-se de dizer ao paciente que ele pode respirar depois que o exame estiver gravado!
5. Movimentos involuntários (p. ex., peristaltismo) podem ser controlados com glucagon, se necessário.
6. Aplique a injeção seletivamente no vaso de interesse ou, pelo menos, diretamente nas adjacências de sua origem.
7. Não obstrua o óstio do vaso com a ponta do cateter.
8. Injete contraste o suficiente para encher totalmente o vaso que está sendo examinado.
9. A taxa de obtenção das imagens deve espelhar a taxa de fluxo sanguíneo. A taxa de fluxo dependerá da resistência distal. Será preciso filmar rápido para caracterizar uma fístula arteriovenosa ou malformação.
10. De modo ideal, a obtenção da imagem deve começar antes que o contraste chegue ao vaso, e não terminar antes de sua passagem.

11. Obtenha incidências ortogonais, se necessário. Incline o tubo de raios X e o intensificador de imagem, posicionando-os perpendicularmente à origem do vaso avaliado, se possível. Angulações complexas podem ser necessárias para avaliar as origens das artérias renal, hipogástrica e femoral superficial (Figura 32A.15).
12. Com frequência, a medida da pressão ao longo de uma estenose fornecerá mais informação do que múltiplas incidências oblíquas.
13. Jamais perca de vista a ponta de um fio-guia. Milhares de perfurações vasculares "evitáveis" e dissecações de íntima ocorrem quando o angiografista quebra essa regra.
14. Gire devagar a ponta do fio-guia, ao movê-lo para a frente. A resistência tátil ao movimento para a frente, a perda da capacidade de girar o fio ou a falha do fio em avançar são sinais para parar e reavaliar a situação.
15. O recurso mais valioso de uma angiografia por cateter contrastada é poder ser controlada diretamente pelo angiografista. Esse profissional sabe exatamente qual é a informação necessária, e pode ajustar o exame para adequá-lo ao contexto clínico, muitas vezes tratando o problema durante o mesmo procedimento. As questões que surgem durante a realização do exame podem ser respondidas imediatamente.

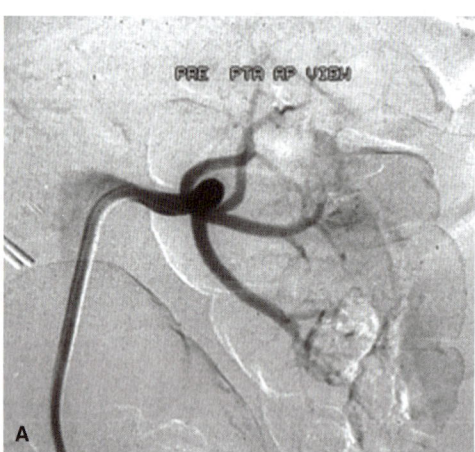

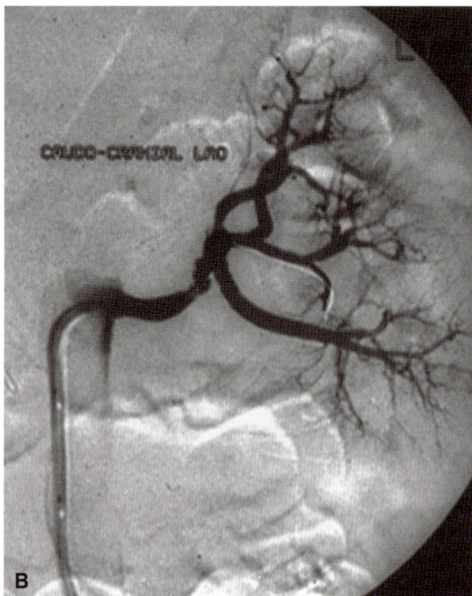

Figura 32A.15 A. Paciente tratado para displasia fibromuscular por angioplastia transluminal percutânea, apresentando hipertensão não controlada. A artéria renal direita estava normal, mas o que dizer da esquerda? **B.** A acentuada angulação craniocaudal e oblíqua anterior esquerda demonstra a estenose oculta.

16. Angio-TC, angio-RM e ultrassonografia com Doppler são procedimentos de triagem maravilhosos, e podem suprir toda a informação necessária; entretanto, caso não possam, leve o paciente para a sala de angiografia (Figuras 32A.16 e 32A.17).

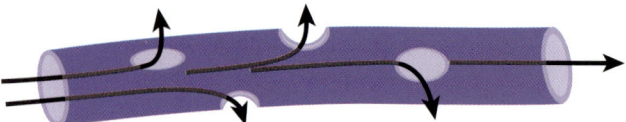

Figura 32A.16 Ao irrigar um cateter com múltiplos orifícios laterais, a injeção deve ser forçada o suficiente para limpar todos os orifícios laterais, bem como o orifício terminal.

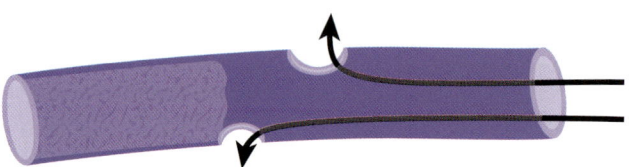

Figura 32A.17 Os cateteres com múltiplos orifícios laterais devem ser irrigados com frequência, porque o sangue que reentra rápido pela ponta pode se tornar um potencial trombo embólico. Os cateteres com múltiplos orifícios laterais não devem ser usados para angiografia cerebral!

Leitura sugerida

Aspelin P, Aubry P, Fransson SG, Strasser R, Willenbrock R, Berg KJ; Nephrotoxicity in High-Risk Patients Study of Iso-Osmolar and Low-Osmolar Non-Ionic Contrast Media Study Investigators. Nephrotoxic effects in high-risk patients undergoing angiography. *N Engl J Med* 2003; 348(6):491–499.

Bernard C. *Introduction à l' étude de la médecine expérimentale.* Paris: JB Baillière; 1865.

Cho KJ, Hawkins IF Jr. Carbon dioxide angiography. 2005. Available from http://www.emedicine.com/RADIO/topic870.htm.

Cho KJ, Hawkins IF Jr. Carbon dioxide angiography. 2016. Available from https://emedicine.medscape.com/article/423121-overview.

Cournand A. Cardiac catheterization; development of the technique, its contributions to experimental medicine, and its initial applications in man. *Acta Med Scand Suppl* 1975;579:3–32.

dos Santos R, Lamas A, Caldas J. Arteriografia des membros. *Medicina Contemanea* 1929;47:1.

dos Santos R, Lamas A, Pereira-Caldas J. Arteriografia da aorta e dos vasa abdominalis. *Medicina Contemanea* 1929;47:93–97.

FDA. Gadolinium-based contrast agents for magnetic resonance imaging. 2007. Available from https://www.fda.gov/Safety/MedWatch/Safety Information/.../ucm559709.htm.

Grainger RG. Intravascular contrast media—the past, the present and the future. Mackenzie Davidson Memorial Lecture, April 1981. *Br J Radiol* 1982;55(649):1–18.

Greene J, Linton O. *The History of Dotter Interventional Institute.* Portland, Oregon: Oregon Health and Science University; 2005.

Greitz T. Sven-Ivar Seldinger. *AJNR Am J Neuroradiol* 1999;20(6):1180–1181.

Korner M, Weber CH, Wirth S, Pfeifer KJ, Reiser MF, Treitl M. Advances in digital radiography: physical principles and system overview. *Radiographics* 2007;27(3):675–686.

Kruger RA, Mistretta CA, Crummy AB, et al. Digital K-edge subtraction radiography. *Radiology* 1977;125(1):243–245.

Linton OW. Medical applications of x rays. 1995. Available from http://www.slac.stanford.edu/pubs/beamline/25/2/25-2-linton.pdf.

McDaniel MC, Nelson MA, Voeltz MD, et al. High-viscosity contrast media require higher injection pressures in diagnostic coronary catheters. *Cardiovasc Revasc Med* 2007;8(2):140.

Moniz E. L'encéphalographie artérielle, son importance dans la localisation des tumeurs cérébrales. *Rev Neurol (Paris)* 1927;2:72–90.

Osborne ED, Sutherland CG, Scholl AJ Jr, Roundtree LG. Roentgenography of urinary tract during excretion of sodium iodid. *JAMA* 1923;80(6):368–373.

Seldinger SI. Catheter replacement of the needle in percutaneous arteriography; a new technique. *Acta Radiol* 1953;39(5):368–376.

Swick M. Darstellung der Niere und Harnwege in Roentgenbild durch intravenose Einbringung eines neuen Kontraststoffes: des Uroselectans. *Kliniche Wochenschrift* 1929;8(45):2087–2089.

CAPÍTULO 32B ■ DOENÇA ARTERIAL PERIFÉRICA

STEPHEN BRACEWELL, CARL GUNNAR FORSBERG, RICARDO TADAYOSHI BARBOSA YAMADA,
CLAUDIO SCHONHOLZ E MARCELO GUIMARAES

Introdução

A doença arterial periférica (DAP) ou arteriopatia periférica descreve a aterosclerose em vasos não cardíacos, constituindo uma doença comum e frequentemente incapacitante, que chega a afetar 12 milhões de americanos. O diagnóstico de DAP está associado a despesas elevadas de assistência médica. O presente capítulo discute causas, diagnósticos, achados de imagem e tratamento da DAP, particularmente nos membros inferiores.

Fatores de risco

Os fatores de risco de DAP incluem idade, hiperlipidemia, uso de tabaco, diabetes e hipertensão. A aterosclerose também pode ser intensificada por doenças sistêmicas, como homocistinúria, lúpus eritematoso sistêmico e artrite reumatoide. Níveis elevados de marcadores inflamatórios, como proteína C reativa, fibrinogênio e interleucina-6, também foram observados em pacientes com DAP. A herança africana e uma baixa condição socioeconômica foram postuladas como fatores de risco adicionais. Homens e mulheres são igualmente afetados, nos EUA; entretanto, em países mais pobres, as mulheres parecem apresentar um risco maior. Entre os pacientes que apresentam DAP avançada – também conhecida como isquemia crítica do membro –, as mulheres parecem sofrer com desfechos mais desfavoráveis, possivelmente devido à subutilização de cuidados preventivos, em comparação aos homens. Pacientes com outras comorbidades de condição vascular, como doença arterial coronariana, doença cerebrovascular e doença renal crônica, também apresentam risco aumentado.

Patogênese

A principal alteração fisiológica da DAP é a formação de placa decorrente de aterosclerose, que é um evento multifacetado e com diversas teorias sobre a exatidão da fisiopatologia. A teoria mais comumente aceita é a da "resposta à lesão". Primeiro, os macrófagos repletos de gordura, conhecidos como "células espumosas", se depositam na camada muscular. Secreções das células espumosas induzem a proliferação muscular lisa, o que, por sua vez, leva à ruptura da íntima. Nesse estágio, o colágeno é exposto no lúmen, levando à formação da placa fibrosa e do trombo. Em geral, a formação da placa é intensificada nas curvaturas e nos pontos de ramificação arterial, possivelmente a partir do fluxo laminar interrompido e da deposição lipídica aumentada. A área em que a doença ocorre com mais frequência é a artéria femoral superficial, junto ao canal adutor. Como consequência, há estreitamento luminal e, à medida que o estreitamento progride, há recrutamento dos vasos colaterais.

Apresentação clínica

História

Pacientes com DAP em membro inferior sintomática costumam apresentar história de claudicação ou dor à ambulação ao longo de uma distância estabelecida. Em geral, os sintomas estão correlacionados com estreitamento em um nível acima da área em que há dor e desconforto. Por exemplo, a claudicação da nádega terá origem em uma doença aortoilíaca, ao passo que a claudicação da coxa é originária da estenose na artéria ilíaca externa (AIE). A dor no joelho ou na panturrilha é decorrente da presença de placa nas artérias femorais comum ou superficial. Os pacientes podem se queixar de dor no pé durante a noite, a qual piora em certas posições – dor essa classificada como dor em repouso. Uma história positiva de disfunção erétil pode servir de indício para DAP. A obstrução da bifurcação aortoilíaca pode resultar na síndrome de Leriche, a qual pode se apresentar clinicamente como impotência, claudicação na nádega e ausência de pulsos femorais. Em alguns pacientes, a placa pode ser detectada por acaso em exames de imagem, mas é possível que não esteja associada a sintoma algum. Essa condição é classificada como DAP assintomática, e sua ocorrência suplanta a da DAP sintomática, com uma proporção de 3:1.

As condições que comumente simulam a DAP e a claudicação incluem a estenose espinal lombar e a radiculopatia, que produzem uma lombalgia cuja intensidade pode ser aumentada ou aliviada pela posição (claudicação neurogênica). A artrite de quadril, joelho e pé pode causar sintomas similares. A neuropatia diabética também produz dor em membro inferior, a qual pode se manifestar clinicamente como claudicação. As cãibras noturnas não tendem a se originar de estenose arterial, mas, sim, de doença venosa ou musculoesquelética. Na ausência de anormalidades de pulso, índice tornozelo-braquial (ITB) ou imagens, as entidades citadas anteriormente tendem a ser a causa da manifestação de um paciente.

Exame físico

Em geral, a avaliação inicial da DAP começa com o exame da pulsação. Um exame de pulsação típico consiste na palpação da artéria femoral comum (AFC) logo abaixo do ligamento inguinal. Um pulso forte é descrito como 2+, ao passo que um pulso fraco, como 1+ e a ausência de pulsação, como 0. As artérias dorsal do pé (DP) e tibial posterior (TP) também são examinadas por palpação. Uma pequena porção da população não apresenta pulso da artéria DP em decorrência de variações anatômicas, porém sempre deverá haver um pulso TP. Em geral, a artéria poplítea pode ser palpada, a depender da posição, do hábito e da flexão do joelho do paciente. Geralmente, é mais fácil examinar o pulso poplíteo com o joelho do paciente levemente flexionado pelo examinador, enquanto o paciente mantém os músculos da perna relaxados. Na impossibilidade de palpar os pulsos, utiliza-se uma sonda Doppler manual. Um sinal trifásico normal pode ser ouvido mesmo em um vaso com estenose leve. O estreitamento moderado no vaso afetado resulta em um sinal bifásico audível, ao passo que a doença grave, em um sinal monofásico. Outros sinais encontrados nos membros inferiores durante o exame de DAP incluem palidez, perda de pelo, baixa velocidade de reenchimento capilar e alterações na unha. O teste de Buerger, que avalia o rubor gravidade-dependente, pode resultar positivo na DAP. É necessário um exame detalhado dos membros inferiores quanto à presença de úlceras ou escaras, em especial entre os dedos. O edema dependente também deve ser avaliado.

Avaliação por imagem

Na avaliação por imagem da doença vascular periférica, existem diversas modalidades de imagem que podem ser usadas tanto para fins diagnósticos como para o planejamento pré-operatório.

Ultrassonografia com Doppler vascular

Em muitos casos, o a ultrassonografia com Doppler vascular é o primeiro teste de triagem na avaliação da DAP. A ultrassonografia com Doppler colorido costuma ser realizada nas artérias DP, TP, poplítea e femoral superficial, bem como nos vasos aortoilíacos. A localização anatômica de uma lesão pode ser deduzida com a mudança de uma onda trifásica normal na imagem com Doppler espectral para uma onda bifásica (estenose moderada) ou monofásica (estenose grave/oclusão). A avaliação da característica trifásica e da magnitude da onda é essencial na avaliação para estenose fluxo-limitante (Figura 32B.1). No contexto agudo, um exame minucioso com Doppler do membro inferior pode possibilitar a avaliação de uma obstrução aguda ou de isquemia aguda de um membro. Entre as vantagens da ultrassonografia vascular, estão o baixo custo, a dispensa do uso de meio de contraste e a avaliação dinâmica dos vasos. A ultrassonografia pode ajudar a determinar a extensão de uma estenose ou um alvo adequado para revascularização. Também pode avaliar a permeabilidade de enxertos vasculares ou *stents*. Uma limitação está na avaliação restrita de vasos colaterais e do grau de estenose, especialmente na placa calcificada. A intensidade do sinal do Doppler também pode ser influenciada por fatores externos, como vasospasmo, temperatura corporal e medicações. Por fim, a ultrassonografia vascular consome tempo do sonografista e depende de um operador.

Índice tornozelo-braquial e registro do volume de pulso

Uma modificação da ultrassonografia vascular inclui o acréscimo do ITB e do registro de volume de pulso. O ITB é um elemento decisivo da avaliação objetiva da DAP, que pode ser obtido sem o emprego da ultrassonografia colorida mais detalhada. Com o uso de uma sonda de Doppler manual e um manguito de pressão arterial, calcula-se o ITB, ao comparar a maior pressão de oclusão em cada lado do tornozelo (artérias DP e TP), como numerador, e a maior pressão no braço

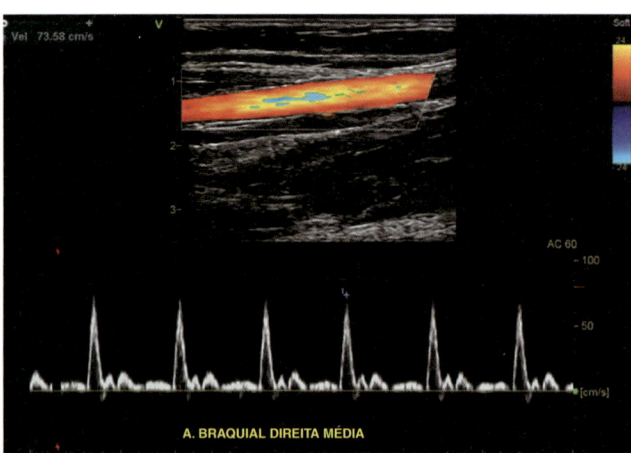
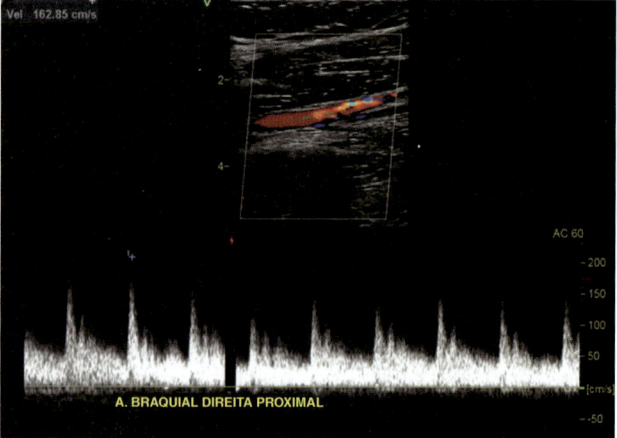

Figura 32B.1 Ultrassonografia vascular. Jovem fumante com isquemia em membro superior. A escala de cinza e o Doppler colorido em um paciente normal (*esquerda*) e em paciente sintomático com doença de Buerger (*direita*) demonstram fluxo turbulento e aumento da velocidade na artéria braquial.

(artéria braquial), como denominador. Valores mais precisos podem ser estimados com a ultrassonografia colorida formal. O ITB em repouso também pode ser modificado com estresse, monitorando-se as alterações no índice antes e depois da caminhada na esteira por uma distância estabelecida. Entre as limitações do ITB, estão as elevações falsas em pacientes diabéticos com paredes vasculares intensamente calcificadas, o que pode ser parcialmente evitado pela determinação do índice hálux-braquial. Os valores de obstrução da artéria braquial podem ser falsamente alterados na presença de estenose da artéria subclávia ou braquiocefálica. Os valores comuns de ITB na DAP estão listados na Tabela 32B.1.

Os registros de volume de pulso (RVP) são obtidos por meio da colocação de manguitos pneumáticos customizados, em níveis seriados do membro inferior, seguida da medição das alterações ocorridas na onda vascular com a pressão aplicada. A imagem resultante é uma onda de pulso, a qual permite avaliar a característica trifásica e a amplitude. Esse exame também pode ser modificado com RVP de estresse. Um exemplo de relato típico do ITB/registro de volume de pulso é demonstrado na Figura 32B.2.

Angiografia por tomografia computadorizada

A angiografia por tomografia computadoriza (angio-TC) de membros inferiores emergiu como uma alternativa não invasiva à angiografia por subtração digital (ASD), cada vez mais utilizada para caracterização anatômica da DAP. A avaliação por TC com multidetectores costuma ser realizada desde a aorta abdominal e ao longo de ambos os membros inferiores, na fase arterial. Em geral, uma cânula intravenosa periférica de calibre médio (idealmente, 20) é requerida para alcançar uma taxa de fluxo de 4 a 5 mℓ/s usando um injetor elétrico. A espessura do corte, em geral, varia entre 2 mm e 3 mm, e a fase arterial de aquisição é seguida de uma série venosa tardia, em muitos centros. De forma habitual, uma reconstrução tridimensional (3D) é realizada em uma estação de trabalho à parte. Essa técnica é particularmente útil no contexto de traumatismo agudo, para avaliar a lesão vascular (Figura 32B.3). Com parâmetros adequados, a angio-TC pode proporcionar uma excelente avaliação da permeabilidade junto a dispositivos cirúrgicos, como enxertos e *stents* metálicos. A TC possibilita uma avaliação limitada da parede vascular, a qual é útil em condições como uma doença adventícia cística ou aneurisma. Outras vantagens da angio-TC incluem um intervalo de tempo curto para o exame, uma excelente resolução espacial e a avaliação de outras estruturas adjacentes na pelve e no membro inferior. Em comparação à ressonância nuclear magnética (RM), há um número maior de *voxels* por imagem. Entre as desvantagens, estão a exposição à radiação, a dose de contraste e o custo (em comparação a um ultrassom colorido). As lesões calcificadas podem produzir um

TABELA 32B.1 Valores de índice tornozelo-braquial comuns na doença arterial periférica (DAP).

■ ÍNDICE TORNOZELO-BRAQUIAL	■ GRAU DE CLAUDICAÇÃO
> 1,1	Sem DAP
0,9 a 1,09	DAP assintomática
0,7 a 0,89	Claudicação leve
0,5 a 0,69	Claudicação moderada a intensa
0,2 a 0,49	Dor em repouso, perda tecidual

artefato de *blooming*, que muitas vezes superestima o grau de estenose. A angio-TC também pode ter baixa acurácia diagnóstica (devido à baixa resolução) em artérias intensamente calcificadas abaixo do joelho.

Angiografia por ressonância magnética

A angiografia por ressonância magnética (angio-RM) proporciona uma alternativa tridimensional (3D) à angio-TC para avaliação da DAP (Figura 32B.4). A angio-RNM possibilita planos de aquisição ilimitados e a melhor avaliação dos vasos distais, graças à habilidade de detectar vasos a velocidades mais baixas, em comparação a outras modalidades. A angio-RM é o exame de escolha em casos nos quais há preocupação com alterações inflamatórias ou degenerativas na parede vascular, além da doença adventícia cística. A angio-RM também é uma excelente opção não invasiva para pacientes com alergias a meios de contraste iodados, com o benefício adicional de não usar radiação ionizante. As sequências típicas incluem um localizador True FISP (*Fast Imaging with Steady State Precession*), seguido de uma aquisição T1 com contraste e, então, reconstruções de angio-RM 3D. As desvantagens incluem o risco de fibrose sistêmica nefrogênica (em pacientes com taxa de filtração glomerular < 30 mℓ/min), incompatibilidade decorrente de dispositivos ferromagnéticos implantados, tempo de aquisição longo e custo. Além disso, artefatos significativos podem estar associados aos implantes vasculares (p. ex., *stent*).

Angiografia por subtração digital

A ASD é o padrão-ouro para a obtenção de imagens na DAP de membro inferior (Figura 32B.5). Os pacientes são levados para a sala de angiografia, recebem sedação consciente e, em geral, são preparados para a punção, na virilha. O acesso ipsilateral é tipicamente usado para a angiografia de membro único. Entre as alternativas disponíveis, há o acesso femoral contralateral para uma técnica *up and over* (para cima e por cima), ao redor da bifurcação aórtica, ou para uma abordagem anterógrada utilizando uma "abordagem radial-periférica". Os sistemas de imagem atuais oferecem matriz de imagem de até 2.022 × 2.022 *pixels*, via detector de 31 × 31 cm. Uma tomada angiográfica típica é ajustada para 4 *frames* por segundo nos primeiros 5 segundos e, então, uma taxa de quadros reduzida por mais um intervalo de tempo é adicionada à série. A AFC é puncionada pela técnica de Seldinger. Coloca-se uma bainha de acesso vascular, por meio da qual uma variedade de fios metálicos diagnósticos e intervencionistas, cateteres e dispositivos de patência podem ser introduzidos. No momento da conclusão do procedimento, a bainha é removida e a hemostasia é alcançada com o auxílio de dispositivos de fechamento ou compressão manual. Entre as vantagens, estão alta resolução espacial e capacidade de intervenção imediata em casos de obstrução, estenose e traumatismo vascular. Fatores dinâmicos adicionais, como gradientes de pressão, podem ser medidos no intraoperatório. Exames diagnósticos adicionais, como a ultrassonografia intravascular, podem ser realizados. Em casos graves de alergia ao contraste ou disfunção renal aguda, a angiografia com dióxido de carbono (CO_2) (somente abaixo do diafragma, no sistema arterial) pode ser empregada em pacientes selecionados (Figuras 32B.6 e 32B.7). As desvantagens da ASD incluem complicações peroperatórias, carga de contraste (potencial nefropatia induzida pelo contraste em pacientes com desidratação, diabetes melito e creatinina > 1,5) e dose de radiação.

As imagens permitem o planejamento pré-operatório, bem como a avaliação de colaterais e da extensão da doença. Uma vez identificadas as lesões, estas podem ser classificadas de acordo com as diretrizes *Inter-Society Consensus for the Management of Peripheral Arterial Disease* (TASC) II (Tabela 32B.2).

História

Hipertensão: Sim	**Hiperlipidemia:** Sim	**Diabetes:** Sim
DAC: Sim	**Tabagismo:** No passado	**Cirurgia vascular prévia:** Sim
Angioplastia prévia: Sim	**Claudicação:** Ambas	**Dor em repouso:** Não
Alteração da cor da pele: Não	**Úlceras vasculares:** Não	**Gangrena:** Não

PA segmentar

Direita				Esquerda		
Braquial:	142	Índice		**Braquial:**	137	Índice
Coxa/parte superior:	160	1,13		**Coxa/parte superior:**	204	1,44
Coxa/parte inferior:	109	0,77		**Coxa/parte inferior:**	189	1,33
Panturrilha:	82	0,58		**Panturrilha:**	155	1,09
Tornozelo (TP):	51	0,36		**Tornozelo (TP):**	156	1,10
Tornozelo (DP):	49	0,35		**Tornozelo (DP):**	158	1,11
Dedo:	38	0,27		**Dedo:**	98	0,69

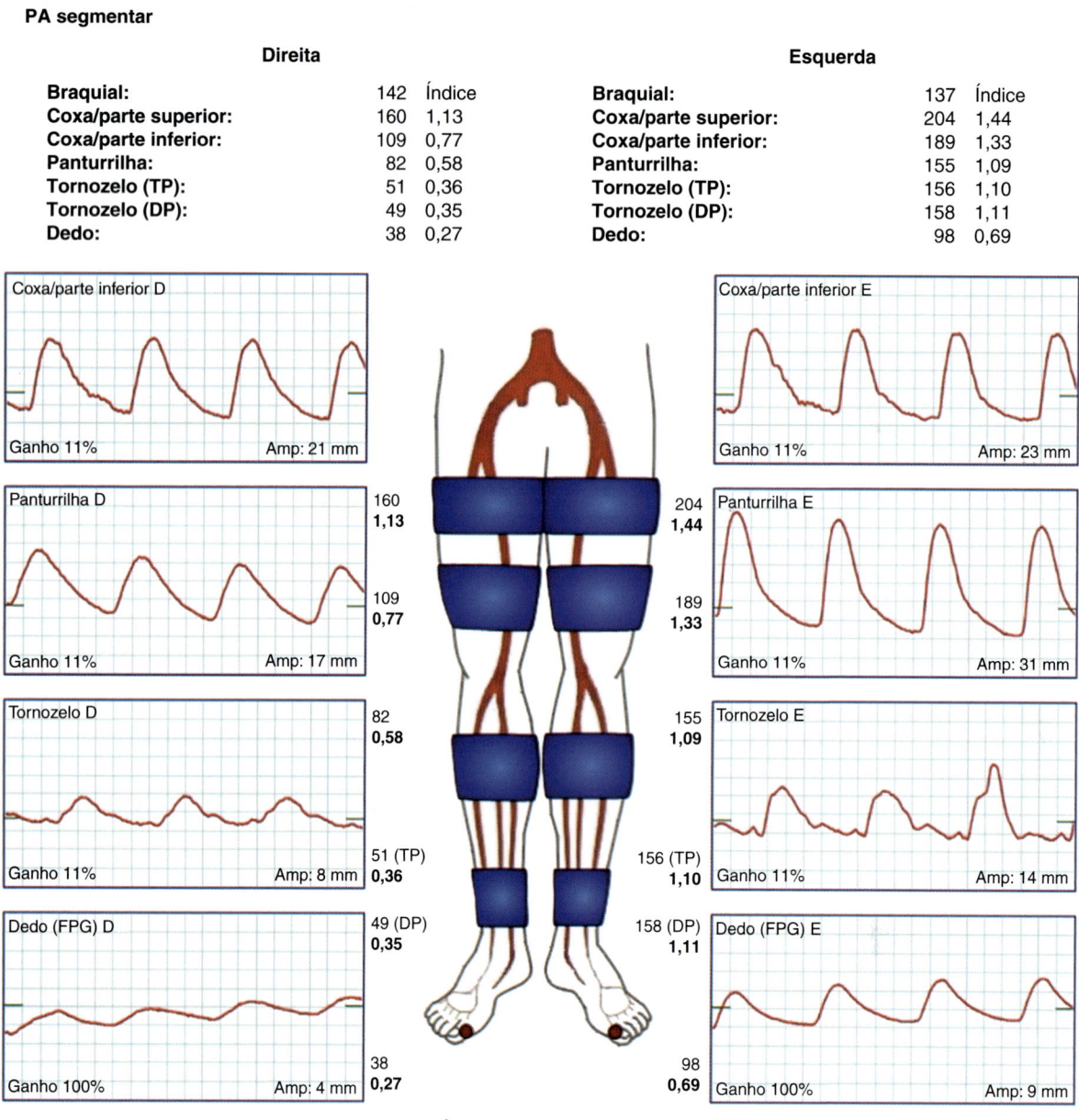

Figura 32B.2 Índices tornozelo-braquial e registros de volume de pulso. Paciente idoso com claudicação moderada a intensa à direita causada por uma lesão na artéria femoral superficial direita, com obtenção de índice tornozelo-braquial e registro de volume de pulso. Observe a assimetria nos índices tornozelo-braquial e as ondas monofásicas atenuadas à direita, em comparação ao lado esquerdo. Amp, amplitude; D, direita; DAC, doença arterial coronariana; DP, dorsal do pé; E, esquerda; FPG, fotopletismografia; PA, pressão arterial; TP, tibial posterior.

Classificação da doença arterial periférica e tomada de decisão médica

Depois da avaliação adequada da história, do exame físico e das imagens, a condição de DAP geral do paciente pode ser estabelecida. O fator mais importante a ser determinado é a presença de isquemia crítica de um membro (ICM). Essa condição define uma síndrome crônica que se manifesta como sintomas de quase oclusão, dor em repouso ou estágios teciduais terminais. A ICM nem sempre é precedida de uma história clássica de claudicação, e a perda de tecido pode ser sua única manifestação. As formas menos graves de DAP são mais comumente estratificadas pela classificação de Rutherford. Uma explicação simplificada dessa classificação é mostrada na Tabela 32B.3.

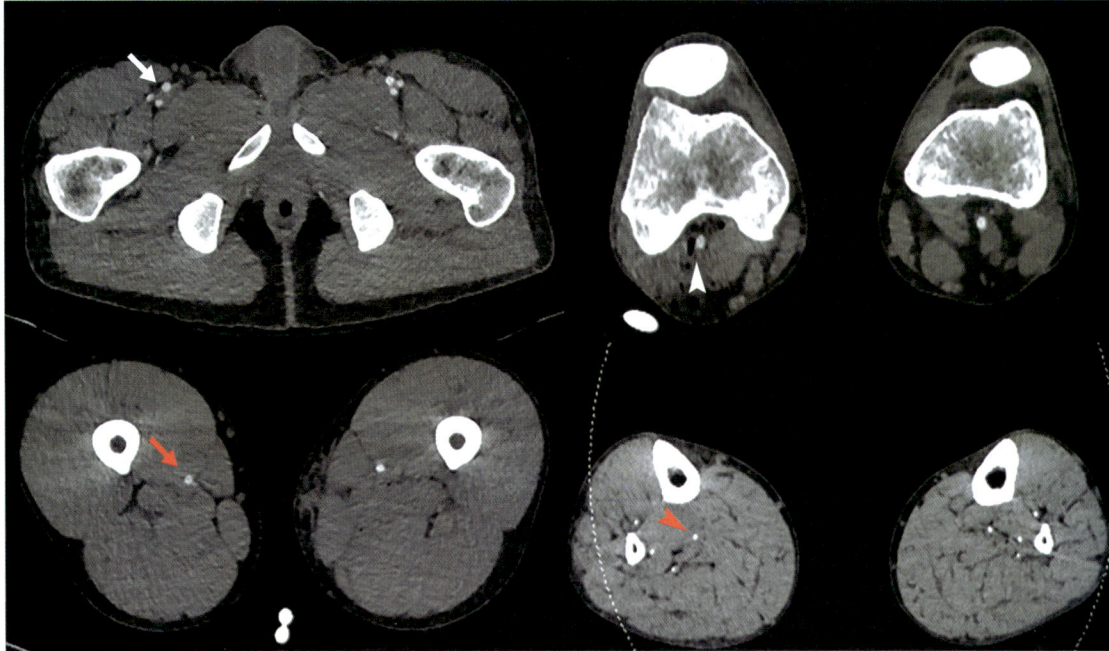

Figura 32B.3 **Angiografia por tomografia computadorizada (angio-TC) normal.** A angio-TC mostra a aparência normal da trifurcação femoral comum (*seta branca*), da artéria femoral superficial (AFS; *seta vermelha*), da artéria poplítea (*ponta de seta branca*) e dos três vasos abaixo do joelho (*ponta de seta vermelha*).

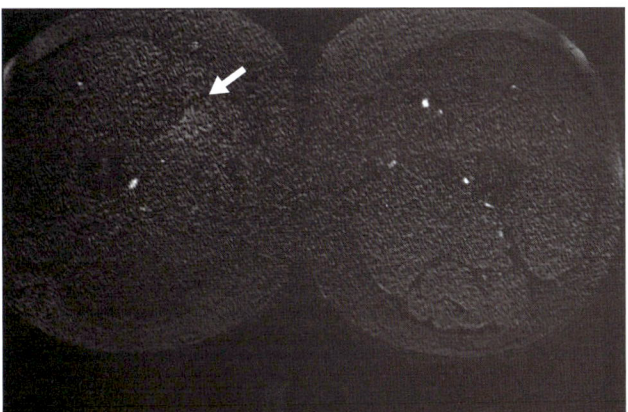

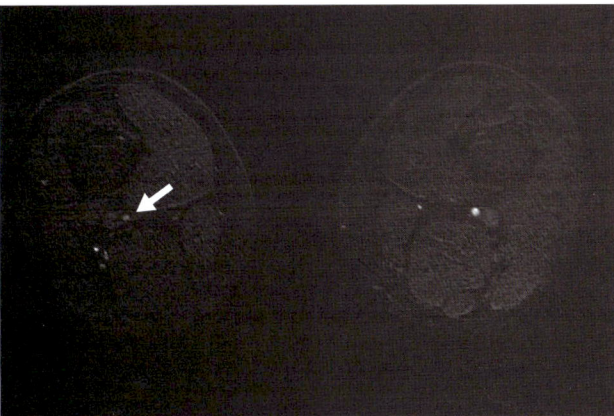

Figura 32B.4 **Angiografia por ressonância nuclear magnética (angio-RM) demonstrando obstrução da artéria femoral superficial (AFS).** Paciente com claudicação intensa submetido a angio-RM de membros inferiores. As imagens axiais na parte média da coxa apresentam obstrução total da AFS direita (*seta superior*), com reabilitação distal, no nível da artéria poplítea (*seta inferior*). Uma vantagem da angio-RM é a capacidade de detectar fluxo lento em colaterais.

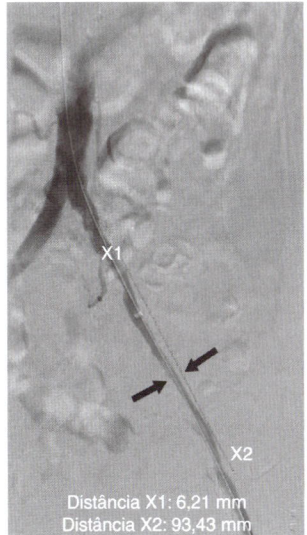

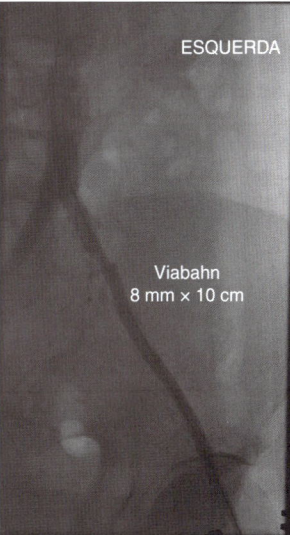

Figura 32B.5 **Intervenção angiográfica das artérias ilíacas.** Paciente com claudicação submetido a angiografia diagnóstica e terapêutica. A angiografia por subtração digital pré-intervenção, mostrando uma lesão TASC B, e pós-intervenção. Estenose da artéria ilíaca externa (*setas à esquerda*). Observa-se um excelente resultado depois da angioplastia e da colocação do *stent* VIABAHN.

Intervenções

Depois que o paciente é estratificado no espectro da DAP, é possível determinar uma estratégia de tratamento adequada. Independentemente do grau dos sintomas, todos os pacientes devem ser submetidos à modificação do risco. Isso envolve cessação do tabagismo, controle da pressão arterial e aumento da atividade física, além da terapêutica médica, com o emprego de uma terapia antiplaquetária e à base de estatina para o colesterol alto. Para o paciente sintomático, evidências sustentam a

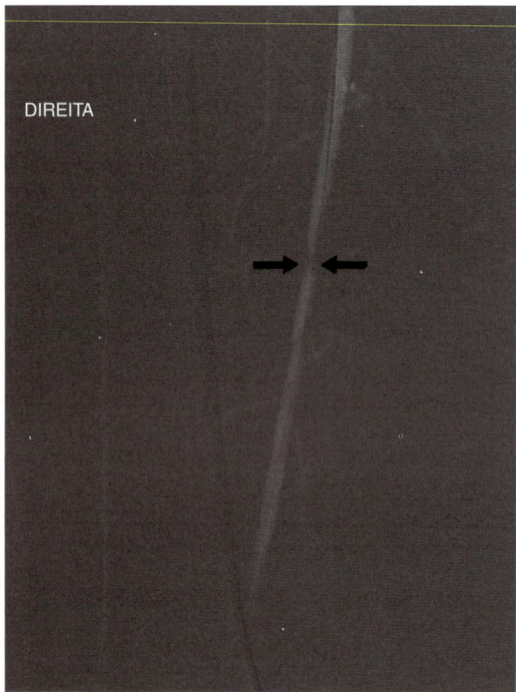

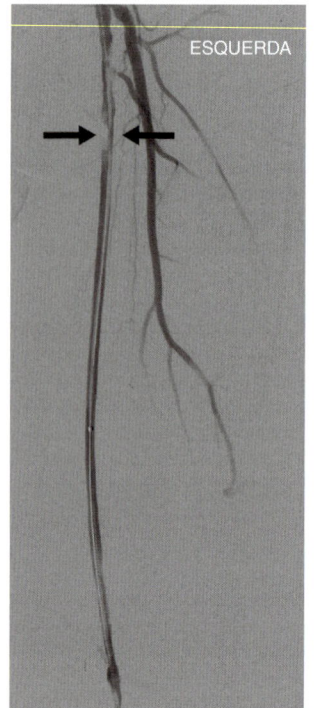 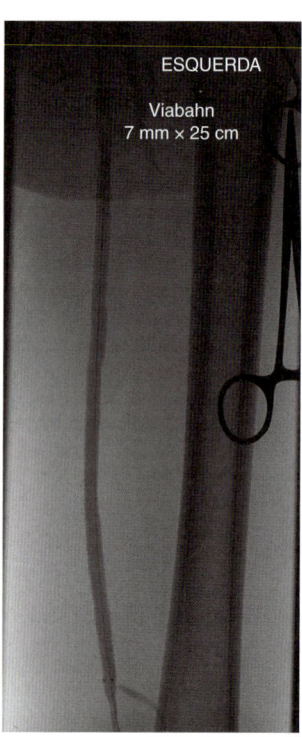

Figura 32B.6 Angiografia com CO_2. Paciente com claudicação e doença renal em estágio terminal limítrofe, que não pode receber contraste iodado intravenoso. A angiografia com CO_2 mostra lesões multifocais em um segmento curto da artéria femoral superficial. Uma subsequente angioplastia com balão farmacológico das lesões dominantes mostrou a melhora do estreitamento luminal.

Figura 32B.7 Intervenção angiográfica da artéria femoral superficial. Paciente sintomático apresentando claudicação com lesão da artéria femoral superficial proximal, classificada como TASC A, à angiografia por subtração digital. Há uma resolução quase total depois da angioplastia e da colocação de *stent* VIABAHN.

TABELA 32B.2 Diretrizes TASC II.

■ LESÃO	■ AORTOILÍACA	■ FEMORAL-POPLÍTEA
TASC A	■ Estenose uni ou bilateral de segmento curto da AIC ou da AIE	■ Lesão única de até 10 cm ■ Oclusão única de até 5 cm
TASC B	■ Até 3 cm de estenose da aorta infrarrenal ■ Obstrução unilateral da AIC ou da AIE, a qual não se estende para dentro da origem da ilíaca interna ou AFC ■ Estenose única ou múltipla, totalizando 3 a 10 cm de envolvimento da AIE, mas sem se estender para dentro da AFC	■ Múltiplas lesões de até 5 cm ■ Estenose ou oclusão única de até 15 cm, sem envolvimento da artéria poplítea infragenicular ■ Lesão única, intensamente calcificada, de até 5 cm ■ Estenose poplítea única
TASC C	■ Oclusões da AIC bilaterais ■ AIE bilateral, comprimento de até 10 cm, sem afetar a AFC ■ Estenose da AIE unilateral, estendendo-se para dentro da AFC ■ Oclusão da AIE unilateral, com envolvimento das origens da ilíaca interna e/ou AFC ■ Oclusão da AIE unilateral, intensamente calcificada	■ Múltiplas estenoses ou oclusões, totalizando 15 cm, com ou sem calcificação intensa ■ Estenoses ou oclusões recorrentes, após falha de tratamento
TASC D	■ Oclusão aortoilíaca infrarrenal ■ Doença difusa envolvendo a aorta e as duas artérias ilíacas, com necessidade de tratamento ■ Múltiplas estenoses difusas envolvendo a AIC, a AIE e a AFC unilaterais ■ Oclusões unilaterais da AIC e da AIE ■ Oclusões bilaterais da AIE ■ Estenoses ilíacas em pacientes com AAA que necessitam de tratamento por cirurgia aberta, devido à incompatibilidade com endoenxerto	■ Oclusões totais crônicas da AFC ou AFS, até 20 cm, com envolvimento da artéria poplítea ■ Oclusão total crônica da artéria poplítea e dos vasos da trifurcação proximal

AAA: aneurisma aórtico abdominal; AFC: artéria femoral comum; AFS: artéria femoral superficial; AIC: artéria ilíaca comum; AIE: artéria ilíaca externa.

TABELA 32B.3 Classificação de Rutherford simplificada.

0	Assintomático
1	Claudicação leve
2	Claudicação moderada
3	Claudicação intensa
4	Dor isquêmica em repouso
5	Perda tecidual menor
6	Perda tecidual maior

adoção de programas de exercício supervisionado. As medicações aprovadas pela Food and Drug Administration (FDA) para claudicação, como cilostazol e pentoxifilina, podem ser fornecidas como parte da terapêutica médica maximizadora. Felizmente, até 80% dos pacientes com DAP não evoluirão para ICM. Quando há complacência com a terapêutica médica máxima, esse percentual sobe para 95%.

Mesmo com a terapêutica médica máxima, ou em casos de ICM descompensada, alguns pacientes se tornarão candidatos à revascularização. As indicações mais adequadas para revascularização incluem dor em repouso, alterações teciduais isquêmicas e claudicação com limitação da qualidade de vida. As alterações teciduais isquêmicas podem ser qualificadas de maneira objetiva pelo Sistema de Classificação *Wifi*, da Society of Vascular Surgery, que leva em consideração a ferida, a isquemia e a infecção do pé. Outros fatores, como o estado funcional do paciente e as comorbidades, influem na decisão sobre a intervenção. Para um paciente considerado um candidato adequado à revascularização, o curso da intervenção será estabelecido pelos testes diagnósticos, como os de extensão e localização da doença. Os candidatos ideais prosseguirão para a terapia endovascular. As lesões mais complexas podem necessitar de abordagem híbrida, cirúrgica e endovascular, ou até mesmo um *bypass* cirúrgico. Dados recentes sugerem que volumes maiores de tecido recuperado na revascularização endovascular estão associados a desfechos melhores em termos de mortalidade e amputação.

A intervenção tradicional para a doença isolada ilíaca, femoral e poplítea é a angioplastia transluminal percutânea (ATP). Nesse método, uma lesão é atravessada por meio percutâneo, via orientação fluoroscópica com um fio-guia. Uma vez atravessada a lesão, a ATP pode ser realizada. Ela pode envolver o uso isolado ou combinado de um balão (regular ou farmacológico), colocação de *stent* e dispositivo de aterectomia (usado na raspagem de placas calcificadas, com o objetivo de ampliar o diâmetro da parede arterial). A ATP com balão para DAP apresenta resultados aceitáveis com baixo perfil de complicações. Entretanto, a reestenose decorrente da hiperplasia neointimal nos 12 meses seguintes pode chegar a 50%, dependendo do território vascular. As artérias proximais e maiores (p. ex., artéria ilíaca comum) apresentam taxas de patência melhores do que a das artérias distais (infragenicular) depois da ATP. Os dispositivos de angioplastia mais modernos, como o balão farmacológico, demonstraram resultados promissores na prevenção da hiperplasia neointimal. Entre as vantagens do balão farmacológico estão a capacidade de intervenção em vasos pequenos demais para a colocação de *stent*, bem como de não deixar nenhum metal ou corpo estranho no local. Os potenciais efeitos adversos do balão farmacológico incluem migração das micropartículas do fármaco.

Devido à taxa de reestenose anteriormente mencionada apenas com a ATP com balão primária, há um aumento da utilização de *stents* vasculares para a manutenção da patência vascular depois da revascularização. Os *stents* variam de metálicos não cobertos e regulares a farmacológicos, podendo o sistema de distribuição ser autoexpansível ou um balão expansível. Entre as considerações pertinentes na colocação do *stent*, incluem-se tortuosidade do vaso, comprimento da lesão, complexidade da lesão e capacidade do paciente de tolerar ou ser complacente com a terapia antiplaquetária. As limitações dos *stents* incluem reestenose, trombose, potencial fratura do *stent* e migração (ver Figuras 32B.5 a 32B.7).

Outros distúrbios vasculares periféricos

Isquemia aguda de membro

Ao contrário da ICM, a isquemia aguda de membro é uma emergência médica que requer diagnóstico e intervenção imediatos para o salvamento do membro. Em geral, a isquemia aguda de membro ocorre dentro de 2 semanas depois do aparecimento dos sintomas, e estima-se que sua incidência seja de 1,5 caso em cada 10 mil pessoas ao ano. Os sintomas clássicos de ausência de pulso, palidez, dor, parestesia, poiquilotermia e paralisia ilustram a apresentação de um membro ameaçado por uma obstrução arterial aguda. As duas causas mais frequentes são a embolia arterial e a trombose. A manifestação mais comum é dor no membro inferior desproporcional ao exame. O exame físico direcionado deve ser acompanhado de um Doppler manual, sendo necessário realizar uma avaliação diligente para síndrome compartimental. A pressão de perfusão sistólica também pode ser medida por meio da colocação de uma sonda Doppler no dorso do pé, por baixo de um manguito de pressão; valores inferiores a 50 mmHg são sugestivos de isquemia.

A etiologia da isquemia aguda de membro pode ser dividida em embólica e trombótica, cada uma das quais com consequências sobre tratamento e manejo a longo prazo. A maioria dos êmbolos se origina no coração, como resultado de arritmia, doença vascular e anormalidades de movimento pós-infarto do miocárdio. A embolia não cardiogênica pode se originar de um aneurisma ou ser iatrogênica, depois do acesso vascular e do cateterismo arterial. As causas primárias de trombose arterial incluem aterosclerose, hipercoagulabilidade, estados de baixo fluxo e dispositivos intravasculares. A obstrução arterial pode ser confirmada por angio-TC ou ASD. As imagens podem possibilitar o planejamento da intervenção, além de delinearem se existe ou não algum processo agudo ou subagudo, com a observação de circulação colateral bem desenvolvida, sendo sugestiva de um processo agudo ou crônico. Devido às numerosas causas não ateroscleróticas da isquemia aguda de membro, é possível que haja uma doença aterosclerótica negligenciável. Seja na trombose, seja na embolia, as imagens podem demonstrar uma obstrução abrupta do vaso obstruído ou o sinal do menisco.

O tratamento inicial da isquemia aguda de membro começa com a imediata heparinização intravenosa sistêmica do paciente. A revascularização é a meta principal e pode ser alcançada por meio de uma intervenção endovascular ou cirurgia aberta. Metanálise recente sugere taxas iguais de salvamento de membro e mortalidade em 1 ano entre os procedimentos de cirurgia e trombólise, apesar da tendência crescente à terapia endovascular. A revascularização adequada não garante um desfecho positivo para essa população de pacientes, uma vez que 10 a 15% sofrerão amputação do membro afetado, podendo a mortalidade em 1 ano depois da isquemia aguda de membro ser de 15 a 20%. Os pacientes tratados também apresentam risco de lesão por reperfusão, uma vez que os radicais livres formados durante a isquemia induzem dano celular. Haverá um resultante aumento da permeabilidade vascular, formação de microtrombos e edema. A avaliação cuidadosa do membro revascularizado, durante a internação hospitalar depois da revascularização, é importantíssima. Se a síndrome compartimental se desenvolver, uma fasciotomia emergencial é indicada. A angiografia de seguimento depois da revascularização é feita, em geral, com o intuito de avaliar a patência continuada ou outras lesões críticas (Figura 32B.8). O manejo a longo prazo dos pacientes com isquemia aguda de membro exige a abordagem da causa subjacente da formação do trombo (arritmia cardíaca), associada à anticoagulação sistêmica ou ao uso de agentes antiplaquetários, dependendo da etiologia do evento inicial.

Vasospasmo

O fenômeno de Raynaud é o distúrbio vasospasmódico mais comum, sendo um diagnóstico clínico que se baseia na história do paciente. As formas primária e secundária consistem em uma alteração bifásica dos dedos, que passam de brancos a azuis em um ambiente frio, representando a cianose seguida de revascularização. Em geral, esses eventos são limitados a 15 a 20 minutos, e variam de leves a graves. O fenômeno de Raynaud primário não tem causa subjacente, manifesta-se em uma população mais jovem (15 a 30 anos de idade) e até metade dos indivíduos afetados tem um parente de primeiro grau com o distúrbio. O fenômeno de Raynaud secundário é caracterizado por um início mais tardio, com uma causa secundária que inclui esclerodermia, lúpus eritematoso sistêmico, doença mista do tecido conjuntivo, síndrome de Sjögren e polimiosite. O tratamento de primeira linha para ambas envolve evitar o frio, além da minimização do estresse e da ansiedade relacionados com a condição. Os bloqueadores de canais de cálcio muitas vezes são a primeira forma de farmacoterapia para pacientes refratários à escusa do frio, porém uma recente revisão sobre bloqueadores de canais de cálcio no fenômeno de Raynaud primário demonstrou evidência moderada de que tais compostos sejam minimamente efetivos na diminuição da frequência das crises, bem como evidência alta de que eles não afetem a gravidade da crise. Os exames de imagem têm papel limitado (quando existente) no diagnóstico desse distúrbio; todavia, foram documentadas exacerbações agudas por angiografia e afunilamento da visualização de vasos distais, na ausência de defeitos de enchimento intraluminal (Figura 32B.9).

O ergotismo é um distúrbio vasospástico raro, causado pela ingestão de alcaloides do esporão do centeio (*ergot*). Essa classe de fármacos atualmente é usada para tratar enxaqueca e hemorragia pós-parto. A dietilamida do ácido lisérgico (LSD),

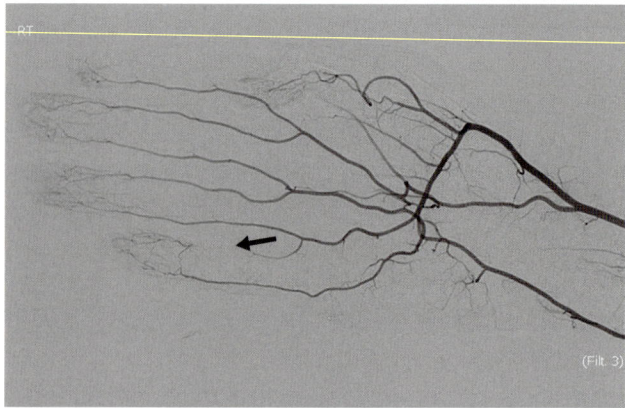

Figura 32B.9 Fenômeno de Raynaud. Angiografia do membro superior direito em paciente com palidez intermitente do dedo mínimo. A angiografia por subtração digital mostrou achados típicos do fenômeno de Raynaud, com ausência de opacificação da artéria digital própria radial do dedo mínimo (*seta*).

um fármaco recreativo, pode deflagrar o ergotismo. A incidência é baixa, com apenas 0,01% dos pacientes usuários dessas substâncias apresentando vasospasmo clinicamente relevante. Certas medicações, como os inibidores fortes de CYP3A4, ingeridos de forma combinada com os alcaloides do *ergot*, intensificam tais efeitos. São exemplos de inibidores de CYP3A4 os inibidores de protease (ritonavir), os antifúngicos azóis (cetoconazol) e alguns antibióticos macrolídios (eritromicina). O vasospasmo ocorre tipicamente em artérias de médio calibre e pode levar à claudicação e até a gangrena dos membros. Esse vasospasmo se manifesta como uma estenose suave e longa, podendo ser demonstrado por angiografia ou ultrassonografia com Doppler. O tratamento envolve a suspensão precoce do agente agressor e cuidados de suporte, porém há relatos de caso de intervenção por ATP.

O traumatismo e as intervenções vasculares também podem induzir vasospasmo. Isso é importante de se considerar ao se colocarem dispositivos em artérias menores, como as artérias radial e mesentérica. O vasospasmo pode ser resolvido de maneira farmacológica, com nitroglicerina ou, em muitos casos, usando um "coquetel" de fármacos, incluindo nitroglicerina, verapamil e heparina.

Doença adventícia cística

Doença adventícia cística. É um distúrbio vascular raro caracterizado pela compressão de um vaso, que, muito mais comumente, é uma artéria, em comparação às veias. Há envolvimento da artéria poplítea em cerca de 80% desses casos, acompanhada de claudicação de aparecimento repentino. Um notável achado do exame físico é a perda de pulsos distais com a flexão do joelho. Os pacientes típicos variam de jovens a adultos de meia-idade, sem fatores de risco cardiovascular; homens e mulheres são afetados em uma proporção de 4:1. A patogênese é indefinida, porém uma revisão recente sobre essa condição propôs uma "teoria articular", segundo a qual um defeito capsular leva ao extravasamento de líquido sinovial ao longo de um ramo vascular articular, o que foi demonstrado em exames de imagem de vários casos de doença adventícia. As modalidades de imagem apropriadas incluem angiografia por cateterismo, ultrassonografia, TC e RM. A angio-RNM é considerada o padrão-ouro. O "sinal de cimitarra" pode ser demonstrado à angio-RNM, na qual o cisto hiperintenso em T2 desloca o vaso e estreita o lúmen. O tratamento preferido é a cirurgia; as intervenções percutânea e endovascular constituem fatores de risco de recorrência do cisto.

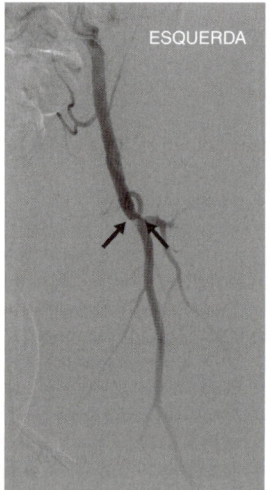
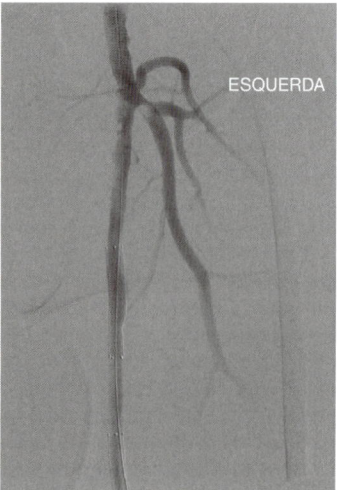

Figura 32B.8 Trombectomia por isquemia de membro aguda. Paciente previamente submetido a uma intervenção na artéria femoral superficial (AFS), apresentando isquemia aguda de membro. A angiografia da artéria femoral comum (AFC) pré-intervenção mostra o corte abrupto da AFS esquerda (observe o *stent* não opacificado na AFS). As imagens obtidas depois da recanalização demonstram a patência restaurada. A ausência de vasos colaterais é observada com mais frequência na obstrução aguda do que na crônica.

Esclerose medial de Mönckeberg

A esclerose medial de Mönckeberg é uma doença adquirida comum, que envolve a túnica média em artérias musculares menores em uma distribuição local. Há aumento da prevalência da esclerose medial de Mönckeberg em pacientes com doença renal em estágio terminal e diabetes tipo 2, podendo ser diagnosticada de maneira objetiva por ITB > 1,3. A esclerose medial de Mönckeberg aumenta a rigidez vascular e causa perda da elasticidade. Em consequência, a perfusão muscular pode diminuir, levando a estase arterial e potencial trombose. A esclerose medial de Mönckeberg pode ser observada por radiografia convencional e TC devido às calcificações concêntricas, porém a ultrassonografia também pode demonstrar paredes vasculares hiperecoicas.

Doença de Buerger

Tromboangiite obliterante (doença de Buerger). É um distúrbio inflamatório de vasos de pequeno e médio calibres dos membros inferiores. A doença de Buerger está diretamente associada ao consumo de tabaco e é mais frequente em homens. Sua prevalência estimada na América do Norte é de 12,6/100 mil. No Leste Asiático, na Índia e no Oriente Médio, sua prevalência é muito maior, devido ao maior consumo de tabaco. Trombos inflamatórios segmentares interrompem a perfusão de artérias e veias distais, acarretando claudicação, dor em repouso isquêmica, úlceras e, eventualmente, lesões gangrenosas, sendo necessária a amputação (Figura 32B.10). O abandono do tabagismo é o único tratamento definitivo da doença. De forma habitual, os pacientes apresentam múltiplos membros afetados, mesmo que somente um deles seja sintomático. A ASD pode mostrar efetivamente as alterações vasculares, como lesões oclusivas segmentares, mais graves distalmente, com vasos "colaterais espiralados" ao redor desses segmentos.

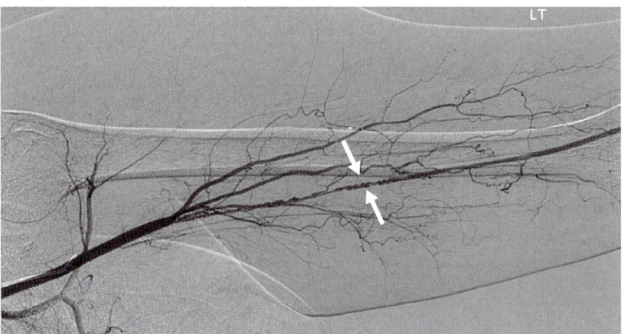

Figura 32B.10 Doença de Buerger. Angiografia do membro superior em uma jovem paciente fumante com isquemia digital. A angiografia por subtração digital mostra achados típicos de doença de Buerger, com aparência espiralada da artéria braquial esquerda (*setas*).

Síndromes de impacto

Síndrome do desfiladeiro torácico (SDT). Envolve a compressão sintomática do feixe neurovascular subclávio por estruturas ósseas sobrejacentes. A compressão pode ser devida a anomalias da primeira costela, uma costela cervical, hipertrofia dos músculos escaleno anterior e médio, traumatismo clavicular ou alongamento do processo transverso de C7. A incidência estimada é de 1 em 10 mil, com distribuição mais ou menos igual entre homens e mulheres. Pacientes mais jovens são primariamente afetados com sintomas produzidos em certas posições, devido a movimentos repetitivos ou ao traumatismo. Se não tratada, a doença pode resultar em incapacidade ainda na juventude.

A SDT pode ser estratificada em doença arterial, venosa e neurogênica. Embora haja uma incidência maior de SDT neurogênica, somente as manifestações vasculares serão discutidas nesta seção. A SDT venosa muitas vezes se manifesta como trombose venosa axilar e subclávia (síndrome de Paget-Schroetter), com descoloração, edema e dor, além de embolia pulmonar ocasional. Essa apresentação pode ser precedida de atividade física intensa, daí a denominação "trombose por esforço". O tratamento envolve trombólise endovascular ou trombectomia e anticoagulação. A SDT arterial é a forma menos comum de SDT (< 3%), mas costuma estar associada às piores consequências, caso não tratada. As anormalidades ósseas, somadas a estenose arterial, obstrução e dilatação pós-estenótica, caracterizam essa forma de SDT. Os pacientes apresentam isquemia de membro superior e/ou embolia. O tratamento envolve trombectomia com possível trombólise e descompressão cirúrgica do desfiladeiro torácico, com a remoção da primeira costela cervical, escalenectomia e possível reconstrução arterial. O diagnóstico da SDT exige a obtenção da história do paciente e a realização de um exame físico adequado, além de imagens suplementares. Uma TC ou radiografia torácica pode avaliar anormalidades ósseas e excluir a hipótese de neoplasia pulmonar do lobo superior, que pode causar uma apresentação similar. A angio-TC ou a angio-RNM são úteis no exame da SDT, podendo-se adquirir múltiplas sequências com o paciente em diferentes posições (Figura 32B.11). A ASD pode fornecer confirmação definitiva por imagem, especialmente se uma intervenção já tiver sido planejada. É importante notar que a estenose, unicamente, não é adequada para o diagnóstico da SDT, dado que pode ocorrer em certas posições em uma ampla parcela da população.

Síndrome da compressão poplítea. Descreve a compressão da artéria poplítea pela cabeça medial do músculo gastrocnêmio. Essa síndrome rara se manifesta como claudicação intermitente em adultos jovens que não apresentam fatores de risco ateroscleróticos. O diagnóstico imediato é fundamental, uma vez que o progressivo dano arterial pode levar à perda do membro. Em certos casos, indivíduos não afetados podem apresentar obstrução dinâmica do vaso, por isso a correlação com a história de

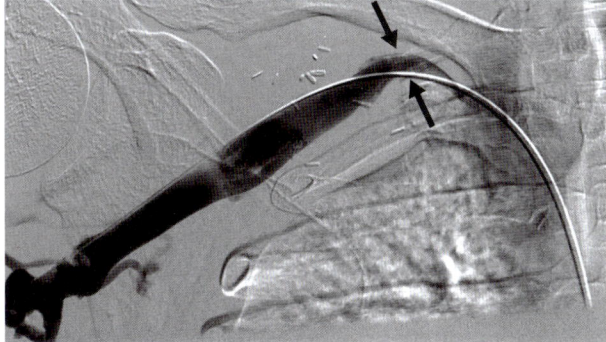
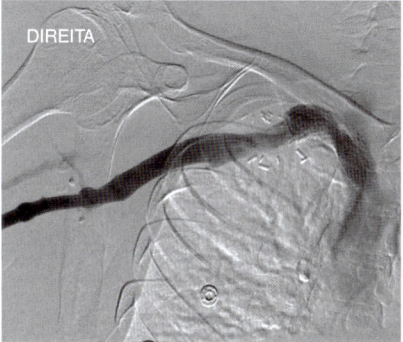

Figura 32B.11 Síndrome do desfiladeiro torácico venoso. Paciente jovem que apresentava edema acentuado no membro superior, agravado por certas posições do braço. A venografia pré e pós-intervenção mostrou estreitamento da veia braquiocefálica direita na primeira costela (*setas*), com subsequente resolução depois da trombectomia e da colocação de *stent*.

claudicação se faz necessária. A angio-RM é a modalidade de imagem preferida, por proporcionar uma excelente avaliação dos tecidos moles que circundam a artéria poplítea. Para deter a progressão do dano arterial, o tratamento exige a divisão cirúrgica das estruturas musculotendinosas que comprimem a artéria, com a ocasional reconstrução do vaso.

Síndrome de May-Thurner. Caracteriza-se pela compressão da veia ilíaca comum esquerda entre a artéria ilíaca comum direita e um corpo vertebral lombar. Essa síndrome é mais frequente em mulheres jovens e de meia-idade (72% dos casos). A compressão extrínseca muitas vezes é assintomática, mas pode causar trombose venosa profunda (TVP) no membro inferior esquerdo, síndrome pós-trombótica, dor, edema, insuficiência venosa, lipodermatoesclerose e, em casos raros, embolia pulmonar. Os pacientes assintomáticos muitas vezes apresentam TVP no membro inferior esquerdo, a qual pode se agravada por imobilidade, gravidez, desidratação e infecção. Os pacientes afetados podem ser queixar de uma sensação de repleção no membro afetado, ao realizarem uma atividade. Embora a venografia seja o padrão-ouro de exame de imagem, a ultrassonografia vascular é um exame rápido, seguro e efetivo em termos de custo para avaliar a TVP, bem como a compressão venosa. A venografia por RM pode fornecer uma definição anatômica mais detalhada, como a avaliação do diâmetro vascular e a visualização de trombos. A ultrassonografia intravenosa proporciona o maior grau de sensibilidade, porém com os riscos associados à angiografia. O tratamento endovascular da TVP pode ser instaurado em candidatos apropriados, possivelmente com trombectomia e trombólise. A hipótese de uma causa subjacente de tromboembolia venosa deve ser excluída e, em geral, procede-se à anticoagulação, apesar dos resultados subótimos decorrentes da obstrução anatômica. Uma vez alcançada a resolução da TVP, é recomendada a colocação precoce de *stent* no vaso estreitado, seguida de terapia antiplaquetária, com o objetivo de diminuir a carga de retrombose e a síndrome pós-trombótica.

Distúrbios hereditários da parede vascular

Síndrome de Marfan. É um distúrbio genético autossômico dominante causado por mutação no gene da fibrilina-1 (*FBN1*), cuja prevalência é de 1 em 5 mil. Essa proteína é componente da matriz extracelular, e os pacientes afetados apresentam deformações esqueléticas (alta estatura/aracnodactilia, deformidade torácica), oculares (ectopia do cristalino) e cardiovasculares. De forma habitual, as manifestações cardiovasculares afetam as valvas cardíacas e a aorta torácica, com envolvimento menos frequente das artérias periféricas. Para pacientes com síndrome de Marfan, recomenda-se angio-TC ou angio-RM de toda a aorta, com o objetivo de avaliar a dilatação para fins de triagem, e anualmente, caso uma anormalidade seja detectada.

Síndrome de Ehlers-Danlos. Consiste em um conjunto de distúrbios caracterizados por mutações específicas nos subtipos de colágeno. A síndrome de Ehlers-Danlos de tipo IV ou vascular é causada por mutação autossômica dominante do *COL3A1*, que afeta a cadeia alfa do colágeno de tipo III, com uma prevalência estimada de 1 em 90 mil. Um diagnóstico clínico é estabelecido quando pelo menos dois dentre quatro critérios são atendidos: maior suscetibilidade a contusões, pele fina com veias visíveis, características faciais típicas, além de ruptura de artérias, útero ou intestino. As complicações vasculares são comuns, com 75% dos pacientes apresentando pelo menos um evento significativo por volta dos 40 anos de idade. As complicações comuns da doença incluem dissecação arterial, ruptura espontânea e formação de aneurisma, sendo a dissecação e a ruptura responsáveis pela maioria das mortes (Figura 32B.12). A angiografia está associada a uma alta taxa de complicações, devido à natureza friável desses vasos; sendo assim, são preferíveis as modalidades não invasivas, como angio-RM e angio-TC.

Síndrome de Loeys-Dietz. É um raro distúrbio autossômico dominante do tecido conjuntivo, causado por mutações em vários subtipos do gene *TGFBR*. A síndrome é caracterizada por hipertelorismo, úvula bífida/fenda palatina, tortuosidade arterial e aneurisma aórtico. A síndrome de Loeys-Dietz apresenta manifestações sistêmicas esqueléticas, cutâneas, cardiovasculares e do sistema nervoso, com envolvimento arterial amplo e risco de dissecação e aneurisma ao longo de sua extensão. A prevalência estimada é de 1 em 1 milhão, sendo a média da idade dos pacientes no momento da morte de aproximadamente 26 anos; as principais causas de mortalidade são a dissecação aórtica e a hemorragia cerebral. As imagens devem começar a ser obtidas em uma idade precoce, com exames anuais de ecocardiograma e angio-RM de cabeça/pescoço/abdome/pelve, aliados à reconstrução tridimensional para avaliação da carga de aneurisma, duas vezes por ano, se não houver doença evidente. Caso sejam observadas anormalidades, os exames de imagem deverão ser agendados com maior frequência, uma vez que os pacientes que apresentam manifestações craniofaciais graves têm risco aumentado de doença vascular. O tratamento envolve controle ativo da pressão arterial, com o favorecimento da intervenção cirúrgica à abordagem endovascular.

Displasia fibromuscular. É uma doença vascular não aterosclerótica e não inflamatória de vasos de médio calibre, classificada de acordo com a localização da lesão na parede vascular.

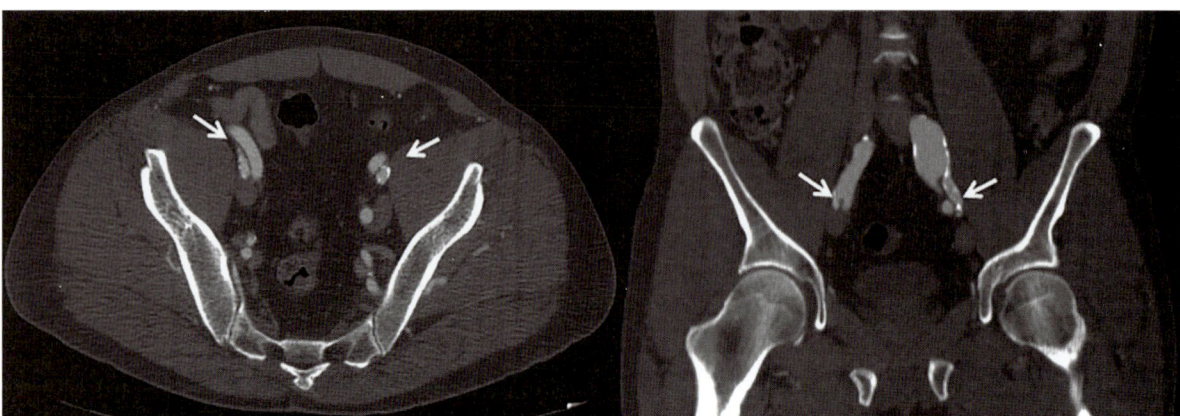

Figura 32B.12 Dissecação da artéria ilíaca externa secundária à síndrome de Ehlers-Danlos. Paciente de meia-idade do sexo masculino com síndrome de Ehlers-Danlos comprovada e vários outros focos de irregularidade intimal. A angiografia por tomografia computadorizada mostrou dissecação bilateral da artéria ilíaca externa.

As localizações mais comuns incluem as artérias renal, carótida e vertebral. Os sintomas comumente presentes incluem hipertensão refratária, cefaleia, tontura e zumbido pulsátil. A hiperplasia medial é o subtipo mais comum de displasia fibromuscular, e exibe o aspecto característico de "colar de pérolas" nos exames de imagem, o qual consiste em estreitamentos focais, intercalados com pequenos aneurismas (Figura 32B.13). A ATP é comprovadamente efetiva como tratamento para displasia fibromuscular, sendo a revascularização cirúrgica o tratamento de segunda linha, devido à maior taxa de mortalidade.

Distúrbios adquiridos da parede arterial

Assim como na aorta torácica e abdominal, os aneurismas nas artérias periféricas (AAP) podem se formar em artérias de membros inferiores. De modo similar ao aneurisma aórtico, os fatores de risco implicados incluem idade, sexo, aterosclerose e hipertensão. O sítio mais comum de AAP é a artéria poplítea, a qual é considerada aneurismática quando seu diâmetro exceder 2 cm ou se houver sintomas, como dor no joelho ou isquemia aguda do membro. Os aneurismas da artéria ilíaca comum costumam ser bilaterais e estão associados a um aneurisma abdominal concomitante. Em geral, as artérias ilíaca e femoral são consideradas aneurismáticas quando seus diâmetros excederem 2 a 2,5 cm. A literatura recente sugere que seja possível observar aneurismas das artérias femoral comum e femoral superficial de até 3,5 cm de tamanho. A angio-TC é o melhor exame para a avaliação desses aneurismas. O tratamento do AAP é variável, sendo as técnicas endovasculares cada vez mais usadas, incluindo a exclusão por *stent* ou embolização. Os casos complexos podem requerer abordagem cirúrgica aberta ou híbrida.

O AAP pode ocorrer como uma variante rara, conhecida como *artéria isquiática persistente*. A artéria isquiática é um importante vaso em desenvolvimento, que regride naturalmente à medida que a AFC se desenvolve. Em alguns pacientes, entretanto, o desenvolvimento da AFC é alterado e a artéria isquiática persiste como suprimento sanguíneo dominante para o membro inferior. Este pode ser um achado incidental em

alguns pacientes, enquanto outros pacientes afetados podem apresentar claudicação ou até isquemia aguda do membro. A angio-TC e a ASD permitem diagnosticar com segurança a artéria isquiática persistente; o tratamento depende de o paciente ser ou não sintomático ou do tamanho do aneurisma, quando houver (Figuras 32B.14 a 32B.16).

A endofibrose associada ao exercício é uma condição rara, mais associada ao ciclismo competitivo. Os movimentos repetidos do quadril, associados ao ciclismo de alta velocidade e à longa distância, pode causar impacção crônica da AIE, bilateralmente, contra um músculo psoas hipertrofiado. A endofibrose luminal pode resultar do traumatismo crônico. Os pacientes típicos são homens jovens a de meia-idade com uma longa história de ciclismo. Os sintomas podem se manifestar nos membros inferiores, como cãibras e parestesia com a atividade. As imagens mostram estreitamento e tortuosidade da AIE, mais frequentemente no lado esquerdo, mas por vezes bilateral. Os índices tornozelo-braquial e as ondulações vasculares podem diminuir com a atividade. O tratamento envolve a modificação do estilo de vida e um possível reparo cirúrgico aberto.

Fístula arteriovenosa/pseudoaneurisma

As lesões vasculares adquiridas, como o **pseudoaneurisma (PSA)** e a **fístula arteriovenosa (FAV)**, podem ser encontradas nos membros, depois de traumatismos, entre os quais o traumatismo associado ao acesso vascular é o mais comum. A FAV envolve uma conexão anômala da artéria com a veia adjacente, ao passo que o PSA descreve um defeito na túnica média e na íntima arterial. No PSA, o saco contém apenas sangue e adventícia, ao passo que um aneurisma verdadeiro, todas as três camadas da parede vascular. Os sintomas variam, mas pode haver dor, isquemia de membro ou lesões pulsáteis evidentes que se manifestam em períodos de tempo variáveis a partir do evento indutor. Os fatores de risco conhecidos incluem punção femoral baixa, traumatismo penetrante e fraturas graves (Figura 32B.17). Se não tratados, a FAV e o PSA podem servir de fonte de trombose, embolia, infecção ou insuficiência de alto débito. Por ser contido apenas pela adventícia, o PSA pode romper e causar hemorragia. A ultrassonografia com Doppler colorido é o exame inicial de escolha. No PSA, o colo ou o defeito na parede vascular pode ser identificado, bem como o sinal "*yin-yang*", descrevendo o

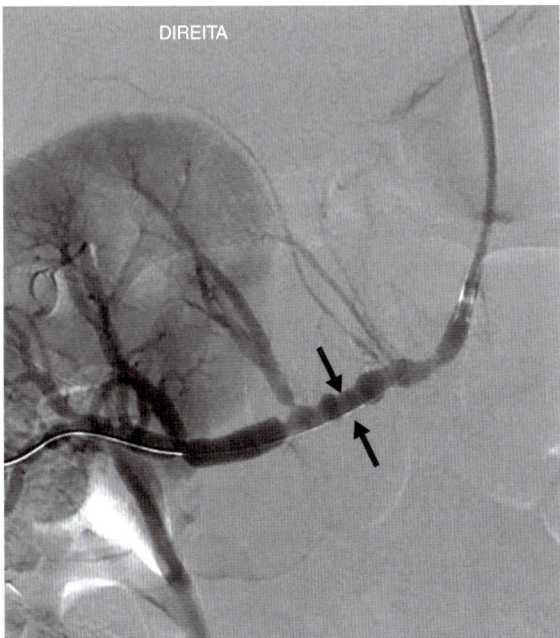

Figura 32B.13 Displasia fibromuscular. Paciente do sexo feminino com disfunção renal inexplicável. A angiografia renal à direita mostrou a típica aparência em "colar de pérolas" da displasia fibromuscular medial (*setas*).

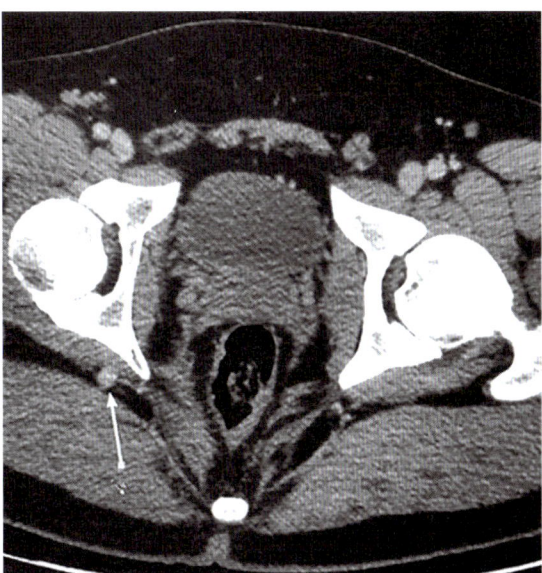

Figura 32B.14 Artéria isquiática persistente. A *seta branca* indica um achado incidental de artéria isquiática persistente opacificada pelo contraste, à tomografia computadorizada (TC) axial com contraste.

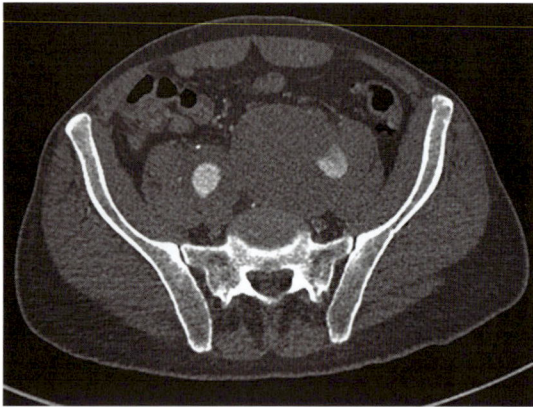
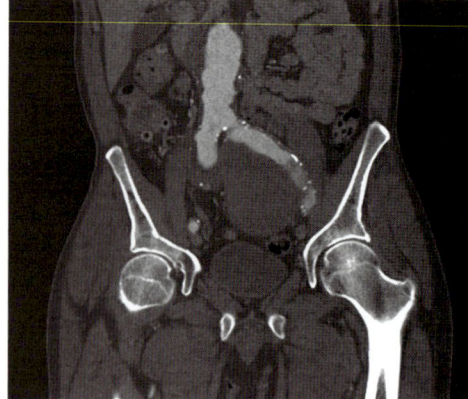

Figura 32B.15 Aneurisma da artéria ilíaca comum. Tomografia computadorizada (TC) com multidetectores axial e coronal; angiografia por tomografia computadorizada (angio-TC) de aneurismas bilaterais da artéria ilíaca comum. Note que a maior parte do lúmen está repleta de trombos murais.

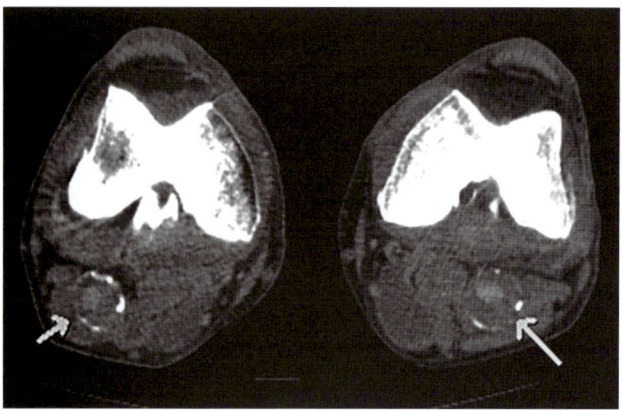

Figura 32B.16 Aneurisma da artéria poplítea. Paciente idoso com aneurisma descoberto por acaso na radiografia de joelho. A angiografia por tomografia computadorizada (angio-TC) mostrou aneurismas bilaterais da artéria poplítea (*seta*).

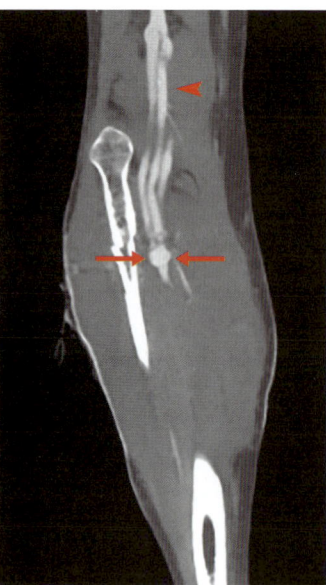

Figura 32B.17 Fístula arteriovenosa traumática. Jovem do sexo masculino que sofreu uma lesão com perfuração à bala no membro inferior. A angiografia por tomografia computadorizada mostrou uma projeção da parede arterial (*setas vermelhas*) associada a preenchimento precoce do leito venoso (*ponta de seta vermelha*), compatível com fístula arteriovenosa do tronco tibiofibular.

turbilhonamento do sangue com alta velocidade na imagem colorida do fluxo. A ultrassonografia da FAV pode mostrar uma conexão da artéria com a veia e, possivelmente, fluxos arteriais na veia adjacente, ao Doppler espectral. Outros achados de ultrassonografia na FAV incluem atenuação dos fluxos arteriais e diminuição do fluxo diastólico. O tratamento do PSA pode ser feito com injeção de trombina guiada por imagem no colo ou por meio da exclusão do defeito com um *stent*. A FAV também pode ser tratada com exclusão endovascular em alguns cenários, com a necessidade de cirurgia no caso das anomalias complexas.

Resumo

A DAP é uma condição comum associada a uma significativa carga de doenças. Os fatores de risco incluem escolhas de estilo de vida, doença cardiovascular concomitante, doença autoimune e síndromes genéticas. Os exames de imagem têm um papel amplo no diagnóstico e estadiamento da DAP. O tratamento varia do manejo médico às técnicas cirúrgicas e endovasculares.

Leitura sugerida

Ahn S, Min SK, Min SI, et al. Treatment strategy for persistent sciatic artery and novel classification reflecting anatomic status. *Eur J Vasc Endovasc Surg* 2016; 52:360–369.

Altin RS, Flicker S, Naidech HJ. Pseudoaneurysm and arteriovenous fistula after femoral artery catheterization: association with low femoral punctures. *AJR Am J Roentgenol* 1989;152:629–631.

Barkat M, Torella F, Antoniou GA. Drug-eluting balloon catheters for lower limb peripheral arterial disease: the evidence to date. *Vasc Health Risk Manag* 2016;12:199–208.

Beridze N, Frishman WH. Vascular Ehlers-Danlos syndrome: pathophysiology, diagnosis, and prevention and treatment of its complications. *Cardiol Rev* 2012;20:4–7.

Berridge DC, Kessel DO, Robertson I. Surgery versus thrombolysis for initial management of acute limb ischaemia. *Cochrane Database Syst Rev* 2013; 6:CD002784.

Bonow RO, Smaha LA, Smith SC, Mensah GA, Lenfant C. World Heart Day 2002: the international burden of cardiovascular disease: responding to the emerging global epidemic. *Circulation* 2002;106:1602–1605.

Buller LT, Jose J, Baraga M, Lesniak B. Thoracic outlet syndrome: Current concepts, imaging features, and therapeutic strategies. *Am J Orthop (Belle Mead NJ)* 2015;44:376–382.

Chu LC, Johnson PT, Dietz HC, Fishman EK. CT angiographic evaluation of genetic vascular disease: role in detection, staging, and management of complex vascular pathologic conditions. *AJR Am J Roentgenol* 2014;202:1120–1129.

Conte MS, Pomposelli FB, Clair DG, et al. Society for Vascular Surgery practice guidelines for atherosclerotic occlusive disease of the lower extremities: management of asymptomatic disease and claudication. *J Vasc Surg* 2015;61:2S–41S.

Craig P, Zuchowski A, Young S, Lunos S, Golzarian J, Rosenberg M. Results of endovascular management of May-Thurner syndrome in the acute, subacute, and chronic setting. *J Vasc Interv Radiol* 2017;28:S113.

Creager MA, Kaufman JA, Conte MS. Clinical practice. Acute limb ischemia. *N Engl J Med* 2012;366:2198–2206.

Dargon PT, Landry GJ. Buerger's disease. *Ann Vasc Surg* 2012;26:871–880.

Dawson J, Fitridge R. Update on aneurysm disease: current insights and controversies: peripheral aneurysms: when to intervene—is rupture really a danger? *Prog Cardiovasc Dis* 2013;56:26–35.

Deak Z, Treitl M, Reiser MF, Degenhart C. [Angiographic diagnosis of acral circulatory disorders of the upper extremities]. *Radiologe* 2010;50:879–886.

Desy NM, Spinner RJ. The etiology and management of cystic adventitial disease. *J Vasc Surg* 2014;60:235–245, 245.e1–245.e11.

Egorova NN, Guillerme S, Gelijns A, et al. An analysis of the outcomes of a decade of experience with lower extremity revascularization including limb salvage, lengths of stay, and safety. *J Vasc Surg* 2010;51:878–885, 885.e1.

Enezate TH, Omran J, Mahmud E, et al. Endovascular versus surgical treatment for acute limb ischemia: a systematic review and meta-analysis of clinical trials. *Cardiovasc Diagn Ther* 2017;7:264–271.

Ennis H, Hughes M, Anderson ME, Wilkinson J, Herrick AL. Calcium channel blockers for primary Raynaud's phenomenon. *Cochrane Database Syst Rev* 2016;2:CD002069.

Farsad K, Keller FS, Kandarpa K. Vascular access and catheter directed angiography. In: Kandarpa K, Machan L, Durham JD, eds. *Handbook of Interventional Radiologic Procedures*. 5th ed. Philadelphia, PA: Wolters Kluwer; 2016:14.

Fleischmann D, Hallett RL, Rubin GD. CT angiography of peripheral arterial disease. *J Vasc Interv Radiol* 2006;17:3–26.

Fong JK, Poh AC, Tan AG, Taneja R. Imaging findings and clinical features of abdominal vascular compression syndromes. *AJR Am J Roentgenol* 2014;203:29–36.

Gates J, Hartnell GG. Optimized diagnostic angiography in high-risk patients with severe peripheral vascular disease. *Radiographics* 2000;20:121–133.

Geraghty PJ, Mewissen MW, Jaff MR, Ansel GM; VIBRANT Investigators. Three-year results of the VIBRANT trial of VIABAHN endoprosthesis versus bare nitinol stent implantation for complex superficial femoral artery occlusive disease. *J Vasc Surg* 2013;58:386–395.e4.

Goksu E, Yuruktumen A, Kaya H. Traumatic pseudoaneurysm and arteriovenous fistula detected by bedside ultrasound. *J Emerg Med* 2014;46:667–669.

Insall RL, Davies RJ, Prout WG. Significance of Buerger's test in the assessment of lower limb ischaemia. *J R Soc Med* 1989;82:729–731.

Jaff MR, White CJ, Hiatt WR, et al. An update on methods for revascularization and expansion of the TASC lesion classification to include below-the-knee arteries: A supplement to the inter-society consensus for the management of peripheral arterial disease (TASC II). *Ann Vasc Dis* 2015;20:465–478.

Khawaja FJ, Kullo IJ. Novel markers of peripheral arterial disease. *Vasc Med* 2009;14:381–392.

Kock MC, Dijkshoorn ML, Pattynama PM, Myriam Hunink MG. Multidetector row computed tomography angiography of peripheral arterial disease. *Eur Radiol* 2007;17:3208–3222.

Lanzer P, Boehm M, Sorribas V, et al. Medial vascular calcification revisited: review and perspectives. *Eur Heart J* 2014;35:1515–1525.

Lawrence PF, Harlander-Locke MP, Oderich GS, et al. The current management of isolated degenerative femoral artery aneurysms is too aggressive for their natural history. *J Vasc Surg* 2014;59:343–349.

Liegl CA, McGrath MA. Ergotism: Case report and review of the literature. *Int J Angiol* 2016;25:e8–e11.

Lo RC, Bensley RP, Dahlberg SE, et al. Presentation, treatment, and outcome differences between men and women undergoing revascularization or amputation for lower extremity peripheral arterial disease. *J Vasc Surg* 2014;59:409–418.e3.

MacCarrick G, Black JH 3rd, Bowdin S, et al. Loeys-Dietz syndrome: a primer for diagnosis and management. *Genet Med* 2014;16:576–587.

Medhekar AN, Mix DS, Aquina CT, et al. Outcomes for critical limb ischemia are driven by lower extremity revascularization volume, not distance to hospital. *J Vasc Surg* 2017;66:476–487.e1.

Mills JL, Conte MS, Armstrong DG, et al. The society for vascular surgery lower extremity threatened limb classification system: risk stratification based on wound, ischemia, and foot infection (WIfI). *J Vasc Surg* 2014;59:220–234.e1–2.

Mousa AY, AbuRahma AF. May-Thurner syndrome: update and review. *Ann Vasc Surg* 2013;27:984–995.

Murphy TP, Cutlip DE, Regensteiner JG, et al. Supervised exercise versus primary stenting for claudication resulting from aortoiliac peripheral artery disease: six-month outcomes from the claudication: exercise versus endoluminal revascularization (CLEVER) study. *Circulation* 2012;125:130–139.

Norgren L, Hiatt WR, Dormandy JA, et al. Inter-society consensus for the management of peripheral arterial disease. *Int Angiol* 2007;26:81–157.

O'Connell JB, Quiñones-Baldrich WJ. Proper evaluation and management of acute embolic versus thrombotic limb ischemia. *Semin Vasc Surg* 2009; 22:10–16.

O'Connor SC, Gornik HL. Recent developments in the understanding and management of fibromuscular dysplasia. *J Am Heart Assoc* 2014;3:e001259.

Olin JW. Thromboangiitis obliterans (Buerger's disease). *N Engl J Med* 2000;343:864–869.

Olin JW, Sealove BA. Peripheral artery disease: current insight into the disease and its diagnosis and management. *Mayo Clin Proc* 2010;85:678–692.

Owens C. *Rutherford's Vascular Surgery*. 8th ed. Philadelphia, PA: Saunders/Elsevier; 2014.

Paravastu SC, Regi JM, Turner DR, Gaines PA. A contemporary review of cystic adventitial disease. *Vasc Endovascular Surg* 2012;46:5–14.

Patel NH, Krishnamurthy VN, Kim S, et al. Quality improvement guidelines for percutaneous management of acute lower-extremity ischemia. *J Vasc Interv Radiol* 2013;24:3–15.

Peach G, Schep G, Palfreeman R, Beard JD, Thompson MM, Hinchliffe RJ. Endofibrosis and kinking of the iliac arteries in athletes: a systematic review. *Eur J Vasc Endovasc Surg* 2012;43:208–217.

Pepin M, Schwarze U, Superti-Furga A, Byers PH. Clinical and genetic features of Ehlers-Danlos syndrome type IV, the vascular type. *N Engl J Med* 2000;342:673–680.

Pollak AW, Kramer CM. MRI in lower extremity peripheral arterial disease: recent advancements. *Curr Cardiovasc Imaging Rep* 2013;6:55–60.

Radke RM, Baumgartner H. Diagnosis and treatment of Marfan syndrome: an update. *Heart* 2014;100:1382–1391.

Ramachandra CJ, Mehta A, Guo KW, Wong P, Tan JL, Shim W. Molecular pathogenesis of Marfan syndrome. *Int J Cardiol* 2015;187:585–591.

Raptis CA, Sridhar S, Thompson RW, Fowler KJ, Bhalla S. Imaging of the patient with thoracic outlet syndrome. *Radiographics* 2016;36:984–1000.

Raval MV, Gaba RC, Brown K, Sato KT, Eskandari MK. Percutaneous transluminal angioplasty in the treatment of extensive LSD-induced lower extremity vasospasm refractory to pharmacologic therapy. *J Vasc Interv Radiol* 2008; 19:1227–1230.

Ring DH Jr., Haines GA, Miller DL. Popliteal artery entrapment syndrome: arteriographic findings and thrombolytic therapy. *J Vasc Interv Radiol* 10:713–721.

Rutherford RB, Baker JD, Ernst C, et al. Recommended standards for reports dealing with lower extremity ischemia: revised version. *J Vasc Surg* 1997;26:517–538.

Scully RE, Arnaoutakis DJ, DeBord Smith A, Semel M, Nguyen LL. Estimated annual health care expenditures in individuals with peripheral arterial disease. *J Vasc Surg* 2018;67:558–567.

Sinha S, Houghton J, Holt PJ, Thompson MM, Loftus IM, Hinchliffe RJ. Popliteal entrapment syndrome. *J Vasc Surg* 2012;55:252–262.e30.

Slovut DP, Olin JW. Fibromuscular dysplasia. *N Engl J Med* 2004;350:1862–1871.

Vemuri C, McLaughlin LN, Abuirqeba AA, Thompson RW. Clinical presentation and management of arterial thoracic outlet syndrome. *J Vasc Surg* 2017;65:1429–1439.

Watson JD, Gifford SM, Clouse WD. Biochemical markers of acute limb ischemia, rhabdomyolysis, and impact on limb salvage. *Semin Vasc Surg* 2014; 27:176–181.

Wigley FM, Flavahan NA. Raynaud's phenomenon. *N Engl J Med* 2016;375: 556–565.

Woolterton E. Risk of stroke, gangrene from ergot drug interactions. *CMAJ* 2003;168:1015.

Yamada T, Ohta T, Ishibashi H, et al. Clinical reliability and utility of skin perfusion pressure measurement in ischemic limbs—comparison with other noninvasive diagnostic methods. *J Vasc Surg* 2008;47:318–323.

Zhong H, Gan J, Zhao Y, et al. Role of CT angiography in the diagnosis and treatment of popliteal vascular entrapment syndrome. *AJR Am J Roentgenol* 2011;197:W1147–W1154.

CAPÍTULO 33 ■ CATETERES VENOSOS CENTRAIS

CLAYTON LI E DIVYA SRIDHAR

Visão geral

O cateter venoso central (CVC) tem papel fundamental na prática clínica contemporânea. O primeiro cateterismo venoso central relatado foi realizado há menos de um século, em 1929, por Werner Forssmann, que corajosamente canulou seu próprio átrio direito através de um acesso pela veia cefálica. A tecnologia do CVC deu um salto à frente em 1953, quando Sven Ivar Seldinger introduziu a técnica de inserir o cateter sobre um fio-guia, para facilitar a colocação. Hoje, mais de 5 milhões de CVC são inseridos anualmente, só nos EUA.

Os CVC, por definição, constituem um subconjunto de dispositivos de acesso vascular; sua característica unificadora é a ponta que termina no interior da veia cava superior central, na junção cavoatrial, ou na veia cava inferior central. Isso os distingue dos outros dispositivos de acesso vascular, como as punções intravenosas periféricas e os cateteres de linha média, os quais terminam em outras veias. A maioria dos CVC mede de 15 a 25 cm de comprimento e é inserida por uma veia central, como as veias jugular interna, subclávia ou femoral. O cateter central de inserção periférica (CCIP) é um tipo de CVC único, que é inserido por um sítio de acesso periférico, como as veias basílica ou braquial, e termina perto da junção cavoatrial.

A posição dos CVC no sistema venoso central permite uma miríade de usos, muitos dos quais não podem ser realizados com um acesso venoso periférico. Uma das principais indicações do cateterismo venoso central é o estabelecimento de acesso para administração de fármacos que não podem ser administrados de maneira segura no sistema venoso periférico, devido ao pH, à osmolaridade ou às propriedades irritantes. Por exemplo, a maioria das soluções de nutrição parenteral total (NPT) tem alta osmolaridade e, portanto, devem ser administradas diretamente no sistema venoso central, onde a alta taxa de fluxo minimiza os efeitos potencialmente danosos nos tecidos locais. Os CVC também são apropriados em situações nas quais a necessidade de mudar os sítios de acesso periférico a cada 3 a 4 dias é pragmaticamente desvantajosa, como no caso de pacientes cujas veias periféricas acessíveis são limitadas ou frágeis, ou aqueles que necessitam de terapia intravenosa prolongada. Os CVC de grande calibre também são usados para estabelecer o acesso de alto fluxo requerido pelos circuitos de sangue extracorporais para diálise ou plasmaférese. Outras indicações do acesso venoso central incluem monitoramento da saturação de oxigênio, pressão venosa central e pressão arterial pulmonar. Os CVC também permitem o controle dirigido da temperatura, bem como a coleta de repetidas amostras de sangue.

Esclarecimento sobre os tipos de cateteres venosos centrais

Os CVC podem ser divididos em quatro grupos de cateteres centrais: não tunelizados, tunelizados, totalmente implantáveis e de inserção periférica. Cada tipo tem um perfil distinto de vantagens e limitações. Os CVC não tunelizados, tunelizados e totalmente implantáveis também são referidos como cateteres centrais de inserção central (CCIC).

■ CATETER VENOSO CENTRAL (CVC)			
Cateter central de inserção central (CCIC)			Cateter central de inserção periférica (CCIP)
CVC não tunelizado	CVC tunelizado	CVC totalmente implantável	

Cateter venoso central não tunelizado

O CVC não tunelizado pode ser considerado o protótipo de dispositivo no qual se baseiam os demais CVC, que são designados como "não tunelizados" por saírem da pele no sítio de canulação venosa. O CVC não tunelizado é colocado por acesso direto e canulação de uma das veias centrais, tipicamente as veias jugular interna, subclávia ou femoral. Em seguida, o cateter é avançado de modo que sua ponta repouse na veia cava superior ou próximo à junção cavoatrial, nos casos de acesso jugular e subclávio, e na veia cava inferior, no caso de acesso femoral. Os CVC não tunelizados são usados, sobretudo, para o acesso temporário à circulação central.

Uma vantagem significativa e única dos CVC não tunelizados é a de poderem ser colocados de forma emergencial em quase todos os contextos clínicos. Por isso, esses cateteres são ideais para o rápido estabelecimento de um acesso venoso para infusão de fármacos ou realização de monitoramento hemodinâmico. Os CVC não tunelizados de grande calibre podem fornecer acesso temporário rápido para diálise e plasmaférese.

Por outro lado, os CVC não tunelizados também apresentam diversas desvantagens. A colocação do cateter é um procedimento invasivo, que tradicionalmente requer um médico; no entanto, mais recentemente, os CVC estão começando a ser colocados por enfermeiros submetidos a treinamento especial, em alguns contextos. Os CVC não tunelizados também estão associados ao risco de infecção, devido à proximidade da abertura na pele com relação ao ponto de entrada venosa central, mais do que os cateteres intravenosos periféricos menos invasivos, e do que o acesso venoso central tunelizado, mais protegido. Todos os CVC também conferem risco de trombose venosa profunda (TVP), embora seja menor com os CCIC, em comparação aos CCIP.

Cateter venoso central tunelizado

Os CVC tunelizados são caracterizados por uma separação física entre o sítio de inserção na pele e o sítio de inserção dentro da veia acessada. Em todo o resto, são similares aos outros CVC não tunelizados. Como os demais CVC, o CVC tunelizado é inserido em um vaso venoso central como as veias subclávia e jugular interna, com a ponta posicionada na junção cavoatrial (Figura 33.1). A extremidade terminal do cateter segue por um túnel subcutâneo raso até sair em um sítio que fica a vários centímetros de distância do sítio da venopunção, tipicamente na área infraclavicular. Um manguito de dácron acoplado ao cateter é posicionado junto ao túnel subcutâneo e ajuda a promover a cicatrização e o fechamento do túnel; uma vez cicatrizado, o túnel vedado ajuda a prevenir infecções e a prender o cateter.

A separação física da pele e dos sítios de venopunção proporciona diversas vantagens ao CVC tunelizado. Os CVC tunelizados estão associados a uma taxa de infecção menor, em comparação aos CVC não tunelizados, em termos teóricos, pelo fato de o túnel subcutâneo vedado limitar o trânsito de bactérias oriundas da superfície da pele ao longo do cateter. Em geral, os CVC tunelizados são colocados de tal modo que o cateter sai da pele na área infraclavicular, que é um sítio mais fácil de limpar e manter, em comparação à área do pescoço. A configuração do cateter tunelizado também é preferível para muitos pacientes, por ser mais confortável e esteticamente aceitável, em comparação aos cateteres que saem do pescoço, como os CVC não tunelizados, inseridos na veia jugular interna. Por fim, os CVC tunelizados podem fornecer uma forma adequada de acesso venoso prolongado em pacientes com insuficiência renal iminente ou crônica, para auxiliar na preservação das veias periféricas em caso de potencial criação de uma fístula arteriovenosa; os CVC não tunelizados não são indicados para o acesso prolongado, ao passo que os CCIP são contraindicados nesses pacientes, devido ao potencial de dano às veias de membros superiores possivelmente requeridas para acesso de diálise. Os CVC tunelizados de grande calibre podem ser usados para acesso de diálise prolongado, embora possam ser mais propensos à infecção do que as fístulas arteriovenosas e os enxertos.

Cateteres venosos centrais totalmente implantáveis

Os CVC totalmente implantáveis são, em teoria, similares aos CVC tunelizados, exceto pelo fato de que, em vez de sair pela pele, a porção tunelizada do cateter é presa a uma porta de infusão por baixo da pele. Assim como os CVC tunelizados já discutidos, esse cateter entra no sistema venoso por uma veia central, com sua ponta na junção cavoatrial (Figura 33.2). Uma pequena bolsa subcutânea é criada na parede torácica para acomodar o reservatório, tipicamente na região infraclavicular. O cateter segue pelo túnel subcutâneo, para conectar o sítio do reservatório ao sítio de venopunção. Em seguida, a pele sobre a bolsa do reservatório é fechada com uma sutura. Uma vez cicatrizada a lesão, o sistema de reservatório é totalmente coberto pela pele, o que protege o CVC contra deslocamentos acidentais e infecção, além de permitir a imersão segura na água ao nadar e tomar banho.

Para usar o reservatório, uma agulha de acesso especializada é passada através da pele e para dentro dele, por meio de uma técnica estéril. O reservatório tipicamente é feito com um material firme, como metal ou plástico, mas tem um septo autovedante maleável anteriormente, feito de silicone ou plástico; esse septo

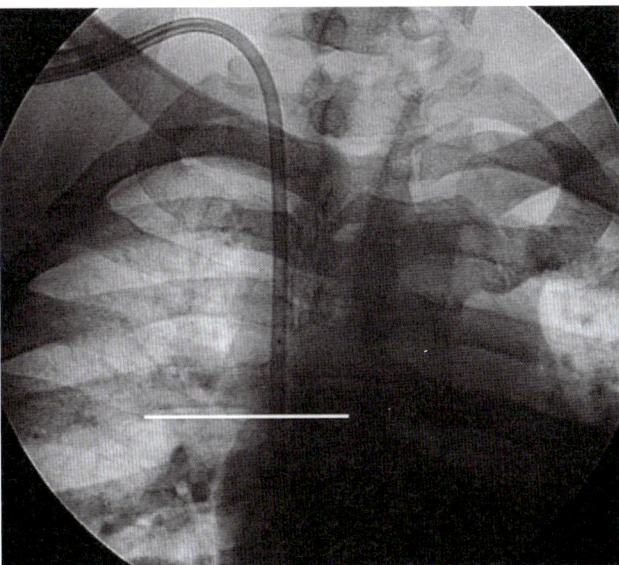

Figura 33.1 Imagem fluoroscópica de cateter tunelizado para diálise, na veia jugular interna direita, com a extremidade proximal na junção cavoatrial (*linha branca*) e a extremidade distal no átrio direito. Note a curvatura suave do cateter no sítio de inserção venosa, ajudando a evitar dobramentos e mau funcionamento. (De Heberlein W. Principles of tunneled cuffed catheter placement. *Tech Vasc Interv Radiol*. 2011; 14[4]:192-197.)

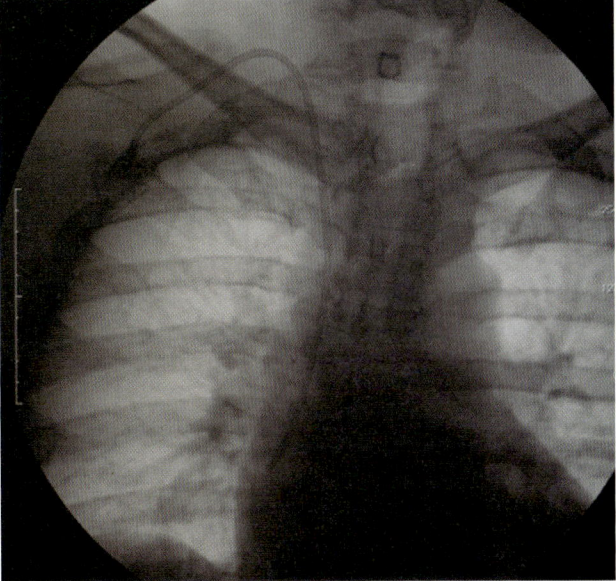

Figura 33.2 Imagem fluoroscópica de cateter e reservatório na veia jugular interna direita, com a ponta na junção cavoatrial superior. A posição da ponta do cateter, bem como a continuidade do cateter e do reservatório, deve ser notada nos relatórios, para subsequente obtenção de imagens. (De Gonda SJ, Li R. Principles of subcutaneous port placement. *Tech Vasc Interv Radiol*. 2011; 14[4]:198-203.)

é palpável por baixo da pele. A agulha de acesso especializada Huber tem um bisel raso e uma leve angulação que se combinam para criar um *design noncoring* (sem *core*); ou seja, o canal criado ao longo do septo tende a se vedar sozinho, em vez de remover uma parte do material. Esses cateteres são ideais para terapias que requerem acesso intermitente prolongado, como a quimioterapia. Entretanto, a necessidade de acessar o reservatório antes de cada infusão torna essa opção menos ideal para tratamentos que exigem acesso frequente ou infusão de grandes volumes, como a NPT. As baixas taxas de extravasamento e infecção dos reservatórios também as torna ideais para a administração de agentes quimioterápicos. Outra vantagem é serem mais atraentes do ponto de vista cosmético, uma vez que permanecem ocultas por baixo da pele.

Cateter central de inserção periférica

Os CCIP, diferentemente dos já descritos, são inseridos por uma veia periférica, em geral as veias basílica, braquial ou cefálica, na porção média da parte superior do braço. Em seguida, assim como os outros CVC, o cateter é avançado de modo que sua ponta fique no aspecto central da veia cava superior ou na junção cavoatrial (Figura 33.3).

Em comparação aos outros CVC, os CCIP apresentam diversas vantagens. A inserção de um cateter em uma veia no braço é mais segura do que o acesso em veias centrais, como a subclávia ou a jugular interna, apresentando risco reduzido de sangramentos significativos e, ao mesmo tempo, sem riscos de hemotórax e pneumotórax. Além disso, muitos CCIP podem ser colocados por equipes de enfermeiros treinados em acesso vascular, na ausência de supervisão direta de um médico,

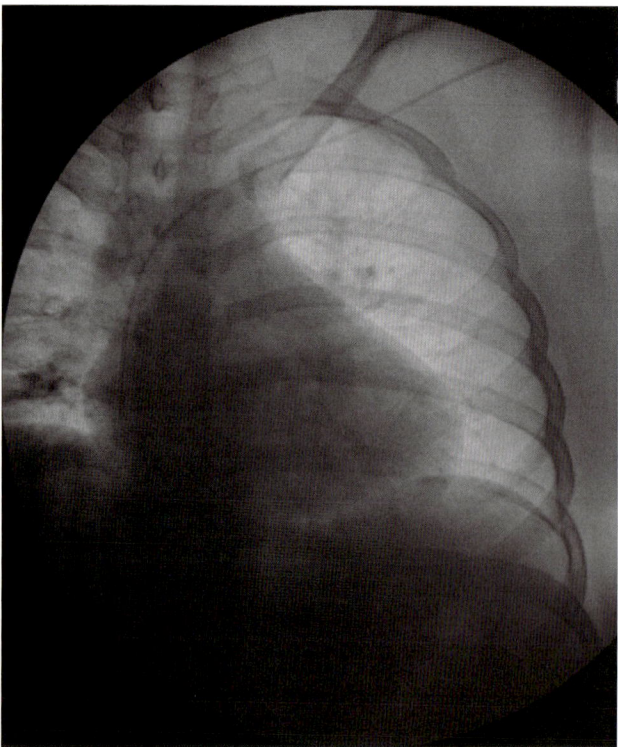

Figura 33.3 Imagem fluoroscópica de cateter central de inserção periférica (CCIP) no membro superior esquerdo, com a ponta logo abaixo da junção cavoatrial superior. A posição da ponta do CCIP apresenta uma discreta variação com a respiração e o posicionamento do braço; a expiração e a abdução do braço fazem a ponta do CCIP aparecer mais centralmente, ao passo que a inspiração e a adução do braço fazem o oposto. (De Chung HY, Beheshti MV. Principles of non-tunneled central venous access. *Tech Vasc Interv Radiol.* 2011; 14[4]:186-191.)

ampliando sua disponibilidade e efetividade em termos de custo. O sítio de acesso no braço é mais atraente do ponto de vista cosmético, mais fácil de manter e limpar e mais manipulável para os pacientes autoaplicarem medicações e líquidos fora do contexto hospitalar.

Entretanto, os CCIP não são isentos de desvantagens. A colocação de múltiplos CCIP no mesmo sítio está associada a maior dificuldade de aplicação, provavelmente devido à cicatrização e à estenose do vaso. Em consequência, é prudente considerar a colocação de outros tipos de CVC em pacientes com múltiplos CCIP colocados em ambos os braços. Em muitos casos, a colocação em pacientes pediátricos é dificultada em função da vasculatura estreita, podendo estar associada a mais complicações devido ao tamanho relativamente grande do cateter nesses vasos pequenos. Os CCIP são relativamente contraindicados em pacientes com disfunção renal significativa, por estarem associados aos riscos de estenose e trombose venosa, que podem limitar futuras opções de criação de acesso periférico para hemodiálise.

Técnica de venopunção e anatomia relevante

Abordagem da veia jugular interna

A canulação da veia jugular interna direita ou esquerda é uma abordagem comum para a inserção de CVC, devido tanto à facilidade de acesso quanto às baixas taxas de complicação associadas. Cada veia jugular interna é formada pelo seio sigmoide ipsilateral que saí do forame jugular. A partir daí, a veia jugular interna segue inferiormente, lateral ao nervo vago e à artéria carótida interna, e, mais inferiormente, à artéria carótida comum, junto da bainha carótida. No tórax, a veia jugular interna se une à veia subclávia para formar o tronco braquicefálico. A veia jugular interna direita tipicamente é preferida à esquerda, por proporcionar um curso mais reto em direção à veia cava superior, além de costumar ter um calibre maior. Ademais, o ápice pulmonar direito é mais baixo do que o esquerdo, por isso as membranas pleurais direitas estão mais distantes da veia jugular interna direita, teoricamente minimizando o risco de pneumotórax.

A canulação da veia pode ser conseguida usando referenciais anatômicos ou orientação de ultrassom. No entanto, na prática contemporânea, a orientação por ultrassom é usada de maneira quase universal, dados a pronta disponibilidade e o baixo custo do ultrassom, além da maior segurança e das taxas de sucesso mais satisfatórias associadas à visualização direta durante o acesso. O uso do ultrassom possibilita a contínua visualização da veia jugular interna e da agulha, durante a tentativa de canulação. A localização relativamente superficial da veia jugular interna exige a utilização de uma sonda de ultrassom de alta frequência, com geração de uma imagem de maior resolução. O transdutor é colocado próximo ao ápice do triângulo formado pelas cabeças do músculo esternocleidomastóideo. As preferências do profissional quanto à orientação do transdutor variam. O plano transversal é o ideal na primeira vez que a agulha é inserida na pele, por mostrar a veia jugular interna e a artéria carótida ao mesmo tempo, permitindo que o profissional confirme a trajetória da agulha e evite a punção arterial (Figura 33.4). Uma vez confirmada a entrada da agulha na veia jugular, alguns operadores preferem mudar para o plano longitudinal, para confirmar o avanço do fio no interior do lúmen da veia jugular interna.

Abordagem da veia subclávia

A canulação da veia subclávia não é tão facilmente realizada com orientação por ultrassom, mas pode ser uma abordagem desejável para estabelecer o acesso venoso central, pelo fato de ser mais confortável para os pacientes. Em comparação ao

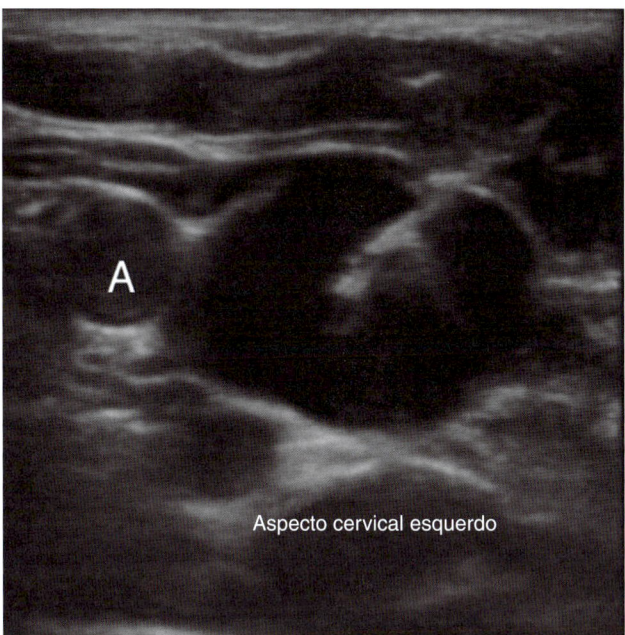

Figura 33.4 Ponta de agulha ecogênica na veia jugular interna esquerda, em imagem no plano transversal de ultrassom; note a proximidade da artéria carótida (*A*). O plano transversal possibilita a visualização simultânea da artéria e da veia, o que pode ajudar a evitar uma punção arterial acidental. (De Chung HY, Beheshti MV. Principles of non-tunneled central venous access. *Tech Vasc Interv Radiol*. 2011; 14[4]:186-191.)

acesso jugular interno, o acesso subclávio apresenta uma taxa de complicações geral semelhante. O acesso subclávio está associado a uma taxa maior de falha de inserção, mas também a uma taxa menor de colonização bacteriana do cateter. De modo considerável, as duas abordagens não diferem quanto ao risco de infecção na circulação sanguínea. A veia subclávia é a continuação central da veia axilar, a partir da borda lateral da primeira costela, e distribui a drenagem venosa do braço para o sistema venoso central. A veia subclávia segue anteroinferiormente, paralela à artéria subclávia, e as duas são separadas pelo músculo escaleno anterior. A veia subclávia fica posteriormente à clavícula e ao músculo subclávio. Na região torácica superior, no nível da articulação esternoclavicular, as veias subclávias se unem às veias jugulares internas de cada lado, para formar os troncos braquiocefálicos. Estes, então, se unem e formam a veia cava superior.

Existem abordagens supra e infraclaviculares para canulação da veia subclávia. A visualização por ultrassom pode ser desafiadora, devido à sombra acústica posterior causada pela clavícula. Em muitos casos, o acesso à veia subclávia perto de sua confluência com a veia jugular pode ser conseguido sob orientação com ultrassom, por uma abordagem supraclavicular. O acesso infraclavicular da veia subclávia é mais comumente conseguido com o uso de referenciais anatômicos, devido à dificuldade de visualização por ultrassom. O ápice do pulmão está em estreita proximidade com a veia subclávia, por isso é preciso ter muito cuidado para garantir a visualização da agulha no decorrer de todo o acesso, bem como evitar o avanço da agulha além da veia.

Abordagem da veia femoral

Historicamente, o acesso venoso femoral é associado a maior taxa de infecção, devido às dificuldades para manter a esterilidade na região inguinal. Entretanto, graças aos avanços na esterilização cutânea e na manutenção de cateteres, esse procedimento já está alinhado com as outras abordagens. A veia femoral conduz a maior parte da drenagem venosa oriunda do membro inferior. É uma continuação da veia poplítea proximal ao hiato adutor, e ascende pela coxa até a região inguinal. Perto da região inguinal, passa a seguir um curso superficial, ao longo do triângulo femoral, delimitado pelo ligamento inguinal, músculo sartório e músculo adutor longo. A veia femoral é mais comumente acessada nesse ponto, no triângulo femoral, conforme segue medialmente à artéria femoral. A partir daí, a veia femoral se aprofunda, rumo ao ligamento inguinal, para entrar na pelve como veia ilíaca externa.

Antes do acesso venoso femoral, o paciente é colocado em posição supina; a abdução e a rotação externa da coxa proporcionarão o melhor acesso ao triângulo femoral. A veia femoral pode ser localizada por palpação do pulso na artéria femoral, em seu trajeto pelo triângulo femoral, inferiormente ao ligamento inguinal; a veia femoral estará repousando medialmente à artéria, por isso a agulha de acesso deve ser dirigida medialmente ao pulso arterial femoral.

Embora seja possível localizar a veia femoral e acessá-la por palpação, o uso da orientação por ultrassom em tempo real está associado a uma taxa de sucesso significativamente maior. A vista sonográfica no plano transverso permite visualizar ambas, artéria e veia femorais, o que pode ajudar a evitar uma punção arterial acidental. Uma vez confirmada a trajetória da agulha no plano transverso, é possível usar o plano longitudinal para visualizar a passagem da agulha e do fio para o interior do lúmen da veia.

Potenciais complicações

Complicações mecânicas

Diversas complicações mecânicas podem ocorrer durante a colocação de CVC. Taxas de complicação maiores estão associadas a índices de massa corporal muito baixos ou altos, cirurgia e radioterapia prévias, venopunções ou colocações de cateter já realizadas, idade avançada e necessidade de mais tempo para colocar o cateter, seguida da punção arterial acidental. O pneumotórax é principal complicação mais frequente do cateterismo da veia subclávia, ocorrendo em 1,5 a 2,3% dos casos. As principais complicações mais comuns do cateterismo venoso femoral são os hematomas femoral e retroperitoneal, que ocorrem em até 1,3% dos casos. É raro haver lesão acidental do ducto torácico durante a colocação de um CVC nas veias jugular interna ou subclávia. A orientação por ultrassom permite a visualização da agulha e da anatomia vascular, incluindo quaisquer variações anatômicas durante a colocação, além de ter demonstrado redução nas taxas de falha e de complicações mecânicas.

Mesmo quando a veia-alvo é canulada com sucesso, erros no posicionamento do cateter podem acarretar complicações. Por exemplo, CVC erroneamente avançados para dentro do átrio direito podem causar arritmias e, em raros casos extremos, parada cardíaca em assistolia. Também ocorrem complicações mecânicas tardiamente ao momento da colocação. Por exemplo, cateteres não suficientemente presos podem migrar em decorrência de manipulação acidental. Se os cateteres forem avançados demais, podem perfurar o miocárdio. Há casos em que os cateteres podem ser fraturados e os fragmentos livres dele potencialmente embolizam para outras áreas do corpo.

Infecção

Como ocorre com qualquer procedimento, a inserção de um acesso venoso central traz risco de infecção. O Centers for Disease Control and Prevention define dois termos que se referem à infecção como uma complicação do cateterismo venoso central: a sepse relacionada a um cateter e a sepse associada a um acesso venoso central. Entre os dois, a sepse associada a um acesso venoso central é o termo mais amplo e comumente usado, necessitando apenas de: (1) evidência laboratorial de infecção da corrente sanguínea (ou seja, hemocultura positiva não relacionada com infecção em outro sítio); (2) inserção de um acesso venoso central pelo menos 48 horas antes da hemocultura; e (3) presença do cateter no momento da realização da hemocultura ou remoção do cateter em até 1 dia antes dela. Em contraste, a sepse relacionada ao cateter é mais difícil de estabelecer, requerendo comprovação de que a infecção teve origem a partir do instrumento.

Assim como qualquer outro tipo de infecção, a sepse associada a um acesso venoso central pode estar oculta ou se manifestar com febre ou leucocitose. Inflamação e líquido purulento no sítio de inserção constituem sinais mais específicos, porém menos sensíveis. A suspeita de sepse associada a um acesso venoso central é maior quando as hemoculturas mostram organismos como *Staphylococcus aureus* e estafilococos coagulase-negativos, que tendem a estar associados à infecção por CVC.

A infecção relacionada com os CVC pode ser causada pela colonização da superfície intra ou extraluminal do cateter. A superfície extraluminal pode se tornar colonizada durante a inserção do cateter, em particular se a superfície da pele for esterilizada de maneira inadequada antes do procedimento. Em tal cenário, microrganismos provenientes da superfície da pele são levados para dentro do corpo, na superfície extraluminal do cateter. A superfície extraluminal também pode se tornar colonizada depois da inserção, em consequência da migração de microrganismos ao longo do trato do cateter. A disseminação hematogênica a partir de outra localização do corpo também causa colonização da superfície extraluminal. Em contraste, a colonização intraluminal pode ocorrer devido a uma limpeza incorreta que leva à contaminação do eixo do cateter durante a utilização. Embora a infusão de líquidos contaminados no cateter teoricamente também possa causar colonização intraluminal, isso ocorre com menos frequência, graças ao controle de qualidade.

Metanálise demonstrou que, apesar do sítio de inserção periférica, os CCIP estão associados a uma taxa incidência de sepse associada a um acesso venoso central similar à dos CVC de inserção central.

Para minimizar a colonização intraluminal e a sepse associada a um acesso venoso central, o eixo do cateter ou a porta de acesso devem ser descontaminados antes e depois da utilização. Os cateteres dos pacientes devem passar por revisões regulares e imediatamente removidos quando não houver mais indicação médica para uso. Em um nível sistêmico, a lavagem regular das mãos, a adoção de barreiras preventivas durante a inserção, a limpeza da pele com clorexidina, o evitamento do sítio femoral para inserção e a remoção de cateteres desnecessários são ações que diminuem de forma significativa a taxa de sepse associada a um acesso venoso central, no contexto da unidade de terapia intensiva.

O uso de cateteres cobertos com agentes antissépticos, como a clorexidina-sulfadiazina de prata e minociclina-rifampicina, minimiza o risco de sepse associada a um acesso venoso central, mas não tem efeito sobre as taxas de sepse e mortalidade. Portanto, os cateteres impregnados de antissépticos somente são indicados para pacientes que necessitam de tratamentos mais prolongados e que estejam localizados em ambientes com alto risco de sepse associada a um acesso venoso central. Ademais, embora esse tópico seja controverso, alguns estudos demonstraram que os cateteres com múltiplos lumens estão associados a maior incidência de sepse associada a um acesso venoso central. Por isso, devem ser selecionados cateteres com um número mínimo de lúmens adequado ao tratamento do paciente. Notavelmente, está comprovado que a profilaxia antibiótica não afeta o risco de sepse associada a um acesso venoso central e, por esse motivo, não é recomendada.

Oclusão

A oclusão do lúmen do CVC é um problema comum, que afeta até 25% dos CVC colocados. A oclusão é definida pela capacidade reduzida de infundir/retirar soluções do CVC. A oclusão parcial se apresenta como uma taxa de fluxo reduzida, aumento da resistência durante a administração manual do líquido de infusão ou aumento sustentado na pressão e ativação de alarmes quando do uso de dispositivos de infusão. A obstrução total é definida pela completa incapacidade de infundir/retirar líquido do lúmen de um CVC.

As etiologias da oclusão do CVC incluem (1) causas mecânicas, (2) trombose, (3) precipitados químicos e (4) resíduos lipídicos. A obstrução dos CVC tem implicações negativas para o tratamento do paciente e gera custos extras ao sistema de saúde. Os pacientes são expostos ao risco adicional de morbidade e mortalidade, não só a partir das potenciais interrupções dos regimes farmacológicos ou do suporte nutricional, mas também em decorrência de potenciais complicações das intervenções requeridas para restaurar a patência do CVC ou para a sua substituição.

Causas mecânicas de oclusão

Problemas mecânicos relacionados com os vários componentes do cateter podem acarretar obstrução. O fluxo pelo CVC pode ser impedido por rachaduras ou danos ao cateter. O eixo do cateter pode estar danificado. Torneiras e pinças também podem contribuir para a obstrução. Muitos CVC têm um filtro, que pode entupir em decorrência de incompatibilidade com o fármaco.

Trombose

A oclusão, tanto parcial como total, em geral resulta da deposição de fibrina e, eventualmente, da formação do trombo. A fibrina pode se depositar no cateter e produzir um trombo intraluminal; na ponta distal do CVC, formando uma cauda de fibrina; ao redor da parede do vaso sanguíneo, formando um trombo mural; e como uma camada em torno do CVC, formando uma bainha de fibrina. Esse acúmulo de fibrina não resulta de uma ocorrência isolada de sangue estacionário junto ao cateter, e sim do refluxo repetido de sangue no lúmen do CVC, resultando em fibronectina madura e biomembrana de fibrina. A ocorrência de trombose foi relatada em 6,6 a 25% dos cateterismos femorais e em 10 a 50% dos subclávios.

Quando sintomática, a trombose pode se manifestar com edema, desconforto, eritema e dilatação de vasos colaterais no membro afetado. Os pacientes também podem ter febre baixa. O diagnóstico é estabelecido por meio de ultrassonografia com Doppler ou venografia contrastada. Notavelmente, a trombose pode ser assintomática, sendo então encontrada de maneira incidental ou durante uma triagem. A trombose pode levar a complicações adicionais, como a oclusão do cateter e a obstrução venosa. Também pode ocorrer tromboembolia, particularmente quando o cateter trombótico é removido. Isso pode levar a uma embolia pulmonar subsequente ou, em casos mais raros, a um êmbolo paradoxal através de um forame oval patente. A iniciação da anticoagulação deve ser considerada antes da remoção de um cateter com trombose associada. A trombose de um CVC também está associada ao aumento da incidência de sepse associada a um acesso venoso central.

Faltam evidências suficientes para justificar o uso da profilaxia anticoagulante como forma de prevenir as complicações da trombose associada ao cateterismo. Metanálise, incluindo pacientes não portadores de câncer recebendo NPT e pacientes portadores de câncer, demonstrou que a profilaxia anticoagulante diminuiu o risco de trombose associada ao cateterismo, mas não afetou a taxa de incidência de êmbolos pulmonares nem a mortalidade geral. Assim, a profilaxia anticoagulante não é recomendada.

Uma vez que ocorra a trombose, porém, o uso de anticoagulante é justificado por diminuir o risco de embolia, trombose recorrente e síndrome pós-trombótica. A evidência que sustenta o uso da terapia trombolítica é menos robusta. Uma revisão revelou somente uma evidência fraca sustentando os efeitos benéficos da uroquinase e da alteplase no tratamento da obstrução de CVC. Além disso, nenhuma evidência que sustentasse a segurança de sua utilização foi encontrada. Na prática, contudo, a terapia trombolítica intracateter de dose baixa costuma ser usada como tratamento inicial para obstrução de cateter, mas não para a trombose associada ao cateterismo, antes das tentativas de manobras mais invasivas ou da substituição do cateter.

Os achados previamente mencionados se aplicam a todos os tipos de CVC. Estudos que investigam os CCIP em específico demonstraram que esses cateteres estão associados a um risco 2,5 vezes maior de TVP, em comparação aos CVC de inserção central. Portanto, a colocação de um CCIP deve ser evitada em pacientes com estado hipercoagulável basal.

Precipitado químico

A precipitação também é causa de obstrução de CVC, seja pela infusão de precipitantes pré-formados, seja pela precipitação intraluminal a partir do líquido de infusão. A precipitação sabidamente ocorre na NPT e com diversos fármacos.

A NPT traz risco de formação de precipitados cristalinos, mais comumente fosfato de cálcio. A inspeção visual é uma estratégia evidente para prevenir a infusão de precipitados. No entanto, isso é agravado pelo fato de certos tipos de soluções de NPT (p. ex., misturas *all-in-one* e as de nutrientes completas) serem opacas, dificultando, assim, a visualização dos precipitados. Várias estratégias farmacológicas podem ser empregadas na preparação da solução de NPT, com o intuito de minimizar o risco de precipitação de fosfato de cálcio.

Uma vez ocorrida, a precipitação de fosfato de cálcio pode ser tratada com infusão de uma solução de ácido clorídrico 0,1 N no CVC. O ácido clorídrico solubiliza o cálcio e o fosfato, convertendo o fosfato de cálcio relativamente dibásico em cloreto de cálcio e fosfato de cálcio monobásico, mais solúveis. Esses compostos mais solúveis serão solúveis em solução, com a resolução da obstrução. É preciso notar que, por o ácido clorídrico ser um ácido forte, deve ser manipulado com cuidado.

Os fármacos associados à precipitação incluem diazepam, fenitoína, heparina, gliconato de cálcio, bicarbonato, manitol, pentobarbital e fenobarbital. A falha na lavagem com solução de cloreto de sódio entre a administração das doses de fármacos e da heparina é uma das causas mais comuns de precipitação, uma vez que muitos fármacos são incompatíveis com a heparina. A precipitação é determinada pelo princípio químico de que os sais derivados de ácidos fracos são mais solúveis em solução ácida, ao passo que os sais derivados de bases fracas são mais sólidos em solução básica. Ocorre precipitação quando os fármacos mencionados são misturados a soluções de lavagem ou outros fármacos cujo pH é oposto. Segue-se, então, que o precipitado teoricamente pode ser dissolvido em uma solução de pH similar. Exemplificando, as medicações ácidas, como o gliconato de cálcio, podem ser dissolvidas em ácido clorídrico, ao passo que as medicações básicas, como a fenitoína, podem ser dissolvidas em bicarbonato de sódio. Entretanto, como essa abordagem ainda não foi completamente avaliada, não tem suporte científico.

Resíduo lipídico

A obstrução do lúmen do CVC também pode resultar da deposição de resíduo lipídico oriundo da infusão de nutrição parenteral, a qual é administrada aos pacientes impossibilitados de obter nutrição adequada por via oral. As misturas *all-in-one* e as de nutrientes completas deixam resíduos lipídicos que, com o passar do tempo, se acumulam e obstruem o lúmen do CVC. Entre os fatores que afetam a probabilidade de deposição de resíduo lipídico, estão o tipo de emulsão líquida usada, a idade do lipídio e da nutrição parenteral, o material usado no cateter e qualquer terapia concomitante que seja infundida no cateter.

Seleção do dispositivo

Em consequência do uso crescente dos CCIP no cenário hospitalar, desenvolveu-se o *Michigan Appropriateness Guide for Intravenous Catheters*, com o objetivo de destacar melhor qual CVC é mais adequado para um dado cenário clínico.

Como as formas periféricas de acesso venoso são contraindicadas para a infusão de líquidos de infusão perifericamente incompatíveis (medicações cáusticas), os CCIP são apropriados para essa finalidade, seja qual for a duração da infusão. Os CVC não tunelizados são apropriados para esse propósito em pacientes que necessitam de infusão com duração inferior a 2 semanas.

Para a administração de líquidos de infusão perifericamente compatíveis, os CVC não tunelizados somente são apropriados em pacientes gravemente enfermos ou naqueles que necessitam de monitoramento hemodinâmico para regimes terapêuticos de menos de 14 dias. Todos os demais pacientes que necessitam de terapia de curta duração devem receber as formas periféricas de acesso venoso. Os CCIP são apropriados para a terapia intravenosa perifericamente compatível com duração superior a 5 dias.

Os CVC tunelizados são adequados quando o acesso venoso central se faz necessário por mais de 14 dias, ao passo que os CVC totalmente implantáveis são adequados quando há necessidade de acesso por mais de 30 dias. Para uso com durações menores, não se justificam os riscos e o desconforto associados à colocação de um dispositivo tunelizado ou implantado. Se uma duração de tratamento mais longa for planejada, todavia, os dispositivos tunelizados e totalmente implantáveis são preferíveis, por apresentarem taxas reduzidas de infecção, quando comparados aos cateteres não tunelizados.

Pacientes com acesso venoso difícil ou que necessitam de flebotomia com frequência podem receber um CVC não tunelizado para infusões com duração inferior a 14 dias, se estiverem gravemente enfermos, e CCIP para infusões com durações acima de 5 dias, caso não se justifique o uso de um CCIC. Para pacientes com acesso venoso difícil que necessitam de infusões com duração superior a 30 dias, tanto os CVC tunelizados quanto os implantáveis são apropriados.

Os CVC não são o cateter ideal para reanimação com líquido. Em vez disso, a configuração ideal são duas vias intravenosas periféricas de grande calibre localizadas junto às fossas antecubitais; o calibre maior e o comprimento reduzido maximizam as taxas de fluxo. No entanto, pode ser difícil canular as veias periféricas em pacientes gravemente desidratados. Para esses pacientes, os CVC não tunelizados são preferíveis aos CCIP, devido ao calibre maior e ao comprimento menor.

Leitura sugerida

Al Raiy B, Fakih MG, Bryan-Nomides N, et al. Peripherally inserted central venous catheters in the acute care setting: A safe alternative to high-risk short-term central venous catheters. *Am J Infect Control* 2010;38(2):149–153.

Arvaniti K, Lathyris D, Blot S, Apostolidou-Kiouti F, Koulenti D, Haidich AB. Cumulative evidence of randomized controlled and observational studies on catheter-related infection risk of central venous catheter insertion site in ICU patients: A pairwise and network meta-analysis. *Crit Care Med* 2017; 45(4):e437–e448.

Bouza E, Guembe M, Munoz P. Selection of the vascular catheter: can it minimise the risk of infection? *Int J Antimicrob Agents* 2010;36 Suppl 2:S22–S25.

Brass P, Hellmich M, Kolodziej L, Schick G, Smith AF. Ultrasound guidance versus anatomical landmarks for subclavian or femoral vein catheterization. *Cochrane Database Syst Rev* 2015;1:Cd011447.

Center for Disease Control and Prevention. Bloodstream infection event (central line-associated bloodstream infection and non-central line-associated bloodstream infection). 2017. Available from https://www.cdc.gov/nhsn/pdfs/pscmanual/4psc_clabscurrent.pdf.

Chong HY, Lai NM, Apisarnthanarak A, Chaiyakunapruk N. Comparative efficacy of antimicrobial central venous catheters in reducing catheter-related bloodstream infections in adults: Abridged Cochrane systematic review and network meta-analysis. *Clin Infect Dis* 2017;64(Suppl 2):S131–S140.

Chopra V, Anand S, Hickner A, et al. Risk of venous thromboembolism associated with peripherally inserted central catheters: a systematic review and meta-analysis. *Lancet North Am Ed* 2013;382(9889):311–325.

Chopra V, O'Horo JC, Rogers MA, Maki DG, Safdar N. The risk of bloodstream infection associated with peripherally inserted central catheters compared with central venous catheters in adults: a systematic review and meta-analysis. *Infect Control Hosp Epidemiol* 2013;34(9):908–918.

Chopra V, Ratz D, Kuhn L, Lopus T, Chenoweth C, Krein S. PICC-associated bloodstream infections: prevalence, patterns, and predictors. *Am J Med* 2014;127(4):319–328.

Chopra V, Ratz D, Kuhn L, Lopus T, Lee A, Krein S. Peripherally inserted central catheter-related deep vein thrombosis: contemporary patterns and predictors. *J Thrombosis Haemost* 2014;12(6):847–854.

Climo M, Diekema D, Warren DK, et al. Prevalence of the use of central venous access devices within and outside of the intensive care unit: results of a survey among hospitals in the prevention epicenter program of the Centers for Disease Control and Prevention. *Infect Control Hosp Epidemiol* 2003;24(12):942–945.

Eisen LA, Narasimhan M, Berger JS, Mayo PH, Rosen MJ, Schneider RF. Mechanical complications of central venous catheters. *J Intensive Care Med* 2006;21(1):40–46.

Hardy G, Ball P. Clogbusting: time for a concerted approach to catheter occlusions? *Curr Opin Clin Nutr Metab Care* 2005;8(3):277–283.

Hoffman T, Du Plessis M, Prekupec MP, et al. Ultrasound-guided central venous catheterization: A review of the relevant anatomy, technique, complications, and anatomical variations. *Clin Anat* 2017;30(2):237–250.

Li C, Babb J, Sridhar D. Assessing the effect of multiple peripherally inserted central catheter insertions in a pediatric population: a single-center retrospective review. *J Vasc Interv Radiol* 2016;28(2):S7–S8.

Marik PE, Flemmer M, Harrison W. The risk of catheter-related bloodstream infection with femoral venous catheters as compared to subclavian and internal jugular venous catheters: a systematic review of the literature and meta-analysis. *Crit Care Med* 2012;40(8):2479–2485.

Mermel LA, Allon M, Bouza E, et al. Clinical practice guidelines for the diagnosis and management of intravascular catheter-related infection: 2009 Update by the Infectious Diseases Society of America. *Clin Infect Dis* 2009;49(1):1–45.

Merrer J, De Jonghe B, Golliot F, et al. Complications of femoral and subclavian venous catheterization in critically ill patients: a randomized controlled trial. *JAMA* 2001;286(6):700–707.

Meyer BM. Developing an alternative workflow model for peripherally inserted central catheter placement. *J Infus Nurs* 2012;35(1):34–42.

Miller DL, O'Grady NP; Society of Interventional Radiology. Guidelines for the prevention of intravascular catheter-related infections: recommendations relevant to interventional radiology for venous catheter placement and maintenance. *J Vasc Interv Radiol* 2012;23(8):997–1007.

O'Grady NP, Alexander M, Burns LA, et al; Healthcare Infection Control Practices Advisory Committee (HICPAC). Guidelines for the prevention of intravascular catheter-related infections. *Clin Infect Dis* 2011;52(9):e162–e193.

Parienti JJ, Mongardon N, Megarbane B, et al. Intravascular complications of central venous catheterization by insertion site. *N Engl J Med* 2015;373(13):1220–1229.

Pegues D, Axelrod P, McClarren C, et al. Comparison of infections in Hickman and implanted port catheters in adult solid tumor patients. *J Surg Oncol* 1992;49(3):156–162.

Pittiruti M, Hamilton H, Biffi R, MacFie J, Pertkiewicz M; ESPEN. ESPEN guidelines on parenteral nutrition: Central venous catheters (access, care, diagnosis and therapy of complications). *Clin Nutr* 2009;28(4):365–377.

Ruesch S, Walder B, Tramer MR. Complications of central venous catheters: internal jugular versus subclavian access—a systematic review. *Crit Care Med* 2002;30(2):454–460.

Smith RN, Nolan JP. Central venous catheters. *BMJ* 2013;347:f6570.

Stephens LC, Haire WD, Kotulak GD. Are clinical signs accurate indicators of the cause of central venous catheter occlusion? *JPEN J Parenter Enteral Nutr* 1995;19(1):75–79.

Timsit JF, Bouadma L, Mimoz O, et al. Jugular versus femoral short-term catheterization and risk of infection in intensive care unit patients. Causal analysis of two randomized trials. *Am J Respir Crit Care Med* 2013;188(10):1232–1239.

van Miert C, Hill R, Jones L. Interventions for restoring patency of occluded central venous catheter lumens. *Cochrane Database Syst Rev* 2012;(4):CD007119.

Williams JF, Seneff MG, Friedman BC, et al. Use of femoral venous catheters in critically ill adults: prospective study. *Crit Care Med* 1991;19(4):550–553.

Yang RY, Moineddin R, Filipescu D, et al. Increased complexity and complications associated with multiple peripherally inserted central catheter insertions in children: The tip of the iceberg. *J Vasc Interv Radiol* 2012;23(3):351–357.

Yokoe DS, Anderson DJ, Berenholtz SM, et al. A compendium of strategies to prevent healthcare-associated infections in acute care hospitals: 2014 updates. *Infect Control Hosp Epidemiol* 2014;35(8):967–977.

AMISH PATEL, BEDROS TASLAKIAN E AKHILESH K. SISTA

Doença venosa de membro inferior

Introdução

A doença venosa dos membros inferiores se manifesta mais comumente como insuficiência venosa crônica (IVC) ou tromboembolia venosa (TEV). A IVC é dividida em dois tipos, superficial e profunda, com base no sistema venoso envolvido. Do mesmo modo, a TEV envolve duas condições relacionadas, porém distintas, que são a trombose venosa profunda (TVP) e a embolia pulmonar. Em décadas recentes, as técnicas de procedimento evoluíram e se tornaram uma peça importante no manejo de pacientes com IVC e TEV.

Anatomia

Nos membros inferiores, o sistema venoso se divide em veias superficiais e veias profundas, com base em sua relação com a fáscia muscular. As veias que atravessam a fáscia muscular são conhecidas como veias perfurantes, conectando as veias profundas e superficiais (Figura 34.1). As veias que conectam veias profundas a outras veias profundas, ou veias superficiais a outras veias superficiais, são conhecidas como veias comunicantes. As duas veias superficiais principais do membro inferior (Figura 34.2) são a veia safena parva (VSP) e a veia safena magna (VSM). As veias safenas parva e magna seguem ao longo de seus próprios compartimentos, presas por camadas fasciais. Ao corte transversal, essas veias com as camadas fasciais circundantes exibem um aspecto de "olho egípcio" (Figura 34.3). A VSP drena para dentro do sistema venoso profundo, na veia poplítea, conhecido como junção safenopoplítea (JSP). A VSM drena para dentro do sistema profundo, na veia femoral comum, conhecido como junção safenofemoral (JSF).

A maior parte das veias profundas do membro inferior é nomeada de acordo com a artéria correspondente (Figura 34.4). Estas incluem as veias tibial anterior, tibial posterior e fibular. Entretanto, existem duas veias adicionais, a solear e a gastrocnêmia, que não têm artérias correspondentes. Essas veias formam a veia poplítea, que se transforma na veia femoral na coxa. Essa veia se funde à veia femoral profunda, formando a veia femoral comum. Esta passa sob o ligamento inguinal e se torna a veia ilíaca externa, que se funde à veia ilíaca interna, transformando-se na veia ilíaca comum. As veias ilíacas comuns bilaterais convergem no lado direito do corpo e se tornam a veia cava inferior (VCI). A VCI recebe cada uma das veias renais e a confluência das veias hepáticas, drenando finalmente no átrio direito.

Diferentemente das artérias, as veias do membro inferior contêm valvas que atuam criando um fluxo unidirecional rumo ao coração. Essas valvas são mais concentradas na panturrilha e vão se tornando menos frequentes até a virilha. As veias centrais da pelve não contêm valvas.

Assim como o membro inferior, o sistema venoso do membro superior também contém veias superficiais e profundas. Esses vasos são mostrados na Figura 34.5.

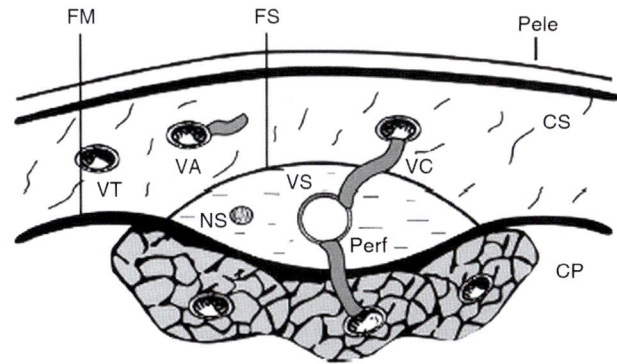

Figura 34.1 Compartimentos venosos profundo e superficial. A fáscia muscular (*FM*) separa o compartimento superficial (*CS*) do compartimento profundo (*CP*). O CS contém as veias safenas (*VS*), veias tributárias (*VT*) e veias acessórias (*VA*). As veias safenas e os nervos acompanhantes estão contidos em um compartimento safeno, o qual é preso superficialmente pela fáscia safena (*FS*) e profundamente pela fáscia muscular. O CP é preso pela FM e contém as veias profundas. As veias perfurantes (*Perf*) atravessam o CS e o CP. As veias comunicantes (*VC*) conectam veias junto ao mesmo compartimento venoso, seja profundo com profundo, seja superficial com superficial. (De Black CM. Anatomy and physiology of the lower-extremity deep and superficial veins. *Tech Vasc Interv Radiol*. 2014; 17(2):68-73, com permissão de Elsevier.)

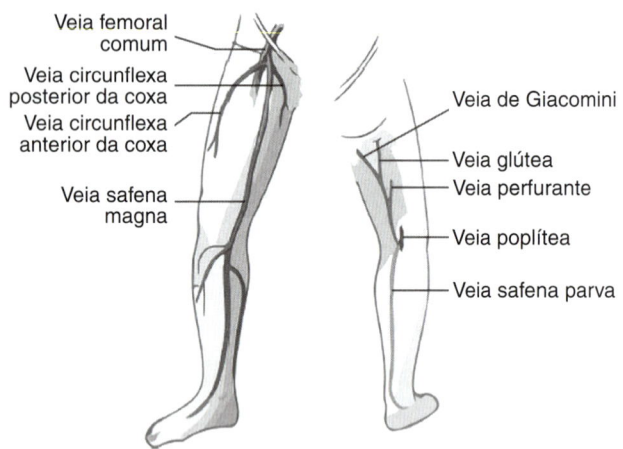

Figura 34.2 **Veias superficiais do membro inferior.** (De Winokur RS, Khilnani NM. Superficial veins: treatment options and techniques for saphenous veins, perforators, and tributary veins. *Tech Vasc Interv Radiol.* 2014; 17[2]:82-89, com permissão de Elsevier.)

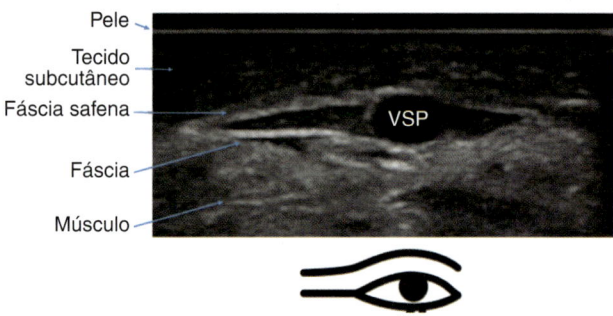

Figura 34.3 **Aparência de "olho egípcio" da veia safena parva (VSP),** com as camadas fasciais circundantes.

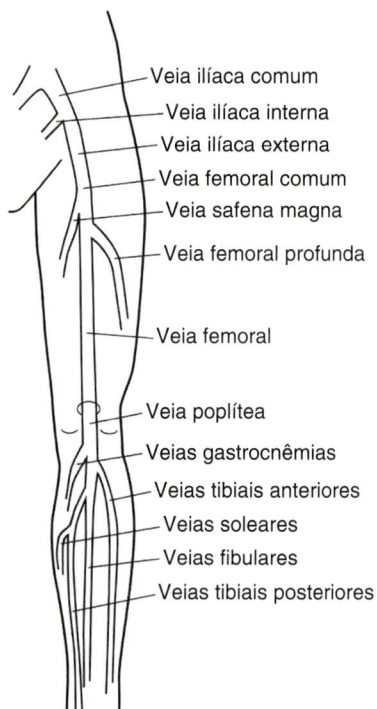

Figura 34.4 **Veias profundas do membro inferior.** (De Black CM. Anatomy and physiology of the lower-extremity deep and superficial veins. *Tech Vasc Interv Radiol.* 2014; 17[2]:68-73, com permissão de Elsevier.)

Doença venosa superficial

Fisiopatologia

Quando as valvas das veias do membro inferior se tornam disfuncionais, o fluxo sanguíneo passa a ser bidirecional, resultando em períodos de refluxo prolongados. A consequência disso é uma hipertensão venosa, que é responsável pelo inchaço da perna e pela transformação varicosa de ramos venosos safenos.

Avaliação clínica e seleção do paciente

Ao avaliar qualquer paciente, a obtenção de uma história detalhada e a realização do exame médico são obrigatórios, o que prevenirá o erro diagnóstico e procedimentos desnecessários. Quando há suspeita de doença venosa superficial, os itens relevantes da história são tratamento prévio, história de gravidez, história familiar de doença venosa e trombose venosa superficial ou profunda prévia. Os sintomas de insuficiência venosa superficial incluem sensação de peso nas pernas, dor, fadiga ou edema na posição em pé. Esses sintomas costumam ser aliviados com a elevação da perna ou exercício. Ao exame físico, os pacientes comumente apresentarão veias varicosas ou reticulares imperceptíveis, edema ou descoloração da pele (Figura 34.6). Nos casos mais graves, pode haver desenvolvimento de úlcera. Existem vários sistemas de escore que servem para padronizar o relato de achados clínicos de pacientes com doença venosa, tanto a superficial quanto a profunda. Dois sistemas comumente usados são a Classificação Clínica, Etiológica, Anatômica e Fisiopatológica (Tabela 34.1) e o Escore de Gravidade Clínica Venosa (VCSS; do inglês, *Venous Clinical Severity Score*) revisado.

Avaliação por imagem

Uma ultrassonografia com Doppler será o exame de escolha para pacientes com suspeita de insuficiência venosa superficial. O estudo deve ser realizado com um transdutor linear de alta frequência e com o paciente posicionado em pé. O foco primário do teste é avaliar o tamanho e a direção do fluxo junto às veias. Embora períodos curtos de refluxo sejam normais, um fluxo retrógrado que exceda 0,5 segundo em veias superficiais é considerado anormal (Figura 34.7). Uma VSP maior que 3 mm e uma VSM maior que 5 mm são consideradas anormais.

Tratamento

O tratamento conservador, com meias de compressão gradual e exercício, deve ser a terapia de primeira linha para pacientes que apresentam sintomas leves ou moderados. Entretanto, se o paciente não responder ou não tolerar as meias de compressão gradual, ou se houver úlceras, uma intervenção pode ser necessária.

A meta do tratamento é erradicar a veia superficial incompetente, forçando o sangue a fluir pelo sistema venoso profundo competente. Originalmente, isso era conseguido por meio da remoção cirúrgica da VSM ou da VSP. Hoje, porém, o é mais comumente por meio de ablação venosa. Esse procedimento menos invasivo é possível em duas formas: ablação por radiofrequência e ablação intravenosa a *laser*. Esses dispositivos à base de cateter atuam ao depositar energia na parede da veia, com consequente obstrução venosa (Figura 34.8).

Realizado com frequência em um contexto de consultório ambulatorial apenas com orientação por ultrassonografia, o procedimento pode ser feito com ou sem sedação intravenosa. Com o paciente na posição de Trendelenburg invertida, a veia a ser tratada é acessada caudalmente, com agulha e fio. O dispositivo então é avançado cranialmente, a 2 cm na junção da veia superficial com a veia profunda (ver Figura 34.7). A anestesia tumescente

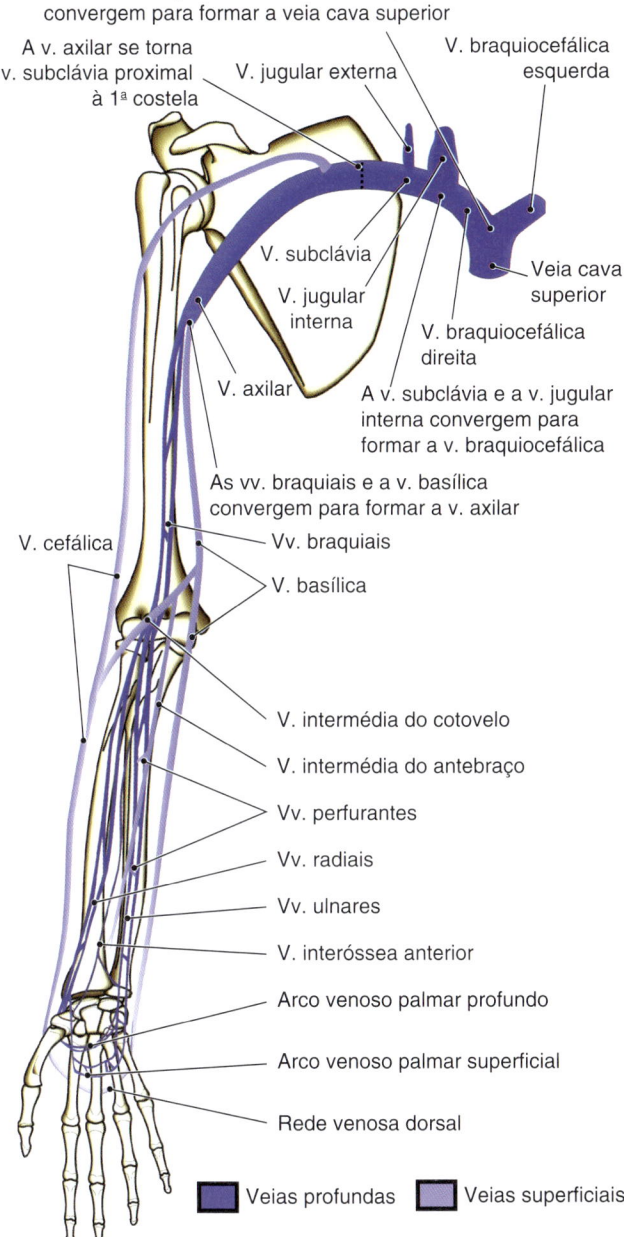

As vv. braquiocefálica direita e esquerda convergem para formar a veia cava superior

A v. axilar se torna v. subclávia proximal à 1ª costela

V. jugular externa

V. braquiocefálica esquerda

V. subclávia

Veia cava superior

V. jugular interna

V. braquiocefálica direita

V. axilar

A v. subclávia e a v. jugular interna convergem para formar a v. braquiocefálica

As vv. braquiais e a v. basílica convergem para formar a v. axilar

V. cefálica

Vv. braquiais

V. basílica

V. intermédia do cotovelo

V. intermédia do antebraço

Vv. perfurantes

Vv. radiais

Vv. ulnares

V. interóssea anterior

Arco venoso palmar profundo

Arco venoso palmar superficial

Rede venosa dorsal

■ Veias profundas   □ Veias superficiais

Figura 34.5 Veias profunda e superficial do membro superior. (De Olinger AB. *Human Gross Anatomy.* Wolters Kluwer; 2016.)

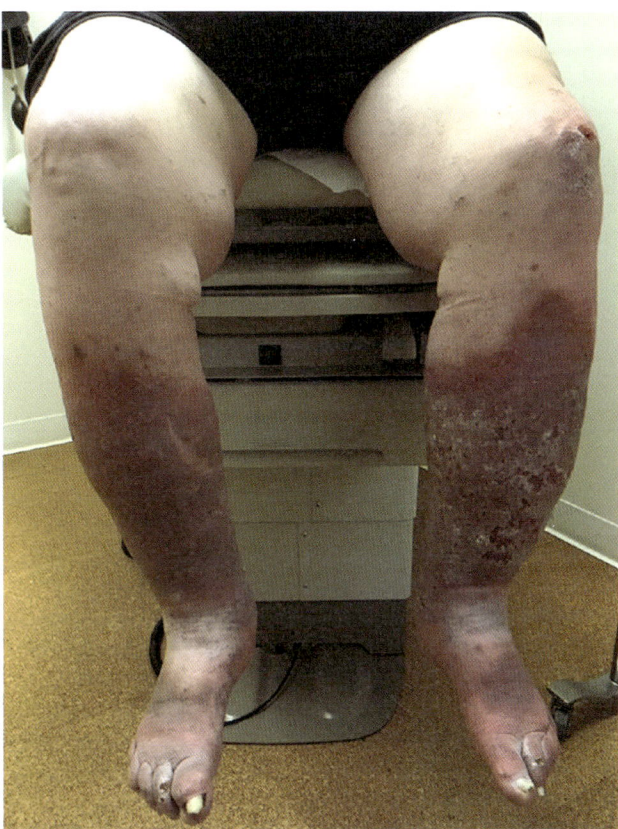

Figura 34.6 Alterações de insuficiência venosa crônica: edema de membro inferior bilateral, hiperpigmentação e ulcerações.

TABELA 34.1 Parte clínica da Classificação Clínica, Etiológica, Anatômica e Fisiopatológica da doença venosa crônica.

C0	Sem sinais visíveis de doença venosa
C1	Telangiectasias ou veias reticulares
C2	Veias varicosas
C3	Edema
C4a	Hiperpigmentação ou eczema venoso
C4b	Lipodermatosclerose
C5	Ulceração venosa cicatrizada
C6	Ulceração venosa ativa

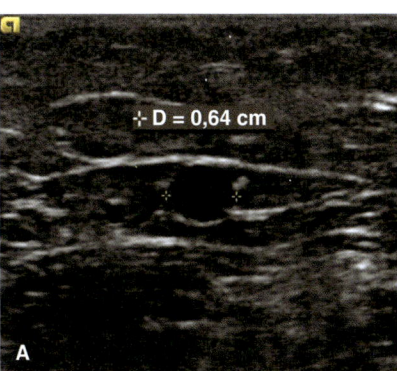

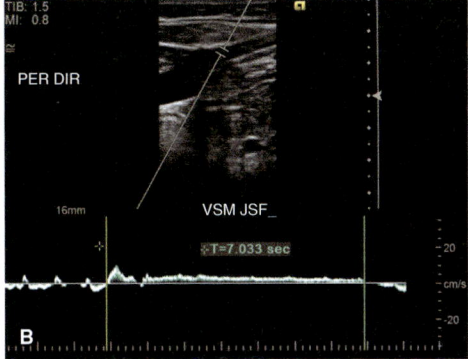

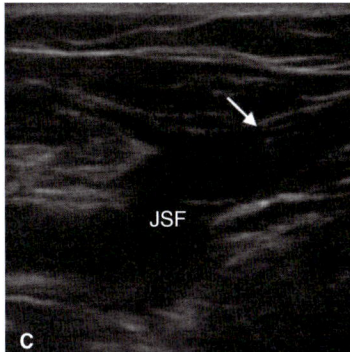

Figura 34.7 Ultrassonografia em escala de cinza transversal (A) e longitudinal (B), no nível da junção safenofemoral (JSF) direita, mostrando uma veia safena magna aumentada (0,64 cm) com 7 s de refluxo, compatível com insuficiência venosa superficial. Em um paciente diferente, a ultrassonografia intraprocedimento (C) mostra o filamento de *laser* (*seta*) posicionado a uma distância de 2 a 3 cm da JSF.

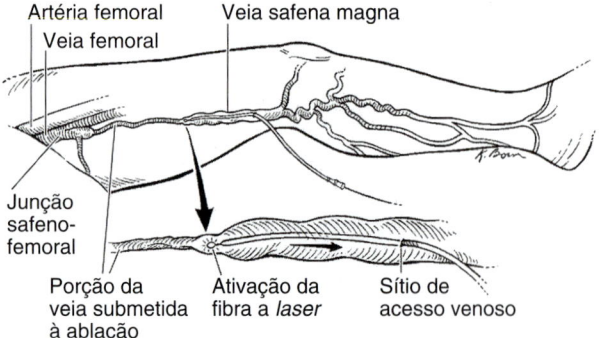

Figura 34.8 Tratamento por ablação intravenosa a *laser* da veia safena magna.

TABELA 34.2	Causas comuns de trombose venosa profunda.

Hipercoagulabilidade
Deficiência de fator V de Leiden
Deficiência de antitrombina III
Deficiência de proteína C ou S
Uso de anticoncepcional oral
Gravidez ou estado pós-parto
Malignidade

Estase venosa
Imobilização prolongada
   Cirurgia recente
   Viagem longa
Corpo estranho
   Cateter venoso central
   Filtro de veia cava inferior
Compressão externa
   Tumores ou linfadenopatia pélvica
   Lesão de May-Thurner

Anormalidade endotelial
Traumatismo por cateterismo venoso
Dano por medicações intravenosas

com lidocaína diluída é então administrada ao redor de toda a extensão da veia a ser tratada. Isso serve para encolher a veia em torno do cateter do dispositivo e trazer a veia em contato direto com o dispositivo, bem como para separar a veia dos nervos e da pele subjacentes. Isso é particularmente importante ao tratar a VSP, devido a sua estreita proximidade com o nervo sural e a pele da panturrilha. O dispositivo então é ativado e removido pela veia, promovendo sua ablação durante a remoção. Os dispositivos mais modernos usam cola ou espuma esclerosante para selar a veia, sem necessidade de anestesia tumescente. É comum que os pacientes desenvolvam hematoma, sensação dolorosa ou endurecimento depois da ablação; contudo, uma complicação verdadeira da ablação da veia safena é rara. Mesmo assim, não são incomuns as ocorrências de TVP, queimaduras de pele e dano a nervo.

Trombose venosa profunda

Fisiopatologia

Em terceiro lugar entre as doenças cardiovasculares mais comuns, a TVP está associada a um ônus social e morbidade individual significativos. Os três fatores envolvidos na trombose venosa, conhecidos como tríade de Virchow, são hipercoagulabilidade, estase venosa e anormalidade do endotélio venoso. Existe uma subpopulação de pacientes com TVP de causa desconhecida, considerados portadores de "TVP não provocada". Entretanto, sugere-se que esses pacientes apresentem uma doença subjacente ainda não evidente. A Tabela 34.2 mostra as causas comuns da TVP.

A consequência mais preocupante da TVP é a embolia pulmonar, devido à mortalidade significativa. Sendo assim, o tratamento da TVP tradicionalmente enfoca a prevenção da embolia pulmonar com medicações anticoagulantes. Todavia, mesmo com uma anticoagulação adequada, é possível que a eliminação do trombo seja incompleta, o que acarreta obstrução crônica. Ademais, a resposta inflamatória à trombose resulta em uma lesão endotelial que torna as valvas das veias profundas não funcionais. Essas consequências expõem o paciente ao risco de recidiva de TVP no futuro. De fato, 30% dos pacientes com "TVP não provocada" apresentarão recorrência dentro de 8 anos. A hipertensão venosa resultante de uma obstrução crônica e refluxo é conhecida como síndrome pós-trombótica (SPT). Essa condição compartilha muitos dos sintomas da hipertensão venosa por insuficiência venosa superficial: edema na perna, sensação de peso, dor na posição em pé, veias varicosas e, em casos graves, ulceração. A SPT se desenvolve em cerca de 40% dos pacientes, meses a anos após o primeiro episódio de TVP sintomática. Depois de uma recorrência de TVP ipsilateral, o risco de SPT aumenta

em 2 a 6 vezes. A localização da TVP também é importante como fator preditivo do risco de desenvolvimento de SPT do paciente. Aqueles com TVP proximal ou "iliofemoral" (trombose que afeta a veia femoral comum e/ou a veia ilíaca) são mais propensos a apresentar sintomas graves de SPT, entre os quais as úlceras venosas. Para se desviar das veias comprometidas, o sangue contorna pelas colaterais superficiais e pelas veias profundas distais não envolvidas, os quais dilatam e se tornam incompetentes. Isso agrava a hipertensão venosa e, portanto, o edema, a lesão tecidual e a ulceração cutânea.

Avaliação clínica e seleção do paciente

Ao avaliar um paciente com TVP, é importante reunir informação de história que possa revelar a causa subjacente da trombose. Isso inclui história de malignidade, história familiar de TVP ou coagulopatia, viagem de avião ou cirurgia recente, presença de filtro de VCI e uso de medicação. Também são informações relevantes: história de TVP prévia, método de tratamento e seu desfecho. O aparecimento dos sintomas é importante porque permite determinar a idade do coágulo, o que pode mudar a abordagem do tratamento.

Os sintomas podem incluir edema na perna, dor ao movimento de dorsiflexão forçada do pé (sinal de Homans) e vermelhidão. Um pequeno número de pacientes apresentará dor intensa na perna e descoloração, que constituem os principais sinais da flegmasia (Figura 34.9). Essa condição aguda, prejudicial à condição do membro, resulta da hipertensão venosa grave causada pela TVP. O estágio inicial da doença é conhecido como flegmasia *alba dolens* e se caracteriza por um membro edemaciado, dolorido e pálido. À medida que a trombose progride e causa obstrução das colaterais, o membro desenvolve uma tonalidade azulada e a doença passa a ser conhecida como flegmasia *cerulea dolens*. Se não reconhecida e tratada prontamente, a condição pode avançar para comprometimento arterial e perda do membro. Desse modo, o tratamento agressivo desses pacientes normalmente é justificado. Como um componente usual do tratamento endovascular é a medicação trombolítica, é importante incluir uma avaliação detalhada quanto aos potenciais fatores de risco que possam aumentar o risco de sangramento significativo (Tabela 34.3). Ao considerar uma intervenção na TVP, os pacientes podem ser agrupados em três categorias. O grupo 1 inclui pacientes que necessitam de trombólise de urgência para prevenção das complicações da TVP aguda, que ameaçam o membro ou a

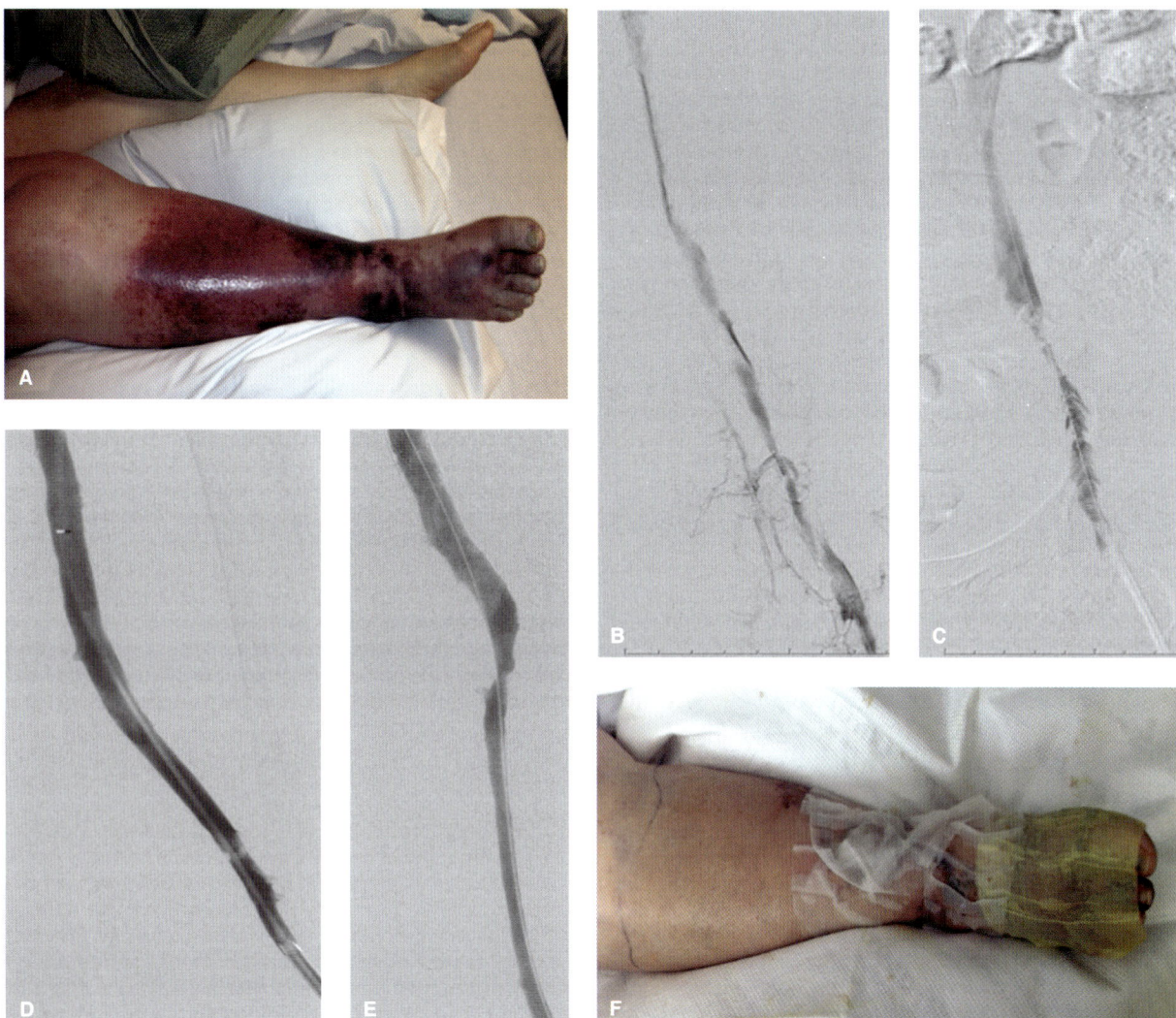

Figura 34.9 **Tratamento dirigido por cateter de flegmasia. A.** Perna agudamente edemaciada, mosqueada e cianótica no contexto de uma extensa trombose venosa profunda obstrutiva. **B** e **C.** Venogramas pré-intervenção mostrando um trombo se estendendo ao longo das veias profundas femoral (**B**) e iliofemoral (**C**). **D** e **E.** Depois da trombólise, da angioplastia e da utilização de *stent*, o fluxo através desses segmentos melhorou de maneira acentuada. **F.** Aparência da perna decorridos 10 dias do tratamento. (Cortesia de Brooke Spencer, MD.)

vida, como flegmasia *cerulea dolens* ou trombose progressiva da VCI. O grupo 2 inclui pacientes para os quais a trombólise é uma opção razoável, devido à falha do manejo medicamentoso. Esse grupo inclui pacientes que apresentam progressão da TVP ou sintomas graves (dor e edema), mesmo com anticoagulação. O grupo 3 inclui pacientes para os quais a trombólise esteja sendo considerada para prevenção da SPT. Os pacientes do grupo

1 necessitarão de uma abordagem mais agressiva, apesar dos fatores de risco significativos, ao passo que o limiar de exclusão será muito mais alto para os pacientes dos grupos 2 e 3.

Avaliação por imagem

Como a doença venosa superficial, o modo primário de avaliação por imagem de pacientes com TVP é a ultrassonografia. Esse teste é prontamente acessível, de execução simples, e apresenta excelentes sensibilidade e especificidade para a detecção da TVP infrainguinal. Para pacientes em que a ultrassonografia apresente limitações, seja por intolerância à compressão, seja por obesidade, é possível realizar uma venografia por tomografia computadorizada (VTC) ou venografia por ressonância nuclear magnética (VRNM). Havendo suspeita de mais envolvimento central trombótico nas veias ilíacas ou VCI, pode-se considerar uma VTC ou VRNM.

Tratamento
Manejo clínico

Em geral, a anticoagulação isolada será a primeira linha de terapia para tratar pacientes com TVP. Para a maioria dos pacientes,

TABELA 34.3 Contraindicações à trombólise dirigida por cateter.

Absoluta
  Sangramento ativo
  Sangramento gastrintestinal recente (< 3 meses)
  Acidente vascular encefálico recente
Relativa
  Cirurgia ou traumatismo importante recente
  Cirurgia ou traumatismo ocular recente
  Hipertensão descontrolada
  Gravidez
  Reanimação cardiopulmonar recente
  Trombocitopenia ou diátese hemorrágica
  Lesão vascular ou malignidade intracraniana

os tratamentos são iniciados com um fármaco anticoagulante parenteral (heparina não fracionada, heparina de baixo peso molecular [HBPM] ou fondaparinux), devido à sua capacidade de atingir níveis sanguíneos terapêuticos de maneira rápida. Em seguida, os pacientes fazem a transição para um anticoagulante oral ou subcutâneo, antes de serem liberados. A varfarina é um anticoagulante oral econômico, mas sua interação com diversos medicamentos e alimentos torna sua eficácia variável. Como resultado, exige a realização de testes sanguíneos regulares que permitem uma titulação apropriada. As medicações à base de HBPM, como a enoxaparina, não exigem teste sanguíneo para dosagem; contudo, devem ser administradas por via subcutânea, o que as torna uma opção ruim para muitos pacientes. Entretanto, a HBPM é o anticoagulante preferido em pacientes com câncer ativo. Os anticoagulantes orais diretos (ACOD) constituem uma classe mais recente de anticoagulação, composta primariamente por inibidores diretos do fator Xa e da trombina. Essas medicações dispensam um teste sanguíneo para dosagem. Por outro lado, diferentemente de outras medicações, não existe atualmente um modo de reverter o efeito anticoagulante dos ACOD, caso um paciente comece a sangrar ou necessite de cirurgia emergencial. Seja qual for o agente escolhido, a duração mínima do tratamento será de 3 meses. Se o paciente tiver outros fatores de risco ou história de TVP prévia, a duração do tratamento poderá ser mais longa ou até vitalícia.

A prevenção da SPT é difícil, mesmo com uma anticoagulação adequada. O uso de meias de compressão elásticas, apesar de oferecer baixo risco e ter certa utilidade no controle dos sintomas, raramente previne o desenvolvimento da SPT. Foi sugerido que a eliminação precoce do trombo na veia, com restauração do fluxo, previne a obstrução venosa e o refluxo valvular, bem como a subsequente SPT. Estudos randomizados pequenos demonstraram que a trombectomia venosa cirúrgica e a trombólise farmacológica estão associadas a taxas diminuídas de SPT, em comparação ao uso apenas de anticoagulação. Entretanto, os procedimentos estão associados a taxas mais altas de complicações. Um estudo clínico randomizado amplo (ATTRACT – *Acute Venous Thrombosis: Thrombus Removal With Adjunctive Catheter-Directed Thrombolysis*) foi conduzido para determinar se a trombólise mecânica previne a SPT. Os resultados mostram que a trombólise farmacomecânica não previne a SPT nem TEV recorrente, além de apresentar risco aumentado de sangramento significativo (1,7% *versus* 0,3%). Entretanto, foi evidente que a trombólise farmacomecânica diminui a gravidade da SPT.

A trombólise farmacológica pode ser conseguida de muitas formas diferentes. As medicações trombolíticas podem ser injetadas de maneira sistêmica (*i. e.*, em uma veia periférica), em veias próximas ao coágulo no membro afetado ou via cateteres de infusão inseridos no próprio trombo (Figura 34.10). Estudos demonstraram que a infusão sistêmica é menos efetiva quando o trombo é totalmente obstrutivo, em comparação a quando o trombo exibe um canal em torno do coágulo. Estudou-se a aplicação de múltiplas injeções de medicação trombolítica em veias patentes adjacentes a um segmento trombosado, o que se mostrou ineficaz. Entretanto, foi demonstrado que a infusão de medicação trombolítica diretamente no trombo é mais segura e efetiva. Essa técnica serve de base para a terapia guiada por cateter (TGC) da TVP.

Terapias intervencionistas

A meta da TGC é introduzir medicação fibrinolítica a concentrações de fármaco intratrombo mais altas (eficácia aumentada) e com exposição sistêmica diminuída (segurança aumentada). Em geral, o procedimento é realizado sob sedação moderada. A orientação por ultrassonografia é usada para acessar uma veia profunda no membro afetado. Quando possível, é melhor acessar uma veia patente abaixo do segmento venoso trombosado. Para a TVP iliofemoral isolada, o acesso poplíteo é preferido por ser amplo, facilitando o acesso, e compressível, permitindo uma hemostasia confiável ao fim do procedimento. Quando a veia poplítea está trombosada, é preferível acessar uma das veias tibiais posteriores pareadas. Isso é feito na panturrilha ou no tornozelo. O acesso à veia jugular interna também é uma opção, mas atravessar as valvas das veias femoropoplíteas é uma abordagem retrógrada desafiadora. A venografia é realizada para delinear a extensão da trombose. A seleção do cateter de infusão com múltiplos orifícios laterais de tamanho apropriado é feita com base na extensão do trombo. O fármaco trombolítico diluído é, então, infundido no trombo por 6 a 24 horas. Comumente, o ativador de plasminogênio tecidual (tPA) recombinante é usado como fármaco trombolítico (taxa de 0,5 a 1 mg por hora); entretanto, nenhum fármaco lítico tem aprovação da U.S. Food and Drug Administration. Durante a infusão, costuma haver a avaliação do hemograma completo, do tempo de tromboplastina parcial e dos níveis de fibrinogênio a cada 6 horas a fim de determinar o efeito sistêmico do fármaco trombolítico e o risco de sangramento. Aliados aos valores laboratoriais, os sinais clínicos de sangramento, como epistaxe ou exsudação do sítio de acesso, podem exigir diminuição ou suspensão da infusão trombolítica. Devido ao risco de sangramento, os pacientes submetidos à trombólise devem ser monitorados em um contexto de assistência de alta complexidade, como uma unidade intermediária ou unidade de terapia intensiva. Entretanto, algumas instituições desenvolveram protocolos que possibilitam a trombólise de ajuste único ou de um dia, por meio da utilização de monitoramento de alta complexidade na unidade de recuperação de procedimento.

Feita a remoção do trombo, realiza-se a venografia para avaliar a presença de trombo residual ou lesões obstrutivas. Um trombo residual pode ser tratado com maceração por balão ou trombectomia mecânica. As lesões obstrutivas são tratadas com angioplastia por balão e/ou colocação de *stent*. Em geral, os *stents* são reservados para lesões ilíacas, mas podem ser estendidos para as veias femorais comuns, usando o nível do trocanter menor do fêmur como referencial. Atualmente, nenhum *stent* tem a aprovação da U.S. Food and Drug Administration para uso no tratamento da doença venosa. Em geral, os *stents* metálicos descobertos autoexpansíveis são preferidos por sua força e capacidade de possibilitar o fluxo de entrada a partir das veias tributárias.

Entre as limitações da TGC, estão o custo da observação em unidade de tratamento intensivo durante a lise (em geral, 1 a 3 dias) e os riscos associados ao procedimento, como sangramento e embolia pulmonar. O sangramento significativo é raro e pode ser reduzido com o uso de acesso venoso guiado por ultrassonografia, que evita a punção arterial acidental. Do mesmo modo, a embolia pulmonar durante a TGC é tão rara que o uso rotineiro de filtros na VCI costuma ser desnecessário. Uma alternativa à TGC é a trombectomia mecânica percutânea (TMP), que não se apoia no uso de medicações trombolíticas para remoção do trombo. Os dispositivos de TMP se destinam a fragmentar ou remover o trombo por inteiro (Figura 34.11). Entretanto, as desvantagens desse método são duração prolongada do procedimento, maior traumatismo da valva venosa e potencial de embolização do trombo com a manipulação mecânica. Sendo um híbrido de TGC e TMP, a TGC farmacomecânica (TGCF) busca combinar elementos de ambos os procedimentos para conseguir resultados melhores. Muitas combinações diferentes de medicações e dispositivos foram descritas, cada uma delas com o objetivo de aumentar a área de superfície do trombo, acelerando a trombólise farmacológica e minimizando as complicações hemorrágicas. Independentemente da técnica selecionada, todos os pacientes devem receber o tratamento médico usual para TVP depois da trombólise bem-sucedida, incluindo anticoagulação, conforme descrito.

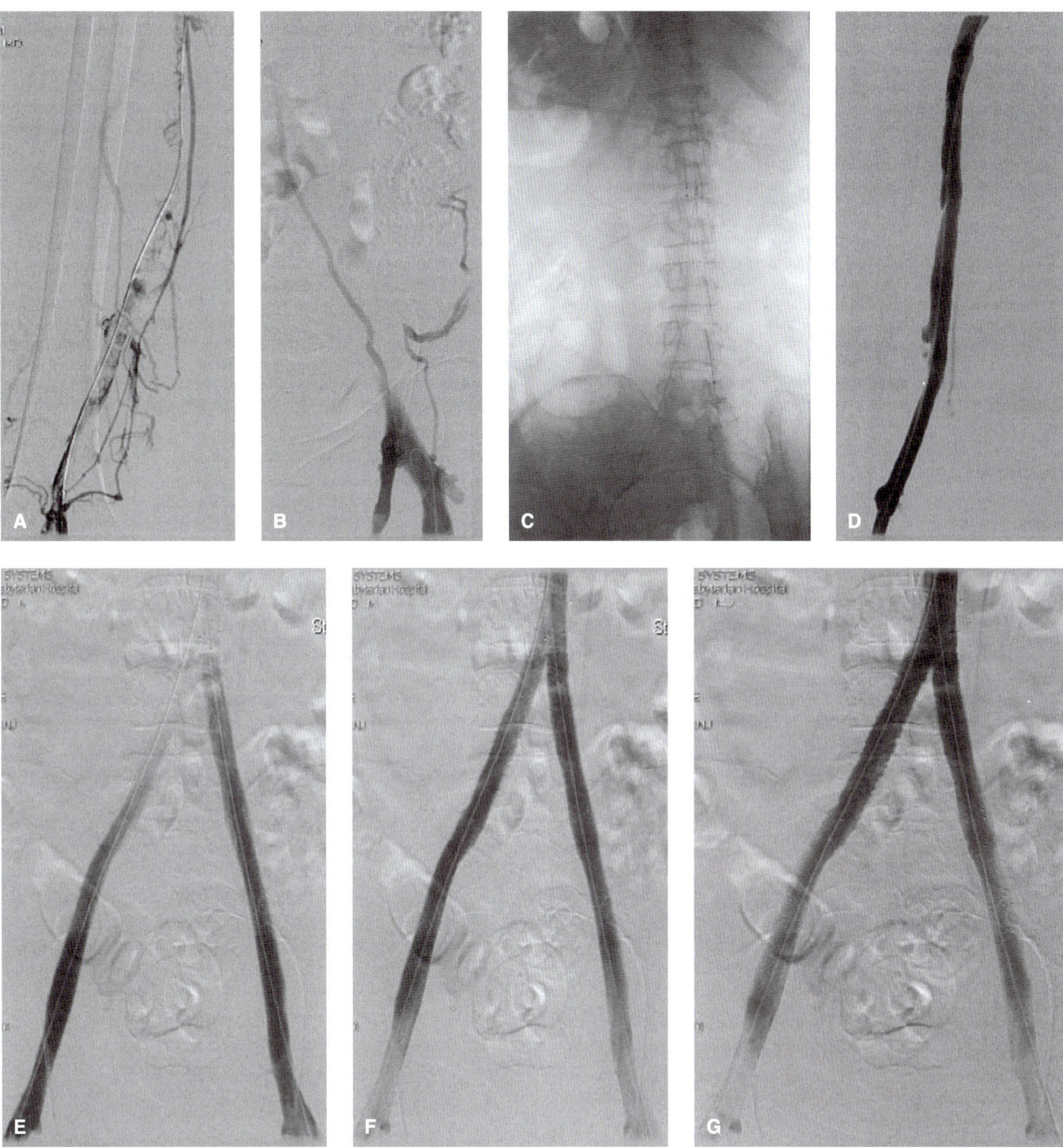

Figura 34.10 Terapia guiada por cateter e colocação de *stent* em paciente com tromboses venosas profundas bilaterais progressivas, apesar da anticoagulação. A. A venografia femoral esquerda (paciente em pronação) mostra um extenso trombo agudo ao longo do comprimento da veia. **B.** A venografia ilíaca direita mostra ausência de enchimento da veia ilíaca. **C.** A imagem fluoroscópica mostra os cateteres de infusão ao longo do comprimento dos trombos ilíacos esquerdo e direito. **D.** A venografia femoral esquerda pós-infusão demonstra patência excelente. Depois da colocação do *stent*, a venografia de ambas as ilíacas mostra fluxos para dentro e para fora rápidos, evidenciados pelo fluxo para dentro dos *stents* (**E**), através dos *stents* (**F**) e o *washout* de contraste dos *stents* (**G**). (De Sista AK, Vedantham S, Kaufman JA, Madoff DC. Endovascular interventions for acute and chronic lower extremity deep venous disease: state of the art. *Radiology*. 2015; 276(1):31-53, com permissão de RSNA.)

Doença venosa crônica

Fisiopatologia

Mais comum nos membros inferiores, a doença venosa crônica é altamente prevalente e, com frequência, debilitante. Essa condição pode resultar de uma doença venosa superficial, TVP prévia e/ou obstrução não trombótica, com alguns pacientes apresentando todas essas três causas. Os mecanismos da doença venosa superficial e SPT já foram discutidos. As causas não trombóticas incluem compressão extrínseca, traumatismo e anormalidades congênitas. A compressão extrínseca pode ser devida a neoplasias abdominopélvicas, linfadenopatias ou linfoceles que comprimam e, como consequência, obstruam as veias pélvicas. De modo alternativo, a compressão extrínseca pode ser secundária a causas não neoplásicas, como a síndrome de May-Thurner e suas variantes. Anormalidades congênitas, como a atresia da VCI, também podem se manifestar na adolescência ou na fase adulta, como doença venosa crônica.

Avaliação clínica e seleção do paciente

É preciso obter a história completa e detalhada de quaisquer pacientes que tenham doença venosa crônica. Isso inclui uma história de TEV, traumatismo, malignidade, colocação de cateter

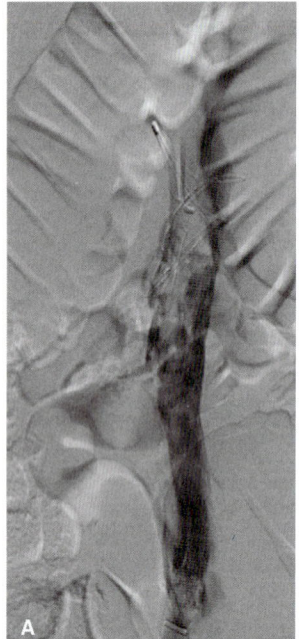
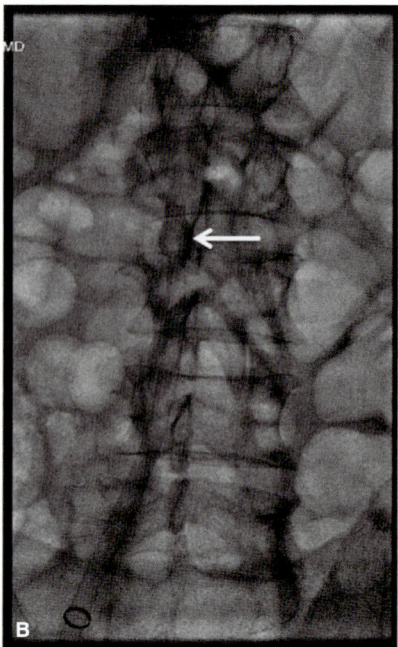
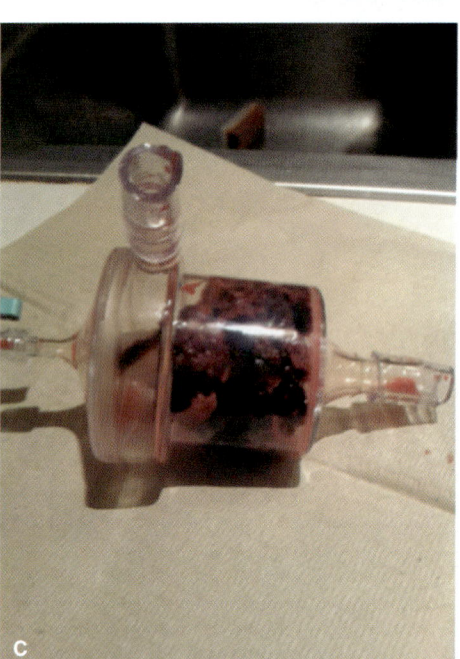
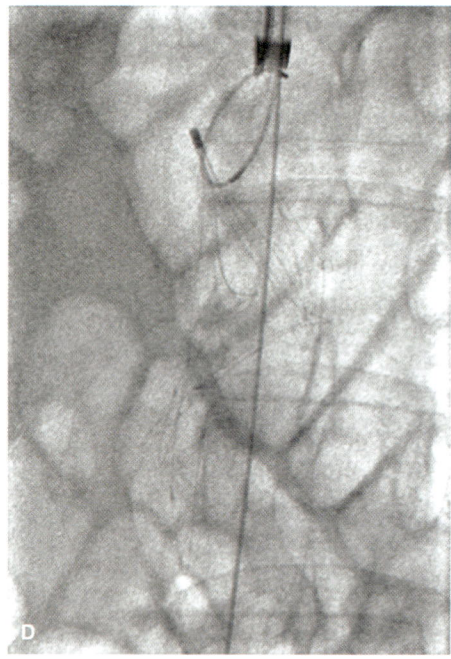
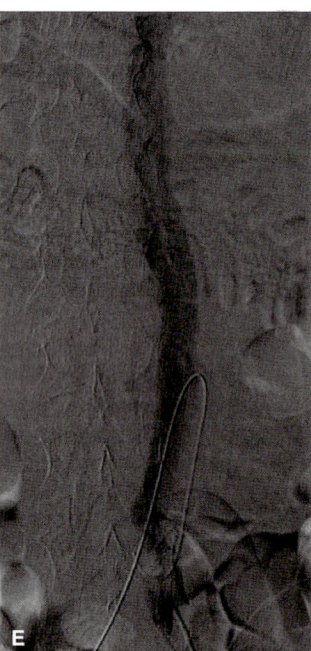

Figura 34.11 Trombo de veia cava tratado com dispositivo de aspiração de grande calibre, um tipo de trombectomia mecânica percutânea. **A.** A venografia da veia cava inferior (VCI) mostra um extenso trombo de veia cava e um filtro mal posicionado na VCI suprarrenal. **B.** A imagem fluoroscópica mostra o dispositivo de aspiração/sucção na VCI. A *seta* aponta o balão na extremidade, o qual, ao ser inflado, alarga a extremidade. **C.** Fotografia do filtro de recirculação mostrando o trombo volumoso extraído. **D.** A imagem fluoroscópica obtida durante a recuperação do filtro mostra um fio metálico de ponta defletida segurando o filtro mal posicionado. A extremidade do fio foi capturada, com o subsequente puxamento do filtro pela bainha. **E.** A venografia da VCI obtida no dia seguinte à remoção do filtro da VCI mostra uma redução marcante na carga do trombo e um fluxo livre através da VCI. Nenhum fármaco lítico foi usado durante esse procedimento em decorrência do acidente vascular encefálico hemorrágico que o paciente sofrera 3 semanas antes. (De Sista AK, Vedantham S, Kaufman JA, Madoff DC. Endovascular interventions for acute and chronic lower extremity deep venous disease: state of the art. *Radiology.* 2015; 276(1):31-53, com permissão de RSNA.)

venoso central e de filtro na VCI. É importante perguntar sobre duração e gravidade dos sintomas, para excluir a hipótese de um evento trombótico agudo sobreposto. Os sintomas da doença venosa crônica incluem dor de longa duração, sensação de peso e fadiga, os quais pioram no decorrer do dia. Os achados do exame físico incluem inchaço, pigmentação na pele e dermatite, além de ulceração ativa ou cicatrizada. As circunferências basais da panturrilha e da coxa, bem como uma fotografia do membro, são úteis para acompanhar a evolução do paciente, assim

como o uso de sistemas de classificação padronizados como a Parte Clínica da Classificação Clínica, Etiológica, Anatômica e Fisiopatológica (ver Tabela 34.1) ou a escala de Villalta para SPT (Tabela 34.4). Pacientes com edema na panturrilha isolado apresentam, de forma habitual, doença femoropoplítea, com o edema na coxa indicando maior envolvimento iliofemoral proximal. O envolvimento bilateral de membro inferior deve levantar suspeita de envolvimento da veia cava, em particular se houver história de inserção de filtro na VCI.

TABELA 34.4 Escala de Villalta para síndrome pós-trombótica.

■ TIPO	■ ACHADO
Sintomas	Cãibras
	Prurido
	Sensação de alfinetadas e agulhadas
	Sensação de peso na perna
	Dor
Sinais	Edema pré-tibial
	Enduração na pele
	Hiperpigmentação
	Ectasia venosa
	Vermelhidão
	Dor durante a compressão da panturrilha
	Presença de úlcera?

Para cada sintoma ou sinal, é atribuído um dos seguintes graus: nulo/mínimo, leve, moderado ou grave, com uma pontuação de 0 a 3 para cada um. A presença de uma úlcera automaticamente confere a classificação de síndrome pós-trombótica grave. Um escore maior que 5 é considerado diagnóstico de síndrome pós-trombótica.

Avaliação por imagem

Os exames de imagem são úteis para determinar a etiologia da doença venosa crônica, bem como para planejar o tratamento. A ultrassonografia com Doppler colorido dos membros inferiores pode ser usada para avaliar insuficiência venosa profunda e superficial, bem como TVP aguda sobreposta. VTC ou VRNM avaliará a presença de trombo central e as causas não trombóticas de obstrução na pelve, ao passo que a avaliação por ultrassonografia é limitada pela sobreposição do intestino cheio de gases. O diâmetro das veias pélvicas profundas e da VCI pode ser medido na VTC ou VRNM, em que uma alteração abrupta do calibre sugere estenose subjacente. Entretanto, essas medidas podem ser afetadas por variações respiratórias, de posição e hidratação, que podem ser falsamente interpretadas como lesões estenóticas. Dependendo da duração e da gravidade da obstrução venosa, a veia pode parecer diminuída no tamanho ou totalmente ausente. Mesmo assim, à venografia convencional, é frequente a presença do infundíbulo conduzindo a um lúmen venoso atrésico.

Tratamento

Manejo clínico

Muitos pacientes com SPT apresentam risco persistente de trombose, a partir de uma obstrução subjacente ou trombofilia, e necessitam de anticoagulação prolongada. É essencial realizar uma avaliação para promoção de anticoagulação adequada, uma vez que a retrombose constitui um dos principais fatores de risco de SPT. As meias de compressão podem ser úteis no tratamento dos sintomas de doença venosa crônica, porém seu papel na prevenção da SPT é incerto. As modificações no estilo de vida, incluindo abandono do tabagismo, exercícios e perda de peso, devem ser incentivadas. A presença de úlceras determina a necessidade de tratamento agressivo, com encaminhamento a um especialista em doenças infecciosas e tratamento de feridas, se necessário.

Terapias intervencionistas

Na preparação para recanalização venosa, a avaliação habitual do paciente incluirá hemograma completo, perfil metabólico basal e parâmetros de coagulação. Muitos intervencionistas realizarão esse procedimento com o paciente totalmente anticoagulado, devido ao risco de trombose intraprocedimento. O procedimento pode ser demorado e, se uma angioplastia for realizada, doloroso. Portanto, pode haver necessidade de anestesia geral. Se o acesso poplíteo for necessário, o paciente deverá ser disposto em pronação ou em uma posição *frog-legged*.

A síndrome de May-Thurner é um assunto controverso, porque a maioria dos pacientes portadores dessa variante anatômica é assintomática. A síndrome de May-Thurner é classicamente descrita como a compressão da veia ilíaca comum esquerda entre o corpo vertebral, posteriormente, e a artéria ilíaca comum direita, que cruza anteriormente. Com o passar do tempo, acredita-se que essa compressão crônica resulte em dano endotelial e estenose. Embora essa obstrução possa ser visualizada à venografia convencional como uma falha de enchimento junto à veia ilíaca comum esquerda (Figura 34.12), a ultrassonografia intravascular é mais sensível e específica para identificar essas lesões. Isso também se aplica a outras causas de estreitamento da veia pélvica. Uma vez identificada e tendo sido encontrada sua correlação com a localização dos sintomas do paciente, a lesão é tratada com angioplastia e colocação de *stent* (Figura 34.13).

Quando não há associação com trombose venosa, o tratamento da estenose venosa ilíaca, semelhante ao da síndrome de May-Thurner, é relativamente direto. Contudo, na presença de trombose, a recanalização se torna mais desafiadora. Com o uso de um fio metálico hidrofílico e um cateter, os segmentos obstruídos e estenóticos são atravessados, conectando veia normal, perifericamente, com veia normal, centralmente. Caso um trombo seja encontrado, pode haver necessidade de trombólise, seja com terapia guiada por cateter, seja com terapia guiada por cateter farmacomecânica. Na ausência de um trombo agudo, realiza-se uma angioplastia por balão nas veias adoecidas. Como já mencionado, a colocação de *stent* é reservada para segmentos da veia ilíaca e veias femorais comuns. Os *stents* podem ser estendidos caudalmente, ao longo da veia femoral comum, se necessário. A angioplastia isolada é o tratamento de

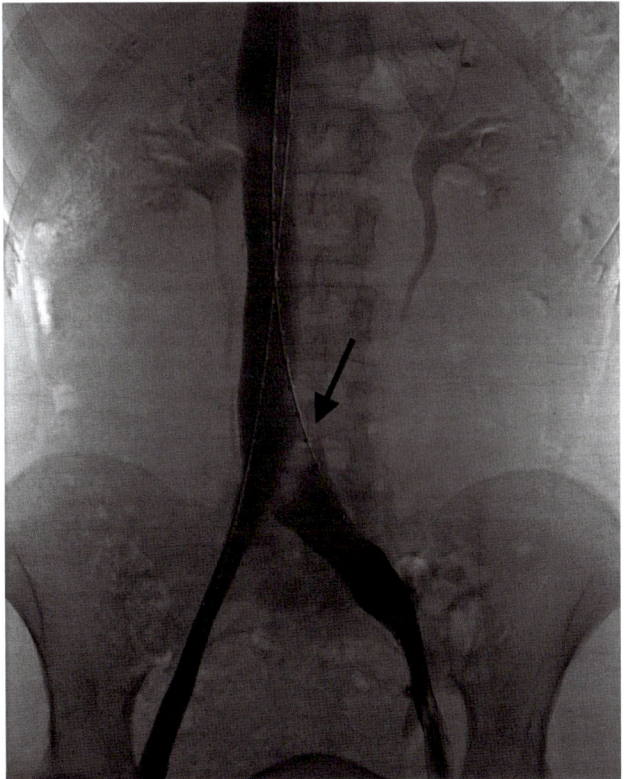

Figura 34.12 Síndrome de May-Thurner. A venografia da veia cava inferior e a venografia pélvica mostram achatamento/apagamento da veia ilíaca comum esquerda, com uma falha de enchimento tubular (*seta*) indicativa de compressão externa pela artéria ilíaca comum direita que a atravessa.

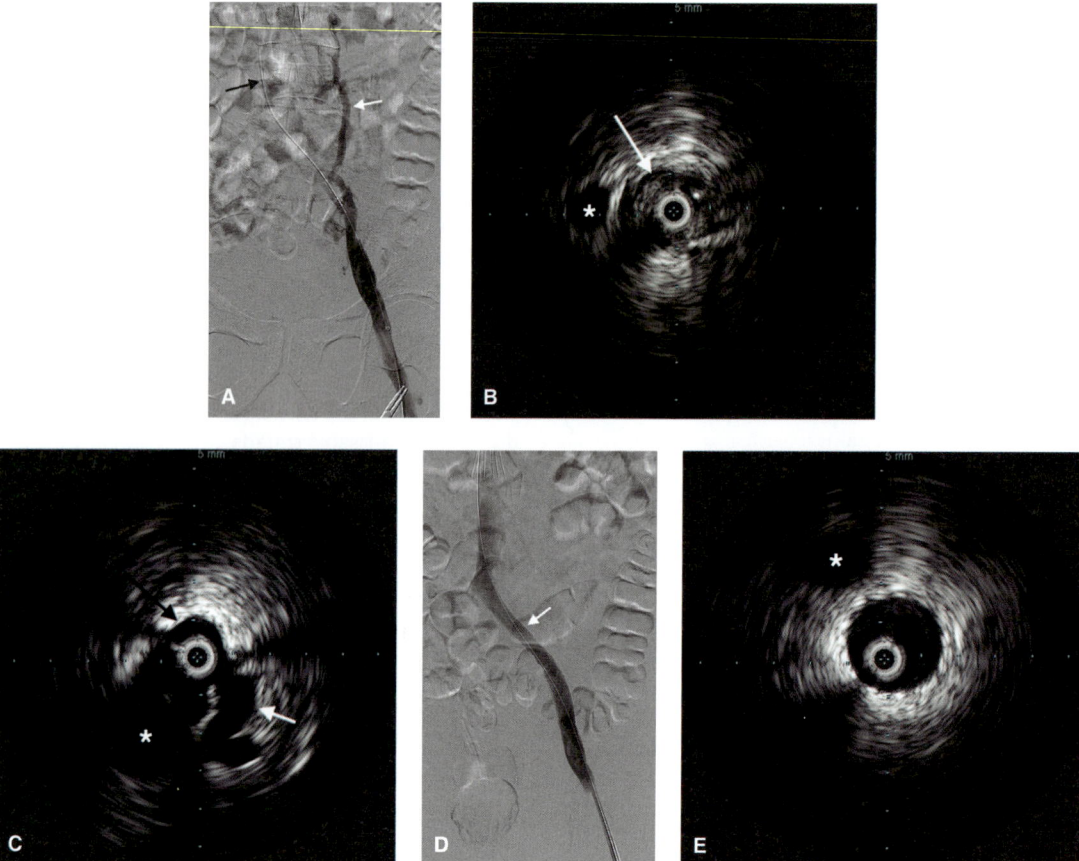

Figura 34.13 Obstrução venosa crônica. Venografia de uma veia femoral comum esquerda (**A**) mostrando um fio metálico (*seta preta*) atravessando uma obstrução crônica da veia ilíaca comum esquerda, com uma colateral lombar bem formada (*seta branca*). A ultrassonografia intravascular no nível da obstrução (**B**) mostra ecogenicidade irregular junto a uma veia femoral comum esquerda cronicamente obstruída (*seta branca*). A ultrassonografia intravascular acima da obstrução (**C**) mostra uma veia estreitada, porém patente (*seta preta*), com suprimento oriundo de uma colateral lombar tortuosa (*seta branca*). Venografia (**D**) e ultrassonografia intravascular (**E**) depois da colocação de *stent*, mostrando a melhora acentuada do calibre e do fluxo pela veia ilíaca comum esquerda (*seta branca*). A artéria ilíaca comum esquerda (*asterisco*) é vista adjacente à veia nas imagens de ultrassonografia intravascular.

escolha para veias femoropoplíteas cronicamente obstruídas, dado o fraco desempenho dos *stents* nessa área.

Quando se planeja uma recanalização da VCI na presença de um filtro nesse vaso, deve-se determinar a necessidade de filtração da cava (risco persistente de embolia pulmonar ou contraindicação à anticoagulação). Caso não haja mais necessidade, sua remoção durante a recanalização deve ser considerada. Ao planejar a intervenção, é preciso determinar o tipo de filtro, uma vez que filtros diferentes diferem quanto à propensão a fraturas depois de longos períodos de permanência interna. A avaliação de outros aspectos adicionais, como posição do filtro, perfuração de parede e patência da veia cava, ajudará no planejamento da retirada. Será mais difícil remover filtros que estejam em contato significativo com a parede da VCI ou inclinados, resultando na incrustação do gancho removedor. O uso de um fórceps rígido pode ser necessário em tais circunstâncias. Entretanto, a estenose da VCI ou sua obstrução associada à presença de filtros não removíveis pode ser tratada com a colocação de *stent* ao longo do filtro, de modo a deslocá-lo do lúmen central da VCI. Nesse caso, *stents* com uma força radial maior devem ser selecionados. Demonstrou-se que essa técnica apresenta uma taxa de patência similar, em comparação à remoção do filtro e à colocação de *stent*.

A recanalização venosa crônica, de modo geral, é segura, com a maioria das complicações relacionadas com o sangramento no sítio de acesso, o que é normalmente controlado apenas com compressão manual, sem necessidade de interromper a anticoagulação. A colocação de *stent* na obstrução crônica costuma ser dolorosa, com os pacientes se queixando de dor na coluna vertebral e nos flancos por vários dias depois do procedimento. Não há consenso quanto ao uso ótimo de anticoagulação depois da recanalização venosa crônica. Um esquema típico para os pacientes inclui um período curto de enoxaparina, seguido de transição para um agente oral. Os pacientes possivelmente necessitarão de anticoagulação mais prolongada depois da colocação do *stent* se a lesão de May-Thurner estiver associada a trombose. Do mesmo modo, o uso de agentes antiplaquetários depois da colocação do *stent* também é variável.

Leitura sugerida

Amin VB, Lookstein RA. Catheter-directed interventions for acute iliocaval deep vein thrombosis. *Tech Vasc Interv Radiol* 2014;17(2):96–102.

Beckman MG, Hooper WC, Critchley SE, Ortel TL. Venous thromboembolism: a public health concern. *Am J Prev Med* 2010;38(4 Suppl):S495–S501.

Bergan JJ, Schmid-Schonbein GW, Smith PD, Nicolaides AN, Boisseau MR, Eklof B. Chronic venous disease. *N Engl J Med* 2006;355(5):488–498.

Bergqvist D, Jendteg S, Johansen L, Persson U, Odegaard K. Cost of long-term complications of deep venous thrombosis of the lower extremities: an analysis of a defined patient population in Sweden. *Ann Intern Med* 1997;126(6):454–457.

Black CM. Anatomy and physiology of the lower-extremity deep and superficial veins. *Tech Vasc Interv Radiol* 2014;17(2):68–73.

Brandjes DP, Büller HR, Heijboer H, et al. Randomised trial of effect of compression stockings in patients with symptomatic proximal-vein thrombosis. *Lancet* 1997;349(9054):759–762.

Caggiati A, Bergan JJ, Gloviczki P, et al. Nomenclature of the veins of the lower limbs: an international interdisciplinary consensus statement. *J Vasc Surg* 2002;36(2):416–422.

Chick JFB, Jo A, Meadows JM, et al. Endovascular iliocaval stent reconstruction for inferior vena cava filter-associated iliocaval thrombosis: approach, technical success, safety, and two-year outcomes in 120 patients. *J Vasc Interv Radiol* 2017;28(7):933–939.

Chitsike RS, Rodger MA, Kovacs MJ, et al. Risk of post-thrombotic syndrome after subtherapeutic warfarin anticoagulation for a first unprovoked deep vein thrombosis: results from the REVERSE study. *J Thromb Haemost* 2012;10(10):2039–2044.

Comerota AJ, Throm RC, Mathias SD, Haughton S, Mewissen M. Catheter-directed thrombolysis for iliofemoral deep venous thrombosis improves health-related quality of life. *J Vasc Surg* 2000;32(1):130–137.

Deroo S, Deatrick KB, Henke PK. The vessel wall: a forgotten player in post thrombotic syndrome. *Thromb Haemost* 2010;104(4):681–692.

Eklöf B, Rutherford RB, Bergan JJ, et al. Revision of the CEAP classification for chronic venous disorders: consensus statement. *J Vasc Surg* 2004; 40(6):1248–1252.

Garcia MJ, Lookstein R, Malhotra R, et al. Endovascular management of deep vein thrombosis with rheolytic thrombectomy: final report of the prospective multicenter PEARL (peripheral use of angiojet rheolytic thrombectomy with a variety of catheter lengths) registry. *J Vasc Interv Radiol* 26(6):777–785.

Goldhaber SZ. Venous thromboembolism: epidemiology and magnitude of the problem. *Best Pract Res Clin Haematol* 2012;25(3):235–242.

Goldhaber SZ, Meyerovitz MF, Green D, et al. Randomized controlled trial of tissue plasminogen activator in proximal deep venous thrombosis. *Am J Med* 1990;88(3):235–240.

Johnson BF, Manzo RA, Bergelin RO, Strandness DE Jr. Relationship between changes in the deep venous system and the development of the postthrombotic syndrome after an acute episode of lower limb deep vein thrombosis: a one- to six-year follow-up. *J Vasc Surg* 1995;21(2):307–312; discussion 313.

Kahn SR. Measurement properties of the Villalta scale to define and classify the severity of the post-thrombotic syndrome. *J Thromb Haemost* 2009;7(5):884–888.

Kearon C, Akl EA, Ornelas J, et al. Antithrombotic therapy for VTE disease: CHEST guideline and expert panel report. *Chest* 2016;149(2):315–352.

Kibbe MR, Ujiki M, Goodwin AL, Eskandari M, Yao J, Matsumura J. Iliac vein compression in an asymptomatic patient population. *J Vasc Surg* 2004; 39(5):937–943.

Lee AY, Levine MN, Baker RI, et al. Low-molecular-weight heparin versus a coumarin for the prevention of recurrent venous thromboembolism in patients with cancer. *N Engl J Med*. 2003;349(2):146–153.

Markel A, Manzo RA, Bergelin RO, Strandness DE Jr. Valvular reflux after deep vein thrombosis: incidence and time of occurrence. *J Vasc Surg* 1992;15(2): 377–382; discussion 383–384.

Meissner MH, Manzo RA, Bergelin RO, Markel A, Strandness DE Jr. Deep venous insufficiency: the relationship between lysis and subsequent reflux. *J Vasc Surg* 1993;18(4):596–605; discussion 606–608.

Mewissen MW, Seabrook GR, Meissner MH, Cynamon J, Labropoulos N, Haughton SH. Catheter-directed thrombolysis for lower extremity deep venous thrombosis: report of a national multicenter registry. *Radiology* 1999;211(1):39–49.

Neglén P, Hollis KC, Olivier J, Raju S. Stenting of the venous outflow in chronic venous disease: long-term stent-related outcome, clinical, and hemodynamic result. *J Vasc Surg* 2007;46(5):979–990.

Niedzwiecki G. Endovenous thermal ablation of the saphenous vein. *Semin Intervent Radiol* 2005;22(3):204–208.

Nunnelee JD. Review of an article: oral rivaroxaban for symptomatic venous thromboembolism. The EINSTEIN Investigators et al. N Engl J Med 2010; 363(26):2499–2510. *J Vasc Nurs* 2011;29(2):89.

Prandoni P, Frulla M, Sartor D, Concolato A, Girolami A. Vein abnormalities and the post-thrombotic syndrome. *J Thromb Haemost* 2005;3(2): 401–402.

Prandoni P, Lensing AW, Prins MH, et al. Below-knee elastic compression stockings to prevent the post-thrombotic syndrome: a randomized, controlled trial. *Ann Intern Med* 2004;141(4):249–256.

Raju S. Long-term outcomes of stent placement for symptomatic nonthrombotic iliac vein compression lesions in chronic venous disease. *J Vasc Interv Radiol* 2012;23(4):502–503.

Raju S, Martin A, Davis M. The importance of IVUS assessment in venous thrombolytic regimens. *J Vasc Surg Venous Lymphat Disord* 2013;1(1):108.

Raju S, Neglén P. Percutaneous recanalization of total occlusions of the iliac vein. *J Vasc Surg* 2009;50(2):360–368.

Sista AK, Vedantham S, Kaufman JA, Madoff DC. Endovascular interventions for acute and chronic lower extremity deep venous disease: state of the art. *Radiology* 2015;276(1):31–53.

Sugimoto K, Hofmann LV, Razavi MK, et al. The safety, efficacy, and pharmacoeconomics of low-dose alteplase compared with urokinase for catheter-directed thrombolysis of arterial and venous occlusions. *J Vasc Surg* 2003; 37(3):512–517.

Turpie AG, Levine MN, Hirsh J, et al. Tissue plasminogen activator (rt-PA) vs heparin in deep vein thrombosis. Results of a randomized trial. *Chest* 1990; 97(4 Suppl):172S–175S.

Vasquez MA, Munschauer CE. Venous clinical severity score and quality-of-life assessment tools: application to vein practice. *Phlebology* 2008;23(6): 259–275.

Vedantham S. Interventional approaches to deep vein thrombosis. *Am J Hematol* 2012;87(Suppl 1):S113–S118.

Vedantham S. Treating infrainguinal deep venous thrombosis. *Tech Vasc Interv Radiol* 2014;17(2):103–108.

Vedantham S, Goldhaber SZ, Julian JA, et al. Pharmacomechanical catheter-directed thrombolysis for deep-vein thrombosis. *N Engl J Med* 2017;377(23): 2240–2252.

Vedantham S, Millward SF, Cardella JF, et al. Society of Interventional Radiology position statement: treatment of acute iliofemoral deep vein thrombosis with use of adjunctive catheter-directed intrathrombus thrombolysis. *J Vasc Interv Radiol* 2006;17(4):613–616.

Vedantham S, Thorpe PE, Cardella JF, et al. Quality improvement guidelines for the treatment of lower extremity deep vein thrombosis with use of endovascular thrombus removal. *J Vasc Interv Radiol* 2006;17(3):435–447; quiz 448.

Winokur RS, Khilnani NM. Superficial veins: treatment options and techniques for saphenous veins, perforators, and tributary veins. *Tech Vasc Interv Radiol* 2014;17(2):82–89.

Ye K, Lu X, Li W, et al. Long-term outcomes of stent placement for symptomatic nonthrombotic iliac vein compression lesions in chronic venous disease. *J Vasc Interv Radiol* 2012;23(4):497–502.

CAPÍTULO 35 ■ EMBOLIA PULMONAR

BEDROS TASLAKIAN, AMISH PATEL E AKHILESH K. SISTA

Introdução

A embolia pulmonar (EP) aguda é a terceira entre as principais causas de morte em pacientes hospitalizados. Está associada a mortalidade anual relatada de cerca de 100 mil a 180 mil pacientes. Em pacientes que sobrevivem à agressão inicial, o trombo residual no leito vascular pulmonar pode levar à síndrome pós-EP, que, por fim, resulta em diminuição da tolerância ao exercício e comprometimento da qualidade de vida. Portanto, o manejo bem-sucedido da EP aguda é fundamental e requer reconhecimento imediato, estratificação acurada de risco e tratamento precoce. As diretrizes classificam a EP em três categorias principais. Pacientes com EP de "alto risco" ou EP "maciça" apresentam hipotensão sistêmica e/ou colapso hemodinâmico, ao passo que pacientes com EP "intermediária" ou "submaciça" são hemodinamicamente estáveis, mas apresentam sinais de sobrecarga cardíaca direita. A EP de baixo risco, caracterizada por estabilidade hemodinâmica e ausência de disfunção cardíaca direita, tem prognóstico excelente, baixa taxa de mortalidade (< 1%) e muitas vezes é tratada de maneira adequada apenas com doses terapêuticas de anticoagulação. Em contraste, pacientes com EP maciça ou submaciça apresentam taxas de mortalidade muito mais altas: de 20 a 50% e 3 a 9%, respectivamente. O desfecho ruim associado à embolia maciça e à submaciça, mesmo com a anticoagulação, levou os médicos a explorarem diferentes opções de terapia, como embolectomia cirúrgica, trombólise sistêmica e terapia por cateter. Embora o tratamento com trombólise sistêmica possa reduzir a mortalidade, também está associado a um risco aumentado de complicações hemorrágicas. A intervenção por cateter é uma alternativa à trombólise sistêmica para retirar rapidamente o coágulo central em pacientes com choque, e pode ser conseguida com trombectomia guiada por cateter, mecânica ou farmacomecânica. Evidências emergentes sugerem que a trombólise guiada por cateter (TGC), que usa uma infusão trombolítica intratrombo, pode ser uma terapia adjunta em pacientes que apresentam EP submaciça aguda. Entretanto, sua segurança, bem como os desfechos clínicos em curto e longo prazos, em comparação à anticoagulação isolada, ainda precisam ser avaliados em estudos controlados randomizados. Na ausência de evidências fortes, as abordagens terapêuticas variam entre as instituições, com base na experiência local; entretanto, o emprego dessas técnicas intervencionistas é de grande interesse.

O presente capítulo revisa avaliação clínica, estratificação de risco e estratégias de tratamento em pacientes com EP aguda, em particular o uso das terapias guiadas por cateter para EP maciça e submaciça. Também é feita a revisão das indicações para colocação de filtro na veia cava inferior (VCI) em pacientes com doença tromboembólica venosa, além da descrição da técnica.

Avaliação do paciente e estratificação do risco

O diagnóstico clínico da EP pode ser desafiador. As diferentes estratégias projetadas para prever a probabilidade de EP fogem ao escopo deste capítulo. Diversas modalidades de imagem são usadas para diagnosticar a EP; a angiografia por tomografia computadorizada das artérias pulmonares (angio-TCAP) tornou-se o método de escolha para avaliação por imagem da artéria pulmonar em pacientes com suspeita de EP. Uma vez diagnosticada a EP, é imperativo proceder imediatamente à avaliação prognóstica e à estratificação de risco por uma triagem rápida, com o intuito de determinar a necessidade de um tratamento escalonado, além da anticoagulação. Várias instituições implementaram uma abordagem por meio de uma equipe multiprofissional com as equipes de resposta à EP (EREP), dada a complexidade do manejo e das diversas opções de tratamento envolvendo diferentes áreas de especialidade. Avaliação oportuna do estado clínico do paciente, comorbidades, resultados de exames de imagem e biomarcadores, risco de sangramento e presença de sinais concernentes podem ajudar na seleção de pacientes para a escolha do tratamento (Figura 35.1 e Tabela 35.1).

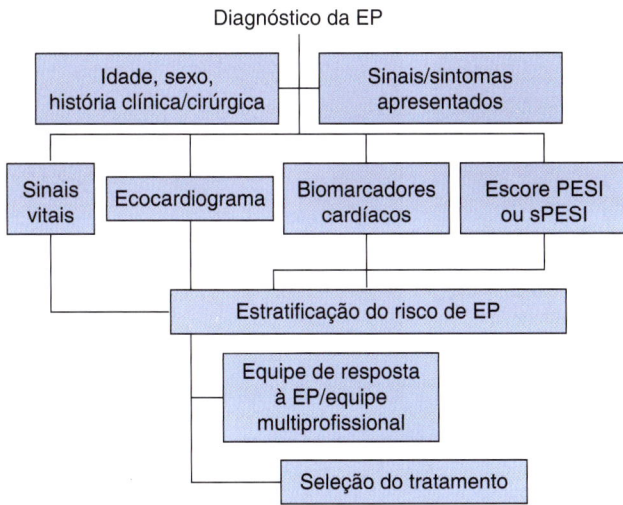

Diagnóstico da EP

Figura 35.1 Algoritmo sugerido para manejo da embolia pulmonar (EP) aguda. PESI, índice de gravidade da embolia pulmonar; sPESI, índice de gravidade da embolia pulmonar simplificado.

O estado clínico aliado aos sinais de disfunção ventricular direita e lesão miocárdica são os principais fatores preditivos da mortalidade a curto prazo em pacientes com EP aguda. A hipotensão arterial persistente e o choque indicam insuficiência aguda do ventrículo direito (VD) e estão associados a um alto risco de morte prematura. A maioria das mortes de pacientes hemodinamicamente instáveis ocorrem na primeira hora de manifestação. Em pacientes hemodinamicamente estáveis, vários fatores preditivos de morte foram identificados, com a proposta de diferentes estratégias para otimizar a estratificação de risco e a utilização de recursos médicos. Os exames de imagem e os biomarcadores cardíacos atualmente são usados na avaliação da sobrecarga do VD. A ecocardiografia é usada de forma rotineira para avaliar a função e o tamanho do VD, além da possibilidade de identificar trombos no VD e *shunt* direita-esquerda por um forame oval patente, ambos comprovadamente associados a mortalidade aumentada em pacientes com EP aguda. A dilatação e a disfunção do VD, avaliadas por uma razão de diâmetro ventricular direito/esquerdo > 0,9, estão associadas ao risco aumentado de morte a curto prazo (Figura 35.2). A troponina elevada, que é um marcador de lesão miocárdica, também está associada ao aumento de mortalidade intra-hospitalar em pacientes com EP aguda, incluindo

TABELA 35.1 Parâmetros clínicos durante a avaliação da embolia pulmonar aguda.

■ PARÂMETROS CLÍNICOS	■ COMENTÁRIOS
Sintomas apresentados	
Dispneia, dor torácica	Sintomas comuns
Síncope, pré-síncope, parada cardiopulmonar	Sintomas preocupantes. Apesar de não incluídos nas estratégias de estratificação de risco, podem ajudar na decisão do escalonamento da terapia
Sinais apresentados	
Sinais vitais: pressão arterial, frequência cardíaca, saturação de oxigênio, temperatura	Usados na estratificação do risco e no cálculo do índice de choque (frequência cardíaca/pressão arterial sistólica)
Hipoxia persistente, taquipneia, taquicardia acentuada e incapacidade de deambular curtas distâncias	Sinais preocupantes. Embora alguns deles não estejam incluídos nas estratégias de estratificação de risco, podem ajudar na decisão de escalonamento da terapia
Hipertensão grave	Risco aumentado de sangramento com terapia trombolítica
História médico-cirúrgica anterior	
História de hipertensão	Pode representar risco aumentado de sangramento com terapia trombolítica Uma história de hipertensão em paciente com pressão arterial sistólica de 100 mmHg pode ser preocupante para hipotensão grave (EP maciça)
Cirurgia/intervenção recente (tipo, data), sangramento ativo, doença intracraniana, acidente vascular encefálico	Para acessar o risco de sangramento com terapia trombolítica
Exames de imagem	
Angiografia pulmonar por tomografia computadorizada	Ajuda na seleção da melhor estratégia de tratamento e auxilia o médico intervencionista no preparo pré-procedimento Avaliação da anatomia vascular, localização/extensão da EP, razão ventricular direita/esquerda (estratificação do risco), refluxo de contraste para dentro da veia cava inferior/veias hepáticas (sinal radiográfico de pressões cardíacas direitas elevadas), achatamento do septo interventricular (sinal radiográfico de tensão ventricular direita)
Ecocardiografia	Estratificação do risco e seleção da estratégia de tratamento (razão ventricular direita/esquerda, hipocinese ventricular direita, movimentação de êmbolos ventriculares direitos)
Ultrassonografia dos membros inferiores	Avaliação de presença e localização/extensão de trombose venosa. Auxilia na seleção do sítio de acesso, caso a terapia à base de cateterismo seja escolhida
Eletrocardiograma	Para excluir o infarto agudo do miocárdio, avaliar arritmias e a tensão ventricular direita (P-pulmonar, desvio de eixo à direita, bloqueio de ramo direito ou S1Q3T3)
Exames laboratoriais	
Troponina, peptídio natriurético do tipo B	Estratificação de risco
Lactato elevado	Resultado preocupante; pode sugerir hipoperfusão de órgão
Enzimas hepáticas elevadas	Resultados preocupantes; podem sugerir disfunção hepática secundária à insuficiência cardíaca direita aguda

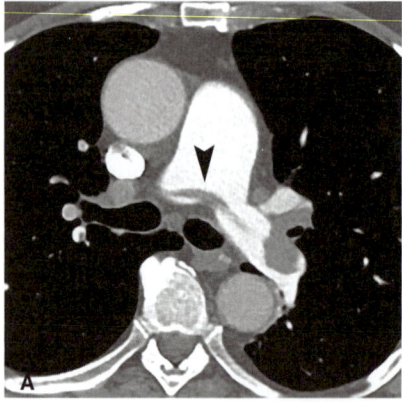
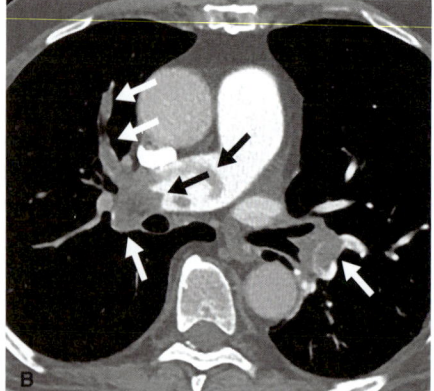
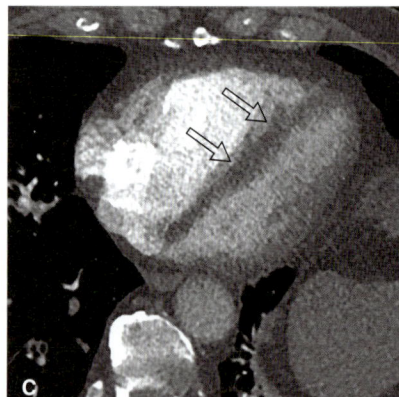
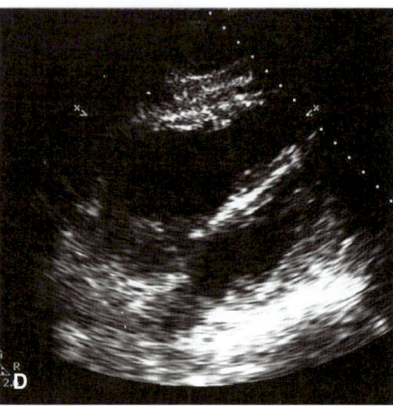
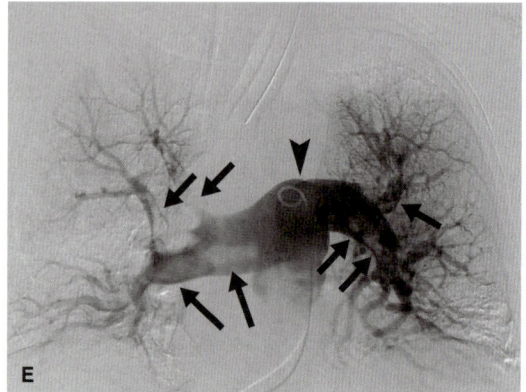

Figura 35.2 Paciente de 78 anos com dispneia aguda. A avaliação inicial revelou um paciente dispneico com frequência cardíaca de 90 bpm, pressão arterial de 140/87 mmHg e saturação de oxigênio de 85 a 90% ao ar ambiente. **A** e **B.** Angiografia da artéria pulmonar por tomografia computadorizada (angio-TC) axial mostrando um êmbolo em sela agudo (*ponta de seta*) estendendo-se para dentro das artérias pulmonares principais esquerda e direita e seus ramos lobares (*setas*). **C.** Imagem de tomografia computadorizada (TC) axial, no nível dos ventrículos, mostrando um ventrículo direito gravemente dilatado, além de achatamento do septo interventricular (*setas vazadas*); a razão ventricular direita/esquerda na imagem reformatada de quatro câmaras era 2:1. **D.** A ecocardiografia realizada no departamento de emergência mostra um ventrículo direito gravemente dilatado e hipocinético. Os níveis de biomarcadores cardíacos estavam aumentados. O paciente foi transferido para a sala de radiologia intervencionista, e a angiografia pulmonar (**E**) mostrou falhas de enchimento amplas nas artérias pulmonares principais esquerda e direita (*ponta de seta*), além de vários ramos lobares e segmentares (*setas*). (Reimpressa, com autorização, de Taslakian B, Sista AK. Catheter-directed therapy for pulmonary embolism: patient selection and technical considerations. *Interv Cardiol Clin.* 2018; 7(1):81-90.)

aqueles hemodinamicamente estáveis. O peptídio natriurético do tipo B (BNP) ou o pró-BNP N-terminal (NT-pró-BNP) refletem a gravidade do comprometimento hemodinâmico e da disfunção do VD. Além disso, o desfecho desfavorável foi associado a síncope, taquicardia e outros parâmetros clínicos rotineiramente disponíveis relacionados com condições e comorbidades preexistentes. Desse modo, foram desenvolvidos modelos clínicos baseados em informações simples e rapidamente acessíveis sobre a história e o estado clínico do paciente, para determinar o risco de mortalidade; o Índice de Gravidade da Embolia Pulmonar (PESI; do inglês, *Pulmonary Embolism Severity Index*) e sua versão simplificada (sPESI) constituem os sistemas de pontuação mais extensivamente validados (Tabela 35.2). Estudos mostraram que pacientes nas classes PESI III a V têm até 24,5% de mortalidade em 30 dias, ao passo que aqueles com sPESI ≥ 1 têm taxa de mortalidade em 30 dias de aproximadamente 11%.

Do mesmo modo, o American College of Chest Physicians (ACCP), a American Heart Association (AHA) e a European Society of Cardiology (ESC) adotaram uma estratégia de estratificação prognóstica baseada no risco para guiar o manejo da EP aguda (Tabela 35.3). A AHA classificou a EP aguda em três categorias principais: maciça, submaciça e de baixo risco. Nas diretrizes de 2014 da ESC, foi proposto um novo modelo de estratificação do risco de EP. As categorias de EP da ESC incluem EP de alto risco, de risco intermediário e de

baixo risco. A ESC reconhece a complexidade da estratificação do risco e do manejo da EP de risco intermediário (submaciça), que envolve uma ampla gama de apresentações, e ainda estratifica esse grupo em EP intermediária de "alto risco" e de "baixo risco". A ESC também reconhece o papel de diferentes parâmetros clínicos na estratificação do risco de EP, e inclui os escores PESI e sPESI como ferramentas valiosas para acessar o risco de mortalidade.

Manejo da embolia pulmonar aguda

Exceto quando contraindicada, a anticoagulação é a terapia de primeira linha para pacientes com EP aguda de qualquer gravidade, permitindo que o sistema trombolítico natural atue sem oposição, até reduzir a carga tromboembólica.

Manejo da embolia pulmonar de baixo risco aguda

A EP de baixo risco (paciente normotenso, com níveis normais de biomarcadores e ausência de disfunção do VD ao exame de imagem) pode ser adequadamente tratada apenas com anticoagulação, apresentando um excelente prognóstico e taxas de mortalidade a curto prazo de aproximadamente 1%.

TABELA 35.2 Sistemas de escore PESI e sPESI para embolia pulmonar aguda.

▪ **ÍNDICE DE GRAVIDADE DA EMBOLIA PULMONAR (PESI, *PULMONARY EMBOLISM SEVERITY INDEX*)**

▪ CARACTERÍSTICAS CLÍNICAS	▪ Nº DE PONTOS
Idade	Escore em anos
Sexo masculino	10
História de câncer	30
Insuficiência cardíaca	10
Doença pulmonar crônica	10
Pulso ≥ 110/min	20
Pressão arterial sistólica < 100 mmHg	30
Frequência respiratória ≥ 30/min	20
Temperatura < 36°C	20
Saturação de oxigênio arterial < 90% ao ar ambiente	20
Estado mental alterado	60

Classes PESI

PESI classe I, < 66 pontos (mortalidade em 30 dias muito baixa; 0 a 1,6%)

PESI classe II, 66 a 85 pontos (risco de mortalidade em 30 dias baixo; 1,7 a 3,5%)

PESI classe III, 86 a 105 pontos (risco de mortalidade em 30 dias moderado; 3,2 a 7,1%)

PESI classe IV, 106 a 125 pontos (risco de mortalidade em 30 dias alto; 4 a 11,4%)

PESI classe V, > 125 pontos (risco de mortalidade em 30 dias muito alto; 10 a 24,5%)

▪ **ÍNDICE DE GRAVIDADE DE EMBOLIA PULMONAR SIMPLIFICADO (sPESI, *SIMPLIFIED PULMONARY EMBOLISM SEVERITY INDEX*)**

▪ CARACTERÍSTICAS CLÍNICAS	▪ Nº DE PONTOS
Idade > 80	1
História de câncer	1
Doença cardiopulmonar crônica	1
Pulso ≥ 110/min	1
Pressão arterial sistólica < 100 mmHg	1
Saturação de oxigênio arterial < 90% ao ar ambiente	1

Classes sPESI

0 pontos, baixo risco (mortalidade em 30 dias cerca de 1%)

≥ 1 ponto, alto risco (mortalidade em 30 dias cerca de 10,9%)

De Jiménez D, Aujesky D, Moores L *et al*. Simplification of the pulmonary embolism severity index for prognostication in patients with acute symptomatic pulmonary embolism. *Arch Intern Med*. 2010; 170(15):1383-1389. Carrier M, Righini M, Djurabi RK *et al*. VIDAS D-dimer in combination with clinical pre-test probability to rule out pulmonary embolism. A systematic review of management outcome studies. *Thromb Haemost*. 2009; 101(5):886-892.

TABELA 35.3 Estratificação do risco de embolia pulmonar aguda.

▪ **ESTRATIFICAÇÃO DE RISCO DA AMERICAN HEART ASSOCIATION**

▪ CATEGORIA DE EMBOLIA PULMONAR AGUDA	▪ DEFINIÇÃO
Maciça	Hipotensão sustentada (pressão arterial sistólica [PAS] < 90 mmHg, por > 15 min, ou requerendo suporte inotrópico)[a] OU Colapso hemodinâmico (p. ex., ausência de pulso ou bradicardia profunda persistente – frequência cardíaca < 40 bpm, sintomas de choque)[a]
Submaciça	Normotensa (PAS > 90 mmHg), com disfunção do ventrículo direito (VD)[b,c] ou lesão miocárdica[d]
Baixo risco	Normotensa com níveis normais de biomarcadores e ausência de disfunção do VD ao exame de imagem

▪ **ESTRATIFICAÇÃO DE RISCO DA EUROPEAN SOCIETY OF CARDIOLOGY**

▪ CATEGORIA DE EMBOLIA PULMONAR AGUDA	▪ DEFINIÇÃO
Alto risco	Embolia pulmonar aguda com hipotensão sustentada (PAS < 90 mmHg) ou queda da PAS > 40 mmHg, por > 15 min[a]
Risco intermediário	Normotensa, com PESI classe III a V ou sPESI ≥ 1
Risco intermediário-alto	Evidência tanto de disfunção do VD[b] quanto de níveis elevados de biomarcadores cardíacos[c,d]
Risco intermediário-baixo	Ausência de ambos ou evidência de disfunção do VD ou níveis aumentados de biomarcadores cardíacos
Baixo risco	Normotensa, com PESI classes I e II ou sPESI de 0, e ausência de sinais de disfunção do VD e lesão miocárdica[e]

[a]Na ausência de outras causas, como aparecimento de novas arritmias, hipovolemia ou sepse. [b]Critérios de imagem da disfunção do VD: dilatação do VD (razão de diâmetro VD-VE diastólico final > 0,9); parede livre do VD hipocinética; hipertensão pulmonar identificada pela velocidade aumentada do jato de regurgitação tricúspide à ecocardiografia > 2,6 m/s; achatamento septal interventricular; movimentação paradoxal na direção do VE; perfil de fluxo transmitral ao Doppler anormal; regurgitação tricúspide; e perda do colapso inspiratório da VCI ou combinações dos anteriores. [c]Marcadores de insuficiência cardíaca por disfunção do VD: elevação do peptídIo natriurético do tipo B (BNP > 90 pg/mℓ) ou elevação do pró-BNP N-terminal (> 500 pg/mℓ). [d]Marcadores de lesão miocárdica: troponina I cardíaca elevada (> 0,4 ng/mℓ) ou troponina T (> 0,1 ng/mℓ). [e]Pacientes com PESI classes I e II, ou sPESI de 0, e elevação de biomarcadores cardíacos ou sinais de disfunção do VD em exames de imagem, são classificados no grupo de risco intermediário-baixo. VE, ventrículo esquerdo.

Manejo da embolia pulmonar maciça (de alto risco) aguda

Em pacientes com EP aguda e hipotensão sustentada ou colapso hemodinâmico, a meta é conseguir a rápida remoção do coágulo central, para aliviar a tensão no VD potencialmente fatal e promover a melhora imediata da perfusão pulmonar. As diretrizes sugerem o escalonamento do tratamento com reperfusão primária, particularmente com trombólise sistêmica (infusão de 100 mg de ativador de plasminogênio tecidual (tPA) intravenoso (IV), durante 2 horas). Em pacientes com contraindicações para trombólise, naqueles com colapso hemodinâmico grave que tende a causar morte antes que a dose total de tPA IV infundida produza efeito e nos casos em que a trombólise sistêmica não melhorar o estado hemodinâmico, as diretrizes sugerem o escalonamento do tratamento com embolectomia cirúrgica ou terapia guiada por cateter percutânea (embolectomia por cateter ou trombectomia farmacomecânica), desde que haja disponibilidade de recursos e conhecimento especializado apropriado.

Manejo de embolia pulmonar submaciça (de risco intermediário) aguda

Diferentemente do que ocorre na EP maciça e na EP de baixo risco, o manejo ótimo da EP submaciça ainda é amplamente incerto. A EP submaciça está associada a uma taxa mais alta de deterioração clínica e mortalidade, em comparação à EP de baixo risco, apesar da anticoagulação. Embora o padrão de cuidado no tratamento da EP submaciça continue sendo apenas a anticoagulação, permanece a dúvida quanto à necessidade de escalonamento rotineiro do tratamento. A trombólise sistêmica, em particular, foi extensivamente estudada na EP submaciça aguda, tendo sido demonstrado pequeno benefício em termos de mortalidade e taxa diminuída de deterioração clínica, porém à custa de um risco de aumento de sangramento.

A TGC se tornou alvo de interesse significativo no tratamento da EP submaciça, com base em seu potencial de conferir eficácia superior em comparação à anticoagulação, graças à infusão local da medicação no coágulo. Além disso, o risco de sangramento é menor em comparação ao da trombólise sistêmica, devido à dose total significativamente menor. Por outro lado, seu uso se baseia em um nível medíocre de evidência referente à segurança e à efetividade clínica, em comparação à anticoagulação e à trombólise sistêmica. Existem apenas três estudos clínicos prospectivos que investigaram a TGC no contexto de EP maciça e submaciça: ULTIMA (*Ultrasound Accelerated Thrombolysis of Pulmonary Embolism*, SEATTLE II e PERFECT (*Pulmonary Embolism Response to Fragmentation, Embolectomy, and Catheter Thrombolysis*). Foram demonstradas reduções significativas nas pressões arteriais pulmonares (AP), bem como melhora na função do VD e no fluxo sanguíneo pulmonar a curto prazo, com a TGC. Entretanto, esses estudos são preliminares e seus dados não justificam o uso rotineiro da TGC na EP submaciça. Além disso, uma das maiores lacunas no conhecimento é se a TGC para EP submaciça prevenirá a morbidade e a mortalidade a longo prazo.

Terapia guiada por cateter para embolia pulmonar aguda

Contraindicações

Existem diversas contraindicações relativas e absolutas à angiografia pulmonar e à intervenção guiada por cateter na circulação pulmonar. Entretanto, em casos de EP grave com necessidade de escalonamento do tratamento, uma cuidadosa avaliação

do risco-benefício, bem como o conhecimento da fisiologia cardiopulmonar e das armadilhas do procedimento, é essencial para minimizar o risco de complicações relacionadas com o procedimento.

O risco de reação ao contraste em pacientes com história prévia pode ser ajustado com medicação profilática emergencial; no entanto, esse risco não deve adiar o tratamento em casos de EP maciça potencialmente fatal; existe a potencialidade de o procedimento ser realizado sem injeção de contraste.

A hipertensão pulmonar é uma contraindicação relativa à angiografia pulmonar. Os pacientes encaminhados para tratamento intervencionista de EP grave (maciça e submaciça) apresentam ao menos certo grau de hipertensão pulmonar e tensão no VD. Sendo assim, a avaliação cuidadosa da reserva cardiopulmonar e do grau de hipertensão pulmonar são considerações importantes antes da realização de uma angiografia pulmonar. As medidas da pressão diastólica final do VD (PDFVD) e da pressão AP (PAP) sistólica são essenciais para determinar o risco da angiografia e para obter as leituras de pressão pré-intervenção basais. A mortalidade associada à angiografia pulmonar é maior (em cerca de 2 a 3%) entre os pacientes cuja PAP sistólica exceder 55 mmHg ou a PDFVD for maior que 20 mmHg. Parâmetros de injeção menores, injeção subseletiva, uso de contraste não iônico e até a evitação da angiografia devem ser considerados. Em tais casos, a injeção de contraste seletiva nas AP principais esquerda ou direita deve ser limitada a um volume de 20 a 30 mℓ, a uma taxa de 10 a 15 mℓ/s. Havendo disponibilidade de angio-TC de AP pré-procedimento para demonstrar a localização/extensão do trombo AP, a injeção de um grande volume de contraste costuma ser desnecessária, e a angiografia pode ser evitada.

Como a intervenção pulmonar pode precipitar um bloqueio de ramo direito (BRD), um bloqueio de ramo esquerdo (BRE) preexistente é considerado contraindicação relativa. Pás de estimulação externas devem estar disponíveis, e o operador pode optar por inserir um cateter de estimulação transvenosa antes do procedimento para tratar completamente o bloqueio cardíaco, caso essa complicação ocorra.

Devido ao risco de hemorragia significativa, a infusão dirigida por cateter de agentes trombolíticos pode ser contraindicada em pacientes com risco aumentado de sangramento (Tabela 35.4). Nos casos em que se prevê um alto risco associado ao procedimento, a avaliação do risco individual é essencial, preferencialmente para alcançar um consenso multidisciplinar quanto à melhor opção

TABELA 35.4 Contraindicações à trombólise guiada por cateter.

■ CONTRAINDICAÇÕES ABSOLUTAS

Sangramento ativo
Sangramento gastrintestinal recente (< 3 meses)
Cirurgia intraespinal ou intracraniana recente (< 3 meses)
Acidente vascular encefálico recente (< 2 meses)
Presença de processos intracranianos ativos (p. ex., aneurisma, malformação vascular ou neoplasia)

■ CONTRAINDICAÇÕES RELATIVAS

Cirurgia geral relevante recente (< 10 dias), punção ou biopsia de órgão profundo, ou parto obstétrico
Sangramento interno significativo nos últimos 6 meses
Traumatismo importante recente
Cirurgia ou traumatismo ocular recente
Hipertensão grave descontrolada (pressão arterial sistólica > 200 mmHg; pressão arterial diastólica > 110 mmHg)
Gravidez
Reanimação cardiopulmonar recente
Trombocitopenia ou diátese hemorrágica
Malignidade intracraniana ou lesão vascular
Retinopatia hemorrágica

para um paciente individual, levando em consideração a carga e a localização do trombo, os resultados de imagem e biomarcadores, o risco de sangramento e a apresentação clínica (Tabela 35.5). Em pacientes que passaram por cirurgia recente, é recomendada a comunicação direta com o cirurgião para conseguir uma estimativa conjunta do risco de sangramento; as cirurgias podem trazer um risco de sangramento inferior ao previsto, dependendo da complexidade da cirurgia realizada e da abordagem cirúrgica.

Preparação do procedimento

Uma vez selecionada a intervenção à base de cateterismo, o procedimento deve ser realizado de maneira emergencial ou urgente, de acordo com a gravidade da EP e o estado clínico do paciente. O planejamento avançado é a chave para o êxito do procedimento e para evitar complicações. A revisão dos exames de imagem diagnósticos disponíveis é essencial para determinar a abordagem e a escolha do vaso de acesso, com base na avaliação da anatomia vascular relevante, na localização/extensão dos êmbolos pulmonares e na presença/extensão da trombose venosa profunda. Caso uma ultrassonografia com Doppler de membro inferior pré-procedimento não esteja disponível, uma ultrassonografia de membro inferior limitada é fortemente recomendada para avaliar o acesso vascular. O risco de arritmias e bloqueio cardíaco deve ser avaliado pelo operador depois da revisão dos achados do eletrocardiograma.

Antes de começar o procedimento, o operador deve garantir a preparação da equipe, a disponibilidade de todo o equipamento necessário (Tabela 35.6) e a presença de uma equipe de suporte apropriada. É essencial discutir o plano do procedimento, bem como as previsões para o curso e complicações do procedimento, com os assistentes, técnicos, enfermeiros e equipe de anestesia. Se houver necessidade de anestesia, recomenda-se contar com um anestesista cardíaco especializado. As medicações que diminuem a pré-carga ventricular e deprimem a contratilidade miocárdica, como o propofol, devem ser evitadas.

Terapia guiada por cateter percutâneo para embolia pulmonar maciça

Para os pacientes em colapso hemodinâmico, a meta é a retirada rápida de coágulos centrais para o restauro imediato do fluxo sanguíneo para a circulação pulmonar, a melhora da oxigenação e o alívio da disfunção do VD potencialmente fatal. A intervenção guiada por cateter percutâneo para EP é uma possível alternativa à embolectomia cirúrgica em pacientes de alto risco. Existem diversas técnicas endovasculares para remover, macerar e/ou dissolver EP aguda com a utilização de fármacos trombolíticos em doses baixas. A escolha do procedimento e das ferramentas diferirá com base na gravidade da EP, na preferência do operador e no risco de sangramento estimado.

A trombectomia mecânica percutânea em pacientes com alto risco de sangramento alcança a remoção do trombo central sem infusão de fármaco fibrinolítico. As técnicas de trombectomia mecânica incluem: (1) injeção de salina pressurizada pela ponta de um cateter (embolectomia reolítica); (2) fragmentação do trombo por um dispositivo giratório acoplado à ponta do cateter (embolectomia rotatória); (3) aspiração do trombo por um cateter de lúmen amplo com orifício na extremidade, usando uma seringa e uma valva hemostática ou dispositivos de aspiração (embolectomia por sucção) (Figura 35.3); (4) rotação de um *pigtail* padrão; ou (5) angioplastia por balão e maceração do trombo. Os fragmentos macerados podem ser continuamente aspirados através de uma porta de cateter, para a diminuição da carga de coágulo.

Em pacientes com baixo risco de sangramento, uma trombectomia farmacomecânica pode ser realizada por fragmentação mecânica do coágulo e aliada à injeção intracoágulo, guiada por cateter, de um fármaco trombolítico em dose baixa. Detalhes técnicos adicionais sobre a infusão de fármaco trombolítico guiada por cateter ou TGC podem ser encontrados na seção sobre EP submaciça, a seguir. Uma vantagem da trombectomia farmacomecânica com infusão trombolítica estendida, depois da retirada mecânica do trombo central, é o potencial de diminuição do risco de formação de EP crônica. Isso é particularmente válido em casos de elevação residual de PAP com tensão no VD, em que a EP tenha "regredido" da categoria de EP maciça para a de EP submaciça. Dados sobre terapia trombolítica sugeriram que esta pode reduzir a probabilidade de desenvolvimento de hipertensão pulmonar tromboembólica crônica.

O sistema venoso pode ser acessado por orientação direta com ultrassom a partir da veia jugular interna ou veia femoral comum, proporcionando vantagens, mas também com desvantagens, dependendo do dispositivo individual usado. Vários cateteres podem ser usados no cateterismo das AP (ver Tabela 35.6). Como já descrito, as medidas da pressão arterial devem ser obtidas para estabelecer um basal e determinar a taxa de injeção para angiografia. A angiografia pulmonar esquerda e direita seletiva costuma ser realizada em uma projeção esquerda (20°) e anteroposterior ou em uma projeção anterior oblíqua direita discreta, respectivamente, a uma taxa de imagem de 4 a 6 *frames* por segundo. Quando uma projeção única é usada, um angiograma repetido em um ângulo diferente pode ser necessário em casos selecionados, a fim de ajudar a separar os ramos distais. A projeção oblíqua contralateral é valiosa para

---

TABELA 35.5 Diretivas para o manejo da embolia pulmonar de risco intermediário.

■ TIPO/APRESENTAÇÃO DA EMBOLIA PULMONAR (EP) DE RISCO INTERMEDIÁRIO	■ NECESSIDADE DE ESCALONAMENTO DO TRATAMENTO COM TROMBÓLISE GUIADA POR CATETER (TGC)
EP de risco intermediário-alto no limite do alto risco: pacientes muito doentes com sinais de hipoperfusão (p. ex., elevação de lactato e enzimas hepáticas) ou disfunção grave do ventrículo direito (VD)	Com frequência Se houver um êmbolo em sela, considerar a cirurgia cardiotorácica, uma vez que a embolectomia pode ser uma opção viável; a lise sistêmica também pode ser uma opção
EP de risco intermediário-alto (sPESI ≥ 1, com evidência de disfunção do VD e de elevação dos níveis de biomarcadores cardíacos)	Possivelmente; em particular, se houver sinais preocupantes como um VD gravemente hipocinético e um coágulo central obstrutivo, em especial na ausência de melhora dos sintomas e da hemodinâmica, apenas com a anticoagulação, e um risco de sangramento baixo
EP de risco intermediário-baixo (sPESI ≥ 1, com evidência de disfunção do VD e de elevação dos níveis de biomarcadores cardíacos)	Com pouca frequência Possibilidade de optar pela TGC em pacientes jovens ou ativos que apresentem trombo central ou baixo risco de sangramento

Reimpressa, com autorização, de Taslakian B, Sista AK. Catheter-directed therapy for pulmonary embolism: patient selection and technical considerations. *Interv Cardiol Clin.* 2018; 7(1):81-90.

TABELA 35.6 Opções para o tratamento intervencionista da embolia pulmonar: equipamento necessário para a terapia à base de cateter.

▪ EQUIPAMENTO	▪ PROPÓSITO
Acesso vascular	
Bainha vascular (5 ou 6 Fr, curta)	Prender o acesso vascular inicial Serão necessárias duas bainhas, se houver plano de TGC bilateral
Kit de agulhas de micropunção (Boston Scientific, Natick, MA; ou Cook Medical Inc., Bloomington, IN)	Minimizar o risco de complicações relacionadas com o sítio de acesso
Ultrassom para orientação e cobertura da sonda de ultrassom estéril	Minimizar o risco de complicações relacionadas com o sítio de acesso
Angiografia e cateterismo pulmonar	
Cobra, *pigtail* angular (Grollman), ou cateteres *pigtail* retos (100 cm)	Cateterismo da artéria pulmonar
Cateter arterial pulmonar, com balão na extremidade	Pode ser útil em casos graves de regurgitação tricúspide ou de dilatação do ventrículo direito Para evitar a captura atrás de um músculo papilar, ao atravessar a valva tricúspide (em comparação aos cateteres sem balão, tende a ficar menos preso sob as cordas ou o músculo papilar da valva tricúspide, evitando, assim, o dano ao aparato tricúspide)
Cateter *pigtail*	Realizar angiografia pulmonar
Fio Rosen (260 cm) Fio Wholey (260 cm)	Começar com um fio rígido de troca, de comprimento médio, para conferir estabilidade
Fio Amplatz (260 cm)	Fio rígido para conferir estabilidade na troca de cateter ou escalonamento à trombectomia mecânica
Bainha flexora longa (5 ou 6 Fr, 55 cm)	Proporcionar um acesso estável para trombólise guiada por cateter
Medicações	
Heparina não fracionada intravenosa (300 a 500 unidades/h, pela bainha)	Para manter a anticoagulação subterapêutica e prevenir a formação de coágulo peribainha
tPA (alteplase; Genentech, South San Francisco, CA)	Para realização de trombólise; a dose total de infusão recomendada é 1 a 2 mg/h, até uma dose total de 24 mg (metade da dose por cateter, no caso dos cateteres bilaterais)
Meio de contraste (não iônico, de baixa osmolalidade)	Para realização de angiografia
Cateteres de infusão	
Cateter de infusão com valva Cragg-McNamara® (Covidien, Plymouth, MN)	Cateter com multiorifícios laterais para infusão intracoágulo de agente trombolítico
Cateter de infusão UniFuse™ (Angiodynamics, Latham, NY)	Cateter com multiorifícios laterais para infusão intracoágulo de agente trombolítico
Sistema endovascular assistido por ultrassom EkoSonic® (EKOS, Bothell, WA)	Cateter com multiorifícios laterais com fio emissor de ultrassom para realização de trombólise guiada por cateter assistida por ultrassom
Outros dispositivos	
Marca-passo externo, marca-passo venoso interno	Para tratar bloqueio cardíaco total, caso essa complicação ocorra

Reimpressa, com autorização, de Taslakian B, Sista AK. Catheter-directed therapy for pulmonary embolism: patient selection and technical considerations. *Interv Cardiol Clin.* 2018; 7(1):81-90. tPA, ativador de plasminogênio tecidual.

separar os ramos dos lobos inferiores. Uma angiografia detalhada costuma ser desnecessária quando há disponibilidade de angio-TC da artéria pulmonar para avaliação da anatomia e da localização/extensão do trombo, com o intuito de encurtar a duração do procedimento e conseguir a rápida remoção do coágulo central em tais pacientes hemodinamicamente instáveis. Uma combinação de cateter/fio metálico é então usada para atravessar o trombo central.

Foram descritos vários dispositivos para o desbastamento efetivo do trombo central em pacientes com EP maciça. A técnica mais comum é a fragmentação com cateter *pigtail* rotatório, em que se usa um cateter 5 Fr padrão inserido sobre um fio que sai de um orifício lateral na curvatura externa da alça do *pigtail*, deixando a alça livre para girar em torno do fio e conferir estabilidade. O trombo é fragmentado colocando-se o cateter distalmente e girando o *pigtail* e, ao mesmo tempo, retraindo proximalmente. A maceração adicional do coágulo pode ser conseguida com a inflação de um balão de angioplastia discretamente menor do que o maior diâmetro da AP (em geral, balões menores que 16 mm). A trombectomia por aspiração adjunta pode ser requerida para remover o coágulo com uma bainha ou cateter calibroso (> 8 Fr) com orifício na extremidade ou com o uso de cateteres especializados. Diferentes novos dispositivos de remoção de trombos oferecem um potencial robusto de remoção de trombos. Detalhes adicionais sobre esses dispositivos fogem ao escopo deste capítulo; existem artigos de revisão disponíveis que fornecem descrições detalhadas deles.

Terapia guiada por cateter percutâneo para embolia pulmonar submaciça

Na EP submaciça (de risco intermediário), a fragmentação do coágulo central pode levar à embolização distal, resultando em elevação aguda da PAP e sobrecarga no VD; por isso, recomenda-se evitar técnicas mecânicas nessa população de pacientes. A infusão de fármaco fibrinolítico através de um cateter inserido no coágulo expõe, em potencial, uma área de superfície maior do êmbolo, teoricamente acelerando a lise do coágulo. Schmitz-Rode et al. enfatizaram esse mecanismo, demonstrando a formação de um vórtice proximal por êmbolos obstrutivos, os quais podem desviar sistematicamente os fármacos trombolíticos administrados para longe do trombo, minimizando, assim, a eficácia e distribuindo uma dose substancial para a circulação sistêmica. Por outro lado, a TGC distribui uma dose significativamente menor de fármaco fibrinolítico direto no trombo, por um período de tempo prolongado (12 a 24 horas). Sendo assim, a lógica da TGC é melhorar a segurança e a eficácia trombolítica em comparação à trombólise sistêmica, o que ainda está para ser comprovado em estudos controlados randomizados.

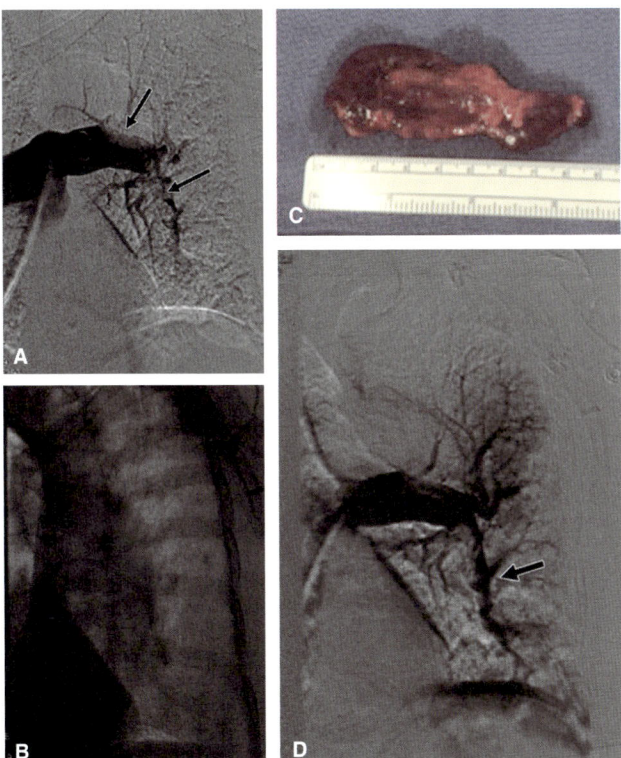

Figura 35.3 **Demonstração de uma trombectomia por aspiração com dispositivo CT 8 (Penumbra, Alameda, Califórnia) em uma paciente de 73 anos com embolia pulmonar submaciça aguda. A.** Trombo volumoso (*setas*) nas artérias pulmonares dos lobos inferior e superior esquerdo. **B.** Cateter de aspiração inserido em um coágulo no lobo inferior esquerdo. **C.** O trombo aspirado em vários estágios de organização. **D.** A angiografia pós-extração imediata mostrou melhora da perfusão para o lobo inferior esquerdo (*seta*). (Reimpressa, com autorização, de Sista AK, Kuo WT, Schiebler M, Madoff DC. Stratification, imaging, and management of acute massive and submassive pulmonary embolism. *Radiology.* 2017; 284(1):5-24.)

A distribuição intracoágulo do fármaco trombolítico pode ser obtida com um cateter padrão com múltiplos orifícios laterais (Figura 35.4). Uma alternativa é o uso de sistemas de cateteres de distribuição de fármaco assistidos por ultrassonografia, os quais empregam energia microssônica (ultrassom de alta frequência e baixa intensidade) distribuída por meio do *core* do cateter, o que, em termos teóricos, modifica a arquitetura local do coágulo e leva o agente trombolítico mais profundamente para dentro do coágulo sanguíneo, intensificando a trombólise. A TGC assistida

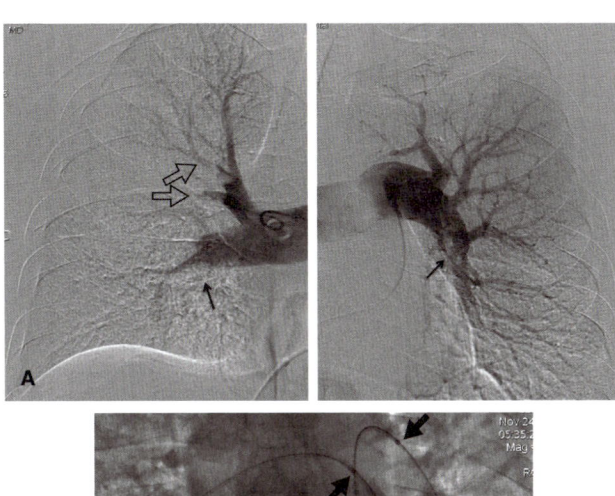

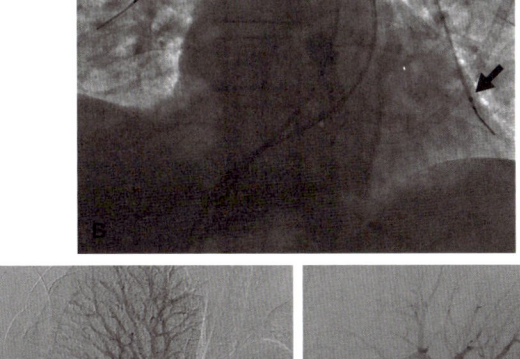

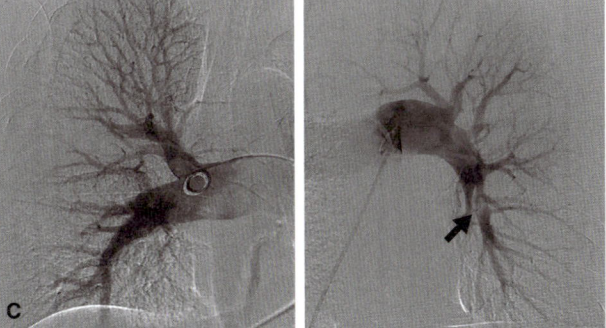

Figura 35.4 **Trombólise guiada por cateter na embolia pulmonar (EP) submaciça. A.** Angiografias pulmonares iniciais obtidas em um paciente de 55 anos com EP submaciça mostram perfusão precária e um trombo proximal (*setas pretas*). Observe também o *cut-off* vascular das artérias lobar média e segmentares laterais do lobo superior direito (*setas abertas*). **B.** Cateteres de infusão bilaterais (5 Fr, 10 cm) imersos no trombo. As extensões de infusão de 10 cm são demarcadas com marcadores radiopacos (*setas*). Os múltiplos orifícios laterais existentes entre os marcadores infundem o agente trombolítico. O tPA recombinante (0,5 mg/h por cateter) foi infundido, até um total de 22 horas. **C.** As angiografias pós-TTGC demonstram melhora da perfusão, com um trombo residual leve na artéria pulmonar do lobo inferior esquerdo (*seta*). A pressão sistólica na artéria pulmonar melhorou, indo de 61 para 41 mmHg depois da infusão. (Reimpressa, com autorização, de Sista AK, Kuo WT, Schiebler M, Madoff DC. Stratification, imaging, and management of acute massive and submassive pulmonar embolism. *Radiology.* 2017; 284(1):5-24.)

por ultrassonografia foi usada nos estudos ULTIMA e SEATTLE II; no entanto, os pesquisadores não compararam sua eficácia com a TGC padrão. No registro PERFECT, não houve diferença em termos de êxito técnico ou clínico entre a TGC assistida por ultrassonografia e a TGC padrão. Não está claro se a TGC assistida por ultrassonografia proporciona níveis melhores de fibrinólise e segurança, em comparação aos cateteres multipropósito padrão, dada a inexistência de estudos randomizados que tenham comparado as duas técnicas.

Um acesso à veia jugular interna ou femoral comum é obtido, de preferência, usando punção guiada por ultrassom, para minimizar o risco de complicações no sítio de acesso. Quando há necessidade de infusão bilateral da AP, um segundo acesso venoso é obtido. A abordagem jugular interna direita pode ser preferida na presença de um trombo amplo na VCI, veia ilíaca e/ou veia femoral. A princípio, o acesso venoso pode ser preso com uma bainha vascular de 5 ou 6 Fr. Depois da medida da pressão e da realização da angiografia pulmonar, o fio de acesso pode ser trocado por um fio rígido (p. ex., Rosen ou Amplatz de 260 cm), para conferir estabilidade para a subsequente colocação de uma bainha vascular longa que atravesse a valva pulmonar e proporcione estabilidade aos cateteres de infusão, enquanto durar a trombólise. Os cateteres com multiorifícios laterais (extensões de infusão de 10 a 20 cm) são passados por cima dos fios, através das bainhas, e inseridos no trombo. A ponta do cateter comumente é colocada em uma localização que permita o máximo de distribuição trombolítica para dentro da carga de coágulo, por meio dos orifícios laterais. A taxa de infusão de tPA total recomendada é 1 a 2 mg/h, para uma dose total de 24 mg. Alguns operadores defendem bolos de tPA de 1 a 4 mg durante a colocação do cateter. Um protocolo comum infunde alteplase a uma taxa de 0,5 a 1 mg/h por cada cateter AP, se forem usados cateteres bilaterais. A concentração recomendada para o tPA é 0,01 a 0,05 mg/mℓ de solução salina normal, e a bomba pode ser ajustada para distribuir a dose prescrita de tPA (p. ex., taxa de infusão começando a 0,5 a 2 mg/h).

Manejo pós-procedimento e cuidados no seguimento

Uma abordagem estruturada de cuidado pós-procedimento, incluindo identificação precoce e manejo de complicações, instruções específicas durante o período de monitoramento e seguimento ambulatorial de rotina, facilita o manejo eficiente e abrangente, enfatizando a qualidade e a segurança do paciente.

Em seguida ao procedimento, as bainhas vasculares e os cateteres de infusão devem ser presos no devido lugar com suturas e curativos. A transferência para um leito monitorado é necessária durante o período de infusão, para fins de monitoramento estreito dos sinais vitais e triagem de potenciais complicações. É essencial que haja uma ordem pós-procedimento detalhada e definida, que inclua instruções referentes ao período de observação e critérios específicos para que a equipe de enfermagem alerte os médicos (Tabela 35.7). As medidas de PAP podem ser obtidas por meio da bainha longa, quando usada, durante o período de monitoramento. Os níveis de fibrinogênio podem ser monitorados, em particular se a infusão se estender por mais de 24 horas, bem como em pacientes com maior risco de sangramento. Entretanto, os níveis de fibrinogênio não têm correlação clara com sangramento. Quando os níveis de fibrinogênio caem abaixo de 100 mg/dℓ, a maioria dos operadores prefere reduzir (à metade) ou descontinuar a trombólise ou, ainda, de maneira alternativa, prosseguir com as transfusões de plasma fresco congelado, se mais trombólise for desejável. Alguns operadores podem trocar a infusão de tPA por salina normal, se os níveis de fibrinogênio caírem a menos de 50 mg/dℓ. A duração da infusão varia entre os operadores, mas costuma se limitar a 12 a 24 horas. Angiografia pós-procedimento e/ou ecocardiografia podem ser realizadas para acessar a carga de coágulo e a função do VD.

Durante o procedimento, a anticoagulação com heparina pode ser continuada (alvo de anti-Xa de 0,3 a 0,5 unidade/mℓ). No entanto, uma vez iniciada a infusão trombolítica, alguns operadores preferem descontinuar a anticoagulação com heparina e usar infusões de heparina subterapêutica para minimizar o risco de complicações hemorrágicas. Durante a infusão concomitante de tPA em dose baixa, uma dose de heparina subterapêutica (p. ex., 300 a 500 unidades/h por um sítio IV periférico ou bainha vascular; tempo de tromboplastina parcial [TTP] < 60 s) é desejável por alguns operadores para minimizar o risco de formação de coágulo peribainha. Uma vez concluída a TGC, a anticoagulação terapêutica integral deve ser retomada imediatamente e mantida por 7 a 10 dias como uma ponte para subsequente anticoagulação oral.

TABELA 35.7 Instruções de infusão pós-procedimento.	
▪ INSTRUÇÕES	**▪ JUSTIFICATIVA**
Manter o paciente em repouso absoluto, com as pernas estendidas (acesso femoral)	Minimizar o risco de complicações no sítio de acesso, bem como o deslocamento do cateter
Manter o paciente em jejum (ou sob dieta líquida pura)	Dependendo do estado clínico, outras comorbidades, risco de aspiração, risco esperado de sangramento e necessidade de procedimento emergencial de cirurgia, intubação ou reintervenção para prevenção ou diminuição do risco de aspiração
Verificar os sítios de acesso vascular quanto a sinais de sangramento e formação de hematoma	Detecção precoce de complicações no sítio de acesso
Realizar exames neurológicos seriados (a cada 2 a 4 h)	Detecção precoce de complicações hemorrágicas intracranianas
Monitorar hemograma completo, fibrinogênio, tempo de trombina parcial [TTP] (p. ex., a cada 4 h)	Detecção precoce de complicações (sangramento, anemia aguda, níveis supraterapêuticos de anticoagulação, hipofibrinogenemia)
Remover bainhas e realizar compressão manual para promoção de hemostasia (30 a 45 min) depois da interrupção da infusão trombolítica	Este é o período correto/recomendado para possibilitar a rápida obtenção de hemostasia e, ao mesmo tempo, minimizar a quantidade total de tempo que o paciente não é terapeuticamente anticoagulado

Reimpressa, com autorização, de Taslakian B, Sista AK. Catheter-directed therapy for pulmonary embolism: patient selection and technical considerations. *Interv Cardiol Clin.* 2018; 7(1):81-90.

Os intervencionistas devem participar do seguimento longitudinal dos pacientes com EP maciça e submaciça. O seguimento ambulatorial garante uma anticoagulação adequada, além do reconhecimento de sinais e sintomas de complicações a longo prazo, como dispneia não resolvida e intolerância ao exercício. Caso um filtro tenha sido inserido na VCI durante o procedimento, deve-se agendar a remoção do filtro do paciente, uma vez que a filtração já não seja indicada para poupar os pacientes dos potenciais riscos associados à implantação prolongada de um filtro.

Filtros de veia cava inferior

O objetivo da colocação de um bloqueio na veia cava, atualmente conseguido com a inserção percutânea guiada por imagem de um filtro na VCI, é prevenir a EP sintomática por meio da captura do coágulo. Trata-se de uma importante opção no manejo de pacientes selecionados com doença tromboembólica venosa. Diversos modelos diferentes de filtros de VCI são usados (Figuras 35.5 e 35.6). A geração atual de dispositivos de filtro de VCI deriva do *design* e das características de desempenho conseguidas com o filtro de VCI Greenfield. A maioria dos filtros de VCI tem um formato cônico que permite capturar o coágulo no centro da veia, possibilitando sua dissolução com o passar do tempo e a passagem do fluxo sanguíneo venoso para-axial. Existem dois tipos gerais de filtro de VCI atualmente disponíveis nos EUA: permanentes e opcionais. Os filtros permanentes estão em uso desde os anos 1970, e são colocados em pacientes com necessidade prolongada de profilaxia mecânica contra EP, além de contraindicações absolutas à anticoagulação. Nos últimos anos, tem-se observado uma tendência ao uso dos filtros opcionais. Estes são filtros permanentes que têm a opção de serem totalmente removidos em caso de não haver mais necessidade clínica (filtros recuperáveis) ou convertidos em *stent* de cava (filtros conversíveis), dependendo do *design*. A maioria dos filtros opcionais é projetada para serem removidos e têm um gancho, tipicamente na extremidade cranial do filtro, que pode ser pego com um laço.

Indicações para a colocação de filtro na veia cava inferior

A indicação para a colocação de filtro na VCI continua sendo a principal controvérsia relacionada com esses filtros. A anticoagulação ainda é o tratamento preferido para doença tromboembólica venosa. Dependendo do risco de EP e/ou dos efeitos adversos da anticoagulação, as indicações para filtros de VCI podem ser classificadas em três grupos principais: indicações absolutas, indicações relativas ou indicações profiláticas (Tabela 35.8). Embora haja pouca controvérsia quanto às indicações absolutas, existem diferenças substanciais entre as indicações relativas e profiláticas. Estas se baseiam, de preferência, em "opinião especializada", bem como em séries de casos, e não são sustentadas por estudos controlados randomizados prospectivos. Com base nos dados disponíveis na atualidade, as diretrizes para a colocação de filtros de VCI estabelecidas pelo American College of Radiology (ACR), em um esforço conjunto com a Society of Interventional Radiology (SIR), AHA, ACCP e ESC, sustentam a colocação do filtro de VCI em pacientes com doença tromboembólica venosa e contraindicação à anticoagulação. No caso dos pacientes com EP submaciça, não há dados que sustentem a colocação rotineira de filtros de VCI. Pacientes com EP maciça e TVP proximal devem receber filtros de VCI, independentemente do estado de anticoagulação, com base nas associações de mortalidade reduzida com filtros de VCI no International Cooperative Pulmonary Embolism Registry (ICOPER) e em um levantamento conduzido em uma base de dados de internação nacional.

Contraindicações

Existem pouquíssimas contraindicações à colocação de filtro de VCI. A principal é a ausência de lugar para colocar o filtro, como uma obstrução ou a ausência da VCI. Em tais condições, o sangue retorna ao coração por múltiplas redes venosas colaterais pequenas e tortuosas, evitando que coágulos grandes se movam para a circulação pulmonar. Entretanto, se uma ampla via venosa colateral se desenvolver com o passar do tempo, pode-se considerar a colocação de um filtro na veia ázigo ou na hemiázigo. Outra contraindicação à colocação percutânea de um filtro de VCI é a falta de acesso a essa veia nos casos em que todos os possíveis sítios de acesso venoso estejam obstruídos.

Em geral, a coagulopatia é uma contraindicação aos procedimentos percutâneos. Entretanto, devido à disponibilidade de sistemas de distribuição jugular, tamanho relativamente pequeno das bainhas de colocação de filtro e orientação por ultrassom para acesso, os filtros de VCI podem ser colocados com segurança em quase todos os pacientes com coagulopatia. Outras contraindicações, como insuficiência renal e alergia grave ao contraste, podem ser minimizadas com o uso de contrastes alternativos para venografia, como gadolínio ou dióxido de carbono.

Técnica

É essencial o conhecimento das vias de drenagem venosa, bem como de suas anormalidades congênitas. Existem numerosas, porém raras, variações na anatomia venosa do abdome e da pelve, as quais podem ter impacto sobre a colocação de filtros de VCI (Tabela 35.9).

Os filtros de VCI são disponibilizados em um sistema de distribuição jugular ou femoral. Para filtros simétricos, um sistema de distribuição pode ser usado para uma ou outra abordagem. Para os filtros cônicos não simétricos, é importante selecionar o sistema de distribuição apropriado (jugular ou femoral), para evitar a colocação do filtro invertido. Os sítios de acesso mais comumente usados são as veias femoral comum direita e jugular interna direita, devido ao alinhamento retilíneo do sistema de distribuição com a VCI, evitando a inclinação do filtro. Todavia, as novas gerações de filtros podem ser colocadas a partir de qualquer veia, incluindo as veias periféricas, graças ao perfil dos sistemas de distribuição, combinado à alta deformabilidade da maioria dos filtros à base de nitinol. Se uma veia periférica for selecionada para acesso, uma bainha de distribuição mais longa talvez seja necessária.

A avaliação pré-procedimento de dados clínicos, indicações e contraindicações é essencial. A avaliação dos exames de imagem disponíveis pode fornecer uma análise detalhada da anatomia venosa, além de permitir que as anomalias sejam representadas para evitar a filtração incompleta. Em geral, os filtros de VCI são colocados em uma posição infrarrenal para minimizar o espaço entre a ponta do filtro e o fluxo de entrada das veias renais. A justificativa é a limitação da área de sangue estagnado, em caso de trombose no filtro, bem como a evitação da trombose venosa renal. A colocação no nível das veias renais deve ser evitada, devido à possibilidade de que partes do filtro sejam engajadas em uma veia renal, acarretando inclinação significativa do filtro. Desse modo, a colocação da ponta do filtro a cerca de 1 cm abaixo das veias renais vem ganhando popularidade de maneira recente com os filtros opcionais. Alguns operadores defendem o posicionamento do filtro com o gancho no nível do fluxo de entrada renal para evitar a formação de trombo no gancho e, assim, facilitar a recuperação (Figura 35.7).

Depois da obtenção de um acesso venoso, deve-se realizar a venografia para avaliar a anatomia venosa e identificar a localização das veias renais, tendo em vista a colocação infrarrenal acurada do filtro de VCI. Diante da indisponibilidade de imagens de corte transversal, recomenda-se uma abordagem jugular, com a venografia realizada a partir da veia ilíaca comum esquerda, para identificar veias cava inferiores duplicadas. De maneira alternativa, nesses casos, uma abordagem femoral

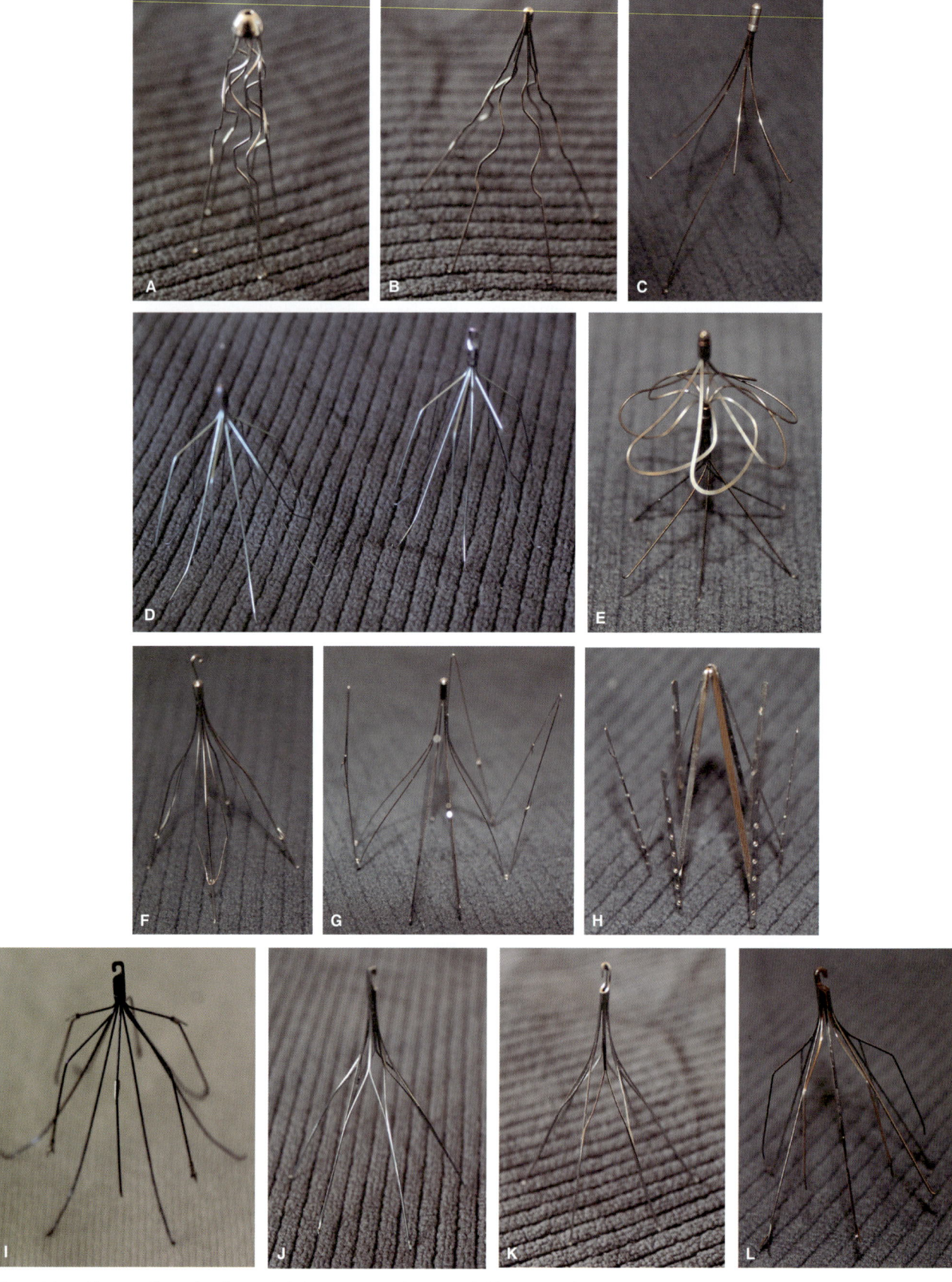

Figura 35.5 Diferentes filtros de veia cava inferior (VCI). **A.** Filtro Greenfield (aço inoxidável) (Boston Scientific, Natick, MA). **B.** Filtro Greenfield (titânio) (Boston Scientific, Natick, MA). **C.** Filtro ALN (ALN International, Miami, FL). **D.** Filtros G2 (esquerda) e Eclipse (direita) (Bard Peripheral, Tempe, AZ). **E.** Filtro Simon Nitinol (Bard Peripheral, Tempe, AZ). **F.** Filtro Gunther Tulip (Cook Medical, Bloomington, IN). **G.** Filtro VenaTech LP (B. Braun, Sheffield, UK). **H.** Filtro VenaTech LGM (B. Braun, Sheffield, UK). **I.** Filtro Meridian (Bard Peripheral, Tempe, AZ). **J.** Filtro Option (Rex Medical, Conshohocken, PA). **K.** Filtro Option ELITE (Rex Medical, Conshohocken, PA). **L.** Filtro Denali (Bard Peripheral, Tempe, AZ).

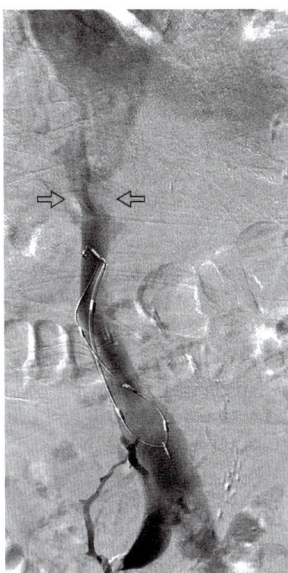

Figura 35.6 Venografia pós-colocação de um filtro Crux (Volcano Corporation, Rancho Cordova, CA). O nível das veias renais é marcado com *setas vazadas*. Os ganchos de recuperação em ambas as extremidades, cranial e caudal, do filtro permitem a remoção deste por um acesso jugular ou femoral.

TABELA 35.8 Indicações para filtros de veia cava inferior.

Indicações absolutas (clássicas)

Tromboembolia venosa (TEV) comprovada por um dos seguintes achados:

- Embolia pulmonar (EP) recorrente, mesmo com anticoagulação adequada
- Falha de anticoagulação (propagação/progressão da trombose venosa profunda (TVP) durante a anticoagulação terapêutica
- Contraindicação à anticoagulação
- Complicação da anticoagulação
- Incapacidade de conseguir/manter a anticoagulação terapêutica
- EP maciça com TVP residual em paciente com risco de EP adicional

Indicações relativas (estendidas)

TEV comprovada com um dos seguintes achados:

- TVP iliocaval
- Trombo proximal grande e livremente flutuante
- Trombólise para TVP iliocaval
- TEV com reserva cardiopulmonar limitada
- Falta de complacência com anticoagulação
- Alto risco de complicação da anticoagulação (p. ex., quedas frequentes)

Indicações profiláticas

Sem TEV comprovada, mas com risco de desenvolvimento de TEV e impossibilidade de receber anticoagulação ou de ser monitorado quanto ao desenvolvimento de TEV

- Traumatismo grave
- Lesão craniana fechada
- Lesão espinal
- Múltiplas fraturas em osso longo ou pélvicas
- Procedimento cirúrgico em paciente com alto risco de TEV
- Condição médica com alto risco de TEV

Kaufman JA, Kinney TB, Streiff MB *et al.* Guidelines for the use of retrievable and convertible vena cava filters: report from the Society of Interventional Radiology multidisciplinary consensus conference. *J Vasc Interv Radiol.* 2006; 17:449-459. Caplin DM, Nikolic B, Kalva SP *et al.* Quality improvement guidelines for the performance of inferior vena cava filter placement for the prevention of pulmonary embolism. *J Vasc Interv Radiol.* 2011; 22(11):1499-1506.

TABELA 35.9 Variações da anatomia venosa do abdome e da pelve.

■ VARIANTE ANATÔMICA VENOSA	■ COMENTÁRIOS
Veia cava inferior (VCI) ausente (0,15% dos pacientes)	O sangue é drenado pelo sistema ázigo (continuação ázigo). Nenhum filtro de VCI pode ser colocado
VCI esquerda (2% dos pacientes)	De maneira típica, drena no interior da veia renal esquerda, que cruza anteriormente à aorta e se une à VCI direita
VCI duplicada	De maneira típica, a VCI acessória esquerda está presente com a veia ilíaca comum esquerda. Um filtro de VCI suprarrenal ou dois de VCI, um em cada uma dessas veias, devem ser colocados para uma filtração caval apropriada. De modo alternativo, um filtro pode ser colocado em cada veia ilíaca comum, ou na VCI direita, enquanto a VCI esquerda pode ser embolizada
Veia renal esquerda circum-aórtica (5,5%)	Uma veia renal esquerda cruza anteriormente à aorta, enquanto a outra, posteriormente à aorta. Os filtros de VCI devem ser colocados abaixo da veia renal circum-aórtica, porque, se um filtro de VCI for colocado entre a veia renal principal esquerda e a veia renal circum-aórtica, haverá um possível conduto a partir da extremidade inferior, para que o coágulo se desvie do filtro
Veia renal esquerda retroaórtica (4,7%)	Não tem impacto sobre a colocação do filtro de VCI, dada a inexistência de um conduto venoso que permita o desvio do coágulo de um filtro de VCI infrarrenal

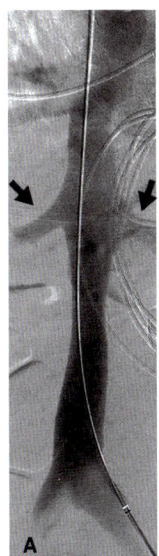
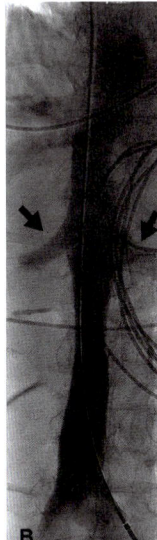
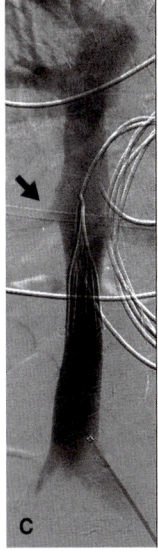

Figura 35.7 Colocação do filtro. **A.** Venografia por subtração digital e (**B**) venografia de veia cava inferior não subtraída realizadas antes da colocação do filtro mostram refluxo de contraste nas veias renais (*setas*). **C.** Venografia por subtração digital pós-colocação de filtro Option, mostrando o posicionamento correto do filtro, com o gancho no nível do fluxo de entrada na veia renal (*seta*) e sem inclinação significativa.

comum esquerda pode ser selecionada. Para evitar a migração do filtro, o diâmetro da VCI deve ser medido antes da colocação. Não existe um diâmetro de VCI minimamente requerido para nenhum dispositivo, mas existe um diâmetro máximo para cada filtro. Tipicamente, para uma VCI maior que 28 mm, apenas alguns dispositivos são aprovados. Se o diâmetro da veia cava for maior que 30 mm (megacava), dois filtros podem ser colocados nas veias ilíacas comuns.

Caso seja detectado um trombo na VCI, o filtro deve ser colocado acima da extensão mais craniana do coágulo, para a máxima proteção. Quando o trombo estiver se estendendo além das veias renais, a colocação de um filtro suprarrenal tornar-se-á necessária (Figura 35.8). É fundamental também que se evite a colocação do filtro junto ao trombo para impedir a implantação incompleta e, portanto, a migração do filtro.

Durante a implantação, é essencial desembainhar o filtro e, ao mesmo tempo, manter o empurrador e o filtro em posição estável, a fim de evitar a sua migração. Uma venografia pós-implantação pode ser realizada pela bainha, para finalização.

Complicações

Existem dois tipos diferentes de complicação: as relacionadas com o procedimento durante a colocação ou remoção do filtro e as relacionadas com o dispositivo, que ocorrem durante o tempo de permanência do filtro (Tabela 35.10).

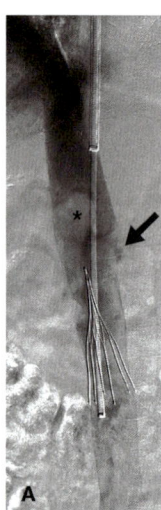 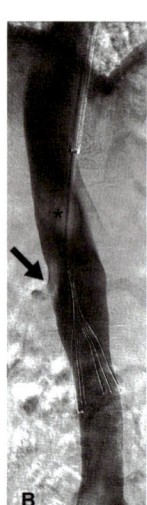 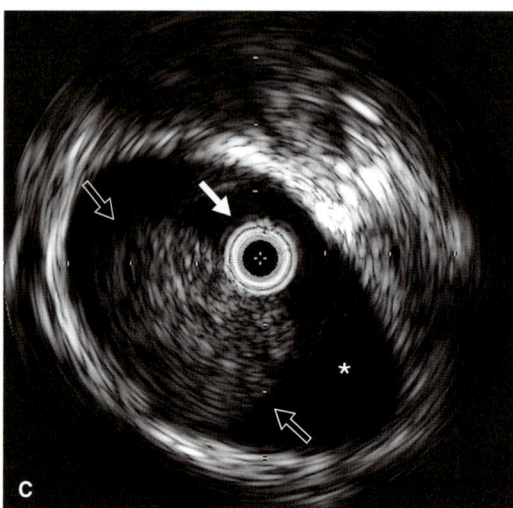 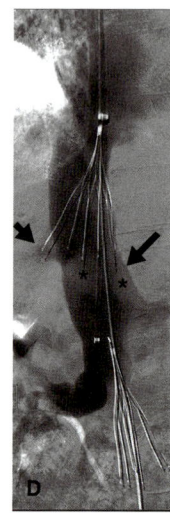 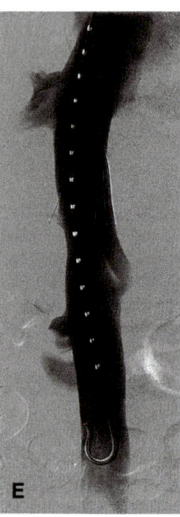

Figura 35.8 Filtro suprarrenal. A e **B.** Venografia por subtração digital da veia cava inferior (VCI) antes da recuperação de um filtro Option mostra um trombo (*asterisco*) se estendendo para o filtro interno, acima do nível das veias renais (*setas*). **C.** Uma ultrassonografia intravascular foi realizada para confirmar os achados, a qual mostrou um grande trombo na VCI (*entre as setas vazadas*). Note a sonda de ultrassonografia intravascular (*seta*) junto ao lúmen da VCI (*asterisco*). O filtro não pode ser recuperado nesse cenário. **D.** Um segundo filtro Option suprarrenal foi implantado, acima da extensão mais cranial do trombo (*asteriscos duplos*). As veias renais estão identificadas (*setas*). **E.** A venografia por subtração digital obtida depois da recuperação do filtro mais caudal mostra ausência de trombo junto à VCI. O filtro suprarrenal foi então removido.

TABELA 35.10 Complicações da colocação do filtro de veia cava inferior.	
■ COMPLICAÇÃO	**■ COMENTÁRIOS**
Complicações relacionadas com o procedimento	
Nefropatia induzida por contraste	Pode ser evitada com hidratação adequada antes e depois do procedimento, bem como com o uso de contrastes alternativos em pacientes de alto risco
Alergia ao contraste	Pode ser evitada com pré-medicação e uso de meios de contraste alternativos, em pacientes com história de alergia ao meio de contraste
Complicações no sítio de acesso	Sangramento e trombose. O principal risco de sangramento advém da punção arterial acidental. É possível minimizá-lo com orientação de ultrassom, cada vez mais usada, especialmente na abordagem jugular
Lesão caval	Em particular, durante a recuperação do filtro
Complicações relacionadas com o dispositivo	
Migração do filtro	Observada em cerca de 6% dos casos, costuma ser assintomática. Podem ocorrer complicações graves, como choque cardíaco por migração intracardíaca
Fratura do filtro	É rara (1%) e varia com base no *design* do filtro. Em geral, é assintomática, mas pode causar problemas graves, como tamponamento cardíaco
Penetração de partes do filtro através da veia cava inferior	Em geral, assintomática. Há, porém, relatos de pseudoaneurisma aórtico e perfuração duodenal decorrente de filtros perfurantes
Trombose ou obstrução do filtro	
Trombose venosa profunda relacionada com o filtro	

Cuidados de seguimento

No caso dos filtros opcionais, a reavaliação dentro do prazo de recuperação do dispositivo é essencial. Se já não houver indicação para filtração caval, a descontinuação desta deve ser considerada para minimizar as complicações relacionadas com o dispositivo. Os radiologistas intervencionistas devem se envolver de maneira ativa no cuidado de seguimento, a fim de aumentar a taxa de recuperação dos filtros opcionais.

Recuperação do filtro

Foi demonstrado que os filtros recuperáveis são seguros, previnem a EP fatal e, de fato, servem de ponte para a anticoagulação. Os dispositivos recuperáveis são projetados para serem removidos quando a proteção contra EP se torna desnecessária, o que minimiza o risco de TVP associada ao filtro. A maioria dos filtros recuperáveis é mantida de forma permanente, com taxas de recuperação de apenas 8,5%. A descontinuação da filtração caval é recomendada quando a indicação para filtro de VCI deixa de existir e não há previsão de recidiva. Dependendo do *design* do filtro opcional, o gancho existente na ponta superior ou inferior do filtro é laçado para recuperação. Técnicas complexas de recuperação de filtros foram descritas, destinadas à remoção de filtros de permanência interna prolongada e de filtros inclinados que aderiram à parede da VCI. Esse assunto foge ao escopo do capítulo, porém há vários artigos de revisão disponíveis.

Resumo

A EP aguda tem várias formas de apresentação, cada qual associada a uma taxa de mortalidade e morbidade diferente. A estratificação do risco e a abordagem multidisciplinar são essenciais para a otimização do tratamento de pacientes que apresentam EP aguda. O interesse pela intervenção guiada por cateter vem aumentando junto à comunidade médica como uma opção de tratamento para pacientes com EP maciça e submaciça. Estudos randomizados prospectivos adicionais se fazem necessários para avaliar a utilidade clínica da TGC em pacientes com EP submaciça, seus desfechos em curto e longo prazos, bem como o risco de sangramento associado.

Leitura sugerida

Aujesky D, Obrosky DS, Stone RA, et al. Derivation and validation of a prognostic model for pulmonary embolism. *Am J Respir Crit Care Med* 2005;172(8):1041–1046.

Becattini C, Agnelli G, Germini F, Vedovati MC. Computed tomography to assess risk of death in acute pulmonary embolism: a meta-analysis. *Eur Respir J* 2014;43(6):1678–1690.

Becattini C, Vedovati MC, Agnelli G. Prognostic value of troponins in acute pulmonary embolism: a meta-analysis. *Circulation* 2007;116(4):427–433.

British Thoracic Society Standards of Care Committee Pulmonary Embolism Guideline Development Group. British Thoracic Society guidelines for the management of suspected acute pulmonary embolism. *Thorax* 2003; 58(6):470–483.

Caplin DM, Nikolic B, Kalva SP, et al. Quality improvement guidelines for the performance of inferior vena cava filter placement for the prevention of pulmonary embolism. *J Vasc Interv Radiol* 2011;22(11):1499–1506.

Carrier M, Righini M, Djurabi RK, et al. VIDAS D-dimer in combination with clinical pre-test probability to rule out pulmonary embolism. A systematic review of management outcome studies. *Thromb Haemost* 2009;101(5):886–892.

Casazza F, Becattini C, Bongarzoni A, et al. Clinical features and short term outcomes of patients with acute pulmonary embolism. The Italian Pulmonary Embolism Registry (IPER). *Thromb Res* 2012;130(6):847–852.

Chamsuddin A, Nazzal L, Kang B, et al. Catheter-directed thrombolysis with the Endowave system in the treatment of acute massive pulmonary embolism: a retrospective multicenter case series. *J Vasc Interv Radiol* 2008;19(3):372–376.

Chatterjee S, Chakraborty A, Weinberg I, et al. Thrombolysis for pulmonary embolism and risk of all-cause mortality, major bleeding, and intracranial hemorrhage: a meta-analysis. *JAMA* 2014;311(23):2414–2421.

Coutance G, Cauderlier E, Ehtisham J, Hamon M, Hamon M. The prognostic value of markers of right ventricular dysfunction in pulmonary embolism: a meta-analysis. *Crit Care* 2011;15(2):R103.

Decousus H, Leizorovicz A, Parent F, et al. A clinical trial of vena caval filters in the prevention of pulmonary embolism in patients with proximal deep-vein thrombosis. Prevention du Risque d'Embolie Pulmonaire par Interruption Cave Study Group. *N Engl J Med* 1998;338(7):409–415.

Dinglasan LA, Oh JC, Schmitt JE, et al. Complicated inferior vena cava filter retrievals: associated factors identified at preretrieval CT. *Radiology* 2013; 266(1):347–354.

Elias A, Mallett S, Daoud-Elias M, Poggi JN, Clarke M. Prognostic models in acute pulmonary embolism: a systematic review and meta-analysis. *BMJ open* 2016;6(4):e010324.

Engelberger RP, Spirk D, Willenberg T, et al. Ultrasound-assisted versus conventional catheter-directed thrombolysis for acute iliofemoral deep vein thrombosis. *Circ Cardiovasc Interv* 2015;8(1):e002027.

Fanikos J, Piazza G, Zayaruzny M, Goldhaber SZ. Long-term complications of medical patients with hospital-acquired venous thromboembolism. *Thromb Haemost* 2009;102(4):688–693.

Farquharson S. *Pulmonary Artery Thrombectomy and Thrombolysis. Procedural Dictations in Image-Guided Intervention*: Springer; 2016: 545–551.

Fava M, Loyola S, Bertoni H, Dougnac A. Massive pulmonary embolism: percutaneous mechanical thrombectomy during cardiopulmonary resuscitation. *J Vasc Interv Radiol* 2005;16(1):119–123.

Font C, Carmona-Bayonas A, Beato C, et al. Clinical features and short-term outcomes of cancer patients with suspected and unsuspected pulmonary embolism: the EPIPHANY study. *Eur Respir J* 2016:1600282.

Gibson NS, Sohne M, Kruip MJ, et al. Further validation and simplification of the Wells clinical decision rule in pulmonary embolism. *Thromb Haemost* 2008;99(1):229–234.

Greenfield LJ. Evolution of venous interruption for pulmonary thromboembolism. *Arch surg* 1992;127(5):622–626.

Greenfield LJ, Proctor MC. Twenty-year clinical experience with the Greenfield filter. *Cardiovasc Surg* 1995;3(2):199–205.

Heit JA, Cohen AT, Anderson FA. Estimated annual number of incident and recurrent, non-fatal and fatal venous thromboembolism (VTE) events in the US. *Blood* 2005;106(11):267A.

Henzler T, Roeger S, Meyer M, et al. Pulmonary embolism: CT signs and cardiac biomarkers for predicting right ventricular dysfunction. *Eur Respir J* 2012;39(4):919–926.

Horlander KT, Mannino DM, Leeper KV. Pulmonary embolism mortality in the United States, 1979–1998: an analysis using multiple-cause mortality data. *Arch Intern Med* 2003;163(14):1711–1717.

Jaber WA, McDaniel MC. Catheter-based embolectomy for acute pulmonary embolism: devices, technical considerations, risks, and benefits. *Interv Cardiol Clin* 2018;7(1):91–101.

Jaff MR, McMurtry MS, Archer SL, et al. Management of massive and submassive pulmonary embolism, iliofemoral deep vein thrombosis, and chronic thromboembolic pulmonary hypertension: a scientific statement from the American Heart Association. *Circulation* 2011;123(16):1788–1830.

Jiménez D, Aujesky D, Moores L, et al. Simplification of the pulmonary embolism severity index for prognostication in patients with acute symptomatic pulmonary embolism. *Arch Intern Med* 2010;170(15):1383–1389.

Kabrhel C, Jaff MR, Channick RN, Baker JN, Rosenfield K. A multidisciplinary pulmonary embolism response team. *Chest* 2013;144(5):1738–1739.

Kaufman JA, Kinney TB, Streiff MB, et al. Guidelines for the use of retrievable and convertible vena cava filters: report from the Society of Interventional Radiology multidisciplinary consensus conference. *Surg Obes Relat Dis* 2006;2(2):200–212.

Kearon C, Akl EA, Comerota AJ, et al. Antithrombotic therapy for VTE disease: antithrombotic therapy and prevention of thrombosis, 9th ed: American College of Chest Physicians evidence-based clinical practice guidelines. *Chest* 2012;141(2 Suppl):e419S–e496S.

Kearon C, Akl EA, Ornelas J, et al. Antithrombotic therapy for VTE disease: CHEST guideline and expert panel report. *Chest* 2016;149(2):315–352.

Kline JA, Steuerwald MT, Marchick MR, Hernandez-Nino J, Rose GA. Prospective evaluation of right ventricular function and functional status 6 months after acute submassive pulmonary embolism: frequency of persistent or subsequent elevation in estimated pulmonary artery pressure. *Chest* 2009;136(5):1202–1210.

Klok FA, van Kralingen KW, van Dijk AP, et al. Quality of life in long-term survivors of acute pulmonary embolism. *Chest* 2010;138(6):1432–1440.

Konstantinides S, Geibel A, Kasper W, Olschewski M, Blümel L, Just H. Patent foramen ovale is an important predictor of adverse outcome in patients with major pulmonary embolism. *Circulation* 1998;97(19):1946–1951.

Konstantinides S, Torbicki A, Agnelli G, et al. 2014 ESC guidelines on the diagnosis and management of acute pulmonary embolism. *Eur Heart J* 2014;35(43):3033–3069.

Kucher N, Boekstegers P, Muller OJ, et al. Randomized, controlled trial of ultrasound-assisted catheter-directed thrombolysis for acute intermediate-risk pulmonary embolism. *Circulation* 2014;129(4):479–486.

Kucher N, Rossi E, De Rosa M, Goldhaber SZ. Massive pulmonary embolism. *Circulation* 2006;113(4):577–582.

Kuo WT. Endovascular therapy for acute pulmonary embolism. *J Vasc Interv Radiol* 2012;23(2):167–179. e4.

Kuo WT, Banerjee A, Kim PS, et al. Pulmonary Embolism Response to Fragmentation, Embolectomy, and Catheter Thrombolysis (PERFECT): Initial Results From a Prospective Multicenter Registry. *Chest* 2015;148(3):667–673.

Kuo WT, Gould MK, Louie JD, Rosenberg JK, Sze DY, Hofmann LV. Catheter-directed therapy for the treatment of massive pulmonary embolism: systematic review and meta-analysis of modern techniques. *J Vasc Interv Radiol* 2009; 20(11):1431–1440.

Kuo WT, Robertson SW, Odegaard JI, Hofmann LV. Complex retrieval of fractured, embedded, and penetrating inferior vena cava filters: a prospective study with histologic and electron microscopic analysis. *J Vasc Interv Radiol* 2013;24(5):622–630.e1; quiz 631.

Le Gal G, Righini M, Sanchez O, et al. A positive compression ultrasonography of the lower limb veins is highly predictive of pulmonary embolism on computed tomography in suspected patients. *Thromb Haemost* 2006;95(6):963–966.

Marti C, John G, Konstantinides S, et al. Systemic thrombolytic therapy for acute pulmonary embolism: a systematic review and meta-analysis. *Eur Heart J* 2015;36(10):605–614.

Mauro MA, Murphy KP, Thomson KR, Venbrux AC, Morgan RA. *Image-Guided Interventions: Expert Radiology Series*. Philadelphia, PA: Elsevier Health Sciences; 2013.

Meyer G, Vicaut E, Danays T, et al. Fibrinolysis for patients with intermediate-risk pulmonary embolism. *N Engl J Med* 2014;370(15):1402–1411.

Mismetti P, Laporte S, Pellerin O, et al. Effect of a retrievable inferior vena cava filter plus anticoagulation vs anticoagulation alone on risk of recurrent pulmonary embolism: a randomized clinical trial. *JAMA* 2015;313(16):1627–1635.

Nakazawa K, Tajima H, Murata S, Kumita SI, Yamamoto T, Tanaka K. Catheter fragmentation of acute massive pulmonary thromboembolism: distal embolisation and pulmonary arterial pressure elevation. *Br J Radiol* 2008;81(971):848–854.

Park B, Messina L, Dargon P, Huang W, Ciocca R, Anderson FA. Recent trends in clinical outcomes and resource utilization for pulmonary embolism in the United States: findings from the nationwide inpatient sample. *Chest* 2009;136(4):983–990.

Piazza G, Goldhaber SZ. Chronic thromboembolic pulmonary hypertension. *N Eng J Med* 2011;364(4):351–360.

Piazza G, Hohlfelder B, Jaff MR, et al. A Prospective, Single-Arm, Multicenter Trial of Ultrasound-Facilitated, Catheter-Directed, Low-Dose Fibrinolysis for Acute Massive and Submassive Pulmonary Embolism: The SEATTLE II Study. *JACC Cardiovasc Interv* 2015;8(10):1382–1392.

Poorthuis MH, Brand EC, Hazenberg CEVB, et al. Plasma fibrinogen level as a potential predictor of hemorrhagic complications after catheter-directed thrombolysis for peripheral arterial occlusions. *J Vasc Surg* 2017;65(5):1519–1527.e26.

PREPIC Study Group. Eight-year follow-up of patients with permanent vena cava filters in the prevention of pulmonary embolism: the PREPIC (Prevention du Risque d'Embolie Pulmonaire par Interruption Cave) randomized study. *Circulation* 2005;112(3):416–422.

Pulido T, Aranda A, Zevallos MA, et al. Pulmonary embolism as a cause of death in patients with heart disease: an autopsy study. *Chest* 2006;129(5):1282–1287.

Ray CE, Jr, Mitchell E, Zipser S, Kao EY, Brown CF, Moneta GL. Outcomes with retrievable inferior vena cava filters: a multicenter study. *J Vasc Interv Radiol* 2006;17(10):1595–1604.

Remy-Jardin M, Pistolesi M, Goodman LR, et al. Management of suspected acute pulmonary embolism in the era of CT angiography: a statement from the Fleischner Society 1. *Radiology* 2007;245(2):315–329.

Righini M, Roy PM, Meyer G, Verschuren F, Aujesky D, Le Gal G. The simplified Pulmonary Embolism Severity Index (PESI): validation of a clinical prognostic model for pulmonary embolism. *J Thromb Haemost* 2011; 9(10):2115–2117.

Rosenthal D, Wellons ED, Lai KM, Bikk A, Henderson VJ. Retrievable inferior vena cava filters: initial clinical results. *Ann Vasc Surg* 2006;20(1):157–165.

Schmitz-Rode T, Kilbinger M, Günther RW. Simulated flow pattern in massive pulmonary embolism: significance for selective intrapulmonary thrombolysis. *Cardiovasc Interv Radiol* 1998;21(3):199–204.

Segal JB, Streiff MB, Hofmann LV, Thornton K, Bass EB. Management of venous thromboembolism: a systematic review for a practice guideline. *Ann Intern Med* 2007;146(3):211–222.

Sharafuddin MJ, Hicks ME. Current status of percutaneous mechanical thrombectomy. Part II. Devices and mechanisms of action. *J Vasc Interv Radiol* 1998;9(1):15–31.

Sista AK, Friedman OA, Horowitz JM, Salemi A. Building a pulmonary embolism lysis practice. *Endovasc Today* 2013;12:61–64.

Sista AK, Horowitz JM, Goldhaber SZ. Four key questions surrounding thrombolytic therapy for submassive pulmonary embolism. *Vasc Med* 2016;21(1):47–52.

Sista AK, Kuo WT, Schiebler M, Madoff DC. Stratification, Imaging, and Management of Acute Massive and Submassive Pulmonary Embolism. *Radiology* 2017;284(1):5–24.

Sista AK, Miller LE, Kahn SR, Kline JA. Persistent right ventricular dysfunction, functional capacity limitation, exercise intolerance, and quality of life impairment following pulmonary embolism: Systematic review with meta-analysis. *Vasc Med* 2017;22(1):37–43.

Stein PD, Matta F, Keyes DC, Willyerd GL. Impact of vena cava filters on in-hospital case fatality rate from pulmonary embolism. *Am J Med* 2012; 125(5):478–484.

Tapson VF. Acute pulmonary embolism. *N Engl J Med* 2008;358(10): 1037–1052.

Taslakian B, Chawala D, Sista AK. A survey of submassive pulmonary embolism treatment preferences among medical and endovascular physicians. *J Vasc Interv Radiol* 2017;28(12):1693–1699.e2.

Taslakian B, Georges Sebaaly M, Al-Kutoubi A. Patient evaluation and preparation in vascular and interventional radiology: what every interventional radiologist should know (part 1: patient assessment and laboratory tests). *Cardiovasc Intervent Radiol* 2016;39(3):325–333.

Taslakian B, Georges Sebaaly M, Al-Kutoubi A. Patient evaluation and preparation in vascular and interventional radiology: what every interventional radiologist should know (part 2: patient preparation and medications). *Cardiovasc Intervent Radiol* 2016;39(4):489–499.

Taslakian B, Latson LA, Truong MT, et al. CT pulmonary angiography of adult pulmonary vascular diseases: technical considerations and interpretive pitfalls. *Eur J Radiol* 2016;85(11):2049–2063.

Taslakian B, Sridhar D. Post-procedural care in interventional radiology: what every interventional radiologist should know—part I: standard post-procedural instructions and follow-up care. *Cardiovasc Intervent Radiol* 2017;40(4): 481–495.

Torbicki A, Galié N, Covezzoli A. Right heart thrombi in pulmonary embolism: results from the International Cooperative Pulmonary Embolism Registry. *J Am Coll Cardiol* 2003;41(12):2245–2251.

Uflacker R. Interventional therapy for pulmonary embolism. *J Vasc Interv Radiol* 2001;12(2):147–164.

Vanni S, Nazerian P, Pepe G, et al. Comparison of two prognostic models for acute pulmonary embolism: clinical vs. right ventricular dysfunction guided approach. *J Thromb Haemost* 2011;9(10):1916–1923.

Verstraete M, Miller GA, Bounameaux H, et al. Intravenous and intrapulmonary recombinant tissue-type plasminogen activator in the treatment of acute massive pulmonary embolism. *Circulation* 1988;77(2):353–360.

Wood KE. Major pulmonary embolism: review of a pathophysiologic approach to the golden hour of hemodynamically significant pulmonary embolism. *Chest* 2002;121(3):877–905.

CAPÍTULO 36A ■ INTERVENÇÕES GASTRINTESTINAIS

MEREDITH McDERMOTT

Angiografia mesentérica e intervenção

Anatomia

O principal suprimento arterial para o trato gastrintestinal (GI) é feito por três artérias principais: celíaca, mesentérica superior (AMS) e mesentérica inferior (AMI).

A artéria celíaca surge da superfície ventral da aorta, no nível de T12-L1, e se divide imediatamente, originando as artérias hepática comum, esplênica e gástrica esquerda (Figura 36A.1). A artéria hepática comum segue à direita e se divide na artéria hepática própria e artéria gastroduodenal, que segue inferiormente e se ramifica nas artérias gastromental direita e pancreaticoduodenal superior. A artéria gástrica direita é um pequeno ramo de origem variável; entretanto, surge, de maneira típica, da artéria hepática própria ou da artéria hepática esquerda. Em geral, a artéria esplênica é o maior ramo do tronco celíaco, seguindo um caminho tortuoso à esquerda, ao longo do aspecto superior do pâncreas. Origina vários ramos pancreáticos que suprem o colo, o corpo e a cauda do pâncreas. A artéria gastromental esquerda e as artérias gástricas curtas são ramos distais da artéria esplênica. As artérias gástricas curtas suprem um fluxo adicional para o fundo do estômago, ao passo que a artéria gastromental esquerda segue ao longo da curvatura maior do estômago para se anastomosar à artéria gastromental direita. A artéria gástrica esquerda é o menor ramo do tronco celíaco e supre a junção gastresofágica, o fundo e parte do corpo do estômago, ao longo da curvatura inferior, com anastomoses para os ramos esofágico e gástrico direito da aorta torácica.

A AMS se origina logo abaixo do tronco celíaco (em geral, dentro de 2 cm), na superfície ventral da aorta, perto do nível de L1 (Figura 36A.2). A AMS segue anteriormente sobre a veia renal esquerda e a terça parte do duodeno. Fornece suprimento ao pâncreas, ao duodeno, ao intestino delgado inteiro e a dois terços proximais do cólon. O primeiro ramo da AMS é a artéria pancreaticoduodenal inferior, que se divide adicionalmente nos ramos anterior e posterior, os quais se anastomosam com as artérias pancreaticoduodenais superiores que surgem da artéria gastroduodenal. Esses ramos formam uma arcada que supre o colo/processo uncinado do pâncreas e do duodeno. As artérias jejunais e ileais surgem do lado esquerdo da AMS e suprem o jejuno e a maior parte do íleo, respectivamente. As artérias cólica média, cólica direita e ileocólica surgem do lado direito da AMS. A cólica média é tipicamente o segundo ramo à direita, após a artéria pancreaticoduodenal, e se divide nos ramos direito e esquerdo que suprem o cólon transverso. Os ramos direito e esquerdo se anastomosam com as artérias cólicas direita e esquerda, sendo essa última artéria originada da AMI. A cólica direita supre o cólon ascendente; divide-se nos ramos ascendente e descendente, com anastomoses para a artéria ileocólica, que também surge do lado direito da AMS, e supre o íleo terminal, o ceco/apêndice e o cólon ascendente. Seu ramo superior se anastomosa com os ramos arteriais cólicos direitos.

A AMI se origina no nível de L3-L4, acima da bifurcação aórtica, e supre cólon transverso distal, cólon descendente, cólon sigmoide e reto (Figura 36A.3). O primeiro ramo da AMI é a artéria cólica esquerda, que se divide nos ramos ascendente e descendente. O ramo ascendente forma uma anastomose com a cólica média e supre os cólons transverso distal e descendente. O ramo descendente forma uma anastomose com a artéria sigmoide e supre o restante do cólon descendente. As artérias sigmoides surgem nas proximidades e suprem a parte inferior do cólon descendente e cólon sigmoide. O ramo terminal da AMI é a artéria retal superior, que se divide para seguir por ambos os lados do reto e se anastomosar com as artérias retais média e inferior do sistema ilíaco interno.

Existem várias comunicações colaterais importantes entre os vasos mesentéricos. A artéria marginal de Drummond segue ao longo da borda mesentérica do cólon e supre os vasos retos. Fornece anastomoses entre a AMS e a AMI via conexões entre as artérias cólica direita, cólica média e cólica esquerda. O arco de Riolan é uma comunicação variável, também entre a AMS e a AMI, via anastomoses das artérias cólica esquerda e cólica média, as quais seguem mais centralmente junto ao mesentério. O arco de Bühler é uma comunicação fetal persistente, que em alguns casos está presente entre a artéria celíaca e a AMS. As várias conexões anastomóticas entre as artérias mesentéricas estão resumidas na Tabela 36A.1.

As variações na anatomia arterial do trato GI são comuns e importantes para se ter em mente ao realizar as intervenções. Tais variações são mais frequentes no eixo celíaco e na AMS. Veja as variantes arteriais comuns na Tabela 36A.2.

Hemorragia gastrintestinal

O sangramento GI é causa comum da realização de angiografia dos vasos mesentéricos. A avaliação e o manejo do sangramento GI incluem aspiração por tubo nasogástrico, endoscopia digestiva alta, colonoscopia, imagem com radionuclídeo, angiografia por tomografia computadorizada (angio-TC), angiografia

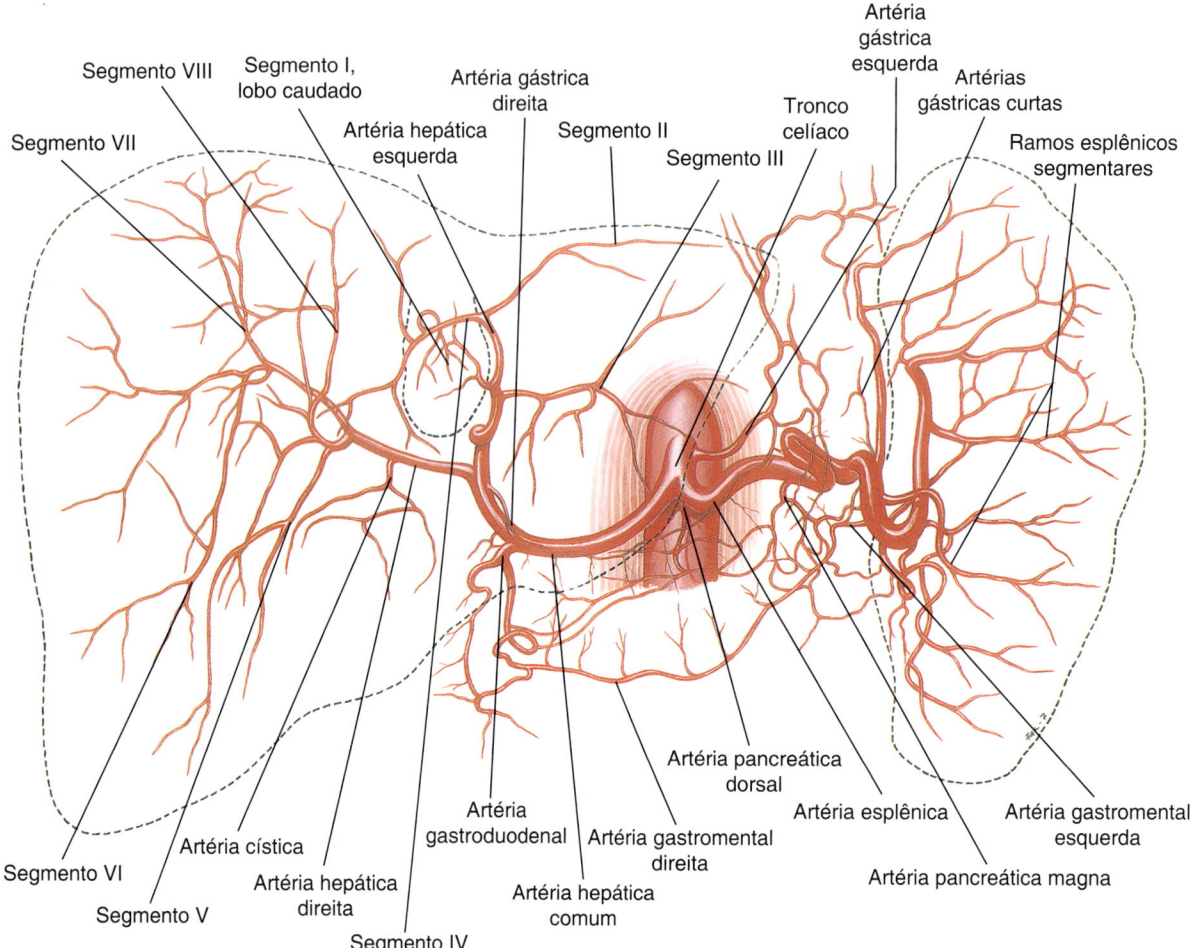

Figura 36A.1 **Anatomia do eixo celíaco.** (De Uflacker R. *Atlas of vascular anatomy: an angiographic approach*. Philadelphia, PA: Lippincott Williams & Wilkins; 2007.)

convencional e cirurgia. A aplicação dessas diferentes modalidades depende com frequência da fonte/localização do sangramento, bem como da acuidade e do estado clínico do paciente. A distinção entre sangramento GI superior e inferior é feita com base na localização do sangramento em relação ao ligamento de Treitz, com os sangramentos GI superiores ocorrendo proximalmente a esse referencial. Os episódios de sangramento GI, tanto superior quanto inferior, são de natureza intermitente, o que pode dificultar bastante o diagnóstico e o tratamento. A angiografia com cateter diagnóstica tem um limiar de sensibilidade para sangramento de 0,5 mℓ/min relatado em estudos experimentais com animais, o que pode restringir seu uso em pacientes que não estejam com sangramento ativo. Os métodos não invasivos, como a cintigrafia com coloide de enxofre (0,1 mℓ/min), cintigrafia com hemácias (0,2 a 0,4 mℓ/min) e a angiografia por tomografia computadorizada com multidetectores (0,35 mℓ/min), são mais sensíveis e quase sempre usados quando nenhuma fonte de sangramento é identificada à endoscopia. A tomografia computadorizada (TC) também tem a vantagem da demonstração de doenças intra e extraluminais, além de sinais de sangramento recente, como um coágulo sanguíneo, pseudoaneurisma ou outras anormalidades vasculares, o que pode direcionar uma angiografia subsequente.

Hemorragia gastrintestinal superior

O sangramento GI superior é comum, apresentando uma incidência de 100 em 100 mil adultos ao ano, com mortalidade que varia de 3 a 14%. As causas do sangramento GI superior estão

listadas na Tabela 36A.3. A mais comum é a úlcera péptica, responsável por cerca de 50% dos casos. Pacientes com hemorragia GI superior aguda podem apresentar hematêmese, sangue com a lavagem de tubo nasogástrico, melena ou, em casos graves, hematoquezia (eliminação de sangue vermelho-vivo pelo reto). Os pacientes que apresentam sangramento crônico podem ter apenas anemia ferropriva.

A endoscopia é a terapia de primeira linha para o sangramento GI superior, porque permite a rápida identificação e, em muitos casos, o tratamento do sítio de sangramento. Caso esse procedimento não seja bem-sucedido, a angiografia e a embolização são tipicamente o tratamento de segunda linha preferido. Se o sangramento estiver bem localizado à endoscopia, então exames de imagem de corte transversal adicionais podem ser deferidos, em especial no paciente instável. Em geral, o sangramento a partir do duodeno pode ser atribuído à artéria gastroduodenal e à arcada pancreaticoduodenal, ao passo que o sangramento gástrico, de maneira típica, está relacionado com a artéria gástrica esquerda e, com uma frequência bem menor, com a artéria gástrica direita. Em muitos casos, durante a endoscopia, são usados grampos metálicos para auxiliar na localização da fonte de sangramento. O extravasamento de contraste durante a angiografia é sinal direto de sangramento. Entre os sinais indiretos, estão pseudoaneurisma, vasos truncados, irregularidade vascular, neovascularização e desvio arteriovenoso (Figura 36A.4). No trato GI superior, há um rico suprimento sanguíneo colateral que permite a embolização profilática dos vasos até mesmo na ausência de sinais diretos ou indiretos de sangramentos, caso uma fonte seja identificada

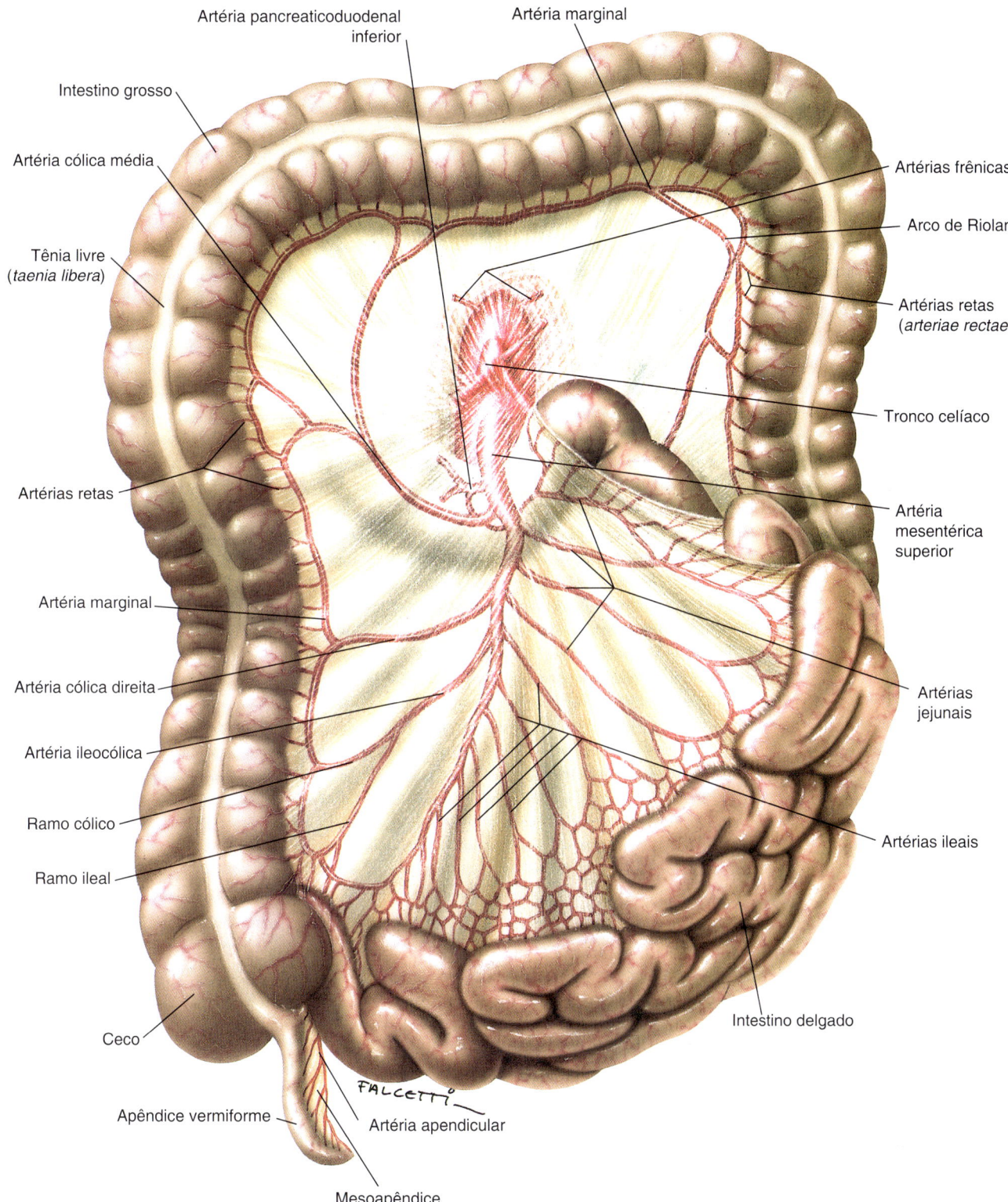

Figura 36A.2 **Anatomia da artéria mesentérica superior.** (De Uflacker R. *Atlas of vascular anatomy: an angiographic approach*. Philadelphia, PA: Lippincott Williams & Wilkins; 2007.)

por endoscopia (Figura 36A.5). Esse rico suprimento colateral pode, por vezes, dificultar a embolização, por isso é necessário ter cuidado ao embolizar a artéria gastroduodenal, com avaliação de enchimento retrógrado a partir da AMS, via arcada pancreaticoduodenal inferior, que pode se tornar uma fonte contínua de sangramento, mesmo que a artéria gastroduodenal pareça estar sob controle (Figura 36A.6). A escolha do agente embólico

depende da anomalia, do território tratado, da anatomia e da preferência do operador. As espirais metálicas e Gelfoam® (um agente oclusivo temporário) são mais comumente usados. Outros agentes líquidos, como n-butil cianoacrilato ou copolímero de álcool polivinílico líquido, podem ser usados com sucesso, mas costumam exigir mais treinamento para o uso seguro. Em certas lesões, como os tumores, agentes particulados também

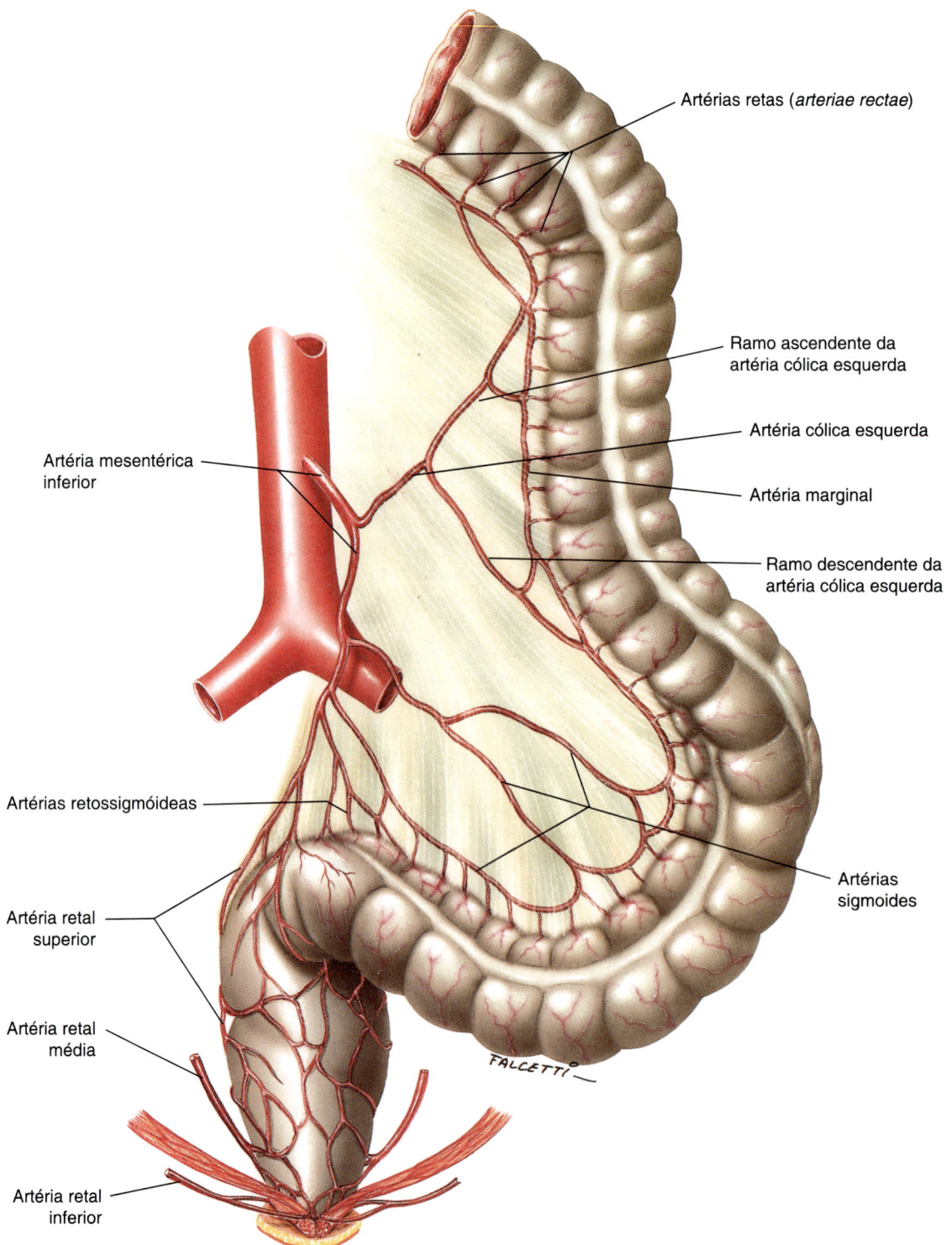

Artérias retas (*arteriae rectae*)

Ramo ascendente da
artéria cólica esquerda

Artéria cólica esquerda

Artéria marginal

Ramo descendente da
artéria cólica esquerda

Artéria mesentérica
inferior

Artérias
sigmoides

Artérias retossigmóideas

Artéria retal
superior

Artéria retal
média

Artéria retal
inferior

FALCETTI

Figura 36A.3 Imagem da anatomia da artéria mesentérica inferior. (De Uflacker R. *Atlas of Vascular Anatomy: An Angiographic Approach*. Philadelphia, PA: Lippincott Williams & Wilkins; 2007.)

podem ser úteis. A taxa de sucesso técnico para a embolização de sangramento GI superior é superior a 90%, com taxas de sucesso clínico que variam de 75 a 90%.

A hemorragia transpapilar se refere ao sangramento dentro da árvore biliar (hemobilia) ou no ducto pancreático; as etiologias estão detalhadas na Tabela 36A.3. Os pacientes apresentam sintomas similares aos do sangramento GI superior. No contexto de hemobilia, o tratamento primário é a embolização por cateterismo, sendo a anomalia, em geral, intra-hepática. As anormalidades

pós-pancreatite podem incluir aneurismas verdadeiros, pseudoaneurismas ou hemorragias de um pseudocisto. O vaso mais comumente envolvido é a artéria esplênica; contudo, qualquer vaso abdominal superior pode ser fonte de hemorragia. A angiografia e a embolização constituem o tratamento preferido para esses pacientes, uma vez que as taxas de mortalidade cirúrgica relatadas chegam a 56%.

O termo fístula aortoentérica designa a comunicação direta entre a aorta e o intestino delgado (em geral, o duodeno), que

TABELA 36A.1 Conexões anastomóticas da vasculatura mesentérica.

Junto aos vasos colaterais	Artéria celíaca	Artérias gástricas direita e esquerda Artérias gastromentais direita e esquerda Artérias gástricas esquerda e curtas
	Artéria mesentérica superior (AMS)	Artérias cólica direita, cólica média e ileocólica, via artéria marginal de Drummond
	Artéria mesentérica inferior (AMI)	Artérias cólica esquerda, sigmoide e retal superior, via artéria marginal de Drummond
Entre os vasos colaterais	Artéria celíaca e AMS	Artérias pancreaticoduodenais superior e inferior Arco de Bühler
	AMS e AMI	Artérias cólicas média e esquerda, via artéria marginal de Drummond Artérias cólicas média e esquerda, via arco de Riolan

TABELA 36A.2 Variações comuns observadas na anatomia arterial mesentérica.

Variações na artéria celíaca	A artéria gástrica esquerda surge diretamente da aorta A artéria esplênica surge diretamente da aorta A artéria hepática comum surge diretamente da aorta
Variações na artéria hepática	Artéria hepática direita substituta ou acessória surgindo da artéria mesentérica superior (AMS) Artéria hepática própria surgindo da AMS Artéria hepática comum surgindo da AMS Artéria hepática esquerda substituta ou acessória surgindo da artéria gástrica esquerda
Variações na AMS	AMS surge da artéria celíaca (tronco celíaco-mesentérico) As artérias cólicas média e direita surgem do tronco comum As artérias cólica direita e ileocólica surgem do tronco comum

TABELA 36A.3 Causas comuns de hemorragia gastrintestinal superior.

Úlcera péptica (gástrica e duodenal)
Varizes esofágicas e gástricas (decorrentes de hipertensão porta)
Gastrite/esofagite
Síndrome de Mallory-Weiss
Lesão de Dieulafoy
Úlcera marginal (pós-anastomótica)
Fistula aortoentérica
Hemobilia (traumatismo, causas iatrogênicas: biopsia, dreno biliar, cirurgia)
Hemorragia de ducto transpancreático (pseudoaneurismas pós-pancreatite)
Tumores

é mais comumente uma complicação de cirurgia recente para abordagem de um aneurisma de aorta abdominal. A angiografia é realizada com injeção aórtica; entretanto, em casos raros, observa-se extravasamento de contraste para dentro do intestino. O tratamento é a cirurgia urgente.

Hemorragia gastrintestinal inferior

O sangramento GI inferior é bem menos comum do que o sangramento GI superior, apresentando incidência aproximada de 20 casos por 100 mil, com taxa de mortalidade de acerca de 10%. As causas do sangramento GI inferior estão listadas na Tabela 36A.4. A causa mais comum é a diverticulose, que representa cerca de 30% dos casos. A manifestação mais frequente do sangramento GI inferior é a hematoquezia, seguida de fezes marrons e melena.

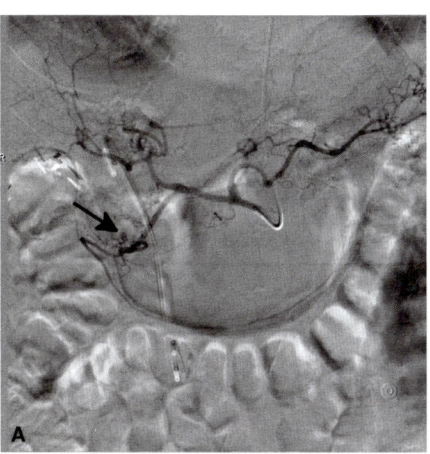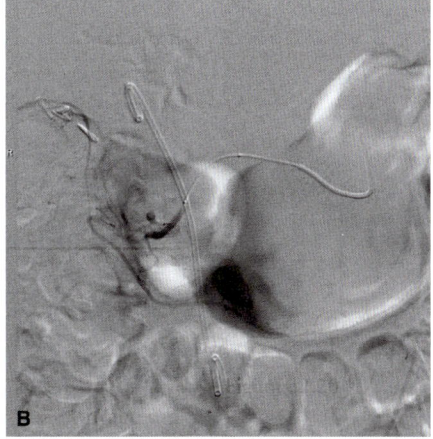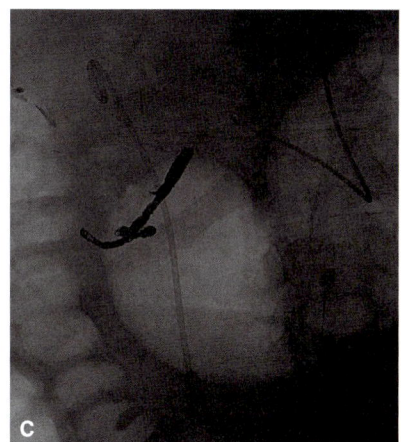

Figura 36A.4 A. A angiografia celíaca seletiva mostra um pseudoaneurisma, marcado pela *seta*, surgindo da artéria gastroduodenal. **B.** Angiografia subseletiva da artéria gastroduodenal mostrando novamente um pseudoaneurisma. **C.** As imagens pós-embolização mostram espirais colocadas na área de anormalidade.

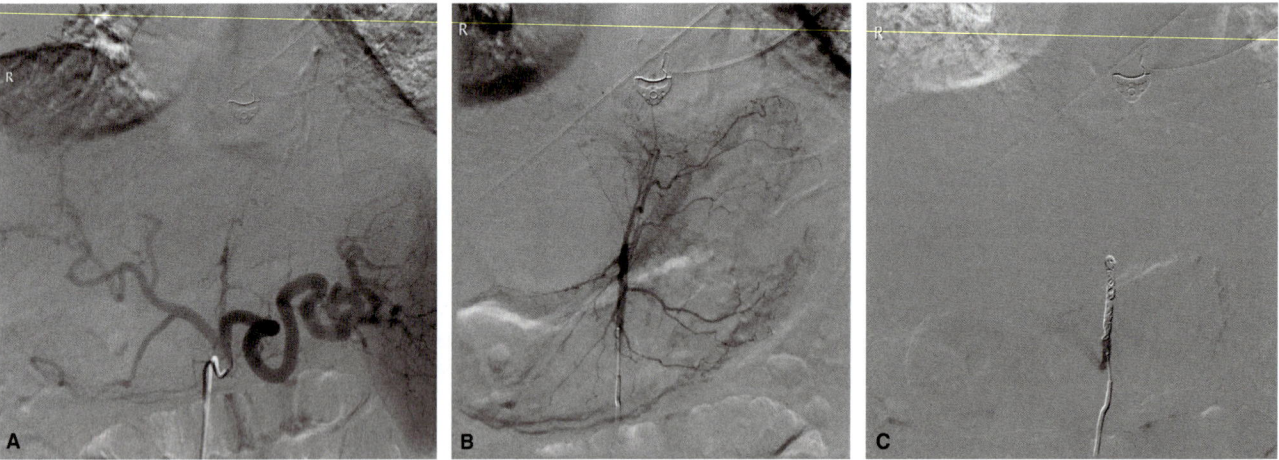

Figura 36A.5 **A.** Angiografia celíaca em um paciente com sangramento no fundo gástrico, identificado à endoscopia. **B.** A angiografia seletiva da artéria gástrica esquerda sem nenhuma anormalidade arterial focal. **C.** Embolização espiral profilática da artéria gástrica esquerda realizada com base em achados endoscópicos.

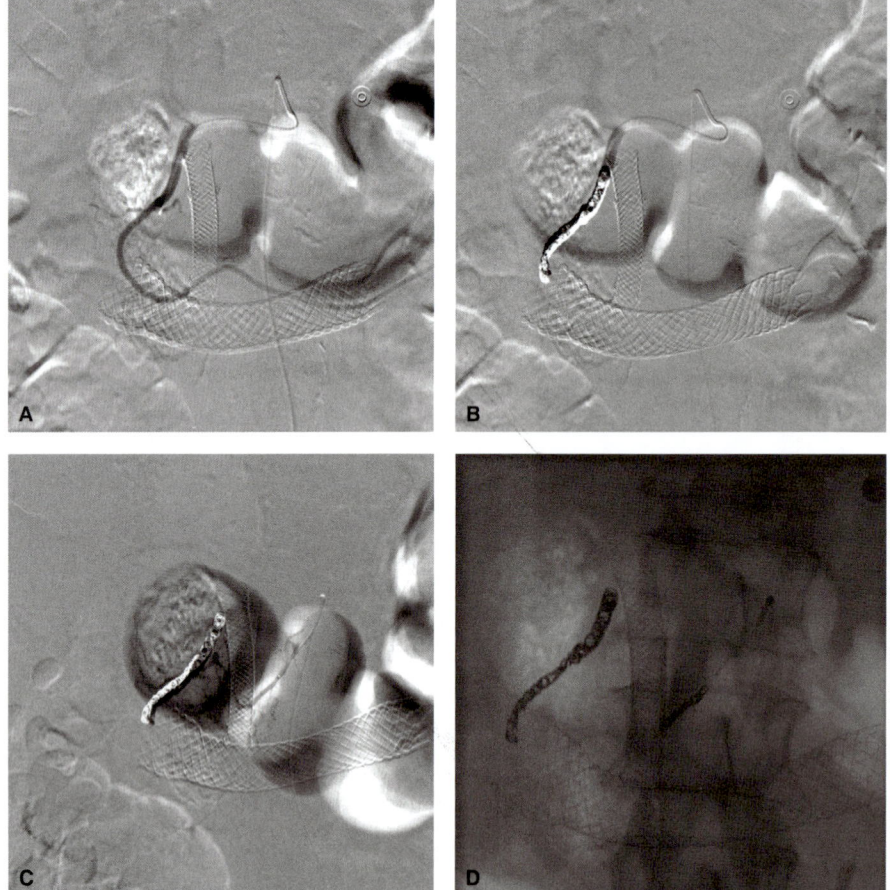

Figura 36A.6 **A.** Angiografia da artéria gastroduodenal (AGD) realizada em paciente com sangramento observado no duodeno depois da colocação de *stent* na endoscopia. **B.** Foi realizada uma embolização com espiral da AGD. **C.** A avaliação da arcada pancreaticoduodenal inferior mostra o suprimento para a região do duodeno. **D.** Embolização com espiral realizada para prevenir o enchimento retrógrado do território da AGD.

O sangramento GI inferior costuma ser autolimitado, e as etapas iniciais do tratamento são a reanimação e a observação intensiva, caso o paciente esteja sangrando de forma vigorosa o suficiente para justificar uma intervenção. O volume real de sangramento não é o melhor critério para a intervenção. Uma análise de 88 pacientes mostrou os seguintes fatores clínicos associados a uma angiografia positiva: pressão arterial sistólica < 90 mmHg; necessidade de transfusão de 5 ou mais unidades de sangue e queda da hemoglobina em mais de 5 g/dℓ em relação aos valores prévios. Nesses pacientes com sangramento agudo, a colonoscopia costuma ser deferida, devido ao tempo necessário para a devida preparação do paciente para a visualização. Além disso, com um sangramento intenso, a capacidade de limpar o sangue durante a colonoscopia de modo a conseguir

TABELA 36A.4 Causas de sangramento gastrintestinal inferior.

Diverticulose	30%
Hemorroidas	14%
Isquemia	12%
Doença inflamatória intestinal	9%
Pós-polipectomia	8%
Pólipos/câncer de cólon	6%
Ectasia vascular	3%
Outras causas	

visualizar e tratar a fonte é muito prejudicada. Nos últimos anos, a angiografia por tomografia computadorizada (angio-TC) foi proposta como uma forma de localizar o sangramento no trato GI inferior. Embora seja discretamente menos sensível do que os exames com radionuclídeo, a angio-TC pode ser realizada de forma rápida e com melhor localização anatômica do sangramento. Dependendo da localização da hemorragia, a AMS (cólons ascendente e transverso) e a AMI (cólon descendente/sigmoide e reto) são os dois vasos principais a serem investigados. Uma angiografia mais seletiva com microcateter pode ser necessária para identificar a fonte de sangramento. Apesar da discussão em torno do nível ideal para o tratamento de sangramentos GI inferiores, o consenso geral é embolizar o mais perto possível do ponto de extravasamento ou anormalidade, a fim de limitar o risco de isquemia intestinal. Diferentemente do sangramento GI superior, o suprimento sanguíneo para o trato GI inferior é menos robusto, com menos fluxo colateral. Os achados da angiografia serão similares aos do sangramento GI superior, sendo o extravasamento de contraste o único sinal direto de sangramento (Figura 36A.7). Outras anormalidades vasculares podem indicar o sítio de sangramento, por exemplo, uma angiodisplasia tem a clássica aparência angiográfica de opacificação precoce de uma veia de drenagem dilatada, com opacificação persistente da veia e dos tufos vasculares ao longo da borda antimesentérica do cólon (Figura 36A.8). A taxa de sucesso técnico da embolização no sangramento GI inferior gira em torno de 90%, com uma taxa de sucesso clínico que varia de 60 a 100%.

O sangramento a partir do intestino delgado (íleo e jejuno) é muito menos comum e responde apenas por cerca de 5 a 10% de todos os casos de sangramento GI. As causas mais prováveis são doença inflamatória intestinal ou divertículo de Meckel. Nos pacientes com mais de 40 anos, as causas mais prováveis são angiodisplasia ou outras lesões vasculares. As neoplasias de intestino delgado e as lesões de Dieulafoy ocorrem em ambas as coortes. A angiografia convencional foi amplamente substituída na avaliação das lesões de intestino delgado pela TC e pela ressonância nuclear magnética (RM); entretanto, ainda pode ser o tratamento preferido em casos de hemorragia aguda.

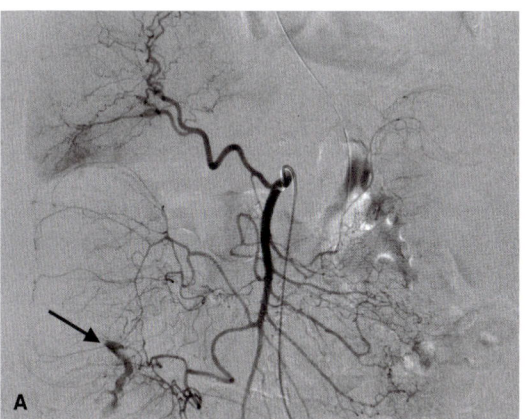 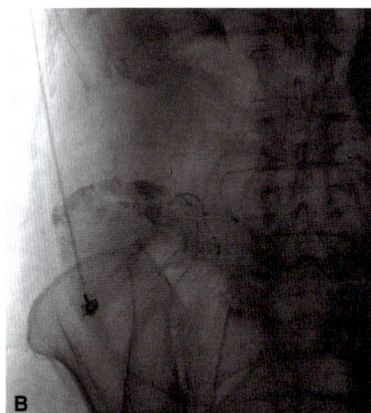 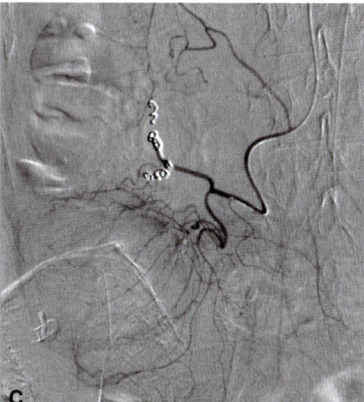

Figura 36A.7 A. Paciente com sangramento gastrintestinal inferior maciço. A angiografia da artéria mesentérica superior (AMS) mostra extravasamento ativo, marcado pela *seta*, a partir da artéria ileocólica. **B.** A angiografia subseletiva da artéria ileocólica com microcateter confirma o achado prévio. **C.** Embolização com espiral seletiva de dois ramos da artéria ileocólica realizada, com cessação do extravasamento.

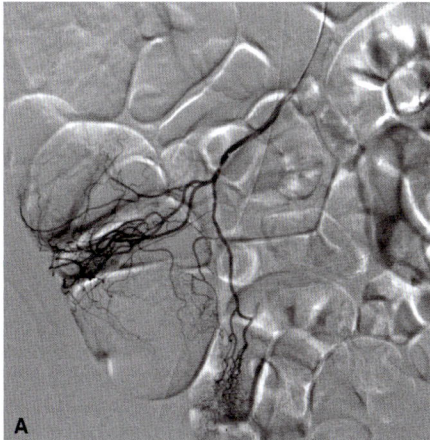 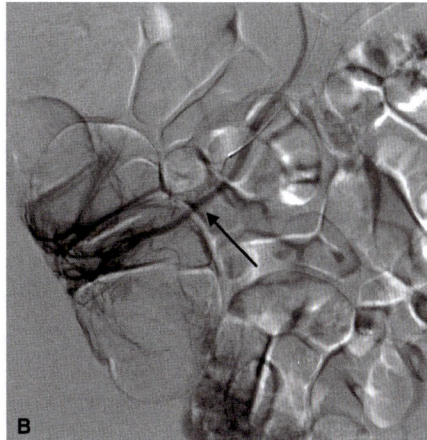

Figura 36A.8 A. Angiografia subseletiva da artéria ileocólica mostrando um emaranhado de vasos no cólon direito. **B.** Veia com drenagem precoce, marcada pela *seta*, consistente com angiodisplasia.

Isquemia mesentérica

A isquemia mesentérica pode ser causada por vários distúrbios, resultando em necrose intestinal, com uma taxa de mortalidade que chega a 70%. Pode ser dividida em manifestações agudas e crônicas.

Na isquemia mesentérica aguda (IMA), ocorrem trombose e embolia arterial em até 80% dos casos. A apresentação clássica consiste em dor abdominal intensa, a qual se mostra desproporcional ao exame físico. Os sintomas associados podem incluir náuseas, diarreia e fezes sanguinolentas. A IMA decorre com mais frequência da condição da AMS. Na artéria mesentérica inferior, a tendência é haver uma circulação colateral melhor, sendo a AMS mais suscetível a êmbolos (90% dos êmbolos ocorrem na AMS), em comparação a outros vasos mesentéricos. A embolia arterial é responsável por 40 a 50% dos casos de IMA e, em geral, tem origem cardíaca. A aparência angiográfica de um êmbolo é a de interrupção abrupta da AMS, com falha de enchimento aguda e arredondada, a uma distância de 4 a 6 cm da origem, em um estreitamento natural da AMS nas proximidades da artéria cólica média. Em comparação, a trombose, que é responsável por 25 a 30% dos casos, é observada em pacientes com lesões ateroscleróticas subjacentes e tem início mais insidioso. A aparência angiográfica consiste em uma obstrução mais afunilada e mais próxima da origem da AMS, por vezes com formação de vaso colateral. Historicamente, o tratamento da IMA incluía exploração cirúrgica e revascularização. Mais recentemente, as opções de tratamento endovascular apresentaram resultados favoráveis e incluem a infusão intra-arterial de ativador de plasminogênio tecidual (tPA) para dissolução do coágulo, aliada a embolectomia, angioplastia e colocação de *stent*.

A isquemia mesentérica não obstrutiva representa 20 a 30% dos casos de IMA e é causada por condições que resultam em estados de baixo fluxo, como hipotensão prolongada, desidratação ou uso de vasopressores. As imagens de angio-TC, angio-RNM ou angiografia convencional demonstrarão vasospasmo arterial difuso ou estreitamento segmentar em forma de "salsicha". Os achados secundários incluem retardo de enchimento dos ramos distais e perfusão intestinal assimétrica. O tratamento deve ser iniciado com a correção da causa subjacente da hipotensão ou do estado de baixo fluxo. A outra terapia primária é a infusão intra-arterial de um vasodilatador, como a papaverina, diretamente na AMS. O tratamento deve continuar até a resolução dos sintomas.

A isquemia mesentérica crônica é relativamente rara graças à rica circulação colateral do intestino, e somente ocorrerá diante de uma estenose de alto grau envolvendo pelo menos duas das três artérias mesentéricas. De forma habitual, os pacientes apresentam dor pós-prandial e perda de peso. As etiologias incluem aterosclerose e vasculite, como a displasia fibromuscular. De modo característico, o diagnóstico é feito com base em imagens de corte transversal obtidas por angio-TC ou angio-RNM; entretanto, a angiografia convencional continua sendo o padrão-ouro. A meta do tratamento é aliviar a obstrução arterial e proporcionar um fluxo adequado para dentro do leito arterial mesentérico afetado. O *bypass* ou endarterectomia cirúrgica era o tratamento tradicional; contudo, o manejo endovascular vem assumindo um papel crescente, e as obstruções ou estenoses podem ser tratadas com angioplastia e colocação de *stent* (Figura 36A.9).

Aneurismas mesentéricos

Os aneurismas verdadeiros de vasos mesentéricos são raros e representam apenas 0,1 a 0,2% de todos os aneurismas arteriais. Diferentes territórios vasculares podem ser envolvidos, e a artéria esplênica é a mais comumente afetada, representando 60% dos casos. Consulte a distribuição dos aneurismas viscerais na Tabela 36A.5.

Dada a baixa incidência, a maioria dos aneurismas mesentéricos são encontrados de modo incidental em imagens de corte

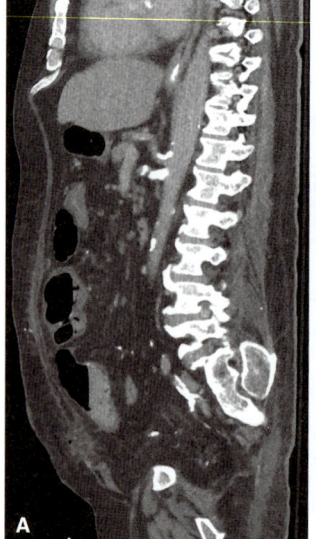 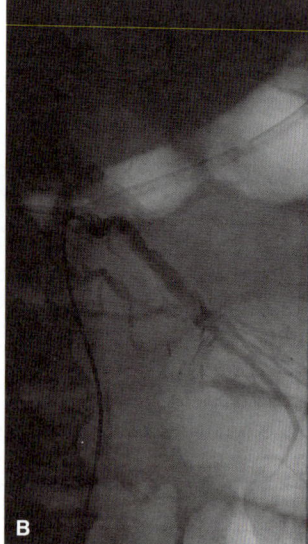

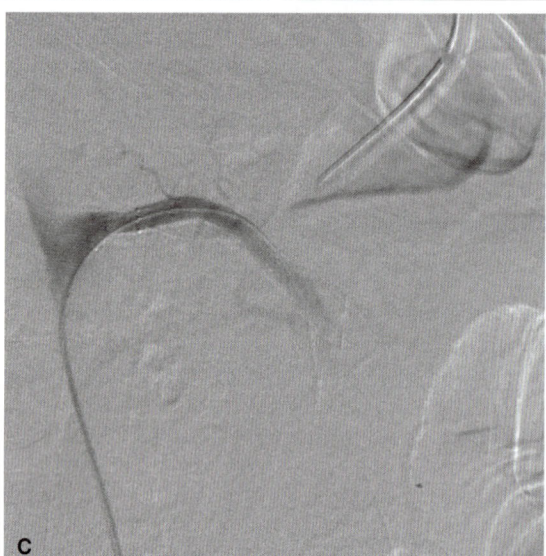

Figura 36A.9 A. Tomografia computadorizada mostrando aterosclerose calcificada no tronco celíaco e na artéria mesentérica superior (AMS). Há também alterações intestinais preocupantes para colite isquêmica. **B.** Angiografia da AMS mostrando estenose. **C.** Angiografia pós-*stent*.

TABELA 36A.5 Distribuição de aneurismas arteriais viscerais.

Esplênica	60%
Hepática	20%
Mesentérica superior	5%
Tronco celíaco	4%
Gástrica/gastroepiploica	4%
Jejunal/ileal/ileocólica	3%

transversal. O risco absoluto de ruptura é desconhecido, e as indicações para tratamento não são bem definidas, devido à falta de dados prospectivos. Na situação típica, os aneurismas com menos de 2 cm de tamanho podem ser tratados de maneira conservadora, apenas com observação. As diretrizes gerais sobre as indicações para intervenção incluem os aneurismas maiores de 2 a 2,5 cm, aneurismas sintomáticos, aneurismas em mulheres em idade fértil ou em pacientes que possam necessitar de transplante hepático, múltiplos aneurismas hepáticos ou crescimento interno superior a 0,5 cm/ano. O método de tratamento depende da localização e da anatomia individual, podendo incluir embolização, exclusão com *stent*, injeção de trombina ou agentes embólicos líquidos.

Traumatismo mesentérico

O traumatismo é outra indicação comum para angiografia de vísceras mesentéricas. Os achados angiográficos típicos incluem extravasamento ativo, pseudoaneurisma, fístula arteriovenosa ou achados mais sutis, como vasos truncados ou irregularidades vasculares. A lesão hepática e esplênica pode resultar de traumatismo contuso ou perfurante; as causas iatrogênicas não são incomuns no fígado, relacionadas com os procedimentos biliares ou a biopsia. Em geral, as indicações para embolização estão relacionadas com achados de TC compatíveis com sangramento ativo ou laceração visceral, bem como com o estado clínico do paciente. A embolização da artéria esplênica pode ser realizada proximal ou distalmente, dependendo do tipo de lesão (Figura 36A.10). A embolização arterial hepática deve ser a mais seletiva possível. No contexto de traumatismo, espirais ou agentes temporários como Gelfoam® costumam ser os agentes embólicos de escolha.

Intervenções biliares

Drenagem biliar percutânea

A drenagem biliar trans-hepática percutânea (DBTP) é realizada no contexto de obstrução biliar por causas que podem ser malignas ou benignas e, menos comumente, por vazamentos biliares. A obstrução biliar pode resultar da compressão extrínseca dos ductos biliares ou de massa obstrutiva interna. A Tabela 36A.6 lista as causas mais comuns de obstrução biliar maligna e benigna. O diagnóstico pode ser estabelecido por diversas modalidades de imagem; entretanto, as modalidades de exames de imagem com cortes transversais, como a TC ou a RM, são mais úteis para determinar a natureza exata da obstrução, o que é importante para o planejamento do tratamento.

De forma habitual, os pacientes com obstrução biliar apresentarão sinais e sintomas clássicos relacionados com a ausência de bile no trato intestinal, bem como com o acúmulo anormal de bilirrubina e sais biliares na circulação sanguínea, conforme resumido na Tabela 36A.7. Os pacientes também podem apresentar, de forma intensa, infecção do sistema biliar, denominada colangite, cuja gravidade varia de febre baixa a choque séptico; entretanto, esta é manifestação infrequente em casos de obstrução biliar maligna na ausência de intervenção percutânea ou endoscópica prévia.

O tratamento de primeira linha para obstrução biliar normalmente consiste em colangiopancreatografia retrógrada endoscópica (CPRE) e colocação de *stent*. Se a CPRE falhar, ou no contexto de anatomia GI alterada por cirurgia prévia, indica-se, então, a drenagem biliar percutânea. Não há contraindicações absolutas à DBTP; as contraindicações relativas incluem coagulopatia e grandes volumes de ascite. Uma contraindicação relativa adicional é a presença de massa central ou intra-hepática causando obstrução e isolamento de vários ductos, uma vez que qualquer tipo de drenagem não tende a melhorar os sintomas do paciente. A DBTP está associada a um alto risco de bacteriemia, devido à colonização bacteriana da árvore biliar e subsequente manipulação durante o procedimento. Os pacientes devem receber antibióticos de amplo espectro, com cobertura gram-positiva e gram-negativa, de maneira profilática.

TABELA 36A.6 Exemplos de causas de obstrução biliar.

■ BENIGNAS	■ MALIGNAS
Cálculos	Câncer de pâncreas
Colangite esclerosante	Colangiocarcinoma
Estenose pós-cirúrgica	Câncer de vesícula biliar
Pós-infecção/inflamação	Linfoma
	Metástases

TABELA 36A.7 Sintomas de obstrução biliar.

Icterícia e esclera ictérica
Prurido
Fezes acólicas (fezes cor de argila)
Bilirrubinúria (urina de cor escura)
Anorexia
Náuseas
Fadiga

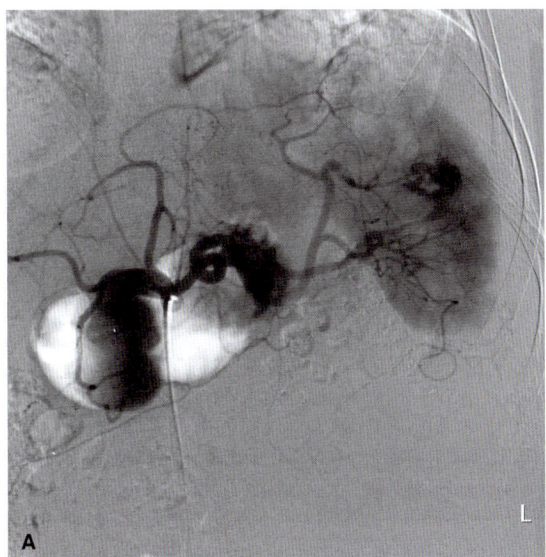
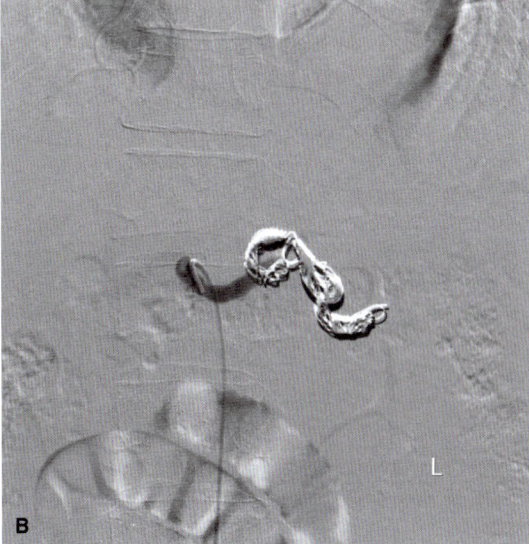

Figura 36A.10 A. Angiografia mostrando um pseudoaneurisma secundário ao traumatismo no baço. **B.** Realização da embolização da porção média da artéria esplênica com espirais.

A drenagem biliar pode ser realizada via lobo hepático direito ou esquerdo, com orientação por ultrassonografia ou fluoroscópica (Figura 36A.11). Algumas massas obstrutivas necessitam de drenagem bilateral. Para um dreno biliar do lado direito, a entrada da agulha deve estar perto da linha média axilar, com uma abordagem intercostal baixa no 11º espaço intercostal. Em geral, esse nível é escolhido por prevenir a transgressão do espaço pleural. Uma agulha calibre 21 ou 22, com sonda, é avançada para dentro do fígado, sob orientação fluoroscópica. Em seguida,

ela é lentamente retirada, enquanto o contraste vai sendo delicadamente injetado, até que a via biliar seja identificada. Um ducto biliar é reconhecido por opacificação lenta e não pulsátil de uma estrutura tubular, a qual não é lavada (diferentemente dos vasos hepáticos). Para a colocação de um dreno biliar do lado esquerdo, utiliza-se uma abordagem subxifoide, geralmente sob orientação sonográfica, devido à fácil visualização dos ductos biliares dilatados. Tanto no lado direito como no esquerdo, dá-se preferência a um acesso mais periférico à árvore biliar,

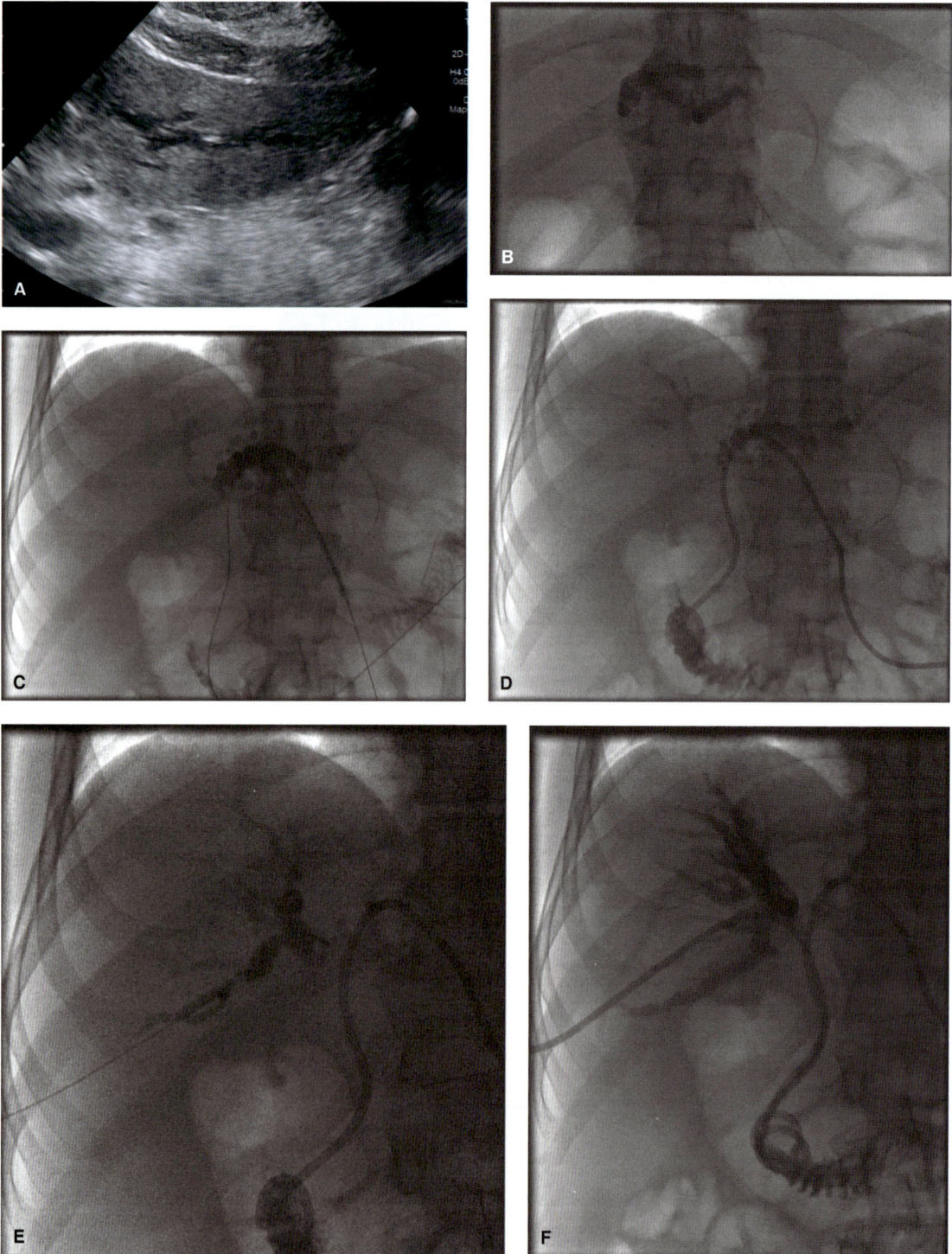

Figura 36A.11 A. A ultrassonografia mostra ductos biliares esquerdos dilatados, os quais foram acessados com agulha calibre 22. B. A injeção de contraste confirma o acesso à árvore biliar. C e D. Um fio metálico é passado pela obstrução e para dentro do duodeno, para eventual colocação de dreno biliar interno-externo. E e F. O acesso ao ducto hepático direito é realizado sob orientação fluoroscópica, com eventual colocação de um dreno interno-externo de lado direito em um paciente portador de colangiocarcinoma hilar.

para evitar potencial lesão aos vasos sanguíneos centrais. Uma vez obtido o acesso a um ducto conveniente com agulha fina, um fio-guia é avançado e o trato é dilatado. Devem ser realizadas tentativas de atravessar o ponto de obstrução com um fio-guia e cateter. Se não for possível atravessar a obstrução, um cateter de alça de bloqueio pode ser colocado acima do nível da obstrução, na árvore biliar, sendo considerado um dreno biliar externo. Se for possível atravessar a obstrução, pode-se, então, colocar um cateter de drenagem biliar interno-externo, o qual se refere a um cateter com alça de bloqueio e múltiplos orifícios laterais, com a alça distal localizada no duodeno. Costuma-se dar preferência a drenos biliares interno-externo devido à estabilidade do cateter, bem como à simulação do fluxo fisiológico normal da bile. A drenagem externa pode ser preferível para um paciente séptico, no qual a manipulação mínima da árvore biliar é desejável. As potenciais complicações da DBTP estão listadas na Tabela 36A.8.

Em pacientes com obstruções biliares malignas, é possível colocar *stents* metálicos autoexpansíveis no sistema biliar, de modo a possibilitar a drenagem interna (Figura 36A.12). O momento ideal para a colocação do *stent* depende, muitas vezes, do estado clínico, podendo ser realizado no momento da drenagem biliar inicial ou em uma ocasião posterior, com o acesso previamente obtido. O *stent* é colocado ao longo da obstrução e pode precisar ser estendido para dentro do duodeno, caso a lesão envolva a ampola. A dilatação da estenose pelo balão tipicamente é realizada no momento da colocação do *stent*. Uma vez confirmada a drenagem adequada, é possível remover os drenos externos por completo. Os *stents* metálicos são reservados aos pacientes com expectativa de vida curta, que, de maneira eventual, sofrem obstrução com o passar do tempo, resultando em recorrência de sintomas.

As estenoses biliares benignas não são tipicamente tratadas com *stents* permanentes, existindo uma grande variação no manejo dessas lesões. Em geral, o tratamento é feito com uma combinação de dilatação com balão e colocação de dreno biliar interno-externo de longa duração, ao longo da estenose.

TABELA 36A.8 Complicações da drenagem biliar.

Sepse
Hemorragia
Transgressão pleural (pneumotórax, empiema)
Extravasamento biliar
Deslocamento do cateter
Obstrução do cateter

O extravasamento de bile, ou a lesão biliar, costuma estar relacionado com a cirurgia e constitui outra indicação para a drenagem biliar percutânea. Em muitos casos, pequenos extravasamentos podem ser tratados de maneira conservadora com antibióticos e manutenção dos drenos colocados no intraoperatório. Por outro lado, os extravasamentos grandes resultam em bilomas, fístulas ou peritonite biliar, com necessidade de tratamento. A colocação de dreno é usada para desviar a bile para longe do sítio da lesão, de modo a permitir a cicatrização. A CPRE com colocação de *stent* é o tratamento de primeira linha; entretanto, a DBTP se faz necessária quando os métodos endoscópicos falharem ou em pacientes com anatomia alterada, como na hepaticojejunostomia. Do ponto de vista técnico, o procedimento é realizado da mesma forma que para uma obstrução; entretanto, a árvore biliar muitas vezes mostra dilatação mínima ou nula nesse contexto, o que pode tornar a canulação de um ducto biliar extremamente difícil (Figura 36A.13). Uma vez conseguido o desvio biliar, é provável que o cateter tenha que permanecer no lugar por várias semanas. Se o sítio de lesão não cicatrizar nem mesmo após o desvio, então o reparo cirúrgico se faz necessário.

Colecistostomia percutânea

A colocação do tubo de colecistostomia percutânea é uma opção de tratamento para casos de colecistite aguda litiásica ou alitiásica. Em geral, é reservada para pacientes enfermos de maneira aguda, como medida temporizadora que precede a cirurgia definitiva, em pacientes com comorbidades que os tornem candidatos fracos à cirurgia, ou nos casos em que os pacientes exibam manifestação tardia. Os sintomas de colecistite aguda incluem febre, leucograma elevado, dor no quadrante superior direito e sinal de Murphy à ultrassonografia (dor no quadrante superior direito à compressão exercida pela sonda do aparelho de ultrassom). O diagnóstico de um paciente com suspeita de colecistite aguda é confirmado com ultrassonografia ou imagens de corte transversal com achados de espessamento da parede da vesícula biliar, hiperdistensão e líquido pericolecístico/densificação da gordura pericolecística. Similarmente aos procedimentos biliares, devem ser iniciados antibióticos de amplo espectro, assim como qualquer coagulopatia deve ser corrigida antes do procedimento. A única contraindicação absoluta seria a ausência de um acesso seguro à vesícula biliar.

O acesso percutâneo à vesícula biliar pode ser obtido sob visualização direta com ultrassonografia complementada com fluoroscopia ou, menos comumente, sob orientação de TC (Figura 36A.14). Em pacientes gravemente enfermos, esse

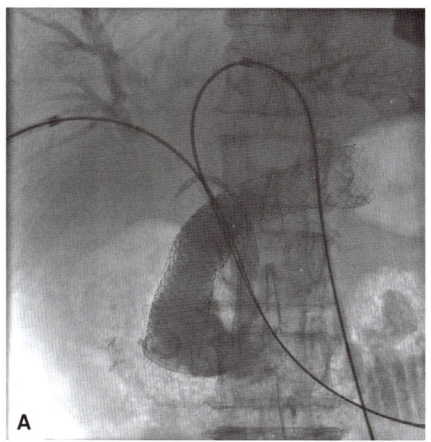
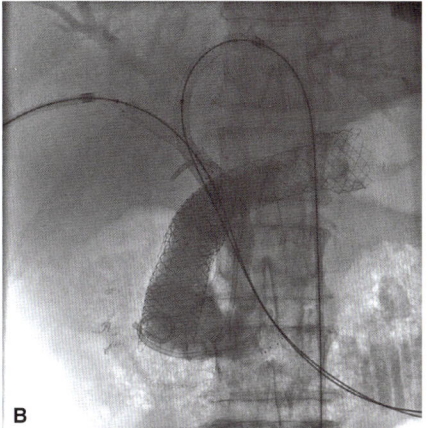
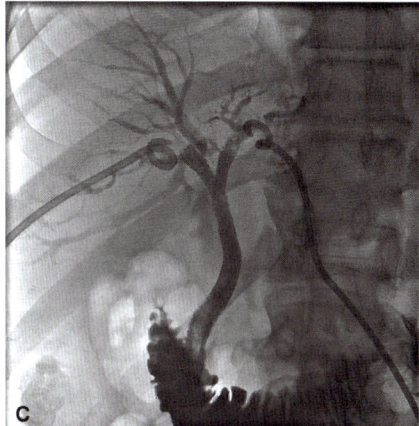

Figura 36A.12 A. Um *stent* metálico autoexpansível, medindo 10 mm, foi colocado no ducto biliar comum, para fins de drenagem interna. **B.** *Stents* de 6 mm foram usados para se estenderem para dentro do ducto hepático principal direito e esquerdo, devido à obstrução hilar. **C.** Em certos casos, os drenos externos são mantidos no lugar, como medida de segurança para garantir o funcionamento adequado dos drenos internos.

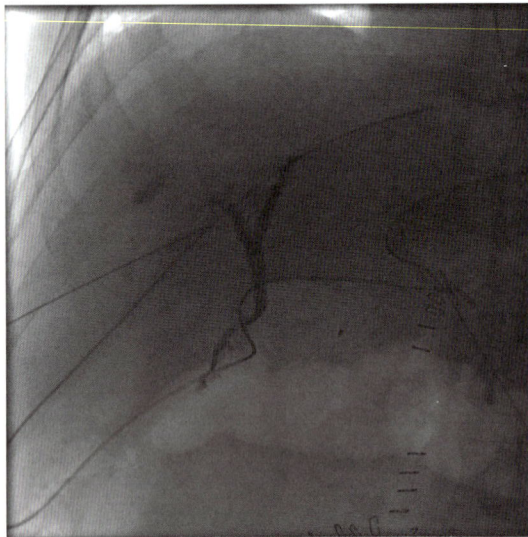

Figura 36A.13 Dreno biliar percutâneo solicitado para um paciente recém-transplantado do fígado, com preocupação em relação com extravasamento biliar. A imagem mostra a árvore biliar descomprimida, sem nenhum extravasamento perceptível e com trânsito rápido de contraste para o duodeno.

procedimento pode ser realizado à cabeceira do leito, apenas com ultrassonografia. A abordagem pode ser trans-hepática ou transperitoneal. A abordagem trans-hepática é preferida, uma vez que as vantagens incluem risco diminuído de extravasamento biliar intraperitoneal, maturação mais rápida do trato biliar e maior estabilidade do cateter. Por outro lado, entre as vantagens proporcionadas pela via transperitoneal, está o risco diminuído de sangramento e de contaminação do fígado. Com qualquer uma dessas abordagens, é importante estar atento e excluir quaisquer interposições intestinais. Se possível, uma abordagem subcostal também é preferível, para evitar o espaço pleural. As potenciais complicações estão listadas na Tabela 36A.9. A colocação de um cateter pode ser feita por meio de duas técnicas: a técnica de Seldinger ou a técnica do trocarte. A técnica de Seldinger envolve o acesso com agulha fina, de calibre 18 a 22, e subsequente aumento de tamanho depois da aspiração biliar e potencial injeção de contraste, para confirmar o posicionamento intraluminal, sob fluoroscopia. Na técnica do trocarte, a ponta da agulha é colocada junto ao dreno e todo o sistema é avançado para dentro da vesícula biliar. Seja qual for a técnica usada, coloca-se um cateter *pigtail* de bloqueio, de 8 ou 10 Fr,

TABELA 36A.9 Complicações da colecistostomia percutânea.
Sepse
Extravasamento biliar
Peritonite
Hemorragia
Formação de abscesso
Transgressão da pleura
Perfuração intestinal

com injeção de contraste, para confirmar a posição final junto à vesícula biliar.

Uma vez colocado o cateter, este deve permanecer no lugar durante 3 a 6 semanas, para permitir a maturação do trato, a menos que o paciente siga para cirurgia antes do fim desse período. Para a colecistite alitiásica, a colecistostomia pode ser o tratamento definitivo. Antes da remoção do cateter, uma colangiografia deve ser realizada para avaliar os ductos cístico e biliar comum (Figura 36A.15). A extração de cálculos com ou sem litotripsia, por meio do trato percutâneo maduro, pode ser realizada em pacientes com colecistite litiásica, o que pode evitar a cirurgia.

Drenagem percutânea de abscesso

A formação de um abscesso abdominal ou pélvico pode ocorrer de forma espontânea, associada à infecção visceral, ou no contexto pós-operatório. Desde a sua introdução, na década de 1980, a drenagem percutânea de abscessos se tornou o tratamento primário, podendo ser realizada com segurança em efetivamente todos os órgãos ou espaços existentes no abdome e na pelve, incluindo abscessos intraperitoneais, retroperitoneais, hepáticos, renais, pancreáticos, esplênicos, subcutâneos e pélvicos profundos. Os sinais e sintomas de formação de abscesso incluem dor, náuseas, febre e leucograma elevado. A melhor forma de estabelecer o diagnóstico é com base em exames de imagem com contraste. A TC e a RM são igualmente essenciais em casos de abscessos intra-abdominais ou pélvicos para avaliar a anatomia circundante, bem como para determinar a abordagem para drenagem ou se uma abordagem percutânea é viável e segura.

A única contraindicação absoluta à drenagem é a ausência de uma abordagem percutânea segura do abscesso. Em alguns casos, isso pode ser minimizado pelo posicionamento do paciente ou com a inclinação do *gantry* da TC durante a drenagem. As contraindicações relativas incluem coagulopatia, falta de cooperação

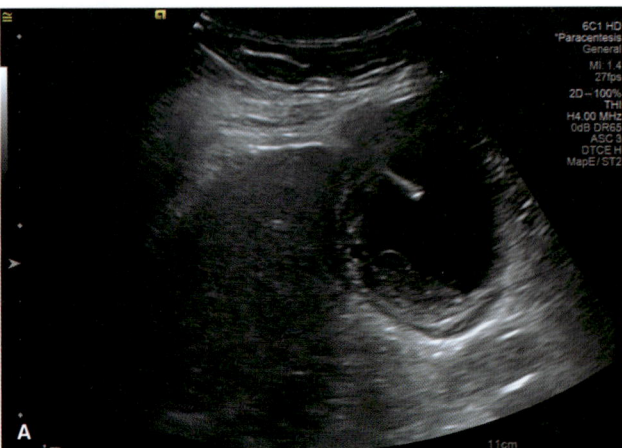
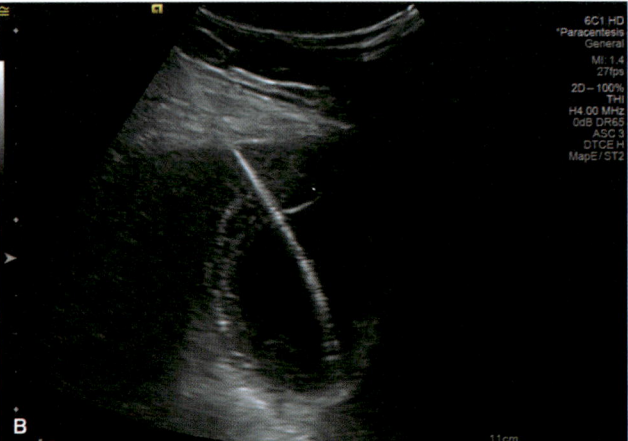

Figura 36A.14 A. A ultrassonografia mostra vesícula biliar dilatada e com espessamento de parede, com um acesso de agulha por via trans-hepática curta. **B.** A ultrassonografia mostra a espiral de fio metálico junto ao lúmen da vesícula biliar.

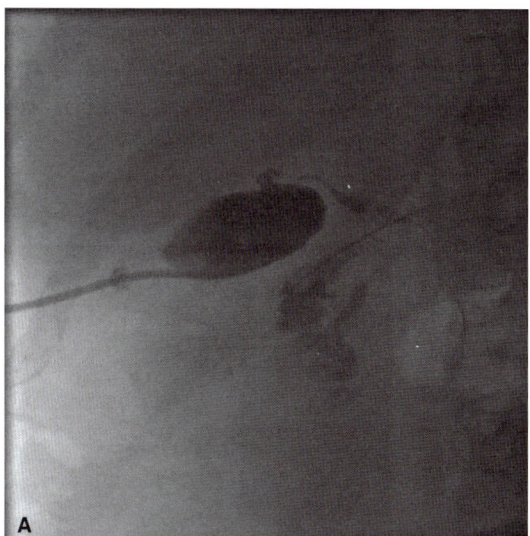

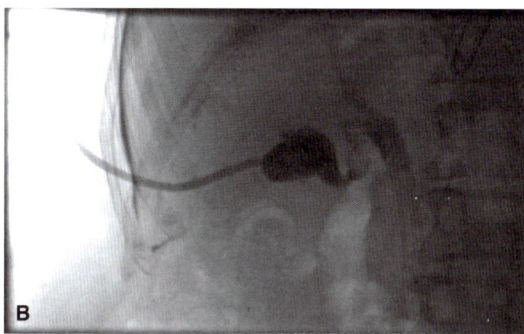

Figura 36A.15 A. A colangiografia mostra o dreno bem posicionado junto à vesícula biliar, sem obstrução do ducto cístico ou biliar comum. Se esse dreno tiver sido colocado há 4 a 6 semanas, já pode ser removido com segurança. **B.** Por outro lado, essa colangiografia, de outro paciente, mostra um cálculo alojado no ducto cístico; embora o contraste circule em torno do cálculo, o dreno deve ser mantido até que a cirurgia definitiva aconteça.

conforme resumido na Tabela 36A.10. Em geral, a ultrassonografia é mais rápida e proporciona visualização em tempo real da agulha de acesso, durante a sua colocação; entretanto, a visualização de estruturas abdominais mais profundas e dos intestinos pode ser dificultada (Figura 36A.16). A TC não é em tempo real e, por isso, é mais lenta; entretanto, fornece excelente visualização de estruturas pélvicas e intra-abdominais mais profundas. A fluoroscopia também pode ser usada em conjunto com a ultrassonografia para confirmar o posicionamento adequado ou auxiliar o reposicionamento do cateter (Figura 36A.17).

A colocação do cateter pode ser feita usando a técnica de Seldinger ou a do trocarte. Na técnica de Seldinger, o acesso com agulha fina é obtido primeiramente usando uma agulha calibre 18 a 22, seguido de dilatação seriada ao longo de um fio-guia, até o tamanho de dreno desejado. O dreno é montado em um reforçador metálico, de modo a auxiliar a passagem pelos tecidos intervenientes. Na técnica do trocarte, o próprio cateter é colocado diretamente na coleção, usando um reforçador metálico acoplado a um trocarte pontiagudo interno com agulha. A escolha do método costuma se basear no tamanho e na localização da coleção líquida, bem como na preferência do operador. Não há nenhum estudo randomizado que tenha comparado os dois métodos. O tamanho do cateter colocado pode depender do tipo de líquido encontrado; em geral, coloca-se um cateter *pigtail* de bloqueio, que varia de 8 a 16 Fr.

Embora a maioria das coleções abdominais e pélvicas possa ser drenada por meio de uma abordagem direta, existem várias localizações que requerem consideração especial. As coleções pélvicas profundas costumam ser inacessíveis por abordagens anteriores ou laterais, devido à presença da bexiga, do útero, em mulheres, e do intestino interposto. Nesses casos, pode ser necessária uma abordagem transglútea, em que o cateter é colocado através do forame isquiático maior (Figura 36A.18). Ao usar essa abordagem, é preciso ter cuidado para evitar o nervo isquiático e as artérias glúteas, em geral escolhendo a via mais próxima possível do sacro. Diante da impossibilidade de identificar um ponto de acesso seguro, algumas coleções pélvicas profundas podem ser drenadas sob orientação ultrassonográfica, por uma abordagem transvaginal ou transretal, usando um guia de agulha preso à sonda de ultrassonografia apropriada (Figura 36A.19). As coleções subfrênicas podem ser desafiadoras, dado que é necessário ter cautela com essa localização, no sentido de evitar transgredir o espaço pleural. Isso pode ser conseguido com uma abordagem subcostal ou, caso uma abordagem intercostal seja necessária, cuidando para que o acesso seja o mais caudal possível, com o intuito de minimizar o risco de efusão pleural ou empiema.

As complicações subsequentes à drenagem percutânea de um abscesso são raras e incluem bacteriemia/sepse, hemorragia, perfuração intestinal e complicações pleurais (pneumotórax, efusão, empiema etc.). As complicações menores costumam

do paciente ou comprometimento cardiopulmonar grave. Entretanto, a maioria dessas situações podem ser corrigidas, de modo a possibilitar a drenagem percutânea.

A escolha da via e da modalidade depende da localização do abscesso a ser drenado. De modo geral, escolhe-se a via mais curta e mais direta que estiver livre de órgãos sólidos intervenientes, alças intestinais ou outras estruturas importantes. O acesso ao abscesso é realizado sob orientação da ultrassonografia ou TC, cada qual com suas próprias vantagens e desvantagens,

TABELA 36A.10 Ultrassonografia *versus* tomografia computadorizada para drenagem de abscesso.

▪ ULTRASSONOGRAFIA		▪ TOMOGRAFIA COMPUTADORIZADA	
▪ VANTAGENS	▪ DESVANTAGENS	▪ VANTAGENS	▪ DESVANTAGENS
Imagem em tempo real	Requer experiência significativa do operador	Menor dependência do operador	Não é em tempo real
Mais rápida	Não penetra em coleções líquidas mais profundas	Coleções mais profundas facilmente visualizadas	Procedimento mais demorado
Portátil	Dificuldade para visualizar abscessos com ar	A interferência de ar, osso e gordura é menos significativa	Exposição à radiação ionizante
Mais econômica	Alças intestinais intervenientes menos visíveis	Boa visualização do intestino	
Sem radiação ionizante		Melhor visualização da posição final do cateter	

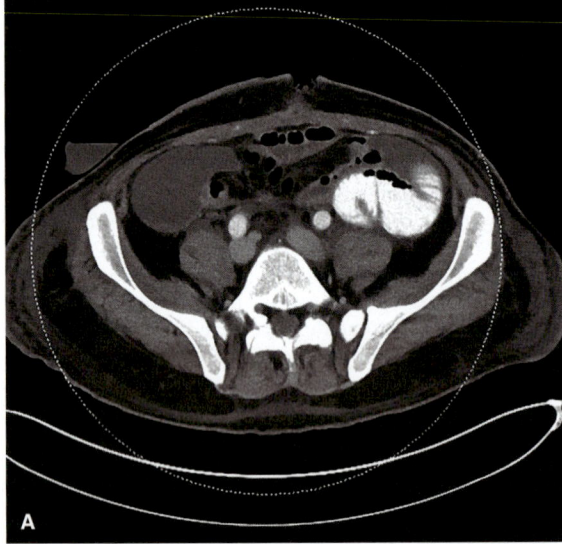

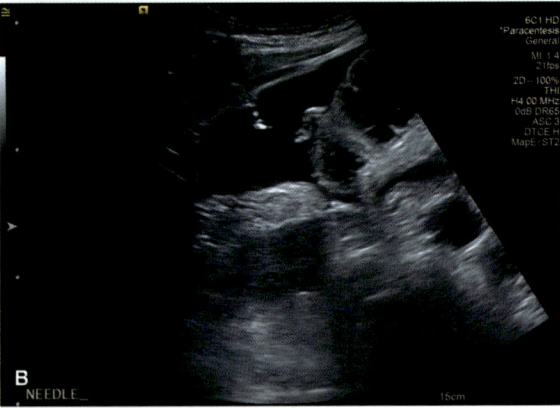

Figura 36A.16 A. A tomografia computadorizada mostra um amplo abscesso no quadrante inferior direito, superficialmente à parede abdominal. **B.** A ultrassonografia claramente revela esse abscesso e as estruturas próximas, com visualização em tempo real da agulha de acesso à lesão.

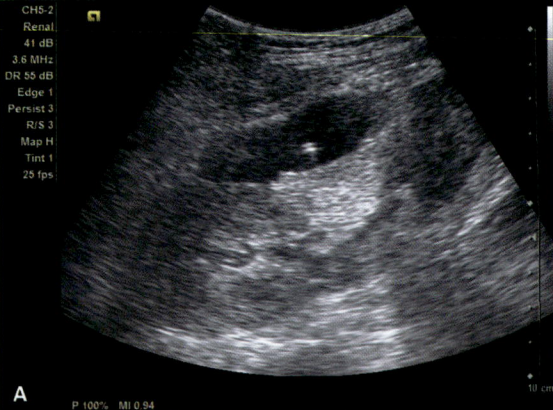

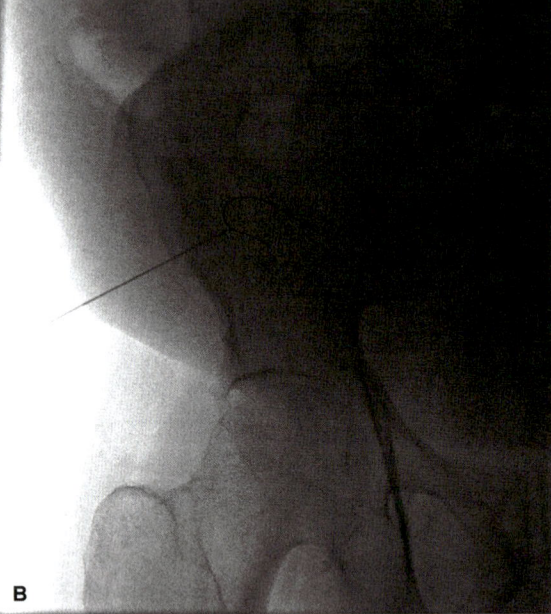

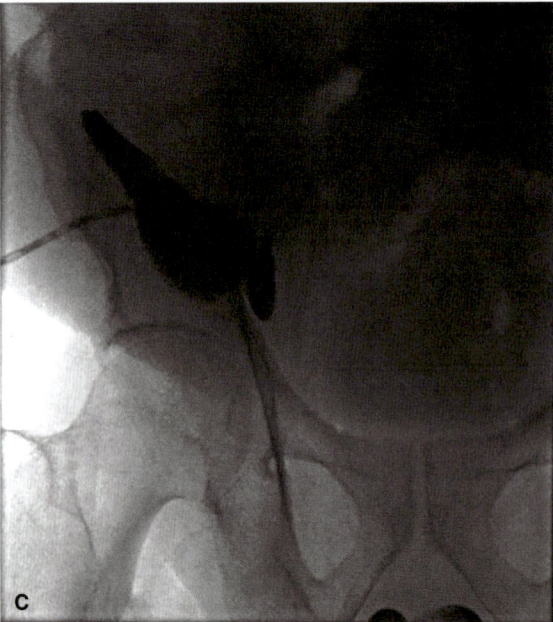

Figura 36A.17 A. Coleção líquida perirrenal em paciente com transplante renal no quadrante inferior direito. A ultrassonografia mostra a agulha de acesso na coleção. **B.** Imagens fluoroscópicas mostrando a espiral metálica no interior da coleção. **C.** A injeção confirma que o dreno está bem localizado no interior da coleção.

estar relacionadas com problemas com o dreno em si, como deslocamento, mau posicionamento ou obstrução.

O cuidado de seguimento depois da colocação de cateter de drenagem inclui lavagem diária e monitoramento do débito de líquido. A remoção do cateter depende da melhora clínica do paciente, diminuição do débito a partir do cateter e resolução da coleção. Um alto volume de débito persistente pode indicar a formação de uma fístula, o que pode ser confirmado com uma injeção do meio de contraste sob orientação fluoroscópica. O cateter deve permanecer no lugar até que a fístula seja resolvida. Um débito baixo com coleção persistente ao exame de imagem pode refletir obstrução do cateter, presença de material muito complexo/viscoso ou mau posicionamento do cateter. Pode-se tentar uma injeção de tPA para romper o material complexo e facilitar a drenagem, ou ajustar o dreno sob orientação fluoroscópica, conforme a necessidade.

Acesso entérico

Colocação do tubo de gastrostomia

Os tubos de alimentação entéricos eram tradicionalmente colocados por cirurgia ou endoscopia; entretanto, o método de colocação orientada por fluoroscopia vem sendo bem aceito há muitos anos, com baixas morbidade e mortalidade. A colocação

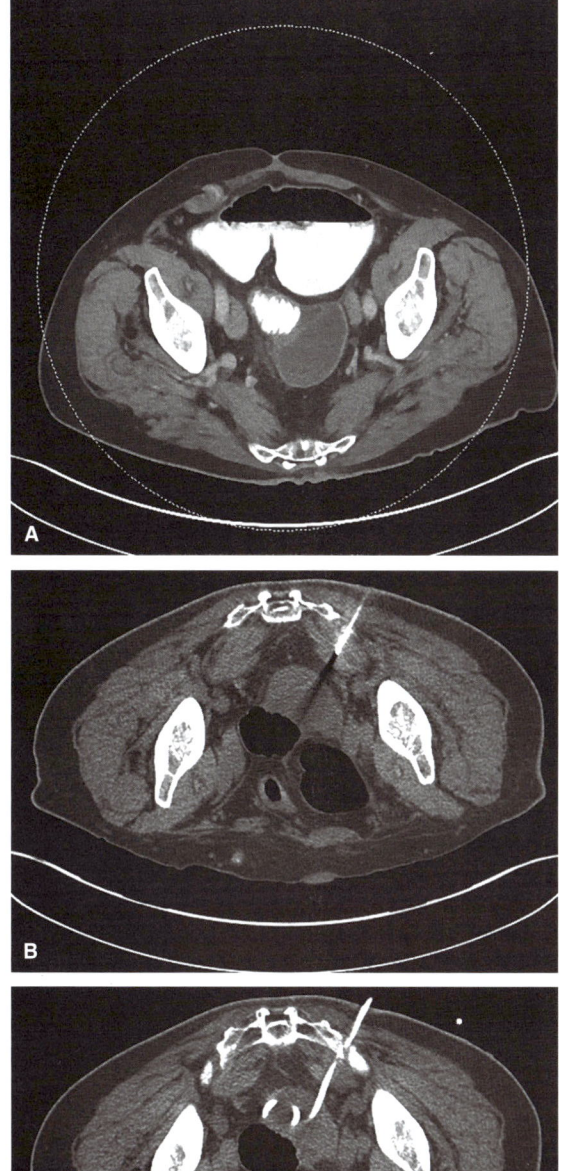

Figura 36A.18 A. A tomografia computadorizada mostra abscesso profundo na pelve, com abordagem não segura anteriormente, devido ao intestino interveniente. **B.** Abordagem transglútea conduzida pelo forame isquiático maior; o trajeto da agulha deve estar o mais próximo possível do sacro. **C.** Cateter de drenagem *pigtail* espiralado, no interior do abscesso.

por gastrostomia radiológica percutânea (GRP) é indicada para pacientes impossibilitados de manter nutrição oral adequada, os quais costumam ter comprometimentos neurológicos que impossibilitam a deglutição ou sofrem de câncer de cabeça e pescoço. Uma indicação menos comum da GRP é a obstrução GI, que pode ser encontrada em pacientes com malignidades abdominopélvicas ou gastroparesia relacionada com diabetes. Nesse caso, o tubo é usado para descomprimir o estômago. As

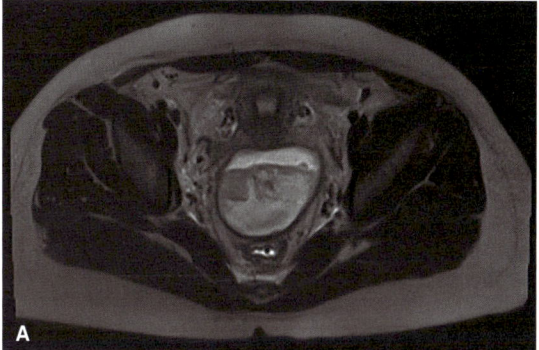

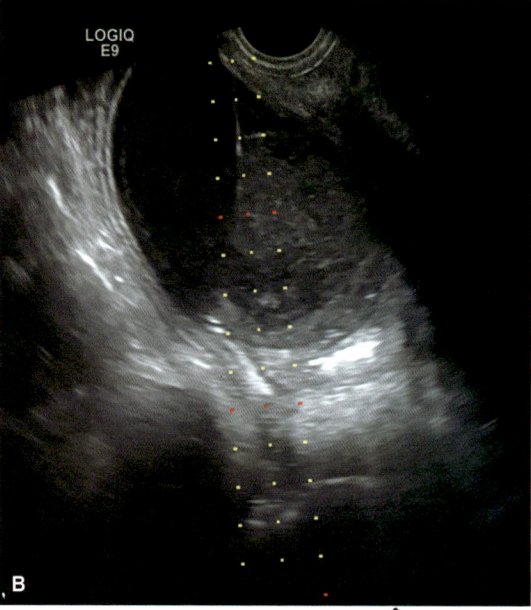

Figura 36A.19 A. Imagem de ressonância nuclear magnética mostrando um abscesso pélvico em uma gestante que desejava evitar a exposição à radiação ionizante. **B.** A ultrassonografia transretal mostra a agulha e o fio no interior da cavidade do abscesso.

contraindicações à GRP estão listadas na Tabela 36A.11. As únicas contraindicações absolutas são as varizes gástricas, que poderiam resultar em hemorragia grave, ou a ausência de um acesso percutâneo seguro. Fatores anatômicos, como a interposição do cólon, às vezes impedem a colocação, mas também podem ser superados com técnicas como a orientação por TC.

Existem dois métodos gerais de colocação da GRP: o método do impulso e o método da tração. Ambos são realizados primariamente sob orientação fluoroscópica. A TC às vezes é usada como adjunto em casos difíceis. Para ambos os métodos, deve-se colocar um tubo nasogástrico ou pode-se manipular um cateter

TABELA 36A.11 Contraindicações à colocação percutânea do tubo de gastrostomia.

■ RELATIVAS	■ ABSOLUTAS
Coagulopatia	Varizes gástricas
Interposição do fígado ou do cólon – pode ser superada com o uso de ultrassonografia ou tomografia computadorizada	Ausência de janela percutânea segura
Cirurgia prévia no estômago	
Ascite	

5 Fr sob orientação fluoroscópica para dentro do estômago, imediatamente antes do procedimento. Em seguida, o estômago é insuflado com ar através do tubo nasogástrico. O sítio de acesso é escolhido com o auxílio de fluoroscopia. Em geral, esse sítio deve estar à esquerda da linha média sobre o antro ou terço médio-distal do corpo do estômago; no entanto, a localização pode variar discretamente com base em outras considerações anatômicas. No método do impulso, a gastropexia é realizada primeiro, usando prendedores T para aproximar o estômago da parede abdominal anterior. Cada prendedor T é colocado sob orientação fluoroscópica. O acesso para o próprio tubo em si está no centro dos prendedores T e, em geral, é realizado com uma agulha calibre 18. A aspiração de ar pode confirmar o posicionamento no estômago. A dilatação do trato é realizada sobre um fio rígido de 0,035 polegada, com subsequente colocação de um tubo de gastrostomia com balão de retenção; em geral, os tamanhos variam de 14 a 18 Fr, na colocação inicial. A posição é confirmada com injeção de contraste (Figura 36A.20). Em comparação, o método da tração é realizado com uma única punção gástrica sob orientação fluoroscópica (Figura 36A.21). Então, um cateter e um fio-guia hidrofílico são manipulados pela junção gastresofágica e ao longo da cavidade oral. O fio-guia hidrofílico é trocado por um fio-guia rígido, e o tubo de gastrostomia é atravessado pela cavidade oral e tracionado (puxado) pelo acesso abdominal percutâneo.

As potenciais complicações da colocação do tubo de gastrostomia incluem infecção (tanto profunda como superficial), peritonite, hemorragia GI, perfuração GI não intencional e complicações relacionadas com o próprio tubo, como vazamentos, deslocamento e obstrução.

Gastrojejunostomia

A colocação do tubo de gastrojejunostomia pode ser realizada como um acesso primário para alimentação ou a partir da conversão de um tubo de gastrostomia existente. As indicações para colocação incluem refluxo gastresofágico, aspiração ou amplos resíduos gástricos para os quais a alimentação após o ligamento de Treitz pode ser útil. Na colocação primária, as etapas básicas são as mesmas do método do impulso de colocação da GRP. De maneira ideal, a agulha de acesso deve ser direcionada para o piloro, com o intuito de facilitar a passagem para dentro do duodeno. O piloro é tipicamente passado usando uma combinação de cateter 5 Fr com fio-guia hidrofílico, avançando ambos para dentro do jejuno. Troca-se por um fio rígido e o tubo de gastrojejunostomia é colocado após a dilatação do trato. A conversão de um tubo de gastrostomia existente pode ser tecnicamente difícil, dependendo da angulação do tubo na colocação inicial. O mesmo processo é realizado com a canulação do piloro e do jejuno, usando-se um cateter 5 Fr e um fio-guia (Figura 36A.22).

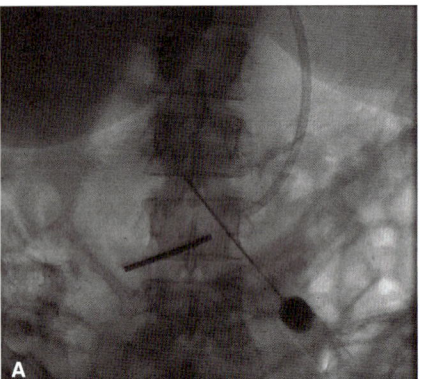 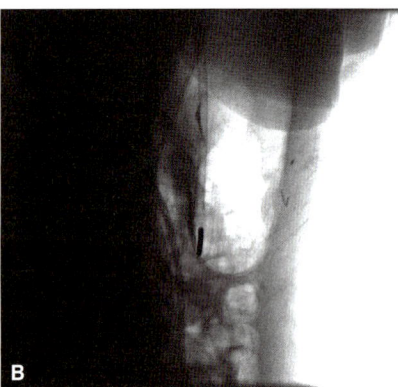 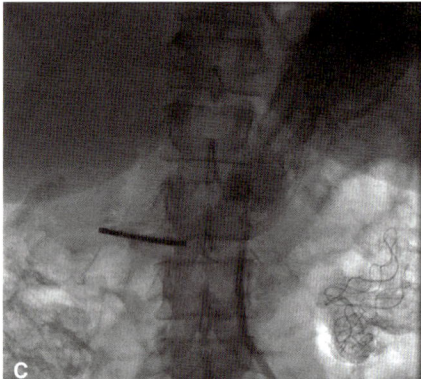

Figura 36A.20 A. Prendedores T são colocados sob orientação fluoroscópica para prender o estômago à parede abdominal anterior. **B.** A posição dos prendedores T é confirmada em uma incidência lateral; nenhuma outra estrutura interveniente identificada. **C.** O tubo de gastrostomia acoplado a um balão de retenção é colocado no centro dos prendedores T. A injeção final de contraste mostra o correto posicionamento no interior do estômago, com opacificação das pregas mucosas.

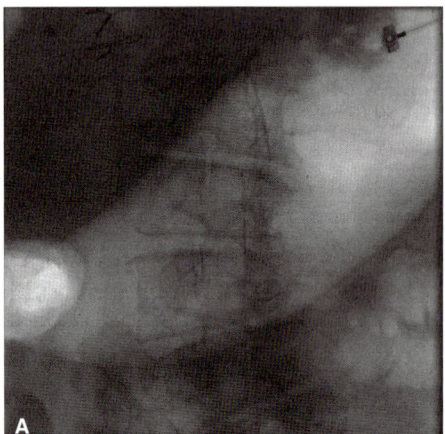 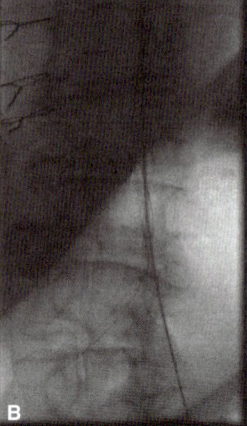 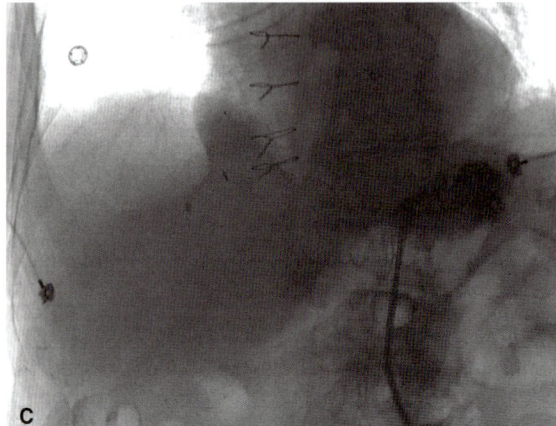

Figura 36A.21 A. Acesso único com agulha calibre 21 no estômago, realizado sob orientação fluoroscópica. **B.** O cateter e o fio-guia são dirigidos ao longo da junção gastresofágica. **C.** As imagens finais demonstram o correto posicionamento de um tubo de gastrostomia "em formato de cogumelo" de retenção.

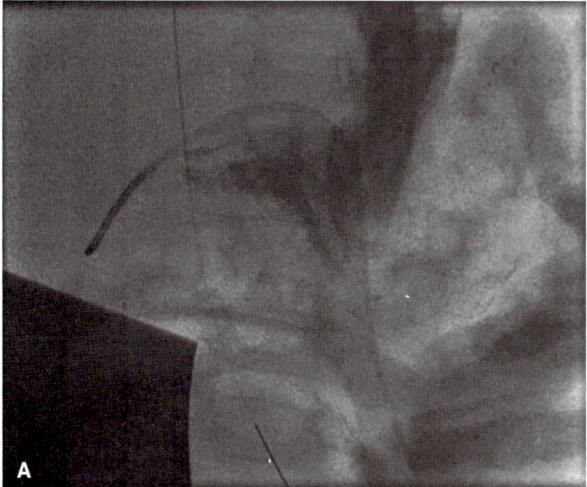

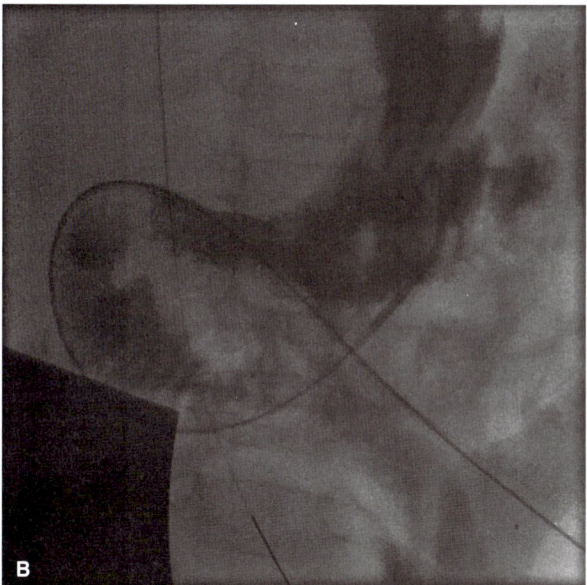

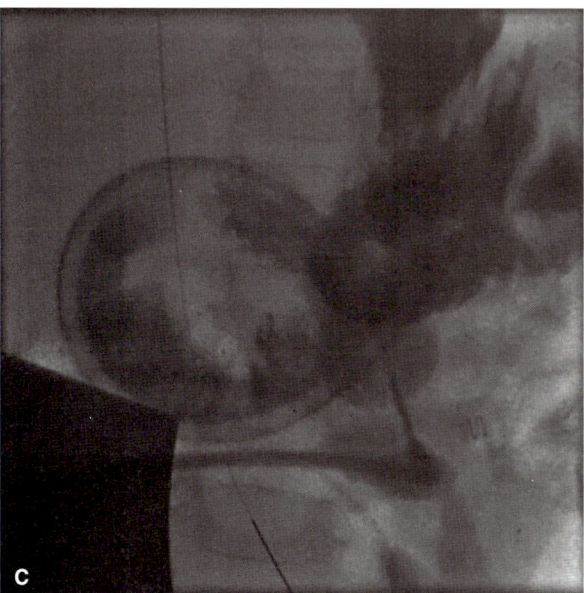

Figura 36A.22 A. Conversão da gastrostomia em gastrojejunostomia realizada em um paciente pediátrico. Por meio do acesso existente, um fio e o cateter são manipulados pelo piloro e para dentro do duodeno. **B.** O acesso deve ser avançado dentro do jejuno. **C.** A troca, então, é feita por um tubo de gastrojejunostomia.

Leitura sugerida

Abbas SM, Bissett IP, Holden A, Woodfield JC, Parry BR, Duncan D. Clinical variables associated with positive angiographic localization of lower gastrointestinal bleeding. *ANZ J Surg* 2005;75(11):953–957.

Alexander AA, Eschelman DJ, Nazarian LN, Bonn J. Transrectal sonographically guided drainage of deep pelvic abscesses. *AJR Am J Roentgenol* 1994; 162(5):1227–1230.

Baron TH, Grimm IS, Swanstrom LL. Interventional approaches to gallbladder disease. *N Engl J Med* 2015;373(4):357–365.

Boley SJ, Brandt LJ, Veith FJ. Ischemic disorders of the intestines. *Curr Probl Surg* 1978;15(4):1–85.

Browning PD, McGahan JP, Gerscovich EO. Percutaneous cholecystostomy for suspected acute cholecystitis in the hospitalized patient. *J Vasc Interv Radiol* 1993;4(4):531–537.

Bulakba i N, Kurtaran K, Ustünsöz B, Somuncu I. Massive lower gastrointestinal hemorrhage from the surgical anastomosis in patients with multiorgan trauma: treatment by subselective embolization with polyvinyl alcohol particles. *Cardiovasc Intervent Radiol* 1999;22(6):461–467.

Chang YR, Ahn YJ, Jang JY, et al. Percutaneous cholecystostomy for acute cholecystitis in patients with high comorbidity and re-evaluation of treatment efficacy. *Surgery* 2014;155:615–622.

Covey AM, Brown KT. Palliative percutaneous drainage in malignant biliary obstruction. Part 1: indications and preprocedure evaluation. *J Support Oncol* 2006;4:269–273.

de Baere T, Chapot R, Kuoch V, et al. Percutaneous gastrostomy with fluoroscopic guidance: single-center experience in 500 consecutive cancer patients. *Radiology* 1999;210:651–654.

De Martino RR. Normal and variant mesenteric anatomy. In: Oderich GS, ed. *Mesenteric Vascular Disease*. New York: Springer Science+Business Media; 2015:9–23.

Defreyne L, De Schrijver I, Decruyenaere J, et al. Therapeutic decision-making in endoscopically unmanageable nonvariceal upper gastrointestinal hemorrhage. *Cardiovasc Intervent Radiol* 2008;31:897–905.

Dixon S, Chan V, Shrivastava V, Anthony S, Uberoi R, Bratby M. "Is there a role for empiric gastroduodenal artery embolization in the management of patients with active upper GI hemorrhage?" *Cardiovasc Intervent Radiol* 2013;36(4):970–977.

El Hamel A, Parc R, Adda G, Bouteloup PY, Huguet C, Malafosse M. Bleeding pseudocysts and pseudoaneurysms in chronic pancreatitis. *Br J Surg* 1991;78:1059–1063.

Ell C, May A. Mid-gastrointestinal bleeding: capsule endoscopy and push-and-pull enteroscopy give rise to a new medical term. *Endoscopy* 2006;38(1):73–75.

Eriksson LG, Sundbom M, Gustavsson S, Nyman R. Endoscopic marking with a metallic clip facilitates transcatheter arterial embolization in upper peptic ulcer bleeding. *J Vasc Interv Radiol* 2006;17:959–964.

Ernst O, Sergent G, Mizrahi D, Delemazure O, L'Herminé C. Biliary leaks: treatment by means of percutaneous transhepatic biliary drainage. *Radiology* 1999;211(2):345–348.

Fidelman N. Benign biliary strictures: diagnostic evaluation and approaches to percutaneous treatment. *Tech Vasc Interv Radiol* 2015;18(4):210–217.

Fidler J, Paulson EK, Layfield L. CT evaluation of acute cholecystitis: findings and usefulness in diagnosis. *AJR Am J Roentgenol* 1996;166(5):1085–1088.

Gayer C, Chino A, Lucas C, et al. Acute lower gastrointestinal bleeding in 1,112 patients admitted to an urban emergency medical center. *Surgery* 2009; 146(4):600–606; discussion 606–607.

Ghassemi KA, Jensen DM. Lower GI bleeding: epidemiology and management. *Curr Gastroenterol Rep* 2013;15(7):333.

Gillespie CJ, Sutherland AD, Mossop PJ, Woods RJ, Keck JO, Heriot AG. Mesenteric embolization for lower gastrointestinal bleeding. *Dis Colon Rectum* 2010;53(9):1258–1264.

Ginat D, Saad WE. Cholecystostomy and transcholecystic biliary access. *Tech Vasc Interv Radiol* 2008;11(1):2–13.

Hemp JH, Sabri SS. Endovascular management of visceral arterial aneurysms. *Tech Vasc Interv Radiol* 2015;18(1):14–23.

Huang CS, Lichtenstein DR. Nonvariceal upper gastrointestinal bleeding. *Gastroenterol Clin North Am* 2003;32:1053–1078.

Kennedy DW, Laing CJ, Tseng LH, Rosenblum DI, Tamarkin SW. Detection of active gastrointestinal hemorrhage with CT angiography: a 4(1/2)-year retrospective review. *J Vasc Interv Radiol* 2010;21(6):848–855.

Lawson AJ, Beningfield SJ, Krige JE, Rischbieter P, Burmeister S. Percutaneous transhepatic self-expanding metal stents for palliation of malignant biliary obstruction. *S Afr J Surg* 2012;50:54, 56, 58 passim.

Lee MJ, Dawson SL, Mueller PR, Krebs TL, Saini S, Hahn PF. Palliation of malignant bile duct obstruction with metallic biliary endoprostheses: technique, results, and complications. *J Vasc Interv Radiol* 1992;3:665–671.

Liao Z, Gao R, Xu C, Li ZS. Indications and detection, completion, and retention rates of small-bowel capsule endoscopy: a systematic review. *Gastrointest Endosc* 2010;71(2):280–286.

Lock G. Acute intestinal ischaemia. *Best Pract Res Clin Gastroenterol* 2001;15:83–98.

Loffroy R, Rao P, Ota S, De Lin M, Kwak BK, Geschwind JF. Embolization of acute nonvariceal upper gastrointestinal hemorrhage resistant to endoscopic treatment: results and predictors of recurrent bleeding. *Cardiovasc Intervent Radiol* 2010;33(6):1088–1100.

Malgor RD, Oderich GS, McKusick MA, et al. Results of single- and two-vessel mesenteric artery stents for chronic mesenteric ischemia. *Ann Vasc Surg* 2010; 24(8):1094–1101.

Neff CC, Mueller PR, Ferrucci JT Jr, et al. Serious complications following transgression of the pleural space in drainage procedures. *Radiology* 1984;152:335–341.

Nusbaum M, Baum S. Radiographic demonstration of unknown sites of gastrointestinal bleeding. *Surg Forum* 1963;14:374–375.

Ozbülbül NI. CT angiography of the celiac trunk: anatomy, variants and pathologic findings. *Diagn Interv Radiol* 2011;17(2):150–157.

Ozden I, Tekant Y, Bilge O, et al. Endoscopic and radiologic interventions as the leading causes of severe cholangitis in a tertiary referral center. *Am J Surg* 2005;189:702–706.

Papanicolaou N, Mueller PR, Ferrucci JT Jr, et al. Abscess-fistula association: radiologic recognition and percutaneous management. *AJR Am J Roentgenol* 1984;143:811–815.

Picus D, Hicks ME, Darcy MD, et al. Percutaneous cholecystolithotomy: analysis of results and complications in 58 consecutive patients. *Radiology* 1992;183(3):779–784.

Robert B, Chivot C, Rebibo L, Sabbagh C, Regimbeau JM, Yzet T. Percutaneous transgluteal drainage of pelvic abscesses in interventional radiology: a safe alternative to surgery. *J Visc Surg* 2016;153(1):3–7.

Roy-Choudhury SH, Gallacher DJ, Pilmer J, et al. Relative threshold of detection of active arterial bleeding: in vitro comparison of MDCT and digital subtraction angiography. *AJR Am J Roentgenol* 2007;189(5):W238–W246.

Ryan J, Hahn P, Boland G, McDowell RK, Saini S, Mueller PR Percutaneous gastrostomy with T-fastener gastropexy: results of 316 consecutive procedures. *Radiology* 1997;203(2):496–500.

Shin JH, Park AW. Updates on percutaneous radiologic gastrostomy/gastrojejunostomy and jejunostomy. *Gut Liver* 2010;4(Suppl 1):S25–S31.

Spira RM, Nissan A, Zamir O, Cohen T, Fields SI, Freund HR. Percutaneous transhepatic cholecystostomy and delayed laparoscopic cholecystectomy in critically ill patients with acute calculus cholecystitis. *Am J Surg* 2002;183:62–66.

Sreenarasimhaiah J. Diagnosis and management of intestinal ischaemic disorders. *BMJ* 2003;326:1372–1376.

Stampfl U, Hackert T, Radeleff B, et al. Percutaneous management of postoperative bile leaks after upper gastrointestinal surgery. *Cardiovasc Intervent Radiol* 2011;34(4):808–815.

Sutter CM, Ryu RK. Percutaneous management of malignant biliary obstruction. *Tech Vasc Interv Radiol* 2015;18(4):218–226.

van Leerdam ME. Epidemiology of acute upper gastrointestinal bleeding. *Best Pract Res Clin Gastroenterol* 2008;22(2):209–224.

van Overhagen H, Meyers H, Tilanus HW, Jeekel J, Lameris JS. Percutaneous cholecystostomy for patients with acute cholecystitis and an increased surgical risk. *Cardiovasc Intervent Radiol* 1996;19:72–76.

vanSonnenberg E, Ferrucci JT Jr, Mueller PR, Wittenberg J, Simone JF, Malt RA. Percutaneous radiographically guided catheter drainage of abdominal abscesses. *JAMA* 1982;247:190–192.

vanSonnenberg E, Mueller PR, Ferrucci JT Jr. Percutaneous drainage of 250 abdominal abscesses and fluid collections. Part I: results, failures, and complications. *Radiology* 1984;151:337–341.

Venkatesan AM, Kundu S, Sacks D, et al; Society of Interventional Radiology Standards of Practice Committee. Practice guidelines for adult antibiotic prophylaxis during vascular and interventional radiology procedures. Written by the Standards of Practice Committee for the Society of Interventional Radiology and endorsed by the Cardiovascular Interventional Radiological Society of Europe and Canadian Interventional Radiology Association [corrected]. *J Vasc Interv Radiol* 2010;21:1611–1630.

Wollman B, D'Agostino H, Walus-Wigle JR, Easter DW, Beale A. Radiologic, endoscopic, and surgical gastrostomy: an institutional evaluation and meta-analysis of the literature. *Radiology* 1995;197:699–704.

Yata S, Ihaya T, Kaminou T, et al. Transcatheter arterial embolization of acute arterial bleeding in the upper and lower gastrointestinal tract with N-butyl-2-cyanoacrylate. *J Vasc Interv Radiol* 2013;24(3):422–431.

Zuckier LS. Acute gastrointestinal bleeding. *Semin Nucl Med* 2003;33(4): 297–311.

CAPÍTULO 36B ■ INTERVENÇÕES GENITURINÁRIAS

CASH JEREMY HORN

Embolização da artéria uterina

A embolização da artéria uterina (EAU) é uma opção de tratamento bem-estabelecida para o manejo de leiomiomas uterinos sintomáticos. Em comparação à miomectomia e à histerectomia, a EAU proporciona uma abordagem minimamente invasiva, com tempo de recuperação curto e altas taxas de sucesso técnico e clínico. A segurança e a eficácia do procedimento foram demonstradas em vários estudos randomizados, com desfechos clínicos similares aos da miomectomia. De modo notável, a EAU também pode ser realizada no contexto de hemorragia pós-parto para controlar o sangramento, embora o foco desta seção seja o seu uso no tratamento de leiomiomas sintomáticos.

O conhecimento da anatomia arterial pélvica e suas variações é decisivo quando se realiza a EAU. A artéria ilíaca interna surge da bifurcação da artéria ilíaca comum, na região da junção lombossacral, e fornece a maior parte do suprimento sanguíneo para a pelve. Embora a anatomia da artéria ilíaca interna apresente uma tremenda variação entre os indivíduos, a sua bifurcação em um tronco anterior e posterior é mais comum. O tronco posterior dá origem à artéria glútea superior, à artéria ileolombar e à artéria sacral lateral. O tronco anterior origina as artérias vesicais, artéria retal média, artéria obturatória, artéria pudenda interna, artéria glútea inferior e, nas mulheres, artérias uterina e vaginal. A artéria uterina tem origem variável e, mais comumente, surge como o primeiro ou segundo ramo da artéria glútea inferior (Figura 36B.1). Outras variações incluem uma origem diretamente a partir de uma trifurcação da divisão anterior ou mesmo da artéria ilíaca interna. A artéria uterina exibe uma aparência característica, com o segmento descendente em forma de "U". que, então, ascende de maneira tortuosa.

Os leiomiomas uterinos são neoplasias benignas da musculatura lisa, que aumentam de tamanho e em prevalência ao longo da vida reprodutiva da mulher. São tumores comuns, com prevalência aproximada de 40 a 60% em mulheres de 35 anos, a qual sobe para 70 a 80% nas mulheres de 50 anos. Entretanto, apenas aproximadamente 25% das mulheres com leiomiomas apresentam sintomas graves o bastante para levar à busca por tratamento. As pacientes afetadas podem apresentar sangramento menstrual intenso (menorragia), períodos irregulares (metrorragia), sintomas relacionados com volume do tumor (aumento da frequência urinária, constipação intestinal, compressão pélvica) ou dor. Os leiomiomas também podem levar à redução da fertilidade, bem como a complicações durante a gestação. Podem ser solitários ou múltiplos, e são descritos de acordo com sua localização no útero (Tabela 36B.1).

A terapia medicamentosa tem papel limitado no manejo dos leiomiomas sintomáticos. A manipulação hormonal (anticoncepcionais orais, hormônios agonistas liberadores de gonadotrofina, antiprogestinas, dispositivos intrauterinos) pode diminuir o tamanho do leiomioma e controlar os sintomas; entretanto, a eficácia dessas medicações é inconsistente e há falta de adesão devido aos efeitos colaterais significativos.

O manejo cirúrgico tradicional inclui histerectomia e miomectomia. Embora a histerectomia proporcione um tratamento definitivo, o tempo de recuperação intra-hospitalar pode variar

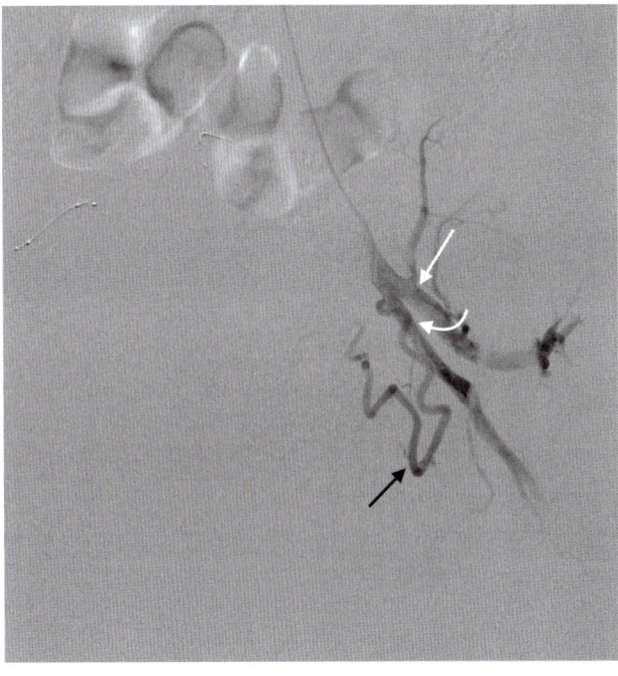

Figura 36B.1 Angiografia por subtração digital da artéria ilíaca interna esquerda em uma projeção oblíqua anterior esquerda mostrando bifurcação na divisão posterior (*seta branca*) e na divisão anterior (*seta branca curva*). A artéria uterina (*seta preta*) surge como primeiro ramo da divisão anterior, apresentando seu curso em forma de "U" e aparência tortuosa característicos.

TABELA 36B.1	Classificação do leiomioma.
Submucoso	Localizado no músculo sob o endométrio, pode distorcer a cavidade uterina
Intramural	Localizado junto ao miométrio
Subseroso	Localizado na superfície do útero; pode ser pedunculado
Cervical	Localizado na parede do colo uterino

de dias a semanas, e a taxa de complicação relatada é superior a 9%. A miomectomia (remoção cirúrgica de leiomiomas individuais, com preservação do útero) apresenta tempo de recuperação e taxa de complicação menores, em comparação à histerectomia; entretanto, o procedimento é limitado quando os leiomiomas são múltiplos ou grandes. Além disso, os sintomas decorrentes dos leiomiomas uterinos muitas vezes reaparecem após a miomectomia, devido ao crescimento continuado dos tumores não removidos, com a necessidade de até 25% das pacientes repetir a intervenção.

A EAU é uma terapia alternativa para mulheres com leiomiomas uterinos sintomáticos. Embora não haja diretrizes estabelecidas para a seleção de pacientes a serem tratadas com EAU, muitos fatores entram em cena na tomada da decisão sobre a terapia adequada, incluindo o tamanho e a extensão do leiomioma, além da preferência da paciente. As contraindicações absolutas à realização da EAU incluem gravidez e infecção pélvica ativas ou suspeita de malignidade ginecológica (exceto quando o procedimento é planejado para fins de paliação pré-ressecção).

A localização dos leiomiomas também pode ter papel na decisão sobre buscar ou não a EAU: leiomiomas ao longo do ligamento largo, bem como leiomiomas cervicais, podem não responder bem a esse tratamento, provavelmente em função do suprimento vascular oriundo de outras artérias que não as uterinas. As publicações iniciais alertavam contra a realização da EAU no contexto de leiomiomas subserosos pedunculados, devido à preocupação com a necrose do pedúnculo e liberação do leiomioma pedunculado após o procedimento. Entretanto, um grande número de estudos mais recentes demonstrou que a EAU pode ser segura e efetiva no tratamento desse tipo de leiomioma.

O desejo de manter a fertilidade não deve impedir a EAU. As diretrizes mais antigas recomendavam que a embolização uterina não fosse a primeira escolha para mulheres com leiomiomas sintomáticos que desejassem engravidar. Entretanto, pouquíssimas evidências sustentam essa recomendação. Um estudo randomizado controlado único, ao comparar a EAU à miomectomia, demonstrou desfechos reprodutivos superiores após a miomectomia nos primeiros 2 anos de seguimento. Contudo, algumas limitações desse estudo levaram a *Cochrane Review* a concluir, em 2012, que "havia evidência de nível muito baixo para sugerir que a miomectomia pudesse estar associada a desfechos de fertilidade

melhores que os da EAU, todavia pesquisas adicionais se fazem necessárias". Desde a primeira vez que esse procedimento foi descrito, está claro que gestações e partos sem complicações podem ocorrer após a EAU. A decisão quanto à terapia correta em mulheres que desejam engravidar futuramente, portanto, deve ser tomada caso a caso, com base na colaboração entre o radiologista intervencionista, o ginecologista e a paciente, com a EAU permanecendo uma escolha conveniente para as pacientes candidatas fracas à cirurgia e para aquelas que recusam o manejo cirúrgico.

A avaliação pré-procedimento deve incluir uma consulta com a paciente, em que seja possível obter sua história médica e ginecológica completa. Nessa ocasião, o radiologista intervencionista pode explicar o procedimento de forma mais detalhada, bem como decidir sobre a necessidade de realizar testes ou exames de imagem adicionais. Se o encaminhamento tiver sido iniciativa da própria paciente, é recomendável que ela também seja avaliada por um ginecologista, de modo a possibilitar uma discussão mais completa sobre outras opções de tratamento, além da EAU. Durante a consulta, é importante revisar os sintomas da paciente, a história de gravidez, cirurgias prévias, história de infecções pélvicas ou suas preferências quanto à gravidez no futuro.

Na maioria das instituições, tornou-se rotina a obtenção de imagens de ressonância nuclear magnética (RNM) antes da EAU. Isso permite identificar a localização e a extensão da carga de leiomiomas, ao mesmo tempo em que possibilita excluir outras etiologias de sangramento uterino anormal e/ou dor pélvica, incluindo adenomiose. Auxilia ainda na avaliação do suprimento vascular e da vasculatura colateral, o que pode ser benéfico no planejamento pré-tratamento. A RNM pré-procedimento deve incluir imagens com contraste, que são essenciais para determinar a vascularização e a viabilidade dos leiomiomas uterinos (Figura 36B.2). A ausência de realce do leiomioma na RNM pré-procedimento pode sugerir uma resposta fraca à EAU, devido à degeneração do leiomioma e à ausência de suprimento sanguíneo.

O procedimento de EAU pode ser realizado em uma sala padrão de fluoroscopia de radiologia intervencionista. É fundamental que se tenha consciência acerca da exposição à radiação ionizante que ocorre durante o procedimento, uma vez que, como a maioria das pacientes são jovens e sadias, elas podem ser beneficiadas por uma fluoroscopia realizada de maneira consciente. Entre as

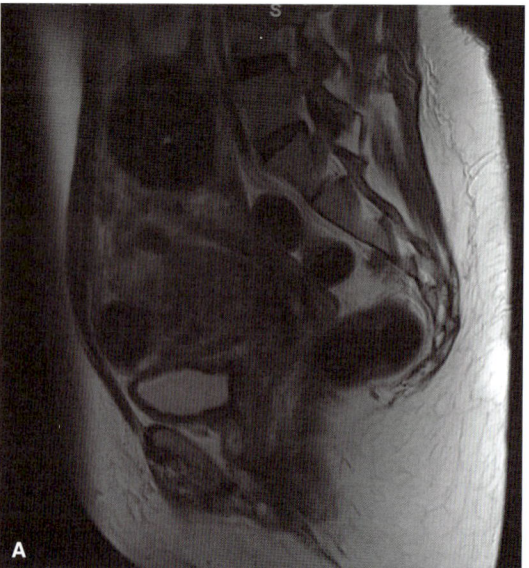
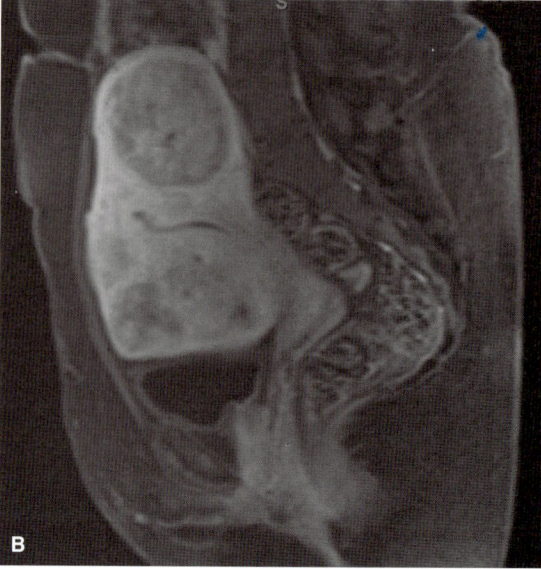

Figura 36B.2 Imagem de ressonância nuclear magnética sagital ponderada em T2 mostrando (**A**) múltiplos leiomiomas uterinos grandes, resultando em um útero massivamente grande. Uma imagem sagital ponderada em T1 pós-contraste mostra (**B**) realce heterogêneo dos leiomiomas.

técnicas que podem ser úteis para minimizar a dose de radiação, estão uma baixa taxa de pulsos de fluoroscopia, a utilização de colimador e a minimização do uso de angiografia por subtração digital e magnificação. O tempo de fluoroscopia e a dose devem ser registrados no relatório de procedimento.

A EAU pode ser realizada com sedação consciente, geralmente com uma combinação de midazolam e fentanila. Antes da embolização, recomenda-se que a paciente receba uma única dose de antibiótico profilático, mais frequentemente cefalosporina de amplo espectro. Analgésicos intravenosos e fármacos anti-inflamatórios não esteroides também devem ser administrados antes ou durante a embolização.

Apesar das variações existentes na técnica, o objetivo final é sempre o mesmo: um cateter é avançado dentro das artérias uterinas bilaterais e o material embólico é injetado pelo cateter, até que o ponto final de embolização seja alcançado. O acesso arterial pode ser obtido via artéria femoral comum ou artéria radial, dependendo da preferência do operador. As publicações iniciais existentes na literatura recomendavam realizar uma aortografia abdominal com o cateter posicionado no nível das artérias renais, a fim de identificar um eventual suprimento colateral a partir da artéria ovariana para os leiomiomas. Entretanto, isso já não faz parte do procedimento de rotina da nossa instituição, exceto quando há evidência de artérias ovarianas hipertróficas nas imagens pré-procedimento, ou se as artérias uterinas não parecerem hipertrofiadas em relação com a extensão da carga de leiomiomas (Figura 36B.3).

Em primeiro lugar, um cateter diagnóstico é avançado dentro da artéria ilíaca interna direita ou esquerda. Uma angiografia por subtração digital ou imagem de mapeamento é obtida em posição oblíqua contralateral a 30° para identificar a origem da artéria uterina. Nos casos em que a artéria uterina surge de uma trifurcação da artéria ilíaca interna, a melhor forma de obter uma imagem da sua origem é via projeção oblíqua anterior ipsilateral. Uma vez obtida uma incidência adequada da origem da artéria uterina, usa-se um fio para ajudar a avançar o cateter diagnóstico dentro da artéria. O ideal é avançar o cateter para o segmento transverso da artéria uterina distal à origem de quaisquer ramos laterais visíveis. Se o cateter diagnóstico não puder ser avançado devido a um espasmo arterial ou em decorrência da sinuosidade do vaso, um microcateter pode ser usado coaxialmente. Uma vez que a ponta do cateter esteja assentada na posição adequada, repete-se a injeção de contraste para confirmar a posição do cateter e demonstrar o suprimento sanguíneo do leiomioma. Nesse ponto, a embolização pode ser iniciada (Figura 36B.4). Antigamente, o ponto final da embolização era a estase ou quase estase; entretanto, uma pesquisa recente sugere que a desvascularização das artérias do ramo para o leiomioma, aliada à manutenção de um fluxo anterógrado lento na artéria uterina principal, é igualmente efetiva. Essa técnica então é repetida no lado contralateral.

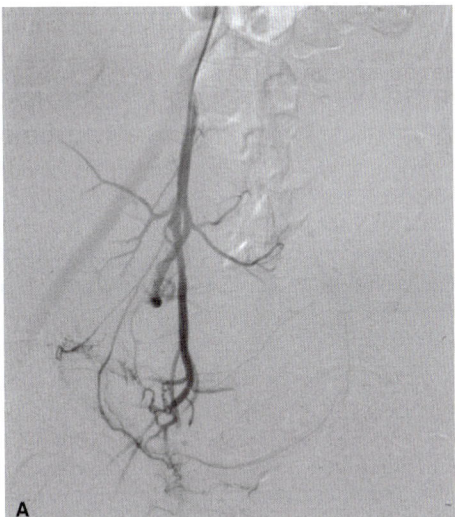
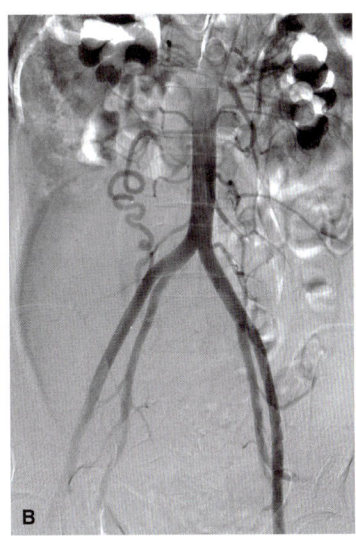
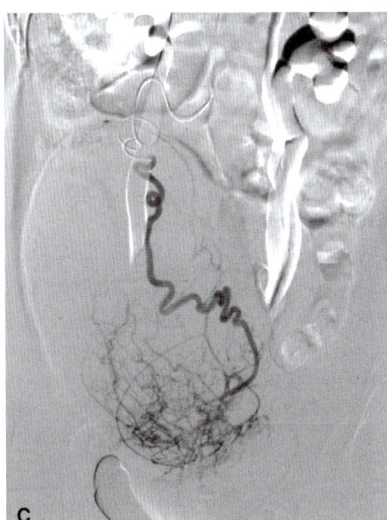

Figura 36B.3 Suprimento arterial ovariano para o leiomioma. Angiografia ilíaca interna direita (**A**) sem evidência de hipertrofia da artéria uterina direita. Uma aortografia subsequente (**B**) mostra a artéria ovariana direita hipertrófica surgindo diretamente da aorta. A angiografia seletiva subsequente ao cateterismo com microcateter mostra um suprimento para o leiomioma oriundo da artéria ovariana direita hipertrófica (**C**).

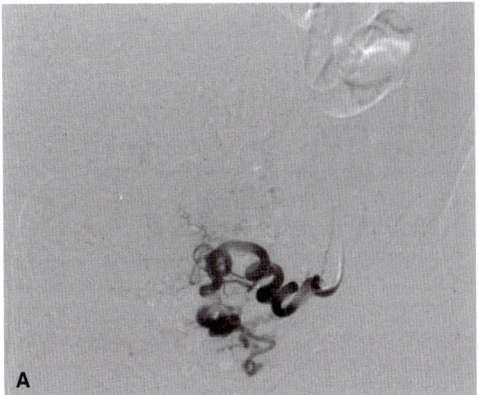
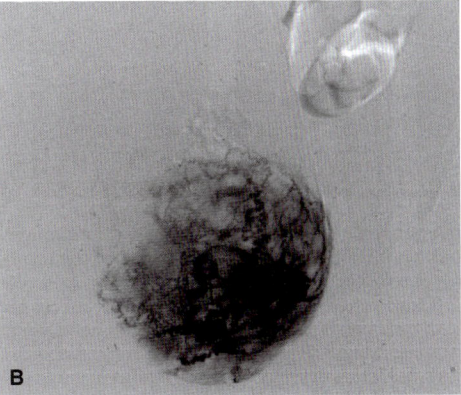

Figura 36B.4 Imagem inicial (A) de uma angiografia da artéria uterina esquerda mostrando a ponta do cateter no segmento transverso da artéria uterina. A imagem de fase tardia (**B**) da mesma série mostra enchimento de um leiomioma grande.

A escolha do agente embólico é uma questão de preferência e treinamento do operador. A obstrução proximal de artérias maiores usando espirais permitiria o enchimento distal via colaterais e resultaria em falha clínica, por isso não é recomendada. O álcool polivinílico (PVA; do inglês, *polyvinyl alcohol*) não esférico foi o primeiro agente embólico usado na EAU a apresentar êxito clínico satisfatório. Foram descritos alguns agentes embólicos mais modernos, incluindo microesferas de gelatina e PVA esférico, todos com resultados clínicos satisfatórios. Ao usar as microesferas de gelatina, a recomendação típica é começar com partículas de 500 a 700 μm de tamanho. O tamanho das partículas pode ser aumentado para 700 a 900 μm, se ainda houver fluxo na mesma artéria uterina após dois frascos.

Em seguida ao procedimento, a paciente é monitorada por várias horas, na sala de recuperação de radiologia intervencionista. Dor pélvica e cãibra são esperadas em seguida à EAU, podendo os sintomas ser graves. O gerenciamento adequado das expectativas da paciente e o controle apropriado da dor são componentes essenciais do procedimento de EAU. Todas as pacientes devem receber aconselhamento prévio acerca dos sintomas a serem esperados depois do procedimento. Em geral, a dor pélvica e a cãibra começam durante o procedimento e pioram ao longo das primeiras horas de pós-procedimento. Dependendo da instituição, pode-se usar uma bomba de analgesia controlada pelo paciente para controlar a dor. De modo alternativo, o regime para a dor pode envolver anti-inflamatórios e analgésicos opioides, com disponibilidade de narcóticos, conforme a necessidade para a dor incidental. Seja qual for o regime de medicação escolhido, a observação intensiva da paciente é fundamental. A maioria recebe alta no mesmo dia do procedimento; quando necessário, as pacientes podem permanecer internadas de um dia para o outro para o manejo da dor. A dor mais intensa ocorre nas primeiras 12 a 24 horas subsequentes ao procedimento, com diminuição da intensidade no decorrer dos 7 dias seguintes. As pacientes são liberadas para irem para casa com medicação anti-inflamatória não esteroide e narcóticos orais, conforme a necessidade.

A síndrome pós-embolização é comum em seguida à EAU, e se manifesta com sintomas semelhantes aos de uma gripe leve nos primeiros dias subsequentes à embolização. A taxa de complicação geral em seguida à EAU é baixa, com taxas de eventos adversos graves de 0,66% na consulta hospitalar inicial, e de 4,8% em 30 dias, no maior registro de avaliação das complicações e desfechos da EAU. As complicações de EAU mais comumente relatadas, além da dor e da síndrome pós-embólica, são amenorreia permanente e corrimento vaginal prolongado. A taxa relatada de complicações e os limiares sugeridos, conforme descrito pela Society of Interventional Radiology (SIR) Quality Improvement Guidelines for Uterine Artery Embolization, são mostrados na Tabela 36B.2.

Em seguida ao procedimento, os leiomiomas embolizados sofrem uma redução de tamanho de cerca de 50% ao longo dos 6 meses subsequentes. As pacientes começam a notar a melhora sintomática dentro de um a dois ciclos menstruais, com o benefício máximo percebido em torno dos primeiros 6 meses a 1 ano. A melhora sintomática é discretamente melhor nos sintomas de sangramento do que nos relacionados com o volume, embora ambos sejam tratados de forma efetiva com EAU.

Atualmente, o maior registro de avaliação dos desfechos da EAU é o registro FIBROID, patrocinado pela *SIR Foundation*, envolvendo um total de 72 instituições em que a EAU é realizada. Os desfechos foram avaliados aplicando-se o questionário UFS-QOL (*Uterine Fibroid Symptom and Quality of Life*), que é um levantamento específico desenvolvido para avaliar os sintomas de leiomiomas uterinos e seu impacto sobre a qualidade de vida. Um escore mais alto indica sintomas mais graves. Em 1 ano de seguimento, a pontuação do UFS-QOL caíra da média basal de 59,83 para a média de 19,87 em 2.666 pacientes com leiomiomas. Em 3 anos, essa pontuação caiu ainda mais, chegando a 16,5. Este é o maior dos numerosos estudos que confirmam as elevadas taxas de melhora sintomática subsequente à EAU.

Adenomiose

A adenomiose é um distúrbio uterino benigno em que tecido endometrial é encontrado no miométrio; pode se manifestar com menorragia e dismenorreia. À imagem, a adenomiose pode ser difusa – afetando a maior parte do útero – ou focal. É mais bem diagnosticada por RNM, que mostra um espessamento maior que 12 mm da zona juncional, seja difuso, seja focalmente (Figura 36B.5). A histerectomia é considerada a terapia definitiva para a adenomiose, ao passo que o manejo clínico com manipulação hormonal apresenta eficácia precária e inconsistente. Embora a adenomiose já tenha sido considerada uma contraindicação à EAU, estudos reconheceram a melhora dos sintomas após o procedimento. Entretanto, o sucesso clínico no tratamento da adenomiose com EAU ainda é muito inferior ao sucesso obtido no tratamento dos leiomiomas, com cerca de 50% das pacientes apresentando resolução parcial ou total dos sintomas após a EAU. A taxa de recorrência também é mais alta, em particular com o seguimento a longo prazo. Entretanto, dada a falta de opções de tratamento eficientes para a adenomiose, além da histerectomia, a EAU é considerada uma técnica razoável no manejo dessa condição.

Intervenções renais: percutânea

A nefrostomia percutânea (NPC) é um dos procedimentos mais comumente realizados por um radiologista intervencionista. Foi descrita originalmente em 1955, como uma forma de descomprimir um rim obstruído; desde então, é descrita no manejo de diversas doenças geniturinárias. A hidronefrose no contexto de obstrução urinária ainda é uma indicação comum para a instalação de NPC; entretanto, o acesso ao sistema coletor renal também tem papel no manejo de cálculos renais e extravasamentos urinários (Tabela 36B.3). Embora o motivo para a

TABELA 36B.2 Complicações em seguida à embolização da artéria uterina.

■ COMPLICAÇÕES	■ TAXA RELATADA (%)	■ LIMIAR SUGERIDO (%)
Amenorreia permanente		
Idade < 45 anos	0 a 3	3
Idade > 45 anos	20 a 40	45
Corrimento vaginal prolongado	2 a 17	20
Expulsão de fibroide	3 a 15	15
Septicemia	1 a 3	3
Trombose venosa profunda/embolia pulmonar	< 1	2
Embolização não dirigida	< 1	< 1

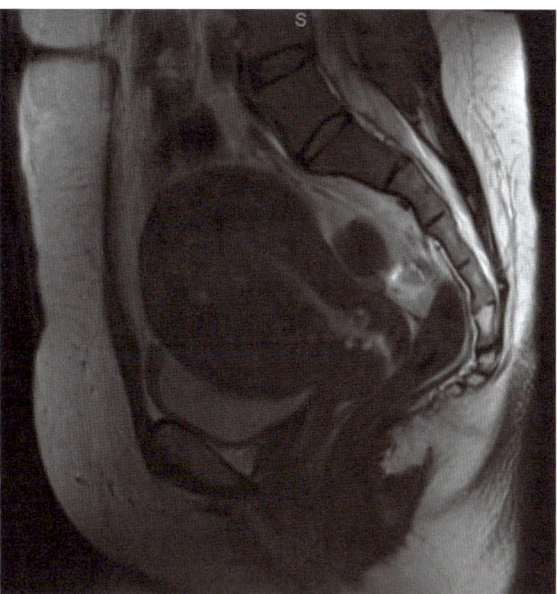

Figura 36B.5 Imagem de ressonância nuclear magnética sagital ponderada em T2 mostrando espessamento difuso da zona juncional mal definida, em particular junto ao corpo anterior, compatível com adenomiose. As regiões focais de sinal de alta intensidade em T2 junto à zona juncional representam pequenos focos de alteração cística.

colocação possa variar, a técnica básica de colocação da NPC continua sendo a mesma, seja qual for a indicação.

Assim como para todos os procedimentos de intervenção, o conhecimento básico da anatomia geniturinária é essencial ao realizar intervenções renais percutâneas. Esse conhecimento contribuirá não só para o êxito técnico do procedimento, como também para minimizar as complicações associadas ao sangramento durante o acesso.

Os rins estão localizados no retroperitônio, normalmente entre os corpos vertebrais torácicos inferiores e lombares superiores. Em geral, o rim direito está discretamente mais abaixo que o esquerdo, deslocado inferiormente pelo fígado. A veia e a artéria renal entram em cada rim, no hilo renal, onde a veia renal encontra-se anteriormente situada. A pelve renal está localizada posteriormente a ambas, veia e artéria renal, no hilo renal. No nível do hilo, a artéria renal se divide em uma parte anterior maior e uma parte posterior menor, as quais se distribuem ao longo de todo o sistema coletor. Por causa dessa divisão, é criada uma zona avascular na região posterolateral de cada rim (Figura 36B.6), que, em teoria, proporciona um ponto de entrada ideal para acesso ao sistema

TABELA 36B.3 Indicações para colocação de nefrostomia percutânea.

Obstrução renal (cálculos, obstrução maligna, compressão ureteral extrínseca)
Urossepse ou suspeita de infecção
Insuficiência renal aguda
Dor

Lesão no trato urinário
Vazamento ou lesão ureteral
Fístula vesical
Cistite hemorrágica

Acesso para procedimento urológico
Litotripsia
Colocação de *stent* ureteral anterógrado
Biopsia urotelial
Retirada de cálculo ou corpo estranho

coletor. Na prática, porém, não é possível identificar essa linha de forma rotineira, de modo que a colocação em qualquer cálice posterior costuma ser adequada. Os cálices posteriores, situados na porção média ao polo inferior do rim, em geral são os alvos para o acesso de NPC. O acesso calicinal pelo polo superior traz um risco associado de pneumotórax, uma vez que a pleura parietal pode chegar até o nível da 12ª costela, posteriormente. O acesso diretamente na pelve renal não é recomendado, devido ao risco aumentado de lesão à artéria renal principal.

As indicações mais comuns para colocação de NPC estão descritas na Tabela 36B.3. Os sintomas de obstrução do trato urinário podem incluir dor no flanco, náuseas e vômito. Se houver infecção do trato urinário sobreposta, também haverá febre. Diante do envolvimento dos dois rins – ou se houver um único rim funcionante –, os sintomas de insuficiência renal aguda podem se apresentar, com valores laboratoriais que refletem essa condição. A ultrassonografia ou tomografia computadorizada quase sempre são obtidas antes da intervenção, para avaliar o grau de dilatação do sistema coletor e a anatomia do rim-alvo e confirmar a indicação para colocação.

A única contraindicação verdadeira à colocação de NPC é uma coagulopatia não corrigível. De acordo com as diretrizes de consenso da *SIR*, a razão normalizada internacional deve ser inferior a 1,5 e a contagem plaquetária deve estar > 50.000 antes da colocação da NPC. Além disso, a tentativa de NPC não é recomendada se não houver uma abordagem percutânea segura do rim, devido à interposição do cólon, baço ou outro órgão; no entanto, isso raramente ocorre na prática.

A colocação de NPC pode ser feita em uma sala de intervenção padrão, sob sedação consciente. Se houver risco de instabilidade do paciente, em particular no contexto de infecção, recomenda-se que o procedimento seja realizado na presença de um anestesista. Os antibióticos de amplo espectro periprocedimento são administrados com cobertura para organismos gram-negativos. Na maioria dos casos, o paciente é posicionado em pronação sobre a mesa angiográfica. Caso o paciente

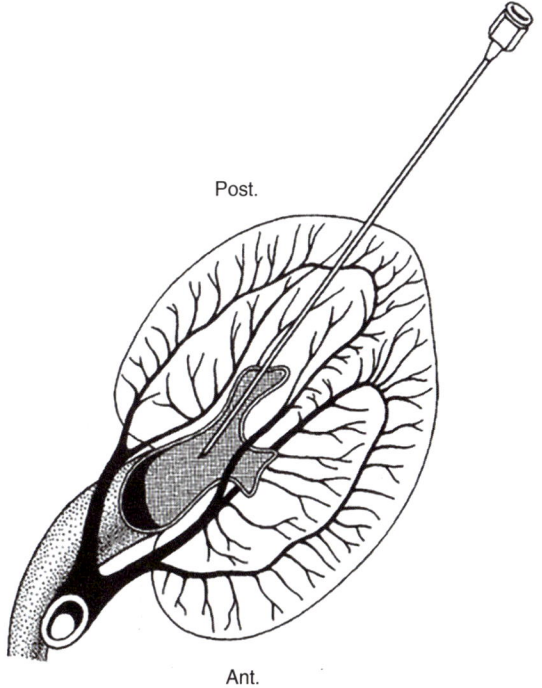

Figura 36B.6 Diagrama de corte transversal de um rim mostrando o trajeto da agulha na colocação da nefrostomia percutânea, ao longo da linha avascular de Brodel. (Redesenhada, com autorização, de Castaneda-Zuniga WR, Tadavarthy SM, eds. *Interventional Radiology*. 2nd ed. Baltimore, MD: Williams & Wilkins; 1992. p. 787.)

esteja impossibilitado de se deitar nessa posição, em função de desconforto ou cirurgia abdominal, o posicionamento oblíquo pode ser necessário.

O acesso ao sistema coletor renal pode ser feito com imagens de ultrassonografia, fluoroscopia ou TC, que raramente é usada, mas pode ser útil em casos complexos ou em pacientes com anomalias anatômicas que devam ser consideradas. A orientação por ultrassonografia é a técnica mais comumente usada para obtenção de acesso, possibilitando a visualização em tempo real da entrada da agulha no sistema coletor (Figura 36B.7). O acesso fluoroscópico pode ser usado para a punção direta em um cálculo calicinal radiopaco ou se o sistema coletor for opacificado pela administração intravenosa de contraste (pielograma intravenoso). Essa técnica é particularmente útil quando se tenta um acesso para dentro de um sistema não dilatado.

Existem vários conjuntos disponíveis para diferentes acessos no rim, todos incluindo uma agulha de calibre 20 ou 22 acoplada a uma sonda interna. O sítio de entrada na pele ideal, quando se tem por alvo um cálice no polo inferior posterior, é aproximadamente 10 a 12 cm lateralmente à linha média, porém medial à linha axilar média posterior; uma localização mais lateral do que essa aumenta o risco de perfuração do cólon. Uma vez alcançado o acesso no sistema coletor, a sonda interna acoplada à agulha é removida e a urina é aspirada para confirmar a localização no sistema, bem como para envio de amostra para cultura. O contraste, então, pode ser injetado através da agulha, para confirmar o sítio de acesso junto a um cálice posterior (Figura 36B.7 B). Ao injetar o contraste, é preciso ter o cuidado de evitar uma hiperdistensão, em particular nos casos de infecção, devido ao risco aumentado de sepse. Se o sítio de acesso inicial for considerado desfavorável, a primeira agulha pode ser usada para opacificar o sistema coletor, de modo que a segunda agulha possa ser usada para obter um acesso mais conveniente sob orientação fluoroscópica.

Uma vez obtido o acesso adequado para a agulha, é realizada uma série de trocas até que, finalmente, um cateter de drenagem é colocado via cálice, com a *pigtail* formada na pelve renal. Mais comumente, é colocado um cateter *pigtail* de 8 a 12 Fr multiuso; tubos maiores podem ser úteis em pacientes com pionefrose. O meio de contraste, então, pode ser injetado através do dreno, para confirmar o posicionamento adequado (Figura 36B.8). O cateter, então, pode ser preso a uma bolsa de drenagem por gravidade, possibilitando a descompressão do sistema coletor renal.

As complicações maiores são raras em seguida à colocação da NPC. De acordo com o SIR Standards of Practice Committee, complicações menores e maiores ocorrem em cerca de 10% dos pacientes (Tabela 36B.4). As complicações mais comumente relatadas são o sangramento e a sepse. Uma pequena quantidade de hematúria pode ser normal nas primeiras 48 horas após a colocação, com depuração lenta do sangue durante esse período. Se o nível de hematúria piorar ou causar instabilidade

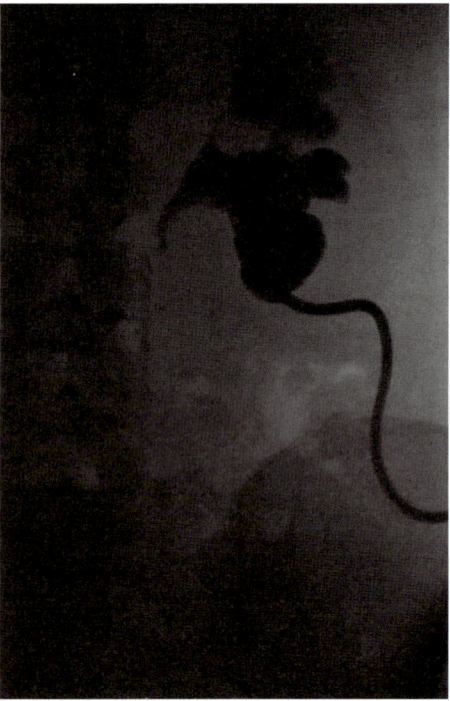

Figura 36B.8 A injeção de contraste através de um cateter de nefrostomia recém-colocado mostra a *pigtail* formada junto à pelve renal (paciente pronado). Observa-se hidronefrose moderada sem passagem de contraste além do ureter direito proximal.

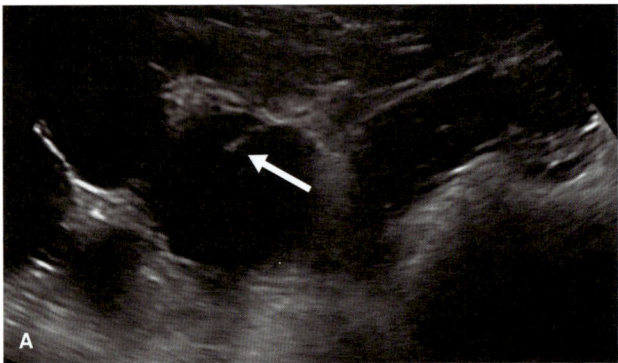

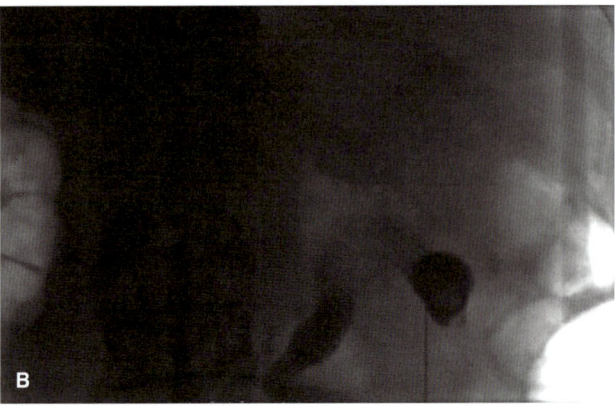

Figura 36B.7 A. Ultrassonografia em escala de cinza, em tempo real, realizada durante o acesso com agulha percutânea dentro do cálice no polo inferior de um rim direito gravemente dilatado. A ponta ecogênica da agulha pode ser visualizada (*seta branca*). **B.** Injeção de contraste pela agulha sob fluoroscopia mostrando o preenchimento com contraste do cálice no polo inferior e ureter direito proximal acentuadamente dilatado.

TABELA 36B.4 Complicações subsequentes à colocação da nefrostomia percutânea.

■ COMPLICAÇÃO	■ TAXA RELATADA (%)
Choque séptico requerendo intensificação significativa do cuidado	1 a 10
Choque séptico no contexto de pionefrose	7 a 9
Hemorragia requerendo transfusão	1 a 4
Lesão vascular requerendo embolização ou nefrectomia	0,1 a 1
Transgressão intestinal	0,2 a 0,5
Complicações pleurais	0,1 a 0,6

hemodinâmica, imagens deverão ser obtidas para acessar a lesão arterial, incluindo pseudoaneurisma arterial renal ou fístula atrioventricular.

Em seguida à colocação, os cateteres de NPC devem ser conectados a uma bolsa de drenagem. A lavagem rotineira do cateter somente é necessária se o débito diminuir ou estiver purulento. Os pacientes que precisarem de drenagem externa a longo prazo deverão ser submetidos a trocas de cateter agendadas a cada 6 a 12 semanas.

Nefroureterostomia e *stent* ureteral

Se houver preocupação com infecção ao colocar uma NPC, nenhuma manipulação adicional deverá ser realizada, e deve-se permitir que o sistema seja descomprimido por vários dias até que o paciente seja estabilizado. Se não houver sinais de infecção, uma tentativa pode ser feita, no momento da colocação da NPC, para acessar a porção distal no nível de obstrução e colocar um *stent* nefroureteral interno-externo ou um cateter ureteral duplo J interno. Esses dois cateteres permitem a drenagem para a bexiga urinária, em vez de para uma bolsa externa, e são opções convenientes para pacientes que precisam de drenagem prolongada, muitas vezes proporcionando mais conforto a eles.

Um *stent* nefroureteral se estende do sítio de acesso percutâneo na pele, de modo semelhante a uma NPC, ao longo da pelve renal e termina na bexiga urinária. Apresenta orifícios laterais, tanto na bexiga urinária como na pelve renal, e a urina pode ser drenada externamente para uma bolsa ou internamente para a bexiga (Figura 36B.9 A). De modo similar, um cateter duplo J primário pode ser colocado no ureter no momento do acesso. Os cateteres duplo J podem ser colocados de maneira retrógrada (por cistoscopia) ou anterógrada (via acesso de NPC existente). Se um cateter duplo J for colocado durante o acesso inicial, é recomendável manter uma NPC por 24 a 48 horas após a colocação do cateter, para confirmar que o paciente tolera a drenagem interna (Figura 36B.9 B).

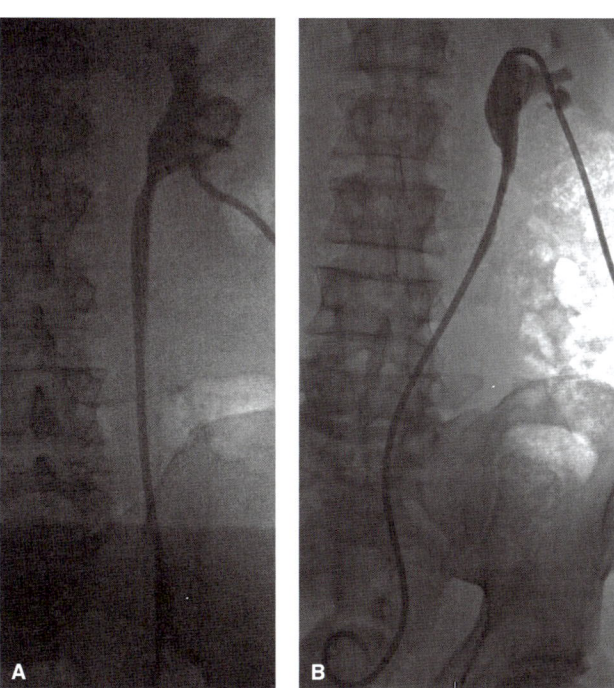

Figura 36B.9 A. Injeção de contraste por cateter de nefroureterostomia percutânea de lado direito. O *pigtail* proximal se forma junto à pelve renal direita; o cateter então segue ao longo do ureter direito e termina na bexiga urinária (não fotografada). **B.** Colocação simultânea de uma nefrostomia percutânea direita e de um cateter duplo J interno. A nefrostomia percutânea foi mantida por 24 horas, antes de ser removida.

Intervenções renais: vascular

Estenose arterial renal

A estenose arterial renal (EAR) envolve o estreitamento de uma ou ambas as artérias renais. A EAR pode ser assintomática, mas também pode levar ao comprimento da função renal por nefropatia isquêmica, descompensação cardíaca e hipertensão renovascular (HRV). Embora a maioria dos pacientes com hipertensão (HPT) tenha HPT primária (ou essencial), a HRV é considerada responsável por cerca de 3 a 5% dos casos de pressão arterial elevada nos EUA.

A fisiopatologia da HRV envolve uma pressão arterial intrarrenal diminuída resultante da estenose da artéria renal, a qual causa ativação do aparelho justaglomerular das arteríolas aferentes, deflagrando o sistema da renina-angiotensina-aldosterona (Figura 36B.10). A produção aumentada de renina, então, leva à vasoconstrição de artérias sistêmicas, bem como à retenção de sódio e água, sendo ambos os fatores causadores de HPT sistêmica.

Embora a EAR possa ter diversas etiologias, as duas causas mais comuns são a aterosclerose e a displasia fibromuscular:

■ **Aterosclerose:** é responsável por cerca de 70 a 90% dos casos de EAR, mais frequentemente observada em homens com mais de 65 anos de idade. Em geral, a obstrução ou estenose resulta da placa que se forma junto à aorta invadindo o óstio da artéria renal, dentro do espaço de 1 cm em relação com a origem da artéria, levando à "estenose ostial" (Figura 36B.11). Com menos frequência, as estenoses ateroscleróticas podem ser vistas mais distalmente (> 1 cm do óstio), na artéria renal; estas são descritas como estenoses truncais. A doença bilateral é comum na EAR aterosclerótica. Os fatores de risco para aterosclerose incluem dislipidemia, tabagismo e envelhecimento

■ **Displasia fibromuscular:** afeta mais comumente uma população mais jovem e é mais comum em mulheres. Sua suspeita deve ser levantada em pacientes com HPT de difícil controle iniciada ainda na juventude; raramente causa nefropatia isquêmica. A displasia fibromuscular é subdividida em uma variedade de padrões histológicos, dependendo da aparência morfológica das camadas da parede arterial envolvida. A fibroplasia medial é responsável pela maioria dos casos, e causa aneurismas e estenoses em forma de rede. As porções média e distal da artéria renal principal são as mais frequentemente envolvidas, em muitos casos apresentando a clássica aparência de "colar

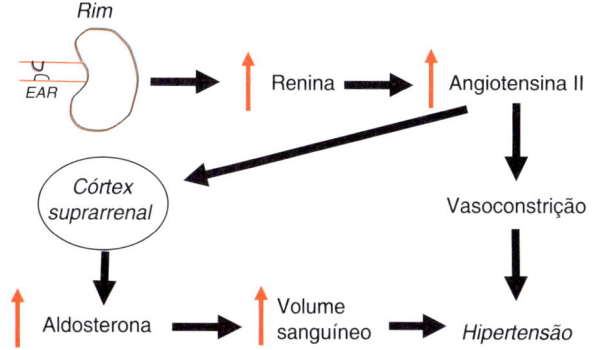

Figura 36B.10 Ativação do sistema renina-angiotensina durante a estenose da artéria renal. O aparelho justaglomerular no rim libera renina na circulação sanguínea em resposta à diminuição da perfusão renal, no contexto de estenose da artéria renal (EAR). Subsequentemente, a renina converte angiotensinogênio (produzido no fígado) em angiotensina I, a qual passa por metabolização adicional nos pulmões, dando origem à angiotensina II. Esta exerce vários efeitos sobre o corpo, incluindo aumento da atividade simpática, indução direta de vasoconstrição e promoção de liberação de aldosterona pela glândula suprarrenal. A aldosterona, em adição, causa hipertensão, por aumentar a reabsorção de água nos túbulos renais.

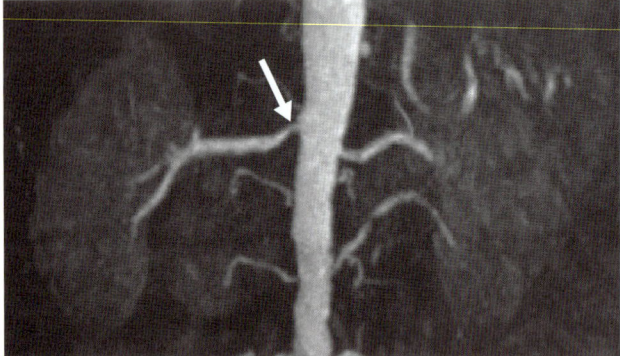

Figura 36B.11 Imagens reconstruídas a partir de uma angiografia por ressonância nuclear magnética (angio-RM) do abdome mostrando estenose ostial na artéria renal direita (*seta branca*), um achado clássico da estenose arterial renal aterosclerótica.

TABELA 36B.5 Indicações para triagem de estenose arterial renal.
Aparecimento de hipertensão (HPT) antes dos 30 anos de idade
Sopro abdominal
HPT resistente
Edema pulmonar recorrente
Insuficiência renal de etiologia desconhecida
Doença vascular aterosclerótica difusa coexistente
Insuficiência renal aguda precipitada por terapia anti-hipertensiva
HPT maligna causadora de dano em órgão-alvo
HPT com rim pequeno unilateral
Angina instável no contexto de suspeita de estenose da artéria renal

de contas" à angiografia (Figura 36B.12). A displasia fibromuscular afeta ambas as artérias renais, em aproximadamente de dois terços dos casos

■ **Outras causas:** a EAR também pode ser vista em múltiplas vasculites (Takayasu, Buerger, poliarterite nodosa), doença tromboembólica, neurofibromatose do tipo 1, fibrose retroperitoneal e dissecação arterial.

Os sinais clínicos sugestivos da probabilidade de doença renovascular como causa de HPT estão descritos na Tabela 36B.5. Esses sinais refletem as diretrizes para triagem criadas pela SIR e pela American Heart Association (Tabela 36B.5). Uma vez que os achados clínicos sejam sugestivos de EAR como potencial causa de HPT, em vez da HPT primária, diversos testes podem ser empregados para avaliação adicional. A ultrassonografia, a angiografia por TC (angio-TC), a angiografia por RM (angio-RM) e a cintigrafia nuclear podem ter algum papel na triagem da EAR; entretanto, a angiografia continua sendo o padrão-ouro caso a triagem sugira uma anormalidade.

A ultrassonografia com Doppler colorido é uma das ferramentas mais usadas na triagem de EAR. Quando é possível visualizar a artéria renal principal, os sinais de EAR incluem um pico de velocidade sistólica (PVS) acima de 180 cm/s e uma razão de PVS renal/aórtica maior que 3,5. O fluxo turbulento

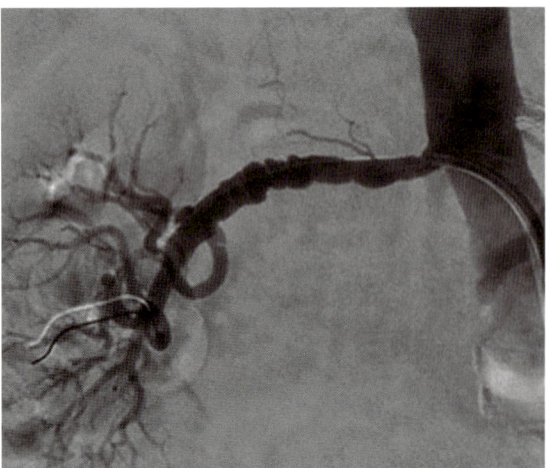

Figura 36B.12 Aparência clássica de "colar de contas" da displasia fibromuscular à angiografia renal. A angiografia pós-angioplastia (não mostrada) demonstrou melhora acentuada da irregularidade e estreitamento luminal. O gradiente de pressão translesional diminuiu em 6 mmHg e a hipertensão melhorou após o tratamento; o paciente então pode descontinuar as medicações anti-hipertensivas.

em um sítio pós-estenosado também pode indicar estenose significativa. A ausência de um sinal de Doppler detectável na artéria renal visualizada é sugestiva de obstrução completa da artéria renal. Além disso, uma onda *parvus et tardus* (retardo do tempo até o pico sistólico) junto às artérias parenquimatosas é sugestiva de uma estenose mais proximal.

A angio-TC e a angio-RM também podem detectar EAR, ambas com elevada sensibilidade e especificidade. Entretanto, apenas a angiografia permite avaliar o significado hemodinâmico de uma estenose, por medir o gradiente de pressão translesional. Um gradiente de pressão > 20 mmHg é considerado hemodinamicamente significativo e está correlacionado com uma significativa hipoperfusão renal. Além disso, a angiografia proporciona uma avaliação mais eficiente dos ramos das artérias renais, que não são tão bem visualizadas em outros exames.

Novamente, o conhecimento da anatomia vascular é essencial para a realização da angiografia renal. De modo geral, cada rim é suprido por uma única artéria renal que surge da aorta, na altura de L1-L2. Em muitos casos, existem múltiplas artérias renais ou uma bifurcação precoce da artéria renal. A artéria renal direita cruza posteriormente à veia cava inferior e segue posteriormente à veia renal direita, no retroperitônio. A artéria renal esquerda também segue posteriormente à veia renal esquerda. Ambas as artérias renais originam um ramo proximal que supre a glândula suprarrenal. Após se dividirem nas porções anterior e posterior, essas artérias se bifurcam adicionalmente nas artérias segmentares, lobares e, então, interlobares. As artérias interlobares se dividem em artérias arqueadas, na junção corticomedular, as quais subsequentemente originam as artérias interlobulares terminais.

O manejo de pacientes com EAR aterosclerótica é tema de discussão e pesquisa há muitos anos. Alguns estudos falharam em demonstrar de forma consistente a melhora no controle da pressão arterial, preservação da função renal ou diminuição dos eventos cardiovasculares em seguida à revascularização arterial renal *versus* terapia medicamentosa isolada. A presença de uma EAR aterosclerótica significativa, por si só, não justifica tratamento. Entretanto, ainda é consenso que, em indivíduos devidamente selecionados, a revascularização da artéria renal é a estratégia mais apropriada de manejo. Em geral, os pacientes mais propensos a serem beneficiados pela intervenção arterial renal são aqueles com HRV descontrolada, mesmo com terapia medicamentosa máxima, os quais têm EAR hemodinamicamente significativa, conforme determinado pelo gradiente de pressão translesional. Um gradiente de pressão translesional acima de 20 mmHg entre a aorta e a artéria renal distalmente à lesão pode ser usado para confirmar a gravidade da EAR.

A angioplastia e a colocação de *stent* são as técnicas mais comumente empregadas no tratamento da EAR. No contexto de EAR aterosclerótica com necessidade de intervenção, a angioplastia isolada raramente é empregada, porque estudos clínicos demonstraram a melhora acentuada da patência após a colocação de *stent* na artéria renal. Os *stents* com balão expansível são os mais usados, permitindo uma aplicação mais precisa no óstio da artéria.

Em oposição à EAR aterosclerótica, a displasia fibromuscular classicamente responde bem à angioplastia isolada (ver Figura 36B.12); a colocação de *stent* raramente é necessária, a menos que haja dissecção resultante da angioplastia. Seja qual for o caso, é essencial obter medidas da pressão na aorta e através da lesão, antes e depois do tratamento. O estreitamento luminal evidente à angiografia pode super ou subestimar a resistência real ao fluxo. A angiografia é considerada bem-sucedida quando o gradiente de pressão sistólica é inferior a 10 mmHg. O êxito técnico se aproxima de 100% no tratamento da EAR associada à displasia fibromuscular; altas taxas de sucesso clínico também foram reproduzidas em diversos estudos.

TABELA 36B.6 Complicações subsequentes à angioplastia arterial renal +/− colocação de *stent*.

Complicações no sítio de acesso (hematoma, pseudoaneurisma)	3 a 5%
Piora da insuficiência renal	5 a 10%
Dissecção da artéria renal	5%
Embolização de colesterol (sistêmica)	1%
Ruptura da artéria renal	< 1%
Morte	0 a 0,5%

As complicações que se seguem à angioplastia e à colocação de *stent* costumam ser menores, com taxas de complicação relatadas de até 35% (Tabela 36B.6). As complicações relatadas com maior frequência incluem aquelas relacionadas com o sítio de punção e a piora da função renal, a qual é mais provável em pacientes com insuficiência renal preexistente. A ruptura da artéria renal após a angioplastia ocorre em menos de 1% dos casos, mas pode levar ao infarto renal total ou à morte, se não identificada imediatamente. Essa condição pode ser tratada com obstrução por balão temporária do sítio de ruptura, até que seja possível aplicar uma terapia mais definitiva, com colocação de enxerto de *stent*.

Angiomiolipoma renal

O angiomiolipoma (AML) é o tumor renal benigno mais comum. Tumores desse tipo são hipervascularizados e podem ser solitários ou múltiplos, bem como esporádicos ou associados a um complexo de esclerose tuberosa. A maioria dos casos de AML são encontrados de maneira incidental em exames de imagem e raramente são sintomáticos. O AML, quando sintomático, pode se manifestar como massa palpável no flanco, hematúria e dor no flanco. Os tecidos vasculares junto ao tumor tendem a apresentar formação de aneurisma e ruptura. Nas imagens, observa-se uma gordura macroscópica característica no AML, a qual pode ser detectada tanto por TC como por RNM. A angiografia pode mostrar massa hipervascular com vasos tortuosos, bem como aneurismas intralesionais (Figura 36B.13).

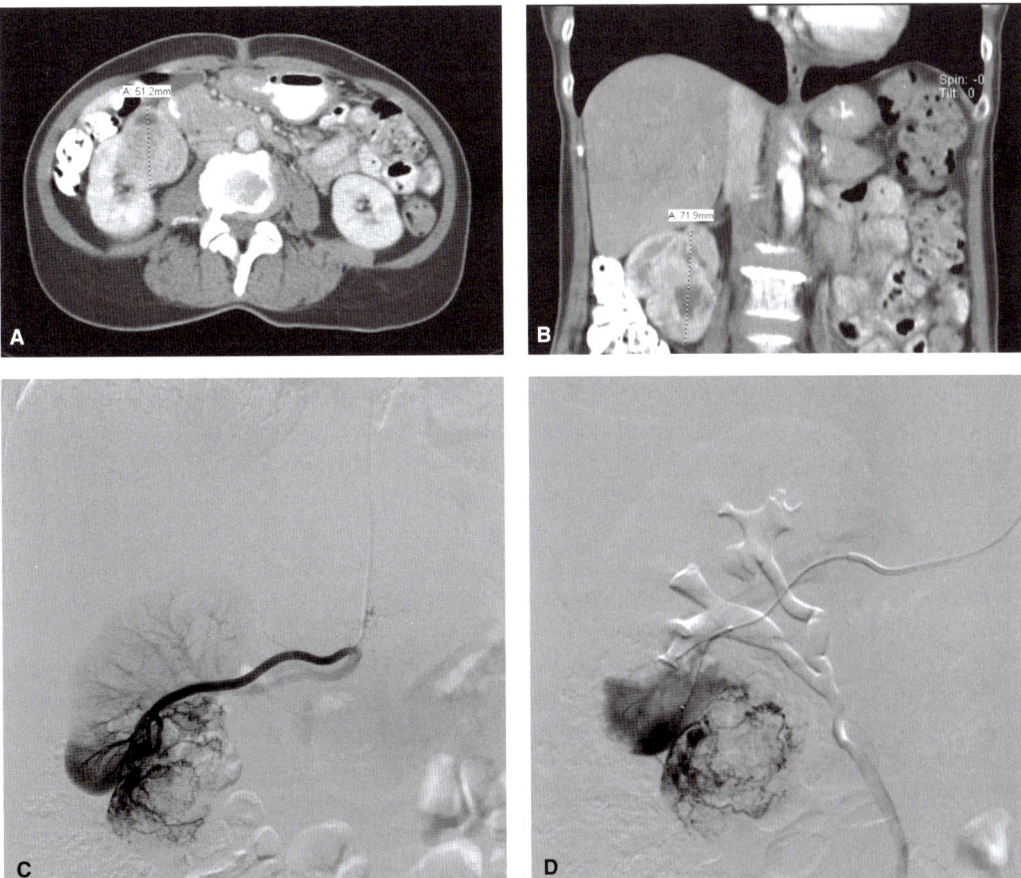

Figura 36B.13 Aparência clássica do angiomiolipoma renal. Imagens de tomografia computadorizada (**A**) axial e (**B**) coronal com contraste mostrando ampla massa hipervascularizada surgindo do polo inferior do rim direito. A massa contém grandes áreas de gordura macroscópica (demonstradas por áreas menores que −20 HU) e chega a medir 7,2 cm em sua dimensão craniocaudal. A angiografia (**C** e **D**) mostra uma artéria renal acessória suprindo o polo inferior do rim direito e o angiomiolipoma. Vasos sinuosos são observados junto ao angiomiolipoma, com pequenos componentes aneurismáticos vistos à angiografia mais seletiva (**D**). Subsequentemente, a massa foi embolizada com partículas de gelatina de 500 a 700 μm.

Os AMLs renais com diâmetro maior que 4 cm apresentam risco significativo de hemorragia espontânea. Dessa forma, a diretriz atual indica a embolização profilática de AMLs maiores que 4 cm para prevenção do risco de sangramento. A meta da embolização profilática do AML renal é a sua desvascularização seletiva para prevenção do crescimento da massa ou de uma ruptura aneurismática espontânea, ao mesmo tempo em que o parênquima renal normal é preservado. A embolização do AML renal também é realizada em caráter emergencial, quando já houve ruptura espontânea do AML. Foram descritos diversos materiais embólicos para a embolização do AML, mais comumente o etanol absoluto ou partículas.

Embolização arterial prostática

A hiperplasia prostática benigna (HPB) é uma condição comum, relacionada com o envelhecimento, que pode levar a determinados sintomas crônicos coletivamente denominados sintomas do trato urinário inferior (STUI), que incluem frequência urinária aumentada, urgência urinária, noctúria, hematúria e diminuição do jato urinário. De maneira tradicional, as opções de tratamento para HPB são terapia medicamentosa, terapias minimamente invasivas (inclusive as ablações transuretrais) ou terapias cirúrgicas, incluindo prostatectomia aberta ou ressecção transuretral da próstata (RTUP).

A terapia medicamentosa costuma ser considerada a opção de primeira linha para pacientes sintomáticos; entretanto, uma ampla subpopulação de pacientes não responde ou não consegue tolerar a farmacoterapia, em parte devido a alguns efeitos colaterais, entre os quais a disfunção sexual. A RTUP continua sendo o padrão-ouro de tratamento cirúrgico para HPB há mais de meio século, por apresentar uma alta taxa de sucesso na redução dos sintomas. Ao longo das últimas duas décadas, o procedimento de RTUP passou por aprimoramentos técnicos significativos, com relatos de taxas de morbidade < 1%. Entretanto, com a mudança geral para as opções de tratamento minimamente invasivas, o número de RTUP realizadas diminuiu em anos recentes.

A embolização das artérias prostáticas foi descrita pela primeira vez como uma técnica de controle para hemorragias graves de bexiga e próstata, bem como para a hematúria subsequente à RTUP. No início dos anos 2000, um caso relatado por DeMeritt et al. descreveu um paciente com HPB e hematúria refratária, tratado com embolização arterial prostática (EAP), que subsequentemente alcançou alívio dos STUI e redução do volume da próstata. Este foi o primeiro relato a introduzir a ideia de que a HPB poderia ser tratada intencionalmente por EAP.

Nos últimos 10 anos, alguns estudos demonstraram resultados promissores no tratamento da HPB com o uso da EAP. Uma literatura crescente sugere que a EAP possibilita a redução do volume da próstata, com melhora dos parâmetros de fluxo urinário, qualidade de vida e função sexual. Com o aumento da experiência dos operadores em todo o país, as taxas de sucesso técnico relatadas chegaram a 98%, ao passo que as taxas de sucesso clínico atingiram 80% no primeiro mês. No único estudo controlado randomizado conduzido até o presente, em que se fez a comparação entre EAP e RTUP, os autores constataram que todos os parâmetros – incluindo a melhora do International Prostate Symptom Score (IPSS), da qualidade de vida, do pico do fluxo urinário e do volume de urina residual pós-esvaziamento – melhoraram em resposta a ambas as modalidades de tratamento.

A técnica da EAP envolve a obtenção de acesso arterial com subsequente cateterismo da divisão anterior da artéria ilíaca interna. A identificação da artéria prostática requer um conhecimento abrangente da anatomia arterial pélvica masculina e de suas variantes mais comuns (Figura 36B.14). Um cateter de Foley com balão na bexiga urinária pode ajudar a identificar a região

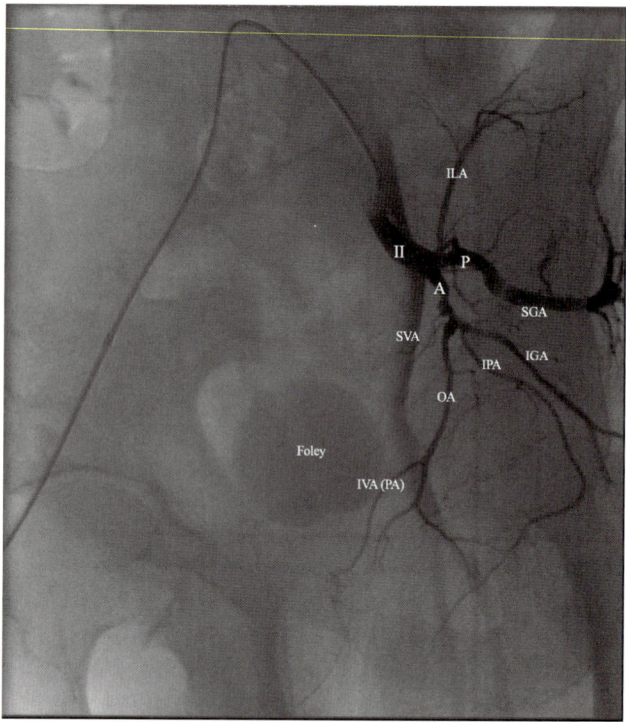

Figura 36B.14 Angiografia da artéria ilíaca interna esquerda realizada durante a embolização arterial prostática (EAP) na projeção oblíqua anterior esquerda (OAE). As marcações das artérias são: II, ilíaca interna; P, divisão posterior; A, divisão anterior; ILA, artéria iliolombar; SGA, artéria glútea superior; SVA, artéria vesical superior; IGA, artéria glútea inferior; IPA, artéria pudenda interna; OA, artéria obturatória; IVA (PA), artéria vesical inferior (continuando como artéria prostática, distalmente).

da próstata durante a angiografia. A artéria prostática surge mais comumente como um ramo oriundo da artéria pudenda interna, artéria vesical superior, artéria obturatória ou, diretamente, da divisão anterior; entretanto, é possível que existam algumas variantes adicionais. A angiografia por subtração digital é usada para confirmar a anatomia arterial e possibilitar o cateterismo superseletivo arterial prostático. A TC com feixe cônico pode ser utilizada para confirmar o direcionamento para a glândula prostática. A maior parte da literatura descreve o uso de várias partículas como material embólico, com a estase total sendo o ponto final desejado. A embolização então é realizada no lado contralateral, usando a mesma técnica.

Em comparação às terapias cirúrgicas tradicionais para HPB, a EAP proporciona a vantagem de ser um procedimento minimamente invasivo e não resultar na mesma incidência de disfunção erétil e/ou ejaculatória. Pode ser realizada de maneira ambulatorial e requer apenas sedação consciente, alcançando uma elevada taxa de sucesso e baixas taxas de complicações. Entre as mais frequentes, estão dor perineal, náuseas e vômito. Hematúria, infecções no trato urinário e hematospermia foram descritas como eventos adversos autolimitantes que ocorrem no primeiro mês subsequente ao tratamento. A embolização não dirigida ao alvo é uma complicação mais séria, que pode resultar em isquemia e necrose da bexiga.

Leitura sugerida

Baird DD, Dunson DB, Hill MC, Cousins D, Schectman JM. High cumulative incidence of uterine leiomyoma in black and white women: ultrasound evidence. *Am J Obstet Gynecol* 2003;188(1):100–107.

Clarke-Pearson DL, Geller EJ. Complications of hysterectomy. *Obstet Gynecol* 2013;121(3):654–673.

Dariushnia SR, Nikolic B, Stokes LS, Spies JB; Society of Interventional Radiology Standards of Practice Committee. Quality improvement guidelines for uterine artery embolization for symptomatic leiomyomata. *J Vasc Interv Radiol* 2014;25(11):1737–1747.

DeMeritt JS, Elmasri FF, Esposito MP, Rosenberg GS. Relief of benign prostatic hyperplasia-related bladder outlet obstruction after transarterial polyvinyl alcohol prostate embolization. *J Vasc Interv Radiol* 2000;11(6):767–770.

Gao YA, Huang Y, Zhang R, et al. Benign prostatic hyperplasia: prostatic arterial embolization versus transurethral resection of the prostate—a prospective, randomized, and controlled clinical trial. *Radiology* 2014;270(3):920–928.

Goodwin SC, Spies JB, Worthington-Kirsch R, et al. Uterine artery embolization for treatment of leiomyomata: long-term outcomes from the FIBROID Registry. *Obstet Gynecol* 2008;111(1):22–33.

Gupta JK, Sinha A, Lumsden MA, Hickey M. Uterine artery embolization for symptomatic uterine fibroids. *Cochrane Database Syst Rev* 2012(5):CD005073.

Jones P, Rai BP, Nair R, Somani BK. Current status of prostate artery embolization for lower urinary tract symptoms: review of world literature. *Urology* 2015;86(4):676–681.

Mara M, Maskova J, Fucikova Z, Kuzel D, Belsan T, Sosna O. Midterm clinical and first reproductive results of a randomized controlled trial comparing uterine fibroid embolization and myomectomy. *Cardiovasc Intervent Radiol* 2008;31(1):73–85.

Martin LG, Rundback JH, Wallace MJ, et al. Quality improvement guidelines for angiography, angioplasty, and stent placement for the diagnosis and treatment of renal artery stenosis in adults. *J Vasc Interv Radiol* 2010; 21(4):421–430; quiz 230.

Pabon-Ramos WM, Dariushnia SR, Walker TG, et al. Quality improvement guidelines for percutaneous nephrostomy. *J Vasc Interv Radiol* 2016;27(3): 410–414.

Patel IJ, Davidson JC, Nikolic B, et al. Consensus guidelines for periprocedural management of coagulation status and hemostasis risk in percutaneous image-guided interventions. *J Vasc Interv Radiol* 2012;23(6):727–736.

Pelage JP, Cazejust J, Pluot E, et al. Uterine fibroid vascularization and clinical relevance to uterine fibroid embolization. *Radiographics* 2005;25(Suppl 1): S99–S117.

Spies JB, Myers ER, Worthington-Kirsch R, Mulgund J, Goodwin S, Mauro M; FIBROID Registry Investigators. The FIBROID Registry: symptom and quality-of-life status 1 year after therapy. *Obstet Gynecol* 2005;106(6): 1309–1318.

Tafur JD, White CJ. Renal artery stenosis: when to revascularize in 2017. *Curr Probl Cardiol* 2017;42(4):110–135.

Yu X, Elliott SP, Wilt TJ, McBean AM. Practice patterns in benign prostatic hyperplasia surgical therapy: the dramatic increase in minimally invasive technologies. *J Urol* 2008;180(1):241–245; discussion 245.

CAPÍTULO 37A ■ HIPERTENSÃO PORTAL

ERIC T. AALTONEN

Visão geral da hipertensão portal

Definição de hipertensão portal

Em geral, a pressão portal normal é de 5 a 10 mmHg. A hipertensão portal é definida como uma pressão portal absoluta maior que 11 mmHg ou, mais comumente, um gradiente de pressão venosa hepática (GPVH) maior ou igual a 6 mmHg. O GPVH representa a diferença de pressão entre as veias porta e as veias hepáticas sistêmicas. A medida direta da pressão venosa portal é invasiva e foi substituída por uma média bem menos invasiva, que usa a pressão venosa hepática em cunha (PVHC), a qual fornece uma estimativa estreita das pressões venosas portais, exceto em casos de hipertensão portal de etiologia hepática ou pré-sinusoidal. A PVHC é medida colocando-se um cateter de oclusão com balão em uma veia hepática distal. Quando o balão é inflado e obstrui totalmente a veia hepática, a PVHC é obtida; quando o balão é desinflado, uma pressão venosa hepática livre (PVHL) é obtida. A diferença entre essas duas pressões é o GPVH, cujo gradiente normal é de 1 a 5 mmHg; entretanto, a hipertensão portal em geral só se torna clinicamente importante quando o GPVH excede 10 a 12 mmHg.

Etiologia da hipertensão portal e da cirrose

Existem várias causas de hipertensão portal, as quais podem ser classificadas como pré-hepática, hepática e pós-hepática. As causas hepáticas de hipertensão portal podem ser adicionalmente subclassificadas em pré-sinusoidais, sinusoidais e pós-sinusoidais, conforme mostra a Tabela 37A.1. A cirrose é responsável por 90% dos casos de hipertensão portal em países desenvolvidos, ao passo que a esquistossomose é uma das principais causas de hipertensão portal nos demais países do mundo. É importante notar que nem todas as causas de hipertensão portal estão associadas a um GPVH aumentado. Por exemplo, a hipertensão pulmonar pode resultar em PVHC e PVHL aumentadas, ao passo que o GPVH resultante é normal. Entretanto, processos sinusoidais como a cirrose, que, sem dúvida, são a causa mais comum de hipertensão portal nos EUA, estão associados a uma PVHC aumentada e uma PVHL normal, com subsequente elevação do GPVH. A cirrose é causada por lesão crônica e se caracteriza pelo desenvolvimento de um tecido cicatricial intraparenquimatoso. O fígado responde à lesão criando nódulos regenerativos. Portanto, o fígado consegue se recuperar totalmente de uma lesão aguda, mas, diante de uma agressão crônica, esses nódulos eventualmente são substituídos por tecido cicatricial ao longo do tempo, acarretando disfunção hepática irreversível. As causas mais comuns de cirrose nos EUA são hepatite C, hepatopatia alcoólica e esteatose hepática não alcoólica (EHNA). No mundo inteiro, a hepatite B infecciosa crônica é outra causa significativa de cirrose. Com o advento do tratamento curativo da hepatite C, espera-se uma queda na incidência de cirrose secundária à hepatite C. No entanto, observa-se um aumento concomitante na incidência tanto de EHNA como de cirrose por EHNA, devido à elevação das taxas de obesidade. O desenvolvimento de hipertensão portal secundária à cirrose é multifatorial, causado por alterações estruturais e dinâmicas que levam ao aumento da resistência hepática.

TABELA 37A.1 Causas de hipertensão portal.

Pré-hepática	Trombose de veia porta/esplênica
	Estenose congênita da veia porta
	Fístula arteriovenosa
Hepática	
pré-sinusoidal	Cirrose biliar primária
	Esquistossomose
Sinusoidal	Cirrose
	Fibrose hepática
	Idiopática (hiperplasia regenerativa nodular)
Pós-sinusoidal	Doença hepática policística
	Doença venoclusiva
Pós-hepática	Síndrome de Budd-Chiari
	Teia da veia cava inferior
	Trombose da veia hepática
	Insuficiência cardíaca
	Pericardite constritiva
	Hipertensão pulmonar

TABELA 37A.2 Complicações da hipertensão portal.

Hemorragia varicosa
Ascite/derrame pleural hepático
Peritonite bacteriana espontânea
Esplenomegalia
Trombocitopenia
Síndrome hepatorrenal
Encefalopatia hepática
Gastropatia hipertensiva portal
Miocardiopatia cirrótica

Complicações da hipertensão portal

Conforme dito anteriormente, as complicações da hipertensão portal muitas vezes não se manifestam antes que o GPVH exceda 10 mmHg. Tais complicações estão listadas na Tabela 37A.2 e todas podem resultar em significativa morbidade para o paciente, bem como em potencial mortalidade, à medida que a doença hepática se agrava. Quando o GPVH é maior que 10 mmHg, essa pressão recanaliza vasos preexistentes, como a veia umbilical, e inicia a angiogênese para o desenvolvimento de novas varizes venosas. Essas varizes são vasos alargados e tortuosos, que se desviam da doença hepática e drenam o sangue da circulação portal para a circulação sistêmica e o lado direito do coração. As varizes são extremamente comuns em pacientes cirróticos, uma vez que novas varizes esofágicas se desenvolvem e pequenas varizes vão se tornando mais largas, a uma taxa anual de 8%. Nos estágios avançados da hipertensão portal, o fluxo sanguíneo aumentado por esses vasos colaterais portossistêmicos induz liberação de vasodilatadores e hipotensão sistêmica, com consequente expansão do volume plasmático e aumento do débito cardíaco, exacerbando então a hipertensão portal de uma forma cíclica e podendo levar ao desenvolvimento de ascite, síndrome hepatorrenal e outras sequelas da hipertensão portal, as quais podem causar significativa morbidade ao paciente, contudo as taxas de mortalidade mais altas estão associadas ao sangramento das varizes. As varizes são friáveis e apresentam risco de hemorragia quando o GPVH é maior que 12 mmHg. O risco de hemorragia aumenta ainda mais quando as varizes são grandes, apresentam mucosa sobrejacente fina e se projetam para dentro do lúmen entérico, como na junção gastresofágica. Essa hemorragia é a complicação mais preocupante da hipertensão portal para o radiologista intervencionista, uma vez que pode ser agudamente fatal se não receber tratamento adequado. Esse tratamento requer o conhecimento da anatomia venosa portal e de vasos colaterais portossistêmicos.

Anatomia venosa portal e colaterais portossistêmicas

Anatomia venosa portal

O sistema portal drena o cólon, intestino delgado, pâncreas, estômago e baço. Os ramos do cólon direito e transverso, bem como do intestino delgado, convergem para formar a veia mesentérica superior (VMS). Os ramos do cólon sigmoide e esquerdo convergem para formar a veia mesentérica inferior (VMI). Em geral, a VMI drena então para dentro da veia esplênica, antes de sua convergência com a VMS, para formar a veia porta principal (Figura 37A.1). Esta, então, entra no fígado e se divide em veias porta esquerda e direita, suprindo aproximadamente 70% do fluxo sanguíneo para o fígado. Na hipertensão portal, os vasos colaterais para a circulação sistêmica são reconstituídos

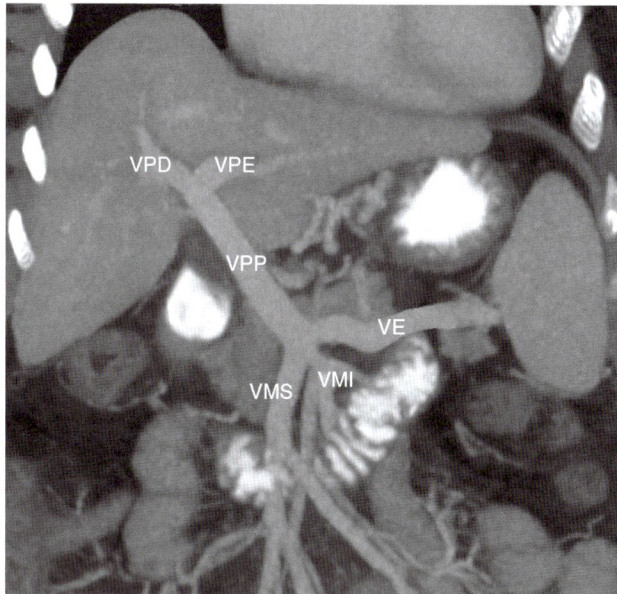

Figura 37A.1 Anatomia venosa portal. Tomografia computadorizada com projeção de intensidade máxima (MIP), no plano coronal, da região abdominal superior mostrando a confluência da veia esplênica (VE), veia mesentérica inferior (VMI) e veia mesentérica superior (VMS) para formar a veia porta principal (VPP). A VMI tipicamente flui para dentro da veia esplênica, antes da confluência com a VMS; contudo, a anatomia é variável. A VPP se ramifica nas veias porta direita (VPD) e esquerda (VPE), dentro do parênquima hepático.

ou se formam em várias áreas do corpo (Figura 37A.2). Então, o fluxo sanguíneo é revertido do sentido hepatopetal (para o fígado) para o hepatofugal (para fora do fígado). As varizes mais comuns e clinicamente relevantes são as esofágicas/gastresofágicas e gástricas, que ocorrem na junção esofágica distal/gastresofágica e no estômago, respectivamente.

Varizes gastresofágicas

As varizes gastresofágicas se formam via fluxo sanguíneo hepatofugal, tipicamente a partir da veia gástrica esquerda, na direção do sistema ázigo sistêmico. Por definição, essas varizes cruzam a junção gastresofágica (Figura 37A.3). As varizes gastresofágicas são comuns, ocorrendo em cerca de 50% dos pacientes cirróticos, de modo geral. O escore de Child-Pugh modificado classifica a doença hepática variando de doença de leve (classe A) a grave (classe C). Em torno de 40% dos pacientes de classe A de Child-Pugh têm varizes gastresofágicas, mas a prevalência aumenta para 85% nos pacientes classe C de Child-Pugh. A maior parte (70 a 90%) do sangramento varicoso é decorrente dessas varizes. As varizes gastresofágicas apresentam uma taxa de incidência anual de 5 a 15% e uma taxa de mortalidade associada de 20%. O tratamento de primeira linha para varizes gastresofágicas é o manejo endoscópico com ligadura ou bandagem combinada a medidas de suporte. Quando essas intervenções fracassarem, um *shunt* portossistêmico intra-hepático transjugular (TIPS; do inglês, *transjugular intrahepatic portosystemic shunt*) pode ser necessário para controlar a hemorragia. Foi demonstrado que o TIPS também previne eventos de sangramento adicionais, além de diminuir a mortalidade subsequente à hemorragia gastresofágica, mesmo nos casos em que o manejo endoscópico inicial é bem-sucedido.

Varizes gástricas

As varizes gástricas se formam a partir do fluxo sanguíneo hepatofugal nas veias gástricas curtas, que muitas vezes drenam em um *shunt* gastro ou esplenorrenal para a veia renal esquerda.

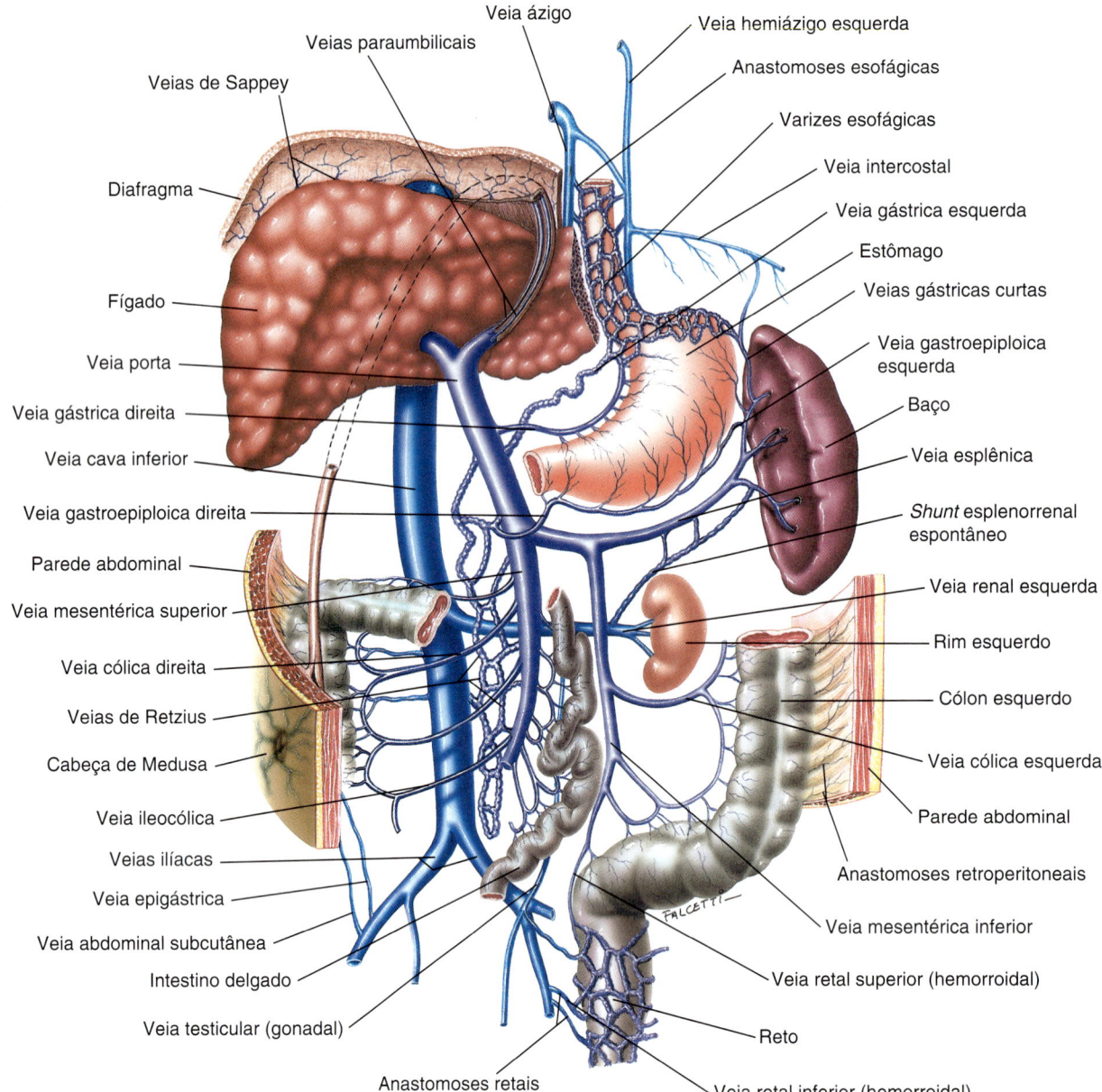

Veia ázigo

Veias paraumbilicais

Veias de Sappey

Diafragma

Fígado

Veia porta

Veia gástrica direita

Veia cava inferior

Veia gastroepiploica direita

Parede abdominal

Veia mesentérica superior

Veia cólica direita

Veias de Retzius

Cabeça de Medusa

Veia ileocólica

Veias ilíacas

Veia epigástrica

Veia abdominal subcutânea

Intestino delgado

Veia testicular (gonadal)

Anastomoses retais

Veia hemiázigo esquerda

Anastomoses esofágicas

Varizes esofágicas

Veia intercostal

Veia gástrica esquerda

Estômago

Veias gástricas curtas

Veia gastroepiploica esquerda

Baço

Veia esplênica

Shunt esplenorrenal espontâneo

Veia renal esquerda

Rim esquerdo

Cólon esquerdo

Veia cólica esquerda

Parede abdominal

Anastomoses retroperitoneais

Veia mesentérica inferior

Veia retal superior (hemorroidal)

Reto

Veia retal inferior (hemorroidal)

FALCETTI

Figura 37A.2 Vasos colaterais portossistêmicos. Os colaterais portossistêmicos podem se formar em vários locais no corpo, no contexto de hipertensão portal. As localizações mais comuns são as varizes gastresofágicas, formadas a partir do fluxo hepatofugal na veia gástrica esquerda, para dentro do sistema venoso ázigo, e das varizes gástricas, formadas a partir do fluxo hepatofugal das veias gástrica curta e esplênica para dentro da veia renal esquerda sistêmica, através de um *shunt* gastro ou esplenorrenal (mostrado aqui). (De Uflacker, R. *Atlas of Vascular Anatomy: An Angiographic Approach*. 2nd ed. Philadelphia, PA: Lippincott Williams & Wilkins, 2007.)

As varizes gástricas foram classificadas como isoladas no fundo (IGV1) ou isoladas em outra parte no corpo gástrico ou antro (IGV2), de acordo com a classificação de Sarin (ver Figura 37A.3). As varizes gástricas apresentam uma taxa de hemorragia similar, embora sejam menos comuns do que as varizes gastresofágicas, ocorrendo em 5 a 30% dos pacientes cirróticos e causando 10 a 30% dos sangramentos varicosos em geral. Entretanto, o sangramento de varizes gástricas, em especial no fundo gástrico, é difícil de controlar por endoscopia e está associado a uma taxa de mortalidade significativamente maior, de ordem de 45% *versus* a taxa de 20% para as varizes gastresofágicas. É importante reconhecer que essas varizes podem ser tratadas com obliteração transvenosa retrógrada com balão (OTRB), quando na presença de um *shunt*. Este consiste na drenagem das varizes para dentro da veia frênica inferior esquerda, a qual então drena no interior da veia renal esquerda, em um *shunt* gastrorrenal, ou diretamente

na veia cava inferior, em um *shunt* gastrocaval. Um *shunt* gastrorrenal é bem mais comum, ocorrendo em 85 a 90% dos casos. Além do *shunt* gastrorrenal ou gastrocaval, as varizes gástricas costumam apresentar drenagem sistêmica adicional por veias peridiafragmáticas, como a veia cardiofrênica.

Manejo da hipertensão portal e suas complicações

Criação de *shunt* portossistêmico

O tratamento inicial da hipertensão portal sintomática é a terapia medicamentosa e o manejo endoscópico das varizes, quando presentes. Se esses métodos forem ineficazes, como no

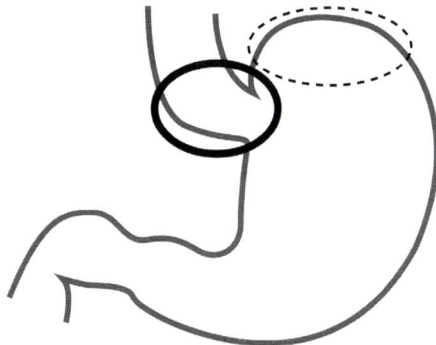

Figura 37A.3 Localização das varizes mais comuns. As varizes gastresofágicas (*linha oval preta sólida*) surgem do fluxo sanguíneo para o sistema ázigo sistêmico. As varizes gástricas (*linha oval preta tracejada*) surgem do fluxo sanguíneo hepatofugal nas veias gástricas curtas. As varizes gastresofágicas são mais comuns do que as varizes gástricas.

caso de um sangramento varicoso ou ascite refratária, a descompressão portal pode ser necessária. Da perspectiva histórica, essa descompressão era alcançada com um *shunt* portocaval cirúrgico. Os pacientes eram submetidos a uma cirurgia aberta para criação de uma comunicação direta entre um componente do sistema venoso portal, muitas vezes a veia porta principal, e o sistema sistêmico, com frequência a veia cava inferior. Os *shunts* cirúrgicos são efetivos, mas a minimização da morbidade e da mortalidade requer que os candidatos adequados tenham doença hepática bem compensada. Infelizmente, a maioria dos pacientes com hipertensão portal, em especial os cirróticos, não atendem a tais critérios, necessitando de outros modos de descompressão portal. A criação de um TIPS constitui um procedimento endovascular minimamente invasivo, que mimetiza um *shunt* portocaval, além de poder ser realizado com sucesso em uma população muito maior de pacientes com doença hepática. As indicações e contraindicações para a criação de TIPS são apresentadas na Tabela 37A.3. As duas indicações mais comuns são o sangramento de varizes e a ascite refratária. As contraindicações listadas devem levar em consideração o contexto no qual o TIPS é realizado. A emergente criação de TIPS para sangramento varicoso agudo que não pode ser controlado por endoscopia é uma situação muito diferente da criação de TIPS seletiva para ascite refratária. Se o TIPS é a melhor ou a única opção para salvar a vida do paciente gravemente enfermo, o limiar para prosseguimento é muito maior do que para o

TABELA 37A.3 Indicações e contraindicações para o *shunt* portossistêmico intra-hepático transjugular.

Indicações	Sangramento varicoso gastresofágico agudo refratário ao tratamento medicamentoso/endoscópico
	Sangramento varicoso gastresofágico recorrente
	Ascite refratária
	Derrame pleural hepático
	Síndrome de Budd-Chiari
Contraindicações	
Absolutas	Insuficiência hepática grave
	Insuficiência cardíaca direita grave
Relativas	Trombose de veia porta
	Doença hepática policística
	Obstrução biliar
	Neoplasia hepática
	Encefalopatia hepática
	Sepse
	Coagulopatia incorrigível

paciente estável. O modelo para o escore de doença hepática em estágio terminal (MELD; do inglês, *model for end-stage liver disease*) é uma medida objetiva da função hepática usando bilirrubina, razão normalizada internacional, creatinina e, mais recentemente, o sódio. O escore MELD é útil para determinar a mortalidade esperada de um procedimento de TIPS, e um escore igual a 18 costuma ser considerado o limiar acima do qual um TIPS eletivo pode ser deferido. Por exemplo, um escore MELD maior que 24 está associado a mortalidade de 30 dias de 60%. Independentemente do escore MELD, a estreita colaboração com especialistas relevantes em hepatologia, cirurgia de transplante e cardiologia deve ser uma rotina antes da criação de qualquer TIPS.

Técnica do *shunt* portossistêmico intra-hepático transjugular e seguimento

O acesso venoso jugular interno direito é obtido e uma combinação de equipamentos é usada para concluir o procedimento. De forma habitual, o *shunt* é criado entre a veia hepática direita e a veia porta direita (Figura 37A.4). Grande parte desse equipamento, incluindo os cateteres angulados apropriados, agulha de acesso porta e bainhas, está disponibilizada em conjuntos de TIPS embalados. Um cateter angulado é usado para cateterizar uma veia hepática, tipicamente a veia hepática direita, e uma bainha é avançada. Uma venografia portal é obtida de vários modos (Figura 37A.5) para visualizar as estruturas venosas porta intra-hepáticas. A venografia é extremamente útil no

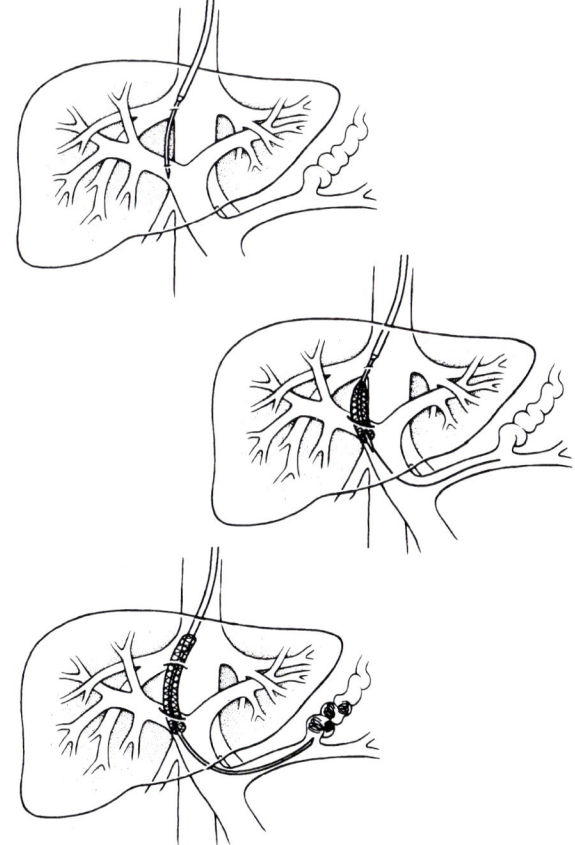

Figura 37A.4 Esquema da criação de *shunt* portossistêmico intra-hepático **transjugular** (**TIPS**). A agulha é avançada ao longo de uma bainha, na veia hepática direita central, para dentro da veia porta direita proximal. Varizes tortuosas na veia gástrica esquerda estão presentes e representam o fluxo hepatofugal, para fora do fígado. O *stent* de TIPS é usado com a porção revestida abrangendo o trato parenquimatoso, e as varizes da veia gástrica esquerda são embolizadas com espirais.

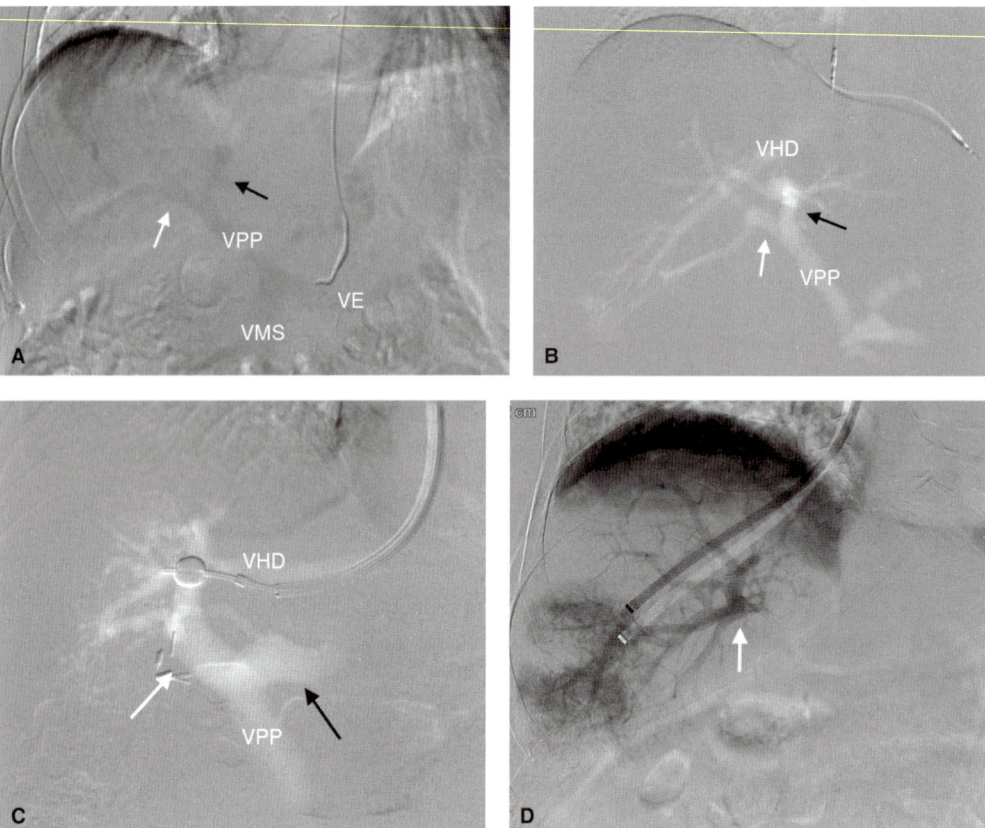

Figura 37A.5 Venografia portal para planejamento de *shunt* portossistêmico intra-hepático transjugular. A. Venografia portal indireta obtida com injeção de contraste na artéria mesentérica superior. Veia porta principal (VPP), veia esplênica (VE), veia mesentérica superior (VMS) e veias porta intra-hepáticas direita (*seta branca*) e esquerda (*seta preta*) estão opacificadas. **B.** Venografia de encunhamento com dióxido de carbono (CO_2) obtido por injeção de CO_2 com cateter de encunhamento na veia hepática direita, junto ao parênquima hepático distal. VPP, VHD e veias porta intra-hepáticas direita (*seta branca*) e esquerda (*seta preta*) estão opacificadas. **C.** Venografia com balão de obstrução com CO_2, obtida por injeção de CO_2 com balão de obstrução na veia hepática direita. VPP, VHD e as veias porta intra-hepáticas direita (*seta branca*) e esquerda (*seta preta*) estão opacificadas. **D.** Venografia de encunhamento contrastado obtida por injeção de contraste com encunhamento da bainha venosa hepática direita no parênquima hepático distal. A veia porta intra-hepática direita (*seta branca*) e seus ramos estão opacificados. As veias porta principal e esquerda não foram visualizadas devido à trombose conhecida.

planejamento do acesso ao sistema porta. Em seguida, uma agulha curva é avançada pela bainha e várias passagens são feitas no parênquima hepático, na direção do sistema venoso portal. A direção e o ângulo de entrada da agulha se baseiam no acesso venoso hepático e no alvo venoso portal. A veia porta direita é tipicamente anterior à veia hepática direita e requer que a agulha angulada seja rotacionada anteriormente, enquanto a veia porta direita é posterior à veia hepática média e exige que a agulha seja rotacionada na direção oposta, se avançada a partir do acesso da veia hepática média. O excesso de passagens de agulha, punções capsulares e acessos à porção extra-hepática da veia porta deve ser evitado. Existem diversas modificações da técnica de TIPS usual, destinadas a minimizar esses aspectos preocupantes e incluir o uso de ultrassom externo ou intravascular para visualização das passagens da agulha. Por exemplo, uma técnica modificada em que o *shunt* é criado diretamente entre a veia porta e a veia cava inferior requer o ultrassom intravascular para a passagem bem-sucedida da agulha pelo lobo caudado do fígado. Uma vez obtido o acesso ao sistema venoso portal, as medidas de pressão são obtidas para determinar o GPVH. A venografia portal é realizada para acessar a anatomia e a presença de varizes. O trato intraparenquimatoso então é dilatado, conforme a necessidade, para avançar a bainha a partir da veia hepática, para dentro da veia porta. Em seguida, um *stent* coberto é colocado ao longo desse trato e dilatado (Figura 37A.6). O tamanho do *stent* e a extensão da dilatação do balão costumam ser determinados pelo GPVH. De modo habitual, um *stent* de 10 mm é colocado e uma

dilatação do balão de 8 ou 10 mm é realizada. A literatura varia quanto ao alvo do GPVH a ser alcançado para o tratamento adequado do sangramento varicoso. Muitos acreditam que o gradiente deve ser reduzido a menos de 12 mmHg, em conformidade com estudos anteriores que demonstraram que as varizes presentes com um GPVH abaixo desse nível não apresentam sangramento típico. Outros estudos sustentam uma meta de 25 a 50% de redução no GPVH para prevenir a repetição do sangramento. Uma redução adequada do GPVH para a ascite refratária é igualmente controversa. Similar ao sangramento varicoso, a ascite costuma se desenvolver depois que o GPVH ultrapassa 12 mmHg, o que costuma ser referido como limiar-alvo. Para qualquer uma dessas indicações, é importante não reduzir o GPVH a menos de 5 mmHg, uma vez que foi demonstrado que tal redução aumenta o risco de encefalopatia hepática. Em seguida à dilatação do *stent*, as varizes deixarão de ser visíveis de modo frequente; desse modo, os profissionais podem preferir embolizar as varizes antes da dilatação, caso a indicação tenha sido um sangramento (Figura 37A.7). A embolização de varizes também promove fluxo sanguíneo hepatopetal na veia porta principal e, em seguida, pelo *stent*. O fluxo hepatofugal com enchimento varicoso contínuo pode encurtar a patência do *stent*, especialmente se houver um elemento de trombose venosa portal. O advento dos *stents* revestidos levou a maiores taxas de patência primária. A reestenose *intrastent* secundária a neoendotelialização parenquimatosa hepática, inflamação biliar e proliferação de fibroblastos é menor com a presença do

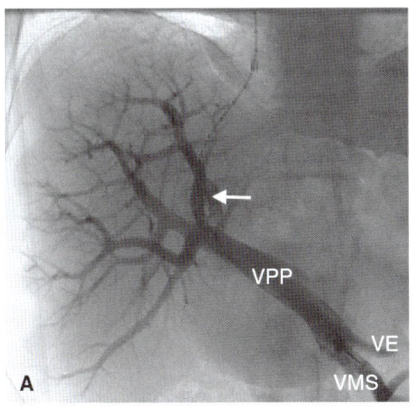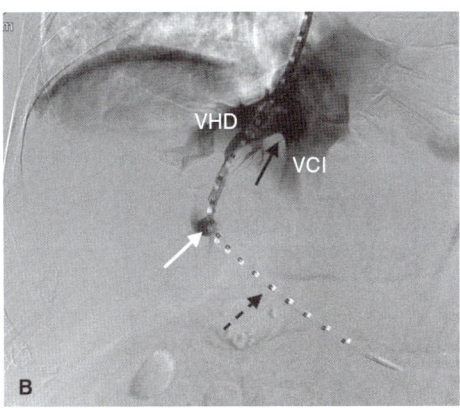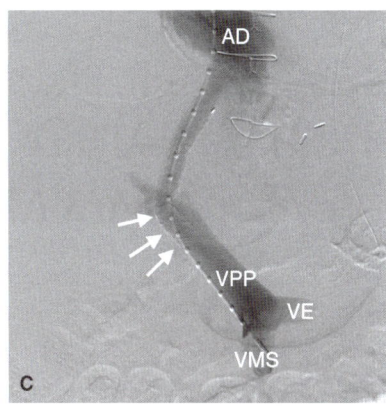

Figura 37A.6 Criação de *shunt* **portossistêmico intra-hepático transjugular (TIPS). A.** Venografia portal pré-TIPS obtida por injeção de contraste na veia mesentérica superior (VMS), proximal à confluência com a veia esplênica (VE). A confluência forma a veia porta principal (VPP). O acesso portal via um ramo da veia porta direita é indicado pela *seta branca*. **B.** Venografia hepática direita obtida por injeção de contraste na veia hepática direita (VHD) central. Uma pequena quantidade de contraste também é observada em um ramo da veia porta direita, no sítio de acesso porta (*seta branca*). A confluência com a veia cava inferior (VCI) está opacificada (*seta preta sólida*). O cateter marcador (*seta preta tracejada*) possibilita a determinação acurada do comprimento do TIPS, com a terminação sistêmica idealmente posicionada a menos de 2 cm da VCI. **C.** Venografia portal pós-TIPS (paciente diferente de **A**) obtida por injeção de contraste na VMS. Note a ausência de opacificação do ramo da veia porta intra-hepática e enchimento do átrio direito (AD). As *setas brancas* denotam a porção do *stent* de TIPS que está junto da veia porta.

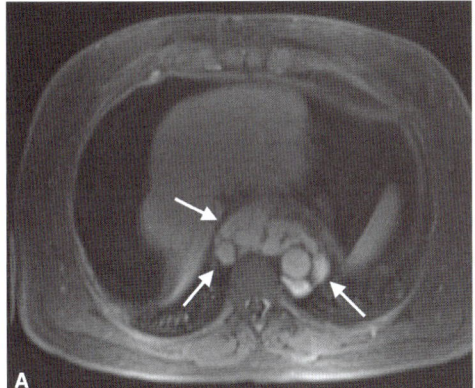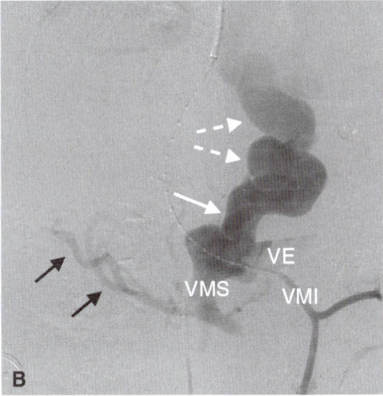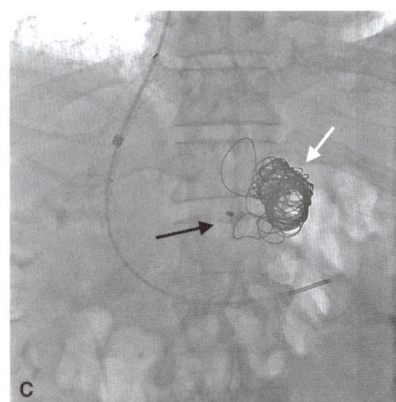

Figura 37A.7 **Varizes gastresofágicas grandes. A.** Varizes gastresofágicas amplas (*setas brancas*) presentes à ressonância nuclear magnética do abdome em paciente com história de sangramento. **B.** Venografia portal pré-*shunt* portossistêmico intra-hepático transjugular (TIPS) obtida por injeção de contraste na veia mesentérica inferior (VMI), proximalmente à confluência com a veia esplênica (VE). A veia porta principal está trombosada. A veia mesentérica superior (VMS) e os vasos colaterais (*setas pretas*) estão presentes, assim como uma veia gástrica esquerda acentuadamente aumentada (*seta branca sólida*), além de varizes gastresofágicas (*setas brancas tracejadas*). **C.** Imagem pós-TIPS mostrando embolização da veia gástrica esquerda com grandes espirais (*seta branca*) e um tampão vascular (*seta preta*). A embolização adicional com colágeno hemostático em pó se fez necessária, devido ao grande volume de fluxo hepatofugal pela veia gástrica esquerda.

revestimento, em geral feito de politetrafluoroetileno (PTFE). A vigilância do TIPS se faz necessária, uma vez que os *stents* revestidos continuam desenvolvendo reestenose intra*stent*, ainda que a uma taxa menor, além de sofrerem de hiperplasia da íntima no *stent* terminal, de modo similar ao observado com os enxertos de diálise revestidos e *stents* coronarianos, em especial na terminação venosa hepática. Foi demonstrado que a extensão da terminação venosa hepática do *stent* a cerca de 2 cm da junção hepatocaval melhora a patência. A vigilância do TIPS atualmente envolve ultrassonografia com Doppler para avaliação das velocidades intra*stent*. Em geral, a utltrassonografia é realizada em 1, 3 e 6 meses após o procedimento, e então a cada 6 meses. As velocidades anormais devem ser avaliadas com venografia e medidas de pressão. A recidiva dos sintomas também justifica avaliação adicional; alguns defendem que a vigilância do TIPS rotineira é desnecessária nos casos em que a indicação tenha sido ascite refratária e a recidiva dos sintomas seja clinicamente evidente. As taxas de patência primária variam na literatura, mas melhoram de maneira significativa com a vigilância e subsequente revisão para manutenção do fluxo. Um estudo demonstrou uma taxa de patência primária de 64% e uma taxa de patência assistida primária de 92% aos 6 meses.

Desfechos do *shunt* portossistêmico intra-hepático transjugular

A taxa de sucesso técnico da criação do TIPS é superior a 95%, com uma mortalidade associada ao procedimento inferior a 1%. O controle do sangramento tem uma taxa de sucesso clínico aproximada de 90%. O controle da ascite tem uma taxa de sucesso clínico de 60 a 85%. A piora da encefalopatia hepática é a complicação mais comum, ocorrendo em 15 a 30% dos casos, e costuma ser tratada com medidas conservadoras, embora a redução com *stent* possa ser requerida em alguns casos refratários. Complicações menores devem ocorrer em menos de 4% dos casos e incluem piora da encefalopatia, insuficiência renal transitória induzida pelo contraste e febre. As complicações mais significativas devem ocorrer em menos de 3% dos casos e incluem hemobilia, lesão arterial hepática, punção da vesícula biliar e hemoperitônio relacionado com as passagens da agulha, além de insuficiência renal com necessidade de diálise crônica. A sobrevida é amplamente dependente das características do paciente e da indicação, porém um estudo com seguimento de 10 anos demonstrou taxas de sobrevida de 55, 46 e 27% em 1, 2 e 5 anos, respectivamente, com a maioria dos pacientes apresentando cirrose associada ao álcool e sangramento de varizes gastresofágicas.

Recanalização venosa

A obstrução venosa do fluxo de entrada (porta) e do fluxo de saída (hepático) pode ser tratada com recanalização. A anticoagulação é o tratamento de primeira linha para a trombose de veia porta; entretanto, dependendo do tempo de evolução e da extensão da trombose, existem opções de tratamento percutâneo para o caso de falha da anticoagulação. A trombose aguda da veia porta pode ser tratada com trombectomia farmacomecânica e trombólise, embora isso esteja associado a uma alta taxa de morbidade e deva ser reservado para casos de doença extensa. É importante reconhecer que a restauração do fluxo de entrada terá curta duração se houver uma doença hepática subjacente e comprometimento do fluxo de saída do sistema porta. Nesses

casos, a criação de um TIPS costuma ser necessária para proporcionar um fluxo de saída adequado e prevenir a retrombose da veia porta. A obstrução crônica da veia porta, com transformação cavernosa, pode ser tratada com recanalização da veia porta remanescente, muitas vezes abordando a veia trans-hepática ou transesplênica; de novo, o TIPS é requerido para fornecer um fluxo de saída adequado, uma vez que a veia porta remanescente esteja reaberta (Figura 37A.8). A síndrome de Budd-Chiari e a associada hipertensão portal resultam da obstrução do fluxo de saída da veia hepática. A apresentação pode ser aguda, crônica ou assintomática, e a etiologia inclui trombose da veia hepática, em geral secundária a uma coagulopatia subjacente, como policitemia vera, compressão venosa extrínseca e redes membranosas na veia cava inferior. O tratamento depende da natureza da obstrução e, assim como para todas as causas de hipertensão portal, o transplante de fígado é o tratamento definitivo que, em muitos casos, constitui a única opção diante de uma trombose aguda acompanhada de insuficiência hepática fulminante. As redes membranosas podem ser tratadas com angioplastia e colocação de *stent* para manutenção da patência da veia hepática afetada e/ou veia cava inferior. A trombose crônica muitas vezes exibe um padrão em "teia de aranha" de pequenas veias hepáticas colaterais à venografia, podendo ser tratada com a criação de um TIPS para desvio do fluxo de saída trombosado (Figura 37A.9).

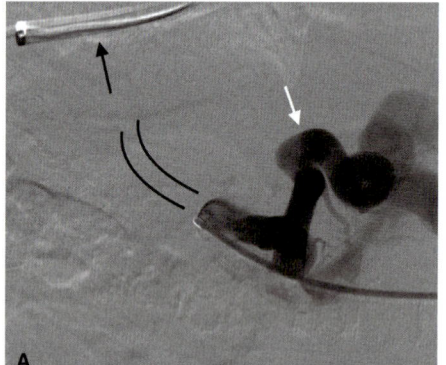 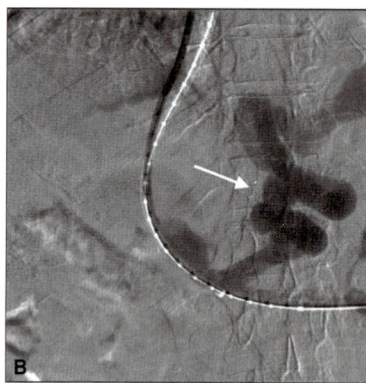 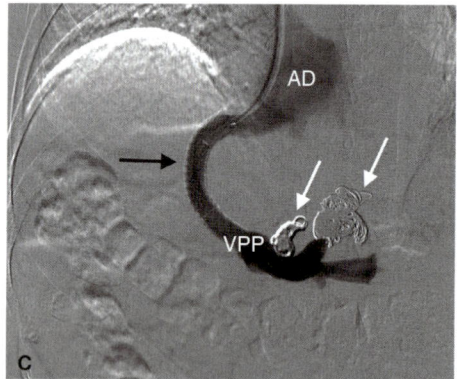

Figura 37A.8 Recanalização da veia porta e criação de *shunt* portossistêmico intra-hepático transjugular (**TIPS**). **A.** Venografia portal pré-TIPS por abordagem percutânea transesplênica. A veia esplênica e as varizes gastresofágicas (*seta branca*) estão opacificadas, mas não a veia porta principal (*linhas pretas* destacando a região esperada). Uma bainha é vista junto à veia hepática direita, no topo da imagem (*seta preta*). **B.** Venografia portal pré-TIPS por uma bainha avançada a partir da veia hepática direita. As varizes gastresofágicas aparecem novamente (*seta branca*). **C.** Venografia portal pós-TIPS. As varizes foram embolizadas (*setas brancas*) e a veia porta principal (VPP) foi restaurada, com o contraste fluindo pelo *stent* do TIPS (*seta preta*), para dentro do átrio direito (AD).

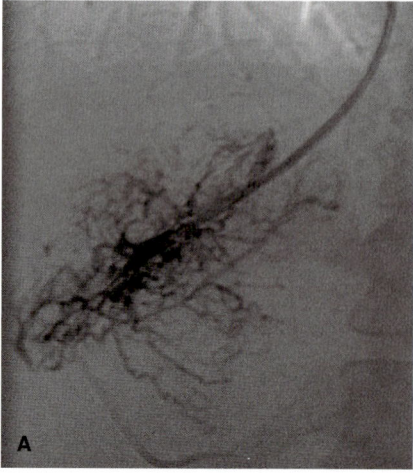 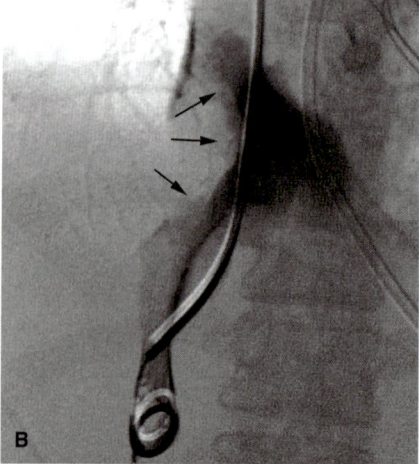

Figura 37A.9 Síndrome de Budd-Chiari. **A.** Venografia hepática mostrando a clássica aparência em "teia de aranha" da síndrome de Budd-Chiari. **B.** Venografia da veia cava inferior (VCI) intra-hepática mostrando efeito de massa (*setas pretas*) na VCI, a partir do fígado congesto, além de um trombo que se estende desde as veias hepáticas.

Obstrução varicosa

Conforme discutido anteriormente, as varizes gástricas são menos comuns do que as varizes gastresofágicas; no entanto, o sangramento a partir de varizes gástricas costuma ser mais grave e mais difícil de controlar, devido ao tamanho aumentado desse tipo de varizes. Como o tratamento endoscópico costuma ser ineficaz, a obstrução endovascular dessas varizes com frequência é considerada a terapia de primeira linha para pacientes que apresentaram sangramento ou têm risco de sangramento. As varizes recém-desenvolvidas ou que crescem rapidamente, bem como aquelas com pontos avermelhados visíveis à endoscopia, são consideradas de alto risco. A obstrução varicosa é realizada por obliteração transvenosa retrógrada com balão (OTRB). A indicação e as contraindicação à OTRB estão listadas na Tabela 37A.4. Além das varizes gástricas isoladas, outra indicação adicional para a OTRB é a encefalopatia hepática; no entanto, faltam dados suficientes disponíveis para confirmar a sua eficácia a longo prazo. O motivo pelo qual se demonstrou que a OTRB melhora a encefalopatia hepática e, ao mesmo tempo, é contraindicada, conforme a lista apresentada na Tabela 37A.4, está na alteração hemodinâmica portal criada pelo procedimento. As varizes gástricas isoladas drenam para a circulação sistêmica através de um *shunt*, tipicamente para a veia renal esquerda (Figura 37A.10). Esse *shunt* gastrorrenal pode drenar uma grande parte do sangue oriundo da circulação porta. Quando o *shunt* é fechado com as varizes, esse sangue

venoso porta desviado deve fluir em uma direção hepatopetal e perfundir o fígado, ou seguir por outra via colateral até a circulação sistêmica. O fluxo sanguíneo aumentado para o fígado pode melhorar a encefalopatia hepática e, em potencial, a função hepática. Embora a criação do TIPS promova a descompressão do sistema venoso porta e leve à diminuição do GPVH, a OTRB aumenta esse gradiente, conforme o *shunt* extra-hepático primário para drenagem do sangue portal é fechado. Essa hipertensão portal aumentada pode agravar as varizes gastresofágicas e a ascite, em especial no contexto de trombose da veia porta principal. Por isso, é essencial realizar a seleção adequada do paciente antes da OTRB. Em alguns cenários, pode ser necessária uma combinação de OTRB e manejo endoscópico das varizes gastresofágicas ou criação de TIPS concomitante.

Técnica de obliteração transvenosa retrógrada com balão

O acesso para a abordagem retrógrada ao *shunt* gastrorrenal pode ser feito a partir da veia femoral ou veia jugular interna. Em qualquer uma dessas abordagens, usa-se um cateter angulado para cateterizar a veia renal esquerda e, então, o *shunt* gastrorrenal. Uma longa bainha ou cateter-guia costuma se fazer necessária para conferir estabilidade durante o acesso do *shunt* gastrorrenal. Pode-se usar um cateter angulado com balão de 10 a 20 mm acoplado na ponta, quando disponível, ou trocar por um cateter-balão reto, uma vez acessado o *shunt* gastrorrenal. A venografia então é realizada, com o balão inflado para acessar a drenagem sistêmica adicional das varizes gástricas pelas veias peridiafragmáticas (Figura 37A.11). Os vasos colaterais sistêmicos devem ser embolizados com espirais ou agentes embólicos líquidos, para prevenir a embolização não dirigida durante a obliteração varicosa gástrica com agente esclerosante. O volume do agente esclerosante é determinado pelo volume de contraste necessário para opacificar as varizes durante a venografia. Existem diversos agentes esclerosantes disponíveis que apresentam eficácia comprovada. Um agente comumente usado no Japão consiste em uma mistura 1:1 de oleato de etanolamina a 10% e contraste. O oleato de etanolamina causa hemólise e liberação de hemoglobina livre, o que pode acarretar insuficiência renal aguda. Para prevenir o dano renal, costuma-se administrar haptoglobina sistêmica para ligação da hemoglobina livre. Outro agente diferente é mais usado nos EUA, o qual consiste em uma mistura 1:2:3 de etiodol, tetradecil sulfato de sódio a 3% e ar, para criação de uma solução de espuma. Seja qual for o agente usado, o esclerosante deve permanecer junto às varizes gástricas por determinado período de tempo, com o balão inflado, para prevenir a migração sistêmica de esclerosante ou de trombos. A duração da oclusão com balão varia de 30 minutos a 24 horas. Muitos médicos avaliam a existência de fluxo residual após 30 a 60 minutos e, conforme a necessidade, injetam mais agente esclerosante. Dependendo da anatomia do paciente, a obstrução do fluxo de entrada varicoso gástrico, comumente a partir da veia gástrica esquerda, pode ser indicada. O acesso à veia gástrica esquerda pode ser obtido por via percutânea ou trans-hepática, com um TIPS. Quando o fluxo de entrada é obstruído para fins de tratamento, esse procedimento é conhecido como obliteração transvenosa anterógrada com balão (OTAB). A combinação dos procedimentos de OTRB/OTAB e o uso de tampões ou espirais para obstruir os fluxos de entrada e saída varicosos constituem variações da técnica básica de OTRB. A realização de uma tomografia computadorizada com contraste após 1 a 2 semanas do procedimento é recomendada para avaliar o grau de obstrução varicosa, bem como a existência de trombose não dirigida nos sistemas venosos portal ou sistêmico (Figura 37A.12). Se o enchimento varicoso persistir, pode ser necessário repetir a OTRB. A endoscopia

TABELA 37A.4 Indicação e contraindicações para a obliteração transvenosa retrógrada com balão.

Indicação	Varizes gástricas isoladas, com sangramento ativo, história de sangramento ou alto risco de sangramento
Contraindicações	Varizes esofágicas de alto risco Obstrução/trombose na veia porta Ascite refratária Derrame pleural hepático refratário

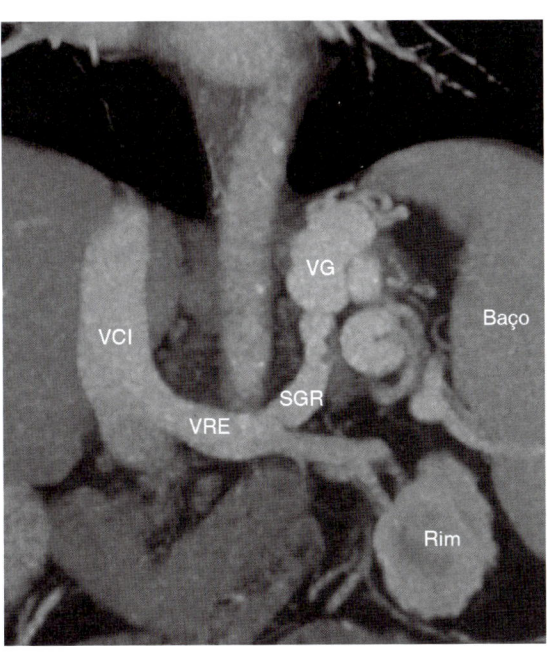

Figura 37A.10 Anatomia de varizes gástricas. Tomografia computadorizada em projeção de intensidade máxima (MIP) no plano coronal mostrando varizes gástricas (VG), *shunt* gastrorrenal (SGR), veia renal esquerda (VRE) e veia cava inferior (VCI).

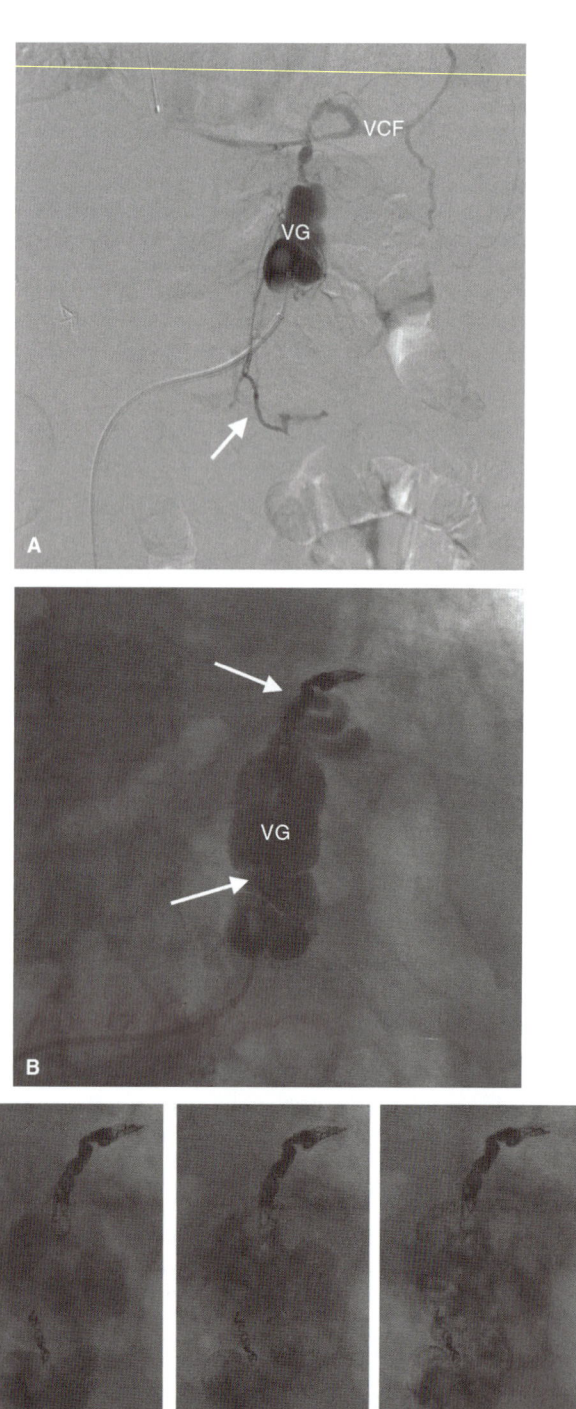

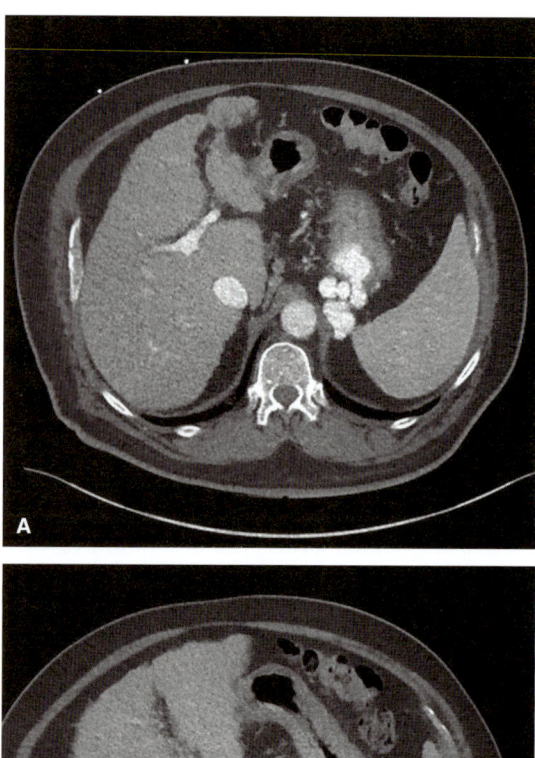

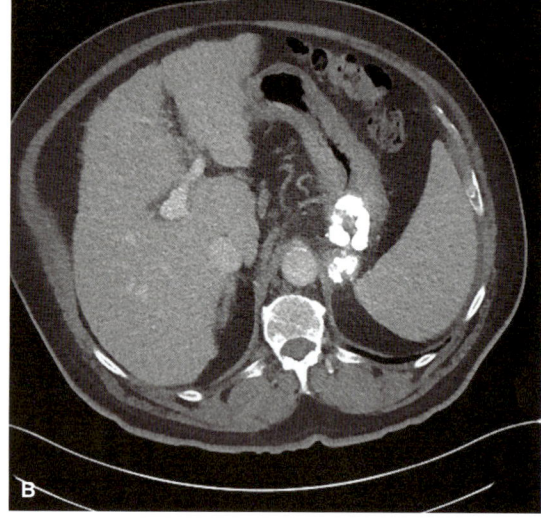

Figura 37A.12 Tomografia computadorizada (TC) pré e pós-obliteração transvenosa retrógrada com balão (OTRB) de varizes gástricas. **A.** TC na fase venosa do abdome mostrando o preenchimento de varizes, no fundo gástrico. Um amplo *shunt* gastrorrenal e a ausência de evidência de varizes gastresofágicas tornam esse paciente um excelente candidato à OTRB. **B.** TC na fase venosa pós-OTRB do abdome mostrando material esclerosante hiperdenso junto às varizes gástricas tratadas, sem preenchimento venoso residual.

Figura 37A.11 Técnica de obliteração transvenosa retrógrada com balão. **A.** O acesso ao *shunt* gastrorrenal é obtido a partir da veia femoral comum direita. Uma bainha é avançada dentro da veia renal esquerda, para o *shunt*, de modo a conferir estabilidade. O balão é inflado e promove oclusão do *shunt*, possibilitando a opacificação das varizes gástricas (VG). A drenagem sistêmica das varizes é notada via comunicação com a veia cardiofrênica (VCF) e vasos menores que se estendem inferiormente (*seta branca*). **B.** Em seguida à embolização com espiral dos vasos colaterais sistêmicos (*setas brancas*), as varizes gástricas (VG) são preenchidas novamente com contraste, com o balão inflado, para estimar o volume de agente esclerosante requerido. Note que o preenchimento varicoso adicional é visto assim que os vasos colaterais são embolizados. **C.** Alteração normal na aparência do agente esclerosante (mistura 1:2:3 de etiodol, tetradecil sulfato de sódio a 3% e ar) ao longo dos 60 minutos de oclusão com balão.

seriada é outro aspecto importante do seguimento do paciente. A endoscopia é usada para avaliar a resposta ao tratamento das varizes gástricas e na triagem da potencial exacerbação das varizes gastresofágicas. O aumento do tamanho das varizes gastresofágicas justifica o tratamento endoscópico.

Desfechos da obliteração transvenosa retrógrada com balão

A taxa de sucesso técnico associada à OTRB varia de 90 a 100%. O tamanho reduzido ou a resolução completa das varizes gástricas à endoscopia estão associados a uma taxa de sucesso clínico de 80 a 100%, ao passo que o controle do sangramento apresenta uma taxa de sucesso clínico ainda maior, da ordem de 95 a 100%. A OTRB é menos invasiva do que a criação de um TIPS, dada a inexistência de punção com agulha hepática aliada a uma taxa de complicação de procedimento muito baixa.

Foram relatados choque cardiogênico, fibrilação atrial, embolia pulmonar e ruptura de varizes. A longo prazo, a complicação mais comum é a exacerbação das varizes gastresofágicas, afetando até 58% dos pacientes em 3 anos após o procedimento. Essas varizes, porém, geralmente são tratadas com sucesso por endoscopia.

Drenagem de ascite

A ascite refratária ao manejo medicamentoso com diuréticos e restrição de sódio constitui uma indicação para criação de um TIPS. Entretanto, a paracentese seriada e a criação de um *shunt* peritoniovenoso são opções bem menos invasivas. A paracentese seriada é realizada mediante colocação percutânea de um pequeno cateter na cavidade peritoneal para drenagem da ascite. A localização preferida para a paracentese é a região abdominal lateral direita ou inferior esquerda. É preciso ter cuidado para evitar a artéria epigástrica inferior, que segue superiormente ao longo do aspecto anterolateral do abdome, a partir da artéria femoral comum ipsilateral (Figura 37A.13). Outras considerações anatômicas incluem hepatomegalia, esplenomegalia, edema na parede abdominal e distensão intestinal. A orientação por ultrassonografia deve ser considerada em todos esses casos. Uma paracentese de grande volume, com remoção de mais de 4 a 5 ℓ de líquido, deve ser acompanhada de infusão intravenosa de 6 a 8 g de albumina/ℓ de ascite. A albumina intravenosa é um expansor do volume plasmático que diminui a incidência de disfunção circulatória subsequente à drenagem de um grande volume. Metanálise mostrou queda da mortalidade em pacientes cirróticos que receberam albumina para paracentese seriada de grandes volumes. Diferentemente da criação de um TIPS, a paracentese seriada não trata a hipertensão portal subjacente, mas promove alívio sintomático temporário. Os *shunts* peritoniovenosos também não tratam a hipertensão portal e continuam controversos para alguns médicos, que os consideram uma opção de terceira linha para o tratamento da ascite refratária, atrás da paracentese e da criação de TIPS, ou uma opção de segunda linha para o paciente não candidato ao TIPS. No entanto, muitos acreditam que o risco associado à sua colocação supera qualquer benefício. O *shunt* pode ser colocado por via percutânea e, assim, desviar a ascite da cavidade peritoneal para a circulação venosa sistêmica, em geral via acesso pela veia jugular interna. Os *shunts* pleurovenosos também podem ser colocados em casos de derrame pleural hepático refratário. Esses *shunts* seguem um curso subcutâneo, de modo similar a um *shunt* ventriculoperitoneal. Uma válvula de bombeamento é requerida para preparar a tubulação e iniciar o fluxo de ascite do peritônio para o sistema venoso. Uma válvula unidirecional também está presente, a fim de prevenir o refluxo de sangue venoso para dentro do *shunt* (Figura 37A.14). Os potenciais benefícios da colocação do *shunt* peritoniovenoso *versus* paracentese seriada (ou *shunts* pleurovenosos para toracocentese seriada) incluem a melhora da qualidade de vida, bem como da manutenção do volume de sangue e da retenção de nutrientes. Mesmo assim, esses *shunts* ainda são controversos por apresentarem elevadas taxas de complicações, como obstrução do *shunt*, vazamento do *shunt*, infecção peritoneal, coagulopatia pós-derivação e pneumotórax. A infecção é uma complicação particularmente preocupante, porque uma infecção bacteriana pode arruinar a elegibilidade do paciente ao transplante hepático. Embora ocorra disfunção do *shunt* em até 25% dos pacientes, a instrução meticulosa do paciente e o cuidado do *shunt*, aliados à revisão do *shunt* para manutenção da sua patência, são ações efetivas. Como resultado, no contexto correto e em colaboração entre a hepatologia e a cirurgia do transplante, os *shunts* peritoniovenosos e pleurovenosos podem ter algum papel no tratamento da ascite sintomática e do derrame pleural hepático.

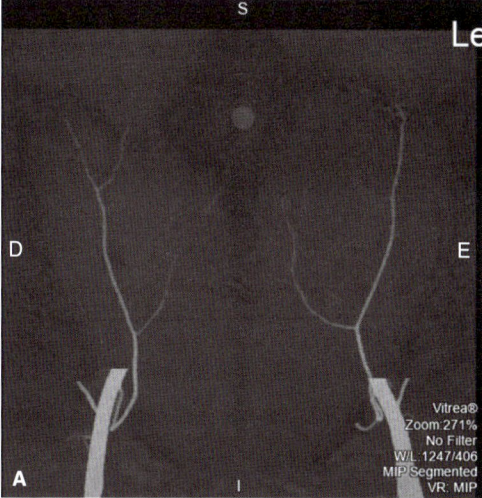

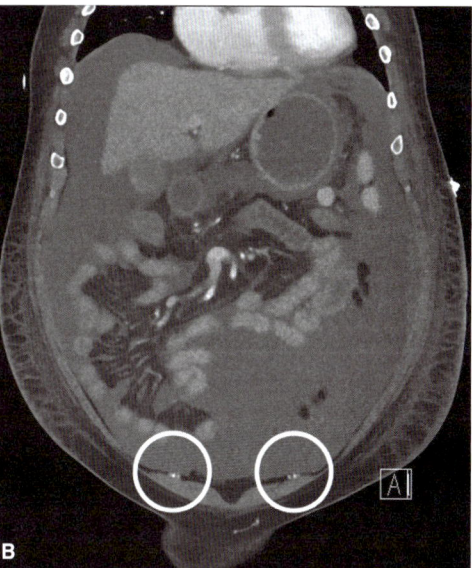

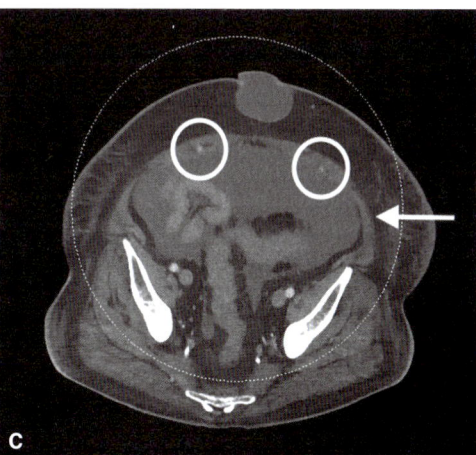

Figura 37A.13 Artéria epigástrica inferior em relação com a ascite. **A.** Tomografia computadorizada (TC) com projeção de intensidade máxima (MIP) no plano coronal das artérias epigástricas inferiores bilaterais, que surgem das artérias femorais comuns e se estendem superiormente. **B.** TC no plano coronal mostrando os feixes neurovasculares epigástricos inferiores bilaterais (*círculos brancos*) seguindo superiormente, ao longo da musculatura da parede abdominal anterior. **C.** TC axial com feixes neurovasculares epigástricos inferiores bilaterais (*círculos brancos*) seguindo superiormente, ao longo da musculatura abdominal anterior. A abordagem para drenagem da ascite deve ser lateral a esses vasos, evitando a artéria epigástrica inferior (*seta branca*).

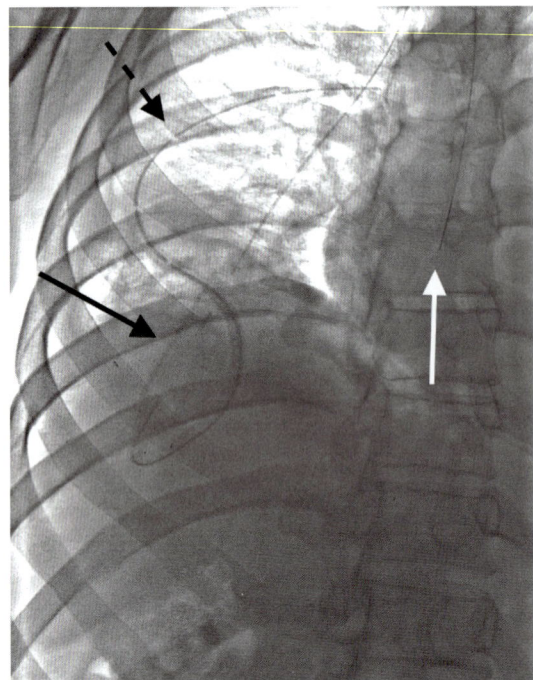

Figura 37A.14 *Shunt* **pleurovenoso.** A porção do *shunt* com múltiplos orifícios laterais está junto ao líquido pleural à esquerda, secundária a um derrame pleural hepático (*seta preta pontilhada*), e sai do espaço pleural para se conectar a uma bomba e válvula subcutânea unidirecional (*seta preta sólida*). O *shunt* segue o curso subcutâneo para o sítio de acesso jugular interno direito (não mostrado). A ponta distal intravenosa do *shunt* é vista sobrejacente à junção cavoatrial (*seta branca*).

Embolização esplênica parcial

A esplenomegalia com subsequente sequestro plaquetário e trombocitopenia está associada à hipertensão portal. A pressão venosa portal aumentada gera comprometimento do fluxo de saída da veia esplênica, levando ao hiperesplenismo. Apesar de os mecanismos envolvidos serem pouco conhecidos, o baço congesto pode então liberar citocinas que seguem para o fígado e agravam a fibrose hepática. Isso, por sua vez, piora a hipertensão portal e leva à piora da esplenomegalia. O propósito da embolização esplênica parcial é diminuir o fluxo de entrada e, como consequência, o fluxo de saída do baço, como tentativa de diminuir a pressão e a congestão venosa portal. O fluxo de entrada reduzido também pode diminuir o grau de sequestro plaquetário e melhorar a trombocitopenia. A embolização esplênica parcial pode ser efetiva na redução da hipertensão portal, em pacientes selecionados. Um estudo demonstrou uma redução superior a 20% na pressão venosa portal somente quando o baço correspondia ao menos à metade do volume do fígado. Pacientes com uma razão baço:fígado menor que 0,5 não apresentaram diminuição significativa na pressão venosa hepática. A embolização esplênica parcial é realizada com frequência em conjunto com outros tratamentos, como TIPS, OTRB ou manejo endoscópico de varizes. O fluxo portal hepatofugal constitui uma contraindicação à embolização esplênica parcial, devido ao risco aumentado de trombose na veia porta. A embolização de partícula tipicamente é realizada tendo como objetivo uma redução de 50 a 70% do volume esplênico. A embolização menos agressiva é ineficaz, ao passo que a embolização mais agressiva aumenta o risco de formação de abscesso esplênico.

Leitura sugerida

Bernardi M, Caraceni P, Navickis RJ, Wilkes MM. Albumin infusion in patients undergoing large-volume paracentesis: a meta-analysis of randomized trials. *Hepatology* 2012;55(4):1172–1181.

Berne RM, Koeppen BM, Stanton BA. *Berne & Levy Physiology.* 6th ed. Philadelphia, PA: Mosby/Elsevier; 2010.

Berzigotti A, Seijo S, Reverter E, Bosch J. Assessing portal hypertension in liver diseases. *Expert Rev Gastroenterol Hepatol* 2013;7(2):141–155.

Bratby MJ, Hussain FF, Lopez AJ. Radiological insertion and management of peritoneovenous shunt. *Cardiovasc Intervent Radiol* 2007;30(3):415–418.

Bureau C, Garcia-Pagan JC, Otal P, et al. Improved clinical outcome using polytetrafluoroethylene-coated stents for TIPS: results of a randomized study. *Gastroenterology* 2004;126:469–475.

Charon JP, Alaeddin FH, Pimpalwar SA, et al. Results of a retrospective multi-center trial of the Viatorr expanded polytetrafluoroethylene-covered stent-graft for transjugular intrahepatic portosystemic shunt creation. *J Vasc Interv Radiol* 2004;15(11):1219–1230.

Clark TW, Agarwal R, Haskal ZJ, Stavropoulos SW. The effect of initial shunt outflow position on patency of transjugular intrahepatic portosystemic shunts. *J Vasc Interv Radiol* 2004;15(2 Pt 1):147–152.

Colley DG, Bustinduy AL, Secor WE, King CH. Human schistosomiasis. *Lancet* 2014;383(9936):2253-2264.

Dariushnia SR, Haskal ZJ, Midia M, et al. Quality improvement guidelines for transjugular intrahepatic portosystemic shunts. *J Vasc Interv Radiol* 2016; 27(1):1–7.

Fukuda T, Hirota S, Sugimura K. Long-term results of balloon-occluded retrograde transvenous obliteration for the treatment of gastric varices and hepatic encephalopathy. *J Vasc Interv Radiol* 2001;12(3):327–336.

García-Pagán JC, Caca K, Bureau C, et al; Early TIPS (Transjugular Intrahepatic Portosystemic Shunt) Cooperative Study Group. Early Use of TIPS in patients with cirrhosis and variceal bleeding. *N Engl J Med* 2010;362: 2370–2379.

Garcia-Tsao G. Transjugular intrahepatic portosystemic shunt in the management of refractory ascites. *Semin Intervent Radiol* 2005;22:278–286.

Garcia-Tsao G, Bosch J. Varices and variceal hemorrhage in cirrhosis: a new view of an old problem. *Clin Gastroenterol Hepatol* 2015;13(12): 2109–2117.

Garcia-Tsao G, Sanyal AJ, Grace ND, Carey W; Practice Guidelines Committee of the American Association for the Study of Liver Diseases; Practice Parameters Committee of the American College of Gastroenterology. Prevention and management of gastroesophageal varices and variceal hemorrhage in cirrhosis. *Hepatology* 2007;46(3):922–938.

Groszmann RJ, Wongcharatrawee S. The hepatic venous pressure gradient: anything worth doing should be done right. *Hepatology* 2004;39(2): 280–282.

Hollingshead M, Burke CT, Mauro MA, Weeks SM, Dixon RG, Jaques PF. Transcatheter thrombolytic therapy for acute mesenteric and portal vein thrombosis. *J Vasc Interv Radiol* 2005;16(5):651–661.

Iwakiri Y, Groszmann RJ. Vascular endothelial dysfunction in cirrhosis. *J Hepatol* 2007;46(5):927–934.

Jung HS, Kalva SP, Greenfield AJ, et al. TIPS: comparison of shunt patency and clinical outcomes between bare stents and expanded polytetrafluoroethylene stent-grafts. *J Vasc Interv Radiol* 2009;20(2):180–185.

Kim T, Yang H, Lee CK, Kim GB. Vascular plug assisted retrograde transvenous obliteration (PARTO) for gastric varix bleeding patients in the emergent clinical setting. *Yonsei Med J* 2016;57(4):973–979.

LaBerge JM, Ferrell LD, Ring EJ, Gordon RL. Histopathologic study of stenotic and occluded transjugular intrahepatic portosystemic shunts. *J Vasc Interv Radiol* 1993;4(6):779–786.

Lee BB, Villavicencio L, Kim YW, et al. Primary Budd-Chiari syndrome: outcome of endovascular management for suprahepatic venous obstruction. *J Vasc Surg* 2006;43(1):101–108.

Li L, Duan M, Chen W, et al. The spleen in liver cirrhosis: revisiting an old enemy with novel targets. *J Transl Med* 2017;15(1):111.

Luca A, Miraglia R, Caruso S, Milazzo M, Gidelli B, Bosch J. Effects of splenic artery occlusion on portal pressure in patients with cirrhosis and portal hypertension. *Liver Transpl* 2006;12(8):1237–1243.

Malinchoc M, Kamath PS, Gordon FD, Peine CJ, Rank J, ter Borg PC. A model to predict poor survival in patients undergoing transjugular intrahepatic portosystemic shunts. *Hepatology* 2000;31(4):864–871.

Mancuso A, Fung K, Mela M, et al. TIPS for acute and chronic Budd-Chiari syndrome: a single-centre experience. *J Hepatol* 2003;38(6):751–754.

Martin LG. Percutaneous placement and management of peritoneovenous shunts. *Semin Intervent Radiol* 2012;29(2):129–134.

Merli M, Nicolini G, Angeloni S, et al. Incidence and natural history of small esophageal varices in cirrhotic patients. *J Hepatol* 2003;38(3):266–272.

Miyoshi H, Ohshiba S, Matsumoto A, Takada K, Umegaki E, Hirata I. Haptoglobin prevents renal dysfunction associated with intravariceal infusion of ethanolamine oleate. *Am J Gastroenterol* 1991;86(11):1638–1641.

Montgomery A, Ferral H, Vasan R, Postoak DW. MELD score as a predictor of early death in patients undergoing elective transjugular intrahepatic portosystemic shunt (TIPS) procedures. *Cardiovasc Intervent Radiol* 2005;28(3): 307–312.

Ninoi T, Nishida N, Kaminou T, et al. Balloon-occluded retrograde transvenous obliteration of gastric varices with gastrorenal shunt: long-term follow-up in 78 patients. *AJR Am J Roentgenol* 2005;184(4):1340–1346.

N'Kontchou G, Seror O, Bourcier V, et al. Partial splenic embolization in patients with cirrhosis: efficacy, tolerance and long-term outcome in 32 patients. *Eur J Gastroenterol Hepatol* 2005;17(2):179–184.

Orloff MJ, Isenberg JI, Wheeler HO, et al. Portal-systemic encephalopathy in a randomized controlled trial of endoscopic sclerotherapy versus emergency portacaval shunt treatment of acutely bleeding esophageal varices in cirrhosis. *Ann Surg* 2009;250(4):598–610.

Petersen BD, Clark TW. Direct intrahepatic portocaval shunt. *Tech Vasc Interv Radiol* 2008;11(4):230–234.

Riggio O, Masini A, Efrati C, et al. Pharmacological prophylaxis of hepatic encephalopathy after transjugular intrahepatic portosystemic shunt: a randomized controlled study. *J Hepatol* 2005;42(5):674–679.

Rossle M, Siegerstetter V, Olschewski M, Ochs A, Berger E, Haag K. How much reduction in portal pressure is necessary to prevent variceal rebleeding? A longitudinal study in 225 patients with transjugular intrahepatic portosystemic shunts. *Am J Gastroenterol* 2001;96(12):3379–3383.

Runyon BA. Management of adult patients with ascites due to cirrhosis: an update. *Hepatology* 2009;49(6):2087–2107.

Russo MW, Sood A, Jacobson IM, Brown RS Jr. Transjugular intrahepatic portosystemic shunt for refractory ascites: an analysis of the literature on efficacy, morbidity, and mortality. *Am J Gastroenterol* 2003;98(11):2521–2527.

Saad WE. Balloon-occluded retrograde transvenous obliteration of gastric varices: concept, basic techniques, and outcomes. *Semin Intervent Radiol* 2012;29(2):118–128.

Saad WE, Darcy MD. Transjugular intrahepatic portosystemic shunt (TIPS) versus balloon-occluded retrograde transvenous obliteration (BRTO) for the management of gastric varices. *Semin Intervent Radiol* 2011;28(3):339–349.

Saad WE, Kitanosono T, Koizumi J. Balloon-occluded antegrade transvenous obliteration with or without balloon-occluded retrograde transvenous oblit-eration for the management of gastric varices: concept and technical applications. *Tech Vasc Interv Radiol* 2012;15(3):203–225.

Sabri SS, Swee W, Turba UC, et al. Bleeding gastric varices obliteration with balloon-occluded retrograde transvenous obliteration using sodium tetradecyl sulfate foam. *J Vasc Interv Radiol* 2011;22(3):309–316.

Sanyal AJ, Freedman AM, Shiffman ML, Purdum PP 3rd, Luketic VA, Cheatham AK. Portosystemic encephalopathy after transjugular intrahepatic portosystemic shunt: results of a prospective controlled study. *Hepatology* 1994;20: 46–55.

Sarin SK, Lahoti D, Saxena SP, Murthy NS, Makwana UK. Prevalence, classification and natural history of gastric varices: a long-term follow-up study in 568 portal hypertension patients. *Hepatology* 1992;16:1343–1349.

Thornburg B, Desai K, Hickey R, et al. Portal vein recanalization and transjugular intrahepatic portosystemic shunt creation for chronic portal vein thrombosis: technical considerations. *Tech Vasc Interv Radiol* 2016;19(1):52–60.

Tripathi D, Helmy A, Macbeth K, et al. Ten years' follow-up of 472 patients following transjugular intrahepatic portosystemic stent-shunt insertion at a single centre. *Eur J Gastroenterol Hepatol* 2004;16(1):9–18.

Wong RJ, Aguilar M, Cheung R, et al. Nonalcoholic steatohepatitis is the second leading etiology of liver disease among adults awaiting liver transplantation in the United States. *Gastroenterology* 2015;148(3):547–555.

Zhu K, Meng X, Qian J, et al. Partial splenic embolization for hypersplenism in cirrhosis: a long-term outcome in 62 patients. *Dig Liver Dis* 2009; 41(6):411–416.

CAPÍTULO 37B ■ RADIOLOGIA INTERVENCIONISTA NO DIAGNÓSTICO E MANEJO DAS COMPLICAÇÕES PÓS-TRANSPLANTES DE FÍGADO E DE RIM

PETER A. HARRI, PARDEEP K. MITTAL E JUAN C. CAMACHO

O Capítulo 37B encontra-se integralmente *online*, disponível no *site* www.grupogen.com.br.

Consulte a página de Material Suplementar para detalhes sobre acesso e *download*.

CAPÍTULO 38 ■ BIOPSIAS POR AGULHA GUIADAS POR EXAME DE IMAGEM E MEDICINA PERSONALIZADA

ANOBEL TAMRAZI, AISHWARYA GULATI E VIBHOR WADHWA

O Capítulo 38 encontra-se integralmente *online*, disponível no *site* www.grupogen.com.br.

Consulte a página de Material Suplementar para detalhes sobre acesso e *download*.

CAPÍTULO 39 ■ MANEJO INTERVENCIONISTA DAS MALIGNIDADES HEPÁTICAS: CONCEITOS GERAIS DA ANATOMIA À PRÁTICA

SARAH H. ALLGEIER, NIMA KOKABI E JUAN C. CAMACHO

Introdução

As terapias dirigidas ao fígado para malignidades hepáticas atualmente são usadas como tratamento primário em certas malignidades (*i. e.*, carcinoma hepatocelular [CHC]), de forma combinada com terapias cirúrgicas ou sistêmicas, no contexto de outros tumores primários do fígado (*i. e.*, colangiocarcinoma) ou de doença metastática com dominância hepática. A oncologia intervencionista, como uma subespecialidade da radiologia intervencionista, evoluiu tremendamente. Assim, algumas técnicas que hoje estão em uso, e que inicialmente foram desenvolvidas como paliativos, agora proporcionam a possibilidade de curar doenças para as quais havia estratégias de tratamento limitadas no passado. As terapias dirigidas ao fígado são aceitas hoje como uma parte fundamental de programas de transplante robustos, que tratam primariamente as malignidades hepáticas. Na literatura, está demonstrado que tais intervenções melhoram os desfechos do paciente. No caso da doença metastática, as terapias ablativa e intra-arterial costumam ser usadas como adjuntas à ressecção cirúrgica, seja para limitar a extensão da cirurgia, seja para tratar a doença bilobar. Essas terapias minimamente invasivas diminuem de forma significativa os efeitos sistêmicos, preservam o máximo de tecido hepático normal possível e proporcionam um controle tumoral adequado. Da perspectiva da Radiologia, portanto, é imperativo que os residentes e estagiários conheçam e sejam capazes de aplicar tais conceitos à prática de radiologia geral. O próximo capítulo revisará os princípios por trás das terapias percutânea e intra-arterial disponíveis, as principais aplicações no fígado e os conceitos anatômicos obrigatórios relevantes que o profissional de radiologia geral deve saber.

Anatomia vascular do fígado

Anatomia segmentar do fígado

Desde 1951, quando Hjortsjö descreveu o padrão segmentar da ramificação do ducto biliar, múltiplos sistemas de segmentação hepática foram propostos. Healey e Schroy descreveram um sistema de cinco segmentos baseado em um ducto biliar secundário e na ramificação da artéria hepática; Goldsmith e Woodburne descreveram quatro segmentos baseados na ramificação de segunda ordem da veia porta; e, subsequentemente, Couinaud descreveu oito segmentos com base na ramificação de terceira ordem da veia porta. Então, Bismuth introduziu um sistema que combinava os sistemas de Couinaud e de Goldsmith e Woodburne em um único. Entretanto, o sistema de Couinaud, descrito por Claude Couinaud, um cirurgião e anatomista francês, é o mais amplamente usado. Nele, cada segmento tem fluxo vascular de entrada, fluxo vascular de saída e drenagem biliar próprios, permitindo a ressecção cirúrgica de segmentos individuais sem danificar segmentos adjacentes. No centro de cada segmento, há um ramo da veia porta, artéria hepática e ducto biliar; e, na periferia de cada segmento, estão as veias hepáticas.

De acordo com a anatomia hepática segmentar de Couinaud, um plano criado ao longo da veia hepática média, estendendo-se da veia cava inferior à fossa da vesícula biliar, divide o fígado nos lobos direito e esquerdo. A veia hepática direita divide o lobo direito nos segmentos anterior e posterior, ao passo que o ligamento falciforme divide o lobo esquerdo nos segmentos medial e lateral. A veia porta principal divide o fígado nos segmentos superior e inferior (Figura 39.1).

Existem oito segmentos hepáticos de Couinaud. O segmento I (lobo caudado) está localizado posteriormente ao hilo hepático e se dobra ao redor da veia cava inferior. A numeração dos segmentos então continua no sentido horário, começando com o lobo esquerdo lateral superior. O lobo esquerdo lateral consiste nos segmentos II (superior) e III (inferior). O lobo esquerdo medial consiste no segmento IV, que frequentemente é dividido em segmentos IVA (superior) e IVB (inferior), de acordo com Bismuth. O lobo direito anterior é composto pelos segmentos V (inferior) e VIII (superior). O lobo direito posterior consiste nos segmentos VI (inferior) e VII (superior) (Figura 39.2).

Anatomia arterial hepática: considerações especiais para a terapia intra-arterial

De maneira típica, as artérias hepáticas fornecem mais de 90% do suprimento do sangue tumoral hepático, ao passo que o

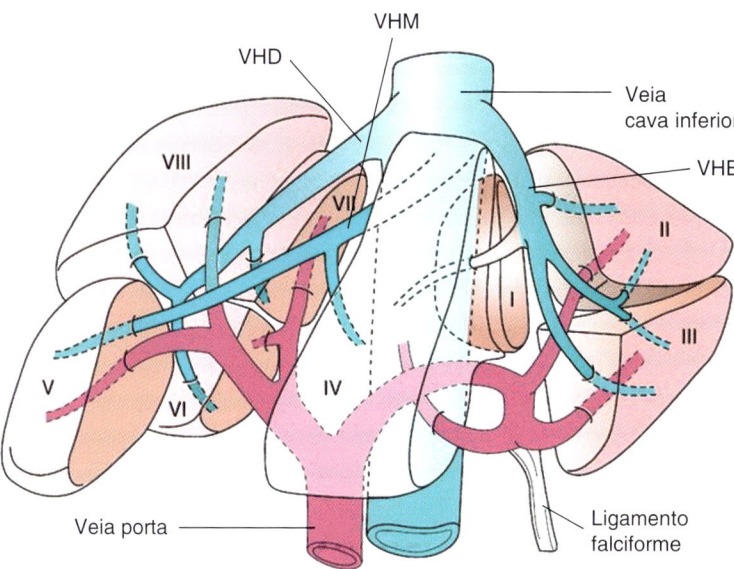

Figura 39.1 Anatomia hepática segmentar de Couinaud. VHD, veia hepática direita; VHE, veia hepática esquerda; VHM, veia hepática média. (De Greenfield LJ, Mulholland MW. (2017). *Greenfields surgery: scientific principles and practice.* Philadelphia, PA: Wolters Kluwer Health/Lippin-cott Williams & Wilkins, com permissão.)

parênquima do fígado normal é suprido primariamente pela veia porta. Por esse motivo, os tumores hepáticos podem ser tratados de maneira efetiva com diversas terapias de embolização intra-arterial, enquanto o fígado normal circundante é preservado. A embolização é o processo pelo qual o fluxo vascular é obstruído usando-se diversos materiais; é empregada no tratamento da hemorragia e, no caso da terapia de tumores, para facilitar a isquemia do tecido-alvo. O domínio da anatomia arterial hepática é imperativo para se conseguir uma terapia tumoral ótima e, ao mesmo tempo, evitar complicações relacionadas com a embolização não dirigida.

Em termos clássicos, a artéria celíaca emerge da aorta aproximadamente no nível de T12 e o tronco celíaco ramifica-se, então, na artéria hepática comum (AHC), artéria gástrica esquerda (AGE) e artéria esplênica (AE). A AHC segue para a direita, ao longo da borda superior do pâncreas, e então se ramifica na artéria gastroduodenal (AGD) e artéria hepática própria (AHP). Esta segue pela direita e por cima, dividindo-se nas artérias hepáticas esquerda (AHE) e direita (AHD), no hilo hepático. A anatomia arterial hepática convencional, com a AHD e a AHE surgindo da AHP, está presente em cerca de 60% dos pacientes (Figura 39.3).

As variações incluem artérias substituídas, que se originam de um vaso parental diferente, e os ramos acessórios, que estão presentes em adição ao vaso primário (Figura 39.4).

Em geral, a AHE surge da AHP; porém, quando substituída, mais comumente que o seja da AGE (cerca de 5%) e menos do tronco celíaco. As AHE acessórias podem surgir da AGE, do tronco celíaco, da AHD ou da aorta. A AHE segue do hilo hepático para a porção umbilical da veia porta esquerda, então segue sobre a veia porta, para formar o arco da AHE, depois do qual se divide nos ramos dos segmentos II e III (Figura 39.5).

A AHD, em geral, surge da AHP, mas, quando substituída, mais comumente que o seja da artéria mesentérica superior (AMS) (cerca de 12%) (Figura 39.6) e menos da artéria frênica direita ou do tronco celíaco. As AHD acessórias podem surgir da AMS, do tronco celíaco, da AGD, da artéria frênica direita ou da aorta. A AHD se divide nos ramos anterior e posterior, com o ramo anterior seguindo um curso ascendente à direita, para suprir os segmentos V e VIII, e o ramo posterior suprindo os segmentos VI e VII.

O ramo do segmento IV exibe dois padrões de segmentação principais. Classicamente, surge da AHE, ramificando-se

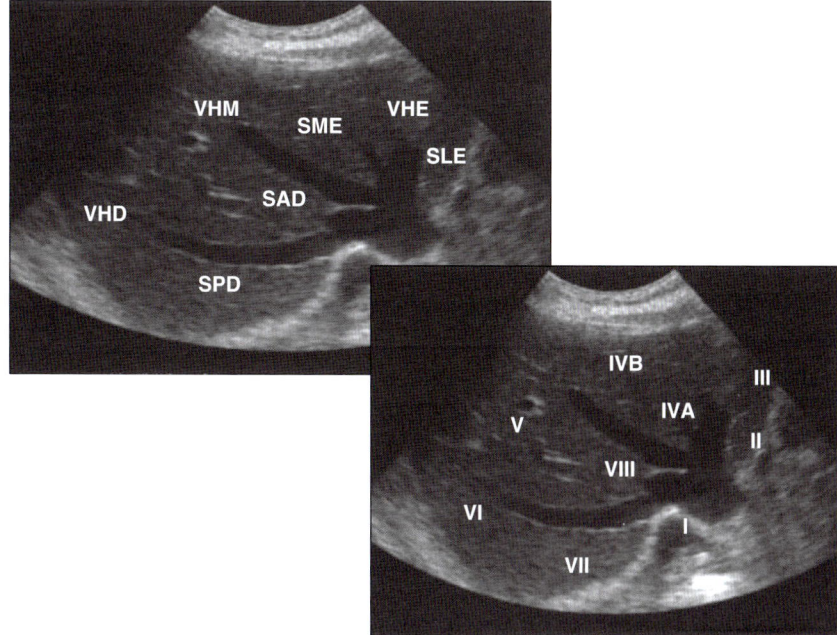

Figura 39.2 Anatomia hepática segmentar de Couinaud, com correlação por ultrassom. SAD, segmento anterior direito; SLE, segmento lateral esquerdo; SME, segmento medial esquerdo; SPD, segmento posterior direito; VHD, veia hepática direita; VHE, veia hepática esquerda; VHM, veia hepática média.

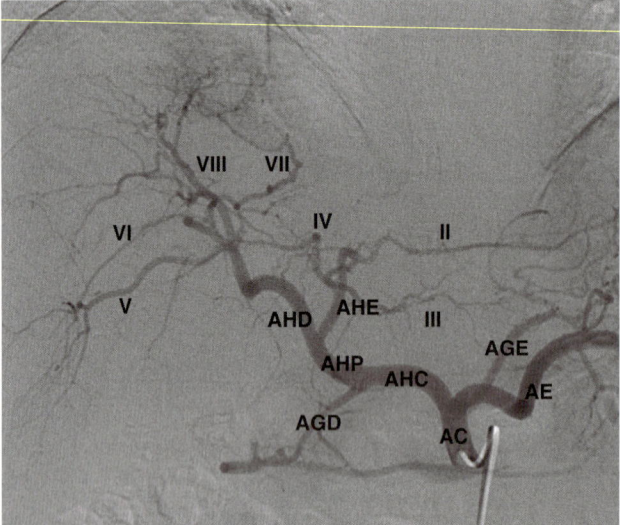

Figura 39.3 Angiografia celíaca demonstrando a anatomia convencional. AC, artéria celíaca; AE, artéria esplênica; AGD, artéria gastroduodenal; AGE, artéria gástrica esquerda; AHC, artéria hepática comum; AHD, artéria hepática direita; AHE, artéria hepática esquerda; AHP, artéria hepática própria.

para a direita, a partir da porção umbilical proximal. Entretanto, também pode surgir da AHP, vista como uma trifurcação da AHP, podendo ser denominada artéria hepática média (AHM) (Figura 39.7). O lobo caudado (segmento I) é suprido por múltiplos ramos pequenos que surgem da AHE e da AHD.

Ao planejar a terapia tumoral intra-arterial, é importante não só determinar quais artérias estão suprindo o tumor, como também as artérias ameaçadas por uma terapia não dirigida. As origens dessas artérias podem requerer embolização profilática para prevenção de terapia não dirigida, que acarreta complicações como ulceração gastrintestinal, ulceração cutânea e colecistite. Entre os vasos não alvo comumente encontrados, estão a artéria gastroduodenal, a artéria gástrica direita, a artéria gástrica esquerda acessória, as artérias retroduodenal, supraduodenal e falciforme e as artérias císticas, com a artéria gastroduodenal e a artéria gástrica direita sendo as mais frequentemente submetidas à profilaxia de embolização com espirais, no contexto de radioterapia interna seletiva.

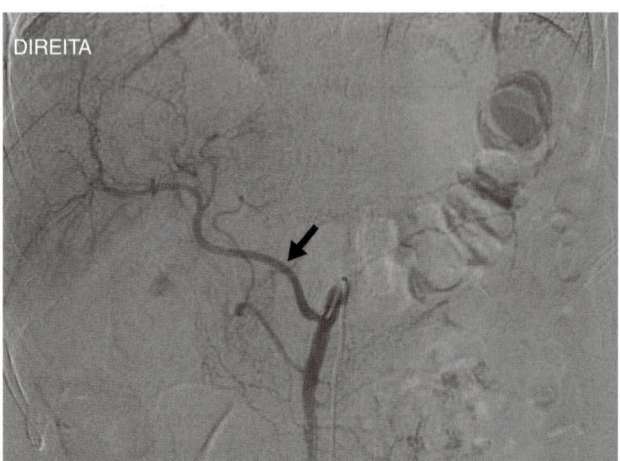

Figura 39.4 Angiografia da artéria mesentérica superior demonstrando uma artéria hepática comum substituída (*seta*).

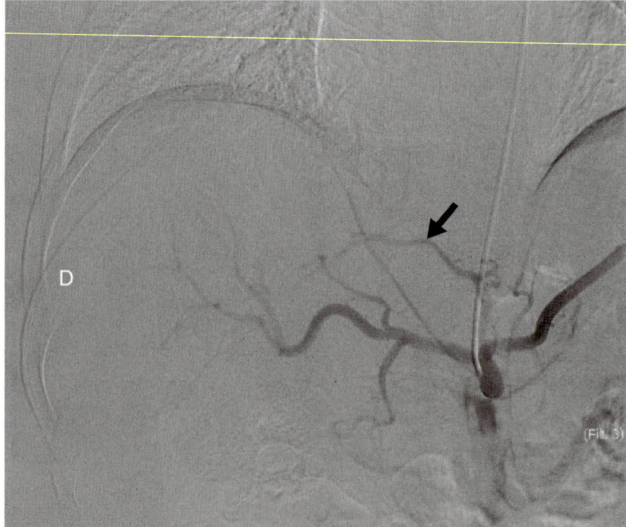

Figura 39.5 Angiografia celíaca demonstrando uma artéria hepática esquerda substituída (*seta*) a partir da artéria gástrica esquerda.

De forma habitual, a artéria gastroduodenal surge no término da AHC e supre o piloro, o duodeno proximal e a cabeça do pâncreas. Deve ser profilaticamente embolizada com espirais antes da instituição da terapia intra-arterial, quando a posição esperada do cateter para administração dos agentes terapêuticos não é suficientemente distal à artéria gastroduodenal para prevenir refluxo e embolização não dirigida (Figura 39.8). Contudo, no caso da estenose do tronco celíaco e resultante fluxo retrógrado da artéria gastroduodenal para suprimento do eixo celíaco, a embolização profilática da artéria gastroduodenal não deve ser realizada. Em alguns casos, o fluxo retrógrado na artéria gastroduodenal é visto, mas se deve a uma resistência arterial hepática diminuída em relação com a carga tumoral hepática grande. Nesse caso, a embolização profilática da artéria gastroduodenal deve ser realizada, uma vez que a embolização tumoral pode levar à inversão do fluxo retrógrado na artéria gastroduodenal e à subsequente embolização não dirigida.

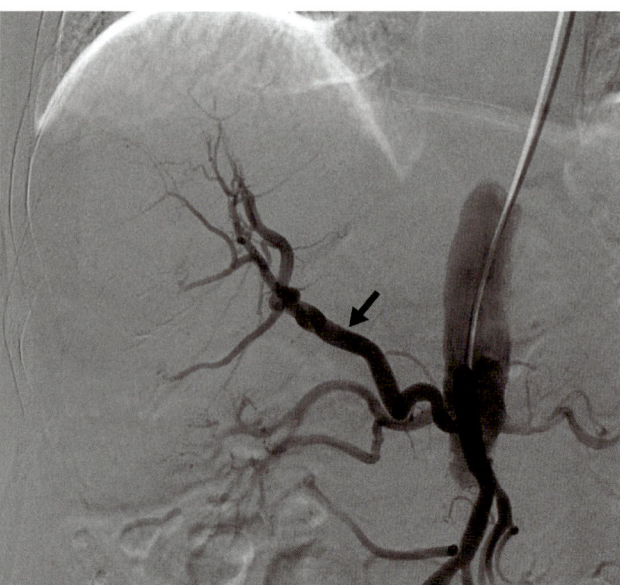

Figura 39.6 Angiografia da artéria mesentérica superior demonstrando uma artéria hepática direita substituída (*seta*).

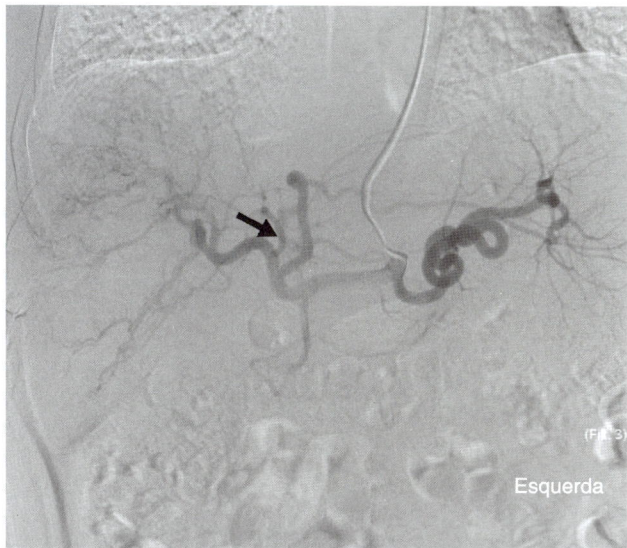

Figura 39.7 Angiografia celíaca mostrando uma "artéria hepática média" (*seta*).

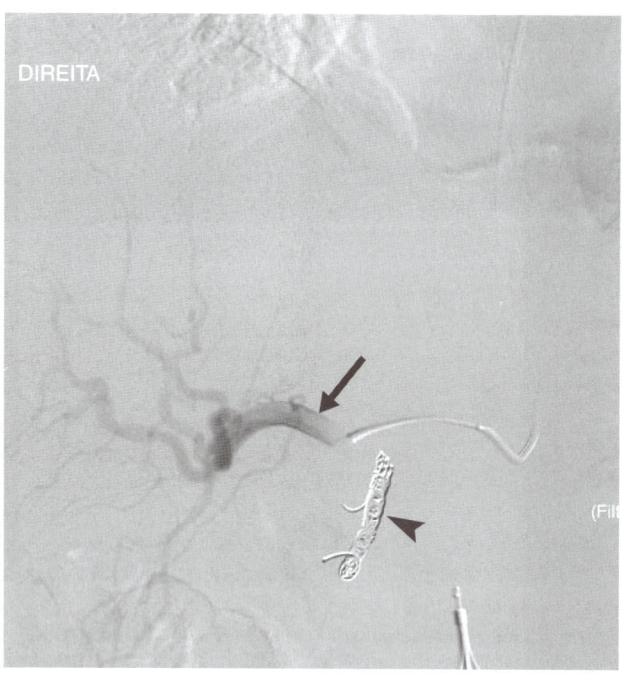

Figura 39.8 Angiografia hepática direita seletiva mostrando o fluxo anterógrado na artéria hepática direita (*seta*), com embolização com espirais da artéria gastroduodenal (*ponta de seta*) durante um procedimento de avaliação para radioterapia interna seletiva.

A artéria gástrica direita supre antro gástrico, piloro e bulbo duodenal proximal, e, em geral, origina-se da AHP, embora possa ser da AGE ou AHC. Pode requerer embolização profilática com espirais, a menos que sua origem seja fora da AHC proximal e a embolização não dirigida seja improvável (Figura 39.9). A AGD muitas vezes se ramifica em um ângulo agudo e, portanto, pode ser difícil de cateterizar. Nesse caso, pode-se considerar o acesso retrógrado para embolização profilática, via AGE.

A artéria supraduodenal supre o duodeno proximal. A artéria retroduodenal, também conhecida como artéria pancreaticoduodenal posterossuperior, supre o bulbo duodenal e a cabeça do pâncreas, além do processo uncinado. Esses vasos normalmente surgem da artéria gastroduodenal, mas também podem originar-se da AHC, da AHP ou da AHD, e devem ser submetidos à embolização profilática caso se originem da circulação hepática (Figura 39.10).

Uma AGE acessória, quando presente, surge da AHE e supre a cárdia e o fundo gástrico. Se possível, deve ser profilaticamente embolizada com espirais, antes da embolização tumoral do território da AHE (Figura 39.11).

A artéria falciforme é incomum, mas, quando presente, supre a região umbilical da parede abdominal anterior e, mais comumente, origina-se da AHM ou da AHE. Em caso de risco, deve ser submetida à embolização profilática, com espirais, uma vez que a embolização não dirigida durante a terapia tumoral pode resultar em lesão dolorosa da parede abdominal ou ulceração da pele (Figura 39.12).

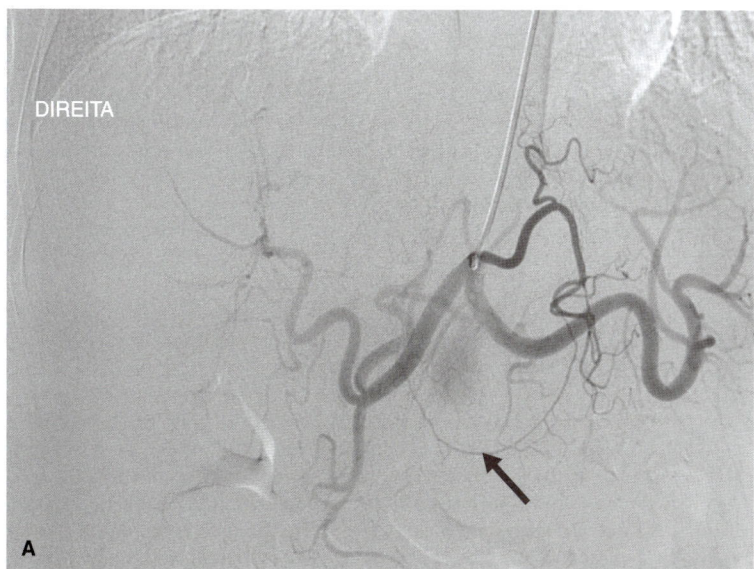

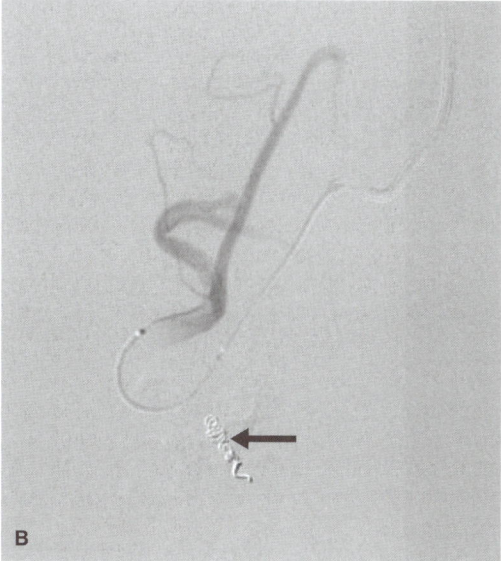

Figura 39.9 A. Angiografia celíaca demonstrando uma artéria gástrica direita (*seta*) originando-se da artéria hepática esquerda proximal. **B.** Para proteger o território contra a embolização não dirigida, foi realizada uma embolização com espirais do vaso (*seta*). Em seguida à embolização, a angiografia da artéria hepática esquerda mostra fluxo anterógrado na ausência de fluxo pela artéria gástrica direita.

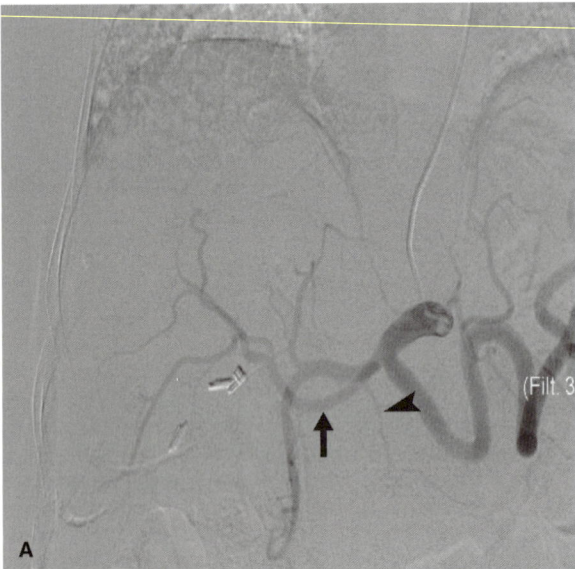
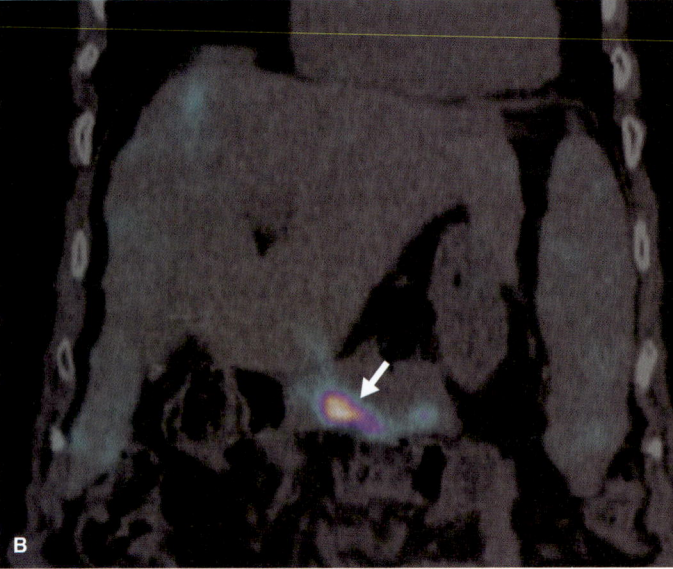

Figura 39.10 A. Angiografia celíaca demonstrando a artéria hepática direita se originando diretamente do tronco celíaco (*seta*). Uma artéria pancreaticoduodenal posterossuperior (APDPS) é vista proximalmente, a partir da artéria hepática direita (*ponta de seta*). **B.** A cintigrafia de albumina macroagregada com tecnécio-99m por tomografia computadorizada por emissão de fóton único integrada à tomografia computadorizada de baixa dose (^{99m}Tc-MAA SPECT-CT) no plano coronal demonstra captação do radiotraçador no duodeno e no pâncreas, indicando que a APDPS deve ser profilaticamente embolizada antes da radioterapia interna, para prevenir a embolização não dirigida.

A artéria cística supre a vesícula biliar e, tipicamente, é o primeiro ramo da AHD, bifurcando-se depois nos ramos profundo e superficial que contornam a vesícula biliar. Embora a embolização profilática com espirais raramente possa levar à colecistite isquêmica, em geral é bem tolerada e deve ser realizada se houver risco suficiente de embolização não dirigida. Em geral, a embolização permanente com partículas da artéria cística não é recomendada, devido ao alto risco de colecistite isquêmica. Entretanto, no passado, usavam-se partículas gelatinoso-esponjosas, alcançando-se taxas de sucesso variáveis (Figura 39.13).

Além de determinar os ramos arteriais hepáticos que suprem o tumor a ser tratado e de identificar as artérias que requerem embolização profilática para prevenir a terapia tumoral não dirigida, também deve-se avaliar a presença de vasos colaterais parasitas suprindo o tumor-alvo. Os tumores hepáticos serosos, em especial os tumores grandes, são mais propensos a terem um suprimento arterial parasita. A probabilidade de parasitismo também aumenta com a repetição das embolizações. Os vasos colaterais parasitas comumente encontrados incluem as artérias frênica, suprarrenal, mamária interna, omental, renal, capsular renal, intercostal, lombar, gástrica, gastroduodenal e cística, dependendo da localização do tumor (Figura 39.14).

A artéria frênica inferior direita (AFID) é o vaso colateral extra-hepático mais comumente encontrado suprindo tumores hepáticos (Figura 39.15). Surge, com mais frequência, da aorta ou do tronco celíaco, supre o hemidiafragma direito e deve ser investigada quando o alvo tumoral hepático envolver a área nua do fígado (em especial, os segmentos VII e VIII). Embora a embolização da AFID, em geral, seja bem tolerada, podem ocorrer complicações, como dor no ombro, efusão pleural e enfraquecimento diafragmático.

As artérias omentais também são comumente parasitadas. Suprem o omento maior e, em geral, surgem da artéria gastromental direita ou esquerda. Podem suprir tumores em qualquer parte do fígado, sendo sua embolização bem tolerada.

A artéria cística deve ser investigada quando o tumor-alvo repousar perto da fossa da vesícula biliar. Devido ao referido risco de colecistite isquêmica associado à embolização da artéria cística, recomenda-se, sempre que possível, a embolização superseletiva dos ramos alimentadores do tumor.

Terapias intra-arteriais

As terapias intra-arteriais exploram o fato de que, embora o parênquima hepático normal receba dois terços de seu suprimento sanguíneo da veia porta e apenas um terço da artéria hepática, a maioria dos tumores malignos hepáticos recebe a maior parte de seu suprimento sanguíneo da artéria hepática e pode parasitar o fluxo das artérias extra-hepáticas (Figura 39.16). Além disso, os tumores, em geral, apresentam alta densidade vascular secundária à angiogênese. Portanto, o sistema arterial fornece o veículo de distribuição perfeito para a terapia tumoral seletiva no fígado.

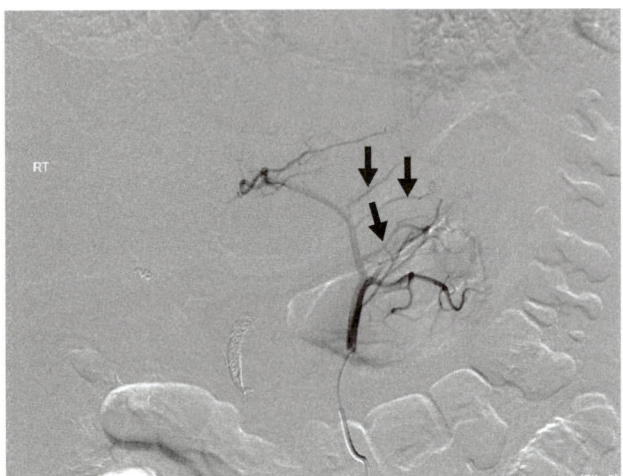

Figura 39.11 Angiografia hepática esquerda seletiva mostrando múltiplas artérias gástricas esquerdas acessórias fora da artéria hepática esquerda proximal (*setas*).

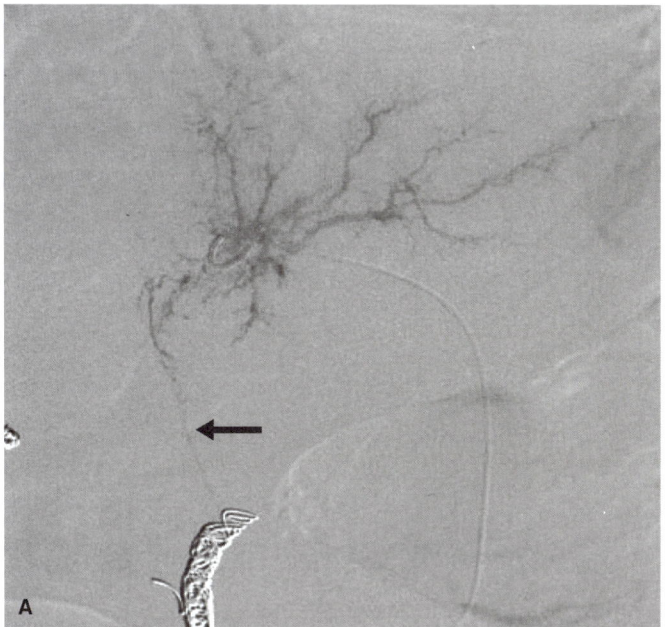

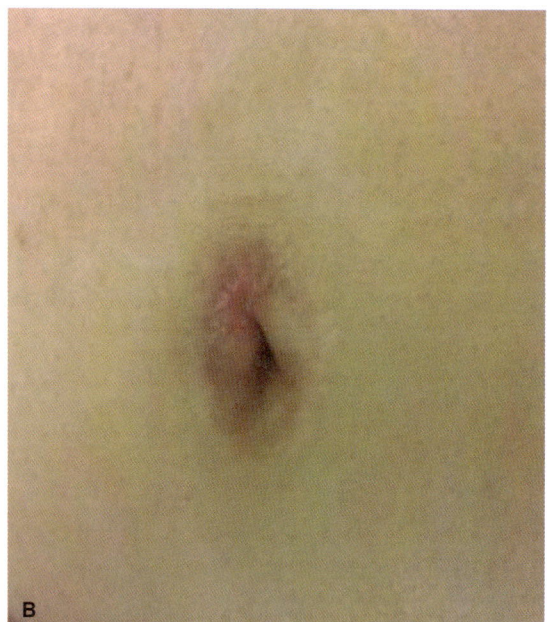

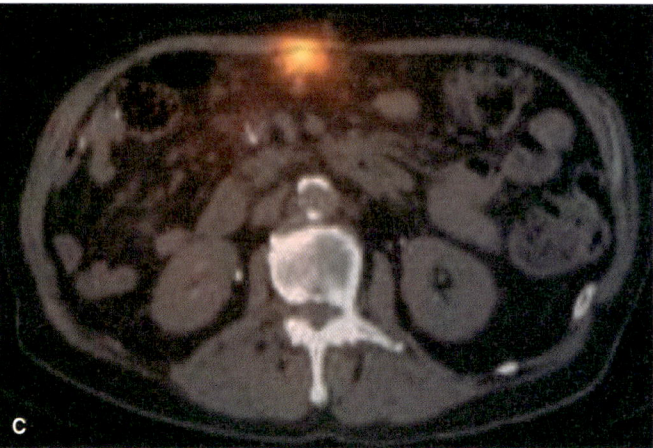

Figura 39.12 A. Angiografia hepática esquerda seletiva em um paciente com câncer de cólon metastático submetido a radioterapia interna seletiva. A artéria falciforme foi identificada (*seta*), mas não pôde ser selecionada para embolização devido ao seu tamanho diminuído. Uma compressa gelada foi colocada na região umbilical, antes do tratamento, para facilitar a vasoconstrição e limitar a embolização não dirigida. **B.** Apesar da proteção, o paciente desenvolveu uma lesão por radiação cutânea de grau 1, a qual foi tratada de forma conservadora e, posteriormente, resolvida. **C.** A tomografia computadorizada por emissão de fóton único integrada à tomografia computadorizada com radiação freada (*bremsstrahlung*) (⁹⁰Y-SPECT-CT) mostra intensa captação no umbigo.

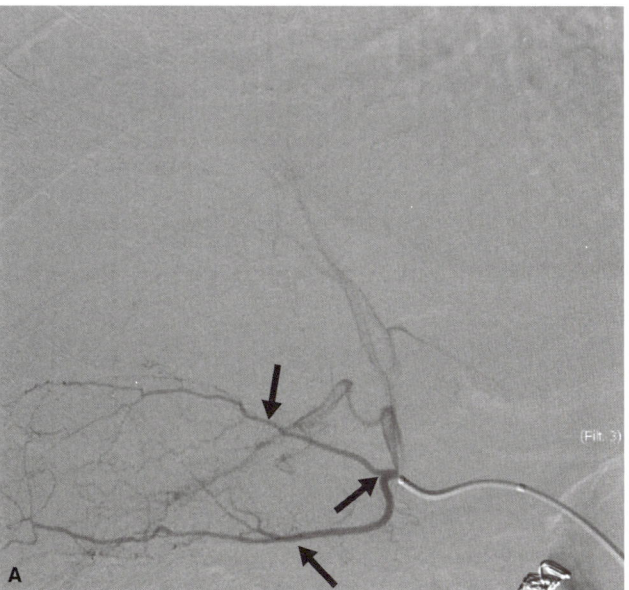

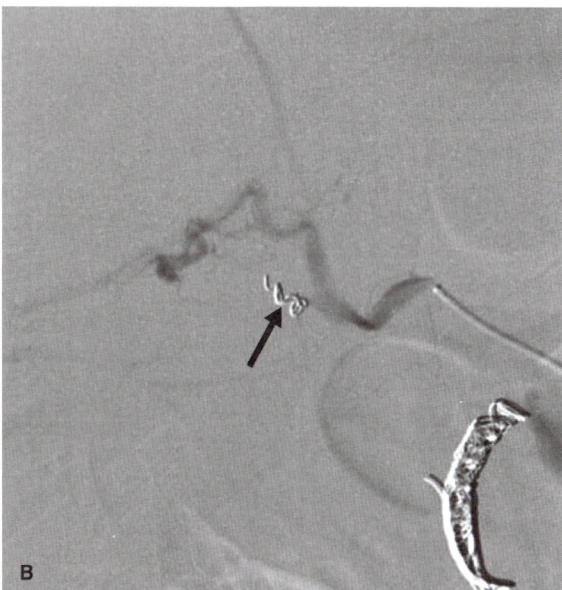

Figura 39.13 A. Angiografia hepática direita mostrando a artéria cística (*setas*) originando-se da artéria hepática direita proximal. **B.** Para proteger o território contra a embolização não dirigida, foi realizada a embolização profilática com espirais do vaso (*seta*). Em seguida à embolização com espirais (*seta*), a angiografia hepática direita mostrou fluxo anterógrado com redução do fluxo pela artéria cística.

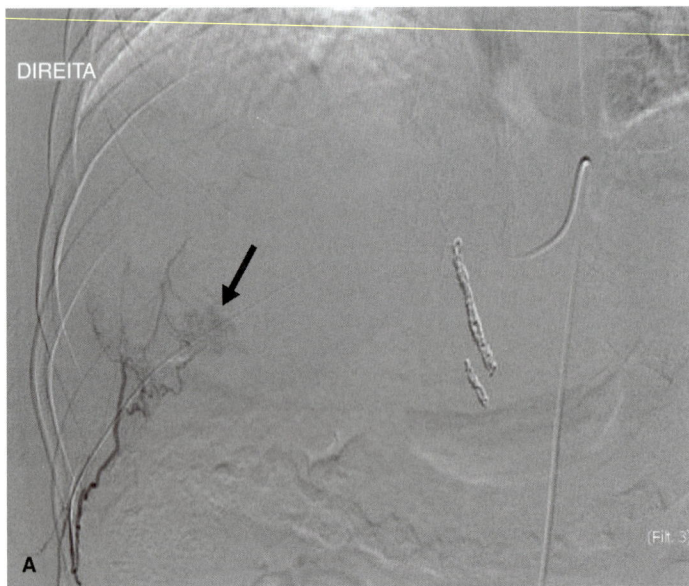
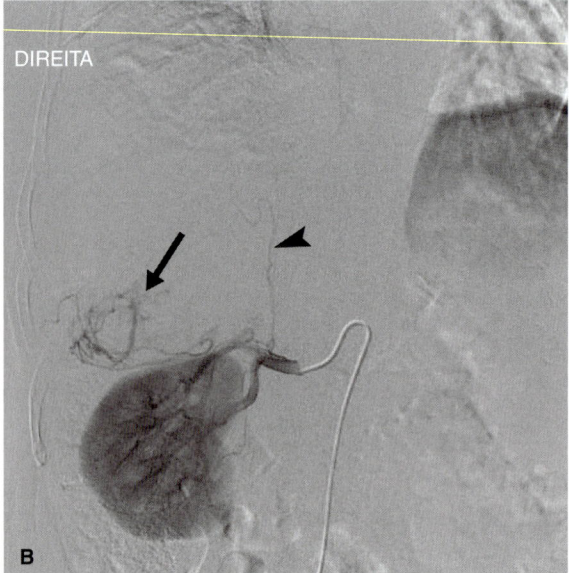

Figura 39.14 A. Angiografia da artéria intercostal direita mostrando rubor tumoral no segmento VII (*seta*) do fígado, em seguida a múltiplas terapias de quimioembolização transarterial com DEB-TACE. **B.** Angiografia renal direita mostrando rubor tumoral no segmento VI, a partir do fluxo parasitado das artérias renal direita (*seta*) e suprarrenal direita (*ponta de seta*).

Quimioembolização transarterial

A quimioembolização transarterial (TACE; do inglês, *transarterial chemoembolization*) é usada para paliação de tumores hepáticos hipervascularizados não extirpáveis, como uma terapia adjunta para ressecção ou ablação, e como uma ponte para o transplante. A quimioterapia com dose alta é administrada por via intra-arterial no leito tumoral, ao mesmo tempo que preserva o parênquima hepático circundante suprido principalmente pela veia porta. Entretanto, os tumores também podem receber sangue pelas vênulas porta e pelos sinusoides hepáticos circundantes. Isso resulta da inversão do fluxo porta em seguida à embolização da artéria hepática, podendo contribuir para a sobrevivência tumoral pós-tratamento. A TACE causa isquemia tumoral, e o estresse hipóxico estimula a produção de fator de crescimento endotelial vascular por células tumorais residuais, em um esforço para recrutar um novo suprimento sanguíneo. Uma vez que isso ocorra, os tratamentos futuros se tornam cada vez mais desafiadores. Desse modo, os melhores desfechos da TACE são conseguidos quando as vênulas portais peritumorais são embolizadas na sessão de tratamento inicial, em adição à completa embolização do fluxo de entrada arterial hepático e extra-hepático parasitado. Para os tumores maiores, no caso da doença multifocal, ou se uma resposta completa não for conseguida após a primeira terapia, os melhores resultados são obtidos quando a patência arterial a longo prazo é mantida, possibilitando a repetição do tratamento. A escolha adequada dos agentes embólicos é decisiva para alcançar essas metas, e os agentes embólicos permanentes não são recomendados.

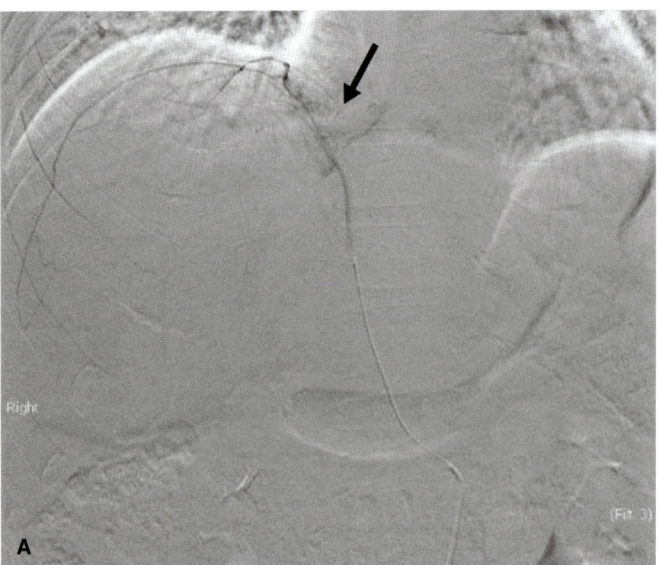
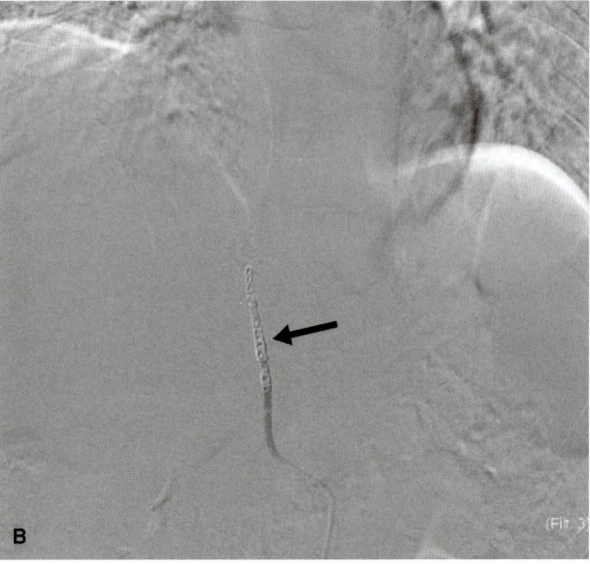

Figura 39.15 A. Angiografia da artéria frênica inferior direita (AFID) mostrando rubor tumoral no segmento VIII, a partir do fluxo parasitado (*seta*). **B.** Embolização da AFID foi realizada como uma intervenção terapêutica, aliada à embolização com espirais para evitar recanalização (*seta*).

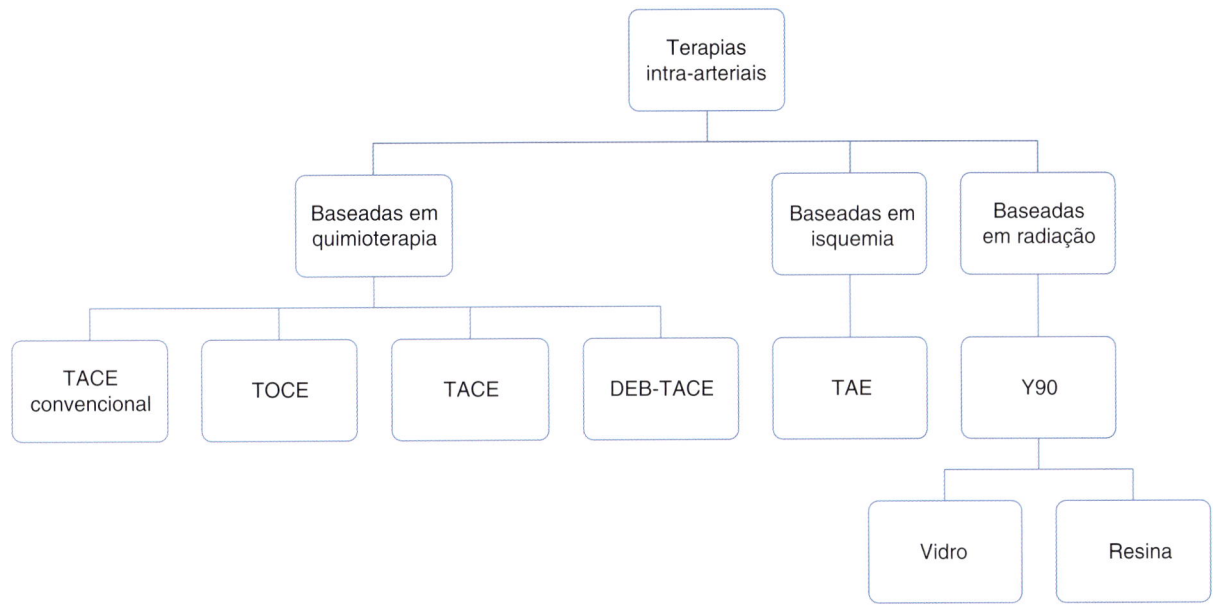

Figura 39.16 Esquema demonstrando as terapias intra-arteriais disponíveis.

A TACE convencional envolve infusão de uma mistura de agentes quimioterápicos com ou sem óleo iodado, seguida de embolização com partículas para prevenir a lavagem (*washout*) rápida do agente quimioterápico administrado (Figura 39.17). A técnica foi originalmente descrita nos anos 1980 por Yamada, que consistia em administrar fragmentos gelatinoso-esponjosos impregnados com mitomicina C ou doxorrubicina, por via intra-arterial, somando-se ao trabalho de Doyon, que foi o primeiro a descrever a embolização arterial hepática transcateter no tratamento de tumores hepáticos. Foi então determinado que o óleo etiodado, adicionado à mistura quimioterápica infundida, engajava os agentes quimioterápicos e seria captado e retido por muitos tumores hepáticos, favorecendo a embolização e a necrose tumoral. O óleo etiodado consiste em uma mistura de etil-ésteres di-iodados de ácidos graxos oriundos da semente da papoula, com um conteúdo de iodo de 37% por peso. Portanto, é opaco aos raios X, um excelente veículo lipofílico para distribuição de fármacos, tumor-buscador (devido a um efeito sifão relacionado com a hipervascularidade tumoral e ausência das células de Kupffer nos tumores) e indutor de embolização transitória nos microvasos tumorais (à medida que, eventualmente, vai sendo eliminado do tecido). Devido à sua natureza lipofílica, o óleo etiodado se distribui tanto nos ramos arteriais tumorais como nas vênulas portais peritumorais, permitindo, assim, uma dupla embolização. Desse modo, o grau de coloração do tumor com óleo etiodado constitui um fator prognóstico independente.

O agente quimioterápico mais amplamente utilizado é a doxorrubicina, e a combinação de agentes usada com mais frequência consiste em cisplatina, doxorrubicina e mitomicina C. Os agentes embólicos empregados em combinação com o óleo etiodado para realização da TACE incluem Gelfoam®, partículas de álcool polivinílico (PVA; do inglês, *polyvinyl alcohol*) e microesferas de vidro, amido ou gelatina tris-acril. No entanto, o uso de partículas de PVA é altamente desencorajado.

Os agentes embólicos biodegradáveis, como o Gelfoam® e as microesferas de amido, que permitem embolização inicial completa e, ao mesmo tempo, patência arterial a longo prazo, facilitando, assim, a repetição da terapia transcateter, são comprovadamente benéficos. Em geral, agentes embólicos pequenos (< 100 μm) são preferidos, porque podem embolizar os ramos terminais da artéria hepática e prevenir o desenvolvimento de fluxo arterial colateral para o tumor tratado. Entretanto, se os agentes embólicos forem pequenos demais, podem danificar o tecido hepático extratumoral, incluindo o sistema biliar; se forem grandes demais, podem causar entupimento do cateter de distribuição ou embolização da artéria proximal, com falha do agente embólico em alcançar os pequenos vasos do leito vascular tumoral.

As variações na TACE convencional incluem a quimioembolização oleosa transcateter (TOCE; do inglês, *transcatheter oily chemoembolization*), em que o agente quimioterápico é misturado com óleo etiodado, na ausência de qualquer outro agente embólico; a embolização transarterial (TAE; do inglês, *transarterial embolization*), em que se realiza a embolização sem administrar nenhum agente quimioterápico; e a quimioterapia transarterial (TAC; do inglês, *transarterial chemotherapy*), que consiste na infusão de quimioterapia sem óleo etiodado ou embolização de partículas. No que se refere à TOCE, Takayasu *et al.* demonstraram que a injeção de fármacos citotóxicos misturados com lipiodol, mas não seguida de embolização, falhou em mostrar efeito antitumoral substancial. Ademais, a TAE, também chamada de "embolização branda", que simula uma ligadura arterial, demonstrou benefício similar em termos de sobrevida geral, quando comparada ao observado com a TACE. Esses achados sugerem que a isquemia tenha papel central na necrose tumoral.

A quimioembolização transarterial com grânulos farmacológicos (DEB-TACE; do inglês, *drug-eluting bead TACE*) é uma iteração mais recente da TACE, realizada com polímeros biocompatíveis não reabsorvíveis, como o hidrogel de PVA, que foram sulfonados para permitir a ligação iônica reversível de agentes quimioterápicos polares (Figura 39.18). Portanto, os grânulos servem a um duplo propósito, atuando como agente embólico e reservatório quimioterápico, permitindo que a quimioterapia se difunda de forma lenta, localmente. Os grânulos são disponibilizados em múltiplos tamanhos e podem ser carregados com doxorrubicina, epirrubicina ou irinotecano, dependendo do tipo de malignidade. Esses grânulos permitem a dosagem fixa e têm a capacidade de liberar os agentes quimioterápicos de uma forma sustentada e controlada. Uma significativa redução das concentrações plasmáticas de pico foi observada com o uso da DEB-TACE, em comparação à TACE convencional, uma vez que os quimioterápicos hidrofílicos mistos são perdidos do óleo etiodado em 4 horas, contrastando com os dias para liberação dos grânulos eluidores de fármaco.

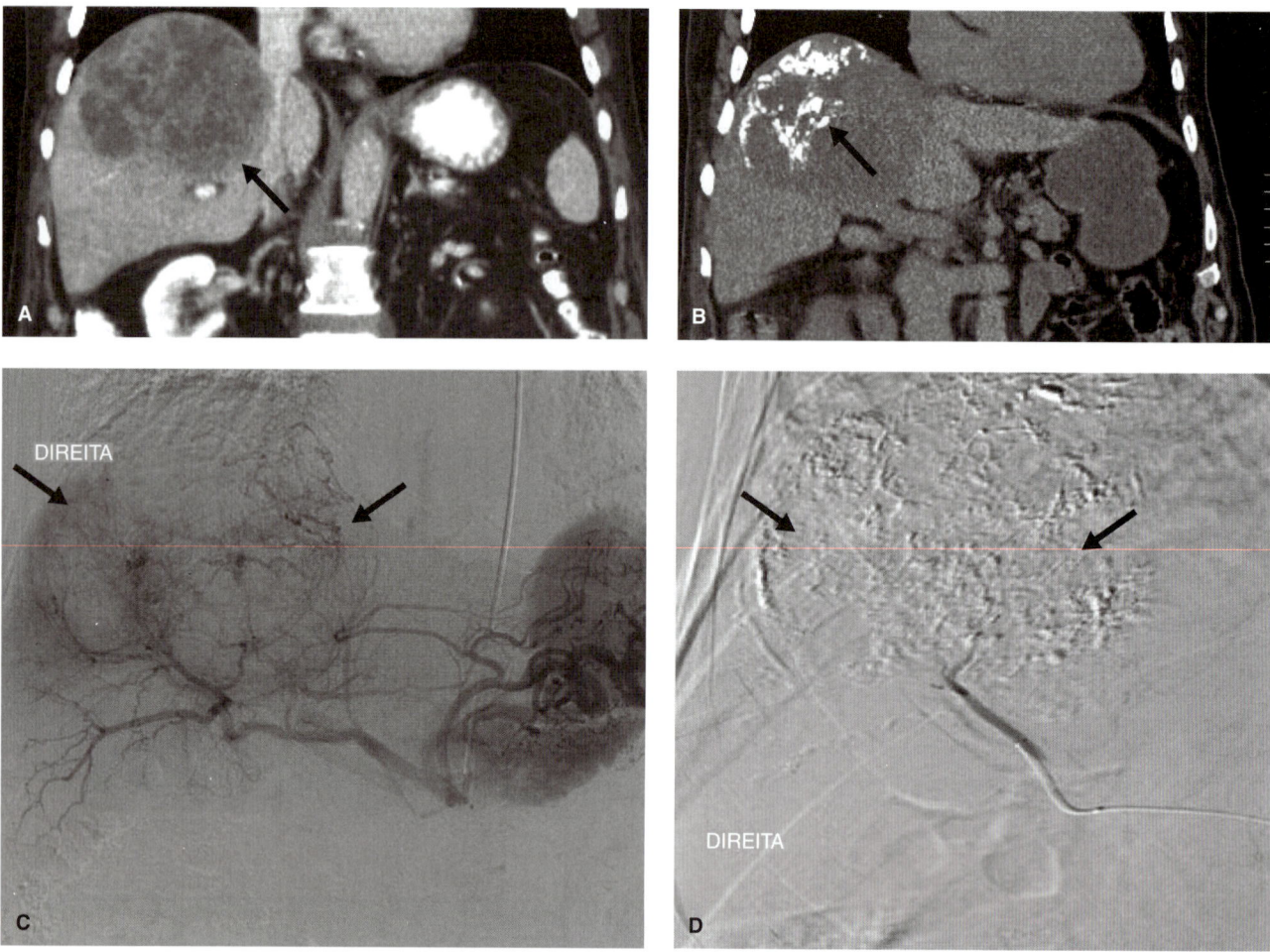

Figura 39.17 Caso de quimioembolização transarterial (TACE) convencional. A. Tomografia computadorizada (TC) com contraste no plano coronal mostrando massa no lobo direito (*seta*), sabidamente um carcinoma hepatocelular. **B.** A TC sem contraste pós-procedimento mostra a deposição de óleo etiodado junto à massa (*seta*). **C.** Angiografia celíaca mostrando uma grande massa no lobo direito e rubor tumoral associado (*setas*). **D.** O território foi subsequentemente embolizado com quimioterapia contendo óleo etiodado até a estase (*setas*).

Nem todos os pacientes com tumores hepáticos primários não extirpáveis ou metastáticos serão beneficiados pela TACE. As imagens do fígado à ressonância nuclear magnética (RM) com gadolínio e à TC são úteis na caracterização biológica de tumores e na eficácia preditiva da TACE. Foi demonstrado que a sobrevida geral é significativamente mais longa para pacientes com CHC totalmente encapsulado *versus* pacientes com tumores parcialmente ou não encapsulados ou com apresentações infiltrativas (Figura 39.19). Invasão vascular maciça, invasão do ducto biliar, margens tumorais irregulares, realce irregular periférico pelo meio de contraste e nódulos-satélite estão associados a uma resposta menos favorável à TACE após o ajuste para o tamanho tumoral, número de tumores e níveis de alfafetoproteína (AFP) (Tabela 39.1).

Em pacientes com doença hepática avançada, a falência hepática induzida pelo tratamento pode compensar qualquer benefício de sobrevida relacionado com a destruição tumoral. A carga tumoral, a função hepática subjacente e o estado geral do paciente, portanto, devem ser considerados na seleção do paciente, sendo os melhores candidatos aqueles com função hepática preservada e tumores assintomáticos, sem invasão vascular nem metástases extra-hepáticas.

As contraindicações absolutas à TACE incluem a característica do tumor de ser ressecável cirurgicamente, a presença de infecção sistêmica intratável, ou a combinação de uma função sintética hepática precária e um fluxo hepatopetal comprometido na veia cava. As contraindicações relativas incluem, mas não se

limitam), carga tumoral envolvendo mais de 50% do fígado, bilirrubina acima de 2 mg/dℓ, lactato desidrogenase maior que 425 U/ℓ, aspartato aminotransferase maior que 100 U/ℓ, presença de metástases extra-hepáticas, estado precário de perfusão, insuficiência cardíaca ou renal, *shunt* (desvio) arteriovenoso tumoral significativo, sangramento varicoso recente, trombocitopenia significativa, trombose da veia porta e invasão tumoral para a veia cava inferior e o átrio direito.

Para realizar o procedimento, o acesso arterial é conseguido via artéria femoral comum ou artéria radial. As angiografias por subtração digital das artérias mesentérica superior e celíaca são obtidas, uma das quais deve ter continuação na fase venosa porta. As angiografias são usadas para avaliar as variações na anatomia vascular, como uma artéria hepática direita substituída, fluxo retrógrado pela artéria gastroduodenal, além da patência e direção do fluxo na veia porta. O cateter de base ou microcateter introduzido por via coaxial é, então, avançado para dentro do ramo arterial hepático desejado, e a angiografia por subtração digital é realizada para demonstrar o rubor tumoral, identificar qualquer *shunt* arteriovenoso e determinar se a embolização profilática com espirais pré-terapia de ramos arteriais para órgãos adjacentes (também chamada redistribuição de fluxo) é necessária para evitar a quimioembolização não dirigida. A angiografia tridimensional e a TC com feixe cônico devem ser usadas em todos os casos, em especial naqueles com anatomia vascular difícil, com o objetivo de identificar vasos alimentadores tumorais e

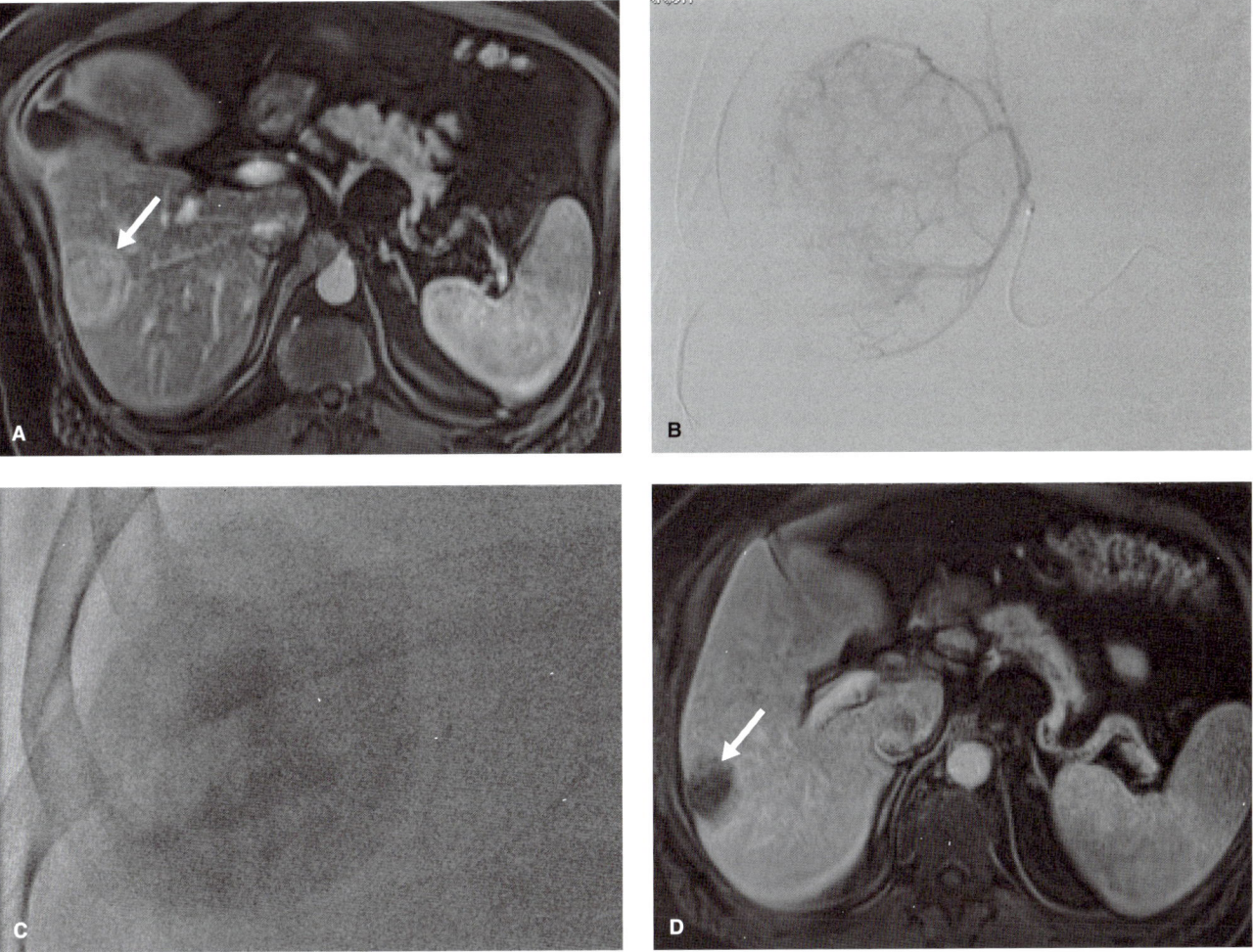

Figura 39.18 Caso de quimioembolização transarterial com grânulos farmacológicos (DEB-TACE). A. Imagem de ressonância magnética (RM) com contraste ponderada em T1, no plano axial, demonstrando massa no lobo hepático direito (*seta*), sabidamente um carcinoma hepatocelular. **B.** Angiografia hepática direita seletiva mostrando rubor tumoral. **C.** Imagem pontual fluoroscópica mostrando a coloração tumoral, em seguida à embolização com grânulos eluidores de fármaco. **D.** Imagem de RM com contraste ponderada em T1, no plano axial, pós-procedimento, mostrando ausência de realce no tumor tratado, aliada à diminuição significativa do tamanho da lesão.

TABELA 39.1 Fatores prognósticos de desfecho favorável da quimioembolização transarterial.

Tamanho/carga tumoral pequena

Função de síntese hepática preservada

Child-Pugh A

Escore MELD baixo

CHC totalmente encapsulado

Ausência de invasão vascular maciça

Ausência de invasão do ducto biliar

Ausência de margens tumorais irregulares

Ausência de realce irregular periférico

Ausência de nódulos-satélite

Idade < 60 anos

Albumina sérica > 3,5 g/dℓ

Alfafetoproteína < 400 ng/mℓ

MELD, modelo para doença hepática terminal.

prevenir complicações. O ramo ou os ramos arteriais para o leito tumoral são então selecionados, e os agentes quimioterápicos e embólicos são distribuídos.

As complicações frequentes da TACE incluem dor, febre, náuseas, fadiga e elevação das transaminases. A combinação de sintomas costuma ser referida como síndrome pós-embolização, e, em geral, é autolimitante. No entanto, é preciso ter o cuidado de excluir complicações mais sérias, como septicemia, abscesso hepático e quimioembolização não dirigida levando ao infarto e à necrose da vesícula biliar, do intestino, do diafragma ou da pele (Figura 39.20). Todos os pacientes são tratados de maneira profilática com antibióticos para diminuir o risco de abscesso hepático subsequente à TACE, observando-se um risco especialmente alto em pacientes portadores de disfunção do esfíncter de Oddi relacionada com cirurgia prévia ou *stent* (Tabela 39.2).

Radioembolização transarterial ou radioterapia interna seletiva

Historicamente, a irradiação a partir de um feixe externo teve papel limitado no tratamento de tumores hepáticos, devido à radiossensibilidade do parênquima hepático normal. Exposições acima de 70 Gy em um fígado não cirrótico e de 50 Gy no fígado cirrótico podem resultar em uma síndrome caracterizada por

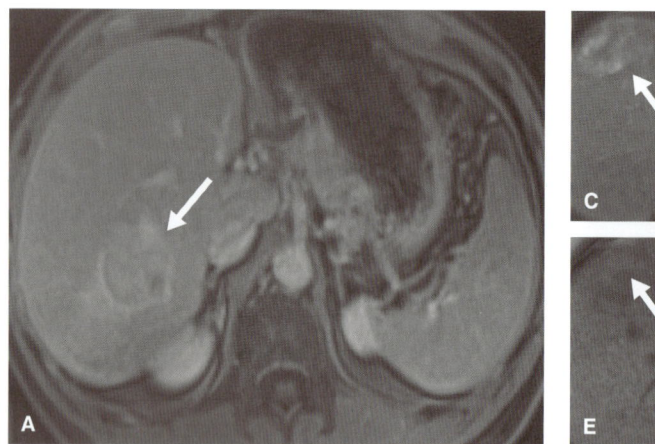

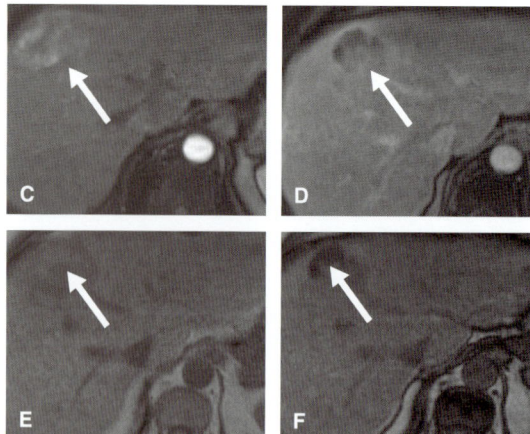

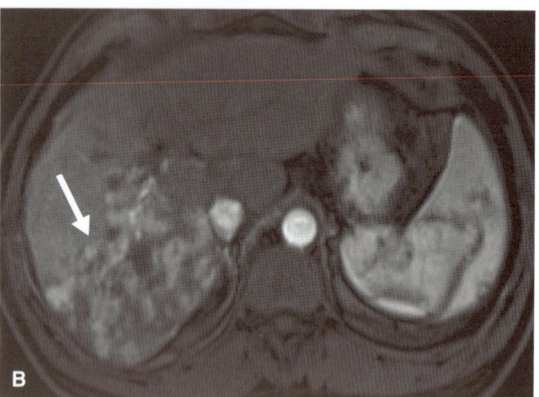

Figura 39.19 **Exemplos de diferentes aparências do carcinoma hepatocelular (CHC). A.** A ressonância magnética (RM) com contraste ponderada em T1 com saturação de gordura, no plano axial, mostra massa encapsulada no lobo direito (*seta*), sabidamente um CHC. **B.** A imagem de RM com contraste ponderada em T1 com saturação de gordura, no plano axial, mostra uma área geográfica de realce arterial (*seta*), sabidamente um CHC infiltrativo. **C.** A RM com contraste ponderada em T1 com saturação de gordura, no plano axial, mostra massa encapsulada no lobo direito apresentando realce arterial (*seta*), com (**D**) lavagem (*washout*) (*seta*), (**E**) sinal aumentado em T1 na sequência gradiente-eco, em fase, ponderada em T1 e (**F**) perda da intensidade de sinal na sequência gradiente-eco, fora de fase, ponderada em T1, compatível com um CHC bem diferenciado, com áreas de componentes gordurosos intracelulares.

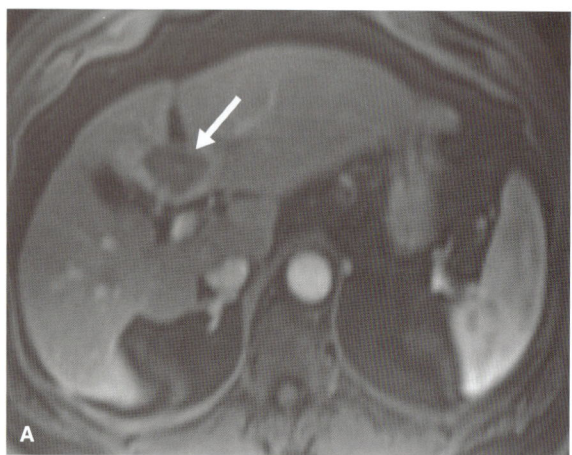

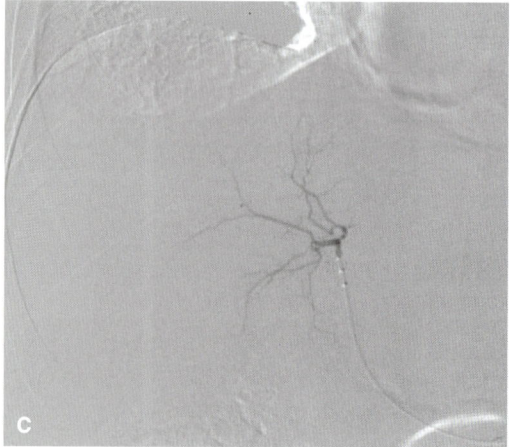

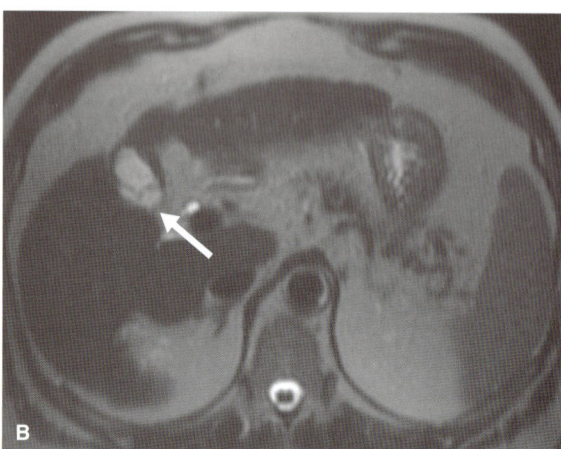

Figura 39.20 **Colecistite crônica subsequente à quimioembolização transarterial com grânulos farmacológicos (DEB-TACE). A.** Ressonância magnética (RM) com contraste ponderada em T1 com saturação de gordura, no plano axial, mostrando massa no lobo esquerdo (*seta*), conhecidamente um carcinoma hepatocelular (CHC). **B.** Angiografia hepática esquerda seletiva (ramo do segmento IV) mostrando rubor tumoral. **C.** Imagem ponderada em T2, no plano axial, obtida 1 mês após a terapia demonstrando alterações isquêmicas na parede da vesícula biliar (*seta*) decorrentes de embolização não dirigida.

TABELA 39.2 Vantagens e desvantagens de cada método de embolização transarterial.

■ MÉTODO	■ VANTAGENS	■ DESVANTAGENS
cTACE	■ Escolha da quimioterapia ■ Escolha do agente embólico ■ Marcação tumoral à TC	■ Perda da quimioterapia a partir do óleo etiodado em 4 h ■ Maior pico de concentração plasmática sistêmica de quimioterapia, resultando em efeitos colaterais maiores ■ Síndrome pós-embolização grave ■ Dosagem variável ■ Cautela na trombose da veia porta
DEB-TACE	■ Menor pico de concentração plasmática sistêmica de quimioterapia, resultando em efeitos colaterais menores ■ Liberação controlada da quimioterapia, ao longo de 7 a 10 dias ■ Dose fixa ■ Grânulos disponíveis em vários tamanhos ■ Síndrome pós-embolização tolerável	■ Pode induzir necrose do ducto biliar
TOCE	■ Síndrome de pós-embolização reduzida ■ Marcação tumoral à TC	■ Perda da quimioterapia a partir do óleo etiodado em 4 h ■ Maior pico de concentração plasmática sistêmica de quimioterapia, resultando em efeitos colaterais maiores ■ Estudos relatam falta de efeito antitumoral substancial ■ Dosagem variável
TAE	■ Estudos relatam benefício de sobrevida geral similar ao da TACE, sem efeitos colaterais de quimioterapia ■ Escolha do agente embólico	■ Síndrome pós-embolização grave
TAC	■ Sem síndrome pós-embolização ■ Escolha da quimioterapia	■ Estudos relatam falta de efeito antitumoral substancial ■ Maior pico de concentração plasmática sistêmica de quimioterapia, resultando em efeitos colaterais maiores ■ Dosagem variável

TC, tomografia computadorizada; TACE, quimioembolização transarterial convencional; DEB-TACE, quimioembolização transarterial com grânulos farmacológicos; TAC, quimioterapia transarterial; TAE, embolização transarterial; TOCE, quimioembolização oleosa transcateter.

ascite, hepatomegalia anictérica e enzimas hepáticas elevadas após um período de semanas a meses. A radioterapia interna seletiva (SIRT; do inglês, *selective internal radiation therapy*), uma forma de braquiterapia envolvendo a injeção intra-arterial de partículas embólicas carregadas com radioisótopo, foi desenvolvida para contornar essa situação. Os aspectos técnicos da execução do procedimento são idênticos aos da TACE, exceto pela substituição dos agentes quimioembólicos por agentes radioembólicos. Entretanto, embora a oclusão de artérias de médio e grande calibre na TACE resulte em destruição tumoral por isquemia, com os agentes quimioterápicos administrados potencializando o efeito, o efeito antitumoral da SIRT está relacionado de forma preponderante com a administração da radiação, devendo a fonte de radiação alcançar a microvasculatura tumoral para maximizar os efeitos benéficos. Assim, em contraste com as partículas usadas na TACE para embolizar os vasos alimentadores do tumor (tipicamente, de 100 µm ou mais), são usadas partículas muito menores (25 a 35 µm) na SIRT para alcançar a microvasculatura tumoral.

A maioria dos pacientes tratados por SIRT são candidatos precários à TACE, devido à existência de invasão vascular, carga tumoral alta ou resposta precária à TACE prévia. Entretanto, a SIRT também é útil quando opções, como ablação e ressecção, não puderem ser buscadas devido a fatores, incluindo localização da lesão, comorbidades do paciente e reserva hepática insuficiente. Por exemplo, o termo *segmentectomia por SIRT*

se refere à administração de uma dose concentrada de grânulos radioativos no máximo em dois segmentos hepáticos que contenham tumor, resultando em uma dose ablativa e em reabsorção com o passar do tempo (Figura 39.21). A lobectomia por SIRT, em contraste, é usada em pacientes com doença no lobo direito passível de ressecção curativa, onde esse tipo de ressecção não pode ser realizada devido a um futuro remanescente de fígado que seria insuficiente. Embora a embolização da veia porta para o lobo a ser extirpado fosse tradicionalmente usada para induzir hipertrofia desse futuro remanescente de fígado, esse método é subótimo em fígados cirróticos e não trata tumores. Nesses casos, a SIRT da doença do lobo direito não só trata os tumores, como também induz um desvio mais controlado do fluxo venoso portal para o lobo esquerdo, à medida que o lobo direito atrofia, resultando na desejada hipertrofia lobar esquerda (Figura 39.22).

O ítrio-90 (^{90}Y), um betaemissor puro que sofre decaimento em zircônio, com meia-vida física de 64,2 horas, é o radioisótopo mais comumente empregado. Suas emissões têm penetração tecidual média de 2,5 mm e penetração máxima de 11 mm, permitindo, assim, uma alta dose de radiação local com menos risco de necrose hepática induzida por radiação, em comparação à terapia com feixe externo. Um GBq (27 mCi) de ^{90}Y por quilograma de tecido fornece uma dose de 50 Gy. Há relatos na literatura de que a menor dose tumoral necessária para gerar uma resposta detectável era 40 Gy, e que doses de até 100 Gy

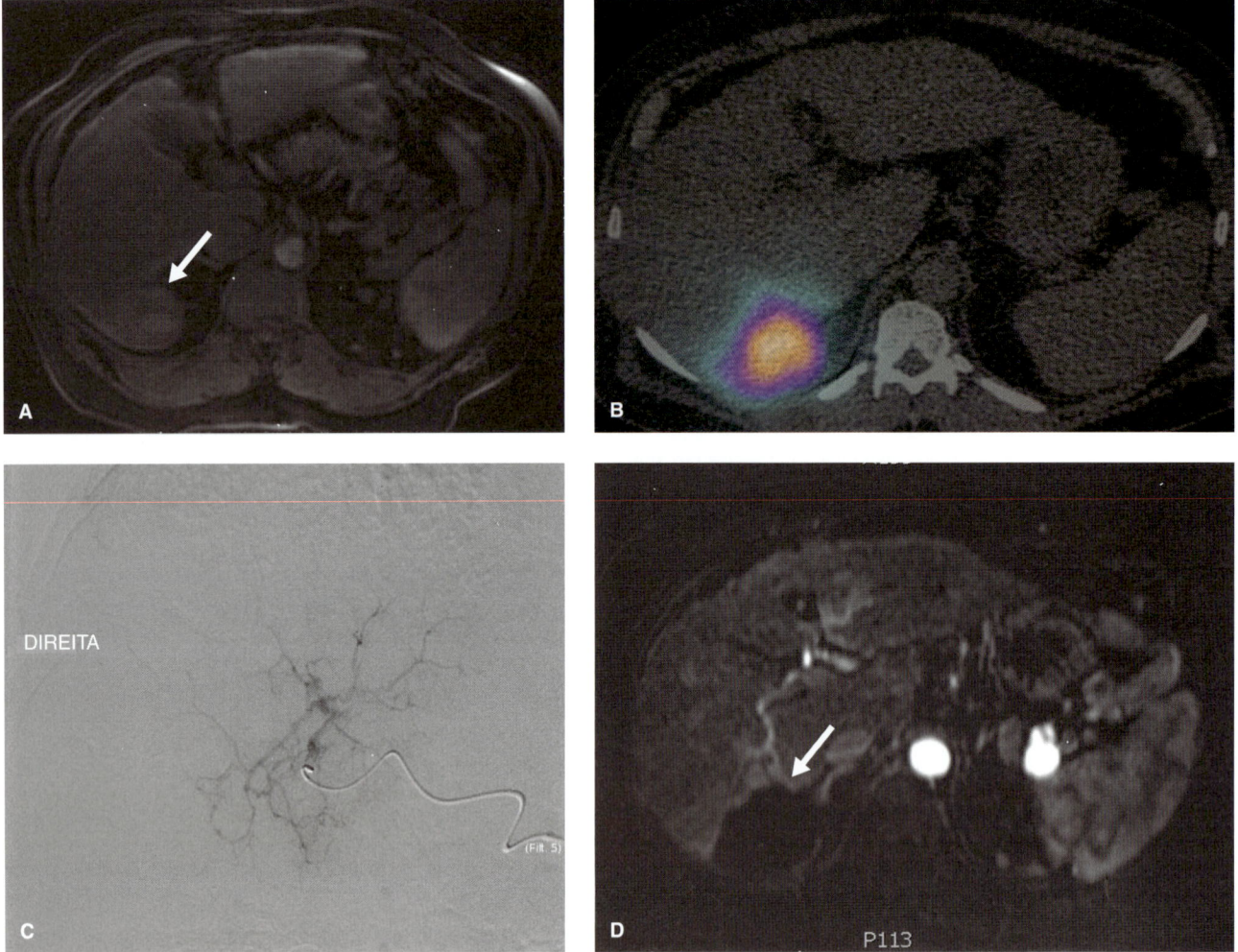

Figura 39.21 **Segmentectomia por radiação. A.** A imagem ponderada em T1 com saturação de gordura, no plano axial, pós-contraste (fase arterial) mostra uma lesão com realce arterial no segmento VII do parênquima hepático (*seta*), correspondendo a um carcinoma hepatocelular. **B.** Imagem de tomografia computadorizada por emissão de fóton único integrada à tomografia computadorizada com radiação freada (*bremsstrahlung*) (^{90}Y-SPECT-CT) axial confirmando a completa distribuição tumoral pela terapia. **C.** Angiografia seletiva do ramo da artéria hepática direita no segmento VII posterior confirmando a posição adequada do cateter para distribuição do [90]Y. **D.** Imagem ponderada em T1 com saturação de gordura, no plano axial, pós-contraste (fase arterial) demonstrando ausência de realce da lesão no segmento VII (*seta*).

no fígado não envolvido foram toleradas sem o desenvolvimento de obstrução venosa ou insuficiência hepática.

Os dois tipos de microesferas hoje comercializadas são a SIR-Spheres® (Sirtex Medical Limited, Austrália) e a Thera-Sphere® (Biocompatibles, Reino Unido), as quais apresentam várias diferenças relevantes. A SIR-Spheres® foi aprovada inicialmente pela Food and Drug Administration (FDA) para uso no tratamento de metástases colorretais, em conjunto com a floxuridina intra-hepática, um análogo da 5-fluoruracila (5-FU). Por outro lado, a TheraSphere® foi aprovada pela FDA para uso no tratamento do CHC não cirúrgico. A SIR-Spheres® consiste em microesferas à base de resina biodegradável contendo ^{90}Y, sendo seu diâmetro médio de 35 µm (faixa de 20 a 60 µm). A SIR-Spheres® apresenta atividade específica menor (50 Bq por microesfera no momento da calibração) e um número maior de esferas por dose (cerca de 40 a 80 milhões de esferas/frasco de 3 GBq). A TheraSphere® é composta por microesferas de vidro não biodegradáveis com diâmetros que variam de 20 a 30 µm, contendo ^{90}Y como um constituinte integral do vidro. A TheraSphere® tem atividade específica maior (2.500 Bq por microesfera no momento da calibração) e um número menor de esferas por dose (1,2 milhão de microesferas/frasco de 3 GBq) (Tabela 39.3).

Os efeitos biológicos da SIRT dependem da dose absorvida, definida como a energia absorvida por unidade de massa tecidual, o que depende da quantidade de ^{90}Y injetada, da densidade vascular tumoral e da hemodinâmica arterial hepática. Embora a quantidade de ^{90}Y injetada possa ser determinada com precisão, a hemodinâmica e a densidade de vasos são variáveis, impossibilitando, assim, a predição acurada da dosimetria. Entretanto, apesar dessa variabilidade, a maioria das microesferas injetadas é absorvida de forma preferencial na microvasculatura tumoral, a uma razão de 3:1 a 20:1, em comparação ao fígado normal, sobretudo na periferia dos nódulos.

A SIRT também é tecnicamente desafiadora, devido ao risco de embolização não dirigida. As duas contraindicações absolutas ao tratamento com microesferas contendo [90]Y são o *shunt* hepatopulmonar significativo (em geral, > 20%), que resultaria na distribuição de mais de 30 Gy aos pulmões com uma única infusão ou 50 Gy com múltiplas infusões; e a incapacidade de prevenir a deposição das microesferas no trato gastrintestinal. Essas duas situações obrigam à realização de uma simulação do tratamento, em uma sessão à parte, antes da SIRT. Nessa simulação, o cateter intra-arterial é posicionado do modo como seria feito durante a SIRT, seguindo-se então a injeção de macroagregados de albumina (MAA) marcada com tecnécio-99m (^{99m}Tc). Uma imagem de gamacâmera é obtida para determinar o grau de *shunting* hepatopulmonar e estimar a dose de radiação que pode ser distribuída às áreas tumorais-alvo. Embora as estimativas resultantes reflitam a média e não a dose real para uma dada área, e apesar da variabilidade existente na correlação entre ^{99m}Tc-MAA e a deposição real de microesferas de ^{90}Y, a atividade medida com sondas intraoperatórias foi correlacionada com a dose real de radiação distribuída e com a cintigrafia plana de ^{99m}Tc-MAA.

Os efeitos colaterais subsequentes à SIRT são incomuns e, quando ocorrem, costumam resultar da distribuição não dirigida das microesferas. A síndrome da pós-embolização que se segue à TACE não é observada, embora os pacientes possam apresentar sintomas semelhantes, incluindo fadiga, dor abdominal,

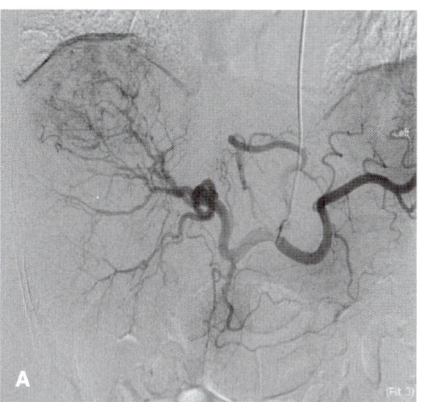
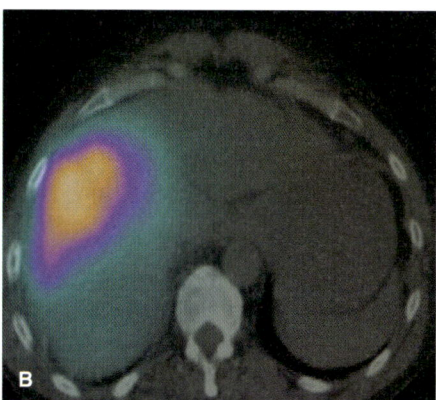
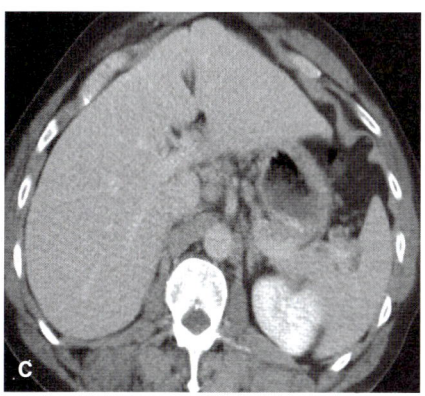
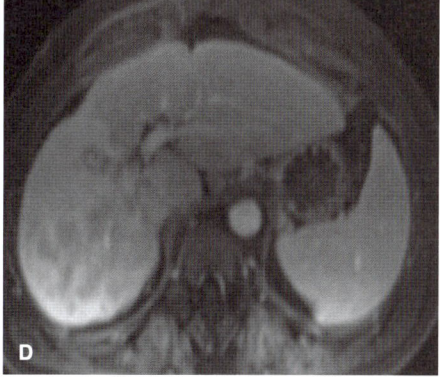
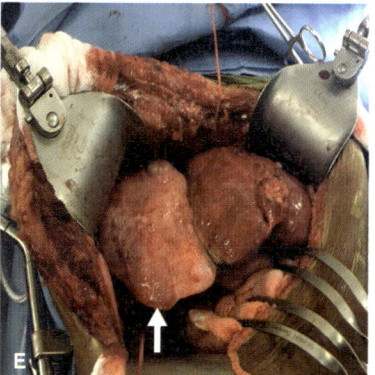

Figura 39.22 Lobectomia por radiação. A. Angiografia celíaca mostrando massa ampla nos segmentos VII e VIII do fígado, com rubor tumoral correspondente (*setas*). **B.** Imagem de tomografia computadorizada por emissão de fóton único integrada à tomografia computadorizada com radiação (*bremsstrahlung*) (^{90}Y-SPECT-CT) axial confirmando a completa distribuição tumoral da terapia, além de contagens hepáticas normais. **C.** Tomografia computadorizada (TC) com contraste pré-procedimento, no nível da veia porta, mostrando um pequeno segmento lateral à esquerda que virá a se tornar o futuro remanescente de fígado. **D.** Imagem ponderada em T1 com saturação de gordura, no plano axial, póscontraste mostrando realce tardio do lobo direito, correspondente à fibrose pós-procedimento, com significativa hipertrofia do segmento lateral esquerdo. **E.** Vista intraoperatória do fígado corroborando a hipertrofia significativa do segmento lateral esquerdo e a fibrose do lobo direito tratado (*ponta de seta*).

TABELA 39.3 Comparação das partículas usadas em radioterapia interna seletiva disponíveis.

■ PARÂMETRO	■ SIR-SPHERES®	■ THERASPHERE®
Fabricante	Sirtex Medical, Lane Cove, Austrália	Biocompatibles UK Ltd, Farnham, Surrey, Reino Unido
Composição da esfera	Resina	Vidro
Incorporação de ^{90}Y	Ligado à resina na superfície da esfera	Incrustado na matriz de vidro
Tamanho da esfera (mm)	32,5 ± 2,5 (faixa 20 a 60)	25 ± 5 (faixa 20 a 30)
Gravidade específica (g/mℓ)	1,6	3,6
Atividade específica/esfera na calibração (Bq)	50 (faixa 40 a 80)	2.500
Esferas/dose de 3 GBq (milhões)	40 a 80	1,2
Doses disponíveis (GBq)	3	3, 5, 7, 10, 15, 20
Aprovação pela FDA	Câncer colorretal metastático não ressecável	Carcinoma hepatocelular não ressecável

TABELA 39.4 Vantagens e desvantagens de cada método ablativo.

■ MÉTODO DE ABLAÇÃO	■ VANTAGENS	■ DESVANTAGENS
Ablação por etanol	■ Segura para órgãos sensíveis próximos ■ Não suscetível ao efeito de dissipação de calor ■ Baixa taxa de complicação ■ Bem tolerada ■ Sem equipamento especializado	■ Costuma requerer múltiplos tratamentos ■ Incerteza da zona de ablação ■ Altas taxas de progressão local e recorrência
Ablação por ácido acético	■ Segura para órgãos sensíveis próximos ■ Não suscetível ao efeito de dissipação de calor ■ Melhor difusão tecidual e infiltração em septos e cápsulas tumorais, em comparação ao etanol ■ Baixa taxa de complicação ■ Bem tolerada ■ Sem equipamento especializado	■ Costuma requerer múltiplos tratamentos (porém menos que na ablação por etanol) ■ Altas taxas de progressão local e recorrência
Ablação por radiofrequência	■ Um único tratamento costuma ser efetivo ■ Baixas taxas de progressão local e recorrência para lesões pequenas	■ Suscetível ao efeito de dissipação de calor ■ Risco de dano a estruturas sensíveis adjacentes ■ Dependente da condutividade tecidual ■ Redução da eficácia com o aumento do tamanho da lesão ■ Demorada ■ Requer bases de aterramento ■ Requer múltiplas sondas, que podem aumentar as complicações
Ablação por micro-ondas	■ Um único tratamento costuma ser efetivo ■ Menos suscetível ao efeito de dissipação de calor ■ Menos demorada ■ Baixas taxas de progressão local e recorrência para lesões pequenas ■ Menor dependência das características teciduais ■ Costuma requerer apenas uma sonda	■ Risco de dano a estruturas sensíveis adjacentes
Crioablação	■ Um único tratamento costuma ser efetivo	■ Taxa aumentada de complicações, incluindo criochoque ■ Taxa aumentada de recorrência local ■ Risco de dano a estruturas sensíveis adjacentes ■ Suscetível ao efeito de dissipação de calor ■ Demorada ■ Requer múltiplas sondas, que podem aumentar as complicações
Eletroporação irreversível	■ Segura para órgãos sensíveis próximos ■ Não suscetível ao efeito de dissipação de calor ■ Baixa taxa de complicação ■ Bem tolerada	■ Dependente de condutividade tecidual ■ Altas taxas de progressão local e recorrência ■ Requer anestesia geral ■ Tempo de procedimento prolongado ■ Cautela em pacientes com arritmia
Ablação a *laser*	■ Um único tratamento costuma ser efetivo ■ Pode ser guiada por ressonância magnética (RM)	■ Suscetível ao efeito de dissipação de calor ■ Risco de dano a estruturas sensíveis adjacentes ■ Queda da eficácia com o aumento do tamanho da lesão

náuseas e vômito, além de febre baixa, de forma transitória, nas primeiras horas subsequentes à SIRT. A transitoriedade dos sintomas com a SIRT, em comparação ao observado com a TACE, provavelmente está relacionada com a ausência de isquemia significativa na SIRT. Em geral, linfopenia branda a moderada é detectada após a radioembolização; todavia, não está associada a suscetibilidade aumentada a infecções. Por outro lado, uma forma de síndrome de obstrução sinusoidal que surge em 4 a 8 semanas após a SIRT pode ocorrer em pacientes não cirróticos. Essa condição é denominada doença hepática induzida por radioembolização (DHIR), e é caracterizada por icterícia, ascite leve e elevações moderadas nos níveis de gamaglutamil transpeptidase e fosfatase alcalina.

Terapias percutâneas

Quimioablação

Ablação com etanol. Um dos primeiros métodos desenvolvidos para a ablação de tumores hepáticos envolvia a injeção percutânea de etanol, denominada ablação com etanol. Esse procedimento comprovadamente seguro promove necrose completa de pequenos CHC, com a vantagem de permitir o tratamento de tumores próximos a órgãos sensíveis e vasos sanguíneos. Entretanto, classicamente, requer múltiplas sessões de tratamento, a zona de ablação é incerta e as taxas de progressão local e recorrência são altas (Figura 39.23).

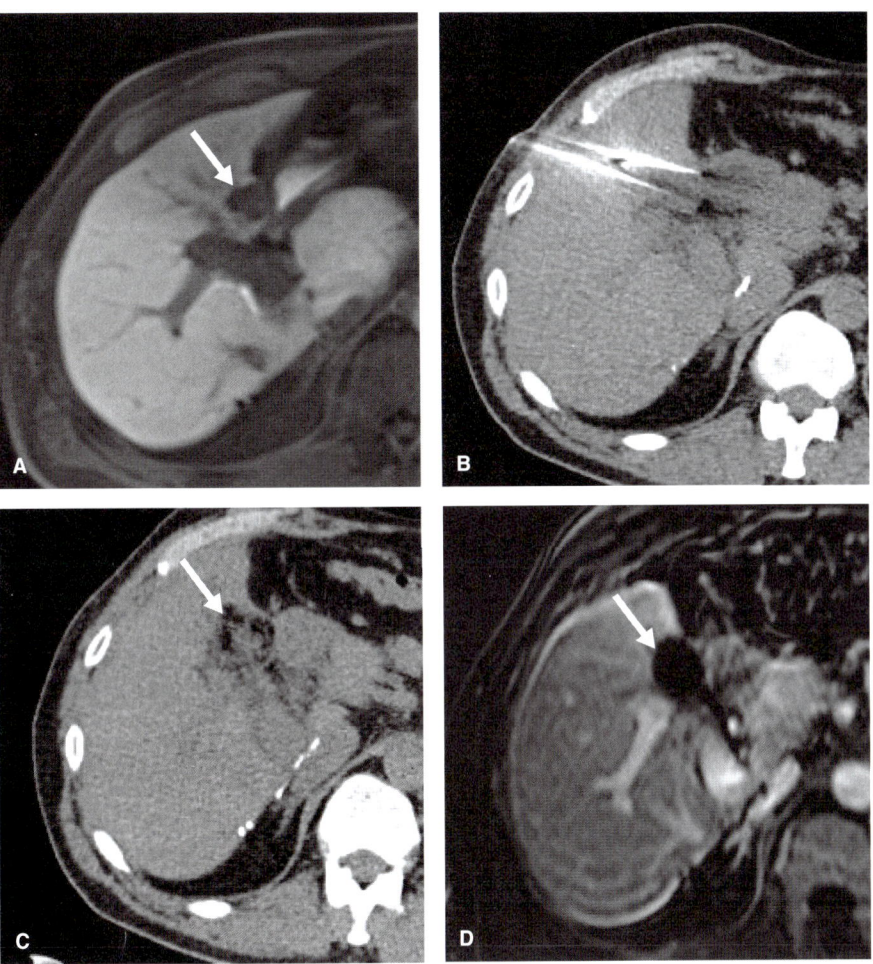

Figura 39.23 Ablação percutânea com etanol. **A.** Imagem ponderada em T1 com saturação de gordura, no plano axial, pós-contraste na fase hepatobiliar mostrando uma lesão junto ao aspecto posterior do segmento III (*seta*), em estreita proximidade com o estômago e a veia porta, e adjacente aos ductos biliares, em um paciente submetido à hepatectomia direita em função de um câncer colorretal metastático. **B.** Imagem de tomografia computadorizada (TC) mostrando a colocação da agulha na lesão. **C.** Subsequentemente, realizou-se a injeção de etanol, confirmada por TC sem contraste (*seta*). **D.** Imagem ponderada em T1 com saturação de gordura, no plano axial, pós-procedimento mostrando ausência de realce na cavidade de ablação, compatível com necrose da lesão (*seta*).

Ablação por ácido acético. A injeção percutânea de ácido acético para ablação de tumores foi descrita pela primeira vez em 1994. O ácido acético é um composto químico nocivo, que apresenta melhor difusão tecidual que a do etanol, assim como uma infiltração mais eficiente em septos e cápsulas tumorais. Seu uso foi proposto para diminuição do número de sessões de ablações repetidas. De modo geral, é considerado um procedimento seguro que produz efeitos colaterais raros, incluindo hemoglobinúria transitória, febre e dor abdominal no quadrante superior direito. Infarto segmentar e acidose metabólica podem ocorrer com doses altas.

Ablação à base de energia

Ablação por radiofrequência. A ablação por radiofrequência (ARF) usa uma sonda geradora de radiação eletromagnética, dentro do espectro da radiofrequência, na parte do espectro eletromagnético delimitada por uma oscilação baixa de 3 Hz e uma oscilação alta de 300 GHz, com a maioria das sondas de ARF gerando radiação eletromagnética na faixa de 300 a 500 kHz. A sonda é inserida na lesão-alvo, tipicamente com orientação por TC ou ultrassonografia, e o circuito é fechado por meio da colocação de bases de aterramento no corpo do paciente, normalmente nas coxas. Um gerador modula a amplitude da radiofrequência, e a energia resultante é localmente depositada na forma de calor, em consequência da perda por atrito molecular, resultando em necrose tecidual coagulativa. Uma ablação efetiva requer boa condutividade tecidual que possibilite a transferência de calor a maiores distâncias da sonda e uma zona de ablação maior. De maneira contraintuitiva, um rápido aumento de potência resultará na dessecação do tecido ao redor da sonda, limitando a

condução de calor e diminuindo o tamanho da zona de ablação. A eventual geometria da zona de ablação depende de múltiplos fatores, incluindo o tipo e a forma da sonda, a temperatura máxima alcançada, a duração da ablação e a proximidade de vasos sanguíneos.

O tamanho da lesão é o determinante mais importante do êxito da ARF, com taxas de ablação completa relatadas de cerca de 90% para lesões de até 3 cm. Para lesões maiores que 3 cm, a eficácia da ARF diminui com o aumento do tamanho da lesão. A ablação completa é possível para lesões de 3 a 5 cm, mas se torna improvável com lesões > 5 cm. A taxa de recorrência é quase nula para lesões menores, mas é superior a 50% para lesões > 5 cm. A localização da lesão também é um determinante do sucesso da ARF. Em geral, evita-se a ARF de lesões nas proximidades do hilo geralmente devido ao risco de lesão à árvore biliar central ou aos vasos hepáticos. Além disso, as lesões adjacentes aos vasos sanguíneos podem mostrar respostas variáveis à ablação, secundárias ao efeito de dissipação de calor, em que o calor gerado é dissipado pelo fluxo que corre adjacente.

A ARF pode proporcionar os mesmos benefícios que a ressecção em pacientes seletos. Pacientes de classes A ou B de Child-Pugh apresentando lesões de até 3 cm tratadas com ARF mostram taxas de sobrevida geral similares às dos pacientes tratados com ressecção cirúrgica. Embora os pacientes de classe C de Child-Pugh possam ser tratados com segurança com ARF, a expectativa de vida deles é determinada pela progressão da cirrose, de modo que é improvável um benefício em termos de sobrevida. O transplante de fígado para CHC proporciona a sobrevida mais longa para os cerca de 10% dos pacientes candidatos; foi demonstrado que o tratamento com ARF durante a espera pelo transplante de fígado constitui um fator prognóstico independente para sobrevida mais prolongada.

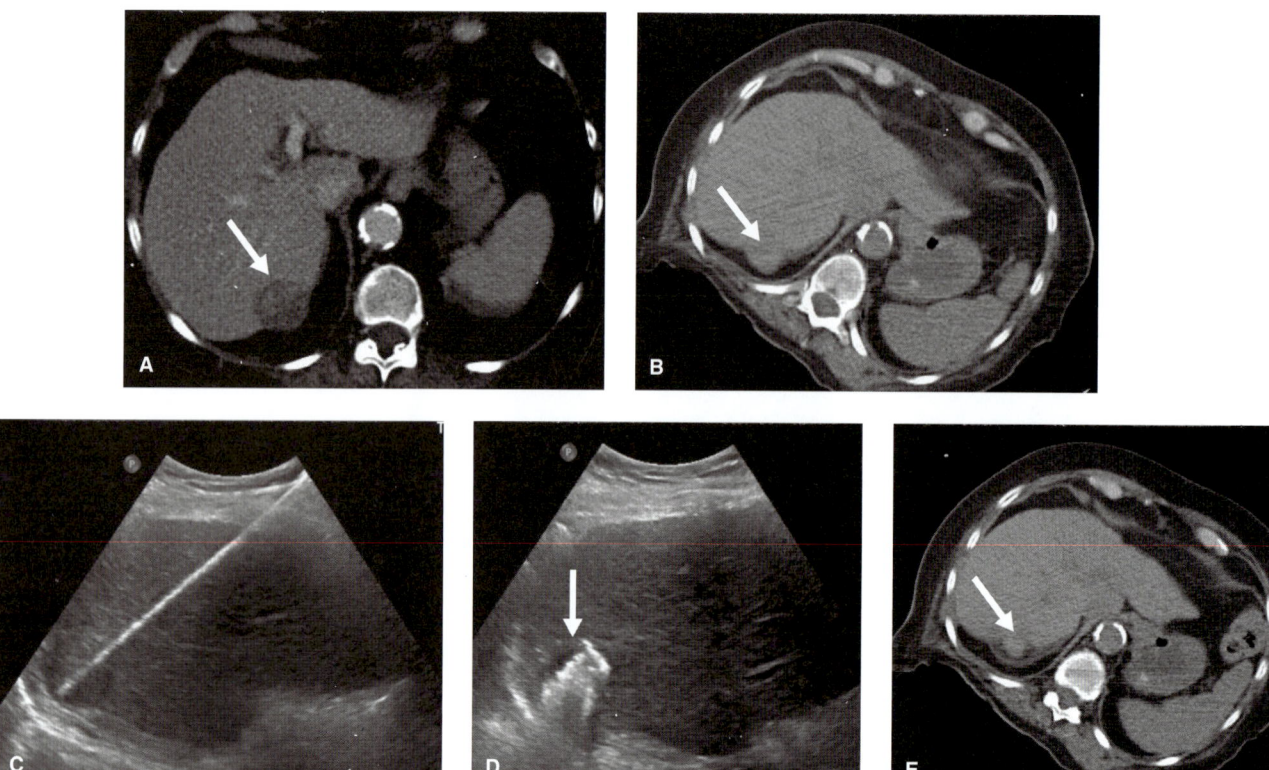

Figura 39.24 Ablação percutânea por micro-ondas. A. Tomografia computadorizada (TC) com contraste mostrando uma lesão no lobo direito posterior (*seta*). **B.** TC sem contraste mostrando a lesão exofítica (*seta*). **C.** Subsequentemente, uma antena de micro-ondas foi avançada dentro da lesão, sob orientação direta da ultrassonografia. **D.** Ultrassonografia imediatamente após o procedimento mostrando as alterações pós-procedimento esperadas (*seta*) e com (**E**) o aguardado halo perilesional à TC não contrastada (*seta*) indicando sucesso técnico e retração tecidual.

Os casos de morte após a ARF são incomuns e tipicamente atribuídos à falência hepática, havendo aumento do risco com os maiores volumes de ablação e a diminuição da reserva hepática. A maioria dos pacientes tratados com ARF para CHC pode receber alta hospitalar no mesmo dia do procedimento, após várias horas de observação.

Ablação por micro-ondas.
A ablação por micro-ondas (AMO) se refere a todos os métodos eletromagnéticos de indução de destruição tumoral por necrose tecidual coagulativa, ao usar dispositivos com frequências maiores ou iguais a 900 MHz. A AMO emprega um campo eletromagnético oscilante que realinha moléculas polarizadas como a água, gerando energia cinética, calor e subsequente necrose tumoral por histerese dielétrica. Isso cria uma zona de ablação em torno da agulha, em forma de coluna ou arredondada, dependendo do tipo de agulha usada e da potência geradora. Em comparação à ARF, a AMO mostra uma penetração tecidual mais uniforme, dispensa as bases de aterramento, é menos propensa ao efeito de dissipação de calor, não é afetada pela carbonização tecidual e sua zona de ablação é mais previsível (Figura 39.24).

Crioablação.
A maioria dos sistemas de crioablação se baseia no efeito de Joule-Thomson, em que a expansão de um agente criogênico (p. ex., argônio) na ponta da criossonda acarreta diminuição da temperatura. A morte celular induzida por crioablação é causada pela formação direta de cristais de gelo intracelulares, resultando em dano à membrana plasmática e às organelas. Os cristais de gelo continuam aumentando durante o descongelamento, maximizando a morte celular. A resposta tumoral depende da taxa de resfriamento, da profundidade da hipotermia, da taxa de descongelamento, do número de ciclos de congelamento-descongelamento e dos efeitos tardios de isquemia pós-congelamento. Ciclos repetidos de congelamento-descongelamento podem melhorar a eficácia. O diâmetro aumentado das sondas atualmente disponíveis, a necessidade de usar múltiplas sondas, a localização de muitos tumores e o risco de síndrome de criochoque (uma síndrome causada por citocinas inflamatórias circulantes e caracterizada por falência renal, coagulação disseminada intravascular e síndrome da angústia respiratória do adulto) diminuem, de maneira significativa, a aplicação dela no fígado.

Eletroporação irreversível.
A eletroporação irreversível (EPI) usa campos elétricos pulsados para induzir morte celular. Em um limiar de potencial elétrico específico, a bicamada lipídica da membrana celular é inundada de poros, o que constitui uma alteração reversível a uma baixa corrente, mas se torna permanente e resulta em morte celular com o aumento da intensidade do campo elétrico. A ablação das lesões hepáticas com EPI foi descrita pela primeira vez em 2005, por Davalos *et al.* Os dispositivos de EPI podem aplicar até 3.000 V e 50 A, através de eletrodos de agulha uni ou bipolares. O tamanho da zona de ablação pode ser influenciado pelo comprimento da ponta do eletrodo, pela distância entre os eletrodos, pelo número de pulsos, pela duração dos pulsos e pela voltagem aplicada. Os campos elétricos são fortemente influenciados pela condutividade do meio local, a qual depende da heterogeneidade tecidual e da presença de metais como os *stents* biliares. Uma vez que a EPI independe do aquecimento ou resfriamento de tecidos-alvo, a técnica não é limitada pelo efeito de dissipação de calor quando da realização da ablação de tumores próximos a vasos sanguíneos importantes, nem parece ter efeitos deletérios sobre os tecidos normais adjacentes, incluindo nervos e ductos biliares. Entretanto, apesar dessas vantagens em relação com as técnicas ablativas térmicas, múltiplos grupos sugeriram um controle local precário e altas taxas de recidiva associadas à EPI. Desse modo, a EPI só deve ser considerada quando as técnicas ablativas térmicas forem contraindicadas.

Ablação a *laser*. A ablação a *laser* usa um *laser* para gerar luz monocromática e uma pequena fibra óptica flexível para transportá-la para dentro do tecido, onde então a luz é convertida em calor. A exposição da célula tumoral a temperaturas que variam de 45 a 55°C, por períodos prolongados, ou a temperaturas acima de 60°C, por períodos curtos, causa dano celular irreversível. A geração de calor no tecido-alvo é influenciada por múltiplos fatores, incluindo o comprimento de onda da luz, a potência do *laser*, a energia do *laser*, o tempo de tratamento e as características de emissão da fibra óptica e do tecido. Existem diversos métodos invasivos e não invasivos disponíveis para o monitoramento da temperatura em tempo real, os quais apresentam uma boa resolução espacial, facilitando a destruição tumoral e, ao mesmo tempo, preservando o máximo possível de tecido normal. Além disso, nanopartículas estão sendo desenvolvidas para uso na ablação tumoral fototérmica, as quais apresentam alta absorção luminosa e podem ser projetadas e distribuídas especificamente para as células tumorais.

Princípios de avaliação da resposta ao tratamento

A avaliação da resposta do tumor ao tratamento é essencial para os pacientes submetidos a terapias de câncer hepático locorregional. Os métodos convencionais, como os clássicos critérios RECIST (*Response Evaluation Criteria in Solid Tumors*), não têm valor preditivo em pacientes com CHC tratados por TACE ou SIRT, que se baseiam unicamente no encolhimento tumoral como medida da atividade antitumoral, o que é uma consideração válida apenas para fármacos citotóxicos. A TACE e a SIRT induzem necrose tumoral direta, sendo a atividade anticâncer delas preditiva de redução no tumor viável, conforme identificado por imagens de RNM ou TC com contraste. As *Clinical Practice Guidelines*, emitidas conjuntamente pela European Association for the Study of Liver Disease (EASL) e pela European Organization for Research and Treatment of Cancer (EORTC), estabelecem que a avaliação da resposta no CHC deve se basear nos critérios RECIST modificados (mRECIST), por meio da obtenção de imagens com contraste de TC ou RNM decorridas 4 semanas do tratamento, com o objetivo de avaliar a carga de tumor viável residual, bem como invasão vascular, linfonodos, ascite, derrame pleural e novas lesões. Foi demonstrado que a resposta tumoral medida pelo mRECIST após a TACE apresenta correlação com os desfechos de sobrevida (Figuras 39.25 e 39.26).

Se a necrose tumoral completa não for conseguida após a primeira TACE, uma segunda pode ser realizada, uma vez que algumas artérias alimentadoras poderão ter sido perdidas. Entretanto, os pacientes que não responderem a duas sessões consecutivas de TACE devem ser considerados para terapias alternativas, tendo prognóstico mais desfavorável aqueles que mostrarem ausência de resposta tumoral em seguida à TACE.

Todos os critérios de resposta que medem o tumor em termos dimensionais (RECIST e mRECIST) presumem que o diâmetro da lesão tem correlação direta com o volume da mesma. Essa consideração se baseia na crença de que os tumores crescem e encolhem de maneira esférica, o que não é totalmente correto. Portanto, a quantificação por volumetria pode refletir de forma mais precisa o tamanho tumoral real, de modo que métodos adicionais foram desenvolvidos para quantificar tal alteração.

Além disso, as técnicas de imagem quantitativas possibilitam uma avaliação robusta da resposta tumoral hepática. Além das alterações de tamanho, é possível quantificar vários parâmetros biológicos e funcionais, como a difusão e a perfusão. A medida desses parâmetros é especialmente importante para a avaliação da resposta do tumor ao tratamento a novas terapias alvo-dirigidas, entre as quais a SIRT, em que uma alteração no estado funcional às vezes precede a modificação anatômica.

Outros biomarcadores foram explorados, incluindo a AFP. AFP pré-procedimento não demonstrou ser um marcador prognóstico de resposta clínica após a intervenção. O aumento da AFP pode ser observado no período pós-procedimento imediato, de forma secundária à lise celular e não à progressão da doença; ademais, embora a diminuição da AFP em seguida ao tratamento seja indicativa de resposta, não é confiável, de modo que o monitoramento da AFP não deve substituir os exames de imagem.

Conclusão

O manejo dos tumores malignos hepáticos requer uma abordagem multidisciplinar, além da capacidade de traduzir conceitos anatômicos e radiológicos básicos na prática clínica diária. As decisões costumam se basear na carga tumoral, na função hepática, nos achados de imagem e na apresentação do paciente, incluindo ainda uma avaliação criteriosa do estado do desempenho do paciente. As terapias locorregionais oferecem múltiplas opções, com diferentes objetivos de tratamento. Hoje, as terapias de ablação, incluindo a segmentectomia por SIRT, podem ser usadas de uma forma potencialmente curativa. As demais terapias tipicamente são usadas no contexto paliativo ou de *downstaging*. Cada um dos tratamentos locorregionais disponíveis proporciona vantagens específicas e deve ser individualizado para cada paciente, tendo em vista alcançar o desfecho desejado.

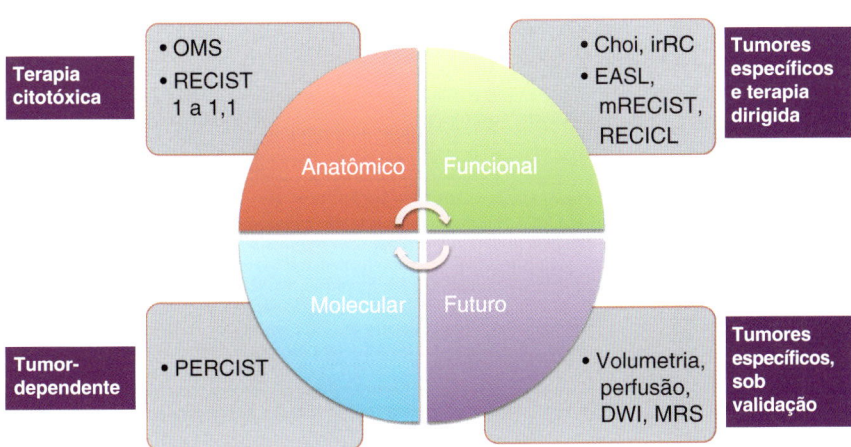

Figura 39.25 Esquema demonstrando os critérios de seguimento disponíveis e seus alvos terapêuticos específicos. Choi, *Modified CT Response Evaluation Criteria for Gastrointestinal Stromal Tumors*; DWI, imagem ponderada em difusão; EASL, European Association for Study of the Liver; irRC, *Immune-related Response Criteria*; mRECIST, *modified RECIST*; MRS, espectroscopia por ressonância nuclear magnética; RECICL, *Response Evaluation Criteria in Cancer of the Liver*; RECIST, *Response Evaluation Criteria in Solid Tumors* (versões 1.0-1.1); OMS, Organização Mundial da Saúde; PERCIST, *Positron Emission Tomography Response Criteria in Solid Tumors*.

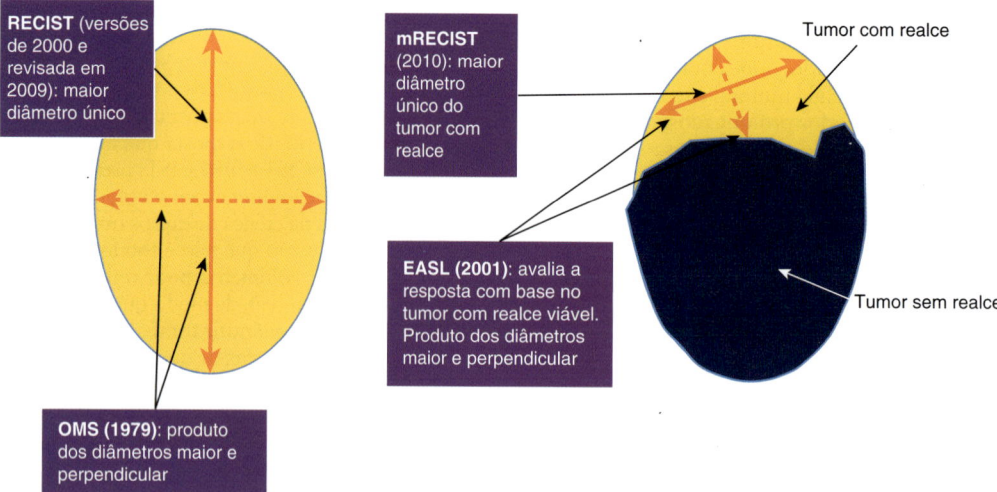

Figura 39.26 Esquema demonstrativo dos critérios anatômicos disponíveis e suas respectivas estratégias de medição básicas. OMS, Organização Mundial da Saúde; EASL, European Association for Study of the Liver; mRECIST, *modified RECIST*; RECIST = *Response Evaluation Criteria in Solid Tumors*.

Leitura sugerida

Arch-Ferrer JE, Smith JK, Bynon S, et al. Radio-frequency ablation in cirrhotic patients with hepatocellular carcinoma. *Am Surg* 2003;69(12):1067–1071.

Basile A, Tsetis D, Montineri A, et al. MDCT anatomic assessment of right inferior phrenic artery origin related to potential supply to hepatocellular carcinoma and its embolization. *Cardiovasc Intervent Radiol* 2008;31(2):349–358.

Bismuth H. Surgical anatomy and anatomical surgery of the liver. *World J Surg* 1982;6(1):3–9.

Brown KT, Do RK, Gonen M, et al. Randomized trial of hepatic artery embolization for hepatocellular carcinoma using doxorubicin-eluting microspheres compared with embolization with microspheres alone. *J Clin Oncol* 2016; 34(17):2046–2053.

Brown KT, Nevins AB, Getrajdman GI, et al. Particle embolization for hepatocellular carcinoma. *J Vasc Interv Radiol* 1998;9(5):822–828.

Camma C, Di Marco V, Orlando A, et al; Unità Interdipartimentale Neoplasie Epatiche (U.I.N.E) Group. Treatment of hepatocellular carcinoma in compensated cirrhosis with radio-frequency thermal ablation (RFTA): a prospective study. *J Hepatol* 2005;42(4):535–540.

Camma C, Schepis F, Orlando A, et al. Transarterial chemoembolization for unresectable hepatocellular carcinoma: meta-analysis of randomized controlled trials. *Radiology* 2002;224(1):47–54.

Cannon R, Ellis F, Hayes D, Narayanan G, Martin RC 2nd. Safety and early efficacy of irreversible electroporation for hepatic tumors in proximity to vital structures. *J Surg Oncol* 2013;107(5):544–549.

Carr BI. Hepatic arterial 90Yttrium glass microspheres (Therasphere) for unresectable hepatocellular carcinoma: interim safety and survival data on 65 patients. *Liver Transpl* 2004;10(2 Suppl 1):S107–S110.

Charpentier KP, Wolf F, Noble L, Winn B, Resnick M, Dupuy DE. Irreversible electroporation of the liver and liver hilum in swine. *HPB (Oxford)* 2011;13(3):168–173.

Chung JW, Kim HC, Yoon JH, et al. Transcatheter arterial chemoembolization of hepatocellular carcinoma: prevalence and causative factors of extrahepatic collateral arteries in 479 patients. *Korean J Radiol* 2006;7(4):257–266.

Clark TW. Complications of hepatic chemoembolization. *Semin Intervent Radiol* 2006;23(2):119–125.

Coster HG. A quantitative analysis of the voltage-current relationships of fixed charge membranes and the associated property of "punch-through". *Biophys J* 1965;5(5):669–686.

Couinaud C. *Le foie: études anatomiques et chirurgicales*. Masson & Cie; 1957.

Covey AM, Brody LA, Maluccio MA, Getrajdman GI, Brown KT. Variant hepatic arterial anatomy revisited: digital subtraction angiogram performed in 600 patients. *Radiology* 2002;224(2):542–547.

Crucitti A, Danza FM, Antinori A, et al. Radiofrequency thermal ablation (RFA) of liver tumors: percutaneous and open surgical approaches. *J Exp Clin Cancer Res* 2003;22(4 Suppl):191–195.

Davalos RV, Mir IL, Rubinsky B. Tissue ablation with irreversible electroporation. *Ann Biomed Eng* 2005;33(2):223–231.

Doyon D, Mouzon A, Jourde AM, Regensberg C, Frileux C. [Hepatic arterial embolization in patients with malignant liver tumours (author's transl)]. *Ann Radiol (Paris)* 1974;17(6):593–603.

Dumortier J, Chapuis F, Borson O, et al. Unresectable hepatocellular carcinoma: survival and prognostic factors after lipiodol chemoembolisation in 89 patients. *Dig Liver Dis* 2006;38(2):125–133.

Forner A, Ayuso C, Varela M, et al. Evaluation of tumor response after locoregional therapies in hepatocellular carcinoma: are response evaluation criteria in solid tumors reliable? *Cancer* 2009;115(3):616–623.

Furuta T, Maeda E, Akai H, et al. Hepatic segments and vasculature: projecting CT anatomy onto angiograms. *Radiographics* 2009;29(7):e37.

Georgiades CS, Hong K, Geschwind JF. Radiofrequency ablation and chemoembolization for hepatocellular carcinoma. *Cancer J* 2008;14(2):117–122.

Gillmore R, Stuart S, Kirkwood A, et al. EASL and mRECIST responses are independent prognostic factors for survival in hepatocellular cancer patients treated with transarterial embolization. *J Hepatol* 2011;55(6):1309–1316.

Goldsmith NA, Woodburne RT. The surgical anatomy pertaining to liver resection. *Surg Gynecol Obstet* 1957;105(3):310–318.

Goseki N, Nosaka T, Endo M, Koike M. Nourishment of hepatocellular carcinoma cells through the portal blood flow with and without transcatheter arterial embolization. *Cancer* 1995;76(5):736–742.

Gruttadauria S, Foglieni CS, Doria C, Luca A, Lauro A, Marino IR. The hepatic artery in liver transplantation and surgery: vascular anomalies in 701 cases. *Clin Transplant* 2001;15(5):359–363.

Guglielmi A, Ruzzenente A, Sandri M, et al. Radio frequency ablation for hepatocellular carcinoma in cirrhotic patients: prognostic factors for survival. *J Gastrointest Surg* 2007;11(2):143–149.

Gulec SA, Mesoloras G, Dezarn WA, McNeillie P, Kennedy AS. Safety and efficacy of Y-90 microsphere treatment in patients with primary and metastatic liver cancer: the tumor selectivity of the treatment as a function of tumor to liver flow ratio. *J Transl Med* 2007;5:15.

Hasegawa S, Yamasaki N, Hiwaki T, et al. Factors that predict intrahepatic recurrence of hepatocellular carcinoma in 81 patients initially treated by percutaneous ethanol injection. *Cancer* 1999;86(9):1682–1690.

Healey JE Jr, Schroy PC. Anatomy of the biliary ducts within the human liver; analysis of the prevailing pattern of branchings and the major variations of the biliary ducts. *AMA Arch Surg* 1953;66(5):599–616.

Hiatt JR, Gabbay J, Busuttil RW. Surgical anatomy of the hepatic arteries in 1000 cases. *Ann Surg* 1994;220(1):50–52.

Hjortsjo CH. The topography of the intrahepatic duct systems. *Acta Anat (Basel)* 1951;11(4):599–615.

Huo TI, Huang YH, Wu JC, et al. Sequential transarterial chemoembolization and percutaneous acetic acid injection therapy versus repeated percutaneous acetic acid injection for unresectable hepatocellular carcinoma: a prospective study. *Ann Oncol* 2003;14(11):1648–1653.

Idee JM, Guiu B. Use of Lipiodol as a drug-delivery system for transcatheter arterial chemoembolization of hepatocellular carcinoma: a review. *Crit Rev Oncol Hematol* 2013;88(3):530–549.

Izzo F. Other thermal ablation techniques: microwave and interstitial laser ablation of liver tumors. *Ann Surg Oncol* 2003;10(5):491–497.

Kadir S, Brothers MF. Atlas of Normal and Variant Angiographic Anatomy. 1st ed. 1991, Philadelphia, PA: Saunders. xi, 529 pp.

Kennedy AS, Nutting C, Coldwell D, Gaiser J, Drachenberg C. Pathologic response and microdosimetry of (90)Y microspheres in man: review of four explanted whole livers. *Int J Radiat Oncol Biol Phys* 2004;60(5):1552–1563.

Kim HC, Chung JW, Lee W, Jae HJ, Park JH. Recognizing extrahepatic collateral vessels that supply hepatocellular carcinoma to avoid complications of transcatheter arterial chemoembolization. *Radiographics* 2005;25 Suppl 1: S25–S39.

Kim W, Clark TW, Baum RA, Soulen MC. Risk factors for liver abscess formation after hepatic chemoembolization. *J Vasc Interv Radiol* 2001;12(8):965–968.

Kim BK, Kim KA, An C, et al. Prognostic role of magnetic resonance imaging vs. computed tomography for hepatocellular carcinoma undergoing chemoembolization. *Liver Int* 2015;35(6):1722–1730.

Kim HC, Kim TK, Sung KB, et al. CT during hepatic arteriography and portography: an illustrative review. *Radiographics* 2002;22(5):1041–1051.

Kingham TP, Karkar AM, D'Angelica MI, et al. Ablation of perivascular hepatic malignant tumors with irreversible electroporation. *J Am Coll Surg* 2012;215(3):379–387.

Knesaurek K, Machac J, Muzinic M, DaCosta M, Zhang Z, Heiba S. Quantitative comparison of yttrium-90 (^{90}Y)-microspheres and technetium-99m (^{99m}Tc)-macroaggregated albumin SPECT images for planning 90Y therapy of liver cancer. *Technol Cancer Res Treat* 2010;9(3):253–262.

Koda M, Murawaki Y, Mitsuda A, et al. Predictive factors for intrahepatic recurrence after percutaneous ethanol injection therapy for small hepatocellular carcinoma. *Cancer* 2000;88(3):529–537.

Konno T, Maeda H, Iwai K, et al. Effect of arterial administration of high-molecular-weight anticancer agent SMANCS with lipid lymphographic agent on hepatoma: a preliminary report. *Eur J Cancer Clin Oncol* 1983;19(8):1053–1065.

Kusano S, Matsubayashi T, Ishii K. [The evaluation of the angiographic "umbilical point" of the left hepatic artery (author's transl)]. *Nihon Igaku Hoshasen Gakkai Zasshi* 1976;36(1):7–12.

Lau WY, Leung TW, Ho S, et al. Diagnostic pharmaco-scintigraphy with hepatic intra-arterial technetium-99m macroaggregated albumin in the determination of tumour to non-tumour uptake ratio in hepatocellular carcinoma. *Br J Radiol* 1994;67(794):136–139.

Lee AJ, Gomes AS, Liu DM, Kee ST, Loh CT, McWilliams JP. The road less traveled: importance of the lesser branches of the celiac axis in liver embolotherapy. *Radiographics* 2012;32(4):1121–1132.

Lencioni R, Bartolozzi C, Caramella D, et al. Treatment of small hepatocellular carcinoma with percutaneous ethanol injection. Analysis of prognostic factors in 105 Western patients. *Cancer* 1995;76(10):1737–1746.

Lencioni R, Llovet JM. Modified RECIST (mRECIST) assessment for hepatocellular carcinoma. *Semin Liver Dis* 2010;30(1):52–60.

Lewis AL, Gonzalez MV, Lloyd AW, et al. DC bead: in vitro characterization of a drug-delivery device for transarterial chemoembolization. *J Vasc Interv Radiol* 2006;17(2 Pt 1):335–342.

Lewis AL, Taylor RR, Hall B, Gonzalez MV, Willis SL, Stratford PW. Pharmacokinetic and safety study of doxorubicin-eluting beads in a porcine model of hepatic arterial embolization. *J Vasc Interv Radiol* 2006;17(8):1335–1343.

Liapi E, Geschwind JF, Transcatheter arterial chemoembolization for liver cancer: is it time to distinguish conventional from drug-eluting chemoembolization? *Cardiovasc Intervent Radiol* 2011;34(1):37–49.

Liu DM, Salem R, Bui JT, et al., Angiographic considerations in patients undergoing liver-directed therapy. *J Vasc Interv Radiol* 2005;16(7):911–935.

Livraghi T, Giorgio A, Marin G, et al. Hepatocellular carcinoma and cirrhosis in 746 patients: long-term results of percutaneous ethanol injection. *Radiology* 1995;197(1):101–108.

Livraghi T, Goldberg SN, Lazzaroni S, et al. Hepatocellular carcinoma: radio-frequency ablation of medium and large lesions. *Radiology* 2000;214(3):761–768.

Llovet JM. Updated treatment approach to hepatocellular carcinoma. *J Gastroenterol* 2005;40(3):225–235.

Loffroy R, Estivalet L, Favelier S, et al. Interventional radiology therapies for liver cancer. *Hepatoma Research* 2016;2(1):1–9.

Lu MD, Chen JW, Xie XY, et al. Hepatocellular carcinoma: US-guided percutaneous microwave coagulation therapy. *Radiology* 2001;221(1):167–172.

Lu DS, Siripongsakun S, Kyong Lee J, et al., Complete tumor encapsulation on magnetic resonance imaging: a potentially useful imaging biomarker for better survival in solitary large hepatocellular carcinoma. *Liver Transpl* 2013;19(3):283–291.

Ludwig JM, Camacho JC, Kokabi N, Xing M, Kim HS. The role of diffusion-weighted imaging (DWI) in locoregional therapy outcome prediction and response assessment for hepatocellular carcinoma (HCC): the new era of functional imaging biomarkers. *Diagnostics (Basel)* 2015;5(4):546–563.

Lunderquist A. Arterial segmental supply of the liver. An angiographic study. *Acta Radiol Diagn (Stockh)* 1967:Suppl 272:1+.

Mantatzis M, Kakolyris S, Amarantidis K, Karayiannakis A, Prassopoulos P. Treatment response classification of liver metastatic disease evaluated on imaging. Are RECIST unidimensional measurements accurate? *Eur Radiol* 2009;19(7):1809–1816.

Matsui O, Kadoya M, Kameyama T, et al. Benign and malignant nodules in cirrhotic livers: distinction based on blood supply. *Radiology* 1991;178(2):493–497.

McWilliams JP, Kee ST, Loh CT, Lee EW, Liu DM. Prophylactic embolization of the cystic artery before radioembolization: feasibility, safety, and outcomes. *Cardiovasc Intervent Radiol* 2011;34(4):786–792.

Michels NA. Variational anatomy of the hepatic, cystic, and retroduodenal arteries; a statistical analysis of their origin, distribution, and relations to the biliary ducts in two hundred bodies. *AMA Arch Surg* 1953;66(1):20–34.

Miyayama S, Matsui O. Superselective conventional transarterial chemoembolization for hepatocellular carcinoma: rationale, technique, and outcome. *J Vasc Interv Radiol* 2016;27(9):1269–1278.

Miyayama S, Matsui O, Kameyama T, et al. [Angiographic anatomy of arterial branches to the caudate lobe of the liver with special reference to its effect on transarterial embolization of hepatocellular carcinoma]. *Rinsho Hoshasen* 1990;35(3):353–359.

Mondazzi L, Bottelli R, Brambilla G, et al. Transarterial oily chemoembolization for the treatment of hepatocellular carcinoma: a multivariate analysis of prognostic factors. *Hepatology* 1994;19(5):1115–1123.

Murphy KP, Maher MM, O'Connor OJ. Abdominal ablation techniques. *AJR Am J Roentgenol* 2015;204(5):W495–W502.

Ohnishi K. Comparison of percutaneous acetic acid injection and percutaneous ethanol injection for small hepatocellular carcinoma. *Hepatogastroenterology* 1998;45 Suppl 3:1254–1258.

Ohnishi K, Ohyama N, Ito S, Fujiwara K. Small hepatocellular carcinoma: treatment with US-guided intratumoral injection of acetic acid. *Radiology* 1994;193(3):747–752.

Riaz A, Gates VL, Atassi B, et al. Radiation segmentectomy: a novel approach to increase safety and efficacy of radioembolization. *Int J Radiat Oncol Biol Phys* 2011;79(1):163–171.

Ruzicka FF Jr, Rossi P. Normal vascular anatomy of the abdominal viscera. *Radiol Clin North Am* 1970;8(1):3–29.

Salem R, Mazzaferro V, Sangro B. Yttrium-90 radioembolization for the treatment of hepatocellular carcinoma: biological lessons, current challenges, and clinical perspectives. *Hepatology* 2013;58(6):2188–2197.

Sancho L, Rodriguez-Fraile M, Bilbao JI, et al. Is a technetium-99m macroaggregated albumin scan essential in the workup for selective internal radiation therapy with yttrium-90? An analysis of 532 patients. *J Vasc Interv Radiol* 2017;28(11):1536–1542.

Sangro B. Chemoembolization and radioembolization. *Best Pract Res Clin Gastroenterol* 2014;28(5):909–919.

Sangro B, Carpanese L, Cianni R, et al; European Network on Radioembolization with Yttrium-90 Resin Microspheres (ENRY). Survival after yttrium-90 resin microsphere radioembolization of hepatocellular carcinoma across Barcelona clinic liver cancer stages: a European evaluation. *Hepatology* 2011;54(3):868–878.

Sangro B, D'Avola D, Iñarrairaegui M, Prieto J. Transarterial therapies for hepatocellular carcinoma. *Expert Opin Pharmacother* 2011;12(7):1057–1073.

Sangro B, Gil-Alzugaray B, Rodriguez J, et al. Liver disease induced by radioembolization of liver tumors: description and possible risk factors. *Cancer* 2008;112(7):1538–1546.

Sangro B, Inarrairaegui M, Bilbao JI. Radioembolization for hepatocellular carcinoma. *J Hepatol* 2012;56(2):464–473.

Schena E, Saccomandi P, Fong Y. Laser ablation for cancer: past, present and future. *J Funct Biomater* 2017;8(2):E19.

Schoellnast H, Monette S, Ezell PC, et al. Acute and subacute effects of irreversible electroporation on nerves: experimental study in a pig model. *Radiology* 2011;260(2):421–427.

Seidenfeld J, Korn A, Aronson N. Radiofrequency ablation of unresectable primary liver cancer. *J Am Coll Surg* 2002;194(6):813–828; discussion 828.

Shiina S, Tagawa K, Niwa Y, et al. Percutaneous ethanol injection therapy for hepatocellular carcinoma: results in 146 patients. *AJR Am J Roentgenol* 1993;160(5):1023–1028.

Shim JH, Lee HC, Kim SO, et al. Which response criteria best help predict survival of patients with hepatocellular carcinoma following chemoembolization? A validation study of old and new models. *Radiology* 2012;262(2):708–718.

Silk M, Tahour D, Srimathveeravalli G, Solomon SB, Thornton RH. The state of irreversible electroporation in interventional oncology. *Semin Intervent Radiol* 2014;31(2):111–117.

Silk MT, Wimmer T, Lee KS, et al. Percutaneous ablation of peribiliary tumors with irreversible electroporation. *J Vasc Interv Radiol* 2014;25(1):112–118.

Song SY, Chung JW, Kwon JW, et al. Collateral pathways in patients with celiac axis stenosis: angiographic-spiral CT correlation. *Radiographics* 2002;22(4):881–893.

Stafford RJ, Fuentes D, Elliott AA, Weinberg JS, Ahrar K. Laser-induced thermal therapy for tumor ablation. *Crit Rev Biomed Eng* 2010;38(1):79–100.

Stroehl YW, Letzen BS, van Breugel JM, Geschwind JF, Chapiro J. Intra-arterial therapies for liver cancer: assessing tumor response. *Expert Rev Anticancer Ther* 2017;17(2):119–127.

Stulberg JH, Bierman HR. Selective hepatic arteriography. Normal anatomy, anatomic variations, and pathological conditions. *Radiology* 1965;85:46–55.

Tacher V, Radaelli A, Lin M, Geschwind JF. How I do it: cone-beam CT during transarterial chemoembolization for liver cancer. *Radiology* 2015;274(2):320–334.

Takayasu K, Arii S, Ikai I, et al; Liver Cancer Study Group of Japan. Overall survival after transarterial lipiodol infusion chemotherapy with or without embolization for unresectable hepatocellular carcinoma: propensity score analysis. *AJR Am J Roentgenol* 2010;194(3):830–837.

Tancredi T, McCuskey PA, Kan Z, Wallace S. Changes in rat liver microcirculation after experimental hepatic arterial embolization: comparison of different embolic agents. *Radiology* 1999;211(1):177–181.

Tang Y, Taylor RR, Gonzalez MV, Lewis AL, Stratford PW. Evaluation of irinotecan drug-eluting beads: a new drug-device combination product for the chemoembolization of hepatic metastases. *J Control Release* 2006;116(2):e55–e56.

Thomson KR, Cheung W, Ellis SJ, et al. Investigation of the safety of irreversible electroporation in humans. *J Vasc Interv Radiol* 2011;22(5):611–621.

Varela M, Real MI, Burrel M, et al. Chemoembolization of hepatocellular carcinoma with drug eluting beads: efficacy and doxorubicin pharmacokinetics. *J Hepatol* 2007;46(3):474–481.

Vouche M, Lewandowski RJ, Atassi R, et al. Radiation lobectomy: time-dependent analysis of future liver remnant volume in unresectable liver cancer as a bridge to resection. *J Hepatol* 2013;59(5):1029-1036.

Wang YX, De Baere T, Idée JM, Ballet S. Transcatheter embolization therapy in liver cancer: an update of clinical evidences. *Chin J Cancer Res* 2015;27(2):96–121.

Wang B, Xu H, Gao ZQ, Ning HF, Sun YQ, Cao GW. Increased expression of vascular endothelial growth factor in hepatocellular carcinoma after transcatheter arterial chemoembolization. *Acta Radiol* 2008;49(5):523–529.

Yamada R, Nakatsuka H, Nakamura K, et al. Hepatic artery embolization in 32 patients with unresectable hepatoma. *Osaka City Med J* 1980;26(2):81–96.

Yamada R, Sato M, Kawabata M, Nakatsuka H, Nakamura K, Takashima S. Hepatic artery embolization in 120 patients with unresectable hepatoma. *Radiology* 1983;148(2):397–401.

Yamagami T, Nakamura T, Iida S, Kato T, Nishimura T. Embolization of the right gastric artery before hepatic arterial infusion chemotherapy to prevent gastric mucosal lesions: approach through the hepatic artery versus the left gastric artery. *AJR Am J Roentgenol* 2002;179(6):1605–1610.

Yokoyama T, Egami K, Miyamoto M, et al. Percutaneous and laparoscopic approaches of radiofrequency ablation treatment for liver cancer. *J Hepatobiliary Pancreat Surg* 2003;10(6):425–427.

Yoon CJ, Chung JW, Cho BH, et al., Hepatocellular carcinoma in the caudate lobe of the liver: angiographic analysis of tumor-feeding arteries according to subsegmental location. *J Vasc Interv Radiol* 2008;19(11):1543–1550; quiz 1550.

Yu H, Burke CT. Comparison of percutaneous ablation technologies in the treatment of malignant liver tumors. *Semin Intervent Radiol* 2014;31(2):129–137.

SEÇÃO 7

TRATO GASTRINTESTINAL

EDITOR DA SEÇÃO: William E. Brant

CAPÍTULO 40 ■ ABDOME E PELVE

WILLIAM E. BRANT E JENNIFER POHL

Técnicas de exame de imagem

Radiografias convencionais do abdome ainda são fundamentais à avaliação de abdome agudo. Porém, tomografia computadorizada (TC), ultrassonografia e ressonância nuclear magnética (RNM) permitem avaliações mais abrangentes do abdome, incluindo a cavidade peritoneal, os compartimentos retroperitoneais, os órgãos abdominais e pélvicos, os vasos sanguíneos e os linfonodos.

Anatomia compartimental do abdome e da pelve

Conhecimentos de anatomia compartimental complexa do abdome e da pelve são fundamentais ao entendimento dos efeitos dos processos patológicos e à interpretação correta dos exames de imagem. Conhecer a forma e extensão dos compartimentos anatômicos e suas variações normais pode esclarecer alterações dos exames de imagem que, de outro modo, poderiam ser incompreensíveis ou resultar em erros diagnósticos. As considerações fundamentais para o estudo da anatomia abdominal incluem pontos de referência anatômicos constantes, ligamentos e fáscias que definem os compartimentos e variações normais no tamanho e na aparência dos vários compartimentos e recessos. Definir o compartimento exato no qual se localiza uma anormalidade determina, em grande parte, a origem dessa lesão.

O espaço intraperitoneal é dividido em cavidades peritoneais maior e menor (bolsa menor) (Figuras 40.1 e 40.2). Nessas duas subdivisões da cavidade peritoneal, existem vários recessos nos quais processos patológicos tendem a formar lesões loculadas. Ao redor do fígado, o *espaço subfrênico direito* comunica-se com os espaços sub-hepáticos anterior e posterior (*bolsa de Morison*). Bolsa de Morison (fossa hepatorrenal direita) é a parte mais inferior da cavidade abdominal quando o paciente está deitado em posição supina e onde se depositam preferencialmente ascite, hemoperitônio, metástases e abscessos. Os espaços subfrênico e sub-hepático direitos comunicam-se livremente com a cavidade peritoneal pélvica, por meio da goteira paracólica direita.

O *espaço subfrênico esquerdo* comunica-se livremente com o espaço sub-hepático esquerdo, mas está separado do espaço subfrênico direito pelo ligamento falciforme e pela goteira paracólica esquerda pelo ligamento frenocólico. O espaço subfrênico (perisplênico) esquerdo distende com líquido de ascite e sangue extravasado após um traumatismo no baço. Essa é uma localização comum de abscessos e processos patológicos da cauda do pâncreas. O espaço sub-hepático (recesso gastro-hepático) esquerdo é afetado por doenças do bulbo duodenal, curvatura menor do estômago, vesícula biliar e lobo esquerdo do fígado.

O *ligamento falciforme* é formado por duas camadas firmemente apostas de peritônio, que se estendem desde o umbigo até o diafragma no plano sagital. A extremidade distal livre do ligamento falciforme contém o ligamento redondo, que é um resquício da veia umbilical obstruída. Veias paraumbilicais (vasos colaterais portossistêmicos) dilatadas dentro do ligamento falciforme são sinal específico de hipertensão portal. Reflexões do ligamento falciforme separam-se na porção posterior do domo hepático para formar os ligamentos coronários, que definem a "*área nua*" ou área do fígado descoberta de peritônio. Os ligamentos coronários estendem-se entre o fígado e o diafragma e bloqueiam o acesso de líquido ascítico e outros processos intraperitoneais, que não se depositam na área nua do fígado.

O *omento menor* é formado pelos ligamentos gastro-hepático e hepatoduodenal e tem a função de separar o estômago e o bulbo duodenal da superfície inferior do fígado. O omento menor também separa a cavidade peritoneal menor do recesso gastro-hepático do espaço subfrênico esquerdo. O omento menor abriga veias coronárias (que dilatam e formam varizes) e contém linfonodos (que aumentam quando há implantes de carcinoma gástrico e linfoma). *Cavidade peritoneal menor* é o compartimento peritoneal isolado entre estômago e pâncreas. Ela se comunica com as demais áreas da cavidade peritoneal (cavidade peritoneal ou bolsa maior) apenas por meio do diminuto forame de Winslow. Em geral, processos patológicos localizados na cavidade peritoneal menor estão associados às doenças dos órgãos adjacentes (pâncreas e estômago), em vez de representar focos de disseminação de lesões localizadas em outras partes da cavidade abdominal. Normalmente, a cavidade peritoneal menor está fechada, mas pode alcançar volumes expressivos quando há acúmulo de líquido.

O *omento maior* é uma camada dupla de peritônio que fica pendurada da curvatura maior do estômago e desce à frente dos órgãos intra-abdominais, separando os intestinos da parede abdominal anterior. Ele contém gordura e alguns vasos sanguíneos. O omento maior funciona como solo fértil para implantação de metástases peritoneais e ajuda a delimitar processos inflamatórios da cavidade peritoneal, inclusive abscessos e tuberculose.

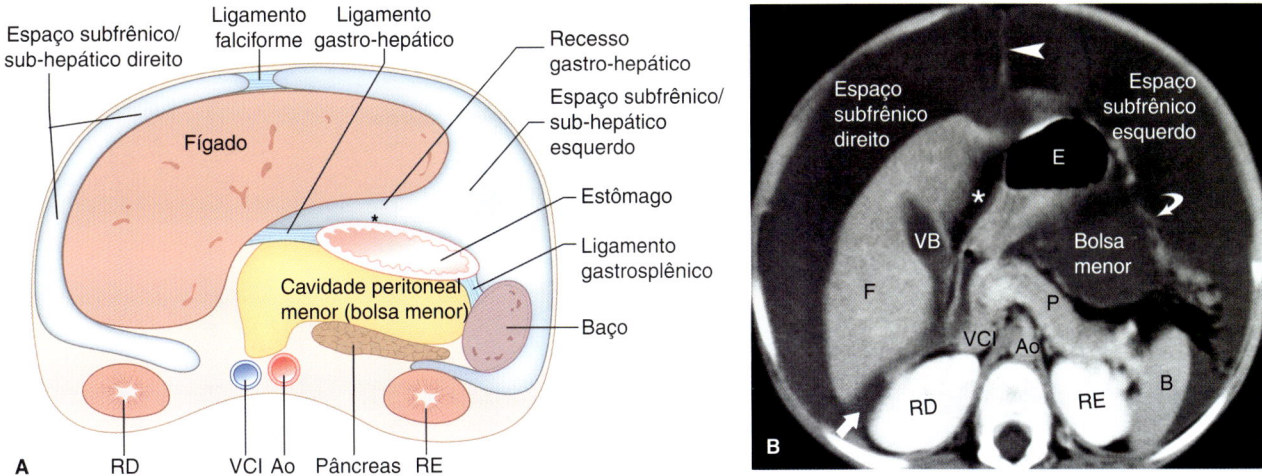

Figura 40.1 Anatomia da cavidade peritoneal. A. O diagrama de um corte transversal no plano axial do abdome ilustra os recessos das cavidades peritoneal maior e menor (bolsa menor). **B.** A imagem de tomografia computadorizada (TC) de um paciente com ascite volumosa demonstrou claramente os recessos das cavidades peritoneais maior e menor (bolsa menor). A cavidade peritoneal menor é delimitada anteriormente pelo estômago (*E*), posteriormente pelo pâncreas (*P*) e lateralmente pelo ligamento gastrosplênico (*seta curva*). O ligamento falciforme (*ponta de seta*) separa os espaços subfrênico direito e esquerdo. Nesse caso, líquido proveniente da cavidade peritoneal maior invadiu a bolsa de Morison (*seta*) entre o fígado e o rim direito. Líquido acumulado no recesso gastro-hepático (*asterisco*) separa o estômago do fígado (*F*). Ao, aorta; B, baço; RD, rim direito; RE, rim esquerdo; VB, vesícula biliar; VCI, veia cava inferior.

O espaço retroperitoneal entre o diafragma e o rebordo pélvico é dividido em compartimentos pararrenal anterior, perirrenal e pararrenal posterior pelas fáscias renais anterior e posterior (Figura 40.3). O *espaço pararrenal anterior* estende-se entre o peritônio parietal posterior e a fáscia renal anterior. Lateralmente, esse espaço é delimitado pela fáscia lateroconal. Pâncreas, parte do duodeno e segmentos ascendente e descendente do cólon estão localizados no espaço pararrenal anterior. Em geral, processos patológicos localizados nesse espaço originam-se desses órgãos (pancreatite, úlcera perfurante/perfurante, diverticulite).

As fáscias renais anterior e posterior envolvem rim, glândula suprarrenal e gordura perirrenal, dentro do *espaço perirrenal*. A fáscia renal anterior é fina e consiste em uma camada de tecido conjuntivo. A fáscia renal posterior é mais espessa e é formada de duas camadas de tecido conjuntivo. A camada anterior da fáscia renal posterior está em continuidade com a fáscia renal anterior. A camada posterior da fáscia renal está em continuidade com a fáscia lateroconal, formando os limites laterais do espaço pararrenal anterior. As camadas anterior e posterior da fáscia renal posterior podem ser separadas por processos

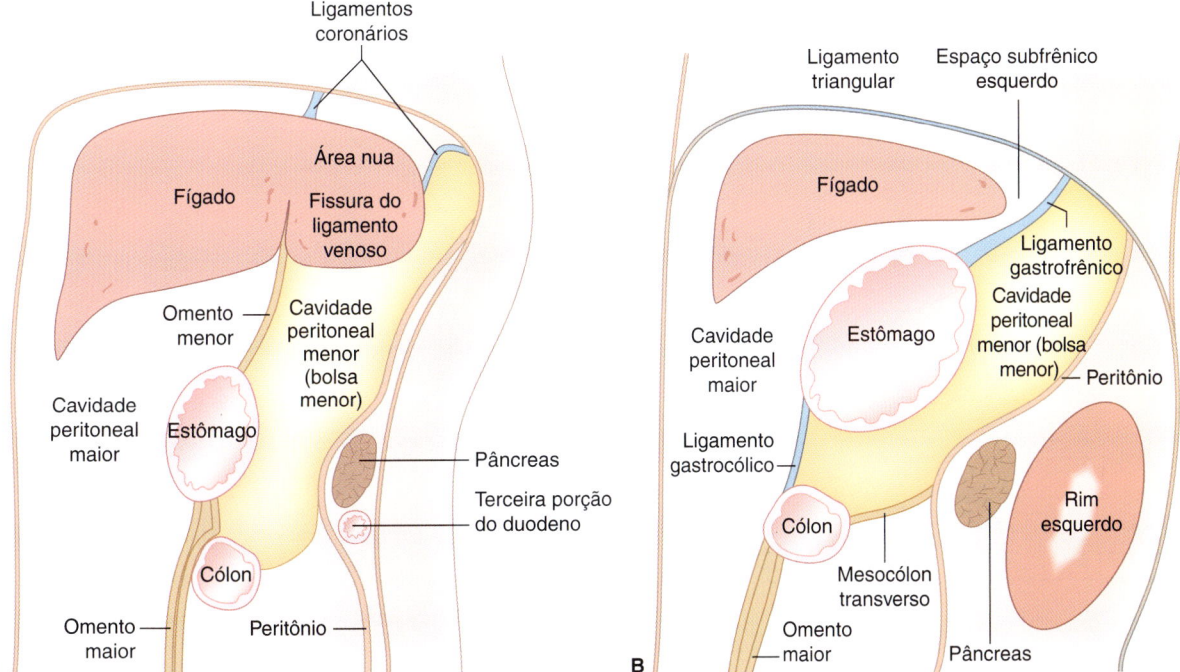

Figura 40.2 Cavidade peritoneal menor (bolsa menor). Diagramas no plano sagital das áreas medial (**A**) e lateral (**B**) da cavidade peritoneal menor ilustram sua posição atrás do estômago e à frente do peritônio parietal posterior que cobre o pâncreas. Observe que projeções do saco menor se estendem até o diafragma e explicam por que processos patológicos localizados na cavidade peritoneal menor podem causar derrames pleurais. Os ligamentos coronários se estendem entre fígado e diafragma e formam a área nua do fígado, que não é coberta por peritônio.

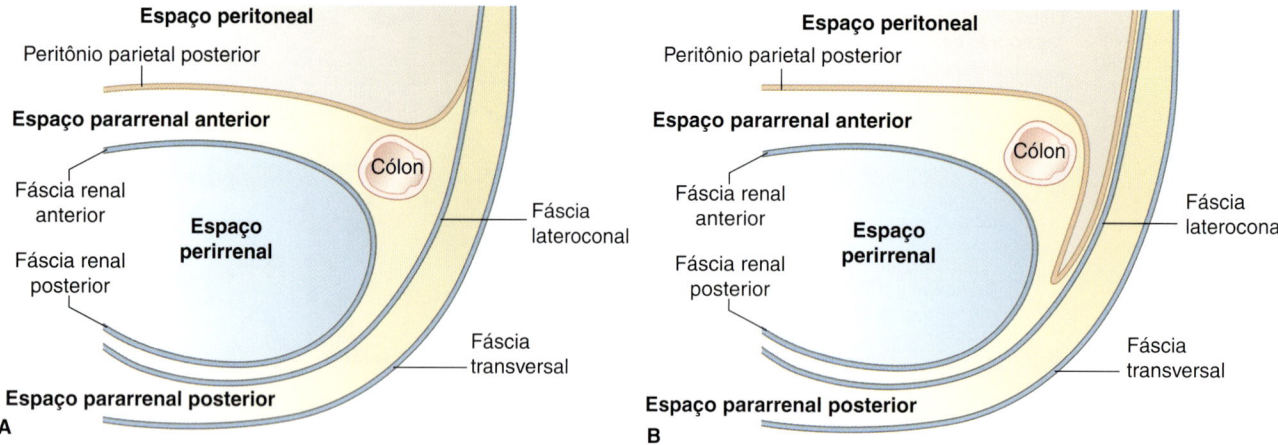

Figura 40.3 Anatomia do compartimento retroperitoneal. Os diagramas ilustram duas variantes normais das reflexões do peritônio parietal posterior em torno do cólon descendente. Em **A**, o intestino grosso é inteiramente retroperitoneal, ao passo que em **B** o peritônio forma uma bolsa profunda em posição lateral ao cólon, permitindo que líquidos intraperitoneais avancem muito mais em direção posterior. Líquidos ou processos patológicos localizados no espaço pararrenal anterior e originados do pâncreas ou cólon também podem se estender posteriormente até o rim, separando as duas camadas da fáscia renal posterior.

inflamatórios (p. ex., pancreatite) que se estendem a partir do espaço pararrenal anterior. A fáscia renal está fixada às fáscias que circundam aorta e veia cava e, em geral, impede que doenças sejam disseminadas para o espaço perirrenal contralateral. Contudo, processos patológicos originados do espaço perivascular (p. ex., hemorragia depois de ruptura de um aneurisma aórtico) podem se estender ao espaço perirrenal. De modo geral, coleções líquidas no espaço perirrenal têm origem renal (infecções, urinoma, hemorragia). Septos intercomunicantes estendem-se entre a fáscia renal e a cápsula do rim e tendem a formar loculações de acúmulos de líquidos no espaço perirrenal. O espaço perirrenal direito comunica-se superiormente com a área nua do fígado e permite que processos patológicos (infecção, tumor) espalhem-se entre o rim e o fígado.

O *espaço pararrenal posterior* é uma cavidade virtual, geralmente preenchida apenas por tecido adiposo que se estende da fáscia renal posterior até a fáscia transversa. A gordura pararrenal posterior continua até entrar no flanco como uma "faixa" de gordura, demonstrada nas radiografias simples de abdome. Esse compartimento é delimitado medialmente pelas bordas laterais dos músculos psoas e quadrado lombar. Coleções líquidas isoladas são raras e, na maioria dos casos, originam-se de hemorragia espontânea dentro do músculo psoas, em consequência do tratamento com anticoagulantes.

A pelve é dividida em três compartimentos anatômicos principais: cavidade peritoneal, espaço extraperitoneal e períneo (Figura 40.4). A *cavidade peritoneal* estende-se até o nível da vagina, formando a bolsa de Douglas (*fundo de saco*), nas mulheres, ou até o nível das vesículas seminais, formando a bolsa retovesical, nos homens. Os ligamentos largos recobrem útero, tubas uterinas e vasos uterinos parametriais e funcionam como os limites anteriores da bolsa retouterina de Douglas. O fundo de saco é a parte mais inferior da cavidade peritoneal e acumula líquido, sangue, abscessos e metástases intraperitoneais "pendentes". O *espaço extraperitoneal da pelve* está em continuidade com o espaço retroperitoneal do abdome, estende-se até o diafragma pélvico e inclui o espaço retropúbico (espaço de Retzius). Processos patológicos originados da pelve espalham-se, de preferência, para os compartimentos retroperitoneais do abdome. O *períneo* está localizado abaixo do diafragma pélvico. A fossa isquiorretal funciona como ponto de referência anatômica desse compartimento (Figura 40.5).

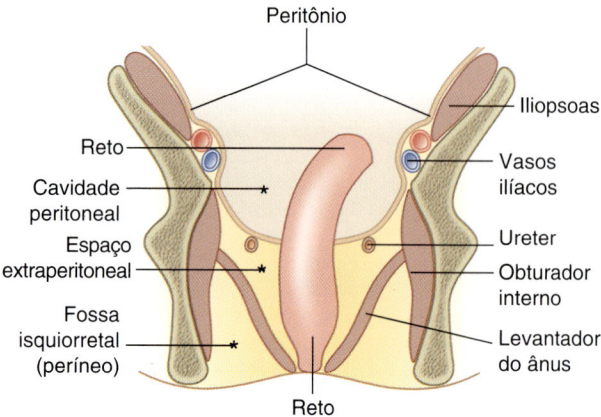

Figura 40.4 Anatomia dos compartimentos pélvicos. Diagrama no plano coronal ilustra os principais compartimentos anatômicos da pelve.

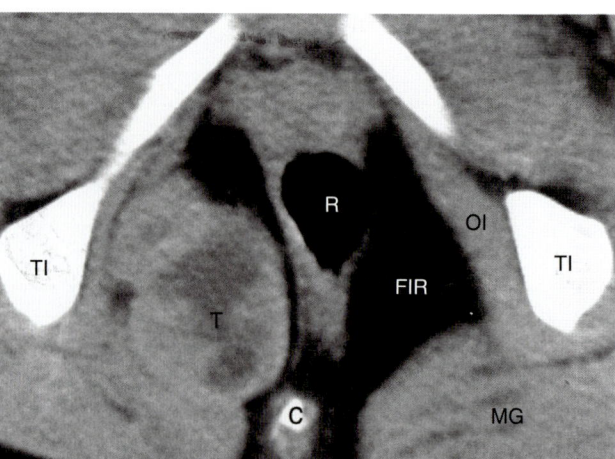

Figura 40.5 Tumor perineal. A imagem de tomografia computadorizada (TC) de uma menina de 12 anos com história de rabdomiossarcoma na perna direita demonstrou metástase do tumor (*T*) na fossa isquiorretal (*FIR*) direita. A FIR esquerda tinha aspecto normal, formando um triângulo de gordura demarcado pelo reto (*R*), músculo obturador interno (*OI*) e músculos glúteos (*MG*). A FIR está localizada inteiramente abaixo do músculo levantador do ânus e faz parte do períneo. c, ponta do cóccix; TI, tuberosidades isquiáticas.

Líquido na cavidade peritoneal

Líquido localizado na cavidade peritoneal pode ter várias origens, com composição amplamente variável. Ascite é líquido seroso na cavidade peritoneal e, na maioria dos casos, é causada por cirrose, hipoproteinemia ou insuficiência cardíaca congestiva. A ascite exsudativa é resultante de processos inflamatórios, como abscessos, pancreatite, peritonite ou perfuração intestinal. Hemoperitônio é causado por traumatismo, procedimentos cirúrgicos ou hemorragia espontânea. Ascite neoplásica está associada a tumores intraperitoneais. Urina, bile e quilo também podem circular livremente na cavidade peritoneal.

O diagnóstico de ascite com base nas radiografias convencionais depende de que o volume de líquido acumulado seja de 500 mℓ, no mínimo. As anormalidades detectadas nesses casos são: (a) aumento difuso da densidade abdominal (abdome cinzento); (b) bordas mal definidas do fígado, baço e músculos psoas; (c) deslocamento medial do cólon cheio de gás, fígado e baço, que se afastam da faixa de gordura peritoneal do flanco; (d) abaulamento dos flancos; (e) aumento da separação das alças de intestino delgado cheias de líquidos; e (f) sinal das "orelhas de cachorro", com densidades simétricas na pelve, em consequência da presença de líquidos no fundo de saco em cada um dos lados da bexiga. A TC demonstra densidade de líquido nos recessos da cavidade peritoneal. A densidade de líquido demonstrada nas imagens de TC fornece indícios quanto à sua composição. Ascite transudativa tem valores de atenuação próximos aos da água (–10 a +10 H). Em geral, ascite exsudativa tem coeficientes de atenuação acima de +15 H, ao passo que sangramentos recentes na cavidade peritoneal têm valores médios de +45 H. Ultrassonografia é um exame sensível para demonstrar quantidades pequenas de líquidos nos recessos peritoneais. Durante esse exame, deve-se ter o cuidado de examinar as partes mais pendentes da cavidade pélvica (bolsa de Morison e pelve). Ascite simples é anecoica, ao passo que ascite exsudativa, hemorrágica ou neoplásica costuma conter fragmentos flutuantes. Septações na ascite estão associadas a processos inflamatórios ou neoplásicos malignos. A RM tem pouca especificidade para definir o tipo de líquido presente. Transudatos têm sinal hipointenso em T1 e hiperintenso em T2. Líquidos hemorrágicos contêm sinal hiperintenso em T1 e T2. Em geral, ascite transudativa tem sinais brilhantes nas imagens em *gradient-echo* como consequência do movimento dos líquidos.

Pseudomixoma peritoneal. É o termo usado para descrever ascite gelatinosa que se acumula em consequência da disseminação intraperitoneal de células produtoras de mucina originadas da ruptura de mucocele apendicular, ou da disseminação intraperitoneal de cistos ovarianos mucinosos benignos ou malignos ou adenocarcinoma mucinoso do cólon ou reto. Radiografias convencionais podem demonstrar calcificações puntiformes ou anulares dispersas em toda a cavidade peritoneal. A TC mostra densidades variadas, septações e calcificações dentro do líquido acumulado. Em geral, o líquido mucinoso é loculado e causa efeito de massa no fígado e intestino (Figura 40.6). A ultrassonografia demonstra nódulos intraperitoneais, cuja densidade pode ser hipoecoica a fortemente ecogênica.

Pneumoperitônio

Ar livre na cavidade peritoneal é um sinal valioso de perfuração intestinal, na maioria dos casos causada por úlcera gástrica ou duodenal perfurada. Contudo, outras causas de pneumoperitônio são traumatismo, cirurgia ou laparoscopia recente e infecção da cavidade peritoneal por microrganismos formadores de gás. Em geral, pneumoperitônio pós-operatório remite em 3 a 4 dias. Imagens sequenciadas demonstram redução progressiva da quantidade de ar presente. Nenhum indício de regressão progressiva ou de aumento da quantidade de ar sugere extravasamento na

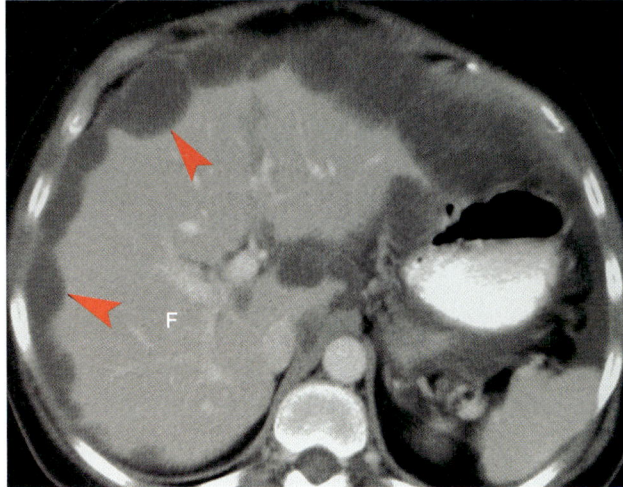

Figura 40.6 Pseudomixoma peritoneal. A imagem de tomografia computadorizada (TC) de um homem de 60 anos com disseminação intraperitoneal de adenocarcinoma mucinoso do cólon demonstrou loculações (*pontas de setas*) de líquido, que formavam endentações na superfície do fígado (*F*), com evidências de efeito de massa. O coeficiente de atenuação do líquido era de 32 H, indicando ascite exsudativa.

anastomose intestinal ou sepse. Quando não há ruptura de víscera oca, pneumoperitônio pode ser formado por ar introduzido no trato genital feminino por insuflação genital ou estar associado a enfisema pulmonar, ruptura de alvéolos e dissecção de ar para dentro da cavidade peritoneal.

Radiografias convencionais mostram pneumoperitônio com mais detalhes nas imagens obtidas com o paciente de pé ou sentado. Radiografias de tórax na posição ereta são mais sensíveis para demonstrar ar livre. Quantidades pequenas de ar são detectadas claramente abaixo das cúpulas diafragmáticas. Incidências em decúbito lateral esquerdo com raios horizontais podem ser usadas em pacientes em estado muito grave para demonstrar ar em torno do fígado. Sinais de pneumoperitônio nas radiografias em posição supina (Figura 40.7) são os seguintes: (a) gás nos dois lados da parede intestinal (sinal de Rigler); (b) gás demarcando o ligamento falciforme; (c) gás demarcando a cavidade peritoneal ("sinal da bola de futebol americano"); e (d) coleções triangulares ou lineares de gás extraluminal no quadrante superior direito do abdome. Nas imagens de TC, quantidades pequenas de gás extraluminal podem ser confundidas com gás intestinal e ser surpreendentemente difíceis de detectar. Também devem ser obtidas imagens das janelas pulmonares para detectar ar intraperitoneal. O recesso peritoneal entre o fígado e o diafragma (Figura 40.8) é uma boa área para procurar pneumoperitônio na TC.

Calcificações abdominais

Calcificações intra-abdominais podem ser um sinal importante de doença intra-abdominal e devem ser investigadas em todos os exames de imagem do abdome. TC e ultrassonografia são técnicas mais sensíveis para detectar calcificações que radiografias convencionais. Contudo, a resolução espacial das radiografias convencionais costuma demonstrar anormalidades características que permitem firmar um diagnóstico específico quanto ao tipo de calcificação.

Calcificações vasculares. Essas calcificações são comuns na aorta e nos vasos ilíacos (ver Figura 40.12, mais adiante) de indivíduos idosos. Calcificações vasculares com formato de placa formam-se sobre a coluna lombar e o sacro e costumam exigir exame detalhado para que sejam detectadas. Aneurismas

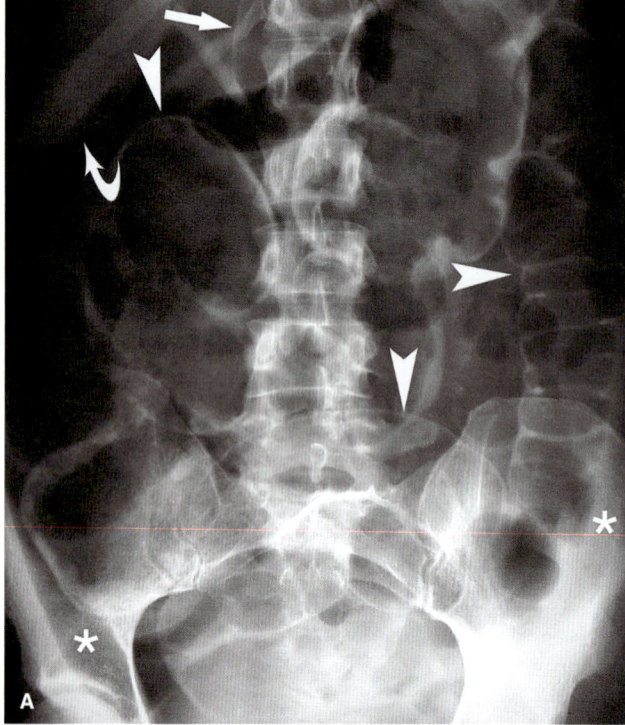

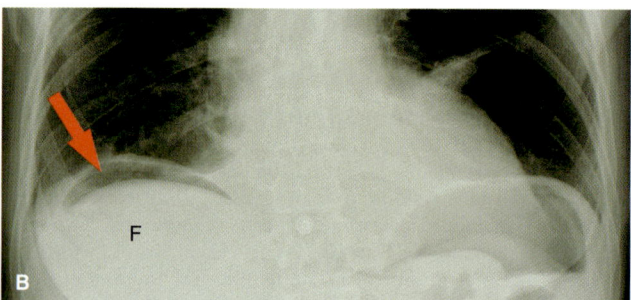

Figura 40.7 **Pneumoperitônio: radiografia convencional. A.** A radiografia de abdome na posição supina de um paciente com úlcera gástrica perfurada permitiu demonstrar os dois lados da parede intestinal (sinal de Rigler) (*pontas de setas*), ar livre demarcando o ligamento falciforme (*seta*), ar livre realçando a borda hepática (*seta curva*) e ar livre acumulado nas goteiras pericólicas (*asterisco*). **B.** A radiografia de tórax na posição ereta de outro paciente mostrou uma faixa de gás com formato de crescente (*seta*) entre o fígado (*F*) e o diafragma. Nesse caso, o pneumoperitônio foi causado por uma perfuração de diverticulite do cólon sigmoide.

da aorta evidenciam-se por diâmetro luminal maior que 3 cm, medido entre as calcificações da parede aórtica (Figura 40.9). Aneurismas calcificados com formato anelar afetam mais comumente as artérias esplênicas ou renais. *Flebólitos* são trombos venosos calcificados que, na maioria dos casos, aparecem nas áreas laterais da pelve. Eles formam calcificações ovais ou arredondadas com diâmetro de até 5 mm e comumente contêm um foco de transparência central. Flebólitos podem ser confundidos com cálculos do trato urinário.

Linfonodos calcificados. São causados mais comumente por doenças granulomatosas, especialmente tuberculose ou histoplasmose. Em geral, essas calcificações medem entre 10 mm e 15 mm de diâmetro. Linfonodos mesentéricos são calcificados de modo mais frequente.

Cálculos biliares e vesícula biliar. Apenas aproximadamente 15% dos cálculos biliares contêm cálcio suficiente para que sejam detectados nas radiografias convencionais. A maioria dos cálculos biliares calcificados contém bilirrubinato de cálcio e tem aspecto laminado, com borda externa densa e centro mais radiotransparente. Quando há vários cálculos biliares, eles costumam ser facetados. Calcificações da parede da vesícula biliar (*vesícula biliar em porcelana*) (Figura 40.10) têm formato oval e conformam-se ao volume e ao formato da vesícula biliar. Bile em leite de cálcio é uma suspensão de cristais radiopacos dentro da bile da vesícula. Radiografias na posição ereta podem demonstrar deposição da suspensão.

Cálculos urinários. Aproximadamente 85% dos cálculos urinários são detectáveis nas radiografias convencionais. Esses

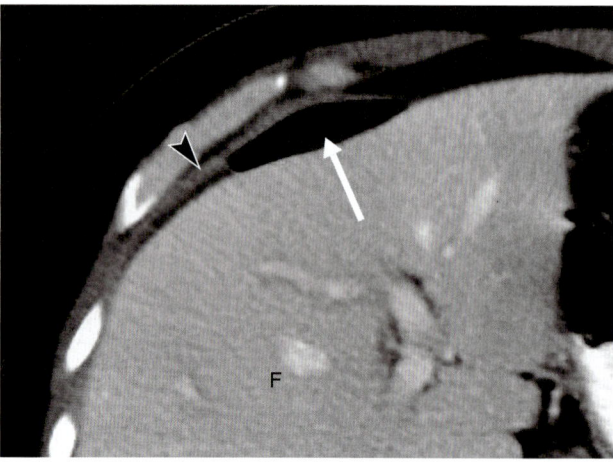

Figura 40.8 **Pneumoperitônio: tomografia computadorizada (TC).** A imagem demonstrou uma coleção de ar (*seta*) no espaço peritoneal entre o fígado (*F*) e o diafragma (*ponta de seta*). Essa é uma área muito importante para buscar pequenas quantidades de ar intraperitoneal livre na TC. Esse paciente tinha laceração traumática do jejuno em consequência de um acidente automobilístico.

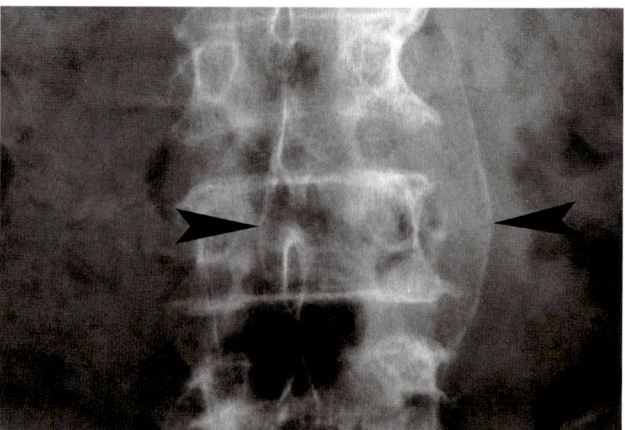

Figura 40.9 **Aneurisma da aorta abdominal.** A radiografia convencional demonstrou um aneurisma da aorta abdominal evidenciado por afastamento amplo das calcificações da parede aórtica (*pontas de seta*). Pode ser difícil detectar calcificações da parede aórtica sobre a coluna vertebral. Radiografias obtidas com o paciente em posição oblíqua posterior esquerda projetam a aorta fora da coluna vertebral e permitem demonstrar calcificações da parede aórtica com mais clareza.

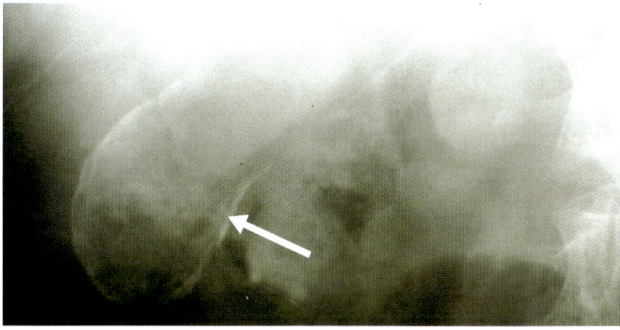

Figura 40.10 Vesícula em porcelana. A radiografia focalizada (*coned-down*) do quadrante superior direito do abdome demonstrou calcificação da parede da vesícula biliar (*seta*). Essa alteração é sugestiva de obstrução crônica do ducto biliar, inflamação crônica da vesícula biliar e risco elevado de carcinoma da vesícula biliar.

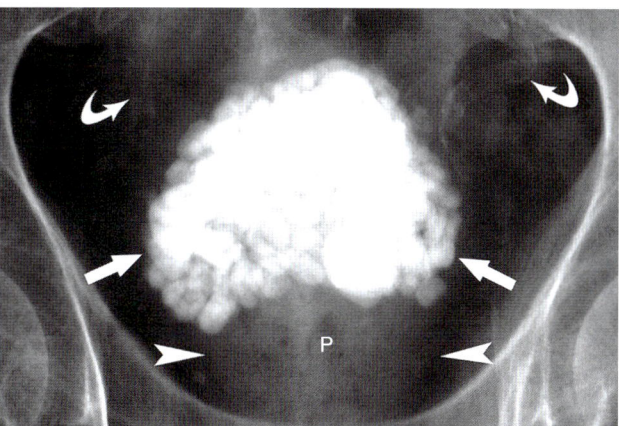

Figura 40.12 Cálculos de bexiga. A radiografia convencional da pelve demonstrou vários cálculos (*setas*) na bexiga. A próstata aumentada (*P, entre as pontas de seta*) era responsável pela estase urinária que resultou na formação de cálculos e levantava a massa de cálculos depositados. Esse paciente também tinha calcificações ateroscleróticas das artérias ilíacas (*setas curvas*).

cálculos podem ser puntiformes ou chegar a medir vários centímetros. Cálculos coraliformes são muito típicos, porque assumem o formato do sistema coletor renal (Figura 40.11). Nas radiografias convencionais, cálculos renais são diferenciados dos cálculos biliares nas projeções oblíquas, que confirmam sua posição posterior, em comparação à localização mais anterior dos cálculos biliares. Cálculos ureterais podem estar localizados em qualquer segmento ao longo do trajeto ureteral, mas são mais frequentes nas áreas de estreitamento: junção ureteropélvica, rebordo pélvico e junção vesicoureteral. Cálculos de bexiga (Figura 40.12) são únicos ou múltiplos, geralmente são laminados, podem ter qualquer diâmetro e estão, com frequência, depositados na linha média da pelve. Cálculos dentro de divertículos vesicais podem ser excêntricos em relação com a bexiga. A TC tornou-se a técnica de exame preferível para demonstrar cálculos urinários.

Granulomas hepáticos e esplênicos. Em geral, são múltiplos, densos e pequenos. Representam focos cicatrizados de tuberculose, histoplasmose ou outra doença granulomatosa.

Apendicolitos e enterólitos. São concreções que se formam dentro do lúmen intestinal. A maioria é arredondada ou oval e tem laminações concêntricas. Apendicolitos são indícios claros de apendicite aguda nos pacientes com dor abdominal aguda. Enterólitos são mais comuns no cólon e costumam se dever à deposição de cálcio sobre material indigerível (p. ex., semente de frutas).

Apendagite epiploica. Acredita-se que seja causada por inflamação secundária à torção dos apêndices epiploicos, resultando em obstrução vascular e isquemia. Em muitos casos, a necrose gordurosa resultante calcifica e forma calcificações ovaladas móveis.

Glândulas suprarrenais calcificadas. Estão associadas a hemorragia suprarrenal do recém-nascido, tuberculose e doença de Addison. A calcificação é irregular e está localizada nas glândulas suprarrenais em um dos lados da primeira vértebra lombar (Figura 40.13).

Calcificação pancreática. Está associada a pancreatites hereditária e alcoólica crônica. As calcificações são atribuídas a cálculos pancreáticos, que, em geral, são grosseiros e têm diâmetros variados (Figura 40.14).

Cistos calcificados. Podem estar localizados nos rins, no baço, no fígado, no apêndice e na cavidade peritoneal. A calcificação da parede do cisto é curvilínea ou tem formato anelar (Figura 40.15). Cistos *equinocócicos* costumam calcificar e podem ser encontrados em qualquer órgão intra-abdominal, assim como na cavidade peritoneal.

Calcificação tumoral. Diversos tipos de tumores dos órgãos abdominais podem conter calcificações. Calcificações grosseiras com formato de "pipoca" associadas aos leiomiomas são características. Teratomas císticos benignos podem formar dentes ou osso. Metástases peritoneais calcificadas de cistadenocarcinoma mucinoso de ovário ou cólon podem delinear a cavidade peritoneal (Figura 40.16). Carcinoma de células renais calcifica em até 25% dos casos.

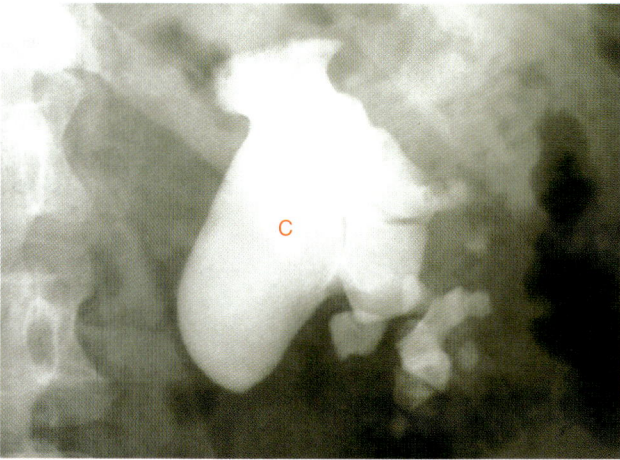

Figura 40.11 Cálculo coraliforme. A radiografia convencional demonstrou cálculo volumoso que ocupava o sistema coletor do rim esquerdo e acompanhava seu formato. Em geral, cálculos coraliformes (C) são formados de estruvita e desenvolvem-se quando há infecção urinária crônica.

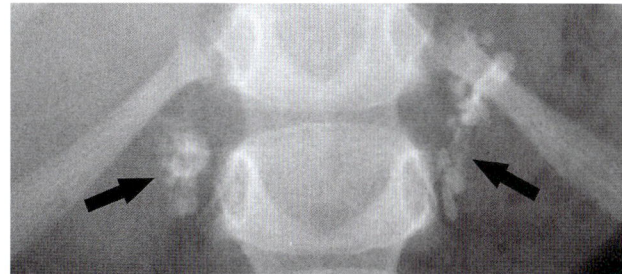

Figura 40.13 Calcificações das glândulas suprarrenais. A radiografia convencional do abdome de uma criança de 4 anos demonstrou calcificações das duas glândulas suprarrenais (*setas*) resultantes de hemorragias suprarrenais bilaterais.

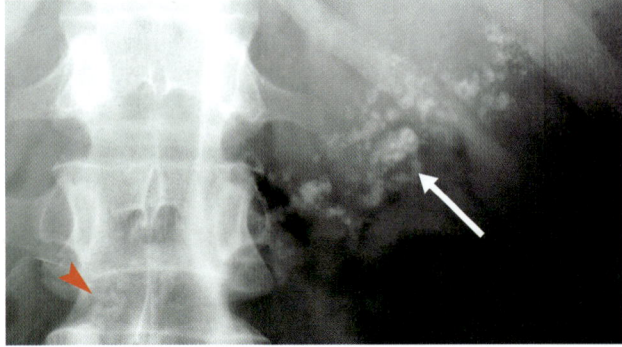

Figura 40.14 Calcificações pancreáticas. Calcificações puntiformes e grosseiras (*seta*) se estendem para cima no quadrante superior esquerdo desse paciente com pancreatite alcoólica crônica. As calcificações da cabeça do pâncreas (*ponta de seta*) foram obscurecidas pela coluna vertebral.

Calcificações de tecidos de partes moles. Podem estar associadas a hipercalcemia, calcinose idiopática e hematomas antigos. Granulomas calcificados nas áreas de injeção de quinina, bismuto e sais de penicilina cálcica são comuns nas nádegas. Cisticercose causa calcificações musculares típicas em formato de "grãos de arroz".

Conteúdo intestinal. Podem incluir osso, sementes ou caroços, chumbo ou fármacos contendo ferro ou outros metais pesados que formam opacidades abdominais.

Calcificações peritoneais. Podem ser nodulares ou laminares e, na maioria dos casos, resultam de diálise peritoneal, peritonite pregressa ou carcinomatose peritoneal (Figura 40.16).

Abdome agudo

O diagnóstico diferencial dos pacientes que se apresentam com dor abdominal aguda é extremamente amplo (Tabela 40.1). A definição precisa do diagnóstico apropriado requer colaboração entre o médico que referencia o paciente e o radiologista, de modo a escolher a técnica de exame de imagem mais apropriada para chegar ao diagnóstico definitivo. A investigação rotineira de abdome agudo comumente inclui uma "rotina de abdome agudo", que consiste em radiografia de tórax posteroanterior em posição ereta e radiografias de abdome em decúbito e na posição ereta. A radiografia de tórax permite detectar claramente pneumoperitônio e doenças intratorácicas, que podem se apresentar com queixas abdominais. As radiografias de abdome na posição supina podem estabelecer o diagnóstico de muitas

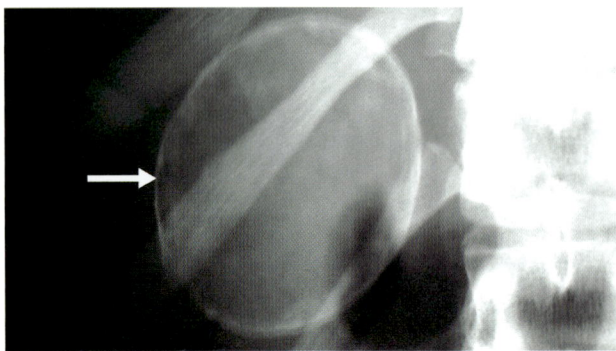

Figura 40.15 Cisto renal calcificado. A imagem de radiografia convencional demonstrou calcificação periférica (*seta*) típica de calcificação da parede de um cisto renal.

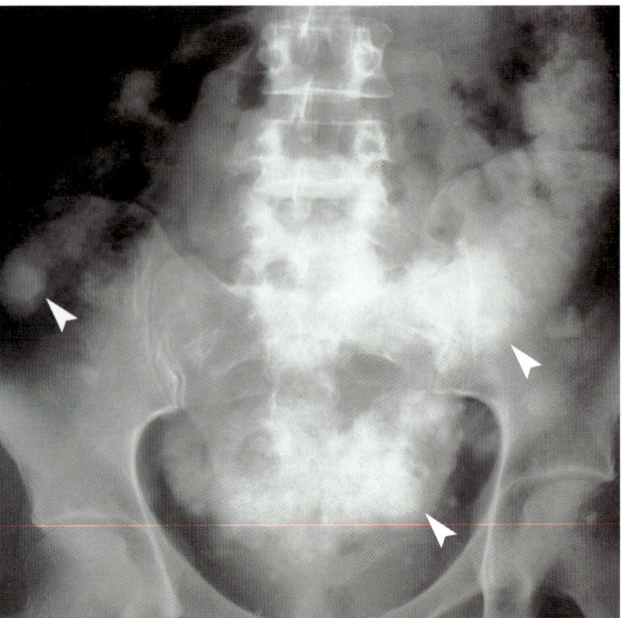

Figura 40.16 Calcificações tumorais. A radiografia de abdome demonstrou calcificações com formato de "nuvens" (*pontas de seta*) na distribuição dos recessos peritoneais. Essas calcificações eram causadas por metástases intraperitoneais de um cistadenocarcinoma seroso papilar de ovário.

doenças abdominais agudas, ao passo que as radiografias de abdome com raios horizontais e o paciente em posição ereta aumentam a certeza diagnóstica. Tomografia computadorizada ou ultrassonografia é realizada de rotina para chegar ao diagnóstico definitivo.

Padrão normal dos gases abdominais. Em geral, a interpretação das radiografias de abdome convencionais inclui uma avaliação das densidades de gás, líquidos, partes moles, gordura e cálcio. Gases abdominais normais são predominantemente ar deglutido (Figura 40.17). Nos indivíduos normais, níveis hidroaéreos são comuns no estômago, aparecendo algumas vezes no intestino delgado, mas nunca se formam no cólon distal à flexura hepática. No intestino delgado, níveis hidroaéreos normais não devem medir mais que 2,5 de largura. Em geral, gás no intestino delgado forma várias pequenas coleções gasosas dispersas aleatoriamente por todo o abdome. A quantidade de gás no intestino delgado aumenta nos pacientes que deglutem ar de forma repetida ou ingerem bebidas gaseificadas. O padrão normal de gases intestinais varia de nenhum gás até gás dentro de três a quatro porções do intestino delgado, com formatos variados que medem menos de 2,5 a 3 cm de diâmetro. O cólon normal contém algum gás e matéria fecal, cujo diâmetro varia de 3 a 8 cm, com o ceco apresentando o maior diâmetro. Ausência

TABELA 40.1 Causas comuns de abdome agudo.	
Apendicite	Peritonite
Colecistite aguda	Abscesso intraperitoneal
Pancreatite aguda	Abscesso retroperitoneal
Diverticulite aguda	Obstrução intestinal
Colite ulcerativa aguda	Infecção do trato urinário
Colite pseudomembranosa	Obstrução do trato urinário
Amebíase	Doenças inflamatórias pélvicas
Isquemia intestinal aguda	Abscesso tubo-ovariano

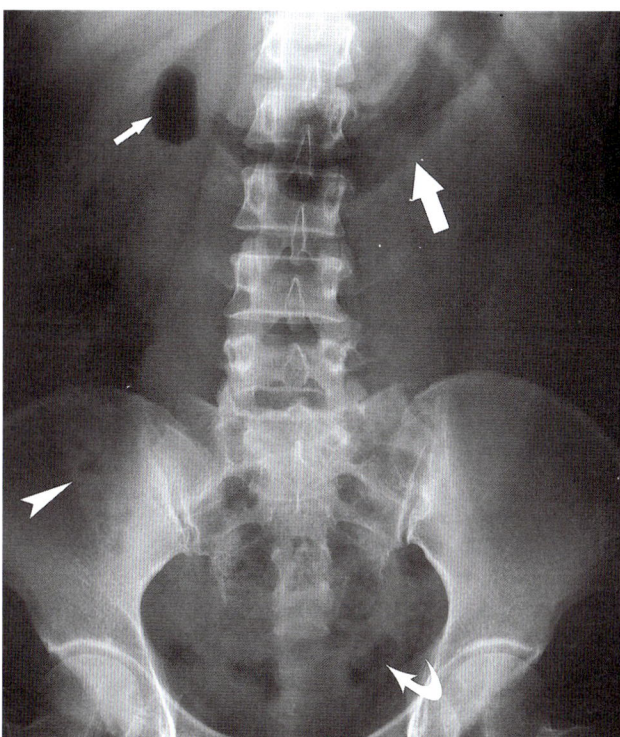

Figura 40.17 **Padrão normal de gases intestinais.** Radiografia em posição supina mostra a distribuição normal de gás no estômago (*seta grande*) e no duodeno (*seta pequena*). O padrão normal de fezes mosqueadas é visto na distribuição do cólon direito (*ponta de seta*). Um pouco de gás nas coleções dentro do intestino delgado (*seta curva*) é visto na pelve.

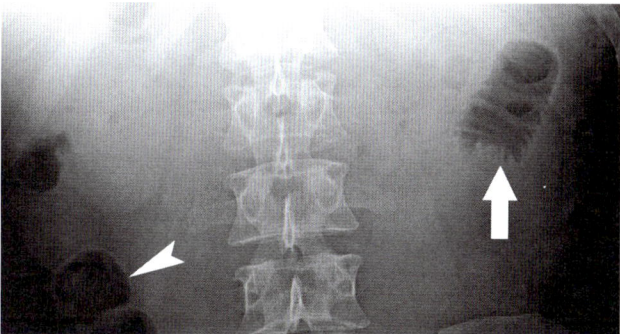

Figura 40.18 **Alça sentinela.** Radiografias sequenciais diárias desse paciente demonstraram uma alça persistente de intestino delgado dilatado (*seta*) na mesma posição. Essa alça sentinela foi causada por pancreatite aguda. O padrão de distribuição dos gases estava normal no cólon direito (*ponta de seta*). As demais áreas do abdome não tinham gases intestinais.

completa de gás no intestino delgado pode ocorrer nos pacientes com obstrução intestinal com preenchimento das alças intestinais por líquido em vez de gases. O termo "padrão inespecífico de gases abdominais", por não ter significado exato, não deve ser usado.

Distensão intestinal. O intestino delgado está dilatado quando mede mais que 2,5 a 3 cm de diâmetro. Distensão do cólon ocorre quando seu diâmetro é maior que 5 cm, mas o ceco está dilatado quando mede mais de 8 cm de diâmetro. Em geral, nos adultos, alças dilatadas de intestino delgado podem ser diferenciadas do cólon dilatado por uma avaliação de sua localização e seus aspectos anatômicos. O intestino delgado ocupa uma posição mais central no abdome e caracteriza-se por valvas coniventes, que cruzam todo o diâmetro do lúmen intestinal. Alças dilatadas de intestino delgado raramente medem mais que 5 cm de diâmetro, enquanto não se pode afirmar que o cólon está dilatado até que seu diâmetro seja maior que 5 cm. O intestino grosso tem uma posição mais periférica no abdome e caracteriza-se por haustrações que se estendem apenas por uma parte do lúmen intestinal. O cólon contém matéria fecal, que tem aspecto heterogêneo específico. No cólon normal, o ceco tem maior diâmetro e sempre dilata mais, independentemente da localização do processo obstrutivo.

Íleo adinâmico. O termo "íleo" significa estase, mas não diferencia obstrução mecânica de estase por outras causas. Os termos "íleo adinâmico", "íleo paralítico" e "íleo não mecânico" são usados como sinônimos e referem-se à estase do conteúdo intestinal em consequência de peristalse reduzida ou ausente. A Tabela 40.2 descreve as causas comuns de íleo adinâmico. Classicamente, íleo adinâmico causa distensão simétrica predominantemente gasosa do intestino. Intestino delgado, estômago e intestino grosso são dilatados proporcionalmente, sem um ponto de transição abrupta. Mais alças intestinais estão dilatadas do que obstruídas. Em alguns casos, íleo adinâmico pode resultar em abdome "sem gás" com alças intestinais dilatadas, mas preenchidas apenas por líquido. A ultrassonografia é um

exame útil para confirmar que a peristalse está reduzida ou ausente, embora esse exame possa ser difícil quando há grandes quantidades de gases.

Alça sentinela. É um segmento de intestino paralisado e dilatado que se localiza perto de um órgão intra-abdominal inflamado. Em essência, alça sentinela é um segmento curto de íleo adinâmico que aparece como uma alça isolada no intestino distendido, permanecendo na mesma posição nas imagens sequenciais (Figura 40.18). Alça sentinela indica existência de um processo inflamatório próximo. Alça sentinela no quadrante superior direito sugere colecistite aguda, hepatite ou pielonefrite. No quadrante superior esquerdo, pode indicar pancreatite, pielonefrite ou lesão do baço. Nos quadrantes inferiores do abdome, as possibilidades podem ser diverticulite, apendicite, salpingite, cistite ou doença de Crohn.

Megacólon tóxico. É manifestação de colite fulminante, que se caracteriza por dilatação extrema de parte ou todo o cólon. Nessas condições, não há peristalse e o cólon perde seu tônus e contratilidade por completo. O paciente tem distensão abdominal progressiva e mostra-se toxêmico, febril e obnubilado. Ruídos peristálticos e evacuações não ocorrem. A parede intestinal torna-se semelhante a uma "folha de papel úmida", com risco de perfuração extremo. A mortalidade associada ao megacólon tóxico fica em torno de 20%. Colite ulcerativa aguda é a causa mais comum dessa complicação (Tabela 40.3). Radiografias convencionais mostram distensão do cólon, com apagamento das haustrações. Em muitos casos, a anormalidade mais marcante é a dilatação do cólon transverso, com até 15 cm de diâmetro. Esse diagnóstico é sugerido quando o diâmetro do cólon é maior que 5 cm e a mucosa mostra sinais de anormalidade (Figura 40.19). Pseudopólipos secundários às ilhas de mucosa edemaciada,

TABELA 40.2 Causas comuns de íleo adinâmico.

Fármacos
  Atropina, glucagon, morfina, barbitúricos, fenotiazinas

Causas metabólicas
  Diabetes melito, hipotireoidismo, hipopotassemia, hipercalcemia

Inflamação
  Intraluminal: gastrenterite
  Extraluminal: peritonite, pancreatite, apendicite, colecistite, abscesso

Pós-operatório: regride em 4 a 7 dias

Pós-traumático

Traumatismo raquimedular

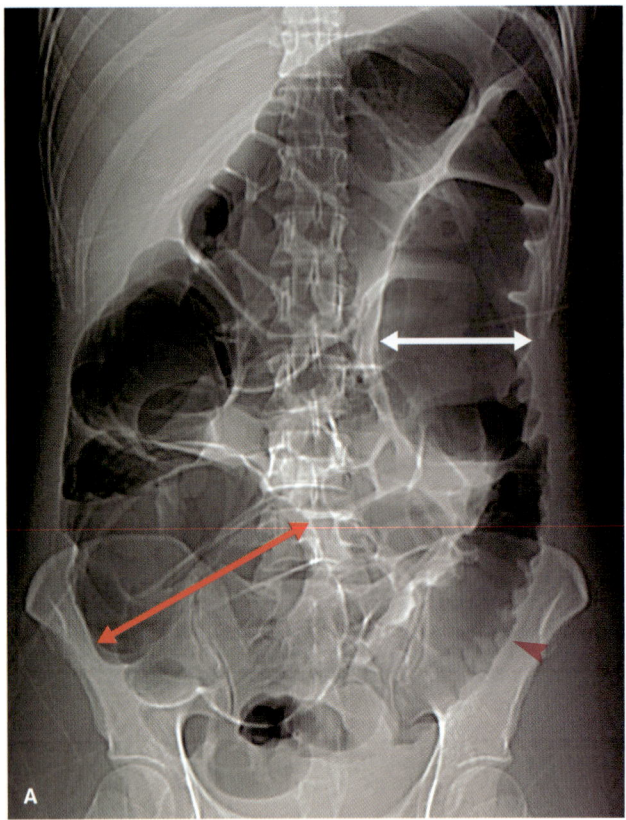

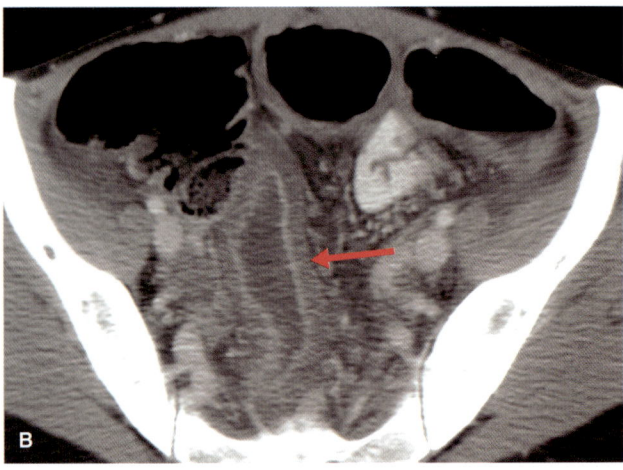

Figura 40.19 Megacólon tóxico. A. A radiografia de abdome na posição supina demonstrou dilatação acentuada do cólon, com ceco (*seta dupla vermelha*) medindo 14 cm e cólon descendente (*seta dupla branca*) com diâmetro de 7 cm. O padrão da mucosa do segmento inferior do cólon descendente era acentuadamente nodular (*ponta de seta*). **B.** A imagem correspondente de tomografia computadorizada (TC) mostrou espessamento acentuado da parede do cólon (*seta*). Nesse caso, o megacólon tóxico foi causado por colite ulcerativa. O cólon perfurou pouco antes da intervenção cirúrgica.

TABELA 40.3	Causas de megacólon tóxico.
Colite ulcerativa: 75% dos casos	Colite amebiana
Colite pseudomembranosa	Colite isquêmica
Colite de Crohn	Colite bacteriana: cólera, febre tifoide

circundadas por ulceração extensa, aparecem como nódulos de partes moles dentro do cólon distendido por ar. A TC demonstra cólon distendido e cheio de ar e líquidos. A parede do cólon é fina, mas tem contorno nodular irregular, podendo-se observar ar dentro de sua parede. Enema baritado está absolutamente contraindicado em razão do risco de perfuração.

Obstrução intestinal mecânica. Essa condição caracteriza-se por estase do conteúdo intestinal acima de uma lesão focal. A obstrução pode ser causada por preenchimento (obstrução por massa intraluminal), estenose secundária a uma doença intestinal inflamatória ou compressão do lúmen por doença extrínseca. Os objetivos dos exames de imagem são confirmar a existência de obstrução, determinar seu nível e descobrir sua causa. Radiografias podem confirmar a existência de obstrução intestinal entre 6 h e 12 horas antes que se possa firmar esse diagnóstico com base nas manifestações clínicas (Figura 40.19). Quando há obstrução intestinal, o lúmen do segmento proximal à obstrução dilata progressivamente, porque os processos secretivos continuam e o paciente deglute ar, alimentos e líquidos; por fim, há cessação dos processos absortivos. Estase predispõe à proliferação excessiva de bactérias e à produção de toxinas, que podem causar danos à mucosa intestinal. Também pode haver redução da irrigação sanguínea em consequência da distensão da parede intestinal e elevação da pressão intraluminal. É importante entender vários termos utilizados na prática clínica. *Obstrução total* significa que o lúmen está totalmente obstruído, ao passo que *obstrução parcial* indica que parte do conteúdo intestinal continua a passar. *Obstrução*

simples significa que há bloqueio do conteúdo intraluminal sem interferência na irrigação sanguínea. *Obstrução com estrangulamento* indica que há redução da irrigação sanguínea da parede intestinal. A maioria dos casos de obstrução com estrangulamento consiste em *obstruções em alça fechada*, ou seja, bloqueio do segmento intestinal nas duas extremidades. Isso ocorre nos casos de hérnia encarcerada e vólvulo.

Infecções enfisematosas. Infecções dos órgãos abdominais e pélvicos por microrganismos formadores de gás são detectáveis nas radiografias convencionais e podem ser confirmadas por tomografia computadorizada ou ultrassonografia (ver Figuras 41.49, 47.41 e 48.21, nos Capítulos 41, 47 e 48, respectivamente). Gás dentro do parênquima de órgãos sólidos ou no interior da parede de vísceras ocas pode indicar infecção, fístula, infarto ou cirurgia/instrumentação recente. É fundamental que esse diagnóstico seja estabelecido de imediato, uma vez que, com frequência, os pacientes estão sépticos ou são imunossuprimidos ou diabéticos. Infecções enfisematosas produzem bolhas e faixas de ar, que devem ser diferenciadas das coleções gasosas normais. Colecistite enfisematosa, pielonefrite e pielite enfisematosas e cistite enfisematosa estão descritas e ilustradas nos capítulos pertinentes. Outros órgãos afetados são útero e pâncreas (pancreatite enfisematosa).

Gangrena de Fournier é o termo usado para descrever fasciite necrosante do períneo e regiões perianal e genital. Infecções polimicrobianas causam destruição rápida dos tecidos. Radiografias convencionais e TC demonstram bolhas e faixas de gás nos tecidos moles afetados (Figura 40.20).

Obstrução do intestino delgado

Obstrução do intestino delgado é responsável por 20% das internações cirúrgicas por dor abdominal aguda e representa 80% de todos os casos de obstrução intestinal. A Tabela 40.4 descreve as causas de obstrução do intestino delgado. Nos países

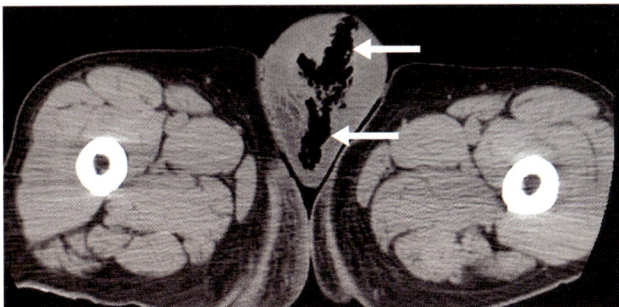

Figura 40.20 **Gangrena de Fournier.** A tomografia computadorizada (TC) demonstrou bolsas proeminentes de gás (*setas*) nos tecidos subcutâneos do períneo e escroto, que eram típicas dessa doença.

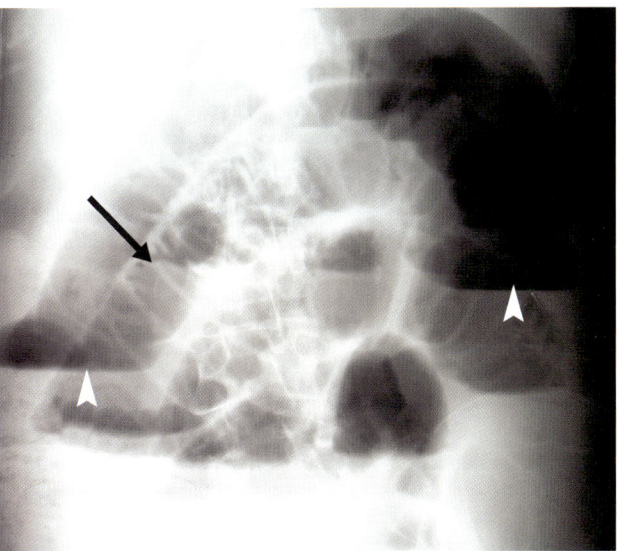

Figura 40.21 **Obstrução de intestino delgado – radiografia convencional.** A radiografia de abdome com paciente de pé demonstrou alças de intestino delgado dilatadas e cheias de ar, ou seja, níveis hidroaéreos com diferentes alturas dentro da mesma alça (*pontas de seta*). Observe as válvulas coniventes (*seta*), que se estendiam por todo o diâmetro do lúmen intestinal. Nesse caso, a obstrução do intestino delgado foi causada por aderências.

ocidentais, aderências pós-operatórias são responsáveis por 75% das obstruções de intestino delgado, ao passo que nos países em desenvolvimento 80% dos casos de obstrução do intestino delgado são causados por hérnia encarcerada, mas apenas 10% são devidos às aderências. Clinicamente, esses pacientes têm dor abdominal em cólicas, distensão do abdome e vômitos. Radiografias convencionais confirmam o diagnóstico de apenas 50 a 60% dos casos. As anormalidades radiográficas demonstradas nos casos de obstrução do intestino delgado são: (a) dilatação das alças de intestino delgado (> 3 cm) desproporcional aos segmentos mais distais ou do cólon; (b) níveis hidroaéreos no intestino delgado com mais de 2,5 cm de largura; (c) níveis hidroaéreos em diferentes níveis (> 5 mm) na mesma alça ("níveis hidroaéreos dinâmicos" – indício claro de obstrução [Figura 40.21]); (d) dois ou mais níveis hidroaéreos; e (e) pequenas bolhas de gás encarceradas entre as dobras das alças dilatadas e cheias de líquidos, produzindo o sinal do "colar de pérolas" (uma fileira de pequenas bolhas de gás orientadas horizontal ou obliquamente no abdome). O nível de obstrução é determinado pelas alças dilatadas acima do segmento obstruído e pelas alças normais ou vazias abaixo da obstrução. Alças de intestino delgado com formato de escada ou grampo de cabelo são muito típicas. Hérnias inguinais passam facilmente despercebidas ao exame clínico de pacientes obesos, mas podem ser detectadas nas radiografias convencionais. Hoje em dia, a TC é o exame de imagem preferível para confirmar a obstrução do intestino delgado e determinar sua causa. As imagens de TC demonstram a causa da obstrução em 70 a 90% dos casos. A confirmação do diagnóstico por TC baseia-se na demonstração

de um ponto de transição entre as alças dilatadas do intestino delgado com nível hidroaéreo e as alças intestinais colabadas, depois da obstrução (Figura 40.22). Imagens reformatadas nos planos sagital e coronal têm valor inestimável porque podem demonstrar melhor os pontos de transição. Uma armadilha possível de ser encontrada é um segmento colabado de cólon, mesmo nos pacientes com íleo adinâmico. Obstrução intestinal não deve ser diagnosticada nesses casos, a menos que se demonstre uma lesão obstrutiva na flexura esplênica. Sinal de "fezes no intestino delgado" é um indício claro de obstrução intestinal no exame de TC. Partículas de material fecaloide misturadas com bolhas de gás aparecem dentro do intestino delgado dilatado. Estreitamento súbito em forma de bico, sem outra lesão evidente, indica que aderências sejam a causa da

TABELA 40.4	Causas de obstrução do intestino delgado.

Aderências
   Pós-operatórias
   Pós-inflamatórias

Hérnia encarcerada

Neoplasia maligna: geralmente metastática

Intussuscepção

Vólvulo

Íleo biliar

Parasitas: áscaris

Corpo estranho

Tumores de intestino delgado

Doença de Crohn

Enterite pós-irradiação

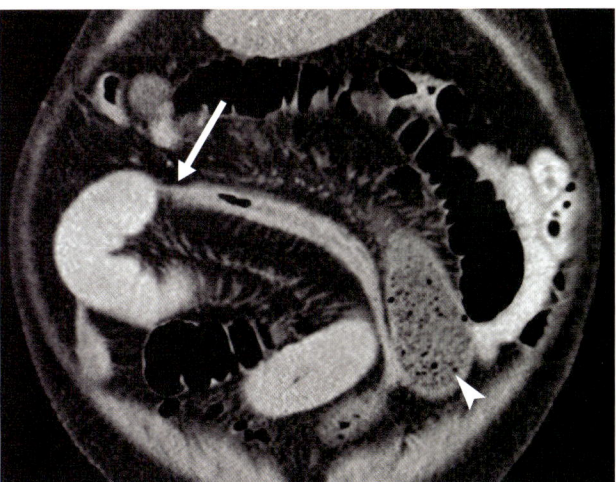

Figura 40.22 **Obstrução do intestino delgado – tomografia computadorizada (TC).** A imagem de TC reconstruída no plano coronal demonstrou transição abrupta (*seta*) entre alças intestinais normais e dilatadas desse paciente com enterite pós-irradiação, que causou obstrução do intestino delgado. Nesse caso, também havia sinal de "fezes no intestino delgado" (*ponta de seta*).

obstrução. Outras causas, como tumor, abscesso, inflamação, hérnia e intussuscepção, têm anormalidades típicas à TC.

Obstrução com estrangulamento. Está associada às alterações da parede intestinal e do mesentério em consequência da redução da irrigação sanguínea. As anormalidades demonstradas à TC são: (a) espessamento circunferencial (> 3 mm) da parede intestinal; (b) edema da parede intestinal (aspecto de alvo ou halo de lucência na parede intestinal); (c) ausência de realce pelo meio de contraste na parede intestinal (sinal mais específico); (d) imprecisão ou obstrução dos vasos mesentéricos; e (e) infiltração do mesentério por líquidos ou sangue. Como a maioria dos casos é causada por obstrução em alça fechada, em geral também há anormalidades compatíveis com essa última condição.

Vólvulo de intestino delgado. Este e a obstrução de alça fechada são indicados por estes sinais na TC: (a) distribuição radial de alças intestinais dilatadas com vasos mesentéricos convergindo para um foco de torção; (b) alça de intestino delgado dilatada com formato de "C" ou "U"; (c) sinal do "bico" na área de torção, evidenciado por afilamento fusiforme de uma alça intestinal dilatada; (d) sinal do "redemoinho" no mesentério torcido. O sinal do redemoinho em um paciente com obstrução do intestino delgado indica claramente necessidade de intervenção cirúrgica.

Intussuscepção. É uma causa importante de obstrução do intestino delgado de crianças, mas é menos frequente nos adultos. Na população adulta, a intussuscepção costuma ser crônica, intermitente ou subaguda, sendo causada, em geral, por tumor polipoide (p. ex., lipoma). Outras causas são tumores malignos, divertículo de Meckel, linfoma, linfonodos mesentéricos e corpos estranhos. Intussuscepção enteroentérica está associada a tumores de intestino delgado e espru tropical. Em geral, intussuscepção ileocólica é idiopática nas crianças, mas é causada por massa nos adultos. Intussuscepção colocólica é comum nos adultos, mas rara nas crianças. Radiografias convencionais demonstram obstrução do intestino delgado e massa de tecidos moles. Estudos contrastados mostram retenção de bário entre o intussuscepto e a alça receptora (intussusceptiente), formando um aspecto de mola espiral. Em geral, a TC confirma o diagnóstico, ao demonstrar massa intestinal típica com formato de alvo (Figura 40.23). Nas imagens axiais, a densidade central interna corresponde à alça invaginada circundada por mesentério com densidade de gordura, que também está circundada pela alça distal receptora. A ultrassonografia mostra uma configuração de *donut* semelhante a anéis alternados hiperecoicos e hipoecoicos, que representam segmentos alternados de mucosa, parede muscular e tecidos gordurosos mesentéricos em um corte transversal. Um segmento jejunal ou ileal curto (< 3,5 cm) assintomático detectado por acaso – *intussuscepção transitória* – sem obstrução coexistente do intestino delgado é uma anormalidade comum demonstrada nas imagens de TC (Figura 40.24).

Íleo biliar. É uma das causas de obstrução mecânica do intestino delgado, devendo ser considerada em todas as mulheres idosas com obstrução intestinal. Na faixa etária acima de 70 anos, íleo biliar é a causa de 24% dos casos de obstrução do intestino delgado. Como é uma doença que geralmente ocorre em pacientes idosos, tem início insidioso e é difícil de diagnosticar, a mortalidade é cinco vezes maior que a associada à obstrução de intestino delgado por aderências. A obstrução intestinal é causada por um cálculo biliar volumoso, que provoca erosão da parede da vesícula e entra no intestino, formando uma fístula colecistoduodenal. Na maioria dos casos, o cálculo aloja-se no íleo distal. Em geral, os pacientes com íleo biliar têm apenas um cálculo com diâmetro entre 2 cm e 5 cm. Apenas cerca de 50% dos pacientes têm sinais radiográficos específicos. A tríade de Rigler consiste em (a) alças dilatadas de intestino delgado (80% dos casos), (b) ar nas vias biliares ou na vesícula biliar (67%) e (c) cálculo calcificado em posição ectópica (50%).

Obstrução do cólon

Obstrução do cólon é uma condição encontrada predominantemente nos adultos idosos e representa cerca de 20% de todos os casos de obstrução intestinal. O ceco se dilata mais, independentemente do local de obstrução do cólon. Quando o diâmetro cecal passa de 10 cm, o risco de perfuração é grande, com complicações associadas, como peritonite e choque séptico. A Tabela 40.5 descreve as causas mais comuns de dilatação e obstrução do cólon. A maioria das obstruções de intestino grosso ocorre no cólon sigmoide, onde o lúmen intestinal é mais estreito e as fezes são mais bem formadas. Radiografias convencionais costumam confirmar o diagnóstico de obstrução do cólon, ao demostrar dilatação desde o ceco até o ponto de obstrução. O cólon distal à obstrução não contém gases. Quando a válvula ileocecal é competente, em geral o intestino delgado contém pouco gás; o intestino grosso não consegue descomprimir dentro do intestino delgado e a distensão gasosa do ceco é progressiva. Quando a válvula ileocecal é incompetente, há distensão gasosa do intestino delgado e o cólon consegue descomprimir dentro do íleo e do jejuno; nesses casos, o risco de perfuração cecal é menor. Níveis hidroaéreos distais à flexura hepática são indícios claros de obstrução, a menos que o paciente tenha feito enema.

Vólvulo de sigmoide. É mais comum na população idosa e em indivíduos que consomem dietas ricas em fibras. Vólvulo de sigmoide causa 3 a 8% dos casos de obstrução de intestino grosso dos adultos e sua mortalidade foi referida entre 20 e 25%. O cólon sigmoide torce em torno de seu mesentério, o que

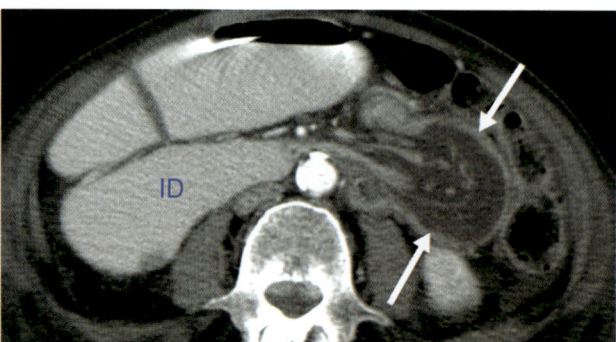

Figura 40.23 Intussuscepção enteroentérica. A tomografia computadorizada (TC) demonstrou obstrução do intestino delgado (*ID*) com alça proximal dilatada, que se estendia até uma área de intussuscepção jejunojenual (*setas*). A cabeça do intussuscepto era uma lesão metastática de melanoma maligno no intestino delgado.

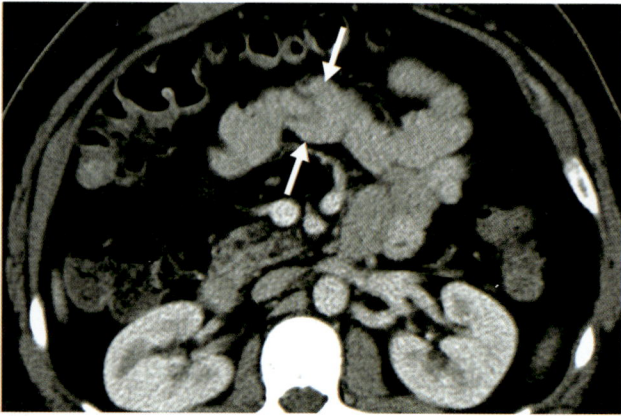

Figura 40.24 Intussuscepção transitória. A tomografia computadorizada (TC) de um paciente assintomático examinado por outras razões demonstrou um segmento curto de intussuscepção enteroentérica (*setas*) sem dilatação do intestino delgado proximal.

TABELA 40.5 Causas de obstrução do cólon.

Obstrução:
  Carcinoma de cólon (50 a 60%)
  Doença metastática, especialmente tumores malignos pélvicos
  Diverticulite
  Vólvulo – ceco ou cólon sigmoide ou transverso
  Impacção fecal
  Amebíase
  Colite isquêmica
  Aderências

Pseudo-obstrução
  Síndrome de Ogilvie
  Íleo adinâmico
  Megacólon tóxico

provoca obstrução de alça fechada. O cólon proximal dilata, enquanto o reto esvazia. Em geral, radiografias convencionais confirmam o diagnóstico. O cólon sigmoide aparece como uma alça volumosa cheia de gás sem marcas de haustrações, que começa na pelve e estende-se aos níveis superiores do abdome, frequentemente até o diafragma. As três linhas formadas pelas paredes laterais da alça e das paredes mediais opostas da alça intestinal torcida convergem inferiormente dentro da fossa ilíaca esquerda (Figura 40.25). O ápice do cólon sigmoide distendido pode se estender em direção cefálica até o cólon transverso. Metade dos pacientes tem dilatação do cólon proximal. Enema hidrossolúvel demonstra a obstrução, que afila até um bico localizado no ponto de torção, em geral 15 cm acima do esfíncter anal. Dobras de mucosa espiralam dentro do bico situado no ponto de obstrução. A TC demonstra as seguintes anormalidades: (a) cólon sigmoide dilatado com formato de "U" invertido; (b) ausência de gás no reto; (c) zonas de transição entre alças intestinais dilatadas e colapsadas formam-se no ponto de torção; (d) linhas oblíquas criadas pela orientação das zonas

de transição formam o "sinal do × que marca o local", que é mais bem demonstrado nas imagens sequenciais; e (e) um único ponto de transição em forma de bico, que corresponde ao sinal do bico evidenciado no enema contrastado. Como obstruções intestinais em alça fechada tendem a causar isquemia e perfuração, deve-se buscar cuidadosamente esses sinais.

Vólvulo cecal. Causa 1 a 3% dos casos de obstrução do intestino grosso nos adultos e é mais comum na faixa etária de 30 a 60 anos. Vólvulo cecal é uma obstrução de alça fechada, que pode causar isquemia, necrose e perfuração. Existem três tipos de vólvulo cecal. O mais comum é causado por torção e inversão, com desvio do ceco para o quadrante superior esquerdo. Torção axial do ceco em torno do eixo longitudinal do cólon ascendente faz com que ele permaneça no quadrante inferior direito. *Báscula cecal* é uma dobradura do ceco para uma posição anteromedial ao cólon ascendente, muito semelhante à dobradura do dedo de uma meia sobre si própria. A báscula é responsável por cerca de um terço dos casos. As anormalidades clássicas demonstradas nas radiografias convencionais são: (a) alça de intestino distendido por gases com formato de semente de café, na qual as marcas de haustrações estão direcionadas para o quadrante superior esquerdo; (b) ápice cecal no quadrante superior esquerdo; (c) distensão cecal acima de 10 cm de diâmetro (Figura 40.26); e (d) colapso do cólon distal. Dilatação do intestino delgado proximal pode ocorrer ou não. A TC é um exame utilizado com frequência crescente para confirmar esse diagnóstico, sendo detectadas as seguintes anormalidades: (a) ceco na porção superior esquerda do abdome; (b) vólvulo no quadrante inferior direito, evidenciado como uma área de torção do intestino e da gordura mesentérica ("sinal do redemoinho"); (c) apêndice deslocado para o quadrante superior esquerdo; (d) duas áreas de transição presentes: uma para a alça de entrada e outra para a alça de saída; (e) quando as alças estão completamente torcidas uma em torno da outra, o "sinal do × que marca o local" é positivo e é formado pela configuração cruzada das zonas de transição; (f) ceco distendido, medindo mais de 10 cm; e (g) segmento distal do intestino grosso descomprimido. As imagens devem ser examinadas com cuidado em busca de sinais de isquemia. Enema contrastado demonstra terminação em forma de bico ou dobra no ponto de obstrução do cólon ascendente. A mortalidade varia de 20 a 40% em razão da demora em confirmar o diagnóstico.

Impacção fecal. Trata-se da causa mais comum de obstrução do cólon de pacientes idosos e acamados. Colite estercoral é uma inflamação rara da parede do cólon em consequência da

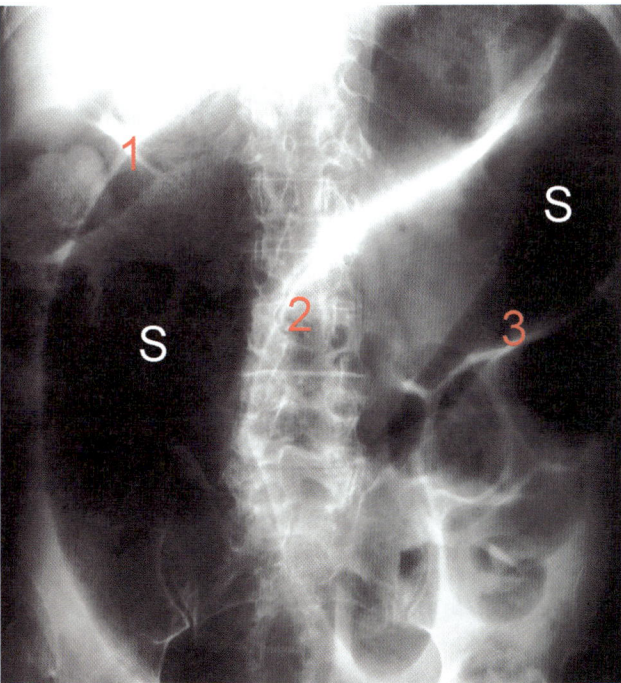

Figura 40.25 Vólvulo de sigmoide. A radiografia de abdome demonstrou dilatação maciça, típica do vólvulo do cólon sigmoide (*S*), que começava na pelve e estendia-se até o diafragma esquerdo. Três linhas (*1, 2 e 3*) que representavam as paredes da alça torcida convergiam para o quadrante inferior esquerdo.

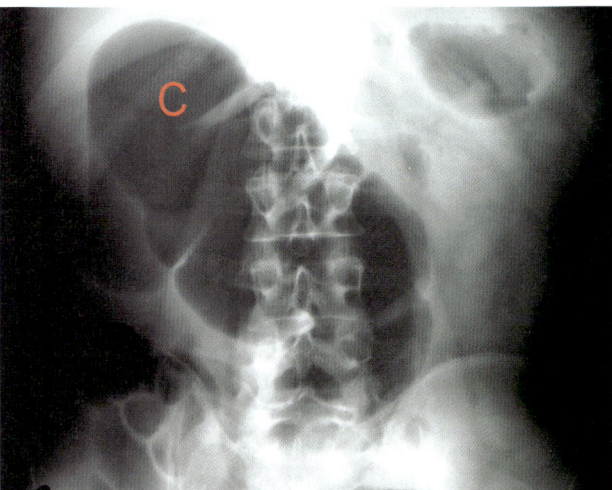

Figura 40.26 Vólvulo cecal. A radiografia de abdome em posição supina demonstrou deslocamento do ceco dilatado (*C*) para o epigástrio. O cólon mais distal estava colapsado e o diagnóstico foi confirmado na cirurgia.

impacção fecal. Compressão da parede do cólon pode causar necrose isquêmica e perfuração. Radiografias convencionais mostram massa volumosa de fezes com aspecto mosqueado típico no cólon distal. Depois da desimpacção, deve-se realizar colonoscopia ou enema contrastado para investigar carcinoma obstrutivo, que pode ter causado retenção de fezes.

Pseudo-obstrução do intestino grosso (síndrome de Ogilvie). É uma doença clínica caracterizada por distensão aguda do intestino grosso com dor e distensão abdominais, mas sem qualquer tipo de obstrução mecânica. Embora não haja obstrução do intestino grosso, sua distensão pode ser progressiva e causar isquemia, necrose e perfuração. A fisiopatologia não está totalmente esclarecida. A maioria das teorias atuais favorece um desequilíbrio na inervação autônoma do intestino grosso. Radiografias convencionais demonstram dilatação do cólon, mais comumente entre o ceco e a flexura esplênica, ocasionalmente até o reto. A TC demonstra as mesmas anormalidades, mas também permite avaliar a espessura das paredes em consequência de colite ou isquemia do cólon. O ceco dilata mais. Dilatação cecal maior que 10 cm justifica descompressão por colonoscopia ou cecostomia. Também existem descrições de casos recidivantes e crônicos dessa doença.

Isquemia e infarto intestinais

Isquemia intestinal com possível infarto subsequente é uma emergência verdadeira e está associada a índices altos de morbimortalidade. Irrigação sanguínea insuficiente do intestino delgado ou grosso pode ser transitória e reversível ou fatal. Entre as causas, estão obstruções das artérias mesentéricas por trombos, êmbolos, vólvulo, vasculite ou compressão extrínseca; hipotensão associada a insuficiência cardíaca congestiva, sepse ou hemorragia; administração de vasoconstritores, como ergotamina, digitálicos ou norepinefrina; e redução da drenagem venosa causada por trombose venosa, tumor, aderências ou vólvulo. A lesão isquêmica começa na mucosa e estende-se progressivamente por toda a parede do intestino, até chegar à serosa. A TC com contraste é a técnica de exame preferível. As anormalidades indicativas de isquemia intestinal são: (a) espessamento (> 5 mm) circunferencial ou nodular da parede intestinal, com infiltração por edema hipodenso ou sangue hiperdenso resultante da lesão da mucosa; (b) "impressões digitais" resultantes dessa infiltração nodular da parede intestinal; (c) dilatação do lúmen intestinal (> 3 cm no intestino delgado; > 5 cm no intestino grosso; > 8 cm no ceco); (d) pneumatose intestinal (ver parágrafo seguinte); (e) edema ou hemorragia no mesentério; (f) vasos mesentéricos congestos; (g) trombose das artérias ou veias mesentéricas; (h) pouco ou nenhum realce da parede intestinal, ao longo de sua borda mesentérica – um indício de isquemia; (i) pouco ou nenhum realce da mucosa, com adelgaçamento da parede intestinal – uma evidência de infarto intestinal; e (j) ascite comumente presente.

Pneumatose intestinal. Consiste na presença de gás dentro da parede intestinal. Isso pode ser uma condição benigna, sem significado clínico, ou um sinal importante de isquemia intestinal. Pneumatose intestinal é um sinal radiográfico, não uma doença específica. As causas podem ser classificadas em quatro grupos: (1) necrose intestinal, geralmente associada a outros sinais clínicos e radiográficos de isquemia intestinal; (2) lesões da mucosa causadas por úlceras, biopsias, traumatismo, tubos entéricos ou doença intestinal inflamatória; (3) aumento da permeabilidade da mucosa associado à imunossupressão da síndrome da imunodeficiência adquirida (AIDS), transplante de órgãos ou quimioterapia; e (4) doença pulmonar com destruição alveolar e dissecção de ar ao longo dos espaços intersticiais até a parede intestinal. Nesse último grupo, as causas são doença pulmonar obstrutiva crônica, asma, fibrose cística, ventilação mecânica e traumatismo torácico. A interpretação dos exames de imagem dos pacientes com pneumatose intestinal deve ser correlacionada com sua condição clínica. Nos pacientes

assintomáticos, é muito provável que a pneumatose intestinal seja um achado benigno incidental. Nos pacientes em estado grave, pneumatose com dor ou distensão abdominal é, mais provavelmente, um sinal de isquemia intestinal. Nas radiografias convencionais ou TC, pneumatose intestinal caracteriza-se por bolhas de ar (medindo alguns milímetros a vários centímetros) ou faixas lineares de ar dentro da parede intestinal, especialmente nas suas áreas mais inferiores (Figura 40.27). Nas imagens de TC, bolhas de ar dentro do lúmen intestinal podem assemelhar-se à pneumatose, mas sempre devem ser demonstradas perto da parede intestinal não dependente. O diagnóstico pode ser esclarecido mudando-se a posição do paciente e repetindo-se o exame. Também pode haver ar nos vasos mesentéricos ou dentro das veias portas do fígado.

Traumatismo abdominal

A TC de abdome e pelve faz parte da avaliação de vítimas de traumatismo abdominal fechado no setor de emergência. Esse exame permite caracterizar a natureza exata da lesão traumática e é usado para definir o tratamento, especialmente nos pacientes com lesões coexistentes, traumatismo craniano ou depressão do nível de consciência em razão do acidente, de drogas ou álcool. Candidatos à TC são pacientes com história de traumatismo fechado significativo, que estejam hemodinamicamente estáveis. Ultrassonografia abdominal dirigida para casos de traumatismo (FAST; do inglês, *focused abdominal sonogram for trauma*) pode ser realizada para detectar líquido intraperitoneal e como triagem dos pacientes que precisam fazer TC. Nos casos de traumatismo abdominal, as anormalidades demonstradas à TC são: (a) hemoperitônio – sangramento agudo dentro da cavidade peritoneal com coeficiente de atenuação entre 30 UH e 45 UH (Figura 40.28); (b) trombo sentinela – uma coleção localizada de sangue coagulado (> 60 UH), que pode ser demonstrado na cavidade peritoneal perto de um órgão lesado (Figura 40.28); (c) indícios de sangramento ativo evidenciado por extravasamento de contraste (85 a 370 UH) (Figura 40.29) demonstrado na fase arterial do exame de TC; (d) ar livre; (e) meio de contraste livre dentro da cavidade peritoneal, que pode ser atribuído ao contraste oral derramado de um órgão perfurado ou contraste intravenoso derramado da bexiga perfurada; (f) hematomas subcapsulares evidenciados como coleções com formato de crescente, confinadas pela cápsula do órgão lesado; (g) hematomas intraparenquimatosos evidenciados por áreas de hipodensidade com formato irregular dentro de um órgão sólido contrastado; (h) lacerações demonstradas como falhas lineares de realce pelo meio de contraste (Figura 40.29), definidas pelo sangue com densidade menor dentro do órgão lesado contrastado;

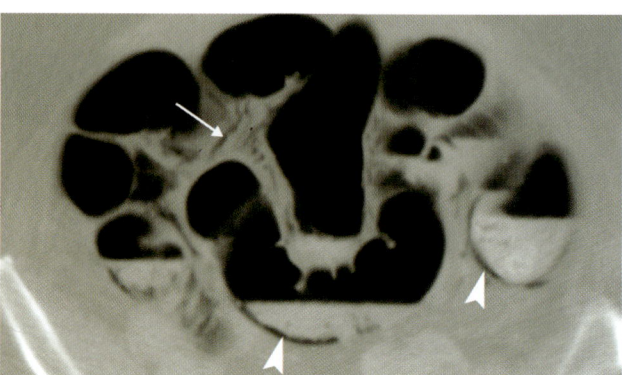

Figura 40.27 Pneumatose intestinal – infarto do cólon. A imagem de TC examinada na janela pulmonar demonstrou ar na parede dependente (*pontas de seta*) do intestino grosso e ar dentro das veias mesentéricas (*seta*). O paciente tinha infarto de todo o intestino grosso.

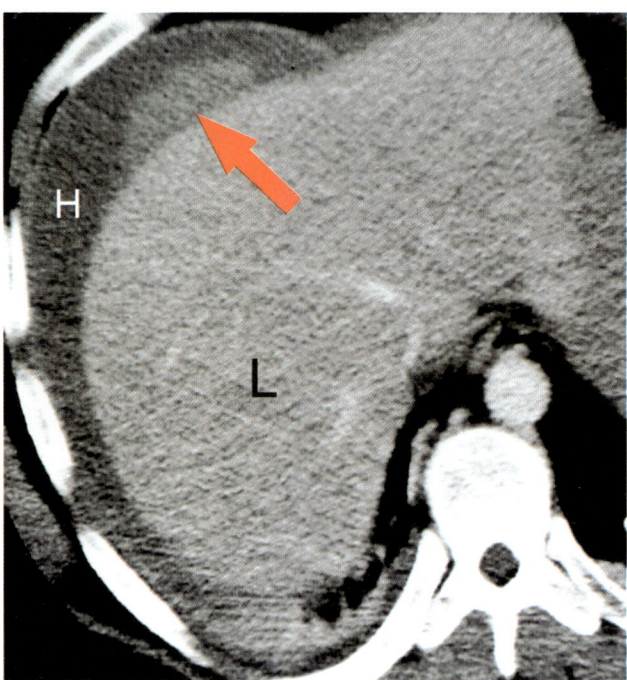

Figura 40.28 Hemoperitônio e trombo sentinela. A imagem de tomografia computadorizada (TC) demonstrou líquido com coeficiente de atenuação alto nos recessos peritoneais, sugestivo de hemoperitônio (*H*). Também havia um trombo sentinela (*seta*) evidenciado por coleção com coeficiente de atenuação alto (sangue), dentro do líquido, com coeficiente de atenuação menor. A localização do trombo sugeria lesão do fígado (*F*). Durante a intervenção cirúrgica, foi detectada laceração do lobo hepático esquerdo não demonstrada à TC.

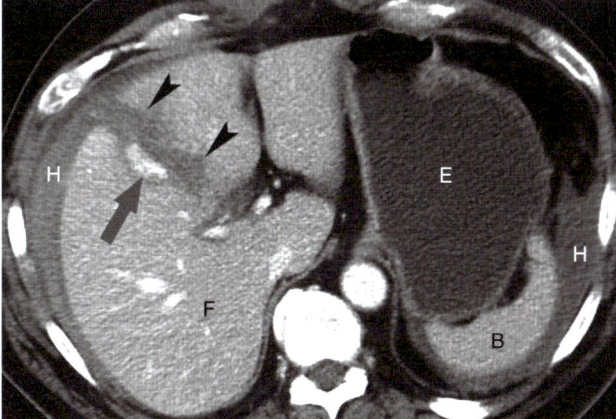

Figura 40.29 Hemorragia ativa – laceração hepática. A imagem de tomografia computadorizada (TC) demonstrou uma laceração entrecortada (*pontas de setas*) do fígado (*F*), cheia de sangue. Também havia um foco de sangramento ativo contínuo (*seta*), evidenciado por uma coleção mal definida de contraste com atenuação alta. O paciente tinha hemoperitônio (*H*) nos recessos peritoneais. B, baço; E, estômago.

(i) ausência de realce pelo meio de contraste de um órgão, que reflete lesão de sua irrigação arterial; e (j) infartos demonstrados como áreas de realce reduzido pelo contraste, que se estendem até a cápsula de um órgão sólido (Figura 40.30).

Linfadenopatia

O abdome e a pelve têm mais de 230 linfonodos, que podem ser afetados por uma grande variedade de doenças inflamatórias e neoplásicas. Tomografia computadorizada, ultrassonografia e ressonância nuclear magnética são técnicas eficazes para avaliar o sistema linfático abdominopélvico por inteiro. A tomografia computadorizada por emissão de pósitrons (PET-TC) é um exame realizado com frequência crescente para demonstrar invasão tumoral dos linfonodos. Os critérios que definem acometimento patológico baseiam-se, principalmente, nas alterações de tamanho do linfonodo (Tabela 40.6). Medições do tamanho dos linfonodos no eixo transversal são preferíveis para detectar crescimento anormal. Entre os padrões morfológicos de linfadenopatia patológica, estão apenas um linfonodo aumentado, vários linfonodos aumentados separados e lobulados ou massas conglomeradas volumosas de linfonodos (Figura 40.31). Calcificações dos linfonodos podem estar associadas a linfadenopatia inflamatória, carcinomas mucinosos, sarcomas e linfomas tratados. TC otimizada para detectar linfadenopatia inclui opacificação dos vasos sanguíneos e trato gastrintestinal por contraste. Linfonodos normais têm formato alongado, configuração homogênea e diâmetros transversais abaixo dos limites descritos na Tabela 40.6. A maioria dos linfonodos patologicamente aumentados têm densidade à TC ligeiramente menor que a dos músculos esqueléticos. Metástases linfonodais de baixa densidade são comuns no carcinoma testicular não seminomatoso, na tuberculose e em alguns casos de linfoma. A ultrassonografia

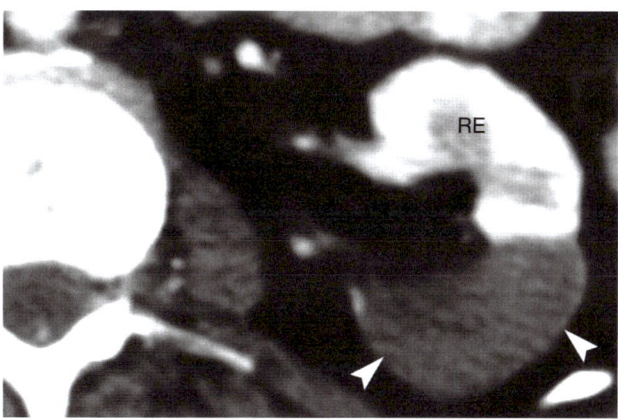

Figura 40.30 Infarto renal. A imagem de tomografia computadorizada (TC) pós-contraste demonstrou que não houve realce (*pontas de seta*) na parte posterior do rim esquerdo (*RE*), que foi atribuído a uma laceração da íntima com trombose de um ramo da artéria renal, ocorrida durante um acidente automobilístico. Observe que a falta de realce se estendia até a cápsula do rim, indicando lesão vascular renal aguda.

é praticamente igual à tomografia computadorizada quanto à precisão para detectar linfadenopatia, mas é necessário realizar um exame detalhado por um profissional experiente. Nos casos típicos, linfomas causam linfadenopatia hipoecoica ou mesmo anecoica. Massas de linfonodos retroperitoneais podem apagar segmentos da parede aórtica, normalmente ecogênica ("sinal da silhueta ultrassonográfica"). "Sinal do sanduíche" é atribuído ao encarceramento dos vasos mesentéricos por massas de linfonodos aumentados no mesentério. Em geral, a RM é um exame que permite diferenciar de modo claro linfonodos e vasos sanguíneos, porque estes últimos apresentam *flow voids* em seu interior. Nas imagens ponderadas em T1, os linfonodos têm sinal de intensidade baixa em comparação à gordura circundante. Nas imagens ponderadas em T2, os linfonodos têm sinal de intensidade alta em comparação aos músculos. Técnicas de saturação de gordura realçam a linfadenopatia patológica nas imagens ponderadas em T2. Hoje em dia, a PET-TC desempenha um papel fundamental como exame para estadiamento de linfomas e, em alguns casos, detecta focos de doença extralinfática, mesmo quando as imagens de TC não evidenciam outras lesões.

TABELA 40.6 Linfadenopatia abdominopélvica: limites superiores normais das dimensões dos linfonodos com base na localização.

■ LOCALIZAÇÃO DOS LINFONODOS	■ DIMENSÃO MÁXIMA (mm)	■ COMENTÁRIOS
Retrocurais	6	Podem aumentar por doenças localizadas acima ou abaixo do diafragma
Retroperitoneais	10	Em geral, vários linfonodos com 8 a 10 mm não são normais
Ligamento gastro-hepático	8	Linfadenopatia deve ser diferenciada de varizes coronárias
Porto-hepáticos	6	Podem causar obstrução biliar
Artérias celíaca e mesentérica superior	10	Também conhecidos como linfonodos pré-aórticos
Pancreaticoduodenais	10	Afetados comumente por linfoma e carcinoma gastrintestinal
Perisplênicos	10	Afetados por linfoma e carcinoma gastrintestinal
Mesentéricos	10	Mesentério do intestino delgado
Pélvicos	15	Afetados mais comumente por tumores pélvicos

Linfoma de Hodgkin. Representa de 20 a 40% de todos os linfomas e caracteriza-se histologicamente pela presença das células de Reed-Sternberg. A distribuição etária do linfoma de Hodgkin é bimodal: afeta mais comumente pacientes de 25 a 30 anos e mais de 50 anos. Por ocasião da apresentação da doença, aproximadamente 25% dos pacientes têm linfadenopatia abdominal. O baço é acometido em cerca de 40% dos casos e o fígado, em cerca de 8%. Lesões no trato gastrintestinal e no sistema urinário são muito menos comuns no linfoma de Hodgkin que nos linfomas não Hodgkin.

Linfomas não Hodgkin. Representam de 60 a 80% dos linfomas. O termo "linfomas não Hodgkin" descreve um grupo heterogêneo de doenças, que têm diversos nomes e sistemas de classificação confusos. A gravidade da doença varia de formas indolentes a muito agressivas. Linfomas não Hodgkin são especialmente comuns nos pacientes imunossuprimidos. Com frequência, esses linfomas afetam estruturas extralinfáticas. Órgãos sólidos afetados comumente são baço, fígado, pâncreas, rins, suprarrenais e testículos. Manifestações da doença são: (a) um ou mais linfonodos homogêneos bem definidos; (b) massas confluentes; (c) nódulos e massas com realce homogêneo pelo meio de contraste; (d) acometimento difuso de órgãos causando apenas organomegalia; e (e) invasão de órgãos a partir dos tecidos adjacentes. Manifestações gastrintestinais são: (a) invasão das camadas profundas abaixo da mucosa, que pode não ser demonstrada à endoscopia; (b) espessamento circunferencial das paredes do órgão; (c) dilatação, estreitamento ou formação de cavidades no lúmen; (d) nódulos, pólipos e úlceras; e (e) peristalse reduzida. Por ocasião da apresentação clínica, cerca de 50% dos pacientes têm linfadenopatia abdominal. O baço é afetado em cerca de 40% dos casos e o fígado, em aproximadamente 14%.

Doença linfoproliferativa pós-transplante. Constitui um espectro de hiperplasias e neoplasias linfoides de pacientes que receberam transplantes de órgãos sólidos e tratamento imunossupressor. Até 20% dos pacientes transplantados podem ser afetados. A doença é causada por proliferação dos linfócitos B induzida pelo vírus Epstein-Barr, que, em geral, são combatidos pelos linfócitos T normais. Contudo, a função dos linfócitos T está reduzida pelo tratamento imunossupressor para o transplante. Essa proliferação pode ser policlonal, benigna e reversível ou caracterizar um linfoma monoclonal agressivo e difícil de tratar. É comum detectar acometimento extralinfático de órgãos sólidos com uma ou mais massas infiltrativas. As lesões do trato gastrintestinal são semelhantes ao linfoma não Hodgkin e incluem espessamento de paredes, estreitamento luminal, massa extraluminal excêntrica, ulceração luminal e densificação da gordura mesentérica. Os linfonodos localizados perto do órgão transplantado aumentam, mas também podem ser encontrados em áreas distantes, por exemplo, linfonodomegalia no abdome depois de um transplante de coração ou pulmão. A TC pode demonstrar linfadenopatia antes que o paciente tenha sintomas. O tratamento consiste na redução do tratamento imunossupressor.

Massas e tumores abdominopélvicos

Mesotelioma peritoneal. Trata-se de um tumor primário raro da membrana peritoneal. Um terço de todos os mesoteliomas origina-se do peritônio, ao passo que a maioria dos casos restantes começa na pleura. Todos esses tumores estão diretamente relacionados com exposição ao asbesto. A TC demonstra espessamento e massas nodulares irregulares no peritônio e no omento, que se fundem e formam placas grandes e espessamento omental semelhante a um bolo ("bolo omental"). Alças intestinais adjacentes podem ser invadidas e se tornar fixas. A ultrassonografia mostra massas superficiais laminares. Também existem formas císticas multiloculadas raras desse tumor. O prognóstico é desfavorável, embora tenha melhorado com cirurgia citorredutora e quimioterapia intraperitoneal hipertérmica.

Metástases peritoneais. São causadas mais comumente por carcinomas de ovário, cólon, estômago ou pâncreas. As áreas acometidas de maneira preferencial por implantes tumorais são fundo de saco pélvico, goteira paracólica direita e omento maior. A TC demonstra nódulos tumorais nas superfícies peritoneais; "bolo omental" (Figura 40.32), que desloca e afasta o intestino

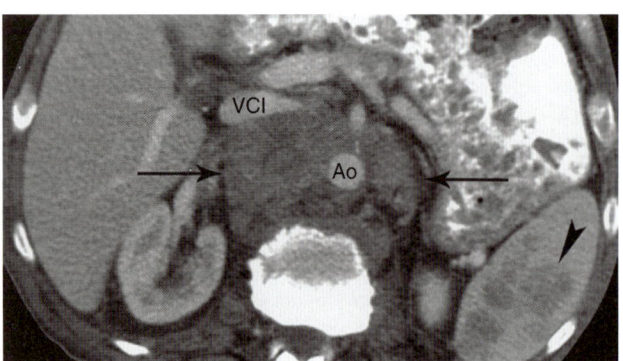

Figura 40.31 Linfoma de Hodgkin. A imagem de tomografia computadorizada (TC) demonstrou linfadenopatia confluente volumosa (*setas*) no retroperitônio ao redor da aorta (*Ao*), que deslocava a veia cava inferior (*VCI*) para a frente. Também havia massas de linfoma (*ponta de seta*) no baço.

da parede abdominal anterior; nódulos tumorais no mesentério; espessamento e nódulos da parede intestinal por implantes de serosa; e ascite (em geral, loculada). A ultrassonografia pode demonstrar diretamente tumores peritoneais e sinais secundários de ascite maligna, incluindo fragmentos ecogênicos no líquido ascítico, septações e alças intestinais agrupadas.

Hematopoese extramedular. Ocorre quando focos primários de hematopoese da medula óssea entram em falência, como consequência, por exemplo, de mielofibrose, ou quando anemias hemolíticas (anemia falciforme e talassemia) superam a capacidade de produzir células sanguíneas. Os indícios mais evidentes são massas paravertebrais homogêneas bem demarcadas, que acometem, de preferência, a coluna dorsal (Figura 40.33). Essas massas são bilaterais, relativamente simétricas e mostram realce homogêneo e discreto depois da infusão de contraste. Focos difusos no fígado e no baço podem causar hepatosplenomegalia maciça, sem afetar as funções desses órgãos. Em casos raros, hematopoese extramedular forma massa pré-sacral semelhante a um cordoma.

Linfangiomas. São lesões císticas benignas originadas dos vasos linfáticos. A massa cística contém septações e várias loculações abrigando líquido quiloso, seroso, hemorrágico ou misto. Linfangiomas desenvolvem-se em omento, mesentério, mesocólon e retroperitônio. A TC demonstra massa com densidade de líquido e realce das paredes e septos. A ultrassonografia mostra mais claramente a estrutura multiloculada da massa. O líquido da lesão contém fragmentos ecogênicos. A RM demonstra sinal de intensidade baixa em T1 e intensidade alta em T2 nos pacientes com linfangiomas serosos. Os casos complicados por infecção ou hemorragia têm sinal hiperintenso em T1.

Neoplasias retroperitoneais primárias. Originam-se dos tecidos retroperitoneais, localizados fora dos órgãos retroperitoneais. Alguns tumores alcançam dimensões expressivas antes do diagnóstico. Esses tumores deslocam e comprimem órgãos abdominais e pélvicos. É raro o desenvolvimento de lipomas benignos no retroperitônio. Outros tumores que contêm densidade de gordura bem definida são lipossarcoma (Figura 40.34), que é o sarcoma mais comum do retroperitônio, e teratoma. Outras massas que contêm gordura são mielolipomas suprarrenais, angiomiolipoma, infarto omental e paniculite mesentérica. Tumores císticos com realce mínimo depois do uso de contraste provavelmente são linfangiomas. Outras possibilidades são tumores neurogênicos, como schwannomas, neurofibromas e ganglioneuromas; linfomas; tumores desmoides; e mesenquimomas malignos.

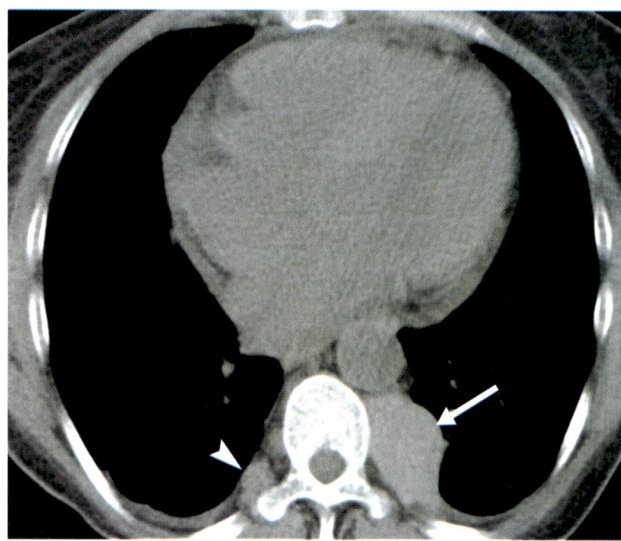

Figura 40.33 **Hematopoese extramedular.** A imagem de tomografia computadorizada (TC) sem contraste demonstrou massa paravertebral esquerda com atenuação ligeiramente aumentada (*seta*) e outra massa paravertebral direita menor (*ponta de seta*). Esse paciente tinha cardiomegalia evidente e também apresentava hepatosplenomegalia maciça. Nesse caso, a hematopoese extramedular era causada por anemia falciforme.

Fibrose retroperitoneal. É uma condição rara evidenciada pela formação de uma placa fibrosa no retroperitônio inferior, que encarcera e comprime a aorta, a veia cava inferior e os ureteres. Dois terços dos casos são idiopáticos. Metisergida (um derivado do esporão de centeio prescrito para tratar enxaqueca) causa 12% dos casos. Outros 8 a 10% dos casos são atribuídos a diminutos focos de tumores malignos metastáticos, que estimulam uma reação fibrótica no retroperitônio. Aneurismas inflamatórios formam uma "casca" de fibrose perianeurismática e são responsáveis por 5 a 10% dos casos. Outras causas possíveis são tuberculose, sífilis, actinomicose e outras micoses. Aproximadamente 15% dos pacientes também têm outros processos fibróticos, incluindo fibrose mediastinal, tireoidite fibrosante de Riedel, colangite esclerosante e pseudotumores orbitários fibróticos. Em geral, a placa fibrótica localiza-se nas superfícies anteriores das vértebras L4 e L5. Nos estágios iniciais,

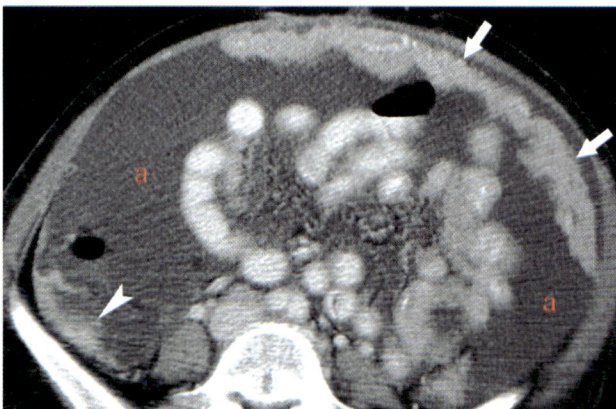

Figura 40.32 **Metástases peritoneais.** A imagem de tomografia computadorizada (TC) demonstrou implantes intraperitoneais de carcinoma ovariano. O tumor estava implantado no omento (*setas*), resultando no aspecto de "bolo omental" à medida que o omento espessado flutuava no líquido ascítico (*a*) entre as alças intestinais e a parede abdominal. Também havia nódulos tumorais (*ponta de seta*) implantados na superfície peritoneal.

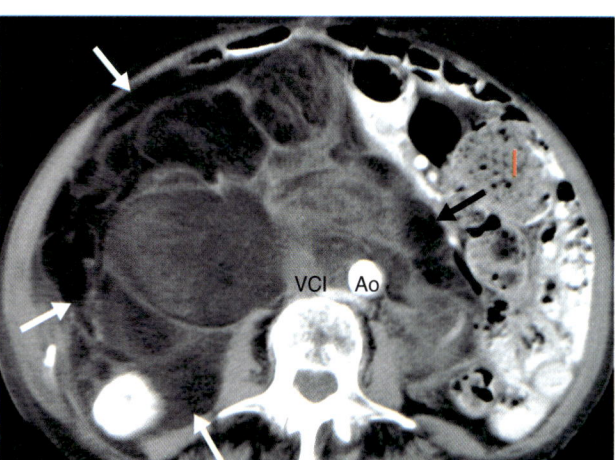

Figura 40.34 **Lipossarcoma.** A imagem de tomografia computadorizada (TC) demonstrou um lipossarcoma volumoso (*setas*) que se desenvolveu no retroperitônio, formando massa heterogênea com densidade de gordura que distorcia a veia cava inferior (*VCI*), circundava a aorta (*Ao*) e deslocava os intestinos (*I*) grosso e delgado para os lados.

a placa é profusamente celularizada e edemaciada; à medida que amadurece, ela passa a apresentar colágeno hialinizado denso, com poucas células. Casos secundários a tumores malignos têm algumas células malignas dispersas entre as fibras de colágeno. A característica principal de fibrose retroperitoneal é o estreitamento extrínseco e liso de um ou ambos os ureteres na região de L4-L5. Hidronefrose proximal é atribuída ao impedimento a peristalse ureteral. O processo pode avançar adentrando a pelve, levando a bexiga a adquirir configuração em forma de lágrima e estreitando o cólon sigmoide. A TC demonstra uma placa fibrosa (Figura 40.35) que circunda a veia porta, a aorta e, comumente, os ureteres. A placa pode estar localizada na linha média ou ser assimétrica, bem ou mal delimitada, localizada ou expansiva. Nas imagens de RNM, a placa tem, em geral, sinal de intensidade baixa em T1 e T2. Placas com sinal hiperintenso em T2 devem ser consideradas suspeitas de tumor maligno, embora placas edemaciadas em estágio inicial também possam ter o mesmo aspecto. No exame de ultrassonografia, a fibrose retroperitoneal é facilmente confundida com linfoma. Ambos formam massas hipoecoicas confluentes, que encarceram a veia cava e a aorta. Porém, em geral, os linfomas estendem-se por trás dos vasos e os deslocam para a frente, o que não acontece na fibrose retroperitoneal.

Corpos estranhos. Podem ser ingeridos ou introduzidos, entrar no abdome ou na pelve, em consequência de traumatismo com perfuração, ou ficar na cavidade depois de procedimentos cirúrgicos. Seu reconhecimento é importante para evitar complicações, incluindo sangramento, formação de abscesso, septicemia, perfuração ou obstrução intestinal ou embolização. Alguns corpos estranhos ingeridos pela boca são radiopacos, como moedas, alfinetes e partes de brinquedos. A maioria atravessa o trato intestinal e causa apenas lesão mínima da mucosa. Objetos volumosos ou pontiagudos e longos podem ficar retidos nas flexuras ou áreas estreitas do trato gastrintestinais, incluindo o piloro, a junção duodenojejunal, a válvula ileocecal ou o apêndice. Baterias, como as usadas em relógios e aparelhos auditivos, contêm substâncias altamente tóxicas, que podem causar erosões, perfuração do intestino ou intoxicação por metais pesados quando se rompem. A passagem desses corpos estranhos deve ser acompanhada para ter certeza de que atravessaram todo o trato intestinal. Quando não progridem, deve-se considerar sua retirada por endoscopia ou intervenção cirúrgica. Objetos introduzidos na vagina, no reto ou na uretra podem ser retirados de modo manual ou por endoscopia. Projéteis e chumbo de espingarda retidos podem resultar na formação de abscesso ou causar intoxicação por chumbo. A TC é usada para determinar sua posição exata, complicações e dificuldade de remoção. Em geral, corpos estranhos de madeira não aparecem nas radiografias convencionais. A TC mostra um objeto de madeira com atenuação alta. A ultrassonografia demonstra hiperecogenicidade com sombra acústica. A RM mostra que os objetos de madeira têm intensidade variável, geralmente menor que a do músculo esquelético nas imagens ponderadas em T1 e T2. Compressas cirúrgicas retidas (*gossipibomas*) são complicações cirúrgicas raras, embora muito temidas. Compressas retidas podem ser assintomáticas, levar à formação de abscesso ou gerar uma reação granulomatosa, com fibrose e calcificação secundárias. Em geral, as compressas cirúrgicas são detectáveis porque contêm um marcador radiopaco semelhante a um cordão ou fita (Figura 40.36). A TC demonstra uma massa com densidade de partes moles, quase sempre com bolhas de ar.

Os radiologistas devem estar familiarizados com a quantidade sempre crescente de dispositivos médicos que aparecem nas imagens do abdome e da pelve, incluindo tubos intestinais, aparatos pós-operatórios, dispositivos geniturinários e equipamentos de monitoramento e fixadores.

Abscessos. Desenvolvem-se na cavidade peritoneal depois de derramamentos de material contaminado proveniente de uma alça intestinal perfurada ou como complicação de intervenções cirúrgicas, traumatismo, pancreatite, sepse ou AIDS. Em geral, abscessos têm desenvolvimento insidioso e as manifestações clínicas costumam ser inespecíficas e confusas. A pelve é a área mais comum de formação de abscessos. Anormalidades demonstradas radiograficamente são massa com densidade de partes moles, coleção de gás extraluminal, deslocamento do intestino, íleo

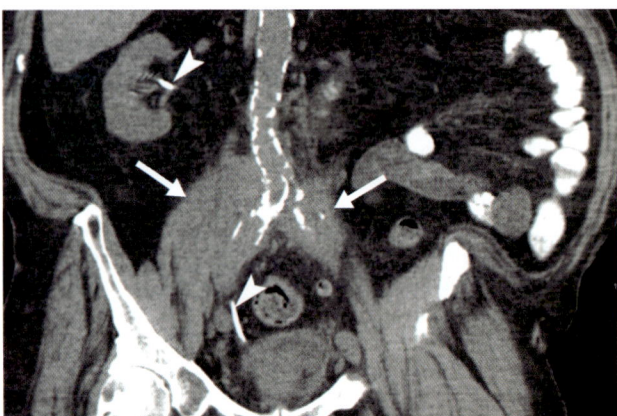

Figura 40.35 Fibrose retroperitoneal. A imagem de tomografia computadorizada (TC) reconstruída no plano coronal sem contraste intravenoso demonstrou uma lesão com densidade de partes moles de limites mal definidos (*setas*) envolvendo a aorta distal e as artérias ilíacas comuns. O ureter direito estava encarcerado e obstruído pelo processo fibrótico. O paciente apresentava um *stent* no ureter (*pontas de seta*) e não tinha o rim esquerdo.

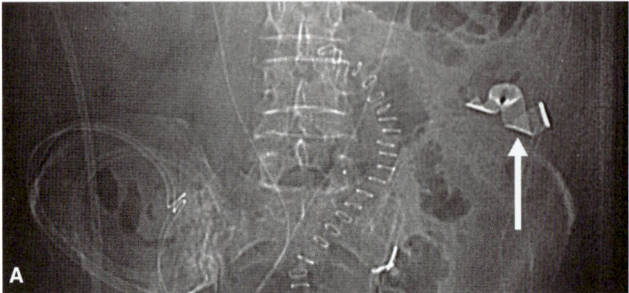

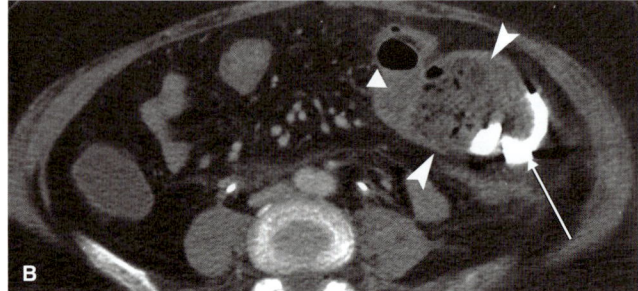

Figura 40.36 Compressa cirúrgica retida. A. A radiografia digital do abdome obtida à beira do leito demonstrou uma fita radiopaca típica (*seta*) que marcava uma compressa cirúrgica esquecida acidentalmente na cavidade abdominal. Clipes cutâneos metálicos indicavam que o paciente fora operado recentemente. **B.** A imagem de tomografia computadorizada (TC) mostrou a dificuldade em detectar uma compressa cirúrgica quando não se observa o marcador radiopaco (*seta reta*). A compressa (*entre as pontas de seta*) continha líquido, sangue e bolhas de ar, formando um padrão muito semelhante ao de fezes no intestino grosso. O cólon descendente (*seta curva*) estava desviado em direção medial.

localizado ou difuso, elevação do diafragma, derrame pleural e atelectasia ou consolidação nas bases pulmonares. Coleção focal de gás extraluminal é o sinal mais específico de abscesso, mas não é comum. A TC demonstra uma coleção líquida loculada, em geral com *debris* em seu interior e níveis hidroaéreos. Em geral, as paredes da coleção líquida são espessas e irregulares. Gás no interior de uma coleção líquida é evidência forte de abscesso (Figura 40.37). A fáscia adjacente ao abscesso fica espessada e a gordura circundante pode ter densidade aumentada e conter faixas densas, secundárias à inflamação. A ultrassonografia mostra coleção líquida focal, quase sempre com líquido ecogênico, fragmentos flutuantes e septações. Contudo, coleções líquidas totalmente anecoicas também podem estar infectadas. Em geral, há espessamento evidente das paredes. Gás dentro de coleção líquida é evidenciado por focos ecogênicos que formam artefatos de reverberação ou "cauda de cometa". Aspiração por agulha guiada por tomografia computadorizada ou ultrassonografia confirma o diagnóstico, fornece material para cultura e oferece a oportunidade de realizar drenagem percutânea por cateter.

Hérnias da parede abdominal

Hérnia da parede abdominal é uma protrusão de intestino, omento ou mesentério por uma falha da parede do abdome ou da pelve. Embora muitas hérnias sejam diagnosticadas clinicamente com base no exame físico, exames de imagem são usados para detectar hérnias quando são impalpáveis ou não há suspeita clínica. *Encarceramento* é o termo usado para descrever hérnias que não podem ser reduzidas. *Estrangulamento* descreve hérnias associadas a obstrução e isquemia intestinais. *Hérnias de Richter* são caracterizadas pelo acometimento de apenas uma parte da parede intestinal, sem comprometer sua viabilidade. *Hérnias inguinais* são mais comuns nas crianças e nos adultos. Hérnias inguinais indiretas atravessam o anel inguinal interno e entram no canal inguinal, em posição lateral aos vasos epigástricos inferiores. Hérnias inguinais diretas ocupam posição medial aos vasos epigástricos inferiores e entram diretamente no canal inguinal por uma área de enfraquecimento de seu assoalho (Figura 40.38). *Hérnias incisionais* são complicações cirúrgicas, quando há herniação através da incisão operatória. *Hérnias paraestomais* estão associadas a estomas formados cirurgicamente. *Hérnias lombares* atravessam falhas da musculatura lombar, situada em posição posterolateral, abaixo da 12ª costela e acima da crista ilíaca. *Hérnias de Spiegel* formam-se na parede abdominal inferior, em posição lateral ao músculo reto abdominal e abaixo do umbigo, por meio de uma falha da aponeurose dos músculos transverso e oblíquo interno do abdome.

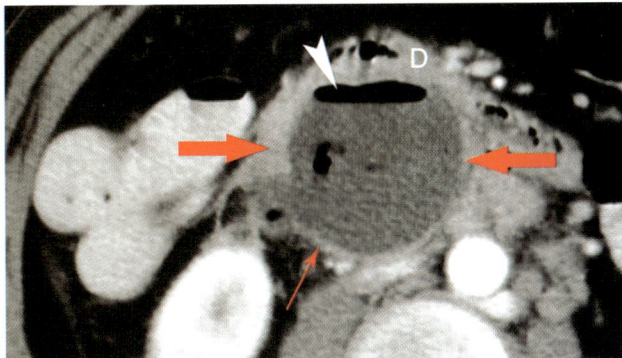

Figura 40.37 **Abscesso.** A tomografia computadorizada (TC) demonstrou um abscesso (*entre as setas largas*) no retroperitônio. Ele continha líquido e gás (*ponta de seta*). Observe que houve realce discreto da parede do abscesso (*seta fina*). O duodeno (*D*) contendo gás intraluminal estava desviado para a frente pela coleção líquida.

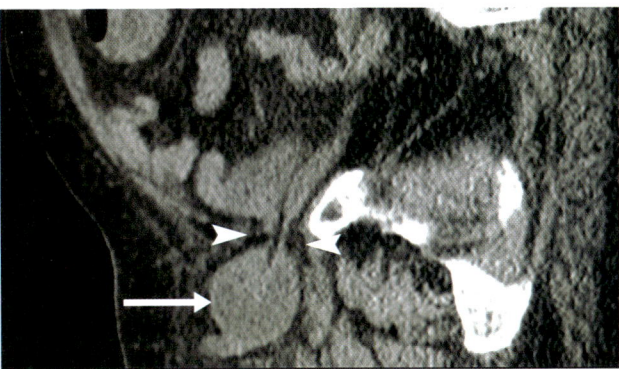

Figura 40.38 **Hérnia inguinal encarcerada.** Em um paciente com dor aguda na região pélvica direita, a imagem de tomografia computadorizada (TC) reconstruída no plano sagital demonstrou uma alça de intestino delgado (*seta*) que se estendia para dentro do canal inguinal (*entre as pontas de seta*). O intestino contido dentro da hérnia estava edemaciado e inflamado, com paredes intestinais espessadas – sinais de encarceramento, o que foi confirmado na cirurgia.

Manifestações abdominais da infecção pelo vírus da imunodeficiência humana e pela síndrome da imunodeficiência adquirida

A AIDS é causada pela infecção pelo vírus da imunodeficiência humana (HIV), que faz parte do subgrupo lentivírus, da família dos retrovírus. Hoje em dia, testes rápidos e precisos para o HIV detectam a maioria dos pacientes infectados, antes que desenvolvam manifestações clínicas da AIDS. O tratamento antirretroviral (TAR) retarda a progressão à AIDS e mortes por infecções oportunistas. O vírus liga-se aos linfócitos CD4 e monócitos, entra nas células e replica-se para produzir ácido desoxirribonucleico (DNA) viral, que é incorporado ao DNA do hospedeiro, possibilitando sua replicação posterior e infecção de outras células. A transmissão do HIV ocorre principalmente por relações sexuais. Nos dias atuais, ao redor do mundo, homens e mulheres heterossexuais são infectados mais comumente que homens homossexuais. No presente, a infecção transmitida por produtos sanguíneos ocorre quase exclusivamente em usuários de drogas intravenosas. Crianças podem adquirir infecção de maneira perinatal. Em geral, a progressão da infecção pelo HIV até a AIDS se dá de 8 a 10 anos quando os pacientes não são tratados. Mortes ocorrem 1 a 2 anos depois do diagnóstico de AIDS, que continua sendo uma epidemia de proporções mundiais, com 35 milhões de óbitos e 70 milhões de indivíduos infectados. Embora a infecção pelo HIV não seja curável, pacientes que usam TAR conseguem, agora, viver por décadas, sem evoluir para AIDS. Estimativas do Programa Conjunto das Nações Unidas sobre HIV/AIDS (UNAIDS)/Organização Mundial da Saúde (OMS) indicaram que mais de 18 milhões de pessoas usavam TAR em meados do ano de 2016.

A infecção primária pelo HIV causa apenas sintomas leves, que podem ser semelhantes à mononucleose infecciosa ou a outra síndrome viral, com febre, mialgia, linfadenopatia transitória e erupção cutânea. Esse é o estágio de replicação e disseminação viral ativa. Com o desenvolvimento de reação imune, em geral dentro de 3 meses, as contagens virais diminuem de maneira drástica e o paciente entra na fase clinicamente "silenciosa". Contudo, as contagens de linfócitos T que abrigam o receptor CD4 em sua superfície e são responsáveis principalmente pela imunidade celular diminuem lenta e progressivamente no sangue periférico. A ativação do sistema imune fica enfraquecida.

Contagem de células T CD4+ abaixo de 200 células/mm^3 (normal = 800 a 1.000 células/mm^3) confirma o diagnóstico de AIDS.

A AIDS caracteriza-se por várias infecções oportunistas e neoplasias malignas agressivas, mais comumente sarcoma de Kaposi e linfoma associado à AIDS. Infecções polimicrobianas em vários focos são a regra. No abdome, a AIDS caracteriza-se por várias doenças coexistentes, com acometimento multifocal. Até 90% dos pacientes com AIDS referem queixas relacionadas com o trato gastrintestinal ou o sistema hepatobiliar. Aproximadamente 38 a 68% dos pacientes com AIDS têm doença do trato geniturinário. Manifestações dos processos infecciosos e neoplásicos dos pacientes com AIDS são demonstradas de maneira eficaz por exames de imagem do abdome. Pacientes com doença abdominal e AIDS podem ter disfagia, dor abdominal, diarreia, febre ou emagrecimento progressivo, com atrofia muscular. A tomografia computadorizada e a ultrassonografia são as modalidades mais úteis para avaliar órgãos sólidos, linfadenopatia e cavidade peritoneal.

Infecções oportunistas. São causadas por microrganismos que, em geral, são controlados eficazmente pela imunidade celular normal. *Pneumonia por Pneumocystis jiroveci,* antes conhecida como *pneumonia por Pneumocystis carinii,* é a infecção oportunista mais comum nos pacientes infectados pelo HIV. Infecção extrapulmonar por *Pneumocystis* afeta fígado, baço, rim, pâncreas e linfonodos. *Mycobacterium avium-intracellulare* e *M. tuberculosis* também são agentes infecciosos comuns. Micobactérias atípicas causam linfadenopatia abdominal volumosa, hepatosplenomegalia e lesões focais no fígado e no baço. *Candida albicans* e citomegalovírus são causas comuns de esofagite, antrite gástrica e duodenite. *Cryptosporidium* e *Isospora belli* são protozoários, antes diagnosticados apenas em animais, que agora infectam o trato gastrintestinal e causam diarreia grave. *Cryptosporidium* e citomegalovírus causam colangite associada à AIDS. Herpes-vírus, *Toxoplasma gondii, Entamoeba histolytica, Giardia lamblia* e *Cryptococcus neoformans* também são patógenos detectados nos pacientes com AIDS.

Sarcoma de Kaposi. Trata-se da a neoplasia maligna associada mais comumente à AIDS, embora também possa ocorrer em receptores de transplantes de órgãos. Sarcoma de Kaposi clássico e sarcoma de Kaposi africano endêmico são doenças que afetam principalmente a pele e são diagnosticadas e tratadas sem exames de imagem. Sarcoma de Kaposi associado à AIDS e a transplantes de órgão costuma se disseminar, tem manifestações internas e é estadiado com base nos exames de imagem. A lesão típica é um nódulo vascular na pele ou nas mucosas, no trato gastrintestinal ou em qualquer órgão sólido. O tumor sempre é multifocal e origina-se do epitélio linfático presente em todos os órgãos e tecidos. Os órgãos acometidos mais comumente são linfonodos, pulmões, trato gastrintestinal, fígado e baço. A maioria dos pacientes com manifestações internas têm várias lesões cutâneas. Linfadenopatia é manifestação frequente. No trato gastrintestinal, o sarcoma de Kaposi forma nódulos, placas, lesões polipoides e pregas intestinais espessadas. Nódulos múltiplos são demonstrados no fígado e no baço.

O sistema esquelético também pode ser afetado, geralmente por disseminação direta do tumor cutâneo.

Linfomas associados à AIDS. São neoplasias extremamente agressivas que não respondem de maneira satisfatória ao tratamento e, em geral, acometem estruturas extralinfáticas. A sobrevida média é de apenas 5 a 6 meses. A maioria dos pacientes tem manifestações extralinfáticas por ocasião da apresentação inicial, sendo as estruturas afetadas mais comumente sistema nervoso central (27%), medula óssea (22%), trato gastrintestinal (17 a 54%), fígado (12 a 29%), rim (11%) e baço (7%). Lesões hepáticas focais são hipodensas na TC pós-contraste e variam de incontáveis lesões pequenas (< 1 cm de diâmetro) até grandes massas solitárias (até 15 cm de diâmetro). Hepatosplenomegalia é mínima ou não ocorre, a menos que existam lesões focais. Lesões do baço e rim formam nódulos hipodensos, com 1 a 3 cm de diâmetro. Indícios de invasão do trato gastrintestinal são espessamento focal ou difuso (geralmente acentuado) das paredes dos órgãos e massas homogêneas excêntricas. Lesões retais e perianais são especialmente comuns. Linfonodomegalia retroperitoneal ou mesentérica é vista em 64% dos pacientes. Linfoma pode ser a primeira doença que define a AIDS.

Leitura sugerida

Brant WE. Abdominal trauma. In: Webb WR, Brant WE, Major NM, eds. Fundamentals of Body CT. 4th ed. Philadelphia, PA: Saunders Elsevier; 2015:175–187.

Caiafa RO, Vinuesa AS, Izquierdo RS, Brufau BP, Ayuso Colella JR, Molina CN. Retroperitoneal fibrosis: role of imaging in diagnosis and follow-up. *Radiographics* 2013;33:535–552.

Chen MY, Bechtold RE, Bohrer SP, Dyer RB. Abdominal calcification on plain radiographs of the abdomen. *Radiologist* 1999;7:65–83.

Childers BC, Cater SW, Horton KM, Fishman EK, Johnson PT. CT evaluation of acute enteritis and colitis: is it infectious, inflammatory, or ischemic? *Radiographics* 2015;35:1940–1941.

Craig WD, Fanburg-Smith JC, Henry LR, Guerrero R, Barton JH. Fat-containing lesions of the retroperitoneum: radiologic-pathologic correlation. *Radiographics* 2009;29:261–290.

Fernandes T, Oliveira MI, Castro R, Araújo B, Viamonte B, Cunha R. Bowel wall thickening at CT: simplifying the diagnosis. *Insights Imaging* 2014;5:195–208. (Pictorial review).

Jaffe T, Thompson WM. Large-bowel obstruction in the adults: classic radiographic and CT findings, etiology, and mimics. *Radiology* 2015;275:651–663.

Keraliya AR, Tirumani SH, Shinagare AB, Ramaiya NH. Beyond PET/CT in Hodgkin lymphoma: a comprehensive review of the role of imaging at initial presentation, during follow-up and for assessment of treatment-related complications. *Insights Imaging* 2015;6:381–392.

Meyers MA, Charnsangavj C, Oliphant M. Meyers' Dynamic Radiology of the Abdomen: Normal and Pathologic Anatomy. 6th ed. Secaucus, NJ: Springer; 2011.

Paulson EK, Thompson WM. Review of small-bowel obstruction: the diagnosis and when to worry. *Radiology* 2015;275:332–342.

Peterson CM, Anderson S, Hara AK, Carenza JW, Menias CO. Volvulus of the gastrointestinal tract: appearances at multimodality imaging. *Radiographics* 2009;29:1281–1293.

Stavros AT, Rapp C. Dynamic ultrasound of hernias of the groin and anterior abdominal wall. *Ultrasound Quarterly* 2010;26:135–169.

Vilaça AF, Reis AM, Vidal IM. The anatomic compartments and their connections as demonstrated by ectopic air. *Insight Imaging* 2013;4:759–772.

CAPÍTULO 41 ■ FÍGADO, VIAS BILIARES E VESÍCULA BILIAR

WILLIAM E. BRANT E JENNIFER POHL

Fígado

Técnicas de exame de imagem. A tomografia computadorizada (TC), a ressonância magnética (RM) e a ultrassonografia oferecem imagens diagnósticas de alta qualidade do parênquima hepático. TC com multidetectores (TCMD), com a administração intravenosa do meio de contraste pela técnica *dynamic bolus*, é o método atual preferido na maioria dos exames de imagem do fígado. Técnicas de imagem rápidas, que controlam movimentos, ampliaram o papel da RM como exame esclarecedor de dúvidas e, em muitos casos, como modalidade principal de exame de imagem do fígado. A ultrassonografia é usada como técnica de triagem dos pacientes com sintomas abdominais e suspeita de doença hepática focal ou difusa. Doppler espectral e Doppler de fluxo colorido são utilizados para avaliar vasos sanguíneos do fígado e a vascularização de tumores. A cintilografia com radionuclídeos ajuda a caracterizar hemangiomas cavernosos e hiperplasia nodular focal.

A TCMD do fígado é o exame realizado seguindo um protocolo de três ou quatro fases com várias aquisições do órgão por inteiro. Imagens iniciais sem contraste são seguidas de injeção rápida da dose total do meio de contraste intravenoso por um injetor mecânico. Imagens imediatas são obtidas em condições ideais durante a fase de realce arterial hepático máximo para detectar tumores hipervascularizados e outras lesões irrigadas, principalmente, pela artéria hepática. Lesões que realçam na fase arterial, incluindo o carcinoma hepatocelular (CHC), têm coeficiente de atenuação alto em contraste com a atenuação mais baixa do parênquima hepático minimamente realçado, na fase arterial. O realce máximo do parênquima hepático é conseguido durante a fase venosa portal, para demonstrar lesões hipovascularizadas que aparecem como massas com coeficiente de atenuação baixo sobre um fundo de parênquima intensamente realçado. Como cerca de dois terços da irrigação sanguínea do fígado provêm da veia porta, realce máximo do parênquima hepático ocorre entre 60 e 120 segundos depois do início da injeção do meio de contraste, dando tempo para que o contraste passe pelo baço e pelo trato gastrintestinal até entrar nos ramos da veia porta. Imagens tardias adicionais são obtidas vários minutos depois da injeção de contraste para documentar sua "lavagem" (*washout*) pelo CHC, preenchimento tardio de hemangiomas pelo contraste e realce tardio de colangiocarcinomas.

A RM do fígado é um exame realizado em diversas sequências, incluindo *spin-echo* (SE), *breath-hold gradient recall*, *short-time inversion-recovery* (STIR), supressão de gordura (*fat-supressed*), sequências em fase e fora de fase (*in-phase/out-of-phase*) e sequência ponderada em difusão (*diffusion-weighted imaging*). O objetivo é aumentar ao máximo a detecção de lesões com base na alta resolução de contraste da RM, ao mesmo tempo que se reduzem artefatos de movimento, com sequências rápidas de aquisição em apneia. No exame de RM, o realce dinâmico pelo meio contraste é conseguido repetindo-se as aquisições de todo o fígado várias vezes nos primeiros minutos depois da injeção de gadolínio. Existem dois tipos de contrastes à base de gadolínio em uso na prática radiológica. Os compostos extracelulares, como gadopentetato de dimeglumina, são semelhantes aos contrastes à base de iodo utilizados em TC. Contrastes específicos para exame hepático, como gadoxetato dissódico, têm as mesmas propriedades dos compostos extracelulares, mas também são captados pelos hepatócitos, o que facilita a detecção e a caracterização de lesões pequenas. A RM ponderada em difusão foi desenvolvida como técnica para detectar e caracterizar lesões hepáticas de pacientes que não podem usar contrastes intravenosos. A espectroscopia por RM é usada para quantificar infiltração adiposa do fígado e outras doenças hepáticas difusas. A elastografia por RM e a elastografia por ultrassonografia são técnicas utilizadas para avaliar fibrose hepática.

A ultrassonografia é usada como modalidade de triagem rápida para detectar doenças do fígado, das vias biliares e da vesícula biliar. A ultrassonografia com contraste é uma técnica empregada para caracterizar lesões hepáticas. Ultrassonografia do fígado está descrita no Capítulo 50.

Cintigrafia do fígado é inferior à TC, à RM ou à ultrassonografia para detectar lesões, mas fornece informações funcionais que ajudam a caracterizar doenças como hiperplasia nodular focal. Imagens radionuclídicas do *pool* sanguíneo são muito úteis para firmar o diagnóstico definitivo de hemangioma cavernoso. Cintigrafia do fígado está descrita no Capítulo 72A.

A aspiração por agulha fina, para citologia, e a biopsia por agulha, para análise histológica, são técnicas dirigidas por ultrassonografia ou TC populares e seguras para confirmar diagnósticos histopatológicos.

Anatomia

Segmentos cirúrgicos do fígado. A anatomia vascular que define a abordagem cirúrgica para ressecção de lesões também é a mais importante para a interpretação dos exames de imagem do fígado. Couinaud (pronuncia-se "*cuii-nô*") desenvolveu um sistema de numeração muito utilizado internacionalmente, que permite a descrição padronizada dos segmentos hepáticos (Figura 41.1 e Tabela 41.1). A International

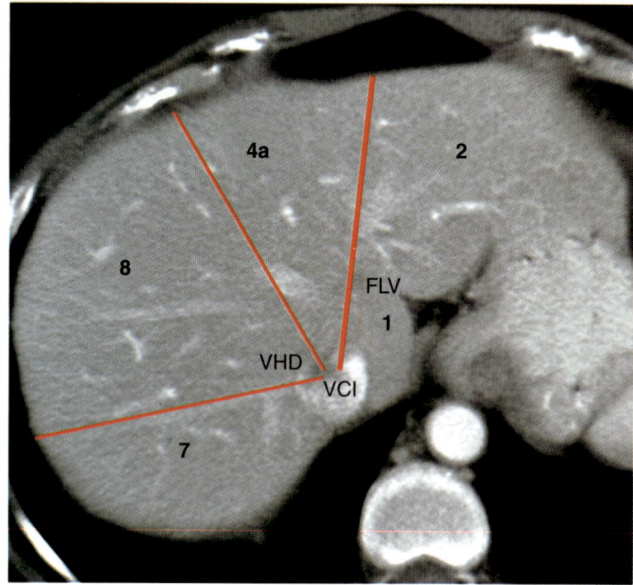 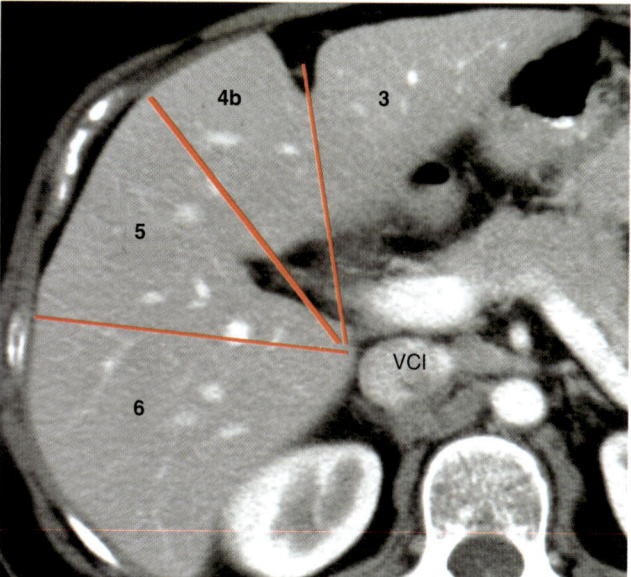

Figura 41.1 Segmentos hepáticos de Couinaud. A. Parte superior do fígado. **B.** Parte inferior do fígado. As imagens de tomografia computadorizada (TC) ilustram a classificação de Couinaud para numeração dos segmentos hepáticos. O plano longitudinal da veia hepática direita (*VHD*) separa o segmento 8 do 7 na parte superior do fígado e o segmento 5 do 6, na parte inferior. O plano longitudinal da veia hepática média, passando pela fossa da vesícula biliar, separa o segmento *4a* do 8 na parte superior do fígado e o segmento *4b* do 5, na parte inferior. O plano longitudinal da veia hepática esquerda e a fissura do ligamento redondo separam o segmento *4a* do 2 na parte superior do fígado e o segmento *4b* do 3, na parte inferior. O plano axial da veia porta esquerda separa o segmento *4a* situado acima do segmento *4b*, localizado abaixo, e o segmento 2 acima do segmento 3 abaixo, no lado esquerdo do fígado. O plano axial da veia porta direita separa os segmentos 8 e 7, situados acima, dos segmentos 5 e 6, localizados na parte inferior, no lado direito do fígado. O lobo caudado (*segmento 1*) estende-se entre a fissura do ligamento venoso (*FLV*) anteriormente e a veia cava inferior (*VCI*) posteriormente.

Hepato-Pancreato-Biliary Association (IHPBA) (Conferência de Brisbane, 2000) adotou essa terminologia segmentar para ressecções hepáticas. Os oito segmentos têm irrigação arterial, drenagem venosa e drenagem biliar independentes e todos podem ser removidos sem causar danos aos demais segmentos. A divisão do fígado em oito segmentos baseia-se em um conceito de três planos longitudinais e dois planos transversais. Um plano longitudinal passando pela veia hepática média, pela veia cava inferior (VCI) e pela fossa da vesícula biliar divide o fígado em lobos direito e esquerdo. Outro plano longitudinal passando pela veia hepática direita divide o lobo direito em segmentos anteriores (8 e 5) e posteriores (7 e 6). Outro plano longitudinal passando pela veia hepática esquerda divide o lobo esquerdo em segmentos medial (4a e 4b) e laterais (2 e 3). Um plano transversal passando pela veia porta esquerda divide o lobo esquerdo em segmentos superiores (4a e 2) e inferiores (4b e 3). Outro plano transversal oblíquo passando pela veia porta direita divide o lobo direito em segmentos superiores (8 e 7) e inferiores (5 e 6). O segmento 1 corresponde ao lobo caudado, que se estende entre a fissura do ligamento venoso e a VCI. A drenagem venosa do fígado proveniente do lobo caudado entra diretamente na VCI por meio de pequenas veias.

Suprimento sanguíneo do fígado. Cerca de dois terços da irrigação sanguínea do fígado provêm da veia porta e um terço da artéria hepática. Quando se administra contraste intravenoso em dose total durante um exame de TC, o realce máximo do fígado começa 1 a 2 minutos depois do início da injeção. Esse atraso depende do tempo de trânsito do contraste pelo trato gastrintestinal e baço, antes de chegar ao fígado, por meio da veia porta. Tumores irrigados predominantemente pela artéria hepática mostram realce máximo durante a fase arterial hepática imediata, ao passo que o parênquima hepático tem realce máximo durante a fase venosa porta.

Anormalidades de perfusão. Aparecem na fase pós-contraste da TC e RM, em razão de variações da irrigação arterial e portal das diferentes áreas do fígado. Essa irrigação sanguínea dupla possui uma relação compensatória: o fluxo da artéria hepática aumenta quando o fluxo da veia porta diminui, ao passo que o fluxo venoso portal aumenta para compensar reduções do fluxo arterial hepático. Diferenças transitórias de realce ocorrem tanto durante a fase arterial quanto na fase portal da TCMD e RM dinâmica. Essas anormalidades são conhecidas como "diferenças de atenuação hepática transitórias" (DAHT) ou "diferenças de intensidade hepática transitórias" (DIHT) e "diferenças de realce hepático transitórias" (DRHT). Nos casos típicos, essas alterações de perfusão mostram as seguintes diferenças em comparação ao parênquima hepático: (a) hiperatenuação na fase arterial; (b) isoatenuação nas fases venosa portal e tardia; (c) isoatenuação na TC sem contraste; e (d) isointensidade nas imagens de RM sem contraste ponderadas em T1 e T2 e sequência ponderada em difusão. Essas alterações podem

TABELA 41.1 Nomenclatura internacional dos segmentos anatômicos do fígado.

■ NOMENCLATURA INTERNACIONAL DOS SEGMENTOS HEPÁTICOS	■ NÚMERO
Lobo caudado	1
Segmento superior lateral esquerdo	2
Segmento inferior lateral esquerdo	3
Segmento superior medial esquerdo	4a
Segmento inferior medial esquerdo	4b
Segmento inferior anterior direito	5
Segmento superior anterior direito	8
Segmento inferior posterior direito	6
Segmento superior posterior direito	7

ser arredondadas, cuneiformes, difusas, lobares, segmentares, peritumorais, subcapsulares ou esparsas. No entanto, não há efeito de massa associado, os vasos "atravessam" as áreas sem distorções e o parênquima hepático subjacente é normal.

O fluxo venoso portal pode ser alterado pelas seguintes condições: (a) bloqueio da veia porta por um tumor ou trombo; (b) compressão extrínseca causada por costelas, faixas diafragmáticas ou tumores implantados na cápsula hepática; ou (c) "*fluxo terciário*" originado das veias sistêmicas dos sistemas pericolecístico, parabiliar e epigástrico-paraumbilical (Figura 41.2). O sangue venoso sistêmico drena para os sinusoides hepáticos, que alteram o fluxo sanguíneo intra-hepático normal. Isso forma áreas focais de realce aumentado ou reduzido durante as diversas fases de realce do parênquima. O fluxo da artéria hepática também pode ser aumentado pelas seguintes condições: (a) tumores hipervascularizados; (b) *shunts* arterioportais causados por cirrose, tumor benigno ou maligno ou fístula arterioportal; (c) inflamação de órgãos adjacentes (colecistite, pancreatite); ou (d) irrigação arterial hepática anômala. Diferenças regionais de irrigação sanguínea associadas a essas condições explicam os padrões de realce anormal, assim como padrões alterados nas doenças hepáticas difusas (p. ex., deposição adiposa focal e preservação adiposa focal nos casos de infiltração gordurosa difusa).

Nas imagens de TC sem contraste, a atenuação do parênquima hepático normal é igual ou maior que a atenuação do parênquima esplênico normal. Depois da administração da dose completa de contraste intravenoso, o realce do parênquima normal é menor que o do baço durante a fase arterial e igual ou maior que o realce esplênico durante a fase venosa portal.

Nas imagens de RM ponderadas em T1, o fígado normal tem sinal de intensidade ligeiramente maior que o do baço, enquanto a maioria das lesões focais aparece com sinal hipointenso. Nas imagens ponderadas em T2, o fígado normal tem intensidade igual ou menor que a do baço e a maioria das lesões é detectada como focos de hiperintensidade.

Doença hepática difusa

Hepatomegalia. Em geral, aumento do fígado nos exames de imagem é avaliado com base em critérios subjetivos. Indícios de hepatomegalia são arredondamento da borda inferior hepática e ampliação do lobo direito do fígado, estendendo-se abaixo do polo inferior do rim direito. Quando o fígado é medido na linha hemiclavicular, um comprimento maior que 15,5 cm é considerado anormal. *Lobo de Reidel* é uma variante normal da forma do fígado, encontrada mais comumente nas mulheres. Essa variante consiste em ponta inferior alongada do lobo direito do fígado. Quando há um lobo de Reidel, o lobo hepático esquerdo tem dimensões proporcionalmente menores. Ou seja, o tamanho global do fígado não está aumentado. Também como variante normal, o lobo esquerdo do fígado pode ser alongado e circundar parte do baço. Causas de hepatomegalia estão descritas na Tabela 41.2.

Esteatose hepática (fígado gorduroso). Anormalidade demonstrada mais comumente nos exames de imagem do fígado. Os índices de prevalência são de 15% da população em geral, 50% dos pacientes com hiperlipidemia ou consumo elevado de álcool e até 75% dos indivíduos com obesidade grave. Existem muitas causas, mas as duas mais comuns são hepatopatia alcoólica e esteatose hepática não alcoólica, esta última relacionada com uma "síndrome metabólica" de resistência à insulina, obesidade, diabetes, hiperlipidemia e hipertensão arterial. Outras causas são hepatites virais, fármacos (principalmente corticosteroides e quimioterápicos), distúrbios nutricionais, lesão pós-radiação, fibrose cística e doenças de armazenamento. Todas essas condições causam destruição dos hepatócitos porque alteram o metabolismo lipídico hepatocelular, ou seja, anormalidades do metabolismo dos ácidos graxos livres levam ao acúmulo de triglicerídeos dentro dos hepatócitos. Nos estágios iniciais, esteatose hepática é reversível, mas pode progredir para esteato-hepatite (lesão celular, inflamação e fibrose), com progressão subsequente para cirrose.

O termo *esteatose hepática não alcoólica* inclui um espectro de doenças hepáticas, que variam de esteatose simples, esteato-hepatite não alcoólica (EHNA) e cirrose. EHNA é um diagnóstico firmado com base na elastografia por RM ou ultrassonografia, demonstrando fibrose hepática, ou por biopsia hepática, evidenciando inflamação e fibrose, além de esteatose

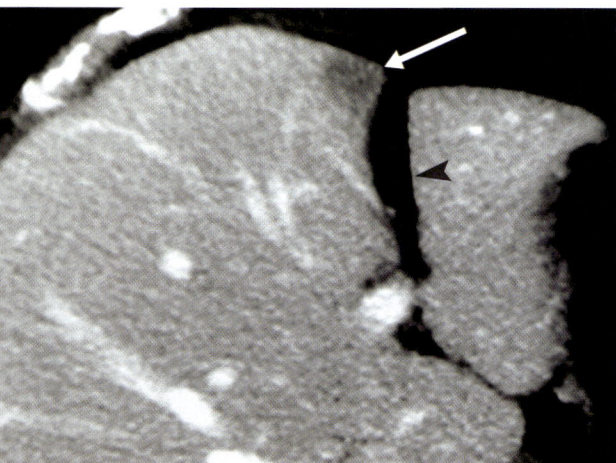

Figura 41.2 Falha de perfusão. A imagem mostrou uma falha de perfusão bastante comum (*seta*) no segmento 4b, adjacente à fissura do ligamento redondo (*ponta de seta*). Essa falha de perfusão estava relacionada com "fluxo terciário" originado das veias sistêmicas paraumbilicais. Infiltração adiposa focal também ocorre comumente nessa área. Vale ressaltar que essa variante normal não deve ser confundida com neoplasia maligna.

TABELA 41.2 Causas de hepatomegalia.

Congestão vascular
  Insuficiência cardíaca congestiva
  Trombose da veia hepática

Infiltração metabólica/difusa
  Infiltração gordurosa
    Álcool
    Fármacos/quimioterápicos
    Toxinas hepáticas
    Doença de Gaucher e lipidoses
  Carboidratos
    Doenças do armazenamento de glicogênio
    Diabetes melito
  Ferro
    Hemocromatose
  Amiloide
    Amiloidose

Tumor/infiltração celular
  Metástases difusas
  Carcinoma hepatocelular difuso
  Linfoma
  Hematopoese extramedular
  Mastocitose sistêmica

Cistos
  Doença policística

Inflamação/infecção
  Hepatite
  Sarcoidose
  Tuberculose
  Malária

hepática. Pacientes em risco de desenvolver essa doença cada vez mais comum são portadores de diabetes tipo 2 e "síndrome metabólica" descrita anteriormente.

No exame de ultrassonografia, o parênquima hepático normal tem ecogenicidade igual ou ligeiramente maior que a do córtex renal e parênquima esplênico. Vasos sanguíneos intra-hepáticos e pequenas tríades portais na periferia do fígado também são bem definidos. Nesse exame, entre as anormalidades mais sugestivas de esteatose hepática estão ecogenicidade nitidamente maior que a do córtex renal, impossibilidade de demonstrar tríades portais ecogenicamente normais na periferia do órgão e baixa penetração do ultrassom, com perda de definição do diafragma (ver Figura 50.5 B, no Capítulo 50). Todas essas três anormalidades devem estar presentes simultaneamente para estabelecer o diagnóstico definitivo com base na ultrassonografia.

No exame de TC, infiltração de gordura reduz o coeficiente de atenuação do parênquima hepático, o que leva o fígado a parecer menos denso que o baço nas imagens sem contraste. Normalmente, o fígado tem coeficiente de atenuação ligeiramente maior que o do baço ou vasos sanguíneos. Nas imagens de TC sem contraste, o diagnóstico de esteatose hepática é confirmado quando o coeficiente de atenuação do fígado é 10 UH menor que a atenuação do baço, ou quando a atenuação hepática é menor que 40 UH. Nos casos de esteatose grave, os vasos sanguíneos podem parecer mais brilhantes que o fígado escuro nas imagens de TC sem contraste. Nas imagens pós-contraste (Figura 41.3), o realce do baço normal alcança nível máximo dentro de 1 a 2 minutos antes do realce máximo do fígado normal e, por esta razão, o baço é transitoriamente mais brilhante que o fígado normal na fase arterial. É importante ter o cuidado de avaliar a fase de realce pelo meio de contraste do fígado. Fígados esteatóticos mostram um realce menor pelo meio de contraste que um fígado normal. A comparação das alterações evidenciadas à TC e ultrassonografia pode chegar ao sinal diagnóstico de *flip-flop*, ou seja, o fígado esteatótico é mais escuro na TC sem contraste e brilhante à ultrassonografia.

Imagens de RM ponderadas em T1 e T2 não mostram anormalidades significativas quando há infiltração gordurosa. Imagem *gradient-echo* (GRE) com moléculas de gordura e água em fase e fora de fase é a técnica mais sensível para diagnosticar esteatose hepática por RM. Nas imagens em fase, o sinal emitido pelas moléculas de água e gordura é aditivo. Nas imagens fora de fase, os sinais de água e gordura cancelam um ao outro. Perda de intensidade de sinal na imagem fora de fase, em comparação à imagem em fase, sugere esteatose hepática (Figura 41.4). Essa é a mesma técnica usada para caracterizar adenomas suprarrenais benignos (ver Capítulo 47). Essa técnica de GRE com desvio químico de fase é mais sensível para detectar gordura intracelular

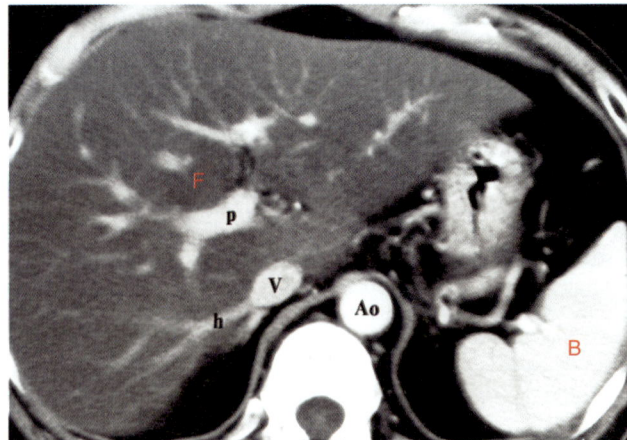

Figura 41.3 **Esteatose hepática difusa – tomografia computadorizada** (TC). A imagem de TC na fase venosa portal demonstrou que a densidade do parênquima hepático com contraste (*F*) era significativamente menor que a densidade do parênquima esplênico com contraste (*B*). Veias porta (*p*) e hepática (*h*) seguiam seus trajetos normais sem desvio ou distorção. Ao, aorta; V, veia cava inferior.

microscópica, típica da esteatose hepática, em comparação às técnicas de RM com saturação de gordura, que são mais sensíveis para demonstrar gordura macroscópica. Deposição de ferro no fígado também provoca perda de sinal nas imagens de RM fora de fase e pode ser uma causa de erro diagnóstico de esteatose hepática em pacientes com cirrose. A espectroscopia por RM pode ser usada para quantificar gordura hepática.

Em todas as modalidades de exame de imagem, aspectos típicos da deposição gordurosa são ausência de efeito de massa (nenhum abaulamento do contorno hepático ou deslocamento dos vasos sanguíneos intra-hepáticos) e limites geométricos angulados entre as áreas de parênquima normal e anormal. Áreas com deposição de gordura podem ser multifocais, com faixas interdigitantes de parênquima anormal e normal. Alterações gordurosas podem aparecer dentro de 3 semanas depois da lesão dos hepatócitos e podem regredir dentro de 6 dias depois da eliminação do fator desencadeante. Os padrões de infiltração gordurosa estão diretamente relacionados com o fluxo sanguíneo hepático.

Esteatose hepática difusa envolvendo o fígado por inteiro é o padrão mais comum (ver Figuras 41.3 e 41.4). A maioria dos casos tem deposição homogênea de gordura, embora seja comum observar discreta heterogeneidade, que aumenta a precisão diagnóstica.

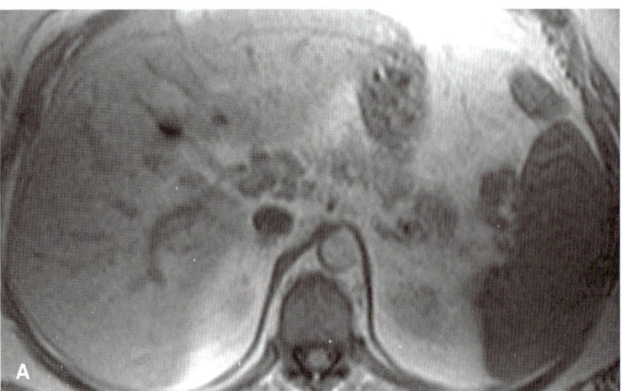
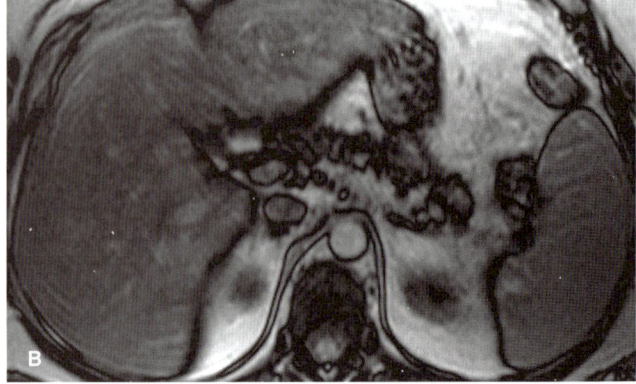

Figura 41.4 **Esteatose hepática difusa – ressonância magnética (RM).** **A.** Imagem de RM na sequência *in-phase gradient recall*. **B.** Imagem de RM em sequência *out-of-phase gradient recall*. A imagem fora de fase demonstrou perda nítida de sinal (escurecimento) do parênquima de todo o fígado, em comparação à imagem em fase. A imagem de RM fora de fase é reconhecida facilmente pela *linha preta* circundando as estruturas de tecidos moles na interface com a gordura abdominal.

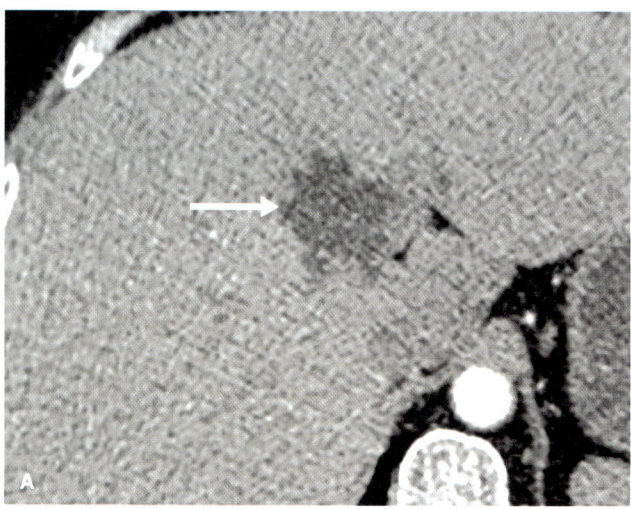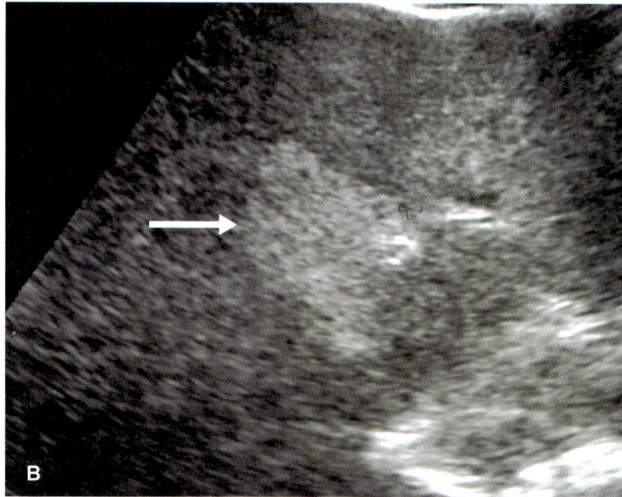

Figura 41.5 **Esteatose hepática focal. A.** A imagem de tomografia computadorizada (TC) obtida depois da administração de contraste intravenoso demonstrou massa focal hipoatenuante (*seta*) com bordas irregulares perto do hilo hepático. **B.** A imagem de ultrassonografia do mesmo paciente mostrou que a massa (*seta*) era altamente ecogênica, confirmando que se tratava de infiltração gordurosa focal. Esse é um exemplo do sinal de *flip-flop* do tecido adiposo nas imagens de TC e ultrassonografia.

Em geral, a *esteatose hepática focal* afeta uma pequena área geográfica subsegmentar, ou uma área do fígado em forma de leque, mas com as mesmas características de imagem que a deposição adiposa difusa. Vasos sanguíneos seguem seu trajeto normal através da área afetada. Deposição focal de gordura pode ser semelhante a um tumor hepático, mas a área afetada tem aspectos típicos de gordura (Figura 41.5). Gordura focal é mais comum nas áreas próximas ao ligamento falciforme, na fossa da vesícula biliar e no hilo hepático. Essas áreas estão sujeitas a alterações do fluxo sanguíneo hepático em consequência de alterações da irrigação sanguínea sistêmica, podendo a deposição focal de gordura estar relacionada com concentrações mais altas de insulina nessas áreas.

Preservação focal do parênquima hepático nos pacientes com esteatose hepática difusa pode ser o padrão mais difícil de reconhecer, vez que as áreas preservadas de parênquima normal podem simular perfeitamente um tumor hepático (Figura 41.6). Na maioria dos casos, a área preservada de gordura é o segmento 4. Essa área é hipoecoica em comparação ao restante do fígado

nas imagens de ultrassonografia e tem atenuação mais alta que as demais áreas nas imagens de TC (sinal de *flip-flop*). O restante do fígado tem aspecto típico de infiltração gordurosa difusa (coeficiente de atenuação ≤ 40 UH) na TC. As imagens de RM demonstram perda de sinal difusa nas imagens fora de fase, em comparação às imagens em fase, mas as áreas preservadas mostram perda de sinal menos intensa que o restante do fígado.

Esteatose hepática multifocal é um padrão raro de deposição gordurosa dispersa por todo o fígado em áreas atípicas (Figura 41.7). Os focos de gordura podem ser redondos ou ovais e são semelhantes à doença metastática ou a outros nódulos hepáticos. Confluência dos nódulos de gordura costuma formar massas mais volumosas. RM na sequência de desvio químico (em fase e fora de fase) é a técnica mais confiável para estabelecer esse diagnóstico e é especialmente útil quando os resultados da TC e da ultrassonografia são inconclusivos.

Esteatose hepática perivascular evidencia-se por halos de gordura em torno das veias porta, hepática ou ambas. A causa desse padrão incomum é desconhecida.

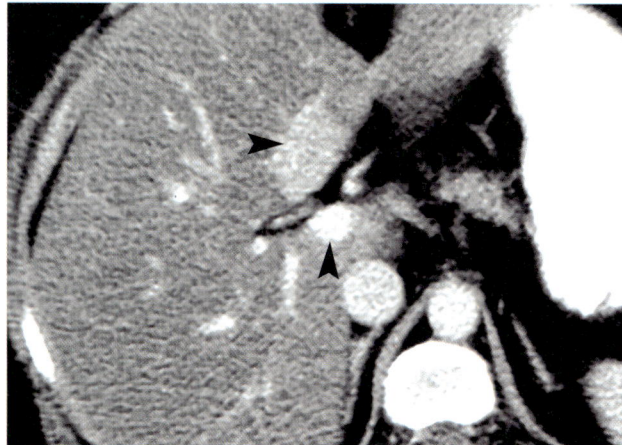

Figura 41.6 **Infiltração gordurosa com preservação focal.** A imagem de tomografia computadorizada (TC) pós-contraste demonstrou hipoatenuação difusa do fígado com duas áreas (*pontas de setas*) de fígado com atenuação normal perto do hilo hepático. As imagens de RM nas sequências em fase e fora de fase confirmaram esteatose hepática difusa com preservação focal.

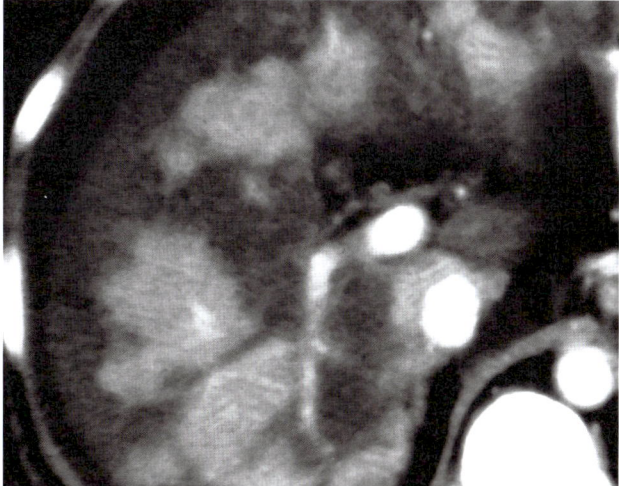

Figura 41.7 **Esteatose hepática multifocal.** A imagem de tomografia computadorizada (TC) pós-contraste demonstrou várias áreas geográficas de hipoatenuação que se estendiam até a cápsula hepática e eram causadas por deposição multifocal de gordura.

Esteatose hepática subcapsular é encontrada apenas nos pacientes com insuficiência renal em diálise peritoneal e ocorre apenas quando se acrescenta insulina ao dialisado. Concentrações altas de insulina na região subcapsular do fígado causam deposição de gordura.

Hepatites virais agudas. Na maioria dos casos, hepatites virais agudas não causam alterações nos exames de imagem do fígado. Em alguns pacientes, o edema difuso reduz a ecogenicidade do parênquima e leva as vênulas portais a parecer incomumente brilhantes nas imagens de ultrassonografia. Nos pacientes com hepatite fulminante aguda, áreas de necrose formam focos mal definidos de hipodensidade nas imagens de TC. A RM ponderada em T2 demonstra sinal de hiperintensidade ao redor das tríades portais, que é causado pelo edema periporta.

Hepatites crônicas. Ao exame histopatológico, hepatites crônicas caracterizam-se por inflamação e fibrose portal e perilobular. Entre as causas, estão hepatites virais B e C crônicas. Exames de imagem não têm sensibilidade suficiente para detectar alterações patológicas iniciais. Sinais de esteatose são mínimos e, em geral, as dimensões hepáticas estão normais. Linfonodos peri-hepáticos são demonstrados comumente. A ultrassonografia pode mostrar aumento sutil da ecogenicidade. Nos pacientes com hepatite crônica, a utilidade principal dos exames de imagem é detectar CHC. Biopsia do parênquima hepático por agulha, frequentemente guiada por ultrassonografia, é realizada para fazer o estadiamento da doença. Elastografia por RM e ultrassonografia determinam o grau de fibrose.

Cirrose. Ao exame histopatológico, cirrose caracteriza-se por destruição do parênquima hepático, fibrose com alteração da arquitetura hepática e incontáveis nódulos regenerativos (NR) que substituem o parênquima hepático normal. Causas de cirrose são toxinas hepáticas (álcool, fármacos/drogas, aflatoxina de um fungo de cereais), infecções (hepatites virais, especialmente tipos B e C), obstrução biliar e anomalias hereditárias (doença de Wilson). Nos EUA, 75% dos pacientes cirróticos são alcoólicos crônicos. Na Ásia e na África, a maioria dos casos de cirrose é causada por hepatite ativa crônica. Exames de imagem demonstram várias alterações morfológicas, incluindo as seguintes (Figura 41.8): (a) hepatomegalia (estágio inicial); (b) atrofia ou hipertrofia de alguns segmentos hepáticos; (c) "engrossamento" da textura do parênquima hepático; (d) nodularidade do parênquima hepático, mais acentuada na superfície do órgão; (e) hipertrofia do lobo caudado e lobo esquerdo, com redução do lobo direito; (f) nódulos regenerativos (Figura 41.9); e (g) ampliação do espaço periporta hilar (> 10 mm),

que indica atrofia do parênquima. Sinais extra-hepáticos de cirrose incluem vasos colaterais portossistêmicos secundários a hipertensão portal, esplenomegalia e ascite. As alterações patológicas da cirrose são irreversíveis, mas a progressão da doença pode ser retardada ou interrompida com a eliminação do fator desencadeante (p. ex., parar de ingerir álcool). *Shunts* portossistêmicos intra-hepáticos transjugulares (TIPS; do inglês, *transjugular intrahepatic portosystemic shunts*) são eficazes como tratamento da hipertensão portal e para o controle de hemorragias crônicas de varizes esofágicas. Transplante de fígado é uma opção terapêutica comprovadamente eficaz para doença hepática terminal.

A ultrassonografia demonstra parênquima heterogêneo com acentuação da textura ecogênica e difícil demonstração das diminutas tríades portais. Avaliação detalhada da superfície hepática com transdutor de alta frequência demonstra nódulos finos (especificidade entre 82 e 95% para cirrose). Não há aumento significativo da ecogenicidade do parênquima hepático, a menos que também haja deposição de gordura. Elastografia por ultrassonografia é usada para determinar o grau de fibrose hepática.

A TC pode ser normal nos estágios iniciais ou demonstrar heterogeneidade do parênquima, com áreas esparsas de atenuação aumentada e reduzida. Nos casos típicos, há nodularidade fina ou grosseira da superfície hepática.

A RM mostra sinais parenquimatosos heterogêneos nas imagens ponderadas em T1 e T2. Na sequência ponderada em T2, sinais de hiperintensidade associados à fibrose são a causa predominante desse aspecto heterogêneo. A elastografia por RM pode ser mais confiável que a elastografia por ultrassonografia para determinar o grau de fibrose hepática.

Entre as doenças que *simulam cirrose*, estão as que causam nodularidade hepática difusa ou hipertensão portal, incluindo a pseudocirrose secundária às metástases de carcinoma de mama tratadas, metástases miliares, sarcoidose, esquistossomose, síndrome de Budd-Chiari, hiperplasia regenerativa nodular, hipertensão portal idiopática, obstrução da veia porta e obstrução biliar.

Nódulos cirróticos. Nódulos são lesões encontradas em todos os pacientes com cirrose (Tabela 41.3), e o problema é diferenciar

TABELA 41.3 Tipos de nódulos do fígado cirrótico.
Nódulos regenerativos
Nódulos displásicos
Carcinoma hepatocelular
Fibrose confluente
Infiltração gordurosa focal
Preservação gordurosa focal
Metástases (raras na cirrose)

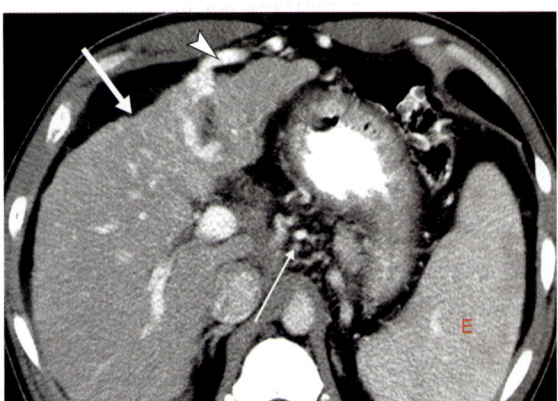

Figura 41.8 Cirrose e hipertensão portal. A imagem de tomografia computadorizada (TC) demonstrou atrofia hepática com nodularidade difusa em sua superfície (*seta espessa*) e esplenomegalia (*E*). Também havia numerosos vasos colaterais portossistêmicos preenchidos pelo meio de contraste, incluindo varizes gástricas e gastro-hepáticas (*seta fina*). Essa imagem mostrou uma veia periumbilical dilatada (*ponta de seta*), que emergia da fissura do ligamento redondo e entrava no ligamento falciforme.

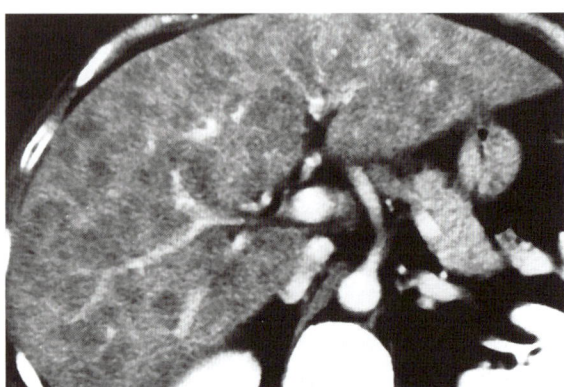

Figura 41.9 Nódulos regenerativos cirróticos. A imagem de tomografia computadorizada (TC) apresentada em uma "janela estreita" demonstrou incontáveis nódulos diminutos de hipodensidade, dispersos por todo o fígado desse paciente com cirrose. Biopsia por agulha confirmou que os nódulos eram regenerativos e benignos.

esses nódulos benignos dispersos por todo o parênquima de lesões do CHC. Essa neoplasia maligna pode ser primária ou se desenvolver progressivamente com a seguinte sequência: NR → nódulo displásico de baixo grau → nódulo displásico de alto grau → CHC pequeno → CHC grande.

As lesões mais comuns são *nódulos regenerativos* (*NR*; ver Figura 41.9), que representam o aspecto patológico habitual da cirrose, como consequência da tentativa de reparação da lesão dos hepatócitos. Esses nódulos são formados, principalmente, por hepatócitos circundados por septações fibrosas grosseiras. NR pequenos (< 3 mm) são responsáveis pelo padrão micronodular da cirrose. NR maiores (> 3 mm) formam o padrão cirrótico macronodular. NR muito grandes (até 5 cm) assemelham-se a massas. Os nódulos regenerativos são irrigados pela veia porta e, por esta razão, não mostram realce na fase arterial depois da administração de contraste. Como consistem em hepatócitos em processo de regeneração, em geral, os NR são indetectáveis à ultrassonografia, à TC e à RM. Nos casos clássicos, as imagens de RM demonstram heterogeneidade sem nódulos bem definidos nas sequências ponderadas em T1 e T2. Em casos mais raros, os NR são hiperintensos em comparação ao fígado nas imagens ponderadas em T2, refletindo o acúmulo de gordura, proteína ou cobre. NR que acumulam ferro (*nódulos sideróticos*) têm sinal de intensidade baixa em T1 e T2. Infartos dos NR geram sinais hiperintensos em T2. Um aspecto útil ao diagnóstico é que, em qualquer fígado cirrótico, os NR tendem a ter dimensões e outras características homogêneas nos exames de imagem. Nódulos com aspecto diferente dos demais existentes no exame de imagem do fígado provavelmente representam nódulos displásicos (ND) ou CHC.

Os *ND* possuem focos de displasia de baixo ou alto grau. ND de baixo grau apresentam atipia mínima, não têm mitose e não são pré-malignos. ND de baixo grau são irrigados pela veia porta e não mostram realce na fase arterial pós-contraste. Nos casos típicos, a displasia de baixo grau progride para displasia de alto grau. ND de alto grau apresentam atipia moderada, alguma mitose ocasional e podem secretar alfafetoproteína (AFP), mas não são definitivamente malignos. Contudo, esses nódulos são classificados como lesões pré-malignas. ND de alto grau recebem irrigação sanguínea crescente da artéria hepática e mostram realce na fase arterial, confundindo-se com o aspecto associado ao CHC pequeno. Nos exames de imagem, ND de baixo grau têm características semelhantes às dos NR: não têm limites bem definidos e são isointensos em comparação ao fígado nas imagens de ultrassonografia, tomografia computadorizada e RM ponderada em T1 e T2. Praticamente nenhum ND mostra sinal hiperintenso em T2, o que os diferencia do CHC. Apenas casos raríssimos de infarto do ND aumentam a intensidade de sinal em T2. ND podem desaparecer nos exames de imagem realizados no acompanhamento longitudinal.

O termo *nódulo siderótico* descreve nódulos cirróticos com teor alto de ferro, que se evidenciam por nódulos com sinal hipointenso em T1 e T2. A TC não é um exame sensível para determinar o teor de ferro dos nódulos cirróticos. Esses nódulos podem ser regenerativos ou displásicos, mas raramente são malignos. Nódulos sideróticos podem ser considerados benignos quando têm diâmetro < 20 mm, são homogêneos em todas as sequências de imagem e mostram realce comparável aos demais nódulos cirróticos em todas as fases do exame. Nódulos ricos em ferro com diâmetro ≥ 20 mm, aspecto heterogêneo em uma ou mais sequências de RM ou realce diferente do parênquima hepático em uma ou mais fases podem ser CHC.

CHC pequeno (diâmetro < 2 cm) tem aspecto semelhante ao de um ND de alto grau. Nos pacientes cirróticos, a indicação principal dos exames de imagem do fígado é detectar esses CHCs pequenos e indicar seu tratamento (Figura 41.10).

O *Liver Imaging Reporting and Data System* (LI-RADS) foi criado pelo American College of Radiology em 2011 e atualizado várias vezes como um sistema de padronização para interpretação, descrição e reunião de dados de TC, RM e ultrassonografia com contraste, aplicável apenas aos pacientes com cirrose ou risco elevado de desenvolver CHC. Esse sistema utiliza nomenclatura própria e um algoritmo de graduação para caracterizar cada lesão (Tabela 41.4). O escore LI-RADS de uma lesão hepática indica seu risco relativo de CHC. Entre os critérios principais usados para diagnosticar CHC com base no LI-RADS, estão os seguintes: (a) realce na fase arterial inequivocamente maior que o fígado circundante; (b) "lavagem" (*washout*), definida por hipointensidade detectada visualmente na lesão, em comparação ao fígado circundante, durante as fases venosa portal e tardia; (c) halo periférico de realce aumentado da cápsula ou pseudocápsula da lesão nas fases venosa portal ou tardia; e (d) crescimento, definido como aumento do diâmetro da lesão em 5 mm ou mais, aumento de 50% do diâmetro em comparação a um exame anterior realizado há 6 meses ou menos, aumento de 100% do diâmetro em comparação a um exame anterior realizado há mais de 6 meses ou o aparecimento de uma lesão nova de 10 mm, independentemente do intervalo decorrido. O crescimento é avaliado, de preferência, em exames de RM com protocolos similares entre si.

De acordo com os critérios de LI-RADS, sinais complementares de CHC são os seguintes: (a) hiperintensidade branda a moderada em T2; (b) difusão restrita à RM; (c) halo de realce ao redor da lesão – a chamada "coroa de realce"; (d) arquitetura de mosaico; (e) aspecto de "nódulo dentro de um nódulo", quando o CHC desenvolve-se dentro de um nódulo displásico, que se evidencia por um foco de hiperintensidade dentro de um nódulo hipointenso. O foco de hiperintensidade realça intensamente na fase arterial; (f) gordura dentro da lesão; (g) preservação de parte do nódulo em relação com depósito de ferro, dentro da lesão; (h) preservação de parte da lesão em relação com depósito de gordura, dentro da lesão; e (i) aumento de diâmetro menor que o definido como crescimento.

Entre os critérios de LI-RADS que favorecem nódulo benigno, estão os seguintes: (a) hiperintensidade homogênea e marcante em T2; (b) hipointensidade homogênea marcante nas imagens ponderadas em T2 e T2*; (c) vasos sanguíneos não distorcidos dentro da lesão; (d) realce do nódulo proporcional ao do sangue nos vasos; (e) redução de diâmetro; e (f) diâmetro estável há mais de 2 anos.

A ultrassonografia é um exame realizado com frequência, uma vez que tem custo baixo e ampla disponibilidade para avaliar o fígado de pacientes com cirrose e hepatite viral crônica, em busca de sinais de CHC. Nas imagens de ultrassonografia, um CHC pequeno caracteriza-se por um nódulo hipoecoico bem demarcado no fígado cirrótico. A ultrassonografia com contraste pode mostrar realce na fase arterial, com lavagem na fase venosa portal.

O termo *pseudomassas hipertróficas* descreve uma área abaulada de expansão hipertrófica do fígado, que é circundada por parênquima hepático fibrótico atrófico. Essa lesão pode assemelhar-se a um tumor. Nos exames de imagem, entre os aspectos que favorecem pseudomassas em vez de tumor estão preservação da arquitetura do fígado e vasos sem distorções em seu trajeto dentro da lesão. Na RM, pseudomassas hipertróficas têm sinal ligeiramente hiperintenso em T1, ligeiramente hipointenso em T2 e pouco realce nas imagens da fase tardia pós-contraste.

Fibrose confluente caracteriza-se por áreas bem demarcadas de fibrose hepática em pacientes com cirrose avançada. A fibrose extensa forma massa cuneiforme, que irradia do hilo hepático e está associada à atrofia do parênquima, com achatamento ou retração da cápsula hepática. Um elemento fundamental a esse diagnóstico é redução de volume da área afetada. Em geral, fibrose confluente afeta a parte central do lobo direito do fígado. A lesão tem coeficiente de atenuação baixo nas imagens de TC sem contraste. Na TC, durante a fase arterial pós-contraste,

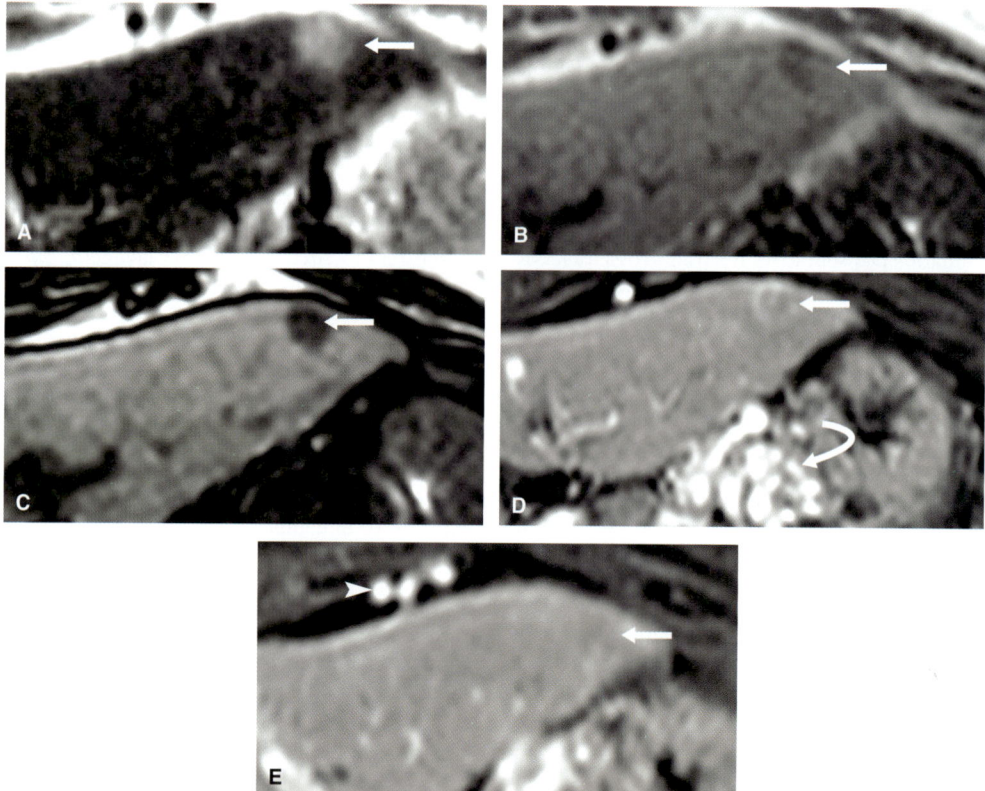

Figura 41.10 **Carcinoma hepatocelular pequeno.** As imagens de ressonância magnética (RM) demonstraram anormalidades típicas de um carcinoma hepatocelular pequeno (*setas*). **A.** A imagem axial ponderada em T2 mostrou um nódulo hiperintenso e mal definido com 1,8 cm de diâmetro no lobo hepático esquerdo. Hiperintensidade nas imagens ponderadas em T2 é rara em nódulos regenerativos ou displásicos, mas é altamente característica de CHC. **B.** A imagem ponderada em T1 "em fase" demonstrou um nódulo mal definido com sinal hipointenso. **C.** A imagem ponderada em T1 "fora de fase" mostrou perda nítida de sinal, indicando a existência de gordura intracelular (um sinal comum com CHC e adenomas hepáticos). **D.** A imagem da fase arterial pós-contraste evidenciou realce periférico anelar da lesão. Realce na fase arterial é um elemento fundamental ao diagnóstico de CHC. Essa imagem também mostrou realce inicial marcante de um emaranhado de vasos colaterais portossistêmicos (*seta curva*) desse paciente com cirrose avançada e *shunt* arterioportal intra-hepático. **E.** A imagem da fase venosa portal pós-contraste demonstrou lavagem precoce do meio de contraste acumulado no nódulo, que se tornou ligeiramente hipointenso em comparação ao parênquima hepático realçado. Esse é outro sinal de CHC nas imagens obtidas depois da infusão de contraste. Além disso, a imagem mostrou realce de vasos colaterais paraumbilicais (*ponta de seta*), um sinal específico de hipertensão portal avançada.

TABELA 41.4 Categorias de LI-RADS e tratamento indicado.

■ CATEGORIA DE LI-RADS	■ EXEMPLOS	■ TRATAMENTO
LR-1: definitivamente benigna	Hemangioma, cisto, hamartoma biliar cístico, deposição ou preservação gordurosa focal, anomalias vasculares, fibrose confluente inequívoca, pseudomassa hipertrófica	Monitoramento contínuo de rotina, conforme o caso
LR-2: provavelmente benigna	Indícios menos conclusivos que em uma lesão LR-1: alteração de perfusão persistente, fibrose confluente provável, pseudomassa, nódulo cirrótico, retrações fibróticas focais	Monitoramento contínuo de rotina, conforme o caso
LR-3: probabilidade intermediária de CHC		Seguimento variável (dependendo de aspectos clínicos)
LR-4: provável CHC		Outros exames de imagem, biopsia, tratamento ou monitoramento rigoroso
LR-5: CHC confirmado		Tratamento sem biopsia. Estadiamento TNM radiológico
LR-TIV: tumor confirmado com invasão venosa		Tratamento sem biopsia. Estadiamento TNM radiológico
LR-5 tratado: seguimento do tumor pós-tratamento		Monitoramento rigoroso para avaliar resposta ao tratamento. Repetir tratamento, se for necessário
OM – outra neoplasia maligna	Colangiocarcinoma, linfoma, metástases	Biopsia, outros exames de imagem, tratamento ou monitoramento rigoroso

CHC, carcinoma hepatocelular; TNM, estadiamento de tumor/linfonodo/metástases do American Joint Committee on Cancer; LI-RADS, *Liver Imaging Reporting and Data System*. (Adaptada do American College of Radiology LI-RADS v2017.)

a maioria das lesões (60%) mostra pouco ou nenhum realce, enquanto as restantes mostram realce comparável ao parênquima hepático. Na fase venosa portal, a maioria das lesões é hipodensa ou isodensa em comparação ao parênquima hepático, enquanto 17% mostram realce mais intenso (Figura 41.11). Na RM, áreas de fibrose são hipointensas em comparação ao parênquima hepático na sequência ponderada em T1. Na sequência ponderada em T2, a intensidade de sinal depende da cronicidade da fibrose. Fibrose aguda tem teor alto de líquido e parece brilhante nas imagens ponderadas em T2. Fibrose crônica tem pouco líquido e parece escura nessa sequência. Imagens de RM pós-contraste mostram realce desprezível na fase arterial e realce tardio nas fases venosa e tardia.

Hipertensão portal. Corresponde à elevação anormal da pressão venosa portal, que resulta no desenvolvimento de vasos colaterais portossistêmicos encarregados de desviar o fluxo de sangue do fígado para a circulação sistêmica. Entre as causas de hipertensão portal, está a fibrose vascular progressiva, associada às doenças hepáticas crônicas, principalmente cirrose, trombose ou compressão da veia porta e infecções parasitárias (esquistossomose). Hipertensão portal aumenta o risco de hemorragias provenientes de varizes e de encefalopatia hepática. Sinais de hipertensão portal nos exames de imagem são (ver Figuras 41.8 e 41.10): (a) demonstração de vasos colaterais portossistêmicos (coronários, gastresofágicos, esplenorrenais, paraumbilicais, hemorroidários e retroperitoneais) (Figura 41.12); (b) veia porta dilatada (diâmetro > 13 mm); (c) veias mesentérica superior e esplênica com diâmetros aumentados (> 10 mm); (d) trombose da veia porta; (e) calcificações das veias porta e mesentéricas; (f) edema de mesentério, omento e retroperitônio; (g) esplenomegalia secundária à congestão vascular; e (i) inversão de fluxo em qualquer parte do sistema venoso portal (fluxo hepatofugal).

Trombose da veia porta. Pode ser uma complicação da cirrose ou ser causada por invasão ou compressão da veia porta por um tumor (Figura 41.13), estados de hipercoagulabilidade ou inflamação (pancreatite). Em cerca de 8 a 15% dos casos, não é possível definir a causa. Na TC, trombos aparecem como falhas de enchimento no interior da veia porta. No exame de ultrassonografia, trombos podem ter ecogenicidade variável, dependendo de sua cronicidade. Trombos malignos da veia porta estão em continuidade e começam na área de um tumor primário. A veia porta fica dilatada e preenchida pelo tumor com as mesmas características (incluindo realce pelo meio de

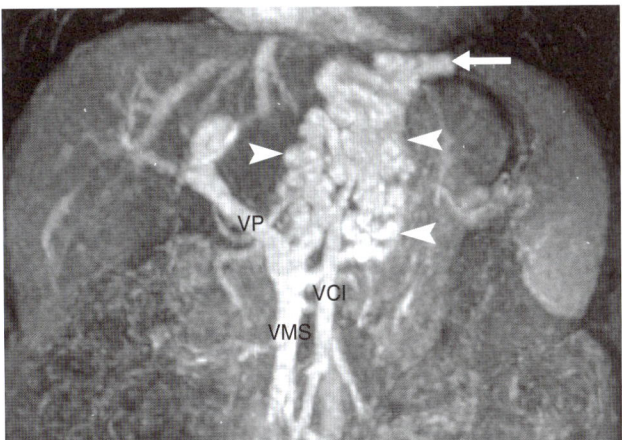

Figura 41.12 Veias colaterais portossistêmicas. A imagem coronal de ressonância magnética (RM) de um paciente com hipertensão portal avançada demonstrou vasos colaterais perigástricos (*pontas de seta*) proeminentes, que se estendiam até as varizes periesofágicas distais (*seta*). Esses vasos colaterais calibrosos podem ser a fonte de hemorragias gástricas profusas. VCI, veia cava inferior; VMS, veia mesentérica superior; VP, veia porta.

contraste) que a lesão tumoral primária. O Doppler colorido pode demonstrar que os vasos sanguíneos se estendem do tumor primário para dentro do tumor intravenoso. Trombos não tumorais preenchem a veia porta de diâmetro praticamente normal. Na RM, trombos não tumorais têm sinal hipointenso, em razão de seu teor de hemossiderina. Trombos não tumorais não realçam pelo meio de contraste. Trombos são hiperintensos em T1, quando recentes, e isointensos, quando crônicos. Nas imagens ponderadas em T2, trombos têm sinal hiperintenso. Hipertensão portal é agravada ou causada por trombose venosa portal. *Transformação cavernosa da veia porta* ocorre quando diminutas veias colaterais adjacentes à veia porta se expandem

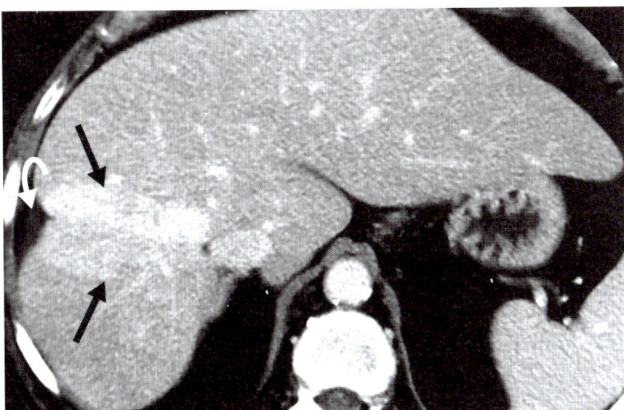

Figura 41.11 Fibrose confluente. A imagem de TC na fase venosa portal pós-contraste demonstrou realce de uma lesão em forma de massa (*setas retas*), que se estendia do hilo hepático até uma área proeminente de atrofia parenquimatosa, com retração (*seta curva*) da cápsula hepática sobrejacente. Este é um exemplo da minoria de casos de fibrose confluente que demonstram realce do contraste. A maioria dos casos (80%) de fibrose confluente mostra hipoatenuação nas imagens sem contraste e não tem realce pós-contraste.

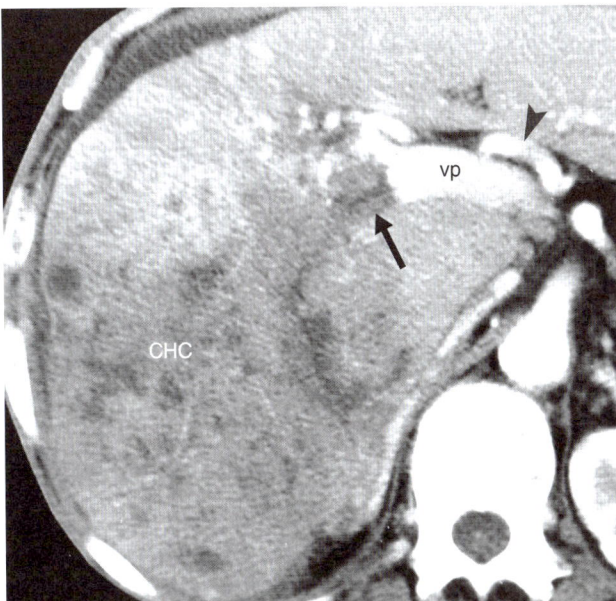

Figura 41.13 Trombose da veia porta – carcinoma hepatocelular (CHC). A imagem de tomografia computadorizada (TC) com contraste demonstrou vários nódulos hipodensos com aspecto de *CHC* multinodular substituindo o lobo direito do fígado. A veia porta (*vp*) havia sido invadida pelo tumor (*seta*), conforme se evidenciou por uma falha de enchimento da veia. A artéria hepática (*ponta de seta*) estava dilatada em consequência da cirrose e hipertensão portal.

e substituem a veia porta obstruída. Essas veias colaterais formam emaranhados de diminutos vasos ao redor da veia porta trombosada.

Síndrome de Budd-Chiari.
É um grupo de doenças que se caracterizam por obstrução da drenagem venosa do fígado envolvendo uma ou mais veias hepáticas. Obstrução venosa hepática eleva a pressão dos sinusoides hepáticos, o que causa congestão, hipertensão portal e redução da perfusão do fígado. O diagnóstico deve ser estabelecido com urgência, porque há progressão rápida para disfunção hepática, necrose dos hepatócitos e cirrose. Entre as causas, estão distúrbios da coagulação (mais comum nos países ocidentais), faixas membranosas obstruindo as veias hepáticas ou VCI (mais comum nos países asiáticos) e invasão das veias hepáticas por tumores malignos. No estágio agudo, o fígado está aumentado e edemaciado. Há redução acentuada do fluxo sanguíneo dos lobos direito e esquerdo, resultando no padrão típico de *flip-flop* nas imagens de TC com contraste. Nas imagens iniciais, há realce acentuado da região central do fígado, ao passo que a periférica do órgão mostra um realce fraco (Figura 41.14). Nas imagens tardias, a porção periférica do fígado está realçada, ao passo que a região central do órgão já eliminou o contraste. O lobo caudado é preservado porque tem drenagem venosa independente na VCI. Em geral, esse lobo está aumentado e com realce normal. Trombos podem ser demonstrados nas veias hepáticas ou ter calibre reduzido, tornando-se difíceis de demonstrar. Vasos colaterais intra-hepáticos com formato de vírgulas podem ser demonstrados à TC ou à RM ("sinal das vírgulas"). Comumente, pacientes com essa síndrome desenvolvem vários nódulos hepáticos benignos com diâmetros de até 3 cm. A maioria é demonstrada por realce intenso pelo meio de contraste, durante a fase arterial, ou realce suave pelo meio de contraste, durante a fase venosa portal.

No estágio agudo da síndrome de Budd-Chiari, a RM demonstra sinal de intensidade moderadamente baixa na periferia do fígado nas imagens ponderadas em T1, sinal de intensidade moderadamente alta em T2 e realce reduzido pelo meio de contraste nas imagens inicial e tardia pós-contraste. Nos estágios subagudo e crônico, a RM mostra heterogeneidade crescente na periferia do órgão nas imagens ponderadas em T1 e T2, com vasos colaterais venosos em forma de vírgulas.

Congestão hepática passiva.
Complicação comum de insuficiência cardíaca congestiva e pericardite constritiva. A drenagem venosa do fígado é reduzida e o órgão torna-se congestionado e edemaciado. Congestão crônica causa fibrose e cirrose hepáticas. Anormalidades detectadas nos exames de imagem são distensão das veias hepáticas e VCI, refluxo do contraste intravenoso para dentro das veias hepáticas e VCI, pulsatilidade aumentada da veia porta e realce heterogêneo do fígado pelo meio de contraste. Entre as anormalidades secundárias detectadas com frequência estão hepatomegalia, cardiomegalia, derrames pleurais e ascite.

Hemocromatose.
Pode ser primária – resultante de uma doença hereditária que aumenta a absorção de ferro da dieta – ou secundária à captação excessiva de ferro, geralmente depois de transfusões sanguíneas numerosas ou pacientes com doenças crônicas, como cirrose, síndrome mielodisplásica e algumas anemias. A RM é o método preferível de exame para diagnosticar hemocromatose, em razão de sua sensibilidade e especificidade altas. O efeito de suscetibilidade do ferro, que é melhor demonstrado nas imagens ponderadas em T2*, causa perda de sinais nos tecidos, com acúmulo excessivo desse metal.

Exames de imagem demonstram *padrão parenquimatoso* de deposição de ferro, com absorção excessiva desse metal nos casos de hemocromatose primária e hemocromatose secundária às anemias crônicas (p. ex., talassemia, anemias diseritropoéticas congênitas, anemia sideroblástica). Na RM, esse padrão caracteriza-se por sinais reduzidos no fígado, pâncreas e coração. Baço e medula óssea são normais.

Deposição de ferro com *padrão reticuloendotelial* ocorre nos pacientes com hemocromatose secundária por sobrecarga de ferro causada por transfusões sanguíneas. O excesso de ferro acumula-se nas células reticuloendoteliais do fígado, do baço e da medula óssea. A RM demonstra redução difusa de sinal nesses três órgãos (Figura 41.15).

Deposição de ferro com *padrão renal* é rara, mas dramática – o que ocorre apenas nos pacientes com hemólise intravascular, causada por valvas cardíacas mecânicas. O excesso de ferro acumula-se nos túbulos contorcidos proximais no córtex renal e causa perda de sinal cortical nas imagens ponderadas em T1 e T2, ou seja, invertendo o padrão de diferenciação corticomedular normal.

A TC é sensível apenas nos casos graves de hemocromatose. Excesso de ferro aumenta a atenuação do parênquima hepático acima de 72 UH nas imagens sem contraste. Doença de Wilson (deposição de cobre) e tratamento com amiodarona (deposição de iodo) ou ouro coloidal também aumentam o coeficiente de atenuação do parênquima hepático nas imagens de TC. Infiltração gordurosa coexistente diminui o coeficiente de atenuação

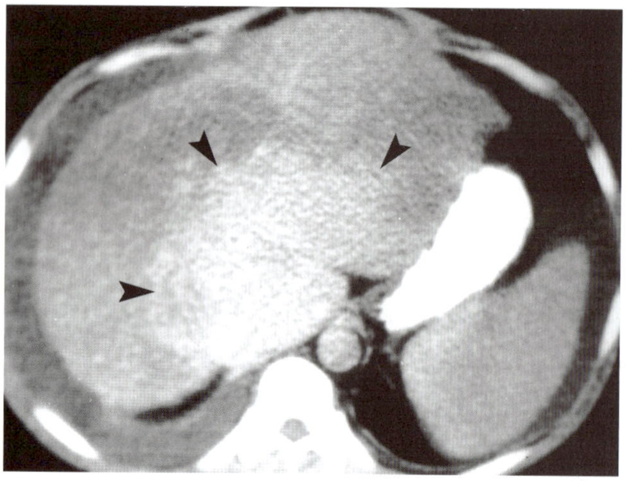

Figura 41.14 Síndrome de Budd-Chiari. Tomografia computadorizada (TC) em fase inicial demonstra fígado acentuadamente heterogêneo, com realce central marcante (*pontas de seta*) e realce periférico fraco, que são típicos da síndrome de Budd-Chiari. Os lobos direito e esquerdo estavam afetados, sugerindo obstrução das veias hepáticas direita, média e esquerda.

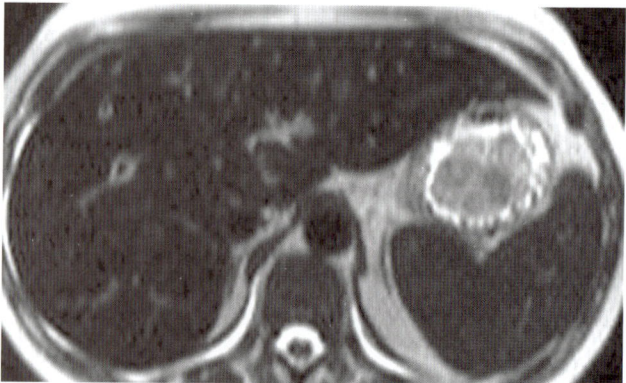

Figura 41.15 Hemocromatose – padrão reticuloendotelial. As imagens de ressonância magnética (RM) ponderadas em T2 demonstraram sinal de intensidade acentuadamente baixa no fígado, no baço e na medula óssea do corpo vertebral. O sinal hipointenso era causado por deposição de ferro no sistema reticuloendotelial, neste caso em consequência de hemocromatose secundária causada por transfusões sanguíneas múltiplas.

do parênquima hepático e reduz a sensibilidade desse exame no diagnóstico de hemocromatose.

Hemocromatose de longa duração coloca os pacientes em risco de cirrose, CHC e carcinoma colorretal.

Ar no sistema venoso porta. Pode ser um sinal de perigo nos exames de imagem de pacientes adultos com isquemia intestinal (Figura 41.16) e bebês com enterocolite necrosante. Outras causas menos nefastas são colonoscopia recente, administração de enema, inserção de tubo de gastrostomia, traumatismo abdominal, doença intestinal inflamatória, úlcera gástrica perfurada, pancreatite necrosante, diverticulite e abscesso abdominal. A TC demonstra ar nas estruturas tubulares ramificadas, que se estendem até a cápsula hepática. De maneira comum, também há ar dentro da veia porta central e das veias mesentéricas. Radiografias convencionais mostram faixas de hipodensidade na periferia do fígado. Em contraste, ar no sistema biliar é mais central e não se estende até cerca de 2 cm da cápsula hepática.

Massas hepáticas

Uma das dificuldades principais com os exames de imagem do fígado é diferenciar massas hepáticas benignas comuns (p. ex., hemangioma cavernoso e cistos hepáticos simples) de tumores malignos (p. ex., metástases e CHC). A ultrassonografia pode caracterizar cistos hepáticos com clareza; contudo, massas sólidas benignas e malignas têm aspectos semelhantes à ultrassonografia. A TC pode caracterizar a maioria dos cistos e hemangiomas cavernosos, mas apenas quando se utiliza uma técnica ideal e administração de contraste em diversas fases. Na RM, cistos simples e hemangiomas são hipointensos em T1 e extremamente hiperintensos em T2. Nos casos típicos, essas massas benignas são homogêneas e têm bordas externas bem demarcadas. Por outro lado, lesões malignas tendem a ser heterogêneas com bordas externas mal definidas, edema peritumoral e necrose central.

A maioria das lesões focais é hipointensa em T1 e hiperintensa em T2. Hiperintensidade das lesões focais em T1 pode ser atribuída à existência de gordura, sangue, material proteináceo ou melanina dentro de metástases de um melanoma (Tabela 41.5). Hipointensidade difusa do fígado, em consequência de edema ou deposição difusa de ferro, pode tornar qualquer lesão relativamente hiperintensa. Hipointensidade em T2 deve-se, com frequência, à fibrose aguda (Tabela 41.6). Técnicas dinâmicas de TC e RM pós-contraste são usadas para conseguir uma caracterização mais definitiva de massas hepáticas por meio da avaliação da irrigação sanguínea do tumor durante as fases arterial, venosa portal, tardia e de equilíbrio com realce pelo meio de contraste.

No parênquima hepático normal, lesões hipervasculares mais comuns são hemangiomas, hiperplasia nodular focal, adenoma hepático e metástases hipervasculares. Nos pacientes com fibrose hepática e cirrose, as lesões hipervasculares mais frequentes são CHC e nódulos displásicos. Também é importante distinguir diferenças de atenuação hepática transitórias de massas hipervasculares verdadeiras.

Metástases. Os tumores malignos mais comuns do fígado são as metástases – 20 vezes mais frequentes que cânceres hepáticos primários. Dentre todos os pacientes que morrem em consequência de tumores malignos, 24 a 36% têm acometimento do fígado. Na maioria dos casos, metástases hepáticas originam-se do trato gastrintestinal, das mamas e dos pulmões. O aspecto da doença metastática do fígado é amplamente variável em todos os exames de imagem (Figura 41.17). Metástases podem ser homogeneamente sólidas, císticas, necróticas, hemorrágicas ou calcificadas; podem ser avasculares, hipo ou hipervasculares; em geral, são irregulares e têm bordas mal definidas, mas também podem formar lesões bem demarcadas. Um dos aspectos mais característicos é o realce periférico, criando uma "lesão em alvo" nas imagens de TC e RM pós-contraste. Doença metastática deve ser considerada no diagnóstico diferencial de quase todas

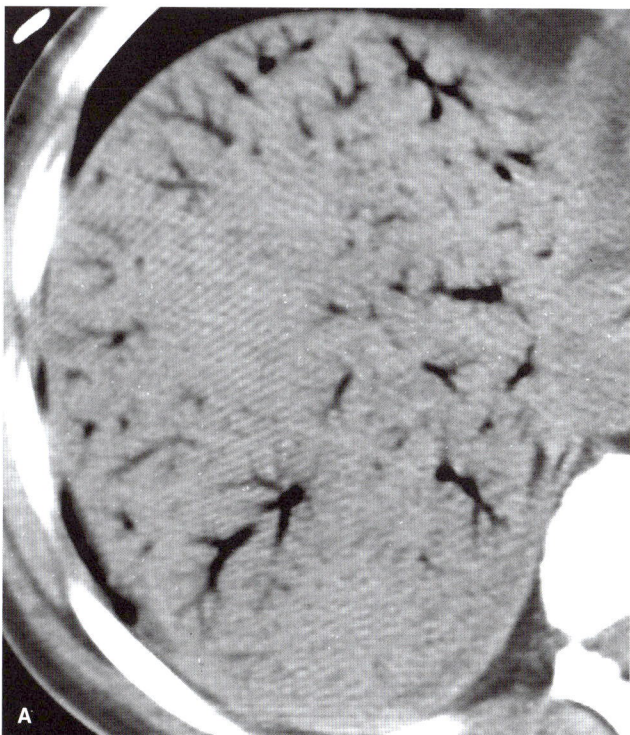 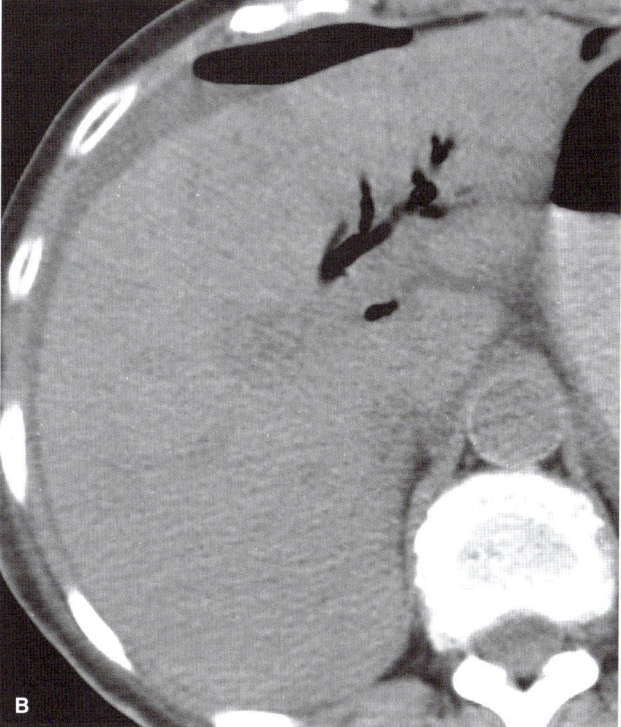

Figura 41.16 **Ar na veia porta** *versus* **aerobilia. A.** A imagem de tomografia computadorizada (TC) sem contraste demonstrou gás na veia porta sob a forma de estruturas tubulares com densidade de ar, que se estendiam até a periferia do fígado. Nesse caso, a presença de gás na veia porta estava relacionada com infarto do intestino delgado. **B.** Gás nas vias biliares tem localização central e não se estende até os 2 cm mais periféricos do órgão. Como ar sobe para a área acessível mais alta, aerobilia aparece, em geral, nas partes anteriores do fígado nas imagens de TC.

TABELA 41.5 Causas de hiperintensidade das lesões hepáticas focais nas imagens ponderadas em T1.

Deposição de gordura
Infiltração gordurosa focal
Deposição de gordura no tumor
   Hepatoma
   Lipoma
   Angiomiolipoma
   Adenoma hepático

Sangue
Hematoma
Hemorragia dentro do tumor

Material proteináceo
Líquido proteináceo dentro de cistos
Necrose/hemorragia do tumor
Abscesso
Hematoma

Cobre
Deposição de cobre dentro de um hepatoma

Melanina
Metástases de melanoma

Realce pelo contraste
Administração de gadolínio
Administração de lipiodol

Artefato fantasma
Atribuído ao fluxo sanguíneo de vasos adjacentes

Hipointensidade do parênquima hepático
Edema secundário à congestão hepática passiva
Deposição de ferro nos hepatócitos

TABELA 41.6 Causas de hipointensidade das lesões hepáticas focais nas imagens ponderadas em T2.

Cápsula fibrosa
Hepatoma (24 a 42% dos carcinomas hepatocelulares)
Adenoma hepático
Hiperplasia nodular focal (rara)

Retração fibrótica central
Carcinoma hepatocelular fibrolamelar
Hiperplasia nodular focal

as massas hepáticas (Tabela 41.7). Lesões múltiplas favorecem doença metastática. Metástases são extremamente raras nos pacientes cirróticos.

Em geral, metástases hipovasculares têm sinal hipointenso em T1 e isointenso ou hiperintenso em T2. Imagens obtidas depois da infusão de contraste demonstram realce tardio. No exame de TC, metástases hipovasculares são mais evidentes nas imagens na fase venosa portal, quando o fígado adjacente é realçado ao máximo e as lesões metastáticas têm coeficiente de atenuação baixo (Figura 41.17 A). Metástases hipovasculares mais comuns são carcinomas colorretais, pulmonares, prostáticos, gástricos e uroepiteliais.

Metástases hipervasculares têm aspecto semelhante ao do CHC. RM e TC demonstram realce na fase arterial (ver Figura 41.17 B) com eliminação rápida do contraste nas imagens venosa portal e tardia (*washout*). Essas metástases podem passar despercebidas quando não são obtidas imagens na fase arterial pós-contraste. Metástases hipervasculares estão associadas a tumores neuroendócrinos primários (tumores de células das ilhotas pancreáticas, tumor carcinoide, feocromocitomas), carcinoma de células renais, câncer de tireoide, melanoma, alguns sarcomas e coriocarcinoma.

TABELA 41.7 Causas de múltiplas lesões hepáticas pequenas (10 mm).

Nódulos regenerativos cirróticos
Microabscessos (pacientes imunossuprimidos)
Abscessos bacterianos múltiplos
Histoplasmose
Linfoma
Sarcoma de Kaposi (paciente com síndrome da imunodeficiência adquirida [AIDS])
Carcinoma hepatocelular (forma multinodular)
Sarcoidose
Corpos de Gamna-Gandy (hipertensão portal)
Metástases
   Carcinoma de mama
   Câncer de pulmão
   Carcinoma de ovário
   Câncer gástrico
   Melanoma
   Carcinoma de próstata

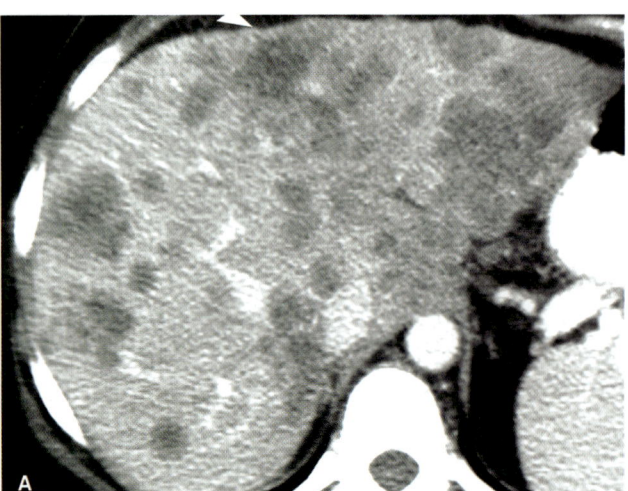
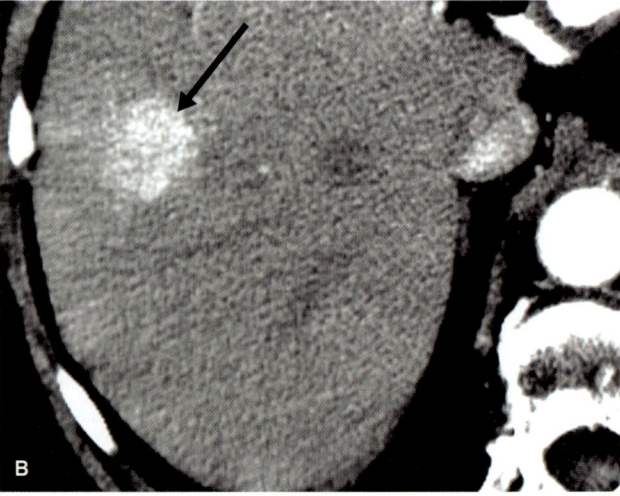

Figura 41.17 **Metástases.** **A.** A imagem de tomografia computadorizada (TC) na fase venosa pós-contraste demonstrou metástases hipovasculares de um adenocarcinoma de intestino grosso, evidenciadas por vários nódulos com coeficiente de atenuação baixo e dimensões variadas. Veja que a doença metastática resultou em nodularidade no contorno do fígado (*ponta de seta*) e aspecto semelhante ao de nódulos regenerativos associados à cirrose, como se pode observar na Figura 41.9. **B.** A imagem de TC em fase arterial pós-contraste mostrou realce brilhante de metástase hipervascular (*seta*) de carcinoma de células renais. Embora metástases sejam, em geral, múltiplas, também existem as solitárias.

Hemangioma cavernoso. Depois de metástases, hemangioma cavernoso é a segunda causa mais frequente de massa hepática. É a neoplasia benigna mais comum do fígado: 7 a 20% da população em geral, sendo mais frequente entre as mulheres. Até 10% dos pacientes têm lesões múltiplas, que podem ser facilmente confundidas com metástases. Alguns hemangiomas são descobertos por acaso em exames de imagem do fígado realizados por outras razões. Esses tumores consistem em amplos espaços vasculares de paredes finas repletos de sangue e separados por septos fibrosos. O fluxo sanguíneo através do emaranhado de espaços vasculares é extremamente lento, o que causa alterações típicas nos exames de imagem. Trombose dentro dos canais vasculares pode causar fibrose e calcificação centrais. A maioria das lesões mede menos de 5 cm, não causa sintomas e é considerada um achado incidental benigno. Em alguns casos, lesões maiores ("hemangiomas gigantes" com diâmetro > 5 cm) causam sintomas atribuídos a um efeito de massa, hemorragia ou *shunt* arteriovenoso. As dimensões da maioria dos hemangiomas cavernosos se mantêm estáveis com o transcorrer do tempo. Aumento da lesão deve indicar reavaliação diagnóstica. Nos pacientes com cirrose progressiva, hemangiomas tornam-se mais fibróticos e menores.

A ultrassonografia demonstra massa hiperecoica homogênea bem delimitada em 80% dos pacientes. Naqueles sem história de doença maligna e provas de função hepática normais, costuma-se recomendar apenas acompanhamento médico. A maioria dos hemangiomas cavernosos não tem sinais Doppler, porque seu fluxo é muito lento.

Em geral, a TC sem contraste demonstra massa hipodensa bem definida, redonda, oval ou lobulada. Como a lesão consiste basicamente em sangue, o coeficiente de atenuação dos hemangiomas é semelhante ao dos vasos sanguíneos intra-hepáticos. O padrão típico de realce depois da administração da dose total de contraste intravenoso é realce hipervascular nodular e descontínuo, a partir da periferia da lesão (Figura 41.18), com progressão centrípeta, que progressivamente se torna isodensa ou hiperdensa em comparação ao parênquima hepático. O grau de realce pelo meio de contraste é igual ao dos vasos sanguíneos hepáticos durante todas as fases pós-contraste. Esse realce persiste por 20 a 30 min depois da injeção, porque o fluxo sanguíneo dentro da lesão é lento.

A RM demonstra massa homogênea bem definida com sinal hipointenso em T1 e sinal acentuadamente hiperintenso em T2. Áreas de fibrose continuam escuras em todas as sequências. Contudo, nas imagens de RM padrão, o aspecto dos hemangiomas cavernosos é semelhante ao de cistos, abscessos e metástases hipervasculares. O diagnóstico específico é firmado depois da administração de gadolínio intravenoso. O padrão mais comum de realce (80%) demonstra massa bem demarcada com realce nodular, periférico e descontínuo, que resulta em preenchimento progressivo da lesão nas imagens tardias (> 5 minutos). A intensidade (brilho) do realce na lesão é paralela à quantidade de contraste nos vasos hepáticos. Áreas centrais de fibrose, evidenciadas, em geral, apenas nos hemangiomas gigantes (diâmetro > 5 cm), não realçam. Hemangiomas capilares pequenos (diâmetro < 1,5 cm) enchem mais rapidamente, e o realce nodular periférico pode não ser evidente, dependendo do tempo transcorrido até a aquisição das imagens. Esses "hemangiomas rápidos" retêm contraste nas imagens tardias, ao passo que outras lesões pequenas que realçam na fase inicial (p. ex., CHC e metástases hipervascularizadas) demonstram eliminação imediata e progressiva do contraste.

Cintigrafia usando hemácias marcadas por tecnécio é uma técnica extremamente confiável no diagnóstico de hemangioma cavernoso. Nas imagens tardias, hemangiomas caracterizam-se por atividade intensa e prolongada dentro da lesão.

Nos casos atípicos, uma biopsia pode ser necessária. Biopsia percutânea é segura quando se utilizam agulhas finas (calibre 20 *gauge* ou menor). A anormalidade típica é sangue em células epiteliais normais e nenhuma célula maligna. Biopsia com agulhas grossas foram associadas a hemorragia e morte.

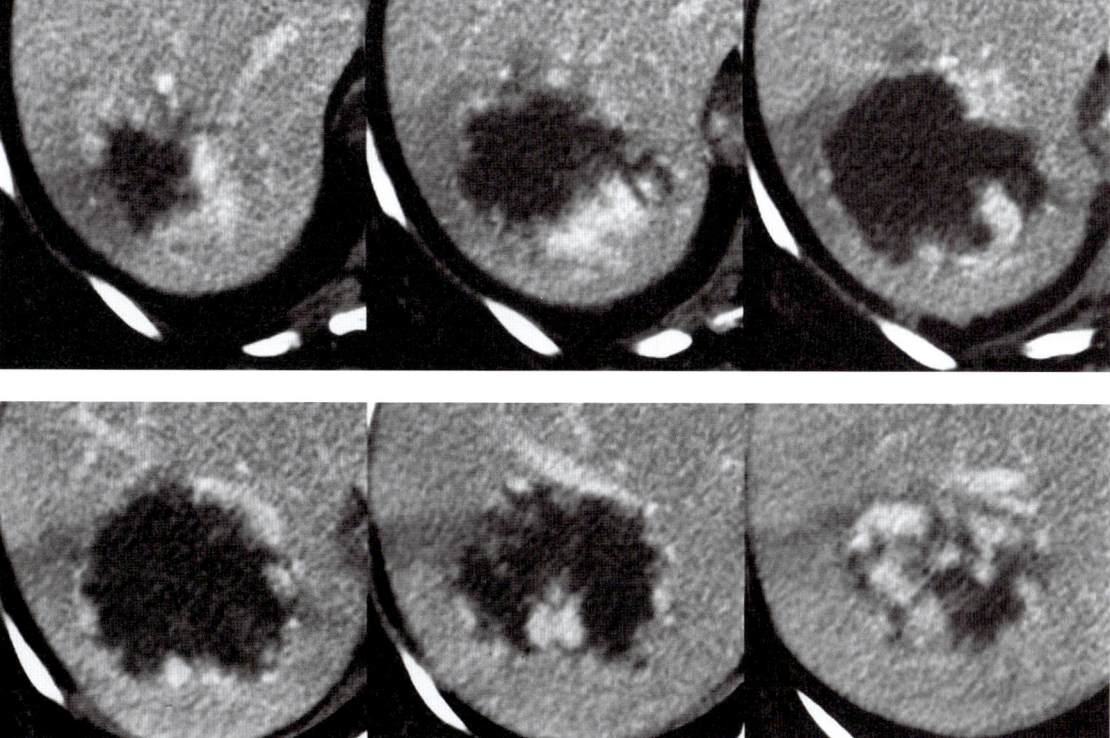

Figura 41.18 Hemangioma cavernoso. As imagens de tomografia computadorizada com multidetectores com contraste demonstraram padrão nodular e descontínuo de realce a partir da periferia da lesão – um aspecto típico de hemangioma cavernoso.

CHC (hepatoma). Tumor maligno primário mais comum do fígado, ocupa a quinta posição entre os tumores mais comuns do mundo e terceira causa mais frequente de mortes relacionadas com câncer (depois de carcinomas de pulmão e estômago). Carcinomas hepatocelulares são progressivamente mais comuns nos EUA, assim como em todo o mundo.

Fatores de risco incluem cirrose, hepatite crônica e vários carcinógenos (hormônios sexuais, aflatoxina, dióxido de tório). Nos EUA, a maioria dos CHC (80% dos casos) é diagnosticada em pacientes cirróticos (geralmente secundária ao alcoolismo). Na Ásia, a maioria dos casos de CHC está associada às hepatites virais ativas crônicas. Níveis altos de alfafetoproteína são detectados em 90% dos casos, sendo altamente sugestivos de CHC nos pacientes cirróticos. O diagnóstico de CHC em um fígado cirrótico com nódulos regenerativos é um desafio importante no campo da Radiologia, que resultou no desenvolvimento do sistema LI-RADS.

CHC grandes (diâmetro > 2 cm) mostram três padrões de crescimento principais que afetam seu aspecto nos exames de imagem: tumores solitários maciços (Figuras 41.19 e 41.20), multinodulares (ver Figura 41.13) e infiltrativos difusos. O CHC solitário maciço é massa volumosa única, com ou sem nódulos-satélite. O CHC multinodular forma vários nódulos bem definidos, que afetam uma área ampla do fígado. O CHC infiltrativo difuso produz incontáveis nódulos diminutos mal definidos dispersos por todo o fígado, que distorcem o parênquima hepático, mas não formam massa bem definida. É difícil diferenciar esse tipo de CHC de parênquima cirrótico distorcido.

O CHC tem intensidade variável nas imagens ponderadas em T1 e T2. Sinal hiperintenso em T1 indica acúmulo de gordura, glicogênio ou cobre dentro do tumor. Gordura tem perda de sinal na imagem fora de fase, em comparação à imagem em fase, ou naquelas com saturação de gordura. Sinal de intensidade moderadamente alta em T2 é muito específico de CHC, porque nódulos displásicos não são hiperintensos, a menos que estejam infartados. Realce na fase arterial reflete neoangiogênese com irrigação sanguínea proveniente da artéria hepática. Essa alteração é considerada uma característica essencial ao diagnóstico. Em geral, o realce é homogêneo na fase arterial nas lesões pequenas e heterogêneo nas lesões grandes. A American Association for the Study of Liver Diseases (AASLD), a United Network for Organ Sharing e o LI-RADS consideram que o realce na fase arterial é uma anormalidade essencial ao diagnóstico radiológico do CHC.

CHC grandes têm os seguintes aspectos típicos: (a) marca característica do CHC, ou seja, realce heterogêneo durante a fase arterial, com "lavagem rápida" (*washout*) do contraste durante as fases venosa portal e tardia; (b) realce peritumoral na fase arterial, que está relacionado com compressão ou obstrução da veia porta pelo tumor e ampliação compensatória da irrigação arterial hepática, que se evidencia por formato cuneiforme confinado ao segmento hepático com redução da irrigação sanguínea pela veia porta; (c) padrão de mosaico (80 a 90% dos CHC) com diminutos nódulos confluentes separados por septos finos e áreas necróticas, mais evidente nas imagens de RM ponderadas em T2; (d) cápsula tumoral bem definida (60 a 80%) evidenciada nas imagens de TC e de RM ponderadas em T1 e T2, como halo hipointenso com até 4 mm de espessura – compatível com uma camada fibrosa interna e uma camada de tecidos externos de ductos biliares e vasos sanguíneos comprimidos; (e) disseminação extracapsular (40 a 80%) do tumor, com lesões-satélite (ver Figura 41.19) ou projeção do tumor através da cápsula; (f) invasão vascular (25%) do tumor na veia porta ou, menos comumente, veias hepáticas, evidenciada por realce do tumor no interior do vaso e ausência de fluxo dentro dos vasos sanguíneos; (g) veias obstruídas com lumens ampliados e paredes mal definidas, mostrando difusão restrita nas imagens de RM ponderadas em difusão; (h) calcificações

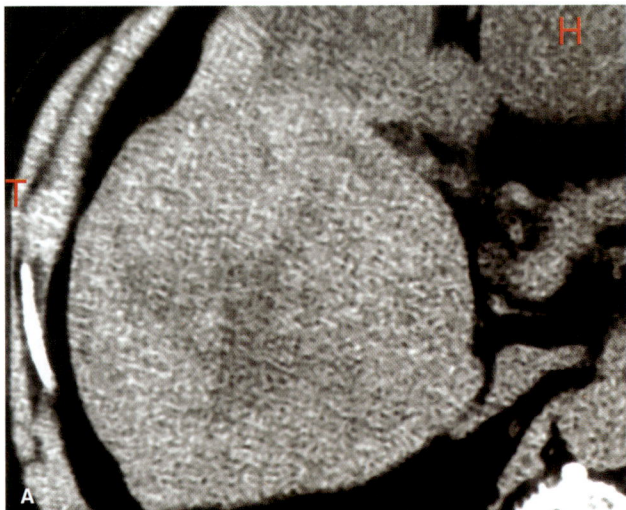

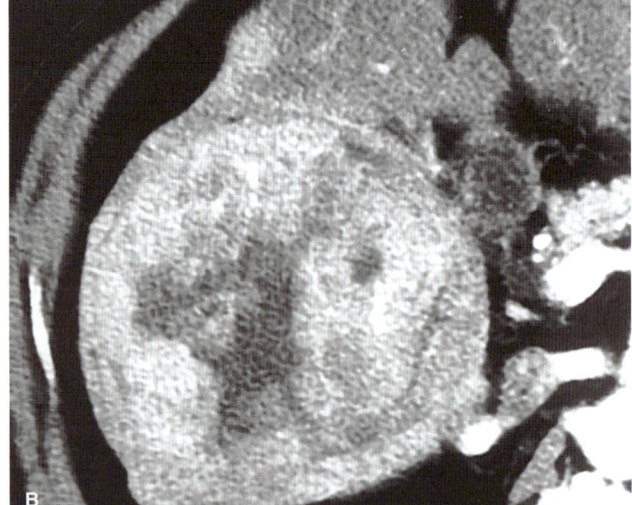

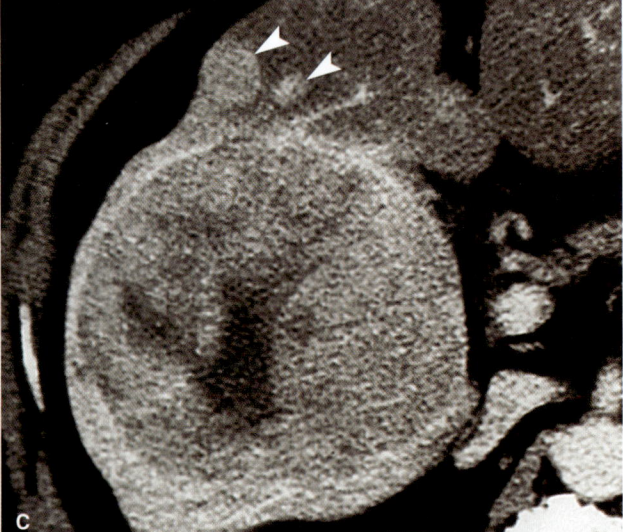

Figura 41.19 Carcinoma hepatocelular – aspecto de tumor solitário maciço – tomografia computadorizada (TC). A imagem de TC com multidetectores em três fases demonstrou padrão de realce de um carcinoma hepatocelular solitário volumoso no lobo direito. O tumor (*T*) era ligeiramente hiperdenso em comparação ao parênquima hepático cirrótico (*H*) na imagem sem contraste (**A**) e mostrou realce intenso na fase arterial (**B**) com lavagem do contraste na fase venosa portal (**C**). O foco de hipodensidade central era atribuído à necrose. Observe que também havia lesões-satélite (*pontas de seta*).

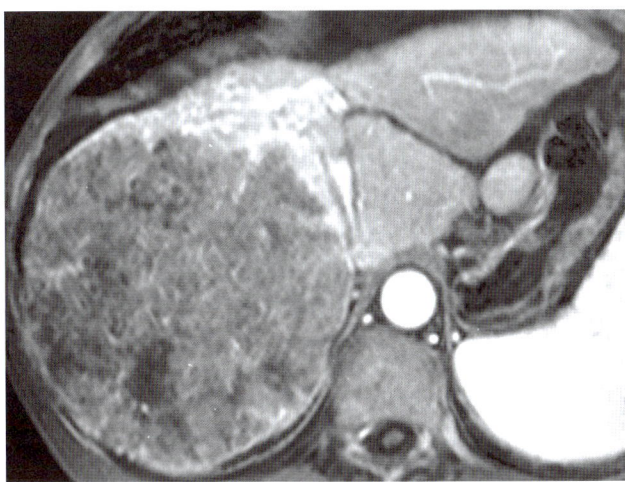

Figura 41.20 Carcinoma hepatocelular – aspecto de tumor solitário maciço – ressonância magnética (RM). A imagem de RM pós-contraste ponderada em T1 demonstrou padrão de mosaico típico de carcinomas hepatocelulares grandes. Observe que houve realce heterogêneo mais acentuado na periferia do tumor.

(puntiformes, pontilhadas ou periféricas) em cerca de 10% dos casos; (i) metaplasia gordurosa dentro do tumor (Tabela 41.8), mais evidente nas imagens de RM com desvio químico (*chemical shift*); (j) *shunting* arterioportal demonstrado por realce imediato ou prolongado da veia porta, ou uma área cuneiforme de realce parenquimatoso adjacente ao tumor; e (k) acúmulo excessivo de cobre dentro do tumor, levando-o a parecer hiperdenso nas imagens de TC e RM ponderadas em T1.

Hiperplasia nodular focal. É massa sólida benigna formada por hepatócitos, ductos biliares e células de Kupffer anormalmente organizados. Depois de hemangiomas, a hiperplasia nodular focal (HNF) é a segunda causa mais comum de tumor hepático benigno. A maioria das lesões é solitária, mede menos de 5 cm de diâmetro e é hipervascular, com área central fibrótica contendo vasos sanguíneos de paredes espessas. As lesões são lobuladas e bem demarcadas, mas não têm cápsula. A HNF forma lesões benignas, sem risco de transformação maligna ou necessidade de tratamento, mas precisam ser diferenciadas de adenomas hepáticos e CHC fibrolamelar.

Ao contrário do adenoma hepático, é extremamente raro ocorrer hemorragia, necrose e infarto na HNF. Semelhante ao adenoma hepático, a HNF é diagnosticada quase exclusivamente em mulheres, mas é duas vezes mais comum que os adenomas e não está relacionada com o uso de anticoncepcionais orais. A maioria dos tumores (80 a 95%) é solitária. Em razão da presença de células de Kupffer, a maioria das HNFs (50 a 70%) mostra atividade radionuclídica normal ou aumentada na cintigrafia hepatoesplênica com enxofre coloidal marcado por tecnécio-99m. Esse resultado é altamente sugestivo de HNF.

Imagens de ultrassonografia demonstram que a massa é muito sutil, misturando-se com o parênquima circundante porque a lesão consiste nos mesmos elementos. Os únicos

TABELA 41.8 Lesões hepáticas contendo gordura.

Adenoma hepático
Carcinoma hepatocelular
Deposição gordurosa focal
Lipoma
Teratoma
Lipossarcoma (primário ou metastático)
Material cirúrgico compressivo (omento)
Hematopoese extramedular intra-hepática focal

indícios da existência de HNF podem ser abaulamento suave do contorno do fígado e alteração sutil da ecogenicidade do parênquima hepático. Doppler colorido pode mostrar vascularização central.

A TC também mostra uma lesão sutil com hipoatenuação suave nas imagens sem contraste. Imagens pós-contraste demonstram realce homogêneo intenso típico na fase arterial, algumas vezes com detecção dos vasos nutrientes calibrosos. O contraste é eliminado na fase venosa portal. A lesão fica isodensa e, na maioria dos casos, é praticamente imperceptível nas imagens de equilíbrio, na fase tardia.

No exame de RM (Figura 41.21), a HNF parece homogênea e isointensa a ligeiramente hipointensa em comparação ao parênquima normal nas imagens ponderadas em T1 e isointensa a ligeiramente hiperintensa em T2. Um elemento fundamental ao diagnóstico é reconhecer que a lesão é praticamente isointensa em comparação ao parênquima hepático em todas as sequências de RM pré-contraste. A fibrose central, quando presente, é hipointensa em T1 e hiperintensa em T2. A HNF mostra realce homogêneo muito intenso e típico nas imagens da fase arterial pós-contraste, mas se torna isointensa na fase venosa portal. Há realce da fibrose central e dos septos irradiados nas imagens da fase tardia pós-contraste. Meios de contraste hepatoespecíficos da RM mostram captação dentro da área de HNF, que se evidencia por sinais isointensos a hiperintensos em comparação ao parênquima nas imagens de RM obtidas 1 a 3 horas depois da administração do contraste.

Adenomas hepáticos. Tumores benignos raros, associados a risco de hemorragia potencialmente fatal e degeneração maligna. Por essa razão, recomenda-se que adenomas sejam retirados cirurgicamente. Esses tumores são mais comuns nas mulheres que usam anticoncepcionais orais por um período longo. Outros fatores de risco são uso de esteroides androgênicos e doença do armazenamento de glicogênio. Adenomas formam lâminas e cordões de hepatócitos benignos sem arquitetura acinar bem definida. Em alguns casos, hepatócitos contêm gordura abundante, que pode ser detectada nos exames de imagem. Células de Kupffer estão presentes em alguns tumores, mas não são funcionalmente normais, razão pela qual adenomas hepáticos formam falhas "frias" na cintigrafia com enxofre coloidal marcado por tecnécio, permitindo diferenciá-los da HNF. A trama frouxa de tecidos conjuntivos típica desses tumores explica sua tendência à hemorragia. A maioria dos tumores consiste em lesão única (21% dos casos são múltiplos), lisa e encapsulada, sem áreas fibróticas centrais. As dimensões do tumor variam de 8 a 15 cm, mas podem chegar a medir 30 cm. Áreas de necrose, hemorragia e fibrose são comuns.

A ultrassonografia demonstra um tumor bem demarcado, que, em geral, é heterogêneo, dependendo da existência de gordura, necrose, hemorragia ou calcificação (raramente). Teor alto de gordura ou hemorragia intratumoral aguda tornam as lesões hiperecoicas. A ultrassonografia com contraste demonstra realce acentuado na fase arterial.

A TC mostra tumores bem delimitados, geralmente com coeficiente de atenuação baixo, em razão de gordura, necrose ou hemorragia antiga em seu interior. Calcificações das áreas de hemorragia ou necrose antiga são detectáveis em 15% dos tumores. Imagens pós-contraste demonstram realce homogêneo intenso na fase arterial, que se torna isodenso com o parênquima hepático nas fases venosa portal e tardia.

No exame de RM (Figura 41.22), o aspecto do tumor varia de acordo com o teor de gordura e a existência de hemorragia interna, uma vez que ambos produzem focos brilhantes nas imagens ponderadas em T1. Sequências com supressão de gordura ou desvio químico escurem a gordura dentro da lesão e permitem diferenciar adenomas de HNF, que não contém gordura. Nas imagens ponderadas em T2, a maioria dos adenomas hepáticos é hiperintensa em comparação ao fígado e comumente heterogênea porque contém necrose ou hemorragia. Imagens na fase arterial pós-contraste demonstram realce heterogêneo,

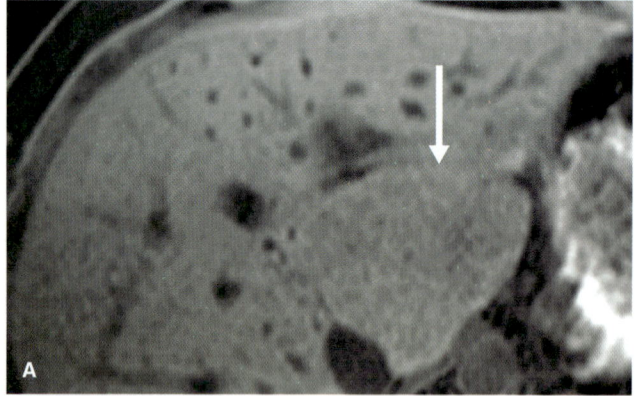

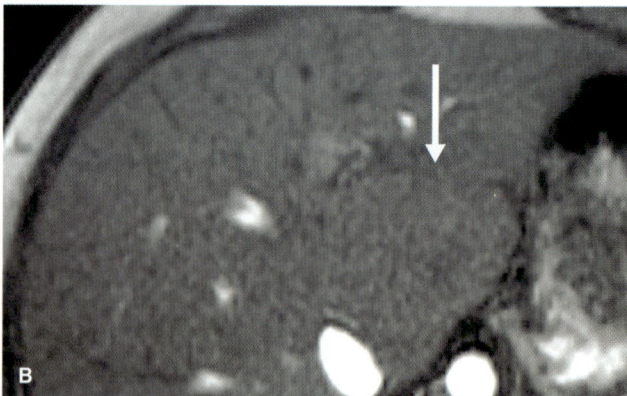

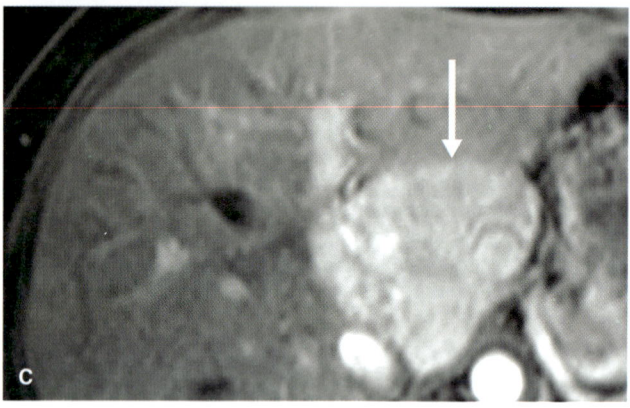

Figura 41.21 Hiperplasia nodular focal – ressonância magnética (RM). A lesão (*setas*) era formada de elementos hepáticos normais e tinha sinal isointenso em comparação ao parênquima hepático nas imagens ponderadas em T1 (**A**) e *gradient-recall 2D time-of-flight* (**B**). A lesão ficou nitidamente demarcada pelo realce intenso durante a fase arterial (**C**) depois da administração de gadolínio. Esses achados eram típicos de hiperplasia nodular focal. A lesão não tinha área central de fibrose.

geralmente menos intenso que nos casos de HNF. Lavagem tardia do contraste é um aspecto típico. Com a administração de contrastes hepatoespecíficos, os adenomas são hipointensos em comparação ao parênquima hepático nas imagens tardias obtidas depois de 1 a 3 horas.

Adenomatose hepática é uma condição clínica diferente, que se caracteriza pela existência de vários adenomas (mais de 10) no fígado normal sob outros aspectos em pacientes (geralmente mulheres jovens) sem fatores de risco para adenomas hepáticos.

CHC fibrolamelar. É um CHC com aspectos clínicos e patológicos diferentes dos que estão associados aos CHC. Nos casos típicos, esse tumor é evidenciado por massa volumosa no fígado de um adolescente ou adulto jovem (média de idade: 23 anos) sem fatores de risco para CHC e sem níveis altos de alfafetoproteína. Cordões de tumor são circundados por faixas fibrosas proeminentes, que emanam de um núcleo fibrótico central. Em geral, o fígado circundante é normal, ou seja, não tem anormalidades sugestivas de cirrose ou doença hepática crônica. O aspecto típico é de massa hepática lobulada volumosa, com fibrose e calcificações centrais. Centro fibrótico com septos irradiados sugere o aspecto de HNF. Alguns pacientes (10 a 15%) têm nódulos tumorais satélites. Hemorragia e necrose não são comuns (10%), mas, algumas vezes, são profusas e conferem aspecto policístico ao tumor. Embora seja menos agressivo que um CHC, o estágio por ocasião do diagnóstico tende a ser avançado com linfadenopatia maligna, com recomendação de ressecção cirúrgica agressiva.

A ultrassonografia mostra uma volumosa massa lobulada bem definida com ecogenicidade mista. Quando visível, o centro fibrótico é ecogênico.

Na TC (Figura 41.23), o tumor tem atenuação baixa nas imagens sem contraste. O centro fibrótico é evidenciado em muitos casos (20 a 71%). Também pode haver calcificações dentro do centro fibrótico. O tumor mostra realce heterogêneo e acentuado nas fases arterial e venosa portal. Realce do centro fibrótico é mais evidente nas imagens tardias.

Em geral, a RM mostra massa homogênea hipointensa (86%) ou isointensa (14%) nas imagens ponderadas em T1. Nas imagens ponderadas em T2, em geral, a massa é hiperintensa e muito mais heterogênea. O centro fibrótico (detectável em 80% dos casos) é hipointenso em todas as sequências de imagem. Realce pelo gadolínio mostra o mesmo padrão evidenciado à TC.

Linfoma. Em geral, o linfoma hepático é difusamente infiltrativo e indetectável aos métodos de exame de imagem. O padrão multinodular detectado em 10% dos casos assemelha-se à doença metastática. Alguns pacientes têm massa hipodensa mal definida (Figura 41.24), com ou sem nódulos-satélite. Na RM, lesões linfomatosas são hipodensas em T1 e têm intensidade variável em T2. Há pouco ou nenhum realce das lesões pelo meio de contraste.

Hematomas. Os exames de imagem mostram a evolução do hematoma, que se altera à medida que os produtos hemáticos

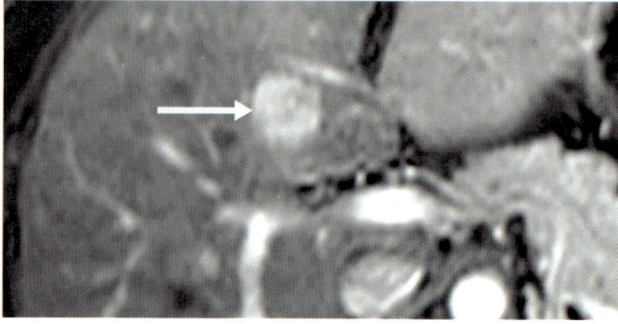

Figura 41.22 Adenoma hepático – ressonância magnética (RM). A imagem de RM ponderada em T1 com supressão de gordura pós-gadolínio demonstrou realce homogêneo e intenso durante a fase arterial de um adenoma hepático confirmado por biopsia (*seta*). Nas imagens de RM, o aspecto desse adenoma é semelhante ao de um carcinoma hepatocelular pequeno, mas a lesão é encontrada mais comumente no fígado normal.

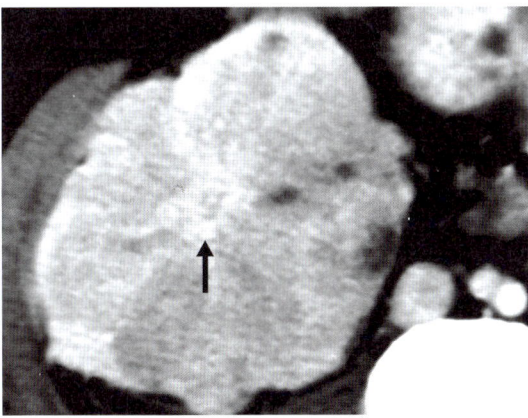

Figura 41.23 Carcinoma hepatocelular fibrolamelar – tomografia computadorizada (TC). A imagem tardia pós-contraste demonstrou um tumor volumoso com realce, que se estendia em direção caudal a partir do lobo direito do fígado. Também havia uma área central estrelada com realce típico (*seta*).

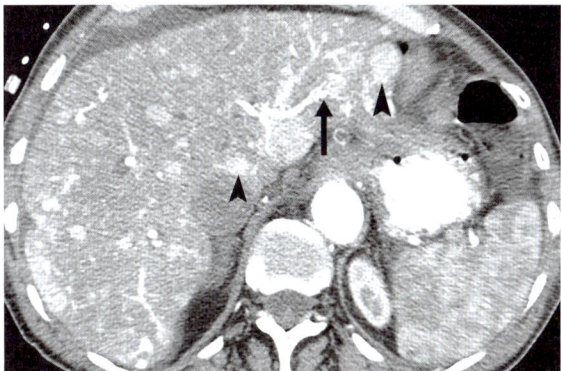

Figura 41.25 Telangiectasia hemorrágica hereditária – tomografia computadorizada (TC). A imagem na fase arterial demonstrou contorno nodular do fígado (pseudocirrose), várias massas vasculares confluentes com realce (*pontas de seta*) e artérias hepáticas dilatadas e tortuosas (*seta*).

são decompostos. Hematomas subagudos são brilhantes em T1 (efeito da metemoglobina). Hematomas crônicos são escuros em T2 (efeito da hemossiderina). Imagens pós-contraste podem mostrar realce periférico.

Telangiectasia hemorrágica hereditária (síndrome de Osler-Weber-Rendu).
Doença autossômica recessiva, evidenciada por displasia fibrovascular, que causa várias telangiectasias e malformações arteriovenosas. Telangiectasias são canais vasculares dilatados, de paredes finas, que se formam na pele e nas mucosas, assim como em vários órgãos do corpo. Pacientes com essa síndrome têm epistaxe e sangramento intestinal. Cerca de 30% dos pacientes têm telangiectasias difusas e várias fístulas arteriovenosas no fígado. Isso pode causar dor, icterícia, hipertensão portal e insuficiência cardíaca de alto débito. Também pode ocorrer transformação nodular do parênquima hepático sem fibrose, condição conhecida como "pseudocirrose" (Figura 41.25). Nos exames de imagem, as telangiectasias formam massas arredondadas hipervasculares, semelhantes a asteriscos, geralmente com poucos milímetros de diâmetro. Elas podem confluir e formar massas vasculares volumosas. Em geral, também são evidenciadas artérias intra e extra-hepáticas dilatadas e tortuosas.

Peliose hepática.
Doença rara associada à caquexia crônica por câncer ou tuberculose ou ao uso de anticoncepcionais orais ou esteroides anabolizantes. As lesões caracterizam-se por dilatação cística dos sinusoides hepáticos e vários espaços diminutos

(1 a 3 mm) preenchidos de sangue. Nas imagens de RM ponderadas em T1, a lesão tem sinal hipo ou hiperintenso, variável em razão da hemorragia. Nas imagens ponderadas em T2, as lesões são hiperintensas. Imagens pós-contraste não mostram realce significativo na fase arterial, mas há realce tardio progressivo nas fases venosa portal e tardia.

Cisto hepático benigno.
É um tipo comum de lesão hepática, encontrado em 5% da população em geral. O diâmetro dos cistos pode variar de microscópico até 20 cm. Cistos hepáticos não se comunicam com as vias biliares. Cistos minúsculos são responsáveis por algumas das "lesões hipodensas muito pequenas para que sejam caracterizadas" detectadas por TCMD. Cistos maiores tendem a ocorrer em grupos, com lesões de diâmetro variado, resultando em bordas lobuladas e septações, mas bem definidas.

A ultrassonografia permite caracterizar cistos hepáticos com precisão. Cistos típicos são anecoicos, com paredes e septos finos. Reforço acústico posterior confirma seu conteúdo líquido. Alguns cistos hepáticos têm fragmentos internos, especialmente quando tiveram hemorragia interna ou infecção preexistente.

A TC demonstra hipoatenuação interna, com coeficientes próximos ao da água, paredes e septos finos sem componentes sólidos com realce (Figura 41.26).

A RM mostra sinal interno hipointenso e homogêneo em T1 e sinal interno hiperintenso e homogêneo em T2. Não há realce dos cistos depois da administração de contraste.

Doença hepática policística.
Faz parte do espectro da doença policística autossômica dominante e, em alguns casos, ocorre em

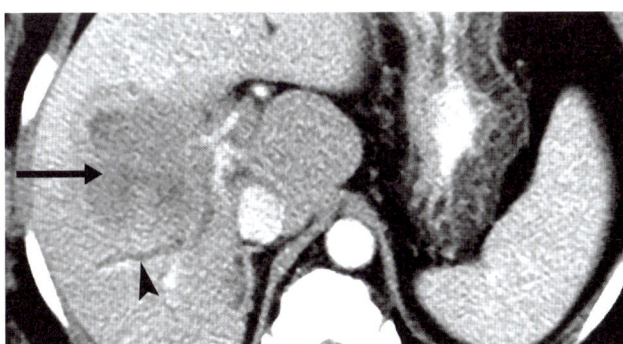

Figura 41.24 Linfoma hepático primário – TC. Massa hipodensa mal definida e com realce mínimo (*seta*) se estende da porta hepática, ocluindo os vasos sanguíneos e causando dilatação biliar (*pontas de seta*). O diagnóstico inicial foi de colangiocarcinoma, mas a biopsia demonstrou linfoma de células B.

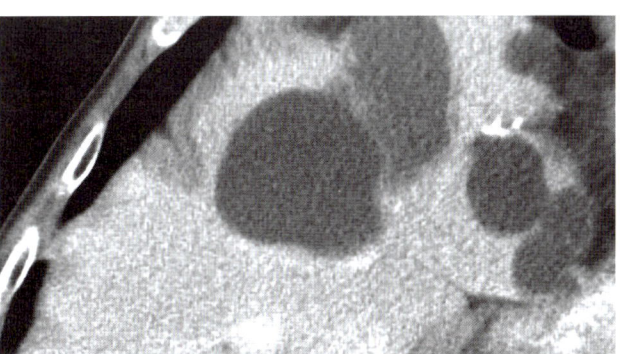

Figura 41.26 Cistos hepáticos – tomografia computadorizada (TC). Vários cistos hepáticos foram detectados por acaso nessa imagem de TC pós-contraste de um paciente de 78 anos. Os cistos eram uniloculares e bem definidos, com coeficiente de atenuação homogeneamente baixo e sem componentes sólidos ou realce.

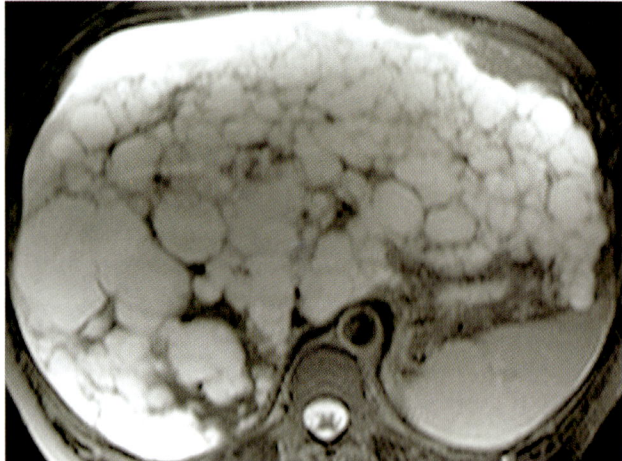

Figura 41.27 Doença hepática policística – ressonância magnética (RM). A imagem axial ponderada em T2 demonstrou substituição praticamente completa do parênquima hepático por incontáveis cistos de tamanho variável. Esse paciente tinha uma variante da doença policística autossômica dominante.

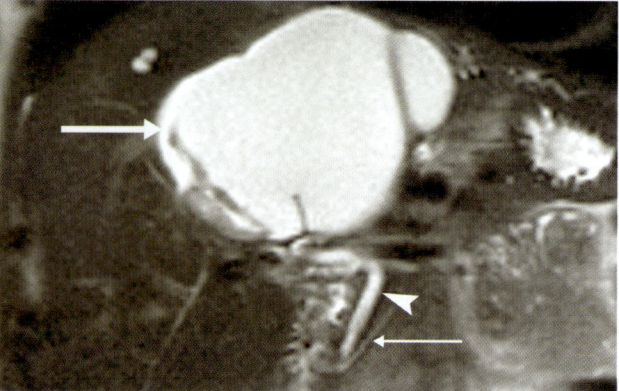

Figura 41.29 Cistadenoma biliar – ressonância magnética (RM). A imagem coronal ponderada em T2 demonstrou uma volumosa massa cística (*seta espessa*) com septações proeminentes. No entanto, não havia nódulos ou projeções papilares em suas paredes. A ressecção cirúrgica confirmou o cistadenoma biliar benigno. Em razão da possibilidade de transformação maligna e dificuldade de diferenciar lesões benignas de malignas com base nos exames de imagem, a ressecção cirúrgica é recomendável rotineiramente. A imagem coronal ponderada em T2 demonstrou claramente os ductos biliar comum distal (*ponta de seta*) e pancreático (*seta fina*) perto da ampola.

pacientes sem doença renal policística. A quantidade e o tamanho dos cistos aumentam com o tempo e, por fim, podem causar hepatomegalia maciça e afetar a função hepática (Figura 41.27). Cistos estão sujeitos a hemorragia e infecção.

Hamartomas dos ductos biliares (complexos de von Meyenburg). São neoplasias benignas diminutas, que consistem em ductos biliares ramificados com aspecto cístico, dilatados e embebidos em tecidos fibrosos. Esses hamartomas formam incontáveis pequenas lesões císticas (diâmetro < 1 cm) dispersas por todo o fígado e são demonstrados com mais clareza à RM. Eles têm sinal hipointenso em T1, sinal hiperintenso em T2 (Figura 41.28) e mostram realce periférico depois da administração de contraste. A TC mostra diminutas lesões císticas generalizadas. Em geral, esses cistos são muito pequenos para que possam ser demonstrados à ultrassonografia.

Cistadenoma/cistadenocarcinoma biliar. Neoplasia cística rara do epitélio biliar. Cistadenomas são lesões pré-malignas que, com os cistadenocarcinomas, fazem parte do espectro da mesma doença. Nos casos típicos, esses tumores contêm mucina e formam massas císticas multiloculadas volumosas (até 35 cm). Cistadenomas têm septações finas, ao passo que os cistadenocarcinomas podem ter nódulos e projeções papilares

em suas paredes. Calcificações grosseiras e espessas sugerem malignidade. Lesões benignas e malignas não podem ser diferenciadas com base nos exames de imagem. Em todos os casos, o tratamento é cirúrgico.

A ultrassonografia demonstra massa multicística volumosa, septações e, quando presentes, nódulos e projeções papilares em suas paredes. A TC mostra realce das paredes e de quaisquer componentes sólidos. Calcificações são bem demonstradas à TC e reforçam a hipótese de cistadenocarcinoma. A RM demonstra massa cística multisseptada com sinal hipointenso em T1 e hiperintenso em T2 (Figura 41.29). Complicações, como hemorragia ou infecção, alteram as características de sinal do líquido. Calcificações passam despercebidas facilmente nas imagens de RM. Imagens obtidas depois da administração de contraste mostram realce na periferia e nos componentes sólidos internos.

Abscesso piogênico. Em geral, é causado por *Escherichia coli*, *Staphylococcus aureus*, *Streptococcus* ou bactérias anaeróbias. Pacientes com abscesso piogênico têm febre e dor. A destruição do parênquima hepático forma uma cavidade solitária ou um grupo coeso de abscessos loculados separados (Figura 41.30).

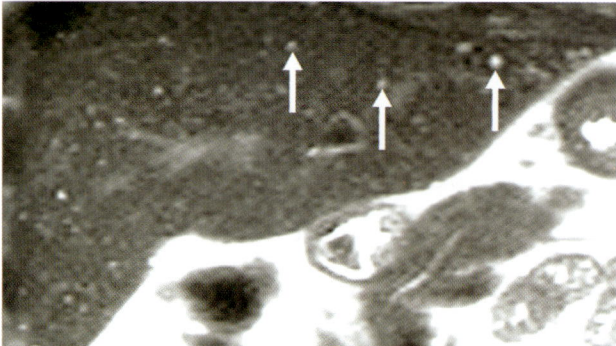

Figura 41.28 Hamartomas biliares – ressonância magnética (RM). A imagem coronal ponderada em T2 demonstrou incontáveis cistos minúsculos (*setas*) dispersos por todo o parênquima hepático. Esses complexos de von Meyenburg são diminutas neoplasias benignas sem significado clínico ou potencial maligno.

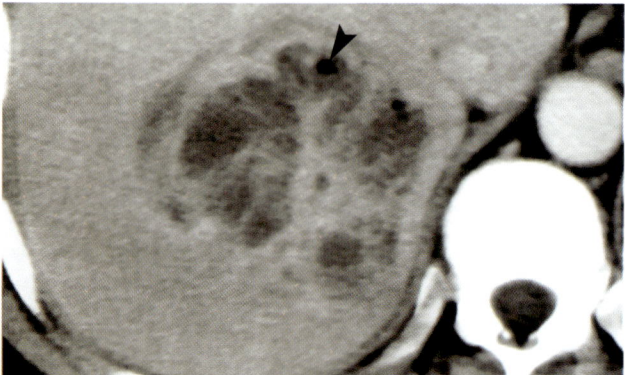

Figura 41.30 Abscesso piogênico – tomografia computadorizada (TC). A imagem de TC pós-contraste demonstrou várias áreas de hipodensidade separadas por septos com realce, que representavam abscessos loculados. Também havia bolhas de ar (*ponta de seta*) dentro da lesão.

No exame de ultrassonografia, abscessos podem ser ecogênicos, com aspecto sólido. O contraste realça um halo periférico do abscesso. Cerca de 20% dos abscessos piogênicos têm gás em seu interior. O diagnóstico é confirmado por aspiração percutânea. Em geral, a lesão deve ser drenada por cateter ou intervenção cirúrgica.

Abscesso amebiano. Causado por infecção por *Entamoeba histolytica*, forma, em geral, um nódulo solitário com paredes nodulares espessas. A lesão pode ser indistinguível de um abscesso piogênico (Figura 41.31); entretanto, o paciente quase sempre reside ou viaja para uma região endêmica (Índia, África, Extremo Oriente e Américas Central e do Sul). Em geral, infecções amebianas intestinais são assintomáticas, mas abscessos hepáticos causam dor abdominal, febre e emagrecimento. Abscessos amebianos desenvolvem-se comumente no lobo direito do fígado, causam elevação do hemidiafragma direito e podem se estender através do diafragma e chegar à cavidade pleural. Nos EUA, em geral esse diagnóstico é confirmado por sorologia e o paciente é tratado com metronidazol ou tinidazol. Nas regiões endêmicas, o diagnóstico é confirmado por aspiração de material semelhante a "pasta de anchova" e o paciente é tratado por aspirações repetidas ou drenagem por cateter.

Cisto hidático. Causado por infecção pelo cestódio *Echinococcus granulosus* ou *E. multilocularis*. Esses parasitas são endêmicos nas regiões norte e central da Europa, Mediterrâneo, norte da Ásia, China, Japão, Turquia e algumas áreas dos EUA. O fígado é o órgão afetado mais comumente (95% dos casos). Em geral, uma ou mais massas císticas têm paredes bem definidas, que costumam calcificar (50%). A parede do cisto e as septações, em geral, realçam pelo meio de contraste. Cistos secundários podem ser detectados dentro do cisto original (75%) (Figura 41.32). Aspiração com finalidade diagnóstica pode desencadear reação anafilática. O tratamento consiste em mebendazol ou ressecção cirúrgica.

Tumor cístico/necrótico. Sempre deve ser considerado no diagnóstico diferencial de massas císticas atípicas. Metástases podem ser necróticas ou predominantemente císticas. Em alguns casos, CHC também são císticos. Sarcomas embrionários indiferenciados são policísticos e diagnosticados em crianças maiores, adolescentes e adultos jovens.

Lesões pequenas com hipoatenuação. Nas imagens de TCMD, essas lesões são detectadas com frequência crescente em razão da colimação mais fina, resolução mais alta e aquisições multifásicas rápidas pós-contraste (Figura 41.33). Lesões com menos de 1 cm

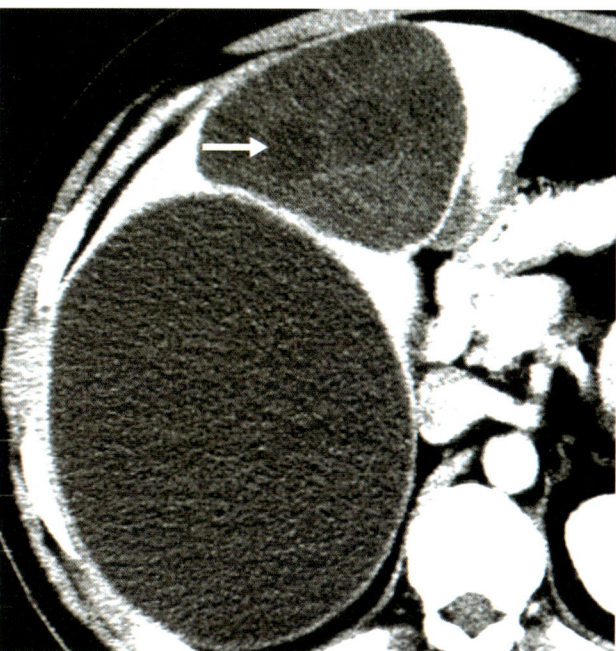

Figura 41.32 Cisto hidático – tomografia computadorizada (TC). As duas massas císticas volumosas e bem definidas no fígado eram causadas por infecção por *Echinococcus granulosus*. Cistos secundários (*seta*) estavam claramente visíveis dentro da lesão menor.

são difíceis de caracterizar e, em geral, muito pequenas para que possam ser submetidas a biopsia. Diagnóstico diferencial inclui cistos, hemangiomas e metástases. Em termos estatísticos, a maioria dessas lesões diminutas é benigna. Em pacientes com neoplasia maligna conhecida, são necessários exames de seguimento para excluir doença metastática.

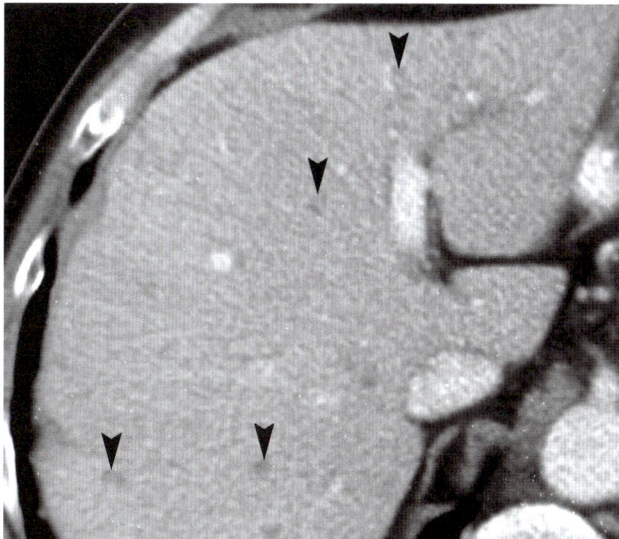

Figura 41.33 Lesões muito pequenas para que possam ser caracterizadas. A imagem de tomografia computadorizada (TC) com multidetectores demonstrou várias lesões minúsculas com atenuação baixa (*pontas de seta*), muito pequenas para que pudessem ser caracterizadas em definitivo. Mesmo nos pacientes com tumores malignos já diagnosticados, essas lesões são, em geral, benignas. Contudo, ao longo do seguimento de alguns pacientes, descobre-se que eram lesões metastáticas em estágio inicial. Em geral, essas lesões diminutas são detectadas apenas por TC pós-contraste, não sendo possível fazer biopsia guiada por exame de imagem, uma vez que as lesões não podem ser demonstradas à ultrassonografia ou à tomografia computadorizada sem contraste.

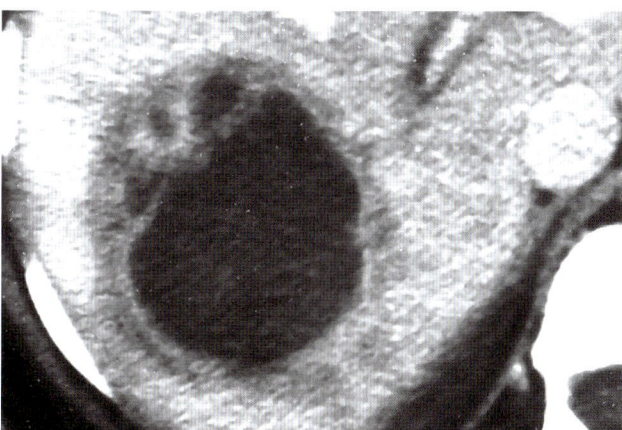

Figura 41.31 Abscesso amebiano – tomografia computadorizada (TC). A imagem de TC pós-contraste demonstrou uma coleção líquida com paredes espessas no lobo direito do fígado. A diferenciação entre abscessos hepáticos piogênico e amebiano baseia-se em história clínica, sorologia ou aspiração dirigida por exame de imagem.

Vias biliares

Técnicas de exame de imagem. Exames de imagem das vias biliares usam diversas técnicas, que diferem quanto ao grau de invasividade. A ultrassonografia é o método de triagem preferível para avaliação de obstrução biliar, em razão de seu custo baixo, precisão alta no diagnóstico de dilatação biliar e conveniência. Contudo, essa técnica é limitada pela impossibilidade de examinar a porção distal do ducto biliar comum em alguns casos e pela sensibilidade baixa na definição da causa da obstrução. A TC com ou sem contraste demonstra dilatação do sistema biliar. A TCMD sem contraste tem sensibilidade relatada de 88% para diagnosticar cálculos do ducto biliar comum. A RM padrão também pode demonstrar dilatação das vias biliares e parece ser mais eficaz que a TC ou a ultrassonografia para detectar tumores coexistentes.

Colangiopancreatografia por RM (CPRM) é uma técnica excelente para demonstrar o sistema biliar, porque se aproveita do teor alto de água da bile e sua estase relativa em comparação ao sangue circulante. Esse exame é realizado usando sequências altamente ponderadas em T2, com tempos de aquisição mais curtos que os do sangue em movimento, gerando um sinal hiperintenso no sistema biliar e *flow voids* nos vasos sanguíneos adjacentes. Ponderação extrema em T2 demonstra ductos biliares brilhantes, com os tecidos moles circundantes escuros (Figura 41.34). Contudo, qualquer líquido estático também tem sinal brilhante nas imagens de CPRM, de forma que ascite, cistos hepáticos e renais e líquidos intestinais podem obscurecer o sistema biliar. A técnica de projeção (*thick slab*) de CPRM usa espessuras de corte entre 40 mm e 60 mm com saturação de gordura para facilitar o exame das vias biliares. Aquisições tridimensionais de alta resolução e imagens em projeção de intensidade máxima (MIP; do inglês, *maximum intensity projection*) permitem quadros impressionantes de todo o sistema biliar. A CPRM é combinada com RM hepática padrão para realizar uma avaliação abrangente e detectar e estadiar tumores. Semelhante à colangiografia contrastada, cálculos aparecem como falhas de enchimento hipointensas (Tabela 41.9).

Hoje em dia, a colangiopancreatografia retrógrada endoscópica (CPRE) é usada principalmente para dirigir intervenções terapêuticas, incluindo a colocação de *stents* em estenoses biliares, extração de cálculos ou esfincterotomia. Durante a CPRE, a injeção direta de contraste no sistema biliar produz imagens com resolução mais alta que as da CPRM, mas a demonstração dos ductos fica limitada àqueles que podem ser preenchidos por via retrógrada. Ductos proximais a uma obstrução grave não são demonstrados. A morbidade associada aos tratamentos que usam CPRE gira em torno de 8%, incluindo hemorragia, perfuração duodenal, pancreatite aguda, infecções e complicações relacionadas com os *stents*.

Colangiografia trans-hepática percutânea (CTP) é usada basicamente para dirigir intervenções terapêuticas quando não

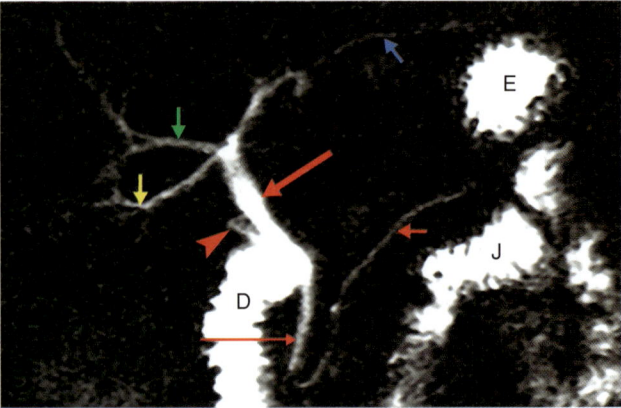

Figura 41.34 Colangiopancreatografia por ressonância magnética (CPRM) normal. A imagem de CPRM de um paciente colecistectomizado demonstrou resquício do ducto cístico (*ponta de seta vermelha*), ducto biliar comum (*seta vermelha fina*), ducto hepático comum (*seta vermelha espessa*), ducto pancreático (*seta vermelha pequena*), ducto hepático esquerdo (*seta azul pequena*), ramo anterior do ducto hepático direito (*seta amarela pequena*) e ramo posterior do ducto hepático direito (*seta verde pequena*). Nessa imagem de RM ponderada em T2 em projeção de intensidade máxima (MIP) com tempo de aquisição prolongado, líquidos relativamente estáticos no estômago (*E*), duodeno (*D*) e jejuno (*J*) tinham sinal de intensidade alta.

é possível acessar as vias biliares por via endoscópica. Colangiografia operatória é realizada para detectar cálculos impalpáveis, situados no ducto biliar durante intervenções cirúrgicas, ao passo que a colangiografia por tubo T é usada para demonstrar cálculos no ducto biliar comum, depois de procedimentos cirúrgicos.

Cintigrafia com ácido iminodiacético marcado por tecnécio-99m é uma técnica útil para demonstrar a patência de anastomoses enterobiliares e mostrar extravasamentos de bile e fístulas biliares. Cintigrafia é o exame mais sensível para demonstrar obstruções iniciais.

A colangiografia por TC é um exame realizado com o uso de compostos, como ácido iopanoico, que no passado era usado em colecistografia oral. Contrastes hepatobiliares para CPRM (p. ex., gadoxetato dissódico) são administrados em colangiografia contrastada, extravasamento de bile, suspeita de obstrução da vesícula biliar e avaliações de hepatojejunostomia.

Anatomia das vias biliares. Ductos biliares começam como capilares biliares entre os hepatócitos e reúnem-se para formar ramos progressivamente mais calibrosos, até que se formem dois troncos principais para drenar os lobos direito e esquerdo do fígado. Os ductos do lobo esquerdo do fígado ocupam posição mais anterior que os do lobo direito. Precisa-se ter em mente essa relação durante a realização de uma colangiografia contrastada. O meio de contraste flui para as partes mais pendentes do sistema biliar e pode não opacificar ductos situados acima. Falhas de preenchimento dos ductos antes do reposicionamento gravitacional não devem ser interpretadas como sinal de obstrução.

Os ductos biliares direito e esquerdo reúnem-se para formar o *ducto hepático comum* (DHC), que acompanha a veia porta e a artéria hepática no hilo hepático. O *ducto cístico* cursa em posição posteroinferior a partir da vesícula biliar, até se reunir ao DHC e formar o *ducto biliar comum* (DBC). O local de junção do ducto cístico ao DHC é variável e, em geral, não aparente nos exames de imagem rotineiros em corte transversal, daí o termo menos específico "*ducto biliar comum*". O DBC estende-se em posição ventral à veia porta e à direita da artéria hepática, desce desde o hilo hepático ao longo da borda direita livre do ligamento hepatoduodenal e chega ao bulbo duodenal. O terço distal do DBC gira em direção caudal e desce pelo sulco entre o segmento descendente do duodeno e a cabeça do pâncreas, pouco à frente da VCI. O DBC afila distalmente à medida que

---

TABELA 41.9 Causas de falha de enchimento nos ductos biliares.

Cálculos biliares
Bolhas de ar
Trombos

Neoplasias
    Colangiocarcinoma
    Carcinoma da ampola de Vater
    Mioblastoma de células granulares
    Tumor mesenquimal

Parasitas
    Ascaris lumbricoides
    Fasciola hepatica

termina no *esfíncter de Oddi*, que avança para dentro do duodeno formando a *ampola de Vater*. O DBC e o ducto pancreático têm um orifício em comum em 60% dos casos, ao passo que os pacientes restantes têm orifícios independentes. Contudo, em razão de sua proximidade direta, tumores da região da ampola obstruem, em geral, esses dois ductos. O DHC e o DBC são classificados como ductos biliares extra-hepáticos (DBEH).

Em alguns indivíduos, os ductos biliares intra-hepáticos (DBIH) normais aparecem nas imagens de ultrassonografia e TCMD pós-contraste com colimação fina (≤ 3 mm). DBIH normais não excedem 40% do diâmetro da veia porta adjacente, ou 2 mm de diâmetro na região central do fígado, ou 1,8 mm de diâmetro nas áreas hepáticas periféricas. O segmento extra-hepático do DBC normal é detectado rotineiramente e seu diâmetro interno não passa de 6 a 7 mm. Ductos normais parecem ser mais largos nos exames de colangiografia com contraste em razão da distensão por injeção vigorosa de contraste e amplificação da radiografia convencional. O aumento do diâmetro do DBC pode ser atribuído ao envelhecimento e ao histórico de colecistectomia. Entretanto, existem controvérsias quanto a essas relações. É importante ter o cuidado de diferenciar ducto comum dilatado de artéria hepática dilatada. O Doppler colorido ajuda a estabelecer essa diferença no exame de ultrassonografia. Preenchimento dos vasos sanguíneos pelo meio de contraste torna essa diferenciação fácil com base na TC.

Estudos de CPRM e colangiografia demonstraram ramos dos DBIH, que são paralelos às veias porta e correspondem aos segmentos hepáticos de Couinaud. O ducto hepático direito drena os segmentos 5 a 8 e é formado pela junção do ducto posterior direito, que tem trajeto mais horizontal e drena os segmentos 6 e 7, com o ducto anterior direito, que tem trajeto mais vertical e drena os segmentos 5 e 8. O ducto hepático esquerdo é formado pelos ductos segmentares, que drenam os segmentos 2, 3 e 4. O ducto do lobo caudado (segmento 1) reúne-se ao ducto hepático direito ou esquerdo. Apenas 58% da população têm sistema biliar com anatomia "normal". Entre as variações, estão drenagem do ducto posterior direito no ducto hepático esquerdo (13 a 19%); confluência tripla com ductos hepáticos posterior direito, anterior direito e esquerdo, que se reúnem na mesma posição (11%); e anomalias do ducto cístico, incluindo inserção baixa no DBC, trajeto longo paralelo ao DHC e inserção no lado medial em vez de lateral do DBC. Essas anomalias têm importância significativa para o cirurgião do sistema biliar.

Dilatação biliar

A TC, a ultrassonografia e a RM são técnicas altamente eficazes para demonstrar anormalidades anatômicas como dilatação biliar, que, em geral, significa obstrução das vias biliares. Entretanto, obstruções biliares podem ser intermitentes ou evoluir sem dilatação biliar nos estágios iniciais. Por outro lado, pode haver dilatação biliar sem obstrução (p. ex., depois de descompressão cirúrgica ou *bypass*). Pacientes com evidência clínica de obstrução biliar (*i. e.*, níveis altos de fosfatase alcalina e hiperbilirrubinemia direta) podem não ter dilatação biliar. Hepatites causam edema dos hepatócitos, que bloqueia os capilares biliares e ocasiona colestase intra-hepática sem obstrução anatômica.

Sinais de dilatação biliar nos exames de imagem são: (a) várias estruturas tubulares ramificadas, redondas ou ovais, que se estendem na direção do hilo hepático; (b) DBIH com diâmetro maior que 40% do da veia porta adjacente (Figura 41.35); (c) dilatação do ducto biliar comum maior que 6 mm; e (d) diâmetro da vesícula biliar maior que 5 cm, quando a obstrução é distal ao ducto cístico. Sinal do "ducto duplo" consiste em dilatação do ducto biliar comum e ducto pancreático na cabeça do pâncreas. Em geral, dilatação simultânea desses ductos é causada por tumor da ampola de Vater. Doenças benignas são responsáveis por aproximadamente 75% dos casos de icterícia obstrutiva do adulto, enquanto neoplasias malignas causam os

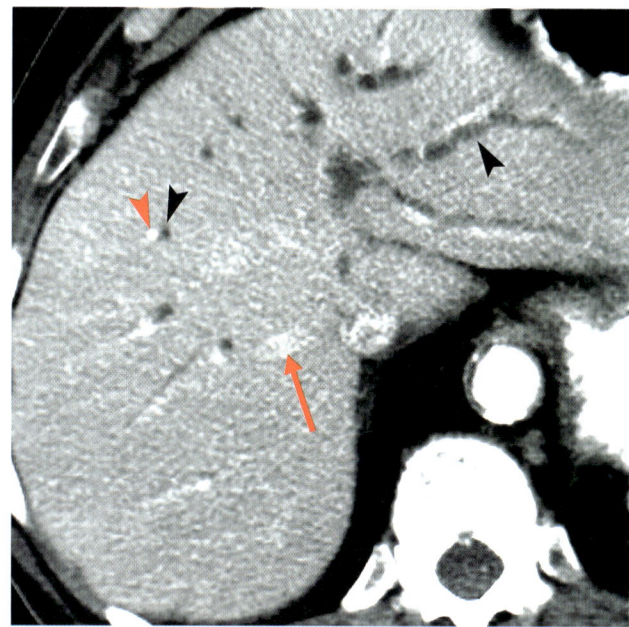

Figura 41.35 Dilatação biliar. A tomografia computadorizada (TC) demonstrou a dilatação dos ductos intra-hepáticos (*pontas de seta pretas*), facilmente diferenciados das veias porta (*ponta de seta vermelha*) e hepática (*seta*) pelo realce do contraste dos vasos sanguíneos. Observe que o diâmetro dos ductos biliares excedeu claramente 40% do diâmetro da veia porta adjacente. Nesse paciente, a dilatação biliar foi causada por adenocarcinoma da cabeça do pâncreas.

demais casos. Afilamento progressivo do ducto biliar comum dilatado sugere estenose benigna. Cálculos biliares podem ser demonstrados no ducto biliar circundado por um "crescente" de bile. Interrupção abrupta do ducto biliar comum dilatado é típica de processos malignos.

Bile infectada acumula-se em até 10% dos casos de obstrução biliar total e 60% dos casos de obstrução biliar parcial ou intermitente. Nos pacientes com obstrução biliar, recomenda-se tratamento com antibióticos intravenosos antes de procedimentos intervencionistas no sistema biliar.

Causas de dilatação e obstrução das vias biliares incluem as seguintes (Tabela 41.10).

Coledocolitíase. Causa cerca de 20% dos casos de icterícia obstrutiva do adulto (Figura 41.36). Cálculos biliares estão presentes na vesícula biliar de 10% dos indivíduos normais, mas cálculos na vesícula não significam necessariamente que

TABELA 41.10 Causas de obstrução das vias biliares.

Benignas (75% dos casos)
Estenose benigna
  Procedimento/instrumentação cirúrgica
  Traumatismo
  Eliminação de cálculos
  Pancreatite
  Colangite
  Cisto de colédoco
Cálculo impactado no ducto
Parasitose (ascaridíase)
Cisto hepático

Malignas (25% dos casos)
Carcinoma de pâncreas
Carcinoma de ampola/duodeno
Colangiocarcinoma
Metástases

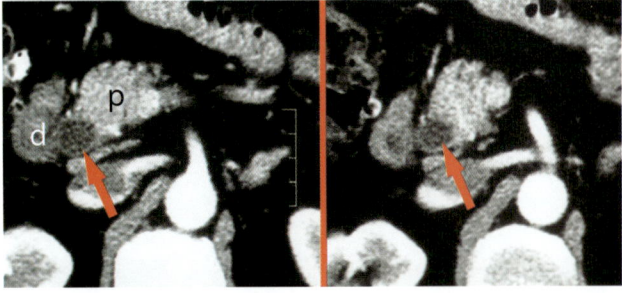

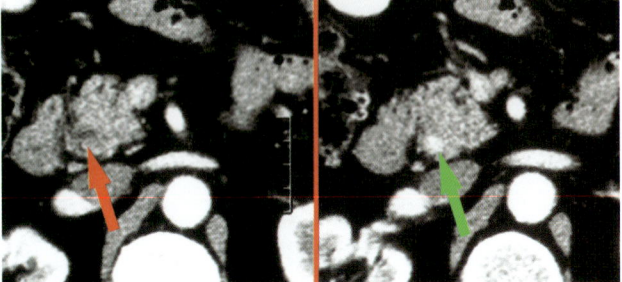

Figura 41.36 Cálculo obstrutivo do ducto biliar comum – tomografia computadorizada (TC). As imagens sequenciais de TC foram obtidas de um paciente ictérico e demonstraram dilatação do ducto biliar comum (*setas vermelhas*) em consequência de um cálculo biliar obstrutivo hiperdenso (*seta verde*) impactado no ducto biliar comum distal. Esse cálculo tinha atenuação alta, indicando seu teor de cálcio. Nas imagens de TC, cálculos têm densidade variável entre gordura e cálcio. O ducto biliar comum acima do cálculo cálcico tinha atenuação baixa em razão do seu conteúdo de bile. Observe o trajeto do ducto biliar comum em relação com a cabeça do pâncreas (*p*) e o segmento descendente do duodeno (*d*).

sejam a causa de obstrução do ducto biliar comum. Além disso, 1 a 3% dos pacientes com coledocolitíase não têm cálculos na vesícula biliar.

A sensibilidade da ultrassonografia aos cálculos dos ductos biliares varia de 20 a 80%. A demonstração de cálculos por ultrassonografia é muito mais fácil quando o DBC está dilatado e a cabeça do pâncreas é demonstrada com nitidez. A sensibilidade da TC aos cálculos biliares oscila entre 70 e 80%, com os cálculos evidenciando-se por massas intraluminais com coeficiente de atenuação variável (ver Figura 41.33). Exames contrastados e CPRM são as técnicas mais sensíveis para detectar cálculos

(95 a 99%), que aparecem como falhas de enchimento escuras dentro da bile brilhante (Figura 41.37). Cálculos com menos de 3 mm de diâmetro podem passar despercebidos à CPRM, porque ficam "perdidos" dentro do líquido, com sinal hiperintenso.

Nos exames de imagem, sinais de cálculos nos ductos biliares são: (a) cálculos depositados nas áreas inferiores, com formação de um "crescente" de bile demarcando a parte anterior do cálculo ("sinal do crescente"); (b) em geral, cálculos têm formas geométricas ou anguladas e aspecto lamelar; (c) edema e espessamento periductais e realce da parede do ducto biliar ocorrem com cálculos impactados ou infecção. Espessamento das paredes e realce também ocorrem com tumores.

Estenose benigna. Causa 40 a 45% dos casos de icterícia obstrutiva dos adultos. Entre as causas de estenose benigna, estão lesões traumáticas e cirúrgicas, procedimentos intervencionistas do sistema biliar, colangite recidivante, pancreatite crônica, histórico de eliminação de cálculos pelos ductos biliares, radioterapia e úlcera duodenal perfurada. As paredes do DBC afetado realçam minimamente nos casos de estenose benigna, ao passo que realce intenso do DBC durante a fase portal sugere estenose maligna.

Pancreatite. Causa cerca de 8% dos casos de obstrução biliar. Inflamação, fibrose e massas inflamatórias estreitam os ductos biliares.

Colangite esclerosante primária. Complicação associada a história de colite ulcerativa (50 a 70% dos casos). A colangite esclerosante primária (CEP) é uma doença inflamatória fibrosante idiopática crônica, que se caracteriza por início insidioso de icterícia com envolvimento progressivo dos DBIH e DBEH pela doença. Anormalidades detectadas nos exames de imagem incluem as seguintes: (a) dilatação dos DBIH; (b) estenoses dos DBIH; e (c) espessamento, realce e estenose das paredes dos DBEH. A alternância de áreas de estenose e dilatação (Figura 41.38) é responsável pelo padrão típico de "colar de contas" nos ductos intra-hepáticos, considerado um elemento fundamental ao diagnóstico dessa doença. Dilatações saculares diminutas (divertículos ductais) demonstradas à colangiografia também são consideradas patognomônicas. Cirrose biliar (50% dos casos) e colangiocarcinoma são complicações da CEP.

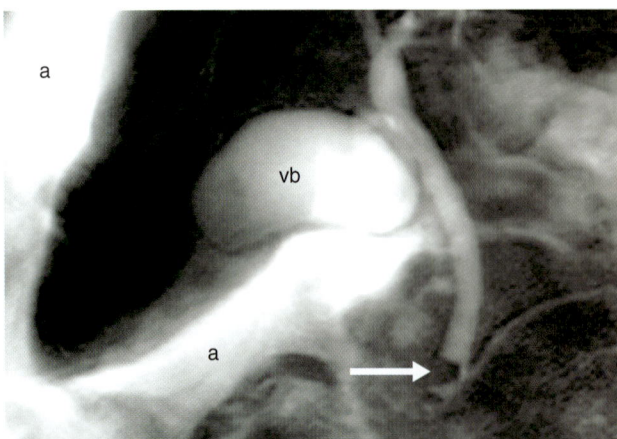

Figura 41.37 Coledocolitíase – ressonância magnética (RM). A imagem de CPRM demonstrou dois cálculos (*seta*) evidenciados como falhas de enchimento no segmento distal do ducto biliar comum. Também havia ascite (*a*) ao redor do fígado. A vesícula biliar (*vb*) estava normal.

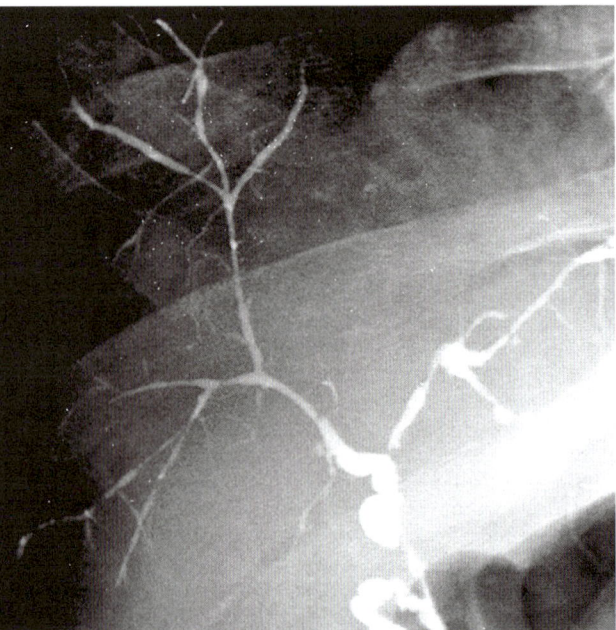

Figura 41.38 Colangite esclerosante primária – colangiopancreatografia retrógrada endoscópica (CPRE). A imagem radiográfica de CPRE demonstrou estenoses irregulares focais e dilatação focal discreta dos ductos biliares intra-hepáticos, que eram típicas de colangite esclerosante primária em estágio inicial.

Colangite associada ao HIV. Essa doença caracteriza-se por espessamento das paredes dos ductos biliares e da vesícula biliar em consequência de inflamação e edema. Entre os fatores implicados na etiologia dessa doença estão infecções por microrganismos oportunistas (na maioria dos casos, citomegalovírus e *Cryptosporidium*) e uma reação ao próprio vírus da imunodeficiência humana (HIV). Em muitos casos, os ductos biliares estão dilatados e há estenose da ampola de Vater. Úlceras localizadas no ducto biliar comum, alterações inflamatórias do duodeno e outros indícios de infecção por microrganismos oportunistas também são comuns. A incidência dessa complicação diminuiu com o uso de antirretrovirais para tratar infecção pelo HIV.

Colangite bacteriana aguda. Condição potencialmente fatal associada à obstrução biliar com mortalidade alta (até 65%). Pacientes têm febre, dor e icterícia (tríade de Charcot). Em geral, a infecção é polimicrobiana, com predomínio de bastonetes gram-negativos. Entre as anormalidades detectadas nos exames de imagem está a dilatação das vias biliares, geralmente causada por um cálculo no ducto biliar, associada a realce peribiliar pelo meio de contraste e edema periductal, que reflete disseminação do processo inflamatório para o parênquima circundante (Figura 41.39). O tratamento é urgente e consiste na eliminação da obstrução e na administração de antibióticos.

Colangite piogênica recidivante. No passado, essa doença era conhecida como colângio-hepatite oriental, visto que é endêmica no Sudeste Asiático. A doença caracteriza-se por episódios repetidos de icterícia, dor abdominal, febre e calafrios. DBIH e DBEH ficam dilatados e cheios de cálculos pigmentados e pus. Essa doença está associada a infecções parasitárias (*Clonorchis sinensis* e *Ascaris lumbricoides*) e deficiência nutricional. Anormalidades detectadas nos exames de imagem incluem cálculos intraductais, dilatação grave dos ductos biliares extra-hepáticos, estenoses focais, pneumobilia e retificação e rigidez dos ductos intra-hepáticos. Complicações são abscesso hepático, biloma, pancreatite, colangiocarcinoma e atrofia do parênquima hepático.

Doença de Caroli. Anomalia congênita rara do sistema biliar, que se evidencia por ectasia sacular dos DBIH sem obstrução biliar. A doença pode afetar apenas um lobo ou segmento do fígado ou o órgão por inteiro. DBEH são preservados em 50% dos casos. Anormalidades demonstradas nos exames de imagem são as seguintes: (a) dilatação sacular dos DBIH, conferindo um aspecto de cistos intra-hepáticos dispersos nas imagens em corte transversal, que se comunicam com o sistema biliar (Figura 41.40); (b) feixes fibrovasculares com realce aparecem nas áreas centrais de alguns ductos dilatados, produzindo o sinal típico de "pontos centrais"; (c) distribuição segmentar da anormalidade dos ductos biliares, com aspecto normal nos segmentos hepáticos preservados; (d) colangiografia mostra padrão típico de estreitamento e dilatação sacular focal das

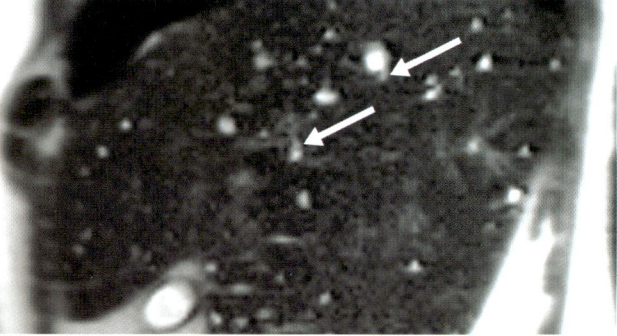

Figura 41.40 Doença de Caroli – ressonância magnética (RM). A imagem sagital ponderada em T2 demonstrou numerosas lesões císticas hiperintensas dispersas por todo o fígado. A inspeção cuidadosa dessa e de outras imagens evidenciou comunicações (*setas*) entre as lesões císticas e o sistema biliar.

vias biliares; e (e) dilatação do DBC (10 a 30 mm) em 50% dos casos. Essa doença está associada ao rim esponjoso medular e à doença renal policística autossômica recessiva. Complicações são colangite piogênica, abscesso hepático e cálculos biliares. Cerca de 7% dos pacientes desenvolvem colangiocarcinoma. A maioria dos casos é diagnosticada na infância e, em alguns casos, o padrão hereditário é autossômico recessivo.

Cistos de colédoco. Anomalias congênitas raras do sistema biliar, que se caracterizam por dilatação cística dos ductos biliares. Muitos casos (60%) são diagnosticados no primeiro ano de vida ou na infância, enquanto os restantes evoluem sem diagnóstico até a vida adulta. Alguns pacientes são diagnosticados por ultrassonografia fetal. A doença é muito mais comum no sexo feminino (70 a 84% dos casos). Pacientes têm dor, massa abdominal e icterícia. Em geral, utiliza-se a classificação de Todani (1977) para descrever cistos de colédoco (Figura 41.41).

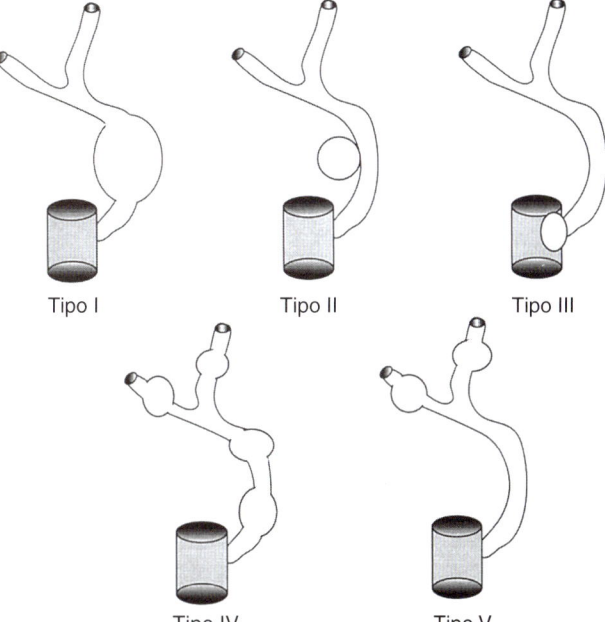

Tipo I   Tipo II   Tipo III

Tipo IV   Tipo V

Figura 41.41 Classificação dos cistos biliares congênitos. Cistos de colédoco do tipo I (80 a 90% dos casos) são dilatações focais saculares ou fusiformes do ducto biliar comum. Cistos do tipo II (2%) são divertículos verdadeiros do ducto biliar comum. Cistos do tipo III (1,4 a 5%) são as chamadas coledococeles, que consistem em dilatações do segmento intraduodenal terminal do ducto biliar comum. Cistos do tipo IV (19%) consistem em vários cistos dos ductos biliares intra e extra-hepáticos. Doença de Caroli é classificada como tipo V.

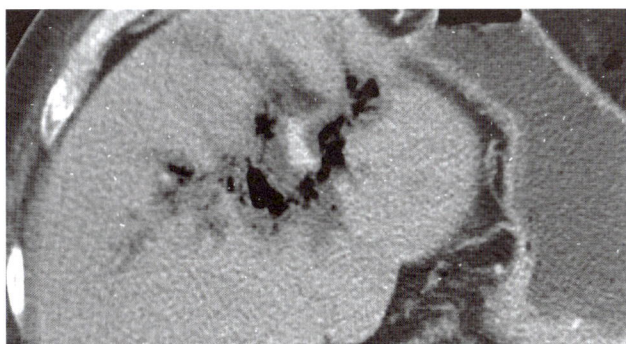

Figura 41.39 Colangite bacteriana aguda – tomografia computadorizada (TC). A imagem de TC pós-contraste demonstrou coleções irregulares de ar, que dilatavam os ductos biliares circundados por edema de baixa densidade. Nesse caso, a colangite bacteriana causou necrose dos ductos biliares.

Lesões do tipo I são mais comuns (80 a 90% dos casos), estão limitadas aos DBEH e formam dilatações fusiformes ou saculares (Figura 41.42) do DHC, do DBC ou de alguns de seus segmentos. Lesões do tipo II são divertículos do DBC ligados por um pedículo estreito. Lesões do tipo III são conhecidas como coledococeles e consistem em dilatações focais da parte intraduodenal do DBC, uma condição muito semelhante às ureteroceles. Lesões do tipo IV são dilatações focais múltiplas dos DBIH e DBEH, geralmente com volumosa dilatação cística focal do DBC. Lesões do tipo V estão associadas à doença de Caroli, que é classificada mais apropriadamente como uma doença diferente dos cistos de colédoco.

Carcinomas de pâncreas e ampola de Vater. Causam 20 a 25% dos casos de obstrução biliar do adulto. Doença metastática de pulmão, mama, tumores gastrintestinais e linfomas representa 2% dos casos.

Metástases. Podem ser demonstradas como falhas de enchimento intraductais. Cânceres colorretais são tumores primários associados mais comumente às metástases biliares intraluminais. Anormalidades que favorecem a hipótese de metástases em vez de colangiocarcinoma são massa parenquimatosa adjacente e dilatação do ducto na área da massa intraluminal de um paciente com câncer colorretal diagnosticado.

Colangiocarcinoma. Segundo tumor maligno primário do fígado mais comum. Esse tumor origina-se do epitélio dos ductos biliares e geralmente é um adenocarcinoma (90% dos casos). Padrões de crescimento incluem formação de massa, infiltração periductal e tumor polipoide intraductal. Exames de imagem em corte transversal são usados para detectar linfadenopatia e metástases hepáticas. O prognóstico é desfavorável e menos de 20% desses tumores podem ser removidos cirurgicamente.

Colangiocarcinoma periférico (10%) forma massa hipodensa intra-hepática que, em alguns casos (25%), causa dilatação dos ductos biliares periféricos (Figura 41.43). A TCMD demonstra massa homogênea com hipoatenuação e realce tardio brando na forma de um halo periférico fino e incompleto. Outras anormalidades podem ser retração capsular e nódulos-satélite.

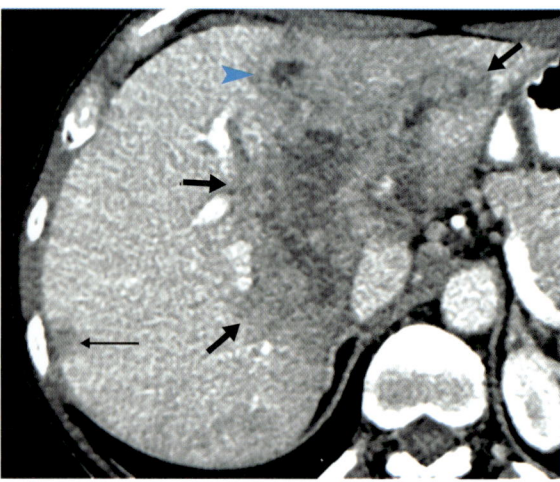

Figura 41.43 Colangiocarcinoma periférico – tomografia computadorizada (TC). A imagem de TC pós-contraste demonstrou um tumor com coeficiente de atenuação baixo (*setas espessas*) e bordas mal definidas, que infiltrava a região central do fígado e obstruía as veias porta e hepática. Lesões-satélite (*ponta de seta azul*) e metástases (*seta fina*) também eram evidentes.

Anormalidades que favorecem o diagnóstico de colangiocarcinoma periférico em vez de CHC são: (a) realce periférico na fase arterial; (b) realce central nas fases venosa portal e tardia; (c) retração da superfície do fígado; (d) obstrução biliar desproporcional ao tamanho da massa; e (e) níveis altos de antígeno de câncer 19-9 (CA 19-9) e antígeno carcinoembrionário.

Colangiocarcinoma hilar (tumor de Klatskin) (25% dos casos) desenvolve-se na junção dos ductos biliares direito e esquerdo (Figura 41.44). Em geral, esse tumor é pequeno, pouco

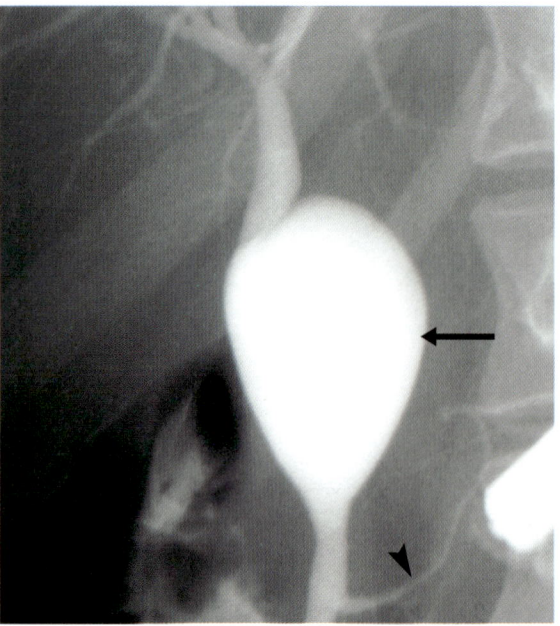

Figura 41.42 Cisto de colédoco – tipo I – colangiopancreatografia retrógrada endoscópica (CPRE). A radiografia da CPRE demonstrou dilatação sacular (*seta*) do ducto biliar comum, típica do tipo mais comum de cisto do colédoco (tipo I). Observe que também havia um ducto pancreático acessório (ducto de Santorini) (*ponta de seta*).

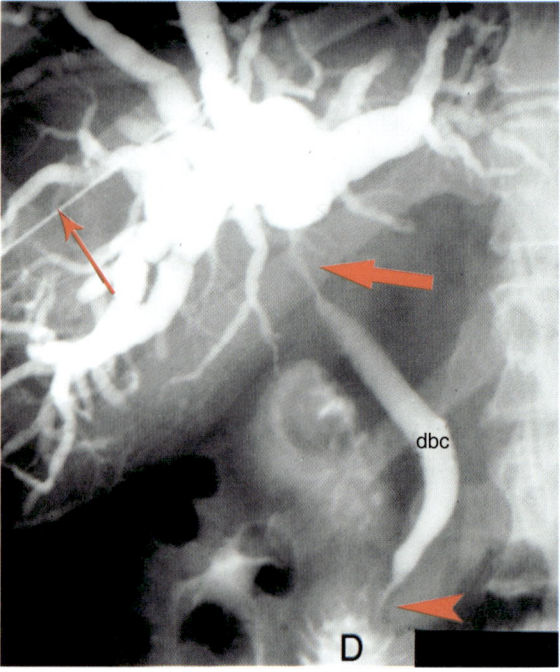

Figura 41.44 Colangiocarcinoma hilar – colangiografia trans-hepática percutânea (CTP). A imagem de CTP demonstrou estreitamento focal abrupto (*seta espessa*) do segmento proximal do ducto biliar comum proximal (*dbc*) perto da bifurcação. Os ductos biliares intra-hepáticos estavam difusa e acentuadamente dilatados. O ducto biliar comum tinha estreitamento normal na ampola de Vater (*ponta de seta*). A imagem também mostrou a agulha de CTP (*seta fina*). D, duodeno.

diferenciado, agressivo e causa obstrução dos sistemas ductais bilaterais. Ressecção cirúrgica é a única chance de cura. Exames de imagem desempenham um papel fundamental na seleção dos candidatos ao tratamento cirúrgico.

    Colangiocarcinoma extra-hepático (65%) causa estenose ou obstrução do ducto biliar comum na maioria dos casos (95%) e forma massa polipoide intraductal em 5% dos pacientes. Colangiocarcinoma infiltrativo causa espessamento da parede do ducto biliar afetado e realça na fase arterial. Entre as condições predisponentes, estão cisto do colédoco, colite ulcerativa, doença de Caroli, infecção por *Clonorchis sinensis* e colangite esclerosante primária. O tumor pode ser infiltrativo, desmoplásico e pequeno, o que dificulta sua demonstração nos exames de imagem e biopsia por agulha. Estenose abrupta com espessamento da parede do ducto podem ser as únicas anormalidades detectáveis.

Tumor mucinoso papilar intraductal. Afeta os ductos biliares e pode produzir grandes quantidades de mucina, que dilatam acentuadamente o sistema biliar e impedem a drenagem de bile. Esse tumor é intraductal e polipoide e caracteriza-se por incontáveis projeções papilares frondosas minúsculas. Todo o sistema biliar é dilatado por mucina. Ao exame histopatológico, esses tumores são classificados como adenomas, lesões displásicas ou adenocarcinomas.

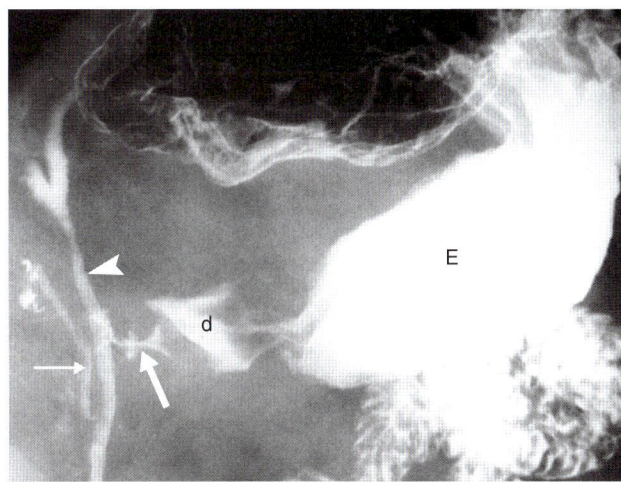

Figura 41.45 Fístula coledocoduodenal – esofagogastroduodenografia (EGD) contrastada. O exame de EGD demonstrou enchimento dos ductos biliares em consequência de uma úlcera duodenal perfurada, que formara uma fístula (*seta espessa*) entre o duodeno (*d*) e o ducto hepático comum (*ponta de seta*). A imagem também demonstrou o ducto cístico (*seta fina*). E, estômago.

Gás nas vias biliares

Gás nas vias biliares (pneumobilia) é demonstrado mais comumente nos pacientes com anastomose bilioentérica criada cirurgicamente ou que tenham feito esfincterotomia para facilitar a eliminação de cálculos (Tabela 41.11). Outras causas são descritas a seguir.

Fístula colecistoduodenal. Na maioria dos casos, é causada por erosão de um cálculo biliar através da parede da vesícula biliar, que então entra no duodeno. Quando o cálculo é grande, ele pode causar obstrução intestinal conhecida como "*íleo biliar*". O cálculo também pode causar erosão, entrar no intestino grosso e sair espontaneamente nas fezes. Fístula colecistoduodenal é mais comum nas mulheres, em vista da incidência mais alta de cálculos biliares.

Fístula coledocoduodenal. Causada por úlcera péptica perfurante com erosão do ducto biliar comum (Figura 41.45).

Vesícula biliar

Técnicas de exame de imagem. A ultrassonografia é a técnica de exame de imagem preferível para avaliar a vesícula biliar porque oferece detalhes anatômicos excelentes, precisão, conveniência e razão custo-benefício favorável. A ultrassonografia

TABELA 41.11 Causas de gás nas vias biliares.
Pós-operatório
Esfincterotomia
Coledocoduodenostomia
Coledocojejunostomia
Fístula bilioentérica
Fístula colecistoduodenal (cálculo causa erosão e entra no ducto biliar comum)
Fístula coledocoduodenal (úlcera penetra no ducto biliar comum)
Procedimento cirúrgico/pós-traumatismo
Erosão tumoral com fístula
Infecção
Colecistite enfisematosa
Colangite piogênica

da vesícula biliar está revisada de maneira detalhada no Capítulo 50. Colecintigrafia com a utilização de um radionuclídeo específico para vias biliares tem sensibilidade e especificidade comparáveis às da ultrassonografia no diagnóstico de colecistite aguda. Colecistografia oral (CCO) foi substituída por outras técnicas de exame de imagem. Contudo, contrastes biliares orais usados anteriormente em CCO são hoje administrados para colangiografia por TC. Radiografias convencionais podem mostrar cálculos biliares calcificados, vesícula biliar em porcelana e colecistite enfisematosa. A TC é a técnica preferível para investigar abdome agudo e costuma confirmar o diagnóstico por imagem de doença da vesícula biliar. A RM e a CPRM fornecem imagens de alta qualidade para complementar resultados inconclusivos no exame de TC ou ultrassonografia.

Anatomia. A vesícula biliar está localizada fora do fígado, na fossa formada pela junção dos lobos esquerdo e direito. Embora a posição do fundo da vesícula seja variável, seu colo sempre está localizado no hilo hepático e na fissura interlobar principal. O fundo da vesícula biliar frequentemente causa a impressão de massa na parte superior do bulbo duodenal. Torção e dobra da vesícula biliar são comuns e, em geral, são reconhecidas facilmente por análise cuidadosa das imagens. O chamado *capacete frígio* refere-se a uma dobra no fundo da vesícula biliar, sendo uma variante normal comum. Septos dentro da vesícula biliar podem ser parciais ou completos. Válvulas espirais de Heister são dobras diminutas no ducto cístico.

    A vesícula biliar normal fica bem distendida por bile depois de um período de jejum de 4 horas e é facilmente demonstrada por todas as modalidades de exame de imagem. Vesícula biliar com diâmetro maior que 5 cm é considerada dilatada (hidrópica), ao passo que diâmetro menor que 2 cm significa contração. O comprimento da vesícula é altamente variável. A parede da vesícula normal não deve exceder mais que 3 mm de espessura, medida entre o lúmen do órgão e o parênquima hepático, quando a vesícula biliar está distendida. O lúmen da vesícula normal cheia de bile não contém fragmentos e tem características de líquido nos exames de imagem.

Cálculos biliares. Detectáveis em 8% da população normal e em 15% dos indivíduos entre 40 e 60 anos. Aproximadamente 85% dos cálculos biliares são formados predominantemente por colesterol, embora 15% contenham principalmente bilirrubina (cálculos pigmentados), associados às anemias hemolíticas. Cerca de 10% dos cálculos são suficientemente radiopacos para que sejam detectados nas radiografias convencionais como calcificações laminadas ou facetadas. Fissuras dentro dos cálculos biliares podem conter gás nitrogênio, que aparece nas radiografias como transparências lineares ramificadas semelhantes a um "pé de corvo". Cálculos biliares são mais comuns nas mulheres (razão feminino:masculino = 4:1) e em pacientes com anemia hemolítica, doenças do íleo, cirrose e diabetes melito.

A ultrassonografia detecta 95% dos cálculos biliares (ver Figura 50.23, no Capítulo 50), enquanto a TC demonstra apenas 80 a 85% deles (Figura 41.46 A). Cálculos biliares têm coeficiente de atenuação variável à TC, desde densidade de gordura até de cálcio. Até 20% dos cálculos biliares são isodensos em relação com a bile e não são demonstrados à TC, enquanto alguns deles passam despercebidos porque são pequenos ou em razão do artefato de volume parcial com o intestino adjacente. É importante ter o cuidado de evitar interpretar contraste no intestino adjacente como colelitíase. Exames contrastados, CPRM e RM ponderada em T2 demonstram cálculos biliares como "falhas de enchimento" – objetos escuros arredondados ou facetados dentro da bile hiperdensa ou hiperintensa (Figura 41.46 B).

Outras lesões da vesícula biliar que devem ser incluídas no diagnóstico diferencial e podem ser confundidas com cálculos biliares estão descritas a seguir.

Bolas de lama biliar (ou lama biliar tumefativa) são formadas por estase da bile. A bile engrossa e forma lâminas biliares e massas móveis semelhantes a pasta de dente, que se movimentam com as alterações de posição do paciente. O acúmulo de lama indica falta de renovação da bile, que pode ser atribuída à obstrução ou simplesmente à falta de ingestão alimentar oral.

Pólipos de colesterol são massas polipoides benignas comuns (4 a 7% da população) que resultam do acúmulo de triglicerídeos e colesterol dentro de macrófagos da parede da vesícula biliar. Esses pólipos não têm significado clínico. Pólipos de 5 mm ou menores são descartados rotineiramente como pólipos de colesterol benignos.

Pólipos adenomatosos são lesões potencialmente pré-malignas. Quase todos os cânceres polipoides de vesícula biliar detectados em estudos de grande porte com espécimes anatomopatológicos de colecistectomia tinham mais de 10 mm. Isso resultou na recomendação comum de reavaliar pólipos da vesícula biliar na faixa de 5 a 10 mm a intervalos de 6 a 12 meses. Essa recomendação baseia-se na hipótese de transformação de adenomas em carcinomas do trato gastrintestinal.

Carcinoma da vesícula biliar pode formar massa polipoide. Pólipos de vesícula biliar com mais de 10 mm de diâmetro devem ser avaliados para ressecção cirúrgica, considerando o risco de câncer. Em geral, cálculos biliares também estão presentes.

Adenomiomatose pode ser focal e formar massa polipoide ligada à parede da vesícula biliar.

Colecistite aguda. Inflamação aguda da vesícula biliar causada por cálculos biliares, com obstrução do ducto cístico em 90% dos casos. *Colecistite acalculosa* ocorre quase sempre em pacientes com condições predisponentes descritas adiante.

Em geral, os resultados do exame de ultrassonografia, combinados com a avaliação clínica, são suficientes para firmar o diagnóstico (ver Figura 50.26, no Capítulo 50). O diagnóstico confiável de colecistite por ultrassonografia baseia-se em três anormalidades: colelitíase, edema da parede da vesícula biliar evidenciado por uma faixa anecoica na parede do órgão e sinal de Murphy ultrassonográfico positivo.

O diagnóstico de colecistite por cintigrafia baseia-se na demonstração de obstrução do ducto cístico com impossibilidade de mostrar a vesícula biliar. Ver Capítulo 71A.

A TC demonstra as seguintes anormalidades (Figura 41.47): cálculos biliares, vesícula biliar distendida, parede da vesícula biliar espessada, edema subseroso, bile hiperdensa, membranas descamadas intraluminais, faixas inflamatórias na gordura pericolecística, líquido pericolecístico, borramento da interface entre a vesícula biliar e o fígado e realce pelo meio de contraste do fígado adjacente à vesícula biliar na fase arterial.

Anormalidades demonstradas à RM são semelhantes: (a) cálculos biliares, comumente impactados no colo da vesícula; (b) espessamento de parede (> 3 mm) com edema; (c) vesícula biliar hiperdistendida; e (d) líquido pericolecístico.

Colecistite acalculosa traz problemas especiais ao diagnóstico, porque o ducto cístico frequentemente não está obstruído. A inflamação pode ser causada por isquemia da parede da vesícula ou infecção bacteriana direta do órgão. Pacientes em risco de colecistite acalculosa são portadores de estase biliar secundária à falta de ingestão oral, em período de recuperação de traumatismo ou queimaduras, pós-operatório ou nutrição parenteral total. Em geral, a cintigrafia não consegue demonstrar a vesícula biliar. Embora essa alteração tenha sensibilidade entre 90 e 95% no diagnóstico de colecistite acalculosa, sua especificidade é de apenas 38%. Outras condições que impedem a visualização da vesícula são hiperalimentação e doença grave prolongada, que são fatores predisponentes à colecistite acalculosa. A ultrassonografia demonstra vesícula biliar inflamada e distendida, com paredes espessas, mas sem cálculos biliares. Muitos pacientes não têm condições clínicas favoráveis para confirmar o sinal de Murphy ultrassonográfico positivo.

Lama é o termo usado para descrever a matéria particulada espessa presente na bile altamente concentrada (ver Figura 50.22, no Capítulo 50). Cristais de bilirrubinato de cálcio e colesterol precipitam-se na bile quando há estase prolongada em consequência de suspensão da ingestão oral ou obstrução biliar. Lama aparece como bile ecodensa à ultrassonografia, bile com atenuação alta à TC e bile laminar com sinal diferente à RM.

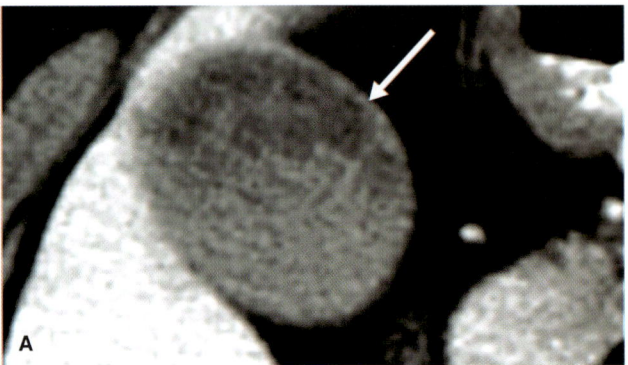
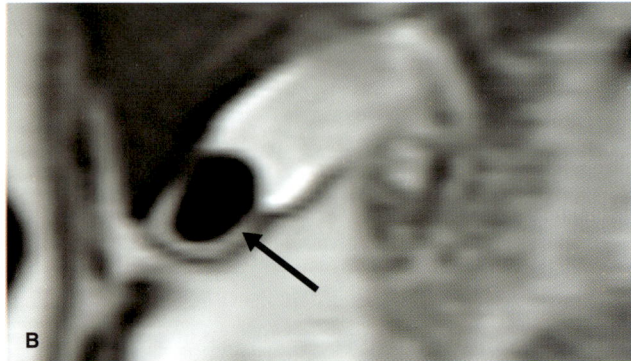

Figura 41.46 Colelitíase. A. A imagem de tomografia computadorizada (TC) demonstrou vários cálculos biliares sutis flutuantes com atenuação baixa (*seta*) dentro da vesícula biliar. Os cálculos eram praticamente isodensos em relação com a bile. Cálculos podem passar despercebidos à TC porque são isodensos com a bile ou porque são pequenos. **B.** A imagem coronal de RM ponderada em T2 mostrou um cálculo biliar grande (*seta*) como falha de enchimento dentro da bile hiperintensa.

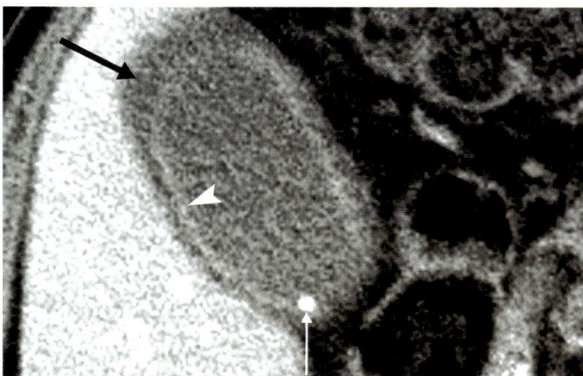

Figura 41.47 Colecistite aguda – tomografia computadorizada (TC). A imagem de TC pós-contraste demonstrou líquido (*seta preta*) ao redor da mucosa realçada (*ponta de seta*) da vesícula biliar e um pequeno cálculo com atenuação alta (*seta branca*) dentro do lúmen da vesícula de um paciente com dor aguda e intensa no quadrante superior direito. Colecistite aguda foi confirmada cirurgicamente.

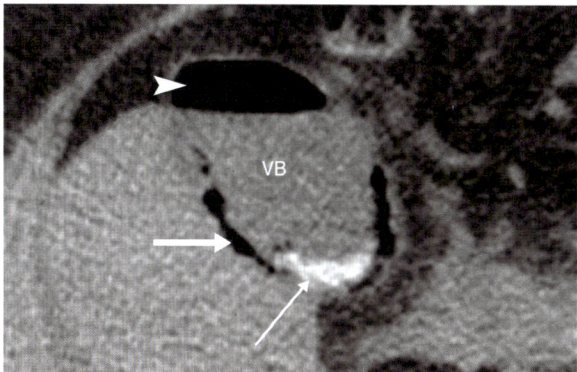

Figura 41.48 Colecistite enfisematosa – tomografia computadorizada (TC). A TC desse paciente diabético, com febre e sepse, demonstrou ar no lúmen (*ponta de seta*) e na parede (*seta espessa*) da vesícula biliar (*VB*) sugestivo de colecistite enfisematosa. Dentro da vesícula, havia numerosos cálculos biliares laminares diminutos (*seta fina*).

Como lama pode ser encontrada em indivíduos em jejum, embora sem outras anormalidades, sua detecção não é evidência definitiva de doença da vesícula biliar. Pus, sangue e leite de cálcio também são causas de espessamento da bile.

As complicações da colecistite aguda estão descritas a seguir.

Empiema da vesícula biliar caracteriza-se por distensão da vesícula por pus em um paciente – geralmente diabético – com deterioração rápida dos sintomas sugerindo abscesso abdominal.

Colecistite gangrenosa evidencia-se por necrose da parede da vesícula biliar. Esses pacientes têm risco de perfuração da vesícula. Anormalidades detectadas nos exames de imagem são irregularidade da mucosa e espessamento assimétrico da parede vesicular, com várias camadas ecolucentes, indicando ulceração da mucosa e edema reativo.

Perfuração da vesícula biliar é uma complicação potencialmente fatal encontrada em 5 a 10% dos casos. A perfuração pode ocorrer nas proximidades do fígado e causar abscesso pericolecístico; na cavidade peritoneal e resultar em peritonite generalizada; ou no intestino adjacente e ocasionar fístula bilioentérica. A mortalidade global pode chegar a 24%. Coleção pericolecística focal de líquidos sugere abscesso pericolecístico. É frequente se observar gás no lúmen da vesícula biliar quando a perfuração se estende ao intestino.

Colecistite enfisematosa é causada por infecção da vesícula biliar por bactérias formadoras de gás, em geral *E. coli* ou *Clostridium perfringens*. Cerca de 40% dos pacientes são diabéticos. Pode haver cálculos biliares ou não. Radiografias convencionais ou TC demonstram gás dentro da parede do órgão ou em seu lúmen (Figura 41.48). No exame de ultrassonografia, ar intramural assume uma configuração difícil de diferenciar de calcificação e vesícula de porcelana.

Síndrome de Mirizzi caracteriza-se por obstrução biliar resultante de um cálculo alojado no ducto cístico com erosão para o ducto hepático comum adjacente, formando massa inflamatória que obstrui o ducto hepático comum. O diagnóstico é sugerido quando exames mostram um cálculo na junção entre o ducto cístico e ducto hepático comum de um paciente com obstrução biliar e inflamação da vesícula.

Colecistite crônica. Inclui um espectro de doenças, que têm em comum presença de cálculos biliares e inflamação crônica da vesícula. Pacientes com colecistite crônica queixam-se de episódios repetidos de dor no quadrante superior direito do abdome e cólica biliar. Anormalidades demonstradas nos exames de imagem incluem cálculos biliares, espessamento da parede da vesícula biliar, contração do lúmen da vesícula, demonstração tardia da vesícula biliar à colecintigrafia e contratilidade vesicular reduzida. Variantes de colecistite crônica estão descritas a seguir.

Vesícula biliar em porcelana refere-se à existência de calcificação distrófica nas paredes da vesícula biliar obstruída, com infecção crônica (Figura 41.49). Essa condição está associada a cálculos biliares em 90% dos casos. Vesícula em porcelana está associada a risco de 10 a 20% de desenvolver carcinoma da vesícula biliar. Em geral, há indicação para fazer colecistectomia.

Bile em leite de cálcio, também conhecida como *bile calcária*, está associada a obstrução do ducto cístico, colecistite crônica e cálculos biliares. Material particulado com concentração alta de compostos de cálcio precipita-se na bile, tornando-a radiopaca nas radiografias ou TC. Deposição de bile nos planos inferiores pode ser demonstrada nas radiografias convencionais. Essa bile é altamente ecogênica à ultrassonografia e cálculos biliares podem ser demonstrados em seu interior.

Colecistite xantogranulomatosa é uma variante rara de colecistite crônica, que se caracteriza por depósitos nodulares de macrófagos repletos de gordura na parede da vesícula biliar e fibrose proliferativa. Anormalidades demonstradas nos exames de imagem incluem espessamento de parede (2 cm), nódulos com densidade de gordura na parede e estreitamento do lúmen. Em muitos casos, também há colecistite. É difícil diferenciar colecistite xantogranulomatosa de carcinoma da vesícula biliar. Preservação do realce linear da mucosa nas imagens de RM pós-contraste favorece a hipótese de colecistite xantogranulomatosa em vez de carcinoma.

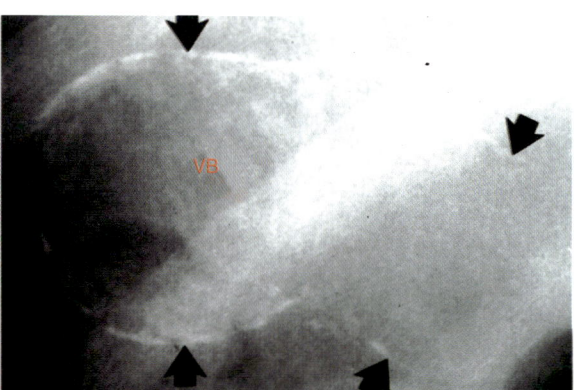

Figura 41.49 Vesícula biliar em porcelana. A radiografia convencional do quadrante superior direito do abdome demonstrou calcificação (*setas*) na parede da vesícula biliar (*VB*). Essa alteração sugere obstrução crônica do ducto cístico com colecistite crônica. O risco de desenvolver carcinoma da vesícula biliar aumenta nesses casos.

Espessamento da parede da vesícula biliar. Ocorre quando a espessura da parede vesicular medida na superfície hepática do órgão tem mais de 3 mm nos pacientes que estão em jejum há, no mínimo, 8 h. As condições associadas a esse espessamento estão descritas a seguir.

Em relação às *colecistites aguda e crônica*, o espessamento da parede vesicular é um aspecto comum da colecistite aguda e também ocorre em 50% dos casos de colecistite crônica.

Hepatite causa diminuição do fluxo biliar, resultando em redução do volume da vesícula biliar e espessamento de suas paredes em cerca de 50% dos pacientes.

Hipertensão venosa portal e insuficiência cardíaca congestiva podem causar espessamento da parede vesicular por congestão venosa passiva.

AIDS está associada a espessamento das paredes da vesícula e dos ductos biliares. Microrganismos oportunistas são detectados em alguns casos.

Hipoalbuminemia está associada a espessamento da parede da vesícula biliar em 60% dos casos.

Carcinoma da vesícula biliar geralmente forma massa focal, mas pode causar apenas espessamento focal da parede do órgão.

Adenomiomatose.

Condição benigna da vesícula biliar, que se caracteriza por espessamento de suas paredes em consequência de hiperplasia da mucosa e musculatura lisa. Pode ser localizada (em geral, no fundo), segmentar ou difusa (toda a vesícula). Invaginações da mucosa para dentro da camada muscular ou através dela formam os típicos seios de Rokitansky-Aschoff (ver Figura 50.28, no Capítulo 50), que confirmam o diagnóstico de adenomiomatose. A ultrassonografia mostra artefatos de reverberação em "cauda de cometa" emanando da bile espessada dentro desses seios, formados na parede espessa da vesícula biliar. A CPRM demonstra a parede da vesícula biliar com aspecto de "colar de pérolas", causado por líquido brilhante dentro dos seios. A TC mostra espessamento da parede, com minúsculos espaços císticos. Adenomiomatose não tem potencial maligno, mas comumente há cálculos biliares coexistentes.

Carcinoma de vesícula biliar.

Adenocarcinoma da vesícula biliar pode passar despercebido ou ser confundido com outras doenças na avaliação pré-operatória. A presença de cálculos biliares em 70 a 80% dos casos mascara os achados de câncer, especialmente com o exame de ultrassonografia. Em geral, carcinoma de vesícula biliar é um tumor de mulheres idosas (> 60 anos; razão feminino:masculino = 4:1). Pacientes têm dor, anorexia, emagrecimento e icterícia. Calcificação da parede da vesícula biliar (vesícula em porcelana) é um fator de risco. Anormalidades demonstradas nos exames de imagem são: (a) massa de tecidos moles intraluminal (Figura 41.50); (b) espessamento focal ou difuso da parede vesicular; (c) massa de tecidos moles substituindo a vesícula biliar; (d) cálculos biliares; (e) disseminação do tumor

para o fígado, os ductos biliares e o intestino adjacente; (f) ductos biliares dilatados; e (g) metástases em linfonodos periportais e peripancreáticos e fígado. A maioria desses tumores é inoperável por ocasião do diagnóstico.

Leitura sugerida

Fígado

American College of Radiology. CT/MRI LI-RADS—Liver imaging reporting and data system. https://www.acr.org/Quality-Safety/Resources/LIRADS/LIRADS-v2017

Bächler P, Baladron MJ, Menias C, et al. Multimodality imaging of liver infections: differential diagnosis and potential pitfalls. *Radiographics* 2016;36(4):1001–1023.

Bandali MF, Mirakhur A, Lee EW, et al. Portal hypertension: imaging of porto-systemic collateral pathways and associated image-guided therapy. *World J Gastroenterol* 2017;23(10):1735–1746.

Choi BI, Lee JM, Kim TK, Dioguardi Burgio M, Vilgrain V. Diagnosing borderline hepatic nodules in hepatocarcinogenesis: imaging performance. *AJR Am J Roentgenol* 2015;205(1):10–21.

Expert Panel on Gastrointestinal Imaging; Horowitz JM, Kamel IR, Arif-Tiwari H, et al. ACR appropriateness criteria chronic liver disease. *J Am Coll Radiol* 2017;14(11S):S391–S405.

Ferral H, Behrens G, Lopera J. Budd-Chiari syndrome. *AJR Am J Roentgenol* 2012;199(4):737–745.

Huber A, Ebner L, Heverhagen JT, Christe A. State-of-the-art imaging of liver fibrosis and cirrhosis: A comprehensive review of current applications and future perspectives. *Eur J Radiol Open* 2015;2:90–100.

Jha P, Poder L, Wang ZJ, Westphalen AC, Yeh BM, Coakley FV. Radiologic mimics of cirrhosis. *AJR Am J Roentgenol* 2010;194(4):993–999.

Jo PC, Jang HJ, Burns PN, Burak KW, Kim TK, Wilson SR. Integration of contrast-enhanced US into a multimodality approach to imaging of nodules in a cirrhotic liver: How I do it. *Radiology* 2017;282(2):317–331.

Kim HJ, Kim AY, Kim TK, et al. Transient hepatic attenuation differences in focal hepatic lesions: dynamic CT features. *AJR Am J Roentgenol* 2005;184(1):83–90.

Kouri BE, Abrams RA, Al-Refaie WB, et al. ACR appropriateness criteria radiologic management of hepatic malignancy. *J Am Coll Radiol* 2016;13(3):265–273.

Lee SS, Park SH. Radiologic evaluation of nonalcoholic fatty liver disease. *World J Gastroenterol* 2014;20(23):7392–7402.

Strasberg SM, Phillips C. Use and dissemination of the Brisbane 2000 nomenclature of liver anatomy and resections. *Ann Surg* 2013;257(3):377–382.

Vilgrain V, Lagadec M, Ronot M. Pitfalls in liver imaging. *Radiology* 2016;278(1):34–51.

Wells ML, Fenstad ER, Poterucha JT, et al. Imaging findings of congestive hepatopathy. *Radiographics* 2016;36(4):1024–1037.

Vias biliares e vesícula biliar

Akisik MF, Jennings SG, Aisen AM, et al. MRCP in patient care: a prospective survey of gastroenterologists. *AJR Am J Roentgenol* 2013;201(3):573–577.

Bonatti M, Vezzali N, Lombardo F, et al. Gallbladder adenomyomatosis: imaging findings, tricks and pitfalls. *Insights Imaging* 2017;8(2):243–253. (Pictorial review).

Castaing D. Surgical anatomy of the biliary tract. *HPB (Oxford)* 2008;10(2):72–76. (Review article).

Charalel RA, Jeffrey RB, Shin LK. Complicated cholecystitis—the complementary roles of sonography and computed tomography. *Ultrasound Q* 2011;27(3):161–170. (Pictorial essay).

Costi R, Gnocchi A, Di Mario F, Sarli L. Diagnosis and management of choledocholithiasis in the golden age of imaging, endoscopy, and laparoscopy. *World J Gastroenterol* 2014;20(37):13382–13401.

Katabathina VS, Flaherty EM, Dasyam AK, et al. "Biliary diseases with pancreatic counterparts": cross-sectional imaging findings. *Radiographics* 2016;36(2):374–392.

Mellnick VM, Menias CO, Sandrasegaran K, et al. Polypoid lesions of the gallbladder: disease spectrum with pathologic correlation. *Radiographics* 2015;35(2):387–399. (Review article).

Nikolaidis P, Hammond NA, Day K, et al. Imaging features of benign and malignant ampullary and periampullary lesions. *Radiographics* 2014;34(3):624–641. (Review article).

Patel NB, Oto A, Thomas S. Multidetector CT of emergent biliary pathologic conditions. *Radiographics* 2013;33(7):1867–1888.

Santiago I, Loureiro R, Curvo-Semedo L, et al. Congenital cystic lesions of the biliary tree. *AJR Am J Roentgenol* 2012;198(4):825–835. (Pictorial essay).

Shanbhogue AK, Tirumani SH, Prasad SR, Fasih N, McInnes M. Benign biliary strictures: a current comprehensive clinical and imaging review. *AJR Am J Roentgenol* 2011;197(2):W295–W306.

Tonolini M, Pagani A, Blanco R. Cross-sectional imaging of common and unusual complications after endoscopic retrograde cholangiopancreatography. *Insights Imaging* 2015;6(3):323–338. (Pictorial review).

Woldenberg N, Masamed R, Petersen J, Jude CM, Kadell BM, Patel MK. Murphy's law: what can go wrong in the gallbladder. *Radiographics* 2015;35(4):1031–1032. (Online digital presentation).

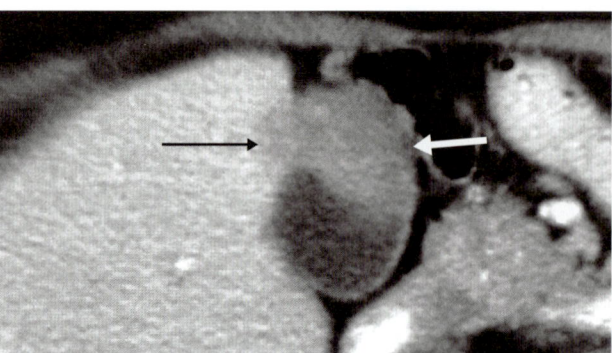

Figura 41.50 Carcinoma da vesícula biliar. A imagem de tomografia computadorizada (TC) pós-contraste demonstrou massa com densidade de tecidos moles com realce (*seta branca*) dentro do lúmen da vesícula biliar. Também havia invasão tumoral direta do parênquima hepático adjacente (*seta preta*).

WILLIAM E. BRANT E JENNIFER POHL

Pâncreas

Técnicas de exame de imagem

Tomografia computadorizada (TC), ultrassonografia (US) e ressonância magnética (RM) oferecem imagens de alta qualidade do parênquima pancreático e são usadas como principais modalidades de exame de imagem do pâncreas (Figura 42.1). A tomografia computadorizada com multidetectores (TCMD) otimiza o realce pelo meio de contraste para detectar tumores pequenos e oferece recursos de angiotomografia computadorizada (angio-TC) para demonstrar acometimento vascular por tumores do pâncreas. Técnicas avançadas de RM e administração de gadolínio ampliaram a utilidade dessa modalidade de exame para detectar e caracterizar lesões pancreáticas e, em diversos contextos, a RM pode ser usada como técnica de exame principal. Colangiopancreatografia por RM (CPRM) é uma técnica não invasiva excelente para estudar ducto pancreático e sistema biliar em geral. Administração de secretina durante a CPRM aumenta as secreções pancreáticas e facilita a demonstração do ducto pancreático. Colangiopancreatografia retrógrada endoscópica (CPRE) permite uma demonstração excelente do lúmen do ducto pancreático (Figura 42.2), que, em geral, é afetado por qualquer lesão expansiva do pâncreas. Esse exame é realizado por cateterização endoscópica dos ductos biliar e pancreático, seguida de injeção de contraste e radioscopia. Em razão da excelência crescente da CPRM, hoje em dia a CPRE é usada principalmente para dirigir procedimentos intervencionistas, incluindo colocação de *stents*. Atualmente, arteriografia é realizada de rotina com o uso de técnicas angiográficas de angio-TC e angiorressonância magnética (angio-RM). Biopsias e procedimentos de drenagem guiados por US e TC desempenham um papel importante no diagnóstico e tratamento das doenças pancreáticas. A US endoscópica é um complemento importante para caracterizar tumores pancreáticos por meio de imagens e aspiração por agulha fina guiada por US.

Anatomia

O pâncreas é um órgão com formato de língua, que mede aproximadamente 12 a 15 cm e está localizado no compartimento pararrenal anterior do retroperitônio (ver Figura 42.1). Ele ocupa posição posterior ao lobo esquerdo do fígado, estômago e omento menor, mas se localiza à frente da coluna vertebral, da veia cava inferior e da aorta. É mais fácil identificar o parênquima pancreático com base nos vasos que se localizam ao seu redor. Colo, corpo e cauda do pâncreas ocupam posição ventral à veia esplênica, com a cauda estendendo-se adentro do hilo esplênico. Veia esplênica e pâncreas estão localizados à frente da artéria mesentérica superior (AMS). Em posição ligeiramente à direita da AMS, a cabeça do pâncreas circunda a junção da veia mesentérica superior (VMS) com a veia esplênica, enquanto o processo uncinado da cabeça pancreática estende-se abaixo da VMS, pouco à frente da veia cava inferior. A artéria esplênica estende-se dentro do leito pancreático e, em geral, tem trajeto tortuoso. Calcificações ateroscleróticas dessa artéria são confundidas facilmente com calcificações do pâncreas. O lúmen da artéria esplênica pode ser confundido com cistos pancreáticos ou ducto pancreático dilatado nas imagens de TC sem contraste ou à US.

As dimensões máximas do pâncreas são as seguintes: 3,0 cm de diâmetro na cabeça, 2,5 cm de diâmetro no corpo e 2,0 cm de diâmetro na cauda. A glândula é um pouco maior nos indivíduos jovens e seu tamanho diminui de maneira progressiva com a idade. Como o pâncreas não é um órgão encapsulado, infiltração adiposa entre os lóbulos pancreáticos dos pacientes idosos confere a ele aspecto emplumado delicado nas imagens de TC. TC com cortes finos e US demonstram o ducto pancreático. De modo habitual, ele mede 3 a 4 mm de diâmetro na cabeça e afina suavemente até chegar à cauda. Imagens de CPRE demonstram ducto pancreático normal ligeiramente maior em razão do efeito de amplificação e distensão resultante da injeção de contraste (ver Figura 42.2). Nas imagens obtidas com aparelho de raios X de arco cirúrgico (*C-loop*), o duodeno aparece "sentado" sobre a cabeça do pâncreas. Algumas anormalidades pancreáticas causam efeitos secundários no duodeno e, em alguns casos, no estômago e no cólon.

No exame de RM, o pâncreas é demonstrado com clareza nas imagens ponderadas em T1 com supressão de gordura. O alto teor proteico do pâncreas exócrino gera sinal hiperintenso no parênquima pancreático, difícil de diferenciar da gordura nas imagens ponderadas em T1 sem supressão de gordura. Em geral, os tumores têm sinal hipointenso em comparação ao parênquima hepático nas imagens ponderadas em T1. Nas imagens ponderadas em T2, o tecido pancreático tem intensidade de sinal variável, desde sinal hipointenso, semelhante ao do fígado, até sinal hiperintenso, semelhante à gordura. Lesões císticas são brilhantes e demonstradas claramente nas imagens ponderadas em T2. O gadolínio realça o parênquima, mas não muito os adenocarcinomas, possuindo sinal hipointenso nas imagens ponderadas em T1 pós-contraste.

Pancreatite

Pancreatite aguda. Em geral, pancreatite aguda é um diagnóstico clínico. O papel dos exames de imagem é esclarecer o diagnóstico quando o quadro clínico é confuso, avaliar sua gravidade, determinar o prognóstico e detectar complicações. O coeficiente de mortalidade individual é de 6%. Inflamação

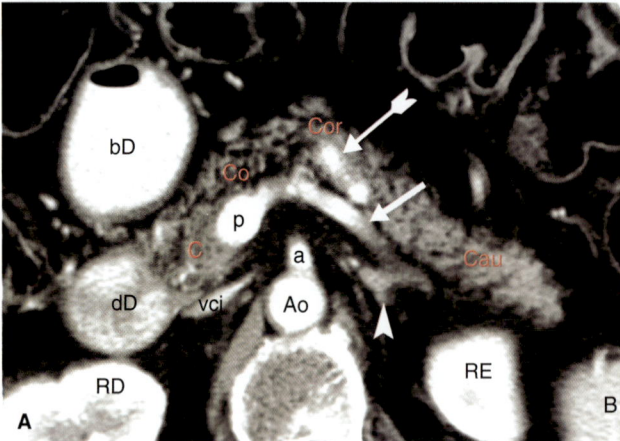
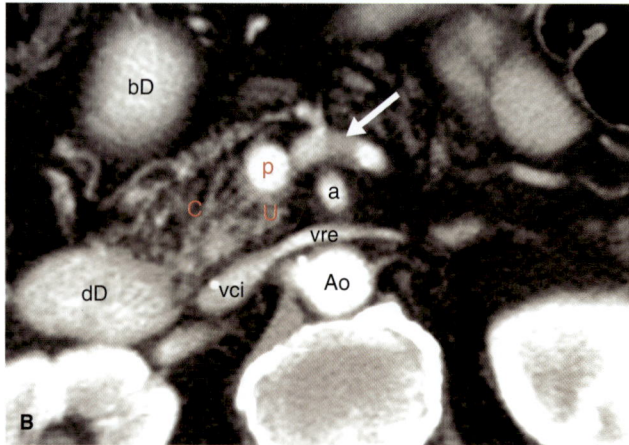

Figura 42.1 Pâncreas normal – tomografia computadorizada (TC). As imagens de TC pós-contraste de um homem de 75 anos demostraram o aspecto rendilhado normal do pâncreas na população idosa. Como esse órgão não tem cápsula, a gordura retroperitoneal normal infiltrava entre os lóbulos pancreáticos. **A.** Imagem obtida no nível da cabeça (*C*), do colo (*Co*), do corpo (*Cor*) e da cauda (*Cau*) do pâncreas. **B.** Imagem obtida pouco abaixo da imagem anterior (**A**) no nível da cabeça (*C*) e do processo uncinado (*U*) do pâncreas. As marcas de referência vasculares que ajudam a identificar o pâncreas estão evidentes nessa imagem. A maior parte do órgão está localizada à frente da veia esplênica (*seta sem cauda*), ao passo que a artéria esplênica (*seta com cauda*) se estende dentro do parênquima pancreático. A junção da veia esplênica com a veia mesentérica superior forma a veia porta (*p*), que assinala a localização do colo do pâncreas ligeiramente à frente. Artéria mesentérica superior (*a*) origina-se da aorta (*Ao*), atrás da veia esplênica, e estende-se em direção caudal ligeiramente à esquerda da veia mesentérica superior. Normalmente, a artéria mesentérica superior está circundada por um colar de gordura clara. Outras marcas de referência são a veia cava inferior (*vci*), a veia renal esquerda (*vre*), o bulbo duodenal (*bD*), o segmento descendente do duodeno (*dD*), o baço (*B*), o rim direito (*RD*), o rim esquerdo (*RE*) e a glândula suprarrenal esquerda (*ponta de seta*).

dos tecidos pancreáticos causa rompimento dos diminutos ductos pancreáticos, resultando em extravasamento das secreções pancreáticas. Como o pâncreas não tem cápsula, o suco pancreático tem fácil acesso aos tecidos circundantes. Enzimas pancreáticas digerem os planos fasciais e disseminam o processo inflamatório para vários compartimentos anatômicos. A Tabela 42.1 enumera as causas de pancreatite aguda.

Exames de imagem podem ser normais nos casos brandos de pancreatite aguda. A TCMD com contraste possibilita avaliação inicial mais abrangente e é recomendável como primeiro exame de imagem. A US é útil para monitorar anormalidades específicas, incluindo coleções líquidas. RM é usada especialmente nos pacientes com contraindicações ao uso de gadolínio ou contrastes iodados intravenosos.

A classificação de Atlanta para pancreatite aguda foi elaborada por um grupo de *experts* de várias especialidades em 1992 e atualizada em 2012 de forma a conseguir definições uniformes de terminologia e simplificar a classificação morfológica e clínica da doença. De acordo com essa classificação, existem dois tipos morfológicos: *pancreatite edematosa intersticial* e *pancreatite necrosante aguda*. Alguns termos pouco precisos não devem ser usados, incluindo fleimão, necrose organizada, abscesso pancreático e pseudocisto intrapancreático.

Pancreatite edematosa intersticial. Nas imagens de TC com contraste, essa doença evidencia-se por aumento volumétrico localizado ou difuso do pâncreas, com realce parenquimatoso homogêneo normal ou ligeiramente heterogêneo em consequência do edema. Também pode haver densificação da gordura

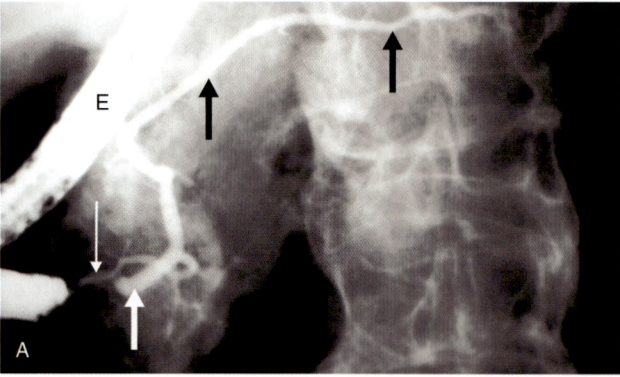
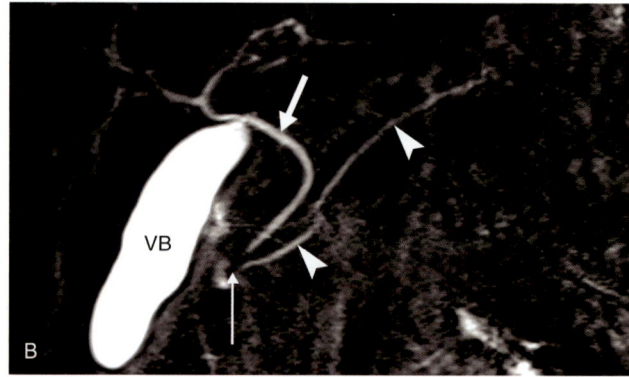

Figura 42.2 Ductos pancreáticos normais. A. A radiografia da colangiopancreatografia retrógrada endoscópica demonstrou os ductos principal de Wirsung (*setas espessas*) e acessório de Santorini (*seta fina*). Nesse paciente, o ducto principal drenava separadamente dentro da ampola principal (ampola de Vater) e havia outro orifício para o ducto biliar comum. O ducto acessório drenava para a papila secundária. Durante o exame, as duas ampolas foram cateterizadas e injetadas antes de obter essa radiografia. Existem algumas variantes de anatomia dos ductos pancreáticos. A demonstrada aqui está presente em aproximadamente 35% dos indivíduos. Embriologicamente, o ducto principal é formado pelo ducto do botão pancreático distal, e a parte distal do ducto é formada pelo botão pancreático dorsal. O ducto principal pode reunir-se ao ducto biliar comum ou ter um orifício independente na papila principal. A parte proximal do ducto do botão pancreático dorsal pode ser fechada ou persistir como ducto acessório. **B.** Imagem de colangiopancreatografia por ressonância magnética obtida de outro paciente. Essa técnica de exame tem vantagens inequívocas por não ser invasiva. Ducto pancreático (*pontas de seta*) e ducto biliar comum (*seta espessa*) tinham orifícios adjacentes na mesma ampola (*seta fina*). Essa imagem também demonstrou claramente a vesícula biliar (*VB*) normal. E, endoscópio.

TABELA 42.1 Causas de pancreatite aguda.

Alcoolismo – causa mais comum de pancreatite crônica
Eliminação/impacção de cálculos biliares – causa mais comum de pancreatite aguda

Distúrbios metabólicos
  Pancreatite hereditária – autossômica dominante
  Hipercalcemia
  Hiperlipidemia – tipos I e V
  Desnutrição

Traumatismo
  Traumatismo abdominal fechado
  Intervenções cirúrgicas
  Colangiopancreatografia retrógrada endoscópica

Úlcera perfurante

Neoplasias malignas
  Adenocarcinoma de pâncreas
  Linfoma

Fármacos – corticosteroides, tetraciclina, furosemida e muitos outros

Infecções
  Virais – caxumba, hepatite, mononucleose infecciosa, AIDS
  Parasitoses – ascaridíase, clonorquíase
  Tuberculose

Estruturais
  Coledococele
  Pancreas divisum

Idiopáticas – 20% dos casos de pancreatite aguda

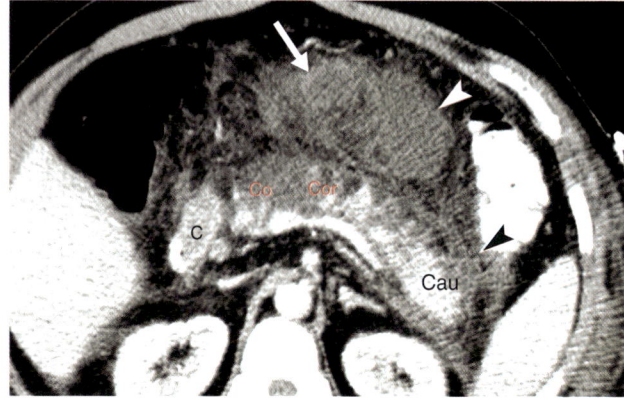

Figura 42.4 Pancreatite necrosante aguda. A tomografia computadorizada (TC) realizada com administração rápida da dose total de contraste intravenoso demonstrou realce apenas da cabeça (*C*) e cauda (*Cau*) do pâncreas. Colo (*Co*) e corpo (*Cor*) do órgão não foram realçados – um sinal compatível com necrose. Também havia líquido inflamatório (*pontas de setas*), que se estendia adentro do omento menor e dos tecidos peripancreáticos. A imagem também mostrou focos não realçados, com áreas não liquefeitas nessas regiões (*seta*). Essas anormalidades eram sugestivas de *necrose do parênquima pancreático com necrose peripancreática.*

peripancreática e alterações inflamatórias peripancreáticas, com quantidades variáveis de líquido em torno do órgão (Figura 42.3).

A *pancreatite necrosante aguda* é subdividida em três tipos, com base no aspecto à TC. *Necrose do parênquima pancreático com necrose peripancreática* (Figura 42.4) é o padrão mais comum (75 a 80%) e evidencia-se por ausência de realce do parênquima pancreático, com áreas heterogêneas não liquefeitas, sem realce nos tecidos peripancreáticos, mais comumente no omento menor e no retroperitônio. *Necrose peripancreática isolada* ocorre em 20% dos pacientes. *Necrose isolada do parênquima pancreático* ocorre em 5% dos casos. Necrose é demonstrada mais claramente pela TC realizada 72 horas depois do início dos sintomas.

Coleções associadas à pancreatite intersticial são classificadas como "*coleções líquidas peripancreáticas agudas*", quando demonstradas por TC nas primeiras 4 semanas de evolução, na forma de coleções liquefeitas não encapsuladas, com atenuação

baixa, sem realce nem componentes sólidos. As paredes são imperceptíveis. "*Pseudocistos*" são definidos como coleções simples com paredes perceptíveis depois de 4 semanas (Figura 42.5). Em geral, essas coleções não precisam ser drenadas. Infecção não é comum, mas pode ser considerada se houver ar dentro da coleção líquida na TC. Em geral, coleções líquidas infectadas precisam ser drenadas.

Coleções associadas à pancreatite necrosante são classificadas como "*coleções necróticas agudas*" (CNA), quando demonstradas nas imagens de TC realizada nas primeiras 4 semanas. Essas lesões caracterizam-se por coleções heterogêneas com sangue, gordura ou tecido adiposo necrótico dentro ou ao redor do parênquima pancreático necrosado. A coleção pode ser peripancreática ou intraparenquimatosa, ou ambas. Pode haver realce das paredes ao redor de uma CNA e, quando isso é evidenciado depois de 4 semanas, a coleção é referida como "*necrose encapsulada*" (WON; do inglês,, *walled-off necrosis*). Essas coleções têm atenuação heterogênea e são complexas, porque contêm quantidades variáveis de tecidos e restos necróticos (Figura 42.6).

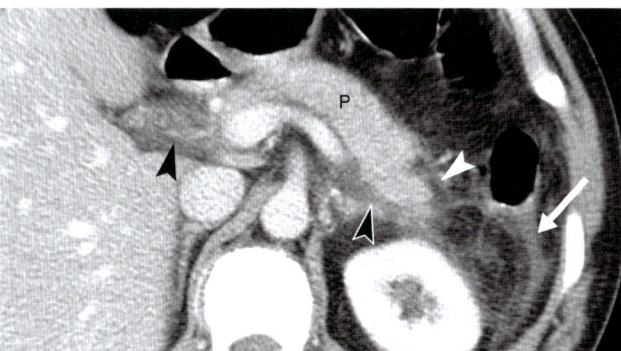

Figura 42.3 Pancreatite edematosa intersticial. A imagem de tomografia computadorizada (TC) pós-contraste demonstrou o pâncreas (*P*) ligeiramente edemaciado com densificação da gordura peripancreática (*pontas de seta*) e líquido (*seta*) em torno da fáscia de Gerota.

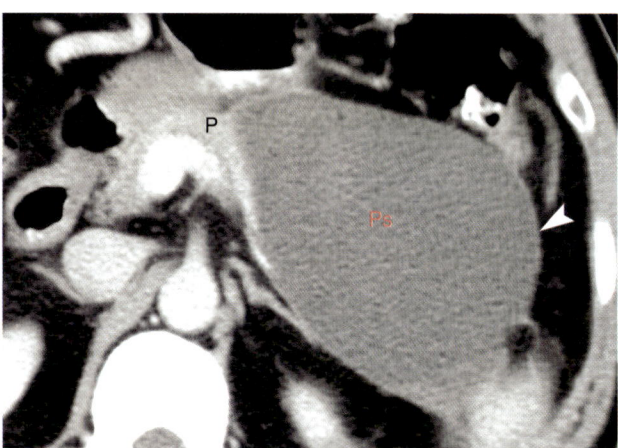

Figura 42.5 Pseudocisto. A tomografia computadorizada (TC) com contraste foi realizada 6 semanas depois do início de pancreatite aguda e demonstrou uma volumosa coleção líquida bem definida (*Ps*), com parede fina e discreta (*ponta de seta*), que ocupava a região do corpo e da cauda do pâncreas (*P*).

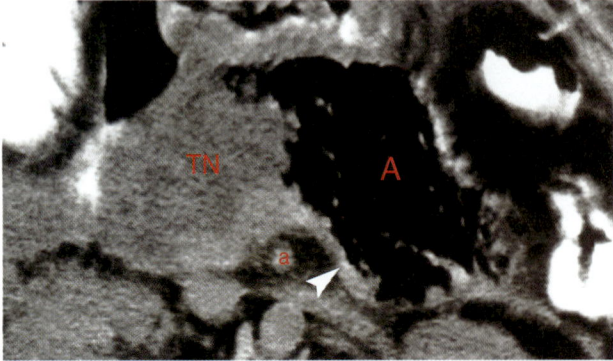

Figura 42.6 Necrose encapsulada infectada. A tomografia computadorizada (TC) foi realizada sem contraste porque o paciente tinha insuficiência renal e demonstrou uma coleção volumosa de ar (*A*) que ocupava o leito da cabeça e cauda do pâncreas necrótico. Massa volumosa de tecidos necróticos (*TN*) ocupava a região da cabeça e do colo do leito pancreático. Marcas de referência anatômica demonstradas nessa imagem eram artéria mesentérica superior (*a*) e veia esplênica (*ponta de seta*). Ar dentro de tecidos necróticos é altamente sugestivo de infecção, mas outra possibilidade é comunicação fistular com intestino. Como havia insuficiência renal há mais de 48 horas, esse caso poderia ser classificado como *pancreatite grave*.

Infecção é mais comum em tecidos necróticos e é altamente provável quando se observa ar dentro da coleção líquida. Aspiração por agulha guiada por exames de imagem é realizada para confirmar o diagnóstico e orientar a colocação de cateter para drenagem.

Com base na existência de falência de órgãos e complicações, a gravidade da pancreatite aguda pode ser referida como leve, moderada ou grave. Quando não há disfunção de órgão ou complicações agudas, os casos são classificados como *leves*. A maioria desses casos evidencia-se nos exames de imagem como pancreatite intersticial aguda sem outras anormalidades. Pacientes são classificados em gravidade *moderada* quando têm falência de órgão, porém com duração inferior a 48 horas. Complicações (Tabela 42.2) podem ou não ocorrer. *Casos graves* têm falência de um ou mais órgãos com duração igual ou maior que 48 horas.

Pâncreas dividido (Pancreas divisum). Essa variante anatômica congênita comum do pâncreas predispõe à pancreatite (Figura 42.7). Os sistemas ductais ventral e dorsal do pâncreas não conseguem se reunir durante o desenvolvimento. Por essa

| TABELA 42.2 | Complicações de pancreatite aguda. |

■ **Coleções líquidas pancreáticas** – coleções de suco pancreático rico em enzimas
  • *Coleção líquida peripancreática aguda* (detectada dentro de 4 semanas depois do início da pancreatite aguda sem necrose): 50% regridem espontaneamente. Podem ser intrapancreáticas ou ocupar espaço pararrenal anterior ou omento menor, ou se estender para qualquer área do abdome, órgãos sólidos ou mesmo cavidade torácica
    • *Coleções necróticas agudas* (CNA) (detectadas dentro de 4 semanas de pancreatite com necrose): podem ser assépticas ou infectadas
  • *Pseudocisto* (coleção de paredes finas, que persiste por mais de 4 semanas, sem necrose): coleção líquida pancreática encapsulada, redonda ou oval, envolvida por uma cápsula fibrosa bem definida; cerca de 50% regridem espontaneamente; os demais casos precisam ser drenados por cateter ou cirurgia
    • *Necrose encapsulada* (WON; do inglês, *walled-off necrosis*) (persiste por mais de 4 semanas, com necrose): pode ser asséptica ou infectada
■ **Infecção secundária** – mais comum dentro de 2 a 3 semanas depois do início da doença; está associada a mortalidade alta (32% dos casos)
■ **Hemorragia** – resultante da erosão de vasos sanguíneos e necrose dos tecidos. Tomografia computadorizada (TC) demonstra sangue com coeficiente de atenuação alto no retroperitônio
■ **Pseudoaneurisma** – autodigestão das paredes arteriais por enzimas pancreáticas forma massa pulsátil revestida por tecido fibroso, que conserva a comunicação com a artéria da qual se originou
■ **Desconexão do ducto pancreático** – necrose do pâncreas resulta em separação de um segmento variável do órgão (na maioria dos casos, colo pancreático) do trato intestinal, com formação de fístula persistente e extravasamento contínuo de líquido para os espaços peripancreáticos
■ **Ascite pancreática** – extravasamento de secreções pancreáticas na cavidade peritoneal

razão, uma parte significativa das secreções pancreáticas originadas do corpo e da cauda drena por meio do ducto pancreático dorsal (ducto de Santorini) na papila menor, ao passo que uma parte pequena das secreções pancreáticas originadas da cabeça e do processo uncinado (ducto ventral de Wirsung) desemboca no

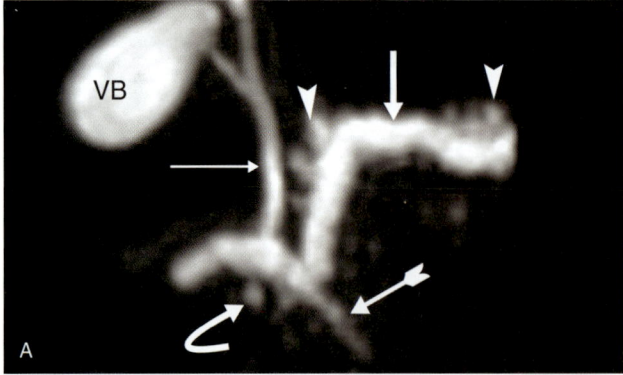

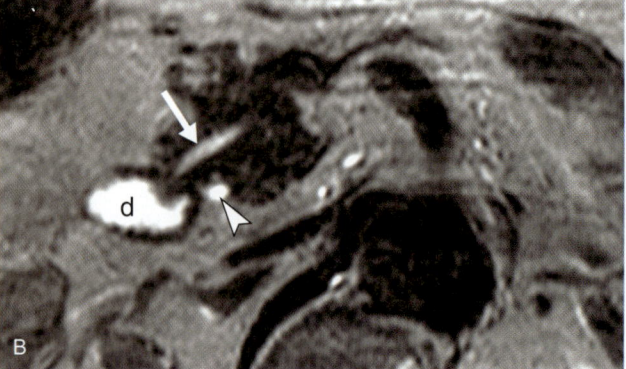

Figura 42.7 *Pancreas divisum*. A. A imagem de colangiopancreatografia por ressonância magnética obtida com a técnica *thick slab* demonstrou dilatação e tortuosidade acentuadas do ducto pancreático principal (*seta larga*) com dilatação dos ramos laterais (*pontas de seta*), alterações altamente sugestivas de pancreatite crônica. O ducto principal dilatado parecia fazer um *bypass* em torno do ducto biliar comum descendente (*seta fina*) para entrar no duodeno na papila menor estreita. O ducto biliar comum continuava em direção caudal até entrar na papila maior (*seta curva*). Nesse paciente, o ducto ventral (*seta com cauda*) originado da cabeça e do processo uncinado do pâncreas reunia-se com o ducto dorsal para drenar na papila menor. Esse ducto também estava dilatado, sugerindo pancreatite crônica. VB, vesícula biliar. **B.** A imagem axial de RM ponderada em T2 de outro paciente mostrou que o ducto pancreático principal (*seta*) fazia um *bypass* do ducto biliar comum descendente (*ponta de seta*) para entrar no duodeno (*d*) na papila menor. Esse paciente tinha *pancreas divisum*, sem evidência de pancreatite.

duodeno por meio da papila maior, com o ducto biliar comum. Obstrução relativa da papila menor causa pancreatite em 5 a 15% dos pacientes com *pancreas divisum*. Essa anomalia é detectada em 6% da população em geral e 10 a 20% dos pacientes com história de episódios repetidos de pancreatite aguda. CPRM e CPRE são os exames mais confiáveis para confirmar o diagnóstico.

Pancreatite crônica. Causada por episódios repetidos e prolongados de pancreatite aguda, que provocam atrofia e fibrose progressiva do parênquima pancreático. As funções exócrina e endócrina do pâncreas podem ser comprometidas. Causas mais comuns são alcoolismo (70%) e litíase biliar (20%). Alguns casos restantes podem ser secundários a pancreatite autoimune, que melhora com tratamento à base de corticosteroide. Em geral, como o diagnóstico clínico não é claro, exames de imagem são realizados para confirmar o diagnóstico e detectar complicações. Alterações morfológicas associadas à pancreatite crônica são as seguintes: (a) dilatação do ducto pancreático (70 a 90% dos casos), em geral com padrão de "colar de contas", alternando áreas de dilatação e estenose (Figura 42.8); (b) redução volumétrica do tecido pancreático, em consequência da atrofia; (c) calcificações (40 a 50% dos casos) do parênquima pancreático, cujo padrão varia de pontilhado fino até áreas grosseiras, geralmente associadas à pancreatite alcoólica (Figura 42.9); (d) coleções líquidas intra e extrapancreáticas; (e) dilatação focal do parênquima pancreático, em forma de massa, resultante de inflamação e fibrose benignas; (f) estenose do ducto biliar, secundária a fibrose ou formação de massa na cabeça do pâncreas, que causa dilatação do ducto biliar proximal; e (g) espessamento fascial e alterações inflamatórias crônicas dos tecidos circundantes. A diferenciação entre massa inflamatória resultante de pancreatite crônica e carcinoma de pâncreas costuma exigir biopsia guiada por exames de imagem. A RM demonstra fibrose e atrofia do parênquima, como perda do sinal brilhante no parênquima pancreático, nas sequências ponderadas em T1 com supressão de gordura. Nas imagens de RM, o realce do parênquima é heterogêneo e precoce e aumenta nas imagens tardias. CPRM e CPRE demonstram alterações típicas no ducto pancreático. Calcificações são evidentes a TC, US e radiografias convencionais, mas passam facilmente despercebidas à RM.

Pancreatite autoimune. Também conhecida como pancreatite esclerosante linfoplasmática, é um tipo singular de pancreatite causada por doença autoimune associada à elevação dos níveis de imunoglobulina (Ig) G4. A doença é mais comum entre homens de 40 e 65 anos. Em muitos casos, pacientes têm icterícia obstrutiva, com história de episódios repetidos de dor abdominal branda. Manifestações extrapancreáticas ocorrem em 30% dos casos e podem incluir doença intestinal inflamatória (especialmente colite ulcerativa), estenoses longas dos ductos biliares, nódulos pulmonares, linfadenopatia, infiltrados linfocíticos no fígado e rins, fibrose retroperitoneal e síndrome de Sjögren.

Infiltrados periductais de linfócitos e plasmócitos com fibrose densa associada causam aumento volumétrico difuso do pâncreas

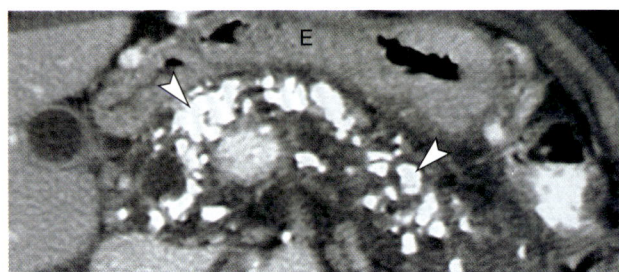

Figura 42.9 Pancreatite crônica. Tomografia computadorizada (TC) realizada em um paciente com história de alcoolismo crônico demonstrou incontáveis calcificações grosseiras (*pontas de seta*) dispersas por todo o pâncreas. Essa anormalidade é mais comum com pancreatite crônica associada ao alcoolismo. E, estômago.

e massas muito semelhantes a adenocarcinomas. Essa diferenciação é importante já que a pancreatite autoimune é tratada de forma eficaz com corticosteroides orais. Anormalidades mais sugestivas do diagnóstico de pancreatite autoimune são as seguintes (Figura 42.10): (a) edema focal ou difuso do pâncreas, com halo fino de edema típico; (b) não há extensa densificação da gordura peripancreática nem edema peripancreático; (c) estreitamento segmentar ou difuso do ducto pancreático e/ou ducto biliar comum; (d) não há dilatação do ducto pancreático comum e atrofia do parênquima proximal à massa pancreática (alterações essas típicas de adenocarcinoma); (e) nos casos típicos, não há coleções líquidas e calcificações no parênquima; (f) vasos sanguíneos peripancreáticos estão, em geral, preservados; e (g) cerca de um terço dos pacientes tem acometimento renal com áreas arredondadas ou cuneiformes esparsas ou difusas de realce reduzido pelo meio de contraste. Essas anormalidades dos exames de imagem desaparecem com tratamento com corticosteroide.

Pancreatite do sulco. Forma rara de pancreatite, que também pode se assemelhar a um adenocarcinoma. Fibrose do sulco entre cabeça do pâncreas, segmento descendente do duodeno e ducto biliar comum forma massa inflamatória, que obstrui o ducto biliar comum. Essa doença é mais comum em homens de meia-idade com história prolongada de alcoolismo. A etiologia é desconhecida. Anormalidades típicas são: (a) massa no sulco pancreaticoduodenal; (b) atrofia e alterações fibróticas na cabeça do pâncreas; (c) pequenos cistos na parede do duodeno; (d) espessamento da parede e estreitamento do lúmen duodenal; (e) estenose, com afilamento progressivo dos ductos biliar comum e pancreático; (f) ampliação do espaço entre ductos distais e parede duodenal (raramente ocorre no adenocarcinoma); e (g) realce tardio, mas progressivo.

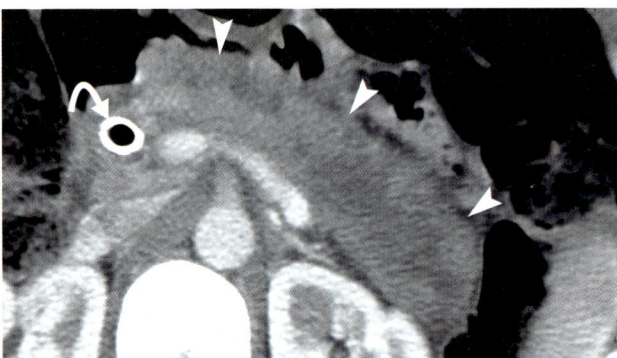

Figura 42.10 Pancreatite autoimune. A imagem de tomografia computadorizada (TC) com contraste demonstrou que o pâncreas (*pontas de seta*) estava com volume aumentado, com coeficiente de atenuação reduzido e apagamento de suas bordas lobuladas normais. O ducto biliar comum estava suficientemente estreitado para causar icterícia e justificar tratamento com uma endoprótese (*seta curva*).

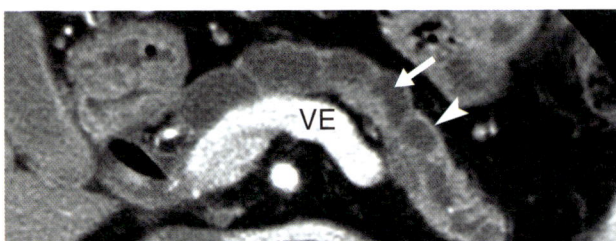

Figura 42.8 Pancreatite crônica. A imagem de tomografia computadorizada (TC) pós-contraste demonstrou dilatação acentuada do ducto pancreático com formato de "colar de contas" (*seta*) associada à atrofia (*ponta de seta*) do parênquima pancreático. Essas anormalidades são típicas de pancreatite crônica. A posição do pâncreas foi confirmada pela veia esplênica (*VE*).

Lesões sólidas do pâncreas

Adenocarcinoma (carcinoma ductal) de pâncreas. Tumor altamente letal, que, em geral, é inoperável por ocasião do diagnóstico. O tempo de sobrevida média dos pacientes com essa doença é de apenas 6 a 12 meses. Representa 3% de todos os cânceres e é superado apenas por câncer colorretal entre as neoplasias malignas mais comuns do trato digestivo. A avaliação radiológica de operabilidade é fundamental porque a ressecção cirúrgica oferece a única esperança de cura, embora o procedimento cirúrgico propriamente dito tenha morbidade alta. Menos de 20% dos pacientes são candidatos a tratamento cirúrgico. RM e TC têm desempenho geral comparável para determinar a possibilidade de excisão do tumor. A TC ou RM deve incluir injeção rápida da dose total de contraste, cortes finos e angiografia para permitir estadiamento preciso do tumor. Adenocarcinomas formam massas hipodensas, que distorcem o contorno da glândula. Outras anormalidades associadas são obstrução dos ductos biliar comum e pancreático e atrofia do parênquima pancreático proximal ao tumor. Metástases comumente acometem linfonodos regionais, fígado e cavidade peritoneal. Sinais de *operabilidade* (*tumor ressecável*; Figura 42.11 A) são os seguintes: (a) massa pancreática isolada, com ou sem dilatação dos ductos biliar e/ou pancreático; (b) inexistência de doença extrapancreática; e (c) nenhuma extensão do tumor ao tronco celíaco ou à AMS. Sinais de *operabilidade possível* (*tumor provavelmente ressecável*) são os seguintes: (a) nenhum sinal de invasão do tronco celíaco ou da AMS; (b) invasão potencial dos linfonodos regionais; e (c) possível disseminação peripancreática limitada do tumor. Sinais de *inoperabilidade* (*tumor irressecável*) são: (a) encarceramento do tronco celíaco ou da AMS (Figura 42.11 B); (b) obstrução da veia porta ou mesentérica superior sem opção técnica de reconstrução; e (c) metástases hepáticas, peritoneais, pulmonares ou em qualquer outro órgão distante. Sinais de encarceramento arterial sugestivos de inoperabilidade são os seguintes: (a) tumor envolvendo mais de 180° da circunferência da artéria; (b) envolvimento tumoral com estreitamento focal da artéria; e (c) obstrução da artéria pelo tumor. Como mencionado antes, também é importante considerar diagnósticos alternativos como pancreatite crônica, autoimune ou de sulco duodenopancreático. Biopsia guiada por exames de imagem pode confirmar o diagnóstico em pacientes cujos tumores parecem inoperáveis. Recidiva do tumor depois de uma cirurgia de Whipple é demonstrada mais claramente por TCMD. A RM demonstra tumor infiltrativo com sinal hipointenso, circundado por parênquima hiperintenso nas imagens ponderadas em T1 pós-contraste. CPRM define a anatomia dos ductos com dilatação proximal ao tumor estenosado. Tanto a angio-RM arterial quanto a venosa são técnicas excelentes para detectar invasão tumoral dos vasos sanguíneos.

Pancreatite crônica. Pode formar massas semelhantes a um carcinoma de pâncreas. Dilatação do ducto pancreático com aspecto de "colar de contas" é típica de pancreatite crônica, ao passo que dilatação ductal lisa é mais comum no adenocarcinoma. Calcificações dentro da massa são frequentes na pancreatite crônica e raríssimas no adenocarcinoma. Tumores neuroendócrinos têm prevalência mais alta de calcificações. Aproximadamente 14% dos pacientes com adenocarcinoma de pâncreas também têm pancreatite crônica. Em geral, é necessário realizar biopsia guiada por exame de imagem para chegar ao diagnóstico definitivo, mas uma biopsia negativa nem sempre é definitiva, em razão de erros de amostragem.

Tumores neuroendócrinos (células das ilhotas pancreáticas). Podem ser funcionalmente ativos e produzir hormônios que causam síndromes clínicas, ou funcionalmente inativos e alcançar dimensões expressivas antes de serem detectados clinicamente. Insulinomas causam hipoglicemia intermitente. Gastrinomas causam úlceras pépticas, diarreia atribuível à hipersecreção gástrica ou síndrome de Zollinger-Ellison. Outros tumores neuroendócrinos são glucagonoma (diabetes melito e glossite dolorosa), somatostatinoma (diabetes e esteatorreia) e VIPoma (diarreia líquida profusa). Tumores funcionalmente ativos variam quanto ao potencial maligno: 10% dos insulinomas, 60% dos gastrinomas e 80% dos glucagonomas. Em geral, tumores neuroendócrinos funcionalmente ativos medem menos de 3 cm de diâmetro e exigem atenção rigorosa à técnica para assegurar seu diagnóstico pré-operatório seguro. A maioria dos tumores neuroendócrinos pequenos não pode ser detectada à TC sem contraste. Como as lesões tendem a ser hipervasculares, a administração rápida da dose total do meio de contraste durante um exame de TCMD com cortes finos do pâncreas oferece maiores chances de demonstrar o tumor. Esses tumores aparecem como nódulos com realce dentro do pâncreas (Figura 42.12). Tumores funcionalmente ativos são

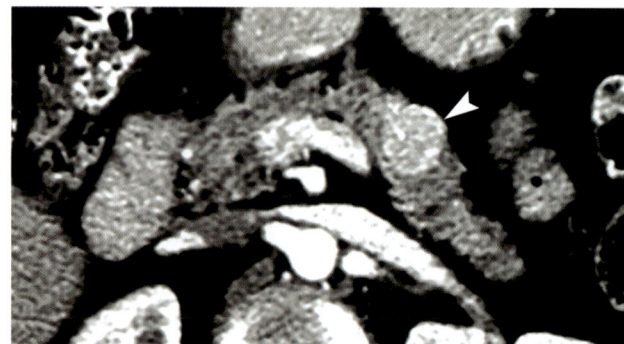

Figura 42.12 Tumor neuroendócrino – insulinoma. A fase arterial da injeção de contraste durante essa tomografia computadorizada com multidetectores demonstrou um pequeno tumor secretor de insulina (*ponta de seta*) com realce, localizado na parte distal do corpo do pâncreas.

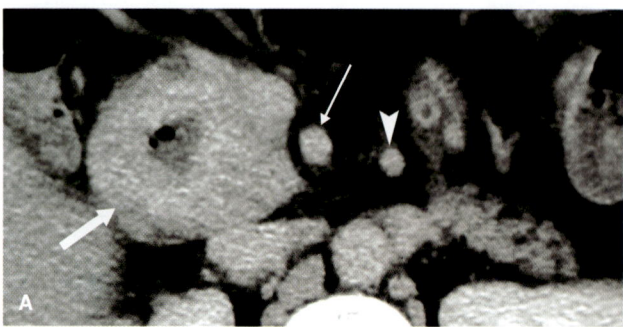

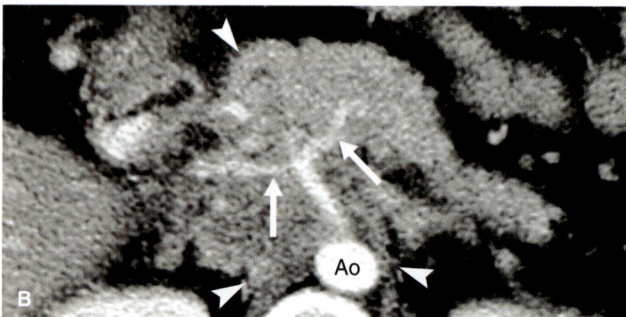

Figura 42.11 Adenocarcinoma de pâncreas. A. Operável. Esse adenocarcinoma (*seta larga*) da cabeça do pâncreas foi retirado cirurgicamente. Necrose central havia formado área de hipodensidade e bolhas de ar no meio da lesão. Artéria (*ponta de seta*) e veia mesentéricas superiores (*seta fina*) não foram invadidas pelo tumor. **B.** Inoperável. Esse adenocarcinoma da cabeça do pâncreas (*pontas de seta*) circundava a aorta (*Ao*) e o tronco celíaco e seus ramos (*setas*), encarcerando e estreitando esses vasos. Esse tumor era inoperável com base nos critérios de tomografia computadorizada (TC).

demonstrados à RM com sinal hipointenso em T1, hiperintenso em T2 e com realce homogêneo nas imagens pós-contraste. US intraoperatória é uma técnica extremamente valiosa para localizar o tumor durante o procedimento cirúrgico. Nas imagens de US, as lesões formam massas hipoecoicas dentro do pâncreas.

Até 80% dos tumores funcionalmente inativos são malignos. Tumores neuroendócrinos funcionalmente inativos tendem a alcançar dimensões muito maiores (6 a 20 cm de diâmetro) (Figura 42.13) que os tumores funcionalmente ativos. Anormalidades detectadas nos exames de imagem incluem calcificações grosseiras, degeneração cística, necrose, invasão local e vascular e metástases. A RM demonstra massa heterogênea, em geral com sinal hipointenso em T1, hiperintenso heterogêneo nas áreas císticas e necróticas em T2 e intenso realce heterogêneo nas imagens dinâmicas pós-contraste (Figura 42.14).

Metástases pancreáticas. São mais comuns no câncer de células renais e carcinoma broncogênico. Lesões metastáticas podem formar massa solitária bem definida com realce heterogêneo (Figura 42.15), aumento heterogêneo difuso do órgão ou múltiplos nódulos. Metástases não mostram predileção por qualquer parte específica do pâncreas. Na RM, a maioria das lesões metastáticas tem sinal hipointenso em T1 e hiperintenso em T2. Em geral, as metástases de melanoma são hiperintensas em T1, devido às propriedades paramagnéticas da melanina.

Linfoma. Pode envolver o pâncreas como foco primário (raro) ou por disseminação direta da doença no retroperitônio. Na TC, a maioria das lesões é homogênea, tem atenuação mais baixa que os músculos e mostra tênue realce. As lesões podem formar massa localizada e bem definida, ou infiltrar difusamente e aumentar o volume pancreático ou substituir o parênquima do órgão. A atenuação pode ser muito baixa a ponto de sugerir lesão cística. Linfonodos peripancreáticos costumam estar aumentados.

Lesões adiposas. Incluem infiltração adiposa focal ou difusa, preservação adiposa focal e lipoma. Infiltração difusa está associada a envelhecimento e obesidade e ocorre nos pacientes com atrofia do órgão. É normal encontrar infiltrados de gordura entre os lóbulos do parênquima pancreático (Figura 42.16). Preservação adiposa focal, com infiltração difusa, pode simular massa pancreática, especialmente quando ocorre na cabeça ou no processo uncinado. Infiltração adiposa focal pode afetar qualquer parte do pâncreas. Lipomas são lesões raras, geralmente solitárias, com massas de densidade de gordura descobertas por acaso, embora em alguns casos possam causar obstrução dos ductos biliares ou pancreáticos.

Fibrose cística. Hoje em dia, essa doença é observada comumente nos adultos, à medida que continuam a ocorrer avanços em seu tratamento. Nos adolescentes e adultos, o pâncreas é substituído inteiramente por gordura e tem insuficiência exócrina. *Cistose pancreática* é o termo usado para descrever a formação incomum de macrocistos de diâmetros variados distribuídos por todo o pâncreas dos pacientes com fibrose cística. As lesões são cistos verdadeiros, que se desenvolvem a partir de restos funcionais dos ductos pancreáticos. Outras anormalidades são pancreatite aguda e calcificações do pâncreas.

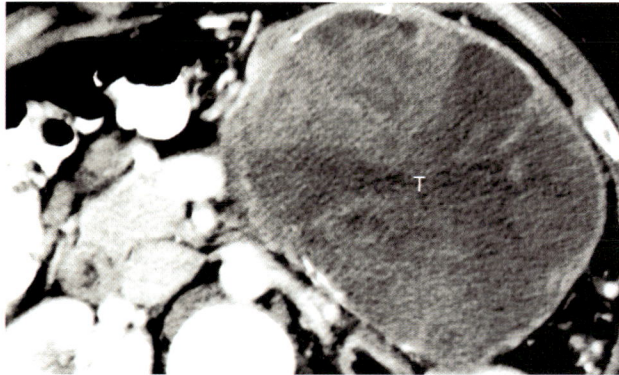

Figura 42.13 **Tumor neuroendócrino maligno funcionalmente inativo.** A imagem demonstrou uma grande massa tumoral (*T*), que se originava da cauda do pâncreas. Esse tumor alcançou dimensões extremas antes de causar sintomas. Observe que havia atenuação heterogênea típica de tumores neuroendócrinos malignos volumosos.

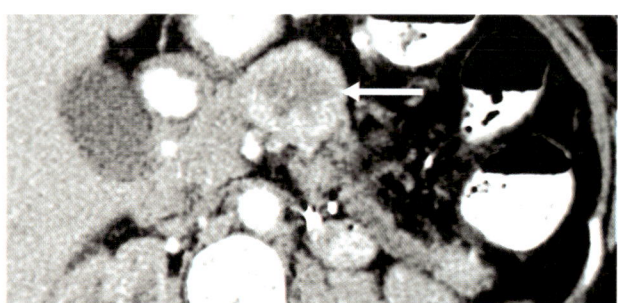

Figura 42.15 **Metástases no pâncreas.** A imagem de tomografia computadorizada (TC) pós-contraste demonstrou massa com intenso realce (*seta*) e centro necrótico, com coeficiente de atenuação baixo, no colo do pâncreas. Depois foi demonstrado que a doença metastática estava associada a um carcinoma de células renais.

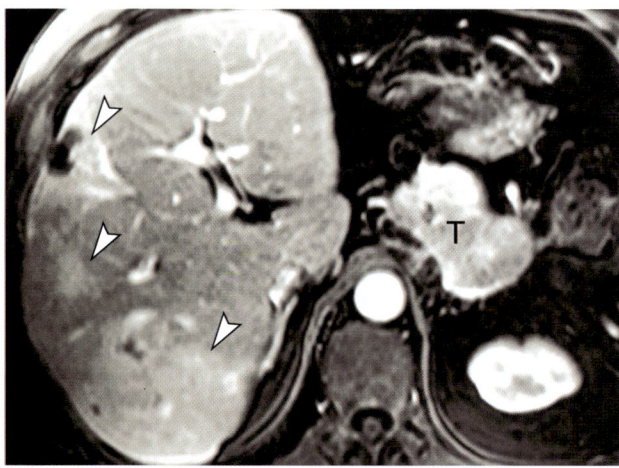

Figura 42.14 **Tumor maligno de células das ilhotas pancreáticas.** A imagem de ressonância magnética (RM) pós-contraste na fase arterial, ponderada em T1 com supressão de gordura, demonstrou realce do tumor (*T*) primário e também em suas metástases (*pontas de seta*) hepáticas.

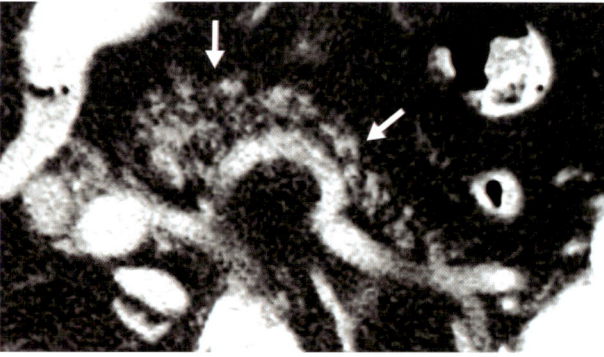

Figura 42.16 **Infiltração adiposa difusa do pâncreas.** A imagem de tomografia computadorizada (TC) demonstrou infiltração adiposa difusa entre os lóbulos do pâncreas (*setas*) de um paciente obeso de 70 anos.

Lesões císticas do pâncreas

Um dos desafios atuais dos exames de imagem do pâncreas é diferenciar neoplasias císticas potencialmente agressivas de pseudocistos e outras lesões císticas benignas. À medida que se amplia o uso de exames de imagem, lesões císticas do pâncreas são detectadas frequentemente por acaso nos exames de US, TC e RM realizados por outras razões. Neoplasias císticas são tumores císticos primários (5 a 10% das lesões císticas) e degeneração cística de tumores sólidos.

Coleções líquidas associadas à pancreatite. São as lesões císticas detectadas mais comumente no pâncreas, representando 85 a 90% dos casos. A maioria consiste em coleções líquidas uniloculadas delimitadas por uma parede fibrosa, que não contém epitélio (ver Figura 42.5). Essas lesões desenvolvem-se depois de episódios de pancreatite aguda, ou estão associadas aos casos insidiosos de pancreatite crônica. Algumas ocorrem sem história ou outras anormalidades associadas à pancreatite. A maioria é sintomática e causa dor abdominal. Anormalidades detectadas nos exames de imagem são as seguintes: (a) cisto uniloculado, com densidade de líquido, associado a sinais de pancreatite aguda ou crônica; (b) massa cística complexa com hemorragia, infecção ou ar em seu interior; (c) a maioria das lesões é redonda ou oval com parede fina ou espessa, que pode ter realce pelo meio de contraste, embora o conteúdo cístico não realce; (d) septações e contornos lobulados não são comuns e estão associados mais comumente ao cistadenoma seroso; (e) algumas lesões podem ser infectadas e mostrar ar e *debris* em seu interior (ver Figura 42.6); e (f) em geral, exames de imagem sequenciais mostram involução das coleções líquidas não infectadas. Em muitos casos, aspiração do líquido cístico mostra níveis altos de amilase.

Cistadenomas serosos. Tumores benignos que não precisam ser tratados. Esses tumores são mais comuns nas mulheres (especialmente com mais de 60 anos) e estão distribuídos proporcionalmente entre cabeça, corpo e cauda do pâncreas. Pacientes com síndrome de von Hippel-Lindau podem desenvolver vários desses tumores em idade mais precoce. Esses tumores mostram três aspectos característicos nos exames de imagem: (a) microcistos em um padrão de favos de mel (adenoma microcístico) são mais comuns e formam incontáveis cistos pequenos com diâmetros entre 1 mm e 2 cm (Figura 42.17); (b) macrocistos com formação de cistos maiores em 10% dos casos, com aspecto semelhante ao do cistadenoma mucinoso (ver Figura 42.21, mais adiante); e (c) incontáveis cistos minúsculos, que podem tornar a lesão aparentemente sólida (Figura 42.18). Retração fibrótica central estrelada, que pode calcificar, é um sinal altamente característico desse diagnóstico. As lesões não se comunicam com o ducto pancreático. O diagnóstico é confirmado por aspiração de líquido claro, sem mucina e sem marcadores

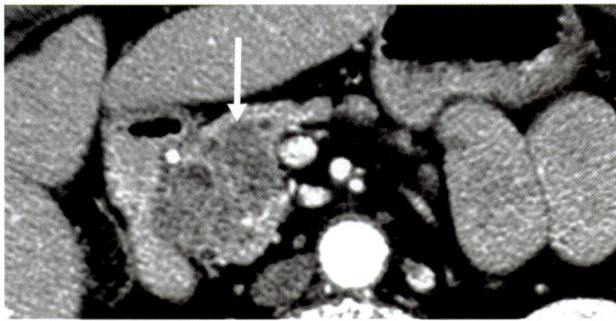

Figura 42.18 Cistadenoma seroso – aspecto sólido. A imagem de tomografia computadorizada (TC) com contraste demonstrou massa (*seta*) na cabeça do pâncreas, que consistia em incontáveis cistos tão pequenos que a massa com hipoatenuação parecia praticamente sólida.

tumorais associados às neoplasias mucinosas císticas do pâncreas, incluindo antígeno carcinoembrionário (ACE) ou antígeno de carboidrato (CA 19-9, CA 72-4 e CEACAM6).

Neoplasias mucinosas císticas do pâncreas. Essas lesões são subclassificadas como neoplasia mucinosa papilar intraductal (NMPI) e neoplasia cística mucinosa (NCM). Ao exame histopatológico, essas duas neoplasias caracterizam-se por células tumorais epiteliais secretoras de mucina, que tendem a formar papilas e lesões císticas. Esses dois tipos de tumor mostram progressão patológica desde displasia de baixo grau (adenoma) até displasia de alto grau (carcinoma *in situ*) e carcinoma invasivo. Por essa razão, mesmo lesões benignas são consideradas pré-malignas.

Diretrizes internacionais sobre o tratamento dos tumores mucinosos do pâncreas foram estabelecidas em 2006 e revisadas em 2012 (diretrizes de Fukuoka). A classificação morfológica desses tumores baseia-se em seus aspectos radiológicos. A TCMD com contraste ou a RM com CPRM são as técnicas recomendadas para avaliar cistos com diâmetro ≥ 10 mm e cistos que causam sintomas, de forma a investigar a existência de "sinais de alto risco" ou "aspectos preocupantes". Câncer invasivo é raro em cistos assintomáticos com diâmetro < 10 mm. "Aspectos preocupantes" aos exames de imagem são cistos com diâmetro ≥ 3 cm; paredes císticas espessadas e realçadas pelo contraste; diâmetro do ducto pancreático principal entre 5 mm e 9 mm; nódulos na parede cística sem realce pelo meio de contraste; estreitamento abrupto do ducto pancreático principal com atrofia proximal do parênquima pancreático; e linfadenopatia regional. "Sinais de alto risco" nos exames de imagem são obstrução do ducto biliar comum com icterícia, associada a um tumor cístico localizado na cabeça do pâncreas; realce de componentes sólidos; e diâmetro do ducto pancreático principal ≥ 10 mm. As diretrizes de Fukuoka recomendam ressecção sem exames adicionais para lesões císticas com sinais de alto risco. Lesões císticas com aspectos preocupantes e cistos com diâmetro > 3 cm sem aspectos preocupantes devem ser avaliados por US endoscópica para caracterização mais clara da lesão. Cistos com diâmetro ≤ 3 cm devem ser monitorados periodicamente por TCMD ou RM com CPRM.

Neoplasias mucinosas papilares intraductais (NMPI) são tumores intraductais originados do ducto pancreático principal ou seus ramos. A secreção de mucina causa dilatação dos ductos afetados. Alterações displásicas variam de displasia de baixo grau até carcinoma invasivo, algumas vezes localizado dentro de uma lesão cística solitária. Essas neoplasias são classificadas em três tipos morfológicos: ramo ductal (NMPI-RD), ducto principal (NMPI-DP) e tipo misto. O primeiro tipo é mais comum no processo uncinado e origina-se dos ramos do ducto pancreático principal, formando coleções de cistos pequenos com formato de "cacho de uvas" (diâmetros de 5 a 20 mm), que se comunicam com o sistema ductal (Figura 42.19). Algumas lesões formam um único cisto uniloculado. Os cistos têm paredes

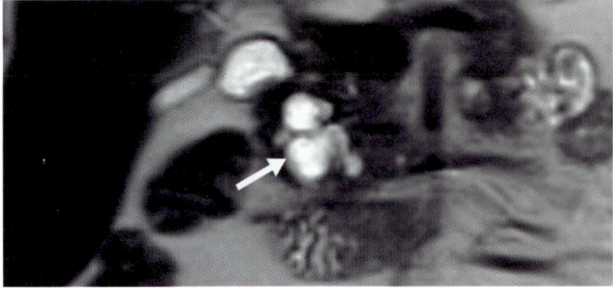

Figura 42.17 Cistadenoma seroso – aspecto microcístico. A imagem de ressonância magnética (RM) coronal ponderada em T2 demonstrou massa (*seta*) na cabeça do pâncreas, composta de numerosos pequenos cistos com diâmetros variados. O exame cuidadoso das imagens multiplanares não detectou comunicações com o ducto pancreático. Aspiração guiada por US endoscópica confirmou líquido seroso dentro dos diminutos cistos.

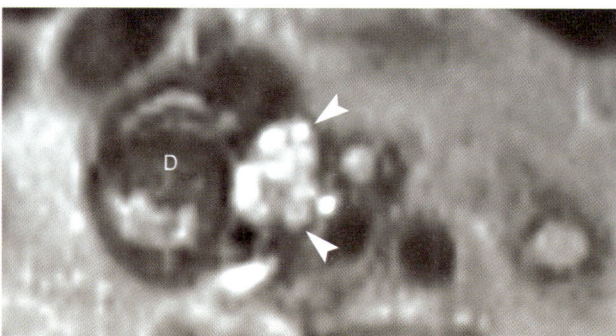

Figura 42.19 Neoplasia mucinosa papilar intraductal – tipo ramo ductal. A imagem axial de ressonância magnética (RM) ponderada em T2 demonstrou massa cística multilobulada (*pontas de seta*) com aspecto de "cacho de uvas" ocupando a cabeça do pâncreas. Várias imagens confirmaram que havia comunicação entre a massa cística e o sistema de ductos pancreáticos. O espécime histopatológico obtido depois da ressecção cirúrgica confirmou neoplasia mucinosa papilar intraductal. D, duodeno.

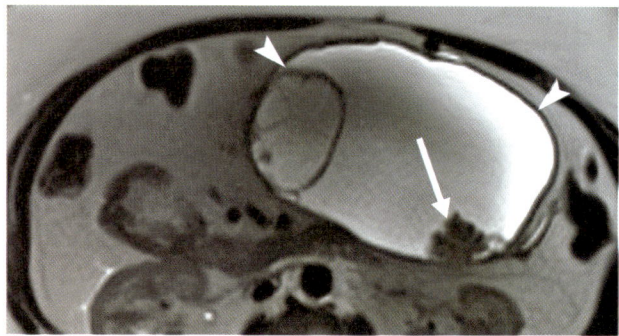

Figura 42.21 Neoplasia cística mucinosa (cistadenocarcinoma). A imagem de ressonância magnética (RM) pré-contraste ponderada em T1 demonstrou uma enorme massa cística (*pontas de seta*), que se originava da cauda do pâncreas. Uma projeção papilar frondosa (*seta*) mostrou realce nas imagens subsequentes pós-contraste. Esse foco era adenocarcinoma dentro de uma neoplasia cística mucinosa.

finas com revestimento plano ou papilar, que secreta mucina. Carcinoma invasivo é detectado em 17% dos casos. Por outro lado, NMPI-DP caracteriza-se por dilatação segmentar ou difusa do ducto pancreático principal com diâmetro > 5 mm, mas sem outras causas evidentes de obstrução. O ducto pancreático principal parcial ou difusamente dilatado, tortuoso e irregular está preenchido por mucina, produzida pelas células tumorais (Figura 42.20). A ampola de Vater pode vazar mucina. A maioria desses tumores desenvolve-se na cabeça do pâncreas e avança ao longo do ducto, muitas vezes envolvendo o órgão por inteiro. Dilatação segmentar é mais comum no corpo e na cauda do pâncreas. Áreas não afetadas do órgão podem atrofiar nos segmentos proximais ao tumor, que desenvolvem anormalidades típicas de pancreatite obstrutiva crônica. Carcinoma invasivo é detectado em 44% dos casos de NMPI-DP. Por fim, NMPI do tipo misto preenche os critérios de NMPI-RD e NMPI-DP. Carcinoma invasivo é detectado em 45% dos tumores NMPI do tipo misto. Pacientes que desenvolvem NMPI têm média de idade entre 60 e 70 anos, com incidência igual nos dois sexos. Estroma ovariano não é demonstrado na NMPI.

A *neoplasia cística mucinosa* (NCM) ocorre quase sempre em mulheres (F:M = 19:1), com idade média de 45 anos. A presença de estroma ovariano, além de células tumorais epiteliais produtoras de mucina, é específica desse tumor. As NCMs não surgem do nada nem se comunicam com o ducto pancreático. A prevalência de carcinoma invasivo é inferior a 15%, sem malignidade encontrada em NCM < 4 cm e sem nódulos murais. O risco de malignidade aumenta com a idade do paciente. Os exames de imagem mostram uma lesão cística maior que 2 cm, quase sempre na cauda do pâncreas. Os tumores

são multiloculares com poucos compartimentos ou raramente uniloculares. As projeções papilares de tumor sólido são comuns (Figura 42.21). A calcificação periférica em casca de ovo é um achado incomum, mas altamente específico. A CPRM não revela comunicação com os ductos pancreáticos. A aspiração de líquido guiada por US endoscópica revelando mucina confirma o diagnóstico de neoplasia mucinosa. As metástases para o fígado tendem a ser císticas.

Hoje em dia, de acordo com as recomendações das diretrizes de Fukuoka, geralmente se aceita que NMPI-DP, NMPI do tipo misto e NCM devam ser retiradas cirurgicamente quando os pacientes estão "aptos cirurgicamente", tendo em vista seu alto potencial maligno. NMPI-RD com diâmetro > 3 cm, mas sem sinais de alto risco, podem ser monitoradas por TCMD ou RM/CPRM, inicialmente a cada 3 a 6 meses e depois anualmente.

Tumor pseudopapilar sólido do pâncreas. Neoplasia maligna de baixo grau, rara (1 a 2% dos tumores malignos do pâncreas), que se evidencia como massa encapsulada grande (em média, 9 cm), com mistura de componentes líquido, hemorrágico, necrótico e sólido (Figura 42.22). O tumor não é verdadeiramente papilar ou cístico. Pseudopapilas formam-se por deposição de camadas de células epiteliais, que recobrem o centro fibrovascular. As células degeneram e desprendem-se das pseudopapilas, contribuindo para o acúmulo de restos dentro do tumor. Mais comum em mulheres jovens (média de idade de 30 a 35 anos), com razão de 9:1 entre os sexos feminino e masculino. Aproximadamente 15% dos tumores têm elementos malignos de baixo grau.

Em geral, os pacientes com esse tumor são assintomáticos, ainda que as lesões possam passar de 20 cm de diâmetro. Essas

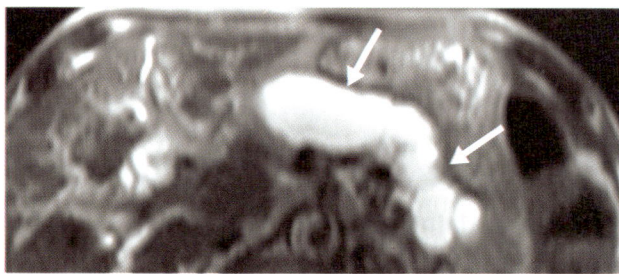

Figura 42.20 Neoplasia mucinosa papilar intraductal – tipo ducto principal. A imagem axial de ressonância magnética (RM) ponderada em T2 demonstrou acentuada dilatação irregular e tortuosa do ducto pancreático principal (*setas*). O parênquima pancreático não era discernível. Endoscopia mostrou mucina saindo da papila duodenal maior. A obstrução crônica causada pelo tumor resultou em atrofia difusa do pâncreas.

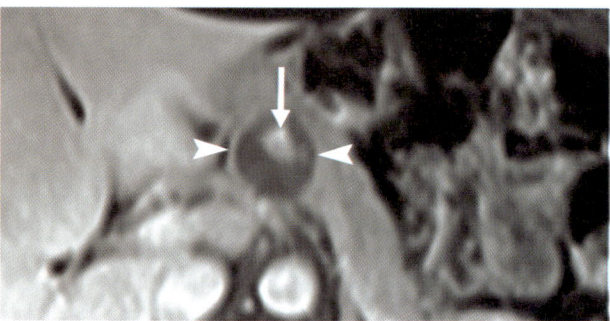

Figura 42.22 Tumor pseudopapilar sólido. A imagem axial de ressonância magnética (RM) ponderada em T1 pós-contraste demonstrou um tumor bem encapsulado com sinal hipointenso (*pontas de seta*) no colo do pâncreas. Houve realce do componente sólido (*seta*).

lesões são muito semelhantes aos tumores neuroendócrinos. A TC demonstra um tumor heterogêneo bem encapsulado com componentes cístico e sólido variáveis. As áreas sólidas realçam pelo contraste, em geral na periferia. Também pode haver calcificações periféricas. A RM mostra sinal hipointenso heterogêneo em T1, hiperintenso heterogêneo em T2 e realce dos tecidos sólidos.

Degeneração cística de tumores sólidos. É muito menos comum que pseudocistos pancreáticos ou neoplasias císticas pancreáticas primárias. Degeneração cística com ocorrência rara nos tumores neuroendócrinos é resultante de degeneração tumoral. Neoplasias neuroendócrinas císticas tendem a ser maiores, causam mais sintomas e têm mais tendência a formar tumores funcionalmente inativos, em comparação aos tumores neuroendócrinos sólidos. Em geral, degeneração cística de adenocarcinomas é atribuível a necrose, hemorragia ou formação de pseudocistos adjacentes à neoplasia. Degeneração cística de tumores sólidos é sugerida pela detecção de realce dos componentes de tecidos moles vascularizados dentro dos tumores.

Teratomas císticos. Raramente afetam o pâncreas e, em geral, têm calcificações, pelos e gordura típicos e componentes sólidos e císticos. RM é a modalidade preferível para caracterizar lesões císticas. Aspiração do líquido cístico guiada por US endoscópica confirma seu conteúdo mucinoso, seroso, hemorrágico ou infectado.

Divertículos duodenais. Divertículos cheios de líquido podem ser semelhantes a um tumor pancreático cístico ou abscesso.

Minúsculos cistos simples. Costumam ser detectados no pâncreas por acaso, sendo a RM o exame mais sensível. Cistos uniloculados com menos de 10 mm de diâmetro quase sempre são pseudocistos ou cistos de retenção benignos.

Baço

Técnicas de exame de imagem

TC e US ainda são as técnicas principais usadas para estudar o parênquima esplênico, embora a RM desempenhe um papel crescente. Realce pelo gadolínio aumenta a especificidade da RM de baço. Cintigrafia com enxofre coloidal marcado por tecnécio-99m pode ser usada para avaliar baço e fígado e confirmar a existência de tecidos esplênicos funcionalmente ativos, um elemento importante no diagnóstico de esplenose.

Anatomia

O baço é o maior órgão linfoide do corpo. Embora funcione como local de formação do sangue no feto, não há atividade hematopoética no baço adulto normal. O órgão sequestra hemácias e plaquetas anormais e envelhecidas e atua como reservatório de hemácias. O baço ocupa o quadrante superior esquerdo do abdome e está localizado logo abaixo do diafragma, atrás e ao lado do estômago. A superfície diafragmática do baço é lisa e convexa, conformando-se à superfície do diafragma, enquanto sua superfície visceral tem concavidades para acomodar estômago, rim, intestino grosso e pâncreas. As dimensões do baço variam com idade, estado nutricional e hidratação. O baço é relativamente grande nas crianças, mas alcança dimensões do adulto em torno da idade de 15 anos. Nos adultos, as dimensões médias do baço são 12 cm de comprimento, 7 cm de largura e 3 a 4 cm de espessura. Nos adultos idosos, o tamanho do baço diminui progressivamente com o envelhecimento. Artéria e veia esplênicas passam pelo pâncreas até chegar ao hilo esplênico, onde se dividem em vários ramos. Artérias esplênicas são vasos arteriais terminais sem anastomoses ou irrigação colateral. Obstrução da artéria esplênica ou seus ramos causa infarto. A US demonstra um padrão de eco homogêneo, que corresponde ao parênquima esplênico. Nas imagens de TC sem contraste, a densidade do baço normal é menor ou igual à densidade do fígado normal. Na RM, a intensidade de sinal do baço é menor que a do parênquima hepático nas imagens ponderadas em T1 e maior que a do parênquima hepático nas imagens ponderadas em T2.

Depois da injeção de contraste intravenoso, o padrão de realce do baço reflete a circulação normal de fluxo rápido e baixa resistência, assim como a circulação de filtragem de fluxo lento e resistência alta, que tem a função de retirar células sanguíneas envelhecidas ou danificadas. Durante a fase arterial, o realce pelo contraste mostra faixas alternantes de densidades alta e baixa – o chamado padrão de realce arciforme. Imagens tardias pós-contraste demonstram realce homogêneo do parênquima esplênico.

Pseudomassas transitórias. Podem ser formadas durante a fase de realce arciforme nas imagens de TC e RM pós-contraste (Figura 42.23). Falhas irregulares de realce do parênquima esplênico podem ser muito semelhantes a lesões do baço. Um a dois minutos depois, o baço é realçado homogeneamente por inteiro. Doença hepática difusa está associada a pseudomassas esplênicas mais proeminentes na fase inicial do estudo dinâmico pós-contraste.

Lóbulos e fendas. O contorno do baço costuma formar lóbulos e fendas, que não devem ser confundidos com massas ou fraturas esplênicas.

Baços acessórios. Demonstrados em 10 a 16% dos indivíduos normais, aparecem como massas arredondadas com diâmetro entre 1 e 3 cm, com as mesmas características de imagem que o parênquima esplênico normal (Figura 42.24). Pacientes podem ter um ou mais baços acessórios, que geralmente se localizam perto do hilo esplênico. Cintigrafia com enxofre coloidal marcado por tecnécio-99m pode ser usada para confirmar a suspeita de baços acessórios na forma de tecidos esplênicos funcionalmente ativos.

Baço errante. Termo usado para descrever um baço normal localizado fora de sua posição habitual no quadrante superior esquerdo. Frouxidão dos ligamentos esplênicos, comum em pacientes com anormalidades associadas à rotação intestinal, permite que o baço fique posicionado em qualquer área do abdome. Um baço errante pode ser evidenciado por massa abdominal palpável, mas a maioria não causa sintomas. Em razão dos ligamentos frouxos, o baço pode rodar e torcer, causando dor abdominal aguda ou recidivante. Esse diagnóstico é estabelecido por demonstração da textura tecidual e do formato normais do baço, confirmação de que o órgão não está localizado

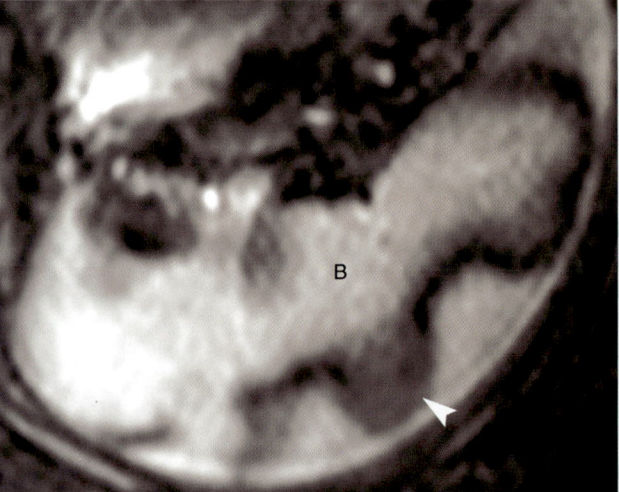

Figura 42.23 Pseudomassas transitórias no baço. A imagem da fase arterial, ponderada em T1, da ressonância magnética (RM) dinâmica com contraste demonstrou o padrão arciforme normal de realce do baço, com formação de pseudomassas (*ponta de seta*). Nas imagens tardias, o baço (*B*) apresentou realce homogêneo normal. Essas pseudomassas resultam da difusão desigual do contraste através da polpa esplênica.

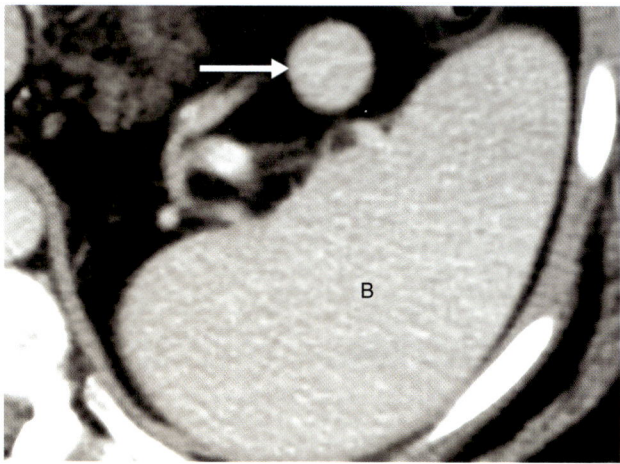

Figura 42.24 **Baço acessório.** A imagem mostrou um baço acessório (*seta*) no hilo esplênico. Baços acessórios têm as mesmas características de imagem e realce que o órgão original (*B*).

normalmente no quadrante superior esquerdo e detecção de irrigação sanguínea dos vasos esplênicos. A cintigrafia confirma o tecido esplênico funcionalmente ativo.

Esplenose. Termo usado para descrever implantes múltiplos de tecido esplênico ectópico, que podem se desenvolver depois de ruptura traumática do baço. Tecidos esplênicos podem ser implantados em qualquer parte do abdome, ou mesmo no tórax, se tiver ocorrido ruptura do diafragma. Esplenose é uma complicação de 40 a 60% das lesões esplênicas traumáticas. Em geral, os implantes esplênicos são numerosos e variam quanto ao tamanho e à forma. Com o tempo, fragmentos de tecidos crescem e podem assemelhar-se a metástases peritoneais. A cintigrafia confirma que os tecidos esplênicos são funcionalmente ativos.

Regeneração esplênica. Depois de esplenectomia, baços acessórios remanescentes ou implantes resultantes de semeadura peritoneal pós-traumática de tecidos esplênicos podem crescer e assumir as funções do baço retirado. Quando o baço é removido, fragmentos de material nuclear (os chamados corpos de Howell-Jolly) são detectados rotineiramente nas hemácias de um esfregaço de sangue periférico. Ausência ou desaparecimento desses corpos de Howell-Jolly do sangue periférico é um sinal clínico de regeneração esplênica. Exames de imagem demonstram uma ou várias massas bem definidas e arredondadas semelhantes ao baço (Figura 42.25) na cavidade abdominal dos pacientes com história de esplenectomia.

Poliesplenia. Anomalia congênita rara evidenciada por vários baços pequenos, geralmente localizados no lado direito do abdome e associados a heterotaxia (*situs ambiguous*). Os dois pulmões têm dois lobos. A maioria dos pacientes também tem anomalias cardiovasculares.

Asplenia (síndrome de Ivemark). Corresponde à agenesia congênita do baço, encontrada em associação a aspecto de lado direito bilateral, fígado na linha média e pulmões trilobados bilateralmente Cerca de 50% dos pacientes têm anomalias cardíacas significativas. A maioria dos pacientes morre antes de completar 1 ano de vida.

Esplenomegalia. Em geral, aumento do baço nos exames de imagem é um diagnóstico estabelecido subjetivamente. Embora tenham sido experimentados métodos quantitativos, nenhum se tornou popular. Anormalidades sugestivas de esplenomegalia são qualquer tamanho acima de 14 cm, projeção do baço ventral para a linha axilar anterior, ponta inferior do baço em posição mais caudal que a ponta inferior do fígado ou ponta inferior do baço abaixo do polo inferior do rim esquerdo. Baços aumentados costumam comprimir e deslocar órgãos próximos, especialmente o rim esquerdo (Figura 42.26). Existem muitas causas de esplenomegalia (Tabela 42.3), e a maioria não altera as características do baço nos exames de imagem, de forma que a diferenciação das diversas causas se baseia em outras anormalidades nos exames de imagem ou no quadro clínico. A RM não tem vantagem significativa no diagnóstico diferencial de esplenomegalia. Esplenomegalia branda a moderada ocorre com hipertensão portal, AIDS, doenças de armazenamento, distúrbios do colágeno vascular e infecções. Em geral, esplenomegalia mais acentuada está associada a linfoma, leucemia, mononucleose infecciosa, anemia hemolítica e mielofibrose.

Lesões sólidas do baço

Linfoma. Tumor maligno mais comum do baço, seja como linfoma esplênico primário, seja como manifestação da doença sistêmica. Padrões de acometimento demonstrados nos exames de imagem são esplenomegalia difusa, várias massas de tamanhos variados, nódulos miliares semelhantes a microabscessos, massa solitária volumosa (Figura 42.27) e invasão direta originada dos linfonodos linfomatosos adjacentes. Com frequência, também há linfadenopatia em outras partes do abdome. Nas imagens de TC, linfoma esplênico tem atenuação baixa. No exame de RM, linfoma tem sinal de intensidade baixa a intermediária em T1 e intensidade baixa a moderadamente alta nas imagens ponderadas em T2. As lesões têm pouco realce nessas duas modalidades de exame. Linfoma infiltrativo difuso pode ter aspecto normal em todos os exames de imagem. Linfoma é uma condição predisponente comum para infarto esplênico.

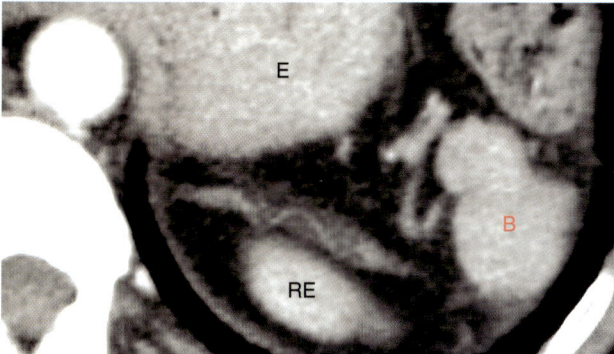

Figura 42.25 **Regeneração esplênica.** Hipertrofia de resquícios de tecido esplênico depositados no diafragma depois de ruptura traumática do baço formou massa de tecido esplênico (*B*) funcionalmente ativo com realce homogêneo. Esse paciente tinha história de esplenectomia. E, estômago; RE, rim esquerdo.

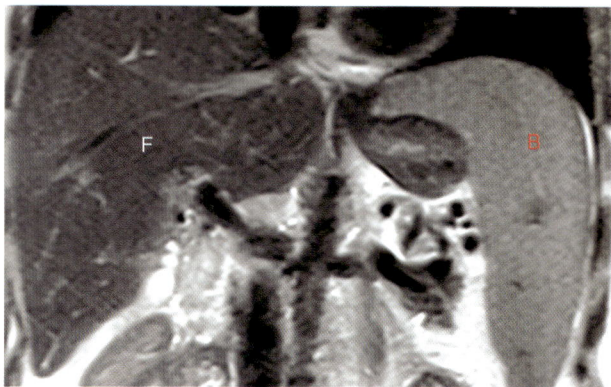

Figura 42.26 **Esplenomegalia.** A imagem coronal ponderada em T2 de um paciente com cirrose demonstrou que o baço (*B*) estava aumentado e media 20 cm de comprimento. O baço era maior que o fígado (*F*) e ocupava parte da região central do abdome.

TABELA 42.3 Causas de esplenomegalia.

Congestivas
Hipertensão portal (50% dos casos)
Trombose da veia porta

Distúrbios mieloproliferativos
Leucemia
Linfoma (30% dos casos)
Policitemia vera
Púrpura trombocitopênica idiopática
Doença falciforme (em bebês)
Talassemia maior
Esferocitose hereditária
Mielofibrose

Infecções
Malária (predominante nas áreas endêmicas)
Esquistossomose (em áreas endêmicas)
Mononucleose infecciosa
Endocardite bacteriana subaguda
AIDS
Uso de drogas intravenosas ilícitas

Processos infiltrativos
Lúpus eritematoso sistêmico
Amiloidose
Doença de Gaucher

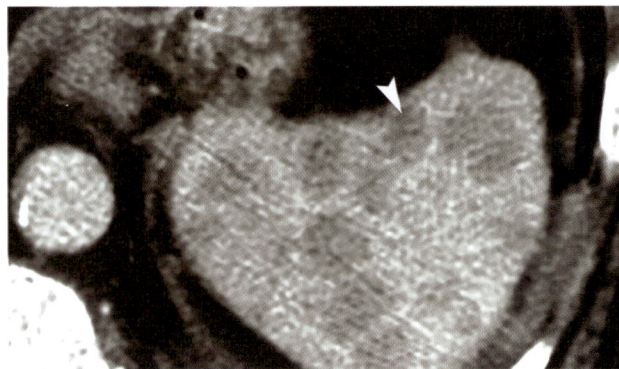

Figura 42.28 Metástases. A imagem de tomografia computadorizada (TC) pós-contraste demonstrou várias metástases (*ponta de seta*) de melanoma maligno na forma de nódulos com atenuação baixa.

Metástases. Até 7% dos pacientes que morrem em consequência de câncer têm metástases detectáveis à necropsia. A maioria das metástases esplênicas é microscópica e não é detectável nos exames de imagem. Tumores que mais comumente formam metástases no baço são melanoma e carcinomas de pulmão, mama, ovário, próstata e estômago. A maioria é disseminada por via hematogênica e forma uma ou várias massas hipodensas. Nas imagens de TC, as metástases aparecem como massas solitárias ou múltiplas de baixa densidade (Figura 42.28). Nas imagens de RM, metástases são hipointensas em T1 e hiperintensas em T2. O aumento de intensidade do sinal das lesões é proporcional àquele de intensidade do sinal do parênquima esplênico normal nas imagens ponderadas em T2, as quais podem ser imperceptíveis. Injeção de meio de contraste é recomendável para demonstrar metástases à TC e à RM. Calcificação é rara. Metástases de melanoma costumam ter aspecto cístico.

Infarto. Causado por obstrução do tronco da artéria esplênica ou seus ramos. Causas de infarto são êmbolos (originados de endocardite, placas ateroscleróticas ou trombos de valvas cardíacas), doença falciforme, pancreatite, tumores pancreáticos e arterite. Outras condições predisponentes são doenças mieloproliferativas, anemias hemolíticas e sepse. Nos casos clássicos, infartos aparecem como falhas cuneiformes no parênquima esplênico. Contudo, infartos múltiplos podem coalescer, com o desaparecimento desse aspecto cuneiforme. Um elemento fundamental ao diagnóstico de infarto é extensão da zona parenquimatosa anormal até a cápsula esplênica (Figura 42.29). Esplenomegalia é uma condição predisponente, principalmente nos casos de linfoma. Complicações de infartos esplênicos são hematomas subcapsulares, infecção e ruptura do baço, com hemoperitônio subsequente.

Corpos de Gamna-Gandy. Também conhecidos como nódulos sideróticos, são focos pequenos de hemossiderina resultantes de hemorragias focais no baço causadas por hipertensão portal.

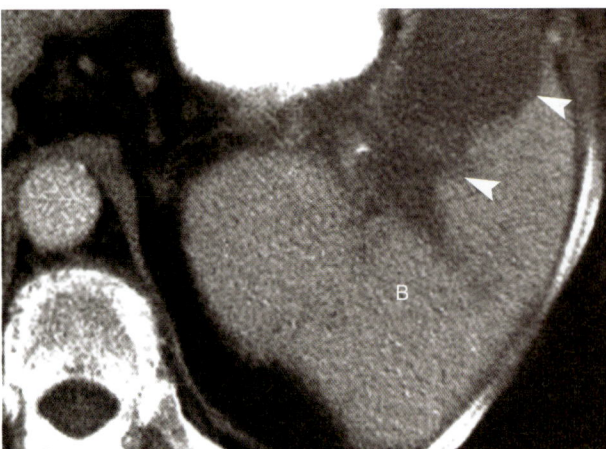

Figura 42.27 Linfoma. A imagem de tomografia computadorizada (TC) com contraste demonstrou massa lobulada com coeficiente de atenuação baixo (*pontas de seta*) dentro do parênquima do baço (*B*). A lesão era semelhante a um infarto esplênico, porque se estendia até a cápsula esplênica.

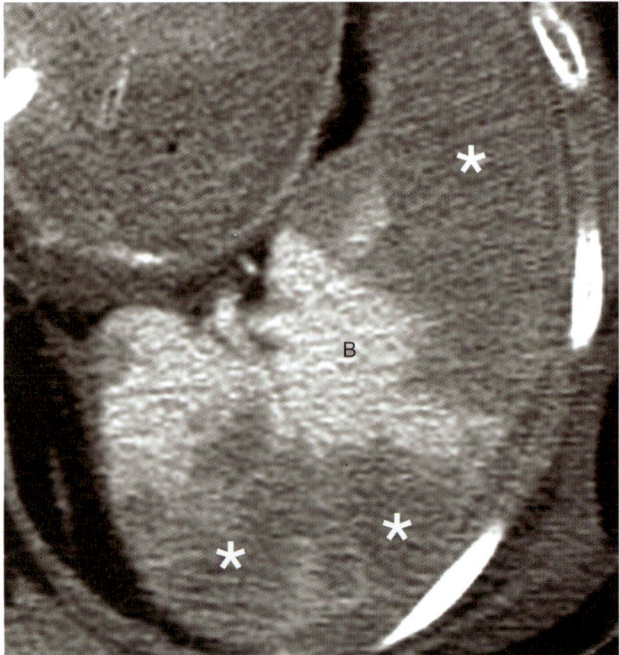

Figura 42.29 Infarto esplênico. A imagem de tomografia computadorizada (TC) pós-contraste de um paciente com leucemia linfocítica crônica mostrou vários infartos (*) no baço (*B*). Observe que cada lesão se estendia até a cápsula esplênica.

Eles são demonstrados mais claramente à RM na forma de vários pequenos nódulos hipointensos nas imagens ponderadas em T1 (Figura 42.30) e T2*. A intensidade de sinal é baixa porque os nódulos contêm hemossiderina, mas não há realce pós-contraste.

Hemangioma. Neoplasia primária mais comum do baço, hemangiomas são detectados em 14% dos exames de necropsia. Assim como ocorre no fígado, esses tumores consistem em canais

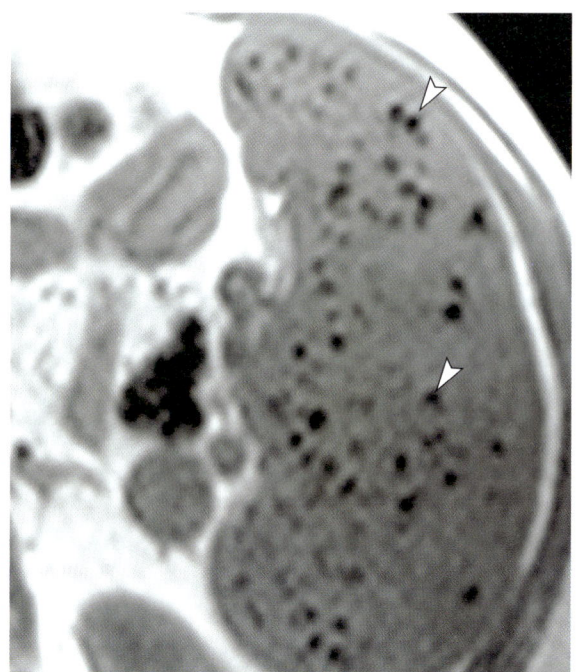

Figura 42.30 Corpos de Gamna-Gandy. A imagem axial de ressonância magnética (RM) ponderada em T1 demonstrou vários nódulos hipointensos (*pontas de seta*) dispersos por todo o parênquima esplênico de um paciente com esplenomegalia e hipertensão portal. Esses nódulos são depósitos de hemossiderina formados depois de minúsculas hemorragias intraparenquimatosas antigas.

vasculares de calibre variado, revestidos por uma camada simples de endotélio, com anormalidades semelhantes nos exames de imagem sem contraste. A US demonstra massa hiperecoica bem definida. Na TC, a lesão pode parecer sólida e ter calcificação central puntiforme ou curvilínea periférica. Nas imagens de RM, hemangiomas são hipointensos em T1 e hiperintensos em T2. O padrão de realce pós-contraste é variável (Figura 42.31). Realce nodular começando na periferia, conforme se observa com hemangiomas hepáticos, não é encontrado comumente nos hemangiomas esplênicos. Na maioria dos casos, há realce anelar periférico, que avança de maneira progressiva para preencher toda a lesão. Hemangiomas podem sofrer trombose e desenvolver fibrose, hemorragia ou infarto.

Angiossarcoma. É um tumor agressivo que, em geral, tem metástases generalizadas (especialmente fígado) por ocasião do diagnóstico. Aproximadamente 25% dos pacientes têm ruptura esplênica espontânea. A TC demonstra várias massas heterogêneas hipervasculares, com dimensões variadas. Hemorragia e necrose internas são frequentes. A RM mostra sinais heterogêneos de baixa e alta intensidade nas imagens ponderadas em T1 e T2 (Figura 42.32), com intenso realce heterogêneo nas áreas sólidas. Pacientes com exposição a torotraste estão mais sujeitos a desenvolver angiossarcoma.

Lesões císticas do baço

Cistos pós-traumáticos. São pseudocistos com paredes fibrosas destituídas de revestimento epitelial. As paredes são espessas e comumente (30 a 40%) desenvolvem calcificações (Figura 42.33). O líquido interno pode ser complexo, com produtos de sangue, cristais de colesterol ou restos celulares. Cistos pós-traumáticos resultam de hemorragia, infarto ou infecção pregressa e representam 80% de todos os cistos esplênicos.

Cistos epidermoides. Cistos verdadeiros, revestidos de epitélio, provavelmente originados durante o desenvolvimento embrionário. Têm o mesmo aspecto dos cistos pós-traumáticos, mas

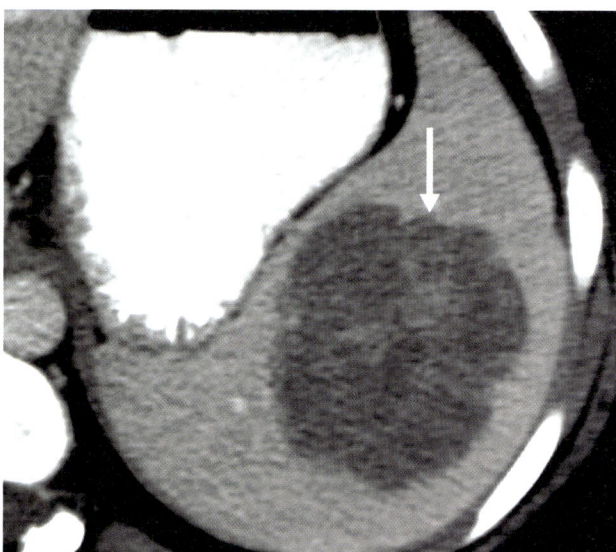

Figura 42.31 Hemangioma esplênico. A imagem de tomografia computadorizada (TC) pós-contraste demonstrou esse hemangioma esplênico (*seta*) na forma de massa lobulada e heterogênea, com coeficiente de atenuação baixo e mínimo realce. Essa lesão provavelmente era fibrótica em sua maior parte.

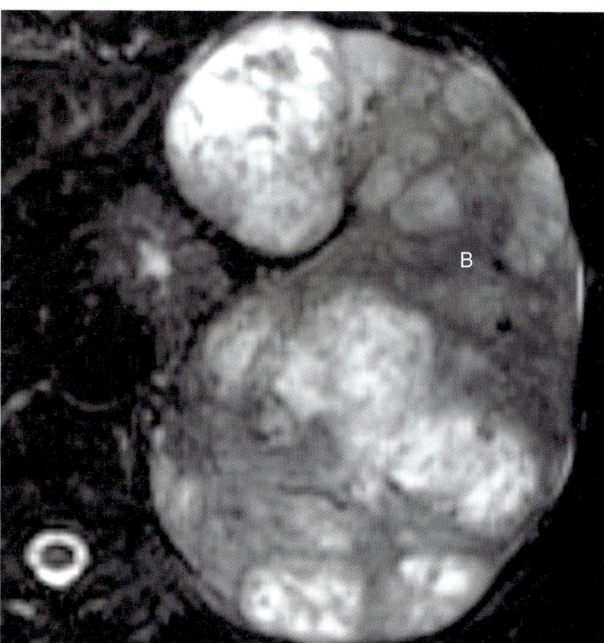

Figura 42.32 Angiossarcoma do baço. A imagem axial de ressonância magnética (RM) ponderada em T2 demonstrou substituição praticamente total do parênquima do baço (*B*) por vários nódulos heterogêneos e predominantemente hiperintensos, de diversos diâmetros. O exame histopatológico confirmou invasão praticamente completa do baço por angiossarcoma.

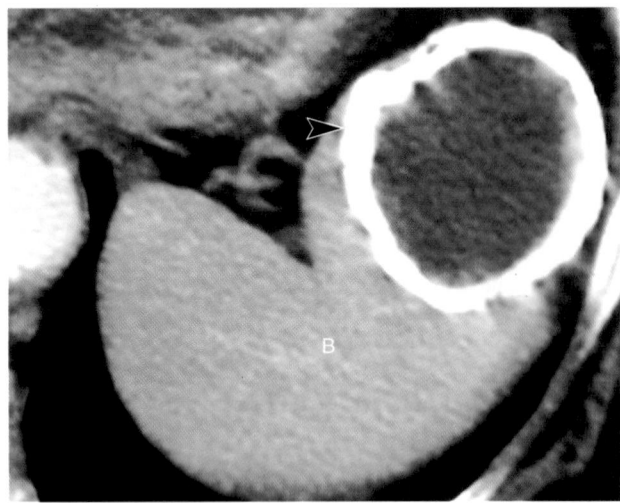

Figura 42.33 Cisto esplênico pós-traumático. A imagem de tomografia computadorizada (TC) demonstrou um cisto bem definido (*ponta de seta*) com paredes espessas densamente calcificadas no baço (*B*), que foi causado por hemorragia intraesplênica antiga.

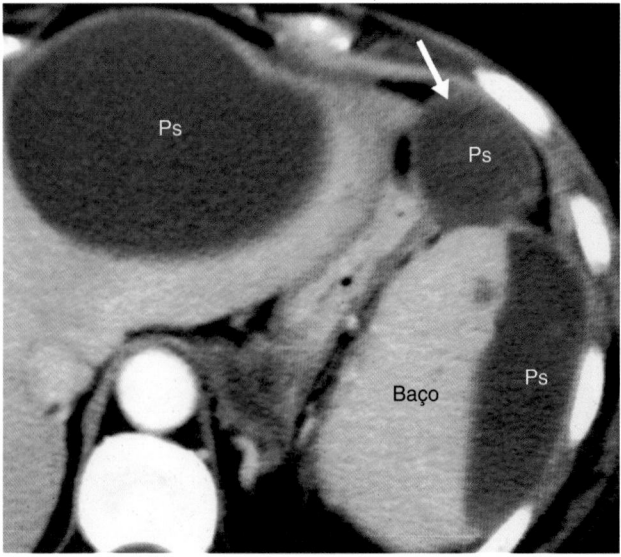

Figura 42.35 Pseudocistos pancreáticos. Três pseudocistos (*Ps*) formados como complicações de pancreatite aguda. O líquido pancreático penetrou nas áreas subcapsulares do baço e no fígado e uma coleção líquida se formou na cavidade peritoneal (*seta*).

calcificações em suas paredes são mais raras (5%) (Figura 42.34). A maioria dos cistos epidermoides é detectada por acaso, em indivíduos assintomáticos.

Coleções líquidas e pseudocistos pancreáticos. Essas lesões estendem-se sob a cápsula esplênica, abrindo seu trajeto ao longo da cauda do pâncreas até o hilo esplênico. Cerca de 1 a 5% dos pacientes com pancreatite desenvolvem coleções líquidas pancreáticas subcapsulares esplênicas (Figura 42.35). Fragmentos e sangramento internos são detectados comumente. Exames de imagem demonstram anormalidades associadas à pancreatite.

Abscessos bacterianos. São mais frequentes no baço previamente lesado por alguma doença. Causam sinais e sintomas vagos, mas estão associados a mortalidade alta quando não tratados. Resultam de disseminação hematogênica de infecções (75%), traumatismo (15%) ou infarto (10%). Abscessos (Figura 42.36) são evidenciados na forma de uma ou mais massas hipodensas com paredes bem definidas e geralmente

espessas. Em geral, a US demonstra ecos internos, resultantes de restos inflamatórios. Abscessos são hipointensos nas imagens ponderadas em T1 e hiperintensos em T2. Podem conter ar ou apresentar níveis hidroaéreos. Coleções líquidas periesplênicas e derrames pleurais à esquerda são comuns. Aspiração por agulha guiada por exames de imagem confirma o diagnóstico. O tratamento consiste em drenagem por cateter ou esplenectomia.

Microabscessos. Demonstrados em pacientes imunossuprimidos com AIDS, transplante de órgãos, linfoma ou leucemia. Os agentes etiológicos dos microabscessos são fungos, *Mycobacterium tuberculosis*, *Pneumocystis jiroveci*, *Histoplasma capsulatum* e citomegalovírus. Exames de imagem demonstram várias pequenas lesões hipodensas no baço, geralmente entre 5 mm e 10 mm ou até 20 mm de diâmetro. A Tabela 42.4 descreve o diagnóstico diferencial de múltiplas pequenas lesões esplênicas hipodensas.

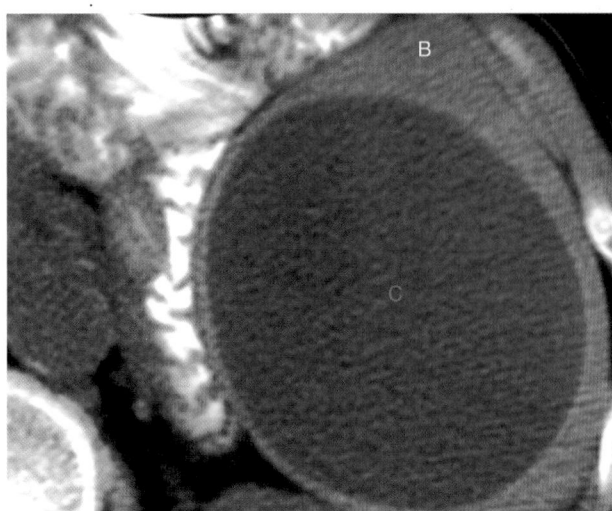

Figura 42.34 Cisto epidermoide do baço. A imagem de tomografia computadorizada (TC) sem contraste intravenoso demonstrou um volumoso cisto (*C*) homogêneo bem definido, de aspecto benigno dentro do baço (*B*).

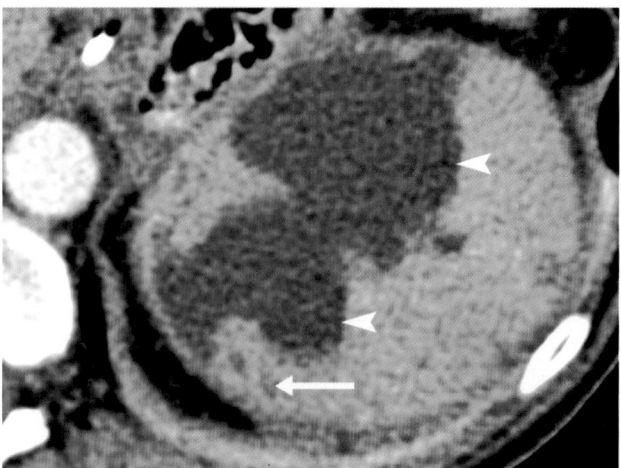

Figura 42.36 Abscesso esplênico. A imagem de tomografia computadorizada (TC) pós-contraste demonstrou coleções confluentes com coeficiente de atenuação baixo (*pontas de seta*) no baço, que formavam um abscesso bacteriano confirmado por aspiração percutânea guiada por exame de imagem. Também havia coleções-satélite pequenas (*setas*).

TABELA 42.4 Causas de lesões pequenas (10 mm) múltiplas no baço.

Microabscessos (pacientes imunossuprimidos)

Abscessos bacterianos múltiplos

Histoplasmose

Linfoma

Sarcoma de Kaposi (paciente com AIDS)

Sarcoidose

Corpos de Gamna-Gandy (hipertensão portal)

Metástases
 Carcinoma de mama
 Câncer de pulmão
 Carcinoma de ovário
 Câncer de estômago
 Melanoma
 Carcinoma de próstata

Cistos hidáticos esplênicos. São detectados em apenas 2% dos pacientes com hidatidose. Em geral, também há cistos hidáticos no pulmão ou fígado. As lesões consistem em cistos primários esféricos, que contêm cistos secundários menores e têm septações e restos internos formados por "areia hidática". Em geral, calcificações anelares na parede do cisto são proeminentes no estágio crônico.

Leitura sugerida

Pâncreas

Baker ME, Nelson RC, Rosen MP, et al. ACR appropriateness criteria—acute pancreatitis. *Ultrasound Q* 2014;30(4):267–273.

Chen FM, Ni JM, Zhang ZY, Zhang L, Li B, Jiang CJ. Presurgical evaluation of pancreatic cancer: a comprehensive imaging comparison of CT versus MRI. *AJR Am J Roentgenol* 2016;206(3):526–535.

Expert Panel on Gastrointestinal Imaging; Qayyum A, Tamm EP, Kamel IR, et al. ACR appropriateness criteria—staging of pancreatic ductal adenocarcinoma. *J Am Coll Radiol* 2017;14(11S):S560–S569.

Foster BR, Jensen KK, Bakis G, Shaaban AM, Coakley FV. Revised Atlanta classification for acute pancreatitis: a pictorial essay. *Radiographics* 2016;36(3):675–687. (Atlanta classification 2012).

Freeny PC, Saunders MD. Moving beyond morphology: new insights into the characterization and management of cystic pancreatic lesions. *Radiology* 2014;272(2):345–363.

Horger M, Lamprecht HG, Bares R, et al. Systemic IgG4-related sclerosing disease: spectrum of imaging findings and differential diagnosis. *AJR Am J Roentgenol* 2012;199(3):W276–W282. (Pictorial essay).

Kim KW, Krajewski KM, Nishino M, et al. Update on the management of gastroenteropancreatic neuroendocrine tumors with emphasis on the role of imaging. *AJR Am J Roentgenol* 2013;201(4):811–824. (Review).

Madhani K, Farrell JJ. Autoimmune pancreatitis: an update on diagnosis and management. *Gastroenterol Clin North Am* 2016;45(1):29–43.

Manning MA, Srivastava A, Paal EE, Gould CF, Mortele KJ. Nonepithelial neoplasms of the pancreas: radiologic-pathologic correlation, part 1—benign tumors: From the radiologic pathology archives. *Radiographics* 2016;36(1):123–141.

Murphy KP, O'Connor OJ, Maher MM. Updated imaging nomenclature for acute pancreatitis. *AJR Am J Roentgenol* 2014;203(5):W484–W469. (Atlanta classification 2012).

Raman SP, Salaria SN, Hruban RH, Fishman EK. Groove pancreatitis: spectrum of imaging findings and radiology-pathology correlation. *AJR Am J Roentgenol* 2013;201(1):W29–W39.

Seo N, Byun JH, Kim JH, et al. Validation of the 2012 international consensus guidelines using computed tomography and magnetic resonance imaging: branch duct and main duct intraductal papillary mucinous neoplasms of the pancreas. *Ann Surg* 2016;263(3):557–564.

Tanaka M, Fernandez-del Castillo C, Adsay V, et al. International consensus guidelines 2012 for the management of IPMN and MCN of the pancreas. *Pancreatology* 2012;12(3):183–197.

Baço

Ahmed S, Horton KM, Fishman EK. Splenic incidentalomas. *Radiol Clin North Am* 2011;49(2):323–347.

Chapman J, Bhimji S. *Splenomegaly. National Center for Biotechnology Information (NCBI) Bookshelf.* Treasure Island, FL: Stat Pearls Publishing; 2017.

Dhyani M, Anupindi SA, Ayyala R, Hahn PF, Gee MS. Defining an imaging algorithm for noncystic splenic lesions identified in young patients. *AJR Am J Roentgenol* 2013;201(6):W893–W899.

Kaza RK, Azar S, Al-Hawary MM, Francis IR. Primary and secondary neoplasms of the spleen. *Cancer Imaging* 2010;10:173–182.

Lake ST, Johnson PT, Kawamoto S, Hruban RH, Fishman EK. CT of splenosis: patterns and pitfalls. *AJR Am J Roentgenol* 2012;199(6):W686–W693. (Pictorial essay).

Mortele KJ, Mortele B, Silverman SG. CT features of the accessory spleen. *AJR Am J Roentgenol* 2004;183(6):1653–1657.

Saboo SS, Krajewski KM, O'Regan KN, et al. Spleen in haematological malignancies: spectrum of imaging findings. *Br J Radiol* 2012;85(1009):81–92.

Singh AK, Shankar S, Gervais DA, Hahn PF, Mueller PR. Image-guided percutaneous splenic interventions. *Radiographics* 2012;32(2):523–534.

Thipphavong S, Duigenan S, Schindera ST, Gee MS, Philips S. Nonneoplastic, benign, and malignant splenic diseases: cross-sectional imaging findings and rare disease entities. *AJR Am J Roentgenol* 2014;203(2):315–322.

Urritia M, Mergo PJ, Ros LH, Torres GM, Ros PR. Cystic lesions of the spleen: radiologic-pathologic correlation. *Radiographics* 1996;16(1):107–129.

CAPÍTULO 43 ■ FARINGE E ESÔFAGO

WILLIAM E. BRANT

O Capítulo 43 encontra-se integralmente *online*, disponível no *site* www.grupogen.com.br.

Consulte a página de Material Suplementar para detalhes sobre acesso e *download*.

CAPÍTULO 44 ■ ESTÔMAGO E DUODENO

WILLIAM E. BRANT

Técnicas de exame de imagem

A utilização ampla da endoscopia diminuiu o uso de radioscopia para examinar o trato gastrintestinal. Tomografia computadorizada (TC), ressonância magnética (RM) e ultrassonografia são técnicas usadas para avaliar o componente extraluminal da doença. No entanto, um exame de esofagogastroduodenografia (EGD) contrastada de alta qualidade possibilita avaliação excelente do estômago e duodeno e ainda faz parte do arsenal de exames de imagem. De forma a alcançar sensibilidade alta com esse exame e evitar que alguma doença não seja detectada, devem ser usadas várias técnicas de EGD. A técnica de contraste simples consiste em encher e distender o estômago e o duodeno com uma suspensão de bário e, em seguida, realizar manobras de compressão para detectar anormalidades no segmento distal do estômago e no duodeno. A técnica de "preservação" da mucosa consiste em administrar quantidades pequenas de bário para cobrir a mucosa, sem distender o intestino, de forma a detectar anormalidades, como varizes. A técnica de duplo contraste, que usa suspensões de bário de alta densidade para cobrir a mucosa e os grânulos efervescentes digestíveis, para distender estômago e duodeno, é ideal para demonstrar aspectos sutis da superfície mucosa. Assim como qualquer outro exame radiográfico, atenção especial aos detalhes e adaptação do exame ao problema clínico que se pretende investigar são elementos fundamentais à obtenção dos melhores resultados.

Como exame valioso para complementar os resultados de endoscopia e exames contrastados com bário, a TC com técnicas de distensão por gás é útil para documentar anormalidades das paredes gástricas e duodenais e determinar a extensão da doença extraluminal. Distensão ideal do estômago e duodeno é fundamental à interpretação segura dessa técnica de TC. Distensão gastroduodenal pode ser conseguida enchendo-se esses órgãos com água, contrastes positivos ou grânulos efervescentes ingeridos para provocar distensão gasosa. O paciente deve ser posicionado de forma a acentuar a distensão do segmento gastrintestinal que se pretende examinar com mais detalhes.

Anatomia

O trato digestivo é essencialmente um tubo oco formado de quatro camadas concêntricas de tecidos. A *mucosa* é a camada mais interna, exposta ao lúmen, a qual consiste em epitélio sustentado pelo tecido conjuntivo frouxo da lâmina própria e uma faixa fina de musculatura lisa, conhecida como muscular da mucosa. A *submucosa* confere tecido conjuntivo de sustentação para a mucosa. A camada submucosa contém vasos sanguíneos e linfáticos primários, folículos linfoides e plexos de inervação autônoma. *Muscular própria* é a estrutura muscular principal da parede intestinal, formada por uma camada circular interna e outra camada longitudinal externa. *Serosa* ou adventícia é a cobertura mais exterior do trato intestinal. Tecidos linfoides do trato digestivo estão localizados na mucosa (epitélio e lâmina própria), na submucosa e nos linfonodos mesentéricos. Como componente principal dos tecidos linfoides associados à mucosa (MALT; do inglês, *mucosa-associated lymphoid tissue*), esses tecidos desempenham um papel significativo nas defesas imunes do hospedeiro e são focos significativos de doença.

O aspecto e a posição do estômago e do duodeno variam de maneira considerável de um indivíduo para outro. A Figura 44.1 ilustra os termos usados para descrever as divisões anatômicas do estômago e duodeno. *Cárdia* corresponde à região da junção gastresofágica (JGE). *Fundo* é a parte do estômago localizada acima do nível da JGE. *Corpo* do estômago representa os dois terços centrais, desde a cárdia até a *incisura angular*, que é o ângulo agudo formado na curvatura menor, que assinala o limite entre corpo e antro. Células parietais secretoras de ácido clorídrico e células principais produtoras dos precursores de pepsina estão localizadas em fundo e corpo gástricos. *Antro* é o terço distal do estômago que contém células secretoras de gastrina, mas não células produtoras de ácido clorídrico.

Piloro é a junção do estômago com duodeno e canal pilórico é o conduto que passa pelo piloro. *Bulbo duodenal*, ou capa, é a primeira parte do duodeno. Com frequência, a vesícula biliar produz uma impressão marcante na parte superior do bulbo. Assim como o estômago, o bulbo duodenal está coberto por peritônio visceral em todas as suas superfícies. O restante do duodeno é retroperitoneal e está localizado no compartimento pararrenal anterior. O segundo segmento duodenal (parte descendente) está localizado em posição lateral à cabeça do pâncreas. Os ductos biliar comum e pancreático penetram na superfície medial do duodeno descendente, na ampola de Vater. O terceiro segmento duodenal (parte horizontal) estende-se para a esquerda, entre os vasos mesentéricos superiores e a veia cava inferior e aorta. O quarto segmento duodenal (ou parte ascendente) sobe no lado esquerdo da aorta, até o nível de L2 e o ligamento de Treitz, onde gira abruptamente em direção ventral para formar a flexura duodenojejunal.

O termo *areae gastricae* se refere ao padrão detalhado da mucosa gástrica demonstrado pela técnica de duplo contraste (Figura 44.2). A mucosa gástrica normal varia de um padrão

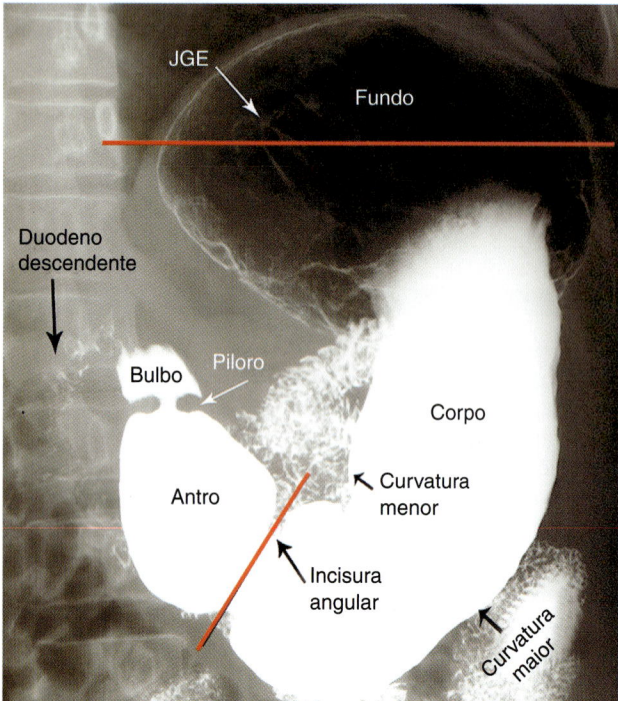

Figura 44.1 Anatomia do trato gastrintestinal superior. Uma radiografia do estômago em projeção oblíqua anterior direita com paciente em pronação foi obtida durante um exame de EGD contrastada e demonstrou anatomia radiográfica normal. *Fundo* é a parte do estômago localizada acima do nível da junção gastresofágica (*JGE*). *Incisura angular* é o entalhe angulado existente na *curvatura menor*, que serve como marca de referência para dividir *corpo* e *antro* gástricos. *Curvatura maior* serve para fixar o omento maior. O *piloro* parcialmente contraído corresponde à válvula existente entre estômago e duodeno. *Bulbo* é o primeiro segmento do duodeno, em forma de pirâmide. Nessa imagem, o *duodeno descendente* não foi nitidamente demarcado.

reticular fino a um padrão nodular grosseiro. O aspecto típico de normalidade é regularidade do padrão em todas as áreas nas quais é demonstrado. O termo *rugas* aplica-se às dobras de mucosa, que formam saliências radiotransparentes bem definidas quando o estômago está parcialmente distendido. Rugas são formadas por mucosa, lâmina própria, muscular da mucosa e partes da submucosa. Doenças que afetam qualquer uma dessas camadas podem causar espessamento das pregas gástricas. Rugas

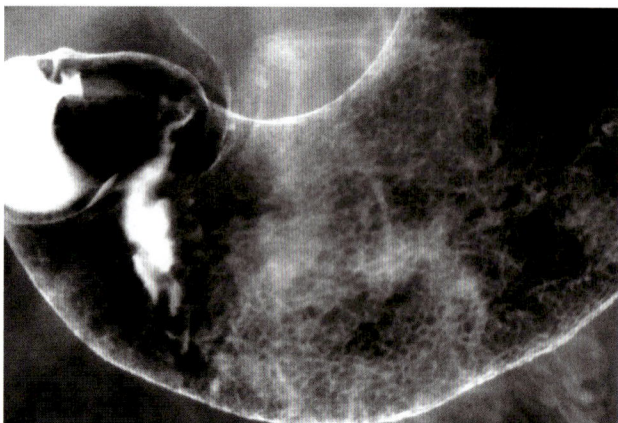

Figura 44.2 Mucosa gástrica (*areae gastricae*) normal. A técnica de duplo contraste produz distensão gástrica com cobertura de sua mucosa para demonstrar o padrão normal dela, formado por pequenos montículos poligonais.

são mais proeminentes no fundo e na parte proximal do corpo gástrico e, em geral, não são evidentes no antro. A *curvatura menor* do estômago está fixada ao fígado pelo omento menor. O omento maior está fixado à *curvatura maior* do estômago. O saco peritoneal menor é o espaço intraperitoneal localizado atrás do estômago e à frente do pâncreas.

Nas imagens de TC, a parede gástrica normal bem distendida no antro tem espessura entre 5 e 7 mm e no corpo mede 2 a 3 mm. A parede do duodeno normal tem espessura menor que 3 mm. Esses dois órgãos devem estar totalmente distendidos para permitir uma avaliação precisa da espessura de suas paredes. No exame de TC, é comum encontrar perto da JGE um pseudotumor proeminente causado pela distensão inadequada do órgão.

Estômago

Infecção por *Helicobacter pylori*

Infecção por *Helicobacter pylori* é a causa principal de gastrite e duodenite crônicas, úlceras gástricas e duodenais benignas, adenocarcinoma gástrico e linfoma MALT. *H. pylori* é um bacilo gram-negativo espiralado, que coloniza o estômago de cerca de 80% dos indivíduos de algumas populações. Esse microrganismo infecta apenas epitélios semelhantes ao gástrico e, em geral, fica restrito ao antro gástrico, onde vive nas células epiteliais superficiais abaixo da cobertura de muco. Ele sobrevive ao ácido gástrico usando uma enzima urease poderosa para decompor ureia em amônia e bicarbonato, gerando para si próprio um ambiente mais alcalino. A prevalência dessa infecção aumenta com a idade (> 50% dos americanos com mais de 60 anos) e é alta nas classes socioeconômicas mais baixas e nos países em desenvolvimento. *H. pylori* causa infecção crônica e gastrite superficial assintomática na maioria dos casos. Cerca de 70% das úlceras gástricas pépticas, 95% das úlceras duodenais e 50% dos adenocarcinomas gástricos são causados por essa infecção. Técnica de duplo contraste demonstra proeminência da mucosa gástrica em 50% dos pacientes infectados por *H. pylori*. O diagnóstico dessa infecção é confirmado por sorologia, testes de urease respiratórios e biopsia endoscópica. Em geral, seu tratamento consiste em usar de dois a quatro fármacos, incluindo um ou mais antibióticos, bloqueadores da bomba de prótons, para reduzir a secreção ácida, e, algumas vezes, um composto à base de bismuto. Embora haja resistência crescente aos antibióticos, pesquisas relataram índices de cura de 90%. Ainda que seja raro ocorrer erradicação espontânea da infecção, hoje em dia não se recomenda tratar pacientes infectados assintomáticos.

Lesões da massa gástrica/ falhas de enchimento

Carcinoma de estômago. É a terceira neoplasia maligna mais comum do trato digestivo, depois dos carcinomas de cólon e pâncreas. Adenocarcinomas constituem a maioria (95%) destes tumores; os casos restantes são carcinomas anaplásicos difusos (células em "anel de sinete"), carcinoma de células escamosas ou tumores de tipos celulares raros. Fatores predisponentes são tabagismo, anemia perniciosa, gastrite atrófica e gastrojejunostomia. Infecção por *H. pylori* aumenta em seis vezes o risco de desenvolver carcinoma gástrico e causa cerca de 50% dos casos de adenocarcinoma gástrico. O pico de incidência ocorre entre as idades de 50 e 70 anos, com predomínio no sexo masculino (razão de 2:1). Em comparação aos EUA, a incidência de carcinoma gástrico é até 5 vezes maior em países como Japão, Finlândia, Chile e Islândia. A mortalidade é alta e o índice de sobrevivência em 5 anos varia de 10 a 20%.

O tumor tem quatro padrões de crescimento morfológico comuns. Um terço dos casos consiste em massas polipoides, que

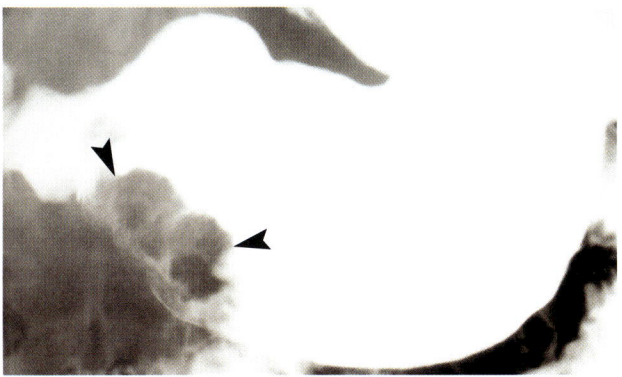

Figura 44.3 **Carcinoma gástrico polipoide.** A imagem de esofagogastroduodenografia contrastada com bário demonstrou uma falha de enchimento lobulada (*pontas de seta*) no antro gástrico.

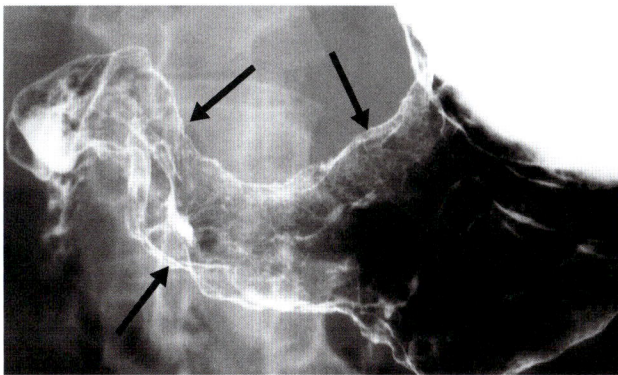

Figura 44.5 **Carcinoma esquirroso – esofagogastroduodenografia (EGD) com duplo contraste.** A técnica de duplo contraste aplicada a outro paciente demonstrou mucosa nodular irregular (*setas*) no estômago distal estreitado e fixo. Carcinoma esquirroso também pode ser descrito como linite plástica.

se evidenciam como falhas de enchimento no lúmen gástrico (Figura 44.3). Muitos desses tumores têm configuração papilar com base larga. Outro terço consiste em massas ulceradas, que se evidenciam como úlceras gástricas malignas. Os casos restantes são tumores infiltrativos, em placa, focais com úlcera central, ou tumores infiltrativos difusos (15%), com células carcinomatosas pouco diferenciadas formando pregas espessas e bizarras e espessamento rígido das paredes gástricas – os chamados carcinomas esquirrosos (Figuras 44.4 e 44.5). Os termos "linite plástica' e "estômago em garrafa d'água" podem ser usados para descrever o órgão estreitado e rígido resultante. A Tabela 44.1 relaciona outras causas de estreitamento gástrico.

O tumor espalha-se por invasão direta da parede gástrica, com acometimento da gordura perigástrica e de órgãos adjacentes, ou pode implantar-se na cavidade peritoneal. Disseminação linfática afeta linfonodos regionais, incluindo linfonodos perigástricos ao longo da curvatura menor, tronco celíaco e linfonodos hepatoduodenais, retropancreáticos, mesentéricos e paraórticos. Metástases hematogênicas desenvolvem-se no fígado, nas suprarrenais, nos ovários e – raramente – nos ossos e nos pulmões. Disseminação intraperitoneal evidencia-se como carcinomatose ou tumores ovarianos de Krukenberg. A tomografia computadorizada por emissão de pósitrons (PET; do inglês, *positron emission tomography*) é a técnica mais eficaz para demonstrar metástases para linfonodos e disseminação tumoral a distância.

Carcinomas gástricos em fase inicial aparecem nos exames contrastados com bário como: (a) pólipos gástricos, com risco mais alto de malignidade nas lesões com mais de 1 cm; (b) lesões em placas superficiais ou mucosa nodular; ou (c) úlceras rasas

irregulares com mucosa nodular circundante. Essas lesões são detectadas com mais certeza nos exames com duplo contraste.

TC e RM são técnicas usadas para determinar a extensão do tumor e facilitar o planejamento pré-operatório (Figura 44.6). Anormalidades detectadas nesses exames são as seguintes: (a) espessamento (> 1 cm) focal da parede gástrica, geralmente irregular; (b) espessamento difuso da parede gástrica por infiltração tumoral (linite plástica, na qual é comum observar realce pelo meio de contraste); (c) massa intraluminal de tecidos moles; (d) massa volumosa ulcerada; (e) raramente, tumor exofítico volumoso semelhante ao leiomiossarcoma; (f) disseminação do tumor à gordura perigástrica; (g) linfadenopatia regional; e (h) metástases para fígado, suprarrenal e cavidade peritoneal. Adenocarcinomas mucinosos costumam conter calcificações pontilhadas. Cânceres em estágio inicial aparecem na TC e RM como lesões polipoides ou espessamento focal da mucosa com realce pelo contraste. Tumores avançados (Figura 44.7) mostram paredes mais espessas, úlceras e disseminação à gordura perigástrica. A Tabela 44.2 descreve as alterações usadas para diferenciar neoplasias malignas do estômago. Disseminação transmural ou intraperitoneal e metástases a distância limitam as opções terapêuticas a operações paliativas ou quimioterapia.

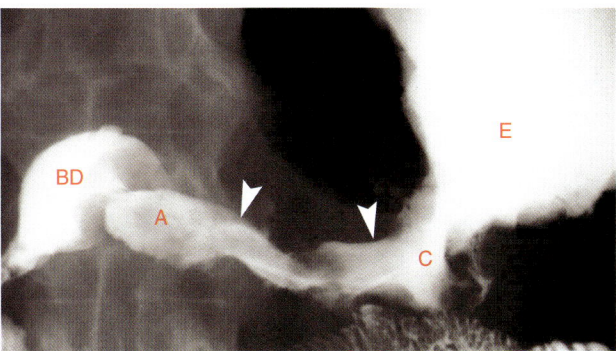

Figura 44.4 **Carcinoma esquirroso – esofagogastroduodenografia (EGD) contrastada com bário.** A radiografia de EGD contrastada com bário demonstrou estreitamento nodular fixo (*pontas de seta*) do corpo (*C*) e antro (*A*) do estômago (*E*). À radioscopia, não havia peristalse detectável nessa parte do estômago. Biopsia confirmou adenocarcinoma indiferenciado. BD, bulbo duodenal.

TABELA 44.1 Causas de estreitamento gástrico.

Neoplásicas
Adenocarcinoma gástrico (linite plástica)
Linfoma (estreitamento antral + disseminação ao duodeno)
Metástases (linite plástica, causada por carcinoma de mama)
Sarcoma de Kaposi (em pacientes com AIDS)

Inflamatórias
Gastrite por *H. pylori* (em geral, estreitamento do antro)
Ingestão de agentes corrosivos (em geral, ácidos)
Radioterapia (mais de 4.500 rads)
AIDS (infecção por *Cryptosporidium*) (estreitamento antral + lesões no intestino delgado)
Gastrenterite eosinofílica (estreitamento + espessamento da parede gástrica)
Infecções (tuberculose ou sífilis; ambas raras)
Doença de Crohn (rara)
Sarcoidose (geralmente assintomática)

Compressão extrínseca
Pancreatite
Carcinoma de pâncreas
Bolo omental

AIDS, síndrome da imunodeficiência adquirida.

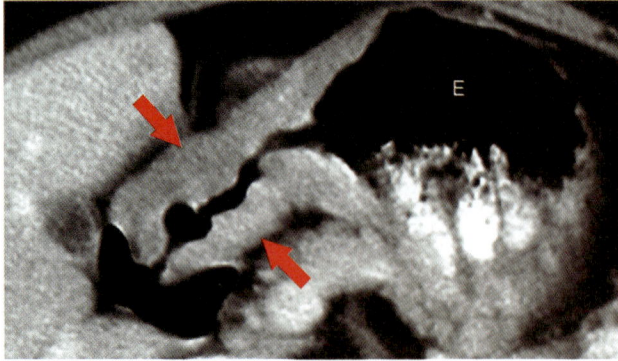

Figura 44.6 Carcinoma esquirroso – tomografia computadorizada (TC). A imagem axial de TC demonstrou espessamento nodular (*setas*) do antro do estômago (*E*) causado por adenocarcinoma gástrico pouco diferenciado. A borda externa do estômago foi bem demarcada, o que constitui evidência contra disseminação do tumor através da parede gástrica. Observe que havia estreitamento irregular fixo do lúmen gástrico.

Linfoma. Representa 2% das neoplasias gástricas malignas. O estômago é o órgão acometido mais comumente por linfoma gastrintestinal primário (50% dos casos). Fatores de risco para linfoma gástrico são infecção crônica por *H. pylori*, vírus Epstein-Barr, vírus da hepatite B ou *Campylobacter jejuni*; doença celíaca; gastrite atrófica; e doença intestinal inflamatória. A maioria dos linfomas gástricos (80%) é de células T (especialmente tipo MALT), que têm comportamento mais insidioso e prognóstico mais favorável que os linfomas de células B. Como os linfomas ficam confinados à parede intestinal por longos períodos, eles têm prognóstico mais favorável que os carcinomas, e seu índice de sobrevivência em 5 anos varia de 62 a 90%.

Existem quatro tipos morfológicos de linfoma: massa solitária polipoide, massa ulcerada, nódulos submucosos numerosos (Figura 44.8) e infiltração difusa (Figura 44.9).

Anormalidades evidenciadas à EGD contrastada são as seguintes: (a) lesões polipoides; (b) úlceras irregulares com pregas espessadas e nodulares; (c) tumores volumosos com ulcerações amplas; (d) vários nódulos submucosos, que frequentemente ulceram e adquirem aspecto de alvo ou "olho de boi"; (e) espessamento difuso e flexível das paredes e pregas; e (f) raramente, aspecto semelhante à linite plástica com estreitamento difuso

■ TABELA 44.2 Neoplasias malignas do estômago.	
■ TUMOR	**■ ANORMALIDADES NOS EXAMES DE IMAGEM**
Adenocarcinoma gástrico	Espessamento focal da parede gástrica (> 1 cm sugere tumor maligno) Espessamento difuso da parede gástrica (linite plástica) Massa volumosa Massa ulcerada predominantemente intraluminal Faixas de tecidos moles na gordura perigástrica, em continuidade com a massa Linfadenopatia, implantes peritoneais e metástases a distância
Linfoma gástrico	Espessamento acentuado (4 a 5 cm) da parede gástrica Espessamento circunferencial da parede gástrica, sem estreitamento do lúmen Densidade homogênea do tumor Vários pólipos ulcerados Linfadenopatia extensa, especialmente abaixo dos hilos renais Disseminação transpilórica do tumor ao duodeno
Tumor estromal gastrintestinal (GIST; do inglês, *gastrintestinal stromal tumor*) maligno	Massa exofítica heterogênea volumosa (> 5 cm) Ulceração extensa da massa Necrose, hemorragia e liquefação proeminentes Calcificação intratumoral
Metástases no estômago	Espessamento da parede gástrica semelhante ao carcinoma primário Massa intramural focal Nódulo mural ulcerado Invasão gástrica direta pelo tumor adjacente

rígido (Figura 44.9). Lesões múltiplas favorecem o diagnóstico de linfoma MALT.

TC é a principal modalidade de exame de imagem usada para estadiar linfomas. Entre as anormalidades que ajudam a diferenciar linfoma gástrico de carcinoma de estômago, com base nas imagens de TC, estão: (a) espessamento mais acentuado da parede gástrica (pode passar de 3 cm) (Figura 44.10);

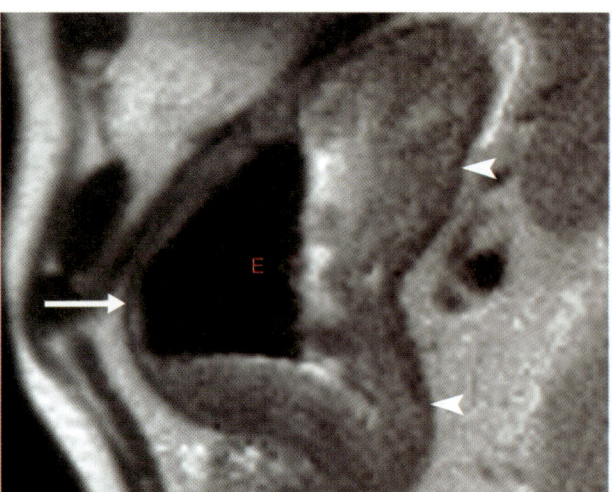

Figura 44.7 Carcinoma gástrico – RM. A imagem sagital de RM ponderada em T2 demonstrou espessamento irregular assimétrico e difuso (*pontas de seta*) da parede gástrica – biopsia endoscópica confirmou adenocarcinoma. Compare a parede posterior (*pontas de seta*) do estômago (*E*) com a parede anterior normal (*seta*).

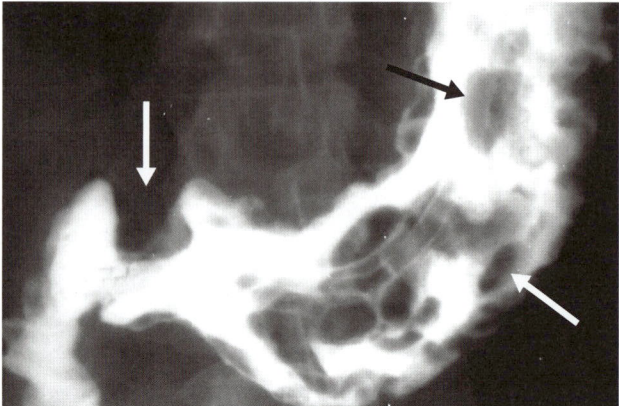

Figura 44.8 Linfoma gástrico – padrão multinodular. A imagem de esofagogastroduodenografia contrastada demonstrou vários nódulos polipoides gástricos com bordas lisas (*setas*) e tamanho e forma variados. Carcinomas gástricos também podem formar vários nódulos polipoides.

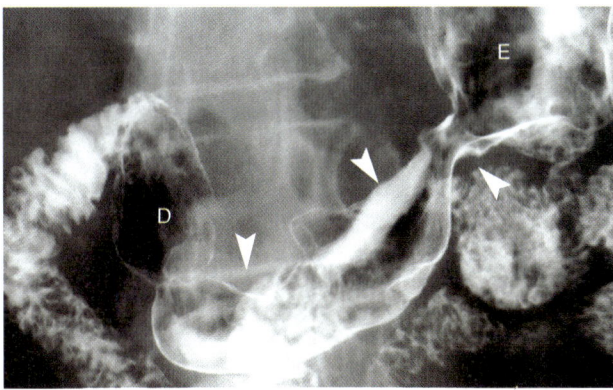

Figura 44.9 Linfoma gástrico – padrão infiltrativo. A imagem de esofagogastroduodenografia contrastada demonstrou estreitamento nodular marcante do corpo e antro (*pontas de seta*) do estômago (*E*). Esse aspecto semelhante à linite plástica é menos comum nos linfomas que nos adenocarcinomas. D, bulbo duodenal.

(b) acometimento de outras áreas do trato digestivo (disseminação transpilórica do linfoma ao duodeno em 30% dos casos); (c) preservação da gordura perigástrica; (d) nenhum estreitamento e obstrução do lúmen gástrico, apesar de infiltração extensa de sua parede; e (e) linfadenopatia mais volumosa e disseminada.

Tumores estromais gastrintestinais (GIST). Tumor mesenquimal mais comum originado do trato digestivo. Embora nem todos, a maioria dos tumores antes classificados como leiomiomas, leiomiossarcoma e leiomioblastomas são agora definidos como GIST. Cerca de 60 a 70% desses tumores desenvolvem-se no estômago e 10 a 30% destes são malignos. Leiomiomas e leiomiossarcomas verdadeiros são raríssimos no estômago.

Em geral, esses tumores crescem por longos períodos sem causar manifestações clínicas. A mucosa sobrejacente está comumente ulcerada. Calcificação distrófica é relativamente comum nos tumores benignos e malignos e ajuda a diferenciar essas lesões de outros tumores gástricos malignos. A diferenciação histopatológica entre tumores benignos e malignos é difícil e baseia-se em parâmetros como dimensões, aspecto macroscópico e comportamento do tumor. Nas imagens de EGD contrastada, os GIST aparecem como nódulos e massas submucosos (Figura 44.11). Desenvolvimento de úlceras causa o aspecto de olho de boi e pode estar associado a sangramento significativo (Figura 44.12).

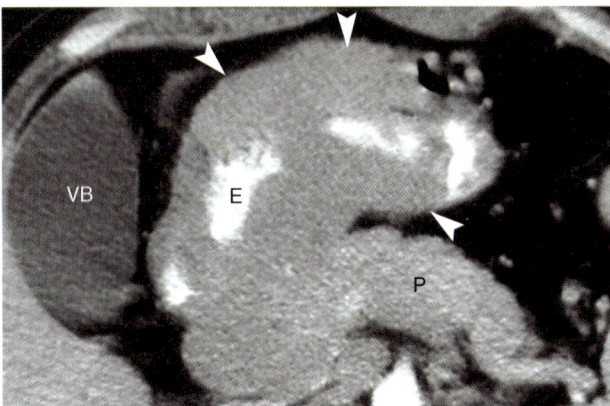

Figura 44.10 Linfoma gástrico – espessamento da parede acentuado. A TC demonstrou o espessamento acentuado (*pontas de seta*) da parede gástrica, com realce minimamente homogêneo do tumor. O tumor gástrico se mistura com o pâncreas (*P*) e o envolve. O lúmen do estômago (*E*) está estreitado de maneira irregular. VB, vesícula biliar.

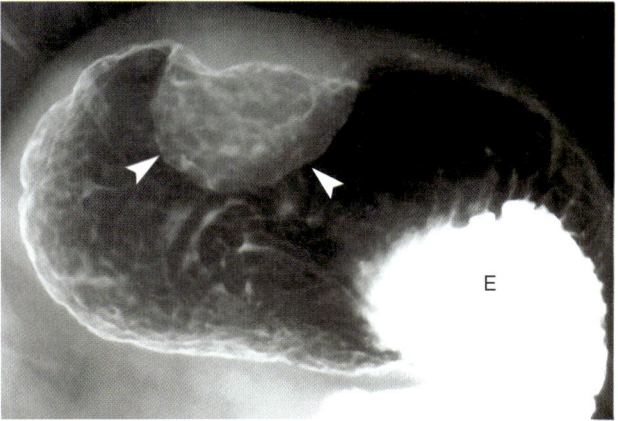

Figura 44.11 Tumor estromal gastrintestinal. A imagem de esofagogastroduodenografia contrastada demonstrou um tumor estromal gastrintestinal benigno (*pontas de seta*) com aspecto típico de massa submucosa. A massa avançava para dentro do lúmen do estômago (*E*). A superfície da massa estava recoberta por bário e demarcada por ar do fundo gástrico. A borda da lesão estava muito bem definida. Parte significativa do tumor estendia-se para fora do lúmen gástrico – um aspecto demonstrado mais claramente por TC, RM ou ultrassonografia.

A TC é útil para caracterizar esses tumores, porque são predominantemente extraluminais. Tumores benignos são menores (em média, 4 a 5 cm de diâmetro), têm densidade homogênea e mostram realce difuso uniforme. Tumores malignos tendem a ser maiores (> 10 cm), com zonas centrais de hipodensidade causadas por hemorragia e necrose, e mostram padrões de realce heterogêneos (Figura 44.12).

Metástases. Podem formar nódulos submucosos ou massas ulceradas (Figura 44.13). A maioria consiste em metástases hematogênicas. A irrigação sanguínea profusa é responsável pela disseminação frequente ao estômago e ao intestino delgado. Tumores primários comuns são melanomas e carcinomas de mama e pulmões. Metástases de carcinoma mamário podem causar linite plástica.

Sarcoma de Kaposi. Quando disseminado nos pacientes com AIDS, há invasão do trato digestivo em 50% dos casos. Exames com duplo contraste demonstram massas planas com ou sem ulceração, massas polipoides, pregas irregularmente espessadas, várias massas submucosas e linite plástica. A TC mostra linfadenopatia com realce em porta hepática, mesentério e retroperitônio. Sangramento é uma complicação comum e, nesses casos, pode ser necessária a embolização.

Tumores vilosos. Massas polipoides adenomatosas, que formam incontáveis projeções frondosas. A maioria dessas massas é solitária e mede entre 3 e 9 cm de diâmetro, embora tumores gigantes possam chegar a medir 15 cm. Potencial maligno é grande e varia com as dimensões das lesões (50% para lesões de 2 a 4 cm e 80% para tumores com diâmetro > 4 cm). Bário retido nas fendas entre as massas frondosas produz aspecto típico de "bolhas de sabão". Esses tumores são móveis e se deformam à compressão. Todos devem ser tratados como lesões malignas.

Pólipos. Lesões que avançam para dentro do lúmen, formando massas sésseis ou pedunculadas. No exame de EGD contrastada, o aspecto desses tumores depende se estão localizados nas áreas pendentes ou não pendentes. Nas superfícies pendentes, pólipos podem formar uma falha de enchimento radiotransparente contornado pelo bário; nas superfícies não pendentes, os pólipos ficam recobertos por uma camada fina de bário. O feixe de raios X capta suas bordas no plano tangencial, resultando em uma lesão com bordas delimitadas em branco. *Sinal do chapéu-coco* é produzido pelo ângulo agudo de inserção do pólipo na mucosa. *Sinal do chapéu mexicano* consiste em dois anéis concêntricos e

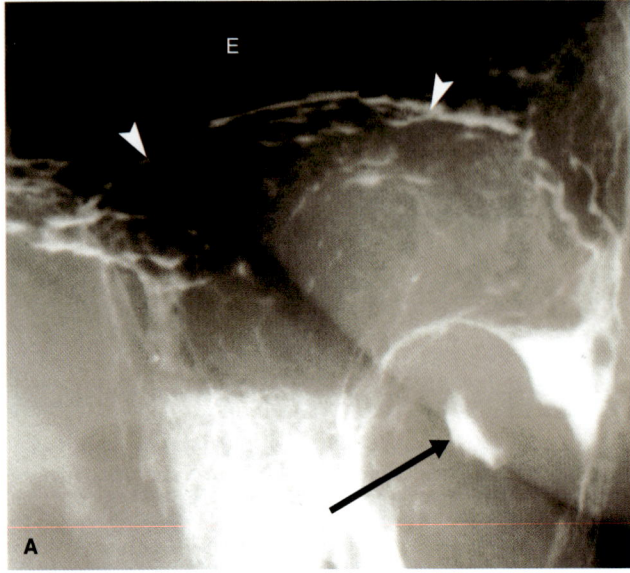
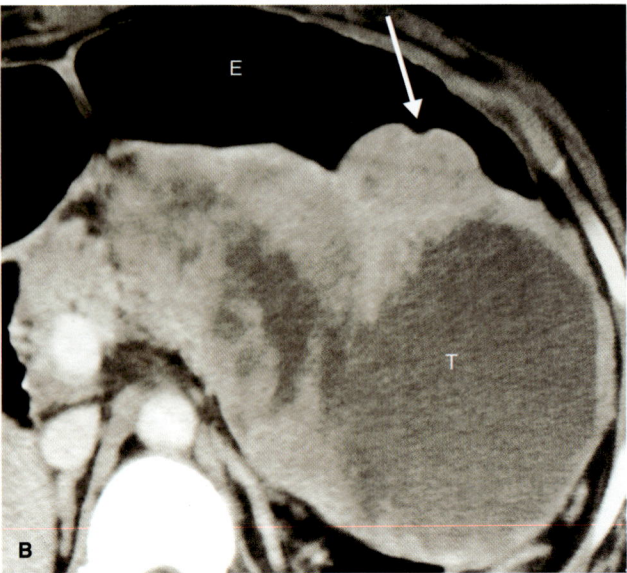

Figura 44.12 Tumor estromal gastrintestinal maligno. A. A imagem de esofagogastroduodenografia contrastada em projeção lateral com o paciente de pé demonstrou massa volumosa (*pontas de seta*), que formava uma impressão dentro do lúmen gástrico (*E*). Uma área elevada do tumor tinha uma úlcera irregular (*seta*), que acumulou bário em sua cratera. **B.** A imagem de TC desse mesmo paciente mostrou que o tumor (*T*) era heterogêneo e tinha áreas amplas de hipoatenuação sugestivas de necrose. Nessa imagem, também ficaram evidentes a úlcera (*seta*) e a elevação tumoral, que avançava para dentro do lúmen gástrico (*E*).

é produzido pela visualização de um pólipo de cima. Em geral, pólipos são numerosos (Tabela 44.3).

Pólipos hiperplásicos representam 80% dos pólipos gástricos. A maioria mede menos de 15 mm de diâmetro e não é neoplásica, mas sim reações hiperplásicas depois de lesões da mucosa (especialmente gastrite). Pólipos desse tipo podem estar localizados em qualquer área do estômago, costumam ser numerosos e não têm potencial maligno, mas indicam gastrite crônica.

Pólipos adenomatosos representam 15% dos pólipos gástricos e são realmente neoplásicos com potencial maligno. A maioria é solitária, está localizada no antro gástrico e mede mais de 2 cm de diâmetro. Pólipos com mais de 1 cm de diâmetro, lobulados ou pedunculados devem ser submetidos a biopsia porque podem ser malignos.

Pólipos hamartomatosos estão associados à síndrome de Peutz-Jeghers e não têm potencial maligno.

Lipomas. Neoplasias submucosas formadas por tecido adiposo benigno maduro. Imagens de EGD contrastada demonstram uma lesão submucosa lisa bem demarcada, que algumas vezes está ulcerada. A TC confirma o diagnóstico definitivo quando demonstra massa com paredes bem demarcadas e atenuação homogênea de gordura.

Pâncreas ectópico. Lesão intramural comum, em geral localizada no antro gástrico. Lóbulos de tecidos pancreáticos heterotópicos com até 5 cm de diâmetro ficam recobertos de mucosa gástrica. A maioria tem formato mamilar ou cuneiforme com pequenos orifícios centrais.

Bezoar/corpo estranho. O termo "bezoar" se refere a massa gástrica intraluminal formada por material não digerível acumulado.

TABELA 44.3 Falhas múltiplas de enchimento gástrico.

Pólipos hiperplásicos
Pólipos adenomatosos (especialmente síndromes de polipose)
Metástases
Linfoma
Varizes

Várias substâncias podem compor um bezoar: tricobezoares são grumos de cabelos (Figura 44.14); fitobezoares são fragmentos de frutas ou vegetais; farmacobezoares são comprimidos ou massas semissólidas de fármacos. Pedras podem ser ingeridas ou misturar-se com o bezoar. Qualquer corpo estranho ingerido pode formar uma falha de enchimento intraluminal.

Pregas/paredes gástricas espessadas

Pregas gástricas normais são mais espessas e onduladas no estômago proximal e na curvatura maior. Elas têm contorno liso e afilam em direção distal. A distensão gástrica torna as pregas mais finas, retas e menos proeminentes. Pregas de mucosa normal consistem em mucosa e submucosa e podem ficar espessadas em processos patológicos que infiltram essas camadas. Aspectos fundamentais são:

- Espessamento irregular, focal (< 5 cm de comprimento) e assimétrico da parede intestinal sugere tumor maligno

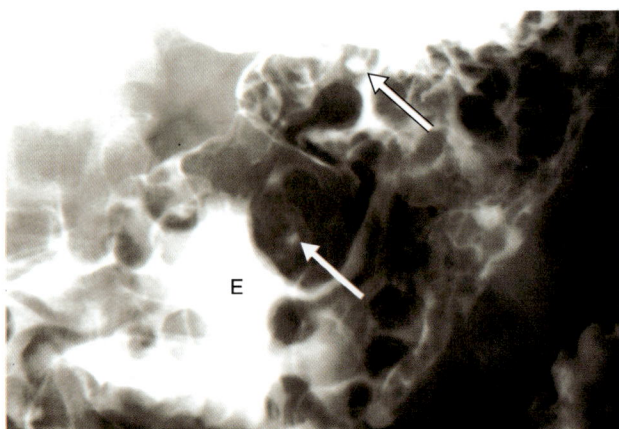

Figura 44.13 Metástases gástricas. Metástases originadas de melanoma maligno formaram incontáveis nódulos polipoides, que avançavam para dentro do lúmen gástrico (*E*). Alguns estavam ulcerados (*setas*) e tinham aspecto semelhante a alvos.

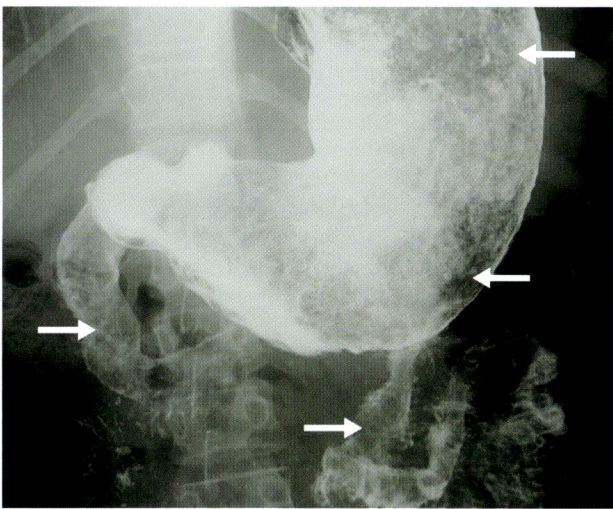

Figura 44.14 Tricobezoar. A imagem de esofagogastroduodenografia contrastada obtida de menina de 11 anos com queixa de dor abdominal demonstrou uma falha de enchimento emaranhada e irregular (*setas*) dentro do estômago, que se estendia por todo o duodeno. Cirurgia confirmou uma bola de cabelos (tricobezoar), que formava um cilindro dentro do estômago e duodeno. Essa menina tinha tricotilomania (hábito compulsivo de arrancar os próprios cabelos) e tricofagia (hábito de engolir o próprio cabelo).

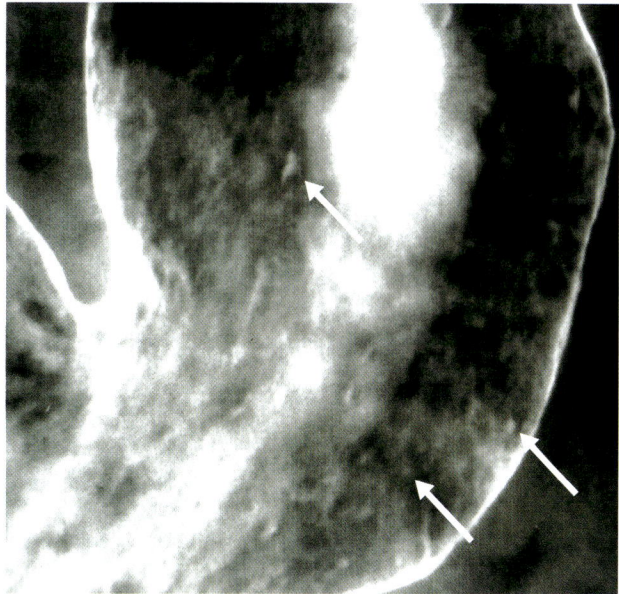

Figura 44.15 Gastrite erosiva – úlceras aftosas. A imagem de esofagogastroduodenografia com duplo contraste demonstrou várias úlceras aftosas (*setas*) dispersas por toda a mucosa gástrica. O aspecto típico das úlceras aftosas é uma pequena coleção persistente de bário circundada por um montículo lúcido de edema. Esse paciente tinha história de ingestão recente de muito álcool.

- Espessamento regular, homogêneo e simétrico da parede intestinal indica processo benigno
- Espessamento difuso da parede intestinal (> 6 cm de comprimento) é, em geral, causado por doenças inflamatórias, isquêmicas ou infecciosas benignas
- Depois da infusão de contraste intravenoso, espessamento da parede intestinal com densidades alternantes de alta e baixa atenuação (aspecto de alvo) quase sempre é benigno e causado por inflamação ou isquemia. A camada hipodensa indica edema da parede intestinal
- Densificação da gordura perigástrica desproporcionalmente mais acentuada que o grau de espessamento da parede intestinal sugere um processo inflamatório.

Gastrite. Termo conveniente usado para descrever várias doenças que afetam a mucosa gástrica. A maioria dessas doenças tem natureza inflamatória. Gastrite é muito mais frequente que úlceras gástricas. Aspectos típicos de gastrite são pregas espessadas e úlceras superficiais (erosões) da mucosa. Em geral, o espessamento das pregas é causado por edema da mucosa e infiltrados inflamatórios superficiais. *Erosões* são definidas como falhas da superfície mucosa, que não penetram além de sua camada muscular (muscular da mucosa). *Úlceras aftosas* (também conhecidas como erosões varioliformes) são erosões completas que aparecem como pequenas manchas centrais de bário, evidenciadas por um halo radiotransparente de edema (Figura 44.15). Erosões parciais formam faixas lineares e pontos contrastados pelo bário. Erosões cicatrizam sem retrações fibróticas. Precipitados de bário podem se assemelhar às erosões e evidenciam-se por manchas puntiformes bem definidas de bário, mas sem halo radiotransparente, sugestivo de uma erosão verdadeira. Gastrite costuma estar associada a duodenite. Anormalidades demonstradas nas imagens de TC são as seguintes: (a) espessamento das paredes do estômago distal e duodeno, geralmente com um aspecto de alvo, sugestivo de edema mural; (b) a mucosa afetada pode mostrar realce intenso pelo meio de contraste; e (c) densificação das gorduras perigástrica e periduodenal.

Gastrite por Helicobacter pylori é o tipo mais comum de gastrite e a causa mais frequente de espessamento das pregas da mucosa gástrica. Embora a maioria dos pacientes infectados por *H. pylori* seja assintomática, muitos têm gastrite confirmada à endoscopia com biopsia histopatológica. Quase todos os pacientes com úlceras gastroduodenais benignas têm gastrite por *H. pylori*. Exame de esofagogastroduodenografia contrastada demonstra as seguintes anormalidades nos pacientes com gastrite por *H. pylori*: (a) espessamento (< 5 mm) das pregas gástricas; (b) pregas nodulares; (c) erosões; (d) estreitamento do antro gástrico; (e) pólipos inflamatórios; e (f) *areae gastricae* acentuadas.

Na maioria dos casos, *gastrite erosiva* é causada por álcool, ácido acetilsalicílico e outros anti-inflamatórios não esteroides ou corticosteroides. Anormalidades demonstradas ao exame de EGD contrastada são as seguintes: (a) erosões (úlceras aftosas) (ver Figura 44.15); (b) pregas nodulares espessadas no antro; (c) distensibilidade reduzida do antro; e (d) rigidez das paredes e peristalse reduzida.

Nos casos típicos, *gastrite por doença de Crohn* afeta o antro gástrico e o duodeno proximal. Nos estágios iniciais, essa doença forma úlceras aftosas idênticas às que ocorrem na gastrite erosiva. Doença mais avançada causa estreitamento do antro, espessamento das paredes do estômago e fístulas.

Gastrite atrófica é uma doença autoimune crônica que destrói a mucosa do fundo gástrico, mas preserva a mucosa do antro. A destruição das células parietais diminui a produção de ácido e fator intrínseco, causando deficiência de vitamina B_{12} e anemia perniciosa. Anticorpos dirigidos contra células parietais e fator intrínseco são detectados nas amostras de sangue periférico. Anormalidades típicas demonstradas à EGD contrastada são: (a) pregas reduzidas ou indetectáveis no fundo e corpo gástricos ("fundo careca"); (b) estômago tubular estreitado (diâmetro do fundo < 8 cm); e (c) *areae gastricae* pequenas (1 a 2 mm) ou imperceptíveis.

Gastrite flegmonosa é uma infecção bacteriana aguda do estômago, geralmente fatal. Estreptococos alfa-hemolíticos são os agentes etiológicos mais comuns, mas diversas outras bactérias também podem ser isoladas. Esse tipo de gastrite pode ser uma complicação de septicemia, cirurgia gástrica ou úlceras de estômago. Abscessos numerosos formam-se na parede gástrica, que fica acentuadamente espessada. As rugas da parede gástrica estão edemaciadas, podendo haver penetração de bário dentro

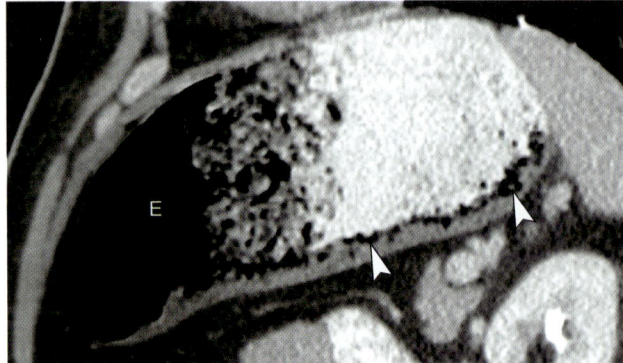

Figura 44.16 Gastrite enfisematosa. A imagem sagital de tomografia computadorizada (TC) demonstrou incontáveis bolhas de ar (*pontas de seta*) na camada submucosa da parede gástrica (*E*), que estava distendida por ar e contraste oral.

das criptas dos abscessos formados na parede gástrica. Cerca de 70% dos pacientes desenvolvem peritonite. Em geral, um estômago gravemente contraído é o resultado da cura dessa doença.

Gastrite enfisematosa é um tipo de gastrite flegmonosa causada por bactérias formadoras de gás, em geral *Escherichia coli, Clostridium welchii* ou infecções mistas com *Staphylococcus aureus*. A maioria dos casos é causada por ingestão de agentes cáusticos, alcoolismo, intervenção cirúrgica, traumatismo ou isquemia. Várias bolhas de ar ficam evidentes dentro da parede gástrica (Figura 44.16). As pregas gástricas ficam espessadas e edemaciadas.

Gastrenterite eosinofílica é uma doença rara, que se caracteriza por infiltração difusa das paredes do estômago e intestino delgado por eosinófilos. Qualquer camada das paredes gástrica e duodenal podem ser afetadas. Essa doença está associada à eosinofilia em até 60% nas amostras de sangue periférico. Inicialmente, as pregas da parede gástrica estão acentuadamente espessadas e nodulares, especialmente no antro. Nos casos crônicos, há estreitamento do antro, com a mucosa demonstrando padrão nodular de "pedras em calçamento". Também pode haver ascite e derrame pleural.

Doença de Ménétrier, também conhecida como gastroenteropatia hipertrófica, é uma doença rara evidenciada por produção excessiva de muco, hipertrofia das pregas gástricas, hipoproteinemia e hipocloridria. Ao exame histopatológico, observa-se mucosa espessada por hiperplasia das células epiteliais. Anormalidades

demonstradas nas imagens de EGD contrastada são as seguintes: (a) pregas gástricas acentuadamente aumentadas (> 10 mm no fundo gástrico) e tortuosas, embora flexíveis, localizadas em fundo e corpo gástricos, especialmente ao longo da curvatura maior, com preservação do antro; e (b) hipersecreção que dilui o bário e impede o revestimento mucoso pelo bário de maneira adequada. A TC demonstra pregas nodulares acentuadamente espessadas (Figura 44.17) com superfície serosa lisa e paredes gástricas de espessura normal entre as pregas.

Varizes. Evidenciadas por falhas de enchimento lisas e lobuladas, semelhantes às pregas gástricas espessadas. São mais comuns no fundo gástrico e, com frequência, acompanham varizes esofágicas. Varizes gástricas isoladas ocorrem quando há obstrução da veia esplênica. A tomografia computadorizada com multidetectores (TCMD) com injeção intravenosa de contraste, administrado em *bolus*, é uma técnica excelente para confirmar varizes gástricas e demonstrar sua causa (Figura 44.18). A TC demonstra grupos bem definidos de vasos arredondados e tubulares realçados pelo contraste. Também pode haver outras anormalidades associadas à hipertensão portal.

Neoplasias. Linfoma e carcinoma gástrico com disseminação superficial podem formar pregas gástricas rígidas e distorcidas, que produzem, com frequência, úlceras e têm aspecto nodular. Estômago distal é a área afetada mais comumente por neoplasias.

Úlceras gástricas

A definição de úlcera é uma falha que se estende por toda a espessura da mucosa. As úlceras costumam se estender aos planos mais profundos do estômago, incluindo submucosa e muscular própria. Aproximadamente 95% das lesões gástricas ulceradas são benignas. Endoscopia gastroduodenal é a técnica diagnóstica preferível. Entretanto, ela é invasiva, não está disponível em qualquer serviço e não pode ser realizada em situações de urgência.

Sinais de úlcera demonstrados nas imagens de EGD com duplo contraste são os seguintes: (a) cratera preenchida por bário nas áreas pendentes da parede gástrica (Figura 44.19); (b) sombra anelar causada pelo bário recobrindo a borda da cratera em uma área não pendente da parede gástrica; (c) sombra anelar dupla quando a base da úlcera é mais larga que seu colo; e (d) linha semilunar ou com formato de crescente quando a úlcera é demonstrada no plano oblíquo tangencial. Algumas úlceras podem ser lineares ou cilíndricas. Cerca de 20% dos pacientes têm

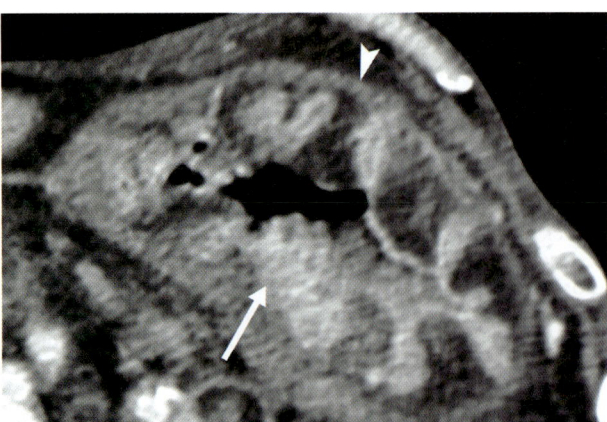

Figura 44.17 Doença de Ménétrier. A imagem axial de tomografia computadorizada (TC) pós-contraste demonstrou espessamento acentuado das pregas da mucosa gástrica (*seta*). As pregas espessadas eram heterogêneas, com áreas de realce e densidade de gordura. A espessura das áreas musculares (*ponta de seta*) da parede gástrica era normal em algumas áreas.

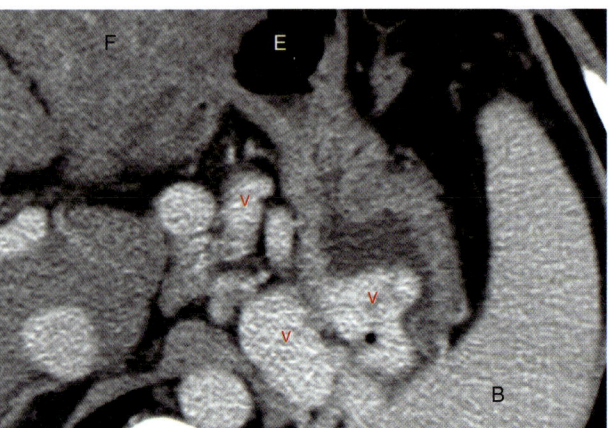

Figura 44.18 Varizes gástricas. Tomografia computadorizada (TC) helicoidal com administração de contraste intravenoso em *bolus* demonstrou realce de varizes (*v*) fora do estômago (*E*) no ligamento gastro-hepático, que avançavam para dentro do lúmen gástrico. O fígado (*F*) tinha contorno nodular sugestivo de cirrose. O baço (*B*) estava aumentado, o que também era um sinal de hipertensão portal.

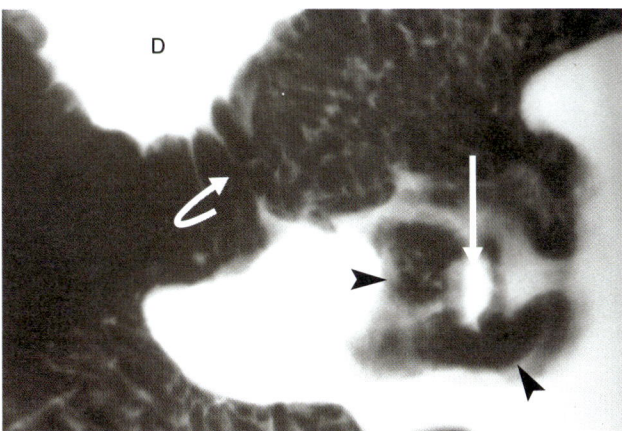

Figura 44.19 Úlcera gástrica benigna. A imagem focada de uma radiografia de esofagogastroduodenografia contrastada demonstrou úlcera gástrica benigna (*seta*) no antro. Pregas nodulares proeminentes (*pontas de seta*) circundavam a cratera da úlcera. O canal pilórico contraído, de maneira fisiológica (*seta curva*), evidenciou-se por uma linha fina de bário. D, bulbo duodenal distendido normal.

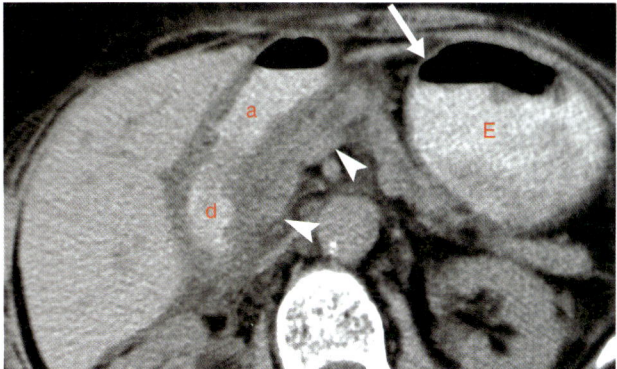

Figura 44.20 Gastroduodenite erosiva. A tomografia computadorizada (TC) realizada sem contraste intravenoso demonstrou espessamento acentuado (*pontas de seta*) das paredes do antro gástrico (*a*) e duodeno (*d*). O edema estendia-se adentro da gordura periduodenal e periantral e dos tecidos adjacentes. As outras áreas do estômago (*E*) tinham aspecto normal com parede fina (*seta*). Uma endoscopia confirmou várias erosões da mucosa do antro e duodeno.

mais de uma lesão simultaneamente. A avaliação detalhada das anormalidades radiográficas permite diferenciar úlceras benignas de malignas com base nos exames com duplo contraste.

Doença ulcerosa péptica. Úlceras gástricas benignas são causadas por infecção por *H. pylori* e uso crônico de anti-inflamatórios não esteroides. Os efeitos atribuídos a esses dois fatores são aditivos e predispõem ao desenvolvimento de doença péptica. Álcool e tabagismo também são fatores agravantes. Em geral, úlceras duodenais estão associadas à produção excessiva de ácido. Úlceras gástricas desenvolvem-se com níveis de acidez normais ou mesmo reduzidos. Entretanto, o ácido clorídrico deve estar presente para que ocorram úlceras pépticas. Em geral, esses pacientes referem desconforto ou dor em queimação algumas horas depois de ingerir alimentos. Alguns pacientes com úlceras podem ser assintomáticos. Complicações principais de doença ulcerosa péptica são hemorragia, obstrução e perfuração; 15 a 20% dos pacientes têm sangramento, que se evidencia por melena, hematêmese ou hematoquezia. Há complicação da obstrução do trato de saída do estômago em cerca de 5% dos casos. Úlceras podem perfurar para a cavidade abdominal ou penetrar em órgãos adjacentes. Em geral, perfurações livres causam abdome agudo. Penetração da úlcera em órgãos adjacentes se evidencia, de modo geral, por agravação marcante da dor abdominal.

Úlceras benignas. Hoje em dia, a maioria (95%) das úlceras gástricas diagnosticadas nos EUA é benigna. A marca característica das úlceras benignas, e também a base da maioria dos sinais radiográficos de benignidade, é a borda intacta da cratera ulcerada escavada. Cerca de dois terços de todas as úlceras gástricas avaliadas com base em exames com duplo contraste (ar e bário) podem ser classificados inequivocamente como benignos. Demonstração de cicatrização completa e persistente é um sinal radiográfico confiável de úlcera benigna. Sinais de benignidade são os seguintes: (a) elevação ulcerada lisa com bordas afiladas; (b) halo de edema ao redor da úlcera com borda de mucosa pendente (ver Figura 44.19); (c) úlcera projetando-se além do lúmen esperado; (d) pregas irradiadas estendendo-se até a cratera; (e) profundidade da úlcera maior que sua largura; (f) contorno nitidamente demarcado; e (h) linha de Hampton (uma linha radiotransparente fina e bem demarcada, que atravessa o orifício da úlcera). Demonstrada mais claramente nas radiografias focadas obtidas com compressão, a linha de Hampton é causada pela mucosa gástrica pendente dentro da úlcera escavada. A TC mostra as seguintes anormalidades: (a) espessamento de parede, geralmente do antro gástrico e duodeno; (b) edema e densificação da gordura periantral e periduodenal,

ou acometimento de órgãos adjacentes (Figura 44.20); e (c) úlceras profundas, que podem mostrar descontinuidade focal da mucosa realçada e/ou evaginação do lúmen.

Dimensões, profundidade e localização da úlcera e contorno da base da lesão são úteis à diferenciação diagnóstica entre úlceras benignas e malignas. O diagnóstico diferencial de úlcera benigna inclui doença péptica causada por *H. pylori*, gastrite, hiperparatireoidismo, radioterapia e síndrome de Zollinger-Ellison.

Úlceras malignas. Apresentam sinais que podem ser considerados a antítese das úlceras benignas. Cerca de 5% das úlceras gástricas podem ser considerados inequivocamente malignos com base no exame de EGD contrastada. Evidências como massa tumoral irregular ou infiltração da mucosa circundante são indícios de malignidade. Sinais de malignidade são os seguintes: (a) úlcera dentro do lúmen gástrico; (b) úlcera localizada excentricamente dentro de uma elevação tumoral; (c) úlcera rasa, com largura maior que sua profundidade; (d) bordas nodulares, laminares irregulares ou anguladas; e (e) sinal do menisco de Carmen (consiste em uma úlcera grande, com base plana e bordas elevadas, na direção do lúmen do estômago, que retém uma coleção de bário com formato de lente convexa na direção do lúmen) (Figura 44.21). O diagnóstico diferencial de úlcera maligna inclui adenocarcinoma gástrico, linfoma, leiomioma e leiomiossarcoma.

Úlceras duvidosas. Têm aspectos radiográficos inconclusivos. Embora a maioria seja benigna, a endoscopia e a biopsia devem

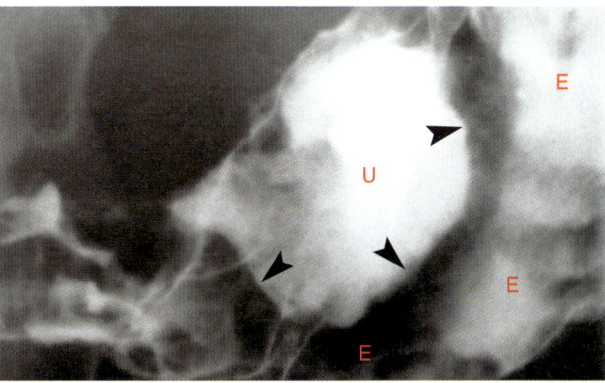

Figura 44.21 Úlcera gástrica maligna – sinal do menisco de Carmen. Uma úlcera (*U*) maligna, grande e plana reteve bário dentro de suas bordas arredondadas, que se evidenciaram como uma faixa radiotransparente (*pontas de seta*) circundando a coluna de bário. A coleção de bário era convexa na direção do lúmen do estômago (*E*).

ser realizadas. Úlceras duvidosas podem demonstrar as seguintes anormalidades: (a) mucosa gástrica grosseira encostada na úlcera; (b) nodularidade ao redor da úlcera; e (c) pregas gástricas ligeiramente irregulares estendendo-se até a borda da úlcera. A TC ajuda a demonstrar a extensão da massa tumoral e o grau de envolvimento da parede gástrica.

Duodeno

Massas duodenais/falhas de enchimento

No bulbo duodenal, 90% dos tumores são benignos. Na segunda e terceira partes do duodeno, 50% dos tumores são benignos e 50% são malignos. Na quarta parte do duodeno, a maioria dos tumores é maligna. Tumores duodenais benignos pequenos geralmente formam falhas de enchimento polipoides lisas. TC é um exame útil, mas não específico, para prever malignidade, devendo a biopsia ser realizada. Sinais de malignidade são os seguintes: (a) necrose central; (b) ulceração ou escavação; (c) massa exofítica ou intramural; e (d) evidência de disseminação do tumor para fora do duodeno.

Adenocarcinoma de duodeno. Embora seja o tumor maligno mais frequente no duodeno, adenocarcinoma é uma lesão rara (1,5% das neoplasias malignas do trato gastrintestinal). Tumores malignos são mais comuns na região periampular, mas são raros no bulbo. Padrões morfológicos são massa polipoide ou ulcerada e lesão anelar constritiva. Metástases para linfonodos regionais são demonstradas em dois terços dos pacientes por ocasião da apresentação. TC e RM demonstram realce de massa intramural ou exofítica com densidade de partes moles, frequentemente com formato de "halter" bilobado. Também há necrose e ulceração centrais. Esses exames mostram linfadenopatia regional, metástases hepáticas e disseminação local do tumor, que ajudam a planejar o tratamento cirúrgico (Figura 44.22).

Metástases duodenais. Podem desenvolver-se na parede ou subserosa duodenal e causar espessamento mural (Figura 44.23). À medida que o tumor cresce, ele pode invadir o lúmen e formar massa intraluminal ulcerada em alguns casos. Os tumores primários mais comuns são carcinomas de mama, pulmão e outras neoplasias malignas do trato gastrintestinal. O duodeno também pode ser invadido por tumores de órgãos adjacentes, incluindo pâncreas e rim.

Linfoma duodenal. Em geral, forma nódulos com pregas espessadas. Nódulos associados ao linfoma são nitidamente maiores que os encontrados nos pacientes com hiperplasia linfoide benigna.

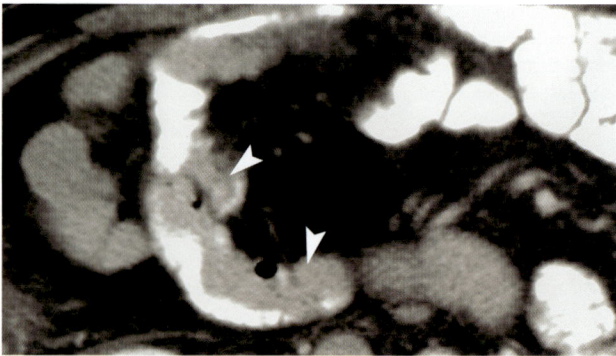

Figura 44.23 **Metástase duodenal.** A imagem axial de tomografia computadorizada com multidetectores demonstrou espessamento assimétrico das paredes (*pontas de seta*) da segunda e terceira partes do duodeno. Endoscopia confirmou metástases de carcinoma de células renais.

Adenoma duodenal. Lesão polipoide pedunculada ou séssil. Adenomas representam cerca de 50% das neoplasias duodenais. Pólipos adenomatosos múltiplos estão associados às síndromes de polipose. Adenomas vilosos têm incidência alta de degeneração maligna e aspecto típico de "couve-flor" nas imagens de EGD com duplo contraste.

GIST do duodeno. Formam massas intramurais, intraluminais ou exofíticas, mais comumente na segunda ou terceira porção do duodeno (Figura 44.24). Ulceração é comum. Tumores malignos podem alcançar até 20 cm de diâmetro e são mais comuns nos segmentos mais distais do duodeno. GIST malignos representam o segundo tumor maligno primário mais comum no duodeno.

Lipoma do duodeno. Tumor de partes moles, que pode crescer até alcançar grandes dimensões. O diagnóstico definitivo é confirmado por TC ou RM, que demonstra massa homogênea com densidade de gordura.

Hiperplasia linfoide. Forma nódulos polipoides pequenos (1 a 3 mm) dispersos difusamente por todo o duodeno. Em geral, essa condição é benigna, especialmente nas crianças, mas está associada à imunodeficiência em alguns adultos. Nenhuma evidência apoia a hipótese de que hiperplasia linfoide seja um precursor de linfoma.

Prolapso da mucosa gástrica/mucosa gástrica heterotópica. A mucosa gástrica pode sofrer prolapso através do piloro durante ondas peristálticas e formar massa lobulada na base do bulbo duodenal. Esse diagnóstico é sugerido pela localização típica

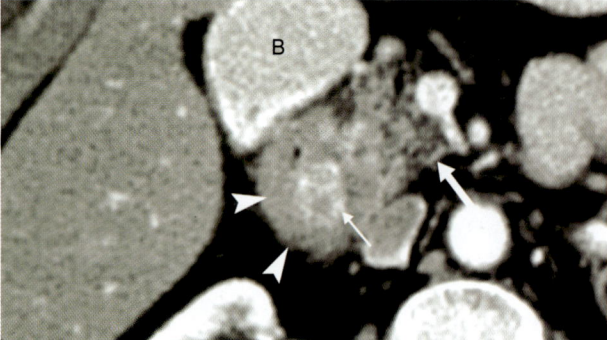

Figura 44.22 **Adenocarcinoma de duodeno.** A imagem de tomografia computadorizada (TC) obtida depois da administração de contrastes oral e intravenoso demonstrou um tumor circunferencial (*pontas de seta*), que se originava da segunda parte do duodeno e comprimia seu lúmen (*seta fina*). Havia uma densificação sutil da gordura periduodenal que sugeria disseminação do tumor, depois confirmada cirurgicamente. O tumor também invadia o pâncreas (*seta larga*). VB, vesícula biliar.

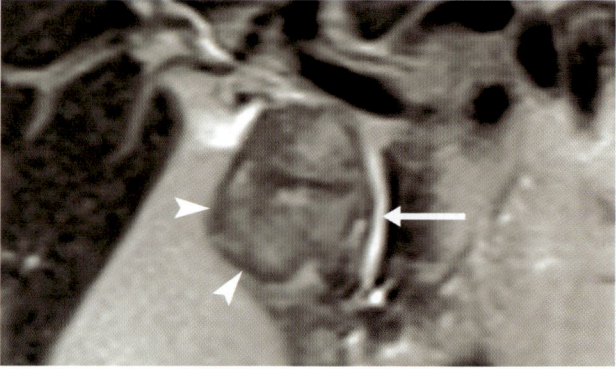

Figura 44.24 **Tumor estromal gastrintestinal do duodeno.** A imagem coronal de RM ponderada em T2 demonstrou massa volumosa e arredondada (*pontas de seta*), que se originava do duodeno descendente e se deslocava e arqueava o ducto biliar comum (*seta*). A maioria dos tumores duodenais não é detectada até que sejam suficientemente volumosos para causar sintomas.

e mudança de configuração durante a peristalse, que pode ser evidenciada nas imagens de EGD contrastada. Mucosa gástrica heterotópica no bulbo duodenal é comum à endoscopia (12%), mas raramente é demonstrável nos exames de imagem. A lesão tem o mesmo aspecto de mucosa gástrica, no bulbo duodenal, ou forma grumos de placas com 1 a 3 mm na mucosa lisa do bulbo duodenal. Também pode formar um pólipo solitário indistinguível das outras lesões polipoides do duodeno.

Hiperplasia/hamartoma das glândulas de Brunner. Glândulas de Brunner estão localizadas na submucosa dos dois terços proximais do duodeno e secretam uma substância alcalina, que tampona o ácido gástrico. A nomenclatura encontrada na literatura é confusa. Em geral, lesões numerosas e pequenas (< 5 mm) são descritas como hiperplasia. Lesões maiores que 5 mm são referidas como hamartomas. Lesões maiores têm mais tendência a causar sintomas. Todas são benignas e não mostram atipia celular. Hiperplasia nodular difusa das glândulas de Brunner é uma causa comum de nódulos múltiplos, frequentemente com aspecto de "pedra de calçamento". Em geral, hamartoma das glândulas de Brunner forma um nódulo solitário com aspecto idêntico ao de outros nódulos duodenais benignos. A TC demonstra nódulos bem definidos com realce. Como as glândulas de Brunner estão localizadas nos planos profundos da parede duodenal, elas podem passar despercebidas à endoscopia.

Pâncreas ectópico. Também pode ser encontrado no duodeno, mais comumente no segmento descendente proximal. O aspecto mais característico é o de massa solitária com depressão central.

Massas extrínsecas. Impressões na superfície do duodeno podem ser causadas por vesícula biliar; massas no fígado, pâncreas, suprarrenal, rim ou intestino grosso; coleções líquidas pancreáticas; linfadenopatia; ou aneurismas.

Pregas duodenais espessadas

As válvulas coniventes (ou pregas de Kerckring) do intestino delgado começam na segunda parte do duodeno e estendem-se por todo o restante do órgão. Essas válvulas são pregas circulares de mucosa, sustentadas por um núcleo de submucosa fibrovascular. Normalmente, elas medem vários milímetros de largura e continuam visíveis, mesmo com distensão plena do duodeno. Pregas com largura maior que 2 a 3 mm são, de modo geral, consideradas espessadas.

Variação normal. Pregas espessadas são alterações radiográficas inespecíficas, que podem ser encontradas em indivíduos normais. O diagnóstico radiográfico de alguma alteração patológica é mais confiável quando há outras anormalidades.

Duodenite. Inflamação do duodeno sem formação de úlceras bem definidas. Infecção por *H. pylori* é a causa principal de duodenite. Álcool e anti-inflamatórios não esteroides também causam essa doença. Anormalidades demonstradas ao exame de EGD contrastada são as seguintes: (a) espessamento (> 4 mm) das pregas duodenais proximais; (b) nódulos ou pregas nodulares (glândulas de Brunner hipertrofiadas); (c) deformidade do bulbo duodenal; e (d) erosões. A TC demonstra espessamento e alterações inflamatórias inespecíficas das paredes duodenais (Figura 44.25).

Pancreatite e colecistite. Inflamação dos tecidos paraduodenais causa espessamento das pregas duodenais. Pancreatite e colecistite também podem formar impressões com formato de massa sobre o lúmen duodenal. TC ou ultrassonografia demonstra a extensão e a natureza do processo paraduodenal.

Doença de Crohn duodenal. Em geral, afeta a primeira e segunda partes do duodeno e quase sempre está associada a lesões simultâneas no estômago. Doença de Crohn duodenal evidencia-se por pregas espessadas, úlceras aftosas, erosões e uma ou várias estenoses.

Parasitas. Giardíase é causada pela proliferação extrema do parasita *Giardia lamblia* no duodeno e jejuno. Muitos pacientes

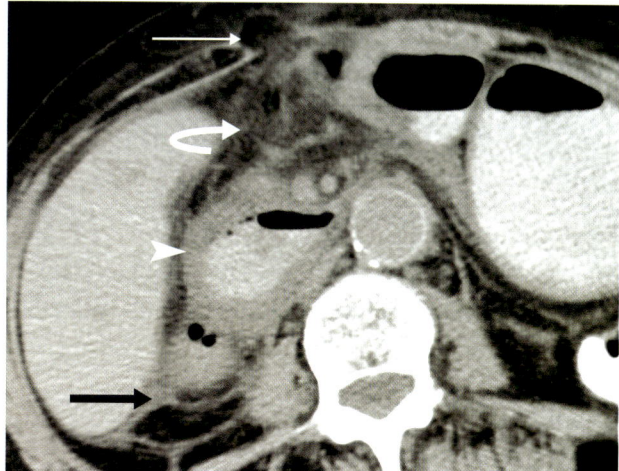

Figura 44.25 **Duodenite erosiva.** A imagem axial de tomografia computadorizada (TC) demonstrou acentuado espessamento circunferencial difuso da parede duodenal (*ponta de seta*). O processo inflamatório estendia-se posteriormente até o retroperitônio (*seta espessa*) e anteriormente (*seta curva*) para dentro da gordura periduodenal e perigástrica, chegando até a uma hérnia incisional com tecido adiposo (*seta fina*). Endoscopia confirmou gastroduodenite erosiva.

são portadores assintomáticos, mas pacientes com invasão da parede intestinal têm diarreia, dor abdominal e má absorção. Giardíase é uma causa frequente de diarreia do viajante. Anormalidades detectadas nos exames de imagem são as seguintes: (a) pregas espessadas e distorcidas no duodeno e jejuno; (b) hipermotilidade e espasmo; e (c) secreções aumentadas. Estrongiloidíase é causada por infecção pelo nematódeo *Strongyloides stercoralis* encontrado em todas as regiões do mundo, embora seja mais comum nas regiões tropicais úmidas e quentes. Assim como a giardíase, muitos pacientes são portadores assintomáticos. Invasão da parede intestinal causa vômitos e má absorção. Anormalidades demonstradas no exame de EGD contrastada são pregas edemaciadas, espasmo, dilatação do duodeno proximal e ulceração difusa da mucosa.

Linfoma. Forma pregas nodulares e espessadas.

Hemorragia intramural. As causas são traumatismo, uso de anticoagulantes e distúrbios hemorrágicos. O padrão regular de pregas espessadas assemelha-se a uma pilha de moedas. Em geral, esses pacientes têm obstrução duodenal parcial ou total. Hematomas murais podem formar massas volumosas (Figura 44.26).

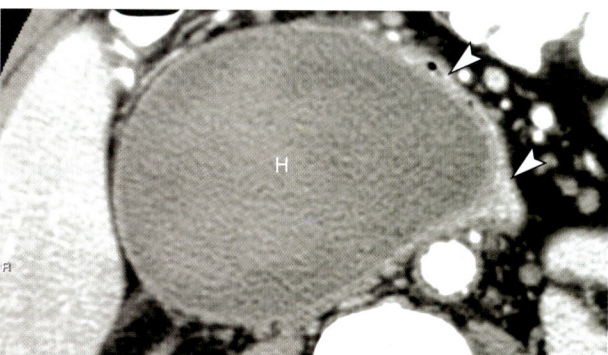

Figura 44.26 **Hematoma duodenal.** A imagem de tomografia computadorizada (TC) pós-contraste obtida depois de traumatismo abdominal fechado demonstrou um hematoma (*H*) volumoso na parede duodenal, que deslocava o duodeno (*pontas de seta*) e comprimia seu lúmen. Traumatismo abdominal fechado com compressão do duodeno contra a coluna vertebral costuma causar hemorragia.

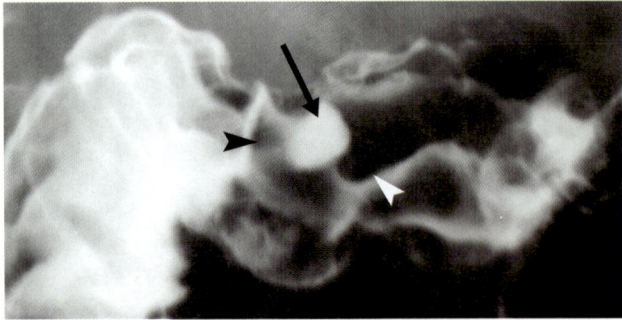

Figura 44.27 Úlcera péptica do duodeno. A imagem de esofagogastro-duodenografia contrastada demonstrou coleção de bário persistente (*seta*) no bulbo duodenal. Também havia um halo bem definido ao redor da úlcera (*pontas de seta*), que era formado por montículos de edema.

A posição retroperitoneal fixa da terceira parte do duodeno torna esse segmento suscetível a traumatismo abdominal fechado e compressão contra a coluna lombar.

Úlceras e divertículos duodenais

Úlceras duodenais. Infecção por *H. pylori* causa esse tipo de úlcera em 95% dos casos. Outras causas são anti-inflamatórios não esteroides, doença de Crohn, síndrome de Zollinger-Ellison, infecções virais e câncer de pâncreas invasivo. Úlceras duodenais estão associadas à secreção ácida excessiva. A maioria dessas úlceras (95%) desenvolve-se no bulbo duodenal, mais comumente em sua parede anterior. O diagnóstico de úlceras duodenais com base nos exames de imagem depende da demonstração de uma cratera ou nicho ulcerado (Figura 44.27). Na projeção frontal, a cratera aparece como uma coleção persistente de bário ou ar. Em perfil, as úlceras projetam-se além do lúmen normal. Com frequência, pregas espessadas irradiam na direção da cratera ulcerada, que pode estar circundada por um montículo de edema. Embora o formato seja, em geral, arredondado ou oval, úlceras lineares também ocorrem. A maioria das úlceras duodenais mede menos de 1 cm de diâmetro. Úlceras gigantes (mais de 2 cm) assemelham-se a divertículos ou bulbo deformado. As crateras das úlceras não têm revestimento de mucosa e, por essa razão, não se observa um padrão de mucosa na lesão e a área ulcerada não contrai com a peristalse. Retrações fibróticas associadas à úlcera podem formar um padrão de pregas irradiadas, com coleção central de bário indistinguível de uma úlcera aguda. Endoscopia pode ser necessária para esse diagnóstico. Úlceras pós-bulbares representam cerca de 5% dos casos, mas estão associadas mais comumente a hemorragias digestivas altas sérias. A maioria desenvolve-se na segunda e terceira porções do duodeno, que costumam estar estreitadas. Complicações da doença ulcerosa duodenal são obstrução, hemorragia e perfuração. Sangramento originado de uma úlcera duodenal é confirmado com mais confiança por endoscopia. Perfuração pode causar pneumoperitônio ou coleção localizada de ar no retroperitônio. Úlcera duodenal péptica não é uma lesão pré-maligna.

Síndrome de Zollinger-Ellison. Causada por um tumor neuroendócrino secretor de gastrina (gastrinoma). Gastrinomas são detectados em pâncreas (75%), duodeno (15%) e áreas extraintestinais (10% ocorrendo no fígado, linfonodos e ovários). O tumor é maligno em 60% dos casos. Gastrinomas também fazem parte da síndrome hereditária de neoplasia endócrina múltipla tipo I (NEM-I). A secreção contínua de gastrina causa hiperacidez extrema e leva à formação de várias úlceras pépticas no duodeno, estômago e jejuno. Exame de EGD contrastada demonstra anormalidades patognomônicas, como: (a) várias úlceras pépticas no estômago, bulbo duodenal e, mais caracteristicamente, no duodeno pós-bulbar; (b) hipersecreção com

volume gástrico aumentado diluindo o bário e dificultando a cobertura da mucosa; e (c) pregas espessas e edemaciadas em estômago, duodeno e jejuno proximal.

Divertículos duodenais. Esses divertículos são comuns e, em geral, detectados por acaso. Podem ser múltiplos e afetar qualquer parte do duodeno, mas são mais frequentes na superfície interna do duodeno descendente (Figura 44.28). No exame de EGD contrastada, divertículos são diferenciados de úlceras quando é possível demonstrar pregas de mucosa entrando no colo do divertículo e alteração de seu aspecto com as ondas peristálticas. Nas radiografias abdominais convencionais, divertículos duodenais podem ser evidenciados como coleções anormais de ar. A TC pode demonstrar divertículos cheios de líquido (semelhantes a pseudocistos pancreáticos), ou eles podem conter ar e líquido (mimetizando um abscesso pancreático). Complicações raras são perfuração e hemorragia. Em casos raros, divertículos próximos da ampola de Vater podem obstruir o ducto biliar comum ou ducto pancreático.

Divertículos intraluminais. Causados por um diafragma duodenal congênito fino e incompleto, que é estirado pela movimentação do conteúdo intraluminal, que adquire configuração de "biruta" dentro do duodeno (Figura 44.29). O divertículo causa obstrução parcial e, por fim, provoca dor epigástrica e plenitude pós-prandial. Alguns pacientes têm vômitos ou hemorragia digestiva alta (HDA).

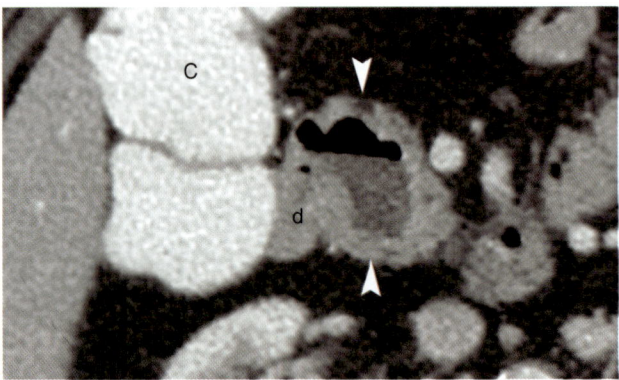

Figura 44.28 Divertículo duodenal. A imagem axial de tomografia computadorizada (TC) demonstrou líquido e ar preenchendo um divertículo duodenal (*pontas de seta*), que se estendia desde a segunda parte do duodeno (*d*). A flexura hepática do cólon (C) estava cheia de contraste oral administrado.

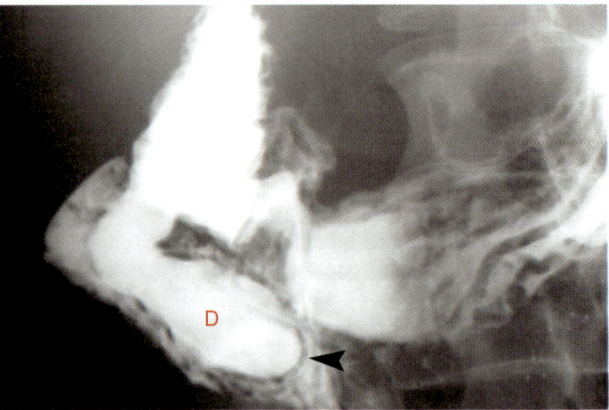

Figura 44.29 Divertículo duodenal intraluminal. A imagem de esofagogastroduodenografia contrastada demonstrou uma imagem em forma de "biruta" cheia de bário (*D*) dentro do lúmen do duodeno descendente. A parede radiotransparente do divertículo (*ponta de seta*) foi demarcada pelo bário, que estava dentro do divertículo e no lúmen duodenal.

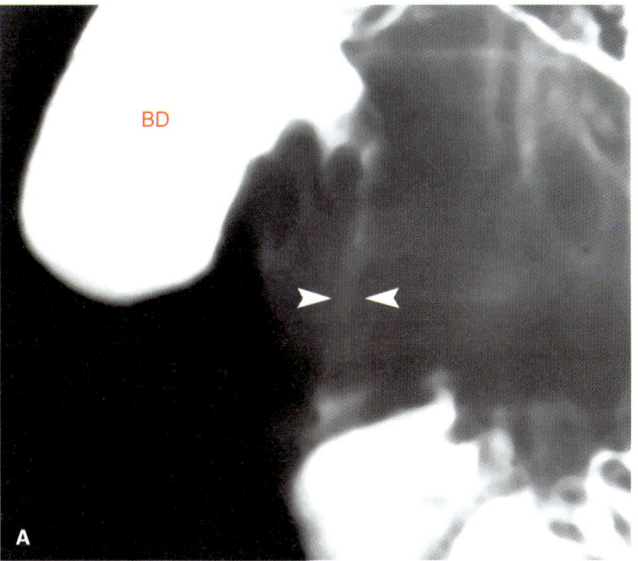
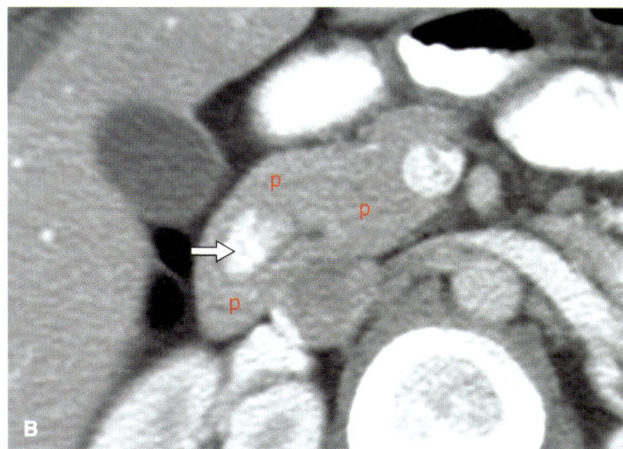

Figura 44.30 Pâncreas anular. A. Radiografia obtida durante um exame de esofagogastroduodenografia contrastada demonstrou um segmento circunferencial estreitado de 3 cm de comprimento (*pontas de seta*) no duodeno descendente. Não havia úlceras evidentes. *BD*, bulbo duodenal. **B.** A imagem de TC de outro paciente mostrou tecidos pancreáticos (*p*) circundando o duodeno descendente e comprimindo seu lúmen (*seta*).

Estenose duodenal

Pâncreas anular. Anomalia congênita mais comum do pâncreas. Tecidos pancreáticos circundam o duodeno descendente e estreitam seu lúmen (Figura 44.30). Essa anomalia ocorre quando o componente ventral bilobado do pâncreas se funde com o pâncreas dorsal dos dois lados do duodeno. Embora seja detectado com frequência na infância, especialmente em crianças com síndrome de Down, cerca de 50% dos casos passam despercebidos até a vida adulta. Adultos sintomáticos referem náuseas, vômitos, dor abdominal e icterícia em alguns casos. Nos casos típicos, exame de EGD contrastada demonstra estreitamento concêntrico ou excêntrico do duodeno descendente. Nos adultos, pâncreas anular está associado a incidência alta de úlceras pépticas pós-bulbares. A TC confirma o diagnóstico quando demonstra tecidos pancreáticos ao redor do duodeno. Colangiopancreatografia retrógrada endoscópica mostra um ducto pancreático anular circundando o duodeno.

Adenocarcinoma de duodeno. Pode formar uma lesão circunferencial constritiva, na qual as bordas do tumor produzem efeito de massa. Ulceração é comum. TC demonstra a extensão do tumor.

Carcinoma de pâncreas. Também pode circundar e obstruir o duodeno. Em geral, também há icterícia, com dilatação dos ductos biliar e pancreático.

Linfoma. Causa espessamento acentuado das paredes duodenais e linfadenopatia paraduodenal volumosa, que pode estreitar o lúmen duodenal.

Úlcera pós-bulbar. Em geral, está associada a estreitamento do lúmen da segunda e terceira porções do duodeno.

Compressão extrínseca. Inflamação ou tumor em órgãos adjacentes, especialmente pâncreas, pode comprimir o lúmen duodenal.

Hemorragia digestiva alta

HDA é o termo usado para descrever sangramentos que se originam antes do ligamento de Treitz. A mortalidade média desse tipo de sangramento oscila entre 8 e 10%. Em ordem aproximada de frequência, as causas são: (a) úlcera duodenal; (b) varizes esofágicas; (c) úlcera gástrica; (d) gastrite hemorrágica aguda; (e) esofagite; (f) laceração de Mallory-Weiss; (g) câncer; (h) malformação vascular; e (i) fístula vascular entérica.

Exames contrastados com bário devem ser evitados nos pacientes na fase aguda da HDA. Endoscopia é muito mais confiável que a EGD contrastada para demonstrar a origem do sangramento (95% *versus* 45%). Esse último exame pode demonstrar a lesão, mas não indica se ela é responsável pelo sangramento. Além disso, o bário retido no trato digestivo depois de um exame de EGD contrastada geralmente impossibilita a realização subsequente de angiografia. Angiotomografia computadorizada (angio-TC) pode demonstrar a origem do sangramento como um foco de extravasamento do meio de contraste. Nos pacientes com HDA, a angio-TC deve ser realizada apenas com contraste intravenoso, porque o oral pode obscurecer o foco hemorrágico. Angiografia convencional é usada para localizar focos ativos de sangramento e tratar com infusão de vasoconstritores ou embolização por cateter.

Leitura sugerida

Cai PQ, Lv XF, Tian L, et al. CT characterization of duodenal gastrointestinal stromal tumors. *AJR Am J Roentgenol* 2015;204:988–993.

Carbo AI, Sangster GP, Caraway J, Heldmann MG, Thomas J, Takalkar A. Acquired constricting and restricting lesions of the descending duodenum. *Radiographics* 2014;34:1196–1217.

Cloyd JM, George E, Visser BC. Duodenal adenocarcinoma: advances in diagnosis and surgical management. *World J Gastrointest Surg* 2016;8:212–221.

Fernandes T, Oliviera MI, Castro R, Araújo B, Viamonte B, Cunha R. Bowel wall thickening at CT: simplifying the diagnosis. *Insights Imaging* 2014;5:195–208. (Pictorial review).

Guniganti P, Bradenham CH, Raptis C, Menias CO, Mellnick VM. CT of gastric emergencies. *Radiographics* 2015;35:1909–1921.

Kim JH, Eun HW, Goo DE, Shim CS, Auh YH. Imaging of various gastric lesions with 2D MPR and CT gastrography performed with multidetector CT. *Radiographics* 2006;26:1101–1118.

McNeeley MF, Lalwani N, Dhakshina MG, et al. Multimodality imaging of diseases of the duodenum. *Abdom Imaging* 2014;39:1330–1349.

Rakita D, Hines JJ, Davidoff S, Sideridis K, Yacobozzi M, Friedman B. CT imaging of endoscopy-confirmed gastric pathology. *Appl Radiol* 2014:18–28.

Re GL, Federica V, Midiri F, et al. Radiological features of gastrointestinal lymphoma. *Gastroenterol Res Pract* 2016;2016:1–9. (Review article) http://dx.doi.org/10.1155/2016/2498143

Sheybani A, Menias CO, Luna A, et al. MRI of the stomach: a pictorial review with focus on oncologic applications and gastric motility. *Abdom Imaging* 2015;40:907–930.

Tonolini M, Ierardi AM, Bracchi E, Magistrelli P, Vella A, Carrafiello G. Non-perforated peptic ulcer disease: multidetector CT findings, complications, and differential diagnosis. *Insights Imaging* 2017;8:455–469. (Pictorial review).

CAPÍTULO 45 ■ INTESTINO DELGADO MESENTÉRICO

WILLIAM E. BRANT

O Capítulo 45 encontra-se integralmente *online*, disponível no *site* www.grupogen.com.br.

Consulte a página de Material Suplementar para detalhes sobre acesso e *download*.

CAPÍTULO 46 ■ CÓLON E APÊNDICE

WILLIAM E. BRANT

Cólon

Técnicas de exame de imagem

As principais técnicas de exame de imagem usadas para detectar e caracterizar anormalidades do cólon continuam a evoluir com o tempo. A disponibilidade sempre crescente da colonoscopia reduziu a utilidade do enema contrastado como exame de imagem do intestino grosso. Por outro lado, o uso de tomografia computadorizada (TC) para examinar abdome e pelve também tem aumentado progressivamente, o que a torna comumente a primeira opção de modalidade de exame para investigar doenças do cólon. A colonografia por TC e a ressonância magnética (RM) abalaram a posição tradicional da colonoscopia como técnica para detectar pólipos e câncer; entretanto, quando os exames de imagem demonstram uma lesão possivelmente neoplásica, ainda é necessário fazer colonoscopia ou proctoscopia para realizar biopsia. O enema contrastado apenas com bário ainda é usado ocasionalmente para investigar obstrução e fístulas do intestino grosso, sobretudo nos pacientes idosos, gravemente doentes ou debilitados. Já o enema com duplo contraste (ar e bário, Figura 46.1) é a técnica preferida para detectar lesões pequenas (menores que 1 cm), confirmar uma inflamação intestinal e examinar detalhadamente o reto. A colonoscopia é limitada pela impossibilidade ocasional de alcançar o cólon direito. Nesses casos, pode-se usar enema contrastado com bário ou colonoscopia por TC ou RM para concluir o exame. Assim como em qualquer outra parte do trato digestivo, a TC complementa a colonoscopia e os exames contrastados com bário para demonstrar os componentes intramurais e extracólicos da doença investigada. Essa técnica é excelente para demonstrar processos inflamatórios e neoplásicos extrínsecos ao cólon, inclusive abscessos, trajetos fistulares e fístulas.

A TC e a RM são exames de imagem usados no estadiamento inicial de carcinomas colorretais. Essas duas técnicas têm limitações, sobretudo para avaliar metástases em linfonodos regionais. Com a introdução da TC com múltiplos detectores (TCMD) de cortes finos e da RM com técnicas de alta resolução ponderadas em difusão, houve avanços significativos no estadiamento pré-operatório por TC e RM. A tomografia computadorizada por emissão de pósitrons (PET-TC) ajuda a detectar doença metastática em linfonodos e órgãos distantes, mas tem alcance limitado na avaliação de doença local em razão da captação fisiológica e iatrogênica de fluordesoxiglicose (FDG) pelo intestino grosso. A ultrassonografia (US) transretal é um exame mais preciso que a TC ou RM para determinar a extensão local de carcinomas retais e é usada para avaliar outras doenças retais e perirretais.

A colonografia por TC (Figura 46.2) tornou-se uma alternativa viável à colonoscopia invasiva como técnica de triagem para câncer colorretal. Esse procedimento começa com uma preparação cuidadosa do intestino – a mesma utilizada na colonoscopia invasiva. Durante o exame, introduz-se um tubo no reto e o cólon é insuflado com dióxido de carbono ou ar ambiente. Em seguida, são obtidas imagens de TCMD de todo o intestino grosso, com o paciente em posição supina durante uma única apneia, utilizando-se colimação de 1,25 a 2,5 mm e intervalo de reconstrução de 1 mm. O exame é repetido com o paciente em pronação. Em geral, o estudo e a interpretação são realizados em uma estação de trabalho com base em reconstruções bidimensionais de TC axial e imagens tridimensionais renderizadas por volume. Existem muito programas de computador disponíveis no mercado que permitem expor imagens intraluminais com processamento de imagens tridimensionais renderizadas por volume.

A colonografia por RM tem a vantagem de possibilitar a triagem de carcinoma colorretal sem usar radiação ionizante. Entre as técnicas mais promissoras estão colonografia por RM de lúmen escuro com enchimento e distensão do lúmen intestinal por ar, água ou outros compostos com sinal de intensidade baixa, substâncias marcadoras fecais, aparelhos de 3 T e sequências de pulso otimizadas. A preparação intestinal para a colonografia por RM é a mesma usada na colonoscopia ou colonografia por TC. O intestino precisa estar bem distendido por compostos que tornem o lúmen brilhante ou escuro. Em geral, compostos que tornem o lúmen escuro são preferíveis, porque permitem usar eficazmente contrastes intravenosos. Entre as limitações desse exame estão seu custo alto e artefatos (p. ex., próteses de quadril).

Anatomia

O intestino grosso consiste em ceco e apêndice, cólon ascendente, cólon transverso, cólon sigmoide, reto e canal anal. Entre o íleo e o ânus, o intestino grosso mede cerca de 1,5 m de comprimento. Esse segmento do trato digestivo caracteriza-se por *tênias cólicas* – três faixas longitudinais de músculo que atravessam o cólon e o encurtam, para formar haustrações ou sáculos a partir da retração da parede intestinal. As funções principais do intestino grosso são formar, transportar e eliminar fezes, e dependem de mobilidade, absorção de água e secreção de muco. Ondas peristálticas infrequentes transportam as fezes dos cólons ascendente e transverso até o cólon sigmoide, onde o material fecal é armazenado até que seja defecado. O ceco e o cólon ascendente absorvem água do material praticamente líquido

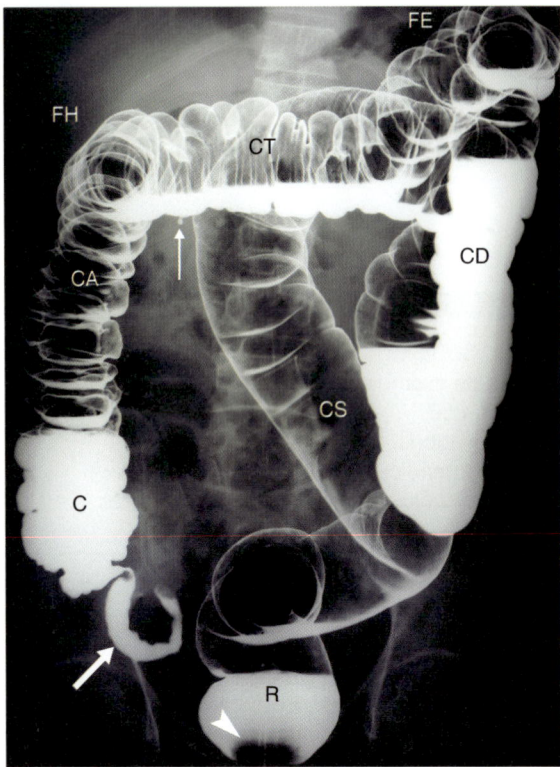

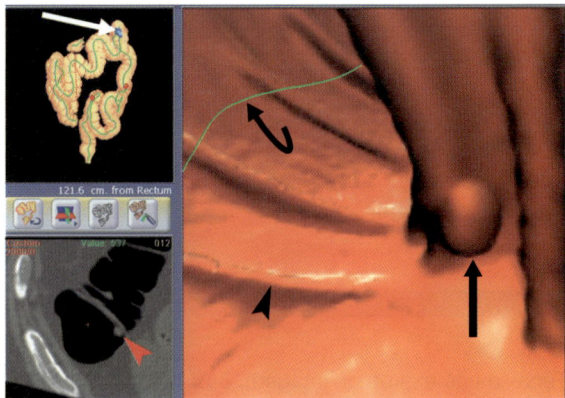

Figura 46.2 Pólipo detectado em colonografia por tomografia computa-dorizada (TC). Essa imagem tridimensional reconstruída do cólon direito demonstrou um pólipo de 7 mm (*seta reta preta*), que avançava para dentro do lúmen do intestino grosso. A imagem também demonstrou várias pregas com aspecto normal (*ponta de seta preta*). A *linha verde* (*seta curva preta*) descreve o trajeto da avaliação do cólon. A imagem colocada no canto superior esquerdo mostra uma reconstrução tridimensional de todo o intestino grosso com a *linha verde* correspondente ao trajeto do de avaliação. A localização desse pólipo foi assinalada pela *marcação azul* (*seta branca*) colocada na flexura esplênica a 121,6 cm do reto. Os *pontos vermelhos* assinalam outros pólipos detectados nesse exame. A imagem original de TC com cortes finos ilustrada no canto inferior esquerdo demonstrou o pólipo (*ponta de seta vermelha*).

Figura 46.1 Enema com duplo contraste (ar e bário). Essa radiografia de um enema com duplo contraste de um paciente em pé demonstrou a anatomia normal do cólon. O apêndice (*seta*) estendia-se da parede do ceco (*C*). O cólon ascendente (*CA*) estendia-se até a flexura hepática (*FH*), e seus segmentos contorcidos precisam ser examinados em diversas projeções oblíquas. O cólon transverso (*CT*) estendia-se até a flexura esplênica (*FE*) e continuava como cólon descendente (*CD*). Esse paciente tinha o cólon sigmoide (*CS*) longo, que se estendia até uma posição alta no abdome, mas o transverso era relativamente curto. Pacientes com o cólon sigmoide curto geralmente têm cólon transverso redundante. O balão distendido na ponta do cateter usado para administrar o enema formou uma falha de enchimento radiotransparente (*ponta de seta*) no reto (*R*). Também havia um divertículo intramural diminuto no cólon transverso proximal.

recebido do íleo. O muco é secretado pelas células calicinais da mucosa e a protegem contra lesões, mas é produzido em grandes quantidades quando a mucosa é irritada ou danificada. O ceco forma uma grande bolsa cega, que se estende abaixo do nível da válvula ileocecal. Em geral, ele está localizado na fossa ilíaca direita, mas pode ser muito móvel, e fica coberto em todos os lados por peritônio (um segmento peritonizado), apesar de ser possível estar fixado em posição extraperitoneal e coberto por peritônio apenas em sua superfície ventral. O apêndice é um tubo vermiforme longo, que fica pendurado perto do ápice do ceco. A válvula ileocecal consiste em duas cúspides, que se projetam para dentro do ceco, formando massa proeminente em alguns casos. O cólon ascendente fica em posição extraperitoneal, no espaço pararrenal anterior. e está coberto por peritônio apenas em sua superfície ventral. A flexura hepática forma duas curvaturas: a curva proximal mais posterior está diretamente relacionada com o segmento descendente do duodeno e rim direito, enquanto a distal, mais anterior, está diretamente relacionada com a vesícula biliar. O cólon transverso é peritonizado e fica suspenso pelo mesocólon transverso, que se origina do peritônio que cobre o pâncreas e estende-se transversalmente dentro do abdome superior. O mesocólon transverso limita a extensão superior das alças de intestino delgado. A flexura esplênica está diretamente relacionada com a cauda do pâncreas e com o segmento caudal do baço. Essa flexura está fixada ao

diafragma pelo ligamento frenocólico, que funciona como um agente de isolamento de processos patológicos entre o espaço subfrênico esquerdo e o espaço paracólico esquerdo. Assim como o cólon ascendente, o cólon descendente ocupa posição extraperitoneal dentro do espaço pararrenal anterior e está coberto por peritônio apenas em sua superfície ventral. O cólon sigmoide forma uma alça redundante de comprimento variável entre o cólon descendente distal na fossa ilíaca esquerda e o reto. Esse segmento do intestino grosso é completamente peritonizado e fica suspenso pelo mesocólon sigmoide, que lhe confere mobilidade significativa. O cólon sigmoide penetra o peritônio no nível das vértebras S2 a S4 e tem sua continuação como reto, que é extraperitoneal. O reto estende-se por cerca de 12 cm, próximo ao sacro. O peritônio que forma a bolsa de Douglas cobre as superfícies ventral e lateral do reto. Canal anal mede 3 a 4 cm de comprimento e contém o esfíncter anal e os músculos elevadores do ânus. Uma série de pregas verticais forma as colunas retais de Morgagni, sob as quais estão veias que, quando estão dilatadas, constituem as hemorroidas. Nos exames de imagem, o intestino grosso é reconhecido por seu trajeto, por suas haustrações e pelo conteúdo fecal. A espessura da parede do cólon normal não passa de 5 mm.

Pólipos e massas do cólon

Pólipos. "Pólipo" é um termo genérico usado para descrever qualquer lesão que se estenda da superfície mucosa do trato digestivo (ver Figura 46.2), mas não se presta a ser usado como diagnóstico histológico. *Falha de enchimento* é um foco de radiotransparência no contraste acumulado, causada por uma lesão que se projeta em forma de massa, para o lúmen do intestino. Nas imagens de TC e enema contrastado, falhas de enchimento podem ser pólipos, tumores, placas, bolhas de ar, fezes, muco ou corpos estranhos. Protrusões da mucosa formam falhas de enchimento do contraste acumulado ou ficam pontilhadas de branco quando são cobertas por bário e demarcadas por ar nos exames com duplo contraste. Pólipos podem ser pedunculados e pendurados por um pedículo ou sésseis (Figura 46.3). Quando são examinadas em projeção oblíqua, essas lesões podem parecer com "chapéus-coco" (Figura 46.4). Bolhas de ar sobem até a parte mais alta da coluna de contraste, mas a

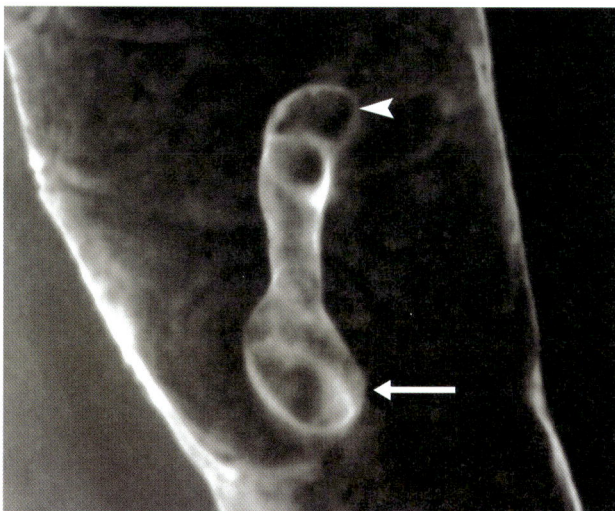

Figura 46.3 Pólipo pedunculado. Essa imagem de enema com duplo contraste demonstrou um pólipo pedunculado, com pedículo longo (*seta*) que se originava (*ponta de seta*) da mucosa do cólon descendente.

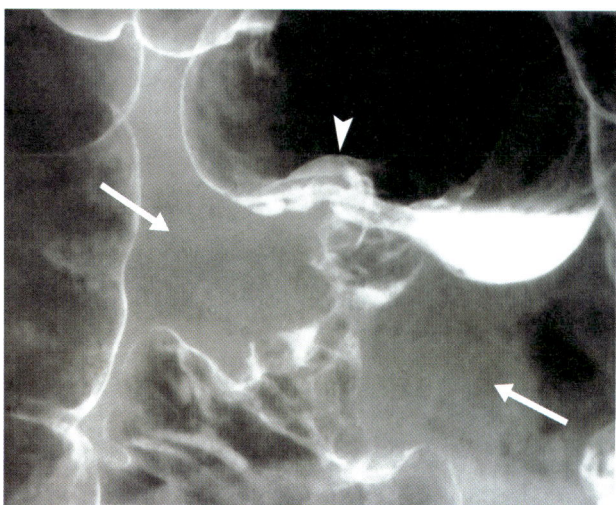

Figura 46.5 Carcinoma de cólon ao enema contrastado com bário. Essa radiografia do cólon sigmoide, obtida durante um enema de duplo contraste (ar e bário) demonstrou uma lesão constritiva, típica de carcinoma de cólon, com aspecto de "maçã mordida". O lúmen estava acentuadamente estreitado e as bordas do tumor produziam efeito de massa com impressão no lúmen distendido adjacente (*ponta de seta*). O tamanho do tumor (*entre as setas*) pode ser estimado com base no estreitamento luminal acentuado.

matéria fecal geralmente fica depositada na parte mais inferior. As placas são lesões planas, que se elevam um pouco acima da superfície da mucosa.

Adenocarcinoma colorretal. É o tumor maligno mais comum do trato digestivo, a quarta neoplasia maligna mais frequente e a segunda causa de mortes por câncer nos EUA. Cerca de 50% desses tumores desenvolvem-se no reto e na região retossigmóidea, outros 25% originam-se do cólon sigmoide e os 25% restantes distribuem-se homogeneamente por todos os demais segmentos do intestino grosso. Quase todos os tumores malignos do cólon são adenocarcinomas, que se desenvolvem a partir de adenomas preexistentes, e a maioria forma lesões anelares constritivas, com 2 a 6 cm de diâmetro, bordas elevadas e mucosa ulcerada (Figura 46.5). Tumores polipoides são menos frequentes e alguns têm aspecto frondoso, com a aparência de um carcinoma viloso (Figura 46.6). Tumores esquirrosos infiltrantes (muito comuns no carcinoma gástrico) são raros no intestino grosso, exceto quando os pacientes têm colite ulcerativa. Ele espalha-se, por invasão direta da parede intestinal, até a gordura pericólica (Figura 46.7) e órgãos adjacentes; por meio dos vasos linfáticos, até linfonodos regionais; e por via hematogênica, por meio da veia porta e suas tributárias, até o fígado e a circulação sistêmica. Também pode haver metástases intraperitoneais de tumores que perfuram as paredes do intestino grosso. Uma obstrução é a complicação mais frequente. Outras complicações são raras, mas incluem perfuração (Figura 46.8), intussuscepção, abscesso

e fístula. Até 20% dos pacientes têm outro tumor de intestino grosso por ocasião do diagnóstico, geralmente um adenoma ou outro carcinoma, enquanto cerca de 5% têm outro carcinoma colorretal diagnosticado simultaneamente ou logo depois. Pacientes com colite ulcerativa, doença de Crohn, polipose adenomatosa familiar e síndrome de Peutz-Jeghers têm risco mais alto de desenvolver carcinoma de cólon.

A US transretal ou colonoscópica é a técnica preferível para o estadiamento de doença local. A TC e a RM são exames indicados quando há doença mais avançada e recidivas. A invasão microscópica da parede intestinal e as metástases em linfonodos com dimensões normais não são bem demonstradas à TC ou à RM. A imagem ponderada em difusão da RM facilita a detecção de metástases de linfonodos. As anormalidades demonstradas nos exames de imagem em corte transversal são as seguintes: (a) tumor primário polipoide (geralmente maior que 1 cm) (Figura 46.6); (b) lesões com aspecto de "maçã mordida", com espessamento irregular da parede do intestino grosso e estreitamento irregular do lúmen intestinal (Figura 46.9); (c) áreas císticas, necróticas e hemorrágicas dentro da massa tumoral,

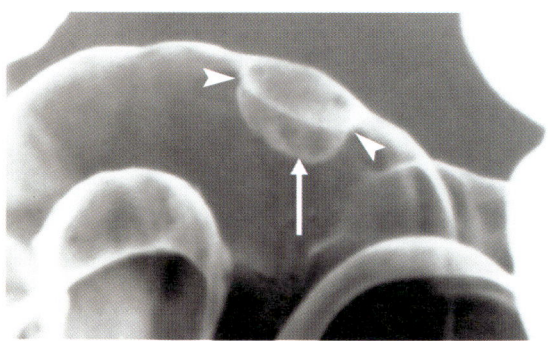

Figura 46.4 Sinal do chapéu-coco. Esse sinal é produzido pelo bário que recobre o corpo do pólipo (*seta*) e os recessos (*pontas de seta*) entre a base da lesão e a mucosa normal do cólon.

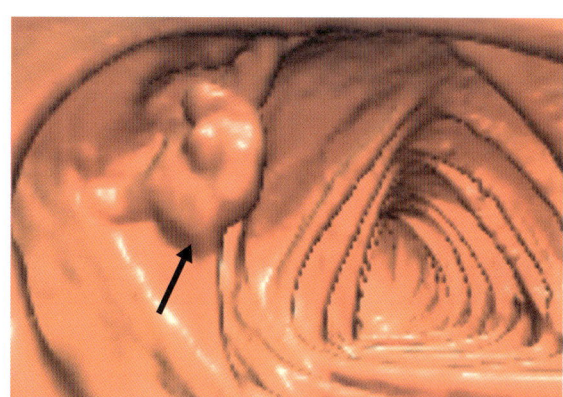

Figura 46.6 Carcinoma de cólon à colonografia por tomografia computadorizada (TC). Carcinoma de intestino grosso (*seta*) com aspecto de um pólipo viloso multinodular à colonografia por TC.

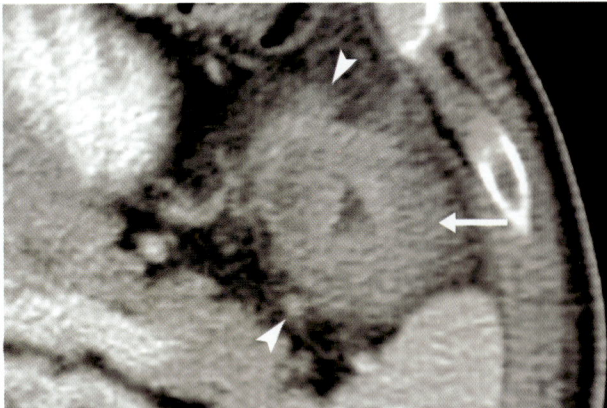

Figura 46.7 Carcinoma de cólon à tomografia computadorizada com multidetectores (TCMD). Essa imagem axial da TCMD demonstrou espessamento circunferencial (*seta*) da parede do intestino grosso, perto da flexura esplênica. Os nódulos tumorais (*pontas de seta*) na gordura pericólica eram indícios de invasão tumoral através da parede do intestino grosso, hipótese confirmada à cirurgia.

principalmente quando o tumor for grande; (d) faixas lineares de tecidos moles avançando para dentro da gordura pericólica que, em geral, indicam disseminação do tumor através da parede intestinal; (e) linfonodos regionais aumentados (maiores que 1 cm), sugestivos de disseminação linfática do tumor; e (f) metástases a distância, especialmente no fígado. Quando os tumores causam obstrução do intestino grosso, um edema e/ou isquemia pode espessar a parede do cólon normal proximal ao tumor.

Vários tratamentos eficazes disponibilizados na última década ampliaram a sobrevivência dos pacientes com câncer de intestino grosso avançado (estágio IV) e metastático de 6 meses para 2 anos, o que reforçou a importância dos exames de TC e RM nesses casos. As recidivas do tumor são mais frequentes nas seguintes localizações: (a) a área operada, perto da anastomose intestinal; (b) os linfonodos que drenam a área operada; (c) a cavidade peritoneal; e (d) o fígado e órgãos distantes. A cavidade abdominal deve ser examinada por inteiro, para detectar recidivas do tumor. A TC, a RM e a PET-TC são usadas para avaliar resposta ao tratamento e recidivas do tumor.

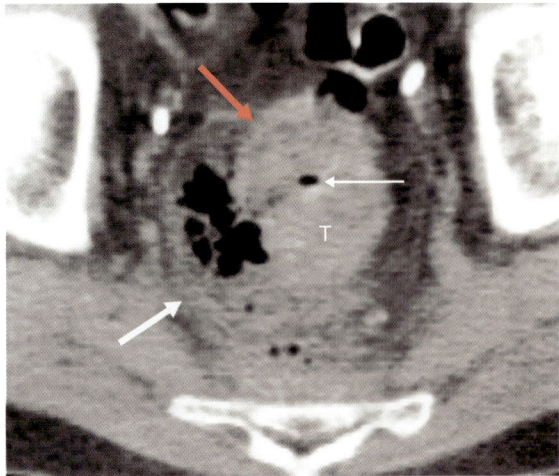

Figura 46.8 Carcinoma de reto com perfuração. Esse carcinoma retal agressivo (*T*) espessou acentuadamente a parede retal e estreitou seu lúmen a um diâmetro diminuto (*seta vermelha*). O tumor havia perfurado a parede do reto e formado um abscesso perirretal (*seta branca*), demonstrado na imagem de tomografia computadorizada (TC) como densidade de partes moles e líquido com bolhas de ar substituindo a gordura perirretal.

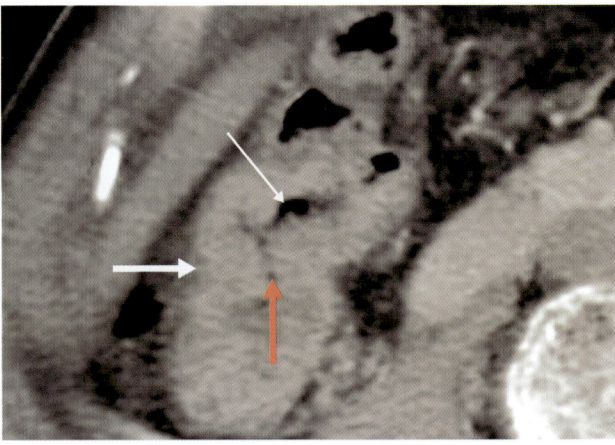

Figura 46.9 Espessamento da parede intestinal por carcinoma de cólon. Essa imagem axial de tomografia computadorizada com multidetectores (TCMD) demonstrou espessamento nodular circunferencial acentuado da parede (*seta branca*) do cólon ascendente. O lúmen (*seta vermelha*) mostrava estreitamento irregular extremo.

Pólipos e câncer de cólon. Como a maioria dos cânceres colorretais parece originar-se de pólipos adenomatosos preexistentes, detectá-los no intestino grosso é a indicação principal da colonoscopia e dos exames de imagem do cólon. As seguintes "regras de ouro" podem ser aplicadas: (a) pólipos com menos de 5 mm quase sempre são hiperplásicos, com risco de malignidade menor que 0,5%; (b) pólipos entre 5 e 10 mm são adenomas em 90% dos casos, com risco de malignidade de 1%; (c) pólipos com diâmetros entre 10 e 20 mm geralmente são adenomas, com risco de malignidade de 10%; (d) pólipos com mais de 20 mm têm probabilidade de ser malignos em 50% dos casos.

Pólipos hiperplásicos são focos de proliferação não neoplásica da mucosa. Formam lesões sésseis arredondadas e quase sempre medem menos de 5 mm de diâmetro.

Pólipos adenomatosos são comprovadamente pré-malignos e estão associados a risco significativo de carcinoma colorretal. Essas lesões são neoplasias com um centro de tecido conjuntivo. Cerca de 5 a 10% da população acima de 40 anos têm pólipos adenomatosos.

Pólipos hamartomatosos (pólipos juvenis) representam 1% dos pólipos de intestino grosso e são causa frequente de sangramento retal nas crianças. O pólipo de Peutz-Jeghers é um de seus subtipos.

Pólipos inflamatórios geralmente são múltiplos e estão associados às doenças intestinais inflamatórias (Figura 46.10). Representam menos de 0,5% dos pólipos colorretais.

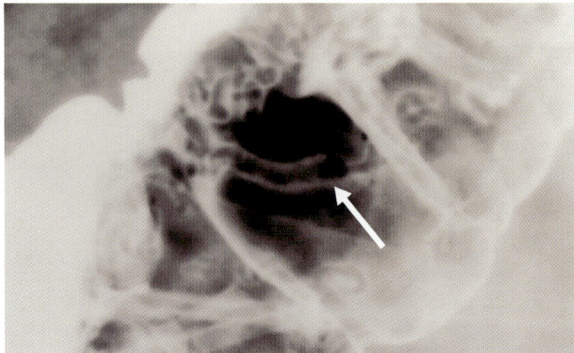

Figura 46.10 Pólipos filiformes pós-inflamatórios. Essa imagem ampliada de enema com duplo contraste (ar e bário) de um paciente com colite ulcerativa demonstrou pólipos filiformes pós-inflamatórios, com aspecto vermiforme típico (*seta*). Esse paciente tinha muitos pólipos.

Síndrome de polipose adenomatosa familiar. Cerca de dois terços dos casos são hereditários e um terço é mutação espontânea. O padrão hereditário é autossômico dominante com alta penetração. Os pólipos são adenomas tubovilosos, que geralmente se tornam evidentes na segunda década de vida. Quase todos os pacientes desenvolvem câncer colorretal ao final, de forma que o tratamento recomendado atualmente é colectomia total com mucosectomia retal e construção de bolsa ileoanal. Nos casos típicos, os pólipos recobrem todo o intestino grosso (Figura 46.11). Os pacientes tendem a desenvolver várias manifestações extraintestinais, inclusive carcinomas de intestino delgado, câncer de tireoide e fibromatose mesentérica. Quando possuem anormalidades ósseas e cutâneas associadas – incluindo espessamento cortical das costelas e dos ossos longos, osteomas de crânio, dentes supranumerários, exostoses da mandíbula e fibromas dérmicos, desmoides e cistos de inclusão epidérmica –, recebem o diagnóstico de *síndrome de Gardner*. Pacientes com tumores coexistentes no sistema nervoso central são classificados como portadores da *síndrome de Turcot*. Ambas são variações da mesma doença.

Síndromes de polipose hamartomatosa. Pólipos hamartomatosos são focos de proliferação não neoplásica com núcleo de musculatura lisa coberto por epitélio glandular bem formado. Quando associados a diversas síndromes, têm diferenças histológicas mínimas. Essas lesões não têm risco de transformação maligna; contudo, pacientes com síndromes de polipose hamartomatosa também podem desenvolver pólipos adenomatosos, que acarretam risco de malignidade.

Síndrome de Peutz-Jeghers acomete predominantemente o intestino delgado, mas a maioria dos pacientes também tem pólipos no estômago e no intestino grosso. Essa doença é autossômica dominante com penetração parcial. Manchas pigmentadas escuras na pele e mucosas são típicas. O risco de desenvolver carcinomas em pólipos adenomatosos varia de 2 a 20%. Também há um risco mais alto de desenvolver carcinoma de mama, cânceres de útero e ovário e câncer de pâncreas em idade precoce.

Doença de Cowden é uma síndrome de hamartomas múltiplos (inclusive polipose hamartomatosa do trato digestivo) com bócio, adenomas da tireoide e risco elevado de desenvolver carcinoma de mama e câncer de células transicionais do trato urinário. A síndrome é autossômica dominante e afeta principalmente caucasianos. Todos os pacientes têm lesões mucocutâneas como pápulas faciais, papilomas orais e queratoses palmoplantares.

Síndrome de Cronkhite-Canada é uma doença da população idosa, com média de idade de 60 anos por ocasião do diagnóstico. Pacientes com essa síndrome têm pólipos dispersos por todo o estômago, intestino delgado e cólon. As anormalidades cutâneas associadas incluem atrofia ungueal, pigmentação cutânea acastanhada e alopecia. Pacientes têm diarreia líquida e enteropatia com perda de proteínas.

Hiperplasia linfoide. Também pode afetar o intestino grosso. O padrão folicular linfoide com diminutos nódulos difusos (1 a 3 mm de diâmetro) e umbilicação típica é mais comum no íleo terminal e ceco, mas pode ocorrer em qualquer parte do intestino grosso. O padrão de hiperplasia linfoide folicular com nódulos difusos e maiores (mais de 4 mm de diâmetro) está associado às doenças alérgicas, infecciosas e inflamatórias.

Linfoma. O intestino grosso é afetado menos comumente por linfomas que o estômago ou o intestino delgado. A maioria dos casos é de linfoma não Hodgkin de células B. Lesões no ceco ou reto são mais comuns, enquanto pacientes com AIDS têm linfoma com mais frequência no ânus e reto. Os padrões morfológicos são: nódulos pequenos ou grandes, que podem ulcerar, formar cavidades e perfurar; e infiltração difusa da parede intestinal, formando pregas bulbosas e espessamento difuso da parede intestinal (Figura 46.12). Assim como ocorre no intestino delgado, o estreitamento acentuado do lúmen intestinal não é comum, mas pode ocorrer dilatação aneurismática quando a doença destrói sua inervação. Pode ser difícil diferenciar entre a forma multinodular difusa e a hiperplasia linfoide nodular. Os nódulos linfomatosos têm dimensões variadas, enquanto nódulos de hiperplasia linfoide têm diâmetro homogêneo.

Tumores estromais do trato gastrintestinal (GIST). Representam quase todos os tumores mesenquimais do intestino grosso. Leiomiomas e leiomiossarcomas verdadeiros no intestino grosso são muito raros. Os GIST são muito menos frequentes no cólon do que no estômago e intestino delgado e representam apenas 7% de todos os tumores de intestino grosso. Assim como ocorre nos outros segmentos do trato digestivo, os tumores podem formar massa exofítica, intramural ou intraluminal. A ulceração é relativamente comum. Hemorragia, alteração cística, necrose e calcificação são mais comuns nos tumores mais volumosos (Figura 46.13).

Lipoma. É o tumor submucoso mais comum do intestino grosso, localizado mais comumente no ceco e cólon ascendente. Quase 40% dos lipomas causam manifestações clínicas de intussuscepção. Os exames contrastados com bário demonstram uma

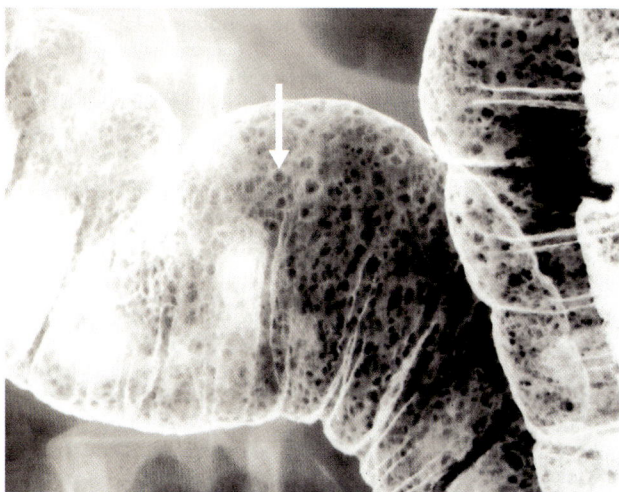

Figura 46.11 Síndrome de polipose adenomatosa familiar. Essa imagem focada, obtida durante um enema com duplo contraste (ar e bário), demonstrou que a mucosa do intestino grosso estava "atapetada" com incontáveis diminutos pólipos, detectados como falhas minúsculas de enchimento (*seta*).

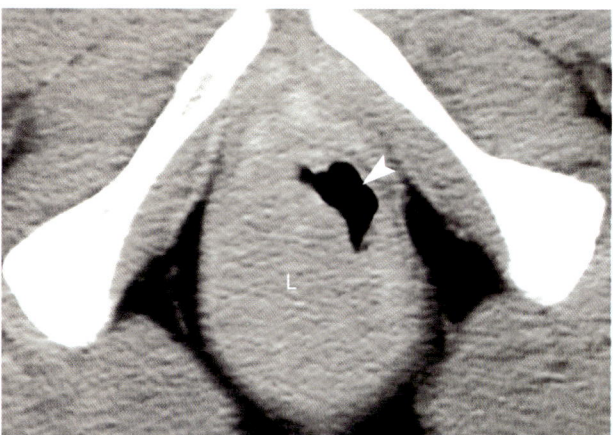

Figura 46.12 Linfoma retal. Essa imagem de tomografia computadorizada (TC) demonstrou massa volumosa de linfoma (*L*), que causou estreitamento irregular do lúmen (*ponta de seta*) do reto. Observe que a massa linfomatosa tinha atenuação homogênea. Esse aspecto tomográfico é indistinguível de um adenocarcinoma retal.

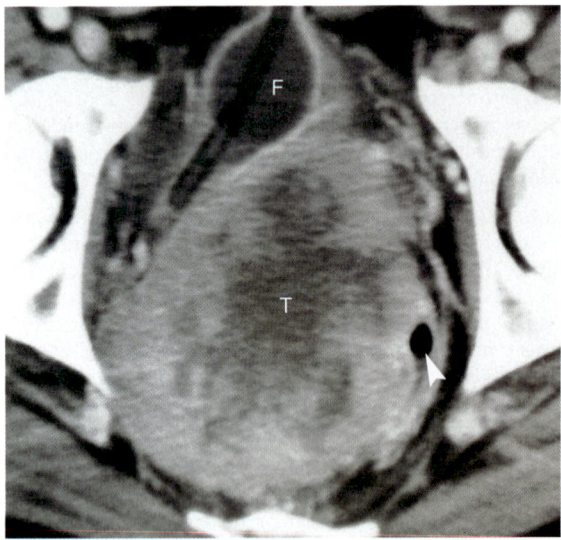

Figura 46.13 Tumor estromal do trato gastrintestinal (GIST) maligno do reto. Essa imagem de tomografia computadorizada (TC) demonstrou um tumor volumoso (*T*) com área de hipodensidade irregular atribuída à necrose central, que formava massa exofítica na parede do reto e estreitava seu lúmen (*ponta de seta*) desviado em direção anterolateral. O tumor obstruiu o trato de saída da bexiga e foi necessário colocar um cateter de Foley suprapúbico (*F*).

falha de enchimento elíptica bem definida com bordas lisas, geralmente com diâmetro de 1 a 3 cm. Os lipomas são macios e mudam sua forma quando comprimidos. A demonstração de densidade de gordura à TC ou de intensidade de sinal de gordura à RM confirma definitivamente esse diagnóstico (Figura 46.14).

Lesões extrínsecas. Na maioria dos casos, causam efeito de massa no intestino grosso e podem simular uma doença intrínseca (Figura 46.15).

Endometriose frequentemente forma implantes no cólon sigmoide e reto. As lesões em geral são numerosas, têm dimensões variadas e com frequência se localizam no fundo de saco peritoneal. Os exames com bário demonstram falhas de enchimento nitidamente demarcadas, que comprimem mas geralmente não circundam o lúmen intestinal. A TC demonstra massas pélvicas císticas complexas, cujos componentes têm densidade de líquidos. Vários órgãos pélvicos podem ser incorporados dentro da massa. A RM mostra massas com sinal típico de hemorragia.

Massas pélvicas benignas, tais como cistos de ovário, cistadenomas, teratomas e leiomiomas uterinos, produzem efeito de massa extrínseca com impressões marcadas na parede do intestino grosso. O cólon é deslocado, mas não invadido.

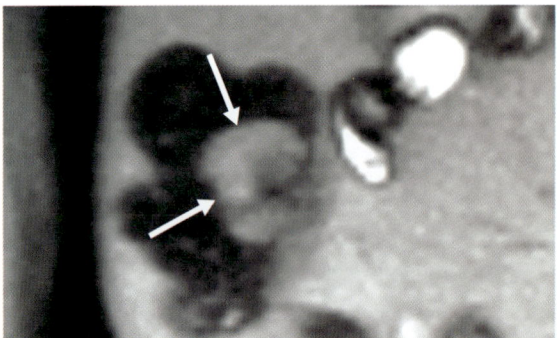

Figura 46.14 Lipoma do intestino grosso. Essa imagem coronal de RM ponderada em T2 demonstrou um lipoma (*setas*) com superfície arredondada lisa e intensidade de sinal de gordura, que se originava da parede do cólon ascendente.

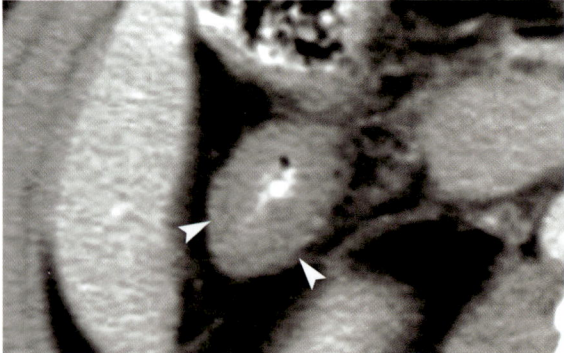

Figura 46.15 Metástases para o cólon. Essas metástases (*pontas de seta*) de um carcinoma de mama para o cólon ascendente eram semelhantes a um carcinoma de cólon.

Tumores pélvicos malignos e metástases podem desenvolver-se no intestino grosso por disseminação direta, invasão através dos planos fasciais mesentéricos, implantes intraperitoneais, invasão dos vasos linfáticos ou embolia por meio de vasos sanguíneos. O segmento afetado do intestino grosso mostra espessamento da parede, separação das pregas, formação de espículas, angulações, estreitamento e placas na serosa. Em muitos casos, não é possível diferenciar entre metástases e tumores primários com base nos exames de imagem. A doença de Crohn e as metástases também podem ter exatamente o mesmo aspecto nos exames radiográficos. A TC ou a RM demonstra a disseminação direta dos tumores pélvicos ao cólon e reto.

Processos inflamatórios extrínsecos, incluindo apendicite, abscesso pélvico ou diverticular e doença inflamatória pélvica, produzem efeito de massa, limites irregulares de fixação e espículas.

Doença inflamatória do cólon

Colite ulcerativa. Doença inflamatória idiopática rara, que acomete principalmente a mucosa e a submucosa do cólon. O pico etário de início da doença varia de 20 a 40 anos, mas também é comum que a doença comece depois da idade de 50 anos. A colite ulcerativa causa úlceras superficiais, edema e hiperemia. Aspectos radiográficos típicos dessa doença são mucosa granular, úlceras rasas e confluentes, acometimento simétrico da doença ao redor do lúmen intestinal e lesões difusas, confluentes e contínuas (Tabela 46.1). O padrão granular fino inicial é causado por hiperemia e edema da mucosa, que precede a formação de úlceras. Quando superficiais, as úlceras espalham-se, cobrindo toda a superfície mucosa, e aderem ao bário no exame contrastado, em que a mucosa fica pontilhada. *Úlceras em botão de colarinho* (Figura 46.16) são mais profundas e formam-se na mucosa espessada e edemaciada com abscessos de criptas, que avançam até a submucosa. Um padrão granular grosseiro ocorre mais tarde, quando há substituição da mucosa, difusamente ulcerada, por tecido de granulação. As lesões polipoides variadas são complicações tardias. *Pseudopólipos* são restos de mucosa em áreas de ulceração extensiva.

Pólipos inflamatórios são pequenas ilhas de mucosa inflamada. *Pólipos pós-inflamatórios* são formados por pequenas porções de mucosa na fase quiescente da doença. *Pólipos filiformes* são pólipos pós-inflamatórios com aspecto vermiforme característico que, nos casos típicos, são detectados no cólon normal sob outros aspectos. *Pólipos hiperplásicos* podem formar-se durante a fase de cicatrização de lesões da mucosa, e estas, nos casos típicos, estendem-se desde o reto em direção proximal, com padrão simétrico e contínuo. O íleo terminal quase sempre é normal. *Ileíte por refluxo* é uma rara causa de úlceras, com o íleo terminal distendido. As anormalidades demonstradas à TC são as

TABELA 46.1 Colite ulcerativa *versus* doença de Crohn.	
■ **COLITE ULCERATIVA**	■ **DOENÇA DE CROHN**
Doença circunferencial	Doença excêntrica
Regional (doença contínua)	Lesões salteadas (doença descontínua)
Doença simétrica	Doença assimétrica
Predomínio no lado esquerdo	Predomínio no lado direito
Quase sempre afeta o reto (95%)	Reto normal em 50% dos casos
Úlceras rasas e confluentes	Úlceras profundas e confluentes
Sem úlceras aftosas	Úlceras aftosas em fase inicial
Úlceras em botão de colarinho	Úlceras longitudinais e transversais
Sem acometimento do intestino delgado, exceto o íleo terminal	Acomete qualquer segmento do intestino delgado
Íleo terminal geralmente normal	Íleo terminal estreitado
Íleo terminal distendido	Íleo terminal estreitado
Válvula ileocecal aberta	Válvula ileocecal estenótica
Nenhum pseudodivertículo	Pseudodivertículos
Nenhuma fístula	Fístulas são comuns
Risco alto de câncer	Risco baixo de câncer
Risco de megacólon tóxico	Risco baixo de megacólon tóxico

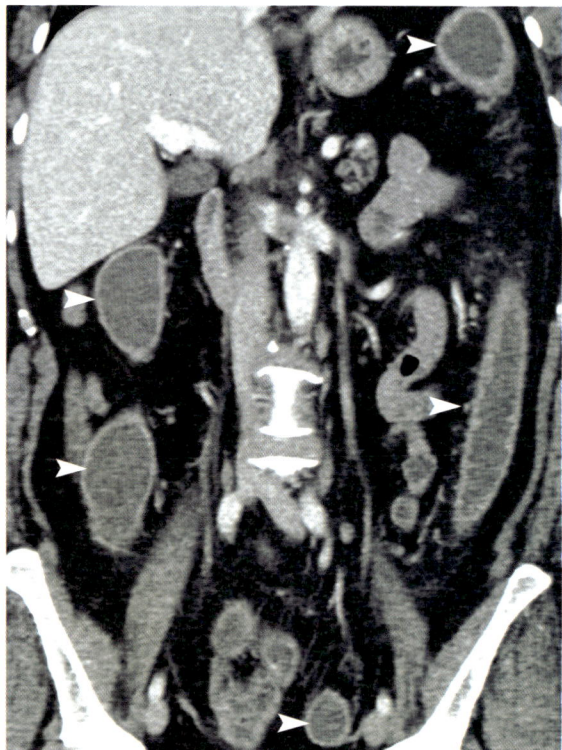

Figura 46.17 Colite ulcerativa à tomografia computadorizada (TC). Essa imagem coronal de uma enterografia por TC demonstrou acometimento de todos os segmentos do intestino grosso (*pontas de seta*), por colite ulcerativa. Observe que havia espessamento circunferencial homogêneo das paredes intestinais. O reto também tinha lesões, mas o íleo terminal estava normal.

seguintes: (a) espessamento das paredes, geralmente com "sinal do halo", atribuído ao edema da submucosa com sinal hipodenso (Figuras 46.17 e 46.18); (b) estreitamento do lúmen do intestino grosso; e (c) pseudopólipos e pneumatose, com megacólon tóxico. As complicações da colite ulcerativa são: (a) estenoses, geralmente com comprimento de 2 a 3 cm ou mais, comumente no cólon transverso e reto; (b) adenocarcinoma colorretal, com risco aproximado de 1% para cada ano de evolução da doença; (c) megacólon tóxico (2 a 5% dos casos), que pode ser a primeira manifestação da doença; e (d) hemorragia profusa. As manifestações extraintestinais associadas são: (a) sacroileíte, semelhante à espondilite anquilosante (20% dos casos); (b) lesões oculares, como uveíte e irite (10% dos casos); (c) colangite; e (d) incidência aumentada de doença tromboembólica.

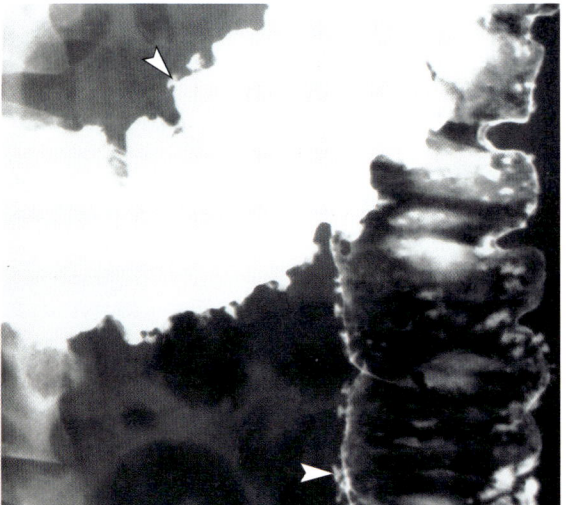

Figura 46.16 Colite ulcerativa: úlceras em botão de colarinho. Essa imagem de enema com duplo contraste demonstrou padrão de acometimento contínuo do intestino grosso com incontáveis úlceras submucosas com aspecto de botão de colarinho (*pontas de seta*).

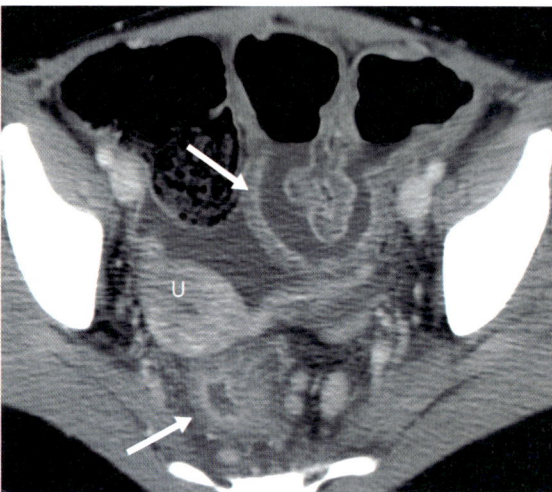

Figura 46.18 Colite ulcerativa à tomografia computadorizada (TC). Essa imagem obtida no nível da pelve demonstrou espessamento circunferencial marcante (*setas*) das paredes do cólon sigmoide e reto. A reação inflamatória estendia-se até os tecidos pericólicos. Também havia líquido intraperitoneal livre à frente do útero (*U*).

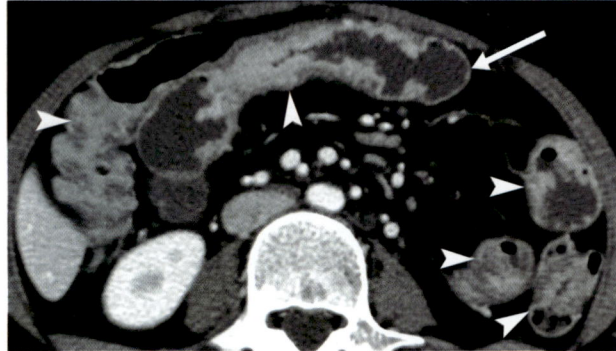

Figura 46.19 Colite de Crohn à tomografia computadorizada (TC). Essa imagem obtida da região superior do abdome demonstrou várias alças de intestino grosso (*pontas de seta*) com espessamento nodular assimétrico de suas paredes, típico de colite de Crohn. Observe que alguns cortes do intestino (*seta*) tinham espessura normal, indicando que as lesões eram "salteadas".

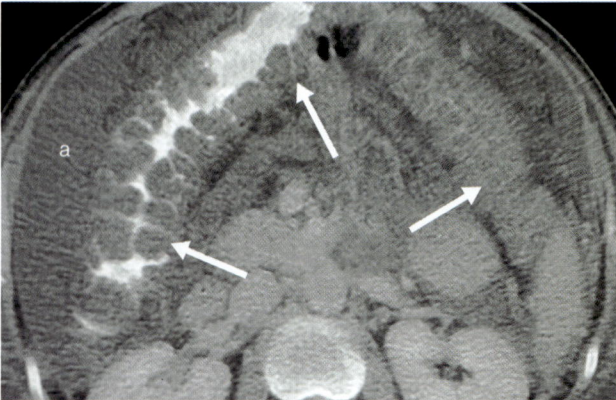

Figura 46.21 **Colite infecciosa.** Essa imagem de tomografia computadorizada (TC) demonstrou espessamento acentuado da parede (*setas*) do intestino grosso. A gordura pericólica estava difusamente infiltrada e havia ascite (*a*). Esse paciente tinha colite causada por citomegalovírus (CMV).

Doença de Crohn. Afeta o intestino grosso em dois terços de todos os casos e limita-se ao cólon nos casos restantes. Anormalidades típicas da colite de Crohn são as seguintes: úlceras aftosas, úlceras profundas e confluentes (na fase mais avançada), acometimento predominante do cólon direito, lesões descontínuas com regiões intercaladas de intestino normal, acometimento assimétrico da parede intestinal e formação de estenoses, fístulas e coleções (Figuras 46.19 e 46.20; Tabela 46.1). Pseudodivertículos de cólon são formados por fibrose assimétrica de um lado do lúmen intestinal, resultando em dilatações saculares do outro lado. Lesões retais caracterizam-se por úlceras profundas e vários trajetos fistulosos, em comunicação com a pele. A RM e a TC demonstram realce intenso da mucosa, que se deve à hiperemia da inflamação em atividade.

Colite infecciosa. Pode ser causada por diversas bactérias (p. ex., *Salmonella*, *Shigella*, *Escherichia coli*), parasitas, vírus (citomegalovírus, herpes) e fungos (*Histoplasma capsulatum*, *Mucor*). A maioria dessas infecções causa pancolite, com edema e espessamento inflamatório das paredes intestinais e infiltração da gordura pericólica. Também pode haver acúmulo de líquidos nas regiões pericólica e intraperitoneal (Figura 46.21).

Megacólon tóxico. Condição potencialmente fatal evidenciada por distensão acentuada do intestino grosso com risco de perfuração. Megacólon é uma complicação de colites fulminantes e comumente está associado à colite ulcerativa, à doença de Crohn, à colite pseudomembranosa, ao uso de antidiarreicos e à hipopotassemia. A inflamação transmural causa úlceras profundas que podem estender-se até a superfície da serosa, além de amplas áreas de destruição da mucosa e perda do tônus muscular. Anormalidades radiográficas são as seguintes: (a) dilatação acentuada do intestino grosso (cólon transverso maior que 6 cm) sem marcações das haustrações (Figura 46.22); (b) edema e espessamento da parede do intestino grosso; (c) pneumatose cólica; e (d) evidência de perfuração. Os exames contrastados com bário devem ser evitados em vista do risco de perfuração.

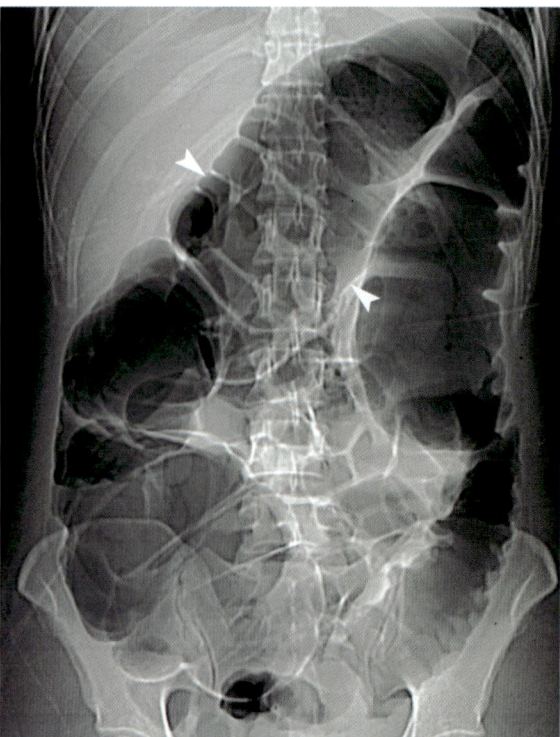

Figura 46.22 **Megacólon tóxico.** Essa imagem panorâmica de tomografia computadorizada (TC) de um paciente com história de colite ulcerativa, febre, dor abdominal e distensão demonstrou dilatação acentuada e difusa do intestino grosso. O cólon transverso media (entre as *pontas de seta*) mais de 10 cm de diâmetro. Houve perfuração, e o paciente veio a óbito.

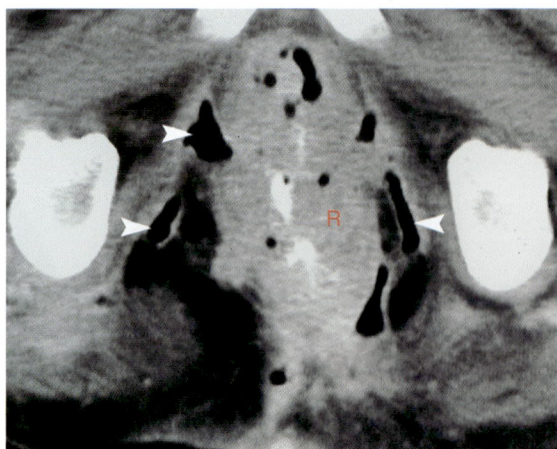

Figura 46.20 **Colite de Crohn: fístulas perianais.** Essa imagem obtida do reto demonstrou vários trajetos perirretais de ar (*pontas de seta*) indicando fístulas, que se estendiam para dentro das fossas isquiorretais que demarcam o períneo. O reto (*R*) estava amplamente afetado com espessamento nodular e inflamação de suas paredes.

Colite pseudomembranosa. É uma doença inflamatória do intestino grosso, que algumas vezes também afeta o intestino delgado, e caracteriza-se pela formação de pseudomembranas de restos necróticos e proliferação descontrolada de *Clostridium difficile*. Existem alguns fatores contribuintes, incluindo o uso de antibióticos (qualquer um que altere a flora intestinal), isquemia intestinal (principalmente em pós-operatório), radiação, uso prolongado de corticosteroides, choque e obstrução do intestino grosso. Os pacientes apresentam doença intestinal inflamatória fulminante com diarreia e fezes fétidas. As radiografias convencionais podem demonstrar as seguintes anormalidades: cólon dilatado, espessamento nodular das haustrações e ascite. O intestino grosso pode estar acentuadamente dilatado e existem casos descritos de megacólon tóxico. O enema contrastado com bário demonstra lúmen irregular, com endentações com aspecto de "impressões do polegar", semelhantes às observadas na colite isquêmica. Úlceras superficiais são frequentes. Falhas em forma de placas na superfície da mucosa são atribuídas às pseudomembranas. Esse tipo de colite geralmente tem distribuição esparsa, mas preserva o reto. Em muitos casos, essa doença é detectada inicialmente à TC, que demonstra as seguintes anormalidades: (a) espessamento acentuado da parede intestinal em até 30 mm (15 mm em média), com aspecto de alvo ou halo; (b) faixas típicas de contraste intraluminal retido entre as áreas nodulares de espessamento mural ("sinal do acordeão") (Figura 46.23); (c) inflamação leve da gordura pericólica, desproporcional à inflamação grave da parede do intestino grosso; e (d) ascite (35% dos casos).

Amebíase. É uma infecção causada pelo protozoário *Entamoeba histolytica*. Essa doença tem distribuição mundial, mas é especialmente comum em África do Sul, Américas Central e do Sul e Ásia. No mínimo 5% da população norte-americana são portadores de amebas. Amebas encistadas são deglutidas junto com água e alimentos contaminados. A cápsula dos cistos é dissolvida no intestino delgado e libera os trofozoítos, que migram para o intestino grosso e perfuram a mucosa, formando pequenos abscessos. A infecção pode espalhar-se para todo o corpo, por embolização hematogênica ou invasão direta. A colite amebiana causa disenteria com evacuações mucossanguinolentas frequentes. Os exames contrastados com bário demonstram lesões muito semelhantes às causadas pela doença de Crohn, ou seja, úlceras aftosas ou profundas, acometimento assimétrico e áreas salteadas. O ceco e o reto são segmentos do intestino grosso afetados primariamente. Nos casos típicos, o íleo terminal não é acometido. As complicações são estenoses, amebomas (massas fixas e duras de tecidos de granulação, que podem assemelhar-se a um carcinoma), megacólon tóxico e fístulas, especialmente depois de intervenção cirúrgica. Os abscessos amebianos do fígado resultam da disseminação da infecção pelo sistema porta e podem ser complicados por perfuração do diafragma, derrame pleural e doença torácica.

Tiflite (colite neutropênica). É uma infecção potencialmente fatal do ceco e cólon ascendente, geralmente detectada em pacientes neutropênicos e imunossuprimidos por quimioterapia. Nos casos típicos, os pacientes têm espessamento acentuado das paredes desses segmentos, com alterações inflamatórias pericólicas proeminentes (Figura 46.24). Pacientes com tiflite têm risco de desenvolver colite isquêmica.

Colite isquêmica. Clínica e radiograficamente, causa manifestações semelhantes às da colite ulcerativa e da doença de Crohn. As causas de colite isquêmica são as seguintes: obstrução arterial por arteriosclerose, vasculite ou embolia arterial; trombose venosa secundária a neoplasias, anticoncepcionais orais e outros estados de hipercoagulabilidade; e condições de fluxo reduzido, inclusive hipotensão, insuficiência cardíaca congestiva e arritmias cardíacas. Em geral, o padrão de acometimento segue a distribuição de uma artéria importante e ajuda a confirmar o diagnóstico. A artéria mesentérica superior irriga o cólon direito, desde o ceco até a flexura esplênica, enquanto a inferior irriga o cólon esquerdo desde a flexura esplênica até o reto. A região da flexura esplênica e o cólon descendente são áreas "limítrofes" mais suscetíveis à colite isquêmica. Alterações iniciais incluem espessamento da parede do intestino grosso, espasmo e densificação da gordura pericólica. À medida que se acumulam sangue e edema na parede intestinal, formam-se várias falhas nodulares com padrão descrito como "impressões do polegar" (Figura 46.25). A progressão da doença causa úlceras, perfuração, retrações fibróticas e estenose. A TC demonstra espessamento lobulado ou simétrico da parede intestinal com lúmen irregularmente estreitado. O edema da submucosa pode formar um anel hipodenso demarcando o lúmen (sinal do alvo). Ar na parede intestinal anormal (pneumatose) é altamente sugestivo de isquemia. Em alguns casos, podem ser demonstrados trombos dentro da artéria ou da veia mesentérica superior.

Colite associada à AIDS. É mais comum em pacientes com AIDS e contagem de linfócitos CD4 menor que 200. Agentes etiológicos mais frequentes são citomegalovírus e *Cryptosporidium*, embora o próprio vírus da imunodeficiência humana também possa causar ulceração e colite. A doença do cólon direito é mais comum e causa espessamento das paredes e úlceras.

Colite pós-radiação. Radiograficamente, pode ser indistinguível da colite ulcerativa em estágio inicial (Figura 46.26). O diagnóstico é baseado na confirmação de que os segmentos afetados do intestino grosso correspondem ao campo radiado. A região retossigmóidea é o segmento afetado mais comumente depois de

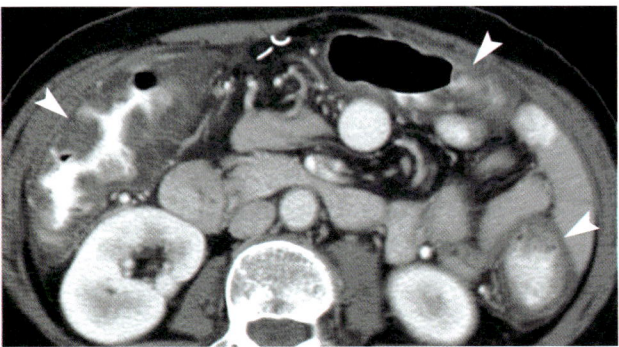

Figura 46.23 Colite pseudomembranosa. As paredes do intestino grosso (*pontas de seta*) estavam acentuadamente espessadas, de maneira difusa, com retenção de contraste intraluminal entre as pregas, que produzia o chamado "sinal do acordeão" na flexura hepática. Esse paciente desenvolveu colite por *Clostridium difficile* depois do tratamento com antibiótico de amplo espectro.

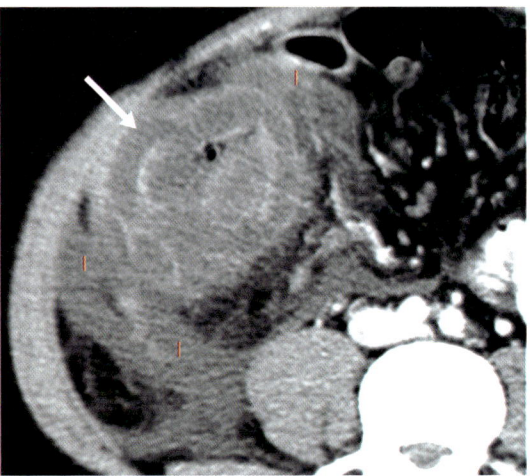

Figura 46.24 Tiflite. A parede do ceco (*seta*) estava acentuadamente espessada e edemaciada, produzindo o chamado "sinal do alvo". A gordura pericecal estava infiltrada por líquido (*l*). O realce da mucosa foi fraco, indicando isquemia. Esse paciente tinha neutropenia secundária à quimioterapia.

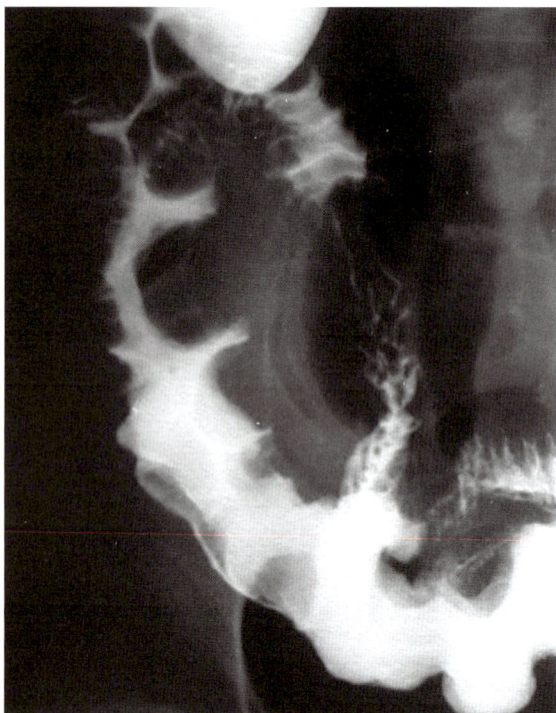

Figura 46.25 Colite isquêmica. Essa imagem de enema contrastado com bário demonstrou padrão de "impressões do polegar" no segmento proximal do cólon transverso redundante.

radioterapia para tumores malignos da pelve. Esse tipo de colite é causado por endarterite lentamente progressiva, que causa isquemia e fibrose. As anormalidades radiográficas incluem pregas espessadas, úlceras, estenoses e, ocasionalmente, fístulas. A fibrose torna a parede intestinal lisa e rígida. A cicatrização pode resultar na formação de pseudopólipos e pólipos pós-inflamatórios.

Cólon catártico. Causado pela irritação crônica da mucosa por laxantes como óleo de rícino, bisacodil e sena, o segmento afetado do cólon pode estar dilatado sem haustrações ou estreitado. O cólon direito é acometido mais comumente. Contrações bizarras são observadas com frequência. O diagnóstico é confirmado pela história clínica.

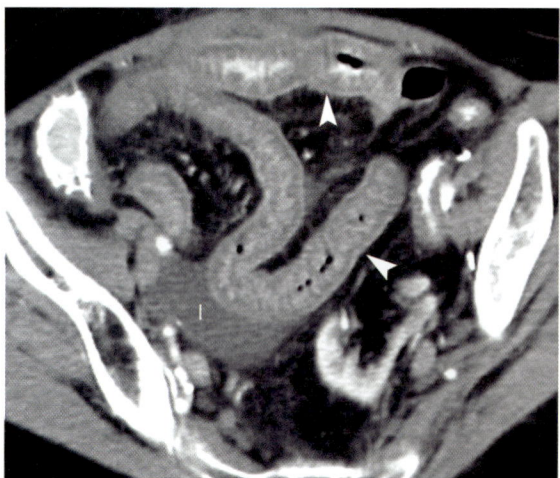

Figura 46.26 Colite pós-radiação. As paredes do cólon sigmoide (*pontas de setas*) estavam espessadas e enrijecidas por colite pós-radiação. Essa imagem foi obtida de uma paciente que fizera radioterapia para tratar carcinoma de colo uterino 3 anos antes. Também havia líquido intraperitoneal (*l*) livre.

Colite tuberculosa. Tem incidência crescente, sobretudo entre pacientes imunossuprimidos. As anormalidades demonstradas nos exames de imagem são semelhantes à doença de Crohn: (a) espessamento acentuado das paredes do cólon e íleo terminal; (b) linfonodos com aumento acentuado, frequentemente com área central de hipoatenuação ou calcificação; (c) fissuras e trajetos fistulosos são frequentes; (d) colite com possibilidade de ser segmentar ou difusa; (e) estenoses curtas que podem assemelhar-se a um câncer de cólon; e (f) espessamento do peritônio e linfadenopatia abdominal extensa, que sugerem tuberculose.

Apendagite epiploica. Causa dor abdominal aguda sugestiva de apendicite, diverticulite ou colite. Os apêndices omentais são estruturas adiposas pedunculadas, que formam fileiras na superfície externa do intestino grosso, adjacente às tênias intestinais anteriores e posteriores. Eles são mais numerosos no ceco e cólon sigmoide e não ocorrem no reto. A apendagite epiploica é causada por infarto isquêmico dessas estruturas, geralmente como consequência de torção. Os pacientes têm dor abdominal localizada, hipersensibilidade à palpação e febre baixa. Em geral, esse diagnóstico é confirmado por TC, que pode mostrar as seguintes anormalidades: (a) massa ovoide de 1 a 4 cm de diâmetro, com densidade central de gordura e inflamação circundante avançando contra a parede do intestino grosso; (b) halo hiperdenso de realce ao redor da massa ("sinal do anel") (Figura 46.27); (c) alterações inflamatórias que podem estender-se para o peritônio adjacente; (d) ponto de hiperatenuação central nos casos típicos, que representa os vasos centrais trombosados; e (e) tecido infartado que pode calcificar no fim do processo.

Doença diverticular

Diverticulose do cólon. Doença adquirida na qual a mucosa e a muscular da mucosa sofrem herniação através da lâmina própria da parede do intestino grosso, formando evaginações saculares. Os divertículos do intestino grosso são classificados como "falsos", porque as dilatações não têm todos os elementos da parede normal. Essa condição é rara antes da idade de 25 anos, mas sua prevalência aumenta e chega a afetar 50% da população com mais de 75 anos. O fator de risco principal para diverticulose é uma dieta pobre em fibras, que é típica em países ocidentais. A diverticulose é raríssima nas culturas em que dietas ricas em fibras são a norma, incluindo nativos africanos. A formação das bolsas diverticulares geralmente está associada ao espessamento da muscular própria, incluindo os músculos circulares e tênias cólicas. Os segmentos gravemente afetados do intestino grosso têm comprimento reduzido, resultando

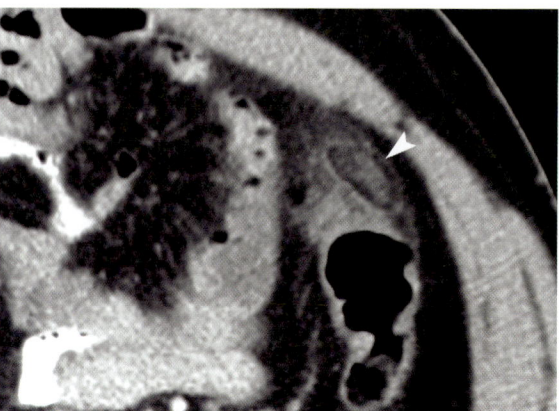

Figura 46.27 Apendagite epiploica. Essa imagem de tomografia computadorizada (TC) demonstrou inflamação pericólica adjacente ao cólon descendente com "sinal do anel" (*ponta de seta*) atribuído à inflamação da gordura central circundante – um sinal típico de apendagite epiploica.

em aglomeração de feixes musculares circulares espessados. A disfunção muscular associada à diverticulose pode causar dor e hipersensibilidade, sem evidências de inflamação. A diverticulose sem diverticulite é uma das causas de sangramento indolor originado do intestino grosso, que pode ser profuso e potencialmente fatal. As radiografias convencionais do abdome demonstram divertículos como bolsas cheias de ar, paralelas ao lúmen do intestino grosso. Os exames contrastados com bário mostram divertículos como saculações cheias de bário ou ar fora do lúmen intestinal. O tamanho das saculações pode variar de pontos minúsculos até 2 cm de diâmetro, mas a maioria mede entre 5 e 10 mm. Os divertículos podem formar-se em qualquer parte do intestino grosso, mas são mais comuns e geralmente mais numerosos no cólon sigmoide. Algumas dilatações são redutíveis e podem desaparecer quando há enchimento completo de seu lúmen, enquanto outras podem conter restos fecais. A anormalidade muscular associada aparece como espessamento e aglomeração de faixas de musculatura circular, com espasmo e contorno irregular espiculado no lúmen. A TC demonstra hipertrofia muscular como espessamento da parede do intestino grosso e contorno distorcido do lúmen intestinal. Os divertículos formam saculações bem demarcadas cheias de ar, líquido ou contraste, que se localizam fora do lúmen intestinal (Figura 46.28).

Diverticulite aguda. É a inflamação dos divertículos, geralmente com perfuração e formação de abscesso intramural ou pericólico localizado. A diverticulite complica cerca de 20% dos casos de doença diverticular. Os sinais e sintomas clínicos incluem massa dolorosa, inflamação peritoneal localizada, febre e leucocitose, e suas complicações são obstrução intestinal, sangramento, peritonite e formação de trajetos fistulosos e fístulas. A diverticulite é uma causa menos frequente de obstrução do intestino grosso do que carcinoma de cólon. Em muitos casos, a obstrução secundária à diverticulite é aliviada temporariamente por relaxantes da musculatura lisa (como glucagon). O sangramento do intestino grosso é causado mais comumente por doença diverticular que por diverticulite. A maioria dos abscessos diverticulares é imediatamente circundada e isolada, mas pode haver perfuração livre com extravasamento de ar e pus na cavidade peritoneal e peritonite difusa. Trajetos fistulosos podem formar abscessos mais volumosos no compartimento peritoneal ou retroperitoneal. As fístulas são mais comuns com a bexiga (Figura 46.29), vagina ou pele, mas podem comunicar-se com qualquer órgão do abdome inferior, inclusive tubas uterinas, intestino delgado e outros segmentos do intestino grosso. Diverticulite do cólon direito pode ser confundida clinicamente com apendicite aguda. O enema contrastado com bário ou a TC permite um diagnóstico confiável. O enema contrastado é considerado seguro, exceto quando há sinais de perfuração

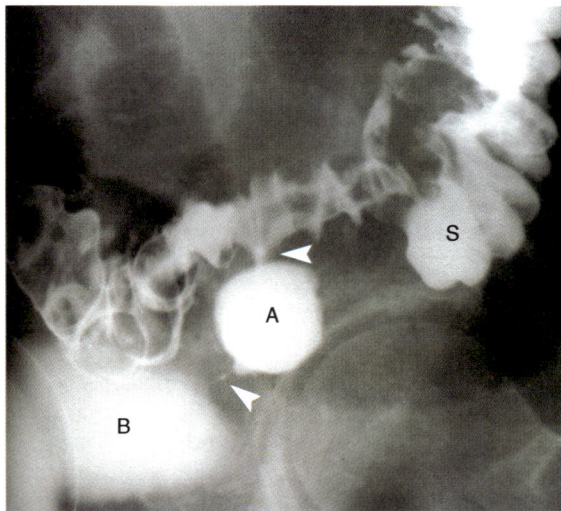

Figura 46.29 Abscesso diverticular com fístula colovesical. Essa imagem de enema contrastado apenas com bário demonstrou enchimento por bário de um abscesso diverticular (*A*) e opacificação da bexiga (*B*). Colunas finas do elemento (*pontas de seta*) delinearam trajetos fistulosos, que se estendiam do lúmen intestinal até o abscesso e até a bexiga. O lúmen do cólon sigmoide (*S*) estava irregularmente estreitado pelo processo inflamatório.

intraperitoneal livre ou sepse. As alterações típicas de diverticulite nos exames contrastados com bário são bolsas diverticulares deformadas, abscessos e extravasamento do contraste para fora do lúmen intestinal. O contorno liso das bolsas diverticulares afetadas é deformado por inflamação e perfuração. O abscesso resultante causa efeito de massa extrínseco no cólon adjacente. O lúmen intestinal está estreitado, mas afina progressivamente nas bordas, em contraste com o estreitamento abrupto causado por carcinoma. O bário extravasa para dentro das cavidades dos abscessos ou forma trajetos fistulosos paralelos ao lúmen intestinal, frequentemente intercomunicando várias bolsas diverticulares perfuradas ("sinal do trilho duplo"). A TC é uma técnica mais eficaz para demonstrar a inflamação paracólica e um abscesso associado à diverticulite, assim como complicações (incluindo fístulas colovesicais). As anormalidades demonstradas à TC são as seguintes: (a) espessamento localizado da parede intestinal (Figura 46.30); (b) inflamação da gordura pericólica;

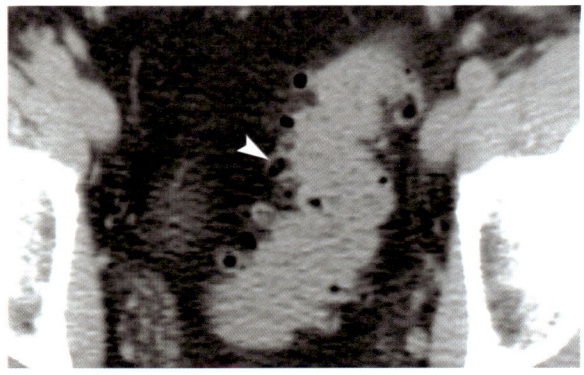

Figura 46.28 Diverticulose. Essa imagem de tomografia computadorizada (TC) sem contraste demonstrou evaginações cheias de ar (*ponta de seta*), que eram divertículos do cólon sigmoide. Observe que não havia densificação, nem líquido na gordura adjacente, sugerindo que o paciente não tinha inflamação.

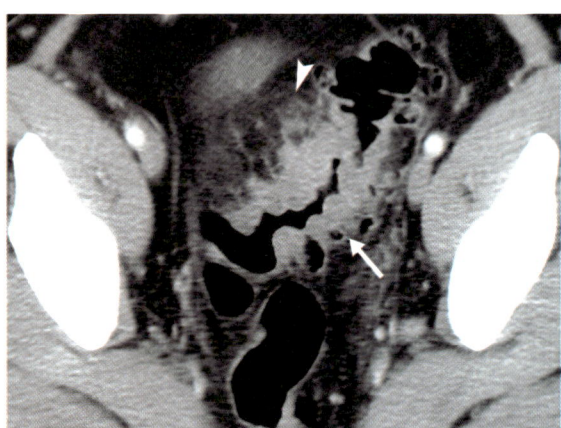

Figura 46.30 Diverticulite. Essa imagem de tomografia computadorizada (TC) demonstrou espessamento focal acentuado da parede (*seta*) do cólon sigmoide. Faixas de tecidos moles entrando na gordura adjacente (*ponta de seta*) sugeriam inflamação. Como há muitas semelhanças entre diverticulite e carcinoma de intestino grosso nas imagens de TC, esse paciente precisou ser reavaliado para confirmar regressão completa.

(c) abscesso pericólico; (d) divertículos na área inflamada ou próximo dela; e (e) acometimento frequente das estruturas adjacentes, com coleções líquidas e fístulas.

Hemorragia digestiva baixa

Em geral, embora a hemorragia digestiva alta seja facilmente diagnosticada por endoscopia digestiva alta, hemorragias digestivas baixas são difíceis de localizar, mesmo durante intervenção cirúrgica. A Tabela 46.2 relaciona suas causas comuns. A cintigrafia frequentemente é escolhida como exame de triagem preferível para confirmar sua existência e determinar sua origem. Os exames cintigráficos com enxofre coloidal ou hemácias marcadas por tecnécio-99m conseguem detectar sangramentos de volumes inferiores a 0,1 mℓ/minuto. Em geral, um exame de cintigrafia negativo evita a necessidade de realizar angiografia de urgência. A angiografia digital detecta sangramentos com volumes iguais ou maiores que 0,5 mℓ/minuto. Entretanto, esse exame é mais específico que a cintigrafia para demonstrar a causa anatômica do sangramento e oferece a possibilidade de realizar tratamentos não cirúrgicos (como embolização). A colonoscopia geralmente não é conclusiva em razão da presença de grandes quantidades de fezes espessas (melena). O enema contrastado por bário não é usado para investigar hemorragias agudas, porque geralmente não consegue localizar a origem do sangramento e dificulta qualquer outro procedimento angiográfico necessário em seguida. A angiotomografia computadorizada (angio-TC) realizada com contraste intravenoso, mas sem contraste intraluminal, é um exame promissor para detectar hemorragia, porque evidencia extravasamento intraluminal do contraste administrado por via intravenosa. Em muitos casos, a angio-TC também demonstra detalhes quanto à etiologia e à anatomia. Essas informações são úteis ao radiologista intervencionista ou ao cirurgião para identificar o vaso mesentérico responsável pelo sangramento ou avaliar as condições das artérias femorais antes de tentar uma intervenção terapêutica.

Angiodisplasia. Termo usado para descrever dilatação e dobras das veias da mucosa e submucosa da parede do intestino grosso. Essa condição é causada por obstrução intermitente crônica das veias, nas áreas em que penetram na camada muscular circular. Os emaranhados de canais vasculares dilatados e distorcidos substituem as estruturas normais da mucosa e ficam separados do lúmen intestinal apenas por uma camada de epitélio. A angiodisplasia é uma doença adquirida, provavelmente relacionada ao envelhecimento. A média de idade dos pacientes é de 65 anos. Em geral, eles têm sangramento crônico com anemia secundária, mas também podem apresentar hemorragia aguda volumosa. A angiografia demonstra emaranhados de vasos dilatados, sem qualquer massa coexistente.

TABELA 46.2 Causas de hemorragia digestiva baixa.

■ CAUSA	■ PORCENTAGEM DOS CASOS
Divertículos de intestino grosso	40
Angiodisplasia	17 a 30
Carcinoma de intestino grosso	7 a 16
Pólipos	8
Traumatismo/fissura retal ou hemorroidas	7
Úlcera duodenal	Raramente
Divertículo de Meckel	Raramente
Isquemia intestinal	Raramente

Apêndice

Técnicas de exame de imagem

A TCMD, a US e a RM conquistaram funções primordiais na investigação diagnóstica de apendicite aguda. A US e a RM são as técnicas preferíveis para crianças, de forma a evitar exposição à radiação.

Anatomia

O apêndice começa na superfície posteromedial do ceco na junção das tênias cólicas, cerca de 1 a 2 cm abaixo da válvula ileocecal. O apêndice é um tubo com fundo cego, que mede cerca de 4 a 5 mm de diâmetro e 8 cm de comprimento, embora possa chegar a medir 30 cm. A mucosa apendicular tem grande quantidade de tecido linfoide que, quando está hipertrofiado, pode assemelhar-se à apendicite aguda. A posição do apêndice é muito variada, podendo ser pélvico, retrocecal ou retrocólico, e tem localização intraperitoneal ou extraperitoneal. No entanto, ele sempre se origina do ceco no mesmo lado da válvula ileocecal. Uma posição posterior da válvula ileocecal indica apêndice posterior. Nos exames de TC, US e RM, o apêndice normal aparece como um tubo de paredes finas, geralmente com menos de 6 mm de diâmetro (ver Figura 46.30).

Apendicite aguda

Apendicite aguda é a causa mais comum de abdome agudo. Frequentemente, não há dificuldade em estabelecer esse diagnóstico quando o paciente tem dor abdominal (maioria dos casos), náuseas (61 a 92%), anorexia (75%) e vômitos. Contudo, até um terço dos pacientes têm manifestações clínicas atípicas, que dificultam esse diagnóstico. Os pacientes mais difíceis são mulheres em idade reprodutiva, nas quais cistos ovarianos rompidos e doença inflamatória pélvica podem ser semelhantes. A apendicite aguda é causada por obstrução do lúmen do apêndice. Após a obstrução, a secreção persistente da mucosa causa dilatação e aumento da pressão intraluminal, que reduz a drenagem venosa e leva à formação de úlceras mucosas. Uma infecção bacteriana causa gangrena e perfuração, com formação de abscesso. A maioria dos abscessos periapendiculares é contida, mas alguns pacientes têm perfuração livre e pneumoperitônio.

As radiografias convencionais demonstram um cálculo apendicular (apendicólito ou fecálito) em cerca de 14% dos pacientes com apendicite aguda. O apendicólito é formado por deposição de cálcio ao redor de um grumo de fezes endurecidas. Em geral, a calcificação resultante é laminar com centro radiotransparente. Abscesso apendicular ou inflamação periapendicular pode formar massa de tecidos moles visível no quadrante inferior direito. O lúmen do ceco delineado por ar mostra-se deformado e pode haver indícios de íleo paralítico localizado. O enema contrastado com bário frequentemente é inespecífico e hoje a realização é rara, em razão da disponibilidade de outras técnicas como US, RM e TC. O preenchimento completo do apêndice até a sua extremidade é uma evidência clara contra o diagnóstico de apendicite. Entretanto, uma falha de enchimento do apêndice (p. ex., quando há obstrução do lúmen apendicular) não tem valor diagnóstico significativo. O efeito de massa com impressão na parede do ceco tem muitas outras causas além de apendicite.

A US com aplicação da técnica de compressão graduada é uma técnica muito precisa para estabelecer o diagnóstico em definitivo e, frequentemente, é o exame de imagem preferível para mulheres em idade reprodutiva e crianças. O examinador aplica compressão gradativa e lenta com o transdutor de ultrassom sobre a área de hipersensibilidade máxima. O apêndice normal tem diâmetro menor que 6 mm quando é comprimido (Figura 46.31). Os sinais de apendicite no exame de US são os

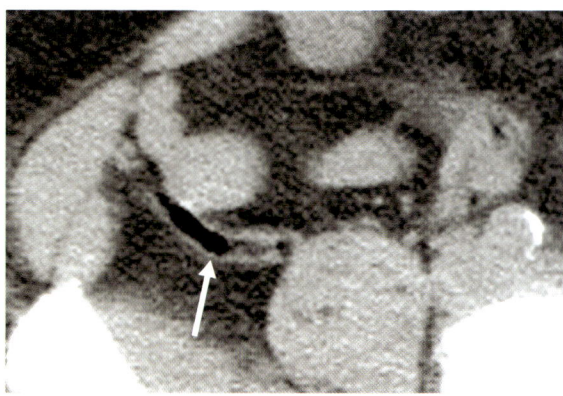

Figura 46.31 Apêndice normal. Essa imagem de tomografia computadorizada (TC) sem contraste demonstrou apêndice normal (*seta*) como uma estrutura tubular pequena cheia de ar e extremidade fechada (em fundo cego).

seguintes: (a) apêndice incompressível com diâmetro medido entre as porções externas de suas paredes maior que 6 mm (Figura 46.32); (b) demonstração de um apendicólito com sombra acústica posterior; (c) a gordura periapendicular inflamada é mais ecogênica e fixa durante a movimentação do apêndice por manobra de compressão; e (d) Doppler colorido que demonstra hipervascularização da parede do apêndice. Quando há perfuração, a US mostra uma coleção líquida pericecal loculada, parede apendicular descontínua e gordura pericecal proeminente. Quando o exame de US não permite confirmar o diagnóstico de apendicite, geralmente ele sugere outro diagnóstico (p. ex., cisto ovariano rompido), com base nas anormalidades detectadas.

A TC é o exame de imagem geralmente preferido para homens, pacientes idosos e casos suspeitos de abscesso periapendicular. O diagnóstico definitivo de apendicite aguda por TC baseia-se nas seguintes anormalidades: apêndice anormalmente dilatado (maior que 6 mm) (Figura 46.33); realce do apêndice circundado por faixas inflamatórias periapendiculares ou abscesso periapendicular; ou abscesso ou massa inflamatória pericecal com apendicólito calcificado. Nas imagens de TC, massas inflamatórias aparecem como tecidos moles com densidade maior que 20 UH. A massa liquefeita com densidade menor que 20 UH é evidência de abscesso (Figura 46.34). Em geral, os abscessos com mais de 3 cm de diâmetro devem ser drenados por cateter ou cirurgicamente. Se menores, frequentemente regridem apenas com tratamento antibiótico.

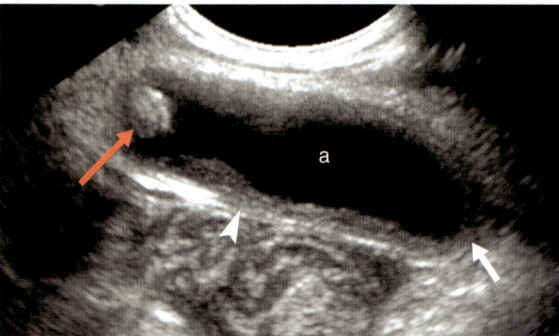

Figura 46.32 Apendicite aguda à ultrassonografia (US). Essa imagem de US com compressão gradativa demonstrou apêndice dilatado (*a*) com diâmetro de 10 mm. A parede do apêndice (*ponta de seta*) estava irregularmente espessada por inflamação e edema. Também havia um apendicólito obstrutivo (*seta vermelha*). A US pôde detectar apendicólito não calcificado. A extremidade romba (*seta branca*) confirmou que essa estrutura tubular era o apêndice. O diagnóstico de apendicite aguda foi confirmado cirurgicamente.

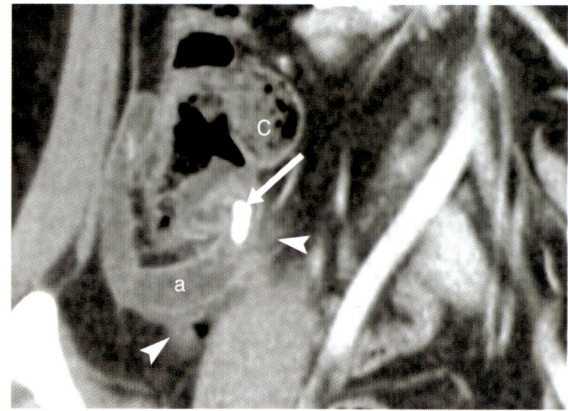

Figura 46.33 Apendicite aguda à tomografia computadorizada (TC). Essa imagem coronal de TC demonstrou apêndice dilatado (*a*) medindo 8 mm de diâmetro e paredes irregularmente espessadas e mal definidas. O líquido e as faixas inflamatórias (*pontas de seta*) na gordura periapendicular indicavam inflamação. Também havia um apendicólito (*seta*) no lúmen do apêndice. C, ceco.

A RM é comparável à US como técnica diagnóstica preferível para apendicite em gestantes e crianças. As anormalidades demonstradas à RM são semelhantes às da TC (Figura 46.35): (a) apêndice dilatado com diâmetro acima de 6 a 7 mm; (b) inflamação periapendicular evidenciada por sinal hiperintenso nas imagens ponderadas em T2 com supressão de gordura; (c) apêndice com paredes espessadas; (d) apendicólito demonstrado como área focal de sinal hipointenso no lúmen do apêndice; e (e) fleimão ou coleção líquida periapendicular com sinal hiperintenso em T2.

Mucocele apendicular

Mucocele é uma distensão de parte ou de todo o apêndice por muco estéril. O lúmen fica obstruído por um apendicólito, corpo estranho, aderências ou um tumor. Alguns casos são causados por cistadenomas ou cistadenocarcinomas mucinosos do apêndice. A secreção contínua de muco forma uma volumosa massa cística de até 15 cm, bem definida no quadrante inferior direito (Figura 46.36). A dilatação do apêndice com mais de 13 mm sugere a possibilidade de mucocele. Também pode haver calcificação periférica. A ruptura da mucocele pode formar pseudomixoma peritoneal. Implantes gelatinosos espalham-se por toda a cavidade peritoneal e formam aderências com ascite mucinosa.

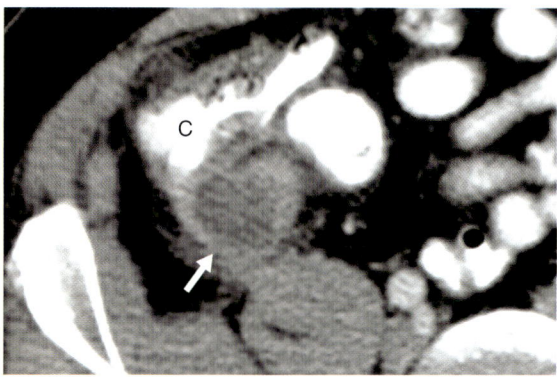

Figura 46.34 Abscesso apendicular. Essa imagem de tomografia computadorizada (TC) demonstrou coleção líquida com paredes espessas (*seta*) adjacente ao ceco (*C*). Também havia faixas inflamatórias na gordura adjacente. O apêndice não foi demonstrado. À cirurgia, foi demonstrado apêndice roto com abscesso periapendicular.

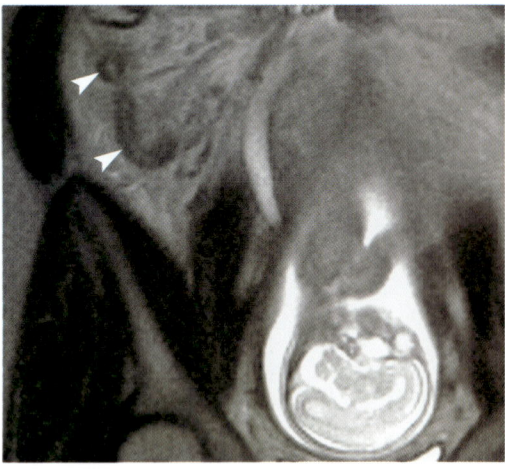

Figura 46.35 Apendicite aguda à ressonância magnética (RM). Essa imagem de RM no plano coronal ponderada em T2 de uma gestante de 19 anos na 22ª semana de gestação demonstrou o apêndice dilatado com paredes espessas (*pontas de seta*) e inflamação ao redor. Durante a intervenção cirúrgica, foi detectada apendicite gangrenosa. A RM fornece imagens diagnósticas excelentes sem usar radiação ionizante – uma consideração especialmente importante nas gestantes.

Tumores apendiculares

Tumor carcinoide. É o tumor mais comum do apêndice, representando 85% dos casos. O apêndice é a localização mais comum de tumores carcinoides (60% de todos os carcinoides). A maioria localiza-se na ponta do apêndice e forma tumores nodulares arredondados com diâmetro de até 2,5 cm. A maioria dos carcinoides de apêndice é solitária e tem menos tendência de produzir metástases que os localizados em qualquer outra área do trato digestivo. A síndrome carcinoide é rara e geralmente não é observada reação mesentérica como nos casos do intestino delgado.

Adenomas. Quando ocorrem no apêndice, geralmente estão associados à polipose familiar. Em geral, adenomas isolados são cistadenomas mucinosos, associados à mucocele apendicular.

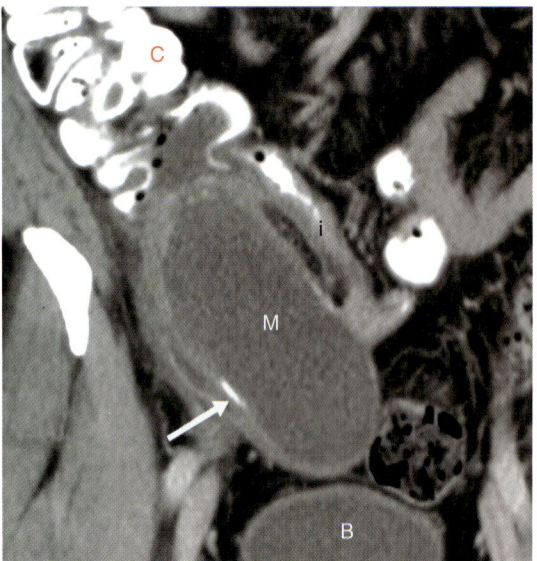

Figura 46.36 Mucocele apendicular. Essa imagem coronal de tomografia computadorizada (TC) demonstrou massa cística tubular (*M*) com calcificação em sua parede (*seta*) no quadrante inferior direito do abdome. Pontos de referência anatômica eram o ceco (*C*) e íleo terminal (*i*). *B*, bexiga.

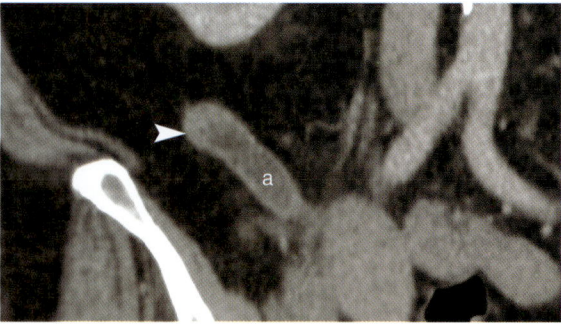

Figura 46.37 Carcinoma do Apêndice. A tomografia computadorizada (TC) no plano coronal em um paciente de 67 anos com dor no quadrante inferior direito mostra apêndice dilatado (*a*) com uma pequena massa de partes moles (*ponta de seta*) em sua porção proximal. A remoção cirúrgica confirmou carcinoma do apêndice.

Adenocarcinoma do apêndice. É um tumor raro, geralmente detectado quando há suspeita clínica de apendicite aguda em adultos idosos (Figura 46.37). Os exames de imagem demonstram massa de partes moles dentro ou substituindo o apêndice.

Leitura sugerida

Cólon

Almeida AT, Melao L, Viamonte B, Cunha R, Pereira JM. Epiploic appendagitis: an entity frequently unknown to clinicians—diagnostic imaging, pitfalls, and look-alikes. *AJR Am J Roentgenol* 2009;193:1243–1251.

Childers BC, Cater SW, Horton KM, Fishman EK, Johnson PT. CT evaluation of acute enteritis and colitis: Is it infectious, inflammatory, or ischemic? *Radiographics* 2015;35:1940–1941. (Online digital presentation).

Feuerstein JD, Ketwaroo G, Tewani SK, et al. Localizing acute lower gastrointestinal hemorrhage: CT angiography versus tagged RBC scintigraphy. *AJR Am J Roentgenol* 2016;207:578–584.

Flor N, Maconi G, Cornalba G, Pickhardt PJ. The role of radiologic and endoscopic imaging in the diagnosis and follow-up of colonic diverticular disease. *AJR Am J Roentgenol* 2016;207:15–24.

Lewis RB, Mehrotra AK, Rodriguez P, Manning MA, Levine MS. Gastrointestinal lymphoma: radiologic and pathologic findings. *Radiographics* 2014;34:1934–1953.

Nerad E, Lahaye MJ, Maas M, et al. Diagnostic accuracy of CT for local staging of colon cancer: a systematic review and meta-analysis. *AJR Am J Roentgenol* 2016;207:984–995.

Onur MR, Akpinar E, Karaosmanoglu AD, Isayev C, Karcaaltincaba M. Diverticulitis: a comprehensive review with usual and unusual complications. *Insights Imaging* 2017;8:19–27. (Pictorial review).

Sinaei M, Swallow C, Milot L, Moghaddam PA, Smith A, Atri M. Patterns and signal intensity characteristics of pelvic recurrence of rectal cancer at MR imaging. *Radiographics* 2013;33:E171–E187.

Sinha R, Verma R, Verma S, Rajesh A. MR enterography of Crohn disease: Part 1, rationale, technique, pitfalls. *AJR Am J Roentgenol* 2011;197:76–79.

Sinha R, Verma R, Verma S, Rajesh A. MR enterography of Crohn disease: Part 2, imaging and pathologic findings. *AJR Am J Roentgenol* 2011;197:80–85.

Spada C, Stoker J, Alarcon O, et al. Clinical indications for computed tomographic colonography: European Society of Gastrointestinal Endoscopy (ESGE) and European Society of Gastrointestinal and Abdominal Radiology (ESGAR) guideline. *Eur Radiol* 2015;25:331–345.

Tirumani SH, Kim KW, Nishino M, et al. Update on the role of imaging in the management of metastatic colorectal cancer. *Radiographics* 2014;34:1908–1928.

Yee J, Kim DH, Rosen MP, et al. ACR appropriateness criteria colorectal cancer screening. *J Am Coll Radiol* 2014;11:543–551.

Yu MH, Lee JM, Baek JH, Han JK, Choi BI. MRI features of gastrointestinal stromal tumors. *AJR Am J Roentgenol* 2014;203:980–991.

Apêndice

Chin CM, Lim KL. Appendicitis: atypical and challenging CT appearances. *Radiographics* 2015;35:123–124. (Online digital presentation).

Duke E, Kalb B, Arif-Tiwari H, et al. A systematic review and meta-analysis of diagnostic performance of MRI for evaluation of acute appendicitis. *AJR Am J Roentgenol* 2016;206:508–517.

Purysko AS, Remer EM, Leão Filho HM, Bittencourt LK, Lima RV, Racy DJ. Beyond appendicitis: common and uncommon gastrointestinal causes of right lower quadrant pain at multidetector CT. *Radiographics* 2011;31:927–947.

Smith MP, Katz DS, Lalani T, et al. ACR appropriateness criteria—right lower quadrant pain—suspected appendicitis. *Ultrasound Q* 2015;31:85–91.

Ung C, Chang ST, Jeffrey RB, Patel BN, Olcott EW. Sonography of the normal appendix—its varied appearance and techniques to improve its visualization. *Ultrasound Q* 2013;29:333–341.

SISTEMA GENITURINÁRIO

EDITOR DA SEÇÃO: William E. Brant

CAPÍTULO 47 ■ GLÂNDULAS SUPRARRENAIS E RINS

WILLIAM E. BRANT

Glândulas suprarrenais

Técnicas de exame de imagem

Hoje em dia, o principal desafio dos exames de imagem das glândulas suprarrenais é conseguir a caracterização não invasiva de alguns nódulos suprarrenais detectados por acaso nos exames de tomografia computadorizada (TC) ou ressonância magnética (RM) realizados por outras razões. Até 5% dos pacientes que fazem a tomografia com múltiplos detectores (TCMD) do abdome têm alguma lesão suprarrenal detectada por acaso (o chamado "incidentaloma"). A principal consideração é determinar se a lesão é um adenoma suprarrenal não funcional ou uma metástase. Estão incluídos no diagnóstico diferencial feocromocitomas subclínicos ou adenomas corticais funcionais, que causam hiperaldosteronismo ou síndrome de Cushing subclínica. Outras possibilidades são mielolipoma, carcinoma suprarrenal, hemorragia, cisto, neuroblastoma e ganglioneuroma. As glândulas suprarrenais são examinadas rotineiramente nos pacientes com alguma neoplasia maligna já diagnosticada (especialmente câncer de pulmão) para detectar doenças metastáticas. Algumas lesões suprarrenais detectadas nos pacientes com tumores malignos conhecidos são benignas. Nos pacientes com síndromes endócrinas suprarrenais diagnosticadas clinicamente, os exames de imagem são usados para localizar e caracterizar a lesão causadora da síndrome. A TCMD ainda é a modalidade de exame preferível, enquanto a RM, a tomografia computadorizada por emissão de pósitrons (PET-TC), a ultrassonografia (US), a cintigrafia, a coleta de amostras da veia suprarrenal e a biopsia da glândula suprarrenal guiada por exames de imagem também desempenham papéis significativos.

Anatomia

As glândulas suprarrenais são formadas de córtex externo e medula interna, cujas funções independem uma da outra e cujas anatomias diferem entre si. O córtex secreta hormônios esteroides, incluindo cortisol, aldosterona, androgênios e estrogênios. A medula produz catecolaminas.

Essas glândulas estão localizadas no espaço perirrenal, circundado por gordura. A glândula suprarrenal direita está localizada atrás da veia cava inferior (VCI), no nível em que ela entra no fígado, entre o lobo direito do fígado e o pilar diafragmático direito, pouco acima do polo superior do rim direito. A glândula suprarrenal esquerda ocupa posição ligeiramente medial e anterior ao polo superior do rim esquerdo, atrás do pâncreas e dos vasos esplênicos, e lateral ao pilar diafragmático esquerdo. Nos exames de imagem em corte transversal, as glândulas suprarrenais têm formato triangular, linear de "V" ou "Y" invertido (Figura 47.1). Cada membro da glândula tem contorno liso e espessura uniforme, com bordas retas ou côncavas. Os da suprarrenal medem 4 a 5 cm de comprimento e 5 a 7 mm de espessura. As glândulas suprarrenais têm densidade homogênea de partes moles nas imagens de TC e US. Nas imagens de RM, a suprarrenal normal é hipointensa em T1, com sinal praticamente igual ao do músculo estriado. Nas imagens ponderadas em T1 e T2, as suprarrenais são isointensas ou ligeiramente hipointensas em comparação com fígado (Figura 47.1 B). As imagens de RM com desvio químico são usadas para demonstrar gordura intracelular em adenomas suprarrenais benignos, utilizando sequências *gradient-recalled* em fase (*in-phase*, ou IP) e fora de fase (*out-of-phase*, ou OP). A gordura intracelular tem perda de sinal nas imagens OP em comparação com as imagens IP, graças à gordura e à água que ocupam o mesmo *voxel*. A técnica de RM com saturação de gordura é utilizada para demonstrar a gordura macroscópica, localizada dentro de mielolipomas suprarrenais, mas que tem perda de intensidade do sinal em comparação com as sequências de pulso da mesma técnica sem saturação de gordura.

Estruturas próximas podem trazer dificuldades aos exames de imagem das glândulas, porque algumas vezes se assemelham a massas suprarrenais. Vasos esplênicos tortuosos, lóbulos esplênicos, projeções pancreáticas, massas exofíticas no polo renal superior, veias portossistêmicas colaterais, linfadenopatia retroperitoneal, divertículos gástricos e partes do estômago podem ter aspecto de "pseudotumores" suprarrenais. O uso criterioso de contrastes oral e intravenoso durante o exame de TC ou exames complementares de US ou RM revelam a verdadeira natureza dessas pseudolesões suprarrenais.

Massa suprarrenal detectada por acaso ("incidentaloma")

Nos pacientes sem neoplasia maligna diagnosticada, a maioria dos nódulos suprarrenais pequenos (menores que 4 cm) consiste

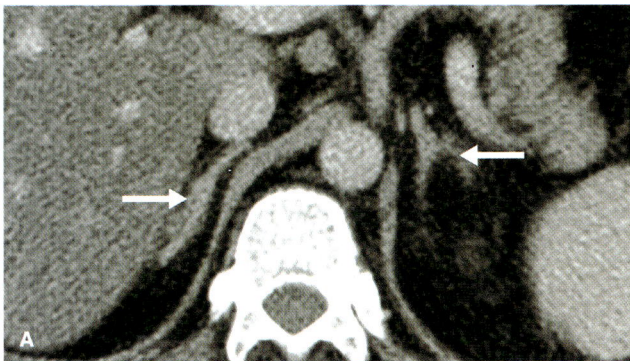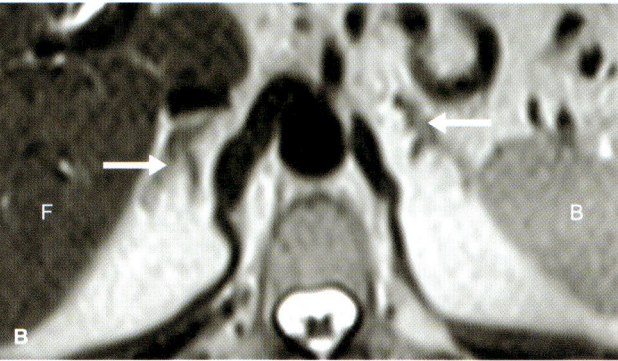

Figura 47.1 Glândulas suprarrenais normais. Essas imagens axiais de tomografia computadorizada (TC) com contraste (**A**) e de ressonância magnética (RM) ponderada em T2 (**B**) demonstraram glândulas suprarrenais de aspecto normal (*setas*). F, fígado; B, baço.

em adenomas corticais suprarrenais benignos não funcionais (Figura 47.2). Menos de 3% dessas lesões são malignas. Por outro lado, nos pacientes com tumores malignos já diagnosticados, a incidência de metástases em suprarrenais aumenta para 50%. De forma a conseguir um estadiamento preciso do tumor primário, é igualmente importante caracterizar as lesões metastáticas. Os avanços técnicos contínuos permitem investigar a maioria desses nódulos por técnicas não invasivas de exame de imagem. A Tabela 47.1 apresenta um resumo dos critérios aceitos atualmente para caracterizar lesões suprarrenais com base em TC, RM e PET-TC.

Adenomas do córtex suprarrenal. São as massas suprarrenais mais comuns, encontradas em 4 a 6% da população em geral, e sua incidência aumenta com a idade. A maioria desses adenomas (94%) consiste em lesões funcionalmente normais, descobertas em geral por acaso. Cerca de 6% dos adenomas secretam quantidades excessivas de hormônio e causam manifestações clínicas ou subclínicas de uma das síndromes endócrinas suprarrenais. A função de um adenoma não pode ser avaliada com base em seu aspecto nos exames de imagem, mas clinicamente. Adenomas corticais acumulam colesterol, ácidos graxos e outros compostos gordurosos, que servem como precursores dos hormônios corticais. O acúmulo de gordura em 70% dos adenomas é suficiente para que sejam classificados como *adenomas ricos em gordura*, com base nos exames de imagem. Os casos restantes (30%) são descritos como *adenomas pobres em gordura*. No exame de TC sem contraste, o coeficiente de atenuação dos adenomas varia de −20 a +30 UH. Uma atenuação menor que +10 UH é altamente específica de adenoma rico

em gordura. O realce pós-contraste nas imagens de TC e RM é imprevisível e comumente heterogêneo. Contudo, adenomas benignos caracterizam-se pela eliminação rápida do contraste, com base no protocolo de TCMD para suprarrenal.

Metástases suprarrenais. Extremamente comuns, são detectadas em 27% dos pacientes com tumores malignos em estudos de necropsia. Os tumores primários mais comuns são carcinomas de mama e pulmão, melanoma, cânceres do trato digestivo e da tireoide e carcinoma de células renais. Lesões pequenas (menores que 4 cm) tendem a ser homogêneas, bem demarcadas e difíceis de diferenciar dos adenomas benignos não funcionantes. Para complicar a questão, mesmo nos pacientes com tumores malignos primários conhecidos, cerca de 50% das massas suprarrenais pequenas são adenomas benignos em vez de metástases. Nas imagens de TC e RM, lesões maiores (acima de 4 cm) geralmente mostram aspectos típicos de malignidade, incluindo densidade heterogênea, formato e bordas irregulares, hemorragia ou necrose interna e invasão de estruturas adjacentes (Figura 47.3). A Tabela 47.1 descreve os aspectos malignos das lesões pequenas.

Caracterização. *Estabilidade ao longo do tempo* é um aspecto bem conhecido dos adenomas benignos. Detecção de um nódulo suprarrenal pequeno deve levar à busca por exames de imagem realizados antes. Nenhuma alteração de tamanho e aspecto de uma lesão suprarrenal pequena ao longo de 6 meses geralmente é aceita como evidência de benignidade. Estabilidade por 1 a 2 anos aumenta a segurança do diagnóstico de lesão benigna. Aumento do tamanho da lesão em 6 meses é evidência forte de malignidade, embora hemorragia dentro de uma lesão benigna possa causar aumento rápido de suas dimensões.

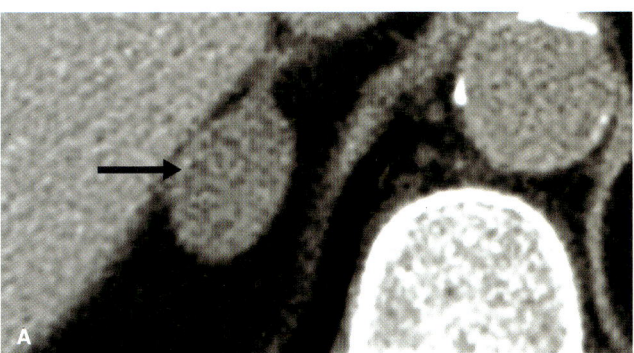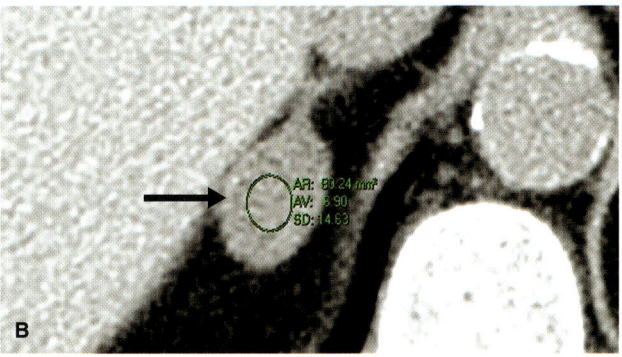

Figura 47.2 "Incidentaloma". A. Essa imagem de tomografia computadorizada com multidetectores (TCMD) realizada sem contraste para avaliar cálculos ureterais demonstrou um nódulo de 30 × 17 mm (*setas*) na glândula suprarrenal direita. O nódulo era muito bem demarcado e oval, com atenuação homogênea. **B.** A região de interesse (ROI; do inglês, *region-of-interest*) na mesma imagem mostrou atenuação média (*AV*) de 6,90 UH, com um desvio padrão (*SD*) de 14,63 e área (*AR*) de 80,24 mm². Esse coeficiente de atenuação, combinado com os aspectos da imagem da lesão, era típico de um adenoma cortical benigno, rico em gordura. Observe que esse corte com espessura de 5 mm foi escolhido porque correspondia ao centro da lesão. O cursor da ROI foi centrado dentro da área da lesão, em corte transversal, e a ROI media mais de 50% da área transversal. Medições da ROI devem ser realizadas de acordo com os padrões estabelecidos para caracterizar lesões suprarrenais com base em imagens de TC.

TABELA 47.1 Características das lesões suprarrenais benignas e malignas nos exames de imagem.

■ SINAIS DE LESÃO MALIGNA	■ SINAIS DE LESÃO BENIGNA	■ SENSIBILIDADE (%)	■ ESPECIFICIDADE (%)	■ REFERÊNCIA
Borda e contorno irregulares, nódulo heterogêneo, diâmetro > 4 cm	Nódulo liso, redondo e homogêneo, com diâmetro < 4 cm Gordura macroscópica (atenuação < −30 UH): mielolipoma			Garrett Craig
TC sem contraste Atenuação > 10 UH sem realce Lesão indeterminada – fazer TC com contraste	**TC sem contraste** Atenuação < 10 UH sem realce Adenoma benigno rico em gordura	85	100	Garrett
TC com contraste Eliminação lenta do contraste EPA < 52% em 10 min EPR < 38% em 10 min EPA < 60% em 15 min EPR < 40% em 15 min Provavelmente maligna	**TC com contraste** Eliminação rápida do contraste EPA > 52% em 10 min EPR > 38% em 10 min EPA > 60% em 15 min EPR > 40% em 15 min Adenoma benigno pobre em gordura	98 98	100 100	Garrett
RM com desvio químico Nenhuma perda de sinal na imagem fora de fase Lesão indeterminada – fazer TC com contraste RM com avaliação da eliminação pós-contraste tem sensibilidade baixa para adenoma benigno pobre em gordura	**RM com desvio químico** Sinal reduzido na imagem fora de fase Adenoma benigno rico em gordura	81 a 100	94 a 100	Elsayes Seo
PET-TC[a] Atenuação à TC > 10 UH $SUV_{máx} > 3,1$ Razão de SUV > 1,0 Captação de FDG visualmente mais brilhante na lesão que no fígado Lesão metastática	**PET-TC**[a] Atenuação à TC < 10 UH $SUV_{máx} < 3,1$ Razão de SUV < 1,0 Captação de FDG não tão brilhante quanto no fígado Lesão benigna	97 97 97	86 74 100	Boland

[a]PET não é recomendada para investigar lesões suprarrenais com diâmetro < 1 cm. EPA, eliminação percentual absoluta; EPR, eliminação percentual relativa; SUV, *standardized uptake value* (valor de captação padronizada); $SUV_{máx}$, SUV máximo; $SUV_{méd}$, SUV médio; razão de SUV, $SUV_{máx}$ do nódulo/$SUV_{méd}$ do fígado; UH, unidades de Hounsfield. (Adaptada e ampliada por Miller JC, Blake MA, Boland GW, Copeland PM, Thral JH, Lee SI. Adrenal masses. *J Am Coll Radiol.* 2009;6(3):206-211.)

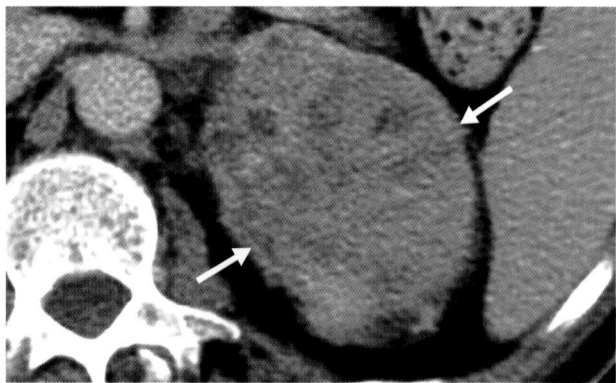

Figura 47.3 Metástase suprarrenal. Essa imagem de tomografia computadorizada com multidetectores (TCMD) obtida de um paciente com câncer de pulmão demonstrou massa sólida grande (6 × 5 cm) (*setas*), que havia substituído a glândula suprarrenal esquerda. A massa tinha formato irregular, bordas mal definidas com faixas de tecidos que se estendiam até o interior da gordura adjacente e atenuação heterogênea. Esses aspectos eram altamente sugestivos de malignidade e, neste caso, a lesão era um câncer pulmonar com metástase para a suprarrenal.

Avaliação clínica é recomendável com frequência crescente, à medida que são reconhecidas síndromes endócrinas suprarrenais subclínicas. Pacientes com hipertensão devem ser investigados para síndromes de Cushing e Conn. Síndrome de Cushing é excluída quando não há hipertensão e obesidade.

TCMD é a modalidade de exame de imagem preferível. TC sem contraste pode caracterizar com êxito e precisão lesões benignas em 70% dos pacientes com adenomas ricos em gordura quando demonstram atenuação à TC menor que +10 UH. Adesão rigorosa à técnica apropriada de medição do coeficiente de atenuação de TC é essencial (ver Figura 47.2). A medição é efetuada em um corte fino, passando pelo centro da lesão. O cursor da região de interesse (ROI; do inglês, *region-of-interest*) deve cobrir ao menos metade da superfície da lesão e devem ser evitadas áreas de necrose ou hemorragia. Coeficientes de atenuação menores que +10 UH excluem definitivamente malignidade. Coeficientes de atenuação maiores que +10 UH indicam lesões indeterminadas, que podem ser adenomas pobres em gordura ou tumores malignos. Infelizmente, muitos exames de TC nos quais são detectados nódulos suprarrenais incidentais são realizados apenas com a fase pós-contraste intravenoso. Diferenças de perfusão entre adenomas benignos e metástases constituem outro conjunto confiável de critérios diagnósticos. Nos casos típicos, adenomas

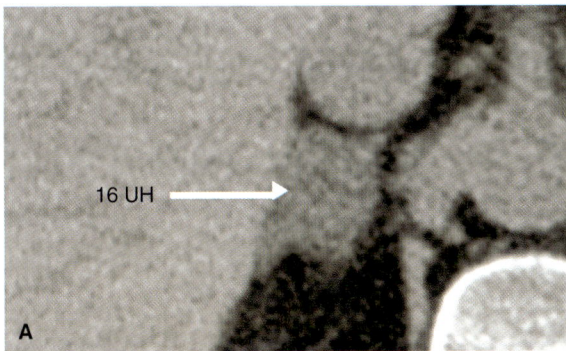

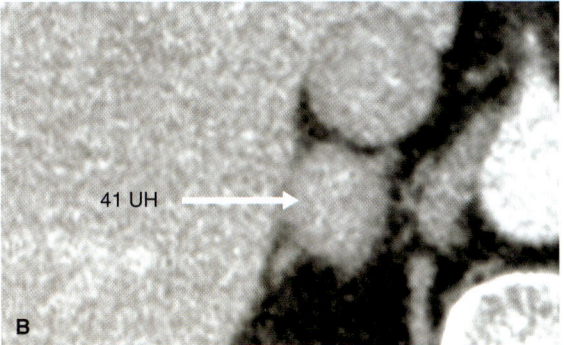

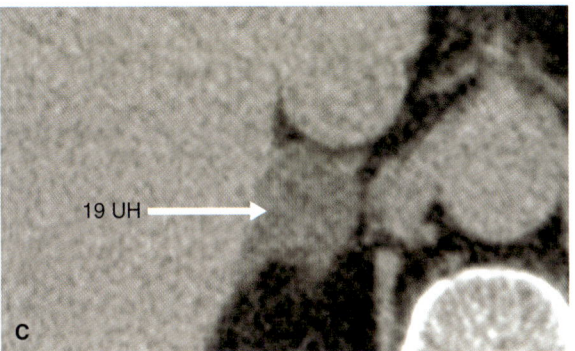

Figura 47.4 **Adenoma suprarrenal benigno pobre em gordura – tomografia computadorizada** (TC). **A.** Essa imagem pré-contraste demonstrou massa pequena na suprarrenal direita (*setas*) com atenuação de 16 UH, ou seja, muito alta para caracterizar a lesão como adenoma suprarrenal rico em gordura. **B.** A imagem obtida 1 minuto depois da administração do contraste intravenoso mostrou realce da lesão, com atenuação de 41 UH. **C.** A imagem tardia obtida 15 minutos depois da administração do contraste evidenciou atenuação na fase tardia de 19 UH. O valor de eliminação percentual absoluta (EPA) foi calculado em 88% (Tabela 47.2), enquanto o valor de eliminação percentual relativa era de 53%. Essas alterações caracterizaram essa lesão como adenoma suprarrenal pobre em gordura (ver Tabela 47.1).

são marcados por eliminação rápida do contraste, enquanto metástases têm eliminação lenta (Figuras 47.4 e 47.5). Medições da porcentagem de eliminação são efetuadas nas imagens obtidas entre 60 e 75 segundos depois de iniciar a injeção do contraste intravenoso (fase portal). Medições da atenuação na fase tardia são efetuadas nas imagens obtidas 10 ou 15 minutos depois da injeção do contraste. Com base nesses valores, são calculados valores de eliminação percentual absoluta e relativa (Tabela 47.2). Lesões benignas têm eliminação percentual absoluta (EPA) > 60% e eliminação percentual relativa (EPR) > 40% em 15 minutos. Alguns estudos tentaram calcular os valores de eliminação comparando imagens tardias de 10 e 15 minutos. Isso parece fazer pouca diferença na prática. Os critérios de EPA de 60% e EPR de 40% são mais fáceis de lembrar e parecem funcionar eficazmente, seja com imagens tardias de 10 ou 15 minutos.

A *caracterização por RM* utiliza técnicas de desvio químico, que detectam lipídios intracelulares. RM com sequências de desvio químico baseia-se nas diferentes frequências de precessão dos prótons de gordura, em comparação com prótons de água. Quando moléculas de água e gordura ocupam o mesmo *voxel*, os sinais de RM emitidos pela gordura e água tendem a cancelar-se, resultando em redução da intensidade de sinal. RM de desvio químico consiste em sequências em fase (IP; do inglês, *in-phase*), quando sinais de água e gordura são aditivos, e sequências em fases opostas (*opposed-phase*, em inglês), quando estes sinais são subtrativos. Redução da intensidade de sinal nas imagens em fases opostas, em comparação com as imagens IP, indica gordura intracelular. Quando se avaliam nódulos suprarrenais pela técnica de RM com desvio químico, a redução da intensidade de sinal na sequência fora de fase (ou em fase oposta) indica adenoma benigno rico em gordura (Figura 47.6). Embora alguns estudos tenham sugerido ligeiro aumento da sensibilidade da RM em comparação com TC sem contraste, estas duas modalidades de exame caracterizam essencialmente o mesmo subtipo de adenomas ricos em gordura.

A RM tem limitações quanto à capacidade de caracterizar adenomas pobres em gordura, que são classificados junto com metástases no grupo das lesões indeterminadas quando não mostram redução de intensidade de sinal nas imagens fora de fase. Técnicas de eliminação de contraste depois do realce pelo gadolínio à RM não conseguiram até agora caracterizar definitivamente as lesões descritas como incindentalomas. Pacientes com lesões que não podem ser caracterizadas com base na RM com desvio químico devem fazer outros exames como TC com contraste ou PET-TC.

PET-TC é um exame pouco sensível para detectar lesões malignas, isto porque tecidos com atividade metabólica alta acumulam FDG. Hemorragia ou necrose dentro de uma metástase pode causar captação falsamente negativa de FDG. Algumas metástases são falso-negativas no exame de PET, incluindo tumores neuroendócrinos e alguns subtipos histológicos de carcinoma de pulmão. Algumas lesões benignas como adenomas e coleções infecciosas ou inflamatórias podem ter atividade de captação ligeiramente aumentada. Entre as lesões suprarrenais detectadas no exame de PET, cerca de 5% são falso-positivas. Essa técnica de exame não consegue avaliar com precisão lesões menores que 1 cm. Lesões mais brilhantes, isto é, que mostram mais captação de FDG que o fígado, são consideradas malignas (Figura 47.7). $SUV_{máx}$ maior que 3,1 também se correlaciona com malignidade.

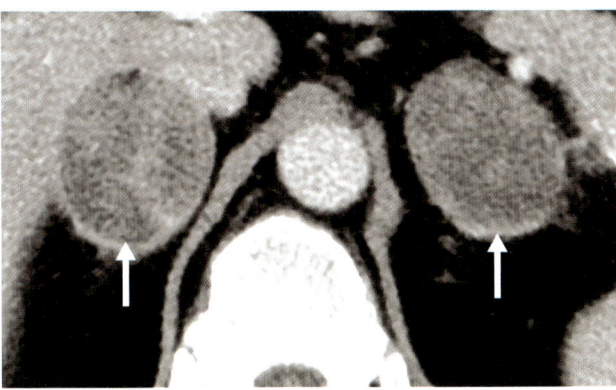

Figura 47.5 **Metástases suprarrenais.** Essa imagem de tomografia computadorizada (TC) com contraste demonstrou massas suprarrenais heterogêneas bilaterais (*setas*). O protocolo de TC para suprarrenal com imagens tardias mostrou eliminação mínima do contraste dentro de 15 minutos, sugerindo grande probabilidade de malignidade. As lesões eram metástases de carcinoma de pulmão.

TABELA 47.2 Fórmulas de eliminação percentual de contraste por nódulos suprarrenais.

■ PORCENTAGEM DE ELIMINAÇÃO	■ FÓRMULAS
Eliminação percentual absoluta	$\dfrac{\text{Atenuação na fase portal} - \text{atenuação tardia na fase}}{\text{Atenuação na fase portal} - \text{atenuação sem contraste}} \times 100$
Eliminação percentual relativa	$\dfrac{\text{Atenuação na fase portal} - \text{atenuação na fase tardia}}{\text{Atenuação na fase portal}} \times 100$

Nota: Atenuação na fase portal é determinada 60 a 75 s depois de iniciar a injeção do contraste venoso. Atenuação na fase tardia é determinada 10 ou 15 minutos depois de começar a injeção do contraste intravenoso. (Adaptada de Caoili EM, Korobkin M, Francis IR *et al.* Adrenal masses: characterization with combined unenhanced and delayed enhanced CT. *Radiology* 2002;222(3):629-633; Blake MA, Kalra MK, Sweeney AT *et al.* Distinguishing benign from malignant adrenal masses: multidetector row CT protocol with 10-minute delay. *Radiology* 2006;238(2):578-585.)

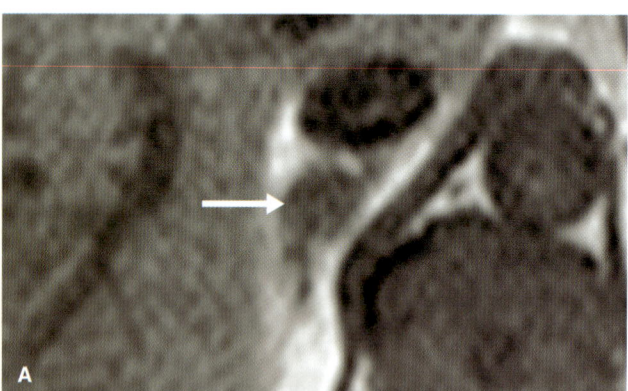
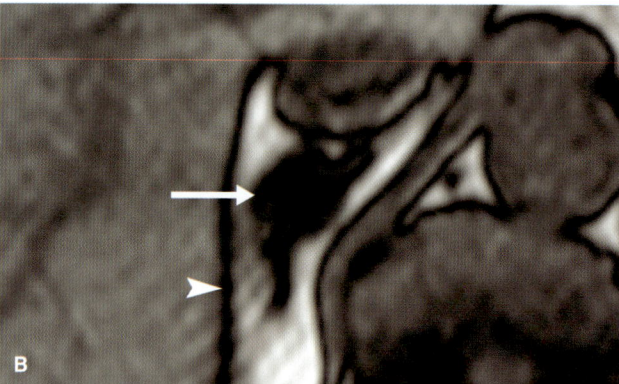

Figura 47.6 Adenoma suprarrenal benigno rico em gordura – ressonância magnética (RM). RM com desvio químico foi a técnica de exame usada para caracterizar um adenoma rico em gordura detectado nesse paciente com história de carcinoma de células renais. **A.** A imagem de RM em fase demonstrou uma pequena massa suprarrenal direita (*setas*) com intensidade de sinal ligeiramente menor que a do fígado. **B.** A imagem de RM fora de fase mostrou nítida perda de intensidade de sinal, causada pela gordura intracelular, caracterizando a lesão como um adenoma suprarrenal rico em gordura. Observe a faixa preta (*ponta de seta*) nas interfaces entre tecidos moles e gordura, que foi causada pelo artefato de desvio químico. Essa faixa permite reconhecer imediatamente uma imagem de RM fora de fase.

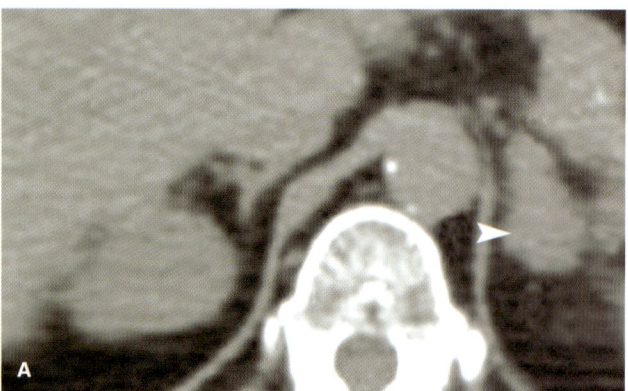
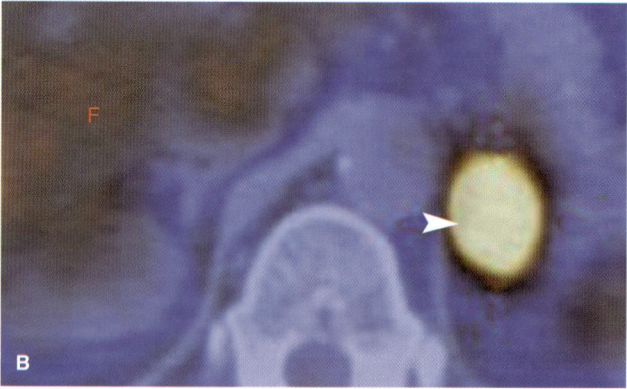

Figura 47.7 Metástase suprarrenal – tomografia computadorizada com emissão de pósitrons (PET-TC). A. A imagem de TC sem contraste como parte de um exame de PET-TC demonstrou um nódulo pequeno (*ponta de seta*), que se originava da glândula suprarrenal esquerda. O coeficiente de atenuação à TC era de 23 UH. **B.** A imagem de PET correspondente desse exame de PET-TC mostrou captação acentuada de FDG dentro da lesão (*ponta de seta*), indicando doença metastática nesse paciente com câncer de pulmão. Observe que a atividade radionuclídica dentro da lesão suprarrenal era significativamente maior que a atividade radionuclídica do fígado (*F*).

Lesões que não podem ser caracterizadas por TC, RM ou PET-TC devem ser reavaliadas por exames de imagem dentro de 4 a 6 meses, ou indicadas para biopsia guiada por exames de imagem. A biopsia deve ser realizada quando o seu resultado puder orientar o tratamento subsequente. Biopsia de suprarrenal guiada por TC é segura e complicações como hemorragia e pneumotórax não são frequentes. A biopsia pode ser realizada por abordagem trans-hepática ou com o paciente na posição de decúbito lateral com o lado da lesão voltado para baixo de forma a reduzir o risco de pneumotórax. Quando houver probabilidade de que a lesão possa ser um feocromocitoma, deve-se ter cuidado redobrado e a biopsia geralmente deve ser evitada. Biopsia percutânea de um feocromocitoma pode desencadear crise hipertensiva.

Síndromes endócrinas suprarrenais

Síndrome de Cushing. Causada por quantidades excessivas de hidrocortisona e corticosterona secretadas pelo córtex suprarrenal. Manifestações clínicas são hipertensão, obesidade troncular, equimoses formadas facilmente, fraqueza generalizada, diabetes melito e oligomenorreia. Hiperplasia suprarrenal causa 70% dos casos de síndrome de Cushing não iatrogênica. Em 90% desses pacientes, a hiperplasia é estimulada por um microadenoma hipofisário, que secreta hormônio adrenocorticotrófico (ACTH). RM da sela túrcica é recomendável aos casos suspeitos de adenoma hipofisário. Em 10% dos casos, a origem do ACTH é ectópica, geralmente tumores malignos do pulmão. Adenomas suprarrenais benignos causam 20% dos casos de síndrome de Cushing, enquanto carcinomas suprarrenais são responsáveis por 10% dos casos. Uma forma subclínica da síndrome de Cushing foi associada aos adenomas suprarrenais pequenos detectados por acaso. Essa condição pode ser mais comum que a síndrome de Cushing clássica. Nesses casos, geralmente é recomendável investigar hipertensão, diabetes tipo 2 e obesidade. Atrofia da glândula suprarrenal contralateral pode ser atribuída à inibição da secreção de ACTH.

Síndrome de Conn. Causada por níveis altos de aldosterona, essa síndrome é responsável por 1 a 2% dos casos de hipertensão sistêmica. O diagnóstico clínico é firmado com base nas seguintes alterações laboratoriais: hipopotassemia persistente, níveis séricos e urinários elevados de aldosterona e atividade de renina plasmática reduzida. Um adenoma cortical suprarrenal benigno hiperfuncionante solitário causa 80% dos casos, enquanto 20% são atribuídos à hiperplasia da suprarrenal. Adenomas são tratados por ressecção cirúrgica, enquanto pacientes com hiperplasia são tratados clinicamente. Adenomas que causam síndrome de Conn tendem a ser pequenos (< 2 cm) e, por esta razão, é necessária atenção estrita à técnica excelente de TCMD usando cortes finos para sua localização exata. Coleta de amostras de sangue das veias suprarrenais é realizada para confirmar a origem da secreção excessiva de aldosterona e diferenciar entre adenoma e hiperplasia, nos casos difíceis.

Síndrome adrenogenital. Geralmente ocorre em recém-nascidos e bebês com alguma deficiência enzimática (11β-hidroxilase ou 22-hidroxilase), que resulta na produção deficiente de cortisol e aldosterona e formação excessiva de seus precursores, especialmente androgênios. Esses bebês têm hiperplasia suprarrenal, que geralmente é demonstrada claramente nas imagens de US. Nos pacientes de mais idade, adenomas e carcinomas suprarrenais podem causar síndromes masculinizantes ou feminilizantes.

Doença de Addison. Termo usado para descrever insuficiência suprarrenal primária, que ocorre apenas depois da destruição de 90% do córtex suprarrenal. Nos EUA, atrofia idiopática é a causa mais comum (60 a 70% dos casos), que provavelmente é uma doença autoimune. As glândulas suprarrenais atrofiam e podem ser indetectáveis pelas técnicas de exame de imagem. Outras causas incluem destruição das suprarrenais por tuberculose, histoplasmose, infarto, infecção fúngica disseminada, linfoma ou tumor metastático. Calcificação da suprarrenal sugere tuberculose ou histoplasmose no passado. Infecções em atividade causam aumento bilateral das glândulas. Linfoma e metástases substituem os tecidos glandulares pelo tumor.

Feocromocitoma. Tumor raro secretor de catecolaminas, causa hipertensão, cefaleia e tremores. Crises paroxísticas são típicas, mas nem sempre ocorrem. Costuma-se dizer que feocromocitomas seguem as "regras dos 10": 10% são bilaterais, 10% são extrassuprarrenais, 10% são malignos, 10% têm origem familiar e 10% são detectados "por acaso" (Figura 47.8). Feocromocitomas estão associados a neoplasia endócrina múltipla tipo II (NEM-II), doença de von Hippel-Lindau e neurofibromatose. Também são a causa mais comum de tumor suprarrenal com hemorragia espontânea (Figura 47.9). TC é a técnica de exame de imagem geralmente preferida para detectar o tumor quando

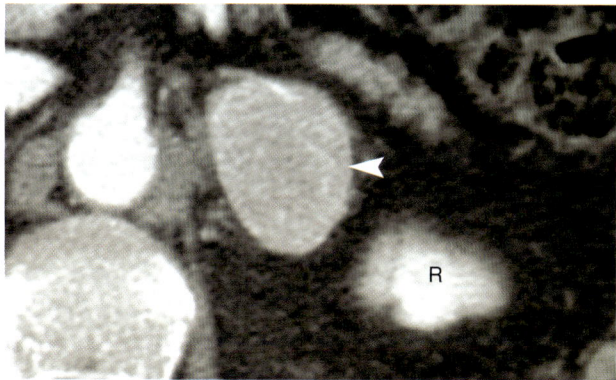

Figura 47.8 Feocromocitoma detectado "por acaso". Essa imagem de tomografia computadorizada com multidetectores (TCMD) pós-contraste de um paciente com traumatismo abdominal fechado depois de uma colisão de automóvel detectou massa suprarrenal esquerda (*ponta de seta*). A avaliação clínica subsequente sugeriu evidências de feocromocitoma, cujo diagnóstico foi confirmado por ressecção cirúrgica da suprarrenal. Feocromocitomas têm aspecto muito variável nos exames de imagem. Nesse caso, a lesão era muito semelhante a um adenoma do córtex suprarrenal. *R*, polo superior do rim esquerdo.

pacientes têm manifestações clínicas. Tradicionalmente, a literatura contraindicava o uso de contraste intravenoso nos pacientes com feocromocitoma em razão do risco presumido de desencadear crise hipertensiva. Experiências mais recentes sugerem que não há risco significativo com meios de contrastes não iônicos. A maioria dos tumores mede mais de 2 cm de diâmetro. Feocromocitomas podem ter apenas componente sólido, ou são mistos com predomínio de componentes císticos. Calcificação é rara, mas geralmente tem configuração em "casca de ovo" quando ocorre. A maioria dos tumores apresenta realce intenso pelo meio de contraste e mostra eliminação lenta do contraste, semelhante às lesões malignas. Contudo, os padrões de eliminação são variáveis, porque algumas lesões mostram pouco realce pelo contraste ou eliminação rápida, semelhante às lesões benignas. No exame de RM, sinal de intensidade alta em T2 (lesão em "bulbo de lâmpada") é típico, mas é detectado em apenas 70% dos casos. RM com desvio químico mostra que não há alteração da intensidade de sinal nas imagens em fase em relação às imagens fora de fase. Quando não é possível detectar uma lesão suprarrenal, o exame deve ser ampliado para tórax e restante do abdome e pelve. Focos extrassuprarrenais de feocromocitoma incluem órgão de Zuckerkandl, localizado perto da bifurcação aórtica, bexiga (Figura 47.10) e cadeia

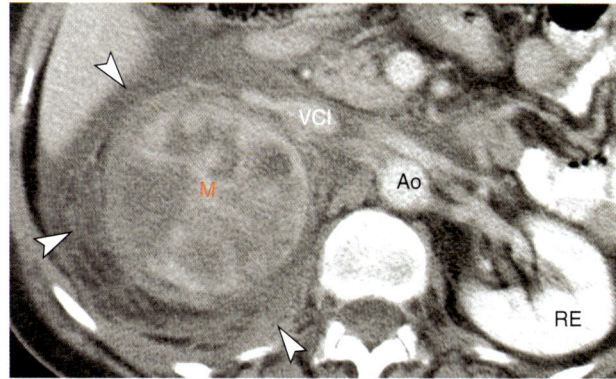

Figura 47.9 Feocromocitoma com hemorragia espontânea. Essa imagem de tomografia computadorizada (TC) pós-contraste demonstrou massa suprarrenal heterogênea (*M*) com hemorragia (*pontas de seta*) no espaço perinéfrico. A veia cava inferior (*VCI*) estava deslocada para frente pela massa hemorrágica. *Ao*, aorta; *RE*, rim esquerdo.

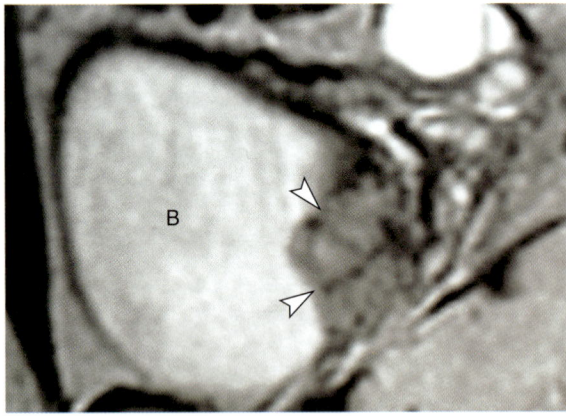

Figura 47.10 Feocromocitoma na parede da bexiga. Essa imagem sagital de RM ponderada em T2 demonstrou massa lobulada (*pontas de seta*) na parede posterior da bexiga (*B*). Ressecção cirúrgica confirmou feocromocitoma.

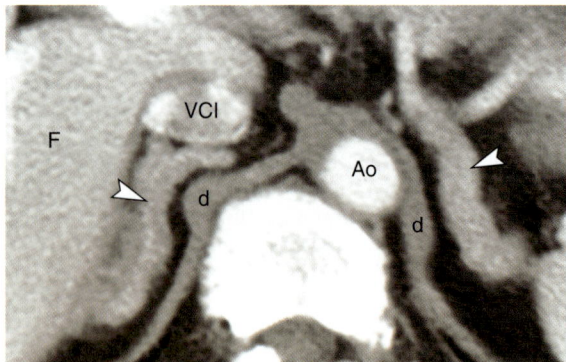

Figura 47.11 Hiperplasia suprarrenal. Os ramos das duas glândulas suprarrenais (*pontas de seta*) estavam espessados e um pouco nodulares. As considerações do diagnóstico diferencial eram hiperplasia, metástases e doença granulomatosa. Observe os pontos de referência anatômica das glândulas suprarrenais. d, pilares diafragmáticos; F, lobo direito do fígado; VCI, veia cava inferior; Ao, aorta.

simpática paraórtica. Cintigrafia com metaiodobenzilguanidina (MIBG) marcada com ^{131}I ou ^{123}I também é eficaz para localizar feocromocitomas. PET-TC demonstra captação aumentada de FDG na maioria dos tumores, incluindo alguns que não foram detectados por MIBG. Em todas as modalidades de exame de imagem, é relativamente comum observar aspecto atípico do tumor.

Lesões suprarrenais benignas

Hiperplasia suprarrenal. Causa 70% dos casos de síndrome de Cushing e 20% dos casos de síndrome de Conn. É importante diferenciar entre hiperplasia e adenoma suprarrenais como causa de síndromes endócrinas. Em geral, a síndrome é tratada clinicamente quando a causa é hiperplasia, enquanto ressecção cirúrgica de adenomas suprarrenais hiperfuncionantes geralmente leva à cura. A metade dos pacientes com glândulas bioquimicamente hiperplásicas tem aspecto anatomicamente normal nos exames de TC e RM. Nos casos restantes, as duas glândulas estão aumentadas difusamente, mas conservam seu formato normal (Figura 47.11). Em casos raros, a hiperplasia pode ter aspecto nodular e simular adenomas solitários ou múltiplos. Nos casos de hiperplasia difusa, os ramos das glândulas suprarrenais medem mais de 5 cm e têm espessura maior que 10 mm. Em alguns casos, a RM com desvio químico demonstra perda de sinal nas imagens fora de fase. Metástases, tuberculose e histoplasmose também podem causar aumento difuso das suprarrenais e apresentar aspecto semelhante ao da hiperplasia suprarrenal.

Mielolipomas suprarrenais. Tumores benignos raros, funcionalmente inativos, que se originam dos elementos de medula óssea na glândula suprarrenal. Esses tumores não têm potencial maligno. Podem chegar a medir 30 cm de diâmetro e geralmente são heterogêneos em razão de seus componentes mistos de gordura medular e tecido hematopoético. Lesões grandes (> 5 cm) são suscetíveis a hemorragia interna. Calcificações são detectadas em 20% dos casos. Detecção de regiões com gordura macroscópica (−30 a −100 UH) dentro do tumor, por TC ou RM com saturação de gordura, confirma o diagnóstico definitivo (Figura 47.12). Coeficiente de atenuação na TC menor que −30 UH é um sinal definitivo. RM demonstra gordura hiperintensa em T1 e T2. Sequências de pulso com saturação de gordura demonstrando sinal reduzido confirmam o diagnóstico. Em geral, a RM com desvio químico não é uma técnica útil, porque as células adiposas macroscópicas têm pouca água intracelular. Nos casos típicos, PET não demonstra captação intensa de FDG.

Ao exame de US, mielolipomas podem ser extremamente ecogênicos e misturar-se com a gordura retroperitoneal.

Hemorragia suprarrenal. Mais comum nos bebês recém-nascidos, geralmente causada por períodos de hipoxia, traumatismo obstétrico ou septicemia. A maioria dos casos é bilateral. Nas crianças, hemorragias suprarrenais podem estar associadas a maus-tratos. Nos adultos, traumatismo fechado (80%) e infecções são as causas mais frequentes de hemorragia suprarrenal. Hemorragia unilateral é mais comum nos adultos e afeta mais frequentemente a glândula suprarrenal direita. Hemorragia bilateral pode causar insuficiência suprarrenal. No exame de TC sem contraste, a hemorragia tem atenuação alta (50 a 90 UH). Nas imagens de TC com contraste, a hemorragia é hipodensa em comparação com fígado e baço (Figura 47.13). Outras anormalidades detectadas por essa modalidade são faixas de densificação da gordura periadrenal e espessamento das fáscias adjacentes. A RM é altamente sensível e específica para detectar hemorragia suprarrenal, mas as alterações demonstradas dependem da "idade" da hemorragia. Hemorragia aguda é isointensa em T1 e hipointensa em T2. Hemorragia subaguda é brilhante em T1 e escura ou brilhante em T2. Hemorragia antiga com deposição de hemossiderina é hipointensa em T1 e T2. A US demonstra massa hipoecoica, que se retrai e torna-se menos ecogênica com o tempo.

Calcificações suprarrenais. Em crianças e adultos, calcificações das suprarrenais são causadas mais comumente por hemorragia

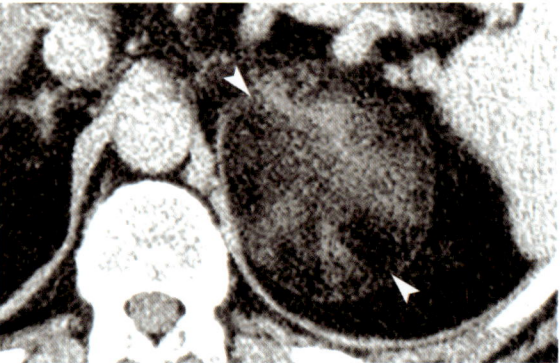

Figura 47.12 Mielolipoma suprarrenal. Essa lesão da glândula suprarrenal esquerda (*entre as pontas de seta*) tinha áreas internas amplas com densidade de gordura idêntica à gordura retroperitoneal circundante. Atenuação heterogênea é comum e resulta dos tecidos hematopoéticos de medula óssea misturados com gordura macroscópica.

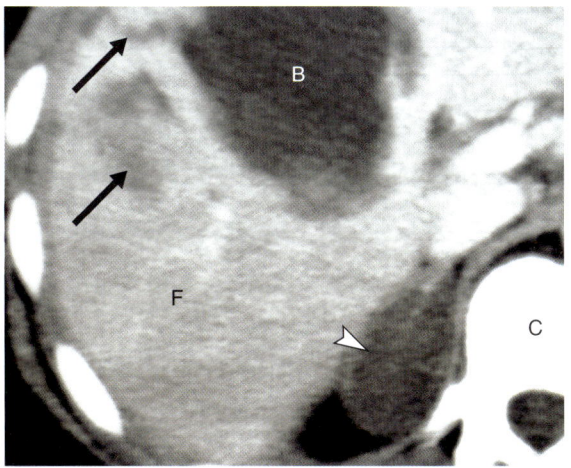

Figura 47.13 Hemorragia suprarrenal. Essa imagem de tomografia computadorizada (TC) pós-contraste demonstrou hemorragia pós-traumática (*ponta de seta*) dentro da glândula suprarrenal direita. Traumatismo fechado do abdome comprimiu a glândula suprarrenal direita entre o fígado (*F*) e a coluna vertebral (*C*), resultando em hemorragia. Esse paciente também tinha áreas de fratura e hemorragia (*setas*) dentro do fígado, além de um bilioma (*B*).

(Figura 47.14). Tuberculose e histoplasmose podem causar calcificação difusa das suprarrenais com doença de Addison associada. Tumores suprarrenais que calcificam são neuroblastoma e ganglioneuroma na faixa etária pediátrica e carcinoma suprarrenal, feocromocitoma e ganglioneuroma nos adultos. Pseudocistos suprarrenais atribuíveis a hemorragia pregressa são massas calcificadas mais comuns nas suprarrenais dos adultos. Doença de Wolman – um distúrbio autossômico recessivo raro do metabolismo lipídico – está associada a glândulas suprarrenais aumentadas e calcificadas, hepatomegalia e esplenomegalia.

Cistos suprarrenais. Esses cistos são lesões raras, que geralmente não causam sintomas e são detectadas por acaso. Cistos verdadeiros são revestidos por endotélio ou epitélio. Pseudocistos têm uma parede fibrosa sem células de revestimento e, em geral, são causados por hemorragia ou infarto. Equinococose pode formar cistos parasitários. Cistos suprarrenais são mais comuns nas mulheres e podem ser detectados em qualquer faixa etária. Esses cistos podem ser classificados como simples e benignos quando têm paredes finas (< 3 mm) com ou sem calcificação, densidade de água no interior, diâmetro menor que 5 a 6 cm e sem realce pelo meio de contraste nas imagens de TC. Calcificação das paredes císticas e septos são anormalidades comuns em todos os tipos de cistos (Figura 47.15). Cistos endoteliais

tendem a ser multiloculados com calcificação septal. Pseudocistos hemorrágicos geralmente não uniloculados com paredes calcificadas. US demonstra cistos anecoicos com paredes finas, que podem ter septações. Cistos simples têm conteúdo homogêneo hipointenso nas imagens ponderadas em T1 e homogêneo hiperintenso em T2, sem realce depois da administração de gadolínio. Cistos que medem mais de 6 cm, têm paredes espessas ou componentes sólidos, mostram realce pós-contraste à TC ou RM, formam lesões heterogêneas nas imagens de RM, têm líquido ecogênico ou fragmentos internos à US ou causam sintomas devem ser avaliados quanto à necessidade de ressecção cirúrgica. Essas lesões podem ser cistos complicados por hemorragia ou tumores com degeneração cística, incluindo metástases e feocromocitoma. Biopsia percutânea da parede do cisto é difícil e aspiração percutânea do líquido cístico pode não ser confiável para excluir malignidade.

Ganglioneuroma. Tumor benigno raro da medula suprarrenal ou cadeia simpática paravertebral. Mesmo quando são volumosos, a maioria dos ganglioneuromas é assintomática. Exames de imagem demonstram massa geralmente homogênea e muito volumosa (> 20 cm) com realce heterogêneo discreto.

Lesões suprarrenais malignas

Carcinoma suprarrenal. Tumor raro e fatal com frequência estimada entre um a dois casos por milhão. A maioria consiste em tumores invasivos grandes (> 6 cm) por ocasião da apresentação clínica. Cerca da metade dos carcinomas suprarrenais é hiperfuncionante e causa síndromes endócrinas como síndrome de Cushing na maioria dos casos e, raramente, síndrome de Conn, virilização ou feminilização. No exame de TC, o aspecto típico é de massa volumosa (4 a 20 cm) com áreas de necrose e hemorragia ao centro e realce heterogêneo pelo meio de contraste. Nas imagens tardias de TC pós-contraste, o padrão de eliminação do realce é significativamente mais lento que o dos adenomas suprarrenais benignos e semelhante ao de metástases suprarrenais. Tumores suprarrenais com mais de 4 a 5 cm de diâmetro devem ser retirados cirurgicamente, em vista do risco significativo de carcinoma. Calcificações são demonstradas em 30% desses tumores. Metástases de fígado e linfonodos são frequentes. Trombose tumoral da veia renal ou VCI é uma complicação possível. Tumores volumosos podem ser difíceis de diferenciar de massas hepáticas. No exame de RM, imagens ponderadas em T1 demonstram massa heterogênea volumosa, predominantemente hipointensa em comparação com fígado. A intensidade de sinal aumenta nas imagens ponderadas em T2, especialmente nas áreas de necrose (Figura 47.16). Realce pelo gadolínio ou sequências *gradient-echo* ajudam a detectar

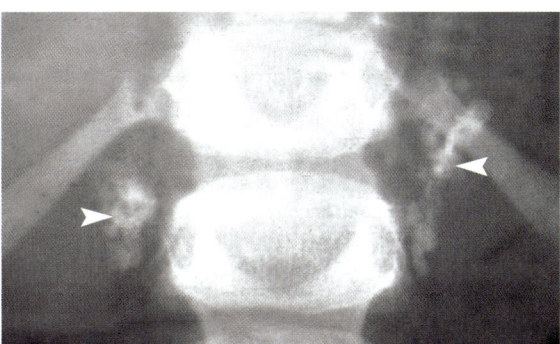

Figura 47.14 Calcificação suprarrenal. Essa radiografia convencional de abdome de uma criança de 4 anos demonstrou calcificações das duas glândulas suprarrenais (*pontas de seta*) causadas por hemorragias bilaterais no período neonatal.

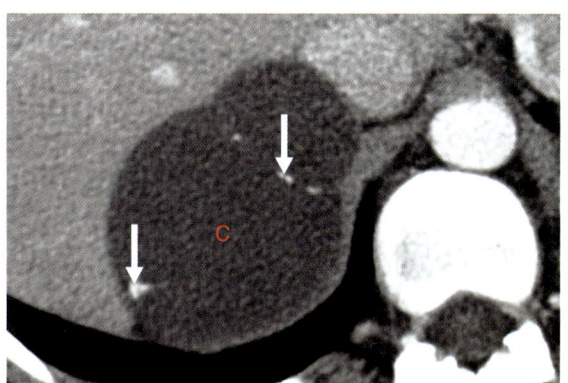

Figura 47.15 Cisto suprarrenal pós-hemorrágico. Essa imagem de tomografia computadorizada (TC) demonstrou um cisto bem definido (*C*) com densidade de líquido na glândula suprarrenal direita. Também havia calcificação (*setas*) das paredes e dos septos.

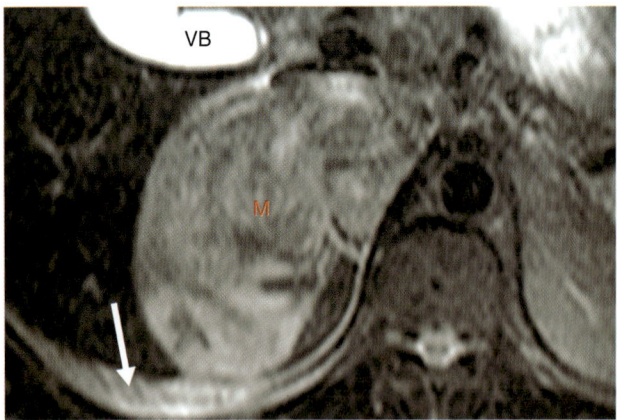

Figura 47.16 Carcinoma suprarrenal. Essa imagem de ressonância magnética (RM) ponderada em T2 com supressão de gordura demonstrou massa heterogênea volumosa (*M*), que havia substituído a glândula suprarrenal direita. Áreas com sinais hipointensos e hiperintensos representavam necrose e hemorragia. Esse paciente tinha derrame pleural maligno à direita (*seta*). VB, vesícula biliar.

trombose tumoral. US com Doppler também é uma técnica excelente para avaliar trombose tumoral. PET-TC mostra captação ávida de FDG não apenas pelo tumor, mas também por lesões metastáticas, das quais algumas podem passar despercebidas à RM ou TC.

Linfoma. Raramente forma lesão primária na suprarrenal, mas linfoma não Hodgkin sistêmico afeta as suprarrenais em 4% dos casos. Linfomas retroperitoneais podem encarcerar totalmente a glândula. Nas imagens de TC, o linfoma tem características semelhantes às de outras neoplasias malignas. A RM mostra sinal heterogeneamente brilhante em T2. A PET-TC mostra captação aumentada de FDG.

Tumores com colisão. Termo usado para descrever a coexistência de neoplasias histologicamente diferentes, que se desenvolvem separadamente na mesma região. Doença metastática pode formar depósitos em adenomas suprarrenais previamente diagnosticados. Aumento das dimensões da lesão ou alterações significativas de suas características nos exames de imagem sugerem essa lesão rara.

Rins

Técnicas de exame de imagem

Urotomografia computadorizada (uroTC) com equipamento de TCMD suplantou a urografia excretora convencional como técnica de exame de imagem preferível para investigar hematúria. Com a possibilidade de realizar rapidamente exames de alta resolução com cortes finos e reformatar as imagens em diversos planos anatômicos, a uroTC possibilita uma avaliação ideal do parênquima renal com exame satisfatório dos sistemas coletores, ureteres e bexiga. Urografia excretora tradicional baseada em radiografias convencionais oferece resolução espacial mais alta para demonstrar sistemas pelvicaliciais e ureteres preenchidos por contraste, mas a avaliação do parênquima renal e qualquer parte do sistema coletor que não seja preenchido pelo contraste é muito limitada (Figura 47.17). Por essas razões, a maioria dos serviços de radiologia não realiza urografia excretora tradicional há muitos anos. Em geral, o exame de uroTC é realizado como exame multifásico usando cortes finos (0,5 a 1,5 mm). Imagens sem contraste são obtidas dos rins à bexiga para detectar cálculos e calcificações das vias urinárias e fornecer um ponto de partida para avaliar realce das lesões. Depois da administração do contraste intravenoso, imagens da fase arterial dos rins

mostram realce imediato de tumores renais. O córtex renal realça antes da medula, resultando no aspecto típico da *fase corticomedular*. Alguns protocolos não realizam a fase corticomedular. Cerca de 120 segundos depois de iniciar a injeção de contraste, o parênquima renal normalmente mostra realce homogêneo (*fase nefrográfica*). A fase pielográfica obtida dentro de 3 a 5 minutos depois mostra contraste preenchendo sistemas coletores e ureteres. Aquisição de cortes finos permite reformar imagens tridimensionais dos sistemas coletores e ureteres, que são comparáveis às imagens de urografia excretora tradicional, embora com melhor resolução de contraste do parênquima renal oferecida pela TC. Com o objetivo de avaliar massa renal já detectada, o exame de TCMD pode ser limitado aos rins, com omissão das imagens da pelve.

Urorressonância magnética (uroRM) é uma substituta de excelente qualidade para a uroTC, especialmente aplicável quando os resultados deste exame são inconclusivos ou quando não for possível administrar contraste intravenoso porque o paciente tem disfunção renal. UroRM permite avaliação eficaz do uroepitélio, mesmo sem contraste intravenoso, porque utiliza imagens intensamente ponderadas em T2 para demonstrar o sistema coletor e os ureteres como coleções de líquidos estáticos. Essa técnica oferece as melhores imagens quando os ureteres e o sistema coletor estão dilatados. Pode ser difícil demonstrar os sistemas coletores, a menos que estejam cheios de urina ou contraste. Hidratação e administração de diuréticos ajudam a aumentar o débito urinário quando o sistema não está dilatado. UroRM é realizada antes e depois da administração de contraste, com uma abordagem semelhante à uroTC. Imagens pré-contraste ponderadas em T1 demonstram córtex com sinal de intensidade alta e medula com sinal mais hipointenso. Urina no sistema coletor tem sinal hipointenso. Nas imagens ponderadas em T2, o córtex e a medula ficam brilhantes, mas a diferenciação corticomedular frequentemente desaparece. Urina no sistema coletor tem sinal hiperintenso nessa sequência. Depois da administração de gadolínio, são obtidas sequências dinâmicas pós-contraste dos rins durante as fases arterial, nefrográfica e pielográfica, para avaliar o parênquima renal. Imagens de subtração são essenciais para detectar realce discreto. Imagens da fase excretora ponderadas em T1 são obtidas do sistema coletor, ureteres e bexiga à medida que o gadolínio é excretado na urina. Esse contraste abrevia o tempo de relaxamento T1 da urina e isto a torna brilhante, à medida que o gadolínio se mistura com urina. Contudo, à medida que a concentração de gadolínio aumenta, efeitos de T2* reduzem a intensidade do sinal e a urina escurece, limitando a qualidade do exame. Hidratação oral, diuréticos e gadolínio em doses baixas atenuam esse efeito. Reconstruções tridimensionais e projeções de intensidade máxima (MIP; do inglês, *maximum intensity projection*) geram imagens urográficas (Figura 47.18). RM ponderada em difusão, especialmente com utilização de aparelhos de 3 T, é uma técnica promissora para facilitar a caracterização de lesões renais com base no exame de RM.

A US é usada como exame de triagem para hidronefrose, para avaliar as dimensões dos rins e caracterizar lesões que pareçam ter aspecto cístico. Ecodoppler colorido é uma técnica valiosa para avaliar irrigação sanguínea de tumores e disseminação de tumores renais ao sistema venoso.

Anatomia

Os rins estão localizados dentro do cone da fáscia renal (fáscia de Gerota) e ficam circundados por gordura do espaço perirrenal. Cada rim é formado por lobos, que consistem em medula, em forma de pirâmides, circundadas por córtex, exceto no ápice da pirâmide. O córtex inclui todos os glomérulos, túbulos contorcidos proximais e distais e vasos sanguíneos que os acompanham. O *córtex periférico* está localizado logo abaixo da cápsula renal, enquanto o *córtex septal* estende-se inferiormente entre as pirâmides, formando colunas de Bertin. Córtex septal intrarrenal proeminente pode ter aspecto semelhante ao de massa renal. As pirâmides medulares consistem em túbulos

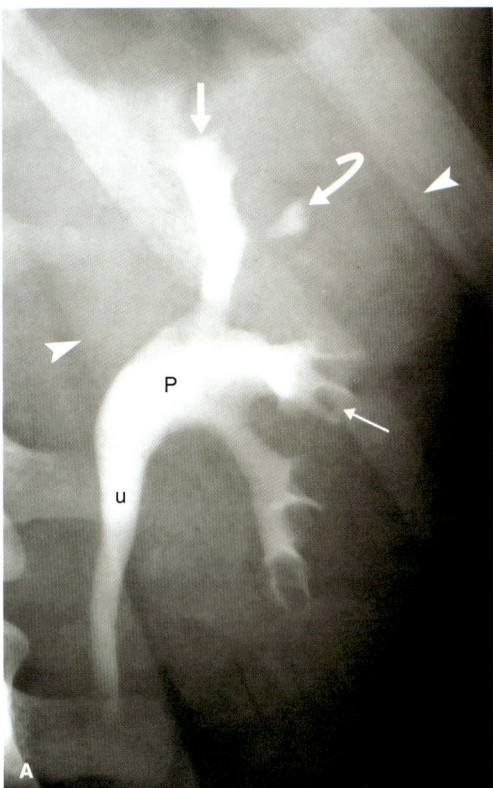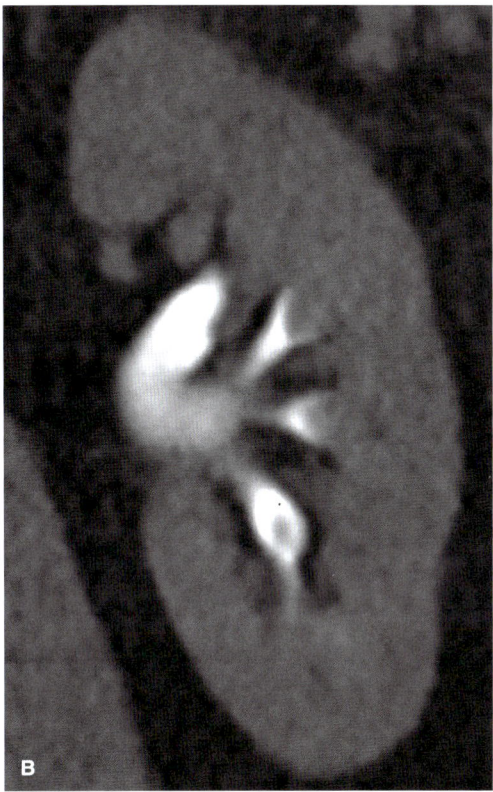

Figura 47.17 Urografia excretora convencional *versus* urotomografia computadorizada (uroTC). A. Essa radiografia do rim esquerdo obtida cinco minutos depois da injeção de contraste intravenoso durante um exame de urografia excretora tradicional demonstrou realce do parênquima renal (*entre as setas*) e preenchimento da pelve (*P*), ureter (*u*) e cálices (*seta fina*) pelo contraste. Os cálices estavam nítidos e mostravam formato côncavo, que representava os ápices das pirâmides medulares. Os cálices do polo superior (*seta espessa*) geralmente são complexos porque drenam várias pirâmides. Podem ser necessárias incidências oblíquas para confirmar o aspecto normal dos cálices orientados em direção anterior ou posterior (*seta curva*). O rim normal tem comprimento igual a três a quatro corpos vertebrais. **B.** Essa imagem da fase pielográfica reconstruída no plano coronal obtida durante um exame de uroTC demonstrou anatomia semelhante. A resolução espacial da radiografia convencional é significativamente maior que a da TC. Contudo, a TC tem a vantagem de aumentar acentuadamente a resolução de contraste em comparação com radiografias convencionais, conferindo sensibilidade muito maior para detectar lesões do parênquima renal.

coletores e segmentos das alças de Henle, assim como vasos sanguíneos que os acompanham. O ápice de cada pirâmide está voltado para o seio renal e projeta-se para dentro de um cálice. O termo *papila* refere-se à zona mais interna da medula, que está localizada mais perto do cálice de drenagem. Entre o nascimento e a idade de 20 anos, o tamanho dos rins aumenta gradativamente. O comprimento dos rins mantém-se relativamente estável entre 9 e 13 cm entre as idades de 20 e 50 anos, mas diminui progressivamente a partir de então.

Cálices simples são estruturas em forma de taça, que drenam um lobo renal. *Cálices compostos* drenam vários lobos renais e têm configuração mais complexa. Cálices compostos são mais comuns nos polos renais e estão mais sujeitos a ter refluxo intrarrenal. A configuração de cada cálice é determinada pelo formato da papila. Doenças que afetam as papilas alteram o aspecto dos cálices. Cálices menores reúnem-se para formar cálices maiores (infundíbulos), que drenam para a pelve renal e depois ao ureter. O aspecto dos cálices e da pelve renal varia amplamente de caso a caso, ainda que no mesmo indivíduo. Cerca de 1% dos sistemas coletores renais e ureteres são bífidos ou completamente duplicados.

As artérias renais principais originam-se lateralmente da aorta, pouco abaixo da origem da artéria mesentérica superior. A artéria renal direita estende-se por trás da veia cava inferior (VCI), enquanto a artéria renal esquerda tem seu trajeto posterior à veia renal esquerda. A artéria renal principal divide-se em ramos ventral e dorsal à medida que entra no hilo renal. Esses ramos dividem-se em artérias segmentares, que irrigam partes diferentes do rim. Cada artéria segmentar é um vaso

arterial terminal sem anastomoses. Por essa razão, os segmentos renais irrigados são altamente suscetíveis a infartos causados por êmbolos ou obstrução. Artérias interlobares originam-se das artérias segmentares e estendem-se nas colunas de Bertin. Artérias arqueadas são continuações das artérias interlobares e estendem-se em paralelo à cápsula renal na junção corticomedular. As artérias arqueadas dão origem às artérias intralobulares. O ecodoppler colorido pode demonstrar as divisões das artérias até o nível da artéria arqueada.

A cápsula fibrosa densa, que recobre os rins, forma margem renal bem demarcada nas imagens de TC e RM. A gordura periférica avança para dentro do seio renal e delineia vasos sanguíneos e sistema coletor. A fáscia renal é demonstrada comumente nas imagens de TC, especialmente quando está espessada. Septos de tecido conjuntivo que se estendem entre a cápsula renal e a fáscia renal subdividem o espaço perirrenal em compartimentos e podem ser detectados como faixas lineares na gordura perirrenal.

Anomalias renais congênitas

Agenesia renal. Está associada às anomalias uterinas no sexo feminino e a cistos de vesícula seminal ipsilateral no sexo masculino. Cerca de 10% desses pacientes têm agenesia da glândula suprarrenal ipsilateral. Nos demais casos, a glândula suprarrenal pode estar aparentemente aumentada. Hipertrofia compensatória e anomalias congênitas do rim contralateral são detectadas comumente. Refluxo vesicoureteral ocorre em 24% dos casos.

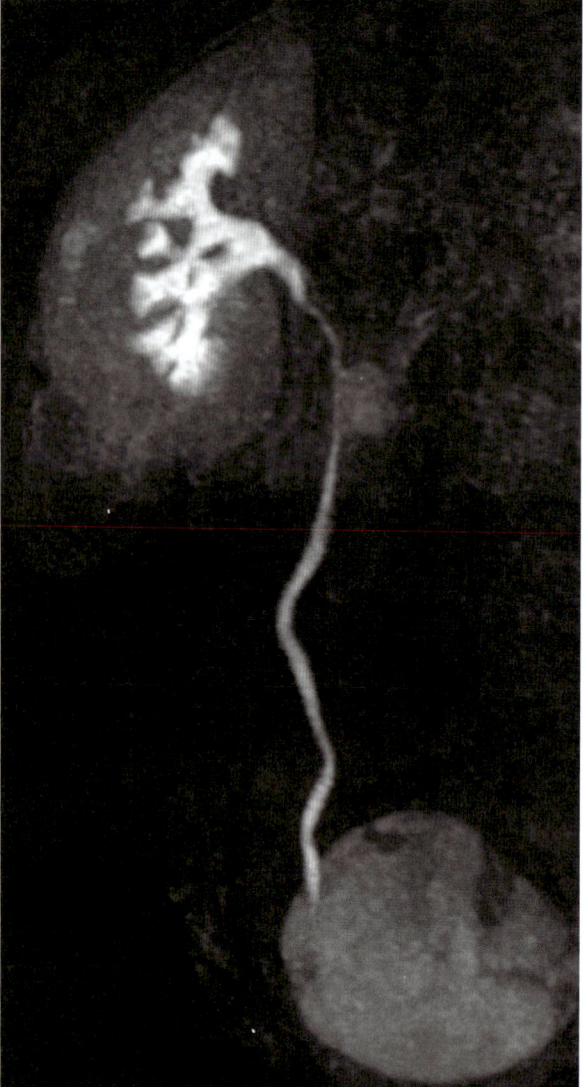

Figura 47.18 Urorressonância magnética (uroRM). Essa imagem em projeção de intensidade máxima (MIP) demonstrou rim, sistema coletor, ureter e bexiga normais.

Rim em ferradura. É a anomalia de fusão renal mais comum. Os polos inferiores dos rins estão ligados na linha média por uma faixa de parênquima ou tecido fibroso. Em consequência dessa fusão, os rins não têm rotação normal e as pelves renais ficam voltadas em direção mais anterior, enquanto os cálices dos polos inferiores estão direcionados medialmente. O rins anômalos ocupam posição baixa no abdome, porque sua ascensão normal é impedida quando os tecidos renais encontram a artéria mesentérica inferior na linha média (Figura 47.19). As artérias renais frequentemente são múltiplas e têm origens ectópicas. Complicações dessa malformação são suscetibilidade maior a traumatismo em razão da posição baixa do rim no abdome e estase urinária com formação de cálculos e infecção. O istmo renal na linha média é demonstrado nos exames de imagem em corte transversal.

Ectopia renal cruzada com fusão. Pode formar massa abdominal, porque os dois rins estão reunidos (polo superior do rim ectópico com o polo inferior do rim contralateral) em um lado do abdome. As artérias renais sempre são anômalas nesses casos. A demonstração de que um rim está ausente de sua posição normal e de que os ureteres entram no trígono vesical em seus locais habituais confirma esse diagnóstico.

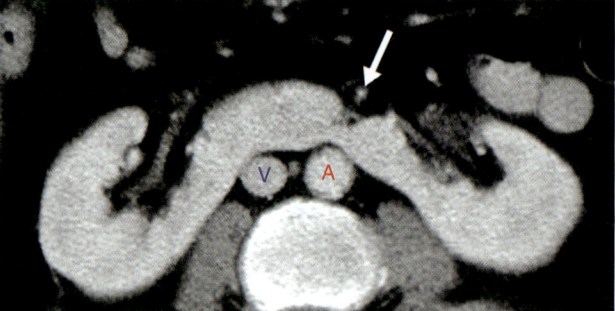

Figura 47.19 Rim em ferradura. Essa imagem de tomografia computadorizada (TC) pós-contraste demonstrou os dois rins, que se estendiam à frente da coluna vertebral à frente da VCI (*V*) e aorta (*A*) e estavam ligados por seus polos inferiores. Os rins ocupavam posição baixa no abdome, porque sua ascensão foi impedida pela artéria mesentérica inferior (*seta*).

Massas renais sólidas

Carcinoma de células renais (CCR). Representa 85% de todas as neoplasias renais, é mais comum nos homens (3 a 5:1) e geralmente é diagnosticado na faixa etária de 50 a 70 anos. Hoje em dia, acredita-se que esse tipo de carcinoma constitua uma família de tumores com diversas características patológicas, prognósticos e aspectos nos exames de imagem. Os tipos patológicos são adenocarcinoma convencional de células claras (80%), carcinoma multilocular de células claras (5%), CCR papilífero (15%), CCR cromófobo (5%), carcinoma medular renal (< 1%) e outros. Tumores cromófobos têm melhor prognóstico. Condições predisponentes ao desenvolvimento de CCR são doença de von Hippel-Lindau, CCR papilífero hereditário, doença renal cística adquirida associada a diálise prolongada, tabagismo, transplante renal e infecção pelo HIV. A maioria desses tumores forma uma única lesão, mas alguns são multifocais (6%) e poucos são bilaterais (4%). Qualquer massa renal sólida deve ser considerada suspeita de CCR (Figura 47.20). Hemorragia e necrose são frequentes. Também podem ser encontrados tumores císticos e policísticos (5 a 10% dos casos) (Figuras 47.21 e 47.22).

Estadiamento é fundamental à escolha das opções terapêuticas cada vez mais numerosas. CCRs pequenos (< 3 cm) são tratados com nefrectomia parcial laparoscópica ou ablação percutânea

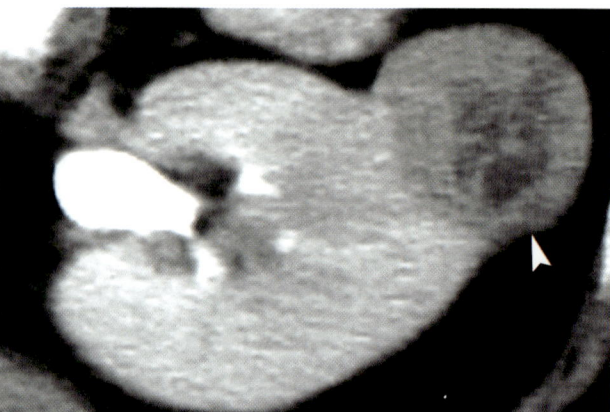

Figura 47.20 Carcinoma de células renais. Essa imagem da fase pielográfica de uma urotomografia computadorizada (uroTC) demonstrou massa sólida exofítica (*ponta de seta*), que se projetava da superfície lateral do rim. Durante essa fase, a massa mostrou realce heterogêneo menor que o do parênquima renal. Exame histopatológico confirmou carcinoma de células claras. Áreas de hipoatenuação dentro do tumor eram focos de necrose e hemorragia.

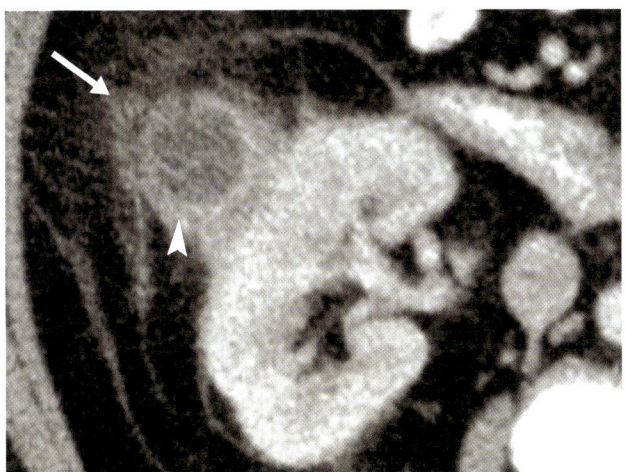

Figura 47.21 Carcinoma de células renais cístico. Essa imagem axial pós-contraste de tomografia computadorizada com multidetectores (TCMD) demonstrou um tumor cístico (*ponta de seta*), que se projetava da superfície lateral do rim direito. A lesão tinha paredes espessas, com faixas mal definidas estendendo-se para dentro da gordura perirrenal. Um nódulo bem definido (*seta*) de partes moles com realce pelo meio de contraste estendia-se do tumor para dentro da gordura perirrenal. Embora faixas de tecidos moles sejam inespecíficas, um nódulo tumoral bem definido na gordura perirrenal é muito sugestivo de disseminação do tumor para fora da cápsula renal.

por radiofrequência com resultados satisfatórios. O prognóstico depende do estágio e tipo de tumor, mas varia imprevisivelmente caso a caso. A avaliação radiológica inclui detecção, caracterização e estadiamento do tumor. Anormalidades importantes são disseminação além da cápsula de Gerota, invasão tumoral da veia renal (20 a 30%) e VCI (4 a 10%) e metástases a distância. TC de tórax, RM de crânio e cintigrafia óssea são importantes para detectar metástases distantes em pacientes com tumores agressivos ou sintomas sugestivos de doença nestas áreas.

TCMD sem e com contraste intravenoso é a melhor técnica disponível para avaliação do tumor e estadiamento da doença. Realce heterogêneo e intenso do tumor ocorre nos carcinomas de células claras. Tumores papilíferos e cromófobos têm realce menos intenso, com padrão mais periférico. Os tumores são ligeiramente hipointensos em comparação com parênquima renal nas imagens de TC sem contraste e facilmente passam despercebidos quando estão localizados apenas dentro do rim. Mesmo com contraste, a maioria dos tumores tem atenuação heterogênea hipointensa em comparação com o parênquima renal realçado. Áreas de hipodensidade dentro do tumor representam hemorragia e necrose (ver Figura 47.20). TC não é uma técnica precisa para diferenciar tumores nos estágios I e II, mas isto tem pouco significado terapêutico. Densidades laminares na gordura perirrenal geralmente são atribuídas a edema ou fibrose causada por inflamação pregressa e não são um sinal confiável de disseminação tumoral. Nódulos bem demarcados de tecidos moles na gordura perirrenal são altamente sugestivos de disseminação do tumor (ver Figura 47.21). Trombos recentes aparecem como falhas de enchimento dentro da veia renal ou VCI, que comumente ficam dilatadas. Trombos tumorais formam massas com realce dentro da veia. Os tipos cístico e multilocular de CCR (ver Figuras 47.21 e 47.22) são lesões de Bosniak III e IV, que se caracterizam por espessamento nodular da parede e dos septos realçados pelo contraste.

Na RM, o CCR de células claras é isointenso ou ligeiramente hipointenso em comparação com parênquima renal nas imagens ponderadas em T1. Sinal hiperintenso em T1 geralmente indica hemorragia intratumoral, mas sequências com supressão da gordura devem ser usadas para confirmar que o sinal hiperintenso não seja atribuível à gordura. A maioria dos CCRs é heterogênea nas imagens ponderadas em T2 e isto reflete áreas de necrose, hemorragia e deposição de hemossiderina no tumor. Como as características dos CCRs à RM são muito variáveis, o diagnóstico depende da demonstração de realce da massa, independentemente da intensidade do sinal. Carcinoma de células claras é hipervascularizado e tem realce intenso. CCR papilífero tende a ser hipointenso nas imagens ponderadas em T1 e T2 e mostra realce suave nas imagens pós-contraste. Angiorressonância magnética (angioRM) mostra claramente invasão venosa (Figura 47.23).

A precisão dos estadiamentos com base em TC e RM é praticamente igual. US demonstra CCRs sólidos como massas heterogêneas hipoecoicas ou ligeiramente hiperecoicas. Áreas de hemorragia e necrose têm aspecto cístico. Ecodoppler da veia renal e VCI demonstra trombo tumoral como material ecogênico dentro da veia associado à obstrução parcial ou completa do fluxo sanguíneo.

Angiomiolipoma (AML). Tumor mesenquimal benigno incomum (1 a 3% das neoplasias renais) formado por quantidades variáveis de gordura, músculo liso e vasos sanguíneos anormais sem tecidos elásticos. A maioria dos casos (80%) forma um tumor unilateral isolado, detectado mais comumente em mulheres de meia-idade. A maioria dos casos restantes é diagnosticada em pacientes com esclerose tuberosa. Nesse último grupo, AML forma tumores multicêntricos bilaterais. Como os vasos sanguíneos têm

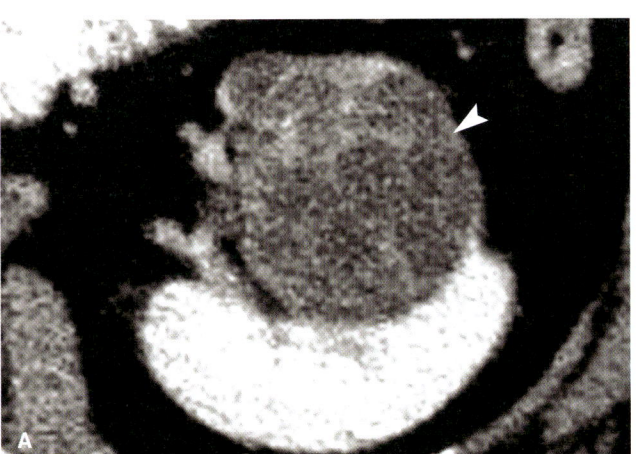

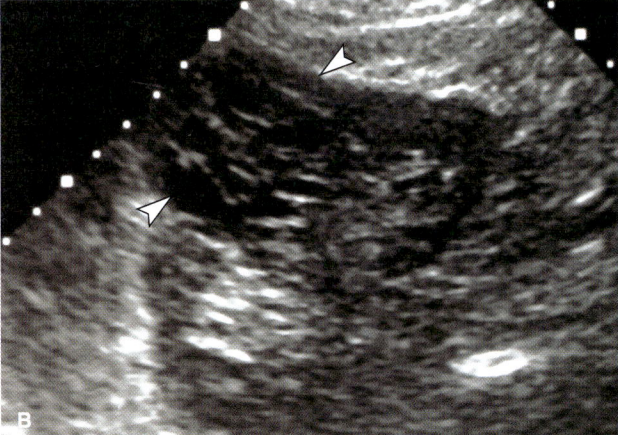

Figura 47.22 Carcinoma de células renais policístico. A. Essa imagem de TC com contraste demonstrou massa bem definida com hipoatenuação (*ponta de seta*) no rim esquerdo. Houve realce sutil das septações internas. **B.** Essa imagem de US de outro paciente mostrou massa policística (*entre as pontas de seta*), que se originava da superfície lateral do rim esquerdo. Nesses dois casos, as septações estavam recobertas por células claras típicas de carcinoma renal.

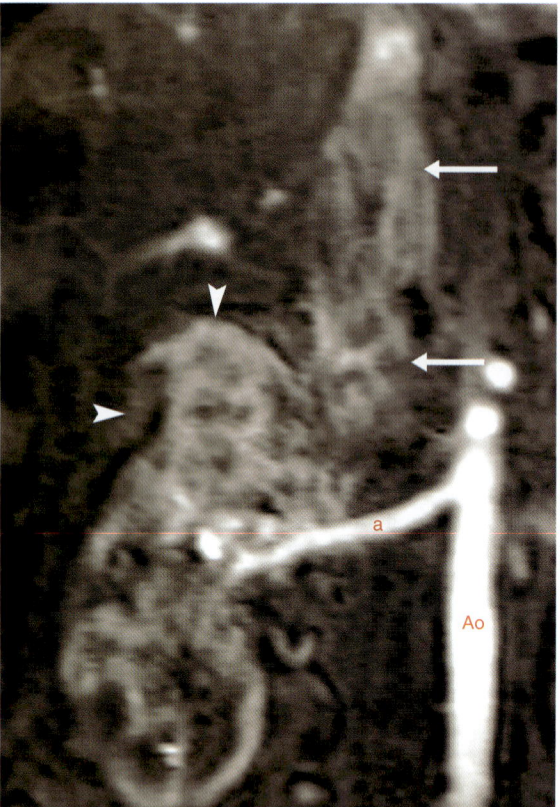

Figura 47.23 Trombo tumoral na veia renal e veia cava inferior. Essa imagem coronal de angiorressonância magnética (angioRM) demonstrou massa com realce heterogêneo (*pontas de setas*), que havia substituído o polo superior do rim direito. O trombo tumoral com realce (*setas*) estendia-se sem interrupções pela veia renal desde a massa renal até o lúmen da veia cava inferior. O realce diferencia trombo tumoral de trombo sanguíneo. Essa imagem demonstrou claramente a artéria renal direita (*a*) e a aorta (*Ao*).

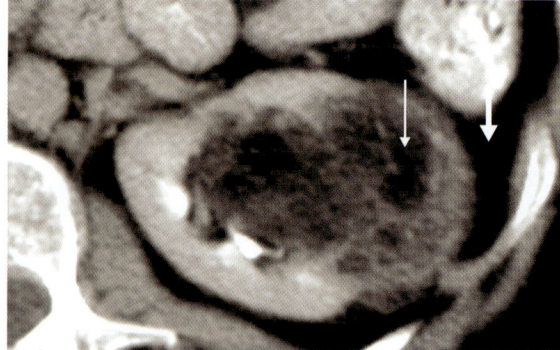

Figura 47.24 Angiomiolipoma – tomografia computadorizada (TC). Essa imagem de TC pós-contraste demonstrou um tumor infiltrativo que se estendia para fora do rim esquerdo. Áreas com densidade de gordura (*seta fina*) estavam misturadas com faixas e focos com densidade de partes moles. Esse aspecto era típico de angiomiolipoma. Compare as regiões com densidade de gordura intratumoral (*seta fina*) com a gordura retroperitoneal (*seta espessa*).

paredes anormalmente finas, AMLs são suscetíveis a hemorragias, que podem ser massivas. Em geral, os pacientes com lesões solitárias volumosas são referenciados para ressecção cirúrgica. O seguimento dos pacientes com lesões pequenas mostra crescimento lento. Exames de imagem dependem da composição histológica do tumor e podem variar de uma densidade praticamente apenas de gordura à densidade de músculo liso, quase homogênea. Esses tumores podem chegar a medir 20 cm e podem ser exofíticos, mimetizando tumores não renais.

TCMD geralmente é a técnica diagnóstica preferível. A demonstração de quantidades ainda que pequenas de densidade de gordura dentro do tumor é considerada diagnóstica de AML (Figura 47.24). Áreas de hipodensidade dentro do tumor são semelhantes à gordura retroperitoneal. TCMD com cortes finos pode ser necessária para demonstrar convincentemente que há gordura. Por outro lado, tumores muito pequenos podem ser duvidosos em razão do seu teor de gordura. Componentes de músculo liso e vasos sanguíneos do tumor aparecem como nódulos e faixas com densidade de partes moles. Áreas vascularizadas do tumor podem mostrar realce marcante pelo meio de contraste. AMLs pobres em gordura podem ser indistinguíveis do CCR nos exames de imagem. Em alguns casos publicados, foi detectada gordura associada a calcificação dentro de um CCR. Nesses pacientes, exames histológicos demonstraram que as calcificações eram causadas por ossificação da gordura medular coexistente. Densidade de gordura dentro de um tumor renal sólido sem calcificação confirma o diagnóstico de AML.

O diagnóstico de AML por RM também se baseia na demonstração de gordura dentro do tumor. O sinal mais confiável é a redução da intensidade de sinal nas áreas contendo gordura nas imagens de supressão da gordura. A RM com desvio químico pode demonstrar um artefato típico de "tinta nanquim" na interface entre gordura intratumoral e parênquima renal (Figura 47.25). Nos casos típicos, AMLs ricos em gordura não mostram alteração significativa do sinal entre as imagens em fase, em relação às imagens fora de fase. Contudo, sinal hipointenso nas imagens fora de fase é um indício da presença de pouca quantidade de gordura em um AML pobre em gordura e reflete a coexistência de gordura e água nos mesmos *voxels* de RM. Essa alteração também pode ser demonstrada nos casos de CCR de células claras, que contêm gordura. Nas imagens convencionais ponderadas em T1 e T2, a intensidade do sinal depende da quantidade total de gordura presente, ou seja, mais gordura gera sinal mais brilhante. Realce pós-contraste varia com a quantidade de tecidos moles vascularizados existentes dentro do tumor. Necrose central é importante para diferenciar entre CCR e AML pobre em gordura, porque necrose é comum com CCR e rara com AML. Além disso, CCR pode conter gordura intracelular, mas gordura macroscópica típica de AML foi descrita em CCR apenas quando havia calcificação.

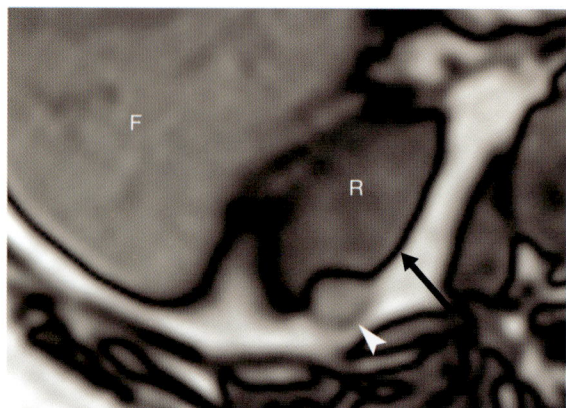

Figura 47.25 Angiomiolipoma – ressonância magnética (RM). Essa imagem axial em *gradient-echo* ponderada em T1 fora de fase demonstrou um pequeno AML com densidade predominante de gordura (*ponta de seta*), no rim direito (*R*). Observe a linha preta do artefato de "tinta nanquim" (*seta*), que demarcava os limites entre os tecidos moles do rim e fígado (*F*) e a gordura adjacente. Esse artefato foi causado pelo cancelamento mútuo do sinal de água nos tecidos moles e sinal de gordura dentro do mesmo *voxel*. Ele foi detectado entre o parênquima renal e a massa, mas não se formou entre a massa e a gordura retroperitoneal, indicando que a massa continha quantidade abundante de gordura.

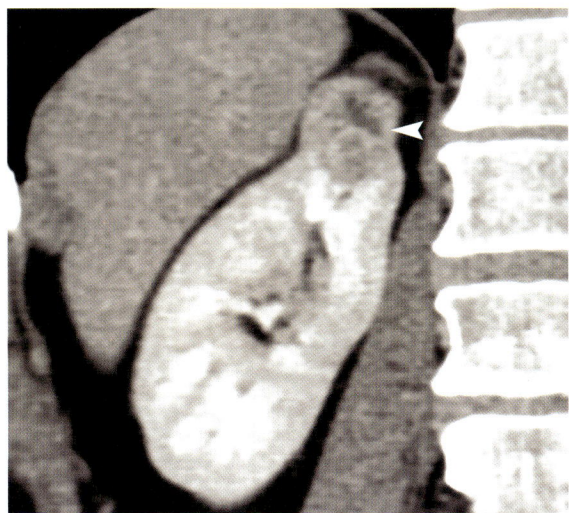

Figura 47.26 **Oncocitoma.** Essa imagem coronal de tomografia computadorizada com multidetectores (TCMD) demonstrou um oncocitoma (*ponta de seta*) confirmado ao exame anatomopatológico, que tinha aspecto semelhante ao de um carcinoma de células renais.

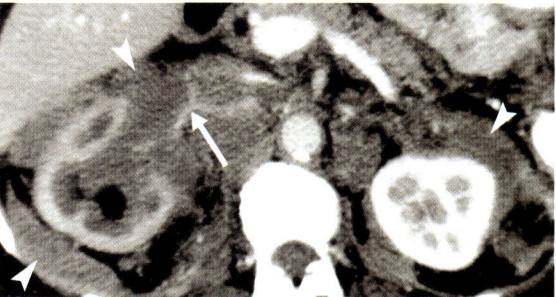

Figura 47.27 **Linfoma renal.** Esse linfoma não Hodgkin (*pontas de seta*) infiltrou o espaço perirrenal e circundava parcialmente os dois rins. Observe que houve menos realce pelo contraste do rim direito em razão da invasão linfomatosa dos vasos sanguíneos deste rim (*seta*). O tumor infiltrou o seio e parênquima do rim direito.

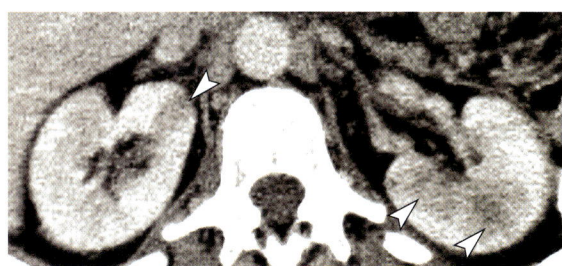

Figura 47.28 **Metástases renais.** Nesse paciente com câncer de pulmão, lesões mal definidas com atenuação baixa (*pontas de seta*) no parênquima dos dois rins eram doença metastática. Nos casos típicos, metástases são infiltrativas e mal delimitadas.

Nos casos típicos, a US demonstra massa sólida acentuadamente hiperecoica (ver Figura 50.62). A ecogenicidade do tumor comumente é maior que a da gordura do seio renal. Tumores pequenos frequentemente são detectados por acaso. Como CCRs pequenos (< 3 cm) podem parecer massas renais ecogênicas com aspecto ultrassonográfico semelhante ao do AML, estas lesões devem ser caracterizadas definitivamente por TC ou RM.

Oncocitoma. Tumor benigno raro (3 a 5% das neoplasias renais), bem encapsulado, formado de células eosinofílicas conhecidas como oncócitos. Oncocitoma é o representante benigno da família dos tumores malignos renais. Esses tumores podem ser volumosos (até 25 cm), mas em média medem entre 5 e 8 cm. Hemorragia e necrose são raras. A maioria é solitária, mas 6% desses tumores são múltiplos ou bilaterais. Tumores grandes mostram uma área de retração fibrótica estrelada central, que sugere esse diagnóstico. A RM mostra sinal hipointenso em T1 e sinal mais hiperintenso em T2, ou seja, aspectos semelhantes aos do CCR. Quando há retração fibrótica central, ela aparece como sinal hipointenso estrelado nas imagens ponderadas em T1 e T2. Oncocitomas não podem ser diferenciados confiavelmente de CCR com base nas técnicas de exame de imagem e devem ser retirados cirurgicamente para confirmar o diagnóstico (Figura 47.26).

Linfoma. Embora o linfoma renal primário seja raro, rins são afetados comumente por invasão direta de linfoma retroperitoneal ou linfoma metastático. A maioria dos casos consiste em linfomas não Hodgkin (Figura 47.27). Padrões de acometimento renal são: crescimento difuso do rim, várias massas renais sólidas bilateralmente, tumor solitário volumoso, tumor perirrenal circundando o rim e invasão tumoral do seio renal a partir do retroperitônio. A TC demonstra linfoma com realce pelo meio de contraste homogêneo, mas fraco. Linfadenopatia retroperitoneal extensa reforça esse diagnóstico. No exame de RM, o linfoma tem sinal isointenso ou ligeiramente hipointenso em comparação com o parênquima renal nas imagens ponderadas em T1, sinal hipointenso em T2 e realce heterogêneo mínimo depois da administração de contraste.

Metástases. Os rins são focos frequentes de metástases hematogênicas, mas a maioria é detectada em estágios tardios de evolução da neoplasia maligna. A maioria das metástases forma pequenas massas renais infiltrativas irregulares bilaterais (Figura 47.28). Algumas são grandes e solitárias e não podem ser diferenciadas do CCR. Tumores primários comuns são carcinomas de pulmão, mama, intestino grosso e melanoma.

Massas renais císticas

Cisto renal simples. Massas renais mais comuns, cistos renais simples são detectados em 50% da população acima de 55 anos. Cistos pequenos são assintomáticos, mas alguns cistos grandes (> 4 cm) causam obstrução, dor, hematúria ou hipertensão arterial. Cistos simples geralmente são múltiplos e bilaterais. US, TC e RM podem estabelecer esse diagnóstico em definitivo. Critérios ultrassonográficos de cisto renal simples são os seguintes: (a) massa anecoica redonda ou oval; (b) reforço acústico posterior; (c) parede distante nitidamente demarcada; e (d) parede cística fina ou imperceptível. Sinais definitivos à TC são: (a) margens bem demarcadas pelo parênquima renal; (b) nenhuma parede perceptível; (c) atenuação homogênea, semelhante à da densidade de água (−10 a +10 UH); e (d) nenhum realce pelo contraste (Figura 47.29). Critérios diagnósticos de RM são os seguintes: (a) massa redonda ou oval homogênea nitidamente delimitada; (b) sinal hipointenso homogêneo, semelhante ao da urina em T1; (c) sinal hiperintenso homogêneo, semelhante ao da urina em T2; e (d) nenhum realce depois da administração de gadolínio. Cistos renais simples são lesões benignas classificadas na categoria I de Bosniak e, quando são caracterizadas confiavelmente, não necessitam de reavaliação subsequente.

Cisto renal complicado. Cistos renais simples podem ser complicados por hemorragia ou infecção. A alteração resultante em seu aspecto nos exames de imagem pode dificultar sua diferenciação de tumores renais císticos. Em 1986, Bosniak desenvolveu um sistema de classificação para massas císticas que, com pequenas alterações, foi aceito e é utilizado mundialmente. A classificação de Bosniak é usada para orientar o tratamento dessas lesões. Originalmente, esse sistema de classificação foi aplicado à TC, mas hoje também é utilizado para RM.

Lesões da *categoria I* são cistos simples com os aspectos nos exames de imagem descritos anteriormente. TC, RM e US são exames definitivos quando todas essas características estão presentes.

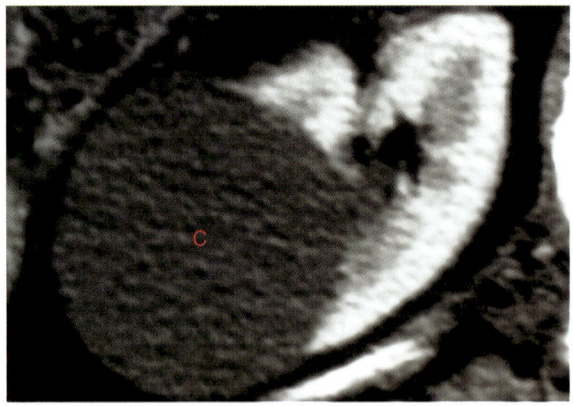

Figura 47.29 Cisto renal simples. Esse cisto volumoso (C) localizado no rim direito tinha aspecto típico à tomografia computadorizada (TC). O cisto tinha hipoatenuação homogênea, bordas bem definidas pelo parênquima renal adjacente e paredes imperceptíveis.

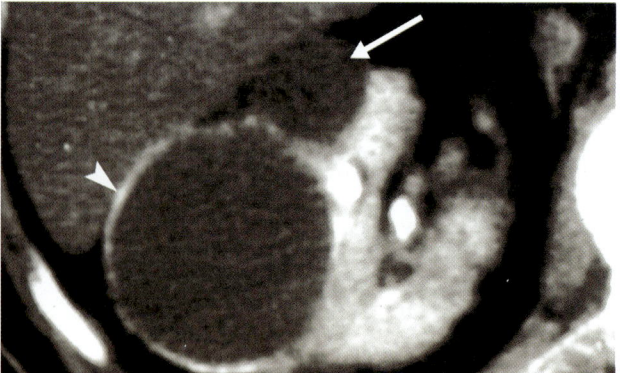

Figura 47.30 Cisto renal complicado. Essa imagem de tomografia computadorizada com multidetectores (TCMD) pós-contraste demonstrou um pequeno cisto renal simples (*seta*) e um cisto renal maior com paredes finas, complicado por um halo fino de calcificação (*ponta de seta*). Esse cisto maior foi classificado como cisto renal benigno, Bosniak II.

Lesões da *categoria II* são benignas e não necessitam de exames de imagem ou monitoramento adicional. Essa categoria inclui três tipos de cistos: (a) cistos com septações finas e delicadas, com menos de 1 a 2 mm de espessura; (b) cistos com calcificação fina e delicada em sua parede ou septo (Figura 47.30); e (c) cistos hiperdensos (60 a 100 UH) nas imagens de TC, porque têm concentrações altas de proteína ou produtos da decomposição do sangue, medindo menos de 3 cm de diâmetro. Quando cistos contêm líquido proteináceo ou hemorrágico, imagens de RM demonstram sinal hiperintenso em T1 e sinal menos intenso em T2. A RM pode mostrar mais septações que a TC, mas não demonstra calcificações com tanta clareza quanto esta última técnica, especialmente quando a calcificação tem espessura de um fio de cabelo e está localizada na parede do cisto.

Lesões da *categoria IIF* são as que quase certamente são benignas, mas que necessitam de exames de imagem subsequentes para confirmar sua benignidade. Essas lesões podem ter alguns septos finos ou espessamento liso mínimo das paredes ou septos, mas não têm realce detectável pelo contraste. Cistos com calcificação espessa ou nodular nas paredes ou nos septos estão incluídos nessa categoria, assim como cistos hiperdensos completamente intrarrenais sem realce pelo contraste e diâmetro menor que 3 cm. Bosniak recomendou reavaliação das lesões IIF por exames de imagem com 3, 6 e 12 meses.

Lesões da *categoria III* são indeterminadas, ou seja, podem ser benignas ou malignas. A maioria deve ser tratada cirurgicamente. Anormalidades demonstradas nos exames de imagem são calcificação ou bordas irregulares, septos espessos ou com realce pelo meio de contraste, áreas de nodularidade, paredes espessas e massa multilocular (ver Figura 47.22). Lesões dessa categoria incluem nefroma cístico multilocular, CCR multilocular de células claras e cistos benignos complexos hemorrágicos ou cronicamente infectados.

Lesões da *categoria IV* são neoplasias ou tumores císticos necróticos nitidamente malignos, que se desenvolvem na parede de um cisto. Anormalidades demonstradas nos exames de imagem são nódulos sólidos irregulares, paredes grossas e felpudas irregulares e septações nodulares (ver Figura 47.21). Com base no exame de TC ou RM, realce de áreas sólidas depois da administração de contraste confirma o diagnóstico de malignidade.

Lesões renais pequenas podem ser especialmente difíceis de classificar. TCMD com cortes finos e realce pelo meio de contraste administrado em *bolus* e muita atenção aos detalhes facilitam a classificação correta dessas lesões. No exame de RM, a intensidade de sinal depende da quantidade de sangue ou material proteináceo existente dentro do cisto. Líquido cístico com características de sinal semelhantes à urina sugere cisto simples. Sinal de intensidade mais alta em T1 sugere cisto

complicado, que pode ser indistinguível de massa sólida. Em razão de sua resolução de contraste mais alta e resolução espacial mais baixa, RM pode resultar na classificação da mesma lesão em uma categoria de Bosniak mais alta que se fosse avaliada por TCMD.

Abscesso renal. Em geral, abscessos renais causados por pielonefrite complicada por necrose liquefativa do parênquima renal. O aspecto mais comum é de massa renal focal com paredes espessas. Alterações inflamatórias associadas incluem densidades laminares no espaço perirrenal e espessamento da fáscia renal (Figura 47.31). Abscessos renais podem estender-se ao espaço perirrenal e formar coleções líquidas perirrenais.

Carcinoma de células renais. Pode formar massas predominantemente císticas ou multiloculares (ver Figuras 47.21 e 47.22). Células tumorais malignas revestem paredes e septos. Em geral, exames de imagem mostram paredes e septações espessas, com realce pelo contraste. Esses tumores são classificados como lesões de Bosniak III ou IV.

Nefroma cístico multilocular. Também conhecido como nefroma cístico do adulto ou tumor epitelial e estromal misto ("TEEM"), esse tumor é uma neoplasia benigna rara formada por um grupo de cistos não comunicantes, com diâmetros

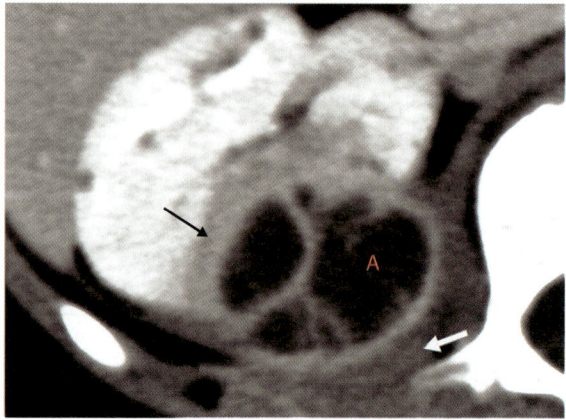

Figura 47.31 Abscesso renal. Esse abscesso (*A*) localizado no rim direito tinha paredes e septações espessas e densidade de líquido em seu interior. Nessa imagem de tomografia computadorizada (TC), edema diminuiu a densidade do parênquima renal adjacente à massa (*seta fina*) e infiltrou o espaço perirrenal (*seta espessa*). Esse paciente também tinha vários cistos renais pequenos associados à doença renal policística autossômica dominante.

variados, separados por septos finos de tecido conjuntivo de espessura variável. O tumor tem cápsula espessa e septações finas. Com base nos exames de imagem, esse tumor poderia ser classificado como lesão de Bosniak III ou IV (Figura 47.32). Na maioria dos casos, esses tumores são detectados em mulheres de meia-idade (40 a 60 anos) e, em geral, a ressecção cirúrgica é recomendável porque a lesão não pode ser diferenciada de um CCR policístico. Embora hoje seja considerado diferente do nefroma cístico multilocular, nefroma cístico infantil é um tumor semelhante geralmente detectado em meninos na faixa etária de 3 meses a 4 anos.

Doença renal cística

Doença renal policística autossômica dominante. Essa doença hereditária é transmitida como traço autossômico dominante, mas geralmente se evidencia clinicamente em idade mais avançada. O parênquima renal é progressivamente substituído por vários cistos não comunicantes, com diâmetros variados (Figura 47.33; ver também Figura 50.58, no Capítulo 50). O volume do rim aumenta proporcionalmente ao número e diâmetro dos cistos renais. Os cistos são frequentemente complicados por hemorragia interna (em geral, espontânea), infecção e ruptura. A doença pode ser detectada em recém-nascidos e crianças, mas a maioria dos pacientes tem manifestações clínicas (p. ex., hipertensão e insuficiência renal) na faixa etária de 30 a 50 anos. O diagnóstico é confirmado quando exames de imagem mostram cistos em fígado (60% dos casos), pâncreas (10% dos pacientes) e comumente em outros órgãos. Cistos extrarrenais raramente causam problemas clínicos. Anormalidades cardiovasculares associadas são aneurismas intracranianos (20% dos casos), prolapso de valva mitral, valva aórtica bicúspide, aneurismas e dissecções da aorta. A TC demonstra cistos incontáveis, com atenuação variável de líquido em seu interior, que reflete episódios pregressos de hemorragia ou infecção. A RM é ainda mais sensível a essas alterações, porque demonstra sinal hiperintenso em T1 e sinal geralmente hipointenso em T2.

Cistos simples múltiplos. Devem ser diferenciados da doença renal policística do adulto. Em geral, pacientes com cistos simples múltiplos têm idade mais avançada e menos cistos e, nos casos típicos, não desenvolvem insuficiência renal e não têm história familiar de doença renal cística. Também não há cistos em outros órgãos.

Doença de von Hippel-Lindau. Doença multissistêmica hereditária rara, associada ao desenvolvimento de cistos renais numerosos (60%), CCR múltiplos bilaterais (24 a 45%),

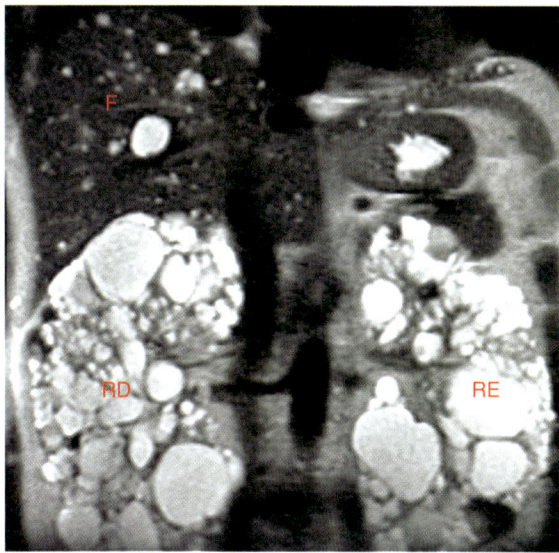

Figura 47.33 Doença renal policística autossômica dominante. Essa imagem coronal de RM ponderada em T2 demonstrou substituição extensa do parênquima renal por incontáveis cistos não comunicantes com diâmetros variados. Também havia cistos no fígado (*F*). Os dois rins (*RD*, *RE*) estavam extremamente aumentados.

feocromocitomas suprarrenais (até 60% dos casos), cistos pancreáticos (cistadenomas serosos em 50 a 90% dos pacientes) e adenocarcinoma de pâncreas. Outras lesões associadas são angiomas da retina e hemangioblastomas do cerebelo. Os CCRs que se desenvolvem nesses pacientes podem ser tumores císticos de células claras e são diagnosticados em idade mais precoce (média de 30 a 36 anos). A doença é transmitida como traço autossômico dominante, mas não se expressa em todos os indivíduos portadores do gene anômalo.

Esclerose tuberosa. Síndrome neurocutânea evidenciada por vários cistos renais simples e AMLs múltiplos (55 a 75% dos casos), geralmente bilaterais. Os pacientes também têm hamartomas cutâneos, retinianos e cerebrais. Essa doença tem padrão hereditário autossômico dominante.

Doença renal cística urêmica adquirida. Esse termo é usado para descrever a formação de vários cistos nos rins originais dos pacientes em hemodiálise crônica. A incidência é maior que 90% entre os pacientes que fazem hemodiálise por 5 a 10 anos. Em geral, os rins afetados são pequenos em razão da doença renal crônica. Cistos são predominantemente corticais e raramente medem mais de 2 cm de diâmetro (Figura 47.34). Hemorragias ocorrem dentro do cisto em até 50% dos casos. Adenomas renais sólidos e CCR (7%) também se desenvolvem e podem ter hemorragias espontâneas. Em geral, esses cistos regridem depois do transplante renal, mas o risco mais alto de CCR persiste.

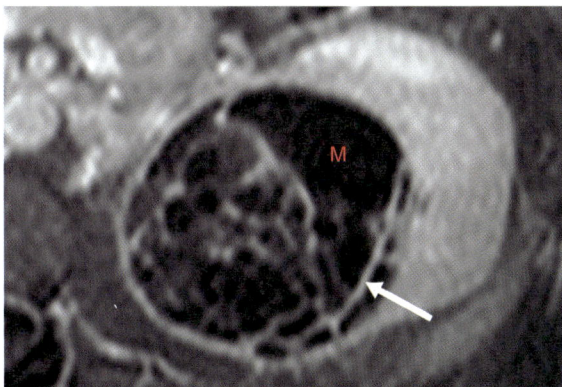

Figura 47.32 Nefroma cístico multilocular. Essa imagem axial de ressonância magnética (RM) *gradient-echo* pós-contraste ponderada em T1 com saturação de gordura demonstrou massa cística multilocular (*M*) com várias septações com realce (*seta*), que se desenvolveu no rim esquerdo de mulher de meia-idade. O exame anatomopatológico demonstrou um nefroma cístico multilocular benigno.

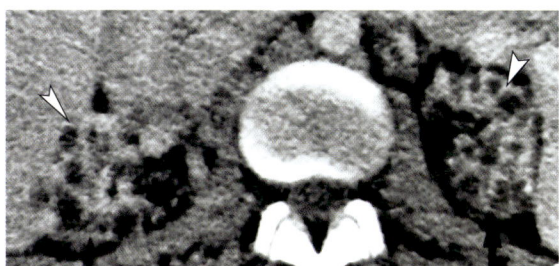

Figura 47.34 Doença renal cística urêmica adquirida. Essa imagem de tomografia computadorizada (TC) sem contraste demonstrou que os dois rins (*pontas de seta*) eram pequenos e tinham numerosos cistos pequenos. Esse paciente fazia hemodiálise há 8 anos.

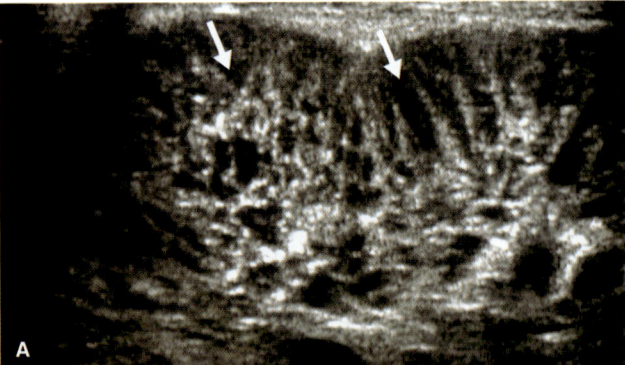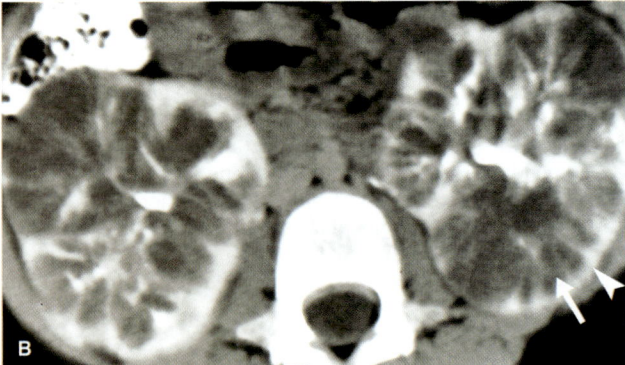

Figura 47.35 Doença renal policística autossômica recessiva. A. Essa imagem de ultrassonografia (US) de alta resolução do rim direito extremamente aumentado de um bebê recém-nascido demonstrou incontáveis túbulos coletores dilatados e alongados (*setas*), que caracterizam essa doença. **B.** Essa imagem de tomografia computadorizada (TC) com contraste de uma criança de 5 anos mostrou rins extremamente volumosos. O córtex realçado (*ponta de seta*) estava afilado e os túbulos coletores não realçados (*seta*) na medula estavam dilatados. O paciente não tinha cistos bem definidos.

Doença renal policística autossômica recessiva. Geralmente está presente no recém-nascido e pode ser detectada no período fetal. A doença forma lesões bilaterais relativamente simétricas e caracteriza-se por crescimento acentuado dos rins e, em alguns casos, também do fígado. Os pacientes têm doença renal cística e fibrose hepática associadas. O espectro da doença varia de nefropatia grave nos primeiros anos de vida (doença policística do lactente) a doença renal relativamente branda, com progressão para fibrose hepática e insuficiência hepática na infância (doença policística infantil). As principais anomalias renais são dilatação fusiforme e alongamento dos túbulos coletores (Figura 47.35; ver também Figura 50.59, no Capítulo 50). O prognóstico inicial depende da quantidade de néfrons anormais. A maioria dos bebês recém-nascidos com insuficiência renal morre no período neonatal. Bebês com quantidades maiores de néfrons normais têm disfunção renal branda e são diagnosticados entre as idades de 3 e 5 anos, com insuficiência hepática progressiva e hipertensão portal. As anomalias hepáticas incluem quantidades excessivas de ductos biliares irregulares e dilatados, com fibrose dos tratos portais. US é o exame usado para confirmar o diagnóstico na maioria dos casos quando demonstra que os dois rins estão aumentados e têm focos ecogênicos centrais com halo sonolucente de córtex comprimido. Em geral, os cistos detectáveis são pequenos (< 5 cm). Crianças com doença renal menos grave formam cistos maiores. Nas crianças maiores que desenvolvem doença hepática, a US demonstra fígado ecogênico

aumentado, dilatação cística dos ductos biliares intra-hepáticos, esplenomegalia, veia porta dilatada e vasos colaterais portos-sistêmicos dilatados.

Rim esponjoso medular. Consiste na dilatação displásica dos túbulos coletores da papila renal (Figura 47.36; ver também Figura 50.55, no Capítulo 50). A dilatação tem configuração cilíndrica ou sacular. Essa malformação causa estase da urina na papila, que resulta na formação de cálculos, e ocasionalmente, em infecção. A maioria dos pacientes é assintomática. A doença não tem predisposição genética e não há risco de progressão para insuficiência renal. O tamanho dos rins é mantido na faixa normal. Em geral, a malformação é bilateral e simétrica, mas pode ser focal, unilateral ou assimétrica. No exame de uroTC ou uroRM, as anormalidades mais típicas são estrias ou coleções saculares de contraste. Cálculos nas papilas tornam a medula hiperecogênica nas imagens de US.

Doença cística medular urêmica. Geralmente, os pacientes têm insuficiência renal, anemia e perda urinária de sódio. A anormalidade básica é atrofia tubular progressiva, com esclerose glomerular e formação de cistos medulares. Em geral, os cistos medulares são muito pequenos e não podem ser demonstrados pelos exames de imagem disponíveis hoje em dia. Os rins têm tamanho normal ou são pequenos. A ecogenicidade do parênquima renal geralmente está aumentada.

Rim multicístico displásico. Doença geralmente diagnosticada durante a vida intrauterina ou ao nascer. Casos clássicos de rim multicístico displásico apresentam massa de cistos não comunicantes, com diâmetros variados. Com o tempo, o rim atrofia progressivamente e, na idade adulta, tudo o que resta é uma faixa diminuta de parênquima renal, geralmente calcificada (Figura 47.37). Em geral, o ureter é atrésico.

Doenças vasculares renais

Malformações arteriovenosas (MAVs) e fístulas arteriovenosas (FAVs) renais. Podem ser congênitas (25% dos casos) ou adquiridas (75%). As MAVs congênitas são classificadas como cirsoides (varicosas), quando são irrigadas por várias artérias, ou cavernosas, quando há apenas uma artéria como fonte de irrigação. Essas lesões consistem em um grumo de vasos tortuosos localizados pouco abaixo do epitélio urinário e frequentemente causam hematúria. A maioria das lesões adquiridas consiste em conexões fistulosas entre artérias e veias intrarrenais causadas por biopsia renal, traumatismo com perfuração, cirurgia de preservação dos néfrons ou tumores malignos. TC sem contraste pode mostrar sangue no sistema coletor e um foco de atrofia cortical. Imagens de TC pós-contraste demonstram preenchimento de

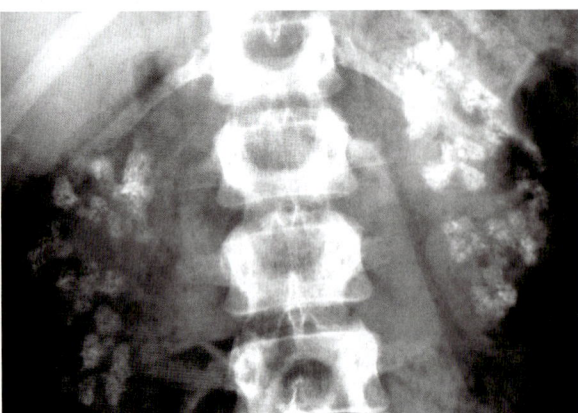

Figura 47.36 Nefrocalcinose em rim esponjoso medular. Essa radiografia convencional mostrou incontáveis calcificações nas regiões medulares dos dois rins. Os cálculos formaram-se nos túbulos coletores dilatados das pirâmides medulares e produziram esse padrão típico nesse paciente com rim esponjoso medular.

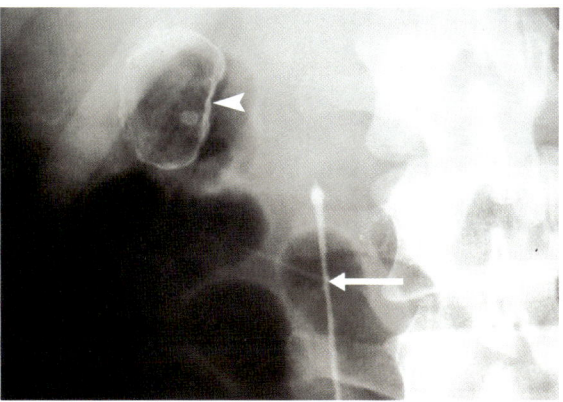

Figura 47.37 Rim multicístico displásico. Essa radiografia convencional demonstrou evidência de rim multicístico displásico em um homem de 27 anos com função renal normal. O rim direito residual (*ponta de seta*) estava atrofiado e totalmente calcificado. O ureter direito atrésico (*seta*) também estava calcificado. No exame de US, o rim esquerdo estava hipertrofiado, mas tinha aspecto normal.

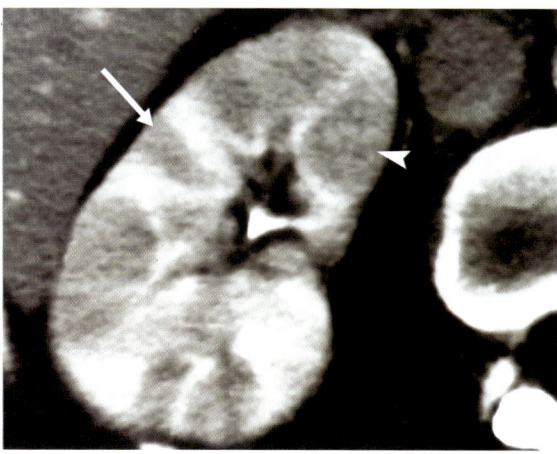

Figura 47.39 Pielonefrite aguda. Edema e congestão associados à infecção renal aguda formaram falhas de realce pelo meio de contraste cuneiformes (*seta*) e em forma de massa (*ponta de seta*) no parênquima realçado do rim direito.

uma rede de estruturas vasculares (Figura 47.38). Quando o *shunt* é volumoso, as veias renais estão dilatadas. Ecodoppler demonstra nichos de vasos com cor mista, turbulência e artefato de vibração dos tecidos. Angiorressonância magnética é menos sensível às lesões de baixo fluxo, mas demonstra claramente os vasos de nutrícios e de drenagem das lesões de alto fluxo.

Infecções renais

Pielonefrite aguda. Geralmente é causada por infecção ascendente do trato urinário, por bactérias gram-negativas, especialmente *Escherichia coli*. Exames de imagem são desnecessários nas infecções sem complicações e geralmente não mostram anormalidades. Exames de imagem estão indicados aos pacientes que não melhoram com tratamento ou se encontram em estado grave. TC é mais sensível que US para demonstrar alterações sutis do parênquima renal associadas à pielonefrite sem complicações. TC ou US demonstra claramente complicações. Fatores predisponentes são diabetes, obstrução, imunodepressão, uso de drogas ilícitas, doenças debilitantes crônicas e tratamento antibiótico incompleto. O exame de TC é normal em alguns

pacientes com pielonefrite leve sem complicações. Na maioria dos casos, edema causa congestão focal ou difusa. Áreas de hiperatenuação nas imagens sem contraste sugerem inflamação hemorrágica. Imagens com contraste demonstram faixas e cunhas de hipoatenuação, que se estendem até à cápsula renal ("*nefrograma estriado*") (Figura 47.39) e frequentemente estão associadas a espessamento dos septos da gordura perinéfrica e fáscia de Gerota. Massas hipodensas inflamatórias podem formar-se no parênquima renal. Essas massas são descritas por diversos termos confusos, incluindo nefronia lobar e nefrite bacteriana focal. A Society of Uroradiology recomenda que esses termos sejam abandonados e que se utilizem apenas os termos "pielonefrite aguda" com ou sem "edema focal, multifocal ou difuso". Complicações da pielonefrite aguda são abscessos intrarrenais (ver Figura 47.31) e perirrenais (Figura 47.40). Anormalidades demonstradas à RM são semelhantes às da TC, ou seja, aumento das dimensões renais em consequência de edema e hemorragia e coleções líquidas perinéfricas. Cálculos obstrutivos e ar também são bem demonstrados por TC, mas podem passar mais facilmente despercebidos à RM.

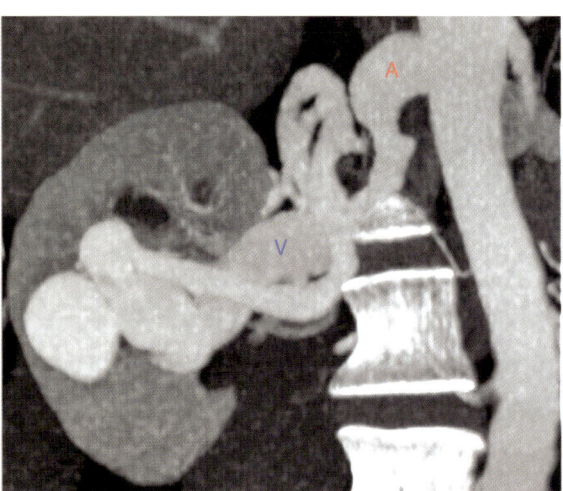

Figura 47.38 Malformação arteriovenosa renal. Essa imagem coronal de angiotomografia computadorizada (angioTC) demonstrou claramente um emaranhado de vasos dilatados dentro do rim direito com artérias nutrícias (*A*) e veias de drenagem (*V*) dilatadas.

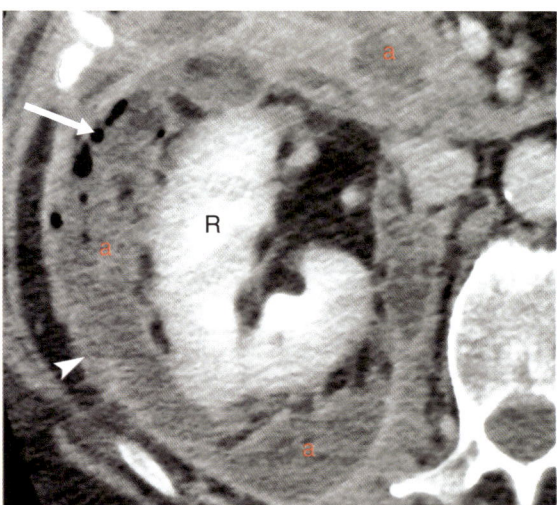

Figura 47.40 Abscesso perirrenal. Essa imagem de tomografia computadorizada (TC) com contraste demonstrou uma coleção líquida hipodensa (*a*) no espaço perirrenal entre o rim direito (*R*) e a fáscia renal espessada (*ponta de seta*). Também havia bolhas de ar dentro do abscesso perirrenal (*seta*).

Pielonefrite enfisematosa. É um tipo de pielonefrite aguda com acúmulo de gás dentro do parênquima renal. A maioria dos casos ocorre em pacientes com diabetes, obstrução causada por cálculos ou imunossupressão. A infecção avança rapidamente, destrói o parênquima renal e geralmente é uma condição potencialmente fatal. Infecções mistas por bactérias gram-negativas são mais comuns. Radiografias convencionais e TC mostram faixas e coleções de ar dentro do parênquima renal (Figura 47.41). *Pielite enfisematosa* é o termo usado para descrever infecção com formação de gás confinada ao sistema coletor renal, ou seja, com preservação do parênquima. Essa infecção é menos agressiva e a morbidade não é tão alta.

Pielonefrite crônica e nefropatia de refluxo. Pielonefrite crônica é o mesmo que nefrite intersticial crônica, causada por infecção. Nas crianças, refluxo vesicoureteral de urina infectada é a causa mais comum de pielonefrite crônica. O refluxo intrarrenal, geralmente mais acentuado no polo superior, dentro dos cálices compostos, destrói as papilas e acarreta retificação calicinal e fibrose do córtex sobrejacente. Esse processo de lesão renal progressiva associada ao refluxo é conhecido como *nefropatia de refluxo.* Adultos podem ter anormalidades residuais estáveis dessa doença infantil. Nos adultos, pielonefrite crônica geralmente está associada a cálculos e obstrução crônica. Bexiga neurogênica, condutos ileais e outras causas de estase urinária são fatores predisponentes. Nefropatia de refluxo da infância e pielonefrite crônica dos adultos mostram anormalidades semelhantes nos exames de imagem (Figura 47.42). Nos casos clássicos, a doença é lobar e tem lobos e cálices normais interpostos entre os lobos destruídos. No passado, essas anormalidades eram demonstradas claramente por urografia excretora convencional, mas hoje devem ser buscadas cuidadosamente nas imagens de uroTC ou uroRM. US também pode demonstrar anormalidades evidentes.

Pielonefrite xantogranulomatosa. Doença granulomatosa destrutiva crônica rara, que pode afetar difusamente um rim obstruído ou formar massa renal focal. Em geral, há um cálculo

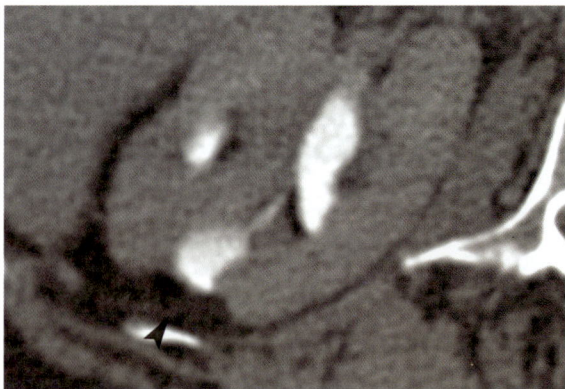

Figura 47.42 **Nefropatia de refluxo.** Essa imagem de urotomografia computadorizada (uroTC) do rim direito de um paciente adulto demonstrou anormalidades típicas de nefropatia de refluxo. Uma retração cortical profunda recobria um cálice retificado (*ponta de seta*). Nos adultos, essas anormalidades geralmente indicam lesão renal adquirida na infância.

obstrutivo, geralmente coraliforme (Figura 47.43; ver também Figura 50.67, no Capítulo 50). O rim tem infecção crônica, mais comumente por *Proteus mirabilis, Pseudomonas, Klebsiella* e *E. coli.* As áreas afetadas do rim não são funcionantes. O parênquima renal é destruído e substituído por células xantomatosas, que são macrófagos repletos de gordura. TC e US demonstram hidronefrose focal ou difusa e massa complexa com áreas de hiperdensidade e hipodensidade intercaladas. Nos casos típicos, as alterações inflamatórias estendem-se até a gordura perinéfrica. Como a função renal é perdida, raramente se evidencia alguma excreção de contraste. RM mostra cálices dilatados comprimindo o parênquima renal e abscessos intrarrenais substituindo o parênquima renal. Líquido dentro dos cálices e abscessos têm sinal de intensidade intermediária a alta nas imagens ponderadas em T1 e T2. Cálculos aparecem como focos destituídos de sinal, mas são mais difíceis de demonstrar por RM que TC.

Tuberculose renal. Pode ocorrer até 10 a 15 anos depois do episódio de tuberculose pulmonar primária. Apenas 10%

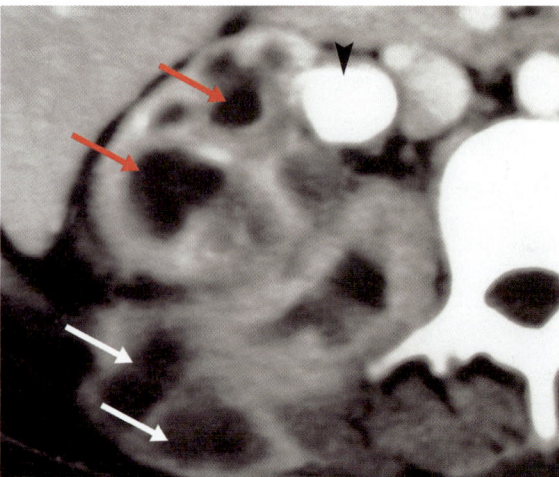

Figura 47.43 **Pielonefrite xantogranulomatosa.** Essa imagem de tomografia computadorizada (TC) pós-contraste demonstrou rim direito hipofuncionante, com um cálculo obstrutivo volumoso (*ponta de seta*) na pelve renal. Os cálices (*setas vermelhas*) estavam dilatados e o parênquima estava atrofiado e substituído por tecido inflamatório. Um abscesso crônico (*setas brancas*) estendia-se através da cápsula renal e espaço perirrenal até os tecidos subcutâneos.

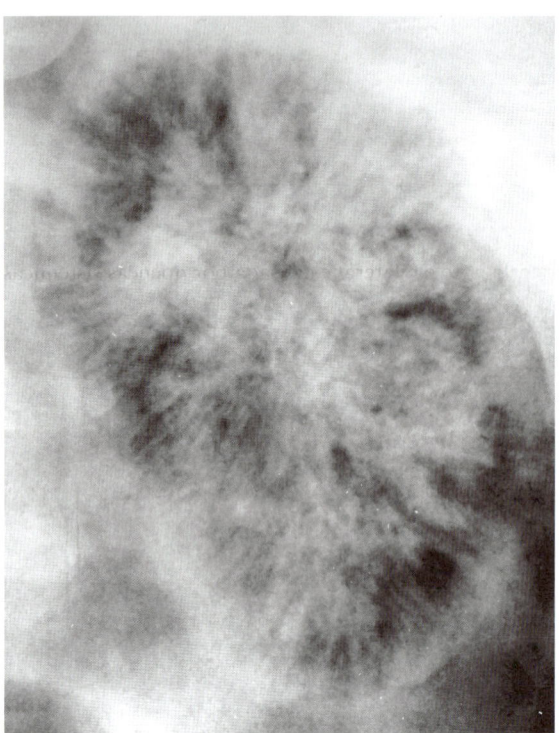

Figura 47.41 **Pielonefrite enfisematosa.** Essa radiografia convencional do rim esquerdo demonstrou estrias no parênquima renal causadas por gás intersticial. Essa anormalidade sugere infecção potencialmente fatal.

dos pacientes com tuberculose renal também têm tuberculose pulmonar em atividade. Apenas 30% têm alguma evidência de tuberculose pregressa nas radiografias de tórax. Trato urinário é o foco mais comum de tuberculose extratorácica. Pacientes têm hematúria assintomática ou piúria estéril. Os exames de imagem geralmente sugerem esse diagnóstico em pacientes sem indícios clínicos. Anormalidades típicas de tuberculose renal são: necrose papilar; destruição do parênquima e formação de cavidades, resultando em caliectasia irregular, fibrose e retrações fibróticas do sistema coletor e parênquima renal; massas parenquimatosas secundárias à formação de granulomas; estenoses do sistema coletor e ureteres; e padrões amplamente variáveis de calcificação (detectada em 40 a 70% dos casos). O diagnóstico é confirmado por urinocultura positiva ou exame histopatológico de um espécime cirúrgico. Rins não funcionantes por tuberculose terminal podem formar bolsas hidronefróticas, ou formar massas atróficas e calcificadas na posição renal (Figura 47.44).

Doenças do parênquima renal

Insuficiência renal. Nos pacientes com insuficiência renal, a US é um exame geralmente solicitado para avaliar as dimensões dos rins, excluir hidronefrose e detectar doença do parênquima renal. Hidronefrose bilateral é uma causa rara e potencialmente reversível de insuficiência renal. Pacientes em insuficiência renal aguda e rins de tamanho normal ou aumentado frequentemente precisam fazer biopsia para confirmar o diagnóstico definitivo de doença do parênquima renal. Pacientes com rins pequenos (< 9 cm) geralmente têm nefropatia terminal irreversível e não são beneficiados por biopsia. Medidas da espessura do córtex renal não são confiáveis para avaliar função renal residual. Um sinal ultrassonográfico de doença do parênquima renal é aumento difuso da ecogenicidade parenquimatosa, geralmente associada à perda da diferenciação corticomedular.

Doença renal associada à infecção pelo HIV. Inclui nefropatia causada diretamente pelo HIV, infecções oportunistas, linfoma, sarcoma de Kaposi e doença renal secundária ao tratamento com antirretrovirais. Nefropatia causada diretamente pelo HIV é a causa principal de insuficiência renal de pacientes HIV-positivos.

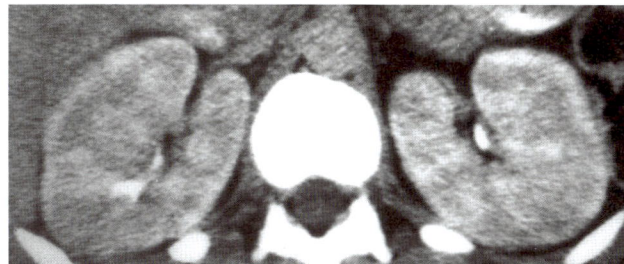

Figura 47.45 Nefropatia causada pelo HIV. Esta imagem de tomografia computadorizada (TC) pós-contraste demonstrou "nefrograma estriado salpicado" associado à nefropatia causada pelo HIV.

No exame de US, anormalidades típicas dessa nefropatia são rins altamente ecogênicos, normais ou aumentados, em um paciente com insuficiência renal. Em alguns casos, a existência dessas anormalidades típicas permite ao radiologista sugerir o diagnóstico de infecção pelo HIV, antes que seja detectada clinicamente. TC demonstra rins aumentados, com hiperatenuação das regiões medulares nas imagens sem contraste e "nefrograma estriado" nas imagens pós-contraste (Figura 47.45). RM mostra rins aumentados e perda da diferenciação corticomedular. Infecções oportunistas são causadas por *Pneumocystis jiroveci*, *Mycobacterium avium-intracellulare*, *M. tuberculosis*, *Candida albicans* e *Aspergillus*. Nos exames de imagem, anormalidades associadas a essas infecções são abscessos renais, microabscessos renais múltiplos, calcificações e áreas de hipoperfusão do parênquima. O tipo predominante de linfoma associado à infecção pelo HIV é não Hodgkin, que também pode causar o espectro completo de anormalidades associadas aos linfomas nos exames de imagem. Sarcoma de Kaposi causa aumento do rim, com áreas irregulares de hipoatenuação cortical nas imagens de TC. Tratamento antirretroviral (principalmente indinavir) pode produzir cálculos (até 20% dos pacientes tratados), que causam obstrução, hidronefrose e dor. No exame de TC, esses cálculos mostram hipoatenuação e podem passar despercebidos, porque são cálculos urinários que não têm hiperatenuação nas imagens de TC sem contraste. Cristais formados pelo indinavir precipitam-se nos túbulos e causam falhas de realce no parênquima renal e atrofia parenquimatosa.

Nefrocalcinose

Nefrocalcinose é um termo amplo usado para descrever deposição patológica de cálcio no parênquima renal. Em geral, a nefrocalcinose é bilateral e causada por doenças sistêmicas.

Nefrocalcinose cortical. Incomum, representa menos de 5% dos casos de nefrocalcinose. Entre as causas estão necrose cortical aguda, secundária à isquemia grave, glomerulonefrite crônica e hiperoxalúria primária.

Nefrocalcinose medular. Muito mais comum, geralmente associada a hipercalcemia ou hipercalciúria (Tabela 47.3). Vale lembrar que pirâmides renais ecogênicas podem ser secundárias à nefrocalcinose, mas também a outras causas (ver Figura 47.37).

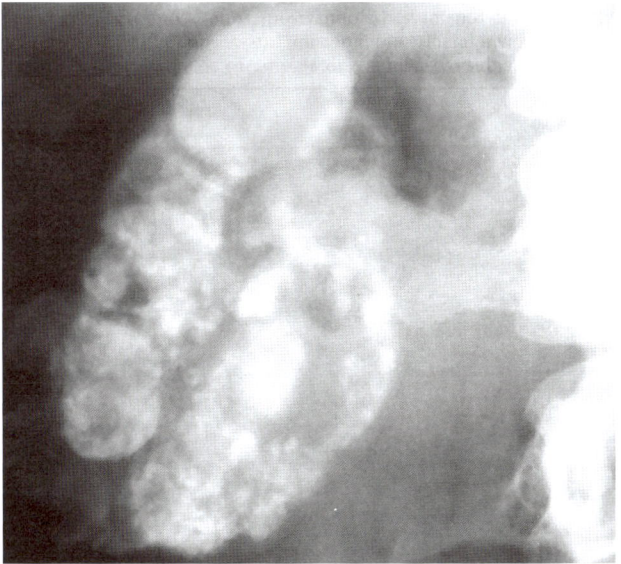

Figura 47.44 Tuberculose renal terminal. O rim direito não funcionante era pequeno e estava totalmente calcificado em consequência de tuberculose crônica. Esse aspecto é conhecido como "rim de massa de cimento", que reflete a textura física de necrose caseosa misturada com calcificação.

TABELA 47.3 Causas de nefrocalcinose medular.
Hiperparatireoidismo
Rim esponjoso medular
Acidose tubular renal (tipo distal)
Síndrome leite-álcali
Hipervitaminose D
Hipercalcemia/hipercalciúria

Leitura sugerida

Suprarrenais

Bassignani MJ. Adrenal and retroperitoneal MR imaging. In: Brant WE, de Lange EE. *Essentials of Body MRI*. New York: Oxford University Press; 2012:194–215.

Bessell-Browne R, O'Malley ME. CT of pheochromocytoma and paraganglioma: risk of adverse events with IV administration of nonionic contrast material. *AJR Am J Roentgenol* 2007;188(4):970–997.

Garrett RW, Nepute JC, Hayek ME, Albert SG. Adrenal incidentalomas: clinical controversies and modified recommendations. *AJR Am J Roentgenol* 2016;206(6):1170–1178.

Lattein GE Jr, Sturgill ED, Tujo CA, et al. Adrenal tumors and tumor-like conditions in the adult: radiologic-pathologic correlation. *Radiographics* 2014;34(3):805–829.

Poghosyan T. Urinary Tract MR Imaging. In: Brant WE, de Lange EE. *Essentials of Body MRI*. New York: Oxford University Press; 2012:162–193.

Shin YR, Kim KA. Imaging features of various adrenal neoplastic lesions on radiologic and nuclear medicine imaging. *AJR Am J Roentgenol* 2015; 205(3):554–563.

Taffel M, Haji-Momenian S, Nikolaidis P, Miller FH. Adrenal imaging: a comprehensive review. *Radiol Clin North Am* 2012;50(2):219–243.

Wagner-Bartak NA, Baiomy A, Habra MA, et al. Cushing syndrome: diagnostic workup and imaging features, with clinical and pathologic correlation. *AJR Am J Roentgenol* 2017;209(1):19–32.

Rins

Al-Katib S, Shetty M, Jafri SM, Jafri SZ. Radiologic assessment of native renal vasculature: a multimodality review. *Radiographics* 2017;37(1):136–156.

Bai X, Wu CL. Renal cell carcinoma and mimics: pathologic primer for radiologists. *AJR Am J Roentgenol* 2012;198(6):1289–1293.

Bosniak MA. The Bosniak renal cyst classification: 25 years later. *Radiology* 2012;262(3):781–785.

Chung AD, Schieda N, Shanbhogue AK, Dilauro M, Rosenkrantz AB, Siegelman ES. MRI evaluation of the urothelial tract: pitfalls and solutions. *AJR Am J Roentgenol* 2016;207(6):W108–W116.

Das CJ, Ahmad Z, Sharma S, Gupta AK. Multimodality imaging of renal inflammatory lesions. *World J Radiol* 2014;6(11):865–873.

Ng CS, Wood CG, Silverman PM, Tannir NM, Tamboli P, Sandler CM. Renal cell carcinoma: diagnosis, staging, surveillance. *AJR Am J Roentgenol* 2008; 191(4):1220–1232.

Renal cell carcinoma TMN staging. https://www.cancer.org/cancer/kidney-cancer/detection-diagnosis-staging/staging.html.

Schieda N, Hodgdon T, El-Khodary M, Flood TA, McInnes MD. Unenhanced CT for the diagnosis of minimal-fat renal angiomyolipoma. *AJR Am J Roentgenol* 2014;203(6):1236–1241.

Surabhi VR, Menias CO, George V, Matta E, Kaza RK, Hasapes J. MDCT and MR Urogram Spectrum Of Congenital Anomalies Of The Kidney And Urinary tract diagnosed in adulthood. *AJR Am J Roentgenol* 2015;205(3):W294–W304.

Wolin EA, Hartman DS, Olson JR. Nephrographic and pyelographic analysis of CT urography: differential diagnosis. *AJR Am J Roentgenol* 2013; 200(6):1197–1203.

Wood CG 3rd, Stromberg LJ 3rd, Harmath CB, et al. CT and MR imaging for evaluation of cystic renal lesions and diseases. *Radiographics* 2015;35(1):125–141.

CAPÍTULO 48 ■ SISTEMA PIELOCALICIAL, URETERES, BEXIGA E URETRA

WILLIAM E. BRANT

Sistema pielocalicial e ureter

Técnicas de exame de imagem

Conforme está descrito no Capítulo 47, hoje em dia, a urotomografia computadorizada (uroTC) é a técnica de exame de imagem preferível para investigar hematúria e para triagem do sistema pielocalicial e ureteres. As imagens de tomografia computadorizada de múltiplos detectores (TCMD) com cortes finos são reformatadas nos planos longitudinais para conseguir demonstrar o sistema coletor de forma comparável à urografia excretora tradicional. A uroTC é um exame limitado por sua resolução espacial menor que a da urografia excretora, que se baseia na técnica de radiografia convencional (ver Figura 47.17, no Capítulo 47). A uroTC também tem limitações quando não há opacificação completa do sistema coletor e ureteres; contudo, a maior resolução de contraste e a demonstração dos tecidos moles fazem dela um exame diagnóstico de alta qualidade. A uroTC pode ser substituída pela urorressonância magnética (uroRM), que pode ser realizada com administração de gadolínio para uma possível avaliação completa, semelhante à conseguida com a uroTC. Entretanto, sempre que houver contraindicação à administração de contraste, a uroRM pode ser realizada sem contraste, usando imagens intensamente ponderadas em T2. O sinal hiperintenso gerado pela urina nos sistemas coletores, ureteres e bexiga é muito semelhante ao obtido em um exame com contraste (ver Figura 48.8, mais adiante).

A pielografia retrógrada realizada por cateterização cistoscópica do orifício ureteral seguida da injeção de contraste não depende da função renal, fornece imagens de alta qualidade dos ureteres e sistema coletor e é uma alternativa frequentemente utilizada pelos urologistas. Quando há um cateter de nefrostomia percutânea posicionado no sistema coletor, a pielografia anterógrada é outra opção disponível. A ultrassonografia (US) é a técnica de exame de imagem preferível como triagem de hidronefrose, mas tem limitações quanto à sua capacidade de demonstrar tumores uroepiteliais pequenos. A TCMD com cortes finos sem contraste oral ou intravenoso substituiu radiografias convencionais e urografia excretora na investigação diagnóstica de cálculos nos rins e ureteres.

Anatomia

Os túbulos coletores de uma pirâmide medular reúnem-se para formar um número variável de ductos papilares, que perfuram a papila e drenam dentro do receptáculo do sistema coletor, conhecido como *cálice menor*. A projeção de uma papila dentro do cálice tem formato cupuliforme. A parte afilada do cálice menor, que se projeta em torno dos lados de uma papila, é conhecida como *fórnice* calicinal. Os cálices compostos, geralmente encontrados nos polos renais, são formados pela projeção de duas ou mais papilas dentro do cálice. Já os *infundíbulos* estendem-se entre cálices menores e pelve renal, que é triangular e tem sua base dentro do seio renal. Seu ápice estende-se para fora e para baixo, para reunir-se com o ureter. A chamada *pelve extrarrenal* está localizada predominantemente fora do seio renal e é maior e mais distensível que a pelve intrarrenal mais comum, que fica circundada pela gordura do seio renal e outras estruturas (Figura 48.1). É uma variante normal, que não deve ser confundida com hidronefrose. Há variações incontáveis de tamanho e configuração dos cálices, além de formatos e aspectos da pelve renal.

Os ureteres têm adventícia fibrosa externa, em continuidade com a cápsula renal e adventícia da bexiga. A camada muscular responsável pela peristalse ureteral consiste em feixes musculares circulares externos e longitudinais internos. O revestimento mucoso de todo o sistema pielocalicial, ureteres e bexiga é o *epitélio de transição*, também referido como *uroepitélio*. Os ureteres entram na bexiga em um ângulo oblíquo e, quando a parede da bexiga se contrai, os orifícios ureterais ficam fechados. Os ureteres empurram a urina por peristalse ativa, que pode ser demonstrada à radioscopia ou à US. Jatos de urina opacificada por contraste são detectados frequentemente dentro da bexiga examinada por TC. Devido à peristalse, o diâmetro do ureter em determinado momento é amplamente variável. Há três pontos principais de estreitamento ureteral, nos quais cálculos

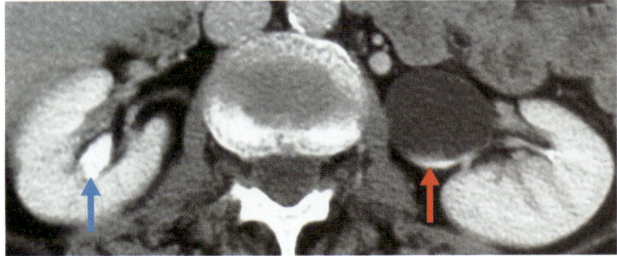

Figura 48.1 Pelve extrarrenal. A posição da pelve renal esquerda (*seta vermelha*) fora do seio renal permitia que ela fosse distendida por urina e ficasse maior que a pelve renal direita normal (*seta azul*). A pelve extrarrenal é uma variante normal, que não deve ser confundida com hidronefrose.

tendem a ficar impactados; são eles: junção ureteropélvica (JUP), região na qual o ureter cruza o rebordo pélvico e junção ureterovesical (JUV).

Anomalias congênitas

Duplicação ureteral. Ocorre em 1 a 2% da população em geral, sendo a duplicação unilateral seis vezes mais comum que a bilateral. A *regra de Weigert-Meyer* estabelece que, quando há duplicação ureteral completa, o ureter que drena o polo superior atravessa a parede vesical e se insere em posição inferomedial ao ureter que está posicionado normalmente e que drena o polo inferior (Figura 48.2). Nas mulheres, o ureter ectópico pode ter sua inserção na parte inferior da bexiga, no segmento superior da vagina ou na uretra. Nos homens, ele pode ter sua inserção na parte inferior da bexiga, na uretra prostática, nas vesículas seminais, no canal deferente ou no ducto ejaculatório. O ureter do polo superior frequentemente termina formando uma ureterocele ectópica, que reflete uma obstrução em sua inserção ectópica. O ureter do polo inferior tem a inserção em sua localização normal, no trígono vesical ou perto dele, e está sujeito a refluxo vesicoureteral em consequência da distorção de sua passagem na parede vesical pela ureterocele ectópica. ("Polo superior obstrui; polo inferior reflui".) Entre as complicações da duplicação completa incluem-se infecção do trato urinário, refluxo vesicoureteral e obstrução da JUP do sistema do polo inferior. Na infância, um refluxo para dentro do sistema coletor do polo inferior pode causar retrações fibróticas e deformação do polo renal inferior.

A uroTC e a uroRM frequentemente demonstram função precária ou perda funcional do sistema do polo superior obstruído (Figura 48.3). O sistema do polo inferior está deslocado em direção inferior e comumente tem aspecto de "lírio caído". Também pode haver evidência de nefropatia de refluxo no sistema do polo inferior. A dilatação cística do sistema do polo superior geralmente está associada ao adelgaçamento acentuado do parênquima renal. O ureter do polo superior em geral é tortuoso e dilatado. A ureterocele ectópica e seu ureter dilatado correspondente podem assemelhar-se a massa cística multisseptada na pelve.

Pelve renal bífida. Essa anomalia é demonstrada em 10% da população em geral. Pelves independentes drenam os polos superior e inferior e reúnem-se na JUP. Essa anomalia não tem consequências patológicas.

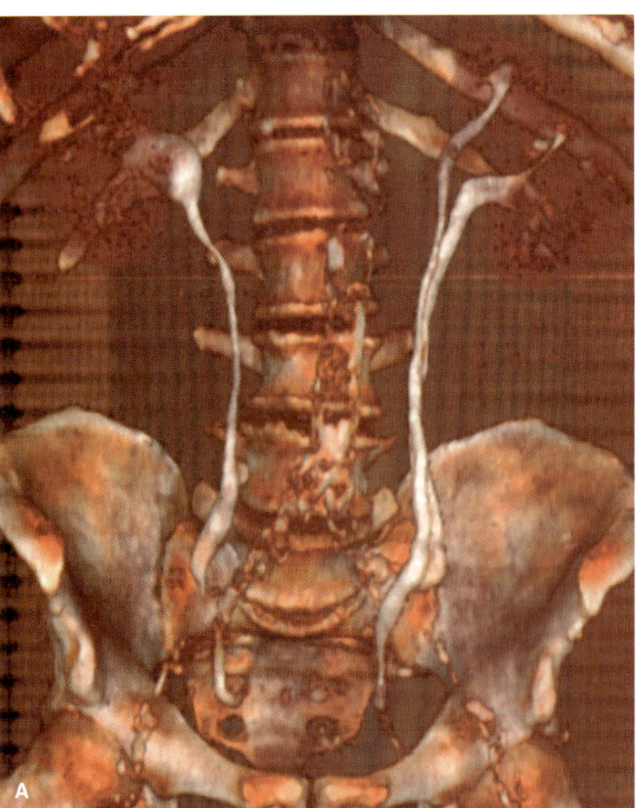

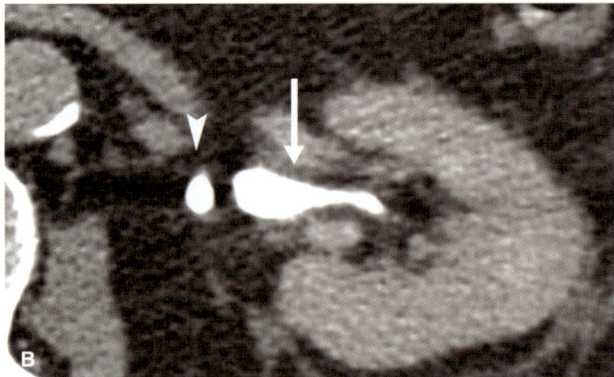

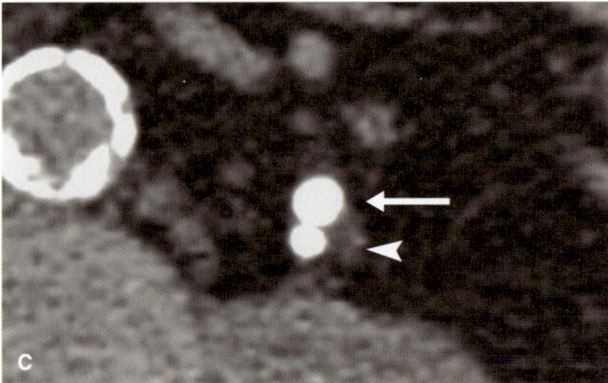

Figura 48.2 Duplicação ureteral. A. Essa imagem tridimensional reformatada da fase pielográfica de uma urotomografia computadorizada (uroTC) com cortes finos demonstrou duplicação completa do sistema coletor renal e ureter esquerdos. **B.** A imagem axial do mesmo exame mostrou que o ureter do polo superior (*ponta de seta*) fazia um *bypass* com a origem do ureter do polo inferior (*seta*). Embora o ureter do polo superior desse paciente tivesse inserção ectópica na parte inferior da bexiga, não havia obstrução. **C.** Essa imagem axial obtida no nível médio dos ureteres demonstrou que o ureter do polo inferior (*seta*) ocupava posição anterior ao ureter do polo superior (*ponta de seta*). Ureteres duplicados tendem a ter trajeto sinuoso à medida que descem até a bexiga.

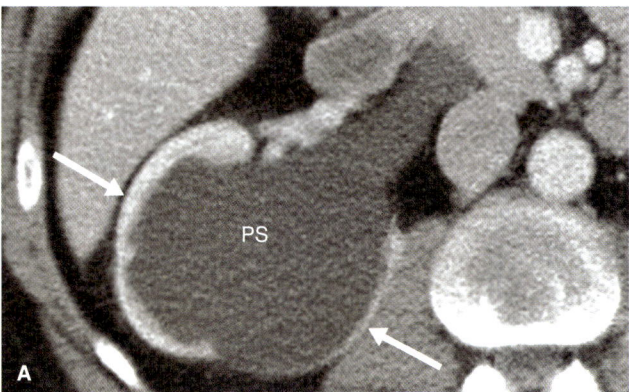 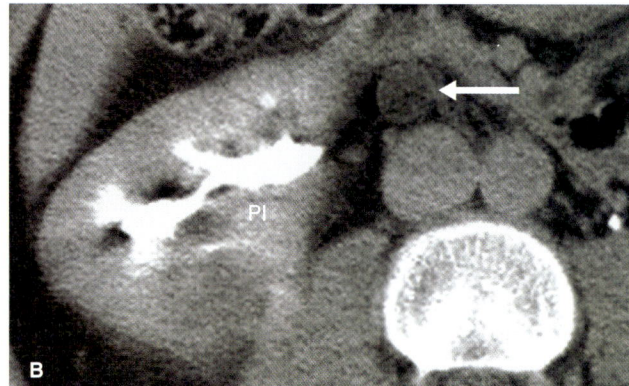

Figura 48.3 **Duplicação com obstrução. A.** Essa imagem de urotomografia computadorizada (uroTC) em fase pielográfica no nível do polo superior (*PS*) do rim direito demonstrou dilatação acentuada dos cálices, pelve renal e ureter. O parênquima do polo superior realçava pelo meio de contraste (*setas*), mas estava acentuadamente atrofiado. **B.** A imagem obtida no nível do polo inferior (*PI*) mostrou excreção de contraste dentro do sistema coletor do polo inferior sem dilatação. O ureter do polo superior acentuadamente dilatado (*seta*) passa pela origem do ureter do polo inferior.

Obstrução da junção ureteropélvica. É uma anomalia congênita comum, que pode passar despercebida até a idade adulta. O grau de hidronefrose e de atrofia do parênquima renal depende da gravidade da obstrução. Essa malformação é bilateral em 30% dos casos, mas frequentemente não é simétrica. A US demonstra dilatação pielocalicial, com estreitamento nitidamente definido na JUP. O ureter não está dilatado. Em 15 a 20% dos casos, a causa da obstrução é um vaso sanguíneo renal anômalo. A TCMD consegue demonstrar esse cruzamento com o vaso sanguíneo. Na maioria dos casos, não é possível demonstrar a causa exata.

Ureter retrocaval. É uma variante do desenvolvimento na qual o ureter direito passa por trás da veia cava inferior, no nível da vértebra L3 ou L4, e emerge à frente, entre a veia cava e a aorta, para voltar à sua posição normal. Essa condição está associada a graus variáveis de estase urinária e dilatação pieloureteral proximal. A anomalia é atribuída a uma falha da embriogênese da veia cava inferior, com persistência anormal da veia subcardinal direita à frente do ureter, em vez da veia supracardinal direita atrás do ureter.

Urolitíase

O uso rotineiro de TC sem contraste revolucionou a avaliação de urolitíase por exames de imagem e substituiu completamente as radiografias e urografia excretora convencionais na investigação diagnóstica de obstrução ureteral aguda por cálculos renais.

Nefrolitíase. É a formação de cálculos no sistema coletor do rim. Cerca de 10% da população em geral formam cálculos em alguma época da vida. Quantidades suficientes de oxalato ou fosfato de cálcio estão presentes em 80% dos cálculos renais radiopacos nas radiografias convencionais. A bruxita (2 a 4%) é um tipo especial de cálculo de fosfato de cálcio, que tende a recidivar rapidamente, quando os pacientes não são submetidos a tratamentos rigorosos. Os cálculos de bruxita são resistentes ao tratamento por litotripsia com ondas de choque. Os cálculos de estruvita (fosfato de magnésio e amônio), formados quando há urina alcalina e infecção, representam outros 5 a 15% dos cálculos renais e também são radiopacos nas radiografias. A estruvita é o componente mais comum dos cálculos coraliformes (Figura 48.4). Os cálculos de cistina representam 1 a 2% dos cálculos renais, são ligeiramente radiopacos e são detectados apenas nos pacientes com cistinúria congênita. Por fim, os cálculos de ácido úrico e xantina (5 a 15%) são radiotransparentes nas radiografias convencionais.

Uma das vantagens principais da TC sem contraste é que (praticamente) todos os cálculos são opacos nas imagens

(Tabela 48.1). A limitação principal dessa modalidade de exame é o tamanho diminuto do cálculo, em vez de seu coeficiente de atenuação. Uma atenuação alta no exame de TC (superior a 200 UH) torna fácil diferenciar entre cálculos e outras lesões do sistema coletor, inclusive tumores, hematoma, bolas fúngicas ou papilas desprendidas, que geralmente têm atenuação inferior a 50 UH. A TC de dupla energia tem sido usada com sucesso para determinar a composição química dos cálculos.

As complicações dos cálculos renais são obstrução urinária, estenose de ureter, infecção renal crônica e perda da função renal. Dor aguda no flanco é uma queixa frequente dos pacientes que buscam atendimento nos serviços de emergência. Cólicas renais (ou cólicas nefréticas) causadas por cálculo obstrutivo no ureter são a causa mais comum de dor aguda no flanco e uma das

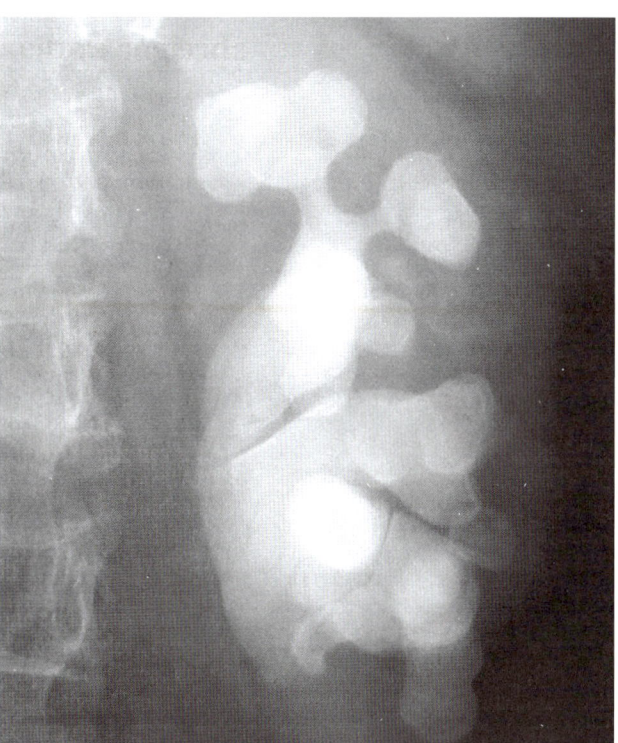

Figura 48.4 **Cálculo coraliforme.** Essa radiografia convencional (sem administração de qualquer contraste radiográfico) demonstrou um cálculo complexo, que formava um molde dentro do sistema coletor do rim esquerdo.

TABELA 48.1 Cálculos urinários.

■ COMPOSIÇÃO	■ FREQUÊNCIA	■ ASPECTO À RADIOGRAFIA CONVENCIONAL	■ ASPECTO À TC (COEFICIENTE DE ATENUAÇÃO)
Oxalato de cálcio	40 a 60%	Radiopaco	Opaco (1.700 a 2.800 UH)
Fosfato de cálcio	20 a 60%	Radiopaco	Opaco (1.200 a 1.600 UH)
Bruxita	2 a 4%	Radiopaco	Opaco (1.700 a 2.800 UH)
Ácido úrico	5 a 10%	Radiotransparente	Opaco (200 a 450 UH)
Estruvita	5 a 15%	Radiopaco	Opaco (600 a 900 UH)
Cistina	1 a 25%	Ligeiramente radiopaco	Opaco (600 a 1.100 UH)
Cálculo de indinavir	Apenas em pacientes HIV-positivos, recebendo indinavir	Radiotransparente	Atenuação de partes moles (15 a 30 UH)

Adaptada de Kambadakone AR, Eisner BH, Catalano AO, Sahani DV. New and evolving concepts in the imaging and management of urolithiasis: urologists' perspective. *Radiographics*. 2010;30:603-623.

considerações principais no diagnóstico baseado em exames de imagem. Embora a maioria dos cálculos seja detectada por radiografias convencionais, dificuldades de confirmar a posição da calcificação no ureter e diferenciá-los de outras calcificações limitam a sensibilidade das radiografias no diagnóstico a cerca de 45%, com especificidade de apenas 77%. Por outro lado, a TC sem contraste tem sensibilidade de 97% e especificidade de 96% aos cálculos ureterais. Em comparação, a US tem sensibilidade de apenas 24% no diagnóstico de cálculos urinários. Outra vantagem da TC sem contraste na investigação diagnóstica de dor aguda no flanco é que ela pode demonstrar outras lesões, além de um cálculo de ureter. Entre as diversas possibilidades, estão apendicite aguda, hérnia encarcerada, cisto de ovário, diverticulite e pielonefrite.

TC sem contraste para detectar cálculos renais. Consiste em uma TCMD do trato urinário realizada sem contraste oral ou intravenoso, cujo objetivo é detectar e avaliar o volume de cálculos ureterais obstrutivos (Figura 48.5). A TCMD com recurso de aquisição de cortes finos (cerca de 1 mm) é ideal para essa indicação. Quase todos os cálculos são visíveis à TC sem contraste como fragmentos opacos, ovais ou geométricos, com coeficiente de atenuação alto (superior a 200 UH) (ver Tabela 48.1). Os cálculos aparecem como pontos brancos nas imagens de TC exibidas com ajustes de janela para partes moles. A única exceção é a atenuação baixa (15 a 30 UH) dos cálculos associados ao tratamento de pacientes HIV-positivos com indinavir. Esses cálculos podem causar obstrução ureteral, mas devem ser considerados apenas nessa condição clínica muito específica.

O aspecto clássico de ureterolitíase é um cálculo com coeficiente de atenuação alto dentro do ureter, com dilatação proximal e contração distal deste ureter. Um halo de tecidos moles ao redor do cálculo (*sinal do halo de tecidos*) confirma que o cálculo está localizado dentro do ureter. As anormalidades sugestivas de obstrução ureteral são as seguintes: dilatação discreta do sistema pielocalicial e ureter (maior que 3 mm) proximal ao cálculo; redução discreta da atenuação do rim afetado em consequência do edema; e faixas de tecidos moles perinéfricos, que representam edema das gorduras perinéfrica e periureteral. As imagens reformatadas nos planos sagital e coronal ajudam a confirmar esse diagnóstico. Coleções focais de líquido perinéfrico representam ruptura de fórnice, causada por obstrução grave combinada com débito urinário volumoso. As condições que podem dificultar esse diagnóstico são: (a) cistos peripélvicos ou pelve extrarrenal semelhante à hidronefrose; (b) faixas preexistentes na gordura perinéfrica causadas por inflamação pregressa, especialmente comuns nos pacientes idosos; (c) calcificações ateroscleróticas; (d) eliminação recente de cálculos, sem que haja outro cálculo na ocasião; e (e) flebólito.

Este último é uma calcificação dentro de veias trombosadas, especialmente comuns na pelve. A diferenciação entre flebólito e cálculo baseia-se nas seguintes considerações: (a) localização fora do trajeto do ureter; (b) "sinal do halo de tecidos" negativo; (c) *sinal da cauda* positivo (ou seja, uma faixa tubular que se estende a partir da calcificação e representa uma veia trombosada); e (d) coeficiente de atenuação relativamente baixo dos flebólitos (em média, 160 UH). A probabilidade de que uma calcificação seja flebólito é menor que 3% quando o coeficiente de atenuação é superior a 300 UH. A atenuação alta nas pirâmides renais é um sinal de desidratação e não deve ser confundida com cálculos. Quando possuem menos de 6 mm de diâmetro, os cálculos têm mais probabilidade de passar espontaneamente pelo ureter ao longo de 6 semanas. Quando são maiores que 6 mm, têm mais tendência a ficar alojados no ureter e necessitar de alguma intervenção para que sejam retirados. Como mencionado antes, cálculos são detectados mais comumente em três pontos de estreitamento ureteral.

Hidronefrose

Hidronefrose. É a dilatação do trato urinário superior. Apesar de não ser o mesmo que uma obstrução, algumas de suas causas estão descritas nesta seção. Os termos *caliectasia*, *pielectasia* e *ureterectasia* são mais precisos para descrever a dilatação desses segmentos do trato urinário. A US é modalidade de exame excelente como triagem para detectar dilatação das vias urinárias.

Cistos peripélvicos. Simulam hidronefrose nas imagens de TC sem contraste, RM e US e formam cistos múltiplos ou multilobados, que ocupam o seio renal e contêm líquido claro, podendo ter origem linfática ou pós-traumática. Em vista dos limites exíguos do seio renal, à medida que crescem, esses cistos formam projeções arredondadas, que se assemelham à pielectasia e à caliectasia. Nas imagens de TC, cistos peripélvicos têm atenuação baixa, semelhante à urina. Na RM, o líquido cístico é hipointenso em T1 e hiperintenso em T2. À US, esses cistos têm paredes finas e são anecoicos (ver Figura 50.52, no Capítulo 50). Com o enchimento das estruturas do sistema coletor pelo contraste, esse diagnóstico torna-se evidente: os sistemas coletores realçados estão estirados, estreitados e deslocados pela massa cística formada no seio renal. Cistos peripélvicos são assintomáticos e não precisam ser monitorados.

Obstrução. As causas de obstrução são cálculos, estenose, tumor e compressão extrínseca. O grau de dilatação causada pela obstrução é variável, mas, em geral, quanto mais proximal e persistente for a obstrução, maior será o grau de dilatação (Figura 48.6). A obstrução aguda causada por um cálculo impactado frequentemente causa dilatação mínima. A US demonstra

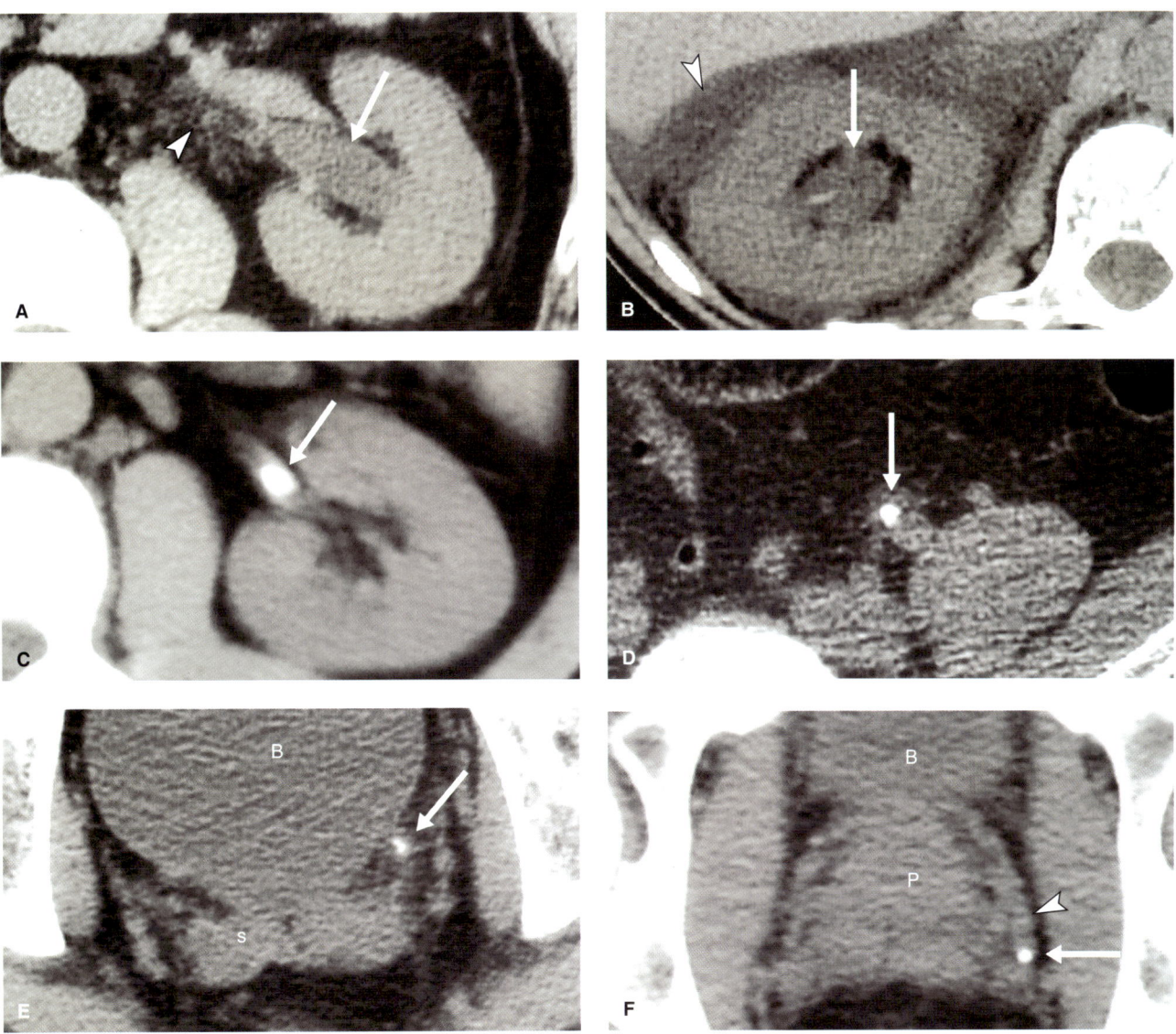

Figura 48.5 TC sem contraste para cálculo renal. A. Esta imagem de tomografia computadorizada (TC) obtida no nível dos rins de um paciente com dor no flanco esquerdo demonstrou dilatação discreta da pelve renal (*seta*). Na gordura adjacente à pelve renal, havia faixas de edema (*ponta de seta*). **B.** Esta imagem de TC de outro paciente com cálculo no ureter distal mostrou hidronefrose discreta (*seta*) associada a acúmulo de líquido no espaço perinéfrico (*ponta de seta*). Essas alterações indicavam ruptura do sistema coletor em um dos fórnices, resultado de obstrução avançada e débito urinário alto. **C.** Esse paciente tinha um cálculo (*seta*) na junção ureteropélvica. A inexistência de hidronefrose ou edema na gordura perinéfrica indicava que a obstrução era muito leve. Observe que o halo de tecidos ao redor do cálculo estava ligeiramente obscurecido por artefato de reverberação, gerado pelo cálculo com coeficiente de atenuação muito alto. **D.** Esse cálculo de ureter esquerdo (*seta*) estava impactado no nível do rebordo pélvico. Observe o formato irregular típico dos cálculos renais. O halo de densidade de partes moles ao redor representava um edema da parede ureteral ("sinal do halo de tecidos"). **E.** Essa imagem de TC obtida no nível das vesículas seminais (*s*) mostrou um cálculo hiperdenso (*seta*) no ureter esquerdo distal. O "sinal do halo de tecidos" era evidente. "Todos" os cálculos urinários aparecem "brancos" nas imagens de TC ajustadas em janelas de partes moles. **F.** Uma imagem mais distal no nível da base da próstata (*P*) demonstrou um flebólito (*seta*), que não deve ser confundido com cálculo ureteral. A localização desse flebólito era inferior ao nível do ureter distal, e a calcificação não tinha "sinal do halo de tecidos". A estrutura tubular (*ponta de seta*) que se estendia da calcificação era uma veia trombosada (sinal da cauda). B, bexiga.

hidronefrose como separação da ecogenicidade do seio renal normal pela urina anecoica no sistema coletor. Os cálices ficam dilatados e retificados e parecem comunicar-se com a pelve renal dilatada. As pirâmides medulares podem ser hipoecoicas (especialmente nas crianças) e devem ser diferenciadas de cálices dilatados. As pirâmides são mais periféricas, estão circundadas por córtex mais ecogênico e não se comunicam com a pelve renal. Os sinais de obstrução nas imagens de TCMD pós-contraste (Figura 48.7) são os seguintes: nefrograma progressivamente mais denso com o transcorrer do tempo, atraso no aparecimento de contraste dentro do sistema coletor e sistema pielocalicial e ureter dilatados até o ponto de obstrução. Um *refluxo*

pielossinusal pode ser causado por ruptura de um fórnice em consequência da diurese induzida pelo contraste, combinada com pressão hidrostática alta no sistema pielocalicial obstruído. A urina e o contraste extravasam para dentro do seio renal e do espaço perirrenal. Também pode haver demora em contrastar o rim obstruído e deposição do meio de contraste, formando nível líquido, com a urina não contrastada superiormente ao meio de contraste, mais denso. Em geral, é possível demonstrar localização e causa da obstrução (Figura 48.8).

Pionefrose. É a infecção de um rim obstruído, que pode causar destruição rápida do parênquima renal e deve ser tratada imediatamente por eliminação da obstrução, com colocação

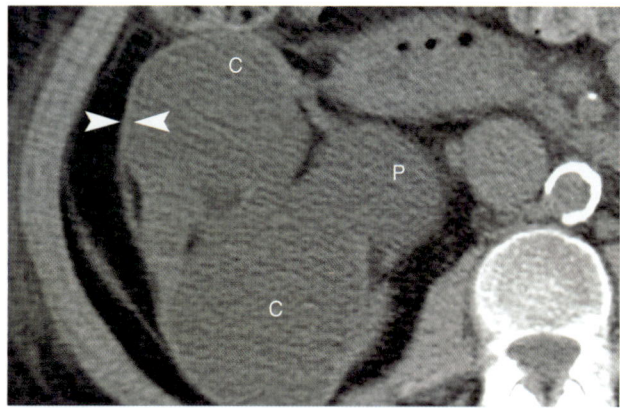

Figura 48.6 Obstrução crônica. Essa imagem de tomografia computadorizada (TC) sem contraste para avaliação de um cálculo renal demonstrou dilatação acentuada dos cálices (*C*) e da pelve renal (*P*). O parênquima renal (*entre as pontas de seta*) estava acentuadamente afilado. Uma cintigrafia renal realizada em seguida mostrou que o rim direito não era funcional. Essas anormalidades sugeriam obstrução proximal crônica grave.

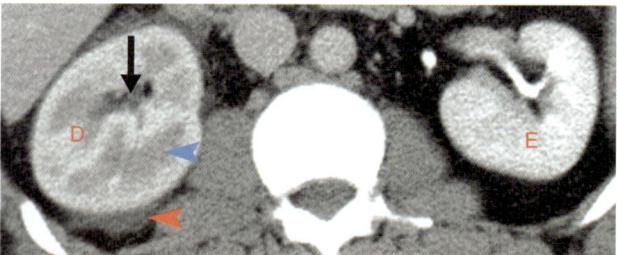

Figura 48.7 Obstrução do rim direito. Essa imagem de urotomografia computadorizada (uroTC) TC na fase pielográfica demonstrou preenchimento da pelve renal do rim esquerdo (*E*) pelo contraste, nesse exame realizado 4 minutos depois da injeção de contraste intravenoso. O rim direito (*D*) mostrou excreção mais lenta com realce pelo contraste apenas no córtex. A medula (*ponta de seta azul*) não foi realçada e o sistema coletor (*seta*) não foi contrastado. O paciente apresentava obstrução grave por conta de um cálculo impactado na junção ureterovesical. Observe a presença de líquido perirrenal (*ponta de seta vermelha*), indicando ruptura do cálice obstruído no nível do fórnice. A ruptura foi provocada pelo alto débito renal no contexto da obstrução grave.

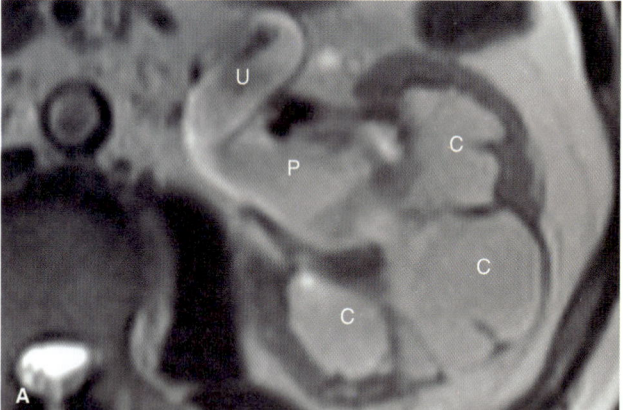

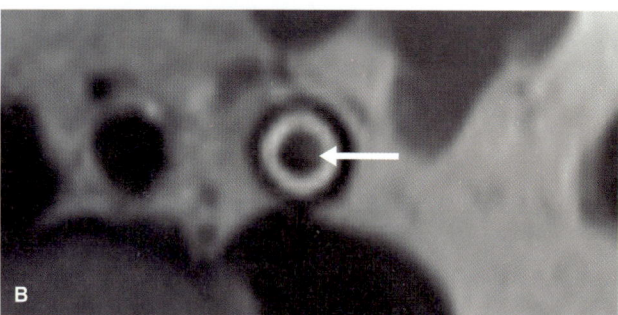

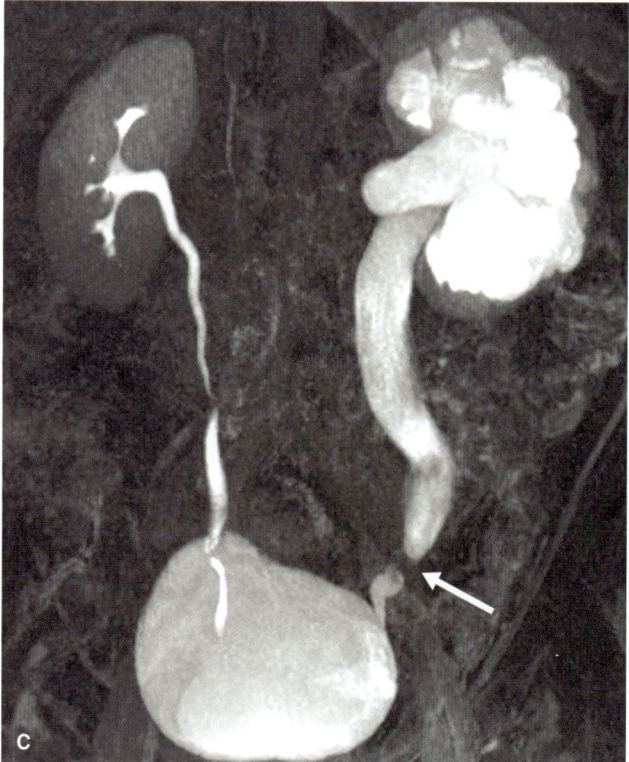

Figura 48.8 Obstrução crônica causada por um cálculo ureteral. A. Essa imagem de ressonância magnética (RM) ponderada em T2, no plano axial, demonstrou hidronefrose grave com dilatação dos cálices (*C*), pelve renal (*P*) e ureter (*U*). **B.** Essa imagem axial ponderada em T2 do ureter distal mostrou o cálculo (*seta*) como um foco preto destituído de sinal, circundado por urina brilhante confinada pela parede hipointensa do ureter. **C.** Essa imagem coronal de RM ponderada em T1 obtida cerca de cinco minutos depois da injeção intravenosa de gadolínio mostrou o rim esquerdo obstruído, o rim direito e a bexiga normais e um cálculo obstrutivo (*seta*) no ureter esquerdo distal. Essa imagem ilustra a utilização de uro RM sem contraste e pós-contraste.

de *stent* ureteral ou tubo de nefrostomia e uso de antibióticos. Nos casos clássicos, a US demonstra sistema coletor dilatado e preenchido com pus ecogênico e com fragmentos depositados. Também podem ser demonstrados cálculos com sombra acústica posterior. A TC é melhor que a US para demonstrar a localização e a causa da obstrução, exibindo o espessamento (maior que 2 mm) da parede do sistema coletor renal e urina com atenuação mais alta que o normal, o que indica presença de pus.

Refluxo vesicoureteral. É a causa frequente de hidronefrose em crianças. A anormalidade principal é um túnel ureteral anormal na JUV e infecção coexistente das vias urinárias depois que a urina infectada reflui e ascende da bexiga para o ureter. Nos adultos, o refluxo vesicoureteral geralmente está associado à bexiga neurogênica ou à obstrução do trato de saída vesical. O refluxo crônico da urina infectada até o nível do rim causa nefropatia de refluxo. A doença é confirmada por demonstração de enchimento retrógrado dos ureteres durante uretrocistografia miccional ou cistografia radionuclídica.

Megaureter congênito. Ocorre quando um segmento aperistáltico do ureter distal com 5 a 40 mm de comprimento causa obstrução funcional e dilatação do ureter proximal maior que 7 mm. O segmento aperistáltico do ureter apresenta estreitamento suavemente afilado, sem evidência de obstrução mecânica.

***Síndrome do ventre em ameixa-seca (síndrome de* prune belly).** Também conhecida como síndrome de Eagle-Barrett, é uma doença congênita evidenciada por agenesia da musculatura da parede abdominal, anomalias do trato urinário e criptorquidia. Quase todos os pacientes são do sexo masculino. Os ureteres são acentuadamente tortuosos e dilatados, a bexiga é grande e distendida e a uretra posterior é dilatada.

Poliúria. Quando secundária a diurese profusa e diabetes insípido, pode causar hidronefrose leve a grave.

Massa ou falha de enchimento do sistema pielocalicinal ou ureter

Cálculos. São a causa mais frequente de falhas de enchimento do sistema coletor ou ureter. A maioria dos cálculos (mais de 85%) é radiopaca nas radiografias convencionais. A TC sem contraste demonstra quase todos os cálculos como fragmentos hiperdensos com coeficiente de densidade superior a 200 UH. A presença de contraste no sistema coletor geralmente dificulta a demonstração à TC. Nas imagens de RM, os cálculos aparecem como focos destituídos de sinal dentro do sistema coletor (ver Figura 48.8).

Trombos sanguíneos. Formam falhas de enchimento radiotransparente, que podem ser diferenciadas de tumores de tecidos moles, porque mostram alteração em seu aspecto com o transcorrer do tempo. Em geral, os coeficientes de atenuação variam de 40 a 80 UH (Figura 48.9).

Carcinoma de células transicionais (CCT). Representa 85 a 90% de todos os tumores uroepiteliais e é a segunda neoplasia maligna renal primária mais comum (10% de todos os tumores renais malignos). A maioria (85% dos casos) tem padrão de crescimento papilífero, formando massas exofíticas e polipoides aderidas à mucosa por um pedículo. Essas lesões causam falhas de enchimento bem demarcadas no sistema coletor (Figura 48.10) ou ureter. Um padrão pontilhado de contraste dentro dos interstícios da lesão papilar é típico. Os CCTs não papilares são nodulares ou planos e tendem a ser infiltrantes e agressivos. Eles causam estenoses do sistema coletor ou ureter, em vez de formar massa focal. A maioria dos CCTs desenvolve-se em homens, em uma proporção de 4:1, de 60 anos ou mais. Vários compostos químicos usados nas indústrias têxtis e na fabricação de plásticos, fármacos (inclusive ciclofosfamida e fenacetina), estase urinária crônica ("rim em ferradura") e tabagismo desempenham um papel importante na etiologia desses tumores. A maioria das metástases de CCT afeta linfonodos regionais, fígado, pulmão e ossos. Esse tumor mostra forte tendência a formar várias lesões simultâneas. Pacientes com CCT do trato urinário superior têm tumores multicêntricos em 20 a 44% dos casos, enquanto pacientes com CCT ureteral também formam CCT vesical em 20 a 37% dos casos. Um exame cuidadoso de todo o trato urinário é essencial, tanto por ocasião do diagnóstico inicial quanto durante seu seguimento. O tratamento padronizado para CCT do trato urinário superior é nefroureterectomia total com excisão de uma parte da bexiga ao redor do orifício ureteral.

O CCT do trato urinário superior tem três aspectos típicos à TC: massa intraluminal focal (Figura 48.10); espessamento da parede e estreitamento do lúmen do ureter ou sistema coletor (Figura 48.11); e massa infiltrando o seio renal e parênquima do rim (Figura 48.12). Os tumores ureterais causam anormalidades

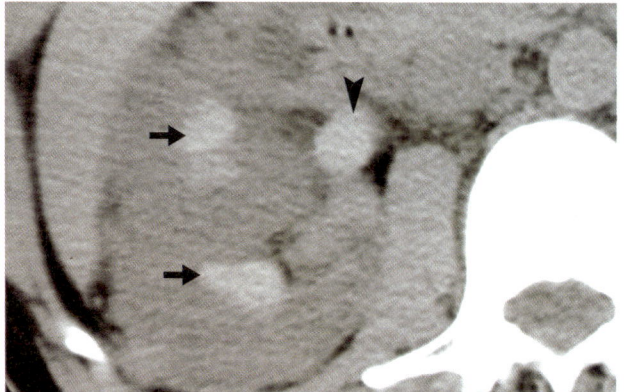

Figura 48.9 **Hemorragia no sistema coletor.** Essa imagem de tomografia computadorizada (TC) sem contraste para avaliação de cálculo renal de um paciente com dor aguda no flanco direito demonstrou que os cálices (*setas curtas*) e a pelve renal (*ponta de seta*) estavam preenchidos por material hiperdenso (coeficiente de atenuação de 55 UH). O paciente usava doses de anticoagulantes acima da faixa terapêutica e teve hemorragia dentro do sistema coletor do rim direito.

semelhantes (Figura 48.13), mas tendem a ser menores durante a apresentação, porque causam obstrução ureteral na fase inicial. Nas imagens de TC sem contraste, o coeficiente de atenuação do CCT varia de 8 a 30 UH e parece ser ligeiramente hiperdenso tanto em comparação com a urina quanto com o parênquima renal não contrastado (Figura 48.14). O coeficiente de atenuação muito mais baixo do CCT permite diferenciá-lo claramente de cálculos (superior a 200 UH) e, em geral, de trombos sanguíneos (40 a 80 UH). A maioria das massas focais é pequena (5 a 10 mm). Um realce geralmente suave depois da administração de contraste intravenoso confirma neoplasia. O espessamento da parede e o estreitamento do lúmen em geral são simétricos e mostram realce brando depois da administração de contraste, mas não são específicos, nem podem ser demonstrados depois da eliminação de cálculos, hemorragia ou infecção. Uma biopsia dirigida por ureteroscopia geralmente é necessária. No rim, a forma infiltrante e agressiva do CCT estende-se da pelve renal para dentro do seio renal e parênquima do rim, embora preserve o contorno renal (ver Figura 48.12). A TC é usada para estadiar o tumor demonstrando sua extensão, incluindo invasão do rim ou estruturas adjacentes, linfadenopatia e metástases a distância.

Na RM, o CCT geralmente é isointenso em comparação com a medula renal nas imagens ponderadas em T1. Tumores pequenos podem passar despercebidos, enquanto tumores grandes invadem a gordura do seio renal e infiltram o parênquima

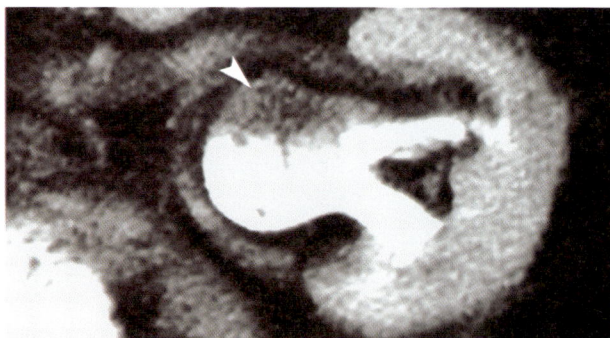

Figura 48.10 **Carcinoma de células transicionais na pelve renal, massa intraluminal.** Esta imagem de urotomografia computadorizada (uroTC) na fase pielográfica demonstrou massa intraluminal (*ponta de seta*) na pelve renal esquerda. Essa lesão era um carcinoma de células transicionais papilífero.

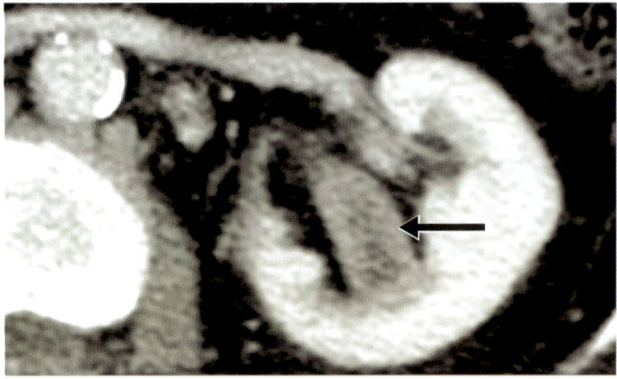

Figura 48.11 Carcinoma de células transicionais na pelve renal, espessamento das paredes. Esta imagem de urotomografia computadorizada (uroTC) na fase nefrográfica demonstrou espessamento mural circunferencial (*seta*) da pelve renal causada por um carcinoma de células transicionais.

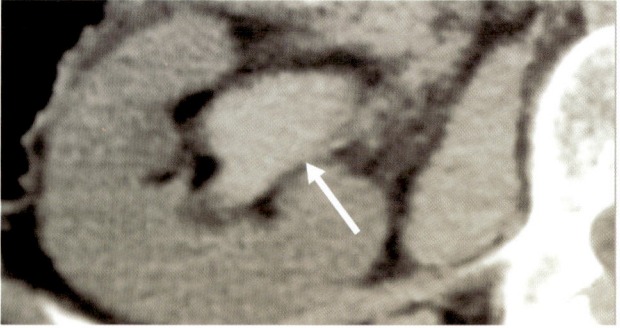

Figura 48.14 Carcinoma de células transicionais à tomografia computadorizada (TC) sem contraste. Esta imagem de TC sem contraste para avaliação de cálculo renal demonstrou massa com coeficiente de atenuação intermediário (*seta*), que distendia a pelve renal direita. O diagnóstico diferencial estava entre trombo sanguíneo e tumor. A biopsia dirigida por ureteroscopia demonstrou carcinoma de células transicionais.

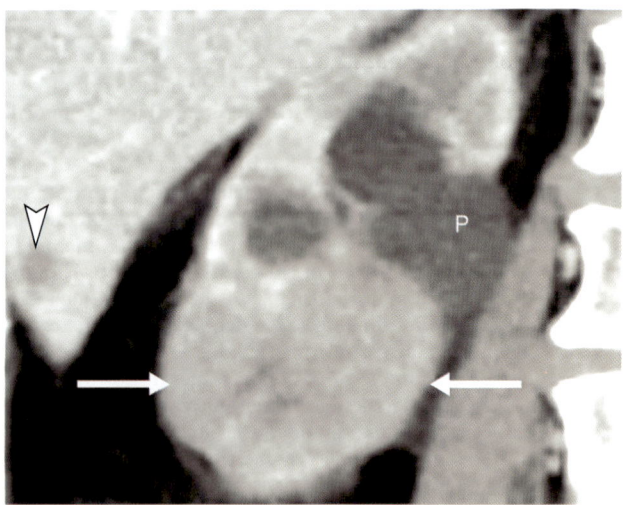

Figura 48.12 Carcinoma de células transicionais na pelve renal, tumor infiltrativo. Esta imagem coronal reformatada da urotomografia computadorizada (uroTC) na fase pielográfica demonstrou um tumor com realce (entre as *setas*), que infiltrava o sistema coletor e o parênquima renal do polo inferior do rim direito. Observe que o tumor infiltrante não distorcia o contorno do rim, mas obstruía o sistema coletor do polo superior e a pelve (*P*), causando hidronefrose. Também havia metástase evidente no fígado (*ponta de seta*). A biopsia confirmou carcinoma de células transicionais em estágio IV.

do rim. Nas imagens ponderadas em T2, o CCT é delineado pela urina hiperintensa dentro do sistema coletor. O tumor em si tem sinal de intensidade intermediária. O realce nas imagens pós-contraste indica tumor e diferencia entre o CCT e trombos sanguíneos. Imagens de subtração podem ser necessárias para demonstrar realce de um CCT. Quando está localizado na pelve renal ou no infundíbulo, o CCT frequentemente causa caliectasia proximal.

A US demonstra CCT renal como massa ligeiramente hipoecoica ou hiperecoica bem demarcada dentro do seio renal. Lesões pequenas podem ser sutis e passam facilmente despercebidas. Em termos gerais, a US é menos sensível para detectar um CCT que a uroTC ou a uroRM. A ausência de sombra acústica posterior originada da lesão geralmente permite diferenciar o tumor de um cálculo, embora alguns tumores de alto grau possam formar sombras acústicas.

A pielografia retrógrada ou urografia excretora demonstra o tumor como uma falha de enchimento intraluminal dentro do sistema coletor ou ureter contrastado, podendo ser irregular, pontilhada ou lisa. Um cálice suprimido ou "amputado", por estar totalmente obstruído pelo tumor, não é preenchido pelo contraste administrado por via retrógrada. Os tumores também podem causar estenoses focais e lesões com aspecto de "maçã mordida" nos ureteres. Os tumores ureterais podem formar o sinal da "taça de champanhe" (Figura 48.15) com dilatação ureteral distal a uma falha de enchimento, o que permite diferenciar entre tumor e cálculo impactado no ureter, causando espasmo e estreitamento distais.

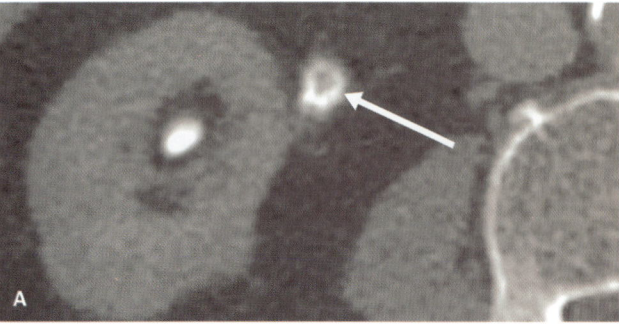

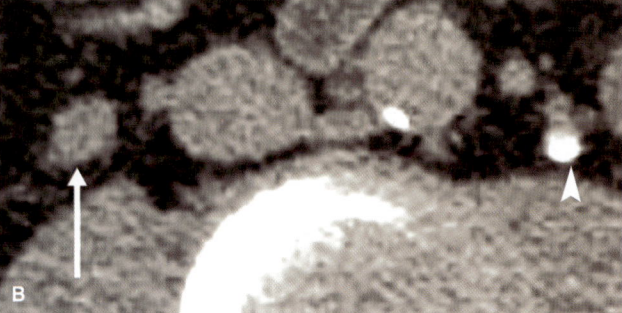

Figura 48.13 Carcinoma de células transicionais no ureter. A. Esta imagem de urotomografia computadorizada (uroTC) na fase pielográfica de um paciente com hematúria demonstrou massa polipoide evidenciada como falha de enchimento (*seta*) no ureter direito proximal. A biopsia confirmou carcinoma de células transicionais. **B.** Esta imagem de TC pós-contraste de outro paciente mostrou dilatação do ureter direito (*seta*) com bordas mal definidas e foi obtida no nível de uma estenose ureteral. Acima desse nível, o ureter estava distendido e cheio de contraste. O CCT foi confirmado à cirurgia. O ureter esquerdo (*ponta de seta*) foi preenchido por contraste e tinha aspecto normal.

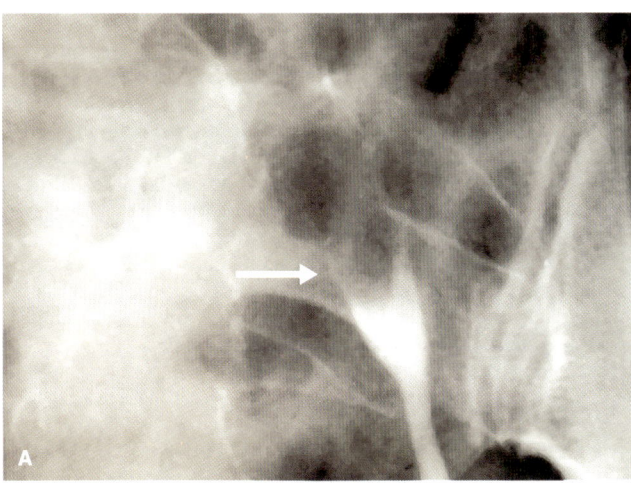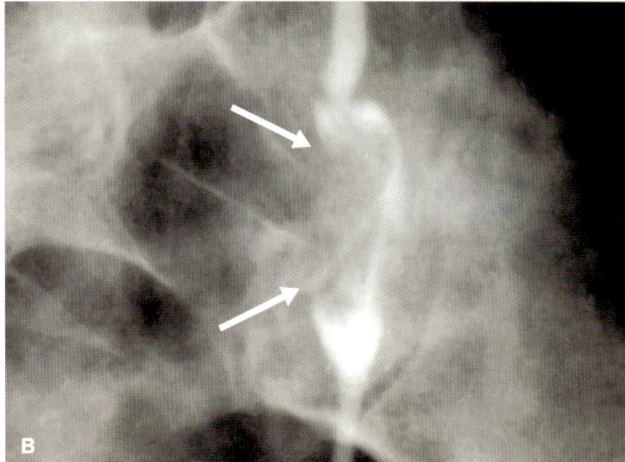

Figura 48.15 Carcinoma de células transicionais no ureter. A. Esta imagem de ureterografia retrógrada demonstrou alargamento do ureter (*seta*) distal a um tumor obstrutivo. O ureter distal tinha configuração de "taça de champanhe" em razão do crescimento lento do tumor. **B.** A administração de mais contraste mostrou a extensão completa do tumor (*entre as setas*).

Carcinoma de células escamosas. Representa 10% dos tumores uroepiteliais. Uma infecção crônica, cálculos e o uso excessivo de fenacetina são os fatores predisponentes principais. A maioria dos tumores forma lesões infiltrantes com disseminação superficial e causa estenose ou falhas de enchimento sutis. Nos exames de imagem, o aspecto do carcinoma de células escamosas não pode ser diferenciado de um CCT.

Metástases. São causa rara de massa no sistema coletor. As origens comuns do tumor primário são mama, pele (melanoma), pulmão, estômago e cérvice.

Necrose papilar. Significa a necrose isquêmica das pontas das pirâmides medulares. As causas são infecção, tuberculose, traço e doença falciformes, diabetes e nefropatia causada por analgésicos. Papilas necróticas podem permanecer no lugar ou desaparecer, resultando no acúmulo de contraste na papila ou retificação do cálice (Figura 48.16). Papilas desprendidas podem obstruir o ureter e causar cólica renal.

Pólipo fibroepitelial. Trata-se de um pólipo fibroso benigno coberto por epitélio de transição e é mais comum em homens adultos jovens. O pólipo é móvel e fica pendurado na mucosa por um pedículo fino e longo.

Pielouterite cística. É um processo benigno, evidenciado por formação de cistos submucosos associados à infecção urinária crônica. O aspecto típico é de várias falhas de enchimento ureterais pequenas (2 a 3 mm), lisas e arredondadas. Cistos na pelve renal tendem a ser maiores (até 2 cm).

Leucoplaquia. É um distúrbio inflamatório raro do uroepitélio associado a infecção crônica das vias urinárias e cálculos. A metaplasia escamosa com queratinização e descamação forma placas irregulares na pelve renal, no ureter proximal e na bexiga. Um sinal clínico fundamental é a eliminação de flocos de epitélio descamado na urina. Leucoplaquia é considerada uma condição pré-maligna quando se forma na bexiga, mas não no ureter.

Malacoplaquia. Trata-se de outro distúrbio granulomatoso inflamatório raro do uroepitélio associado à infecção crônica, principalmente por *Escherichia coli*. Os nódulos submucosos lisos formados por histiócitos originam outros nódulos lisos no ureter distal e na bexiga. Essa condição não é pré-maligna, mas pode ser agressiva e estender-se para fora do sistema urinário.

Estenose do sistema pielocalicial ou do ureter

Estenose é um estreitamento fixo do sistema pielocalicial ou do ureter. O diagnóstico de estenose ureteral nunca deve ser estabelecido, a menos que haja dilatação do ureter ou da pelve acima do ponto de estreitamento. A peristalse ativa e várias dobras e curvas normais do ureter assemelham-se às estenoses, mas não têm estreitamento fixo com dilatação proximal.

Inflamação por cálculo. Um cálculo impactado pode causar inflamação, que acarreta retrações e fibrose, resultando em estenose.

Estenoses pós-traumáticas. Causadas por procedimentos cirúrgicos e instrumental.

Tumor uroepitelial. Nos casos típicos, o CCT com padrão de crescimento infiltrativo forma estenoses no sistema coletor ou ureteres. Esses tumores representam 15% dos CCTs. Em geral, o carcinoma de células escamosas causa estenoses da pelve ou do ureter.

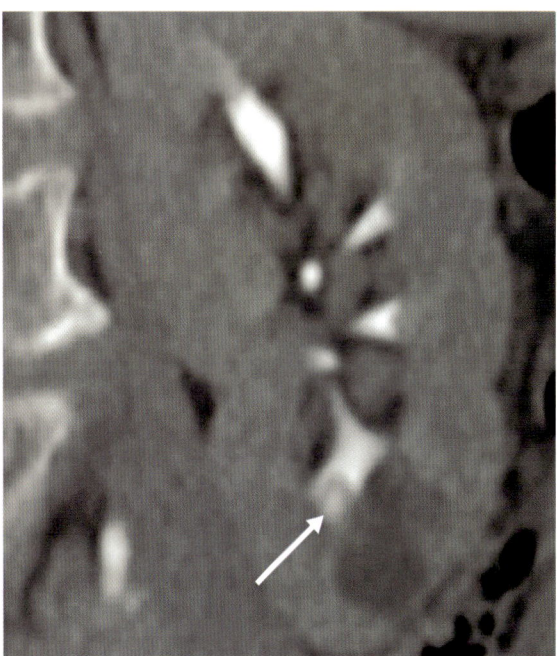

Figura 48.16 Necrose papilar. Esta imagem coronal reformatada de urotomografia computadorizada (uroTC) na fase pielográfica demonstrou um foco de necrose papilar (*seta*) preenchido por contraste no polo inferior.

Tuberculose e esquistossomose. São dois processos inflamatórios crônicos, que se caracterizam por fibrose e estenoses. Com base nos exames de imagem, pode ser difícil diferenciá-los de um CCT, mas esses diagnósticos são sugeridos pela história clínica.

Compressão extrínseca. É uma causa frequente de estenose quando provocada por um tumor ou processos inflamatórios. Entre as causas estão linfoma, carcinoma de colo uterino ou de intestino grosso, endometriose, doença de Crohn, diverticulite e doença inflamatória pélvica.

Cavidades papilares

Divertículos calicinais. Consistem em cavidades revestidas por uroepitélio no parênquima renal, que se comunicam com o fórnice de um cálice adjacente por meio de um canal estreito (Figura 48.17). Podem ser congênitos, originar-se de um resquício do botão ureteral embrionário ou adquiridos depois de infecção, refluxo ou ruptura de um cisto.

Necrose papilar. Pode formar cavidades nas extremidades das papilas, que se enchem de contraste nos exames contrastados por acesso anterógrado ou retrógrado (ver Figura 48.16). Cavidades maiores causam retificação dos cálices.

Bexiga

Técnicas de exame de imagem

Em geral, a uroTC é o primeiro exame de imagem realizado para investigar hematúria. Imagens da bexiga vazia e parcialmente preenchida por contraste são obtidas e podem demonstrar algumas lesões vesicais. Contudo, lesões pequenas (menores que 5 mm) e as que se localizam na base da bexiga (perto da próstata e uretra) facilmente passam despercebidas. Na maioria dos casos, é necessário realizar cistoscopia direta, de forma a concluir uma avaliação diagnóstica completa. A biopsia guiada por cistoscopia estabelece o diagnóstico definitivo das lesões detectadas nos exames de imagem ou por cistoscopia. A TC e a RM são técnicas usadas no estadiamento de neoplasias vesicais diagnosticadas.

A cistografia convencional realizada por instilação de contrastes diretamente dentro da bexiga, seguida da obtenção de uma sequência de radiografias convencionais, possibilita um exame mais detalhado. A radioscopia é usada durante a fase de enchimento vesical para detectar refluxo da bexiga para os ureteres. Já as radiografias são obtidas nas incidências frontal, lateral e oblíqua, assim como durante a micção para demonstrar o trato de saída da bexiga e uretra. Por fim, as radiografias pós-miccionais demonstram urina residual.

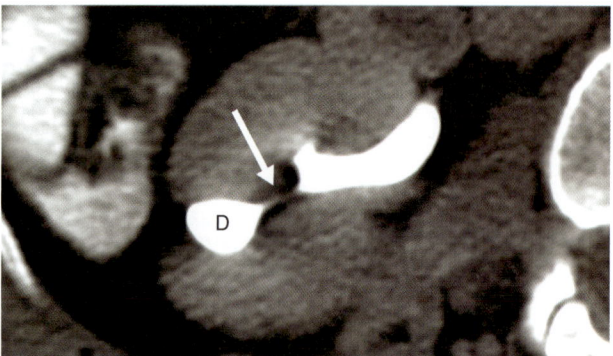

Figura 48.17 Divertículo calicinal. Esta imagem de urotomografia computadorizada (uroTC) na fase pielográfica demonstrou um divertículo (*D*) preenchido por contraste e que estava ligado ao sistema coletor por um canal fino (*seta*). Esse divertículo calicinal estava associado a uma cicatriz profunda no parênquima renal.

A cistografia por TC pode ser realizada com uma técnica semelhante, em que se injetam no mínimo 250 mℓ de contraste dentro da bexiga por meio de um cateter. A TC é sensível às quantidades pequenas de contraste que podem extravasar para os tecidos perivesicais. A insuflação de ar dentro da bexiga também é usada para realizar a cistoscopia por TC. Os pacientes são examinados nas posições supina e pronada, para delinear lesões que se projetem dentro do lúmen.

A US pélvica é um exame realizado rotineiramente com a bexiga cheia de urina, usada como janela ultrassonográfica aos órgãos pélvicos. Massas intraluminais, cálculos, espessamento da parede vesical e esvaziamento da bexiga podem ser avaliados confiavelmente por US (ver Capítulo 51).

Anatomia e anomalias

A bexiga normal cheia é oval e sua parte inferior paralela está a cerca de 5 a 10 mm acima da superfície superior da sínfise púbica. O tamanho e forma da bexiga variam com o grau de enchimento vesical. A superfície superior é coberta por peritônio, que se estende às paredes laterais da pelve. O cólon sigmoide e alças de intestino delgado, além do útero no caso das mulheres, estão situados superiormente à bexiga e podem formar impressões na cúpula vesical. A superfície inferior é extraperitoneal. Em posição anterior, a bexiga fica separada da sínfise púbica por gordura do espaço extraperitoneal de Retzius e, em posição posterior, é separada do útero pelo recesso peritoneal uterovesical nas mulheres e do reto pelo recesso peritoneal retovesical nos homens. A mucosa que reveste a bexiga está fixada frouxamente à cobertura muscular e, deste modo, quando ela se contrai, a mucosa parece enrugada. A parede tem quatro camadas: (1) adventícia externa, de tecido conjuntivo; (2) musculatura lisa, formada de fibras musculares circulares entrepostas entre as camadas interna e externa de fibras longitudinais; (3) tecido conjuntivo da submucosa (lâmina própria); e (4) mucosa de epitélio de transição. O *trígono* é um triângulo localizado no assoalho vesical, formado por dois orifícios ureterais e por um orifício uretral interno. Durante a micção, o trígono desce 1 a 2 cm e transforma-se de uma superfície plana em um cone, com a uretra no ápice. Nas imagens de RM ponderada em T1, a parede da bexiga geralmente não pode ser diferenciada da urina hipointensa. Nas imagens ponderadas em T2, a parede vesical hipointensa é delineada pela urina e pela gordura perivesical hiperintensas. Um artefato de desvio químico nas interfaces entre água e gordura pode interferir na avaliação de invasão tumoral da parede da bexiga.

Extrofia vesical. Resulta de uma anomalia congênita do desenvolvimento da área inferior da parede abdominal anterior. A bexiga fica aberta e sua mucosa está em continuidade com a pele. A epispadia e a diástase ampla da sínfise púbica são malformações associadas. Uma obstrução ureteral e hérnias umbilicais e inguinais são comuns. O tratamento consiste em derivação urinária, ampliação da bexiga e enxerto de pele.

Anomalias associadas a resquícios do úraco. Podem ser demonstradas em pacientes adultos assintomáticos por TC ou US realizadas por outras razões. O úraco é um resquício vestigial do seio urogenital e do alantoide. Trata-se de uma estrutura tubular que se estende da cúpula vesical até o umbigo, ao longo da parede anterior do abdome. O ligamento umbilical mediano é seu resquício obliterado.

Úraco patente representa 50% dessas anomalias. Quando há uma comunicação persistente entre bexiga e umbigo, ocorre extravasamento de urina, que geralmente é detectado no período neonatal. Alguns pacientes são assintomáticos até que uma lesão obstrutiva das vias urinárias inferiores abra o úraco parcialmente fechado, resultando em uma fístula urinário-umbilical.

Seio úraco-umbilical (15% dos casos) é uma dilatação fechada do úraco na extremidade umbilical, que pode causar secreção umbilical persistente. Os exames de imagem demonstram uma estrutura tubular na linha média da parede abdominal, que se estende em direção caudal a partir do umbigo.

Divertículo uracovesical (5%) é uma evaginação da bexiga na linha média anterior, na localização do úraco. Essa anomalia é encontrada em adultos com obstrução do trato de saída da bexiga na forma de uma bolsa cheia de líquido, que se estende distalmente da bexiga na linha média da parede abdominal. A estase de urina no divertículo pode causar infecção, cálculos e risco de desenvolver carcinoma intradiverticular.

Cisto uracal (30%) desenvolve-se quando o úraco está fechado nas duas extremidades, mas continua aberto no segmento intermediário. Os exames de imagem demonstram um cisto cheio de líquido na linha média da parede abdominal, geralmente no terço inferior. Uma infecção pode complicar a composição em geral simples do líquido cístico e causar calcificação de suas paredes.

Carcinoma uracal na maioria dos casos é adenocarcinoma (90%) e representa 0,5% dos carcinomas de bexiga. São diagnosticados mais comumente na faixa etária de 40 a 70 anos e são assintomáticos, até que causem invasão local ou doença metastática (Figura 48.18).

Parede vesical espessada/capacidade vesical reduzida

A parede normal da bexiga bem distendida não deve medir mais que 5 a 6 mm de espessura. As patologias descritas adiante estão associadas ao espessamento anormal da parede vesical e, frequentemente, à capacidade vesical reduzida.

Hipertrofia prostática benigna. Ocorre em 50 a 75% dos homens com mais de 50 anos. A próstata aumentada projeta-se para dentro da base da bexiga, elevando o trígono vesical e formando um "gancho em forma de J" nos ureteres distais (Figura 48.19). A obstrução crônica do trato de saída da bexiga provoca espessamento e formação de trabéculas na parede do órgão. Também pode haver calcificações prostáticas e cálculos vesicais. O carcinoma de próstata também deve ser considerado como causa de crescimento da próstata, embora exames de imagem não possam diferenciar confiavelmente hipertrofia benigna de malignidade.

Estenose uretral e válvula de uretra posterior. Causam obstrução crônica da eliminação de urina pela bexiga. A parede vesical fica mais espessa em consequência da hipertrofia muscular como tentativa de suplantar a obstrução. A uretrografia miccional ou retrógrada demonstra a anormalidade uretral.

Bexiga neurogênica. Pode ser espástica ou atônica. As causas são mielomeningocele, traumatismo raquimedular, diabetes melito, poliomielite, tumores do sistema nervoso central e esclerose múltipla. Bexiga neurogênica predispõe a estase urinária, infecção crônica e formação de cálculos. Por fim, a maioria das bexigas neurogênicas forma trabéculas e tem paredes espessadas, com capacidade vesical reduzida.

Cistite. Uma inflamação da bexiga tem muitas causas, incluindo infecções (bactérias, adenovírus, tuberculose, esquistossomose), fármacos (ciclofosfamida), radiação e reação autoimune. A TC demonstra espessamento da parede vesical e edema perivesical (Figura 48.20). A RM mostra edema e inflamação da mucosa como sinal hiperintenso em T2, que pode ser facilmente diferenciado da parede vesical normal hipointensa.

Cistite cística caracteriza-se por formação de vários cistos submucosos cheios de líquido. A maioria dos casos está associada a infecções da bexiga.

Cistite glandular representa progressão adicional da cistite cística, com proliferação das glândulas secretoras de muco da lâmina própria. O diâmetro dos cistos é variável, e eles podem obstruir o orifício ureteral. A cistite glandular pode ser um precursor de adenocarcinoma da bexiga.

Edema bolhoso da parede vesical geralmente está associado à irritação crônica, causada por cateteres vesicais de demora. São cistos semelhantes a uvas, que elevam a mucosa da bexiga.

Cistite intersticial é uma inflamação idiopática crônica da bexiga, encontrada mais comumente nas mulheres. A capacidade vesical diminui progressivamente, e a parede da bexiga fica mais espessa e forma trabéculas e retrações fibróticas.

Cistite hemorrágica caracteriza-se por hemorragia na mucosa e submucosa e é causada por infecção bacteriana ou por adenovírus.

Cistite eosinofílica consiste em infiltração da parede vesical por eosinófilos. A etiologia é desconhecida. A parede da bexiga mostra-se acentuadamente espessada e com frequência tem aspecto nodular.

Cistite enfisematosa é um tipo de inflamação vesical com acúmulo de ar na parede do órgão (Figura 48.21). Essa condição está associada ao diabetes melito mal controlado, à obstrução do trato de saída vesical e à infecção por *E. coli*, que fermenta açúcar na urina e libera gases de dióxido de carbono e hidrogênio. O acúmulo de gás no lúmen vesical pode ser causado por cistite enfisematosa, instrumental e fístula vesicocólica.

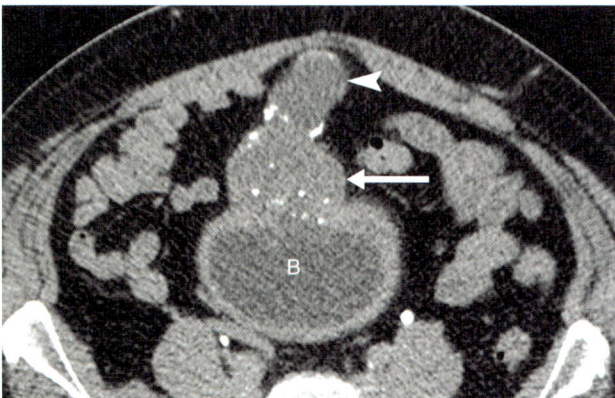

Figura 48.18 Carcinoma uracal. Esta imagem de urotomografia computadorizada (uroTC) pós-contraste demonstrou um divertículo uracal (*ponta de seta*), que se estendia a partir da linha média da cúpula vesical (*B*) até a linha média da parede abdominal anterior. Massa sólida (*seta*) ocupava a parte proximal do divertículo e, dentro dela, havia vários cálculos hiperdensos e calcificações distróficas que, à biopsia, faziam parte de um adenocarcinoma. A parede da bexiga estava espessada.

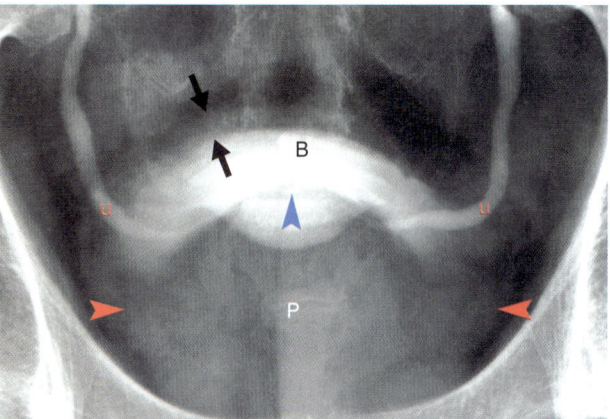

Figura 48.19 Hipertrofia prostática benigna. Esta imagem de urografia excretora demonstrou elevação acentuada da base vesical em consequência do crescimento extremo da próstata (*P, entre as pontas de setas vermelhas*). O trígono (*ponta de seta azul*) e os orifícios ureterais estavam acentuadamente elevados, resultando no aspecto de "J" dos ureteres distais (*u*). A parede da bexiga estava espessada (*entre as setas*) e o padrão da mucosa vesical (*B*) estava proeminente.

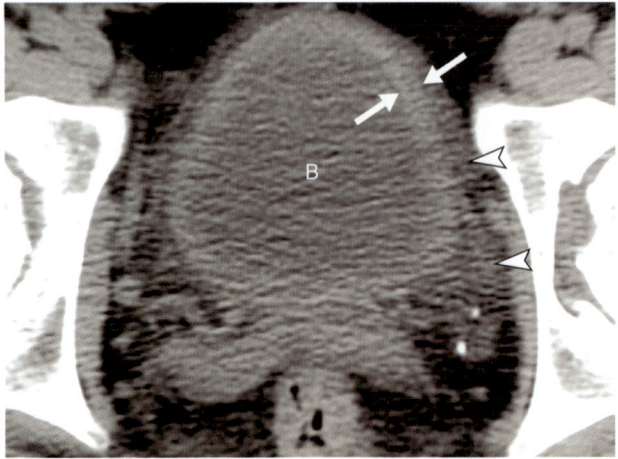

Figura 48.20 **Cistite.** Esta imagem de tomografia computadorizada (TC) sem contraste de um homem com piúria e hematúria mostrou espessamento (*entre as setas*) da parede vesical (*B*) e edema (*pontas de seta*) nos tecidos adiposos adjacentes à bexiga. A urinocultura confirmou cistite causada por *E. coli*.

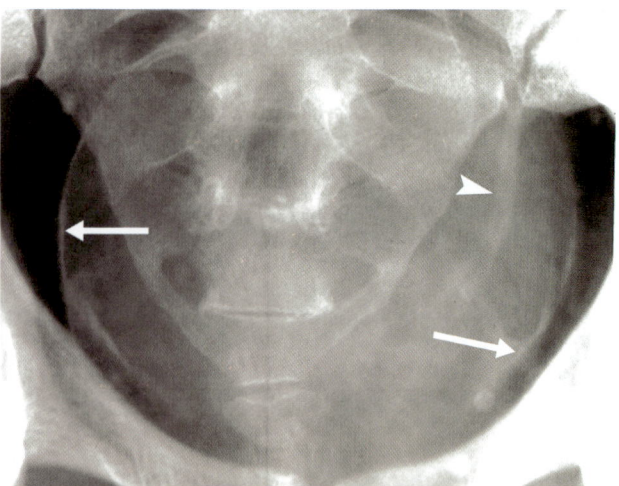

Figura 48.22 **Infecção por *Schistosoma haematobium.*** Esta radiografia convencional demonstrou calcificação nas paredes da bexiga (*setas*) e do ureter esquerdo (*ponta de seta*). A bexiga estava cheia de urina. O paciente era um homem egípcio de 25 anos.

Parede vesical calcificada

Esquistossomose. A infecção por *Schistosoma haematobium* causa esquistossomose das vias urinárias. Essa doença é mais prevalente no norte da África, principalmente no vale do rio Nilo e Egito. Cercárias larvárias do esquistossomo penetram na pele de seres humanos expostos às águas infectadas, entram nos vasos linfáticos e finalmente são levadas ao sistema porta, onde o microrganismo alcança sua forma adulta. As fêmeas adultas migram para o plexo venoso vesical e depositam seus ovos na parede da bexiga e ureter. Os ovos desencadeiam uma reação granulomatosa fibrosante, que acarreta estenose e dilatação irregular dos ureteres e calcificações das paredes dos ureteres distais e da bexiga, causadas unicamente pela deposição de cálcio das paredes dos ovos encravados na parede da bexiga (Figura 48.22). Os ureteres tornam-se aperistálticos, o que causa refluxo vesicoureteral. Por fim, a bexiga pode ficar retraída, fibrótica e contraída. Fístulas podem desenvolver-se para o períneo e escroto. Pacientes desenvolvem doença renal de progressão lenta em consequência de obstrução funcional e refluxo.

Tuberculose. Afeta primariamente os rins e secundariamente os ureteres e a bexiga. As calcificações formam-se nos ureteres proximais e, por fim, estendem-se aos ureteres distais e à bexiga. A infecção tuberculosa da bexiga causa espessamento das paredes e redução da capacidade vesical. A calcificação da parede vesical é rara e esparsa.

Cistite. Cistite pós-radiação, infecção crônica e cistite induzida por ciclofosfamida causam calcificação curvilínea ou flocular da parede vesical.

Neoplasia. Carcinomas de células transicionais e carcinomas de células escamosas da bexiga raramente calcificam (1 a 7% dos casos). As calcificações tumorais podem ser puntiformes ou curvilíneas e são demonstradas mais claramente à TC.

Massa ou falha de enchimento na parede vesical

Ureterocele simples. É uma dilatação cística do segmento intravesical do ureter, em consequência do prolapso congênito do segmento uretérico distal para dentro do lúmen vesical na área de inserção normal do ureter no trígono vesical. Em geral, essa malformação é detectada por acaso em adultos, mas ureteroceles simples volumosas podem causar obstrução ureteral, infecção e formação de cálculos. Os exames contrastados demonstram falha de enchimento arredondada no ponto de inserção do ureter na parede vesical (Figura 48.23 A). O aspecto de "cabeça

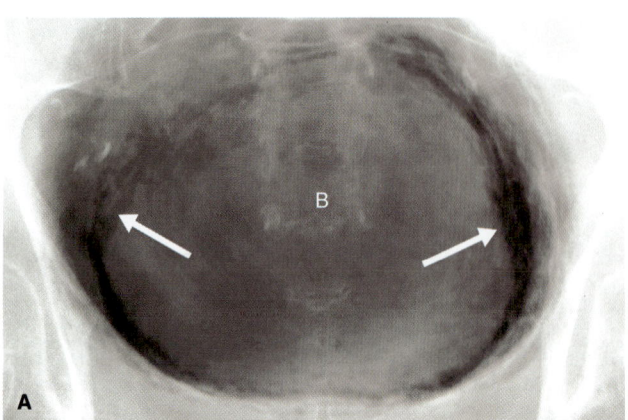

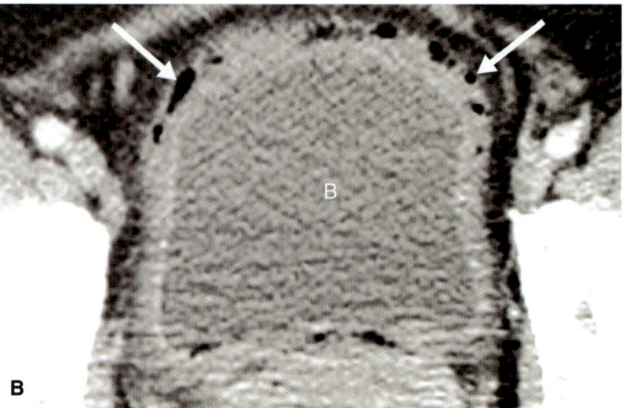

Figura 48.21 **Cistite enfisematosa. A.** Esta radiografia convencional de um homem de 67 anos com cistite causada por *E. coli* demonstrou ar na parede vesical com padrão de transparências lineares laminadas (*setas*) revestindo a bexiga (*B*). **B.** Esta imagem de TC de outro paciente diabético mostrou faixas e bolhas de ar (*setas*) na parede da bexiga (*B*).

de cobra" ou "cebolinha" é típico. Um halo radiotransparente é produzido pela parede do ureter, delineada por dentro e por fora pelo contraste. A US demonstra massa cística no orifício ureteral e, quando em tempo real, peristalse ureteral causando enchimento e esvaziamento alternados da ureterocele.

Ureterocele ectópica. Geralmente está associada à duplicação ureteral. As mulheres com ureteres ectópicos estão predispostas à incontinência urinária, porque o ureter pode ter sua inserção distal ao esfíncter externo no vestíbulo, na vagina ou no útero. Para os homens, o ureter ectópico geralmente tem sua inserção proximal ao esfíncter externo e não apresenta incontinência. Ureteroceles ectópicas volumosas podem obstruir o ureter contralateral ou causar obstrução do trato de saída da bexiga, em consequência do seu efeito de massa. Elas formam massa cística na área de inserção do ureter ectópico, que é tortuoso e dilatado (ver Figura 48.23 B).

Carcinoma de células transicionais da bexiga. É a neoplasia mais comum do trato urinário. O CCT da bexiga é 50 vezes mais comum que o CCT do ureter. Embora tumores da bexiga comumente se desenvolvam em pacientes com CCT primário da pelve renal ou ureter, apenas 2 a 4% dos pacientes com carcinoma de bexiga têm CCT do ureter. No entanto, os pacientes com CCT devem passar por uma triagem detalhada de todo o sistema uroepitelial. Os fatores de risco são tabagismo, ingestão de arsênio, nefropatia dos Bálcãs, uso abusivo de fenacetina, tratamento com ciclofosfamida, exposição a aminas aromáticas, esquistossomose e outras infecções e cálculos urinários repetidos. Cânceres de bexiga são classificados como superficiais (tumores papilares confinados à mucosa e associados a uma probabilidade alta de focos múltiplos e de recidiva depois da ressecção) ou invasivos (tumores que penetram e atravessam a parede vesical, resultando em disseminação local e metástases). Os exames de imagem em corte transversal e cistoscopia são usados no estadiamento de carcinomas vesicais diagnosticados com base no sistema TNM. Um carcinoma de bexiga espalha-se por invasão direta da parede vesical, disseminação linfática aos linfonodos regionais e disseminação hematogênica (mais comumente com metástases para ossos, fígado e pulmões). Cerca de 5% dos pacientes têm metástases distantes por ocasião do diagnóstico. As marcas características de CCT são focos múltiplos e recidiva. A TC e a RM são praticamente iguais quanto às suas funções no estadiamento do câncer de bexiga.

A TC demonstra o CCT como um nódulo com densidade de partes moles ou massa papilar projetando-se dentro do lúmen da bexiga ou como um espessamento focal da parede vesical. A bexiga deve estar bem distendida para evitar que lesões pequenas ou planas passem despercebidas. Cerca de 5% dos tumores têm calcificação. O realce pelo tumor é demonstrado mais claramente contra um fundo de urina hipodensa distendendo a bexiga (Figura 48.24) e alcança nível máximo nos primeiros 60 segundos depois da injeção de contraste, permitindo a demonstração ideal de invasão tumoral. Depois que o contraste tiver preenchido a bexiga, o tumor aparecerá como um nódulo polipoide ou em forma de placa, hipodenso na parede vesical contra um fundo de urina contrastada hiperdensa. A disseminação perivesical é evidenciada por densidade de partes moles do tumor na gordura ao redor da bexiga. Biopsia pregressa, inflamação e alterações pós-radiação dificultam a interpretação das imagens.

A RM ponderada em T1 mostra o CTT com sinal de intensidade intermediária – igual ao músculo e maior que a urina. Imagens ponderadas em T1 são ideais para detectar invasão tumoral da parede vesical, que aparece como nódulo tumoral de sinal intermediário, estendendo-se para dentro da gordura brilhante. Nas imagens ponderadas em T2, o tumor tem sinal de intensidade mais baixa que o músculo da parede vesical normal. Quando o tumor está localizado na JUV ou perto dela, a dilatação do ureter é uma evidência de invasão da musculatura. Depois da administração de gadolínio, o tumor realça mais que a parede vesical normal ou tecidos inflamatórios pós-biopsia. Linfonodos afetados geralmente têm dimensões normais, mas podem ser considerados suspeitos por sua localização. A biopsia geralmente é necessária para confirmar metástases de linfonodos. Imagens coronais e sagitais aumentam a precisão do estadiamento por RM.

A US demonstra tumores exofíticos como massas polipoides que se estendem a partir da parede vesical (ver Figura 51.51, no Capítulo 51). Tumores infiltrantes podem causar espessamento focal da parede da bexiga, mas, quando a bexiga tem espessamento e trabéculas difusas em suas paredes, pode ser difícil detectar tumores.

Carcinoma de células escamosas. Representa 4% dos tumores malignos da bexiga. Tende a desenvolver-se em bexigas cronicamente irritadas por cálculos e infecções e está diretamente associado à esquistossomose vesical. Esses tumores formam massas vesicais que realçam depois da injeção de contraste, ou espessamento focal ou difuso da parede vesical. Carcinomas de células escamosas não formam tumores papilíferos típicos de CCT. Por ocasião do diagnóstico, a maioria dos tumores já invadiu a parede vesical e alguns desenvolveram metástases em órgãos distantes.

Adenocarcinoma. É um tumor raro, que representa menos de 1% dos tumores malignos da bexiga. A maioria dos casos

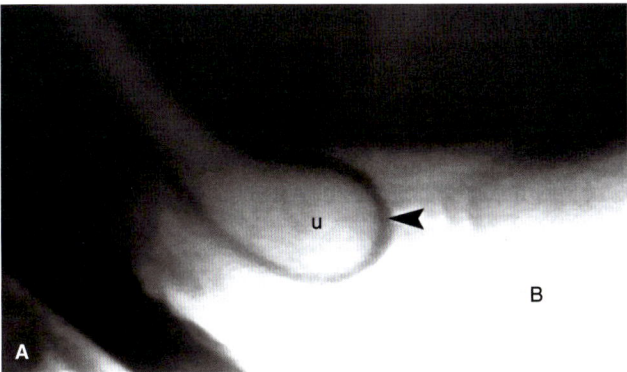
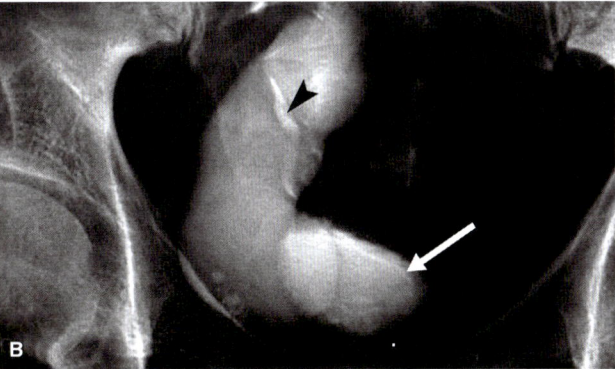

Figura 48.23 Ureteroceles simples e ectópica. A. Esta imagem de urografia excretora demonstrou dilatação discreta do ureter direito associada a uma ureterocele simples (*u*), que avançava para dentro do lúmen da bexiga (*B*). A parede radiotransparente da ureterocele (*ponta de seta*) foi demarcada pelo contraste dentro da ureterocele e dentro do lúmen vesical. A parede da ureterocele era formada pela parede do ureter e pela mucosa da bexiga. **B.** Esta imagem de outra urografia excretora mostrou um ureter normal (*ponta de seta*), originado do polo inferior do rim, e um ureter dilatado com ureterocele ectópica (*seta*), originado do polo superior do mesmo rim. O ureter ectópico tinha sua inserção em posição medial e caudal à inserção normal do ureter do polo superior, conforme previsto pela regra de Weigert-Meyer.

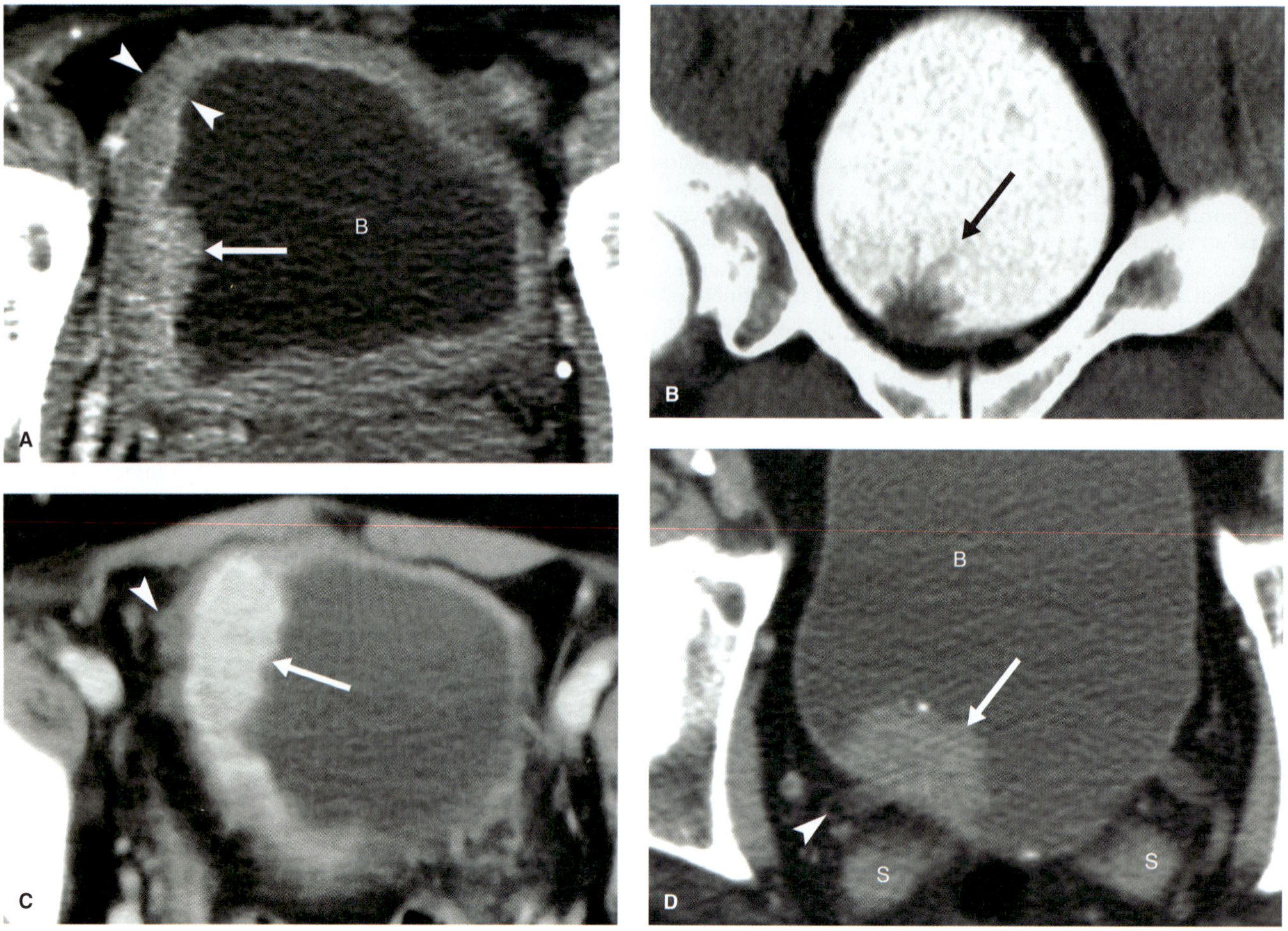

Figura 48.24 **Carcinoma de células transicionais. A.** Esta imagem de urotomografia computadorizada (uroTC) demonstrou uma lesão plana na mucosa (*seta*), que se originava da parede lateral direita da bexiga (*B*). O realce pelo contraste da lesão foi ligeiramente mais acentuado que o da parede vesical, demonstrando a extensão do tumor (uma lesão T1, confinada à parede da bexiga). A parede vesical estava espessada (*entre as pontas de setas*) e irregular, em razão da hipertrofia muscular secundária à obstrução crônica por uma próstata volumosa. Nessa imagem de TC em fase inicial após a injeção intravenosa do meio de contraste, a bexiga estava distendida por urina hipodensa. **B.** Esta imagem coronal de uroTC em fase tardia mostrou um carcinoma de células transicionais, com padrão de crescimento papilar (*seta*), bem demarcado pela urina contrastada. **C.** Esta imagem de uroTC pós-contraste precocemente, após a injeção intravenosa do meio de contraste, demonstrou o tumor (*seta*) e os nódulos de tecidos moles realçados e bem demarcados (*ponta de seta*), que se estendiam para dentro da gordura perivesical. Essas alterações são evidências muito sugestivas de tumor da parede vesical, que foi classificado como lesão em estágio pT3b. **D.** Esta imagem de uroTC pós-contraste em fase inicial mostrou realce de um tumor (*seta*) localizado na junção ureterovesical direita (*ponta de seta*). Esse tumor foi classificado no estágio T2. S, vesículas seminais.

está associada a extrofia da bexiga ou resquícios do úraco. Adenocarcinomas metastáticos são mais comuns que adenocarcinoma primário.

Tumores vesicais benignos. Incluem leiomioma, hemangioma, feocromocitoma e neurofibroma, que formam massas vesicais bem demarcadas e falhas de enchimento com bordas lisas.

Coágulos vesicais. Geralmente têm formato irregular, movimentam-se com as mudanças de posição do paciente e alteram seu tamanho e aspecto ao longo do tempo.

Cálculos de bexiga. Podem migrar do rim ou formar-se primariamente na bexiga (Figura 48.25), em consequência de estase urinária ou corpo estranho. Os cálculos solitários são mais comuns e devem ser retirados para que a infecção vesical possa ser erradicada. Já os vesicais crônicos aumentam o risco de desenvolver carcinoma de bexiga.

Malacoplaquia. Mais comum na bexiga, causa hematúria e sinais de infecção urinária. As lesões variam de nódulos a massas papilíferas ou placas ulceradas. A massa inflamatória pode estender-se através da parede vesical e até destruir ossos.

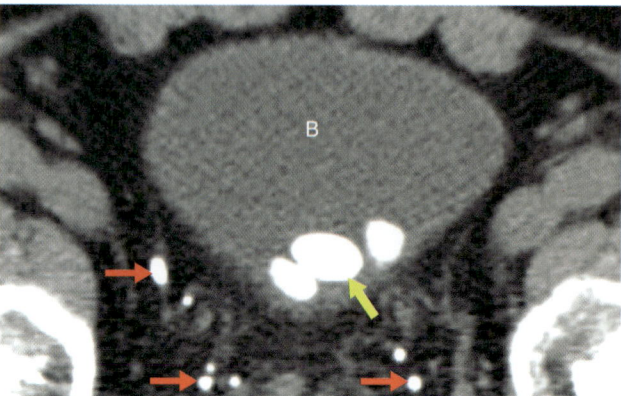

Figura 48.25 **Cálculos de bexiga.** Essa imagem de tomografia computadorizada (TC) sem contraste demonstrou vários cálculos hiperdensos (*seta amarela*) dentro do lúmen vesical (*B*). A opacificação por contraste pode obscurecer cálculos de bexiga. Esse paciente tinha bexiga neurogênica, com estase urinária intravesical crônica. Também havia vários flebolitos (*setas vermelhas*).

Evaginações e fístulas vesicais

Divertículos de bexiga. São herniações da mucosa vesical entre os feixes musculares entrelaçados. A maioria localiza-se em posição posterolateral, perto da JUV (Figura 48.26). Os divertículos podem conter cálculos ou tumor e, em alguns casos, não são preenchidos completamente por contraste durante cistografia. As complicações dos divertículos vesicais são estase urinária, infecção, cálculos, refluxo vesicoureteral e obstrução do trato de saída da bexiga.

Fístula vesicocólica. Ocorre mais comumente como complicação de diverticulite, mas outras causas são carcinoma de bexiga ou intestino grosso, colite ulcerativa e doença de Crohn. Os pacientes têm infecção crônica da bexiga e podem queixar-se de pneumatúria e fecalúria. O diagnóstico geralmente é firmado com base nas manifestações clínicas. O enema contrastado e a cistografia detectam apenas 35% das fístulas vesicocólicas. Em alguns casos, a TC demonstra o trajeto fistuloso.

Fístula vesicovaginal. Geralmente é uma complicação de cirurgia ginecológica, especialmente após ressecção de carcinoma de colo uterino. Traumatismo obstétrico é uma causa eventual.

Fístula vesicoentérica. Quase sempre causada por doença de Crohn.

Traumatismo de bexiga

A suscetibilidade da bexiga às lesões traumáticas depende em grande parte do grau de enchimento vesical no momento do acidente. Uma bexiga distendida tem mais chances de sofrer lesão do que uma vazia. A cistografia convencional ou por TC demonstra o tipo e a extensão da lesão vesical.

Ruptura extraperitoneal da bexiga. Representa 80% dos casos de ruptura e resulta de punção da bexiga por uma espícula óssea formada por uma fratura pélvica. No exame de imagem, o meio de contraste extravasa para os compartimentos extraperitoneais, especialmente espaço retropúbico de Retzius (Figura 48.27). O contraste também pode extravasar para a parede abdominal anterior, a coxa e o reto. De forma a excluir ruptura, é necessário realizar cistografia convencional ou por TC, com distensão da bexiga no mínimo com 250 mℓ.

Ruptura intraperitoneal da bexiga. Representa 20% dos casos de ruptura e resulta de traumatismo fechado da bexiga distendida. A elevação súbita da pressão intravesical leva a ruptura da cúpula vesical e extravasamento de urina para o espaço peritoneal. O meio de contraste entra nos sulcos paracólicos e delineia as alças intestinais (Figura 48.28). Clinicamente, a ruptura intraperitoneal da bexiga pode ser semelhante à insuficiência renal aguda. O débito urinário é reduzido ou nulo e a creatinina sérica aumenta em consequência da absorção de urina pela superfície peritoneal.

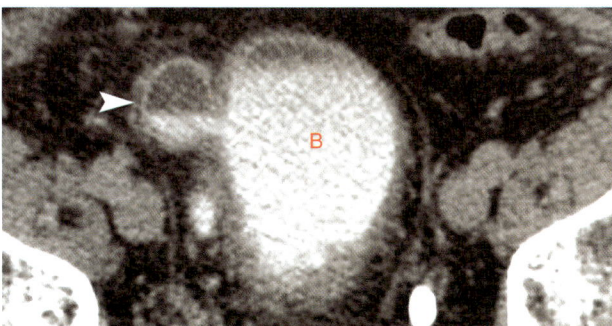

Figura 48.26 Divertículo de bexiga. Esta imagem de urotomografia computadorizada (uroTC) na fase tardia demonstrou um divertículo de bexiga (*ponta de seta*), que foi parcialmente preenchido por urina contrastada. O colo estreito do divertículo era evidente.

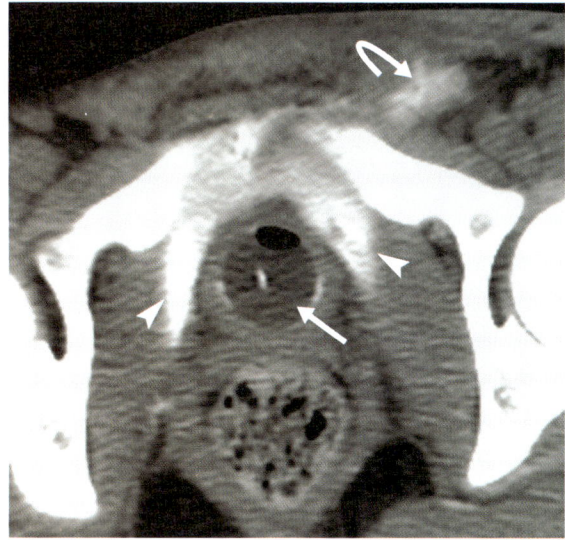

Figura 48.27 Ruptura retroperitoneal da bexiga. Esta imagem de cistografia por tomografia computadorizada (TC) realizada em um paciente com fratura de pelve demonstrou extravasamento de contraste (*pontas de seta*) da bexiga para o espaço retropúbico de Retzius, sugerindo ruptura para dentro do compartimento extraperitoneal. Também havia contraste extravasado para o tecido subcutâneo (*seta curva*). O contraste foi instilado por um cateter de Foley (*seta*).

Uretra

Técnicas de exame de imagem

A uretrografia retrógrada (UGR) e a uretrocistografia miccional (UCGM) permitem avaliar a uretra (Figura 48.29). A UGR é um exame simples da uretra anterior masculina, no qual se injeta contraste por meio de uma seringa ou cateter que obstrui o meato uretral. As radiografias são obtidas em projeção oblíqua posterior direita. Normalmente, a uretra anterior distende por inteiro em razão da resistência imposta pelo esfíncter externo no nível do diafragma urogenital. O enchimento completo da uretra posterior não é possível, porque o contraste escorre livremente para dentro da bexiga. Já a UCGM é realizada enchendo-se a bexiga com contraste instilado por cateter. Em seguida, o cateter é retirado e são obtidas radiografias enquanto o paciente urina em uma bacia colocada na mesa de radioscopia. A UCGM

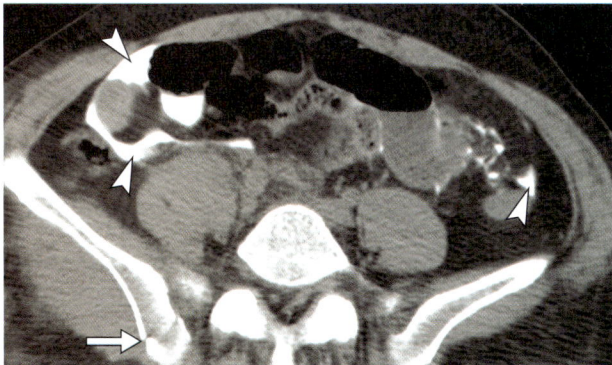

Figura 48.28 Ruptura intraperitoneal da bexiga. Esta imagem de cistografia por tomografia computadorizada (TC) demonstrou extravasamento de contraste da bexiga para dentro do espaço intraperitoneal. O meio de contraste (*pontas de seta*) circundava alças de intestino, o que confirmou sua localização intraperitoneal. Essa alteração detectada à cistografia por TC confirmou o diagnóstico de ruptura de bexiga intraperitoneal. O paciente também tinha fratura de íleo (*seta*).

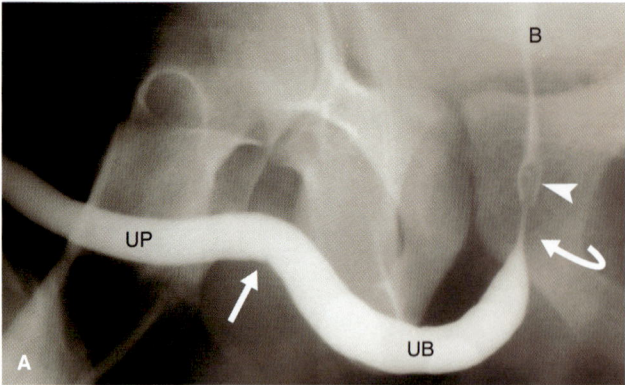
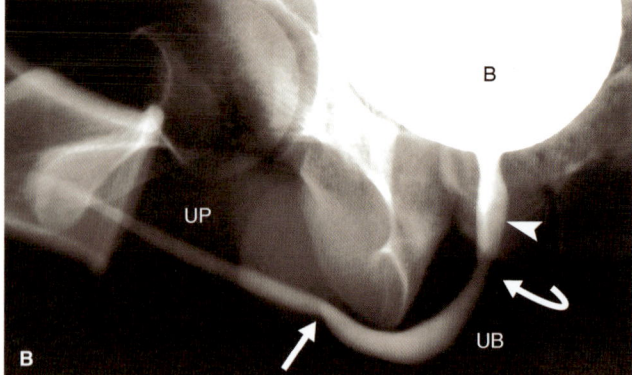

Figura 48.29 Uretra masculina normal. A. Uretrografia retrógada (UGR). **B.** Uretrocistografia miccional (UCGM). A uretra anterior consiste em segmentos peniano e bulbar. A uretra peniana (*UP*) estende-se do meato uretral até o ligamento suspensor do pênis (*setas retas*) na junção penioescrotal, e a uretra bulbar (*UB*) estende-se da junção penoescrotal até o diafragma urogenital (*setas curvas*), demarcado pela ponta do cone na UGR e por um estreitamento discreto do calibre uretral na UCGM. A uretra posterior consiste em uretra membranosa e uretra prostática. A uretra membranosa (*setas curvas*) mede apenas 1 cm e está localizada inteiramente dentro do músculo do diafragma urogenital. No exame de UGR, a uretra membranosa estende-se entre a ponta do cone e o verumontano (*pontas de seta*), uma estrutura nodular que forma uma falha de enchimento nas imagens de uretrografia por abaulamento para dentro da uretra prostática, que se estende da superfície inferior do verumontano até a base da bexiga (*B*).

demonstra distensão dos segmentos anterior e posterior da uretra. Exames radiográficos da uretra feminina podem ser realizados tanto por UCGM quanto por UGR com um cateter com dois balões especialmente desenvolvido, assim como por US transretal ou perineal, TC e RM.

Anatomia

A uretra masculina é dividida em partes anterior e posterior pela superfície inferior do diafragma urogenital (Figura 48.29). A uretra posterior consiste em *uretra prostática*, que se estende verticalmente dentro da próstata por 3 a 4 cm desde o colo da bexiga até o diafragma urogenital, enquanto a *uretra membranosa* é curta e fica inteiramente contida (1 cm) no diafragma urogenital espesso. A uretra anterior estende-se do diafragma urogenital até o meato uretral externo e consiste em *uretra bulbar*, que se estende do diafragma até a junção penioescrotal, e *uretra peniana*, da junção penoescrotal até o meato uretral. Ela fica inteiramente contida dentro do corpo esponjoso peniano, exceto os 2 cm proximais da uretra bulbar, conhecidos como *parte desnuda*. Esse segmento uretral desprotegido é especialmente suscetível à lesão por traumatismo em "sela". *Verumontano* é uma falha de enchimento oval localizada no segmento médio da parede posterior. Em cada um de seus lados abrem-se os ductos ejaculatórios dentro da uretra, e, ao seu redor, glândulas prostáticas drenam na uretra por meio de vários orifícios diminutos. *Utrículo* (um resquício do ducto de Müller) é uma pequena depressão sacular localizada no meio do verumontano, cuja extremidade distal marca o início da uretra membranosa, que se estende até o ápice do cone da uretra bulbar. O esfíncter uretral externo voluntário, dentro do diafragma urogenital, envolve inteiramente a uretra membranosa. *Glândulas de Cowper* são glândulas sexuais acessórias com formato de peras, localizadas dentro do diafragma urogenital, de cada lado da uretra membranosa. Os ductos dessas glândulas drenam na uretra bulbar 2 cm adiante (Figura 48.30).

No exame de UGR, a uretra bulbar afila até adquirir formato cônico à medida que a uretra entra no esfíncter externo. O ápice do cone assinala a divisão entre uretras membranosa e bulbar. A junção penoescrotal, que divide as uretras bulbar e peniana, é marcada pelo ligamento suspensor do pênis, que forma uma curvatura normal na uretra. A uretra anterior é revestida por inteiro por *glândulas de Littré* (ver Figura 48.32), cujas secreções lubrificam a uretra. Em alguns casos, ductos das glândulas de Cowper e utrículo são preenchidos por contraste durante

a uretrografia de indivíduos normais. O preenchimento dessas estruturas por contraste ocorre mais comumente quando há estenoses de uretra. As glândulas de Littré detectáveis sempre são anormais e estão associadas à inflamação crônica com estenose uretral. O refluxo de contraste para dentro dos ductos prostáticos também não é normal e está associado a prostatite e estenose da uretra distal.

O comprimento da uretra feminina varia de 2,5 a 4 cm. Ela fica imersa na parede anterior da vagina e é revestida por glândulas periuretrais ao longo de todo o seu comprimento. Nas imagens de RM ponderadas em T1, a uretra feminina tem sinal isointenso em comparação com a musculatura vaginal. Nas imagens ponderadas em T2, a uretra feminina normal mostra aspecto de alvo característico (Figura 48.31) com anéis interno e externo escuros e uma zona intermediária com sinal hiperintenso. A zona intermediária corresponde à submucosa profusamente vascularizada e tem realce acentuado depois da administração de gadolínio. A zona interna escura é formada por mucosa, enquanto a zona externa escura é músculo liso uretral.

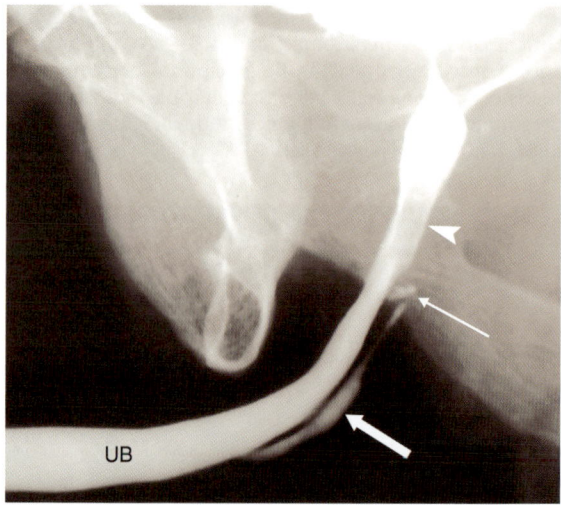

Figura 48.30 Glândulas de Cowper. Esta imagem de UCGM demonstrou enchimento dos ductos das glândulas de Cowper (*seta fina*), que estão localizadas no diafragma urogenital e cujos ductos (*seta espessa*) drenam na uretra bulbar (*UB*). O verumontano (*ponta de seta*) forma sua falha de enchimento habitual na coluna de contraste.

Patologia

Estenoses de uretra. São estreitamentos anormais da uretra causados por tecidos cicatriciais fibróticos. Podem afetar toda a uretra ou apenas um segmento pequeno. Em geral, estenoses curtas e abruptas são traumáticas, enquanto as longas podem ser traumáticas ou inflamatórias (Figura 48.32). Entre as causas de estenose uretral traumática estão instrumentação, cateteres de longa permanência, operações de prostatectomia, lesão química (podofilina), acidentes traumáticos na posição em "sela" (que, em geral, causa estenose da uretra bulbar) e fraturas da pelve. A maioria das estenoses inflamatórias é causada por gonorreia. Bactérias ficam sequestradas nas glândulas de Littré e estimulam a formação de tecidos de granulação e fibrose. Outros patógenos são clamídias, micoplasmas, bacilo da tuberculose e esquistossomo. Complicações das estenoses uretrais são as seguintes:

- *Abscesso periuretral*: geralmente se desenvolve na superfície ventral e pode drenar para o lúmen da uretra ou pele, formando uma fístula periuretral
- *Falso trajeto*: é a complicação mais comum das estenoses de uretra. Em geral, é iatrogênico e causado pela tentativa de introduzir cateteres ou instrumentos além da obstrução
- *Estase e infecção*: podem causar doença das vias urinárias mais proximais, incluindo hidronefrose, hipertrofia da bexiga, cálculos e inflamação crônica
- *Carcinoma de uretra*: é uma complicação de uretrite crônica com estenose. Carcinomas podem formar falhas de enchimento na uretra ou alterar o aspecto da estenose preexistente. A maioria é um carcinoma de células escamosas que afeta a uretra anterior. A RM é a técnica de exame preferível para demonstrar esse tipo de tumor (Figura 48.33). Tumores raros da uretra posterior geralmente são CCTs, que se desenvolvem como parte de um tumor uroepitelial multifocal.

Válvulas da uretra posterior. Em geral, essa malformação é detectada por US pré-natal. Casos leves podem ser assintomáticos até a idade adulta. Membrana espessa semelhante a uma válvula estende-se obliquamente no lúmen da uretra, desde o verumontano até a uretra prostática distal, causando obstrução do fluxo urinário. As anormalidades secundárias à obstrução do trato de saída da bexiga estão presentes quando também há hipertrofia da parede vesical e hidronefrose (geralmente bilateral). Geralmente, a membrana achata para permitir a introdução do cateter até a

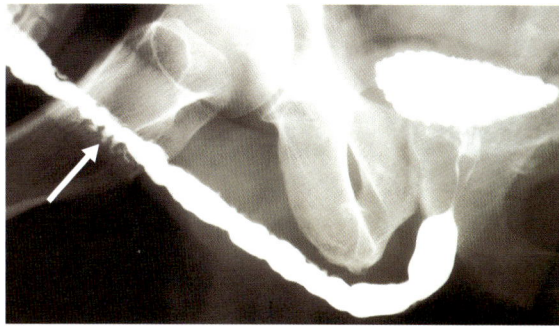

Figura 48.32 Estenoses uretrais das glândulas de Littre. Esta imagem de UGR demonstrou várias estenoses da uretra peniana e bulbar. O preenchimento das glândulas de Littré (*seta*) é evidência de uretrite. Este paciente tinha história de vários episódios de gonorreia.

bexiga, mas se torna saliente e obstrui o fluxo urinário durante a micção espontânea. A classificação antiga das válvulas da uretra posterior em três tipos não é mais aceita. Hoje em dia, acredita-se que variações de aspecto da válvula sejam secundárias ao traumatismo causado por tentativas anteriores de cateterização.

Divertículos de uretra. São evaginações lisas em forma de bolsas na uretra. Podem ser congênitos ou causados por infecção ou traumatismo. Como atuam como áreas de estase urinária, complicações comuns são formação de cálculos e infecções recorrentes.

Divertículo de uretra feminina. É uma causa rara de infecções urinárias repetidas. Parecem ser provocados por infecção das glândulas periuretrais. A maioria estende-se da parede posterolateral do segmento intermediário da uretra feminina curta. Até um terço das pacientes tem divertículos múltiplos ou complexos. Durante a UCGM, o divertículo aparece nas radiografias pós-miccionais, quando a urina e o contraste eliminados

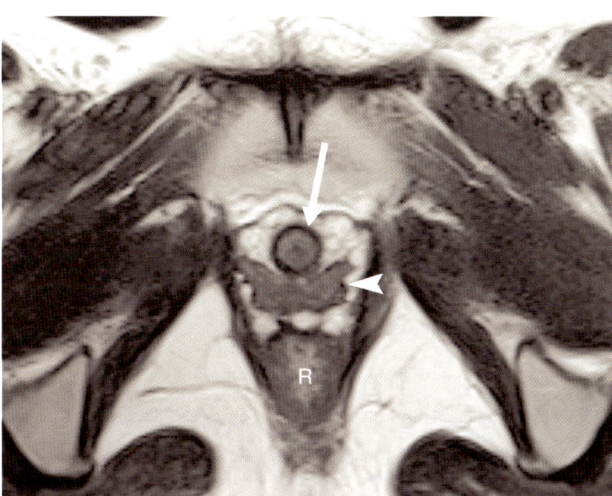

Figura 48.31 Uretra feminina normal. Esta imagem de ressonância magnética (RM) ponderada em T2 demonstrou a anatomia zonal da uretra feminina (*seta*) na parede anterior da vagina (*ponta de seta*). A camada lisa externa tem sinal hipointenso (escuro), enquanto a camada submucosa é moderadamente brilhante e a mucosa central é escura. O reto (*R*) está localizado em posição posterior à uretra.

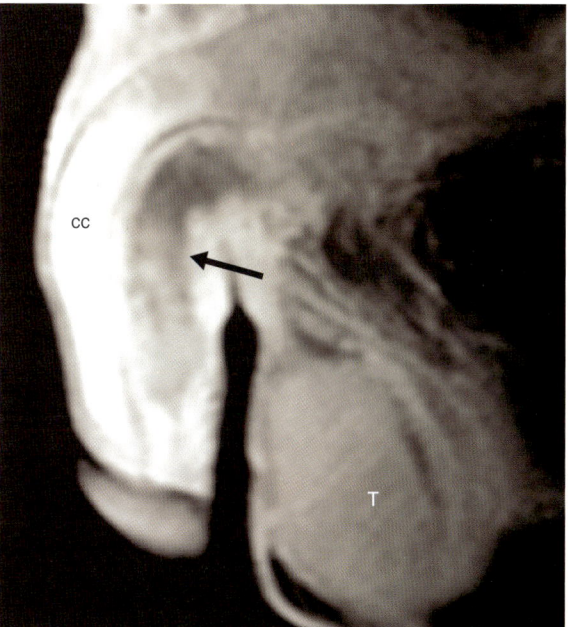

Figura 48.33 Carcinoma da uretra peniana. Esta imagem sagital de ressonância magnética (RM) demonstrou carcinoma de células escamosas recorrente, como uma área de sinal hipointenso anormal (*seta*) e distensão da uretra peniana dentro do corpo cavernoso. Este paciente já havia passado por ressecção parcial da ponta do pênis para tratar carcinoma. Esta imagem mostrou um dos corpos cavernosos (*CC*) em posição anterior e um testículo (*T*) normal.

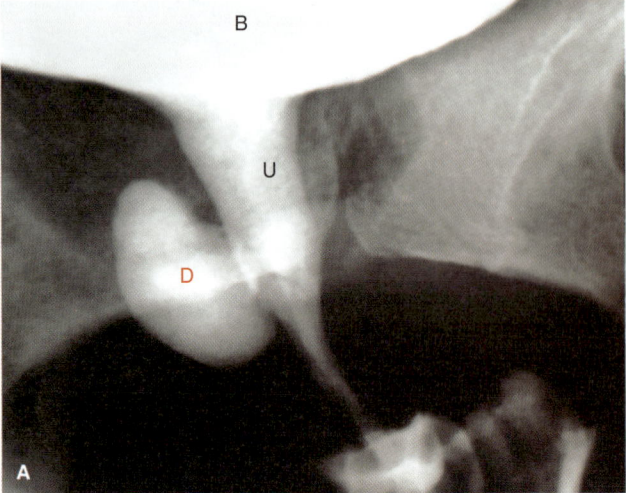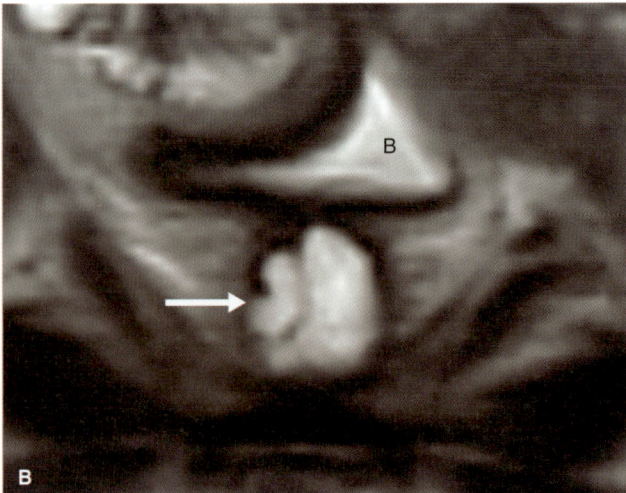

Figura 48.34 Divertículo de uretra feminina. A. Esta imagem de UCGM de mulher com infecções urinárias repetidas demonstrou preenchimento de um divertículo uretral (*D*). **B.** Esta imagem coronal de ressonância magnética (RM) ponderada em T2 de outra paciente mostrou um divertículo uretral grande (*seta*) abaixo da bexiga (*B*) e posterior à sínfise púbica. U, uretra feminina.

preenchem o divertículo (Figura 48.34). A US transretal ou transperineal demonstra massa cística preenchida por líquido complexo diretamente relacionada com a uretra na parede vaginal anterior. A TC mostra massa periuretral hipodensa. A RM ponderada em T2 mostra a lesão com mais detalhes na forma de massa hiperintensa.

Lesão traumática da uretra posterior masculina. Ocorre em cerca de 10% das fraturas pélvicas. A junção entre a uretra prostática e membranosa é a área mais comum desse tipo de lesão, que deve ser considerada nos pacientes com fraturas pélvicas ou quando há sangue no meato uretral. A uretrografia retrógrada deve ser realizada antes de tentar cateterizar a uretra. Quando o paciente já tem um cateter vesical instalado, a uretra pode ser examinada introduzindo-se uma pequena sonda gástrica pediátrica (8F), adjacente ao cateter vesical, e injetando-se contraste por meio dela. A classificação das lesões da uretra posterior é a seguinte: (a) *tipo 1*: contusão sem anormalidades nos exames de imagem; (b) *tipo 2*: lesão por estiramento com alongamento da uretra, mas sem extravasamento; (c) *tipo 3*: ruptura parcial, com extravasamento de contraste pela uretra, com opacificação da bexiga; (d) *tipo 4*: ruptura completa da uretra, sem opacificação

da bexiga e com separação uretral menor que 2 cm; e (e) *tipo 5*: ruptura completa da uretra sem opacificação da bexiga e com separação uretral maior que 2 cm (Figura 48.35).

Uma "lesão traumática em sela" ocorre quando o paciente cai de pernas abertas (posição de cavalgar) sobre um objeto fixo e frequentemente afeta a uretra bulbar. Instrumentação, introdução de corpo estranho ou traumatismo direto do pênis podem causar lesão da uretra peniana. A cateterização vesical prolongada pode lesar qualquer segmento da uretra. A autodigestão da uretra, secundária à drenagem de enzimas exócrinas pancreáticas, foi descrita como complicação do transplante de pâncreas, com drenagem pancreática para a bexiga. As complicações de lesão uretral são frequentes e incluem estenose, incontinência, impotência e trajetos fistulosos/fístulas pélvicas e perineais.

Leitura sugerida

Berrocal T, Lopez-Pereira P, Arjonilla A, Gutierrez J. Anomalies of the distal ureter, bladder, and urethra in children: embryologic, radiologic, and pathologic features. *Radiographics* 2002;22(5):1139–1164.

Chaudhari VV, Patel MK, Douek M, Raman SS. MR imaging and US of the female urethral and periurethral disease. *Radiographics* 2010;30(7):1857–1874.

Cheng PM, Moin P, Dunn MD, Boswell WD, Duddalwar VA. What the radiologist needs to know about urolithiasis: Part 1—pathogenesis, types, assessment, and variant anatomy. *AJR Am J Roentgenol* 2012;198(6):W540–W547.

Cheng PM, Moin P, Dunn MD, Boswell WD, Duddalwar VA. What the radiologist needs to know about urolithiasis: Part 2—CT findings, reporting, and treatment. *AJR Am J Roentgenol* 2012;198(6):W548–W554.

Chung AD, Schieda N, Shanbhogue AK, Dilauro M, Rosenkrantz AB, Siegelman ES. MRI evaluation of the urothelial tract: pitfalls and solutions. *AJR Am J Roentgenol* 2016;207(6):W108–W116.

de Haas RJ, Steyvers MJ, Fütterer JJ. Multiparametric MRI of the bladder: ready for clinical routine? *AJR Am J Roentgenol* 2014;202(6):1187–1195.

Jinzaki M, Kikuchi E, Akita H, Sugiura H, Shinmoto H, Oya M. Role of computed tomography urography in the clinical evaluation of upper tract urothelial carcinoma. *Int J Urol* 2016;23(4):284–298.

Kawashima A, Sandler CM, Wasserman NF, LeRoy AJ, King BF Jr, Goldman SM. Imaging of urethral disease: a pictorial review. *Radiographics* 2004;24 Suppl 1:S195–S216.

Raman SP, Fishman EK. Bladder malignancies of CT: the underrated role of CT in diagnosis. *AJR Am J Roentgenol* 2014;203(2):347–354.

Surablhi VR, Menias CO, George V, Matta E, Kaza RK, Hasapes J. MDCT and MR urogram spectrum of congenital anomalies of the kidney and urinary tract diagnosed in adulthood. *AJR Am J Roentgenol* 2015;205(3):W294–W304.

Verma S, Rajesh A, Prasad SR, et al. Urinary bladder cancer: role of MR imaging. *Radiographics* 2012;32(2):371–387.

Wolin EA, Hartman DS, Olson JR. Nephrographic and pyelographic analysis of CT urography: differential diagnosis. *AJR Am J Roentgenol* 2013;200(6):1197–1203.

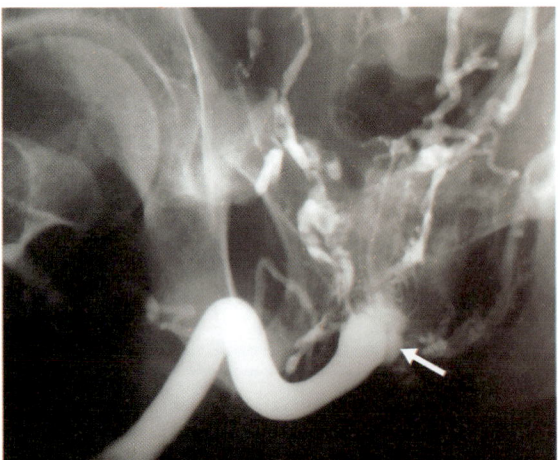

Figura 48.35 Transecção traumática da uretra. Esta imagem de UGR demonstrou transecção da uretra no nível do diafragma urogenital (*seta*). O contraste extravasou para os tecidos adjacentes e entrou nas veias pélvicas.

CAPÍTULO 49 ■ TRATO GENITAL – TOMOGRAFIA COMPUTADORIZADA, RESSONÂNCIA MAGNÉTICA E RADIOGRAFIA CONVENCIONAL

WILLIAM E. BRANT

Trato genital feminino

A ultrassonografia, com a utilização de técnicas transabdominal, transvaginal e Doppler, é a modalidade principal de exame de imagem do trato genital feminino, estando ela descrita no Capítulo 51. Ressonância magnética (RM) e tomografia computadorizada (TC) são usadas para estadiar e monitorar neoplasias malignas da pelve e complementar os resultados da ultrassonografia, de forma a caracterizar melhor as lesões. Em razão de sua excelente capacidade de diferenciar tipos de tecidos, a RM é especialmente útil para firmar o diagnóstico de doenças pélvicas com base em exames de imagem, ao passo que a RM ponderada em difusão pode ajudar a diferenciar lesões benignas e malignas, aumentando a precisão da detecção de metástases peritoneais e recidivas do tumor primário. A TC com multidetectores (TCMD), com a aquisição de *voxels* isotrópicos, fornece imagens reformatadas multiplanares de alta qualidade e facilita o reconhecimento de variantes anatômicas e doenças complexas. Além disso, algumas lesões uterinas e anexiais podem ser demonstradas por acaso nas imagens de TC ou RM pélvica realizada por outras razões. A histerossalpingografia (HSG) é combinada com a ultrassonografia, a TC e a RM para diagnosticar anomalias congênitas do trato genital feminino e causas mecânicas de infertilidade, sendo realizada por canulação do colo uterino e injeção de contraste na cavidade uterina e nas tubas uterinas. A comunicação desimpedida desses lumens com a cavidade peritoneal é evidenciada por derramamento livre do contraste na cavidade peritoneal, que delineia as alças intestinais, sendo a histerossonografia um exame alternativo à HSG. Nesse caso, injeta-se soro fisiológico na cavidade uterina, enquanto o útero é examinado por ultrassonografia. HSG virtual é uma técnica mais recente de TCMD, que oferece imagens de alta resolução das superfícies interna e externa do útero e das tubas uterinas.

Anatomia

Útero. Órgão muscular com formato de pera, localizado entre a bexiga e o reto. As superfícies anterior e posterior do útero são recobertas por peritônio, cujas dobras estendem-se lateralmente até as paredes laterais da pelve, formando o *ligamento largo*. O peritônio que reflete das superfícies do útero e da bexiga forma uma bolsa vesicouterina anterior rasa. Entre a parte inferior do útero e a bexiga, há uma "área descoberta" de espaço extraperitoneal. Essa área é importante porque possibilita dispersão direta de tumores de um órgão para outro. Na parte posterior, o peritônio reflete do reto e forma uma bolsa retouterina profunda, também conhecida como fundo de saco (*cul-de-sac*), e cobre completamente o útero e o fórnice vaginal posterior. Apenas a parede fina da vagina separa a cavidade vaginal do fundo de saco, permitindo acesso transvaginal ao espaço intraperitoneal para culdocentese ou biopsia guiada por ultrassonografia. Útero, colo do útero e terço superior da vagina são derivados dos ductos müllerianos, ao passo que os dois terços inferiores da vagina têm sua origem no seio urogenital. O *parâmétrio* consiste em tecido conjuntivo adjacente ao útero, entre as dobras do ligamento largo e adjacentes à vagina. Vasos sanguíneos e linfáticos uterinos passam pelo parâmétrio. O ligamento largo cobre as tubas uterinas e fica pendurado sobre elas, como um lençol dobrado sobre um varal de roupas, que circunda os vasos do parâmétrio. Esse ligamento é bem delineado quando há líquido na cavidade peritoneal pélvica. O fundo uterino corresponde à parte do órgão que se estende em direção cefálica, a partir da origem das tubas uterinas. O corpo uterino estende-se das tubas uterinas até o istmo, que é uma constrição discreta que demarca a localização do orifício cervical interno. O colo do útero tem formato cilíndrico e mede 3 a 4 cm de comprimento. Sua parte inferior inclui o orifício cervical externo e avança para dentro da vagina, onde fica circundado pelos fórnices vaginas. Os ureteres passam lateralmente, a 2 cm da parte supravaginal do colo uterino. A *vagina* é um tubo muscular com formato oval achatado nas imagens em corte transversal. A uretra é uma estrutura tubular proeminente, que se estende na parede anterior da vagina.

Ovários. Variam quanto à forma e ao tamanho, dependendo da idade, do estado hormonal e da fase do ciclo menstrual da mulher. O ovário da mulher adulta mede, no máximo, $5 \times 3 \times 2$ cm. Anormalidades de tamanho são melhor avaliadas calculando-se o volume ovariano com base na seguinte fórmula: comprimento $\times$ largura $\times$ espessura $\times$ 0,52. O volume ovariano máximo é de 9 cm^3 antes da menarca, 22 cm^3 nas mulheres que menstruam e 6 cm^3 nas mulheres pós-menopausa. A localização dos ovários é variável em cada paciente, e mesmo naquela em diferentes épocas, dependendo do grau de enchimento da bexiga e da presença e dimensões de outras estruturas pélvicas. A localização típica é lateral, superior ou posterior ao fundo uterino, ou no fundo de saco. Quando o útero é retrovertido, os ovários ocupam posição anterior ou lateral a ele. Os ureteres pélvicos constituem marca anatômica importante, o que ajuda a determinar a origem de massas pélvicas. Os ovários ficam à frente dos ureteres, de forma que a massa ovariana desloca o ureter para trás ou em direção posterolateral. Linfonodos ilíacos ocupam posição lateral aos ureteres, de forma que a linfadenopatia deslocará os ureteres em direção medial ou anteromedial.

Anatomia normal à RM. A anatomia interna do útero é melhor demonstrada nas imagens de RM ponderadas em T2. Nessa sequência, o *endométrio* aparece como uma faixa central, com sinal hiperintenso circundado por sinal hipointenso correspondente ao miométrio da *zona juncional* (Figura 49.1). Normalmente, o endométrio pode ter até 14 mm de espessura nas mulheres que ainda menstruam. A maior parte do *miométrio* tem sinal de intensidade intermediária. Nas imagens de RM ponderadas em T2, o sinal hipointenso localizado na zona juncional interna do miométrio é atribuído ao teor reduzido de água. Nas imagens ponderadas em T1, o útero inteiro tem sinal hipointenso e a anatomia interna do órgão não é bem demonstrada. Após a injeção intravenosa de gadolínio, a anatomia das zonas uterinas torna-se evidente nas imagens ponderadas em T1. O colo uterino é composto basicamente de tecidos colagenosos, que têm sinal hipointenso em T1 e T2, formando um fundo escuro para a demonstração de carcinomas cervicais hiperintensos. Epitélio endocervical e muco têm sinal hiperintenso homogêneo em T2. A RM de alta resolução com utilização de bobinas de superfície ou intravaginal demonstra duas zonas no estroma fibromuscular cervical: uma zona interna mais escura, adjacente à zona juncional uterina; e uma zona externa com sinal intermediário, nitidamente mais escura que o miométrio. A anatomia vaginal também é demonstrada mais claramente nas imagens ponderadas em T2, que mostram a parede vaginal muscular com sinal hipointenso e epitélio e muco com sinal hiperintenso. Gel vaginal aquoso pode ser introduzido durante o exame de RM para distender a vagina e facilitar a avaliação do colo uterino e da vagina. Os ovários normais das mulheres férteis são demonstrados com facilidade pelo sinal hiperintenso dos folículos em T2 (Figura 49.2), os quais têm sinal hipointenso ou intermediário

em T1. Nas imagens ponderadas em T2, o córtex do ovário da mulher que ainda não entrou na menopausa é mais escuro que a medula. Depois da menopausa, é mais difícil demonstrar os ovários, porque não há folículos e o córtex e a medula têm sinais praticamente iguais nas imagens ponderadas em T1 e T2.

A RM é uma técnica sensível às alterações fisiológicas que ocorrem no útero e nos ovários durante o ciclo menstrual. A intensidade de sinal do miométrio é mais alta durante as fases proliferativa tardia e secretória inicial e mais baixa durante a menstruação e a fase proliferativa inicial. Lesões miometriais hipointensas (p. ex., leiomioma e adenomiomas) são demonstradas mais claramente quando o miométrio tem sinal de intensidade mais alta, no meio do ciclo menstrual. Os ovários podem variar de tamanho e aspecto durante o ciclo menstrual e são maiores quando contêm um folículo dominante pouco antes da ovulação.

Anatomia normal à TC. Como a posição do útero é amplamente variável no plano axial da TC, o contorno desse órgão costuma parecer lobulado ou bulboso, simplesmente em razão de sua posição (Figura 49.1). O útero tem coeficiente de atenuação homogêneo de tecidos moles, e sua anatomia interna não é demonstrada claramente nas imagens de TC sem contraste. Como o miométrio é altamente vascularizado, o útero realça mais que a maioria dos outros órgãos pélvicos. Em geral, líquidos na cavidade uterina são hipodensos, sendo os ovários confundidos facilmente com alças intestinais não contrastadas na pelve. Folículos ovarianos são reconhecidos por sua atenuação na faixa de líquidos (Figura 49.2). Em corte transversal, a vagina aparece como uma elipse achatada, com densidade de tecidos moles entre a bexiga e o reto. De modo geral, tubas uterinas normais não são demonstradas à TC. Imagens de TCMD reformatadas em outros planos são mais esclarecedoras na interpretação da anatomia pélvica complexa e suas doenças.

HSG. Técnica utilizada, sobretudo, para investigar infertilidade e demonstrar a morfologia e a patência do canal uterino e das tubas uterinas (Figura 49.3). O contraste injetado na cavidade uterina delineia o canal endocervical, a cavidade uterina e o lúmen das tubas uterinas, com derramamento livre do contraste na cavidade peritoneal das mulheres normais, que é nitidamente definida e tem formato triangular, com discreta concavidade normal na região do fundo uterino. O tamanho da cavidade uterina

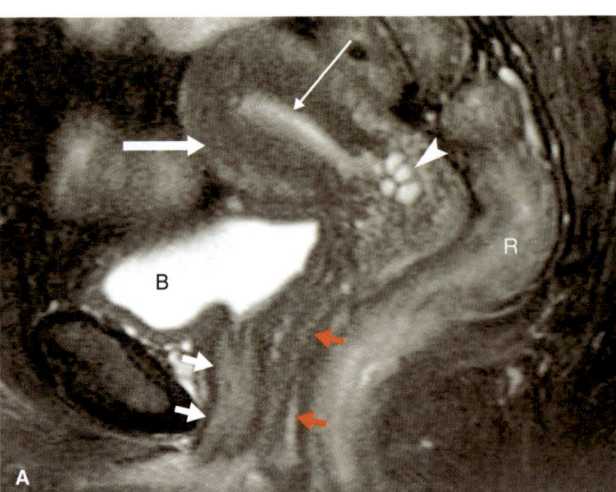
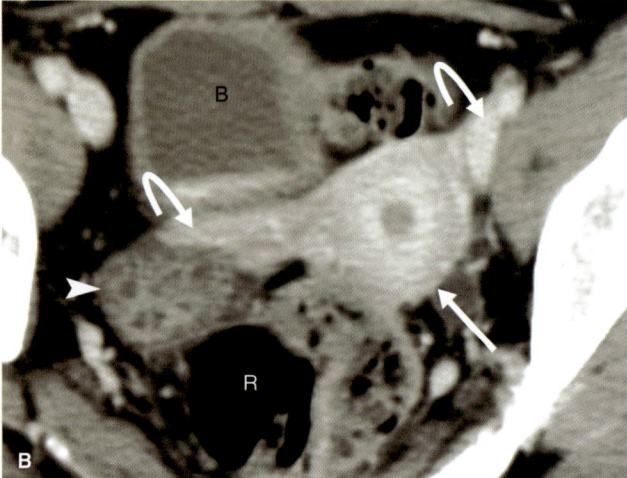

Figura 49.1 Útero normal. A. A imagem de ressonância magnética (RM) ponderada em T2, no plano sagital, demonstrou o útero (*seta branca espessa*) e o endométrio com sinal hiperintenso (*seta fina*), circundado por miométrio da zona juncional com sinal hipointenso. Havia vários cistos nabothianos (*ponta de seta*) no canal endocervical. A vagina (*setas vermelhas*) apareceu como um tubo muscular com sinal hipointenso, enquanto a uretra (*setas brancas pequenas*) passava anteriormente à sua parede anterior. A bexiga (*B*) foi identificada em posição anterior, pelo sinal hiperintenso da urina, enquanto o reto (*R*) estava localizado em posição posterior. **B.** A imagem axial de TC pós-contraste mostrou o útero (*seta reta*) no plano transversal, com realce do endométrio ao redor de um volume pequeno de líquido hipodenso na cavidade uterina. Os ligamentos largos (*setas curvas*) circundavam as tubas uterinas realçadas e os vasos parametriais estendiam-se lateralmente do útero até o ovário direito (*ponta de seta*). A bexiga (*B*), que continha urina hipodensa sem contraste, formou uma camada de líquido com urina hiperdensa com contraste excretado. O reto (*R*), que continha ar, estava localizado em posição posterior.

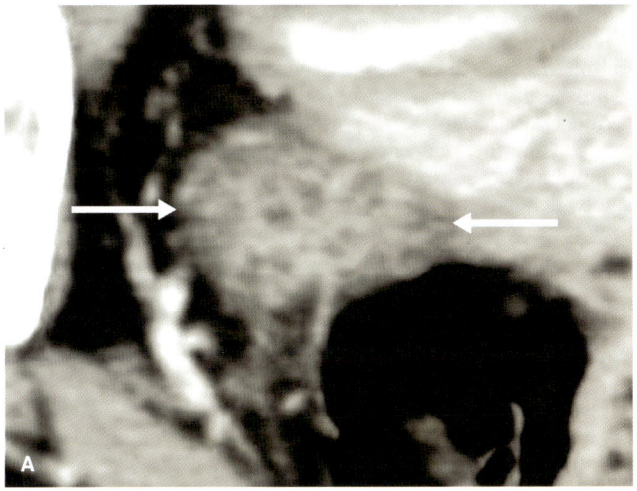

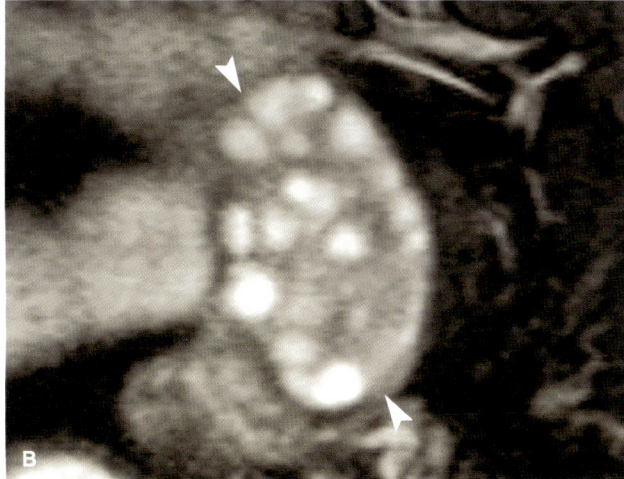

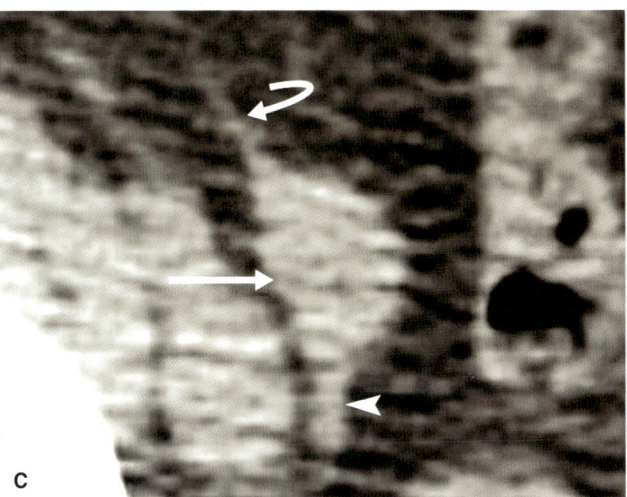

Figura 49.2 **Ovários normais. A.** A imagem axial de tomografia computadorizada (TC) pós-contraste demonstrou ovário normal (*entre as setas*) com folículos dessa mulher em idade fértil, que serviram como referência anatômica para identificar o ovário. **B.** A imagem coronal de ressonância magnética (RM) ponderada em T2 de mulher de 38 anos mostrou ovário com formato oval normal (*entre as pontas de seta*), marcado pelos folículos de paredes finais com sinal hiperintenso. **C.** A imagem axial de TC de mulher pós-menopausa demonstrou uma pequena massa oval de tecidos moles, que correspondia ao ovário pós-menopausa normal (*seta reta*), sem folículos. O ovário é confirmado pelo reconhecimento do ligamento suspensor do ovário (*seta curva*) e do ligamento útero-ovariano (*ponta de seta*).

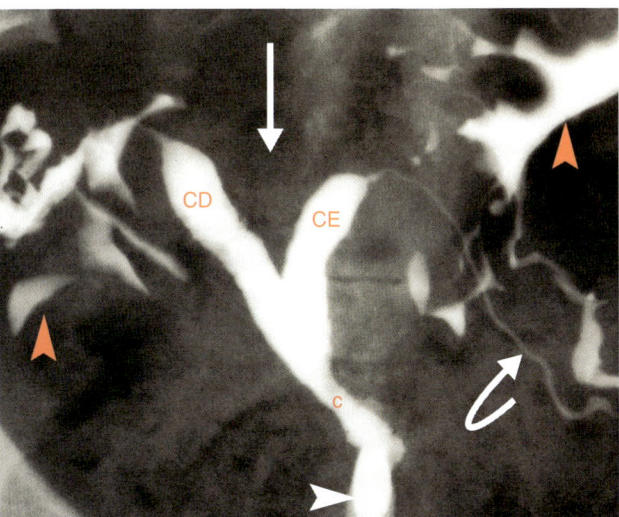

Figura 49.3 **Útero septado.** A imagem de HSG demonstrou os dois cornos da cavidade uterina (*CD* e *CE*) separados por um septo muscular (*seta*). O lúmen delicado da tuba uterina esquerda foi bem demonstrado (*seta curva*), enquanto o lúmen da tuba uterina direita ficou obscurecido pelo contraste sobreposto. Houve derramamento livre evidente do contraste na cavidade peritoneal (*pontas de seta vermelhas*), confirmando que as tubas uterinas estavam patentes. Contraste iodado foi injetado no útero depois da introdução de uma cânula (*ponta de seta branca*) no colo uterino (*c*).

varia com a paridade da mulher. O canal endocervical tem formato cilíndrico, mede 3 a 4 cm de comprimento e 1 a 3 cm de largura. Pregas da mucosa endocervical formam seu aspecto serrilhado normal. As tubas uterinas normais medem 10 a 12 cm de comprimento e estendem-se a partir dos cornos uterinos. O lúmen é filiforme (1 a 2 mm) até chegar à ampola, onde alarga até 5 a 10 mm e forma pregas rugais visíveis. A patência das tubas uterinas é confirmada pelo derramamento de contraste na cavidade peritoneal, delineando as alças intestinais.

Anomalias congênitas

Anomalias congênitas do sistema genital feminino são causa comum de infertilidade, sendo detectadas em até 9% das mulheres avaliadas por infertilidade ou abortamento espontâneo repetido. Além disso, anomalias não diagnosticadas podem ser confundidas com outros tipos de doença (p. ex., leiomioma). A maioria das anomalias é causada por interrupção do desenvolvimento ou fusão parcial dos ductos müllerianos, que depois formam útero, colo uterino e tubas uterinas. Anomalias do trato urinário são detectadas em 20 a 50% das pacientes com malformações uterinas. Interrupção do desenvolvimento dos ductos müllerianos pode causar aplasia uterina ou útero unicorno, com tuba uterina única. Cerca de 5 a 20% das pacientes com essas anomalias têm agenesia renal ipsilateral. Falhas na fusão completa dos ductos müllerianos causam graus variáveis de duplicação, incluindo *útero didelfo* (dois úteros, dois colos e duas vaginas); *útero bicorno*, com dois cornos uterinos, um ou dois colos (*unicollis* ou *bicollis*, respectivamente) e uma vagina; útero *arqueado* (septado), com um septo na linha média dividindo o órgão em duas cavidades (ver Figuras 49.3 e 49.4). Anomalias uterinas devem ser consideradas quando o útero tem tamanho, contorno ou posição anormal. A classificação dessas anomalias baseia-se em uma combinação de exame físico e RM, sendo a HSG realizada para avaliar cavidade uterina e tubas uterinas.

Doenças benignas

Leiomiomas. Tumor uterino benigno mais comum, afeta 50% das mulheres em idade reprodutiva. Apesar de a maioria delas ser assintomática, esses tumores podem causar sangramento excessivo, dor pélvica, sintomas compressivos e infertilidade. Leiomiomas são benignos e formados por músculo liso e quantidades variáveis de tecido fibroso. Tumores com pouco tecido fibroso realçam bastante, ao contrário daqueles com tecido fibroso abundante, que realçam pouco. A maioria dos leiomiomas é intramural (dentro da parede miometrial), enquanto outros são submucosos (abaixo do endométrio) ou subserosos (abaixo da serosa). Tumores submucosos ou subserosos podem ser pedunculados e apresentar pedículos longos. Tumores submucosos tendem a ulcerar e causar menorragia profusa, sendo a RM o melhor exame para caracterizar o tamanho, a quantidade e a localização deles. Em geral, leiomiomas têm sinal hipointenso em comparação ao miométrio nas imagens ponderadas em T1 e T2, ainda que sua demonstração seja mais fácil nas sequências ponderadas em T2 (Figura 49.5). Áreas de degeneração e alteração cística têm sinal interno hiperintenso e heterogêneo. Leiomiomas são tumores bem demarcados do miométrio adjacente, por um halo de sinal hipointenso. Realce pelo meio de contraste não facilita a detecção ou caracterização desses tumores. No exame de TC, leiomiomas são massas homogêneas ou heterogêneas, que podem ser hipo, iso ou hiperdensas em comparação ao miométrio realçado. Calcificações grosseiras dentro da massa são comuns e típicas (Figura 49.6). Degeneração cística gera sinal hipodenso no interior, sendo comuns realce difuso do útero e contornos lobulados. Leiomiomas pedunculados podem ser evidenciados como massas anexiais em vez de uterinas. Lipoleiomiomas contêm gordura macroscópica detectada à TC (Figura 49.7) ou à RM em sequências com supressão de gordura.

Adenomiose. Doença uterina benigna, que se caracteriza pela presença de glândulas e estroma endometriais ectópicos no miométrio, com hipertrofia miometrial circundante. Pacientes com adenomiose têm dismenorreia ou menorragia. A doença pode ser focal ou difusa, sendo a RM a técnica mais indicada para detectá-la. *Doença difusa* é sugerida por espessamento (> 12 mm) regular ou irregular do miométrio da zona juncional.

Sinal hipointenso anormal corresponde à hipertrofia miometrial. Metade das pacientes também tem focos de sinal hiperintenso no miométrio, que corresponde a ilhas de glândulas endometriais com alteração cística ou hemorragia (Figura 49.8). *Doença focal* evidencia-se por massas hipointensas dentro do miométrio nas imagens ponderadas em T2. Essas massas são isointensas em comparação ao miométrio em T1. Algumas vezes, aparecem focos de sinal hiperintenso nas imagens ponderadas em T1, que representam áreas de hemorragia. A diferenciação com leiomiomas pode ser difícil. Nos casos típicos, leiomiomas são bem demarcados, enquanto adenomiomas são mal definidos e têm bordas imprecisas. Adenomiose não é demonstrada de modo rotineiro à TC, e, em geral, as alterações evidenciadas à ultrassonografia são sutis e inespecíficas.

Cistos nabothianos. Trata-se de cistos de retenção das glândulas secretoras de muco do epitélio cervical. São comuns, benignos e, em geral, não têm significado clínico. Nas imagens de RM ponderadas em T2, eles aparecem como estruturas brilhantes, arredondadas e bem definidas no colo uterino (ver Figura 49.1 A). Nas imagens ponderadas em T1, esses cistos são isointensos em comparação à urina ou ao músculo. Tamanho pequeno e bordas bem definidas diferenciam cistos nabothianos de *adenoma malignum* – uma forma policística de adenocarcinoma da cérvice. Esses tumores malignos formam massas policísticas com numerosos cistos diminutos sobre um fundo de tecidos moles realçados pelo contraste.

Cistos ovarianos fisiológicos e folículos ovarianos normais. Contêm líquido simples com sinal hipointenso em T1 e hiperintenso em T2. Nas imagens ponderadas em T2, suas paredes são lisas, finas e escuras. Realce da parede cística pelo gadolínio é comum, mas nem sempre ocorre. No exame de TC, esses cistos e folículos são bem definidos, têm paredes finas e densidade interna homogênea próxima à da água. Diâmetro menor que 3 cm sugere folículo ovariano fisiológico (Figura 49.9). O corpo-lúteo é uma estrutura ovariana fisiológica (normal), que se desenvolve depois da ovulação, no local em que antes havia um folículo dominante. O corpo-lúteo normal mede menos de 3 cm e tem parede difusamente espessa com irrigação sanguínea periférica abundante. O aspecto habitual é de um cisto colapsado com bordas entrecortadas. Hemorragia central é frequente.

Cistos ovarianos funcionais hemorrágicos. Têm sinal hiperintenso em T1, quando há quantidade expressiva de metemoglobina. Quando contêm hemácias intactas de modo predominante, o cisto tem sinal hipointenso em T2. Desse modo, cistos hemorrágicos podem ter sinal hipointenso em T1 e T2, sinal hiperintenso em T1 e hipointenso em T2, ou

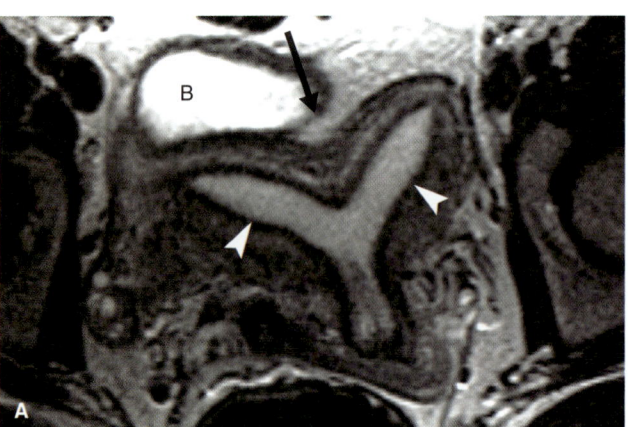
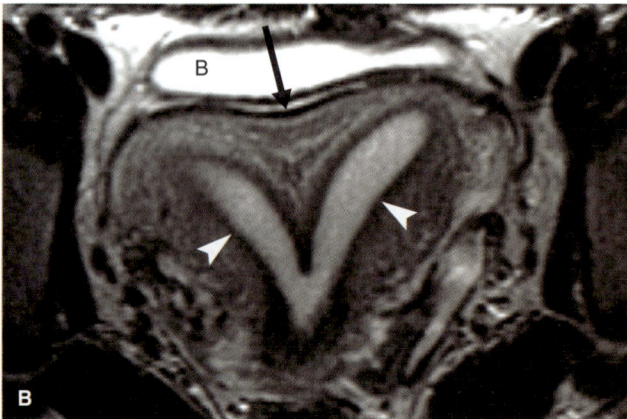

Figura 49.4 Anomalias uterinas. A. Útero bicorno. **B.** Útero septado. As imagens axiais ponderadas em T2 de duas pacientes demonstraram diferença característica entre útero bicorno (**A**), com uma endentação superficial no fundo (*seta*) dividindo o útero em dois cornos separados (*pontas de seta*), e útero septado (**B**), com um septo muscular espesso e apenas uma endentação superficial discreta no fundo (*seta*). Nos dois casos, havia duas cavidades uterinas (*pontas de seta*). Anomalias uterinas constituem um espectro contínuo de anormalidades. B, bexiga.

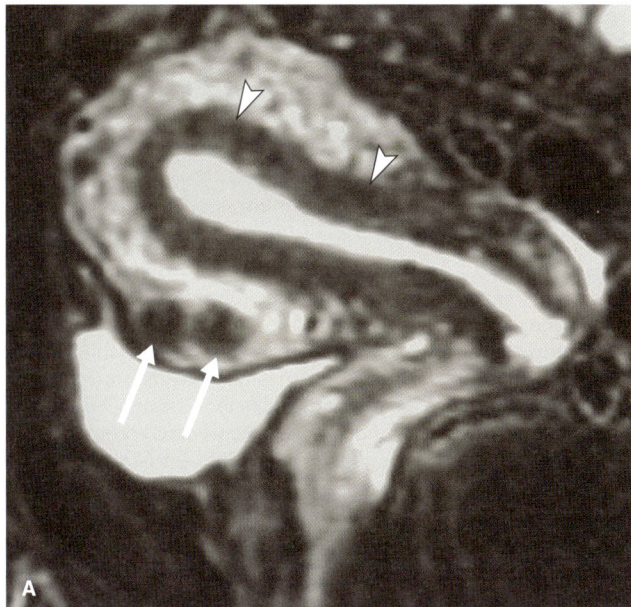

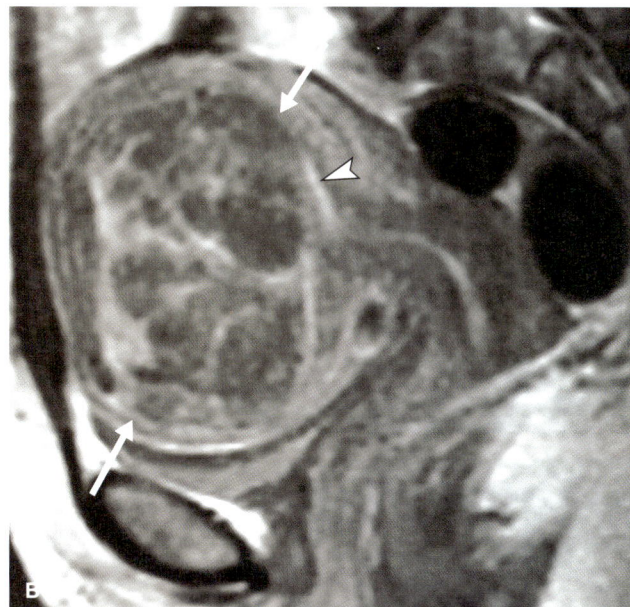

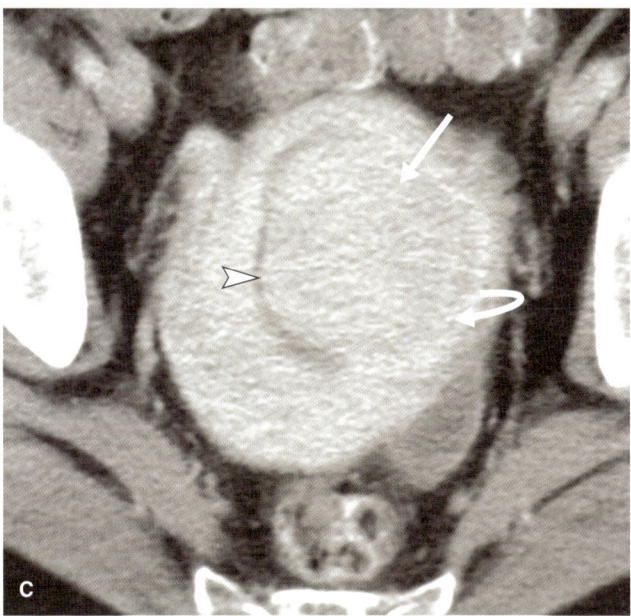

Figura 49.5 Leiomiomas. A. A imagem sagital de ressonância magnética (RM) ponderada em T2 do útero demonstrou dois leiomiomas com sinal hipointenso (*setas*) na parede anterior do útero. O miométrio da zona juncional (*pontas de seta*), com mais água, tem seu sinal com uma intensidade muito mais baixa que a do miométrio adjacente. B. A imagem sagital de RM ponderada em T2 do útero de outra paciente mostrou um leiomioma muito grande (*entre as setas*) com alterações degenerativas, que expandia o fundo do útero. A cavidade endometrial (*ponta de seta*) estava acentuadamente distorcida e desviada pelo leiomioma. C. A imagem axial de tomografia computadorizada (TC) pós-contraste evidenciou um leiomioma submucoso volumoso (*seta reta*), que abaulava e deslocava a cavidade uterina (*ponta de seta*) dessa mulher com menorragia. O leiomioma tinha realce igual ao do miométrio normal. O tumor era pedunculado e estava fixado (*seta curva*) à parede posterior lateral esquerda do útero.

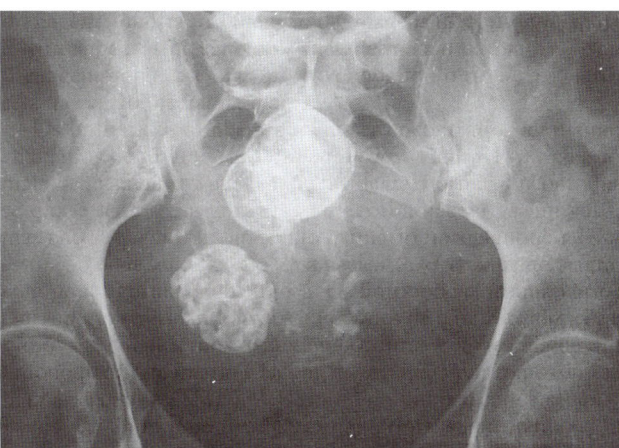

Figura 49.6 Calcificações dentro de leiomiomas. A radiografia convencional da pelve demonstrou vários leiomiomas com calcificações típicas em forma de "pipoca".

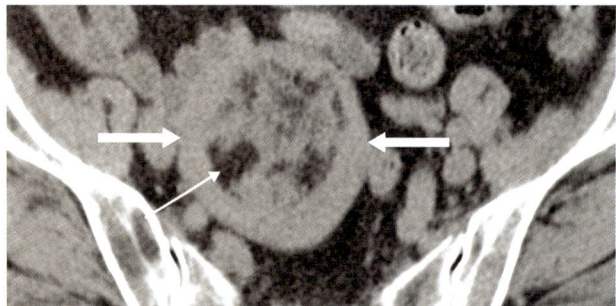

Figura 49.7 Lipoleiomioma. A imagem axial de tomografia computadorizada (TC) realizada sem contraste demonstrou um tumor miometrial que continha gordura no útero (*entre as setas espessas*). O diagnóstico de lipoleiomioma foi confirmado pela atenuação de gordura bem definida (*seta fina*) e igual à da gordura pélvica adjacente.

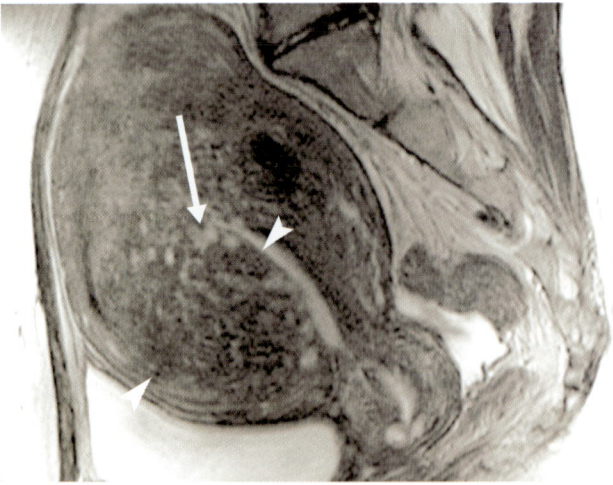

Figura 49.8 **Adenomiose.** A imagem sagital de ressonância magnética (RM) ponderada em T2 demonstrou alargamento acentuado do miométrio da zona juncional (*entre as pontas de seta*), um sinal característico de adenomiose. Depósitos endometriais císticos minúsculos evidenciados por focos redondos hiperintensos (*seta*) dentro da lesão fibrótica também eram típicos.

sinal hipointenso em T1 e hiperintenso em T2. Algumas vezes, há deposição de produtos hemáticos. Inexistência de realce pelo gadolínio diferencia trombo sanguíneo interno, aderido à parede do cisto, de um nódulo sólido. No exame de TC, cistos hemorrágicos aparecem como lesões císticas de paredes finas e densidade interna próxima à da água ou maior, dependendo do estado físico dos produtos hemáticos (Figura 49.9). Cistos atípicos podem ser monitorados por ultrassonografia para determinar a regressão deles depois de um ou dois ciclos menstruais.

Endometriose. Implantes de tecido endometrial fora do útero, que reagem à estimulação hormonal cíclica, causando sangramento repetido, inflamação e fibrose. Entre as marcas características da doença, estão numerosos implantes minúsculos de tecido endometrial nas superfícies peritoneais, formação de endometriomas (cistos endometriais cheios de sangue) e aderências entre os tecidos circundantes. Os locais mais comuns desses implantes são ovários, fundo de saco e reflexões peritoneais que recobrem útero, tubas uterinas, bexiga e retossigmoide. Todas as modalidades de exame de imagem são altamente sensíveis ao diagnóstico de endometriomas. Endometriose pélvica profunda causa dor pélvica grave e forma depósitos minúsculos de endométrio nas superfícies peritoneais, nos órgãos pélvicos e em outras áreas extraperitoneais. A RM ponderada em T2 demonstra espessamento e nodularidade, com sinal hipointenso, nos

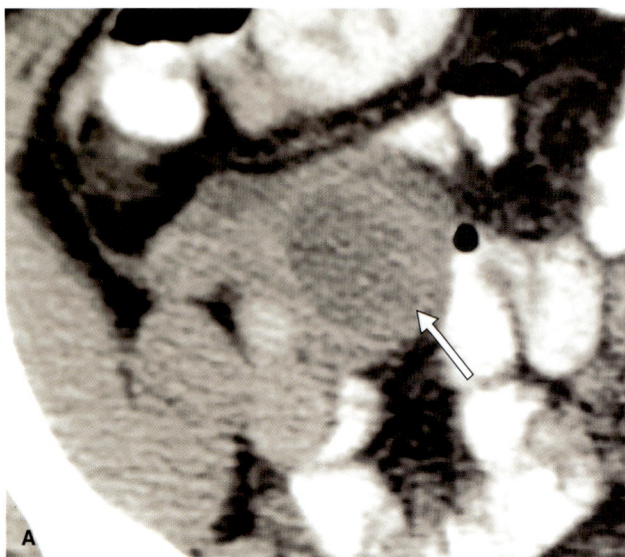

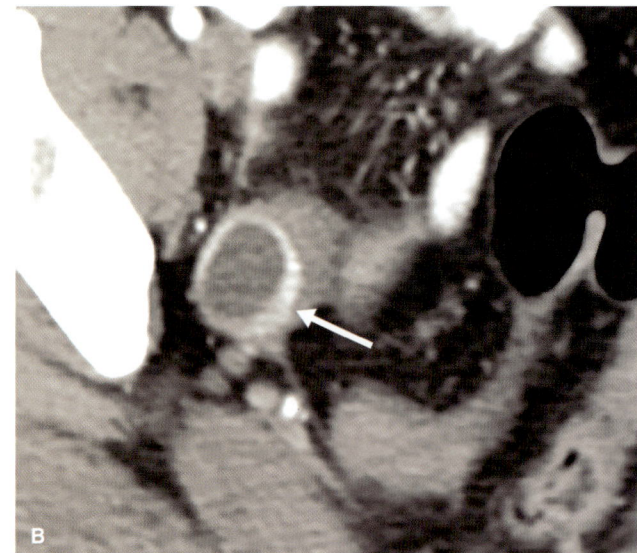

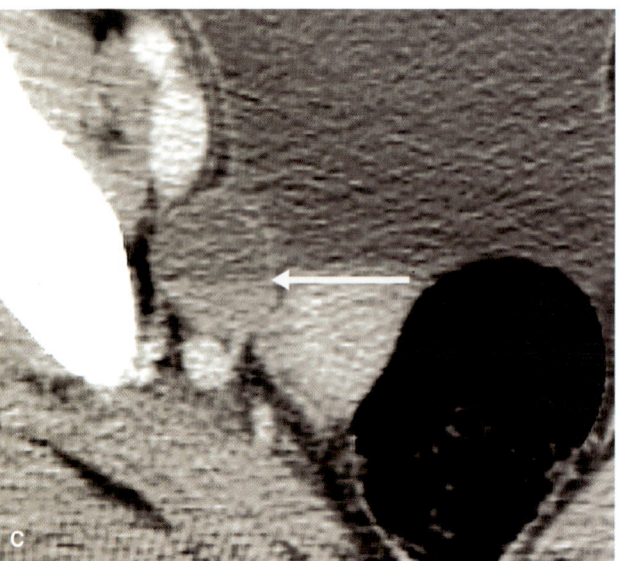

Figura 49.9 **Cistos ovarianos fisiológicos. A.** A imagem de tomografia computadorizada (TC) pós-contraste demonstrou um cisto de 2,6 cm (*seta*) com paredes finas, que se desenvolveu no ovário direito de mulher de 28 anos. O aspecto e o tamanho desse cisto ovariano eram compatíveis com um folículo dominante, que é um cisto fisiológico sem necessidade de reavaliação. **B.** A imagem de TC pós-contraste de mulher de 26 anos mostrou um cisto de 18 mm no ovário direito (*seta*), com realce periférico intenso. Esse aspecto era compatível com corpo-lúteo benigno normal. Depois de excluir apendicite nessa TC, o diagnóstico dessa paciente foi *mittelschmerz* (dor no meio do ciclo, ou ovulação). **C.** Outra imagem de TC realizada em uma paciente de 34 anos com dor no quadrante inferior direito demonstrou um cisto de 3 cm no ovário direito, com nível líquido-líquido (*seta*) compatível com diagnóstico de cisto ovariano hemorrágico como causa da dor. O líquido hiperdenso depositado era sangue. Um exame de ultrassonografia realizado 10 semanas depois confirmou que o cisto regrediu por completo.

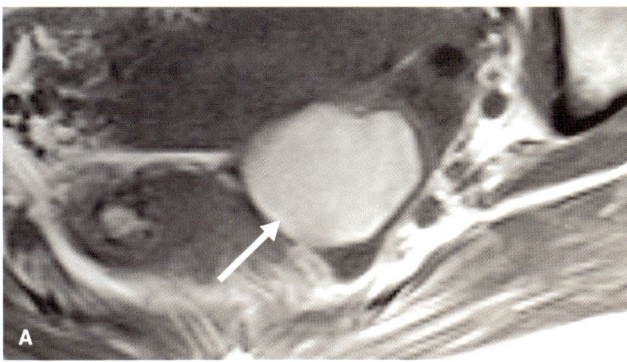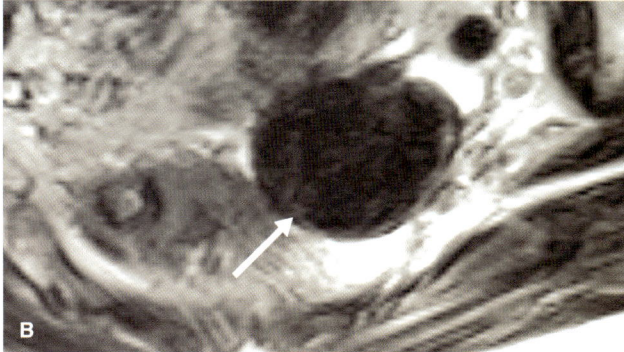

Figura 49.10 Endometrioma – ressonância magnética (RM). A. T1. **B.** T2. Massa cística (*setas*) localizada no fundo de saco tinha sinal hiperintenso em T1, com redução característica do sinal em T2 (sombreamento T2). A perda de sinal é causada pela metemoglobina acumulada dentro do cisto depois de vários episódios de hemorragia interna.

ligamentos e nas paredes da vagina e do reto. Endometriomas ("cistos de chocolate") contêm produtos hemáticos de várias "idades", que refletem episódios repetidos de sangramento a cada ciclo menstrual. Nos casos típicos, endometriomas são múltiplos, bilaterais e localizados no fundo de saco. A RM demonstra cistos homogêneos hiperintensos em T1 e, em geral, com sinal hipointenso em T2 – condição também conhecida como "*sombreamento em T2*" (Figura 49.10). Perda de intensidade de sinal em T2 é causada pelo acúmulo de metemoglobina dentro dos cistos. Concentração de ferro e viscosidade aumentam dentro dos cistos à medida que água é reabsorvida. O líquido "sombreado" pode se depositar nas partes inferiores do cisto, podendo alguns deles ter aspecto heterogêneo em razão da "idade" variável dos produtos hemáticos contidos. Em geral, a parede dos cistos é hipointensa em razão de tecidos fibrosos ou hemossiderina. Imagens ponderadas em T1 com saturação de gordura facilitam a detecção de implantes pequenos nas superfícies peritoneais. No exame de TC, endometriomas formam massas pélvicas císticas complexas, quase sempre com componentes líquidos relativamente hiperdensos. Inflamação e fibrose são marcantes. Vários órgãos pélvicos podem ser incorporados à massa, sendo a hidrossalpinge uma complicação comumente associada (30%). A endometriose pode afetar o intestino delgado, o trato urinário ou outras áreas da pelve e cicatrizes cirúrgicas, sendo rara a transformação maligna.

Hidrossalpinge. Massa anexial comum, que se forma como lesão isolada ou parte de massa anexial complexa. Obstrução da tuba uterina por infecção, procedimento cirúrgico, tumor ou endometriose resulta em acúmulo de líquidos e dilatação tubária, sendo a infecção pélvica a causa mais frequente. Nos casos de hidrossalpinge isolada, exames de imagem demonstram uma estrutura anexial com formato de "C", "S" ou salsicha distendida por líquido de composição variável, que pode ser seroso, sanguinolento (hematossalpinge) ou piógeno (piossalpinge) (Figura 49.11). Tortuosidade, dilatação e dobras da tuba uterina podem ter aspecto semelhante a um tumor. Imagens multiplanares e demonstração do ovário normal no mesmo lado ajudam a confirmar o diagnóstico. A RM é uma técnica sensível à composição do líquido acumulado dentro da tuba uterina, porque demonstra sinal hipointenso em T1 e hiperintenso em T2 nos casos de líquido seroso simples. Líquido proteináceo, sangue ou pus gera sinal hiperintenso em T1. Doença inflamatória pélvica, endometriose ou tumor de tuba uterina pode incorporar a hidrossalpinge como componente da massa anexial sólido-cística complexa, a qual é uma anormalidade demonstrada comumente por HSG realizada para investigar infertilidade (Figura 49.11 A).

Doença inflamatória pélvica. Doença comum nas mulheres em idade reprodutiva, os agentes etiológicos frequentes são bactérias anaeróbias e aeróbias da vagina, sendo incomuns os microrganismos *Actinomyces* e *M. tuberculosis*. Endometrite e miometrite são tratadas clinicamente. Exames de imagem são realizados para detectar *abscesso tubo-ovariano* e piossalpinge, complicações que podem necessitar de tratamento cirúrgico. Entre as anormalidades iniciais estão edema pélvico e densificação da gordura dos tecidos parametriais e paraovarianos. A piossalpinge aparece como um tubo edemaciado de paredes

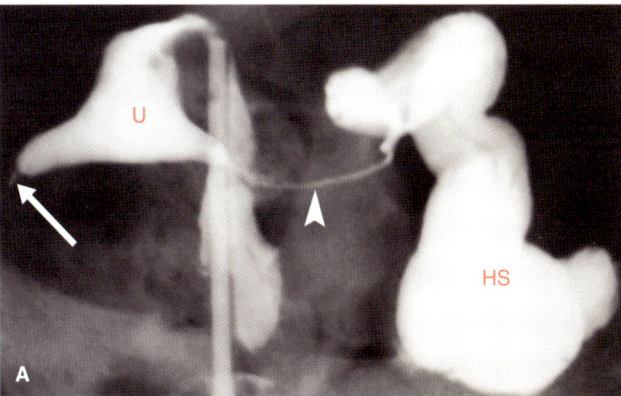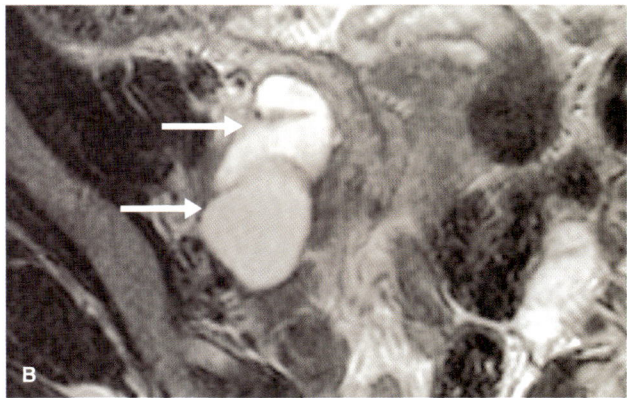

Figura 49.11 Hidrossalpinge. A. A imagem de histerossalpingografia (HSG) demonstrou útero retrofletido (*U*) com fundo voltado em direção posteroinferior. A tuba uterina direita estava obstruída no istmo (*seta*). A tuba uterina esquerda estava acentuadamente dilatada em sua extremidade distal, formando uma hidrossalpinge (*HS*). O segmento proximal (*ponta de seta*) dessa tuba uterina estava normal. Não houve derramamento peritoneal do contraste injetado, o que indicou obstrução tubária total bilateral. **B.** A imagem axial de RM ponderada em T2 de outra paciente mostrou aspecto de hidrossalpinge (*setas*) como um tubo tortuoso, dilatado e contorcido à direita.

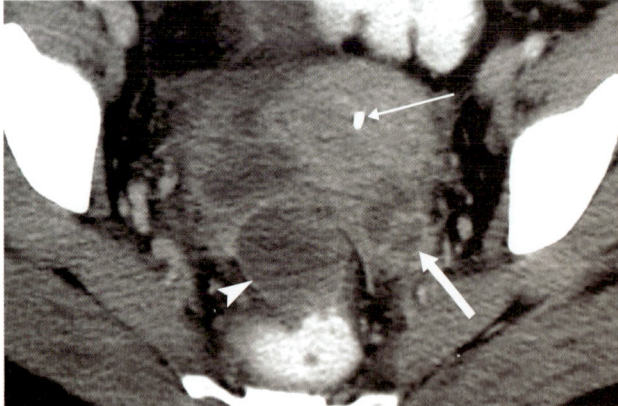

Figura 49.12 Abscesso tubo-ovariano. A imagem de tomografia computadorizada (TC) pós-contraste de uma paciente com febre, dor pélvica e secreção vaginal demonstrou uma coleção com líquido complexo em torno do ovário (*seta grossa*), tuba uterina dilatada (*ponta de seta*) e útero com dispositivo intrauterino (DIU) em seu interior (*seta fina*). Observe que o edema e a inflamação estendiam-se à gordura pélvica e que os órgãos afetados tinham limites mal definidos. Essas anormalidades são típicas de abscesso tubo-ovariano.

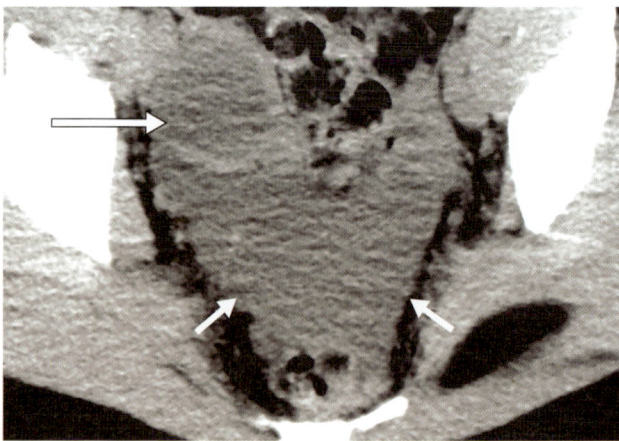

Figura 49.13 Cisto de inclusão peritoneal. A imagem de tomografia computadorizada (TC) demonstrou uma coleção líquida loculada, que circundava parcialmente o ovário direito (*seta grande*) e estendia-se para dentro dos recessos da cavidade peritoneal (*setas pequenas*) dessa paciente com dor pélvica crônica. Tentativas de drenagem por agulha e cateter não foram bem-sucedidas. A paciente não teve mais sintomas depois da ooforectomia.

espessas com líquido complexo. O abscesso tubo-ovariano pode ser evidenciado por massa anexial de paredes espessas e cheia de líquidos, que engloba ovário e (em geral) uma tuba uterina dilatada (Figura 49.12). Em alguns casos, bolhas de ar formam-se dentro da coleção e são altamente sugestivas de abscesso. Alguns pacientes podem ter linfadenopatia e ascite.

Cisto de inclusão peritoneal. É uma causa cada vez mais comum de dor pélvica crônica difícil de tratar. Aderências formadas depois de procedimentos cirúrgicos ou processos inflamatórios pregressos encarceram o ovário dentro de uma coleção líquida, que se estende para dentro dos recessos peritoneais. Secreção contínua de líquidos pelo ovário em atividade não é absorvida pelas superfícies peritoneais afetadas, o que causa dor e compressão dos órgãos. Exames de imagem demonstram uma coleção líquida, que inclui o ovário. Em geral, o líquido tem composição simples e, nos casos típicos, estende-se aos recessos peritoneais, conferindo à coleção um formato angular ou pontiagudo, em vez de esférico ou oval (Figura 49.13). Em geral, o tratamento definitivo exige a retirada do ovário.

Teratoma cístico benigno. Também conhecido como cisto dermoide, é a neoplasia ovariana de células germinativas mais comum. As lesões contêm elementos maduros derivados do ectoderma, mesoderma ou endoderma, o que lhes confere diversos aspectos. A média de idade das pacientes por ocasião do diagnóstico é de 30 anos. A maioria das lesões é detectada por acaso, enquanto as pacientes estão assintomáticas. Os cistos são repletos de material sebáceo líquido, que tem aspecto de gordura à RM e à TC. O conteúdo interno inclui um nódulo de Rokitansky, que comumente contém pelos, dentes, ossos ou cartilagem. Em geral, as alterações demonstradas à ultrassonografia são típicas, mas esses cistos podem ser detectados ou mais bem caracterizados por RM ou TC. A RM demonstra material sebáceo com sinal hiperintenso em T1. Em geral, a intensidade do sinal diminui em T2, praticamente no mesmo nível da gordura. A existência de gordura é confirmada pelas imagens em *gradient-recalled*, em fase e fora de fase, ou naquelas com saturação de gordura em frequência seletiva. À TC, densidade de gordura dentro de massa anexial cística confirma o diagnóstico definitivo (Figura 49.14). A TC e as radiografias convencionais mostram formação de ossos e dentes dentro da massa. Lesões atípicas assemelham-se a uma grande variedade de outras doenças anexiais, incluindo tumores malignos de ovário.

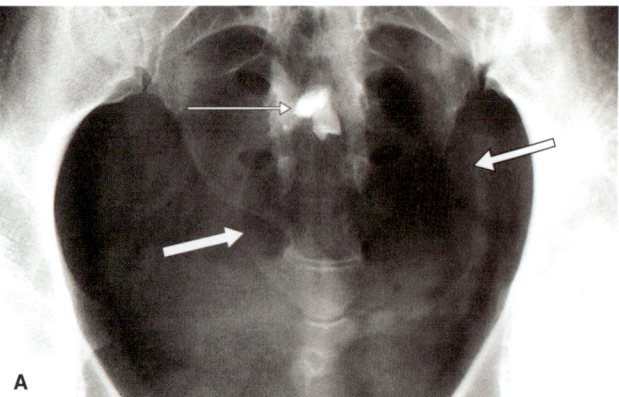

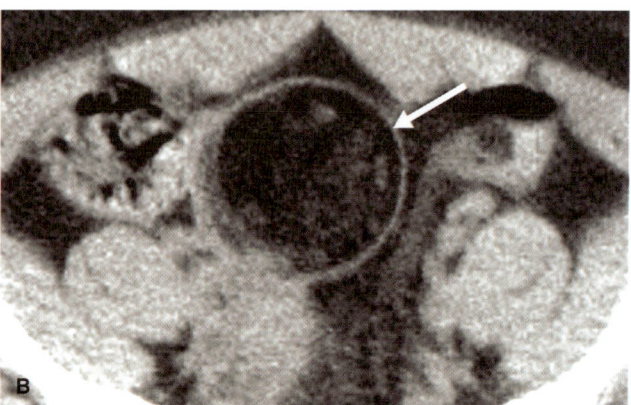

Figura 49.14 Teratoma cístico benigno. A. A radiografia convencional da pelve de mulher jovem demonstrou vários dentes bem formados (*seta fina*). Também havia massa sutil bem definida com densidade de gordura (*setas espessas*). Essas anormalidades confirmaram o diagnóstico de teratoma cístico benigno. **B.** A imagem de tomografia computadorizada (TC) sem contraste de mulher de 28 anos mostrou massa com densidade de gordura (*seta*), típica de teratoma cístico benigno.

Tumores ovarianos fibróticos. Representam 4% dos tumores de ovário. Como são massas sólidas e, com frequência, associados a ascite (40% dos casos), esses tumores podem assemelhar-se a cânceres de ovário (Figura 49.15). Tipos histológicos são fibromas, tecomas e fibrotecomas originados do estroma ovariano. Síndrome de Meigs é definida por ascite e derrame pleural associados a um fibroma ovariano, havendo regressão depois da ressecção cirúrgica do tumor. A ultrassonografia demonstra massa sólida com transmissão baixa de ultrassom, a TC mostra massa sólida com realce mínimo e a RM exibe massa ovariana bem definida, com sinal predominantemente hipointenso em T1 e T2. Áreas esparsas de hiperintensidade dentro da massa na imagem ponderada em T2 representam edema focal ou transformação cística.

Torção anexial. Emergência ginecológica resultante da torção do ovário, da tuba uterina ou, mais comumente, dessas duas estruturas, resultando em interrupção da irrigação sanguínea. Quando a torção não é desfeita e a irrigação sanguínea não é recuperada de imediato, a consequência é infarto. Pacientes têm dor, náuseas, vômitos e leucocitose. O diagnóstico é confirmado com mais facilidade por ultrassonografia (ver Figura 51.27, no Capítulo 51). Entre as anormalidades principais, está massa anexial de paredes finas, que funciona como nicho para a torção (Figura 49.16). A massa torcida apresenta espessamento concêntrico das paredes. A tuba uterina afetada aparece como massa amorfa ou tubo com paredes espessadas. O útero é desviado na direção dos anexos torcidos. Sinais de infarto hemorrágico dos anexos torcidos incluem espessamento acentuado (> 10 mm) da parede da massa anexial, hemorragia dentro da massa e da tuba torcida e hemoperitônio.

Tumores ginecológicos malignos

Câncer de ovário. Representa 3% de todos os tumores malignos das mulheres, mas é responsável por 15% de todas as mortes por câncer. Existem mais de 20 tipos histológicos de câncer ovariano, mas tumores epiteliais (70%) e de células germinativas (15%) constituem a maioria. Cerca de 40% dos tumores ovarianos são malignos, dois terços são císticos e 25% são bilaterais. O pico etário de início do câncer de ovário varia de 55 a 59 anos. Tumores malignos de ovário têm início insidioso e padrão de crescimento subclínico, que resulta em doença avançada por ocasião do diagnóstico em 70% dos casos. CA-125 é o marcador sorológico do câncer de ovário e está elevado em 80% das mulheres com essa neoplasia. Infelizmente, é mais provável

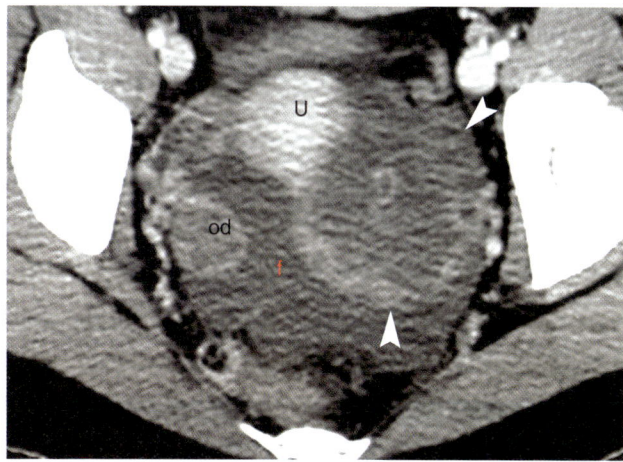

Figura 49.16 **Torção de ovário.** A imagem axial de tomografia computadorizada (TC) pós-contraste demonstrou massa cística grande (*pontas de seta*), que se desenvolveu no ovário esquerdo e tinha paredes espessadas e com pouco realce pelo meio de contraste, com grande volume de líquido no fundo de saco (*f*). A paciente queixava-se de dor pélvica grave intermitente. À cirurgia, observou-se torção dos anexos esquerdos, com um cistoadenoma seroso funcionando como nicho para a torção. od, ovário direito; U, útero.

que o nível de CA-125 esteja anormal nas pacientes com câncer avançado e aumente apenas em 25 a 50% das mulheres com câncer de ovário em estágio I. O índice de sobrevivência correlaciona-se diretamente com o estágio da doença, que também determina o tratamento. Sinais de neoplasia maligna de ovário nos exames de RM e TC são semelhantes aos descritos à ultrassonografia no Capítulo 51. Espessura de parede maior que 3 mm, nodularidade, vegetações, componentes sólidos, indícios de invasão das estruturas adjacentes, ascite, realce do peritônio pelo meio de contraste e linfadenopatia são evidências de neoplasia maligna (Figura 49.17). O carcinoma de ovário espalha-se principalmente por implantação peritoneal, com formação de pequenos nódulos tumorais no peritônio, mesentério e omento, associado à ascite maligna (Figura 49.18). Outros padrões de

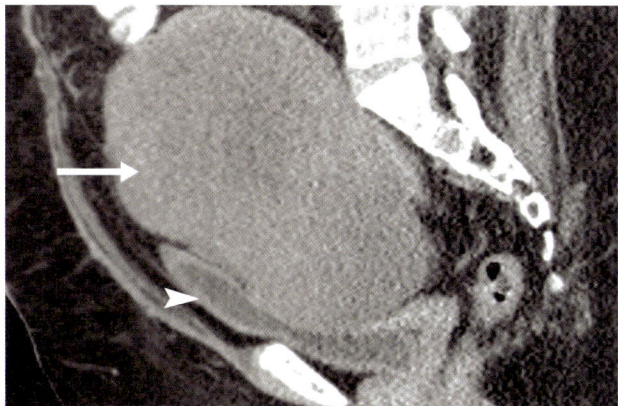

Figura 49.15 **Fibroma ovariano.** A imagem sagital reformatada de uma tomografia computadorizada (TC) demonstrou massa sólida homogênea lobulada muito grande (*seta*), que se desenvolveu na pelve e comprimia a bexiga (*ponta de seta*). A paciente tinha derrame pleural pequeno e ascite, que regrediram depois da ressecção dos fibromas ovarianos benignos.

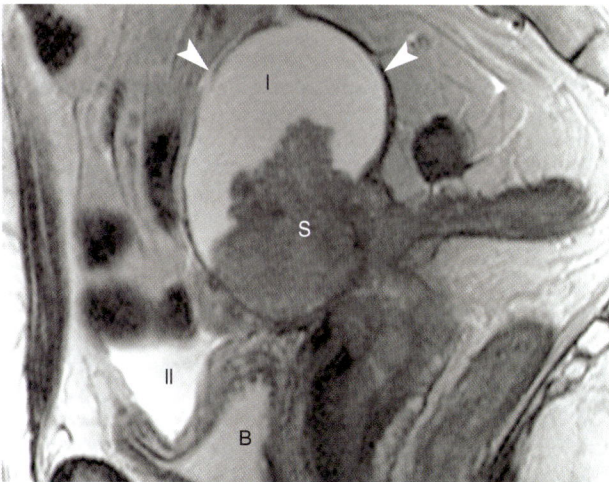

Figura 49.17 **Cistoadenocarcinoma de ovário.** A imagem sagital de ressonância magnética (RM) ponderada em T2 de mulher de 63 anos demonstrou massa anexial cística (*pontas de seta*) com componente sólido (*S*) proeminente e altamente sugestivo de malignidade. O conteúdo líquido (*l*) da massa tinha sinal hiperintenso em T1 e T2, indicando hemorragia interna ou teor proteico alto. Também havia líquido intraperitoneal livre (*ll*), sugerindo grande probabilidade de metástases intraperitoneais. B, bexiga.

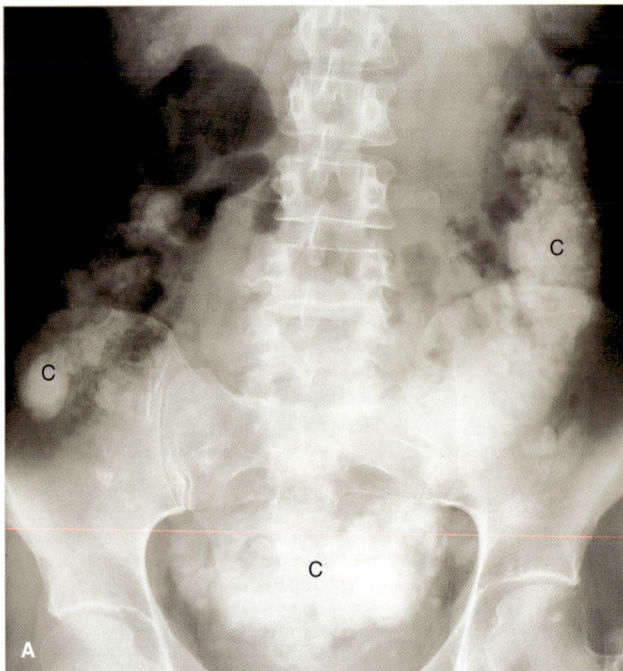

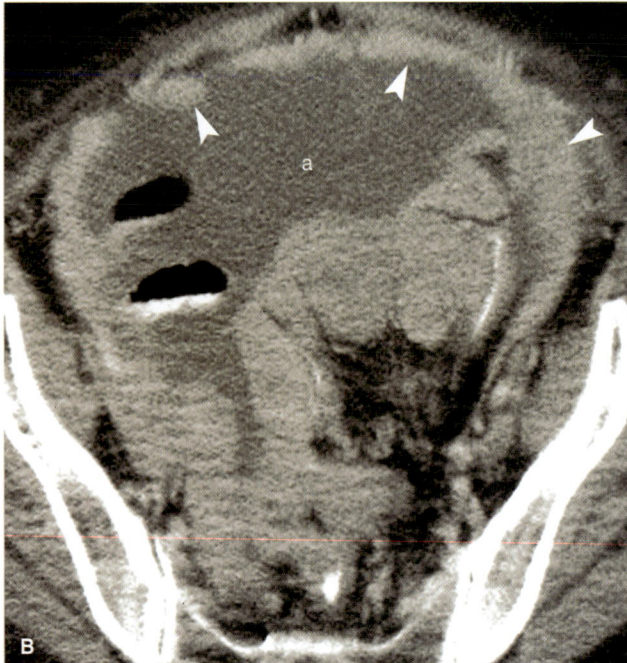

Figura 49.18 Metástases peritoneais de carcinoma ovariano. A. A radiografia convencional de abdome demonstrou implantes calcificados de um carcinoma ovariano (C) dispersos por toda a cavidade peritoneal. O diagnóstico histopatológico foi de cistoadenocarcinoma seroso papilífero metastático de ovário. **B.** A imagem de tomografia computadorizada (TC) mostrou implantes tumorais nodulares (*pontas de seta*) no peritônio parietal, que estavam bem delineados pelo líquido ascítico (*a*). A paciente tinha carcinoma de ovário metastático.

disseminação incluem extensão direta às estruturas adjacentes, metástases linfáticas aos linfonodos pélvicos e retroperitoneais e disseminação hematogênica tardia para pulmão, fígado e ossos. A TC é usada, sobretudo, para monitorar cânceres de ovário já diagnosticados. Como o câncer de ovário costuma ser estadiado por laparotomia cirúrgica, o estadiamento radiológico desse tumor é indicado apenas para casos comprovadamente avançados. O tratamento inicial consiste em histerectomia abdominal total, salpingo-ooforectomia bilateral, omentectomia e redução volumétrica do tumor. A TC e a RM são técnicas relativamente insatisfatórias para detectar metástases peritoneais, sendo a ascite muito sugestiva da existência de metástases peritoneais. É importante realizar uma busca cuidadosa por espessamento peritoneal focal e nódulos minúsculos no peritônio. Espessamento da parede intestinal e distorção das alças intestinais sugerem invasão intestinal. Nenhum exame de imagem consegue diferenciar de maneira confiável massas ovarianas benignas de malignas, o que não é surpreendente, considerando que muitos casos são tumores pré-malignos (*borderline*), mesmo ao exame histopatológico.

Metástases para o ovário. Ocorrem por implantação peritoneal, extensão direta ou disseminação hematogênica, e representam 10% das neoplasias malignas de ovário. A maioria das metástases de ovário origina-se de tumores malignos do intestino grosso (65%), mas outros tumores primários são originados do estômago, da mama, do pulmão e do pâncreas. A maioria das metástases forma lesões sólidas bilaterais com realce intenso. Em geral, metástases císticas não podem ser diferenciadas de tumores ovarianos primários (Figura 49.19). O termo "tumor de Krukenberg" aplica-se corretamente apenas aos tumores metastáticos mucinosos para o ovário originados de um carcinoma gástrico mucinoso. Linfoma de ovário forma grandes massas ovarianas sólidas bilaterais, que mostram realce mínimo pelo contraste.

Câncer de colo uterino. Neoplasia maligna ginecológica mais comum. Carcinomas de células escamosas representam 95% dos casos e adenocarcinomas, os 5% restantes. O pico etário

de início varia de 45 a 55 anos, mas câncer de colo uterino é a segunda neoplasia maligna mais comum entre mulheres de 15 a 34 anos, o qual se dissemina, principalmente, por extensão direta, com invasão da vagina, tecidos paracervicais e parametriais, bexiga e reto. Obstrução dos ureteres é especialmente comum, considerando sua proximidade com o colo uterino. Metástases linfáticas para linfonodos pélvicos, inguinais e retroperitoneais são frequentes. Metástases hematogênicas para pulmão, osso e cérebro ocorrem apenas nos estágios tardios de evolução da doença.

Em geral, a RM é preferível à TC para o estadiamento da doença confirmada. Nas imagens ponderadas em T1, o tumor tem sinal isointenso em comparação ao miométrio. Em T2, o tumor tem um sinal mais alto em comparação ao sinal baixo do tecido normal do colo do útero. Uma "casca" contínua de estroma cervical hipointenso circundando o tumor é evidência confiável de que não há invasão parametrial (Figura 49.20).

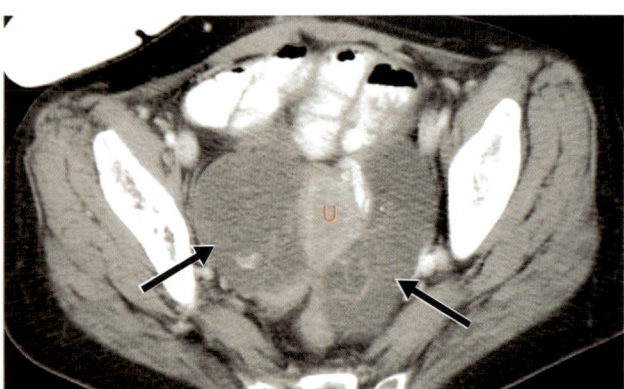

Figura 49.19 Metástases para o ovário. Metástases císticas (*setas*) substituíram e aumentaram os dois ovários e comprimiam o útero (*U*) dessa paciente com adenocarcinoma mucinoso de intestino grosso. A paciente fez colectomia e colocou bolsa de ileostomia.

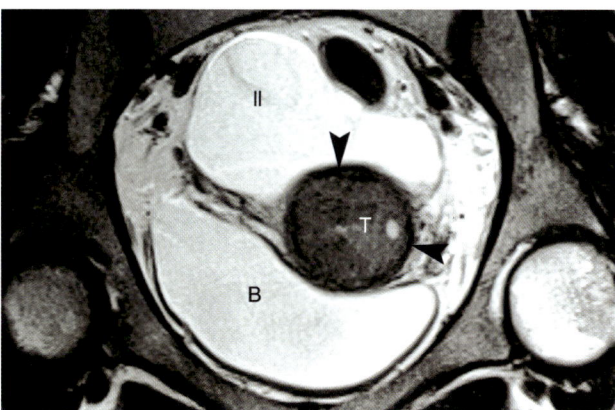

Figura 49.20 Carcinoma de colo do útero – ressonância magnética (RM). A imagem de RM ponderada em T2 foi obtida no plano coronal oblíquo, de forma a demonstrar o colo uterino em orientação transversal. O tumor (*T*) cinza-escuro havia praticamente substituído por completo o colo uterino normal, que apareceu apenas como um halo escuro (*pontas de seta*). Não havia indícios de invasão parametrial, mas a paciente tinha líquido intraperitoneal livre (*ll*) no fundo de saco. B, bexiga.

Sinais de invasão da parede lateral incluem tumor encostado ou se estendendo para dentro dos 3 mm de musculatura pélvica. Nas imagens ponderadas em T2, sinal hiperintenso no paramétrio é evidência de invasão parametrial. Invasão da vagina é sugerida pelo desaparecimento da "casca" fina normal de sua musculatura nas imagens ponderadas em T2. O estadiamento local por TC é limitado pelo fato de que até 50% dos tumores são isodensos em comparação aos tecidos do colo uterino nas imagens com e sem contraste (Figura 49.21). Nas imagens de TC pós-contraste, o tumor visível é heterogêneo e hipodenso. A RM e a ultrassonografia consideram crescimento de linfonodos (> 10 mm no eixo transversal) como critério principal de invasão metastática. Esse critério é intrinsecamente impreciso, porque o câncer de colo do útero é conhecido por acometer linfonodos sem aumentar seu tamanho. Necrose central dentro de um linfonodo é um sinal altamente sugestivo de invasão tumoral, independentemente do tamanho. Disseminação linfática afeta linfonodos ilíacos internos e externos, pré-sacrais e paraórticos. Metástases a distância afetam mais comumente o fígado, os pulmões e os ossos. Exames de imagem devem incluir os rins para avaliar obstrução. A TC por emissão de pósitrons (PET-TC) pode ser a modalidade ideal de exame para determinar a extensão da doença e demonstrar tumor residual ou recidivante. Entretanto, esse exame é prejudicado por artefatos e armadilhas, e sua utilidade na avaliação de câncer do colo do útero ainda não está definitivamente comprovada.

Carcinoma de endométrio. Atualmente, é o câncer ginecológico invasivo mais comum. Quanto à histopatologia, 95% desses tumores são adenocarcinomas e 5% são sarcomas. O pico de idade por ocasião do diagnóstico varia de 55 a 62 anos, sendo a queixa clínica principal sangramento vaginal depois da menopausa. Inicialmente, o tumor espalha-se por invasão do miométrio e do colo uterino, mas depois ocorre disseminação linfática aos linfonodos pélvicos e retroperitoneais e, por fim, extensão direta aos ligamentos largos, paramétrio e ovários. Implantes peritoneais desenvolvem-se quando há penetração da serosa uterina. Nos estágios avançados da doença, há disseminação hematogênica aos pulmões, aos ossos, ao fígado e ao cérebro. O prognóstico e o tratamento dependem do estágio da doença, mas os fatores mais importantes são profundidade da invasão miometrial e metástases para linfonodos, que não são prováveis quando a invasão do miométrio é menor que 50%. Estadiamento por RM é mais preciso que por TC. No exame de RM, o sinal do tumor é semelhante ao do endométrio. Em comparação ao miométrio, o tumor é isointenso nas imagens ponderadas em T1 e hiperintenso em T2 (Figura 49.22). Evidências sugestivas de tumor são espessamento e perda de definição dos limites endometriais. Tumores grandes formam massas polipoides, que ampliam a cavidade uterina. O realce do tumor pelo gadolínio é variável e pode ser menor ou maior que o do miométrio e do endométrio. Imagens ponderadas em T2 pós-contraste demonstram invasão do miométrio. Preservação do miométrio na zona juncional é indício de que não houve invasão miometrial. Redução da espessura do miométrio por tumores rapidamente expansivos pode dificultar a detecção de invasão miometrial. Invasão cervical é demonstrada nas imagens sagitais ponderadas em T2 e nas sequências pós-contraste, com realce do tumor demonstrado dentro do colo uterino mais escuro. Imagens ponderadas em T1 demonstram invasão parametrial da gordura adjacente. Nas imagens ponderadas em T2, a invasão da bexiga e do reto é confirmada por violação dos planos teciduais e sinal de tumor na parede da bexiga ou do reto. Na TC, a profundidade da invasão miometrial é avaliada nas imagens pós-contraste. O tumor realça menos que o miométrio (Figura 49.23). Obstrução cervical causa preenchimento da cavidade uterina por líquido com densidade variável. A invasão do colo aparece como crescimento heterogêneo do colo uterino, já a parametrial resulta em bordas irregulares do útero, faixas de tecidos moles parametriais ou massa no paramétrio.

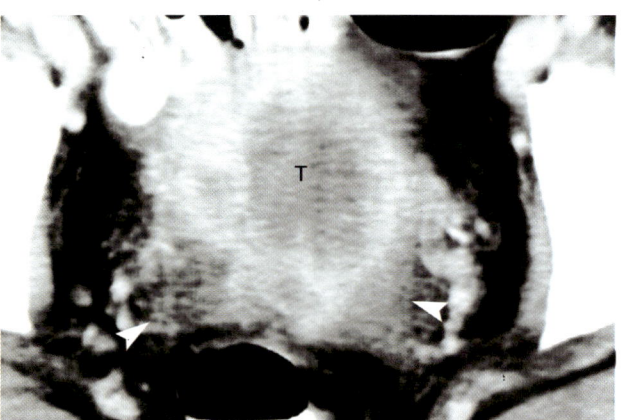

Figura 49.21 Carcinoma de colo uterino – tomografia computadorizada (TC). A imagem de TC demonstrou um tumor heterogêneo (*T*), que havia substituído inteiramente o colo uterino. Densidades laminares (*pontas de seta*) na gordura paracervical sugeriam invasão parametrial pelo tumor.

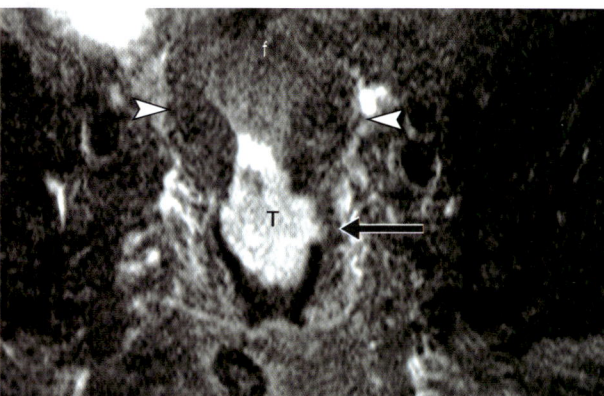

Figura 49.22 Carcinoma de endométrio – ressonância magnética (RM). A imagem axial de RM ponderada em T2 no nível do útero (*entre as pontas de seta*) em sequência com saturação de gordura demonstrou carcinoma endometrial (*T*) invadindo mais de 50% da espessura do miométrio (*seta*). Nessa imagem ponderada em T2, esse tumor tinha sinal nitidamente hiperintenso em comparação ao miométrio. f, fundo do útero.

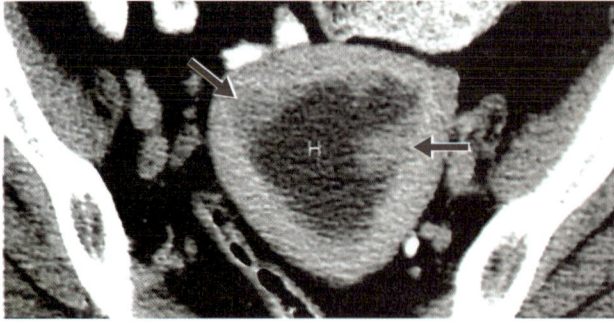

Figura 49.23 Carcinoma de endométrio – tomografia computadorizada (TC). A imagem de TC pós-contraste demonstrou realce de nódulos tumorais (*setas*), que haviam invadido o miométrio, avançado para dentro da cavidade uterina e estavam parcialmente demarcados por líquido hemorrágico (*H*) hipodenso. Era difícil determinar se havia invasão tumoral, porque o tumor era praticamente isodenso em comparação ao miométrio contrastado.

Nos exames de TC e RM, indícios de metástases linfáticas são linfonodos com mais de 10 mm de diâmetro no eixo transversal.

Sarcomas uterinos. Tumores uterinos mais agressivos; podem ser considerados quando do aparecimento de massas grandes e heterogêneas. *Tumores müllerianos mistos* malignos formam massas sólidas grandes com necrose e hemorragia proeminentes, que expandem a cavidade uterina e invadem o miométrio. Nos exames de imagem, eles aparecem como massas intracavitárias. É comum ocorrer disseminação linfática e peritoneal. Em geral, *leiomiossarcomas* formam massas pélvicas de crescimento rápido. O útero aumenta de tamanho e contém massa acentuadamente heterogênea, com necrose e hemorragia abundantes e calcificações frequentes (Figura 49.24). Com base nos exames de imagem,

não é possível diferenciar leiomioma benigno degenerado de leiomiossarcoma, a menos que haja indícios de disseminação do tumor maligno. *Sarcomas do estroma endometrial* formam massas endometriais polipoides, que invadem o miométrio.

Carcinoma de tuba uterina. Tumor muito raro. Representa apenas cerca de 1% das neoplasias malignas ginecológicas. Tipos histológicos desse tumor são adenocarcinoma seroso, carcinoma endometrial e carcinoma de células transicionais. A maioria dos carcinomas tubários desenvolve-se na ampola e obstrui a tuba uterina, causando hidrossalpinge (Figura 49.25). A maioria dos tumores é pequena. No exame de RM, as lesões sólidas pequenas são hipointensas em T1 e hiperintensas em T2. A maioria mostra realce depois da administração de contraste intravenoso. Líquido na tuba uterina distendida é, em geral, heterogêneo e evidenciado por sinal hiperintenso em T1.

Neoplasias malignas vaginais. Também são tumores raros e representam 1% das neoplasias malignas ginecológicas. A maioria (85%) consiste em carcinomas de células escamosas, que, em geral, se desenvolvem na parede posterior do terço superior da vagina. Outros tipos histológicos são adenocarcinomas, melanomas e sarcomas. Tumores vaginais são causados mais comumente por disseminação direta de cânceres de colo uterino, útero ou reto. Neoplasias malignas primárias da vagina formam lesões circunferenciais constritivas (Figura 49.26) ou massa ulcerada. A RM demonstra sinal hipointenso em T1 e sinal de intensidade intermediária em T2. Aplicação de gel vaginal durante o exame de RM facilita muito a demonstração desses tumores.

Trato genital masculino

Testículos e escroto

A ultrassonografia com Doppler colorido é a primeira técnica de exame de imagem preferível para avaliar testículos e conteúdo da bolsa escrotal. A RM com bobina de superfície oferece excelente resolução espacial, contraste de tecidos mais nítido e campo de visão mais amplo, mas tem como desvantagens seu custo mais alto e disponibilidade mais restrita. A RM é a técnica preferida para caracterizar melhor lesões escrotais quando os resultados da ultrassonografia não permitem orientar a escolha do melhor tratamento. A TC, por sua vez, é a técnica de exame de imagem preferível para o estadiamento de neoplasias testiculares e a localização de testículo oculto não demonstrado à ultrassonografia. Já a RM é uma alternativa à TC para estadiamento de tumores.

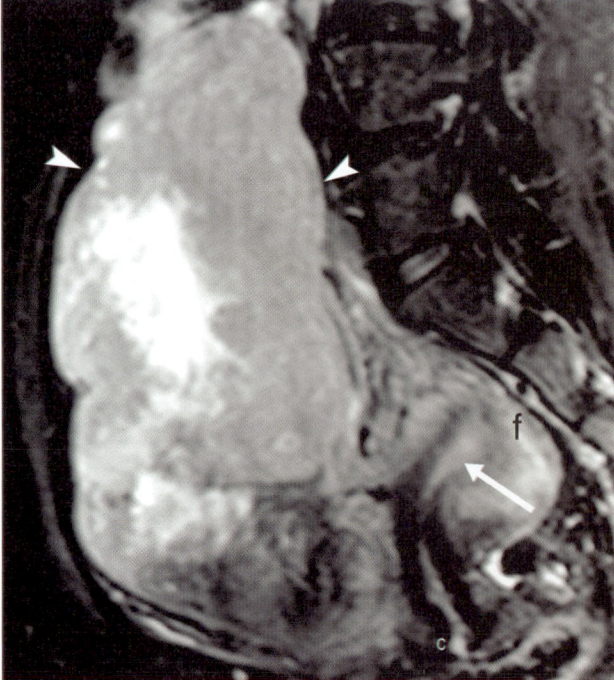

Figura 49.24 Leiomiossarcoma. A imagem ponderada em T2 demonstrou uma volumosa massa tumoral heterogênea (*pontas de seta*), que se desenvolveu na parede anterior do útero retrofletido. Observe que a cavidade uterina (*seta*) estava normal. Origem miometrial exofítica e heterogeneidade da massa sugeriam leiomioma degenerado ou leiomiossarcoma. Este último diagnóstico foi confirmado à cirurgia. c, colo uterino; f, fundo do útero.

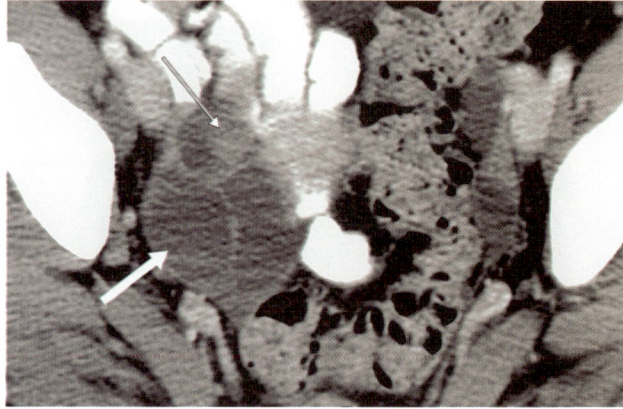

Figura 49.25 Carcinoma de tuba uterina. A imagem de tomografia computadorizada (TC) pós-contraste demonstrou hidrossalpinge à direita (*seta espessa*). O exame cuidadoso mostrou um nódulo papilar com atenuação de tecidos moles (*seta fina*) no lúmen da tuba dilatada. A ressecção cirúrgica confirmou adenocarcinoma da tuba uterina.

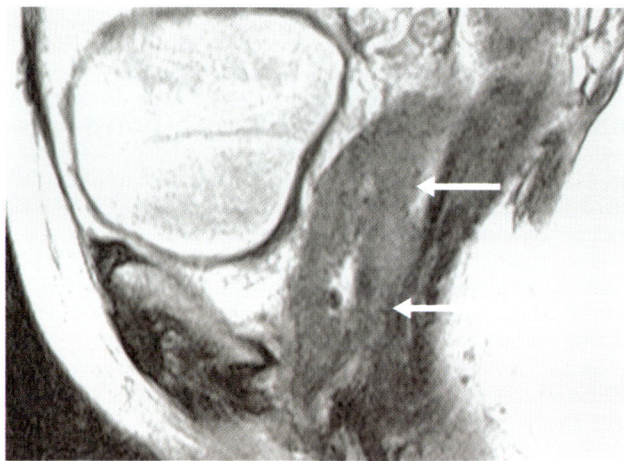

Figura 49.26 Carcinoma da vagina. A imagem sagital de ressonância magnética (RM) ponderada em T2 de uma paciente com história de histerectomia demonstrou acentuado espessamento circunferencial nodular (*setas*) de toda a vagina. A biopsia confirmou adenocarcinoma.

Cintigrafia fornece informações úteis quanto à perfusão, mas mostra poucos detalhes anatômicos. Este capítulo revisa RM e TC, enquanto a ultrassonografia da bolsa escrotal está descrita no Capítulo 51.

Anatomia normal à RM. Em razão da grande quantidade de líquidos, testículos têm sinal homogêneo de intensidade baixa a intermediária nas imagens ponderadas em T1 e sinal homogêneo hiperintenso em T2 (Figura 49.27). A túnica albugínea forma um halo bem definido com espessura de 1 mm de sinal hipointenso em T1 e T2. Massas testiculares aparecem claramente como sinal de intensidade mais baixa que o parênquima testicular brilhante em T2. Com frequência, aparecem septações irradiando-se do mediastino testicular para a túnica albugínea. Pequena quantidade de líquido é normal no escroto, entre as camadas da túnica vaginal. O epidídimo tem sinal isointenso em comparação aos testículos em T1 e apresenta sinal hiperintenso em T2, embora menos intenso que o dos testículos. Imagens pós-contraste mostram realce homogêneo dos testículos e realce hiperintenso no

epidídimo. O escroto tem sinal de intensidade intermediária, em razão do músculo dartos. O cordão espermático aparece como várias estruturas tubulares, que representam artérias e veias com sinal de RM determinado pelo fluxo sanguíneo.

Criptorquidia. A TC e a RM são exames usados para localizar criptorquidia quando os testículos não podem ser demonstrados à ultrassonografia dentro do canal inguinal. Quando o paciente tem criptorquidia, o testículo pode estar localizado entre o polo inferior do rim e o anel inguinal interno. Em 3 a 5% dos casos, há agenesia congênita do testículo. O testículo criptorquídico aparece como massa oval de tecidos moles, com diâmetro de até 4 cm (Figura 49.28). Como esse testículo geralmente é atrófico, a RM pode demonstrar sinal hipointenso ou de intensidade intermediária, em vez do sinal hiperintenso habitual nas imagens ponderadas em T2. Criptorquidia no adulto pode ser complicada por tumor testicular.

Neoplasias. O diagnóstico de neoplasias testiculares baseia-se em exame físico e ultrassonografia. Tumores primários do testículo podem ser clinicamente assintomáticos, mas são demonstrados claramente à ultrassonografia. Apenas nos casos raros em que não é possível definir o tumor com base no exame de ultrassonografia, deve-se realizar RM para melhor caracterizá-lo. Nas imagens de RM ponderadas em T2, seminomas (60% das neoplasias de células germinativas) formam lesões homogêneas hipointensas em comparação ao testículo normal. Neoplasias de células germinativas não seminomatosas (40% dos casos) formam lesões heterogêneas com áreas de necrose e hemorragia, mas têm sinal predominantemente hipointenso em comparação aos testículos normais em T2. Esses dois grupos de tumores se realçam de maneira moderada pelo meio de contraste e contêm septos fibrovasculares proeminentes. Linfomas são diagnosticados principalmente em homens com mais de 60 anos e substituem o parênquima testicular, formando tumores infiltrantes com sinal hipointenso em T1 e T2 e realce discreto. Nem a ultrassonografia nem a RM pode diferenciar de maneira confiável tumores testiculares benignos daqueles malignos.

Com as opções terapêuticas atuais, 95% dos pacientes com neoplasias testiculares de células germinativas podem ser curados. A escolha do tratamento mais apropriado depende dos resultados do estadiamento, que se baseia, principalmente, em TC, ainda que a RM seja uma técnica alternativa para estadiamento preciso. Disseminação linfática do tumor é mais comum, e o padrão habitual consiste em invasão linfática progressivamente ascendente. De maneira inicial, a disseminação ocorre ao longo dos vasos linfáticos gonadais que acompanham

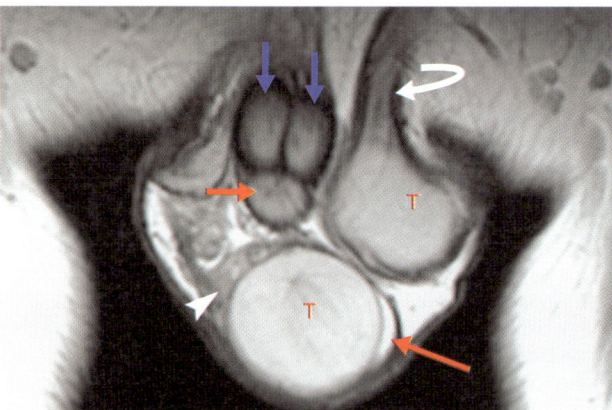

Figura 49.27 Anatomia masculina normal à ressonância magnética (RM). A imagem de RM ponderada em T2, no plano coronal, demonstrou os dois testículos (*T*) e o pênis em corte transversal. Os testículos têm sinal hiperintenso porque contêm muito líquido, assim como o epidídimo (*ponta de seta*), em T2, embora menor que o dos testículos. O testículo esquerdo está suspenso pelo cordão espermático (*seta curva*). Os dois corpos cavernosos (*setas azuis*) apareceram claramente nessa imagem. O corpo esponjoso (*seta vermelha pequena*) contém a uretra. Havia pequena quantidade de líquido (*seta vermelha grande*) entre as camadas da túnica vaginal.

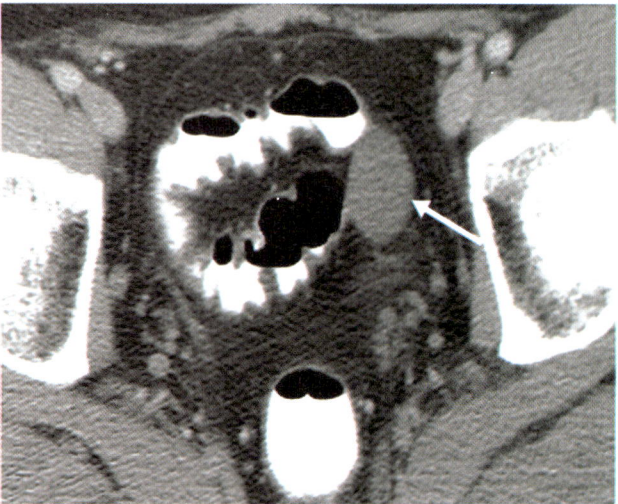

Figura 49.28 Criptorquidia. O testículo esquerdo oculto (*seta*) foi detectado na pelve desse homem de 40 anos, o qual era ligeiramente atrófico.

as veias testiculares até os linfonodos do hilo renal. Metástases linfáticas também podem acompanhar a cadeia ilíaca externa até os linfonodos paraórticos. Linfonodos ilíacos internos e inguinais raramente são afetados. Em homens jovens, metástases extensas para linfonodos assemelham-se aos linfomas. Em geral, a disseminação hematogênica para os pulmões ocorre depois de metástases linfáticas, exceto nos casos de coriocarcinomas, que formam metástases hematogênicas no estágio inicial.

Coleções líquidas escrotais. Hidroceles simples têm sinais característicos de água, ou seja, sinal hipointenso em T1 e hiperintenso em T2. Hematoceles e pioceles têm sinal hiperintenso em T1 em razão de seu conteúdo complexo de líquido hiperproteico. *Cistos de epidídimo* têm sinal de líquido simples. *Espermatoceles* quase sempre contêm gordura e líquido hiperproteico com sinal hiperintenso em T1, podendo haver *debris* depositados na parte inferior. *Varicoceles* são estruturas tubulares serpiginosas no cordão espermático. A intensidade do seu sinal depende do fluxo sanguíneo lento. A TC mostra hidroceles como coleções líquidas hipodensas no escroto e varicoceles como estruturas tubulares preenchidas pelo contraste (Figura 49.29).

Epididimite/orquite. Nas imagens ponderadas em T1 e T2, a orquite tem sinal heterogêneo indistinguível de tumores. Nos casos de epididimite, o epidídimo está aumentado, mas a intensidade do sinal em T2 é imprevisível, podendo ser normal, aumentada ou reduzida. Vasos dilatados no cordão espermático refletem hipervascularidade. Em geral, também há hidrocele. Tecidos inflamados mostram realce intenso pelo contraste.

Torção de testículo. Essa condição é melhor avaliada por ecodoppler ou cintigrafia. Nos casos de torção aguda, a RM pode demonstrar o padrão característico da torção do cordão espermático, com indícios de redução da irrigação sanguínea. O testículo parece heterogêneo em todas as sequências de imagem. Quando há redução da irrigação sanguínea, há pouco realce, mas ele é intensificado quando a torção se desfaz.

Próstata

A ressonância magnética multiparamétrica (RM-mp) da próstata revolucionou o diagnóstico por imagem para detectar e estadiar câncer de próstata. Em 2012, a European Society of Urogenital Radiologists (ESUR) elaborou diretrizes para o exame da próstata por RM e sugeriu um sistema estruturado PI-RADS (*Prostate Imaging Reporting and Data System*) para elaboração de laudos. Em sua segunda versão, esse sistema foi aperfeiçoado ainda mais por consenso internacional. Em breve, espera-se que seja lançada outra versão aperfeiçoada desse sistema padronizado de descrição dos resultados.

A técnica atual de RM-mp consiste em uma combinação de imagens de alta resolução ponderadas em T2, para avaliar

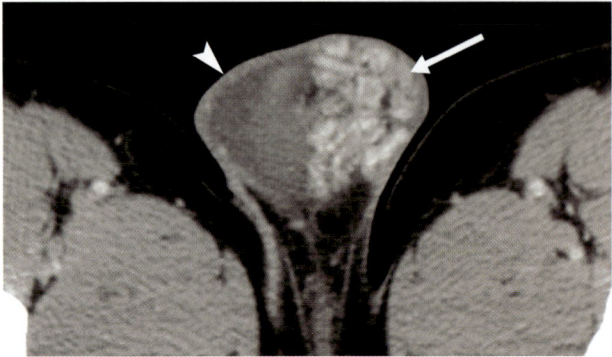

Figura 49.29 Varicocele e hidrocele. A imagem axial de tomografia computadorizada (TC) pós-contraste do escroto demonstrou hidrocele volumosa (*ponta de seta*) à direita e grande varicocele à esquerda (*seta*).

a anatomia, com uma sequência ponderada em difusão (DWI, *diffusion-weighted imaging*) e espectroscopia por RM (ERM), para aumentar a especificidade na detecção de lesões. A perfusão por RM, com avaliação dinâmica pelo meio de contraste (DCE-MRI, *dynamic contrast-enhanced MRI*) obtido depois da administração de gadolínio, confere alta sensibilidade na detecção de câncer. Atribui-se um escore PI-RADS de 1 a 5 às alterações demonstradas e a sua localização, na próstata. PI-RADS 1 indica câncer clinicamente significativo altamente improvável. PI-RADS 2 define câncer clinicamente significativo improvável. PI-RADS 3 significa câncer clinicamente significativo duvidoso. PI-RADS 4 significa câncer clinicamente significativo provável. PI-RADS 5 define câncer clinicamente significativo altamente provável. As recomendações terapêuticas baseiam-se nos escores globais do PI-RADS. Os detalhes desse sistema de classificação são complexos, estando sua descrição neste capítulo além dos propósitos dessa revisão básica. O leitor pode consultar as leituras sugeridas ao fim do capítulo.

Hoje em dia, a TC não desempenha nenhuma função no diagnóstico de câncer de próstata, porque as alterações causadas por doenças benigna e maligna sobrepõem-se de maneira acentuada nessa modalidade de exame. A TC também é menos eficaz que a RM no estadiamento de câncer prostático disseminado. A ultrassonografia transretal (USTR) é usada basicamente para direcionar biopsias de áreas da próstata consideradas suspeitas de câncer. Entretanto, a USTR subestima o grau e a extensão dos cânceres de próstata. A utilidade da PET-TC no diagnóstico de câncer de próstata é limitada pela atividade metabólica baixa desse tumor e pela atividade radionuclídica normalmente alta da bexiga, que obscurece a próstata e os tecidos circundantes. Níveis altos de antígeno prostático específico (PSA; do inglês, *prostate-specific antigen*) acima de 3 a 4 ng/mℓ são pouco específicos (apenas 36%) de câncer de próstata. PSA normal não exclui a existência de um câncer de próstata. Essas considerações explicam o entusiasmo atual com a RM-mp.

Anatomia normal à RM. A próstata é dividida em três zonas glandulares ao redor da uretra (Figura 49.30). A *zona periférica* contém cerca de 70% do tecido prostático e circunda o restante da glândula, como uma luva de jogador de beisebol agarrando uma bola. A maioria dos cânceres de próstata (70%) desenvolve-se na zona periférica. A *zona de transição* consiste em duas pequenas áreas de tecido glandular ao redor da uretra. Embora represente apenas 5% do tecido prostático de homens jovens normais, essa zona pode aumentar de maneira acentuada nos indivíduos idosos, e é onde ocorre hiperplasia prostática benigna (HPB). A *zona central* consiste em tecidos glandulares localizados na base da próstata, na qual passam canais deferentes e ductos das vesículas seminais e ductos ejaculatórios. Embora a zona central represente até 25% dos tecidos glandulares, apenas 10% dos cânceres desenvolvem-se nessa parte da glândula. A parte anterior da próstata é formada de tecidos não glandulares conhecidos como *estroma fibromuscular* anterior. A *base* da próstata corresponde à parte adjacente à base da bexiga e vesículas seminais (base sobre base). O *ápice* da próstata repousa sobre o diafragma urogenital. Veias proeminentes são detectadas comumente nos tecidos periprostáticos. A drenagem linfática da próstata desemboca nos linfonodos pélvicos regionais, com comunicação com linfonodos paraórticos e inguinais. Conexões venosas periprostáticas com as veias vertebrais funcionam como passagem para disseminação hematogênica do tumor ao esqueleto axial. Nas imagens ponderadas em T1, a próstata tem sinal homogêneo de intensidade baixa a intermediária semelhante ao do músculo esquelético. O sinal hiperintenso da gordura periprostática define os limites da próstata. As veias periprostáticas e os feixes neurovasculares têm sinais hipointensos. Imagens ponderadas em T2 demonstram a estrutura interna (anatomia zonal) da próstata (Figura 49.31). A zona periférica tem sinal hiperintenso, em razão da quantidade maior de água

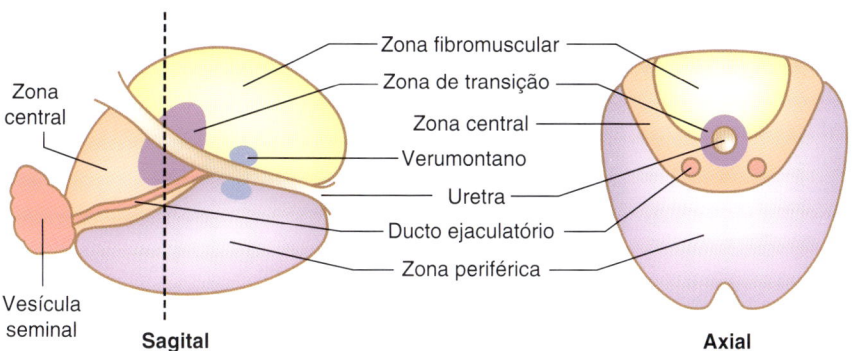

Figura 49.30 Anatomia zonal da próstata. Anatomia ilustrada nos planos mesossagital (*à esquerda*) e axial (*à direita*) no nível da *linha tracejada* vertical à esquerda.

e estrutura acinar menos compacta. A zona central tem sinal de intensidade mais baixa, em razão das fibras musculares e estrutura acinar mais compactas. As zonas central e de transição tornam-se heterogêneas à medida que o indivíduo envelhece e desenvolve HPB. O estroma fibromuscular anterior tem sinal hipointenso e limites mal definidos.

Anatomia normal à TC. A próstata está localizada na base da bexiga, um pouco atrás da sínfise pubiana, formando um órgão homogêneo arredondado, com atenuação de tecidos moles e com diâmetro máximo de 4 cm. A anatomia zonal da próstata não é demonstrada à TC. Um plano bem definido de gordura separa a próstata do músculo obturador interno.

Carcinoma de próstata. Terceira causa principal de mortes por câncer no sexo masculino. Cerca de um em cada seis homens desenvolve carcinoma de próstata clinicamente significativo ao longo da vida. Apesar dessa prevalência alta e da importância da doença prostática, ainda existem controvérsias quanto ao seu tratamento. A questão principal é diferenciar câncer fatal de doença maligna não fatal. Cerca de 50% dos homens com mais de 75 anos têm câncer de próstata detectado por biopsia ou necropsia. Entretanto, muitos desses cânceres não reduzem a expectativa de vida dos pacientes. Tumores de próstata são raros antes da idade de 50 anos, mas sua incidência aumenta a partir dessa idade. O sistema de graduação histológica de Gleason é usado para avaliar o grau de diferenciação do tumor. Lesão grau 1 é bem diferenciada, enquanto grau 5 é um tumor anaplásico. O escore de Gleason varia de 2 a 10, e representa a soma dos graus de Gleason das partes principal e secundária dos tumores, sendo a maioria adenocarcinomas (95%). O câncer de próstata

espalha-se por extensão direta, invasão linfática dos linfonodos regionais e disseminação hematogênica. Invasão dos linfonodos por doença metastática não é detectada de maneira confiável por RM convencional ou TC, porque 70% dos linfonodos metastáticos são pequenos (< 8 mm). Penetração tumoral da cápsula prostática ou invasão das vesículas seminais torna o prognóstico significativamente pior, sendo frequentes as lesões do esqueleto axial por metástases hematogênicas. Metástases de pulmão, fígado e rins desenvolvem-se nos estágios terminais da doença.

Nas imagens de RM ponderadas em T2, os cânceres aparecem como áreas mal definidas, com sinal hipointenso, dentro da zona periférica hiperintensa (Figura 49.32). Prostatite, hemorragia, áreas de fibrose e alterações pós-terapêuticas podem ter aspecto semelhante. Tumores da zona de transição são mais difíceis de detectar porque se confundem com o sinal de característica normal da zona de transição. O câncer aparece como massa mal definida, com sinal de intensidade homogênea – aspecto definido como "sinal de carvão apagado". Formato de gota ou lenticular é típico. A intensidade de sinal é mais baixa em tumores de alto grau do que nos cânceres de baixo grau. Critérios de disseminação extracapsular nas imagens ponderadas em T2 são irregularidade e espessamento do feixe neurovascular, desaparecimento do realce capsular, impossibilidade de demonstrar os limites capsulares, abaulamentos focais da cápsula e apagamento do espaço entre o reto e a próstata. Nas imagens de perfusão por RM, o câncer de próstata tem realce inicial intenso e eliminação inicial variável. Nas imagens ponderadas em difusão, o câncer forma uma área de anormalidade focal

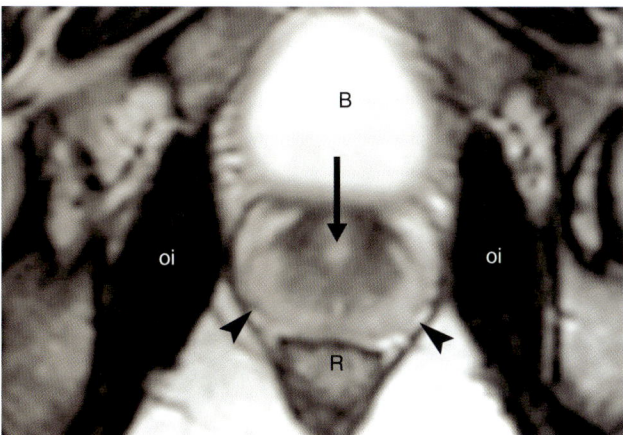

Figura 49.31 Próstata normal – ressonância magnética (RM). A imagem de RM ponderada em T2, no plano axial, da próstata normal de um homem de 40 anos demonstrou zona periférica hiperintensa (*pontas de seta*), uretra (*seta longa*) e zona de transição de intensidade mais baixa circundando a uretra. B, bexiga; oi, músculo obturador interno; R, reto.

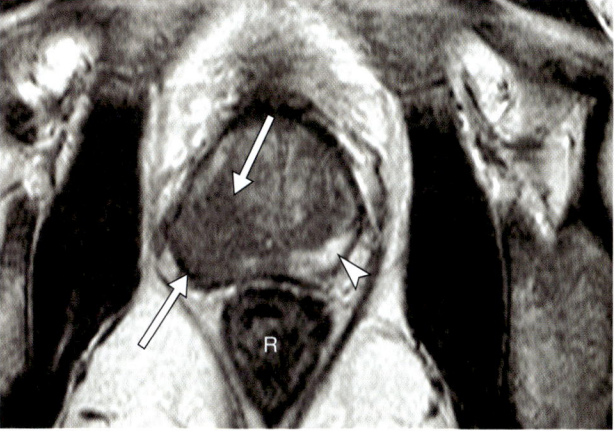

Figura 49.32 Carcinoma de próstata. A imagem de ressonância magnética (RM) ponderada em T2 da próstata, no plano axial, demonstrou um adenocarcinoma hipointenso (*entre as setas*), que havia substituído a maior parte da zona periférica e estendia-se para dentro da zona central da próstata à direita. A zona periférica à esquerda (*ponta de seta*) mantinha sinal hiperintenso normal. R, reto.

acentuadamente hipointensa no mapa de coeficiente de difusão aparente (CDA) c focos acentuadamente hiperintensos nas imagens com valor de *b* alto. Na espectroscopia por RM (ERM), o câncer tem níveis mais baixos de citrato e níveis mais altos de colina, em comparação aos tecidos benignos da próstata. Nas imagens ponderadas em T1, o câncer tem sinal de mesma intensidade que tecidos prostáticos benignos. Essa sequência de RM é mais utilizada para avaliar invasão da gordura periprostática e detectar linfonodos aumentados.

HPB. Começa em torno da idade de 40 anos e ocorre em todos os homens. Tanto a hipertrofia quanto a hiperplasia ocorrem nos tecidos glandulares das zonas de transição e periuretral e estão associadas à proliferação dos tecidos de sustentação de músculo liso e células estromais. O resultado final é o aumento focal ou difuso da próstata (Figura 49.33). A compressão da uretra obstrui o trato de saída da bexiga e causa sintomas como tenesmo, redução da força e calibre do jato urinário, gotejamento pós-miccional, noctúria e volume residual pós-miccional. Esse processo progressivo é atenuado pela hipertrofia da musculatura da parede vesical (ver Figura 48.19). Pacientes com sintomas graves devem ser tratados com fármacos, dilatação por balão, *stents* ou ressecção transuretral da próstata (RTUP). No exame de TC, alterações causadas por HPB são as seguintes: (a) aumento da próstata, comumente com contorno lobulado e nódulos hipo e hiperdensos visíveis; (b) calcificações grosseiras (Figura 49.34); (c) degeneração cística; e (d) espessamento e trabéculas na parede vesical.

Imagens de RM ponderadas em T2 demonstram aumento da próstata, com área central heterogênea (Figura 49.31). As áreas de degeneração cística têm sinal hipointenso em T1 e hiperintenso em T2. O componente estromal da HPB pode ter sinal hipointenso em T2, semelhante a um câncer da zona de transição. No mapa de coeficiente de difusão aparente, a HPB mostra difusão restrita, em razão de sua composição altamente celularizada. Nas imagens de RM pós-contraste, a HPB causa perfusão aumentada.

Abscesso prostático. É uma complicação comum de prostatite bacteriana. Pacientes têm febre, disúria, dor pélvica e hipersensibilidade ao toque retal da próstata. Sepse ou ineficácia do tratamento antibiótico sugere formação de abscesso. Ultrassonografia, TC e RM mostram uma coleção de líquido complexo, com realce periférico e alterações inflamatórias proeminentes (Figura 49.35).

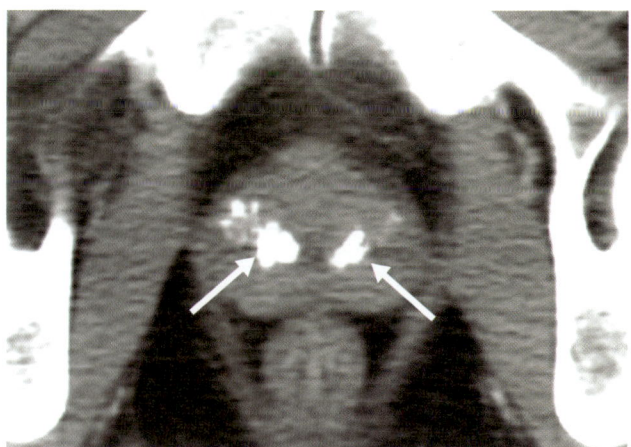

Figura 49.34 Calcificações da próstata. A imagem axial de tomografia computadorizada (TC) pós-contraste demonstrou a próstata ligeiramente aumentada com calcificações grosseiras proeminentes (*setas*), típicas de calcificação associada à hiperplasia prostática benigna.

Lesões císticas. Lesões císticas da próstata e dos tecidos periprostáticos não são comuns, mas costumam ser alterações marcantes demonstradas nos exames de imagem da próstata. Entre as lesões congênitas estão os *cistos de ductos müllerianos* e os de *utrículo prostático* (Figura 49.36), que se formam na linha média da metade superior da próstata. Embora sejam condições diferentes, elas não podem ser diferenciadas com base nos exames de imagem. Cistos pequenos são detectados por acaso; já os maiores podem causar sintomas de obstrução do trato de saída da bexiga, dor e hematúria. A TC demonstra um cisto bem definido na linha média com diâmetro variável. Esses cistos são hiperintensos nas imagens ponderadas em T2. *Cistos de retenção* da próstata são causados pela obstrução do dúctulo prostático. Podem se formar em qualquer parte da próstata e, em geral, são pequenos e assintomáticos. *Cistos associados à HPB* são as lesões císticas mais comuns na próstata. *Carcinoma de próstata* com aspecto cístico é raro, mas pode ser considerado quando uma lesão cística mostra crescimento rápido. *Abscessos* podem complicar a prostatite bacteriana e ser drenados usando-se ultrassonografia transretal.

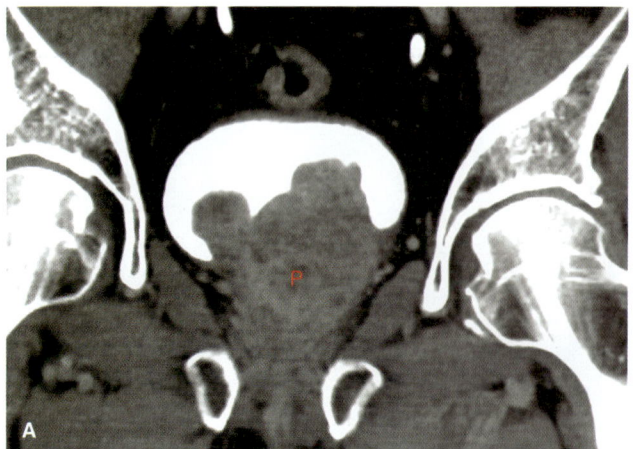

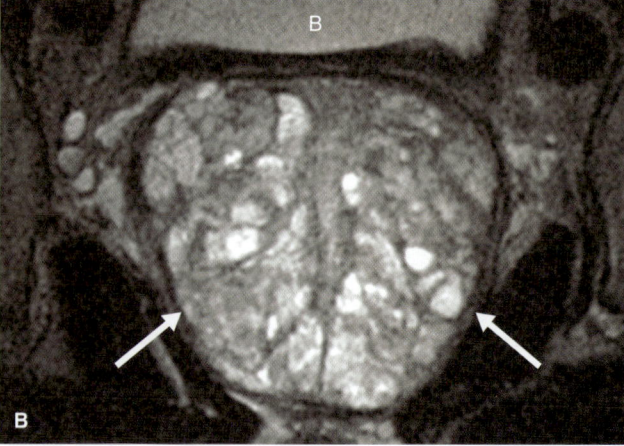

Figura 49.33 Hiperplasia prostática benigna. A. A imagem de tomografia computadorizada (TC) pós-contraste reformatada no plano coronal demonstrou aumento nodular acentuado da próstata (*P*), que elevava a base da bexiga. Apesar da hipertrofia acentuada da próstata, a parede da bexiga estava apenas minimamente espessada e o paciente tinha apenas sintomas leves de obstrução do trato de saída vesical, o que ilustra o conceito clínico de que não é o tamanho final da próstata que importa, mas exatamente onde ocorre hipertrofia e até que ponto ela causa estreitamento da uretra. **B.** A imagem de ressonância magnética (RM) ponderada em T2, no plano axial, mostrou acentuado aumento difuso da próstata (*setas*), com sinal heterogêneo, nódulos e alteração cística. A anatomia zonal normal da próstata não era evidente nesta imagem. B, bexiga.

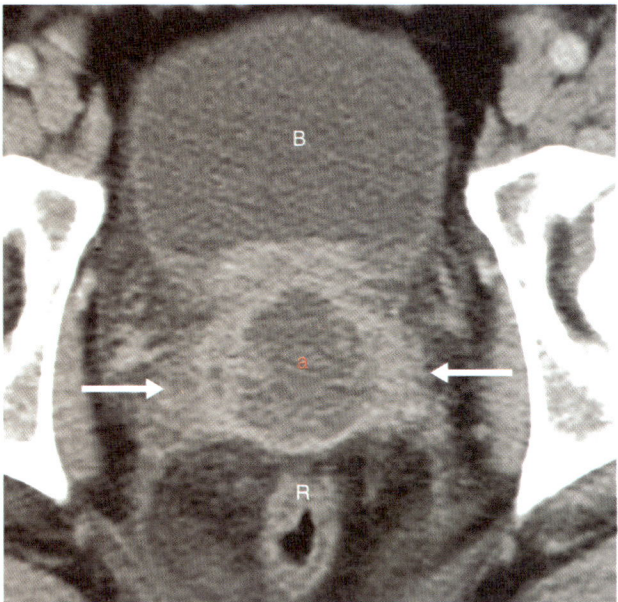

Figura 49.35 Abscesso prostático. A imagem de tomografia computadorizada (TC) pós-contraste, no plano axial, demonstrou uma volumosa coleção líquida irregular (*a*), que havia substituído e ampliado a maior parte da próstata; essa lesão era um abscesso. Tecidos periprostáticos (*setas*) estavam infiltrados e edemaciados em consequência de inflamação. B, bexiga; R, reto.

Vesículas seminais

Embora tumores primários sejam raros, as vesículas seminais são invadidas comumente por tumores de bexiga, próstata e reto. Cistos e agenesia das vesículas seminais estão associados a agenesia ou disgenesia renal ipsilateral.

Anatomia. As vesículas seminais são duas glândulas saculares alongadas localizadas no sulco entre a base da bexiga e a próstata. Elas produzem 60 a 80% dos líquidos eliminados durante a ejaculação. A parte ampular dilatada do canal deferente estende-se um pouco acima das vesículas seminais. O canal deferente reúne-se aos ductos das vesículas seminais para formar o ducto ejaculatório, que se estende dentro da próstata, até desembocar na uretra, no nível do verumontano.

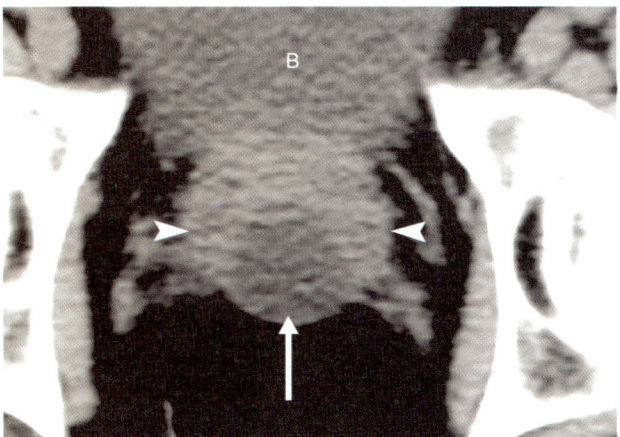

Figura 49.36 Cisto de utrículo/ductos müllerianos. A imagem de tomografia computadorizada (TC) sem contraste, no plano axial, demonstrou um cisto bem demarcado (*seta*) exatamente na linha média da próstata (*entre as pontas de seta*). O paciente não tinha sintomas e a lesão era um cisto de utrículo/ductos müllerianos demonstrado por acaso. B, bexiga.

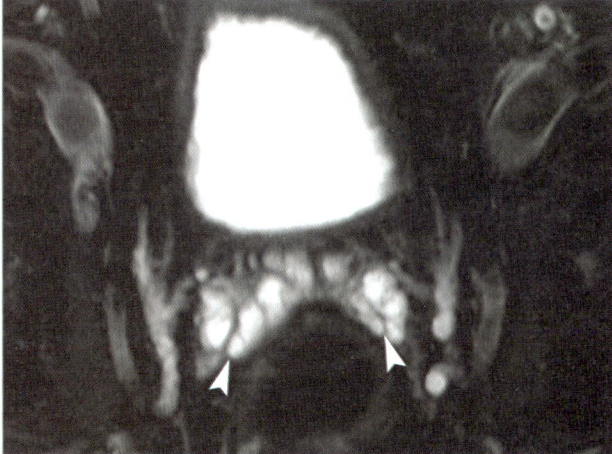

Figura 49.37 Vesículas seminais normais. A imagem ponderada em T2, no plano axial, com saturação de gordura mostrou sinal hiperintenso normal das vesículas seminais cheias de líquido (*pontas de seta*).

Vesículas seminais normais medem 3 cm de comprimento e 8 mm de diâmetro, mas é comum observar assimetria discreta. Elas podem conter líquido com sinal de intensidade baixa a intermediária em T1 e sinal hiperintenso em T2 (Figura 49.37). A parede das glândulas mede de 1 a 2 mm de espessura. O canal deferente tem diâmetro entre 3 mm e 5 mm. Imagens axiais de TC demonstram as vesículas seminais com densidade líquida, com aspecto de "gravata-borboleta". Essas glândulas são usadas como marca de referência do segmento mais inferior da cavidade peritoneal, bem como para localizar junções ureterais na bexiga.

Patologia. Agenesia unilateral da vesícula seminal está diretamente relacionada com agenesia renal ipsilateral (80% dos casos). Agenesia bilateral das vesículas seminais pode ocorrer em alguns pacientes com fibrose cística. Hipoplasia está associada à criptorquidia e ao hipogonadismo. Cistos são demonstrados em pacientes com doença policística autossômica dominante e também estão associados às anomalias do desenvolvimento do sistema geniturinário. Neoplasias primárias extremamente raras são cistoadenomas, cistoadenocarcinomas e sarcomas. Invasão das vesículas seminais por tumores de próstata, bexiga ou reto forma lesões sólidas adjacentes, que se estendem do órgão de origem até essas glândulas e preenchem os planos de gordura intervenientes. Calcificações bilaterais dos canais deferentes estão diretamente associadas a diabetes (Figura 49.38).

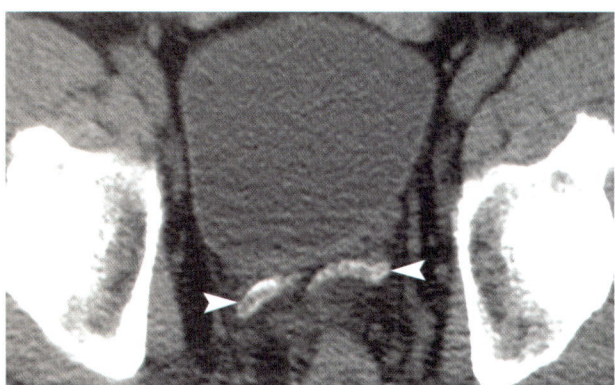

Figura 49.38 Calcificação dos canais deferentes. A imagem de tomografia computadorizada (TC) sem contraste demonstrou calcificações bilaterais dos canais deferentes (*pontas de seta*). Essa anormalidade quase sempre está associada a diabetes melito.

Pênis

A ultrassonografia e a RM são as modalidades de exame preferíveis para investigar doenças do pênis, sendo indicadas em casos de traumatismo, priapismo e tumores.

Anatomia. A ultrassonografia e a RM demonstram claramente a anatomia do pênis (ver Figura 49.27). Os dois corpos cavernosos e o corpo esponjoso único com a uretra estão circundados pela cobertura fibrosa da túnica albugínea. A fáscia de Buck circunda os corpos e vasos profundos do pênis e reúne-se proximalmente com a fáscia urogenital profunda. Uma camada fascial mais frouxa, formada pela musculatura do dartos, está em continuidade com a fáscia de Colles, no períneo. Hematomas ou coleções líquidas dentro da fáscia de Buck ficam confinados ao pênis, ao passo que aquelas localizadas fora dessa fáscia podem se estender ao escroto ou à parede abdominal anterior. A irrigação sanguínea do pênis provém dos ramos da artéria pudenda interna, que tem sua origem na artéria ilíaca interna. As artérias cavernosas estão imersas nos corpos cavernosos que elas irrigam. Artérias e veias dorsais do pênis irrigam e drenam glande peniana, pele do pênis e segmento distal do corpo esponjoso. Artéria bulbar irriga uretra e parte proximal do corpo esponjoso.

Patologia. Fraturas do pênis são raras e melhor avaliadas inicialmente por ultrassonografia, que demonstra falhas na túnica albugínea e um hematoma associado, em geral confinado aos limites da fáscia de Buck. No exame de RM, a túnica albugínea tem sinal hipointenso e aparece claramente nas imagens ponderadas em T1 e T2. Imagens ponderadas em T1 podem detectar fraturas sutis, obscurecidas por um hematoma hiperintenso em T2. O diagnóstico e o tratamento cirúrgico são urgentes, porque demoras podem causar disfunção erétil e deformidade. Enduração dolorosa do pênis – priapismo focal ou difuso – é causada mais comumente por doença de Peyronie, uma doença do tecido conjuntivo que leva à formação de placas na túnica albugínea, resultando em curvatura e deformidade do pênis, e que pode causar dor aguda ou deformidade crônica. A ultrassonografia e a RM demonstram placas fibróticas focais, que causam espessamento da túnica albugínea. Nas imagens de RM, essas placas são hipointensas como a túnica albugínea nas imagens ponderadas em T1 e T2. Realce pelo meio de contraste pode ficar evidente na fase aguda. Já na fase crônica, pode haver a formação de calcificações nas placas. Neoplasias do pênis têm seu estadiamento mais preciso com base no exame clínico, sendo a RM o exame de imagem mais confiável para o estadiamento e a detecção de linfadenopatia e recidiva de tumores. A maioria dos tumores consiste em carcinomas de células escamosas ou sarcomas raros. Os cânceres aparecem como massa infiltrativa e mal definida, com sinal hipointenso em T1 e T2. Depois da administração de contraste intravenoso, esses tumores se realçam com mais intensidade que os corpos penianos.

Leitura sugerida

Trato genital feminino

Agostinho L, Cruz R, Osorio F, Alves J, Setubal A, Guerra A. MRI for adenomyosis: a pictorial review. *Insights Imaging* 2017;8:549–556.

Allen BC, Hosseinzadeh K, Qasem SA, Varner A, Leyendecker JR. Practical approach to MRI of female pelvic masses. *AJR Am J Roentgenol* 2014;202:1366–1375.

Arleo EK, Schwartz PE, Hui P, McCarthy S. Review of leiomyoma variants. *AJR Am J Roentgenol* 2015;205:912–921.

Bérangeer-Gilbert S, Sakly H, Ballester M, et al. Diagnostic value of MR imaging in the diagnosis of adnexal torsion. *Radiology* 2016;279:461–470.

Coutinho A Jr, Bittencourt LK, Pires CE, et al. MR imaging in deep pelvic endometriosis: a pictorial essay. *Radiographics* 2011;31:549–567.

Javadi S, Ganeshan DM, Qayyum A, Iyer RB, Bhosale P. Ovarian cancer, the revised FIGO staging system, and the role of imaging. *AJR Am J Roentgenol* 2016;206:1351–1360.

Lalwani N, Prasad SR, Vikram R, Shanbhogue AK, Huettner PC, Fasih N. Histologic, molecular, and cytogenetic features of ovarian cancer: implications for diagnosis and treatment. *Radiographics* 2011;31:625–646.

Micco M, Sala E, Lakhman Y, Hricak H, Vargas HA. Imaging features of uncommon gynecologic cancers. *AJR Am J Roentgenol* 2015;205:1346–1359.

Moyle PL, Kataoka MY, Nakai A, Takahata A, Reinhold C, Sala E. Nonovarian cystic lesions of the pelvis. *Radiographics* 2010;30:921–938.

Olpin JD, Moeni A, Willmore RJ, Heilbrun ME. MR imaging of Müllerian fusion anomalies. *Magn Reson Imaging Clin N Am* 2017;25:563–675.

Revzin MV, Mathur M, Dave HB, Macer ML, Spektor M. Pelvic inflammatory disease: multimodality imaging approach with clinical-pathologic correlation. *Radiographics* 2016;36:1579–1796.

Sahin H, Abdullazade S, Sanci M. Mature cystic teratoma of the ovary: a cutting edge overview on imaging features. *Insights Imaging* 2017;8:227–241.

Simpson WL Jr, Beitia LG, Mester J. Hysterosalpingography: a reemerging study. *Radiographics* 2006;26:419–431.

Takeuchi M, Matsuzaki K. Adenomyosis: usual and unusual imaging manifestations, pitfalls, and problem-solving MR imaging techniques. *Radiographics* 2011;31:99–115.

Takeuchi M, Matsuzaki K, Nishitani H. Manifestations of the female reproductive organs on MR images: changes induced by various physiologic states. *Radiographics* 2010;30:1147–1148.

Trato genital masculino

Barentsz JO, Richenberg J, Clements R, et al. ESUR prostate MR guidelines 2012. *Eur Radiol* 2012;22:746–757.

Barrett T, Haider MA. The emerging role of MRI in prostate cancer active surveillance and ongoing challenges. *AJR Am J Roentgenol* 2017;208:131–139.

Boonsirikamchai P, Choi S, Frank SJ, et al. MR imaging of prostate cancer in radiation oncology: what radiologists need to know. *Radiographics* 2013;33:741–761.

Li Y, Mongan J, Behr SC, et al. Beyond prostate adenocarcinoma: expanding the differential diagnosis in prostate pathologic conditions. *Radiographics* 2016;36:1055–1075.

Mohrs OK, Thoms H, Egner T, et al. MRI of patients with suspected scrotal or testicular lesions: diagnostic value in daily practice. *AJR Am J Roentgenol* 2012;199:609–615.

Moreno CC, Small WC, Camacho JC, et al. Testicular tumors: what radiologists need to know—differential diagnosis, staging, and management. *Radiographics* 2015;35:400–415.

Parker RA 3rd, Menias CO, Quazi R, et al. MR imaging of the penis and scrotum. *Radiographics* 2015;35:1033–1050.

Purysko AS, Rosenkrantz AB, Barentsz, Weinreb JC, Macura KJ. PI-RADS version 2: a pictorial update. *Radiographics* 2016;36:1354–1372.

Rosenkrantz AB, Tenaja SS. Radiologist, be aware: ten pitfalls that confound the interpretation of multiparametric prostate MRI. *AJR Am J Roentgenol* 2014;202:109–120.

Vargas HA, Akin O, Franiel T, et al. Normal central zone of the prostate and central zone involvement by prostate cancer: clinical and MR imaging implications. *Radiology* 2012;262:894–902.

SEÇÃO 9

ULTRASSONOGRAFIA

EDITOR DA SEÇÃO: William E. Brant

CAPÍTULO 50 ■ ULTRASSONOGRAFIA ABDOMINAL

WILLIAM E. BRANT

A ultrassonografia está firmemente estabelecida como modalidade de imagem primária para uma avaliação abdominal abrangente, incluindo os órgãos abdominais, a cavidade peritoneal e o retroperitônio. Sua função inclui triagem de determinadas doenças, avaliação e acompanhamento de anormalidades conhecidas e orientação de procedimentos de biopsia, aspiração e drenagem por cateter. O exame completo inclui o uso de Doppler e imagem de fluxo em cores, bem como técnicas especializadas de ultrassonografia transvaginal ou transrretal, para demonstrar a extensão pélvica da doença. Este capítulo fornece os fundamentos para a compreensão do uso eficaz da ultrassonografia no exame abdominal.

Cavidade peritoneal

Anatomia normal na ultrassonografia. A cavidade peritoneal normal é um espaço potencial, melhor apreciado quando há líquido em seu interior. A membrana peritoneal reveste a cavidade abdominal e cobre, no todo ou em parte, os órgãos intra-abdominais. Numerosos ligamentos peritoneais, dobras e recessos são visualizados quando preenchidos por líquido dentro da cavidade peritoneal. O exame de ultrassonografia para a pesquisa de ascite inclui a inspeção das regiões subdiafragmática e sub-hepática, as goteiras paracólicas e o fundo de saco pélvico. Pequenos volumes de líquido intraperitoneal são mais bem detectados por exame de ultrassonografia transvaginal do fundo de saco. A avaliação focada com ultrassonografia para traumatismo (FAST; do inglês, *focused assessment with sonography for trauma*) foi definida para avaliar os espaços peritoneais para sangramento após o traumatismo. Esse exame foi expandido para incluir o espaço pleural e o pericárdico, a fim de detectar derrames. A pressão firme do transdutor e as mudanças na posição do paciente são necessárias para inspecionar entre as alças intestinais em busca de coleções de líquidos. Os órgãos sólidos e as coleções líquidas servem como janelas ultrassonográficas para o abdome, ao passo que gases no intestino, nas costelas, na coluna e na pelve óssea, como obstáculos.

Líquido intraperitoneal. O líquido dentro da cavidade peritoneal flui, sob o efeito da gravidade, ao longo dos reflexos peritoneais para os recessos peritoneais (Figura 50.1). O recesso hepatorrenal (bolsa de Morison) e o fundo de saco pélvico são os dois recessos mais dependentes no paciente em decúbito dorsal. Eles se conectam através das goteiras paracólicas. O contorno de líquido dos órgãos peritonizados fornece uma oportunidade para avaliar as anormalidades da superfície do órgão, como a nodularidade fina da cirrose. A ascite transudativa, a urina e a bile são anecoicas. O líquido com partículas ecogênicas, os

detritos em camadas ou septações podem ser ascite exsudativa, hemorragia, pus, ascite maligna ou conteúdo gastrintestinal extravasado.

O líquido intraperitoneal livre delineia recessos e compartimentos que mantêm sua forma geométrica normal. As alças do intestino flutuam e balançam livremente dentro do fluido livre. As coleções de fluidos loculados, abscessos e massas císticas criam seu próprio espaço, deslocam o intestino e os órgãos adjacentes e, em geral, são mais arredondados e tensos.

Abscesso intraperitoneal. Embora a tomografia computadorizada (TC) seja comumente preferida para a detecção de pequenos abscessos intraperitoneais, a ultrassonografia demonstra, com prontidão, a maioria dos abscessos e é usada com eficácia para guiar a aspiração e a drenagem com cateter (Figura 50.2). Como os abscessos se formam mais comumente nos recessos dependentes, a pelve deve ser incluída em todos os exames. Os abscessos aparecem como coleções loculadas de líquido, que podem ser de anecoicas a densamente ecogênicas. Como coleções loculadas, eles deslocam os órgãos intestinais e abdominais. Níveis de líquido, detritos internos, septações, paredes espessas e gás dentro do abscesso são comuns. O gás é altamente ecogênico e associado a artefato de reverberação e sombra acústica. Um abscesso com gás abundante pode ser confundido com intestino cheio desse fluido e, portanto, ignorado. Alguns abscessos parecem sólidos. As mudanças na posição do paciente mostram variações no padrão de ecogenicidade. O Doppler e a ultrassonografia de fluxo em cores mostram a ausência de vasos sanguíneos internos nas coleções líquidas ecogênicas e ausência de fluxo sanguíneo no tecido sólido.

Tumor intraperitoneal. As metástases são o tumor mais comum da superfície peritoneal. O líquido e a gravidade distribuem as células malignas por toda a cavidade peritoneal, onde se implantam nas superfícies peritoneais viscerais ou parietais. O omento maior é um solo fértil que engrossa com a implantação do tumor para formar o "bolo omental", uma camada de tecido sólido que separa o intestino do contato com a parede abdominal anterior (Figura 50.3). Os implantes metastáticos aparecem como massas sólidas hipoecoicas, de tamanhos variados, nas superfícies peritoneais. Em geral, há presença de ascite, comumente com septações e detritos ecogênicos. Os tumores primários mais comuns são os carcinomas de ovário, cólon, pâncreas e gástrico.

Os tumores peritoneais primários incluem mesotelioma, desmoides, carcinoides, carcinoma papilar seroso peritoneal primário e linfoma. Estes aparecem como massas sólidas predominantemente hipoecoicas. As sombras acústicas podem surgir a partir de tecido fibroso denso ou calcificações.

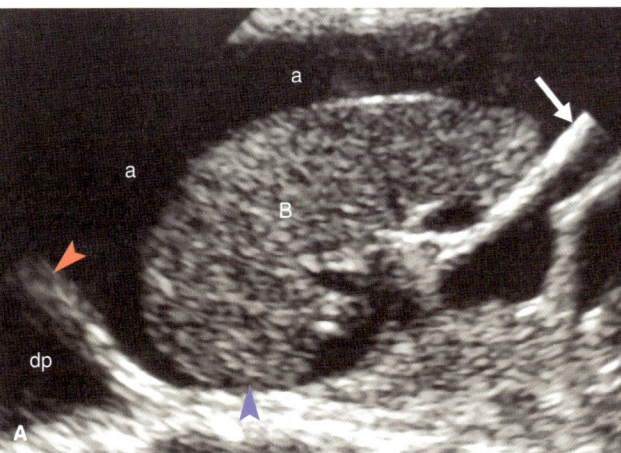

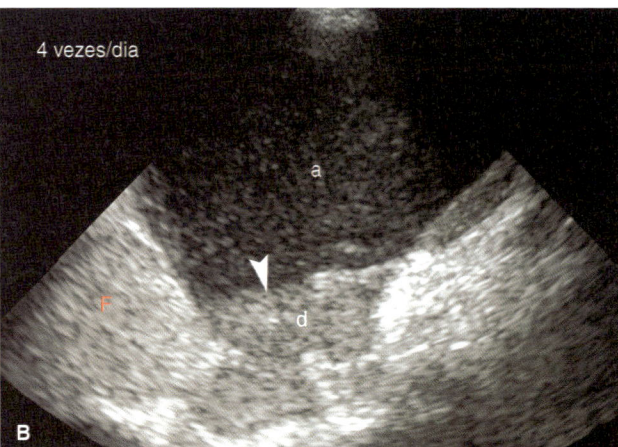

Figura 50.1 Ascite. A. Imagem longitudinal de ultrassonografia mostra ascite anecoica (*a*) em torno do baço (*B*). O líquido delineia o ligamento gastresplênico (*seta*). Observe a pequena área nua do baço (*ponta de seta azul*) onde os reflexos do peritônio a partir do baço para o diafragma impedem o acesso de líquido intraperitoneal. Um derrame pleural esquerdo (*dp*) pode ser visto acima do diafragma (*ponta de seta vermelha*). **B.** Imagem de ultrassonografia do quadrante inferior direito (*4 vezes/dia*) do abdome revela ascite (*a*) com material particulado ecogênico. Uma camada líquido-líquido (*ponta de seta*) pode ser vista entre a ascite (*a*) e os detritos em camadas (*d*). Essa ascite exsudativa resultou de uma perfuração intestinal. F, borda do fígado.

Retroperitônio

Anatomia normal na ultrassonografia. O retroperitônio é a porção do abdome atrás do peritônio parietal posterior. A anatomia de seus três compartimentos é descrita no Capítulo 40. A ultrassonografia da aorta abdominal e da veia cava inferior (VCI) é discutida no Capítulo 54. Os pilares diafragmáticos não devem ser confundidos com adenopatia retroperitoneal. Ambos são faixas musculares lineares hipoecoicas. O pilar direito é maior, mais lobulado e se insere mais abaixo, estendendo-se até o corpo vertebral L3. O pilar esquerdo é mais uniforme em espessura, inserindo-se nos corpos vertebrais L1 e L2. Os pilares servem como pontos de referência para a identificação da glândula suprarrenal. Os músculos psoas e quadrado lombar mostram o típico padrão hipoecoico de músculo com faixas fibrosas ecogênicas orientadas longitudinalmente, dividindo os feixes musculares. A gordura retroperitoneal ecogênica circunda e define órgãos, vasos e outras estruturas.

Adenopatia retroperitoneal. Os linfonodos individuais aumentados são homogêneos, hipoecoicos e redondos ou ovais (Figura 50.4). Pode haver transmissão de som acentuada, e alguns nódulos sólidos aumentados são tão hipoecoicos que parecem císticos. Os linfonodos solitários maiores que 1,5 cm no diâmetro do eixo curto, ou múltiplos linfonodos maiores que 1 cm, são considerados patologicamente aumentados. O linfoma é caracterizado pela confluência de nódulos aumentados para formar massa sólida que envolve vasos e órgãos. As causas da adenopatia retroperitoneal são linfoma (mais comum), metástases tumorais (malignidades testiculares, renais, pélvicas, gastrintestinais e melanoma) e infecção, especialmente em pacientes com AIDS.

Tumores retroperitoneais. São mais comumente de origem mesenquimal e incluem lipossarcoma, leiomiossarcoma e histiocitoma fibroso maligno. Por serem tumores agressivos que invadem órgãos e músculos, são difíceis de remover com cirurgia. A maioria deles é grande, heterogênea e parcialmente cística. Os tumores de células germinativas no retroperitônio podem ser primários ou secundários, bem como benignos ou malignos. As características ultrassonográficas dos vários tumores se

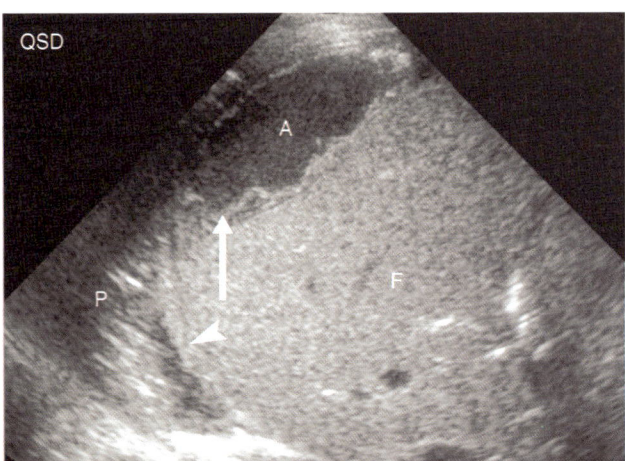

Figura 50.2 Abscesso subfrênico direito. Imagem de ultrassonografia longitudinal do quadrante superior direito (*QSD*) revela um abscesso subfrênico (*A*) deslocando e recuando o fígado (*F*). O abscesso contém líquido ecogênico (pus) e é delimitado por membrana inflamatória (*seta*). Pulmão atelectásico (*P*) e um minúsculo derrame pleural podem ser vistos acima do diafragma (*ponta de seta*).

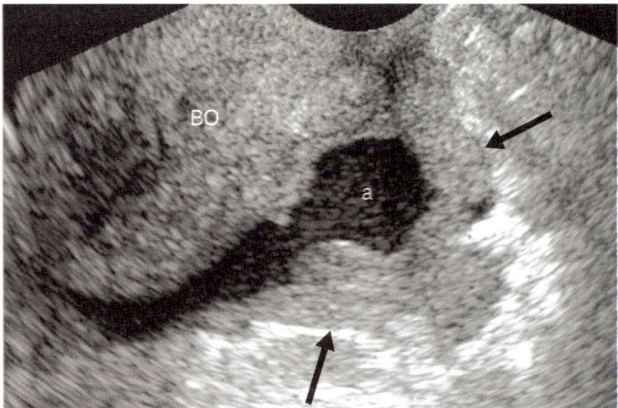

Figura 50.3 Metástases peritoneais. Imagem de ultrassonografia mostra tumor sólido implantado no omento, criando o "bolo omental" (*BO*). O tumor sólido causa espessamento protuberante das superfícies peritoneais (*setas*). A ascite maligna (*a*) contém detritos ecogênicos flutuantes. O tumor primário era carcinoma de ovário.

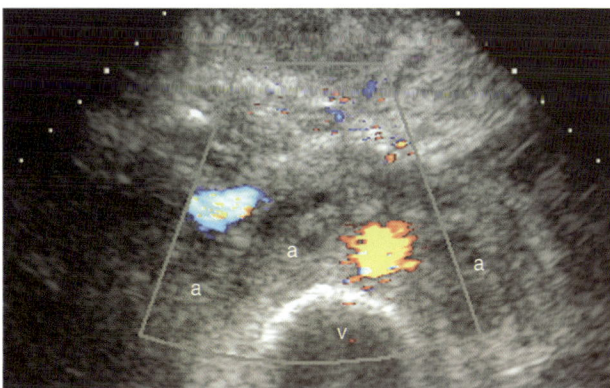

Figura 50.4 Adenopatia – linfoma. Uma ultrassonografia no plano axial demonstra adenopatia confluente (*a*) envolvendo a veia cava inferior (*azul*) e a aorta abdominal (*amarela*). Essa aparência é típica de linfoma. Um corpo vertebral (*v*) projeta uma sombra acústica posterior aos vasos.

sobrepõem e o exame de ultrassonografia não fornece um diagnóstico específico. O lipoma benigno pode ser sugerido quando o tumor é isoecoico à gordura retroperitoneal.

Coleções líquidas retroperitoneais. Incluem hemorragia, infecção, urinoma, coleções líquidas pancreáticas e massas císticas (linfoceles, linfangiomas, cistos renais e teratomas). Os vasos colaterais portossistêmicos e outros vasos sanguíneos aumentados são diferenciados pela ultrassonografia com Doppler. Como na cavidade peritoneal, o líquido retroperitoneal pode ser anecoico ou ecogênico, com resíduos celulares particulados e níveis líquidos em camadas. O sangue coagulado ecogênico pode aparecer como massa sólida. A ausência de vascularização interna na ultrassonografia com Doppler e a mudança na aparência com o tempo são características distintivas.

Fígado

A ultrassonografia é um método de imagem eficiente para triagem de doenças hepáticas difusa e focal. Para metástases hepáticas focais, sua sensibilidade se aproxima à da tomografia computadorizada e da ressonância nuclear magnética;

no entanto, suas imagens são mais difíceis de reproduzir para comparações e acompanhamento, não podendo distinguir, em geral, nódulos benignos de malignos. A imagem de ultrassonografia com contraste é promissora em melhorar a capacidade da ultrassonografia de caracterizar lesões hepáticas benignas e malignas. A ultrassonografia com Doppler colorido é valiosa na avaliação da vascularização hepática, no diagnóstico de trombose das veias porta e hepáticas e hipertensão portal, assim como na avaliação da vascularização dos tumores hepáticos.

Anatomia normal na ultrassonografia. A ecogenicidade do parênquima hepático é homogênea e igual ou ligeiramente maior que a do rim (Figura 50.5 A). A superfície do fígado normal é lisa, tendo a margem inferior bordas agudas. A anatomia lobar e segmentar do fígado estão descritas e ilustradas no Capítulo 41. As veias hepáticas são vistas como tubos ecolucentes de paredes finas que convergem para a VCI. A veia porta e seus ramos, as artérias hepáticas e os ductos biliares, circundados por tecido fibrogorduroso, formam a tríade portal, normalmente visualizada como focos ecogênicos em todo o fígado. A ultrassonografia espectral e o Doppler de fluxo em cores são essenciais para o exame de ultrassonografia do fígado, a fim de caracterizar lesões com efeito de massa, demonstrar vasos colaterais e detectar anormalidades vasculares.

Infiltração gordurosa. Causa um aumento na ecogenicidade do fígado, tornando as áreas afetadas distintamente mais ecogênicas do que o parênquima renal normal. A infiltração de gordura também aumenta a atenuação do feixe de ultrassonografia, diminuindo a visualização do diafragma e, em geral, exigindo um transdutor de baixa frequência para examinar porções profundas do fígado (Figura 50.5 B). A ecotextura hepática parece engrossada, estando a visualização da tríade portal diminuída. Os vários padrões de infiltração gordurosa são revisados no Capítulo 41. O padrão *flip-flop* de infiltração gordurosa visto na ultrassonografia, em comparação à TC, é útil para confirmar o diagnóstico de infiltração gordurosa focal ou área focal de preservação. As áreas infiltradas de gordura são hiperecogênicas na ultrassonografia e hipodensas na TC. As áreas focais poupadas, dentro da infiltração gordurosa difusa, são hipoecogênicas na ultrassonografia e hiperdensas na TC.

Hepatite aguda. Resulta em edema hepático difuso, que reduz a ecogenicidade do fígado, resultando em uma aparência de "céu estrelado". A tríade portal aparece excepcionalmente brilhante

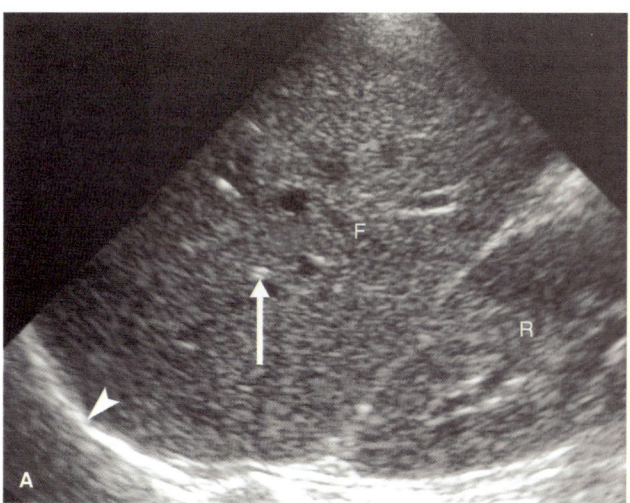
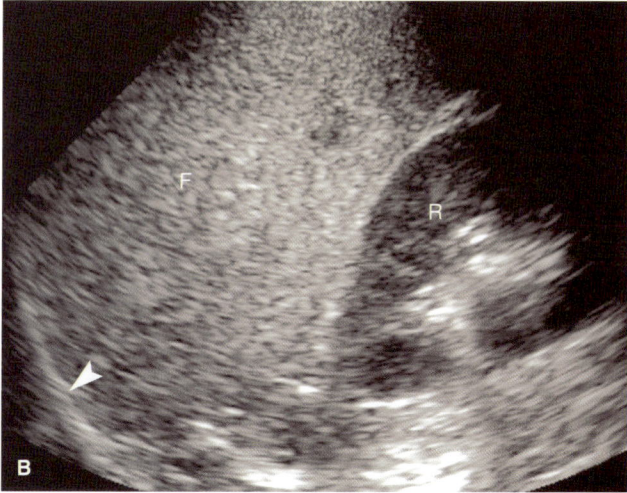

Figura 50.5 Fígado normal e com esteatose hepática difusa. A. Imagem de ultrassonografia longitudinal demonstra fígado normal (*F*) e rim direito (*R*). O parênquima hepático apresenta ecogenicidade uniforme, aproximadamente igual à parenquimatosa do rim. O fígado é bem visualizado no nível do diafragma (*ponta de seta*). Pequenas estruturas da tríade portal (*seta*) são vistas em todo o parênquima hepático. **B.** A infiltração gordurosa difusa do fígado (*F*) aumenta de maneira acentuada a ecogenicidade do parênquima hepático, em comparação à do rim (*R*). Nenhuma tríade portal é vista e o diafragma (*ponta de seta*) é menos bem visualizado.

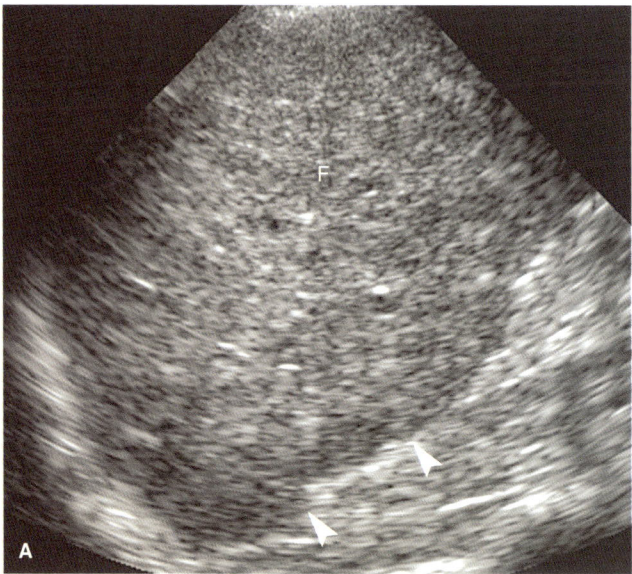

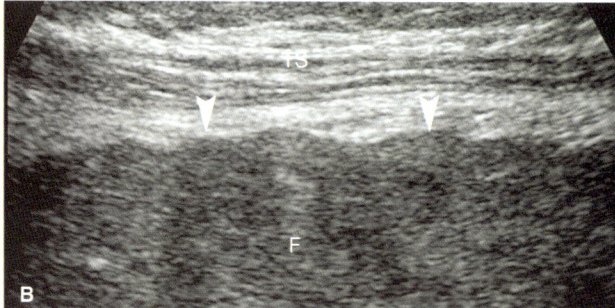

Figura 50.6 Cirrose. **A.** Imagem ultrassonográfica longitudinal do fígado (*F*) mostra ecotextura heterogênea, perda de visualização da tríade portal e nodularidade característica de cirrose. A superfície profunda do fígado (*pontas de seta*) mostra o contorno nodular típico de cirrose. A cirrose torna a ecotextura hepática mais grosseira. A infiltração de gordura aumenta a ecogenicidade hepática. **B.** Um transdutor linear produz uma imagem detalhada da superfície do fígado (*F*), mostrando o contorno nodular (*pontas de seta*) da cirrose. TS, tecido subcutâneo. Essa técnica é útil para revelar as alterações morfológicas da cirrose.

no fundo escuro do parênquima edematoso. A aparência de "céu estrelado" também foi descrita na infiltração leucêmica ou linfomatosa difusa, na síndrome do choque tóxico e na diminuição difusa dos estoques de glicogênio no fígado.

Congestão hepática passiva. Refere-se à estase de sangue no fígado devido à insuficiência cardíaca congestiva. Os achados ultrassonográficos incluem hepatomegalia, distensão da VCI e das veias hepáticas e fluxo pulsátil da veia porta, visto no Doppler, devido à transmissão da atividade atrial direita através dos sinusoides congestos. A ascite, o derrame pleural à direita e o derrame pericárdico costumam estar presentes.

Cirrose. A ultrassonografia reflete as alterações morfológicas no fígado associadas à cirrose. Em geral, a ecotextura hepática está mais grosseira e heterogênea, com vários nódulos comumente evidentes (Figura 50.6). A superfície do fígado, examinada com transdutores de alta frequência, mostra nodularidade fina ou grosseira anormal. A ecogenicidade está aumentada em proporção ao grau de infiltração gordurosa. Na cirrose alcoólica, o lobo direito encolhe, e o lobo esquerdo e o caudado aumentam de tamanho. A cirrose avançada resulta em um pequeno fígado com contorno acentuadamente nodular. A forma de onda no Doppler trifásico normal das veias hepáticas está achatada na cirrose, com perda do componente de fluxo reverso causada pela sístole atrial. A ultrassonografia é insensível (< 45%) à detecção de malignidade em fígados cirróticos; no entanto, a demonstração por ultrassonografia de massa focal é altamente preditiva de malignidade.

As técnicas de elastografia por ultrassonografia surgiram como modalidade eficaz para o estadiamento da gravidade da fibrose na doença hepática crônica, podendo ser usadas para diferenciar pacientes com pouca ou nenhuma fibrose daqueles com fibrose grave ou cirrose. Em geral, pode-se evitar a biopsia nesses pacientes.

Hipertensão portal. As evidências de hipertensão portal na ultrassonografia incluem a demonstração de vasos colaterais portossistêmicos, dilatação da veia porta (> 13 mm), dilatação das veias esplênica e mesentérica superior (> 10 mm), esplenomegalia e ascite. A artéria hepática costuma estar dilatada e tortuosa. A demonstração de fluxo reverso (hepatofugal) na veia porta, pelo Doppler, é diagnóstica de hipertensão portal (Figura 50.7). O fluxo em uma veia paraumbilical dilatada, que atravessa o ligamento falciforme e a parede abdominal anterior, também é altamente específico para hipertensão portal. O Doppler colorido é muito útil na detecção de veias colaterais esplenorrenais, retroperitoneais e coronárias.

Trombose da veia porta. É evidenciada por coágulo ecogênico dentro de uma veia porta dilatada (Figura 50.8). O Doppler colorido confirma a oclusão completa ou demonstra fluxo residual ao redor do trombo, que varia em aparência de anecoico a hiperecoico, dependendo da idade dele. O trombo tumoral, devido à invasão da veia porta por um tumor, é confirmado pela demonstração espectral de formas de onda arteriais dentro do trombo na veia porta, ao Doppler. A transformação cavernosa da veia porta refere-se à formação de múltiplos vasos colaterais tortuosos que se desenvolvem no hilo hepático, em resposta à trombose crônica da veia porta.

Cistos. São comuns e facilmente identificados e caracterizados pela ultrassonografia (Figura 50.9). À ultrassonografia, os cistos hepáticos benignos têm características simples: líquido anecoico, paredes finas e reforço acústico posterior. As septações finas

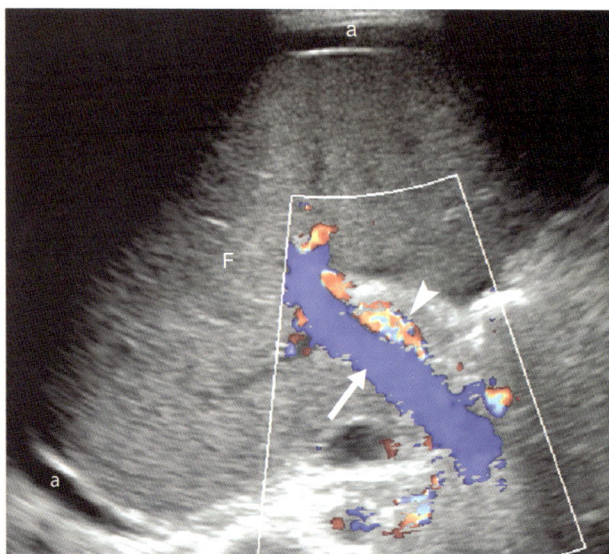

Figura 50.7 Fluxo invertido na veia porta. Imagem do Doppler colorido do hilo hepático mostra fluxo reverso (para fora do fígado, *F*) na veia porta (*seta azul*). A artéria hepática (*ponta de seta*) está dilatada e tortuosa. O fluxo dentro da artéria hepática (*ponta de seta*) é colorido devido ao *aliasing*. A cor predominante é o vermelho, indicando a direção normal do fluxo para o fígado. O fluxo reverso na veia porta é indicativo de hipertensão portal avançada. Um pequeno volume de ascite (*a*) envolve o fígado.

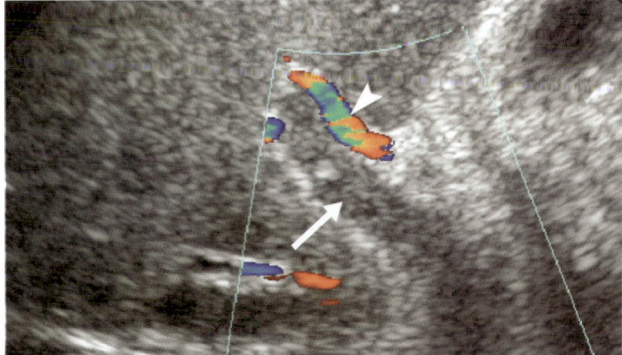

Figura 50.8 Trombose da veia porta. Imagem de ultrassonografia com Doppler colorido, no hilo hepático, mostra trombo ecogênico (*seta*) preenchendo por completo a veia porta. A artéria hepática (*ponta de seta*) está ligeiramente dilatada e mostra fluxo sanguíneo para o fígado (*vermelho*) e *aliasing* (*verde*).

são comuns. O tamanho varia de milímetros a 20 cm. Os cistos pequenos podem simular vasos, em uma rápida inspeção. O Doppler é útil para melhorar a detecção e confirmar sua natureza avascular. Os *cistoadenomas biliares* são raras lesões císticas multiloculadas, com potencial maligno. A ultrassonografia revela massa cística solitária, com paredes espessas, nódulos murais e várias septações internas. Os *cistadenocarcinomas biliares* têm aparência semelhante e não podem ser diferenciados de lesões benignas apenas por imagem. Ambas as formas (benigna e maligna) apresentam crescimento lento.

Hemangiomas cavernosos. São comumente identificados nas ultrassonografias hepáticas. A aparência clássica à ultrassonografia é de massa hiperecogênica homogênea com margens bem definidas (Figura 50.10). Em geral, o Doppler não mostra o fluxo sanguíneo interno, embora, de modo ocasional, com configurações de alta sensibilidade, um fluxo de velocidade muito baixa seja detectado. As lesões grandes podem conter trombose hipoecoica, fibrose e calcificação. A maioria das lesões permanece estável em tamanho ao longo do tempo, mas cerca de 2% aumentam. Em geral, as lesões com aparência clássica em pacientes com testes de função hepática normais não precisam de acompanhamento. As lesões atípicas devem ser submetidas a acompanhamento ultrassonográfico de 6 meses ou ser confirmadas com outras modalidades de imagem, conforme discutido no Capítulo 41.

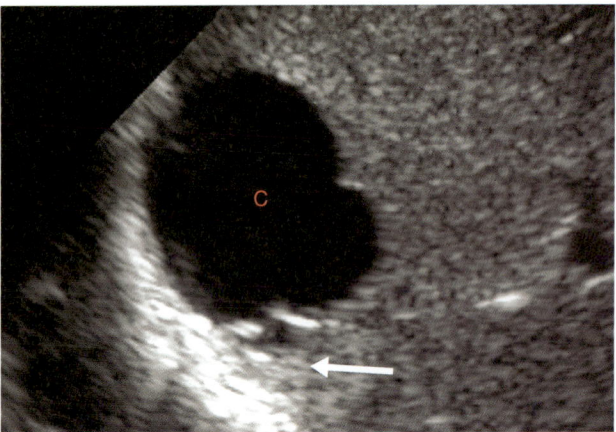

Figura 50.9 Cisto hepático benigno. Um cisto (C) hepático tem parede bem definida e conteúdo anecoico. Os cistos hepáticos benignos tendem a ocorrer em aglomerados, têm septações finas e contornos lobulados. Nenhum componente nodular sólido é evidente, mas, sim, transmissão direta acentuada (*seta*).

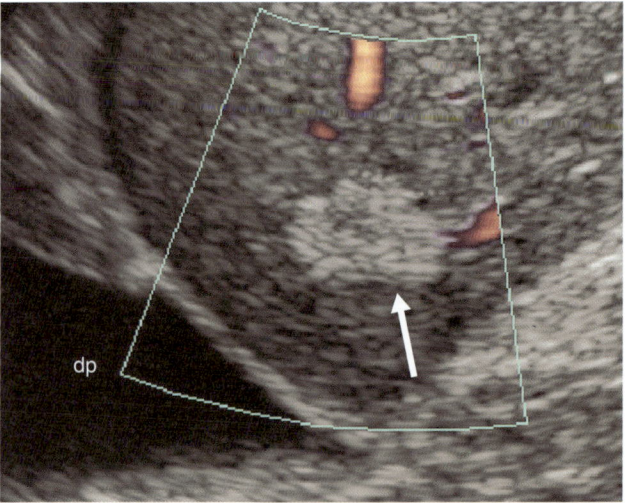

Figura 50.10 Hemangioma cavernoso. A imagem do *power* Doppler mostra a aparência característica, à ultrassonografia, de um hemangioma cavernoso (*seta*). A massa é altamente ecogênica em comparação ao fígado circundante, tem bordas bem definidas, mas lobuladas, e não mostra fluxo sanguíneo. O *power* Doppler é particularmente sensível à detecção de fluxo lento. Esse paciente também apresenta derrame pleural (*dp*).

Metástases. Variam muito na aparência: de hipo a hiperecoicas e de homogêneas a heterogêneas a calcificadas (Figura 50.11). A doença metastática deve ser considerada no diagnóstico diferencial de todas as lesões sólidas e císticas atípicas no fígado. Em 90% dos casos, a doença metastática é multifocal no fígado.

Linfoma no fígado. É sugerido por múltiplos nódulos hepáticos hipoecoicos na presença de linfadenopatia e esplenomegalia.

Carcinoma hepatocelular (CHC). Pode ser solitário, multifocal ou difuso (Figura 50.12). Com frequência, a detecção no fígado doente é difícil com a ultrassonografia. A maioria dos CHCs é hipervascular, com vascularização proeminente mostrada pelo Doppler colorido. A ultrassonografia com contraste mostra realce na fase arterial, com lavagem durante a fase venosa portal. A invasão tumoral das veias porta e hepática é comum. O CHC

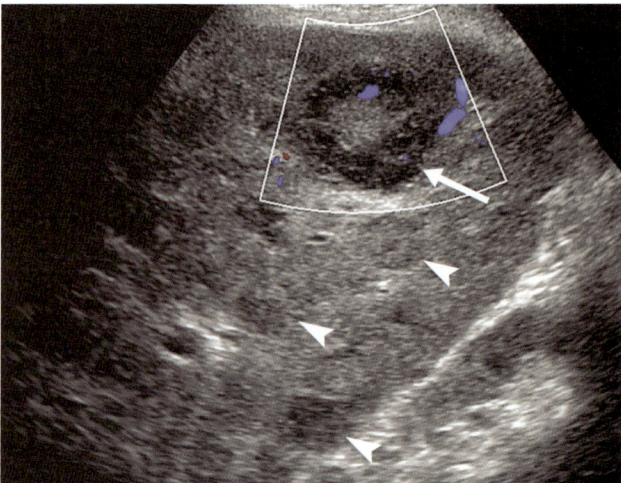

Figura 50.11 Metástases. O Doppler colorido mostra vascularização limitada em uma lesão hepática (*seta*) com aparência de alvo, comumente observada na doença metastática. Vários nódulos menores (*pontas de seta*) observados em todo o fígado mostram margens mal definidas e ecogenicidade variável. A biopsia confirmou carcinoma de células escamosas metastático para o fígado.

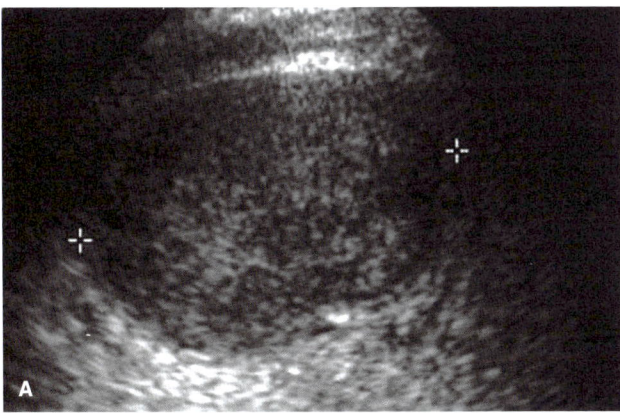

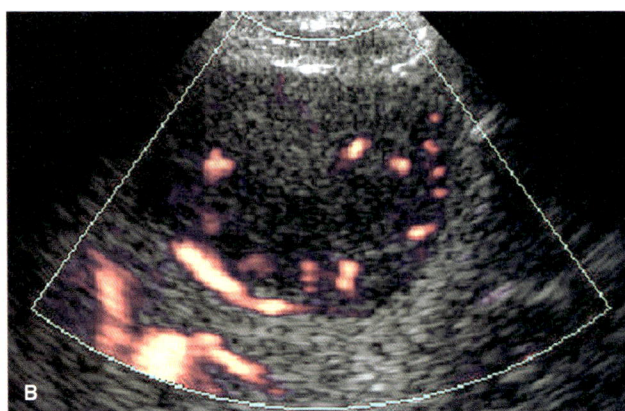

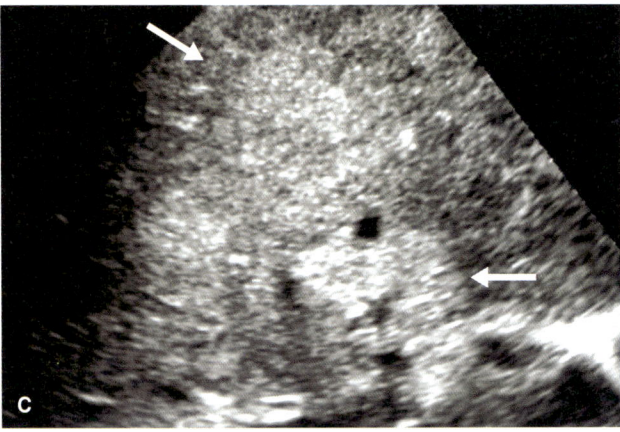

Figura 50.12 **Carcinoma hepatocelular. A.** Um carcinoma hepatocelular bem diferenciado aparece como massa bem definida (entre os *cursores*, +) dentro de um fígado cirrótico ecogênico. **B.** A avaliação pelo *power* Doppler da mesma lesão mostra fluxo sanguíneo interno proeminente, comumente encontrado no carcinoma hepatocelular. **C.** Um carcinoma hepatocelular pouco diferenciado aparece como várias massas ecogênicas mal definidas (*setas*) dentro de um fígado cirrótico.

pode ser hiperecoico, com gordura interna, a hipoecoico e heterogêneo, devido à necrose não liquefativa. Qualquer massa sólida detectada por ultrassonografia em um fígado doente, incluindo lesões ecogênicas semelhantes ao hemangioma, é suspeita de CHC.

Abscessos. Em geral, aparecem como coleções complexas de líquido, com fluido ecogênico, camadas com níveis líquido-líquido ou gás (Figura 50.13). Abscessos curados costumam se calcificar.

Microabscessos. Ocorrem mais comumente em pacientes imunocomprometidos com septicemia fúngica ou parasitária. Lesõesalvo com ponto ecogênico central e halo hipoecoico periférico são comuns. O diagnóstico diferencial de múltiplas lesões pequenas (< 10 mm) no fígado é apresentado na Tabela 40.6.

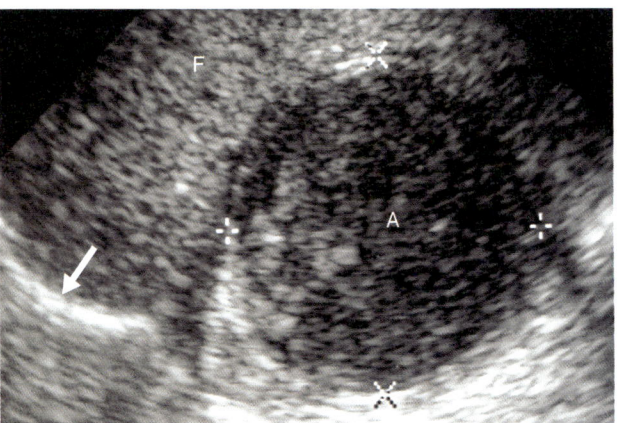

Figura 50.13 **Abscesso amebiano.** Massa hipodensa bem definida (*A*, entre os *cursores*) é vista no lobo direito do fígado (*F*). Observe a proximidade do hemidiafragma direito (*seta*). Abscessos amebianos no fígado podem se romper através do diafragma para o espaço pleural direito.

Outras massas. Incluindo adenoma hepático, hiperplasia nodular focal, sarcoma e colangiocarcinoma periférico, elas têm uma aparência ultrassonográfica variada e inespecífica. Elas variam de hipo a hiperecoicas e podem conter áreas de hemorragia interna, necrose, fibrose ou calcificação. A caracterização dessas massas inespecíficas costuma ser melhor realizada com a TC com contraste trifásico. Em geral, o diagnóstico final depende de biopsia percutânea.

Shunt portossistêmico intra-hepático transjugular (TIPS; do inglês,* transjugular intrahepatic portosystemic shunt*). Tornou-se um procedimento comumente realizado para o tratamento das complicações da hipertensão portal. No entanto, a disfunção do *shunt* é comum (até 80% no primeiro ano), sendo a ultrassonografia o método de escolha para avaliar a patência e o mau funcionamento dele (Figura 50.14). Tanto os *stents* expansíveis recobertos quanto os não recobertos são usados para criar um *shunt* entre os sistemas venosos portal e hepático. Os *stents* não recobertos têm alta incidência de falha e são avaliados rotineiramente com Doppler 24 horas após a sua colocação. Os *stents* recobertos têm uma taxa de mau funcionamento mais baixa. Os *stents* recobertos bloqueiam temporariamente a transmissão do som por causa das bolhas de ar no enxerto por até 1 semana depois da colocação. A avaliação de rotina por ultrassonografia dos TIPS recobertos é realizada, em geral, 7 a 14 dias depois da sua colocação. A ultrassonografia com Doppler é usada para confirmar a permeabilidade e a direção do fluxo na veia porta principal e nos ramos portal direito e esquerdo, bem como para medir as velocidades de fluxo na extremidade venosa portal, porção média e extremidade venosa hepática do TIPS. Em um TIPS com funcionamento normal, a direção do fluxo na veia porta é anterógrada (hepatopetal – em direção ao TIPS), ao passo que, nos ramos direito e esquerdo da veia porta, na maioria dos casos o fluxo se torna retrógrado (hepatofugal – em direção ao TIPS), depois de sua colocação. Dentro do TIPS, o Doppler espectral mostra formas de ondas venosas turbulentas, com velocidades

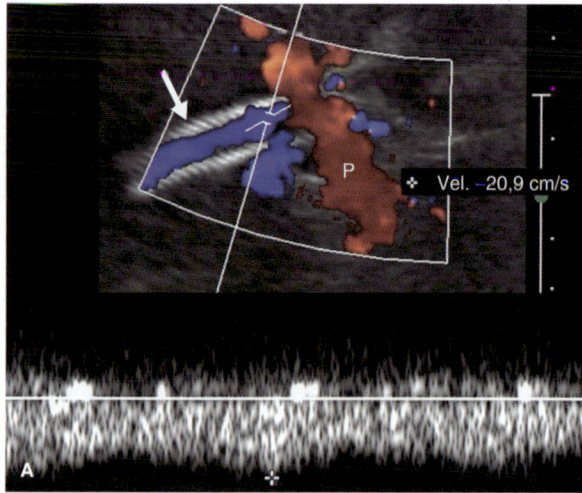
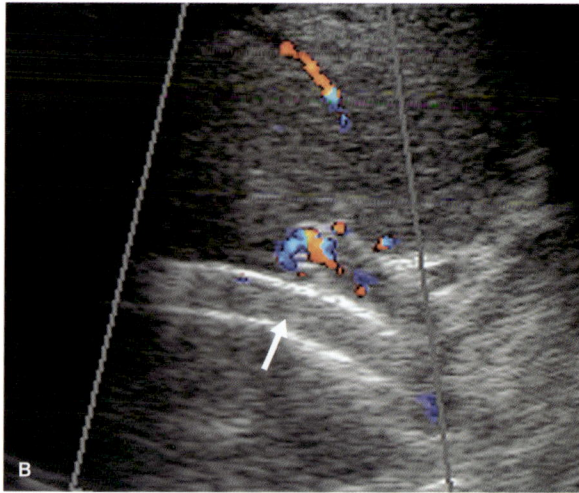

Figura 50.14 Mau funcionamento do *shunt* portossistêmico intra-hepático transjugular (TIPS). A. Avaliação por Doppler colorido e espectral de um TIPS (*seta*) mostra velocidade de fluxo anormalmente baixa (20,9 cm/s) na extremidade venosa portal (*P*). Na avaliação por Doppler, esse achado foi mostrado como causado por estenose de alto grau na extremidade venosa hepática. **B.** O TIPS em outro paciente está completamente ocluído, sem fluxo sanguíneo no Doppler colorido. O TIPS está preenchido com trombo ecogênico (*seta*). Observe as paredes altamente reflexivas dos *stents* em ambos os pacientes.

de fluxo normais de 95 a 200 cm/s. A velocidades de fluxo de 50 a 95 cm/s são consideradas indicativas de estenose TIPS insignificante. As velocidades de fluxo abaixo de 50 cm/s, ou um jato focal dentro do TIPS ou uma velocidade na saída da veia hepática > 200 cm/s, indicam estenose significativa do TIPS. A conversão do fluxo hepatofugal em hepatopetal (para longe do TIPS) nos ramos direito ou esquerdo da veia porta é um sinal indireto de mau funcionamento do TIPS. Com a oclusão do TIPS, o trombo preenche o lúmen do *shunt*, sendo o seu mau funcionamento tratado com angiografia.

Transplantes de fígado. A ultrassonografia com Doppler é o método de imagem de escolha para avaliação pós-operatória de transplantes de fígado (Figura 50.15). Os transplantes de

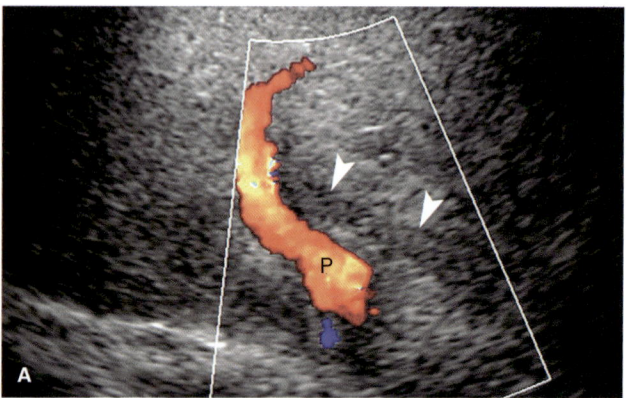
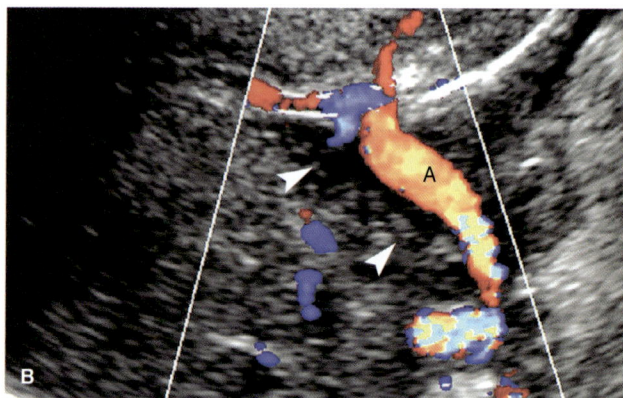
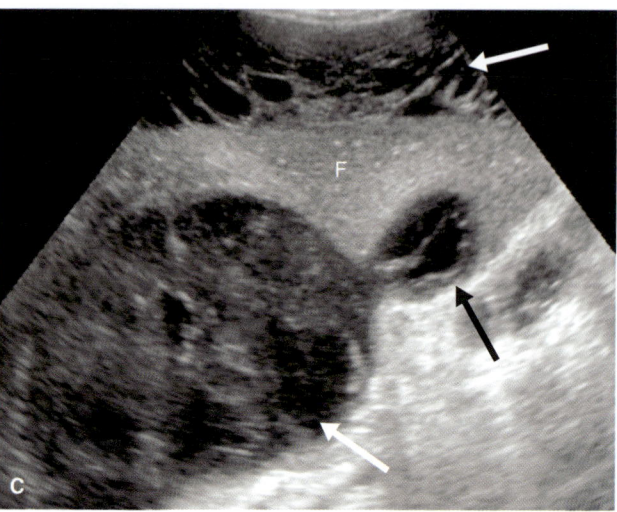

Figura 50.15 Transplante de fígado. A. A artéria hepática (*pontas de seta*) do transplante de fígado está preenchida por um trombo e não mostra fluxo no Doppler colorido, o que constitui uma emergência cirúrgica de revascularização imediata para salvar o transplante. A veia porta (*P*) está amplamente patente. **B.** Nesse paciente, 2 dias depois do transplante de fígado, a veia porta (*pontas de seta*) está completamente ocluída e preenchida por um trombo. A artéria (*A*) hepática está amplamente patente. Essa complicação incomum também exige correção com trombólise, angioplastia ou colocação de *stent*. **C.** Múltiplas coleções líquidas septadas e complexas (*setas*) circundam e entalham o fígado transplantado (*F*). O paciente não se infectou e todas as coleções desapareceram de forma espontânea. Hematomas e seromas peritransplantes são comuns depois do transplante de fígado.

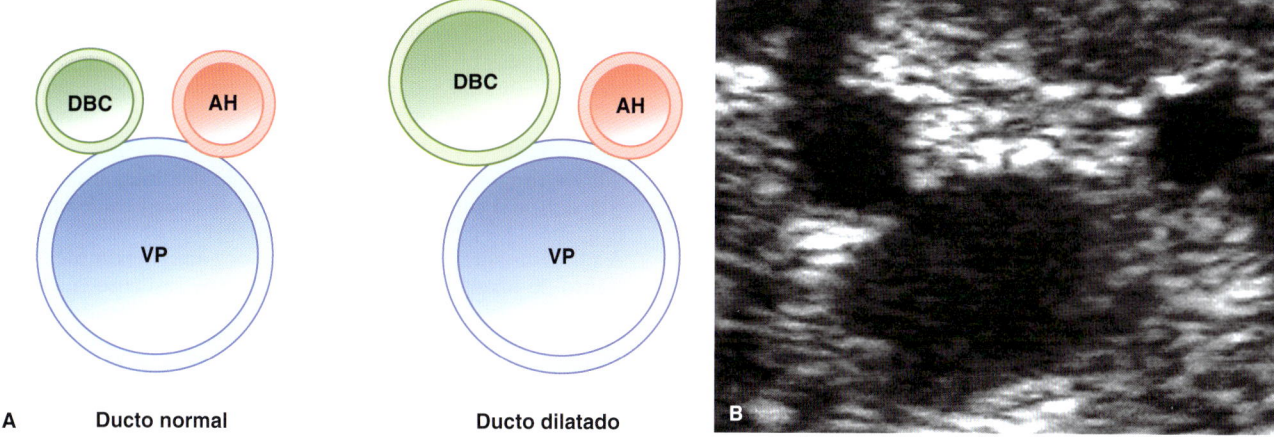

Figura 50.16 Configuração "Mickey Mouse" da tríade portal. A. Um desenho demonstra as relações anatômicas do ducto biliar comum (*DBC*), da artéria hepática (*AH*) e da veia porta (*VP*). A dilatação do ducto biliar comum aumenta a orelha direita do Mickey. **B.** Imagem ultrassonográfica de um "Mickey Mouse" normal.

fígado são realizados com doadores vivos (transplantes de lobo direito ou esquerdo) ou cadáveres, utilizando-se todo o órgão, em adultos e crianças. As coleções líquidas peritransplantes são comuns no período pós-transplante imediato. As coleções simples de líquidos anecoicos incluem ascite, bile e linfa. Em geral, o líquido com partículas é pus ou sangue. As complicações da artéria hepática são responsáveis por 60% das complicações vasculares e incluem trombose, estenose e pseudoaneurismas. Trombose e estenose da veia porta ou VCI são incomuns. Extravasamentos biliares, estenoses anastomóticas do ducto biliar, necrose dos ductos biliares e cálculos nos ductos biliares são responsáveis por 25% das complicações. A doença linfoproliferativa pós-transplante pode ocorrer 4 a 12 meses depois do procedimento. Massas hipoecoicas sólidas focais podem ser vistas dentro ou adjacentes ao fígado transplantado. O CHC é um risco para o paciente imunocomprometido pós-transplante.

Ductos biliares

Anatomia normal na ultrassonografia. Os ductos biliares intra-hepáticos correm na tríade portal, na companhia das veias portais e artérias hepáticas. Os ductos intra-hepáticos normais são visualizados à ultrassonografia de alta resolução atual. Em geral, os ductos intra-hepáticos não excedem 2 mm de diâmetro no fígado central ou 40% do diâmetro da veia porta adjacente. A junção dos ductos biliares dos lobos direito e esquerdo para formar o ducto hepático comum marca a divisão entre as porções intra e extra-hepáticas da árvore biliar. A junção do ducto cístico com o ducto hepático comum marca o início do ducto colédoco. Como essa junção raramente é visualizada na ultrassonografia, o termo genérico "hepatocolédoco" é usado para identificar o ducto no hilo hepático. O ducto hepatocolédoco corre anterior à veia porta principal, à veia porta direita e à artéria hepática direita na região portal. A artéria hepática é comumente tortuosa no hilo hepático, mas o ducto hepatocolédoco segue um curso reto, paralelo à veia porta. Essa porção reta do ducto hepatocolédoco é medida de rotina, embora o limite normal de diâmetro para a população adulta permaneça controverso. Todos concordam que um diâmetro do ducto hepatocolédoco ≤ 6 mm é normal para um adulto. Alguns estudos sugerem que o ducto normal se dilata com a idade (1 mm por década; um ducto de 8 mm seria normal para um(a) paciente de 80 anos) e depois de uma colecistectomia. Outros estudos refutam essas afirmações. Parece apropriado que um paciente assintomático com um ducto > 7 mm possa ser acompanhando para pesquisar

evidências de mudança. Um paciente sintomático merece avaliação adicional com colangiopancreatografia por ressonância nuclear magnética (colângio-RM) ou colangiopancreatografia retrógrada endoscópica (CPRE).

À medida que as estruturas da tríade portal passam pela borda livre do ligamento hepatoduodenal, uma configuração de "Mickey Mouse" é formada com o ducto hepatocolédoco, formando a orelha direita do Mickey (Figura 50.16). O ducto hepatocolédoco normal pode ser traçado descendo adjacente à cabeça do pâncreas até sua inserção na ampola de Vater. Variantes normais que podem causar confusão incluem uma artéria hepática direita "substituída", originando-se da artéria mesentérica superior e cursando entre a veia porta e a VCI, para o hilo hepático. O colo da vesícula biliar alongado pode ser confundido com um ducto hepatocolédoco dilatado. A baixa inserção do ducto cístico causa o aparecimento de dois ductos biliares. A identificação com Doppler de estruturas vasculares é útil em casos confusos.

Dilatação da árvore biliar. Os ductos intra-hepáticos dilatados são tortuosos como os galhos de um carvalho, excedem 40% do diâmetro da veia porta adjacente e são visualizados na periferia do fígado. A ultrassonografia mostra "tubos demais" no fígado, e a ultrassonografia com Doppler colorido oferece rápida diferenciação de vasos sanguíneos pérvios e ductos biliares dilatados (Figura 50.17). Os ductos extra-hepáticos dilatados excedem 6 a 7 mm de diâmetro e aparecem como um alargamento da orelha direita do Mickey no ligamento hepatoduodenal. O ducto dilatado deve ser seguido até o nível de obstrução, onde

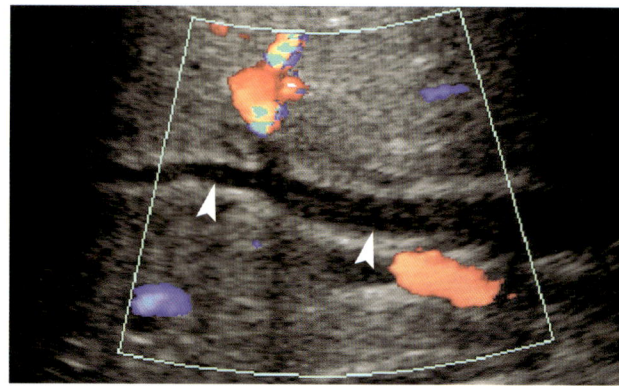

Figura 50.17 Dilatação do ducto biliar. A ultrassonografia com Doppler colorido facilita a diferenciação entre os ductos biliares dilatados (*pontas de seta*) e vasos sanguíneos com fluxo sanguíneo em cores.

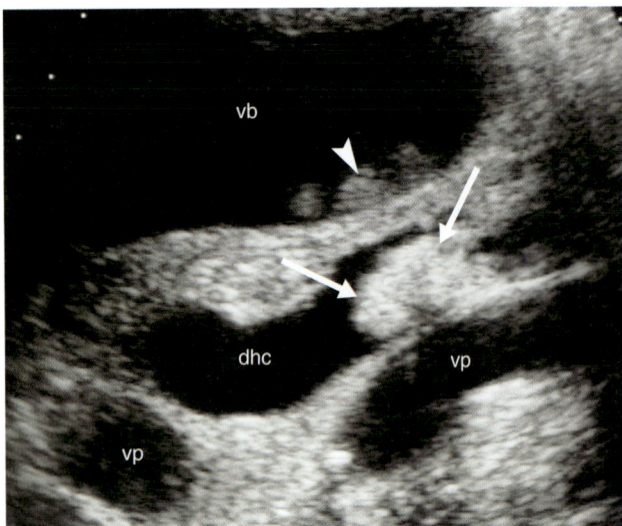

Figura 50.18 Coledocolitíase. Imagem ultrassonográfica no hilo hepático (fissura hilar transversa) demonstra um grande cálculo (*setas*) obstruindo o ducto hepatocolédoco (*dhc*) e resultando em sua dilatação (13 mm de diâmetro). A vesícula biliar (*vb*) está dilatada e contém áreas de bile espessa (*ponta de seta*) formadas como resultado da estase biliar. Vp, veia porta.

uma avaliação cuidadosa demonstrará a causa da obstrução em 80% dos pacientes. Material ecogênico dentro dos ductos biliares dilatados é visto devido a estase biliar e/ou hemobilia.

Coledocolitíase. Os cálculos nos ductos biliares aparecem como objetos ecogênicos dentro do lúmen do ducto (Figura 50.18). Infelizmente, nem todos os cálculos intraluminais formam uma sombra acústica posterior distinta. A técnica deve ser otimizada para demonstrar o sombreamento. No entanto, a detecção por ultrassonografia da obstrução por cálculos no ducto hepatocolédoco apresenta apenas aproximadamente 75% de sensibilidade. A terminação abrupta de um ducto hepatocolédoco dilatado é uma indicação para colangiografia por RNM. A calcificação na artéria hepática pode simular o aparecimento de cálculos ou gases na árvore biliar.

Gás na árvore biliar. É mais comumente o resultado de procedimentos cirúrgicos, como esfincterotomia ou coledocoenterostomia (ver Tabela 41.9). As causas adicionais incluem infecção por germes produtores de gás, conexão fistulosa com

o trato intestinal (íleo biliar, úlcera duodenal perfurante) e traumatismo. O ar nos ductos biliares causa reflexos lineares ou globulares brilhantes, em geral com artefatos de sombreamento (Figura 50.19). O ar se moverá na árvore biliar com as mudanças no posicionamento do paciente. Os ductos costumam estar dilatados quando há presença de ar.

Colangiocarcinoma. O colangiocarcinoma hilar (tumor de Klatskin) e o colangiocarcinoma extra-hepático tendem a ser pequenos (< 3 cm) quando se apresentam com obstrução biliar. A ultrassonografia demonstra o tumor como massa focal no ponto de obstrução (Figura 50.20), espessamento nodular da parede do ducto biliar ou massa polipoide intraluminal. A massa visualizada é mais comumente isoecoica em relação com o parênquima hepático, mas pode ser hipo ou hiperecoica. A terminação abrupta de um ducto dilatado sem que massa seja vista pode ser o único achado. A veia porta adjacente e seus ramos podem ser invadidos e obstruídos pelo tumor.

Colângio-hepatite piogênica recorrente. Também conhecida como colângio-hepatite "oriental", está relacionada com a infestação da árvore biliar por parasitas. Os organismos causadores incluem *Clonorchis sinensis*, *Opisthorchis viverrini* e *felineus* e *Fasciola hepatica*. A ultrassonografia revela ductos biliares focalmente dilatados ou com estenoses. Os parasitas nos ductos biliares aparecem como focos ecogênicos sem sombra acústica posterior. Os cálculos biliares também podem estar presentes ou não. Os detritos ("lama biliar") podem encher e formar camadas dentro dos ductos dilatados. A maioria dos pacientes é originária de países do Sudeste Asiático, onde a doença é endêmica.

Colangite relacionada com a AIDS. Apresenta ductos biliares intra e extra-hepáticos dilatados, com espessamento das paredes dos ductos biliares e vesícula biliar. Lama biliar é comumente vista, mas, em geral, não há cálculos. Um achado único é um nódulo ecogênico representando edema da papila de Vater, na terminação do ducto hepatocolédoco dilatado.

Ascaríase biliar. Os parasitas que colonizam o trato intestinal podem entrar em árvore e vesícula biliares. Os parasitas vivos podem obstruir árvore e vesícula biliares e causar colangite, colecistite e pancreatite, com alta mortalidade associada. Os parasitas são vistos à ultrassonografia como estruturas ecogênicas tubulares móveis, com um núcleo ecolucente.

Cistos biliares congênitos. A classificação dos cistos biliares congênitos está ilustrada no Capítulo 41. A ultrassonografia é excelente para demonstrar a morfologia das massas císticas e sua relação com a árvore biliar.

Vesícula biliar

Anatomia normal na ultrassonografia. A vesícula biliar é encontrada na superfície inferior do fígado, com o colo da vesícula biliar posicionado na fissura interlobar. A bile normal é anecoica.

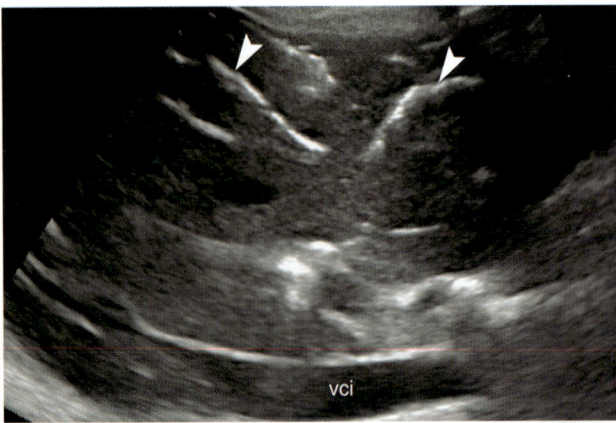

Figura 50.19 Gás na árvore biliar. A imagem longitudinal do fígado mostra uma série de ecos lineares brilhantes (*pontas de seta*) correspondentes ao gás na árvore biliar intra-hepática. Os ecos lineares se moviam e mudavam de aparência com as alterações na posição do paciente, que foi submetido a uma esfincterotomia devido a cálculo biliar. A veia cava inferior (*vci*) é evidente.

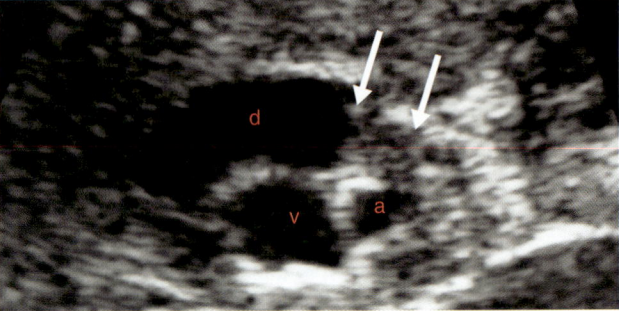

Figura 50.20 Colangiocarcinoma. O tumor (*setas*) obstrui e dilata o ducto hepatocolédoco (*d*) no hilo hepático. a, artéria hepática; v, veia porta.

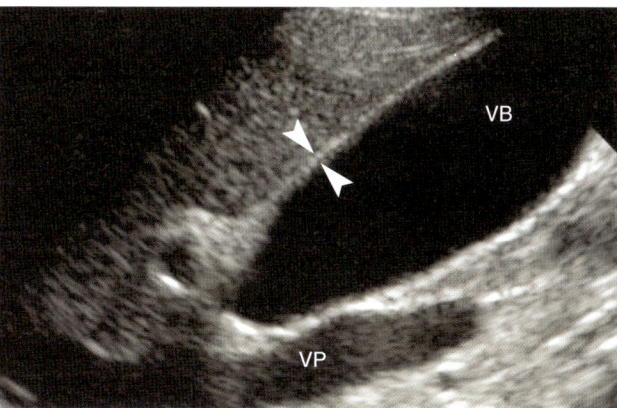

Figura 50.21 **Vesícula biliar normal.** A imagem sagital mostra a aparência normal da vesícula biliar (*VB*) distendida, com bile anecoica normal em um jejum de 4 horas. A parede da vesícula biliar é medida de rotina (*pontas de seta*) entre o lúmen dela e o parênquima do fígado. Essa medida padronizada inclui a parede da vesícula biliar, a cápsula do fígado e qualquer tecido, edema ou líquido entre os dois. A medição normal não excede 3 mm. A veia porta (*VP*) está evidente abaixo da vesícula biliar.

A parede normal não excede 3 mm de espessura (Figura 50.21). A mucosa é ecogênica e a camada de músculo liso da parede, hipoecoica. O diâmetro da vesícula biliar é inferior a 4 cm em 96% das pessoas normais. O comprimento da vesícula biliar é altamente variável e a medição não é útil para o diagnóstico. A maioria dos pacientes é examinada depois de um jejum noturno, embora um de 4 horas costume ser suficiente para garantir a distensão da vesícula biliar. Os pacientes são examinados em várias posições, para deslocar os cálculos biliares e demonstrar sua mobilidade. A região do colo deve ser examinada com cuidado para evitar negligenciar os cálculos impactados. As dobras normais no colo da vesícula biliar e no ducto cístico podem causar sombras acústicas e simular cálculos biliares.

Bile ecogênica. A bile torna-se ecogênica quando está altamente concentrada e os cristais de colesterol e os grânulos de bilirrubinato de cálcio precipitam como sedimento ou *lama biliar*, que, em geral, se acumula na vesícula biliar e pode se tornar bastante viscosa e formar um sedimento tumefativo ou "bolas

sedimentares" (Figura 50.22). Em geral, as bolas sedimentares se movem dentro da vesícula biliar, mas não projetam sombras acústicas posteriores. Cristais de colesterol flutuantes são vistos como refletores brilhantes, com pequenos artefatos em "cauda de cometa". O ar na bile tem uma aparência semelhante. A lama biliar não é evidência definitiva de doença da vesícula biliar, mas é indicativo de falta prolongada de renovação da bile na vesícula biliar. O jejum prolongado é a causa mais comum, mas, de modo geral, há sedimento na vesícula biliar e obstrução biliar. A lama biliar não é produzida pelo jejum noturno de rotina, recomendado na preparação para o exame da vesícula biliar. Outras causas de bile ecogênica são sangue, pus e parasitas.

Espessamento da parede da vesícula biliar. A parede da vesícula biliar é considerada espessada quando ultrapassa 3 mm, conforme medida entre o lúmen da vesícula biliar e o parênquima hepático. As causas do espessamento incluem doença da vesícula biliar e processos não biliares (Tabela 50.1). As causas mais comuns são ascite, hipoproteinemia e colecistite. A correlação dos achados de imagem com a apresentação clínica geralmente determinará a causa.

Cálculos biliares. A ultrassonografia é o método de imagem de escolha para detecção de cálculos biliares, com sensibilidade superior a 90%. Os cálculos biliares aparecem dentro do lúmen da vesícula biliar como objetos ecogênicos que projetam sombras acústicas posteriores e se movem com as mudanças na posição do paciente (Figura 50.23). Quando esses achados estão presentes, a especificidade para cálculos biliares é de 100%. No entanto, a

TABELA 50.1 Causas do espessamento da parede da vesícula biliar.

■ **VESÍCULA BILIAR CONTRAÍDA APÓS ALIMENTAÇÃO**

Doença da vesícula biliar
Colecistite aguda
Colecistite crônica
Adenomiomatose
Carcinoma da vesícula biliar
Colangiopatia da AIDS
Colangite esclerosante

Doença não biliar
Hipoproteinemia
Ascite
Edema devido a insuficiência cardíaca congestiva
Hepatite
Hipertensão portal
Obstrução de linfonodo portal
Cirrose

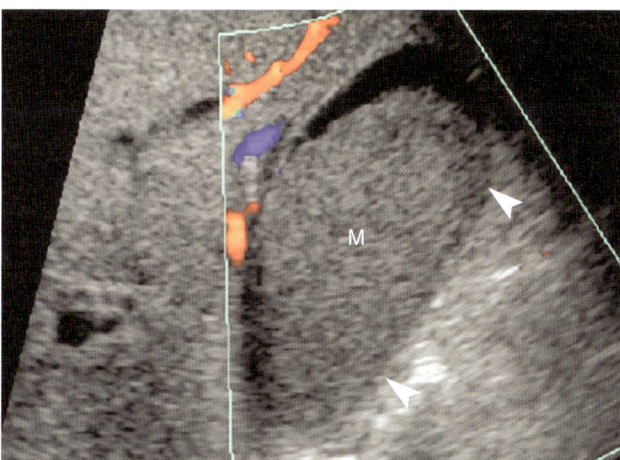

Figura 50.22 **Bile ecogênica – grande bola sedimentar de lama biliar.** A bile ecogênica altamente concentrada preenche a vesícula biliar (*pontas de seta*), produzindo massa ecogênica (*M*). A ultrassonografia com Doppler colorido é essencial para verificar a falta de fluxo sanguíneo dentro da massa, confirmando a bile ecogênica e excluindo o carcinoma da vesícula biliar.

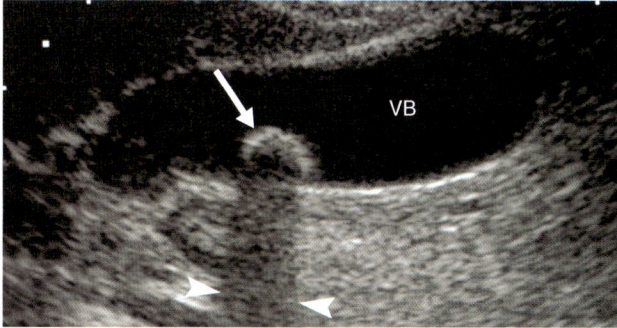

Figura 50.23 **Cálculo na vesícula.** A ultrassonografia demonstra massa ecogênica (*seta*) dentro da vesícula biliar (*VB*). A massa projeta uma sombra acústica proeminente (entre *as pontas de seta*) causada pela absorção do som. Ao se mover o paciente para a posição vertical, houve mudança na posição do cálculo biliar – o sinal de "pedra rolante".

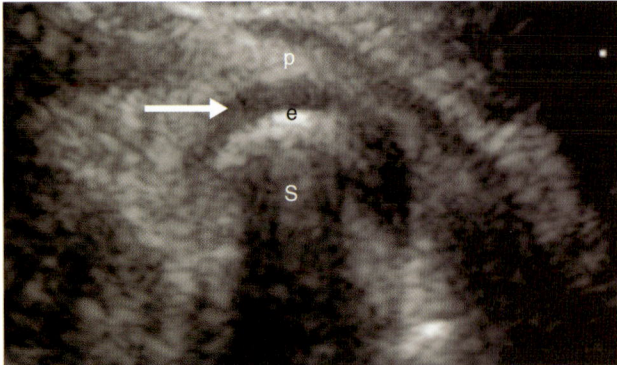

Figura 50.24 Sinal de parede-eco-sombra. Uma fina camada de bile (*seta*) separa a parede da vesícula biliar (*p*) do eco brilhante (*e*) dos cálculos biliares, que preenchem a vesícula biliar e projetam uma densa sombra acústica (*S*). Essa aparência também foi chamada de "sinal de sombra de arco duplo".

demonstração de sombra acústica posterior é fortemente dependente da técnica. Quando as sombras não estão evidentes com um cálculo biliar suspeito, a mudança para um transdutor de frequência mais alta, com foco ajustado para a profundidade do cálculo, geralmente demonstrará a sombra.

Os cálculos biliares podem ser imóveis devido à adesão à parede da vesícula biliar, mas a sombra acústica deve ser demonstrável. Os pólipos de colesterol e os adenomatosos são nódulos de tecidos moles imóveis, sem sombra, fixados à parede da vesícula biliar. A lama biliar aparece como focos ecogênicos que se movem ou aderem à parede, mas não geram sombras acústicas posteriores.

Sinal de parede-eco-sombra.
Quando a vesícula biliar está completamente cheia de cálculos biliares, um diagnóstico confiável se torna mais difícil porque ela se assemelha a uma alça intestinal cheia de ar. O sinal de parede-eco-sombra é a evidência definitiva de uma vesícula biliar cheia de cálculos (Figura 50.24). Os cálculos biliares produzem uma sombra "limpa"; já o ar no intestino, uma sombra mais brilhante e "suja".

Pólipos.
Aparecem como nódulos ecogênicos sem sombra, que se estendem da parede da vesícula biliar (Figura 50.25). A maioria são pólipos de colesterol, que, em geral, têm menos de 1 cm e costumam ser múltiplos. Os pólipos adenomatosos são raros e indistinguíveis, à ultrassonografia, de pólipos de colesterol. Os pólipos maiores que 1 cm podem ser malignos.

Colecistite aguda.
A ultrassonografia é comumente realizada em pacientes que apresentam dor aguda no quadrante superior direito. A evidência de colecistite aguda à ultrassonografia inclui (Figura 50.26): (a) cálculos biliares; (b) parede da vesícula biliar espessada; (c) hipersensibilidade ou dor focal na vesícula biliar, induzida pela pressão do transdutor diretamente sobre a vesícula biliar (sinal ultrassonográfico de Murphy positivo); (d) líquido pericolecístico; (e) vesícula biliar dilatada; e (f) evidência, ao Doppler, de hiperemia da parede. Um sinal de Murphy positivo é altamente preditivo de colecistite aguda (92%). Um sinal de Murphy negativo ou duvidoso é evidência contra colecistite aguda. Uma aparência estriada de parede da vesícula biliar espessada é evidência de colecistite gangrenosa. As coleções de líquido pericolecísticas maiores que 1 cm são evidências de perfuração da vesícula biliar. A ausência de cálculos biliares não é evidência contra colecistite em pacientes com risco de *colecistite alitiásica*. Em geral, esses pacientes têm uma doença prolongada, associada a uma grande cirurgia, traumatismo, queimaduras, hospitalização prolongada, nutrição parenteral e sepse.

Colecistite enfisematosa.
Em geral, é causada por isquemia, em diabéticos idosos. O gás se desenvolve na parede e no lúmen da vesícula biliar, em associação com uma infecção bacteriana da vesícula biliar, por um germe que produz gás. Perfuração ocorre comumente e a mortalidade é alta. O diagnóstico é sugerido na ultrassonografia por reflexos brilhantes na parede da vesícula biliar, associados ao artefato de reverberação acústica. As bolhas de gás no lúmen se movem e produzem artefatos em "cauda de cometa", podendo haver ar nos ductos biliares. O diagnóstico é confirmado por TC ou evidência radiográfica de ar na vesícula biliar. A cirurgia imediata é indicada.

Carcinoma da vesícula biliar.
Como há, em geral, cálculos biliares, os sinais de carcinoma da vesícula biliar podem ser obscurecidos durante o exame de ultrassonografia. Três padrões principais de doença foram descritos. Massa substituindo a vesícula biliar é a apresentação mais comum (40 a 65% dos casos). Uma vesícula biliar normal não é evidente. A massa é notavelmente heterogênea devido a cálculos biliares, tumor e detritos necróticos. O espessamento difuso ou focal da parede da vesícula biliar é o segundo padrão observado em 20 a 30% dos casos. A parede é mais espessa e irregular do que as paredes espessadas por outras causas. O padrão menos comum (5 a 10%) é a massa de tecidos moles dentro do lúmen da vesícula biliar. Massa intraluminal maior que 10 mm é suspeita de câncer (Figura 50.27). Os pólipos de colesterol costumam ter menos de 5 mm de tamanho. Os pólipos adenomatosos benignos raramente

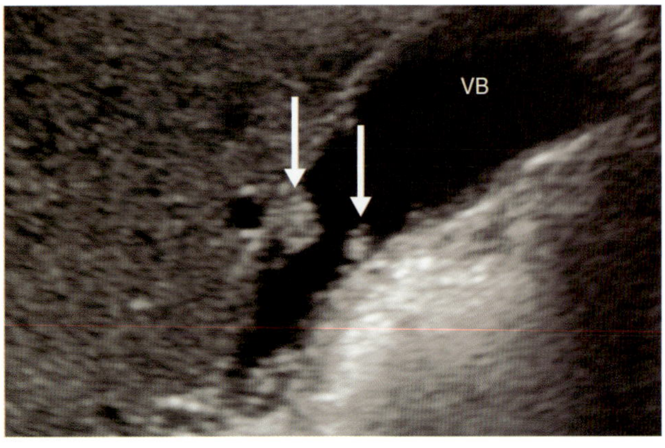

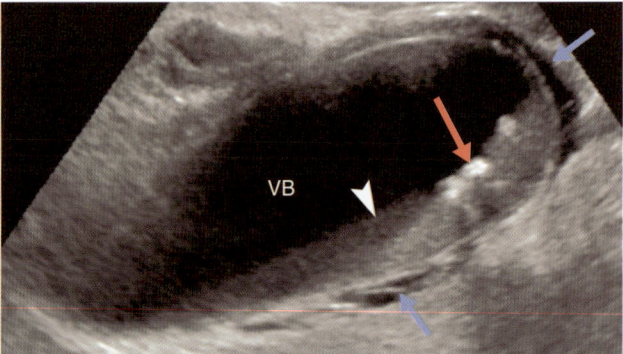

Figura 50.25 Pólipo de colesterol. Nódulos ecogênicos (*setas*) se estendem da parede da vesícula biliar (*VB*), projetando-se para o lúmen. Os nódulos não projetam sombras acústicas e não se movem com as mudanças na posição do paciente. A presença de múltiplos pólipos de colesterol é chamada de *colesterolose* da vesícula biliar.

Figura 50.26 Colecistite aguda. A imagem ultrassonográfica através do eixo longo da vesícula biliar (*VB*) demonstra lama biliar em camadas (*ponta de seta*), com pequenos cálculos biliares que produzem sombra acústica posterior (*seta vermelha*). A parede da vesícula biliar (*setas azuis*) está espessada e edemaciada. A bile ecogênica em camadas dá evidências de estase biliar. Havia um sinal ultrassonográfico de Murphy. Na cirurgia, um cálculo biliar estava impactado no colo da vesícula biliar.

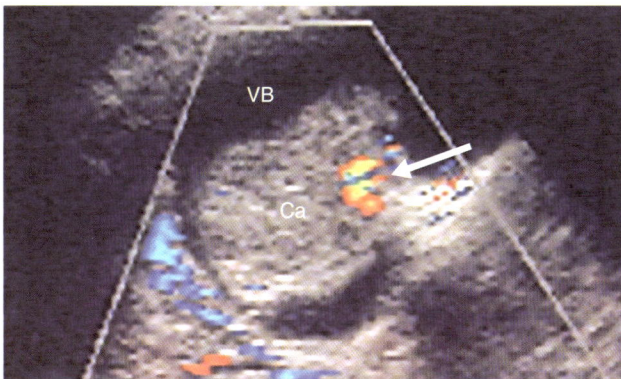

Figura 50.27 Carcinoma da vesícula biliar. Imagem de Doppler colorido da vesícula biliar (*VB*) revela uma grande massa polipoide (*Ca*) com fluxo sanguíneo (*seta*) estendendo-se pela haste de sua fixação à parede da vesícula biliar. Esses achados são característicos de um carcinoma polipoide da vesícula biliar.

excedem 10 mm de diâmetro. Achados adicionais associados ao câncer de vesícula biliar incluem obstrução biliar, adenopatia, metástases hepáticas e invasão de estruturas adjacentes.

Vesícula biliar em porcelana. Refere-se à calcificação da parede da vesícula biliar complicando a colecistite crônica. A ultrassonografia demonstra uma parede altamente ecogênica, com sombra acústica. A vesícula biliar em porcelana é uma condição predisponente ao carcinoma da vesícula biliar.

Adenomiomatose. Aparece à ultrassonografia como um espessamento focal ou difuso da parede da vesícula biliar. O fundo da vesícula biliar quase sempre está envolvido. Os seios de Rokitansky-Aschoff são uma característica morfológica característica (Figura 50.28) de que se trata de bolsas de mucosa dentro da parede do músculo liso hipertrofiado. Em geral, essas bolsas contêm cristais de colesterol precipitados muito ecogênicos e que produzem artefatos em "cauda de cometa". Essa condição benigna não tem potencial maligno, mas pode simular o carcinoma da vesícula biliar em estudos de ultrassonografia.

Baço

Anatomia normal na ultrassonografia. O baço é mais bem visualizado pela ultrassonografia com uma abordagem intercostal posterolateral, com o paciente em posição supina. Com o paciente em decúbito lateral direito, pode ser difícil visualizar o baço devido à expansão do pulmão esquerdo. Quando o baço está aumentado, uma abordagem subcostal anterior com o paciente em inspiração profunda também é útil. O parênquima esplênico é homogêneo e normalmente mais ecogênico que o fígado (Figura 50.29). Em crianças, o baço normal pode parecer reticulonodular em vez de totalmente homogêneo. Suas bordas são suaves, bem definidas e comumente lobuladas. O Doppler demonstra artéria e veia esplênicas no hilo esplênico e seus ramos dentro do baço.

Baços acessórios (esplênulos). Aparecem como massas arredondadas e bem definidas no hilo esplênico ou próximo a ele (ver Figura 50.29). São homogêneos e isoecoicos em relação com o parênquima esplênico. O suprimento e a drenagem sanguínea por ramos da artéria ou veia esplênica são diagnósticos.

Baço flutuante. Refere-se a um baço ectópico predisposto à torção devido à frouxidão dos ligamentos suspensores do baço. O baço flutuante pode se apresentar como massa abdominal ou como causa de dor abdominal intensa. O diagnóstico é feito pela confirmação da ecotextura normal do tecido esplênico e do suprimento sanguíneo normal do baço.

Esplenose. Refere-se ao tecido esplênico transplantado para um local ectópico, como resultado de traumatismo. Se o baço tiver sido removido, o tecido esplênico ectópico pode se regenerar e ser confundido com massa abdominal. A ultrassonografia revela múltiplas massas lobuladas, de tamanhos variáveis, com aparência ultrassonográfica de tecido esplênico (Figura 50.30). A ausência de corpos de Howell-Jolly em um esfregaço de sangue periférico confirma a presença de tecido esplênico em funcionamento em um paciente com histórico de esplenectomia. A cintigrafia com enxofre coloidal mostra captação no tecido esplênico.

Esplenomegalia. É evidenciada pelo comprimento do baço > 14 cm ou espessura > 6 cm. Em geral, o parênquima permanece homogêneo e com aparência normal, independentemente da causa do aumento esplênico (ver Tabela 42.3).

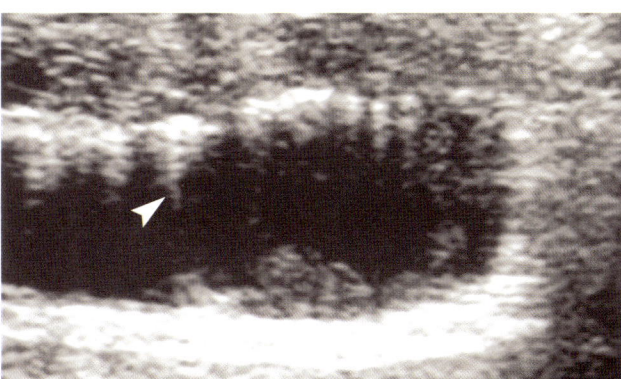

Figura 50.28 Adenomiomatose. Artefatos em "cauda de cometa", em forma de V (*ponta de seta*), se estendem da parede da vesícula biliar espessada, devido à adenomiomatose. Os artefatos de reverberação em "cauda de cometa" são causados pela precipitação de cristais de colesterol nos seios de Rokitansky-Aschoff.

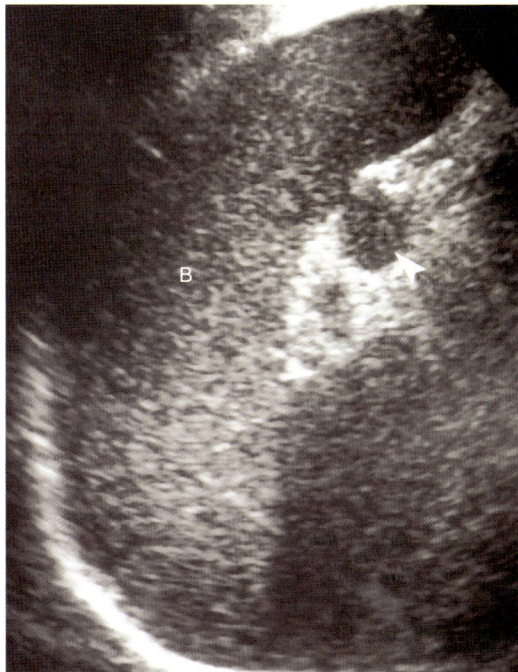

Figura 50.29 Baço normal com baço acessório. Um nódulo bem definido (*ponta de seta*) com a mesma ecotextura do parênquima esplênico é visto no hilo esplênico. A aparência e a localização são típicas de baço acessório. O baço (*B*) tem aparência normal à ultrassonografia.

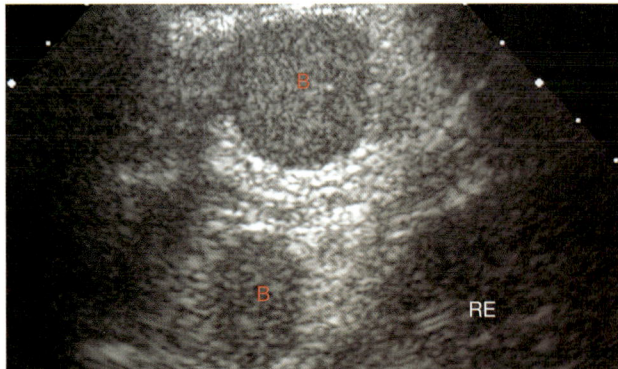

Figura 50.30 Esplenose. Imagem longitudinal do quadrante superior esquerdo do abdome mostra duas massas subfrênicas esquerdas bem definidas (*B*) acima do rim esquerdo (*RE*) em um paciente com história de esplenectomia após ruptura traumática do baço. Essas duas massas e vários nódulos menores mostraram captação na cintigrafia com enxofre coloidal, confirmando o tecido esplênico.

Cistos pós-traumáticos. São responsáveis por 80% das lesões císticas do baço. A maioria é bem definida, anecoica, com reforço acústico posterior. As paredes espessas com calcificação em forma de anel são comuns.

Cistos epiteliais verdadeiros. São indistinguíveis dos cistos pós-traumáticos, embora a calcificação na parede seja menos comum.

Coleções líquidas pancreáticas. São quase sempre subcapsulares, em localização (Figura 50.31). O líquido segue do pâncreas para o baço ao longo do curso da artéria e da veia esplênicas. Os achados associados de pancreatite confirmam o diagnóstico.

Aneurismas da artéria esplênica. São comuns e se apresentam como massa hipoecoica na região do hilo esplênico. Em geral, há calcificação aterosclerótica na parede do aneurisma. O Doppler revela fluxo sanguíneo arterial. A ruptura causa alta mortalidade. Os pseudoaneurismas da artéria esplênica costumam ser causados por pancreatite. A varredura em tempo real revela massa de aparência cística, de paredes finas e não calcificadas. O Doppler demonstra fluxo arterial interno e comunicação com a artéria esplênica.

Abscessos. Em geral, demonstram líquido ecogênico, detritos em camadas e ar, embora alguns contenham líquido anecoico (Figura 50.32). A aspiração percutânea guiada por ultrassonografia para diagnóstico e colocação de cateter para tratamento é um procedimento seguro.

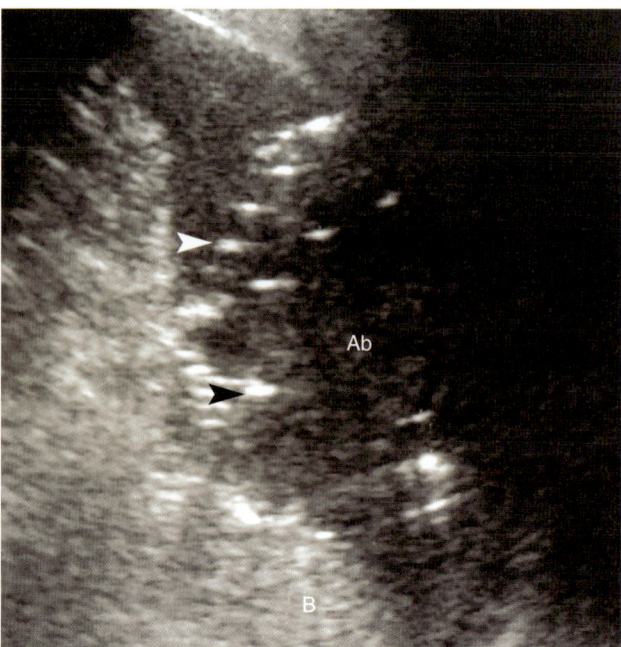

Figura 50.32 Abscesso esplênico. A imagem ultrassonográfica no plano coronal demonstra extensa destruição do parênquima esplênico por um grande abscesso (*Ab*) com bolhas de ar (*pontas de seta*) vistas como focos ecogênicos móveis distribuídos através do líquido do abscesso, com a permanência de apenas um pequeno remanescente do parênquima esplênico normal (*B*).

Microabscessos. São mais comuns em pacientes imunocomprometidos. Os transdutores de alta frequência revelam múltiplas lesões hipoecoicas minúsculas. As causas mais comuns são *Mycobacterium tuberculosis*, *M. avium-intracellulare*, *Candida* e *Pneumocystis jiroveci*. O diagnóstico diferencial está listado na Tabela 41.4.

Linfoma. As lesões hipoecoicas no baço em pacientes com linfoma são muito provavelmente focos de linfoma (Figura 50.33). As lesões variam de numerosas e pequenas a solitárias e grandes. No entanto, o baço pode estar aumentado, sem envolvimento de linfoma, ou parecer normal e ainda estar difusamente infiltrado.

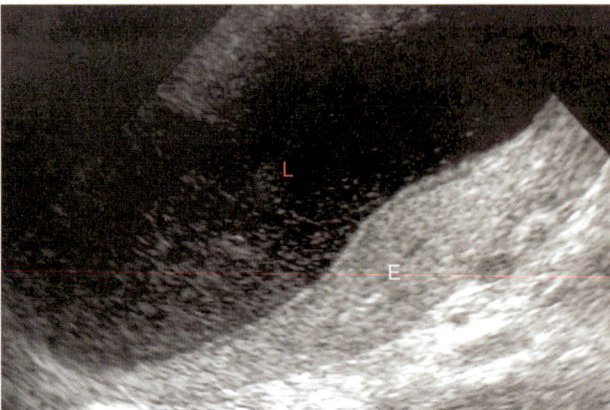

Figura 50.31 Coleção líquida pancreática, subcapsular no baço. O líquido pancreático (*L*), devido à pancreatite aguda, seguiu sob a cápsula esplênica e comprimiu o parênquima esplênico (*E*).

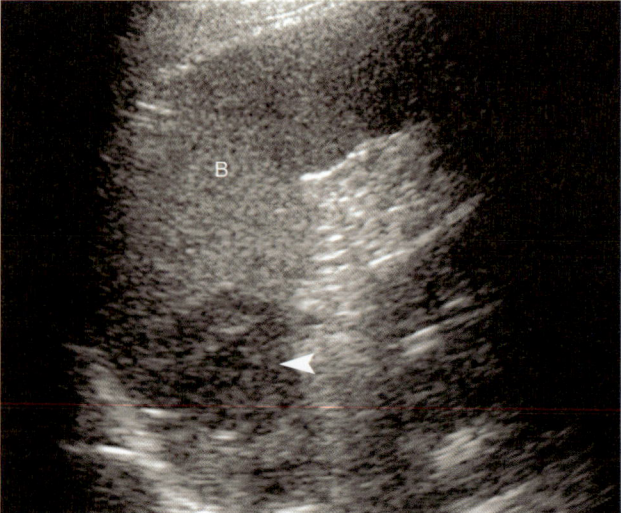

Figura 50.33 Linfoma esplênico. Imagem do baço (*B*) revela massa heterogênea hipoecoica (*ponta de seta*), com margens irregulares. Essa aparência é típica quando o envolvimento linfomatoso do baço é observado na ultrassonografia.

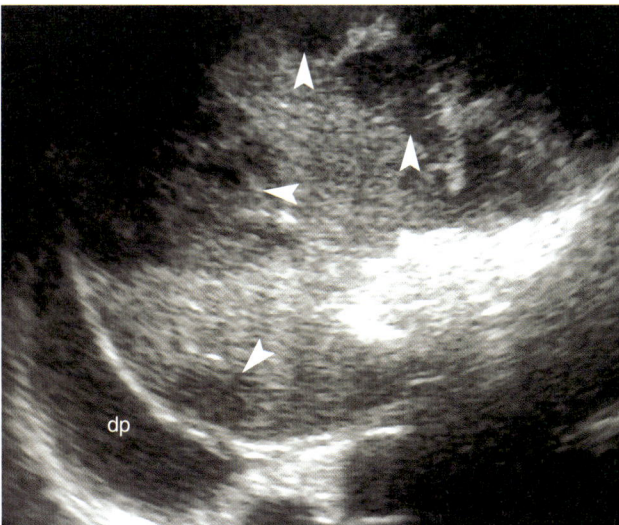

Figura 50.34 Infartos esplênicos. Infartos esplênicos agudos (*pontas de seta*) aparecem como regiões hipoecoicas periféricas, irregulares ou em forma de cunha, no baço. Um derrame pleural associado (*dp*) também é evidente.

Infartos. Aparecem como lesões hipoecoicas ou anecoicas e, em geral, têm a forma de cunha, estendendo-se mais caracteristicamente à cápsula esplênica (Figura 50.34). As bordas do parênquima podem ser bem definidas ou irregulares. A hemorragia associada ao infarto pode dissecar abaixo da cápsula ou esta pode romper, resultando em hemoperitônio. A maioria dos pacientes com infarto esplênico têm uma causa predisponente, como esplenomegalia ou linfoma envolvendo o baço.

Hemangiomas. Em geral, são homogêneos e hiperecoicos, mas têm uma aparência muito mais variável do que no fígado. Uma aparência de massa complexa com múltiplas áreas císticas também já foi descrita em um hemangioma esplênico. As calcificações ocorrem em áreas de fibrose.

Metástases. São inespecíficas na aparência e, em geral, hipoecoicas e múltiplas.

Angiossarcoma do baço. Aparece como massa heterogênea com fluxo de cor desorganizado, que aumenta o baço.

Hematoma. Hoje em dia, a ultrassonografia é comumente usada para rastrear sangue intraperitoneal livre em pacientes com traumatismo abdominal fechado. Lacerações esplênicas e hematomas subcapsulares e intraparenquimatosos são comumente demonstrados. A aparência do hematoma à ultrassonografia varia com a idade e a composição. A maioria é bem definida e hipoecoica.

Pâncreas

Anatomia normal na US. O pâncreas pode ser um órgão de difícil obtenção de imagens com a ultrassonografia. Os pontos de referência vasculares são essenciais para sua identificação (Figura 50.35). O corpo e a cauda do pâncreas estão imediatamente anteriores à veia esplênica, à medida que ela segue do hilo esplênico, em direção ao fígado. O colo do pâncreas é anterior à junção da veia esplênica com a veia mesentérica superior que marca o início da veia porta. A cabeça do pâncreas envolve essa confluência e fica anterior à VCI. É importante lembrar que uma porção da cabeça do pâncreas, o processo uncinado, fica em uma posição caudal no nível da veia esplênica, entre a veia mesentérica superior e a VCI. Essa parte do pâncreas não deve ser negligenciada porque inclui o ducto hepatocolédoco, a terminação do ducto pancreático e a ampola de Vater. Esse é um local comum para impactação de cálculos biliares e tumores.

A ecogenicidade do pâncreas depende da quantidade de infiltração gordurosa. Em crianças e adultos jovens, o pâncreas é quase igual em ecogenicidade ao fígado. Em adultos mais velhos, o pâncreas torna-se mais ecogênico à medida que a gordura se infiltra de maneira progressiva entre os lóbulos do parênquima pancreático. O ducto pancreático é comumente visto em indivíduos normais. O ducto normal não excede 3 mm de diâmetro e diminui de maneira progressiva em direção à cauda.

O lobo esquerdo do fígado funciona como a melhor janela ultrassonográfica para o pâncreas. O estômago distal fica entre o fígado e o pâncreas. A parede muscular hipoecoica do estômago não deve ser confundida com o ducto pancreático. O gás no estômago, ou, com mais frequência, no cólon transverso, costuma impedir a visualização do pâncreas, especialmente se o lobo esquerdo do fígado for pequeno. A pressão progressiva do transdutor é mais eficaz no deslocamento de gás para visualizar o pâncreas. A cauda do pâncreas pode ser visualizada através do baço, concentrando-se na região do hilo esplênico.

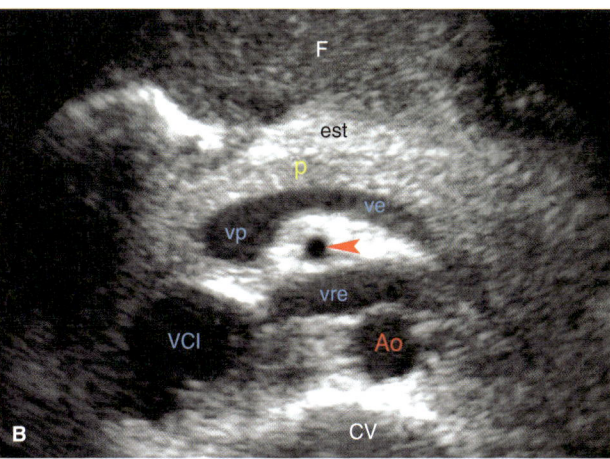

Figura 50.35 Anatomia normal do pâncreas. Um diagrama (**A**) e uma ultrassonografia no plano transverso (**B**) demonstram a anatomia normal do pâncreas. A maior parte dele encontra-se anterior à veia esplênica (*ve*) e sua junção com a veia mesentérica superior (*VMS*), formando a veia porta (*vp*). A cabeça (*Cab*) e o processo uncinado (*U*) do pâncreas envolvem a origem da veia porta. O colo pancreático (*Co*) é anterior à confluência ve-VMS, sendo o processo uncinado e a veia cava inferior (*VCI*) posteriores a ela. A artéria mesentérica superior (*AMS, ponta de seta*) origina-se da aorta (*Ao*), dorsal à veia esplênica. A veia renal esquerda (*vre*) passa entre a AMS e a aorta, para a veia cava inferior. O lobo esquerdo do fígado (*F*) oferece uma boa janela ultrassonográfica para o pâncreas. O estômago (*est*) e o peritônio menor (colapsado) são anteriores ao pâncreas. Ca, cauda do pâncreas; Cor, corpo do pâncreas; CV, coluna vertebral; DHC, ducto hepatocolédoco; p, pâncreas.

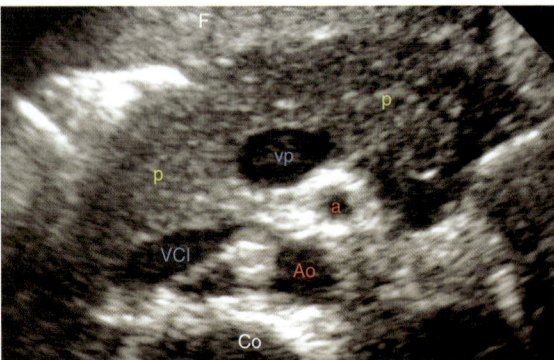

Figura 50.36 Pancreatite aguda. A imagem ultrassonográfica no plano axial revela uma diminuição difusa na ecogenicidade do parênquima pancreático (*p*) em comparação ao fígado (*F*), devido ao edema difuso da inflamação aguda. O pâncreas normal é mais ecogênico do que o fígado normal (Figura 50.35 B). Nenhuma coleção líquida era evidente. a, artéria mesentérica superior; Ao, aorta; Co, coluna vertebral; VCI, veia cava inferior; vp, veia porta.

Pancreatite aguda.

Os achados ultrassonográficos incluem aumento glandular difuso, diminuição da ecogenicidade, devido ao edema, e margens glandulares mal definidas (Figura 50.36). Em casos leves, o exame de ultrassonografia pode ser normal. A pancreatite focal envolve mais comumente a cabeça do pâncreas. O exame de ultrassonografia deve incluir a documentação da presença de cálculos biliares e dilatação da árvore biliar. A região ampular deve ser examinada com cuidado em se tratando de um cálculo biliar impactado, sendo a ultrassonografia excelente para detecção e acompanhamento de coleções líquidas (Figura 50.37). O líquido se acumula mais comumente ao redor do pâncreas, no saco peritoneal menor e no hilo esplênico. O exame deve ser estendido para a pelve, especialmente se houver líquido seguindo inferiormente ao pâncreas. As coleções císticas discretas devem ser examinadas com Doppler para detectar pseudoaneurismas. As veias esplênica, porta e mesentérica superior são examinadas em busca de evidências de trombose.

Pancreatite crônica.

Por causa da fibrose e atrofia glandular difusa, o pâncreas está reduzido de tamanho e com ecogenicidade aumentada, dificultando sua identificação à ultrassonografia. As calcificações produzem ecodensidades focais e, com frequência, sombras acústicas posteriores. O ducto pancreático mostra um padrão de dilatação e constrição alternadas. As calcificações são comumente vistas dentro do ducto (Figura 50.38). Os sinais de pancreatite aguda são, de maneira geral, sobrepostos à pancreatite crônica. Massa de tecido fibrinoso sólido causada pela pancreatite crônica pode

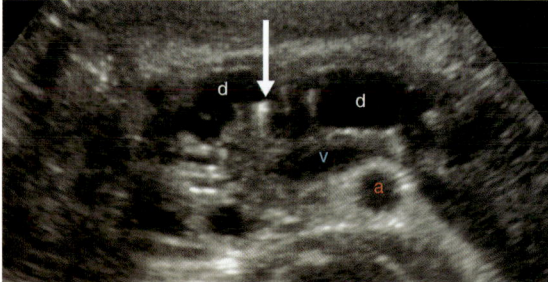

Figura 50.38 Pancreatite crônica. Imagem no plano axial mostra dilatação do ducto pancreático (*d*) e calcificações pancreáticas (*seta*) com artefato de reverberação. Os marcos anatômicos do pâncreas são a veia esplênica (*v*) e a artéria mesentérica superior (*a*).

ser indistinguível do adenocarcinoma. Pode haver dilatação ductal. Um dos principais usos da ultrassonografia é orientar a biopsia percutânea para fornecer diferenciação patológica desse problema clínico comum.

Adenocarcinoma.

Aparece como massa hipoecoica ou como uma alteração sutil da textura acústica do pâncreas (Figura 50.39). A obstrução ductal biliar e pancreática é identificada com facilidade. A terminação repentina de ductos dilatados em massa hipoecoica é característica. O Doppler é usado para diferenciar os ductos pancreáticos e biliares dos vasos e para detectar invasão vascular, o que, em geral, torna o tumor irressecável. O fígado e o retroperitônio devem ser examinados com cuidado para a pesquisa de nódulos metastáticos e linfonodopatias.

Tumores neuroendócrinos pancreáticos.

São predominantemente hipoecoicos em comparação ao parênquima pancreático. Degeneração cística, hemorragia, fibrose e calcificação causam ampla variação na aparência. A ultrassonografia transabdominal detecta 20 a 75% dos insulinomas e apenas 20 a 30% dos gastrinomas. A ultrassonografia endoscópica melhora a detecção para um intervalo de 77 a 94% dos casos. A ultrassonografia intraoperatória demonstra 75 a 100% dos pequenos tumores, e serve como um grande auxílio para o cirurgião que tem dificuldade em identificar pequenos tumores secretores de hormônio.

Metástases.

Especialmente de carcinoma de cólon, podem mimetizar o adenocarcinoma pancreático.

Linfoma.

Comumente envolve os linfonodos peripancreáticos, causando massas hipoecoicas múltiplas ou confluentes.

Abscesso.

A ultrassonografia demonstra uma coleção líquida geralmente mal definida e com líquido ecogênico. Bolhas de gás que se movem, sombreiam e causam artefatos em "cauda de cometa"

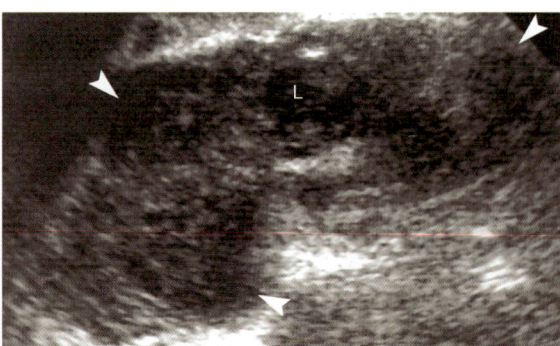

Figura 50.37 Pancreatite necrosante. A imagem transversal através do leito do pâncreas (*pontas de seta*) mostra que os marcos anatômicos do pâncreas estão obliterados e substituídos por líquido heterogêneo (*L*) nesse paciente com pancreatite necrosante aguda grave.

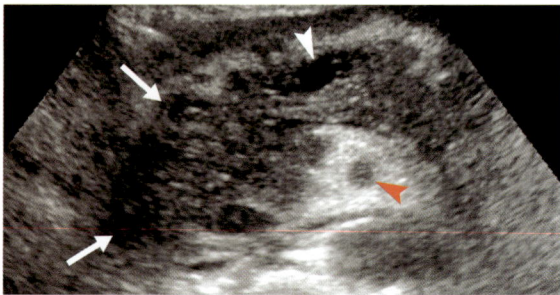

Figura 50.39 Adenocarcinoma pancreático. O tumor é visto como massa hipoecoica sutil (*setas*), aumentando a cabeça do pâncreas. As margens do tumor são mal definidas. O ducto pancreático (*ponta de seta branca*) está dilatado e termina abruptamente ao encontrar o tumor. A artéria mesentérica superior (*ponta de seta vermelha*) e sua bainha circundante de gordura ecogênica estão preservadas.

são fortes evidências de infecção. Qualquer coleção líquida associada à pancreatite pode se tornar infectada. A ultrassonografia é usada para orientar a aspiração e a drenagem do cateter.

Cistos pancreáticos múltiplos. São vistos em pacientes com doença policística autossômica dominante e naqueles com síndrome de von Hippel-Lindau. Os cistos revestidos por epitélio verdadeiro são raros.

Pseudoaneurismas. Desenvolvem-se na região peripancreática mais comumente como uma complicação da pancreatite, por erosão enzimática das paredes arteriais. A ultrassonografia demonstra massa cística discreta nas proximidades de uma artéria. A ultrassonografia com Doppler confirma o fluxo arterial que se estende para dentro e para fora do lúmen do pseudoaneurisma. Um pequeno colo de conexão com a artéria-mãe pode ser identificado por jatos de fluxo.

Pseudocistos. Desenvolvem-se como complicações de pancreatite aguda ou crônica. A maioria aparece como coleções líquidas anecoicas bem definidas, de paredes lisas. Múltiplas loculações e septações internas são comuns. Detritos internos e níveis de líquido-líquido são indicativos de hemorragia ou infecção. As coleções líquidas agudas quase sempre ocupam o espaço disponível e têm contorno irregular ou lobulado. Em geral, as coleções mais crônicas são ovais ou esféricas e tendem a ter paredes mais espessas e distintas. A ultrassonografia é uma maneira excelente, sem radiação, de fornecer acompanhamento por imagem de pseudocistos, para confirmar a resolução ou fornecer orientação para drenagem. A diferenciação com neoplasias císticas pode ser difícil quando uma lesão cística é descoberta em um paciente sem história ou achados de imagem de pancreatite.

Neoplasias pancreáticas císticas. Incluem cistoadenoma seroso (adenoma microcístico), neoplasias císticas mucinosas, tumor mucinoso papilar intraductal e neoplasia epitelial papilar. Consulte o Capítulo 42 para obter uma descrição mais completa. A TC com multidetectores com cortes finos e a RM com colângio-RM são os métodos de imagem de escolha para caracterizar essas lesões. A ultrassonografia endoscópica emergiu como um exame crucial para essa avaliação, por fornecer detalhes anatômicos adicionais das lesões, bem como orientação para aspiração de líquido (para conteúdo de mucina) e biopsia por agulha. O *cistoadenoma seroso* consiste em uma rede de pequenos cistos com aspecto de favo de mel ou sólido na ultrassonografia (Figura 50.40). As *neoplasias císticas mucinosas* consistem em cistos maiores com septos internos, projeções papilares e componentes sólidos discretos bem evidenciados pela ultrassonografia endoscópica. Os *tumores mucinosos papilares intraductais* produzem massas multicísticas focais (do ducto secundário) ou acentuada dilatação difusa do ducto pancreático (do ducto principal). A comunicação com o sistema ductal pancreático é mostrada por colângio-RM ou CPRE. As *neoplasias epiteliais papilares* variam de puramente císticas a sólidas, com uma parede bem definida. É comum a hemorragia interna com necrose desses tumores.

Transplantes de pâncreas. São realizados com frequência crescente, muitas vezes combinados com transplantes renais em pacientes com diabetes. A ultrassonografia desempenha um papel fundamental na avaliação pós-operatória. As técnicas cirúrgicas para transplante de pâncreas evoluem rapidamente. Na maioria dos casos, o pâncreas e uma parte do duodeno são transplantados como uma unidade para a pelve, com drenagem exócrina do pâncreas por meio de uma anastomose duodenovesical ou para o abdome, com uma anastomose duodenoduodenal. As complicações do transplante de pâncreas incluem extravasamentos anastomóticos vasculares, estenose ou trombose; pancreatite; coleções líquidas perienxerto, que podem ser hematomas, seromas ou líquido associado à pancreatite; extravasamentos exócrinos e rejeição do aloenxerto.

Trato gastrintestinal

A ultrassonografia é altamente eficaz, mas, em geral, subutilizada na avaliação do trato gastrintestinal (TGI). Sua utilidade bem definida em várias condições específicas é revisada em outros capítulos: apendicite, nos Capítulos 46 e 69; intussuscepção em crianças, no Capítulo 69; e estenose pilórica, no Capítulo 69. O intestino deve ser incluído em cada exame de ultrassonografia abdominal, especialmente no cenário de dor abdominal aguda. O gás no intestino é um obstáculo para o exame, mas o TGI é um local comum de doença, e o espessamento da parede do intestino e as massas preenchidas por líquido ou sólidas criam suas próprias janelas para avaliação pela ultrassonografia.

Anatomia normal na ultrassonografia. O TGI normal tem uma assinatura intestinal reconhecível no exame de ultrassonografia, o que permite diferenciá-lo de outras estruturas dentro do abdome. A ultrassonografia revela várias camadas com aparência de alvo (Figura 50.41). O lúmen tem conteúdo variável de líquido, sólido e gás. A camada de revestimento do lúmen é a fina membrana mucosa, mais reconhecida como a superfície da submucosa, mais espessa e ecogênica. A submucosa é delimitada pela camada muscular hipoecoica bem definida, a muscular própria. A superfície do intestino é uma fina camada de serosa ecogênica. A ultrassonografia com Doppler da parede normal do intestino mostra pouco ou nenhum fluxo sanguíneo. Os tumores e as inflamações que envolvem a parede intestinal podem ser altamente vasculares. A espessura da parede depende da distensão luminal e da contração muscular. A peristalse é uma característica normal; sua presença ou ausência auxilia no diagnóstico. A compressão gradual com o transdutor de ultrassonografia é rotineiramente benéfica para remover o gás do caminho, melhorar a visualização e avaliar a rigidez de anormalidades suspeitas, bem como para confirmar a origem da dor ou sensibilidade localizada.

Adenocarcinoma do trato gastrintestinal. À ultrassonografia, é evidente quando os tumores são grandes ou exofíticos, o que

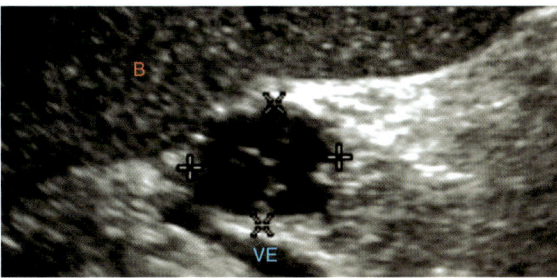

Figura 50.40 Cistadenoma seroso do pâncreas. A imagem ultrassonográfica através do baço (*B*) revela um pequeno tumor (entre os *cursores*, ×, +) da cauda pancreática, consistindo em vários pequenos cistos. VE, veia esplênica.

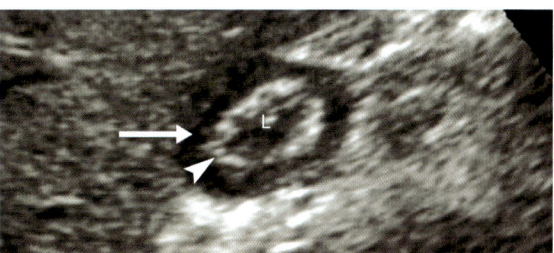

Figura 50.41 Aparência intestinal normal. A imagem transversal do antro do estômago mostra a camada hipoecoica característica da muscular própria (*seta*) com a camada ecogênica subjacente da submucosa (*ponta de seta*). O conteúdo líquido no lúmen (*L*) do estômago completa a aparência do alvo.

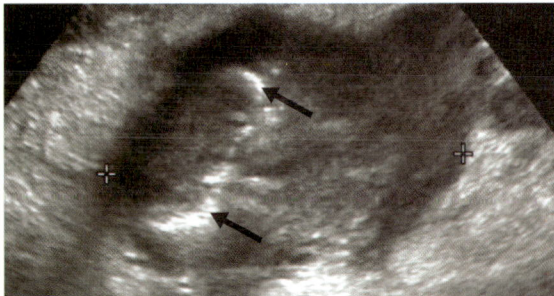

Figura 50.42 Carcinoma do cólon. A imagem transversal mostra massa lobulada (entre os *cursores*, +) com borda irregular localizada no cólon ascendente. Ecos brilhantes (*setas*) emanam do gás preso dentro do lúmen, um ponto de referência da ultrassonografia útil para reconhecer massas que envolvem o intestino. A cirurgia confirmou um grande carcinoma do cólon obstruindo parcialmente o cólon.

não ocorre com os tumores pequenos da mucosa. A ultrassonografia mostra massa sólida hipoecoica lobulada, quase sempre envolvendo bolsões de gás (Figura 50.42).

Tumores estromais gastrintestinais. São, com frequência, massas extraluminais grandes, arredondadas e bem definidas, com áreas císticas centrais de hemorragia ou necrose. O tamanho maior e a heterogeneidade intratumoral aumentada estão associados à malignidade.

Linfoma. Produz grandes massas lobuladas notavelmente hipoecoicas, que podem envolver o intestino sem obstruí-lo. A adenopatia regional pode ser marcante.

Metástases para o trato gastrintestinal. Em geral, são múltiplos nódulos hipoecoicos, quase sempre associados à ascite exsudativa, com material particulado flutuante e implantação peritoneal do tumor.

Doença inflamatória intestinal. Produz o espessamento circunferencial da parede intestinal, com comprometimento da peristalse e envolvimento frequente do mesentério. O Doppler mostra hiperemia na parede espessada. O estreitamento rígido produz estenoses e obstruções. A extensão da doença fora do TGI inclui massas inflamatórias, coleções líquidas e fístulas.

Diverticulite. Produz massa inflamatória geralmente indistinguível de uma neoplasia. O espessamento da parede pode ser concêntrico ou assimétrico. A inflamação da gordura

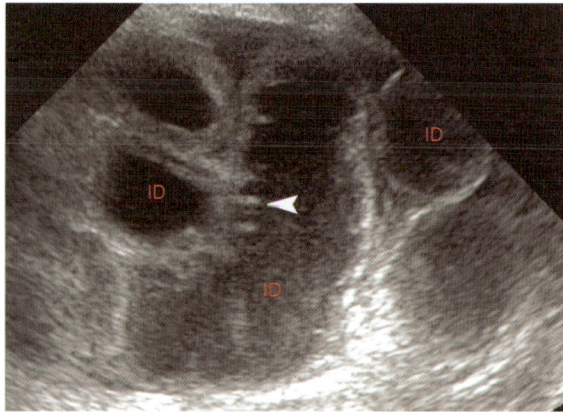

Figura 50.44 Obstrução do intestino delgado. A ultrassonografia revela claramente várias alças do intestino delgado (*ID*) cheias de líquido. A aparência característica das válvulas coniventes (*ponta de seta*) serve como marco ultrassonográfico do intestino delgado. Peristalse vigorosa foi observada no exame de ultrassonografia em tempo real.

pericólica aumenta a ecogenicidade da gordura e produz efeito de massa. Os abscessos pericólicos são de tamanho variável e quase sempre contêm gás (Figura 50.43).

Obstrução intestinal. É diagnosticada com ultrassonografia em correlação com radiografias convencionais. As radiografias mostram alças dilatadas de intestino, cheias de gás, ao passo que a ultrassonografia mostra alças dilatadas de intestino cheias de líquido. As válvulas coniventes produzem marcos ultrassonográficos proeminentes no intestino cheio de líquido, que aparecem como uma fileira de teclas de piano (Figura 50.44). A ultrassonografia mostra hiperperistalse associada à obstrução mecânica ou ausência de peristalse associada ao íleo adinâmico. No entanto, a obstrução completa de alto grau de longa duração também pode resultar em aperistalse.

Intussuscepção. Em adultos, quase sempre está associada a massa. A ultrassonografia mostra as camadas concêntricas características da parede intestinal, do lúmen intestinal e da gordura mesentérica ecogênica puxada para o interior do lúmen da alça intestinal receptora (Figura 50.45). O Doppler colorido fornece avaliação para isquemia.

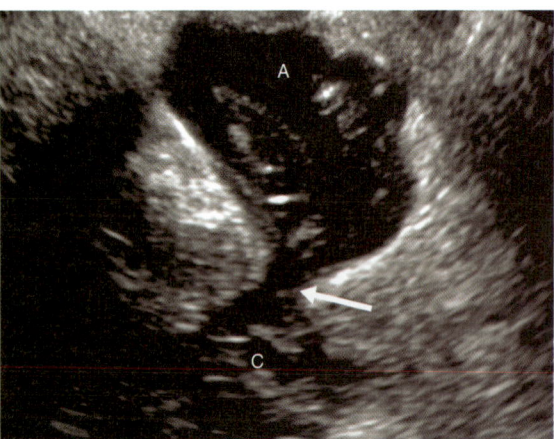

Figura 50.43 Abscesso associado a diverticulite. Imagem transversal no flanco esquerdo inferior mostra coleção líquida, comprovada como abscesso (*A*), conectando-se ao lúmen do cólon descendente (*C*) por meio de divertículo perfurado (*seta*). A ultrassonografia foi usada para guiar a aspiração, confirmando a presença de pus e a subsequente colocação do cateter para drenagem.

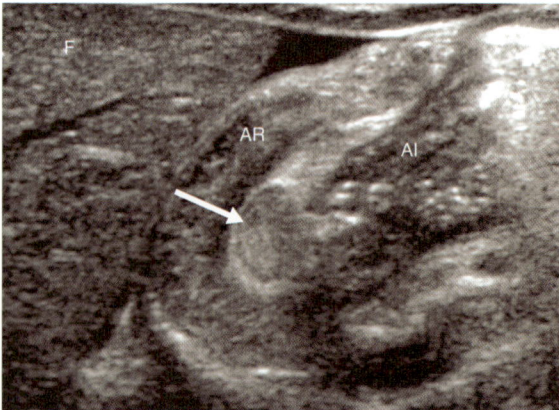

Figura 50.45 Intussuscepção ileocólica em um adulto. A imagem ultrassonográfica do quadrante superior direito de um paciente com dor abdominal revela a aparência multicamadas característica da intussuscepção. A alça receptora (intussuscepto) (*AR*) forma a porção externa da massa, ao passo que a alça intussuscepiente (*AI*), a porção interna. O ponto principal, nesse caso um linfonodo aumentado (*seta*), está circundado por gordura ecogênica contendo mesentério arrastado para dentro da alça receptora, com a alça de entrada. O ponto de sensibilidade máxima do paciente e a localização da massa estão perto do fígado (*F*).

Ultrassonografia endoscópica. É realizada com transdutores de ultrassonografia de alta frequência, combinados com endoscópios de fibra óptica ou colonoscópios. A ultrassonografia intraluminal fornece imagens de alta resolução da parede intestinal e dos tecidos circundantes próximos. A orientação pode ser fornecida para biopsia ou aspiração de lesões de parede ou lesões extraluminais não vistas pelo exame óptico. As doenças malignas do reto e do canal anal podem ser estadiadas de maneira efetiva.

Glândulas suprarrenais

Anatomia normal na ultrassonografia. No adulto, pode ser difícil visualizar por ultrassonografia as glândulas adrenais normais, as quais costumam ser bastante proeminentes no recém-nascido (Figura 50.46). Os planos de varredura para a obtenção de imagens da glândula adrenal direita incluem a longitudinal, no eixo longo do rim direito, e a transversal, em um plano imediatamente superior ao polo superior do rim direito. A forma em Y ou V da glândula adrenal é vista logo posterior à VCI, à medida que esta entra no fígado entre o lobo direito do fígado e o pilar direito do diafragma. A adrenal esquerda é mais bem visualizada entre o polo superior do rim esquerdo e a aorta, em um plano coronal angulado. As adrenais são hipoecoicas, em comparação à gordura retroperitoneal, e isoecoicas, em comparação aos pilares diafragmáticos. A medula adrenal é vista como uma linha ecogênica delgada circundada pelo córtex hipoecoico. Os braços da glândula adrenal adulta normal têm 4 a 5 cm de comprimento e 5 a 7 mm de largura. Em bebês, as glândulas adrenais costumam parecer grandes devido à persistência da porção "fetal" da glândula. O córtex fetal involui de maneira rápida nas primeiras 3 semanas de vida.

Embora a TC seja mais sensível que a ultrassonografia para a detecção de pequenas massas adrenais, a ultrassonografia é útil para caracterizar as massas adrenais como císticas, acompanhar as supostas massas adrenais benignas e confirmar a origem de grandes massas retroperitoneais. A maioria das massas na glândula adrenal descobertas no exame de ultrassonografia exigirá uma caracterização adicional por TC ou RM com protocolo para as adrenais.

Hiperplasia adrenal. Aparece como um aumento difuso bilateral ou como vários pequenos nódulos bilaterais. As glândulas hiperplásicas são vistas em síndromes endócrinas adrenais. O diagnóstico diferencial de glândulas adrenais aumentadas bilateralmente inclui infecção (especialmente tuberculose, histoplasmose e citomegalovírus), doença metastática e linfoma. Os pacientes com AIDS podem ter aumento volumétrico das adrenais, devido a infecção micobacteriana, fúngica ou viral.

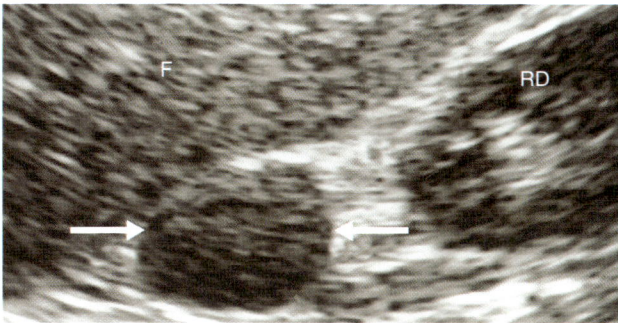

Figura 50.47 **Adenoma adrenal benigno.** A ultrassonografia longitudinal demonstra massa homogênea de 3,5 cm (entre as *setas*) originando-se da glândula adrenal direita. A massa é delimitada por gordura ecogênica. Esse é um adenoma adrenal não funcionante, que foi descoberto por acaso e caracterizado por TC. F, fígado; RD, rim direito.

Adenomas adrenais. Aparecem como massas adrenais sólidas homogêneas, com ecogenicidade semelhante ao parênquima renal (Figura 50.47). A ultrassonografia não oferece achados específicos que diferem massas benignas de malignas. As massas maiores que 4 cm devem ser consideradas suspeitas de malignidade.

Carcinomas adrenais. São indistinguíveis dos adenomas, quando o tumor é pequeno (< 4 cm). Os carcinomas maiores não são homogêneos, com áreas de necrose, hemorragia e calcificação. Imagens em tempo real e Doppler são úteis para detectar a invasão tumoral das veias adrenais ou renais e da VCI.

Feocromocitoma. Surge na glândula adrenal pode, de modo geral, ser demonstrado por ultrassonografia, porque a maioria é grande (5 a 6 cm). A maioria é bem delimitada e predominantemente sólida, havendo, quase sempre, áreas císticas de necrose e hemorragia (Figura 50.48). Os feocromocitomas predominantemente císticos são menos comuns.

Mielolipoma adrenal. Aparece como massa altamente ecogênica no leito adrenal. Eles podem ser facilmente não vistos pela ultrassonografia. As áreas mistas hiper e hipoecoicas correspondem a elementos gordurosos e mieloides dentro do tumor. O diagnóstico é confirmado pela demonstração da densidade da gordura interna por TC ou RM. Outras massas ecogênicas na região adrenal incluem angiomiolipoma renal, teratoma, lipoma e lipossarcoma.

Cistos adrenais. A ultrassonografia pode ser utilizada para diferenciar cistos benignos de tumores císticos. Os cistos adrenais benignos incluem pseudocistos resultantes de hemorragia adrenal anterior; cistos endoteliais por um linfangioma; e raros cistos

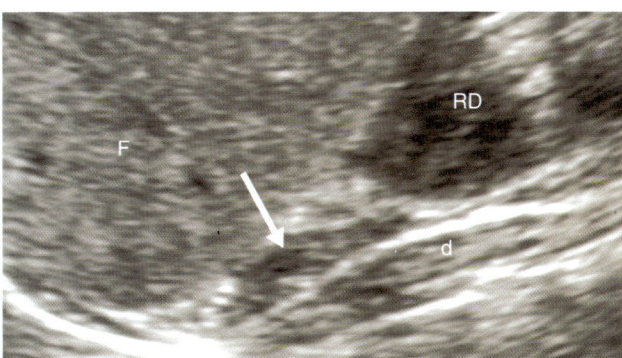

Figura 50.46 **Glândula adrenal normal.** A imagem longitudinal revela a glândula adrenal direita normal (*seta*) em um adulto. Os pontos de referência ultrassonográficos para a glândula adrenal direita incluem o fígado (*F*), o polo superior do rim direito (*RD*) e o pilar direito do diafragma (*d*).

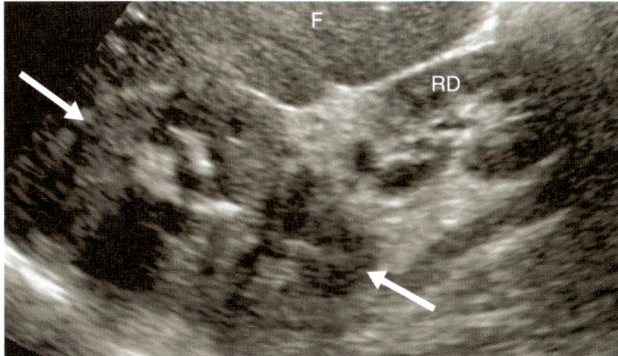

Figura 50.48 **Feocromocitoma.** Ultrassonografia no plano longitudinal em um paciente com feocromocitoma comprovado bioquimicamente demonstra o tumor adrenal (*setas*) posterior ao fígado (*F*) e superior ao rim direito (*RD*). O tumor é heterogêneo em termos de ecogenicidade, com focos de calcificação, que forma sombra acústica posterior.

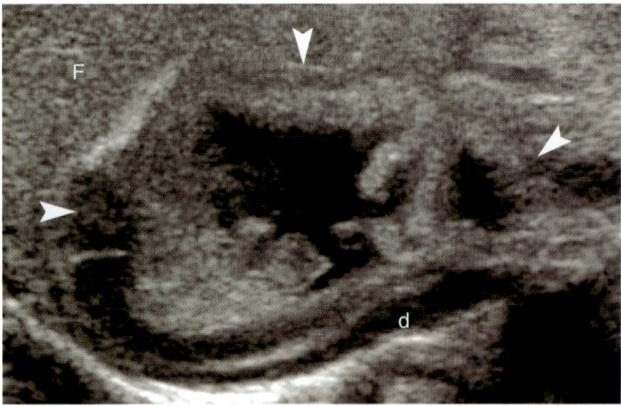

Figura 50.49 Hemorragia adrenal. A glândula adrenal de um adulto ferido em uma colisão automobilística está acentuadamente aumentada por massa heterogênea lobulada (*pontas de seta*), representando hemorragia adrenal com coágulo sólido e sangue líquido. d, pilar diafragmático direito; F, fígado.

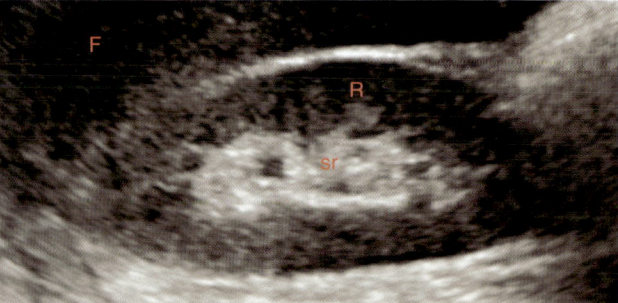

Figura 50.50 Rins normais. Uma visão da ultrassonografia de eixo longo do rim (*R*) direito em um adulto, obtida através do fígado (*F*), demonstra a ecogenicidade do parênquima renal normal aproximadamente igual à do fígado normal. O seio renal (*sr*), contendo vasos, sistema coletor e gordura, é hiperecoico em comparação ao parênquima renal. As margens do rim são delineadas pela gordura perirrenal ecogênica.

epiteliais. Outras lesões adrenais císticas incluem cistos hidáticos e degeneração cística de tumores adrenais, incluindo metástases, carcinoma cortical adrenal e feocromocitoma. Os cistos benignos não complicados têm paredes e septos finos (< 3 mm), líquido interno anecoico e demonstram reforço acústico posterior. As calcificações nas paredes e nos septos são comuns em todos os tipos de cistos benignos. Líquido ou detritos internos ecogênicos, paredes espessas, componentes sólidos e tamanho grande (> 6 cm) sugerem possível malignidade.

Hemorragia adrenal. De maneira inicial, a ultrassonografia demonstra um aumento volumétrico hiperecoico da glândula adrenal (Figura 50.49). Com o tempo, a massa adrenal se torna rapidamente hipoecoica, diminuindo de tamanho de modo progressivo. A glândula pode retornar totalmente ao normal ou evoluir para um pseudocisto, que costuma desenvolver calcificações em suas paredes em 2 a 4 semanas depois da hemorragia. O colapso eventual do pseudocisto resulta em glândulas adrenais grosseiramente calcificadas. No recém-nascido, a hemorragia adrenal é, em geral, bilateral e decorrente de estresse hipóxico. No adulto, a hemorragia adrenal costuma ser unilateral e do lado direito (85%). A maioria dos casos de hemorragia adrenal em adultos está associada a traumatismo abdominal fechado.

Calcificações adrenais. Costumam ocorrer como resultado de hemorragia adrenal prévia. As causas adicionais incluem tumor (neuroblastoma, carcinoma adrenal, feocromocitoma), infecção (tuberculose, histoplasmose) e doença de Wolman.

Rins

Anatomia normal na ultrassonografia. No exame de ultrassonografia, o córtex renal é isoecoico ou ligeiramente hipoecoico em comparação ao fígado, sendo distintamente hipoecoico em comparação ao baço (Figura 50.50). As pirâmides medulares são visualizadas como estruturas hipoecoicas em forma de cone, rodeadas por um córtex mais ecogênico. Essa diferenciação corticomedular é marcante no recém-nascido e se torna menos perceptível com a idade. As pirâmides lucentes não devem ser confundidas com hidronefrose. O seio renal central contém gordura, vasos sanguíneos, sistema coletor e vasos linfáticos. Em geral, a ecogenicidade do seio central é igual à da gordura perirrenal. Os vasos sanguíneos aparecem como estruturas tubulares transparentes, com fluxo demonstrado pelo Doppler. Em pacientes normais bem hidratados, estruturas coletoras minimamente dilatadas podem ser visualizadas. O contorno do rim é liso e pode ser lobulado pelos lobos renais normais. Os rins

adultos variam de 9 a 13 cm de comprimento. O *defeito juncional do parênquima* é uma variante anatômica normal causada pela fusão incompleta dos polos superior e inferior do rim. A ultrassonografia demonstra um defeito ecogênico em forma de cunha no parênquima renal, na junção dos terços superior e médio do rim. A gordura perirrenal pode ser hipoecoica e confundida com coleções de líquido perirrenal ou, mesmo, rins aumentados. A gordura normal, mas hipoecoica, pode ser reconhecida por ecos lineares regulares que representam septos fibrosos, ausência de reforço acústico posterior (que seria característico de líquido) e simetria bilateral. A gordura hipoecoica no seio renal pode sugerir tumor ou hidronefrose.

Obstrução. A ultrassonografia costuma ser o método de imagem de primeira escolha para o diagnóstico de obstrução urinária. Deve-se, porém, ter cuidado, pois existem inúmeras armadilhas no uso dela para fazer esse diagnóstico. O principal achado ultrassonográfico na obstrução é a hidronefrose, que é reconhecida como distensão líquida do sistema coletor com comunicação entre os cálices arredondados, cheios de líquido, e a pelve renal dilatada (Figura 50.51). Um ureter dilatado aparece como um tubo cheio de líquido que se estende a partir da pelve renal. No entanto, na obstrução aguda, como a de um cálculo impactado no ureter, o grau de dilatação do sistema coletor pode ser leve, embora a obstrução seja grave. Além disso, a presença de hidronefrose nem sempre significa obstrução. As causas adicionais de pelvicaliectasia estão listadas na Tabela 50.2. Uma elevação assimétrica no índice de resistência (IR > 0,70 no lado obstruído) obtido pelo Doppler espectral da artéria arqueada favorece a obstrução em relação com outras causas de pelvicaliectasia. As estruturas que podem simular hidronefrose incluem cistos parapiélicos (Figura 50.52), múltiplos cistos simples no seio

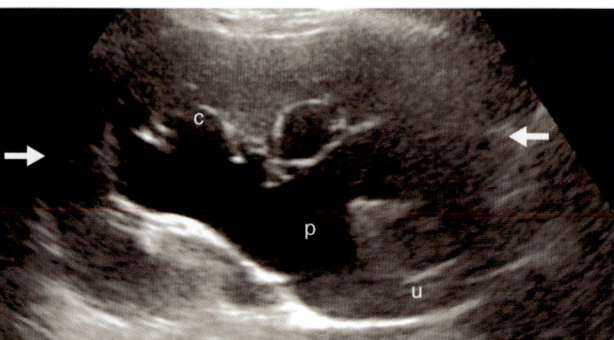

Figura 50.51 Hidronefrose. A ultrassonografia no plano coronal do rim (entre as *setas*) revela a aparência característica da hidronefrose com interconexão de cálices dilatados (*c*), pelve (*p*) e ureter proximal (*u*).

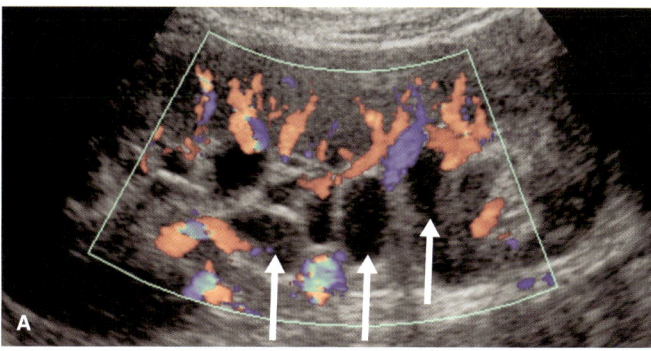
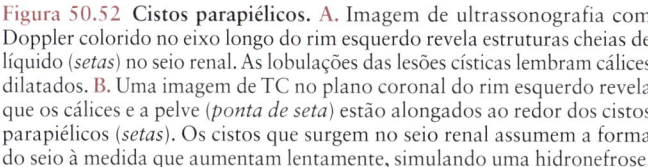

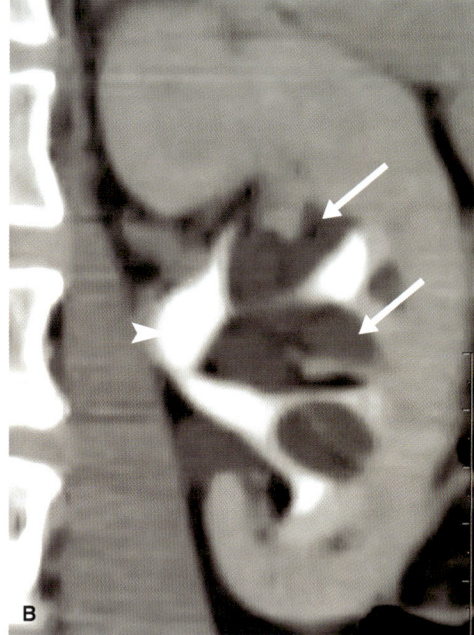

Figura 50.52 Cistos parapiélicos. A. Imagem de ultrassonografia com Doppler colorido no eixo longo do rim esquerdo revela estruturas cheias de líquido (*setas*) no seio renal. As lobulações das lesões císticas lembram cálices dilatados. **B.** Uma imagem de TC no plano coronal do rim esquerdo revela que os cálices e a pelve (*ponta de seta*) estão alongados ao redor dos cistos parapiélicos (*setas*). Os cistos que surgem no seio renal assumem a forma do seio à medida que aumentam lentamente, simulando uma hidronefrose.

renal e uma *pelve extrarrenal*, que é aquela que se estende para fora do seio renal. Esse tipo de pelve está comumente preenchida por líquido, mas é uma variante normal, não associada a cálices ou ureter dilatados. A comparação com estudos anteriores pode ajudar a fazer o diagnóstico correto. A junção ureterovesical deve ser examinada com Doppler colorido, a fim de detectar a presença ou a ausência de jato ureteral.

Cálculos. Todos os cálculos renais, independentemente da composição, aparecem na ultrassonografia como focos ecogênicos brilhantes (Figura 50.53). Os cálculos que medem 5 mm ou mais podem ser identificados projetando uma sombra acústica posterior. No entanto, quando a sombra acústica não é evidente, muitas vezes devido a fatores técnicos, pequenos cálculos podem passar despercebidos, porque se misturam com a gordura ecogênica do seio renal. Os fatores técnicos que melhoram a capacidade de demonstrar o sombreamento incluem imagens do cálculo no foco do transdutor, centralização do cálculo dentro do feixe de ultrassonografia e uso de transdutores de alta frequência. O artefato cintilante no *power* Doppler e no Doppler colorido é uma característica dos cálculos (Figura 50.54), que pode auxiliar na detecção e deve ser reconhecida para evitar confundir este artefato com uma anormalidade vascular. O *sinal cintilante* aparece como um mosaico de cores que muda rapidamente, exibido posteriormente a um refletor forte, como um cálculo no rim ou na bexiga. O artefato cintilante resulta do ruído interno do aparelho e é visto mais comumente em aparelhos modernos de alta resolução.

Nefrocalcinose. Refere-se à calcificação nas pirâmides da medula renal, fazendo que as estas pareçam ecogênicas em vez de ecolucentes (Figura 50.55). A ultrassonografia é altamente sensível até mesmo a calcificações tênues que podem não ser visíveis em radiografias convencionais. A sombra acústica posterior está presente apenas quando a calcificação é densa. As causas comuns incluem terapia com furosemida no recém-nascido, estados hipercalciúricos, como hiperparatireoidismo, rim esponjoso medular e acidose tubular renal.

Doença parenquimatosa renal difusa. A ultrassonografia é comumente usada para avaliar pacientes com insuficiência renal aguda e crônica. De maneira rara, a obstrução renal bilateral será uma causa de insuficiência renal aguda. As causas da obstrução bilateral incluem ruptura de aneurisma da aorta abdominal, tumor (especialmente carcinoma do colo uterino) e fibrose retroperitoneal. Esses casos raros se beneficiarão com o alívio da obstrução. No restante dos pacientes, a ultrassonografia revela o tamanho e a morfologia dos rins. A doença renal em estágio terminal está associada a rins pequenos e ecogênicos, quase sempre difíceis de visualizar (Figura 50.56; Tabela 50.3). Quando os rins são menores que 9 cm em adultos, a doença renal reversível é improvável, sendo a biopsia renal raramente justificada. O adelgaçamento e a cicatrização difusa e focal do

TABELA 50.2 Causas de dilatação da pelve renal.

Obstrução
Refluxo vesicoureteral
Bexiga distendida
Obstrução aliviada com dilatação persistente
Gravidez
Diabetes insípido
Diurese ativa
Pelve extrarrenal (pelve dilatada sem caliectasia)

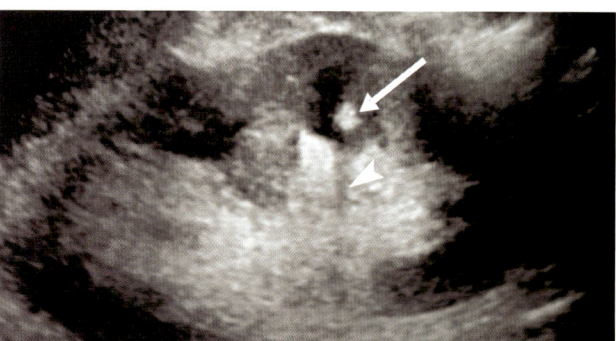

Figura 50.53 Cálculo renal. Um cálculo de 5 mm é identificado no rim, aparecendo como um foco ecogênico (*seta*), com sombra acústica posterior (*ponta de seta*). Observe que a ecogenicidade do cálculo é muito próxima à do seio renal. O cálculo seria difícil de identificar sem a presença da sombra acústica.

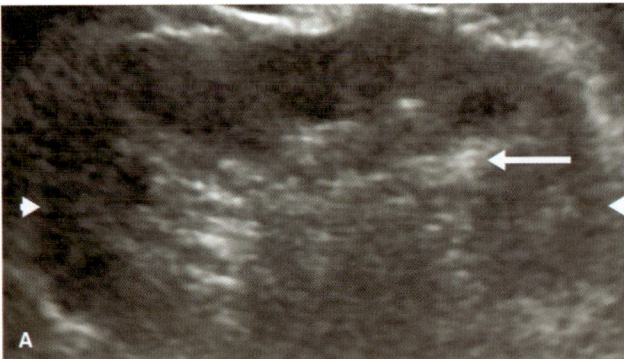 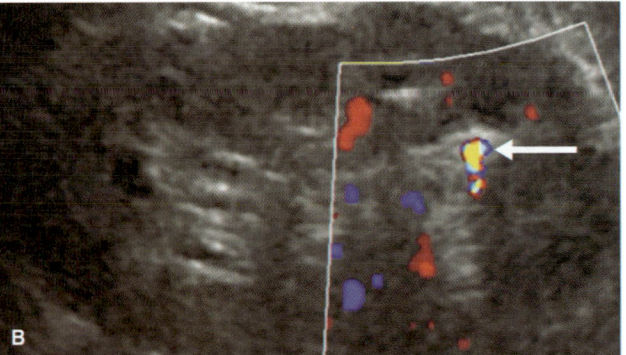

Figura 50.54 Cálculo renal identificado pelo artefato cintilante. A. Um cálculo renal (*seta longa*) é quase impossível de apreciar nessa imagem longitudinal do rim (entre *setas curtas*) em um paciente de difícil realização do exame. O cálculo ecogênico se mistura com o seio renal ecogênico, sem nenhuma evidência de sombra acústica. **B.** Imagem do Doppler colorido no mesmo plano mostra a cor desorganizada característica do artefato cintilante (*seta*), identificando o cálculo altamente reflexivo. O artefato cintilante pode ser usado com eficácia para identificar cálculos e outros objetos altamente reflexivos.

parênquima renal fornecem estimativas aproximadas da perda do parênquima renal. Os rins aumentados (> 13 cm) sugerem um processo infiltrativo, como glomerulonefrite aguda, leucemia, linfoma ou trombose da veia renal (edema). A nefropatia da AIDS é caracterizada por rins difusamente ecogênicos aumentados. Os rins aumentados são uma indicação para o exame de ultrassonografia com Doppler das veias renais, a fim de excluir trombose, e pode justificar uma biopsia renal para detectar uma condição tratável. A ultrassonografia pode demonstrar uma condição insuspeita, como uma forma de doença cística renal. As formas de onda do Doppler espectral das artérias renais mostrando elevação bilateral do índice de resistência (IR > 0,7) estão associadas a um desfecho desfavorável.

Massas renais. A ultrassonografia desempenha um papel significativo tanto na detecção quanto na caracterização das massas renais. A ultrassonografia é usada para determinar se a massa é um cisto simples, um cisto complicado, massa complexa ou massa totalmente sólida. O Doppler é usado para demonstrar a vascularização interna para caracterizar uma neoplasia. A ultrassonografia com contraste melhora a caracterização das massas renais.

Cistos simples. São diagnosticados com precisão e facilidade pela ultrassonografia (Figura 50.57). Os achados característicos são: (a) conteúdo anecoico; (b) parede bem definida; (c) reforço acústico posterior; e (d) paredes finas. Os cistos pequenos podem ter ecos internos, por artefatos, devido às limitações da espessura do corte. O reforço acústico posterior pode depender da otimização da técnica. Todos os cistos devem

ter uma parede bem definida. Aqueles com septações finas ou calcificações curvilíneas periféricas finas ainda são qualificados como cistos benignos.

Cistos complicados. Apresentam qualquer um dos seguintes achados, que desqualificam sua caracterização como cisto simples: debris internos, coágulo ecogênico, níveis líquidos, septações e paredes espessas, vasos sanguíneos em septações, calcificação espessa ou grosseira. O diagnóstico diferencial de massa cística complicada inclui hemorragia ou infecção em cisto simples, tumor cístico, abscesso, duplicação do polo superior obstruída, divertículo calicinal, linfoma, aneurisma e pseudoaneurisma. Vários estudos indicam que a ultrassonografia com

TABELA 50.3 Doenças renais clínicas que cursam com parênquima renal ecogênico em adultos.
Glomerulonefrite aguda
Glomerulonefrite crônica
Nefrosclerose hipertensiva
Glomerulosclerose diabética
Nefrite lúpica
Linfoma
AIDS
Amiloidose

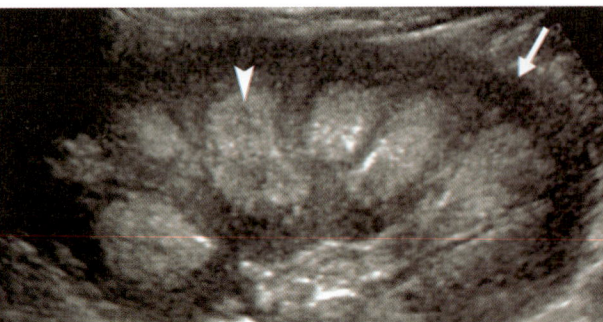

Figura 50.55 Nefrocalcinose medular. A ultrassonografia longitudinal do rim demonstra ecogenicidade anormalmente elevada das pirâmides medulares (*ponta de seta*). Compare com a aparência normal dos rins na Figura 50.50. A ecogenicidade do córtex (*seta*) está normal. Em geral, a nefrocalcinose medular não causa sombra acústica.

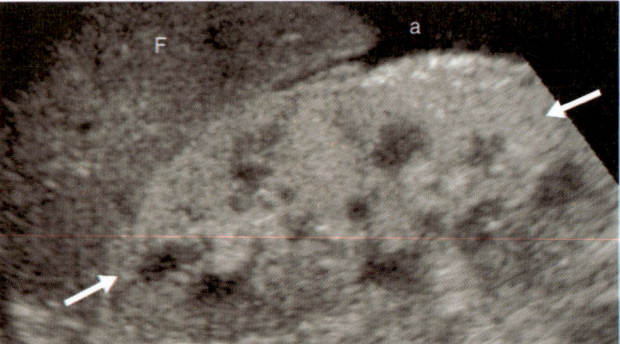

Figura 50.56 Rim em estágio terminal. A ecogenicidade do parênquima renal (entre as *setas*) excede a do parênquima hepático (*F*). Nesse paciente com insuficiência renal avançada, os dois rins estão pequenos (< 9 cm de comprimento) e difusamente ecogênicos, além de ele apresentar ascite (*a*).

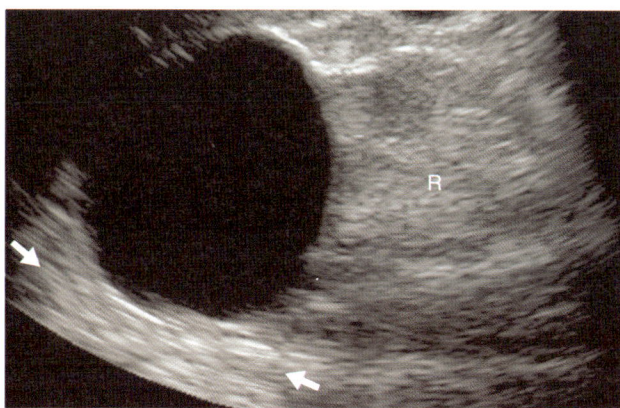

Figura 50.57 **Cisto renal simples.** A imagem longitudinal do rim (*R*) mostra um cisto renal simples que contém líquido anecoico e paredes finas, interface nítida com o parênquima renal e que demonstra reforço acústico posterior (entre as *setas*).

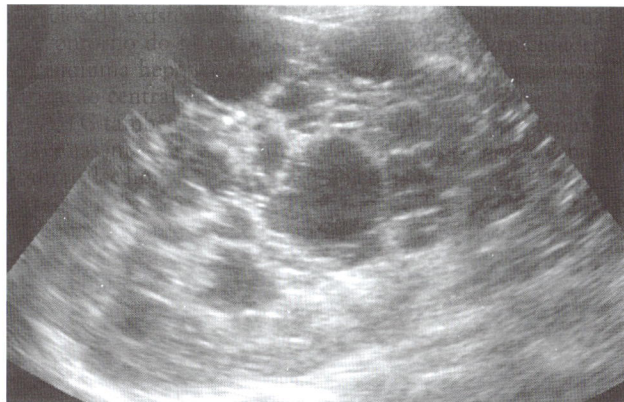

Figura 50.58 **Doença policística autossômica dominante.** O rim está muito aumentado de volume, com seu parênquima quase completamente substituído por inúmeros cistos de tamanhos variados. Ambos os rins tinham a mesma aparência, característica de alterações avançadas de doença policística autossômica dominante.

contraste é equivalente à TC com contraste na caracterização de cistos renais complexos, de acordo com a classificação de Bosniak (ver Capítulo 47).

Cistos parapiélicos. Formam-se no seio renal, são multilobados e podem se assemelhar à hidronefrose (Figura 50.52). Os cistos parapiélicos são diferenciados da hidronefrose pela demonstração de falta de comunicação entre si ou ausência de pelve renal dilatada, gordura ecogênica entre a ponta da pirâmide medular e o cisto e falta de ureter dilatado. Os casos problemáticos exigem urografia excretora ou TC.

Doença cística renal. É discutida em detalhes no Capítulo 47. A ultrassonografia é um método confiável, seguro e preciso para demonstrar o tamanho, o número e as características dos cistos no rim e em outros órgãos (Figuras 50.58 a 50.60).

Carcinoma de células renais (CCR). É, de longe, a massa renal sólida mais comum em adultos (Figura 50.61). Na ultrassonografia, 50% são hiperecogênicos em comparação ao parênquima renal, 30% são isoecoicos, 10% são hipoecoicos, 5 a 10% são predominantemente císticos e 20 a 30% apresentam calcificação central grosseira, pontilhada. O CCR altamente ecogênico pode ser confundido com o angiomiolipoma, embora o CCR tenda a ser mais heterogêneo e possa ter componentes císticos. A TC ou a RM são indicadas para demonstrar gordura em tumores ecogênicos. Os tumores isoecoicos são detectados quando distorcem o contorno renal. Os tumores tornam-se císticos devido à necrose e à hemorragia interna. A demonstração, com Doppler, de vascularização interna é uma forte evidência de CCR.

Com a detecção de massa renal sólida, o exame de ultrassonografia deve ser estendido para detectar a invasão tumoral da veia renal e da VCI (Figura 50.61 B). Os sinais de trombo tumoral incluem massa ecogênica na veia, veia aumentada, veia colateral aumentada, falta ou deslocamento do fluxo venoso no Doppler colorido e sinal do Doppler arterial dentro da veia, devido à neovascularização do tumor.

Angiomiolipoma. A aparência clássica da ultrassonografia, observada em 80% dos casos, é massa renal uniformemente hiperecogênica, com contorno bem definido (Figura 50.62). A ecogenicidade da massa é pelo menos igual à da gordura do seio renal. Os tumores que carecem de gordura substancial costumam ser indistinguíveis de outros tumores renais. Uma sombra acústica posterior fraca na ausência de calcificação é vista no angiomiolipoma renal, mas não no CCR. Em geral, o angiomiolipoma é hipervascular, mas raramente tem componentes císticos. O diagnóstico definitivo é feito pela demonstração de gordura dentro do tumor pela TC ou pela RM. A calcificação no tumor é extremamente rara.

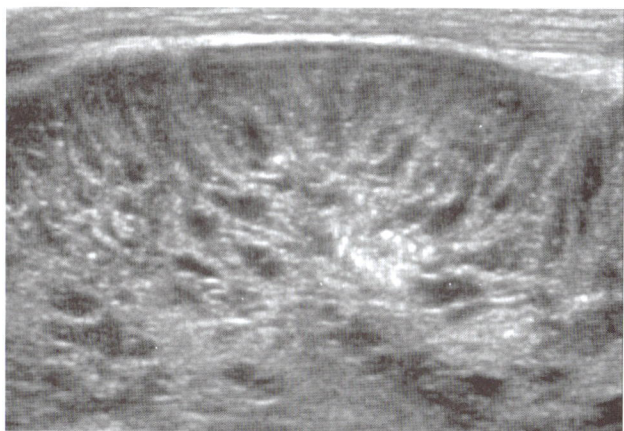

Figura 50.59 **Doença policística autossômica recessiva.** Imagem de alta frequência (12 MHz) do parênquima renal em um recém-nascido mostra dilatação dos túbulos coletores que caracterizam essa condição.

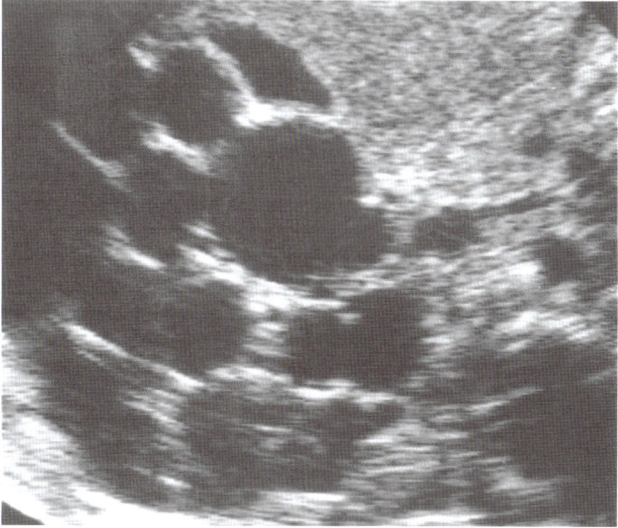

Figura 50.60 **Rim multicístico displásico.** O rim direito está totalmente substituído por cistos de tamanhos variados, a aparência clássica do rim multicístico displásico. O rim esquerdo era normal. O exame de medicina nuclear com radionuclídeo demonstrou função ausente à direita e função normal à esquerda.

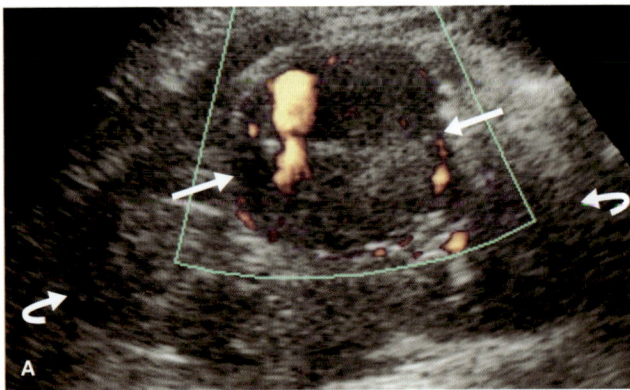
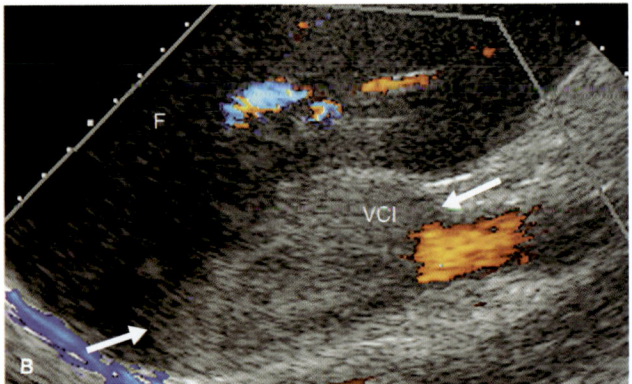

Figura 50.61 Carcinoma de células renais. A. Uma imagem de ultrassonografia no eixo longo do rim (entre *setas curvas*) revela massa sólida hipervascular (entre *setas retas*). **B.** Imagem longitudinal de Doppler colorido através do fígado (*F*) mostra trombo tumoral (entre as *setas*) de um carcinoma de células renais à direita, distendendo a veia cava inferior (VCI) e obstruindo o fluxo sanguíneo.

Carcinoma de células transicionais (CCT). **Pode passar** despercebido no exame de ultrassonografia, porque a gordura normal do seio renal pode ser hipoecoica e simular um tumor da pelve renal. Os tumores podem ser pequenos, infiltrativos ou estenosantes. A gordura do seio renal hipoecoica se apresenta mal margeada, com localização central e bilateralmente simétrica, mostra sombra acústica posterior e definição pobre da sua margem posterior e tem vasos sinusais percorrendo-a na ultrassonografia com Doppler colorido. Os tumores do seio renal (Figura 50.63) tendem a ter limites relativamente bem definidos, são excêntricos na localização dentro do seio renal, têm margem posterior bem vista, não mostram sombra acústica e deslocam os vasos do seio renal na ultrassonografia com Doppler colorido. Dilatação da pelve renal ou caliectasia focal podem ser causadas por um pequeno CCT, que também pode aparecer como um nódulo de partes moles dentro da pelve dilatada.

Linfoma. Normalmente produz múltiplas massas hipoecoicas, cada uma das quais tem um padrão uniforme de ecos finos de baixo nível refletindo a estrutura celular homogênea. A demonstração, ao Doppler, dos vasos internos diferencia o linfoma dos cistos que contêm líquido ecogênico. Os padrões de crescimento incluem massa dominante única, massas múltiplas, infiltração difusa causando aumento renal e invasão do seio renal por adenopatia retroperitoneal confluente.

Pielonefrite aguda. Com frequência, não produz anormalidades na ultrassonografia. Os casos graves alteram a ecogenicidade do parênquima renal devido a edema, inflamação local e hemorragia no tecido renal (Figura 50.64). As áreas de inflamação focal semelhantes a massas vêm sendo chamadas de nefronia lobar, nefrite focal e uma variedade de outros nomes que costumam causar confusão. Esses achados devem ser vistos como evidência de pielonefrite grave na ultrassonografia e nada mais, a qual é realizada em pacientes com infecção do trato urinário para detectar hidronefrose, abscesso renal ou abscesso perirrenal. O Doppler colorido aumenta a sensibilidade do exame de ultrassonografia, demonstrando áreas edematosas de pielonefrite como focos de fluxo sanguíneo parenquimatoso *diminuído* (Figura 50.64 B). Esse achado se correlaciona com os focos de diminuição do realce característico de pielonefrite na TC. O fluxo é diminuído em áreas inflamadas, devido à pressão do edema confinado pela cápsula renal.

Pionefrose. Refere-se à infecção dentro de um sistema coletor renal dilatado e obstruído. Detritos ecogênicos, quase sempre com um nível variável de resíduos de urina (Figura 50.65), são vistos dentro de um sistema coletor dilatado, em um paciente infectado. O gás no sistema coletor produz focos ecogênicos variáveis, com artefato de reverberação e sombra acústica. Cerca de 10% dos casos de pionefrose são indistinguíveis da hidronefrose não complicada; portanto, a aspiração guiada por ultrassonografia, para diagnóstico, é indicada em casos clinicamente suspeitos. A pionefrose é uma indicação para drenagem percutânea ou cirúrgica urgente.

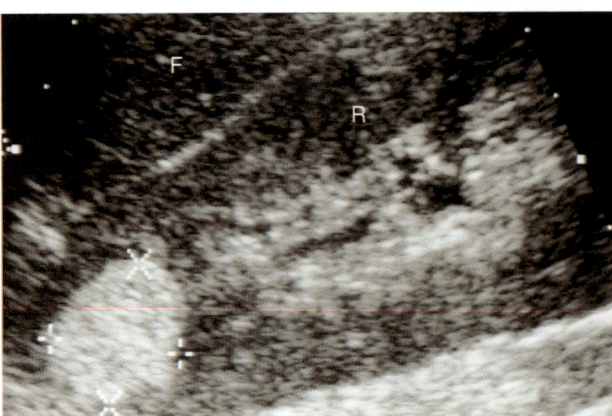

Figura 50.62 Angiomiolipoma. Uma imagem de ultrassonografia através do eixo longitudinal do rim (*R*) direito demonstra um tumor bem definido, uniformemente hiperecoico (entre os *cursores*) no polo superior. Essa aparência é fortemente sugestiva de angiomiolipoma. F, fígado.

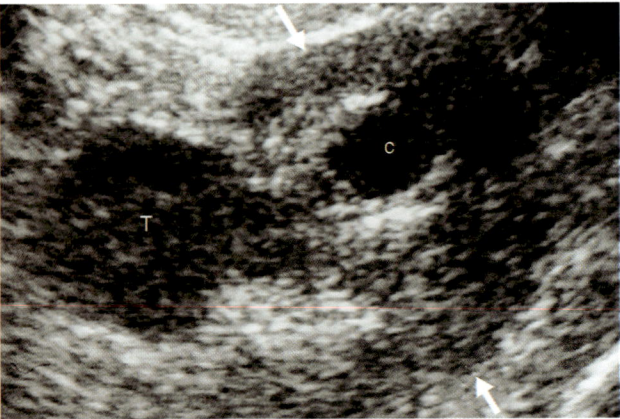

Figura 50.63 Carcinoma de células transicionais. Uma imagem de ultrassonografia do rim esquerdo (entre as *setas*) em plano transversal mostra o tumor (*T*) como massa hipoecoica. A ecogenicidade da massa é apenas ligeiramente maior do que a de um cálice (*c*) dilatado.

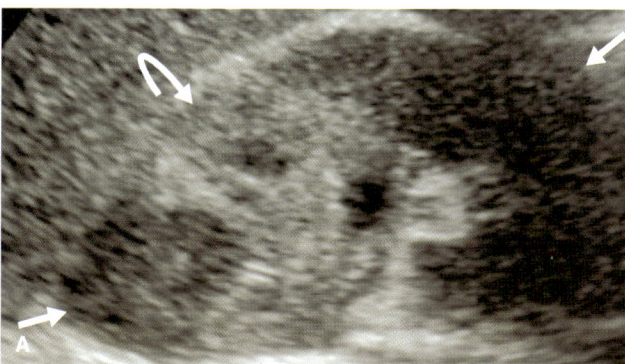
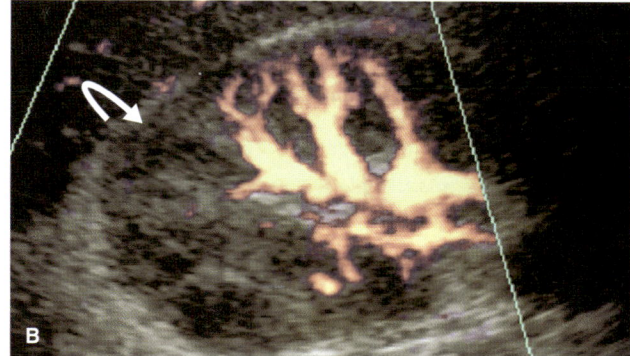

Figura 50.64 Pielonefrite aguda. A. A imagem longitudinal do rim (entre as *setas*) mostra uma área focal de ecogenicidade aumentada (*seta curva*) que indica inflamação e hemorragia devido à infecção bacteriana aguda. **B.** Imagem com *power* Doppler no mesmo plano mostra *diminuição* do fluxo sanguíneo focal na área afetada (*seta curva*). O fluxo sanguíneo está diminuído porque o edema devido à infecção está confinado na cápsula renal, aumentando a pressão e inibindo o fluxo.

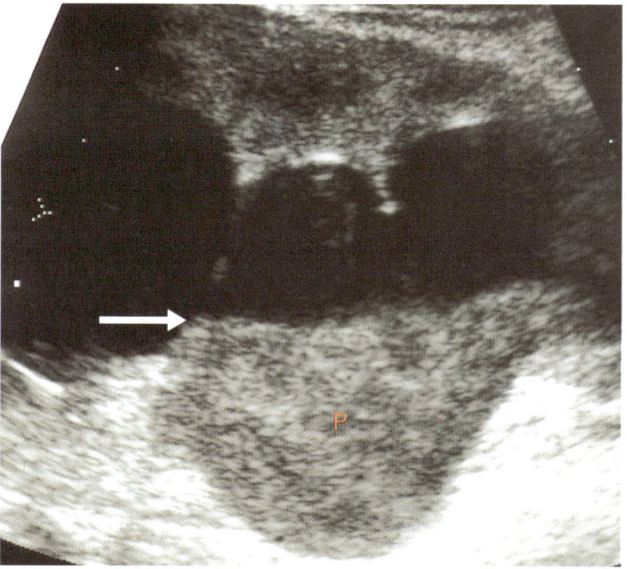

Figura 50.65 Pionefrose. A ultrassonografia do rim esquerdo com o paciente em decúbito lateral direito revela camadas (*seta*) de pus (*P*) em um sistema coletor dilatado e obstruído.

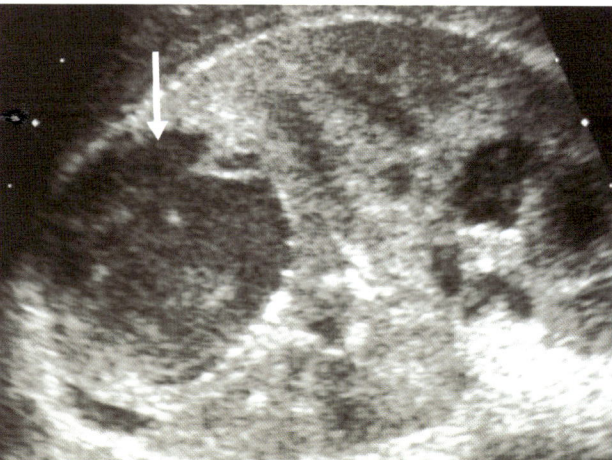

Figura 50.66 Abscesso renal. Massa cística (*seta*) no polo superior do rim contém fluido ecogênico heterogêneo. A aspiração guiada por ultrassonografia revelou bactérias coliformes.

Abscesso renal. Aparece como massa cística intrarrenal com margens mal definidas com líquido ecogênico (Figura 50.66). A aparência pode mudar rapidamente em alguns dias, com extensão da infecção para o espaço perirrenal, ou até além dele. Os abscessos pequenos podem ser tratados de maneira efetiva com antibióticos, mas abscessos maiores (> 2 cm) podem exigir drenagem percutânea. Em geral, um abscesso perirrenal extenso necessita de drenagem cirúrgica.

Tuberculose renal. É caracterizada pela multiplicidade de achados, incluindo cicatriz parenquimatosa, calcificação, cavidades intraparenquimatosas com conteúdo ecogênico e cálices dilatados sem dilatação associada da pelve renal. Os achados ultrassonográficos raramente são específicos.

Pielonefrite xantogranulomatosa. É sugerida pela demonstração por ultrassonografia de um cálculo que produz sombra acústica posterior, na pelve renal, estruturas coletoras dilatadas, comumente preenchidas por detritos ecogênicos, distorção tipo massa do parênquima renal e alargamento do rim e extensão da doença para o espaço perirrenal (Figura 50.67). O parênquima renal é, com frequência, hipoecoico, refletindo edema e inflamação.

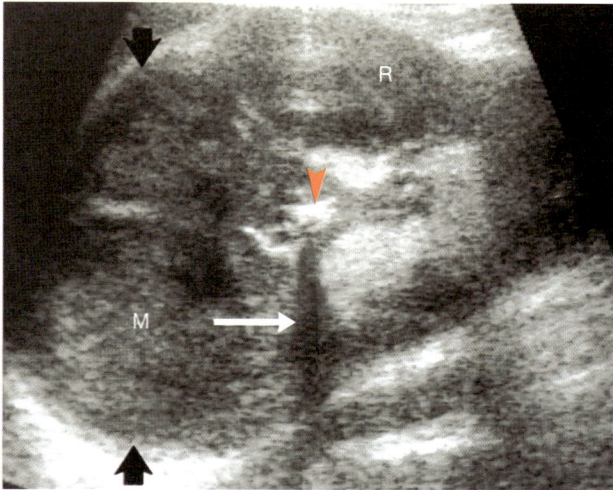

Figura 50.67 Pielonefrite xantogranulomatosa. A ultrassonografia no eixo longo do rim (*R*) direito revela massa hipoecoica (*M*, entre as *setas pretas*), ampliando o polo superior do rim. Um cálculo obstrutivo (*ponta de seta*), projetando uma sombra acústica posterior (*seta vermelha*), é visto no seio renal. Como o rim estava infectado de modo crônico, ele foi removido com cirurgia, confirmando pielonefrite xantogranulomatosa.

Nefropatia de refluxo. É sugerida na ultrassonografia por um afilamento focal do parênquima renal, com uma cicatriz ecogênica subjacente que se estende do seio renal em direção à periferia, ou um cálice dilatado abaixo do afilamento do parênquima. O processo é distintamente focal, com o restante do rim parecendo, de modo geral, normal.

Fístula arteriovenosa. Pode ser suspeitada após uma biopsia renal, mas é rara em qualquer outra circunstância. O Doppler colorido mostra um emaranhado focal de vasos com fluxo aumentado no local da biopsia. Com grandes fístulas, o Doppler espectral das artérias renais hilares mostra uma forma de onda de alta velocidade e baixa resistência, ao passo que o Doppler espectral da veia renal exibe pulsações arteriais.

Estenose da artéria renal (EAR). É a causa curável mais comum de hipertensão, correspondendo por 5% da população hipertensa. A aterosclerose na origem da artéria renal é a causa de 90% dos casos de hipertensão renovascular, ao passo que a displasia fibromuscular, nos terços médio e distal da artéria renal, é responsável por 10%. O exame de ultrassonografia para EAR é desafiador, devido à visualização das artérias renais ser limitada por gases intestinais e obesidade. As artérias renais acessórias são facilmente negligenciadas à ultrassonografia. No entanto, com dedicação e experiência, o exame de ultrassonografia é bem-sucedido em 80 a 90% dos casos, com especificidade e sensibilidade para EAR na faixa de 90 a 95%. A ultrassonografia é usada principalmente para rastrear a EAR e acompanhar seu tratamento. O exame é realizado com ultrassonografia dos rins em tempo real e fluxo em cores e Doppler espectral das artérias renais. Vários critérios são usados para diagnosticar a EAR significativa: (a) relação do pico da velocidade sistólica da artéria renal com a aorta abdominal > 3,5; (b) relação do pico da velocidade sistólica da artéria renal principal com a artéria renal interlobar > 5; (c) pico da velocidade sistólica na artéria renal > 180 a 200 cm/s (o pico da velocidade sistólica nas artérias renais normal é de 60 a 100 cm/s); (d) formas de onda *tardus-parvus* na artéria renal distal no hilo (Figura 50.68); (e) IR < 0,45 nas artérias intrarrenais; (f) IR > 0,7 nas artérias intrarrenais. Achados adicionais incluem artefato de vibração do tecido no local da estenose e fluxo turbulento a jusante da estenose. Uma ultrassonografia positiva para EAR é uma indicação para angioRM ou angiografia por cateter. A doença aterosclerótica costuma ser tratada com um *stent* endovascular, sendo a displasia fibromuscular rotineiramente tratada com angioplastia.

Trombose da veia renal. Ocorre em contextos clínicos de síndrome nefrótica, desidratação, traumatismo, coagulopatia, trombose da VCI ou extensão do CCR para a veia renal. É mais comum na população pediátrica do que na adulta. Os pacientes são assintomáticos ou apresentam dor no flanco e hematúria. A trombose aguda completa da veia renal causa um rim aumentado de volume, hipoecoico e edematoso. O diagnóstico da ultrassonografia baseia-se na visualização do coágulo na veia renal (Figura 50.69). O Doppler colorido pode confirmar a oclusão completa ou documentar o desvio de fluxo ao redor do trombo. As formas de onda na artéria renal são

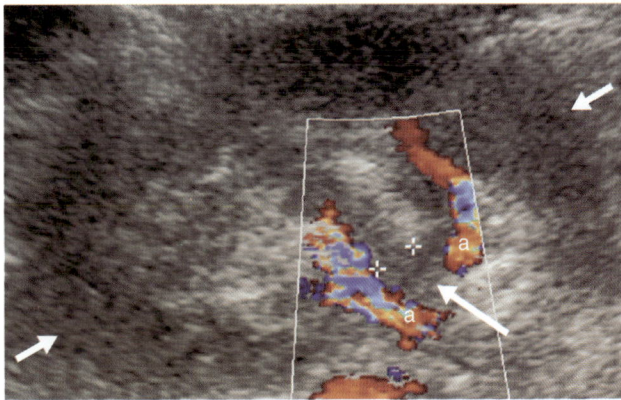

Figura 50.69 Trombose da veia renal em um rim transplantado. A ultrassonografia com Doppler colorido de um rim transplantado (entre as *setas pequenas*) no segundo dia pós-operatório mostra fluxo sanguíneo nas artérias renais (*a*), mas um trombo (*seta grande*) e nenhum fluxo na veia renal (entre *cursores*, +). A trombose aguda da veia renal em um rim transplantado é uma emergência cirúrgica que exige correção imediata para salvar o rim.

diminuídas em velocidade e mostram um padrão de alta resistência com pouco ou nenhum fluxo para a frente na diástole. Em geral, a trombose venosa incompleta não dilata o rim. Os vasos colaterais venosos aumentados podem ser vistos quando a trombose da veia renal é crônica.

Transplante renal. É um procedimento cada vez mais comum, associado à diminuição progressiva das complicações cirúrgicas. A ultrassonografia é essencial para o pós-operatório imediato e a avaliação a longo prazo dos transplantes renais. O exame de ultrassonografia inclui a morfologia e o tamanho do rim transplantado, a detecção de hidronefrose, a avaliação da anastomose ureterovesical e a avaliação com Doppler de artéria e veia renais e suas anastomoses. A orientação por ultrassonografia é usada para realizar biopsia de transplante e para aspirar e drenar o líquido perirrenal. O tamanho aumentado do rim transplantado é visto na rejeição aguda, na trombose da veia renal, na infecção e na doença linfoproliferativa pós-transplante. A diminuição do tamanho do rim ocorre com isquemia e rejeição crônica. A dilatação do sistema coletor ocorre na estenose da anastomose ureteral, na denervação do sistema coletor e do ureter e na obstrução da saída da bexiga. As coleções líquidas peritransplante são comuns e incluem hematoma, seroma, urinoma, abscesso e linfocele. As complicações vasculares ocorrem em até 10% dos pacientes e incluem estenose da artéria renal ou veia renal (em geral, na anastomose), torção, compressão, trombose, pseudoaneurismas e raras fístulas arteriovenosas intrarrenais. A estenose anastomótica da artéria renal é indicada por formas de onda *tardus-parvus* (Figura 50.68), imagens de jatos no fluxo colorido e velocidades de fluxo > 2 m/s próximo à anastomose. Deve-se ficar atento às anastomoses de artérias acessórias, que podem ser necessárias em 20% dos transplantes. A estenose da veia mostra um jato focal na ultrassonografia com fluxo colorido. Um aumento de quatro vezes na velocidade de pico indica estenose venosa significativa. A oclusão da veia renal é rara, mas é uma emergência associada à rápida falência do transplante (Figura 50.69). O trombo é visualizado dentro da veia renal na imagem de fluxo em cores. Os índices de resistência são comumente calculados a partir da forma de onda espectral da artéria renal. O IR é elevado (> 0,70) com a função renal significativamente prejudicada. O achado é inespecífico e pode ocorrer na rejeição aguda, na necrose tubular aguda, na hidronefrose obstrutiva e na compressão do rim por massa adjacente ou coleção líquida.

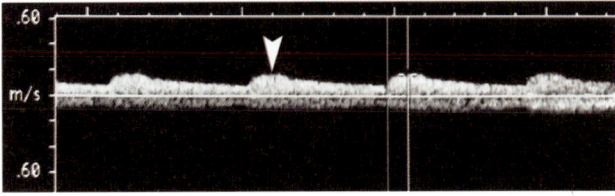

Figura 50.68 Estenose da artéria renal. O Doppler espectral obtido de uma artéria intrarrenal no hilo revela a forma de onda *tardus-parvus* com pico de velocidade sistólica atrasado e reduzido (*ponta de seta*).

Leitura sugerida

Ahn SE, Moon SK, Lee DH, et al. Sonography of gastrointestinal tract diseases: correlation with computed tomographic findings and endoscopy. *J Ultrasound Med* 2016;35:1543–1571.

American Institute of Ultrasound in Medicine. *AIUM Practice Parameter for the Performance of an Ultrasound Examination of the Abdomen and/or Retroperitoneum*. Laurel, MD: AIUM; 2017. Available from http://www.aium.org/resources/guidelines/abdominal.pdf.

American Institute of Ultrasound in Medicine. *AIUM Practice Parameter for the Performance of the Focused Assessment with Sonography for Trauma (FAST) Examination*. Laurel, MD: AIUM; 2014. Available from http://www.aium.org/resources/guidelines/fast.pdf.

Arslanoglu A, Seyal AR, Sodagari F, et al. Current guidelines for the diagnosis and management of hepatocellular carcinoma: a comprehensive review. *AJR Am J Roentgenol* 2016;207:W88–W98.

Barr RG, Ferraioli G, Palmeri ML, et al. Elastography assessment of liver fibrosis: society of radiologists in ultrasound consensus conference statement. *Ultrasound Q* 2016;32:94–107.

Benter T, Klühs L, Teichgräber U. Sonography of the spleen. *J Ultrasound Med* 2011;30:1281–1293.

Finstad TA, Tchelepi H, Ralls PW. Sonography of acute pancreatitis: prevalence of findings and pictorial essay. *Ultrasound Q* 2005;21:95–104; quiz 150, 153–154.

Foley WD, Quiroz FA. The role of sonography in imaging of the biliary tract. *Ultrasound Q* 2007;23:123–135.

Gerstenmaier JF, Gibson RN. Ultrasound in chronic liver disease. *Insights Imaging* 2014;5:441–455.

Go S, Kamaya A, Jeffrey B, Desser TS. Duplex Doppler ultrasound of the hepatic artery: a window to diagnosis of diffuse liver pathology. *Ultrasound Q* 2016;32:58–66.

Heller MT, Tublin ME. Detection and characterization of renal masses by ultrasound: a practical guide. *Ultrasound Q* 2007;23:269–278.

Manning MA, Srivastava A, Paal EE, Gould CF, Mortele KJ. Nonepithelial neoplasms of the pancreas: radiologic-pathologic correlation, Part 1—benign tumors: from the radiologic pathology archives. *Radiographics* 2016;36:123–141.

Mellnick VM, Menias CO, Sandrasegaran K, et al. Polypoid lesions of the gallbladder: disease spectrum with pathologic correlation. *Radiographics* 2015;35:387–399. Erratum: *Radiographics* 2015;35:1316.

Muradali D, Goldberg DR. US of gastrointestinal tract disease. *Radiographics* 2015;35:50–70.

Shapira-Rootman M, Mahamid A, Reindrop N, Nachtigal A, Zeina AR. Sonographic diagnosis of complicated cholecystitis. *J Ultrasound Med* 2015;34:2231–2236.

Sidhar K, McGahan JP, Early HM, Corwin M, Fananapazir G, Gerscovich EO. Renal cell carcinomas: sonographic appearance depending on size and histologic type. *J Ultrasound Med* 2016;35:311–320.

Stapa RZ, Jakubowski WS, Dobruch-Sobczak K, Kasperlik-Zatuska AA. Standards of ultrasound imaging of the adrenal glands. *J Ultrason* 2015;15:377–387.

Tamm EP, Kim EE, Ng CS. Imaging of neuroendocrine tumors. *Hemat Oncol Clin North Am* 2007;21:409–432; vii.

Thipphavong S, Duigenan S, Schindera ST, Gee MS, Philips S. Nonneoplastic, benign, and malignant splenic diseases: cross-sectional imaging findings and rare disease entities. *AJR Am J Roentgenol* 2014;203:315–322.

Tirkes T, Sandrasegaran K, Patel AA, et al. Peritoneal and retroperitoneal anatomy and its relevance for cross-sectional imaging. *Radiographics* 2012;32:437–451.

van Breda Vriesman AC, Engelbrecht M, Smithuis RH, Puylaert JB. Diffuse gallbladder wall thickening: differential diagnosis. *AJR Am J Roentgenol* 2007;188:495–501.

WILLIAM E. BRANT

Trato genital feminino

A ultrassonografia é a principal modalidade de imagem para avaliação do trato genital feminino e da pelve. As indicações para o exame de ultrassonografia pélvica incluem infertilidade, dor pélvica, distúrbios da menstruação, exame físico anormal ou limitado, suspeita de massa ou infecção, localização de dispositivo anticoncepcional intrauterino (DIU) e orientação para procedimentos intervencionistas. A ultrassonografia é usada como um complemento ao exame físico, a fim de confirmar a existência ou a ausência de massa pélvica, assim como para avaliar seu tamanho, contorno e caráter, determinar o órgão de origem, avaliar o envolvimento de outros órgãos e detectar ascite, hidronefrose e metástases. Em geral, o exame de ultrassonografia é iniciado com uma abordagem transabdominal, usando-se a bexiga urinária distendida como uma janela para a pelve. A ultrassonografia transvaginal é realizada com a bexiga vazia e fornece uma avaliação mais detalhada. O fluxo de cor na ultrassonografia com Doppler é usado para identificar vasos sanguíneos pélvicos e lesões vasculares da pelve e demonstrar a vascularização do tumor. A sono-histerografia por infusão de solução salina utiliza imagens de ultrassonografia em tempo real do útero durante a injeção, na cavidade uterina, de solução salina estéril, a fim de detectar e caracterizar anormalidades do útero e do endométrio.

Útero

Anatomia normal na ultrassonografia. O útero da mulher pós-púbere tem contornos lisos e formato de pera (Figura 51.1). O miométrio apresenta ecogenicidade uniforme de nível médio, com o endométrio distintamente mais ecogênico. A espessura do eco endometrial varia com o estado menstrual. O miométrio mais interno, denominado *zona juncional*, pode aparecer como uma fina camada hipoecoica adjacente ao endométrio ecogênico. As dimensões uterinas normais máximas na mulher adulta são de 9 cm de comprimento, 6 cm de largura e 4 cm de diâmetro anteroposterior. Após a menopausa, o útero se atrofia a aproximadamente 6 × 2 × 2 cm. O útero pré-púbere, infantil, tem a forma de um charuto. O colo do útero ocupa cerca de um terço do comprimento do útero na mulher adulta e cerca de dois terços na menina pré-púbere. As posições uterinas normais na pelve incluem inclinada para a frente (antevertido – mais comum), inclinada para trás, em direção ao sacro (retrovertido), ou dobrada anteriormente (anteflexo) ou posteriormente (retroflexo) (Figura 51.1 C). O útero normal também pode ser inclinado para a direita ou a esquerda, em direção às paredes laterais pélvicas. A posição do útero é alterada pelo grau de enchimento da bexiga e pela presença de massas pélvicas. O útero retrovertido ou retroflexionado parece mais globular na varredura transabdominal. A vagina normal se apresenta como um tubo muscular achatado com mucosa ecogênica.

O exame de ultrassonografia deve sempre estar correlacionado com o estado do ciclo menstrual, que afeta o brilho e a espessura normais do endométrio (Figura 51.1). No fim da menstruação, o endométrio está discreto e fino (2 a 3 mm). Durante a *fase proliferativa*, ele assume uma aparência de três linhas, com 4 a 8 mm de espessura. O endométrio basal, adjacente ao miométrio da zona juncional, permanece ecogênico, enquanto o endométrio funcional, que irá engrossar e, eventualmente, descamar com a menstruação, é relativamente hipoecoico durante a primeira metade do ciclo menstrual. As três linhas são formadas pelo endométrio basal anterior e posterior e pela faixa ecogênica que marca a cavidade uterina. A medição da espessura endometrial é definida incluindo-se a espessura do endométrio anterior e posterior. Qualquer fluido ou sangue dentro da cavidade uterina é excluído. No meio do ciclo, o endométrio mede, em geral, 8 a 10 mm de espessura, com camada dupla. Da ovulação à menstruação, passando pela *fase secretora*, o endométrio torna-se progressivamente mais espesso até 14 mm e torna-se mais uniformemente ecogênico. O miométrio da zona juncional aparece como um halo hipoecoico ao redor do endométrio brilhante. O endométrio ecogênico da mulher após a menopausa normal não excede 5 a 7 mm de espessura. Durante os anos férteis normais, a gravidez deve sempre ser considerada na avaliação do trato genital feminino, sendo as anormalidades do primeiro trimestre da gravidez revisadas no Capítulo 52.

Calcificações das artérias arqueadas. São vistas como focos ecogênicos distintos no terço externo do miométrio de mulheres na pós-menopausa, sendo mais comuns em mulheres diabéticas ou hipertensas.

Anomalias congênitas do útero. Resultam do comprometimento do desenvolvimento, da fusão ou da reabsorção dos ductos müllerianos pareados, que evoluem para as estruturas do trato reprodutivo feminino. As anomalias dos ductos müllerianos

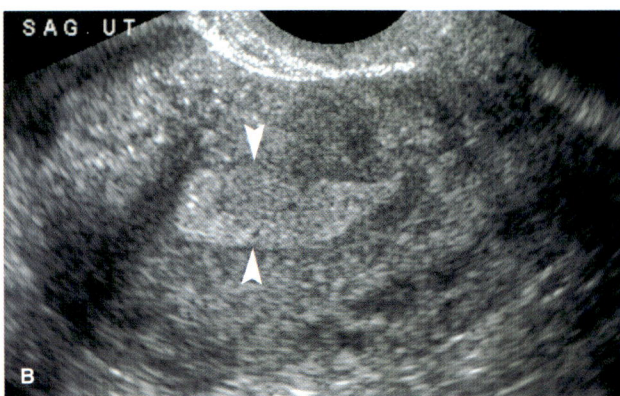

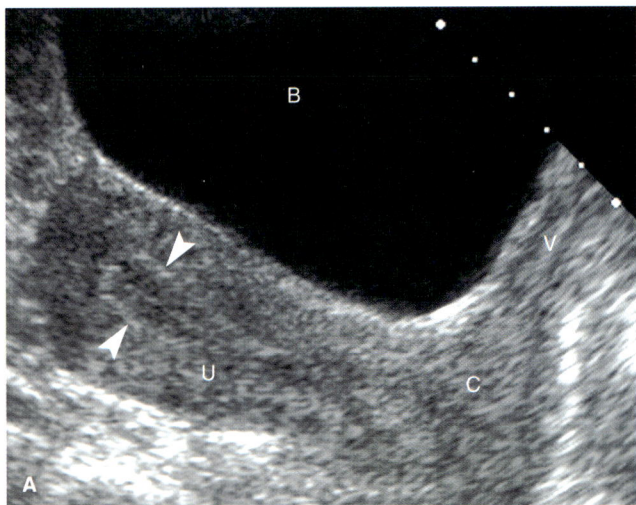

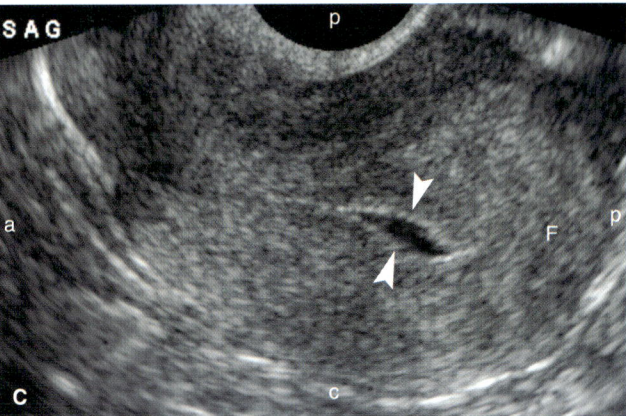

Figura 51.1 **Útero normal.** **A.** Imagem do plano sagital transabdominal através da bexiga cheia de urina (*B*) demonstra o contorno liso e a forma de pera do útero (*U*) normal. O endométrio (*entre as pontas de seta*) é mais ecogênico do que o miométrio circundante. Essa imagem demonstra a aparência típica de três camadas do endométrio em fase proliferativa. O colo do útero (*C*) projeta-se na parte superior da vagina (*V*), na intersecção entre o eixo longo do útero e o eixo da vagina. **B.** Imagem transvaginal, no plano sagital do útero, demonstra a melhor resolução dessa técnica. O endométrio (*entre as pontas de seta*) está mais nitidamente definido, com a avaliação mais clara do miométrio. Essa imagem demonstra a aparência uniformemente ecogênica, típica da fase secretora do endométrio. **C.** Imagem transvaginal, no plano sagital, mostra útero retroflexionado. O fundo uterino (*F*) é direcionado posteriormente (*p*) em direção ao sacro. Observe a mudança na orientação quando o transdutor é colocado endovaginalmente. A cabeça (*c*) da paciente está localizada na parte inferior da imagem; seus pés (*p*), em direção ao topo da imagem; sua parede abdominal anterior (*a*), à esquerda da imagem; e seu sacro, posteriormente (*p*), em direção à direita da imagem. Essa paciente está no 5º dia de seu ciclo menstrual, tendo acabado de menstruar. Seu endométrio (*entre as pontas de seta*) está mais fino. Uma pequena quantidade de fluido menstrual residual está no canal uterino.

costumam estar associadas à infertilidade. A ressonância magnética (RM) fornece uma caracterização de imagem mais abrangente, sendo as anomalias uterinas revisadas de maneira mais abrangente no Capítulo 49. A ultrassonografia pode demonstrar dois cornos uterinos, duas cavidades endometriais distintas e formato anormal do útero. Os rins devem ser examinados quanto a anomalias associadas, como agenesia renal.

Leiomiomas (miomas). São tumores benignos do músculo liso do miométrio extremamente comuns, que se desenvolvem em mulheres de todas as idades. Eles são suspeitos quando o útero está aumentado ou alterado em seu contorno. Os leiomiomas são quase sempre múltiplos. Eles podem estar completamente dentro do miométrio, ou em localização subserosa ou submucosa. Os leiomiomas também podem ser pedunculados e predominantemente extrauterinos, simulando massa anexial. A demonstração de fluxo em cores pela ultrassonografia com Doppler do suprimento vascular contíguo ao miométrio (o sinal de ponte) é definitiva na confirmação da origem uterina desses leiomiomas exofíticos. Os leiomiomas não complicados podem ser isoecoicos, hipoecoicos ou hiperecoicos em comparação ao miométrio normal (Figura 51.2). Um achado característico é a sombra acústica em "venezianas", um padrão de ecos lineares escuros espaçados (sombras) que emanam do leiomioma, causado pelo aumento da absorção de som pelo tecido fibroso dentro do tumor. Esse achado pode ser particularmente útil na diferenciação de leiomiomas submucosos de pólipos endometriais. A aparência atípica dos leiomiomas pode resultar de atrofia, hemorragia interna, degeneração cística, fibrose e calcificação. Um padrão de calcificação em "pipoca" é característico e definitivo nas radiografias simples. Os lipoleiomiomas contêm gordura, além de músculo liso e tecido conjuntivo, resultando

em massas uterinas altamente ecogênicas. A retroposição do útero e as anomalias uterinas, como um útero bicorno, devem ser diferenciadas do leiomioma. Os leiomiomas podem causar menorragia ou sangramento vaginal não relacionado com os ciclos menstruais. Os tumores exofíticos podem torcer e causar dor pélvica aguda. Os tumores são responsivos aos hormônios femininos e, em geral, têm crescimento acelerado durante a gravidez. De modo correspondente, eles involuem com a menopausa. Os leiomiomas sintomáticos são tratados com análogos do hormônio liberador de gonadotrofina, embolização seletiva da artéria uterina ou ablação por ultrassom focado, todos os quais podem resultar em necrose tumoral, hemorragia interna

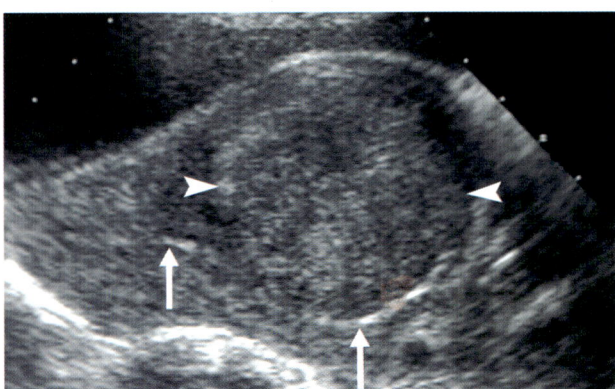

Figura 51.2 **Leiomioma.** A ultrassonografia transvaginal do útero mostra um leiomioma hipoecoico (*entre as pontas de seta*) deslocando o endométrio (*setas*) e distorcendo a cavidade uterina.

e alterações císticas. Nenhuma modalidade de imagem pode diferenciar de forma confiável o leiomioma benigno muito comum do leiomiossarcoma muito raro.

Leiomiossarcoma. É um tumor maligno composto inteiramente por músculo liso, sendo um sarcoma primário do útero. Além disso, é raro e de difícil diagnóstico clínico. O rápido aumento no tamanho de uma lesão uterina ou início de sangramento vaginal em mulheres na pós-menopausa é a característica clínica mais importante para o diagnóstico. As características de imagem se sobrepõem aos leiomiomas benignos (Figura 51.3). O diagnóstico é feito histologicamente.

Adenomiose. É a condição de invasão difusa ou focal do miométrio pelo endométrio benigno ("endometriose interna"). É comumente encontrada em mulheres multíparas com mais de 30 anos. A forma difusa é mais comum, com ilhas de endométrio espalhadas por todo o miométrio. A forma localizada resulta em massa, um adenomioma, dentro do miométrio. Um amplo espectro de aparência ultrassonográfica está relacionado com a distribuição do endométrio ectópico, a existência e o número de cistos no endométrio ectópico e a quantidade de hipertrofia miometrial associada. Os achados de ultrassonografia mais comuns são (1) ecotextura hipoecoica ou heterogênea anormal difusa do miométrio (Figura 51.4); (2) indefinição ou nodularidade na junção entre o endométrio e o miométrio; (3) nódulos ecogênicos subendometriais; (4) cistos miometriais subendometriais (1 a 5 mm); e (5) estriações lineares hipoecoicas subendometriais. De modo geral, o útero está dilatado. É comum a existência de leiomiomas, quase sempre mascarando a coexistência de adenomiose. A RM fornece as melhores detecção e caracterização da adenomiose. Consulte o Capítulo 49.

Endométrio espessado. A espessura do endométrio deve sempre ser correlacionada com a idade, a história menstrual e o estágio do ciclo menstrual. A espessura total do endométrio ecogênico, incluindo o endométrio anterior e posterior, é medida perpendicularmente ao longo do eixo do útero. Em mulheres com ciclos menstruais ativos, o endométrio pode medir até 14 a 16 mm durante a fase secretora. No entanto, em mulheres no período pós-menopausa, o endométrio não costuma exceder 5 mm de espessura.

Sangramento pós-menopausa. Ocorre em 10% das mulheres na pós-menopausa. A presença de câncer endometrial em 10%

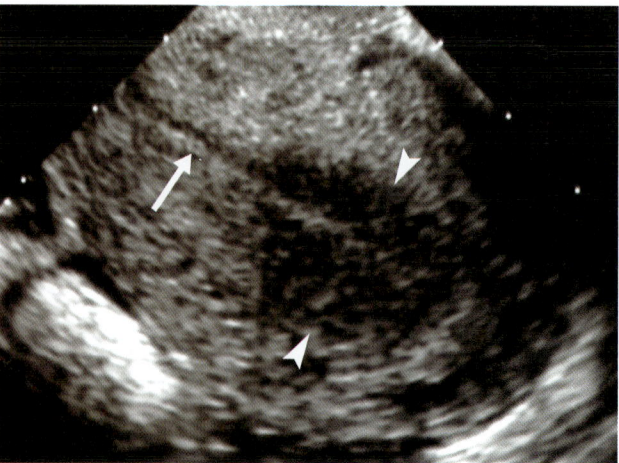

Figura 51.4 Adenomiose. O miométrio da zona juncional está irregularmente espessado (*pontas de seta*), com limites mal definidos, e acentuadamente hipoecoico nessa imagem de ultrassonografia transvaginal de uma mulher com sangramento vaginal anormal e dor pélvica. A ressonância magnética (RM) e a doença na histerectomia confirmaram a adenomiose. O endométrio (*seta*) está fino e com aparência normal.

das mulheres com sangramento pós-menopausa exige avaliação precisa. A causa mais comum de sangramento pós-menopausa é a atrofia endometrial (70%), associada a um endométrio fino. Outras causas comuns estão associadas ao endométrio espessado (Tabela 51.1). A ultrassonografia transvaginal é usada de modo rotineiro para avaliar a aparência e medir a espessura do endométrio. Em geral, uma espessura endometrial de 5 mm é aceita como valor de corte. Havendo sangramento pós-menopausa, o endométrio deve ser submetido a biopsia se a espessura da camada dupla for superior a 5 mm, sendo o risco de câncer mínimo se a espessura endometrial for inferior a 5 mm. A sono-histerografia é comumente usada para caracterizar ainda mais as lesões mostradas na ultrassonografia e para avaliar se elas são passíveis de ressecção histeroscópica.

A *atrofia endometrial* é caracterizada por endométrio uniformemente fino, com espessura de camada dupla inferior a 5 mm (Figura 51.5). O endométrio fino é um achado normal e esperado em mulheres na pós-menopausa. No entanto, em algumas, o endométrio fino leva à erosão superficial e ao subsequente sangramento.

As causas do espessamento do endométrio incluem:

1. O *carcinoma endometrial* pode aparecer como espessamento difuso do endométrio ou como massa endometrial focal. Espessura endometrial maior que 15 mm é altamente associada a carcinoma (Figura 51.6). Em geral, o endométrio é

TABELA 51.1 Causas do sangramento pós-menopausa.
Comuns
Atrofia endometrial (70%)
Pólipos endometriais (2 a 12%)
Hiperplasia endometrial (5 a 10%)
Carcinoma endometrial (10%)
Leiomioma submucoso
Incomuns
Carcinoma do colo do útero
Pólipos cervicais
Cervicite
Terapia com tamoxifeno
Atrofia da mucosa vaginal
Ovulações "desgarradas" (*"rogue" ovulations*)

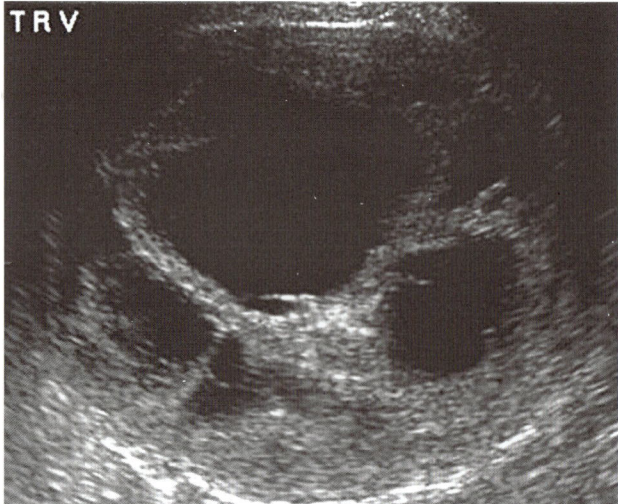

Figura 51.3 Leiomiossarcoma. A imagem transversal de ultrassonografia do útero em uma mulher de 48 anos com rápido aumento uterino mostra massa heterogênea, com áreas císticas proeminentes que expandem o útero, o que provou ser um leiomiossarcoma. No entanto, a degeneração cística de um leiomioma benigno pode ter uma aparência idêntica.

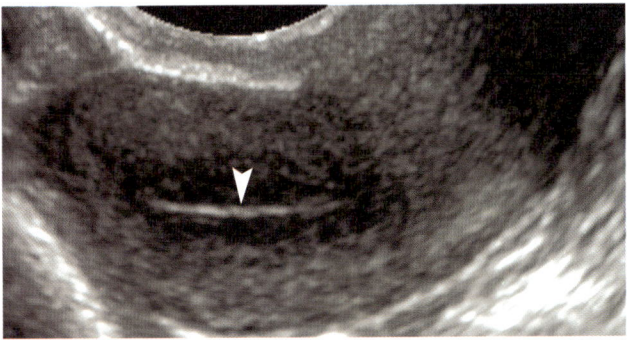

Figura 51.5 Atrofia endometrial. A ultrassonografia transvaginal no plano longitudinal revela um endométrio muito fino (*ponta de seta*), medindo apenas 2 mm em uma mulher na pós-menopausa com sangramento vaginal. Esse é o diagnóstico de atrofia endometrial como a fonte do sangramento, não tendo sido necessária a realização de nenhuma biopsia.

homogêneo, com espessura desigual e interface mal definida com o miométrio adjacente, sendo o sangramento pós-menopausa o sintoma mais comum.

2. A *hiperplasia endometrial* é causada por estimulação estrogênica prolongada ou sem oposição, sendo mais comum em mulheres na peri e na pós-menopausa. O endométrio está espessado e não homogêneo, sendo comum a existência de pequenos cistos. Apenas a biopsia pode diferenciar hiperplasia endometrial de câncer endometrial.
3. Os *pólipos endometriais* resultam de hiperplasia focal ou neoplasia adenomatosa do endométrio. Eles são mais comuns

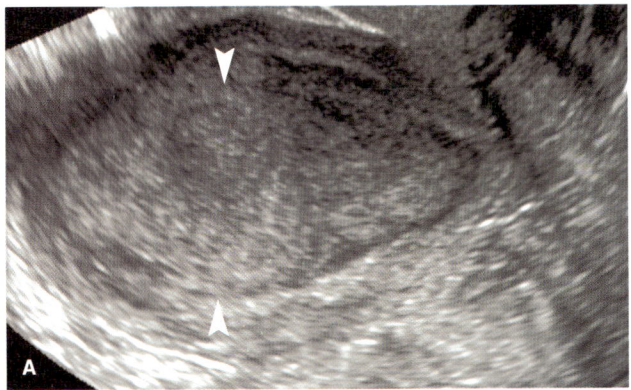

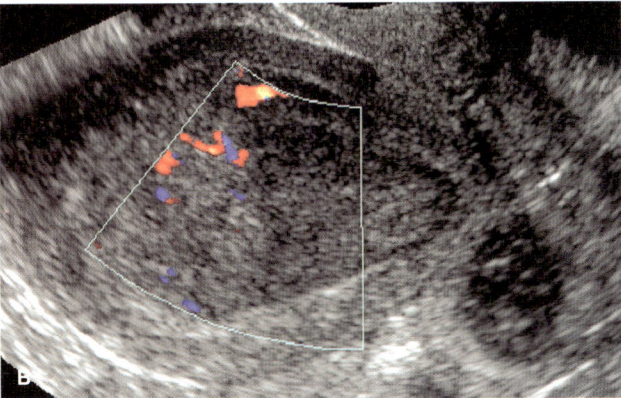

Figura 51.6 Carcinoma endometrial. A. Ultrassonografia transvaginal em uma mulher de 72 anos com sangramento vaginal revela um endométrio espessado de maneira acentuada, medido a 29 mm entre as *pontas de seta*. **B.** Imagem do Doppler colorido mostra fluxo sanguíneo dentro do tecido endometrial heterogêneo. Os achados da ultrassonografia são altamente indicativos de malignidade. A biopsia confirmou carcinoma endometrial.

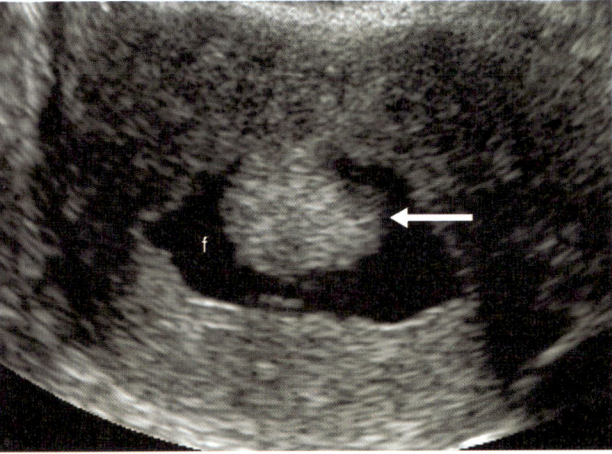

Figura 51.7 Pólipo endometrial. A imagem transvaginal no plano transversal obtida durante uma sono-histerografia revela claramente a natureza polipoide da massa endometrial (*seta*). O fluido (*f*) salino estéril injetado na cavidade uterina distende a cavidade uterina.

entre as idades de 30 e 60 anos. A transformação maligna é relatada em 1 a 4%. Cerca de 20% são múltiplos. A ultrassonografia demonstra massa polipoide ecogênica focal no endométrio (Figura 51.7) ou espessamento endometrial difuso. Em comparação aos leiomiomas submucosos, os pólipos endometriais são homogeneamente ecogênicos, menores (< 20 mm) e têm um único vaso de alimentação.

4. O *tamoxifeno*, usado como terapia adjuvante para o câncer de mama, aumenta o risco de carcinoma endometrial de duas a sete vezes. Também está associado a um aumento da incidência de pólipos endometriais, hiperplasia endometrial e, às vezes, alterações císticas marcantes no endométrio (Figura 51.8).
5. Os *leiomiomas submucosos* causam sangramento anormal por erosão do endométrio sobrejacente. O sintoma mais comum é o sangramento durante todo o ciclo menstrual. Em comparação aos pólipos endometriais, os leiomiomas submucosos tendem a ser mais hipoecoicos, maiores (> 20 mm) e ter vários vasos de alimentação. As sombras acústicas que emanam da massa favorecem a hipótese de leiomioma (Figura 51.9). Em geral, as lesões que projetam mais de 50% de seu diâmetro para a cavidade uterina podem ser removidas por histeroscopia.

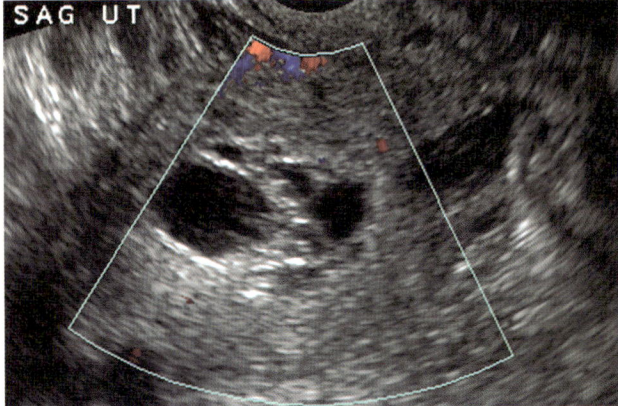

Figura 51.8 Alterações císticas no endométrio. A imagem de ultrassonografia transvaginal com Doppler colorido do útero, no plano sagital, mostra alterações císticas no endométrio de uma paciente em tratamento com tamoxifeno para câncer de mama, com a evidência de muito pouco fluxo sanguíneo para o endométrio. A biopsia mostrou hiperplasia endometrial benigna.

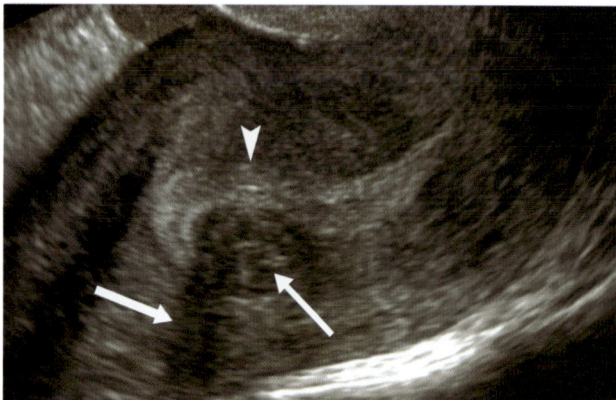

Figura 51.9 Leiomioma submucoso. A imagem transvaginal do útero, no plano sagital, mostra massa hipoecoica (*seta fina*) adjacente e distorcendo o endométrio (*ponta de seta*). A sombra acústica posterior (*seta grossa*) e a baixa ecogenicidade em comparação ao endométrio são altamente indicativas de leiomioma. A paciente apresentou sangramento vaginal intenso durante todo o ciclo menstrual.

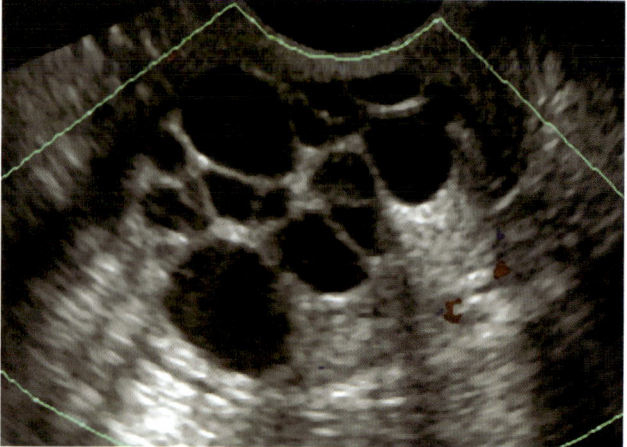

Figura 51.11 Cistos nabothianos. Imagem transversal de ultrassonografia com Doppler colorido mostra aumento do colo do útero causado por vários cistos nabothianos, não sendo demonstrado nenhum fluxo sanguíneo dentro dos cistos ou das paredes deles.

O diagnóstico preciso é determinado por biopsia endometrial, e a gravidez nunca deve ser esquecida como uma possibilidade.

Líquido na cavidade endometrial. Pode ser sangue, muco ou material purulento. Hematométrio se refere a sangue na cavidade endometrial, e hematocolpo descreve o sangue que enche a vagina. Em mulheres na pós-menopausa, as causas de fluido na cavidade uterina incluem estenose cervical (Figura 51.10), carcinoma do colo uterino, carcinoma endometrial, pólipos endometriais e piométrio. Em mulheres na pré-menopausa, as causas incluem obstrução congênita, devido ao hímen imperfurado; septo vaginal; atresia vaginal ou do colo uterino; obstrução do colo uterino adquirida devido a instrumentação, radiação ou carcinoma; menorragia; e gravidez.

Cistos nabothianos. Resultam da obstrução dos ductos das glândulas secretoras de muco do revestimento epitelial do colo do útero e são comumente visualizados na ultrassonografia transvaginal. Em geral, são anecoicos, quase sempre múltiplos (Figura 51.11) e variam em tamanho de 2 a 3 mm a 4 cm. Quase sempre são assintomáticos.

Malformações arteriovenosas uterinas (MAV). São compostas por um emaranhado de vasos de vários tamanhos, que consistem em artérias e veias, mas sem uma rede capilar intermediária. As MAV congênitas têm um *nidus* central com múltiplas artérias nutrícias, grandes ramos externos ao útero e veias de drenagem. As MAV adquiridas como resultado de traumatismo, procedimentos cirúrgicos, doença trofoblástica

gestacional ou câncer endometrial ou do colo do útero tendem a ter um único ou poucos ramos arteriais nutrícios intrauterinos e falta do *nidus* central. Alguns pacientes são assintomáticos, enquanto outros apresentam sangramento intermitente, às vezes, torrencial. A ultrassonografia mostra útero heterogêneo com espaços tubulares anecoicos no miométrio (Figura 51.12). A ultrassonografia com Doppler colorido mostra um mosaico de cores vivas do emaranhado vascular. As formas de onda arterial do Doppler espectral são de alta velocidade e baixa resistência, características do desvio arteriovenoso. A embolização angiográfica é o tratamento de escolha.

DIU usados atualmente nos EUA. Incluem o DIU ParaGard®, envolto em cobre em forma de T, e os DIU em forma de T Mirena®, Kyleena®, Liletta® e Skyla®, impregnados com hormônio. As complicações incluem expulsão, mau posicionamento, perfuração uterina, infecção e gravidez. Os DIU envoltos em cobre produzem sombras acústicas proeminentes e ecos de reverberação que facilitam a identificação e a localização. Os DIU impregnados de hormônio são menos ecogênicos e mais difíceis de identificar, exigindo um exame ultrassonográfico cuidadoso, especialmente se o útero estiver distorcido pela existência de leiomiomas. A posição normal do DIU é centralizada dentro do canal uterino, com a parte em forma de T encostada ao fundo. Se o DIU estiver em uma posição baixa no útero médio ou inferior, ele será ineficaz como anticoncepcional (Figura 51.13). O mau posicionamento com penetração do miométrio ou mesmo perfuração do útero está associado à dor pélvica. A expulsão do DIU pode não ser percebida pela paciente, exceto pela ausência do fio do DIU, o que é confirmado por ultrassonografia. Se ocorrer uma gravidez, é mais provável que seja ectópica. A infecção (doença inflamatória pélvica [DIP]) pode complicar o uso de DIU.

Ovários e anexos

Anatomia normal na ultrassonografia. O termo *anexos* refere-se aos ovários, às tubas uterinas, ao ligamento largo e aos vasos ovarianos e uterinos, todos os quais podem estar envolvidos em condições patológicas. A ultrassonografia demonstra os ovários como estruturas ovais de tecidos moles com vários pequenos folículos císticos. Os ovários têm, em média, 4 × 3 × 2 cm de tamanho, com um máximo de 5 cm em qualquer dimensão. O volume ovariano máximo para a mulher adulta, calculado pela fórmula padrão (comprimento × largura × altura × 0,52), é 22 cm³. Os ovários apresentam alterações morfológicas

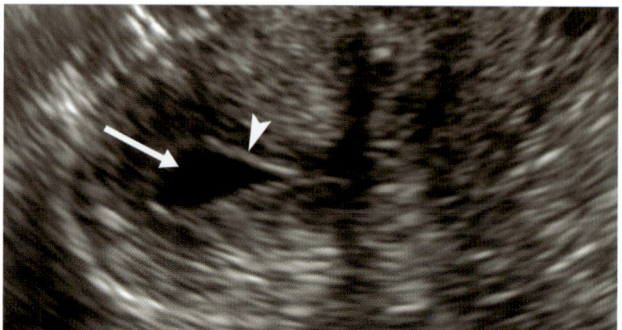

Figura 51.10 Líquido na cavidade endometrial. O líquido anecoico (*seta*) é evidente dentro da cavidade uterina nessa imagem de ultrassonografia transvaginal do útero de uma mulher de 75 anos. O endométrio (*ponta de seta*) é fino e normal. Essa paciente tem estenose atrófica do colo uterino.

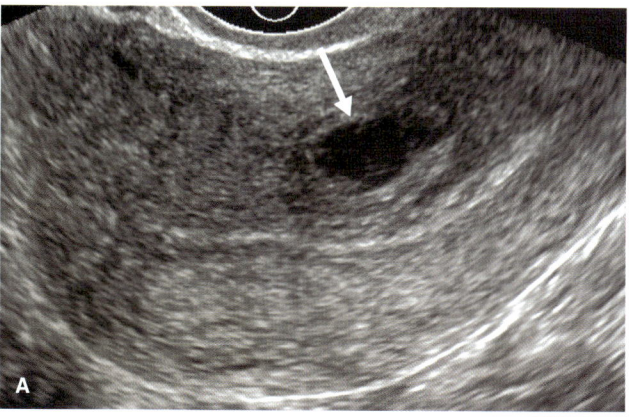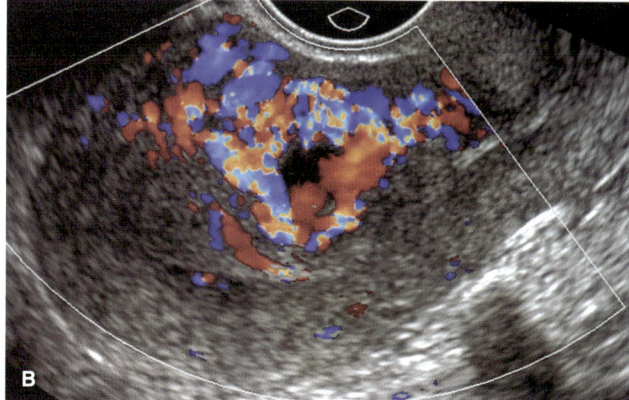

Figura 51.12 **Malformação arteriovenosa uterina (MAV). A.** A ultrassonografia em escala de cinza revela massa de aparência cística (*seta*) na parede anterior do útero. **B.** Imagem de ultrassonografia com Doppler colorido no mesmo plano longitudinal demonstra a rede brilhante de vasos sanguíneos emaranhados que compõem a MAV.

características com o ciclo menstrual. Após a menstruação, os ovários estão no seu menor tamanho, com os folículos medindo menos de 5 mm. Durante a fase de estrogênio, os folículos aumentam para o tamanho de 10 a 15 mm, com um folículo dominante atingindo o tamanho de 20 a 30 mm no meio do ciclo (Figura 51.14). A ruptura do folículo dominante libera o óvulo e o *corpo-lúteo* se forma no local deste. A ovulação libera líquido, que se acumula no fundo de saco. Todos os folículos restantes normalmente involuem após a ovulação. A hemorragia no corpo-lúteo ou em qualquer folículo produz um *cisto funcional hemorrágico*. Os ovários variam amplamente em localização, mas, em geral, ficam em uma fossa ovariana rasa, no ângulo entre os vasos ilíacos externos anteriormente e o ureter posteriormente, com as tubas uterinas envoltas sobre e ao redor deles. As tubas uterinas não são visualizadas, a menos que estejam aumentadas; entretanto, o ligamento largo é claramente visto quando é delineado por líquido na pelve. Os *ovários* na *pós-menopausa* são atróficos, não têm folículos e costumam ser difíceis de visualizar. O volume médio do ovário diminui de 8 cm³ aos 40 a 44 anos, para menos de 1 cm³ aos 70 anos. O volume ovariano máximo na mulher na pós-menopausa é de 6 cm³. Em crianças de até 24 meses de idade, os ovários são pequenos, com volume médio de 1 cm³ e volume máximo de 3 cm³. As *calcificações* focais em ovários de aparência normal são um achado comum e benigno.

Folículos. São estruturas fisiológicas normais no ovário. Os folículos têm paredes finas, contêm líquido anecoico e estão dispostos na periferia ovariana (Figura 51.14). Os folículos normais variam de tamanho até 15 mm, enquanto o folículo

dominante pode ter 30 mm de diâmetro imediatamente antes da ovulação. Os folículos devem ser chamados de folículos, e não de cistos, uma vez que "cisto" implica um achado patológico.

Corpos-lúteos. São formados pela ruptura e pelo colapso do folículo dominante durante a ovulação, tendo a função de secretar progesterona e estrogênio. O corpo-lúteo aparece inicialmente como uma porção vascular sólida do ovário (aparência de cisto colapsado) (Figura 51.15) e forma uma pequena massa cística (< 3 cm), quase sempre com ecos internos, nível líquido ou estrutura interna em forma de malha (aparência de cisto hemorrágico) em seu interior. Em geral, as paredes dele são mais espessas do que a dos folículos normais. O Doppler colorido mostra um "anel de fogo" intensamente vascular. Se não ocorrer gravidez, o corpo-lúteo normal involui. Se não involuir, ou se ocorrer hemorragia, pode aumentar para 4 a 5 cm, para então se tornar um cisto ovariano funcional ou um cisto ovariano hemorrágico. Se ocorrer gravidez, o corpo-lúteo persiste como uma estrutura cística fisiológica durante a gestação de 16 a 18 semanas.

Cisto ovariano funcional. É a massa ovariana mais comum (Tabela 51.2). Os cistos pequenos, de até 3 cm, geralmente devem ser considerados folículos normais. Os *cistos foliculares* patológicos de até 20 cm resultam do acúmulo excessivo de líquido ou hemorragia interna. Basicamente, representam folículos ou corpo-lúteo que não regride. Os cistos funcionais podem se romper ou sofrer torção. O diagnóstico é feito pela demonstração de um cisto ovariano redondo, liso, geralmente unilocular (Figura 51.16), que se resolve no exame de acompanhamento após um ou dois ciclos menstruais. Os cistos anecoicos de paredes finas (cistos simples) que não se resolvem após dois ciclos menstruais podem ser neoplasias (cistoadenomas ou teratomas císticos benignos); no entanto, são extremamente improváveis de serem malignos. A Society of Radiologists in Ultrasound recomenda o acompanhamento anual de cistos anexiais "simples" > 5 cm.

Cistos ovarianos hemorrágicos. Resultam da hemorragia em um folículo ou corpo-lúteo. As pacientes apresentam dor pélvica, em geral de início abrupto, massa pélvica ou podem ser assintomáticas. Os cistos ovarianos hemorrágicos são comuns em mulheres na pré-menopausa e muito raros em mulheres na pós-menopausa, a menos que estejam sob terapia de reposição hormonal. A ultrassonografia mostra um amplo espectro de achados (Figura 51.17): (1) o achado principal é a massa cística com ecos internos; (2) o reforço acústico posterior reflete sua natureza cística; (3) a espessura da parede é variável (2 a 20 mm); (4) o fluxo sanguíneo na parede é comumente proeminente e não diferencia o cisto hemorrágico de um tumor; (5) a

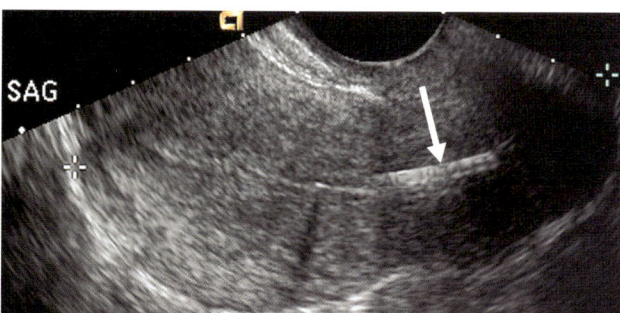

Figura 51.13 **dispositivo anticoncepcional intrauterino (DIU) em posição baixa.** A imagem transvaginal no plano sagital do útero mostra o DIU (*seta*) posicionado de forma aberrante no segmento uterino inferior. O DIU é visto como um eco linear brilhante, com artefato de reverberação. Um DIU nessa posição é ineficaz como anticoncepcional.

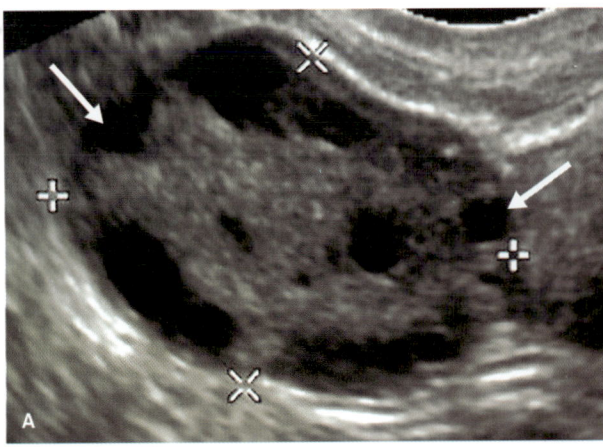

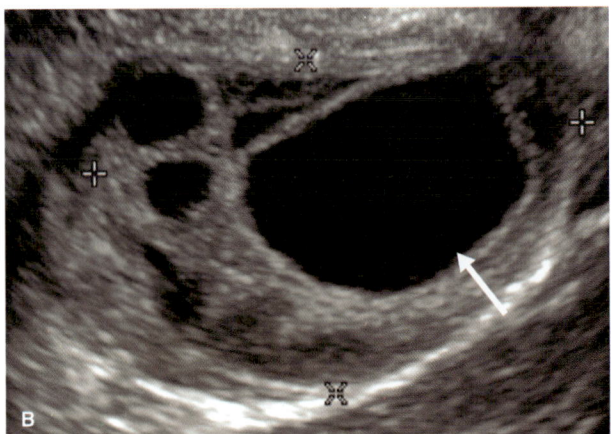

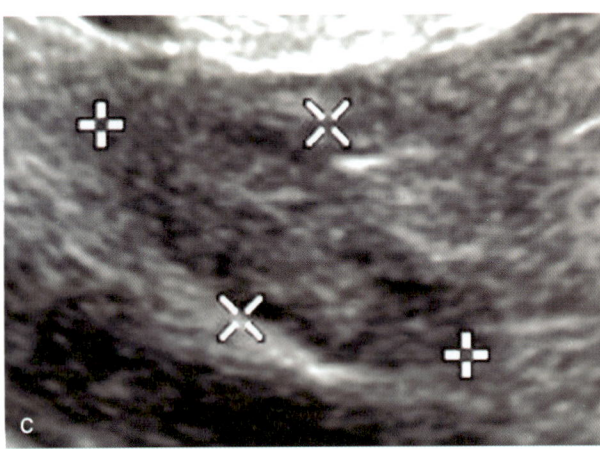

Figura 51.14 Ovários normais. A. A ultrassonografia transvaginal mostra um ovário normal (*entre os cursores*, ×, +), com folículos (*setas*) em mulher em idade reprodutiva. Os folículos são estruturas fisiológicas normais que servem como marcos de ultrassom para a identificação do ovário. **B.** Esse ovário (*entre os cursores*, ×, +) contém um folículo dominante em crescimento (*seta*). Os folículos dominantes podem ter até 3 cm de tamanho. **C.** Um ovário normal (*entre os cursores*, ×, +), em mulheres na pós-menopausa, é menor e não tem folículos.

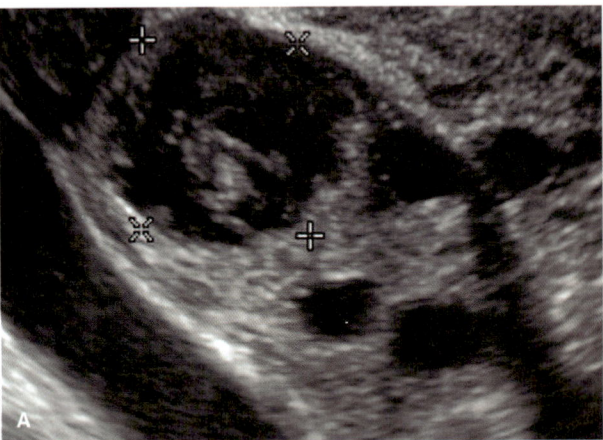

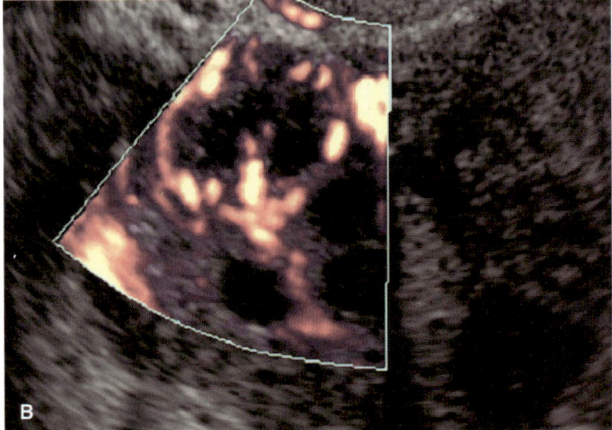

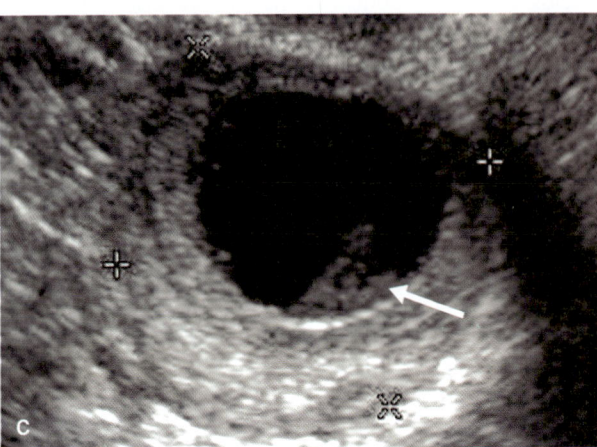

Figura 51.15 Corpo-lúteo normal. A. Um corpo-lúteo normal (*entre os cursores*, ×, +) aparece como massa parcialmente sólida, com componentes líquidos. **B.** Imagem *power* Doppler do mesmo ovário revela a intensa vascularização do corpo-lúteo normal. **C.** Em uma mulher diferente, o corpo-lúteo (*entre os cursores*, ×, +) se transformou em um cisto. O material ecogênico (*seta*) dentro do cisto é um pequeno coágulo de sangue.

TABELA 51.2 Causas de massa ovariana.	
■ **MASSA CÍSTICA OVARIANA**	■ **MASSA SÓLIDA OVARIANA**
Cisto ovariano funcional	Fibroma (benigno)
Cisto ovariano hemorrágico	Tumor de Brenner (quase sempre benigno)
Endometrioma	Tecoma/fibrotecoma (benigno)
Teratoma cístico (97% benigno)	Leiomioma pedunculado
Cistoadenoma seroso/ cistoadenocarcinoma (60% benigno)	Disgerminoma (tumor maligno de células germinativas)
Cistoadenoma/ cistoadenocarcinoma mucinoso (85% benigno)	Tumor de células da granulosa (85 a 90% benigno)
Carcinoma de células claras	Tumor de Sertoli-Leydig (80 a 90% benigno)
Carcinoma endometrioide	Metástase
Metástase necrótica	

ecogenicidade interna depende do estado físico da hemorragia; (6) o cisto pode parecer sólido, mas a ultrassonografia com fluxo colorido não mostra vasos sanguíneos internos; (7) retração de coágulos aderentes à parede, simulando projeções papilares neoplásicas, mas sem fluxo sanguíneo; e (8) um padrão semelhante a uma teia, de ecos internos rendados, representando fios de fibrina, é característico. O material particulado dentro de cistos hemorrágicos pode demonstrar *fluxo acústico*, descrito como o movimento de material particulado no líquido na direção do feixe de som para longe do transdutor. Os endometriomas, que de outra forma podem parecer idênticos aos cistos hemorrágicos, não mostram fluxo acústico. A ruptura de um cisto hemorrágico causa dor aguda e resulta em hemoperitônio. Em geral, a ultrassonografia de acompanhamento mostra resolução completa em dois ciclos menstruais.

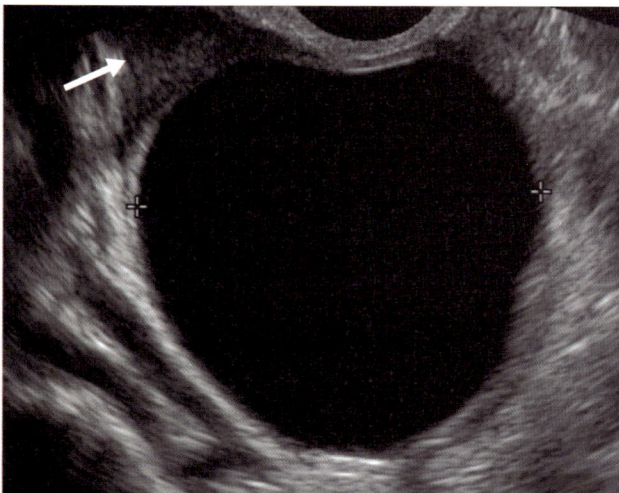

Figura 51.16 Cisto ovariano funcional. A ultrassonografia transvaginal demonstra um cisto ovariano anecoico de parede fina e bem definida (*entre os cursores*, +) em uma mulher de 36 anos. Uma pequena porção do ovário (*seta*) é visível nessa imagem. A aparência é típica de cisto ovariano funcional. No exame ultrassonográfico de acompanhamento, 10 semanas depois, o cisto havia desaparecido.

Cistos ovarianos na pós-menopausa. São cistos de inclusão serosos benignos encontrados em 15% das mulheres assintomáticas, no período pós-menopausa. As características da ultrassonografia são: (1) tamanho pequeno < 5 cm; (2) paredes lisas e finas de espessura uniforme < 3 mm; (3) conteúdo de líquido anecoico; e (4) ausência de septações, nódulos ou qualquer componente de tecido mole. Com o tempo, esses cistos costumam mudar de tamanho ou desaparecem. Os cistos com essas características em mulheres na pós-menopausa são extremamente improváveis de serem malignos. A Society of Radiologists in Ultrasound recomenda o acompanhamento anual de cistos na pós-menopausa > 1 cm.

DIP. Refere-se à inflamação aguda ou crônica das tubas uterinas, dos ovários e do peritônio pélvico. Em geral, as pacientes estão na adolescência e ao redor dos 20 anos, e apresentam dor, febre e corrimento vaginal. As causas de DIP incluem gonococo, clamídia, bactérias anaeróbias e tuberculose. A doença varia de endometrite a salpingite, hidrossalpinge e abscesso tubo-ovariano. Na DIP aguda, a ultrassonografia demonstra massa anexial complexa mal definida, que costuma incluir uma tuba uterina dilatada e cheia de pus, ovário edemaciado e aderências a estruturas adjacentes (Figura 51.18), havendo, em geral, um líquido ecogênico e purulento no fundo de saco. A DIP crônica se manifesta como hidrossalpinge ou cisto de inclusão peritoneal.

Endometriose. É a ocorrência de tecido endometrial funcional fora do útero. De modo geral, as pacientes têm entre 25 e 35 anos e apresentam infertilidade e dor pélvica crônica. Muitos casos envolvem implantes minúsculos (1 a 2 mm) de tecido endometrial no peritônio não visualizados por ultrassonografia. Esses depósitos são funcionalmente ativos durante o ciclo menstrual, resultando em inflamação e aderências na pelve. As aderências podem produzir massa complexa que imita um abscesso tubo-ovariano. Os depósitos maiores formam massas císticas preenchidas por sangue antigo e ecogênico, uma condição denominada "cisto de chocolate" ou endometrioma. Os *endometriomas* têm uma ampla variedade de aparências, como massas anexiais únicas ou caracteristicamente múltiplas, com ecos internos difusos de baixo nível (Figura 51.19). Como mencionado, os endometriomas podem ser idênticos em aparência aos cistos ovarianos funcionais hemorrágicos, mas não demonstram fluxo acústico. O Doppler mostra fluxo sanguíneo variável na parede do endometrioma, mas não no material ecogênico dentro do cisto. Outras aparências do endometrioma incluem massa sólida sem fluxo sanguíneo interno, massa cística com focos hiperecoicos na parede, cisto simples que mimetiza um cisto ovariano funcional ou massa com focos calcificados, que imitam um teratoma. Os depósitos de tecido endometrial em cicatrizes cirúrgicas na parede abdominal caracteristicamente produzem dor cíclica correspondente à menstruação.

Tumores de ovário. Sejam benignos, sejam malignos, são mais comumente císticos. Os tumores encontrados com mais frequência são os epiteliais: cistoadenoma e cistoadenocarcinoma seroso ou mucinoso e teratoma cístico benigno. A ultrassonografia é usada para diferenciar cistos ovarianos funcionais de tumores ovarianos e para fornecer achados usados para avaliar o risco de malignidade.

Teratomas císticos benignos. Também chamados de cistos dermoides, são tumores de células germinativas benignos geralmente descobertos em pacientes com idades entre 10 e 30 anos. Eles são a neoplasia ovariana mais comum, sendo bilaterais em 15 a 25% dos casos. Embora predominantemente cística, a existência de elementos ectodérmicos maduros resulta na formação de ossos, dentes e cabelos, o que lhes confere uma aparência complexa e variada. A maioria dos tumores pode ser diagnosticada com precisão por ultrassonografia (Figura 51.20). Três aparências são mais comuns, sendo a mais característica a massa cística com líquido complexo e um nódulo mural, o

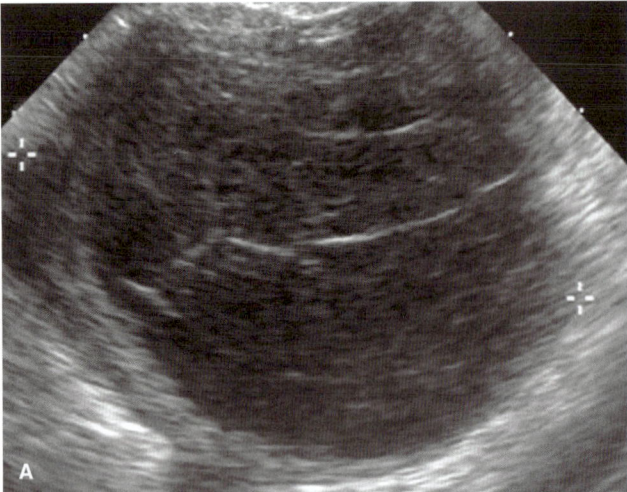

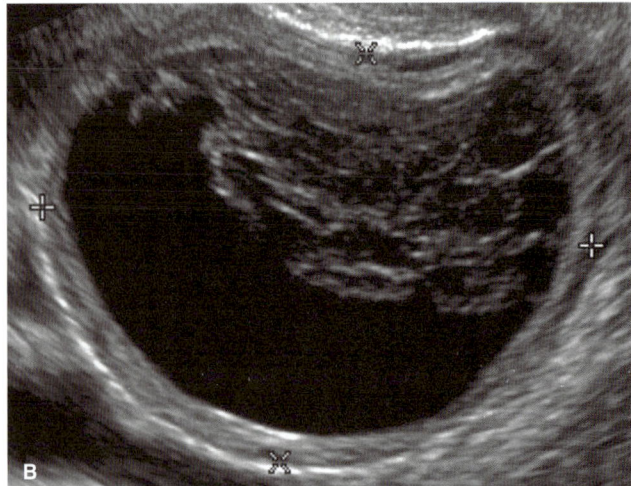

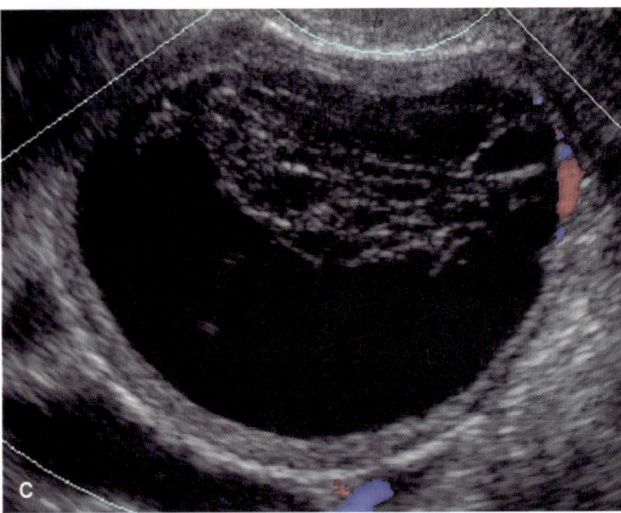

Figura 51.17 Cistos funcionais hemorrágicos. A. A ultrassonografia transvaginal mostra a complexa ecogenicidade interna de um cisto funcional hemorrágico (*entre os cursores*, +). A aparência interna rendada é característica de filamentos de fibrina dentro da hemorragia em evolução. **B.** Massa ovariana cística em outra mulher mostra material ecogênico na porção não dependente do cisto (*entre os cursores*, ×, +). **C.** Imagem do Doppler colorido do mesmo ovário que em **B** mostra fluxo sanguíneo na parede do cisto, mas nenhum no material de aparência sólida dentro do cisto, confirmando coágulo de sangue aderente em um cisto hemorrágico. A ultrassonografia de acompanhamento confirmou a resolução completa em ambos os casos.

"tampão dermoide". Os níveis líquido-líquido, que representa sebo gorduroso flutuando no líquido aquoso, são comuns. Outro achado clássico é a aparência de "ponta do *iceberg*" de massa amorfa ecogênica não completamente avaliada por causa do artefato de reverberação acústica e da sombra acústica posterior. O terceiro padrão mais comum aparece como vários fios finos

ecogênicos que representam cabelo dentro da cavidade do cisto. Outras aparências incluem o aparecimento de um cisto simples; massa cística com várias bolas flutuantes ecogênicas; ou massa sólida, com predomínio de tecido tireoidiano (*struma ovarii*), que pode causar tireotoxicose. O diagnóstico de teratoma benigno muitas vezes pode ser confirmado por uma radiografia convencional que demonstre dentes ou osso. A confirmação por tomografia computadorizada (TC) ou RM do conteúdo de gordura também é definitiva.

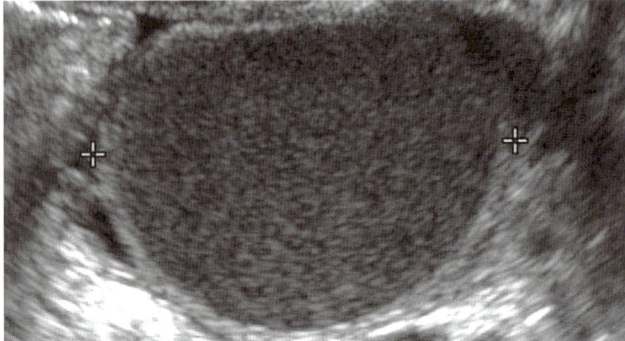

Figura 51.18 Abscesso tubo-ovariano. A ultrassonografia dos anexos revela massa complexa (*pontas de seta*) envolvendo o ovário (*O*) e a tuba (*T*) uterina. O exame físico revela sensibilidade pélvica acentuada, com fixação dos órgãos pélvicos.

Figura 51.19 Endometrioma. A ultrassonografia transvaginal mostra um cisto anexial (*entre os cursores*, +) com parede fina uniforme e ecos internos finos homogêneos. Essa aparência pode ser observada em um cisto ovariano hemorrágico ou um endometrioma. Deve-se suspeitar de endometrioma se o cisto não se resolver dentro de 2 meses.

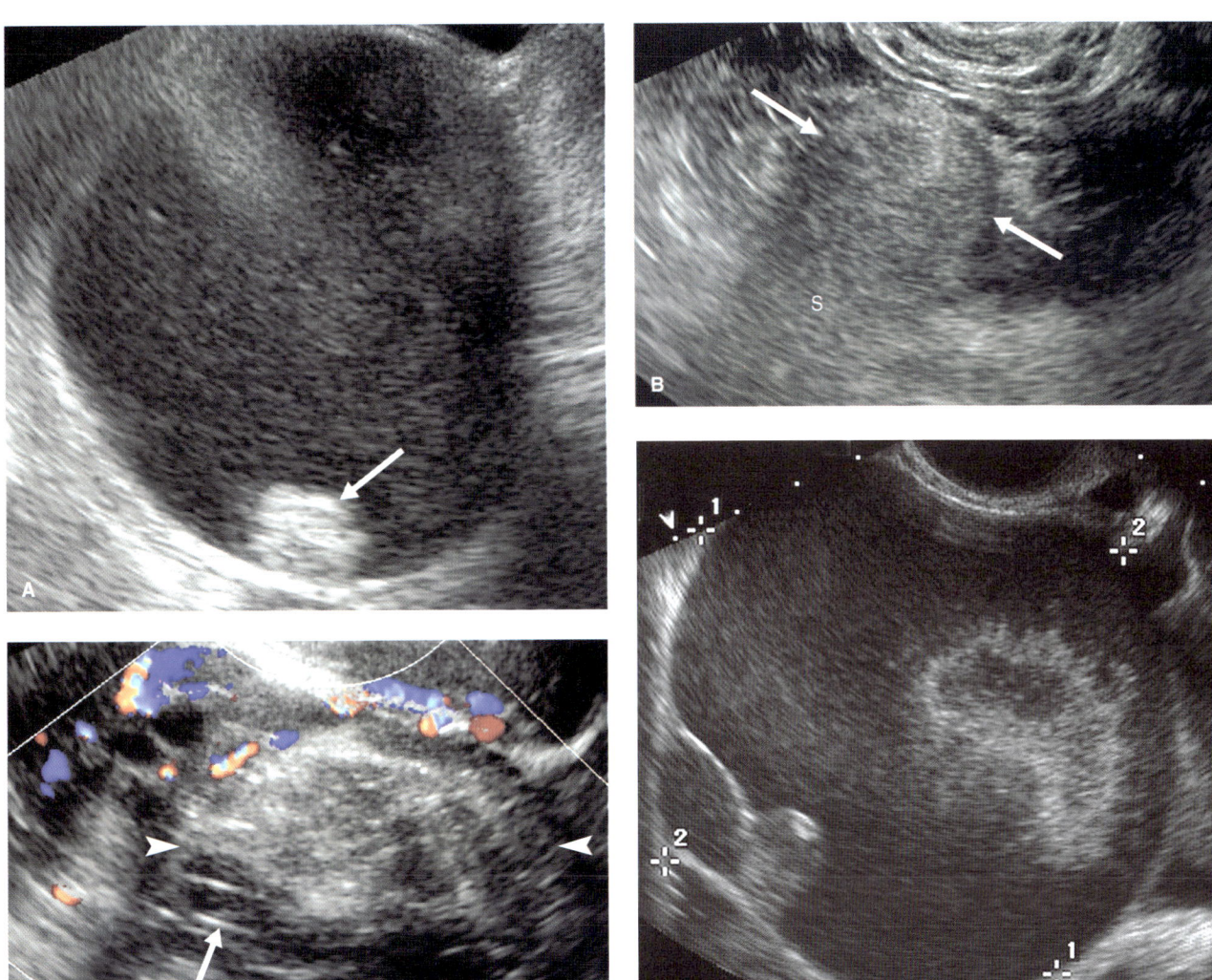

Figura 51.20 Teratomas císticos benignos. A. Massa ovariana em uma mulher jovem predominantemente cística, com ecos flutuantes dentro do líquido. Um nódulo ecogênico (*seta*) representa um tampão dermoide. **B.** A ultrassonografia transvaginal em uma paciente com massa anexial palpável revela massa ecogênica (*entre as setas*), com margens indistintas que desaparecem na sombra (*S*) acústica e na reverberação. Essa é a aparência típica de "ponta do *iceberg*" de um teratoma cístico benigno. **C.** Massa ovariana complexa (*entre as pontas de seta*) com componentes ecogênicos proeminentes não mostra fluxo sanguíneo interno. Fios avasculares (*seta*) representam cabelos caracteristicamente encontrados em teratomas císticos benignos. **D.** Imagem transvaginal de massa ovariana (*entre os cursores*, +) revela uma estrutura espiculada bizarra suspensa dentro de um fluido com partículas flutuantes. Uma aparência bizarra de massa ovariana deve sempre trazer à mente o teratoma cístico como um possível diagnóstico.

Tumores epiteliais. Surgem da cobertura epitelial do ovário. Como grupo, são responsáveis por 65 a 75% de todas as neoplasias ovarianas. A maioria se apresenta como massas predominantemente císticas. A diferenciação patológica de formas benignas e malignas às vezes é difícil, resultando na classificação de alguns como malignos "limítrofe" ou tumor de "baixo potencial maligno". Os tumores bilaterais são comuns e mais frequentes nos tipos malignos.

O *cistoadenoma seroso* e o *cistoadenocarcinoma* compreendem 30% de todas as neoplasias ovarianas e 40% daquelas de câncer de ovário. Os cistoadenomas serosos são cistos de paredes finas, geralmente uniloculares, com líquido anecoico que imita na aparência um cisto ovariano funcional. Os cistoadenocarcinomas serosos são multiloculados, com paredes espessas, septos espessos e projeções papilares no seu interior. Em geral, o Doppler documenta o fluxo sanguíneo dentro dos septos e das projeções papilares.

O *cistoadenoma mucinoso* e o *cistoadenocarcinoma* compreendem 20% das neoplasias ovarianas, sendo aproximadamente 85% benignos. Os tumores mucinosos podem ser enormes, preenchendo a pelve e se estendendo até o abdome. A maioria tem várias septações (Figura 51.21) e contém líquido ecogênico, devido à presença de mucina. A ruptura espalha células secretoras de mucina por toda a cavidade peritoneal e pode resultar em pseudomixoma peritoneal.

Os *tumores endometrioides* são quase sempre malignos. A maioria são massas císticas com projeções papilares.

Outros tipos de tumores epiteliais incluem carcinoma de células claras (cisto unilocular com um nódulo mural), tumor de Brenner (sólido, benigno) e tumor epitelial indiferenciado (agressivo, mal definido, cístico ou sólido).

Tumores de células germinativas. Incluem o teratoma cístico benigno descrito anteriormente e tumores germinativos malignos (2,6% das malignidades ovarianas), incluindo disgerminomas, que consistem em células germinativas indiferenciadas, tumor do saco vitelínico (seio endodérmico) e teratoma imaturo. A maioria se apresenta na adolescência com dor abdominal e massa pélvica. As lesões malignas aparecem como massas heterogêneas sólidas ou tumores císticos e sólidos mistos.

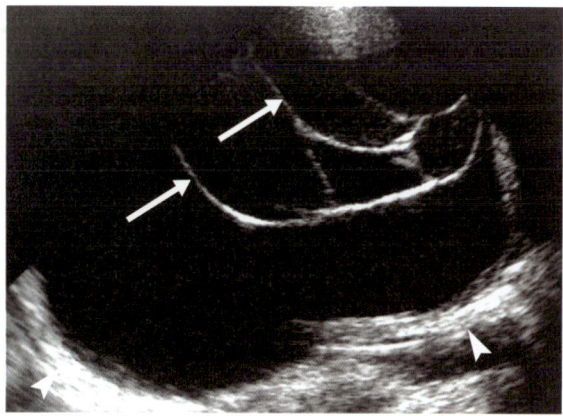

Figura 51.21 Cistoadenoma mucinoso benigno. Esse tumor ovariano formou uma enorme massa, preenchendo a pelve e a parte inferior do abdome. A ultrassonografia confirma massa cística (*entre as pontas de seta*), com uma rede de finas septações (*setas*). A ausência de componentes sólidos detectáveis sugere um tumor benigno.

Tumores estromais. Incluem tumores de células de Sertoli-Leydig (que podem causar masculinização e são malignos em 10 a 20% dos casos), tecoma (que produz estrogênio) e fibromas (que estão associados a ascite e derrames pleurais – síndrome de Meigs). A ultrassonografia revela massa hipoecoica sólida que causa atenuação de som frequentemente impressionante. Os leiomiomas pedunculados têm aparência semelhante. A conexão física e o suprimento vascular do útero diferenciam os leiomiomas dos tumores estromais sólidos do ovário.

Metástases para o ovário. Ocorrem mais comumente em carcinomas gastrintestinais e de mama. Um *tumor de Krukenberg* é a metástase para o ovário de um tumor produtor de mucina do trato gastrintestinal. A maioria das metástases para o ovário é bilateral e sólida. As metástases císticas podem ser indistinguíveis de um tumor ovariano primário.

Sinais de malignidade. Uma vez que a maioria das massas pélvicas é descoberta, ou inicialmente avaliada por ultrassonografia, todos os esforços devem ser feitos para avaliar o risco de malignidade, sendo a ultrassonografia transvaginal essencial na avaliação. Os seguintes sinais se correlacionam com um risco aumentado de malignidade:

1. Tecido sólido dentro de massa cística – quanto mais tecido sólido apresentar uma lesão cística, maior o risco de malignidade. O tecido sólido inclui paredes espessas (> 3 mm), espessura irregular da parede, septações espessas (> 3 mm), projeções papilares e nódulos sólidos (Figura 51.22). A malignidade é muito improvável na ausência de tecido sólido visível. Os cistos uniloculares ou com finas septações são quase sempre benignos, ao passo que massas multiloculares de paredes espessas com nódulos sólidos costumam ser malignas. O tecido vascularizado sólido heterogêneo que constitui uma parte da massa ovariana é, em geral, indicativo de malignidade. Massas homogêneas totalmente sólidas bem definidas que transmitem mal o som são provavelmente fibromas ovarianos benignos.
2. O tamanho maior que 10 cm está correlacionado com um risco de 64% de malignidade em mulheres na pós-menopausa. As massas menores que 5 cm têm maior probabilidade de serem benignas.

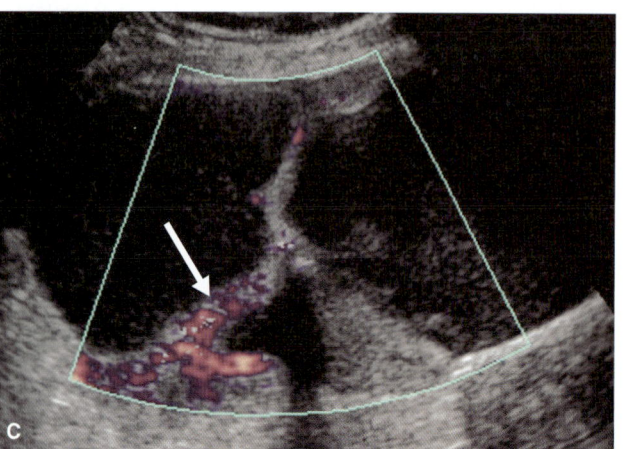

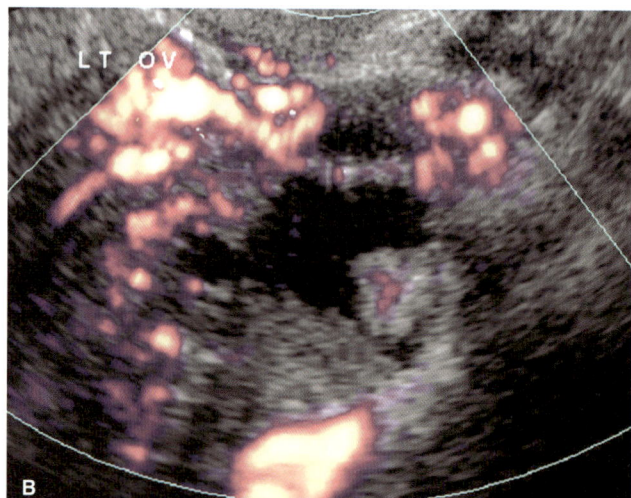

Figura 51.22 Carcinoma ovariano. A. O ovário de uma mulher na pós-menopausa é substituído por massa complexa (*entre as pontas de seta*), com componentes sólidos proeminentes. **B.** *Power* Doppler confirma vascularização proeminente nos componentes sólidos da mesma massa. Essa aparência é altamente indicativa de carcinoma ovariano. **C.** Imagem de ultrassonografia com fluxo em cores de um tumor diferente mostra fluxo sanguíneo proeminente nos septos (*seta*) de massa cística. Esse achado é altamente indicativo de neoplasia; nesse caso, carcinoma de ovário.

3. A demonstração de fluxo de cor por ultrassonografia com Doppler dentro das projeções papilares é evidência de neoplasia e fornece diferenciação de coágulos sanguíneos avasculares aderentes à parede do cisto. As projeções papilares vascularizadas são mais comuns nas neoplasias malignas.

4. A demonstração de vasos sanguíneos pela ultrassonografia com Doppler, dentro das septações, é uma forte evidência de neoplasia. Os cistos funcionais hemorrágicos podem ter aparência complexa, mas os septos são filamentos de fibrina sem vascularização. O fluxo sanguíneo na parede das massas císticas é comumente observado em lesões benignas e malignas.

5. Idade e achados clínicos. O risco de malignidade da massa ovariana aumenta com a idade da paciente: de 24% aos 50 a 60 anos a 60% acima dos 80. As mutações germinativas aumentam o risco de câncer de ovário: 39 a 46% para *BRCA1* e 12 a 20 % para *BRCA2*. O marcador bioquímico CA-125 está elevado em 50% das pacientes com câncer de ovário em estágio 1 e em 90% daquelas com doença mais avançada.

6. A extensão do tumor fora do ovário até o útero, o ligamento largo ou outros órgãos pélvicos é uma forte evidência de malignidade. No entanto, os processos inflamatórios, como abscesso tubo-ovariano e endometriose, podem produzir extensão semelhante da doença.

7. A ascite, mesmo na ausência de implantes tumorais visualizados, é um achado preocupante na presença de massa anexial. Os implantes peritoneais de carcinoma de ovário costumam ser muito pequenos e podem não ser detectados por ultrassonografia ou outros métodos de imagem.

8. A evidência da disseminação metastática, incluindo implantes de tumor nas superfícies peritoneais, bolo omental e linfonodos aumentados, é um sinal claro de malignidade (Figura 51.23).

Massas císticas não ovarianas na pelve. Incluem abscesso de apendicite ou diverticulite, cistos uracais na linha média acima da bexiga, linfocele em pacientes com dissecção anterior do nódulo pélvico e cistos de origem neural, como meningoceles que se estendem anteriormente a partir do sacro. A demonstração ultrassonográfica de um ovário separado, no mesmo lado da massa anexial, sugere o diagnóstico de massa não ovariana.

Cistos paraovarianos. São responsáveis por 10 a 20% de todas as massas anexiais. Eles surgem de remanescentes do ducto wolffiano e são cobertos por camadas do ligamento largo, apresentando o aspecto de um cisto simples separado do ovário, de paredes finas, unilocular, bem definido, com líquido anecoico.

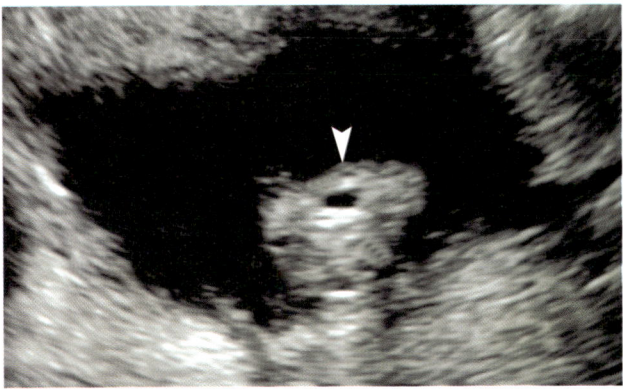

Figura 51.24 **Cisto de inclusão peritoneal.** A ultrassonografia revela uma coleção líquida fixa, de limites angulados e líquido, ocupando os recessos peritoneais. A coleção envolve o ovário (*ponta de seta*), identificado pela presença de folículos.

Cistos de inclusão peritoneal. São pseudocistos inflamatórios relativamente comuns da cavidade peritoneal que resultam de aderências que envolvem um ovário. O peritônio doente perde sua capacidade de absorver líquidos. As secreções de um ovário ativo confinado por aderências produzem uma coleção líquida pélvica em expansão. As pacientes apresentam dor ou massa pélvica, e a maioria tem história de cirurgia pélvica anterior, infecção, traumatismo ou endometriose. A ultrassonografia demonstra uma coleção líquida complexa ocupando os recessos pélvicos e contendo o ovário dentro do líquido loculado (Figura 51.24). O ovário dentro ou na periferia da massa é crítico para o diagnóstico correto, sendo comuns septações, loculações e material particulado dentro do líquido contido.

Síndrome dos ovários policísticos. É um diagnóstico clínico e bioquímico que se baseia em achados de oligo ou anovulação, obesidade, sinais clínicos e/ou bioquímicos de hiperandrogenismo (hirsutismo) e ovários policísticos. A ultrassonografia apenas define a morfologia dos ovários e, por si só, não confirma ou exclui o diagnóstico. Os ovários policísticos estão aumentados e contêm vários folículos (normalmente > 12 folículos por ovário) (Figura 51.25). Os folículos visualizados têm 3 a 8 mm de tamanho, sem a presença de folículo dominante. O volume ovariano excede 10 cm³. As pacientes com ciclos menstruais anovulatórios, especialmente atletas jovens do sexo feminino, podem ter ovários com folículos múltiplos, mas não apresentam as características clínicas da síndrome dos ovários policísticos.

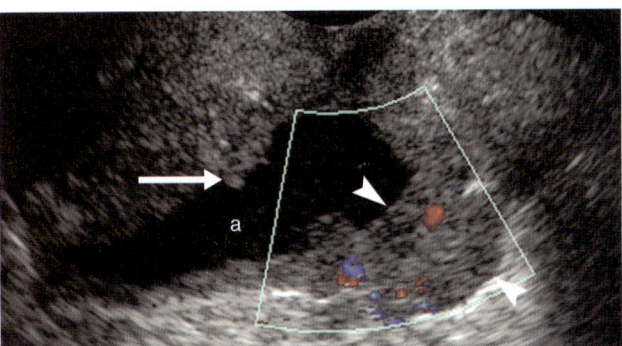

Figura 51.23 **Carcinoma ovariano metastático – implantes peritoneais.** Uma imagem oblíqua de ultrassonografia do flanco direito mostra espessamento nodular (*entre as pontas de seta*) do peritônio parietal, indicativo de implante de tumor na superfície peritoneal. O fluxo sanguíneo proeminente é mostrado pelo Doppler colorido. A ascite (*a*) delineia um depósito peritoneal (*seta*) na superfície do fígado. Essa paciente tem carcinoma de ovário, que se espalhou por toda a cavidade peritoneal.

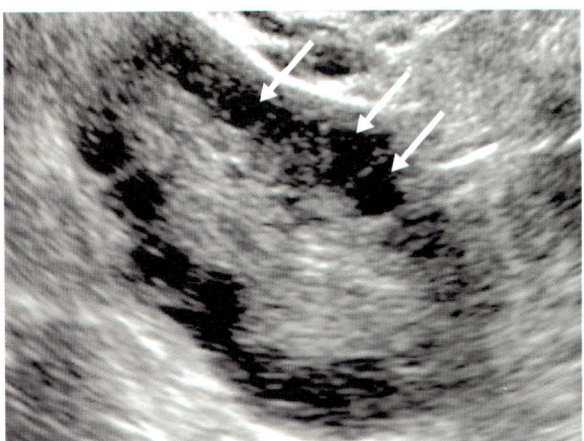

Figura 51.25 **Síndrome dos ovários policísticos.** O ovário de mulher com características clínicas de síndrome dos ovários policísticos está aumentado, com inúmeros folículos (*setas*) na periferia.

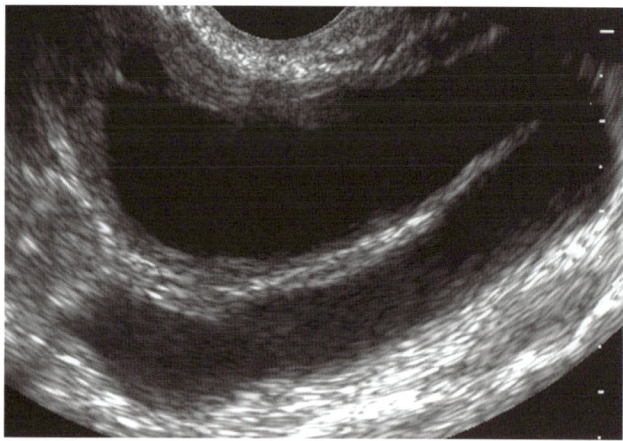

Figura 51.26 Hidrossalpinge. A ultrassonografia transvaginal demonstra a natureza tubular de massa anexial, confirmando hidrossalpinge.

Hidrossalpinge. Pode produzir uma grande massa cística complexa. A ultrassonografia mostra massa tubular de parede fina ou espessa, comumente alongada e dobrada sobre si mesma (Figura 51.26). O diagnóstico é sugerido quando a massa parece alongada ou tubular, e não esférica ou oval. As dobras na tuba uterina dilatada podem simular septos em um tumor ovariano, mas são, de maneira característica, incompletas na hidrossalpinge. A existência de uma "cintura" em uma coleção tubular, descrita como endentações diametralmente opostas na parede, foi relatada como altamente indicativa de hidrossalpinge. O líquido dentro do tubo dilatado, em geral, é ecogênico. Com frequência, a hidrossalpinge é causada por DIP ou endometriose. O *carcinoma de tuba uterina* é raro. A ultrassonografia mostra massa tubária com projeções papilares vascularizadas ou grande massa anexial sólida separada do ovário.

Torção anexial. É o resultado da rotação axial do ovário e/ou da tuba uterina em torno de seu pedículo vascular, causando dor pélvica aguda e intensa devido à oclusão arterial e à estase venosa. O ovário torcido fica edemaciado, hemorrágico e quase sempre necrótico, dependendo da gravidade da torção. O tubo torcido torna-se distendido com líquido, que, em geral, é ecogênico. Um cisto ou massa ovariana, de modo geral, serve como ponto inicial para a torção (Figura 51.27). A torção da tuba uterina com o ovário aumenta a complexidade da massa

anexial. Sob o aspecto clínico, todas as pacientes têm dor e 85%, náuseas e vômitos. A ultrassonografia revela um ovário dilatado, que aparece como massa hemorrágica, com edema e folículos periféricos. Com frequência, há líquido livre no fundo de saco. Achados adicionais incluem detritos ecogênicos dentro dos folículos, posição incomum do ovário e aparência torcida do pedículo ovariano. A avaliação com Doppler não é confiável, devido às variações normais no fluxo anexial e à ocorrência comum de torção intermitente. Os achados típicos mostram ausência de fluxo venoso (67%) e de fluxo arterial, observada em menos da metade dos casos (46%). Mesmo se houver fluxo, deve-se suspeitar de torção se o ovário estiver dilatado e a paciente apresentar dor. A torção é praticamente excluída se o ovário estiver normal, independentemente dos achados do Doppler. As pacientes na pós-menopausa com torção podem ter carcinoma de ovário (20%).

Trato genital masculino

Testículos e escroto

A ultrassonografia é o método de imagem de primeira escolha para o exame dos testículos e escroto. As indicações incluem suspeita de massa e dor escrotais, traumatismo, criptorquidia, detecção de varicocele em homens inférteis e pesquisa de tumor primário oculto ou envolvimento testicular por linfoma ou leucemia. O escroto é examinado com um transdutor linear, com frequência de 5 MHz ou superior. Os testículos são documentados e medidos em planos longos e transversais. O tamanho e a ecogenicidade de cada epidídimo e testículos devem ser comparados ao lado oposto. A vascularidade das estruturas escrotais é avaliada com ultrassonografia com Doppler.

Anatomia normal na ultrassonografia. O testículo normal é oval e liso, medindo aproximadamente 3,5 cm de comprimento e 2 a 3 cm de diâmetro (Figura 51.28). É coberto por uma cápsula fibrosa densa chamada *túnica albugínea.* O testículo consiste em 250 lóbulos constituídos por túbulos seminíferos, que são o local de desenvolvimento dos espermatozoides. Os túbulos seminíferos unem-se para formar os túbulos retos, a *rete testis* e, finalmente, os ductos eferentes, que saem do testículo pelo *mediastino.* Este é uma invaginação da túnica albugínea na superfície posterior dos testículos, que fornece acesso para os vasos testiculares e saída para os ductos eferentes. Estes, por sua vez, transportam o líquido seminal para o epidídimo, um

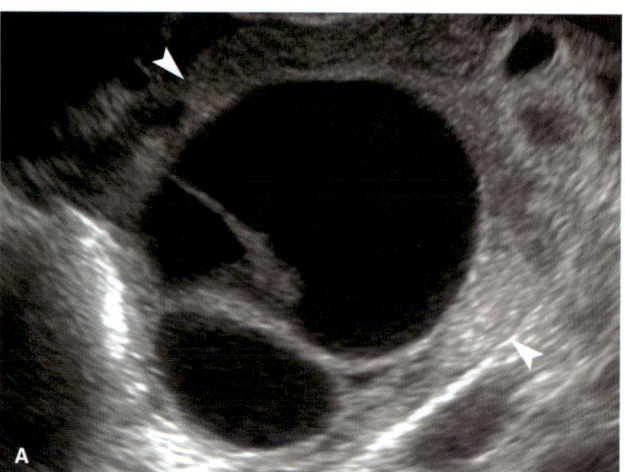
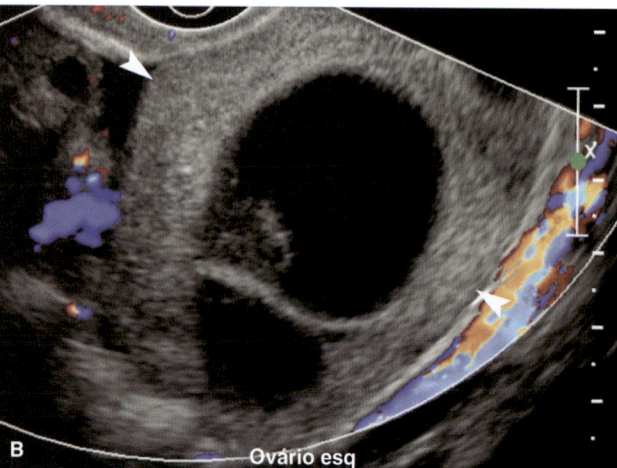

Figura 51.27 Torção anexial. A. Imagem de ultrassonografia em escala de cinza mostra um ovário edematoso e aumentado (*entre as pontas de seta*), com massa cística em mulher com início agudo de dor pélvica intensa. **B.** Imagem de ultrassonografia com Doppler colorido não mostra fluxo sanguíneo no ovário (*entre as pontas de seta*), mas fluxo sanguíneo proeminente nos vasos adjacentes. A massa ovariana que servia de nicho para a torção revelou-se um cisto ovariano hemorrágico.

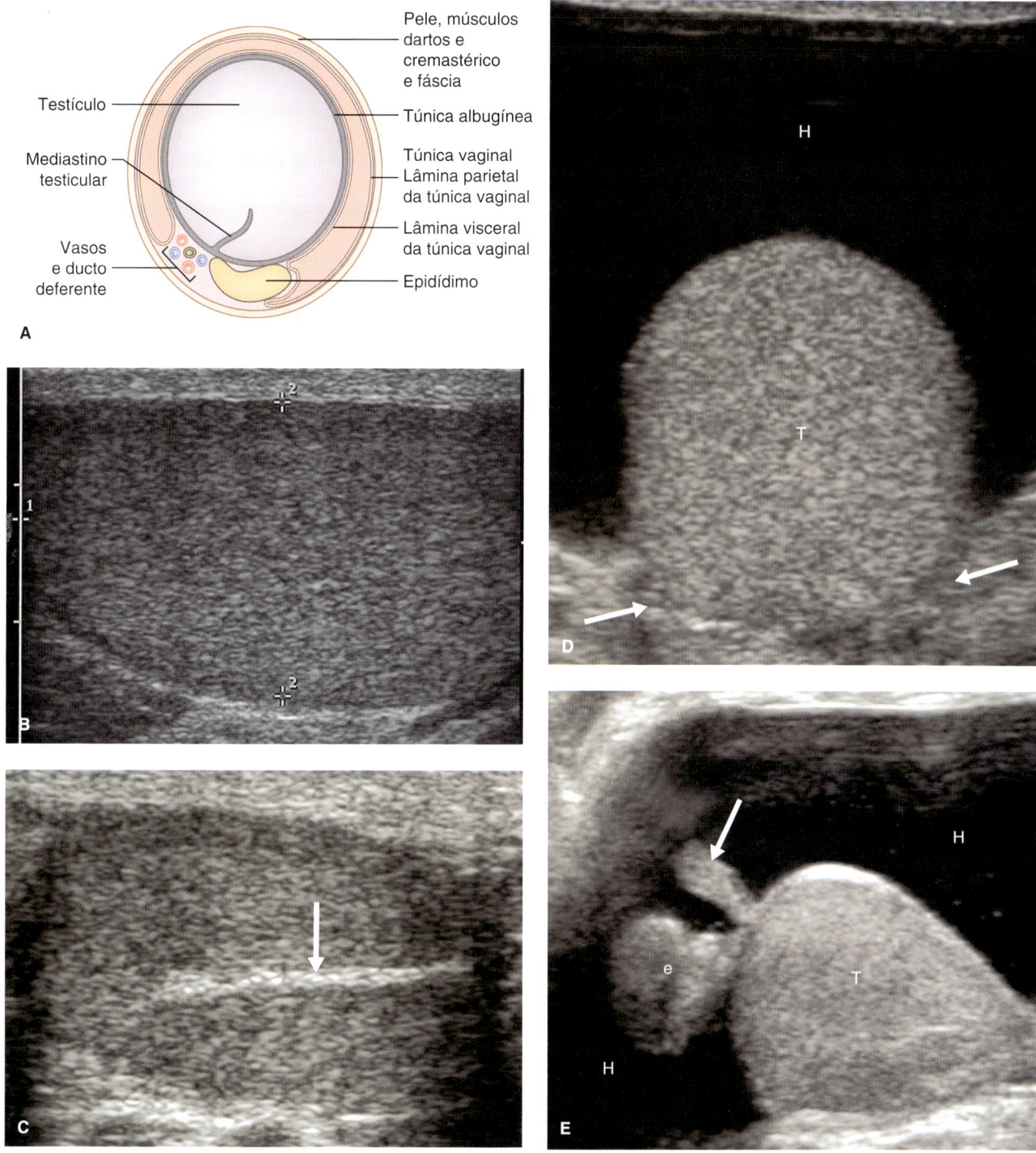

Figura 51.28 Anatomia escrotal normal. A. O desenho de um corte transversal do escroto demonstra o testículo encapsulado pela túnica albugínea e amplamente circundado pelo espaço potencial revestido pela túnica vaginal. O testículo está preso à parede escrotal posteriormente, onde residem os vasos sanguíneos testiculares, o ducto deferente e o epidídimo. **B.** O testículo normal (*entre os cursores*) é de ecogenicidade uniforme de nível médio. **C.** O mediastino do testículo aparece como uma linha ecogênica (*seta*), onde a túnica albugínea se dobra para permitir a entrada e saída dos vasos sanguíneos e dos ductos eferentes. **D.** A área nua (*setas*) onde o testículo (*T*) se fixa à parede posterior do escroto é claramente mostrada nesse paciente com uma grande hidrocele (*H*). O epidídimo corre na área nua. **E.** A cabeça do epidídimo (*e*) e seu apêndice (*seta*) são contornados por líquido de uma hidrocele (*H*). Ambas as estruturas estão no polo superior do testículo (*T*).

túbulo altamente convoluto aderido de maneira firme à parte posterior do testículo. A *cabeça do epidídimo* é a porção superior aumentada (7 a 8 mm de diâmetro) do epidídimo adjacente ao polo superior dos testículos. O *corpo do epidídimo* é um tubo convoluto de 1 a 2 mm de diâmetro, que corre caudalmente ao longo do testículo na região posterolateral. A *cauda do epidídimo* é a extremidade inferior pontiaguda do epidídimo no polo inferior do testículo. O *ducto deferente* é a continuação do epidídimo, que sobe como um tubo reto ao longo da face posteromedial do testículo, para se tornar um componente do cordão espermático e atravessar o canal inguinal. O *apêndice testicular* é um ducto mülleriano remanescente visto como uma pequena estrutura oval logo abaixo da cabeça do epidídimo. O *apêndice do epidídimo* é um pequeno apêndice pediculado da cabeça do epidídimo.

A torção do apêndice testicular ou do apêndice do epidídimo pode simular, sob o aspecto clínico, a torção testicular.

O escroto consiste em muitas camadas de tecidos diferentes. A espessura da pele escrotal é, em geral, de 3 a 6 mm, com um máximo de 8 mm. A *túnica vaginal* é uma membrana peritoneal que forma um saco seroso fechado, cobrindo as faces medial, anterior e lateral do testículo e a face lateral do epidídimo. Em geral, esse espaço contém 1 a 2 mℓ de líquido, sendo o excesso dele denominado *hidrocele*. A túnica vaginal deixa uma área nua posteriormente, que ancora o testículo à parede escrotal. A ausência dessa âncora do testículo na parede escrotal é uma condição congênita denominada *deformidade em sino*, que predispõe à torção testicular. Um septo mediano divide o escroto em dois compartimentos separados.

O cordão espermático é formado no anel inguinal interno, percorre o canal inguinal e a parede abdominal e suspende os testículos no escroto. O cordão espermático consiste em ducto deferente; artérias espermáticas externas, testiculares e deferentes; plexo das veias pampiniforme; vasos linfáticos; e músculo cremastérico como cobertura. A ectasia do plexo pampiniforme é denominada *varicocele*. O fluxo em cores e a ultrassonografia com *power* Doppler avaliam o fluxo arterial no cordão espermático e nos testículos. Depois de entrar no testículo, a artéria testicular forma as artérias capsulares, que cursam logo abaixo da túnica albugínea. As artérias capsulares dão origem aos ramos centrípetos, que fluem em direção ao mediastino testicular, através do parênquima testicular. Como a vascularização dos testículos é bastante variável, as imagens de fluxo em cores de um testículo devem sempre ser comparadas às de fluxo em cores equivalentes do testículo oposto.

A ultrassonografia demonstra que os testículos normais são homogêneos em ecogenicidade, com uma ecotextura semelhante à da tireoide. O mediastino é visto como uma linha ecogênica proeminente ao longo da face posterior do testículo. O líquido no espaço formado pela túnica vaginal proporciona a melhor visualização dos componentes do epidídimo, que tem uma aparência mais grosseira e heterogênea que o testículo.

Testículos não descidos.
Cerca de 3% dos recém-nascidos a termo apresentam essa condição. A maioria desses testículos descerá de maneira espontânea por volta de 1 ano de idade, deixando 1% com criptorquidia, sendo improvável a descida depois dessa idade. Para preservar a fertilidade, a orquipexia é recomendada aos 2 anos de idade. A permanência a longo prazo de um testículo não descido está associada a um risco consideravelmente aumentado de neoplasia testicular, especialmente o seminoma. O testículo não descido pode estar localizado em qualquer lugar ao longo do curso da descida, desde o polo inferior do rim até o anel inguinal superficial. A maioria (70 a 80%) está dentro do canal inguinal, e pode ser identificada por ultrassonografia. O restante, localizado no abdome, é mais bem demonstrado por TC ou RM. O canal inguinal segue um curso oblíquo, dirigido medialmente através dos músculos da parede abdominal, entre os anéis inguinais profundos e superficiais. O anel inguinal profundo está localizado a meio caminho entre a espinha ilíaca anterossuperior e a sínfise pubiana. O anel inguinal superficial está localizado logo acima da crista pubiana. A maioria dos testículos não descidos é atrófica, com tamanho de apenas 1 cm, e parece hipoecoica em comparação ao testículo normal. A terminação bulbosa do *gubernáculo*, chamada *pars infravaginalis gubernaculi*, não deve ser confundida com o testículo não descido. O gubernáculo é uma estrutura semelhante a um cordão, que guia os testículos para o escroto durante a descida. O gubernáculo se atrofia após a descida testicular normal, mas, quando esta é incompleta, a *pars infravaginalis gubernaculi* persiste como massa fibrosa ou gelatinosa. A correta identificação do testículo é garantida pela demonstração do mediastino testicular.

Dor escrotal aguda.
É uma indicação comum para o exame de ultrassonografia (Tabela 51.3). A ultrassonografia com Doppler é o método de diagnóstico por imagem de primeira escolha.

TABELA 51.3 Causas do escroto doloroso agudo.

Comuns
Epididimite aguda/orquite
Torção testicular aguda

Incomuns
Torção do apêndice do epidídimo
Torção do apêndice testicular
Hérnia inguinal encarcerada
Hemorragia em um tumor testicular

Torção testicular.
É a torção do testículo no cordão espermático, resultando em comprometimento do suprimento sanguíneo. O fluxo venoso e linfático é prejudicado antes que o fluxo arterial seja obstruído, resultando em edema e inchaço. A interrupção prolongada do fluxo arterial resulta em infarto. A torção ocorre apenas em pacientes com a "deformidade em sino" congênita. O testículo e o epidídimo não têm sua fixação normal à parede posterior do escroto. Suspensos pelo cordão espermático, eles podem girar dentro da túnica vaginal. A maioria dos pacientes são adolescentes de 12 a 20 anos, sendo o tempo fundamental para a correção cirúrgica da torção. Se a cirurgia for realizada dentro de 6 horas, 90% dos testículos serão salvos. No entanto, se adiada por 24 horas ou mais, quase todos os testículos serão perdidos por infarto. Os achados característicos à ultrassonografia são testículo e epidídimo hipoecoicos edemaciados e sem fluxo sanguíneo (Figura 51.29). A imagem de ultrassonografia com Doppler deve ser realizada com cuidado, com configurações para sensibilidade máxima para fluxo de baixa velocidade. A comparação com o outro lado é essencial devido à ampla gama de vascularização testicular normal. Os achados clássicos são ausência de fluxo venoso e arterial no testículo e aumento do índice de resistência no lado afetado, com baixa velocidade ou fluxo reverso na diástole. Há aumento do fluxo para os tecidos ao redor do testículo na presença de infarto testicular (Figura 51.29 B). A torção pode ser transitória ou incompleta, complicando o diagnóstico. Fluxo arterial no Doppler colorido ou no *power* Doppler não exclui a torção. Com a torção parcial, o Doppler espectral pode mostrar assimetria da forma de onda da artéria testicular e fluxo reverso ou ausente durante a diástole.

Torção do apêndice testicular ou apêndice do epidídimo.
É uma causa comum de dor escrotal aguda em crianças. A apresentação simula a torção testicular. A ultrassonografia demonstra massa hipoecoica e esférica (> 5 mm), medial ou posterior à cabeça do epidídimo. O Doppler colorido não mostra fluxo dentro da massa, mas, sim, aumento do fluxo ao redor dela, podendo-se visualizar a hidrocele e o espessamento da parede escrotal. Os testículos têm aparência normal. O tratamento é sintomático, com resolução espontânea esperada.

Epidídimo-orquite aguda.
Embora a torção testicular seja mais comum em pacientes com menos de 20 anos, a epididimite aguda o é depois dos 20. O início da dor e do edema é mais gradual com a epididimite, em geral com piúria. *Escherichia coli*, *Staphylococcus aureus*, gonococos e tuberculose são os organismos causadores mais comuns. A ultrassonografia demonstra espessamento e alargamento do epidídimo, associados à diminuição da ecogenicidade, indicando edema. O Doppler colorido demonstra aumento do fluxo sanguíneo difuso no lado afetado, em comparação ao oposto (Figura 51.30). A hipervascularização pode estar confinada ao epidídimo ou ao testículo, ou envolver ambos. A hidrocele é comum. Alterações inflamatórias no testículo ocorrem em 20% dos casos. O testículo inflamado fica hipoecoico devido ao edema.

Massas escrotais.
A ultrassonografia tem 80 a 95% de precisão na diferenciação de massas intra e extratesticulares, sendo a maioria das intratesticulares malignas (Tabela 51.4). Toda lesão intratesticular deve ser considerada potencialmente maligna

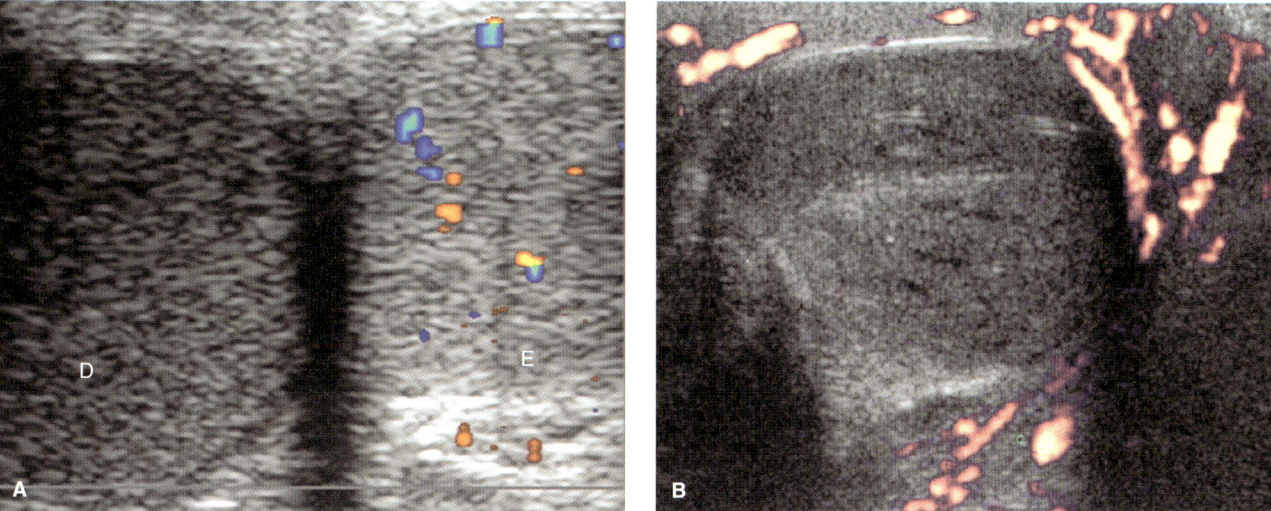

Figura 51.29 Torção testicular. A. Imagem com Doppler colorido de ambos os testículos de um paciente com dor escrotal à direita mostra o testículo direito (*D*) edemaciado e hipoecoico, em comparação ao esquerdo normal (*E*). O Doppler colorido não mostra fluxo sanguíneo à direita e fluxo sanguíneo normal à esquerda. **B.** Imagem em *power* Doppler do testículo dolorido em outro paciente mostra ausência de fluxo no testículo afetado e aumento do fluxo nos tecidos peritesticulares. Observe a acentuada heterogeneidade do testículo. Na cirurgia, ele se mostrou totalmente infartado e não pôde ser recuperado.

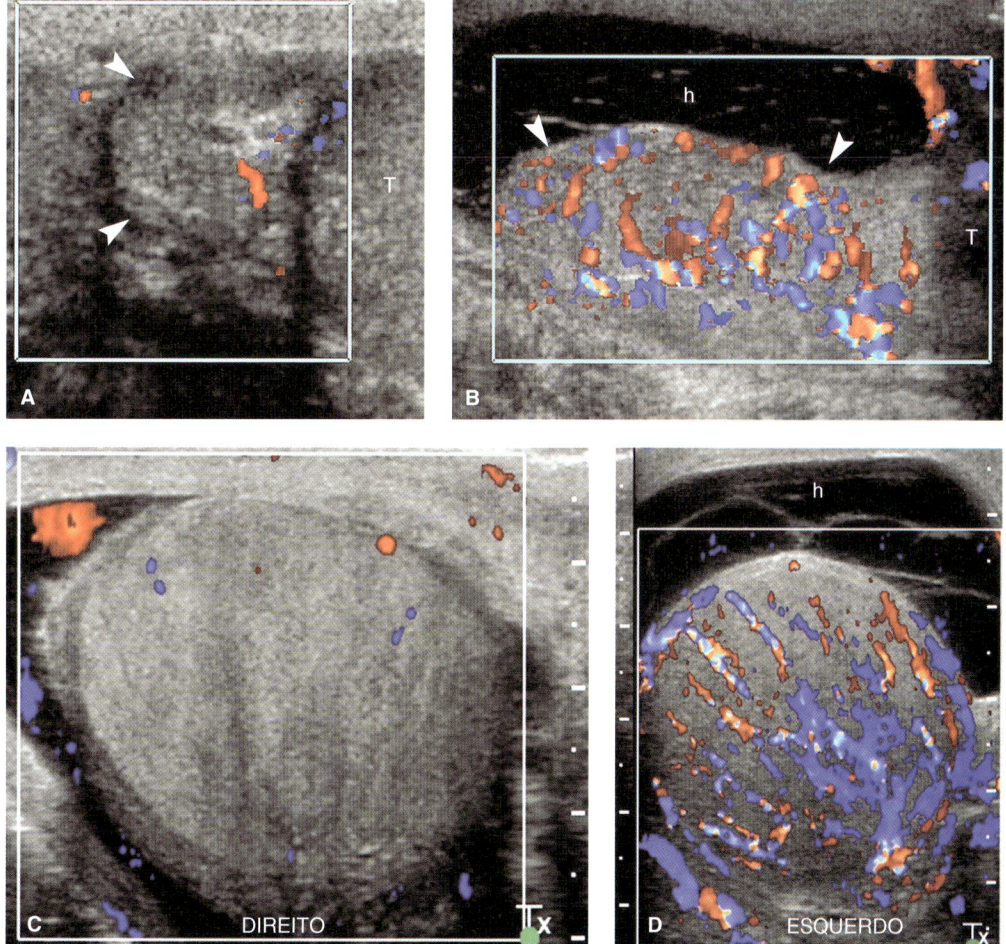

Figura 51.30 Epidídimo-orquite aguda. A. Imagem do Doppler colorido mostra o tamanho, a aparência e a vascularização normais do epidídimo (*entre as pontas de seta*) à direita em um paciente com dor escrotal à esquerda. T, polo superior do testículo direito. **B.** No mesmo paciente, o epidídimo (entre as *pontas de seta*) no lado dolorido está acentuadamente aumentado e com aumento do fluxo sanguíneo, indicativo de epididimite aguda. Há hidrocele complexa (*h*) no lado dolorido. T, polo superior do testículo esquerdo. **C, D.** Imagens de Doppler colorido no mesmo paciente mostram vascularização normal no testículo direito assintomático e acentuado aumento da vascularização no testículo esquerdo dolorido. É evidente a hidrocele inflamatória (*h*) com fios de fibrina cruzando o espaço da túnica vaginal.

TABELA 51.4 Diagnóstico diferencial das lesões intratesticulares.

Malignas
  Tumor primário de células germinativas
    Seminoma
    Não seminoma
      Carcinoma de células embrionárias
      Teratoma
      Coriocarcinoma
      Tumor de células mistas
  Malignidade secundária
    Leucemia e linfoma
    Metástase

Benignas
  Inflamatórias
    Orquite
    Epidídimo-orquite
    Caxumba
    Abscesso
  Torção/infarto
  Tumor estromal gonadal
    Tumor de células de Leydig
    Tumor de células de Sertoli
  Cistos
    Cisto da túnica albugínea
    Cisto testicular benigno
  Traumatismo/hemorragia

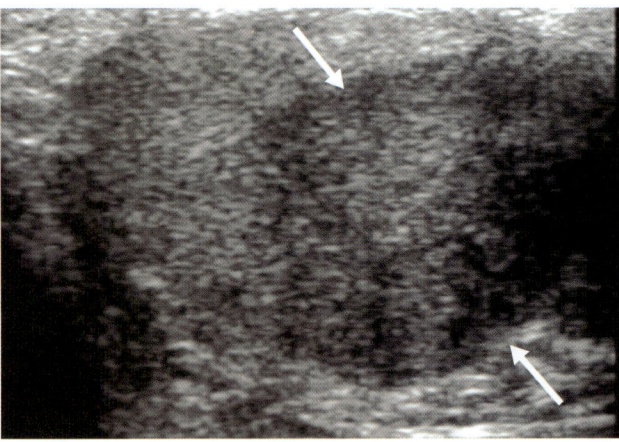

Figura 51.31 Seminoma. Massa hipoecoica homogênea (*entre as setas*) substitui grande parte do testículo. Essa aparência é típica de seminoma.

até que seja comprovada como benigna. A maioria das lesões extratesticulares é benigna, e são causadas por inflamação ou traumatismo (Tabela 51.5).

Neoplasias testiculares primárias. Constituem 4 a 6% de todos os tumores geniturinários masculinos e 1% de todas as malignidades masculinas. A maioria (95%) são tumores de células germinativas. Essas são as neoplasias mais comuns em homens de 15 a 44 anos. A maioria apresenta massa indolor, porém 15%, dor aguda ou após traumatismo.

Os *seminomas* constituem 50% dos tumores de células germinativas. Eles são menos agressivos e sensíveis à radioterapia e monotônicos à histologia, consistindo em camadas de células uniformes misturadas com filamentos fibrosos. Refletindo a histologia, a ultrassonografia demonstra que o tumor é homogêneo e hipoecoico (Figura 51.31).

Os *tumores não seminomatosos* incluem uma variedade de tumores de células germinativas, que são mais agressivas e resistentes à radioterapia. Os tipos de células incluem carcinoma de células embrionárias, teratoma e coriocarcinoma. A maioria dos tumores é de tipos celulares mistos. Todos aparecem como massas heterogêneas devido à celularidade mista, bem como à hemorragia e à necrose. A ultrassonografia mostra áreas irregulares de alta e baixa ecogenicidade, áreas císticas e calcificação (Figura 51.32), havendo hidrocele em 15% dos pacientes com tumores de células germinativas. Tanto a TC quanto a RM são métodos excelentes para estadiamento tumoral inicial e acompanhamento.

Linfoma, leucemia e metástases de outros tumores primários. São mais comuns do que tumores de células germinativas em pacientes com mais de 50 anos. O testículo serve de santuário para essas doenças devido ao acesso ineficaz da quimioterapia. O envolvimento do testículo pode ser difuso ou focal. Em geral, os tumores apresentam ecogenicidade mais baixa do que o parênquima normal (Figura 51.33). A comparação cuidadosa com o testículo oposto pode ser necessária para a detecção de lesões. Os carcinomas de células renais e de próstata são os tumores mais comuns de metástase para o testículo.

Tumores estromais gonadais. Os tumores de células de Leydig e Sertoli são responsáveis por 3 a 6% de todos os tumores testiculares; 3% são bilaterais; até 15% são malignos. Eles aparecem como pequenas massas sólidas.

TABELA 51.5 Diagnóstico diferencial das lesões extratesticulares.

Extrínsecas ao epidídimo
  Coleções de fluido escrotal
    Hidrocele
    Hematocele
    Piocele
  Varicocele
  Hérnia escrotal

Lesões epididimárias
  Císticas
    Espermatocele
    Cisto epididimal
    Abscesso
  Sólidas
    Granuloma de esperma
    Epididimite
    Sarcoidose
    Tumor adenomatoide

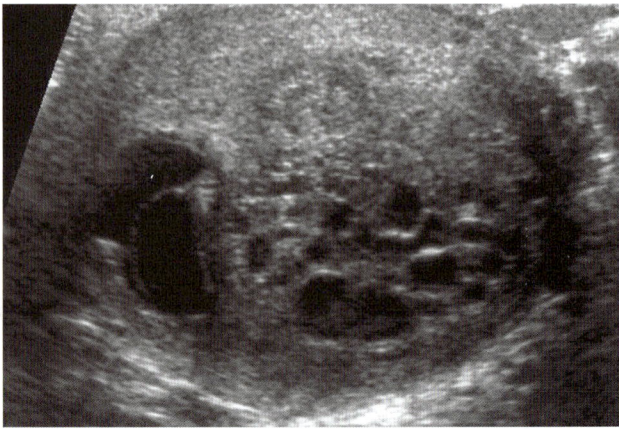

Figura 51.32 Tumor de células germinativas mistas. O testículo deste paciente está amplamente substituído por um tumor muito mais heterogêneo, com áreas císticas proeminentes. As neoplasias testiculares heterogêneas são, em geral, tumores mistos de células germinativas não seminomatosos.

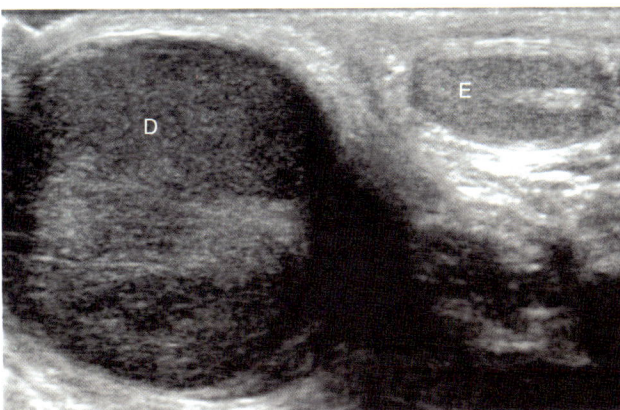

Figura 51.33 Linfoma de testículo. O testículo direito (*D*) está aumentado de maneira acentuada e com sua ecogenicidade difusamente diminuída, em comparação ao testículo esquerdo normal (*E*), nesse menino de 6 anos com linfoma não Hodgkin.

Microlitíase testicular. Aparece na ultrassonografia como focos hiperecoicos difusos, pontilhados, sem sombra acústica posterior, em todo o parênquima testicular (Figura 51.34). A maioria dos pacientes (67%) tem microlitíase bilateral, uma condição benigna de microcalcificações nos túbulos seminíferos, associada a uma incidência de carcinoma testicular de até 40%. Quase todos os tumores são bilaterais. Outras associações incluem criptorquidia e infertilidade.

Cistos. Os cistos testiculares benignos são achados incidentais em 8 a 10% dos homens. Os cistos da túnica albugínea são bem definidos, pequenos (2 a 5 mm de diâmetro) e periféricos. Ambos os tipos são preenchidos com líquido seroso (Figura 51.35). A parede do cisto é imperceptível.

Rete testis dilatada. Pode simular massa intratesticular complexa. A ultrassonografia demonstra múltiplas pequenas estruturas císticas esféricas ou tubulares na região do mediastino do testículo (Figura 51.36). Quase todos os casos estão associados a anormalidades do epidídimo, incluindo espermatocele, cistos epididimários ou história de epididimite ou vasectomia.

Orquite e abscesso. A maioria das inflamações do testículo está associada à epididimite. A caxumba é uma causa adicional de orquite. O testículo com orquite está aumentado, com áreas edematosas que podem ter contorno irregular. Massa cheia de líquido sugere a formação de abscesso. O abscesso testicular pode romper a túnica albugínea e resultar em piocele.

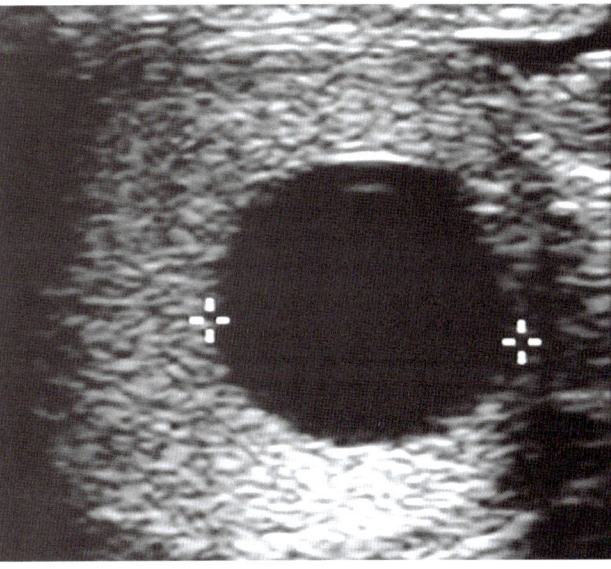

Figura 51.35 Cisto testicular. Um cisto testicular benigno aparece como massa bem definida, esférica e uniformemente anecoica (*entre os cursores*, +) dentro do testículo. Deve-se ter cuidado ao diferenciar cistos testiculares simples de necrose cística em tumores testiculares.

Infarto. O infarto do testículo pode resultar de torção ou traumatismo, aparecendo como uma área focal de baixa densidade ou baixa densidade difusa de todo o testículo (ver Figura 51.29 B). Com o tempo, o testículo encolhe e fica fibrótico. Os infartos segmentares aparecem como lesões intratesticulares avasculares em forma de cunha.

Traumatismo/hemorragia. No cenário de traumatismo escrotal, o papel da imagem é detectar ruptura do testículo. A maioria (90%) dos testículos rompidos pode ser recuperada por cirurgia realizada nas primeiras 72 horas após o traumatismo. A forma normal e a definição clara do testículo são perdidas (Figura 51.37), o qual parece heterogêneo, com alteração do contorno e ausência de vascularização normal, havendo, em geral, hematocele. As fissuras vasculares normais não devem ser confundidas com uma fratura. Os hematomas intratesticulares podem ser tratados de maneira conservadora, desde que a fratura testicular tenha sido excluída (Figura 51.38). Os hematomas aparecem como massa avascular de ecogenicidade variável, que diminui de tamanho com o tempo.

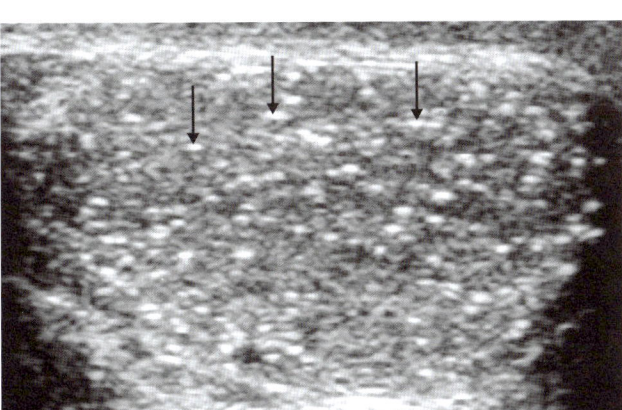

Figura 51.34 Microlitíase testicular. Inúmeros minúsculos pontos ecogênicos (*setas*) são evidentes em todo o parênquima testicular. Essa condição benigna está associada a um risco significativo de carcinoma testicular.

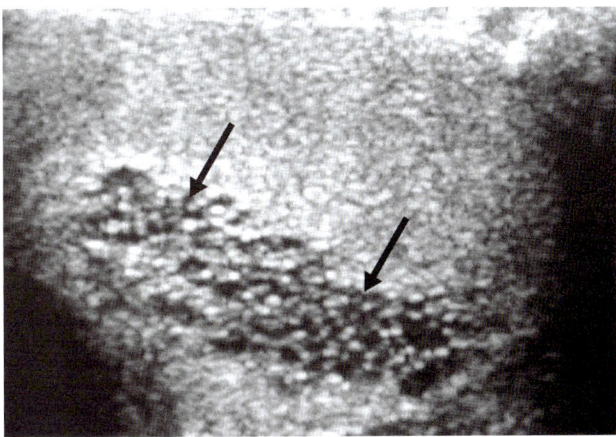

Figura 51.36 *Rete testis* dilatada. Massa de aparência complexa (*setas*) é composta de numerosas estruturas tubulares císticas minúsculas, estando localizada no mediastino do testículo. O Doppler não mostrou fluxo sanguíneo nos túbulos dilatados.

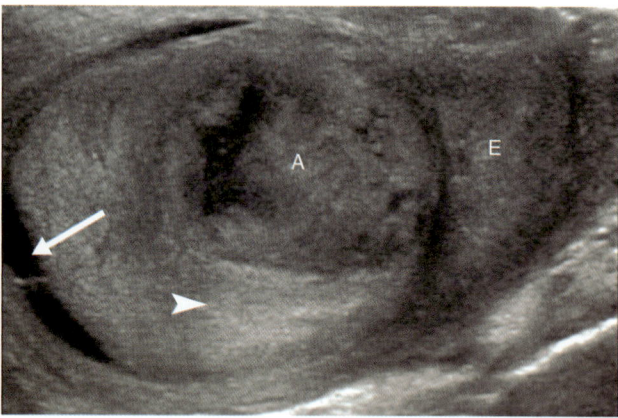

Figura 51.37 Abscesso testicular. Abscesso testicular (*A*) desenvolvido como resultado de uma epidídimo-orquite não tratada, com aumento do epidídimo (*E*). Observe o reforço acústico posterior (*ponta de seta*), que indica líquido no abscesso, com a existência de uma pequena hidrocele complexa (*seta*).

Coleções líquidas escrotais. Uma *hidrocele* é o acúmulo de líquido seroso entre as camadas visceral e parietal da túnica vaginal (ver Figuras 51.28 e 51.30), sendo a causa mais comum de edema escrotal indolor. Embora muitos casos sejam idiopáticos, a hidrocele pode acompanhar tumores malignos, torção e inflamação. A *hematocele* resulta de sangramento causado por traumatismo ou cirurgia. As *pioceles* resultam, em geral, da ruptura de um abscesso no espaço entre as camadas da túnica vaginal. As septações e loculações internas são comuns nas hematoceles e pioceles.

Cálculos escrotais. Aparecem como focos ecogênicos móveis que se movem livremente no espaço entre as camadas da túnica vaginal. A maioria é pequeno (2 a 10 mm). Os maiores são chamados de "pérolas escrotais". A causa é incerta, possivelmente relacionada com episódios anteriores de epididimite. Eles são considerados incidentais e sem significado clínico.

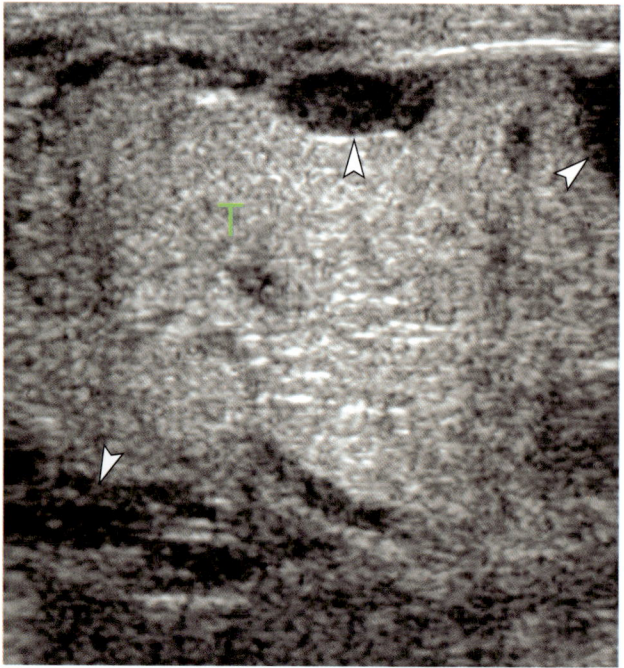

Figura 51.38 Testículo fraturado. O testículo (*T*) está heterogêneo e sua forma, alterada. Várias áreas de hemorragia (*pontas de seta*) são evidentes. Esse homem ficou ferido em um acidente de motocicleta.

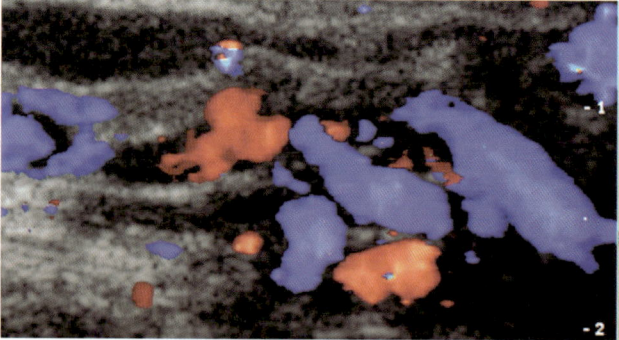

Figura 51.39 Varicocele. A imagem sagital do Doppler colorido do cordão espermático demonstra uma rede de estruturas tubulares curvas mostradas pelo Doppler espectral como veias. Demonstrou-se que elas se dilatavam ainda mais quando o paciente realizava a manobra de Valsalva.

Varicoceles. São veias serpiginosas dilatadas do plexo pampiniforme (Figura 51.39). Ocorrem em 15 a 20% dos homens e são a causa corrigível mais comum de infertilidade masculina. O início agudo de uma varicocele em um homem adulto com 40 anos ou mais pode ser um sinal de obstrução neoplásica da veia gonadal ou renal ipsilateral. As varicoceles tornam-se mais evidentes com o exame de ultrassonografia realizado durante a manobra de Valsalva.

Hérnias escrotais. Podem conter omento, intestino delgado ou cólon. A massa herniada se estende pelo canal inguinal até o escroto (Figura 51.40). O omento na hérnia é ecogênico e contém vasos sanguíneos mostrados por Doppler colorido. O intestino na hérnia aparece como massa tubular com líquido e bolhas de ar. A peristalse é identificada pelo movimento de bolhas de ar.

Lesões císticas epididimárias. As *espermatoceles* se originam dos ductos eferentes obstruídos na cabeça do epidídimo, e contêm esperma e restos celulares. Os *cistos epididimários* contêm líquido seroso claro e podem ocorrer em qualquer lugar ao longo do curso do epidídimo. As loculações e septações dentro dos cistos são comuns (Figura 51.41). As espermatoceles variam em tamanho até vários centímetros.

Lesões epididimárias sólidas. O *granuloma espermático* se forma quando o esperma extravasa para os tecidos moles ao redor do epidídimo. A *epididimite crônica*, resultante de epididimite aguda incompletamente resolvida, dá origem a massa irregular, dura e sensível. A *sarcoidose* pode originar massa epididimal sólida e indolor e envolver o testículo. Os *tumores adenomatoides* são neoplasias epididimárias benignas de crescimento lento.

Gangrena de Fournier. É uma fasciite necrosante polimicrobiana rapidamente progressiva que envolve o escroto e o períneo. A alta taxa de mortalidade (até 75%) a torna uma emergência cirúrgica. É, sobretudo, uma doença de homens mais velhos (com idades entre 50 e 70 anos), em geral com fatores predisponentes, como diabetes, síndromes de imunodeficiência e falta de higiene. A infecção se espalha rapidamente ao longo dos planos fasciais, causando arterite obliterativa e rápida necrose do tecido. O gás na parede escrotal e nos tecidos superficiais do períneo é a marca registrada da ultrassonografia (Figura 51.42, ver também Figura 40.20). A parede escrotal está espessada, mas os testículos e o epidídimo permanecem normais.

Próstata

A principal indicação da ultrassonografia transretal da próstata é guiar a biopsia por agulha para o diagnóstico de câncer de

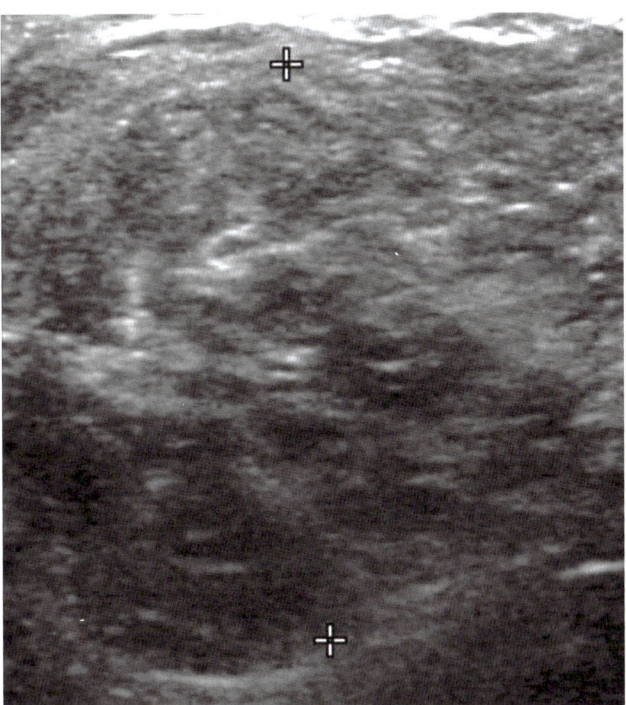

Figura 51.40 Hérnia inguinal encarcerada. A imagem longitudinal através do canal inguinal revela massa sólida de ecogenicidade mista (*entre os cursores* +) não redutível. Essa aparência é típica de uma hérnia inguinal com omento. A hipótese clínica era torção testicular.

próstata. O entusiasmo inicial pelo uso da ultrassonografia transretal como exame de rastreamento do câncer de próstata foi atenuado pela sensibilidade documentada de apenas 60% para o exame de ultrassonografia. A RM vem se mostrando cada vez mais útil na detecção e no estadiamento do câncer de próstata. As indicações adicionais para ultrassonografia incluem detecção de abscesso, infertilidade com suspeita de obstrução dos ductos ejaculatórios ou atresia das vesículas seminais, assim como para exame da uretra posterior.

Anatomia normal na ultrassonografia. Na ultrassonografia transabdominal através da bexiga distendida, a próstata é vista como um órgão arredondado na base da bexiga (Figura 51.43). O aumento da próstata eleva a base da bexiga. O orifício uretral pode ser identificado como um recorte em forma de V na próstata. A anatomia zonal da próstata é descrita no Capítulo 49.

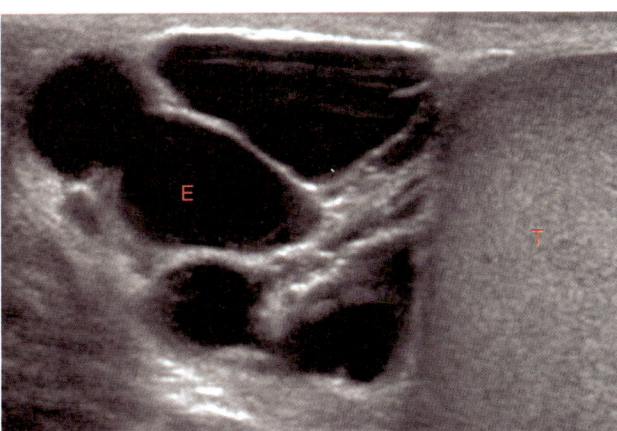

Figura 51.41 Espermatocele. A imagem de ultrassonografia mostra massa cística extratesticular complexa septada (*E*) no polo superior do testículo (*T*), característica de espermatocele.

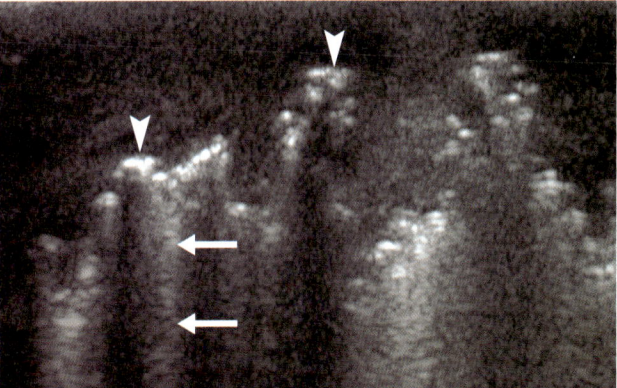

Figura 51.42 Gangrena de Fournier. A imagem da ultrassonografia do escroto inchado de um homem de 75 anos com diabetes revela focos ecogênicos brilhantes (*pontas de seta*), que produzem artefatos de reverberação brilhantes (*setas*). Isso deve ser reconhecido como ar dentro dos tecidos moles.

Na ultrassonografia transretal, as zonas central e periférica são quase iguais em ecogenicidade e, em geral, são distinguidas, sobretudo, pela posição. É útil descrever a glândula na ultrassonografia como tendo uma *zona periférica* e uma *glândula interna* composta pelas zonas central e de transição e suas alterações patológicas. O estroma fibromuscular anterior é visto como uma área hipoecoica na face anterossuperior da glândula. As medidas de ultrassonografia são usadas para calcular o volume da próstata usando-se a fórmula largura × altura × comprimento × 0,52. O volume maior que 30 cm³ (ou peso maior que 30 g) é considerado ampliado. As vesículas seminais são vistas como estruturas tubulares hipoecoicas, lobuladas, no sulco entre a base da bexiga e da próstata.

Carcinoma prostático. Infelizmente, a ultrassonografia se mostra incapaz de diferenciar as doenças prostáticas malignas das benignas. Os achados de ultrassonografia associados ao câncer de próstata incluem nódulo hipoecoico distinto, área hipoecoica mal delimitada na zona periférica, efeito de massa nos tecidos circundantes, aumento assimétrico da próstata, deformação do contorno prostático, área heterogênea na glândula homogênea e aumento da vascularização focal na zona periférica com fluxo

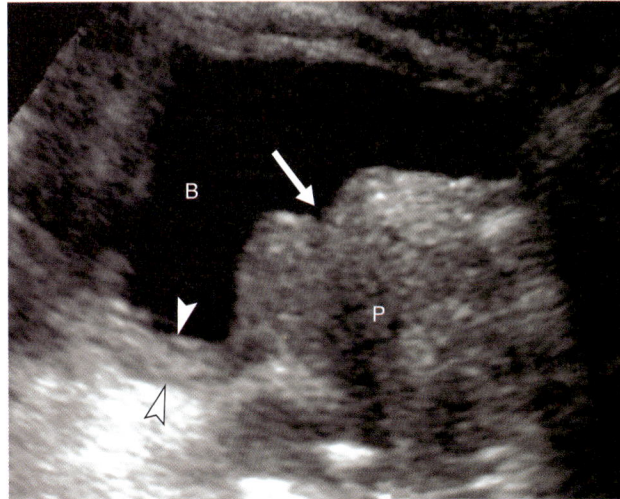

Figura 51.43 Aumento da próstata. A imagem sagital de ultrassonografia na linha média mostra a próstata aumentada (*P*), projetando-se e elevando a base da bexiga (*B*) cheia de urina. O orifício uretral (*seta*) forma uma depressão em forma de V na próstata. A parede da bexiga está espessada de maneira acentuada (*entre as pontas de seta*).

de cor na ultrassonografia com Doppler. Todos os resultados são inespecíficos. No entanto, a biopsia por agulha guiada por ultrassonografia vem se mostrando eficaz no diagnóstico de câncer de próstata. Em geral, as biopsias são obtidas transretalmente usando-se a orientação ultrassonográfica para direcionar a amostragem de diferentes áreas da glândula, sempre incluindo os quatro quadrantes, além daquelas suspeitas.

Hiperplasia prostática benigna. É uma hipertrofia nodular do tecido glandular da zona de transição, em geral com início na quinta década de vida. A zona de transição se torna aumentada e heterogênea, comprimindo a uretra e a zona central (Figura 51.44). Nódulos discretos, alguns com alterações císticas, podem ser visualizados. O aumento volumétrico da próstata é quase sempre delimitado circunferencialmente por uma pseudocápsula. O tamanho da próstata ultrapassa 30 g (e 30 cm³). A uretra prostática torna-se alongada, tortuosa e comprimida, causando obstrução da saída da bexiga. A estase de urina pode levar à formação de cálculos na bexiga, cuja base está comumente elevada e a parede dela quase sempre espessada.

Calcificações prostáticas. Ocorrem com frequência crescente em homens mais velhos. Os corpos amiláceos referem-se a detritos proteicos ecogênicos dentro dos ductos prostáticos dilatados. As calcificações ocorrem com prostatite e hipertrofia benigna e não têm significado clínico.

Prostatite aguda. Em geral, é causada pela infecção por *E. coli.* A glândula está inchada e edemaciada. O abscesso prostático é demonstrado pela ultrassonografia como uma coleção focal de líquido ecogênico dentro da glândula (Figura 51.45), podendo haver septações. A ultrassonografia transretal pode ser usada para direcionar a aspiração por agulha de um abscesso suspeito.

Cistos prostáticos. São achados relativamente comuns em exames de imagem da próstata (Tabela 51.6). Os cistos do utrículo e os dos ductos müllerianos surgem na linha média do verumontano e são indistinguíveis em sua aparência nos exames de imagem (Figura 51.46). Ambos podem ser assintomáticos ou associados a urgência urinária, sintomas obstrutivos ou hematúria. A degeneração cística da hiperplasia prostática benigna (ver Figura 51.44) e os cistos de retenção ocorrem fora da linha média e, em casos raros, causam sintomas. Os cistos da vesícula seminal estão associados à agenesia renal ipsilateral e à

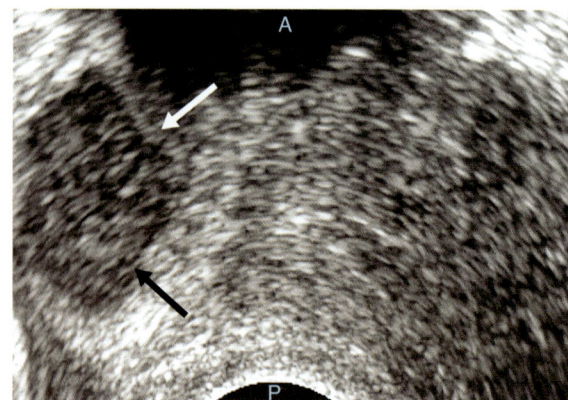

Figura 51.45 Abscesso da próstata. A ultrassonografia transretal transversal revela um abscesso (*setas*) no lado direito da próstata em um paciente com febre, dor pélvica e piúria. O abscesso continha detritos purulentos vistos na ultrassonografia em tempo real como partículas flutuantes. A, anterior; P, posterior.

doença policística autossômica dominante. Os cistos do ducto ejaculatório ocorrem por obstrução do ducto ejaculatório, o que pode ser uma causa de infertilidade.

Bexiga

Na avaliação do trato genital, a bexiga cheia é usada como uma janela acústica para a pelve. As anormalidades da bexiga podem ser confundidas com as de outros órgãos da pelve. Como alternativa, grandes massas císticas podem ser confundidas com a bexiga. A ultrassonografia é valiosa para a avaliação da parede da bexiga, dos ureteres distais e das massas intra e extravesicais.

Anatomia normal na ultrassonografia. A bexiga cheia de urina tem paredes finas e contém urina anecoica. A parede da bexiga normal mede 3 mm, quando distendida, e 5 mm, quando colapsada. O volume do conteúdo da bexiga pode ser calculado pela fórmula-padrão para o volume de uma elipse alongada (comprimento × largura × altura × 0,52). As medições de ultrassonografia são usadas para calcular os volumes residuais de urina pós-esvaziamento e os da bexiga sobredistendidos, em caso de bexiga neurogênica ou obstruída. Os jatos ureterais (Figura 51.47) são jatos de urina na bexiga devido à peristalse ureteral. Eles são mais bem visualizados por Doppler colorido, mas ocasionalmente são vistos na escala de cinza como microbolhas em redemoinho. A visualização dos jatos ureterais confirma a permeabilidade do ureter.

Urina ecogênica. É causada por partículas em suspensão. As causas incluem urina concentrada com resíduos cristalinos, hematúria e piúria (Figura 51.48).

Divertículos da bexiga. Aparecem como saculações cheias de líquido que se projetam da parede da bexiga. A mucosa da bexiga se hernia através de um defeito na parede da bexiga, produzindo massa cheia de líquido, que se comunica com o lúmen principal

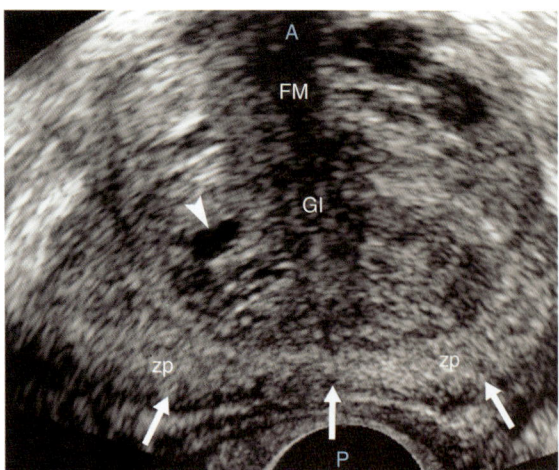

Figura 51.44 Hiperplasia prostática benigna. As imagens de ultrassonografia transretais da próstata são visualizadas invertidas de modo rotineiro. O transdutor está na parte inferior, e não na parte superior da imagem. A incidência de ultrassonografia axial transretal através da próstata média demonstra excelente diferenciação de uma zona periférica normal (*zp, setas*). A glândula interna (*GI*) demonstra aumento e heterogeneidade, característica da hiperplasia prostática benigna. Um pequeno cisto prostático é evidente (*ponta de seta*). A zona fibromuscular hipoecoica (*FM*) está anterior. A, anterior; P, posterior.

TABELA 51.6	Lesões císticas da próstata.
Cisto dos ductos müllerianos (linha média)	
Cisto de utrículo (linha média)	
Degeneração cística de hipoplasia prostática benigna	
Cistos de retenção	
Cisto da vesícula seminal	
Cisto do ducto ejaculatório	

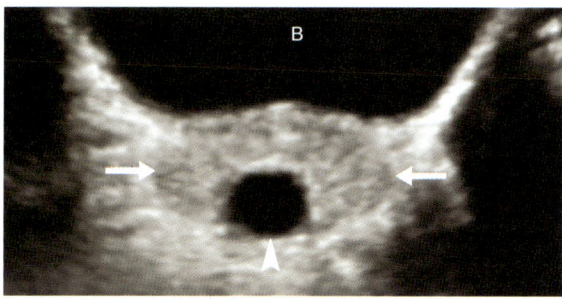

Figura 51.46 Cisto de utrículo. A visão transversal da próstata (*entre as setas*) através da bexiga (*B*) cheia de urina mostra massa cística na linha média (*ponta de seta*) dentro da próstata. Estas são a localização e a aparência típicas de um cisto de utrículo.

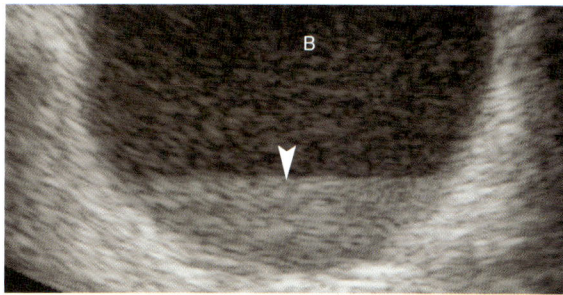

Figura 51.48 Cistite – urina ecogênica. Imagem transversal através da bexiga (*B*) revela material particulado ecogênico suspenso na urina e uma camada líquida (*ponta de seta*) de detritos. O exame de urina mostrou numerosos leucócitos nesse paciente com cistite.

da bexiga através de um pequeno orifício (Figura 51.49). A parede do divertículo não tem uma camada muscular e é mais fina que a da bexiga. O orifício pode ser imperceptível, exigindo uma pesquisa diligente para ser detectado. O Doppler colorido pode ser usado para detectar um jato de fluxo de urina através do orifício diverticular ao se aplicar pressão na parte inferior do abdome. Os divertículos podem não se esvaziar por completo com a micção e servir como um local de estase urinária, predispondo à infecção e à formação de cálculos. A ultrassonografia pode demonstrar urina ecogênica com detritos em camadas devido à estase ou à infecção e cálculos sombreados dentro do divertículo ou da bexiga. Massa de tecidos moles dentro do divertículo sugere um carcinoma como complicação.

Ureteroceles simples. Produzem pequenas massas ovais cheias de líquido, que se projetam para o lúmen da bexiga (Figura 51.50). O tamanho da ureterocele muda conforme ela se enche e se esvazia com a peristalse ureteral. A localização na junção ureterovesical é confirmada pela observação dos jatos ureterais que se originam da ureterocele.

Ureteroceles ectópicas. São encontradas com duplicação ureteral e aparecem como massas cheias de líquido de tamanho variável no lúmen da bexiga. A ureterocele ectópica comumente permanece inalterada em tamanho após a micção. O ureter distal está dilatado e tortuoso.

Carcinoma da bexiga. Aparece como massa polipoide ou como espessamento focal, multifocal ou difuso da parede da bexiga. Uma superfície papilar irregular do tumor pode estar evidente. Os tumores podem ser únicos ou múltiplos e ocorrem com maior incidência dentro de um divertículo. O tumor pode ser diferenciado do coágulo sanguíneo pela demonstração, ao Doppler, de vasos sanguíneos dentro da massa (Figura 51.51). O carcinoma da bexiga é difícil de diferenciar do espessamento

benigno da parede da bexiga, a menos que haja massa polipoide. Os tumores em estágio inicial, de modo geral, não são demonstrados à ultrassonografia.

Cálculos na bexiga. Aparecem como objetos ecogênicos brilhantes que projetam sombras acústicas posteriores. A maioria dos cálculos se moverá com as mudanças na posição do paciente, mas alguns estão aderidos à parede da bexiga. Os cálculos também podem ser vistos no ureter distal, nas ureteroceles e nos divertículos.

Corpos estranhos. Em geral, são ecogênicos e lineares, angulados ou de aparência geográfica, em vez de redondos ou ovais. Muitos formam sombras acústicas posteriores e se movem dentro da bexiga.

Coágulos sanguíneos. Produzem níveis de detritos de fluido em camadas, quando pequenos, ou massas heterogêneas, quando grandes. O Doppler não mostra vascularização interna. Os coágulos mudam de aparência e tamanho com o tempo.

Obstrução da saída da bexiga. Causa hipertrofia muscular e trabeculação de sua parede. A ultrassonografia demonstra o espessamento da parede e acentuada irregularidade de sua superfície luminal. As causas incluem aumento da próstata, bexiga neurogênica, estenose uretral, ureterocele ectópica, tumores e coágulos sanguíneos.

Cistite. Devido a qualquer causa, pode produzir espessamento focal ou difuso da parede da bexiga, com frequência associado a estratificações ou detritos ecogênicos semelhantes a massas na urina (ver Figura 51.48). A mucosa pode estar elevada e ecolucente devido ao edema. O ar dentro da parede da bexiga ou de seu lúmen (cistite enfisematosa) produz ecos brilhantes com sombra acústica posterior ou artefato de reverberação.

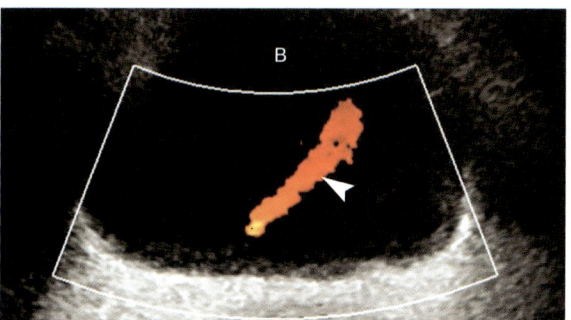

Figura 51.47 Jato ureteral. Imagem transversal através da bexiga (*B*) preenchida com urina mostra um jato ureteral normal (*ponta de seta*) emanando do orifício ureteral direito. Esse achado confirma a patência do ureter direito.

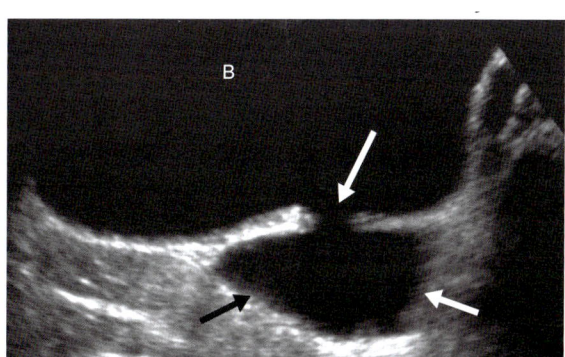

Figura 51.49 Divertículo da bexiga. Imagem, no plano axial, da bexiga (*B*) mostra divertículo preenchido com urina (*setas menores*), com um colo estreito (*seta longa*) conectando-o à bexiga.

Divertículos uretrais. Manifestam-se com sintomas de gotejamento de urina, infecções urinárias recorrentes e dispareunia. A ultrassonografia revela massa cística abaixo da bexiga com urina ecogênica (Figura 51.52).

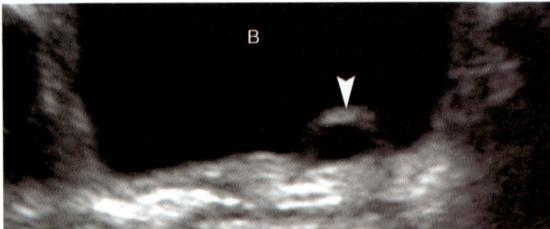

Figura 51.50 Ureterocele simples. A imagem transversal da bexiga (*B*) exibe massa cheia de líquido (*ponta de seta*) projetando-se da parede posterior da bexiga na área do trígono. Com o tempo, observou-se que essa massa aumentava e diminuía de tamanho. Os jatos ureterais confirmaram sua localização na junção ureterovesical. Essa é a aparência clássica de uma ureterocele simples na ultrassonografia. O exame dos rins não revelou hidronefrose.

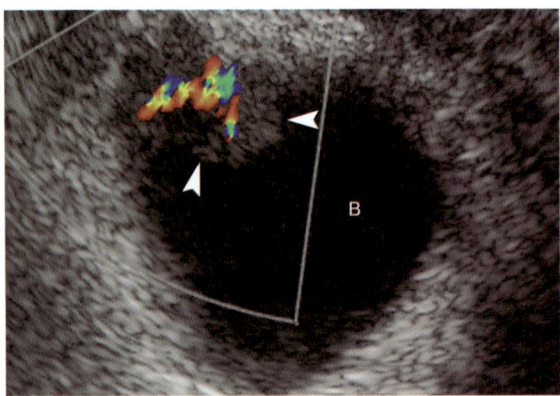

Figura 51.51 Carcinoma de células transicionais da bexiga. Imagem transversal de uma bexiga (*B*) parcialmente cheia demonstra massa polipoide ecogênica (*pontas de seta*), com fluxo sanguíneo estendendo-se da parede da bexiga. A demonstração do fluxo sanguíneo no Doppler colorido identifica essa lesão como uma neoplasia, e não como um coágulo sanguíneo. A biopsia cistoscópica confirmou a malignidade.

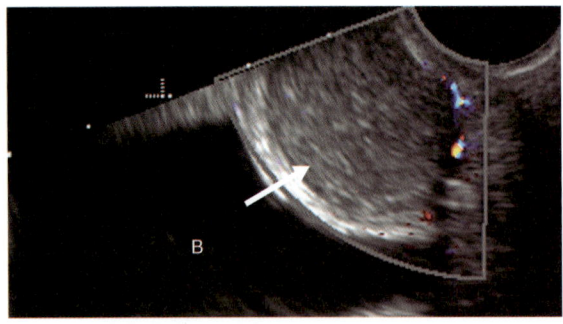

Figura 51.52 Divertículo uretral. A ultrassonografia transvaginal em uma mulher com história de infecções recorrentes do trato urinário mostra massa cística bem definida (*seta*) com líquido ecogênico inferior à base da bexiga (*B*). O Doppler colorido confirma a natureza cística da massa, ao demonstrar a falta de vasos sanguíneos no material ecogênico.

Leitura sugerida

Trato genital feminino

American Institute of Ultrasound in Medicine. *AIUM practice parameter for the performance of ultrasound of the female pelvis.* Laurel, MD. 2014. Available from http://www.aium.org/resources/guidelines/femalepelvis.pdf.

Boortz HE, Margolis DJ, Ragavendra N, Patel MK, Kadell BM. Migration of intrauterine devices: radiologic findings and implications for patient care. *Radiographics* 2012;32:335–352.

Caserta MP, Bolan C, Clingan MJ. Through thick and thin: a pictorial review of the endometrium. *Abdom Radiol* 2016;41:2312–2329.

Early HM, McGahan JP, Scoutt LM, et al. Pitfalls of sonographic imaging of uterine leiomyoma. *Ultrasound Q* 2016;32:164–174.

Lahwani N, Prasad SR, Vikram R, Shanbhogue AK, Huettner PC, Fasih N. Histologic, molecular, and cytogenetic features of ovarian cancers: implications for diagnosis and treatment. *Radiographics* 2011;31:625–646.

Lee TT, Rausch ME. Polycystic ovarian syndrome: role of imaging in diagnosis. *Radiographics* 2012;32:1643–1657.

Levine D, Brown DL, Andreotti RF, et al. Management of asymptomatic ovarian and other adnexal cysts imaged at US Society of Radiologists in Ultrasound consensus conference statement. *Ultrasound Q* 2010;26:121–131.

Menakaya U, Reid S, Infante F, Condous G. Systematic evaluation of women with suspected endometriosis using a 5-domain sonographically based approach. *J Ultrasound Med* 2015;34:937–947.

Revzin MV, Mathur M, Dave HB, Macer ML, Spektor M. Pelvic inflammatory disease: multimodality imaging approach with clinical-pathologic correlation. *Radiographics* 2016;36:1579–1596.

Sahin H, Abdullazade S, Sanci M. Mature cystic teratoma of the ovary: a cutting edge overview on imaging features. *Insights Imaging* 2017;8:227–241.

Sakhel K, Abuhamad A. Sonography of adenomyosis. *J Ultrasound Med* 2012; 31:805–808.

Shaaban AM, Rezvani M, Elasyes KM, et al. Ovarian malignant germ cell tumors: cellular classification and clinical and imaging features. *Radiographics* 2014;34:777–801.

Trato genital masculino

American Institute of Ultrasound in Medicine. AIUM practice parameter for the performance of an ultrasound evaluation of the prostate (and surrounding structures). Laurel, MD. 2015. Available from http://www.aium.org/resources/guidelines/prostate.pdf.

American Institute of Ultrasound in Medicine. *AIUM practice parameter for the performance of scrotal ultrasound examinations.* Laurel, MD. 2015. Available from http://www.aium.org/resources/guidelines/scrotal.pdf.

Bertolotto M, Derchi LE, Secil M, et al. Grayscale and color Doppler features of testicular lymphoma. *J Ultrasound Med* 2015;34:1139–1145.

Coursey Moreno CC, Small WC, Camacho JC, et al. Testicular tumors: what radiologists need to know—differential diagnosis, staging, and management. *Radiographics* 2015;35:400–415.

Lee JC, Bhatt S, Dogra VS. Imaging of the epididymis. *Ultrasound Q* 2008;24:3–16.

Li Y, Mongan J, Behr SC, et al. Beyond prostate adenocarcinoma: extending the differential diagnosis in prostate pathologic conditions. *Radiographics* 2016;36:1055–1075.

Rafailidis V, Apostolou D, Charsoula A, Rafailidis D. Sonography of the scrotum—from appendages to scrotolithiasis. *J Ultrasound Med* 2015;34:507–518. (Pictorial essay).

Sadeghi-Nejad H, Simmons M, Dakwar G, Dogra V. Controversies in transrectal ultrasonography and prostate biopsy. *Ultrasound Q* 2006;22:169–175.

Sharmeen F, Rosenthal MH, Wood MJ, Tirumani SH, Sweeney C, Howard SA. Relationship between the pathologic subtype/initial stage and microliths in testicular germ cell tumors. *J Ultrasound Med* 2015;34:1977–1982.

Shebel HM, Farg HM, Kolokythas O, El-Diasty T. Cysts of the lower male genitourinary tract: embryologic and anatomic considerations and differential diagnosis. *Radiographics* 2013;33:1125–1143.

Wasnik AP, Maturen KE, Shah S, Pandya A, Rubin JM, Platt JF. Scrotal pearls and pitfalls—ultrasound findings of benign scrotal lesions. *Ultrasound Q* 2012;28:281–291. (Pictorial essay).

Bexiga

Bala KG, Chou Y-H. Ultrasonography of the urinary bladder. *J Med Ultrasound* 2010;18:105–114.

Bharwani N, Stephens NJ, Heenan SD. Imaging of bladder cancer. *Cancer* 2008;20:97–111.

Wong-You-Cheong JJ, Woodward PJ, Manning MA, Sesterhenn IA. Neoplasms of the urinary bladder: radiologic-pathologic correlation. *Radiographics* 2006;26:553–580.

CAPÍTULO 52 ■ ULTRASSONOGRAFIA OBSTÉTRICA

WILLIAM E. BRANT

Métodos de imagem. A ultrassonografia continua sendo o método de imagem de escolha para datar a gravidez, monitorar o crescimento fetal e avaliar tanto o bem-estar quanto a anatomia fetal e os órgãos pélvicos maternos. A ultrassonografia transvaginal é particularmente útil na avaliação da gravidez no primeiro trimestre e na demonstração das estruturas anatômicas fetais profundas na pelve. A ultrassonografia moderna oferece excelentes detalhes anatômicos em tempo real, acompanhando o movimento frequentemente vigoroso do feto. A ultrassonografia volumétrica tridimensional (3D) pode encurtar os tempos de exame e fornecer informações diagnósticas adicionais para uma variedade de condições, incluindo anomalias faciais, defeitos do tubo neural e malformações cardíacas e esqueléticas. A ressonância magnética (RM) é usada cada vez mais como um suplemento da ultrassonografia, quando o exame for duvidoso ou quando informações anatômicas adicionais forem necessárias para o tratamento adequado. A RM oferece detalhes excelentes dos órgãos pélvicos maternos, não obscurecidos por osso, gás ou gordura. A demonstração da anatomia fetal for limitada pelo movimento fetal, mas pode ser superada por sedação fetal e técnicas de varredura rápida.

Padrões para a realização de ultrassonografia obstétrica. Foram publicados pelo American Institute of Ultrasound in Medicine (AIUM) e endossados pelo American College of Radiology (ACR), pela Society of Radiologists in Ultrasound (SRU) e pelo American College of Obstetricians and Gynecologists (ACOG). Diretrizes semelhantes foram publicadas pela International Society of Ultrasound in Obstetrics and Gynecology (ISUOG). No primeiro trimestre, a localização e o aspecto do saco gestacional são documentados, sendo confirmada a existência ou não de saco vitelino e embrião. Se houver um embrião, o comprimento cabeça-nádega (CCN) é medido e a atividade cardíaca fetal, documentada. O número de fetos é determinado com o exame minucioso do útero e dos anexos. Sempre que possível, a região do pescoço fetal deve ser examinada e a translucência nucal (TN), medida. Cada vez mais a ultrassonografia do primeiro trimestre vem sendo usada para detectar anomalias fetais. As diretrizes para o segundo e terceiro trimestres definem um exame *padrão* para incluir apresentação fetal, volume de líquido amniótico, atividade cardíaca, posição placentária, medidas fetais (biometria), número de fetos, avaliação anatômica fetal, colo uterino materno e anexos. Um levantamento anatômico fetal padrão inclui cabeça, face, pescoço, lábio superior, cerebelo, plexo coroide, cisterna magna, ventrículos cerebrais laterais, foice mediana, *cavum* do septo

pelúcido, as quatro câmaras do coração, vias de saída do coração, estômago, rins, bexiga, local de inserção do cordão umbilical, número de vasos do cordão umbilical, toda a coluna vertebral e a existência ou ausência de braços e pernas. O sexo fetal é determinado quando há indicação médica. Um exame *limitado* pode ser realizado para responder a uma pergunta específica, como para verificar a posição ou confirmar a atividade cardíaca fetal. De modo geral, os exames limitados são realizados apenas quando um exame completo prévio está registrado. Quando há suspeita de anomalia fetal, realiza-se um exame *especializado*, que pode incluir o ecocardiograma fetal, o perfil biofísico ou a ultrassonografia com Doppler fetal.

Uso do Doppler na gravidez. A avaliação da circulação fetal e materna por Doppler espectral e fluxo colorido contribui de maneira significativa para o diagnóstico obstétrico. No entanto, como todas as formas de Doppler envolvem o uso de níveis significativamente mais elevados de energia acústica do que a imagem convencional em modo B, essas modalidades devem ser usadas com cautela. A saída de energia do Doppler pode ser 10 a 15 vezes mais intensa do que a da ultrassonografia modo B. Quando o equipamento de ultrassonografia moderno é usado nas configurações de potência máxima para exames com Doppler, as saídas acústicas são suficientes para produzir efeitos biológicos óbvios, incluindo aquecimento do tecido, escavação e ruptura do tecido. A escavação potencial e os efeitos disruptivos do tecido são mais significativos no primeiro trimestre, quando os tecidos embriológicos são minúsculos e frouxamente presos. Os efeitos térmicos são mais significativos no segundo e terceiro trimestres, quando há osso, aumentando a absorção sonora e o aquecimento. A International Perinatal Doppler Society e outras organizações emitem alertas de cuidado e diretrizes para o uso de Doppler na gravidez. As exposições à ultrassonografia devem ser tão baixas quanto razoavelmente possível (ALARA; do inglês, *as low as reasonably achievable*), limitando o controle de saída e reduzindo a quantidade de tempo que o feixe fica focado em um local. A ultrassonografia com Doppler deve ser usada apenas quando o benefício médico potencial superar qualquer risco potencial. A ultrassonografia obstétrica não deve ser usada por motivos não médicos, como fotos ou vídeos que não para fins médicos. Ao obter imagens do embrião normal no primeiro trimestre, todas as formas de Doppler devem ser evitadas. Em particular, o Doppler não deve ser usado para documentar a atividade cardíaca embrionária normal. A ultrassonografia no modo M ou a gravação da ultrassonografia em tempo real por *cine loop* fornecem a mesma documentação, com energias muito mais baixas.

A gravidez é confirmada por um teste positivo de gonadotrofina coriônica humana (hCG; do inglês, *human chorionic gonadotropin*), sendo a hCG sérica medida com o uso do 3º ou 4º Padrão Internacional da Organização Mundial da Saúde (OMS). Um teste sérico de gravidez é definido como positivo com valores acima de 5 mIU/mℓ.

Primeiro trimestre

O primeiro trimestre cobre o período da concepção ao fim da 13ª semana menstrual. Isso inclui todo o período embrionário (0 a 10 semanas), sendo um período de crescimento dinâmico e de diferenciação e desenvolvimento da maioria dos sistemas orgânicos. O embrião e o feto correm o maior risco de desenvolvimento inadequado, lesão e morte durante esse período, devido a anormalidades cromossômicas ou fatores externos, como infecção, drogas ou radiação. Cerca de 40% dos zigotos implantados são abortados na menstruação, e outros 25 a 35% dos embriões sobreviventes apresentam ameaça de abortamento durante o primeiro trimestre.

Gravidez inicial normal

Gravidez precoce normal (Tabela 52.1). A primeira evidência de uma gravidez intrauterina na ultrassonografia é a visualização de um *saco gestacional*. Sacos gestacionais tão pequenos quanto 2 a 3 mm, correspondendo a 4,5 a 5 semanas de gestação, podem ser vistos à ultrassonografia de alta resolução atual. Dois sinais previamente descritos são altamente específicos e diferenciam um saco gestacional normal de um *saco pseudogestacional*, que, em geral, está associado a uma gravidez ectópica. O *sinal intradecidual* descreve uma minúscula estrutura cística bem definida implantada dentro da estrutura ecogênica decídua observada em 4,5 semanas (Figura 52.1). O termo *decídua* refere-se ao endométrio do útero gravídico. Esse sinal tem sensibilidade de 60 a 68%, com especificidade o para saco gestacional de 97 a 100%. O saco gestacional normal

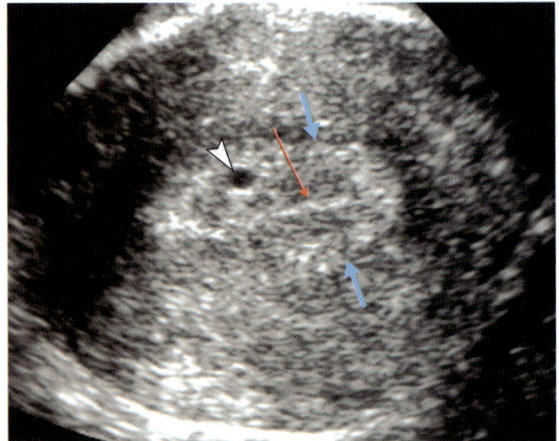

Figura 52.1 Sinal intradecidual. A imagem de ultrassonografia transvaginal do útero, em plano transversal, demonstra um minúsculo saco gestacional (*ponta de seta*) implantado dentro da decídua espessada (*entre as setas azuis*). Observe a posição excêntrica do saco gestacional inteiramente dentro da decídua e distintamente separado da linha ecogênica (*seta vermelha fina*) que marca a cavidade uterina colapsada. O tamanho do saco corresponde a uma gravidez de aproximadamente 4,5 semanas de idade gestacional, de acordo com a data da última menstruação (DUM).

aparece à ultrassonografia como uma estrutura com contornos suaves, redonda ou oval, com líquido, posicionada dentro do endométrio próximo ao fundo do útero. O saco normal possui uma borda ecogênica maior que 2 mm de espessura, que representa a reação coriodecidual. O *sinal da decídua dupla* é produzido pela visualização de três camadas de decídua no início da gravidez (Figura 52.2). Os hormônios da gravidez, a progesterona e outros, atuam no endométrio para aumentar as células do estroma e a vascularização, a fim de promover a implantação e o desenvolvimento da gestação. A *decídua vera (parietal)* reveste a cavidade endometrial, e a *decídua capsular*

TABELA 52.1 Resultados normais da ultrassonografia no primeiro trimestre.

- Sem achados visíveis até 5 semanas de idade gestacional (IG)
- Saco gestacional de 2 a 3 mm aparece em aproximadamente 5 semanas de IG
  - O sinal intradecidual ou o sinal da decídua dupla podem estar presentes, mas estão ausentes em pelo menos 35% dos casos. A ausência deles não exclui uma gravidez intrauterina
- O saco vitelino aparece em aproximadamente 5,5 semanas de IG (> 8 mm de diâmetro médio do saco) e fornece evidência definitiva de um saco gestacional
- O embrião é visível em aproximadamente 6 semanas de IG, com diâmetro médio do saco de 10 mm
  - O sinal da dupla bolha pode ser visto mais cedo
- A atividade cardíaca embrionária é visível em aproximadamente 6 semanas de IG. A ultrassonografia transvaginal pode ser necessária para fins de visualização
- A frequência cardíaca embrionária normal de 6,2 a 7 semanas de IG é de 100 a 120 bpm. Após 7 semanas, a frequência cardíaca média é de 137 a 144 bpm
- Apenas a ultrassonografia modo M, não o Doppler, deve ser usada para documentar a atividade cardíaca embrionária e a frequência cardíaca

Adaptada de Doubilet PM, Benson CB, Bourne T *et al.* Diagnostic criteria for nonviable pregnancy early in the first trimester. *Ultrasound Q* 2014;30:3-9; Lane BF, Wong-You-Cheong JJ, Javitt MC *et al.* ACR appropriateness criteria first trimester bleeding. *Ultrasound Q* 2013;29:91-96.

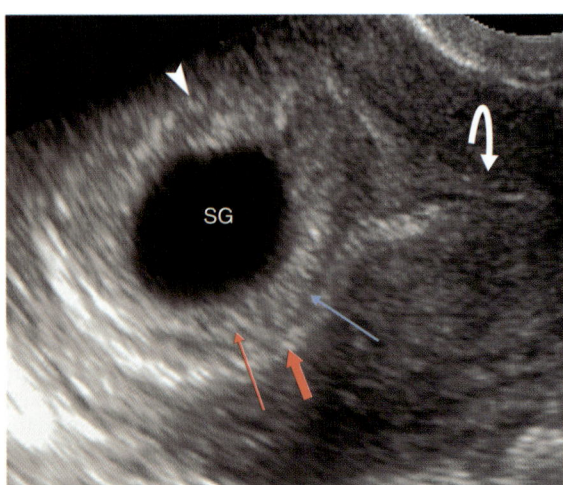

Figura 52.2 Sinal da decídua dupla. Uma imagem de ultrassonografia transvaginal longitudinal ampliada do útero demonstra um saco gestacional (*SG*) intrauterino e as camadas normais da decídua que produzem o sinal da decídua dupla. A decídua capsular (*seta vermelha fina*) cobre o saco gestacional. A decídua vera (*seta vermelha grossa*) reveste a cavidade uterina. Essas duas superfícies deciduais são separadas por uma linha escura (*seta azul*), representando a cavidade uterina, que continua no segmento uterino inferior (*seta curva*), revestido pela decídua vera ecogênica espessada. O local de implantação (*ponta de seta*) na parede anterior da cavidade uterina mostra apenas uma camada de decídua basal, que se junta às vilosidades coriônicas do saco gestacional para produzir a placenta anterior.

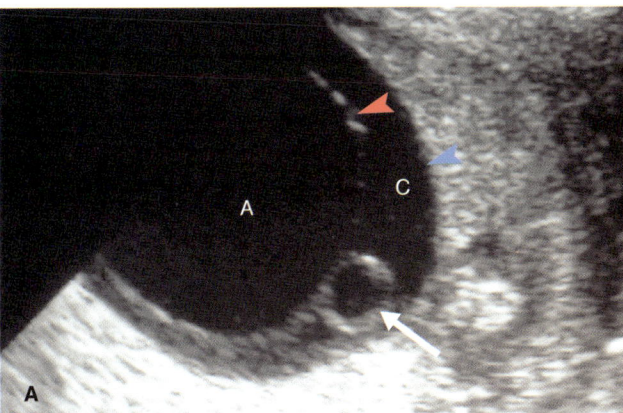
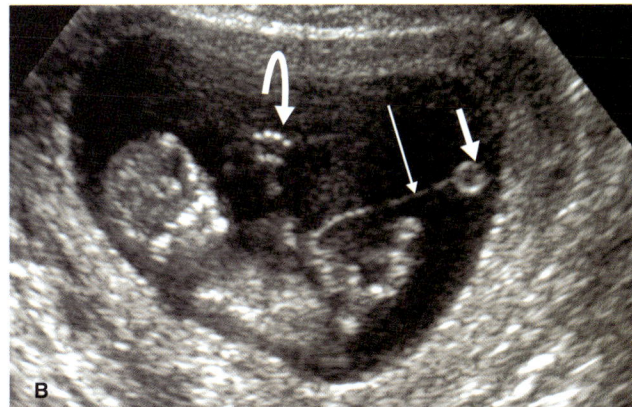

Figura 52.3 **Saco vitelino. A.** O saco vitelino (*seta*) é mostrado dentro do saco gestacional por ultrassonografia transvaginal. O saco vitelino normal tem menos de 6 mm de diâmetro, é esférico e cheio de líquido, com uma parede fina. O saco vitelino está no espaço do líquido coriônico (C), entre a fina membrana do âmnio (*ponta de seta vermelha*) e o córion (*ponta de seta azul*), que define o limite de líquido dentro do saco gestacional. O embrião se desenvolve dentro do espaço amniótico (*A*). **B.** Imagem de um embrião de 11 semanas mostra o ducto vitelino (*seta longa e fina*) estendendo-se do umbigo ao saco vitelino (*seta curta*). Os dedos (*seta curva*) do bebê em desenvolvimento também são bem mostrados.

cobre o saco gestacional. A *decídua basal* contribui para a formação da placenta no local da implantação. Uma pequena quantidade de líquido na cavidade endometrial separa a decídua vera da decídua capsular, permitindo a visualização da "decídua dupla". A margem livre do saco gestacional consiste em córion e decídua capsular, tendo, em geral, pelo menos 2 mm de espessura. O saco duplo não está completo, devido à fixação da placenta à parede uterina. O sinal da decídua dupla é 64% sensível e quase 100% específico para gravidez intrauterina precoce. O *saco vitelino* é a primeira estrutura observada na ultrassonografia dentro do saco gestacional e é definitivo na identificação de um saco gestacional. É uma estrutura cística esférica de 2 a 6 mm de diâmetro (Figura 52.3), que está conectada ao intestino médio do embrião por uma fina estrutura, o *ducto vitelino*. Um divertículo de Meckel é um remanescente da conexão do ducto vitelino (também chamado de *ducto onfalomesentérico*) ao íleo distal. O saco vitelino é o primeiro local de formação de células sanguíneas no embrião. Ele flutua livremente em um líquido, entre as membranas amniótica e coriônica. O saco vitelino geralmente é a primeira estrutura visualizada dentro do saco gestacional, e serve de evidência definitiva do início da gravidez. O saco vitelino deve sempre ser visualizado na gravidez normal em sacos gestacionais de 8 mm de diâmetro médio do saco por ultrassonografia transvaginal. O saco vitelino é visto com 5,5 semanas e, em geral, desaparece por volta das 12 semanas de idade gestacional (IG). O *embrião* é primeiramente visível como uma estrutura em forma de placa na periferia do saco vitelino, o qual se desenvolve dentro da cavidade amniótica, enquanto o saco vitelino reside na cavidade coriônica. O aparecimento de duas estruturas císticas adjacentes – o saco amniótico com o embrião e o saco vitelino – foi denominado *sinal da bolha dupla*. Embriões tão pequenos quanto 2 mm podem ser detectados por ultrassonografia transvaginal (Figura 52.4). A atividade cardíaca embrionária mais precoce pode ser detectada por inspeção cuidadosa do disco embrionário por ultrassonografia em tempo real, em aproximadamente 6 semanas de IG. O embrião, a cavidade amniótica e a cavidade coriônica aumentam proporcionalmente até cerca de 10 semanas de IG, quando começa a produção de urina fetal. A cavidade amniótica, então, aumenta mais rapidamente do que a cavidade coriônica, com fusão do âmnio e do córion em 14 a 16 semanas.

Para estimar a IG antes que um embrião seja visível, o *diâmetro médio do saco* é medido. Uma vez que um embrião é visualizado, a medição do *CCN* é obtida. Veja *Medições fetais e crescimento*.

O *corpo-lúteo* se desenvolve no ovário, no local do folículo dominante a partir do qual ocorreu a ovulação. O corpo-lúteo

secreta estrogênios, progesterona e outros hormônios essenciais para estabelecer e manter a gravidez. A ampla gama da aparência normal do corpo-lúteo na ultrassonografia deve ser reconhecida para diagnósticos precisos de anormalidades do primeiro trimestre (Figura 52.5). Imediatamente após a ovulação, o corpo-lúteo aparece como uma área de hemorragia focal no ovário. Logo se desenvolve em uma estrutura cística, com média de 2 a 5 cm de tamanho e com líquido claro ou líquido com ecos internos flutuantes ou coágulos de hemorragia. O Doppler colorido mostra um intenso anel vascularizado ao redor do corpo-lúteo, para apoiar sua produção de hormônios. A hemorragia aguda no cisto do corpo-lúteo pode ser a causa de dor pélvica no primeiro trimestre. Embora o corpo-lúteo possa se assemelhar a uma gravidez ectópica, lembre-se de que a maioria das gestações ectópicas ocorre na tuba uterina, enquanto o corpo-lúteo é uma estrutura ovariana. Em até um terço dos casos, o corpo-lúteo pode ser visto no ovário oposto ao lado de uma gravidez ectópica na tuba uterina.

Anatomia de desenvolvimento normal do embrião. No primeiro trimestre, inclui a aparência cística do rombencéfalo e herniação do intestino na base do cordão umbilical. Entre 6 e 8 semanas de IG, o rombencéfalo forma uma estrutura cística proeminente (Figura 52.6), que se torna o quarto ventrículo normal.

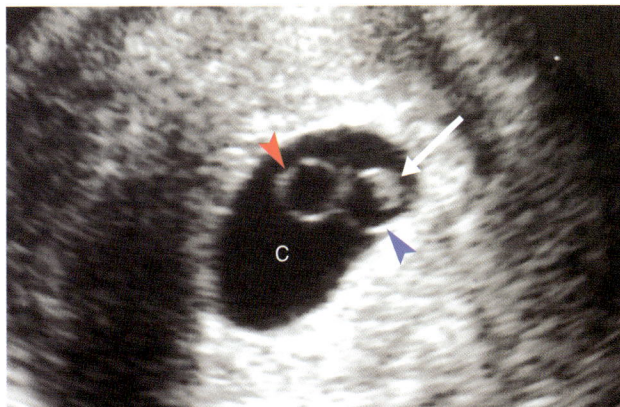

Figura 52.4 **Embrião – sinal da bolha dupla.** A bolha dupla é formada pelos sacos vitelino (*ponta de seta vermelha*) e amniótico (*ponta de seta azul*), suspensos no líquido do saco coriônico inicial (*C*). O embrião é visto como uma minúscula estrutura em forma de disco (*seta*) dentro do saco amniótico. A atividade cardíaca precoce costuma ser observada, inclusive no embrião minúsculo.

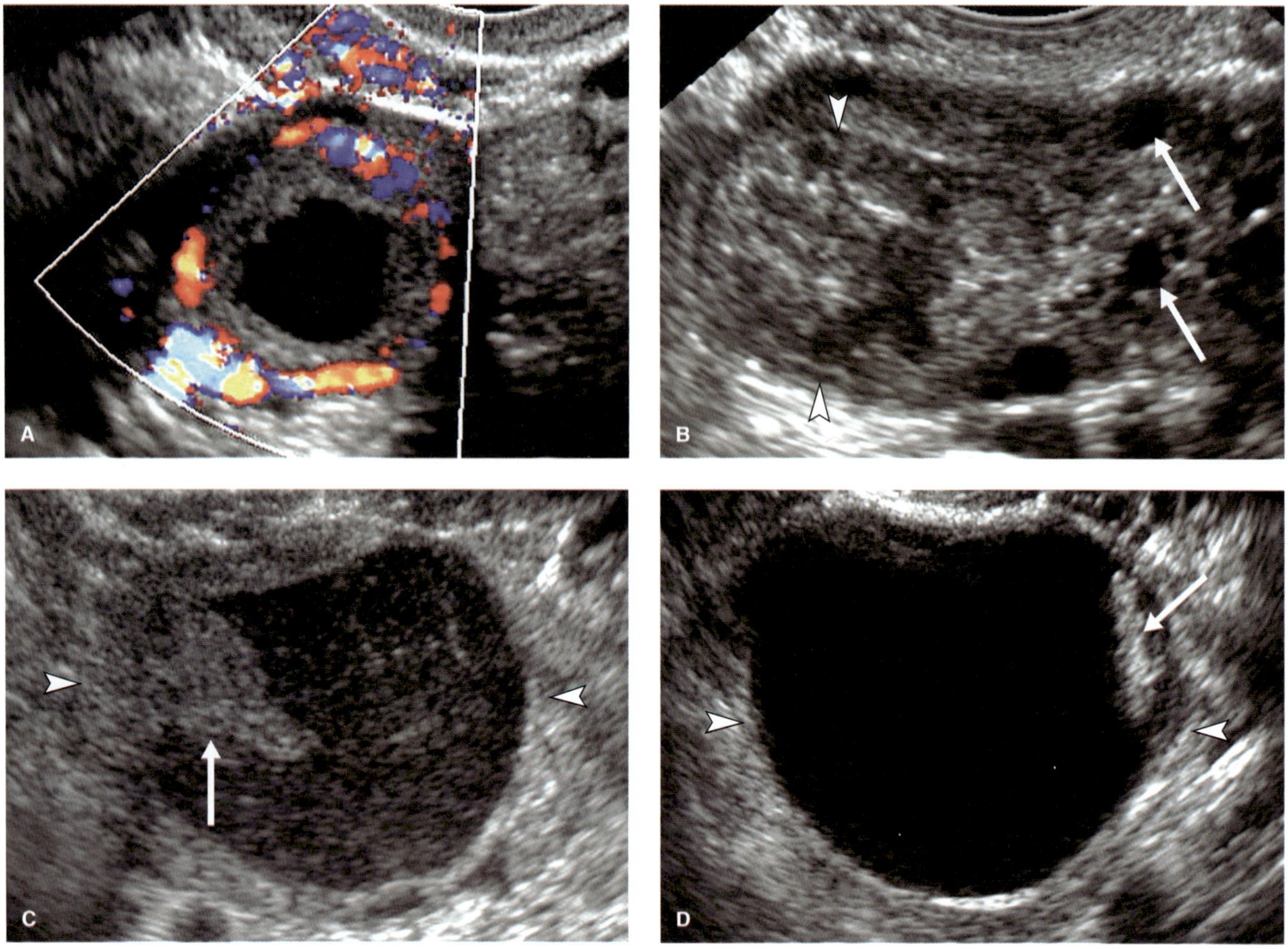

Figura 52.5 Corpo-lúteo. A. Imagem de ultrassonografia transvaginal com Doppler colorido do ovário revela um cisto de 3 cm circundado por um intenso anel de vascularização ("anel de fogo"), característico do corpo-lúteo, que secreta hormônios essenciais para o desenvolvimento da gravidez. **B.** Imagem transvaginal do ovário mostra a aparência de cisto colapsado do corpo-lúteo (*entre as pontas de seta*), que ocorre logo após a ovulação. Observe os folículos (*setas*) que confirmam a localização da estrutura no ovário. **C.** Sendo altamente vascularizado, o corpo-lúteo está sujeito a hemorragia interna, criando um cisto ovariano hemorrágico (*entre as pontas de seta*). Observe o coágulo ecogênico (*seta*) e o fluido particulado dentro do cisto. **D.** Um cisto de corpo-lúteo hemorrágico (*entre as pontas de seta*) pode aumentar e se tornar uma estrutura pélvica proeminente e ser uma fonte de dor anexial no início da gravidez. Esse cisto de corpo-lúteo mede 5 cm de diâmetro. Coágulos de sangue (*seta*) dentro do cisto podem simular gravidez ectópica com um embrião.

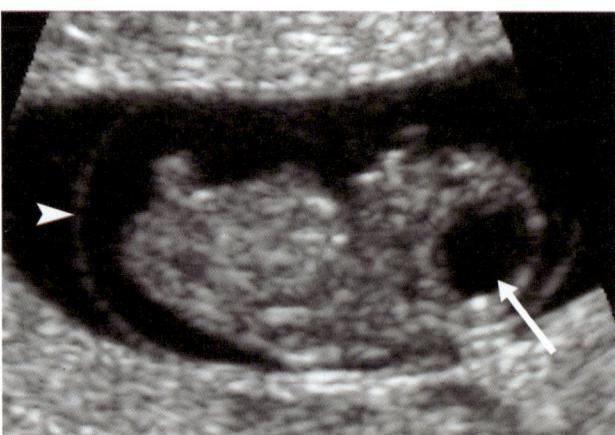

Figura 52.6 Rombencéfalo cístico normal. Um embrião de 7 semanas tem uma estrutura cística proeminente (*seta*) dentro do crânio. Essa é a fase cística normal do desenvolvimento do rombencéfalo, observada entre 6 e 8 semanas de idade gestacional. O desenvolvimento do rombencéfalo resulta em estruturas normais na fossa posterior. O âmnio (*ponta de seta*) é evidente.

Entre 9 e 11 semanas de IG, o intestino médio se hernia na base do umbigo, formando uma onfalocele fisiológica vista como massa protuberante da parede abdominal anterior na linha média de 6 a 9 mm de tamanho (Figura 52.7). Esses marcos de desenvolvimento normais não devem ser confundidos com anomalias.

Gravidez precoce problemática

O problema clínico mais comumente encontrado no primeiro trimestre é a mulher grávida que apresenta sangramento vaginal ou dor pélvica. Das gestações confirmadas, aproximadamente 25% não prosseguem e 1 a 2% são ectópicas. A ultrassonografia é usada para avaliar o desenvolvimento normal da gravidez e para diferenciar as várias causas de sangramento vaginal. Como resultado de vários estudos que indicaram que algumas gestações normais iniciais estavam sendo diagnosticadas como inviáveis usando-se os critérios da ultrassonografia desenvolvidos ao longo dos 30 anos anteriores, a SRU organizou uma conferência multiespecialidade em 2012 para criar novas diretrizes de consenso para gestações precoces de viabilidade incerta e localização desconhecida (Tabelas 52.1 a 52.3). Essas novas diretrizes foram publicadas em 2013 e validadas por estudos

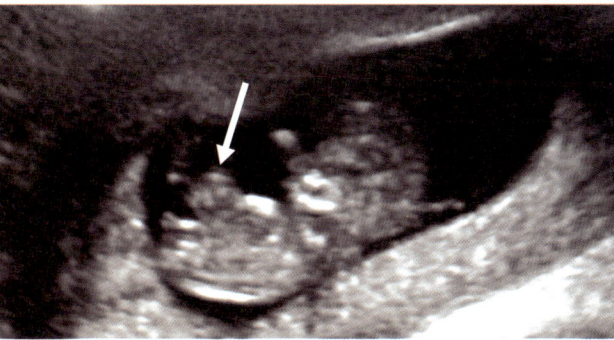

Figura 52.7 Herniação intestinal média normal. Um embrião de 10 semanas mostra uma protuberância proeminente (*seta*) no nível do umbigo. Isso é causado pela herniação normal do intestino médio na base do cordão umbilical, que ocorre entre 9 e 11 semanas de gestação. Essa estrutura normal não deve exceder 1 cm de tamanho.

subsequentes. As novas terminologias recomendadas para relatar gravidezes no primeiro trimestre que apresentam dor pélvica e sangramento vaginal são gravidez viável, gravidez inviável, gravidez intrauterina de viabilidade incerta, gravidez em local desconhecido e gravidez ectópica.

Gravidez viável. É possível que resulte em um bebê nascido vivo. No momento do exame de ultrassonografia para sangramento vaginal, a maioria das gestações viáveis parece normal (ver Tabela 52.1).

Gravidez inviável. Não pode resultar em um bebê nascido vivo (Tabela 52.2). As gestações inviáveis incluem gestações intrauterinas malsucedidas e gestações ectópicas.

TABELA 52.2 Critérios para gravidez inviável no primeiro trimestre.

- Diagnóstico de falha na gravidez (gravidez inviável)
  - Sem batimento cardíaco embrionário em um embrião com comprimento cabeça-nádega ≥ 7 mm
  - Nenhum embrião com diâmetro médio do saco gestacional ≥ 25 mm
  - Nenhum embrião com batimento cardíaco ≥ 2 semanas depois de a ultrassonografia mostrar um saco gestacional sem saco vitelino
  - Nenhum embrião com batimento cardíaco ≥ 11 dias depois de a ultrassonografia mostrar um saco gestacional com um saco vitelino
- Suspeita, mas não diagnóstica de falha na gravidez (gravidez de viabilidade incerta)
  - Comprimento da nádega < 7 mm, sem batimento cardíaco
  - Diâmetro médio do saco gestacional de 16 a 24 mm, sem embrião
  - Nenhum embrião com batimento cardíaco 7 a 13 dias depois de a ultrassonografia mostrar um saco gestacional sem saco vitelino
  - Nenhum embrião com batimento cardíaco 7 a 10 dias depois de a ultrassonografia mostrar um saco gestacional com um saco vitelino
  - Âmnio vazio
  - Saco vitelino > 7 mm
  - Diferença < 5 mm entre o diâmetro médio do saco gestacional e o comprimento cabeça-nádega
  - Se houver esses achados, é apropriado um exame de ultrassonografia de acompanhamento em 7 a 10 dias

Adaptada de Doubilet PM, Benson CB, Bourne T *et al*. Diagnostic criteria for nonviable pregnancy early in the first trimester. *Ultrasound Q* 2014; 30:3-9; Lane BF, Wong-You-Cheong JJ, Javitt MC *et al*. ACR appropriateness criteria first trimester bleeding. *Ultrasound Q* 2013;29:91-96.

TABELA 52.3 Fatores clínicos de risco para gravidez ectópica.

- Laqueadura tubária
- Cirurgia tubária anterior
- Doença inflamatória pélvica/salpingite
- Gravidez ectópica anterior
- Presença de um dispositivo intrauterino
- Endometriose
- Fertilização *in vitro*
- História de tabagismo antes da concepção
- Cirurgia endometrial ou miometrial anterior

O *aborto* é a interrupção da gravidez antes da 20ª semana de IG. O *aborto espontâneo* é a interrupção da gravidez por causas naturais. Aproximadamente 10 a 15% de todas as gestações conhecidas terminam em aborto espontâneo. Até 60% dos abortos espontâneos apresentam anormalidades cromossômicas. Vários termos clínicos são usados para descrever o aborto. A *ameaça de aborto* refere-se à ocorrência de sangramento vaginal e cólicas uterinas, com orifício cervical fechado no início da gravidez. A ameaça de aborto complica aproximadamente 25% de todas as gestações. O *aborto inevitável* se apresenta com dilatação cervical e tecidos fetais ou placentários dentro do orifício cervical. Com o *aborto completo*, todo o conteúdo uterino é expelido. O *aborto incompleto* refere-se aos produtos residuais da concepção dentro do útero. Em um *aborto retido*, o feto morre, mas permanece dentro do útero. O *aborto habitual* é definido como três ou mais abortos espontâneos sucessivos. A *gravidez anembrionada* ou *ovo cego* é uma gravidez em que o embrião morreu e não é mais visível, ou nunca se desenvolveu.

Saco gestacional "vazio". Um saco gestacional sem embrião demonstrado pela ultrassonografia pode ser uma gravidez intrauterina muito precoce ou uma gravidez intrauterina inviável (gravidez anembrionada) (Figura 52.8). Um saco gestacional vazio deve ser diferenciado de um saco pseudogestacional associado à gravidez ectópica (ver Figura 52.13, mais adiante). Um saco gestacional é considerado anormal se demonstrar as seguintes características: tamanho grande (diâmetro médio do saco > 25 mm) sem embrião ou saco vitelino, forma distorcida, contorno irregular, reação coriodecidual fina ou fraca, ausência de saco decidual

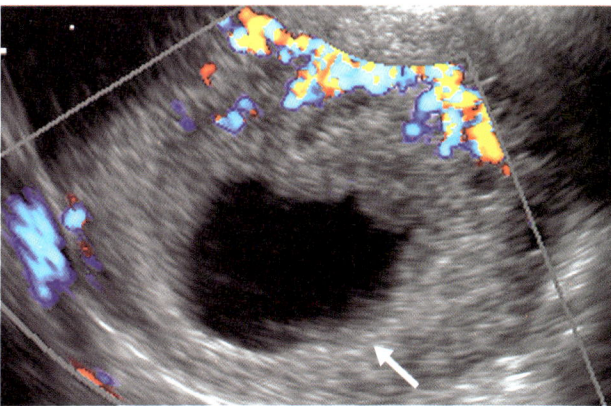

Figura 52.8 Gravidez malsucedida. Um saco gestacional vazio, medindo 27 mm em diâmetro médio do saco, é demonstrado dentro do útero por ultrassonografia transvaginal. A margem do saco tem contorno irregular e a reação decidual (*seta*) é mal definida e apenas fracamente ecogênica. O Doppler colorido mostra o fluxo sanguíneo apenas no miométrio. Pelos critérios revisados de 2013, um embrião deve sempre ser visto na ultrassonografia transvaginal quando o diâmetro médio do saco for ≥ 25 mm. A ultrassonografia com Doppler deve ser usada com cautela, especialmente no primeiro trimestre, e apenas quando a gravidez for considerada anormal.

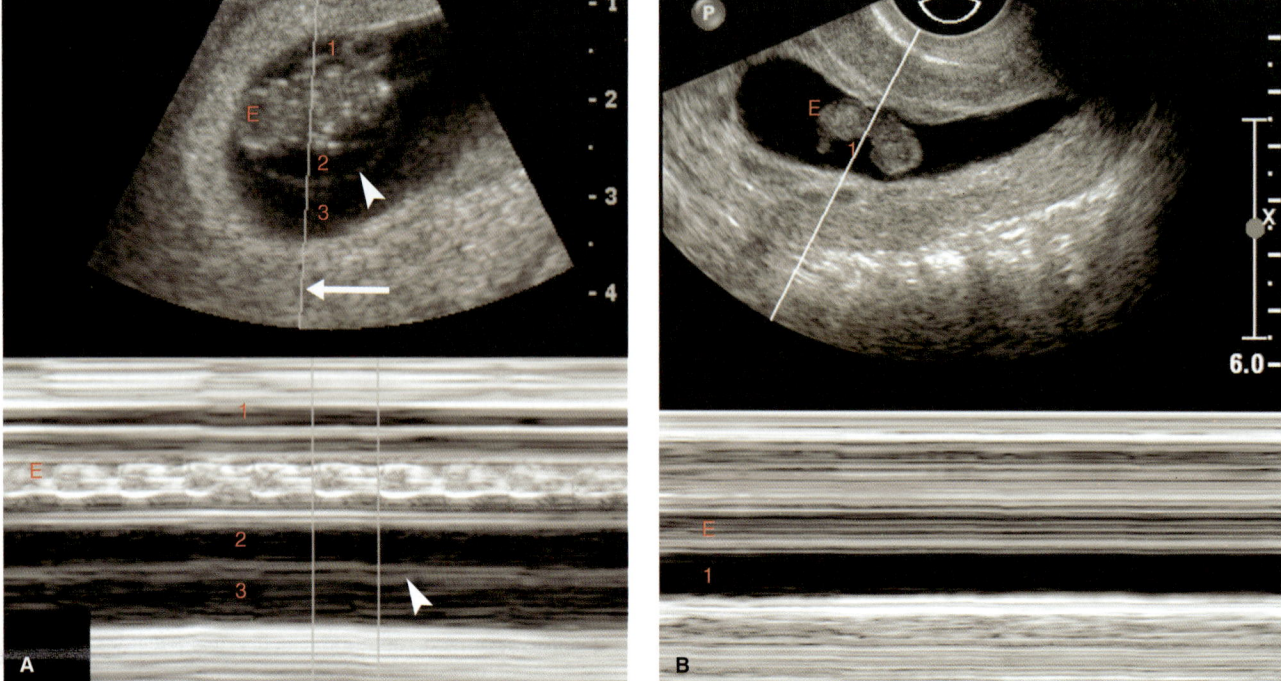

Figura 52.9 **Batimento cardíaco embrionário normal e morte embrionária. A.** A ultrassonografia em modo M é usada para documentar o batimento cardíaco normal de um embrião de 8 semanas (CCN = 17 mm). A linha branca (*seta*) mostra a onda sonora em modo M do feixe passando pelo embrião (*E*). O feixe do modo M pode ser direcionado para a orientação desejada. O traçado do modo M é exibido na metade inferior da imagem. O batimento cardíaco é evidente como linhas onduladas no nível do embrião (*E*). O número *1* indica o líquido superficial ao embrião e é exibido como a faixa escura (*1*) no traçado do modo M; o número *2*, o líquido amniótico bem próximo, profundamente, ao embrião; a *ponta de seta*, a membrana amniótica vista como uma linha ecogênica ondulada no traçado do modo M; e o número *3*, o líquido coriônico fora da membrana amniótica (*pontas de seta*). **B.** A ultrassonografia em modo M é usada para documentar a ausência de batimento cardíaco nesse embrião falecido de 8 semanas (*E*) (CCN = 19 mm). Nenhuma atividade cardíaca foi visualizada no exame de ultrassonografia transvaginal em tempo real. O feixe do modo M foi direcionado para a localização correta do coração (*E*), não havendo nenhuma atividade. O número *1* indica o líquido profundo ao embrião, como a faixa escura no traçado do modo M.

duplo ou posição anormal. Um saco gestacional grande, sem saco vitelino ou embrião visualizado, e contorno distorcido do saco relataram especificidade e valor preditivo positivo de 100% para identificação de gravidez inviável. A maioria dos autores recomenda que é permitida margem de erro de 1 a 2 mm, com a repetição de qualquer varredura duvidosa em vários dias.

A *morte embrionária ou fetal* é diagnosticada pela confirmação por ultrassonografia da ausência de atividade cardíaca em um embrião ≥ 7 mm de CCN na ultrassonografia transvaginal (Figura 52.9), que pode demonstrar atividade cardíaca mesmo em embriões tão pequenos quanto 1,5 mm de CCN. A ultrassonografia transvaginal também pode visualizar embriões pequenos, normais e vivos (< 7 mm de CCN) sem demonstrar atividade cardíaca. Os embriões menores que 7 mm de CCN sem atividade cardíaca devem ser examinados novamente em alguns dias para confirmar a viabilidade. A ultrassonografia em modo M é usada para documentar a atividade cardíaca visualizada.

Gravidez intrauterina de viabilidade incerta. É o termo usado para a existência de um saco gestacional intrauterino sem batimento cardíaco embrionário e sem achados de falha gestacional definitiva (ver Tabela 52.2). O aparecimento de um saco gestacional precoce na ultrassonografia transvaginal é altamente variável. Os sinais intradecidual e da decídua dupla costumam estar ausentes. O prognóstico da gravidez não está relacionado com a ausência desses sinais. Todas as coleções líquidas intrauterinas redondas ou ovais em uma paciente grávida devem ser tratadas como um saco gestacional e possível gravidez viável até que se prove o contrário (Figura 52.10).

Gravidez em local desconhecido. Descreve a situação da mulher com um teste de gravidez positivo na urina ou soro e nenhuma gravidez intrauterina ou ectópica no exame de ultrassonografia transvaginal. As principais considerações diagnósticas são gravidez intrauterina precoce, gravidez ectópica oculta e aborto espontâneo completo. Uma única determinação quantitativa de hCG não diferencia essas condições. Cerca de 8% das gestações precoces podem se enquadrar nessa categoria pelo exame de ultrassonografia. Os achados incluem o seguinte:

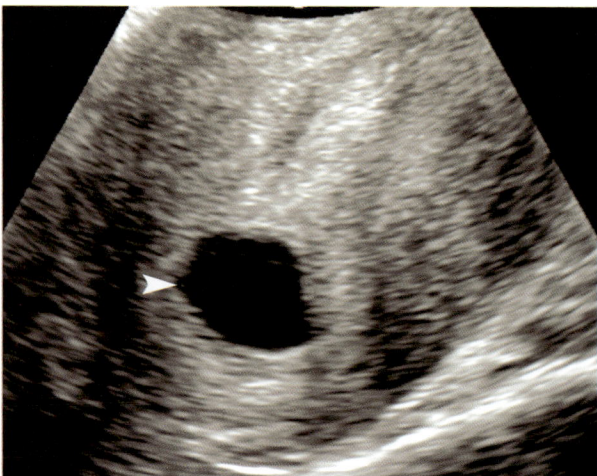

Figura 52.10 **Gravidez intrauterina de viabilidade incerta.** A ultrassonografia transversal do útero revela uma coleção líquida inespecífica intrauterina (*ponta de seta*) medindo 14 mm. Pelos critérios da SRU de 2013, isso deve ser considerado uma gravidez intrauterina potencialmente viável até que se prove o contrário. Recomenda-se acompanhamento por ultrassonografia em 7 a 10 dias.

■ Útero vazio sem coleção líquida intrauterina e sem evidência de gravidez ectópica. Se uma única medida de hCG for ≥ 3.000 UI/mℓ, a gravidez intrauterina viável é improvável; no entanto, esses achados não são definitivos

■ Coleção líquida intrauterina inespecífica, com contornos arredondados ou ovais lisos e sem saco vitelino ou embrião e anexos normais. É mais provável que seja uma gravidez intrauterina, mas a gravidez ectópica não está completamente excluída. A coleção líquida intrauterina pode ser um saco pseudogestacional.

Para ambos os achados, recomendam-se a ultrassonografia e a determinação de hCG de acompanhamento em 7 a 10 semanas, desde que a paciente esteja hemodinamicamente estável.

Gravidez ectópica. Ocorre em apenas 2% de todas as gestações, mas é a principal causa de mortes maternas relacionadas com a gravidez (9 a 14%). O diagnóstico incorreto de gravidez ectópica continua sendo uma das áreas mais comuns para processos por negligência médica. Cerca de metade das gestações ectópicas é inicialmente assintomática, ocorrendo, em seguida, o rompimento e apresentando sangramento vaginal e dor pélvica.

Entre as pacientes com alto risco de gravidez ectópica, incluem-se aquelas com história de doença inflamatória pélvica, cirurgia tubária, endometriose, indução da ovulação, gravidez ectópica anterior ou uso de dispositivo intrauterino (DIU) para contracepção (ver Tabela 52.3). A maioria das gestações ectópicas ocorre na tuba uterina. Os locais incomuns para implantação ectópica incluem a porção intersticial da tuba, a cavidade abdominal, o ovário e o colo uterino. Todas as pacientes com teste de gravidez positivo (β-hCG sérico), bem como com sangramento vaginal, dor pélvica ou massa anexial, devem ser consideradas de risco para gravidez ectópica.

Um diagnóstico totalmente seguro de gravidez ectópica pode ser feito por ultrassonografia apenas quando um embrião vivo ou um saco gestacional com um saco vitelino for demonstrado de maneira nítida em uma posição fora do útero. Em qualquer outra circunstância, estamos lidando com uma situação de risco relativo (Tabela 52.4). Quando uma gravidez intrauterina é documentada por ultrassonografia, o risco de gravidez ectópica coexistente é extremamente baixo, estimado em 1 em 30 mil. No entanto, ocorrem gestações intra e extrauterinas concomitantes (denominada *gravidez heterotópica*), especialmente em pacientes que fazem uso de medicamentos indutores da ovulação. O risco de gravidez ectópica é alto quando o útero está vazio (sem saco gestacional) e massa anexial, que não um cisto de corpo-lúteo, é demonstrada. Da mesma forma, uma gravidez ectópica é provável quando o útero está vazio e uma quantidade

TABELA 52.4 Achados de gravidez ectópica.

■ **Mais específico (100% específico, mas baixa sensibilidade, 18 a 26%)**
 • Embrião vivo com batimento cardíaco fora do útero
■ **Massa anexial separada do ovário (89 a 100% dos casos)**
 • Anel tubário (anel ecogênico em torno do saco gestacional, 40 a 68% dos casos)
  • Altamente específico se houver embrião e saco vitelino
  • Menos específico se houver o saco vitelino, mas nenhum embrião
 • Massa anexial complexa separada do ovário
 • Sinal de anel de fogo (anel hipervascular no Doppler colorido)
  • Não específico
  • É mais provável que seja um corpo-lúteo
■ **Líquido livre complexo na pelve**
 • Fortemente indicativo de ruptura da gravidez ectópica
■ **Achados intrauterinos na gravidez ectópica**
 • Endométrio normal (86% dos casos)
 • Saco pseudogestacional (10 a 20% dos casos)
  • Coleção líquida dentro da cavidade uterina
  • Localização central cercada por decídua ecogênica espessa
  • Forma angular ou em lágrima
 • Cisto decidual – cisto de parede fina na junção do endométrio e miométrio

moderada ou grande de líquido ecogênico ou coágulos de sangue é vista no fundo de saco. Mesmo quando o exame de ultrassonografia está totalmente normal, mas sem evidência definitiva de gravidez intrauterina, uma paciente com teste de gravidez positivo permanece sob risco de gravidez ectópica. O papel da ultrassonografia, então, é demonstrar achados que determinem o risco relativo. Essa avaliação, em conjunto com a história clínica e o exame físico, determina o risco de gravidez ectópica e a próxima etapa na avaliação da paciente.

Os achados da ultrassonografia na gravidez ectópica incluem a demonstração de um saco gestacional extrauterino que aparece como uma estrutura que contém líquido com um anel ecogênico, o *sinal do anel tubário* (40 a 68% das gestações ectópicas) (Figura 52.11), podendo-se evidenciar um embrião vivo ou morto. O saco gestacional ectópico deve ser diferenciado de um corpo-lúteo, que se desenvolve no ovário, no local da ovulação. O sangue coagulado de hemorragia dentro de um cisto do corpo-lúteo pode simular um embrião. Um achado importante

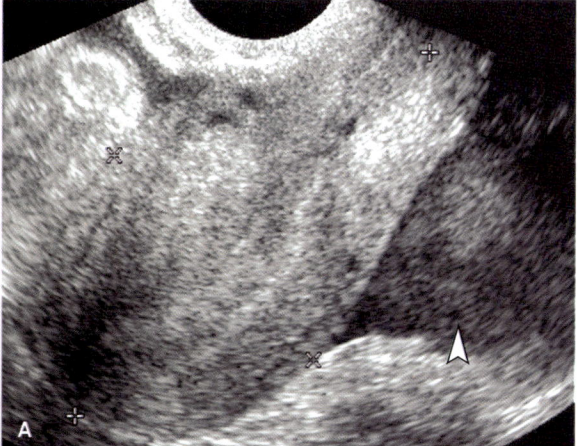
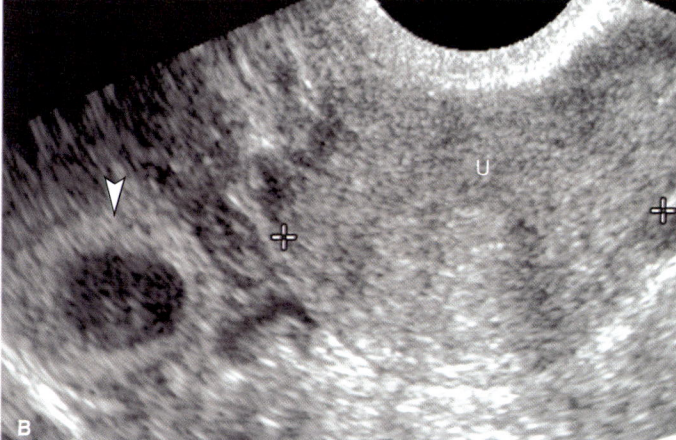

Figura 52.11 Gravidez ectópica. A. A ultrassonografia transvaginal, em plano longitudinal, demonstra um útero vazio (*entre os cursores*, +, ×) em uma paciente grávida. O sangue ecogênico (*ponta de seta*) distende o fundo de saco. **B.** A imagem transvaginal transversal revela um sinal em forma de tubo (*ponta de seta*) no anexo direito, o que é altamente sugestivo de gravidez ectópica. U, útero (*entre os cursores*, +).

para a diferenciação é o surgimento de massa cística do ovário (Figura 52.12). A maioria das gestações ectópicas ocorre dentro da tuba uterina, e pode ser demonstrada na ultrassonografia transvaginal em tempo real como separada do ovário. A implantação de gravidez ectópica no ovário é um evento raro. Os cistos do corpo-lúteo sempre surgem do ovário. A hematossalpinge ou gravidez ectópica rompida pode aparecer como uma lesão sólida amorfa ou massa anexial complexa (um hematoma), sem embrião ou saco. De modo geral, o sangue no fundo de saco aparece como líquido ecogênico, mas pode ser totalmente ecolucente, se líquido, ou ecogênico e com aparência sólida, se coagulado. Os volumes moderados ou grandes de líquido ecogênico ou coágulos sanguíneos no fundo de saco são altamente preditivos de gravidez ectópica. Um pequeno volume de líquido anecoico no fundo de saco é um achado comum e normal.

Havendo uma gravidez ectópica, o revestimento do útero ficará mais espesso e ecogênico, refletindo a conversão do endométrio em decídua, induzida pelos hormônios da gravidez. O sangue na cavidade uterina produz massa cística denominada *saco pseudogestacional* em 10 a 20% das gestações ectópicas (Figura 52.13). Um verdadeiro saco gestacional é diferenciado do "pseudossaco" pela existência de um saco vitelino ou embrião. O sinal da decídua dupla sugere um verdadeiro saco gestacional, mas não é totalmente confiável. Os pseudossacos estão localizados centralmente dentro do canal uterino, enquanto um saco gestacional verdadeiro normal é implantado excentricamente dentro da decídua. Os estudos com Doppler demonstram fluxo peritrofoblástico ausente ou mínimo nos pseudossacos e fluxo de alta velocidade e baixa impedância nos verdadeiros sacos gestacionais. Os níveis séricos de hCG na maioria das gestações ectópicas são < 3.000 UI/mℓ, frequentemente < 1.000 UI/mℓ. No entanto, os níveis de hCG são variáveis e não preditivos de ruptura da gravidez ectópica.

A gravidez ectópica ocorre nos seguintes locais:

- *Tuba uterina* (95%): mais comum na porção ampular da tuba (70% das gestações tubárias)
- *Intersticiais* (2 a 4%): estão associadas a uma alta incidência de hemorragia materna grave. A implantação é feita na porção miometrial da tuba uterina, o que permite o desenvolvimento da gravidez até 16 semanas, com grandes artérias de fornecimento. O saco gestacional do fundo é excêntrico e o miométrio adjacente, estreito, menor que 5 mm. Pode ser confundida com gravidez em um corno de um útero bicorno.
- *Ovarianas* (< 3%): são difíceis de diferenciar de um corpo-lúteo. A implantação é no parênquima ovariano. Ocorre mais comumente com o DIU colocado
- *Abdominal* (~ 1%): pode ocorrer como resultado da implantação secundária de uma gravidez ectópica rompida na cavidade peritoneal. Está associada a um aumento acentuado da mortalidade materna, porque o crescimento da gravidez é irrestrito. A placenta está fora da cavidade uterina. A gravidez não é circundada por miométrio
- *Cicatriz da cesariana* (< 1%): está sujeita a ruptura devido à espessura fina da cicatriz e do miométrio ao redor. A implantação é feita no segmento uterino inferior afilado. Não há nenhuma massa anexial. A histerectomia pode ser necessária
- *Cervicais* (< 1%): estão associadas à dilatação e à curetagem prévias. O útero tem a forma de ampulheta, com um colo uterino alargado contendo o saco gestacional
- *Gestações heterotópicas* (< 0,01) intrauterinas e ectópicas: são ocorrências naturais muito raras, que ocorrem com mais frequência com a fertilização *in vitro*.

As opções terapêuticas para a gravidez ectópica incluem o manejo médico com a utilização de metotrexato como inibidor do crescimento celular, o que tem se tornado cada vez mais popular, tendo em vista a preservação da permeabilidade tubária. Outras opções incluem ressecção cirúrgica e injeção local da gravidez ectópica com metotrexato ou cloreto de potássio. Até 15% das gestações ectópicas se resolvem de maneira espontânea.

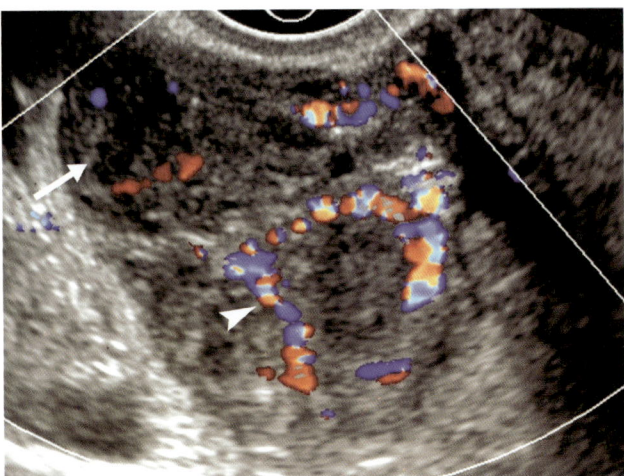

Figura 52.12 Gravidez ectópica tubária – "anel de fogo". A ultrassonografia transvaginal mostra um anel circular (*ponta de seta*) de intensa vascularização em torno de massa na tuba uterina, o que foi denominado "anel de fogo", característico da gravidez ectópica. O ovário adjacente (*seta*) mostra vascularização menos intensa ao redor do corpo-lúteo. Um exame cuidadoso de ultrassonografia em tempo real é necessário para confirmar se o ovário e a massa tubária são estruturas separadas.

Níveis quantitativos de hCG sérica. Foram correlacionados com os achados da ultrassonografia para auxiliar na identificação de gestações anormais. Os níveis discriminatórios previamente definidos para os valores de hCG foram determinados como não inteiramente válidos. O comitê da SRU informa que um único nível de hCG não deve ser usado para excluir uma gravidez intrauterina potencialmente normal ou para fazer um diagnóstico definitivo de gravidez malsucedida ou ectópica. Os níveis de hCG em série podem ser mais úteis, mas também variam. Em geral, os níveis quantitativos de hCG devem dobrar aproximadamente a cada 2 dias.

Hemorragia subcoriônica. É um achado comum (18 a 22% das pacientes grávidas com sangramento) antes da 20ª semana de IG. Acredita-se que todos os casos se desenvolvam por causa do sangramento venoso da separação da margem da placenta. O hematoma se acumula, de preferência, abaixo do córion, visto que este é separado com mais facilidade do miométrio do que da placenta. As pacientes podem ser assintomáticas caso o hematoma permaneça confinado ou podem apresentar sangramento vaginal, caso o hematoma vaze pelo colo do útero.

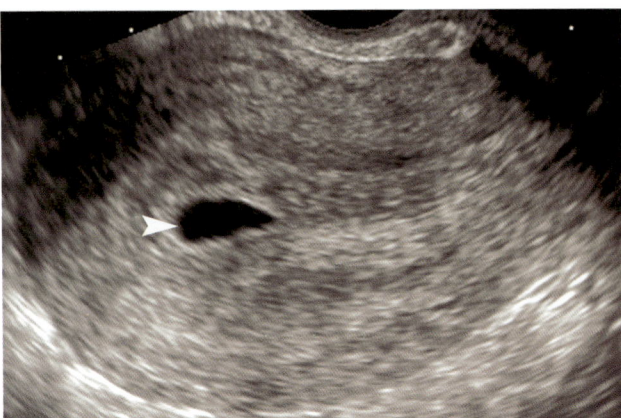

Figura 52.13 Saco pseudogestational. O líquido dentro da cavidade endometrial (*ponta de seta*) em uma paciente com gravidez ectópica simula um saco gestacional intrauterino.

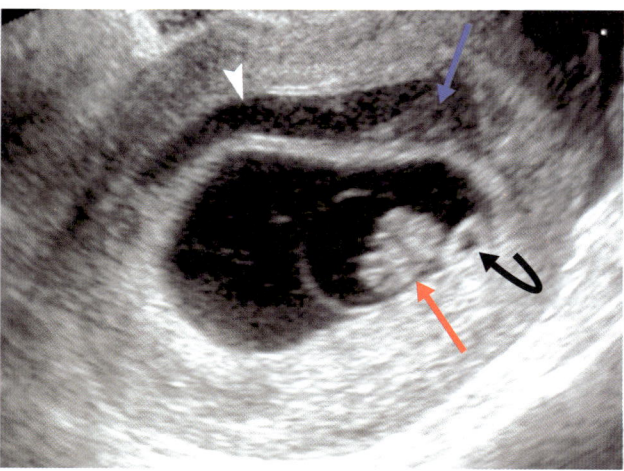

Figura 52.14 Hemorragia subcoriônica. A hemorragia (*ponta de seta*) é vista na cavidade uterina entre a decídua capsular e a decídua vera. Parte do sangue está coagulada e parece mais ecogênico (*seta azul*) do que o sangue líquido. Um embrião vivo (*seta vermelha*) estava dentro do saco, com a visualização parcial do saco vitelino (*seta curva*).

Na maioria delas, um hematoma subcoriônico é um achado inofensivo; no entanto, uma taxa elevada de aborto espontâneo foi relatada associada a grandes hematomas (envolvendo mais de dois terços da circunferência do saco gestacional), idade materna avançada (> 35 anos) e IG precoce (< 8 semanas). A aparência da hemorragia à ultrassonografia varia com a idade (Figura 52.14). O sangramento agudo é anecoico a hipoecoico. Com a coagulação, torna-se hiperecoico e heterogêneo. Com a lise, o hematoma volta a ser hipoecoico para anecoico. *Sangramento de implantação* é um termo inespecífico que se refere a pequenas coleções de sangue no local de fixação do córion ao endométrio. Essas são, em essência, pequenas áreas de hemorragia subcoriônica que ocorrem no início da gravidez. O acompanhamento na ultrassonografia é recomendado para avaliar a progressão.

Produtos de concepção retidos. Depois de um aborto espontâneo ou induzido, ou mesmo parto normal, a paciente pode continuar apresentando sangramento vaginal, causado pela expulsão incompleta da gravidez. A aparência mais comum de produtos de concepção retidos na ultrassonografia é a massa ecogênica dentro da cavidade uterina, representando a retenção de uma porção da placenta (Figura 52.15). A massa, como a placenta normal, é mais ecogênica que o miométrio. A massa polipoide ou pedunculada de tecidos placentários retidos foi denominada *pólipo placentário*. Os coágulos sanguíneos aparecem como massas hipoecoicas sem fluxo sanguíneo na cavidade uterina. As variantes na aparência dos produtos de concepção retidos incluem espessamento irregular do endométrio (> 10 mm), estruturas altamente reflexivas, com sombra posterior representando partes fetais ou remanescentes placentários calcificados, ou massas com ecogenicidade mista representando tecido necrótico. Os achados do Doppler colorido são altamente variáveis, mostrando pouca ou nenhuma vascularização nos produtos de concepção retidos desvascularizados, ou notável fluxo sanguíneo dentro da massa (Figura 52.15 B), e o miométrio se assemelha à malformação arteriovenosa uterina. O fluxo sanguíneo de alta velocidade (velocidade sistólica de pico > 60 cm/s) no tecido trofoblástico retido está associado a sangramento intenso durante a remoção cirúrgica.

Doença trofoblástica gestacional

A doença trofoblástica gestacional é um grupo de neoplasias que variam de benignas a altamente malignas. Todas são derivadas de tecidos placentários anormais e ocorrem como sequelas da gravidez. Ambos os tumores benignos e malignos produzem hCG. A elevação acentuada dos níveis séricos de hCG é característica, e a medição em série é um indicador sensível e confiável da atividade tumoral. A doença trofoblástica gestacional complica cerca de 1 em 1.000 a 2.000 gestações nos EUA, mas tem uma incidência muito maior no Extremo Oriente e na América Latina. As mulheres com mais de 40 anos e aquelas com história anterior de gravidez molar também apresentam risco aumentado.

Mola hidatiforme. É a forma mais comum (80%) e mais benigna da doença, mas mantém um potencial para sequelas malignas. A placenta demonstra edema e proliferação de trofoblastos. As vilosidades ficam edemaciadas e vesiculares, parecendo um cacho de uvas. As pacientes apresentam hiperêmese, hipertensão induzida pela gravidez e sangramento vaginal. O útero pode estar aumentado (50%), normal (35%) ou pequeno (15%) para as datas. Existem dois tipos de mola hidatiforme. A *mola completa* (mola clássica) (70%) envolve toda a placenta, não tem feto e é diploide no cariótipo. A *mola parcial* (30%)

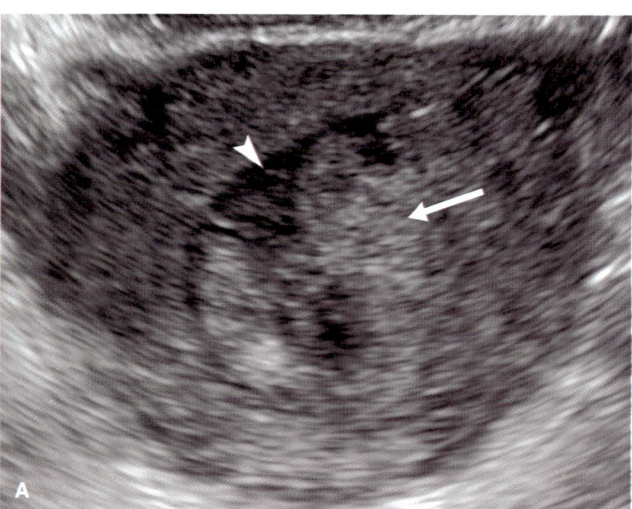

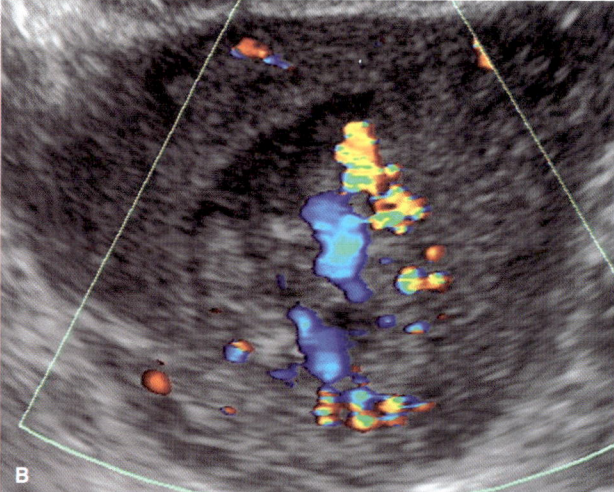

Figura 52.15 Produtos de concepção retidos. A. Imagem transversal do útero em mulher com sangramento contínuo após um aborto espontâneo revela material ecogênico (*seta*), representando placenta retida, e material ecolucente (*ponta de seta*), representando sangue e coágulos dentro da cavidade uterina. **B.** Imagem transversal de Doppler colorido do útero na mesma paciente documenta o fluxo sanguíneo contínuo para a placenta retida.

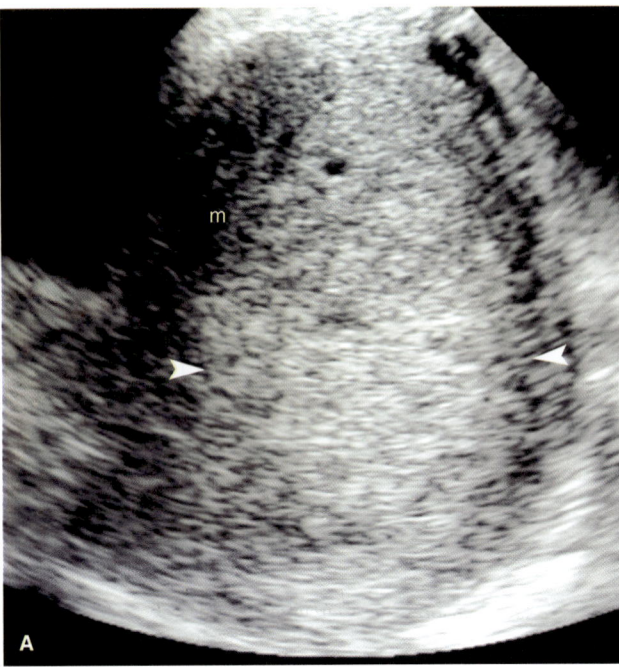

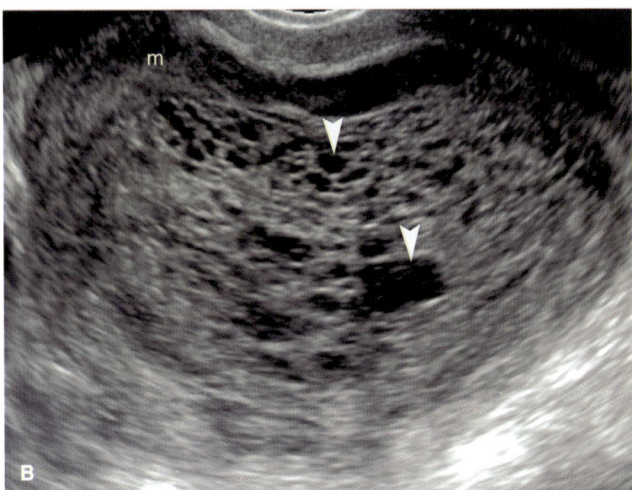

Figura 52.16 Mola hidatiforme. A. A ultrassonografia transvaginal mostra a aparência de "tempestade de neve" de uma gravidez molar (*entre as pontas de seta*) enchendo a cavidade uterina no primeiro trimestre. **B.** Em outra paciente examinada no início do segundo trimestre, são vistos cistos mais discretos dentro do tecido molar (*pontas de seta*). m, miométrio.

envolve apenas uma parte da placenta e está associada a um feto anormal, que é triploide no cariótipo (devido à fertilização de um óvulo por dois espermatozoides). Essa condição é letal para o feto. Em casos raros, um feto normal pode coexistir com a mola completa em uma gravidez gemelar. Nesses casos, o prognóstico para o feto normal é sombrio por causa das complicações maternas da mola.

A ultrassonografia da mola completa no primeiro trimestre mostra classicamente o útero preenchido com massa ecogênica, sólida e altamente vascular, descrita, com frequência, como "tempestade de neve". As minúsculas vesículas que constituem a mola parcial são muito pequenas para serem visualizadas como cistos discretos, mas causam inúmeras interfaces reflexivas de som que produzem uma aparência ecogênica brilhante (Figura 52.16). À medida que as vesículas aumentam no segundo trimestre, cistos individuais de 2 a 30 mm de tamanho tornam-se aparentes, produzindo uma aparência de "cacho de uvas". A mola parcial demonstra alterações vesiculares em apenas uma parte da placenta. O feto triploide associado tem múltiplas anomalias. A aparência clássica da mola parcial nem sempre é evidente. A gravidez molar pode ocasionalmente aparecer como uma coleção de líquido anecoico, que imita a gravidez anembrionada. Os *cistos teca-luteínicos* são vistos como cistos bilaterais grandes, septados, que aumentam de modo maciço os ovários em 25 a 65% dos casos de gravidez molar (Figura 52.17). Os cistos teca-luteínicos resultam da hiperestimulação dos ovários por altos níveis circulantes de hCG, e são mais comumente vistos na gravidez molar no segundo trimestre.

Mola hidatiforme invasiva (*chorioadenoma destruens*). Refere-se à invasão do tecido molar para dentro, mas, em geral, não além, do miométrio. É observada em cerca de 10% das pacientes e costuma se tornar evidente após o tratamento para a mola hidatiforme. A ultrassonografia mostra a penetração do tecido trofoblástico ecogênico no miométrio. A RM é mais sensível que a ultrassonografia na demonstração da doença invasiva do músculo, vista como massas miometriais focais, vasos dilatados e áreas de hemorragia e necrose.

Coriocarcinoma. É uma doença maligna altamente agressiva que forma apenas trofoblastos sem qualquer estrutura vilosa.

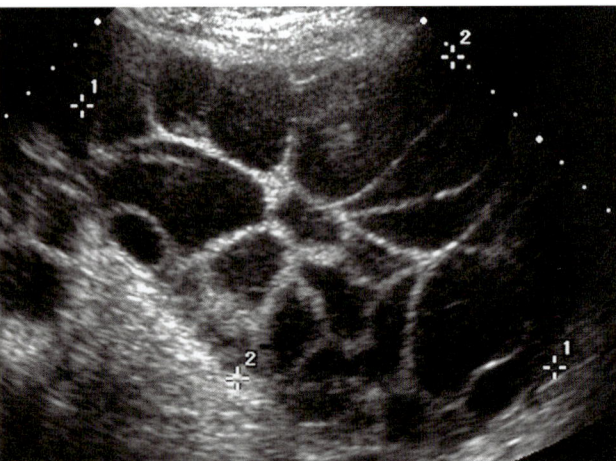

Figura 52.17 Cistos teca-luteínicos. A imagem transabdominal demonstra que o ovário (*entre os cursores*, +) está bastante aumentado por vários cistos nessa paciente com gravidez gemelar após terapia de infertilidade. O nível de hCG estava muito elevado. Esse ovário media 16 × 12 × 8 cm de tamanho.

O coriocarcinoma é localmente invasivo, espalha-se no miométrio e no paramétrio e produz metástases hematogênicas para qualquer local do corpo. Os níveis séricos de hCG que aumentam ou se estabilizam nas 8 a 10 semanas após a evacuação da gravidez molar sugerem doença trofoblástica gestacional metastática ou invasiva. O coriocarcinoma em qualquer local produz massa sólida altamente ecogênica.

Medições fetais e crescimento

Datar a gravidez e determinar a adequação do crescimento fetal é essencial para a assistência obstétrica. A datação clínica baseia-se na história da DUM da mãe e na avaliação, no exame físico, do tamanho do útero. A datação ultrassonográfica baseia-se em medições do saco gestacional e do embrião ou feto. As medições em série de parâmetros fetais são usadas para documentar o crescimento. Por convenção, as gravidezes são datadas a partir do primeiro dia da DUM. Os termos *idade gestacional* (IG), que é o padrão clínico, e *idade menstrual* são, em geral, considerados termos sinônimos e baseiam-se na média do ciclo menstrual de 28 dias. Presume-se que a concepção ocorra 14 dias após a DUM. O prazo é de 40 semanas, com um intervalo aceitável de 37 a 42 semanas.

Tamanho do saco gestacional. É usado no primeiro trimestre para estimar a IG, quando nenhum embrião é visualizado. O diâmetro do saco gestacional é medido em três planos ortogonais, com o cálculo dos resultados. O diâmetro médio do saco tem uma precisão de aproximadamente 1 semana, em relação com a idade menstrual.

CCN. É medido do topo da cabeça até a parte inferior do tronco do embrião ou feto visualizado (Figura 52.18). O CCN é útil até por volta de 12 semanas da IG, quando outras medidas fetais se tornam mais precisas. Os gráficos fornecem estimativas da IG com precisão de aproximadamente 0,5 semana, em relação com a idade menstrual.

Diâmetro biparietal (DBP). É medido em uma imagem axial da cabeça do feto, no nível do terceiro ventrículo e tálamo (Figura 52.19). Por convenção, a medição é feita da porção externa do crânio à porção interna do crânio contralateral. A medida é afetada pelo formato da cabeça, fornecendo uma estimativa imprecisa da IG se houver *dolicocefalia* (crânio alongado) ou *braquicefalia* (crânio redondo) significativa.

Perímetro cefálico (PC). É o perímetro externo do crânio fetal medido no mesmo plano do DBP (Figura 52.19). A medição de PC é relativamente independente do formato da cabeça.

Circunferência abdominal (CA). É o perímetro externo do abdome fetal, medido em uma imagem no plano axial, no nível da porção intra-hepática da veia umbilical (Figura 52.20).

Comprimento do fêmur (CF). É a medida da porção ossificada da diáfise femoral (Figura 52.21). O fêmur inteiro deve ser fotografado, e a diáfise femoral, centrada na imagem, de modo que projete uma sombra acústica.

As estimativas da IG são mais precisas no início da gravidez e tornam-se progressivamente menos precisas com o avanço da gravidez. A idade composta, calculada pela média das estimativas das IG de vários parâmetros, é mais precisa do que qualquer parâmetro único. As anomalias fetais podem tornar os parâmetros individuais imprecisos para a estimativa da IG. As partes do corpo com anomalias estruturais devem ser excluídas da estimativa composta da IG. O composto de medições DBP, PC, CA e CF prevê a IG com precisão de aproximadamente

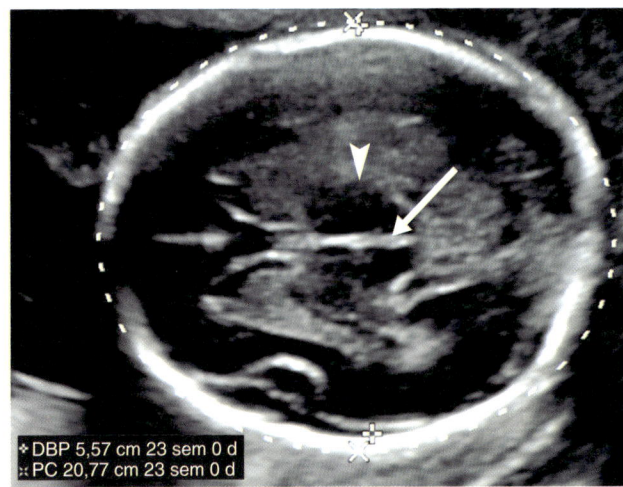

Figura 52.19 **Plano transtalâmico (DBP/PC).** Imagem axial do crânio fetal demonstra o tálamo pareado (*ponta de seta*) em ambos os lados do terceiro ventrículo, na linha média (*seta longa*). O DBP é medido nesse plano da superfície externa do crânio até a superfície interna do crânio do outro lado (*cursores*, +). A circunferência da cabeça é mensurada como a medida do perímetro externo do crânio no mesmo plano (*linha tracejada elíptica, cursores*, ×).

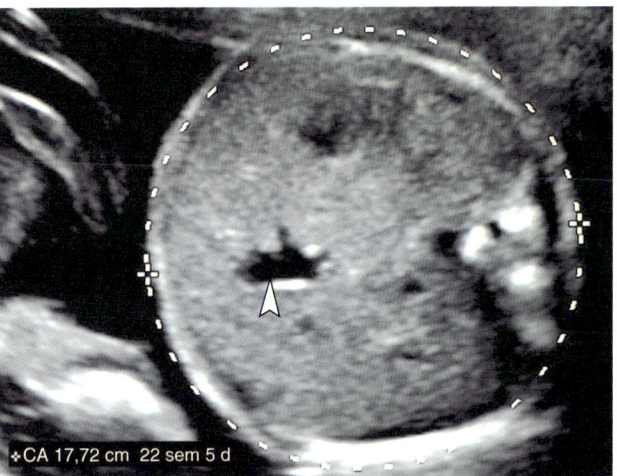

Figura 52.20 **Circunferência abdominal.** O plano correto de medida da circunferência abdominal é um plano axial mostrando o abdome redondo no nível da junção da veia umbilical (*ponta de seta*) com a veia porta esquerda. A *linha tracejada elíptica* e os *cursores* (+) mostram a medição da circunferência abdominal em 17,72 cm, correspondendo a 22 semanas e 5 dias de idade gestacional.

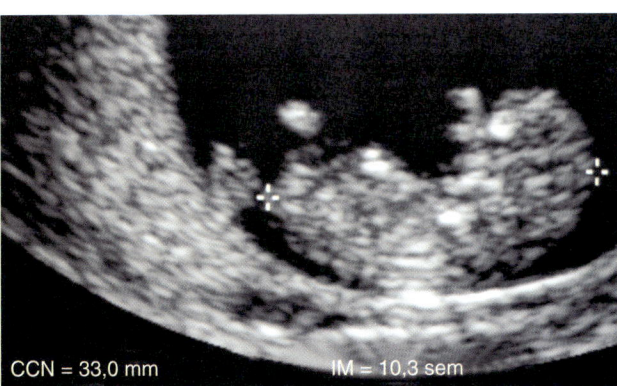

Figura 52.18 **Comprimento cabeça-nádega.** É medido do topo da cabeça até a parte inferior do torso (*entre os cursores*, +).

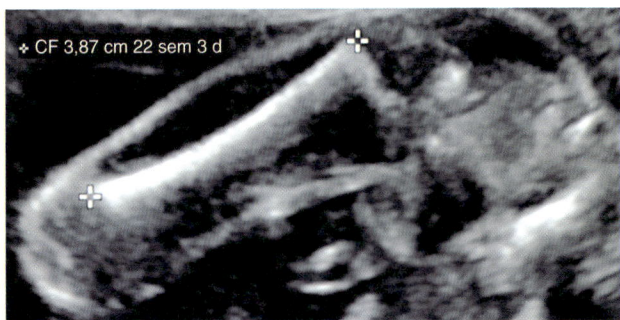

Figura 52.21 **Comprimento do fêmur (CF).** O CF é a medida da porção ossificada da diáfise femoral (*entre os cursores*, +).

1,1 semana em 12 a 18 semanas, 1,8 semana em 24 a 30 semanas, mas com acurácia de apenas aproximadamente 3,1 semanas em 36 a 42 semanas. A IG é atribuída no momento da primeira ultrassonografia e não é alterada depois disso. Todos os exames de ultrassonografia subsequentes são comparados ao primeiro exame para avaliar o crescimento fetal.

Retardo de crescimento intrauterino (RCIU). Os fetos com crescimento intrauterino prejudicado têm um risco aumentado de morte intrauterina e mortalidade perinatal quatro a oito vezes maior do que os fetos com crescimento normal. A metade dos sobreviventes tem morbidade significativa, incluindo sofrimento fetal intraparto, hipoglicemia, hipocalcemia, pneumonia por aspiração de mecônio, função imunológica prejudicada, retardo do desenvolvimento neurológico e dificuldades de aprendizagem. Um feto ou recém-nascido é considerado pequeno para a idade gestacional (PIG) se o peso dele estiver abaixo do percentil 10 para a IG. Essa definição abrangerá bebês normais constitucionalmente pequenos, bem como aqueles com RCIU, que são patologicamente pequenos. O desafio é separar os fetos de crescimento restrito daqueles que são normais. O crescimento prejudicado pode ser causado por fatores intrínsecos ao feto ou relacionados com um ambiente fetal hostil (Tabela 52.5). Os fetos com insultos intrínsecos têm defeitos fixos, e não se beneficiarão do parto antecipado. O padrão de comprometimento do crescimento ocorre no início do segundo trimestre e tende a ser *simétrico*, pois a cabeça, o abdome e o fêmur são proporcionalmente pequenos. Os fetos expostos a um ambiente de crescimento comprometido extrinsecamente (insuficiência uteroplacentária) costumam se beneficiar da terapia, que, em geral, inclui o parto prematuro. O comprometimento do crescimento ocorre no fim do segundo e terceiro trimestres e tende a ser *assimétrico*, pois o abdome fetal é desproporcionalmente pequeno em relação com a cabeça e o fêmur. A CA é pequena devido à diminuição dos estoques de glicogênio no fígado fetal e da redução ou ausência de gordura subcutânea.

TABELA 52.5 Causas do retardo de crescimento intrauterino.

- Insuficiência uteroplacentária (80%) (propensa a RCIU assimétrico)
  - Causas maternas
    - Demografia
      - Idade materna avançada
      - Idade materna jovem
      - Nulípara
    - Doenças maternas crônicas
      - Anemia grave
      - Insuficiência renal
      - Diabetes
      - Pré-eclâmpsia
      - Doenças vasculares
      - Doença cardíaca crônica
    - Nutrientes deficientes
      - Desnutrição materna
      - Tabagismo
      - Álcool
      - Drogas ilícitas (cocaína, heroína)
      - Altitude elevada
  - Causas placentárias
    - Infartos placentários extensos
    - Descolamento parcial crônico
      - Placenta baixa, placenta prévia
      - Placentite (malária)
- Causas fetais (20%) (propensas a RCIU simétrico)
  - Anormalidades cromossômicas (trissomia, triploidia)
  - Anomalias congênitas (cardíaca, urinária, neurológica)
  - Infecção viral (rubéola, citomegalovírus, toxoplasmose)

Muitos critérios ultrassonográficos foram propostos para diagnosticar o RCIU, mas nenhum individualmente é altamente preciso. Uma abordagem multiparamétrica com o uso de peso fetal estimado (PFE), volume de líquido amniótico e existência ou ausência de hipertensão materna tem a maior precisão para o diagnóstico, cuja primeira etapa consiste em estabelecer uma IG precisa. Uma ultrassonografia no início da gravidez fornece informações em relação com a IG, que não deve ser alterada em exames subsequentes. Quando a ultrassonografia inicial não for obtida até o terceiro trimestre, a IG será atribuída com base nas medições de DBP, PC e CF, reconhecendo a imprecisão das estimativas da IG no terceiro trimestre. O PFE é determinado com gráficos estabelecidos, sendo aqueles baseados em três ou quatro medições biométricas os mais precisos. A faixa de erro dessas previsões de peso é grande, chegando a 18%, dependendo do gráfico usado. O RCIU é diagnosticado com segurança quando o PFE está abaixo do 5º percentil para a IG e é excluído quando acima do 20º percentil. Quando o PFE está entre o 5º e o 20º percentil, o RCIU é diagnosticado se houver oligoidrâmnio ou hipertensão materna, e provavelmente não está presente se o volume do líquido amniótico estiver normal ou elevado e a mãe for normotensa. O acompanhamento por ultrassonografia de fetos com RCIU deve ser realizado semanal ou quinzenalmente, e inclui medição de parâmetros de crescimento, avaliação do volume do líquido amniótico, pontuação do perfil biofísico e Doppler do cordão umbilical. O ganho de peso fetal normal no terceiro trimestre é de 100 a 200 g/sem. Um índice de líquido amniótico de 5 cm ou menos (oligoidrâmnio) é fortemente preditivo de mau resultado final.

Perfil biofísico. É um teste para identificar fetos comprometidos. Quatro parâmetros são avaliados para hipoxia aguda: frequência cardíaca fetal reativa (teste sem estresse), atividade respiratória, movimentos motores grosseiros e tônus fetal. Um parâmetro, o volume do líquido amniótico, avalia a hipoxia crônica. Uma variedade de técnicas diferentes é usada para avaliação e pontuação. Uma pontuação de 2 é atribuída para uma resposta normal e 0, para uma resposta anormal. O feto corre um risco extremo de morte fetal dentro de 1 semana com uma pontuação total de 0 ou 2, e não está em risco imediato com uma pontuação total de 8 ou 10.

Ultrassonografia com Doppler arterial fetal. Fornece outro método de avaliação do bem-estar fetal e a previsão de morbimortalidade perinatal relacionada com o RCIU. O fluxo da artéria umbilical para a placenta é normalmente de baixa impedância, manifestado por altas velocidades de fluxo sanguíneo no fim da diástole no Doppler espectral. A destruição dos vasos sanguíneos da placenta por doenças que causam insuficiência placentária aumenta a resistência vascular na circulação placentária e causa diminuição nas velocidades de fluxo no fim da diástole no Doppler da artéria umbilical. Uma relação sístole/diástole (ver Capítulo 54) de 4 ou mais, ou a ausência de fluxo anterógrado na diástole, é fortemente preditiva de comprometimento fetal grave. O fluxo reverso na diástole é um achado particularmente ruim, indicativo de alto risco de morte fetal dentro de 1 a 7 dias, caso o feto seja deixado no útero (Figura 52.22). A artéria cerebral média (ACM) carrega mais de 80% do fluxo sanguíneo cerebral fetal e é acessível para avaliação por meio do Doppler. No cérebro fetal normal, a circulação da ACM mostra um padrão de alta resistência vascular, com pouco ou nenhum fluxo para a frente no fim da diástole. Quando o feto é exposto à hipoxia, a redistribuição do fluxo sanguíneo, que poupa o cérebro, ocorre aumentando as velocidades do fluxo na ACM durante a sístole e a diástole.

Macrossomia fetal. É definida como PFE acima do percentil 90 para IG ou peso fetal acima de 4.000 g. Os fatores de risco incluem diabetes e obesidade maternos, história prévia de lactente macrossômico e ganho excessivo de peso durante a gravidez. As complicações da macrossomia se manifestam no

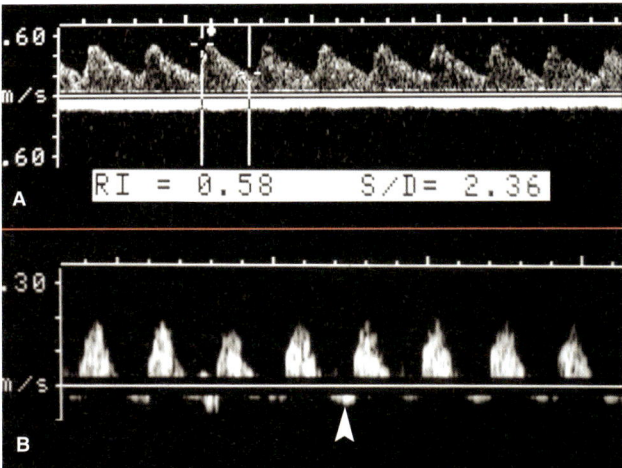

Figura 52.22 Doppler da artéria umbilical. A. Normal. O traçado do Doppler espectral de uma artéria umbilical mostra um padrão normal, com fluxo para a frente, mantido ao longo da diástole e baixa resistência vascular com índice de resistência = 0,58. **B. Sofrimento fetal.** O Doppler espectral em um feto com crescimento retardado grave mostra um padrão de alta resistência vascular, com fluxo em direção à placenta durante a sístole e reversão da direção do fluxo sanguíneo na diástole (*ponta de seta*). Esse achado é altamente indicativo de sofrimento fetal grave. Esse feto morreu 4 dias após este exame.

parto e incluem distocia de ombro, parto traumático, fraturas, lesão do plexo braquial, asfixia perinatal, hipoglicemia neonatal e aspiração de mecônio.

Ambiente fetal

Útero e anexos na gravidez

Leiomiomas uterinos. São as massas pélvicas sólidas mais comumente encontradas durante a gravidez, sendo usual os leiomiomas aumentarem de tamanho e sofrerem degeneração cística induzida por estimulação hormonal, à medida que a gravidez avança. Eles estão associados a sangramento, contrações uterinas prematuras, má apresentação e obstrução mecânica durante o trabalho de parto. A perda espontânea da gravidez é maior em pacientes com múltiplos miomas do que com apenas um. Os leiomiomas devem ser diferenciados das contrações uterinas, que são transitórias, embora possam persistir por até uma hora. Em geral, as contrações aparecem homogêneas e isoecoicas em relação com o miométrio. Elas se protraem para o interior, mas, em geral, não para a margem externa da parede uterina. Os leiomiomas são persistentes, mais heterogêneos, podem ter calcificações e costumam se protrair para a margem externa da parede uterina. A ultrassonografia com Doppler demonstra dilatação dos vasos miometriais ao redor dos leiomiomas, mas nenhum deslocamento dos vasos nas áreas de contração miometrial.

Cistos do corpo-lúteo. São as massas pélvicas císticas mais comumente encontradas na gravidez. A hemorragia interna causa aumento de até 10 a 15 cm, ecos internos e septações (ver Figura 52.5). A maioria desses cistos regride entre 16 e 18 semanas de IG. O diagnóstico diferencial inclui teratoma cístico benigno, cistoadenoma, hidrossalpinge e cisto paraovariano.

Cistos teca-luteínicos. Formam-se devido a uma resposta exagerada do corpo-lúteo aos altos níveis de hCG. Eles aparecem como aumento multicístico bilateral dos ovários (ver Figura 52.17). Ocorrem na doença trofoblástica gestacional, na gravidez com mais de um feto ou associados ao uso de drogas indutoras de ovulação.

Incompetência cervical. Pode ser congênita ou resultar de lacerações cervicais, dilatação cervical excessiva ou aborto terapêutico. O colo do útero incompetente é incapaz de manter a gravidez até o fim, sendo o parto prematuro a causa mais comum de um resultado neonatal insatisfatório. Uma história obstétrica de perda espontânea recorrente da gravidez no segundo trimestre estabelece o diagnóstico. A ultrassonografia é usada para medir e acompanhar o comprimento e a aparência do colo do útero. Os exames são mais bem realizados por via transvaginal ou translabial, a partir do introito, com a bexiga vazia. Uma bexiga urinária cheia comprime a parte inferior do útero e alonga de maneira falsa o comprimento do colo do útero. Seu comprimento normal é de 26 a 50 mm durante a gestação, sendo medido no plano sagital, entre o orifício interno, marcado por um entalhe em forma de V, e o orifício externo, marcado por ecodensidade triangular (Figura 52.23). O canal endocervical é visto como uma linha fina hipo ou hiperecoica. O risco relativo de parto prematuro aumenta à medida que o comprimento cervical diminui, com maior risco para comprimentos cervicais menores que 2,5 cm. A dilatação cervical é medida entre as superfícies anterior e posterior do canal cervical. A dilatação do canal cervical > 8 mm é indicativa de incompetência cervical. Membranas podem ser vistas se estendendo ao canal cervical. As suturas associadas à cerclagem cervical, usada para tratar a incompetência cervical, são vistas na ultrassonografia como estruturas lineares ecogênicas com sombra acústica.

Placenta e membranas

Placenta normal. É aparente pela primeira vez na ultrassonografia por volta de 8 semanas, como um espessamento focal na periferia do saco gestacional. A forma de disco da placenta torna-se evidente em 12 semanas, e em 18 a placenta é finamente granular e homogênea, com membrana coriônica de cobertura lisa ao longo de sua superfície fetal. O *complexo retroplacentário* das veias decídua e miometrial forma um ponto de referência ultrassonográfico proeminente (Figura 52.24). Com o avanço da gestação, a placenta torna-se mais heterogênea, com ecoluências focais devidas a lagos venosos e áreas de deposição de fibrina. As septações tornam-se características proeminentes da

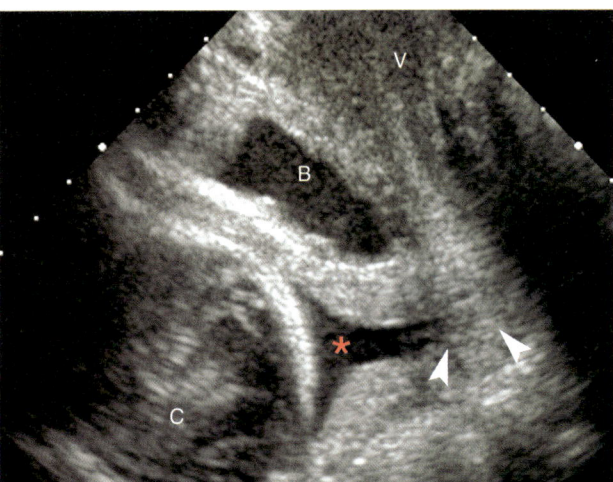

Figura 52.23 Incompetência cervical. O colo uterino é melhor avaliado com uma visão translabial, com a bexiga (*B*) vazia. O transdutor, colocado no introito, é direcionado para o longo eixo da vagina (*V*). O colo uterino, medido entre o orifício interno e o orifício externo (*pontas de seta*), é encurtado, medindo 9 mm nessa paciente com história de múltiplos abortos espontâneos no segundo trimestre. O colo do útero também está dilatado, permitindo que o líquido amniótico (*asterisco*) entre no canal endocervical. A cabeça fetal (*C*) está se apresentando no orifício cervical interno.

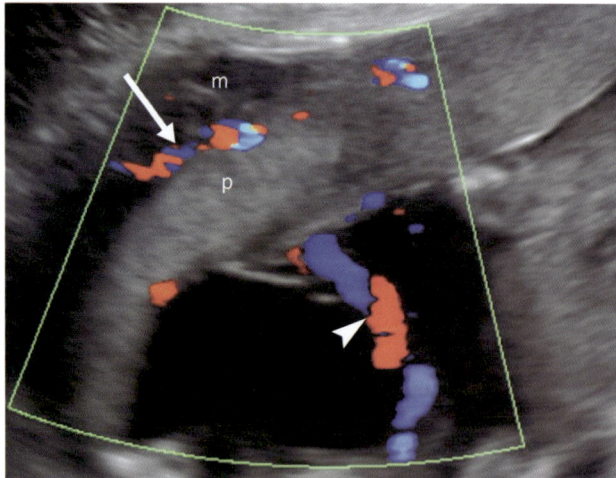

Figura 52.24 Inserção normal da placenta e do cordão umbilical. Uma varredura transabdominal com Doppler colorido demonstra a placenta (*p*) normal e o local de inserção do cordão nela (*ponta de seta*). O complexo retroplacentário de veias (*seta*) aparece como uma rede de vasos no miométrio (*m*), abaixo da placenta.

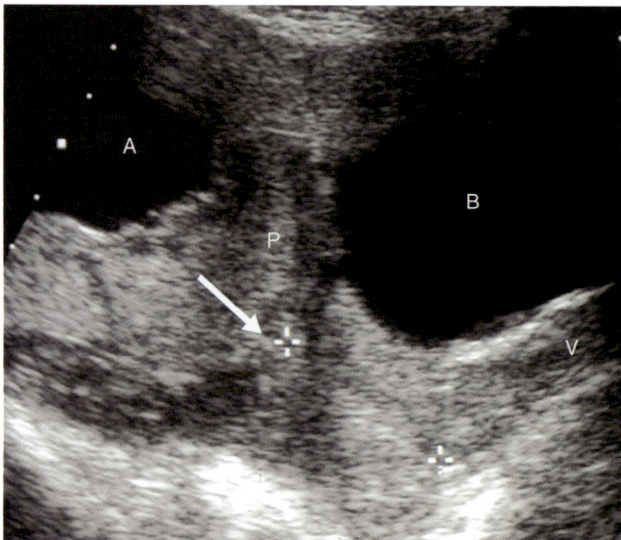

Figura 52.25 Placenta prévia. A ultrassonografia transabdominal mostra colo do útero normal (*entre os cursores*, +) medindo 34 mm. A placenta (*P*) cobre o orifício interno (*seta*). A, cavidade amniótica; B, bexiga; V, vagina.

ultrassonografia em toda a placenta e causam ondulações em sua superfície. As calcificações ocorrem ao longo das septações e são dispersas aleatoriamente pela placenta. Essas são alterações normais do envelhecimento da placenta, não devendo ser interpretadas como indicadores de doença. A classificação da placenta com base nessas mudanças normais na aparência da ultrassonografia não se mostrou clinicamente útil. A placenta normal tem espessura máxima de 4 cm e espessura mínima de 1 cm. As placentas espessas estão associadas a diabetes e anemia maternos, hidropisia de causas imunes e não imunes, infecções uterinas crônicas e descolamento prematuro da placenta. As placentas finas estão associadas a pré-eclâmpsia, insuficiência placentária, RCIU e trissomias dos cromossomos 13 e 18.

Placenta prévia. Ocorre quando uma parte ou toda a placenta cobre o orifício cervical interno. A placenta prévia é observada a termo em 0,3 a 0,6% dos nascidos vivos, sendo sugerida pela ultrassonografia em até 45% das gestações examinadas no primeiro e segundo trimestres. Esses casos são decorrentes da baixa implantação da placenta e do enchimento da bexiga, distorcendo o segmento uterino inferior e o colo uterino. Conforme a gravidez avança, a porção muscular do colo do útero se alonga e aumenta a distância da margem da placenta ao orifício cervical. Os fatores de risco para a placenta prévia incluem cicatrizes no segmento uterino inferior, associadas a cesariana anterior, placenta prévia anterior e gestações anteriores múltiplas. De modo geral, as pacientes apresentam sangramento vaginal indolor no terceiro trimestre, que é iniciado pela obliteração do colo do útero e dilatação do orifício cervical, o que rompe o leito vascular da placenta. A confirmação por ultrassonografia da placenta prévia é realizada transperinealmente, com a bexiga vazia, para permitir a identificação da borda da placenta e do orifício interno do colo do útero. Quando a placenta cobre todo o orifício cervical, a placenta prévia está completa (Figura 52.25). Quando uma borda da placenta cobre uma parte do orifício cervical, a placenta prévia é parcial ou marginal.

Vasa prévia. Ocorre quando os vasos sanguíneos da placenta, ou cordão umbilical, aderem às membranas que cobrem o colo do útero (Figura 52.26). Os fatores de risco incluem placenta prévia, placenta inferior, gestação múltipla, *lobo sucenturiado* (um lobo acessório separado da placenta principal) e *inserção velamentosa do cordão* (o cordão umbilical se insere nas membranas corioamnióticas na margem da placenta). Os vasos se rompem à medida que o colo do útero se dilata, resultando em

hemorragia fetal e morte. O Doppler colorido é usado para identificar vasos sanguíneos fixados no orifício cervical interno.

Descolamento prematuro da placenta. É definido como a separação prematura de uma placenta normalmente posicionada do miométrio. A separação está associada à hemorragia dos vasos maternos na base da placenta. O descolamento complica 0,5 a 1,3% das gestações e está implicado em 15 a 25% das mortes perinatais. Os fatores de risco incluem hipertensão materna, tabagismo, abuso de cocaína e história prévia de descolamento prematuro. A *hemorragia subcoriônica* (descolamento marginal) ocorre devido a uma separação na borda da placenta. Em geral, o sangramento é venoso e se acumula, de preferência, sob a membrana coriônica adjacente à placenta. A *hemorragia retroplacentária* ocorre com descolamento mais central. O sangramento costuma ser arterial e se acumular sob a placenta, como massa hipoecoica anecoica ou mista (Figura 52.27). A hemorragia pode ser isoecoica e difícil de diferenciar do tecido placentário. O diagnóstico é sugerido pela demonstração de

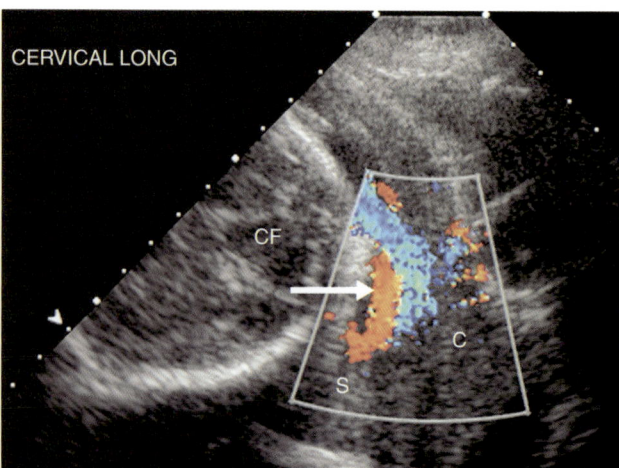

Figura 52.26 Vasa prévia. A varredura transabdominal mostra os vasos (*seta*) associados à inserção velamentosa do cordão umbilical em um lobo sucenturiado da placenta (*P*) cobrindo o orifício cervical (*C*). A cabeça fetal (*CF*) está se apresentando.

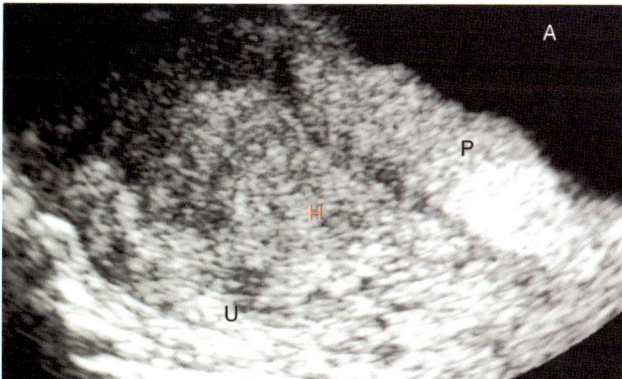

Figura 52.27 Descolamento prematuro da placenta. A placenta (*P*) é deslocada da parede do útero (*U*) por um hematoma ecogênico (*H*). Observe a ausência de visualização do complexo retroplacentário de veias. A, cavidade amniótica.

ruptura do complexo retroplacentário de veias e espessamento da placenta (> 4 cm).

Placenta acreta. É uma aderência anormal da placenta à parede uterina. A invasão da parede uterina pela placenta é referida como *placenta increta*, ao passo que a penetração da parede uterina é conhecida como *placenta percreta*. A falha da placenta anormalmente aderente em se separar por completo do miométrio após o parto resulta em hemorragia abundante. A cicatrização do útero resulta na formação defeituosa da decídua. Os fatores de risco incluem cesariana prévia, história pregressa de placenta acreta ou placenta prévia. A incidência de placenta acreta está aumentando com o número cada vez maior de cesarianas. A ultrassonografia é 50 a 80% sensível para fazer o diagnóstico, sendo, em geral, visualizada placenta prévia (88%). A própria placenta parece cheia de orifícios, canais vasculares paralelos indistintos chamados *lacunas*, que mostram fluxo sanguíneo turbulento no Doppler colorido. Eles são distintos dos lagos vasculares placentários normais, que são mais arredondados e possuem fluxo laminar organizado. O miométrio parece afilado, com a perda da linha hipoecoica nítida que demarca a placenta do miométrio. O complexo retroplacentário normal de vasos está menor ou completamente ausente. O Doppler colorido mostra lacunas no padrão normal de fluxo sanguíneo contínuo do miométrio, cuja vascularização está aumentada e pode se estender e produzir nodularidade da superfície da mucosa da bexiga. A RM tem se provado o método de imagem de escolha, sendo particularmente útil quando a placenta é posterior e de difícil visualização com a ultrassonografia. A RM mostra afilamento focal ou ausência do miométrio no local da inserção da placenta, efeito de massa da placenta causando protuberância externa do útero e nodularidade da interface entre a placenta e o miométrio.

Corioangioma. É massa placentária vascular benigna fornecida pela circulação fetal, sendo o tumor mais comum da placenta. À ultrassonografia, ele aparece como massa sólida hipoecoica, às vezes septada, dentro da placenta, quase sempre próxima à superfície coriônica. A demonstração por Doppler espectral das formas de onda arteriais na frequência cardíaca fetal nos vasos que irrigam o tumor é diagnóstica. O Doppler colorido mostra vascularização interna proeminente e grandes vasos nutrícios. A maioria dos tumores é pequena e não clinicamente significativa. As lesões grandes (> 5 cm) com desvio vascular podem causar insuficiência cardíaca fetal de alto débito e hidropisia fetal.

Cordão umbilical. O cordão umbilical normal consiste em duas artérias e uma veia circundadas pela geleia de Wharton (Figura 52.28), com um diâmetro normal de 1 a 2 cm. O *cordão umbilical de uma única artéria* é encontrado em cerca de 1% das gestações e tem uma associação de 10 a 20% com malformações congênitas. Avaliação fetal detalhada e ecocardiografia fetal são indicadas. As anomalias associadas incluem malformações cardíacas, do trato urinário e do sistema nervoso central (SNC), onfalocele e trissomia dos cromossomos 13 e 18. As massas no cordão umbilical incluem cistos alantoicos, hematomas, hemangiomas, aneurismas da artéria umbilical e teratomas. O envolvimento do pescoço fetal pelo cordão umbilical (cordão nucal) é, em geral, um achado benigno, mas pode estar associado a compressão do cordão, bradicardia e, muito raramente, morte fetal.

Membranas placentárias. Consistem em uma camada externa (*córion*) e uma camada interna (*âmnio*) (ver Figura 52.3 A). De modo geral, essas membranas permanecem separadas por uma camada de líquido até 14 a 16 semanas de IG, quando, então, se fundem. O âmnio é visualizado na ultrassonografia como uma membrana fina flutuando em um líquido. O córion é identificado como a membrana que confina o líquido dentro do saco gestacional. Acredita-se que a persistência ocasional da separação corioamniótica no terceiro trimestre não tenha significado clínico.

Síndrome da banda amniótica. É causada pelo rompimento precoce (em geral antes das 10 semanas de IG) do âmnio, permitindo que o feto entre na cavidade coriônica (Figura 52.29), o qual fica emaranhado em bandas fibrosas que se desenvolvem

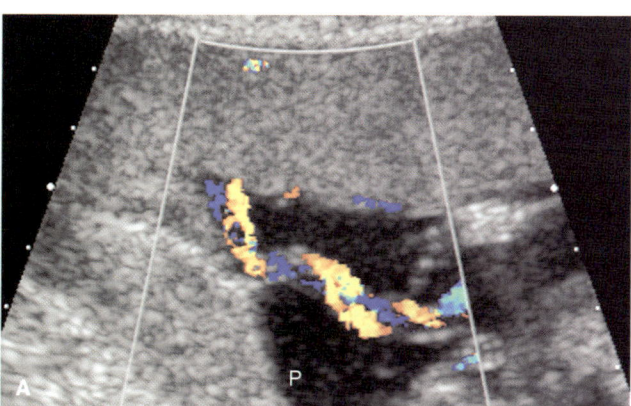

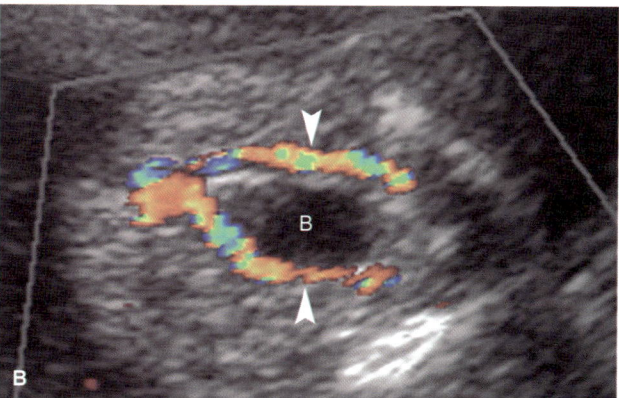

Figura 52.28 Cordão umbilical normal. A. Imagem de Doppler colorido mostra a aparência normal em espiral do cordão umbilical, com três vasos, conforme ele se estende da placenta (*P*). **B.** Imagem transversal do Doppler colorido através da pelve fetal mostra a bexiga (*B*) circundada pelas duas artérias umbilicais (*pontas de seta*), conforme elas seguem para se juntar às artérias ilíacas internas do feto. Essa visualização fornece maneira prática de confirmar um cordão, com três vasos, com duas artérias umbilicais.

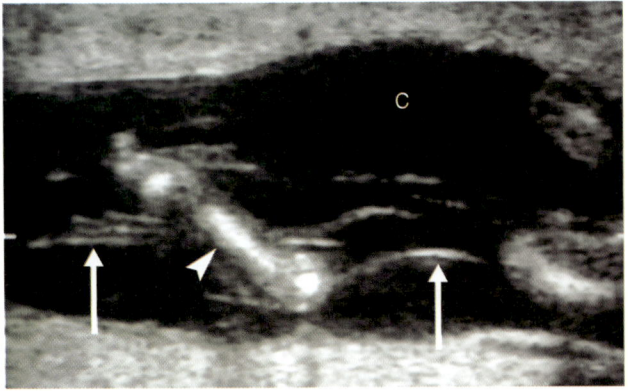

Figura 52.29 Síndrome da banda amniótica. O antebraço (*ponta de seta*) de um feto com 15 semanas de IG está emaranhado dentro de faixas fibrosas (*setas*) que se estendem pela cavidade coriônica (C).

dentro dessa cavidade. O aprisionamento de partes fetais resulta em deformidades por amputação, que variam de leves a incompatíveis com a vida. As anormalidades típicas incluem ausência assimétrica do crânio, lembrando anencefalia, encefalocele, gastrósquise e defeitos tronculares, deformidades espinais e amputações de extremidades. As bandas amnióticas que prendem o feto podem ser visualizadas.

Lâminas amnióticas (sinequias uterinas). São estruturas membranosas que se projetam na cavidade uterina. Elas demonstram uma aparência característica, com borda livre bulbosa, porção intermediária mais fina e mais espessa (Figura 52.30), sendo o feto capaz de se mover livremente sobre as lâminas de tecido. Nenhuma deformidade fetal está associada a essa condição, o que a torna distinta da síndrome da banda amniótica. As lâminas amnióticas surgem das dobras das membranas corioamnióticas sobre uma adesão intrauterina. Pacientes com risco de lâminas amnióticas incluem aquelas com história prévia de dilatação e curetagem, aborto terapêutico ou endometrite. Relatou-se um aumento na taxa de resultados obstétricos adversos, incluindo aumento nas taxas de cordas nucais, apresentação pélvica, baixo peso ao nascer e parto prematuro.

Líquido amniótico

Líquido amniótico normal. É essencialmente um dialisato de soro materno no início da gravidez. Conforme a gravidez avança, a urina fetal se torna a principal fonte de líquido amniótico, cuja composição é dinâmica e com rotação de todo o volume a cada 3 horas. O feto engole líquido amniótico a uma taxa de até 450 mℓ por 24 horas. O transudato dos pulmões fetais contribui com um pequeno volume. A água atravessa as membranas placentárias em resposta a gradientes osmóticos. O líquido amniótico é essencial para promover o desenvolvimento normal e a maturação dos pulmões fetais. As partículas suspensas no líquido amniótico visualizadas por ultrassonografia são atribuídas ao vérnix normal (pele fetal descamada), ao sangue ou ao mecônio.

Índice de líquido amniótico. É a medida aproximada, feita por ultrassonografia, do volume de líquido amniótico, obtida pela mensuração do diâmetro vertical das bolsas mais profundas de líquido nos quatro quadrantes do útero e pela soma desses valores. São selecionados compartimentos que não incluam partes fetais ou cordão umbilical. Os valores normais são de 5 a 20 cm.

Polidramnia. É uma quantidade excessiva de líquido amniótico, tradicionalmente definida como mais de 2 ℓ de líquido no parto. A ultrassonografia é usada para confirmar o excesso de líquido em qualquer momento da gravidez. Como o volume do líquido amniótico é difícil de medir com precisão, o diagnóstico costuma ser feito de maneira subjetiva, por inspeção visual. A proporção visual de líquido em relação com o tamanho do feto é maior no início do segundo trimestre e diminui de maneira progressiva até o termo. A polidramnia é sugerida por grandes bolsas de líquido em relação com o tamanho do feto e a idade da gravidez. Um índice de líquido amniótico maior que 20 cm ou uma única bolsa de líquido maior que 8 cm de profundidade é fortemente sugestivo de polidramnia. Outra pista é a falha do abdome fetal em estar em contato com a parede uterina anterior e posterior após 24 semanas de IG. O excesso de líquido está associado a trabalho de parto prematuro, ruptura prematura de membranas e desconforto materno substancial. Cerca de 60% dos casos são idiopáticos, 15 a 20% estão relacionados com doenças maternas (diabetes melito, pré-eclâmpsia, anemia, obesidade) e 20 a 25% estão associados a anomalias fetais. Cerca de metade de todos os fetos com anomalias terá polidramnia, tendo a forma acentuada associação mais alta com anomalias fetais do que a leve. As anomalias associadas incluem anencefalia, encefalocele, obstruções gastrintestinais, defeitos da parede abdominal, acondroplasia e hidropisia (isoimunização).

Oligoidramnia. Refere-se a um volume anormalmente baixo de líquido amniótico. As bolsas de líquido são pequenas ou ausentes, as partes fetais estão apinhadas, as características da superfície fetal, como o rosto, são difíceis de visualizar e o índice de líquido amniótico mede menos de 5 cm. A medição da maior bolsa de fluido na direção vertical de menos de 1 cm

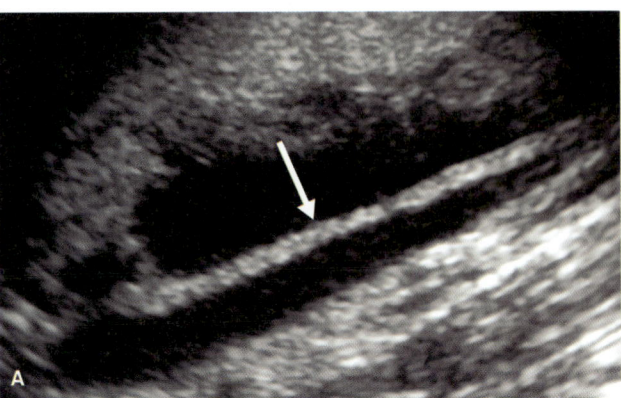

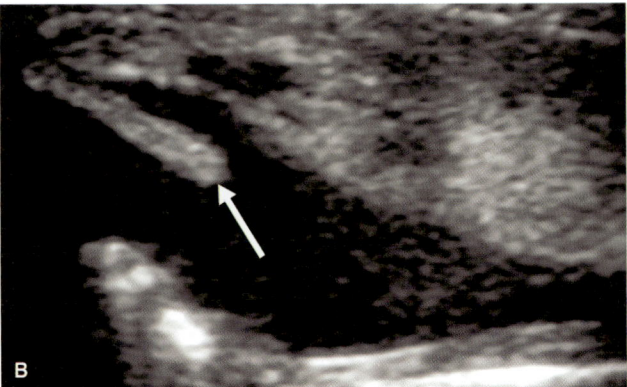

Figura 52.30 Lâmina amniótica. A. Uma faixa fibrosa, coberta por membranas corioamnióticas (*seta*), estende-se pela cavidade amniótica. A sinequia uterina forma uma estrutura semelhante a uma prateleira, que compartimentaliza parcialmente a cavidade uterina. O feto tem livre acesso a ambos os compartimentos. **B.** A borda livre característica (*seta*) da lâmina amniótica é demonstrada.

é indicativa de oligoidramnia grave. As causas desse distúrbio incluem ruptura prematura das membranas (com vazamento de fluido para fora da vagina), RCIU, anomalias renais (falta de produção de urina), morte fetal, eclâmpsia e gravidez pós-data. Uma das principais complicações do oligoidrâmnio grave é a imaturidade pulmonar fetal.

Gravidez múltipla

Gêmeos. A gravidez gemelar ocorre em 32 em cada 1.000 nascimentos. A morbidez e a mortalidade aumentam de maneira significativa na gravidez gemelar em comparação à única. Os nascimentos múltiplos de trigêmeos e de ordem superior têm taxas ainda mais altas. Os gêmeos são responsáveis por 12 a 13% de todas as mortes neonatais. A morbidade associada à gravidez múltipla inclui prematuridade (até 60% dos gêmeos), polidramnia, aumento da incidência de doenças congênitas, restrição de crescimento e acidentes com o cordão umbilical. O risco relativo aumenta se os fetos compartilharem uma placenta (gêmeos monocoriônicos, 20%), ao contrário daqueles que têm a própria placenta (gêmeos dicoriônicos, 80%) (Figura 52.31). Os gêmeos que compartilham uma única cavidade amniótica (gêmeos monoamnióticos) têm maior risco de morbidade, incluindo entrelaçamento dos cordões umbilicais. A corionicidade é mais bem determinada entre 11 e 14 semanas de IG. A visualização de duas placentas separadas, ou a determinação de que os gêmeos são de sexos diferentes, é a prova definitiva de gêmeos dicoriônicos de baixo risco, ao passo que dois sacos vitelinos evidenciam gêmeos diamnióticos. Infelizmente, cerca de metade dos gêmeos dicoriônicos terá uma placenta fundida. A visualização de uma membrana que separa os gêmeos confirma que eles são diamnióticos. Em geral, os gêmeos monocoriônicos têm anastomoses vasculares no nível da placenta, pondo-os em risco de síndrome de transfusão feto-fetal e síndrome de embolização. Um terço das gestações gemelares é monocoriônica. As complicações que se seguem ocorrem apenas em gestações gemelares monocoriônicas.

Síndrome da transfusão feto-fetal. Resulta do desvio de sangue de um gêmeo para o outro, por meio de conexões vasculares na placenta. A gravidade da anormalidade varia de uma discordância pequena no crescimento até RCIU grave, em um dos gêmeos, com sobrecarga de líquido hidrópico no outro. Pode haver grave disparidade no volume do líquido amniótico, com um dos gêmeos sofrendo de polidramnia, ao passo que o outro é praticamente anidroamniótico. A taxa de mortalidade chega a 70%.

Sequência da anemia-policitemia entre gêmeos. Ocorre em até 5% dos gêmeos diamnióticos monocoriônicos. Minúsculas anastomoses arteriovenosas na placenta permitem a transfusão lenta de sangue do gêmeo doador para o gêmeo receptor, resultando em anemia no doador e policitemia no receptor. A placenta pode mostrar o fornecimento de uma seção espessada e ecogênica ao doador e uma seção hipoecoica e fina ao receptor. A gravidade varia de leve, com o nascimento de dois bebês saudáveis, a grave, com morte intrauterina de ambos os gêmeos. Lesões cerebrais podem ocorrer em ambos.

Sequência de perfusão arterial reversa. É rara, ocorrendo em 1% dos gêmeos monocoriônicos. Uma grande anastomose arteriovenosa, quase sempre perto de um local comum de inserção do cordão umbilical, resulta em um gêmeo bomba, que perfunde um gêmeo acardíaco gravemente malformado. Insuficiência cardíaca de alto débito se desenvolve no gêmeo bombeador, que está conduzindo sangue para ambos os fetos. A perfusão arterial no gêmeo acardíaco é revertida, no qual o coração está ausente ou deformado. Normalmente, há apenas um dorso com pernas deformadas, em consequência do não desenvolvimento da parte superior do corpo. A ultrassonografia com Doppler mostra fluxo sanguíneo entrando no gêmeo acardíaco pela artéria umbilical e saindo pela veia umbilical. Se não tratada, o gêmeo bombeador morre em até 75% dos casos.

Síndrome da embolização de gêmeos. É uma complicação incomum da morte de um dos gêmeos no útero. Os produtos sanguíneos do gêmeo morto são desviados pelas interconexões placentárias para o gêmeo vivo, resultando em coagulopatia intravascular disseminada e infarto multifocal.

Anomalias fetais

Generalidades

Todas as gestações apresentam um risco de 2 a 3% de anomalias fetais, independentemente dos fatores de risco. Embora as anomalias cromossômicas sejam responsáveis por apenas 10% dos defeitos congênitos, elas são particularmente importantes, por causa da gravidade das anomalias associadas. Uma avaliação com ultrassonografia morfológica fetal detalhada, realizada no tempo ideal de 18 a 22 semanas de IG, detectará a maioria dos defeitos congênitos estruturais graves. Muitas anomalias fetais podem ser detectadas por examinadores qualificados no primeiro trimestre, por ultrassonografia transvaginal.

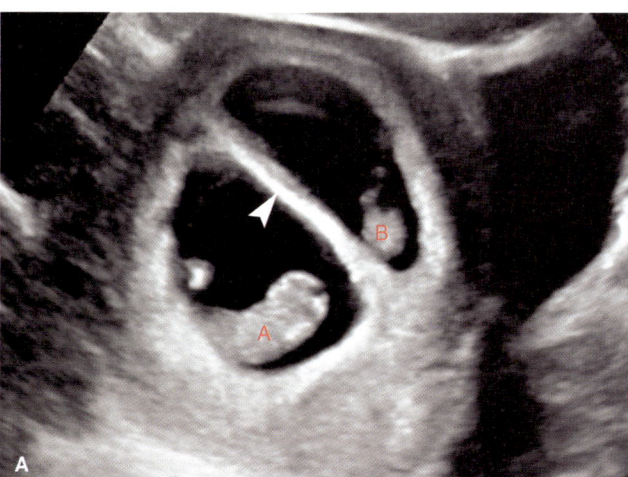
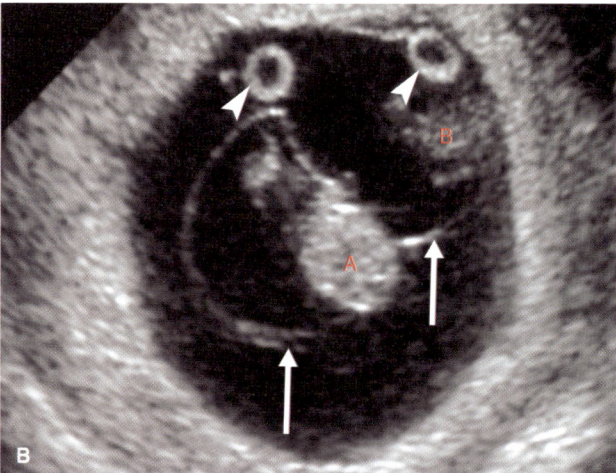

Figura 52.31 Corionicidade em gêmeos. A. Gêmeos diamnióticos dicoriônicos (*A, B*) estão separados às 9 semanas de idade gestacional por uma camada espessa (*ponta de seta*), que consiste em duas membranas coriônicas fundidas. **B.** Gêmeos diamnióticos monocoriônicos (*A, B*) estão separados por duas camadas amnióticas finas (*setas*). Dois sacos vitelinos (*pontas de seta*) são evidentes.

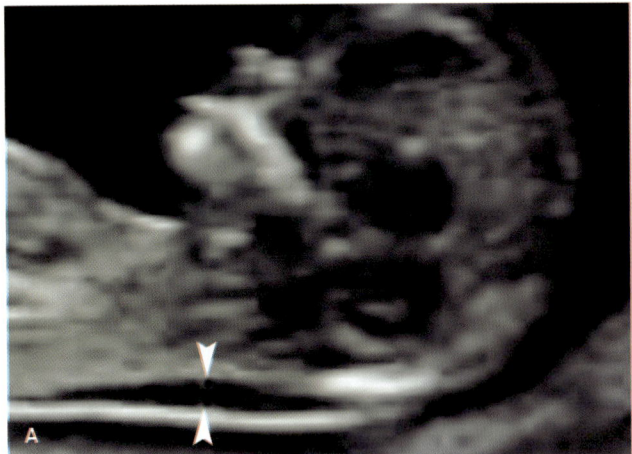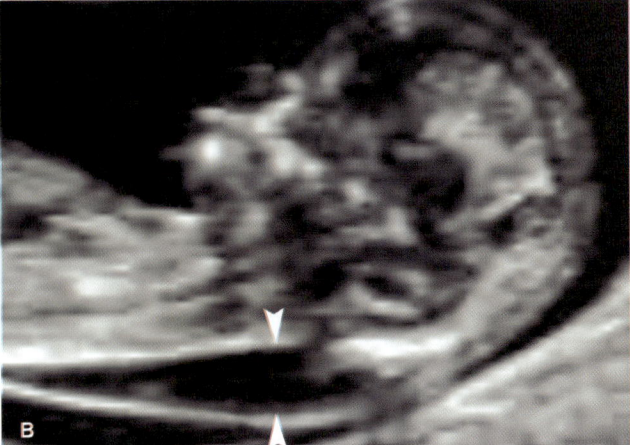

Figura 52.32 Translucência nucal. A. Medição de translucência nucal normal de 2,6 mm. A medição é feita com precisão entre as bordas internas da translucidez (*pontas de seta*). **B.** Medição de translucência nucal anormal de 3,9 mm (*entre as pontas de seta*). Medidas maiores que 3 mm são 85% preditivas de síndrome de Down.

Testes de rastreamento de aneuploidia.

Estão disponíveis para todos os trimestres da gravidez. A aneuploidia é definida como um ou mais cromossomos extras ou ausentes nas células. A existência de material genético extra ou ausente costuma resultar em uma gravidez inviável ou em um recém-nascido que não sobrevive após o nascimento. Os fatores de risco para aneuploidia incluem o avanço da idade materna, história de feto aneuploide anterior e anomalias fetais. As aneuploidias mais comuns são trissomia dos cromossomos 21 (síndrome de Down), 18 e 13.

Rastreamento de aneuploidia no primeiro trimestre.

Geralmente realizado entre 11 e 14 semanas de IG, inclui medição de translucência nucal, β-hCG livre sérica ou hCG total e níveis de proteína A plasmática associada à gravidez. Ao usar esses resultados em correlação com idade materna, peso, raça, número de fetos e história prévia de aneuploidia, pode-se calcular uma estimativa de risco específica para aneuploidia.

TN.

Refere-se ao espaço ecolucente normal entre a coluna e a pele sobrejacente, na parte de trás do pescoço fetal. A medição ultrassonográfica é realizada entre 11 e 14 semanas de IG (CCN 45 a 84 mm). Em uma imagem sagital central cuidadosamente posicionada, os cursores são empregados com precisão para medir a largura entre as bordas internas da TN (Figura 52.32), tendo-se o cuidado ao distinguir o âmnio da pele fetal. Uma medida de 3 mm ou mais está associada a aneuploidia fetal e malformações estruturais. A medição de 3 mm é 85% preditiva de síndrome de Down, com uma taxa de falso-positivo de 5%. O risco de resultados adversos na gravidez aumenta com o grau de alargamento da TN.

Triagem quádrupla de marcadores.

É mais bem realizada entre 16 e 18 semanas de IG, e inclui triagem para defeitos do tubo neural aberto, bem como aneuploidia. As quatro substâncias plasmáticas maternas medidas na triagem quádrupla são hCG, alfafetoproteína, inibina dimérica A e estriol não conjugado. Os resultados são correlacionados com idade materna, peso, raça, presença de diabetes e número de fetos, a fim de se calcular uma estimativa de risco. A datação da IG imprecisa diminui a precisão da triagem quádrupla. O *teste de triagem penta* adiciona hCG hiperglicosilada ao teste de triagem quádrupla, não estando sua eficácia totalmente determinada no momento.

Pesquisa de DNA livre.

Avalia segmentos curtos de DNA fetal derivados da placenta no plasma materno. A quantidade de DNA fetal no sangue materno aumenta durante a gravidez e é eliminada horas após o parto. O teste pode ser realizado a partir de 10 semanas de IG, ao longo da gravidez, e ser usado para determinar aneuploidia, sexo fetal, bem como a presença de um feto Rh-positivo em mãe Rh-negativa. A taxa de detecção da síndrome de Down é de 98%, com menos de 0,5% de falso-positivos, sendo mais baixa para as trissomias dos cromossomos 18 e 13.

Triagem por ultrassonografia.

Detecta anormalidades anatômicas fetais importantes, que podem indicar uma anormalidade cromossômica. As "ultrassonografias genéticas" também podem ser realizadas para detectar marcadores ultrassonográficos discretos de síndrome de Down (Tabela 52.6). Os achados ultrassonográficos estão correlacionados com os resultados da triagem do soro materno (triagem quádrupla), para determinar o risco de trissomias e outras anormalidades cromossômicas. Os fetos com anomalias estruturais detectadas à ultrassonografia apresentam um risco de 11 a 35% de anormalidade cromossômica associada. As condições fetais com alto risco significativo de anormalidade cromossômica associada incluem holoprosencefalia, síndrome de Dandy-Walker, higroma cístico, malformações cardíacas, onfalocele, atresia duodenal, anomalias faciais e RCIU simétrico precoce.

Osso nasal ausente.

No feto normal, o osso nasal é visto como uma linha ecogênica brilhante projetando-se entre a ponta do nariz e o osso frontal (Figura 52.33). A ausência do osso nasal ecogênico em 11 a 14 semanas de IG é encontrada em 60 a 73%

TABELA 52.6 Marcadores ultrassonográficos para trissomia do cromossomo 21.

- Translucência nucal ≥ 3 mm
  - Medida no primeiro trimestre 11 a 14 semanas de IG
- Prega nucal ≥ 5 mm
  - Medida no segundo trimestre 18 a 22 semanas de IG
- Osso nasal ausente
  - Também associado a trissomias dos cromossomos 13 e 18 e outras anormalidades
- Foco intracardíaco ecogênico
  - Foco discreto em qualquer ventrículo tão ecogênico quanto o osso
- Fêmur curto
  - <0,9 múltiplo do comprimento mediano esperado para a IG
- Úmero curto
  - <0,9 múltiplo do comprimento mediano esperado para a IG
- Pielectasia
  - Diâmetro anteroposterior da pelve renal ≥ 4 mm
- Intestino hiperecoico
  - Intestino fetal brilhante como osso

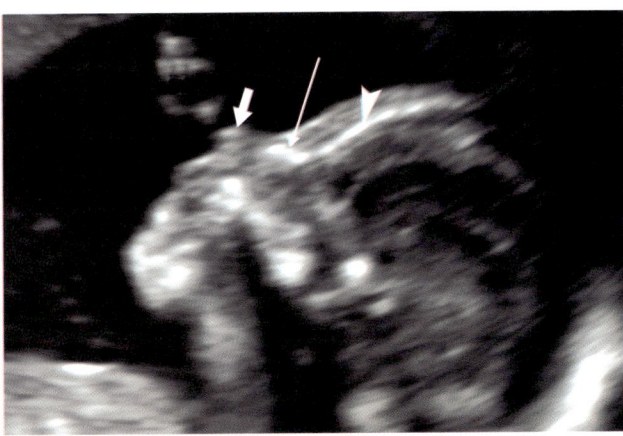

Figura 52.33 Osso nasal normal. A imagem sagital na linha média mostra o perfil facial do feto. O osso nasal normal (*seta fina*) é visto como uma linha ecogênica brilhante entre o osso frontal (*ponta de seta*) e o nariz (*seta grande*).

dos fetos com síndrome de Down, estando também associada às trissomias dos cromossomos 13 e 18, à síndrome de Turner, à imunodeficiência de células B e a outras anormalidades. Também pode estar ausente em fetos euploides normais, com prevalência de 5,8% em afro-americanos, 2,8% em caucasianos e 2,1% em asiáticos.

Prega nucal. Refere-se à espessura da pele que recobre a nuca e o osso occipital vista no segundo trimestre, quando não há mais TN. A dobra nucal é medida em uma imagem axial de ultrassonografia, no nível do tálamo, e dos hemisférios cerebelares. A medição é feita entre o osso occipital e a superfície da pele (Figura 52.34). Uma espessura ≥ 6 mm tem uma sensibilidade relatada de 33% para síndrome de Down, com uma taxa de falso-positivos de 0,1%. A medição da espessura é considerada confiável apenas entre 15 e 20 semanas de IG, quando a espessura normal da pele é relativamente constante. Estudos recentes concluíram que o valor limite de 6 mm pode ser válido até 24 semanas de IG. A espessura da prega nucal continua a aumentar normalmente à medida que o feto cresce.

Teste diagnóstico pré-natal para doenças genéticas. Em contraste com a triagem genética pré-natal, o teste diagnóstico pré-natal é usado para determinar a existência de um distúrbio

genético específico. As células fetais podem ser obtidas por amniocentese ou amostragem de vilosidades coriônicas para análise de cariótipo tradicional, para identificar especificamente trissomias e muitas anormalidades cromossômicas. A amostragem das vilosidades coriônicas é realizada entre 10 e 13 semanas de IG, por punção da placenta com agulha transcervical ou transabdominal guiada por ultrassom. Em geral, a amniocentese é realizada entre 15 e 20 semanas de IG, por punção uterina guiada por ultrassom, para obter uma amostra de líquido amniótico. Ambos os procedimentos invasivos estão associados a uma baixa incidência de perda de gravidez. Ultrassonografia fetal, ecocardiograma e RM também podem mostrar anormalidades estruturais fetais altamente indicativas de um distúrbio genético.

Trissomia do cromossomo 21 (síndrome de Down). É a anormalidade cromossômica mais comum, com incidência crescente e atualmente ocorrendo em 1 em 800 nascimentos. Embora mulheres com mais de 35 anos tenham um risco de 1 em 250 de carregar um feto com trissomia do cromossomo 21, 80% dos fetos com síndrome de Down nascem de mulheres mais jovens. Além da triagem bioquímica do soro materno, vários marcadores ultrassonográficos indicam a trissomia do cromossomo 21 (ver Tabela 52.6). Os principais defeitos estruturais encontrados em fetos com síndrome de Down incluem doença cardíaca congênita (defeito do coxim endocárdico, defeito do septo ventricular, tetralogia de Fallot), atresia duodenal, ventriculomegalia e atresia traqueoesofágica.

Trissomia do cromossomo 18. É a segunda anomalia cromossômica mais comum, ocorrendo em 1 em 3.000 nascimentos. O prognóstico é extremamente ruim, aumentando a importância da detecção precoce. Pode ocorrer um grande número de anormalidades estruturais; porém, as mais comuns identificadas por ultrassonografia são RCIU (74%), doença cardíaca congênita complexa (52%), cistos do plexo coroide (47%), hérnia diafragmática congênita, onfalocele, defeitos do tubo neural, síndrome de Dandy-Walker, mãos cerradas e artéria umbilical única.

Sistema nervoso central, face e pescoço

As anomalias do SNC ocorrem em 1 em cada 1.000 nascidos vivos. Os sobreviventes costumam apresentar deficiências graves e exigir cuidados a longo prazo. O rastreamento eficaz por ultrassonografia para anomalias do SNC pode ser realizado pelo exame de três planos axiais do cérebro fetal. O *plano transtalâmico* é usado para medir o DBP e o PC (ver Figura 52.19). Anormalidades no formato da cabeça, micro e macrocefalia e as principais anormalidades estruturais são evidentes nesse plano. O terceiro ventrículo varia em aparência de uma única linha ecogênica a uma estrutura semelhante a uma fenda, com menos de 3,5 mm de largura. O *plano transventricular* é um plano axial, no nível dos átrios ventriculares (ver Figura 52.35). O ponto de referência dominante é o plexo coroide ecogênico, que, em geral, preenche o átrio quase completamente. As medidas do diâmetro atrial perpendiculares às paredes não costumam exceder 10 mm. O *plano transcerebelar* é uma varredura axial em aproximadamente 10 a 15° de inclinação da linha cantomeatal. Os marcos anatômicos incluem a porção inferior do terceiro ventrículo e os hemisférios cerebelares delineados por líquido na cisterna magna (ver Figura 52.34), que, quando normal, mede 2 a 11 mm de largura. Uma pequena cisterna magna (< 2 mm) sugere malformação de Chiari tipo II, mas também pode ser observada com ventriculomegalia maciça. Uma grande cisterna magna (> 11 mm) pode ser uma variante normal (megacisterna magna) ou indicar malformação de Dandy-Walker, cisto aracnoide ou hipoplasia cerebelar. Quando esses três planos são anatomicamente normais, o risco de anomalia do SNC é mínimo (0,005%), havendo, na Tabela 52.7, um algoritmo usado para o diagnóstico de anomalias fetais. A RM desempenha um importante papel de apoio na caracterização de anomalias cerebrais fetais.

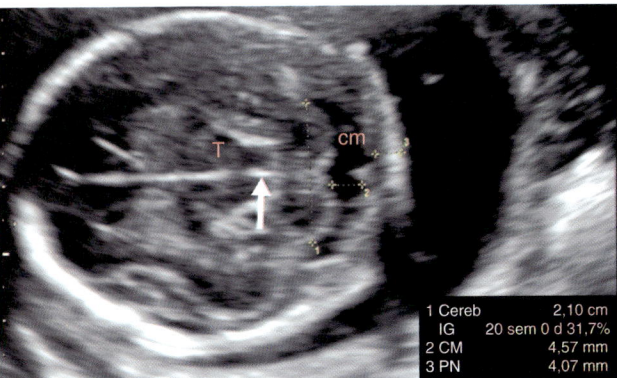

Figura 52.34 Plano transcerebelar – prega nucal. Os marcos do plano transcerebelar são o tálamo (*T*), a porção inferior do terceiro ventrículo (*seta*), perto de onde ele se junta ao aqueduto cerebral, e a cisterna magna (*cm*). As medidas, feitas de modo rotineiro nesse nível, incluem o cerebelo transverso (*1*), que, em milímetros, se aproxima da IG, a dimensão anteroposterior da cisterna magna (*2*), que é normal entre 2 e 11 mm, e a espessura da prega nucal (*3*) no segundo trimestre, que é normal < 6 mm.

TABELA 52.7 Algoritmo para o diagnóstico de anomalias cerebrais congênitas.

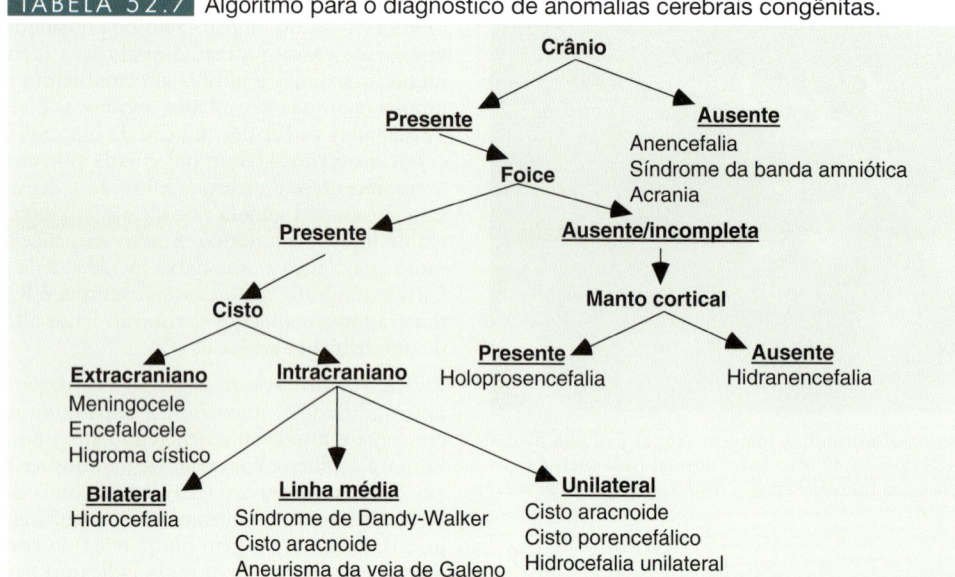

De Carrasco CR, Stierman ED, Hornsberger HR, Lee TG. An algorithm for prenatal ultrasound diagnosis of congenital CNS abnormalities. *J Ultrasound Med* 1985;4:163-168.

Ventriculomegalia. É um achado anatômico com muitas causas, que podem ser agrupadas nas categorias de hidrocefalia obstrutiva (obstrução ao fluxo do líquido cefalorraquidiano), atrofia cerebral (*ex vacuo*) e desenvolvimento deficiente (como agenesia do corpo caloso). A ventriculomegalia detectada no útero tem um prognóstico ruim. Até 80% dos fetos com essa condição apresentam anomalias associadas. Os sinais ultrassonográficos de ventriculomegalia incluem diâmetro do átrio ventricular > 10 mm (ver Figura 52.35), separação do plexo coroide da parede ventricular em > 3 mm e um "coroide pendurado". O plexo coroide se pende, de forma dependente, no ventrículo e marca a posição da parede ventricular lateral. As causas mais comuns de ventriculomegalia no feto são malformação de Chiari tipo II e estenose aqueductal (Figura 52.36).

Anencefalia. É o defeito do tubo neural fetal mais comum. Os achados ultrassonográficos incluem ausência da abóbada craniana e hemisférios cerebrais acima do nível das órbitas (Figura 52.37). Os hemisférios cerebrais podem ser substituídos por massa neurovascular amorfa (área cerebrovasculosa). A condição é inevitavelmente fatal.

Cefaloceles. São sacos cheios de líquido e/ou tecido cerebral que se projetam através de um defeito na calvária óssea. Eles são encontrados nas regiões occipital (75%), frontoetmoidal (13%) e parietal (12%). As meningoceles contêm apenas líquido cefalorraquidiano, já as encefaloceles, tecido cerebral (Figura 52.38).

Espinha bífida. Refere-se a um espectro de anomalias vertebrais resultantes da falha no fechamento completo do

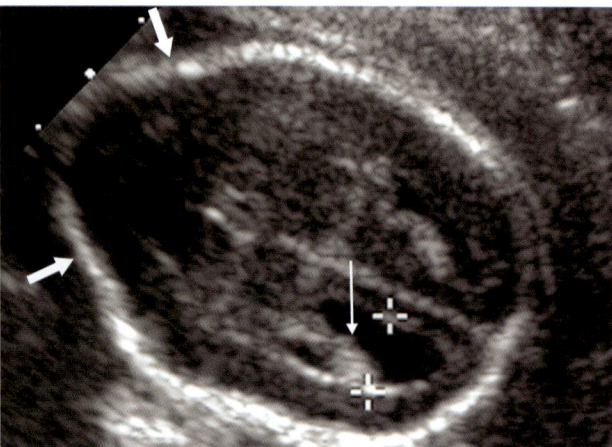

Figura 52.35 Plano transventricular – ventriculomegalia precoce. O plexo coroide (*seta fina*) pende, de forma dependente, no átrio do ventrículo lateral inferior. O átrio ventricular é medido de sua parede medial à parede lateral (*entre os cursores*, +). O átrio ventricular normal não excede 10 mm de largura em qualquer momento durante a gravidez. O diâmetro do átrio, nesse caso, mede 12 mm, indicando ventriculomegalia leve. Esse feto tem espinha bífida, com malformação de Chiari tipo II associada, como causa da ventriculomegalia. Observe a saliência dos ossos frontais (*setas grossas*), dando ao contorno do crânio aparência semelhante a um limão (cabeça de limão).

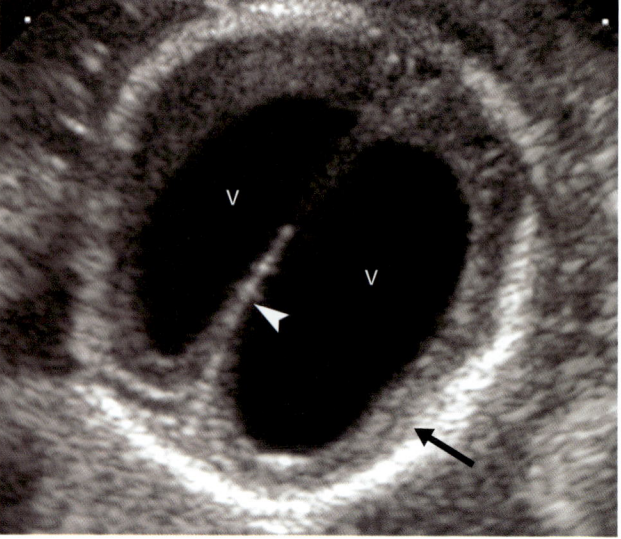

Figura 52.36 Ventriculomegalia. Uma imagem axial do cérebro fetal de um bebê com estenose do aqueducto demonstra aumento acentuado dos ventrículos laterais (*V*). A foice (*ponta de seta*) é vista como uma faixa ecogênica na linha média, havendo córtex (*seta*). Esses dois últimos achados diferenciam a ventriculomegalia de hidranencefalia e holoprosencefalia.

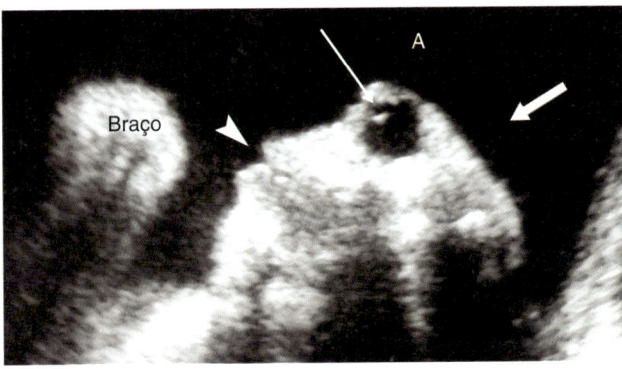

Figura 52.37 Anencefalia. Uma imagem sagital da cabeça de um feto demonstra ausência da abóbada craniana (*seta grossa*) e do cérebro acima do nível do olho (*seta fina*). Há evidência de boca e lábios (*ponta de seta*), com aumento do líquido amniótico (*A*). Polidramnia é comum na presença de anencefalia. Braço, braço fetal.

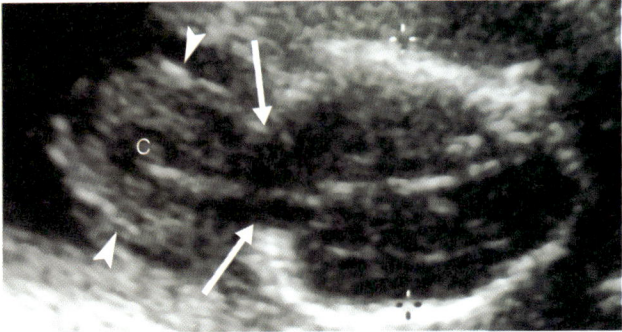

Figura 52.38 Encefalocele. A ultrassonografia axial do crânio fetal demonstra herniação do tecido cerebral (*C*) através de um grande defeito (*setas*) no crânio, formando uma encefalocele occipital (*entre as pontas de seta*). O conteúdo intracraniano é reduzido e o diâmetro biparietal (*entre os cursores*, +) é menor do que o esperado para a idade gestacional, por causa da encefalocele.

tubo neural. A condição varia de uma simples não fusão dos arcos vertebrais, com pele intacta (espinha bífida oculta), sacos protuberantes apenas com líquido cefalorraquidiano (meningocele), sacos com medula espinal ou raízes nervosas (mielomeningocele), até um defeito espinal totalmente aberto (mielósquise). A espinha bífida pode ocorrer em qualquer parte da coluna, mas com mais frequência na região lombossacra. A detecção dessas alterações é o objetivo da triagem bioquímica e por ultrassonografia pré-natal. Os achados ultrassonográficos (Figura 52.39) incluem alargamento para fora, em vez de convergência medial, das lâminas vertebrais, defeito nos tecidos moles que recobrem a anormalidade óssea, um saco protuberante com líquido e, muitas vezes, tecidos neurais. O defeito neuromuscular funcional associado costuma resultar em deformidades de pé torto e quadris deslocados. As anormalidades cranianas associadas à malformação de Chiari tipo II fornecem pistas para o defeito vertebral, havendo ventriculomegalia em 75% dos casos. O "sinal do limão" se refere à saliência dos ossos frontais, causando uma aparência em forma de limão da cabeça, no plano axial (ver Figura 52.35). O "sinal da banana" é produzido pela compressão dos hemisférios cerebelares em uma forma de banana. A cisterna magna está pequena ou obliterada.

Malformação de Chiari tipo II. Está associada em 95% das mielomeningoceles. A anormalidade craniana consiste no deslocamento caudal das tonsilas cerebelares, da ponte e da medula. O quarto ventrículo está alongado, a fossa posterior é pequena e a cisterna magna está obliterada.

Holoprosencefalia. Refere-se a um espectro de distúrbios caracterizados por falha do prosencéfalo em se dividir e formar os hemisférios cerebrais e tálamos direito e esquerdo separados. As anomalias faciais associadas, incluindo hipotelorismo, ciclopia e probóscide, são comuns. A holoprosencefalia *alobar* é a forma mais grave e demonstra ausência da foice e fissura inter-hemisférica com um único ventrículo mediano (Figura 52.40). As formas *semilobar e lobar* demonstram maiores graus de separação da linha média.

Hidranencefalia. Refere-se à destruição total do córtex cerebral, que se acredita ser causada pela oclusão das artérias carótidas internas. A abóbada craniana contém líquido, mas não é visível nenhum manto cortical de tecido cerebral (Figura 52.41). Pode haver foice, mas geralmente incompleta. O tronco encefálico e as estruturas nutridas pelas artérias vertebrais parecem normais.

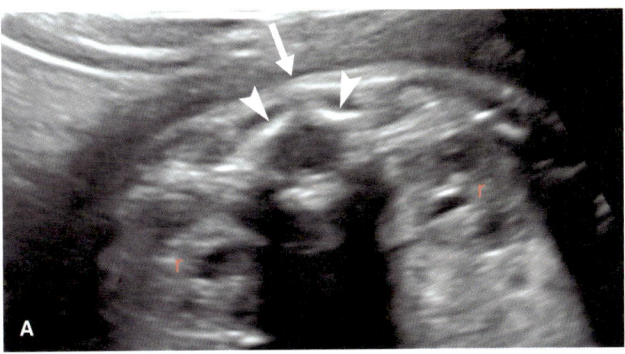

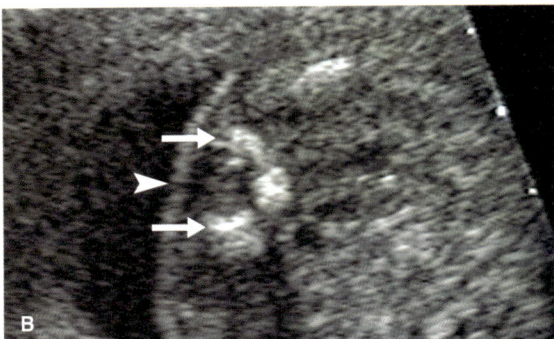

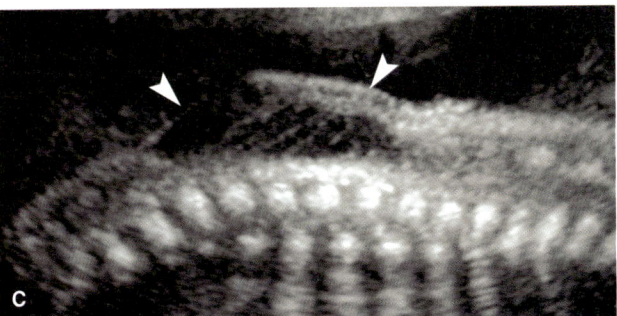

Figura 52.39 Coluna vertebral normal e espinha bífida. A. Coluna normal. A imagem transversal posterior de uma coluna fetal normal, no nível dos rins (*r*), demonstra a orientação convergente normal das porções ossificadas das lâminas vertebrais (*pontas de seta*). A pele que recobre a face posterior da vértebra está intacta (*seta*). **B. Espinha bífida.** A imagem transversal posterior através de um defeito característico de espinha bífida lombar demonstra divergência anormal das porções ossificadas das lâminas vertebrais (*setas*) posteriormente. A superfície da pele (*ponta de seta*) permanece intacta. **C. Meningomielocele.** Em outra paciente com espinha bífida, a massa (*pontas de seta*) de tecido medular dismórfico se projeta sob a pele intacta.

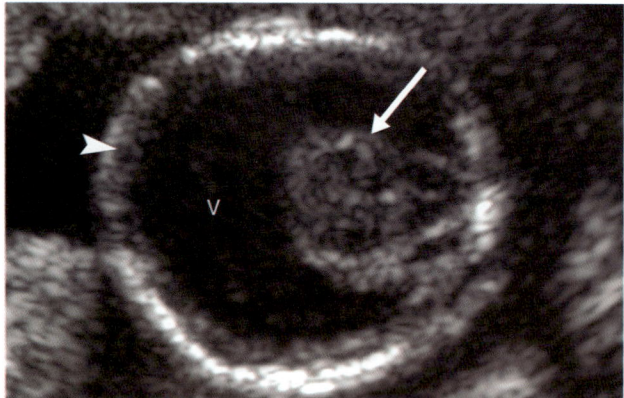

Figura 52.40 Holoprosencefalia. A imagem do crânio de um feto revela um único grande ventrículo (*V*) da linha média e tálamos fundidos (*seta*), havendo uma fina borda de córtex (*ponta de seta*). Esses achados são característicos da holoprosencefalia alobar. A face fetal deve ser examinada para defeitos associados, como fenda palatina.

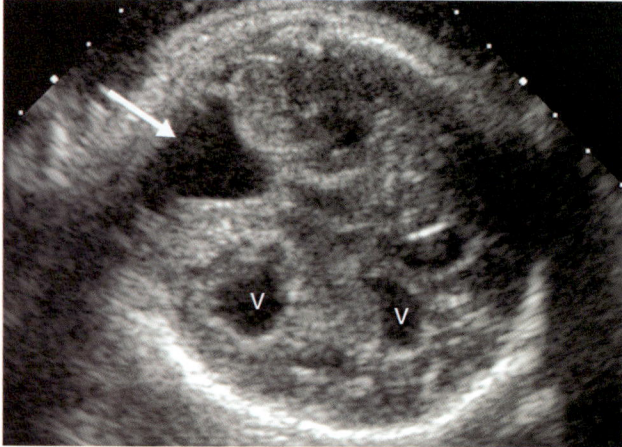

Figura 52.42 Malformação de Dandy-Walker. Imagem no plano coronal demonstra alargamento cístico da fossa posterior (*seta*). Os ventrículos laterais (*V*) estão aumentados, indicando hidrocefalia associada.

Malformação de Dandy-Walker. Resulta do desenvolvimento inadequado do teto do quarto ventrículo. A cisterna magna está dilatada e se comunica diretamente com o quarto ventrículo através de seu teto ausente. A fossa posterior está aumentada e o tentório, elevado. Os hemisférios cerebelares costumam ser hipoplásicos (Figura 52.42), havendo, em geral, hidrocefalia. A condição varia em gravidade em um amplo espectro. As anormalidades menos graves são chamadas de variantes de Dandy-Walker. Os cistos aracnoides e a megacisterna magna são diferenciados por sua falta de comunicação com o quarto ventrículo.

Cistos do plexo coroide. São encontrados em 1 a 3% dos fetos normais durante o segundo trimestre. Os próprios cistos não causam problemas clínicos e quase sempre se resolvem. Por estarem presentes em até 30 a 50% dos fetos com trissomia do cromossomo 18, sua descoberta causa preocupação quanto à existência de anormalidades cromossômicas, não estando associados à síndrome de Down. Em quase todos os casos, o exame de ultrassonografia detalhado, que deve incluir ecocardiografia e exame das mãos fetais, demonstrará anormalidades estruturais adicionais que justificam a amniocentese para análise do cariótipo. A trissomia do cromossomo 18 é improvável, não sendo indicada a amniocentese se o exame de ultrassonografia detalhado do feto estiver normal.

Fendas labial e palatina. Respondem por 13% de todas as anomalias congênitas encontradas nos EUA. A *fenda lateral* é mais comum e envolve lábio e palato em 50% dos casos e o lábio e o palato sozinhos em 25%, respectivamente. A condição é bilateral em 20 a 25% dos casos. Até 60% dos fetos afetados apresentam anomalias adicionais, incluindo polidactilia, doença cardíaca congênita e trissomia do cromossomo 21. O diagnóstico ultrassonográfico é realizado na demonstração de um sulco, que se estende de uma das narinas até o lábio (Figura 52.43). A *fenda mediana* é uma entidade completamente diferente, associada à holoprosencefalia e responsável por menos de 0,7% de todos os casos de fenda labial. Uma ultrassonografia no plano coronal da face demonstra um amplo defeito central no lábio superior e no palato. O diagnóstico de anomalias faciais é auxiliado pelo uso de ultrassonografia 3D.

Higroma cístico. É uma coleção líquida no pescoço fetal causada pela falha do sistema linfático em desenvolver conexões normais com o sistema venoso no pescoço. A ultrassonografia demonstra massa cística nucal bilateral, com um septo proeminente na linha média, que representa o ligamento nucal (Figura 52.44). O higroma cístico está associado a anormalidades cariotípicas (em 70% dos casos), incluindo síndrome de Down (a maioria), síndrome de Turner e trissomia dos cromossomos 18 e 13. A linfangiectasia generalizada e a hidropisia fetal podem ocorrer, sendo sempre fatais.

Tórax e coração

Hidropisia fetal. Refere-se ao acúmulo patológico de líquido nas cavidades e nos tecidos do corpo. A ultrassonografia demonstra ascite, derrame pleural e pericárdico e edema subcutâneo (Figura 52.45). A *hidropisia imunológica* é causada por incompatibilidade de grupo sanguíneo entre a mãe e o feto. O tratamento atual, incluindo transfusão fetal, é altamente bem-sucedido. A *hidropisia não imune* é causada por uma série de condições, incluindo distúrbios cardíacos, infecções, anomalias cromossômicas, gravidez gemelar, obstrução urinária e complicações do cordão umbilical. A causa de muitos casos não é identificada. O prognóstico para hidropisia não imune permanece ruim.

Hérnia diafragmática congênita. É uma doença em que o conteúdo abdominal se projeta para o tórax através de defeitos no diafragma. A maioria (85%) ocorre no lado esquerdo (Figura 52.46). Em geral, o conteúdo da hérnia inclui estômago, intestino e partes do fígado. Os achados da ultrassonografia são massa cheia de líquido, sólida ou multicística no tórax;

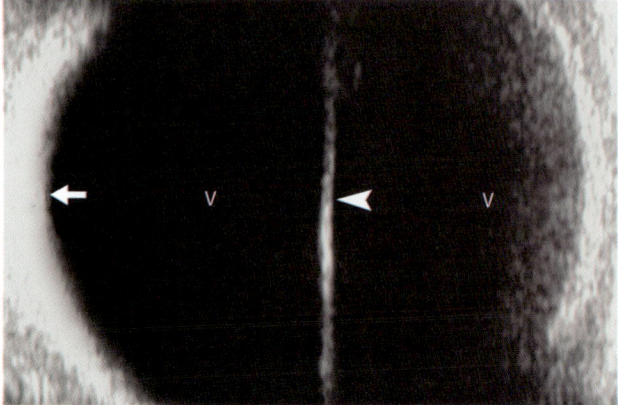

Figura 52.41 Hidranencefalia. A ultrassonografia axial do cérebro de um feto de quase a termo demonstra dois ventrículos grandes (*V*), uma foice da linha média bem definida (*ponta de seta*) e ausência total de tecido cortical detectável (*seta*). Esses achados são característicos da hidranencefalia.

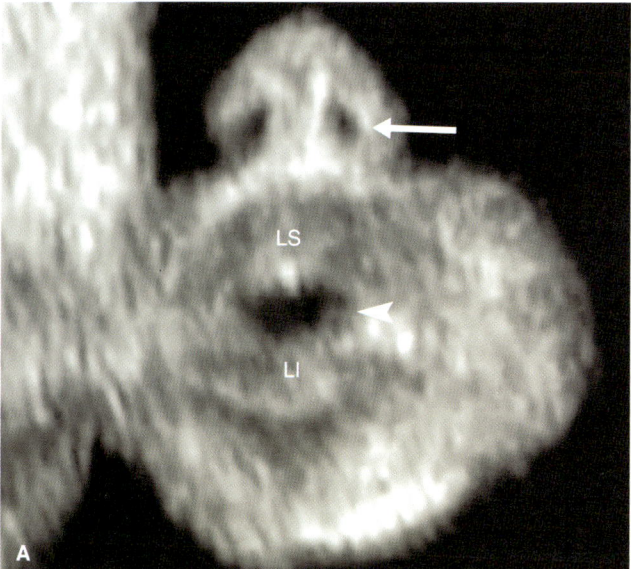
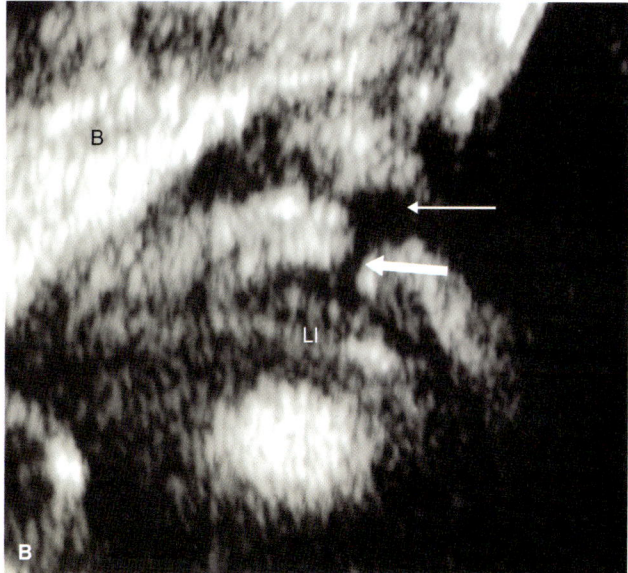

Figura 52.43 Visão normal do rosto e fenda labial. A. Vista normal do rosto. A visão coronal de uma face fetal normal (nariz "para cima") mostra ambas as narinas (*seta*), a boca aberta (*ponta de seta*) e os músculos dos lábios superior (*LS*) e inferior (*LI*). **B. Visão lateral com fenda labial.** O exame de outro feto revela uma fenda (*seta espessa*) no lábio superior esquerdo, que se estende para as narinas esquerdas (*seta fina*). A boca está ligeiramente aberta. O lábio inferior (*LI*) é aparente. Um braço (*B*) se estende pelo rosto.

deslocamento do coração e mediastino; ausência de estômago no abdome; e polidramnia. As anomalias cromossômicas e os defeitos associados, especialmente cardíacos e do SNC, são comuns. A mortalidade é alta (70%), por causa da hipoplasia pulmonar.

Malformação congênita das vias respiratórias pulmonares. Anteriormente conhecida como malformação adenomatoide cística, é uma lesão hamartomatosa congênita do pulmão que, em geral, afeta um lobo. A lesão consiste em cistos únicos ou múltiplos que variam em tamanho, desde microscópicos até maiores que 2 cm. As lesões do tipo I aparecem na ultrassonografia como cistos únicos ou múltiplos com tamanho maior que 2 cm. As lesões do tipo II consistem em vários cistos menores, de tamanho uniforme, menores que 2 cm. As lesões do tipo III aparecem como massas sólidas ecogênicas, porque os cistos são microscópicos (Figura 52.47). As formas mistas são comuns e

a classificação não determina o prognóstico. Podem ocorrer polidramnia e hidropisia fetal. Algumas dessas lesões se resolvem de maneira espontânea no útero.

Sequestro pulmonar. É a massa de tecido pulmonar suprida por artérias sistêmicas e separada de suas conexões brônquicas e vasculares pulmonares normais. Os *sequestros intralobares* (75%) estão contidos na cobertura pleural de um lobo pulmonar normal, com a drenagem venosa pulmonar mantida. A detecção de ultrassonografia no feto é rara. Os *sequestros extralobares*, embora menos comuns (25%), são muito mais evidentes na ultrassonografia fetal. Esses são lobos acessórios, contidos em sua própria pleura e nutridos por artérias e veias sistêmicas. A ultrassonografia demonstra massa pulmonar sólida ecogênica homogênea que desloca o mediastino. O Doppler colorido é usado para demonstrar a artéria sistêmica nutrícia, originando-se da aorta torácica. Pode ocorrer hidropisia.

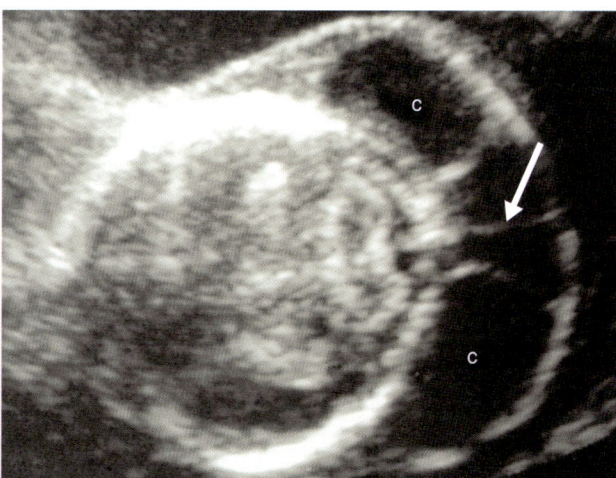

Figura 52.44 Higroma cístico. Massa cística multisseptada (*c*) se estende sobre a região occipital do crânio fetal. O higroma cístico é diferenciado da cefalocele occipital pela demonstração da linha média do septo (*seta*), devido ao ligamento nucal, e pela ausência de defeito ósseo no crânio.

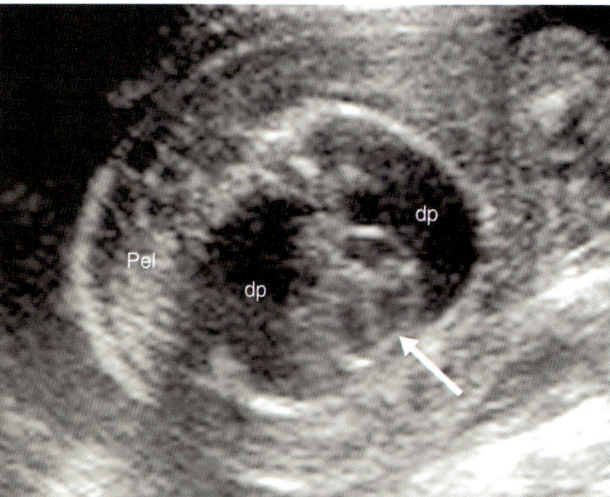

Figura 52.45 Hidropisia fetal. Uma imagem transversal do tórax fetal, em uma incidência de quatro câmaras do coração (*seta*), demonstra um grande derrame pleural bilateral (*dp*). A pele ao redor do tórax está espessada de maneira acentuada (*Pel*).

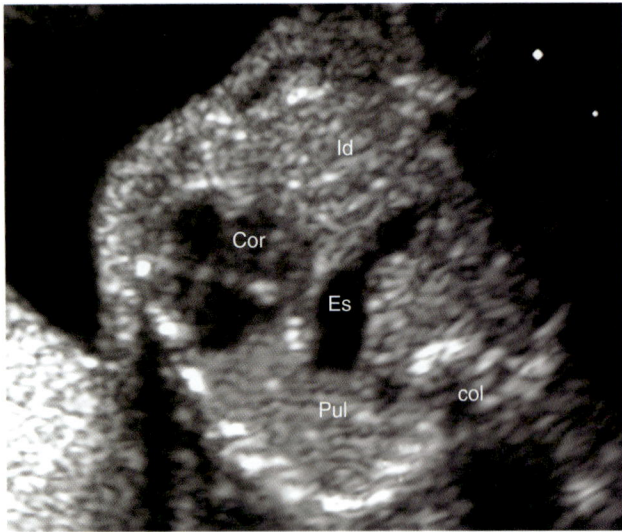

Figura 52.46 Hérnia diafragmática congênita. Imagem, no plano axial, do tórax fetal mostra estômago (*Es*) e intestino delgado (*id*) herniados no tórax esquerdo. O coração (*Cor*) é desviado de maneira acentuada para o tórax direito e girado de maneira anormal, havendo apenas um pequeno volume de pulmão direito comprimido (*Pul*). Hipoplasia pulmonar grave é provável e o prognóstico para esse feto é ruim. A coluna (*col*) é vista posteriormente.

Anomalias cardíacas fetais. A cardiopatia congênita é a principal causa de morbidade e mortalidade neonatal e a anomalia mais comum em neonatos, afetando 1 em 200 nascidos vivos. O diagnóstico preciso de anormalidades cardíacas fetais por ultrassonografia costuma exigir um exame detalhado, com equipamento ultrassonográfico especializado e um alto nível de experiência em ecocardiografia fetal. As avaliações de rotina do coração (Figura 52.48) incluem visualização do coração de quatro câmaras, via de saída do ventrículo direito (VSVD) e via de saída do ventrículo esquerdo (VSVE). A incidência de quatro câmaras é obtida em uma varredura axial do tórax fetal, logo acima do diafragma. O ápice do coração normal é direcionado para a parede torácica anterior esquerda, em um ângulo de 45° no mesmo lado do estômago fetal. O desvio dessa posição sugere malformação cardíaca ou massa torácica. Os derrames pericárdicos aparecem como uma faixa anecoica

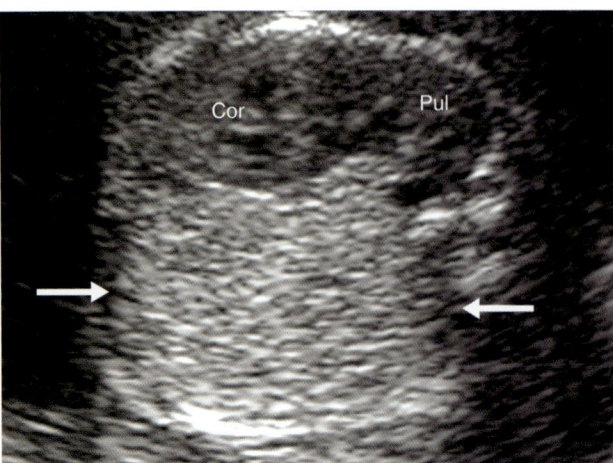

Figura 52.47 Malformação congênita das vias pulmonares. Massa ecogênica de aparência sólida (*entre as setas*) é vista no tórax direito, deslocando e comprimindo o coração (*Cor*), sendo evidente uma pequena porção do pulmão esquerdo comprimido (*Pul*). O aspecto é característico da malformação congênita das vias pulmonares do tipo III.

ao redor do miocárdio. Os ventrículos são aproximadamente iguais em tamanho e ligeiramente menores do que seus átrios correspondentes. O movimento das valvas atrioventriculares é observado nesse plano. Os músculos papilares nos ventrículos podem ser ecogênicos e proeminentes. As discrepâncias no tamanho das câmaras ou no movimento das valvas sugerem malformações cardíacas. A visão da VSVE é obtida inclinando-se o transdutor da posição da visão de quatro câmaras em direção ao ombro direito. A visão normal da VSVE mostra a valva aórtica e a origem da aorta no ventrículo esquerdo. A visualização da VSVD é obtida inclinando-se ligeiramente o transdutor a partir da visualização da VSVE. A incidência normal da VSVD mostra a origem da artéria pulmonar até a bifurcação nas artérias pulmonares direita e esquerda. Qualquer anormalidade nessas visualizações de triagem é uma indicação para ecocardiografia fetal.

Abdome

Abdome fetal normal. O abdome do feto é significativamente diferente do da criança mais velha ou do adulto, sendo grande em relação com o comprimento do corpo, em comparação ao do adulto. O fígado é grande e o lobo esquerdo, maior do que o direito. A veia umbilical é um marco importante na ultrassonografia. Metade do sangue transportado vai diretamente para a veia cava inferior, por meio do ducto venoso. O restante perfunde o fígado, por meio da veia porta esquerda. As glândulas adrenais são até 20 vezes maiores em tamanho relativo devido à presença da "zona fetal". A pele é relativamente pequena e os órgãos pélvicos se estendem até a parte inferior do abdome. A deglutição começa com 11 a 12 semanas de IG. O estômago fetal deve ser preenchido com o líquido deglutido por volta da 18ª semana de IG. O intestino delgado é moderadamente ecogênico, localizado centralmente e se mistura com o fígado. No terceiro trimestre, pode-se observar a peristalse nas alças do intestino delgado, que, visualizadas, têm, em geral, menos de 6 mm de diâmetro e 15 mm de comprimento. O cólon é visualizado após 20 semanas como uma estrutura tubular ao redor da periferia do abdome. Ele se enche, de maneira progressiva, com mecônio, mas não excede 23 mm de diâmetro. Os rins fetais normais são vistos como estruturas pareadas ligeiramente hipoecoicas adjacentes à coluna vertebral (ver Figura 52.39 A). O seio renal aparece como uma faixa ecogênica. A lobulação fetal causa um contorno ondulado dos rins, cujo comprimento em milímetros, nos fetos normais, é aproximadamente igual à IG em semanas. A bexiga deve ser observada ao encher e esvaziar. Como o líquido amniótico é predominantemente urina fetal, um volume normal dele implica, pelo menos, um rim em funcionamento.

Estômago ausente. Por volta da 18ª semana de IG, o estômago cheio de líquido costuma ser visto no quadrante superior esquerdo do abdome fetal. Caso contrário, a paciente deve ser reexaminada cerca de uma hora depois para ver se o estômago está preenchido. Se ele ainda não for visto, pode haver uma anormalidade significativa. As causas incluem obstrução (atresia esofágica, massa torácica), dificuldade para engolir (fendas faciais e distúrbios neuromusculares), baixo volume de líquido amniótico e estômago em localização anormal (hérnia diafragmática).

Dupla bolha. É um sinal descritivo da distensão líquida do estômago e do duodeno proximal (Figura 52.49). A distensão líquida do duodeno é anormal e indicativa de atresia ou estenose duodenal, pâncreas anular ou vólvulo, constatando-se, em geral, síndrome de Down. Metade dos casos tem anomalias adicionais.

Obstrução intestinal. É sugerida pela dilatação do intestino delgado, com mais de 6 mm (Figura 52.50). As causas incluem atresia ou estenose jejunal ou ileal, vólvulo, íleo meconial e duplicação entérica. Um ureter dilatado e tortuoso não deve ser mal interpretado como intestino dilatado.

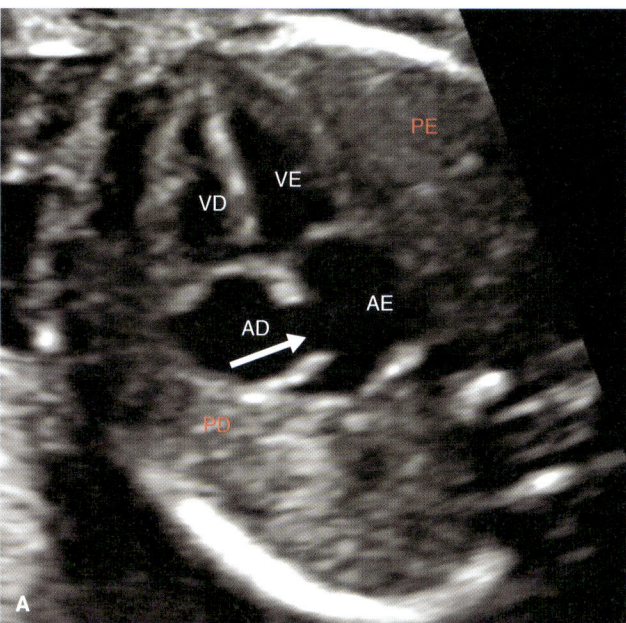

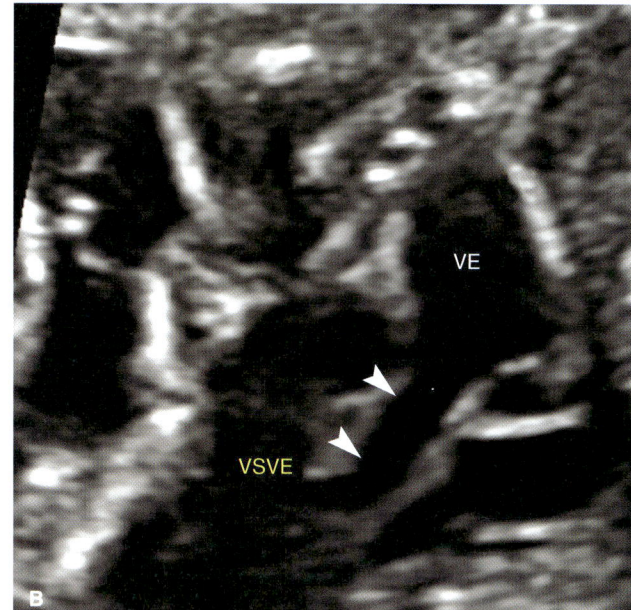

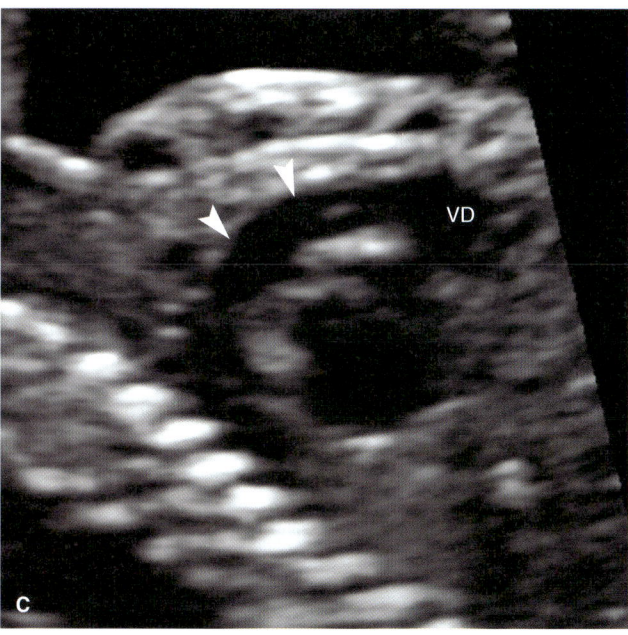

Figura 52.48 Visualizações normais de triagem do coração fetal. A. Incidência de quatro câmaras. A ultrassonografia axial do tórax fetal demonstra o coração e os pulmões normais (*PD e PE*) em um feto de 18 semanas. Os ventrículo direito (*VD*) e esquerdo (*VE*) são aproximadamente iguais em tamanho, assim como os átrios direito (*AD*) e esquerdo (*AE*). O septo atrial pérvio (*seta*) está aparente. O coração normalmente ocupa cerca de um terço da área da seção transversal do tórax. Os pulmões em desenvolvimento estão cheios de líquido e moderadamente ecogênicos. B. Visualização da via de saída do ventrículo esquerdo. Essa imagem mostra a origem da aorta (*pontas de seta*) no ventrículo esquerdo (*VE*). A valva aórtica pode ser visualizada na ultrassonografia em tempo real. C. Visualização da via de saída do ventrículo direito. O tronco da artéria pulmonar (*pontas de seta*) é mostrado desde sua origem no ventrículo direito (*VD*). PD, pulmão direito; PE, pulmão esquerdo.

Íleo meconial. Causa obstrução do intestino delgado por impactação de mecônio anormalmente espesso no íleo distal, quase sempre estando associado a fibrose cística. Intestino dilatado cheio de mecônio ecogênico sugere fibrose cística.

Peritonite meconial. Resulta da perfuração de um segmento intestinal. O derramamento de mecônio na cavidade peritoneal causa uma peritonite estéril, que resulta em calcificações nas superfícies peritoneais, massas cheias de líquido loculadas dentro da cavidade peritoneal (pseudocistos de mecônio), ascite, dilatação intestinal e polidramnia. Em geral, a causa não é identificada, mas pode se dever a uma lesão vascular no intestino delgado. As causas identificadas incluem íleo meconial (fibrose cística), atresia intestinal e vólvulo.

Intestino ecogênico. O mecônio, que consiste em células descamadas, proteínas e pigmentos biliares, preenche o intestino delgado distal em 15 a 16 semanas. Sua aparência ultrassonográfica varia de ecolucente a moderadamente ecogênica. O intestino delgado é considerado anormalmente ecogênico quando sua ecogenicidade é igual ou maior que a do osso adjacente. Os transdutores de alta frequência (> 5 MHz) têm maior probabilidade de fazer o intestino parecer anormalmente ecogênico do que os transdutores de baixa frequência (≤ 5 MHz). Em qualquer caso, esse achado costuma ser normal, mas pode servir como um marcador de anormalidade significativa. As associações incluem fibrose cística, anormalidades cromossômicas (trissomia dos cromossomos 21 e 18), atresia do intestino delgado, vólvulo e infecção viral fetal (citomegalovírus).

Obstrução urinária. As causas mais comuns de hidronefrose no feto são obstrução da junção ureteropélvica, ureterocele ectópica e válvula de uretra posterior (Figura 52.51). A dilatação da pelve renal maior que 10 mm de diâmetro anteroposterior ou maior que 50% do diâmetro anteroposterior do rim, em secção axial, ou caliectasia inequívoca é evidência definitiva de hidronefrose significativa. A avaliação do enchimento da bexiga e do volume de líquido amniótico é necessária para determinar a gravidade da obstrução.

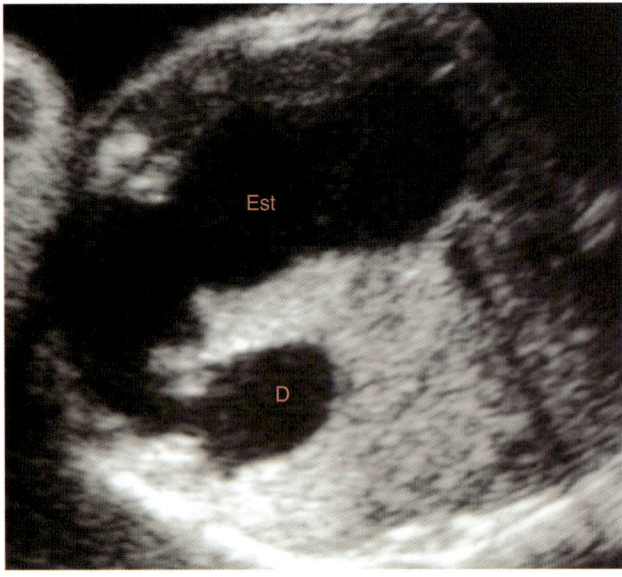

Figura 52.49 "Bolha dupla". A distensão líquida do estômago (*Est*) e do bulbo duodenal (*D*) é causada por obstrução no nível do duodeno descendente.

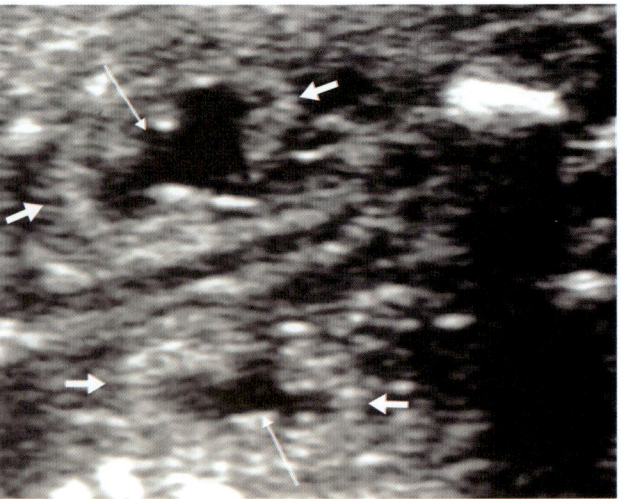

Figura 52.51 Hidronefrose. A imagem do plano coronal do abdome fetal revela hidronefrose bilateral (*setas finas*), resultante da válvula uretral posterior. Os cálices e a pelve renal estão dilatados. Ambos os rins (*entre as setas curtas*) estão com tamanho normal, determinado pela comparação do comprimento renal, em milímetros, com a idade gestacional, em semanas (aproximadamente igual).

Dilatação mínima da pelve renal. É vista com mais frequência devido ao refluxo vesicoureteral fisiológico, que é normal durante o segundo e terceiro trimestres. Uma pelve renal cheia de líquido, maior que 3 mm, merece atenção, porque pode ser um marcador ultrassonográfico de aneuploidia (síndrome de Down) ou um indicador precoce de obstrução urinária congênita. Um levantamento anatômico fetal detalhado é indicado. A descoberta de anormalidades adicionais pode justificar testes adicionais para anormalidades cromossômicas. Como algumas obstruções significativas do trato urinário podem mostrar apenas dilatação leve no segundo trimestre, é necessária a ultrassonografia de acompanhamento no terceiro trimestre para detectar o desenvolvimento de caliectasia ou progressão da pielectasia. Os exames eletivos de ultrassonografia pós-natal de casos duvidosos devem ser realizados com 1 a 2 semanas de idade, a fim de evitar a subestimação da hidronefrose por causa da oligúria normal, que ocorre durante o período pós-natal inicial.

Doença cística renal. É comum ser detectada no útero. O *rim multicístico displásico* aparece como múltiplos cistos não comunicantes de tamanhos variados. Como os rins afetados não funcionam, o rim multicístico displásico bilateral está associado a oligoidramnia grave e não é compatível com a vida. O aumento maciço de ambos os rins, associado a oligoidramnia (Figura 52.52), sugere *doença policística autossômica recessiva*. Os rins são predominantemente ecogênicos, com uma borda sonolucente. Em geral, cistos discretos não são evidentes. A *doença renal policística autossômica dominante* é ocasionalmente detectada no útero. Os rins estão aumentados, mas não apresentam a borda sonolucente da doença renal policística autossômica recessiva. Cistos discretos ocasionais são visualizados. A *uropatia obstrutiva*, com válvula de uretra posterior, pode resultar em displasia renal cística. Os rins afetados são hidronefróticos, com ecogenicidade parenquimatosa aumentada e cistos parenquimatosos de tamanhos variados. Os rins podem ser displásicos, sem que os cistos sejam visualizados por ultrassonografia.

Gastrósquise. Resulta de um defeito na parede abdominal anterior, quase sempre no lado direito do umbigo. Em geral, o defeito tem 2 a 4 cm de tamanho. O intestino se hernia através do defeito e flutua livremente no líquido amniótico, sem membrana de cobertura (Figura 52.53). Pequenos defeitos podem estar associados à isquemia intestinal, resultando no espessamento da parede do intestino herniado. A inserção do cordão umbilical é normal. A gastrósquise é mais comumente um defeito isolado, sem anomalia cromossômica ou risco de recorrência. De modo geral, o reparo pós-natal é bem-sucedido, de modo que o prognóstico é excelente quando da inexistência de nenhuma outra anomalia.

Onfalocele. É um defeito mais sério da parede abdominal, com frequência quase igual à da gastrósquise. O defeito é na linha média, no umbigo, com herniação do conteúdo abdominal na base do cordão umbilical (Figura 52.53 C), havendo tanto o fígado quanto o intestino na herniação. Uma membrana, que consiste em peritônio e âmnio, cobre a onfalocele. O cordão umbilical se insere através da membrana. Anomalias associadas são comuns (67 a 88%), incluindo malformações cardíacas, do SNC, do trato urinário e gastrintestinais. Anomalias cromossômicas são encontradas em até 40% dos casos. O defeito da parede ventral pode incluir o coração (*ectopia cordis*).

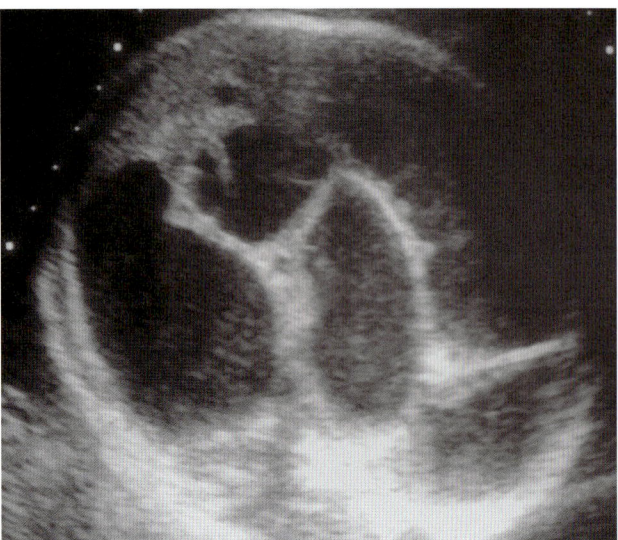

Figura 52.50 Obstrução do intestino delgado. A atresia ileal foi a causa das alças dilatadas de maneira acentuada do intestino delgado, vistas por todo o abdome.

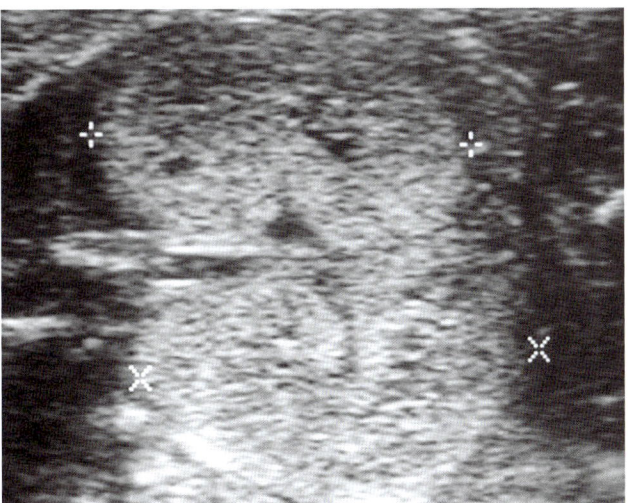

Figura 52.52 Doença renal policística autossômica recessiva. A imagem do plano coronal de um feto de 22 semanas mostra dois rins aumentados de maneira acentuada e altamente ecogênicos (*entre os cursores*, +, ×) preenchendo e distendendo o abdome. Cada rim tinha mais de 5 cm de comprimento, com a existência de oligoidramnia grave. Essa aparência é característica da forma infantil da doença policística autossômica recessiva.

Teratomas sacrococcígeos. Embora os teratomas possam ocorrer em qualquer parte do feto, a área sacrococcígea é o local mais comum (70 a 80%). As mulheres são mais comumente afetadas (4:1). As taxas de mortalidade do feto chegam a 50%. A ultrassonografia demonstra massa cística ou sólida heterogênea. Em 15%, a lesão pode ser puramente *cística*, simulando meningocele. Os componentes da massa podem ser inteiramente externos ou internos à pelve e ao abdome, ou tanto internos quanto externos à pelve. Os tumores sólidos apresentam vascularização proeminente. O crescimento do tumor costuma ser rápido. Os achados associados incluem hidropisia, polidramnia e anomalias adicionais. As complicações obstétricas incluem parto prematuro, distocia e hemorragia tumoral. Os problemas pós-natais incluem degeneração maligna.

Esqueleto

Displasias esqueléticas. São um grupo heterogêneo de distúrbios do crescimento do esqueleto, resultando em ossos de tamanho, densidade e forma anormais. Os achados de ultrassonografia altamente associados à displasia esquelética generalizada incluem encurtamento dos ossos das extremidades, fraturas, arqueamento de ossos longos (Figura 52.54), desmineralização e tórax pequeno. O achado de um fêmur de comprimento curto exige um exame ósseo detalhado, com medição de todos os ossos longos. Uma proporção de comprimento femoral, em relação com o comprimento do pé, menor que 1 sugere displasia esquelética, ao passo que uma proporção maior que 1 costuma estar associada a um feto constitucionalmente pequeno ou com crescimento retardado. Os achados adicionais que ajudam a categorizar a displasia esquelética incluem polidactilia, formato anormal da cabeça, anomalias da coluna, hipoplasia da porção média da face, configuração óssea anormal, ventriculomegalia, polidramnia e hidropisia. O diagnóstico preciso de uma displasia esquelética pode ser difícil, a menos que haja uma história familiar. Uma abordagem algorítmica é recomendada.

O *nanismo tanatofórico* é a displasia esquelética letal mais comum. As características distintivas incluem tórax pequeno, crânio em forma de trevo, cabeça grande, hidrocefalia e polidramnia. A *displasia acondroplásica* é um traço autossômico dominante, letal na forma homozigótica e não letal na forma

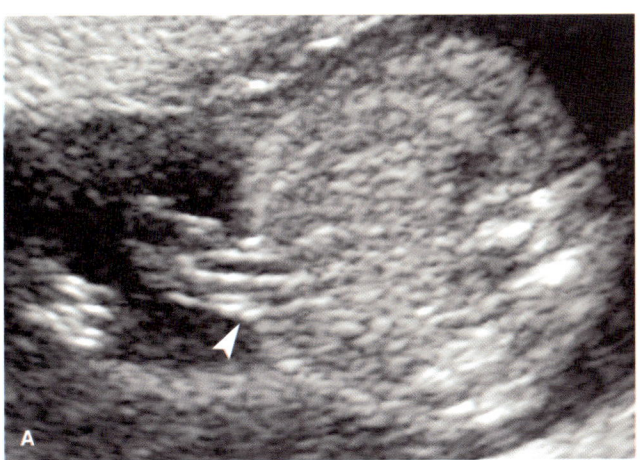

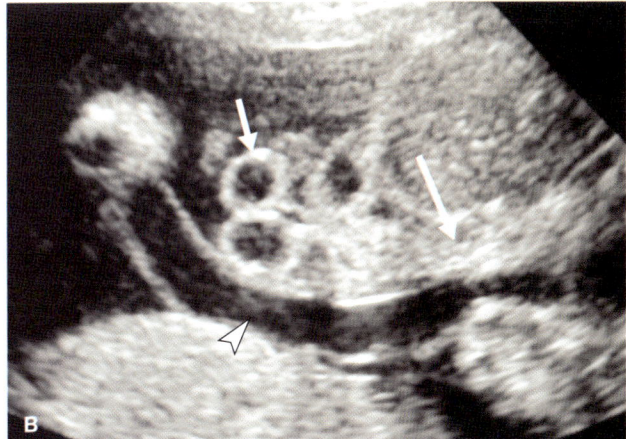

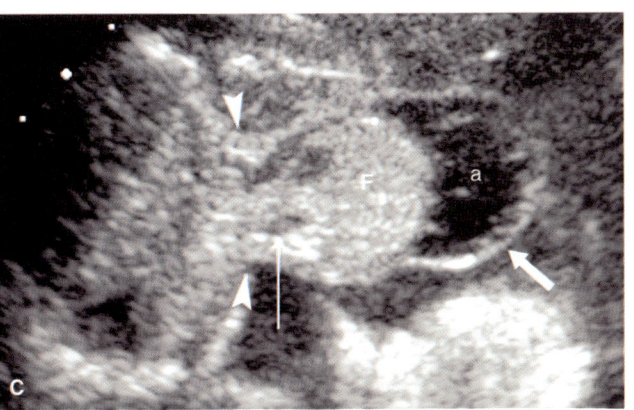

Figura 52.53 Local de inserção normal do cordão umbilical, gastrósquise, onfalocele. A. Normal. Imagem axial do abdome fetal no nível do umbigo mostra o local normal de inserção do cordão umbilical (*ponta de seta*). **B. Gastrósquise.** Imagem axial do abdome de outro feto mostra alças intestinais (*seta curta*) estendendo-se por um defeito na parede abdominal anterior (*seta longa*), à direita do local de inserção do cordão umbilical (*ponta de seta*). **C. Onfalocele.** Imagem axial de outro feto, no nível do umbigo, mostra o fígado (*F*) herniando através de um defeito (*entre as pontas de seta*) na parede abdominal anterior. O defeito envolve o cordão umbilical (*seta fina*). Uma membrana de cobertura (*seta curta espessa*) é facilmente vista, porque é contornada por ascite (*a*) dentro da onfalocele e líquido amniótico.

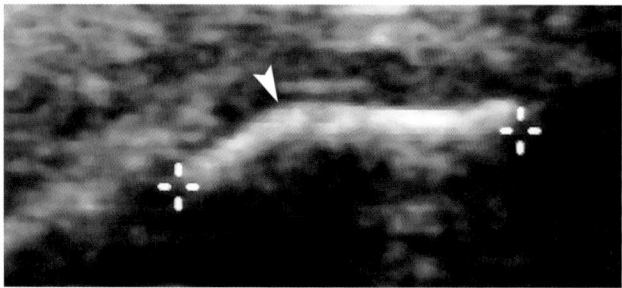

Figura 52.54 Nanismo micromélico. Uma imagem longitudinal do fêmur (*entre os cursores*, +) demonstra mineralização deficiente, arqueamento central (*ponta de seta*) e comprimento acentuadamente curto para a idade gestacional.

heterozigótica. Pelo menos um dos pais deve ter a doença e o diagnóstico por ultrassonografia é feito com base no encurtamento do membro proximal. A *osteogênese imperfeita* é um grupo heterogêneo de doenças, com padrões de herança autossômica dominante e recessiva. A marca registrada da doença é a osteoporose, que pode se manifestar na ultrassonografia como diminuição da ecogenicidade óssea. As características adicionais incluem espessamento ósseo com fraturas e formação de calo, arqueamento ósseo, tórax pequeno e abdome protuberante.

O exame das mãos e dos pés fetais pode produzir achados característicos, que sugerem uma variedade de síndromes e anormalidades cromossômicas. As mãos fechadas, com dedos indicadores sobrepostos, sugerem trissomia do cromossomo 18, já a polidactilia, com rins policísticos, síndrome de Meckel-Gruber. A hipoplasia da falange média do quinto dedo, em associação ao encurtamento do fêmur e do úmero, sugere síndrome de Down.

Leitura sugerida

Primeiro trimestre

American Institute of Ultrasound in Medicine. *AIUM practice parameter for the performance of obstetric ultrasound examinations.* Laurel, MD. 2013. Available from http://www.aium.org/resources/guidelines/obstetric.pdf.

Barnett SB, Maulik D, Society IPD. Guidelines and recommendations for safe use of Doppler ultrasound in perinatal applications. *J Matern Fetal Med* 2001; 10:75–84.

Chukas A, Tirada N, Restrepo R, Reddy NI. Uncommon implantation sites of ectopic pregnancy: thinking beyond the complex adnexal mass. *Radiographics* 2015;35:946–959.

Doubilet PM, Benson CB, Bourne T, et al. Diagnostic criteria for nonviable pregnancy early in the first trimester. *Ultrasound Q* 2014;30:3–9.

Histed SN, Deshmukh M, Masamed R, Jude CM, Mohammad S, Patel MK. Ectopic pregnancy: a trainee's guide to making the right call. *Radiographics* 2016;36:2236–2237. Available from http://media.rsna.org/media/journals/rg/presentations/2016/36.7.Histed/index.html.

International Society of Ultrasound in Obstetrics and Gynecology. ISUOG practice guidelines: performance of first-trimester fetal ultrasound scan. *Ultrasound*

Obstet Gynecol 2013;41:102–113. Available from https://www.isuog.org/uploads/assets/uploaded/00bceab5-21e0-4ab5-85e6795e01d06d62.pdf

Lane BF, Wong-You-Cheong JJ, Javitt MC, et al. ACR appropriateness criteria first trimester bleeding. *Ultrasound Q* 2013;29:91–96.

Ranade M, Aquilera-Barrantes I, Quiroz FA. Gestational trophoblastic disease and choriocarcinoma. *Ultrasound Q* 2015;31:221–223.

Rodgers SK, Chung C, DeBardeleben JT, Horrow MM. Normal and abnormal US findings in early first-trimester pregnancy: review of the Society of Radiologists in Ultrasound 2012 consensus panel recommendations. *Radiographics* 2015;35:2135–2148.

Sellmyer MA, Desser TS, Maturen KE, Jeffrey RB Jr, Kamaya A. Physiologic, histologic, and imaging features of retained products of conception. *Radiographics* 2013;33:781–796.

Tan S, Pektas MK, Arslan H. Sonographic evaluation of the yolk sac. *J Ultrasound Med* 2012;31:87–95. (Pictorial essay).

Segundo e terceiro trimestres

American College of Obstetricians and Gynecologists. Practice Bulletin No. 163 Summary: screening for fetal aneuploidy. Summary published. *Obstet Gynecol* 2016;127:979–981.

American College of Obstetricians and Gynecologists. Practice Bulletin No. 162 Summary: prenatal diagnostic testing for genetic disorders. Summary published. *Obstet Gynecol* 2016;127:976–978.

Blask AN, Fagen K. Prenatal imaging of the gastrointestinal tract with postnatal imaging correlation. *Ultrasound Q* 2016;32:15–24. (Review article).

Dukhovny S, Wilkins-Haug L, Shipp TD, Benson CB, Kaimal AJ, Reiss R. Absent fetal nasal bone—what does it mean for the euploid fetus? *J Ultrasound Med* 2013;32:2131–2134.

Expert Panel on Women's Imaging: Glanc P, Nyberg DA, Khati NJ, et al. ACR appropriateness criteria—multiple gestations. *J Am Coll Radiol* 2017; 14:S476–S489.

Gün I, Muhçu M, Müngen E, Kiliç S, Atay V. Effect of an amniotic sheet on pregnancy outcomes. *J Ultrasound Med* 2013;32:807–813.

Hiersch L, Melamed N, Aviram A, Bardin R, Yogev Y, Ashwal E. Role of cervical length measurement for preterm delivery prediction in women with threatened preterm labor and cervical dilatation. *J Ultrasound Med* 2016;35:2631–2640.

Khalil A, Rodgers M, Baschat A, et al. ISUOG practice guidelines: role of ultrasound in twin pregnancy. *Ultrasound Obstet Gynecol* 2016;47:247–263.

Khurana A, Burt A, Beck G, et al. Fetal cardiac screening sonography: methodology. *Radiographics* 2017;37:360–361. (Online video presentation).

Kilcoyne A, Shenoy-Bhangle AS, Roberts DJ, Sisodia RC, Gervais DA, Lee SI. MRI of placenta accreta, placenta increta, and placenta percreta: pearls and pitfalls. *AJR Am J Roentgenol* 2017;208:214–221.

Magann EF, Sandlin AT, Ounpraseuth ST. Amniotic fluid and the clinical relevance of the sonographically estimated amniotic fluid volume—oligohydramnios. *J Ultrasound Med* 2011;30:1573–1585.

Mehta TS, Levine D. Ultrasound and MR imaging of fetal neural tube defects. *Ultrasound Clinics* 2007;2:187–201.

Moshiri M, Zaidi SF, Robinson TJ, et al. Comprehensive imaging review of abnormalities of the umbilical cord. *Radiographics* 2014;34:179–196.

Nelson DB, Dashe JS, McIntire DD, Twickler DM. Fetal skeletal dysplasias—sonographic indices associated with adverse outcomes. *J Ultrasound Med* 2014;33:1085–1090.

Sandlin AT, Chauhan SP, Magann EF. Amniotic fluid and the clinical relevance of the sonographically estimated amniotic fluid volume—ployhydramnios. *J Ultrasound Med* 2013;32:851–863.

Sheppard C, Platt L. Nuchal translucency and first trimester risk assessment. a systematic review. *Ultrasound Q* 2007;23:107–116.

Winter TC, Kennedy AM, Woodward PJ. Holoprosencephaly: a survey of the entity, with embryology and fetal imaging. *Radiographics* 2015;35:275–290.

Zaidi SF, Moshiri M, Osman S, et al. Comprehensive imaging review of abnormalities of the placenta. *Ultrasound Q* 2016;32:25–42.

Zelop CM, Javitt MC, Glanc P, et al. ACR appropriateness criteria growth disturbances—risk of intrauterine growth restriction. *Ultrasound Q* 2013; 29:147–151.

CAPÍTULO 53 ■ ULTRASSONOGRAFIA DE TÓRAX, TIREOIDE, PARATIREOIDE E CÉREBRO NEONATAL

WILLIAM E. BRANT

Tórax

A ultrassonografia é um excelente complemento à radiografia convencional c à tomografia computadorizada (TC) para a avaliação da resolução de doenças do tórax. Ela pode ser usada com eficácia para guiar procedimentos intervencionistas no tórax, especialmente à beira do leito do paciente; além disso, pode obter imagens de e através de derrames pleurais e consolidações pulmonares, a fim de avaliar o tórax opacificado nas radiografias. Sua portabilidade permite a avaliação de pacientes criticamente enfermos, que não podem ser movidos para a TC. O exame de ultrassonografia do tórax deve sempre ser correlacionado com a radiografia de tórax ou TC disponíveis.

Espaço pleural

Anatomia normal na ultrassonografia. O ar nos pulmões reflete completamente o feixe de ultrassom e proíbe o exame mais profundo do tórax. No entanto, quando o líquido pleural desloca os pulmões cheios de ar para longe da parede torácica, a doença no espaço pleural pode ser avaliada de maneira otimizada com a ultrassonografia. O espaço pleural é examinado por uma abordagem intercostal direta, com o transdutor de ultrassom aplicado diretamente no tórax, ou por uma imagem de abordagem abdominal do diafragma, a partir do abdome. As costelas são usadas como marcos ultrassonográficos para imagens diretas do tórax (Figura 53.1). Um transdutor linear aplicado à parede torácica mostra as costelas como ecos curvos que projetam sombras acústicas. A interface visceral pleura-pulmão cheio de ar é vista a 1 cm do eco da costela como uma superfície ecogênica brilhante, que se move com a respiração (o *sinal de deslizamento*). A superfície móvel do pulmão é bem visualizada quando o transdutor é girado paralelamente ao espaço intercostal. A pequena quantidade normal de líquido no espaço pleural é vista de modo superficial à pleura deslizante. Do abdome, o diafragma é visto como uma interface curva e brilhante, devido à reflexão completa do som do pulmão cheio de ar acima dele (Figura 53.2). Órgãos abaixo do diafragma (fígado, baço) podem ser reproduzidos artificialmente acima do diafragma, devido ao *artefato de imagem espelhada*.

Líquido pleural. Desloca o pulmão para longe da parede torácica, permitindo a visualização do espaço pleural (Figuras 53.1 C e 53.2 B). A maior parte do líquido pleural é anecoica ou hipoecoica, com partículas flutuantes. O líquido separa as superfícies pleurais viscerais e parietais. De uma abordagem abdominal, o líquido hipoecoico é visto acima do diafragma, com a visualização do interior do tórax e sem o artefato de imagem em espelho. As septações não evidentes na TC são comumente visualizadas por ultrassonografia. O pulmão colapsado ou consolidado se move com a respiração. O líquido, que parece ecogênico, contém partículas flutuantes ou detritos em camadas, ou é septado, sendo um exsudato (Figura 53.3). O líquido anecoico pode ser um transudato, exsudato ou mesmo um empiema. A localização do líquido pleural e a suspeita de empiema podem ser localizadas e avaliadas com visualização por ultrassonografia, usada para guiar a aspiração com agulha e a colocação do cateter de drenagem.

Espessamento pleural. Complica doenças inflamatórias e malignas do tórax. A ultrassonografia demonstra espessamento uniforme, ondulado ou em forma de placa da pleura (Figura 53.4). A pleura visceral é avaliada com facilidade, ao passo que a parietal está parcialmente obscurecida por artefato de reverberação no campo próximo.

Massas pleurais. As metástases pleurais ou tumores primários da pleura, como mesoteliomas, são vistos como espessamento pleural nodular ou massas de tecidos moles hipoecoicas no espaço pleural, projetando-se da superfície pleural (Figura 53.5).

Pneumotórax. Pode ser diagnosticado por ultrassonografia, e produz uma linha reflexiva altamente ecogênica, muito semelhante à do pulmão cheio de ar, mas sem o "sinal de deslizamento" associado ao movimento respiratório. O pneumotórax também é indicado pela perda de visualização de uma lesão pulmonar previamente visualizada durante um procedimento invasivo.

Parênquima pulmonar

Anatomia normal na ultrassonografia. É a de um pulmão normal cheio de ar, com sua pleura visceral cobrindo por completo

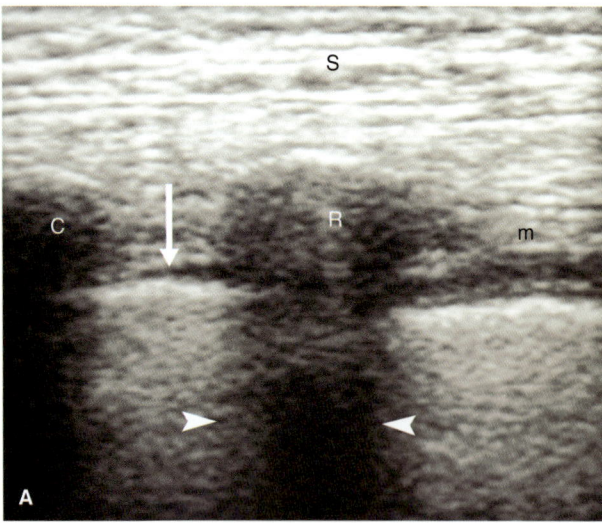

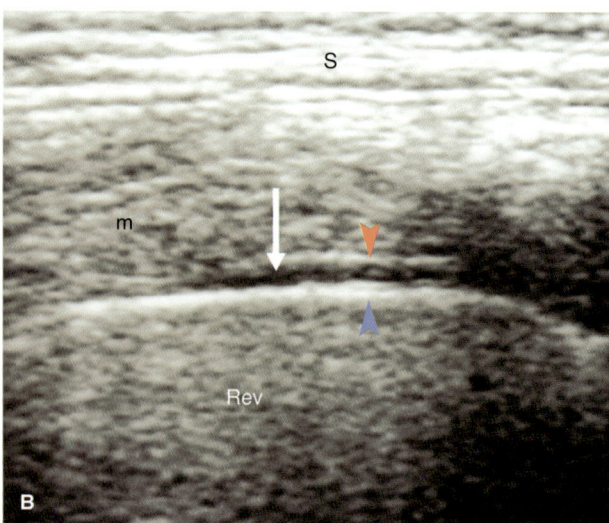

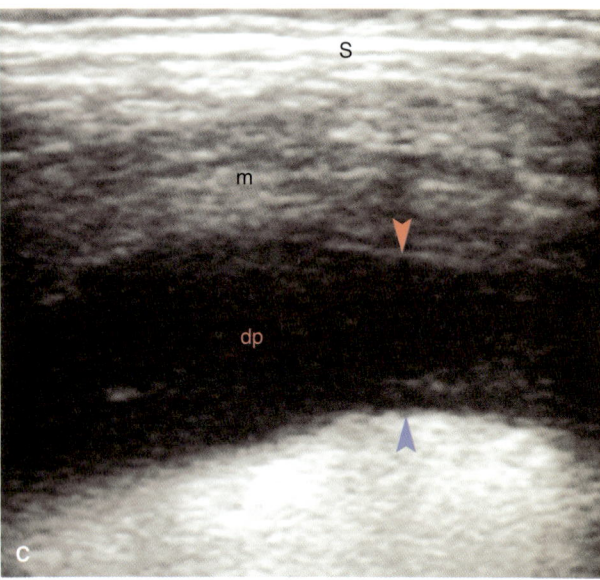

Figura 53.1 **Espaço pleural: varredura intercostal. A.** A imagem de ultrassonografia longitudinal do tórax mostra uma costela (*C*) e sua sombra acústica (*entre as pontas de seta*). O espaço pleural tem aproximadamente 1 cm de profundidade em relação à superfície da costela (*seta*). O músculo intercostal (*m*) é visto entre as costelas. **B.** O alinhamento do transdutor paralelo às costelas no espaço intercostal permite uma visualização melhorada do espaço pleural (*seta*). A interface visceral pleura-pulmão cheio de ar (*ponta de seta azul*) é identificada por seu movimento com a respiração – o "sinal de deslizamento". A pleura visceral é separada da parietal (*ponta de seta vermelha*) por uma fina camada de líquido pleural no espaço pleural (*seta*). O pulmão cheio de ar é obscurecido pelo artefato de reverberação (*Rev*). **C.** Um derrame pleural (*dp*) separa a pleura visceral (*ponta de seta azul*) da parietal (*ponta de seta vermelha*). S, tecido adiposo subcutâneo.

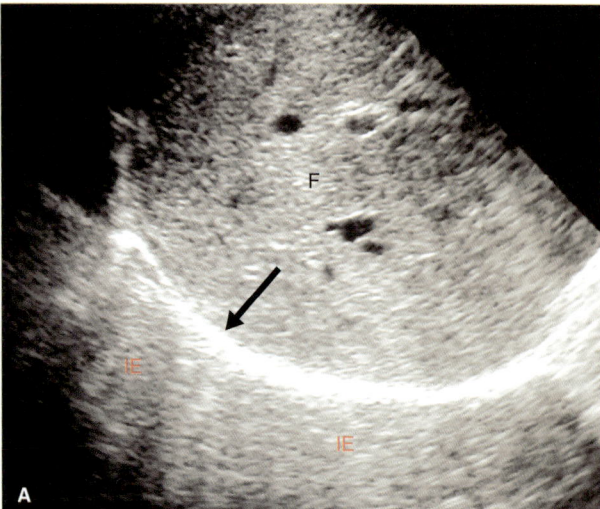

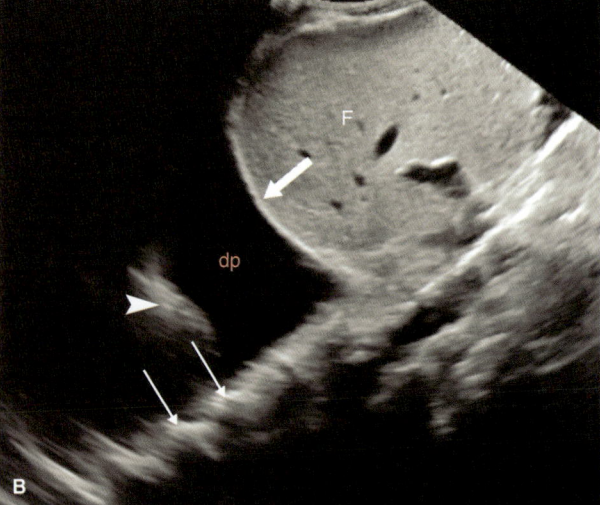

Figura 53.2 **Espaço pleural: varredura abdominal. A.** O exame do tórax é realizado a partir de uma abordagem abdominal usando o fígado (*F*) ou baço como janela ultrassonográfica. O diafragma é visto como uma linha curva brilhante (*seta*). O pulmão normal cheio de ar faz com que o fígado seja reproduzido como um artefato de imagem em espelho (*IE*) acima do diafragma. **B.** Um grande derrame pleural (*dp*) elimina o artefato de imagem em espelho e permite a visualização da parede torácica, caracterizada por costelas e sombras de costelas (*setas finas*) através do diafragma (*seta espessa*) e do espaço pleural. Os derrames pleurais são sempre acompanhados por atelectasia do pulmão (*ponta de seta*).

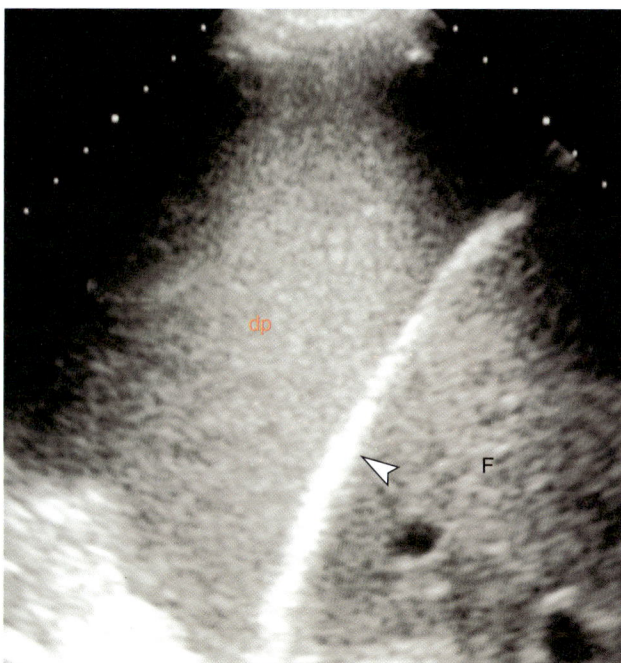

Figura 53.3 Derrame pleural ecogênico. Um empiema associado à pneumonia do lobo inferior direito aparece na ultrassonografia como um derrame pleural (*dp*) ecogênico. Inúmeras partículas flutuantes em movimento foram observadas dentro do líquido no exame de ultrassonografia em tempo real, confirmando sua natureza líquida. O fígado (*F*) é muito semelhante em ecogenicidade. O diafragma (*ponta de seta*) é visto como uma linha curva e brilhantemente ecogênica.

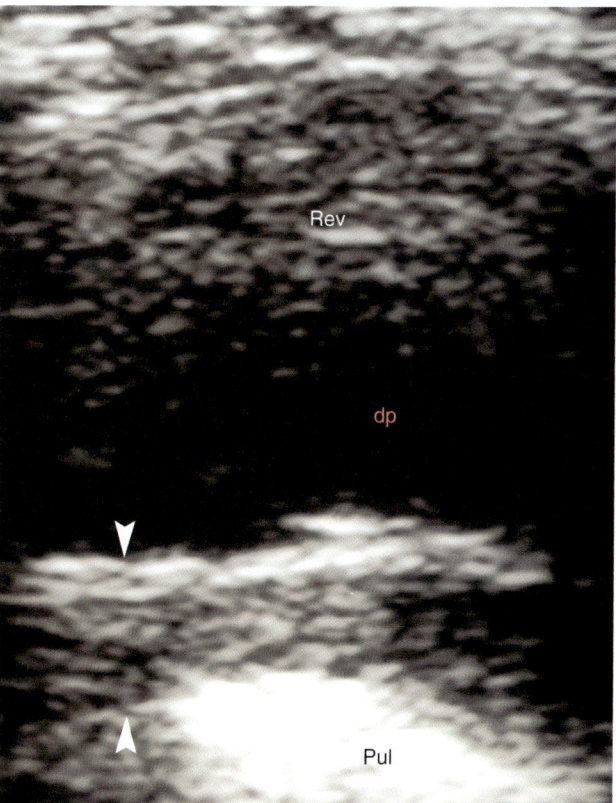

Figura 53.4 Espessamento pleural. A imagem de ultrassonografia intercostal demonstra derrame pleural (*dp*) de volume moderado. A pleura visceral (*entre as pontas de seta*) está espessada devido à inflamação crônica. A pleura parietal está obscurecida no campo próximo, pelo artefato de reverberação (*Rev*). O pulmão cheio de ar (*Pul*) está brilhantemente ecogênico.

a transmissão do ultrassom para o tórax. A superfície visceral deslizante do pulmão é facilmente vista, mas o artefato de reverberação é exibido na profundidade dessa superfície. No entanto, consolidação, atelectasia ou tumor que se estende até a superfície pleural visceral produzem uma janela para o exame de ultrassonografia. Ao escanear o tórax a partir do abdome, o pulmão normal cheio de ar produz um artefato de imagem em espelho.

Consolidação. Refere-se ao preenchimento dos espaços aéreos do pulmão por líquido e células inflamatórias. Esse processo "solidifica" o pulmão e fornece um meio para a transmissão do som (Figura 53.6). O pulmão consolidado parece sólido e hipoecoico, com ecogenicidade semelhante à do fígado. Os *broncogramas aéreos ultrassonográficos* e os *alveologramas aéreos ultrassonográficos* podem ser vistos no pulmão consolidado. Os brônquios cheios de ar produzem reflexos lineares ramificados brilhantes. O ar aprisionado nos alvéolos circundados pelo pulmão consolidado produz ecos brilhantes globulares, com artefatos em cauda de cometa. Os *broncogramas ultrassonográficos de líquidos* aparecem como tubos anecoicos cheios de líquido, que se estendem a partir do hilo do pulmão. A ultrassonografia com fluxo em cores demonstra vasos pulmonares se estendendo até o pulmão consolidado.

Atelectasia. O colapso dos espaços aéreos, com a absorção de ar, também resulta na solidificação do pulmão. Com a atelectasia, há diminuição do volume pulmonar, com o agrupamento dos brônquios e dos vasos sanguíneos pulmonares. O pulmão colapsado sempre acompanha grandes derrames pleurais (Figura 53.7). O pulmão atelectásico tem a forma de cunha e é nitidamente definido pela pleura que o cobre.

Massas pulmonares e nódulos pulmonares. Completamente circundados por pulmão cheio de ar, não são visualizados por ultrassonografia, mas aqueles que se estendem à pleura visceral ou são acompanhados por consolidação periférica ou atelectasia podem ser vistos e avaliados (Figura 53.8). A orientação por

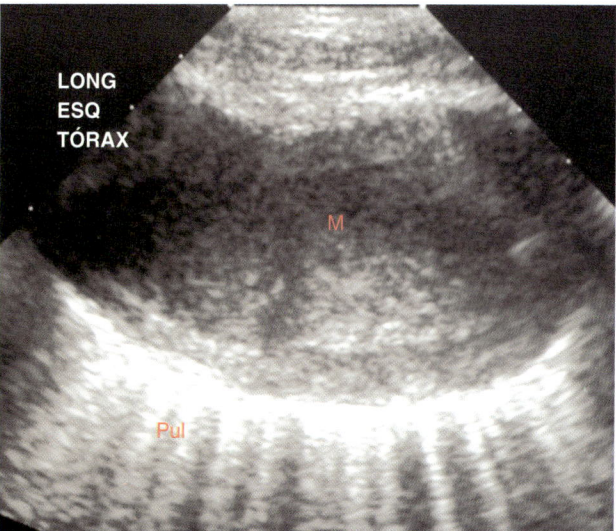

Figura 53.5 Mesotelioma. A ultrassonografia intercostal mostra massa sólida (*M*) projetando-se da pleura parietal e deslocando o pulmão cheio de ar (*Pul*) para longe da parede torácica. A biopsia percutânea guiada por ultrassom confirmou o mesotelioma.

ultrassonografia pode ser usada com eficácia para aspirar ou fazer a biopsia de massas pulmonares em áreas de difícil acesso por TC ou fluoroscopia. Necrose tumoral central, hemorragia dentro dos tumores e abscessos pulmonares são avaliados de forma eficaz.

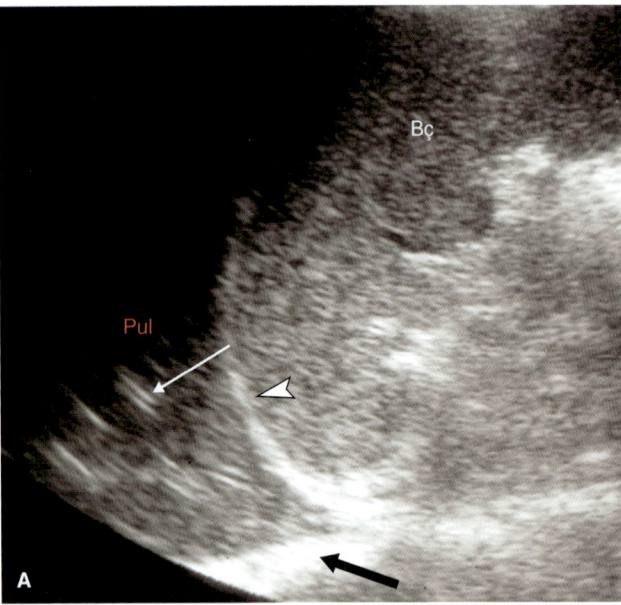
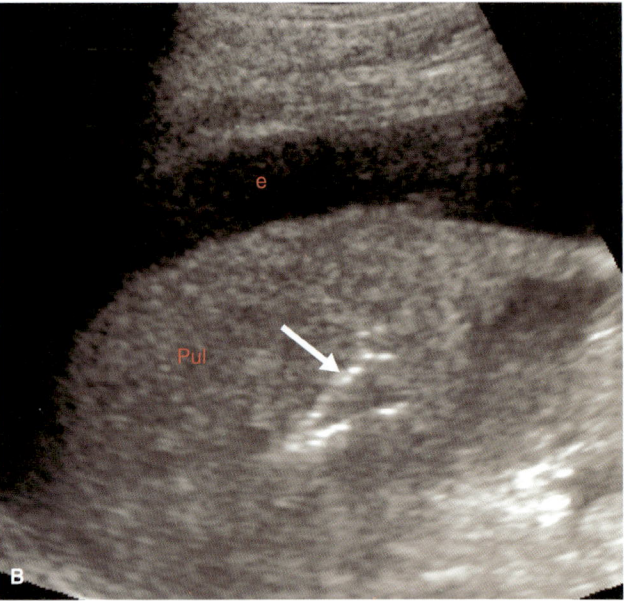

Figura 53.6 Consolidação pulmonar. A. Imagem de ultrassonografia obtida usando o baço (*Bç*) como janela ultrassonográfica em um paciente com dor no quadrante superior esquerdo revela uma pneumonia não suspeita no lobo inferior esquerdo do pulmão (*Pul*). O líquido inflamatório e as células consolidam o pulmão, substituindo o ar e permitindo a visualização da parede torácica (*seta preta*) através do órgão sem ar. Os broncogramas ultrassonográficos de líquidos (*seta branca*) são vistos dentro da pneumonia. O diafragma (*ponta de seta*) produz um eco curvo brilhante. **B.** Imagem de ultrassonografia intercostal em um paciente diferente mostra o pulmão consolidado de aparência sólida (*Pul*) por um derrame pleural parapneumônico (*e*). Os broncogramas aéreos ultrassonográficos (*seta*) aparecem como estruturas ramificadas lineares e altamente ecogênicas.

Sequestro pulmonar. É uma partição congênita do tecido pulmonar que não se comunica com a árvore brônquica. A maioria ocorre na base do pulmão. Os *sequestros intralobares* estão dentro da pleura visceral, ao passo que os *extralobares* são revestidos por sua própria pleura separada. A ultrassonografia é usada para confirmar o diagnóstico pela demonstração de uma artéria nutrícia originando-se da aorta. Os sequestros extralobares drenam por uma veia sistêmica, enquanto os intralobares se conectam às veias pulmonares.

Mediastino

Anatomia normal na ultrassonografia. O mediastino superior e anterior é avaliado de forma eficaz por ultrassonografia com o uso de uma abordagem paraesternal ou supramanubrial. O mediastino posterior é menos acessível, por causa da coluna vertebral e dos pulmões. As lesões grandes criam janelas ultrassonográficas para o mediastino. A imagem para baixo no mediastino superior, logo acima do manúbrio esternal, demonstra as veias inominadas e as artérias que se originam do arco aórtico. A ultrassonografia com Doppler auxilia na identificação de vasos.

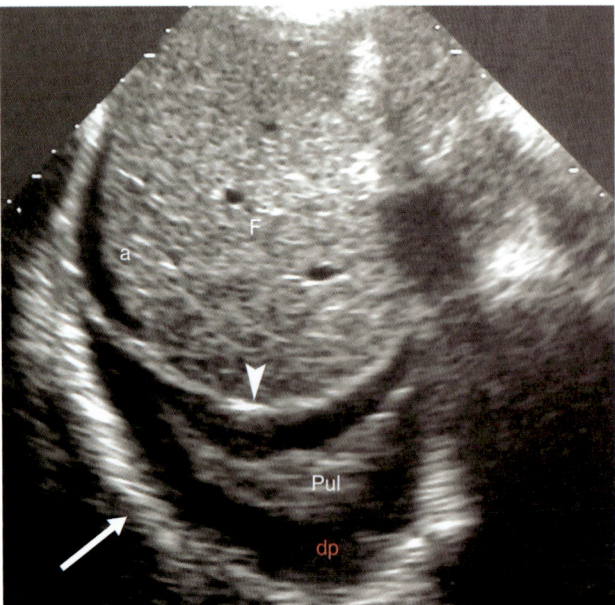

Figura 53.7 Atelectasia. Uma imagem transversal do fígado (*F*) revela um derrame pleural (*dp*) envolvendo uma parte de pulmão colapsado (*Pul*). O paciente também tem ascite (*a*). O diafragma (*ponta de seta*) produz um eco brilhante fino e curvo. A parede torácica (*seta*) produz um eco brilhante espesso e curvo.

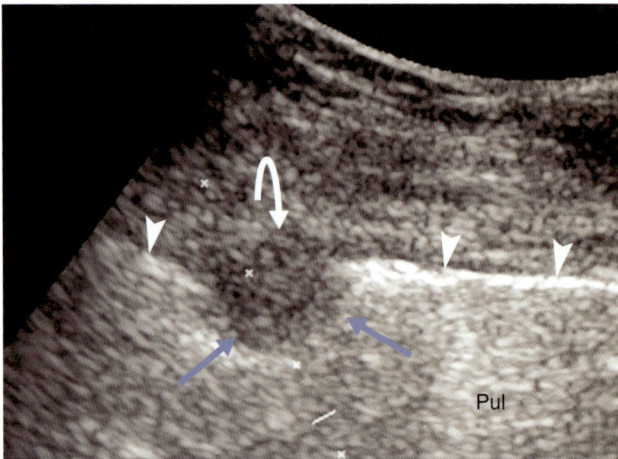

Figura 53.8 Nódulo pulmonar periférico. A ultrassonografia intercostal mostra um nódulo pulmonar periférico de 1 cm (*setas azuis*) adjacente à superfície pleural. Observe como o eco brilhante da interface visceral pleura-pulmão cheio de ar (*pontas de seta*) está obliterado sobre a massa (*seta curva*). O pulmão cheio de ar ecogênico (*Pul*) fornece um fundo brilhante, no qual é possível visualizar claramente o nódulo. A biopsia por agulha fina guiada com precisão (*linha de ×*) por visualização por ultrassom revelou carcinoma de células escamosas metastático nesse paciente com tumor primário no pescoço.

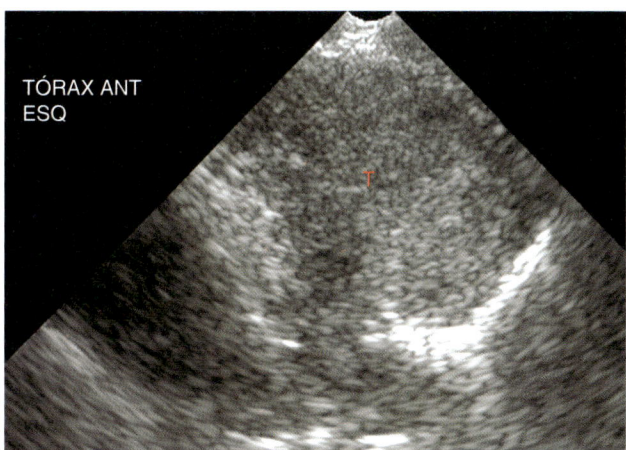

Figura 53.9 Massa mediastinal. Uma imagem de ultrassonografia paraesternal à esquerda mostra uma grande massa mediastinal sólida (*T*). A biopsia com agulha fina guiada por ultrassom foi realizada com facilidade, confirmando um timoma maligno.

Lesões vasculares. O alongamento e a tortuosidade da artéria braquiocefálica são causas comuns de alargamento do mediastino em idosos. Esse diagnóstico é facilmente confirmado pela ultrassonografia, que também pode excluir outras massas do mediastino superior. Os muitos vasos sanguíneos do mediastino são identificados com facilidade pelo Doppler colorido.

Massas mediastinais. Massas tímicas, extensão subesternal do aumento da tireoide, adenopatia e outras massas mediastinais são efetivamente demonstradas pela ultrassonografia, que pode confirmar sua natureza cística ou sólida e vascularização. Em geral, as lesões que podem ser visualizadas por ultrassonografia podem ser submetidas a biopsia com o uso de orientação da ultrassonografia, a fim de evitar estruturas críticas (Figura 53.9). A continuação do tecido tireoidiano no mediastino é um diagnóstico direto. Os linfonodos aumentados costumam ser homogêneos e hipoecoicos. A adenopatia confluente por linfoma produz massa sólida, homogênea e hipoecoica que envolve e desloca os vasos sanguíneos.

Tireoide

As imagens da glândula tireoide permanecem um assunto controverso. Os nódulos da tireoide são extremamente comuns, embora o câncer de tireoide seja incomum e a morte por malignidade da tireoide, rara. É comum a TC, a ressonância magnética (RM) e a ultrassonografia realizadas por outros motivos revelarem nódulos tireoidianos que exigem avaliação adicional. A ultrassonografia de alta resolução é extremamente sensível na detecção de nódulos tireoidianos; no entanto, os sinais de imagem para diferenciar lesões benignas de malignas se sobrepõem e são de sensibilidade e especificidade limitadas. Desde 2005, autores e vários comitês profissionais de radiologistas, endocrinologistas e internistas vêm tentando definir algoritmos multiparamétricos que identifiquem nódulos que justifiquem biopsia ou que que precisem de acompanhamento daqueles que podem ser ignorados com segurança. Em 2012, um comitê do American College of Radiology foi convocado para tratar desse problema, o qual desenvolveu o Sistema de Imagens, Relatórios e Dados da Tireoide (TI-RADS; do inglês, Thyroid Imaging, Reporting, and Data System). A orientação para o uso desse sistema foi publicada em 2015 e 2017. O TI-RADS é o algoritmo de decisão mais comum em uso atualmente, sendo prováveis outras modificações à medida que o uso dele for investigado.

A ultrassonografia é usada para orientar com precisão a punção aspirativa por agulha fina (PAAF) percutânea e a biopsia de nódulos da tireoide, para rastrear pacientes com alto risco de câncer de tireoide, identificar doença recorrente naqueles com câncer de tireoide conhecido e determinar se nódulos palpáveis são da glândula tireoide. A TC e a RM complementam a ultrassonografia para o estadiamento de cânceres invasivos de tireoide, avaliando a recorrência pós-operatória de câncer de tireoide e demonstrando a extensão do bócio para o tórax. A cintigrafia, discutida em um capítulo subsequente, avalia a função fisiológica da glândula. A PAAF de nódulos tireoidianos guiada por ultrassom é segura, precisa e econômica. As complicações, principalmente hematoma e dor, são raras e, em geral, pouco significativas.

Exame e anatomia normal na ultrassonografia. A glândula tireoide consiste em lobos emparelhados de tamanho quase igual ($5 \times 2 \times 2$ cm) conectados por um istmo tireoidiano fino (Figura 53.10), na frente da traqueia. O parênquima tireoidiano é homogêneo, com ecogenicidade de nível médio e fina, maior que os músculos. Os marcos anatômicos incluem a traqueia cheia de ar na linha média, que projeta uma sombra; a artéria carótida comum e a veia jugular interna, que ficam paralelas à borda lateral dos lobos da tireoide; o músculo longo do pescoço posteriormente; e os músculos esterno-hióideo, esternotireóideo e esternocleidomastóideo anteriormente. Pequenos grupos de coloides (*cistos coloides*) são visualizados de forma rotineira dentro da glândula normal. Em geral, os lobos da tireoide são levemente assimétricos em tamanho, com o esôfago se projetando atrás da traqueia, quase sempre no lado esquerdo, não

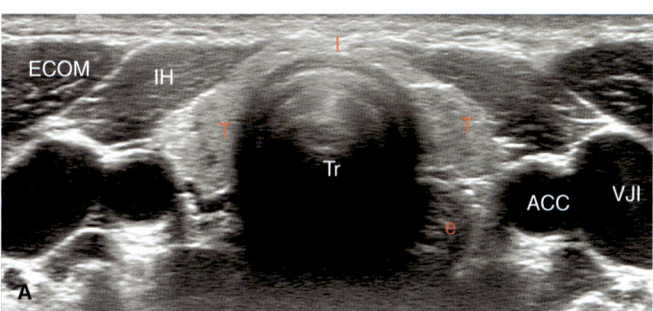

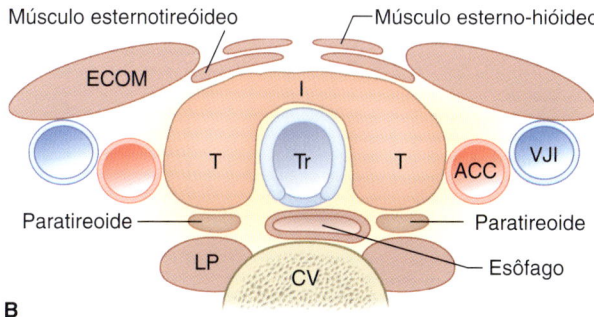

Figura 53.10 Anatomia normal na ultrassonografia da tireoide. A. Imagem transversal na ultrassonografia. **B.** Desenho correspondente. Lobos simétricos de tecido tireoidiano homogêneo (*T*) são vistos em ambos os lados da traqueia (*Tr*). Um fino istmo (*I*) de tecido tireoidiano cruza anteriormente à traqueia. Os pontos de referência anatômicos incluem as artérias carótidas comuns (*ACC*), as veias jugulares internas (*VJI*), os músculos esternocleidomastóideos (*ECOM*), os músculos infra-hióideos (*IH, esternotireóideo, esterno-hióideo*), o músculo longo do pescoço (*LP*) e a coluna vertebral (*CV*). O *esôfago* (*e*) é parcialmente obscurecido pela sombra acústica da traqueia cheia de ar, mas se estende para a esquerda, além da sombra acústica. A localização das glândulas *paratireoides* é mostrada no desenho, profundamente aos lobos da tireoide, apoiadas nos músculos longos do pescoço.

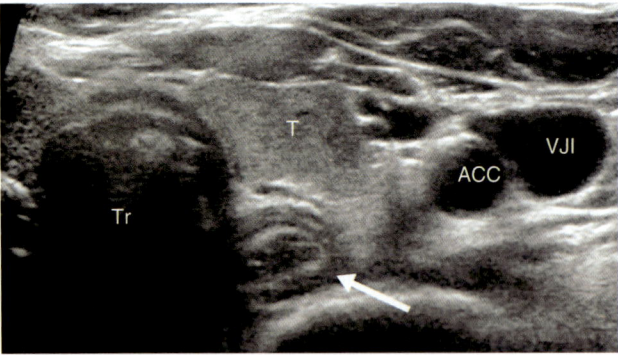

Figura 53.11 Esôfago normal. A imagem de ultrassonografia transversal da glândula tireoide (*T*) revela um nódulo aparente (*seta*) profundo à tireoide e estendendo-se lateralmente a partir da sombra acústica da traqueia (*Tr*). O ato de fazer o paciente engolir confirma que essa estrutura é o esôfago normal. Observe o padrão de eco em várias camadas características do trato gastrintestinal. O esôfago não deve ser confundido com uma lesão da tireoide ou paratireoide. ACC, artéria carótida comum; VJI, veia jugular interna.

devendo ser confundido com massa da tireoide ou paratireoide ou um linfonodo (Figura 53.11). A artéria e a veia superior da tireoide passam entre o polo superior da tireoide e o músculo longo do pescoço. Nervo laríngeo recorrente e artéria e veia tireoidianas inferiores são vistos posteriormente aos polos inferiores da tireoide, que é facilmente visualizada com o paciente em posição supina, com o pescoço estendido pela colocação de um travesseiro sob os ombros. São recomendados transdutores lineares de alta frequência (7 a 15 MHz). Os lobos da glândula tireoide são fotografados e medidos nos planos longitudinal e transversal. O istmo é fotografado em plano transversal, tendo sua espessura registrada. O número, a localização, o tamanho em três dimensões e as características dos nódulos são documentados. O pescoço é examinado para adenopatia ou outras anormalidades.

Nódulos da tireoide

O problema. Os nódulos da tireoide são extremamente comuns: 4 a 8% dos adultos têm nódulos palpáveis, até 68% têm nódulos no exame de ultrassonografia de alta resolução e 50%, nódulos

na necropsia. Os nódulos tireoidianos aumentam de frequência com a idade e são muito mais comuns em mulheres. O câncer de tireoide, por outro lado, atinge apenas 0,1% da população, representando menos de 1% de todos os cânceres e a causa de menos de 0,5% de todas as mortes por câncer. A maioria dos cânceres de tireoide apresenta crescimento lento e baixas morbidade e mortalidade. A proporção de nódulos benignos da tireoide em relação com o câncer de tireoide pode ser estimada em até 500:1. O desafio tanto dos estudos de imagem quanto da avaliação clínica é estabelecer a probabilidade de malignidade e selecionar para cirurgia apenas os pacientes com malignidade da tireoide.

O TI-RADS avalia as características de ultrassonografia dos nódulos da tireoide por composição, ecogenicidade, forma, margem, existência de focos ecogênicos e tamanho (Tabela 53.1). As categorias de risco do TI-RADS são benignas, não suspeitas, minimamente suspeitas, moderadamente suspeitas ou altamente suspeitas de malignidade (Tabela 53.2). Esse sistema incorpora a maioria dos recursos da ultrassonografia incluídos em recomendações publicadas anteriormente por outros autores e sociedades. Como as diretrizes anteriores, o TI-RADS não recomenda biopsia para nódulos com menos de 1 cm de tamanho. Não existe uma categoria TI-RADS para uma glândula tireoide normal. A elastografia por onda de cisalhamento, embora promissora, não foi comprovada e não está incluída no TI-RADS.

Avaliação dos nódulos da tireoide. Um *nódulo tireoidiano* é uma lesão discreta, distinta do parênquima tireoidiano circundante à ultrassonografia. Os nódulos são caracterizados com base em sua aparência nesse método de diagnóstico, independentemente de serem solitários ou encontrados dentro de uma glândula multinodular. A decisão de biopsia baseia-se nas características da ultrassonografia e nos riscos clínicos individuais do paciente. O achado do exame físico de um nódulo firme, duro, de crescimento rápido ou fixo, é uma evidência a favor da biopsia. Idade inferior a 20 anos ou superior a 70 anos, sexo masculino, história de irradiação no pescoço e familiar ou pessoal de câncer de tireoide aumentam o risco de câncer de tireoide. As diretrizes publicadas, como TI-RADS, pretendem ser conselhos flexíveis, e não critérios rígidos. As características dos nódulos da tireoide, incorporadas ao TI-RADS, incluem as seguintes (Tabela 53.1):

- Os nódulos *císticos* ou quase totalmente císticos são quase sempre benignos (Figura 53.12)
- Lesões *espongiformes*, definidas como consistindo em > 50% de pequenos cistos, quase sempre são benignas

TABELA 53.1 Categorias TI-RADS para achados ultrassonográficos de nódulos da tireoide.

■ COMPOSIÇÃO[a]	■ ECOGENICIDADE[a]	■ FORMA[a]	■ MARGEM[a]	■ FOCO ECOGÊNICO[b]
Cístico, quase completamente cístico 0 ponto	Anecoico 0 ponto	Mais largo do que alto 0 ponto	Suave 0 ponto	Artefatos de cauda de cometa: nenhum ou grandes (> 1 mm), nos componentes císticos 0 ponto
Espongiforme Cistos pequenos > 50% 0 ponto	Hiper ou isoecoico 1 ponto	Mais alto que largo 3 pontos	Mal definido 0 ponto	Macrocalcificações (causam sombra acústica) 1 ponto
Sólido/cístico misto 1 ponto	Hipoecoico 2 pontos		Lobulado ou irregular 2 pontos	Calcificações periféricas (na borda) (completas ou incompletas) 2 pontos
Sólido 2 pontos	Muito hipoecoico (menos ecogênico do que os músculos infra-hióideos) 3 pontos		Extensão extratireoidiana 3 pontos	Focos ecogênicos puntiformes 3 pontos

[a]Escolha um. [b]Escolha todos os que se apliquem. (Adaptada de Tessler FN, Middleton WD, Grant EG *et al.* ACR thyroid imaging, reporting and data system (TI-RADS): white paper of the ACR TI-RADS Committee. *J Am Coll Radiol* 2017;14:587-595.)

TABELA 53.2 Pontuação, classificação e recomendações do TI-RADS.

■ PONTUAÇÃO DO NÍVEL DE TI-RADS	■ CLASSIFICAÇÃO	■ RECOMENDAÇÕES
TR1: 0 ponto	Benigno	PAAF não recomendada
TR2: 2 pontos	Não suspeito	PAAF não recomendada
TR3: 3 pontos	Levemente suspeito de malignidade	PAAF se ≥ 2,5 cm Ultrassonografia de acompanhamento se ≥ 1,5 cm, em 1, 3 e 5 anos
TR4: 4 a 6 pontos	Moderadamente suspeito de malignidade	PAAF se ≥ 1,5 cm Ultrassonografia de acompanhamento se ≥ 1 cm, em 1, 2, 3 e 5 anos
TR5: 7 ou mais pontos	Altamente suspeito de malignidade	PAAF se ≥ 1 cm Ultrassonografia de acompanhamento se ≥ 0,5 cm e anualmente por 5 anos

PAAF, punção aspirativa por agulha fina. O acompanhamento pode ser interrompido em 5 anos se nenhuma mudança significativa no nódulo for detectada. (Adaptada de Tessler FN, Middleton WD, Grant EG *et al*. ACR thyroid imaging, reporting and data system (TI-RADS): white paper of the ACR TI-RADS Committee. *J Am Coll Radiol* 2017;14:587-595.)

- *Lesões sólidas e císticas mistas*: o aspecto do componente sólido é o mais importante. Tecido sólido excêntrico ou outras características suspeitas, como diminuição da ecogenicidade, lobulação ou focos ecogênicos puntiformes são mais suspeitos de malignidade (Figura 53.13)
- *Doppler colorido*: a proeminência do fluxo sanguíneo dentro de um nódulo não diferencia os nódulos benignos dos malignos. No entanto, a existência de fluxo sanguíneo permite a diferenciação de tecido sólido de detritos ecogênicos e hemorragia (Figura 53.14)
- A *ecogenicidade* de um nódulo é determinada por comparação ao tecido tireoidiano adjacente. Muito *hipoecoico* é determinado por comparação aos músculos do pescoço. A hiperecogenicidade uniforme é altamente preditiva de benignidade, especialmente em um paciente com tireoidite de Hashimoto
- *Forma*: a forma mais alta do que larga é altamente preditiva de malignidade, mas não é frequente
- *Margens*: o halo ecolucente em torno de um nódulo não discrimina benignidade de malignidade nem margem mal definida. Margens lobuladas ou irregulares, com bordas espiculadas ou protrusões no tecido tireoidiano circundante, aumentam o risco de malignidade (Figura 53.14)
- A *extensão extratireoidiana* pode ser mínima ou extensa. A extensão mínima é definida por protuberância do contorno

da tireoide, limite da borda da tireoide ou perda da borda ecogênica da tireoide. Já a extensa refere-se à invasão de tecido adjacente ou vasos sanguíneos e é altamente preditiva de malignidade com um prognóstico ruim
- Os *focos ecogênicos* podem referir-se a calcificação distrófica, coloide precipitado ou calcificações psamomáticas. Os *artefatos em cauda de cometa grandes* referem-se a focos ecogênicos com ecos em forma de V com mais de 1 mm, que se estendem profundamente a partir do foco (Figura 53.12). Estes são causados por coloide espesso, costumam ocorrer em nódulos císticos e são fortes indicadores de um nódulo benigno. As *macrocalcificações* são calcificações distróficas grosseiras que causam sombreamento acústico, sendo um indicador fraco de malignidade. A *calcificação periférica* que se estende completa ou parcialmente ao longo da borda de um nódulo é um preditor mais forte de malignidade. Os *focos ecogênicos puntiformes* (Figura 53.15) são minúsculos e sem sombra. Eles estão intimamente associados ao carcinoma papílífero e ocorrem tanto no tumor primário quanto nos linfonodos com doença metastática

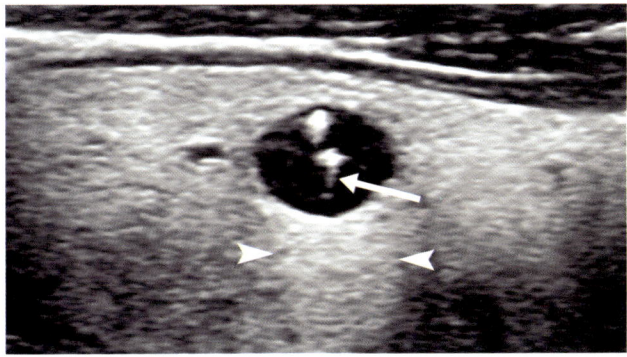

Figura 53.12 Cisto coloide – artefato em cauda de cometa. Um cisto no lobo direito da tireoide mostra focos ecogênicos pontilhados flutuantes com cauda afilada (*seta*). Esse é um exemplo de um *grande artefato em cauda de cometa*, característico de um coloide espessado e de uma lesão benigna. Observe as paredes bem definidas e as características de transmissão por via acentuada (*pontas de seta*) de um cisto e uma lesão benigna da tireoide.

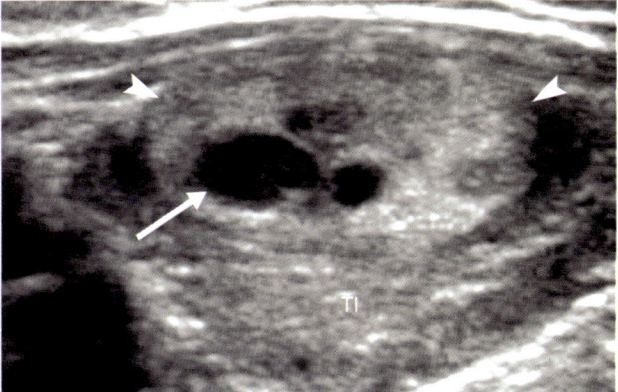

Figura 53.13 Nódulo sólido e cístico misto – nódulo adenomatoso. A imagem longitudinal da glândula tireoide revela um nódulo misto, cístico (*seta*) e sólido (*entre as pontas de seta*) medindo 18 mm em sua maior dimensão. A punção aspirativa por agulha fina guiada por ultrassom resultou em um diagnóstico citológico de "nódulo coloide", indicando a visualização de células benignas da tireoide e coloide tireoidiano. Nódulo coloide é o termo citológico usual para nódulos adenomatosos. Observe o padrão homogêneo do parênquima tireoidiano normal visualizado (*Ti*).

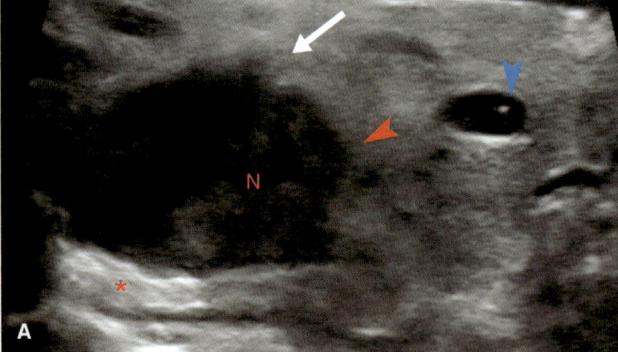
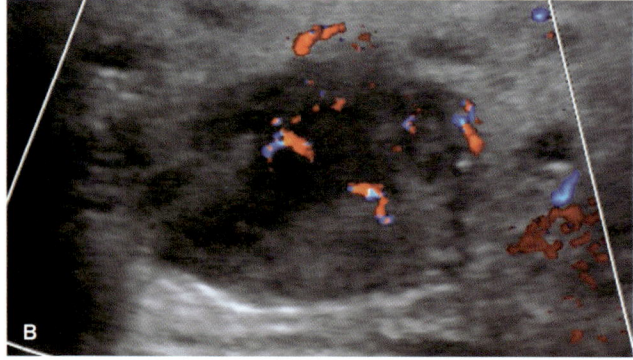

Figura 53.14 Margens hipoecoicas, lobuladas e espiculadas – carcinoma papilífero. A. Imagem da ultrassonografia em escala de cinza. **B.** Imagem da ultrassonografia com Doppler em cores. O nódulo (*N*) é distinto, mas heterogeneamente hipoecoico ao tecido tireoidiano circundante. As margens são espiculadas (*ponta de seta vermelha*) e lobuladas (*seta*). A transmissão acentuada (*asterisco*) sugere um componente cístico no nódulo. No entanto, o Doppler colorido confirma vasos sanguíneos no tecido sólido, assim como um pequeno cisto coloide (*ponta de seta azul*). A aspiração com agulha fina guiada por ultrassom confirmou se tratar de carcinoma papilar.

- O *tamanho*, por si só, não é um indicador de malignidade. No entanto, a biopsia de pequenos nódulos com menos de 1 cm não é recomendada por nenhuma sociedade, porque os cânceres muito pequenos têm grande probabilidade de crescimento lento e não são clinicamente significativos
- *Crescimento*: o TI-RADS define crescimento significativo nos exames de acompanhamento como um aumento de 20% em pelo menos duas dimensões do nódulo, com um aumento mínimo de 2 mm, ou um aumento de 50% ou maior no volume do nódulo. A comparação deve ser feita com o exame mais antigo disponível que mostre o nódulo.

Nódulos benignos da tireoide

Nódulos adenomatosos. Também chamados de *nódulos coloides*, são os nódulos tireoidianos mais comuns. Não são neoplasias, mas crescimentos benignos resultantes de ciclos de hiperplasia e involução do tecido tireoidiano. Em geral, são múltiplos e associados ao aumento difuso da glândula tireoide. Os nódulos individuais são iso ou hipoecoicos ao parênquima tireoidiano e comumente mostram alterações degenerativas, com componentes císticos proeminentes, necrose, hemorragia e calcificação (ver Figura 53.13).

Adenoma folicular. É a neoplasia benigna mais comum. Os adenomas hiperfuncionantes autônomos são uma causa de hipertireoidismo, mas a maioria dos adenomas não causa alteração da função tireoidiana geral. A maioria é solitária, sólida e bem encapsulada. Eles podem ser hipo, hiper ou isoecoicos ao parênquima tireoidiano (Figura 53.16). Os adenomas hiperfuncionantes estão comumente hipervascularizados na ultrassonografia de fluxo em cores. As alterações degenerativas incluem necrose focal, hemorragia, edema, infarto, fibrose e calcificação. A diferenciação com o carcinoma folicular é difícil, mesmo ao exame citopatológico; portanto, um diagnóstico citológico com PAAF da neoplasia folicular é comumente considerado uma indicação para remoção cirúrgica, para a determinação histológica da existência de câncer.

Cistos tireoidianos verdadeiros. São cistos simples, revestidos por epitélio, extremamente raros. A maioria dos nódulos císticos encontrados na tireoide é, na verdade, uma degeneração cística de um nódulo adenomatoso ou adenoma folicular.

Hemorragia. Pode ocorrer em um nódulo adenomatoso ou adenoma folicular, ou de maneira espontânea, em um parênquima normal. Os pacientes apresentam dor súbita no pescoço e edema subsequente. A ultrassonografia revela um nódulo hipoecoico com detritos internos. O Doppler colorido não mostra fluxo nos detritos para diferenciar a hemorragia do tecido sólido.

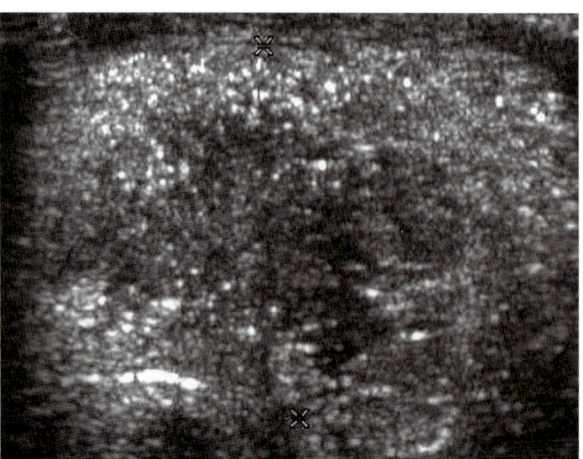

Figura 53.15 Focos ecogênicos puntiformes – carcinoma papilífero. A imagem longitudinal revela um nódulo sólido com numerosos focos ecogênicos puntiformes, sem sombras, característicos do carcinoma papilífero da glândula tireoide. Focos ecogênicos puntiformes em um nódulo da tireoide são altamente indicativos de malignidade. A biopsia revelou se tratar de carcinoma papilífero.

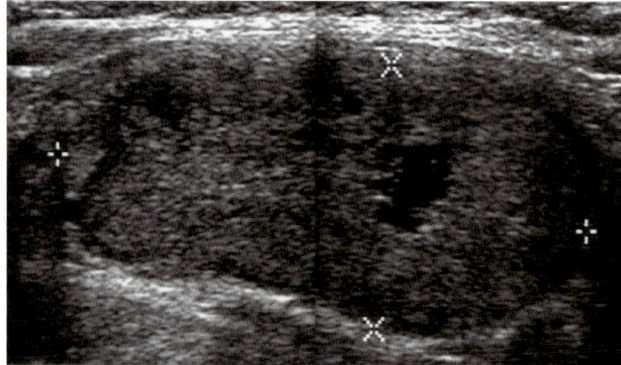

Figura 53.16 Neoplasia folicular. A aspiração com agulha fina guiada por ultrassom mostrou células foliculares abundantes desse grande nódulo da tireoide (*entre os cursores*, ×, +). Como o diagnóstico de carcinoma folicular não pôde ser excluído, essa lesão foi removida cirurgicamente, não havendo nenhuma evidência histológica de malignidade. O acompanhamento não mostrou recorrência e nenhuma evidência de doença metastática.

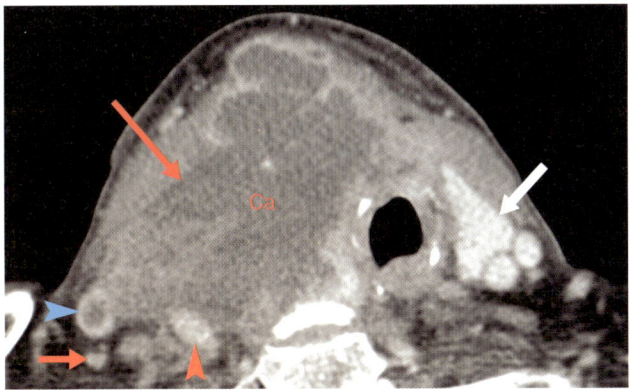

Figura 53.17 Carcinoma anaplásico da tireoide. A tomografia computadorizada (TC) pós-contraste de mulher de 90 anos mostra uma grande massa cervical direita (*Ca*) deslocando a traqueia para a esquerda, invadindo o músculo esternocleidomastóideo (*seta vermelha longa*), a artéria carótida comum (*ponta de seta vermelha*) e a veia jugular interna (*ponta de seta azul*), resultando em sua trombose. Vários linfonodos (*seta vermelha curta*) envolvidos com doença metastática são evidentes. O lobo esquerdo da tireoide (*seta branca*) e seus vasos adjacentes estão deslocados para a esquerda. A biopsia confirmou carcinoma anaplásico agressivo.

Nódulos malignos da tireoide

Carcinoma papilífero da tireoide (75 a 80% dos cânceres da tireoide). É um dos cânceres menos agressivos em seres humanos, sendo a maioria dos pacientes do sexo feminino (4:1). Os nódulos são hipoecoicos (ver Figura 53.14) e comumente múltiplos. Focos ecogênicos puntiformes (ver Figura 53.15), representando corpos de psamoma, são comuns (42%) e altamente indicativos de malignidade. Alguns tumores apresentam microcalcificações características no parênquima tireoidiano, sem massa discreta. Os nódulos cervicais envolvidos podem conter calcificações semelhantes. O tumor costuma se espalhar para os nódulos regionais, mas raramente (2 a 3%) para os pulmões ou ossos. A sobrevida em 5 anos é de 95 a 99%.

Carcinoma folicular da tireoide (10 a 20%). Também é malignidade de crescimento lento, mas a invasão dos vasos sanguíneos é característica, com disseminação hematogênica comum para os pulmões e ossos. A disseminação linfática para os nódulos cervicais é incomum. As características ultrassonográficas do carcinoma folicular são muito semelhantes às do adenoma folicular. A maioria dos tumores é solitária, isoecoica e mal definida. Áreas císticas, hemorragia e necrose são comuns. As características que favorecem o carcinoma em relação com

o adenoma incluem tamanho maior, aparência hipoecoica e ausência de alteração cística. As características clínicas que favorecem a malignidade são sexo masculino e idade avançada. A sobrevida em 5 anos é de aproximadamente 65%.

Carcinoma medular da tireoide (3 a 5%). É malignidade neuroendócrina oriunda de células C parafoliculares secretoras de calcitonina, que serve como marcador tumoral. Cerca de 20% dos casos são familiares e associados à neoplasia endócrina múltipla (NEM2). A aparência na ultrassonografia é semelhante ao carcinoma papilífero, com calcificações internas grosseiras comuns (80%). A sobrevida em 5 anos é de 65%.

Carcinoma anaplásico da tireoide (1 a 2%). É uma doença maligna letal de idosos. O tumor cresce de maneira rápida e metastiza amplamente (Figura 53.17). A ultrassonografia mostra massa sólida mal definida, heterogênea, hipoecoica, sendo comuns metástases nodais. A sobrevida em 5 anos é inferior a 4%.

Estadiamento do câncer de tireoide. Ao usar a ultrassonografia, a TC ou a RM para estadiamento inicial de malignidade da tireoide ou acompanhamento para recorrência, devem-se considerar as rotas comuns de disseminação do tipo específico de malignidade para planejar o estudo de imagem de maneira ideal. A impressionante resolução de contraste da RM a torna excelente para determinar o envolvimento de músculos, laringe, esôfago e outras estruturas cervicais por grandes tumores invasivos. A recorrência do tumor pode ser demonstrada na imagem ponderada em T2, que exibe um tumor de alto sinal, mais brilhante que o músculo. A fibrose no leito tireoidiano tem intensidade de sinal baixa, menor ou igual à do músculo. O envolvimento dos linfonodos é determinado principalmente por critérios de tamanho. Os linfonodos normais no pescoço têm menos de 7 mm de diâmetro.

Recorrência de câncer de tireoide. Após a tireoidectomia total, a ultrassonografia é usada para detectar a recorrência do câncer de tireoide. A aparência das lesões por ultrassonografia no leito tireoidiano não é específica e exige acompanhamento por imagem ou PAAF guiada por ultrassonografia (Figura 53.18). Além disso, a recorrência de nódulos cancerígenos no leito tireoidiano pode representar linfonodos benignos, fibrose, granulomas de sutura ou necrose gordurosa.

Linfoma. Responsável por 4% das malignidades da tireoide, é mais comum em mulheres idosas. A maioria dos casos é de variedade difusa de grandes células B. Massa solitária notavelmente hipoecoica é o aspecto mais comum, embora alguns casos demonstrem múltiplos nódulos. Os nódulos cervicais aumentados associados são comuns. Quase todos os pacientes com linfoma primário da tireoide também apresentam tireoidite de Hashimoto.

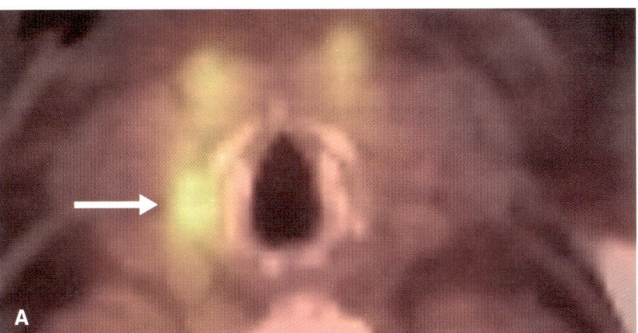

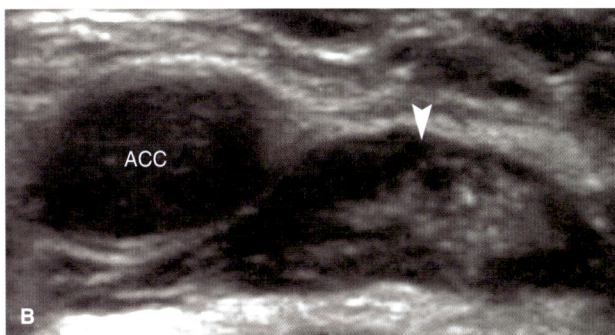

Figura 53.18 Câncer de tireoide recorrente. A. Tomografia computadorizada por emissão de pósitrons (PET-TC) em paciente com história de carcinoma folicular da tireoide após tireoidectomia total mostra várias áreas de aumento da atividade metabólica, sendo a área de maior atividade no leito tireoidiano direito (*seta*). **B.** Ultrassonografia do leito tireoidiano direito mostra nódulo sólido com ecogenicidade mista (*ponta de seta*) na área correspondente ao ponto quente indicado pela *seta* em **A**. A aspiração por agulha fina guiada por ultrassom confirmou se tratar de carcinoma folicular recorrente. ACC, artéria carótida comum direita.

Metástase. A doença metastática para a glândula tireoide é rara. Os tumores primários mais comuns que metastizam para a tireoide são pulmão, mama, cabeça e pescoço, rim e melanoma maligno. As metástases podem se apresentar como nódulos discretos ou infiltração difusa da glândula, sendo comum adenopatia cervical (70%).

Doença difusa da tireoide

O diagnóstico da maioria das doenças difusas da tireoide é feito clinicamente, com rara indicação da ultrassonografia, que pode ser útil quando o aumento da tireoide é assimétrico e há suspeita de neoplasia.

Bócio. É um termo geral, que significa aumento difuso da tireoide. O bócio pode estar associado à função tireoidiana aumentada, diminuída ou normal. A variação do tamanho normal da tireoide é grande. O aumento da tireoide é melhor avaliado subjetivamente. Os sinais de ultrassonografia úteis de aumento da tireoide são espessamento do istmo maior que 3 mm e protuberância externa da superfície anterior da glândula. A medição por ultrassonografia é útil para avaliar e acompanhar o tamanho da glândula tireoide, a fim de determinar a resposta à terapia.

Bócio atóxico. É causado por deficiência de iodo, certos agentes na dieta (soja e vegetais crucíferos) ou de enzimas da tireoide. A ultrassonografia mostra uma glândula aumentada com parênquima homogêneo. O bócio não tóxico não está necessariamente associado à disfunção tireoidiana.

Bócio adenomatoso. Também chamado de bócio multinodular, afeta cerca de 5% da população dos EUA. A hiperplasia adenomatosa é a causa de 80% dos nódulos tireoidianos. O bócio adenomatoso refere-se ao aumento generalizado da tireoide, que ocorre quando da existência de vários nódulos hiperplásicos. A ultrassonografia mostra o espessamento e a heterogeneidade do parênquima tireoidiano, em geral, com calcificações grosseiras. Cada nódulo deve ser avaliado individualmente quanto a sinais de malignidade.

Tireoidite de Hashimoto (tireoidite linfocítica crônica). É uma doença autoimune que afeta principalmente as mulheres. Cerca de 10 a 15% dos pacientes apresentam hipotireoidismo clínico. É a causa mais comum de hipotireoidismo e bócio em adultos nos EUA. O anticorpo antitireoidiano circulante

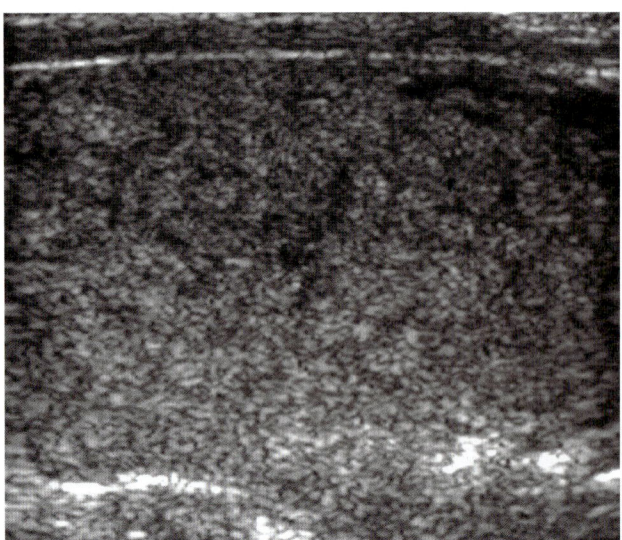

Figura 53.19 Tireoidite de Hashimoto. Imagem longitudinal de um lobo da tireoide mostra parênquima heterogêneo com uma miríade de minúsculos nódulos indistintos. Essa é a aparência característica da doença na ultrassonografia.

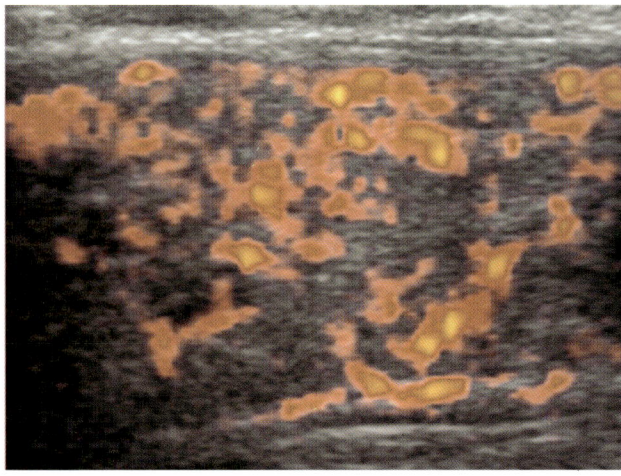

Figura 53.20 Doença de Graves aguda. A imagem da ultrassonografia com fluxo de cor de um lobo da glândula tireoide em um paciente com hipertireoidismo e exoftalmia mostra a intensa hipervascularização, característica da doença de Graves, o "inferno tireoidiano".

está associado à infiltração linfocítica difusa da glândula. A ultrassonografia demonstra aumento difuso da tireoide, com parênquima não homogêneo e de baixa ecogenicidade. As linhas ecogênicas lineares características representam fibrose, não havendo nenhum parênquima normal. Um padrão de múltiplos nódulos minúsculos, de 1 a 6 mm de tamanho, é altamente indicativo da doença (Figura 53.19). Os pacientes correm o risco de desenvolver linfoma. As lesões focais em pacientes com tireoidite de Hashimoto podem representar nódulos hiperplásicos, carcinoma papilífero ou linfoma.

Doença de Graves. É a causa mais comum de hipertireoidismo. Em geral, a glândula está aumentada em duas a três vezes, homogênea, de contorno liso ou lobulado e sem nódulos. A ecotextura é normal ou difusamente hipoecoica. A ultrassonografia com Doppler colorido demonstra notável aumento difuso da vascularização, com múltiplas áreas de intenso fluxo intratireóideo, o "inferno tireoidiano" (Figura 53.20). Os vasos sanguíneos extratireoidianos podem estar proeminentes.

Tireoidite subaguda. Também denominada de Quervain ou tireoidite granulomatosa, manifesta-se com dor na tireoide e hipertireoidismo, após uma infecção viral do trato respiratório superior. De modo geral, a captação de radioiodo está diminuída ou ausente nos estágios agudos. A doença tem um curso subagudo de algumas semanas a alguns meses. As porções focais ou multifocais afetadas da glândula estão edemaciadas, mal definidas e hipoecoicas na ultrassonografia.

Tireoidite supurativa aguda. É uma infecção bacteriana rara da glândula tireoide, estando envolvida, com frequência, apenas uma parte da glândula. A ultrassonografia é útil na detecção e aspiração de abscessos.

Tireoidite de Riedel. É uma doença inflamatória rara, que cursa com fibrose progressiva, e que, de maneira eventual, destrói a glândula tireoide e se estende até o pescoço. Há aumento difuso e não homogêneo da glândula. A ultrassonografia é usada para mostrar a extensão da fibrose no pescoço, com revestimento dos vasos sanguíneos cervicais.

Paratireoides

A indicação primária de exames de imagem das paratireoides é a localização pré-operatória de adenomas da paratireoide ou glândulas paratireoides hiperplásicas, no contexto de hiperparatireoidismo diagnosticado clinicamente. A localização pré-operatória tornou-se essencial, pois a paratireoidectomia minimamente invasiva e as técnicas de ablação com etanol guiada por ultrassonografia se tornaram os tratamentos de escolha. A imagem pré-operatória é particularmente útil em pacientes com cirurgia anterior no pescoço. A ultrassonografia, a TC, a RM e imagens com radionuclídeos têm sido usados nesse cenário. Destes, a imagem com radionuclídeo é a mais sensível e precisa (ver Capítulo 72D). No entanto, como até 90% das glândulas paratireoides anormais estão localizadas no pescoço, a ultrassonografia é capaz de demonstrar a maioria. Os exames de imagem não desempenham um papel no hipoparatireoidismo.

Anatomia normal na ultrassonografia. As glândulas paratireoides normais são discos planos medindo apenas 5 × 3 × 1 mm de tamanho e que não costumam ser demonstradas por nenhum método de imagem. A maioria das glândulas aumentadas é encontrada profundamente aos lobos da tireoide, entre a traqueia e a bainha carotídea. De modo geral, o esôfago se projeta para fora da traqueia, sobretudo no lado esquerdo. Essa estrutura normal não deve ser confundida com uma lesão da tireoide ou paratireoide (ver Figura 53.11). As glândulas ectópicas podem ser encontradas no pescoço ou no mediastino superior, entre o polo superior da tireoide e o timo.

Hiperparatireoidismo

Hiperparatireoidismo primário. É uma doença comum que afeta as mulheres duas a três vezes mais do que os homens. Mais da metade dos pacientes tem mais de 50 anos. Um único adenoma hiperfuncionante benigno é a causa em 85% dos casos. O aumento de múltiplas glândulas (dois adenomas ou hiperplasia) é responsável por 14%, e o carcinoma da paratireoide é a causa de 1%. A maioria dos casos de hiperplasia envolve todas as glândulas, embora, em geral, de forma assimétrica. Há suspeita do diagnóstico com base na hipercalcemia inexplicada, sendo confirmado por níveis elevados de hormônio da paratireoide no sangue. Os pacientes com hiperparatireoidismo apresentam um aumento de quatro vezes na prevalência de cálculos renais. No hiperparatireoidismo secundário e terciário, os níveis elevados de paratormônio são causados por hiperplasia glandular difusa ou nodular. O *hiperparatireoidismo secundário* ocorre como resultado da hipocalcemia crônica em pacientes com insuficiência renal crônica. As glândulas paratireoides são superestimuladas e tornam-se hiperplásicas. Quando as glândulas cronicamente superestimuladas se tornam autônomas, usa-se o termo *hiperparatireoidismo terciário*. O paratormônio também pode ser produzido por tumores não endócrinos, como carcinomas de células renais e broncogênicos.

Adenomas da paratireoide. Aparecem na ultrassonografia como massas homogêneas, hipoecoicas, sólidas, ovais e bem definidas (Figura 53.21), com tamanho de 8 a 15 mm. O Doppler colorido demonstra hipervascularidade. Na RM, na imagem ponderada em T1, os adenomas mostram baixa intensidade de sinal, semelhante à do músculo. Na imagem ponderada em T2, os adenomas apresentam alta intensidade de sinal, semelhante ou maior que a da gordura. Como os adenomas podem ser isointensos com gordura, a imagem ponderada em T2 sozinha fornece um exame incompleto. A TC é mais bem realizada com contraste intravenoso, para demonstrar os nódulos da paratireoide que realçam pelo meio de contraste. Em casos raros, os adenomas da paratireoide podem mostrar degeneração cística ou calcificação. Os nódulos da tireoide podem parecer semelhantes aos adenomas da paratireoide na ultrassonografia, e os adenomas da paratireoide degenerados podem simular massas tireoidianas císticas. A ultrassonografia pode ser usada para guiar a biopsia por agulha. As células com origem na paratireoide costumam ser prontamente diferenciadas das células da tireoide citologicamente. Um método eficaz para confirmar o tecido da paratireoide na PAAF é solicitar a análise laboratorial do fluido aspirado de nódulos da paratireoide suspeitos. O tecido da paratireoide terá níveis extremamente altos de paratormônio.

Hiperplasia da paratireoide. Afeta todas as glândulas paratireoides, mas o grau de aumento volumétrico é, com frequência, assimétrico. As glândulas hiperplásicas têm as mesmas características de imagem dos adenomas da paratireoide.

Carcinoma da paratireoide. Distingue-se pelo tamanho maior (> 2 cm) do que os adenomas da paratireoide. Em geral, os tumores são mais heterogêneos, com degeneração cística e calcificação ocasional (Figura 53.22). O contorno é lobulado ou mal definido. A ultrassonografia com Doppler em fluxo de cores é útil para demonstrar a invasão de vasos ou músculos adjacentes. O diagnóstico é mais comumente confirmado na ressecção cirúrgica.

Paratireoides ectópicas. São melhor localizadas por imagens de cintigrafia. Em geral, a TC ou a RM são necessárias para mostrar as relações anatômicas quando localizadas no mediastino (Figura 53.23).

Neurossonografia neonatal

A ultrassonografia do cérebro neonatal tornou-se parte integrante dos cuidados do recém-nascido, permitindo a avaliação detalhada das estruturas intracranianas a serem realizadas ao lado do leito do bebê. O exame padrão é relativamente simples

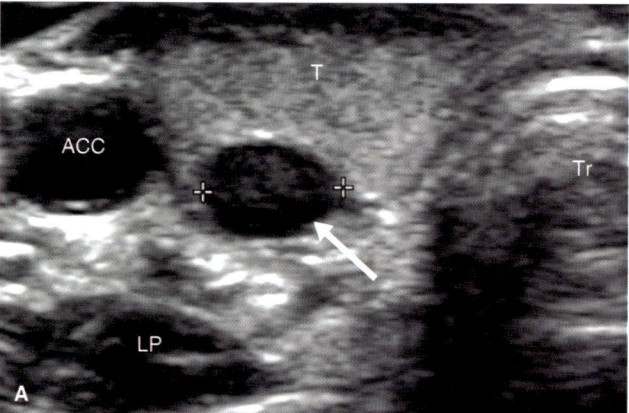
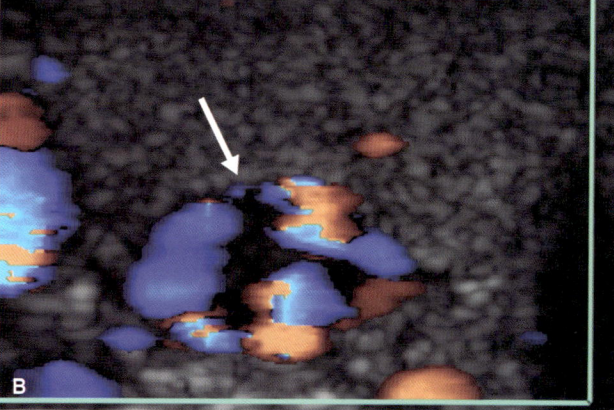

Figura 53.21 Adenoma da paratireoide. A. Imagem transversal da ultrassonografia mostra a ecogenicidade marcadamente baixa de um adenoma de paratireoide (*seta, entre cursores,* +) em localização típica, profundamente ao lobo da tireoide (*T*), superficial ao músculo longo do pescoço (*LP*), medial à artéria carótida comum (*ACC*) e lateral à sombra acústica da traqueia (*Tr*). **B.** Ultrassonografia com Doppler colorido mostra hipervascularização acentuada dentro do nódulo (*seta*), característica de adenomas de paratireoide.

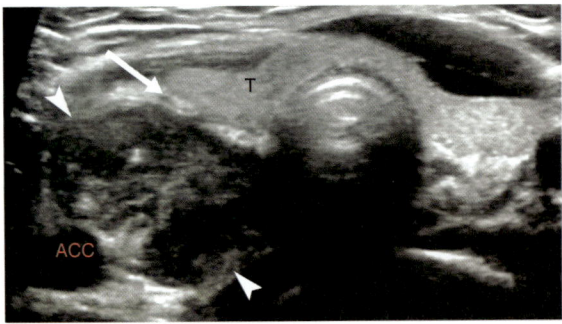

Figura 53.22 Carcinoma da paratireoide. A imagem transversal de ultrassonografia de um paciente com hiperparatireoidismo revela massa sólida lobulada heterogênea (*entre as pontas de seta*) na área típica de tecido da paratireoide, havendo calcificações puntiformes. Observe o lobo direito elevado da glândula tireoide (*T*), com um plano distinto de separação (*seta*) do nódulo. A cirurgia confirmou um carcinoma de paratireoide. ACC, artéria carótida comum.

de realizar, leva apenas alguns minutos e não necessita de sedação. O fato de o exame poder ser realizado de forma portátil no berçário, onde o bebê pode ser mantido aquecido e bem monitorado, oferece grande vantagem sobre a TC e a RM do cérebro. As indicações para ultrassonografia cranioencefálica neonatal incluem avaliação de hemorragia e lesão cerebral devido à hipoxia, especialmente em bebês prematuros; detecção e acompanhamento de hidrocefalia e outras sequelas de infecção; e rastreio de anomalias cerebrais congênitas. Não há contraindicações para a neurossonografia.

Anatomia normal na ultrassonografia. As ultrassonografias cranianas de rotina são realizadas por meio da fontanela anterior, que permanece aberta até cerca de 2 anos de idade, mas os exames podem ser difíceis após os 12 a 14 meses, devido ao tamanho menor. As visualizações-padrão são feitas nos planos coronal e sagital e costumam ser complementadas por visualizações no plano axial da porção escamosa fina do osso temporal ou da fontanela posterior, das suturas abertas ou do forame magno. Os exames são realizados à beira do leito, mantendo o lactente aquecido, coberto e monitorado. O bebê é posicionado para otimizar o acesso à fontanela anterior, dando-se preferência aos transdutores setoriais de alta frequência, 5 a 10 MHz, com um amplo ângulo de visão. O transdutor é totalmente limpo com álcool a cada paciente. No plano coronal (Figura 53.24), o cérebro é examinado da parte anterior dos cornos frontais até o córtex occipital. Há registro das visualizações-padrão dos cornos frontais, do terceiro ventrículo e

do trígono. As incidências sagitais (Figura 53.25) incluem imagens da linha média e parassagital obtidas 10° lateralmente dos cornos frontais e dos corpos dos ventrículos laterais e 20° lateralmente dos cornos temporais. As incidências axiais (Figura 53.26) do osso temporal fornecem excelente demonstração do terceiro ventrículo, do córtex e do polígono de Willis, para estudos com Doppler. Os principais pontos de referência anatômicos a serem identificados em cada ultrassonografia craniana incluem os ventrículos lateral, terceiro e quarto; o *cavum* do septo pelúcido/*cavum vergae*; o corpo caloso; o plexo coroide no corno temporal do ventrículo lateral, átrio e corpo dos ventrículos laterais e no teto do terceiro ventrículo; o vérmis cerebelar; e o núcleo caudado, tálamo e sulco caudotalâmico. A fontanela posterior e o forame magno podem ser usados com eficácia como janelas de ultrassonografia para a fossa posterior.

Lesão cerebral hipóxico-isquêmica

Os bebês prematuros, nascidos com menos de 32 semanas de idade gestacional ou com peso no nascimento inferior a 1.500 g, são extremamente suscetíveis à lesão cerebral isquêmica. A hemorragia subependimária na matriz germinativa residual e a leucomalacia periventricular são as duas formas mais comuns de lesão cerebral por hipoxia em bebês prematuros. Elas são responsáveis por uma incidência de 5 a 15% de paralisia cerebral (déficits motores espásticos) (Figura 53.27) e por uma incidência de déficits cognitivos de 25 a 50% em bebês prematuros que sobrevivem a essas condições. A ultrassonografia craniana é realizada de rotina em bebês prematuros para detectar essas lesões cerebrais e monitorar complicações tratáveis.

Matriz germinativa. É massa gelatinosa frágil de tecido, encontrada no cérebro fetal, entre o epêndima que reveste os ventrículos e o núcleo caudado. A matriz germinativa é altamente vascularizada e uma grande fonte de hemorragia quando se torna isquêmica. A matriz germinativa é a fonte de neuroblastos e espongioblastos, que migram para a superfície do cérebro para formar as células gliais do córtex. A matriz germinativa involui de modo que, por volta das 32 semanas de idade gestacional, está apenas no sulco caudotalâmico. Em 35 a 36 semanas de idade gestacional, ela involuiu por completo, estando apenas os bebês prematuros suscetíveis à hemorragia da matriz germinativa (HMG).

HMG. Também chamada de hemorragia subependimária ou peri-intraventricular, ocorre na matriz germinativa residual, que recobre o corno frontal e o corpo dos ventrículos laterais. A incidência de HMG é relatada em 67% dos bebês nascidos com 28 a 32 semanas de gestação e em 80% daqueles entre 23 e 24 semanas de gestação. A maioria das hemorragias se origina na região do *sulco caudotalâmico* (ver Figura 53.25 B), onde a matriz germinativa é mais proeminente no bebê prematuro. A hemorragia pode permanecer confinada, mas comumente se rompe no ventrículo, resultando em hemorragia intraventricular, ependimite e hidrocefalia. A maioria (97%) das HMG ocorre na primeira semana após o nascimento. A ventriculomegalia pode se desenvolver nas primeiras 2 semanas após a hemorragia e persistir por 3 a 6 meses. A hemorragia aguda é anecoica. Como a fibrina é depositada de maneira rápida, o coágulo torna-se homogeneamente ecogênico. Um sistema de graduação comumente usado para classificar a gravidade da hemorragia está descrito na Tabela 53.3. A ultrassonografia demonstra a hemorragia subependimária confinada como um foco de ecogenicidade brilhante anterior ao sulco caudotalâmico (grau I) (Figura 53.28). No plano coronal, o coágulo ecogênico está no assoalho do corno frontal, obscurecendo o núcleo caudado. A hemorragia no ventrículo é vista como coágulos ecogênicos que se estendem para os ventrículos, sem (grau II) (Figura 53.29) ou com (grau III) (Figura 53.30) aumento ventricular. A hemorragia costuma ter a mesma ecogenicidade do plexo coroide, sendo diferenciada deste pela localização e aparência. Como

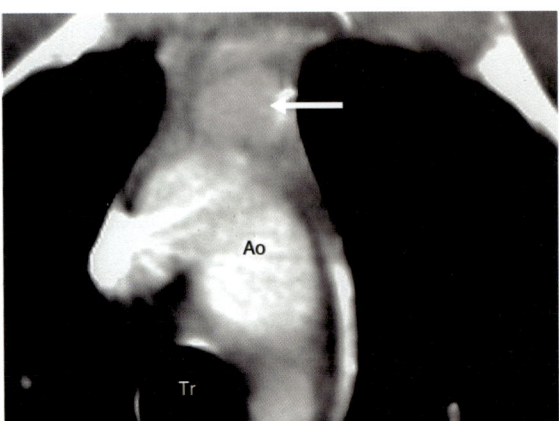

Figura 53.23 Adenoma ectópico da paratireoide. A tomografia computadorizada (TC) de tórax com contraste confirma um adenoma ectópico de paratireoide (*seta*) no mediastino, imediatamente anterior ao topo do arco aórtico (*Ao*). Tr, traqueia.

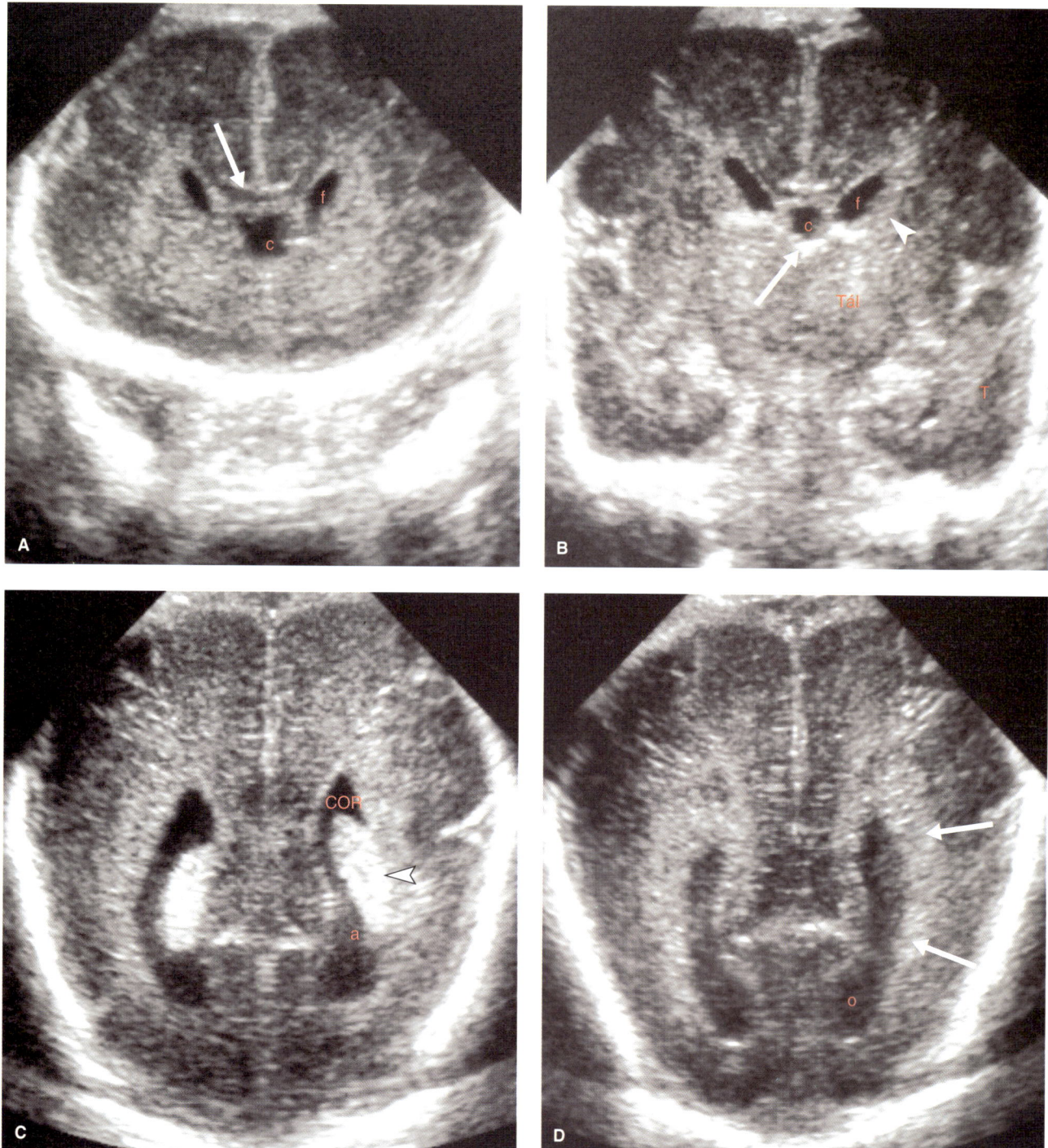

Figura 53.24 Ultrassonografia craniana normal: plano coronal. Imagem do cérebro normal de um bebê prematuro de 29 semanas no plano coronal da fontanela anterior. **A.** Imagem anterior mostra os cornos frontais dos ventrículos laterais (*f*), o *cavum* do septo pelúcido (*c*) e o corpo caloso (*seta*). **B.** Imagem na linha média mostra plexo coroide no teto do terceiro ventrículo (*seta*), *cavum* do septo pelúcido (*c*), cornos frontais dos ventrículos laterais (*f*) e núcleo caudado (*ponta de seta*). O terceiro ventrículo está entre os tálamos (*Tál*) e inferior ao seu plexo coroide. A localização do terceiro ventrículo pode ser inferida, mas não é totalmente visualizada nesta imagem. **C.** Imagem posterior do corpo (*cor*) e dos átrios (*a*) (trígono) dos ventrículos laterais demonstra o plexo coroide (*ponta de seta*), que se posiciona na região mais dependente do ventrículo, no lado inferior dos ventrículos, nessa posição. O plexo coroide pode mudar de localização com a gravidade. Nesse caso, o bebê estava deitado sobre o lado esquerdo quando o exame foi realizado. **D.** Imagem em ângulo mais posterior mostra os cornos occipitais (*o*) dos ventrículos laterais e a substância branca periventricular normal, moderadamente ecogênica (*setas*). Os tratos de substância branca periventricular são perpendiculares ao feixe da ultrassonografia e, portanto, parecem mais ecogênicos do que o restante do cérebro. Observe a escassez de sulcos e giros em todas as imagens, característica do cérebro prematuro. T, lobo temporal.

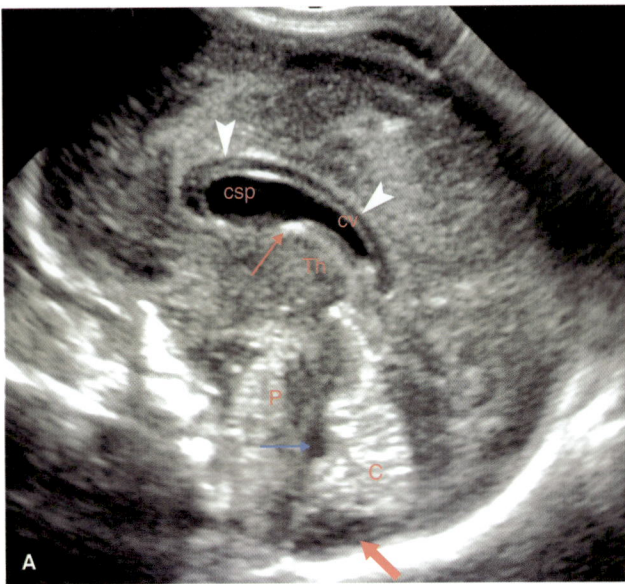
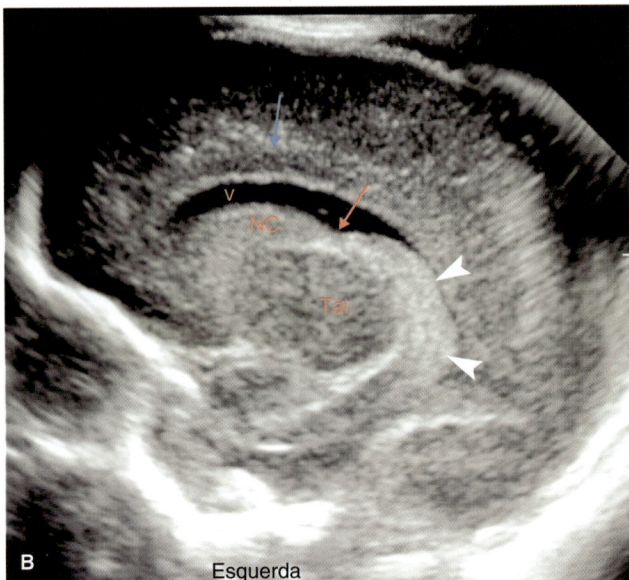

Figura 53.25 Ultrassonografia craniana normal: plano sagital e em ângulo sagital. A. A imagem sagital na linha média mostra o corpo caloso (*pontas de seta*), o *cavum* do septo pelúcido (*csp*) anteriormente, o *cavum vergae* (*cv*) posteriormente, o plexo coroide ecogênico no teto do terceiro ventrículo (*seta vermelha fina*), o vérmis cerebelar ecogênico (*C*), o quarto ventrículo, de forma triangular (*seta azul fina*), e a cisterna magna (*seta vermelha espessa*). A ponte ecogênica (*P*) faz parte do tronco encefálico. **B.** Imagem sagital com angulação lateral mostra o ventrículo lateral (*v*), o núcleo caudado ecogênico (*pontas de seta*), que preenche o átrio do ventrículo lateral, o núcleo caudado (*NC*), o tálamo (*Tál*) e o sulco caudotalâmico (*seta vermelha*), que é um marco para a localização do forame de Monro. Nenhum plexo coroide está localizado anterior a esse forame. Os focos ecogênicos que recobrem o núcleo caudado anterior ao sulco caudotalâmico são causados por hemorragia da matriz germinativa em bebês prematuros. Os tratos lineares da substância branca periventricular (*seta azul*) são paralelos ao feixe da ultrassonografia nesta imagem e, portanto, quase isoecoicos com o restante do cérebro. Tál, tálamo.

não há nenhum plexo coroide nos cornos frontal e occipital dos ventrículos laterais, qualquer foco ecogênico nesses locais provavelmente representa hemorragia. O aumento assimétrico do plexo coroide é suspeito de hemorragia. Os hematomas parenquimatosos (Figura 53.31) (grau IV) resultam de infarto hemorrágico causado pela obstrução das veias medulares pela HMG. O aspecto ultrassonográfico dos hematomas segue uma evolução previsível. De início, o hematoma é densamente ecogênico, então se torna progressivamente ecolucente de maneira centrípeta, à medida que encolhe, mantendo uma borda ecogênica, com a formação de pequenos cistos (Figura 53.32). De modo ocasional, os coágulos se resolvem por completo. Os detritos celulares da hemorragia são vistos como material ecogênico flutuando no líquido cefalorraquidiano intraventricular,

sendo a hidrocefalia uma sequela comum da HMG e que pode resultar da obstrução do trajeto do líquido cefalorraquidiano por coágulo, ependimite em organização ou obstrução da granulação aracnoide. A paralisia espástica resulta de lesão dos tratos corticospinais, conforme eles cursam nas proximidades do local da hemorragia. Déficits cognitivos e transtornos de aprendizagem também podem resultar da lesão cerebral.

Leucomalacia periventricular. Refere-se a lesões causadas por lesão hipóxico-isquêmica na substância branca periventricular, principalmente em bebês prematuros. A substância branca periventricular, junto aos ângulos dos ventrículos laterais, está em uma zona divisória entre o suprimento de sangue arterial dos núcleos da base e o suprimento arterial imaturo para o córtex

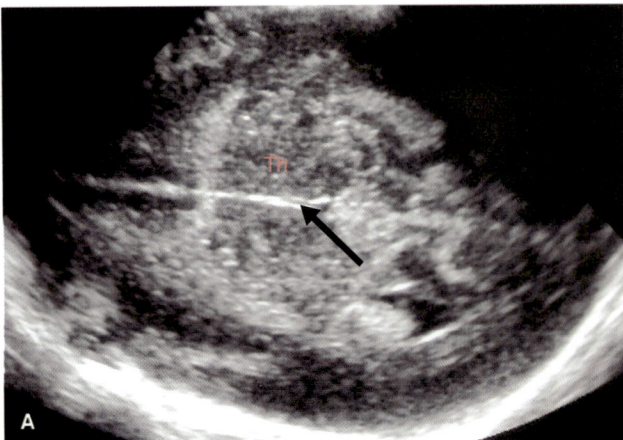
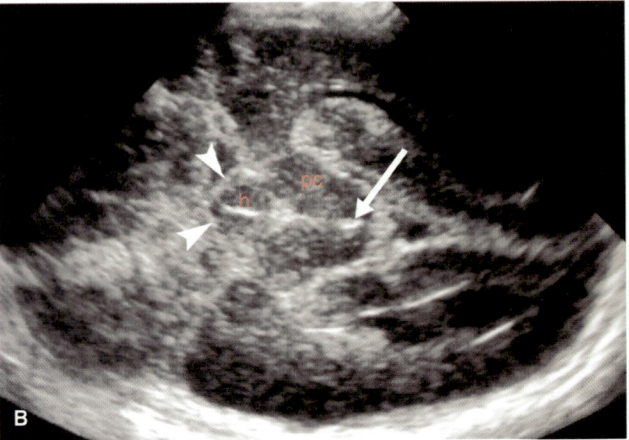

Figura 53.26 Ultrassonografia craniana normal: plano axial. A. Imagem no plano axial da porção escamosa do osso temporal mostra os tálamos, em forma de nozes (*Tál*). O terceiro ventrículo (*seta*), em forma de fenda, fica entre os tálamos. **B.** Imagem em um nível ligeiramente inferior mostra o hipotálamo (*h*) e os pedúnculos cerebrais em forma de coração (*pc*). O aqueduto de Sylvius é visto como um ponto ecogênico (*seta*) posteriormente. O polígono de Willis circunda o hipotálamo na cisterna suprasselar (*pontas de seta*).

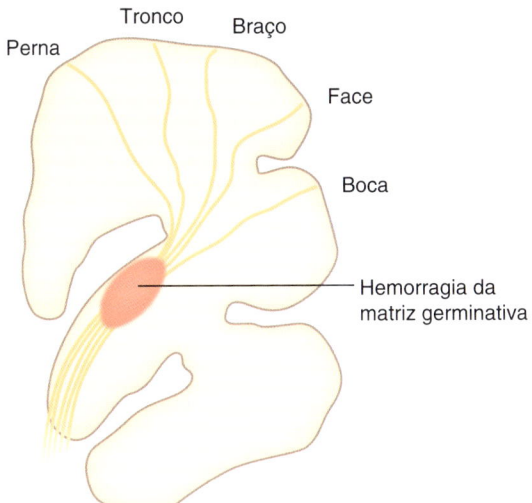

Figura 53.27 **Tratos corticospinais.** O desenho do lobo esquerdo do cérebro, no plano coronal, mostra os tratos corticospinais (*linhas amarelas*) estendendo-se do córtex motor e passando em estreita proximidade com os focos de hemorragia, originados da matriz germinativa. O risco de defeitos motores espásticos resultantes de hemorragia da matriz germinativa é alto.

TABELA 53.3 Classificação de Papile para hemorragia da matriz germinativa.

■ GRAU	■ DESCRIÇÃO
I	Pequena hemorragia confinada à área da matriz germinativa (Figura 53.28)
II	Pequena hemorragia com extensão para os ventrículos laterais, preenchendo menos de 50% do volume do ventrículo, geralmente transitória (Figura 53.29)
III	Grande hemorragia, que preenche e dilata os ventrículos com sangue (Figura 53.30)
IV	Infarto venoso hemorrágico periventricular intraparenquimatoso, causado pela obstrução das veias medulares que drenam a substância branca periventricular (Figura 53.31)

cerebral. Após 34 semanas de idade gestacional, a maturação do suprimento arterial cerebral move as zonas divisórias da área periventricular para o córtex, entre os territórios das artérias cerebrais. A hipoxia em bebês prematuros pode causar infarto da substância branca periventricular, seguido de necrose, formação de cisto e gliose. Essa lesão resulta de infarto arterial, enquanto a lesão do parênquima a partir da HMG, de

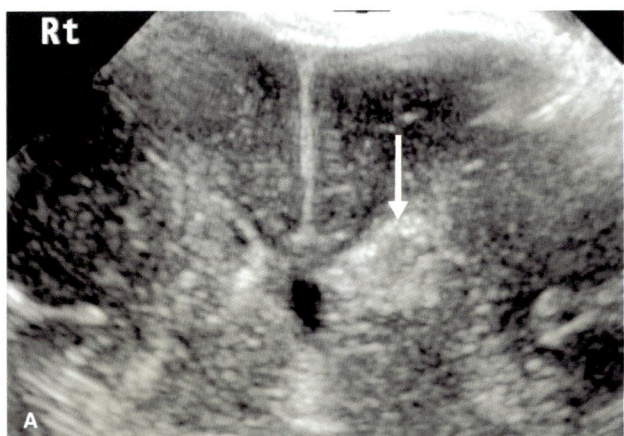

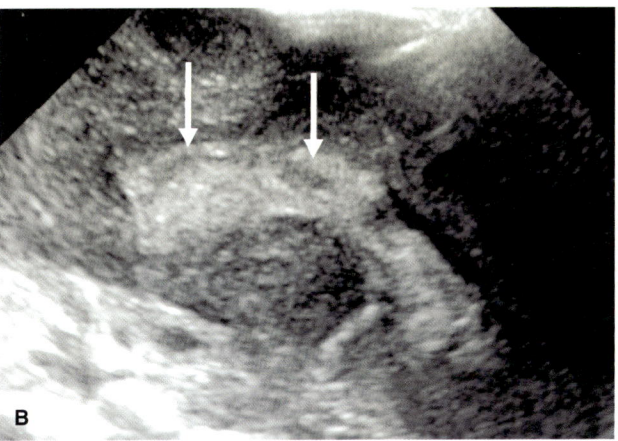

Figura 53.29 **Hemorragia da matriz germinativa grau II.** As incidências coronal (**A**) e parassagital com angulação esquerda (**B**) mostram hemorragia da matriz germinativa (*setas*) estendendo-se da região subependimária para o ventrículo lateral esquerdo.

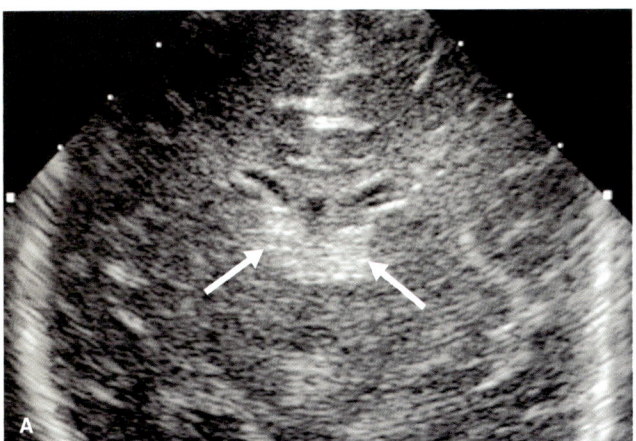

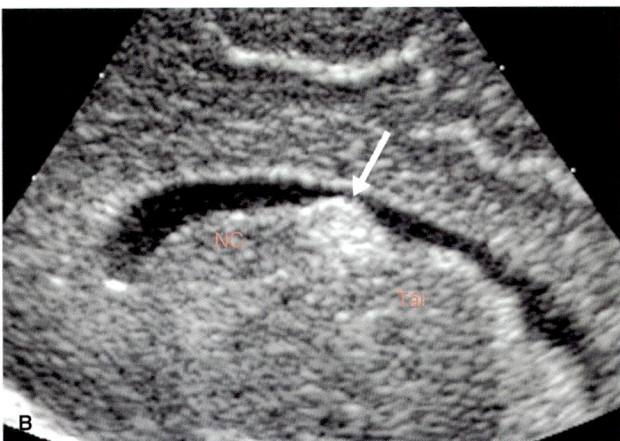

Figura 53.28 **Hemorragia da matriz germinativa (HMG) grau I. A.** Ultrassonografia coronal da fontanela anterior de um gêmeo prematuro mostra HMG grau I bilateral como focos ecogênicos (*setas*) subjacentes aos cornos frontais dos ventrículos laterais. **B.** Visão parassagital angulada à esquerda mostra hemorragia ecogênica (*seta*), anterior ao sulco caudotalâmico. NC, núcleo caudado; Tál, tálamo.

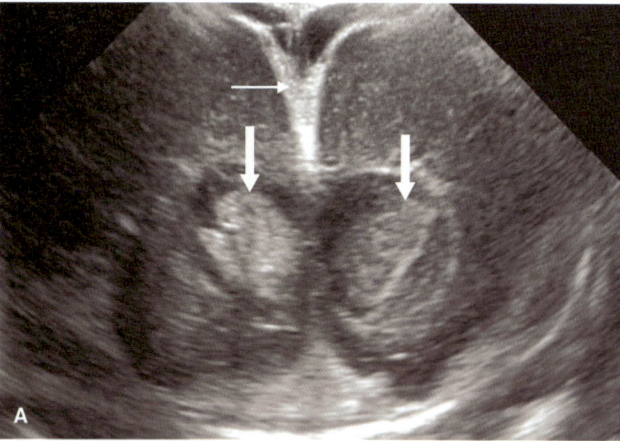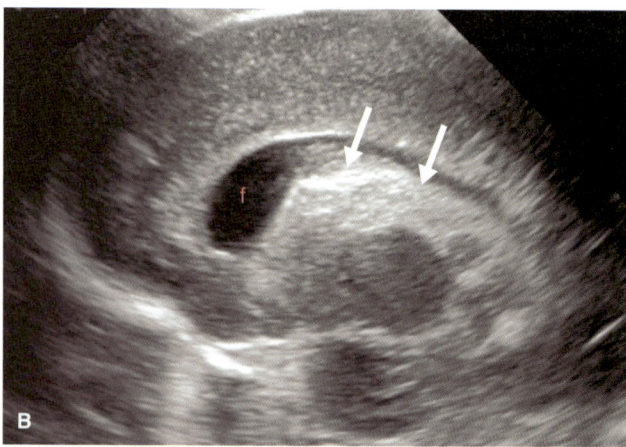

Figura 53.30 Hemorragia da matriz germinativa grau III. A. Ultrassonografia coronal mostra hemorragia bilateral (*setas espessas*) enchendo e dilatando ambos os cornos frontais dos ventrículos laterais. A hemorragia se estendeu para os espaços do líquido cefalorraquidiano e causou inflamação meníngea, vista como espessamento ecogênico (*seta fina*) na fissura sagital da linha média. **B.** Uma visão parassagital esquerda mostra hemorragia (*setas*) enchendo e dilatando o ventrículo lateral esquerdo e abrangendo o plexo coroide. A ecogenicidade do coágulo e do plexo coroide é quase idêntica. O corno frontal (*f*) está dilatado.

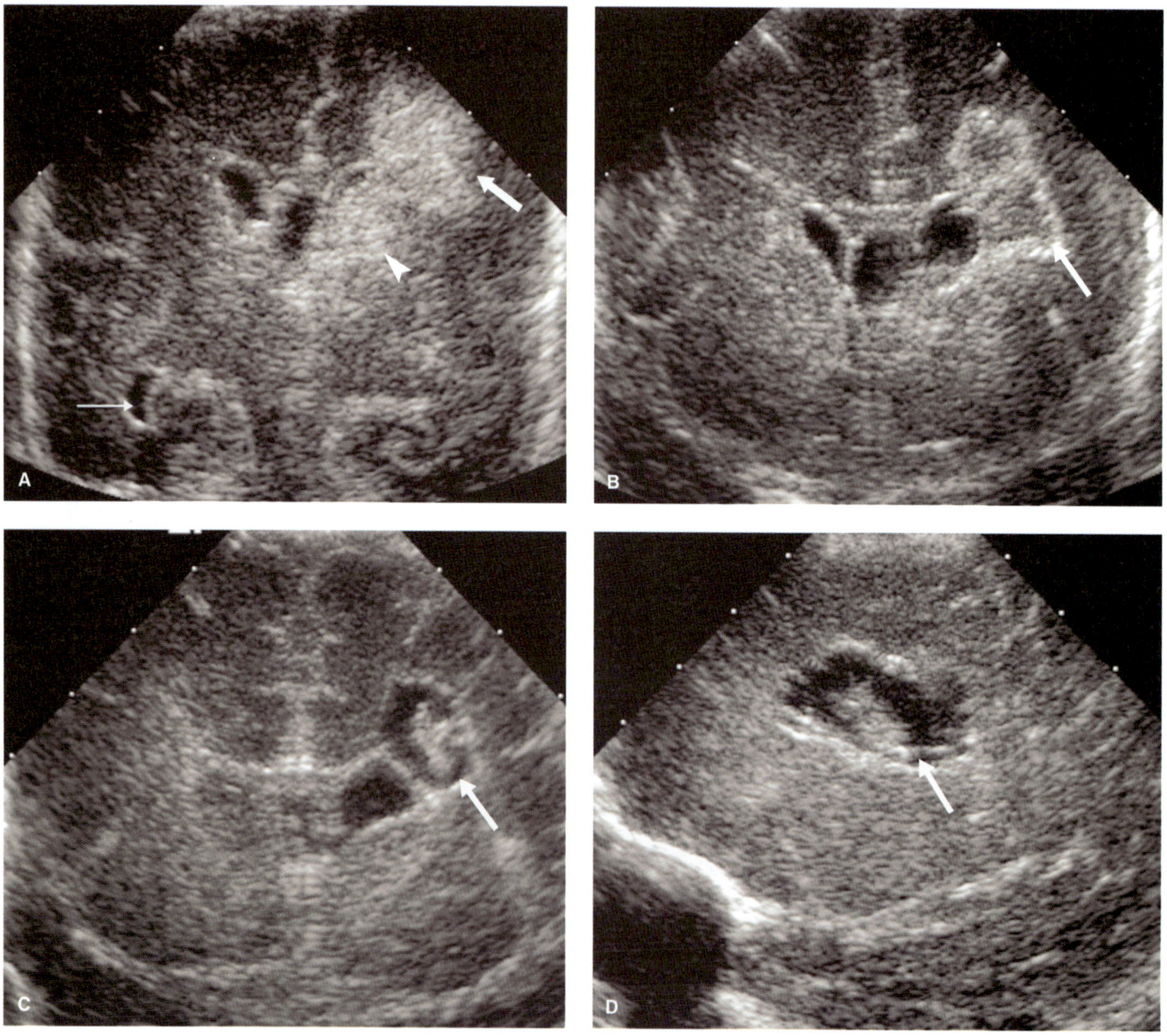

Figura 53.31 Hemorragia da matriz germinativa grau IV resultando em porencefalia. A. Imagem coronal do cérebro, no terceiro dia de vida de um bebê prematuro, mostra hemorragia da matriz germinativa no núcleo caudado (*ponta de seta*) estendendo-se até o parênquima cerebral periventricular (*seta espessa*). O corno temporal (*seta fina*) do ventrículo lateral direito está dilatado. **B.** Duas semanas depois, a hemorragia (*seta*) evoluiu e agora mostra um centro de baixa ecogenicidade com borda ecogênica. **C.** Seis semanas após a hemorragia inicial, o infarto do parênquima já evoluiu para uma área de porencefalia (*seta*), ainda com um coágulo. **D.** Imagem parassagital angulada à esquerda obtida durante o mesmo exame que a imagem **C** mostra o tamanho da destruição do cérebro (*seta*), resultando em porencefalia.

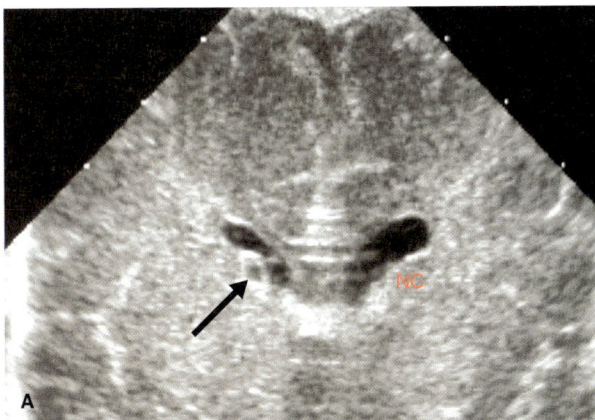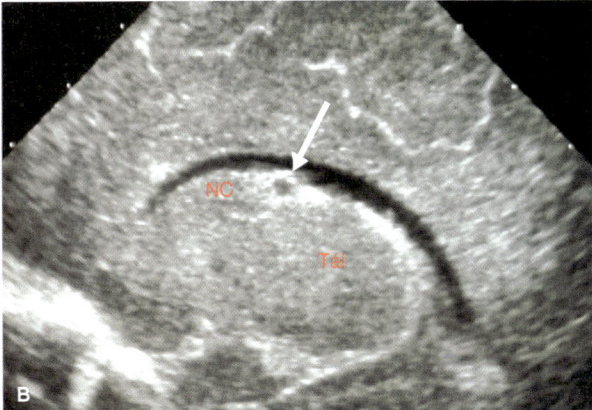

Figura 53.32 **Evolução da hemorragia da matriz germinativa (HMG) grau I.** **A.** Ultrassonografia coronal com 3 semanas de idade mostra evolução de uma HMG grau I para um cisto subependimário (*seta*). Observe sua localização característica recobrindo o núcleo caudado (NC) no corno frontal do ventrículo lateral. **B.** Visão parassagital angulada à direita mostra o cisto imediatamente anterior ao sulco caudotalâmico (*seta*). NC, núcleo caudado; Tál, tálamo.

infarto venoso. Em geral, a lesão inicial não é detectada por ultrassonografia, a menos que a área danificada do cérebro se torne ecogênica devido à hemorragia (Figura 53.33). Nesse caso, a ultrassonografia demonstra focos de ecogenicidade aumentada na substância branca periventricular, nos ângulos laterais dos ventrículos laterais. Esse achado se resolve em 2 a 4 semanas, quando os cistos periventriculares podem ser visualizados (Figura 53.33 B). Em 2 a 4 meses, esses cistos podem aumentar, coalescer e formar cistos porencefálicos, resolver por completo ou resultar em ventriculomegalia devido à atrofia cerebral.

Encefalopatia hipóxico-isquêmica neonatal. Ocorre principalmente no recém-nascido a termo, como resultado de hipoxia sistêmica ou redução do fluxo sanguíneo cerebral. Muitos casos são ocasionados por asfixia durante o parto, a causa de 23% das mortes neonatais em todo o mundo. A mortalidade é de 25 a

50% quando grave. Além da lesão cerebral, ocorre disfunção de múltiplos órgãos, incluindo dificuldades de alimentação, redução da contratilidade miocárdica, hipertensão pulmonar e insuficiência renal. A RM é o método de imagem de primeira escolha (ver Capítulo 66). A RM ponderada em difusão mostra evidências de lesão cerebral nas primeiras 24 a 48 horas. A ultrassonografia tem baixa sensibilidade (50%) para detectar achados de lesão cerebral hipóxica. O achado primário da ultrassonografia é o edema cerebral difuso, visto como diminuição da visibilidade dos sulcos e giros, ventrículos em fenda, obliteração dos espaços do líquido cefalorraquidiano e aumento difuso da ecogenicidade parenquimatosa. Um ventrículo lateral semelhante a uma fenda como um achado isolado é uma variante normal comum em bebês prematuros. A hipoxia grave pode causar áreas císticas de destruição do cérebro e atrofia difusa do cérebro, resultando em microcefalia.

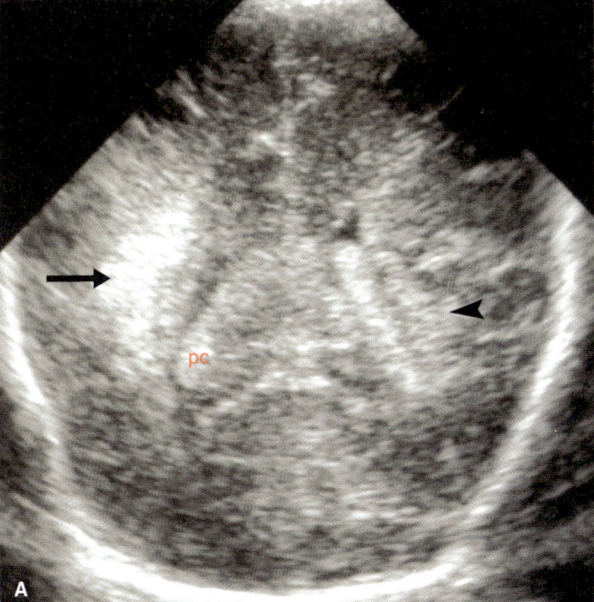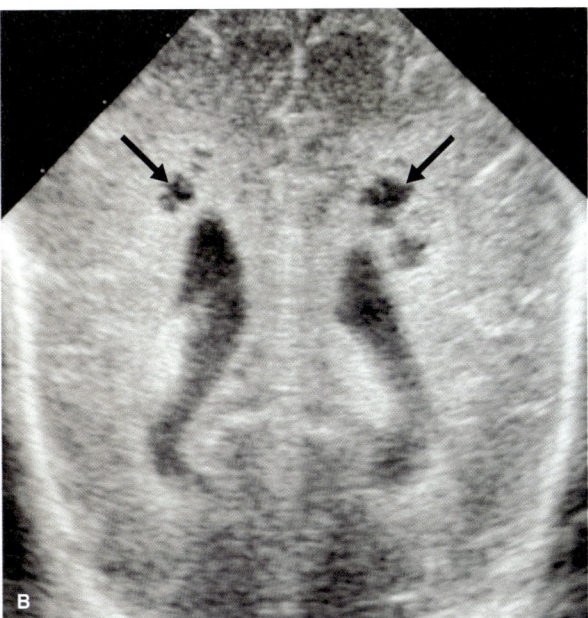

Figura 53.33 **Leucomalacia periventricular.** **A.** Imagem coronal angulada posteriormente mostra ecogenicidade assimétrica na substância branca periventricular, característica da hemorragia causadora de leucomalacia periventricular. Compare o lado direito afetado (*seta*) com o lado esquerdo não afetado (*ponta de seta*). Compare também com a ecogenicidade normal dos tratos de substância branca periventricular alinhados na Figura 53.24 D. **B.** Imagem coronal angulada posteriormente de um paciente diferente, várias semanas depois da isquemia da substância branca, mostra os cistos (*setas*) que se desenvolvem em áreas de infarto de substância branca. pc, plexo coroide.

Déficits do neurodesenvolvimento. São causados pela lesão do parênquima cerebral devido a HMG, leucomalacia periventricular ou hipoxia difusa. A diplegia espástica ou tetraplegia é causada por lesão do trato corticospinal. Há ocorrência de atraso no desenvolvimento, dificuldades de aprendizagem e retardo mental leve, sendo o grave incomum. O prognóstico a longo prazo mais grave está associado a HMG graus III e IV, persistência de ventriculomegalia, grandes cistos parenquimatosos e atrofia cerebral.

Infecções

Meningite. Ocorre como resultado da disseminação hematogênica de bactérias de infecções respiratórias ou disseminação direta de infecções nos ouvidos ou nos seios da face. *Haemophilus influenzae*, *Escherichia coli* e estreptococos do grupo B são os organismos causadores mais comuns. As bactérias no espaço subaracnoide causam inflamação da pia-máter e da aracnoide. Os achados de ultrassonografia (Figura 53.34) na meningite incluem (a) sulcos ecogênicos; (b) detritos ecogênicos nos ventrículos; (c) ventrículos aumentados, muitas vezes devido à obstrução por exsudato inflamatório; (d) ecogenicidade aumentada e espessamento felpudo do epêndima; e (e) coleções líquidas extra-axiais transitórias. A ultrassonografia pode ser usada para detectar complicações, incluindo hidrocefalia persistente, ecogenicidade parenquimatosa anormal representando infarto ou cerebrite e abscesso cerebral.

Organismos TORCH. Causam infecções congênitas que afetam o sistema nervoso central. TORCH refere-se a *Toxoplasma gondii* e outras condições, incluindo sífilis, rubéola, citomegalovírus e herpes simples tipo 2. A infecção congênita por citomegalovírus é a mais comum e pode causar destruição cerebral grave. A infecção periventricular necrosante causa calcificação periventricular, cistos subependimários e microcefalia. A toxoplasmose causa calcificações esparsas no cérebro, especialmente nos núcleos da base, encefalopatia multicística e porencefalia. O herpes causa encefalomalacia periventricular cística, infarto hemorrágico e calcificações cerebrais dispersas, bem como displasia retiniana. A rubéola raramente causa lesão cerebral reconhecível, mas foram relatadas microcefalia, vasculopatia e calcificação maciça.

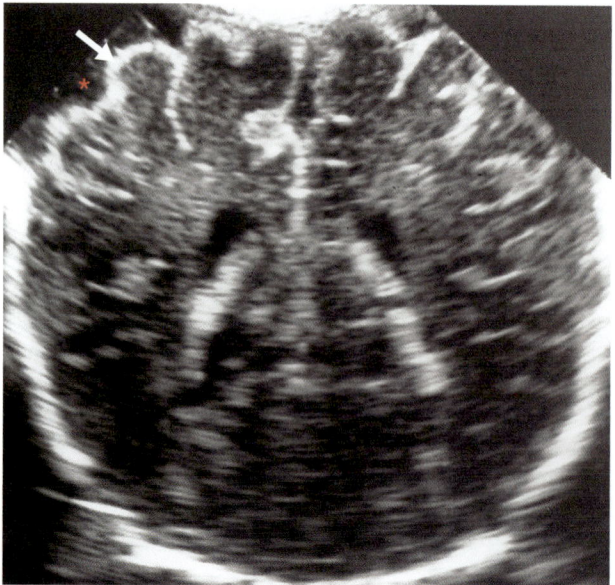

Figura 53.34 Meningite. A ultrassonografia coronal com angulação posterior mostra aumento acentuado da ecogenicidade dos giros e sulcos (*seta*) associado à atrofia cerebral difusa, causando aumento dos espaços líquidos extra-axiais (*asterisco*).

Anomalias cerebrais congênitas

As anomalias cerebrais congênitas estão entre as malformações humanas mais comuns. Como a ultrassonografia obstétrica é feita de rotina, a maioria das anormalidades cerebrais é detectada ou suspeita no útero. Anomalias da face, cabeça ou outros sistemas de órgãos do recém-nascido sugerem possíveis anomalias cerebrais. A ultrassonografia craniana em neonatos pode ser usada nessas configurações para rastrear ou confirmar suspeitas de anormalidades ao lado do leito do bebê. O diagnóstico específico é melhor realizado por RM. As discussões das classificações e dos achados de várias malformações cerebrais são fornecidas no Capítulo 66.

Leitura sugerida

Ultrassonografia do tórax

Goh Y, Kapur J. Sonography of the pediatric chest. *J Ultrasound Med* 2016;35:1067–1080. (Pictorial essay).

Husain LF, Hagopian L, Wayman D, Baker WE, Carmody KA. Sonographic diagnosis of pneumothorax. *J Emerg Trauma Shock* 2012;5:76–81.

Jarmakani M, Duguay S, Rust K, Conner K, Wagner JM. Ultrasound versus computed tomographic guidance for percutaneous biopsy of chest lesions. *J Ultrasound Med* 2016;35:1865–1872.

Nations JA, Smith P, Parrish S, Browning R. Sonographic findings of hydropneumothorax. *Ultrasound Q* 2016;32:280–282. (Pictorial essay).

Wongwaisayawan S, Suwannanon R, Sawatmongkorngul S, Kaewlai R. Emergency thoracic US: the essentials. *Radiographics* 2016;36:640–659.

Ultrassonografia da tireoide

American Institute of Ultrasound in Medicine. *AIUM practice parameter for the performance of a thyroid and parathyroid ultrasound examination.* Laurel, MD. 2013. Available from http://www.aium.org/resources/guidelines/thyroid.pdf.

Debnam JM, Kwon M, Fornage BD, Krishnamurthy S, Clayman GL, Edeiken-Monroe BS. Sonographic evaluation of intrathyroid metastases. *J Ultrasound Med* 2017;36:69–76.

Klang K, Kamaya A, Tahvildari AM, Jeffrey RB, Desser TS. Atypical thyroid cancers on sonography. *Ultrasound Q* 2015;31:69–74.

Middleton WD, Teefey SA, Reading CC, et al. Multiinstitutional analysis of thyroid nodule risk stratification using the American College of Radiology Thyroid Imaging Reporting and Data System. *AJR Am J Roentgenol* 2017;208:1331–1341.

Oppenheimer DC, Giampoli E, Montoya S, Patel S, Dogra V. Sonographic features of nodular Hashimoto thyroiditis. *Ultrasound Q* 2016;32:271–276.

Tessler FN, Middleton WD, Grant EG, et al. ACR thyroid imaging, reporting and data system (TI-RADS): white paper of the ACR TI-RADS Committee. *J Am Coll Radiol* 2017;14:587–595.

Wang Z, Fu B, Xiao Y, Liao J, Xie P. Primary thyroid lymphoma has different sonographic and color Doppler features compared to nodular goiter. *J Ultrasound Med* 2015;34:317–323.

Xie C, Cox P, Taylor N, LaPorte S. Ultrasonography of thyroid nodules: a pictorial review. *Insights Imaging* 2016;7:77–86.

Ultrassonografia das paratireoides

Chandramohan A, Sathyakumar K, John RA, et al. Atypical ultrasound features of parathyroid tumours may bear a relationship to their clinical and biochemical presentation. *Insights Imaging* 2014;5:103–111.

Devcic Z, Jefffrey RB, Kamaya A, Desser TS. The elusive parathyroid adenoma: techniques for detection. *Ultrasound Q* 2013;29:179–187.

Kluijfhout WP, Pasternak JD, Beninato T, et al. Diagnostic performance of computed tomography for parathyroid adenoma localization; a systematic review and meta-analysis. *Eur J Radiol* 2017;88:117–128.

Sung JY. Parathyroid ultrasonography: the evolving role of the radiologist. *Ultrasonography* 2015;34:268–274.

Ultrassonografia do cérebro neonatal

American Institute of Ultrasound in Medicine. *AIUM practice parameter for the performance of neurosonography in neonates and infants.* Laurel, MD. 2014. Available from http://www.aium.org/resources/guidelines/neurosonography.pdf.

Bhat V, Bhat V. Neonatal neurosonography: a pictorial essay. *Indian J Radiol Imaging* 2014;24:389–400.

Cassia GS, Faingold R, Bernard C, Sant'Anna GM. Neonatal hypoxic-ischemic injury: sonography and dynamic color Doppler sonography perfusion of the brain and abdomen with pathologic correlation. *AJR Am J Roentgenol* 2012;199:W743–W752.

Daneman A, Epelman M. Neurosonography: in pursuit of an optimized examination. *Pediatr Radiol* 2015;45:S406–S412.

Maller VV, Cohen HL. Neurosonography: assessing the premature infant. *Pediatr Radiol* 2017;47:1031–1045.

Riccabona M. Neonatal neurosonography. *Eur J Radiol* 2014;83:1495–1506.

CAPÍTULO 54 ■ ULTRASSONOGRAFIA VASCULAR

WILLIAM E. BRANT

A ultrassonografia com Doppler espectral e a imagem vascular de fluxo em cores complementam a ultrassonografia em escala de cinza, identificando os vasos sanguíneos, confirmando a presença de fluxo sanguíneo e determinando a direção dele, detectando estenose e oclusão de vasos, avaliando a perfusão de órgãos e tumores e caracterizando a dinâmica do fluxo sanguíneo, a fim de detectar anormalidades fisiológicas. Este capítulo analisa os fundamentos do exame de ultrassonografia vascular e da interpretação do Doppler.

Doppler básico

Efeito do Doppler. Refere-se à mudança na frequência das ondas sonoras que ocorre devido ao movimento de uma fonte, um refletor ou um receptor de som. Johann Doppler, de Salzburgo, Áustria, descreveu esse fenômeno em 1842. Na medicina diagnóstica, o efeito Doppler é usado para confirmar o fluxo sanguíneo, detectando a mudança na frequência das ondas de ultrassonografia que ocorre quando o som é refletido a partir de aglomerados de hemácias em movimento. Os ecos refletidos nelas são muito fracos, com intensidades de sinal até 10 mil vezes menores do que nos tecidos moles contíguos; portanto, os instrumentos de ultrassonografia com Doppler exigem alta sensibilidade a sinais fracos e as configurações do instrumento devem ser rotineiramente otimizadas.

Desvio de Doppler. É a mudança na frequência entre as ondas da ultrassonografia emitidas pelo transdutor e as ondas da ultrassonografia que retornam a ele, após a reflexão das hemácias em movimento (Figura 54.1). Essa mudança na frequência do som resulta no efeito Doppler. A frequência do som refletido aumenta quando a direção do fluxo sanguíneo está em direção ao sinal do Doppler e diminui quando essa direção está se afastando dele. Um aumento na frequência é denominado desvio de Doppler positivo; as ondas sonoras são comprimidas ao encontrar as hemácias que se movem em direção à fonte sonora. A diminuição na frequência é chamada de desvio de Doppler negativo, pois as ondas sonoras refletidas são alongadas por hemácias que se afastam da fonte sonora. A presença de um desvio do Doppler dentro de um vaso sanguíneo confirma o fluxo sanguíneo. A direção do deslocamento do Doppler para maior ou menor frequência indica a direção do fluxo sanguíneo. As frequências de desvio de Doppler estão dentro da faixa da audição humana e produzem padrões sonoros audíveis distintos, que caracterizam o fluxo sanguíneo arterial e venoso normal e anormal.

Equação do Doppler. Descreve, de forma matemática, a relação entre a mudança de frequência do Doppler (ΔF) e a velocidade (V) das hemácias em movimento que produzem a mudança.

$$\Delta F = (Fr - Ft) = \frac{2(V)(Ft)(\cos\theta)}{C}$$

ΔF = $(Fr - Ft)$ = mudança de frequência do Doppler
Ft = frequência do feixe de ultrassonografia com Doppler transmitido (frequência do transdutor)
Fr = frequência do feixe ultrassonografia refletido (deslocado pelo movimento das hemácias)
V = velocidade das hemácias (velocidade do fluxo sanguíneo)
θ = ângulo do Doppler = ângulo entre a direção do fluxo sanguíneo e a direção do feixe da ultrassonografia com Doppler
C = velocidade do som no tecido (considerada constante em 1.540 m/s)

A mudança de frequência (ΔF) é proporcional ao seguinte: (a) a velocidade (V) das hemácias em movimento; (b) a frequência do feixe de ultrassonografia com Doppler transmitido (Ft); e (c) o cosseno do ângulo entre o feixe da ultrassonografia com Doppler incidente e a direção do fluxo sanguíneo. Esse ângulo é denominado ângulo do Doppler e é simbolizado pela letra grega teta (θ). A direção do fluxo sanguíneo é considerada paralela às paredes do vaso sanguíneo visualizado sendo examinado (Figura 54.2). O feixe de ultrassonografia com Doppler pode ser angulado por controles no aparelho de ultrassonografia. A direção do feixe do Doppler é indicada na imagem de ultrassonografia por uma linha pontilhada ou tracejada.

O fato de que a mudança de frequência do Doppler é diretamente proporcional ao *cosseno* do ângulo do Doppler tem implicações importantes (Tabela 54.1). Em primeiro lugar, a maior mudança de frequência – isto é, o maior sinal do Doppler – será obtida quando o feixe da ultrassonografia com Doppler for direcionado diretamente na mesma direção do cilindro do vaso ($\theta = 0°$, cosseno $0° = 1$). Em segundo lugar, nenhum desvio de Doppler ocorrerá quando o feixe de ultrassonografia com Doppler estiver diretamente perpendicular ao fluxo sanguíneo ($\theta = 90°$, cosseno $90° = 0$). Pequenos erros na estimativa do ângulo do Doppler causam apenas pequenos erros nos cálculos de velocidade, em ângulos do Doppler pequenos, mas pequenos erros na estimativa do ângulo do Doppler causam grandes erros nos cálculos de velocidade, em ângulos próximos a 90°. **Como regra geral, a varredura do Doppler deve ser realizada para manter os ângulos do Doppler em 60° ou menos.**

Por manipulação algébrica, podemos reescrever a equação do Doppler da seguinte maneira:

$$V = \frac{(\Delta F)(C)}{2(Ft)(\cos\theta)}$$

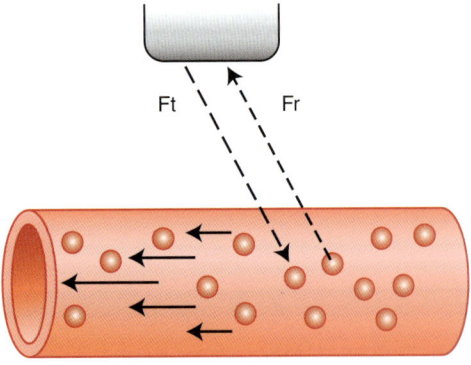

Figura 54.1 Mudança de frequência do Doppler. O feixe de ultrassonografia com Doppler (*Ft*) transmitido encontra as hemácias movendo-se em sua direção dentro de um vaso sanguíneo visualizado. O movimento das hemácias causa um aumento na frequência do eco de retorno (*Fr*), devido ao efeito do Doppler. O instrumento de ultrassonografia detecta e mede a frequência do sinal de retorno do Doppler, confirmando a presença de fluxo sanguíneo e sua direção pela presença e direção da mudança de frequência do Doppler.

O aparelho de ultrassonografia detecta e mede a frequência do feixe do Doppler refletido nas hemácias em movimento (*Fr*) e calcula o deslocamento da frequência do Doppler ($\Delta F = Ft - Fr$). A frequência de transmissão (*Ft*) é determinada pelo transdutor escolhido para realizar o exame. A velocidade do som no tecido humano é considerada constante (*C*). O operador comunica o ângulo do Doppler ao aparelho de ultrassonografia, alinhando as "arestas" do ângulo do Doppler para que fiquem paralelas às paredes dos vasos examinados (Figuras 54.2 e 54.3).

Em razão da profundidade de uma estrutura em uma imagem ultrassonográfica ser medida pelo tempo de demora entre a transmissão da ultrassonografia dentro do tecido e o retorno do eco a partir da estrutura, podemos limitar a informação do Doppler para um "*volume de amostra*" selecionado, com o uso de uma "janela de tempo". O comprimento dessa janela determina o tamanho do volume da amostra, bem como o tempo de atraso determinado por essa janela em sua profundidade. Desse modo, podemos restringir a informação do Doppler à

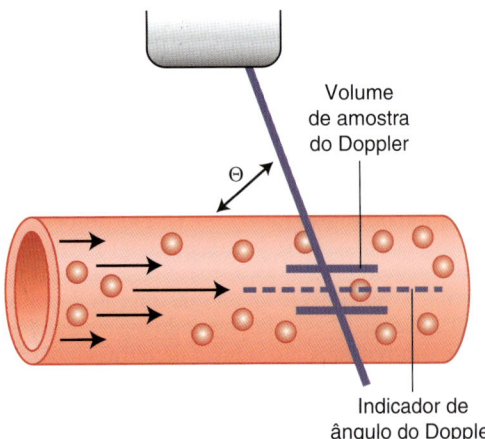

Figura 54.2 Ângulo do Doppler. O ângulo do Doppler, θ, é definido como o ângulo entre o feixe de ultrassonografia com Doppler e a direção do fluxo sanguíneo, que se presume ser paralelo às paredes do vaso sanguíneo. O volume da amostra do Doppler está dentro das duas linhas paralelas do indicador de volume da amostra do Doppler. O indicador do ângulo do Doppler é exibido como uma *linha tracejada* dentro do volume da amostra. O aparelho de ultrassonografia possui botões de controle que são usados para definir o tamanho do volume da amostra do Doppler e para alinhar o indicador do ângulo do Doppler com as paredes dos vasos sanguíneos.

TABELA 54.1 Valores de cosseno.

■ ÂNGULO	■ COSSENO
0°	1
10°	0,98
20°	0,93
30°	0,87
40°	0,77
50°	0,64
60°	0,50
70°	0,34
80°	0,17
90°	0

visualização de uma pequena porção de uma veia solitária. Na maioria das unidades de ultrassonografia com Doppler, o tamanho e a localização do volume da amostra estão indicados por duas pequenas linhas paralelas ao longo da linha indicadora do feixe do Doppler (Figuras 54.2 e 54.3). A imagem em escala de cinza simultânea e a varredura do Doppler são chamadas de ultrassonografia colorida, sendo ambas exemplos de imagens coloridas.

Exibição espectral do Doppler. Os sinais de retorno do Doppler são processados usando-se um analisador de espectro

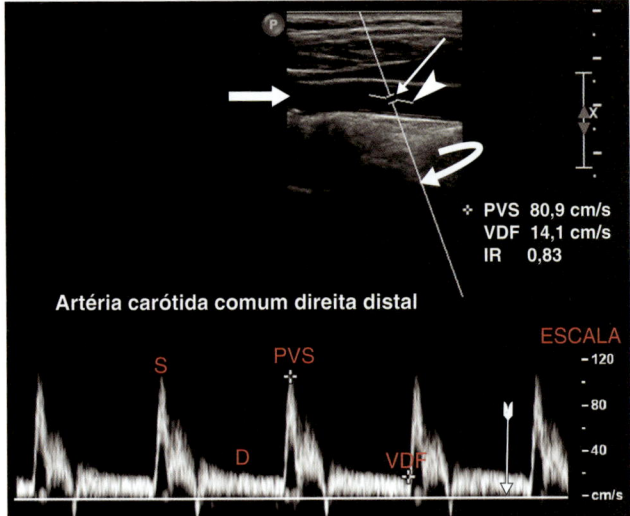

Figura 54.3 Ultrassonografia com Doppler. A imagem do Doppler mostra uma exibição típica de ultrassonografia com Doppler. A parte superior da imagem exibe o vaso examinado; nesse caso, a artéria carótida comum direita distal (*seta espessa*), a orientação do feixe do Doppler (*seta curva*), a localização e o tamanho do volume da amostra do Doppler (*seta fina*) e a configuração do indicador de ângulo do Doppler (*ponta de seta*). O indicador de ângulo do Doppler é rotineiramente alinhado pelo operador para ficar paralelo às paredes do vaso examinado. A parte inferior da imagem mostra o espectro de velocidade, aferida ao Doppler, do vaso examinado. O espectro é exibido acima da linha de base zero (*seta com cauda*), indicando o fluxo sanguíneo em direção ao feixe do Doppler; nesse caso, na orientação normal em direção ao cérebro. O espectro do Doppler exibe a faixa de velocidades do fluxo sanguíneo obtidas apenas a partir do volume da amostra do Doppler. A *escala* de velocidade corrigida do ângulo do Doppler em cm/s é exibida à direita. A sístole (*S*) mostra a velocidade mais alta, ao passo que as velocidades mais baixas são exibidas durante a diástole (*D*). Os *cursores* (+) foram colocados para medir o pico da velocidade sistólica (*PVS*) e a velocidade diastólica final (*VDF*) usada para calcular o índice de resistência (*IR*).

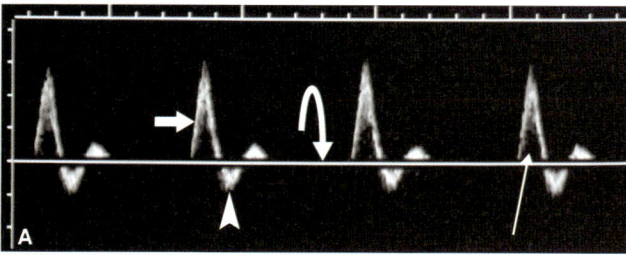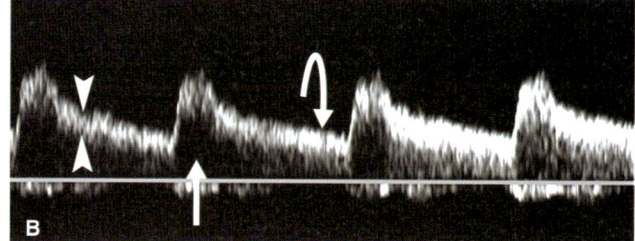

Figura 54.4 **Espectro do Doppler de alta e baixa resistência. A.** Uma forma de onda de alta resistência é caracterizada por movimento sistólico ascendente rápido (*seta espessa*), velocidades de fluxo baixas ou nenhum fluxo durante a diástole (*seta curva*) e, comumente, reversão da direção do fluxo (*ponta de seta*) no início da diástole. Esse espectro do Doppler foi obtido da artéria femoral comum. Observe o estreito espectro do Doppler e a "janela sistólica" (*seta fina*). **B.** Uma forma de onda de baixa resistência é caracterizada por velocidades de fluxo relativamente altas em toda a diástole (*seta curva*). O espectro estreito (*entre as pontas de seta*) e a janela sistólica limpa (*seta reta*) são característicos do fluxo sanguíneo laminar. Esse espectro do Doppler foi obtido da artéria renal. As artérias que irrigam os órgãos normalmente apresentam formas de onda de baixa resistência, que representam o fluxo sanguíneo contínuo ao longo do ciclo cardíaco.

de transformação rápida de Fourier, que classifica o intervalo e as mudanças de frequência do Doppler em componentes individuais e os exibe como uma função do tempo em uma escala de velocidade (ou mudança de frequência) (ver Figura 54.3). A análise é realizada com rapidez suficiente para ser exibida em tempo real. A escala horizontal (eixo x) do espectro do Doppler representa o tempo em segundos. A escala vertical (eixo y) representa a velocidade do fluxo sanguíneo em m/s ou cm/s. Como a velocidade e o deslocamento da frequência do Doppler estão diretamente relacionados em termos matemáticos, o deslocamento da frequência do Doppler pode, de maneira alternativa, ser usado na escala vertical sem alterar a aparência do espectro do Doppler. Visto que a velocidade do fluxo sanguíneo fornece as informações mais úteis para o diagnóstico, a velocidade é a escolha usual para o eixo vertical. Cada pixel (ponto) na exibição espectral representa um grupo de hemácias que se movem a uma velocidade específica em um determinado momento no tempo. Quanto mais delas se movem nessa velocidade e nesse tempo específicos, mais brilhante é o *pixel*. O fluxo em direção ao feixe do Doppler (mudança de frequência positiva) é exibido acima da linha de base zero, já o fluxo para longe do feixe do Doppler (mudança de frequência negativa), abaixo da linha de base zero. Os picos de velocidade mais alta ocorrem durante a sístole ventricular, e os períodos de velocidade mais baixa representam a diástole ventricular.

Formas de onda espectrais. Os diferentes vasos sanguíneos têm características de fluxo únicas que podem ser reconhecidas pela forma de onda espectral do Doppler ("assinatura" do Doppler) que produzem. Os fatores que afetam a aparência da forma de onda espectral incluem: contração cardíaca, complacência do vaso e resistência vascular a jusante. As arritmias cardíacas refletem-se na periodicidade dos picos sistólicos e nas velocidades alcançadas durante cada contração cardíaca. Um dos principais determinantes da aparência da forma de onda espectral é a resistência ao fluxo sanguíneo oferecido pelo leito vascular fornecido pela artéria em estudo. As artérias podem ser categorizadas como de alta ou baixa resistência, com base em sua forma de onda espectral do Doppler. As formas de onda espectrais de *alta resistência* são caracterizadas por velocidades que aumentam de maneira acentuada com a sístole, diminuem rapidamente com a cessação da contração ventricular e mostram pouco ou nenhum fluxo para a frente durante a diástole (Figura 54.4 A). A direção do fluxo sanguíneo pode reverter brevemente durante o início da diástole, produzindo uma forma de onda trifásica. O fluxo sanguíneo nas artérias de alta resistência está sempre sob pressão considerável e encontra arteríolas contraídas que impedem o fluxo sanguíneo para a frente. As pressões de pulso ao longo da árvore arterial são altamente refletidas, o que resulta em fluxo mínimo para o leito capilar durante a diástole. A velocidade do fluxo diastólico é baixa, ausente ou revertida, e a pressão de pulso é alta. A relação entre a velocidade sistólica e a velocidade diastólica (pulsatilidade) é alta. As artérias que normalmente apresentam uma forma de onda do Doppler com um padrão de alta resistência incluem artérias que irrigam, sobretudo, os músculos esqueléticos em repouso, incluindo as artérias ilíaca, femoral, poplítea, subclávia e braquial. A forma de onda da artéria carótida externa (ACE) tem aparência de resistência relativamente alta. As formas de onda espectrais de *baixa resistência* são caracterizadas por um aumento mais lento na velocidade do fluxo no início da sístole e uma diminuição gradual da velocidade durante a diástole, com fluxo contínuo para a frente ao longo do ciclo cardíaco (Figura 54.4 B). As artérias que irrigam os órgãos vitais apresentam, de modo característico, uma forma de onda de baixa resistência. A resistência vascular mais baixa promove o fluxo sanguíneo. Essas artérias incluem as artérias carótida interna, hepática e renal. A forma de onda da artéria mesentérica superior tem um padrão de alta resistência durante o jejum e um padrão de baixa resistência depois de uma refeição, refletindo, assim, a abertura das arteríolas do trato intestinal e o aumento do fluxo sanguíneo intestinal induzido por alimentos no intestino. A artéria carótida comum (ACC), com 70% de seu fluxo sanguíneo indo para a artéria carótida interna (ACI), tem uma forma de onda espectral de baixa resistência.

Fluxo sanguíneo laminar. A maioria das artérias normais e grandes veias têm um padrão laminar de fluxo sanguíneo. A velocidade do fluxo sanguíneo é mais alta no centro do vaso e diminui progressivamente próximo à parede dele (Figura 54.5). A forma de onda do Doppler do fluxo laminar é caracterizada por um "*espectro estreito*" – uma faixa estreita de velocidades do fluxo sanguíneo ao longo do ciclo cardíaco com uma "janela"

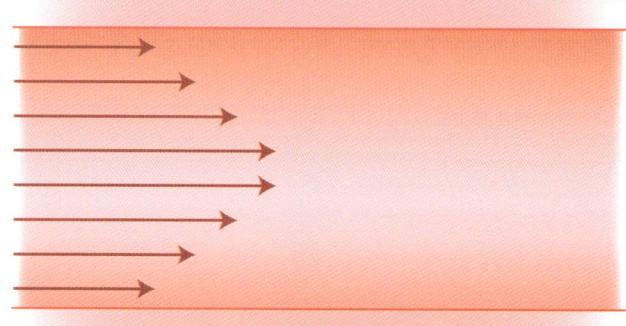

Fluxo laminar

Figura 54.5 **Fluxo sanguíneo laminar.** Na maioria das artérias normais, o fluxo sanguíneo é organizado em um padrão de camadas ordenadas com a velocidade mais alta no meio do lúmen do vaso e a velocidade mais baixa, perto da parede do vaso.

abaixo do traçado espectral na sístole (ver Figura 54.4 B). As grandes artérias, como a aorta, têm um fluxo "plugado", caracterizado por velocidades de fluxo uniformes que se estendem do centro até próximo à parede do vaso. Nas bifurcações dos vasos, a divisão do fluxo sanguíneo resulta em uma pequena área de fluxo sanguíneo normal invertido próximo à parede do vaso oposta ao divisor de fluxo (Figura 54.6). Os vasos sanguíneos tortuosos demonstram diminuição normal do fluxo sanguíneo na parte interna da curva, com aceleração do fluxo sanguíneo na parte externa da curva. As velocidades mais altas são vistas na porção externa do vaso curvo, em vez de no centro do lúmen do vaso. A velocidade do fluxo sanguíneo retorna a uma distribuição laminar a uma curta distância a jusante da curva.

Fluxo sanguíneo turbulento.
As formas de onda espectrais turbulentas e perturbadas costumam ser, mas nem sempre, indicativas de alterações patológicas no fluxo sanguíneo. O fluxo sanguíneo alterado é uma perda do padrão normal de fluxo laminar ordenado. Os sinais característicos de fluxo sanguíneo turbulento são: velocidade aumentada, alargamento espectral, fluxo direto e reverso simultâneo e flutuações da velocidade do fluxo com o tempo. O pico de velocidade sistólica (PVS) aumenta com a gravidade da estenose do vaso. O *alargamento espectral* é a ampliação da forma de onda espectral, que reflete uma gama mais ampla de velocidades de fluxo dentro do volume de amostra do Doppler. O alargamento espectral aumenta com a gravidade da perturbação do fluxo. No entanto, o alargamento espectral normal ocorre quando o tamanho do volume da amostra do Doppler é grande em comparação ao tamanho do vaso ou quando o volume da amostra é colocado próximo à parede do vaso em vez de no centro do

lúmen. Flutuação da velocidade do fluxo e fluxo direto e reverso simultâneos caracterizam a turbulência, que é mais pronunciada imediatamente após uma estenose grave do vaso, onde correntes são produzidas à medida que o fluxo de alta velocidade diminui e ocupa uma área maior do vaso.

Razões de velocidade.
Os cálculos da velocidade do fluxo sanguíneo dependem da estimativa precisa do ângulo do Doppler. Quando ele não pode ser determinado devido à má visualização do vaso sanguíneo examinado ou à tortuosidade do vaso (como com a artéria umbilical), a velocidade não pode ser calculada com precisão. Quando o indicador de ângulo do Doppler não é exibido, o aparelho de ultrassonografia calcula as velocidades do Doppler utilizando a equação do deste, ao assumir que o ângulo do Doppler é 0° (cosseno 0° = 1). As taxas de velocidade podem ser calculadas a partir da forma de onda espectral e ser usadas para estimar a resistência vascular e a hemodinâmica. As relações são independentes das medições de velocidade absoluta. As taxas de velocidade mais usadas estão listadas na Tabela 54.2.

Avaliação da estenose arterial.
O estreitamento do lúmen do vaso sanguíneo perturba o fluxo laminar. A caracterização do Doppler da estenose do vaso baseia-se nas mudanças no padrão e na velocidade do fluxo sanguíneo. Para avaliar o grau de estenose, os espectros do Doppler são obtidos rotineiramente em três áreas do lúmen do vaso (Figura 54.7): (1) proximal à estenose; (2) no ponto de estenose máxima; e (3) 1 a 2 cm a jusante da estenose. Em geral, o fluxo laminar está presente próximo à estenose. Dentro da zona estenótica, a velocidade está aumentada, mas costuma permanecer laminar. A gravidade da estenose se correlaciona melhor com a maior velocidade do fluxo sanguíneo durante o PVS, que pode estar em uma região muito pequena, sendo necessária uma busca cuidadosa através

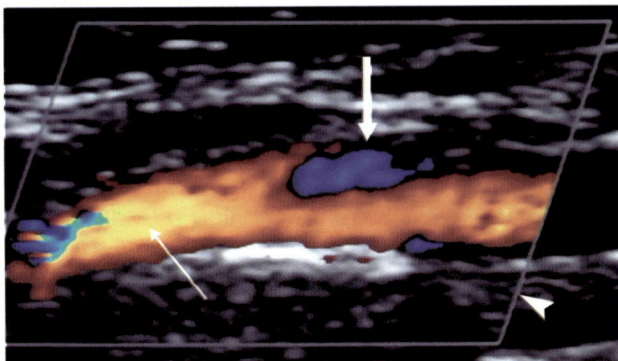

Figura 54.6 Reversão de fluxo normal na bifurcação. O fluxo na artéria carótida interna é mostrado em vermelho, com áreas de maior velocidade de fluxo mostradas em amarelo. Uma área normal de reversão do fluxo sanguíneo (*seta espessa*) é vista no bulbo carotídeo. Observe como a verdadeira mudança de cor, indicando reversão na direção do fluxo, é destacada em preto. A área de avaliação do Doppler colorido (volume da amostra) é mostrada na imagem pela moldura destacada em branco (*ponta de seta*). A orientação do feixe do Doppler é indicada pelo ângulo das laterais da moldura. A velocidade mais alta centrada no meio do vaso, em amarelo (*seta fina*), é indicativa de fluxo sanguíneo laminar na artéria.

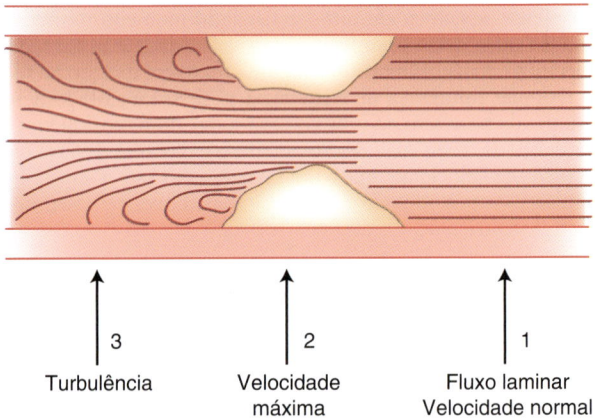

3	2	1
Turbulência	Velocidade máxima	Fluxo laminar Velocidade normal

Figura 54.7 Avaliação da estenose arterial. Para avaliar uma placa no interior de um vaso sanguíneo, determinando estenose, os espectros do Doppler são obtidos: (*1*) proximal à placa, onde a velocidade do fluxo sanguíneo é normal e o fluxo é laminar; (*2*) na área da placa, onde o fluxo costuma permanecer laminar, mas onde a velocidade do fluxo é maior; e (*3*) a jusante da placa, onde turbulência é detectada.

TABELA 54.2 Razões de velocidade ao Doppler.

$$\text{Relação A/B (relação sistólica/diastólica)} = \frac{\text{Pico de velocidade sistólica}}{\text{Velocidade diastólica final}}$$

$$\text{Índice de resistência (IR) (índice de Pourcelot [PoI])} = \frac{\text{Pico de velocidade sistólica} - \text{velocidade diastólica final}}{\text{Pico de velocidade sistólica}}$$

$$\text{Índice de pulsatilidade (IP)} = \frac{\text{Pico de velocidade sistólica} - \text{velocidade diastólica final}}{\text{Velocidade média temporal}}$$

do vaso. Na zona pós-estenótica, o fluxo se espalha, causando turbulência e produzindo o alargamento do espectro do Doppler. A jusante da estenose grave (> 50%), os sinais do Doppler são amortecidos, produzindo a forma de onda *tardus-parvus*. As velocidades de fluxo mostram um aumento lento durante a sístole (*tardus*) e baixo (*parvus*). A forma de onda sistólica é arredondada em vez de pontiaguda.

Ultrassonografia com fluxo colorido.

Nos dias de hoje, duas técnicas são usadas de rotina para produzir imagens de ultrassonografia com fluxo em cores. A *imagem do Doppler colorido* sobrepõe as informações de fluxo do Doppler em uma imagem de ultrassonografia em tempo real, em modo B de escala de cinza padrão. A imagem em modo B é exibida em tons de cinza, sendo as informações de fluxo do Doppler exibidas na mesma imagem em cores (Figura 54.8). A maioria dos mesmos princípios e limitações do Doppler espectral se aplicam à imagem de Doppler colorido. O *power Doppler* (PD) exibe informações de fluxo de cores obtidas a partir da integração da potência do sinal do Doppler, em vez da mudança de frequência do Doppler propriamente dita. O PD exibe informações mais diretamente relacionadas com o número de hemácias em movimento do que com a sua velocidade (Figura 54.9). O PD é relativamente independente do ângulo e é mais sensível ao fluxo lento do que Doppler colorido.

Na imagem do Doppler colorido, o fluxo direcionado para o transdutor costuma ser vermelho, ao passo que o fluxo para longe do transdutor, azul. O operador pode alterar, de maneira arbitrária, a coloração das informações do Doppler. O mapa de cores usado é exibido como parte da imagem colorida da ultrassonografia. As velocidades de fluxo sanguíneo mais rápidas são coloridas em tons mais claros, ao passo que o fluxo sanguíneo mais lento é colorido em tons mais escuros. O sombreamento da cor depende das velocidades médias, e não das velocidades de pico. Assim, estas não podem ser estimadas apenas a partir da imagem colorida e devem ser determinadas a partir do Doppler

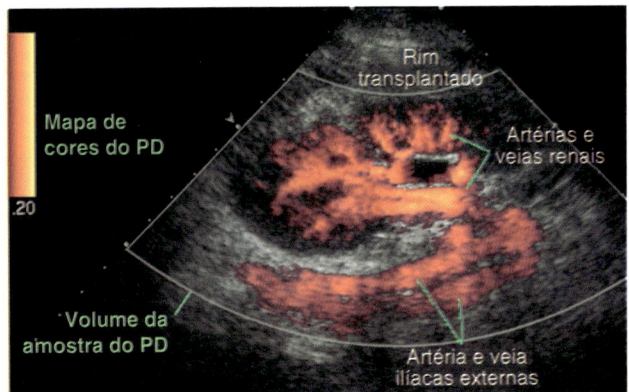

Figura 54.9 Imagem com *power* Doppler. Essa imagem com *power* Doppler (*PD*) de um rim transplantado mostra muito bem o fluxo sanguíneo nas artérias e veias que suprem o transplante renal, bem como na artéria e veia ilíacas externas. Embora o *power* Doppler seja altamente sensível à presença de fluxo sanguíneo, ele não mostra a direção dele. A forma do volume da amostra de *power* Doppler é determinada pela natureza do transdutor usado, nesse caso, um transdutor convexo.

espectral. Um padrão de fluxo laminar normal demonstrará tons mais claros no meio do fluxo e mais escuros perto das paredes do vaso, refletindo o fluxo rápido no meio do vaso e um fluxo mais lento perto de suas paredes. O fluxo turbulento é indicado por uma ampla gama de cores em um padrão embaralhado.

As mudanças na cor dentro de um vaso sanguíneo em uma imagem de Doppler colorido podem ser causadas por: (a) mudança no ângulo do Doppler; (b) mudança na velocidade do fluxo sanguíneo; (c) *aliasing*; ou (d) artefato. Uma mudança no ângulo do Doppler causa uma mudança na frequência deste, que, em uma imagem de Doppler colorido, produz mudança na cor exibida. As variações no ângulo do Doppler podem ser causadas pela divergência dos feixes de ultrassonografia que emanam de transdutores setoriais ou de matriz curva, um vaso sanguíneo curvando-se através da imagem colorida ou uma combinação de ambos. As imagens de Doppler colorido são usadas para detectar mudanças na velocidade do fluxo sanguíneo para análise posterior pelo Doppler espectral. Para interpretar uma imagem de Doppler colorido, deve-se inspecionar o mapa de cores para orientação de exibição e analisar a imagem para variações no ângulo do Doppler e na velocidade do fluxo sanguíneo.

Artefatos do Doppler.

Uma variedade de artefatos distorce as informações do Doppler e limita as informações fornecidas.

O *aliasing* é uma limitação da ultrassonografia com Doppler pulsátil que ocorre tanto com o Doppler espectral e quanto com o colorido. O *aliasing* ocorre com fluxo sanguíneo de alta velocidade e escala de velocidade e configurações de linha de base inadequadas. O *aliasing* em exibições espectrais é visto como um "contorno" de velocidades de pico na extremidade oposta da escala (Figura 54.10). As velocidades mais altas são cortadas de um lado da escala e exibidas de forma artificial no lado oposto dela. O *aliasing* no Doppler colorido "envolve" altas velocidades na escala de cores oposta (Figura 54.11). Por exemplo, velocidades muito altas para a configuração da escala de vermelho são exibidas artificialmente como tons de azul. O *aliasing* de cores deve ser distinguido das alterações de cores reais causadas pela reversão do fluxo ou alterações no ângulo do Doppler. As mudanças de cor reais são sempre circundadas por uma borda preta, ao passo que as mudanças de cor relacionadas com o *aliasing* não possuem a borda nessa cor.

O *aliasing* ocorre quando a taxa de amostragem do Doppler de pulso é muito baixa para determinada frequência de sinal do Doppler, resultando em medição de frequência imprecisa. O aparelho de ultrassonografia mede a frequência de retorno do sinal do Doppler, por uma série de pulsos. A taxa na qual os pulsos

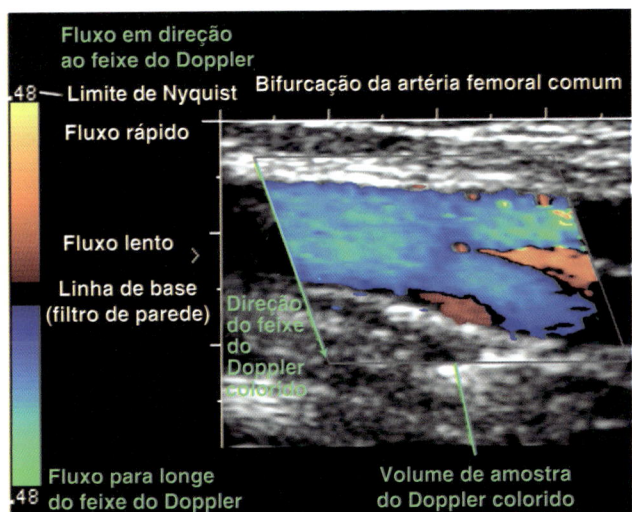

Figura 54.8 Imagem do Doppler colorido. Essa imagem do Doppler colorido mostra a bifurcação da artéria femoral comum. O mapa de cores no lado esquerdo da imagem mostra o vermelho como a cor dominante acima da linha de base, indicando o fluxo na direção do feixe do Doppler. O azul é a cor dominante abaixo da linha de base, indicando fluxo para longe da direção do feixe do Doppler. As velocidades de fluxo mais altas são exibidas em cores mais brilhantes, passando para amarelo na orientação "em direção a" e para verde na orientação "para longe" do feixe do Doppler. O volume da amostra do Doppler colorido é indicado na imagem por uma moldura angular (paralelogramo). A orientação do feixe de ultrassonografia do Doppler colorido é exibida pelos lados angulares da moldura. O deslocamento médio do Doppler é determinado apenas dentro da moldura e é exibido na cor apropriada, se houver. A imagem de fundo é exibida em escala de cinza.

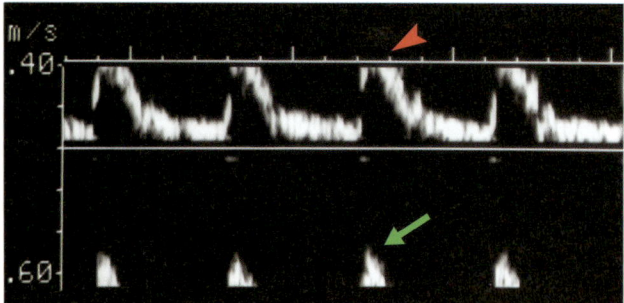

Figura 54.10 *Aliasing* **no Doppler espectral.** Os picos de alta velocidade da exibição do Doppler espectral são cortados na parte superior (*ponta de seta vermelha*), "enrolados" e exibidos na parte inferior (*seta verde*) da exibição espectral. A escala do Doppler espectral à esquerda é definida com um limite de Nyquist de 0,40 m/s, muito baixo para as velocidades de pico encontradas dentro do vaso sanguíneo examinado. O *aliasing*, nesse caso, pode ser corrigido aumentando-se a escala na orientação "em direção a" ou diminuindo-se a linha de base.

podem ser transmitidos (a *frequência de repetição do pulso* [FRP]) é limitada pela profundidade do vaso interrogado. Os vasos mais profundos precisam de mais tempo para que o feixe de ultrassonografia viaje até o vaso e para que o eco retorne. Para evitar *aliasing*, a FRP deve ser pelo menos duas vezes a frequência do sinal a ser detectado. A frequência máxima que pode ser detectada com precisão sem *aliasing* é chamada de *limite de Nyquist* e é igual à metade da FRP. O limite de Nyquist é exibido na parte superior e inferior da escala do Doppler espectral e do mapa de cores. Em imagens de Doppler colorido, o *aliasing* pode ser útil e servir como um marcador de altas velocidades, associadas a estenose significativa. O *aliasing* pode ser eliminado pelo ajuste adequado da escala do Doppler e das configurações da linha de base, usando-se uma frequência de transmissão do Doppler mais baixa ou aumentando-se o ângulo do Doppler.

Ganho do Doppler incorreto. Quando o ganho do Doppler é definido muito baixo, as informações do Doppler podem ser perdidas e o fluxo sanguíneo pode não ser demonstrado. A imagem de Doppler colorido com ganho muito alto demonstra cor em áreas sem fluxo e ruído de cor aleatório. As configurações corretas de ganho são obtidas aumentando-se a configuração de ganho até que ruído apareça na imagem e, em seguida, diminuindo-se ligeiramente a configuração.

Erros de escala de velocidade. As configurações de faixa de velocidade muito altas podem obscurecer o fluxo de baixa velocidade, que é perdido no ruído e no filtro de parede, próximo à linha de base. Nessa situação, os vasos patentes, mas com fluxo muito lento, podem ser considerados trombosados. Por outro lado, quando as configurações da escala de velocidade são muito baixas, ocorre *aliasing*, que é corrigido ajustando-se as configurações de escala e linha de base.

Flash *colorido.* Qualquer movimento de um refletor em relação com o transdutor produz um deslocamento do Doppler (ver Figura 54.26, mais adiante). O movimento rápido do próprio transdutor pode produzir um deslocamento do Doppler e um *flash* de cor projetado sobre a imagem em escala de cinza. A maioria dos aparelhos de ultrassonografia com Doppler incorpora discriminadores de movimento que suprimem o *flash* colorido em áreas hiperecoicas, mas não em áreas hipoecoicas. O *flash* de cor é acentuado em cistos, vesícula biliar e outras estruturas não vasculares hipoecoicas. As configurações de alta sensibilidade de cor acentuam o *flash* colorido.

Artefato de vibração tecidual. A vibração do tecido pode produzir exibição de cores nos tecidos perivasculares, indicando fluxo onde nenhuma está presente. O artefato de vibração tecidual é produzido em áreas sem fluxo por sopros, fístulas arteriovenosas (FAVs) e *shunts*.

Movimento de líquidos. O sinal de cor pode ser produzido em imagens de Doppler colorido pelo movimento de outros líquidos que não o sangue. O movimento do líquido dentro dos cistos e do intestino pode ser mal interpretado como fluxo sanguíneo. A peristalse ureteral produz um jato de cor na bexiga que confirma a permeabilidade do ureter.

Ultrassonografia carotídea

Acidente vascular encefálico (AVE). Segue as doenças cardíacas e o câncer como uma das principais causas de morte nos EUA. O AVE é causado por êmbolos do coração ou de placas instáveis

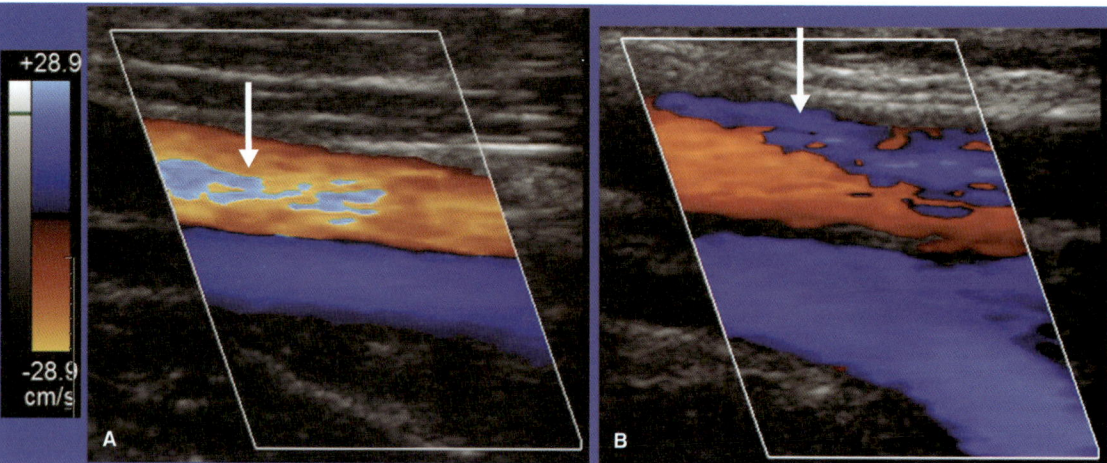

Figura 54.11 *Aliasing versus* **reversão do fluxo nas imagens com Doppler colorido.** O mapa de cores à esquerda mostra que o azul é a cor "na direção" e o vermelho é a cor "na direção contrária" ao transdutor. **A.** *Aliasing*. Essa imagem da artéria femoral comum (*em vermelho*) e da veia (*em azul*) mostra mancha azul (*seta*) na artéria femoral, representando *aliasing*. Observe que o azul na artéria é um tom claro circundado por um tom claro de amarelo. Quando a velocidade média do fluxo excede o limite de Nyquist, nesse caso, 28,9 cm/s, ocorre o *aliasing* e a exibição de cores muda para as cores mais claras na extremidade oposta da escala, nesse caso, de amarelo-claro para azul-claro. As velocidades médias mais altas na artéria femoral são alteradas e exibidas em azul-claro. **B. Inversão de fluxo.** Nessa imagem de artéria e veia femorais no mesmo paciente, mas obtida na fase final do ciclo cardíaco, a reversão normal do fluxo (*seta*) no início da diástole é exibida em azul-escuro envolto por uma fina borda preta. A verdadeira reversão do fluxo passa pela linha de base (mostrada na imagem como a borda preta) e envolve os tons de cor mais escuros.

nos vasos carotídeos ou estenose das artérias carótidas causadas por placas ateroscleróticas extensas. Por décadas, a imagem da carótida se concentrou em demonstrar a gravidade da estenose nas artérias carótidas como um determinante primário do risco de AVE e indicação de terapia. Mais recentemente, os estudos histológicos e de imagem também se concentraram na morfologia das placas nas artérias carótidas como um importante fator de risco para trombose e êmbolos que causam AVE isquêmico. Esses estudos resultaram no conceito de "placa vulnerável".

O North American Symptomatic Carotid Endarterectomy Trial (NASCET, 1991) demonstrou benefício significativo da endarterectomia em pacientes sintomáticos apropriados com estenose de 70 a 90% da ACI. O Asymptomatic Carotid Atherosclerosis Study (1995) mostrou o benefício da endarterectomia, com redução do risco de AVE, em pacientes assintomáticos com estenose superior a 60% da ACI. O implante de *stent* carotídeo e a angioplastia carotídea são tratamentos adicionais para a estenose carotídea. Os avanços no tratamento medicamentoso também se mostraram eficazes na redução do risco de AVE e na prevenção da progressão da gravidade da estenose carotídea. O tratamento medicamentoso inclui estatina de potência moderada a alta, controle rígido dos níveis de lipoproteína de baixa densidade (LDL), controle da hipertensão sistólica e diastólica, controle do diabetes melito e cessação do tabagismo.

A ultrassonografia com Doppler, a angiografia por ressonância magnética (angioRM) e a angiografia por tomografia computadorizada (angioTC) são os principais métodos de imagem usados para avaliação da doença aterosclerótica nas artérias carótidas. A ultrassonografia com Doppler tem as vantagens de maior disponibilidade, menor custo e ausência de radiação ionizante e de necessidade de meio de contraste intravenoso. Cada modalidade pode determinar a gravidade da estenose e demonstrar características de vulnerabilidade da placa. A ressonância magnética (RM) com contraste é atualmente a modalidade mais sensível para o diagnóstico da vulnerabilidade da placa. A United States Preventive Services Task Force (2015) não recomenda nenhum tipo de rastreamento de estenose da artéria carótida em adultos assintomáticos. No entanto, a ultrassonografia com Doppler é recomendada para detecção de doença carotídea em adultos sintomáticos. Os sintomas incluem ataque isquêmico transitório, AVE ou outros sinais ou sintomas neurológicos. O rastreamento de indivíduos assintomáticos para doença aterosclerótica carotídea permanece controverso.

Anatomia carotídea. A ACC direita surge da bifurcação da artéria inominada e a esquerda, do arco aórtico. As ACC ascendem anterolateralmente no pescoço, medialmente à veia jugular e lateralmente à tireoide. Cada artéria mede 6 a 8 mm de diâmetro. A ultrassonografia da ACC demonstra as três camadas da parede normal do vaso: a íntima ecogênica, a média hipoecoica e a adventícia ecogênica. Em geral, a distância entre essas duas linhas ecogênicas (espessura da íntima-média) é menor que 1 mm. A ACC se dilata normalmente no bulbo carotídeo comum e se bifurca em ACI e ACE, próximo ao ângulo da mandíbula. De modo geral, a ACE assume um curso antero*medial* em 70% das pessoas. Ela se sobrepõe à ACI em 20% dos pacientes, sendo lateral a ela em 10%. A ACE emite ramos que suprem a cabeça e a face. Mede de 3 a 4 mm de diâmetro. A ACI assume um curso postero*lateral* após o bulbo carotídeo e mede 5 a 6 mm de diâmetro. A parede arterial entre a ACI e a ACE em sua origem é o divisor de fluxo. A artéria vertebral (AV) surge como o primeiro ramo da artéria subclávia, sobe através dos forames transversos das vértebras C6 a C2 e cruza o arco posterior de C1 para entrar no forame magno e formar a artéria basilar. As características ultrassonográficas que auxiliam na diferenciação da ACI e da ACE estão listadas na Tabela 54.3. As formas de onda do Doppler das artérias carótidas normais são mostradas na Figura 54.12.

Técnica. O American Institute of Ultrasound in Medicine fornece diretrizes para o exame de ultrassonografia carotídea

TABELA 54.3 Artéria carótida interna *versus* artéria carótida externa.

■ ARTÉRIA CARÓTIDA INTERNA	■ ARTÉRIA CARÓTIDA EXTERNA
Maior (6 mm de diâmetro)	Menor (3 a 4 mm de diâmetro)
Sem ramos	Com ramos
Normalmente posterolateral	Normalmente anteromedial
Cursos posteriormente para a mastoide	Percorre anteriormente para a face
Padrão de fluxo de baixa resistência	Padrão de fluxo de alta resistência
Bulbo carotídeo na origem	Manobra de "toque temporal"

usando imagem em escala de cinza, análise espectral do Doppler e imagem de Doppler colorido. As carótidas comuns, internas, externas e as artérias vertebrais são examinadas tão completamente quanto possível. As frequências do transdutor > 5 MHz devem ser usadas para as imagens em escala de cinza e > 3 MHz para análise de fluxo do Doppler. As placas ateroscleróticas são documentadas quanto a sua extensão, localização e características, com atenção especial à identificação de "placas vulneráveis". O Doppler colorido é usado para detectar áreas de estreitamento e selecionar locais para a avaliação do Doppler espectral. As medições da velocidade do fluxo sanguíneo são documentadas em, pelo menos, um local na ACC, na ACE e na artéria vertebral (AV) e em dois na ACI. As velocidades máximas de pico sistólica e diastólica são registradas para ambas as ACI. A direção do fluxo sanguíneo em cada AV é registrada.

Avaliação da placa. As placas carotídeas são mais comumente encontradas dentro de 2 cm da bifurcação carotídea. A lesão do endotélio vascular resulta na deposição de uma estria gordurosa na parede da artéria. O crescimento da placa resulta da deposição progressiva de lipídios, proliferação de células musculares lisas, inflamação, neovascularização e migração de fibrócitos.

Espessura da íntima-média. É um índice da presença de aterosclerose e um determinante do risco de AVE (Figura 54.13). A espessura da íntima e da média é medida na parede da ACC, do bulbo carotídeo e da ACI. A espessura normal é inferior a 1 mm, estando um espessamento maior que esse associado ao envelhecimento, bem como ao aumento do risco de AVE e doença cardíaca isquêmica. As medições seriadas da espessura da parede vêm sendo usadas para monitorar a resposta clínica a tratamentos específicos para aterosclerose.

"Placa vulnerável". Estudos histológicos mostram que as placas ateroscleróticas com tendência à ruptura têm morfologia distinta. Um núcleo necrótico rico em lipídios é coberto por uma capa fibrosa inflamada e fina. As placas mostram neovascularização intimal, fissuras na capa fibrosa e têm uma contagem alta de macrófagos. Elas podem ter hemorragia intraplaca. As placas com essa morfologia nas artérias carótidas estão sujeitas a ruptura, trombose e embolização, levando a AVE. As placas semelhantes nas artérias coronárias podem causar angina instável, infarto do miocárdio e morte súbita. A ruptura da capa fibrosa expõe o núcleo da matriz lipídica altamente trombogênica a plaquetas ativadas e fatores de coagulação, que levam à trombose. A ultrassonografia de alta resolução mostra um núcleo lipídico ecolucente (Figura 54.14). A capa fibrosa pode ser evidente como uma membrana fina e ecogênica. A necrose lipídica progressiva resulta na placa que parece cada vez mais heterogênea. Quanto maior a placa, maior o risco de ruptura e AVE. À medida que a placa aumenta de tamanho, as forças de cisalhamento do fluxo sanguíneo causam episódios repetidos de fissuras e hemorragias intraplacas, com cicatrização nos intervalos.

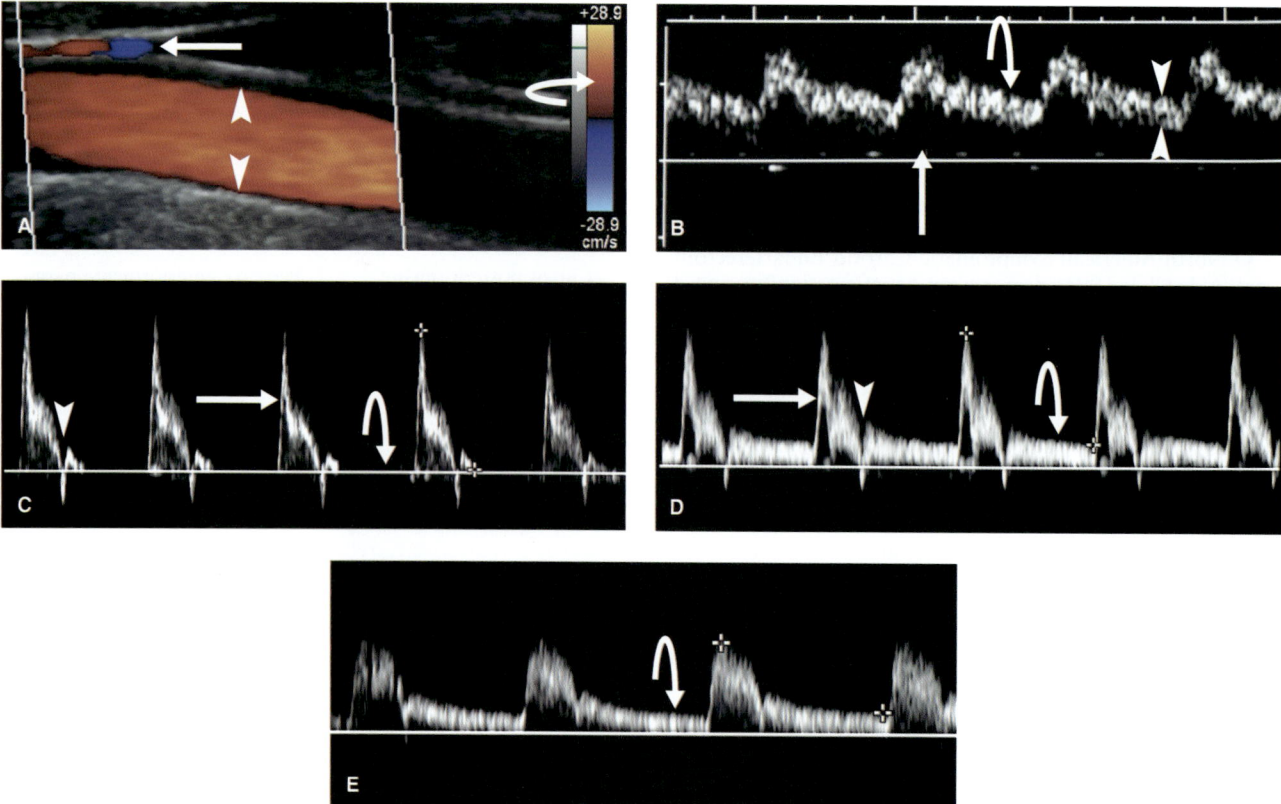

Figura 54.12 Formas das ondas do Doppler das carótidas normais. A. Artéria carótida comum. A correlação com o mapa de cores à direita mostra que o fluxo sanguíneo em direção ao transdutor (*seta curva*) é vermelho, misturando-se com a cor amarela, confirmando o fluxo sanguíneo em direção à cabeça. A cor que se estende de parede a parede (*pontas de seta*) confirma o fluxo sanguíneo em todo o lúmen do vaso. A cor mais brilhante, mesclando-se ao amarelo em direção ao meio do lúmen, confirma o fluxo laminar normal. O movimento da parede do vaso causado por sua pulsação normal resulta em cor artificial fora do lúmen do vaso (*seta reta*). Essa aparência é normal para a ACC, a ACI e a ACE, com exceção da reversão do fluxo normal no bulbo da ACI, conforme mostrado na Figura 54.6. **B. Artéria carótida interna.** A forma de onda normal é de baixa resistência, como demonstrado por altas velocidades de fluxo mantidas ao longo da diástole (*seta curva*), fornecendo ao cérebro um fluxo sanguíneo constante durante todo o ciclo cardíaco. O espectro estreito (*entre as pontas de seta*) e a janela sistólica limpa (*seta reta*) são características do fluxo sanguíneo laminar. **C. Artéria carótida externa.** A forma de onda normal é de alta resistência, com movimento acentuado para cima no início da sístole (*seta reta*) e pouco ou nenhum fluxo sanguíneo durante a diástole (*seta curva*). Uma incisura diastólica precoce (*ponta de seta*) é comum e normal. **D. Artéria carótida comum.** A forma de onda normal mostra características da ACI e da ACE. Aproximadamente 70% do fluxo sanguíneo da ACC vai para a ACI. O movimento ascendente sistólico (*seta reta*) é acentuado, semelhante ao da ACE. O fluxo para a frente é mantido em velocidade relativamente alta ao longo da diástole (*seta curva*), semelhante ao da ACI. Uma incisura diastólica precoce (*ponta de seta*) está presente, semelhante à da ACE. **E. Artéria vertebral.** A forma de onda normal do Doppler é de baixa resistência, semelhante à da ACI, com fluxo direto mantido ao longo da diástole (*seta curva*).

Hemorragia. Dentro da placa carotídea aumenta ainda mais o risco de ruptura da placa e AVE. No entanto, a hemorragia intraplaca na ultrassonografia não altera de maneira significativa a aparência ecolucente da placa vulnerável.

Ulceração. É uma complicação grave das placas carotídeas vulneráveis. Ela aumenta o risco de trombose, oclusão carotídea, embolia e AVE. As placas ulceradas mostram uma superfície irregular da placa com depressão focal (Figura 54.15). Os recessos de 2 mm de profundidade e 2 mm de comprimento podem estar ulcerados. O Doppler colorido costuma mostrar fluxo reverso no nível do recesso. A ultrassonografia tridimensional pode melhorar a detecção de ulceração.

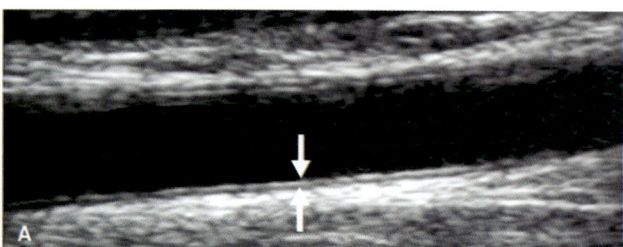
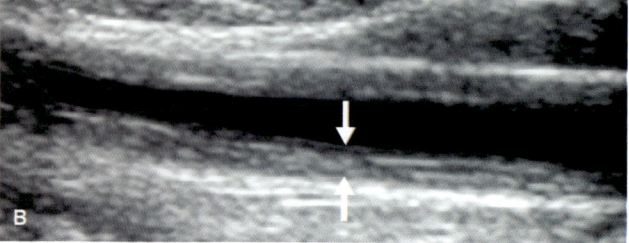

Figura 54.13 Espessura da íntima – média. A. Normal. A espessura normal do complexo mediointimal (*entre as setas*) é menor que 1 mm. A íntima normal tem uma superfície luminal lisa e bem definida. **B. Espessada.** O espessamento do complexo mediointimal (*entre as setas*) é indicativo de aterosclerose e está associado ao aumento do risco de acidente vascular encefálico e doença cardíaca isquêmica. Nesse caso, o complexo mediointimal mede 3 mm.

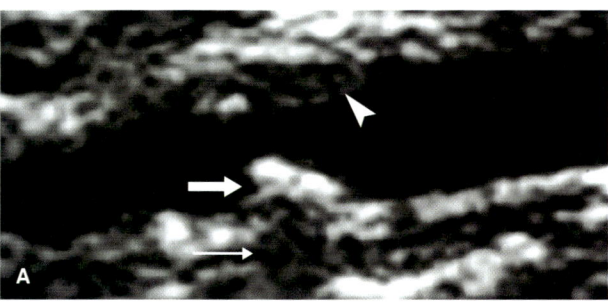
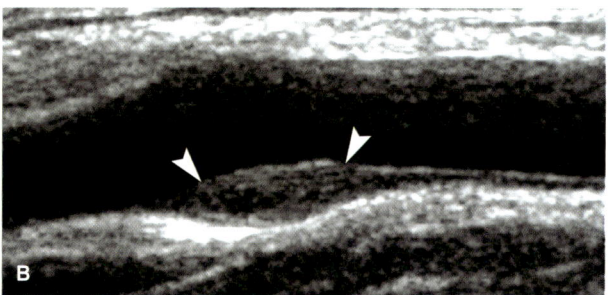

Figura 54.14 **Placa vulnerável. A.** A ACI está seriamente estreitada por duas placas. A placa superior (*ponta de seta*) pode ser considerada uma placa vulnerável de alto risco, porque seu núcleo é ecolucente, consistente com lipídios ou hemorragia. A placa inferior (*seta espessa*) está fortemente calcificada e pode ser considerada uma placa estável, embora contribua de maneira significativa para o estreitamento do lúmen. A placa calcificada projeta uma sombra acústica (*seta fina*). **B.** Imagem do terço médio da ACI mostra a aparência típica de uma placa vulnerável (*pontas de seta*) com núcleo hipoecoico e membrana de cobertura ecogênica fina. A ligeira heterogeneidade do núcleo é atribuível à necrose lipídica.

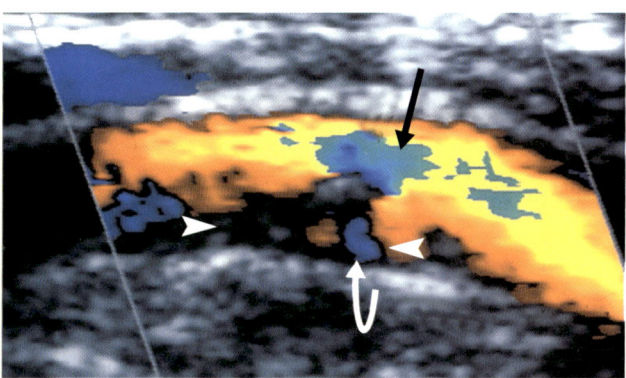

Figura 54.15 **Placa ulcerada.** A imagem com fluxo colorido da ACI demonstra uma placa heterogênea (*entre as pontas de seta*) com um vórtice de reversão do fluxo de cor estendendo-se para a placa (*seta curva*). Isso representa uma úlcera comprovada por angiografia. A área de mudança de cor azul-esverdeada (*seta preta*) representa *aliasing* devido ao aumento da velocidade do fluxo causado pela estenose.

Calcificação das placas carotídeas. É comum, mas não aumenta diretamente o risco de AVE. No entanto, pode causar sombra acústica e bloquear a avaliação do Doppler, bem como a visualização angiográfica da estenose carotídea. A presença de placa calcificada é um marcador bem estabelecido de doença cardiovascular significativa.

Estenose carotídea. A ultrassonografia com Doppler colorido está bem estabelecida na triagem da estenose carotídea, com sensibilidade e especificidade superiores a 90%. No entanto, estudos devem ser realizados com os mais altos padrões de qualidade, com equipamentos adequados para alcançar resultados confiáveis.

Estenose da ACI. Existe uma variedade de critérios para classificar a estenose da ACI, incluindo VPS, velocidade diastólica final (VDF) e relação VPS ACI para ACC (Tabela 54.4 e Figura 54.16). O mapeamento do fluxo em cores da ACI ajuda a identificar áreas suspeitas de alto fluxo (*aliasing*), encurtando de maneira significativa o tempo de exame. A VPS é o parâmetro mais preciso para uma estenose maior que 50% e menor que 90%. Uma estenose menor que 50% é graduada com mais precisão na escala de cinza e na imagem de fluxo em cores no plano transversal. Com estenose de aproximadamente 50%, são observados o alargamento da forma de onda espectral da ACI e um leve aumento na VPS. Acima de 90 a 95% de estenose, a VPS cai, à medida que a estenose se aproxima da oclusão. A razão ACI/ACC é mais útil quando as velocidades na ACC estão anormais (Tabela 54.5). A VDF (> 100 cm/s) ajuda a distinguir graus altos de graus menores de estenose (Figura 54.17). Desde o estudo NASCET, muitos pesquisadores publicaram critérios revisados para classificar a estenose da ACI. Esses estudos demonstram a grande variabilidade entre os laboratórios vasculares. A maioria dos laboratórios vasculares na América do Norte adotou os critérios NASCET (porcentagem de estenose) para classificar a doença carotídea. Como o diâmetro do lúmen da ACI distal varia entre indivíduos normais e é afetado pela pressão de perfusão, muitos pesquisadores acreditam que o diâmetro do lúmen residual é mais preciso e melhor preditor de AVE. Um diâmetro do lúmen residual de < 1,5 mm sugere uma estenose

TABELA 54.4 Painel de consenso da Society of Radiologists in Ultrasound para critérios de ultrassonografia em escala de cinza e Doppler, no que se refere à estenose da artéria carótida.

■ GRAU DE ESTENOSE (%)	■ VPS NA ACI (cm/s)	■ ESTIMATIVA DA PLACA (%)	■ RELAÇÃO DA VPS ACI/ACC	■ VDF NA ACI (cm/s)
Normal	< 125	Nenhuma	< 2	< 40
< 50	< 125	< 50	< 2	< 40
50 a 69	125 a 230	≥ 50	2 a 4	40 a 100
≥ 70, mas < perto da oclusão	> 230	≥ 50	> 4	> 100
Quase oclusão	Alta, baixa ou indetectável	Visível	Variável	Variável
Oclusão total	Indetectável	Visível, nenhum lúmen detectável	Não aplicável	Não aplicável

ACC, artéria carótida comum; ACI, artéria carótida interna; VDF, velocidade diastólica final; VPS, velocidade de pico sistólico. (De Grant EG, Benson CB, Moneta GL *et al*. Carotid artery stenosis: grayscale and Doppler ultrasound diagnosis – Society of Radiologists in Ultrasound consensus conference. *Ultrasound Q* 2003;19:190-198.)

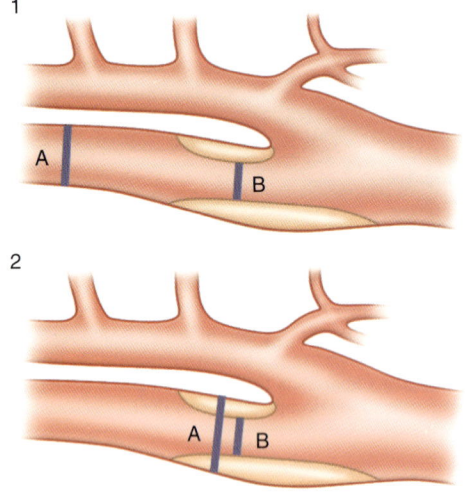

Figura 54.16 Porcentagem de estenose carotídea. É determinada pela razão do diâmetro carotídeo *A* menos o diâmetro carotídeo *B*, dividido pelo diâmetro carotídeo *A* (% estenose carotídea = [*A* − B]/*A* × 100%). **1.** O *North American Symptomatic Carotid Endarterectomy Trial* (NASCET) definiu o diâmetro *A* como aquele normal da artéria carótida interna a jusante do bulbo carotídeo. **2.** A definição tradicional de diâmetro *A*, usada pelo *European Carotid Stenosis Trial* (ECST), é o diâmetro normal do bulbo carotídeo. A maioria dos laboratórios usa hoje em dia o método NASCET para definir a estenose carotídea.

hemodinamicamente significativa na maioria dos pacientes. Por exemplo, um diâmetro de lúmen residual de 1,5 mm representa uma estenose de 75%, pelo NASCET, se o lúmen distal medir 6 mm, mas apenas uma estenose de 62% se for de 4 mm. Cada laboratório de ultrassonografia vascular deve desenvolver seus próprios critérios que se correlacionem com a angiografia convencional, a angiografia por RM, a angiografia por TC, os dados de resultados clínicos e a sensibilidade e especificidade desejadas em sua instituição. Devido à falta de padronização da realização dos exames carotídeos, a Society of Radiologists in Ultrasound desenvolveu, em 2003, um consenso, que serve como um guia útil. Suas conclusões são mostradas na Tabela 54.4.

TABELA 54.5 Causas de velocidades anormais na artéria carótida comum (ACC).

■ VELOCIDADES SIMÉTRICAS DA ACC	
■ BAIXA BILATERAL < 50 cm/s	■ ALTA BILATERAL > 100 cm/s
Baixo débito cardíaco Insuficiência cardíaca congestiva Cardiomiopatia Derrame pericárdico	Alto débito cardíaco Hipertensão Hipertireoidismo Bradicardia
Artérias de diâmetro largo	Artérias de diâmetro estreito

■ VELOCIDADES ASSIMÉTRICAS DA ACC	
■ BAIXA UNILATERAL < 50 cm/s	■ ALTA UNILATERAL > 100 cm/s
Estenose proximal grave	Técnica (p. ex., vaso tortuoso)
Estenose distal grave ou oclusão	Estenose da ACC
ACC de diâmetro largo	ACC de diâmetro estreito
Estenose de segmento longo	Estenose grave contralateral

Estenose da ACC. A velocidade normal na ACC é de 50 a 100 cm/s na população com mais de 50 anos, não existindo critérios de velocidade específicos para classificar a estenose na ACC. No entanto, muitos laboratórios vasculares usam os parâmetros da ACI (ver Tabela 54.4). Com a escala de cinza e a imagem de fluxo em cores, uma *razão da VPS* pode ser usada para estimar o percentual de estenose. A velocidade na estenose é dividida pela velocidade proximal à estenose (Tabela 54.6). Se houver uma estenose significativa na porção proximal da ACC ou em sua origem, a ACC distal pode ter uma forma de onda *tardus-parvus* (Figura 54.18).

Estenose da ACE. Como a ACE supre predominantemente a face, o grau de estenose (ou oclusão) não afeta o manejo clínico ou a avaliação de AVE. No entanto, uma estenose significativa da ACE pode alterar a forma de onda da ACC e causar velocidades de fluxo elevadas na ACI. Uma estenose da ACE de alto grau pode causar sopro no pescoço.

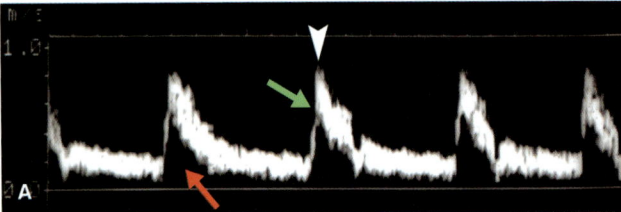

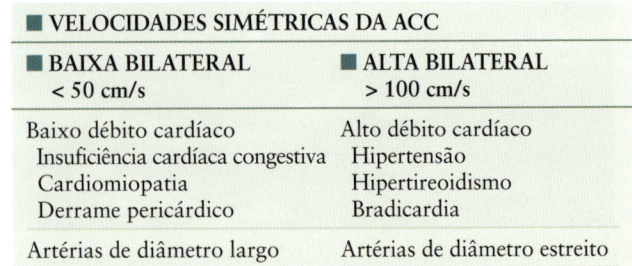

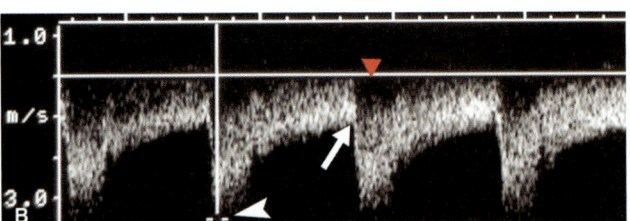

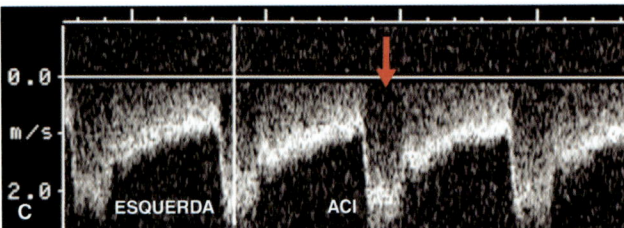

Figura 54.17 Estenose da artéria carótida interna – achados do Doppler espectral. A. A forma de onda do Doppler espectral normal da artéria carótida comum imediatamente proximal à bifurcação mostra uma VPS normal (*ponta de seta*) de 0,86 cm/s. Observe o aumento quase vertical (*seta verde*) para o pico da sístole. A clara "janela sistólica" (*seta vermelha*) indica fluxo laminar normal dentro da ACC. Compare com a forma de onda *tardus-parvus* na Figura 54.18. **B.** A forma de onda obtida do lúmen estreito da ACI adjacente a uma placa proeminente mostra uma VPS (*ponta de seta*) de 3,57 m/s, com uma razão ACI/ACC calculada de 4,15. A velocidade diastólica final (VDF) (*seta branca*) é 1,25 m/s. Esses achados indicam estenose grave (> 70% de estenose de diâmetro). Observe o alargamento do espectro do Doppler, com preenchimento parcial da janela sistólica (*seta vermelha*), indicativo de fluxo turbilhonado. **C.** A forma de onda obtida na ACI a jusante da placa mostra maior alargamento espectral (*seta vermelha*), indicativo de turbulência. A VPS permanece alta, em 2,70 m/s.

TABELA 54.6 Razão da velocidade sistólica de pico para estimar a porcentagem de estenose arterial.

■ TAXA DE VELOCIDADE	■ ESTENOSE DO DIÂMETRO (%)
2:1	50
3,5:1	75
7:1	90

Estenose da artéria vertebral (AV). Não existem parâmetros de velocidade bem estabelecidos para a determinação da estenose da AV. Como o tratamento é limitado e a origem e o tamanho da AV são muito variáveis, a detecção de estenose não é clinicamente útil. De modo geral, a análise se limita a confirmar a presença e a direção normal do fluxo sanguíneo.

Oclusão carotídea. O espectro clínico da trombose completa da ACI varia de totalmente assintomático até um AVE devastador e morte. A oclusão assintomática pode ter um curso relativamente benigno, ao passo que as oclusões sintomáticas estão associadas a um risco maior de AVE no futuro.

A *oclusão da ACC* é facilmente identificada no Doppler colorido e espectral. Nenhuma forma de onda espectral ou fluxo de cor pode ser obtido na ACC. O trombo ecogênico costuma ser visto preenchendo o lúmen. Em geral, o fluxo anterógrado está presente na ACI ipsilateral, secundário ao fluxo retrógrado através da ACE, para a bifurcação carotídea e para a ACI. Nessa situação, a análise espectral demonstra fluxo reverso na ACE.

A *oclusão da ACI* será sugerida quando nenhum fluxo for identificado no vaso, na análise espectral e na imagem de fluxo colorido (Figura 54.19). Na escala de cinza, o diâmetro da ACI pode ser pequeno e preenchido pelo trombo ecogênico. Um breve pulso sistólico (seguido de uma reversão de fluxo) costuma estar presente na extremidade proximal da obstrução devido ao "baque" do sangue contra a oclusão (chamado de "fluxo pulsante"). A forma de onda da ACC tem um padrão de fluxo de alta resistência, com velocidade de fluxo diastólico reduzida, mais característico da ACE. Esse padrão é chamado, com frequência, de "externalização da ACC" (Figura 54.19). Se o paciente tiver uma circulação colateral da ACE ipsilateral

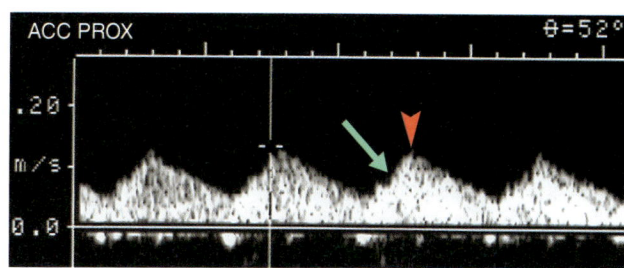

Figura 54.18 Forma de onda *tardus-parvus.* A forma de onda *tardus-parvus* é comumente demonstrada no Doppler espectral a jusante de uma estenose arterial significativa. *Tardus* refere-se à aceleração sistólica inicial retardada ou prolongada (*seta verde*). *Parvus* se refere à amplitude diminuída e ao arredondamento do pico sistólico (*ponta de seta vermelha*). Essa forma de onda foi obtida na ACC proximal em um paciente com estenose grave comprovada por angiografia na origem da ACC.

para a ACI intracraniana, a ACC pode não ser externalizada. Nessa circunstância, a forma de onda da ACE torna-se de baixa resistência ou semelhante à ACI, frequentemente chamada de "*internalização da ACE*", porque então supre o parênquima cerebral (Figura 54.20). A diferenciação de uma ACE internalizada de uma ACI patente é feita com mais segurança pela identificação dos ramos da ACE.

Quase oclusão da ACI. A distinção entre a oclusão total da ACI e o fluxo de gotejamento é de importância crítica. Os pacientes com fluxo de gotejamento são candidatos à endarterectomia carotídea, mas não aqueles com oclusão total. Apesar dos avanços na ultrassonografia da carótida, 5 a 7% do fluxo de gotejamento não são detectados em imagens em escala de cinza, Doppler espectral, Doppler colorido ou *power* Doppler. Portanto, a imagem confirmatória com angiografia por cateter, angioTC ou angioRM ainda é recomendada para excluir um sinal de fluxo filiforme, quando o Doppler sugere oclusão.

Oclusão da artéria vertebral. Limita a circulação colateral através do círculo de Willis e pode tornar os graus menores de estenose da ACI clinicamente mais significativos. A oclusão da artéria vertebral também pode produzir sintomas de insuficiência vertebrobasilar, como dificuldades de equilíbrio, andar e engolir. Nenhum tratamento está disponível.

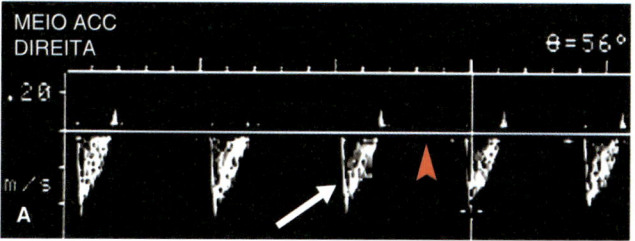

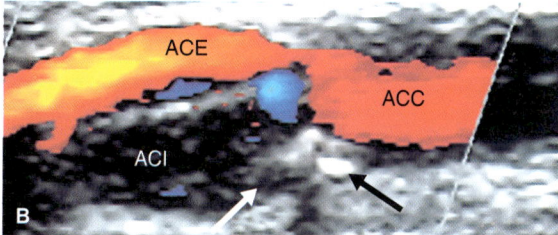

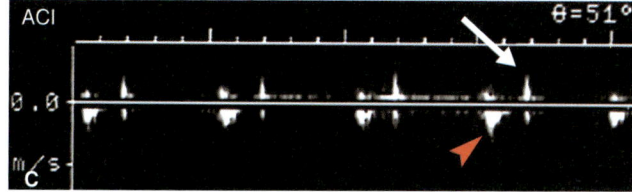

Figura 54.19 Oclusão da artéria carótida interna. **A.** A forma de onda do Doppler espectral (*seta branca*) no meio da ACC ilustra a "externalização" da ACC. A forma de onda da ACC é semelhante à forma de onda da ACE de alta resistência. Observe a ausência de fluxo direto durante a diástole (*ponta de seta vermelha*). **B.** Imagem longitudinal com Doppler colorido da bifurcação carotídea mostra fluxo sanguíneo na artéria carótida comum (*ACC*) e na *ACE*, mas nenhum fluxo na *ACI*, que está preenchida por um trombo ecogênico. Uma placa proeminente parcialmente calcificada (*setas*) está evidente no bulbo carotídeo interno. **C.** A forma de onda do Doppler espectral da ACI na extremidade proximal da oclusão mostra o fluxo bidirecional típico. O fluxo anterógrado (*ponta de seta vermelha*) atinge a oclusão, resultando na reversão do fluxo (*seta branca*). Durante a varredura, pode ser ouvido um "baque" audível na carótida.

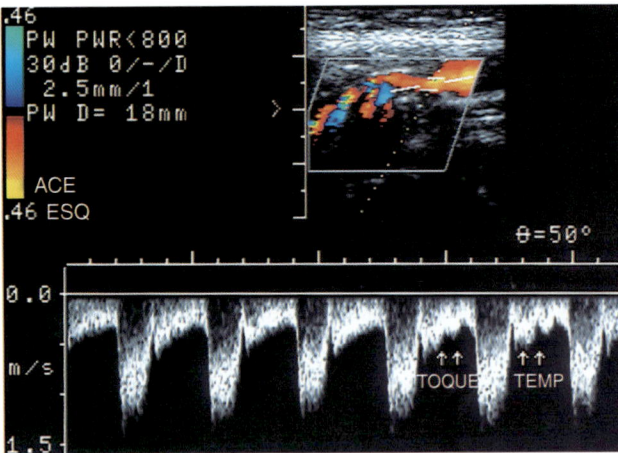

Figura 54.20 "Internalização" da artéria carótida externa. O Doppler colorido e espectral demonstra a forma de onda da "internalização" da ACE devido à oclusão da ACI. A artéria carótida externa fornece fluxo colateral para a artéria carótida interna, intracranialmente, contornando a ACI ocluída no pescoço. O toque temporal (*setas*) confirma que a artéria visualizada é a ACE. A artéria temporal superficial (um ramo da ACE) é palpada sobre o osso temporal. Uma batida suave na artéria é transmitida à ACE e exibida em sua forma de onda como uma série de pequenos picos.

Síndrome do roubo da subclávia.

Resulta da oclusão da artéria inominada ou subclávia, ou estenose grave, proximal à origem da artéria vertebral. Nessa circunstância, o braço ipsilateral recebe sangue da ACC, pelo círculo de Willis, e desce pela artéria vertebral, revertendo parcial ou totalmente seu fluxo. Com o roubo oculto, o Doppler espectral mostra fluxo predominantemente anterógrado na artéria vertebral, com desaceleração mesossistólica e fluxo reverso apenas no final da sístole. O roubo parcial mostra o fluxo parcialmente invertido no Doppler espectral. O roubo completo mostra fluxo reverso na artéria vertebral ao longo do ciclo cardíaco (Figura 54.21). Os achados do Doppler no roubo da subclávia são acentuados quando o paciente exercita o braço afetado. Os pacientes podem apresentar sintomas de insuficiência vertebrobasilar e dor no braço com o exercício. Além da aterosclerose, o roubo da subclávia pode resultar de traumatismo ou malignidade.

Armadilhas comuns.

O que se segue pode levar a erros na execução e interpretação da ultrassonografia com Doppler da carótida.

Ângulo de insonação. Certifique-se de que o ângulo de insonação seja inferior a 60°. A análise espectral com ângulos > 60° causa grandes erros no cálculo da velocidade. Os ângulos de insonação de 45 a 60° podem ser obtidos na maioria dos casos com a manipulação do transdutor pelo operador.

Vasos tortuosos e estreitos. O padrão de fluxo laminar é interrompido quando o sangue flui por uma curva fechada. O relato da velocidade mais alta na curva externa em um vaso tortuoso pode superestimar o grau de estenose ou sugerir falsamente uma estenose quando nenhuma estiver presente. Os volumes de amostra do Doppler espectral devem ser colocados longe da parede do vaso e dentro da zona de velocidade máxima de fluxo, conforme mostrado pelo Doppler colorido.

Bulbo carotídeo. Em geral, a reversão normal do fluxo é observada no bulbo carotídeo oposto ao divisor de fluxo (ver Figura 54.6), o que não deve ser confundido com fluxo patológico.

Placa calcificada. A calcificação densa pode impossibilitar a obtenção de velocidades em porções da ACI devido ao sombreamento acústico. Como resultado, uma estenose significativa pode não ser detectada. A imagem de fluxo em cores é útil nessa situação. Se o fluxo de cor para dentro e para fora por trás da placa for homogêneo, é improvável a presença de uma estenose significativa. No entanto, se o fluxo proximal à placa for homogêneo e o fluxo distal à placa mostrar turbulência, deve-se suspeitar de uma estenose significativa.

Estenose carotídea unilateral de alto grau. Pode resultar em velocidades de fluxo elevadas na ACC e na ACI contralateral. O fluxo está aumentado e as velocidades elevadas para manter a perfusão cerebral.

Estenose bilateral da ACI. Causa alterações fisiológicas do fluxo que dificultam a determinação de qual lado representa a doença mais significativa.

Lesões em tandem. A presença de mais de uma lesão estenótica de alto grau pode levar a erros de interpretação. Uma lesão intracraniana significativa da ACI causa redução da VPS com ausência de fluxo diastólico na porção cervical da ACI. De maneira alternativa, uma lesão proximal significativa da ACC diminui a VPS e aumenta o fluxo diastólico. Em qualquer circunstância, uma estenose na ACI cervical pode ser subestimada.

Confusão entre a ACE e a ACI, quando esta encontra-se ocluída. Lembre-se de que a forma de onda da ACE pode ser internalizada devido ao fluxo colateral. Use a manobra de toque temporal e procure vasos ramificados para identificar a ACE (ver Figura 54.20).

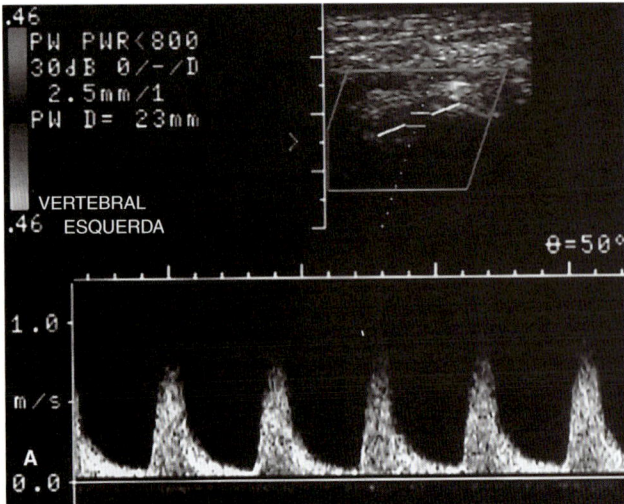

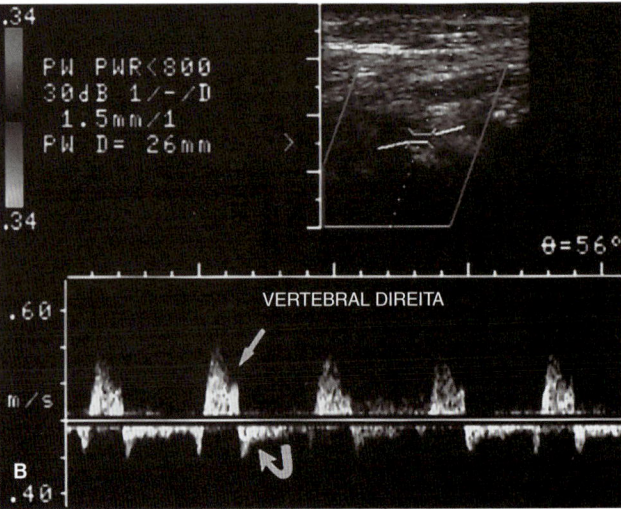

Figura 54.21 Roubo da subclávia. A. O fluxo é invertido na artéria vertebral esquerda (o fluxo sai do cérebro). **B.** O roubo parcial da subclávia, em outro paciente, resulta em fluxo reverso durante a sístole (*seta*) e fluxo anterógrado durante a diástole (*seta curva*).

Quase oclusão da ACI. À medida que a ACI se aproxima da oclusão, a VPS e a VDF podem se aproximar do normal. A gravidade da estenose pode ser grosseiramente subestimada se a escala de cinza e a imagem de fluxo em cores não forem realizadas.

*Formas de onda **tardus-parvus**.* São tipicamente vistas distais a uma estenose arterial grave. A aceleração sistólica está atrasada e a VPS está diminuída (ver Figura 54.18). O movimento sistólico ascendente está achatado e o pico na velocidade sistólica máxima, arredondado. Os achados são mais pronunciados quando obtidos distais à estenose.

Baixa VPS em ambas as artérias carótidas comuns. Está associada à diminuição do débito cardíaco ou a um aneurisma da aorta torácica (ver Tabela 54.5). Se a VPS estiver extremamente baixa e acompanhada de fluxo ausente ou reverso durante a diástole, deve-se suspeitar de uma estenose ou oclusão distal de alto grau. As considerações adicionais com esse achado incluem dissecção carotídea, arterite, espasmo arterial intracraniano bilateral e pressão intracraniana elevada.

Pós-endarterectomia. Após a endarterectomia, as suturas da veia ou do enxerto podem permanecer visíveis ao longo da parede arterial, sendo comum uma artéria carótida patente no local da cirurgia. As complicações incluem reestenose (cerca de 10 a 15% no primeiro ano devido à hiperplasia da íntima), retalhos da íntima e estenoses associadas ao pinçamento cirúrgico. A ultrassonografia intraoperatória pode ser usada para avaliar o resultado cirúrgico antes do fechamento. Em geral, a forma de onda pós-endarterectomia tem um padrão de fluxo de alta resistência como a ACE. O fluxo turbulento é costuma ser observado devido à ausência do revestimento endotelial liso.

Colocação de stent *pós-carotídeo.* Altera a curva do Doppler espectral de maneira imprevisível. A ultrassonografia da carótida deve ser realizada imediatamente depois da colocação do *stent* para estabelecer uma linha de base. Uma alteração da linha de base no Doppler colorido serial e na análise espectral pode indicar reestenose.

Arterite de Takayasu (aortoarterite). Causa espessamento uniforme da parede de todas as artérias envolvidas. O lúmen está suavemente estreitado pelo espessamento da parede. A calcificação arterial é rara e mais comum na doença aterosclerótica, se presente. Podem ocorrer oclusão do vaso e dilatação aneurismática. A doença afeta mais comumente as artérias subclávias, o arco aórtico e a ACC.

Dissecção carotídea. Deve ser considerada em qualquer paciente com estenose da ACI com redução gradual ou oclusão dessa artéria, na ausência de placa aterosclerótica. A dissecção se origina de um rasgo na íntima, que permite que o sangue entre e disseque a parede arterial. O lúmen falso pode terminar às cegas, caso em que o sangue coagula e se torna um hematoma intramural, ou o lúmen falso pode se reconectar distalmente ao lúmen verdadeiro, permitindo que o sangue flua por dois canais. Em ambos os casos, o sangue na parede do vaso estreita o lúmen verdadeiro, reduzindo o fluxo e, possivelmente, levando à oclusão. A ultrassonografia demonstra um retalho fino ou espesso separando os dois lumens, estreitamento gradual e suave do lúmen verdadeiro e possível trombose do lúmen falso, do lúmen verdadeiro ou de ambos.

Lesão por radiação nas carótidas. Ocorre em partes das artérias expostas ao campo de radiação. A ultrassonografia mostra espessamento difuso e quase sempre sério da parede, com estreitamento do lúmen. O desenvolvimento de placas ateroscleróticas é acelerado, podendo ocorrer estenose significativa ou oclusão.

Displasia fibromuscular. Pode afetar as artérias carótidas, além das artérias renais. A clássica aparência de "colar de contas" é mais comum, embora também possa causar estenose de um segmento longo da ACI. Os pacientes tendem a ser mais jovens (25 a 50 anos) do que aqueles com doença aterosclerótica. Há predomínio feminino de 3 para 1.

Doença valvar cardíaca. A estenose aórtica significativa produz uma forma de onda *tardus-parvus* na aorta, que continua nas artérias carótidas. A insuficiência aórtica produz um *pulso bisférico*, com dois picos sistólicos proeminentes e uma queda mesossistólica na velocidade.

Vasos abdominais

Anatomia

Aorta abdominal. Entra no abdome através do hiato aórtico do diafragma e desce logo para a esquerda da linha média e anterior à coluna vertebral. Ela se bifurca nas artérias ilíacas comuns bilateralmente, aproximadamente no nível de L4. A aorta possui cinco ramos principais (Figura 54.22). Três se originam da sua porção ventral: o tronco celíaco, a artéria mesentérica superior e a artéria mesentérica inferior. As artérias renais direita e esquerda originam-se da aorta lateralmente. A aorta proximal mede 2,3 cm de diâmetro nos homens e 1,9 cm nas mulheres. Ela diminui progressivamente de sua extensão cranial à caudal. A análise espectral demonstra uma forma de onda trifásica. O Doppler colorido é útil para identificar trombos.

Veia cava inferior. A VCI segue em direção ao coração, à direita da linha média e à direita da aorta. Ao chegar ao fígado, a VCI fica contida em um sulco profundo em sua superfície posterior. Ela atravessa o diafragma e desemboca no átrio direito. Os ramos detectáveis à ultrassonografia incluem as veias hepáticas e renais. As veias renais são anteriores às artérias correspondentes e entram na VCI em ângulos retos. A veia renal esquerda é 3 vezes mais longa que a direita. As veias hepáticas entram na VCI pela superfície posterior do fígado. Existem muitas variações embriológicas da VCI, incluindo uma VCI interrompida que não se estende acima das artérias renais, uma VCI do lado esquerdo e uma VCI duplicada. A veia renal esquerda pode ser retroaórtica ou circum-aórtica. A análise espectral da VCI demonstra o padrão clássico em "dente de serra", devido às pulsações cardíacas e respiratórias, semelhantes às veias hepáticas. Distalmente, próximo às veias ilíacas comuns, há um padrão mais fásico, semelhante ao das extremidades proximais.

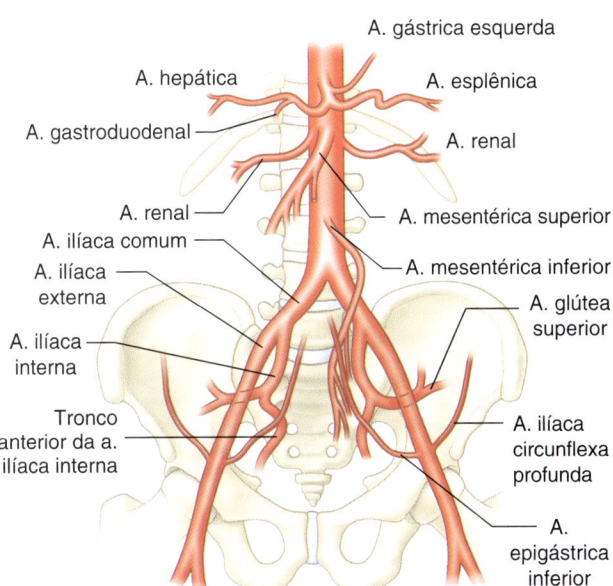

Figura 54.22 Aorta abdominal normal e anatomia dos ramos arteriais principais.

TABELA 54.7 Ruptura do aneurisma da aorta.

■ TAMANHO (cm)	■ TAXA DE RUPTURA (%)
< 4	10
4 a 7	25
7 a 10	45
> 10	60

Patologia

Aneurisma da aorta abdominal (AAA). Mais de 95% dos AAA envolvem a aorta infrarrenal. Os AAA que envolvem as artérias renais são muito mais difíceis de tratar. A maioria dos AAA são fusiformes e aumentam a uma taxa de 2 a 4 mm por ano. Em geral, a cirurgia é recomendada para aneurismas > 5 cm, com base nos dados de necropsia de taxas de ruptura de aneurisma mostrados na Tabela 54.7. As complicações adicionais incluem obstrução dos ureteres, compressão da VCI, infecção, trombose, dissecção e êmbolos distais. O tamanho do aneurisma, a taxa de crescimento, os fatores de risco clínicos e as taxas de morbidade e mortalidade do procedimento são fatores importantes na decisão do tratamento. As técnicas de endoprótese aórtica endovascular competem com a cirurgia como opção de tratamento.

A ultrassonografia com Doppler colorido é a modalidade de imagem de escolha para o diagnóstico e acompanhamento do AAA assintomático, uma vez que é altamente precisa e econômica. A aorta é avaliada do diafragma à bifurcação ilíaca, usando-se um transdutor de 3,5 a 5 MHz nos planos longitudinal e transversal. As limitações incluem obesidade do paciente, gases intestinais e dificuldade de identificar as origens das artérias renais. Um AAA é definido como um aumento focal da aorta maior que 3 cm no diâmetro anteroposterior (AP) (Figura 54.23). A dimensão AP da aorta deve ser medida nos planos transversal e longitudinal para garantir a precisão. Como muitas aortas ateroscleróticas são tortuosas, se medidas obliquamente, podem ocorrer erros de medição. A dimensão AP pode ser superestimada no plano transversal e subestimada no plano longitudinal. A largura e o comprimento do aneurisma também são relatados. A aorta normal em geral diminui de calibre, de sua porção proximal para distal. Se aumentar distalmente, é tecnicamente considerado aneurismático, independentemente da medida absoluta.

Trombo intraluminal. Em geral ele está presente e varia em aparência de hipo a hiperecoico (ver Figura 54.23 B). O Doppler colorido demonstra o tamanho do lúmen e o fluxo lento anormal, geralmente em redemoinho, associado à maioria dos AAAs. Os aneurismas inflamatórios apresentam um anel hipoecoico ao redor da aorta, correspondendo à fibrose perianeurismática.

Ruptura de um AAA. É uma emergência médica, com mortalidade de 50%, exigindo, portanto, diagnóstico e tratamento urgentes. A ultrassonografia costuma ser usada em situações de emergência para fazer esse diagnóstico. Os resultados incluem (Figura 54.24): (a) líquido heterogêneo ou hematoma periaórtico e retroperitoneal coagulado; (b) deformidade, com contorno irregular do AAA; (c) heterogeneidade e descontinuidade focal do trombo intraluminal; e (d) descontinuidade focal da parede externa do AAA.

AAA infectado (micótico). Aparece como um AAA irregular, com parede indistinta, edema perianeurismático e massa de tecidos moles perianeurismática, quase sempre em um paciente debilitado ou usuário de drogas com sinais clínicos de infecção.

AAA inflamatório. É um AAA aterosclerótico com parede fibrótica espessada e aderências perianeurismáticas e fibrose, que podem obstruir os ureteres e envolver estruturas adjacentes. O reparo do AAA inflamatório está associado ao aumento da morbidade e da mortalidade.

Dissecção da aorta abdominal. Pode ser diagnosticada com ultrassonografia quando um retalho da íntima é identificado ou o Doppler colorido mostra fluxo no lúmen falso (Figura 54.25). A dissecção crônica aparece como uma parede aórtica espessada, com trombo no lúmen falso.

Depois do reparo do AAA, o enxerto aórtico demonstra paredes ecogênicas discretas. A ultrassonografia é usada para confirmar a permeabilidade do enxerto e avaliar coleções líquidas perienxerto e estenose anastomótica ou aneurisma. As coleções líquidas perienxerto observadas mais de 3 meses depois da cirurgia podem indicar hemorragia ou infecção.

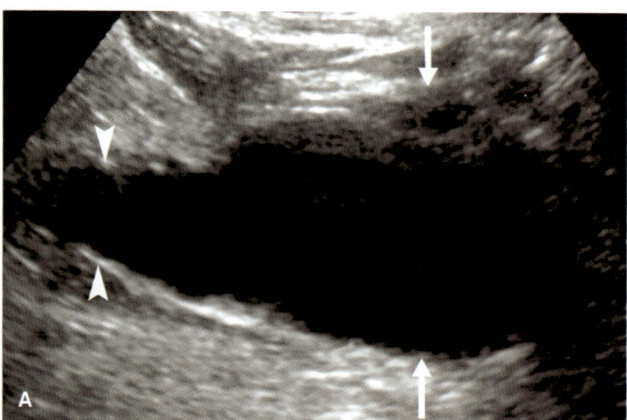
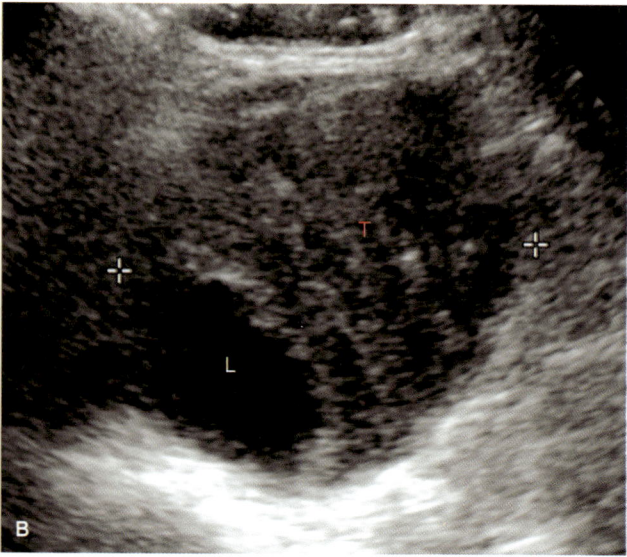

Figura 54.23 Aneurisma da aorta abdominal (AAA). A. Imagem longitudinal da aorta distal demonstra dilatação do lúmen, de 2,8 cm, proximalmente (*entre as pontas de seta*), a 4,9 cm, distalmente (*entre as setas*). A irregularidade da superfície luminal é causada por placas ateroscleróticas. **B.** Imagem transversal de um AAA distal mostra a grande quantidade de trombo (*T*), que comumente se forma dentro de um grande AAA (*entre os cursores*, +), como resultado do fluxo lento dentro do aneurisma. O lúmen residual (*L*) é ecolucente, representando o fluxo de sangue.

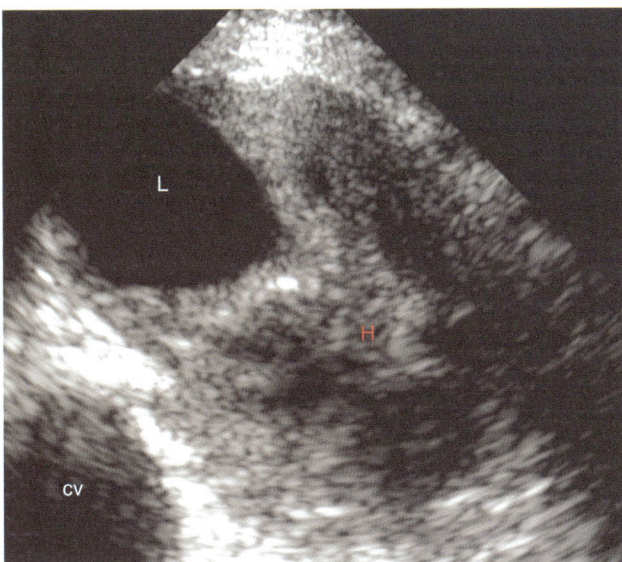

Figura 54.24 Aneurisma da aorta abdominal rompido. A imagem transversal da aorta distal mostra o lúmen (*L*) hipoecoico do aneurisma, com uma grande hemorragia (*H*) de ecogenicidade mista estendendo-se para o retroperitônio. Um corpo vertebral da coluna lombar (*CV*) inferior é visto posteriormente.

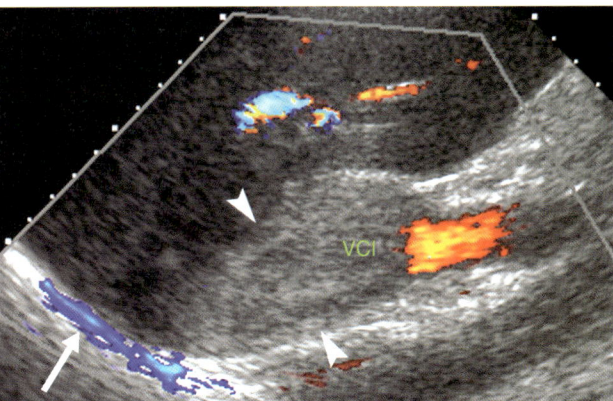

Figura 54.26 Trombo tumoral na veia cava inferior. Imagem longitudinal com Doppler colorido da veia cava inferior (*VCI*) mostra trombo ecogênico (*entre as pontas de seta*) distendendo o lúmen. A ultrassonografia com Doppler espectral do trombo (não mostrado) confirmou o fluxo sanguíneo arterial dentro do trombo, indicando extensão do tumor para a VCI nesse paciente com carcinoma de células renais do rim direito. A cor azul ao longo do diafragma (*seta*) é um artefato de *flash* colorido causado pelo movimento do tecido.

Aneurisma da artéria ilíaca. Aproximadamente dois terços dos AAAs se estendem até as artérias ilíacas comuns; no entanto, a extensão para a artéria ilíaca externa é incomum. Um aneurisma de artéria ilíaca comum é diagnosticado quando o diâmetro AP excede 15 mm. Os aneurismas isolados de artéria ilíaca são raros. Os aneurismas da artéria ilíaca comuns podem romper ou erodir para dentro da veia ilíaca adjacente, do cólon ou do ureter.

Trombose da VCI. Em geral, se estende a partir das veias periféricas. Há edema bilateral dos membros inferiores; se agudo, os pacientes costumam sentir dor intensa. Outros sinais e sintomas clínicos estão relacionados com o envolvimento de órgãos, como insuficiência renal ou isquemia intestinal. A ultrassonografia em escala de cinza demonstra o trombo intraluminal (ver Figura 54.25) que expande de maneira aguda o diâmetro da VCI. Lembre-se de que a insuficiência cardíaca congestiva também distende as veias hepáticas e a VCI e que o fluxo lento de sangue pode ser confundido com um trombo. O Doppler demonstra ausência de fluxo na oclusão completa ou fluxo desviado ao redor do trombo com obstrução parcial. Na trombose parcial, a forma de onda espectral é, de modo geral, embotada, com perda da pulsação cardíaca transmitida e da fasicidade respiratória. A compressão extrínseca de qualquer processo retroperitoneal, como linfadenopatia, hepatomegalia, fibrose retroperitoneal ou hematoma, pode causar obstrução e trombose da VCI.

Extensão de um tumor na VCI. Causa uma trombose tumoral (Figura 54.26), que parece semelhante a um trombo. A demonstração de fluxo arterial na massa dentro do lúmen da VCI confirma a presença de trombose tumoral. O tumor que mais comumente se estende para a VCI é o carcinoma de células renais. Outros tumores que invadem a VCI incluem carcinoma hepatocelular, carcinoma suprarrenal, feocromocitoma, linfoma, angiomiolipoma e mixoma atrial. Leiomiossarcoma é o tumor primário mais comum da VCI.

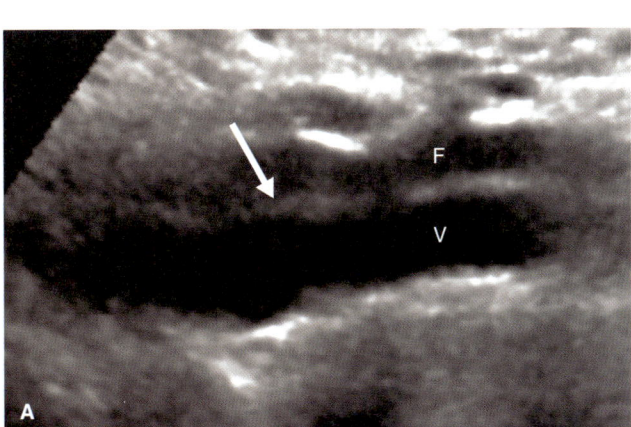

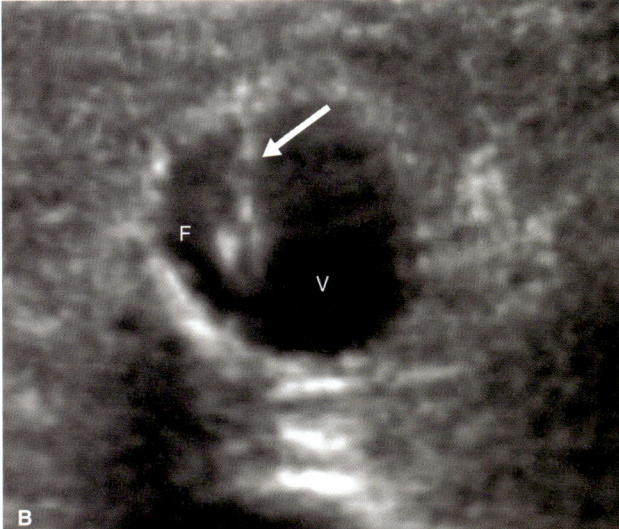

Figura 54.25 Dissecção aórtica. As imagens longitudinais (A) e transversais (B) da aorta abdominal demonstram um retalho intimal proeminente (*seta*), que separa o lúmen verdadeiro (*V*) do falso (*F*). O trombo ecogênico está comumente presente no lúmen falso, quando a dissecção é crônica.

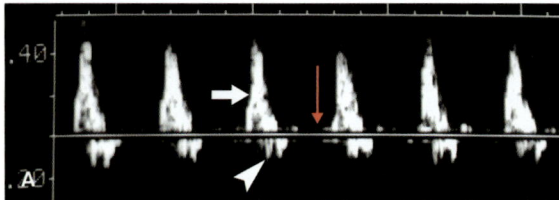 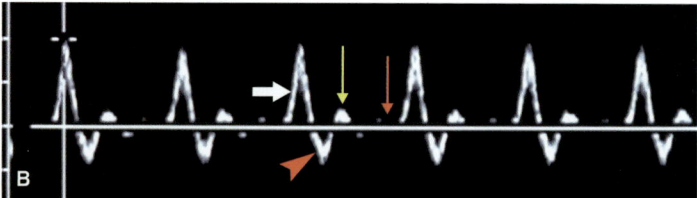

Figura 54.27 Formas de onda normais das artérias das extremidades. A. Artéria subclávia. A sístole ventricular causa rápido aumento na velocidade do fluxo sanguíneo, seguido de queda acentuada na velocidade, quando a válvula aórtica se fecha. A direção do fluxo sanguíneo é revertida no início da diástole devido à alta resistência vascular no braço em repouso. Típico das formas de onda de alta resistência, há pouco ou nenhum fluxo sanguíneo para a frente na diástole. **B.** Artéria femoral superficial. Uma forma de onda trifásica de alta resistência é característica com a perna em repouso. A primeira fase é uma rápida ascensão ao pico de velocidade na sístole (*seta grande*). A segunda fase é a reversão pós-sistólica do fluxo (*ponta de seta*), refletindo a alta resistência vascular a jusante. A terceira fase é o fluxo direto de baixa velocidade (*seta amarela fina*) no início da diástole, causado pelo recuo elástico da parede do vaso. Nenhum fluxo ocorre no fim da diástole (*seta vermelha fina*).

Artérias periféricas

Nas extremidades, a ultrassonografia com Doppler é a modalidade diagnóstica de escolha para a triagem de complicações da punção arterial e enxertos arteriais e de diálise, sendo um coadjuvante na avaliação de doença vascular periférica aterosclerótica.

Anatomia. Na extremidade superior, a artéria subclávia direita origina-se da artéria inominada, e a artéria subclávia esquerda origina-se diretamente do arco aórtico. Em geral, suas origens podem ser identificadas com ultrassonografia, usando-se uma abordagem supraclavicular. As artérias subclávias são superficiais às veias subclávias. A artéria subclávia distal é obscurecida pela clavícula, mas pode ser visualizada por uma abordagem infraclavicular. A artéria subclávia continua como artéria axilar. Esta torna-se a artéria braquial, que segue ao longo da face medial do braço. No cotovelo, a artéria braquial se ramifica nas artérias ulnar e radial, que continuam na mão, formando os arcos palmares. As formas de onda do Doppler são de alta resistência em repouso, mostrando pouco ou nenhum fluxo sanguíneo na diástole (Figura 54.27 A). A direção do fluxo sanguíneo é invertida no início da diástole, refletindo a alta resistência vascular nas artérias e nas arteríolas contraídas. A VPS é de 110 cm/s na artéria subclávia proximal e diminui para 85 cm/s na artéria axilar.

Na extremidade inferior, as artérias femoral e poplítea (Figura 54.28) seguem com suas veias acompanhantes. O paciente é examinado em posição supina, usando-se um transdutor linear de 5 a 10 MHz. A artéria femoral comum surge no ligamento inguinal e rapidamente se bifurca em femoral profunda (artéria femoral profunda [AFP]) e artéria femoral superficial (AFS). A AFS segue ao longo da coxa anteromedial, através do canal adutor (Hunter), e se torna a artéria poplítea. Abaixo do joelho, a artéria poplítea se ramifica na artéria tibial anterior e no tronco tibiofibular, que rapidamente se bifurca nas artérias fibular e tibial posterior. A artéria tibial anterior desce anteriormente e termina na artéria dorsal do pé. A artéria fibular termina acima do tornozelo, ao passo que a artéria tibial posterior continua atrás do maléolo medial, para suprir a superfície plantar do pé. A forma de onda do Doppler normal em cada uma dessas artérias é um padrão trifásico de alta resistência (Figura 54.27 B). A primeira fase é o componente de alta velocidade da sístole ventricular. A VPS diminui de proximal para distal, com média aproximada de 110 cm/s na artéria femoral e 70 cm/s na artéria poplítea. A segunda fase é a reversão pós-sistólica do fluxo devido à alta resistência das arteríolas com os músculos da perna em repouso. A terceira fase é uma pequena quantidade de fluxo direto no início da diástole, devido ao recuo elástico da parede do vaso.

Pseudoaneurisma. É uma ruptura contida da parede de uma artéria com uma conexão persistente (colo) com a artéria, resultando em massa pulsátil com fluxo sanguíneo turbilhonado.

A maioria surge da artéria femoral comum, como complicação de punção arterial, cirurgia ou traumatismo. O uso de cateteres de grande calibre, cateter de longa duração e anticoagulação pós-procedimento de rotina aumentou a incidência de pseudoaneurisma de punção arterial para até 6%.

A ultrassonografia diferencia de forma confiável os pseudoaneurismas de outras massas na região inguinal (Figura 54.29). A ultrassonografia em escala de cinza demonstra massa predominantemente ecolucente que pode conter ecos internos ou trombo mural. A massa está localizada imediatamente adjacente à artéria. O Doppler colorido demonstra a conexão com a artéria e documenta o fluxo dentro da massa no padrão "*yin-yang*" típico. O Doppler espectral sobre o pescoço mostra a forma de onda espectral "para a frente e para trás" característica (Figura 54.30). A ultrassonografia é comumente usada para guiar o tratamento com compressão direta sustentada ou injeção de trombina para trombose do pseudoaneurisma.

Fístula arteriovenosa (FAV). Resulta da punção simultânea da artéria e veia. Menos comuns do que pseudoaneurismas, as FAVs são, em geral, pequenas e se resolvem de maneira espontânea.

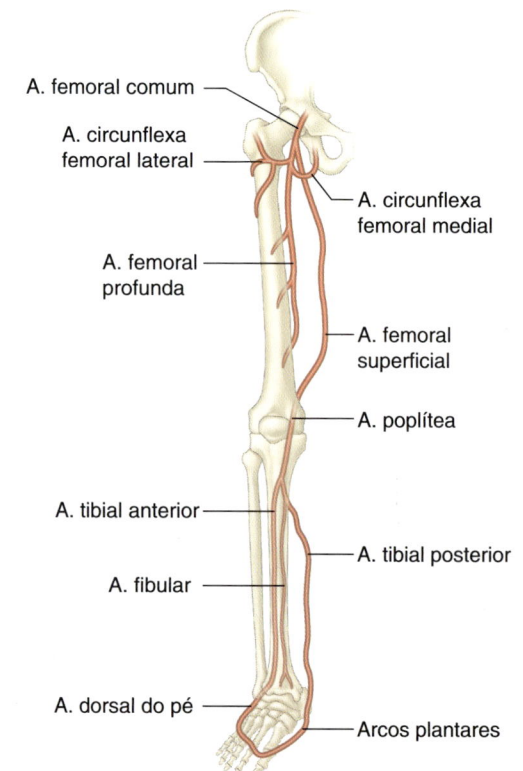

Figura 54.28 Anatomia arterial normal da extremidade inferior.

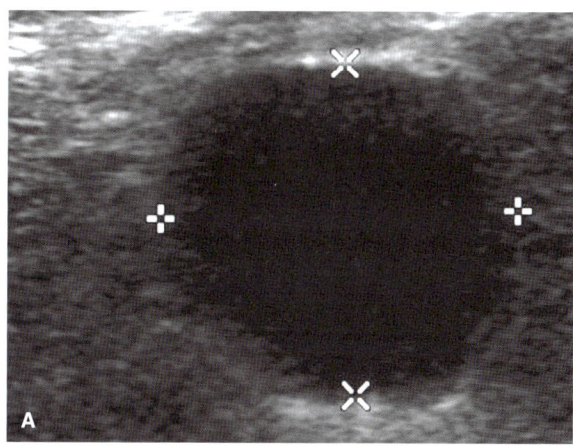

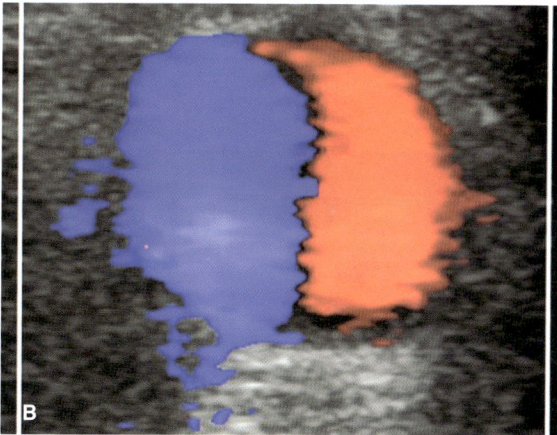

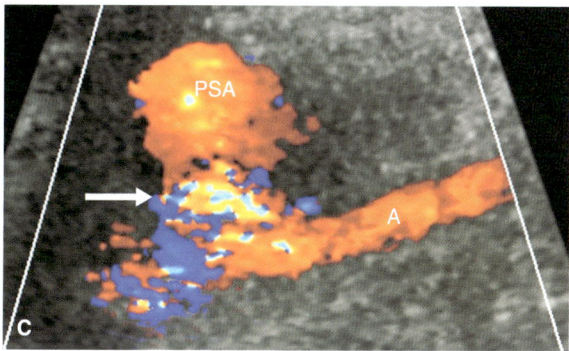

Figura 54.29 Pseudoaneurisma. A. Massa ecolucente com trombo (*entre os cursores*, +, ×) é vista na região inguinal, no local da punção arterial para cateterismo cardíaco. **B.** Imagem do Doppler em cores demonstra preenchimento completo da massa com cor, indicando fluxo sanguíneo ativo. O turbilhão característico ou fluxo "*yin-yang*" representa o fluxo para dentro e para fora do pseudoaneurisma. **C.** Imagem longitudinal do Doppler colorido demonstra o colo largo (*seta*) do pseudoaneurisma (*PSA*), com fluxo turbulento de sangue na massa. O pseudoaneurisma origina-se da artéria (*A*) femoral comum.

Com uma FAV grande, o Doppler espectral mostra uma forma de onda de baixa resistência, com fluxo diastólico aumentado na artéria de alimentação, distintamente anormal para uma artéria de um membro em repouso. A veia de drenagem está distendida e demonstra fluxo pulsátil de alta velocidade. Em geral, esses achados característicos estão presentes a apenas alguns centímetros da fístula (Figura 54.31). As ondas do Doppler espectral são obtidas na artéria e veia logo acima e logo abaixo do local suspeito da fístula. O Doppler colorido mostra um padrão de cor desorganizado e heterogêneo, que cobre a fístula devido ao artefato de vibração dos tecidos moles. Quando a FAV é pequena, a ultrassonografia com Doppler pode estar normal.

Hematoma. Massas perivasculares que ocorrem imediatamente após a punção arterial são, mais comumente, hematomas.

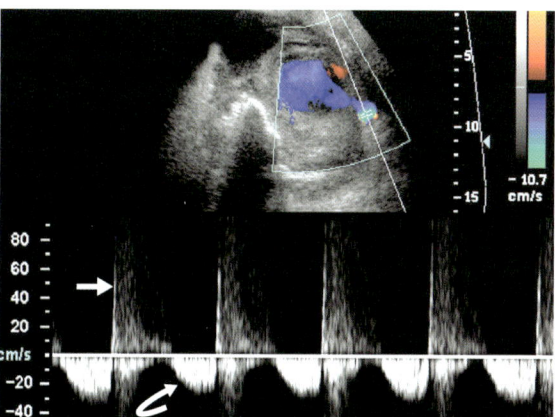

Figura 54.30 Pseudoaneurisma. Traçado do Doppler espectral sobre o colo de um pseudoaneurisma, mostrando a forma de onda característica "para a frente e para trás". Durante a sístole, o sangue flui para o pseudoaneurisma (*seta reta*), ao passo que, durante a diástole (*seta curva*), o sangue flui para fora dele.

À ultrassonografia, os hematomas variam de anecoicos a hipoecoicos, com um padrão de eco complexo. Nenhum fluxo interno pode ser demonstrado no Doppler espectral ou colorido. Os hematomas não podem ser distinguidos de pseudoaneurismas trombosados, seromas ou abscessos.

Aneurismas das artérias periféricas. São mais comuns nas artérias poplíteas (70 a 85%). O AAA também está presente em 20 a 40% dos pacientes com aneurismas poplíteos. Os pacientes apresentam massa na fossa poplítea ou sintomas de isquemia nos membros inferiores. A ultrassonografia demonstra uma protuberância focal, em geral fusiforme, do lúmen arterial. O tratamento de aneurismas de artérias periféricas costuma ser recomendado quando o aneurisma excede 2 cm de diâmetro, podendo ser o reparo cirúrgico ou uma endoprótese endovascular.

Estenose e oclusão. Na maioria das circunstâncias, o diagnóstico de doença arterial obstrutiva periférica significativa é feito em bases clínicas, com fundamento no sintoma de claudicação e nos achados do exame físico. A ultrassonografia com Doppler pode ser usada para rastrear estenose ou oclusão, antes da TC, da RM ou da angiografia por cateter. A ultrassonografia arterial periférica é realizada com um transdutor linear de 5 a 10 MHz. A imagem em escala de cinza localiza os vasos e avalia a placa. O Doppler colorido identifica áreas de estreitamento e fluxo turbulento. O Doppler espectral é obtido proximalmente à placa, na área de estenose máxima, e logo abaixo dela. As relações da VPS são usadas para classificar a gravidade da estenose, comparando-se a VPS a montante da placa com a VPS na área de estenose máxima. A estenose menor (estreitamento do diâmetro < 50%) tem uma relação da VPS < 2, com uma forma de onda trifásica ou bifásica e pouca ou nenhuma turbulência. A estenose moderada (50 a 75%) mostra uma razão de VPS > 2, com uma forma de onda monofásica e turbulência pós-estenótica moderada ou acentuada. A estenose grave (> 75%) mostra uma razão de VPS > 2,5, com VDF na zona estenótica maior do que a velocidade sistólica na zona pré-estenótica. As formas de

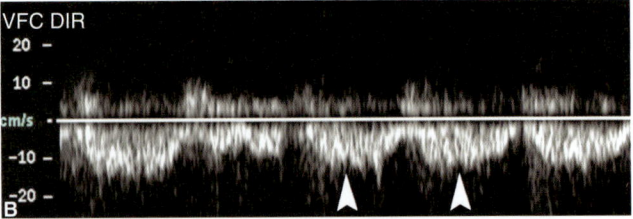

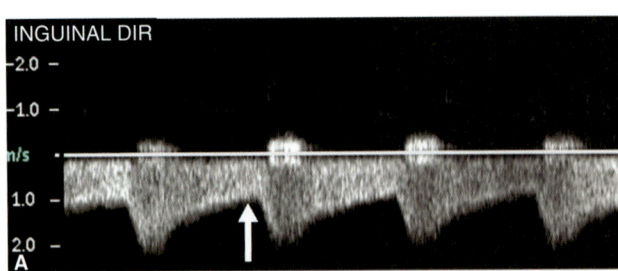

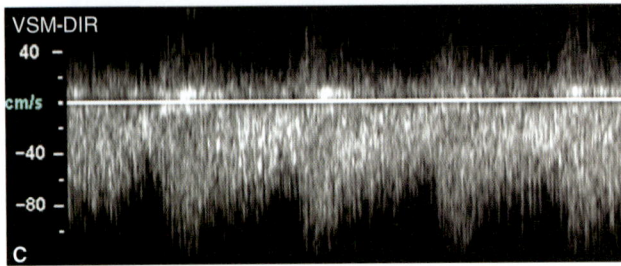

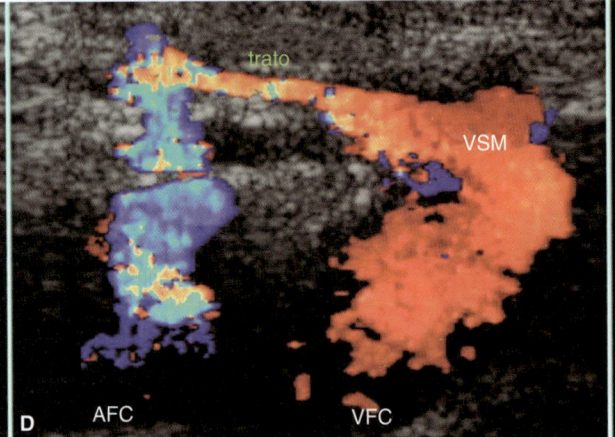

Figura 54.31 Fístula arteriovenosa. O exame de ultrassonografia de uma fístula arteriovenosa, que ocorreu como complicação de uma punção arterial, deve começar com a obtenção de espectros do Doppler da artéria e veia logo *acima* do local da punção. Essas imagens foram obtidas de um paciente com sopro persistente ouvido no local da punção para cateterismo cardíaco. **A.** O Doppler espectral da artéria femoral comum logo acima do local da punção mostra um padrão anormal de baixa resistência, manifestado por fluxo de alta velocidade na diástole (*seta*). A artéria femoral comum em repouso deve mostrar uma curva de alta resistência (ver Figura 54.27 B). **B.** O Doppler espectral da veia femoral comum logo acima do local da punção mostra pulsatilidade anormal (*pontas de seta*). **C.** Doppler espectral da veia safena magna mostra turbulência acentuada, bem como pulsatilidade anormal. **D.** Imagem do Doppler colorido revela o *trato* fistuloso entre a artéria femoral comum (*AFC*) e a veia safena magna (*VSM*), próximo a sua junção com a veia femoral comum (*VFC*).

onda pós-estenóticas mostram a aparência *tardus-parvus*. Tal como acontece com as artérias carótidas, a oclusão completa pode não ser diferenciada, com precisão, do fluxo em cadeia. Os vasos ocluídos não mostram fluxo no Doppler espectral ou colorido, com trombo intraluminal ou terminação do vaso, com incapacidade ultrassonográfica para demonstrar seu curso. As artérias obstruídas são reconstituídas, com frequência, por vasos colaterais, que devem ser pesquisados a jusante.

Vigilância do enxerto. Em contraste com os vasos nativos, a ultrassonografia se estabeleceu como a modalidade não invasiva de escolha para o monitoramento de um *by pass* periférico. Cerca de 30% dos enxertos arteriais mostram sinais de falência no segundo ano. A ultrassonografia é usada para a detecção precoce da permeabilidade do enxerto prejudicada (Tabela 54.8). A falha do enxerto é mais comum no local da anastomose com a artéria nativa, com desenvolvimento de um pseudoaneurisma ou estenose anastomótica (Figura 54.32). Com frequência, a anastomose é patente, com o enxerto sendo um pouco maior que a artéria

nativa. Esse achado normal não deve ser confundido com um pseudoaneurisma. As velocidades de fluxo dentro do enxerto variam dependendo do seu calibre e do escoamento a jusante. As formas de onda variam de monofásicas a trifásicas. Novos enxertos mostram fluxo diastólico contínuo causado pela falta de autorregulação nas arteríolas a jusante. A estenose moderada do enxerto (estenose de 50 a 75% do diâmetro) mostra razão da VPS > 2,5, com VPS na área de estenose máxima > 150 cm/s. A estenose grave do enxerto (> 75%) mostra razão da VPS > 3,5, com VPS na área de estenose máxima > 300 cm/s e VDF > 100 cm/s. Em geral, a estenose moderada é acompanhada, para evidências de progressão, enquanto a grave exige revisão do enxerto antes da oclusão.

TABELA 54.8 Princípios da vigilância do enxerto venoso.
Examine todo o enxerto, com o Doppler colorido, para identificar anormalidades de fluxo significativas
Avalie áreas suspeitas com o Doppler espectral
VPS > 180 cm/s indica ~ 50% de estenose
Razão de velocidade > 2 indica ~ 50% de estenose
Taxa de fluxo < 45 cm/s sugere falha iminente do enxerto
Mudanças marcadas de velocidade em exames seriados sugerem estenose
A mudança da forma de onda de trifásica para monofásica é consistente com estenose proximal ou distal

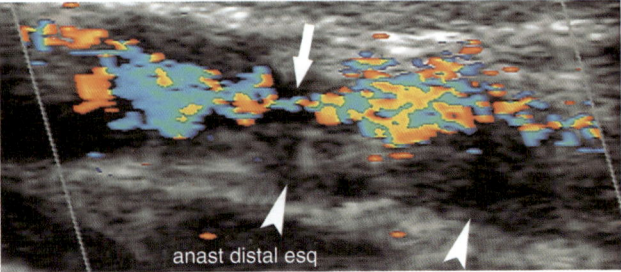

Figura 54.32 Estenose anastomótica de enxerto sintético. Imagem longitudinal do Doppler colorido na anastomose distal de um enxerto aortofemoral. A hiperplasia fibrointimal proeminente (*pontas de seta*) engrossa acentuadamente a parede do enxerto e causa uma estenose significativa (*seta*) na anastomose. A velocidade proximal no enxerto é 0,53 m/s e, na anastomose, 1,80 m/s. Usando os valores da Tabela 54.6, isso representa uma estenose de aproximadamente 75% do diâmetro, que foi confirmada pela arteriografia do cateter.

Ultrassonografia venosa

Extremidade inferior

A ultrassonografia com Doppler é claramente reconhecida como a modalidade diagnóstica de escolha para a avaliação da extremidade inferior para trombose venosa profunda (TVP). Vários estudos demonstram uma sensibilidade de 95% e uma especificidade de 98%. O teste de laboratório do D-dímero é 99% sensível para trombose, mas apenas 50% específico. Outras modalidades de imagem, como a venografia por RM e a venografia com contraste por cateter, são reservadas para casos em que o Doppler não é diagnóstico e há suspeita de trombo pélvico ou na VCI, ou se o trombo de panturrilha for tratado. A venografia por TC é realizada em conjunto com a angiografia da artéria pulmonar por TC, em algumas instituições.

Anatomia. O sistema venoso profundo da extremidade inferior consiste em veias paralelas às artérias, tanto anatomicamente quanto no nome (Figura 54.33 B). Na panturrilha, as veias tibial anterior, tibial posterior e fibular convergem logo abaixo do joelho para formar a veia poplítea. Esta continua na coxa, através do canal adutor, como a veia femoral superficial. Para maior clareza e para enfatizar o fato de que, apesar do nome, a veia femoral superficial é, na verdade, uma veia profunda, chamamos a veia femoral superficial simplesmente de veia femoral (VF). Perto da pelve, a veia femoral profunda se junta à VF para formar a veia femoral comum (VFC, que sobe medialmente à artéria até a pelve e se torna a veia ilíaca externa. A veia ilíaca interna se junta à veia ilíaca externa para se tornar a veia ilíaca comum sobre o sacro. As veias ilíacas comuns se unem para formar a VCI. A veia poplítea e a VF são parcial ou totalmente duplicadas em aproximadamente 25% dos indivíduos. As veias da panturrilha têm muitas variações normais. O trombo no sistema venoso profundo da veia poplítea à VFC e acima coloca o paciente em risco de embolia pulmonar. A trombose das veias profundas da panturrilha não é um fator de risco para embolia pulmonar, mas coloca o paciente em risco de extensão do trombo para as veias profundas da coxa.

As veias safenas maiores e menores compreendem o sistema venoso superficial da extremidade inferior (Figura 54.33 A). A veia safena magna (VSM) origina-se no lado medial do tornozelo, ascende anteromedialmente ao longo da coxa e deságua na VFC, no nível do ligamento inguinal. A veia safena parva origina-se lateralmente no tornozelo e ascende posteriormente,

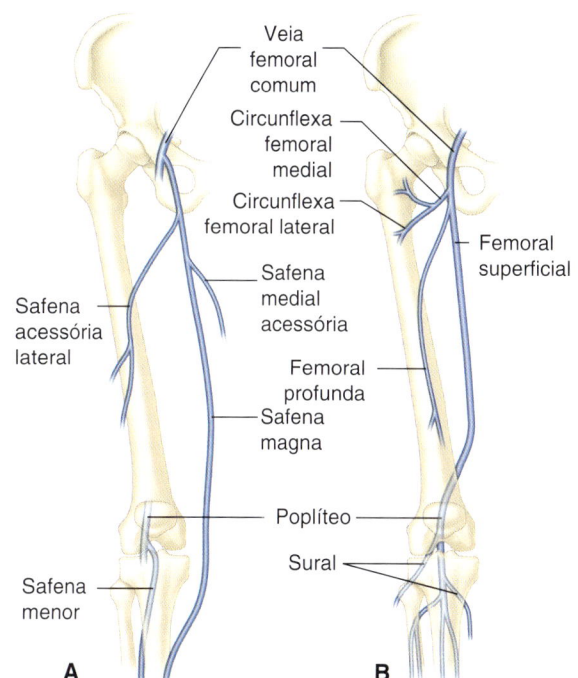

A   **B**

Figura 54.33 Anatomia venosa da extremidade inferior. A. Sistema superficial. **B.** Sistema profundo.

ao longo da panturrilha. Em geral, deságua na veia poplítea ou raramente na veia femoral profunda ou veia safena magna. Pequenas veias perfurantes com válvulas conectam o sistema superficial ao profundo na panturrilha e parte inferior da coxa. O fluxo é direcionado do sistema superficial para o profundo.

Técnica de ultrassonografia venosa. As veias profundas da perna são examinadas a partir do ligamento inguinal (junção da veia safena magna com a VFC) até a fossa poplítea. O exame da VFC/VF é realizado na posição supina, com um transdutor linear de 5 a 7,5 MHz, em uma posição ligeiramente reversa de Trendelenburg. No plano transverso, a compressão e a liberação das veias são realizadas a cada 1 cm, até a fossa poplítea (Figura 54.34). Atrás do joelho, a veia poplítea é examinada de maneira semelhante,

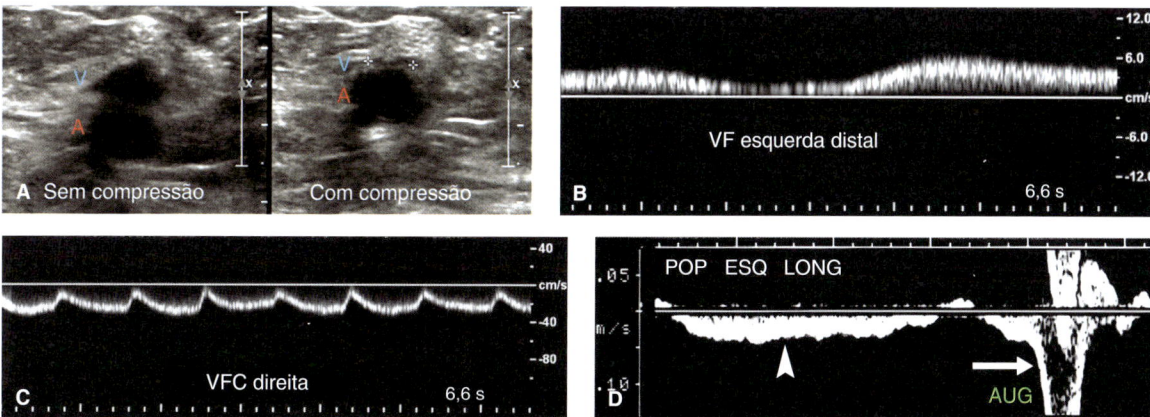

Figura 54.34 Exame ultrassonográfico venoso normal. A. Imagens transversais em escala de cinza de veia (*V*) e artéria (*A*) poplíteas normais compressão (*esquerda*) e com compressão (*direita*) demonstram compressão normal completa da parede da veia. Nossos ultrassonografistas identificam de rotina a veia comprimida normal com cursores (+) colocados na horizontal. Se a veia não se comprimir normalmente, eles posicionam os cursores na vertical. **B.** A forma de onda do Doppler de uma veia femoral mostra a mudança fásica normal na velocidade do fluxo venoso com a respiração. **C.** O espectro do Doppler de uma veia femoral comum mostra a mudança fásica normal na velocidade do fluxo venoso com pulsações cardíacas. Essas alterações fásicas respiratórias e cardíacas na velocidade do fluxo venoso nos membros inferiores confirmam a permeabilidade do sistema venoso entre o local do exame de ultrassonografia e o tórax. **D.** O Doppler espectral de uma veia poplítea mostra fasicidade respiratória (*ponta de seta*) e fluxo aumentado normais (*seta, pressão*) induzido pela compressão da panturrilha do paciente. A patência da veia acima e abaixo do local do exame de ultrassonografia é confirmada.

com o paciente em decúbito ventral e o joelho flexionado a 15°. Se houver trombo, são realizadas avaliações longitudinais para determinar sua extensão. A avaliação do Doppler espectral demonstra fasicidade respiratória e cardíaca (Figura 54.34), confirmando a ausência de trombos ou obstrução venosa no abdome e na pelve. A patência da veia abaixo do local do exame de ultrassonografia pode ser confirmada apertando-se a panturrilha ou pedindo para o paciente realizar uma flexão plantar. Essa manobra normalmente produz um breve aumento da velocidade do fluxo venoso. A avaliação com Doppler colorido confirma a permeabilidade da veia e o fluxo unidirecional, sendo particularmente útil em áreas ou em pacientes difíceis de examinar (p. ex., o canal adutor e pacientes obesos). O aumento da sensibilidade do *power* Doppler ao fluxo lento pode ser usado com eficácia para melhorar o exame com Doppler colorido.

Devido às muitas variações anatômicas e duplicações das veias da panturrilha, a ultrassonografia com Doppler é demorada e provavelmente não tem a precisão diagnóstica necessária para excluir um pequeno trombo. A maioria dos médicos não anticoagula uma TVP isolada de panturrilha, uma vez que não é causa de êmbolos pulmonares e, com frequência, remite de forma espontânea. Por essas razões, a ultrassonografia com Doppler das veias da panturrilha não é realizada de rotina. Até 20% das TVPs de uma veia da panturrilha propagam-se para a poplítea ou a VF. A avaliação seriada a cada 3 a 5 dias é, portanto, importante em pacientes que permanecem sintomáticos com a terapia conservadora para diagnosticar a propagação do trombo e prevenir a embolia pulmonar.

Trombose venosa profunda (TVP). Os fatores de risco para o desenvolvimento de TVP incluem imobilização prolongada, idade, gravidez, uso de anticoncepcionais orais, cirurgia, traumatismo, infarto do miocárdio, insuficiência cardíaca congestiva, malignidade, policitemia, TVP prévia ou qualquer outro estado hipercoagulável. A apresentação clínica e os achados do exame físico não são confiáveis para fazer o diagnóstico. Os diagnósticos diferenciais incluem cisto de Baker, celulite, aneurisma da artéria poplítea, edema de múltiplas causas (insuficiência cardíaca congestiva, linfática, insuficiência renal etc.), insuficiência venosa crônica (IVC), compressão venosa extrínseca, tromboflebite superficial e hematomas. A importância de se fazer o diagnóstico não pode ser subestimada, uma vez que 90% dos êmbolos pulmonares surgem nas extremidades inferiores e a TVP não tratada resulta em êmbolo pulmonar em até 50% dos casos.

TVP aguda. O critério de ultrassonografia mais preciso para o diagnóstico de TVP é a perda de compressibilidade da veia (Figura 54.35). O trombo na veia impede sua compressão. Em geral, as veias do sistema venoso profundo são facilmente compressíveis com uma leve pressão. A pressão máxima necessária para obliterar uma veia normal em qualquer paciente é menor do que a necessária para deformar a forma da artéria adjacente. Outros achados de TVP aguda incluem distensão da veia e visualização direta de trombo intraluminal. Um número significativo de trombos agudos é isoecoico ao fluxo de sangue, enfatizando a importância do exame de compressão dinâmica. O Doppler colorido demonstra um defeito intraluminal ou vazio de cor. Vários estudos mostraram que o Doppler colorido pode ser tão preciso quanto a ultrassonografia de compressão. O Doppler espectral exibe uma falta de aumento de sinal quando o trombo está entre o ponto de interrogação do Doppler e a compressão manual da perna. O Doppler espectral também pode mostrar uma perda de fasicidade respiratória caudal ao trombo. Se a fasicidade respiratória for perdida na VFC, deve-se suspeitar de uma trombose na veia ilíaca ou na VCI (Figura 54.36). A perda do aumento do sinal na VFC, com a liberação da manobra de Valsalva, também sugere uma obstrução mais cefálica. Uma avaliação completa utiliza todas as técnicas mencionadas.

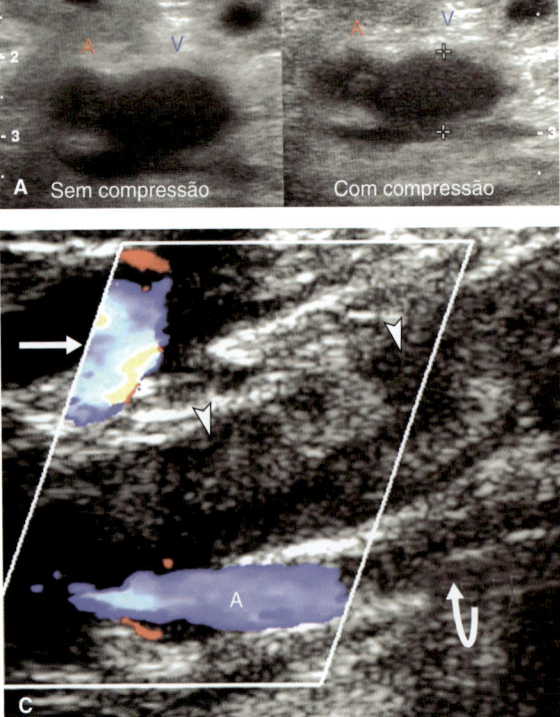
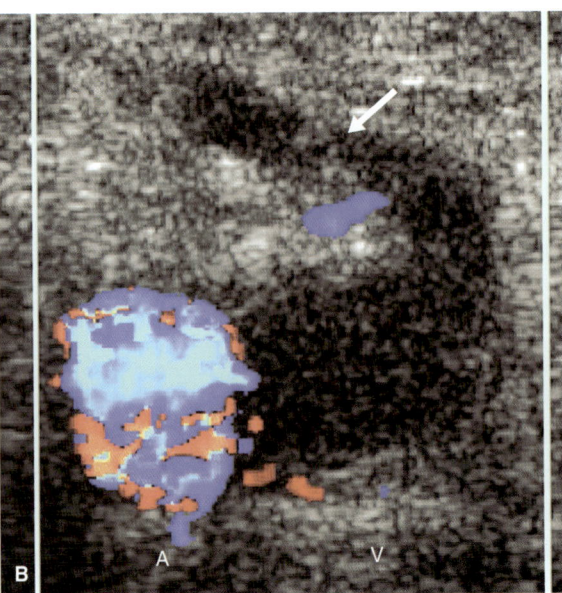

Figura 54.35 Trombose venosa profunda – extremidade inferior. A. Imagens transversais de ultrassonografia em escala de cinza de veia (*V*) e artéria (*A*) femorais comuns sem compressão (*esquerda*) e com compressão do transdutor (*direita*) demonstram trombo agudo hipoecoico (*entre cursores*, +) dentro da veia. **B.** Imagem transversal do Doppler colorido de artéria (*A*) e veia (*V*) femorais comuns mostra fluxo dentro da artéria e trombo hipoecoico sem fluxo sanguíneo na veia. O trombo se estende até a veia safena magna (*seta reta*), parte do sistema venoso superficial da perna. **C.** Imagem longitudinal do Doppler colorido mostra extensão do trombo oclusivo (*pontas de seta*) na veia femoral profunda (*seta curva*). O fluxo na artéria femoral profunda (*A*) e na artéria femoral superficial (*seta*) é mostrado em azul.

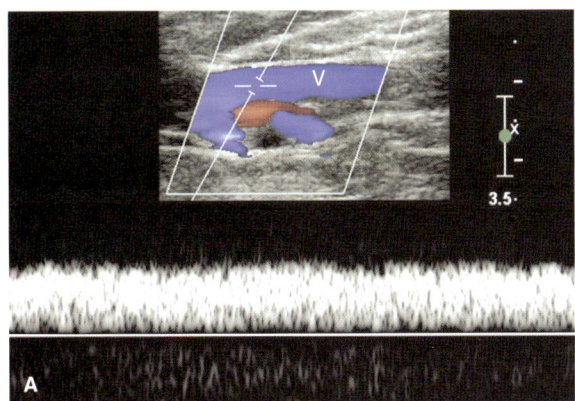
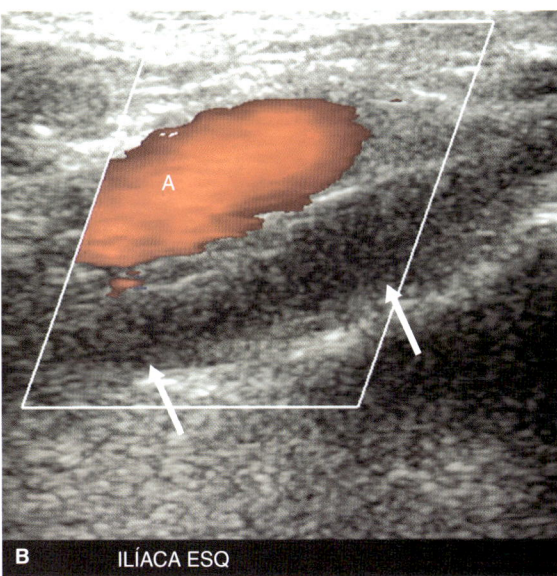

Figura 54.36 **Perda de fasicidade – trombose da veia ilíaca. A.** Doppler espectral da veia (*V*) femoral comum patente mostra fluxo venoso a uma velocidade constante, sem as mudanças normais da velocidade física causadas pela respiração e pelos batimentos cardíacos. **B.** Doppler colorido da artéria ilíaca externa ipsilateral (*A*) e veia adjacente mostra trombo oclusivo (*setas*) preenchendo a veia. Comumente, o trombo venoso profundo na pelve não pode ser visualizado diretamente com a ultrassonografia, e o diagnóstico deve ser inferido a partir do Doppler espectral anormal, obtido das veias femorais.

É importante perceber as limitações do diagnóstico de TVP por ultrassonografia. As veias ilíacas e pélvicas não são avaliadas de maneira adequada na maioria dos pacientes. Obesidade e edema sério podem causar exames tecnicamente inadequados. O canal adutor pode ser difícil de visualizar, mesmo em pacientes magros. As veias safena ou colaterais podem ser confundidas com a veia femoral superficial. As duplicidades do sistema venoso profundo podem levar a erros diagnósticos, principalmente se um sistema estiver coagulado e o outro, patente. A compressão venosa extrínseca por nódulos ou tumor pode causar perda de fasicidade respiratória.

TVP crônica. A distinção entre TVP aguda e crônica é difícil em todas as modalidades de imagem. Seis meses após uma TVP, 50% dos pacientes apresentam anormalidades persistentes na ultrassonografia. Normalmente, o trombo crônico não está associado a um lúmen expandido, vez que o trombo encolhe com o tempo.

O trombo crônico parece mais ecogênico do que um trombo agudo (Figura 54.37). Faixas ecogênicas costumam ser observadas no lúmen. As paredes da veia também aparecem espessadas, irregulares e ecogênicas, e a veia não é completamente compressível. Com frequência, o Doppler colorido demonstra vasos colaterais. Uma ultrassonografia venosa basal obtida antes da descontinuação da terapia de anticoagulação é útil para distinguir a TVP aguda da crônica em exames futuros. Caso contrário, com sintomas recorrentes, uma TVP crônica pode ser diagnosticada de maneira inadvertida como uma TVP aguda ou recorrente, sujeitando o paciente a uma terapia de anticoagulação a longo prazo. Se um trombo parecer crônico e inalterado em relação com o valor basal, uma ultrassonografia de acompanhamento de intervalo, em 2 a 3 dias, é realizada para avaliar a alteração. O trombo agudo sobreposto às alterações crônicas continua sendo um diagnóstico difícil na ultrassonografia.

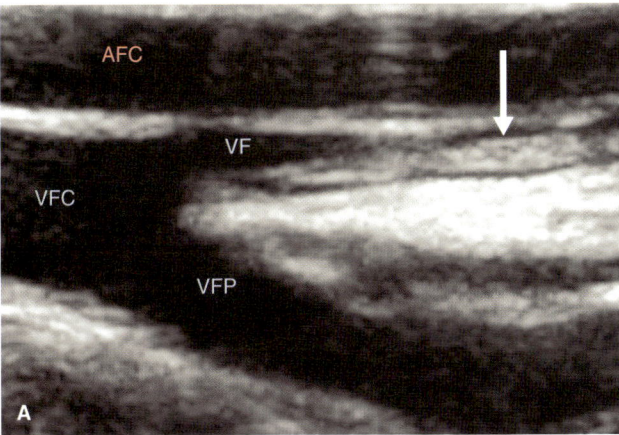
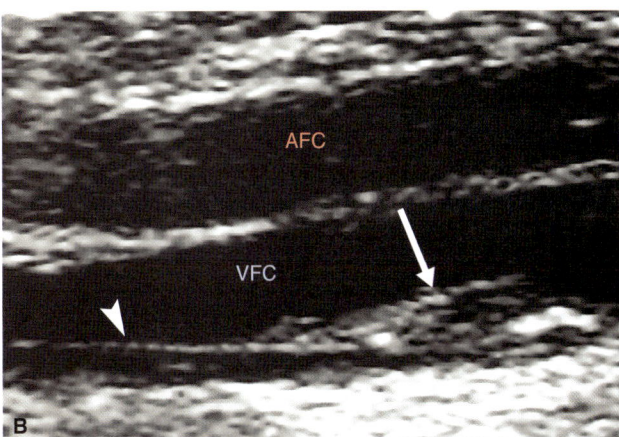

Figura 54.37 **Trombose venosa profunda crônica. A.** Imagem longitudinal da artéria femoral comum (*AFC*) e da veia femoral comum (*VFC*). A VFC é formada pela junção da veia femoral profunda (*VFP*) e a veia femoral (*VF*) (superficial). O trombo crônico (*seta*) flutua livremente na VF. Observe a aparência ecogênica contraída do trombo, bem como o diâmetro normal da veia afetada. O trombo crônico não oclui completamente a veia. Lembre-se de que a veia femoral superficial é considerada uma veia profunda e que o trombo agudo na VF é um risco de embolia pulmonar. **B.** Imagem longitudinal da artéria femoral comum (*AFC*) e da veia femoral comum (*VFC*) em um paciente diferente mostra trombo crônico (*seta*) aparecendo como massa ecogênica dentro da veia, estreitando o lúmen. Uma faixa de fibrina ecogênica (*ponta de seta*) se estende do trombo, flutuando livremente dentro da veia.

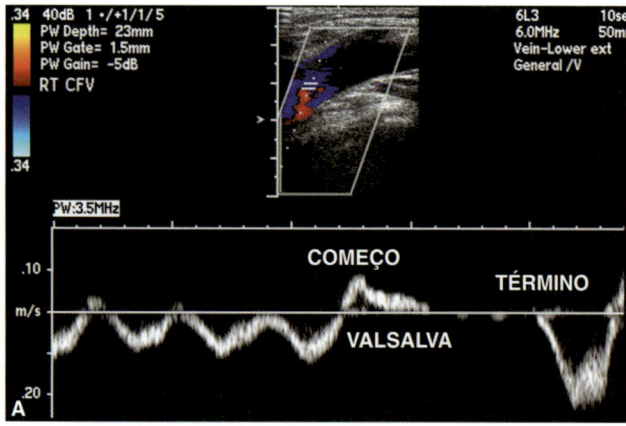
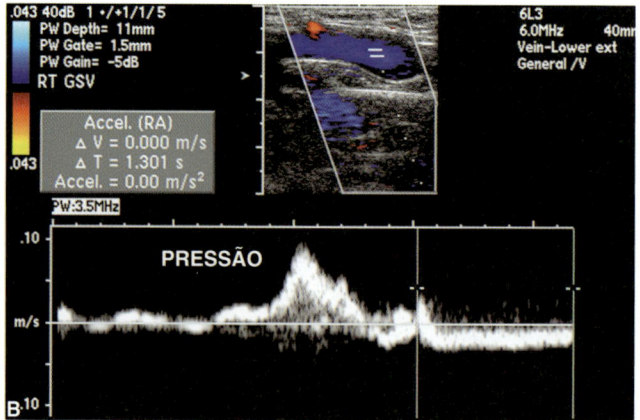

Figura 54.38 Insuficiência venosa. A. Normal. Imagem do Doppler na VFC próximo à sua junção com a veia safena magna. O paciente realiza uma manobra de Valsalva (*COMEÇO*), não sendo observado nenhum fluxo durante essa manobra. O paciente respira (*TÉRMINO*) e o fluxo "aumentado" é observado em direção ao coração (normal), não sendo observado nenhum fluxo reverso (refluxo). **B. Refluxo.** A avaliação por Doppler na veia safena magna antes de ingressar na VFC. A pressão na panturrilha é realizada (*PRESSÃO*). Observe o fluxo em direção aos pés (invertido) na veia safena magna por mais de 1 segundo após a pressão (fluxo abaixo da linha de base entre os cursores). O fluxo reverso prolongado é indicativo de insuficiência venosa.

Insuficiência venosa crônica (IVC). É extremamente comum, afetando até 20% dos adultos americanos, especialmente as mulheres. Os achados incluem varizes, dermatite, descoloração da pele, úlceras de estase, inchaço nas pernas e sintomas de dor, cãibras musculares e coceira. A TVP prévia é o fator de risco mais importante. Uma variedade de terapias percutâneas minimamente invasivas e eficazes está disponível. A ultrassonografia com Doppler é a principal modalidade de imagem para diagnóstico, mapeamento de veias varicosas e a localização do nível e da origem do refluxo venoso. A ultrassonografia também é usada para orientar a maioria das terapias percutâneas. O fluxo sanguíneo venoso normal nas extremidades inferiores vai do sistema venoso superficial para o profundo. A ultrassonografia com Doppler demonstra reversão do fluxo do sistema venoso profundo para o superficial na IVC. Em geral, o exame de ultrassonografia na IVC é iniciado com uma ultrassonografia de rotina, a fim de excluir TVP. A inspeção clínica da localização das varicosidades ajuda a enfocar o exame de IVC, que é realizado com o paciente em pé. O Doppler espectral ou colorido é usado para detectar fluxo retrógrado, com o exame da VFC, da VF, da veia poplítea, da veia safena magna e da veia safena parva. Três técnicas são usadas para avaliar o refluxo venoso. A técnica de aumento consiste em apertar a perna de modo manual, a fim de aumentar o retorno venoso em direção ao coração (Figura 54.38). Com a liberação da pressão, o sangue volta para os pés. O refluxo transitório (< 0,5 s) do sistema profundo para o superficial é normal. No entanto, um refluxo prolongado (> 1 s) é indicativo de IVC. A manobra de Valsalva aumenta a pressão intra-abdominal e força o sangue venoso de volta para os pés. O fluxo retrógrado indica IVC. A terceira técnica, compressão retrógrada direta, implica apertar a perna logo acima do local do exame do Doppler, o que força o sangue em direção aos pés, se houver IVC.

Mapeamento da veia usando ultrassonografia com Doppler. É um complemento valioso para o cirurgião vascular na avaliação pré-operatória para enxertos de veias autólogas. A veia safena magna é mais comumente usada para enxertos de veia, mas qualquer uma pode ser usada, desde que o diâmetro seja > 3 mm e sem varicosidades. O curso da veia é marcado com um marcador permanente, com a classificação de todos os pontos de ramificação. O exame é demorado, sendo importante a comunicação com o cirurgião vascular para ter certeza de que as veias desejadas estão mapeadas e adequadas ao procedimento planejado.

Extremidade superior

Embora não tão bem estudada, a ultrassonografia com Doppler é uma modalidade de rastreamento útil para a avaliação venosa da extremidade superior, particularmente para TVP e sintomas sugestivos de síndrome do desfiladeiro torácico.

Anatomia. O sistema venoso superficial é a via de drenagem primária do membro superior (Figura 54.39). A veia basílica segue ao longo do lado ulnar do antebraço e na parte medial do braço e continua como veia axilar. A veia cefálica ascende na face radial do antebraço e continua lateralmente até o ombro, juntando-se à veia axilar, logo abaixo da clavícula. A veia axilar continua como veia subclávia na margem lateral da primeira costela. Depois de receber a veia jugular interna, continua como veia braquiocefálica, para a veia cava superior. O sistema profundo consiste em pequenas veias braquiais emparelhadas, que cursam com a artéria braquial e desembocam na veia basílica.

Técnica de ultrassonografia venosa. Uma avaliação completa da extremidade superior inclui a análise bilateral das veias axilar, subclávia, inominada e jugular interna (Figura 54.40). As veias basílica, cefálica, braquial, veias do antebraço e as áreas sintomáticas são examinadas conforme indicação clínica. Os mesmos critérios usados para a perna podem ser aplicados

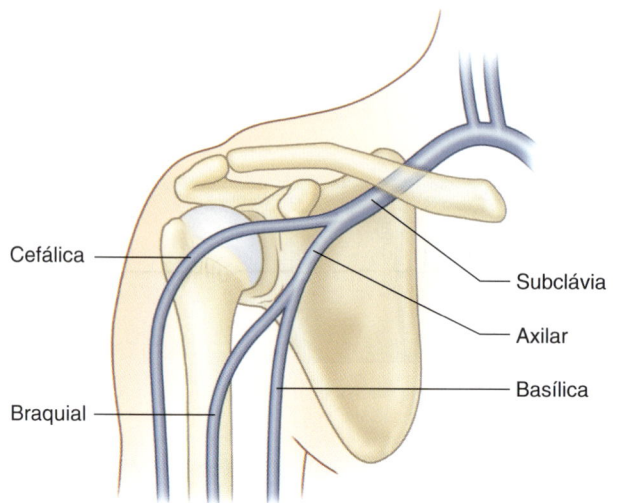

Figura 54.39 Anatomia venosa da extremidade superior.

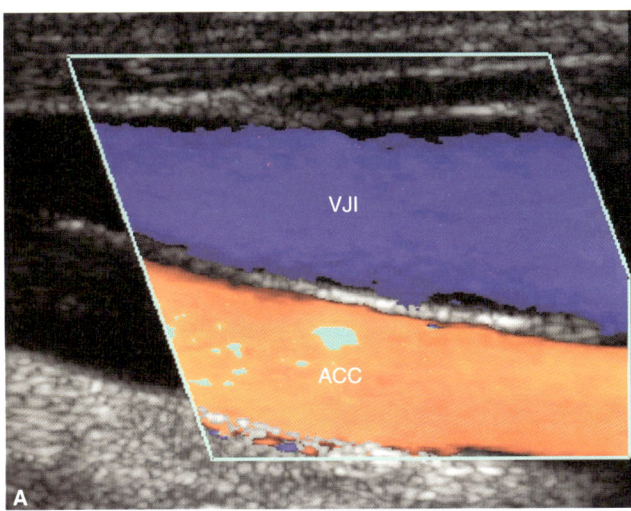

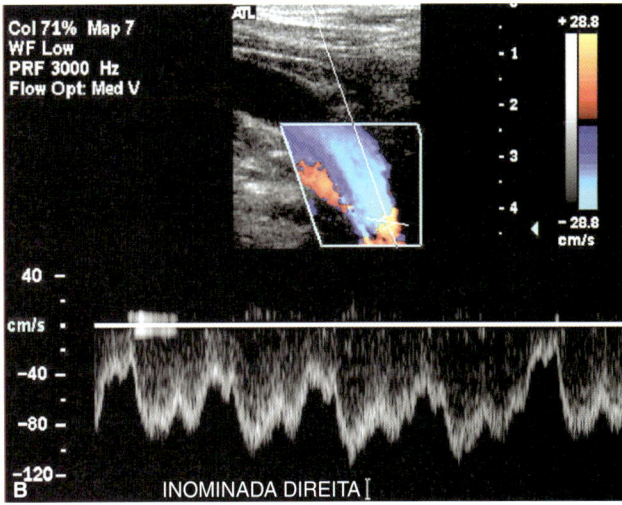

Figura 54.40 **Ultrassonografia venosa da extremidade superior normal. A.** Imagem de ultrassonografia com Doppler colorido mostra fluxo de cor normal na veia jugular interna (*VJI*), em azul, e na artéria carótida comum (*ACC*), em vermelho. **B.** Onda venosa normal na veia inominada demonstra fasicidade respiratória e pulsações cardíacas transmitidas.

no braço, acima do cotovelo (Figura 54.41). A avaliação das veias centrais, especialmente da subclávia, é restrita devido à clavícula sobrejacente que limita a visualização e compressão. O Doppler colorido é a base da avaliação das veias centrais. Em vez da compressão, o teste de "aspiração" e a manobra de Valsalva são úteis na veia subclávia. Ao aspirar, o diâmetro dessa veia diminuirá e, muitas vezes, entrará em colapso total, e, com a manobra de Valsalva, ela aumentará de diâmetro. Essas manobras são realizadas bilateralmente e a resposta comparada. A avaliação do Doppler espectral das formas de onda venosas revela fasicidade respiratória normal e pulsações cardíacas transmitidas para as veias centrais. Quanto mais distante da entrada torácica, mais monofásica é a forma de onda. A perda da pulsatilidade normal (forma de onda monofásica) em uma veia central, quando comparada ao lado contralateral, sugere uma obstrução central proximal (Figura 54.41 C).

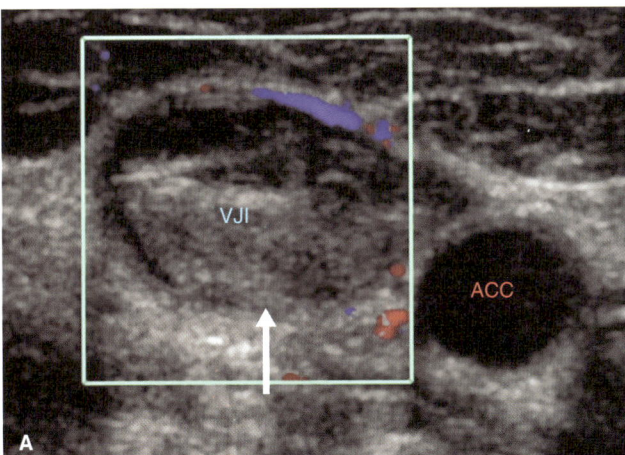

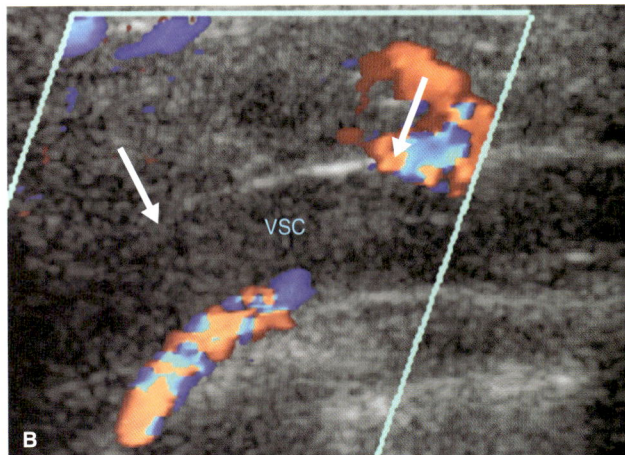

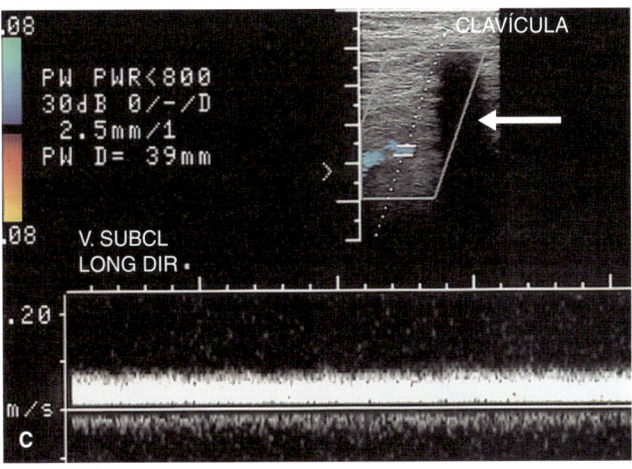

Figura 54.41 **Trombose venosa da extremidade superior. A.** Imagem transversal da veia jugular interna (*VJI*) direita e da artéria carótida comum (*ACC*) revelando trombo oclusivo (*seta*) preenchendo e distendendo a veia. **B.** Imagem longitudinal da veia subclávia (*VSC*) mostra trombo hipoecoico (*setas*) obstruindo o fluxo sanguíneo e preenchendo a veia. **C.** A veia subclávia direita proximal tem uma forma de onda monofásica embotada, que sugere uma obstrução central. A TC com contraste intravenoso revelou trombose da veia braquiocefálica esquerda. Observe a sombra acústica (*seta*) da clavícula obscurecendo uma parte da veia subclávia.

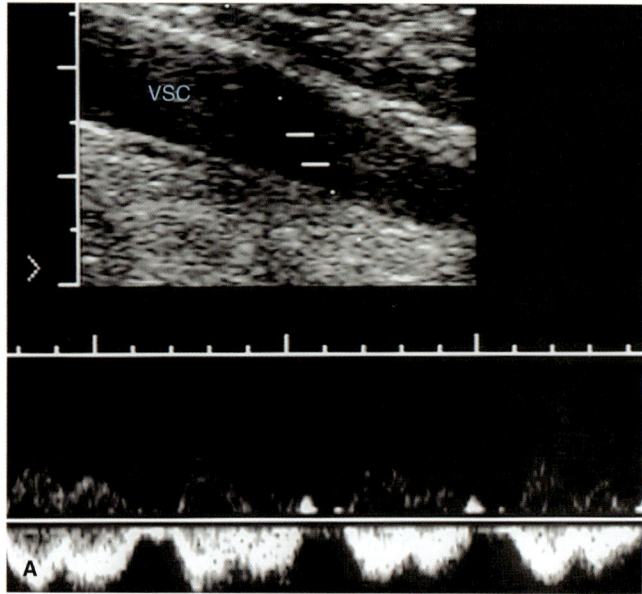

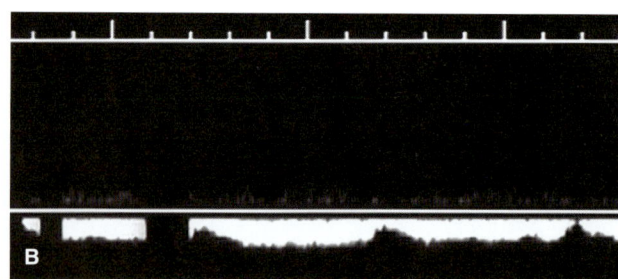

Figura 54.42 Síndrome do desfiladeiro torácico: venosa. A. A forma de onda da veia subclávia (*VSC*) é normal, com fluxo fásico enquanto o braço está ao lado do corpo do paciente. B. Com o braço abduzido, o espectro do Doppler fica embotado (mais monofásico) devido à compressão da veia. O lado contralateral não demonstrou embotamento da forma de onda com abdução.

TVP da extremidade superior (Figura 54.41). Em geral, é o resultado de um cateter permanente, atual ou pregresso, costumando haver um trombo na veia jugular interna ipsilateral coexistente. A estase venosa na extremidade superior devido a compressão extrínseca ou síndrome do desfiladeiro torácico é menos comum. Em contraste com a extremidade inferior, a TVP da extremidade superior está associada à embolia pulmonar em apenas 12% dos casos. O diagnóstico da TVP utiliza os mesmos princípios da extremidade inferior, além das técnicas descritas nos parágrafos anteriores.

Síndrome do desfiladeiro torácico. A apresentação mais comum de um paciente com essa síndrome é a dor decorrente da compressão do plexo braquial. A obstrução venosa que resulta em edema do braço é mais comum do que a arterial. A compressão venosa ocorre na veia subclávia, à medida que ela passa entre a primeira costela e os músculos escalenos, no introito torácico (Figura 54.42). Edema intermitente do braço, trombose de esforço e dor são os sintomas usuais. Se o trombo não for identificado, o paciente deve ser examinado com o braço ao lado do corpo e em vários graus de abdução. Ao usar o Doppler espectral e colorido, é provável que haja compressão, caso o fluxo pare ou ocorra um amortecimento da forma de onda. Nenhum amortecimento é visto no lado não afetado. A síndrome do desfiladeiro torácico arterial (3% dos casos) se apresenta com isquemia, resultando em claudicação, palidez, parestesias, diminuição dos pulsos dos membros superiores e frieza do braço. As causas incluem lesão à artéria subclávia no nível da primeira costela e êmbolos na artéria subclávia. Uma forma de onda arterial embotada ou fluxo ausente é observada se a artéria subclávia estiver afetada (Figura 54.43).

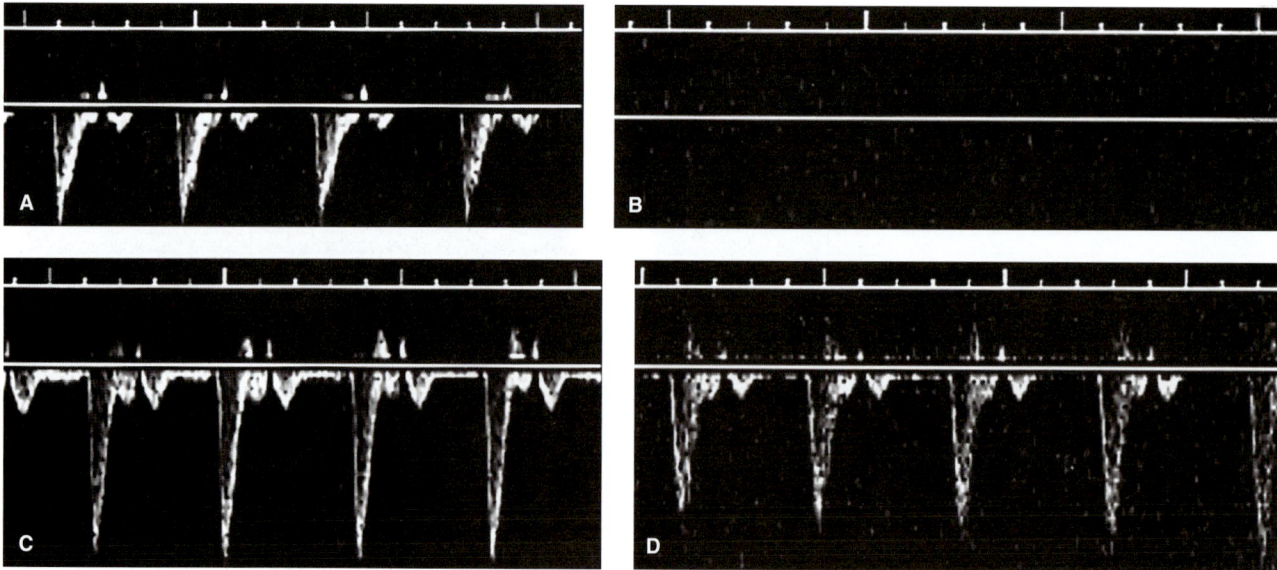

Figura 54.43 Síndrome do desfiladeiro torácico: arterial. A. Com o braço ao lado do corpo do paciente, a forma de onda na artéria subclávia esquerda é de um padrão trifásico de alta resistência normal. B. A abdução do braço esquerdo causa obliteração completa do pulso radial esquerdo ao exame físico. O traçado do Doppler confirma o achado clínico, demonstrando ausência completa de fluxo na artéria subclávia. C. Para comparação, a artéria subclávia direita tem forma de onda trifásica normal de alta resistência, com o braço ao lado do paciente. D. Com a abdução do braço direito, a forma de onda espectral não muda, indicando a ausência de síndrome do desfiladeiro torácico.

Leitura sugerida

Ali MU, Fitzpatrick-Lewis D, Miller J, et al. Screening for abdominal aortic aneurysm in asymptomatic adults. *J Vasc Surg* 2016;64:1855–1868.

American Institute of Ultrasound in Medicine. AIUM practice parameter for the performance of peripheral arterial ultrasound examinations using color and spectral Doppler imaging. Laurel, MD: American Institute of Ultrasound in Medicine; 2014. Available from http://www.aium.org/resources/guidelines/peripheralArterial.pdf.

American Institute of Ultrasound in Medicine. AIUM practice parameter for the performance of diagnostic and screening ultrasound examinations of the abdominal aorta in adults. Laurel, MD: American Institute of Ultrasound in Medicine; 2015. Available from http://www.aium.org/resources/guidelines/abdominalAorta.pdf.

American Institute of Ultrasound in Medicine. AIUM practice parameter for the performance of peripheral venous ultrasound examinations. Laurel, MD: American Institute of Ultrasound in Medicine; 2015. Available from http://www.aium.org/resources/guidelines/peripheralVenous.pdf.

American Institute of Ultrasound in Medicine. AIUM practice parameter for the performance of ultrasound examination of the extracranial cerebrovascular system. Laurel, MD: American Institute of Ultrasound in Medicine; 2016. Available from http://www.aium.org/resources/guidelines/extracranial.pdf.

American Institute of Ultrasound in Medicine. AIUM practice parameter for the performance of physiologic evaluation of extremity arteries. Laurel, MD: American Institute of Ultrasound in Medicine; 2017. Available from http://www.aium.org/resources/guidelines/extremityArteries.pdf.

Boote EJ. AAPM/RSNA physics tutorial for residents: topics in US: Doppler US techniques: concepts of blood flow detection and flow dynamics. *Radiographics* 2003;23:1315–1327.

Braun RM, Bertino RE, Milbrandt J, Bray M. Ultrasound imaging of carotid artery stenosis: application of the Society of Radiologists in Ultrasound consensus criteria to a single institution clinical practice. *Ultrasound Q* 2008;24:161–166.

Catalano O, Siani A. Ruptured abdominal aortic aneurysm: categorization of sonographic findings and report of 3 new signs. *J Ultrasound Med* 2005; 24:1077–1083.

Chin EE, Zimmerman PT, Grant EG. Sonographic evaluation of upper extremity deep venous thrombosis. *J Ultrasound Med* 2005;24:829–838.

DeMarco JK, Huston J 3rd. Imaging of high-risk carotid artery plaques: current status and future directions. *Neurosurg Focus* 2014;36:E1.

Deurdulian C, Emmanuel N, Tchelepi H, Grant EG, Malhi H. Beyond the bifurcation: there is more to cerebrovascular ultrasound than internal carotid artery stenosis! *Ultrasound Q* 2016;32:224–240. (Review article).

Gaitini D, Razi NB, Ghersin E, Ofer A, Soudack M. Sonographic evaluation of vascular injuries. *J Ultrasound Med* 2008;27:95–107.

Gaitini D, Soudack M. Diagnosing carotid stenosis by Doppler sonography: state of the art. *J Ultrasound Med* 2005; 24:1127–1136. (Review article).

Ginat DT, Bhatt S, Sidhu R, Dogra V. Carotid and vertebral artery Doppler ultrasound waveforms: a pictorial review. *Ultrasound Q* 2011;27:81–85.

Gonçalves I, den Ruijter H, Nahrendorf M, Pasterkamp G. Detecting the vulnerable plaque in patients. *J Intern Med* 2015;278:520–530.

Grant EG, Benson CB, Moneta GL, et al. Carotid artery stenosis: grayscale and Doppler ultrasound diagnosis—Society of Radiologists in Ultrasound consensus conference. *Ultrasound Q* 2003;19:190–198.

Khilnani NM. Duplex ultrasound evaluation of patients with chronic venous disease of the lower extremities. *AJR Am J Roentgenol* 2014;202: 633–642.

Kuhn JE, Lebus V GF, Bible JE. Thoracic outlet syndrome. *J Am Acad Orthop Surg* 2015;23:222–232.

Øygarden H. Carotid intima-media thickness and prediction of cardiovascular disease. *J Am Heart Assoc* 2017;6:e005313.

Rafailidis V, Chryssogonidis I, Tegos T, Kouskouras K, Charitanti-Kouridou A. Imaging of the ulcerated carotid atherosclerotic plaque: a review of the literature. *Insights Imaging* 2017;8:213–225.

Rubens DJ, Bhatt S, Nedelka S, Cullinan J. Doppler artifacts and pitfalls. *Radiol Clin North Am* 2006;44:805–835.

Shaf Z, Masoomi R, Thapa R, et al. Optimal medical management reduces risk of disease progression and ischemic events in asymptomatic carotid stenosis patients: a long-term follow-up study. *Cerebrovasc Dis* 2017;44:150–159.

Thorisson HM, Pollak JS, Scoutt L. The role of ultrasound in the diagnosis and treatment of chronic venous insufficiency. *Ultrasound Q* 2007;23:137–150.

U.S. Preventative Services Task Force. Screening for asymptomatic carotid artery stenosis: recommendation statement. *Am Fam Physician* 2015; 91:716I–716K.

Wood MM, Romine LE, Lee YK, et al. Spectral Doppler signature waveforms in ultrasonography: a review of normal and abnormal waveforms. *Ultrasound Q* 2010;26:83–99. (Review article).

SEÇÃO 10

RADIOLOGIA MUSCULOESQUELÉTICA

EDITORES DA SEÇÃO: Clyde A. Helms e Emily N. Vinson

CAPÍTULO 55 ■ LESÕES ÓSSEAS LÍTICAS DE ASPECTO BENIGNO

CLYDE A. HELMS E EMILY N. VINSON

O Capítulo 55 encontra-se integralmente *online*, disponível no *site* www.grupogen.com.br.

Consulte a página de Material Suplementar para detalhes sobre acesso e *download*.

CAPÍTULO 56 ■ TUMORES MALIGNOS DOS OSSOS E DE PARTES MOLES

CLYDE A. HELMS E EMILY N. VINSON

Achados radiográficos

Os tumores ósseos malignos, felizmente, são pouco comuns. Mesmo assim, todo radiologista deve ser capaz de reconhecê-los e emitir um diagnóstico diferencial útil. Antes de tudo, como reconhecer um tumor maligno e diferenciá-lo de um processo benigno? Esta pode ser uma tarefa árdua e, em muitos casos, impossível. Reconhecer a característica *agressiva* costuma ser fácil, mas afirmar que é *maligno* constitui, no contexto geral, outra questão. Processos, como infecção e granuloma eosinofílico, podem simular tumores malignos e, sem dúvida, são benignos. Em muitos casos, esses processos serão incluídos no diagnóstico diferencial de uma lesão agressiva, ao lado de tumores malignos. Quais são os critérios radiográficos úteis para determinar o caráter maligno *versus* benigno? Os livros-texto padrão descrevem quatro aspectos a serem examinados em uma lesão: (1) destruição cortical; (2) periostite; (3) orientação ou eixo da lesão; e (4) zona de transição. Discutiremos cada um desses critérios e mostraremos por que apenas o último – a zona de transição – apresenta pelo menos 90% de acurácia. É importante reconhecer que são critérios de radiografia convencional e não se aplicam à tomografia computadorizada (TC) e à ressonância magnética (RM) em muitas situações.

Destruição cortical

As lesões fibro-ósseas benignas e as lesões cartilaginosas costumam ter parte de sua matriz não calcificada (matriz fibrosa ou matriz condroide, ambas radiotransparentes nas radiografias) substituindo osso cortical, o que pode dar a falsa impressão de destruição cortical nas radiografias (Figura 56.1) ou à TC. Além disso, processos benignos, como infecções e granuloma eosinofílico, podem causar extensa destruição cortical e simular um tumor maligno. É sabido que os cistos ósseos aneurismáticos causam afilamento do córtex, de modo a torná-lo indetectável à radiografia (Figura 56.2). Por esses motivos, a destruição cortical pode, de maneira ocasional, levar ao engano. A destruição cortical sempre leva à conclusão de que uma lesão é maligna quando se usa a "abordagem Gestalt", porém é necessário que a lesão atenda também a outros critérios de processos malignos, como uma zona de transição ampla.

Periostite

A reação periosteal ocorre de maneira inespecífica, toda vez que há irritação do periósteo, seja uma irritação por tumor maligno, seja por um tumor benigno, infecção ou traumatismo. A formação de calo em uma fratura é, na verdade, uma reação periosteal do tipo mais benigno. Existem dois tipos de reação periosteal: benigna e agressiva, que se baseiam mais no *tempo* da irritação do que no caráter benigno ou maligno do processo causador de periostite. Por exemplo, um tumor benigno de crescimento lento causará periostite espessa, ondulada, uniforme ou densa (Figura 56.3 A), porque consiste em uma irritação crônica de baixo grau, que dá tempo para a deposição periosteal de osso espesso novo e remodelamento em mais córtex normal. Um tumor maligno causa uma reação periosteal de grau mais alto e mais aguda, de modo a não dar tempo suficiente para que haja consolidação periosteal. Ele exibe uma aparência lamelar (casca de cebola) (Figura 56.3 B) ou amorfa, ou até mesmo semelhante a um raio de sol. Se a irritação cessar ou diminuir, a periostite agressiva solidificará e parecerá benigna. Portanto, quando a periostite é vista, o radiologista deve tentar caracterizá-la em um tipo benigno (espesso, denso, ondulado) ou agressivo (lamelar, amorfo, raio de sol). Infelizmente, julgar a lesão com base na periostite pode levar ao erro. Em primeiro lugar, uma experiência considerável se faz necessária para caracterizar a periostite de forma correta, dado que, muitas vezes, a reação não é claramente benigna nem agressiva. Em segundo lugar, muitas lesões benignas podem causar periostite agressiva, como infecção, granuloma eosinofílico, cistos ósseos aneurismáticos, osteomas osteoides e até traumatismo. Por outro lado, a visualização de uma periostite *benigna* pode ser muito útil, uma vez que as lesões malignas não causarão periostite benigna. Alguns investigadores com ampla experiência em lidar com tumores ósseos malignos afirmam que a única possibilidade de uma periostite benigna ocorrer em uma lesão maligna é no evento concomitante de uma fratura ou infecção. As exceções a isso são extremamente incomuns.

Orientação ou eixo da lesão

Esse é um fraco determinante de lesões benignas *versus* malignas, para fins de classificação de uma lesão. Considera-se que uma lesão que cresce no eixo longo de um osso longo, em vez de no sentido circular, é benigna. Porém, o fato é que existem exceções demais para que essa afirmação seja útil. O sarcoma de Ewing, por exemplo, que é uma lesão extremamente maligna, em geral tem seu eixo de crescimento ao longo da diáfise de um osso longo. Ao contrário, muitos defeitos corticais fibrosos são circulares e, mesmo assim, totalmente benignos. Portanto, o eixo da lesão não é útil na avaliação da benignidade *versus* malignidade.

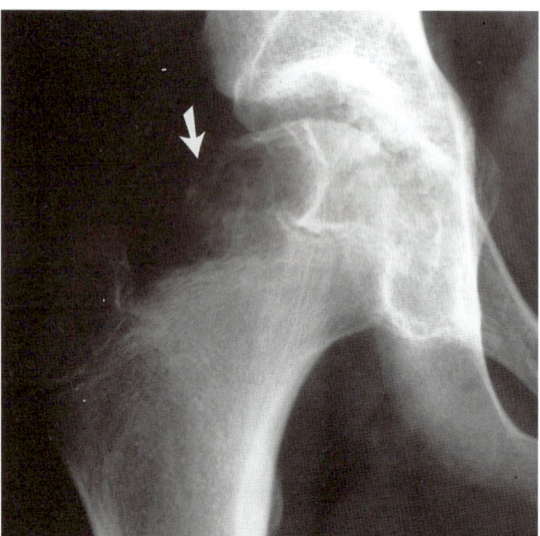

Figura 56.1 **Destruição cortical evidente.** Esse condroblastoma benigno contém tecido condroide não calcificado substituindo osso cortical no fêmur proximal (*seta*), o que confere a essa lesão uma aparência destrutiva. Esse é um exemplo de substituição cortical, em vez de destruição cortical, o qual pode gerar bastante confusão quando se considera a destruição cortical como algo agressivo ou maligno. Note, nesse exemplo, que a zona de transição é estreita, como seria esperado em uma lesão benigna como essa.

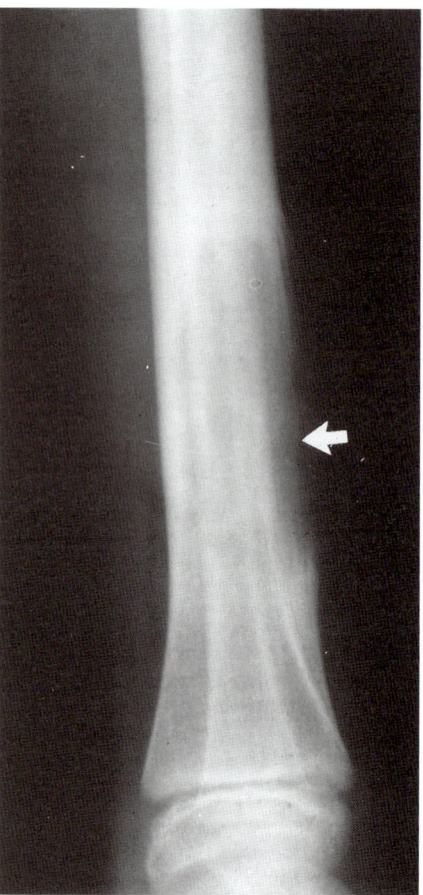

Figura 56.2 **Cisto ósseo aneurismático.** Nessa lesão benigna, o córtex sofreu afilamento a ponto de se tornar imperceptível (*seta*). Como na Figura 56.1, isso poderia ser mal interpretado como destruição cortical, dando a falsa impressão de uma lesão maligna ou muito agressiva.

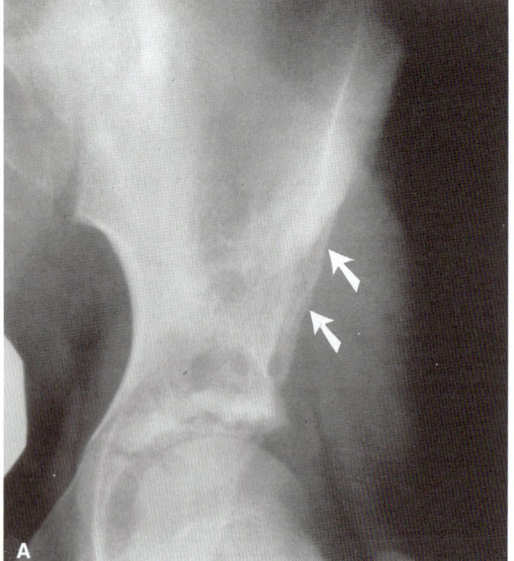
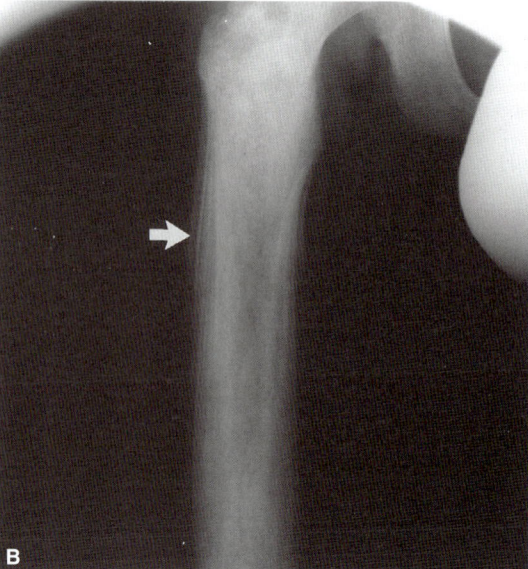

Figura 56.3 **Periostite. A.** Reação periosteal benigna. A periostite espessa e ondulada (*setas*) ao longo do ílio em uma criança com lesão permeativa na pelve é característica de infecção ou granuloma eosinofílico. Um sarcoma de Ewing foi inicialmente considerado no diagnóstico diferencial; entretanto, a periostite benigna tornaria uma lesão maligna muito improvável. A biopsia mostrou que a lesão era um granuloma eosinofílico. **B.** Reação periosteal agressiva. A periostite lamelada ou em "casca de cebola" (*seta*) é característica de um processo agressivo como o encontrado nesse paciente com sarcoma de Ewing do fêmur. Outra vez, esse tipo agressivo de periostite teoricamente poderia ocorrer em um processo benigno, como uma infecção ou granuloma eosinofílico.

Zona de transição

Este é, sem dúvida, o indicador radiográfico mais confiável para lesões benignas *versus* malignas. Contudo, infelizmente, também apresenta alguns pontos fracos. A zona de transição é a borda da lesão com o osso normal. Diz-se que é "estreita", se for bem definida a ponto de poder ser desenhada com uma caneta de ponta fina (Figura 56.4). Se for imperceptível e não puder ser nitidamente desenhada, diz-se que é "ampla" (Figura 56.5). Evidentemente, há uma gama de variações que se interpõem; contudo, a maioria das lesões pode ser caracterizada como tendo uma zona de transição estreita ou ampla. Se a lesão tiver uma borda esclerótica, certamente terá uma zona de transição estreita. E, se uma lesão tiver uma zona de transição estreita, um processo benigno deve ser considerado como a possibilidade mais provável.

As exceções a essa observação são incomuns. Uma lesão com uma zona de transição ampla é agressiva, ainda que não necessariamente maligna. Como ocorre como a periostite agressiva, muitas lesões benignas, bem como malignas, podem promover uma zona de transição ampla. Alguns dos mesmos processos causadores de periostite agressiva, e que, portanto, simulam um tumor maligno, podem ter uma zona de transição ampla (*i. e.*, infecção e granuloma eosinofílico). Apresentam aparência radiográfica agressiva porque, em geral, são lesões agressivas, de crescimento rápido. A zona de transição normalmente é mais fácil de caracterizar do que a periostite, além de estar sempre presente para avaliação, enquanto muitas lesões, sejam elas benignas, sejam elas malignas, não têm periostite. Por tudo isso, a zona de transição é o indicador mais útil do caráter benigno ou maligno de uma lesão.

Uma lesão que consiste em múltiplos orifícios pequenos é dita "permeativa" (ver no Capítulo 59 uma discussão sobre a diferença entre uma lesão permeativa e uma lesão pseudopermeativa). Não há uma borda perceptível e, por isso, a zona de transição é ampla. Os tumores de células redondas, como mieloma múltiplo, linfoma ósseo primário e sarcoma de Ewing,

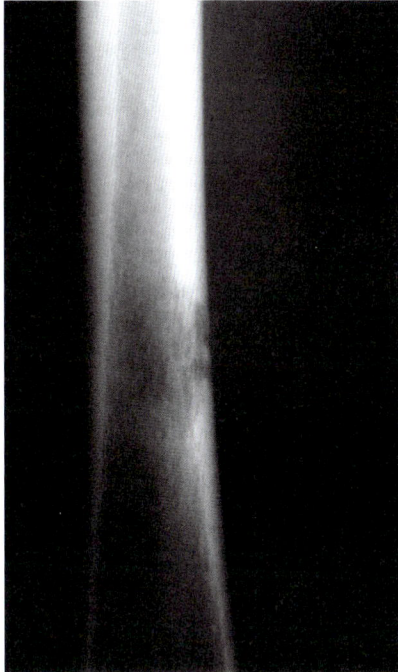

Figura 56.5 **Zona de transição ampla.** Um processo permeativo lítico é visto na porção média da diáfise do fêmur desse paciente, cuja biopsia demonstrou ser um histiocitoma fibroso maligno. A zona de transição nessa lesão é dita ampla, por não poder ser desenhada com facilidade com uma caneta de ponta fina. Uma lesão permeativa como essa, por definição, tem uma zona de transição ampla.

são típicos desse tipo de lesão. Infecção e granuloma eosinofílico também podem exibir essa mesma aparência.

Uma vez que se tenha decidido que uma lesão em particular é mais provavelmente maligna, o diferencial se torna bastante direto. Em primeiro lugar, a lista de tumores malignos é relativamente curta; e, em segundo lugar, a maioria dos tumores acomete populações de faixa etária um tanto estrita. Jack Edeiken, um dos radiologistas ósseos proeminentes de nosso tempo, avaliou 4 mil tumores ósseos malignos e constatou que era possível diagnosticá-los de maneira correta em 80% dos casos usando-se apenas a idade do paciente. Ele basicamente agrupa os tumores de acordo com as décadas em que costumam acometer os pacientes. Por exemplo, o osteossarcoma e o sarcoma de Ewing são os únicos tumores ósseos primariamente malignos da infância; por outro lado, depois dos 40 anos de idade, somente a doença metastática, o mieloma múltiplo e o condrossarcoma são comuns (Tabela 56.1). Embora com certeza haja exceções incomuns, essas diretrizes baseadas na idade são extremamente úteis. É inadequado mencionar o sarcoma de Ewing no caso de um paciente de 40 anos de idade ou a doença metastática em um de 15 anos, a menos que haja um tumor primário. De fato, qualquer lesão óssea, independentemente de sua aparência, poderia ser uma lesão metastática e levantar suspeita em um paciente com tumor primário conhecido.

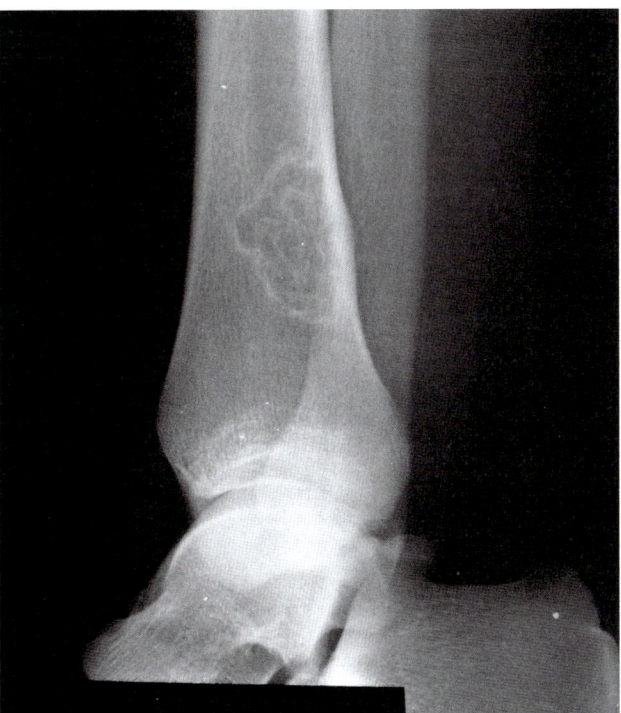

Figura 56.4 **Zona de transição estreita.** Quando as margens de uma lesão podem ser desenhadas com uma caneta de ponta fina, como nesse exemplo, diz-se que é uma zona de transição estreita, a qual é característica de uma lesão benigna. Uma zona de transição estreita pode ou não ter uma borda esclerótica. Esse é um fibroma não ossificante.

TABELA 56.1	Idade dos pacientes com tumores ósseos malignos.
1 a 30	Sarcoma de Ewing, osteossarcoma
30 a 40	Tumor de células gigantes, sarcoma parosteal, histiocitoma fibroso maligno, linfoma ósseo primário
Acima de 40	Condrossarcoma, doença metastática, mieloma múltiplo

Ressonância magnética

Embora as radiografias simples sejam a melhor modalidade para a caracterização de uma lesão óssea – ou seja, para conseguir distinguir uma lesão benigna de uma maligna e gerar um diagnóstico diferencial –, a RM é, sem dúvida, o procedimento de imagem de escolha para determinar a extensão da lesão, tanto no esqueleto como em partes moles.

Na avaliação da benignidade *versus* malignidade, a RM é um tanto controversa. As lesões benignas tendem a ser bem margeadas, exibir um sinal uniforme e homogêneo, não envolver estruturas neurovasculares nem invadir ossos. As lesões malignas tendem a ter margens irregulares, sinal não homogêneo e a envolver estruturas neurovasculares ou invadir ossos.

Embora quase todos os tumores apresentem um sinal baixo em imagens ponderadas em T1 e sinal de intensidade alta em imagens ponderadas em T2 (como as coleções de líquido), há algumas exceções. Os histiocitomas fibrosos malignos (agora referidos comumente com o termo mais genérico *sarcoma indiferenciado pleomórfico*) e os tumores desmoides podem, em certos casos, apresentar sinal baixo em ambas as sequências, ponderadas em T1 e T2. Qualquer tumor com calcificação apresentará sinal baixo tanto na sequência T1 como na T2.

Em alguns casos, a RM caracterizará melhor a lesão do que as radiografias, permitindo estabelecer um diagnóstico específico. Os lipomas são facilmente diagnosticados por RM, graças ao sinal alto e homogêneo nas imagens ponderadas em T1 e a suas margens bem definidas, seja em localização intraóssea, seja nas partes moles (Figura 56.6). Os hemangiomas e as malformações arteriovenosas exibem, com mais frequência, sinais mistos, de alta e baixa intensidade, em ambas as sequências, devido à combinação de elementos adiposos e sangue (Figura 56.7). De modo característico, apresentam vasos serpiginosos de baixo sinal visíveis.

O achado de massa de baixo sinal nas imagens ponderadas em T1, e que apresenta sinal de alta intensidade nas imagens ponderadas em T2, é suspeito de tumor, embora seja muito inespecífico e precise de correlação clínica. Regiões de injeção medicamentosa intramuscular podem mimetizar tumores de partes moles, do mesmo modo como qualquer área de traumatismo de tecido mole. Existem muitos tumores malignos que apresentam sinal de alta intensidade irradiando do osso

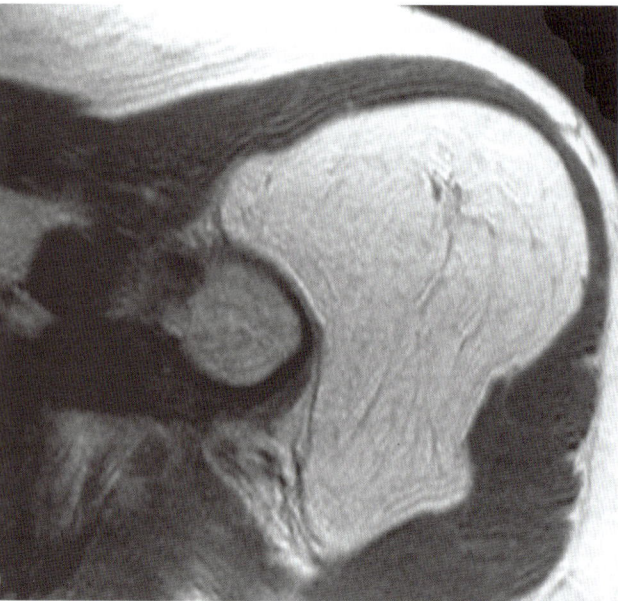

Figura 56.6 **Lipoma.** Esta imagem ponderada em densidade de prótons, no plano axial, ao longo da pelve, mostra massa ampla lateral ao fêmur, apresentando margens precisas e características de sinal similares às da gordura subcutânea. Trata-se de um lipoma. Em geral, os lipomas contêm uma pequena quantidade de tecido linear de baixo sinal, como nesse exemplo, o que não deve servir de motivo para considerá-la uma lesão maligna.

envolvido que, na verdade, representa edema nas partes moles e praticamente indistinguível de disseminação tumoral.

A injeção de gadolínio intravenoso deve ser realizada de forma rotineira, quando um provável acúmulo de líquido é encontrado, que não uma bursa ou gânglio evidente, para diferenciar massa sólida (que apresentará realce difuso pelo contraste) de acúmulo de líquido (que apresentará realce periférico) (Figura 56.8). Caso contrário, a administração de gadolínio não precisa ser usada de forma rotineira, quando da obtenção de imagens de um tumor. Todos os tumores sólidos

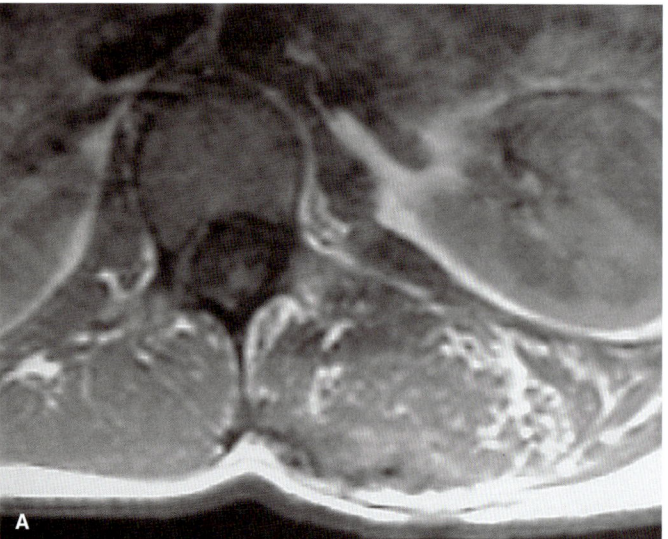

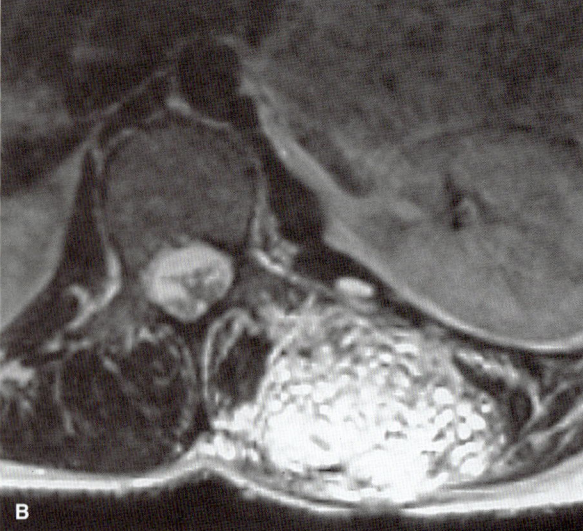

Figura 56.7 **Hemangioma. A.** Uma imagem ponderada em T1, no plano axial, ao longo da porção média da coluna dorsal, em um paciente de 30 anos de idade portador de massa, mostra massa de sinal predominantemente baixo com áreas pontilhadas de alto sinal, representando gordura ao redor de numerosos vasos. **B.** Uma imagem ponderada em T2 *fast spin-echo* (FSE), no plano axial, revela um sinal alto não homogêneo, com áreas pontilhadas de sinal muito brilhante representando vasos. Os hemangiomas contêm, de modo característico, tecido misto adiposo e vascular, o que confere sinal de alta intensidade nas sequências ponderadas em T1 e T2.

apresentarão realce, exceto as áreas mixoides ou necróticas, ou os focos de matriz (osteoide ou cartilaginosa). Portanto, o gadolínio não costuma acrescentar nada na avaliação de um tumor. Em casos de pós-operatório, o gadolínio pode ser usado para diferenciar seroma de massa sólida; mas, de outro modo, é inútil – o tecido cicatricial oriundo de uma cirurgia e um tumor residual ou recorrente apresentam, ambos, realce. Uma vez que se decida administrar gadolínio (e, repetimos, isso raramente é necessário nos procedimentos de imagem de tumores), torna-se desnecessário obter imagens pós-contraste em múltiplos planos. Uma única sequência axial bastará para ver se a massa apresenta ou não realce. Planos adicionais de imagem são perda de tempo. Por fim, as imagens pós-contraste não devem ser realizadas com saturação de gordura, a menos que imagens ponderadas em T1 pré-contraste sejam realizadas com saturação de gordura. Se o gadolínio e a supressão de gordura forem, ambos, usados nas imagens pós-contraste, então duas variáveis serão alteradas, em comparação às imagens pré-contraste; assim, qualquer sinal aumentado na massa poderia ser devido ao realce pelo gadolínio ou ao efeito da supressão de gordura (Figura 56.9).

Tumores

Osteossarcoma

O osteossarcoma é o tumor ósseo primário maligno mais comum. Ocorre quase exclusivamente em crianças e adultos jovens (< 30 anos de idade). Alguns textos descrevem um segundo pico de osteossarcoma por volta da sexta década de vida, mas isso é provavelmente decorrente do osteossarcoma secundário na doença de Paget e também da exposição radiativa prévia. Embora o osteossarcoma ocorra, em geral, na extremidade de um osso longo, pode se dar em qualquer parte do esqueleto, com frequência suficiente para fazer com que essa localização não seja

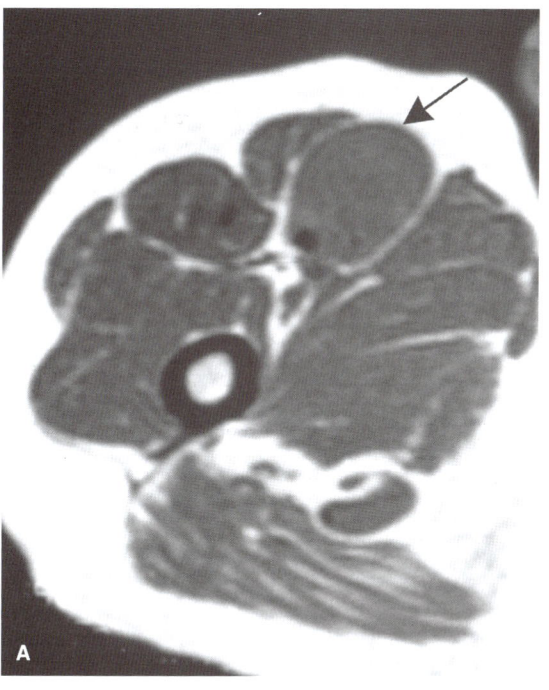

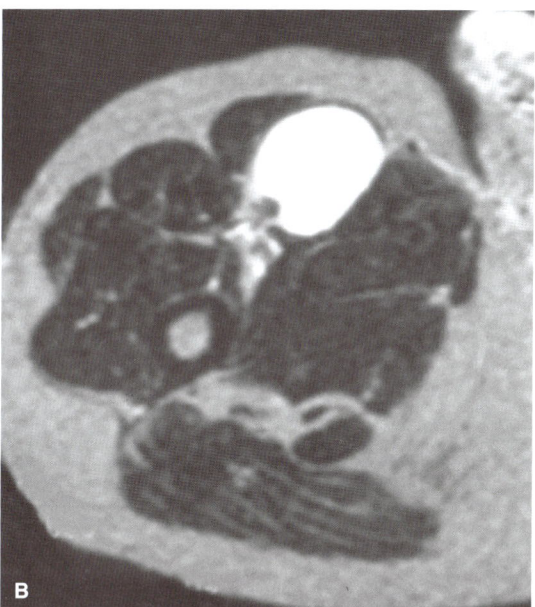

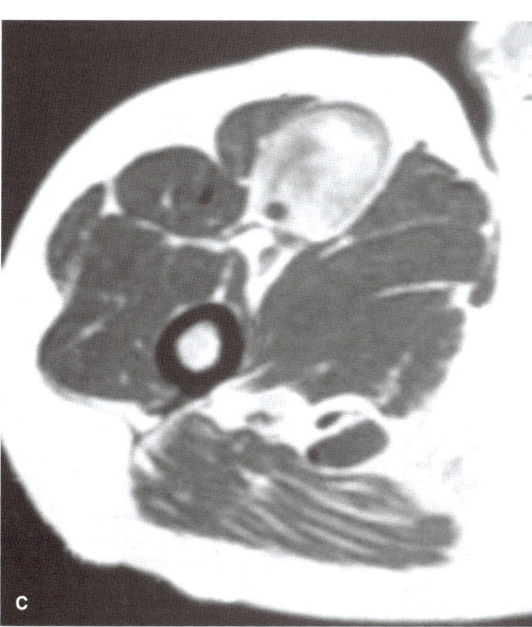

Figura 56.8 Schwannoma. A. Uma imagem ponderada em T1, no plano axial, mostra massa (*seta*) na porção anterior da coxa. **B.** A imagem ponderada em T2 mostra um sinal alto homogêneo idêntico ao que se vê com um acúmulo de líquido. **C.** Uma imagem ponderada em T1 obtida depois da administração de gadolínio mostra realce difuso da massa, indicando que se trata de um tumor sólido. A biopsia revelou que se tratava de um schwannoma.

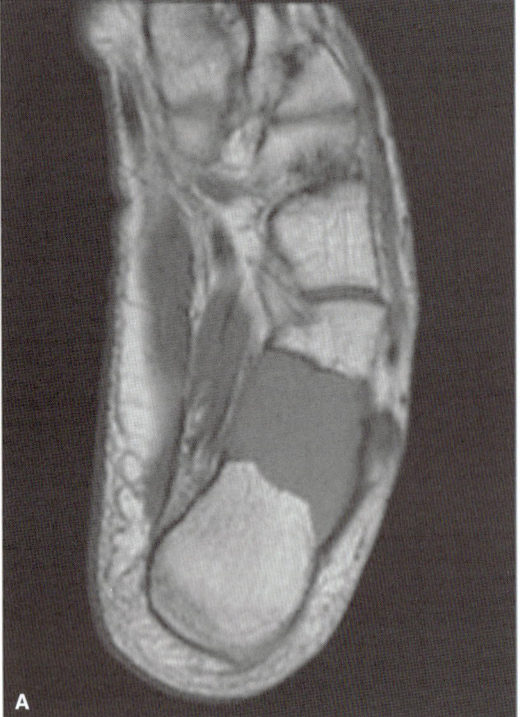

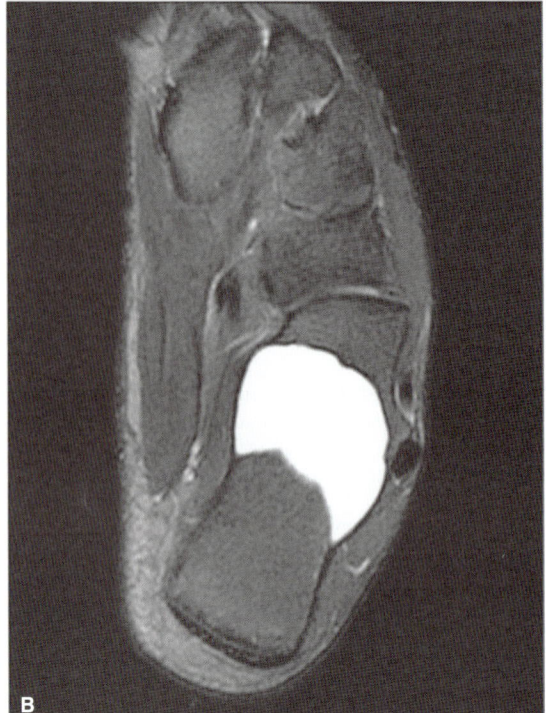

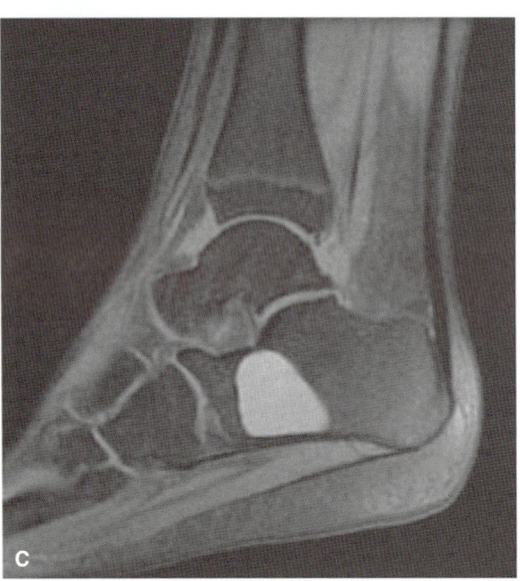

Figura 56.9 Efeito da supressão de gordura. A. Uma imagem ponderada em T1, no plano axial, ao longo do calcâneo, mostra massa de baixo sinal, que apresenta sinal homogeneamente alto na imagem ponderada em T2 (**B**). **B.** Essa é a aparência típica de um cisto ósseo unicameral, que consiste em uma lesão óssea benigna cheia de líquido. **C.** Uma imagem ponderada em T1, no plano sagital, com supressão de gordura, mostra que a lesão apresenta sinal uniformemente aumentado. Se o gadolínio tivesse sido administrado, é possível que se tivesse concluído, de maneira errônea, se tratar de um tumor sólido com realce, e não de um cisto ósseo unicameral. Como nenhum contraste foi administrado, o sinal aumentado é devido ao efeito da supressão de gordura.

um discriminador útil. Tais lesões, em geral, são destrutivas, com esclerose evidente, que pode ser oriunda do tumor, de uma nova formação óssea ou de esclerose reativa (Figuras 56.10 e 56.11). No entanto, em alguns casos, um osteossarcoma pode ser totalmente lítico. Estes, em geral, são osteossarcomas telangiectásicos. Existem numerosos tipos e classificações diferentes de osteossarcomas, todavia com pouca serventia para que o radiologista tente distinguir a maioria deles. A RM de um osteossarcoma revela, de modo geral, um amplo componente de partes moles, apresentando intensidades de sinal altas e baixas heterogêneas, nas imagens ponderadas em T1 e T2 (Figura 56.10).

Osteossarcoma parosteal

Um tipo de osteossarcoma que deve ser distinguido do osteossarcoma central é o osteossarcoma parosteal. Este se origina do periósteo e cresce para fora do osso (Figura 56.12). Com frequência, envolve a diáfise, sem avançar pelo córtex. Ocorre em uma população de faixa etária mais avançada, em comparação à dos osteossarcomas centrais, e não é tão agressivo nem tão mortal, conquanto não se estenda para a porção medular do osso. O tratamento costumava consistir na mera raspagem do tumor no osso de origem; entretanto, as taxas de recidiva eram tão elevadas que, hoje, são realizadas amplas excisões *en bloc*. Uma vez que um osteossarcoma parosteal viole o córtex do osso adjacente, é considerado tão agressivo quanto um osteossarcoma central e, então, tratado de maneira similar – ou seja, por excisão radical. O radiologista precisa avaliar a lesão quanto à invasão do córtex adjacente, a fim de ajudar a determinar o tratamento e o prognóstico. A melhor forma de fazer isso é por TC ou RM (Figura 56.13). Uma localização comum da qual um osteossarcoma parosteal surge é o fêmur posterior, próximo ao joelho.

Uma lesão capaz de simular um osteossarcoma parosteal inicial nessa localização é um desmoide cortical. Este consiste em uma lesão por avulsão, totalmente benigna, mas

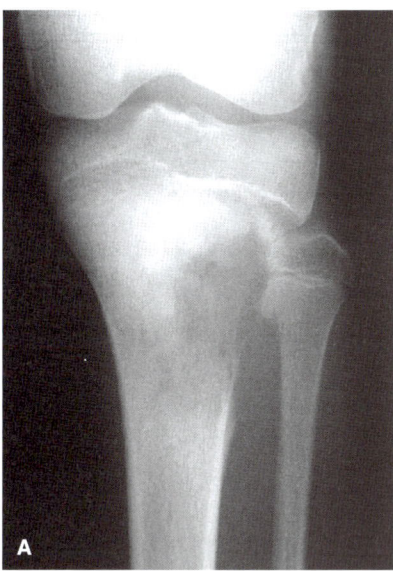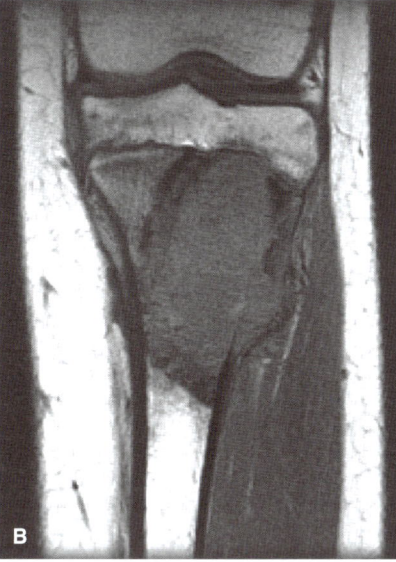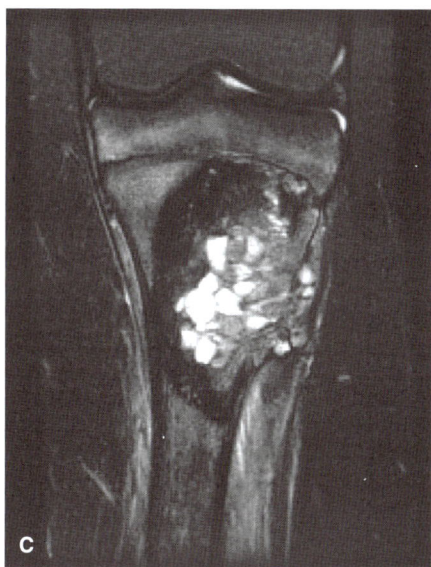

Figura 56.10 **Osteossarcoma.** **A.** Observa-se uma lesão lítica e esclerótica mista na tíbia proximal de uma criança, característica de um osteossarcoma. **B.** Uma imagem ponderada em T1, no plano coronal, mostra a extensão total da lesão, com alguma extensão às partes moles. **C.** Os mesmos achados também são observados na imagem ponderada em T2.

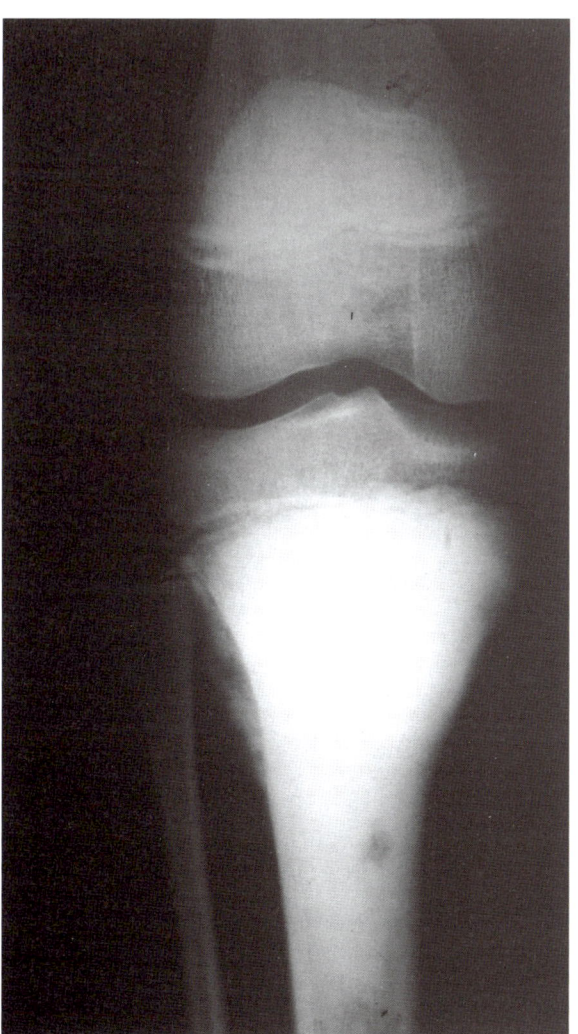

Figura 56.11 **Osteossarcoma.** Observa-se uma lesão densamente esclerótica na tíbia proximal de uma criança, característica de um osteossarcoma.

cuja aparência pode ser um tanto agressiva. Infelizmente, sua aparência histológica pode ter um aspecto maligno, por isso a biopsia pode ter consequências desastrosas. Há relatos de casos de amputação por desmoides corticais benignos confundidos com malignidades.

Outra lesão que pode ser confundida com osteossarcoma parosteal é uma área de miosite ossificante. Assim como os desmoides corticais, as áreas de miosite ossificante podem ser histologicamente confundidas com lesões malignas e ter consequências desastrosas. A diferenciação evidentemente é essencial. Felizmente, a diferenciação entre um osteossarcoma parosteal e a miosite ossificante, em geral, pode ser feita com facilidade por radiografia (ver no Capítulo 60 uma discussão dos pontos diferenciadores entre osteossarcoma parosteal, miosite ossificante e desmoides corticais).

Sarcoma de Ewing

O sarcoma de Ewing clássico é uma lesão permeativa (múltiplos orifícios pequenos) localizada na diáfise de um osso longo de uma criança (ver Figura 56.3 B). Entretanto, somente cerca de 40% desses tumores ocorrem na diáfise, enquanto o restante tem localização metafisária, diametafisária e em ossos chatos. Esses tumores tendem a ocorrer primariamente em crianças e adolescentes, embora um número significativo possa se dar em pacientes na faixa etária de 20 a 29 anos, sobretudo em ossos chatos. Embora exibam, com mais frequência, uma aparência permeativa, podem deflagrar um novo osso reativo, que pode conferir à lesão uma aparência parcialmente esclerótica ou irregular. Os sarcomas de Ewing costumam ter um tipo de periostite em "casca de cebola", mas também uma periostite com aspecto de "raio de sol" ou amorfa (Figura 56.14). Em casos raros (senão nunca), um sarcoma de Ewing exibe periostite de aparência benigna (espessa, uniforme ou ondulada).

Na presença de periostite benigna, devem ser consideradas outras lesões, como infecção e granuloma eosinofílico. O diagnóstico diferencial clássico para uma lesão permeativa em uma criança consiste em sarcoma de Ewing, infecção e granuloma eosinofílico. Essas três entidades podem parecer idênticas à radiografia. O sarcoma de Ewing deve ser eliminado do diagnóstico diferencial diante da presença de uma reação periosteal definitivamente benigna ou de sequestro ósseo. A presença

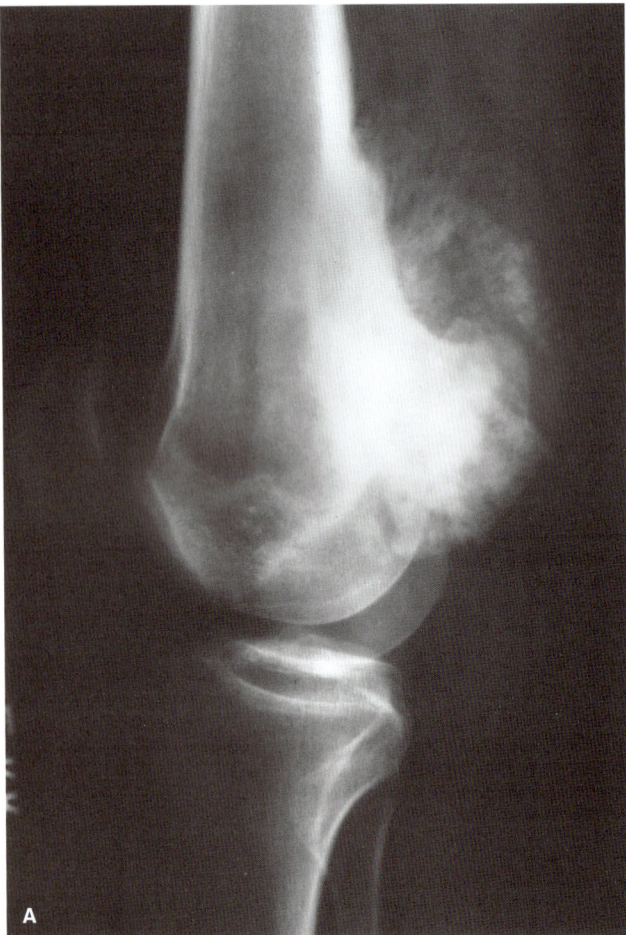

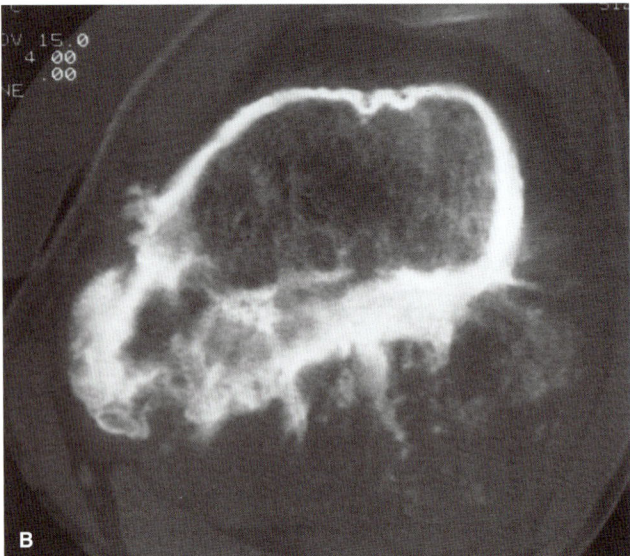

Figura 56.12 Osteossarcoma parosteal. A. Uma radiografia do joelho em perfil mostra uma lesão óssea emanando do córtex posterior do fêmur distal, com uma ampla massa de partes moles calcificada. Note que a calcificação mais densa é central, ao passo que a periferia está apenas pouco calcificada, características essas típicas de um osteossarcoma parosteal. **B.** Uma TC ao longo da lesão revela o tumor invadindo a porção medular do osso. Esse é um sinal prognóstico desfavorável, que constitui informação essencial ao cirurgião.

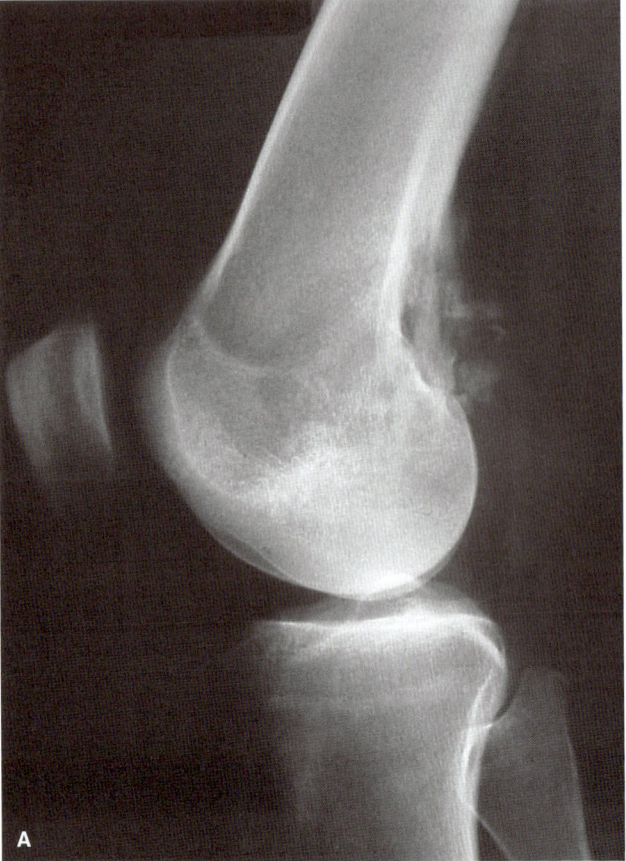

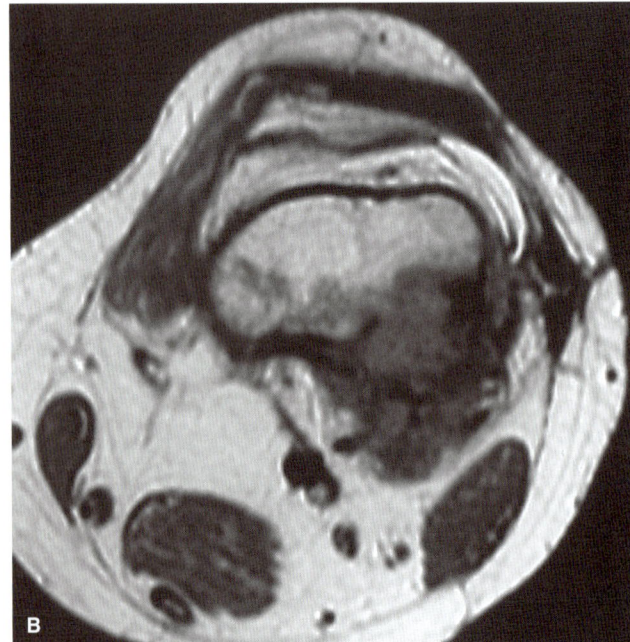

Figura 56.13 Osteossarcoma parosteal. A. Uma radiografia do joelho em perfil mostra uma lesão óssea emanando do córtex posterior do fêmur distal, com ampla massa de partes moles calcificada. Note que a calcificação mais densa é central, ao passo que a periferia está apenas pouco calcificada, características essas típicas de um osteossarcoma parosteal. **B.** Uma TC ao longo da lesão revela o tumor invadindo a porção medular do osso. Esse é um sinal prognóstico desfavorável, que constitui informação essencial ao cirurgião.

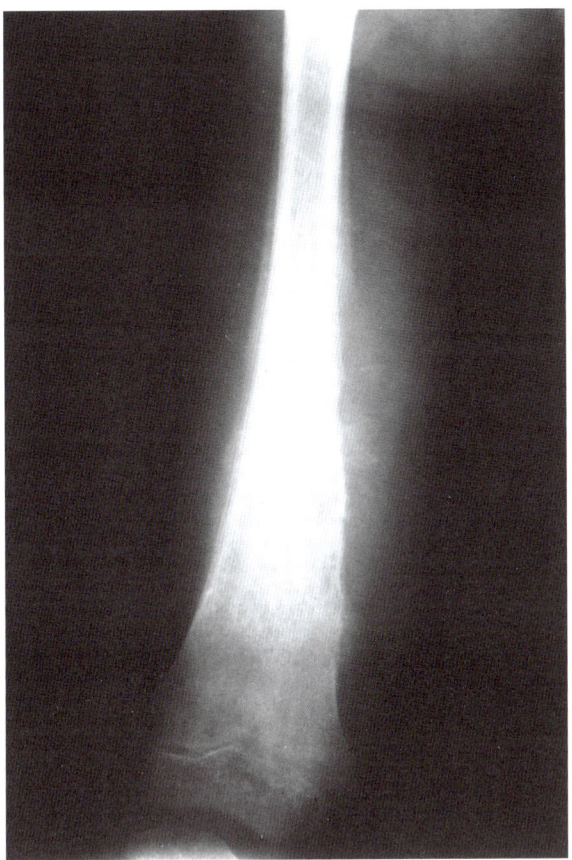

Figura 56.14 Sarcoma de Ewing. Uma radiografia anteroposterior do fêmur de uma criança mostra um processo predominantemente esclerótico, com grandes quantidades de periostite em "raio de sol" na diáfise, cuja biopsia revelou ser um sarcoma de Ewing.

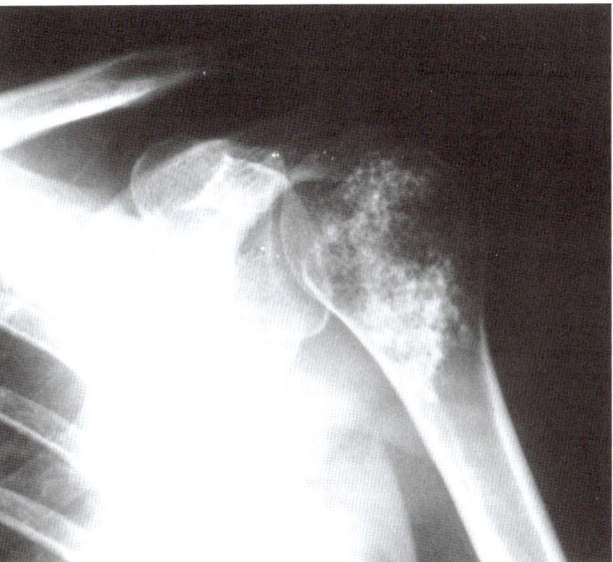

Figura 56.15 Condrossarcoma. Observa-se a típica calcificação em forma de "pipoca" ou "flocos de neve", no úmero proximal, que é característica de um encondroma. Esse paciente, no entanto, apresentava dor associada a essa lesão, cuja biopsia revelou ser um condrossarcoma.

ou ausência de massa de partes moles não tem utilidade na diferenciação entre essas três lesões. A presença de sintomas não ajuda em nada, dado que todas as três entidades podem ser sintomáticas.

Condrossarcoma

Os condrossarcomas exibem uma aparência variável que, por vezes, dificulta a feitura do diagnóstico com segurança, por imagem. São mais frequentes em pacientes com idade acima de 40 anos e, em casos raros, ocorrem em crianças, ainda que, às vezes, possam ser encontrados a partir da degeneração maligna de um osteocondroma. Pode ser extremamente difícil fazer a diferenciação histológica entre um condrossarcoma de baixo grau e um encondroma. Em geral, o diagnóstico do condrossarcoma leva inicialmente à excisão radical, embora seja discutível (e algo controverso), caso um condrossarcoma de baixo grau seja mesmo um tumor maligno. Por isso, o diagnóstico de "possível condrossarcoma" deve ser reservado para as lesões dolorosas (Figura 56.15) ou que mostrem características agressivas definidas, como periostite e destruição cortical. A verdade sobre o assunto é que nem os radiologistas nem os patologistas conseguem distinguir com segurança os encondromas dos condrossarcomas de baixo grau. A RM pode ser bastante útil para distinguir um encondroma benigno de um condrossarcoma. Havendo massa nas partes moles ou edema, é improvável que se trate de um encondroma.

O condrossarcoma deve ser considerado no diagnóstico sempre que houver massa óssea ou de partes moles que apresente calcificação amorfa, em forma de "flocos de neve", em um paciente maduro (idade > 40 anos) (Figura 56.16).

Na ausência de matriz condroide calcificada, a lesão se torna indistinguível de qualquer outra lesão lítica agressiva, como doença metastática, plasmacitoma ou infecção. De modo geral, um radiologista somente pode fornecer um longo diagnóstico diferencial como este, que é totalmente aceitável. A lesão terá que ser submetida a biopsia de qualquer maneira, de modo que o radiologista não precisará estabelecer o diagnóstico. Isto se aplica à maioria dos tumores malignos.

Tumor de células gigantes maligno

Diz-se que cerca de 15% dos tumores de células gigantes são malignos. Entretanto, essa informação se baseia na taxa de recorrência tumoral, e não na presença de doença metastática, a qual é rara. Infelizmente, parece não haver nenhuma forma de prever qual tumor de células gigantes se tornará maligno. Da perspectiva radiológica, os tumores de células gigantes benignos e malignos parecem idênticos. Em termos histológicos, tumores de células gigantes benignos e malignos podem parecer semelhantes. Quando há metástases (em geral, para o pulmão), a maioria dos

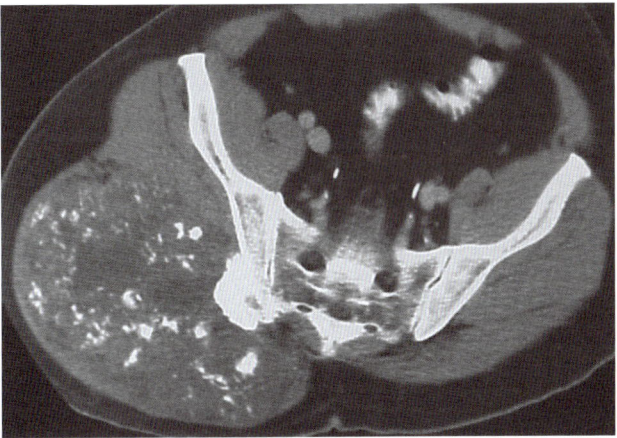

Figura 56.16 Condrossarcoma. Uma ampla massa de partes moles, apresentando calcificação irregular amorfa, é vista em uma lesão que surge do ílio, nessa TC da pelve, o que é típico de um condrossarcoma.

oncologistas considera o tumor maligno, que é uma ocorrência bastante rara. Os tumores de células gigantes malignos tendem a ocorrer primariamente na quarta década da vida.

Histiocitoma fibroso maligno (antigo fibrossarcoma)

Os histiocitomas fibrosos malignos (HFMs) são tumores líticos malignos que não produzem matriz osteoide nem condroide. Em geral, não induzem osso novo reativo e, portanto, exibem aparência quase sempre lítica, que pode assumir qualquer forma, desde permeativa (Figura 56.17), em "roído de traça", até uma área razoavelmente bem definida de lise (Figura 58.18). A faixa etária associada ao fibrossarcoma é bastante ampla, mas sua ocorrência tende a predominar na quarta década de vida. Este é um dos poucos tumores malignos que, de maneira eventual, podem ter sequestro ósseo.

Tumor desmoide

Um tumor desmoide (que não deve ser confundido com um desmoide cortical; ver Capítulo 60) é um fibrossarcoma de grau mediano. Também era chamado de fibroma desmoplásico ou fibromatose agressiva. Surgem mais comumente em tecidos moles e são incomuns no esqueleto ósseo. Essas lesões, quando no osso, são líticas, mas, em geral, são razoavelmente bem definidas, em função do crescimento lento. Com frequência, têm uma reação periosteal, que apresenta espículas ou "pontas" grossas. De modo geral, exibem uma aparência multilocular, com septos ósseos grossos (Figura 56.19). Apresentam crescimento lento e não metastatizam, mas podem apresentar uma inexorável extensão tumoral para os tecidos moles circundantes, com resultados devastadores.

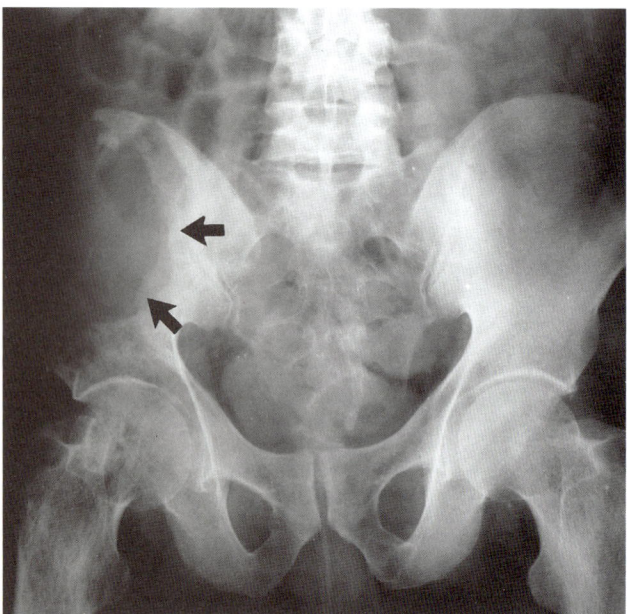

Figura 56.18 **Histiocitoma fibroso maligno (HFM) do osso.** Observa-se um amplo processo destrutivo lítico em toda a asa ilíaca direita (*setas*), que se mostra razoavelmente bem definido. A biopsia mostrou ser um HFM. Os HFMs podem apresentar crescimento muito lento e, de maneira eventual, uma zona de transição estreita, como nesse caso.

Linfoma ósseo primário (antigo sarcoma de células reticulares)

Trata-se de uma neoplasia com aparência radiológica idêntica à do sarcoma de Ewing – ou seja, um padrão permeativo ou em "roído de traça" (Figura 56.20). O linfoma ósseo primário tende a ocorrer em uma população de faixa etária mais avançada que a do sarcoma de Ewing; além disso, enquanto os sarcomas de Ewing têm a característica de apresentarem sintomas sistêmicos, os pacientes com linfoma ósseo primário costumam ser assintomáticos. Diz-se que é o único tumor maligno capaz de envolver uma grande quantidade de osso em um paciente que permanece assintomático.

Doença metastática

As lesões metastáticas podem ser incluídas em qualquer diagnóstico diferencial de lesão óssea em um paciente com idade acima de 40 anos. Elas podem exibir quase qualquer tipo de aparência. Podem mimetizar uma lesão benigna ou um tumor ósseo primário agressivo. Pode ser difícil (ou até impossível) julgar a origem do tumor a partir da aparência do foco metastático, embora alguns aspectos sejam razoavelmente típicos. Por exemplo, lesões escleróticas múltiplas em um homem são mais provavelmente metástases prostáticas (Figura 56.21), embora tumores de pulmão, intestino ou quase qualquer outro tumor metastático possam ter essa apresentação. Na mulher, o mesmo quadro seria mais provavelmente oriundo de metástase de câncer de mama. Embora praticamente toda lesão óssea metastática possa ser lítica ou blástica, o único tumor primário que quase nunca se apresenta como doença metastática blástica é o carcinoma de células renais. O clássico diagnóstico diferencial para a metástase lítica expansiva consiste no carcinoma de células renais ou de tireoide (Figura 56.22).

Mieloma múltiplo

Assim como as metástases, o mieloma múltiplo somente deve ser considerado em pacientes com mais de 40 anos de idade, embora alguns radiologistas usem a idade de 35 anos como

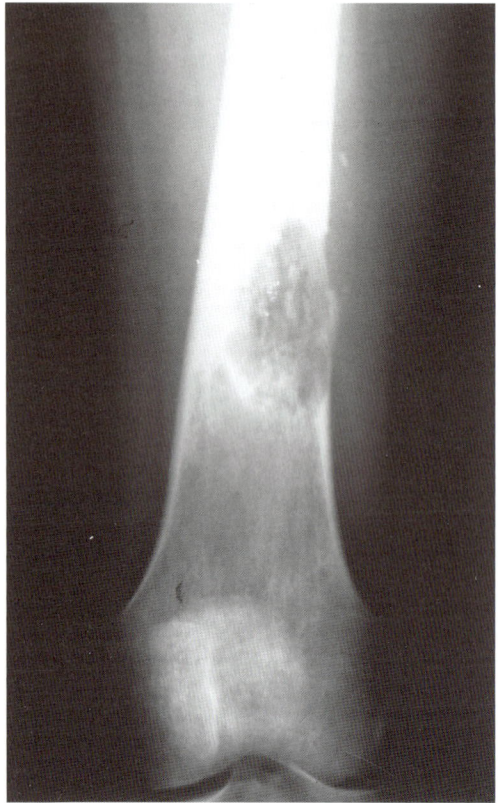

Figura 56.17 **Histiocitoma fibroso maligno (HFM) do osso.** Uma lesão lítica mal definida, de aparência permeativa ou em "roído de traça", é vista na diáfise femoral. A biopsia revelou ser um HFM.

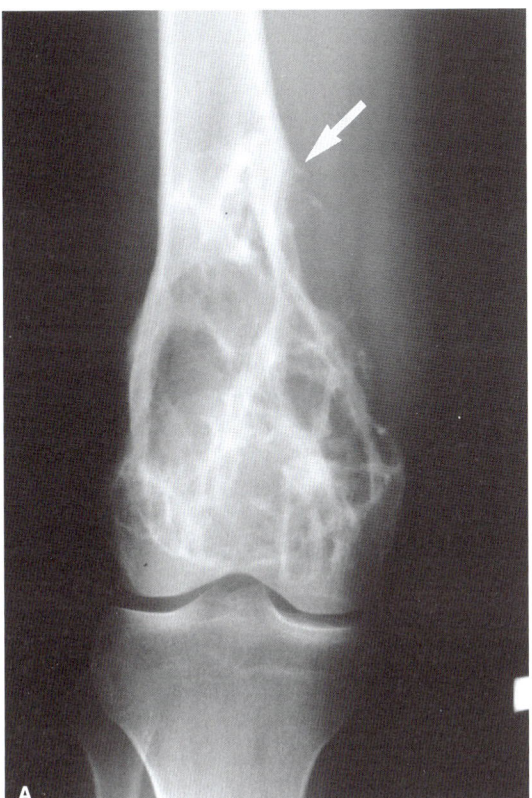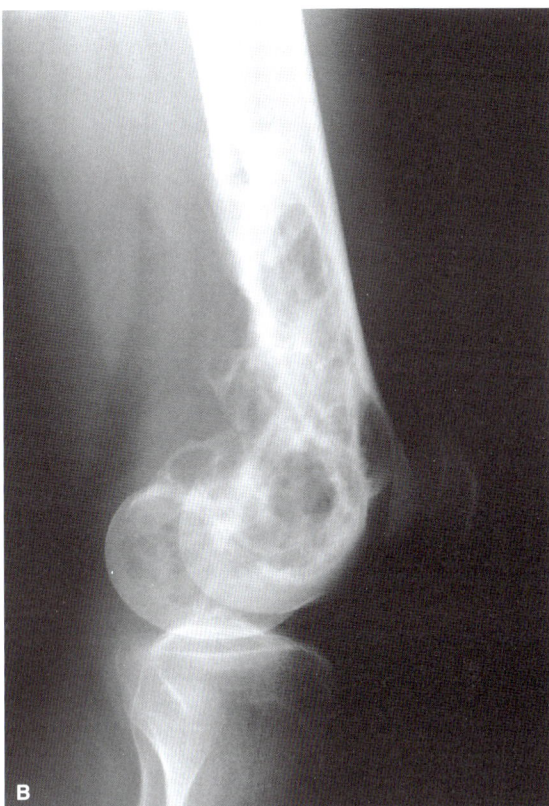

Figura 56.19 Tumor ósseo desmoide. Uma lesão lítica, destrutiva, substancialmente septada e multiloculada do fêmur distal é observada nessas radiografias anteroposterior (**A**) e em perfil (**B**) do fêmur, a qual é bastante característica de um tumor desmoide. Os septos espessos e a zona de transição estreita são características de um processo benigno, enquanto o triângulo de Codman (*seta*) e a grande quantidade de destruição óssea indicam um processo agressivo.

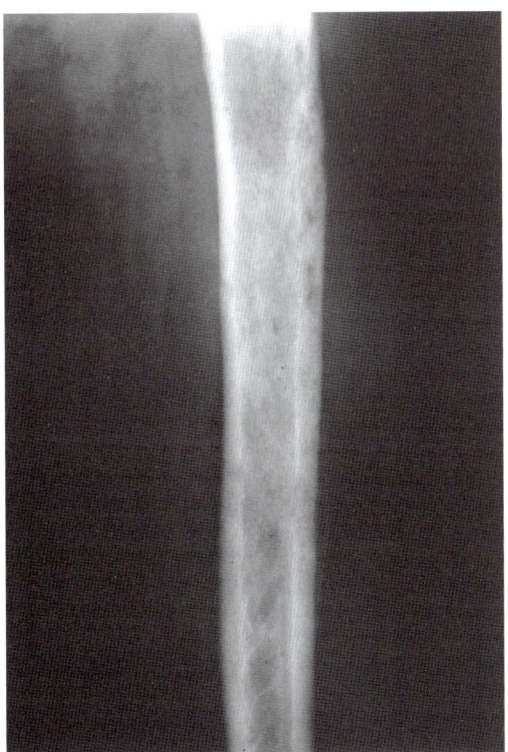

Figura 56.20 Linfoma ósseo primário. Um padrão permeativo difuso é visto ao longo do úmero nesse paciente de 35 anos de idade, o qual é característico de um linfoma ósseo primário.

limite inferior para o mieloma. De modo típico, o mieloma múltiplo tem uma aparência permeativa difusa (Figura 56.23), que pode mimetizar um sarcoma de Ewing ou linfoma ósseo primário. Devido ao critério da idade, o sarcoma de Ewing e o mieloma múltiplo, todavia, não estão no mesmo diagnóstico diferencial. Com frequência, o mieloma múltiplo envolve a

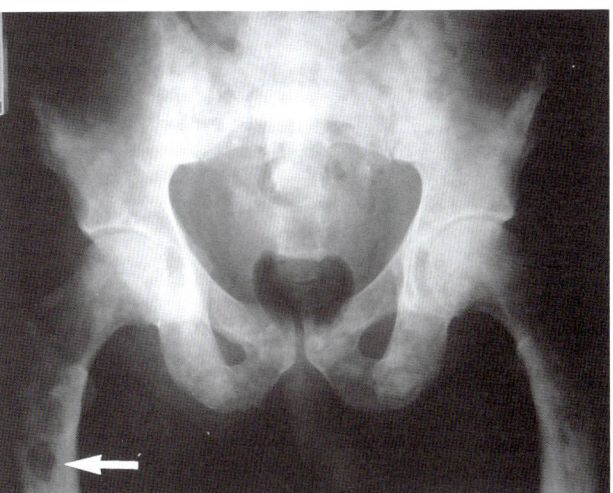

Figura 56.21 Carcinoma metastático da próstata. Metástases blásticas difusas são vistas ao longo da pelve e dos fêmures proximais, com uma lesão lítica destrutiva observada no fêmur proximal direito (*seta*). As metástases prostáticas tendem a ser blásticas, mas ocasionalmente podem ser líticas.

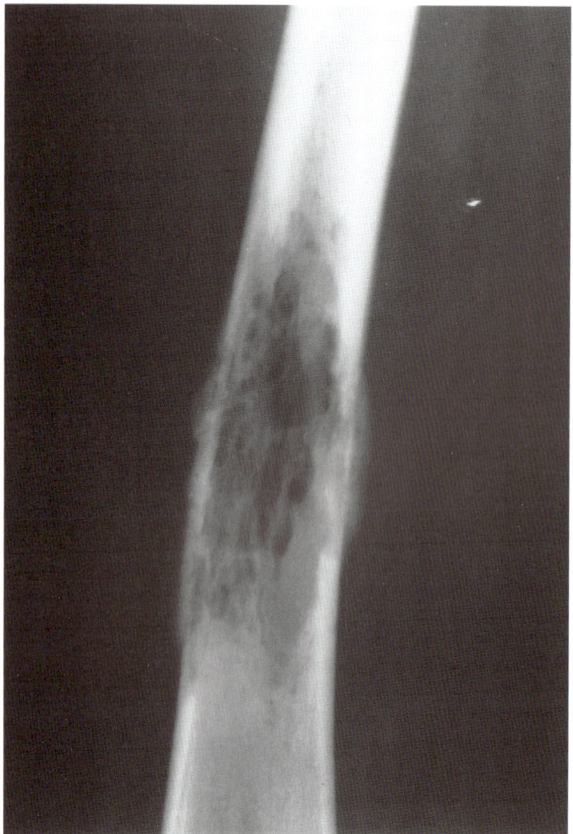

Figura 56.22 Carcinoma de células renais metastático. Observa-se uma lesão lítica na diáfise do fêmur, a qual é característica de carcinoma de células renais. Até um terço desses carcinomas inicialmente apresenta metástase óssea. O carcinoma de células renais quase nunca apresenta um foco metastático blástico.

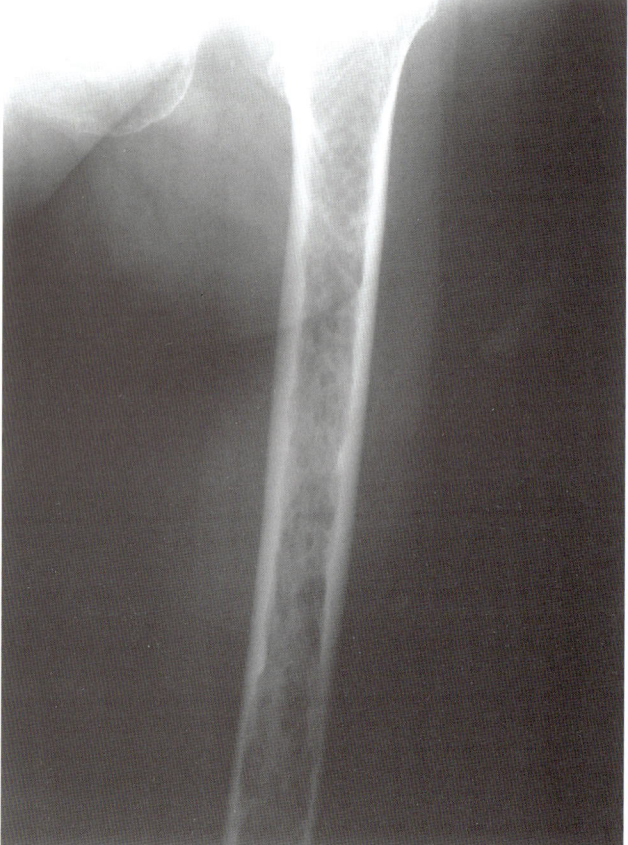

Figura 56.23 Mieloma múltiplo. Um padrão em "roído de traça" difuso é visto ao longo da diáfise femoral desse paciente de 45 anos de idade, característico de mieloma múltiplo. O linfoma ósseo primário pode exibir aparência similar.

calvária (Figura 56.24). Em casos raros, o mieloma múltiplo pode se apresentar como múltiplos focos escleróticos que lembram a doença metastática difusa. O mieloma múltiplo é uma das únicas lesões não caracteristicamente quentes em uma cintilografia óssea; portanto, as "avaliações ósseas" radiológicas são realizados no lugar das varreduras ósseas com cintigrafia, quando há evidência clínica de mieloma múltiplo. Ocasionalmente, o mieloma se apresentará como uma lesão óssea lítica chamada de plasmacitoma. Essa lesão pode simular a aparência de qualquer lesão óssea lítica, benigna ou agressiva; pode preceder outra evidência de mieloma múltiplo em até 5 anos. Um plasmacitoma em um corpo vertebral exibe aparência característica chamada de "miniencéfalo" (ver Capítulo 55, Figura 55.29).

Tumores de partes moles

Sarcomas indiferenciados pleomórficos. Não existe um diagnóstico diferencial conciso útil para os tumores de partes moles, com ou sem calcificação, destruição óssea, envolvimento do plano adiposo e assim por diante. Os dois tumores de partes moles mais comuns, *histiocitoma fibroso maligno* e *lipossarcoma*, foram recentemente reclassificados pelos patologistas em uma única categoria, denominada "sarcomas indiferenciados pleomórficos". Isso se deveu ao fato de essas lesões, quando de alto grau, serem praticamente indistinguíveis em termos de histologia. Para os radiologistas, isso é bom, porque jamais poderíamos diferenciar um histiocitoma fibroso maligno de um lipossarcoma de qualquer modo. Os lipossarcomas, em casos raros, exibem elementos adiposos à RM, e ambos os tumores costumam apresentar hemorragia, que pode parecer gordura em

imagens ponderadas em T1. Alguns patologistas ainda separam o histiocitoma fibroso maligno do lipossarcoma, ao contrário da maioria. Um lipoma, evidentemente, pode ser separado com base na aparência de gordura, mas um lipossarcoma pode ou não ter gordura. Assim, são fornecidas, em geral, descrições do tamanho e da extensão do tumor, deixando-se o patologista determinar o diagnóstico.

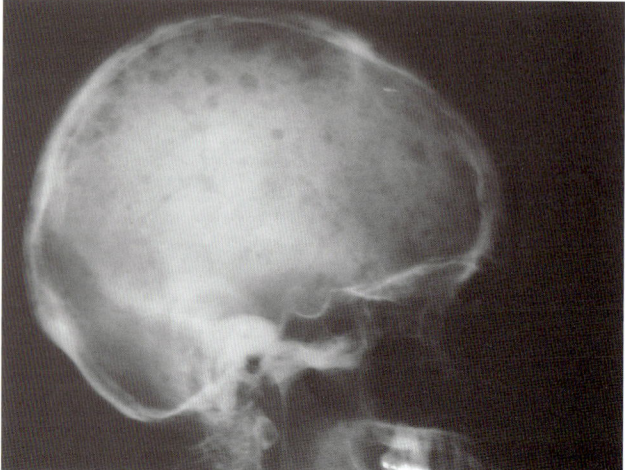

Figura 56.24 Mieloma múltiplo. Uma incidência em perfil do crânio mostra múltiplas lesões líticas na calvária, o que constitui a aparência característica do mieloma múltiplo.

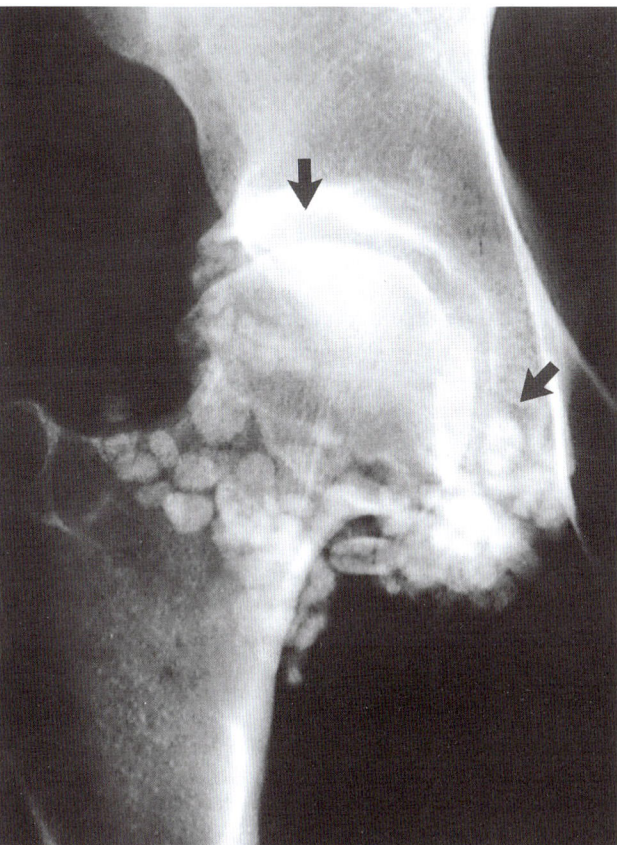

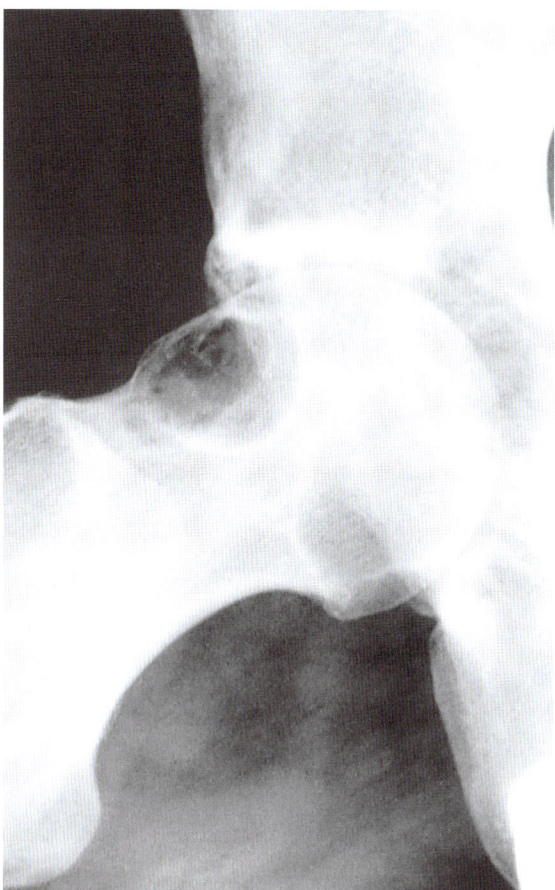

Figura 56.25 Osteocondromatose sinovial. Múltiplos corpos livres calcificados na articulação do quadril, como nesse exemplo, são quase patognomônicos para osteocondromatose sinovial. Note as erosões no acetábulo (*setas*). Em até 20% dos casos, os corpos livres não estão ossificados; nesses casos, o processo é indistinguível da sinovite vilonodular pigmentada.

Figura 56.26 Sinovite vilonodular pigmentada (SVP). Erosões amplas na cabeça femoral e no acetábulo são características de SVP. Entretanto, a osteocondromatose sinovial não ossificada poderia se apresentar de modo similar.

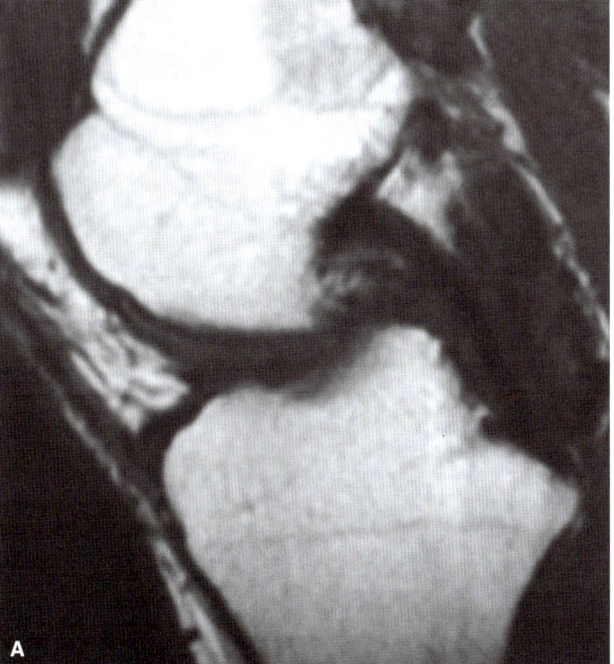

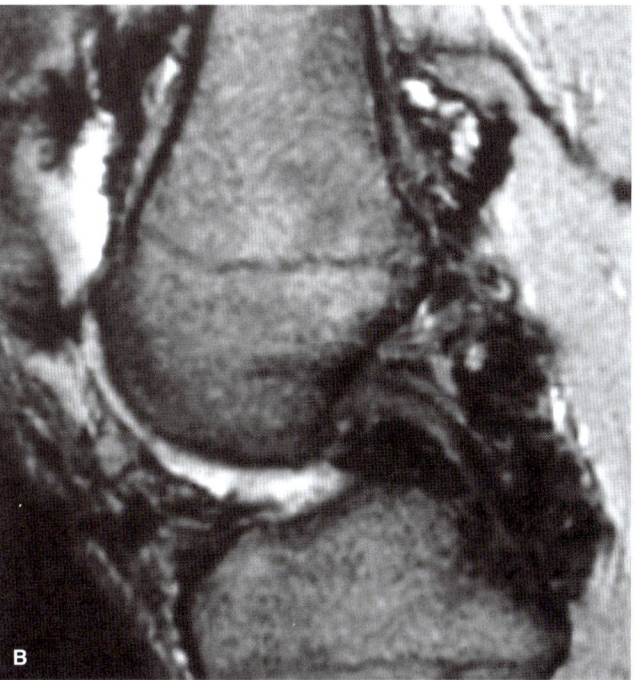

Figura 56.27 Sinovite vilonodular pigmentada (SVP). Imagens sagitais ponderadas em densidade de próton (**A**) e em T2 (**B**) do joelho nesse paciente, que apresenta edema e dor, mostram sinal baixo difuso ao longo da sinóvia. O sinal baixo nas imagens ponderadas em T1 e T2 é típico dos depósitos de hemossiderina na SVP.

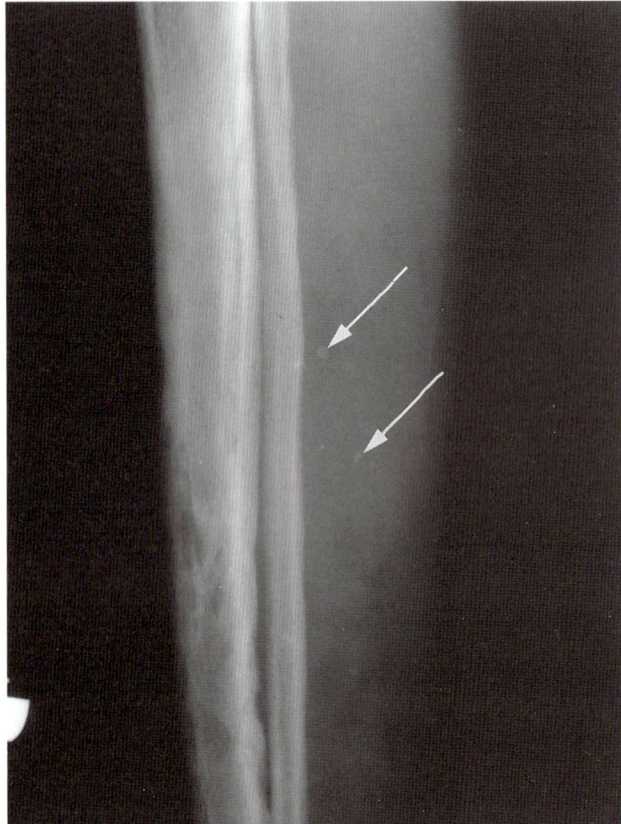

Figura 56.28 Hemangioma. Múltiplas lesões líticas irregulares, de natureza predominantemente cortical, são vistas na tíbia desse paciente portador de massa nas partes moles. Os orifícios corticais desse tipo ocorrem quase exclusivamente no hemangioma de partes moles e na exposição à radiação. Note os flebólitos nos tecidos moles posteriores (*setas*), os quais são vistos, com frequência, no hemangioma e facilitam esse diagnóstico.

Sarcomas sinoviais. Antigamente conhecidos como sinoviomas, é raro se originarem de uma articulação. Costumam ser adjacentes às articulações. Não existem tumores malignos que, de forma rotineira, devam ser considerados no diagnóstico diferencial de lesões articulares. Os sarcomas sinoviais são um dos dois tipos de tumores (ao lado dos tumores neurais) que se caracterizam por serem homogeneamente brilhantes nas imagens ponderadas em T2 – a ponto de poderem ser confundidos com uma coleção líquida. Como já mencionado, sempre que a massa encontrada à RM é semelhante a um acúmulo de líquido em uma localização atípica para um cisto ganglionar (*ganglion*) ou bursa, deve-se administrar contraste para determinar se, de fato, é líquido ou massa sólida.

Osteocondromatose sinovial. É uma lesão articular benigna que ocorre a partir da metaplasia da sinóvia e leva ao aparecimento de múltiplos corpos livres calcificados no interior de uma articulação. Pode simular a histologia de um condrossarcoma e, portanto, a melhor forma de diagnosticá-lo é por radiografia, dada a sua aparência radiográfica patognomônica (Figura 56.25). Porém, em até 30% dos casos, os corpos livres não se calcificam, e a osteocondromatose então pode simular uma sinovite vilonodular pigmentada.

Sinovite vilonodular pigmentada (SVP). É um processo benigno envolvendo o tecido sinovial, que causa edema e dor na articulação, podendo às vezes acarretar erosões ósseas periarticulares (Figura 56.26), estando quase nunca associado a calcificações. A aparência da SVP à RM é típica. A intensidade acentuadamente baixa do sinal cobrindo a sinóvia é observada nas imagens ponderadas em T1 e T2, devido aos depósitos de hemossiderina (Figura 56.27).

O sangramento crônico em uma articulação, na chamada artrite hemossiderótica, poderia exibir uma aparência semelhante, porém é incomum encontrá-lo.

Hemangiomas. Com frequência, exibem flebólitos associados e produzem orifícios corticais no osso adjacente, os quais podem mimetizar um padrão permeativo ou em "roído de traça" (Figura 56.28), o chamado padrão pseudopermeativo.

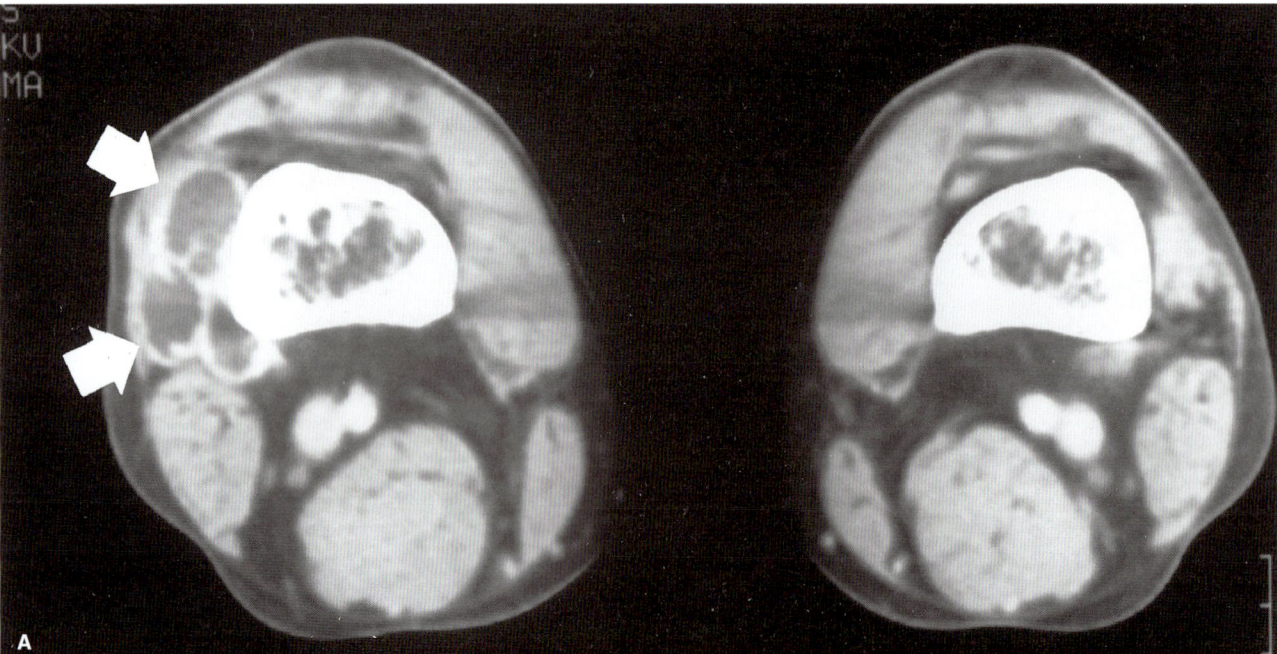

Figura 56.29 Cisto sinovial atípico. A. TC ao longo dos fêmures distais, em um paciente portador de massa de partes moles ao redor do joelho direito, mostra massa de partes moles multiloculada adjacente ao fêmur distal direito (*setas*).

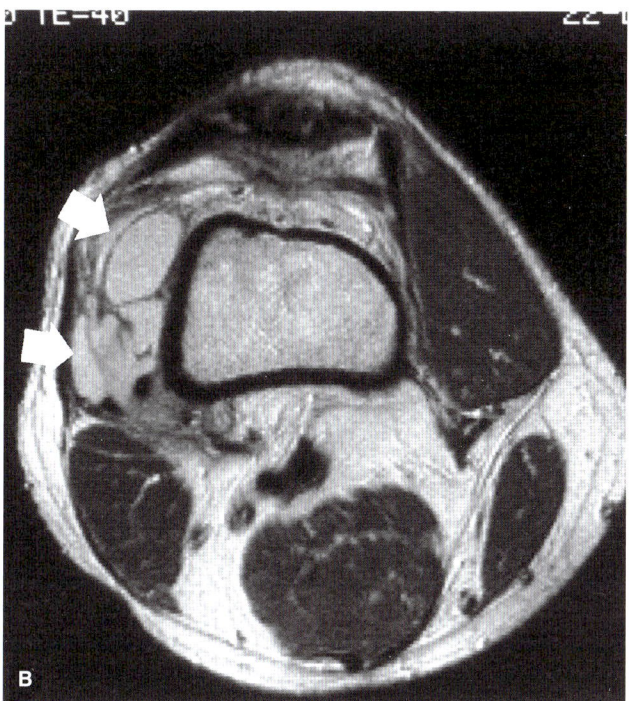 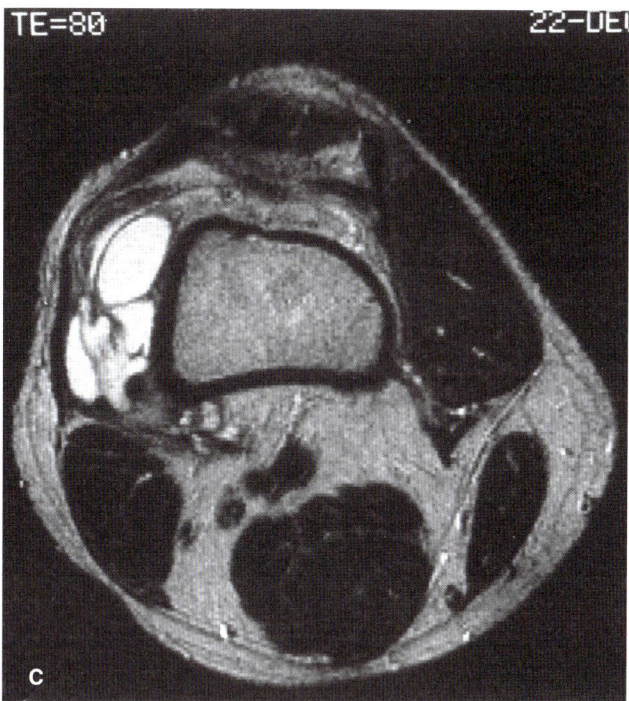

Figura 56.29 (*Continuação*). **B.** A RM ponderada em densidade de prótons ao longo da mesma área mostra sinal de intensidade intermediária na massa de partes moles multiloculada (*setas*). **C.** Uma imagem ponderada em T2 mostra sinal de alta intensidade na lesão, o que é típico de líquidos, embora um tumor possa exibir essas características de sinal. Nesse caso, tratava-se de um cisto sinovial atípico oriundo da articulação do joelho.

O verdadeiro padrão permeativo das lesões de células redondas ocorre na parte intramedular ou endosteal do osso, e pode ser diferenciado de um padrão pseudopermeativo pelo córtex intacto.

Cistos sinoviais atípicos. A exemplo dos cistos de Baker ao redor do joelho, podem apresentar-se como massa de partes moles e resultar em biopsia desnecessária. À TC, essas lesões podem não ser vistas como lesões cheias de líquido, e sua associação a uma articulação pode facilmente passar despercebida. A RM mostrará uma intensidade de sinal muito alta na imagem ponderada em T2, a qual é bastante homogênea e, muitas vezes, septada (Figura 56.29). O gadolínio deve ser administrado para determinar se, de fato, é uma coleção líquida ou massa

sólida. Como já mencionado, os sarcomas sinoviais e tumores neurais muitas vezes simulam acúmulos de líquido nas imagens ponderadas em T2.

Leitura sugerida

Berquist T, Ehman R, King B, Hodgman CG, Ilstrup DM. Value of MR imaging in differentiating benign from malignant soft-tissue masses: study of 95 lesions. *AJR Am J Roentgenol* 1990;155(6):1251–1255.

Brien EW, Mirra JM, Kerr R. Benign and malignant cartilage tumors of bone and joint: their anatomic and theoretical basis with an emphasis on radiology, pathology and clinical biology. I. The intramedullary cartilage tumors. *Skeletal Radiol* 1997;26(6):325–353.

CAPÍTULO 57 ■ TRAUMATISMO ESQUELÉTICO

CLYDE A. HELMS E EMILY N. VINSON

A maioria dos diagnósticos diferenciais em radiologia esquelética usados pelos autores são orientados para serem 95% inclusivos – ou seja, o diagnóstico correto será mencionado em 95% dos casos. Embora o rendimento possa ser melhorado com o prolongamento da lista, uma extensa demais pode ser difícil de manejar e menos útil ao clínico. Em casos de traumatismo, porém, não basta acertar em 95% dos casos, sendo inaceitável não acertar o diagnóstico correto em 5% das ocorrências. As fraturas simplesmente não podem passar despercebidas.

Antes de iniciar citando exemplos específicos, é preciso ter em mente alguns pontos-chave concernentes à radiologia do traumatismo. Em primeiro lugar, tenha um alto índice de suspeita. Todo radiologista no mundo deixa escapar fraturas nas radiografias por não estar suficientemente antenado para a possível presença de uma. Muitas vezes, a história é inexistente ou confusa, e a área anatômica de interesse pode ser negligenciada. Se houver dúvida, examine o paciente. Os cirurgiões ortopédicos raramente deixam escapar fraturas nas radiografias, porque examinam antes o paciente, sabem onde ele sente dor e têm um alto índice de suspeita. Em segundo lugar, obtenha sempre duas radiografias a 90° uma da outra, em todos os casos de traumatismo. Um alto percentual de fraturas é observado apenas em uma única incidência (a anteroposterior ou a lateral) e, portanto, serão perdidas se duas vistas não forem obtidas de forma rotineira. Em terceiro lugar, uma vez identificada uma fratura, lembre-se de olhar o restante da radiografia. Cerca de 10% de todos os casos têm um segundo achado que costuma ser tão ou até mais significativo do que o achado inicial. Muitas fraturas estão associadas a luxações, corpos estranhos ou fraturas adicionais, por isso certifique-se de examinar toda a imagem.

Por fim, não hesite em obter uma tomografia computadorizada (TC) ou ressonância magnética (RM), caso as radiografias falhem em confirmar o que se acredita que esteja clinicamente presente. A RM é usada com mais frequência como ferramenta primária de imagem para traumatismos, substituindo a TC ou a cintigrafia nos casos em que as radiografias simples são negativas ou duvidosas. Tenha a certeza de que um exame caro como a TC ou a RM de fato fará a diferença no cuidado do paciente, em vez de apenas mostrar uma anormalidade e levar a um tratamento que é o mesmo, independentemente do resultado positivo ou negativo. Por exemplo, não há motivo para fazer uma TC ou uma RM com o objetivo de encontrar uma fratura mínima ou oculta na cabeça do rádio, no cotovelo, uma vez que o paciente terá que ser imobilizado posteriormente, seja qual for o resultado do exame avançado (considerando que ele tenha sofrido um traumatismo no cotovelo, esteja sentindo dor e a radiografia tenha mostrado um deslocamento de coxim adiposo, indicativo de líquido na articulação). Por outro lado, um paciente idoso apresentando dor no quadril após uma queda e com radiografia negativa seria beneficiado por um exame de RM, porque o tratamento dele dependerá da presença ou ausência de uma fratura oculta.

Coluna vertebral

A coluna vertebral é uma das partes do corpo mais comumente radiografadas em um serviço de emergência agitado, podendo ser um dos exames mais difíceis de interpretar. A história clínica é um dos elementos de informação mais relevantes para o radiologista. Se o paciente tiver se envolvido em um acidente automobilístico e não apresentar dor cervical, é extremamente improvável que haja uma fratura. As chamadas radiografias preventivas não são justificadas. Por outro lado, uma radiografia negativa em uma vítima de traumatismo com dor cervical ou déficits neurológicos justifica a obtenção de uma TC.

Em geral, uma incidência em perfil da coluna cervical é obtida primeiro, a fim de evitar a movimentação indevida de um paciente que possa ter fratura cervical. Se a incidência em perfil da coluna cervical aparecer normal, pode-se obter o restante da série da coluna cervical, incluindo incidências em flexão e extensão (caso o paciente possa cooperar). No entanto, em muitos centros de traumatismo, é realizada uma TC sem contraste da coluna cervical, com reformações sagital e coronal, seja como complementação, seja em substituição às radiografias de coluna cervical. O que se procura em uma incidência em perfil da coluna cervical? Antes de tudo, ter certeza de que todos os sete corpos vertebrais cervicais possam ser visualizados, visto que um grande número de fraturas é perdido porque os ombros obscurecem os níveis inferiores da coluna cervical (Figura 57.1). Caso a coluna cervical não seja inteiramente visualizada, deve-se repetir a radiografia com os ombros rebaixados.

O próximo passo é avaliar cinco linhas paralelas (mais ou menos), quanto a desalinhamentos ou descontinuidades, conforme a descrição a seguir (Figura 57.2):

■ *Linha 1*: corresponde ao tecido de partes moles pré-vertebrais. Estende-se inferiormente, ao longo do aspecto posterior das vias respiratórias; deve estar a alguns milímetros dos três ou quatro primeiros corpos vertebrais e, então, se afastar mais a partir da cartilagem laríngea. Deve ser menor que a largura de um corpo vertebral, desde os corpos vertebrais de C3 ou C4 a C7 e ter um contorno liso
■ *Linha 2*: segue os corpos vertebrais anteriores, devendo ser lisa e contínua. Os osteófitos anteriores podem invadir essa linha e se estender além dela, por isso devem ser ignorados ao desenhar essa linha. O desalinhamento da linha do corpo vertebral anterior é um sinal de lesão grave (Figura 57.1 B)

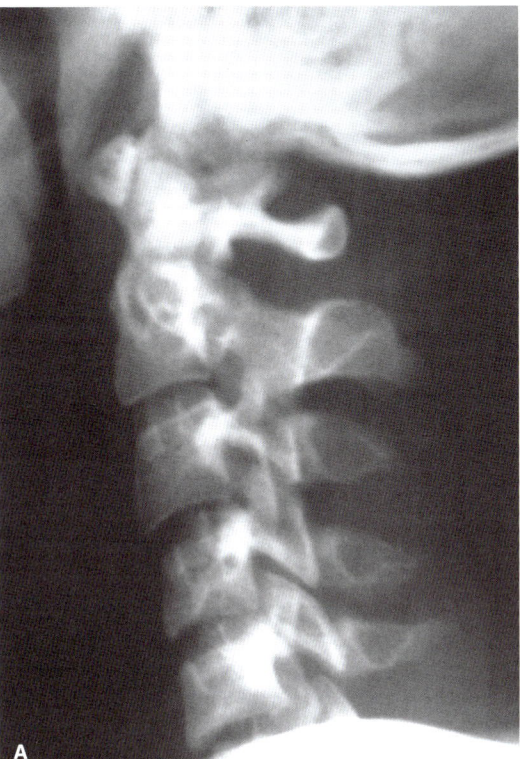 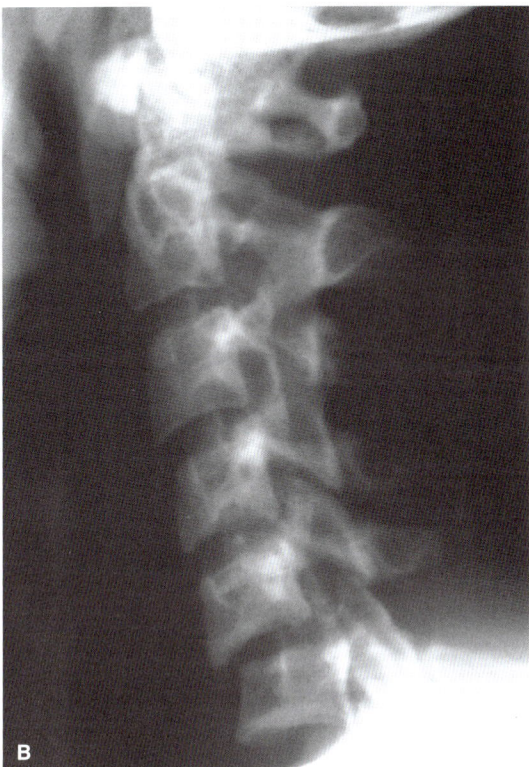

Figura 57.1 Obscurecimento de um deslocamento de C5 em relação a C6 pelos ombros. Esse paciente chegou ao departamento de emergência após sofrer uma lesão ao mergulhar em uma piscina rasa. Ele apresentava dor cervical, mas não tinha déficits neurológicos. **A.** A radiografia inicial da coluna cervical foi interpretada como estando dentro dos limites da normalidade. Apenas cinco vértebras cervicais são visíveis, todavia, devido aos ombros elevados. **B.** Uma repetição do exame com os ombros abaixados revelou um deslocamento de C5 sobre C6. Para visualizar C7, os ombros tiveram que ser ainda mais abaixados. O corpo vertebral de C7 deve ser visualizado em todos os exames de coluna cervical em perfil, no contexto de traumatismo.

- *Linha 3*: é similar à linha do corpo vertebral anterior (linha 2), exceto por ser traçada ao longo dos corpos vertebrais posteriores. Como a linha 2, deve ser lisa e contínua, e qualquer desalinhamento significa uma lesão grave
- *Linha 4*: conecta a junção posterior da lâmina vertebral aos processos espinhosos, sendo chamada de linha espinolaminar. A medula espinal repousa entre as linhas 3 e 4; por isso, qualquer desalinhamento dessas linhas poderia significar que uma estrutura óssea está comprimindo a medula. Basta muito pouca força contra a medula para provocar déficits neurológicos graves, e qualquer estrutura óssea que esteja comprimindo a medula deve ser identificada o quanto antes
- *Linha 5*: na verdade, não se trata de uma linha, mas sim de um conjunto de pontos – estes constituem as pontas posteriores dos processos espinhosos. Os processos espinhosos em si são bastante variáveis quanto ao tamanho e à aparência, embora o de C7 seja consistentemente o maior. Uma fratura de um dos processos espinhosos, por si só, não é uma lesão grave, mas ocasionalmente prenuncia outras lesões mais sérias.

Após inspecionar visualmente essas cinco linhas na coluna cervical em perfil, proceda à inspeção da área de C1-C2, com um nível de detalhamento um pouco maior. Verifique se o arco anterior de C1 não dista mais de 2,5 mm do dente de C2 (Figura 57.3). Qualquer separação maior que isso (exceto em crianças, nas quais um espaço de até 5 mm pode ser normal) é suspeita de rompimento do ligamento transverso entre C1 e C2 (Figura 57.4).

Os espaços discais são examinados em seguida, para ver há alguma ampliação ou estreitamento desmedido que possa indicar uma lesão traumática aguda. De modo geral, se houver estreitamento do espaço discal, será secundário à doença degenerativa; contudo, certifique-se da presença de osteófitos e esclerose associados, para então diagnosticar a doença degenerativa.

O exame da coluna cervical em perfil descrito aqui pode ser feito em menos de 1 minuto. Se o resultado for normal, então o restante do exame poderá ser finalizado, incluindo as incidências em flexão e extensão. É imperativo que o paciente inicie a flexão e extensão sem a ajuda do técnico ou de outra pessoa. O paciente, se estiver consciente e alerta, não se machucará com a flexão e extensão voluntárias, e apresentará proteção muscular, prevenindo o movimento, caso haja uma lesão. Até mesmo uma compressão suave, por parte do técnico ou médico, para auxiliar a flexão ou extensão, pode acarretar lesão grave, na presença de uma fratura ou luxação. Alguns exemplos de fraturas, luxações e outras anomalias são ilustrados nos próximos parágrafos.

Fratura de Jefferson. Um golpe no topo da cabeça, como ocorre quando um objeto cai diretamente sobre o ápice do crânio, pode fazer com que as massas laterais de C1 deslizem e se separem, partindo o anel ósseo de C1. Isso é denominado fratura de Jefferson, como mostrado na Figura 57.5. Essa fratura ilustra bem como um anel ósseo não se quebrará somente em um local, e sim em vários pontos. Essa regra raramente é violada. Todos os anéis vertebrais, quando fraturados, devem apresentar fraturas em pelo menos dois lugares. Os anéis ósseos da pelve se comportam de maneira similar.

A TC é excelente para demonstrar inteiramente o anel ósseo de C1, revelando tanto fraturas quanto qualquer massa de tecidos moles associada de uma forma muito mais eficiente do que as radiografias. No diagnóstico de uma fratura de Jefferson por radiografia, as massas laterais de C1 devem se estender além das margens do corpo de C2 (Figura 57.5 A). Não basta apenas observar uma assimetria dos espaços em ambos os lados do dente para estabelecer o diagnóstico, dado que tal assimetria pode ser normal, devido à rotação posicional ou à fixação rotatória da articulação atlantoaxial.

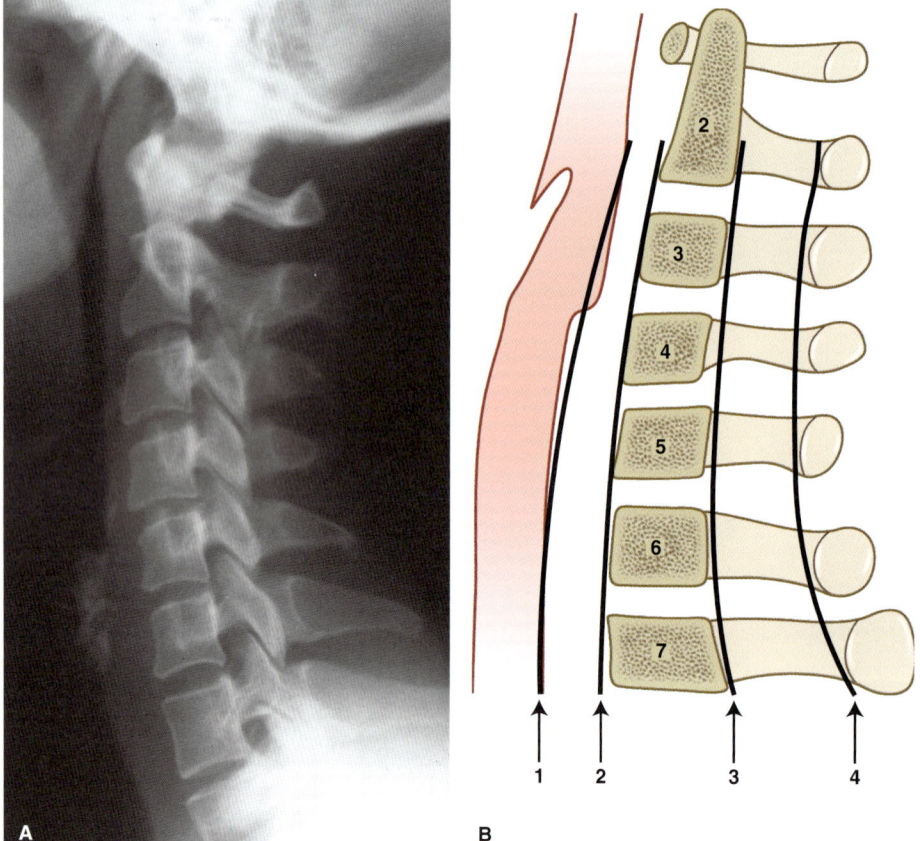

Figura 57.2 Coluna cervical normal na incidência em perfil. A. Radiografia em perfil de uma coluna cervical normal. **B.** Representação diagramática da coluna cervical em perfil mostrando as quatro linhas paralelas que devem ser observadas em todo exame de coluna cervical em perfil. A linha 1 é a linha das partes moles, aplicada estreitamente à borda posterior das vias respiratórias, ao longo dos primeiros quatro ou cinco corpos vertebrais cervicais, que então se alarga ao redor da cartilagem laríngea e segue paralelamente ao restante das vértebras cervicais. A linha 2 demarca a borda anterior dos corpos vertebrais cervicais. A linha 3 é a borda posterior dos corpos vertebrais cervicais. A linha 4 é traçada conectando a junção da lâmina vertebral ao processo espinhoso, a qual é denominada linha espinolaminar. Representa a extensão posterior do canal central da coluna, que contém a própria medula espinal. De modo geral, essas linhas devem ser suaves e paralelas, sem desalinhamentos abruptos.

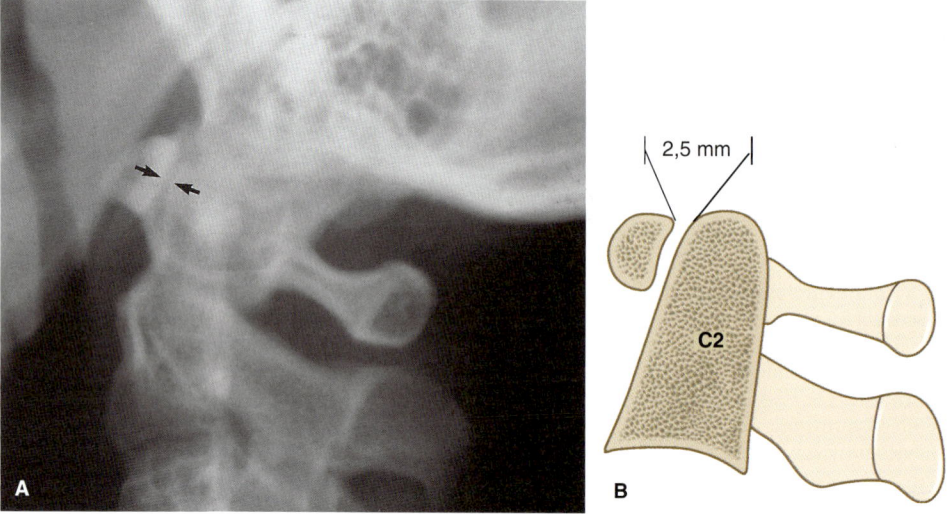

Figura 57.3 C1 e C2 normais. Uma radiografia lateral em perfil (**A**) e um diagrama (**B**) da coluna cervical superior mostram a distância normal entre o arco anterior de C1 e o processo odontoide (dente) de C2 (*setas*), que é menor que 2,5 mm.

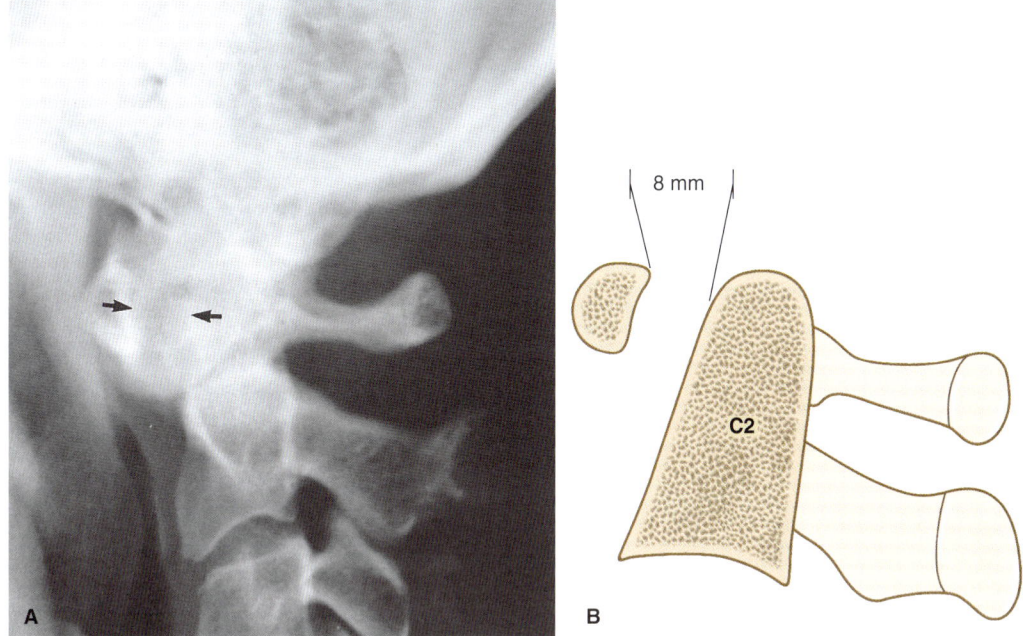

Figura 57.4 Luxação de C1-C2. Uma radiografia em perfil (**A**) e um diagrama (**B**) da coluna cervical superior em um paciente que sofreu traumatismo cervical mostram que o arco anterior de C1 está 8 mm anteriormente ao processo odontoide de C2 (*setas*). Esse achado é diagnóstico de luxação de C1-C2, e indica ruptura dos ligamentos transversos que normalmente mantêm esses segmentos vertebrais unidos.

Fratura do "escavador de argila". Uma lesão relativamente inócua que consiste em uma fratura do processo espinhoso de C6 ou C7, chamada de fratura do "escavador de argila". Supostamente, os trabalhadores que escavam a argila grudenta jogam pá cheia dessa substância por cima dos ombros; de vez em quando, ela gruda na pá, fazendo com que os ligamentos presos aos processos espinhosos (ligamento supraespinal) sofram

a ação de uma força tremenda que puxa o processo espinhoso e causa sua avulsão. Isso pode ocorrer com qualquer um dos processos espinhosos cervicais inferiores (Figura 57.6).

Fratura do "enforcado". Uma fratura do "enforcado" consiste em uma fratura grave e instável da coluna cervical superior, causada pela hiperextensão e tração (como ocorre quando a cabeça de uma pessoa bate contra o painel do automóvel).

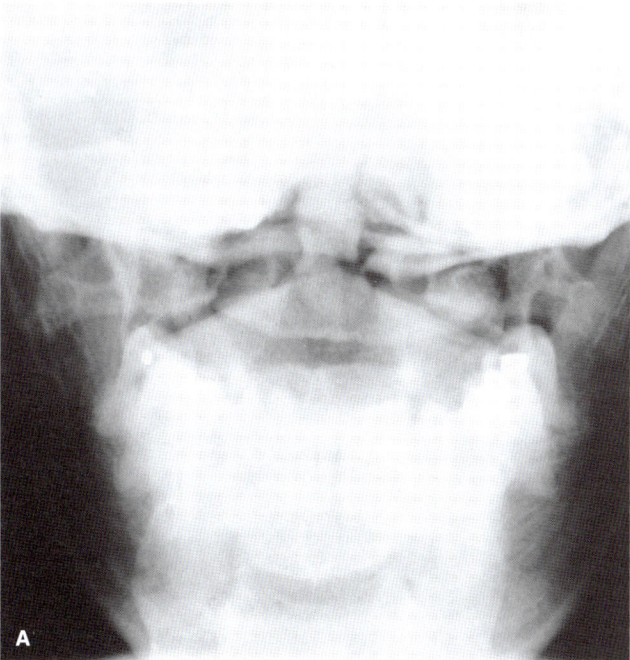
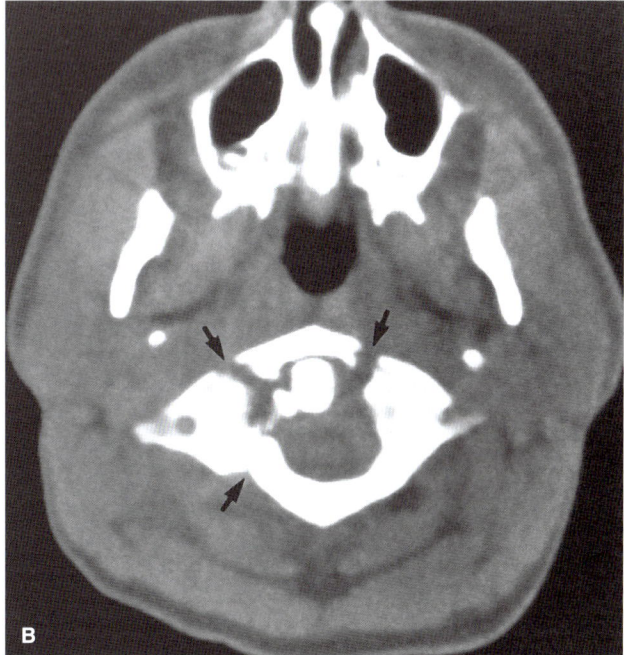

Figura 57.5 Fratura de Jefferson. A. Uma incidência anteroposterior do processo odontoide com a boca aberta é suspeita de deslocamento lateral das massas laterais de C1 sobre o corpo de C2. Entretanto, a presença das estruturas sobrejacentes dificulta a visualização. **B.** Foi realizado um exame de tomografia computadorizada (TC), que mostrou múltiplos sítios de fratura no anel de C1 (*setas*). Isso é denominado fratura de Jefferson. A TC deve ser usada de forma rotineira no traumatismo cervical, devido aos frequentes inconvenientes das radiografias simples.

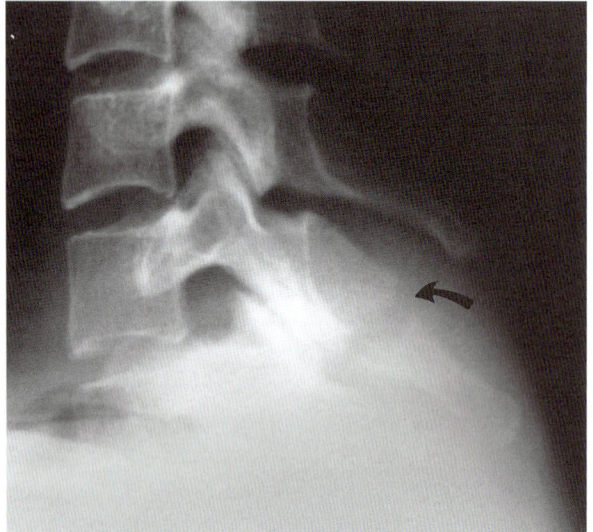

Figura 57.6 Fratura do "escavador de argila". Nota-se uma fratura não deslocada do processo espinhoso de C7 (*seta*), diagnóstica de uma fratura do "escavador de argila".

É uma fratura dos elementos posteriores de C2 e, em geral, envolve o deslocamento do corpo de C2 anteriormente a C3 (Figura 57.7). Na verdade, os pacientes com esse tipo de lesão se saem melhor do que se pode pensar. Em muitos casos, eles escapam do comprometimento neurológico, graças aos elementos posteriores fraturados de C2, que, em efeito, causam descompressão e eliminam a pressão da área lesionada.

Fratura em "lágrima" por flexão. A flexão intensa da coluna cervical pode causar ruptura dos ligamentos posteriores, com compressão anterior de um corpo vertebral. Isso é chamado de fratura em "lágrima" por flexão (Figura 57.8). Em geral, uma fratura em "lágrima" está associada à lesão da medula espinal, muitas vezes a partir da parte posterior do corpo vertebral deslocado para dentro do canal raquidiano.

Bloqueio unilateral das facetas. A flexão intensa associada a certo grau de rotação pode resultar em ruptura dos ligamentos das articulações interapofisárias, com deslocamento das facetas articulares. O resultado disso é o bloqueio das facetas articulares em uma posição superior, que, na verdade, produz certa estabilização para proteger contra lesões adicionais. Isso é chamado de bloqueio unilateral das facetas (Figura 57.9). Ocasionalmente, pode ser bilateral.

"Lesão do cinto de segurança". A "lesão do cinto de segurança" é vista secundariamente à hiperflexão no nível da cintura (como ocorre em acidentes automobilísticos, quando a vítima é contida por um cinto de segurança de dois pontos [subabdominal]). Ela causa tração dos ligamentos e elementos posteriores, além de compressão anterior do corpo vertebral. Em geral, envolve o nível T12, L1 ou L2. Esse tipo de lesão pode apresentar variações: uma fratura do corpo posterior é chamada de fratura de Smith, ao passo que uma fratura ao longo do processo espinhoso é chamada de fratura de Chance. Também podem ocorrer fraturas horizontais dos pedículos, das lâminas e dos processos transversos (Figura 57.10).

Espondilólise. Trata-se de uma anormalidade vertebral um tanto controversa, que pode ou não ser causada por traumatismo. Consiste em quebra ou defeito na região correspondente à parte interarticular da lâmina vertebral (Figura 57.11). Em incidências oblíquas, os elementos posteriores formam a figura de um "cachorro", com o processo transverso sendo o nariz, o pedículo formando o olho, a face articular inferior sendo a pata frontal, a face articular superior representando a orelha e a parte interarticular (a porção da lâmina que fica entre as facetas articulares interapofisárias) sendo equivalente ao pescoço do cachorro. Se houver espondilólise, a parte interarticular (ou o "pescoço" do cachorro) exibirá um defeito ou quebra. Com frequência, sua aparência é percebida como se o "cachorro usasse uma coleira ao redor do pescoço".

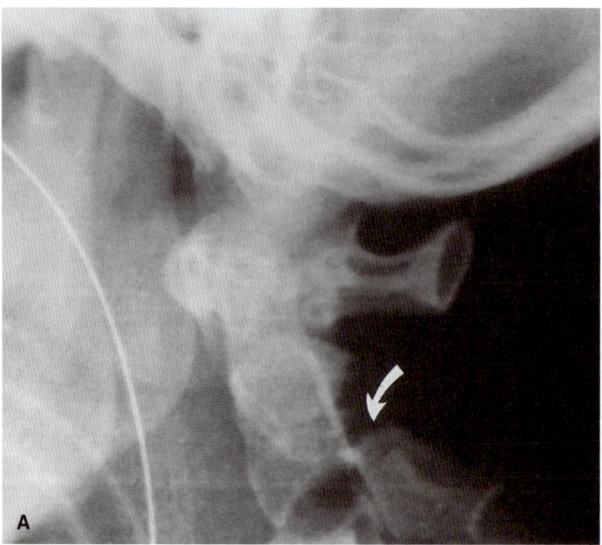
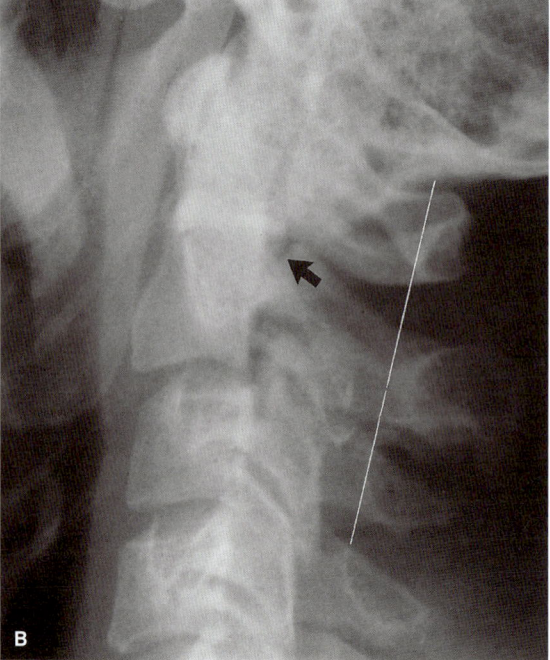

Figura 57.7 Fratura do "enforcado". **A.** Radiografia em perfil de um paciente com fratura do "enforcado" mostra um exemplo evidente dos elementos posteriores do corpo vertebral fraturado e inferiormente deslocado (*seta*). **B.** Essa incidência mostra uma fratura muito sutil ao longo dos elementos posteriores de C2 (*seta*) em outro paciente. Uma linha traçada ao longo das linhas espinolaminares dos elementos posteriores mostra que a linha espinolaminar em C2 está posteriormente desalinhada nesse exemplo.

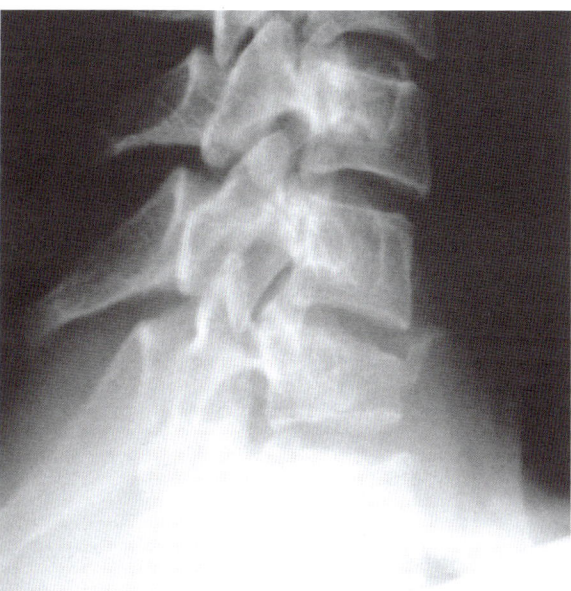

Figura 57.8 Fratura "em lágrima" por flexão. Esse paciente sofreu uma lesão por hiperflexão durante um acidente de carro, e chegou ao serviço de emergência apresentando déficits neurológicos graves. Uma radiografia em perfil da coluna cervical inferior mostra o encunhamento anterior do corpo vertebral de C7, com certo grau de deslocamento da linha vertebral posterior em C7 para dentro do canal raquidiano. Nota-se ainda uma pequena fratura por avulsão do corpo anterior.

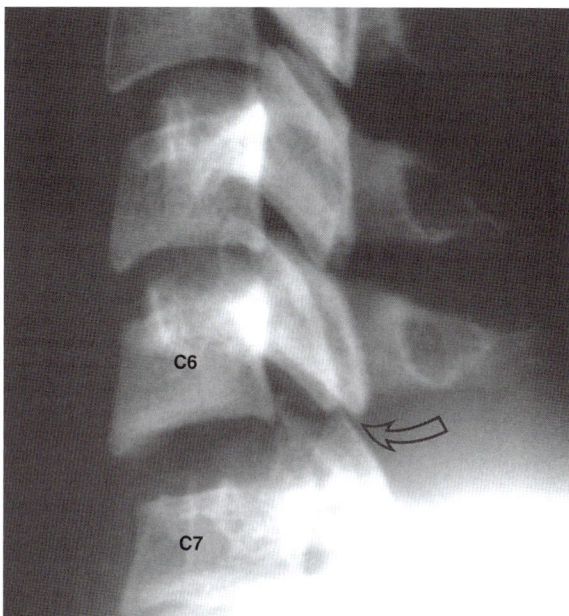

Figura 57.9 Bloqueio unilateral das facetas. O espaço discal de C6-C7 está anormalmente ampliado, e a vértebra C7 está deslocada posteriormente a C6. Note ainda que a faceta interapofisária de C7 está deslocada e travada sobre as facetas de C6 (*seta*). Quando as facetas estão empoleiradas dessa maneira, a alteração é denominada bloqueio das facetas; nesse exemplo, unilateral.

A causa da espondilólise é controversa, mas acredita-se que seja congênita e/ou pós-traumática. Para muitos, é uma lesão associada ao estresse, desde a infância, quando o bebê, em fase de engatinhar, tenta andar e cai repetidas vezes sobre as nádegas, emitindo estresse à sua coluna vertebral lombar. O significado da espondilólise é tão controverso quanto sua etiologia. Um número crescente de clínicos está chegando ao consenso quanto

à perspectiva de uma espondilólise ser um achado incidental sem significado clínico na maioria dos casos, com relatos em até 10% da população assintomática. Certamente, alguns pacientes apresentam dor relacionada com a espondilólise e obtêm alívio com repouso ou imobilização, enquanto outros necessitam de estabilização cirúrgica. É importante identificar a espondilólise no pré-operatório em pacientes que devem passar por

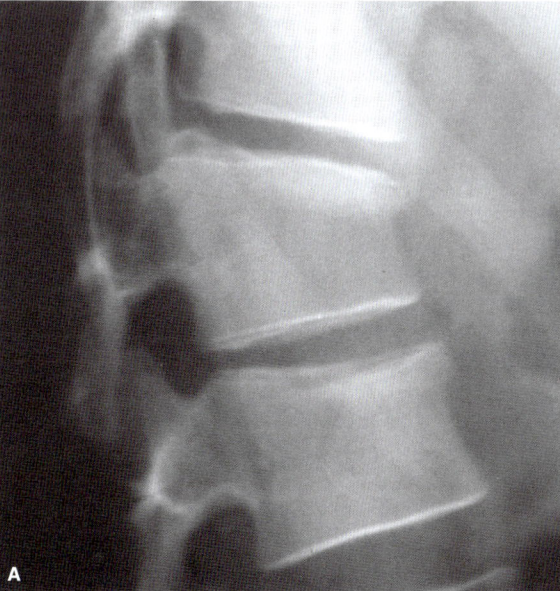

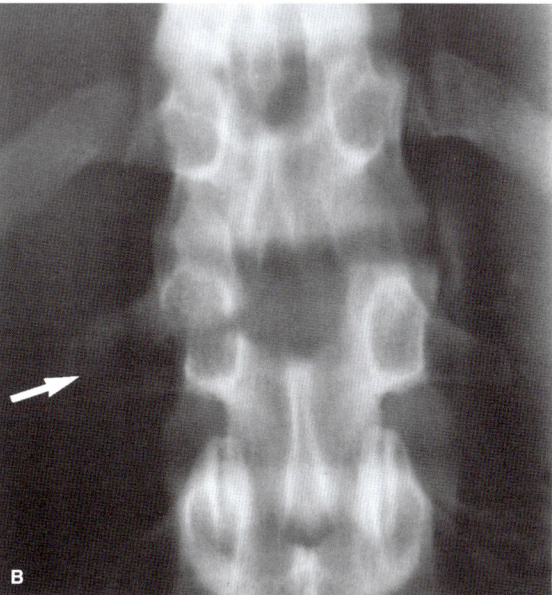

Figura 57.10 "Fratura do cinto de segurança". A hiperflexão no nível da cintura pode causar encunhamento anterior do corpo vertebral, na região torácica inferior ou lombar superior, como mostrado em **A**. Por si só, embora seja dolorosa, essa alteração é inócua. Entretanto, **B** mostra uma fratura horizontal ao longo do processo transverso direito e do pedículo (*seta*), decorrente da tração extrema durante a lesão por flexão. Quando ocorre a fratura dos elementos posteriores, a lesão é considerada instável e potencialmente debilitante. Qualquer lesão com encunhamento anterior em um corpo vertebral necessita de uma inspeção meticulosa dos elementos posteriores do nível envolvido.

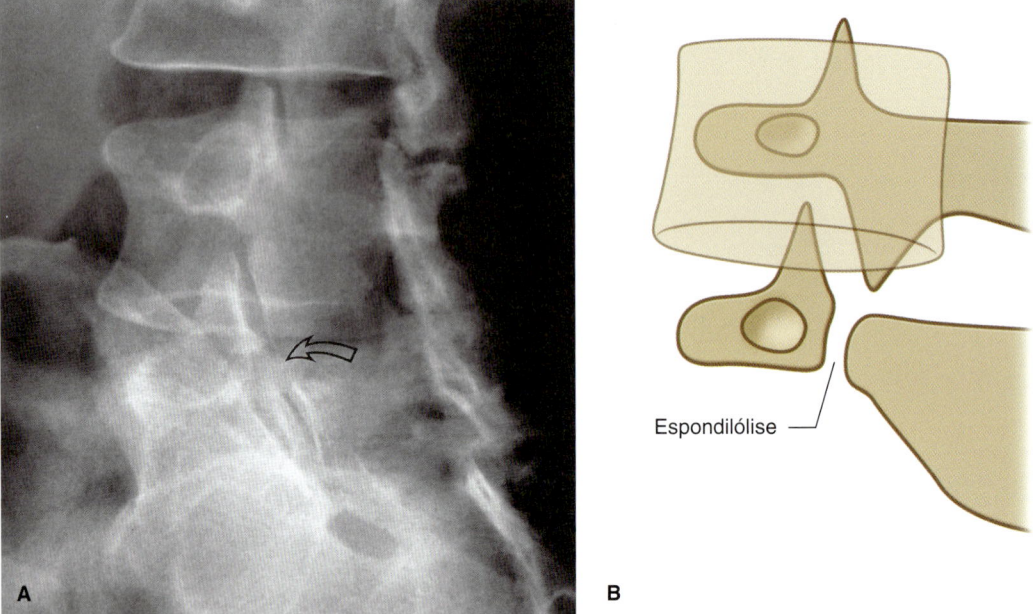

Figura 57.11 Espondilólise. A. Uma radiografia oblíqua da coluna lombar mostra um defeito no "pescoço do cachorro", em L5 (*seta*), diagnóstico de espondilólise. **B.** Um diagrama da incidência oblíqua da coluna lombar mostra uma espondilólise aparecendo como uma "coleira" ao redor do "pescoço do cachorro".

discectomia lombar, de modo a poder avaliar a possibilidade de sintomas clínicos decorrentes de espondilólise estarem simulando os sintomas discais. Embora as radiografias, em geral, possam mostrar a espondilólise, a TC a revelará de forma mais vantajosa, além de demonstrar qualquer doença discal associada. A RM também mostrará a espondilólise; no entanto, a visualização pode ser difícil e a condição não facilmente percebida.

Se a espondilólise for bilateral e o corpo vertebral posicionado no sentido mais cefálico deslizar para a frente sobre o corpo mais caudal, diz-se que há uma espondilolistese (Figura 57.12). A espondilolistese pode ser ou não sintomática. Quando grave, pode causar estenose neuroforaminal e comprimir as raízes nervosas no canal espinal. Se sintomática, sua estabilização deverá ser cirúrgica.

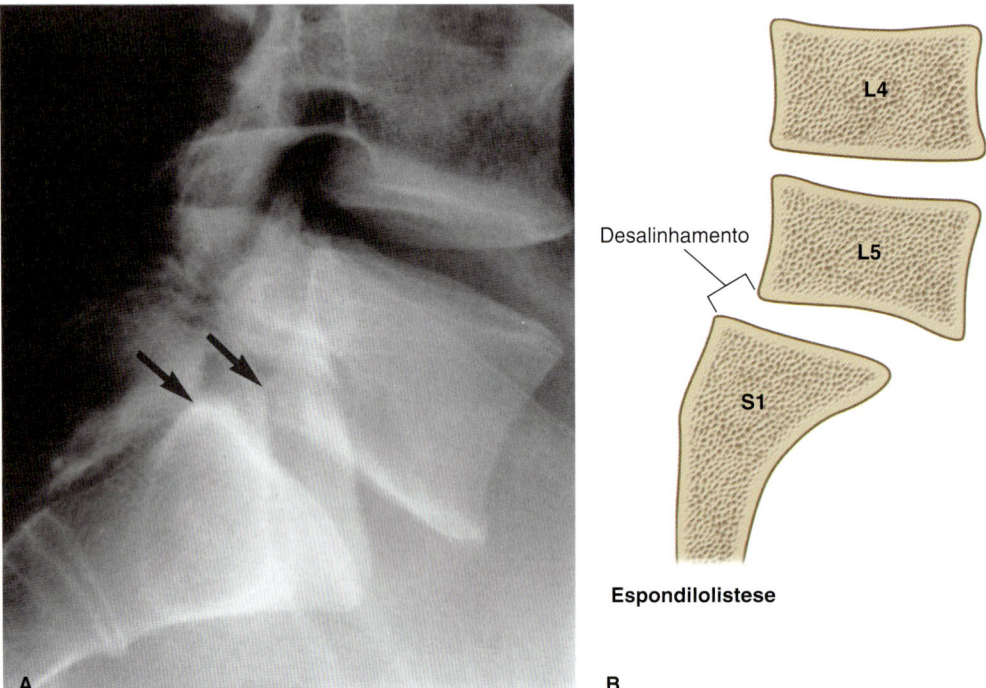

Figura 57.12 Espondilolistese. A. Uma radiografia em perfil da coluna lombar mostra que o corpo vertebral de L5 apresenta um discreto desalinhamento anteriormente, sobre o corpo de S1, conforme se nota pelas margens posteriores (*setas*). **B.** O diagrama ilustra isso de forma mais clara. Como esse desalinhamento é inferior a 25%, conforme medido pelo comprimento da placa terminal de S1, é denominado uma espondilolistese de grau 1. Um desalinhamento de grau 2 é maior que 25% e menor que 50% do comprimento da placa terminal de S1.

As fraturas por compressão com encunhamento anterior na coluna vertebral são vistas com frequência (Figura 57.13), em especial na junção toracolombar, em decorrência de uma lesão antiga. São lesões que, quando vistas, costumam ser consideradas achados incidentais. O problema disso é que, com base em uma radiografia, não se pode afirmar se a fratura é antiga ou nova, mesmo que haja alterações degenerativas (por vezes não relacionadas com a fratura). Se for aguda e continuar desprotegida, a lesão por compressão com encunhamento pode evoluir para um colapso tardio adicional, resultando em déficits neurológicos graves (Figura 57.14). Essa condição é denominada doença de Kummel e ocorre tipicamente em 1 a 2 semanas após o traumatismo inicial. Múltiplas ações judiciais foram movidas contra radiologistas que não mencionaram um encunhamento anterior pequeno de um corpo vertebral, que então evoluiu para colapso com paraplegia associada. Tudo o que precisa ser mencionado é a presença da fratura, que tem idade indeterminada e necessita de correlação clínica. Um paciente que apresente dor no local deve usar imediatamente um imobilizador de coluna vertebral, até que esteja livre dela. Os exames de imagem antigos, se disponíveis, podem ajudar a determinar se a fratura é antiga. Caso não haja dor ao exame físico, pode-se afirmar com segurança que se trata de uma fratura antiga. É desnecessário obter uma TC ou RM, mesmo que haja dor, porque o tratamento será o mesmo, independentemente

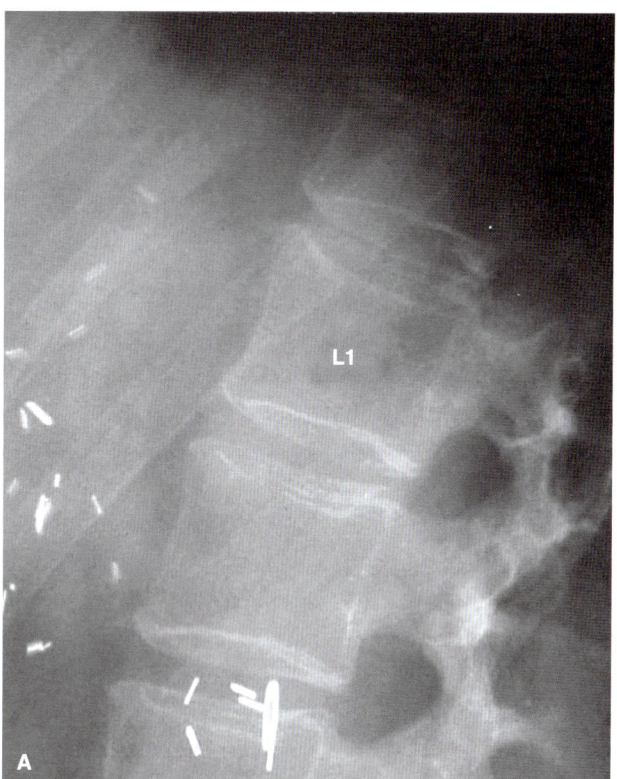

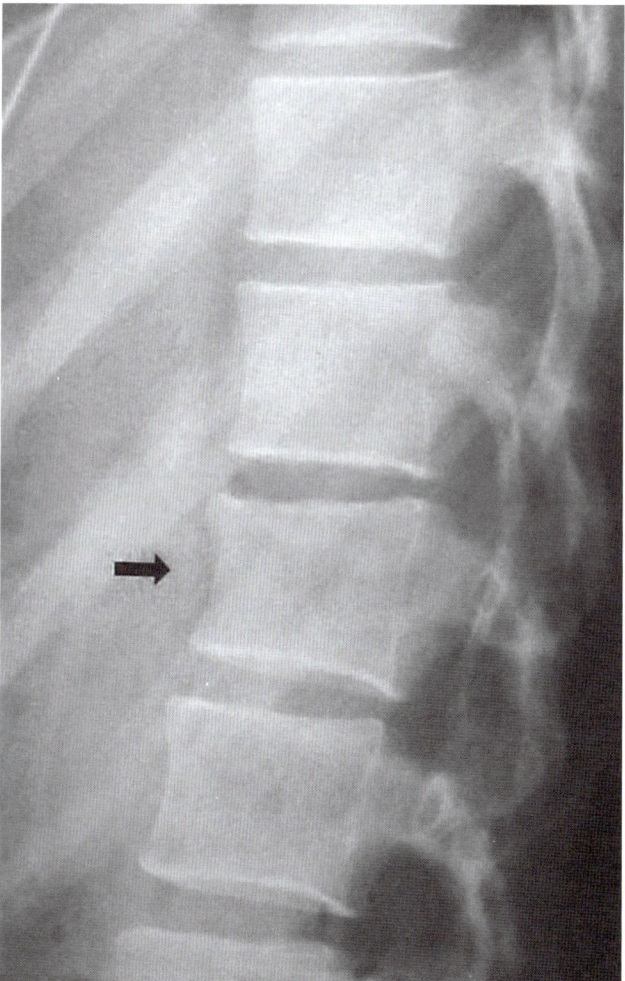

Figura 57.13 Fratura por compressão com encunhamento anterior. Há compressão anterior desse corpo vertebral torácico inferior (*seta*), que pode ou não ser aguda. Se o paciente sentir dor nessa área, é mais provável que ela seja aguda, e por isso deve ser protegida com um imobilizador para coluna vertebral, até o desaparecimento dos sintomas.

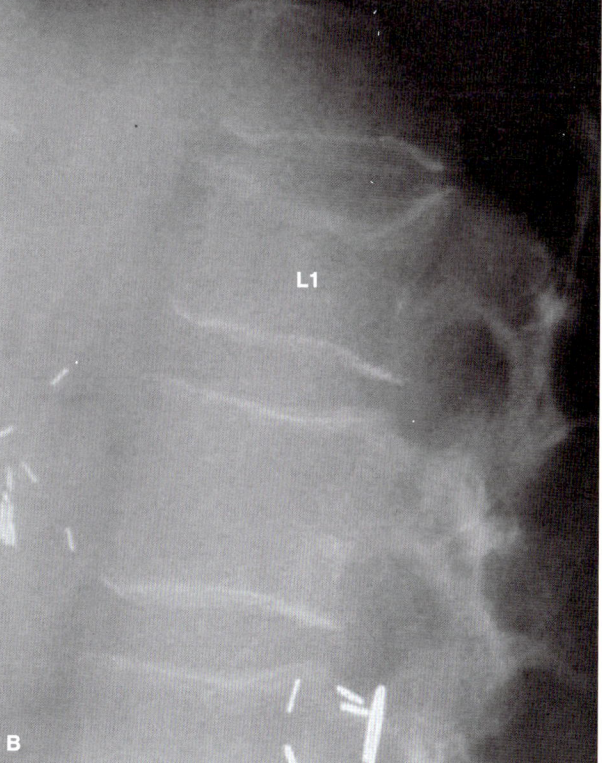

Figura 57.14 Doença de Kummel. **A.** Um encunhamento mínimo do corpo vertebral de L1 é notado ao se comparar a altura da porção anterior do corpo vertebral *versus* a altura da porção posterior. Esse paciente se envolveu em um acidente automobilístico e se queixava de dor na coluna. Nenhum tratamento foi instituído para a coluna vertebral dele. **B.** Após várias semanas de dor contínua, ele apresentou enfraquecimento na perna, o qual evoluiu para paraplegia. Uma radiografia da coluna vertebral mostra, agora, a progressão do colapso do corpo vertebral de L1. Isso, quase inequivocamente, poderia ter sido evitado com a simples imobilização da coluna vertebral após a lesão inicial.

do que esses exames mostrarem. Nenhum cirurgião de coluna vertebral operará uma fratura vertebral estável, na ausência de cifose ou déficits neurológicos; por isso a TC e a RM não acrescentam nada além de desperdício de tempo e recursos.

Pacientes que apresentam fusão da coluna vertebral decorrente de espondilite anquilosante e, em menor extensão, por hiperostose esquelética idiopática difusa (HEID) têm um risco muito alto de fraturas vertebrais, até por traumatismos relativamente menores. Os pacientes com espondilite anquilosante tipicamente apresentam osteoporose marcante, que aumenta ainda mais o risco de fratura. Em comparação a uma coluna normal, a coluna anquilosada tende a fraturar mais, de forma similar a uma pipeta de vidro longa, quebrando-se com mais facilidade do que uma curta, em função do braço de alavanca maior. Uma força pequena aplicada a uma extremidade é ampliada de forma significativa para abaixar o braço da alavanca. Por isso, um paciente com espondilite anquilosante deve ser tratado como se tivesse uma fratura vertebral, caso sinta dor na coluna vertebral após um traumatismo. O exame de TC e/ou RM é obrigatório nos casos em que as radiografias forem negativas (Figura 57.15).

Mão e punho

Várias fraturas que aparentam ser inócuas na mão exigem fixação cirúrgica, em vez de apenas imobilização com gesso, por isso devem ser identificadas pelo radiologista como lesões sérias.

Fratura de Bennett. Esse tipo de fratura ocorre na base do polegar, na articulação carpometacarpal (Figura 57.16). Devido à inserção dos fortes adutores do polegar na base do polegar, é quase impossível impedir que o metacarpo deslize e saia de seu alinhamento normal, o que quase sempre exige fixação interna. Em certos casos, o radiologista precisa lembrar os profissionais

não ortopedistas disso, além de examinar com atenção o alinhamento da fratura de Bennett, em um paciente com gesso, que não foi fixada internamente com fios metálicos.

Uma fratura cominutiva da base do polegar que se estende para dentro da articulação é denominada fratura de Rolando (Figura 57.17). Já uma fratura da base do polegar sem envolvimento articular é chamada de fratura pseudobennett.

Dedo em martelo ou dedo de beisebol. É uma lesão por avulsão na base da falange distal (Figura 57.18), onde o tendão extensor do dedo se insere. Com o tendão extensor inoperante, a falange distal é flexionada sem oposição, o que pode resultar em uma deformidade em flexão e na incapacidade de estender a falange distal, na ausência de tratamento adequado.

Uma fratura no aspecto volar da base das articulações interfalangianas e metacarpofalangianas resultante de avulsão da placa volar pode parecer inocente, mas quase sempre precisa de intervenção cirúrgica. A placa volar consiste em uma densa faixa fibrocartilaginosa que cobre a articulação no aspecto volar, e que pode se interpor na articulação em caso de rompimento, necessitando, com frequência, de remoção cirúrgica.

"Polegar de couteiro". Outra fratura de aparência inofensiva, mas que, em muitos casos, necessita de fixação interna, consiste em uma avulsão no aspecto ulnar da falange proximal do polegar, na primeira articulação metacarpofalangiana (Figura 57.19); esse é o sítio de inserção do ligamento colateral ulnar do polegar. Se o ligamento colateral ulnar for rompido, poderá haver comprometimento da função normal do polegar, o que pode ter uma consequência séria na ausência de tratamento adequado. Embora a avulsão possa ser meramente ligamentar, se um pequeno fragmento ósseo for avulsionado com o ligamento, a lesão poderá ser vista nas radiografias. Ela é chamada de "polegar de couteiro" ("guarda-caças"), devido à propensão dos couteiros ingleses a adquiri-la, em função da atividade de

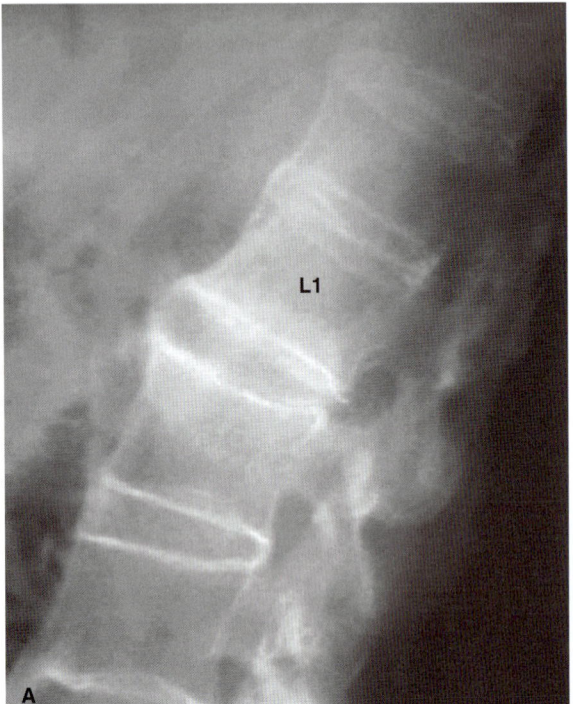

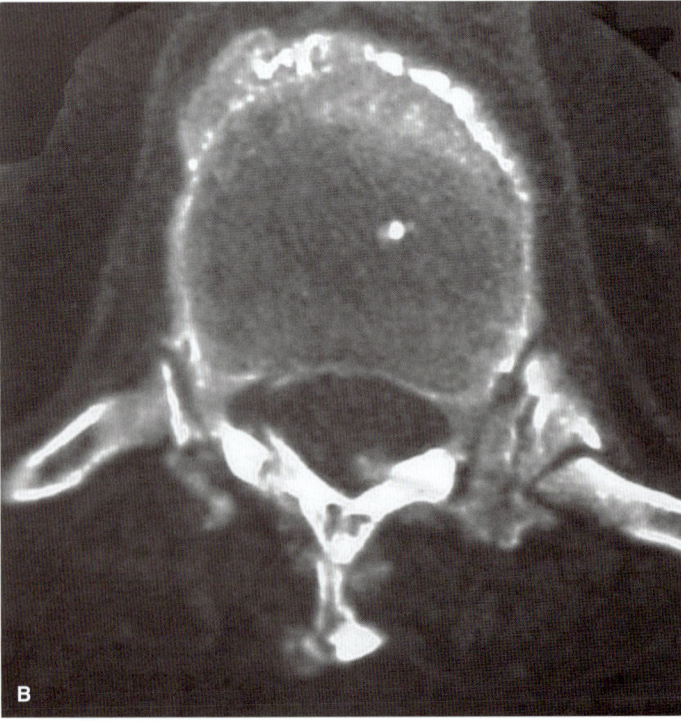

Figura 57.15 Fratura vertebral na espondilite anquilosante. A. Uma radiografia em perfil obtida em seguida a um traumatismo mostra a fusão da coluna vertebral anteriormente, como resultado da espondilite anquilosante. Há um encunhamento anterior mínimo do corpo vertebral de L1 negligenciado. **B.** Decorridas 2 semanas, foi realizada uma TC da coluna, por causa do súbito aparecimento de paralisia. Essa imagem axial na altura de L1 mostra uma fratura dos elementos posteriores, que certamente estavam presentes na consulta inicial ao serviço de emergência. Pacientes com espondilite anquilosante precisam ser examinados com atenção quanto à presença de dor na coluna vertebral em seguida a um traumatismo, bem como submetidos a TC ou RM, se houver qualquer tipo de dor.

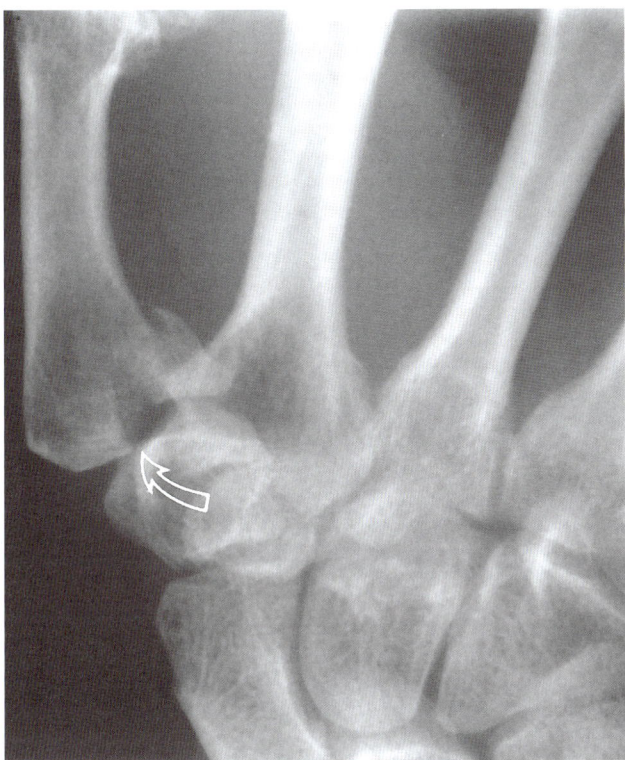

Figura 57.16 **Fratura de Bennett.** Nota-se uma pequena fratura de canto da base do primeiro metacarpo, que envolve a superfície articular carpometacarpiana (*seta*). Trata-se de uma lesão grave, que quase sempre exige fixação interna.

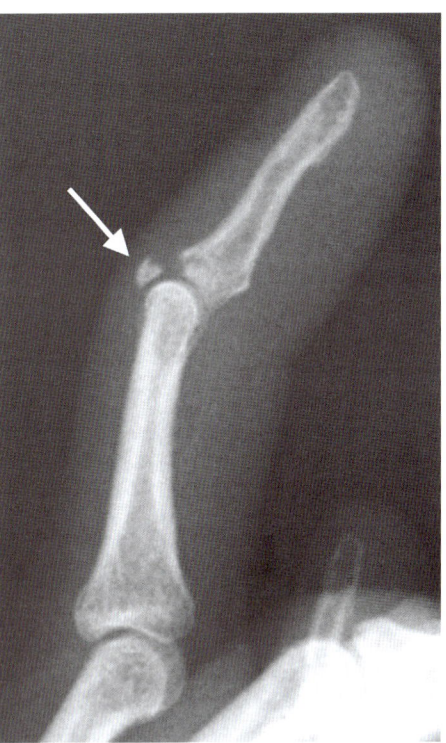

Figura 57.18 **Dedo em martelo.** Uma pequena lesão por avulsão é notada no aspecto dorsal da base da falange distal (*seta*), onde o tendão extensor do dedo se insere. Essa lesão é denominada dedo em martelo ou dedo de beisebol, por ser quase sempre causada pelo impacto da bola de beisebol na falange distal, com a consequente avulsão.

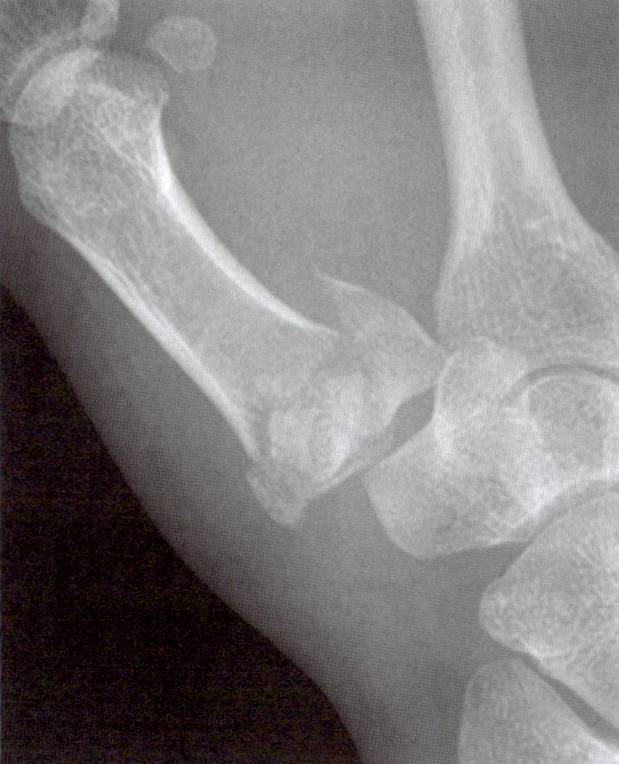

Figura 57.17 **Fratura de Rolando.** Uma fratura cominutiva da base do primeiro metacarpo, que se estende para dentro da superfície articular, é um tipo mais sério de fratura de Bennett, sendo denominada fratura de Rolando.

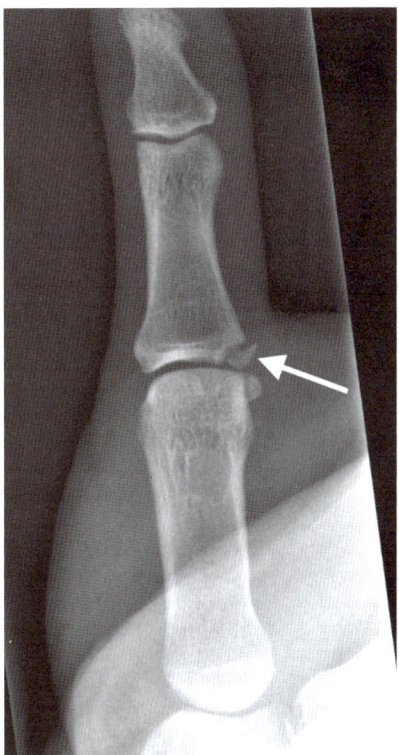

Figura 57.19 **Polegar de couteiro (*gamekeeper's thumb*).** Uma pequena lesão por avulsão no aspecto ulnar da base da falange proximal da primeira articulação metacarpofalangiana (*seta*) é diagnóstica de polegar de couteiro. Como esse é o sítio de inserção do ligamento colateral ulnar, a lesão exige, em geral, fixação interna.

quebrar o pescoço dos coelhos entre o polegar e o indicador. Um cenário mais atual é a queda sobre o bastão de esqui, o qual pressiona a membrana entre o polegar e o dedo indicador. Em geral, essa lesão por avulsão exige a colocação de pinos para fixar o ligamento com segurança.

Deslocamento lunar/perilunar. Uma queda sobre um braço estendido pode resultar em muitos tipos de fratura e luxação do punho, sendo uma lesão séria a luxação lunar/perilunar. Essa lesão ocorre quando há rompimento dos ligamentos entre o capitato e o semilunar, permitindo o deslocamento do capitato da articulação em forma de "xícara" do semilunar. A melhor forma de observá-la é em uma incidência em perfil. Em geral, nessa incidência, o capitato deve ser visto assentado no semilunar em forma de "xícara" (Figuras 57.20 e 57.21 A). Em uma luxação dorsal (o capitato ocasionalmente sofre deslocamento volar, porém essa é uma ocorrência incomum), o capitato e todos os ossos que o circundam, incluindo os metacarpos, assumem uma posição dorsal em relação com uma linha traçada ao longo do rádio e do semilunar (Figuras 57.21 B e 57.22). Se o capitato, então, empurrar o lunar volarmente e virá-lo para cima, a linha traçada ao longo do rádio mostra o semilunar volarmente deslocado, enquanto a linha segue pelo capitato, o que foi denominado luxação lunar (Figuras 57.21 C e 57.22). A falha em diagnosticar e tratar esse distúrbio pode resultar em comprometimento permanente do nervo mediano, o qual pode ser comprimido pelo semilunar volarmente deslocado.

Uma luxação lunar ou perilunar pode ser diagnosticada em uma incidência anteroposterior do punho, pela observação de um semilunar com formato triangular ou de "torta" (Figura 57.23 B). Normalmente, o semilunar tem formato romboide na incidência anteroposterior, com as bordas superior e inferior paralelas.

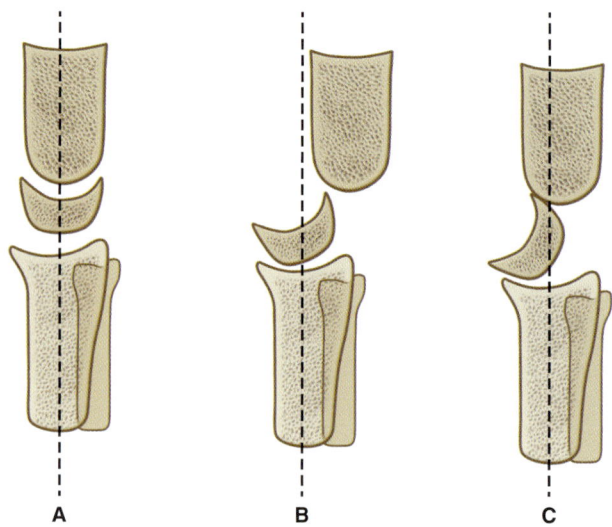

Figura 57.21 Luxações perilunar e lunar. Representação esquemática do punho em perfil normal (**A**), da luxação perilunar (**B**) e da luxação lunar (**C**) (o lado dorsal é o direito).

É comprovado que várias fraturas estão associadas à luxação lunar; entre elas, a mais comum é a fratura transescafoide. Também é sabido que há, com frequência, fratura do capitato, do processo estiloide do rádio e do piramidal quando da luxação lunar.

Fratura do hâmulo do hamato. Uma das fraturas de punho mais difíceis de identificar à radiografia é uma fratura do hâmulo do hamato. Uma incidência especial, a do túnel do carpo, deve

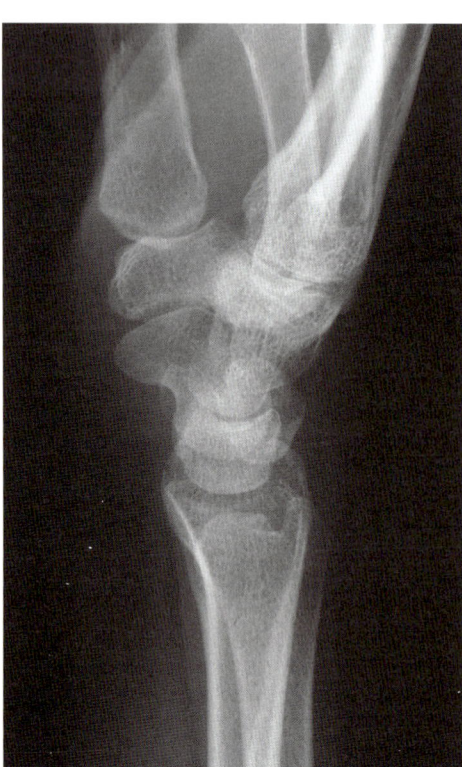

Figura 57.20 Radiografia em perfil do punho normal. A incidência em perfil normal deve mostrar o semilunar assentado no rádio distal e o capitato, no semilunar. Uma linha traçada ao longo do rádio deve conectar todas as três estruturas. Compare essa radiografia com o diagrama da Figura 57.21 A.

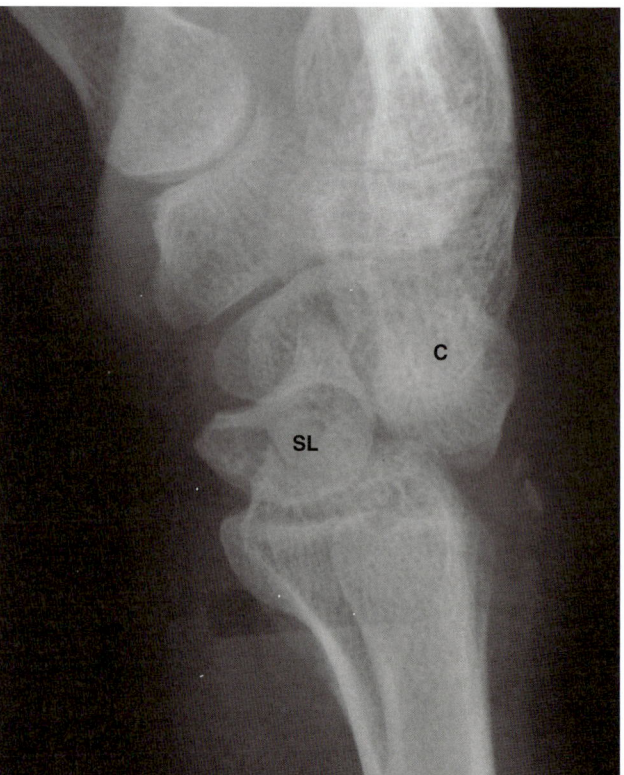

Figura 57.22 Luxação perilunar. Embora o semilunar (*SL*) esteja normal em relação com o rádio distal, o capitato (C) e o restante do punho estão dorsalmente deslocados em relação com o semilunar. Compare essa radiografia com o diagrama na Figura 57.21 B.

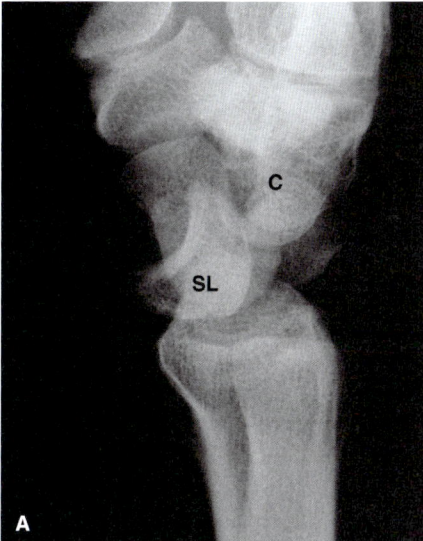

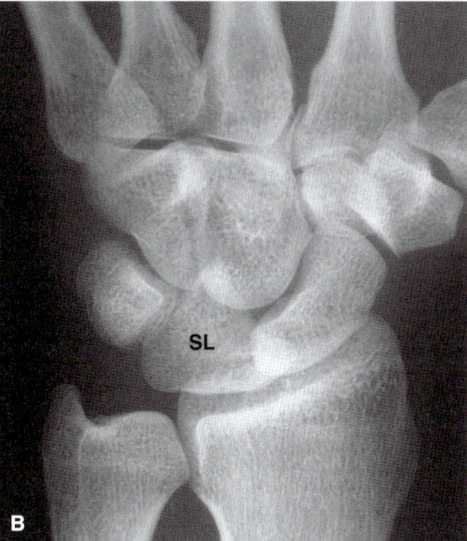

Figura 57.23 Luxação lunar. A. A radiografia em perfil do punho mostra o semilunar (*SL*) virado para fora do rádio distal, enquanto o capitato (*C*) parece estar alinhado de maneira normal em relação com o rádio, ainda que deslocado do semilunar. Compare com o diagrama na Figura 57.21 C. A incidência anteroposterior mostra um semilunar (*SL*) em forma de fatia de *pizza* (**B**), em vez de um semilunar com um formato mais romboide. Um semilunar em forma de fatia de *pizza* na incidência anteroposterior é diagnóstico de deslocamento perilunar ou lunar.

ser obtida ao tentar ver o hâmulo do hamato. Essa incidência é obtida com o punho totalmente encostado na placa do detector de imagem (a palma virada para baixo) e os dedos dorsalmente tracionados. O feixe de raios X é inclinado em cerca de 45°, paralelamente à palma da mão, de modo a incluir o túnel do carpo em perfil. O hâmulo de hamato costuma ser identificado como uma protuberância óssea do hamato, no aspecto ulnar do túnel do carpo. O hâmulo do hamato fraturado costuma ser identificado na incidência do túnel do carpo (Figura 57.24), mas, às vezes, pode ser muito difícil de visualizá-lo. Uma TC comumente mostrará uma fratura evidente, não mostrada pela radiografia (Figura 57.25), e que deve ser considerada em qualquer possível fratura de carpo quando as radiografias não forem diagnósticas.

Com frequência, uma fratura do hâmulo do hamato resulta de uma queda sobre a mão aberta. Um contexto clínico que tem recebido atenção na medicina esportiva é o do atleta profissional cuja atividade envolve segurar o cabo de um taco, bastão ou raquete na palma da mão. A oscilação excessiva pode fazer com que o cabo do taco atue como uma alavanca sobre o hâmulo do hamato. Isso tem sido observado em jogadores profissionais de beisebol, tenistas e jogadores de golfe, porém com menos frequência nos amadores, que, em geral, não são fortes o bastante para exercer a força necessária à alavancagem do hâmulo.

E, nesses casos, quando ela é produzida, a atividade costuma ser encerrada, permitindo a cura; os profissionais, ao contrário, continuam jogando, o que acaba em não união da fratura.

A subluxação rotatória do escafoide é outra lesão do punho vista após uma queda sobre a mão aberta. Resulta da ruptura do ligamento escafossemilunar, permitindo que o escafoide gire volarmente, enquanto o semilunar se inclina dorsalmente. Na radiografia anteroposterior do punho, observa-se um espaço entre o escafoide e o semilunar (Figura 57.26), onde ambos normalmente estão em estreita oposição. Isso é denominado sinal de "Terry Thomas", em homenagem ao famoso ator britânico (por volta dos anos 1950), que tinha um diastema entre os incisivos superiores.

Fratura do escafoide. Uma fratura do escafoide é uma lesão potencialmente séria, por apresentar elevada taxa de necrose avascular. Quando esse tipo de necrose ocorre, em geral exige intervenção cirúrgica para colocação de um parafuso metálico e enxerto ósseo, com o objetivo de conseguir a cicatrização.

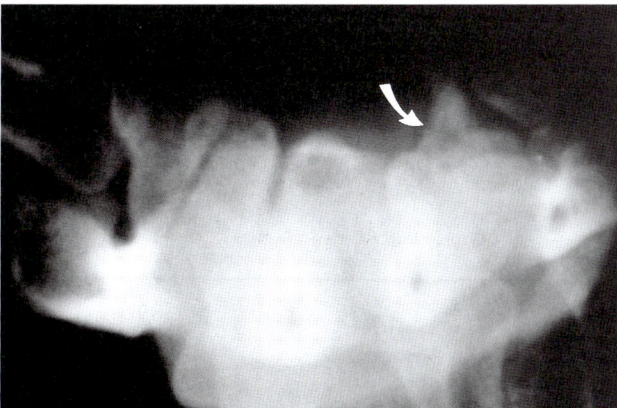

Figura 57.24 Incidência do túnel do carpo de um hamato fraturado. Uma incidência do túnel do carpo do punho desse paciente mostra uma discreta transparência circundada por esclerose no hamato esquerdo (*seta*), que representa uma fratura ao longo da base do hâmulo do hamato, com esclerose reativa moderada.

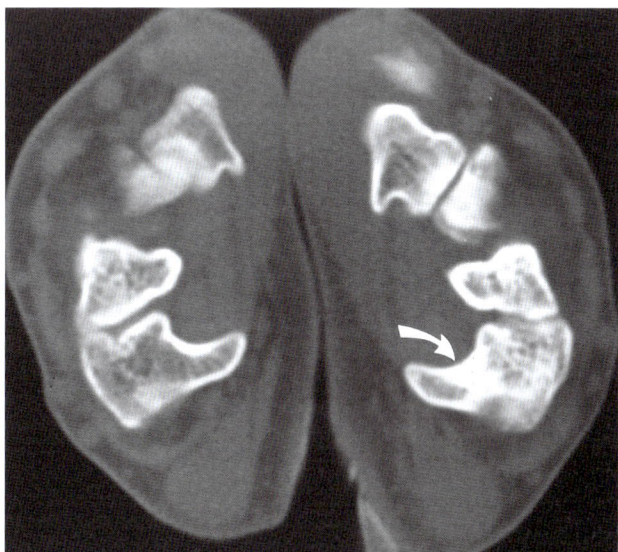

Figura 57.25 Tomografia computadorizada (TC) de um hâmulo do hamato fraturado. Uma TC do punho desse paciente mostra esclerose no hâmulo do hamato esquerdo (*seta*), o que representa uma fratura em cicatrização. Compare com o hamato oposto. Esse achado não podia ser visto nas radiografias, nem mesmo em retrospecto.

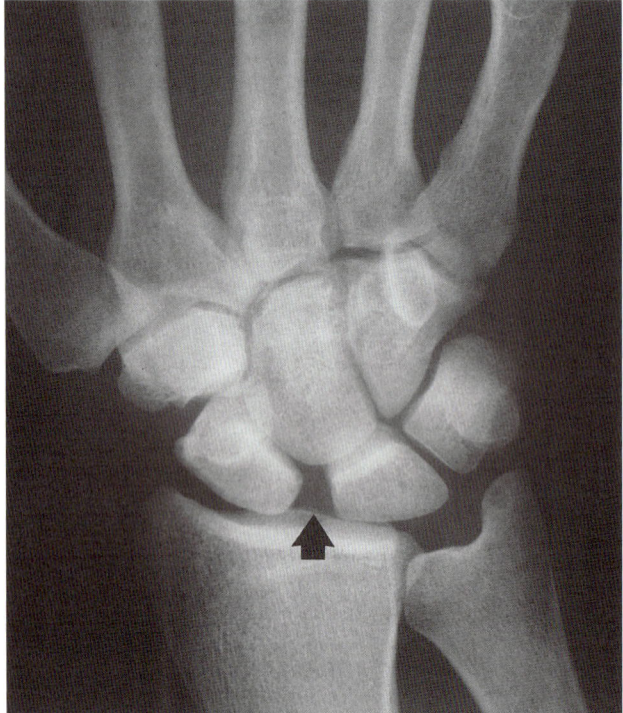

Figura 57.26 Subluxação rotatória do escafoide. Uma incidência anteroposterior do punho mostra um hiato ou espaço entre o escafoide e o semilunar (*seta*). Esse achado é anormal e representa o sinal de "Terry Thomas", que indica a ocorrência de rompimento do ligamento escafossemilunar. Isso é diagnóstico de subluxação rotatória do escafoide.

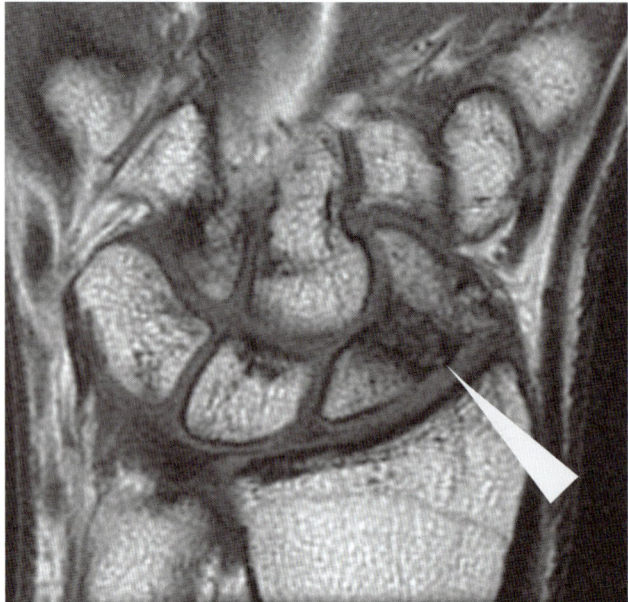

Figura 57.27 Fratura do escafoide. Uma imagem ponderada em T1, no plano coronal, do punho desse paciente, que apresenta sensibilidade na tabaqueira anatômica e radiografia normal, mostra uma fratura no colo do escafoide (*ponta de seta*).

A detecção inicial dessa fratura pode ser bastante difícil; por isso, sempre que houver suspeita clínica de fratura de escafoide (traumatismo com dor sobre a tabaqueira anatômica do punho), é preciso engessar o punho e repetir as radiografias em 1 semana. Muitas vezes, a fratura então é visualizada, devido a osteoporose por desuso e hiperemia em torno do local da fratura. Sendo assim, no contexto agudo, uma radiografia negativa não exclui a hipótese de fratura do escafoide. Hoje, em vez de engessar o punho e repetir as radiografias em 1 semana, muitos pacientes são diretamente submetidos ao exame de RM para determinar a presença de uma fratura (Figura 57.27). Essa conduta tem se mostrado menos onerosa, de modo geral, do que o engessamento do paciente e a repetição dos exames dentro de 1 semana.

Se houver desenvolvimento de necrose avascular do escafoide, o fragmento proximal será submetido à necrose, uma vez que o suprimento sanguíneo do escafoide se inicia distalmente e segue proximalmente. Uma fratura com ruptura do suprimento sanguíneo, portanto, deixa o polo proximal sem suprimento vascular, o que resulta em sua necrose. A necrose avascular é diagnosticada pela observação da densidade aumentada do polo proximal do escafoide, em comparação ao restante dos ossos carpais (Figura 57.28).

A necrose avascular pode ocorrer em outros ossos carpais, sobretudo no semilunar. Essa condição é denominada malacia de Kienböck, sendo sua causa mais frequente o traumatismo, embora também seja considerada idiopática. Ela é diagnosticada pela observação da densidade aumentada no semilunar, que pode ou não evoluir para colapso e fragmentação (Figura 57.29). Com frequência, exige colocação cirúrgica de enxerto ósseo e, em alguns casos, remoção ou fusão da linha carpal proximal. Tem alta associação com uma discrepância entre o comprimento do rádio e da ulna, conforme observado na articulação radiocarpal. Se a ulna for mais curta do que o rádio, a discrepância é denominada variação ulnar negativa, com maior incidência de

malacia de Kienböck (Figura 57.29). Se a ulna for mais comprida do que o rádio, a discrepância é chamada de variância ulnar positiva, havendo uma incidência aumentada de rupturas da fibrocartilagem triangular.

Uma fratura por avulsão comum no punho é a fratura do piramidal. A melhor forma de observá-la é na radiografia em perfil, que mostra uma pequena porção de osso fora do dorso do punho (Figura 57.30). Esse achado é praticamente patognomônico de uma avulsão do piramidal.

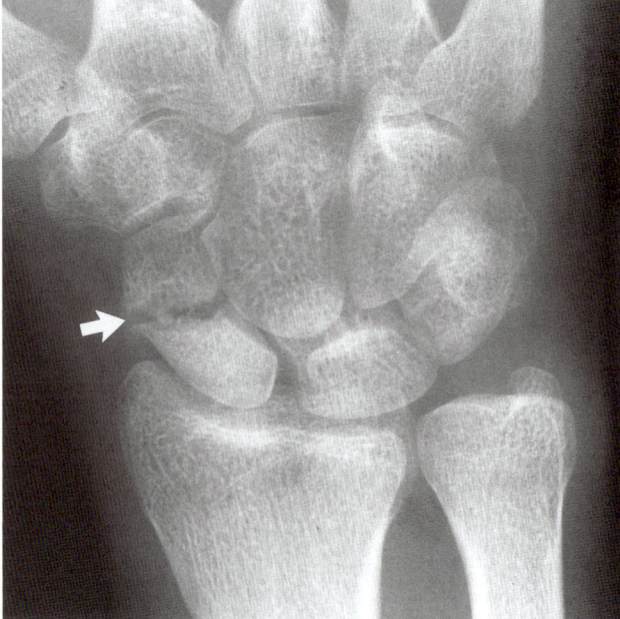

Figura 57.28 Necrose avascular do escafoide. Uma incidência anteroposterior do punho mostra fratura ao longo do colo do escafoide (*seta*). A metade proximal do escafoide está levemente esclerótica em relação com o restante dos ossos carpais, o que indica a necrose avascular da sua metade proximal.

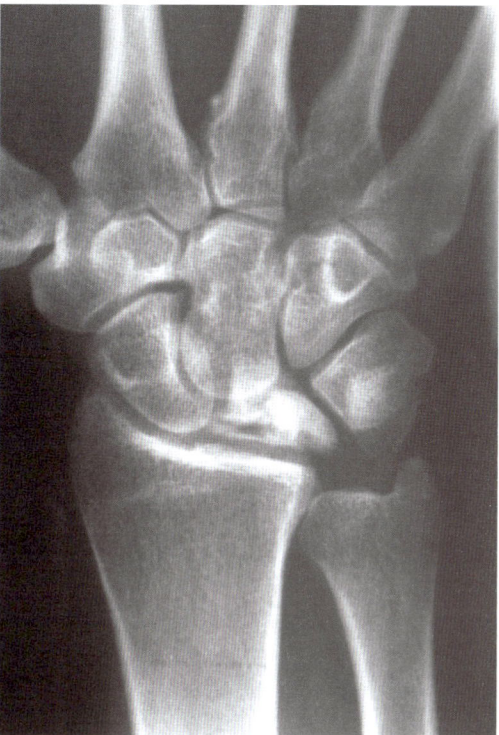

Figura 57.29 Malacia de Kienböck. Uma incidência anteroposterior do punho revela que o semilunar está esclerosado e com formato anormal. O semilunar sofreu colapso em consequência da necrose asséptica. Isso é conhecido como malacia de Kienböck. Note que a ulna é mais curta do que o rádio; esse achado é denominado variância ulnar negativa, e costuma estar associado à malacia de Kienböck.

Braço

Fratura de Colles. Uma das fraturas mais comuns do antebraço é a fratura do rádio distal e da ulna, subsequente a uma queda sobre o braço estendido. Isso resulta em angulação dorsal do antebraço distal e punho, naquilo que se conhece como fratura de Colles (Figura 57.31). A fratura cuja angulação se dá volarmente é chamada de fratura de Smith (Figura 57.32), que constitui uma ocorrência bem menos frequente do que a fratura de Colles. Às vezes, o rádio e a ulna sofrem uma agressão traumática, e a força aplicada sobre os ossos causa inclinação, em vez de uma fratura franca. Isso é denominado deformidade de arqueamento plástico do antebraço (Figura 57.33), que costuma ser tratada com a quebra e o reposicionamento dos ossos, com o paciente anestesiado. Sem tratamento, a deformidade de arqueamento plástico pode resultar em diminuição da supinação e pronação.

Fratura de Monteggia. O antebraço constitui um sistema de dois ossos que apresenta algumas das mesmas propriedades que um osso anelar. Como mencionado antes, um anel sólido não se quebra em um único lugar, mas, sim, em pelo menos dois pontos. No antebraço, uma fratura de um osso deve ser acompanhada pela fratura do outro. Se não houver a segunda fratura, o que se tem, em geral, é um deslocamento do osso não fraturado. O exemplo mais comum é uma fratura da ulna com luxação do rádio proximal (Figura 57.34), naquilo que é conhecido como fratura de Monteggia. A cabeça do rádio deslocada pode ser clinicamente perdida e evoluir para necrose avascular, com subsequente disfunção do cotovelo. Sempre que houver fratura do antebraço, o cotovelo deverá ser examinado para excluir a hipótese de deslocamento.

Fratura de Galeazzi. Uma fratura do rádio com deslocamento da ulna distal é chamada de fratura de Galeazzi (Figura 57.35), sendo sua ocorrência menos comum que a da fratura de Monteggia.

Fraturas do cotovelo. Um indicador útil de uma fratura na região do cotovelo é a observação de um coxim adiposo posterior deslocado. Normalmente, o coxim adiposo posterior não é visível em uma incidência em perfil do cotovelo, por estar

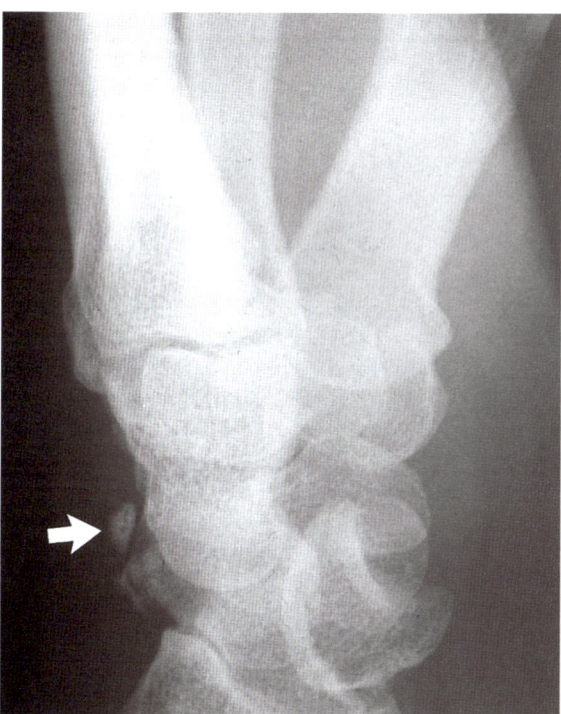

Figura 57.30 Fratura do piramidal e luxação perilunar. Há uma luxação perilunar ou lunar (difícil de classificar com exatidão o que ocorreu, porque o semilunar e o capitato estão fora de suas posições normais). Um pequeno fragmento avulsionado é visto no dorso do punho (*seta*), praticamente diagnóstico de uma avulsão do piramidal. Com frequência, está associado à luxação lunar ou perilunar.

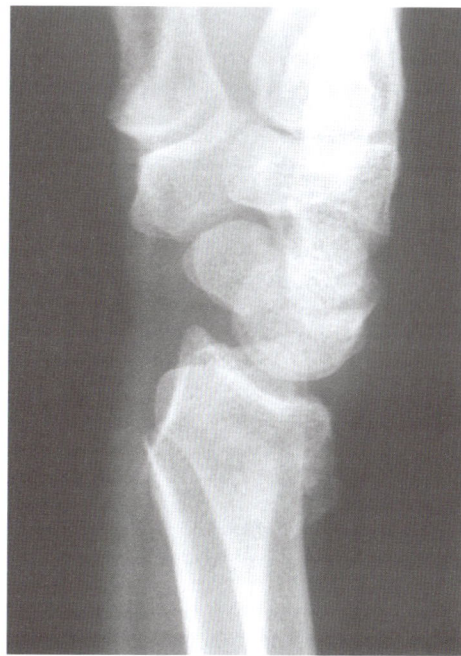

Figura 57.31 Fratura de Colles. Observa-se uma fratura do rádio distal com angulação dorsal, a qual é denominada fratura de Colles.

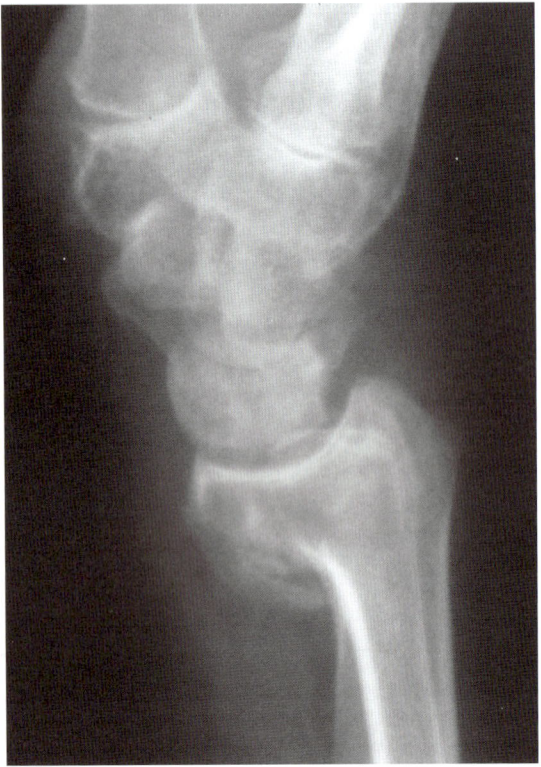

Figura 57.32 Fratura de Smith. Uma fratura do rádio distal com angulação volar como essa é denominada fratura de Smith. Essa lesão é bem menos comum do que a fratura de Colles, mostrada na Figura 57.31.

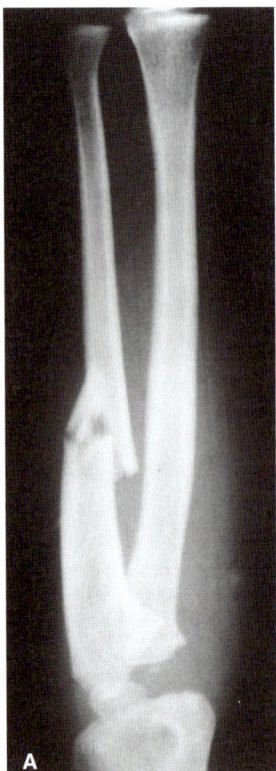 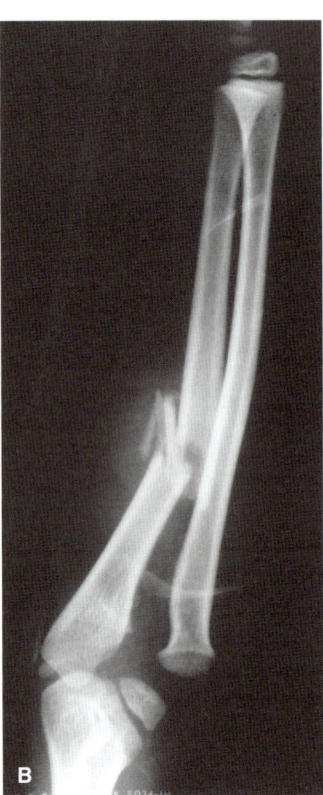

Figura 57.34 Fratura de Monteggia. Um golpe no antebraço com um cassetete, por exemplo, pode resultar em fratura da ulna (**A**). Embora a cabeça do rádio pareça posicionada de forma normal em **A**, a incidência em perfil mostrada em **B** revela a cabeça do rádio luxada. A falha em reconhecer essa anormalidade pode resultar em necrose da cabeça do rádio, com subsequente disfunção do cotovelo. Isso ilustra a importância de sempre obter duas incidências de um osso após um traumatismo.

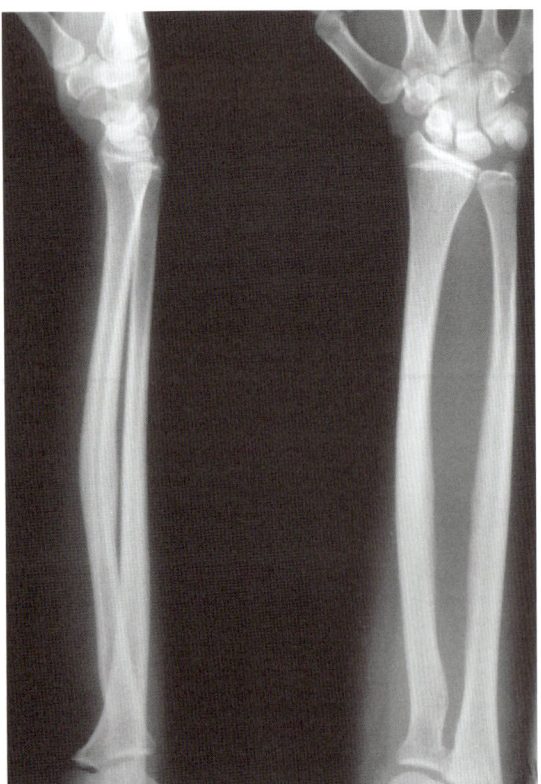

Figura 57.33 Deformidade de arqueamento plástico do antebraço. Essas incidências anteroposteriores e em perfil do antebraço de uma criança mostram um arqueamento anormal do rádio, anteriormente. Essa deformidade é denominada deformidade de arqueamento plástico do antebraço, e só ocorre em crianças.

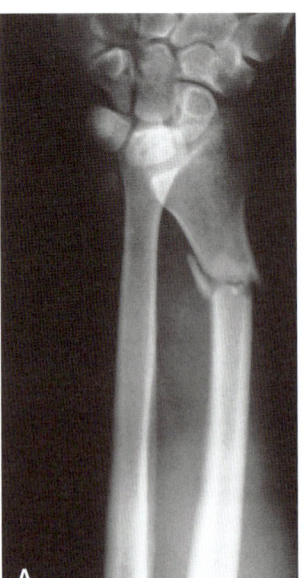 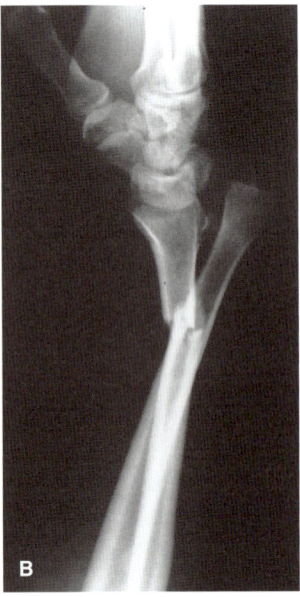

Figura 57.35 Fratura de Galeazzi. A. Nesse paciente, observa-se uma fratura do rádio distal na incidência anteroposterior, na ausência de uma fratura definida da ulna. **B.** Essa incidência mostra uma luxação evidente da ulna distal, que, quase com certeza, não seria perdida clinicamente. Essa fratura é denominada fratura de Galeazzi e é bem menos frequente que a fratura de Monteggia.

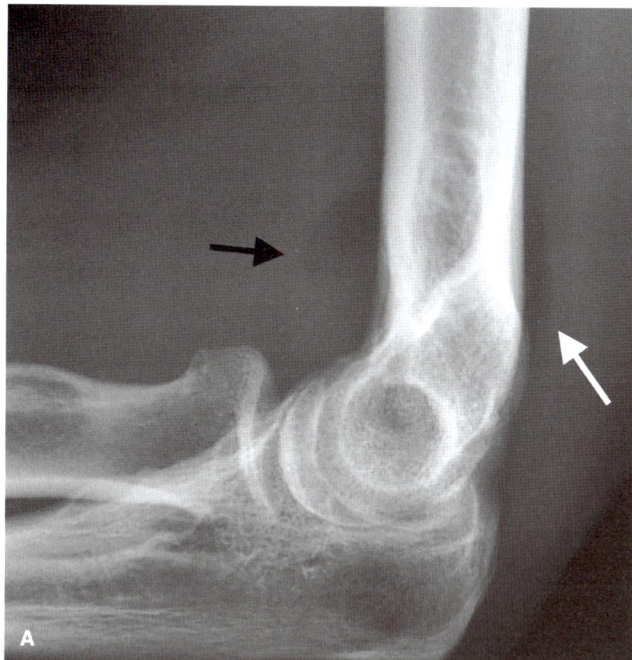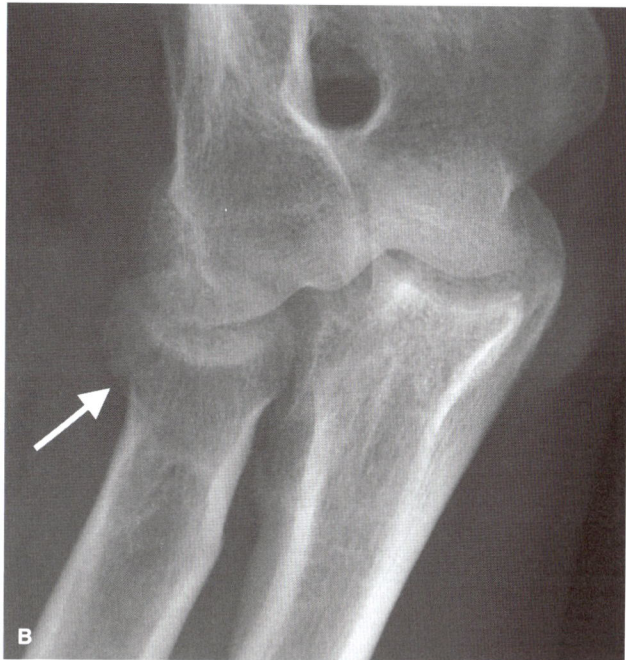

Figura 57.36 **Deslocamento dos coxins adiposos do cotovelo. A.** À incidência em perfil desse cotovelo, o coxim adiposo posterior está fracamente visível (*seta branca*), enquanto o coxim adiposo anterior está elevado e anteriormente deslocado (*seta preta*), consistente com um derrame articular. Esses achados indicam a presença de uma fratura na região do cotovelo, que, em um adulto, deveria ser na cabeça radial. **B.** Uma incidência oblíqua mostra a fratura da cabeça radial (*seta*). Mesmo sem ver a fratura nas radiografias, deve-se supor a presença dela diante da visualização do coxim adiposo posterior no contexto de um traumatismo. O coxim adiposo anterior elevado e deslocado recebe a denominação de "sinal da vela".

escondido na fossa do olécrano do úmero distal. Quando a articulação se torna distendida e contém sangue secundariamente a uma fratura, o coxim adiposo posterior é deslocado da fossa do olécrano e se torna visível na incidência em perfil (Figura 57.36 A). Portanto, no contexto de traumatismo, um coxim adiposo posterior visível indica a presença de fratura. No adulto (com fises fechadas), o sítio da fratura quase sempre é a cabeça do rádio (Figura 57.36 B). Em uma criança (com fises abertas), em geral, é indicativo de uma fratura supracondilar (Figura 57.37).

Em muitos casos, a fratura em si não é visualizada, e etapas adicionais são seguidas igualmente por clínicos e radiologistas, para demonstrar a fratura. Essas etapas incluem a obtenção de incidências oblíquas, incidências especiais da cabeça do rádio, TC ou RM. Essas são tentativas absurdas de documentar a condição que será tratada de maneira idêntica com ou sem registros radiográficos. Conquanto não haja deformidade evidente nem corpo livre intra-articular, não importa se a fratura é identificada de modo definitivo ou não em um paciente que apresenta dor pós-traumática no cotovelo e coxim adiposo posterior visível. Uma infecção, artrite ou qualquer derrame articular no cotovelo poderiam acarretar deslocamento do coxim adiposo posterior, mas o contexto clínico não seria de exclusão de uma fratura.

O coxim adiposo anterior também é deslocado diante de um derrame articular. Normalmente, esse coxim é visível como um pequeno triângulo, anterior à diáfise umeral distal, em uma incidência em perfil (Figura 57.38). Com um derrame articular, ele é deslocado superiormente e para fora do úmero, constituindo uma alteração conhecida como "sinal da vela", por ser parecido com uma vela de um barco veleiro (Figuras 57.36 e 57.37).

Luxações de ombro. Em geral, são fáceis de diagnosticar, tanto clínica quanto radiograficamente. A luxação do ombro mais comum é a anterior. Sua ocorrência é pelo menos 10 vezes mais comum do que a de uma luxação posterior. Para fins práticos, as luxações anteriores e posteriores são os únicos dois tipos de deslocamento de ombro de interesse.

Uma luxação anterior ocorre quando o braço é externamente rotacionado e abduzido, de maneira forçada. É comum observar

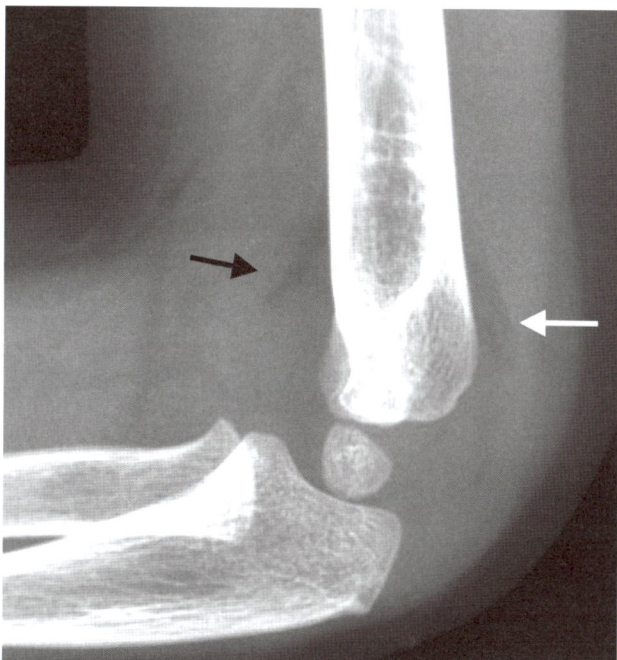

Figura 57.37 **Deslocamento dos coxins adiposos no cotovelo.** Uma incidência em perfil do cotovelo dessa criança mostra um coxim adiposo posterior (*seta branca*) e um "sinal de vela", anteriormente (*seta preta*). Esse achado é indicativo de fratura na região do cotovelo, o que em crianças (fises abertas) significa uma fratura supracondilar.

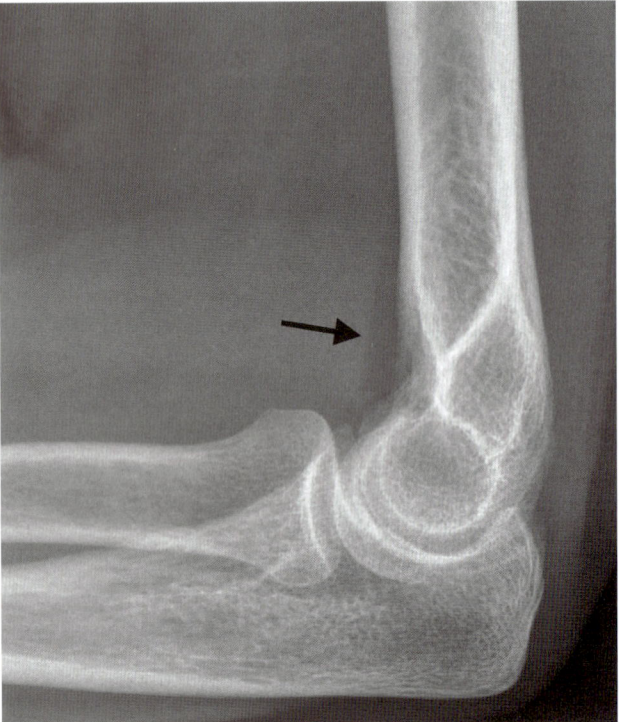

Figura 57.38 Coxim adiposo anterior do cotovelo normal. Note a transparência do coxim adiposo normal, anterior ao úmero, nesse cotovelo (*seta*) e compare com o "sinal da vela" dos coxins adiposos anteriores deslocados nas Figuras 57.36 e 57.37.

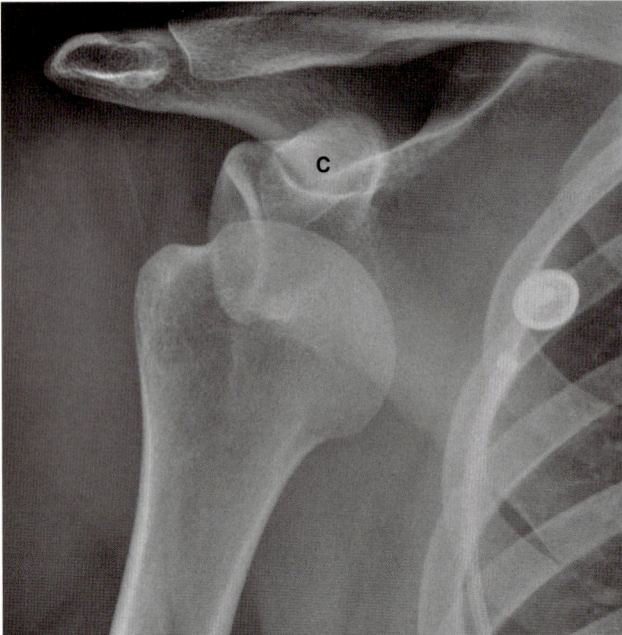

Figura 57.39 Luxação anterior do ombro. Uma incidência anteroposterior do ombro direito mostra a cabeça umeral repousando medial à glenoide e inferiormente ao processo coracoide (C). Esse achado é diagnóstico de luxação anterior do ombro.

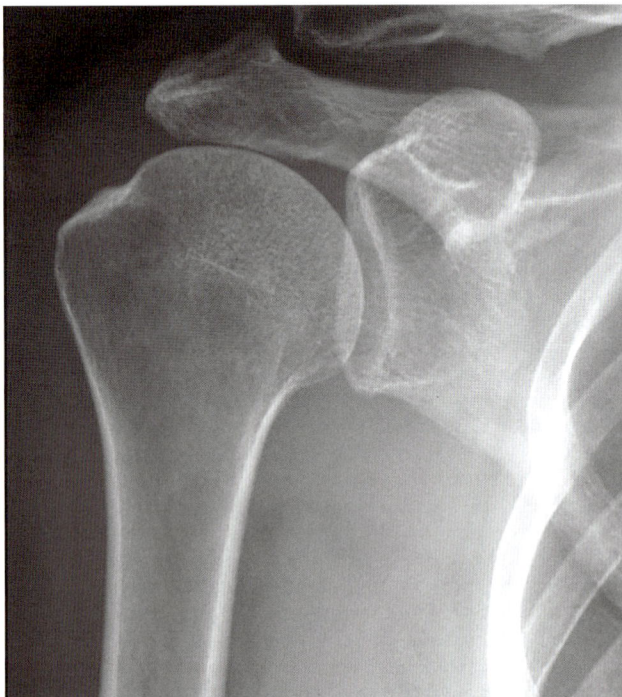

Figura 57.40 Incidência anteroposterior normal do ombro. Nesse exemplo de ombro normal, note a cabeça umeral discretamente sobreposta à glenoide, no chamado "sinal em crescente".

isso no *arm tackle* (golpear o oponente usando o cotovelo travado e o braço estendido) dos jogadores de futebol americano; quando os canoístas se "firmam" erguendo o remo acima da cabeça e deixando os braços muito para trás; em esquiadores, que fincam o bastão de esqui na neve, durante as subidas, e ele fica preso; e em outras posições atléticas similares. Do ponto de vista radiográfico, o diagnóstico é estabelecido sem dificuldade em uma radiografia anteroposterior do ombro: a cabeça do úmero é vista repousando inferior e medialmente à glenoide (Figura 57.39). A cabeça umeral muitas vezes incide sobre o lábio inferior da glenoide, causando uma endentação na parte posterossuperior da cabeça umeral, a chamada de fratura de Hill-Sachs. A presença dessa fratura é considerada endicativa de maior probabilidade de luxação recorrente, e alguns cirurgiões a usam como indicador para intervenção cirúrgica, com o objetivo de prevenir recidivas. Uma irregularidade ou fragmento ósseo fora da glenoide inferior, que ocorre a partir dos mesmos mecanismos envolvidos na fratura de Hill-Sachs, é denominada lesão de Bankart. Esta não é vista à radiografia com tanta frequência quanto a fratura de Hill-Sachs.

O diagnóstico de luxação posterior do ombro pode ser de difícil estabelecimento, tanto clínica quanto radiograficamente. Uma incidência anteroposterior pode parecer absolutamente (ou quase) normal. Em uma incidência anteroposterior de um ombro normal, a cabeça umeral deve se sobrepor discretamente à glenoide (Figura 57.40), formando aquilo que é denominado "sinal em crescente". Em um paciente com deslocamento posterior, esse crescente de osso sobreposto está, em geral, ausente, podendo ser observado um pequeno espaço entre a glenoide e a cabeça umeral (Figura 57.41). A cabeça umeral posteriormente deslocada está em rotação interna e, em muitos casos, se encontra "empoleirada" na margem posterior da glenoide; embora o desalinhamento possa não ser imediatamente evidente, a fratura por impactação na porção anterior da cabeça umeral (fratura de Hill-Sachs reversa) pode ser evidente (Figura 57.42 A). Havendo suspeita de um deslocamento posterior, o qual não pode ser confirmado por radiografia, a TC pode fornecer

o diagnóstico definitivo (Figura 57.42 B). A causa mais comum de uma luxação posterior do ombro é uma convulsão, e a lesão por vezes é vista bilateralmente.

A melhor forma de diagnosticar, de maneira inequívoca, a luxação de ombro, por radiografia, é com a obtenção de uma incidência transescapular (também chamada de vista "escápula em Y"). Uma incidência axilar mostrará basicamente a mesma

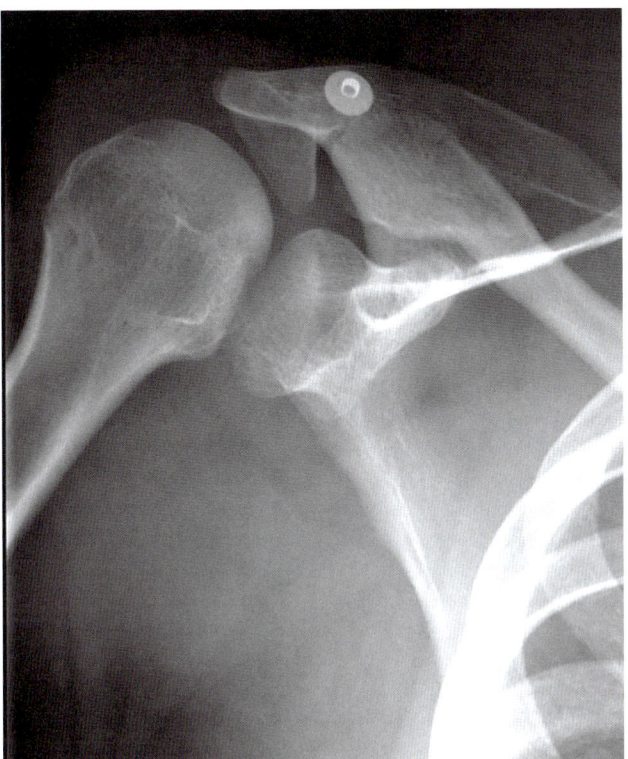

Figura 57.41 Luxação posterior do ombro. Nesse paciente, note que a cabeça umeral está discretamente deslocada da glenoide, à incidência anteroposterior. Esse achado é denominado ausência do "sinal em crescente", sendo encontrado com frequência em luxações posteriores. Compare com o ombro normal mostrado na Figura 57.40.

relacionada com facilidade, quando normal, ou deslocada anterior (Figura 57.43 A) ou posteriormente (Figura 57.43 B). Devido às clavículas e às costelas quase sempre sobrepostas, a anatomia exata costuma ser de difícil discernimento na incidência transescapular. Para encontrar a glenoide, é preciso localizar o processo coracoide, o acrômio e a lâmina da escápula. Essas três estruturas levam à glenoide e formam um "Y" ao seu redor. Para encontrar o centro da glenoide, é necessário localizar dois desses referenciais, em geral o processo coracoide e a lâmina da escápula. A cabeça umeral pode então ser encontrada e sua posição, determinada. Os deslocamentos posteriores ocasionalmente podem ser difíceis de diagnosticar, até mesmo na incidência transescapular. Portanto, em alguns casos, a TC é necessária para confirmar (ou excluir) o diagnóstico.

Uma entidade que pode ser confundida com uma luxação do ombro é uma hemartrose traumática, que desloca a cabeça umeral inferolateralmente à radiografia anteroposterior (Figura 57.44). Como na luxação anterior verdadeira do ombro, a cabeça do úmero luxada fica deslocada inferomedialmente, não devendo essas condições não ser confundidas uma com a outra. O deslocamento posterior será excluído com facilidade ao se observar uma incidência transescapular ou notar que o úmero não está internamente rotacionado à incidência anteroposterior, condição essa denominada pseudoluxação. Portanto, deve-se estar atento para que não sejam feitas tentativas de "reduzir" o "deslocamento". Além disso, ela pode ser sugestiva de uma fratura de cabeça umeral sutil ou oculta.

Se houver suspeita de fratura na região do ombro e as radiografias forem negativas ou equivocadas, uma TC deve ser realizada. Uma articulação complexa, como a do ombro ou a do quadril, é mais bem examinada por TC, quando a extensão total da fratura precisa ser identificada (Figura 57.45).

Pelve

Fraturas da pelve. As fraturas pélvicas, em especial quando há envolvimento do acetábulo, podem ser difíceis de avaliar por completo apenas com radiografias. A TC deve ser considerada em quase todos os casos de fratura acetabular, dada a possível existência de fragmentos livres e fraturas sutis indetectáveis por radiografia simples (Figura 57.46).

coisa, porém exige que o paciente mova o braço e o ombro, o que pode ser doloroso e, inclusive, redeslocá-lo, caso o ombro tenha sido reduzido de maneira espontânea. A incidência transescapular é obtida por meio da angulação do feixe de raios X ao longo do ombro, no mesmo plano que a lâmina da escápula. Isso propicia uma vista *en face* da glenoide, na qual a cabeça umeral pode estar

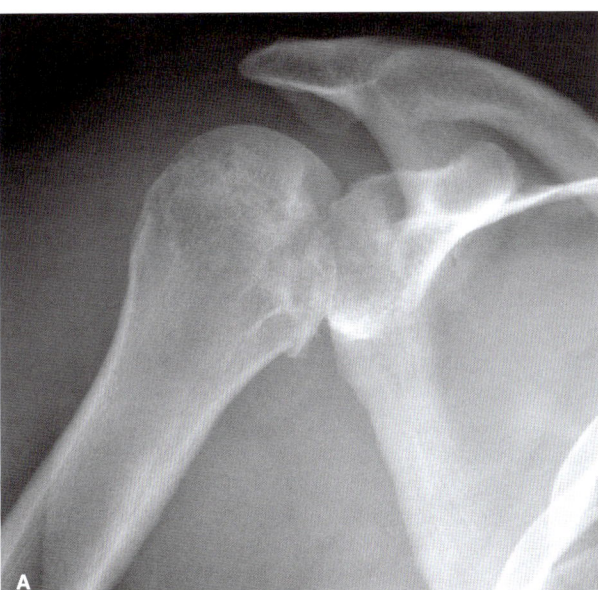

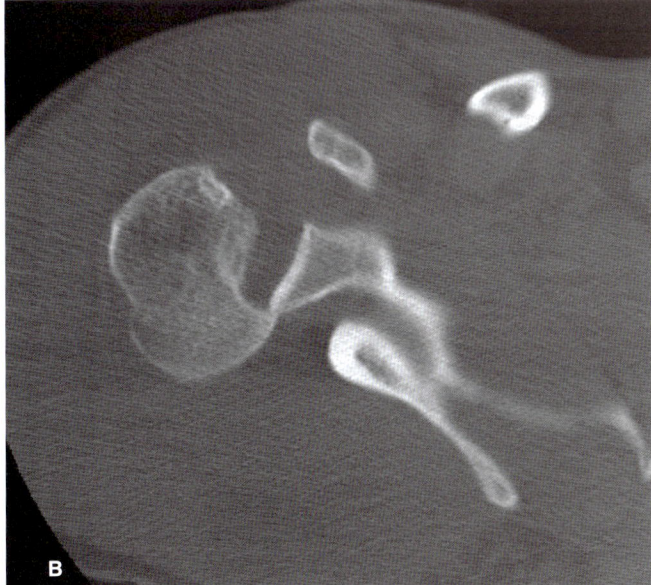

Figura 57.42 Luxação posterior do ombro. A. Uma incidência anteroposterior do ombro direito mostra a cabeça umeral em rotação interna; além disso, há uma fratura por impactação (fratura de Hill-Sachs reversa) na cabeça umeral anteromedial. **B.** A imagem de TC axial mostra o amplo defeito causado pela fratura por impactação da cabeça umeral, cuja borda está travada na margem posterior da glenoide.

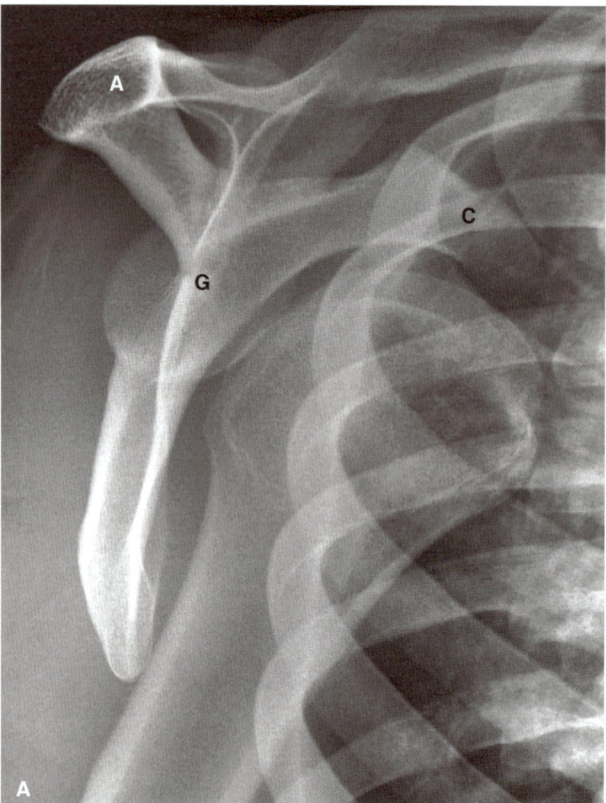
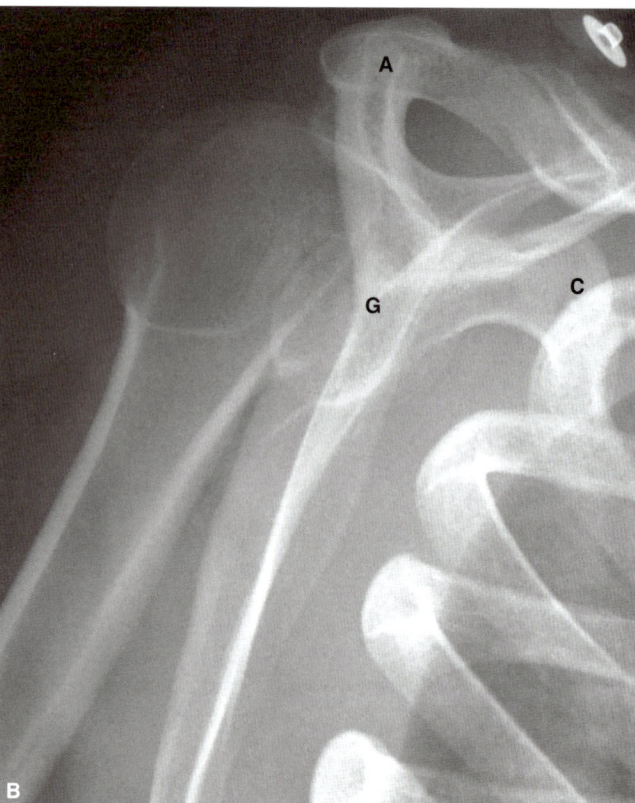

Figura 57.43 Incidências transescapulares demonstrando luxações anterior e posterior. Essas incidências transescapulares do ombro são obtidas direcionando o feixe de raios X paralelamente à lâmina da escápula. O processo coracoide (*C*) pode ser visto anteriormente, enquanto o acrômio (*A*), posteriormente. Ambas as estruturas se estendem para dentro e encontram a glenoide (*G*). **A.** Nesse exemplo, a cabeça umeral repousa anteriormente à glenoide. **B.** Aqui, ela repousa posteriormente.

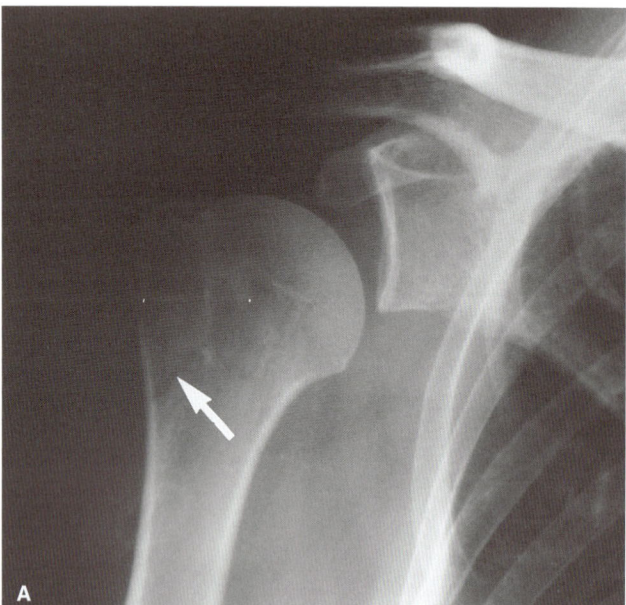
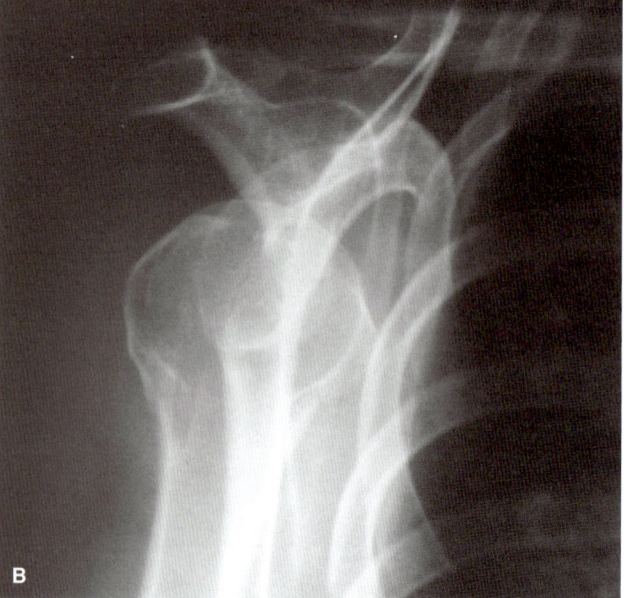

Figura 57.44 Pseudoluxação do ombro. A. Uma incidência anteroposterior do ombro desse paciente, vítima de traumatismo no ombro, mostra a cabeça umeral posicionada inferiormente em relação com a glenoide, na ausência do "sinal em crescente" normal. Foi levantada a suspeita de luxação. **B.** Entretanto, a incidência lateral transescapular revela que a cabeça umeral está em sua posição normal, sobre a glenoide. Trata-se, portanto, de uma pseudoluxação, decorrente de hemartrose. Deve-se buscar uma fratura oculta. Nesse caso, é possível ver uma fratura em **A** (*seta*), que causou o sangramento para o interior da articulação.

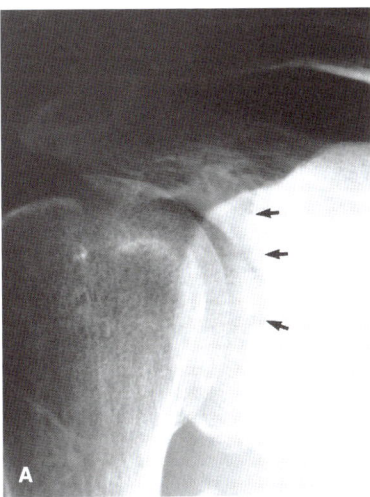
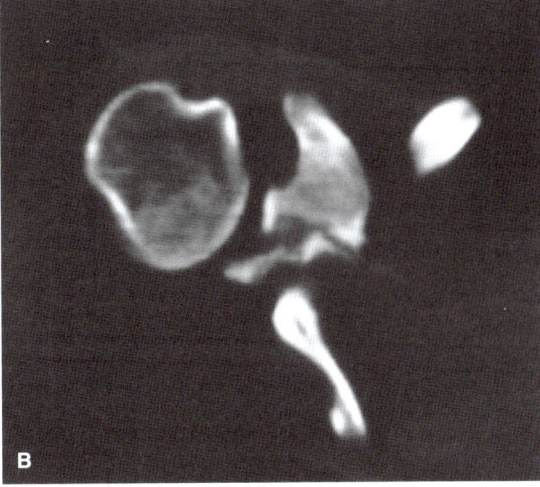

Figura 57.45 **Fratura da glenoide. A.** Uma incidência anteroposterior do ombro mostra uma fraca transparência indicativa de fratura da glenoide (*setas*), com um fragmento de osso visto inferiormente à articulação. **B.** A extensão total da fratura só poderá ser conhecida com a TC. Nela, é possível notar que a fratura se estende totalmente ao longo da escápula, mostrando um discreto deslocamento na porção articular.

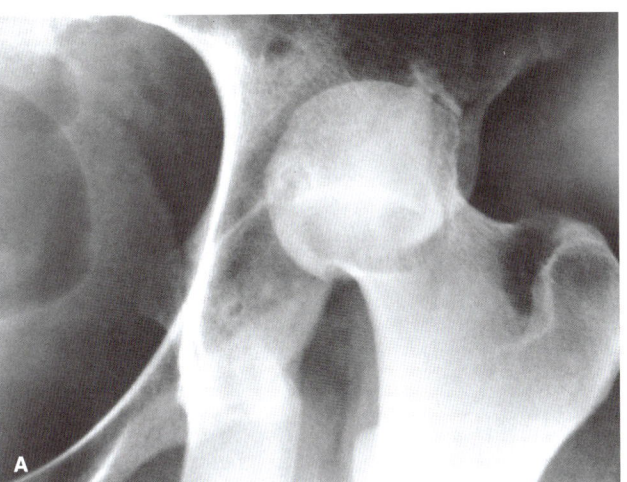

Fraturas sacrais. Diz-se que essas fraturas ocorrem em metade dos casos de fratura pélvica. Sua visualização pode ser difícil, mesmo na melhor das radiografias, porque o sacro costuma estar oculto pelos gases intestinais. Na busca por fraturas sacrais, devem-se examinar as linhas arqueadas do sacro, bilateralmente, para ver se estão intactas. As fraturas muitas vezes interrompem essas linhas e, devido à assimetria de um lado em relação com o outro, é possível identificá-las (Figura 57.47).

Fraturas sacrais por estresse. Em pacientes com osteoporose ou que se submeteram à radioterapia, esse tipo de fratura pode se apresentar na forma de esclerose irregular ou linear na asa sacral, podendo mostrar ou não ruptura cortical em radiografias simples (Figura 57.48 A). Devem ser diferenciadas da doença metastática, devido às suas características de localização, aparência e história de exposição à radiação previamente, bem como pela existência de uma ruptura cortical, que, de maneira usual, será, mas nem sempre, demonstrada pela TC (Figura 57.48 B).

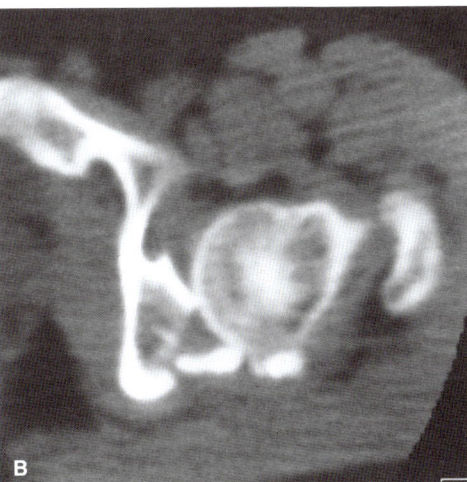

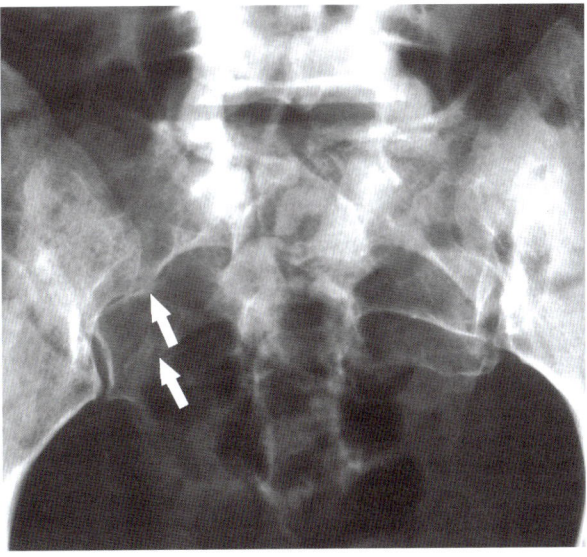

Figura 57.46 **Luxação do quadril. A.** Uma radiografia anteroposterior do quadril esquerdo mostra o deslocamento da cabeça femoral, que repousa discretamente superior ao acetábulo. **B.** As fraturas podem ser identificadas com facilidade por uma tomografia computadorizada (TC). Identifica-se uma fenda cortical ao longo da superfície articular do acetábulo posterior, além de deslocamento do fêmur em relação com o acetábulo.

Figura 57.47 **Fratura do sacro.** Uma incidência anteroposterior do sacro nesse paciente mostra linhas arqueadas normais no lado esquerdo do sacro, as quais são interrompidas no lado direito (*setas*). A interrupção dessas linhas indica a presença de uma fratura ao longo dessa parte do sacro.

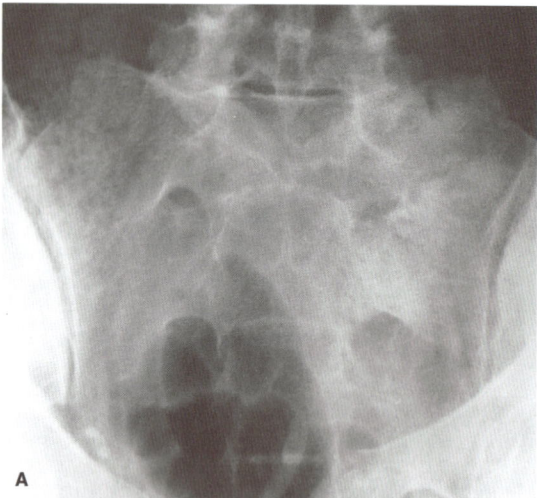
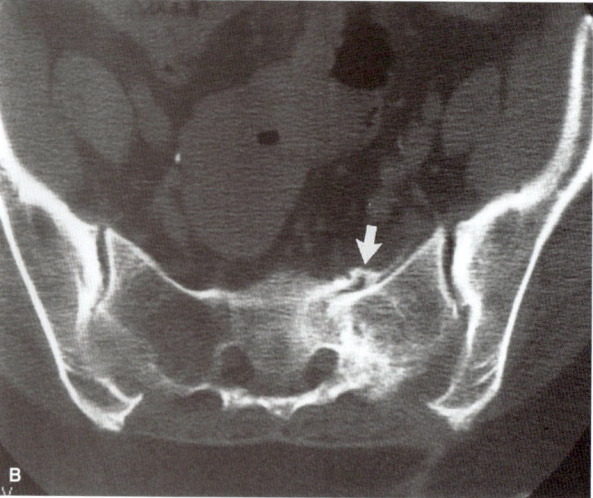

Figura 57.48 Fratura sacral por estresse. A. Uma esclerose tênue é notada na parte esquerda do sacro, em comparação à parte direita, nesse paciente com queixa de dor pélvica. Uma cintigrafia óssea mostrou captação aumentada do radiotraçador na metade esquerda do sacro, e a hipótese de doença metastática foi postulada. **B.** A tomografia computadorizada (TC) ao longo dessa região mostra uma ruptura cortical (*seta*) indicativa de fratura. Trata-se de uma aparência radiográfica e de TC típica de fratura sacral por estresse.

Essas fraturas exibem uma aparência característica na cintigrafia óssea (Figura 57.49 A), denominada sinal de Honda, devido à aparência semelhante à do logotipo desse fabricante de automóveis. O sinal de Honda é visto somente em fraturas por estresse bilaterais; as fraturas unilaterais apresentarão captação aumentada de radionuclídeo ao longo da asa sacral. A RM demonstrará uma área de sinal baixo difuso nas imagens ponderadas em T1, correspondendo à área de envolvimento (Figura 57.49 B). As fraturas sacrais por estresse também foram denominadas fraturas por insuficiência, indicando a anomalia do osso subjacente, de modo similar a uma fratura patológica.

Lesões por avulsão. São lesões que costumam afetar a pelve e que devem ser reconhecidas com facilidade pelos radiologistas. Por vezes, uma lesão por avulsão pode exibir uma aparência agressiva e, caso não seja diagnosticada por métodos radiográficos, pode-se obter uma biopsia. Isso pode ser catastrófico, uma vez que as lesões por avulsão sabidamente simulam lesões malignas na histopatologia, de modo que um diagnóstico incorreto pode levar ao tratamento radical (Figura 57.50). Sendo assim,

a consideração de uma lesão por avulsão implica uma lesão do tipo "não me toque" (ver Capítulo 60). Os sítios comuns de avulsões pélvicas incluem o ísquio, as espinhas ilíacas anteriores superior e inferior (Figura 57.51) e a crista ilíaca. Diz-se que essas lesões são bastante comuns em saltadores a distância, velocistas, saltadores de obstáculo, ginastas e líderes de torcida.

Uma fratura por avulsão digna de menção especial é a do trocanter menor do fêmur proximal; em crianças e adolescentes, essas avulsões ocorrem tipicamente como resultado de lesão atlética e são benignas. Em adultos, porém, as fraturas por avulsão isoladas do trocanter menor só ocorrem, em geral, no contexto de uma lesão óssea subjacente, como uma metástase, e justificam a pronta inspeção em busca de uma lesão subjacente, além da investigação adicional quanto à existência de um sítio de malignidade primário (Figura 57.52). As fraturas do trocanter menor são encontradas com uma frequência muito maior no contexto de fraturas de quadril intertrocantéricas cominutivas, quando não estão necessariamente associadas à malignidade subjacente.

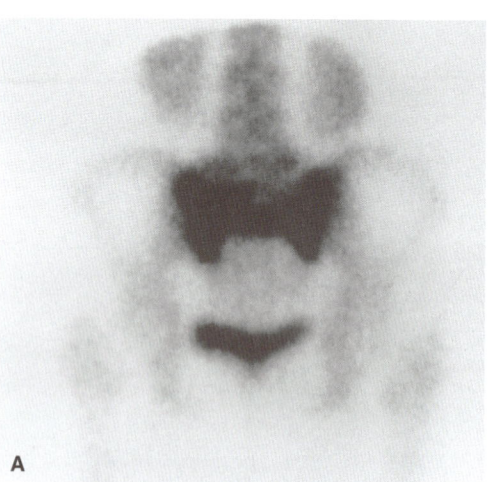
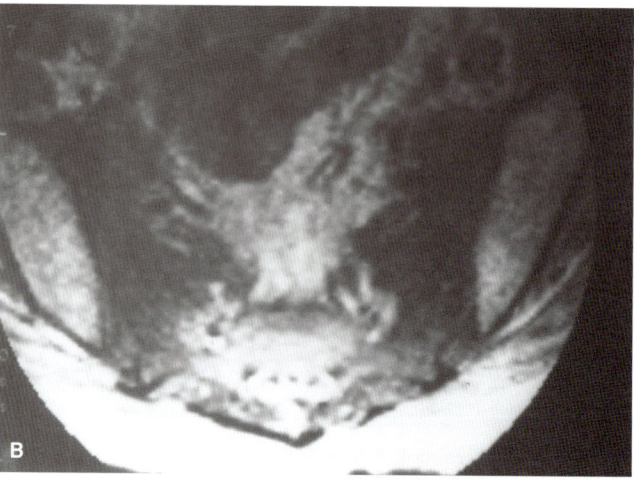

Figura 57.49 Fratura sacral por estresse. A. Uma cintigrafia óssea com radionuclídeo realizada em um paciente com osteoporose e dor pélvica mostra um "sinal de Honda" clássico, visto em fraturas sacrais por estresse bilaterais. **B.** Uma ressonância magnética (RM) ponderada em T1, no plano coronal, obtida nesse paciente, mostra um sinal baixo e difuso ao longo do sacro, adjacente às articulações sacroilíacas, bilateralmente. Esse achado é representativo de edema e hemorragia nas fraturas, e corresponde ao sinal de Honda visto na cintigrafia óssea.

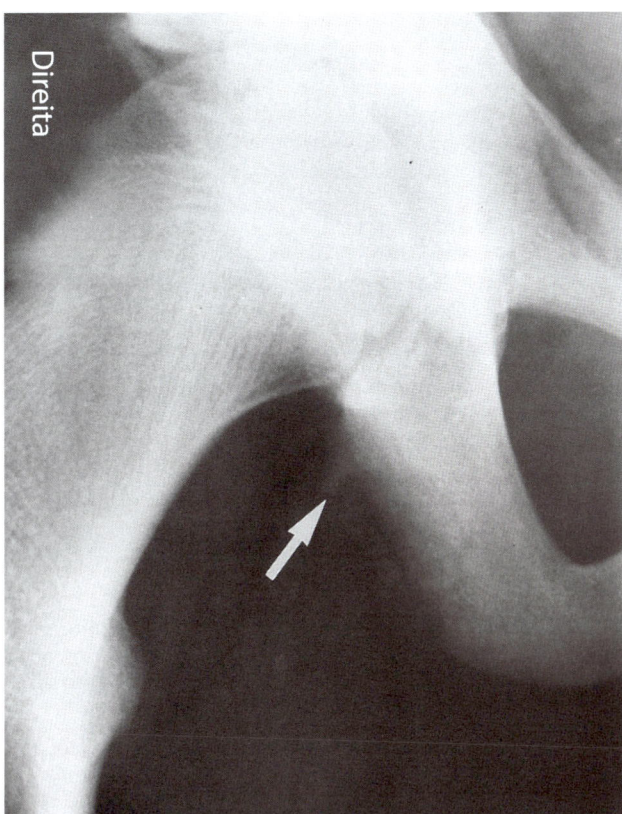

Figura 57.50 Avulsão do ísquio. Uma incidência anteroposterior da pelve mostra uma área de ruptura cortical e periostite no ísquio direito (*seta*) de um paciente que se queixava de dor nesse local. Esses achados são característicos de uma avulsão isquiática e não devem ser avaliados por biopsia.

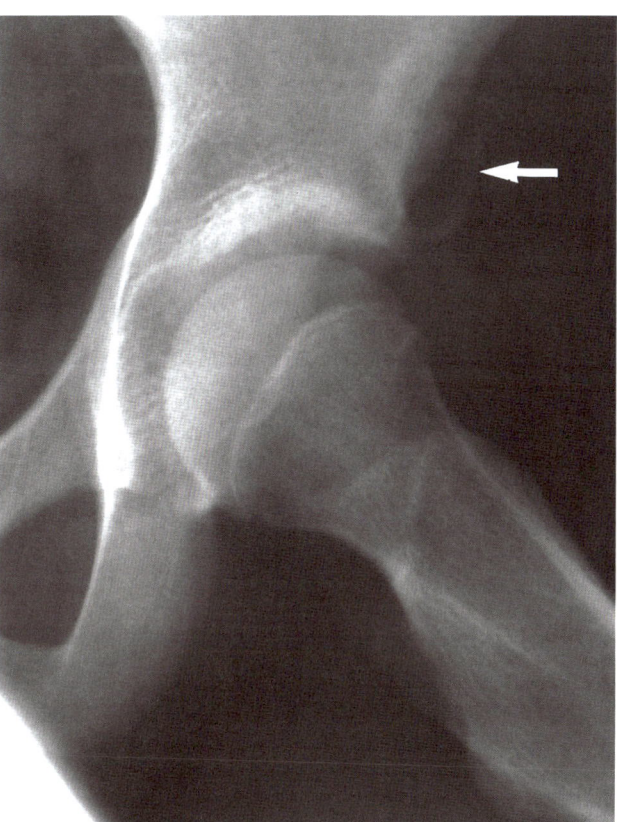

Figura 57.51 Avulsão do reto femoral. Uma incidência anteroposterior do quadril esquerdo mostra uma densidade de calcificação tênue, superiormente ao acetábulo (*seta*). Esse achado é característico de uma avulsão do músculo reto femoral, a partir da espinha ilíaca anterior inferior.

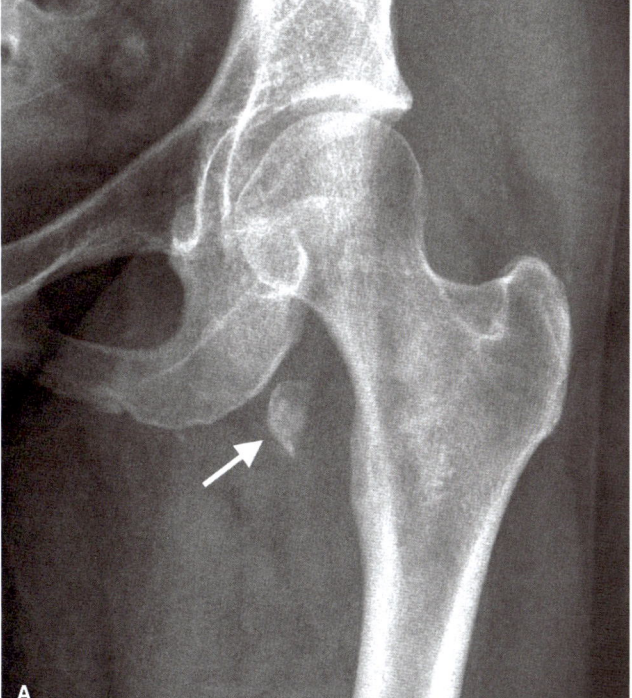

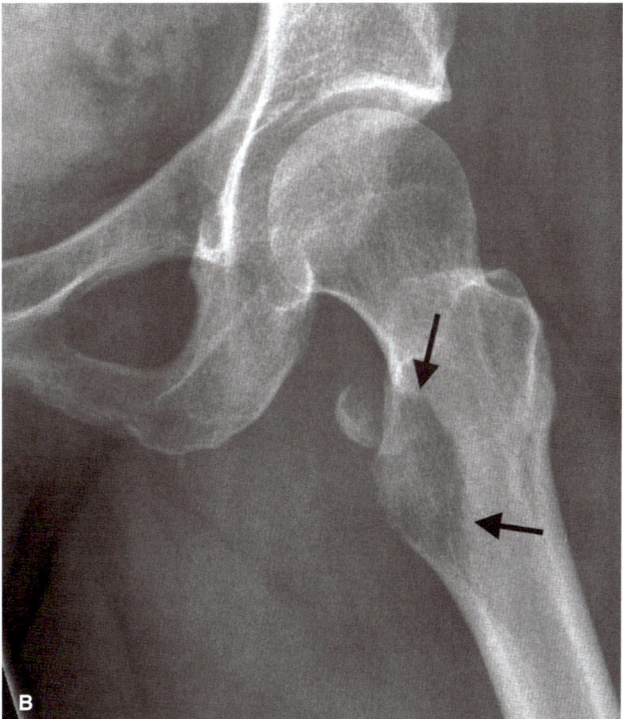

Figura 57.52 Fratura por avulsão patológica do trocanter menor. A. Uma incidência anteroposterior do quadril esquerdo mostra uma fratura por avulsão isolada do trocanter menor (*seta branca*), produzida durante uma caminhada. Em um adulto, uma avulsão isolada com essa localização é suspeita de fratura patológica. **B.** A incidência lateral em "perna de sapo" revela uma transparência subjacente no fêmur (*setas pretas*), o que, nesse caso, é uma lesão metastática lítica oriunda de um carcinoma de células renais.

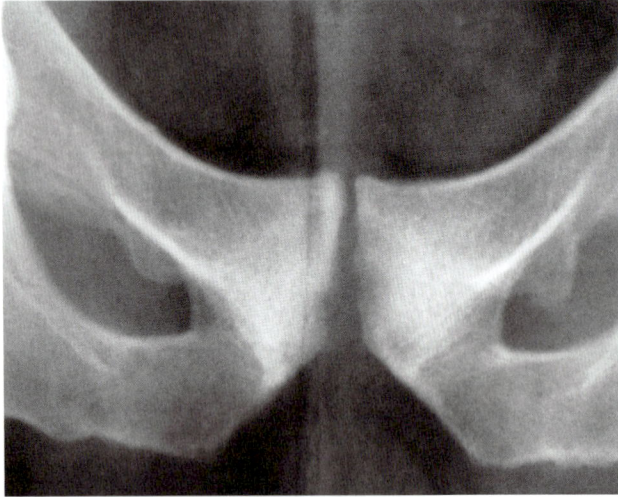

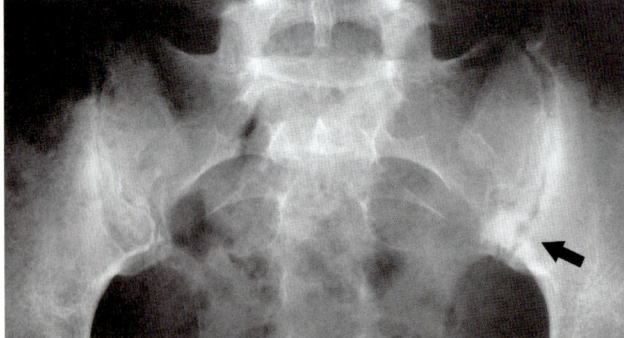

Figura 57.54 Osteoartrite da articulação sacroilíaca. Esclerose e erosões (*seta*) são observadas na articulação sacroilíaca esquerda desse jovem dançarino profissional. Embora sua aparência seja a de artrite inflamatória, também é possível encontrá-la na artropatia degenerativa ou na osteoartrite secundária ao uso excessivo.

Figura 57.53 Osteoartrite da sínfise pubiana. Nota-se uma esclerose com erosão na sínfise desse ultramaratonista, que se queixava de dor pubiana intensa. Esse achado é característico da artropatia degenerativa ou de osteoartrite nesse local, diante do contexto de uso excessivo. As erosões não costumam ser observadas na artropatia degenerativa, exceto em algumas articulações, como a sínfise pubiana, a articulação sacroilíaca e a articulação acromioclavicular.

Perna

Na maioria dos casos, as fraturas manifestas no fêmur e na parte inferior da perna são diretas e não justificam avaliação radiológica especial por medo de deixar escapar a possível presença de anormalidades sutis.

Fraturas por estresse. As fraturas por estresse, no entanto, precisam ser consideradas em todo paciente com queixa de dor no quadril ou na perna, uma vez que, ao subestimar o diagnóstico, pode-se levar a uma fratura completa. A fratura por estresse mais grave – e, felizmente, uma das mais raras – é a fratura por estresse do colo femoral (Figura 57.56). Em casos raros, ocorre a progressão para fraturas completas (Figura 57.57), que, mediante a sustentação contínua de peso, podem sofrer deslocamento; esse tipo de lesão é muito grave.

Outra área pélvica que pode apresentar achados radiológicos como resultado de estresse é a sínfise pubiana. Em ultramaratonistas, esquiadores *cross-country*, jogadores de futebol e outros atletas, a sínfise pode ser afetada por uma artropatia degenerativa ou osteoartrite (Figura 57.53). As principais características da artropatia degenerativa são esclerose, estreitamento do espaço articular e osteofitose. Por outro lado, podem ocorrer erosões resultantes da artropatia degenerativa em outras articulações, incluindo a articulação temporomandibular, a articulação acromioclavicular, a sínfise pubiana e a articulação sacroilíaca.

Quando a artropatia degenerativa envolve as articulações sacroilíacas, pode exibir um aspecto semelhante ao da espondiloartropatia soronegativa, associada ao antígeno leucocitário humano B27 (HLA-B27) (Figura 57.54), o que leva a diagnóstico e tratamento errados. Osteófitos grandes podem se desenvolver ao longo das articulações sacroilíacas e simular esclerose ou até mesmo um tumor (Figura 57.55).

As fraturas por estresse também ocorrem na diáfise distal do fêmur, bem como nos terços proximal, medial e distal da tíbia. Todas essas fraturas por estresse precisam ser tratadas com extrema cautela, uma vez que as fraturas completas não são incomuns com o estresse continuado (Figura 57.58). A hipótese de esclerose em um osso sustentador de peso, que apresenta um padrão linear oblíquo ou horizontal, deve ser considerada como fratura por estresse, até que se prove o contrário. Uma história de estresse repetitivo nem sempre é obtida, por isso o diagnóstico

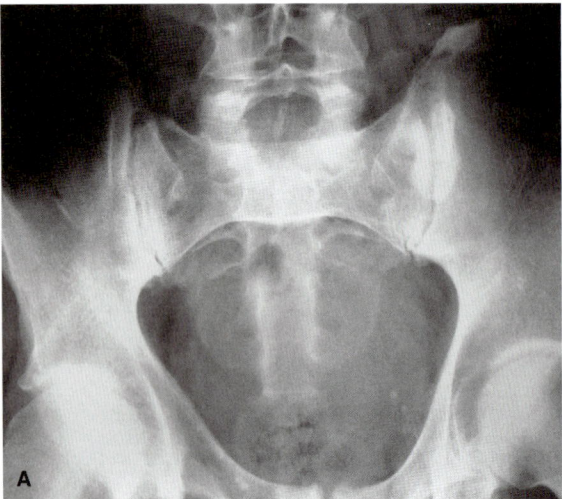

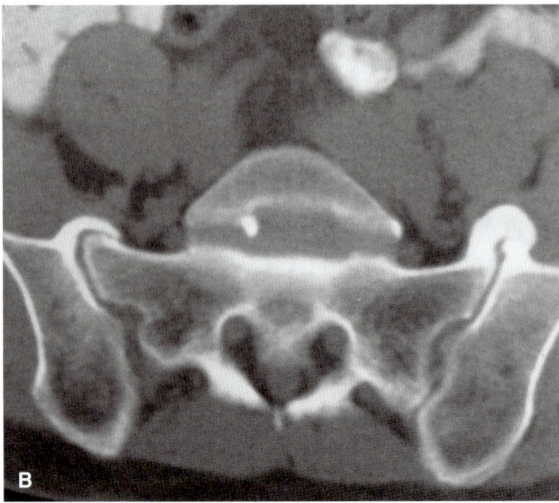

Figura 57.55 Osteófitos sacroilíacos. A. Uma incidência anteroposterior da pelve desse maratonista mostra esclerose densa sobre ambas as articulações sacroilíacas. **B.** Uma tomografia computadorizada (TC) dessa região revela a presença de densos osteófitos em ponte, típica de artropatia degenerativa.

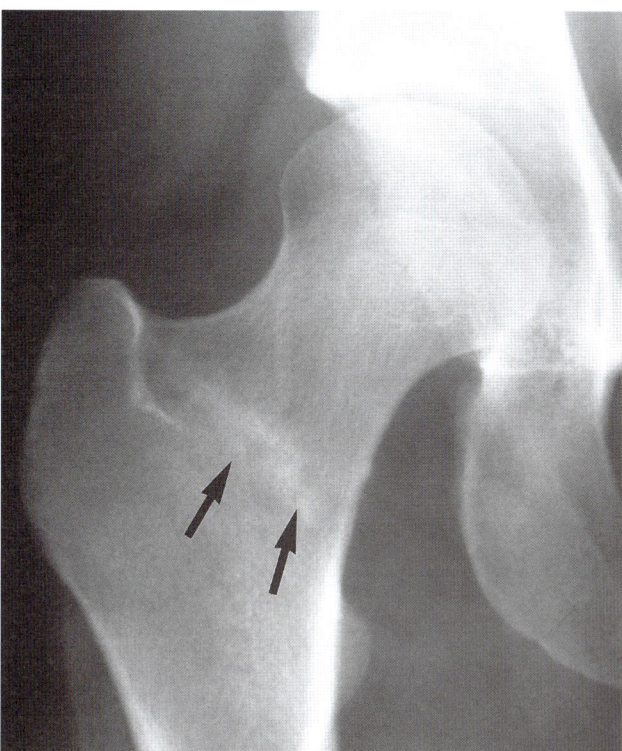

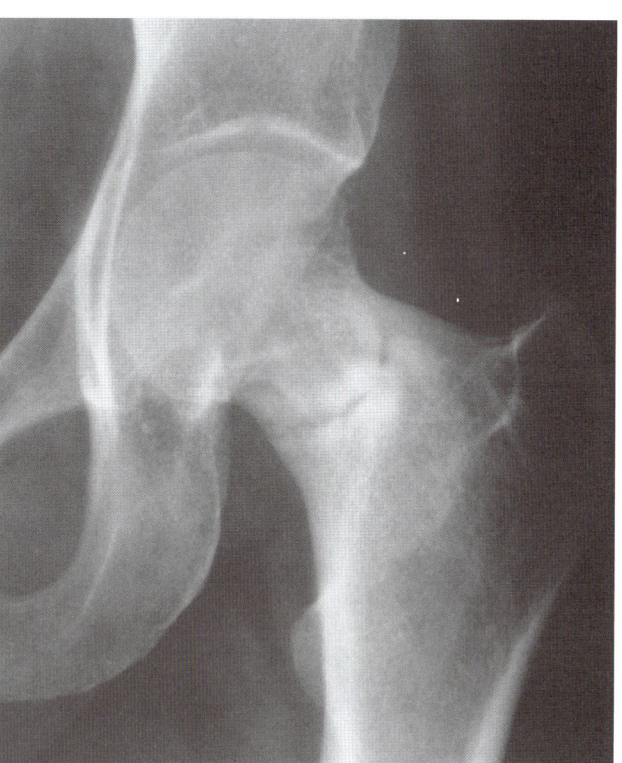

Figura 57.56 **Fratura por estresse do colo femoral.** Uma área de esclerose linear (*setas*) é vista na base do colo femoral em um corredor, que se queixava de dor no quadril. Esse achado é diagnóstico de uma fratura por estresse no fêmur.

Figura 57.57 **Fratura por estresse femoral.** Uma transparência linear com esclerose circundante é vista no colo femoral desse corredor, que se queixava de dor no quadril. Trata-se de uma grave fratura por estresse do colo femoral.

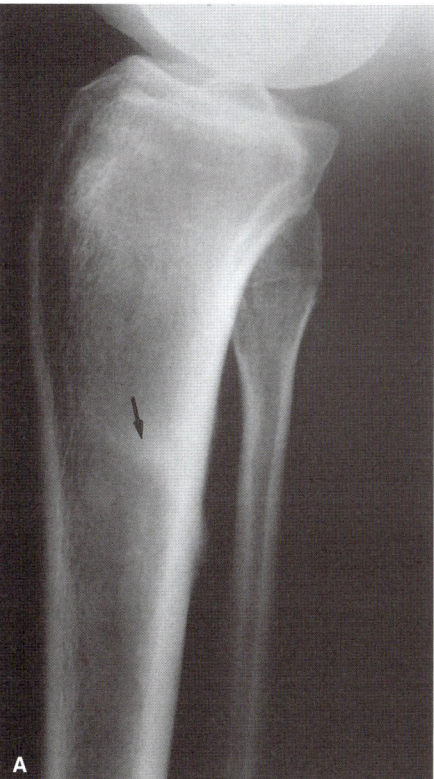

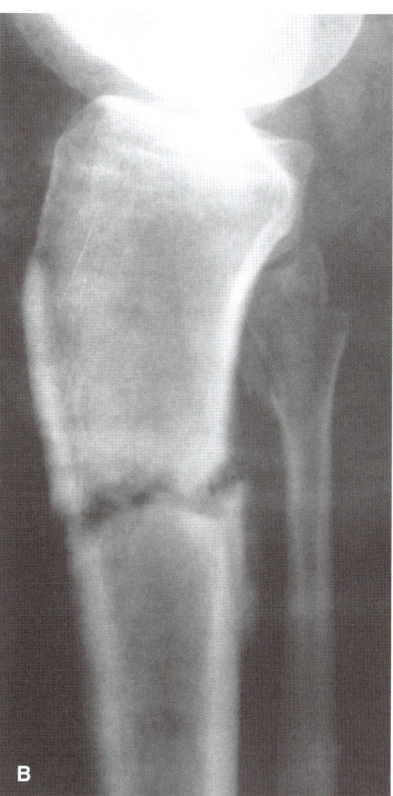

Figura 57.58 **Fratura por estresse da tíbia proximal. A.** Nota-se uma área esclerótica linear sutil (*seta*), característica de uma fratura por estresse da tíbia proximal. **B.** Essa outra radiografia mostra o resultado do exercício contínuo nesse paciente: uma fratura completa da tíbia e da fíbula proximais.

não deve depender unicamente da história. Ocasionalmente, uma fratura por estresse pode parecer um tanto quanto agressiva, com periostite agressiva e sem linearidade definida da esclerose (Figura 57.59 A). Caso esse achado seja confundido com tumor e uma biopsia seja solicitada, a condição poderá ser confundida com malignidade, resultando em subsequente radioterapia radical. Portanto, esse tipo de fratura não deve ser submetido a biopsia sob nenhuma circunstância. Se a apresentação clínica for incomum para uma fratura por estresse e as radiografias não forem diagnósticas, devem-se obter radiografias extras após 1 ou 2 semanas. Exames de TC e RM por vezes proporcionam um delineamento melhor da lesão (Figura 57.59 B). A princípio, pode ser difícil diagnosticar as fraturas por estresse com métodos radiológicos, porém o diagnóstico deverá ser direto após algumas semanas.

Em raros casos, pacientes que fazem uso prolongado de medicações que afetam a renovação óssea podem desenvolver fraturas por insuficiência no córtex lateral da porção proximal da diáfise femoral (Figura 57.60). Essas fraturas por vezes são referidas como fraturas femorais "atípicas", porque a maioria das fraturas por estresse ou insuficiência se desenvolve sobre o lado compressivo (ou medial) do fêmur, sendo visível o espessamento cortical lateral focal, com ou sem uma linha de fratura transparente. É importante diagnosticar essas fraturas, que podem evoluir para fraturas completas e, por esse motivo, costumam ser fixadas internamente, como medida profilática. Por serem, com frequência, bilaterais, o reconhecimento delas justifica a pronta obtenção de imagens do fêmur contralateral.

Uma fratura por estresse digna de ser mencionada, por ser alvo frequente de diagnóstico clinicamente incorreto, além de subestimada do ponto de vista radiográfico, é a fratura por estresse do calcâneo (Figura 57.61). Essa fratura costuma ser clinicamente mal diagnosticada como "esporão do calcâneo" ou fasciite plantar, podendo ser um achado radiográfico sutil.

Fratura do quadril. As fraturas no membro inferior não são comumente perdidas nas radiografias; contudo, poucas exceções devem ser notadas. As fraturas de quadril na população idosa podem ser muito difíceis de detectar (Figura 57.62), de modo que um alto índice de suspeita deve ser mantido. Uma radiografia negativa obtida em um paciente idoso que apresente dor no quadril subsequente a um traumatismo (mesmo que tenha sido relativamente leve) não exclui a hipótese de fratura do colo femoral. A RM tem se mostrado muito útil para revelar as fraturas de colo femoral ocultas (Figura 57.63).

Fratura do platô tibial. Outra fratura que pode ser difícil de excluir nas radiografias de rotina é a do platô tibial. Uma radiografia em perfil em decúbito dorsal deve ser obtida em casos de traumatismo no joelho, a fim de investigar a presença de nível gordura-líquido (Figura 57.64); esse achado indica uma fratura que está permitindo o extravasamento de medula adiposa para o interior da articulação do joelho. No contexto clínico apropriado, um exame de RM ou TC pode ser necessário para estabelecer o diagnóstico.

Fratura de Lisfranc. Uma fratura grave no pé, que pode passar despercebida à radiografia na presença de pouco ou nenhum deslocamento, é conhecida como fratura de Lisfranc

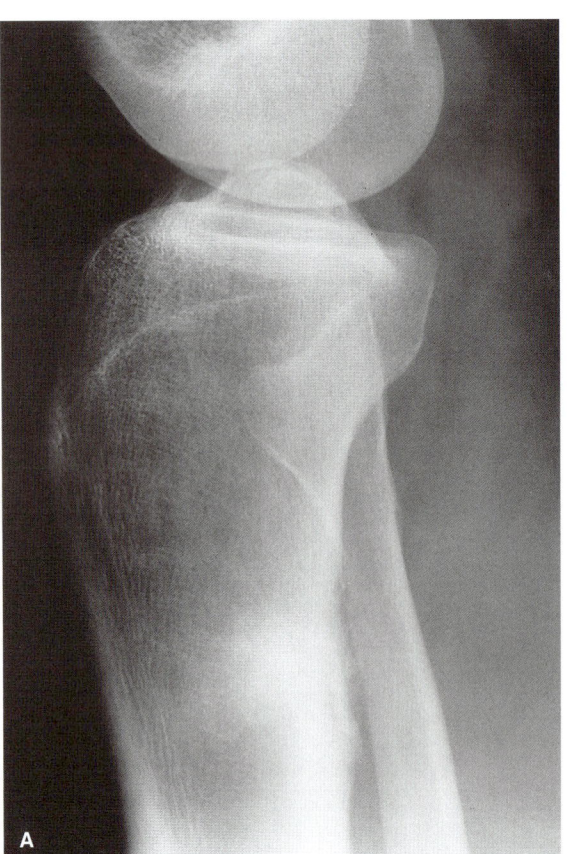
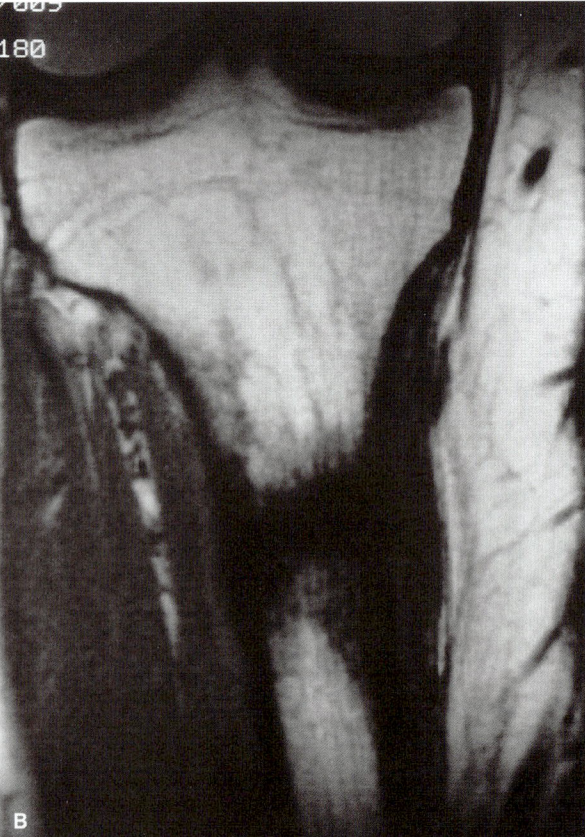

Figura 57.59 Fratura por estresse da tíbia. A. Um foco irregular de esclerose é visto na tíbia proximal posterior, com periostite adjacente. Existe a preocupação de que esse achado possa representar um tumor ósseo primário, por isso o cirurgião recomendou a biopsia. **B.** Uma ressonância magnética (RM) foi obtida, todavia, e mostrou uma área de baixo sinal linear seguindo obliquamente ao longo da tíbia, nessa imagem ponderada em T1, no plano coronal, característica de uma fratura por estresse. Nenhuma massa de tecidos moles significativa foi encontrada. A história recente do paciente incluía intensificação de sua prática de corrida. A fratura por estresse foi diagnosticada com base nessas imagens.

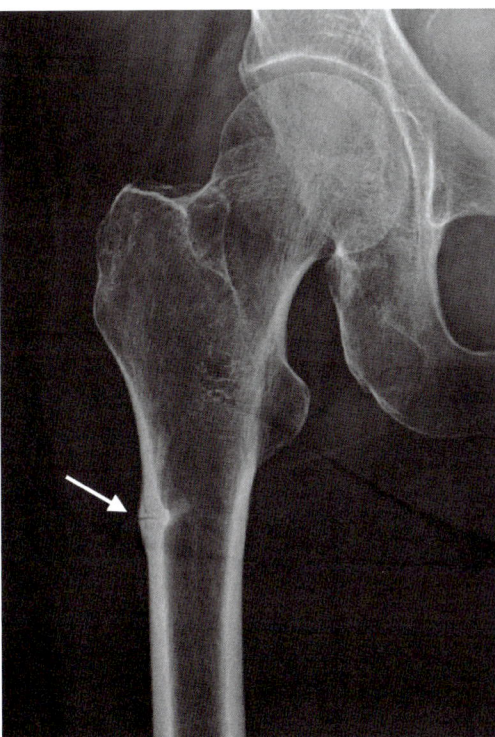

Figura 57.60 Fratura femoral atípica. Observa-se uma transparência focal circundada por espessamento cortical no córtex lateral da diáfise femoral proximal (*seta*) desse paciente com osteoporose, sob terapia prolongada com um agente inibidor de osteoclastos, consistente com uma fratura por insuficiência femoral atípica.

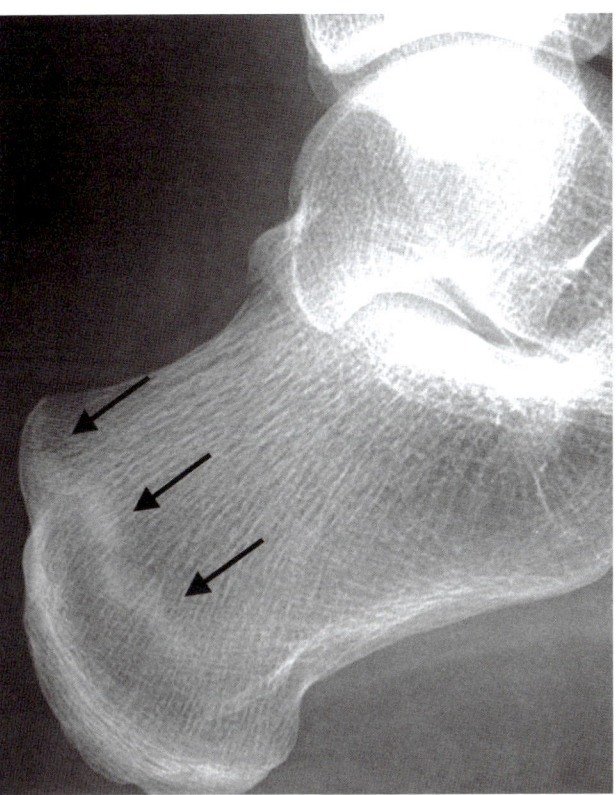

Figura 57.61 Fratura por estresse do calcâneo. Uma banda curvilínea de esclerose é vista no calcâneo posterior (*setas*), a qual é diagnóstica de uma fratura por estresse do calcâneo.

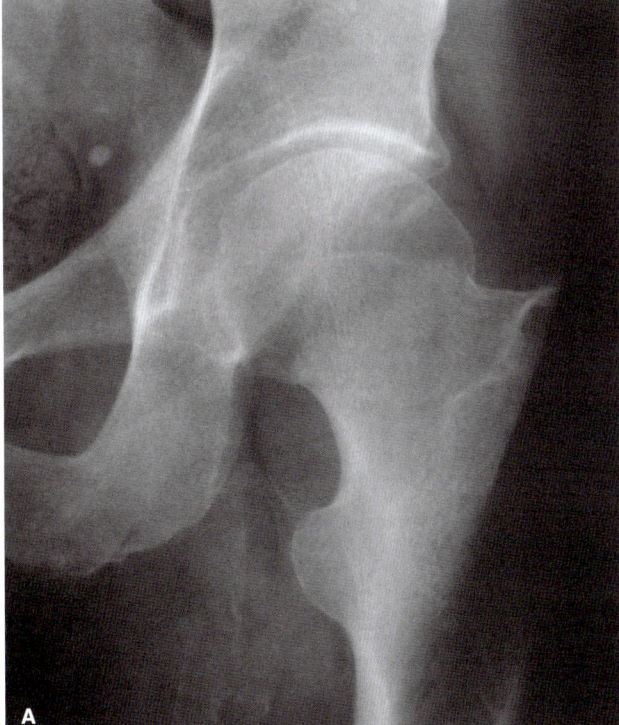

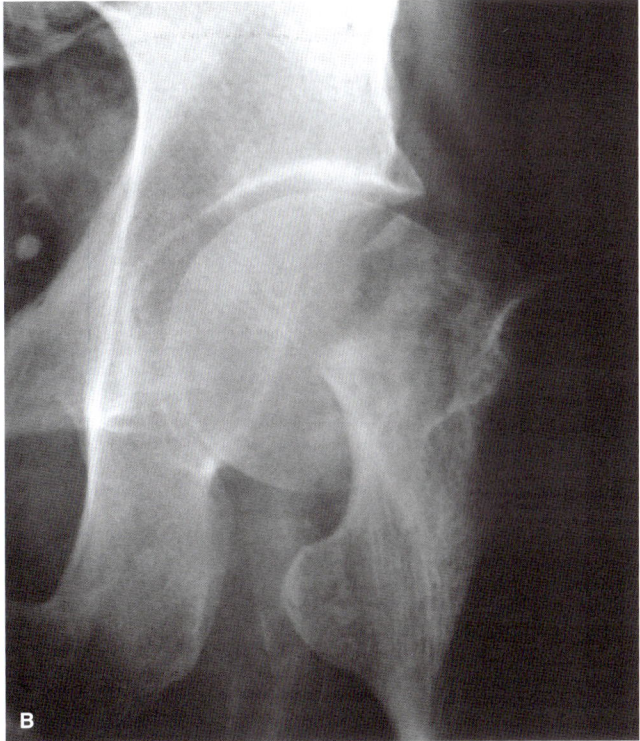

Figura 57.62 Fratura do quadril. A. Uma incidência anteroposterior foi obtida em um idoso, depois de uma queda. O resultado foi interpretado como normal e o paciente, liberado do departamento de emergência. Depois de 2 semanas, o paciente retornou ao departamento de emergência, sem conseguir andar. **B.** Outra radiografia foi obtida e revelou uma fratura completa ao longo do colo femoral. Em retrospectiva, é possível ver sutilmente a fratura em **A**, o que deveria ter sido detectado desde o início. As fraturas de quadril em idosos podem ser muito difíceis de ver e precisam ser procuradas com diligência, inclusive com obtenção de incidências adicionais quando o contexto clínico for apropriado.

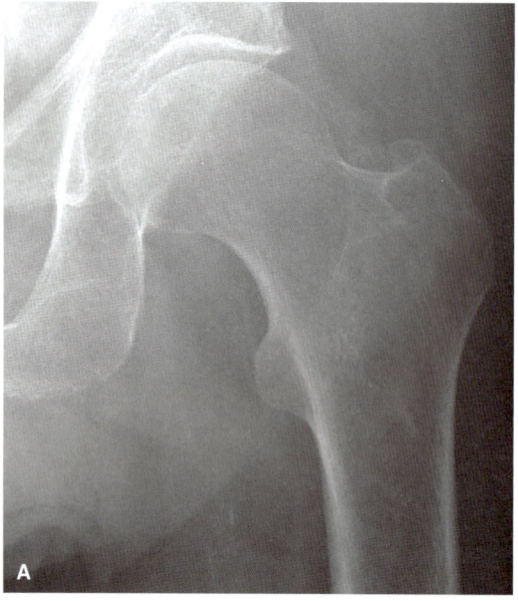

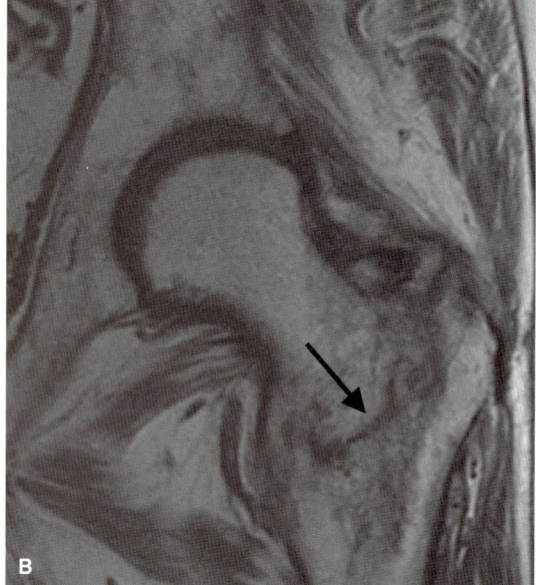

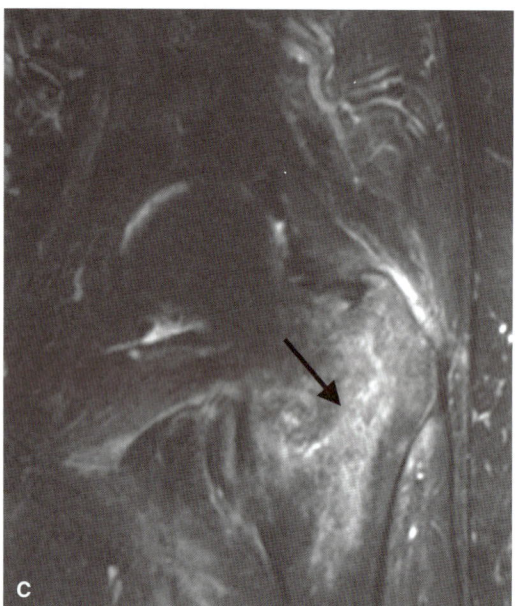

Figura 57.63 Fratura de quadril oculta. A. Radiografia ante-roposterior aparentemente normal, obtida em um paciente idoso que se queixava de dor no quadril subsequente a uma queda. **B** e **C.** Uma RM foi obtida devido à suspeita clínica de fratura. As imagens coronais ponderadas em T1 (**B**) e T2 (**C**) mostram o traço de fratura curvilíneo, com edema circundante, na região intertrocantérica (*setas*), confirmando a presença da fratura.

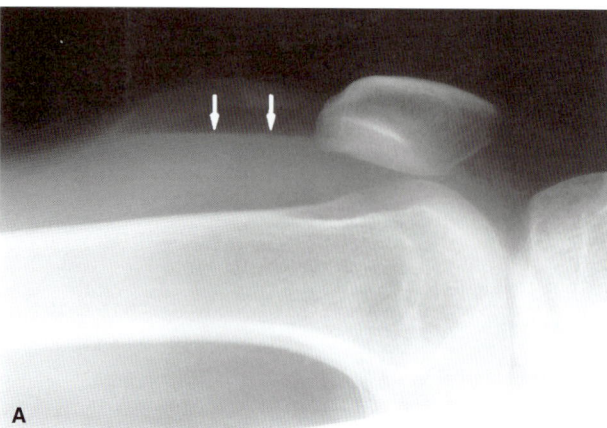

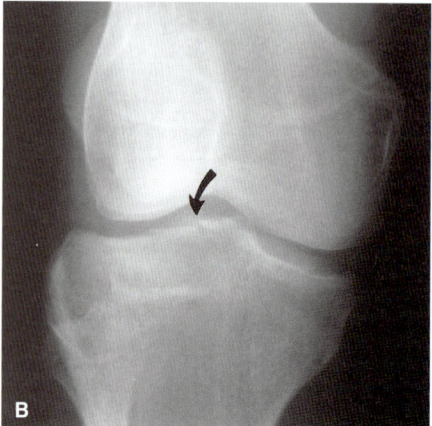

Figura 57.64 Fratura do platô tibial. A. Uma radiografia em perfil com o paciente deitado revela um nível gordura-líquido (*setas*), o qual é indicativo da presença de uma fratura com extravasamento de medula adiposa para dentro da articulação. **B.** Uma incidência anteroposterior mostra uma fratura fracamente discernível (*seta*) perto das espinhas tibiais, indicativa de fratura do platô tibial.

(Figura 57.65). A lesão é assim chamada em referência a um cirurgião do exército de Napoleão, que recorria à amputação do antepé em pacientes com dedos gangrenosos em decorrência de geladura. A fratura de Lisfranc é uma fratura-deslocamento dos ossos tarsometatarsais. Quando o deslocamento é sutil – o que ocorre com frequência, sobretudo em radiografias sem sustentação de peso –, pode facilmente não ser notada. Uma dica para a avaliação do alinhamento normal é que a borda medial do segundo metatarso deve sempre estar alinhada com a borda medial do segundo cuneiforme (intermédio). Caso contrário, deve-se considerar a suspeita de fratura-deslocamento de Lisfranc. Essa fratura é mais comum em pacientes que prendem o antepé em algo, como um buraco no chão, ou em cavaleiros que caíram do cavalo e ficaram presos ao estribo pelo antepé. Também é encontrada comumente em pacientes com artropatia de Charcot, em diabéticos.

Fratura do calcâneo. A visualização dessa fratura em radiografias de rotina pode ser difícil. O ângulo de Böhler é um referencial anatômico normal que deve ser procurado em todas as radiografias de pé em perfil, no contexto de um traumatismo (Figura 57.66). Se esse ângulo for mais estreito que 20°, indica-se uma compressão do calcâneo, como se vê nas lesões resultantes de saltos (Figura 57.67).

O presente capítulo é uma visão geral bastante simplificada de algumas fraturas e deslocamentos comumente observados, e não deve ser interpretado como substituto dos livros-texto mais completos listados nas referências.

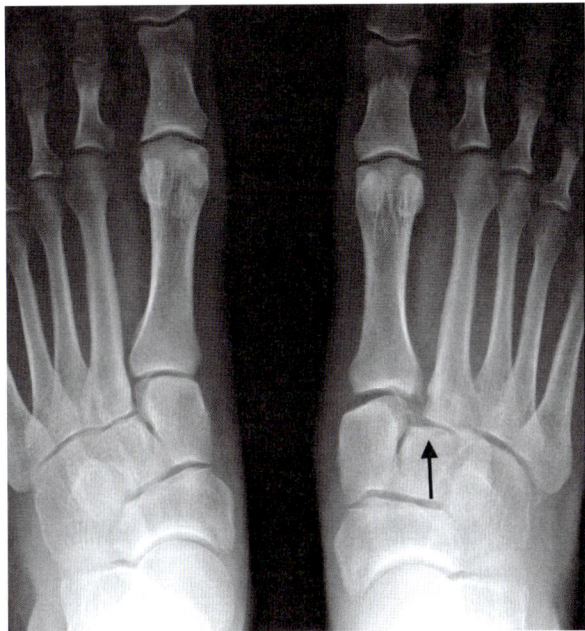

Figura 57.65 Fratura de Lisfranc. Uma incidência anteroposterior dos pés, em posição vertical, obtida nesse paciente com lesão no pé direito, mostra um espaço ampliado entre o primeiro e o segundo metatarsais da direita, com a base do segundo metatarso direito deslocada em relação com o segundo cuneiforme (*seta*); o pé esquerdo normal foi incluído para fins de comparação. Esse achado é indicativo de uma fratura-deslocamento de Lisfranc.

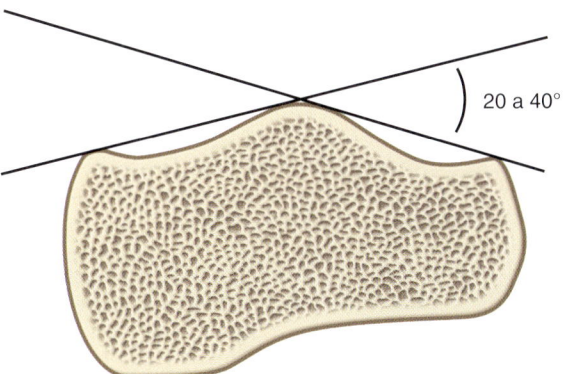

Figura 57.66 Ângulo de Böhler no calcâneo normal. Este diagrama ilustra o calcâneo normal com uma linha ao longo do processo anterior, estendendo-se para o ápice do calcâneo, formando uma interseção com uma linha oriunda da parte posterior do calcâneo rumo ao ápice. Isso é denominado ângulo de Böhler e, quando se torna achatado ou inferior a 20°, deve levar ao diagnóstico de fratura do calcâneo.

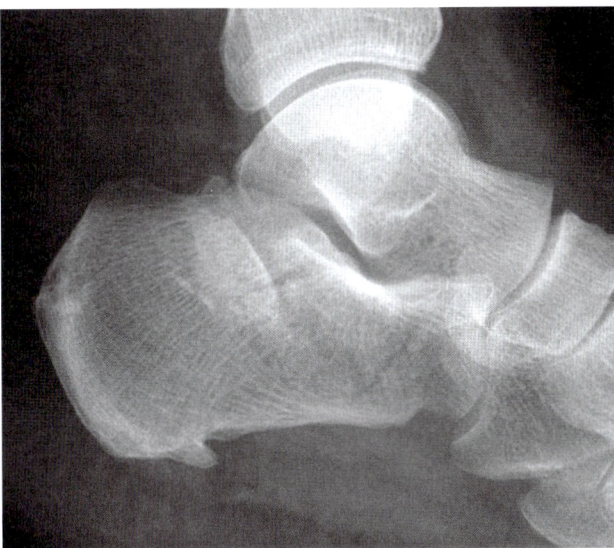

Figura 57.67 Fratura do calcâneo. O ângulo de Böhler nesse calcâneo é menor que 20°, o que é indicativo de uma fratura de calcâneo.

Leitura sugerida

Dorsay TA, Major NM, Helms CA. Cost-effectiveness of immediate MR imaging versus traditional follow-up for revealing radiographically occult scaphoid fractures. *AJR Am J Roentgenol* 2001;177:1257–1263.

Harris JH Jr, Harris WH. *The Radiology of Emergency Medicine.* 4th ed. Baltimore, MD: Lippincott Williams & Wilkins; 2000.

Mirvis SE, Diaconis JN, Chirico PA, Reiner BI, Joslyn JN, Militello P. Protocol-driven radiologic evaluation of suspected cervical spine injury: efficacy study. *Radiology* 1989;170:831–834.

Rockwood CA Jr, Green DP. *Fractures in Adults.* 5th ed. Philadelphia, PA: Lippincott Williams & Wilkins; 2001.

Rogers LF. *Radiology of Skeletal Trauma.* 3rd ed. New York: Churchill Livingstone; 2002.

CAPÍTULO 58 ■ ARTRITES

CLYDE A. HELMS E EMILY N. VINSON

Osteoartrite

A osteoartrite, ou artropatia degenerativa, é a doença articular mais comum. Acredita-se que seja causada por traumatismo – seja evidente, seja como um acúmulo de microtraumatismos ao longo de vários anos –, embora também exista uma forma hereditária chamada de osteoartrite primária, que ocorre, sobretudo, em mulheres de meia-idade. As características distintivas da artropatia degenerativa são *estreitamento do espaço articular, esclerose subcondral* e *osteofitose* (Tabela 58.1 e Figura 58.1). A ausência desses três achados na radiografia implica a consideração de outro diagnóstico. O estreitamento do espaço articular é o achado menos específico dos três e, mesmo assim, está presente em quase todos os casos de artropatia degenerativa. Infelizmente, o estreitamento do espaço articular também é encontrado em quase todas as outras anomalias articulares.

A esclerose subcondral deve estar presente em graus variáveis em todos os casos de artropatia degenerativa, a menos que haja osteoporose grave, doença essa que acarreta diminuição da esclerose. Por exemplo, na artrite reumatoide de longa duração, em que a cartilagem foi destruída, a artropatia degenerativa costuma ser acompanhada de pouquíssima esclerose. Do mesmo modo, a osteofitose está diminuída no contexto de osteoporose. A não ser nessas ocasiões, tanto a esclerose como a osteofitose deverão ser proeminentes na artropatia degenerativa.

O único distúrbio que causará osteófitos na ausência de esclerose ou estreitamento do espaço articular é a hiperostose esquelética idiopática difusa. Trata-se de um distúrbio formador de osso comum que, a princípio, assemelha-se à artropatia degenerativa, exceto pela ausência de estreitamento do espaço articular (ou estreitamento do espaço discal na coluna vertebral) e pela inexistência de esclerose subcondral (Figura 58.2). Considera-se que a causa da hiperostose esquelética idiopática difusa não seja por traumatismo nem estresse, diferentemente da artropatia degenerativa; além disso, não há a dor nem a incapacitação que ocorrem na artropatia degenerativa. A cada ano, milhões de dólares são pagos aos funcionários públicos federais aposentados, representando pagamentos por "incapacidade" supostamente decorrente de artropatia degenerativa adquirida enquanto essas pessoas trabalhavam; entretanto, o que elas têm é hiperostose esquelética idiopática difusa, tendo sido diagnosticadas de forma incorreta.

A osteoartrite é dividida em dois tipos: primária e secundária. A osteoartrite secundária é aquilo a que o radiologista se refere quando fala de artropatia degenerativa. Conforme mencionado, é uma condição secundária a um traumatismo qualquer. Pode ocorrer em qualquer articulação do corpo, mas é comum, sobretudo, nas mãos, nos joelhos, no quadril e na coluna vertebral.

A osteoartrite primária é uma artrite familiar que afeta quase exclusivamente mulheres de meia-idade, sendo vista somente nas mãos. Ela afeta as articulações interfalangianas distais, as articulações interfalangianas proximais e a base do polegar, de maneira bilateral e simétrica (Figura 58.3). Caso não seja bilateralmente simétrica, o diagnóstico de osteoartrite primária deve ser questionado.

Um tipo de osteoartrite primária que pode ser bastante doloroso e debilitante é a osteoartrite erosiva. Sua distribuição é idêntica à da osteoartrite primária, porém está associada à osteoporose das mãos e também a erosões; no entanto, é incomum, de modo que os radiologistas, em geral, deparam com poucos casos desse distúrbio. Outra denominação é artrite de Kellgren.

Existem algumas exceções à clássica tríade de achados encontrados na artropatia degenerativa (esclerose subcondral, estreitamento do espaço articular e osteófitos). Várias articulações também podem apresentar erosões como manifestação de artropatia degenerativa: *articulação temporomandibular, articulação acromioclavicular, articulações sacroilíacas (SI)* e *sínfise pubiana* (Tabela 58.2). Quando erosões são vistas em uma dessas articulações, deve-se considerar a hipótese de artropatia degenerativa; caso contrário, pode-se instituir um tratamento inadequado (Figura 58.4).

Um cisto subcondral ou geodo (denominação que tem origem no termo geológico usado para rochas vulcânicas que apresentam uma ampla cavidade resultante da bolsa de gás nelas contida) é um achado frequente em articulações afetadas pela artropatia degenerativa. Os geodos são formações císticas que surgem em torno das articulações em vários distúrbios, incluindo *artropatia degenerativa, artrite reumatoide, doença por depósito de cristais de pirofosfato de cálcio (DDCPC)* e *necrose avascular (NAV)* (Tabela 58.3). Ao que tudo indica, um meio de formação de geodo se dá quando o líquido subcondral é forçado para dentro do osso subcondral, resultando em acúmulo cístico de líquido articular. Outra etiologia é a ocorrência de uma contusão óssea, em que o osso contundido forma um cisto. Em casos raros, os geodos em si causam problemas, porém costumam ser mal diagnosticados como algo mais grave (Figura 58.5).

TABELA 58.1 Características distintivas da artropatia degenerativa.

Estreitamento do espaço articular

Esclerose subcondral

Osteófitos

Artrite reumatoide

A artrite reumatoide é um distúrbio autoimune do tecido conjuntivo, de etiologia desconhecida, que pode afetar qualquer articulação sinovial do corpo. Os principais achados radiográficos são *edema das partes moles periarticulares, osteoporose periarticular, estreitamento do espaço articular* e *erosões marginais*. Nas mãos, é classicamente um processo *proximal*, que apresenta *simetria bilateral* (Tabela 58.4 e Figura 58.6). Entretanto, as exceções a essa regra são tão numerosas que recomendamos considerá-las como, no máximo, 80% acuradas. A artrite reumatoide exibe uma ampla variedade de aparências, de modo que pode ser muito difícil diagnosticá-la com qualquer grau de certeza baseando-se somente em sua aparência radiográfica.

A artrite reumatoide em grandes articulações é bastante característica, no sentido de causar um acentuado estreitamento do espaço articular, além de estar associada à osteoporose. Pode haver ou não erosões, que tendem a ser marginais – ou seja, afastadas da parte da articulação que sustenta peso. No quadril, a cabeça femoral tende a migrar axialmente, ao passo que na osteoartrite, no sentido superolateral (Figuras 58.7 e 58.8). No ombro, a cabeça umeral tende a ficar "alta" (Figura 58.9). Outras considerações para se ter em mente ao encontrar um ombro "alto" são rompimento do manguito rotador e DDCPC (Tabela 58.5).

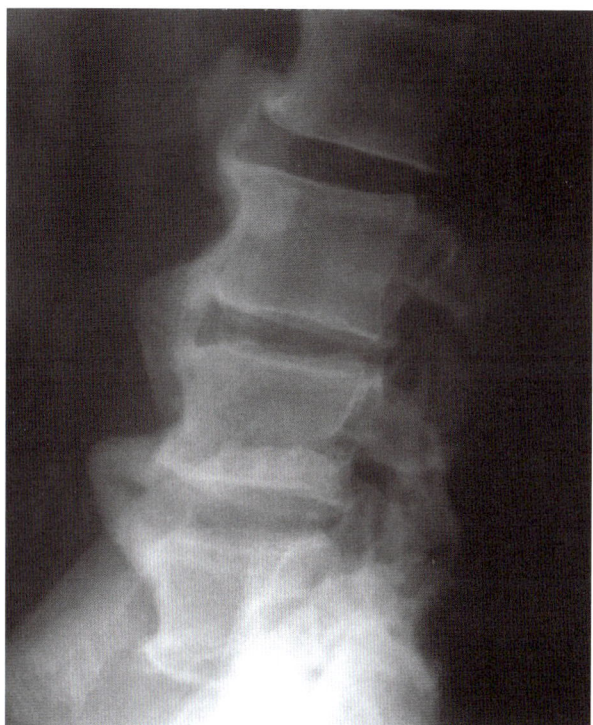

Figura 58.2 **Hiperostose esquelética idiopática difusa.** Uma incidência em perfil da coluna lombar mostra extensa osteofitose, na ausência de estreitamento significativo do espaço articular ou esclerose. Esse é um quadro clássico de hiperostose esquelética idiopática difusa.

TABELA 58.2 Articulações que apresentam erosões como achado de artropatia degenerativa.

Sacroilíaca

Acromioclavicular

Temporomandibular

Sínfise pubiana

TABELA 58.3 Doenças em que os geodos são encontrados.

Artropatia degenerativa

Artrite reumatoide

Doença por depósito de cristais de pirofosfato de cálcio (DDCPC)

Necrose avascular

TABELA 58.4 Principais características da artrite reumatoide.

Edema nas partes moles periarticulares

Osteoporose periarticular

Estreitamento do espaço articular

Erosões marginais

Distribuição proximal (mãos)

Simetria bilateral

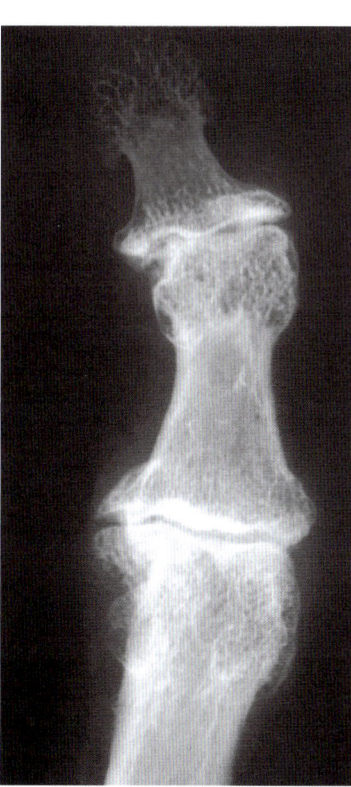

Figura 58.1 **Osteoartrite (artropatia degenerativa).** A radiografia de um dedo da mão apresentando osteoartrite (artropatia degenerativa) nas articulações interfalangianas distal e proximal. Ambas as articulações mostram estreitamento do espaço articular, esclerose subcondral e osteofitose, que são características distintivas de artropatia degenerativa.

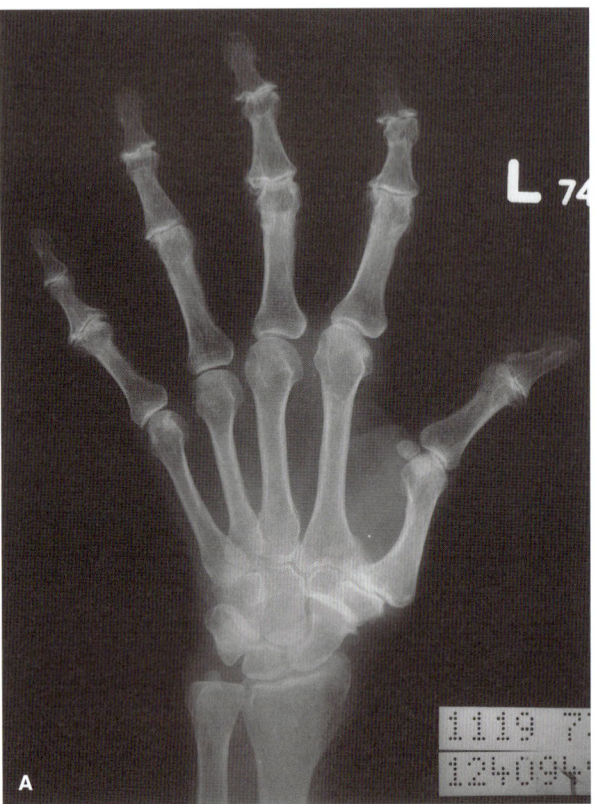

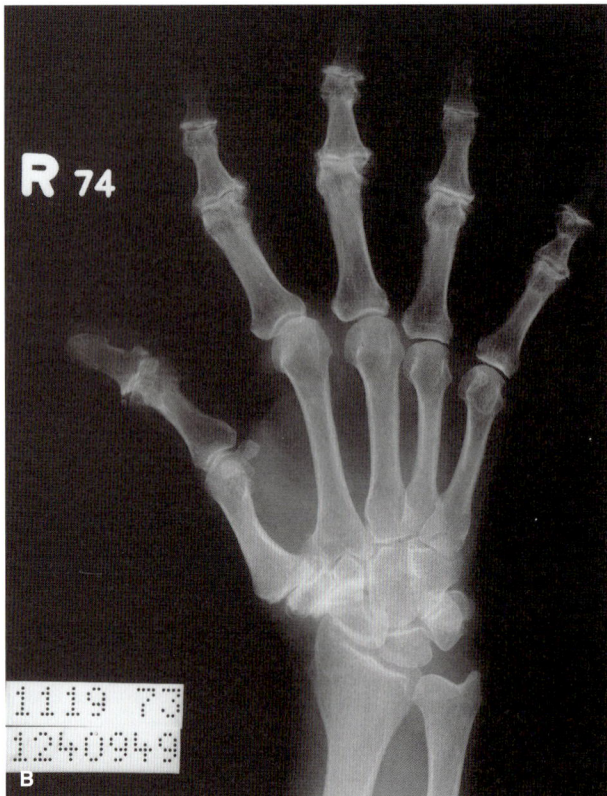

Figura 58.3 Osteoartrite primária. Radiografias das mãos (**A** e **B**) em um paciente com osteoartrite primária. Os achados presentes incluem osteo-fitose, estreitamento do espaço articular e esclerose subcondral nas articulações interfalangianas distais, articulações interfalangianas proximais e articulação carpometacarpiana do polegar. Há simetria bilateral, típica de osteoartrite primária.

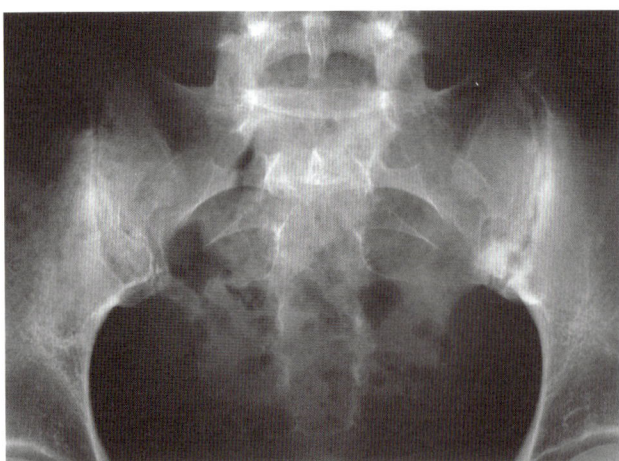

Figura 58.4 Osteoartrite da articulação sacroilíaca. Uma paciente jovem, dançarina profissional, apresentou queixa de dor no lado esquerdo do quadril. Uma incidência anteroposterior da pelve mostrou esclerose subcondral na articulação sacroilíaca esquerda, irregularidades articulares e erosões. Uma avaliação completa para exclusão da hipótese de espondiloartropatia soronegativa, associada ao antígeno leucocitário humano B27 (HLA-B27) apresentou resultado negativo, não sendo encontrada nenhuma evidência laboratorial ou clínica de infecção. Sua história clínica indicou que a condição era totalmente relacionada com a ocupação, por isso descartou-se a realização de biopsia para exclusão da hipótese de infecção. Essa aparência não é incomum pra artropatia degenerativa nas articulações sacroilíacas.

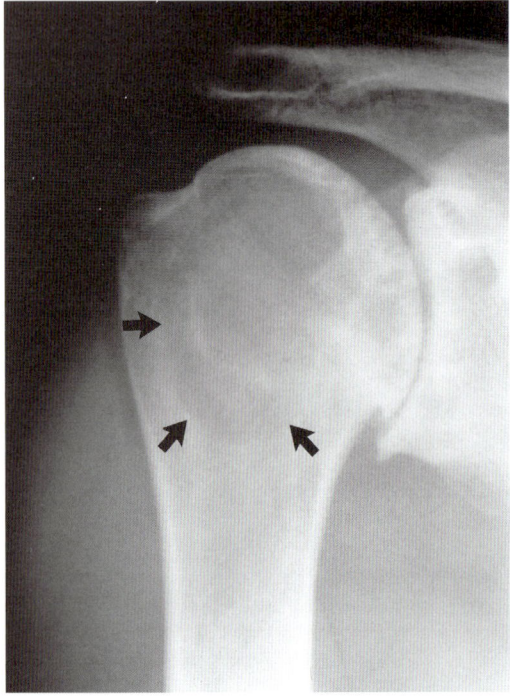

Figura 58.5 Cisto subcondral ou geodo no ombro. Esse paciente tem acentuada artropatia degenerativa do ombro, com estreitamento do espaço articular, esclerose subcondral e osteofitose. Um amplo processo lítico (*setas*) visto na cabeça umeral é um cisto subcondral ou geodo, que, com frequência, está associado à artropatia degenerativa. Devido à artropatia degenerativa no ombro, deve-se evitar uma biopsia para exclusão da hipótese de uma lesão mais grave na cabeça umeral.

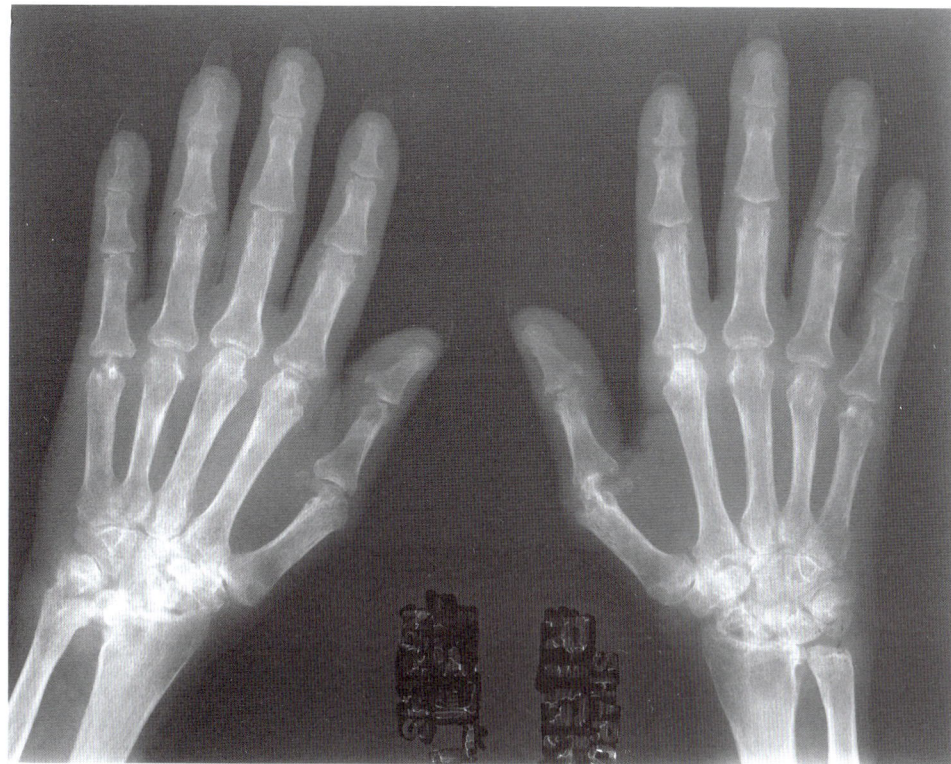

Figura 58.6 Artrite reumatoide. Vê-se uma artrite erosiva que afeta, sobretudo, os ossos carpais e as articulações metacarpofalangianas, associada com osteoporose periarticular e edema das partes moles periarticulares (note as partes moles adjacentes aos processos estiloides ulnares). Nesse paciente, há um clássico processo com simetria bilateral.

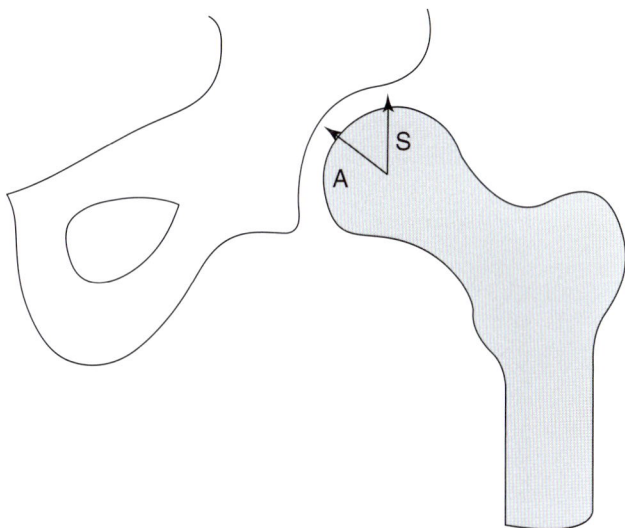

Figura 58.7 Migração da cabeça femoral. Um diagrama do quadril mostra as rotas de migração da cabeça femoral. A osteoartrite do quadril tende a causar migração superior (*S*) da cabeça femoral em relação com o acetábulo, enquanto a artrite reumatoide tende a causar migração axial (*A*) da cabeça femoral em relação com o acetábulo.

TABELA 58.5 Causas de ombro "alto".
Artrite reumatoide
Doença por depósito de cristais de pirofosfato de cálcio (DDCPC)
Rompimento do manguito rotador

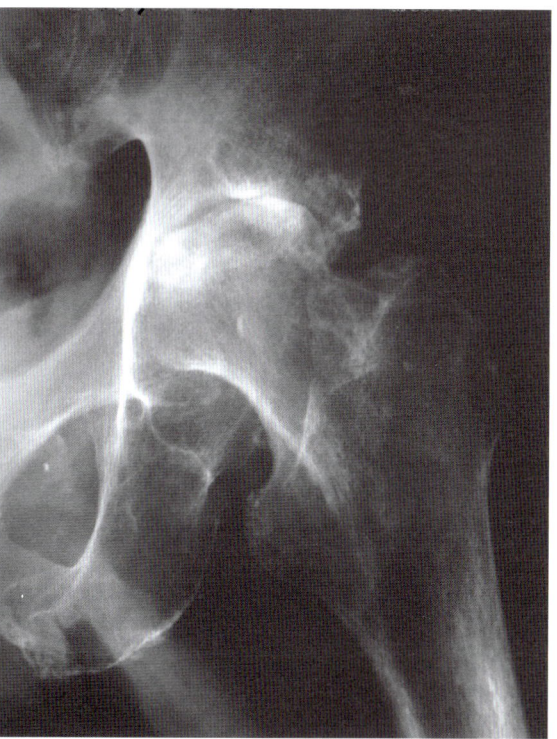

Figura 58.8 Artrite reumatoide do quadril. Note o grave estreitamento do espaço articular nesse paciente com artrite reumatoide. A cabeça femoral migrou em uma direção axial, com um estreitamento do espaço articular bastante concêntrico. Ocorreram alterações degenerativas secundárias mínimas, conforme se nota pela esclerose na parte superior da articulação; entretanto, estas são pouco evidentes devido à osteoporose, que, em geral, acompanha a artrite reumatoide.

Quando a artrite reumatoide é de longa duração, não é incomum que a artropatia degenerativa secundária se sobreponha aos achados esperados para artrite reumatoide. Esse quadro de artropatia degenerativa difere daquele comumente observado, no sentido de que a esclerose subcondral e os osteófitos estão consideravelmente diminuídos em termos de gravidade, em comparação ao estreitamento do espaço articular (Figura 58.10).

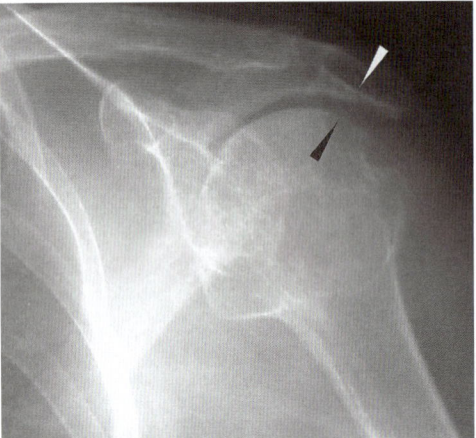

Figura 58.9 Artrite reumatoide no ombro. Uma incidência anteroposterior do ombro nesse paciente com artrite reumatoide mostra que a distância entre o acrômio e a cabeça umeral está diminuída (*setas*). Normalmente, esse espaço mede cerca de 1 cm de largura, de modo a permitir que os tendões do manguito rotador passem desimpedidos por baixo do acrômio. Esse é um achado comum na artrite reumatoide, bem como na DDCPC.

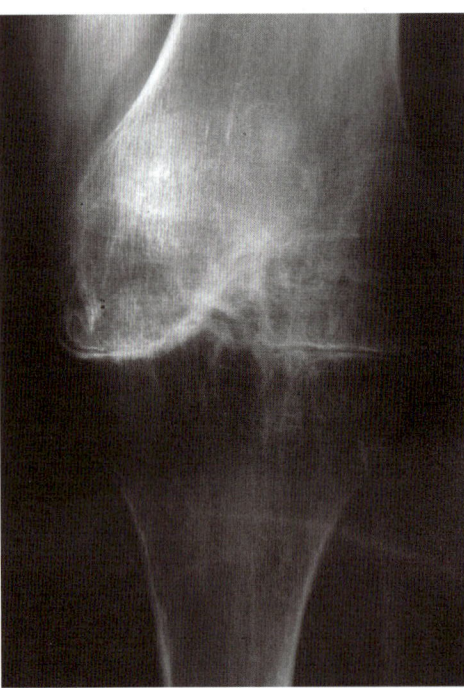

Figura 58.10 Artropatia degenerativa secundária no joelho de um paciente com artrite reumatoide. Esse paciente tem história de artrite reumatoide de longa duração. Uma incidência anteroposterior do joelho mostra osteoporose grave e estreitamento do espaço articular. A Artropatia degenerativa secundária está em curso, conforme evidenciado pela esclerose subcondral e pela osteofitose marginal. Entretanto, esses achados são desproporcionais ao grave estreitamento do espaço articular. Quando a artropatia degenerativa promove esse grau de estreitamento articular, a osteofitose e a esclerose são invariavelmente muito mais pronunciadas.

Espondiloartropatias soronegativas

Um grupo de doenças antigamente conhecidas como variantes reumatoides é, nos dias atuais, conhecido como espondiloartropatias soronegativas, em geral positivas para o antígeno leucocitário humano (HLA)-B27 (HLA-B27). Esses distúrbios estão ligados ao antígeno de histocompatibilidade HLA-B27. Nesse grupo, incluem-se a espondilite anquilosante, a enteropatia inflamatória, a artrite psoriásica e a artrite reativa (antiga síndrome de Reiter). São condições caracterizadas por anquilose óssea, formação de osso novo proliferativo e envolvimento predominantemente axial (coluna vertebral).

Um dos achados mais típicos encontrados nesses distúrbios é a presença de sindesmófitos na coluna vertebral, que consistem em uma ossificação paravertebral semelhante a um osteófito, exceto pelo fato de seguirem no sentido vertical, enquanto um osteófito tem sua orientação em um eixo horizontal. Há casos em que pode ser difícil decidir se determinada ossificação paravertebral em particular é um osteófito ou um sindesmófito, com base apenas em sua orientação (Figura 58.11). Osteófitos-ponte e sindesmófitos amplos podem ter uma aparência semelhante, com ambos seguindo uma orientação intermediária entre a vertical e a horizontal. Como avaliar casos desse tipo? Olhe os outros corpos vertebrais e use as ossificações sobre eles para determinar se são osteófitos ou sindesmófitos. Caso haja envolvimento de outro nível, talvez não seja possível fazer a distinção.

Os sindesmófitos são classificados conforme sejam marginais e simétricos ou não marginais e assimétricos. Um sindesmófito marginal tem sua origem na borda ou margem de um corpo vertebral, estendendo-se para a margem do corpo vertebral adjacente. De modo clássico, a espondilite anquilosante tem sindesmófitos simétricos marginais (Figura 58.12). A enteropatia inflamatória

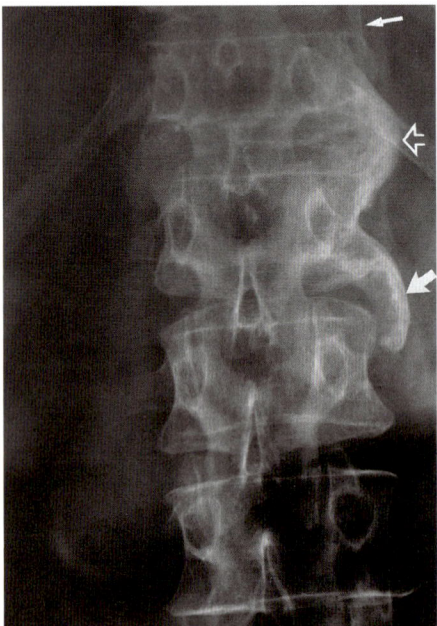

Figura 58.11 Psoríase com sindesmófitos. É difícil determinar se a ampla ossificação paravertebral no lado esquerdo do espaço discal de T12-L1 (*seta vazada*) é um osteófito ou um sindesmófito, uma vez que ambos poderiam exibir essa aparência. A ossificação paravertebral no espaço discal de L1-L2 à esquerda (*seta sólida espessa*) definitivamente segue uma orientação vertical, em vez de horizontal; todavia, assim como a ossificação tênue observada no espaço discal de T11-T12 (*seta sólida fina*). Estes representam, de modo definitivo, sindesmófitos. Portanto, é quase certo assumir que a ossificação no espaço discal de T12-L1 é um sindesmófito também. Esse paciente apresenta amplos sindesmófitos assimétricos, não marginais, típicos de artrite psoriásica ou artrite reativa, além de ter psoríase.

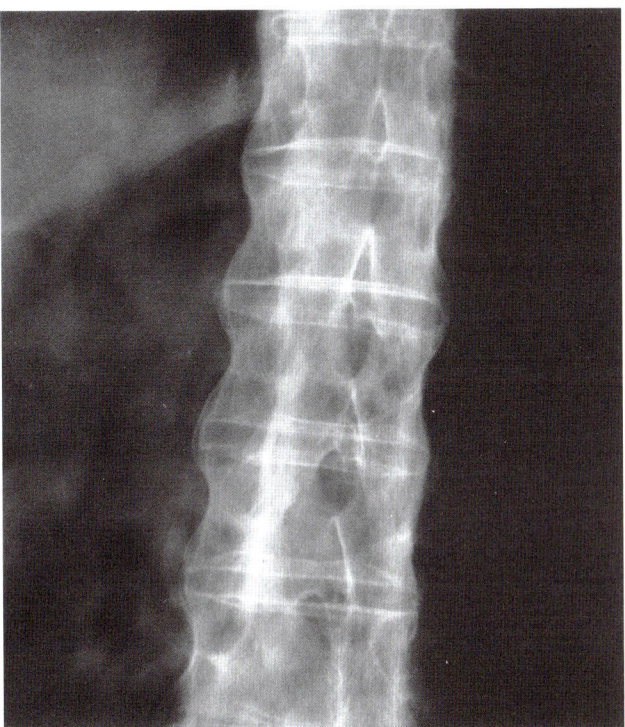

Figura 58.12 **Sindesmófitos simétricos marginais na espondilite anquilosante.** Sindesmófitos marginais bilaterais são vistos unindo os espaços discais ao longo da coluna lombar desse paciente. Trata-se da conhecida "coluna em bambu", um achado clássico de espondilite anquilosante e de enteropatia inflamatória.

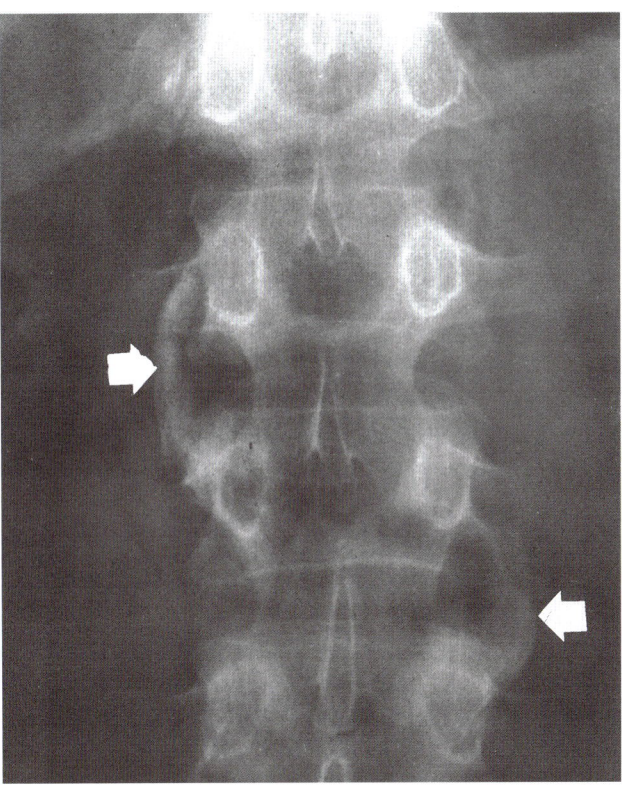

Figura 58.13 **Sindesmófitos na artrite psoriásica.** Sindesmófitos assimétricos, não marginais, volumosos e amplos (*setas*) são vistos nesse paciente com artrite psoriásica.

exibe uma aparência idêntica quando há envolvimento da coluna vertebral. Sindesmófitos assimétricos não marginais costumam ser grandes e volumosos. Emanam do corpo vertebral, partindo da placa terminal ou da margem, e são unilaterais ou simétricos à radiografia da coluna vertebral na incidência anteroposterior (Figuras 58.11 e 58.13). A artrite psoriásica e a artrite reativa, de modo clássico, apresentam esse tipo de sindesmófito.

O envolvimento das articulações sacroilíacas é comum nas espondiloartropatias soronegativas associadas ao HLA-B27. Os padrões de envolvimento, assim como os da coluna vertebral, são um tanto típicos para cada distúrbio. A espondilite anquilosante e a enteropatia inflamatória causam doença articular sacroilíaca bilateral e simétrica, a princípio de natureza erosiva e, então, progridem para esclerose e fusão (Figuras 58.14 e 58.15).

Figura 58.14 **Espondilite anquilosante.** Erosões e esclerose simétrica bilateral da articulação sacroilíaca são observadas nesse paciente com espondilite anquilosante. A enteropatia inflamatória poderia exibir aparência similar. Embora esse achado seja clássico em ambos os distúrbios, não seria incomum que a doença psoriásica ou a artrite reativa também exibisse essa aparência. Apesar de menos provável, seria possível que a infecção e até uma artropatia degenerativa fossem do mesmo modo bilaterais.

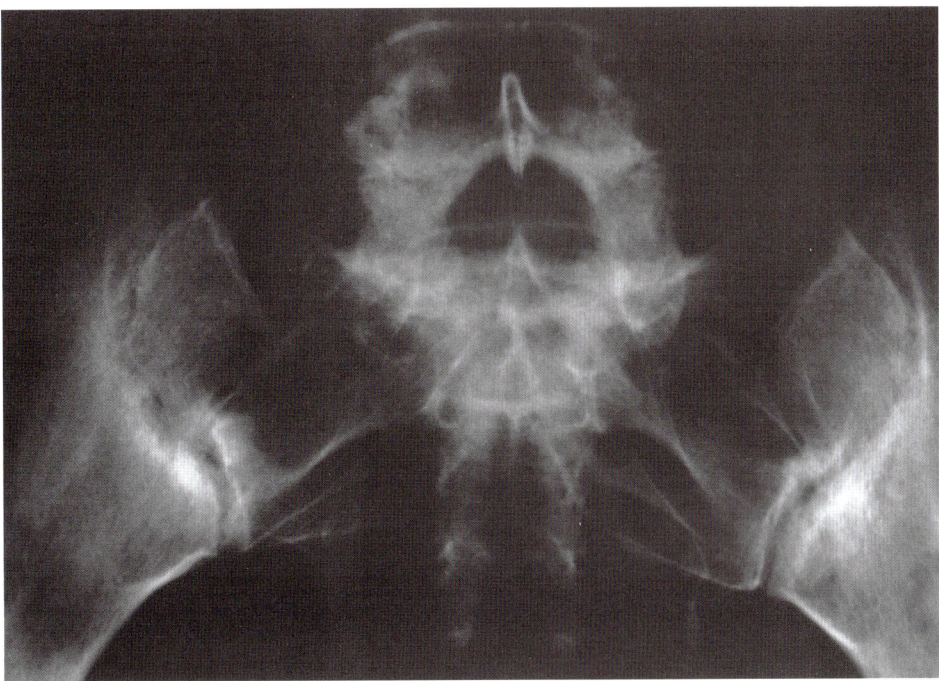

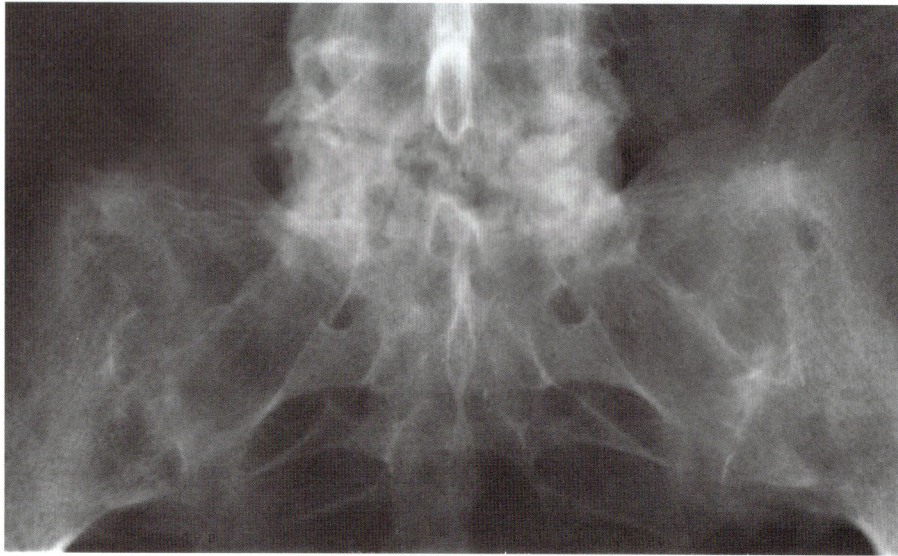

Figura 58.15 Fusão das articulações sacroilíacas na espondilite anquilosante. A fusão completa bilateral das articulações sacroilíacas nesse paciente com espondilite anquilosante as torna totalmente indistinguíveis. A enteropatia inflamatória poderia ter uma aparência similar.

É extremamente incomum haver artropatia sacroilíaca unilateral ou assimétrica nesses dois distúrbios.

A artrite reativa e a artrite psoriásica podem exibir envolvimento da articulação sacroilíaca uni ou bilateral, parecendo ser bilateral em 50% dos casos. Costuma ser assimétrica quando é bilateral, porém a simetria exata é difícil de avaliar; desse modo, quando é definitivamente bilateral e não exibe assimetria nítida, devem-se incluir as articulações sacroilíacas na categoria simétrica bilateral. Isso significa que, se houver artropatia sacroilíaca simétrica e bilateral, é possível que sua causa seja qualquer uma das quatro espondiloartropatias soronegativas. Se o envolvimento da articulação sacroilíaca for unilateral (ou nitidamente assimétrico), podem-se excluir as hipóteses de espondilite anquilosante e enteropatia inflamatória e considerar a artrite reativa ou doença psoriásica. Nesse último exemplo, também teria que se considerar a hipótese de infecção e de artropatia degenerativa (lembre-se de que ela pode causar erosões nas articulações sacroilíacas). Apesar de vista com menos frequência, a gota também pode afetar as articulações sacroilíacas de modo unilateral (Tabela 58.6 e Figuras 58.4 e 58.16).

A tomografia computadorizada (TC) pode ser muito útil para examinar as articulações sacroilíacas, sendo considerada por muitos o procedimento diagnóstico de escolha, por proporcionar uma vista livre de toda a articulação (Figura 58.17).

O envolvimento de grandes articulações nas espondiloartropatias soronegativas é um achado incomum (exceto no caso da espondilite anquilosante); entretanto, quando presente, a artropatia se mostra semelhante à artrite reumatoide (Figura 58.18). Há envolvimento do quadril em até 50% dos pacientes com espondilite anquilosante.

O envolvimento de pequenas articulações, especificamente nas mãos e nos pés, é incomum na espondilite anquilosante e na enteropatia inflamatória. A psoríase causa uma artropatia distinta que se caracteriza por sua predominância *distal*, presença de *erosões proliferativas*, *edema de partes moles* e *periostite*. As erosões proliferativas diferem das erosões bem marginadas e nítidas encontradas em todas as outras artrites erosivas, no sentido de terem margens indefinidas que apresentam tufos irregulares e áreas de periostite emanando delas (Figura 58.19 A). As formas graves costumam estar associadas à anquilose das articulações (Figura 58.19 B), bem como a deformidades

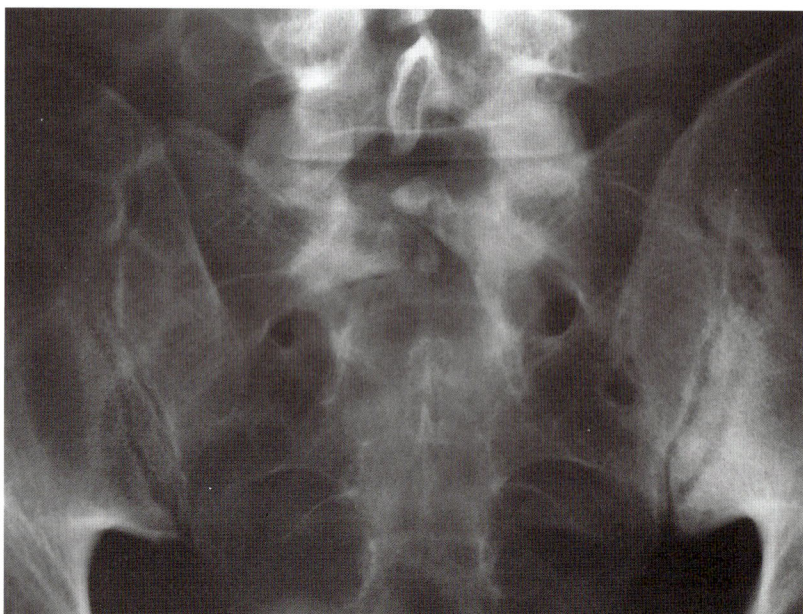

Figura 58.16 Psoríase com artropatia sacroilíaca. Erosões e esclerose sacroilíaca unilateral são vistas nesse paciente com psoríase. A espondilite anquilosante e a enteropatia inflamatória quase nunca exibem essa aparência.

TABELA 58.6 Causas de artropatia sacroilíaca.

Espondilite anquilosante

Enteropatia inflamatória

Psoríase

Artrite reativa

Infecção

Artropatia degenerativa

Gota

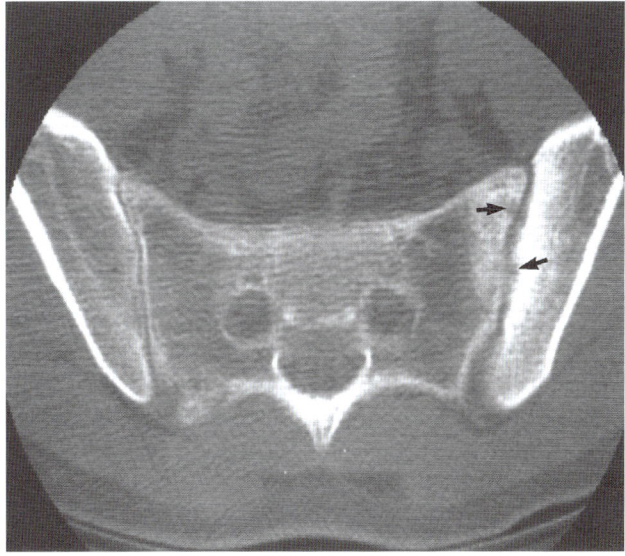

Figura 58.17 Tomografia computadorizada (TC) das articulações sacroilíacas na psoríase. Uma TC ao longo das articulações sacroilíacas desse paciente portador de psoríase mostra esclerose articular sacroilíaca unilateral e erosões (setas), achados típicos da psoríase ou de artrite reativa. A infecção pode mostrar aparência similar.

mutilantes. Um achado muito comum é o esporão do calcâneo, que apresenta margens indefinidas, ao contrário do esporão com córtex definido, visto na artropatia degenerativa ou depois do traumatismo (Figura 58.20).

A artrite reativa causa alterações idênticas, em todos os aspectos, às da psoríase, exceto pelo envolvimento das mãos não tão frequente quanto o dos pés, e pela ocorrência da artrite reativa quase exclusivamente nos homens. A articulação interfalangiana do hálux é um local comumente afetado na artrite reativa (Figura 58.21).

Artrites por depósitos de cristais

As artrites por depósitos de cristais incluem, sobretudo, a gota e a pseudogota (DDCPC). A ocronose e a doença de Wilson são tão raras que não serão abordadas neste capítulo.

Gota

A gota é um distúrbio metabólico que resulta em hiperuricemia e leva à deposição de cristais de urato monossódico em vários locais do corpo, sobretudo nas articulações. As causas reais da hiperuricemia são inumeráveis, incluindo a hereditariedade.

À radiografia, a artropatia causada pela gota é muito característica. A gota demora de 4 a 6 anos para produzir uma doença evidente à radiografia, sendo a maioria dos pacientes tratados com sucesso muito antes de desenvolverem artropatia destrutiva. Portanto, a artrite gotosa não é encontrada com frequência.

Os achados radiográficos clássicos na gota incluem *erosões bem definidas*, muitas vezes com bordas escleróticas ou bordas salientes; *nódulos de partes moles* que se calcificam na presença de insuficiência renal; e uma *distribuição aleatória* nas mãos, *sem osteoporose acentuada* (Tabela 58.7 e Figura 58.22). Mesmo que ocorram erosões com bordas salientes na gota, essas alterações também podem se dar em outros distúrbios e não são patognomônicas. As margens escleróticas das erosões são vistas, em casos raros, em outras artrites; portanto, existe um aspecto diferencial bastante útil. A gota tipicamente afeta a articulação metatarsofalangiana do hálux (Figura 58.23). Nos estágios avançados, pode ser bastante deformante (Figura 58.24). Os pacientes portadores de gota costumam ter condrocalcinose, por apresentarem predisposição à DDCPC; até 40% dos pacientes com gota têm essa doença concomitante.

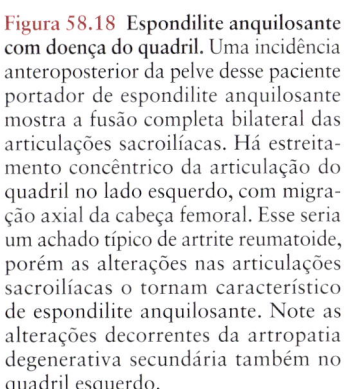

Figura 58.18 Espondilite anquilosante com doença do quadril. Uma incidência anteroposterior da pelve desse paciente portador de espondilite anquilosante mostra a fusão completa bilateral das articulações sacroilíacas. Há estreitamento concêntrico da articulação do quadril no lado esquerdo, com migração axial da cabeça femoral. Esse seria um achado típico de artrite reumatoide, porém as alterações nas articulações sacroilíacas o tornam característico de espondilite anquilosante. Note as alterações decorrentes da artropatia degenerativa secundária também no quadril esquerdo.

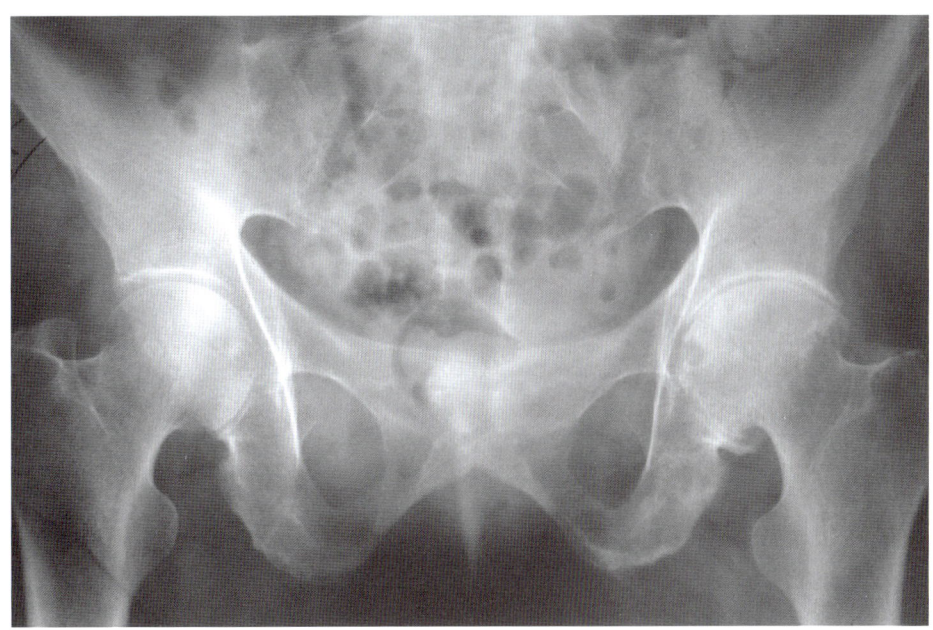

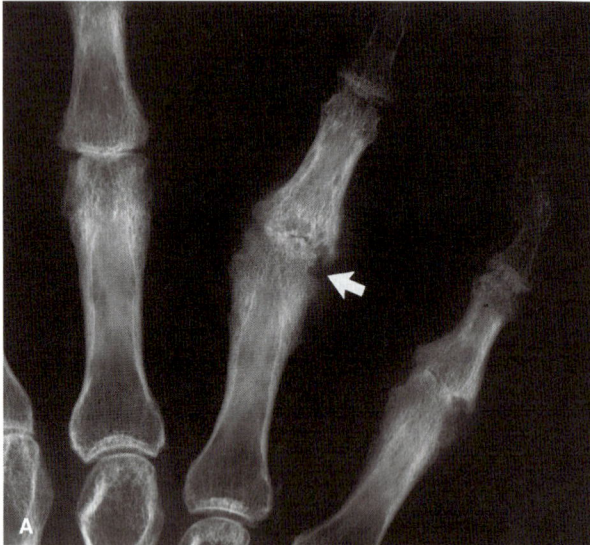

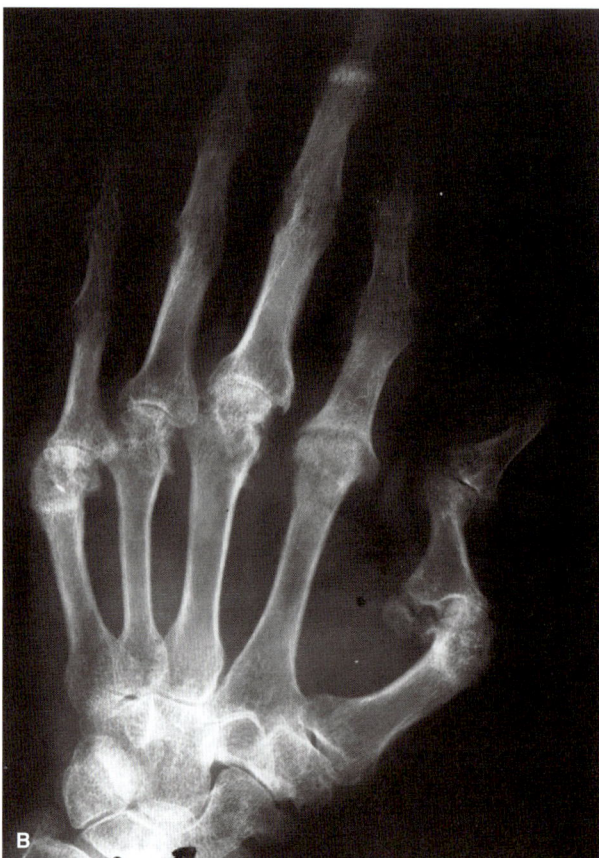

Figura 58.19 **Artrite psoriásica. A.** A perda de cartilagem nas articulações interfalangianas proximais do terceiro, quarto e quinto dedos da mão é evidente, com erosões notadas de forma mais evidente no quarto dedo (*seta*). Essas erosões não são bem demarcadas, mas estão cobertas com osso novo e irregular. Esse achado é conhecido como erosões proliferativas. Note ainda a periostite ao longo das diáfises de cada falange proximal. **B.** Artrite psoriásica avançada. A fusão ou anquilose é evidente ao longo das articulações interfalangianas proximais do segundo ao quinto dedo. Várias articulações interfalangianas distais também apresentam anquilose. Nota-se um grave estreitamento do espaço articular nas articulações metacarpofalangianas. Essa distribuição distal é típica de artrite psoriásica em estágio avançado.

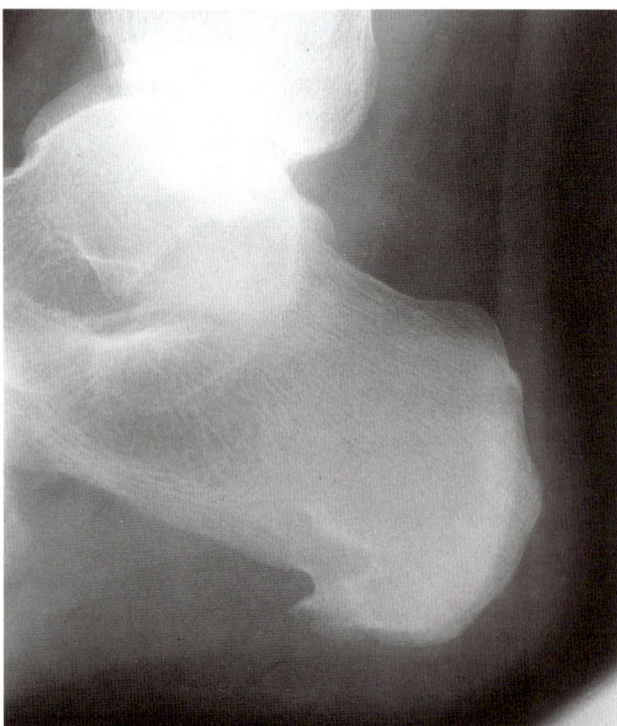

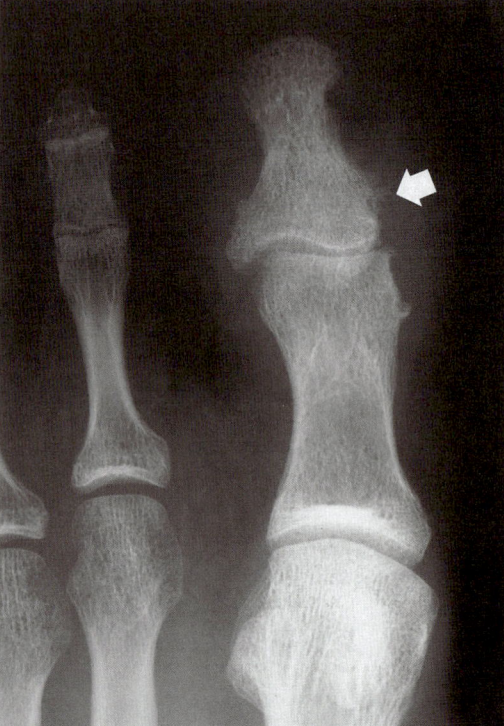

Figura 58.20 **Artrite reativa.** Uma incidência em perfil do calcâneo de um paciente com artrite reativa mostra osso novo mal definido na margem posteroinferior do calcâneo, com um esporão calcâneo igualmente mal definido. Esse achado é típico de artrite psoriásica ou artrite reativa, em oposição ao esporão calcâneo bem formado na artropatia degenerativa.

Figura 58.21 **Artrite reativa.** Uma incidência anteroposterior do hálux em um paciente com artrite reativa mostra periostite (*seta*) junto às erosões adjacentes à articulação interfalangiana do hálux. Um acentuado edema das partes moles também está presente ao longo de toda a extensão do hálux. Essas alterações exibem aparência e localização típicas de artrite reativa ou psoríase.

TABELA 58.7 Principais características da gota.

Erosões bem definidas (margens escleróticas)
Nódulos nas partes moles
Distribuição aleatória
Ausência de osteoporose

Pseudogota (doença por depósito de cristais de pirofosfato de cálcio)

A DDCPC apresenta a clássica tríade de dor, calcificação na cartilagem e destruição articular. O paciente pode ter qualquer combinação de um ou mais elementos dessa tríade, a qualquer momento. Cada elemento da tríade é abordado neste livro de forma individual, com certo grau de detalhamento, porém note que dois dos três são achados radiográficos. Trata-se de um distúrbio que é mais bem diagnosticado pela radiologia.

A dor da DDCPC é inespecífica. Pode simular a da gota (daí a denominação "pseudogota"), infecção ou apenas uma artrite qualquer. É tipicamente intermitente durante muitos anos, até que ocorra artropatia degenerativa e esta passe a ser a principal causa de dor.

A calcificação da cartilagem, conhecida como condrocalcinose, pode ocorrer em qualquer articulação, mas tende a afetar apenas alguns locais selecionados na maioria dos pacientes. Esses locais são os compartimentos medial e lateral do *joelho* (Figura 58.25), a *fibrocartilagem triangular do punho* (Figura 58.26) e a *sínfise pubiana* (Tabela 58.8). Nessas áreas, a condrocalcinose é praticamente diagnóstica de DDCPC. Quando ocorrem deposições de cristais nos tecidos moles, como no manguito rotador do ombro, uma radiografia não permite diferenciar pirofosfato de cálcio de hidroxiapatita de cálcio, cuja deposição se dá na tendinite calcária. A hidroxiapatita de cálcio não ocorre na cartilagem articular, exceto em casos extremamente inusitados; portanto, toda condrocalcinose pode ser considerada secundária à DDCPC.

A destruição articular ou artropatia pela DDCPC é quase indistinguível da artropatia degenerativa; na verdade, é uma forma de artropatia degenerativa. Sua causa são os cristais de pirofosfato de cálcio, que erodem a cartilagem. Alguns aspectos da artropatia degenerativa causados pela DDCPC ajudarão a distingui-la da artropatia degenerativa causada por traumatismo ou uso excessivo, estando a principal diferença na localização. A artropatia degenerativa da DDCPC exibe preferência para o acometimento do *ombro*, do *cotovelo* (Figura 58.27), da *articulação radiocarpal* do punho (Figura 58.28), da *articulação patelofemoral* do joelho e das *articulações metacarpofalangianas (MCF)* na mão (Tabela 58.9). Essas áreas normalmente não são envolvidas pela artropatia degenerativa de desgaste (como nas articulações interfalangianas distais das mãos, do quadril e dos compartimentos mediais dos joelhos). Quando a artropatia degenerativa é vista em articulações que tendem a apresentar envolvimento por DDCPC, deve-se buscar por condrocalcinose. Se necessário, uma aspiração articular para busca de cristais de pirofosfato de cálcio pode ser exigida para confirmar o diagnóstico.

De modo ocasional, a artropatia da DDCPC causa destruição tão grave que simula uma articulação neuropática ou de Charcot à radiografia. Isso é denominado articulação pseudocharcot. Não é uma artropatia de Charcot verdadeira, por apresentar sensibilidade preservada.

Existem três doenças que apresentam alto grau de associação com a DDCPC. São elas: *hiperparatireoidismo primário*, *gota* e *hemocromatose* (Tabela 58.10). Esse não é um diagnóstico diferencial para condrocalcinose, mas são doenças que tendem a ocorrer de forma concomitante com a DDCPC. Se o paciente tiver um desses três distúrbios, significa que é mais propenso

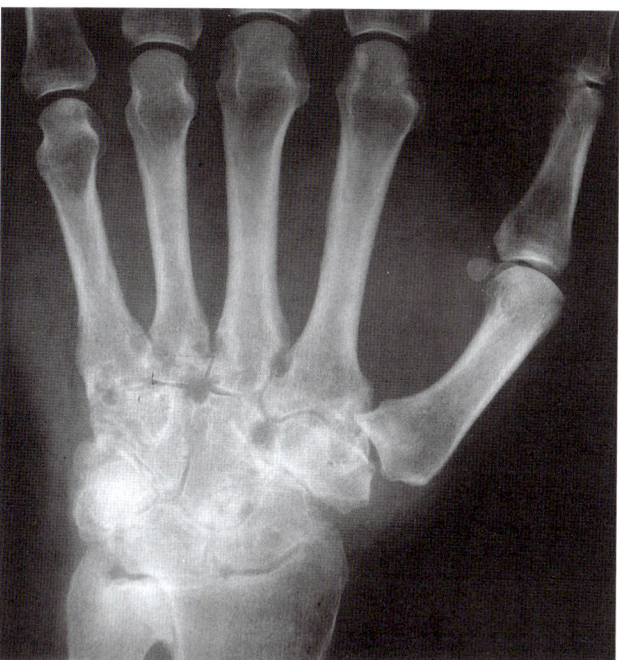

Figura 58.22 Gota. Erosões bem margeadas, algumas com margem esclerótica, são notadas ao longo do carpo e dos metacarpos proximais. Essas erosões são clássicas na gota. Observe a ausência de desmineralização acentuada.

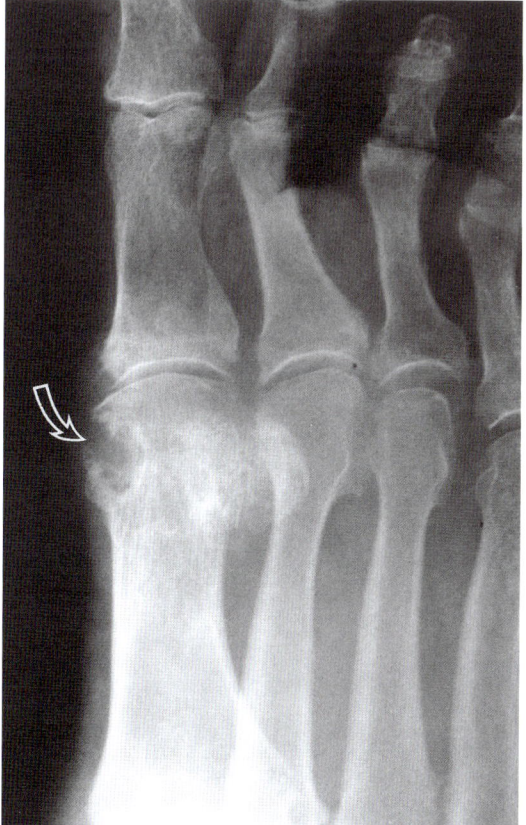

Figura 58.23 Gota. Uma erosão bem margeada, com borda saliente (*seta*) e margem esclerótica, é vista na cabeça do primeiro metatarso nesse paciente com gota. Essas aparência e localização são clássicas da gota, enquanto a psoríase e a artrite reativa costumam envolver a articulação interfalangiana, sem as erosões que constituem essa margem bem delimitada.

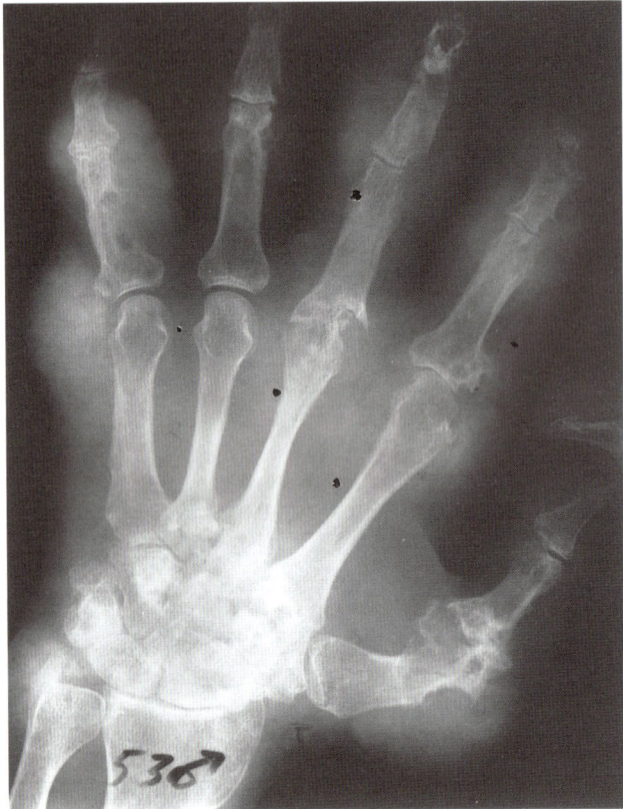

Figura 58.24 Gota avançada. Áreas de edema focal e difuso nas partes moles estão presentes na mão e no punho desse paciente com gota de longa duração. Erosões destrutivas, amplas e bem marginadas, algumas com bordas salientes, são observadas perto de múltiplas articulações. As áreas focais de edema de partes moles são chamadas de tofos, alguns dos quais estão calcificados. Essa calcificação somente ocorre na presença de doença renal coexistente.

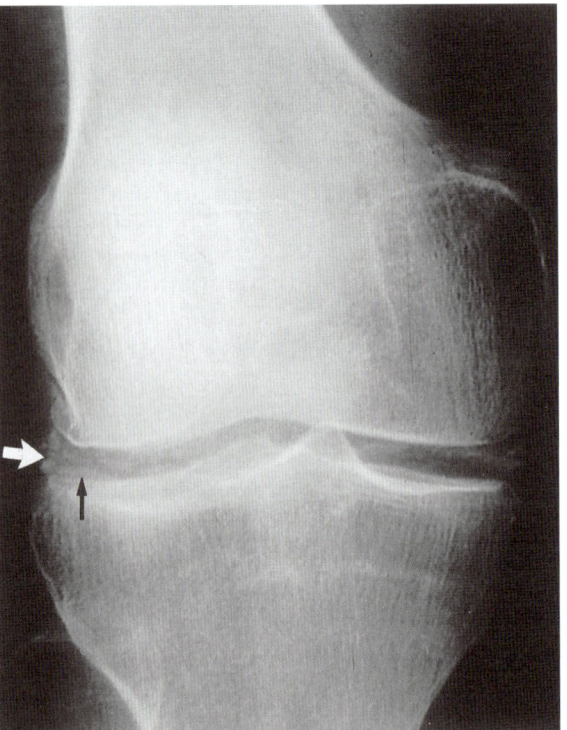

Figura 58.25 Condrocalcinose no joelho. A calcificação da cartilagem, conhecida como condrocalcinose, é vista na fibrocartilagem (*seta branca*) e na cartilagem articular hialina (*seta preta*) desse paciente com doença por depósito de cristais de pirofosfato de cálcio (DDCPC).

TABELA 58.8 Localização mais comum de condrocalcinose na doença por depósito de cristais de pirofosfato de cálcio (DDCPC).

Joelho
Fibrocartilagem triangular do punho
Sínfise pubiana

TABELA 58.9 Localização mais comum da artropatia na doença por depósito de cristais de pirofosfato de cálcio.

Ombro
Articulação radiocarpal
Articulação patelofemoral
Cotovelo
Articulações metacarpofalangianas da mão

TABELA 58.10 Doenças significativamente associadas à doença por depósito de cristais de pirofosfato de cálcio.

Hiperparatireoidismo primário
Gota
Hemocromatose

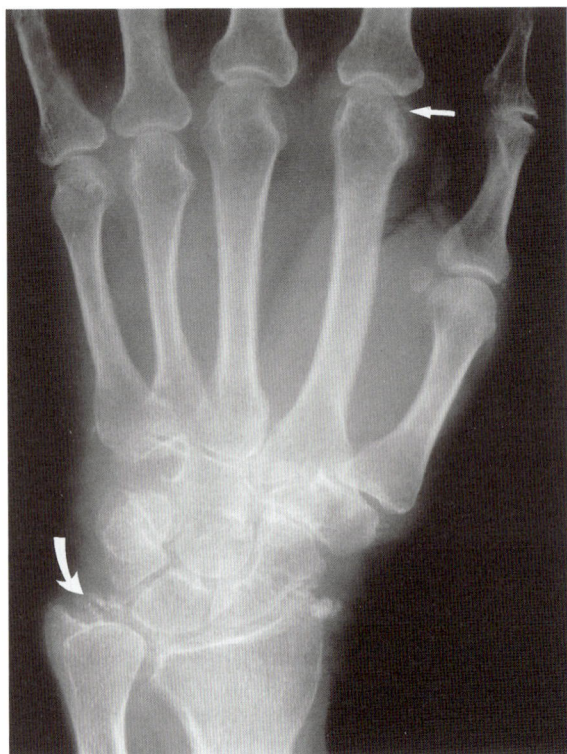

Figura 58.26 Condrocalcinose no punho. Esse paciente com doença por deposição de cristais de pirofosfato de cálcio exibe condrocalcinose na fibrocartilagem triangular do punho (*seta curva*). Uma pequena quantidade de condrocalcinose também é vista na segunda articulação metacarpofalangiana (*seta reta*). A calcificação da fibrocartilagem triangular é uma das localizações mais comuns da condrocalcinose.

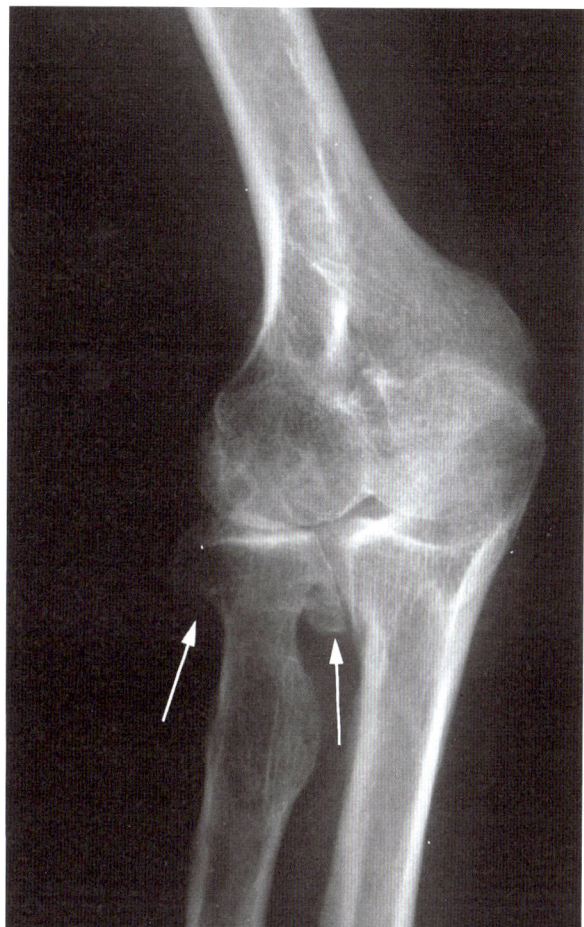

Figura 58.27 Artropatia da doença por depósito de cristais de pirofosfato de cálcio (DDCPC). A artropatia degenerativa do cotovelo é observada nesse paciente com DDCPC. Note o estreitamento do espaço articular com esclerose mínima e osteófitos amplos (*setas*). Os osteófitos dessa natureza são denominados osteófitos pendentes e são encontrados com frequência na DDCPC. O cotovelo é uma localização incomum para a ocorrência de artropatia degenerativa, exceto no contexto de DDCPC ou traumatismo.

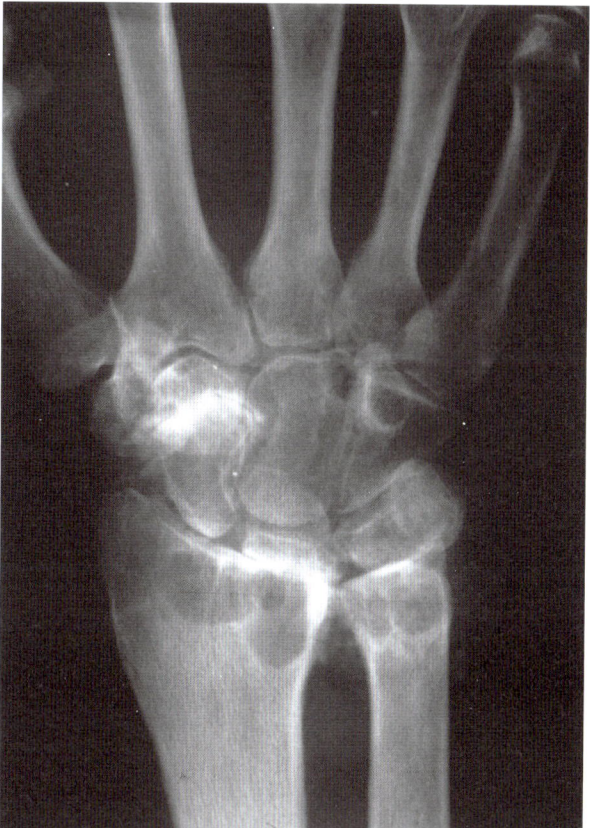

Figura 58.28 Artropatia da doença por depósito de cristais de pirofosfato de cálcio (DDCPC). Artropatia degenerativa acentuada na articulação radiocarpal observada nesse paciente com DDCPC. O grave estreitamento do espaço articular e a esclerose com amplos cistos subcondrais ou geodos constituem as principais características da artropatia degenerativa. Essa localização da artropatia degenerativa é incomum, exceto no contexto de DDCPC ou traumatismo.

a ter DDCPC do que uma pessoa não afetada. É provável que não haja uma justificativa válida para realizar uma avaliação de todos os pacientes com condrocalcinose para a presença de uma dessas três doenças associadas, que são incomuns, enquanto a DDCPC é extremamente usual.

Doenças do colágeno

Esclerodermia, lúpus eritematoso sistêmico, dermatomiosite e doença mista do tecido conjuntivo são agrupados juntos como doenças do colágeno. A anormalidade notável nas mãos observada em cada um desses distúrbios é a osteoporose, com desgaste dos tecidos de partes moles. O lúpus eritematoso sistêmico tipicamente ocorre com um grave desvio ulnar das falanges (Figura 58.29). De modo geral, as erosões não são uma característica desses distúrbios. As calcificações de partes moles estão presentes, em particular, na esclerodermia (Figura 58.30) e na dermatomiosite. Na esclerodermia, as calcificações são, de modo especial, subcutâneas, ao passo que na dermatomiosite apresentam localização intramuscular. A doença mista do tecido conjuntivo consiste na sobreposição de esclerodermia, lúpus eritematoso sistêmico, polimiosite e artrite reumatoide. É uma miríade de achados radiográficos.

Sarcoidose

A sarcoidose é uma doença que causa deposição de tecido granulomatoso no corpo, principalmente nos pulmões, mas também nos ossos. No sistema esquelético, tem predileção pelas mãos, causando lesões líticas destrutivas no córtex. Estas costumam exibir o característico aspecto rendilhado (Figura 58.31). Pode apresentar nódulos cutâneos associados nas mãos.

Hemocromatose

A hemocromatose é uma doença de deposição excessiva de ferro nos tecidos ao longo do corpo, levando à fibrose e à eventual falência de órgãos. De 20 a 50% dos pacientes com hemocromatose têm uma artropatia característica nas mãos que deveria sugerir o diagnóstico. As alterações radiográficas clássicas são essencialmente a artropatia degenerativa, que envolve da segunda até a quarta articulação metacarpofalangiana (MCF) (Figura 58.32). Até 50% dos pacientes com hemocromatose também têm DDCPC; sendo assim, deve-se buscar por condrocalcinose. Outro achado encontrado com frequência na hemocromatose é chamado de quadratura das cabeças metacarpais. Estas aparecem aumentadas e semelhantes a blocos, em consequência dos grandes osteófitos comumente observados nesse distúrbio. Com frequência, diz-se que esses osteófitos são "pendentes", devido ao modo inusitado com que pendem da margem articular.

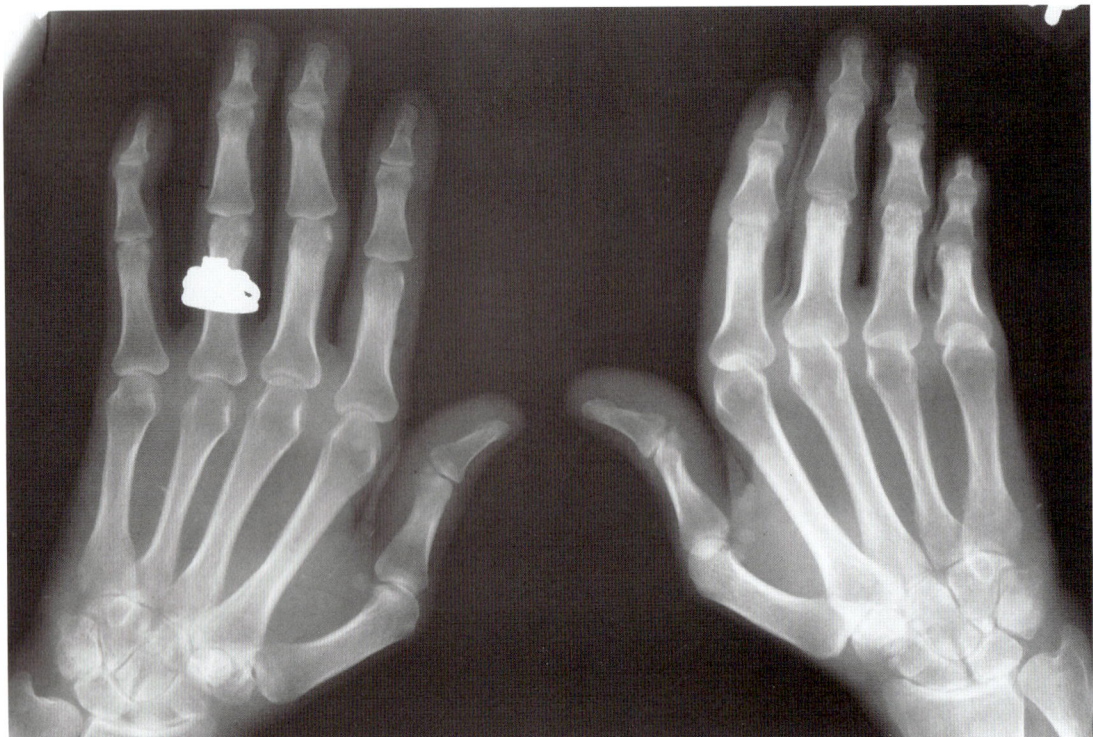

Figura 58.29 Lúpus eritematoso sistêmico. O acentuado desgaste das partes moles, conforme se observa pela concavidade na eminencia hipotenar, com o desvio ulnar das falanges, visto primariamente na mão direita, marcam de maneira característica o lúpus eritematoso sistêmico.

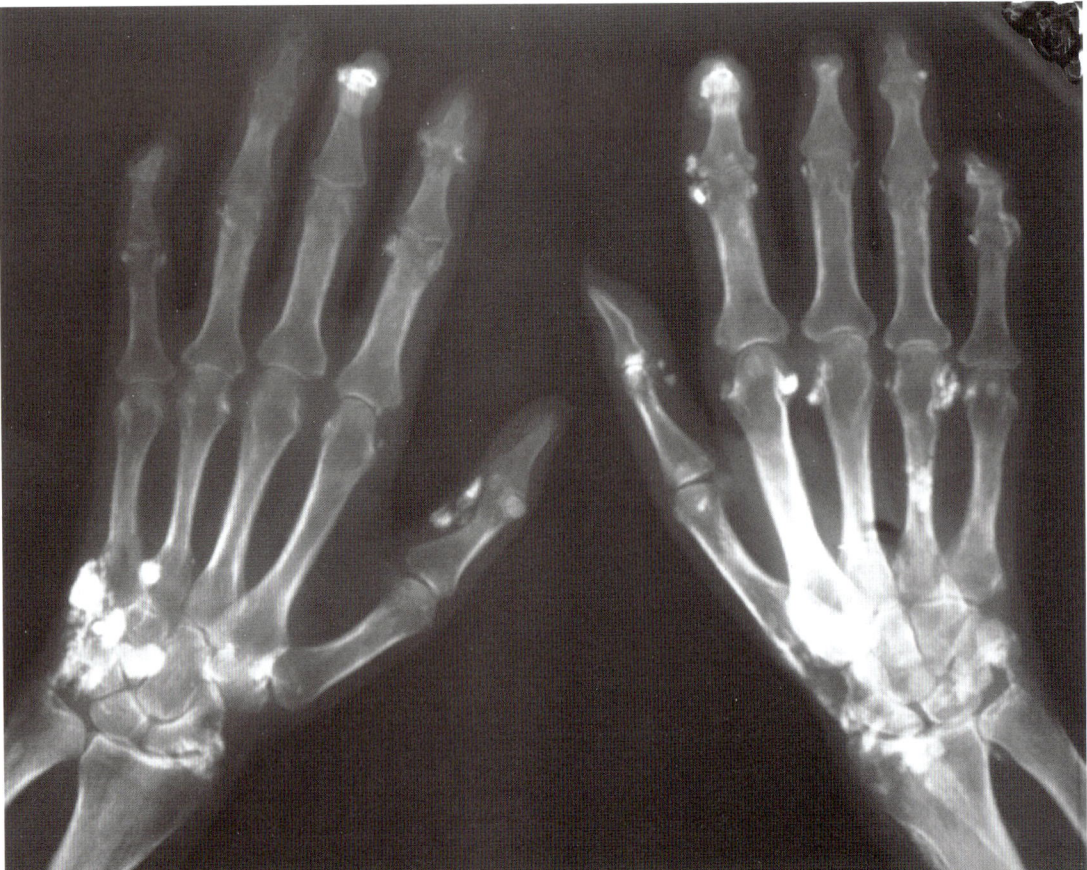

Figura 58.30 Esclerodermia. A calcificação difusa dos tecidos de partes moles subcutâneos é vista ao longo das mãos e dos punhos desse paciente com esclerodermia. Também há desgaste dos tecidos de partes moles e osteoporose, bem como perda óssea em múltiplas falanges distais, secundariamente às anormalidades vasculares observadas com frequência nessa doença.

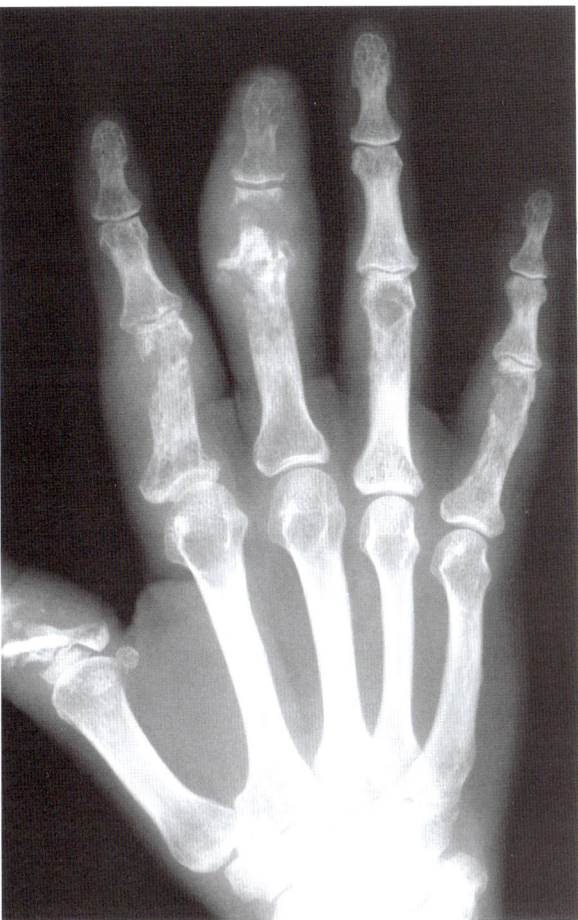

Figura 58.31 **Sarcoidose.** Uma incidência anteroposterior da mão desse paciente com sarcoidose mostra as alterações clássicas de envolvimento ósseo, com esse processo granulomatoso. Note o padrão rendilhado de destruição observado de forma mais evidente nas falanges proximais e na terceira falange distal. O edema nas partes moles e algumas áreas de dissolução óssea grave também são notados, ocorrendo nos padrões mais avançados de sarcoidose. Tais alterações são tipicamente limitadas às mãos, porém há casos raros de ocorrência em outras partes do esqueleto.

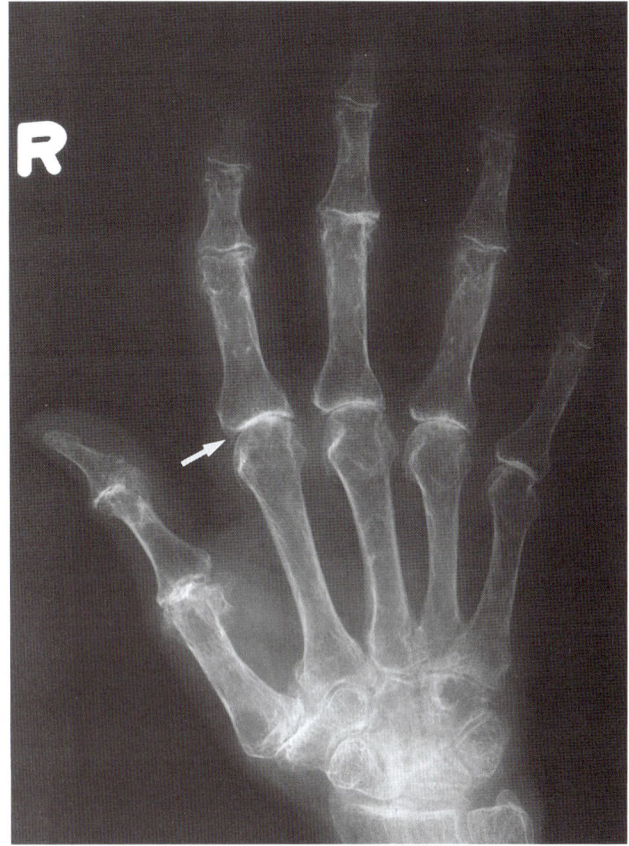

Figura 58.32 **Hemocromatose.** Uma incidência anteroposterior da mão desse paciente com hemocromatose mostra um grave estreitamento do espaço articular ao longo da mão, o qual é mais acentuado nas articulações metacarpofalangianas. A esclerose associada nessas articulações, com amplos osteófitos vistos a partir das cabeças metacarpais, sugere artropatia degenerativa, sendo bastante incomum a ocorrência dessa doença nessas articulações; mesmo assim, essa é a aparência clássica de hemocromatose. Não há condrocalcinose na fibrocartilagem triangular desse paciente; entretanto, uma pequena quantidade de condrocalcinose pode ser vista na segunda articulação metacarpofalangiana (*seta*). A DDCPC ocorre em 50% dos pacientes com hemocromatose.

Artropatia neuropática ou de Charcot

Os achados radiográficos de uma artropatia de Charcot são característicos e quase patognomônicos, sendo descrita uma tríade clássica, que consiste em *destruição articular*, *luxação* e formação de *osso novo heterotópico* (Tabela 58.11 e Figura 58.33).

A destruição articular é vista em todo tipo de artrite e, portanto, parece ser bem inespecífica. No entanto, nada causa uma destruição articular tão grave quanto uma artropatia de Charcot. A destruição articular progressiva ocorre em uma articulação neuropática que se torna instável pela ação imprecisa do músculo, além de não ser protegida por reflexos nervosos intactos. No início do desenvolvimento de uma artropatia de Charcot, a destruição articular pode ter a mera aparência de um estreitamento do espaço articular. É extremamente difícil estabelecer seu diagnóstico nessa fase inicial. Na coluna vertebral, em vez da destruição do espaço articular, há destruição do espaço discal (Figura 58.34).

A luxação, assim como a destruição articular, pode estar presente em graus variáveis. No início, a articulação pode apresentar subluxação, em vez de deslocamento completo.

O osso novo heterotópico também recebe a denominação de *debris* ou detrito, e consiste em calcificação dos tecidos de partes moles ou grumos de ossificação nas adjacências da articulação. Essas calcificações também podem se apresentar em quantidades variáveis.

Nos dias atuais, a artropatia de Charcot é encontrada com mais frequência no pé de pacientes com diabetes melito. A doença tipicamente afeta a primeira e a segunda articulação tarsometatarsal, de maneira similar à fratura-deslocamento de Lisfranc (Figura 58.35).

A *tabes dorsalis* da sífilis é uma ocorrência rara nos dias de hoje, sendo mais comum ver uma artropatia de Charcot em um paciente com paralisia que continua usando o membro afetado como apoio. Uma artropatia de Charcot que também é observada, ocasionalmente, é a chamada articulação pseudo-charcot na DDCPC.

TABELA 58.11 Principais características de uma artropatia neuropática.

Destruição articular
Luxação
Formação de osso novo heterotópico

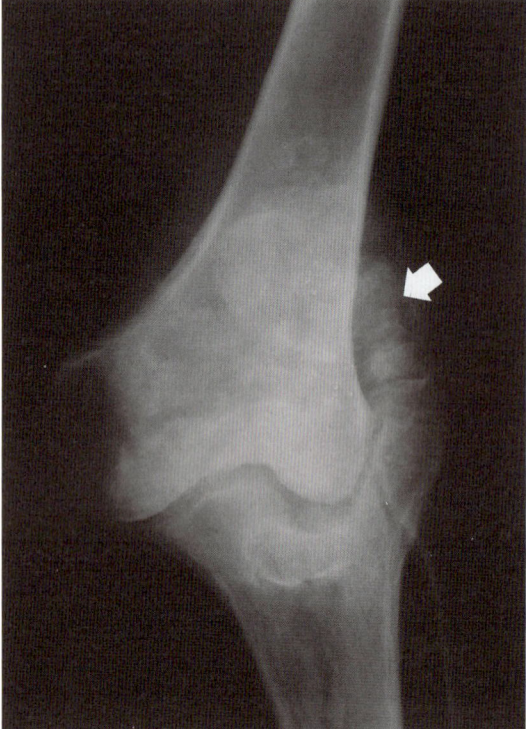

Figura 58.33 Artropatia de Charcot. Uma incidência anteroposterior do joelho desse paciente com *tabes dorsalis* mostra as alterações clássicas de uma artropatia neuropática ou de Charcot. Note a grave destruição articular, a subluxação e o osso novo heterotópico (*seta*).

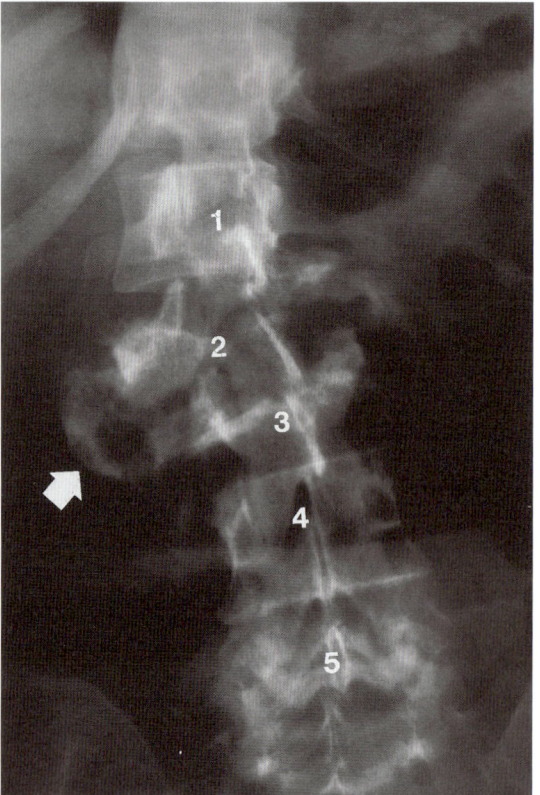

Figura 58.34 Coluna vertebral de Charcot. Uma incidência antero-posterior da coluna vertebral desse paciente paraplégico mostra grave destruição dos corpos vertebrais de L2 e L3, bem como do espaço discal interveniente, osso novo heterotópico (*seta*) e desalinhamento. Os *números* indicam vértebras lombares.

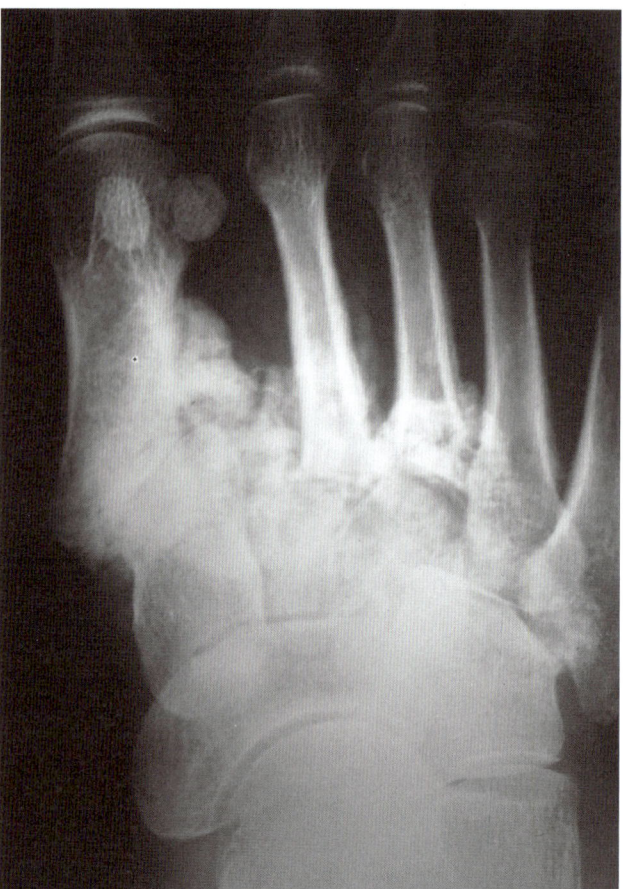

Figura 58.35 Artropatia de Charcot de Lisfranc. O pé desse paciente diabético apresenta deslocamento do segundo e terceiro metatarsos, bem como destruição articular e grandes quantidades de ossificação heterotópica. Esses achados são clássicos de uma artropatia de Charcot, tendo sido denominados deslocamento-fratura de Lisfranc. É observada com mais frequência de forma secundária ao traumatismo do que como uma artropatia de Charcot, porém é a artropatia neuropática mais comumente encontrada nos dias de hoje.

Hemofilia, artrite reumatoide juvenil e paralisia

Por que entidades clinicamente tão díspares como paralisia, artrite reumatoide juvenil (ARJ) e hemofilia seriam abordadas na mesma seção de um livro? Porque, de modo geral, são indistinguíveis à radiografia.

Os achados clássicos da ARJ e da hemofilia incluem *crescimento excessivo das extremidades ósseas* (alargamento epifisário) associado a *diáfises finas* (Figura 58.36), podendo haver ou não destruição articular. Um achado clássico da ARJ e da hemofilia é a ampliação do espaço intercondilar do joelho. Esse sinal pode ser bastante variável e difícil de usar. Ademais, em casos raros, está presente quando os outros sinais clássicos também estão ausentes ou não são evidentes.

Outro processo que pode simular os achados encontrados na ARJ e na hemofilia é uma articulação submetida ao desuso em decorrência de paralisia (Figura 58.37). Sempre foi dito que o crescimento excessivo das epífises observado na ARJ e na hemofilia é devido à hiperemia; entretanto, esta tem muitas outras causas que não afetam o tamanho das epífises (p. ex., artrite reumatoide e infecção). O denominador comum compartilhado pela ARJ, pela hemofilia e pela paralisia é o desuso. Essa é a causa mais provável do supercrescimento das extremidades ósseas observado nesses três distúrbios.

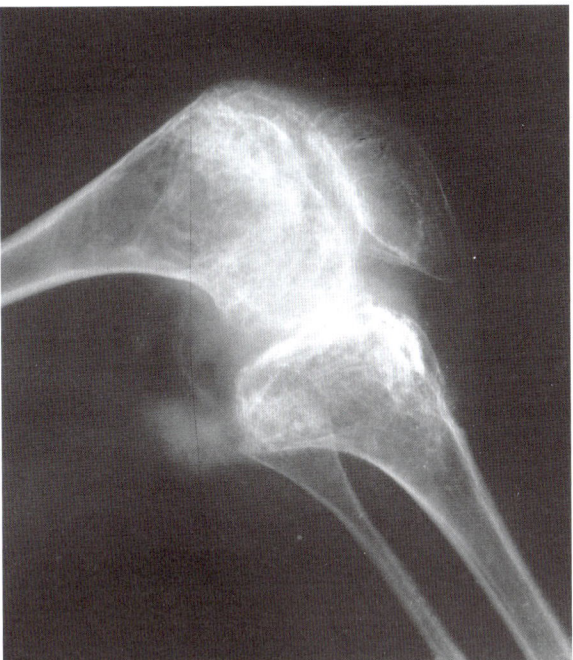

Figura 58.36 **Artrite reumatoide juvenil (ARJ).** A incidência em perfil do joelho desse paciente com ARJ mostra os achados clássicos de crescimento excessivo das extremidades ósseas e as diáfises afiladas associadas. Essas alterações também podem ser encontradas em pacientes com hemofilia ou paralisia.

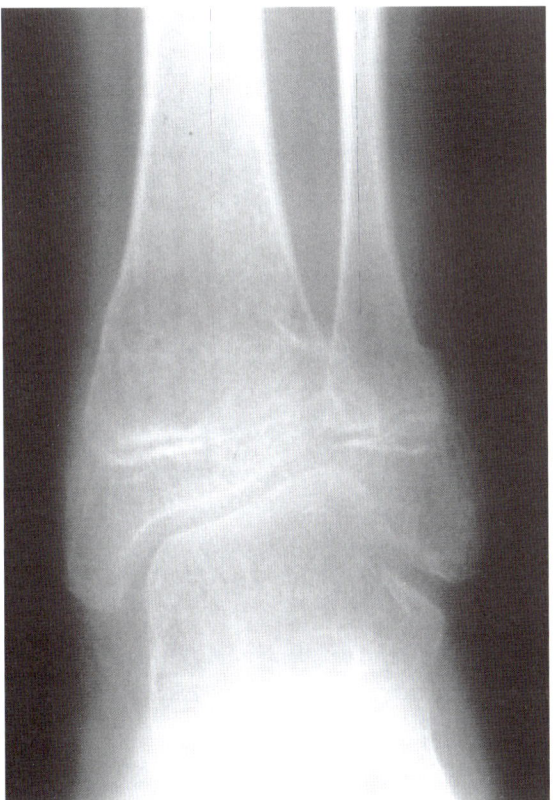

Figura 58.37 **Distrofia muscular simulando artrite reumatoide juvenil (ARJ) ou hemofilia.** A incidência anteroposterior do tornozelo desse paciente com distrofia muscular mostra alterações mínimas de crescimento excessivo das epífises distais da fíbula e da tíbia. É observada uma acentuada inclinação tibiotalar, que também pode estar presente na ARJ ou na hemofilia.

Condromatose sinovial

A condromatose sinovial é um distúrbio relativamente frequente, causado por uma neoplasia benigna da sinóvia, que resulta na deposição de nódulos de cartilagem na articulação. Na maioria dos casos, esses depósitos cartilaginosos sofrem calcificação e são prontamente visualizados à radiografia (Figura 58.38). É mais comum vê-los no joelho, no quadril e no cotovelo. Em até 30% dos casos, os depósitos cartilaginosos não sofrem calcificação. Nesses casos, tudo o que se vê na radiografia é um derrame articular, a menos que haja erosões ou destruição articular (Figura 58.39).

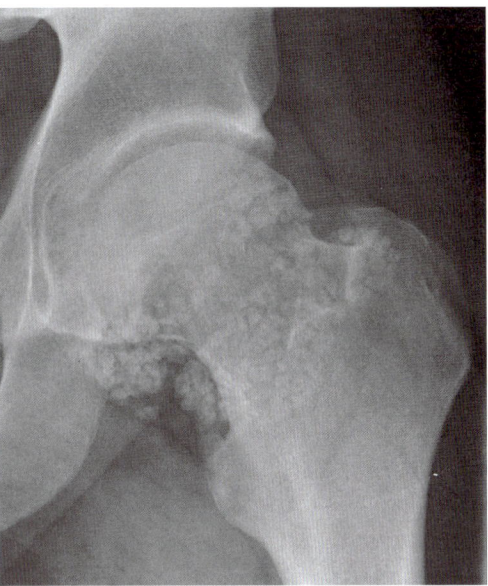

Figura 58.38 **Condromatose sinovial.** A incidência anteroposterior do quadril desse paciente, que se queixa de dor no quadril esquerdo, mostra múltiplos corpos livres calcificados na articulação do quadril. Em geral, esse achado é diagnóstico de condromatose sinovial.

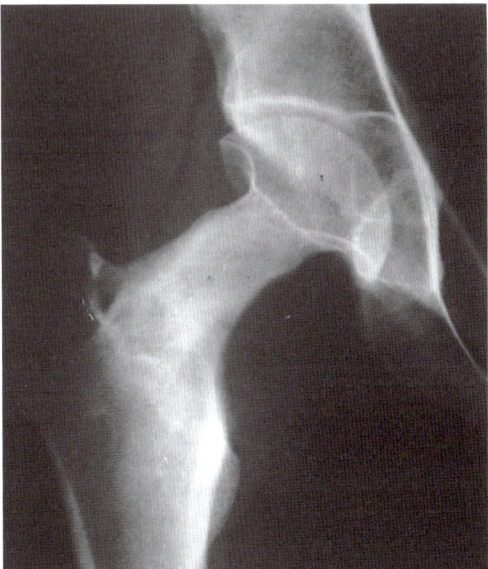

Figura 58.39 **Condromatose sinovial sem calcificação.** Uma incidência anteroposterior do quadril desse paciente mostra que o colo femoral está erodido e exibe uma aparência de "caroço de maçã". Essa alteração resultou da erosão por compressão de múltiplos corpos condrais livres não ossificados na articulação. Trata-se de condromatose sinovial não ossificada. Essa condição, quando não calcificada, costuma ser indistinguível da sinovite vilonodular pigmentada.

Os nódulos condrais surgem na sinóvia e, então, tendem a ser liberados na articulação, onde podem produzir sintomas de corpos livres. Podem, então, incrustar-se na sinóvia e, por algum tempo, tendem a não ficar soltos na articulação. Em geral, é necessário realizar uma sinovectomia total para aliviar os sintomas; recidivas não são incomuns.

Uma apresentação incomum que pode levar à confusão diagnóstica é quando os corpos livres ficam firmemente concentrados em uma articulação, conferindo-lhe a aparência de um tumor na ressonância magnética (RM) (Figura 58.40). Essa condição é denominada condromatose sinovial tumefativa. Caso uma biopsia seja obtida, poderá ser interpretada como condrossarcoma, levando a uma cirurgia radical.

Sinovite vilonodular pigmentada

A sinovite vilonodular pigmentada (SVP) é um processo inflamatório crônico incomum da sinóvia, que causa proliferação sinovial. Há uma articulação edemaciada com massas lobulares de sinóvia, a qual causa dor e destruição articular (Figura 58.41).

Em casos raros, ou nunca, sofre calcificação. Recebe a denominação de tumor de células gigantes da bainha do tendão e xantoma da bainha do tendão quando ocorre na bainha de um tendão, o que não é incomum. À radiografia, as articulações com SVP parecem idênticas à condromatose sinovial não calcificada, embora sejam bem menos comuns. Portanto, sempre que a hipótese de SVP for considerada, a condromatose sinovial deve ser mencionada. A SVP exibe uma aparência característica à RM, observando-se hemossiderina de baixa intensidade de sinal revestindo a sinóvia, nas imagens ponderadas tanto em T1 como em T2 (Figura 58.42).

Atrofia de Sudeck

Também conhecida como síndrome do ombro-mão, distrofia simpático-reflexa e síndrome da dor regional crônica, a atrofia de Sudeck é um distúrbio articular pouco conhecido, que costuma ocorrer depois de um pequeno traumatismo em um membro, resultando em dor, edema e disfunção. À radiografia, observam-se grave osteoporose irregular e inchaço dos tecidos moles

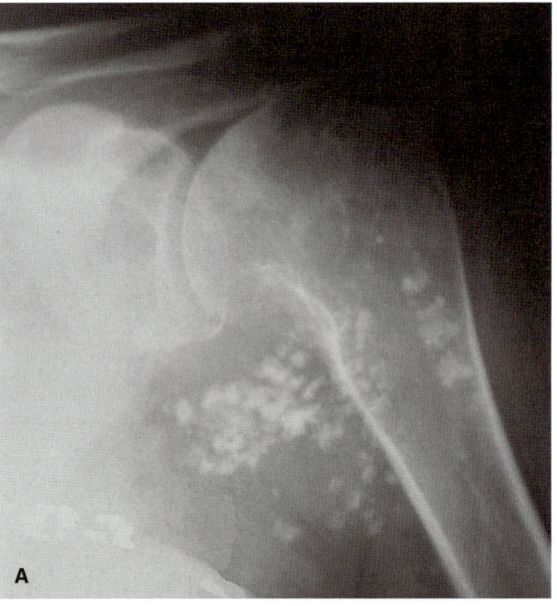

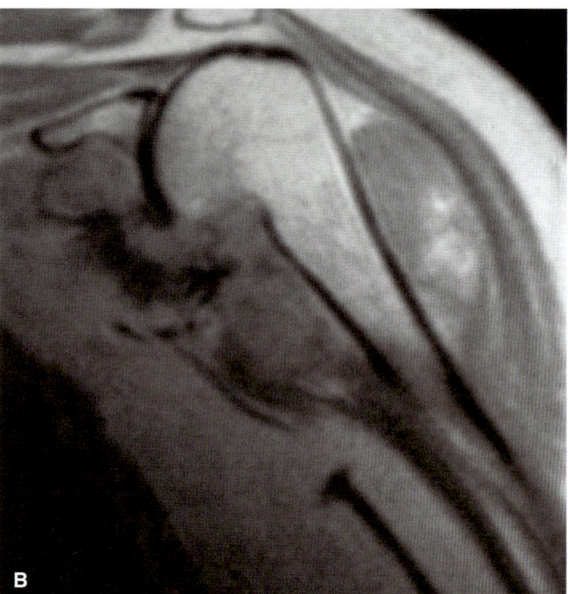

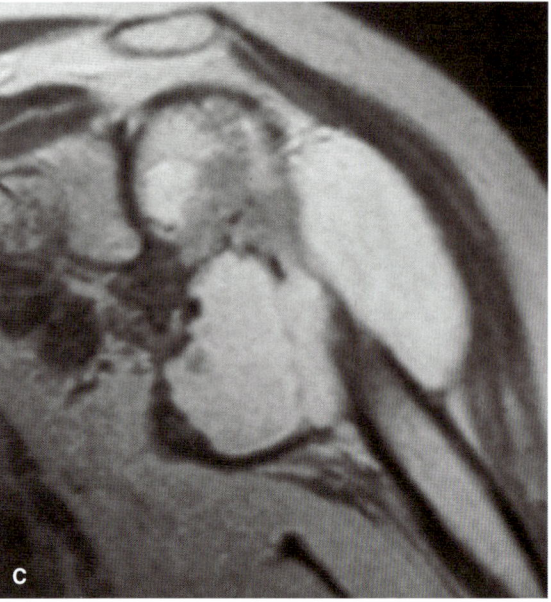

Figura 58.40 Osteocondromatose sinovial tumefativa. A. Uma radiografia do ombro mostra massa parcialmente calcificada que está erodindo o aspecto medial do úmero. RM ponderada em densidade protônica, no plano coronal (**B**), e em T2 (**C**) do ombro revelam massa circundando a cabeça umeral, a qual foi interpretada como um sarcoma. Uma biopsia foi realizada e definiu a massa como um "condrossarcoma", o que resultou na amputação do braço. A natureza intra-articular da massa não foi avaliada antes da cirurgia radical, quando então foi identificada de maneira correta como condromatose sinovial.

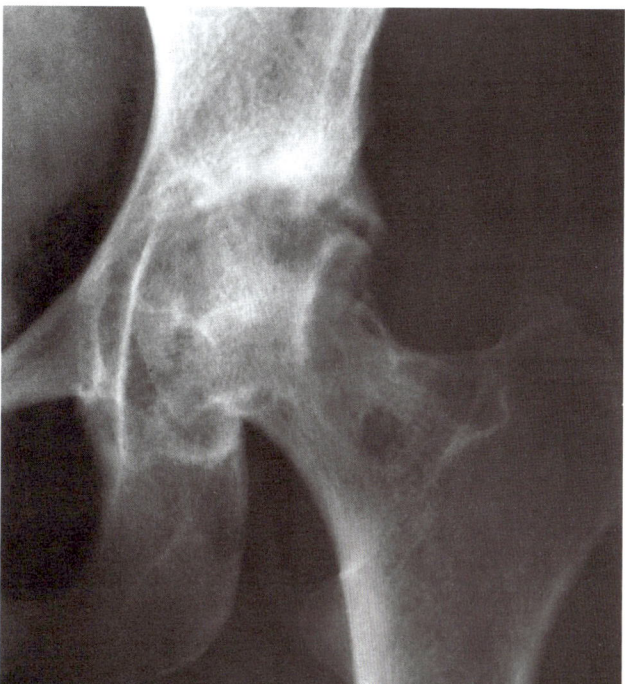

Figura 58.41 Sinovite vilonodular pigmentada. Uma incidência anteroposterior do quadril desse paciente mostra destruição do espaço articular e erosões ósseas ao longo de toda a cabeça e colo femorais. A sinovite vilonodular pigmentada ou condromatose sinovial podem ter essa aparência.

(Figura 58.43). Em geral, afeta a parte distal de um membro, como a mão ou um pé. Mesmo assim, alguns acreditam que haja envolvimento ocasional de articulações intermediárias, como o joelho e o quadril. A dor costuma desaparecer, porém com persistência da osteoporose. Com o passar do tempo, o edema desaparecerá e a pele poderá se tornar atrófica. É importante

que o radiologista identifique a osteoporose agressiva presente nesse distúrbio e a diferencie da osteoporose por desuso, de modo a permitir que o médico responsável pelo tratamento inicie a fisioterapia agressiva.

Derrames articulares

A maioria dos derrames articulares é clinicamente evidente e dispensa validação radiográfica. O cotovelo é exceção. No contexto de traumatismo no cotovelo, um derrame articular é indicativo de fratura. De modo geral, os sinais radiográficos de um derrame articular no cotovelo são vistos de forma clara (deslocamento de coxins adiposos, conforme descrito no Capítulo 57) e comprovadamente válidos. A determinação clínica da presença de um derrame articular no cotovelo pode ser difícil; assim, o radiologista pode ser muito útil nessa área.

A determinação clínica da presença de um derrame articular no quadril também é muito difícil, podendo ser valiosa em determinados contextos clínicos. Por exemplo, em um paciente que apresente dor no quadril, além de um derrame articular, deve-se aspirar a articulação, com o objetivo de excluir a hipótese de infecção. Se houver apenas dor, é provável que a aspiração não seja necessária. A literatura sobre radiologia menciona o deslocamento das faixas de gordura na região do quadril como indicação de derrame, porém foi comprovado que essa afirmação é infundada. O único coxim adiposo ao redor do quadril que é deslocado em função do derrame articular é o obturador interno, porém esse é um achado incomum.

O sinal radiográfico de um derrame articular do joelho, que parece ser o mais confiável, é a medida da distância entre o coxim adiposo suprapatelar e o coxim adiposo femoral anterior (Figura 58.44). Uma distância superior a 10 mm entre esses dois coxins adiposos é evidência definitiva da presença de um derrame. Uma distância inferior a 5 mm é normal. Uma distância entre 5 mm e 10 mm é duvidosa. Não faz diferença se há um derrame articular no joelho – seja como for, o paciente é tratado do mesmo modo. Se fosse vital para o paciente, a articulação poderia ser aspirada ou um exame de RM poderia

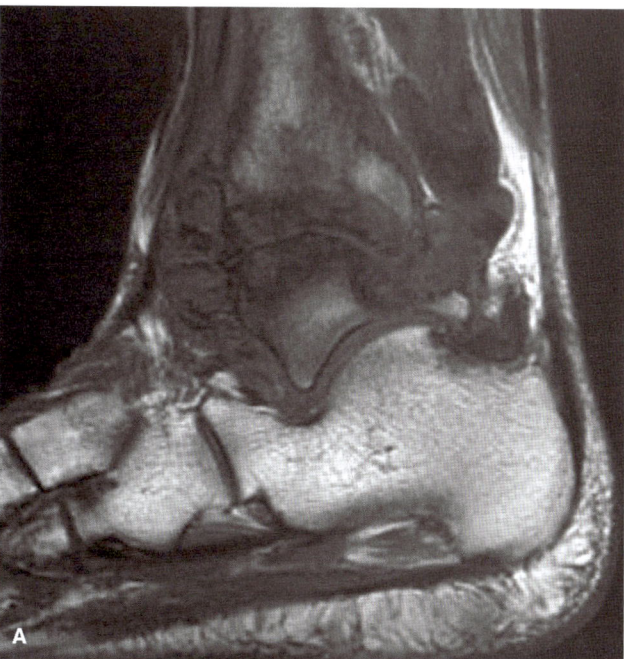 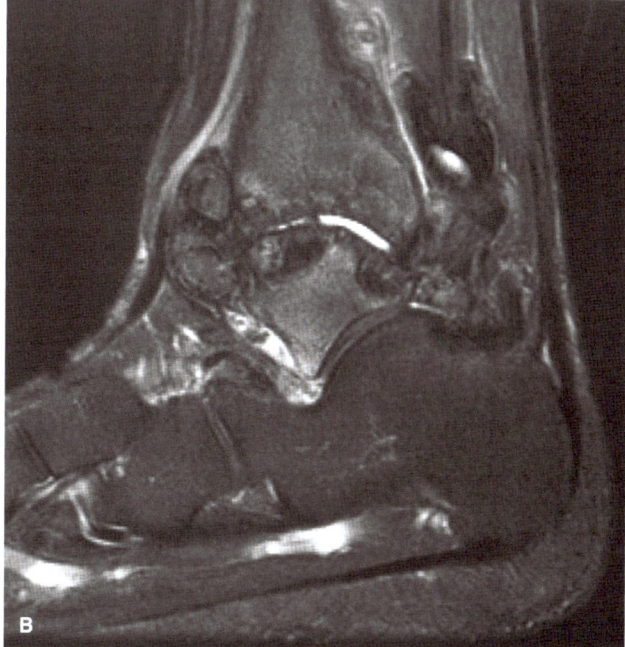

Figura 58.42 Sinovite vilonodular pigmentada (SVP). Imagens de RM no plano sagital ponderadas em T1 (**A**) e em T2 (**B**) com supressão de gordura de um tornozelo com SVP mostram massa de tecidos moles emanando da articulação do tornozelo. Essa massa tem sinal baixo em ambas as sequências, além de ter um sinal muito baixo pela hemossiderina revestindo partes da sinóvia, o que é característico da SVP.

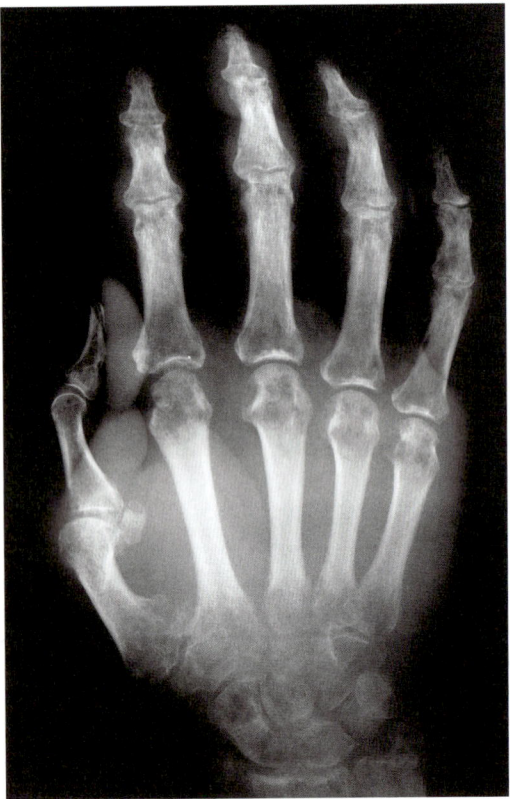

Figura 58.43 **Atrofia de Sudeck.** Edema difuso das partes moles e osteoporose acentuada e agressiva, a ponto de conferir uma aparência permeativa, são notados ao redor de todas as articulações da mão. Esse paciente apresentava dor intensa e disfunção da mão subsequentes a um traumatismo menor. Esse achado é característico da atrofia de Sudeck.

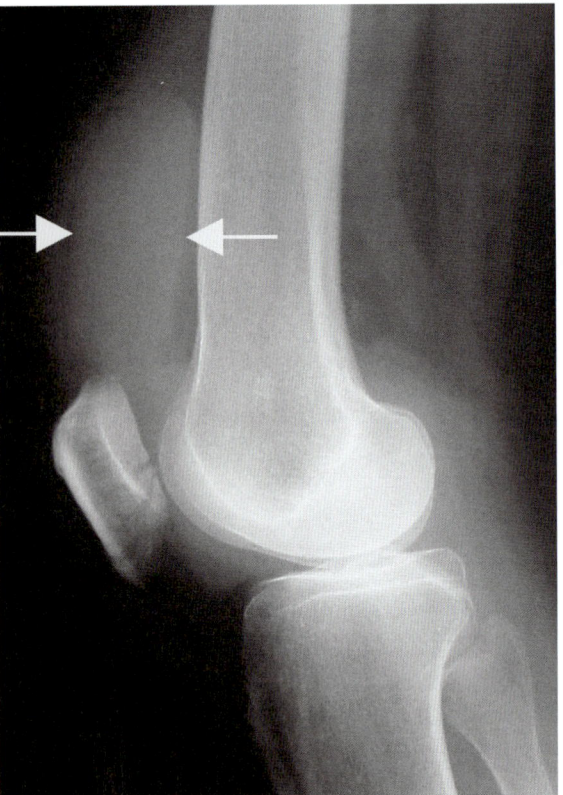

Figura 58.44 **Derrame na articulação do joelho.** Esse paciente apresenta líquido articular no joelho, estando os coxins adiposos amplamente deslocados. O coxim adiposo suprapatelar (*seta esquerda*) está a mais de 5 mm do coxim adiposo suprafemoral anterior (*seta direita*), o que indica um derrame articular. A patela está fraturada.

ser realizado para sua detecção. Deve ser salientado que um exame de RM jamais deve ser realizado apenas para ver se há líquido na articulação.

Os derrames articulares do ombro são muito difíceis de detectar, a menos que sejam volumosos o suficiente para deslocar a cabeça umeral inferiormente, como se vê com uma fratura e hemartrose (ver Capítulo 57). Felizmente, como ocorre com a maioria das outras articulações, o tratamento não se baseia apenas na presença ou ausência de derrame, de modo que isso dificilmente importa. O mesmo se aplica ao tornozelo, ao punho e às articulações menores.

Necrose avascular

A necrose avascular (NAV), ou osteonecrose, pode ocorrer ao redor de quase qualquer articulação, devido a uma gama de motivos que incluem esteroides, traumatismo, estados patológicos subjacentes diversos, e até por causa idiopática. É encontrada com frequência em pacientes com transplante renal.

A característica distintiva da NAV é a densidade óssea aumentada em uma articulação aparentemente normal. A densidade aumentada em uma articulação estreitada costuma indicar artropatia degenerativa; entretanto, na ausência de osteófitos ou de estreitamento do espaço articular, outro distúrbio deve ser considerado.

O sinal mais precoce da NAV é um derrame articular. Este, muitas vezes, não é visível à radiografia, ou pode ser tão inespecífico que se torna inútil para o diagnóstico, a menos que o contexto clínico já tenha levantado a suspeita de NAV. O próximo sinal indicativo de NAV é uma densidade irregular ou mosqueada (Figura 58.45). No joelho, esse aumento da densidade

pode ocorrer ao longo do côndilo inteiro, ao passo que, no quadril, costuma envolver toda a cabeça umeral. Em seguida, em muitos casos, há desenvolvimento de uma transparência subcondral, que forma uma linha delgada ao longo da superfície articular (Figura 58.46). Embora essa linha transparente seja descrita como um indicador precoce de NAV, é, na verdade, um achado tardio. Além disso, essa linha transparente muitas vezes não ocorre na evolução da NAV. Portanto, o uso da linha transparente como um dos principais critérios determinantes de NAV pode levar à perda de achados iniciais, em alguns casos, e à perda completa do diagnóstico em outros.

Os últimos sinais observados na NAV são o colapso da superfície articular e a fragmentação articular (Figura 58.47). Deve-se salientar que todas essas alterações ocorrem apenas em um lado de uma articulação, o que favorece o diagnóstico, uma vez que praticamente todas as outras alterações que ocorrem ao redor das articulações envolvem ambos os lados.

A RM é extremamente útil na avaliação da NAV. É o exame de imagem mais sensível disponível, quase sempre mostrando a NAV quando as radiografias ou a cintigrafia estão normais. No quadril, a NAV, em geral, tem uma área com intensidade de sinal baixa ou mista nas imagens ponderadas em T1, a qual está localizada na parte anterossuperior da cabeça femoral e apresenta margem serpiginosa (Figuras 58.48 e 58.49). Se não houver envolvimento da parte anterior da cabeça femoral, deve-se questionar o diagnóstico de NAV, que, em geral, não se apresenta de outro modo. A NAV da cabeça femoral posterior ocasionalmente pode ser encontrada após o deslocamento posterior do quadril, devido à impactação da cabeça femoral contra a coluna posterior do acetábulo.

Uma forma de NAV menor e mais focal do que a mencionada é a osteocondrite dissecante, sendo mais provável que

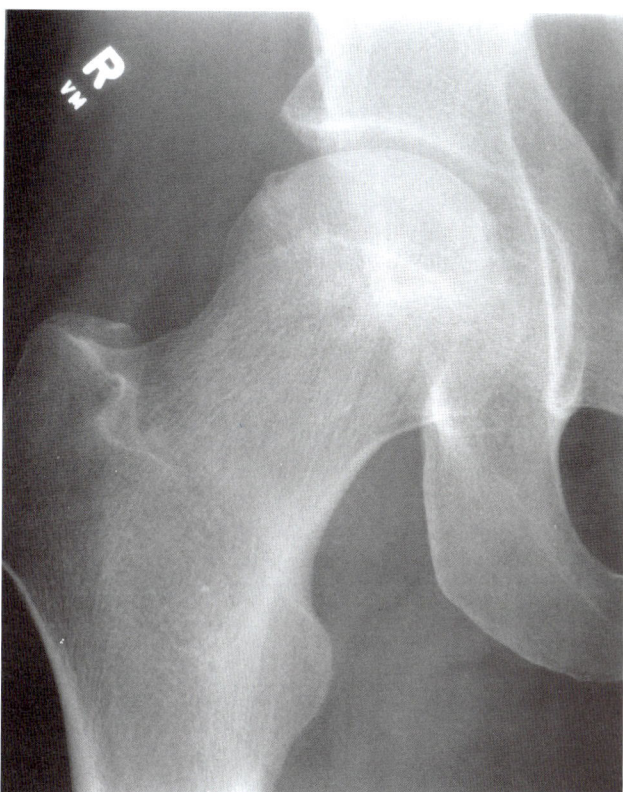

Figura 58.45 Necrose avascular do quadril em estágio inicial. Observa-se esclerose irregular na cabeça do fêmur desse paciente com história de transplante renal, além de necrose avascular do quadril. Contudo, não há transparência subcondral nem irregularidade da superfície articular na região que sustenta peso, exceto quanto a uma pequena irregularidade cortical vista lateralmente.

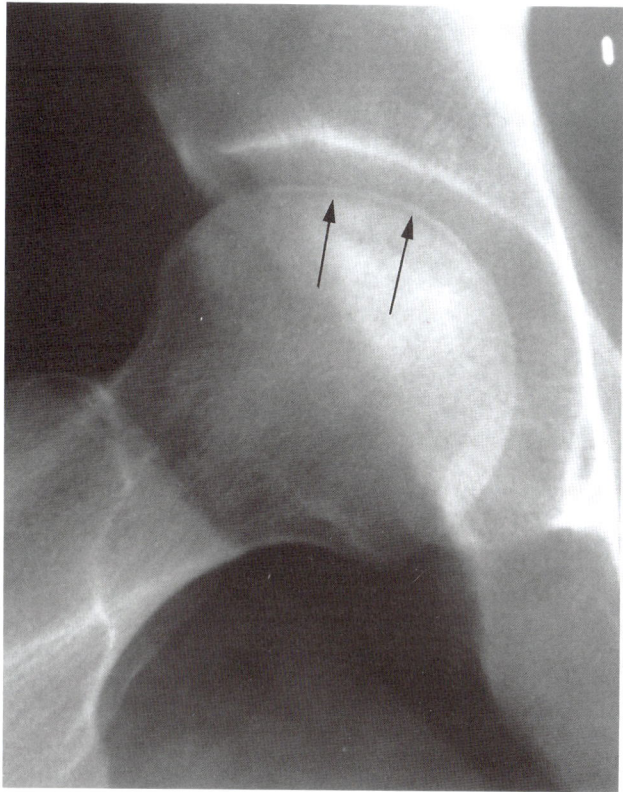

Figura 58.46 Necrose avascular (NAV) do quadril. Uma transparência subcondral (*setas*) é vista na porção que sustenta peso desse quadril com NAV. Também se nota esclerose irregular ao longo da cabeça femoral.

seja causada por traumatismo; entretanto, isso é controverso, de modo que uma escola de pensamento defende uma causa idiopática. Ocorre com mais frequência no joelho, no epicôndilo medial (Figura 58.50), mas também é vista em muitos casos na cúpula do tálus (Figura 58.51) e, ocasionalmente, no capítulo umeral (Figura 58.52). A osteocondrite dissecante costuma levar à soltura de um pequeno fragmento de osso, que, então, se torna um corpo livre na articulação (ver Figura 58.50).

A NAV é um dos distúrbios que ocorrem ao redor das articulações, no qual podem ocorrer geodos ou cistos condrais. É o único dos quatro distúrbios (os outros são artrite reumatoide, artropatia degenerativa e DDCPC) em que a articulação pode estar essencialmente normal e ter um geodo (Figura 58.53). Os outros distúrbios apresentarão um ou uma combinação qualquer dos achados de estreitamento do espaço articular, osteófitos, osteoporose, condrocalcinose ou, ainda, outros.

Uma gama de denominações foi atribuída a certos ossos afetados por NAV, em geral com um epônimo da primeira pessoa a descrever o distúrbio. Os distúrbios são chamados de osteocondroses e, embora a maioria seja considerada idiopática, também podem ser secundários ao traumatismo. Algumas das epífises mais comuns envolvidas são: semilunar do carpo – doença de Kienböck (Figuras 58.54 e 58.55); cabeças metatarsais – doença de Freiberg (Figura 58.56); cabeça femoral – doença de Legg-Perthes; epífises anelares da coluna vertebral – doença de Scheuermann (Figura 58.57); e tubérculo anterior da tíbia – doença de Osgood-Schlatter, também denominada "joelhos do surfista". A RM pode ser bastante útil na identificação da NAV nesses locais; mostra um sinal baixo difuso nas imagens ponderadas em T1, o qual envolve toda a área de NAV (Figura 58.58).

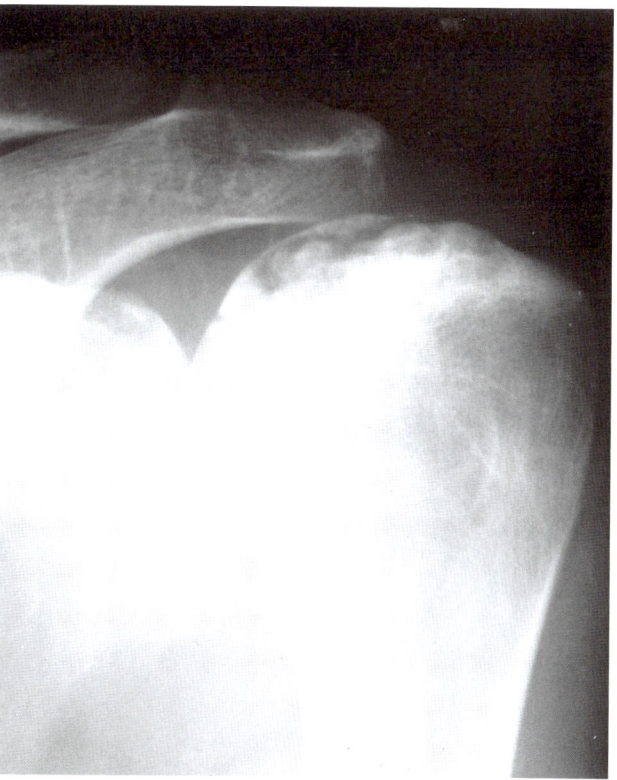

Figura 58.47 Necrose avascular (NAV) do ombro. Há colapso da superfície articular nesse ombro afetado por NAV de longa duração. Uma densa esclerose óssea também é notada.

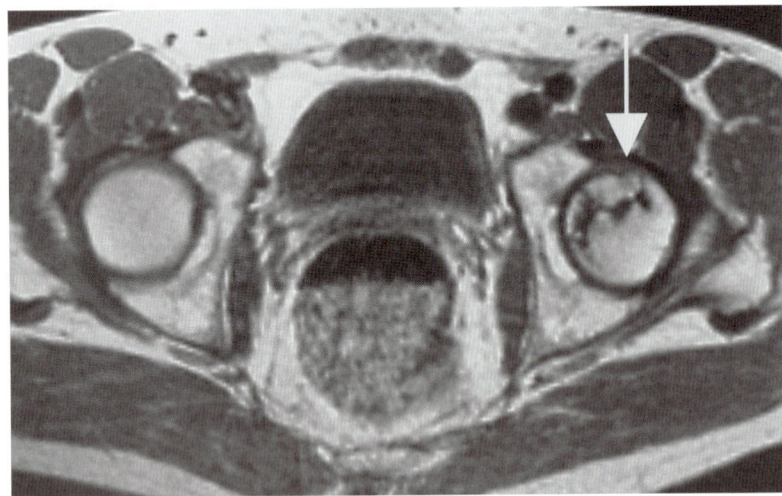

Figura 58.48 Necrose avascular (NAV) do quadril. Uma imagem ponderada em T1, no plano axial, do quadril mostra uma área focal de anormalidade na cabeça femoral esquerda (*seta*), o que é característico da NAV. A borda serpiginosa de sinal baixo é um achado típico, assim como a localização anterior.

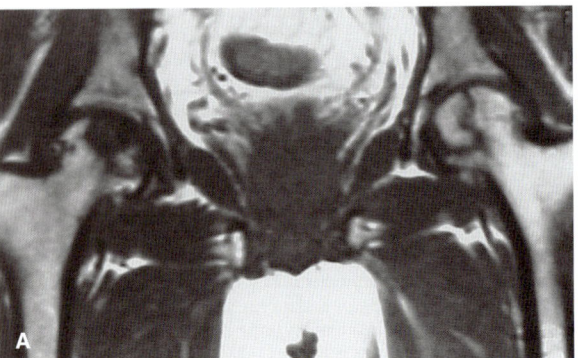
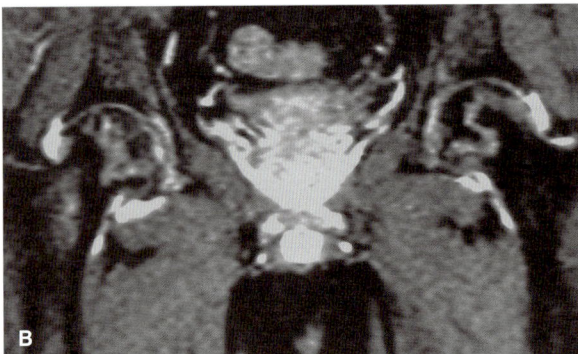

Figura 58.49 Necrose avascular (NAV) do quadril. As imagens coronais ponderadas em T1 (**A**) e a sequência STIR (*short tau inversion recovery*) (**B**) mostram NAV bilateral.

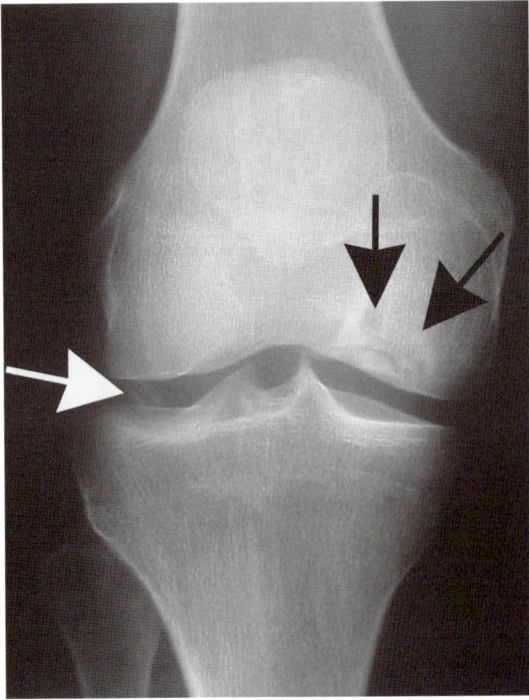

Figura 58.50 Osteocondrite dissecante. Nota-se uma pequena área focal de necrose avascular (NAV) no côndilo medial do fêmur (*setas pretas*), a qual é uma área de osteocondrite dissecante. Parte da área da NAV liberou um fragmento osteocondral (*seta branca*) na articulação.

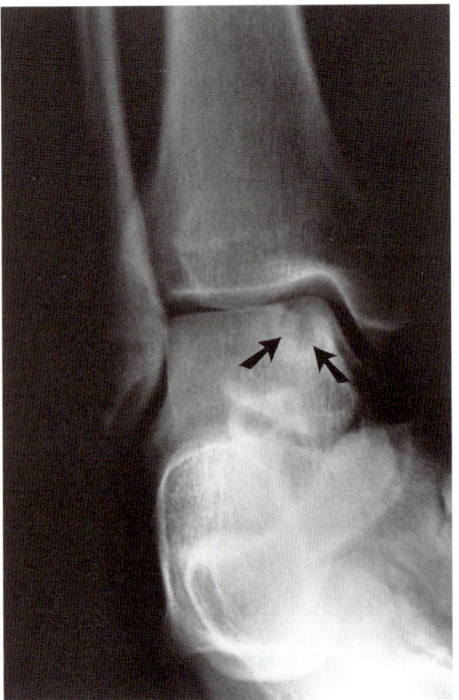

Figura 58.51 Osteocondrite dissecante do tálus. Uma área focal de necrose avascular no tálus, como a que é vista aqui (*setas*), é chamada osteocondrite dissecante. O tálus é o segundo local mais comum, em seguida ao joelho; e este, como o joelho, pode acarretar corpo livre na articulação.

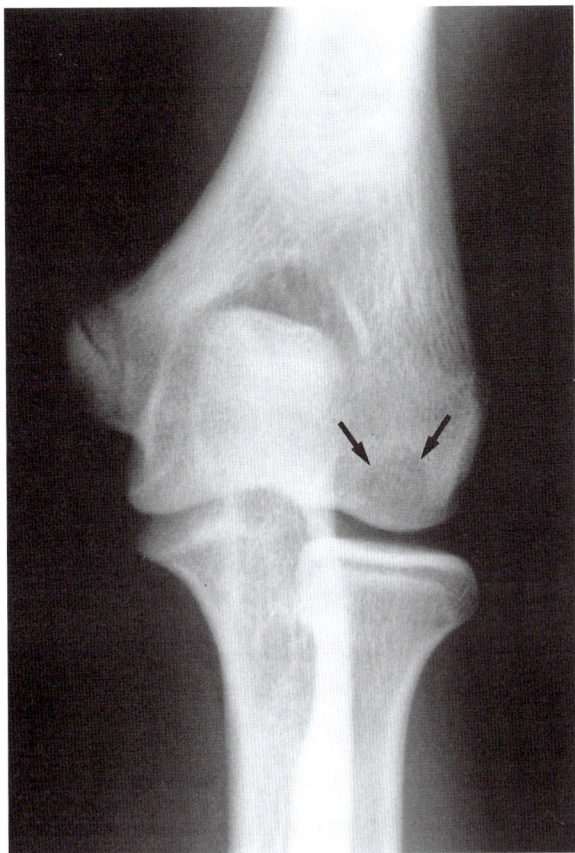

Figura 58.52 Osteocondrite dissecante do cotovelo. O terceiro local mais comum de osteocondrite dissecante está no capítulo umeral, no cotovelo. A transparência sutil vista no capítulo umeral (*setas*) foi primeiramente considerada um condroblastoma ou uma área de infecção.

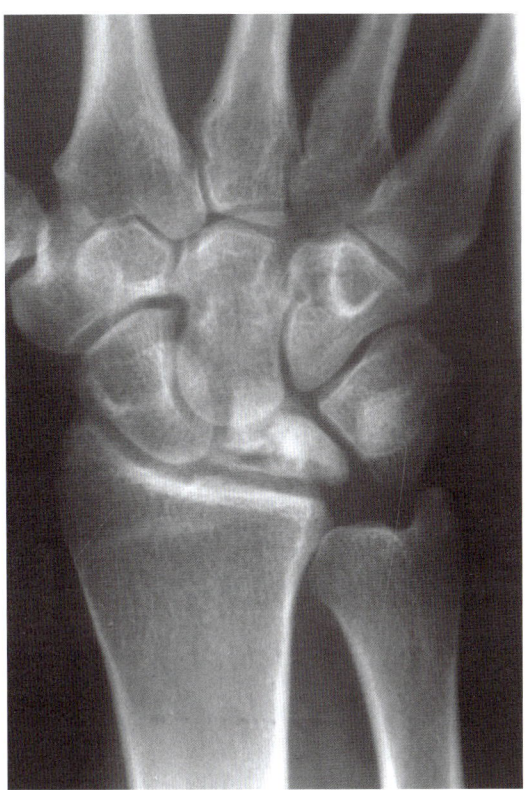

Figura 58.54 Malacia de Kienböck. A necrose avascular (NAV) do semilunar, malacia de Kienböck, é demonstrada no punho desse paciente. A densidade aumentada e a fragmentação parcial do semilunar são características da NAV. Observe ainda a ulna discretamente encurtada (em comparação ao rádio), o que é chamado de variância ulnar negativa, a qual se considera apresentar alta associação com a malacia (ou doença) de Kienböck.

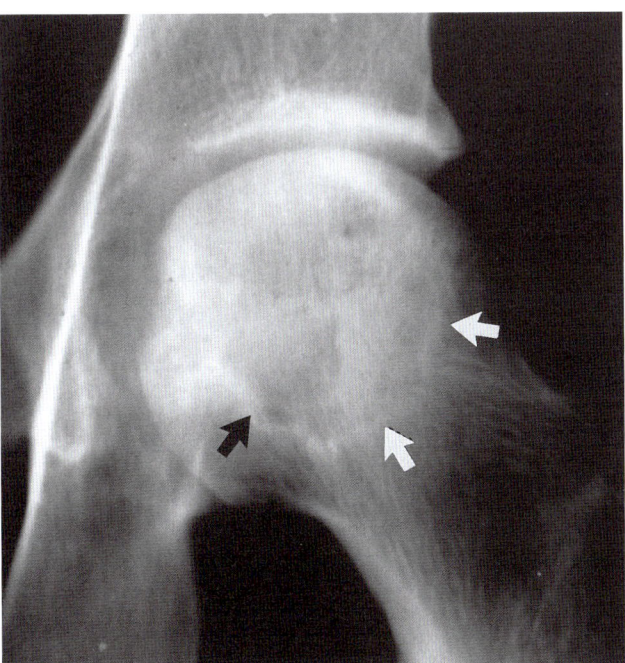

Figura 58.53 Geodo no quadril. Uma lesão cística ampla (*seta*) é vista nesse paciente com necrose avascular (NAV) do quadril. Note a esclerose irregular adjacente, indicativa de NAV. Um geodo ou cisto subcondral deve ser considerado sempre que uma lesão lítica for encontrada ao redor de uma articulação.

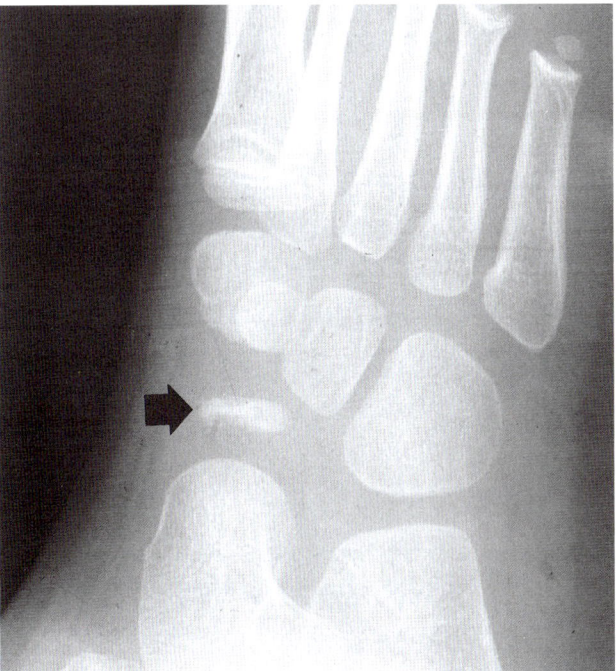

Figura 58.55 Doença de Köhler. O achatamento e a esclerose do navicular tarsal (*seta*) em crianças são considerados por muitos uma necrose avascular, sendo denominados doença de Köhler. Outros constataram que se trata de uma variante normal assintomática e acreditam que seja um achado incidental.

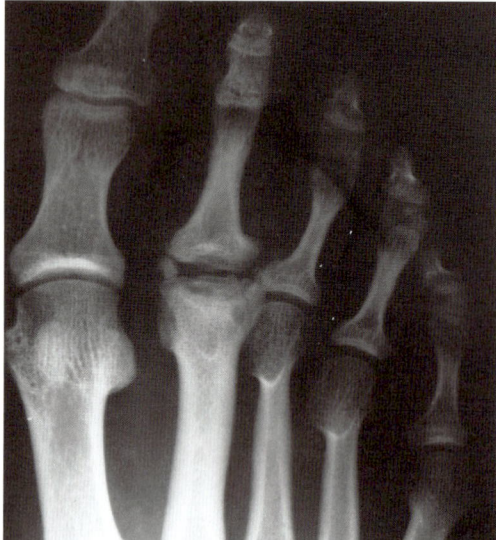

Figura 58.56 Doença de Freiberg. Achatamento, colapso e esclerose da cabeça do segundo metatarso, como observado nesse paciente, são achados típicos de necrose avascular ou doença de Freiberg. Também pode envolver as cabeças do terceiro ou quarto metatarsos. Note a hipertrofia compensatória do córtex do segundo metatarso, a qual é encontrada com frequência com esse distúrbio.

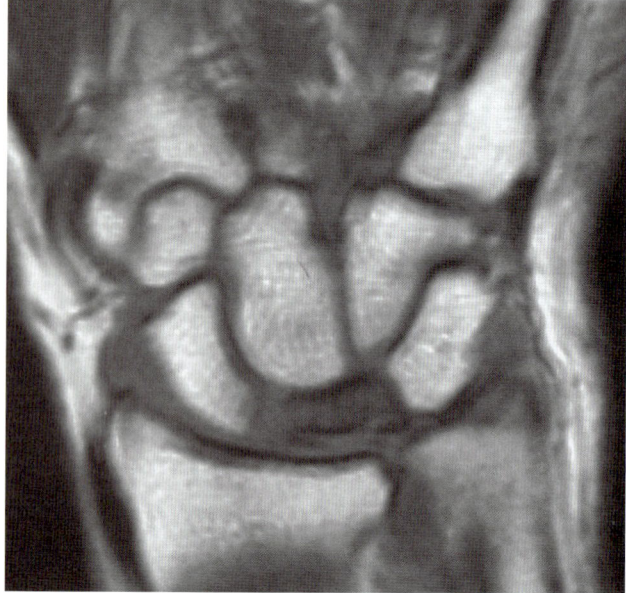

Figura 58.58 Malacia de Kienböck. Uma imagem ponderada em T1, no plano coronal, do punho mostra um sinal baixo ao longo do semilunar, o qual é característico de necrose avascular do semilunar ou malacia (ou doença) de Kienböck.

Leitura sugerida

Helms CA, Chapman GS, Wild JH. Charcot-like joints in calcium pyrophosphate dihydrate deposition disease. *Skeletal Radiol* 1981;7:55–58.

Mitchell DG, Kressel HY, Arger PH, Dalinka M, Spritzer CE, Steinberg ME. Avascular necrosis of the femoral head: morphologic assessment by MR imaging, with CT correlation. *Radiology* 1986;161:739–742.

Resnick D, Niwayama G, Coutts R. Subchondral cysts (geodes) in arthritic disorders: pathologic and radiographic appearance of the hip joint. *AJR Am J Roentgenol* 1977;128:799–806.

Resnick D, Niwayama G, Goergen TG, et al. Clinical, radiographic and pathologic abnormalities in calcium pyrophosphate dihydrate deposition disease (CPPD): pseudogout. *Radiology* 1977;122:1–15.

Resnick D, Shaul SR, Robins JM. Diffuse idiopathic skeletal hyperostosis with extraspinal manifestations. *Radiology* 1975;115:513–524.

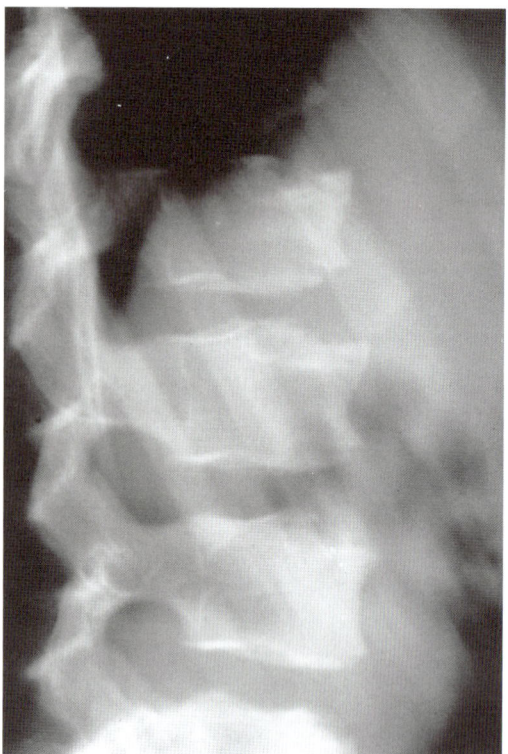

Figura 58.57 Doença de Scheuermann. A necrose avascular dos anéis apofisários dos corpos vertebrais é denominada doença de Scheuermann. Originalmente, foi descrita uma cifose dolorosa com envolvimento de múltiplos corpos vertebrais. É encontrada mais comumente sem cifose ou dor, e apenas com envolvimento de alguns corpos vertebrais.

CAPÍTULO 59 ■ DOENÇA ÓSSEA METABÓLICA

CLYDE A. HELMS E EMILY N. VINSON

O Capítulo 59 encontra-se integralmente *online*, disponível no *site* www.grupogen.com.br.

Consulte a página de Material Suplementar para detalhes sobre acesso e *download*.

CAPÍTULO 60 ■ LESÕES ESQUELÉTICAS DO TIPO "NÃO TOQUE"

CLYDE A. HELMS E EMILY N. VINSON

As lesões esqueléticas do tipo "não toque" são processos tão característicos à radiografia que dispensam biopsia ou exames diagnósticos adicionais. A biopsia não só resulta em morbidade e despesas desnecessárias, como também, em alguns casos, conforme se discute neste capítulo, pode levar ao erro e a uma cirurgia adicional desnecessária.

A maioria dos treinamentos em Radiologia insiste na necessidade de fornecer um diagnóstico diferencial para uma dada lesão, deixando a cargo do clínico a decisão entre as diversas entidades. Entretanto, para as lesões do tipo "não toque", uma lista diferencial se torna inapropriada, por fazer uma possível biopsia o próximo passo no processo de tomada de decisão. Como essas lesões dispensam a biopsia para o estabelecimento de um diagnóstico final, o diagnóstico radiológico deve ser feito sem uma lista de possibilidades diferenciais. Tais lesões podem ser classificadas em três categorias: (1) lesões pós-traumáticas; (2) variantes da normalidade; e (3) lesões reais, porém obviamente benignas.

Lesões pós-traumáticas

Miosite ossificante. É um exemplo de lesão que não deve ser submetida a biopsia, porque sua aparência histológica agressiva costuma simular um sarcoma. Infelizmente, muitas vezes uma cirurgia radical é realizada com base na aparência histológica da miosite ossificante, quando, na verdade, a aparência radiológica se mostrava diagnóstica dessa lesão benigna. A típica aparência radiológica da miosite ossificante é uma calcificação periférica circunferencial com um centro transparente (Figura 60.1), mais bem apreciada na tomografia computadorizada (TC). Um tumor maligno que simule a miosite ossificante exibe uma periferia indefinida e um centro calcificado ou ossificado (Figura 60.2). É possível ver uma reação periosteal tanto com a miosite ossificante como com um tumor. Ocasionalmente, a calcificação periférica da miosite ossificante pode ser tênue demais para ser apreciada na radiografia convencional; nesses casos, uma TC deve ajudar ou, como uma recomendação alternativa, pode-se adiar em 1 a 2 semanas a obtenção das radiografias. A biopsia deve ser evitada quando existe a consideração clínica de miosite ossificante. A ressonância magnética (RM) pode levar ao erro, porque a calcificação periférica não é tão bem visualizada, e o edema nos tecidos moles adjacentes pode se estender além da margem calcificada (Figura 60.3).

Lesão por avulsão. Outra entidade pós-traumática em que uma biopsia pode levar ao erro é uma lesão por avulsão, seja qual for. Lesões desse tipo podem exibir uma aparência radiográfica agressiva; no entanto, sua posição característica, no

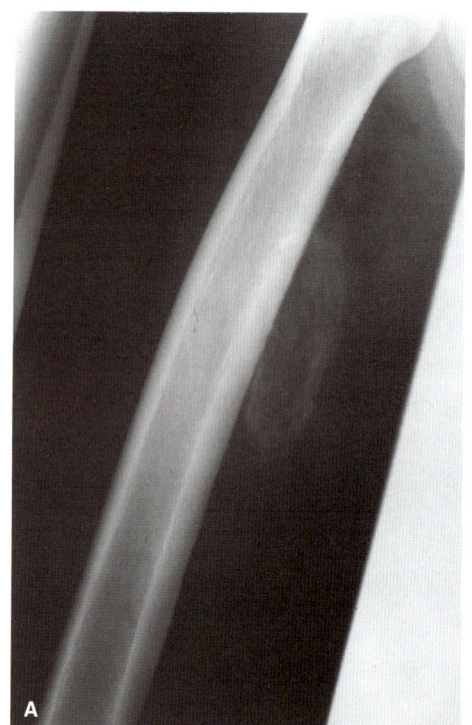

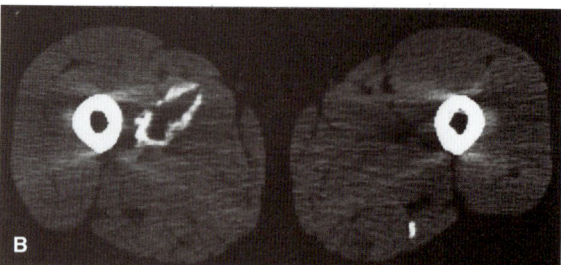

Figura 60.1 Miosite ossificante. A. Uma radiografia do fêmur desse paciente, que apresentava massa de partes moles, mostra densidade cálcica adjacente ao córtex posterior do fêmur, que está calcificada, sobretudo, em sua periferia. Com base apenas na radiografia, se for difícil afirmar em definitivo que se trata de uma calcificação circunferencial periférica, é possível que uma tomografia computadorizada (TC), como a exibida em **B**, seja útil para mostrar que a natureza da referida calcificação com certeza é periférica. Esse achado é praticamente diagnóstico de miosite ossificante.

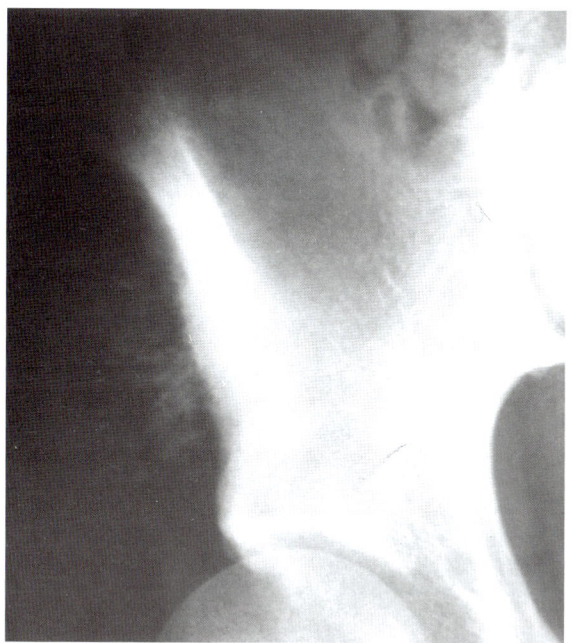

Figura 60.2 **Osteossarcoma.** Nesse paciente, uma calcificação mal definida é vista adjacente à asa ilíaca. Com base na radiografia, é possível afirmar que esse achado definitivamente não é de natureza circunferencial. Mesmo que uma história prévia de traumatismo fosse obtida nesse caso, a hipótese de miosite ossificante é incompatível com essa aparência de calcificação. A biopsia mostrou que se tratava de um osteossarcoma.

local de inserção de um ligamento ou tendão (p. ex., crista ilíaca anteroinferior ou tuberosidade isquiática), implica que sejam identificadas como benignas (Figuras 60.4 e 60.5). Como na miosite ossificante, o adiamento em algumas semanas para a obtenção de novas radiografias permite, em geral, que um caso duvidoso se torne mais nítido do ponto de vista radiográfico. A biopsia pode levar ao diagnóstico equivocado de um sarcoma e, portanto, deve ser evitada. Qualquer área em processo de cicatrização deve exibir uma alta proporção núcleo:cromatina, bem como uma elevada contagem de figuras mitóticas, por vezes simulando malignidade à histologia. O *desmoide cortical* é um processo encontrado na crista supracondilar medial do fêmur distal, considerado por muitos como resultante de uma avulsão do músculo adutor magno. Ocasionalmente, simula uma lesão com aparência radiográfica agressiva e que pode aparentar histologia maligna. Em muitos casos, a biopsia dessa lesão benigna e radiograficamente característica tem levado à amputação (Figuras 60.6 e 60.7). Os desmoides corticais ocorrem apenas no côndilo posteromedial do fêmur. Podem estar ou não associados à dor, bem como apresentar captação aumentada de radionuclídeo em uma cintigrafia óssea. Podem exibir ou não formação óssea periosteal e, em geral, são encontrados em jovens. A biopsia deve ser evitada em todos os casos. Os desmoides corticais dolorosos devem se tornar assintomáticos mediante repouso. Costumam ser vistos como um achado incidental em imagens de RM do joelho, e exibem uma aparência característica (Figura 60.8).

Traumatismo. Pode acarretar geodos amplos ou cistos subcondrais nas proximidades de uma articulação, os quais podem ser confundidos com outras lesões e, assim, resultar em solicitação

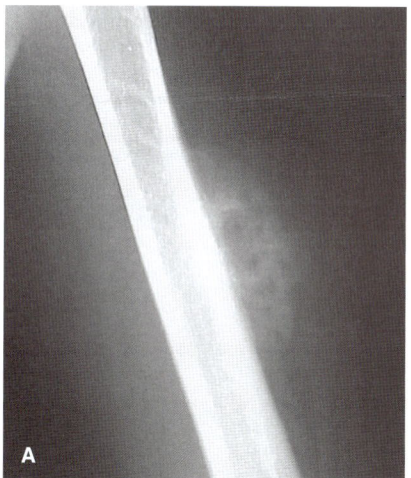

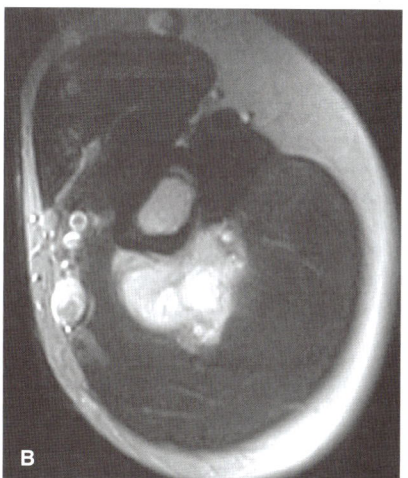

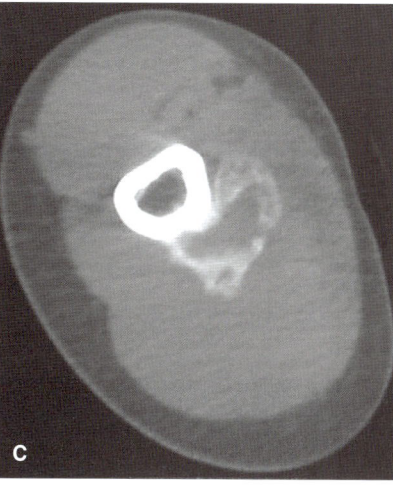

Figura 60.3 **Miosite ossificante. A.** Uma radiografia do úmero, obtida nesse paciente de 30 anos de idade, mostra massa calcificada adjacente à diáfise do úmero, a qual não é de natureza claramente periférica, embora a porção central esteja menos mineralizada. **B.** Uma imagem ponderada em T2, no plano axial, ao longo da massa, mostra apenas massa de sinal de alta intensidade, sem evidência de calcificação. **C.** Uma tomografia computadorizada (TC) ao longo da massa mostra a típica calcificação periférica, que é praticamente patognomônica de miosite ossificante.

de biopsia. Embora seja improvável que a amostra da biopsia simule um processo maligno, esse procedimento é evitável. Uma vez que os geodos de doença degenerativa quase sempre estejam associados a achados adicionais, como estreitamento do espaço articular, esclerose subcondral e osteófitos, o diagnóstico deve ser estabelecido com métodos radiográficos (Figura 60.9). Entretanto, em certos casos, os achados adicionais são sutis e podem não ser detectados (Figura 60.10). Os geodos também podem ocorrer no contexto da doença por depósito de cristais de pirofosfato de cálcio (DDCPC), artrite reumatoide e necrose avascular.

Esclerose vertebral discogênica. A doença vertebral discogênica é uma entidade quase sempre confundida com a doença metastática para a coluna vertebral. Pode simular a doença metastática e, a menos que o radiologista esteja familiarizado com esse processo, pode acarretar uma biopsia desnecessária. A doença vertebral discogênica é mais comumente esclerótica e focal (Figura 60.11). É sempre adjacente à placa terminal (platô vertebral), devendo o espaço discal associado ser estreito. A presença de osteofitose é invariável. Trata-se, de fato, de uma variante de um nodo de Schmorl, e não deve ser confundida com um foco metastático. Em alguns casos, pode ser lítica ou até mista lítico-esclerótica. O contexto clínico típico é uma mulher de meia-idade com lombalgia crônica. As radiografias antigas muitas vezes confirmam a natureza benigna desse processo. No contexto de estreitamento do espaço discal e osteofitose, a esclerose focal adjacente a um platô vertebral não deve ser submetida a biopsia.

Fratura. Ocasionalmente, uma fratura será causa de extensa osteosclerose e periostite, o que pode simular um tumor ósseo primário (Figura 60.12). A ausência de imobilização pode resultar em calo ósseo exuberante, que por sua vez, pode ser interpretado de maneira errônea como periostite agressiva ou até mesmo um novo tumor ósseo. Os resultados de uma biopsia, nesse caso, podem ser semelhantes a uma lesão maligna; portanto, qualquer caso associado a traumatismo deve ser examinado com cuidado quanto à existência de fratura.

Pseudoluxação do úmero. Outro processo traumático que pode ser diagnosticado à radiologia de forma incorreta, levando ao tratamento inadequado e à morbidade, é a pseudoluxação do úmero (Figura 60.13). Esta resulta de uma fratura com hemartrose, que causa distensão da articulação e migração da cabeça umeral, inferiormente. Uma incidência axial ou transescapular mostra que ele não está anterior nem posteriormente deslocado (as formas usuais de luxação do ombro), mas apresenta mera

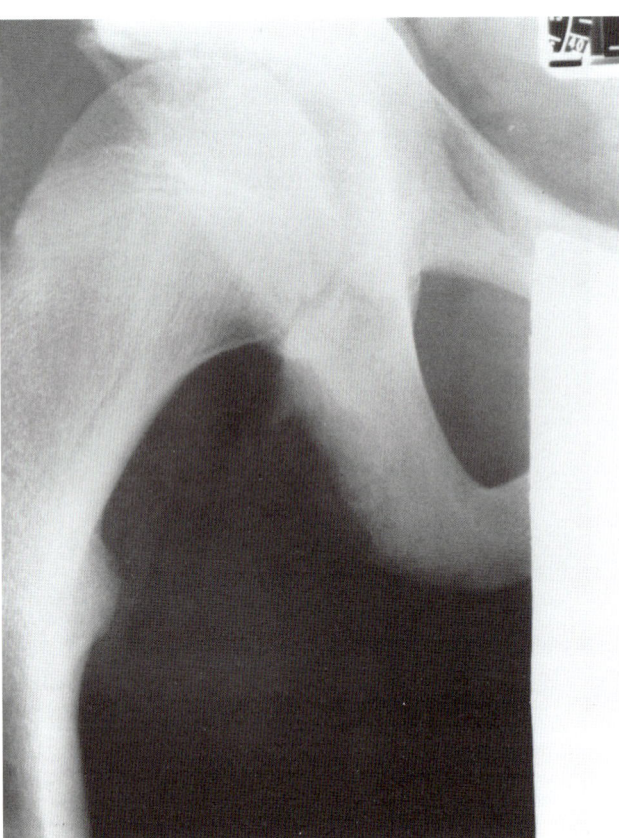

Figura 60.5 Lesão por avulsão. A irregularidade cortical com um triângulo de Codman de reação periosteal é vista ao longo da tuberosidade isquiática e, a princípio, foi julgada representativa de malignidade. Devido à localização característica, a hipótese de lesão por avulsão foi considerada, a qual foi observada e cicatrizou sem deixar sequela.

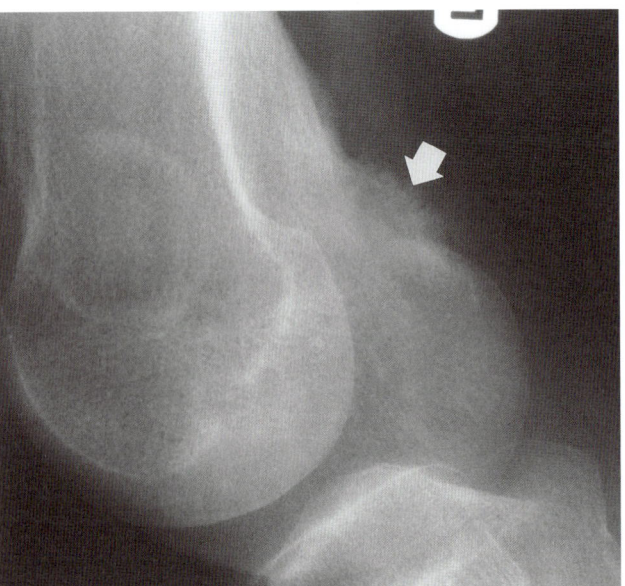

Figura 60.6 Desmoide cortical. Nesse paciente, uma irregularidade cortical focal foi observada no aspecto posterior do fêmur (*seta*), notando-se uma reação periosteal adjacente. Embora um tumor, como um osteossarcoma parosteal em estágio inicial talvez possa ter essa aparência, a localização e a aparência são características de um desmoide cortical, e este não deve ser submetido à biopsia. A dor desaparecerá com repouso.

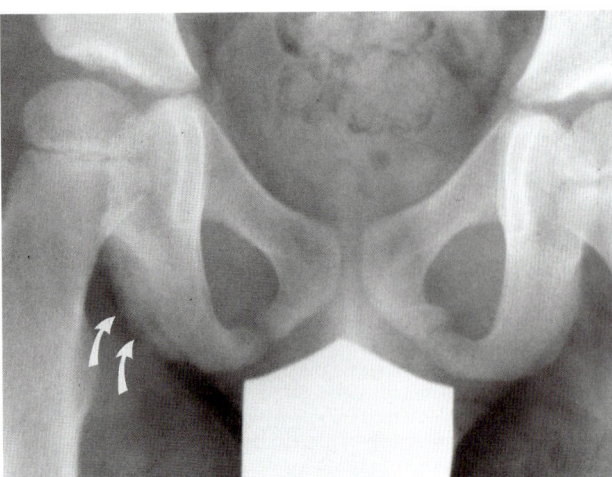

Figura 60.4 Lesão por avulsão. A irregularidade cortical (*setas*) na tuberosidade isquiática desse paciente, que se queixava de dor sobre a região, levanta a hipótese de um possível tumor. Entretanto, essa é aparência clássica de uma lesão por avulsão dessa região, devendo a biopsia ser evitada.

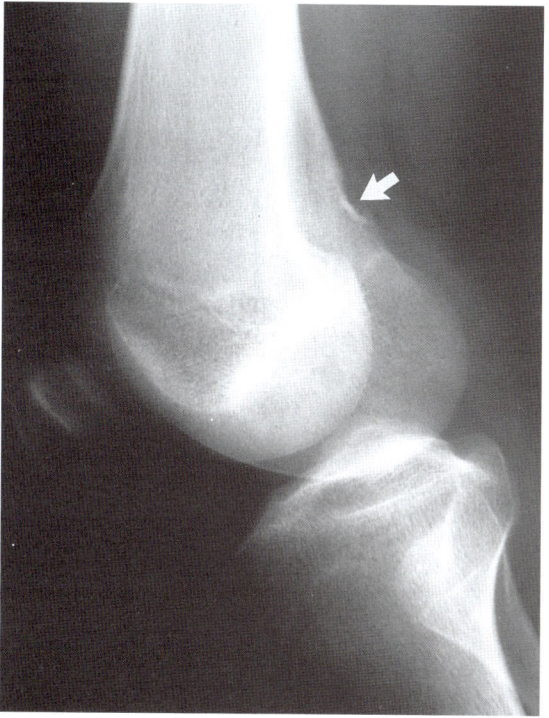

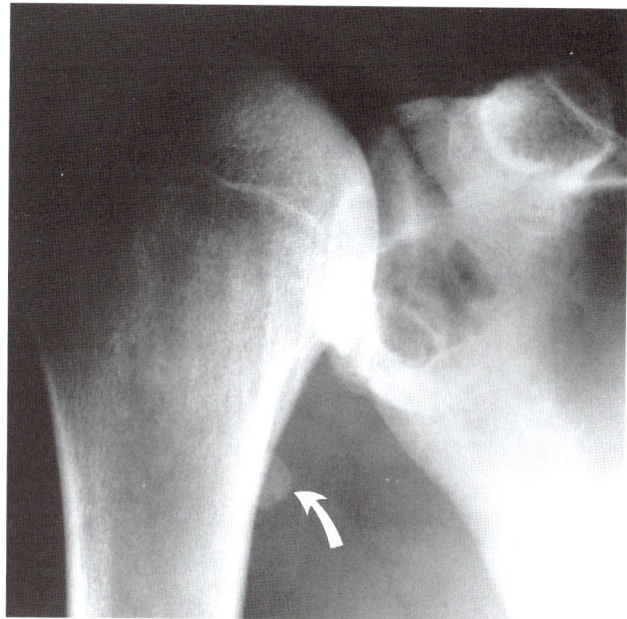

Figura 60.7 **Desmoide cortical.** Um defeito cortical bem definido é visto no fêmur distal posterior (*seta*), o qual é uma aparência comum para um desmoide cortical muito bem cicatrizado.

Figura 60.9 **Geodo.** Uma ampla lesão cística foi encontrada no ombro desse halterofilista de meia-idade, com a consideração da possibilidade de um processo metastático. Como a cabeça umeral apresenta esclerose e osteofitose, além do corpo livre na articulação (*seta*), foi estabelecido o diagnóstico de doença degenerativa do ombro, o que implica que a lesão cística seja quase certamente um geodo ou cisto subcondral.

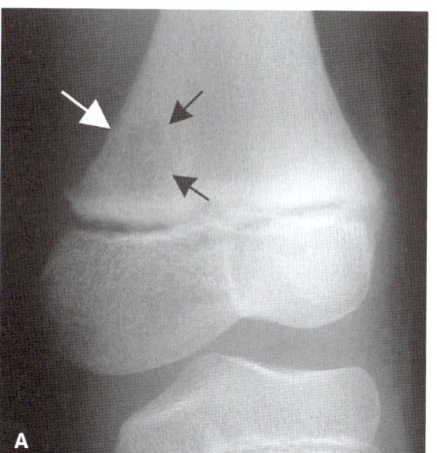

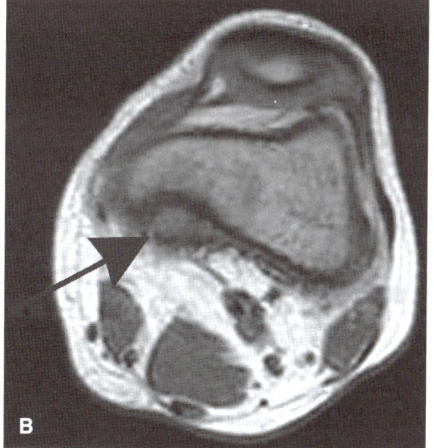

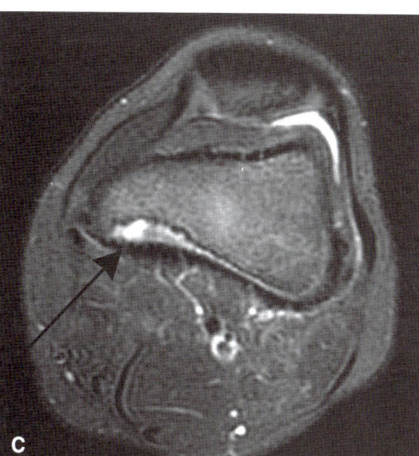

Figura 60.8 **Desmoide cortical. A.** A radiografia anteroposterior do joelho de uma criança mostra uma tênue lesão lítica (*setas*) no aspecto medial do fêmur distal. As imagens de RM, no plano axial, ponderadas em T1 (**B**) e T2 (**C**), obtidas ao longo da lesão, mostram um processo de base cortical (*setas*) na crista supracondilar medial, a qual é característica de um desmoide cortical.

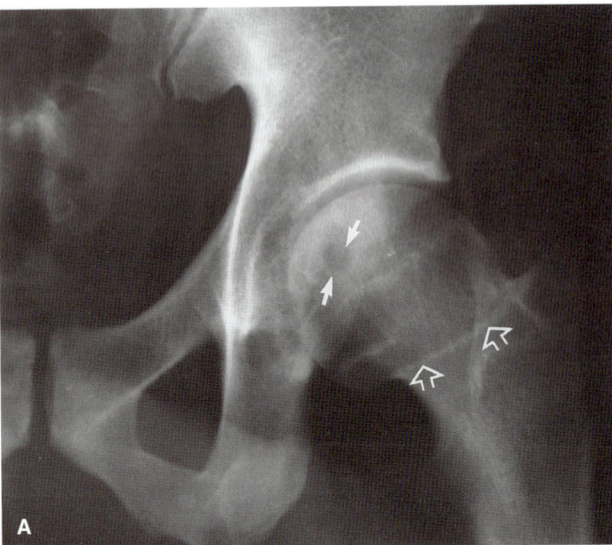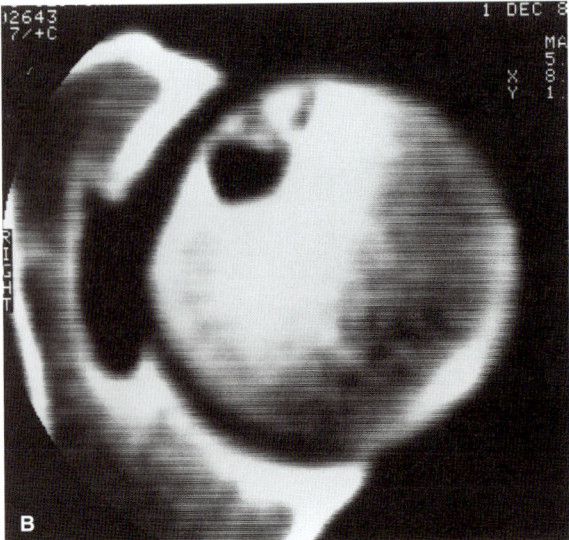

Figura 60.10 Geodo. A. Uma lesão cística foi observada na cabeça femoral (*setas*) de um homem jovem que apresentava dor no quadril. **B.** Uma tomografia computadorizada (TC) ao longo dessa área mostra a natureza subarticular e a esclerose adjacente. O diagnóstico diferencial de infecção, granuloma eosinofílico e condroblastoma foi considerado. Retrospectivamente, um anel de osteófitos (*pontas de seta vazadas*) foi notado na radiografia (**A**), na região subcapital, indicando a doença degenerativa do quadril. A artropatia degenerativa é extremamente incomum em homens saudáveis de 20 anos de idade; entretanto, isso implica que a lesão lítica na cabeça femoral seja quase certamente um cisto subcondral ou geodo. Esse paciente era um jogador de futebol ativo que, por vários anos, sentia dor no quadril enquanto jogava, após sofrer uma lesão que causara a doença degenerativa. Infelizmente, uma biopsia foi realizada, de qualquer modo, com a confirmação de um geodo ou cisto subcondral.

subluxação inferior. Em uma incidência anteroposterior, pode simular uma luxação posterior, no sentido de que haja ausência da sobreposição normal da cabeça umeral com a glenoide. Em muitos casos, são feitas tentativas de "recolocar" a cabeça umeral, o que, de certo, é inútil (já que não há luxação) e doloroso. Há, invariavelmente, uma fratura, que, caso não seja vista nas radiografias iniciais, deve ser buscada depois, em incidências adicionais. A incidência transescapular ou axial é essencial para estabelecer o diagnóstico de pseudoluxação. Se necessário, a articulação pode ser aspirada para confirmar a presença de um derrame articular sanguinolento, bem como para mostrar a posição normal da cabeça umeral após a remoção do líquido contido na articulação.

Variantes da normalidade

Defeito dorsal da patela. Uma variante normal descrita na patela, que pode ser confundida com um processo patológico, é um defeito lítico no quadrante externo e superior, denominado defeito dorsal da patela (Figura 60.14). Pode simular um foco de infecção ou osteocondrite dissecante. Entretanto, é uma anomalia do desenvolvimento normal e, devido a sua localização característica, não deve ser submetida a biopsia. À RM, exibirá uma aparência similar à de muitas outras lesões ósseas – ou seja, sinal baixo em imagens ponderadas em T1 e sinal alto em imagens ponderadas em T2 (Figura 60.15).

Pseudocisto do úmero. Outra entidade que costuma ser confundida com uma lesão patológica lítica é um pseudocisto do úmero (Figura 60.16). Trata-se de mera variante anatômica causada pelo aumento do osso esponjoso na região da tuberosidade maior do úmero, a qual confere a essa região uma aparência mais transparente nas radiografias. Com a hiperemia e o desuso causados pelos problemas do manguito rotador ou qualquer outro distúrbio do ombro, essa área de transparência pode aparecer notavelmente mais transparente e simular uma lesão lítica. Muitos desses distúrbios foram submetidos a biopsia de maneira equivocada, e vários chegaram, inclusive, a ter de repeti-la depois de a condição inicial ter sido relatada como "osso normal, sem lesão na amostra". Devido à hiperemia associada ao distúrbio do ombro (seja uma lesão no manguito rotador, seja outra qualquer), uma cintigrafia óssea pode mostrar aumento da captação de radiotraçador e, portanto, convencer o cirurgião a realizar uma biopsia dessa variante normal. Essa é radiograficamente característica quanto à localização e à aparência, não devendo ser submetida a biopsia. Embora outras lesões, como condroblastoma, tumor de células gigantes, infecção ou até mesmo um foco metastático, possam ocorrer em uma localização similar, não apresentam a mesma aparência de um pseudocisto umeral.

Figura 60.11 Esclerose vertebral discogênica. Esse paciente tem esclerose na parte inferior do corpo vertebral de L4, associada a uma osteofitose mínima e estreitamento do espaço articular no espaço discal adjacente. Essa é a aparência clássica da esclerose vertebral discogênica, não devendo ser realizada uma biopsia para exclusão da hipótese de doença metastática.

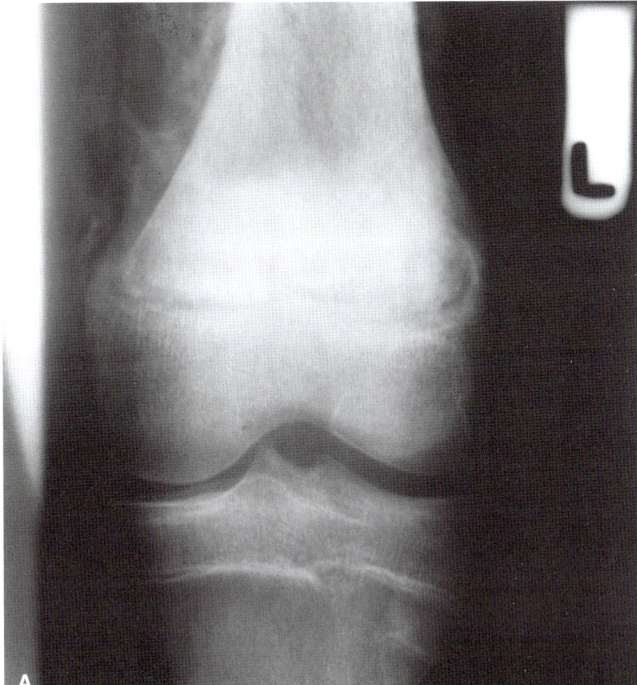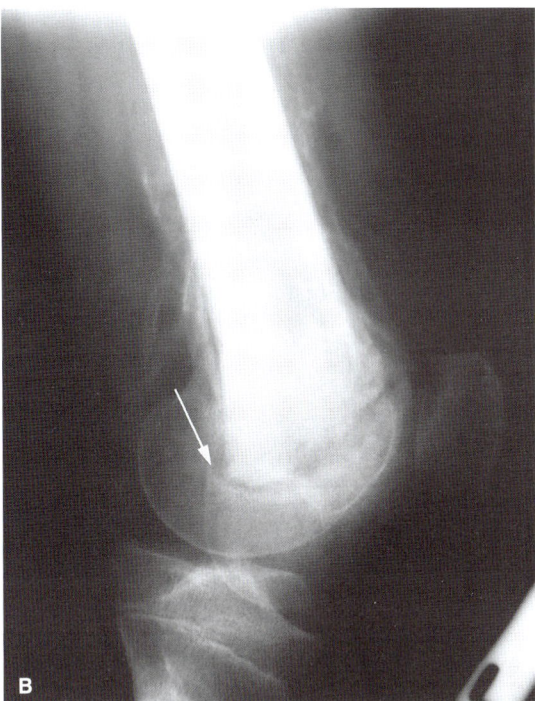

Figura 60.12 Fratura simulando osteossarcoma. A. Esse paciente de 16 anos de idade apresentava dor na região do joelho há 2 semanas. As radiografias do joelho mostraram esclerose difusa e periostite extensa na região do fêmur distal, o que é considerado um achado característico de osteossarcoma. Por outro lado, a reação periosteal foi considerada demasiadamente espessa, densa e ondulada para ser representativa do tipo maligno de periostite. **B.** É possível ver um pequeno desvio da epífise (*seta*), indicativo de um deslizamento epifisário consistente com uma fratura epifisária de Salter. Esse adolescente caiu de uma bicicleta e fraturou o fêmur, mas continuou ativo. A falta de imobilização acarretou uma exuberante periostite ou calo, com uma grande quantidade de esclerose reativa, o que simulou um osteossarcoma.

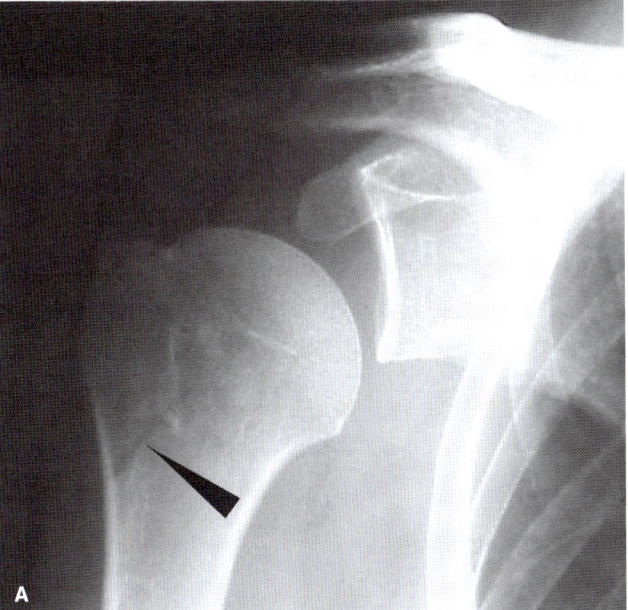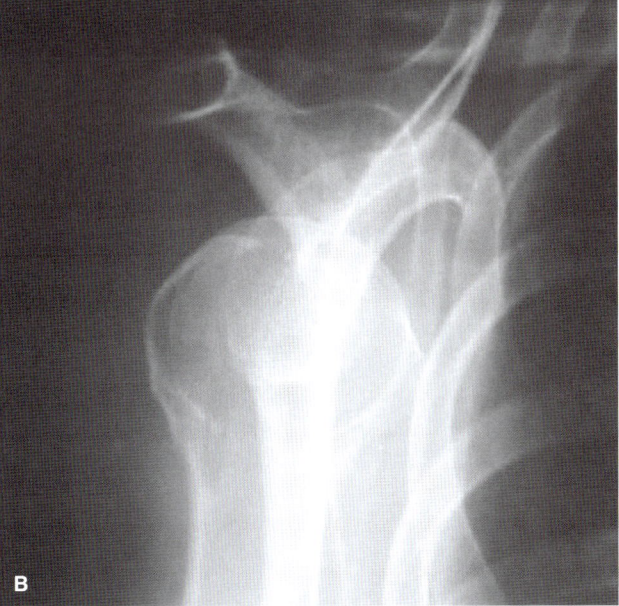

Figura 60.13 Pseudoluxação do ombro. A. Esse paciente sofreu um traumatismo no ombro, que resultou em dor e imobilização. Após a obtenção de uma radiografia anteroposterior, foi considerado que o ombro estava luxado. A cabeça umeral está posicionada inferiormente em relação com a glenoide; entretanto, essa não é uma localização típica de uma luxação anterior ou posterior. **B.** A incidência transescapular mostra a cabeça umeral posicionada normalmente em relação com a glenoide, sem deslocamento anterior ou posterior. Esses achados são característicos de uma pseudoluxação, causada por hemartrose ou presença de sangue na articulação, o que permite que o ombro esteja subluxado, e não luxado. Quando uma pseudoluxação é vista, como nesse exemplo, deve-se buscar uma fratura oculta. Nesse caso, como se vê em **A**, uma fratura (*ponta de seta*) foi inicialmente perdida.

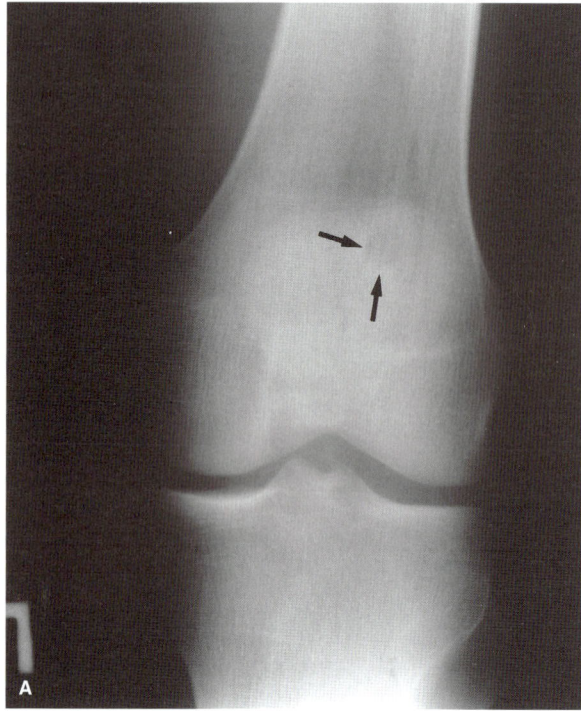

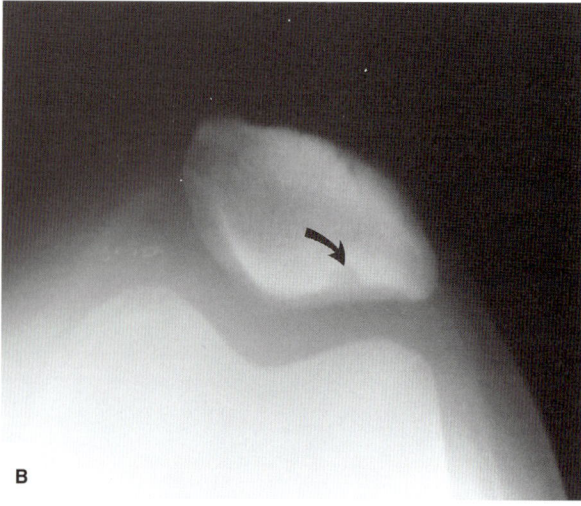

Figura 60.14 **Defeito dorsal da patela.** Um defeito lítico no quadrante superior externo da patela foi visto nesse paciente na radiografia anteroposterior (**A**) e também na incidência axial (**B**) (*setas*), o que é característico de uma variante normal chamada de defeito dorsal da patela. Esse defeito só ocorre no quadrante superior externo e deve ser assintomático.

Os odontoideum. Uma variante normal da coluna cervical que, de fato, pode ser pós-traumática é o *os odontoideum*. Trata-se de um dente de C2, não fundido, que pode se mover anteriormente ao corpo de C2, mediante flexão, e que pode simular um dente fraturado (Figura 60.17). Muitos casos necessitam de fixação cirúrgica; alguns cirurgiões fundem todos os casos, por crer que todos são instáveis. Os radiologistas devem reconhecer que esse processo não é agudo e, portanto, salvar o paciente de uma fixação e possível intervenção cirúrgica imediata. A maioria desses casos é encontrada após um traumatismo e, se não houver déficits neurológicos, esses pacientes podem ser vistos de maneira eletiva e poupados da morbidade associada ao tratamento de uma coluna cervical fraturada de maneira aguda. Os sinais radiológicos para a identificação de um *os odontoideum* são a borda inferior lisa e, em geral, bem corticalizada do dente, aliada a um arco anterior hipertrofiado e densamente corticalizado de C1. Esse último achado provavelmente representa hipertrofia compensatória e indica uma condição prolongada.

Lesões obviamente benignas

Existem múltiplas lesões que deveriam ser reconhecidas por método radiográfico como benignas e deixadas como estão; além disso, devem ser diagnosticadas pelo radiologista, e não por um patologista. Nesses casos, a elaboração de uma lista de diagnóstico diferencial costuma levar o cirurgião a obter uma biopsia, que, na verdade, é desnecessária.

Fibroma não ossificante. Talvez, a lesão encontrada com mais frequência nessa categoria seja o fibroma não ossificante. Este é idêntico a um defeito fibroso cortical, porém o termo costuma ser reservado para defeitos maiores que 2 cm. Classicamente, são lesões transparentes localizadas no córtex da metáfise de um osso longo, e apresentam borda ondulada, muitas vezes esclerótica, e bem definida, com uma discreta expansão cortical (Figura 60.18). São encontradas quase exclusivamente em pacientes com menos de 30 anos de idade; portanto, a história natural da lesão é de involução.

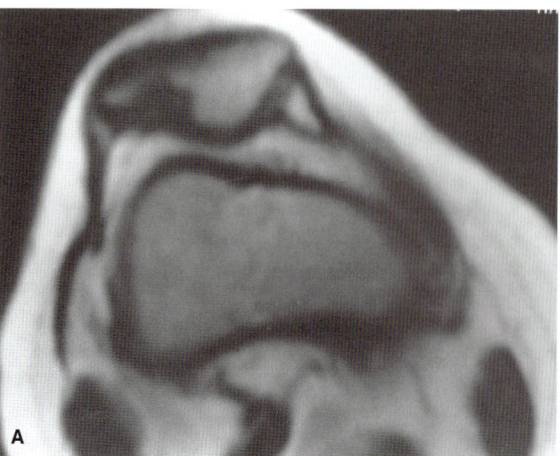

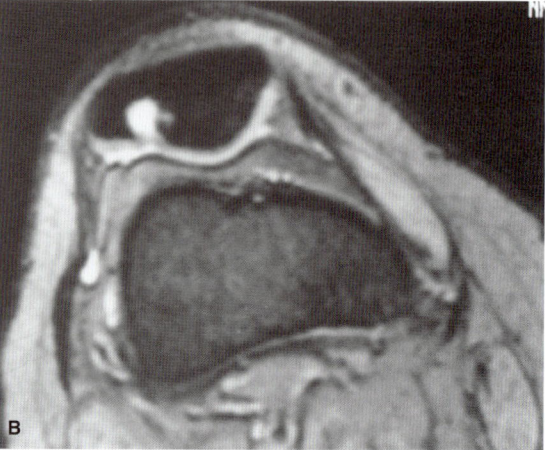

Figura 60.15 **Defeito dorsal da patela. A.** A imagem de ressonância magnética (RM) ponderada em T1, no plano axial, mostra uma área focal de baixo sinal na patela, em sua face superolateral. **B.** A imagem ponderada em T2, no plano axial, mostra um sinal alto na lesão. Sua localização e aparência são típicas de um defeito dorsal patelar.

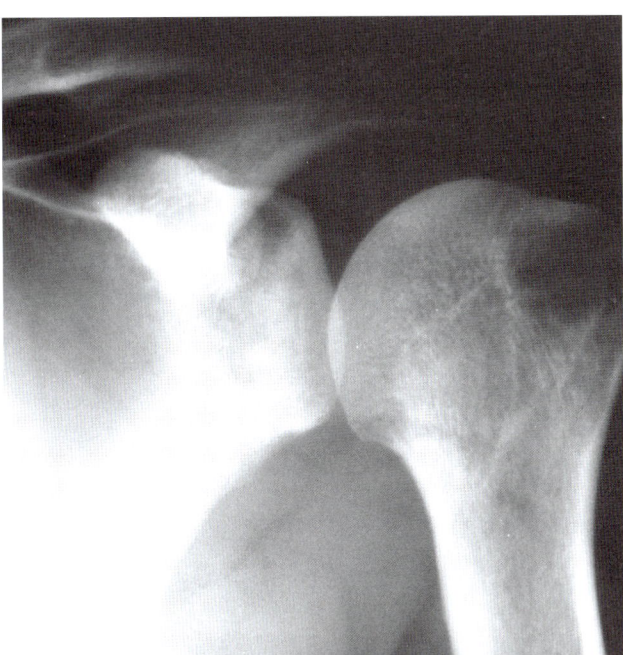

Figura 60.16 Pseudocisto do úmero. Uma transparência bem definida vista na tuberosidade maior foi considerada representativa de uma lesão lítica. Esse paciente era sintomático e apresentava captação aumentada de radionuclídeo à cintigrafia óssea com isótopo radioativo. A localização e a aparência são características, todavia, de um pseudocisto umeral, que meramente representa diminuição de osso cortical nessa região. Isso se torna mais pronunciado na presença de dor no ombro e hiperemia ou quando ocorre osteoporose por desuso.

Conforme involuem, vão sendo preenchidos por osso novo, o que lhes confere uma aparência esclerótica (Figura 60.19). Por isso, podem apresentar alguma atividade aumentada do radiotraçador nas cintigrafias ósseas. Costumam ser mais confundidos com uma área de infecção, granuloma eosinofílico, displasia fibrosa ou cisto ósseo aneurismático. São assintomáticos e não há relatos de associação a degeneração maligna. Ocasionalmente, uma fratura patológica pode ocorrer ao longo dessas lesões, porém a maioria dos cirurgiões não defende a curetagem profilática para prevenção de fratura, como ocorre no caso dos cistos ósseos unicamerais. Os fibromas não ossificantes podem ser bastante amplos, mas invariavelmente têm aparência benigna (Figura 60.20), por isso a biopsia deve ser evitada. A natureza assintomática deve ajudar a diferenciá-los da maioria das outras lesões no diagnóstico diferencial e, assim, evitam até mesmo a determinação de um diagnóstico diferencial. Em alguns casos, podem ser múltiplos, mas a lesão é tão característica que eles devem ser diagnosticados com facilidade.

Ilhas ósseas. Não constituem um dilema radiográfico, quando o tamanho delas não excede 1 cm. Entretanto, de maneira eventual, atingem o tamanho de uma bola de golfe ou até maior, e então simulam metástases escleróticas (Figura 60.21). São sempre assintomáticas. À radiografia, é possível encontrar dois sinais que ajudam a distinguir ilhas ósseas gigantes de metástases. Em primeiro lugar, as ilhas ósseas são, em geral, oblongas, com o eixo longo no eixo de estresse sobre o osso – por exemplo, em um osso longo, se alinham ao longo do eixo da diáfise. Em segundo lugar, as margens de uma ilha óssea, quando examinadas com atenção, mostrarão as trabéculas ósseas estendendo-se da lesão para dentro do osso normal, de um modo espiculado. Isso é característico de uma ilha óssea, o que ajuda a diferenciá-la de um processo mais agressivo.

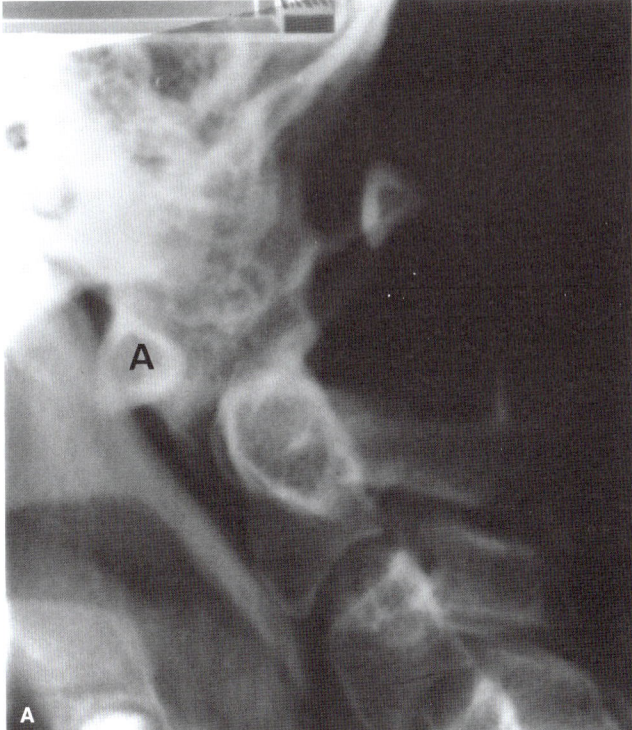

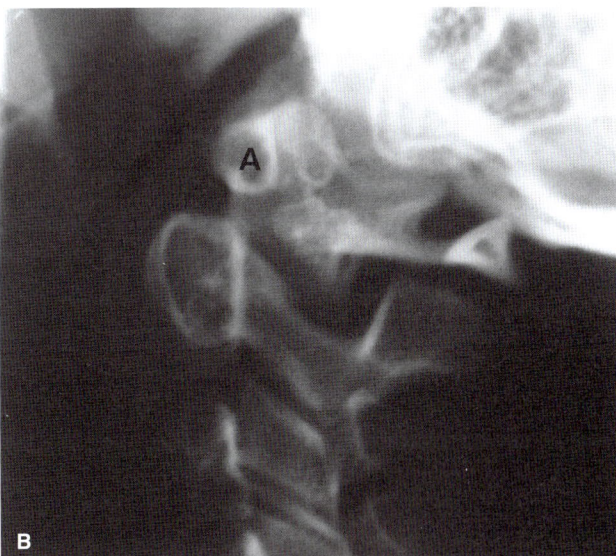

Figura 60.17 *Os odontoideum.* Incidências em flexão (**A**) e extensão (**B**) mostram que o arco anterior (*A*) da vértebra C1 se moveu de maneira acentuada em relação com o corpo de C2 em flexão. É difícil ver o odontoide ou o dente, mas este parece estar separado do corpo de C2. Devido às bordas lisas do dente separado, bem como à hipertrofia cortical do arco anterior de C1, pode-se afirmar com segurança que se tratava de um *os odontoideum.* Essa é uma anormalidade congênita ou pós-traumática de longa duração, em vez de uma fratura aguda. Evidentemente, os pacientes que apresentam essa condição não devem ter problemas neurológicos, ainda que, em muitos casos, ela continue sendo considerada instável e seja submetida à fusão cirúrgica. Mesmo assim, esse procedimento pode ser feito de maneira eletiva.

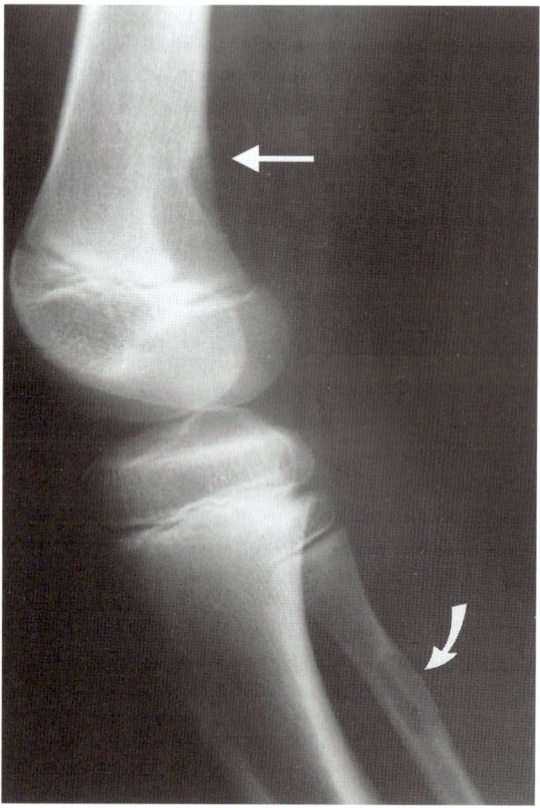

Figura 60.18 Fibroma não ossificante (FNO). Uma lesão transparente, discretamente expansível e bem definida é vista na fíbula (*seta curva inferior*); esse achado é típico de um FNO. Uma segunda lesão transparente é vista no fêmur distal posterior (*seta reta superior*), a qual também apresenta aparência típica de um FNO.

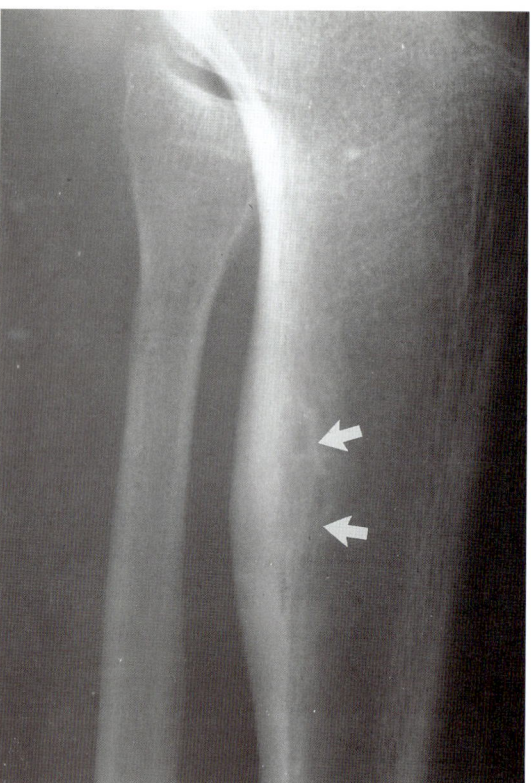

Figura 60.19 Fibroma não ossificante (FNO) em cicatrização. Um processo minimamente esclerótico é visto na tíbia proximal (*setas*), o qual foi considerado pelos cirurgiões como representativo de um foco infeccioso ou de um osteoma osteoide, ainda que o paciente fosse assintomático. Essa é a aparência característica de um FNO em processo de desaparecimento ou cicatrização, e não deve ser submetido à biopsia.

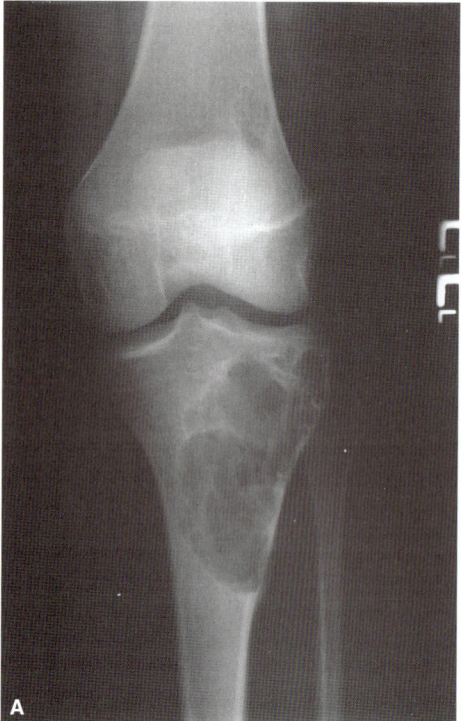

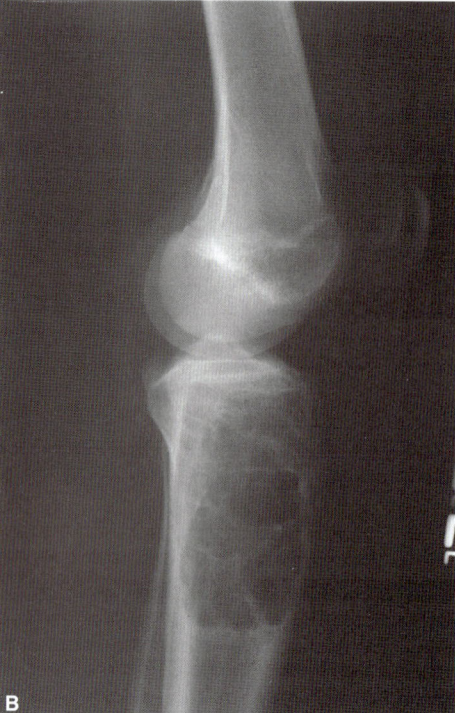

Figura 60.20 Fibroma não ossificante (FNO). As radiografias anteroposterior (**A**) e em perfil (**B**) da tíbia mostram uma lesão lítica minimamente expansiva, bem definida e ampla da tíbia proximal, que é característica de um FNO. Ainda que o paciente fosse assintomático, uma biopsia foi realizada e confirmou o diagnóstico. Um segundo FNO pode ser visto no fêmur, superiormente à patela.

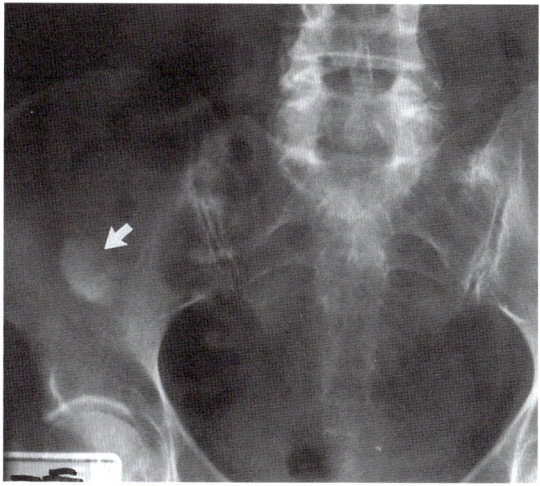

Figura 60.21 **Ilha óssea gigante.** Um grande foco esclerótico é visto na asa ilíaca direita (*seta*). Note como a lesão é um pouco esférica ou oblonga nas linhas de estresse trabecular, o que é típico de uma ilha óssea. Esse paciente era assintomático e não havia evidência de carcinoma primário.

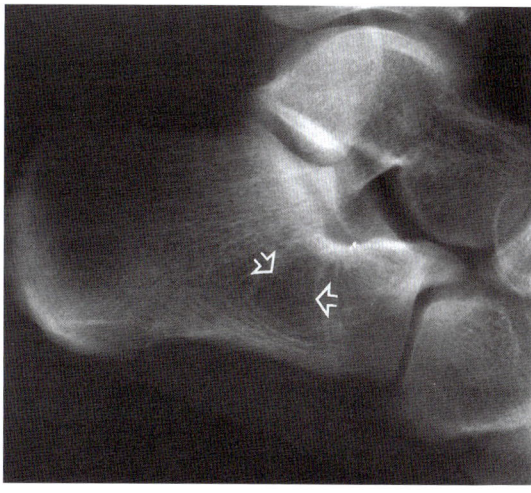

Figura 60.23 **Pseudocisto do calcâneo.** Uma área de radiotransparência é vista na parte anteroinferior do calcâneo (*setas*), de modo similar ao exemplo mostrado na Figura 60.22, porém não tão bem definida. Trata-se de um pseudocisto, similar ao umeral, que resulta do estresse diminuído ao longo dessa região.

Cistos ósseos unicamerais. Costumam ser submetidos à curetagem profilática e acondicionados para prevenir fraturas com subsequente deformação. Entretanto, quando esses cistos ocorrem no calcâneo, não se deve intervir. Eles sempre ocorrem na parte anteroinferior do calcâneo (Figura 60.22), uma área que não recebe estresse excessivo. De fato, um pseudotumor do calcâneo é visto em posição idêntica, devido à ausência de estresse e à resultante atrofia das trabéculas ósseas (Figura 60.23). Essas lesões são assintomáticas, fraturam apenas em casos raros e não devem ter o mesmo destino que suas contrapartes nos ossos longos – ou seja, a remoção cirúrgica.

Infarto ósseo. No início do curso de seu desenvolvimento, um infarto ósseo pode exibir um padrão irregular ou lítico-esclerótico misto, ou até mesmo ser parecido com um processo permeativo (Figura 60.24). Em um paciente com dor óssea e lesão óssea permeativa, a lista de diagnóstico diferencial é extensa e, assim, uma biopsia é logo realizada. Se for possível notar que se trata de um processo múltiplo e que a lesão está na região diametafisária de um osso longo, em especial se o paciente tiver um distúrbio subjacente, como anemia falciforme ou lúpus eritematoso sistêmico, devem ser consideradas áreas de infarto ósseo em estágio inicial. Em alguns casos, a aparência típica de um infarto à RM pode salvar o paciente de uma biopsia, quando as radiografias se mostram equivocadas (Figuras 60.25).

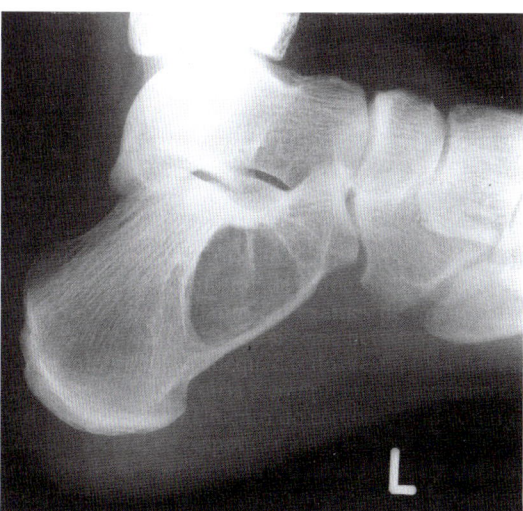

Figura 60.22 **Cisto ósseo unicameral.** Uma lesão lítica bem definida na parte anteroinferior do calcâneo, como nesse exemplo, é praticamente patognomônica de um cisto ósseo unicameral ou de um cisto ósseo simples. Como essa é uma área de menor estresse, considera-se desnecessário submeter a lesão à curetagem e ao acondicionamento profilático como tentativa de evitar uma fratura óssea patológica – o que costuma ser feito no fêmur e úmero com cistos ósseos unicamerais.

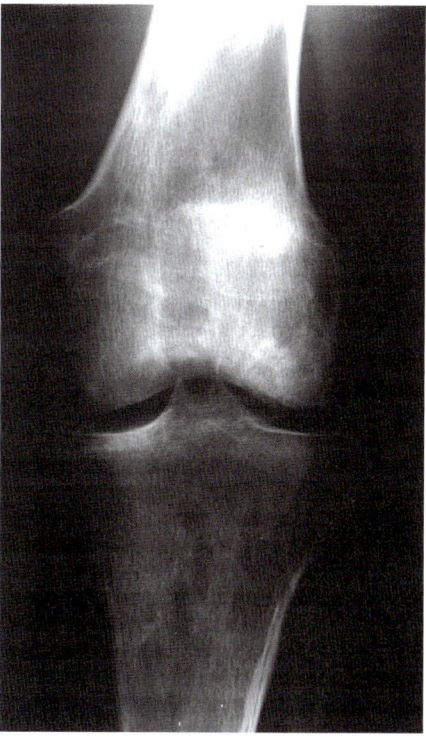

Figura 60.24 **Infarto ósseo inicial.** Nota-se desmineralização irregular no fêmur distal e na tíbia proximal desse paciente com lúpus eritematoso sistêmico. A perna oposta apresentava envolvimento semelhante. Esse achado é característico de infartos ósseos em estágio inicial e não deve ser confundido com infecção nem doença metastática.

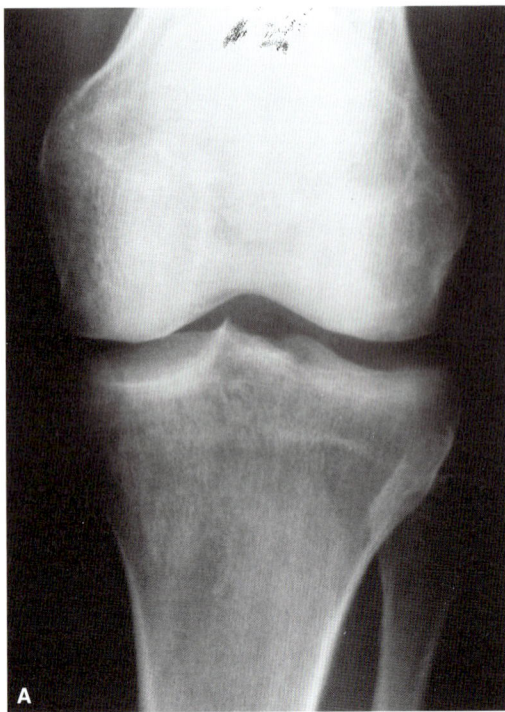
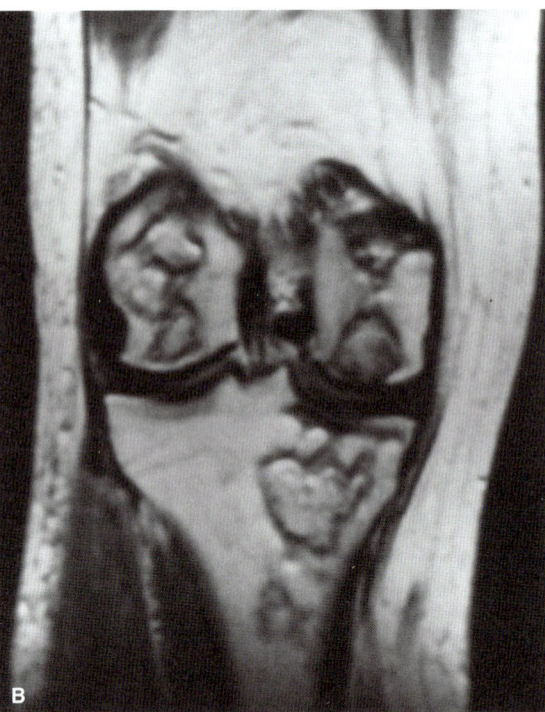

Figura 60.25 Infarto ósseo. A. Uma radiografia do joelho mostra um padrão permeativo na tíbia proximal, o qual, à primeira vista, foi considerado infecção ou um tumor primário. **B.** A imagem de ressonância magnética (RM) ponderada em T1, no plano coronal, mostra a típica borda serpiginosa vista em infartos ósseos da tíbia e do fêmur. Há casos em que a RM pode caracterizar melhor o infarto ósseo inicial mal definido, como nesse exemplo. Esse paciente tinha lúpus eritematoso sistêmico.

Conclusão

Esses são apenas alguns dos numerosos exemplos existentes em Radiologia esquelética, nos quais o radiologista devidamente treinado pode fornecer uma assistência valiosa ao clínico e ao paciente, ajudando a evitar uma biopsia desnecessária. Vários outros exemplos são bem descritos em diversos livros-texto comuns, amplamente disponíveis. Dado o perigo potencial associado à realização de uma biopsia desnecessária, os exemplos descritos neste capítulo são reforçados. Quando essas lesões são encontradas pelo radiologista, não se deve fornecer um diagnóstico diferencial, porque costuma levar o cirurgião a obter uma biopsia na tentativa de estabelecer o diagnóstico. Em muitas dessas entidades, a biopsia não só é desnecessária, como também pode levar ao erro.

Leitura sugerida

Barnes GR Jr, Gwinn JL. Distal irregularities of the femur simulating malignancy. *Am J Roentgenol Radium Ther Nucl Med* 1974;122:180–185.

Helms C. Pseudocyst of the humerus. *AJR Am J Roentgenol* 1978;131:287–292.

Helms C, Richmond B, Sims R. Pseudodislocation of the shoulder: a sign of an occult fracture. *Emerg Med* 1986;18:237–241.

Holt RG, Helms CA, Munk PL, Gillespy T 3rd. Hypertrophy of C-1 anterior arch: useful sign to distinguish os odontoideum from acute dens fracture. *Radiology* 1989;173:207–209.

Johnson JF, Brogdon BG. Dorsal effect of the patella: incidence and distribution. *AJR Am J Roentgenol* 1982;139:339–340.

Lipson S. Discogenic vertebral sclerosis with calcified disc. *New Engl J Med* 1991;325:794–799.

Martel W, Seeger J, Wicks J, Washburn RL. Traumatic lesions of the discovertebral junction in the lumbar spine. *AJR Am J Roentgenol* 1976;127:457–464.

Minderhoud J, Braakman R, Penning L. Os odontoideum: clinical, radiological, and therapeutic aspects. *J Neurol Sci* 1969;8:521–544.

Munk PL, Helms CA, Holt RG. Immature bone infarcts: findings on plain radiographs and MR scans. *AJR Am J Roentgenol* 1989;152:547–549.

Murray R, Jacobson H. *The Radiology of Skeletal Disorders*. 2nd ed. New York: Churchill Livingstone; 1977:603.

Onitsuka H. Roentgenologic aspects of bone islands. *Radiology* 1977;123:607–612.

Ostlere SJ, Seeger LL, Eckardt JJ. Subchondral cysts of the tibia secondary to osteoarthritis of the knee. *Skeletal Radiol* 1990;19:287–289.

Resnick D, Cone RO 3rd. The nature of humeral pseudocysts. *Radiology* 1984;150:27–28.

Resnick D, Niwayama G, Coutts RD. Subchondral cysts (geodes) in arthritic disorders: pathologic and radiographic appearance of the hip joint. *AJR Am J Roentgenol* 1977;128:799–806.

Schneider R, Kaye J, Ghelman B. Adductor avulsive injuries near the symphysis pubis. *Radiology* 1976;120:567–569.

Wootton JR, Cross MJ, Holt KW. Avulsion of the ischial apophysis. The case for open reduction and internal fixation. *J Bone Joint Surg* 1990;72(7):625–627.

CAPÍTULO 61 ■ LESÕES ÓSSEAS DIVERSAS

CLYDE A. HELMS E EMILY N. VINSON

O Capítulo 61 encontra-se integralmente *online*, disponível no *site* www.grupogen.com.br.

Consulte a página de Material Suplementar para detalhes sobre acesso e *download*.

CAPÍTULO 62 ■ IMAGEM DE RESSONÂNCIA MAGNÉTICA DO JOELHO

CLYDE A. HELMS E EMILY N. VINSON

O Capítulo 62 encontra-se integralmente *online*, disponível no *site* www.grupogen.com.br.

Consulte a página de Material Suplementar para detalhes sobre acesso e *download*.

CAPÍTULO 63 ■ IMAGEM DE RESSONÂNCIA MAGNÉTICA DO OMBRO

CLYDE A. HELMS E EMILY N. VINSON

O Capítulo 63 encontra-se integralmente *online*, disponível no *site* www.grupogen.com.br.

Consulte a página de Material Suplementar para detalhes sobre acesso e *download*.

CAPÍTULO 64 ■ IMAGEM DE RESSONÂNCIA MAGNÉTICA DO PÉ E DO TORNOZELO

CLYDE A. HELMS E EMILY N. VINSON

O Capítulo 64 encontra-se integralmente *online*, disponível no *site* www.grupogen.com.br.

Consulte a página de Material Suplementar para detalhes sobre acesso e *download*.

SEÇÃO 11

RADIOLOGIA PEDIÁTRICA

EDITORES DA SEÇÃO: Andrew T. Trout e Alan S. Brody

CAPÍTULO 65 ■ RADIOLOGIA PEDIÁTRICA – O QUE É PRECISO SABER

ANDREW T. TROUT E ALAN S. BRODY

O Capítulo 65 encontra-se integralmente *online*, disponível no *site* www.grupogen.com.br.

Consulte a página de Material Suplementar para detalhes sobre acesso e *download*.

CAPÍTULO 66 ■ NEURORRADIOLOGIA PEDIÁTRICA

USHA D. NAGARAJ, BLAISE V. JONES E CAMILLA E. LINDAN

Introdução

Embora muitas vezes tratadas como entidades bastante díspares, a Neurorradiologia pediátrica e a adulta são, na verdade, complementares uma à outra. O conhecimento do cérebro em desenvolvimento acrescenta entendimento à compreensão da Neuropatologia no adulto, assim como a familiaridade da resposta do cérebro adulto à agressão informa e esclarece a avaliação do paciente pediátrico.

Muitas das anormalidades encontradas na Neurorradiologia adulta são lesões que se desenvolvem ao longo do tempo como consequência de agressões menores repetidas, de maneira crônica. Devido ao tempo necessário para o desenvolvimento dessas lesões, elas são costumam ser incomuns em pacientes pediátricos. Por exemplo, a doença degenerativa do disco é uma das condições encontradas com mais frequência por um neurorradiologista adulto, mas é extremamente rara em crianças. Portanto, quando um disco anormal solitário é identificado em radiografias em uma criança, é muito mais provável que reflita uma doença infecciosa/inflamatória focal.

Existem diferenças igualmente dramáticas na capacidade do cérebro de responder a agressões como resultado de seu grau de desenvolvimento e maturação. Como consequência, lesões idênticas podem se manifestar de maneiras muito diferentes, tanto no exame físico quanto em exames de imagem, dependendo do grau de maturação do sistema nervoso central. Para a avaliação e interpretação adequadas dos resultados dos estudos de neuroimagem, é necessária a compreensão do ritmo normal e do padrão de desenvolvimento do cérebro, bem como de sua capacidade variável de responder a agressões.

Várias condições pediátricas são abordadas em detalhes em outros capítulos deste texto, como neoplasias e lesões traumáticas do cérebro e da coluna vertebral e malformações congênitas da cabeça e do pescoço. Neste capítulo, focaremos no desenvolvimento normal do cérebro no período fetal e neonatal e uma variedade de doenças exclusivas da Pediatria, como malformações congênitas, encefalopatia neonatal e facomatoses, bem como revisaremos algumas da coluna vertebral que são encontradas com mais frequência em Pediatria, como escoliose e siringomielia.

Desenvolvimento normal

Um dos conceitos mais desafiadores em neuroimagem pediátrica é estabelecer uma base para o que é normal, especialmente no feto e no bebê muito pequeno. Quer se trate de uma ressonância magnética (RM) fetal, quer se trate de um exame pós-natal, é essencial saber a idade no momento da imagem, incluindo a pós-gestacional, no nascimento. Pode ser extremamente útil ter um atlas do desenvolvimento normal do cérebro como referência, a fim de reconhecer marcos de desenvolvimento (Figura 66.1), estando alguns deles descritos na Tabela 66.1.

A mielinização começa no 5° mês fetal e continua ao longo da vida. A estrutura gordurosa da lipoproteína causa encurtamento de T1, onde quer que a mielina esteja depositada, mas a hipointensidade em T2 da mielina reflete o deslocamento da água intersticial pelo espessamento progressivo da bainha de mielina nos axônios e, portanto, aparece mais tarde. Em um bebê normal, a mielinização aparece completa nas imagens ponderadas em T1 convencionais por volta dos 12 meses, nas imagens ponderadas em T2 por volta de 24 meses e, nas imagens FLAIR, por volta dos 40 meses de idade. Por esse motivo, contamos com as imagens ponderadas em T1 para avaliação de mielina no primeiro ano de vida e T2, no segundo ano.

No recém-nascido a termo, pode-se ver mielina hiperintensa em T1 na substância branca profunda do cerebelo, na porção dorsal do tronco encefálico e do braço posterior das cápsulas internas (Figura 66.2). O joelho e o esplênio do corpo caloso estão mielinizados por volta dos 6 meses de idade, sendo, por volta de 1 ano de idade, a aparência da mielinização da substância branca em T1 semelhante à de um adulto. A imagem ponderada em T2, após 1 ano de vida, mostra mielinização progressiva da substância branca dos hemisférios cerebrais, marcada por sinal hipointenso em T2. A hiperintensidade FLAIR simétrica mal definida nas regiões peritrigonais (chamadas de "zonas de mielinização terminal") reflete a maior concentração de líquido intersticial nessas regiões e persiste durante os primeiros anos de vida.

Atrasos leves na formação dos sulcos e na mielinização costumam ser atribuídos ao estresse intrauterino ou perinatal, mas atrasos maiores devem levar à suspeita de erros inatos do metabolismo e leucodistrofias.

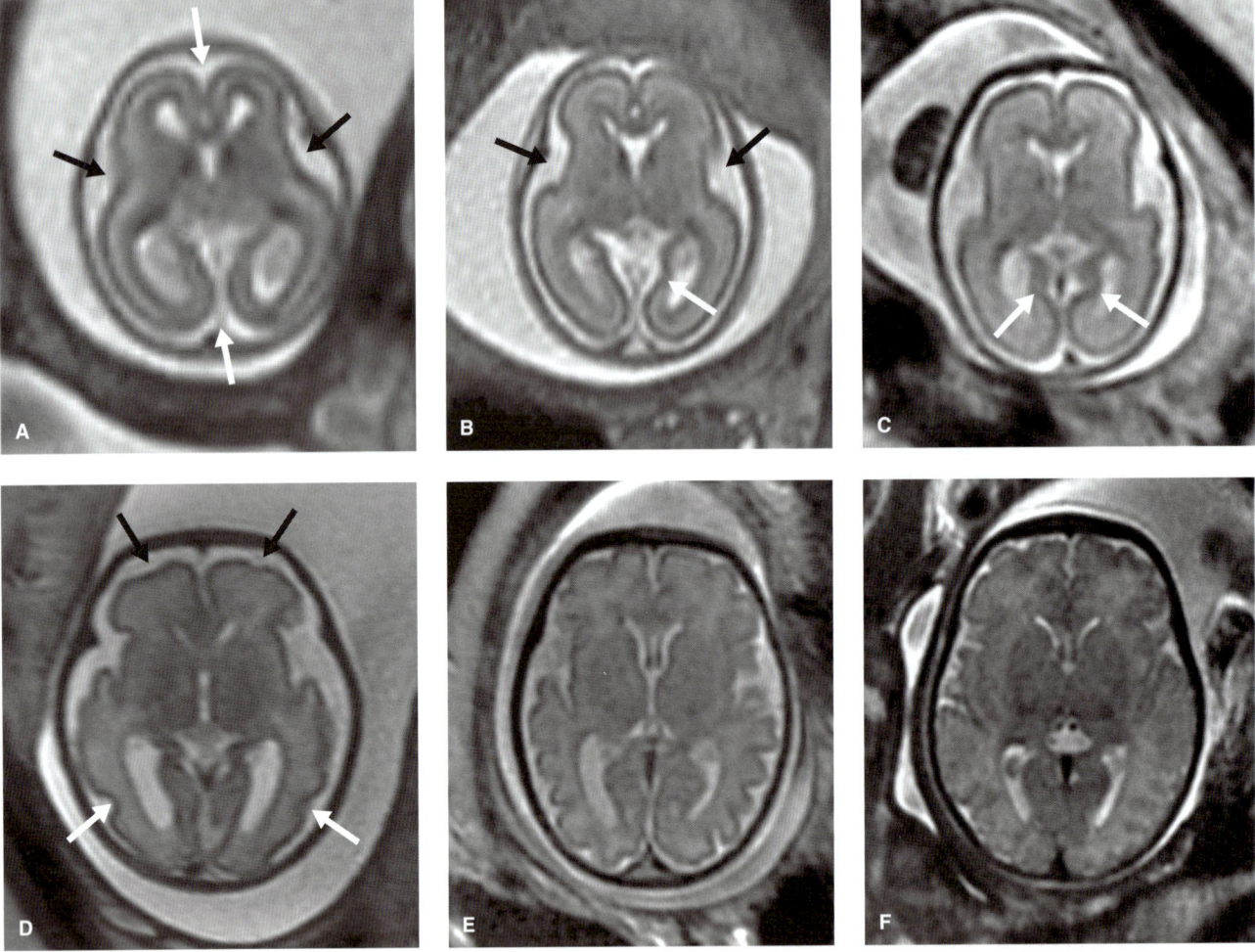

Figura 66.1 Imagens axiais ponderadas em T2 SSFSE do cérebro fetal normal com 18 (**A**), 22 (**B**), 26 (**C**), 30 (**D**), 34 (**E**) e 38 (**F**) semanas de idade gestacional. Com 18 semanas (**A**), temos a fissura inter-hemisférica (*setas brancas*) e fissuras silvianas largas (*setas pretas*). Com 22 semanas (**B**), há maior operculização das fissuras silvianas (*setas pretas*), e começam a se formar as fissuras calcarinas (*seta branca*). Com 26 semanas (**C**), as fissuras calcarinas (*setas brancas*) estão bem formadas. Em 30 semanas (**D**), os sulcos temporais (*setas brancas*) e frontais (*setas pretas*) estão formados ou em formação. Em 34 semanas (**E**), todos os sulcos primários se formaram. Por volta das 38 semanas (**F**), a aparência é semelhante a um cérebro de bebê a termo.

TABELA 66.1 Marcos de desenvolvimento do cérebro pré-natal.

■ IDADE GESTACIONAL (SEMANAS)	■ VISIBILIDADE DA ESTRUTURA
16 a 18	Fissura silviana
20 a 22	Fissura parieto-occipital
22 a 23	Fissura calcarina e sulco caloso
24 a 25	Sulco central e sulco do cíngulo
26	Sulco pré-central
27	Sulco pós-central e sulco temporal superior
29	Sulcos frontais superior e inferior
33	Sulco temporal inferior
34	Todos os sulcos primários e a maioria dos sulcos secundários

Anormalidades do desenvolvimento da linha média

Embora o corpo caloso neonatal normal possa parecer bastante fino, o esplênio deve ser, pelo menos, tão espesso quanto o joelho do corpo caloso por volta de 1 ano de idade. As anormalidades do desenvolvimento do corpo caloso são chamadas de *disgenesia do corpo caloso*, um espectro que varia da agenesia completa, passando pela agenesia parcial, até a hipoplasia do corpo caloso. Na agenesia completa do corpo caloso, os ventrículos laterais têm uma orientação paralela, com dilatação posterior denominada *colpocefalia*. Os axônios que normalmente teriam cruzado a linha média se alinham em uma configuração de anterior para posterior, ao longo da face medial de cada ventrículo lateral; esses tratos são chamados de *feixes de Probst*. As imagens coronais demonstram cornos anteriores dos ventrículos laterais virados para cima. A ausência do sulco do cíngulo permite que os sulcos inter-hemisféricos se estendam até a margem do terceiro ventrículo, havendo, em geral, má rotação do hipocampo (Figura 66.3).

Em geral, a agenesia parcial ou hipogênese do corpo caloso é vista como redução da dimensão anteroposterior do corpo caloso, embora também possa ser segmentar, com o caloso aparecendo como duas comissuras separadas. Com frequência, estão associadas a cistos ou lipomas inter-hemisféricos (Figura 66.4).

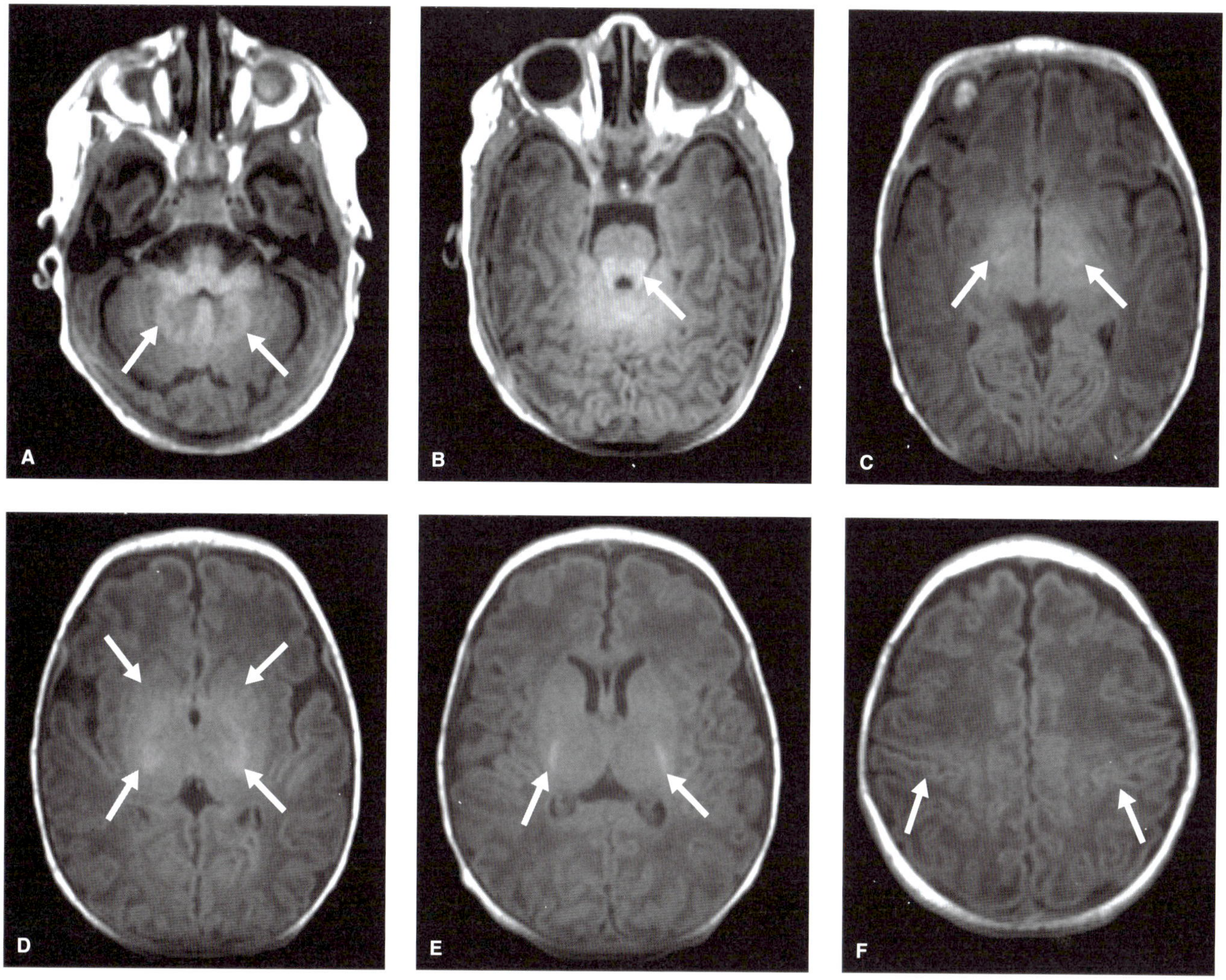

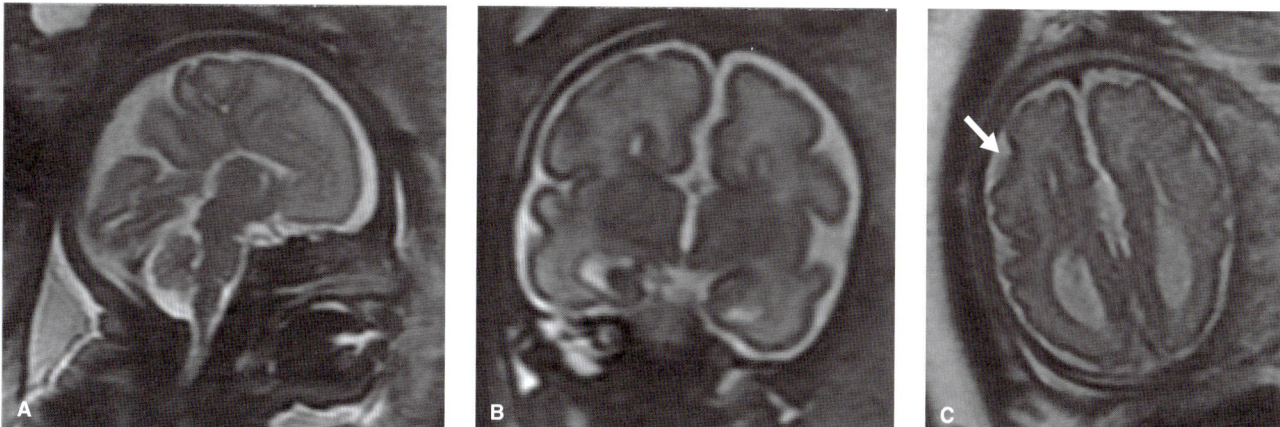

Figura 66.2 **Imagens axiais ponderadas em T1 SPGR 3D do cérebro de um recém-nascido a termo normal.** Há mielinização hiperintensa em T1 (*setas brancas*) na substância branca cerebelar profunda (**A**), na porção dorsal do tronco encefálico (**B**), nos núcleos subtalâmicos (**C**), no tálamo ventrolateral e núcleos da base (**D**), nos braços posteriores das cápsulas internas (**E**) e no córtex perirrolândico (**F**).

Figura 66.3 **Imagens ponderadas em T2 SSFSE de um feto de 31 semanas e 6 dias de idade gestacional, com agenesia completa do corpo caloso.** Na imagem sagital mediana (**A**), há ausência do sulco do cíngulo, com sulcos irradiando até a margem do terceiro ventrículo. Na imagem coronal (**B**), pode-se ver a aparência de dos ventrículos laterais, com os cornos anteriores virados para cima, com aspecto de chifres. Na imagem axial (**C**), há colpocefalia e configuração paralela dos ventrículos laterais. Também há suspeita de malformação cortical no lobo frontal direito (*seta*).

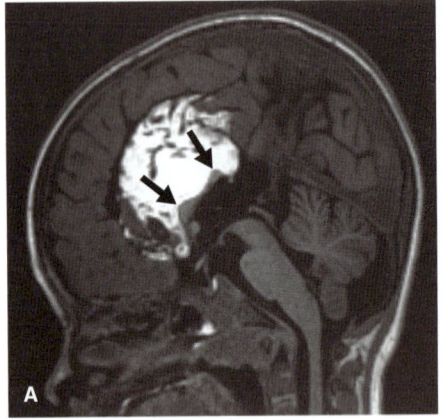
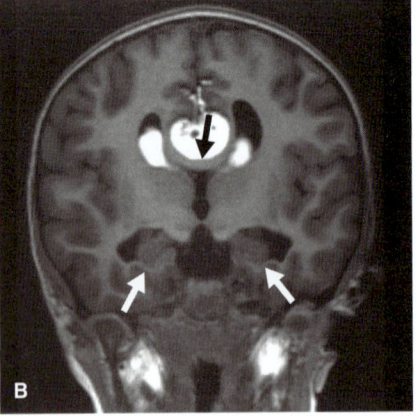
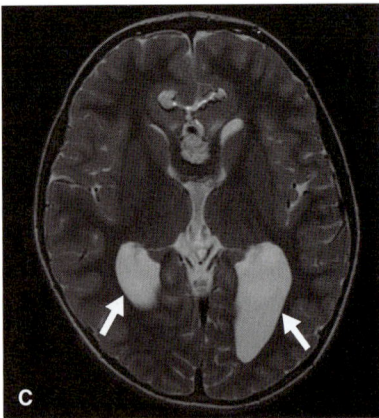

Figura 66.4 **Menino com 5 anos de idade com disgenesia do corpo caloso e lipoma inter-hemisférico.** Nas imagens sagitais (**A**) e coronais (**B**) ponderadas em T1 SPGR, há um grande lipoma T1 hiperintenso inter-hemisférico que se estende para os ventrículos laterais. O corpo caloso é hipogenético, com a presença de apenas pequenas porções do joelho e do esplênio (*setas pretas*). Os hipocampos (*setas brancas*) estão mal rodados, dando-lhes uma aparência globular. Imagem axial ponderada em T2 (**C**) mostra colpocefalia associada (*setas brancas*).

A gliose regional ou encefalomalacia no cérebro pode causar atrofia focal do corpo caloso, secundária à lesão axonal.

O termo **displasia septo-óptica** foi usado pela primeira vez por Morsier, em 1956, para descrever os achados pós-morte de hipoplasia do nervo óptico e agenesia do septo pelúcido. Com o advento da RM, uma ampla diversidade de achados foi identificada em associação à hipoplasia do nervo óptico: ausência parcial ou completa do septo pelúcido, disgenesia do corpo caloso, anomalias do eixo hipotálamo-hipofisário e malformações do desenvolvimento cortical, notadamente, esquizencefalia (Figura 66.5). A hipoplasia do nervo óptico é diagnosticada de forma mais confiável no exame oftalmológico, pois apenas 50% dos pacientes afetados apresentam hipoplasia do nervo óptico apreciável na RM.

A **holoprosencefalia** engloba um espectro de malformações causado por anormalidades de diferenciação e clivagem da linha média do prosencéfalo, durante a 5ª semana de gestação.

A marca registrada da imagem é a comunicação anormal da substância cinzenta e/ou branca na linha média; dismorfismo facial é visto em até 80% dos casos e inclui hipotelorismo, ciclopia, etmocefalia, cebocefalia e fenda labiopalatina mediana.

A **holoprosencefalia alobar** implica a ausência completa de clivagem com deslocamento anterior do tecido cerebral em uma configuração de "panqueca" e um grande monoventrículo que se expande posteriormente em um cisto dorsal. Há maior grau de clivagem na *holoprosencefalia semilobar*, na qual é evidente alguma diferenciação dos ventrículos laterais posteriores, podendo a foice inter-hemisférica anterior estar parcialmente presente na *holoprosencefalia lobar*, *embora a diferenciação entre as duas seja um tanto arbitrária*. Na variante inter-hemisférica média da holoprosencefalia, também conhecida como *sintelencefalia*, há falta de separação das regiões frontal posterior e parietal, com clivagem dos lobos frontal anterior e occipital (Figura 66.6).

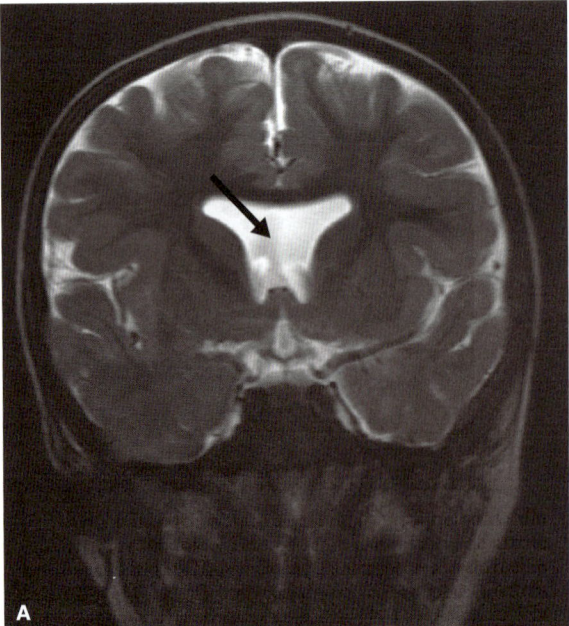
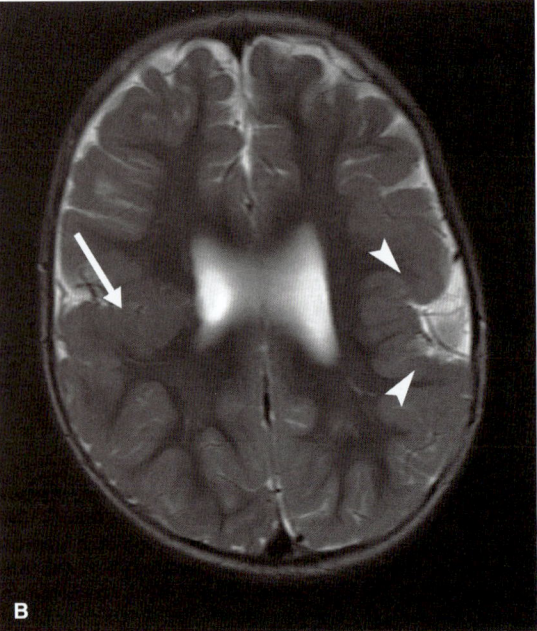

Figura 66.5 **Um menino de 2 anos de idade com nervos ópticos hipoplásicos ao exame oftalmológico.** Imagem coronal ponderada em T2 (**A**) demonstra ausência do septo pelúcido (*seta*). **B.** Imagem axial ponderada em T2 mostra esquizencefalia perissilviana direita de lábio fechado (*seta branca*), revestida por córtex displásico. Também há polimicrogiria perissilviana à esquerda (*pontas de seta*).

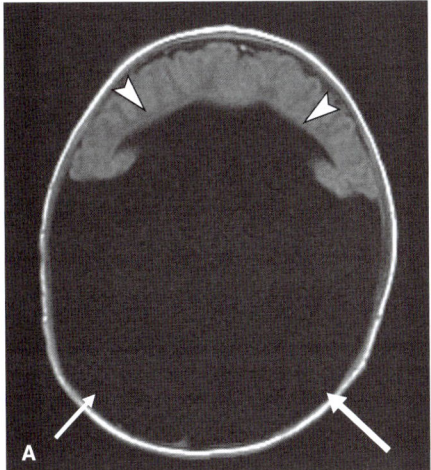 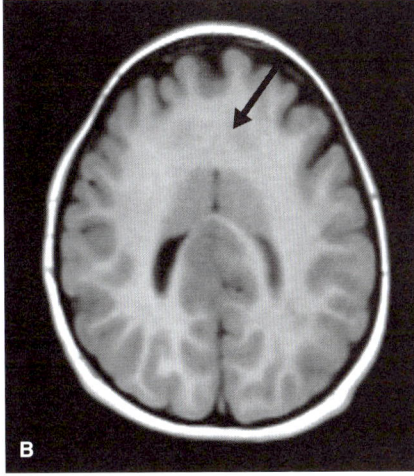 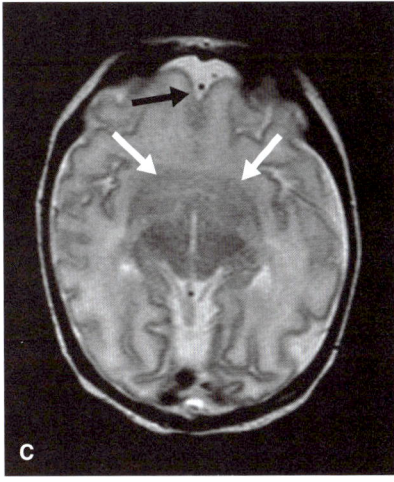

Figura 66.6 Espectro da holoprosencefalia. Imagem axial ponderada em T1 (**A**) de um paciente aos 6 dias de idade com holoprosencefalia alobar. Há apenas tecido cerebral anterior (com aspecto de "panqueca") (*pontas de seta*), com um monoventrículo em forma de crescente comunicando-se com um cisto dorsal (*setas*). Imagem axial (**B**) 3D SPGR ponderada em T1 de menina de 3 anos com holoprosencefalia semilobar. Há ausência do corpo caloso anterior, com separação incompleta dos lobos frontais (*seta preta*). Imagem axial T2 FSE (**C**) de uma criança de 3 dias com holoprosencefalia lobar. Há separação incompleta dos núcleos da base (*setas brancas*) e separação parcial dos lobos frontais, com a presença da artéria cerebral anterior ázigo (*seta preta*).

Malformações da fossa posterior

A maioria das malformações da fossa posterior pode ser categorizada como uma das malformações de Chiari ou malformação cística do complexo de Dandy-Walker. Menos frequentemente encontradas são as chamadas malformações em dente molar e rombencefalossinapse.

Hans Chiari descreveu, pela primeira vez, três subtipos de malformações da fossa posterior associadas à hidrocefalia, em 1891. A malformação de Chiari tipo III é rara é caracterizada por encefalocele cérvico-occipital com conteúdo da fossa posterior. Muitos outros descreveram várias anormalidades da fossa posterior utilizando a designação de Chiari, como Chiari 0, Chiari 1,5 e Chiari IV. No entanto, Chiari I e Chiari II são as mais comumente encontradas.

A malformação de **Chiari tipo I** é caracterizada por protrusão tonsilar cerebelar abaixo do forame magno, na ausência de disrafismo espinal aberto e de lesão intracraniana com efeito de massa. Embora não haja um consenso absoluto sobre o grau de descida tonsilar necessário para o diagnóstico, muitos usam uma posição das tonsilas ≥ 5 mm abaixo de uma linha traçada da margem anterior (básio) à margem posterior (opístio) do forame magno (linha de McRae) como critério. A apresentação clínica clássica é a de cefaleia occipital induzida ou exacerbada por manobra de Valsalva, mas até 14% dos casos identificados nas imagens são assintomáticos. Os achados de imagem associados incluem morfologia pontiaguda anormal das tonsilas cerebelares, inclinação dorsal do dente de C2, invaginação basilar, platibasia e apagamento dos espaços do líquido cefalorraquidiano no forame magno. A siringomielia associada é um achado importante, pois é uma das principais causas de sintomas e déficits neurológicos (Figura 66.7). A hidrocefalia, embora relatada, é relativamente incomum nessa população. A descompressão da fossa posterior é o tratamento cirúrgico com craniectomia suboccipital e laminectomia da C1 isoladamente ou com adição de duroplastia, cauterização das tonsilas cerebelares e *shunt* do líquido cefalorraquidiano em alguns casos.

A malformação de **Chiari tipo II** compreende uma constelação de achados de imagem no cérebro, associados a um disrafismo espinal aberto (mielomeningocele ou mielocele). A malformação pode ser identificada na ultrassonografia pré-natal, pela concavidade bifrontal da calvária (sinal do "limão"), e um

cerebelo achatado envolvendo o tronco encefálico ("sinal da banana"). Os achados de imagem pós-natal incluem fossa craniana posterior pequena, com um tentório cerebelar inclinado para baixo e herniação do tecido cerebelar no canal cervical, deslocamento anterior do bulbo, teto mesencefálico em formato de bico e falhas na foice inter-hemisférica (marcadas por sulcos hemisféricos interdigitantes). Muitos casos também exibem estenogiria (giros anormalmente numerosos e pequenos), heterotopia subependimária de substância cinzenta e hipogênese do corpo caloso (Figura 66.8). Algumas dessas manifestações, em especial a herniação do tecido cerebelar para o interior do canal cervical, podem ser tratadas pelo reparo cirúrgico pré-natal da mielomeningocele.

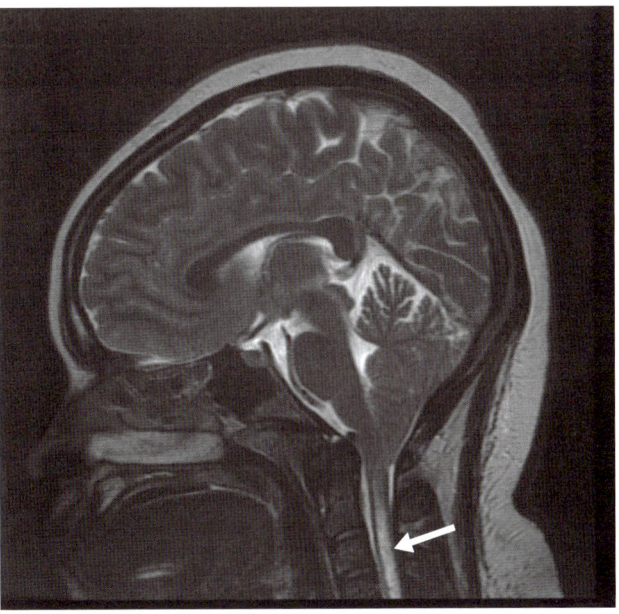

Figura 66.7 Imagem ponderada em T2, no plano sagital, de uma adolescente de 16 anos com malformação de Chiari tipo I. As tonsilas cerebelares são pontiagudas e se estendem para dentro do canal espinal cervical superior. Há uma siringomielia parcialmente mostrada na imagem da medula espinal cervical superior (*seta branca*).

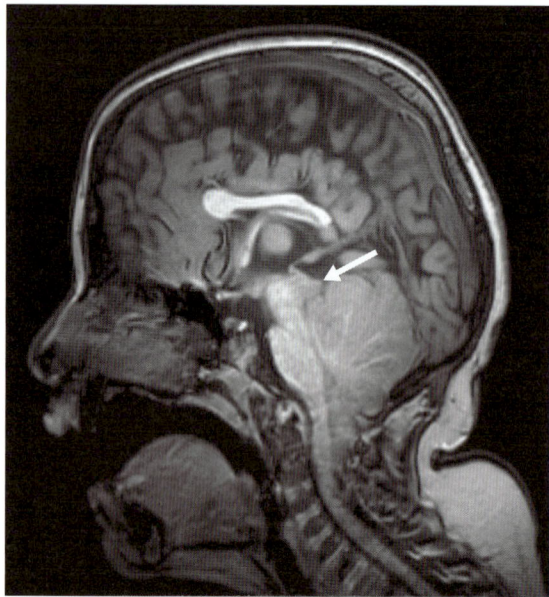

Figura 66.8 Imagem ponderada em T1, no plano sagital, de um menino de 6 anos de idade com malformação de Chiari tipo II. Além da fossa posterior pequena e da herniação do rombencéfalo através do forame magno, há hipogênese do corpo caloso e teto mesencefálico em bico (*seta branca*).

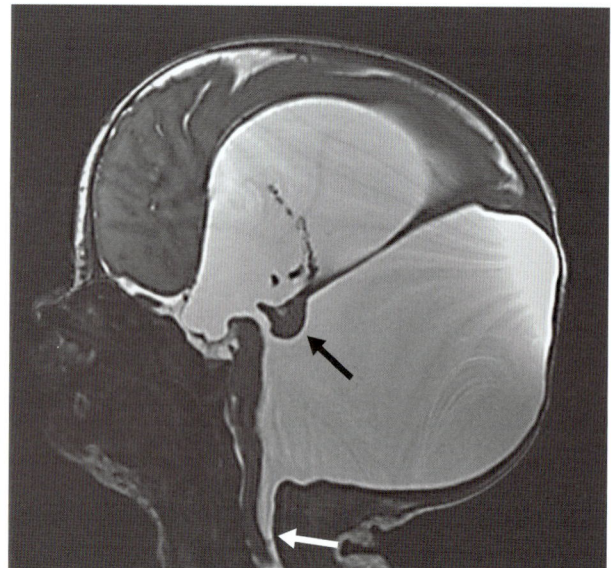

Figura 66.9 Imagem sagital FIESTA de menina de 1 dia com malformação clássica de Dandy-Walker. Há uma inversão torcular-lambdoide com tentório inclinado para cima, vérmis girado hipoplásico (*seta preta*) e fossa posterior aumentada. Uma parte do remanescente da bolsa de Blake é vista no canal espinal cervical superior (*seta branca*), no nível da obstrução.

Complexo de Dandy-Walker

Esse grupo de malformações da fossa posterior inclui uma série de anormalidades caracterizadas por vários graus de hipoplasia e mau posicionamento do vérmis cerebelar, em associação a cistos da fossa posterior. Uma teoria é de que essas anormalidades sejam todas anomalias de desenvolvimento do teto da vesícula rombencefálica, mas a terminologia e a classificação são controversas e não universalmente aceitas. Assim, a abordagem ideal enfoca, de maneira sistemática, o tamanho da fossa posterior, o tamanho, a morfologia e a orientação do vérmis e o tamanho da cisterna magna (Tabela 66.2).

A *malformação de Dandy-Walker* clássica é uma tríade composta por agenesia completa ou parcial do vérmis, dilatação cística do quarto ventrículo e uma fossa posterior aumentada, com deslocamento para cima do tentório. A elevação do tentório coloca a tórcula de Herófilo acima das suturas lambdoides, um achado angiográfico fundamental para o diagnóstico antes do advento da imagem em corte transversal, denominado "inversão torcular-lambdoide". Apesar de a hidrocefalia obstrutiva ser uma complicação comum, ela não faz parte da própria malformação (Figura 66.9).

Um vérmis hipoplásico é, com frequência, girado no sentido anti-horário, de modo que o ângulo tegmento-vermiano, formado por linhas traçadas ao longo do tronco encefálico e vérmis ventral, seja > 18°. A presença desse achado sem alargamento da fossa posterior foi denominada "variante de Dandy-Walker" por alguns, mas esse termo é aplicado de forma variável e impreciso. Em geral, as crianças com hipoplasia vermiana isolada apresentam resultados de neurodesenvolvimento normais. No período pós-natal, a altura do vérmis deve ser aproximadamente igual à distância entre o teto do mesencéfalo e o óbex.

A bolsa de Blake é uma estrutura embrionária que perfura no primeiro trimestre para formar os forames de Magendie e de Luschka. Quando essa perfuração é retardada ou incompleta, pode resultar em um *remanescente da bolsa de Blake* ou cisto, causando deslocamento para cima de um vérmis cerebelar normalmente formado. Nessa entidade, o vérmis é normal em tamanho e morfologia, mas o ângulo tegmento-vermiano está aumentado. Considerado normal até 20 semanas de idade gestacional, o remanescente da bolsa de Blake pode ser visto isoladamente ou estar associado a outras anomalias. Dependendo do grau de não perfuração, pode resultar em hidrocefalia obstrutiva. Acredita-se que a *megacisterna magna* seja o resultado da fenestração retardada da bolsa de Blake; é definida como alargamento isolado da cisterna magna (> 10 mm), com ângulo tegmento-vermiano normal, e é considerada uma variante normal.

Síndrome de Joubert e doenças relacionadas. São um grupo heterogêneo de doenças resultantes, sobretudo, de mutações de genes que codificam proteínas ciliares. Em termos clínicos, esses pacientes apresentam episódios de respiração irregular durante a infância (respirações "ofegantes"), com apraxia oculomotora. Os achados de neuroimagem clássicos incluem hipoplasia vermiana e "sinal do dente molar", no qual o espessamento e o alongamento dos pedúnculos cerebelares superiores se assemelham à raiz de um dente molar extraído, nas imagens de RM axiais (Figura 66.10). Pode haver hipoplasia ou mesmo ausência de alguns núcleos inferiores do tronco encefálico.

TABELA 66.2 Características do "complexo de Dandy-Walker".				
■ **ESTRUTURA**	■ **MALFORMAÇÃO "CLÁSSICA" DE DANDY-WALKER**	■ **HIPOPLASIA VERMIANA**	■ **CISTO DA BOLSA DE BLAKE**	■ **MEGACISTERNA MAGNA**
Tamanho da fossa posterior	Grande	Normal	Normal	Normal
Tamanho do vérmis	Hipoplásica	Hipoplásica	Normal	Normal
Ângulo T-V	> 18°	> 18°	> 18°	Normal

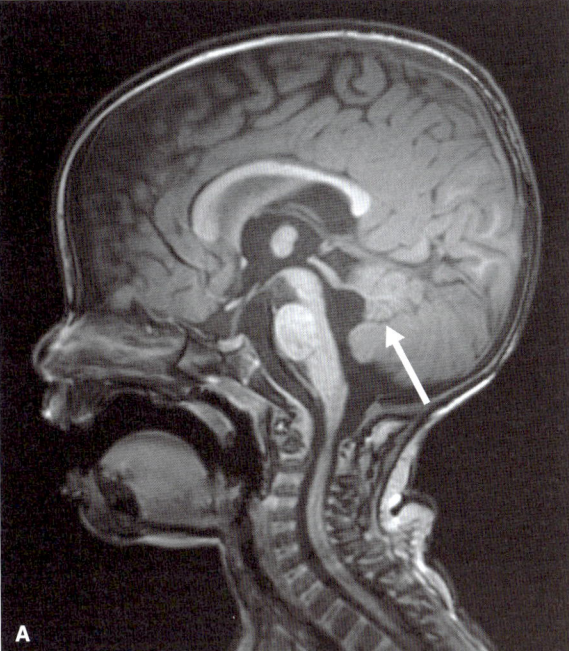
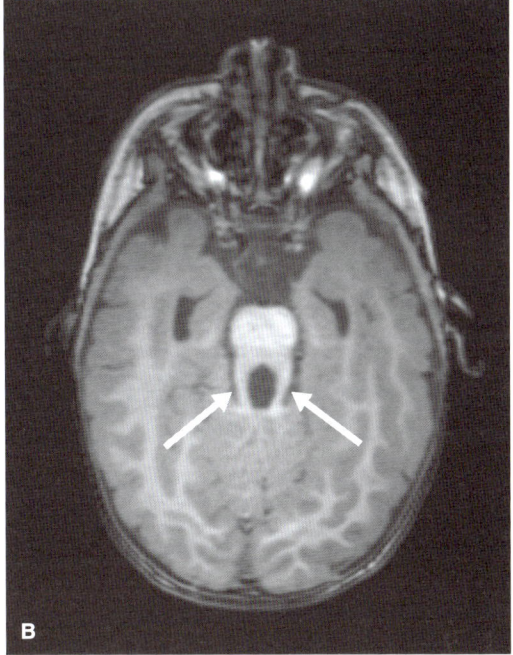

Figura 66.10 **Imagem ponderada em T1, no plano sagital (A), e T1 axial (B) de menina de 15 meses com síndrome de Joubert. A.** O vérmis (*seta branca*) é hipoplásico. **B.** Os pedúnculos cerebelares superiores (*setas brancas*) são alongados em configuração de "dente molar".

As anomalias associadas adicionais incluem polidactilia, colobomas e rins policísticos.

Rombencefalossinapse. É a separação incompleta dos hemisférios cerebelares, em associação à ausência parcial ou completa do vérmis. A RM pode demonstrar as folhas cerebelares orientadas transversalmente, de maneira contínua, sem o vérmis (Figura 66.11) e o recesso fastigial achatado, causado pela ausência, pelo menos parcial, do vérmis cerebelar. Até 65% desses pacientes apresentam estenose aqueductal coexistente. Outras síndromes associadas incluem as de Gomez-Lopez-Hernandez e VACTERL.

Malformações do desenvolvimento cortical

Acredita-se que essas malformações cerebrais resultem de distúrbios de proliferação celular, migração celular e/ou organização cortical, havendo, muitas vezes, evidências de distúrbios em todos os três componentes.

Microlissencefalia. É a manifestação mais grave de proliferação celular *diminuída*, na qual há ausência quase completa dos sulcos e giros, com microcefalia acentuada (Figura 66.12).

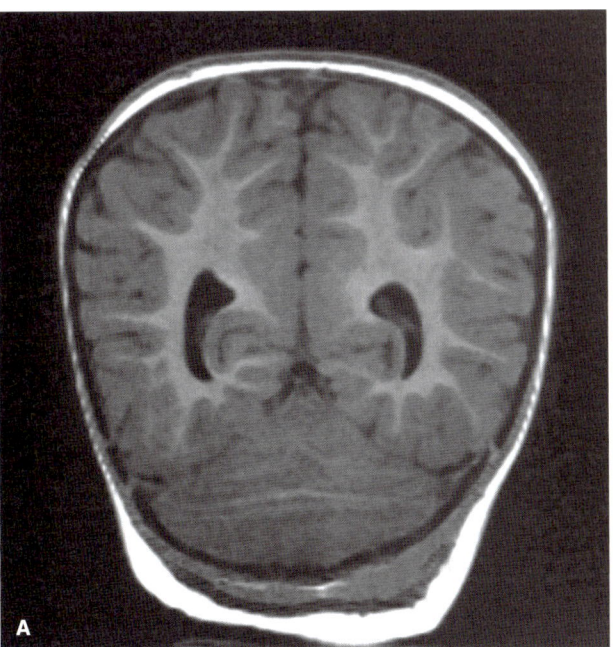
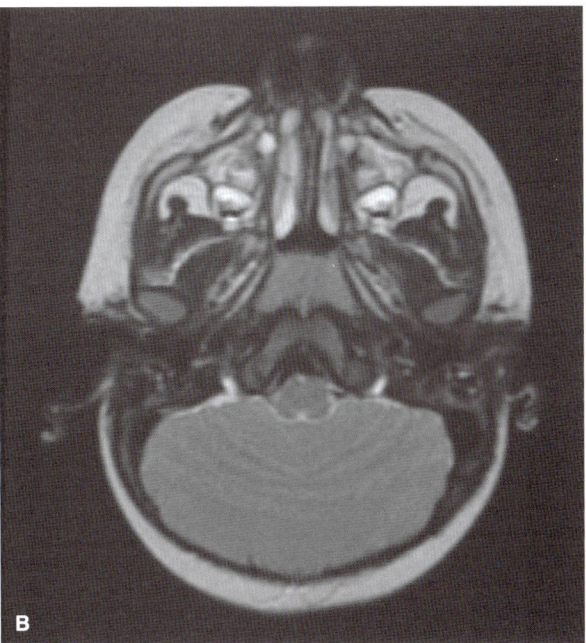

Figura 66.11 T1 (**A**) coronal e T2 axial (**B**) em menina de 11 meses com rombencefalossinapse.

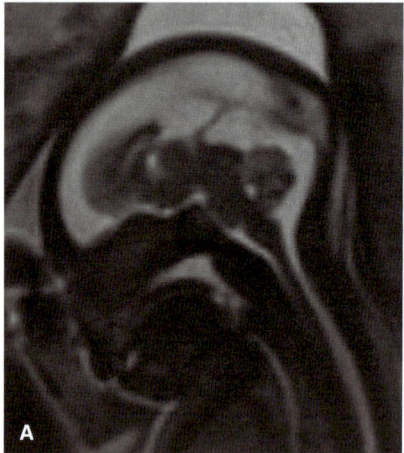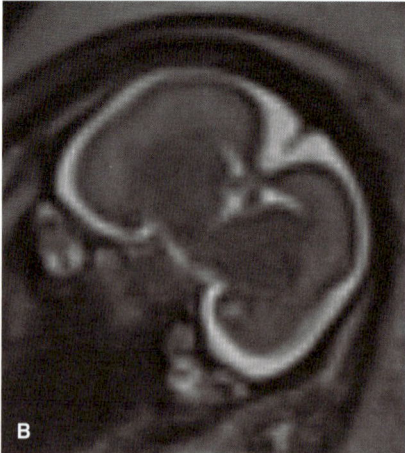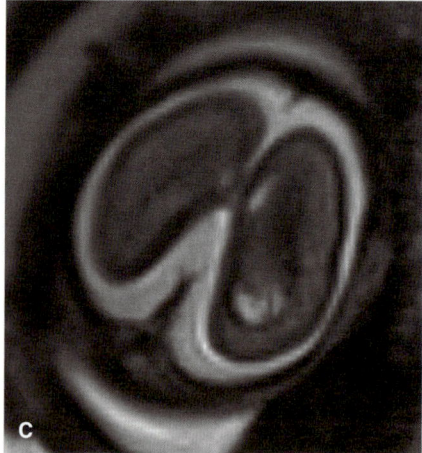

Figura 66.12 Imagens de ressonância magnética do cérebro de um feto de 25 semanas e 2 dias de idade gestacional, nos planos sagital (A), coronal (B) e axial (C), ponderadas em T2 SSFSE. **A.** Há microcefalia acentuada por uma proporção craniofacial diminuída. **B** e **C.** Há ausência do padrão giro-sulcal normal, e até mesmo as fissuras silvianas não se formaram. Os resultados são compatíveis com microlissencefalia.

A *microcefalia com padrão giratório simplificado* é um fenótipo mais brando em que o cérebro é menor do que o normal, com um número reduzido de giros de aparência simples.

A manifestação mais extrema de proliferação celular *aumentada* é a *hemimegaencefalia*, um supercrescimento hamartomatoso de parte ou de todo um hemisfério cerebral. A proliferação não controlada e a diferenciação anormal resultam em uma aparência bizarra do hemisfério afetado, com um ventrículo lateral paradoxalmente aumentado, manto cortical espessado e mal definido e heterotopia neuronal; além disso, substância branca parece mielinizada prematuramente (Figura 66.13). É vital avaliar com atenção o hemisfério contralateral para excluir anormalidades adicionais, uma vez que a hemisfectomia funcional (desconexão cirúrgica de todo o hemisfério afetado) é o tratamento de escolha para essa condição. As malformações contralaterais podem tornar essa cirurgia discutível.

Um aumento localizado e menos dramático na proliferação neuronal, em associação à diferenciação celular anormal, pode resultar em displasia cortical focal tipo II, uma das principais causas de epilepsia refratária ao tratamento médico em crianças. Essas lesões podem ser muito sutis na imagem, com espessamento cortical focal, borramento da junção da substância branca e cinzenta e uma anormalidade de sinal da substância branca em forma de funil, que se estende da região subcortical em direção ao ventrículo (Figura 66.14).

Heterotopia da substância cinzenta. É o resultado da interrupção da migração radial de neurônios da matriz germinativa ao longo das paredes dos ventrículos para o córtex cerebral em desenvolvimento, durante a fase migratória. Na imagem, vemos nódulos de tecido encefálico com intensidade de sinal igual à da substância cinzenta normal em todas as sequências de pulso

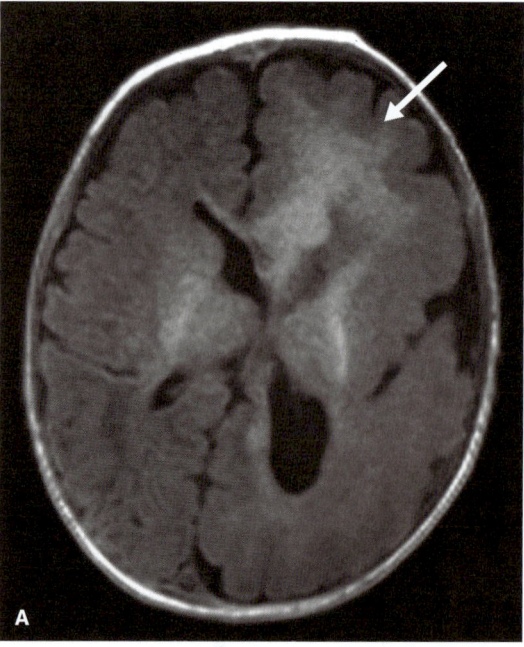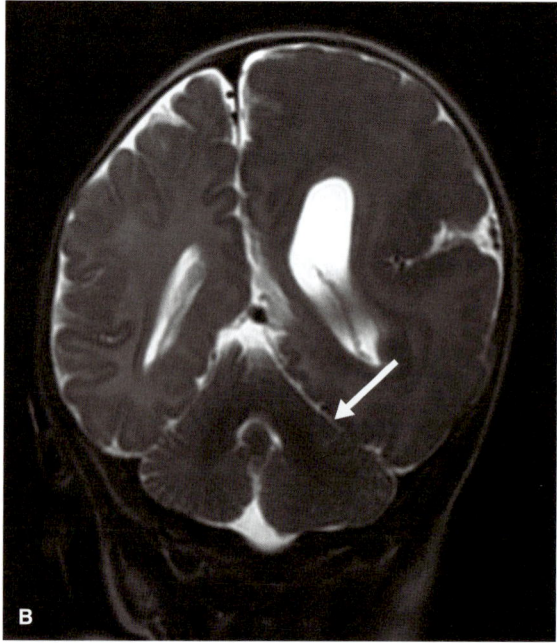

Figura 66.13 Ressonância magnética axial ponderada em T1 (A) e coronal ponderada em T2 (B) do cérebro de um menino de 2 meses de idade com hemimegaencefalia esquerda e síndrome de CLOVES, com supercrescimento lipomatoso do membro inferior direito. **A.** Há aumento e displasia do hemisfério cerebral esquerdo, com aparecimento de mielinização acelerada assimétrica (*seta*) e ventriculomegalia unilateral esquerda. **B.** Há também um leve aumento do hemisfério cerebelar esquerdo (*seta*).

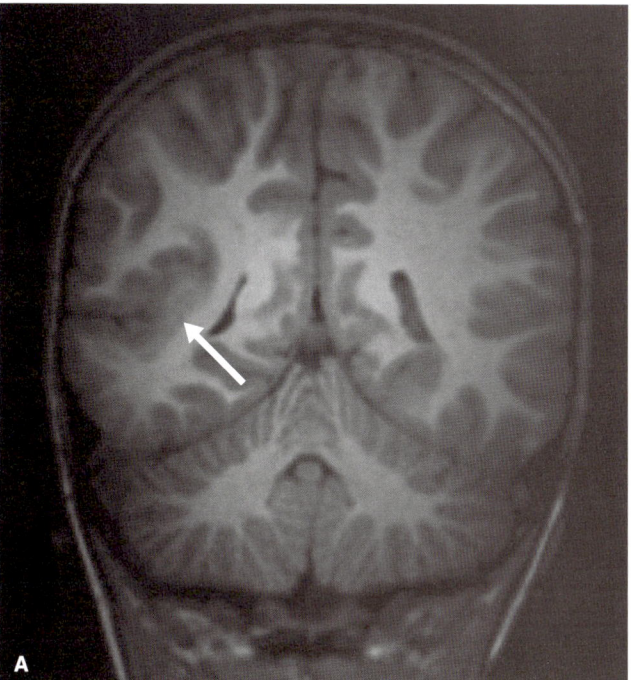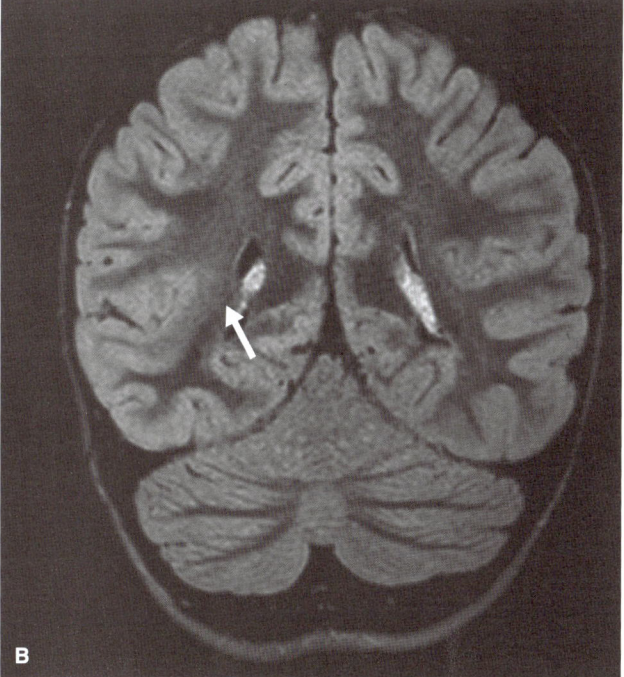

Figura 66.14 Imagens coronal T1 SPGR (**A**) e coronal Cube FLAIR (**B**) de ressonância magnética do cérebro de um menino de 6 anos com epilepsia. **A.** Há um borramento sutil da junção das substâncias branca e cinzenta, na região temporal posterior direita (*seta*). **B.** Há também extensão em "forma de funil" da anormalidade de sinal hiperintenso em FLAIR em direção ao ventrículo (*seta*). O paciente foi submetido à ressecção cirúrgica, sendo o exame anatomopatológico compatível com displasia cortical focal tipo IIb.

(Figura 66.15). A *heterotopia em banda* é uma parada migratória induzida geneticamente que, em geral, aparece como bandas simétricas lisas de massa cinzenta encontradas entre a superfície ventricular e o córtex cerebral. O córtex sobrejacente está normal ou ao longo do espectro de lissencefalia/paquigiria, sendo quase todos os pacientes afetados do sexo feminino (Figura 66.16).

Lissencefalia/paquigiria. A lissencefalia é o resultado da migração neuronal interrompida, resultando em córtex anormalmente espessado e ausência do padrão normal de giros e sulcos. Na forma completa (agiria), há ausência completa de giros/sulcos, com cérebro com aspecto de "ampulheta" ou "figura em 8" devido a fissuras silvianas largas e rasas.

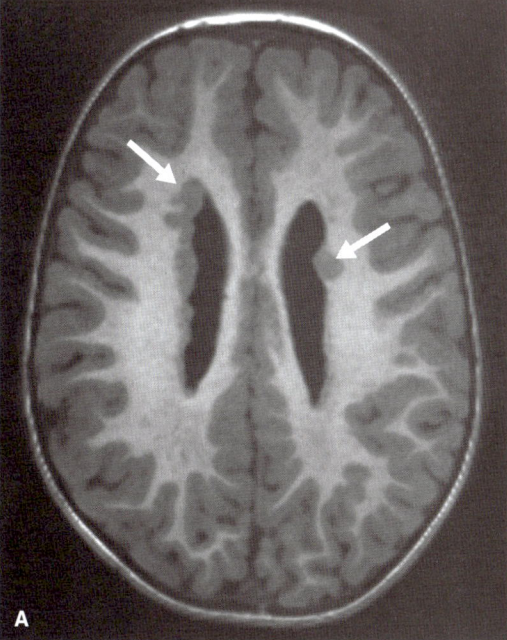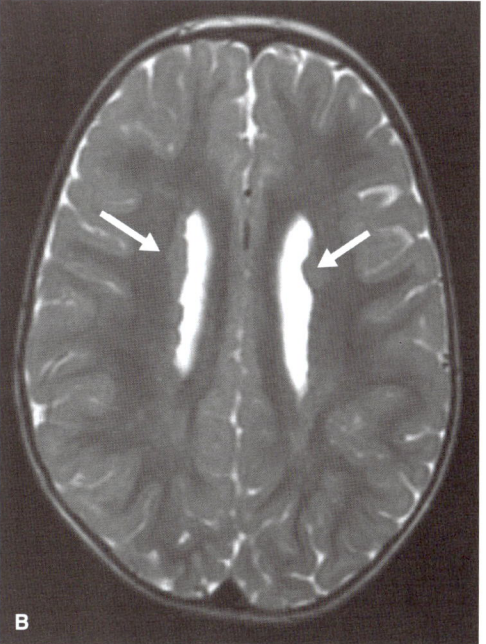

Figura 66.15 Imagens axiais ponderadas em T1 (**A**) e em T2 (**B**) do cérebro de um menino de 21 meses com numerosas heterotopias subependimárias e periventriculares de substância cinzenta (*setas*) revestindo os ventrículos laterais. Pode-se notar que esses nódulos apresentam intensidade de sinal igual à da substância cinzenta em todas as sequências de pulso. A dismorfologia associada do sistema ventricular é um achado comum nesses pacientes.

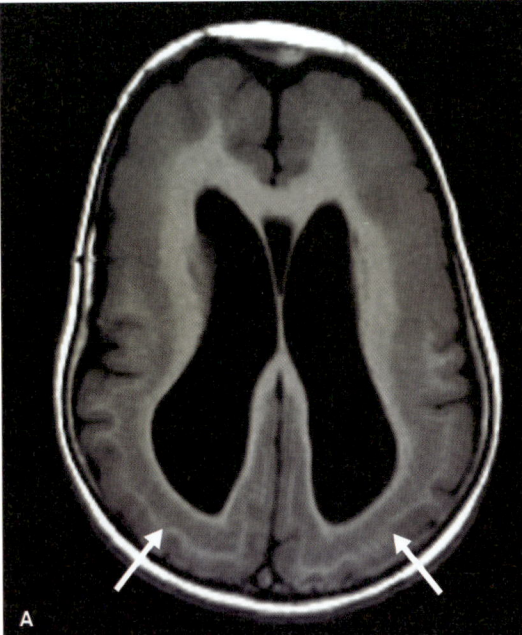
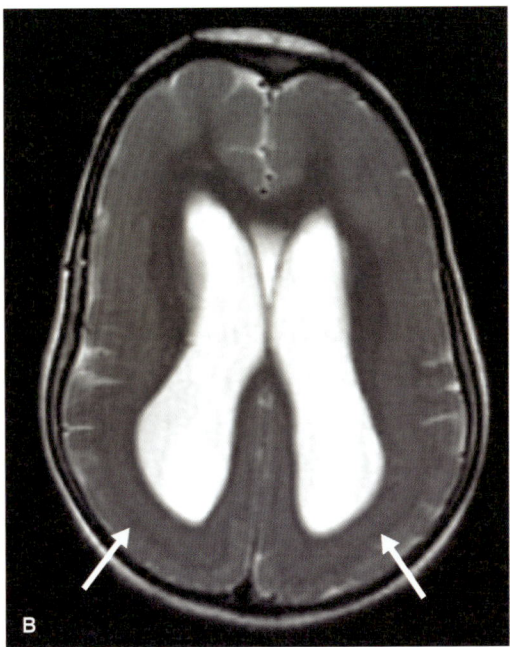

Figura 66.16 Imagens axiais ponderadas em T1 (**A**) e em T2 (**B**) de ressonância magnética do cérebro de menina de 9 anos com paquigiria e heterotopia em banda posterior. Uma banda suave de sinal igual ao da substância cinzenta (*setas*) é vista nos lobos parieto-occipitais e está separada do córtex sobrejacente por substância branca.

Na paquigiria, os giros estão presentes, mas anormalmente largos, com sulcos superficiais. Uma característica é a zona de células esparsas, uma faixa muito fina de sinal de substância branca, que separa uma fina camada cortical externa de uma espessa camada cortical interna (Figura 66.17).

Polimicrogiria. Resulta de anormalidades de migração neuronal tardia e organização cortical, causando aumento do número de giros anormalmente pequenos. No feto e no recém-nascido, a polimicrogiria tem o aspecto de um padrão de desenvolvimento giro-sulcal aumentado ou diminuído, de maneira focal ou difusa. Uma vez que a mielinização esteja completa, a lesão tem a aparência de espessamento cortical, com irregularidade da junção das substâncias cinzenta-branca. A polimicrogiria pode ser focal ou difusa e ocorrer em qualquer parte do cérebro, embora seja mais comum na perissilviana (Figura 66.18).

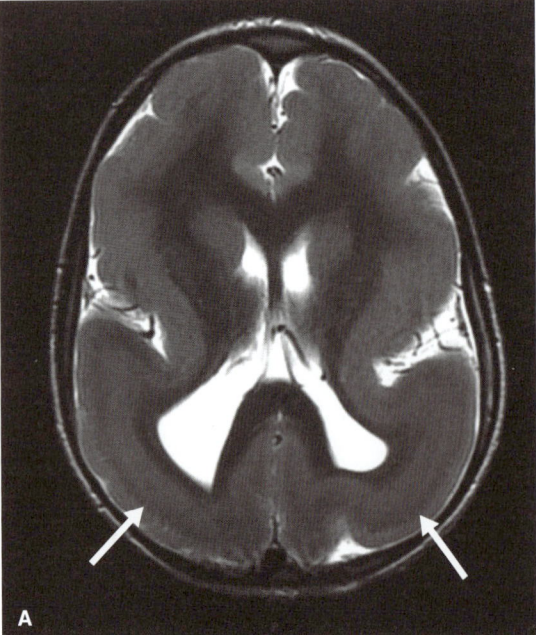
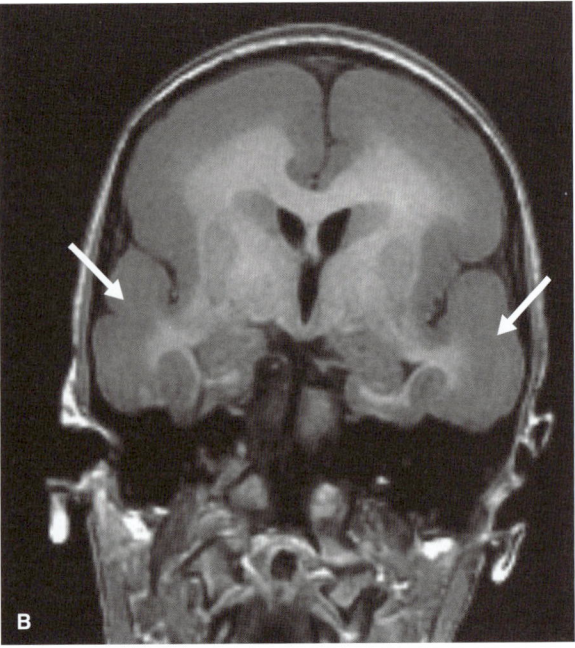

Figura 66.17 Imagens axial ponderada em T2 (**A**) e coronal ponderada em T1 (**B**) de ressonância magnética do cérebro de menina de 8 anos com **lissencefalia.** Há agiria quase completa com paquigiria frontotemporal bilateral. A imagem axial (**A**) demonstra a aparência em ampulheta do cérebro como resultado de fissuras silvianas orientadas na vertical. A zona de células esparsas (*setas*) é vista como uma linha fina, que se assemelha ao sinal da substância branca, na porção externa do córtex, que se encontra espessado nos lobos occipitotemporais.

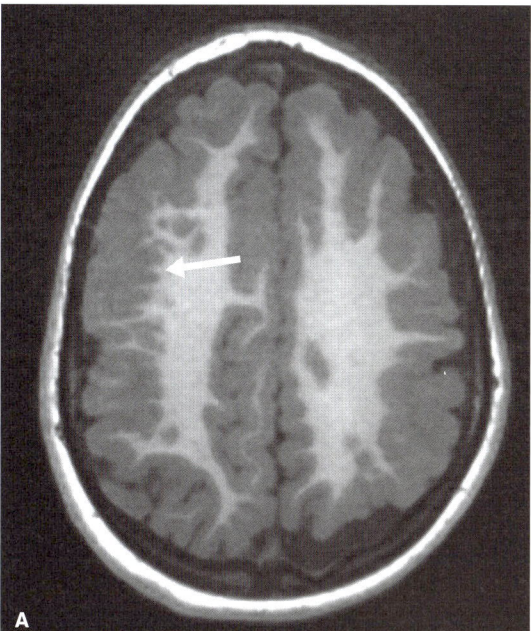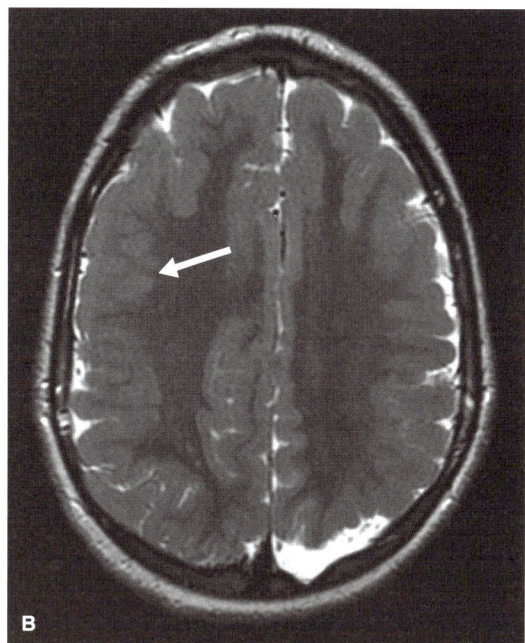

Figura 66.18 Imagens axiais ponderadas em T1 (A) e em T2 (B) de ressonância magnética do cérebro de menina de 6 anos de idade com polimicrogiria bilateral extensa, afetando com mais gravidade a região perissilviana direita (*setas*), com preservação relativa dos lobos parieto-occipitais posteriores.

Esquizencefalia. Acredita-se que reflita a parada da migração neuronal da matriz germinativa para o córtex, resultando em uma fenda transmanto, revestida por substância cinzenta displásica, que se estende do epêndima à superfície pial. Na esquizencefalia de lábio fechado, os córtices da fenda estão imediatamente opostos, ao passo que, na esquizencefalia de lábio aberto, o líquido cefalorraquidiano se comunica entre o ventrículo e o espaço subaracnoide sobreposto. A esquizencefalia é bilateral em até 50% dos casos, e a polimicrogiria contralateral é comum em casos unilaterais (Figura 66.19).

Encefalopatia neonatal

A Organização Mundial da Saúde (OMS) classifica bebês nascidos antes de 28 semanas de gestação como "prematuros extremos", aqueles entre 28 e 32 semanas, como "muito prematuros", e aqueles nascidos entre 32 e 37 semanas, como "prematuros moderados a tardios". Essa *terminologia* reflete o impacto dramático do momento do *parto* na sobrevida e na morbidade geral, cujo foco pode ser errôneo em relação com a resposta à

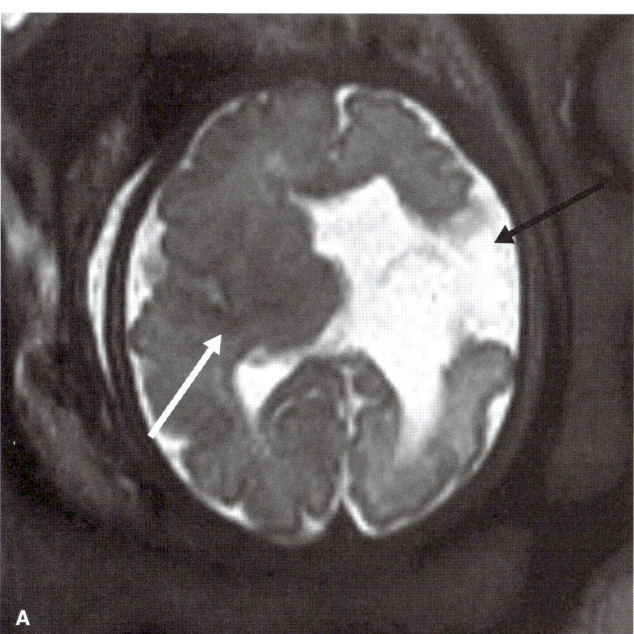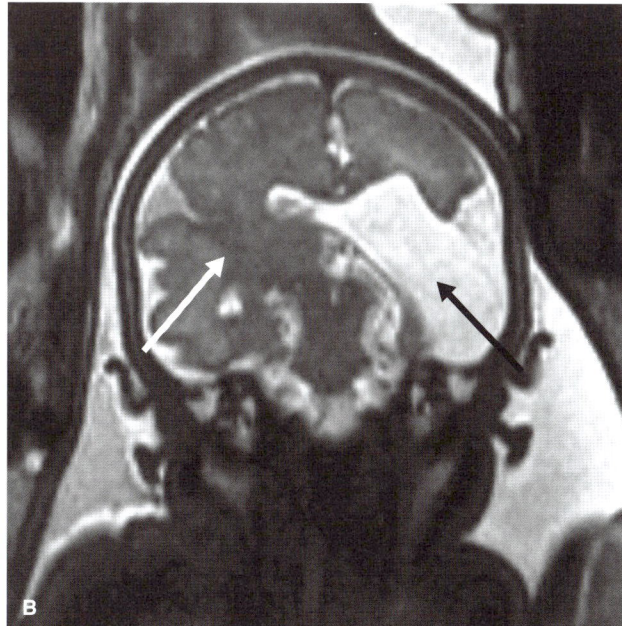

Figura 66.19 Imagens axiais (A) e coronais (B) ponderadas em T2 SSFSE da ressonância magnética do cérebro de um feto com 35 semanas e 6 dias de idade gestacional. A esquizencefalia de lábio aberto frontoparietotemporal (*seta preta*) esquerda é vista com facilidade. Uma inspeção mais detalhada revela a esquizencefalia perissilviana direita de lábio fechado (*seta branca*), com polimicrogiria circundante.

lesão. A hipoxia grave pode ter um efeito semelhante em um bebê de 26 semanas de gestação, esteja ele no útero, esteja ele em uma incubadora de UTI neonatal, e um médico sábio não ignorará a probabilidade de essas doenças evidentes após o nascimento terem começado bem antes do parto.

Na interpretação dos estudos de imagem do cérebro neonatal lesionado, há uma grande tentação em propor teorias sobre a natureza da agressão com base nas regiões lesionadas do cérebro e nas características de imagem da lesão. Infelizmente, há uma grande sobreposição entre os padrões de lesão e agressões, de modo que o nível de precisão em fazer tais "projeções retrospectivas" é tipicamente menor do que pode ser confiável em termos clínicos. Uma compreensão clara de como o cérebro em desenvolvimento responde a lesões é, sem dúvida, de grande valor, de maneira que as contradições entre as expectativas clínicas e os achados de imagem possam ser reconhecidas e exploradas, o que pode levar a estratégias de tratamento mais direcionadas e eficazes.

Malformações

Embora a migração neuronal continue a ocorrer durante a gestação e após o parto, a sua maior parte ocorre entre 12 e 24 semanas. Como consequência, as lesões ocorridas antes de 24 semanas de gestação, que interrompem esse processo, muitas vezes resultam em morte fetal ou malformações cerebrais globais graves. A mais óbvia delas é a hidranencefalia (Figura 66.20), uma lesão cerebral intrauterina grave que costuma ser atribuída à oclusão bilateral da artéria carótida. Essa atribuição decorre do fato de que o cérebro sobrevivente em bebês com hidranencefalia é suprido exclusivamente pela circulação posterior ou ramos meníngeos das artérias carótidas externas. As agressões menos graves, ou localizadas, podem se manifestar como anormalidades migracionais específicas, como a esquizencefalia.

Leucomalacia periventricular

A leucomalacia periventricular é um padrão distinto de lesão da substância branca que afeta o cérebro em desenvolvimento entre 24 e 34 semanas de idade gestacional, causada por dano às células precursoras de oligodendrócitos (pré-oligodendrócitos, células progenitoras de oligodendrócitos). Acredita-se que o dano seja resultado de hipoxia e isquemia sobreposta a fatores inflamatórios preexistentes. Existe uma forte correlação de infecção materna e inflamação placentária em bebês com leucomalacia periventricular, e acredita-se que a substância branca periventricular represente uma "zona divisória" do fluxo sanguíneo cerebral no cérebro imaturo, com autorregulação deficiente. A leucomalacia periventricular é um padrão de lesão visto em muitas crianças com diagnóstico de paralisia cerebral; perda simétrica da substância branca periventricular em torno dos trígonos dos ventrículos laterais, com morfologia angular característica dos ventrículos laterais adjacentes, à medida que se expandem, por causa do parênquima lesionado (Figura 66.21 C). A capacidade do cérebro em montar uma resposta reparadora à lesão é acentuadamente limitada antes das 34 semanas de gestação; como resultado, há pouca ou nenhuma gliose. O padrão de lesão também foi chamado de "lesão da substância branca da prematuridade", reconhecendo a alta frequência com que é detectada em crianças nascidas prematuramente. No entanto, deve-se reconhecer que a lesão pode ocorrer, e ocorre, no útero.

Essa lesão pode ser reconhecida por ultrassonografia transcraniana, na qual a substância branca lesionada pode parecer hiperecogênica de maneira anormal (Figura 66.21 A). A sensibilidade da ultrassonografia e da tomografia computadorizada para a detecção da leucomalacia periventricular é relativamente baixa nos estágios iniciais, mas a RM mostrará focos pontilhados de hiperintensidade anormal na substância branca periventricular em T1 (Figura 66.21 B). À medida que a lesão evolui, as alterações císticas podem ser identificadas com qualquer uma dessas modalidades e, conforme as paredes desses cistos se rompem, o padrão angular característico de expansão ventricular torna-se manifesto.

Após 34 semanas, a população de oligodendrócitos maduros é suficiente para fornecer resistência muito maior à lesão da substância branca em face de uma agressão semelhante. Nesse estágio, há também a capacidade de montar uma resposta

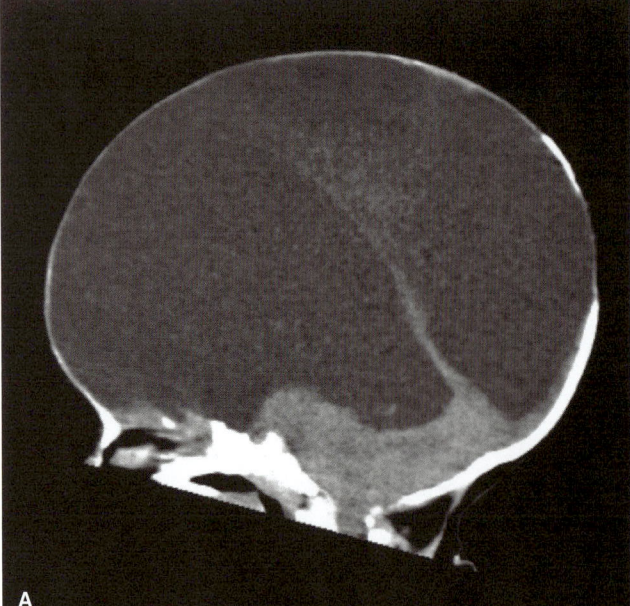
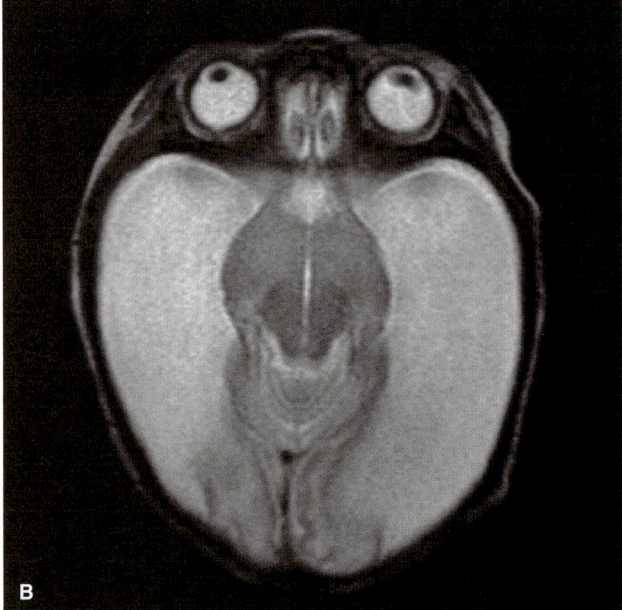

Figura 66.20 Hidranencefalia. Imagens sagital de tomografia computadorizada (**A**) e axial (**B**) de ressonância magnética (RM) ponderada em T2 de um recém-nascido com hidranencefalia mostram ausência de todo o parênquima cerebral suprido pelas artérias carótidas, com preservação das estruturas da fossa posterior e dos lobos temporais mediais. Às vezes, os ramos meníngeos da artéria carótida externa preservam algum córtex adicional nessa condição, o que é incomum. A macrocrania é típica, pois, embora o líquido cefalorraquidiano ainda seja gerado, ele não pode ser reabsorvido de maneira efetiva na ausência dos hemisférios cerebrais. Em geral, o *shunt* do líquido cefalorraquidiano é realizado como medida paliativa.

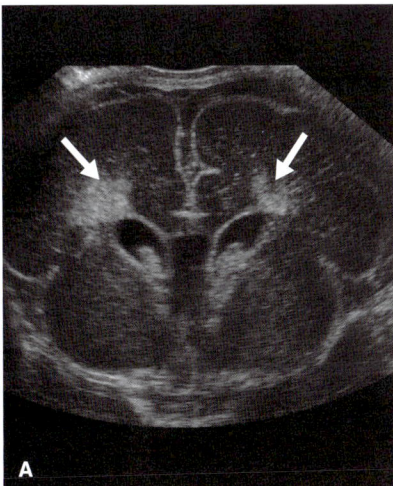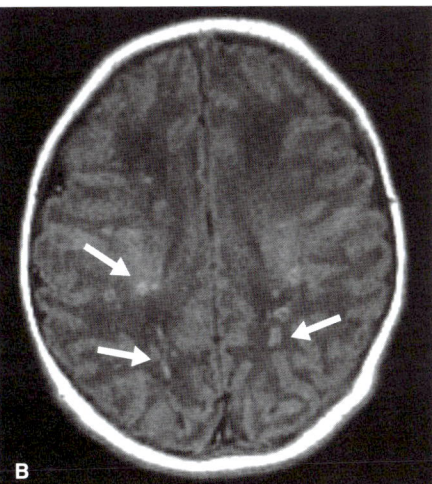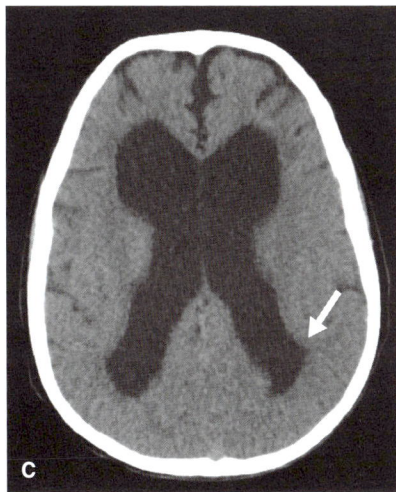

Figura 66.21 Leucomalacia periventricular. Imagem coronal da ultrassonografia do crânio, obtida através da fontanela anterior (**A**), mostra aumento anormal da ecogenicidade na substância branca contornando os corpos dos ventrículos laterais (*setas*), um achado precoce de lesão periventricular em neonatos. Imagem axial de ressonância magnética (RM), ponderada em T1 (**B**), mostra múltiplos pequenos focos de sinal hiperintenso na substância branca periventricular (*setas*). Esses focos exibem restrição à difusão. Se um bebê estiver estável o suficiente para tolerar a RM, este será o estudo de escolha para diagnosticar a lesão isquêmica. A tomografia computadorizada sem contraste axial através dos ventrículos laterais em criança de 6 anos com paralisia cerebral (**C**) mostra as sequelas crônicas de leucomalacia periventricular, com alargamento e morfologia angular (*seta*) dos ventrículos laterais decorrentes da perda da substância branca periventricular.

gliótica, mediada por astrócitos, ao dano. A lesão inflamatória/hipóxica que ocorre após 34 semanas de idade gestacional pode, portanto, resultar em uma lesão de substância branca com gliose circundante mais extensa.

Lesões na substância cinzenta profunda

Em lesões hipóxicas/isquêmicas mais graves, um fator primário no padrão e propagação da lesão é a presença de sinapses excitatórias que dependem do neurotransmissor glutamato e são povoadas pelos receptores de *N*-metil-d-aspartato (NMDA). Esses receptores são superexpressos no cérebro em desenvolvimento e estão concentrados nos núcleos talâmicos e subtalâmicos. Hipoxia e/ou isquemia podem fazer com que esses receptores permaneçam abertos, causando influxo de cálcio e subsequente morte neuronal. Essa neurotoxicidade excitatória não se limita a neonatos, mas resulta em um padrão característico de lesão visto mais comumente após hipoxia grave (Figura 66.22 A).

Lesão difusa e periférica

No recém-nascido a termo, a resposta ao insulto hipóxico-isquêmico é semelhante à de uma criança mais velha ou de um

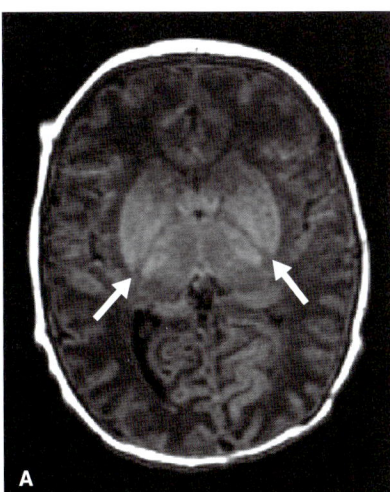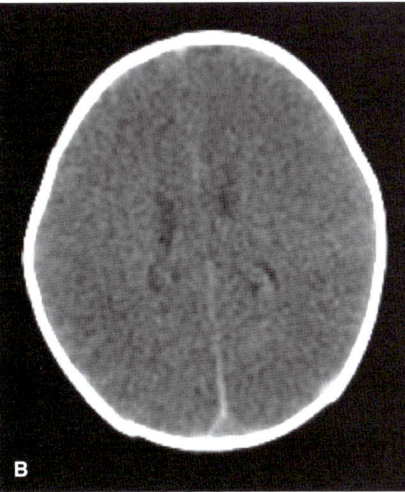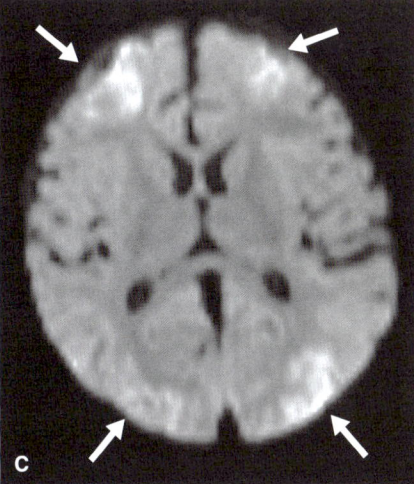

Figura 66.22 Padrões de lesão isquêmica difusa. Imagem axial ponderada em T1 (**A**) em uma criança de 3 dias com um padrão nuclear profundo de lesão hipóxico-isquêmica mostra sinal hiperintenso anormal no tálamo ventrolateral e núcleos da base adjacentes. Observe a aparência hipointensa do braço posterior da cápsula interna em cada lado (*setas*). No recém-nascido normal, essa estrutura parece hiperintensa nas imagens ponderadas em T1 (ver Figura 66.2 E) devido à presença de mielina, mas o sinal anormal nas estruturas adjacentes supera o sinal nessa criança. **B.** Tomografia computadorizada axial em recém-nascido com cardiopatia congênita e parada cardíaca prolongada demonstra padrão difuso de lesão cerebral, com perda global da diferenciação cinzenta-branca e apagamento dos sulcos. Imagem ponderada em difusão axial em um bebê com insuficiência hepática (**C**) mostra difusão restrita na junção dos territórios das artérias cerebrais anterior e média em cada lado (*setas*), uma distribuição que indica pressão de perfusão pobre em todo o cérebro.

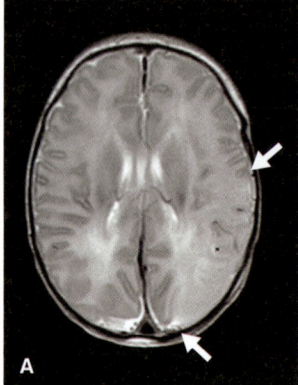 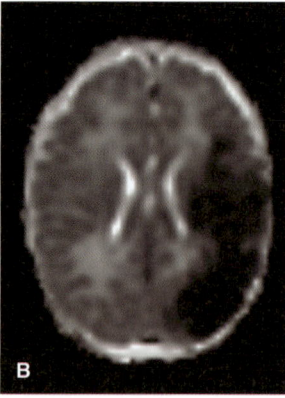 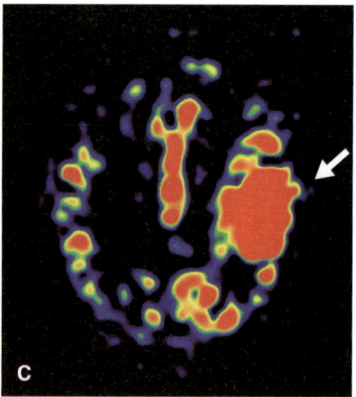 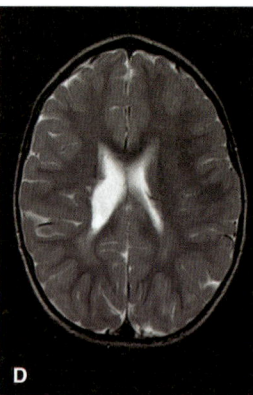

Figura 66.23 Lesão arterial isquêmica focal. Imagem axial ponderada em T2 (**A**) em uma criança com 2 dias de idade, com convulsões, mostra perda da margem cortical no território da artéria cerebral média esquerda (*setas*), confirmada por marcada restrição à difusão no mapa de ADC (**B**). A imagem de perfusão ASL (**C**) mostra hiperperfusão correspondente (*seta*), refletindo a expansão do leito capilar e diminuição do tempo de trânsito em resposta ao infarto (perfusão de luxo). As convulsões são um sintoma de apresentação muito comum em neonatos com lesão isquêmica aguda. Imagem axial ponderada em T2 em uma criança com preferência precoce pela mão esquerda (**D**) mostra gliose e perda de volume na substância branca periventricular direita, por um infarto "silencioso" remoto na artéria cerebral média proximal direita.

adulto. A hipoperfusão global grave pode resultar em lesão difusa, com perda completa da diferenciação das substâncias cinzenta e branca (Figura 66.22 B). As lesões por hipoperfusão mais leves podem afetar apenas as zonas limítrofes, entre os territórios das artérias cerebrais anterior e média, e média e posterior (Figura 66.22 C). A oclusão arterial focal resultará em padrões clássicos de infarto, exatamente como visto em adultos (Figura 66.23 A-C). Um cenário clínico comum é o de o bebê demonstrando preferência precoce por uma das mãos, o que não deve ser evidente antes dos 18 meses de idade. A imagem revela, com frequência, uma lesão periventricular nesses bebês, provavelmente o resultado da oclusão transitória da artéria cerebral média proximal com infarto na distribuição das artérias lenticulostriadas perfurantes (Figura 66.23 D).

Facomatoses

Os distúrbios neurocutâneos, também conhecidos como facomatoses, são síndromes hereditárias que afetam, sobretudo, estruturas de origem ectodérmica, ou seja, o sistema nervoso e a pele.

Com base na descrição clínica original, os tipos 1 e 2 de neurofibromatose estão ligados para sempre em termos históricos. Embora compartilhem algumas características semelhantes, são distúrbios distintos tanto clínica quanto geneticamente. Ambos são autossômicos dominantes, resultantes de anormalidades de diferentes genes de supressão tumoral (Tabela 66.3).

Neurofibromatose tipo 1 (doença de von Recklinghausen, NF-1). É a mais comum das facomatoses. Localizado no cromossomo 17, o gene *NF-1* codifica a neurofibromina, que tem inúmeras funções, incluindo supressão tumoral, mielinização e desenvolvimento neuronal e astrocítico. Sua expressão em osteoblastos e endotélio vascular resulta em manifestações adicionais. Pacientes com NF-1 desenvolvem múltiplas lesões cutâneas (manchas café com leite, sardas axilares, neurofibromas cutâneos e nódulos de Lisch) e, por esse motivo, o NF-1 foi denominado de "neurofibromatose periférica". Os critérios clínicos para o diagnóstico de NF-1 são apresentados na Tabela 66.4.

Na RM do cérebro, focos característicos de hiperintensidade em T2 são vistos em mais de 75% das crianças com NF-1 (Figura 66.24). Mais comuns nos núcleos da base, no tálamo, na substância branca cerebral profunda e no cerebelo, não exibem efeito de massa ou realce e podem se sobrepor às estruturas da substância cinzenta e branca. Eles são dinâmicos, em

geral ausentes em lactentes, aumentando em frequência até por volta dos 10 anos, diminuindo após a puberdade e raramente observados na idade adulta. Na patologia, são caracterizados por alterações espongiformes devido à vacuolização anormal da mielina, sendo sua resolução subsequente presumida devido

TABELA 66.3 Neurofibromatose: NF-1 *versus* NF-2.

■ CARACTERÍSTICAS	■ NF-1	■ NF-2[a]
Epidemiologia		
Incidência	1 em 4 mil	1 em 50 mil
Idade na apresentação	Infância	Jovem adulto
Cromossomo afetado	17	22[a]
Achados no sistema nervoso central		
Hiperintensidades em T2 do cérebro	Sim	Não
Gliomas ópticos	Sim	Não
Schwannomas de nervo craniano (vestibular)	Não	Sim[a]
Meningiomas	Não	Sim
Ectasia dural	Sim	Não
Tumores gliais medulares	Raros	Sim
Tumores da bainha neural	Neurofibromas	Schwannomas
Degeneração maligna dos tumores da bainha neural	Sim	Não
Neurofibromas plexiformes	Sim	Não
Achados esqueléticos		
Escoliose	Comum	Incomum
Displasia esfenoidal	Sim	Não
Afilamento do córtex dos ossos longos	Sim	Não
Displasia vascular	Sim	Não

[a]Para NF-2, use o número 2 como mnemônico: em geral, os pacientes com NF-2 têm dois schwannomas acústicos (bilaterais) e um cromossomo 22 anormal.

■ **O DIAGNÓSTICO REQUER DOIS OU MAIS DOS SEGUINTES:**

Seis ou mais manchas café com leite (> 5 mm pré-púbere, > 15 mm pós-púbere)

Dois ou mais neurofibromas ou um neurofibroma plexiforme

Efélides (sardas): axilares ou inguinais

Glioma de vias ópticas

Lesão óssea distinta (displasia esfenoidal, espessamento cortical de ossos longos +/– pseudoartrose)

Parente de primeiro grau com NF-1

National Institutes of Health Consensus Development Conference, 1988.

ao reparo dela. Embora benignos por si sós, podem dificultar a identificação de lesões neoplásicas adjacentes.

Os gliomas de vias ópticas são uma característica comum da NF-1, sendo e a maioria astrocitomas pilocíticos. Ao contrário dos tumores esporádicos, os gliomas de vias ópticas em pacientes com NF-1 costumam ter um curso indolente, acompanhados, com frequência, de tumores assintomáticos. Eles são reconhecidos em imagens de RM como aumento fusiforme dos nervos ópticos, com realce variável e extensão para o quiasma óptico (Figura 66.25 A, B), e também podem se espalhar dorsalmente para trato óptico e cérebro adjacentes.

As neoplasias gliais se desenvolvem no cérebro com frequência na NF-1; mas, como os gliomas de vias ópticas, costumam ser indolentes e podem até mesmo regredir de maneira espontânea. Pode ser difícil prever o comportamento delas com base em imagens (Figura 66.25 C), sendo necessária a vigilância com RM com contraste. Anormalidades de sinal no cérebro discretas, em locais atípicos ou que aumentam devem levar à consideração da possibilidade de glioma de baixo grau e podem exigir um intervalo de acompanhamento mais rigoroso, dependendo do tamanho e da localização. De modo geral, o tratamento é reservado para aqueles que causam sintomas neurológicos ou mostram rápida progressão. Outras anormalidades cranianas na NF-1 incluem macrocefalia, displasia/estenose vascular e displasias ósseas, com mais frequência na asa esfenoidal. Os últimos estão invariavelmente associados a neurofibromas adjacentes.

As lesões espinais mais comuns em NF-1 são neurofibromas das raízes neurais, tumores gliais da medula e escoliose, devido à displasia óssea e à ectasia dural (Figura 66.26 A). Os tumores de nervos periféricos podem atingir um tamanho grande, descoberto quando causam efeito de massa ou dor (Figura 66.26 B).

Muito menos comum que a NF-1, *a neurofibromatose tipo 2 (NF-2)* resulta de mutação no cromossomo 22 que afeta o gene supressor de tumor *merlin* (também conhecido como *schwannomin*). Historicamente denominada "neurofibromatose central", a NF-2 é essencialmente uma síndrome de neoplasias múltiplas com poucas manifestações cutâneas. Os indivíduos com NF-2 desenvolvem schwannomas em vários nervos cranianos e periféricos; os schwannomas vestibulares bilaterais são diagnósticos dessa síndrome (Figura 66.27 A). Os meningiomas também são comuns, identificados em 60% dos pacientes. Os tumores da coluna vertebral mais frequentes são os schwannomas que surgem das raízes neurais dorsais. Com frequência, eles têm uma configuração em "halteres", ao passarem pelo forame neural, com seu componente medial colidindo com a medula espinal. Os ependimomas intramedulares são comuns, mas costumam ter crescimento lento. O comprometimento neurológico progressivo devido à compressão do cérebro e da medula (Figura 66.27 B, C) é inevitável. Um mnemônico útil para essa síndrome é o **MISME**: Múltiplos, Hereditários (Inherited), Schwannomas, Meningiomas, Ependimomas.

Esclerose tuberosa. É uma doença autossômica dominante causada por mutações nos genes *TSC1* e/ou *TSC2*, que codificam para hamartina e tuberina, respectivamente. A síndrome é caracterizada por lesões semelhantes a tumor displásico em cérebro, pulmões, pele, rins e coração. A epilepsia costuma ser o sintoma neurológico manifesto e está presente em até 90% dos pacientes, com 50% deles apresentando deficiência cognitiva. As lesões cutâneas incluem angiofibromas e nevos despigmentados.

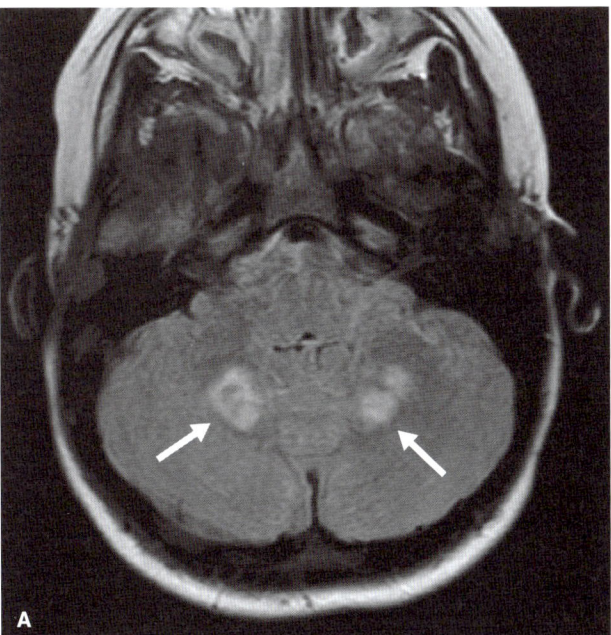
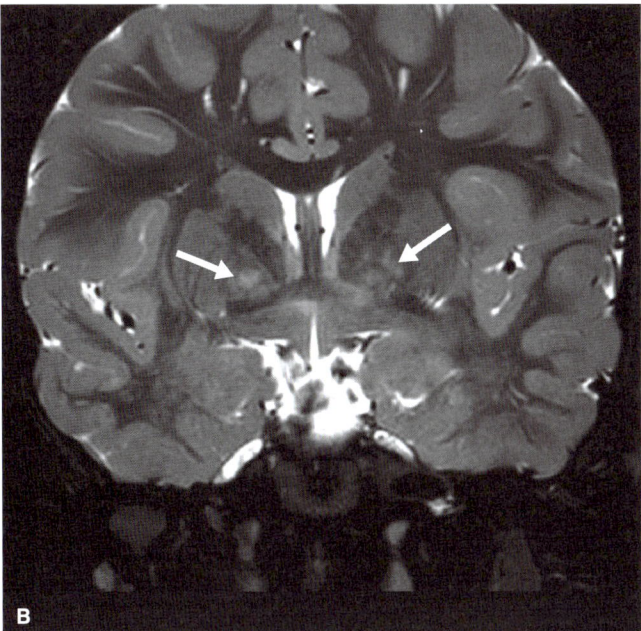

Figura 66.24 **Lesões hiperintensas em T2/FLAIR.** Imagens axial em FLAIR (**A**) e coronal T2 (**B**) demonstram múltiplos focos de hiperintensidade na substância branca cerebelar, nos núcleos da base e no hipotálamo (*setas*), típicos de NF-1. Em termos patológicos, eles são compostos por áreas de vacuolização da mielina e proliferação glial e, em geral, não realçam nem causam efeito de massa. Eles diminuem durante a adolescência e somem na idade adulta.

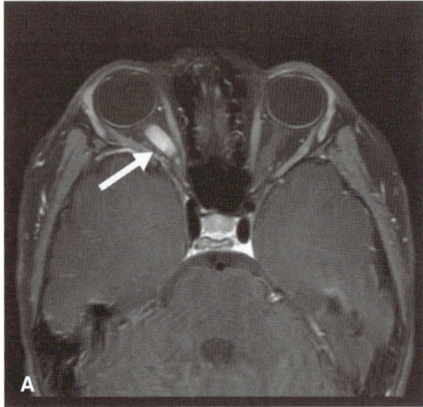
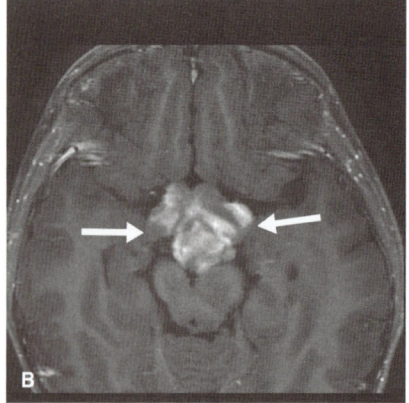
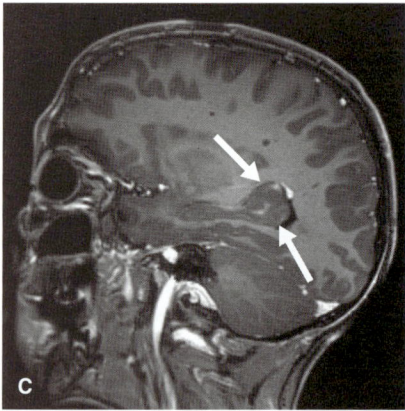

Figura 66.25 Tumores gliais na NF-1. Imagem axial ponderada em T1 com contraste (**A**) em uma criança de 5 anos com NF-1 mostra realce anormal isolado do nervo óptico intraorbitário direito (*seta*). Gliomas das vias ópticas são diagnosticados em quase 20% das crianças com NF-1. Uma imagem axial da cisterna suprasselar (**B**) em uma criança de 6 anos mostra lesão muito maior e mais difusa no quiasma, com realce heterogêneo (*setas*). A imagem sagital paramediana, com realce pelo contraste, em uma criança de 10 anos com NF-1 (**C**) mostra um tumor glial no lobo temporal direito, projetando-se no ventrículo lateral (*setas*). Nessa população de pacientes, os tumores gliais costumam ser indolentes, com o adiamento do tratamento até que as lesões se tornem notoriamente sintomáticas.

A RM do cérebro demonstra anormalidades em 95% das crianças com esclerose tuberosa, sendo a anormalidade característica lesão displásica cortical-subcortical ou "túber". Os pacientes podem ter apenas uma ou até várias dezenas. Caracterizada por giros poligonais expandidos e substância branca subcortical anormal, sua aparência na RM se altera com a mielinização. Em neonatos, os giros anormais aparecem hiperintensos em T1 e hipointensos em T2. Uma vez que a mielinização é concluída, essas lesões são mais bem visualizadas em sequências ponderadas em T2, onde são hiperintensas em relação com a substância branca normal (Figura 66.28). Com o tempo, o componente subcortical pode se tornar cístico, com o desenvolvimento de calcificações em algumas lesões. O realce é incomum, mas, quando presente, não é clinicamente significativo.

Outras lesões cerebrais características observadas em pacientes com esclerose tuberosa são nódulos subependimários que se projetam para dentro das paredes externas dos ventrículos laterais. Como os túberes corticais, eles são hiperintensos em T1 e hipointensos em T2 em bebês, mas tornam-se mais isointensos à substância branca com a idade. Os nódulos subependimários começam a calcificar após o primeiro ano de vida e mostram realce variável (Figura 66.29 A-D).

Tanto os nódulos subependimários quanto os túberes corticais contêm neurônios displásicos e células-balão, mas os nódulos subependimários próximos ao sulco caudotalâmico podem desenvolver proliferação das células-balão e se tornar astrocitomas subependimários de células gigantes. Com ocorrência em 5% dos pacientes com esclerose tuberosa, essas neoplasias benignas podem aumentar e obstruir o forame de Monro, causando hidrocefalia. É por isso que a avaliação para o desenvolvimento dos astrocitomas subependimários de células gigantes é a principal razão para o acompanhamento por imagem em pacientes com esclerose tuberosa.

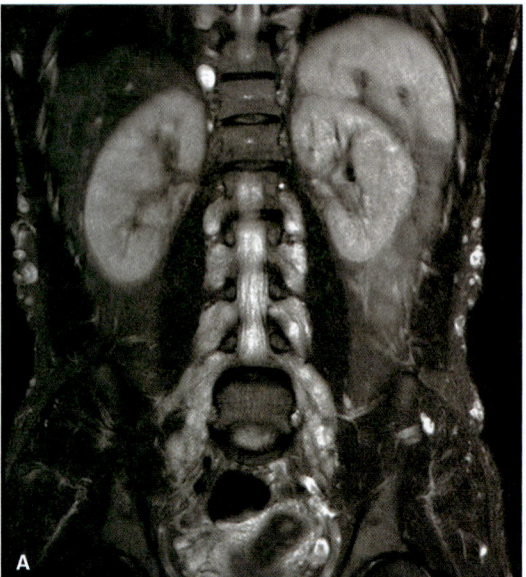
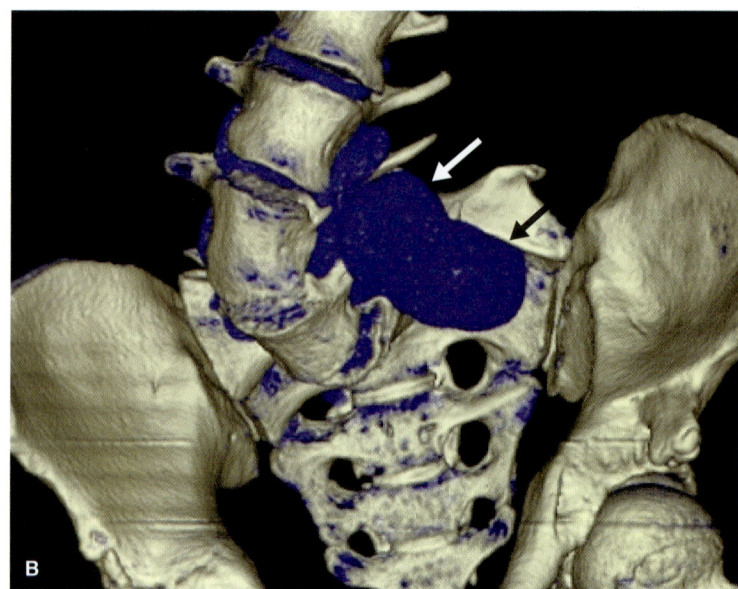

Figura 66.26 Lesões espinais na NF-1. Imagem STIR (*short-time inversion-recovery*) coronal da coluna lombar em uma criança de 10 anos com NF-1 (**A**) mostra grandes neurofibromas plexiformes surgindo de cada raiz neural lombar e sacral, bem como inúmeros pequenos neurofibromas subcutâneos. A reconstrução volumétrica de mielografia por tomografia computadorizada em um adolescente com NF-1 (**B**) mostra ectasia dural séria (*setas*) e cifoescoliose, com listese completa de L5 em relação com S1.

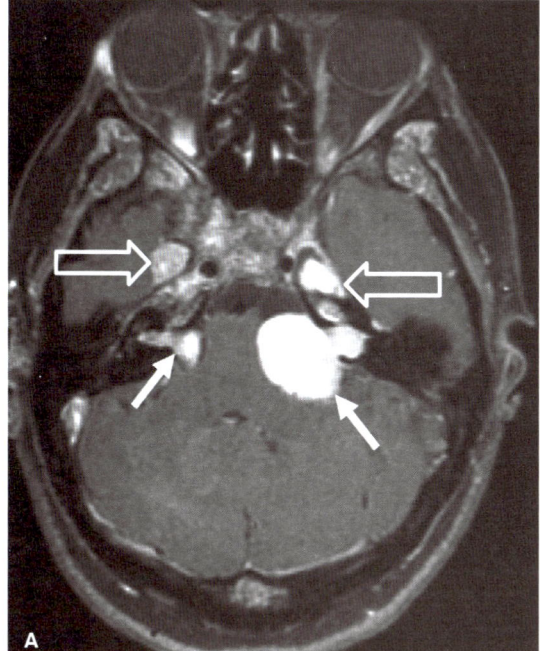

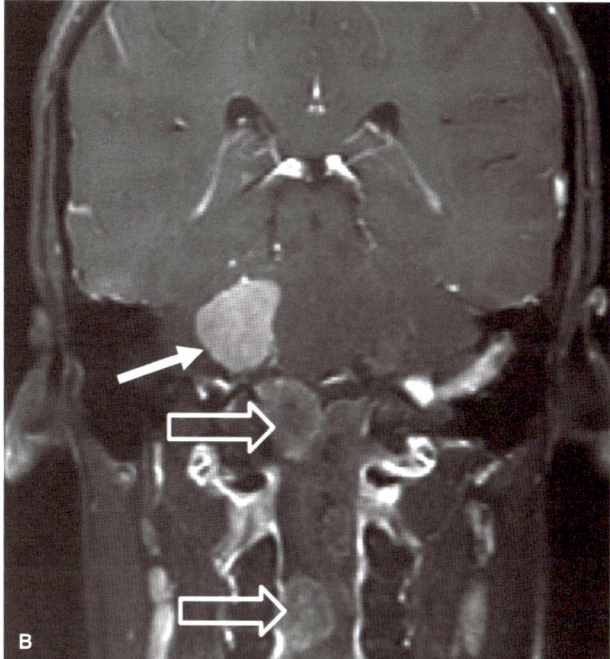

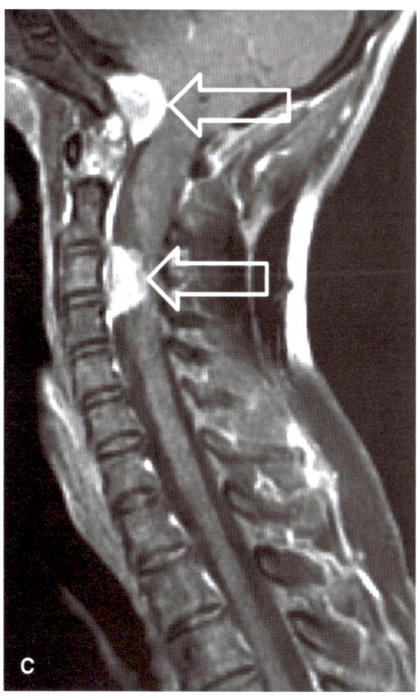

Figura 66.27 Imagem axial ponderada em T1 com contraste demonstra múltiplos tumores de nervos cranianos nesse paciente com NF-2 (**A**). Os schwannomas vestibulares ou "acústicos" bilaterais (*setas*) são diagnósticos, mas muitos outros nervos cranianos costumam ser afetados e devem ser avaliados de modo meticuloso (*setas vazadas*). Imagens coronais e sagitais ponderadas em T1 da coluna cervical, com contraste (**B, C**), mostram vários grandes tumores extramedulares comprimindo o bulbo e a medula cervical. Nesse exemplo, os tumores não estavam associados a raízes nervosas, sendo, portanto, meningiomas. Observe o grande schwannoma vestibular direito (*seta em* **B**).

A maioria dos pacientes com esclerose tuberosa terá lesões curvilíneas na substância branca, que se estendem da margem ventricular em direção aos túberes corticais, refletindo tratos de migração neuronal desordenada, causada pela mutação do gene da tuberina. Outras manifestações menos comuns da esclerose tuberosa no sistema nervoso central incluem gliomas benignos da retina (drusas ópticas gigantes ou astrocitoma retiniano) e aneurismas gigantes.

A proliferação desordenada causadora de lesões na esclerose tuberosa é conduzida pela via mTOR. Agentes que inibem essa via metabólica celular podem interromper a progressão das lesões de esclerose tuberosa e causar regressão. As lesões renais e pulmonares também podem ser uma fonte significativa de morbidade na esclerose tuberosa, e os exames de imagem desempenham um papel proeminente na vigilância de todas as manifestações dessa condição.

Ao contrário das facomatoses clássicas, a *síndrome de Sturge-Weber* (*angiomatose encefalotrigeminal*) não é uma condição hereditária, mas sim uma consequência da falha de desenvolvimento das estruturas venosas que drenam o córtex cerebral, os olhos e a pele. Na face, resulta em malformação capilar cutânea chamada mancha cor de vinho do Porto facial. A drenagem venosa primitiva do cérebro é denominada angioma pial, não podendo drenar de maneira adequada o cérebro subjacente, resultando em insuficiência venosa crônica com isquemia e levando à calcificação subcortical, à atrofia giral e à gliose. No olho, a lesão é um hemangioma da coroide, que pode resultar em glaucoma e descolamento retiniano exsudativo. A RM com contraste pode revelar toda a extensão da angiomatose pial, sendo útil nos casos em que ainda não ocorreram alterações atróficas calcificadas. A drenagem venosa primitiva e a hipertrofia do plexo coroide ipsilateral são outras características dessa entidade (Figura 66.30).

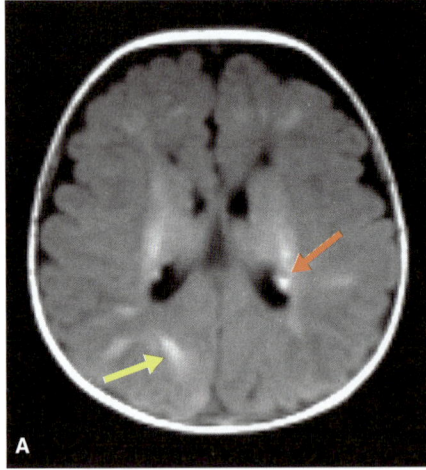 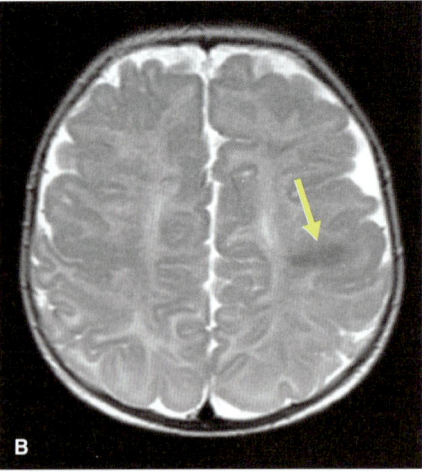 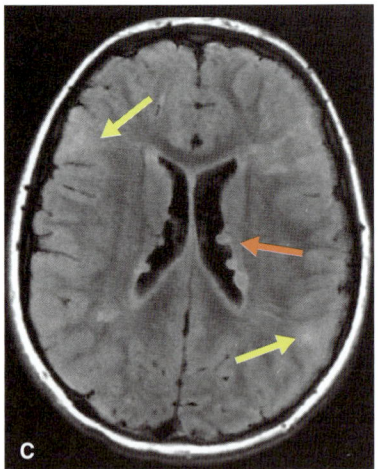

Figura 66.28 Lesões de esclerose tuberosa. Imagem axial ponderada em T1 (**A**) em uma criança de 2 meses com esclerose tuberosa demonstra múltiplas lesões centrais (*seta laranja*) e periféricas (*seta amarela*), características da esclerose tuberosa, as quais parecem hiperintensas em relação com a substância branca amielínica circundante. Pelas mesmas razões, as células displásicas infiltrantes dessas lesões são hipointensas (*seta amarela*) nas imagens ponderadas em T2 em lactentes (**B**). No entanto, à medida que o cérebro amadurece, as lesões tornam-se evidentes como regiões de hiperintensidade subcortical (*setas amarelas*), com alargamento dos giros sobrejacentes, conforme mostrado nessa imagem FLAIR em um adolescente com esclerose tuberosa (**C**).

Síndrome de von Hippel-Lindau (angiomatose do sistema nervoso central). É uma doença autossômica dominante que consiste em hemangioblastomas retinianos, cerebelares e medulares. Outras características incluem carcinoma de células renais, feocromocitoma, cistos nos rins, fígado e pâncreas. Em geral, manifesta-se na segunda e terceira décadas de vida.

Os hemangioblastomas se desenvolvem em 50% dos pacientes e, embora sejam considerados neoplasias benignas, são uma fonte comum de sintomas e apresentam alta taxa de recorrência pós-cirúrgica. Essas lesões vasculares são propensas a hemorragias espontâneas súbitas. As características dos hemangioblastomas incluem uma lesão cística bem circunscrita com um nódulo mural com realce (Figura 66.31).

Outras aparências incluem massa com realce sólido, tumores sólidos com cistos centrais ou uma lesão cística isolada. Um achado útil que sugere o diagnóstico é um grande vaso sanguíneo em direção ao nódulo com realce.

Coluna vertebral pediátrica

A prática típica da Neurorradiologia adulta é dominada por imagens da coluna vertebral, uma consequência da onipresente dor nas costas e das condições degenerativas. As doenças degenerativas são relativamente incomuns na Pediatria, sendo traumatismos, infecções e tumores da coluna e da medula abordados em outros capítulos. Portanto, esta seção se concentrará em malformações congênitas, siringomielia e escoliose.

Malformações espinais congênitas

No início da 3ª semana de gestação, a porção dorsal do embrião desenvolve uma placa neural composta por ectoderma neural, que é contínua em ambos os lados com o ectoderma cutâneo. Em um processo chamado neurulação, o ectoderma neural se dobra para dentro e forma um tubo, tornando-se o centro dele os ventrículos e o canal central da medula espinal. Para que esse processo seja concluído, o ectoderma neural deve se desprender do ectoderma cutâneo adjacente, que então se junta para cobrir completamente o tubo neural. Esse processo ocorre entre 24 e 27 dias de gestação, fechando inicialmente em direção à cabeça. Muitas malformações congênitas da coluna vertebral podem estar associadas à interrupção desse processo complexo e vital.

Mielomeningocele e mielocele

Se a placa neural não conseguir se desprender do ectoderma cutâneo adjacente durante o desenvolvimento embrionário, o tubo neural não se fechará e o canal central da medula espinal se comunicará com o saco amniótico. Esse tecido neural exposto é conhecido como placoide neural; se ele se projetar além do plano da pele, a malformação será chamada de mielomeningocele (Figura 66.32); se ele ficar plano em relação com o restante da pele, será chamada de mielocele, que é menos comum. Esses são os dois disrafismos espinais abertos, às vezes categorizados como *spina bifida aperta*.

Localizada na região lombar na maioria dos casos, a falha no fechamento do tubo neural resulta em uma cascata de malformações "a montante" que, juntas, compõem a malformação de Chiari tipo II. Em geral, essas malformações são diagnosticadas no pré-natal, por ultrassonografia, muitas vezes com a realização de imagens adicionais com RM fetal. Quando diagnosticada *in utero*, a malformação pode ser reparada no pré-natal, reduzindo maneira significativa a incidência e a gravidade das malformações associadas da fossa posterior.

Lipomielomeningocele, lipomielocele e lipoma intradural

Se a placa neural em dobra se desprender com sucesso do ectoderma cutâneo, mas o tecido mesodérmico ficar preso entre as duas bordas, isso também impedirá o fechamento do tubo neural, com pele intacta cobrindo o defeito. O tecido mesodérmico intercalado impede o desenvolvimento normal dos elementos ósseos posteriores e se diferencia em gordura, que fica contígua à gordura subcutânea e ancora a medula espinal no local da malformação (Figura 66.33). A lesão, chamada de lipomielomeningocele (ou lipomielocele, se o placoide não se projetar além da linha laminar posterior), pode ser inaparente no parto e não ser diagnosticada até anos mais tarde, quando a criança apresenta disfunção vesical ou intestinal.

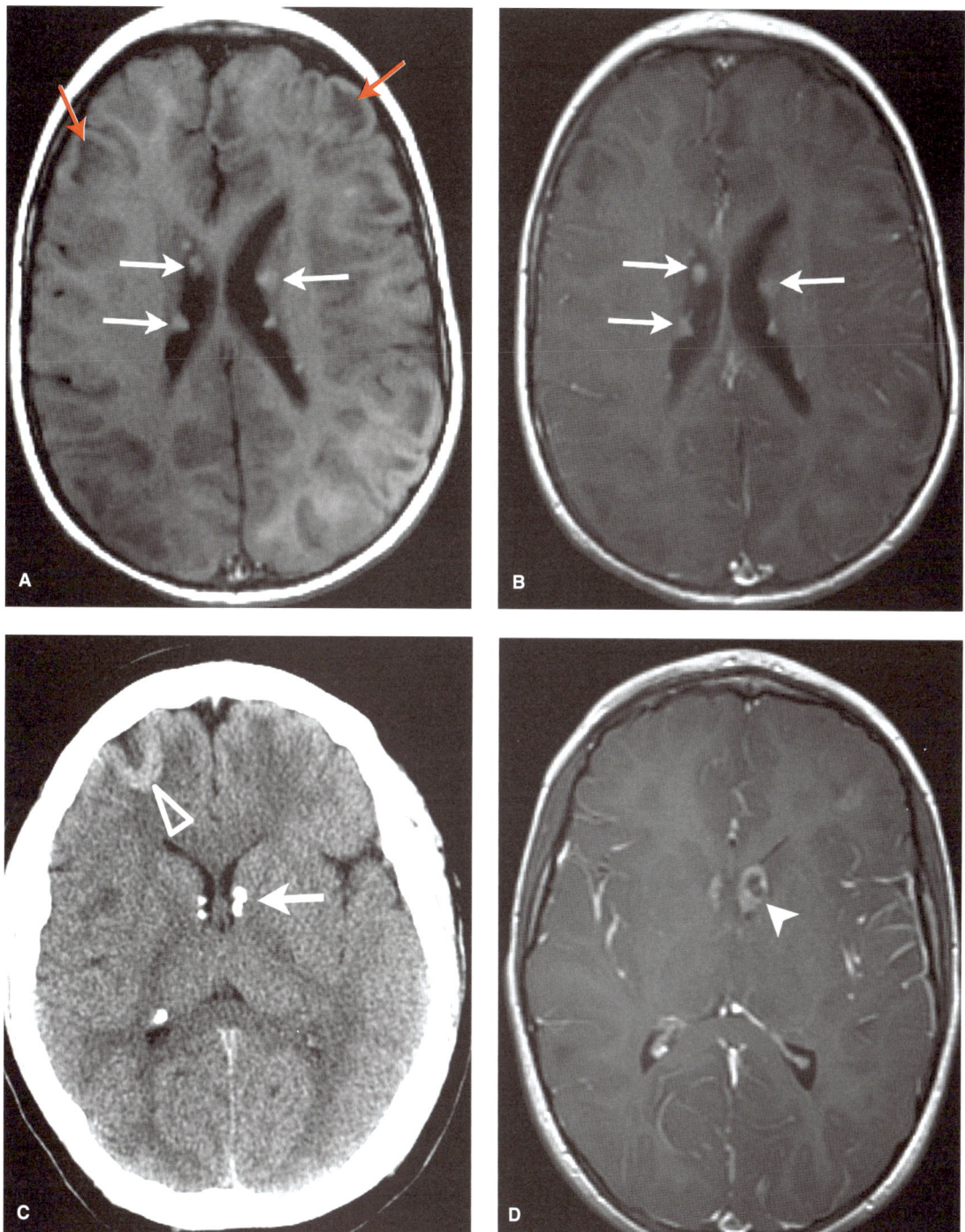

Figura 66.29 Esclerose tuberosa. Imagem ponderada em T1 (**A**), T1 pós-contraste (**B**), imagem de tomografia computadorizada (**C**) e T1 pós-contraste (**D**). Numerosos túberes corticais (*setas vermelhas* em **A**) e nódulos subependimários (*setas brancas* em **A**) são evidentes na imagem ponderada em T1 sem contraste. Os nódulos subependimários realçam levemente (*setas* em **B**). O realce dessas lesões benignas é comum e não reflete malignidade. Nódulos subependimários (*seta* em **C**) e túberes corticais (*ponta de seta* em **C**) podem calcificar e ser mais bem avaliados na tomografia computadorizada. Os nódulos subependimários na ressonância magnética podem ser mais conspícuos na sequência *gradient-echo* e na imagem ponderada em T2, uma vez que as lesões são de baixa intensidade de sinal, em forte contraste com o líquido cefalorraquidiano de alta intensidade de sinal dentro dos ventrículos. Nódulos com realce na região do forame de Monro (*ponta de seta* em **D**) podem crescer, levando à hidrocefalia, e são denominados astrocitoma subependimário de células gigantes.

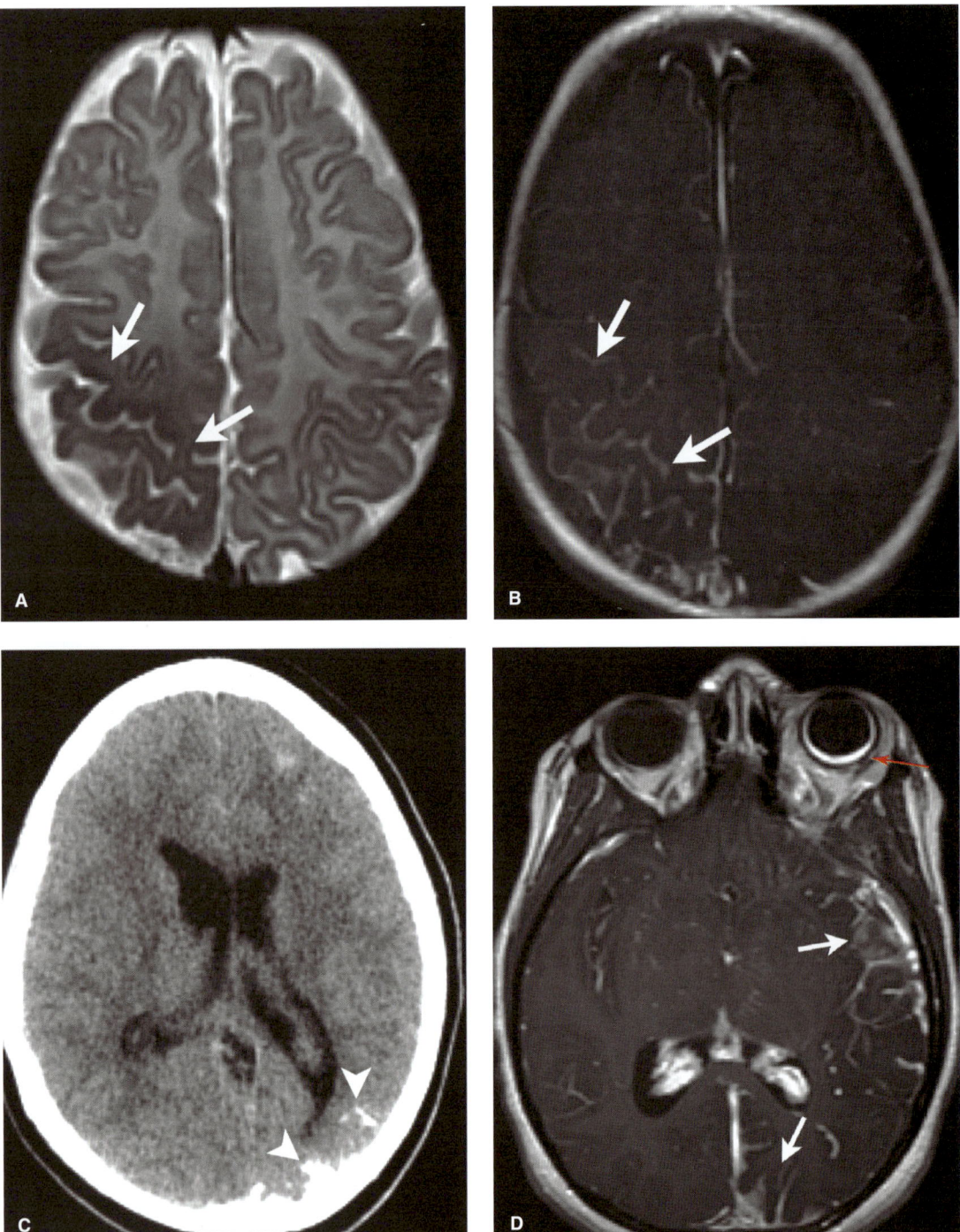

Figura 66.30 Síndrome de Sturge-Weber. Imagens ponderada em T2 (**A**) e T1 pós-contraste (**B**) de um paciente com 3 meses de idade, com mancha cor de vinho do Porto. Imagens de tomografia computadorizada (**C**) e ressonância magnética pós-contraste ponderada em T1 (**D**) de um paciente diferente com síndrome de Sturge-Weber. A condição patológica do cérebro é chamada de angiomatose pial, que é mais bem reconhecida pelo realce pelo meio de contraste no córtex e nas leptomeninges (*setas* em **B** e **D**). Esses angiomas piais sofrem calcificação dependente da idade e aparecem como calcificações girais na tomografia computadorizada (*pontas de seta* em **C**) e encurtamento de T2 na ressonância magnética (*setas* em **A**). Hipertrofia do plexo coroide ipsilateral e angiomas (*seta vermelha* em **D**) são outras características dessa entidade.

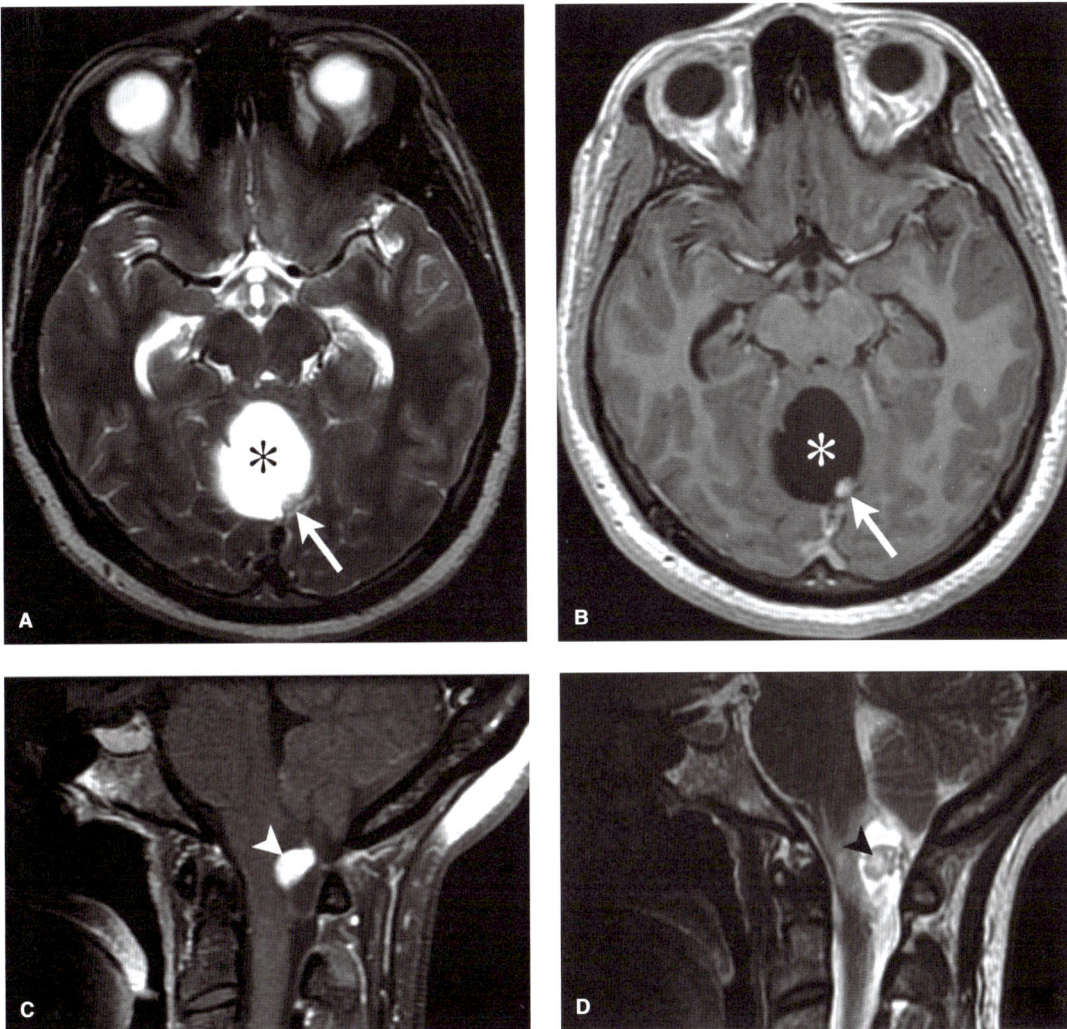

Figura 66.31 Síndrome de von Hippel-Lindau. Imagem ponderada em T2 (**A, D**) e imagens ponderadas em T1 pós-contraste (**B, C**). A grande lesão cística (*asterisco*) com nódulo mural com realce pelo meio de contraste (*setas* em **A** e **B**) é clássica para hemangioblastoma cerebelar. Com frequência, um *flow-void* vascular pode ser observado associado ao nódulo, fornecendo suporte adicional para o diagnóstico de uma neoplasia vascular. A síndrome de von Hippel-Lindau também inclui hemangioblastomas retinianos; hemangioblastomas medulares (*pontas de seta* em **C** e **D**); carcinoma de células renais; feocromocitoma; cistos renais, hepáticos e pancreáticos.

Se o tecido mesodérmico se separar por completo do mesoderma sobrejacente, os elementos posteriores do canal ósseo podem se fechar e o resultado é um lipoma intradural.

Seio dérmico dorsal

Raramente haverá a separação bem-sucedida do tubo neural do ectoderma cutâneo, com seu fechamento, mas, sim, a persistência de um defeito na pele, com um trato que desce para o tecido subcutâneo ou canal raquidiano, chamado de seio dérmico dorsal. Pode haver inclusão de tecido cutâneo na base do trato, constituído apenas por epitélio escamoso (epidermoide) ou múltiplos elementos cutâneos (dermoides). Se não reconhecido, um seio dérmico dorsal pode apresentar infecção catastrófica, pois o trato pode fornecer facilitar a entrada de patógenos no sistema nervoso central (Figura 66.34).

Síndrome de regressão caudal

Também conhecida como agenesia caudal, a *síndrome de regressão caudal* é caracterizada pela agenesia de uma parte da porção caudal da coluna vertebral, geralmente associada a anomalias medulares, anorretais e/ou geniturinárias. Embora a maioria dos casos seja esporádica, bebês de mães diabéticas apresentam risco maior. Existem dois grupos descritos com base na morfologia. Os pacientes do grupo 1 têm um cone medular alto (L1 ou superior) embotado, com separação das raízes nervosas anterior e posterior em uma configuração de "feixe duplo". O grupo 2 tem medula ancorada baixa, e pode ter um disrafismo espinal fechado adicional, como um lipoma intradural ou lipomielomeningocele.

Mielocistocele

A base embriológica dessa lesão permanece incerta, mas, em vez de uma conexão persistente com o ectoderma cutâneo, a principal anormalidade na mielocistocele é a dilatação focal do canal central da medula, que faz com que a medula espinal se projete através de um defeito nos elementos dorsais (Figura 66.35). Mielocistoceles são lesões cobertas pela pele, em geral lombares ou lombossacras (mielocistocele terminal), mas podem ocorrer na coluna cervical ou torácica (mielocistocele não terminal), assim como qualquer outra malformação congênita da coluna vertebral. Ao contrário de outros disrafismos espinais fechados (cobertos pela pele), as mielocistoceles podem estar associadas à herniação do rombencéfalo.

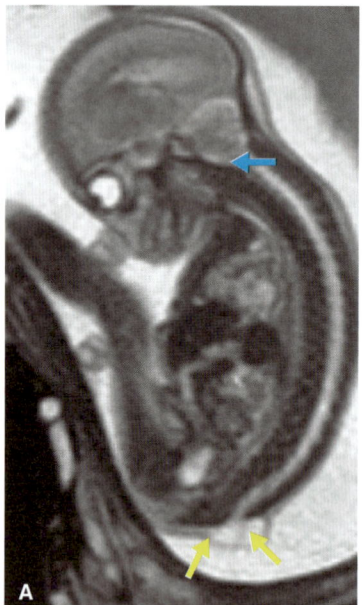 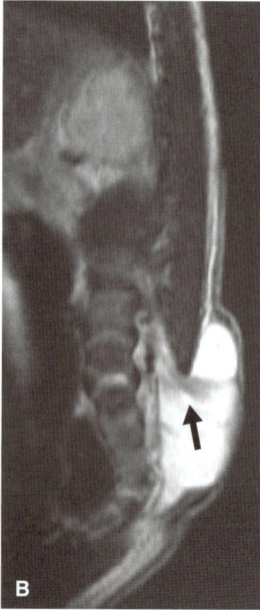 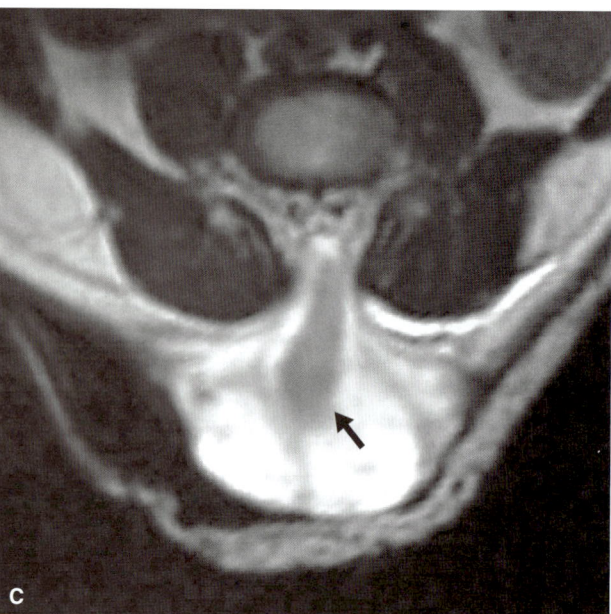

Figura 66.32 Mielomeningocele. Imagem sagital ponderada em T2 de uma ressonância magnética fetal (**A**) mostra um defeito focal nos elementos posteriores na junção lombossacra, com a medula espinal distal exposta ao saco amniótico (*setas amarelas*). Observe a malformação de Chiari tipo II na junção craniocervical (*seta azul*). As imagens sagital (**B**) e axial (**C**) de uma criança de 1 dia, com mielomeningocele não reparada, mostram a extensão dorsal da medula espinal fora do canal raquidiano (*setas pretas*), com meninge. O material dorsal à lesão é um curativo; o exame foi realizado com o lactente em decúbito ventral.

Figura 66.33 Lipomielocele. Imagens sagitais ponderadas em T1 (**A**) e T2 (**B**) de uma criança de 3 anos com uma lipomielocele mostram tecido adiposo que se estende por um grande defeito nos elementos posteriores na junção lombossacra (*seta amarela*) no canal espinal, para aderir diretamente ao aspecto dorsal da medula espinal (interface placoide-lipoma). A medula espinal está ancorada pelo lipoma e há uma pequena siringomielia, cranial ao lipoma (*seta amarela em* **B**). Observe o artefato de deslocamento químico ao longo da face dorsal da medula espinal onde o lipoma se fixa (*setas azuis*).

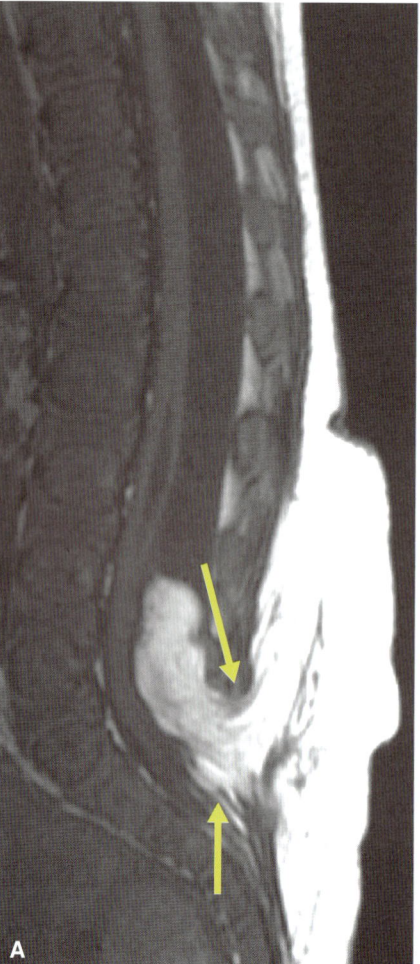 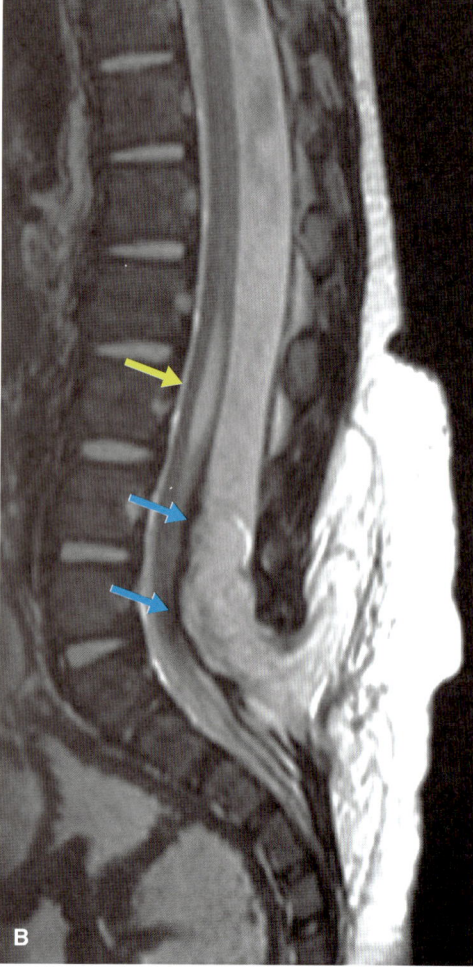

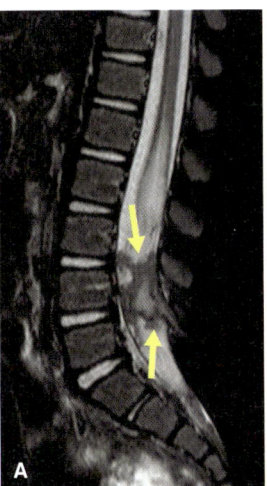
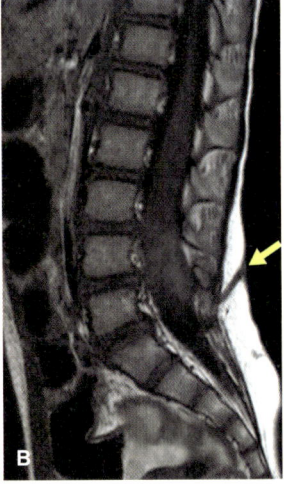
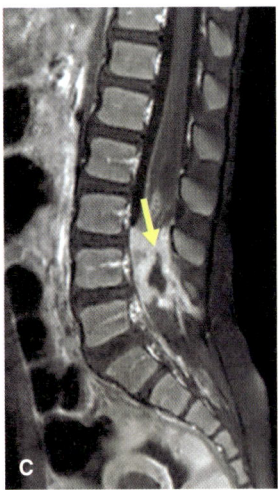
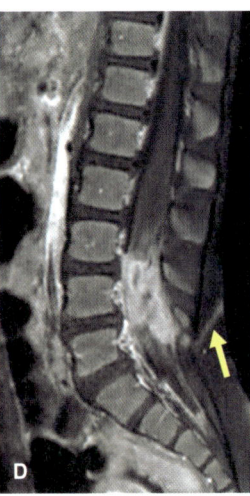

Figura 66.34 Seio dérmico dorsal infectado. Imagem sagital ponderada em T2 (**A**) de uma criança de 2 anos com febre e fraqueza nos membros inferiores mostra massa heterogênea (*setas*) no canal vertebral, no nível de L4, com um trato estendendo-se entre os processos espinhosos de L4 e L5. Imagem ponderada em T1 sagital, sem contraste (**B**), mostra o trajeto que se estende através da gordura subcutânea até a superfície da pele (*seta*). Imagens pós-contraste ponderadas em T1 com saturação de gordura (**C, D**) mostram acentuado realce do abscesso intraespinal, com uma região central de material purulento sem realce (*seta* em **C**). O trato também realça (*seta* em **D**).

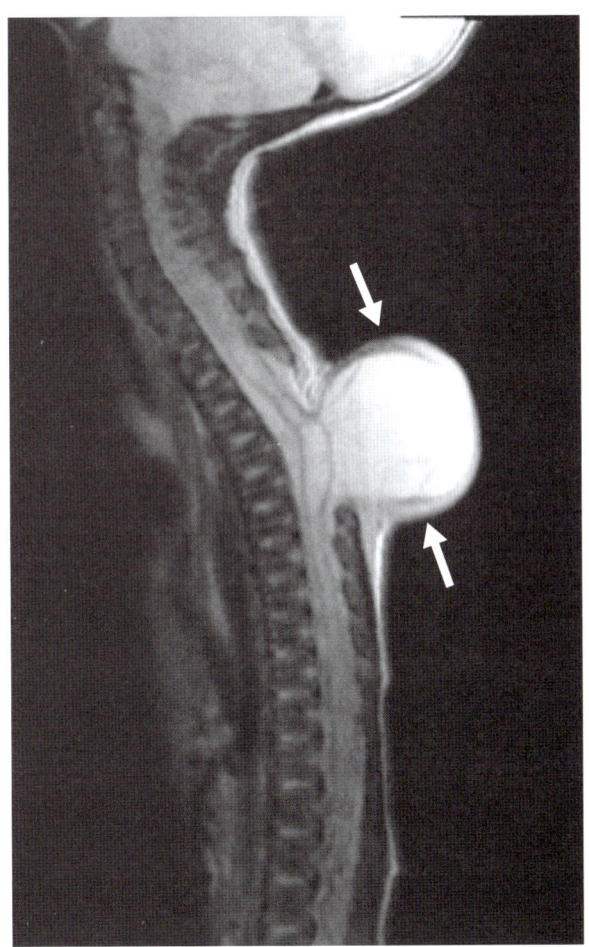

Figura 66.35 Mielocistocele não terminal. Imagem sagital ponderada em T2 de um recém-nascido com massa torácica superior mostra um saco coberto com a pele contendo um cisto circundado por tecido neural (*setas*). Há uma siringomielia na medula torácica adjacente e um grande defeito nos elementos posteriores. Como a lesão é coberta por pele, ela não pode ser uma mielomeningocele, e, como a estrutura cística dentro dela é circundada por tecido neural, ela se encaixa nos critérios para mielocistocele não terminal.

Malformações com divisão da medula espinal

Pensa-se que o desenvolvimento da placa neural e a subsequente dobra, para formar o tubo neural, sejam induzidos pela notocorda, uma faixa de células situada entre o ectoderma e o endoderma. Se a notocorda for dividida, dois tubos neurais separados podem se formar, resultando em duas hemimedulas, chamadas de diastematomielia ou malformações com divisão da medula espinal. Cada uma das duas hemimedulas pode ter seu próprio saco dural (tipo 1), caso em que podem ser separados por um esporão ósseo (Figura 66.36), ou podem residir em um único saco dural (tipo 2). As diastematomielias são lesões quase sempre encontradas em associação a outra malformação, como a mielomeningocele, daí a importância de procurar lesões adicionais quando do diagnóstico dessa malformação da medula espinal.

Síndrome da medula espinal ancorada

A síndrome da medula espinal ancorada é um diagnóstico clínico que se baseia nos sintomas de dor, anormalidades da marcha, distúrbios sensoriais e/ou fraqueza nos membros inferiores, em associação a uma anormalidade estrutural da medula espinal distal, que poderia ser a causa de aumento da tensão ou mobilidade restrita do cone medular. As principais malformações espinais congênitas listadas anteriormente têm efeitos de ancoramento na medula distal, mas algumas crianças podem ter o complexo de sintomas com anormalidades muito menos óbvias, como espessamento ou infiltração gordurosa do filo terminal (fibrolipoma do filo). No entanto, esses também podem ser achados incidentais em crianças e adultos assintomáticos. Imagens em decúbito ventral ou cine demonstrando mobilidade reduzida do cone podem ser úteis na tomada de decisão clínica (Figura 66.37).

Siringomielia

Siringomielia é o termo usado para descrever uma cavidade cística dentro da medula espinal, representando, em geral, o canal central dilatado (Figura 66.38). Nesse sentido, é análogo à hidrocefalia no cérebro, na medida em que ocorre o alargamento de um espaço normalmente ocupado pelo líquido cefalorraquidiano. A mielomalacia cística também pode ser apropriadamente denominada siringomielia, mas, em geral, se comunica com o canal central.

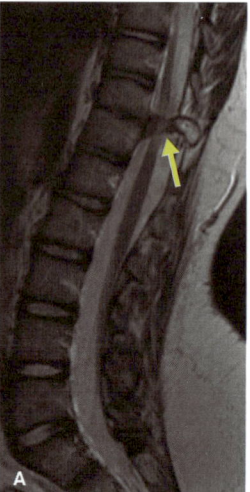
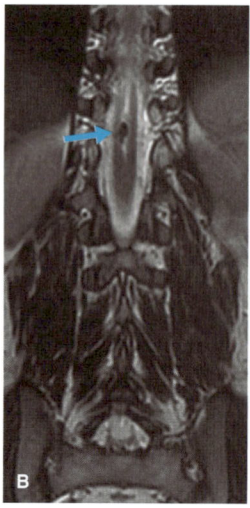
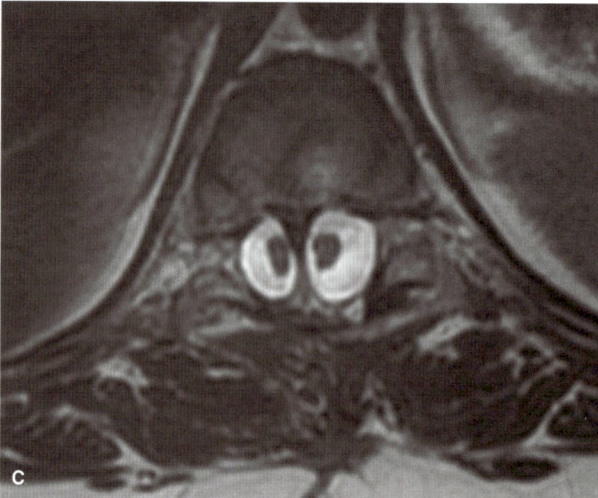

Figura 66.36 Diastematomielia tipo 1. Imagem sagital ponderada em T2 (**A**) mostra um grande esporão ósseo (*seta amarela*) surgindo das vértebras T11 e T12 e se estendendo para os elementos posteriores. A divisão da medula espinal em duas hemimedulas, cada uma dentro de seu próprio saco dural, é claramente demonstrada pelas imagens coronal (**B**) e axial (**C**) naquele nível. Esse esporão (*seta azul*) causará um ancoramento medular se as duas hemimedulas se fundirem novamente, como ocorre nesse caso, com a piora dos sintomas à medida que o paciente cresce. Essas malformações costumam estar associadas a outras anormalidades congênitas da coluna vertebral, daí a necessidade de uma avaliação completa de todo o eixo espinal quando da descoberta.

A maioria das siringomielias é o resultado de malformações congênitas do rombencéfalo, como a malformação de Chiari tipo I ou tipo II. A obstrução do óbex e do espaço subaracnóideo no forame magno resulta no aprisionamento do líquido cefalorraquidiano dentro do canal central e na dilatação progressiva. Esses casos podem ser tratados com sucesso pela descompressão cirúrgica do forame magno, aliviando a obstrução. Menos comumente, a siringomielia pode ser causada por um tumor obstrutivo ou aderências resultantes de infecção. O canal central normal costuma ser visível na RM, e diâmetros de até 3 mm provavelmente não são significativos. Se uma cavidade de siringomielia for identificada, é necessária uma revisão cuidadosa de toda a coluna vertebral, com atenção especial à junção craniocervical.

Escoliose

A maioria das deformidades escolióticas em crianças (80%) é idiopática, sendo dividida em tipos infantis, juvenis e adolescentes. A forma adolescente (de 10 a 18 anos) é a mais frequente, com preponderância feminina e tipicamente apresentando uma curva toracolombar primária convexa à direita (dextroscoliose). A escoliose é definida como qualquer curvatura lateral da coluna vertebral > 10°. Por convenção, o ângulo de Cobb é medido a partir de uma radiografia 2D obtida com o paciente em pé, como se estivesse visualizando o paciente de costas (Figura 66.39 A). A progressão é mais comum na forma juvenil de escoliose idiopática e pode acelerar durante os saltos de crescimento.

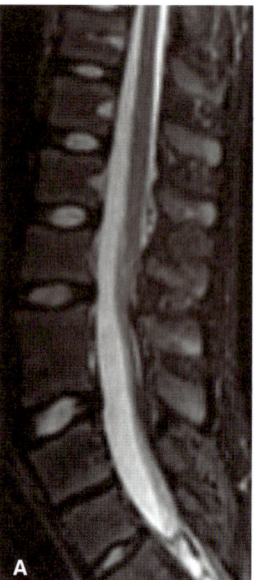
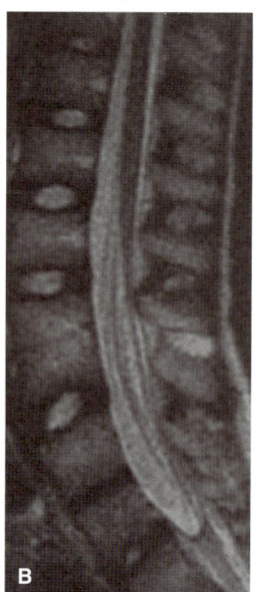
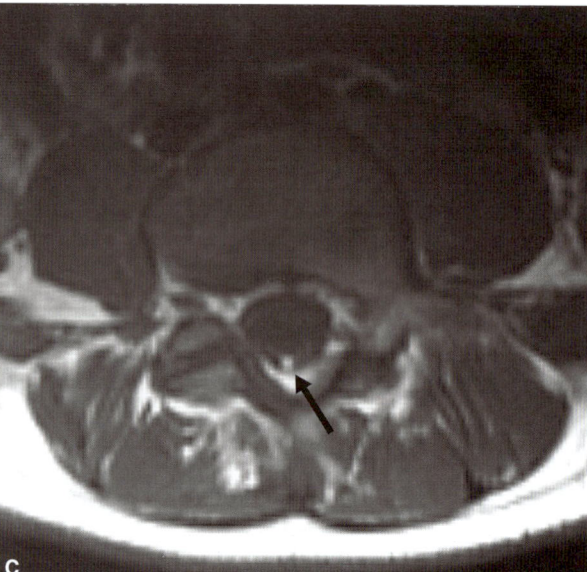

Figura 66.37 Filo terminal gorduroso, com medula espinal ancorada. Imagem STIR (*short-time inversion-recovery*) sagital (**A**) em um indivíduo de 12 anos com malformação anorretal mostra uma posição um pouco baixa do cone medular em L2-3 e uma anomalia de segmentação de L4 e L5, e, em menor grau, de S1-S2. A imagem obtida com o paciente em decúbito ventral (**B**) não mostra alteração na posição da medula espinal; normalmente o cone cairá em direção à margem anterior do canal vertebral. Imagem axial ponderada em T1 (**C**) no mesmo paciente mostra espessamento e infiltração gordurosa do filo terminal (*seta*), às vezes chamado de fibrolipoma do filo.

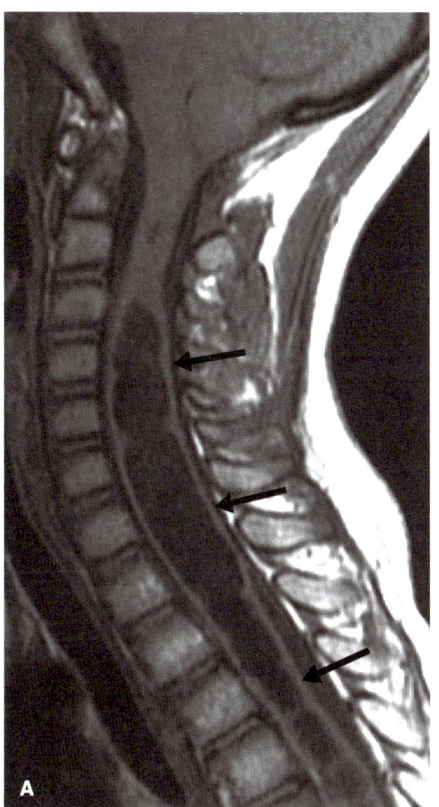

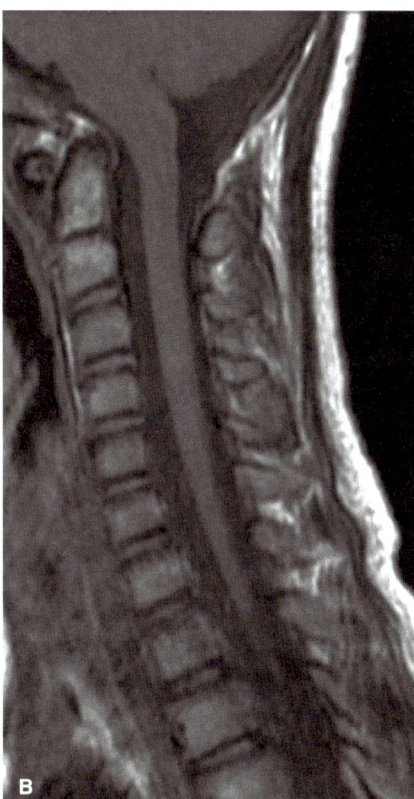

Figura 66.38 **Siringomielia e Chiari tipo I.** Imagem sagital ponderada em T1 (**A**) mostra acentuada herniação das tonsilas cerebelares, na junção craniocervical, com posição anormalmente baixa das tonsilas cerebelares, com uma grande siringomielia expandindo a medula espinal (*setas*). A repetição da imagem (**B**) no mesmo paciente 5 anos após a descompressão suboccipital e a ressecção das tonsilas cerebelares displásicas mostra a redução da cavidade da siringomielia.

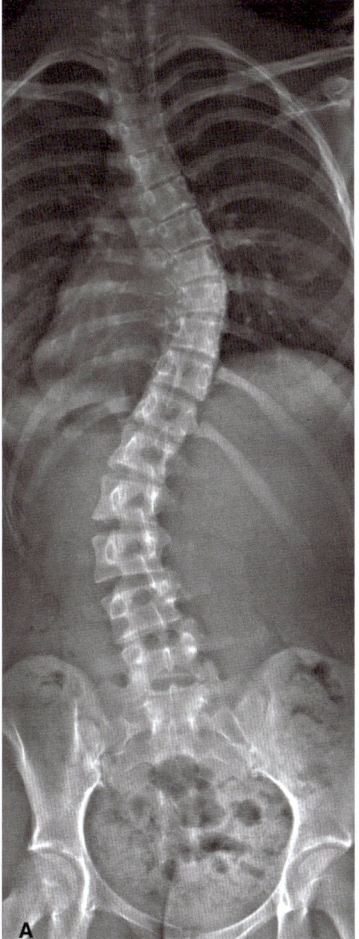

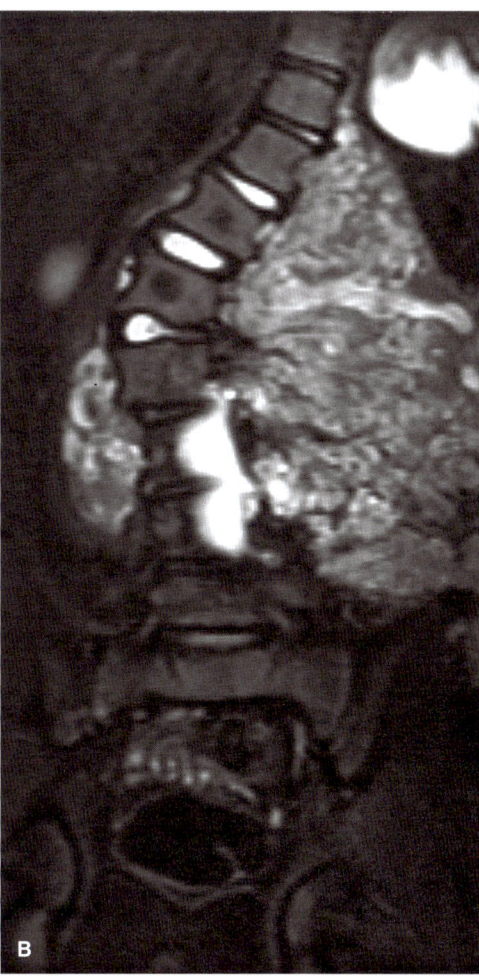

Figura 66.39 **Escoliose idiopática e sindrômica.** Radiografia em perfil de um adolescente com escoliose idiopática (**A**), apresentada com o coração à esquerda da imagem por convenção ortopédica. **B.** Imagem STIR (*short-time inversion-recovery*) coronal, de um adolescente com NF-1 e escoliose lombar, mostra uma grande carga de neurofibroma plexiforme associado à curvatura.

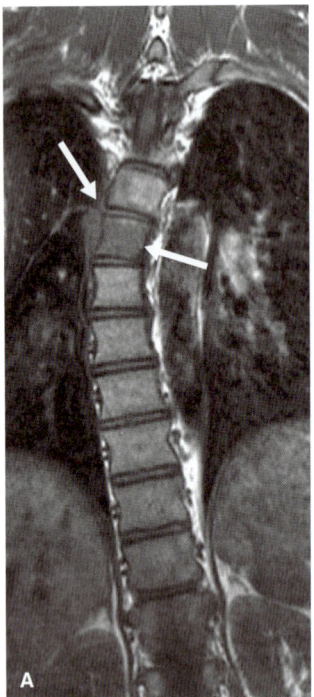
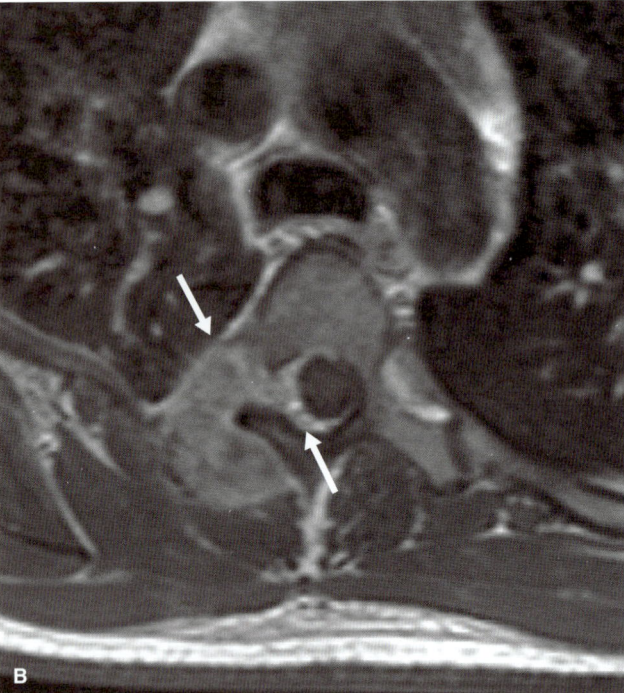

Figura 66.40 Escoliose patológica. Imagem coronal ponderada em T1 da coluna torácica de um adolescente com escoliose dolorosa aguda (**A**) mostra infiltração do corpo vertebral de T4 e massa de tecidos moles paravertebral (*setas*). Imagem axial ponderada em T1 com contraste (**B**) mostra o osteossarcoma com realce difuso, que erode o pedículo vertebral e invade o canal vertebral (*setas*). A apresentação clínica atípica da escoliose deve exigir investigação adicional com exames de imagem.

A tomografia computadorizada com reconstruções 3D é útil para demonstrar anomalias ósseas e exibir curvaturas complexas para o planejamento cirúrgico. A escoliose não idiopática pode ser decorrente de anomalias vertebrais, como hemivértebras, ou anomalias neurais, como diastematomielia ou siringomielia. A escoliose também pode se desenvolver durante a infância, secundária a condições neuromusculares, como paralisia cerebral e distrofia muscular. As etiologias sindrômicas incluem a neurofibromatose tipo 1, na qual a displasia óssea causa angulação de um segmento (Figura 66.39 B).

As crianças também podem apresentar escoliose secundária a uma doença subjacente grave, como tumor ou infecção. Qualquer nova escoliose atípica, escoliose rapidamente progressiva ou dolorosa ou deterioração neurológica são indicações para exames de imagem urgentes (Figura 66.40). A RM é a modalidade de imagem de escolha para avaliar a medula espinal e a medula óssea em busca de uma condição subjacente, como infecção, siringomielia, ancoramento da medula espinal ou neoplasia.

Leitura sugerida

Abdel Razek AA, Kandell AY, Elsorogy LG, Elmongy A, Basett AA. Disorders of cortical formation: MR imaging features. *Am J Neuroradiol* 2009;30(1):4–11.

Barkovich AJ, Guerrini R, Kuzniecky RI, Jackson GD, Dobyns WB. A developmental and genetic classification for malformations of cortical development: Update 2012. *Brain* 2012;135(5):1348–1369.

Barkovich AJ, Millen KJ, Dobyns WB. A developmental and genetic classification for midbrain-hindbrain malformations. *Brain* 2009;132(12):3199–3230.

Garel C, Chantrel E, Brisse H, et al. Fetal cerebral cortex: Normal gestational landmarks identified using prenatal MR imaging. *Am J Neuroradiol* 2001;22(1):184–189.

Groenendaal F, de Vries LS. Fifty years of brain imaging in neonatal encephalopathy following perinatal asphyxia. *Pediatr Res* 2017;81(1–2):150–155.

Jones BV. Cord cystic cavities: Syringomyelia and prominent central canal. *Semin Ultrasound CT MR* 2017;38(2):98–104.

Manoukian SB, Kowal DJ. Comprehensive imaging manifestations of tuberous sclerosis. *AJR Am J Roentgenol* 2015;204(5):933–943.

Merhar SL, Chau V. Neuroimaging and other neurodiagnostic tests in neonatal encephalopathy. *Clin Perinatol* 2016;43(3):511–527.

Raybaud C. The corpus callosum, the other great forebrain commissures, and the septum pellucidum: Anatomy, development, and malformation. *Neuroradiology* 2010;52(6):447–477.

Robinson AJ. Inferior vermian hypoplasia—Preconception, misconception. *Ultrasound Obstet Gynecol* 2014;43(2):123–136.

Rufener SL, Ibrahim M, Raybaud CA, Parmar HA. Congenital spine and spinal cord malformations—Pictorial review. *AJR Am J Roentgenol* 2010;194 (3 Suppl):S26–S37.

Ryabets-Lienhard A, Stewart C, Borchert M, Geffner ME. The optic nerve hypoplasia spectrum: Review of the literature and clinical guidelines. *Adv Pediatr* 2016;63(1):127–146.

Singhal R, Perry DC, Prasad S, Davidson NT, Bruce CE. The use of routine preoperative magnetic resonance imaging in identifying intraspinal anomalies in patients with idiopathic scoliosis: a 10-year review. *Eur Spine J* 2013;22(2):355–359.

Tortori-Donati P, Rossi A, Cama A. Spinal dysraphism: A review of neuroradiological features with embryological correlations and proposal for a new classification. *Neuroradiology* 2000;42(7):471–491.

Vézina G. Neuroimaging of phakomatoses: overview and advances. *Pediatr Radiol* 2015;45 Suppl 3:S433–S442.

Welker KM, Patton A. Assessment of normal myelination with magnetic resonance imaging. *Semin Neurol* 2012;32(1):15–28.

Winter TC, Kennedy AM, Woodward PJ. Holoprosencephaly: a survey of the entity, with embryology and fetal imaging. *Radiographics* 2015;35(1):275–290.

CAPÍTULO 67 ■ TÓRAX PEDIÁTRICO

ALAN S. BRODY

Introdução

Os pediatras e radiologistas pediátricos gostam de dizer que as crianças não são pequenos adultos. Isso é verdade, mas vamos ser reais aqui: eles estão intimamente relacionados. Muito do que você precisa saber sobre o tórax pediátrico virá de seu estudo do tórax adulto. Neste capítulo, tentaremos enfatizar os processos de doenças não vistos em adultos, já que, ao não perceber que as crianças são diferentes dos adultos, você será levado a cometer erros.

Radiografia de tórax pediátrica

É provável que o aspecto mais difícil da imagem do tórax em crianças seja a separação do normal do anormal. Em geral, quanto mais jovem a criança e maior o coração, mais largo o tórax em relação com a altura e menos bem definidas as marcações pulmonares, sobretudo a vascularização pulmonar. Outra dificuldade é a frequente falta de cooperação das crianças pequenas. Não se pode esperar que radiografias de tórax (RXTs) tenham sido obtidas com a insuflação total em todos os casos, podendo ser difícil evitar a rotação ou outro posicionamento abaixo do ideal (Figura 67.1).

As RXTs com incidência única são comumente obtidas em crianças, sobretudo em bebês, mas a RXT em perfil pode adicionar informações úteis. A incidência em perfil fornece uma segunda chance para avaliar uma criança não cooperativa.

O volume pulmonar anormal, visto apenas na incidência frontal, pode ser devido ao nível de inspiração, não à doença pulmonar. O tamanho do coração é mais bem avaliado com duas incidências. As anormalidades traqueais importantes podem ser vistas apenas na incidência lateral.

Não é recomendável repetir estudos de imagem, principalmente em crianças. Porém, no caso da RXT, isso pode representar uma falsa economia. Não há risco detectável da exposição à radiação de uma segunda RXT, e os riscos de imagens adicionais ou outros testes diagnósticos podem ser evitados se uma pergunta for respondida com a obtenção de uma RXT melhor.

Coração

Em um recém-nascido, o diâmetro cardíaco transverso pode ser de até 60% da dimensão transversal do tórax, medido entre as margens internas das costelas. O índice cardiotorácico diminui à medida que a criança cresce, e deve ser inferior a 50%, com o coração parecendo semelhante ao de um adulto, na segunda década.

É amplamente aceito que a radiografia frontal tem maior probabilidade de sugerir falsamente cardiomegalia do que a RXT em perfil. Um guia para o tamanho normal do coração é que uma linha desenhada ao longo da parede traqueal posterior na RXT lateral deve passar posteriormente ao coração. Embora esse seja um guia útil, as comparações com imagens em corte transversal mostraram que o tamanho do coração na RXT não se correlaciona bem com os volumes verdadeiros das câmaras cardíacas.

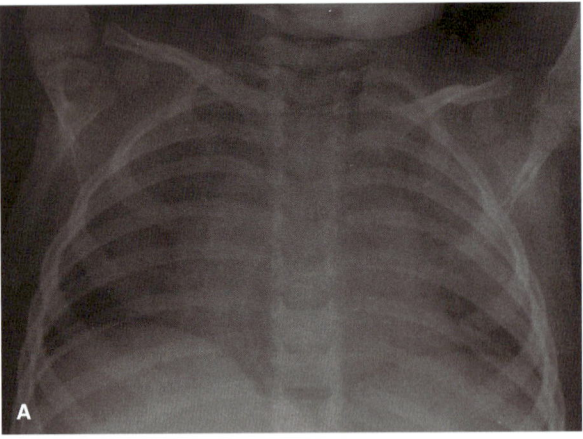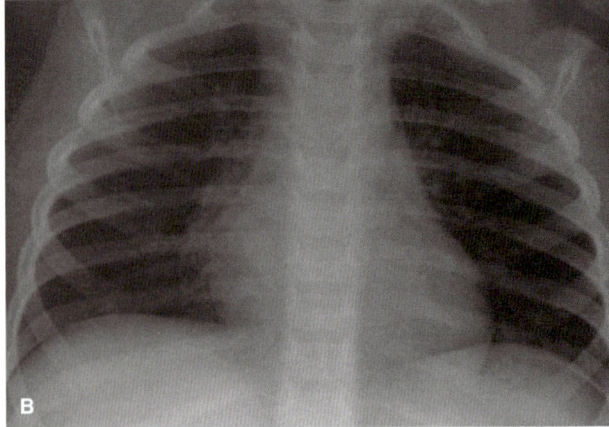

Figura 67.1 Sempre avalie com cuidado a qualidade das RXTs e tenha um limite baixo para repetir estudos limitados que sugiram doença. A radiografia de tórax inicial (**A**) obtida na expiração pode ser interpretada como cardiomegalia, edema pulmonar ou infiltrados bilaterais e mal definidos. Uma repetição da RXT, alguns minutos depois (**B**), está normal.

A configuração cardíaca, particularmente nas cardiopatias congênitas, tem sido usada para sugerir tipos específicos de cardiopatias por muitos anos, mas com muito pouco sucesso. A doença cardíaca congênita ocorre em cerca de 1% da população, e o coração parece normal em muitos ou na maioria deles. Uma aparência sugerindo um "coração em forma de bota" ou "ovo em um barbante" é mais provável devido à variação normal do que à malformação classicamente associada a essa descrição.

A margem direita do átrio esquerdo é visível em um terço das crianças normais. Quando bem visto, pode simular massa mediastinal.

O botão aórtico costuma ser difícil de ver nos primeiros meses de vida. Veja mais à frente os achados traqueais de anormalidades do arco aórtico. A aorta ascendente nunca é proeminente em crianças normais. A localização da aorta descendente pode ser sugerida pelo aumento da atenuação dos pedículos do lado da aorta sobrejacente.

Timo

Ao avaliar o tórax em crianças pequenas, o timo é o "elefante na sala". O timo é proporcionalmente maior ao nascimento, mas continua a crescer, mais lentamente do que a criança, até a puberdade, quando atinge seu tamanho máximo. O timo então atrofia, mas ainda pode ser visto como tecido mole no mediastino anterior, bem definido até a idade adulta jovem. No primeiro ano de vida, o timo pode ser a estrutura dominante no tórax, às vezes tão proeminente quanto o coração (Figura 67.2). Ele alarga o mediastino superior, com frequência obscurece o arco aórtico e pode se estender ao longo da borda cardíaca direita até o diafragma, simulando cardiomegalia. Esse aparente aumento do coração só é visto na incidência frontal, razão pela qual a incidência lateral é considerada mais confiável do que a frontal ao avaliar o tamanho do coração.

O timo é mole, por isso não estreita ou desloca vasos ou outras estruturas. As impressões da extremidade anterior da costela produzem uma borda ondulada lateralmente (o sinal da onda tímica) (Figura 67.3), o que, em geral, é mais bem observado em incidências oblíquas superficiais. Na incidência lateral, o timo é mais denso anteriormente e, com frequência, ao longo da fissura menor. De modo geral, a incisura tímica pode ser vista na incidência frontal, marcando a transição entre a margem inferior do timo e a margem cardíaca.

Em recém-nascidos, o timo pode involuir em resposta ao estresse fisiológico em 6 horas. O timo também pode crescer após a recuperação de um período de estresse, embora isso leve

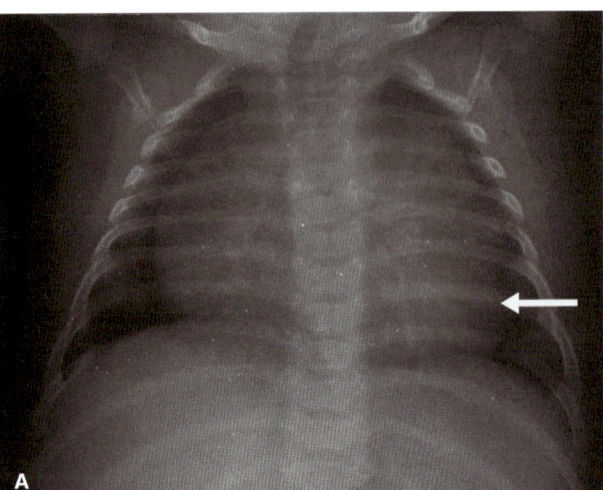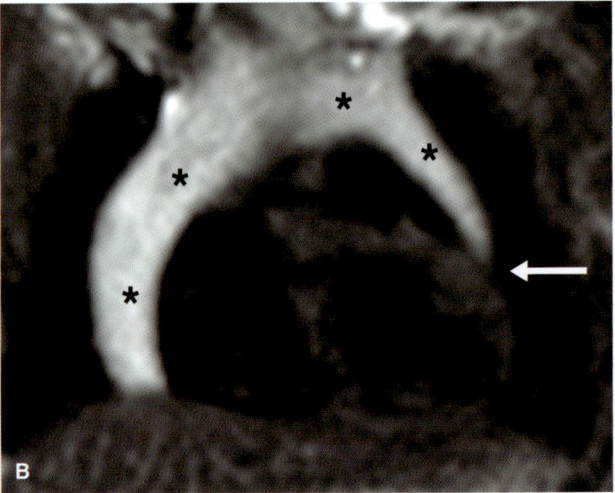

Figura 67.2 Timo na RXT (**A**) e na ressonância magnética (RM) (**B**). Quase toda a silhueta cardiomediastinal é formada pelo timo (*asterisco*). O lobo direito forma toda a borda cardiomediastinal direita. Uma incisura tímica do lado esquerdo indica a borda inferior do lobo esquerdo do timo, com apenas uma pequena porção da silhueta cardíaca abaixo.

A hiperinsuflação é o achado primário na asma, sendo muito mais comum na pneumonia viral do que na bacteriana. Infelizmente, não existem medições simples que tenham demonstrado uma alta correlação com o volume pulmonar. A contagem de costelas fornece uma avaliação aproximada do volume pulmonar. O topo do hemidiafragma está mais próximo das costelas anteriores do que posteriores, apoiando o uso da contagem de costelas anteriores. A 6ª costela anterior deve ser a primeira a cruzar o diafragma. Uma inspiração com menos de 5 ou mais de 7 costelas tem grande probabilidade de ser anormal. É uma boa regra contar as costelas antes de sugerir cardiomegalia, uma aparência turva do parênquima ou hiperinsuflação. A aparência do diafragma também deve ser considerada, pois um diafragma achatado sugere pulmões hiperinsuflados.

Se a atenuação pulmonar for assimétrica, pode ser difícil determinar qual pulmão está anormal. Um guia útil é que o pulmão com a aparência mais normal da vascularização pulmonar costuma ser o pulmão normal (Figura 67.5). Uma RXT em expiração para avaliar a presença de aprisionamento aéreo, como seria visto em um corpo estranho obstrutivo, pode ser útil. Em crianças que não conseguem seguir as instruções, as radiografias em decúbito bilateral são, em geral, mais fáceis de obter e interpretar (Figura 67.5). Nesse contexto, a gravidade é usada para criar a expiração e demonstrar o aprisionamento de ar em um pulmão que não consegue se comprimir quando está no lado descendente. A bronquiolite obliterativa, também chamada de síndrome de Swyer-James-MacLeod, quando assimétrica, torna um pulmão hipertransparente (Figura 67.6). A vascularização pulmonar assimétrica ou hipoplasia leve pode resultar em um pulmão hiperdenso.

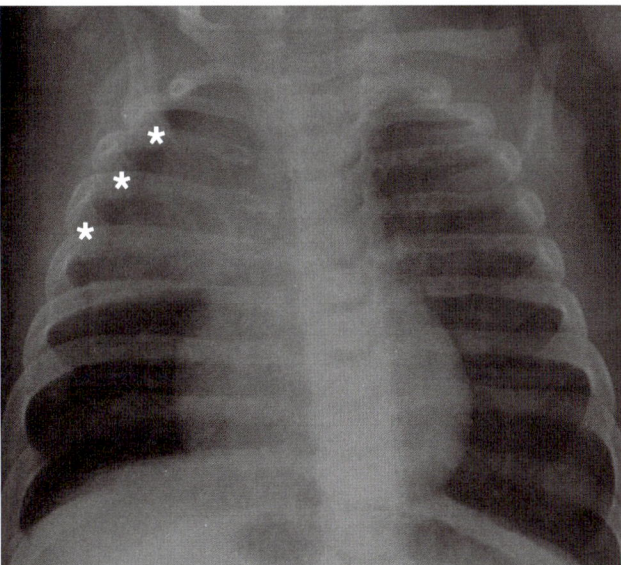

Figura 67.3 **Grande lobo direito normal do timo.** As extremidades da costela anterior (*asterisco*) recuam o timo mole, produzindo o "sinal da onda".

semanas ou meses. Esse "rebote tímico" é mais frequentemente visto após o término da quimioterapia e em outras situações de estresse fisiológico prolongado, como em cirurgias cardíacas em múltiplos estágios (Figura 67.4).

Informações adicionais sobre o timo estão incluídas na seção sobre mediastino.

Pulmões

O volume pulmonar é um aspecto importante da interpretação da RXT em crianças. Os volumes pulmonares baixos simulam cardiomegalia e edema pulmonar (ver Figura 67.1).

Traqueia

A traqueia normal é redonda e de tamanho semelhante desde a entrada torácica até a carina. A impressão anterior no nível do cruzamento da artéria braquiocefálica (inominada) é um achado comum em crianças, quando leve, estreitando o diâmetro traqueal em menos de 50%. Maior grau de estreitamento pode estar associado a sintomas. A diminuição no tamanho

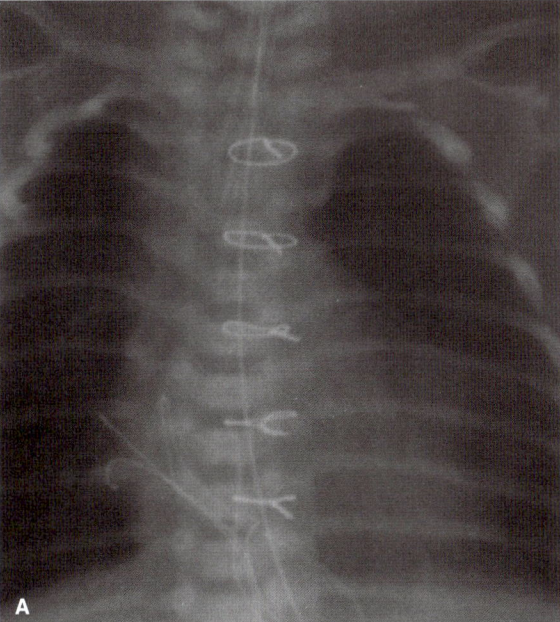
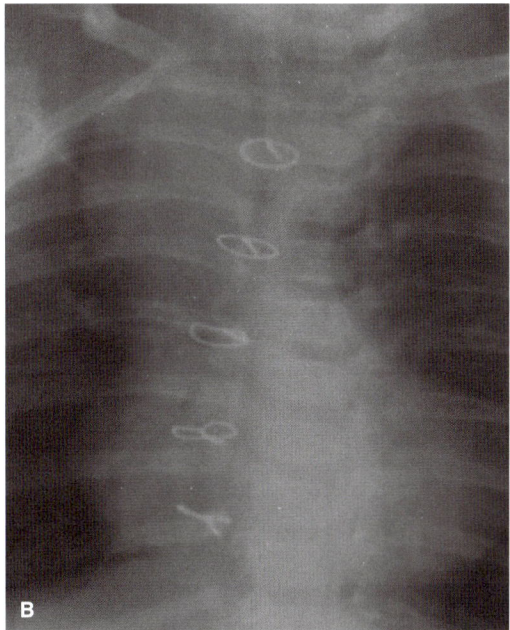

Figura 67.4 **Aumento de rebote (assimétrico) do timo. A.** A RXT pós-operatória precoce mostra um contorno normal do mediastino. **B.** Quatro meses depois, desenvolveu-se uma grande massa paratraqueal direita.

(*continua*)

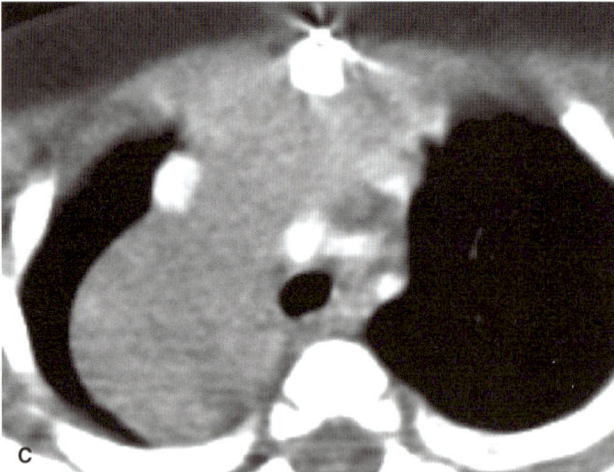
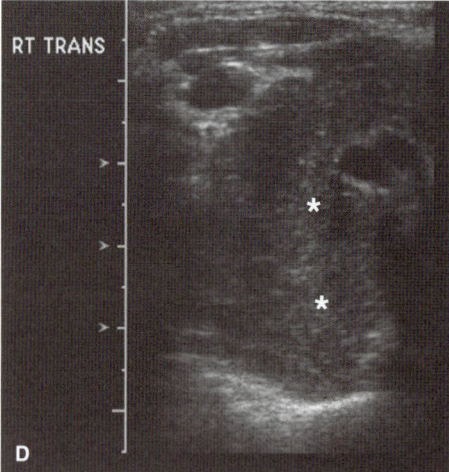

Figura 67.4 *Continuação.* Houve suspeita de um aneurisma, mas a tomografia computadorizada (**C**) e a ultrassonografia (**D**) demonstram tecido tímico normal (*asterisco*). A aparência de "ponto-traço" do timo é muito útil para distinguir o timo normal de outros tecidos.

anteroposterior da traqueia sugere traqueomalacia ou compressão extrínseca. A coluna de ar traqueal é particularmente valiosa como um indicador de anormalidades do arco aórtico. Em uma RXT expiratória frontal, a traqueia costuma dobrar, às vezes de forma dramática (Figura 67.7), sempre na direção oposta à localização do arco aórtico.

A traqueia normal encontra-se ligeiramente à direita da linha média, devido à posição do arco aórtico. A traqueia na linha média verdadeira é anormal e um sinal de duplo arco aórtico, embora isso raramente seja avaliado de maneira prospectiva. Mais útil do que a posição do arco, que é afetada pela rotação, é a existência de uma impressão na coluna de ar traqueal. Uma impressão focal do lado direito na traqueia quase sempre se deve a um arco direito (Figura 67.8). As impressões bilaterais, à direita, acima da esquerda, são classicamente vistas com um arco duplo. Foi relatado que pacientes com anéis vasculares sintomáticos apresentam anormalidades traqueais em todos os casos. A anormalidade, tal como uma impressão na coluna de ar traqueal, pode ser vista apenas na incidência lateral.

Tórax neonatal

Esta seção discute a doença pulmonar neonatal separadamente das doenças cardíacas, o que é razoável, pois a existência de doença cardíaca, em geral, é suspeita clinicamente e determinada de maneira rápida. Sem história, entretanto, o aumento da vascularização pulmonar e as alterações parenquimatosas do edema pulmonar podem ser difíceis ou impossíveis de distinguir da doença pulmonar. Os diferentes tipos de doença pulmonar neonatal têm padrões que podem ser reconhecidos, sendo as posições das linhas e dos tubos e as complicações do tratamento, especialmente extravasamentos de ar, os mais importantes.

Doença pulmonar neonatal

Quatro padrões de anormalidade radiográfica de tórax podem fornecer uma estrutura para identificar os diferentes tipos de doenças pulmonares observados na primeira semana de vida.

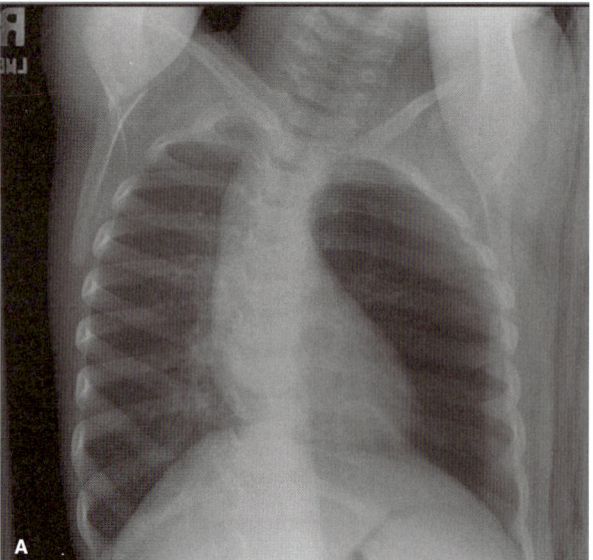
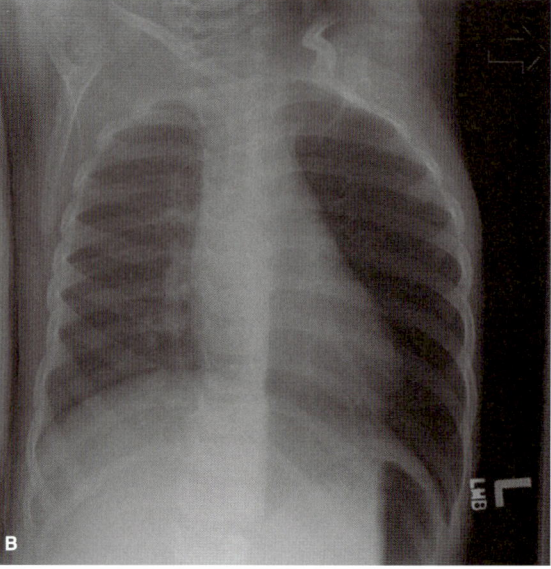

Figura 67.5 Aprisionamento aéreo devido a um corpo estranho. A imagem em decúbito lateral direito (**A**) demonstra o colapso normal do pulmão "de baixo" e a hiperinsuflação do pulmão "de cima". Imagem em decúbito lateral esquerdo (**B**) demonstra hiperinsuflação persistente do pulmão "de baixo". Uma única imagem em decúbito pode ser suficiente, mas, em casos sutis, é muito útil comparar as duas imagens em decúbito.

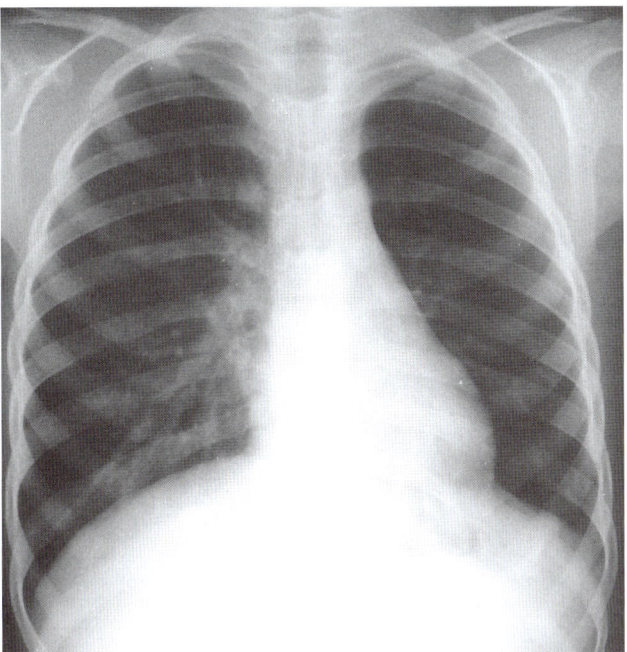

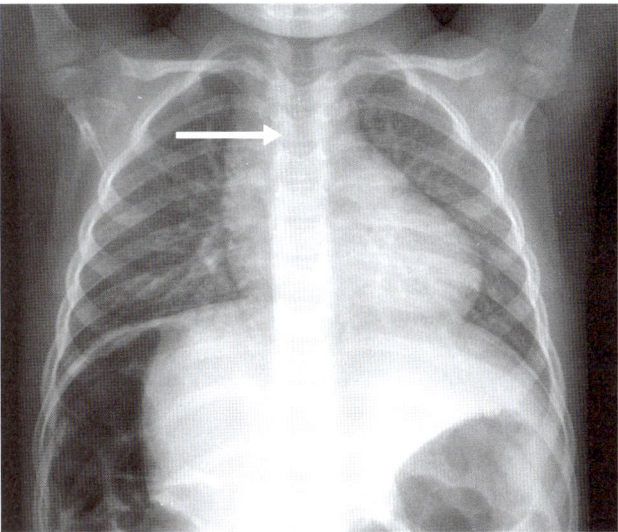

Figura 67.8 Impressão do lado direito na traqueia em um paciente com arco aórtico direito (e de Chilaiditi).

Figura 67.6 Síndrome de Swyer-James (bronquiolite obliterante). O pulmão esquerdo está pequeno e relativamente hipertransparente, quando comparado ao pulmão direito. A vascularização pulmonar esquerda está diminuída. O volume pulmonar pode estar aumentado, normal ou diminuído na síndrome de Swyer-James. Em geral, o aprisionamento aéreo devido a um corpo estranho aumenta o volume pulmonar e não deve diminuir o volume pulmonar na ausência de atelectasia.

A opacidade difusa em vidro fosco sugere deficiência de surfactante neonatal. A doença da membrana hialina e a síndrome do desconforto respiratório infantil são sinônimos comuns. A aparência de vidro fosco é granular, não turva e deve estar bem distribuída por ambos os pulmões (Figura 67.9 A). Essa diferenciação exige experiência, o que pode ser difícil de conseguir, pois a deficiência de surfactante é tratada de maneira precoce com surfactante exógeno e os achados de deficiência de surfactante se resolvem quase de imediato (Figura 67.9 B). Não deve haver achados que sugiram líquido pleural. Tanto a assimetria quanto o derrame pleural sugerem a possibilidade de pneumonia estreptocócica do grupo B, que pode simular de perto a deficiência de surfactante. O surfactante exógeno é administrado por tubo endotraqueal e pode ser distribuído de forma irregular, podendo produzir o aspecto heterogêneo.

As opacidades lineares grosseiras e ramificadas bilateralmente simétricas sugerem aspiração de mecônio (Figura 67.10). Em bebês nascidos a termo ou próximo do termo, o estresse no período pré-natal imediato pode fazer com que o mecônio fetal seja passado para o líquido amniótico. O líquido amniótico com mecônio pode ser aspirado e causar trauma mecânico e químico das vias respiratórias, devido à sua natureza particulada e à presença de agentes irritantes, incluindo a bile. O resultado são áreas de atelectasia e inflamação, alternando-se com áreas de hiperinsuflação. Em geral, os pulmões estão hiperinsuflados. Embora o mecanismo seja diferente, a aparência pode ser muito semelhante à antiga displasia broncopulmonar (ver à frente). Na aspiração de mecônio, a anormalidade na RXT aparece quase imediatamente e melhora com o tempo. A idade e as informações clínicas permitem, portanto, uma diferenciação fácil.

Opacidades lineares, centrais maiores que as periféricas, particularmente quando irradiadas dos hilos, sugerem líquido pulmonar retido, também chamado de taquipneia transitória do recém-nascido (Figura 67.11 A). Isso ocorre quando o líquido pulmonar fetal não é totalmente eliminado no momento do nascimento, sendo então absorvido dos alvéolos e eliminado pelos vasos linfáticos. Além das opacidades lineares que refletem os linfáticos distendidos, comumente há líquido pleural. A falta de compressão torácica normal durante o parto vaginal, como pode ocorrer em partos precipitados ou cesarianas, foi sugerida como o mecanismo, embora esta seja uma área em discussão. O líquido pulmonar retido remite clínica e radiograficamente em 72 horas (Figura 67.11 B) e não deve ser sugerido em bebês mais velhos.

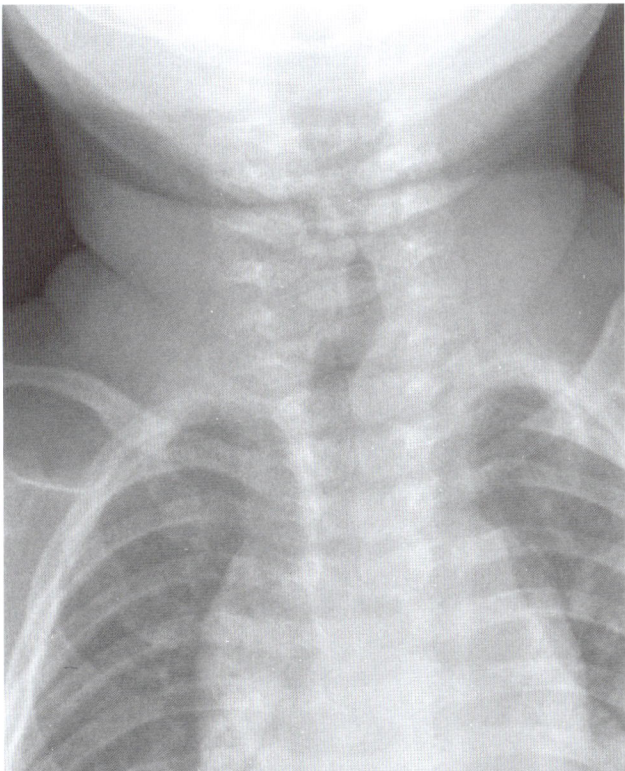

Figura 67.7 Curvatura traqueal normal. Os ângulos agudos da traqueia curvada são muito diferentes do deslocamento mais arredondado visto com massas. Lembre-se de que a traqueia sempre dobra para longe do arco aórtico.

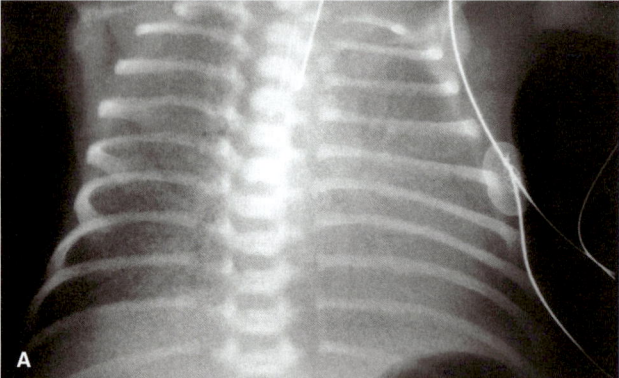

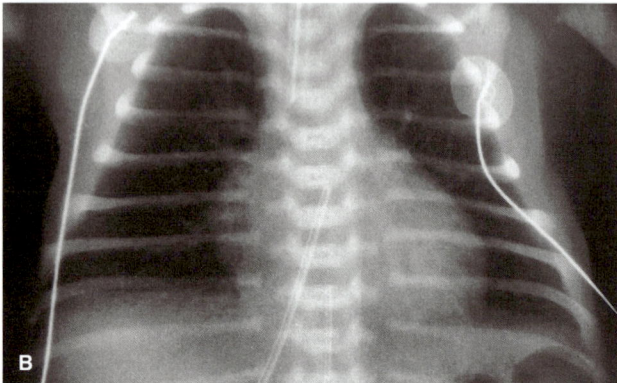

Figura 67.9 Doença da deficiência de surfactante. A. Logo após o nascimento, os volumes pulmonares são baixos, com atenuação granular difusamente aumentada. Não há derrame pleural e a opacidade está distribuída de maneira uniforme por ambos os pulmões. Essas características ajudam a distinguir a deficiência de surfactante de outras causas de opacidade difusa. Pode ou não haver broncogramas aéreos, como vistos nessa criança. **B.** Após o tratamento com surfactante endotraqueal, os volumes pulmonares melhoraram de maneira considerável e a opacidade pulmonar praticamente desapareceu.

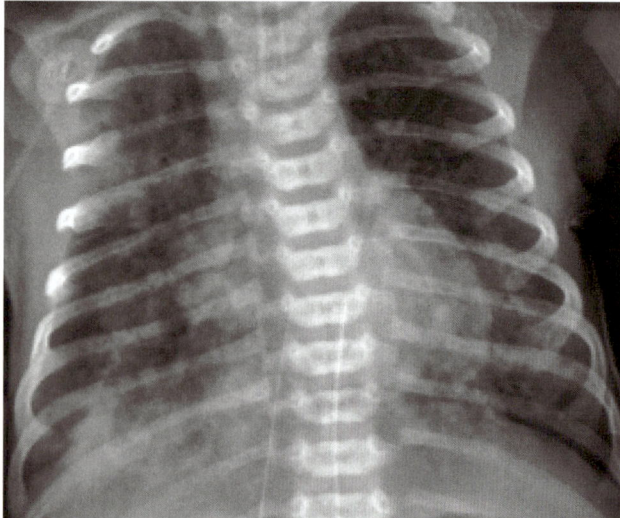

Figura 67.10 Aspiração de mecônio. Hiperinsuflação e opacidades lineares e nodulares grossas em ambos os pulmões são típicas de aspiração de mecônio.

Opacidades assimétricas mal definidas são muito menos específicas do que os padrões anteriores, mas a pneumonia neonatal (Figura 67.12) e a hemorragia pulmonar são as possíveis causas desse padrão. A hemorragia pulmonar em recém-nascidos, ao contrário de crianças mais velhas ou adultos, é sintomática, apresentando-se com sangue no tubo endotraqueal. É muito improvável que um radiologista seja o primeiro a sugerir essa possibilidade. A pneumonia neonatal é muito difícil de diagnosticar por qualquer meio, e não há dados que permitam avaliar a precisão das RXTs na identificação de pneumonia neonatal. Sugerir a possibilidade de pneumonia em uma radiografia de tórax também não afetará o atendimento clínico, já que a maioria dos recém-nascidos na unidade de terapia intensiva (UTI) neonatal receberá antibióticos, com a observação cuidadosa do estado respiratório. Essas informações são incluídas para fins de integralidade e porque a atelectasia que causa opacidades assimétricas persistentes parece ser incomum em recém-nascidos e, portanto, as opacidades assimétricas podem ser mais propensas a refletir uma anormalidade verdadeira do que quando vistas em crianças mais velhas ou em adultos.

A pneumonia por estreptococo do grupo B tem uma aparência diferente das pneumonias causadas por outros organismos. O estreptococo do grupo B tem maior probabilidade de apresentar opacidades em vidro fosco difusas, que podem simular a deficiência de surfactante (Figura 67.13). A aparência pode ser indistinguível da deficiência de surfactante, mas a existência de líquido pleural sugere infecção, em vez de deficiência de surfactante não complicada. No período neonatal imediato,

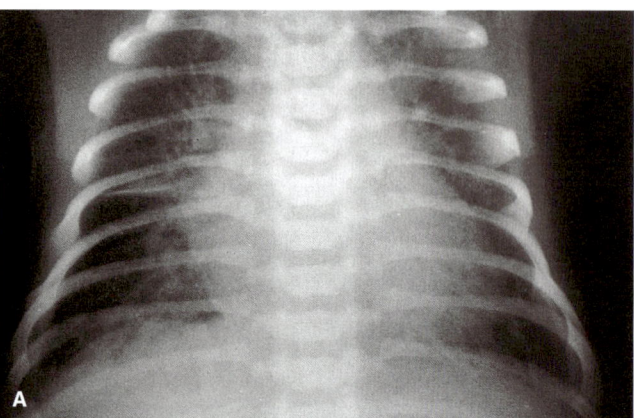

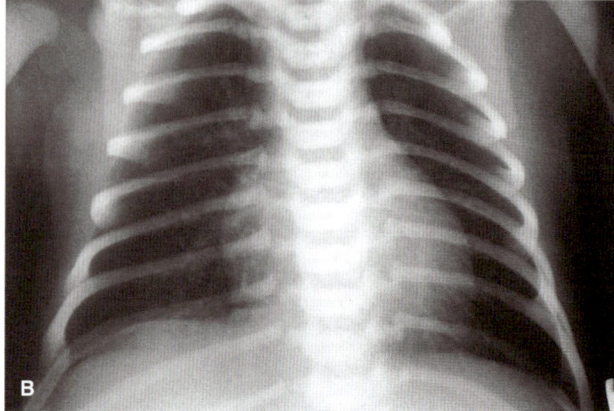

Figura 67.11 Líquido pulmonar retido. A. No primeiro dia de vida, os pulmões desse recém-nascido a termo apresentam turvação difusa, opacidades para-hilares entremeadas e derrame pleural bilateral. **B.** No dia seguinte, todas as anormalidades foram resolvidas, que é a sequência típica de eventos em um bebê com líquido pulmonar retido. O líquido pulmonar retido é um diagnóstico de exclusão. Não sugira esse diagnóstico em uma criança com mais de 72 horas.

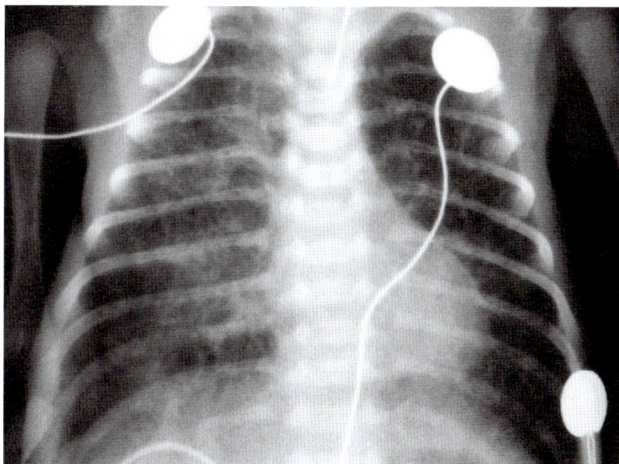

Figura 67.12 Pneumonia neonatal. O aspecto da pneumonia neonata é inespecífico. Deve-se suspeitar de pneumonia caso se identifique aspecto assimétrico com opacidades confluentes. A pneumonia neonatal é uma condição rara. Outras etiologias, incluindo hemorragia pulmonar, podem produzir essa mesma aparência.

o estreptococo do grupo B causa, em geral, pneumonia; mais tarde, no início da infância, o estreptococo do grupo B tem maior probabilidade de causar meningite.

A doença pulmonar crônica se tornou a causa mais comum das anormalidades pulmonares em bebês mais velhos na UTI neonatal. Displasia broncopulmonar (DBP) é o termo usado para designar essa doença pulmonar crônica. A DBP foi inicialmente descrita na década de 1960, mas a doença relatada naquela época era, em grande parte, secundária ao barotraumatismo e à toxicidade do oxigênio, relacionada com o tratamento. A fisiopatologia da DBP clássica foi descrita na década de 1960 como áreas de hiperinsuflação alternadas com opacidades, devido ao pulmão atelectásico, que é devido à inflamação, no início do curso, progredindo para fibrose. Essa aparência ainda ocorre e costuma ser chamada de "DBP antiga" (Figura 67.14). O tratamento atual resulta em menor traumatismo, e agora a DBP costuma ter uma aparência nebulosa relativamente homogênea (Figura 67.15), o que tem sido chamado de "nova DBP". A fisiopatologia sugerida é o extravasamento capilar difuso.

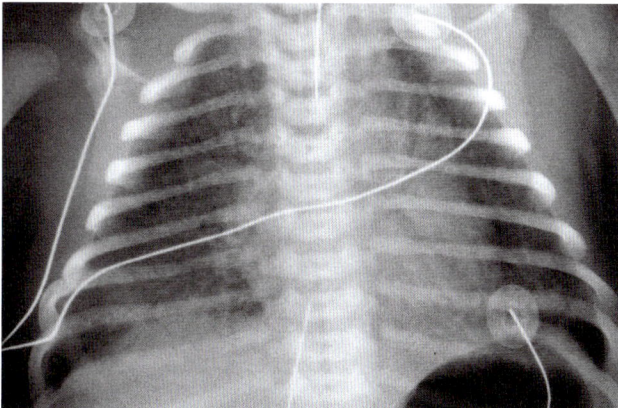

Figura 67.13 Pneumonia neonatal devido ao estreptococo beta do grupo B, ao contrário de outras causas de pneumonia por estreptococo do grupo B, pode simular a deficiência de surfactante. Os pulmões estão difusamente turvos, com uma aparência granular semelhante à observada na doença da membrana hialina. Uma opacidade mais heterogênea e a existência de derrame pleural podem sugerir o diagnóstico, especialmente em um lactente a termo ou próximo ao termo. Lembre-se de que a pneumonia é rara e que a deficiência de surfactante é comum em bebês prematuros.

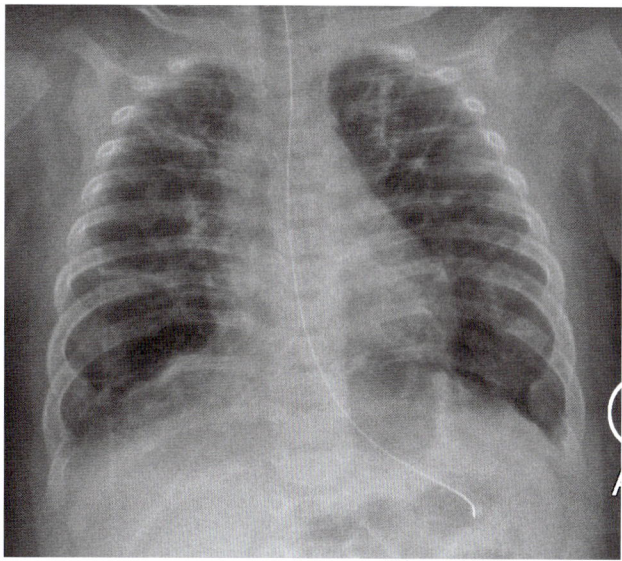

Figura 67.14 Opacidades lineares grosseiras e reticulares da "DBP antiga" são distribuídas por ambos os pulmões. Os pulmões estão hiperinsuflados.

Extravasamento de ar

Pneumotórax. O aparecimento de pneumotórax em neonatos difere de crianças maiores e adultos. Em geral, as RXTs neonatais são obtidas em decúbito dorsal, e o grande abdome do recém-nascido torna o espaço pleural, nas bases pulmonares, mais alto do que os ápices. O pneumotórax basal, particularmente o localizado medialmente, é mais comum do que o pneumotórax apical. Esses pneumotórax basais são vistos como transparências adjacentes à silhueta cardiomediastinal, com margem cardíaca ou diafragmática bem definida, com muito mais frequência do que uma linha pleural separada demarcando o pneumotórax (Figura 67.16). De modo geral, os pulmões são muito rígidos em bebês com doença pulmonar neonatal. Mesmo com um pneumotórax hipertensivo, o pulmão raramente entra em colapso (Figura 67.17). Cuidado com as dobras da pele: uma dobra cutânea pode ser confundida com facilidade com um pneumotórax. Os sinais de que você está lidando com uma dobra cutânea, e não com um pneumotórax, incluem a ausência da linha pleural branca e fina na interface entre a atenuação superior central e a atenuação inferior periférica, uma linha

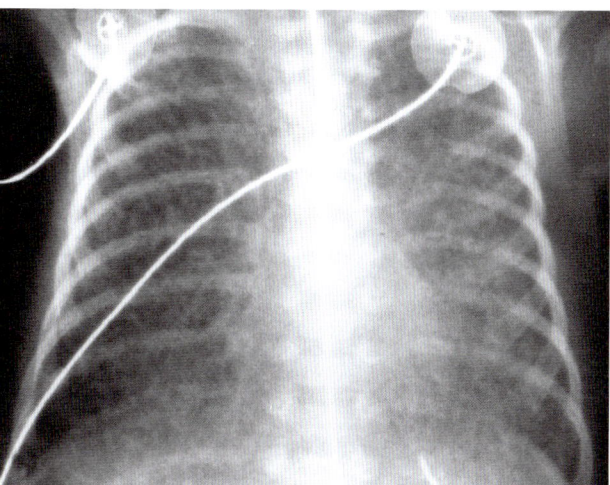

Figura 67.15 "Nova DBP." Acredita-se que a opacidade difusa nebulosa reflita o extravasamento capilar.

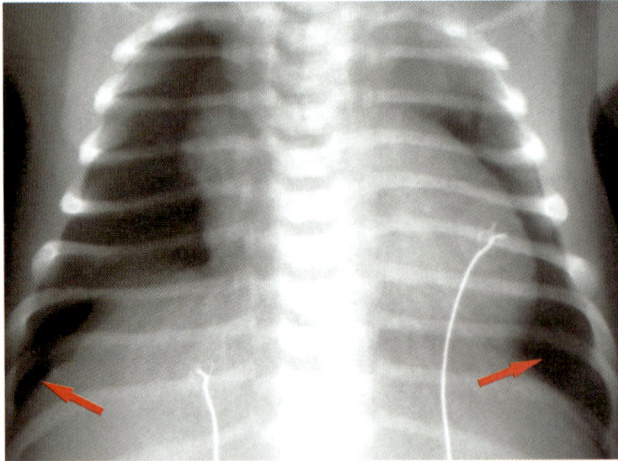

Figura 67.16 **Pneumotórax bilateral em um recém-nascido.** Em um lactente em decúbito dorsal, o pneumotórax anterior (*setas*) causa aumento da radiotransparência e definição mais nítida ao longo do mediastino à direita e da borda do coração à esquerda. Os ângulos costofrênicos estão aprofundados e bem definidos.

que termina no meio do pulmão, em vez de se estender para a superfície pleural, e "pneumotórax" em uma porção dependente do pulmão, como a pleura lateral adjacente ao lobo superior em um bebê em decúbito dorsal (Figura 67.18). Em caso de dúvida, não perca tempo adivinhando: obtenha uma incidência lateral do tórax.

Pneumomediastino. O melhor sinal de pneumomediastino em um recém-nascido é a elevação do timo em relação com o restante do mediastino (Figura 67.19). O enfisema subcutâneo no pescoço é muito menos comum do que em pessoas mais velhas, ao passo que a presença de ar dissecando o peritônio é mais comum. O pneumomediastino hipertensivo é extremamente raro, e o pneumomediastino isolado quase nunca exige drenagem.

Pneumopericárdio. É mais bem distinguido do pneumomediastino pelo ar que envolve toda a silhueta cardíaca, principalmente superiormente. Uma incidência em perfil quase

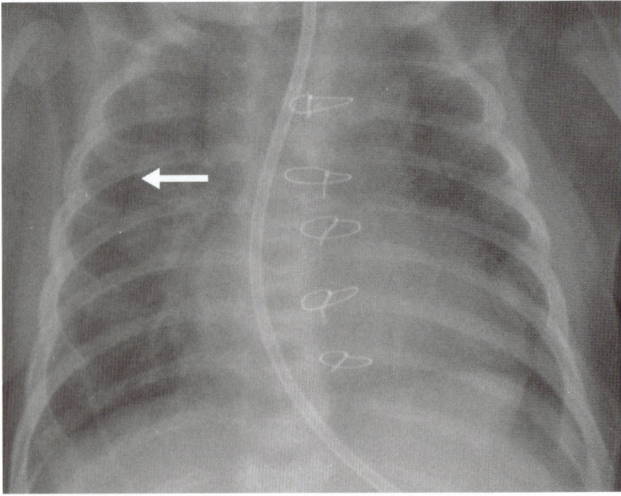

Figura 67.18 **Uma dobra da pele (*seta*) simula pneumotórax do lado direito.** Ao contrário de um pneumotórax, não há linha pleural definindo a interface entre o pulmão e o "pneumotórax". A radiotransparência periférica desaparece inferiormente, em vez de se estender ao longo da superfície pleural. Se fosse um pneumotórax, essa quantidade de ar não se limitaria ao pulmão superior lateral, mas se estenderia até a base do pulmão, o ponto mais alto em um bebê em decúbito dorsal. Não tem certeza? Obtenha uma imagem de decúbito lateral.

sempre facilita a distinção. O pneumopericárdio é raro, mas o pneumopericárdio hipertensivo pode ocorrer e exigir drenagem.

Enfisema intersticial pulmonar (EIP). É uma complicação do barotraumatismo que ocorre quando rupturas alveolares permitem que o ar entre no interstício pulmonar e nos vasos linfáticos. Esse ar extra-alveolar enrijece o pulmão, quase sempre resultando na progressão da doença e no desenvolvimento de pneumomediastino ou pneumotórax. A aparência da RXT do EIP é de pequenas radiotransparências redondas e em forma de bastão sobrepostas em um fundo de pulmão de atenuação mais alta (Figura 67.20), o que pode ser difícil de distinguir de outras formas de opacidade heterogênea, incluindo broncogramas aéreos. As pistas incluem início rápido e distribuição envolvendo tanto o pulmão periférico quanto o central. O EIP costuma se resolver de maneira rápida, mas há um tipo de EIP persistente que pode perdurar por meses.

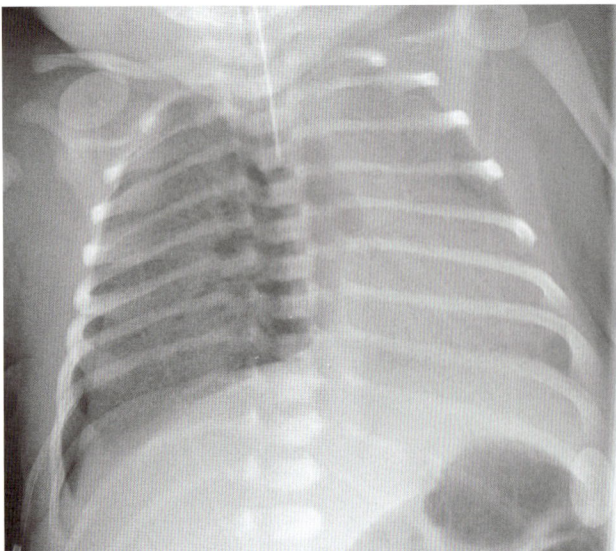

Figura 67.17 **Há um grande pneumotórax do lado direito, com deslocamento da linha média para a esquerda, mas o pulmão não colapsou.** O pulmão está anormalmente rígido nessa criança com deficiência de surfactante, permanecendo quase normal em tamanho.

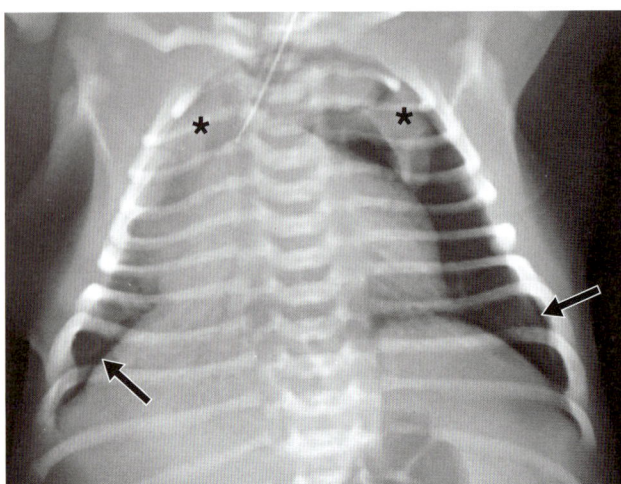

Figura 67.19 **Pneumomediastino.** O ar no mediastino elevou ambos os lobos do timo (*asterisco*), separando-os das demais estruturas mediastinais. Também há pneumotórax bilateral (*setas*).

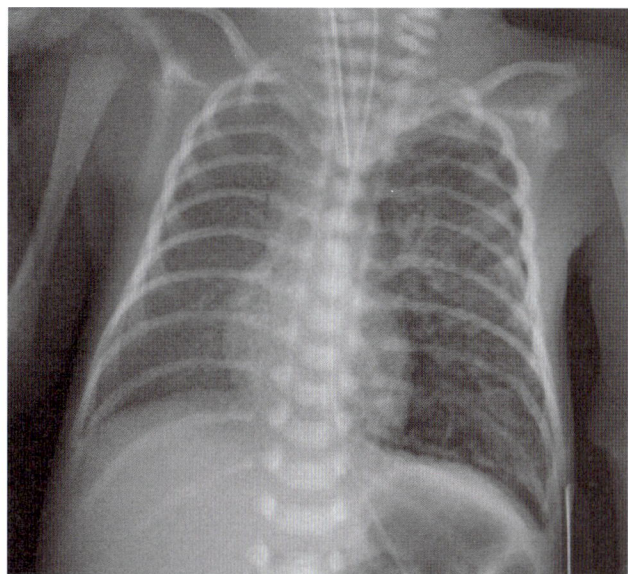

Figura 67.20 **Enfisema intersticial pulmonar.** O pulmão esquerdo mostra áreas de radiotransparências redondas e em forma de bastão. O pulmão direito mostra as opacidades granulares muito mais finas e regularmente distribuídas da deficiência de surfactante. Há também pneumotórax esquerdo.

Equipamento de suporte em neonatos

A posição do tubo endotraqueal deve ser avaliada pela posição relativa, e não por medição específica. O posicionamento da ponta do tubo no meio do caminho, entre a entrada torácica e a carina, pode ser considerado satisfatório em todos os neonatos e bebês.

As artérias umbilicais e a veia umbilical fornecem acesso à circulação central em recém-nascidos. Os dois tipos de cateteres são diferenciados por seu curso. O cateter venoso umbilical (CVU) se estende cefalicamente, a partir do umbigo, com um curso reto ou ligeiramente curvo (Figura 67.21), ao passo que o cateter arterial umbilical (CAU) primeiro se estende caudalmente e depois gira e se estende cefalicamente (Figura 67.21). O ponto de virada forma um ângulo agudo que, em geral, fica próximo à parte inferior da articulação sacroilíaca. Em radiografias laterais, os cateteres são ainda mais fáceis de distinguir, pois o CVU permanece anterior e o CAU passa posteriormente para a aorta, localizada posteriormente, e recobre a coluna vertebral. Como um está localizado bem anteriormente e o outro bem posteriormente, uma leve rotação em uma radiografia frontal alterará a posição relativa dos cateteres. Por esse motivo, a localização do lado direito ou esquerdo da coluna não é uma maneira confiável de identificar a localização do cateter ou de sugerir mau posicionamento.

O CAU entra na artéria umbilical, que se conecta à artéria ilíaca interna e à aorta. Os CAUs posicionados de maneira incorreta estão quase sempre dentro da aorta, com a ponta do cateter muito alta ou muito baixa. Existem dois posicionamentos aceitos, ambos os quais evitam o posicionamento próximo às origens das artérias viscerais ou espinais anteriores: colocação alta, com a ponta do cateter entre as vértebras T6 e T9; e colocação baixa, com a ponta do cateter idealmente na parte inferior de L3. Nenhum dos dois se mostrou melhor, sendo a escolha local ou pessoal.

O curso de um CVU é mais complexo, e existem várias oportunidades para o seu mau posicionamento. O cateter entra na veia umbilical e se estende em direção cefálica, a partir do umbigo, e se conecta à veia porta esquerda. O CVU então passa através do ducto venoso para a veia cava inferior (VCI). O ducto venoso entra na VCI, logo abaixo das veias

hepáticas. No nível do diafragma, a ponta do CVU está na VCI. Existe o risco de complicações importantes se a ponta do cateter estiver dentro do fígado; portanto, uma posição "ligeiramente baixa" do CVU não deve ser ignorada. Os CVUs avançados até o átrio direito superior cruzam, com frequência, o forame oval e entram no átrio esquerdo. Isso pode causar confusão quando um gás sanguíneo obtido por meio de um CVU é relatado como arterial, quando a ponta está no sangue bem oxigenado do átrio esquerdo.

A oxigenação por membrana extracorpórea (ECMO; do inglês, *extracorporeal membrane oxygenation*) pode ser realizada por meio de um único cateter, que, em geral, termina no átrio direito, mas pode ser colocado em qualquer grande veia. Esse tipo de ECMO não permite a derivação completa do coração. O desvio completo exige dois cateteres, que permitem que o sangue entre no circuito de ECMO do átrio direito e retorne à criança através de uma artéria carótida e na aorta. Semelhante à fisiologia de Fontan, o sangue pode fluir passivamente pelo coração direito, não sendo, portanto, necessário nenhum suporte do lado direito. O cateter atrial direito é colocado de forma convencional. Um cateter amplamente utilizado é opaco proximalmente, mas não distalmente. A ponta é indicada por um marcador radiodenso de 1 a 2 mm, que pode ser esquecido com facilidade. Se negligenciada ao se avaliar uma radiografia de tórax, a posição pode ser relatada de maneira incorreta, causando consternação entre os cirurgiões. O acesso à aorta é fornecido colocando-se o segundo cateter em uma artéria carótida. O fluxo sanguíneo na carótida é revertido da situação normal e entra na aorta (Figura 67.22). Uma lista de medidas úteis para a posição do cateter é fornecida na Tabela 67.1.

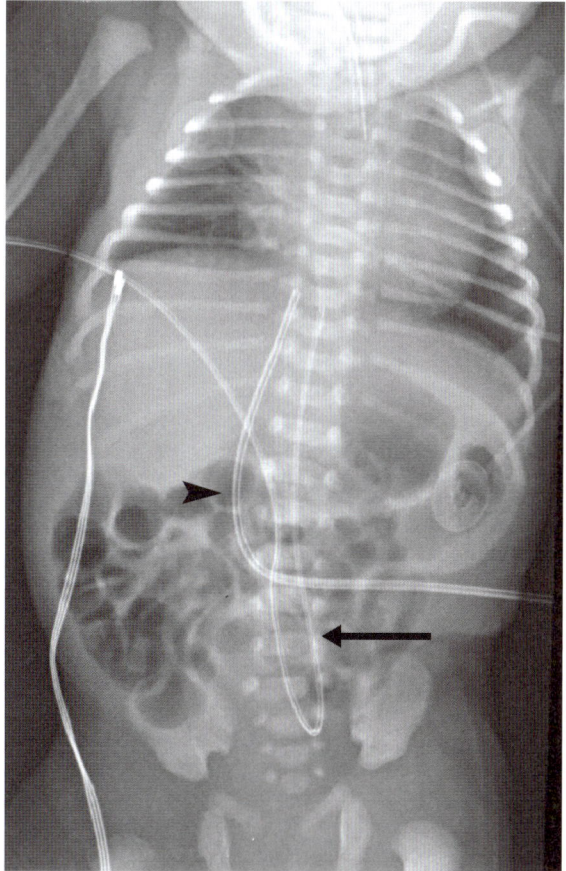

Figura 67.21 O cateter venoso umbilical (*ponta de seta*) entra no umbigo e se estende em direção cefálica, enquanto o cateter arterial umbilical (*seta*) se estende em direção caudal e então faz um ângulo agudo e se estende em direção cefálica.

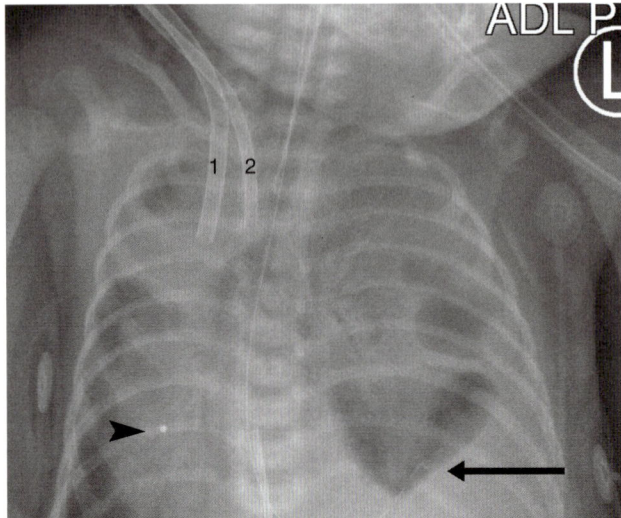

Figura 67.22 Cateteres de oxigenação por membrana extracorpórea (ECMO) em um recém-nascido com hérnia diafragmática esquerda. O cateter venoso (1) entra na veia jugular interna e se estende através da veia cava superior até o átrio direito. A ponta desse cateter é marcada pelo pequeno marcador radiodenso (*ponta de seta*), não pela extremidade do fio que enrijece o cateter proximal. O cateter arterial (2) entra na artéria carótida comum e termina logo acima do arco aórtico. A ponta da sonda orogástrica do paciente (*seta*) está no hemitórax esquerdo inferior, indicando que o estômago herniou no tórax esquerdo.

Malformações pulmonares congênitas

As malformações pulmonares congênitas (MPCs) são um grupo heterogêneo de lesões focais que variam amplamente em aparência, desde cistos cheios de ar a massas sólidas de tecido mole e de lesões nitidamente circunscritas a aquelas que envolvem difusamente uma parte do pulmão. Essas lesões são descritas como entidades separadas, mas diferentes malformações podem ser vistas no mesmo paciente, encontrando-se aparências histológicas distintas em uma única lesão. O termo "lesão híbrida", por exemplo, é usado especificamente quando as características histológicas de sequestro e de malformação congênita das vias respiratórias pulmonares são encontradas em uma lesão. O uso de categorias, como malformações broncopulmonares do intestino anterior, é inconsistente na literatura e, muitas vezes, mais confuso do que útil. A origem da MPC é debatida, sendo o brotamento pulmonar anormal e a obstrução das vias respiratórias em algum estágio de desenvolvimento duas causas possíveis.

Nos dias atuais, as MPCs são mais comumente identificadas no pré-natal do que após o nascimento. Essas lesões são bem vistas na ultrassonografia e na RM fetais como áreas de

TABELA 67.1 Medições úteis para a posição da ponta do cateter em crianças.

Cateter arterial umbilical (CAU) – no nível das vértebras T6-T9 ou topo de L3

Cateter venoso umbilical (CVU) – no nível do diafragma

Cateteres centrais inseridos perifericamente no membro superior – no nível da carina até dois corpos vertebrais (incluindo interespaços), abaixo dela

Cateteres centrais inseridos perifericamente no membro inferior – no nível do diafragma

Cateter de oxigenação por membrana extracorpórea (ECMO) venosa – no átrio direito baixo

Cateter arterial de ECMO – acima do arco aórtico

sinal anormal, com efeito de massa (Figura 67.23). A história natural da maioria das lesões pulmonares congênitas é a diminuição do tamanho em relação com o feto durante a gestação. Embora diminuam de tamanho, a maioria não se resolve por completo, estando, com frequência, ocultas na RXT, mas podem ser vistas em tomografias pós-natais. A maioria das crianças com essas lesões será assintomática ao nascimento e, como qualquer cirurgia costuma ser adiada até 3 a 4 meses de idade, a imagem inicial, em geral, é limitada a uma RXT. Na ausência de uma anormalidade inesperadamente grande na RXT ou no desenvolvimento de sintomas, a tomografia computadorizada (TC) é realizada, de modo geral, próximo ao momento em que a ressecção é planejada. A maioria é ressecada, embora a necessidade de ressecção seja debatida.

A característica mais importante a ser identificada na imagem é a existência ou ausência de um vaso nutrício (artéria) que supra a lesão. Um vaso nutrício identifica a lesão como um sequestro, ou pelo menos contendo características histológicas de sequestro. Além de fornecer um diagnóstico específico, esses vasos surgem da aorta e devem ser identificados na cirurgia para evitar sangramento com risco da vida. A origem do vaso pode ser da aorta abdominal, bem como da aorta torácica; portanto, o abdome superior deve ser incluído em uma TC quando da suspeita de lesão no lobo inferior.

Malformações congênitas das vias respiratórias pulmonares

As malformações congênitas das vias respiratórias pulmonares, anteriormente denominadas malformações adenomatoides císticas congênitas, são as malformações pulmonares mais comuns, constituindo aproximadamente um quarto a metade das lesões

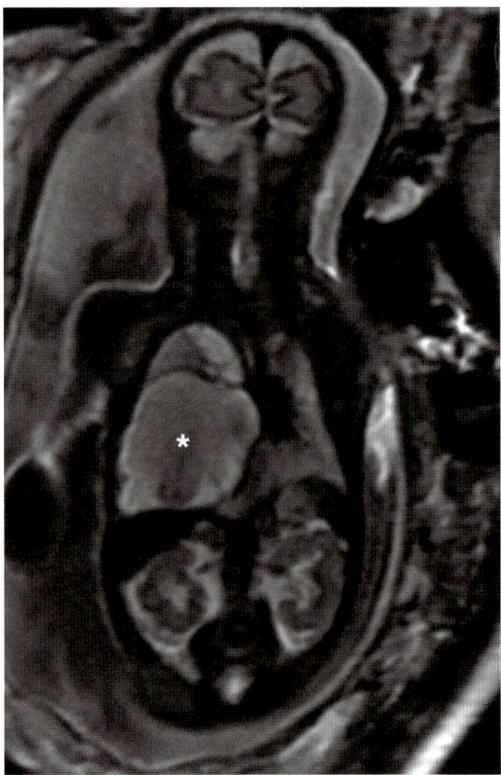

Figura 67.23 RM fetal mostrando uma grande malformação congênita das vias respiratórias pulmonares do tipo 1 do lado direito. Há um cisto dominante (*), bem como vários cistos menores. É comum que a malformação congênita das vias respiratórias pulmonares diminua em tamanho relativo no fim da gestação. (Cortesia da Dra. Usha Nagaraj.)

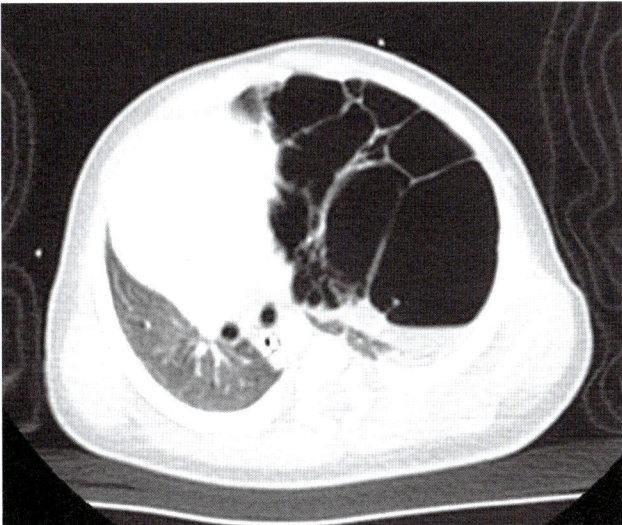

Figura 67.24 Malformação congênita das vias respiratórias pulmonares do tipo 1. A tomografia computadorizada (TC) com contraste em uma criança de 1 dia de vida mostra uma lesão com vários cistos grandes. Há deslocamento do mediastino e do nível líquido em um dos cistos. As malformações congênitas das vias respiratórias pulmonares do tipo 1 contêm um ou mais cistos com mais de 2 cm e constituem cerca de metade dessas malformações. As malformações congênitas das vias respiratórias pulmonares eram anteriormente chamadas de malformações adenomatoides císticas congênitas.

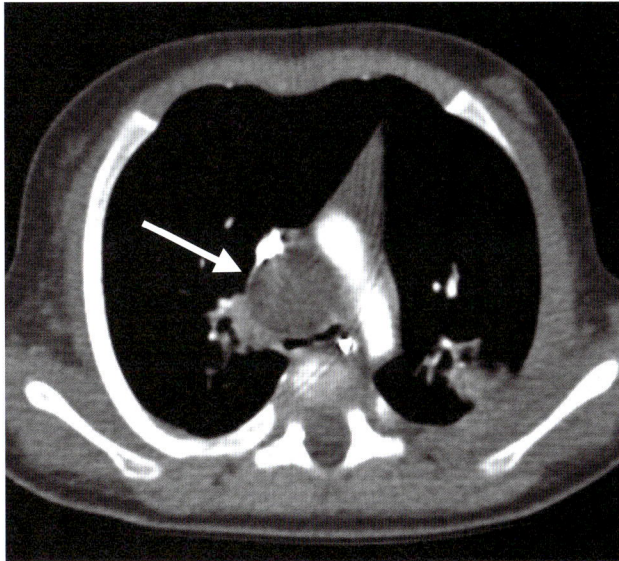

Figura 67.25 Cisto broncogênico mediastinal em um lactente de 3 meses de vida. A tomografia computadorizada (TC) mostra uma lesão de baixa atenuação bem circunscrita no mediastino médio (*seta*). A lesão causa efeito de massa local sem envolver outras estruturas, não havendo realce.

pulmonares diagnosticadas no pré-natal. Em geral, as malformações congênitas das vias respiratórias pulmonares são solitárias, e a maioria contém tecido sólido e cistos preenchidos por ar (Figura 67.24). Essas lesões são classificadas nos seguintes tipos: tipo 1, se houver pelo menos 1 cisto ≥ 2 cm de tamanho; tipo 2, se houver vários cistos menores; e tipo 3, se todos os cistos forem < 5 mm. As lesões do tipo 3 são maiores e costumam afetar um lobo. Além disso, estão associadas à hidropisia e a um prognóstico ruim. De 60 a 70% são do tipo 1, enquanto as lesões do tipo 3 são raras (cerca de 10%). As lesões dos tipos 0 e 4 são extremamente raras.

Sequestro

Um sequestro pulmonar é a massa de tecido pulmonar não funcionante que não se conecta ao restante da árvore traqueobrônquica. Os sequestros intralobares estão dentro da pleura visceral e podem ser aerados a partir da ventilação colateral. Os sequestros extralobares têm sua própria pleura e não podem ser aerados. Os sequestros intralobares podem ser sólidos ou císticos e, em geral, contêm ambos os componentes. A drenagem arterial e venosa é variável, mas é mais comum da aorta e para uma veia pulmonar. O aspecto radiográfico que melhor identifica um sequestro pulmonar é a existência da artéria nutrícia anormal, que supre a malformação (Figura 67.25). Ambos os tipos são mais comuns nos lobos inferiores, sendo o esquerdo mais comum do que o direito.

Cistos de duplicação

Estes incluem cistos broncogênicos (CBs), cistos de duplicação esofágica e cistos neuroentéricos. Os CBs são massas redondas e bem definidas que podem ocorrer no mediastino ou no pulmão, em geral centralmente (Figura 67.26). Acredita-se que o brotamento aberrante do intestino anterior broncopulmonar resulte em um cisto revestido por epitélio respiratório e preenchido por líquido ou muco. Os CBs não se comunicam com a árvore traqueobrônquica, e o ar dentro de um deles sugere infecção.

Na TC, os CBs são homogêneos na atenuação e costumam ter uma atenuação maior do que a da água, provavelmente devido ao muco altamente proteico. Eles podem simular massa sólida, mas não mostrarão realce ou apenas apresentarão realce limitado à parede e/ou a um nódulo mural. Os cistos de duplicação esofágica ocorrem adjacentes ao esôfago e parecem semelhantes aos CBs mediastinais. Os cistos neuroentéricos são muito raros, ocorrem no mediastino posterior e podem estar associados a anomalias do corpo vertebral. O objetivo da imagem dos cistos do intestino anterior é confirmar o diagnóstico, identificar a relação deles com as estruturas adjacentes e avaliar as anormalidades associadas.

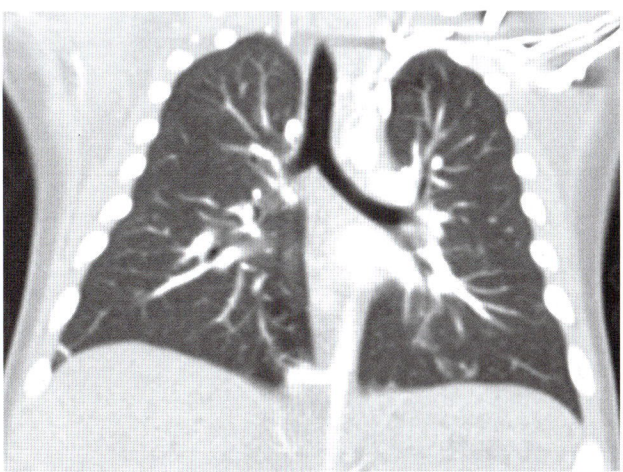

Figura 67.26 Sequestro intralobar. A característica mais importante a ser identificada em uma lesão pulmonar congênita é a existência de um vaso nutrício, que indica um sequestro, ocorrendo lesões com elementos de mais de uma lesão congênita, sobretudo lesões híbridas com elementos de sequestro e malformação congênita das vias respiratórias pulmonares, de modo que a aparência da anormalidade parenquimatosa pode variar. O ar dentro da área anormal indica um sequestro intralobar.

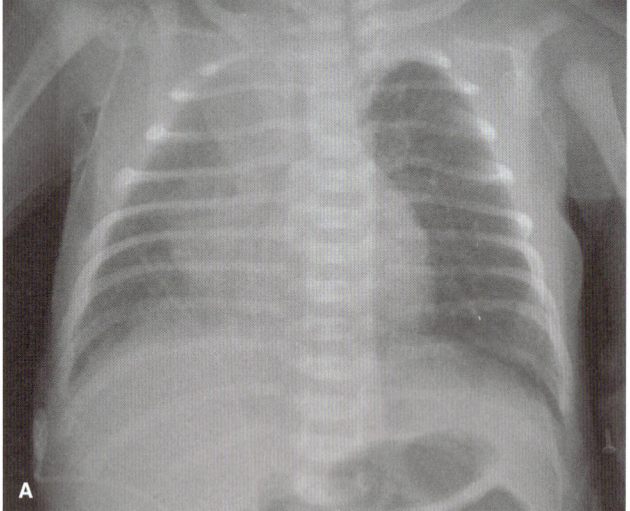
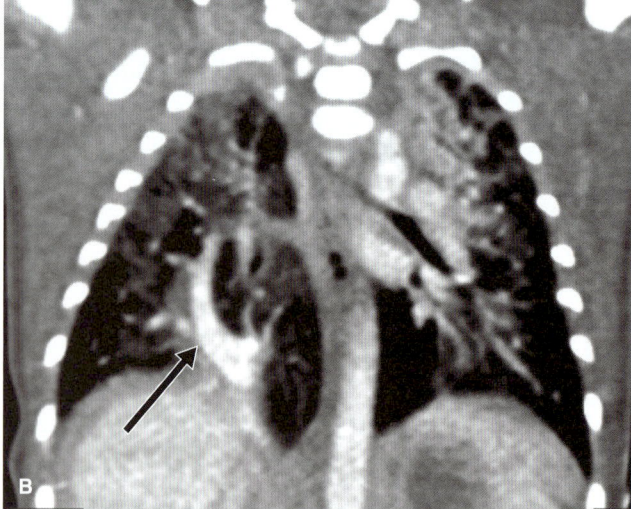

Figura 67.27 **Recém-nascido de 14 dias com hiperinsuflação lobar congênita.** A radiografia de tórax (RXT) (**A**) mostra hiperinsuflação acentuada no lobo superior direito, com compressão do lobo médio direito, do lobo inferior direito e do pulmão esquerdo. A tomografia computadorizada (TC) (**B**) mostra hiperinsuflação acentuada do lobo superior esquerdo. As marcações pulmonares são mantidas, não havendo áreas císticas ou sólidas.

Hiperinsuflação lobar congênita

A hiperinsuflação lobar congênita (HLC), também chamada de enfisema lobar congênito, é uma anormalidade do desenvolvimento que resulta na hiperinsuflação de um lobo (Figura 67.27). Uma anormalidade das vias respiratórias, particularmente cartilagem anormal e malacia, resultando em um mecanismo de válvula de retenção, foi sugerida como a etiologia, mas, em metade dos casos, nenhuma causa anatômica foi encontrada. A HLC pode se apresentar no período neonatal imediato como massa sólida, devido à lenta eliminação do líquido pulmonar fetal. A hiperinflação se desenvolve rapidamente. A HLC ocorre mais comumente nos lobos superior esquerdo, superior direito e médio. O envolvimento do lobo inferior ou de mais de um é raro, provavelmente ocorrendo em menos de 5% dos casos.

Outras anormalidades parenquimatosas congênitas

As anormalidades que afetam todo o pulmão incluem agenesia pulmonar, com a ausência de brônquio; atresia pulmonar, com um brônquio curto e cego; e hipoplasia pulmonar, com a diminuição do tamanho do pulmão e/ou do número de segmentos broncopulmonares. Ao contrário das ressecções cirúrgicas, nas quais a posição cardíaca anormal costuma causar complicações vasculares e das vias respiratórias, as anormalidades congênitas são comumente assintomáticas e podem não ser identificadas posteriormente.

A síndrome venolobar pulmonar, ou síndrome da cimitarra, afeta tanto o pulmão quanto a vascularização pulmonar. Há drenagem anormal de um lobo para a VCI, a veia hepática ou o átrio esquerdo. A configuração da veia anormal foi comparada a uma cimitarra. O lobo afetado é pequeno. Com frequência, há também um suprimento arterial anormal partindo da aorta, o que não indica um sequestro coexistente. A veia da cimitarra impressiona quando vista, mas não é identificada de maneira prospectiva na maioria dos casos (Figura 67.28).

Anomalias congênitas da traqueia e dos brônquios

A atresia brônquica ocorre quando há interrupção focal de um brônquio durante o desenvolvimento pulmonar. A causa

é desconhecida, mas há desenvolvimento normal da árvore brônquica distal à interrupção, sugerindo um evento traumático pré-natal. A via respiratória distal à oclusão produz muco, que se acumula no ponto da oclusão. Essa mucocele é observada em quase todos os casos de atresia brônquica, podendo ser redonda ou ramificada (Figura 67.29). O pulmão distal às vias respiratórias obstruídas é aerado por ventilação colateral. O aprisionamento aéreo nessa porção do pulmão é característico da atresia brônquica. Um nódulo de tecido mole, associado ao aprisionamento aéreo focal, quase sempre será devido à atresia brônquica.

O espectro do brônquio traqueal é o mesmo do adulto. O tamanho menor e o movimento do paciente podem dificultar mais a identificação correta de brônquios anômalos do que em adultos, mas as anomalias são as mesmas.

O *situs* pulmonar deve ser determinado em crianças com anomalias de *situs* ou síndromes de heterotaxia. Os padrões de ramificação brônquica podem ser atípicos, não confiáveis e, às vezes, difíceis de definir. Dessa maneira, definir a relação dos brônquios principais (direito e esquerdo) com as artérias pulmonares é a melhor forma de determinar do *situs* pulmonar. Um brônquio epiarterial surge acima do nível onde a artéria pulmonar cruza o brônquio central; um brônquio hipoarterial surge abaixo desse nível. Normalmente o brônquio do lobo superior direito é epiarterial e todos os outros, hipoarteriais.

A estenose traqueal pode ser focal ou difusa. A estenose traqueal focal, em geral, é decorrente de traumatismo das vias respiratórias, como aspiração repetida ou intubação prolongada. De modo geral, a estenose difusa é congênita e a traqueia pode ser igualmente estreita em todo o seu comprimento ou ter a forma de cenoura, diminuindo progressivamente de tamanho normal, logo abaixo das cordas vocais, até a carina. Os anéis traqueais completos, onde não há traqueia membranosa posterior, causam estenose traqueal focal e podem ser identificados por um pequeno lúmen traqueal perfeitamente redondo (Figura 67.30). A estenose traqueal, associada à cardiopatia congênita, costuma ser causada por anéis traqueais completos. A cirurgia é o único tratamento da estenose traqueal causada por anéis traqueais completos.

Podem ocorrer brônquios esofágicos, com a forma mais grave associada à agenesia traqueal, em que uma fístula distal conecta a carina ao esôfago. Nesses casos, os brônquios principais são horizontais.

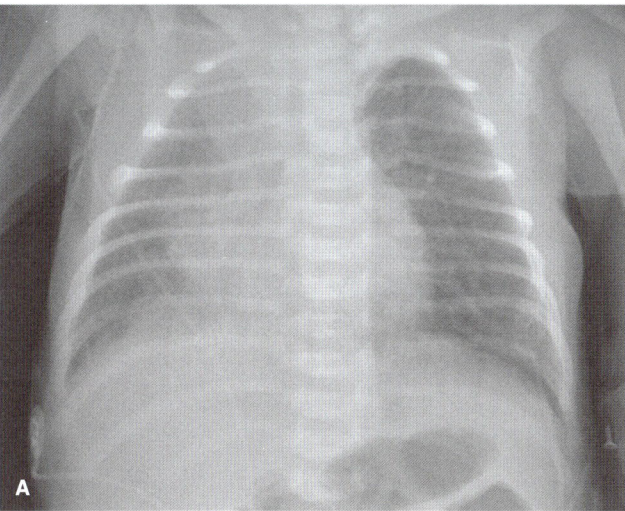 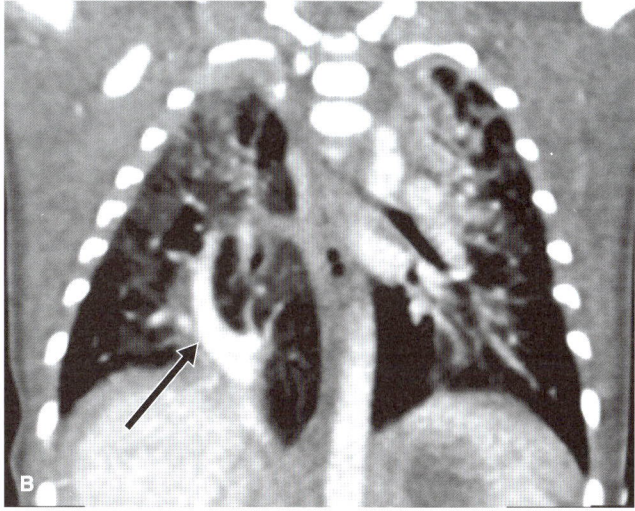

Figura 67.28 **Síndrome da cimitarra ou síndrome do pulmão hipogenético.** A radiografia de tórax (RXT) (**A**) mostra desvio do coração e do mediastino para a direita devido a um pulmão direito menor. Há atenuação aumentada mal definida centralmente e na base do pulmão. A aparência é inespecífica, o que é mais comum no caso de crianças com síndrome da cimitarra. Imagem coronal da tomografia computadorizada (TC) (**B**) demonstra a veia em formato de uma cimitarra (*seta*). Essa veia poderia ser seguida com facilidade para sua conexão com a VCI. Toda a drenagem do pulmão esquerdo era feita por esse vaso.

Infecção pulmonar

Pneumonia em crianças

A infecção do trato respiratório inferior é a mais comum das doenças infecciosas em crianças. Em geral, o diagnóstico é feito pela história e pelo exame físico. A radiografia de tórax não é necessária para fazer o diagnóstico de pneumonia, e as crianças são tratadas rotineiramente para pneumonia apenas com base clínica. No entanto, devido à variabilidade dos achados clínicos, laboratoriais e de imagem em crianças com pneumonia, uma RXT ainda é obtida com frequência, sendo particularmente útil para excluir pneumonia, quando normal, resolvendo achados clínicos e laboratoriais conflitantes e identificando outras causas de dificuldade respiratória.

Provavelmente, a razão mais comum para a obtenção de uma RXT é determinar se há pneumonia bacteriana, a fim de decidir quanto à administração de antibióticos. A descrição de um padrão "viral" e "bacteriano" de pneumonia na RXT é amplamente utilizada, apesar do consenso geral de que esses dois padrões não distinguem de forma confiável as diferentes causas de pneumonia. Também é importante reconhecer que o padrão "viral" inclui as pneumonias atípicas, como o *Mycoplasma pneumoniae*.

A RXT com padrão "viral" é caracterizada por hiperinsuflação e uma aparência relativamente simétrica, de espessamento peribrônquico, sobretudo centralmente, e opacidades peri-hilares

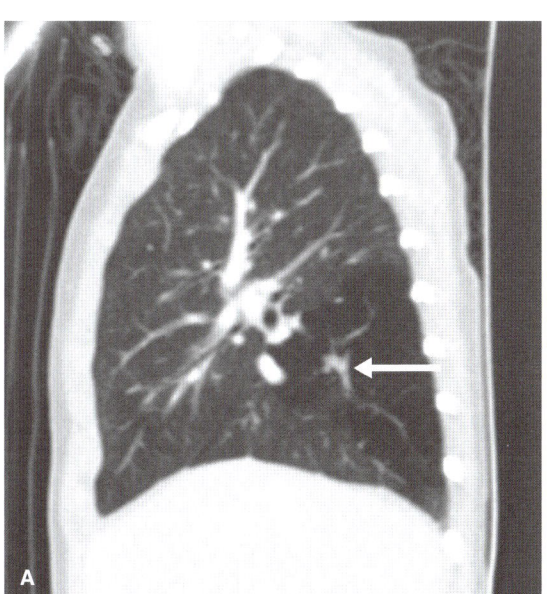 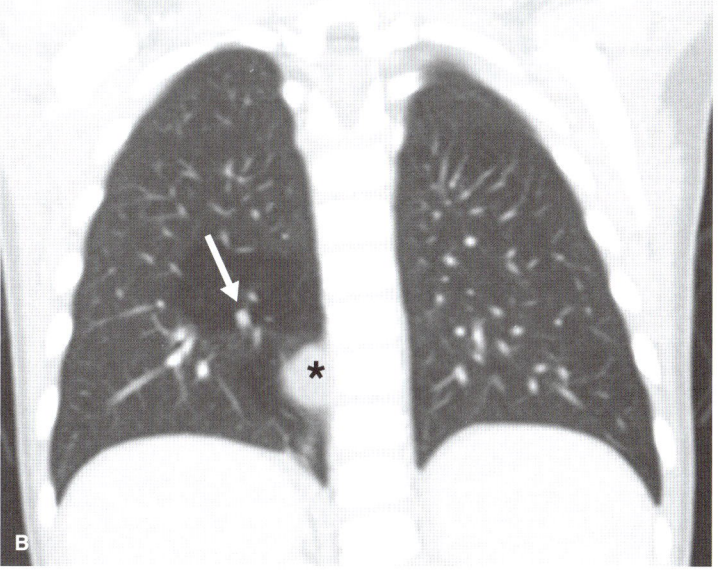

Figura 67.29 **Atresia brônquica e cisto broncogênico em um lactente de 20 meses.** Imagens de tomografia computadorizada (TC), nos planos sagital (**A**) e coronal (**B**), mostram uma área bem definida de atenuação parenquimatosa diminuída, com uma estrutura linear central (*setas*), menor em atenuação do que os vasos preenchidos pelo meio de contraste, causado por muco na via respiratória obstruída. Na imagem coronal, é vista uma segunda lesão (*asterisco*), que foi ressecada e considerada um cisto broncogênico não relacionado com a atresia brônquica. Não é raro encontrar mais de uma lesão congênita separada em uma criança.

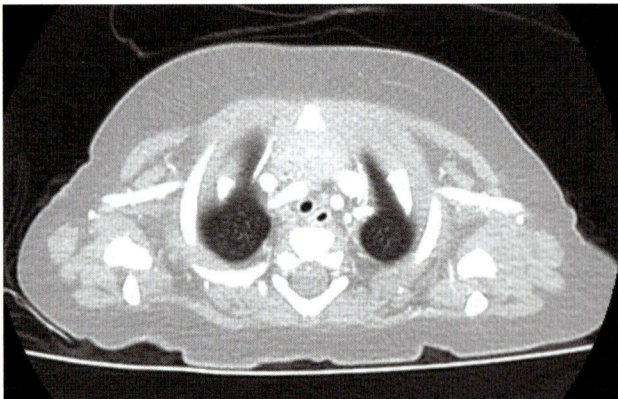

Figura 67.30 Anéis traqueais completos. Uma única imagem de tomografia computadorizada (TC) no nível da artéria inominada mostra uma pequena via respiratória com aparência quase redonda, em vez da achatada de compressão extrínseca ou a em forma de D, da traqueia normal. Não há membrana traqueal formando a traqueia posterior; em vez disso, a parede é inteiramente circundada pelo anel traqueal cartilaginoso, o que, em geral, exige correção cirúrgica e costuma estar associado a cardiopatias congênitas.

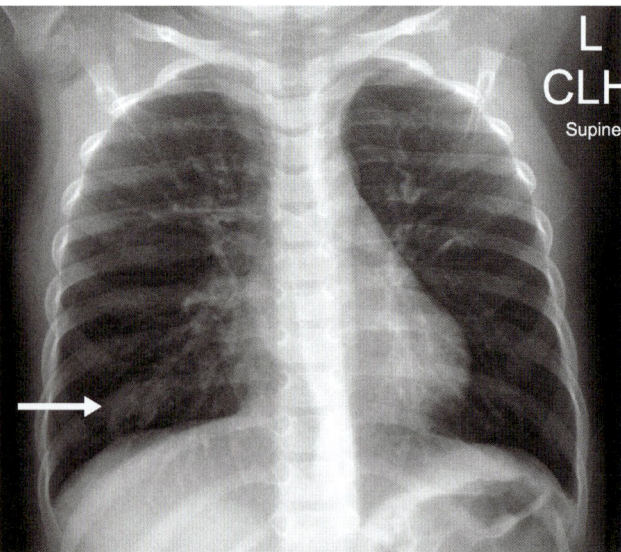

Figura 67.31 Padrão de "doença das vias "respiratórias" na RXT em uma criança de 3 anos. Os pulmões estão hiperinsuflados, com um diafragma plano e a porção anterior da 8ª costela sendo a primeira a cruzar o diafragma. As marcações pulmonares centrais são proeminentes, com espessamento peribrônquico. Pequenas opacidades focais (*seta*) são comuns em crianças com doenças das vias respiratórias e têm muito mais probabilidade de representar atelectasia do que pneumonia.

mal definidas. As opacidades subsegmentares dispersas, representando atelectasias, são comuns e podem ser proeminentes (Figura 67.31). Não deve haver derrame pleural nem opacidades confluentes segmentares ou maiores. Em bebês e crianças muito pequenas, a resposta mais comum à infecção do trato respiratório inferior de qualquer etiologia é a inflamação das vias respiratórias e o aumento da produção de muco. Com o tamanho reduzido das vias respiratórias, ocorrem hiperinsuflação e áreas de atelectasia, produzindo uma RXT com padrão de pneumonia "viral", mesmo quando a infecção é bacteriana. Os recém-nascidos com infecção bacteriana documentada quase nunca apresentam infiltrado lobar bem definido.

O padrão bacteriano é caracterizado por volumes pulmonares normais e uma aparência assimétrica, com uma ou mais opacidades dominantes. Essas opacidades são bem definidas e limitadas a um lobo ou segmento(s) e podem conter broncogramas aéreos. O derrame pleural é o melhor preditor de infecção bacteriana, mas não está presente na maioria dos casos (Figura 67.32).

Estudos prévios avaliaram a capacidade de a RXT identificar uma etiologia viral ou bacteriana para pneumonia. A correlação geral é ruim entre a aparência da RXT e a evidência sorológica ou cultural de uma infecção bacteriana ou viral. Em um estudo, no entanto, os autores relataram que um padrão viral se correlacionou bem com a ausência de infecção bacteriana, enquanto o padrão bacteriano se correlacionou mal com a existência dela. Esse achado é consistente com a experiência anedótica, mas ampla, de que é raro observar um paciente com padrão viral ter uma etiologia bacteriana identificada, embora não seja incomum ver opacidades bem definidas, que sugerem que a infecção seja bacteriana, se resolver em alguns dias, muito mais rapidamente do que o esperado em uma verdadeira pneumonia bacteriana.

A idade da criança é provavelmente o indicador mais importante do agente infeccioso. No período neonatal, a imunidade materna fornece proteção contra a infecção viral, enquanto a infecção bacteriana pode ser transmitida no nascimento pela mãe, ambos os fatores aumentando a probabilidade de infecção bacteriana. O estreptococo do grupo B e bactérias entéricas gram-negativas são as causas mais comuns de pneumonia no primeiro mês de vida. A *Chlamydia trachomatis* também pode ser transmitida durante o nascimento, e a pneumonia por clamídia é a causa de uma aparência "viral" em bebês de 6 a 12 semanas (Figura 67.33). Entre 1 e 3 meses, *Streptococcus pneumoniae* é a etiologia mais comum. De alguns meses de idade até alguns anos, as infecções virais predominam. Em crianças mais velhas,

as infecções bacterianas tornam-se cada vez mais comuns. A Tabela 67.2 lista as causas comuns de pneumonia adquirida na comunidade.

Etiologias específicas de pneumonia em crianças

O vírus sincicial respiratório (VSR) é a etiologia mais comum de infecção pulmonar em bebês e crianças pequenas, bem como a causa mais comum de bronquiolite, que é clinicamente definida como uma doença com sibilos e dificuldade respiratória, em crianças com menos de 2 anos de idade. É uma doença sazonal, ocorrendo nos meses de inverno. Cerca de 20% das crianças terão bronquiolite no primeiro ano, e 10% delas necessitarão de hospitalização. A RXT mostra a aparência viral clássica, quase sempre com áreas proeminentes de atelectasia, que mudam rapidamente (atelectasia "errante" ou "móvel").

A pneumonia por micoplasma é a causa mais comum de pneumonia em crianças, responsável por 40% ou mais das pneumonias pediátricas. O micoplasma afeta, sobretudo, crianças desde a idade escolar até a adolescência. A RXT comumente mostra um padrão "viral", com adenopatia hilar e pequenos derrames pleurais observados em alguns casos. Foi relatada doença focal, o que é complicado pelo fato de que o micoplasma pode ocorrer em uma infecção mista, particularmente com pneumococo.

O *S. pneumoniae* é a causa mais comum de pneumonia bacteriana em crianças após o período neonatal. A imunização de rotina reduziu a incidência de pneumonia pneumocócica em 60 a 70%, mas essas infecções continuam sendo uma causa comum de pneumonia. O pneumococo produz a RXT clássica "bacteriana", geralmente com um único infiltrado bem definido. A pneumonia redonda é manifestação da pneumonia estreptocócica com uma aparência de massa impressionante. Ela ocorre nos lobos inferiores em crianças com menos de 8 anos de idade (Figura 67.34). O primeiro passo para separar pneumonia redonda de massa é avaliar o tórax quanto a anormalidades associadas da parede torácica, o que indicaria massa. Se a parede torácica estiver normal, a maneira menos invasiva

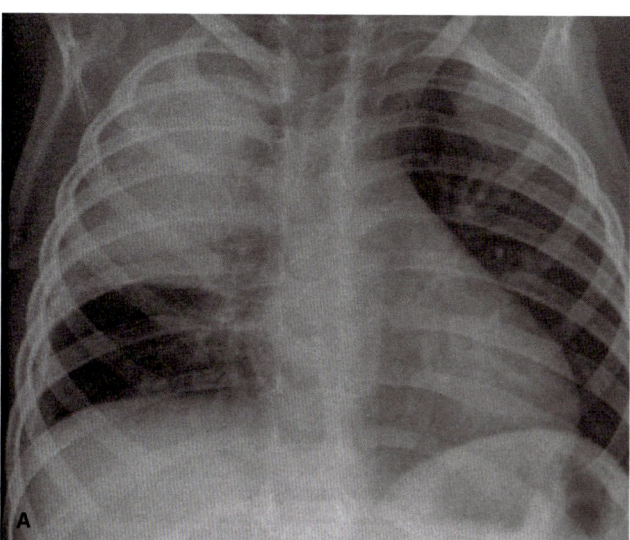
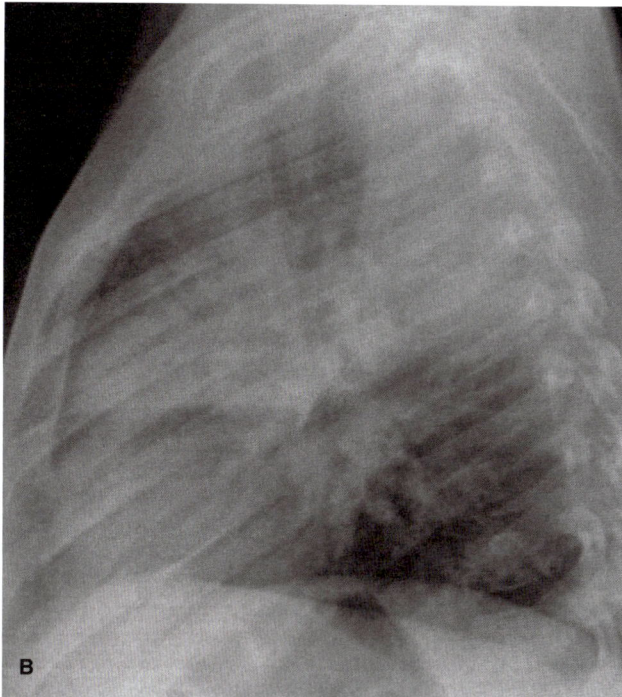

Figura 67.32 Pneumonia bacteriana. A. Incidência frontal. **B.** Incidência lateral. Consolidação alveolar típica no lobo superior direito. Observe que as fissuras não são deslocadas, indicando que há pouca perda de volume. Também há um derrame pleural à direita.

de distinguir pneumonia redonda de massa é pela apresentação clínica. Uma criança com menos de 8 anos de idade que apresenta sintomas de pneumonia e "massa" no lobo inferior tem muito mais probabilidade de ter pneumonia redonda do que uma neoplasia. Uma RXT de acompanhamento em 1 a 2 semanas fornece a confirmação, pois a forma arredondada bem definida não persiste por muito tempo. Não é necessário ver a resolução; a mudança na aparência indica que não se trata de massa. Uma TC distingue pneumonia de massa, mas não é necessária na maioria dos casos.

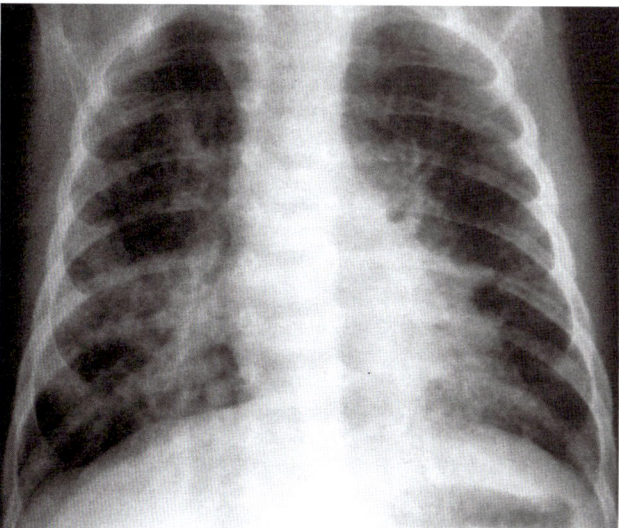

Figura 67.33 Pneumonia por clamídia. Existem opacidades bilaterais, centrais e peribrônquicas proeminentes com opacidades dispersas, particularmente nas bases pulmonares. A aparência é semelhante à observada em infecções virais. Em uma criança de 6 a 12 semanas com tosse e uma radiografia de tórax (RXT) com padrão "viral", a pneumonia por clamídia deve ser considerada.

Mycobacterium tuberculosis

A tuberculose infantil costuma ser uma doença pulmonar primária até a puberdade, depois da qual a doença de reativação do tipo adulto torna-se mais comum. A tuberculose pulmonar primária ocorre quando bacilos *Mycobacterium tuberculosis* inalados causam inflamação pulmonar focal, chamada de foco

TABELA 67.2 Alguns dos organismos comuns causadores de pneumonia adquirida pela comunidade em crianças.

Primeiro mês
  Bastonetes gram-negativos
  Estreptococo do grupo B
  Listeria (especialmente bebês prematuros)
1 a 6 meses
  Chlamydia trachomatis
  Streptococcus pneumoniae
  Adenovírus
  Vírus sincicial respiratório
  Influenza e parainfluenza
6 meses a 5 anos
  Vírus sincicial respiratório
  Parainfluenza
  Influenza
  Rinovírus
  Adenovírus
  S. pneumoniae
  Mycoplasma pneumoniae
  Chlamydia pneumoniae
Mais de 5 anos
  M. pneumoniae
  C. pneumoniae
  S. pneumoniae
  Rinovírus
  Adenovírus
  Influenza

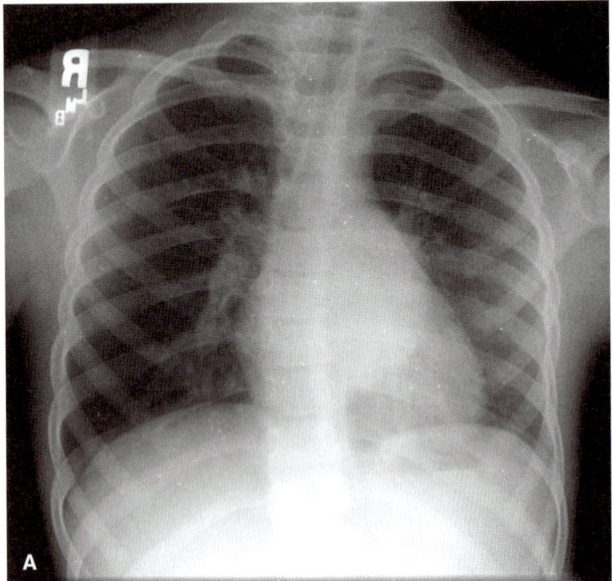 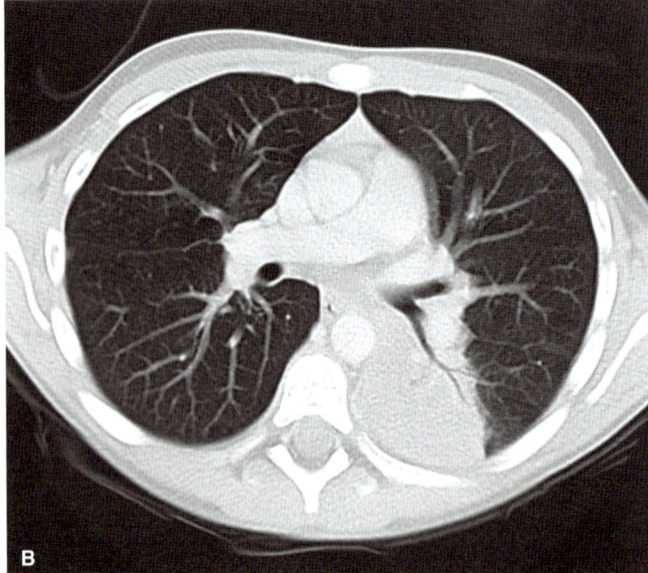

Figura 67.34 **Pneumonia redonda em um menino de 7 anos.** A radiografia de tórax (RXT) (**A**) mostra massa retrocardíaca. Não há alterações nas costelas e o paciente apresentou febre, tosse e leucocitose. Uma imagem de tomografia computadorizada (TC) axial (**B**) mostra um broncograma aéreo dentro da massa, identificando-a como pneumonia redonda. Com essa RXT e uma apresentação clínica sugerindo pneumonia, uma RXT de acompanhamento a curto prazo seria um plano razoável.

primário. Os bacilos então se espalham para os linfonodos locais, causando linfadenopatia. O foco primário e a linfadenopatia formam o complexo tuberculoso primário (Ghon).

Os sinais e sintomas da tuberculose em crianças são menos específicos do que em pacientes mais velhos, considerando que as crianças têm menos probabilidade de ter culturas positivas. A tuberculose infantil tem maior probabilidade de progredir e se disseminar para áreas fora do pulmão. As crianças raramente produzem expectoração e têm menos probabilidade de ter cultura positiva, sendo, portanto, a transmissão de criança para criança extremamente rara. A infecção infantil é considerada um evento sentinela que reflete a infecção recente, a partir de um adulto.

Ao contrário da doença de reativação que, em geral, ocorre como doença apical, o achado mais comum na tuberculose primária é a adenopatia. A doença parenquimatosa também é comum, e a aparência clássica da tuberculose primária é um infiltrado inespecífico, associado à linfadenopatia hilar ou mediastinal (Figura 67.35). O infiltrado pode ocorrer em qualquer local, porém é mais frequentemente periférico e no pulmão médio ou inferior. Em geral, há um único foco principal, mas pode haver vários. A adenopatia hilar ocorre no lado oposto ao infiltrado em até um terço dos casos.

Para a triagem, uma incidência frontal do tórax é suficiente. Quando há suspeita de tuberculose, uma incidência lateral é recomendada para melhorar a detecção de adenopatia hilar. A TC aumenta a detecção de adenopatia e pode mostrar um infiltrado sutil não visto na RXT, mas, em geral, é limitado a casos complicados. A resolução dos achados radiográficos é lenta, em até 2 anos nas RXTs.

Massas pulmonares

A massa pulmonar mais comum em uma criança é uma pseudomassa, mais comumente uma pneumonia redonda. As metástases são as neoplasias mais comuns no tórax pediátrico, pelo menos 10 vezes mais do que as neoplasias primárias. As metástases nos pulmões de crianças se comportam de maneira semelhante àquelas nos pulmões de adultos.

A massa pulmonar verdadeira mais comum em crianças é o tumor miofibroblástico inflamatório (TMI), também

denominado granuloma de células plasmáticas e xantogranuloma. O TMI foi classificado como um tumor tanto benigno quanto maligno de muito baixo grau. O TMI, em geral, se apresenta como massa sólida que invade a superfície pleural ou mediastinal. O TMI pode ser invasivo e difícil de distinguir de tumores mais agressivos.

Entre as neoplasias de origem pulmonar, as lesões benignas são mais comuns que as malignas. O hamartoma pulmonar é a neoplasia benigna primária mais comum. Em geral, apresenta-se como massa lobular solitária não calcificada. Em seguida, as mais comuns são o condroma pulmonar e a papilomatose respiratória.

O carcinoide endobrônquico e o blastoma pleuropulmonar (BPP) são as lesões pulmonares malignas primárias mais comuns. O BPP costuma ocorrer em crianças menores de 6 anos, podendo começar como uma lesão cística que progride para sólida. O BPP cístico em neonatos pode, à radiografia, ser indistinguível de malformação congênita das vias respiratórias pulmonares. As pistas para a existência de BPP em um recém-nascido são pneumotórax, lesões múltiplas e história familiar (DICER1).

Nódulos e cistos pulmonares

Os nódulos são um achado comum em TCs pediátricas, observados em 40% das crianças com traumatismo torácico. Ao contrário dos adultos, raramente a malignidade é a causa, exceto no caso de metástases. Novamente, ao contrário dos adultos, é extremamente raro ter doença metastática com um tumor primário desconhecido, diminuindo ainda mais a preocupação com uma neoplasia quando da detecção de nódulos pulmonares em criança. Lembre-se de que os critérios da sociedade de Fleischner para o acompanhamento de nódulos pulmonares se aplicam a adultos com mais de 35 anos. Eles não são relevantes para pacientes pediátricos.

O aspecto de enfisema, semelhante ao de adultos, é muito raramente visto em crianças; portanto, não deve ser sugerido como causa de cistos pulmonares. A linfangioleiomiomatose é muito rara em crianças, mas pode ser a causa de cistos de paredes finas. A histiocitose de células de Langerhans (HCL) ocorre em crianças e pode se apresentar com cistos de formato irregular. Não está relacionada com o tabagismo e, ao

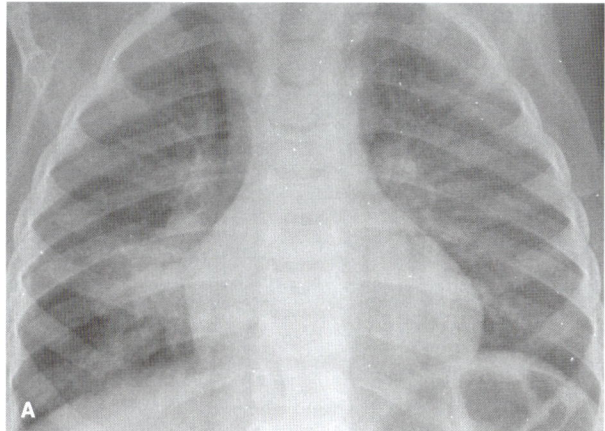

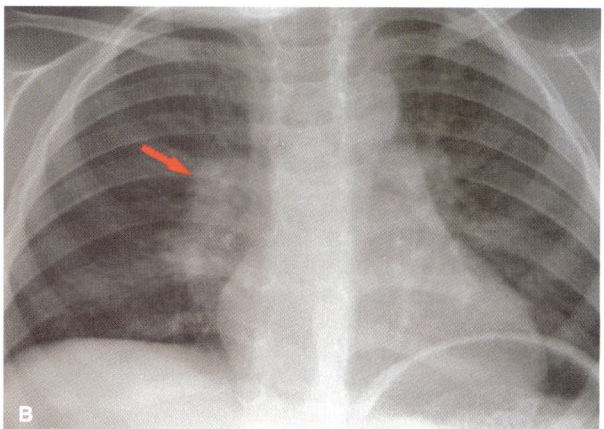

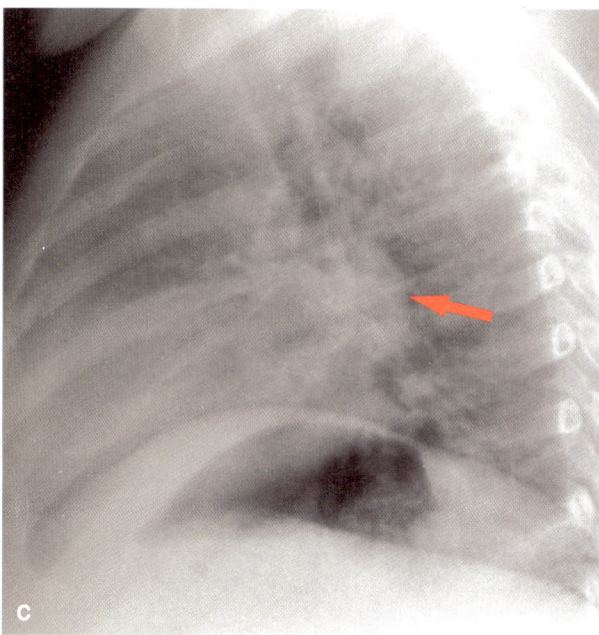

Figura 67.35 Tuberculose primária. **A.** A radiografia inicial dessa criança mostra uma área de consolidação com proeminência do hilo pulmonar à direita. **B** e **C.** Após 2 semanas de terapia, a consolidação foi resolvida, mas a linfadenopatia hilar direita persistia (*setas*). Observe como essa aparência é inespecífica. Pode ser impossível sugerir o diagnóstico de início sem uma história sugestiva. A adenopatia persistente após o tratamento para pneumonia deve gerar preocupação para outras etiologias além da pneumonia adquirida na comunidade, incluindo tuberculose.

contrário dos adultos, os cistos não poupam as bases pulmonares. Quando nódulos pulmonares estão associados a cistos, o envolvimento pulmonar por papilomatose respiratória e HCL deve ser considerado.

Lesões mediastinais

Vários esquemas vêm sendo usados para descrever a anatomia mediastinal. Em crianças, uma linha desenhada ao longo da porção anterior dos corpos vertebrais e outra do topo do esterno, paralela à linha vertebral, podem ser usadas para dividir o mediastino em partes anterior, média e posterior. É importante lembrar que essas são divisões arbitrárias, sem planos fasciais ou outras estruturas para limitar lesões ou processos a uma divisão específica.

O timo é a maior estrutura normal do mediastino anterior. O contorno tímico é arredondado em bebês e mais retangular do que triangular. Na idade escolar, os limites tornam-se mais retos, e o timo torna-se triangular, sendo homogêneo na imagem, sem efeito de massa e contornos suaves. Pequenos vasos são comumente vistos dentro dele. Na TC ou na RM, uma aparência normal do timo costuma ser suficiente para excluir tumor ou outra lesão. O timo tem uma aparência "pontilhada" muito característica na ultrassonografia, que pode ser usada para confirmar um timo normal e, assim, excluir outras causas de processo mediastinal anterior.

O mediastino médio inclui o coração e as estruturas vasculares. Uma calcificação redonda ou linear de vários milímetros costuma ser vista no local do canal arterial fechado, entre a aorta e a artéria pulmonar, o que não deve ser confundido com calcificação patológica.

A Tabela 67.3 lista algumas das causas das lesões mediastinais. O linfoma é a massa mediastinal anterior mais comum em crianças. Em geral, é facilmente distinguido do timo por características que incluem contorno irregular, atenuação heterogênea e efeito de massa. Os teratomas podem ser malignos imaturos ou lesões benignas maduras. Gordura, líquido e calcificação são essencialmente diagnósticos de um teratoma, mas não estão presentes na maioria dos casos. A calcificação, por exemplo, é observada em cerca de um quarto dos casos. O termo malformação linfática é preferível a linfangioma ou higroma cístico. Uma hemorragia ou infecção prévia pode resultar em aparência complexa. Os tumores neurogênicos constituem 90% dos tumores do mediastino posterior, sendo a maioria neuroblastomas (Figura 67.36).

Parede torácica

O mais importante a saber sobre a parede torácica da criança é que crianças com lesões da parede torácica anterior palpáveis assintomáticas devem ser submetidas a uma RXT; caso esteja

TABELA 67.3 Lesões mediastinais em crianças.
Qualquer divisão
Timo
Linfoma/leucemia
Adenopatia
Mediastinite
Hematoma
Anterior
Teratoma
Tireoide (raro)
Timoma (raro)
Média
Malformações broncopulmonares do intestino anterior
Hérnia de hiato
Lesões esofágicas
Lesões cardíacas/pericárdicas
Anomalias dos grandes vasos
Posterior
Neuroblastoma
Outros tumores neurogênicos
Cisto neuroentérico
Tumores vertebrais e infecção
Anomalias de aorta ou ázigo
Hematopoese extramedular

TABELA 67.4 Lesões da parede torácica em crianças.
De desenvolvimento
Assimetria
Cartilagem costal
Pectus excavatum e *carinatum*
Infecção
Fúngica
Bacteriana
Neoplasia
Benigna
Osteocondroma
Displasia fibrosa
Maligna
Metástases
Rabdomiossarcoma
Tumor de Askin (família Ewing)
Traumatismo
Pós-cirúrgica
Traumatismo contuso
Abuso infantil

normal, a nenhuma outra avaliação. Esse axioma se baseou em um estudo que incluiu um número relativamente pequeno de indivíduos, não tendo sido observada nenhuma exceção em 20 anos em um dos maiores hospitais infantis dos EUA, o que não se aplica à parte posterior do tórax. A Tabela 67.4 lista algumas das lesões da parede torácica em crianças.

Doença pulmonar difusa (intersticial)

Como em adultos, a doença pulmonar "intersticial" na criança afeta mais do que o interstício pulmonar. Também como os adultos, o termo doença pulmonar intersticial é amplamente usado, sendo o termo "doença pulmonar difusa" mais correto. Entre os pneumologistas pediátricos, essas doenças são descritas como

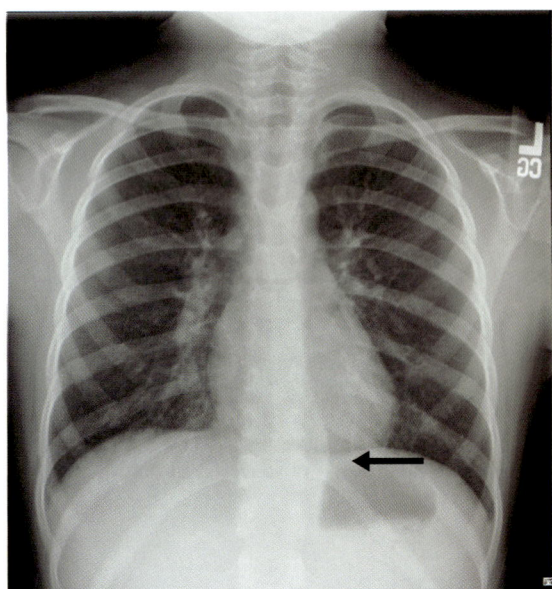

Figura 67.36 Alargamento paraespinal esquerdo devido ao neuroblastoma (*seta*). A faixa paravertebral nunca deve ter margem convexa nem ser mais extensa que a largura do pedículo.

doença pulmonar intersticial da infância, sendo a sigla chILD (*childhood interstitial lung disease*) popular. Para o radiologista geral, há duas coisas que você deve saber sobre a chILD. Em primeiro lugar, a doença pulmonar intersticial ocorre tanto em crianças quanto em adultos. Em segundo lugar, trata-se de um grupo confuso de doenças que ocorrem em pacientes de difícil avaliação por imagem. O encaminhamento para um pneumologista pediátrico e/ou radiologista torácico pediátrico deve ser feito o mais rápido possível. O autor considera essas doenças fascinantes e, para aqueles que compartilham um pouco desse interesse, aqui estão algumas reflexões adicionais.

As causas da doença pulmonar intersticial em crianças são diferentes das causas da doença pulmonar intersticial em adultos (Tabela 67.5). A fibrose pulmonar idiopática é, de longe, a causa mais comum de doença pulmonar intersticial em adultos, enquanto as doenças pulmonares intersticiais de crianças formam um grupo diverso de moléstias, sem uma predominante. Na verdade, a fibrose pulmonar idiopática não ocorre em crianças. Além disso, existem doenças vistas em crianças que não o são em adultos. Como na doença pulmonar intersticial do adulto, o aspecto na TC costuma ser inespecífico. Nesse grupo, os achados com frequência se sobrepõem, sendo impossível fazer um diagnóstico específico. Existem vários aspectos de imagem na TC, no entanto, que sugerem um diagnóstico específico.

A hiperplasia neuroendócrina da infância é uma forma relativamente comum de chILD, que costuma ter aparência muito específica na TC e apresentação clínica típica. Em uma criança com hipoxia e com início gradual dos sintomas nos primeiros 2 anos de vida, assim como uma RXT normal ou com padrão de infecção "viral", a hiperplasia de células neuroendócrinas da infância deve ser considerada no diagnóstico diferencial. A aparência clássica de imagem da hiperplasia de células neuroendócrinas da infância consiste em opacidades em vidro fosco, mais marcadas no lobo médio e na língula, e distribuídas predominantemente em uma localização perimediastinal, nos outros lobos (Figura 67.37).

As mutações da proteína do surfactante costumam ocorrer na infância, com um padrão de proteinose alveolar. Embora haja um diagnóstico diferencial para "pavimentação em mosaico", no recém-nascido com dificuldade respiratória a mutação na proteína do surfactante é de longe a causa mais provável (Figura 67.38).

A anormalidade do crescimento alveolar resulta de uma lesão pulmonar pré-natal ou perinatal, sendo uma forma comum de chILD em bebês. Essa é a aparência patológica observada em bebês com displasia broncopulmonar, na hipoplasia pulmonar

TABELA 67.5 Causas da doença pulmonar difusa (intersticial) em crianças.

Doenças difusas do desenvolvimento[a]	Desenvolvimento interrompido em estágios pré-alveolares da maturação pulmonar, ou desenvolvimento vascular anormal	Disgenesia acinar/alveolar, displasia alveolar congênita, displasia alveolar capilar com desalinhamento das veias pulmonares
Distúrbios da estrutura pulmonar associados a mutações específicas[a]	Distúrbios diversos em que um defeito genético específico é conhecido (exclui distúrbios de disfunção do surfactante)	Filamina A (FLNA), *forkhead box F1* (FOXF1), subunidade alfa do complexo de proteína do coatômero (COPA; do inglês, *coatomer protein complex subunit alpha*), estimulador de interferona (STING; do inglês, *stimulator of interferon*)
Anormalidades do crescimento alveolar[a]	Desenvolvimento alveolar anormal, estrutura pulmonar simplificada, grandes espaços aéreos	Displasia broncopulmonar, hipoplasia pulmonar, associada à trissomia do cromossomo 21 ou outro distúrbio cromossômico
Condições específicas de etiologia indefinida[a]	Duas doenças não relacionadas com critérios patológicos bem definidos	Hiperplasia neuroendócrina da infância, glicogenose intersticial pulmonar
Distúrbios de disfunção do surfactante[a]	Devido ao surfactante ineficaz ou à regulação anormal do metabolismo do surfactante	SP-B, SP-C, ABCA3, fator de transcrição da tireoide 1, deficiência do receptor do fator estimulador de colônia de granulócitos e macrófagos, intolerância à proteína lisinúrica
Doenças linfáticas	Pode se apresentar em qualquer idade, variações graves ao nascimento ou próximo a ele	Linfangiectasia, linfangiectase
Distúrbios de criança normal sob outro ponto de vista	Episódios agudos de curta duração são excluídos	Bronquiolite obliterativa, aspiração, hemorragia pulmonar, pneumonite por hipersensibilidade, pneumonia eosinofílica
Distúrbios da criança imunocomprometida	Primários ou relacionados com transplante/rejeição	Infecções oportunistas, relacionadas com intervenção terapêutica, pneumonia intersticial linfocítica
Distúrbios relacionados com doenças sistêmicas	A doença respiratória pode preceder outros sintomas, mas, em geral, não se apresenta inicialmente como doença respiratória	Doenças autoimunes, doenças reumatológicas, doença metabólica, histiocitose de células de Langerhans

[a]Mais comuns em crianças com menos de 2 anos de idade.

devido a oligoidramnia, e também pode ser observada em associação a anormalidades cardíacas e cromossômicas, como na trissomia do cromossomo 21. A aparência clássica da TC consiste em opacidade em vidro fosco, cistos e arquitetura lobular pulmonar distorcida, com os lóbulos secundários variando em tamanho e atenuação (Figura 67.39).

Um número crescente de distúrbios da estrutura pulmonar, associados a mutações genéticas específicas, está sendo identificado. Esse grupo não possui uma fisiologia subjacente unificadora, ao contrário dos distúrbios do surfactante, que também apresentam mutações genéticas específicas. À medida que novos distúrbios genéticos são identificados, é quase certo que aumentará o reconhecimento de aspectos nos exames de imagem característicos de doenças devido a uma única mutação.

Condições sistêmicas que afetam o pulmão

Imunodeficiências

A imunodeficiência primária pode ser classificada pelo componente afetado do sistema imunológico: humoral (células B), celular (células T), células B e T combinadas, complemento e fagócitos. As infecções bacterianas são mais comuns na imunodeficiência primária humoral; infecções virais e oportunistas são mais comuns na imunodeficiência primária celular. Atualmente o teste de recém-nascidos é realizado na maioria das instituições para imunodeficiência combinada grave e

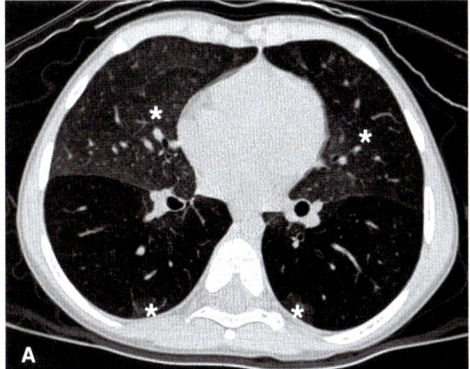
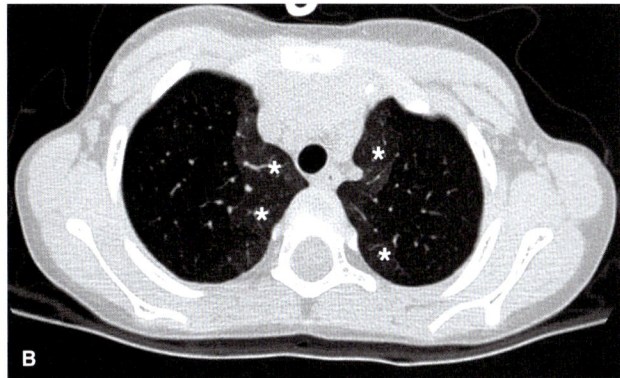

Figura 67.37 Duas imagens de uma criança de 2 anos com hiperplasia de células neuroendócrinas da infância. Áreas geográficas de opacidade em vidro fosco (*), com o restante do pulmão de aparência normal, são a marca registrada da hiperplasia de células neuroendócrinas da infância. O vidro fosco é mais marcado no lóbulo médio e na língula (**A**). Com frequência, há áreas adicionais de opacidade em vidro fosco no pulmão perimediastinal (**B**), sendo menos comuns no pulmão subpleural (**A**).

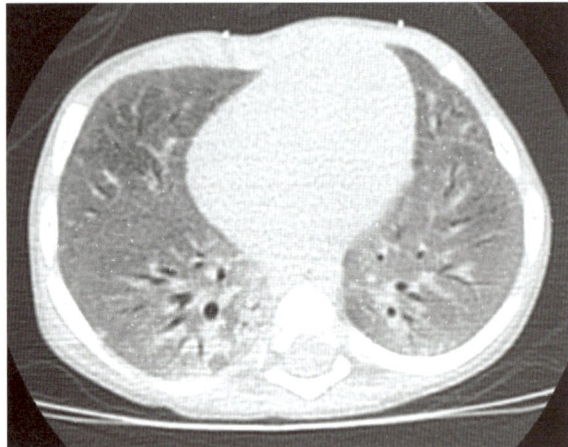

Figura 67.38 Bebê de 10 meses de idade com taquipneia desde o nascimento e agravamento da dificuldade respiratória. O diagnóstico da mutação da proteína ABCA3 do surfactante foi feito por um exame de sangue para análise genética, sem necessidade de biopsia. A aparência clássica de "pavimentação em mosaico" é frequentemente vista nesses bebês, mas o espessamento septal é variável e muito menos marcante do que a opacidade difusa em vidro fosco.

síndrome de DiGeorge. Não há testes de triagem para a maioria das imunodeficiências primárias; portanto, o diagnóstico costuma ser feito quando da ocorrência de infecções frequentes ou incomuns. Timo, adenoide ou amígdalas ausentes ou pequenos são uma característica de várias imunodeficiências primárias, podendo sua presença ou ausência ser útil no diagnóstico diferencial. Uma ampla gama de defeitos genéticos está associada às imunodeficiências primárias e os testes genéticos provavelmente serão uma ferramenta diagnóstica primária no futuro.

Fibrose cística

A fibrose cística (FC) é causada por um defeito genético em um canal de cloreto, da membrana celular, denominado regulador transmembrana da fibrose cística (CFTR; do inglês, *cystic fibrosis transmembrane regulator*). Existem mais de 3 mil mutações que resultam em um CFTR defeituoso. A triagem neonatal para

FC é realizada em todos os estados dos EUA e amplamente em todo o mundo. Atualmente quase todos os casos de FC são identificados por triagem neonatal. As RXTs de crianças com FC são normais ou mostram achados de doença leve das vias respiratórias. Em geral, a TC é normal ou mostra bronquiectasia leve e espessamento da parede brônquica, com alguma impactação mucosa. A bronquiectasia cística e a obstrução mucosa importante, antes características de crianças com FC, agora são observadas em minoria de casos. Novas terapias, com fármacos chamados moduladores do CFTR, podem corrigir o defeito básico da FC e provavelmente diminuirão ainda mais a gravidade da doença pulmonar da FC no futuro.

Anemia falciforme

O achado torácico mais comum em crianças com doença falciforme é a cardiomegalia, geralmente leve. A manifestação pulmonar mais comum é a síndrome torácica aguda (STA), definida de forma semelhante em adultos e crianças. Em crianças, uma causa de STA é identificada em menos de 15% das vezes. Os infartos nas costelas e a dor associada têm sido sugeridos como uma etiologia comum, e o manejo da dor e a espirometria de incentivo foram sugeridos como úteis na aceleração da resolução da STA.

Doença reumatológica/colagenose

A doença pulmonar difusa é a manifestação pulmonar mais comum dessas doenças. Áreas periféricas em forma de faixa, ou reticulares, ou opacidades focais em "vidro fosco" sugerem essa etiologia e podem preceder um diagnóstico clínico (Figura 67.40).

Pneumotórax espontâneo

O pneumotórax espontâneo (PE) em crianças ocorre, sobretudo, em meninos adolescentes. As bolhas apicais costumam ser encontradas em pacientes com PE, sendo o colágeno anormal sugerido como uma etiologia. O PE pode ser dividido em primário, em que não há doença respiratória associada; e secundário, em que há uma doença respiratória, como asma. O PE primário é mais comum do que o secundário, e ambos são muito mais comuns em homens do que em mulheres. Um estudo descobriu que todas as anormalidades da TC em pacientes com PE estavam localizadas nos ápices, e sugeriu que a TC pode ser limitada aos pulmões superiores.

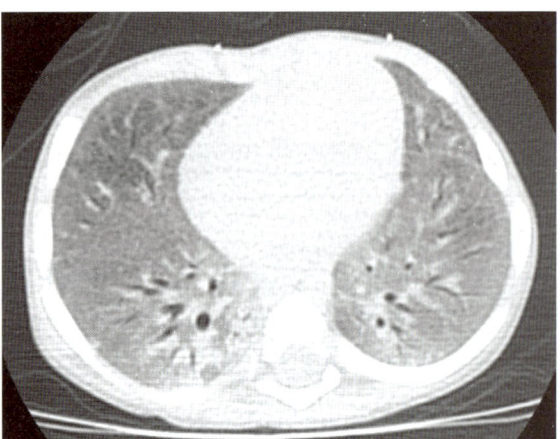

Figura 67.39 Anormalidade do crescimento alveolar. Uma criança de 2 meses, nascida com 30 semanas de idade gestacional, intubada ao nascimento por dificuldade respiratória. O aparecimento de anormalidade do crescimento alveolar é inespecífico. As características distintivas incluem arquitetura do lóbulo pulmonar secundário distorcida, com lóbulos de tamanho e atenuação variados (*seta*). Cistos (*ponta de seta*) e opacidade em vidro fosco também sugerem o diagnóstico.

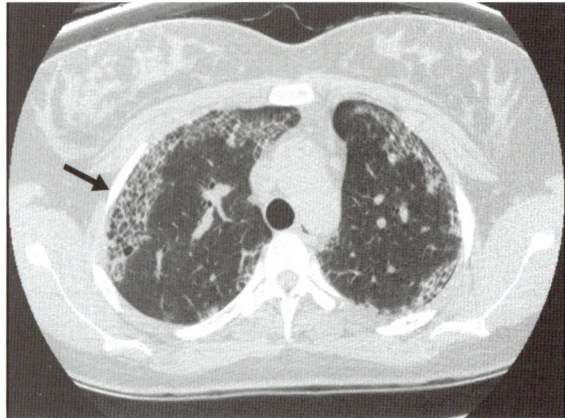

Figura 67.40 Paciente de 17 anos com polimiosite. As opacidades periféricas foram descritas como "reticulares". Quando essas alterações são acentuadas (*seta*), o aspecto pode ser semelhante à fibrose pulmonar idiopática, mas a distribuição é diferente, com acometimento frequente do lobo superior e sem predomínio basal. É importante lembrar que a fibrose pulmonar idiopática não ocorre em crianças.

Pneumomediastino

Mais comumente, nenhuma etiologia é identificada em crianças saudáveis com pneumomediastino. Quando uma etiologia é identificada, a asma é a mais comum, sendo a aspiração de corpo estranho uma causa importante raramente observada em adultos. Ao contrário dos adultos, o pneumomediastino raramente ocorre devido a traumatismo esofágico em crianças, não sendo necessária uma esofagografia de modo rotineiro.

Traumatismo contundente

O traumatismo contundente representa cerca de três quartos dos traumatismos torácicos de crianças, sendo as contusões pulmonares as lesões mais comuns. Um sinal que pode distinguir contusão de atelectasia é a existência de preservação subpleural. As lacerações pulmonares são raras, ocorrendo em menos de 2% dos traumatismos torácicos significativos. As lesões aórticas e traqueais são raras, mas ocorrem. Em geral, as RXTs são anormais em lesões aórticas, com um botão aórtico indistinto em 94% dos casos. As costelas das crianças são mais flexíveis do que as dos adultos, podendo-se ver lesões pulmonares substanciais sem fraturas nas costelas.

Em um estudo, mais de 98% das lesões torácicas significativas foram identificadas na TC abdominal, dando suporte à TC focada em vez de "varredura panorâmica".

Vias respiratórias superiores

Avaliação das vias respiratórias superiores

Na idade escolar e em crianças mais velhas, a via respiratória é semelhante à via respiratória do adulto e as estruturas normais, em geral, são bem vistas. Em bebês e crianças pequenas, pescoço curto, tecidos moles redundantes e cooperação limitada tornam a avaliação das vias respiratórias mais desafiadora. Várias técnicas podem ser úteis para abordar esses desafios. Se houver preocupação com uma anormalidade aguda das vias respiratórias, devem-se obter as incidências frontal e lateral. Uma única incidência lateral pode ser usada se for solicitado um estudo apenas para avaliar o tamanho das amígdalas e adenoides. As imagens devem ser obtidas durante a inspiração, para evitar o colapso normal das vias respiratórias na expiração. A extensão do pescoço é muito útil, principalmente na avaliação dos tecidos moles retrofaríngeos.

A traqueia não é normalmente uma estrutura da linha média, estando localizada ligeiramente fora da linha média, no lado oposto ao arco aórtico. Quando a traqueia se dobra na expiração, ela se afasta do arco aórtico, então, com frequência, deve se dobrar para a direita. A dobra pode ser impressionante. As angulações agudas da traqueia curvada distinguem essa aparência normal da aparência curvada da traqueia, quando há massa no pescoço (Figura 67.7).

Infecção das vias respiratórias superiores

Crupe. Também chamado de laringotraqueobronquite, é uma infecção viral que afeta as vias respiratórias superiores e inferiores, sobretudo a traqueia subglótica. Crupe é a doença infecciosa mais comum das vias respiratórias superiores. O vírus parainfluenza é o patógeno mais comum, mas muitos outros vírus, e até mesmo o micoplasma, podem causar crupe, que tem um início gradual, em geral com febre baixa. Os pacientes, classicamente, desenvolvem tosse forte e estridor. Crupe tem um padrão sazonal, ocorrendo com mais frequência no outono. As crianças de 6 meses a 3 anos são as mais comumente afetadas.

As radiografias frontais mostram estreitamento simétrico das vias respiratórias subglóticas, com uma configuração descrita como uma ponta de lápis ou torre de igreja (Figura 67.41 A). Na incidência lateral, as vias respiratórias subglóticas podem estar estreitadas e costumam ter uma aparência mal definida, refletindo o estreitamento visto na incidência frontal (Figura 67.41 B). A epiglote e as pregas ariepiglóticas são normais, distinguindo crupe de epiglotite.

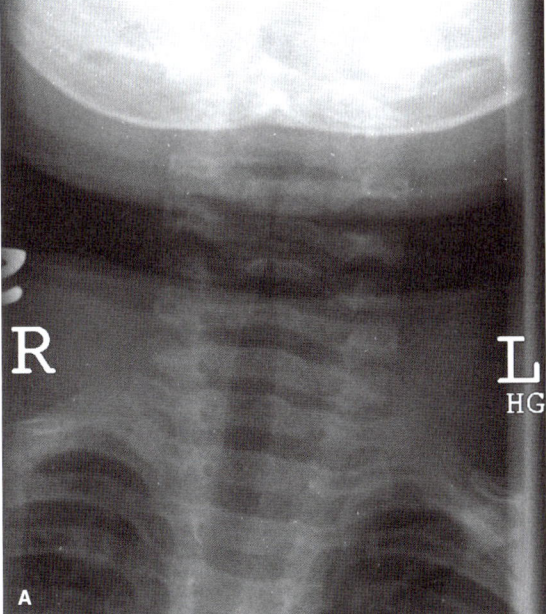
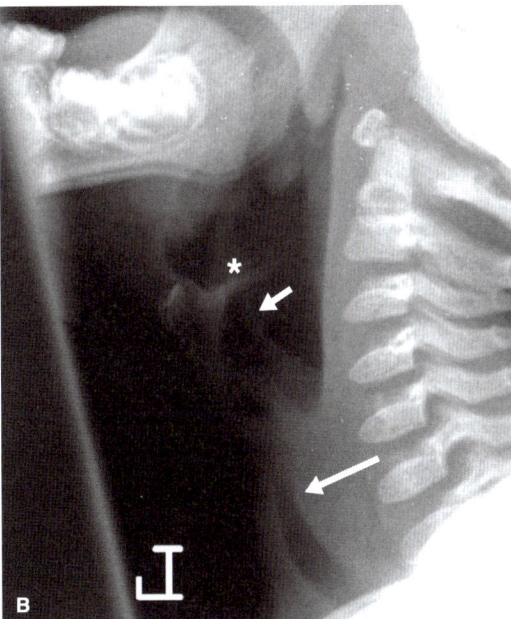

Figura 67.41 Crupe. Na incidência anteroposterior (**A**), o estreitamento subglótico simétrico causa perda dos "ombros" normais da via respiratória subglótica, o que tem sido chamado de sinal de torre de igreja ou ponta de lápis. Na incidência lateral (**B**), as vias respiratórias subglóticas ficam mal definidas abaixo das cordas vocais, refletindo o estreitamento visto na vista frontal (*seta*). A epiglote (*asterisco*) está normal. Sua aparência ligeiramente ampla reflete uma epiglote em forma de U ou ômega. Mais importante do que o formato da epiglote, na distinção entre crupe e epiglotite, é a aparência das pregas ariepiglóticas (*ponta de seta*), que devem ser finas.

Traqueíte bacteriana

A traqueíte bacteriana, também chamada de crupe bacteriano e crupe membranoso, também afeta as vias respiratórias subglóticas, mas é uma infecção muito mais virulenta. O início da traqueíte bacteriana é súbito, e a febre alta é comum e costuma afetar crianças mais velhas. Exsudatos mucopurulentos se formam na parede das vias respiratórias e podem se desprender e obstruir as vias respiratórias. *Moraxella catarrhalis* e *Staphylococcus aureus* são os patógenos mais comuns.

A identificação de uma falha na coluna aérea intraluminal da traqueia, representando membrana descamada, é um sinal específico, mas não sensível, nas radiografias das vias respiratórias (Figura 67.42). Outros achados incluem uma parede irregular das vias respiratórias e estreitamento assimétrico, mas não distinguem de forma confiável crupe viral de traqueíte bacteriana. A endoscopia das vias respiratórias, com visualização direta do exsudato, é o método diagnóstico mais confiável.

Epiglotite

Desde o uso generalizado da vacina contra *Haemophilus influenzae*, a epiglotite se tornou uma causa rara de doença das vias respiratórias superiores. Embora muito rara nos dias de hoje, a epiglotite ainda ocorre e é uma infecção com risco à vida. A epiglotite também é chamada, de maneira apropriada, de supraglotite, uma vez que a inflamação não se limita à epiglote. O termo supraglotite é útil, pois nos lembra de que o edema envolve as pregas ariepiglóticas, bem como a epiglote. Isso é importante, porque as pregas ariepiglóticas edemaciadas são tão importantes quanto a epiglote inchada para causar obstrução das vias respiratórias (Figura 67.43).

Abscesso retrofaríngeo

O espaço retrofaríngeo fica posteriormente às vias respiratórias, estendendo-se desde a base do crânio até a carina. O espaço retrofaríngeo contém linfonodos proeminentes em crianças, mas que regridem após a puberdade. A disseminação da flora orofaríngea para esses linfonodos é considerada o mecanismo mais comum de abscesso retrofaríngeo. As infecções polimicrobianas são comuns com estreptococos do grupo A, o organismo único mais comum. O alargamento dos tecidos moles retrofaríngeos na radiografia lateral do pescoço é o achado mais comum. Mas tenha cuidado: tecidos moles redundantes causando alargamento do espaço retrofaríngeo são muito comuns e podem ser facilmente confundidos com alargamento patológico.

Laringomalacia

A laringomalacia é um amolecimento congênito dos tecidos moles da faringe, que leva ao colapso das vias respiratórias com a inspiração. É a causa mais comum de respiração ruidosa em bebês e a anormalidade congênita mais usual da laringe. Em geral, as crianças com laringomalacia se apresentam no primeiro mês de vida e podem ser sintomáticas ao nascimento. A melhora costuma ser observada em 6 meses, com resolução dos sintomas em 18 meses. O tratamento raramente é necessário, com 90% dos casos de laringomalacia resolvendo-se de maneira espontânea.

Apneia obstrutiva do sono

A apneia obstrutiva do sono (AOS) ocorre em crianças e pode ser uma causa importante de problemas respiratórios e do sistema nervoso central. A primeira etapa do tratamento, em geral, consiste em amigdalectomia e adenoidectomia e, se apropriado, perda de peso. Se isso não for bem-sucedido, vários tratamentos estarão disponíveis. Uma radiografia lateral do pescoço pode ser usada para avaliar o tamanho da adenoide. Quando necessário, a RM, realizada sob sedação, para simular o sono, fornece a avaliação mais completa. É necessário experiência para interpretar esses estudos, bem como uma interpretação cuidadosa, pois os resultados, muitas vezes, influenciam o tipo de cirurgia realizada.

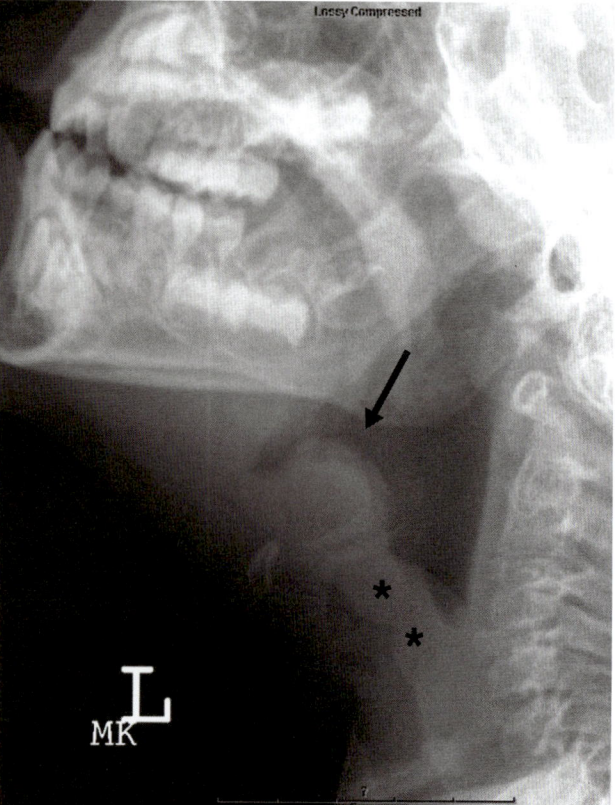

Figura 67.43 **Epiglotite.** A epiglote (*seta*) é larga e curta. As pregas ariepiglóticas estão espessadas (*asterisco*). Observe que a atenuação das pregas ariepiglóticas é semelhante aos tecidos moles circundantes do pescoço, refletindo a obliteração quase completa das vias respiratórias. Essa imagem mostra que a obstrução se deve tanto às pregas espessadas quanto à epiglote edemaciada.

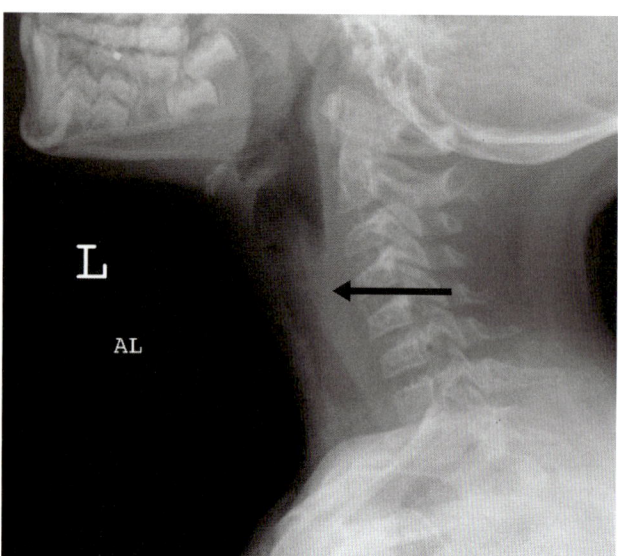

Figura 67.42 **Traqueíte bacteriana em uma criança de 6 anos.** A parede traqueal é irregular, com uma falha na coluna aérea intraluminal (*seta*).

Leitura sugerida

Agrons GA, Courtney SE, Stocker JT, Markowitz RI. From the archives of the AFIP: lung disease in premature neonates: radiologic-pathologic correlation. *Radiographics* 2005;25(4):1047–1073.

Ampofo K, Bender J, Sheng X, et al. Seasonal invasive pneumococcal disease in children: role of preceding respiratory viral infection. *Pediatrics* 2008;122(2):229–237.

Baez JC, Lee EY, Restrepo R, Eisenberg RL. Chest wall lesions in children. *AJR Am J Roentgenol* 2013;200(5):W402–W419.

Bano S, Chaudhary V, Narula MK, et al. Pulmonary Langerhans cell histiocytosis in children: a spectrum of radiologic findings. *Eur J Radiol* 2014;83(1):47–56.

Berrocal T, Madrid C, Novo S, Gutiérrez J, Arjonilla A, Gómez-León N. Congenital anomalies of the tracheobronchial tree, lung, and mediastinum: embryology, radiology, and pathology. *Radiographics* 2004;24(1):e17.

Bettenay FA, de Campo JF, McCrossin DB. Differentiating bacterial from viral pneumonias in children. *Pediatr Radiol* 1988;18(6):453–454.

Breen M, Zurakowski D, Lee EY. Clinical significance of pulmonary nodules detected on abdominal CT in pediatric patients. *Pediatr Radiol* 2015;45(12):1753–1760.

Bullaro FM, Bartoletti SC. Spontaneous pneumomediastinum in children: a literature review. *Pediatr Emerg Care* 2007;23(1):28–30.

Chang AB, Masel JP, Masters B. Post-infectious bronchiolitis obliterans: clinical, radiological and pulmonary function sequelae. *Pediatr Radiol* 1998;28(1):23–29.

Cruz AT, Starke JR. Pediatric tuberculosis. *Pediatr Rev* 2010;31(1):13–25; quiz 25–26.

Daltro P, Fricke BL, Kuroki I, Domingues R, Donnelly LF. CT of congenital lung lesions in pediatric patients. *AJR Am J Roentgenol* 2004;183(5):1497–1506.

Deutsch GH, Young LR, Deterding RR, et al. Diffuse lung disease in young children: application of a novel classification scheme. *Am J Respir Crit Care Med* 2007;176(11):1120–1128.

Dishop MK, Kuruvilla S. Primary and metastatic lung tumors in the pediatric population: a review and 25-year experience at a large children's hospital. *Arch Pathol Lab Med* 2008;132(7):1079–1103.

Donnelly LF. Maximizing the usefulness of imaging in children with community-acquired pneumonia. *AJR Am J Roentgenol* 1999;172(2):505–512.

Donnelly LF. Magnetic resonance sleep studies in the evaluation of children with obstructive sleep apnea. *Semin Ultrasound CT MR* 2010;31(2):107–115.

Donnelly LF, Lucaya J, Ozelame V, et al. CT findings and temporal course of persistent pulmonary interstitial emphysema in neonates: a multiinstitutional study. *AJR Am J Roentgenol* 2003;180(4):1129–1133.

Edwards DK, Higgins CB, Gilpin EA. The cardiothoracic ratio in newborn infants. *AJR Am J Roentgenol* 1981;136(5):907–913.

Epelman M, Kreiger PA, Servaes S, Victoria T, Hellinger JC. Current imaging of prenatally diagnosed congenital lung lesions. *Semin Ultrasound CT MR* 2010;31(2):141–157.

Eslamy HK, Newman B. Pneumonia in normal and immunocompromised children: an overview and update. *Radiol Clin North Am* 2011;49(5):895–920.

Esposito S, Bosis S, Cavagna R, et al. Characteristics of Streptococcus pneumoniae and atypical bacterial infections in children 2–5 years of age with community-acquired pneumonia. *Clin Infect Dis* 2002;35(11):1345–1352.

Ferwerda A, Moll HA, de Groot R. Respiratory tract infections by Mycoplasma pneumoniae in children: a review of diagnostic and therapeutic measures. *Eur J Pediatr* 2001;160(8):483–491.

Garcia-Garcia ML, Calvo C, Pozo F, Villadangos PA, Pérez-Breña P, Casas I. Spectrum of respiratory viruses in children with community-acquired pneumonia. *Pediatr Infect Dis J* 2012;31(8):808–813.

Giuseppucci C, Reusmann A, Giubergia V, et al. Primary lung tumors in children: 24 years of experience at a referral center. *Pediatr Surg Int* 2016;32(5):451–457.

Guimaraes CV, Donnelly LF, Warner BW. CT findings for blebs and bullae in children with spontaneous pneumothorax and comparison with findings in normal age-matched controls. *Pediatr Radiol* 2007;37(9):879–884.

Guo W, Wang J, Sheng M, Zhou M, Fang L. Radiological findings in 210 paediatric patients with viral pneumonia: a retrospective case study. *Br J Radiol* 2012;85(1018):1385–1389.

Hudak ML, Martin DJ, Egan EA, et al. A multicenter randomized masked comparison trial of synthetic surfactant versus calf lung surfactant extract in the prevention of neonatal respiratory distress syndrome. *Pediatrics* 1997;100(1):39–50.

Jesenak M, Banovcin P, Jesenakova B, Babusikova E. Pulmonary manifestations of primary immunodeficiency disorders in children. *Front Pediatr* 2014;2:77.

Kaneko M, Suzuki K, Furui H, Takagi K, Satake T. Comparison of theophylline and enprofylline effects on human neutrophil superoxide production. *Clin Exp Pharmacol Physiol* 1990;17(12):849–859.

Kim YW, Donnelly LF. Round pneumonia: imaging findings in a large series of children. *Pediatr Radiol* 2007;37(12):1235–1240.

Langston C. New concepts in the pathology of congenital lung malformations. *Semin Pediatr Surg* 2003;12(1):17–37.

Laya BF, Goske MJ, Morrison S, et al. The accuracy of chest radiographs in the detection of congenital heart disease and in the diagnosis of specific congenital cardiac lesions. *Pediatr Radiol* 2006;36(7):677–681.

Leung AN, Müller NL, Pineda PR, FitzGerald JM. Primary tuberculosis in childhood: radiographic manifestations. *Radiology* 1992;182(1):87–91.

Maldonado JA, Henry T, Gutierrez FR. Congenital thoracic vascular anomalies. *Radiol Clin North Am* 2010;48(1):85–115.

Manchanda, S., Bhalla AS, Jana M, Gupta AK. Imaging of the pediatric thymus: Clinicoradiologic approach. *World J Clin Pediatr* 2017;6(1):10–23.

McIntosh K. Community-acquired pneumonia in children. *N Engl J Med* 2002; 346(6):429–437.

Menashe A, Atzaba-Poria N. Parent-child interaction: Does parental language matter? *Br J Dev Psychol* 2016;34(4):518–537.

Michelow IC, Olsen K, Lozano J, et al. Epidemiology and clinical characteristics of community-acquired pneumonia in hospitalized children. *Pediatrics* 2004; 113(4):701–707.

Neuman MI, Monuteaux MC, Scully KJ, Bachur RG. Prediction of pneumonia in a pediatric emergency department. *Pediatrics* 2011;128(2):246–253.

Newman B. Thoracic neoplasms in children. *Radiol Clin North Am* 2011; 49(4):633–664, v.

Nissen MD. Congenital and neonatal pneumonia. *Paediatr Respir Rev* 2007; 8(3):195–203.

Olarte L, Barson WJ, Barson RM, et al. Pneumococcal pneumonia requiring hospitalization in US children in the 13-valent pneumococcal conjugate vaccine era. *Clin Infect Dis* 2017;64(12):1699–1704.

Oymar K, Skjerven HO, Mikalsen IB. Acute bronchiolitis in infants, a review. *Scand J Trauma Resusc Emerg Med* 2014;22:23.

Pabon-Ramos WM, Williams DM, Strouse PJ. Radiologic evaluation of blunt thoracic aortic injury in pediatric patients. *AJR Am J Roentgenol* 2010;194(5):1197–1203.

Pauze DR, Pauze DK. Emergency management of blunt chest trauma in children: an evidence-based approach. *Pediatr Emerg Med Pract* 2013;10(11):1–22; quiz 22–23.

Perez-Velez CM, Marais BJ. Tuberculosis in children. *N Engl J Med* 2012; 367(4):348–361.

Pickhardt PJ, Siegel MJ, Gutierrez FR. Vascular rings in symptomatic children: frequency of chest radiographic findings. *Radiology* 1997;203(2):423–426.

Ranganath SH, Lee EY, Restrepo R, Eisenberg RL. Mediastinal masses in children. *AJR Am J Roentgenol* 2012;198(3):W197–W216.

Sandu K, Monnier P. Congenital tracheal anomalies. *Otolaryngol Clin North Am* 2007;40(1):193–217, viii.

Satou GM, Lacro RV, Chung T, Gauvreau K, Jenkins KJ. Heart size on chest x-ray as a predictor of cardiac enlargement by echocardiography in children. *Pediatr Cardiol* 2001;22(3):218–222.

Schlesinger AE, Braverman RM, DiPietro MA. Pictorial essay. Neonates and umbilical venous catheters: normal appearance, anomalous positions, complications, and potential aid to diagnosis. *AJR Am J Roentgenol* 2003;180(4): 1147–1153.

Semple B, Akhtar MR, Owens CM. Imaging bronchopulmonary dysplasia—a multimodality update. *Front Med (Lausanne)* 2017;4:88.

Soudack M, Plotkin S, Ben-Shlush A, et al. The added value of the lateral chest radiograph for Diagnosing Community Acquired Pneumonia in the Pediatric Emergency Department. *Isr Med Assoc J* 2018;1(20):5–8.

Stuckey-Schrock K, Hayes BL, George CM. Community-acquired pneumonia in children. *Am Fam Physician* 2012;86(7):661–667.

Wahlgren H, Mortensson W, Eriksson M, Finkel Y, Forsgren M, Leinonen M. Radiological findings in children with acute pneumonia: age more important than infectious agent. *Acta Radiol* 2005;46(4):431–436.

Wasilewska E, Lee EY, Eisenberg RL. Unilateral hyperlucent lung in children. *AJR Am J Roentgenol* 2012;198(5):W400–W414.

Zorc JJ, Hall CB. Bronchiolitis: recent evidence on diagnosis and management. *Pediatrics* 2010;125(2):342–349.

CAPÍTULO 68 ■ DOENÇA CARDÍACA CONGÊNITA E PEDIÁTRICA

ROBERT J. FLECK, JR.

Os radiologistas pediátricos desempenham um papel no diagnóstico da doença cardíaca congênita (DCC) desde o advento da radiografia de tórax, o qual tem evoluído à medida que mais modalidades se tornam disponíveis para o diagnóstico e a avaliação de DCC, tanto antes como após o tratamento. Atualmente, as gestações são avaliadas por ultrassonografia pré-natal, que oferece uma boa oportunidade para diagnosticar muitas condições associadas à DCC antes do nascimento e leva ao ecocardiograma fetal, com cuidado pré-natal e parto em um centro capaz de cuidar de crianças nascidas com lesões cardíacas. Sob o aspecto clínico, muitas lesões cardíacas congênitas se apresentam relativamente cedo na vida e levam à realização de uma radiografia de tórax e/ou ecocardiograma. A radiografia de tórax às vezes é útil, mas, em geral, não é específica para o delineamento anatômico da lesão estrutural, ao passo que o ecocardiograma costuma ser diagnóstico e delinear a anatomia do coração, das valvas cardíacas, das grandes artérias e das veias em detalhe durante a infância. A contribuição do radiologista para o diagnóstico de DCC com uma radiografia de tórax ainda é importante na medicina moderna, porém difícil, porque devemos reconhecer certas anormalidades quando as crianças apresentam DCC ainda não diagnosticada.

A tomografia computadorizada (TC) e a ressonância magnética (RM) se tornaram a modalidade de imagem de escolha para avaliar as muitas doenças que afetam o coração de crianças. A angiografia por TC pode fornecer uma avaliação completa do tórax, incluindo grandes artérias, artérias coronárias, artérias pulmonares (APs) e veias pulmonares, vias respiratórias e pulmões, todos os quais podem apresentar achados clinicamente importantes antes ou depois da cirurgia. A RM fornece informações exclusivas sobre o miocárdio, a função das câmaras, o fluxo dos vasos e o mediastino e, em breve, será capaz de fornecer informações estruturais sobre os pulmões, a perfusão pulmonar e a ventilação. A RM desempenha um grande papel na avaliação da doença cardíaca congênita tratada e no diagnóstico e na avaliação da cardiomiopatia.

Devido às limitações de espaço e tempo, este capítulo começará com uma proposta de estrutura para avaliação da radiografia de tórax e incluirá mais imagens avançadas para ilustrar os achados da radiografia de tórax e pontos de discussão sobre o uso de RM e TC como *teasers*, a fim de proporcionar um aprendizado mais aprofundado sobre a imagem do coração.

Vascularização pulmonar

Na avaliação da DCC, a avaliação da vascularização pulmonar é muito importante, porém de difícil domínio. Existem quatro tipos de padrões: (1) aumento da vascularização pulmonar, devido ao aumento do fluxo sanguíneo pelos pulmões (congestão ativa); (2) aumento da vascularização pulmonar, devido à elevação da pressão venosa pulmonar (congestão passiva); (3) diminuição da vascularização pulmonar, devido à obstrução do fluxo sanguíneo através da artéria pulmonar; e (4) vascularização pulmonar normal (Tabela 68.1). É importante ressaltar que os estudos mostraram que os radiologistas têm boas sensibilidade e especificidade para detectar vascularização pulmonar normal ou aumentada, mas baixa sensibilidade para identificar a vascularização diminuída. No entanto, a especificidade para diminuição da vascularização foi boa; portanto, quando a vascularização diminuída é reconhecida, é mais provável que ela esteja presente. Isso não é para minimizar a importância da classificação da vascularização, mas para encorajar a atenção cuidadosa e a calibração do olho, de modo que a vascularização pulmonar possa ser devidamente notada quando anormal, porque é aqui que ainda podemos fazer a diferença na DCC não diagnosticada, quando há *shunt*, congestão passiva ou diminuição da vascularização pulmonar em uma criança que apresenta sintomas relativamente inespecíficos de dificuldade respiratória.

Congestão ativa. Também conhecida como fluxo aumentado através da vasculatura pulmonar, é o padrão de fluxo vascular da DCC não diagnosticado mais comumente encontrado na radiografia de tórax de rotina. Essa aparência é observada quando um *shunt* do sistema vascular sistêmico para o sistema vascular pulmonar, da esquerda para a direita, é grande o suficiente para ser detectado em uma radiografia de tórax, o que, em geral, exige fluxo pulmonar 2 a 2,5 vezes maior do que o débito cardíaco do ventrículo esquerdo (VE). Essa quantidade de fluxo sanguíneo aumentado está na faixa que exige atenção clínica. Nessa situação, o tronco da artéria pulmonar da silhueta mediastinal e os vasos pulmonares tornam-se aumentados. A regra de ouro é que, se a artéria pulmonar descendente à direita for tão grande quanto o diâmetro da traqueia e outros vasos estiverem aumentados em diâmetro e parecerem um tanto tortuosos, então a vascularização pulmonar está aumentada (Figura 68.1). As margens dos vasos são claramente definidas se

TABELA 68.1 Padrões vasculares pulmonares.

Aumento da vascularização (ativo) sem cianose
 Defeito do septo atrial
 Defeito do septo ventricular
 Persistência do ducto arterial
 Janela aortopulmonar
 Aneurisma roto do seio de Valsalva
 Fístula de artéria coronária
 Retorno venoso pulmonar anômalo parcial
Aumento da vascularização (ativo) com cianose
 Retorno venoso pulmonar anômalo total (tipos 1, 2)
 Tronco arterioso persistente
 Defeito completo do coxim endocárdico
 Transposição do complexo dos grandes vasos
 Ventrículo único (sem estenose pulmonar)
Aumento da vascularização (passivo)
 Retorno venoso pulmonar anômalo total (tipo 3)
 Atresia da veia pulmonar
 Síndrome do coração esquerdo hipoplásico (em insuficiência)
 Cor triatriatum (coração triatrial)
Vascularização diminuída
 Tetralogia de Fallot
 Pseudotronco arterioso
 Síndrome do coração direito hipoplásico (desvio da
  direita para a esquerda)
  Atresia tricúspide
  Atresia pulmonar
  Estenose tricúspide
  Hipoplasia do ventrículo direito
 Anomalia de Ebstein
 Anomalia de Uhl
 Trilogia de Fallot
 Ventrículo único ou transposição dos grandes vasos com
  estenose ou atresia pulmonar
 Insuficiência tricúspide ou pulmonar com desvio da
  direita para a esquerda
Vascularização normal
 Lesões do coração esquerdo
  Coarctação da aorta
  Arco aórtico interrompido
  Síndrome do coração esquerdo hipoplásico (antes do
   desenvolvimento de insuficiência)
  Fibroelastose endocárdica
  Cardiomiopatia
  Artéria coronária esquerda aberrante
  Estenose e insuficiência mitral
  Estenose e insuficiência aórtica
  Cor triatriatum (coração triatrial)
 Lesões cardíacas direitas (sem desvio da direita para a
  esquerda)
  Estenose ou insuficiência pulmonar
  Insuficiência tricúspide

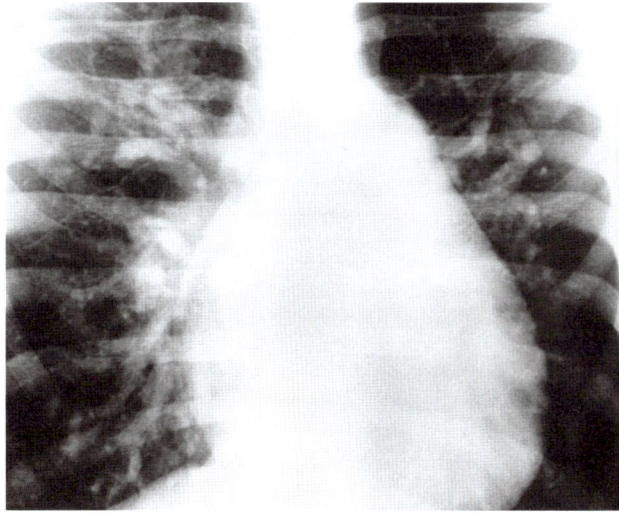

Figura 68.1 **Congestão ativa.** Os vasos pulmonares aumentados, mas distintos, se estendem para a periferia do pulmão como resultado do *shunt* da esquerda para a direita em um paciente com um grande defeito do septo ventricular.

venosa pulmonar e do tempo de evolução, o edema intersticial pode extravasar para os alvéolos e se tornar edema pulmonar alveolar, e para os espaços pleurais, criando derrame pleural.

Vascularização pulmonar diminuída. É causada pela diminuição substancial do fluxo sanguíneo para o leito vascular pulmonar, geralmente devido à obstrução do fluxo do ventrículo direito no infundíbulo, na valva pulmonar ou na artéria pulmonar principal. O fluxo diminuído para os pulmões faz com que eles pareçam simetricamente hipertransparentes, com vasos finos e pequenos, e, muitas vezes, um segmento principal côncavo da artéria pulmonar (Figura 68.3).

Vascularização pulmonar normal. É comumente observada, mesmo na presença de lesões cardíacas congênitas que poderiam causar diminuição da vascularização pulmonar e em situações em que a alteração do fluxo sanguíneo não é grande o suficiente para causar mudança perceptível no calibre dos vasos

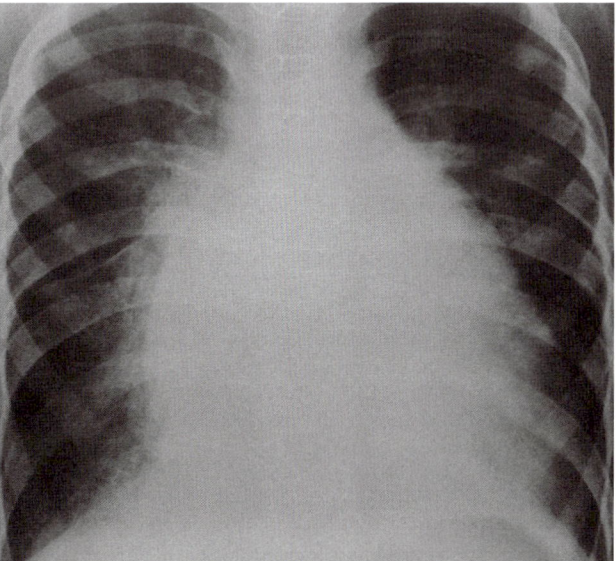

Figura 68.2 **Congestão passiva.** A congestão vascular passiva é causada por insuficiência mitral e resulta na indistinção das marcações vasculares pulmonares.

não houver componente de congestão passiva. Com frequência, há um padrão misto de congestão ativa e passiva e as margens dos vasos parecem indistintas, devido à plenitude intersticial, e os pulmões costumam estar hiperinsuflados, devido à obstrução das pequenas vias respiratórias.

Congestão passiva. Ocorre quando há elevação da pressão venosa pulmonar. As causas incluem anormalidades do VE, valva mitral, átrio direito (AD), *cor triatriatum* [coração triatrial] ou obstrução do retorno venoso pulmonar (retorno venoso pulmonar anômalo total ou estenose da veia pulmonar). As veias pulmonares aumentam de tamanho e tornam-se mal definidas devido ao extravasamento de líquido para os tecidos intersticiais dos pulmões (Figura 68.2). Com frequência, há uma compensação, com aumento do fluxo linfático, mas, dependendo da pressão

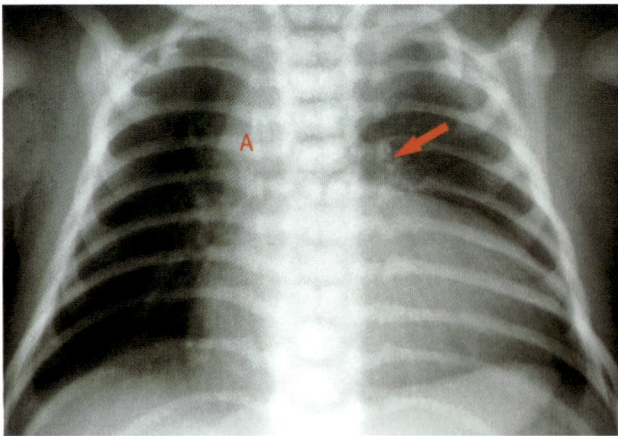

Figura 68.3 Vascularização diminuída evidente em um paciente com tetralogia de Fallot. Observe o arco aórtico direito (*A*), o segmento côncavo da artéria pulmonar (*seta*) e a configuração característica em "bota" do coração, causada pela hipertrofia ventricular direita.

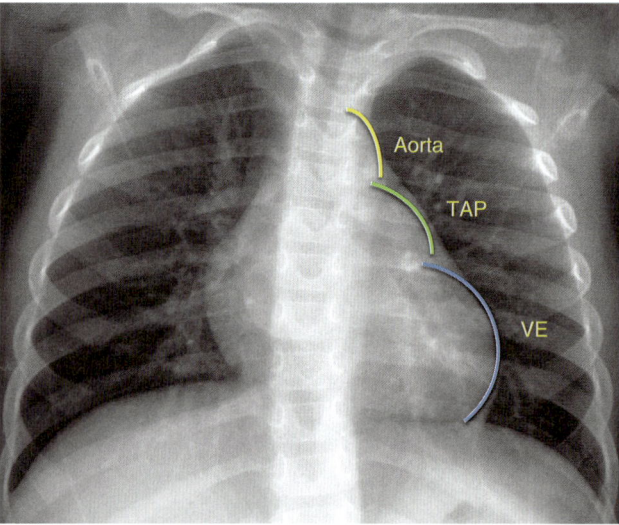

Figura 68.4 Radiografia de tórax em uma criança típica de 3 anos. O contorno *amarelo* é o arco da aorta. O contorno *verde* representa o tronco da artéria pulmonar (*TAP*), que, em geral, é ligeiramente convexo em pacientes normais. O contorno *azul* é o ventrículo esquerdo (*VE*).

pulmonares. Doenças valvares não complicadas, coarctação da aorta e cardiomiopatia em um estágio inicial apresentam fluxo sanguíneo e vascularização pulmonar normais.

Fluxo sanguíneo pulmonar assimétrico. Merece menção porque costuma estar presente na DCC, sobretudo na tetralogia de Fallot, no tronco arterioso, na estenose pulmonar e em pacientes no período pós-operatório. O fluxo sanguíneo pulmonar assimétrico pode decorrer de estenose arterial pulmonar focal (síndrome de William) ou anormalidade pulmonar subjacente (prematuridade, hérnia diafragmática congênita).

Contornos cardíacos e mediastinais

Um de meus mentores costumava dizer: "Uma radiografia de tórax normal não descarta a DCC, mas uma análise cuidadosa das anormalidades na radiografia de tórax pode fornecer pistas muito boas para a fisiopatologia subjacente!"

A traqueia é uma coluna radiotransparente de ar, que fornece informações importantes sobre as estruturas adjacentes, sendo o arco aórtico a mais importante delas. A localização dele é uma pista importante na avaliação da DCC, sendo difícil visualizar o botão da aorta em crianças pequenas. Se a coluna de ar traqueal for visível, em geral, ela é posicionada ligeiramente para o lado oposto da linha média, em relação à aorta. Com frequência, há uma leve impressão arredondada na coluna de ar do lado da aorta. A existência de um arco aórtico direito costuma causar deslocamento da traqueia para a esquerda e endentação no lado direito da traqueia (Figura 68.3). Um arco aórtico direito pode ser visto na tetralogia de Fallot, no tronco arterioso, no arco aórtico duplo e no arco aórtico direito com uma artéria subclávia esquerda aberrante.

Existem três contornos ao longo da silhueta cardiomediastinal esquerda. O primeiro contorno visível ao longo do mediastino normal é do arco da aorta, que, quando visível, pode ser avaliado quanto ao tamanho, à posição e à morfologia (Figura 68.4). A anormalidade de contorno mais comumente encontrada é observada na coarctação da aorta, que pode estar associada à anormalidade valvar aórtica (Figura 68.5).

O segundo contorno visível ao longo do mediastino normal é o tronco da artéria pulmonar. Se ele for pequeno, esse segmento é côncavo, com a diminuição, de modo geral, da vascularização pulmonar, como visto na tetralogia de Fallot (Figura 68.3). Esse contorno pode ser grande, devido a um *shunt* da esquerda para a direita, dilatação pós-estenótica por estenose valvar pulmonar, insuficiência valvar pulmonar ou hipertensão pulmonar (Figura 68.6).

O contorno mediastinal mais inferior é o coração e o pericárdio. À esquerda, em geral, é o VE e, à direita, o átrio direito (AD). É muito perigoso avaliar o tamanho do coração em pacientes pediátricos, mas algumas diretrizes são úteis. Em primeiro lugar, a proporção cardiotorácica muda rapidamente com a idade: de aproximadamente 65% da dimensão transversal do tórax para a proporção normal de adulto de menos de 50%. Em segundo lugar, o tamanho do coração em crianças pequenas, em relação com o diâmetro transversal do tórax, depende muito do grau de inspiração (em inspiração baixa, o coração parece grande). Portanto, é importante avaliar o grau de insuflação pulmonar

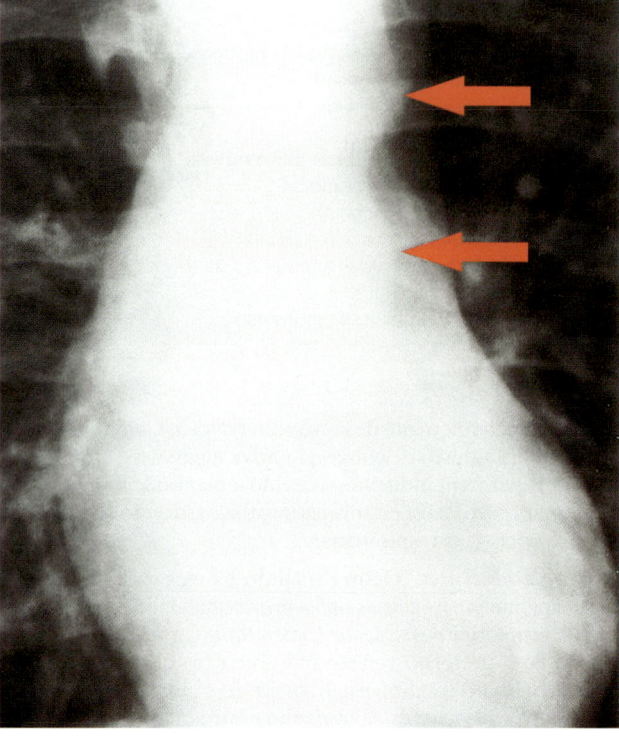

Figura 68.5 Coarctação da aorta. A dilatação pré e pós-estenótica da aorta cria o sinal característico da "figura do 3" (*setas*).

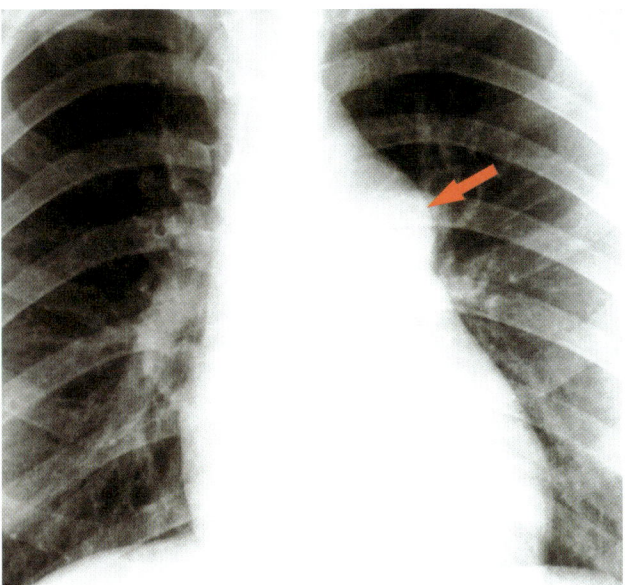

Figura 68.6 Aumento da artéria pulmonar. Dilatação pós-estenótica da artéria pulmonar é observada nesse paciente com estenose da valva pulmonar (*seta*).

antes de sugerir que o coração seja grande ou pequeno. Seis extremidades de costelas anteriores acima da sombra do diafragma é o normal. Se houver uma radiografia em perfil do tórax disponível, ela poderá ser usada para avaliar a cardiomegalia, traçando-se uma linha que desce pela traqueia anterior. Se o aspecto posterior do coração não se estender além dessa linha, é improvável que haja cardiomegalia. O outro grande fator de confusão do tamanho cardíaco em crianças é o tecido tímico, que pode ser bastante proeminente. Ao considerar a cardiomegalia, lembre-se de que pode ser derrame pericárdico resultando em aumento da silhueta pericárdica. Em geral, um derrame pericárdico tem uma aparência mais globular (Figura 68.7 A), mas pode ser difícil de determinar. O ecocardiograma é indicado tanto para a avaliação de cardiomegalia quanto para derrames pericárdicos, sendo, portanto, de modo geral, um exame confiável (Figura 68.7 B). Existem muitas causas de derrame pericárdico que podem acompanhar infecções virais, doença de Kawasaki, insuficiência renal, colagenoses, febre reumática, doenças malignas e muitas outras. As etiologias não cardíacas do aumento

cardíaco incluem fístulas arteriovenosas (malformação da veia de Galeno, hemangioma infantil hepático), anemias crônicas, como doença falciforme e talassemia, e hiperparatireoidismo.

Doença cardíaca acianótica com aumento da vascularização pulmonar

Essa é uma das DCCs não diagnosticadas mais comumente encontradas na radiografia de tórax na prática diária. Um *shunt* da esquerda para a direita causa aumento no tamanho do coração e no tronco da artéria pulmonar e seus ramos. As causas mais comuns incluem defeito do septo atrial (DSA), persistência do canal arterial (PCA) ou defeito do septo ventricular (DSV). Se um *shunt* da esquerda para a direita for grande o suficiente, as pressões pulmonares eventualmente aumentarão e o desvio reverterá por causa da hipertensão pulmonar, um fenômeno denominado fisiologia de Eisenmenger.

O defeito do septo ventricular é a anomalia congênita do coração mais comum, podendo ser isolado ou associado a uma DCC mais complexa. Os defeitos perimembranosos são os mais comuns e os mais provavelmente sintomáticos. Eles ocorrem no local de fusão dos septos membranoso e muscular. Os DSVs musculares costumam ser pequenos, múltiplos, menos significativos em termos hemodinâmicos e tendem a se fechar com o tempo. Os DSVs conais são incomuns (5%) e ocorrem devido a um desenvolvimento anormal da porção do cone do tronco pulmonar, durante o desenvolvimento cardíaco. Eles são mais comumente vistos na tetralogia de Fallot ou no tronco arterioso.

De modo geral, um DSV não é evidente clínica ou radiograficamente no recém-nascido devido à alta resistência vascular pulmonar ao nascimento. Sem um gradiente de pressão entre os ventrículos, pouco sangue desviará da esquerda para a direita. À medida que a resistência vascular pulmonar diminui, o desvio da esquerda para a direita aumenta e um sopro pode se tornar clinicamente evidente. Os sintomas e a apresentação dependem do tamanho do defeito e da hemodinâmica do paciente. Um DSV moderado a grande resulta, em geral, em apresentação sintomática nos primeiros 2 anos de vida. Os pequenos defeitos costumam fechar ou permanecem assintomáticos. As características radiográficas (além da vascularização aumentada) sugestivas de um DSV incluem VE proeminente e aumento do tronco da artéria principal (Figura 68.8 A) e do átrio esquerdo (Figura 68.8 B).

Defeito do septo atrial (DSA) é a anomalia cardíaca que costuma passar despercebida com mais frequência na infância,

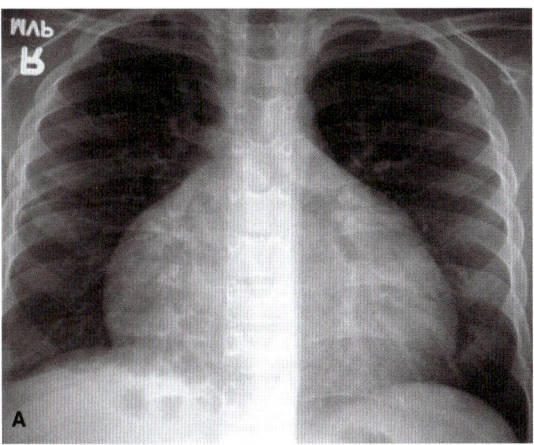

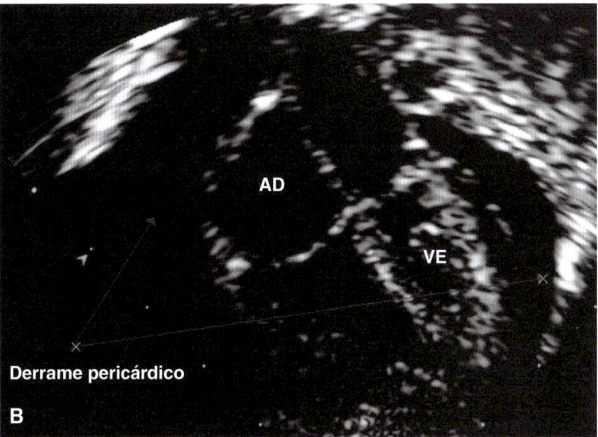

Figura 68.7 Derrame pericárdico. A. A silhueta cardíaca está acentuadamente aumentada e tem aparência arredondada e globular, causada por derrame pericárdico, que se desenvolveu secundariamente à endocardite bacteriana. **B.** A ultrassonografia é o melhor método para verificar um derrame pericárdico, visto como líquido anecoico ao redor do coração. AD, átrio direito; VE, ventrículo esquerdo.

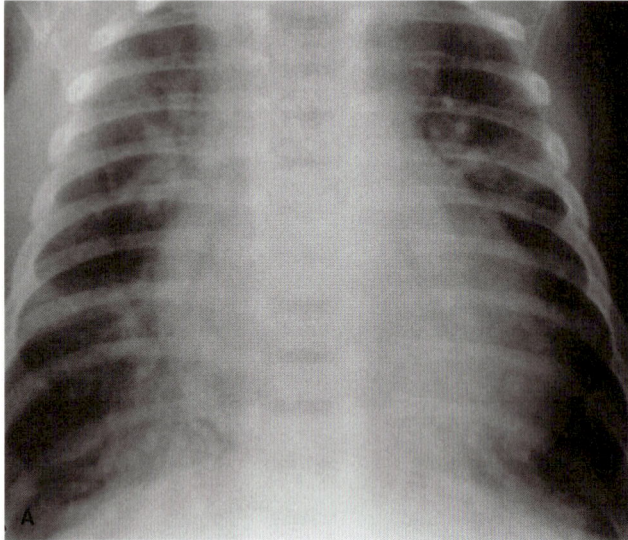

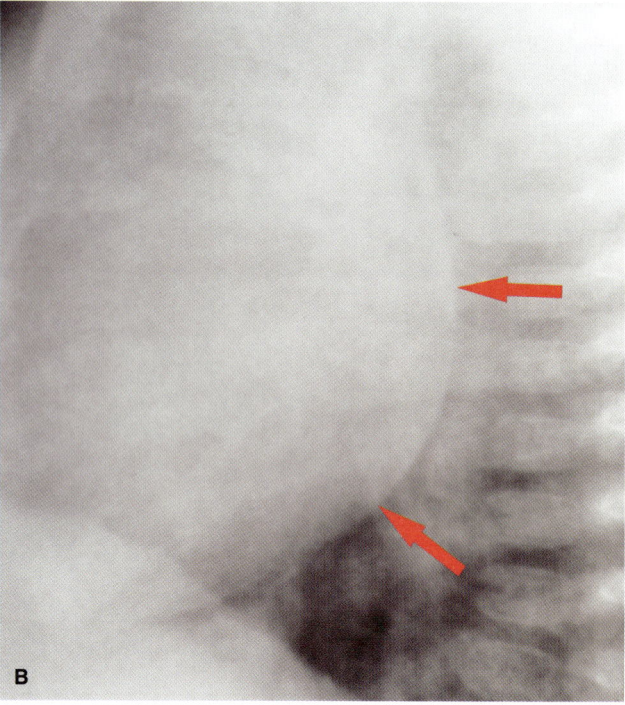

Figura 68.8 Defeito do septo ventricular (DSV). A. O aumento do volume cardíaco, predominantemente do lado esquerdo, e a vascularização pulmonar aumentada são características de um DSV. **B.** Incidência em perfil demonstra aumento do átrio esquerdo (*setas*).

porque é um *shunt* da esquerda para a direita de baixa pressão, que aumenta à medida que a resistência pulmonar diminui após o nascimento. Se o *shunt* for grande o suficiente, a vascularização pulmonar aumentará na radiografia de tórax, sendo assim detectada à radiografia, geralmente de tórax, para descartar pneumonia. As pistas para DSA (além do aumento da vascularização) incluem borda cardíaca direita aumentada ou proeminente devido ao aumento do AD (Figura 68.9 A) (o AE não aumenta, porque atua como um canal passivo para o sangue desviado do AE para o AD). O VD pode se estender ao longo do espaço retroesternal na incidência em perfil (Figura 68.9 B). No entanto, a melhor pista é o aumento da vascularização pulmonar.

Persistência do canal arterial (PCA). Durante a vida fetal, o fluxo sanguíneo do ventrículo direito é desviado dos pulmões em desenvolvimento através do canal arterial para a aorta. Imediatamente após o nascimento, o canal arterial começa a se fechar. Ao mesmo tempo, a resistência vascular pulmonar diminui rapidamente. Se o canal arterial permanecer aberto, o sangue flui da aorta para o leito vascular pulmonar, de baixa resistência, e causa aumento da vascularização pulmonar. A consequência da PCA é que o lado esquerdo do coração se dilata. Posteriormente, a aorta, a artéria esquerda, o ventrículo esquerdo e a artéria pulmonar aumentam caso o desvio seja especialmente grande. Na radiografia de tórax, esses achados

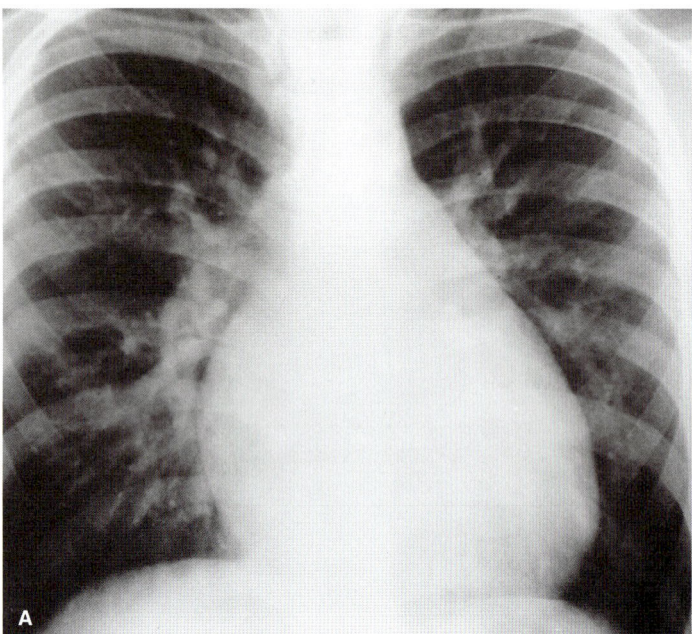

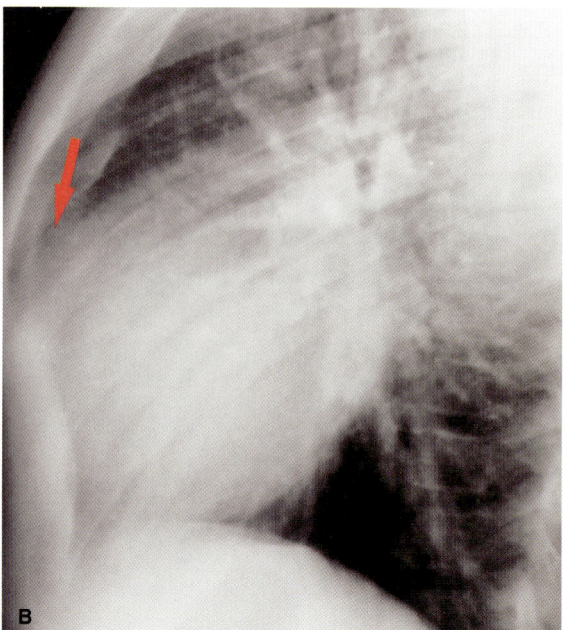

Figura 68.9 Defeito do septo atrial (DSA). A. Cardiomegalia, leve aumento do átrio direito e aumento da vascularização pulmonar são características de um DSA. **B.** Incidência em perfil mostra o AE normal e ocupação da região retroesternal (*seta*) causada pelo aumento do ventrículo direito.

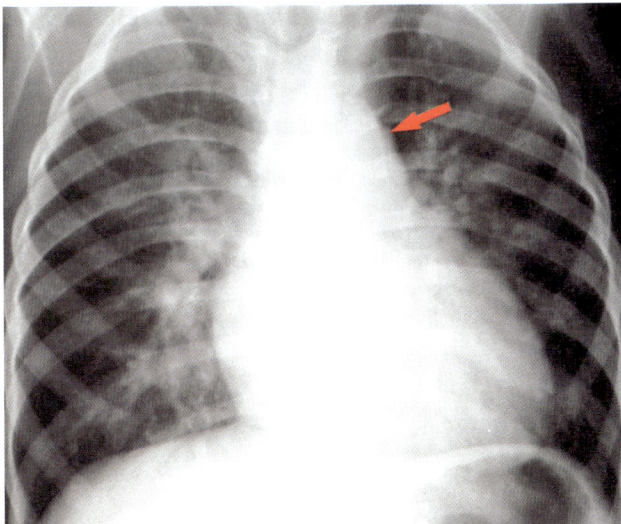

Figura 68.10 **Persistência do canal arterial (PCA).** O coração está dilatado, com proeminência no lado esquerdo e vascularização pulmonar aumentada. Observe a aorta proeminente (*seta*).

podem ser difíceis de identificar, sendo o aumento da vascularização pulmonar um achado mais confiável (Figura 68.10). O diagnóstico é confirmado com ecocardiograma transtorácico, com o posterior fechamento pela colocação de um dispositivo por meio de angiografia. As complicações da imaturidade pulmonar em bebês prematuros podem causar perviedade prolongada do canal arterial. É importante lembrar que algumas anomalias cardíacas são "dependentes do canal arterial" para o fluxo sanguíneo sistêmico, especialmente o coração esquerdo hipoplásico ou um arco aórtico interrompido. Essas anomalias podem não ser identificadas até que o ducto se feche.

A janela aortopulmonar é uma condição rara que se desenvolve quando há divisão incompleta do tronco arterioso primitivo e ausência da parede entre a aorta e a artéria pulmonar imediatamente acima das valvas. Isso resulta em desvio de sangue para a circulação pulmonar de baixa resistência. A fisiologia é a mesma de uma PCA. Outra causa rara de desvio de sangue da esquerda para a direita é uma fístula da artéria coronária, que pode desviar o sangue da aorta para as câmaras cardíacas direitas, o seio coronário ou a artéria pulmonar.

Doença cardíaca cianótica com aumento da vascularização pulmonar

Ao encontrar uma radiografia de tórax com aumento da vascularização pulmonar, é importante saber se o paciente está cianótico. Caso ele esteja, essa condição indica que o sangue desoxigenado está misturado com o oxigenado. Essas são as chamadas lesões cardíacas com "mistura" do sangue oxigenado com o desoxigenado, indicando uma DCC complexa.

A DCC clássica e mais comum que resulta nesse padrão é a **transposição completa dos grandes vasos** (transposição D). Nessa condição, as veias sistêmicas, o fluxo venoso pulmonar e as conexões atrioventriculares estão normalmente conectados, mas a origem da artéria pulmonar e da aorta está invertida (a aorta surge do ventrículo direito, já a artéria pulmonar, do ventrículo esquerdo), resultando em discordância ventrículo-arterial. Isso cria um circuito de sangue que retorna do corpo e é bombeado de volta para o corpo, e um segundo circuito, no qual o sangue retorna dos pulmões e, então, é bombeado de volta para os pulmões, o que é incompatível com a vida, a menos que haja uma mistura dos dois circuitos em algum nível. Essa mistura é normalmente causada por um DSV, um DSA ou uma PCA. Devido aos avanços no diagnóstico pré-natal, essas lesões raramente são desconhecidas ao nascimento.

A aparência "clássica" da radiografia de tórax de **transposição completa dos grandes vasos** com aumento da vascularização não é comum, devido ao diagnóstico pré-natal e à intervenção precoce. Outros sinais incluem um formato de coração oval, com um ápice proeminente e cardiomegalia variável, e um mediastino superior estreito, devido à sobreposição da aorta e da artéria pulmonar principal no plano anteroposterior. Esses achados, combinados com a atrofia do timo (devido ao estresse), podem criar uma aparência de "ovo na corda" (Figura 68.11).

Uma vez confirmado o diagnóstico, o paciente será encaminhado para cateterismo, com a realização de atriosseptostomia por balão (procedimento de Rashkind), para permitir a mistura livre de sangue oxigenado e desoxigenado até que o reparo definitivo possa ser realizado.

A **transposição corrigida** (L-transposição) é muito menos comum e muito mais variável na apresentação, podendo ser inicialmente detectada por radiografia de tórax em um adulto ou uma criança. Nessa condição, os ventrículos também são invertidos, de modo que o VE morfológico se comunica com o AD e o VD morfológico, com o AE. Como a artéria pulmonar

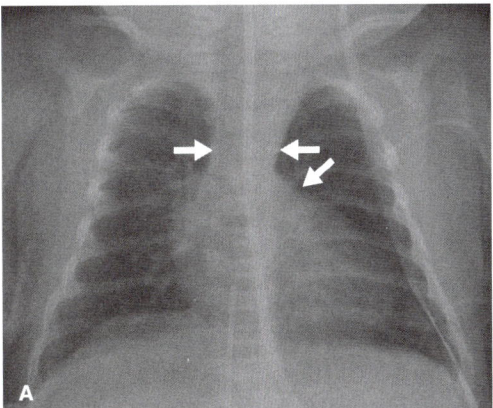
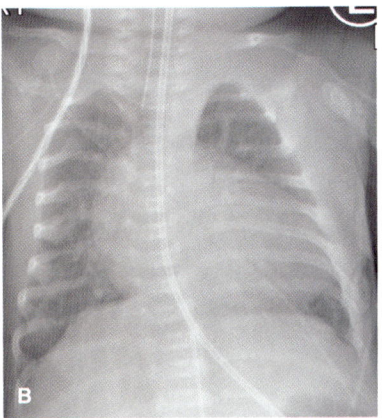
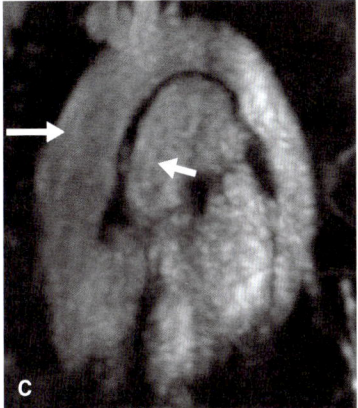

Figura 68.11 **Transposição das grandes artérias. A.** Radiografia de tórax portátil no segundo dia de vida mostrando silhueta cardíaca ovalada, mediastino superior estreito (*setas horizontais emparelhadas*) e segmento côncavo da artéria pulmonar principal. Essa constelação de descobertas foi cunhada como "ovo na corda". Observe que a vascularização pulmonar está normal a diminuída. **B.** Radiografia no 14º dia de vida demonstra como a vascularização pulmonar e a silhueta cardíaca aumentaram, devido à diminuição da resistência vascular pulmonar. **C.** Angio-RM sagital, com contraste, mostra o curso paralelo e sobreposto da aorta e da artéria pulmonar. A aorta (*seta longa*) origina-se do ventrículo anterior (**direito**) e a artéria pulmonar (*seta curta*), do ventrículo posterior (**esquerdo**).

e a aorta também são transpostas, o fluxo através do coração é "corrigido". O sangue venoso sistêmico flui para dentro do AD para o VE, bem como da artéria pulmonar para a circulação pulmonar, e retorna para o coração através das veias pulmonares para dentro do AE, bem como do VD para a aorta e para o corpo. Normalmente, há um defeito cardíaco coexistente, como um DSV que permite o desvio sistêmico-pulmonar. Devido às anormalidades associadas, a maioria dos pacientes é sintomática e se apresenta clinicamente no primeiro mês de vida.

Na radiografia de tórax, a aparência da vascularização pulmonar, na transposição corrigida, pode ser variável. Se houver um grande DSV, sem restrição do fluxo pulmonar, a vascularização pulmonar aumentará (Figura 68.12 A). Na radiografia de tórax, a aorta ascendente se torna uma borda, formando-se ao longo do lado esquerdo do coração, devido à aorta que se origina a partir do VD para a esquerda e posterior (Figura 68.12 B). Esse é um achado muito característico na radiografia de tórax, que pode sugerir o diagnóstico na ausência de aumento da vascularização pulmonar.

O **ventrículo direito de dupla saída** é outra DCC que pode ter vascularização variável. O padrão vascular apresentado será aumentado sem estenose pulmonar. Como o nome indica, ambas as artérias surgem do VD, sendo a única saída do VE um DSV (Figura 68.13).

A apresentação clínica do ventrículo direito de saída dupla (VDSD) pode variar de cianose leve a acentuada. Se não houver estenose pulmonar, a apresentação costuma ser de insuficiência cardíaca congestiva. Na radiografia de tórax, a aparência do VDSD é variável e depende do fluxo relativo para a artéria pulmonar *versus* para a aorta. A ausência de estenose pulmonar resulta em um grande segmento principal da artéria pulmonar, aumento da vascularização e cardiomegalia moderada. A estenose pulmonar grave resulta em artéria pulmonar côncava e diminuição da vascularização, com cardiomegalia leve.

Há **retorno venoso pulmonar anômalo total** (RVPAT) quando todo o sangue que retorna dos pulmões volta para o lado direito do coração. Em geral, todas as veias pulmonares chegam a uma única confluência e, em seguida, desembocam em um local anômalo, como uma veia sistêmica (supracardíaca é mais comum [Figura 68.14]), um seio coronário ou uma AD. A drenagem para uma veia abaixo do coração (veia porta, VCI, veias hepáticas ou ducto venoso) costumam ter obstrução associada ao retorno venoso pulmonar e se apresenta na radiografia de tórax como edema pulmonar com um coração de tamanho normal.

A fisiologia do fluxo sanguíneo exige um DSA, um forame oval patente (FOP) ou um DSV para permitir o desvio do sangue do coração direito para a circulação sistêmica. Portanto, o coração direito e a artéria pulmonar estão aumentados, assim como o fluxo sanguíneo para os pulmões. As crianças que nascem com essa condição apresentam, de modo geral, cianose leve ao nascer, que pode passar despercebida. Se houver obstrução ao retorno venoso pulmonar, esses pacientes podem apresentar cianose progressiva e acidose metabólica, condição essa que, com frequência, se apresenta em emergências, nas quais o radiologista pode fazer o rápido diagnóstico com base na radiografia de tórax e, então, comunicar de imediato os achados aos médicos que cuidam desses pacientes. O aspecto de imagem do RVPAT obstrutivo é um coração de tamanho normal, com edema pulmonar intersticial ou alveolar grave (Figura 68.15). Esse padrão tem uma pequena lista de diagnósticos diferenciais: RVPAT com obstrução, coração esquerdo hipoplásico e atresia da veia pulmonar. Pimba! Gol de placa! O "boneco de neve" é um clássico radiológico, mas raramente encontrado (Figura 68.14).

No entanto, isso só ocorre quando a veia vertical deságua na veia braquiocefálica. Se a drenagem for para uma das outras veias, como a ázigo, a aparência não será a do "boneco de neve". A sobrecarga do lado direito do coração e a congestão pulmonar costumam se manifestar nos primeiros dias de vida, sobretudo na radiografia de tórax.

Cor triatriatum (coração triatrial). É uma anomalia rara que também se apresenta na primeira infância com obstrução venosa pulmonar. Nela, as veias pulmonares deságuam em uma confluência comum separada do AE por membrana parcial, causando obstrução ao retorno do fluxo venoso pulmonar ao

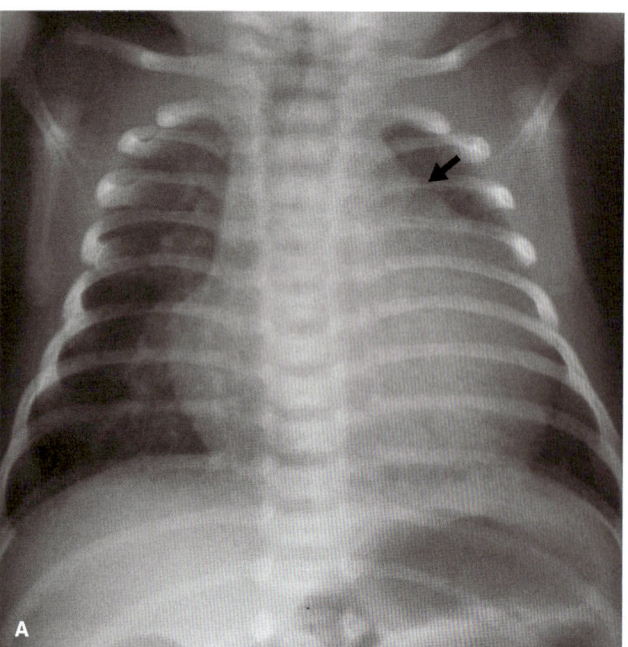

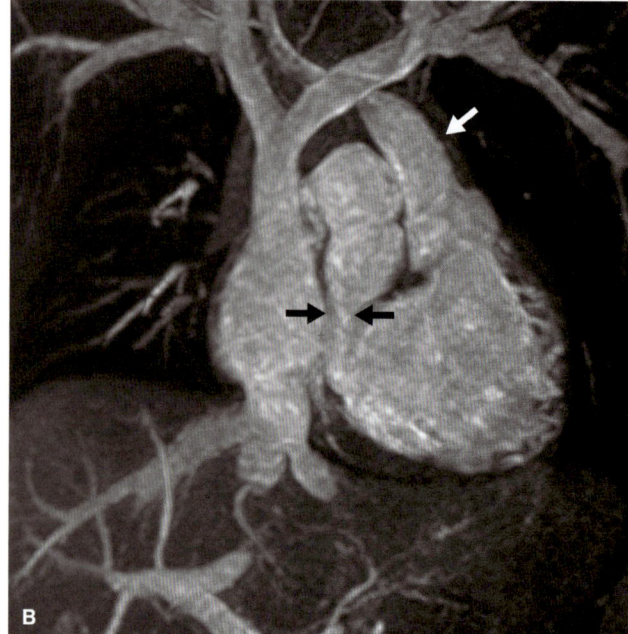

Figura 68.12 **L-Transposição das grandes artérias ("transposição corrigida"). A.** Radiografia de tórax portátil de um lactente com L-TGA mostrando cardiomegalia e aumento da vascularização pulmonar. A *seta* está apontando para a borda mediastinal superior, que cria a borda do coração na L-TGA. **B.** A ressonância magnética (RM) cardíaca sem contraste se correlaciona perfeitamente com a radiografia, que mostra a aorta formando uma borda (*seta*). Essa imagem também mostra como o desenvolvimento de estreitamento do fluxo de saída do ventrículo direito (*setas emparelhadas*) levou à diminuição da vascularização pulmonar.

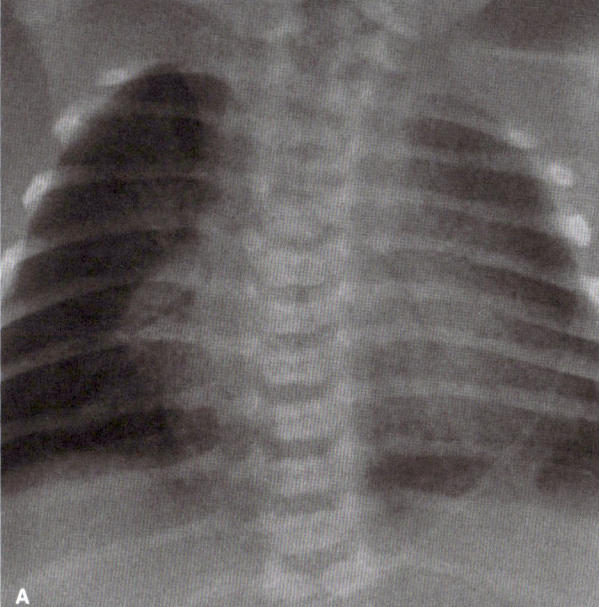
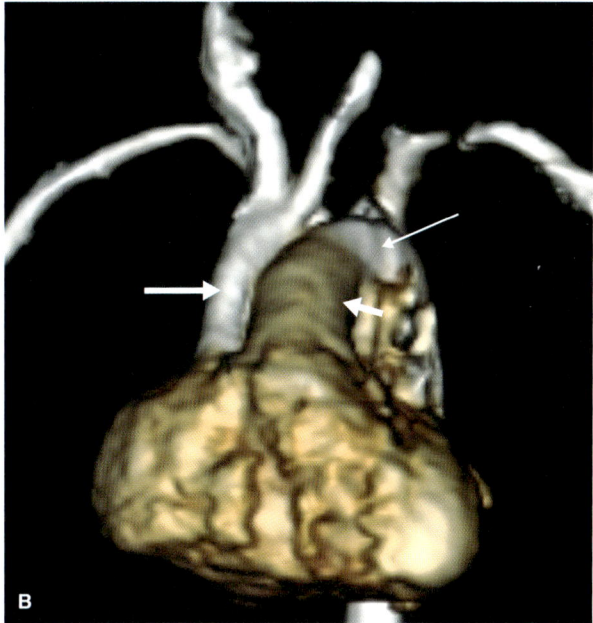

Figura 68.13 **Ventrículo direito de saída dupla (VDSD). A.** Radiografia de tórax portátil de uma criança com VDSD mostrando cardiomegalia e aumento da vascularização pulmonar. **B.** Uma reconstrução 3D da angio-RM com contraste mostra a relação lado a lado das grandes artérias, que estão mal posicionadas porque a aorta (*seta longa*) está à direita da artéria pulmonar (*seta curta*), e um grande canal arterial (*seta longa e fina*) supre a aorta descendente devido à interrupção da aorta distal à carótida comum esquerda.

coração esquerdo, o que resulta em edema pulmonar passivo e cardiomegalia. O nome, *cor triatriatum* (coração triatrial), deriva do aparecimento de um "átrio" extra posterior ao AE (Figura 68.16).

O **tronco arterioso** é uma anomalia rara, que representa apenas cerca de 1% das DCCs, ocorrendo quando da falha do tronco primitivo em se dividir de maneira correta em aorta e artéria pulmonar. O tronco se sobrepõe a um grande DSV. A radiografia de tórax se apresenta com cardiomegalia e congestão pulmonar ativa. Se houver um arco direito, o diagnóstico é altamente provável (Figura 68.17). Outra pista pode ser a concavidade do tronco da artéria pulmonar.

Vascularização pulmonar diminuída

Esse grupo de doenças que se apresenta com vascularização pulmonar diminuída, em geral, exibe obstrução no lado direito do coração e um *shunt* intracardíaco direita-esquerda. Conforme declarado no início desta seção, a sensibilidade para detectar diminuição da vascularização pulmonar é baixa, mas a especificidade é boa. Portanto, a radiografia de tórax é específica para diminuição da vascularização.

A **tetralogia de Fallot** é a DCC cianótica mais comum, sendo responsável por 6% dessa condição em geral. Embora quatro

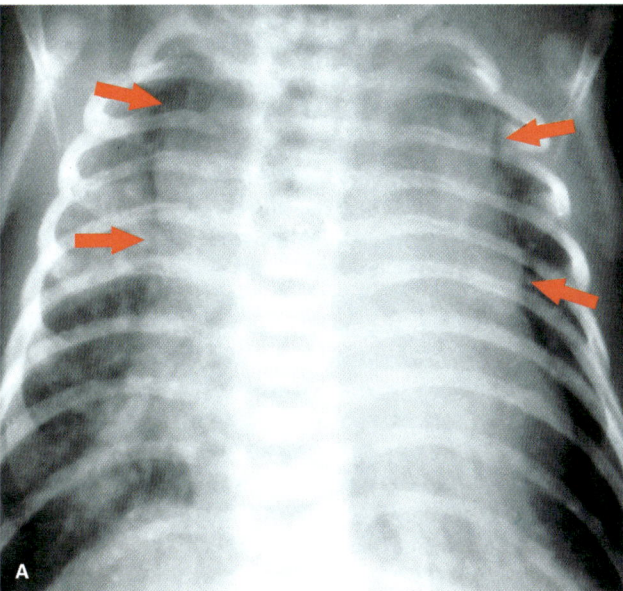
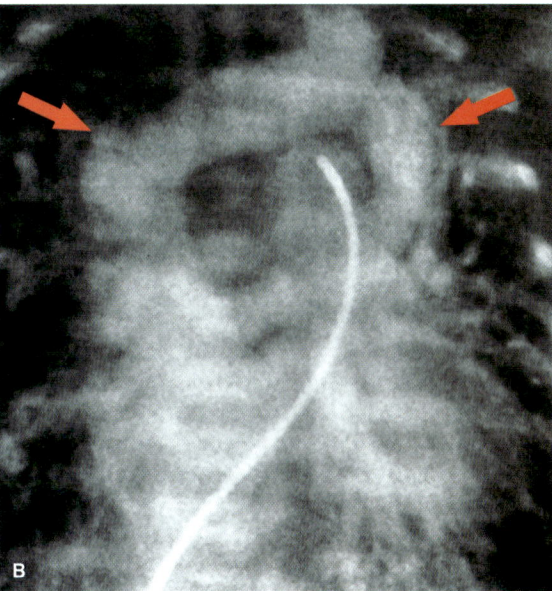

Figura 68.14 **Retorno venoso pulmonar anômalo total tipo 1. A.** O "boneco de neve" característico (*setas*) ou configuração em forma de 8 resulta de cardiomegalia combinada com proeminência do mediastino superior por causa do retorno venoso pulmonar anômalo. **B.** Cardioangiografia demonstra o vaso em forma de U invertido (*setas*), que constitui a parte superior do "boneco de neve".

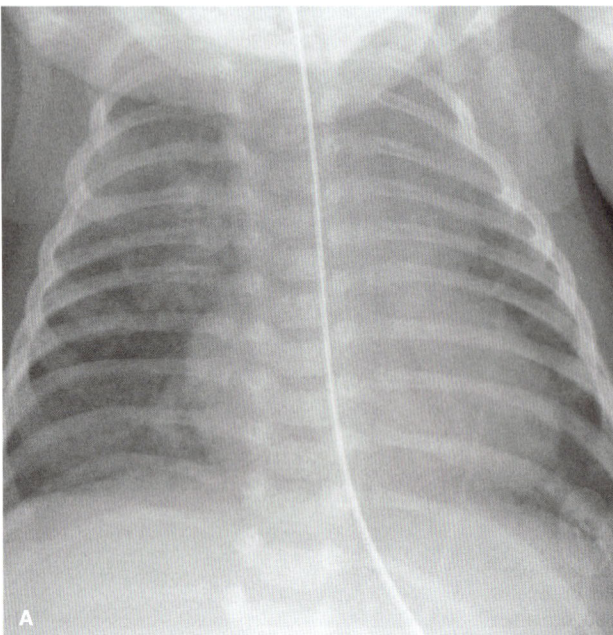
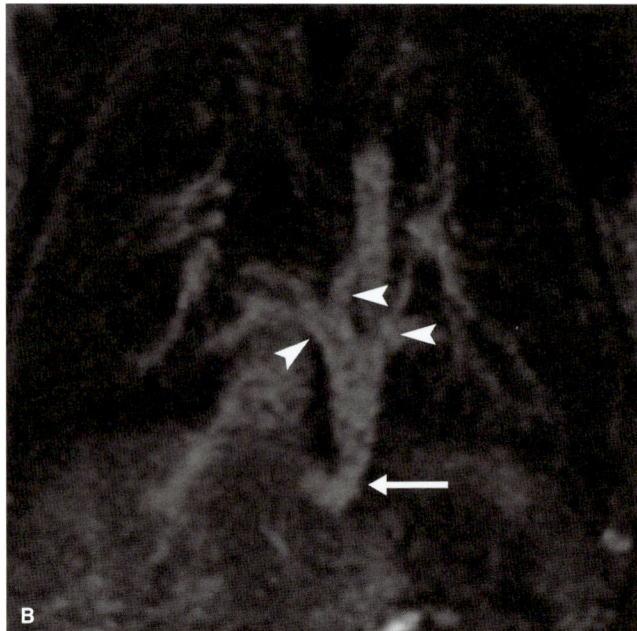

Figura 68.15 Retorno venoso pulmonar anômalo total. A. Radiografia de tórax portátil de um bebê do sexo masculino de 16 dias de vida que apresentou cianose ao pronto-socorro. A vascularização pulmonar aumentada, com congestão passiva e coração relativamente normal, sugeria RVPAT com obstrução ou coração esquerdo hipoplásico. O ecocardiograma imediato demonstrou RVPAT. **B.** A projeção 3D de intensidade máxima de uma angio-RM mostra a confluência das veias pulmonares (*pequenas pontas de seta*) em uma veia de drenagem vertical para a VCI.

componentes tenham sido originalmente descritos (DSV peri-membranoso, estenose pulmonar, hipertrofia ventricular direita e uma aorta que se sobrepõe ao DSV), os componentes que dominam a fisiologia da doença são a obstrução da via de saída do ventrículo direito (OVSVD) e o DSV perimembranoso. O arco aórtico está à direita em 25% dos casos, sendo ainda mais frequente à direita na atresia pulmonar. O arco aórtico direito também pode ter uma veia inominada retroaórtica.

A apresentação clínica depende, em grande parte, da gravidade da obstrução do fluxo pulmonar, pois maior desvio direita-esquerda resulta em maior cianose. A obstrução da via de saída do VD menos grave pode resultar em doença muito leve e costuma ser chamada de tetralogia de Fallot "rosa".

A aparência da radiografia de tórax pode imitar a apresentação clínica e variar de normal a "clássica" na aparência. A aparência clássica é um ápice elevado, devido à hipertrofia do VD, e um tronco da artéria pulmonar côncavo, com vascularização pulmonar diminuída (Figura 68.18). Além disso, 25% dos pacientes terão arco aórtico à direita. O ápice elevado e o segmento côncavo do tronco da artéria pulmonar resultam no "coração em forma de tamanco holandês" ou *coeur en sabot*, conforme descrito no artigo original de Fallot.

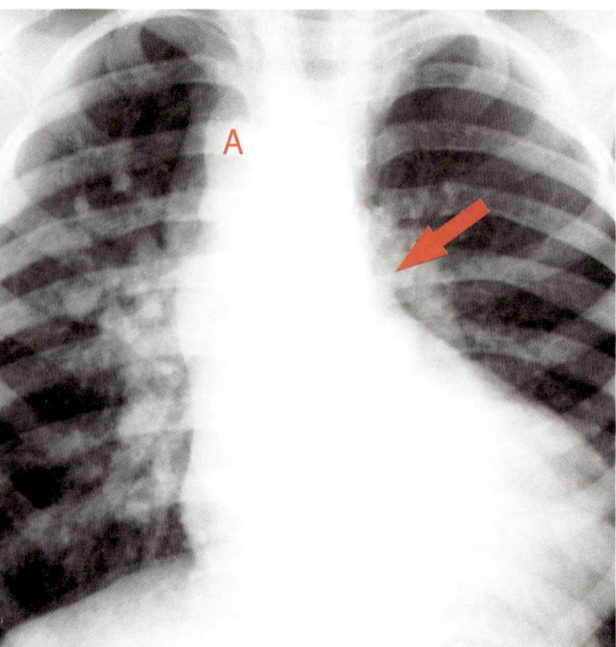

Figura 68.16 *Cor triatriatum* (coração triatrial). A imagem de ressonância magnética (RM) sagital revela a membrana (*seta*) dentro do átrio esquerdo em que a veia pulmonar comum entra, resultando em obstrução venosa pulmonar.

Figura 68.17 Tronco arterioso persistente. Observe a cardiomegalia oval, o aumento da vascularização pulmonar, o segmento côncavo de artéria pulmonar (*seta*) e o arco aórtico à direita (*A*).

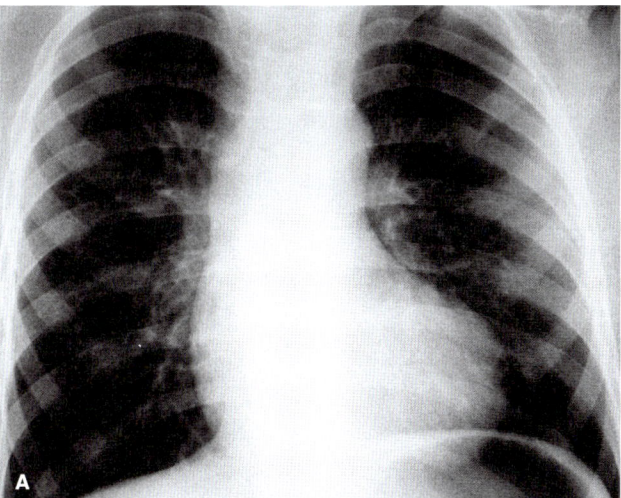 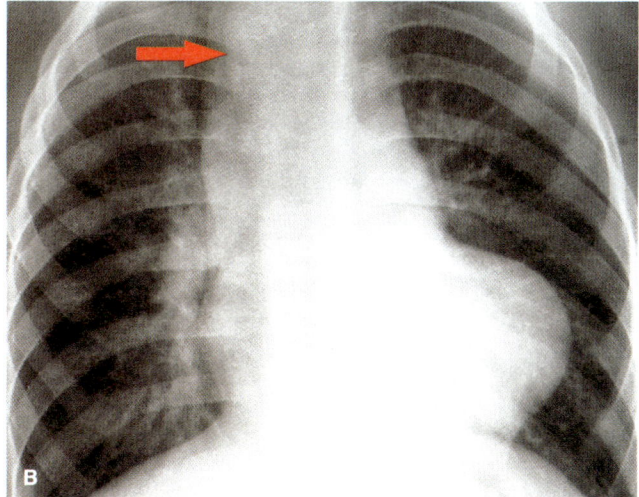

Figura 68.18 Tetralogia de Fallot. A. O ápice cardíaco deslocado para cima, causado pela hipertrofia ventricular direita, e a sombra côncava da artéria pulmonar são características da tetralogia de Fallot. **B.** Outra criança com o coração característico em "forma de tamanco holandês", mas com vascularização pulmonar normal, devido à estenose pulmonar menos grave. Observe o arco aórtico do lado direito (*seta*).

A abordagem atual para o tratamento é o reparo cirúrgico completo, que resulta em excelente sobrevida a longo prazo e boa qualidade de vida. No entanto, com o tempo, a valva pulmonar pode se tornar insuficiente ou estenótica e exigir substituição cirúrgica.

A forma mais grave da tetralogia de Fallot é aquela em que a valva pulmonar é atrésica, porque o fluxo para os pulmões depende de um canal arterial ou de colaterais sistêmicos da aorta ou de outros vasos sistêmicos. A angio-TC e a RM cardíaca têm um papel importante na avaliação da anatomia antes da cirurgia, pois podem mostrar o suprimento sanguíneo para as artérias pulmonares, as origens e o curso das aortopulmonares colaterais, assim como se as artérias pulmonares são contínuas ou descontínuas. Todos são importantes no reparo cirúrgico.

A **atresia tricúspide, sem transposição das grandes artérias**, se apresenta, em geral, com uma radiografia de tórax com vascularização reduzida, tendo o paciente cianose logo no primeiro dia de vida. A borda do átrio direito pode ser proeminente e o segmento do tronco da artéria pulmonar, côncavo (Figura 68.19). A fisiologia disso decorre da atresia completa da valva tricúspide, não permitindo a comunicação do sangue do AD para o VD. Portanto, um *shunt* no nível atrial é necessário e, em 80% dos casos, há forame oval patente. Normalmente, o VD é hipoplásico, mas o tamanho do VD e do trato de saída do VD depende do tamanho do DSV, permitindo o fluxo de sangue do VE para o VD. O fluxo para a artéria pulmonar depende de um canal arterial. Como a maior parte do sangue sistêmico é desviada para o lado esquerdo, os pacientes apresentam cianose.

As necessidades imediatas do paciente visam aumentar o fluxo sanguíneo pulmonar, mantendo-se o canal arterial aberto, realizando-se um desvio de Blalock-Taussig modificado ou uma anastomose cavopulmonar superior (Glenn bidirecional) e, eventualmente, uma anastomose cavopulmonar total (Fontan).

A **anomalia de Ebstein** é uma condição rara, que pode ser variável na apresentação clínica e radiológica do tórax. A anormalidade subjacente é uma valva tricúspide redundante, que influi no VD e é aderente ao miocárdio do VD. Sob o aspecto fisiológico, o coração tem dificuldade em levar sangue do AD para o VD, a fim de perfundir os pulmões. Como o sangue tem dificuldade de passar do AD para o VD, ele o faz do AD para o AE por meio de um forame oval patente ou um DSA, causando cianose variável. Os indivíduos mais gravemente afetados apresentam cardiomegalia extrema e diminuição da vascularização pulmonar, com cianose clínica (Figura 68.20).

Vascularização pulmonar normal

Conforme discutido no início desta seção, reconhecer a vascularização pulmonar normal é algo em que somos muito bons, o que, infelizmente, não ajuda muito a estreitar o diagnóstico diferencial, já que muitas DCCs têm vascularização variável. É aqui que os contornos observados do coração e do mediastino podem ser especialmente úteis.

A **estenose da valva pulmonar** é a terceira DCC mais comum após DSV e DSA. Sob o aspecto clínico, os pacientes são, em geral, assintomáticos, sendo a doença suspeitada pela primeira vez quando da observação de um sopro cardíaco sistólico. A radiografia de tórax pode variar de normal à dilatação do tronco da artéria pulmonar (Figura 68.6). A artéria pulmonar esquerda costuma ter um tamanho normal. A hipertrofia do VD pode causar elevação do ápice cardíaco e ocupação do espaço retroesternal. A causa mais comum é a fusão comissural (90%); embora muito menos comum, a valva displásica pode ser observada na síndrome de Noonan.

A **estenose valvar aórtica** é relativamente comum, mas, na verdade, menos do que a tetralogia de Fallot, como uma lesão cardíaca pediátrica. No entanto, as anormalidades valvares aórticas são as anormalidades congênitas mais comuns do coração, por causa das valvas aórticas bicúspides. A estenose valvar aórtica que se apresenta no início da vida costuma ser crítica e responsável por, talvez, 10% das apresentações. O restante, como a estenose valvar pulmonar, se apresenta como um sopro de ejeção sistólica assintomático mais tarde na infância ou na vida adulta. Em geral, os folhetos são bicúspides, devido à fusão comissural, espessados e rígidos, e a estenose é progressiva com o tempo. Provavelmente, a melhor pista em uma radiografia de tórax é uma sombra proeminente da aorta ascendente ao longo do mediastino direito, logo acima do coração; com a idade e o alongamento da aorta, o arco aórtico torna-se conspícuo (Figura 68.21). Também pode ocorrer hipertrofia do VE, mas o coração não aumenta de volume, a menos que haja insuficiência cardíaca.

A **coarctação da aorta** é uma das lesões congênitas do coração que podem se apresentar mais tarde na vida, com sinais reconhecidos pela primeira vez em uma radiografia de tórax ou ultrassonografia renal realizada para avaliar a hipertensão. Na radiografia de tórax, a dilatação da aorta ascendente, do arco aórtico e pós-estenótica da aorta descendente, juntamente com o pinçamento da aorta, forma o sinal da "figura do 3"

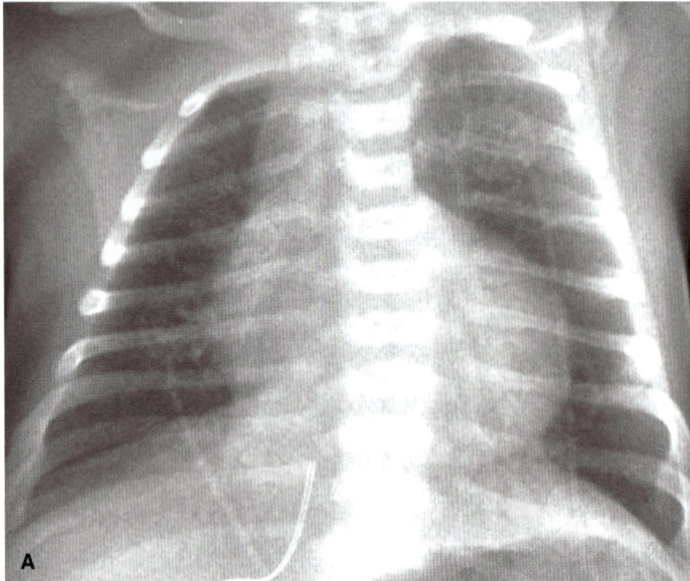
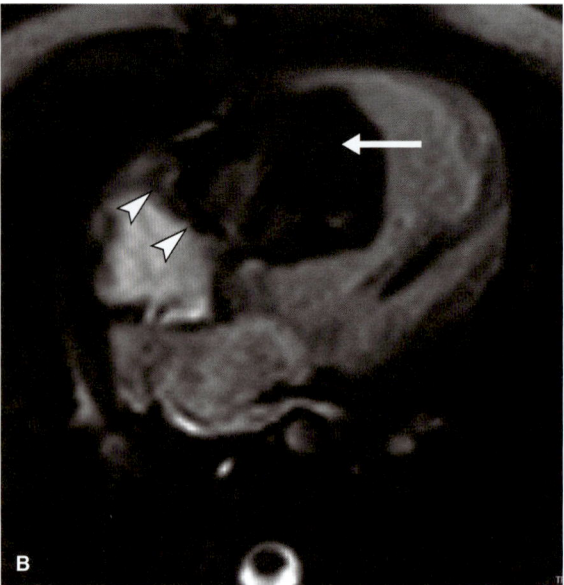

Figura 68.19 Atresia tricúspide. A. Radiografia portátil de tórax de recém-nascido com diagnóstico pré-natal de atresia tricúspide. A diminuição da vascularização pulmonar, a borda proeminente do átrio direito e o segmento côncavo do tronco da artéria pulmonar são relativamente característicos. **B.** Uma imagem de RM em cine SSFP (*steady state free precession*) de quatro câmaras mostra a atresia (*pontas de seta*) e o pequeno ventrículo direito com o músculo hipertrofiado (*seta curta*). Devido ao pequeno tamanho da DSV, havia pouco fluxo para a frente pelo VD, resultando em uma artéria pulmonar muito pequena.

(Figura 68.5). Se houver colaterais bem desenvolvidas, geralmente não antes dos 8 anos de idade, pode haver entalhes nas costelas (Figura 68.22) ou uma densidade ondulante na área retroesternal, representando artérias intercostais ou artérias mamárias dilatadas, respectivamente, o que não é visto com frequência. Sob o aspecto clínico, os pacientes podem ter pulsos amplos nos membros superiores ou hipertensão nos membros superiores, em relação com os membros inferiores. Ao realizar a ultrassonografia com Doppler renal para hipertensão, é importante avaliar o perfil de pulso da aorta descendente. Se houver um pulso *tardus* e *parvus* na aorta, é provável que o paciente tenha coarctação da aorta. Existem dois tipos principais de

coarctação da aorta: localizada e difusa. O tipo difuso, denominado "infantil" por causa de sua apresentação inicial, está associado a DSV, DSA e anormalidades da valva mitral em muitos casos. O tipo localizado costuma ser denominado justaductal, ficando o estreitamento no nível do canal arterial ou imediatamente distal a esse ducto. Ambos os tipos estão associados a valvas aórticas bicúspides.

A **síndrome do coração esquerdo hipoplásico** é um tipo de doença cardíaca de ventrículo único, que ocorre como um espectro de subdesenvolvimento das estruturas cardíacas esquerdas (aorta, valva aórtica, VE, valva mitral e átrio esquerdo). Em geral, essas anomalias são diagnosticadas por ultrassonografia

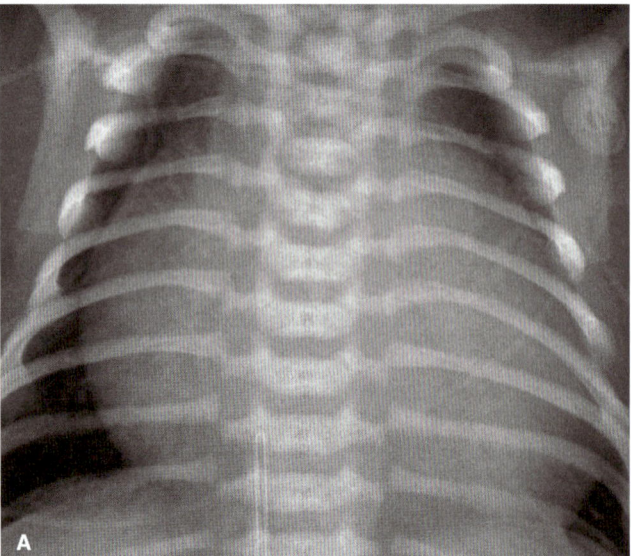
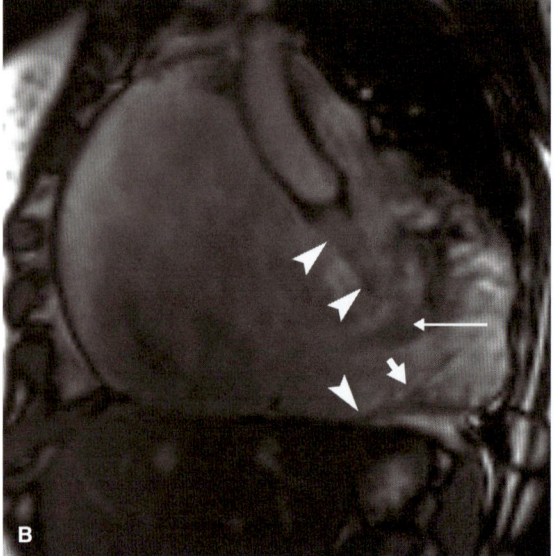

Figura 68.20 Anomalia de Ebstein. A. Anomalia de Ebstein. Observe a cardiomegalia grave com aumento acentuado do átrio direito. A vascularização pulmonar geralmente está diminuída. **B.** Anomalia de Ebstein não reparada em um adulto. A cine RM SSFP, no plano coronal oblíquo, mostra a valva tricúspide redundante (*pontas de seta*) "atrializando" boa parte do influxo do VD, um enorme átrio direito e a regurgitação tricúspide (*seta fina*).

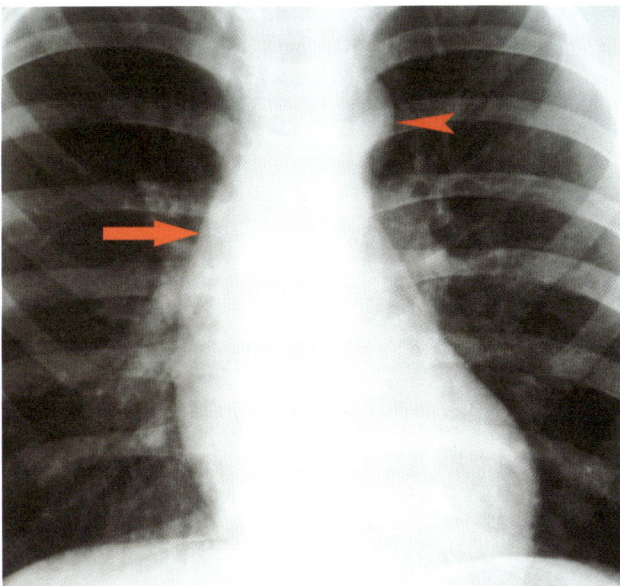

Figura 68.21 Estenose da valva aórtica. A aorta ascendente (*seta*) e o arco aórtico (*ponta de seta*) são proeminentes nessa criança de 5 anos com estenose aórtica congênita.

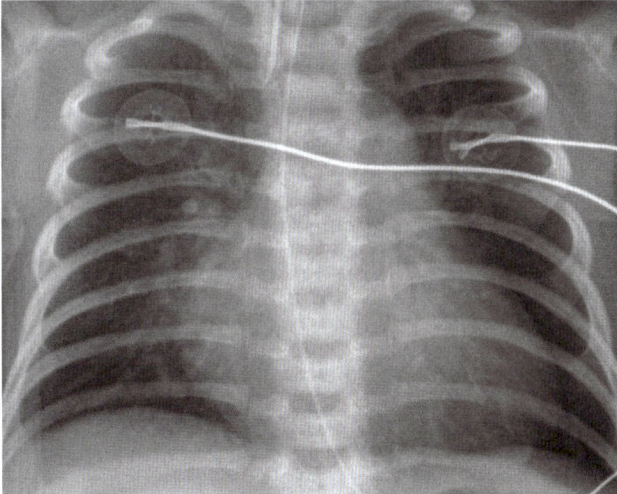

Figura 68.23 Síndrome do coração esquerdo hipoplásico. Cardiomegalia e congestão vascular pulmonar passiva costumam se desenvolver nos primeiros dias de vida.

de triagem pré-natal devido à incapacidade de obter uma "visão das quatro câmaras" e, em seguida, com o encaminhamento desses pacientes para ecocardiograma fetal e, então, para atendimento adequado, mas podem se apresentar sem conhecimento prévio ao nascimento. Elas são dependentes de um *shunt* de sangue no nível atrial do átrio esquerdo para o direito e de um grande canal arterial para fornecer fluxo sanguíneo para o cérebro e o corpo. Se os pacientes não forem diagnosticados e tiverem alta, eles apresentarão sintomas cardíacos devido ao fechamento do canal arterial. A radiografia de tórax costuma mostrar o coração normal, podendo a vascularização pulmonar variar de um padrão normal até edema intersticial pulmonar (Figura 68.23). Com frequência, a apresentação clínica é grave e desproporcional à radiografia de tórax, que parece relativamente normal. Felizmente, muitos casos são reconhecidos no pré-natal ou logo após o nascimento, e a sobrevivência se tornou a norma desde que o procedimento de Norwood, em dois estágios, foi desenvolvido no início dos anos 1980, o qual, atualmente, com as novas modificações, permite a sobrevida em

mais de 80% dos pacientes, sendo apenas paliativo, e não uma cura, devido às muitas morbidades a longo prazo e à eventual falência do VD sistêmico.

Malposições cardíacas

A relação entre as vísceras torácicas e abdominais é descrita em termos de *situs*. O *situs* dos átrios, o sistema broncopulmonar e os órgãos abdominais devem ser designados separadamente. O *situs solitus* é a configuração normal das vísceras toracoabdominais, com o ápice cardíaco, o estômago e o baço à esquerda, e o fígado, à direita. O *situs inversus totalis* é uma imagem em espelho completa das vísceras toracoabdominais. Qualquer outra configuração é uma síndrome heterotáxica.

Presumindo-se que não haja uma causa extracardíaca de "malposição", a posição do coração é descrita como levocardia, dextrocardia ou mesocardia. A levocardia ocorre quando o ápice e a maior parte do coração estão à esquerda; já na dextrocardia o ápice do coração e a maior parte dele estão à direita. A mesocardia deve ser usada quando o coração está no centro, sendo a lateralidade da maior parte dele indeterminada.

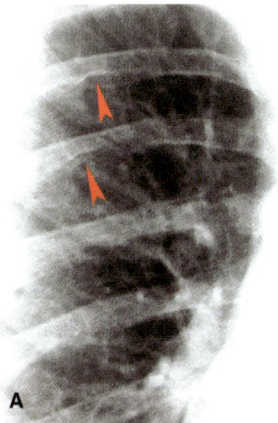
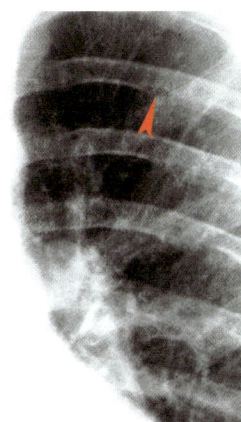
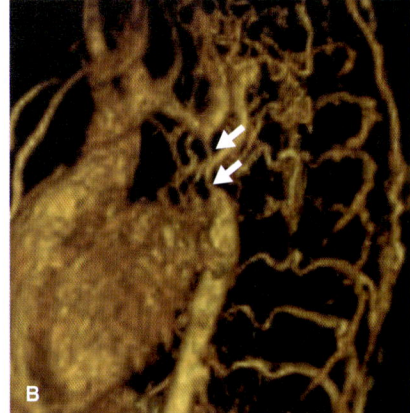

Figura 68.22 Coarctação da aorta com entalhes nas costelas. **A.** Os pequenos entalhes (*pontas de seta*) ao longo das bordas inferiores de algumas das costelas superiores bilateralmente são causados por vasos colaterais aumentados. **B.** Um menino de 11 anos apresentou hipertensão nos membros superiores. A angio-RM mostra um longo segmento de coarctação (*setas*) e um grande número de colaterais intercostais dilatadas.

Se possível, a lateralidade do ápice deve ser descrita quando o coração é mesocárdico. Por exemplo, "a mesocardia está com o ápice à direita", mas, às vezes, a direção do ápice não pode ser determinada apenas em uma radiografia de tórax.

Quando a heterotaxia é sugerida, algumas pistas podem ajudar a definir as relações das vísceras toracoabdominais. No tórax, o melhor indicador dos dois grupos principais de isomerismo atrial na radiografia de tórax é a relação do brônquio do lobo superior com a artéria pulmonar. Se houver brônquios epiarteriais bilaterais, é muito provável que haja isomerismo atrial direito e asplenia. Também costuma haver pulmões trilobados bilaterais e fígado que se estende pelo abdome. As síndromes de poliesplenia tipicamente apresentam brônquios hiparteriais e pulmões bilobados, com um fígado assimétrico com a maior parte do seu volume à esquerda ou à direita.

Resumo

O diagnóstico de anormalidades específicas da DCC e o entendimento da maneira correta do que ocorre somente com uma radiografia de tórax são expectativas sem propósito. Ser capaz de determinar com precisão a vascularização pulmonar e reconhecer o aumento cardíaco e as anormalidades cardiomediastinais, para que você possa sugerir uma nova consulta com um cardiologista, é inestimável. Sempre fale com o médico solicitante quando suspeitar de uma DCC, porque informações clínicas adicionais (p. ex., cianose ou acianose) podem ser muito úteis, não havendo maneira melhor de comunicar sua preocupação. Em geral, evite recomendações de ecocardiograma e, em vez disso, aconselhe primeiro uma consulta com um cardiologista. Deixe que ele reúna todos os dados históricos, clínicos e do exame físico e seja o árbitro das próximas etapas.

Leitura sugerida

Radiografia de tórax na avaliação da doença cardíaca congênita

Fonseca B, Chang R, Senac M, Knight G, Sklansky MS. Chest radiography and the evaluation of the neonate for congenital heart disease. *Pediatr Cardiol* 2005;26:367–372.

Laya BF, Goske MJ, Morrison S, et al. The accuracy of chest radiographs in the detection of congenital heart disease and in the diagnosis of specific congenital cardiac lesions. *Pediatr Cardiol* 2006;36:677–681.

Teele SA, Emani SM, Thiagarajan RR, Teele RL. Catheters, wires, tubes and drains on postoperative radiographs of pediatric cardiac patients: the whys and wherefores. *Pediatr Cardiol* 2008;36:1041–1053.

Tumkosit M, Yingyong N, Mahayosnond A, Choo KS, Goo HW. Accuracy of chest radiography for evaluating abnormal pulmonary vascularity in children with congenital heart disease. *Int J Cardiovasc Imaging* 2012;28:69–75.

Correção da doença cardíaca congênita

Gaca AM, Jaggers JJ, Dudley LT, Bisset GS 3rd. Repair of congenital heart disease: a primer—part 1. *Radiology* 2008;247:617–631.

Gaca AM, Jaggers JJ, Dudley LT, Bisset GS 3rd. Repair of congenital heart disease: a primer—part 2. *Radiology* 2008;248:44–60.

Rodríguez E, Soler R, Fernández R, Raposo I. Postoperative imaging in cyanotic congenital heart diseases: part 1, normal findings. *AJR Am J Roentgenol* 2007;189:1353–1360.

Soler R, Rodríguez E, Alvarez M, Raposo I. Postoperative imaging in cyanotic congenital heart diseases: part 2, complications. *AJR Am J Roentgenol* 2007; 189:1361–1369.

Ressonância magnética na doença cardíaca congênita

Caro-Dominguez P, Yoo SJ, Seed M, Grosse-Wortmann L. Magnetic resonance imaging of cardiovascular thrombi in children. *Pediatr Radiol* 2018;48: 722–731.

Fratz S, Chung T, Greil GF, et al. Guidelines and protocols for cardiovascular magnetic resonance in children and adults with congenital heart disease: SCMR expert consensus group on congenital heart disease. *J Cardiovasc Magn Reson* 2013;15:51.

Lu JC, Dorfman A, Attili AK, Mahani MG, Dillman MD, Agarwal PP. Evaluation with cardiovascular MR imaging of baffles and conduits used in palliation or repair of congenital heart disease. *Radiographics* 2012;32:E107–E127.

Woodard PK, Ho VB, Akers SR. ACR Appropriateness Criteria® known or suspected congenital heart disease in the adult. *J Am Coll Radiol* 2017; 14:S166–S176.

Doença cardíaca congênita específica

Geva T. Repaired tetralogy of Fallot: the roles of cardiovascular magnetic resonance in evaluating pathophysiology and for pulmonary valve replacement decision support. *J Cardiovasc Magn Reson* 2011;13:9.

Geva T, Martins JD, Wald RM. Atrial septal defects. *Lancet* 2014;383:1921–1932.

Hanneman K, Newman B, Chan F. Congenital variants and anomalies of the aortic arch. *Radiographics* 2017;37:32–51.

Situs visceroatrial

Ghosh S, Yarmish G, Godelman A, Haramati LB, Sindola-Franco H. Anomalies of visceroatrial situs. *AJR Am J Roentgenol* 2009;193:1107–1117.

Lapierre C, Déry J, Guérin R, Viremouneix L, Dubois J, Garel L. Segmental approach to imaging of congenital heart disease. *Radiographics* 2010; 30:397–411.

Miscelânea

Anwar S, Singh GK, Miller J, et al. 3D printing is a transformative technology in congenital heart disease. *JACC: Basic to Translational Science* 2018;3: 294–312

CAPÍTULO 69 ■ ABDOME

ETHAN A. SMITH E ANDREW T. TROUT

Obstrução – Geral

A suspeita de obstrução do trato gastrintestinal (GI) é um motivo relativamente comum para uma criança ser encaminhada para exames de imagem. Os pacientes geralmente apresentam vômitos, distensão abdominal, intolerância alimentar e, em crianças maiores, dor abdominal. As obstruções do trato GI podem ser decorrentes de causas congênitas e adquiridas, e o diagnóstico diferencial é inicialmente bastante amplo. No entanto, ao considerar a idade do paciente e alguns fatores clínicos, muitas vezes é possível reduzi-lo a uma lista mais curta de possibilidades e a abordagem por exames de imagem pode ser adaptada de acordo. Por exemplo, uma suspeita de obstrução em um recém-nascido tem muita probabilidade de ser devido a uma causa congênita, como atresia intestinal, enquanto uma obstrução em um paciente adolescente previamente saudável é mais provável de ser decorrente de um distúrbio infeccioso ou inflamatório adquirido, como apendicite. Da mesma forma, fatores clínicos, como a presença de vômitos biliosos *versus* não biliosos, permitem que o diagnóstico diferencial seja encurtado pela definição do provável local de obstrução, como proximal (não bilioso) ou distal (bilioso) em relação à ampola de Vater. O objetivo dos exames de imagem em crianças com suspeita de obstrução é determinar a causa mais provável da obstrução e fazer a triagem adequada para tratamento cirúrgico ou não cirúrgico.

Obstrução – Congênita

Atresia esofágica e fístula traqueoesofágica

A atresia esofágica é a causa mais comum de obstrução esofágica congênita. Essa condição é o resultado do desenvolvimento anormal do intestino anterior no início da gestação, o que leva à descontinuidade do esôfago e, frequentemente, a uma conexão fistulosa associada entre o esôfago e a traqueia (fístula traqueoesofágica [FTE]). Existem vários subtipos de atresia esofágica/FTE, sendo o mais comum uma atresia esofágica completa, com o esôfago com terminação cega e uma conexão fistulosa distal, entre a porção inferior da traqueia e o segmento distal do esôfago. O local mais comum da atresia é o terço proximal do esôfago, geralmente logo acima do nível da carina. Outros tipos menos comuns de atresia esofágica/FTE são detalhados na Figura 69.1. A atresia esofágica/FTE pode estar associada a outras anormalidades congênitas, incluindo anomalias vertebrais, doença cardíaca congênita, malformações anorretais e outras características da associação VACTRL (vertebral, anal, cardíaca, traqueoesofágica, renal e membro [ou *limb*, em inglês]).

As gestações complicadas por atresia esofágica podem apresentar polidrâmnio, pois a descontinuidade do esôfago impede a deglutição normal do líquido amniótico. Se o diagnóstico de atresia esofágica/FTE não for feito na imagem pré-natal, a anormalidade geralmente se torna evidente nas primeiras horas de vida, quando o recém-nascido é incapaz de tolerar a alimentação. A incapacidade de colocar uma sonda nasogástrica ou orogástrica em geral leva a maior suspeita clínica do diagnóstico.

O exame de imagem inicial mais comum em um paciente com suspeita de atresia esofágica/FTE é uma radiografia de tórax. Uma bolsa esofágica com terminação cega e cheia de ar geralmente é visível e, se a sonda nasogástrica tiver sido tentada, ela será enrolada no esôfago proximal atrésico (Figura 69.2). A presença ou ausência de gás no estômago e no intestino delgado ajuda a definir o tipo de atresia esofágica/FTE. Se houver gás, então uma fístula distal deve estar presente. Já a falta de gases indica ausência de fístula distal.

Com frequência, uma radiografia de tórax é o único exame de imagem necessário para definir a anormalidade na atresia esofágica/FTE. Ocasionalmente, os cirurgiões podem solicitar que o radiologista injete contraste na bolsa (o chamado "bolsograma") para definir melhor a anatomia. Na maioria das

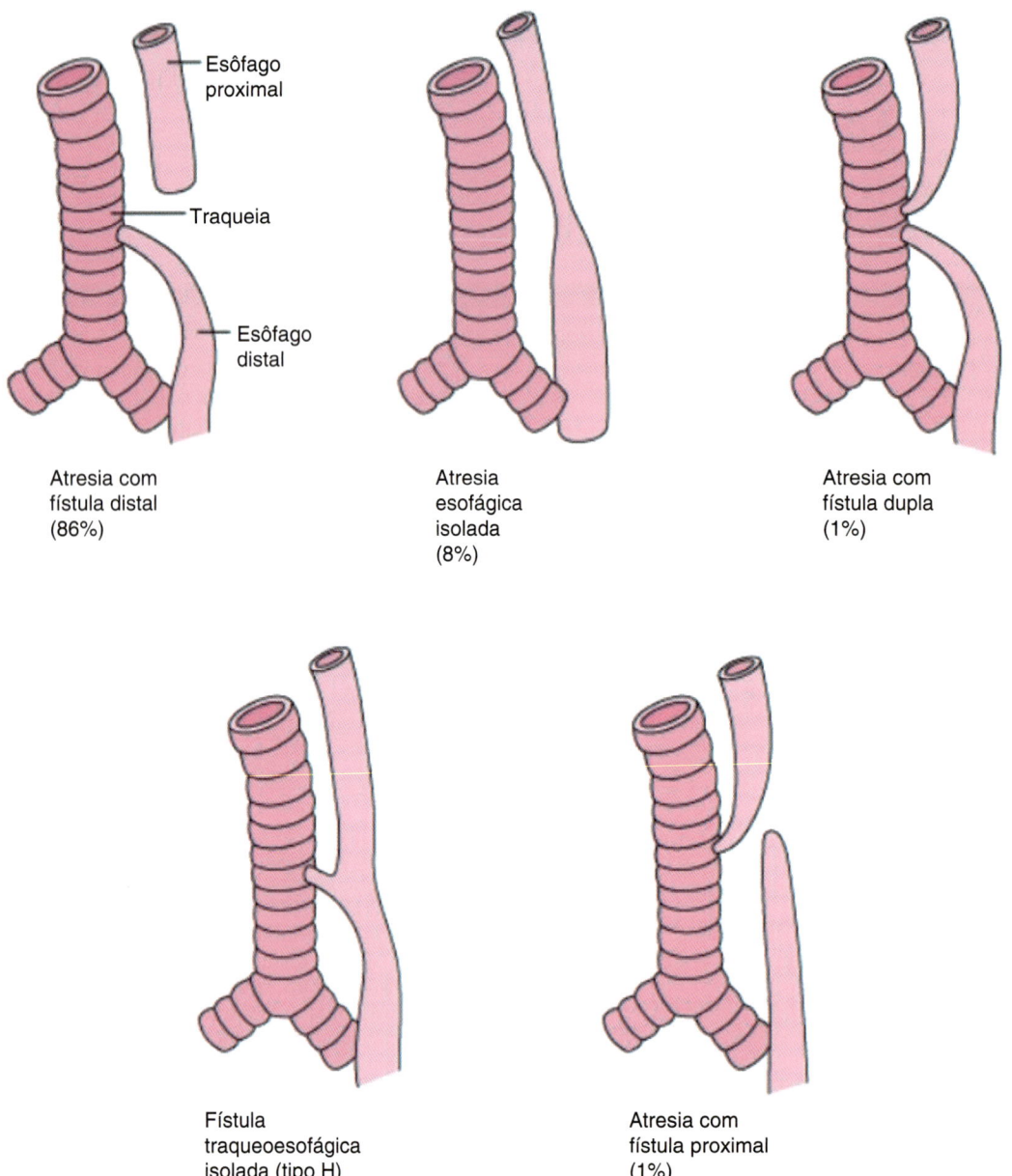

Figura 69.1 **Representação esquemática do espectro da atresia esofágica e fístulas traqueoesofágicas.** A forma mais comum é a atresia esofágica completa com fístula traqueoesofágica distal. Os sintomas e os achados de imagem dependem da especificidade da malformação. Qualquer conexão do esôfago proximal à traqueia permite a broncoaspiração do conteúdo esofágico. Uma conexão entre a traqueia e o esôfago distal (ou continuidade do esôfago) é necessária para que o gás esteja presente no intestino.

vezes, isso é feito para excluir a possibilidade de uma rara fístula proximal entre a bolsa esofágica e a traqueia que precisaria ser tratada na cirurgia (Figura 69.3).

Existem algumas considerações técnicas importantes ao realizar um "bolsograma" nesses pacientes. Em primeiro lugar, é imperativo obter uma incidência lateral verdadeira, que provavelmente demonstrará a presença de FTE proximal. Em segundo lugar, como a bolsa costuma ser curta, o refluxo do contraste para a hipofaringe ocorre com frequência e a aspiração de pequenas quantidades de contraste é comum. Assim, tanto o contraste inerte (sulfato de bário) quanto o iso-osmolar devem ser usados para evitar pneumonite química, se ocorrer aspiração. O uso de um cateter com apenas um orifício na extremidade pode ajudar a limitar a quantidade de refluxo para a hipofaringe. Finalmente, é aconselhável incluir a hipofaringe em todas as imagens durante a injeção de contraste, de modo que, se algum

contraste for visto na traqueia, possa ser determinado se veio de aspiração ou de uma pequena FTE proximal.

Embora rara, a FTE sem atresia esofágica (fístula do tipo H) merece consideração especial. Os pacientes com FTE isolada podem apresentar sinais e sintomas mais tarde na infância, pois não têm intolerância alimentar e a tosse com a alimentação ou pneumonia é recorrente, devido à aspiração via FTE tipo H. As fístulas do tipo H podem não ser visíveis na endoscopia, devido ao colapso dinâmico, e uma esofagografia pode ser necessária para demonstrar a fístula (Figura 69.4). Tal como acontece com o bolsograma, deve-se ter cuidado para obter uma incidência lateral verdadeira na hora de visualizar a fístula. Outros sinais de uma potencial fístula do tipo H na esofagografia incluem trajeto sutil do esôfago em direção à traqueia inferior e visualização do material de contraste ingerido na traqueia/vias respiratórias.

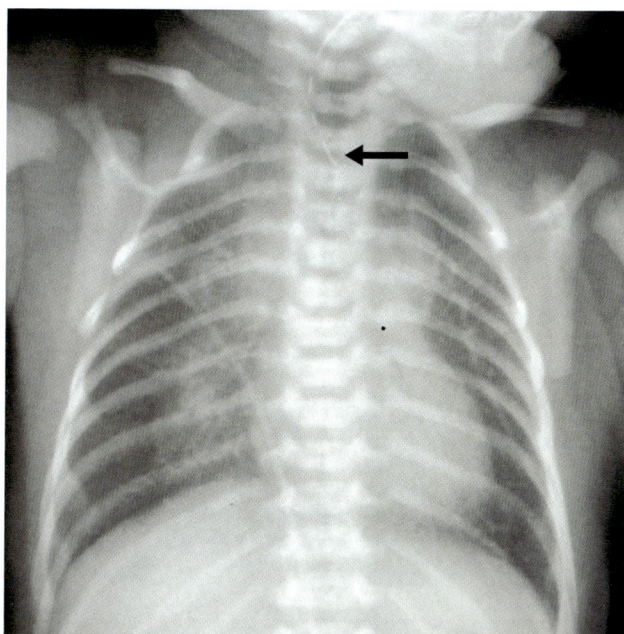

Figura 69.2 Atresia esofágica e fístula traqueoesofágica. A radiografia de tórax anteroposterior (AP) mostra um tubo nasogástrico enrolado na bolsa esofágica com terminação cega (*seta*).

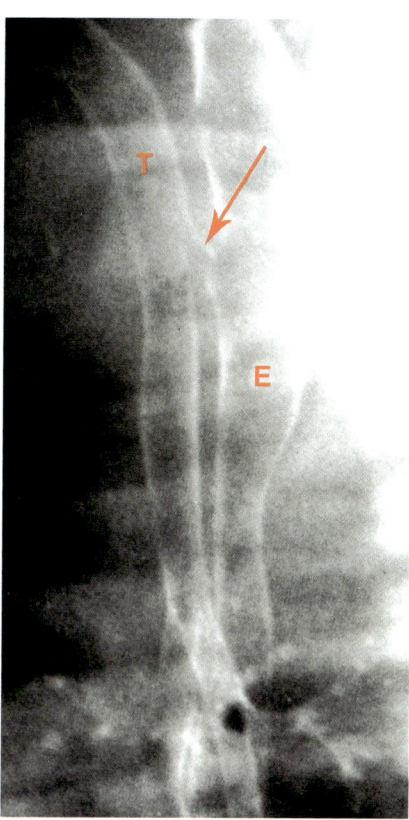

Figura 69.4 Fístula traqueoesofágica. A traqueia (*T*) e o esôfago (*E*) estão conectados por uma fístula (*seta*).

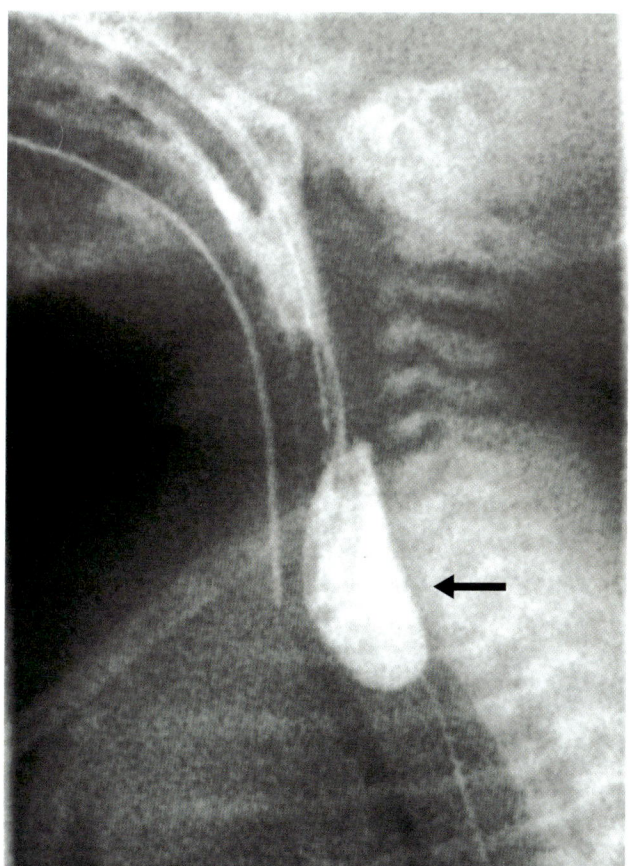

Figura 69.3 Atresia esofágica e fístula traqueoesofágica. Imagem fluoroscópica lateral mostra a bolsa esofágica com fundo cego distendido com material de contraste (*seta*). Este estudo foi realizado para delinear a anatomia antes da cirurgia e excluir a presença de uma fístula traqueoesofágica proximal.

Obstrução duodenal

Má rotação e volvo do intestino médio. Ocorre devido à falha da sequência normal de rotação do intestino e do mesentério durante o desenvolvimento (Figura 69.5). Normalmente, o ligamento de Treitz é relativamente fixo no quadrante superior esquerdo, enquanto o ceco é fixado no quadrante inferior direito, dando ampla base ao mesentério, o que evita a torção. Na má rotação, a base do mesentério é relativamente curta e, portanto, propensa a torções (volvo). É importante distinguir entre má rotação e volvo do intestino médio. A má rotação é a anormalidade anatômica que predispõe ao volvo do intestino médio, mas um paciente pode estar "mal girado" sem apresentar volvo. Se ocorrer volvo, a obstrução resultante é geralmente vista na terceira parte do duodeno. O volvo do intestino médio pode ser catastrófico, pois envolve os vasos mesentéricos e é possível resultar em isquemia venosa e arterial do intestino.

Sua apresentação clínica mais comum é a êmese biliosa (devido à obstrução distal à ampola de Vater). A maioria dos pacientes com má rotação e volvo de intestino médio se apresenta clinicamente no primeiro mês de vida. No entanto, a má rotação com volvo pode ocorrer em qualquer idade, e alguns casos já foram relatados no fim da idade adulta.

A má rotação pode ser identificada fluoroscopicamente, mas também pode ser detectada por acidente em imagens em corte transversal. O diagnóstico de volvo, no entanto, é mais frequentemente feito com uma série fluoroscópica do trato GI superior, e sua suspeita é uma indicação de urgência. Para confirmar a rotação normal ou para diagnosticar má rotação do GI superior, as imagens de projeção lateral e anteroposterior (AP) do duodeno são necessárias. No estado normal, a terceira porção do duodeno deve estar posterior na localização, logo em frente à coluna, na incidência lateral, e deve cruzar a linha média na incidência AP (Figura 69.6). O ligamento de Treitz deve estar à esquerda da linha média, no nível semelhante ao bulbo

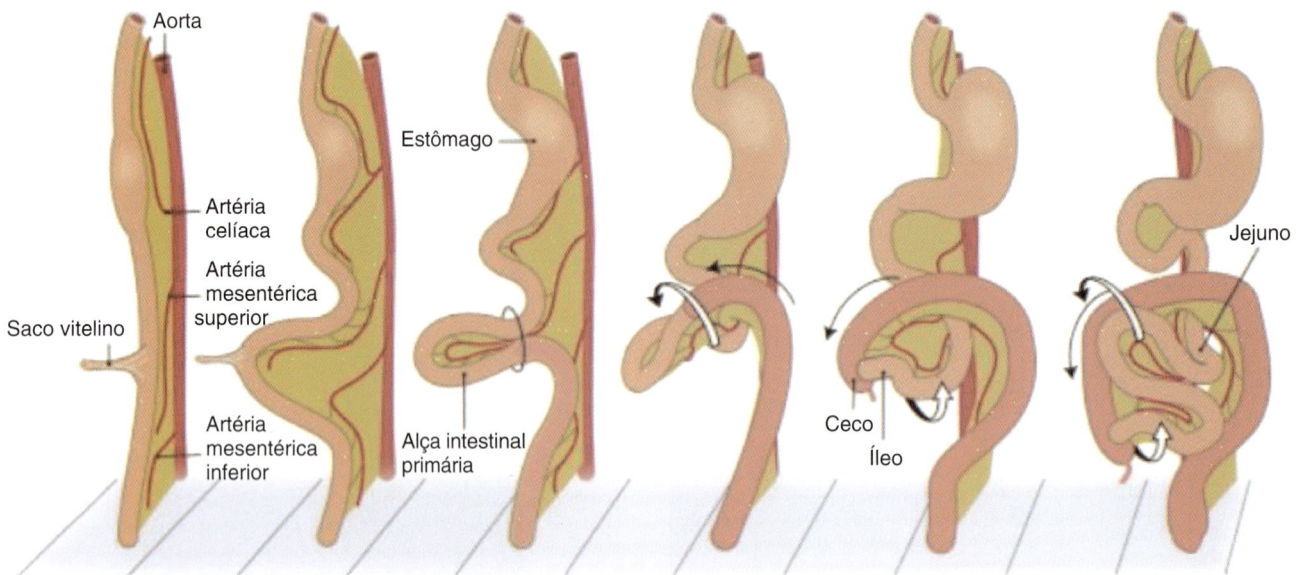

Figura 69.5 **Representação esquemática do processo normal de rotação intestinal durante o desenvolvimento.** Nesse processo, o intestino hernia para fora do abdome, gira e depois volta para o abdome, onde se fixa. A falha desse processo resulta em "má rotação", que pode predispor ao volvo de intestino médio.

duodenal. Na má rotação, a terceira porção com frequência não cruza a linha média e pode se estender anteriormente na incidência lateral. O ligamento de Treitz pode estar à direita da linha média ou pode estar anormalmente baixo. O ceco também é frequentemente anormal em sua posição, tanto na linha média, quanto no alto, no quadrante superior direito. A má rotação na tomografia computadorizada (TC), ressonância magnética (RM) ou ultrassonografia (US) se manifesta quando a terceira porção do duodeno não passa entre a artéria mesentérica superior (AMS) e a aorta. As alças do intestino delgado podem estar localizadas principalmente no lado direito do abdome, e o cólon, apenas no lado esquerdo. A relação entre a AMS e a veia mesentérica superior (VMS) pode estar invertida, com a AMS à direita e a VMS à esquerda (em casos típicos, a posição da AMS e da VMS espelha a aorta e a veia cava inferior [VCI]).

O diagnóstico de volvo de intestino médio depende da observação de vários graus de obstrução duodenal, frequentemente com torção ou aparência de "saca-rolha" da terceira porção do duodeno. Se obstruído, com frequência ocorre a "quebra" da terceira porção do duodeno, pois o lúmen é obstruído pela torção (Figura 69.7).

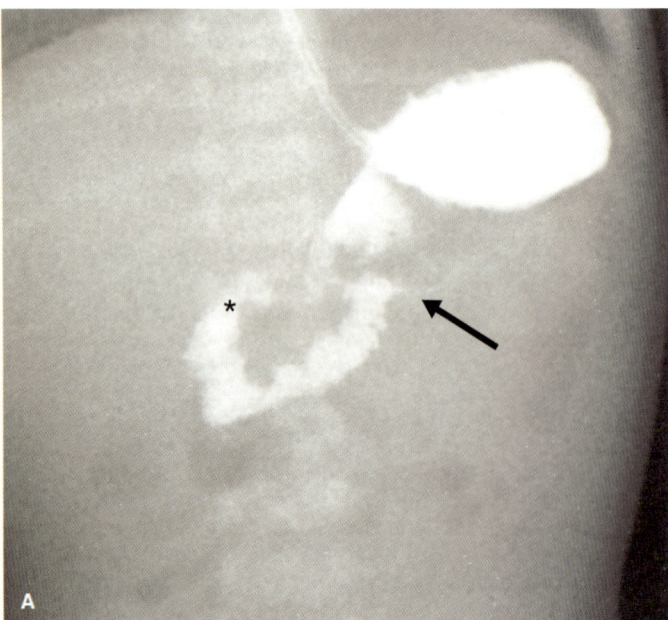

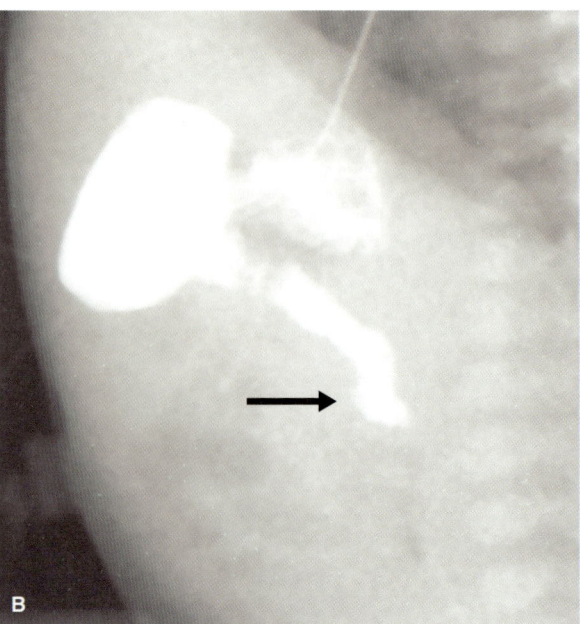

Figura 69.6 **Duodeno normal na série do trato GI superior. A.** Imagem AP demonstra curso duodenal normal com posicionamento normal do ligamento de Treitz. O duodeno deve cruzar para a esquerda da linha média e então subir, com o ligamento de Treitz (*seta*) localizado em um nível semelhante ao do bulbo duodenal (*asterisco*). **B.** Imagem em perfil mostra que a terceira porção do duodeno (*seta*) estava localizada posteriormente, logo em frente à coluna vertebral, confirmando a localização retroperitoneal. As incidências AP e lateral são necessárias para confirmar a rotação normal.

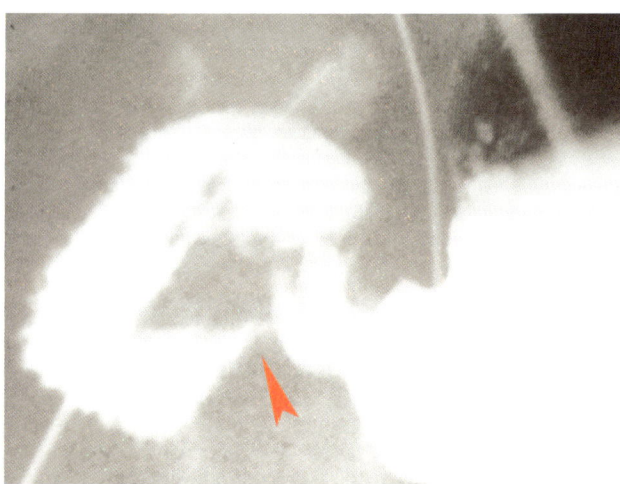

Figura 69.7 **Volvo do intestino médio.** A imagem fluoroscópica em uma criança com volvo de intestino médio mostra um bico cônico (*ponta de seta*) no local da obstrução na terceira porção do duodeno.

A má rotação com volvo de intestino médio é uma emergência cirúrgica, com intervenção imediata necessária para evitar isquemia intestinal catastrófica. O procedimento cirúrgico corretivo é chamado de "procedimento de Ladd", durante o qual as bandas adesivas são lisadas e o intestino é destorcido, com o intestino delgado colocado no abdome direito e o cólon no esquerdo. É importante ressaltar que o procedimento reduz a probabilidade de volvo recorrente, mas não "corrige" a má rotação, de modo que estudos de imagem subsequentes ainda mostrarão anormalidades no curso do duodeno e na posição do intestino delgado e cólon.

Atresia duodenal. Tem uma forte associação com a trissomia do 21. Durante o desenvolvimento embriológico normal do duodeno, o lúmen sofre uma sequência de oclusão por proliferação celular normal e subsequente recanalização. A falha dessa recanalização normal resulta em atresia duodenal, com a obstrução ocorrendo na segunda porção. Os pacientes geralmente apresentam intolerância alimentar no início da vida neonatal. Os vômitos podem ser biliosos ou não biliosos, dependendo do nível exato da atresia em relação à ampola de Vater. Nos casos clássicos, as radiografias demonstram um sinal de "dupla bolha", causado pela distensão gasosa do estômago e bulbo duodenal, sem gás intestinal distal (Figura 69.8). No entanto, essa aparência está ausente quando um tubo entérico é colocado para descompressão. Quando a dupla bolha clássica está presente, nenhuma imagem adicional é necessária. Se for feita uma avaliação do trato GI superior, o contraste fica confinado ao estômago dilatado e ao bulbo duodenal e não se estende distalmente. A atresia duodenal é tratada cirurgicamente com uma duodenoduodenostomia, contornando o segmento atrésico.

Pâncreas anular. O desenvolvimento do pâncreas ocorre em duas partes, com os botões pancreáticos dorsal e ventral surgindo em ambos os lados da segunda porção do duodeno. Durante o desenvolvimento normal, o botão ventral gira em torno do duodeno e se funde com o botão dorsal na posição anatômica típica. Se essa rotação prosseguir de forma anormal, o tecido pancreático pode circundar o duodeno e causar estreitamento ou obstrução. Dependendo do grau de obstrução, os pacientes podem apresentar intolerância alimentar precocemente ou só mais tarde na infância ou mesmo na idade adulta. Uma série do trato GI superior demonstra estreitamento circunferencial da segunda porção do duodeno, devido à compressão extrínseca pelo tecido pancreático. A TC ou a RM podem ser úteis para demonstrar o tecido pancreático anormal ao redor do duodeno. O tratamento do pâncreas anular é cirúrgico, geralmente com desvio do segmento estreitado do duodeno.

Rede duodenal. A redundância da mucosa duodenal pode resultar em uma área circunferencial de estreitamento relativo ou uma estrutura em forma de bolsa ("deformidade em biruta") que pode causar obstrução duodenal parcial. Uma série do trato GI superior pode demonstrar estreitamento luminal relativo ou falha de enchimento causado pelo tecido redundante. O tratamento das redes duodenais é cirúrgico, com ressecção do tecido redundante ou, em casos raros, desvio do segmento envolvido. Ocasionalmente, é possível tentar a dilatação endoscópica com balão ou a ressecção da rede.

Obstrução do intestino delgado

Atresia jejunal e ileal. A atresia do intestino delgado pode ocorrer em qualquer nível do jejuno ou íleo. Comumente, existe um único segmento atrésico curto, mas casos com múltiplos segmentos atrésico são possíveis. A atresia do intestino delgado é mais provável quando há um insulto vascular na vida fetal, resultando em isquemia e cicatrizes – uma teoria apoiada pelo achado frequente de defeito mesentérico em forma de cunha, associado ao segmento atrésico do intestino delgado.

Os recém-nascidos geralmente apresentam atresia do intestino delgado no início da vida, com intolerância alimentar, vômitos biliosos (obstrução distal à ampola de Vater) e vários graus de distensão abdominal. A aparência radiográfica depende da localização da atresia. Em pacientes com atresia jejunal muito proximal, um sinal da "tripla bolha" pode estar presente, com dilatação do estômago, do duodeno e do segmento curto do jejuno proximal à atresia (Figura 69.9). Em pacientes com atresia jejunal distal e com atresia ileal, múltiplas alças dilatadas do intestino delgado estão tipicamente presentes. Acredita-se que um segmento intestinal muito dilatado é característico da

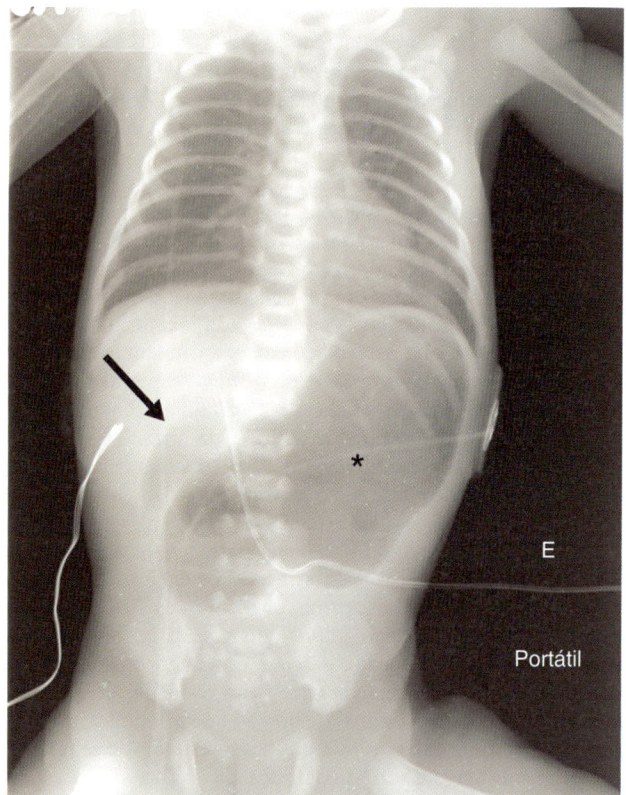

Figura 69.8 **Atresia duodenal.** A radiografia abdominal obtida logo após o nascimento mostra o estômago dilatado e cheio de gás (*asterisco*) e o bulbo duodenal (*seta*), representando o chamado sinal da "dupla bolha", diagnóstico de atresia duodenal.

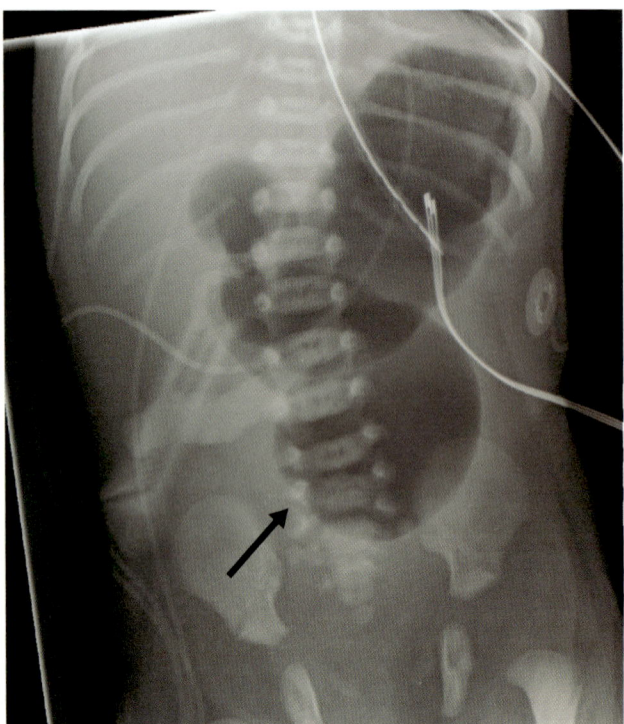

Figura 69.9 Atresia jejunal. Radiografia abdominal em um recém-nascido do sexo masculino mostra estômago e duodeno dilatados, com uma alça de intestino dilatada adicional, representando o jejuno proximal dilatado (*seta*). Essa aparência tem sido chamada de sinal da "tripla bolha".

atresia do intestino delgado, mas nem sempre é visto. Um sinal adicional que pode ser encontrado nas radiografias é a presença de calcificações peritoneais (Figura 69.10). Esse achado indica que houve uma perfuração intestinal *in utero*, com derramamento de mecônio na cavidade peritoneal e, como consequência, inflamação e calcificação resultante ("peritonite meconial"). Ocasionalmente, massa cística com calcificações periféricas, chamada de pseudocisto meconial, pode estar presente.

Dependendo do número de alças dilatadas e do local suspeito de obstrução, uma série do trato GI superior (para suspeita de obstrução mais proximal) ou um enema com contraste (para suspeita de obstrução distal) pode ser administrado. Às vezes, os dois estudos são necessários para caracterizar completamente uma anormalidade. Se uma série do trato GI superior for realizada, o contraste preencherá as alças intestinais dilatadas, mas não irá estender-se distalmente ao local da atresia. Se for realizado um enema com contraste, devem ser feitas tentativas de refluxo do meio de contraste o mais retrogradamente possível para o intestino delgado, aproximando-se das alças dilatadas. O aparecimento do cólon no enema para atresia do intestino delgado depende do local da atresia. Por exemplo, em uma atresia ileal distal em casos típicos, o cólon está difusamente pequeno em calibre ("microcólon"), pois a falta de contiguidade do trato GI *in utero* impede o desenvolvimento normal do cólon ao obstruir o fluxo normal de secreções intestinais. No entanto, se a atresia for mais proximal (jejuno ou íleo proximal), o cólon pode parecer normal, pois as secreções intestinais do segmento relativamente longo do intestino normal distal à atresia permitem seu desenvolvimento normal.

O tratamento das atresias do intestino delgado é feito com um *bypass* ou ressecção do segmento afetado. Deve-se ter cuidado durante a cirurgia para examinar todo o intestino delgado, pois locais adicionais de atresia podem estar presentes.

Íleo meconial. Obstrução neonatal do íleo distal por mecônio retido é denominada íleo meconial. Essa condição está fortemente associada à fibrose cística e é provavelmente secundária às secreções intestinais anormalmente viscosas e ao mecônio, resultando em obstrução da válvula ileocecal. Os pacientes apresentam falha na passagem do mecônio, distensão abdominal, intolerância alimentar e vômitos. As radiografias demonstram um padrão obstrutivo distal, com múltiplas alças intestinais dilatadas. Calcificações relacionadas à perfuração *in utero* e peritonite meconial podem estar presentes. Um enema com contraste hidrossolúvel é diagnóstico e terapêutico. Normalmente, esse exame demonstra um microcólon difuso, com refluxo do contraste para um íleo terminal/distal dilatado contendo várias falhas de enchimento, que representam o mecônio retido (Figura 69.11). Embora o refluxo de contraste para o íleo terminal seja importante, o enema deve ser realizado com cuidado, devido ao risco relativamente elevado de perfuração do microcólon. O contraste hiperosmótico solúvel em água causa deslocamento de água para o lúmen intestinal, liberando o mecônio e permitindo que ele passe pelo cólon. Essas mudanças de líquido também têm o potencial de resultar em desidratação em um recém-nascido que não esteja se alimentando e hidratando muito pela boca ou que não seja monitorado de forma adequada. Enemas adicionais podem ser necessários para limpar completamente o mecônio. Em algumas ocasiões, a intervenção cirúrgica é necessária. Quando são encontrados achados consistentes com íleo meconial, uma investigação abrangente para fibrose cística deve ser iniciada.

Obstrução colônica

Cólon esquerdo pequeno. Esta condição, que também é chamada de "imaturidade funcional do cólon" e "síndrome do tampão de mecônio", ocorre em bebês de mães diabéticas ou de mães que receberam tocolíticos durante a gravidez (p. ex., sulfato de magnésio). As radiografias demonstrarão um padrão obstrutivo distal. O enema com contraste hidrossolúvel é o

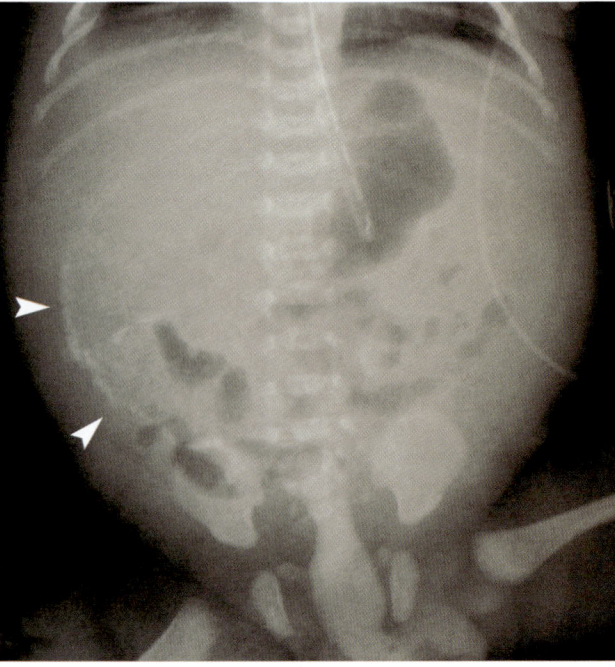

Figura 69.10 Peritonite meconial. Radiografia abdominal em recém-nascido com distensão abdominal mostra calcificações curvilíneas no abdome direito (*pontas de seta*), típicas de peritonite meconial. Há efeito de massa nas alças intestinais cheias de gás adjacentes, sugerindo também a presença de um pseudocisto meconial, posteriormente confirmado por ultrassonografia.

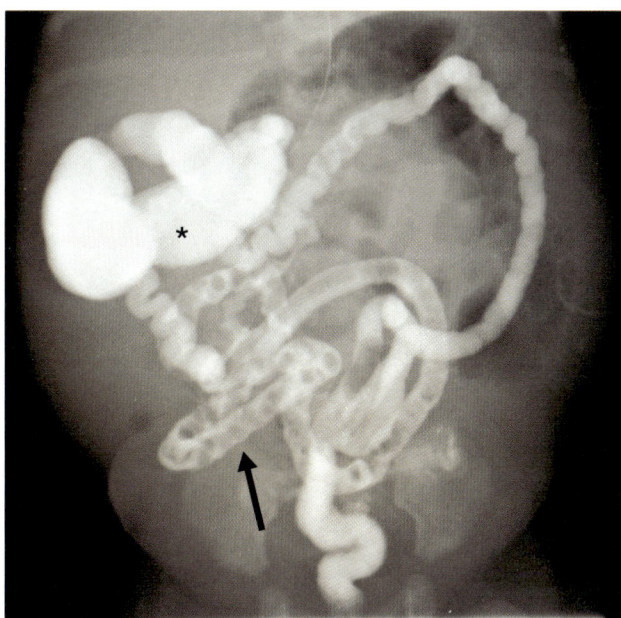

Figura 69.11 Íleo meconial. Imagem de um enema com contraste mostra cólon difusamente de pequeno calibre consistente com microcólon. Existiam várias falhas de enchimento no íleo terminal, representando mecônio (*seta*). O contraste refluiu até o intestino delgado distal dilatado (*asterisco*). O achado de íleo meconial deve levar a exames complementares para fibrose cística.

teste diagnóstico de escolha. Como o nome indica, a síndrome se manifesta como cólon proximal dilatado com mudança abrupta de calibre, em geral na flexura esplênica, e calibre difusamente pequeno no cólon mais distal (Figura 69.12). As falhas de preenchimento no cólon dilatado mais proximal representam mecônio retido. O enema com contraste é geralmente terapêutico, e a obstrução remite com a passagem do mecônio. A cirurgia normalmente não é necessária. Ao contrário do íleo meconial, esta condição não tem associação com fibrose cística, apesar da nomenclatura confusa ("síndrome do tampão de mecônio").

Atresia colônica. É muito menos comum do que as atresias do intestino delgado, provavelmente devido ao suprimento redundante de sangue para o cólon. É provável que a etiologia seja um evento isquêmico. O segmento atrésico está mais comumente localizado na junção do cólon descendente com o cólon sigmoide. O paciente em geral se apresenta logo após o nascimento com distensão abdominal e vômitos, e as radiografias demonstrarão um padrão obstrutivo distal. O enema com contraste mostrará cólon distal de pequeno calibre que termina abruptamente, e o contraste não refluirá para as alças intestinais proximais dilatadas. O tratamento para a atresia do cólon é a cirurgia.

Doença de Hirschsprung. Ocorre devido à falta de células ganglionares normais que inervam o cólon, levando ao peristaltismo colônico anormal e vários graus de obstrução. O reto está sempre envolvido, e a extensão do envolvimento proximal varia. Nos casos típicos, o envolvimento é contíguo a partir do reto proximalmente. A apresentação clínica da doença de Hirschsprung pode variar, dependendo do comprimento do segmento envolvido e do grau de obstrução. Alguns pacientes apresentarão achados de obstrução colônica franca com distensão abdominal, falha na passagem de mecônio e vômitos. Em alguns casos, a condição pode não ser diagnosticada até mais tarde na vida, quando a criança passa por uma avaliação para constipação intestinal crônica refratária.

Dependendo do grau de obstrução, a aparência radiográfica da doença de Hirschsprung pode variar de achados de obstrução intestinal distal, com múltiplas alças intestinais dilatadas, a um padrão de gases intestinais quase normal, frequentemente com evidência de constipação intestinal. O enema com contraste é o exame de imagem de escolha na avaliação de pacientes com suspeita de doença de Hirschsprung. A aparência da imagem pode variar, mas normalmente o segmento afetado está contraído (calibre menor), em comparação com o cólon mais proximal não afetado (Figura 69.13). A "proporção retossigmoide" é frequentemente descrita como medida diagnóstica. No cólon normal, o reto é maior em diâmetro do que o cólon mais proximal (p. ex., sigmoide e cólon descendente). No entanto, na doença de Hirschsprung, o reto (e todo o cólon envolvido pela doença) está contraído e normalmente é menor em calibre do que o cólon mais proximal não afetado (Figura 69.13). É importante obter uma incidência lateral verdadeira, com distensão completa do reto, para evitar falso-positivos causados por subdistensão. Uma descoberta adicional que pode ser útil é a visualização de aparência irregular em "dente de serra" da parede retal na incidência lateral, causada por peristaltismo e espasmo anormais. Em geral, o papel do enema com contraste é fazer o diagnóstico, se possível determinar a localização aproximada da zona de transição (a transição entre o cólon dilatado e contraído) e excluir outras causas de obstrução colônica. É importante ressaltar que a zona de transição radiográfica pode não se correlacionar bem com a zona de transição na patologia; no entanto, estimar o nível de obstrução é útil para o planejamento cirúrgico.

A aganglionose colônica total é uma forma rara de doença de Hirschsprung que envolve todo o cólon. Raramente, a falta de células ganglionares também pode se estender ao intestino delgado proximal. Na aganglionose colônica total, o cólon pode parecer difusamente pequeno ("microcólon")

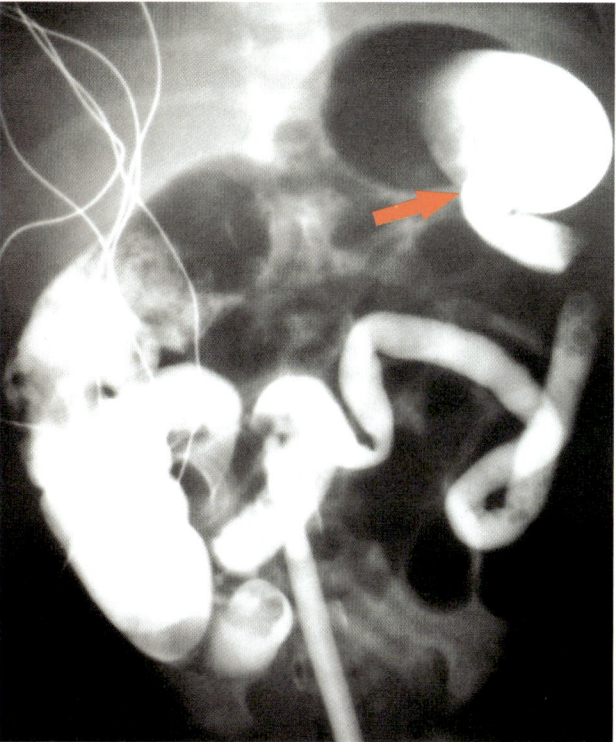

Figura 69.12 Síndrome do tampão de mecônio (síndrome do cólon esquerdo pequeno). O enema com contraste demonstra um pequeno cólon esquerdo com a zona de transição característica (*seta*). Esses achados mimetizam os da doença de Hirschsprung.

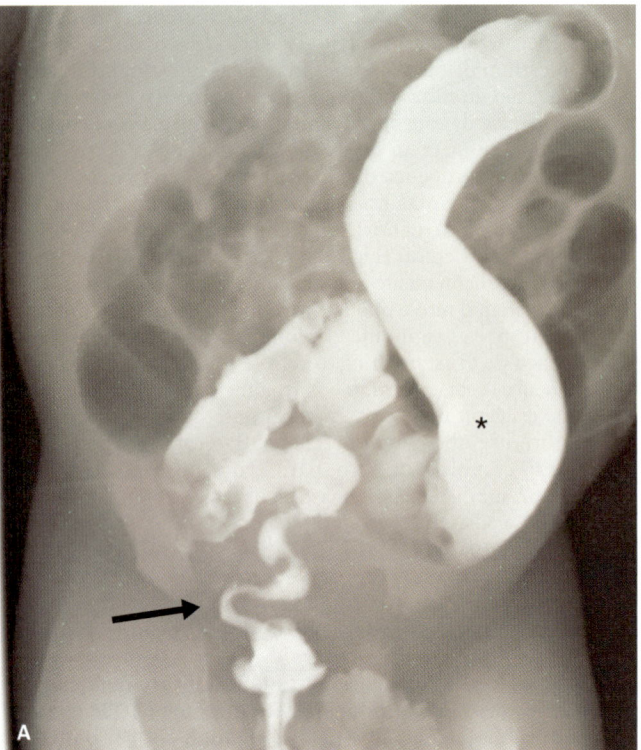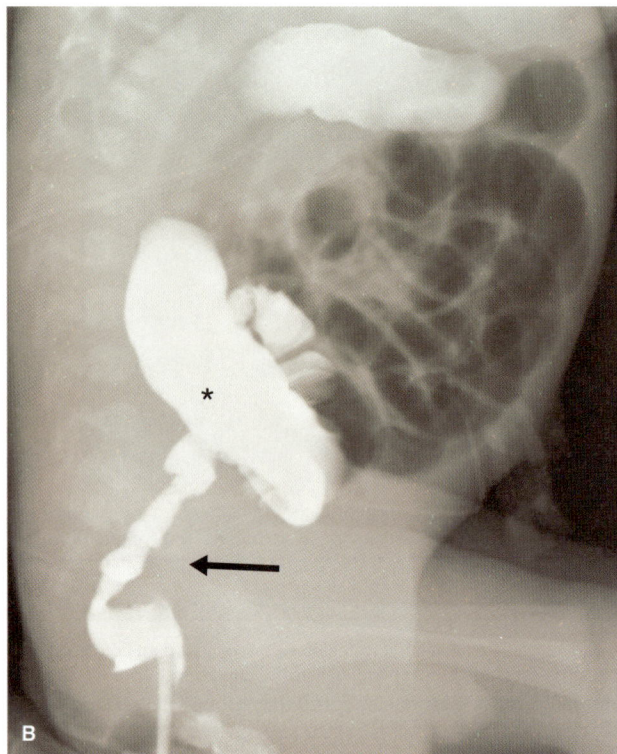

Figura 69.13 Doença de Hirschsprung. A. Incidência anteroposterior (AP) de um enema com contraste demonstra reto de pequeno calibre e cólon sigmoide distal (*seta*) e cólon dilatado mais proximalmente (*asterisco*), representando uma "proporção retossigmoide" anormal, altamente sugestiva de doença de Hirschsprung. **B.** A incidência lateral confirmou os achados, com reto de pequeno calibre (*seta*) e cólon mais proximal dilatado (*asterisco*).

ou ser normal em calibre, com ou sem dilatação do intestino delgado associada.

O enema com contraste nem sempre é diagnóstico e, em alguns casos, pode ser completamente normal na doença de Hirschsprung. Por esse motivo, a maioria dos pacientes também é submetida a biopsia por sucção retal para o diagnóstico definitivo. O cólon de aparência normal pode ocorrer em duas situações: uma doença de Hirschsprung de segmento muito curto, envolvendo apenas o reto, ou, raramente, a aganglionose colônica total.

Ânus imperfurado/malformação anorretal. A falha no desenvolvimento normal do intestino posterior pode levar a malformação anorretal e/ou ânus imperfurado, resultando em obstrução do cólon distal. A condição em geral é clinicamente aparente, com ausência de abertura anal no exame físico. Com frequência, há uma conexão fistulosa que se desenvolve entre o cólon distal e o trato urinário, ou, em casos raros, o períneo. Em meninos, isso geralmente se manifesta como uma fístula retovesical ou retouretral. Nas meninas, malformação mais complexa envolvendo o reto e o sistema geniturinário, chamada cloaca, pode estar presente. As malformações anorretais são frequentemente acompanhadas por outras anomalias como parte da associação VACTRL.

As radiografias de pacientes com malformação anorretal geralmente demonstram um padrão obstrutivo distal (Figura 69.14). Uma incidência lateral em posição prona pode ser útil para distender o cólon/reto distal com gás e demonstrar melhor o nível de obstrução. Tradicionalmente, essas malformações são classificadas como "altas" ou "baixas", dependendo do local da obstrução em relação à linha pubococcígea. Frequentemente são associadas a anormalidades esqueléticas, incluindo displasia/hipoplasia do sacro. A determinação da "razão sacral" demonstrou ter valor prognóstico em termos da função intestinal após o reparo cirúrgico.

Os pacientes com ânus imperfurado são tratados cirurgicamente, em geral com uma colostomia, logo após o nascimento, para aliviar a obstrução, seguida por correção cirúrgica definitiva vários meses depois. Antes desta, um colostograma distal por fluoroscopia pode ser realizado, com injeção de contraste através da fístula mucosa para distender o cólon distal e identificar a presença de uma fístula (normalmente entre o reto e o trato urinário), definindo, assim, o comprimento do segmento distal para planejamento cirúrgico (Figura 69.15).

Obstrução – Adquirida

Obstrução esofágica

As obstruções esofágicas adquiridas são raras em crianças. As crianças mais velhas e os adultos jovens podem desenvolver acalasia primária e estenoses relacionadas à doença do refluxo gastresofágico, assim como adultos mais velhos, mas são casos relativamente raros. Uma causa de obstrução esofágica adquirida que merece menção específica é a esofagite eosinofílica (EoE). É uma condição inflamatória alérgica que ocorre em pacientes suscetíveis, geralmente com asma e outras formas de atopia. A resposta inflamatória resultante pode causar dismotilidade esofágica, estenoses focais ou estreitamento esofágico difuso. Os pacientes podem apresentar sintomas clínicos variados, de disfagia a impactação do bolo alimentar. A EoE não diagnosticada é a causa mais comum de impactação de bolo alimentar de início recente em crianças e adultos jovens. Uma esofagografia pode mostrar estenoses focais, que normalmente estão localizadas relativamente altas no esôfago (Figura 69.16). Uma alternativa é a possibilidade de todo o esôfago ser de pequeno calibre ou totalmente normal à fluoroscopia. No cenário de suspeita clínica de EoE, mesmo se a imagem for

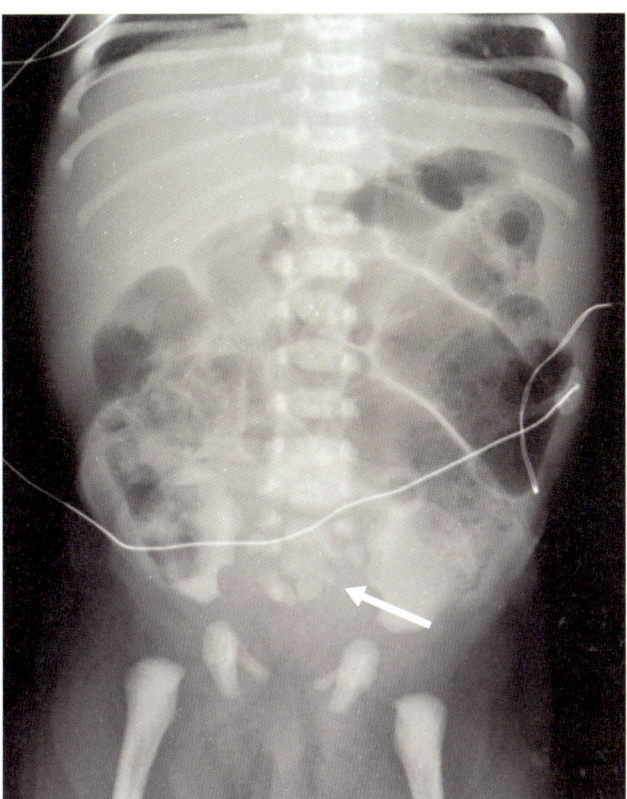

Figura 69.14 Malformação anorretal. Radiografia abdominal em um recém-nascido mostra alças intestinais dilatadas devido à obstrução por malformação anorretal e ânus imperfurado. Observe a aparência displásica do sacro (*seta*).

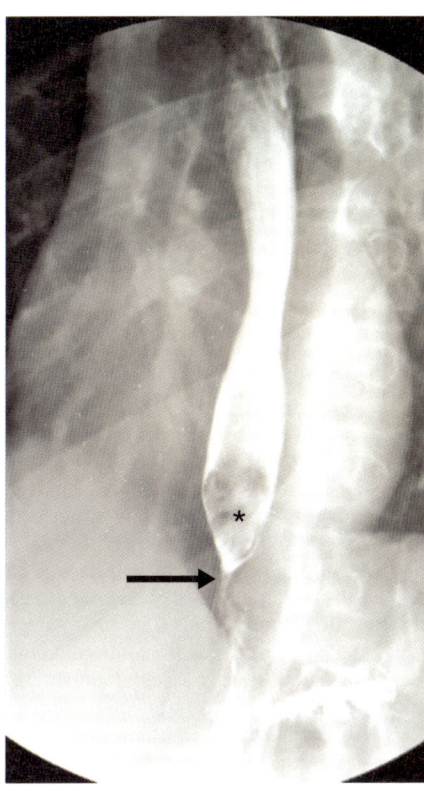

Figura 69.16 Esofagite eosinofílica e estenose. Imagem fluoroscópica de esofagografia em um paciente com sensação de bolo alimentar retido. Há uma estenose do esôfago distal (*seta*). Logo acima, uma falha de enchimento (***) estava presente, representando um bolo alimentar impactado que era muito grande para passar pela estenose.

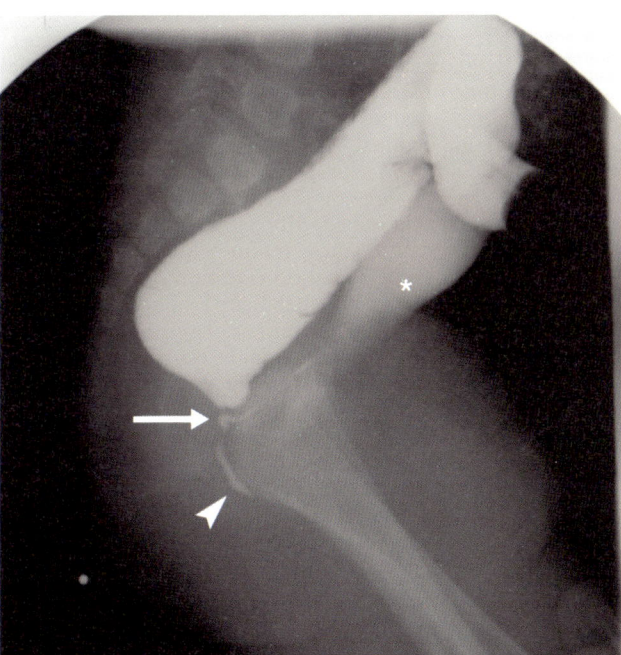

Figura 69.15 Malformação anorretal em um paciente diferente. Colostograma de alta pressão com contraste foi injetado através de uma ostomia e distendeu o cólon distal. O cólon terminava em uma fístula retouretral (*seta*), conectando o reto e a uretra posterior. O contraste refluiu de volta para a bexiga (***), e também estava presente na porção membranosa da uretra (*ponta de seta*). Uma fístula entre o reto e o trato urinário ou períneo está presente na maioria dos pacientes com malformação anorretal.

normal, os pacientes devem ser submetidos a endoscopia e biopsia esofágica. O tratamento é feito com terapia medicamentosa e, ocasionalmente, dilatação por balão endoscópico se houver estenoses focais.

Estenose hipertrófica do piloro

A estenose hipertrófica do piloro (EHP) é causada por hipertrofia anormal do músculo pilórico, resultando em obstrução da saída gástrica. A etiologia exata não é conhecida, mas pode estar relacionada à inervação anormal ou à atividade da enzima óxido nítrico sintase, levando a pilorospasmo prolongado e, em última instância, hipertrofia do músculo e obstrução da saída gástrica. A EHP é considerada uma condição adquirida, pois os pacientes são normais ao nascimento, mas progridem para o desenvolvimento do distúrbio, normalmente entre 2 e 12 semanas de idade. A condição é mais comum em homens e tem uma herança familiar com penetração incompleta. A apresentação clínica típica é de vômitos não biliosos recorrentes, que costumam ser fortes (vômitos em projéteis).

A US é o exame de imagem de escolha e deve ser a modalidade de imagem de primeira linha se houver suspeita clínica de EHP. Esse exame permite a avaliação direta da morfologia do piloro, incluindo o comprimento do canal pilórico e a espessura da parede. As imagens devem ser obtidas nos planos longitudinal e transversal em relação ao piloro. O diagnóstico é feito com base na identificação de um piloro anormalmente alongado e espessado (Figura 69.17). Os pontos de corte de diagnóstico para as medições variam, mas, em geral, a espessura da parede maior que 3 mm e o comprimento do canal maior que 14 mm são suficientes para fazer o diagnóstico. O músculo e a mucosa hipertrofiados podem criar margem convexa entre o piloro e o antro gástrico cheio de líquido e o bulbo duodenal. É importante ressaltar que o exame deve ser realizado ao longo de vários minutos, para excluir estudos falso-positivos devido ao colapso transitório do antro gástrico ou pilorospasmo. Se necessário, o paciente pode ser alimentado durante o exame e virado para a direita e para baixo, garantindo a distensão máxima do antro com líquido. Uma pequena quantidade de líquido passando pelo piloro durante a imagem não exclui o diagnóstico e está, de fato, frequentemente presente. É importante lembrar que o diagnóstico de EHP depende da morfologia anormal persistente do piloro, e não se o conteúdo passa pelo piloro durante o exame. Também é importante entender que a EHP é um processo progressivo e, dependendo do momento de apresentação e do exame de imagem, graus variados de obstrução podem estar presentes.

Se uma radiografia for obtida devido a vômitos, pode mostrar vários graus de distensão gástrica, embora possa depender de quão recentemente o paciente vomitou. O padrão de gases intestinais distal ao estômago é geralmente normal. Se uma série do trato GI superior for obtida, o estômago pode estar dilatado e conter resíduos. Com frequência, há uma impressão extrínseca no antro gástrico causada pelo músculo hipertrofiado (sinais do "guarda-chuva" ou "cogumelo"). O esvaziamento gástrico está comumente atrasado. Quando o estômago se esvazia, o canal pilórico fica alongado e fino, frequentemente com uma aparência de "trilho de trem" (Figura 69.18). Semelhante à aparência do antro gástrico, o piloro hipertrofiado com frequência causa compressão extrínseca no bulbo duodenal.

O tratamento da EHP é tipicamente cirúrgico. O piloro hipertrofiado é incisado longitudinalmente para interromper a contiguidade do músculo e aliviar a obstrução (chamada de "piloromiotomia").

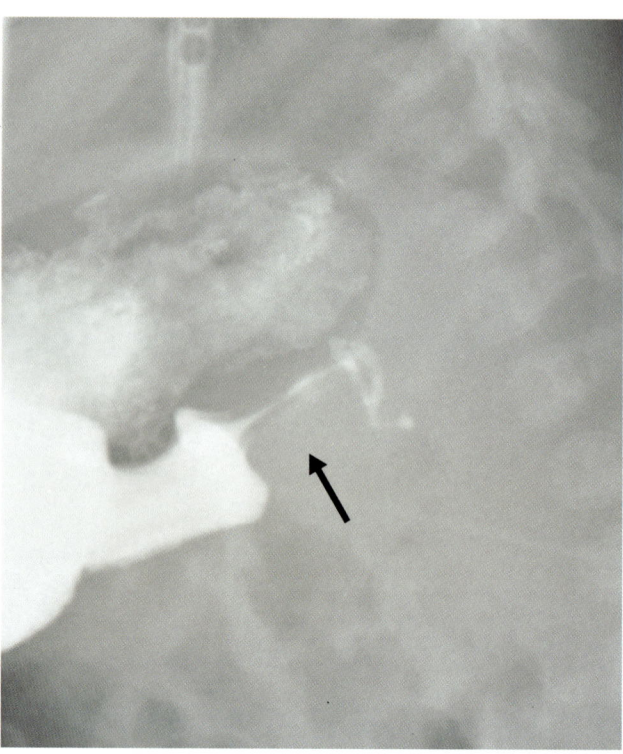

Figura 69.18 Estenose hipertrófica do piloro. Imagem fluoroscópica de um estudo gastrintestinal superior mostra um canal pilórico alongado e fino (*seta*), consistente com estenose pilórica hipertrófica.

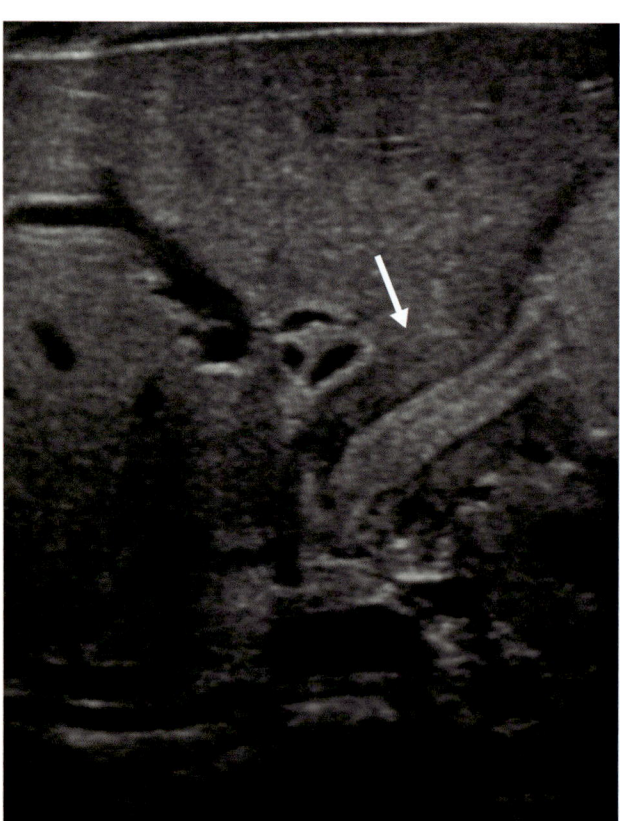

Figura 69.17 Estenose hipertrófica do piloro. Imagem transversal de ultrassonografia mostra piloro alongado e espessado (*seta*). A morfologia anormal do piloro permaneceu presente ao longo do estudo consistente com estenose hipertrófica do piloro (em oposição ao pilorospasmo transitório).

Obstrução do intestino delgado

A obstrução do intestino delgado em crianças pode ocorrer por uma variedade de causas, tanto mecânicas quanto inflamatórias. A idade do paciente e a história clínica muitas vezes conseguem orientar o diagnóstico diferencial. O diagnóstico diferencial básico para uma obstrução do intestino delgado em crianças pode ser lembrado usando o mnemônico AAIIMM: aderências, apendicite, hérnia inguinal, intussuscepção, volvo do intestino médio, divertículo de Meckel. A lista pode então ser reduzida usando-se a idade e a apresentação clínica, permitindo imagens apropriadas para fazer o diagnóstico definitivo. Por exemplo, a apendicite é rara em crianças muito pequenas e seria uma causa incomum de obstrução do intestino delgado em um bebê de 1 ano; no entanto, a apendicite está no topo da lista de diagnósticos diferenciais em um adolescente previamente saudável que apresenta dor abdominal e obstrução intestinal. As radiografias abdominais costumam ser o primeiro estudo de imagem obtido e mostram vários padrões de obstrução, geralmente com alças de intestino delgado dilatadas e níveis de líquido-ar (Figura 69.19). O próximo exame de imagem depende do diagnóstico diferencial e pode incluir US, fluoroscopia, TM ou, raramente, RM.

Aderências. Como em adultos, pacientes pediátricos que já passaram por cirurgia abdominal anterior correm o risco de desenvolver aderências, e essas bandas adesivas podem causar obstrução em qualquer parte do intestino. Elas também podem se desenvolver em pacientes com infecções intra-abdominais anteriores ou outros processos inflamatórios e em pacientes com restos de ducto onfalomesentérico. No cenário de suspeita de obstrução aguda do intestino delgado, as radiografias abdominais seguidas de TC com contraste são as modalidades de imagem mais comuns. A faixa adesiva real normalmente não é visível por imagem. Em vez disso, os achados típicos são múltiplas alças de intestino delgado dilatadas, geralmente com um ponto de transição abrupta para o intestino distal descomprimido. É

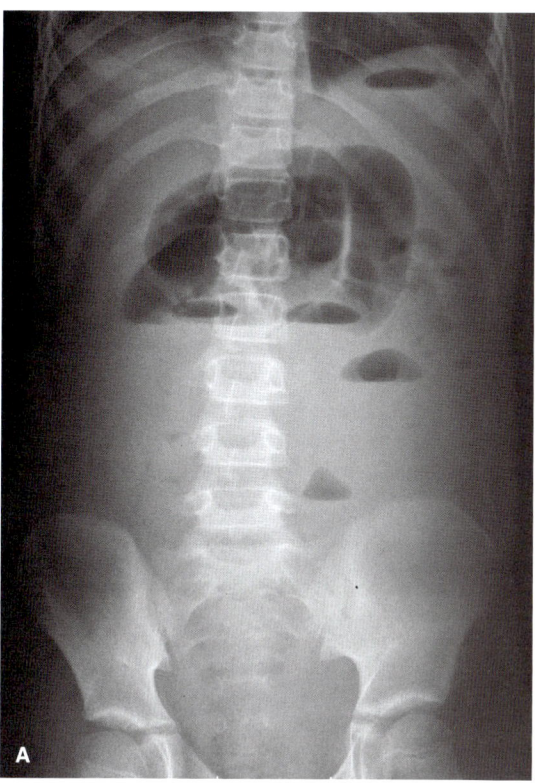
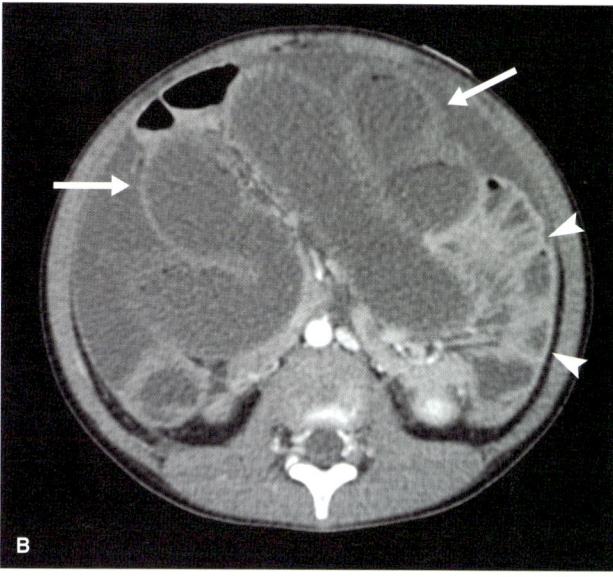

Figura 69.19 Obstrução do intestino delgado em alça fechada. A. Radiografia abdominal em posição vertical em um paciente com dor abdominal e vômitos mostra alças de intestino delgado dilatadas com vários níveis de ar-líquido. Há escassez de gases intestinais. **B.** Imagem de TC axial com contraste mostra alças de intestino delgado dilatadas e cheias de líquido (*setas*) e intestino delgado distal descomprimido (*pontas de seta*), consistente com uma obstrução do intestino delgado. As alças dilatadas demonstravam relativa hipocaptação do meio de contraste na parede intestinal, suspeito de isquemia. Na cirurgia, o paciente apresentou obstrução em alça fechada com intestino necrótico devido a uma adesão por apendicectomia anterior.

importante avaliar os sinais de isquemia intestinal, incluindo diminuição do realce parietal, espessamento da parede intestinal, pneumatose e edema mesentérico/ascite, visto que esses achados devem direcionar o paciente ao tratamento cirúrgico de emergência (Figura 69.19).

Apendicite. É uma das causas mais comuns de obstrução intestinal em uma criança mais velha previamente saudável, sobretudo a apendicite perfurada. Pode ser o resultado de uma obstrução mecânica verdadeira ou, mais tipicamente, um íleo causado pela extensa inflamação associada a ruptura apendicular e peritonite. Detalhes da imagem da apendicite serão discutidos em uma seção posterior.

Hérnia inguinal encarcerada. As hérnias inguinais são relativamente comuns em bebês com menos de 6 meses de idade, principalmente em meninos. As hérnias indiretas são mais comuns, causadas por falha no fechamento normal do *processus vaginalis*, resultando em comunicação persistente entre a cavidade peritoneal e o escroto. As alças intestinais, sobretudo as distais do intestino delgado, podem ficar presas ou encarceradas dentro da hérnia, resultando em obstrução e, em alguns casos, necrose isquêmica. As radiografias normalmente mostram um padrão de obstrução distal, e alças intestinais cheias de gás podem ser visíveis nas regiões inguinais ou mesmo dentro do escroto (Figura 69.20). Com frequência as imagens adicionais não são necessárias, porque a entidade está clinicamente evidente. A US pode ser obtida em alguns casos, demonstrando alças intestinais dilatadas e de paredes espessas no canal inguinal ou escroto, frequentemente com líquido livre associado. O tratamento da hérnia inguinal encarcerada pode incluir tentativas iniciais de redução manual, mas, em última instância, a intervenção cirúrgica é frequentemente necessária.

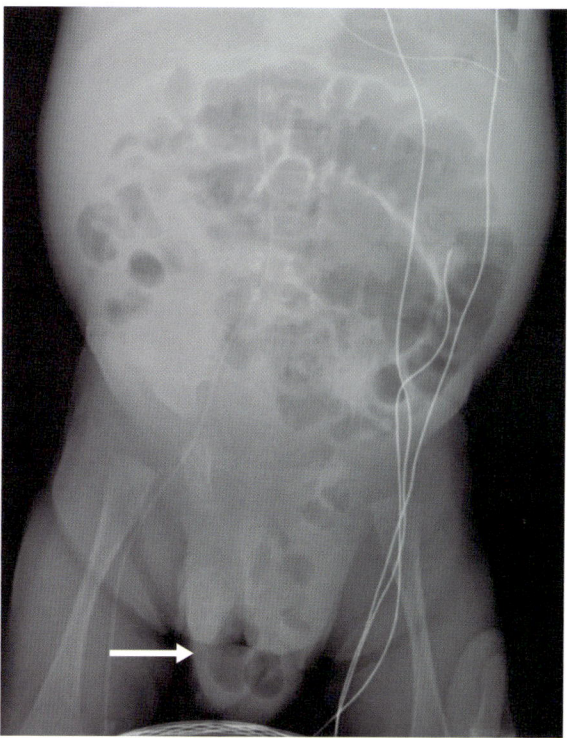

Figura 69.20 Hérnia inguinal. A radiografia abdominal de uma criança obtida para colocação de um cateter nasogástrico demonstra alças intestinais não dilatadas e cheias de gás dentro do escroto (*seta*), diagnósticas de hérnia inguinal indireta.

Intussuscepção ileocólica. Após os 6 meses de idade, a intussuscepção ileocólica se torna uma causa cada vez mais comum de obstrução intestinal. A intussuscepção ocorre quando um segmento do intestino proximal, mais comumente o íleo terminal, se insere em um segmento mais distal do intestino. A maioria das intussuscepções em crianças é ileocólica e a causa é idiopática, mas é provável que esteja relacionada a linfonodos reativos. A intussuscepção idiopática é mais rara em crianças com mais de 6 anos de idade; e em crianças mais velhas ou com intussuscepções repetidas é mais provável que uma causa esteja presente. As principais causas patológicas incluem tumores, pólipos, divertículos ou espessamento inflamatório da parede intestinal, como pode ser observado na púrpura de Henoch-Schönlein.

As radiografias podem demonstrar um padrão obstrutivo distal. Ocasionalmente, a massa de partes moles, representando a própria intussuscepção, será visível, geralmente no quadrante superior direito. Se o cólon contém gás, é possível ver o intussuscepto delineado pelo gás, aparecendo como uma interface de tecido/gás arredondada (Figura 69.21). A US é o exame de imagem de escolha na suspeita de intussuscepção, devido à sua alta especificidade e ao elevado valor preditivo negativo. Um protocolo típico de US para intussuscepção inclui imagens de todos os quatro quadrantes do abdome, traçando ao longo do curso esperado do cólon. A intussuscepção tipicamente aparece como massa de partes moles, que possui camadas concêntricas (aparência de "alvo") no plano transversal, representando as múltiplas camadas da parede intestinal e mesentério intermediário (Figura 69.21). Quando vista no plano longitudinal, a alça proximal do intestino que se estende até a intussuscepção é frequentemente visível, e a intussuscepção pode ter uma aparência reniforme (o "sinal do pseudorrim"). Com o Doppler colorido, as alças intestinais anormais podem demonstrar qualquer padrão, desde hiperemia até ausência de fluxo sanguíneo, devido à isquemia venosa. Se houver diminuição do fluxo sanguíneo, significa que a intussuscepção pode estar presente há mais tempo e ser mais difícil de reduzir. O líquido retido entre as camadas da parede intestinal é outro sinal ultrassonográfico de que a intussuscepção pode ser mais difícil de reduzir.

A maioria dos casos de intussuscepção é tratada com redução por enema de ar fluoroscópico (Figura 69.22). Isso funciona aumentando a pressão intraluminal e forçando o intussuscepto de volta à sua posição normal. As contraindicações para a tentativa de redução por enema incluem pneumoperitônio e sinais de irritação peritoneal. A complicação potencial mais importante é a perfuração intestinal; portanto, deve-se tomar cuidado durante a redução para manter as pressões intraluminais abaixo de 120 mmHg. Usando enema de ar, a redução bem-sucedida pode ser alcançada em aproximadamente 80% dos casos. Nos casos refratários à redução do enema, a redução cirúrgica é realizada.

Má rotação com volvo do intestino médio. Embora seja mais comum em neonatos com menos de 1 mês de idade, pode ocorrer em qualquer idade. Essa entidade deve ser considerada no diagnóstico diferencial de um paciente com vômitos biliosos e padrão obstrutivo proximal nas radiografias. Os achados de imagem detalhados foram descritos em uma seção anterior.

Divertículo de Meckel. Resulta da persistência de uma estrutura embriológica normal, o ducto vitelino. Como consequência, origina vários graus de anormalidade, desde uma banda fibrosa conectando o umbigo ao íleo distal (banda onfalomesentérica) até um divertículo verdadeiro originado do íleo distal, em geral localizado a aproximadamente 60 cm da válvula ileocecal. A obstrução pode resultar de inflamação, semelhante à da apendicite (diverticulite de Meckel); de torção, devido a uma conexão persistente entre o divertículo e o mesentério; ou relacionada a alças intestinais presas por bandas fibrosas. O divertículo de Meckel real pode ser visível à US ou à TC se estiver inflamado; no entanto, frequentemente o divertículo e/ou banda está oculto em exames de imagem, e o diagnóstico é inferido com base no achado de uma obstrução e/ou inflamação centrada no quadrante inferior direito, mas não envolvendo o apêndice. O tratamento é cirúrgico, com ressecção do divertículo e/ou banda para aliviar a obstrução.

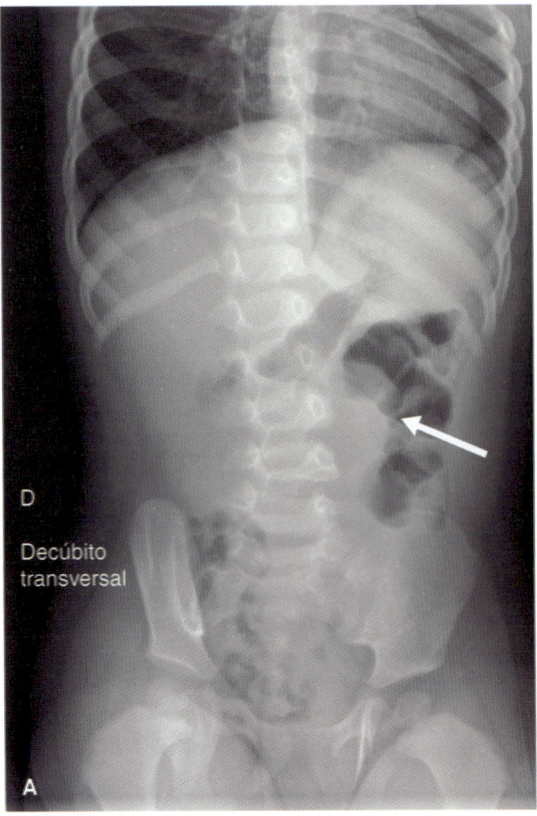

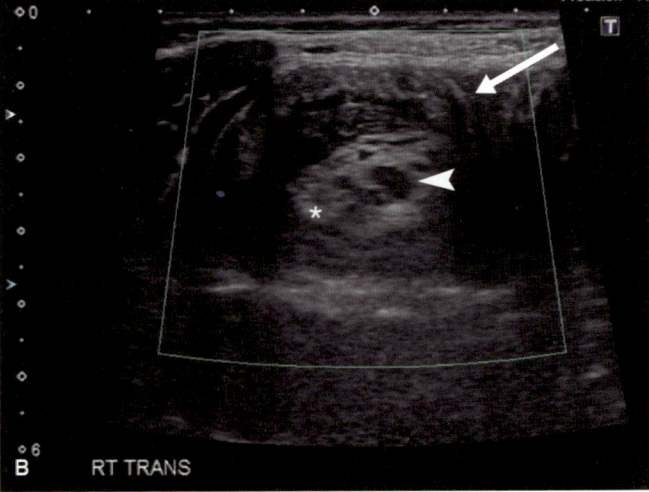

Figura 69.21 **Intussuscepção ileocólica. A.** Radiografia abdominal em uma criança com dor abdominal mostra massa de partes moles parcialmente delimitada por ar no cólon (*seta*). **B.** Imagem ultrassonográfica da mesma criança mostra massa arredondada com anéis concêntricos (aspecto em "alvo"), típica de intussuscepção (*seta*). Observe a gordura hiperecoica dentro da intussuscepção (*) e o linfonodo hipoecoico dentro da gordura mesentérica (*ponta de seta*). A gordura mesentérica e os linfonodos dentro da intussuscepção são achados comuns na intussuscepção ileocólica.

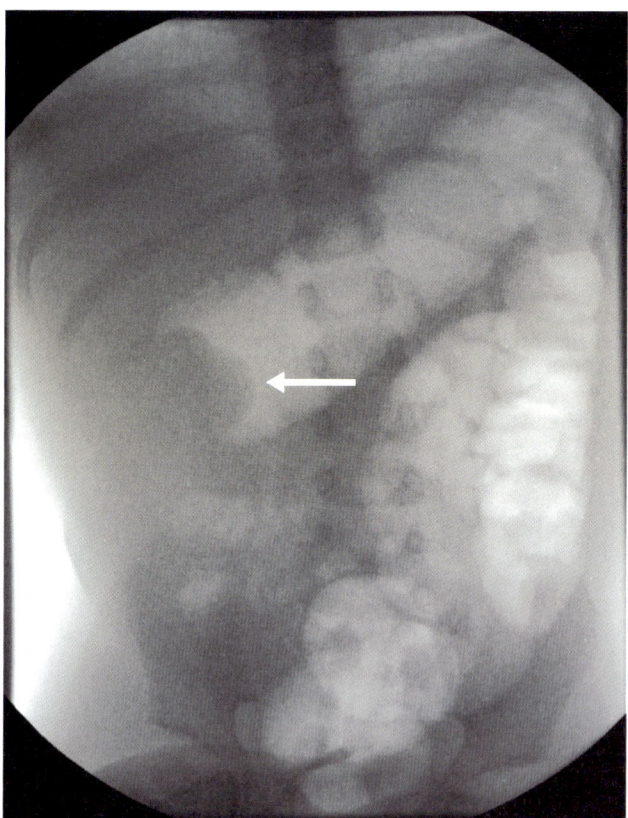

Figura 69.22 **Redução da intussuscepção com enema de ar.** Imagem fluoroscópica durante enema de ar mostra a intussuscepção delineada por gás no cólon transverso proximal (*seta*). A maioria das intussuscepções ileocólicas não complicadas pode ser reduzida com sucesso por enema de ar.

Infecção e inflamação

Enterocolite necrosante

A enterocolite necrosante (ECN) é um processo inflamatório dos intestinos delgado e grosso observado em bebês que nasceram prematuramente ou com história de doença cardíaca congênita subjacente. A fisiopatologia não é clara, mas muito provavelmente a condição é causada por hipoperfusão relativa do intestino, resultando em inflamação e suscetibilidade à infecção. O resultado é inflamação da parede intestinal e aumento do risco de isquemia e perfuração da parede intestinal. Os bebês geralmente se apresentam, entre 2 semanas e 4 meses de vida, com distensão abdominal, intolerância alimentar e fezes com sangue. A ECN é mais comumente identificada em bebês que foram hospitalizados durante grande parte de sua vida. O primeiro achado radiográfico na ECN é um íleo inespecífico, frequentemente com espessamento da parede intestinal associado, que aparece como uma separação das alças intestinais e um tubo alongado do lúmen intestinal. Os achados tardios de ECN incluem pneumatose intestinal que se manifesta como transparências lineares na parede intestinal e gás venoso portal (Figuras 69.23 e 69.24). O diagnóstico de ECN é com frequência feito clinicamente, e o objetivo das radiografias seriadas é identificar achados que sustentem o diagnóstico clínico (pneumatose e gás venoso portal), bem como avaliar o pneumoperitônio, que indica perfuração intestinal e exige uma intervenção de emergência, seja com cirurgia, seja com colocação de dreno percutâneo. Se não houver suspeita de perfuração, a ECN é tratada clinicamente com repouso intestinal e antibióticos.

Apendicite

A apendicite aguda é a indicação mais comum para cirurgia abdominal em crianças. Ela ocorre quando o lúmen apendicular é ocluído, geralmente por conteúdo fecal (fecálito ou apendicólito calcificado), resultando em obstrução e infecção secundária. Se não for tratada, pode resultar em perfuração apendicular e formação de abscesso. A apendicite é relativamente rara em crianças muito pequenas e se torna mais comum após aproximadamente 2 anos de idade. Os pacientes em geral apresentam dor abdominal localizada no quadrante inferior direito. Febre e outros sinais de infecção podem ou não estar presentes. Tradicionalmente, o diagnóstico de apendicite era feito com base nos achados do exame físico e clínico, com uma taxa de laparotomia negativa aceita de 20 a 30%. A prática moderna, no entanto, depende fortemente de exames de imagem para confirmar o diagnóstico antes da cirurgia, com uma redução correspondente na taxa de apendicectomia negativa. Exames de imagem também são importantes para identificar, no pré-operatório, os casos de apendicite perfurada que podem se beneficiar do tratamento inicial não operatório com antibióticos e colocação de dreno.

As radiografias costumam ser o primeiro exame de imagem obtido, pois os pacientes podem apresentar dor abdominal mais generalizada. Os achados podem variar de um padrão de gases intestinais francamente obstruído até completamente normal. É importante examinar o quadrante inferior direito para procurar um fecálito calcificado. O ar livre identificável nas radiografias é extremamente raro, mesmo em situações de perfuração.

A US é o teste diagnóstico inicial de escolha na suspeita de apendicite aguda não complicada, independentemente do tamanho do paciente. As imagens devem ser obtidas com compressão graduada (pressão crescente progressivamente) para deslocar o gás intestinal. Deve ser usado o transdutor de frequência mais alta, que permite penetração adequada. As imagens devem incluir o quadrante inferior direito e a pelve para

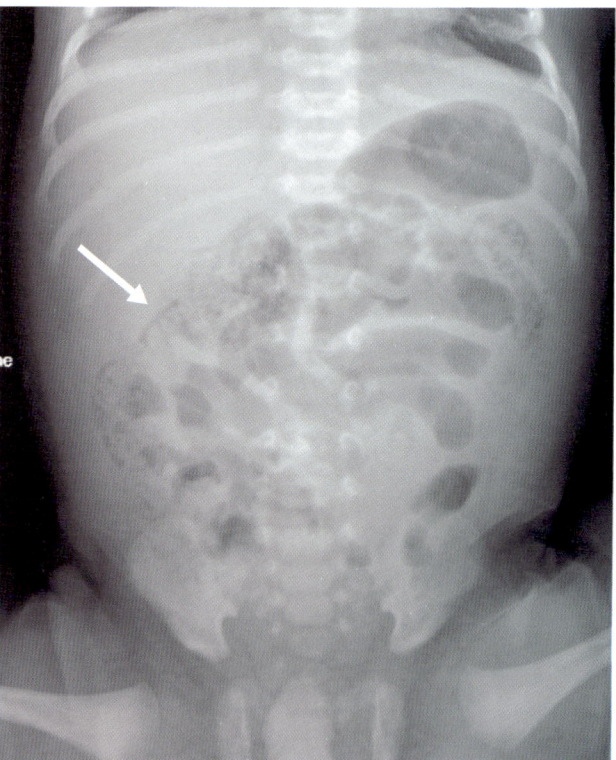

Figura 69.23 **Pneumatose intestinal.** Radiografia supina em um bebê com suspeita de enterocolite necrosante mostra transparências lineares ao longo da parede intestinal (*seta*) consistente com pneumatose.

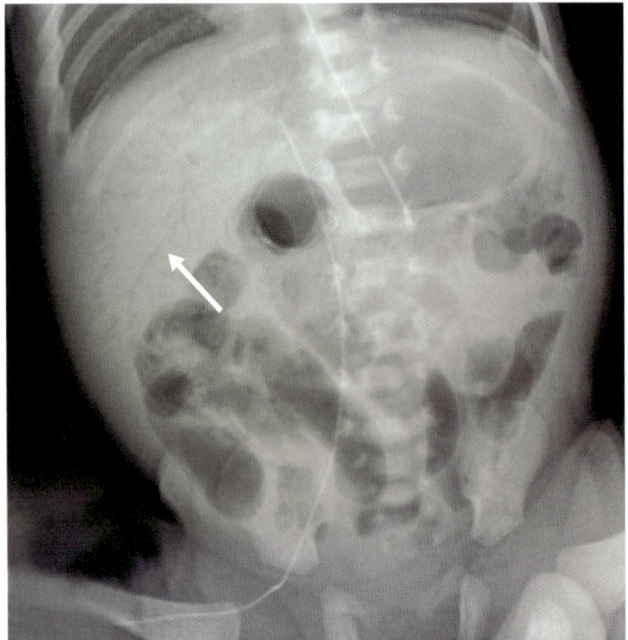

Figura 69.24 Gás venoso portal. Radiografia supina em outro bebê com enterocolite necrosante mostra transparências lineares ramificadas ao longo do fígado (*seta*) consistentes com gás venoso portal.

identificar o apêndice ocasional que se estende profundamente na pelve. Algumas vezes, uma abordagem posterior ou lateral pode ser útil para identificar um apêndice retrocecal. O apêndice normal na US é uma estrutura tubular vermiforme, com camadas murais facilmente visíveis e um lúmen compressível. No cenário da doença, o apêndice com frequência dilata mais de 6 mm de diâmetro, embora o tamanho por si só não seja adequado para fazer o diagnóstico. As camadas normais da parede apendicular frequentemente tornam-se mal definidas e o lúmen fica incompressível devido à distensão por líquido purulento. O aumento da ecogenicidade e do volume da gordura periapendiceal, indicando inflamação, mostra ser o sinal

mais confiável de apendicite aguda (Figura 69.25). Ocasionalmente, um fecálito calcificado pode ser visto dentro do lúmen apendicular como uma estrutura ecogênica que forma sombra acústica posterior. Embora a US não seja sensível à perfuração, os sinais específicos de perfuração apendicular no contexto de um apêndice anormal incluem a identificação de um abscesso, a visualização de um defeito na parede apendicular ou de uma inflamação extensa em todo o quadrante inferior direito e pelve, não localizada no apêndice.

A TC também desempenha um papel importante no diagnóstico da apendicite aguda. Em alguns centros com experiência ou recursos limitados para a US, a TC é o exame de imagem de primeira linha na apendicite aguda. Na maioria dos centros pediátricos, a TC é reservada para os casos em que o apêndice não é visível à US, mas há alta suspeita clínica de apendicite ou de apendicite perfurada. Os achados da TC na apendicite aguda não complicada incluem dilatação do apêndice, tecido adiposo periapendicular e um apendicólito calcificado (Figura 69.26). No cenário de suspeita de apendicite perfurada, o objetivo principal da TC é identificar um abscesso que possa exigir drenagem cirúrgica ou percutânea e identificar apendicólitos extraluminais que precisem ser removidos na cirurgia.

A RM está sendo cada vez mais usada no cenário de suspeita de apendicite aguda para evitar a exposição à radiação ionizante associada à TC. Um protocolo típico se baseia principalmente em sequências ponderadas em T2 para identificar líquido e inflamação no quadrante inferior direito (Figura 69.27). O apêndice real pode ou não ser visualizado.

Doença inflamatória intestinal

A doença de Crohn (DC), colite ulcerativa (CUlc) e a colite indeterminada são formas de doença inflamatória intestinal (DII) que ocorrem em crianças e adultos. Embora seja muito mais comum em crianças mais velhas, raramente a DII pode ocorrer em crianças pequenas, ainda nos primeiros anos de vida. O objetivo da imagem na DII é ajudar no diagnóstico, estabelecer a carga da doença no início da evolução do quadro clínico, quantificar a resposta à terapia médica, identificar complicações que possam exigir intervenção cirúrgica (p. ex., estenoses ou abscessos) e avaliar as anormalidades associadas (colangite esclerosante, pancreatite autoimune, cálculos biliares etc.).

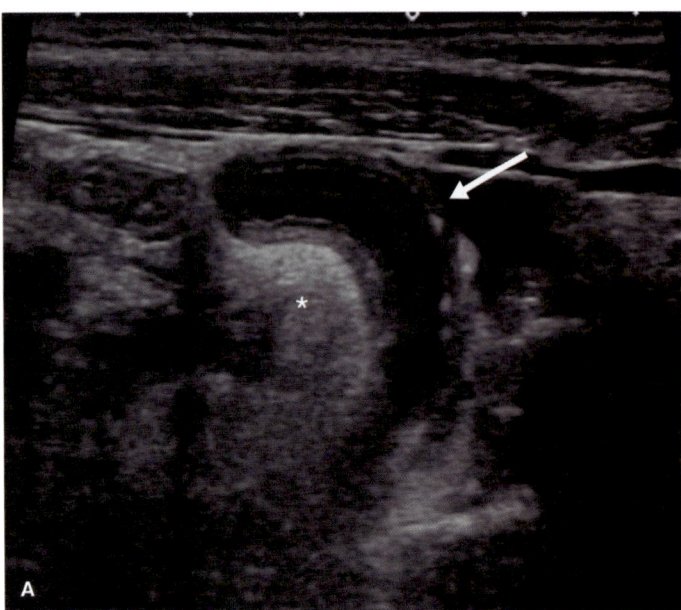

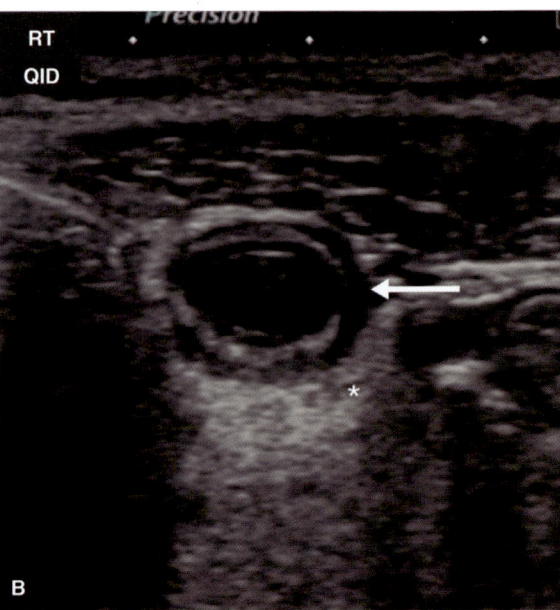

Figura 69.25 Apendicite aguda na US. Imagens ultrassonográficas longitudinal (**A**) e transversal (**B**) do quadrante inferior direito mostram o apêndice dilatado (*setas*) com aumento da ecogenicidade da gordura periapendicular adjacente (*asterisco*), indicando inflamação.

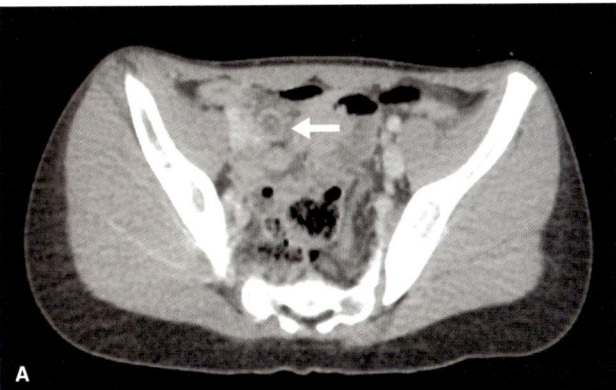

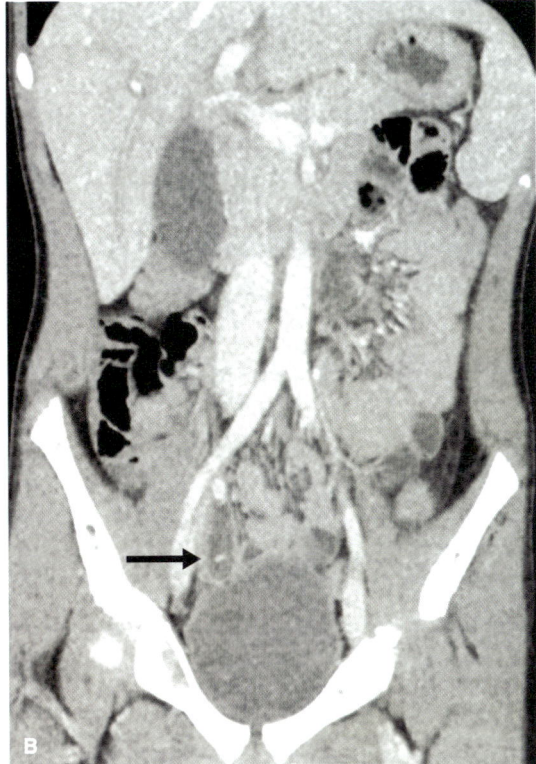

Figura 69.26 Apendicite aguda na TC. A. Imagem axial de TC com contraste mostra apêndice dilatado (*seta*) com tecido adiposo inflamado adjacente, consistente com apendicite aguda. **B.** Imagem de TC com contraste no plano coronal de um paciente diferente com apendicite aguda mostra apêndice dilatado cheio de líquido, com uma pequena calcificação intraluminal consistente com um apendicólito (*seta*).

Doença de Crohn. Causa inflamação transmural e pode afetar qualquer parte do GI, da boca ao ânus, além da pele do períneo e da região perioral. Os pacientes mais jovens com DC geralmente apresentam doença do intestino delgado proximal mais extensa, afetando o jejuno, enquanto crianças mais velhas em geral apresentam envolvimento do íleo terminal e/ou cólon.

As enterografias por TC e por RM são as modalidades de imagem de escolha ao avaliar DC conhecida ou suspeita. Existem alguns dados que sugerem que a enterografia por TC seja ligeiramente mais sensível em pacientes pediátricos, mas, na prática clínica, ambas são essencialmente equivalentes. Os achados de imagem da DC ativa incluem inflamação e espessamento da parede intestinal, com realce pelo meio de contraste (Figura 69.28). Na enterografia por RM, a parede intestinal pode ser hiperintensa em T2, indicando edema e inflamação. O envolvimento na DC pode ser descontínuo, com intestino normal intermediário entre os segmentos inflamados. Outros achados associados incluem proliferação fibrogordurosa, ingurgitamento dos vasos retos, ulceração da parede intestinal e adelgaçamento localizado da parede intestinal (formando pseudossaculações). Ao avaliar pacientes com DC, é importante procurar evidências de estenoses e doenças penetrantes que alterem a terapia. As estenoses se manifestam como estreitamento luminal fixo com dilatação a montante (geralmente com mais de 3 cm de diâmetro) (Figura 69.29). A doença penetrante inclui tratos sinusais e fístulas, que conectam duas superfícies epitelizadas (p. ex., lúmen intestinal ao lúmen de outra alça intestinal ou lúmen intestinal à superfície da pele) e normalmente se manifestam como aderências das alças intestinais afetadas, frequentemente com realce pelo meio de contraste associado, do trato da fístula e das alças intestinais envolvidas. Um trato sinusal não conecta duas superfícies epitelizadas e normalmente aparece como um realce linear que surge da parede do intestino, estendendo-se para a gordura adjacente. Tanto as fístulas quanto os tratos sinusais estão associados ao desenvolvimento de abscessos intra-abdominais. A enterografia por RM é superior à enterografia por TC na avaliação da doença fistulosa perianal (Figura 69.30).

A US pode detectar DC em uma criança com dor abdominal e avaliar a doença já conhecida. Os segmentos intestinais afetados são tipicamente espessados e hiperêmicos, com espessamento e aumento da ecogenicidade da gordura adjacente, indicando inflamação. A US tem sensibilidade limitada, pois é um tanto difícil e demorado avaliar inteiramente os intestinos delgado e grosso.

Colite ulcerativa. A CUlc é um processo inflamatório que envolve o cólon de forma contígua. As enterografias por TC e por RM são frequentemente solicitadas no diagnóstico para excluir a presença de doença do intestino delgado. Nos casos típicos, a imagem demonstra espessamento da parede do cólon e inflamação adjacente, embora o grau de espessamento da parede possa ser relativamente leve. Em alguns casos, o cólon pode parecer normal na imagem. No cenário de pancolite, pode haver

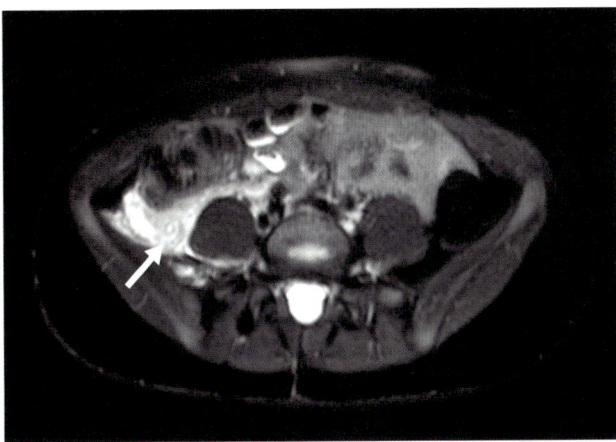

Figura 69.27 Apendicite aguda na RM. Imagem ponderada em T2 com saturação de gordura no plano axial demonstra sinal hiperintenso, consistente com edema e inflamação ao redor do apêndice levemente dilatado (*seta*). Observe que a parede apendicular também estava espessada e demonstrava sinal hiperintenso em T2, consistente com edema.

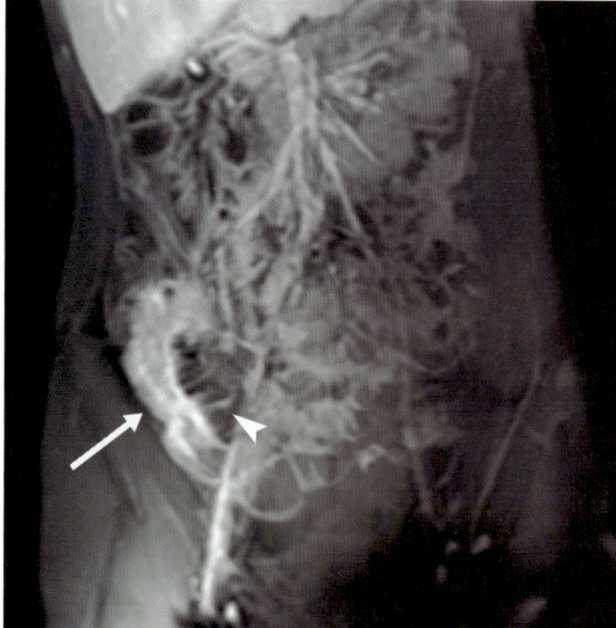

Figura 69.28 Doença de Crohn ativa. A imagem coronal ponderada em T1 pós-contraste de uma enterografia por RM demonstra espessamento da parede e realce mural de um longo segmento do íleo distal e terminal (*seta*). Observe os vasos retos ingurgitados (*ponta de seta*), um sinal secundário de inflamação ativa.

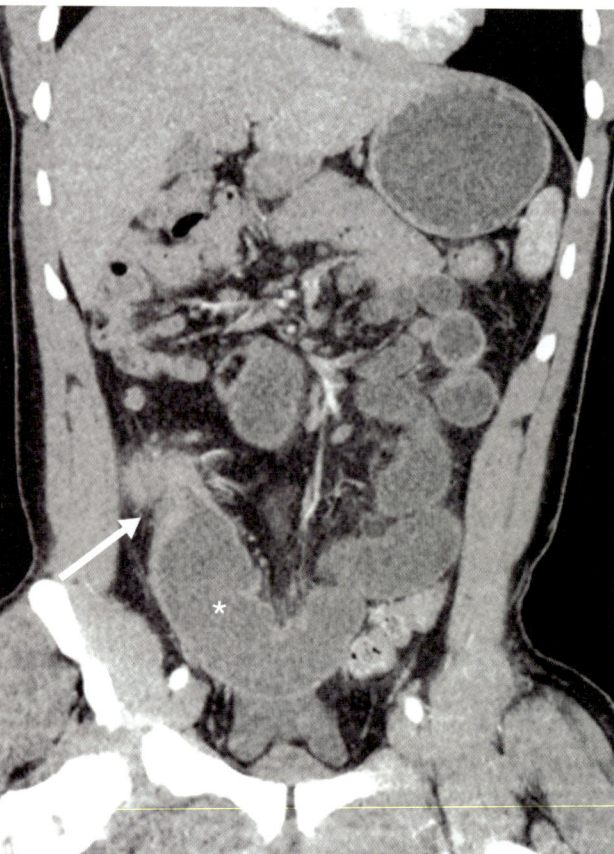

Figura 69.29 Doença de Crohn com estreitamento ileal terminal. A imagem coronal de uma enterografia por TC mostra espessamento da parede e inflamação de um pequeno segmento do íleo terminal (*seta*). O intestino proximal ao segmento inflamado estava dilatado (*asterisco*) como resultado de uma estenose. As estenoses na doença de Crohn geralmente têm uma combinação de inflamação ativa e fibrose.

espessamento leve e realce do íleo terminal, devido ao refluxo de secreções inflamatórias do ceco (a chamada "ileíte de refluxo"). Se estiver presente, esse tipo de inflamação é geralmente leve e envolve apenas a porção distal do íleo terminal.

Uma associação importante com a CUlc é o aumento da frequência de colangite esclerosante, que pode afetar pacientes com DC e CUlc, porém é mais comumente associada a CUlc. A colangite esclerosante tipicamente se manifesta como dilatação biliar irregular, com aspecto de colar de contas, dos ductos biliares, representando áreas de estenose e dilatação alternadas (Figura 69.31).

Colite indeterminada. Em alguns pacientes, especialmente em crianças mais novas, apesar da imagem, da endoscopia e da biopsia, a distinção entre DC e CUlc não é possível. Esses pacientes costumam receber o diagnóstico de colite indeterminada. Muitos acabam manifestando características da DC mais tarde no curso da doença.

Hepatobiliar

Doenças hepatobiliares congênitas

Atresia biliar. É a causa mais comum de colestase neonatal e resulta de colangiopatia obliterativa, na qual os ductos biliares intra-hepáticos centrais e os ductos biliares extra-hepáticos estão atrésicos, devido a um processo inflamatório mal compreendido. O resultado é a colestase, e os pacientes apresentam icterícia e fezes acólicas no momento do nascimento ou logo depois. Se a condição não for tratada, a colestase causa doença hepática progressiva, fibrose e, por fim, cirrose. O tratamento envolve a restauração da drenagem biliar do fígado por meio do procedimento de Kasai ou portoenterostomia, em que uma alça do intestino é levada até o fígado e anastomosada ao hilo hepático, com ressecção de ductos biliares mais distais. Mesmo com tratamento cirúrgico adequado, um número significativo de pacientes evolui para doença hepática em estágio terminal e necessita de transplante de fígado.

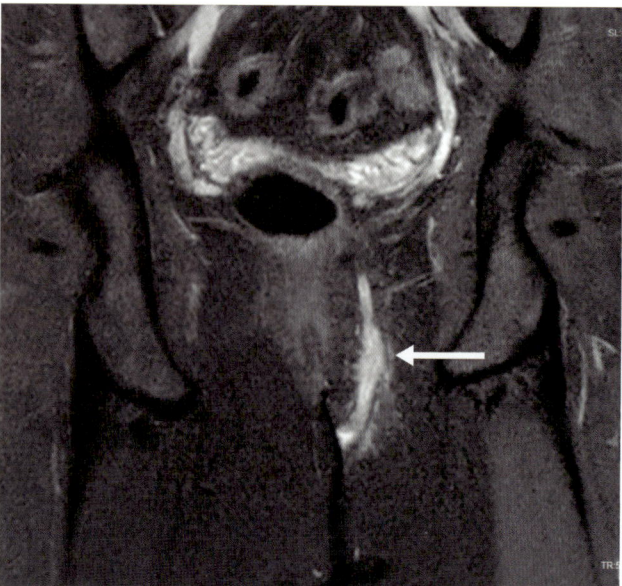

Figura 69.30 Fístula perianal no cenário da doença de Crohn. Imagem STIR, no plano coronal, mostra um trato hiperintenso linear do reto à superfície da pele (*seta*) consistente com uma fístula interesfincteriana.

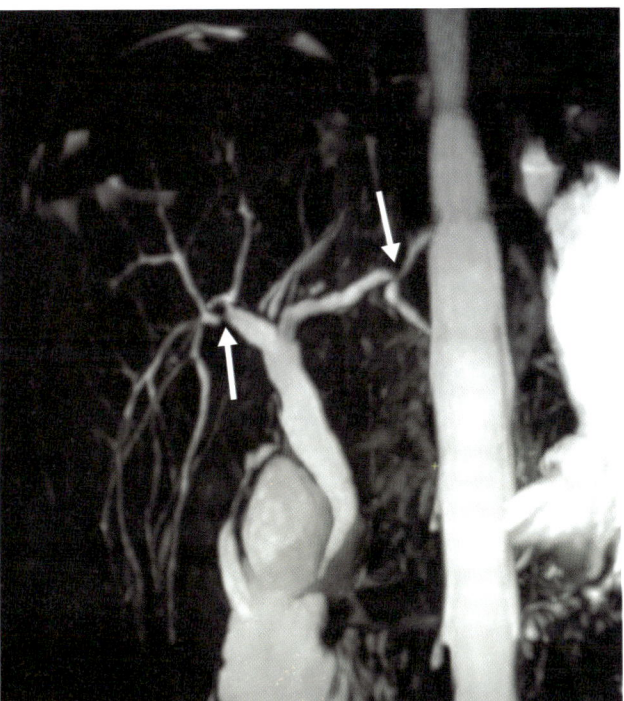

Figura 69.31 Colangite esclerosante. Projeção coronal oblíqua de intensidade máxima de uma colângio-RM mostra ductos biliares extra--hepáticos levemente dilatados e irregularidade dos ductos biliares intra-hepáticos, com múltiplas áreas de estreitamento consistentes com estenoses (*setas*).

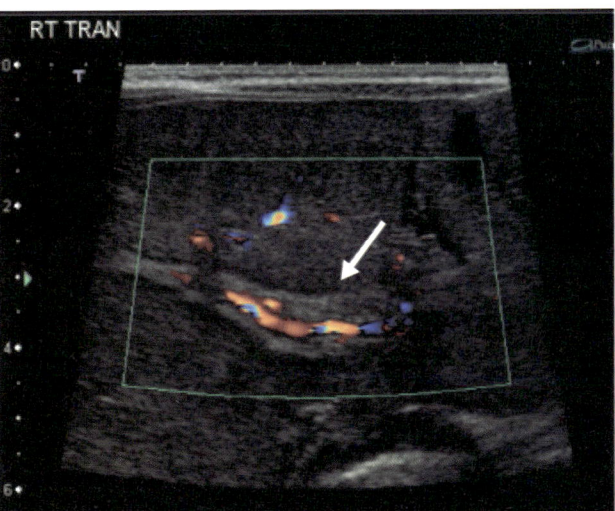

Figura 69.32 Atresia biliar. Imagem de US transversal do hilo hepático demonstra a falta de um ducto hepático comum visível. Em vez disso, existia um tecido ecogênico triangular (*seta*), o chamado sinal de "cordão triangular".

A US costuma ser o primeiro exame de imagem em um recém-nascido com colestase. O parênquima hepático pode variar em aparência de normal a heterogêneo e nodular devido à fibrose progressiva, mesmo no início da vida. Ductos biliares extra-hepáticos normais não estarão presentes. Em vez disso, pode haver tecido hiperecoico triangular próximo à bifurcação da veia porta principal, representando fibrose do ducto hepático comum, o chamado "sinal do cordão triangular" (Figura 69.32). Esse achado tem alta especificidade, mas a sensibilidade para atresia biliar é relativamente baixa. A vesícula biliar pode estar completamente ausente ou pode ser pequena e irregular. A dilatação biliar intra-hepática geralmente não está presente.

A investigação adicional para suspeita de atresia biliar pode envolver cintigrafia hepatobiliar. Tipicamente, os pacientes recebem tratamento prévio por vários dias com fenobarbital. A falta de pré-tratamento pode produzir resultado falso-positivo. A captação do traçador pelos hepatócitos ocorre na atresia biliar, mas não há excreção biliar (Figura 69.33). O diagnóstico depende da ausência de qualquer atividade do radiotraçador excretada no intestino nas imagens tardias (por volta de 24 horas).

Cistos do colédoco. Os cistos do colédoco são caracterizados por dilatação focal ou difusa das vias biliares intra e/ou extra-hepáticas. A teoria mais amplamente aceita para a etiologia dos cistos de colédoco é que uma junção pancreaticobiliar anômala, com um canal comum drenando os ductos biliar comum e pancreático, permite o refluxo de enzimas pancreáticas para o ducto biliar comum e causa inflamação e dano mural. A classificação de Todani é o sistema de classificação mais amplamente aceito para cistos de colédoco, mas inclui erroneamente a doença de Caroli, que tem uma etiopatogenia diferente (Figura 69.34). O cisto do colédoco do tipo I, com dilatação difusa dos ductos biliares extra-hepáticos, é o mais comum, mas pode ser difícil de distinguir do tipo IV (Figura 69.35).

Clinicamente, os cistos de colédoco em geral se manifestam antes dos 10 anos de idade – com icterícia, dor abdominal e, nos casos raros, massa abdominal palpável. A US mostra vários graus de dilatação dos ductos biliares, que às vezes podem estar muito dilatados. A colangio-RM é a modalidade de imagem de escolha para caracterizar completamente a suspeita de cisto de colédoco e identificar uma junção pancreaticobiliar anômala (Figura 69.36). A coledocolitíase pode ocorrer em associação com cistos do colédoco.

O tratamento envolve a ressecção cirúrgica, feita não apenas para melhorar a drenagem biliar, mas também para reduzir o risco de desenvolvimento de colangiocarcinoma na idade adulta.

Doença de Caroli. A doença de Caroli foi previamente classificada como um cisto do colédoco do tipo V, mas é uma entidade distinta, causada por malformação da placa ductal congênita que

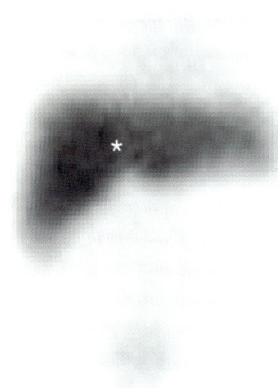

Figura 69.33 Atresia biliar. Imagem plana de uma cintigrafia com HIDA mostra a captação do traçador no fígado (*asterisco*), mas nenhuma excreção do traçador no intestino.

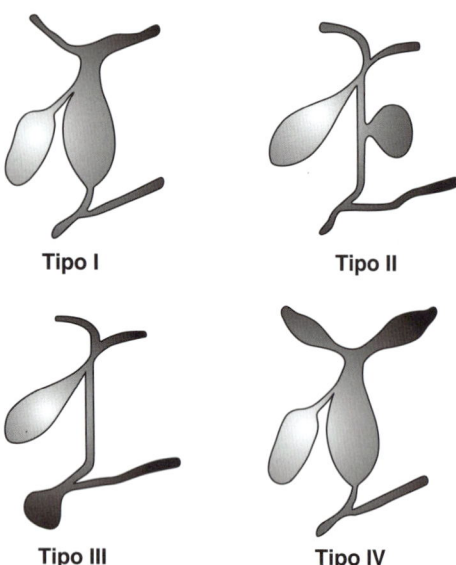

Tipo I   Tipo II

Tipo III   Tipo IV

Figura 69.34 **Representação esquemática dos subtipos de cistos do colédoco.** Tipo I – dilatação fusiforme do ducto colédoco (mais ou menos hepático comum). Tipo II – divertículo sacular do ducto colédoco. Tipo III – dilatação sacular (coledococele) que hernia no duodeno. Tipo IV – dilatação fusiforme dos ductos biliares intra e extra-hepáticos. Na prática clínica, muitas vezes há sobreposição dos tipos I e IV.

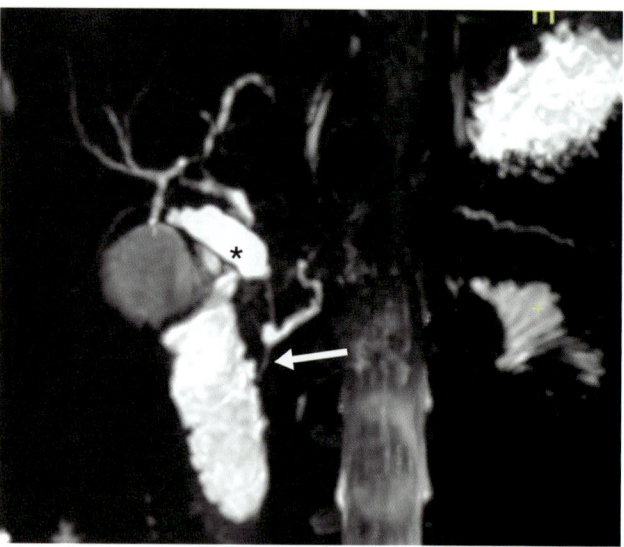

Figura 69.36 **Cistos do colédoco.** Imagem de projeção de intensidade máxima, no plano coronal oblíquo, de uma colângio-RM mostra dilatação focal de uma parte do ducto hepático comum e do colédoco (*asterisco*). O ducto pancreático se inseria no colédoco, proximal à ampola de Vater, o chamado "canal comum longo" (*seta*), que é um achado anatômico associado ao desenvolvimento de cistos do colédoco.

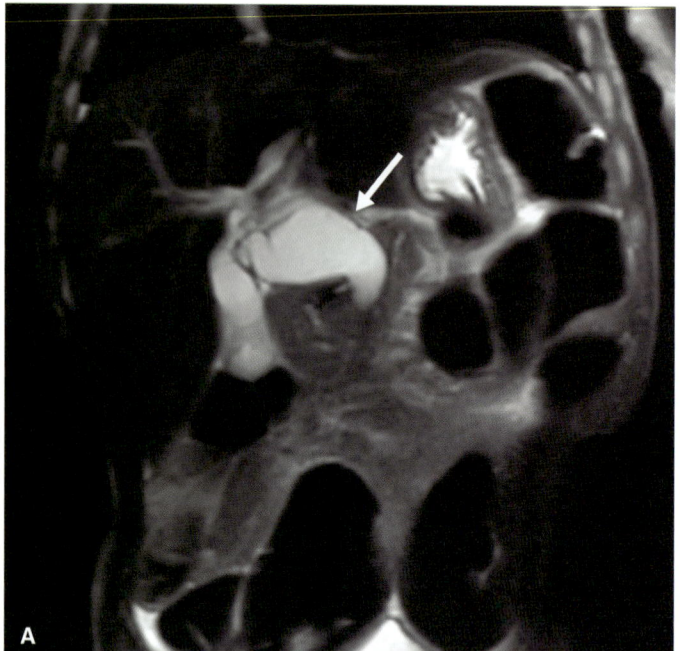

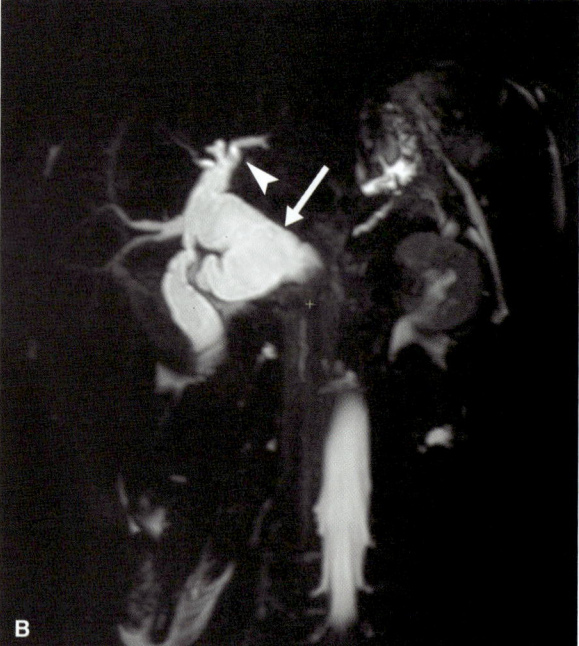

Figura 69.35 **Cistos do colédoco em dois pacientes diferentes. A.** Imagem coronal ponderada em T2 em uma criança pequena mostra dilatação acentuada dos ductos biliares extra-hepáticos (*seta*), consistente com um cisto de colédoco tipo I. **B.** Imagem de projeção de intensidade máxima no plano coronal de uma colângio-RM em uma criança diferente mostra dilatação dos ductos biliares intra-hepáticos (*ponta de seta*) e extra-hepáticos (*seta*), consistente com um cisto de colédoco do tipo IV.

resulta na dilatação cística dos ductos biliares intra-hepáticos. Os ductos biliares extra-hepáticos são geralmente normais. O envolvimento pode ser difuso por todo o fígado ou segmentar. A US, a TC e a RM mostram o "sinal do ponto central", que representa um ramo da veia porta completamente circundado pelo ducto biliar intra-hepático dilatado (Figura 69.37). A doença de Caroli pode estar associada a outras manifestações de ciliopatias, incluindo doença renal policística.

Geniturinário

Fusão renal e anomalias de migração

O espectro de fusão renal e anomalias de migração, incluindo rim "em ferradura", ectopia cruzada, rim "em forma de panqueca" e rim pélvico não é exclusivo da pediatria. Essas anormalidades de

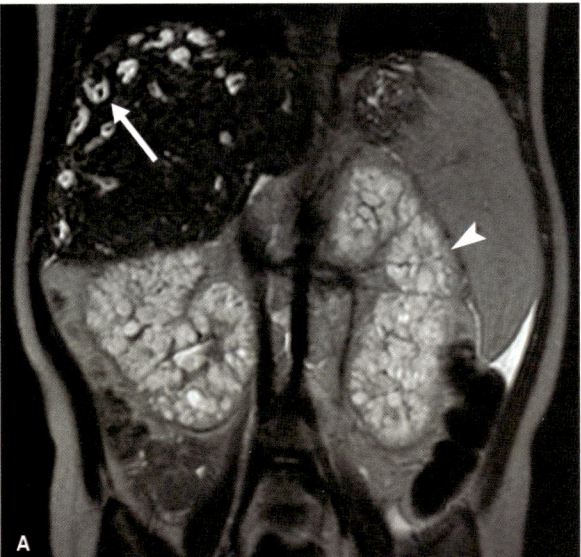
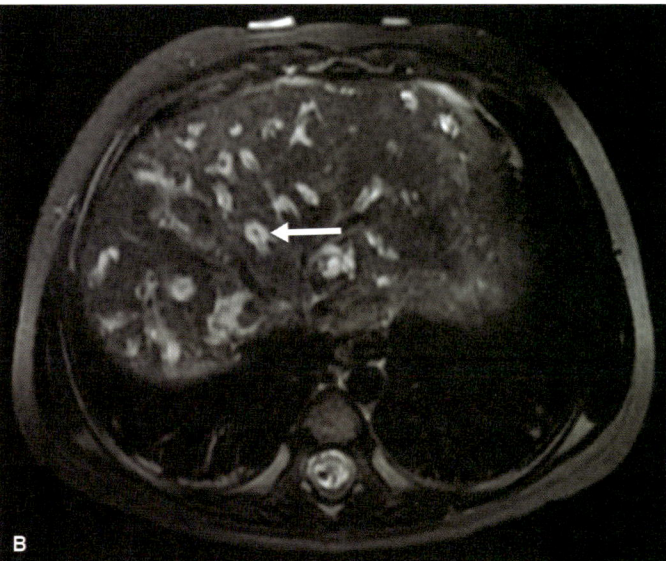

Figura 69.37 **Doença de Caroli.** Imagens ponderadas em T2 nos planos coronal (**A**) e axial (**B**) em um adolescente mostrando dilatação cística das vias biliares intra-hepáticas com um sinal do "ponto central" (*setas*). Observe que o paciente também tem inúmeros cistos renais (*ponta de seta*) consistentes com doença renal policística. Tanto a doença de Caroli quanto a doença renal policística são devidas a anomalias congênitas primárias dos cílios ("ciliopatias").

desenvolvimento podem ser detectadas no pré-natal ou durante exames de imagem para outras anomalias em qualquer momento da vida. A importância dessas anomalias está relacionada ao aumento da suscetibilidade a traumatismos e ao potencial de complicações, incluindo formação de cálculos, obstrução do sistema coletor e, raramente, desenvolvimento de tumores. As frações renais fundidas podem ser difíceis de avaliar completamente por US e, portanto, a imagem em corte transversal, incluindo a uro-TC e a uro-RM, desempenha um papel mais importante nesses pacientes (Figura 69.38).

Rim multicístico displásico

O rim multicístico displásico (RMD) reflete a displasia renal completa ou segmentar como resultado do desenvolvimento anormal do rim. Após o nascimento, o rim displásico costuma ser difusa ou segmentarmente pequeno, mas em casos raros pode estar aumentado. O parênquima renal será substituído por múltiplos cistos de tamanhos variados (Figura 69.39), com pouco ou nenhum tecido renal reconhecível. O parênquima interveniente, quando presente, está anormal, aparentando ser ecogênico à US. O RMD não é tipicamente um dilema diagnóstico, embora em certas ocasiões um agrupamento de grandes cistos possa mimetizar um sistema coletor muito dilatado. A chave para diferenciar os dois é a ausência de comunicação entre os cistos do RMD (*versus* cálices dilatados).

O RMD pode ser uni ou bilateral, sendo que o RMD bilateral está associado a oligodramnia e seus efeitos (sequência de Potter: fácies específicas, hipoplasia pulmonar, pés tortos) e muitas vezes é incompatível com a vida. A displasia renal unilateral costuma ser assintomática e geralmente está associada à hipertrofia compensatória do rim contralateral. É importante ressaltar que o RMD pode estar associado a anormalidades do rim contralateral, incluindo refluxo vesicoureteral (RVU) e obstrução da junção ureteropélvica, ambos com maior importância em um rim funcionalmente solitário. O exame de imagem serve para avaliar o rim displásico (US para anatomia, cintigrafia para função) e para descartar anormalidades do rim contralateral (US, uretrocistografia miccional ou cistografia nuclear). Uma proporção do RMD regride espontaneamente, enquanto outras permanecem presentes ao longo da vida. Antes, o RMD era

ressecado cirurgicamente ou acompanhado por US para garantir a regressão, mas essa não é mais uma prática rotineira e os exames de imagem geralmente são reservados para complicações que podem ocorrer, como infecção ou hipertensão.

Duplicação do sistema coletor

A duplicação do sistema coletor renal ocorre no início do desenvolvimento renal, devido à divisão do tecido precursor renal (blastema metanéfrico e botão ureteral), o que resulta em sistemas de drenagem separados para diferentes partes do rim (normalmente polos superior e inferior). É possível que haja variação da pelve renal bífida, separada por uma coluna proeminente de Bertin, mas drenada por um único ureter, até a duplicação completa, com duas (ou mais) metades renais, cada uma com seu próprio ureter até o nível da bexiga (Figura 69.40). Algum grau de duplicação do sistema coletor renal não é um achado incomum. Em sistemas com múltiplas frações, o tamanho relativo de cada unidade é variável. O achado mais comum na duplicação do sistema coletor de qualquer tipo é a assimetria no tamanho renal. Uma diferença de 1 cm ou mais no comprimento renal lado a lado sugere duplicação de um rim ou cicatriz global do outro.

Alguns casos de duplicação do sistema coletor são completamente assintomáticos e detectados por acaso em imagens realizadas por motivos diferentes. Outros casos podem ser complicados por obstrução ou RVU. A associação clássica de complicações é descrita pela regra de Weigert-Meyer que afirma: em um sistema coletor duplicado, o sistema coletor da porção superior está tipicamente obstruído com a inserção ectópica do ureter de drenagem, que termina em uma ureterocele (Figura 69.41). O ureter da porção inferior nos casos típicos se insere ortotopicamente, mas permite o RVU. Nem todos os ureteres no contexto da duplicação do sistema coletor se inserem na bexiga. Em um pequeno número de casos, o ureter ectópico pode se inserir no colo da bexiga, na uretra ou na vagina, resultando em vazamento de urina persistente.

Os exames de imagem desempenham um papel importante na identificação de um sistema coletor duplicado e na definição da anatomia e das complicações associadas. A US é o ponto de partida usual e geralmente pode definir as anomalias renais e o

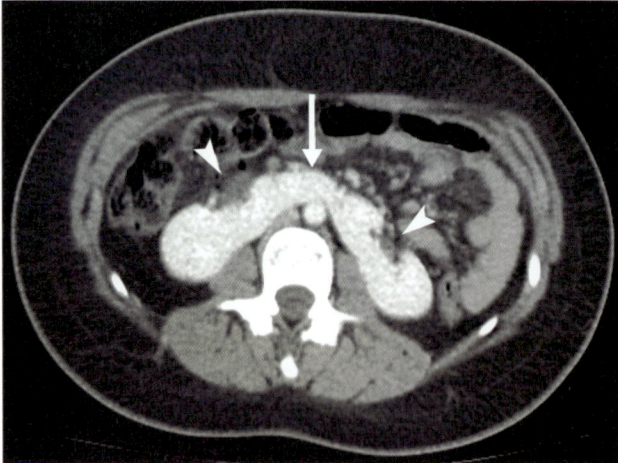

Figura 69.38 Rim "em ferradura". Imagem axial de TC com contraste intravenoso mostra uma ponte de tecido renal conectando os rins através da linha média (*seta*). As pelves renais de ambos os rins são orientadas anteriormente (*pontas de seta*). No rim em ferradura, as metades renais estão presentes em ambos os lados da coluna vertebral, com uma ponte parenquimatosa ou fibrosa na linha média. Isso é diferente da ectopia renal com fusão cruzada, na qual um rim é ortotópico (em sua fossa renal ou relativamente próximo) e o outro é heterotópico (fora de sua localização normal) e está fundido ao rim ortotópico. Isso resulta em ambos os rins localizados em um lado do abdome.

grau de cicatrização e de displasia relacionados com a obstrução. No entanto, a US é limitada em sua capacidade de definir a anatomia ureteral complexa. A uro-RM pode fornecer detalhes anatômicos extraordinários desses complexos sistemas coletores duplicados; portanto, é o teste de escolha para identificação de ureteres distais ectópicos e pode auxiliar no planejamento cirúrgico (Figura 69.40). A cistografia de alguma forma (miccional ou nuclear) pode ser usada para documentar o refluxo para a porção inferior (Figura 69.40). Tanto o uro-RM quanto a cintigrafia podem ser usadas para definir a função relativa das metades renais e o grau de obstrução do sistema coletor, ambos importantes para o planejamento cirúrgico.

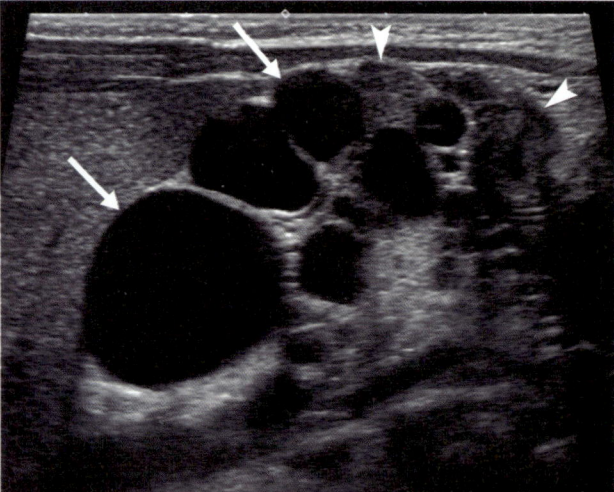

Figura 69.39 Rim multicístico displásico. Imagem de US longitudinal do rim direito mostra vários cistos renais (alguns indicados por *setas*) substituindo grande parte do rim por algum parênquima renal residual anormalmente ecogênico no polo inferior (*pontas de setas*). Vários cistos grandes e um sistema coletor renal muito dilatado podem às vezes parecer semelhantes, mas são diferenciados porque os cistos não devem se comunicar/conectar no RMD.

Hidronefrose pré-natal/perinatal

A hidronefrose identificada no pré-natal (dilatação da pelve renal e cálices) é uma indicação comum para US pós-natal. O objetivo é determinar se a hidronefrose foi resolvida e avaliar o parênquima renal. A desidratação relativa no período pós-natal imediato pode causar subestimação do grau de hidronefrose, e a imagem é em geral adiada até aproximadamente 1 semana após o nascimento. A hidronefrose que persiste após o nascimento sugere obstrução do sistema coletor, mais comumente obstrução da junção ureteropélvica, ou RVU, ambos os quais requerem avaliação adicional e potencialmente uma intervenção.

O sistema de classificação da dilatação do trato urinário (DTU) fornece uma linguagem comum padronizada para classificar a gravidade da anormalidade do trato urinário, com base no diâmetro pélvico renal anteroposterior (medido no rim, *não* em uma pelve extrarrenal), dilatação calicinal, espessura e aparência do parênquima renal e anormalidades da bexiga e ureterais (Tabela 69.1; Figura 69.42). Uma definição importante para esse sistema de classificação é que cálices centrais são aqueles diretamente conectados à pelve renal, enquanto cálices periféricos cobrem as pirâmides medulares e drenam para os cálices centrais (Figura 69.42).

Infecção febril do trato urinário

O RVU reflete a incompetência da junção ureterovesical (JUV), permitindo o fluxo retrógrado de urina da bexiga para os ureteres e até o rim. O RVU é um possível resultado do ângulo de inserção ureteral anormalmente perpendicular, que permite que a JUV permaneça aberta durante a contração da bexiga e a micção. Os episódios repetidos de infecção e inflamação relacionados à pielonefrite induzida por RVU podem causar cicatrizes renais e, em última instância, insuficiência renal.

O objetivo dos exames de imagem em crianças com infecção do trato urinário (ITU) febril é avaliar as anormalidades anatômicas, documentar presença ou ausência de RVU e avaliar complicações incomuns (p. ex., abscesso renal). As principais modalidades de imagem utilizadas na avaliação da criança com ITU febril são US, uretrocistografia miccional (fluoroscópica ou ultrassonográfica), cistografia nuclear e cintigrafia renal.

O objetivo da US não é diagnosticar a pielonefrite (que é um diagnóstico clínico), embora os achados, incluindo áreas segmentares ou geográficas de ecogenicidade aumentada e perfusão diminuída (por Doppler), possam ser aparentes pela US (Figura 69.43). Em vez disso, o objetivo é avaliar as anormalidades anatômicas e morfológicas, incluindo duplicação do sistema coletor, dilatação ureteral ou do sistema coletor e cicatriz renal (reflexo de episódios anteriores de pielonefrite). A cicatriz renal pode se manifestar como defeitos parenquimatosos focais, afilamento geográfico ou global do parênquima e atrofia difusa (Figura 69.44). Uma diferença de mais de 1 cm no comprimento renal lado a lado, na ausência de um sistema coletor duplicado, aumenta a possibilidade de cicatriz global/perda de volume. O espessamento do urotélio também pode ser aparente, mas é um achado inespecífico, e a sensibilidade e a especificidade desse achado para infecção não estão bem estabelecidas. A US também pode detectar cálculos que servem como um nicho para infecções e ser usada para avaliar complicações raras de pielonefrite, incluindo abscesso renal ou perinéfrico.

A uretrocistografia miccional fluoroscópica e ultrassonográfica permite a visualização direta do RVU, com base na instilação de meio de contraste (contraste iodado ou contraste da US) na bexiga. As imagens realizadas durante esses exames incluem: imagens de pré-contraste dos rins e pelves renais para avaliar cálculos ou anormalidades anatômicas; uma imagem de enchimento precoce da bexiga para avaliar a presença de ureterocele (Figura 69.45); imagens oblíquas laterais direita e esquerda no enchimento vesical máximo direcionadas à JUV para avaliar o RVU grau 1 e definir a anatomia da JUV, se o

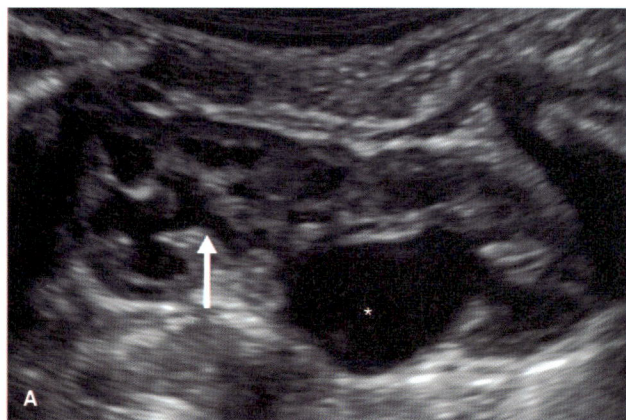

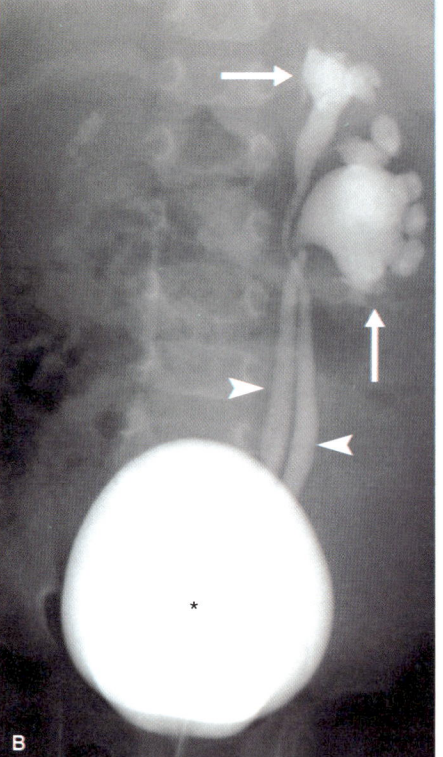

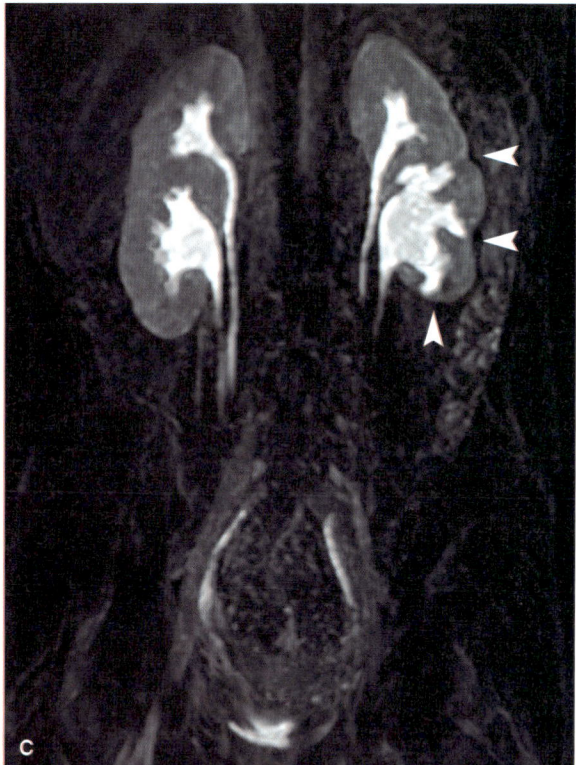

Figura 69.40 Duplicação renal. A. Imagem da US longitudinal do rim mostra um sistema coletor da porção inferior dilatado (*asterisco*) e um sistema coletor da porção superior não dilatado (*seta*). **B.** Imagem coronal de uma uretrocistografia miccional em criança diferente mostra duas pelves renais separadas (*setas*), com dois ureteres separados (*pontas de seta*) no nível da bexiga (*asterisco*). A presença de contraste nos ureteres e sistemas coletores refletia o refluxo para ambos os ureteres. As pelves renais e cálices estavam dilatôdos. **C.** Imagem coronal MIP T1 pós-contraste de uro-RM em uma criança diferente mostra sistemas coletores renais duplicados bilateralmente, cada um com duas pelves renais e dois ureteres. Há cicatrizes multifocais envolvendo a porção inferior à esquerda (*pontas de seta*).

refluxo for identificado (Figura 69.45); uma imagem da uretra durante a micção (frontal para meninas, oblíqua para meninos) para avaliar a anatomia uretral (Figura 69.45); e uma imagem pós-esvaziamento da bexiga para avaliar os resíduos e o refluxo durante a micção (Figura 69.45). Outras imagens podem ser obtidas, conforme necessário, para caracterizar ainda mais o RVU.

Qualquer fluxo retrógrado de contraste para os ureteres ou sistema coletor renal durante a uretrocistografia miccional é considerado anormal. Existem sistemas para a classificação de RVU detectado por fluoroscopia (Figura 69.46), que foram extrapolados para a US. A cistografia nuclear é semelhante, em que o radiotraçador é instilado na bexiga e as imagens são obtidas para avaliar o refluxo para os sistemas coletores renais.

Todos os três métodos de avaliação do RVU são eficazes, mas cada um tem vantagens e desvantagens. A UCGM fluoroscópica fornece a melhor avaliação da anatomia e é o teste inicial de escolha em meninos com ITU febril, devido à necessidade de avaliar a anatomia da uretra masculina. Por outro lado, sua principal limitação é que a imagem é intermitente (para manter a dose de radiação baixa) e, portanto, episódios intermitentes de refluxo de baixo grau podem não ser detectados. A urossonografia miccional é limitada por um campo de visão menor e meia-vida curta do meio de contraste, o que pode significar que o refluxo intermitente de baixo grau seja perdido. A cistografia nuclear permite o monitoramento contínuo do RVU e, consequentemente, tem maior sensibilidade, mas os detalhes anatômicos são limitados e o RVU grau 1 não pode ser diagnosticado por esta técnica, devido à atividade significativa na bexiga. A cistografia nuclear é aceitável como um primeiro teste em meninas com ITU febril, mas é usada

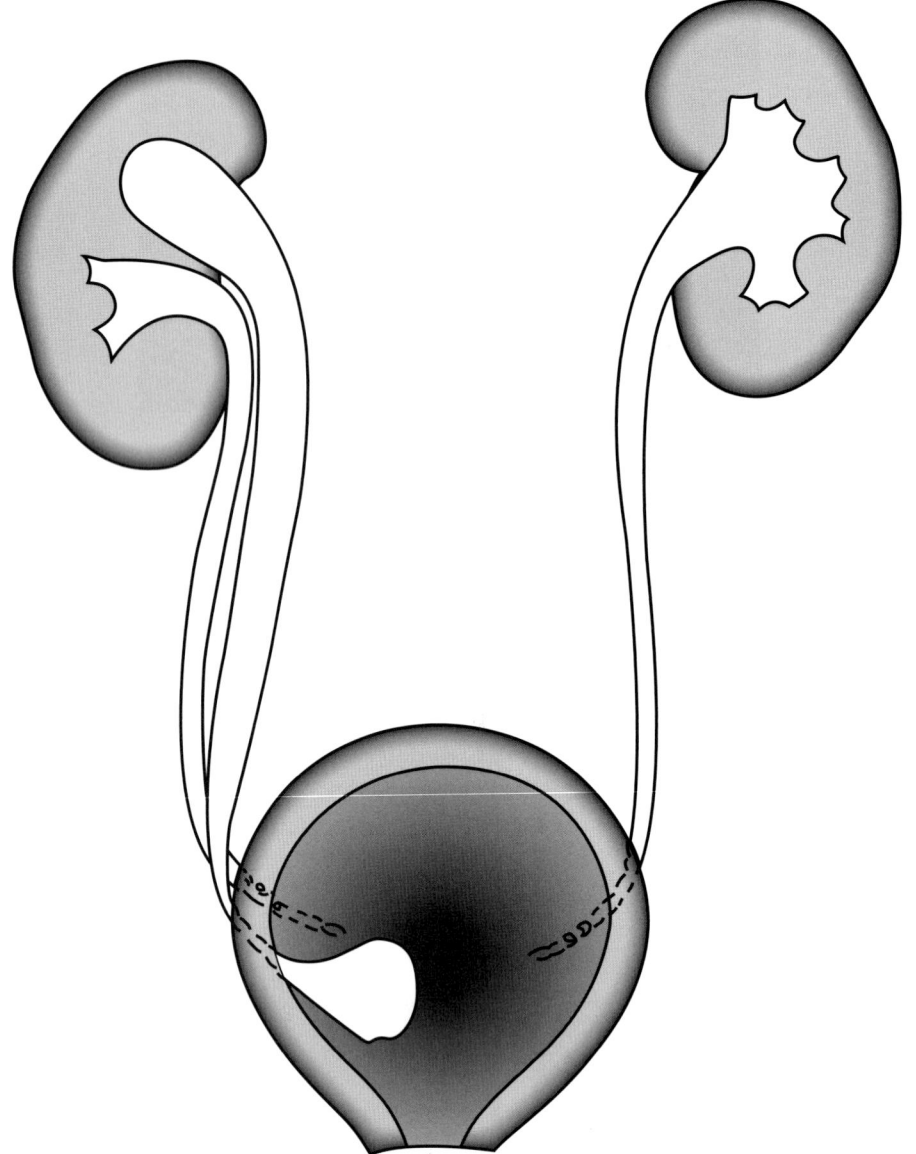

Figura 69.41 **Regra de Weigert-Meyer.** Embora nem todas as anomalias da duplicação renal sejam sintomáticas, a clássica associação de complicações relacionadas é mostrada aqui. Há obstrução do sistema coletor da porção superior, com a inserção ectópica do ureter de drenagem que termina em uma ureterocele. A porção inferior do ureter se insere ortotopicamente e permite o refluxo vesicoureteral.

TABELA 69.1 Sistema de classificação de dilação do trato urinário (DTU).	
■ CLASSIFICAÇÃO DA DTU	■ ACHADOS
P1	10 a 15 mm de diâmetro anteroposterior da pelve renal *ou* Dilatação calicinal central
P2	≥ 15 mm de diâmetro anteroposterior da pelve renal *ou* Dilatação calicinal periférica (pirâmides medulares) *ou* Dilatação ureteral persistente com qualquer achado P1 ou P2
P3	≥ 10 mm de diâmetro anteroposterior da pelve renal *E* Parênquima renal anormal (afilamento, ecogenicidade, cistos) *ou* Bexiga anormal

O diâmetro anteroposterior da pelve renal é medido em uma imagem transversal, preferencialmente em posição prona, e deve ser no rim (não na porção extrarrenal da pelve renal). Não há limite específico para dilatação ureteral.

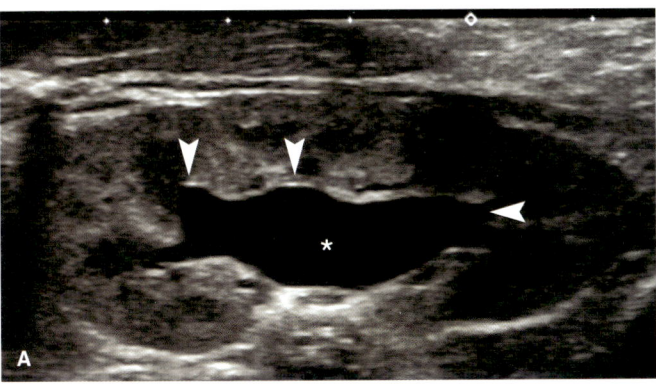

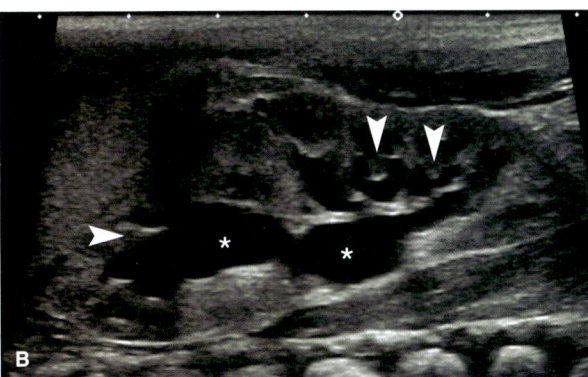

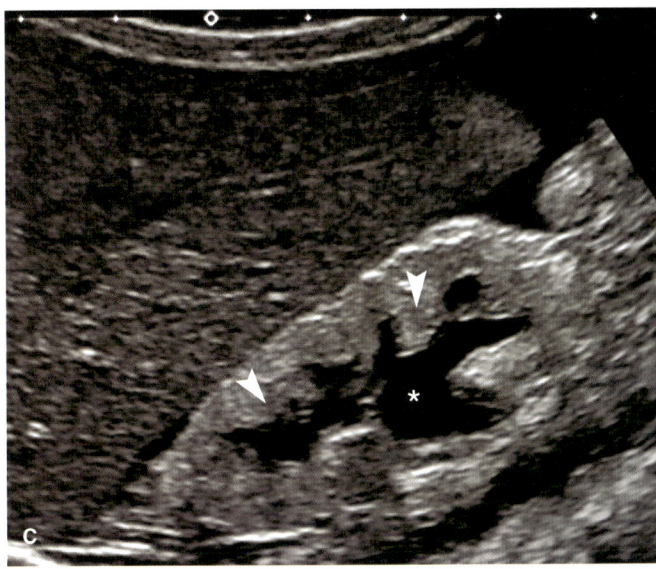

Figura 69.42 Sistema de classificação de dilatação do trato urinário (DTU). A. DTU P1. Imagem da US longitudinal da dilatação P1 mostra dilatação da pelve renal (*asterisco*) e cálices centrais (*pontas de seta*). **B.** DTU P2. Imagem da US longitudinal da dilatação P2, em uma criança diferente, mostra dilatação da pelve renal (asteriscos) e cálices periféricos, que cobriam as pirâmides medulares (*pontas de seta*). **C.** DTU P3. Imagem da US longitudinal com dilatação P3, em uma criança diferente, mostra dilatação da pelve renal (*asterisco*) e cálices periféricos, que cobriam as pirâmides medulares (*pontas de seta*). O parênquima renal também era difusamente anormal com ecogenicidade difusamente aumentada.

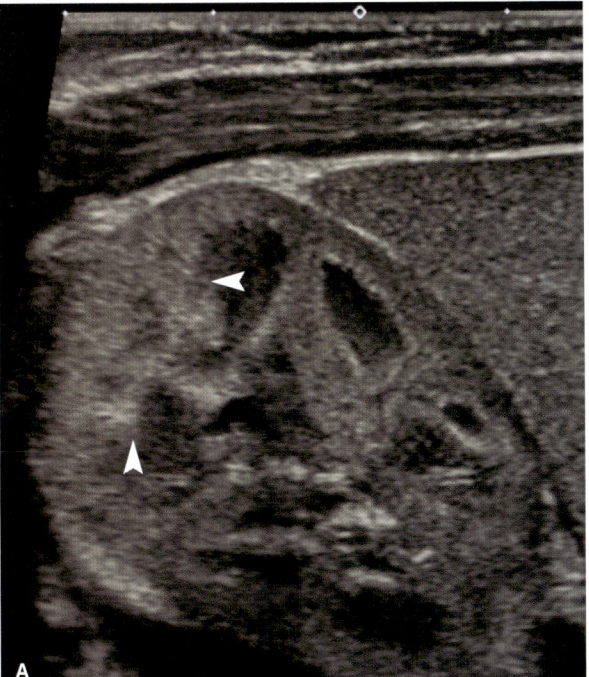

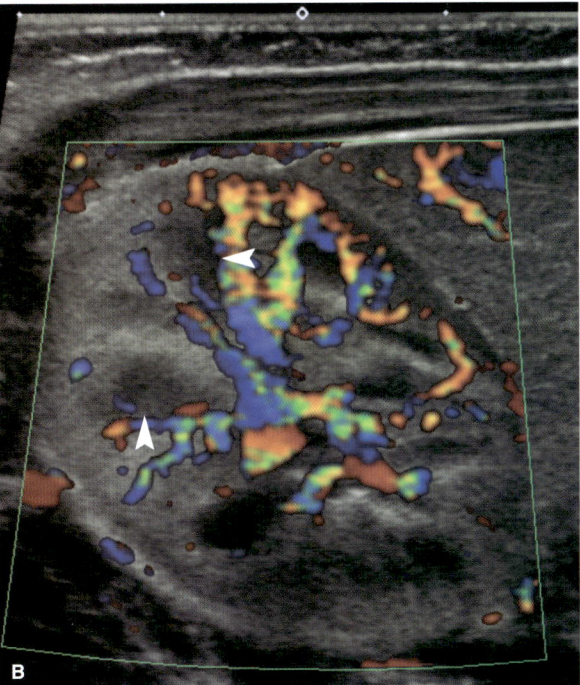

Figura 69.43 Pielonefrite. A. A imagem da US transversal mostra uma área em forma de cunha de ecogenicidade aumentada (*pontas de seta*), com perda de diferenciação corticomedular. Há diferenciação corticomedular preservada em outras partes do rim, com as pirâmides medulares parecendo relativamente hipoecoicas em comparação com o córtex renal sobrejacente. **B.** Imagem de US com Doppler transversal em cores no mesmo paciente mostra diminuição do fluxo sanguíneo na área de ecogenicidade anormal (*pontas de seta*). Existia fluxo sanguíneo preservado em outras partes do rim.

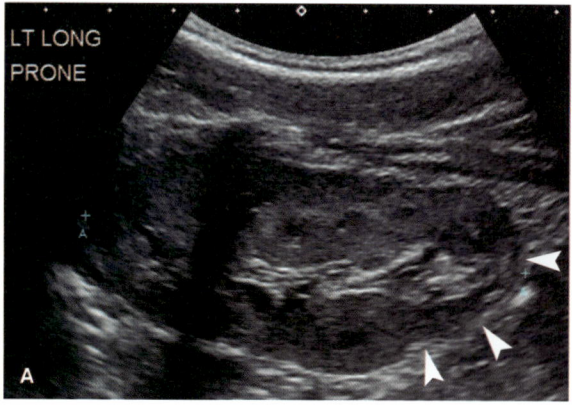
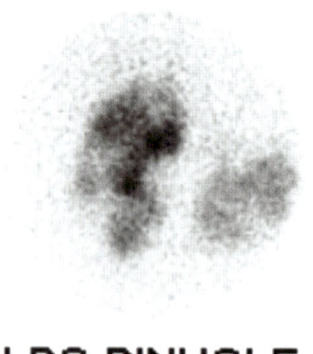
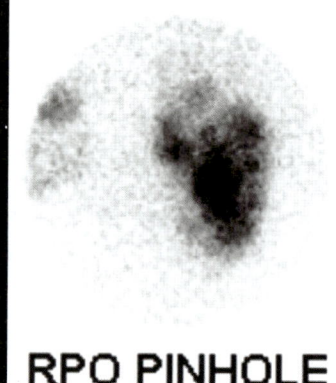

Figura 69.44 Cicatriz renal. A. A imagem de US longitudinal mostra vários pequenos defeitos parenquimatosos no polo inferior do rim, refletindo uma cicatriz (*pontas de setas*). Normalmente, o contorno renal deve ser relativamente liso, assim como no polo superior do rim deste paciente. **B.** Imagens de cintigrafia com ácido dimercaptossuccínico (DMSA) e Tc-99m no mesmo paciente mostram defeitos parenquimatosos multifocais em ambos os rins, que se manifestam como áreas de fotopenia. Os defeitos de captação do DMSA podem refletir pielonefrite ativa, devido à perfusão diminuída, ou podem refletir cicatrizes, devido à perda do parênquima. A distinção entre pielonefrite e cicatriz depende da história clínica, com defeitos do parênquima que persistem por mais de 6 meses após a infecção, refletindo cicatrizes. Nesse caso, tanto cicatriz quanto pielonefrite ativa estavam presentes.

principalmente para acompanhamento de crianças com RVU previamente identificado, nas quais a avaliação anatômica não é mais necessária.

A cintigrafia cortical renal pode ser usada para avaliar pielonefrite aguda ou cicatriz renal como sequela do RVU e episódios repetidos de pielonefrite. Ambos aparecem como defeitos fotopênicos no rim (Figura 69.44).

Válvula de uretra posterior

A válvula de uretra posterior é um importante diagnóstico diferencial em lactentes e neonatos do sexo masculino com dilatação do sistema coletor renal. Uma fina membrana de tecido no nível da uretra prostática obstrui parcial ou completamente o fluxo de saída do trato urinário, levando à dilatação a montante. As válvulas de uretra posterior frequentemente resultam em lesão renal significativa e, em última instância, insuficiência renal que requer transplante renal. O tratamento das válvulas é relativamente simples, envolvendo a ablação do tecido da válvula para aliviar a obstrução. No entanto, danos extensos aos rins e bexiga podem já ter ocorrido no útero, e tratamento médico e cirúrgico adicional é frequentemente necessário para o manejo desses pacientes.

Como as válvulas de uretra posterior obstruem todo o trato urinário, elas são normalmente suspeitas com base nos achados de imagem fetal de oligoidrâmnio e dilatação do sistema coletor bilateral em um bebê do sexo masculino (Figura 69.47). As válvulas de uretra posterior parciais ou incompletas, causando obstrução menos completa, existem e são responsáveis pela apresentação tardia ou menos grave, porém são menos comuns.

A US e a uretrocistografia miccional são geralmente os dois estudos realizados em casos de suspeita de válvula de uretra posterior. Os achados na US incluem hidroureteronefrose (tipicamente bilateral), espessamento da parede da bexiga e trabeculação (devido à obstrução da saída), divertículos da parede da bexiga e vários graus de displasia renal (Figura 69.47). Os achados de displasia incluem qualquer um ou todos os seguintes: diminuição do tamanho do(s) rim(ns), aumento da ecogenicidade cortical ou perda da diferenciação corticomedular e cistos parenquimatosos. A uretra posterior dilatada pode ser visível por ultrassom e a aparência de bexiga e uretra posterior dilatadas é comparada a um "buraco de fechadura".

A uretrocistografia miccional geralmente mostra bexiga pequena com trabeculação, espessamento da parede, refluxo

nos sistemas coletores renais dilatados até o nível dos rins e, às vezes, divertículos. Na micção, a uretra posterior é dilatada e uma fina membrana de tecido pode ser vista no nível da válvula, na uretra prostática (Figura 69.47).

Outras modalidades de imagem, incluindo RM e cintigrafia, podem ser usadas para avaliar o grau de displasia renal e a função residual.

Torção gonadal

A torção gonadal aguda (testículo ou ovário) é considerada uma emergência cirúrgica. Como ocorre com a isquemia de qualquer órgão, o tempo é tecido e o tempo até a cirurgia está diretamente relacionado à capacidade de recuperação da gônada. A torção ocorre quando há fixação inadequada da gônada, permitindo que ela se torça em seu pedículo vascular, resultando inicialmente em drenagem venosa prejudicada e progredindo para o fluxo arterial comprometido, à medida que o grau da torção aumenta.

Torção testicular aguda. A US é o teste de imagem de escolha para confirmação quando há suspeita clínica. Fluxo sanguíneo diminuído ou ausente para o testículo afetado é o achado diagnóstico mais específico (Figura 69.48). Na torção aguda, o testículo afetado pode ser maior do que o testículo não afetado e parecer mais heterogêneo. A rotação/torção do cordão espermático é um importante achado associado, manifestando-se como um "nó do cordão espermático" acima do nível do testículo (Figura 69.48).

Torção ovariana aguda. A avaliação do fluxo sanguíneo não é tão útil na avaliação da torção ovariana. Ainda que possa ser encontrado em um ovário torcido, o fluxo sanguíneo pode ocasionalmente ser difícil de detectar, mesmo no ovário pediátrico normal, sobretudo em meninas pré-púberes. Como tal, a discrepância de tamanho e morfologia ovariana são recursos de imagem mais úteis. O ovário torcido é geralmente muito maior do que o do lado não afetado, além de parecer anormal com maior heterogeneidade e folículos periféricos (Figura 69.49). Ocasionalmente, o ovário torcido pode ser tão grande que é confundido com uma neoplasia pélvica. Diferenças de volume ovariano maiores que 20 mℓ e discrepância de tamanho de 15 vezes em relação ao ovário contralateral foram sugeridas como achados específicos de torção. O redemoinho/torção dos vasos anexiais pode ser visto, mas não deve ser considerado para o diagnóstico.

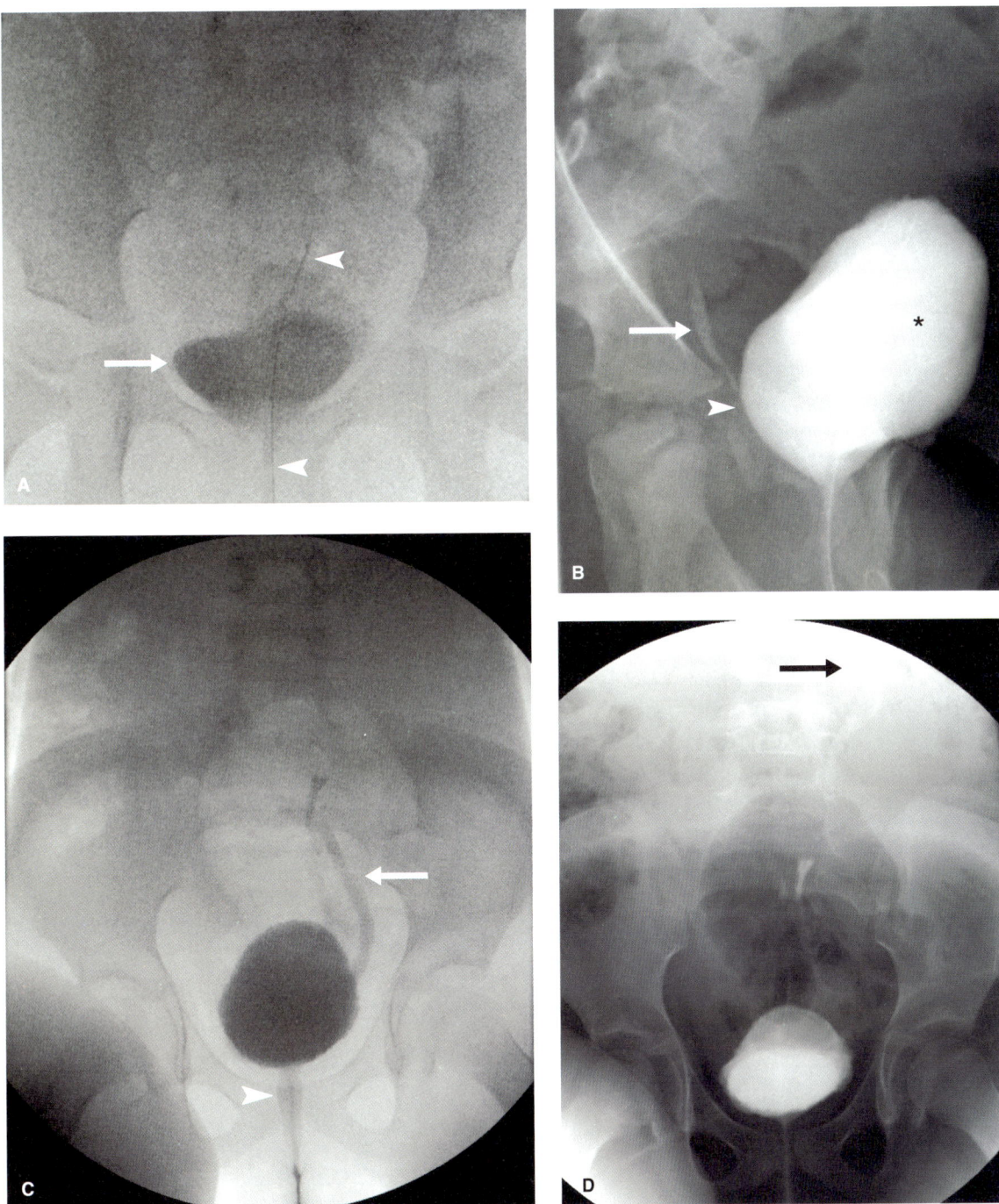

Figura 69.45 **Uretrocistografia miccional fluoroscópica (UCGM). A.** Imagem de enchimento precoce da bexiga. A imagem fluoroscópica mostra um cateter vesical (*pontas de seta*) e preenchimento parcial da bexiga com contraste (*seta*). A imagem de enchimento inicial foi a primeira imagem obtida como parte de uma UCGM fluoroscópica, após as imagens pré-contraste. O objetivo desta imagem era procurar defeitos de preenchimento no *pool* de contraste que sugerissem a presença de uma ureterocele. As imagens obtidas após o enchimento da bexiga podem não mostrar uma ureterocele, que pode ser comprimida ou evertida com o aumento da pressão vesical. **B.** Refluxo vesicoureteral (RVU) de grau 1. A imagem fluoroscópica oblíqua, obtida no enchimento máximo da bexiga e direcionada à junção vesicoureteral, em uma criança diferente, mostra refluxo do meio de contraste em um ureter distal direito de calibre normal (*seta*). O ureter foi visto no nível de sua inserção na bexiga, na junção vesicoureteral (*ponta de seta*). As imagens oblíquas bilaterais são um elemento-chave de uma uretrocistografia fluoroscópica completa, porque o RVU grau 1 pode estar obscurecido pela bexiga cheia de contraste (*asterisco*), quando o paciente está em decúbito dorsal, e porque é importante definir a inserção do ureter, para excluir a inserção ectópica. **C.** RVU esquerdo durante a micção. A imagem fluoroscópica obtida durante a micção, como parte da UCGM em uma criança diferente, mostra o refluxo do material de contraste em um ureter esquerdo de calibre normal (*seta*). A uretra feminina estava normal (*ponta de seta*). Alguns casos de RVU podem se manifestar apenas durante a micção, quando a pressão na bexiga aumenta ainda mais. **D.** RVU esquerdo grau 2. A imagem fluoroscópica, obtida após a micção na mesma paciente, mostra o meio de contraste refluído, estendendo-se até o nível da pelve renal esquerda (*seta*). Pequenas quantidades de meio de contraste atingindo a pelve renal podem ser aparentes apenas em uma imagem pontual (e não aparentes em uma imagem fluoroscópica).

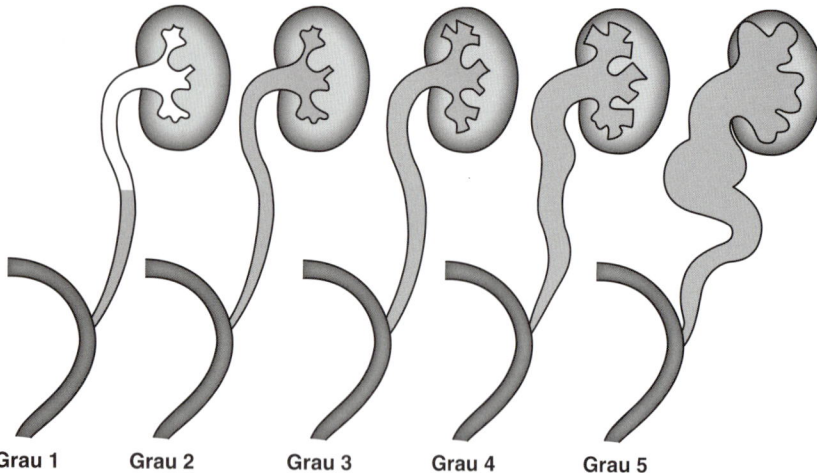

Grau 1 **Grau 2** **Grau 3** **Grau 4** **Grau 5**

Figura 69.46 **Representação diagramática da graduação fluoroscópica do refluxo vesicoureteral.** Grau 1 – refluxo apenas no nível do ureter. Grau 2 – refluxo até o nível do rim, sem dilatação pélvica ou calicinal. Grau 3 – refluxo até o nível do rim, com leve dilatação pélvica e embotamento dos fórnices. Grau 4 – refluxo até o nível do rim, com dilatação e tortuosidade ureteral. Grau 5 – refluxo até o nível do rim, com grande dilatação da pelve renal, cálices e ureter.

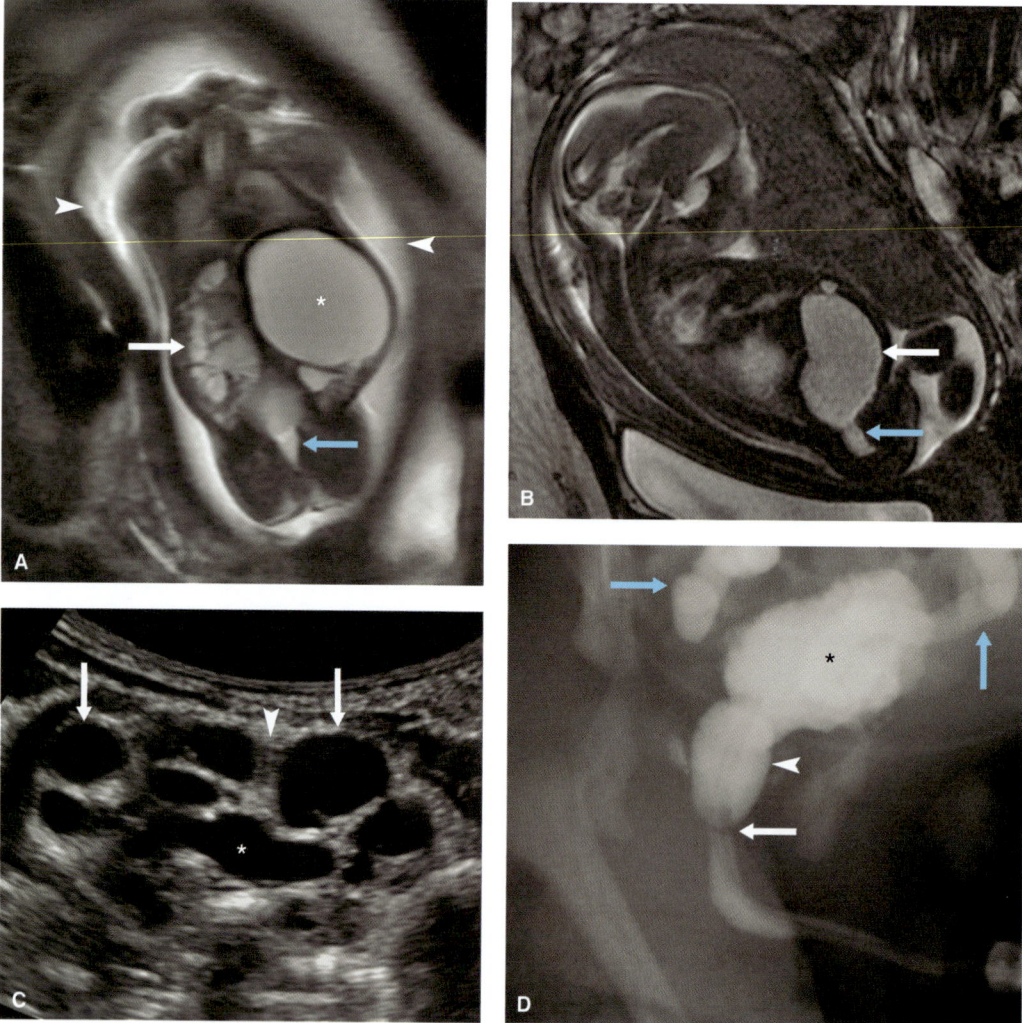

Figura 69.47 **Válvula de uretra posterior. A.** Imagem coronal ponderada em T2 de RM fetal mostra dilatação maciça de um sistema coletor renal (*asterisco*) e dilatação do outro sistema coletor renal com displasia renal cística (*seta*). A uretra posterior dilatada estava parcialmente visualizada (*seta azul*). O líquido amniótico (*pontas de setas*) tinha seu volume diminuído, refletindo o oligoidrâmnio. **B.** Imagem ponderada em T2 sagital, da mesma ressonância magnética fetal, mostra dilatação da bexiga (*seta*) e da uretra posterior (*seta azul*), dando uma aparência de "buraco de fechadura". **C.** Rim displásico em um menino diferente, com válvula de uretra posterior. A imagem da ultrassonografia, no eixo longitudinal, mostra um pequeno rim com dilatação da pelve renal (*asterisco*) e vários cistos renais (*setas*). O parênquima renal interveniente (*ponta de seta*) era anormal, com aumento da ecogenicidade e diminuição da diferenciação corticomedular. Todos esses eram achados de uropatia obstrutiva. **D.** Imagem fluoroscópica oblíqua da UCGM do mesmo menino mostra a uretra e a bexiga durante a micção, o que evidenciava dilatação da uretra posterior (*ponta de seta*) acima do nível de uma fina membrana de tecido (*seta*), refletindo a válvula de uretra posterior. A bexiga estava pequena e trabeculada e há refluxo vesicoureteral bilateral (*setas azuis*).

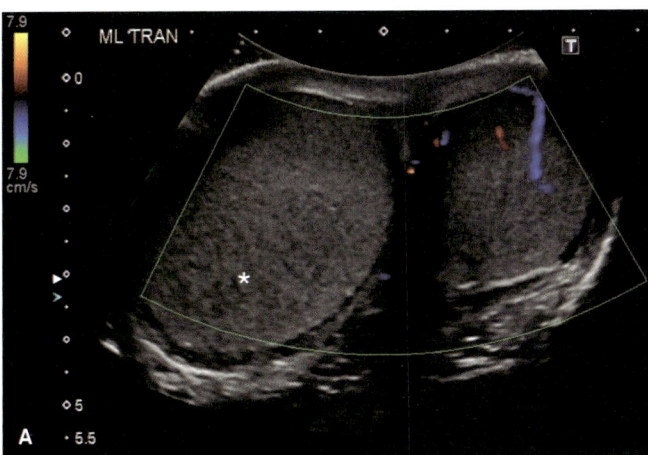
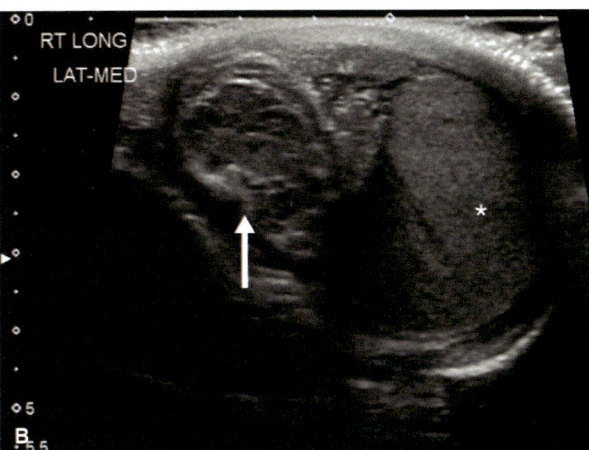

Figura 69.48 Torção testicular. A. Imagem transversal da US com Doppler colorido comprovou a ausência de fluxo para o testículo direito (*asterisco*), com fluxo preservado para o testículo esquerdo. O testículo direito é homogêneo em ecotextura neste caso. Nos casos em que a detecção da torção é mais tardia, o testículo pode se tornar heterogêneo em sua ecotextura. **B.** Imagem longitudinal em escala de cinza no mesmo paciente mostra um cordão espermático torcido (*seta*) acima do testículo (*asterisco*).

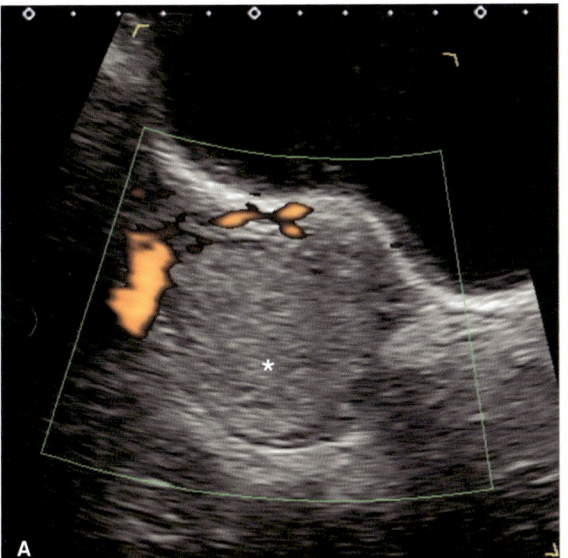
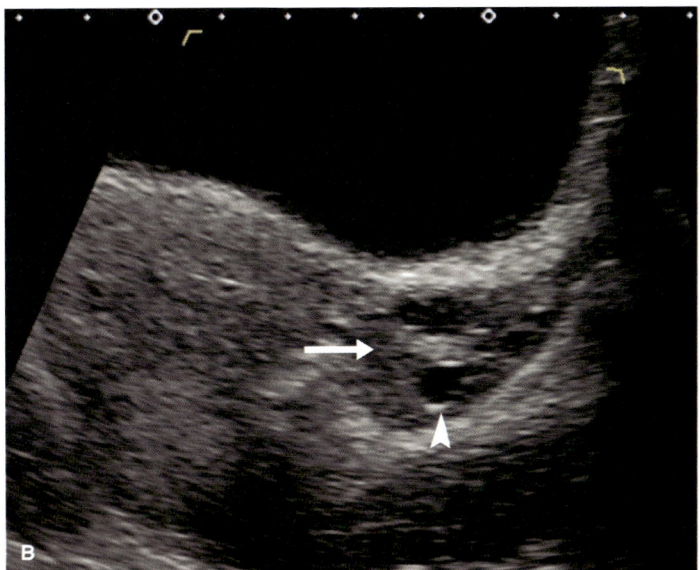

Figura 69.49 Torção ovariana. A. A imagem de *power* Doppler do ovário direito mostra o ovário aumentado e relativamente hiperecoico, sem folículos ovarianos normais visíveis (*asterisco*). Não há fluxo sanguíneo detectável no ovário. **B.** A imagem em tons de cinza do ovário esquerdo normal para comparação mostra que o ovário (*seta*) tinha tamanho e ecotextura normais, com folículos ovarianos de aparência normal (*ponta de seta*).

Tumores abdominopélvicos

Neuroblastoma

O neuroblastoma, cuja origem está na crista neural, é um dos dois tumores abdominais mais comuns em crianças. A glândula suprarrenal é o local de origem mais comum, mas os tumores podem surgir em qualquer lugar ao longo da cadeia simpática, da base do crânio à pelve. O padrão de crescimento do neuroblastoma é frequentemente mais infiltrativo do que o tumor de Wilms (outro tumor abdominal comum), geralmente envolvendo os vasos e com capacidade de invadir órgãos sólidos adjacentes e se estender para o canal espinal (Figura 69.50). Seu aspecto é altamente variável, desde pequenas massas, que podem ser assintomáticas, até grandes tumores ocupando porções substanciais do abdome e exercendo um efeito de massa substancial. A doença metastática é comum no diagnóstico e com frequência envolve a medula óssea (Figura 69.50). As metástases pulmonares do neuroblastoma são raras.

Embora o neuroblastoma possa ser detectado por radiografia ou ultrassom, a avaliação completa e o estadiamento requerem TC ou RM do tumor primário para quantificar seu tamanho e identificar fatores de risco definidos por imagem (IDRFs; do inglês, *image-defined risk factors*) – um conjunto específico de achados associados a cirurgias mais difíceis para a ressecção. Os tumores são geralmente heterogêneos em todas as modalidades de imagem, com calcificações presentes em alguns deles no momento do diagnóstico e se tornando mais prevalentes com a terapia.

A avaliação do neuroblastoma metastático é feita por meio de cintigrafia com radioiodo ([123]I é preferível a ^{131}I) marcado com metaiodobenzilguanidina (MIBG). Qualquer captação além da biodistribuição normal, e particularmente qualquer captação no osso, reflete doença metastática (Figura 69.50). A maioria dos neuroblastomas também é ávida por 18F-FDG e pode ser visualizada por PET.

A menos que o tumor seja pequeno e ressecável, o tratamento do neuroblastoma envolve quimioterapia, seguida por

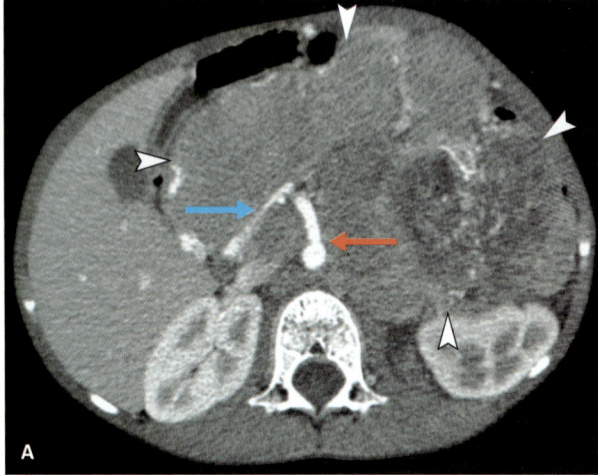

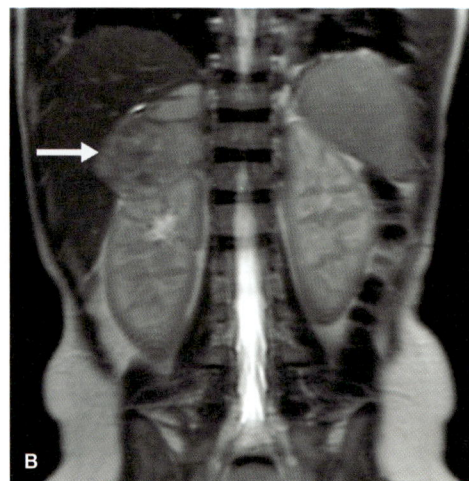

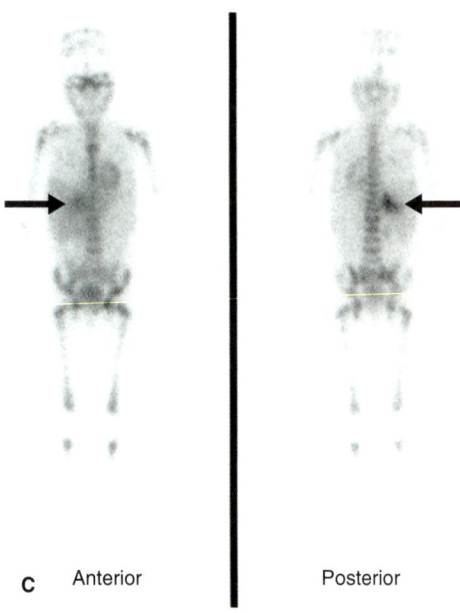

C   Anterior   Posterior

Figura 69.50 Neuroblastoma. A. Imagem axial de uma TC com contraste intravenoso mostra uma grande massa heterogênea (*pontas de seta*) que exercia efeito de massa significativo e envolvia a aorta e a artéria mesentérica superior (*seta branca*), bem como a veia porta (*seta azul*). **B.** Neuroblastoma em outro paciente. A imagem de RM ponderada em T2, no plano coronal, mostra massa suprarrenal direita (*seta*) que exercia um leve efeito de massa no polo superior do rim direito. **C.** Cintigrafia com I-123 MIBG, no mesmo paciente, mostra a massa suprarrenal direita ávida por MIBG (*setas*). Há uma captação anormal generalizada de MIBG nos ossos do esqueleto axial e apendicular, reflexo da doença metastática. A biodistribuição normal de MIBG inclui as glândulas salivares, tireoide (se não estiver bloqueada), coração, fígado, trato urinário (excreção) e atividade de baixo nível dos tecidos moles. Qualquer captação no osso é anormal e reflete doença metastática.

ressecção cirúrgica e quimioterapia adicional. As imagens de acompanhamento, geralmente em corte transversal (TC/RM) e cintigrafia com MIBG, são realizadas durante a terapia. Os tumores em geral encolhem, tornam-se mais fibróticos, e alguns calcificam durante a quimioterapia.

O ganglioneuroma (benigno) e o ganglioneuroblastoma (maligno, mas menos agressivo que o neuroblastoma) são outras variantes de tumores da crista neural que também podem se desenvolver na glândula suprarrenal e ao longo da cadeia simpática. Podem ocorrer em crianças mais velhas com mais frequência do que o neuroblastoma e são geralmente menores e melhor definidos; no entanto, esses tumores em geral não podem ser distinguidos do neuroblastoma por imagem.

Tumores renais

Tumor de Wilms. É a massa renal primária mais comum em crianças. O tumor surge dos blastemas metanéfricos imaturos persistentes, que são precursores embriológicos do tecido renal normal e cuja presença em neonatos é relativamente comum. Se o tecido persistir além dos 4 meses de idade, as lesões são denominadas "restos nefrogênicos" e aumentam o risco de desenvolvimento do tumor de Wilms. A presença de extensos restos nefrogênicos é denominada "nefroblastomatose" (Figura 69.51).

O tumor de Wilms geralmente se apresenta em crianças entre 1 e 6 anos de idade, embora o tumor tenha sido relatado em todas as faixas etárias, incluindo adultos. A apresentação clínica mais comum é a de massa abdominal palpável, mas a hematúria é relativamente rara. Os tumores são tipicamente grandes na apresentação. A disseminação local é para os linfonodos retroperitoneais e extensão contígua do tumor para os vasos sanguíneos, incluindo a veia renal e a VCI (Figura 69.52). As metástases para os pulmões são mais comuns, mas também podem envolver o fígado. A doença metastática óssea é rara, exceto em casos muito avançados. O estadiamento do tumor de Wilms depende de extensão local, integridade da cápsula do tumor, disseminação locorregional e doença metastática (Tabela 69.2). Em geral, o tumor de Wilms tem um bom prognóstico, com taxas de sobrevida em 5 anos acima de 90%.

As radiografias abdominais podem ser o primeiro exame de imagem obtido e frequentemente demonstram uma grande massa de partes moles, em geral deslocando as alças intestinais (Figura 69.52). As calcificações são incomuns, ocorrendo em cerca de 10% dos tumores de Wilms. A US mostra uma grande massa sólida heterogênea originando-se do rim (Figura 69.52). Frequentemente, há uma "garra" de tecido renal normal em torno da massa. As avaliações de trombo tumoral na veia renal e VCI devem ser realizadas com Doppler. A TC ou a RM são normalmente usadas para avaliação de estadiamento definitivo

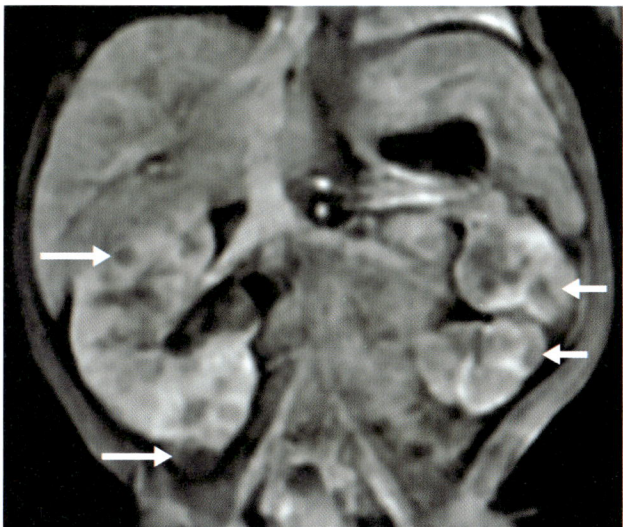

Figura 69.51 Nefroblastomatose. A imagem de RM ponderada em T1 com saturação de gordura, no plano coronal, após a administração de gadolínio, mostra múltiplas massas hipocaptantes em ambos os rins (algumas indicadas por *setas*) nesta criança com histórico de tumor de Wilms. Os restos nefrogênicos são geralmente hipocaptantes em comparação ao córtex renal normal.

(Figura 69.52) e demonstraram ter precisão equivalente para a identificação de disseminação locorregional e doença metastática abdominal. O tumor primário é tipicamente grande e heterogêneo, mas em geral demonstra hipocaptação de contraste em relação ao parênquima renal normal. A TC é a modalidade preferida para avaliar a doença pulmonar metastática, que se manifesta como nódulos pulmonares sólidos não calcificados. Os tumores de Wilms podem ser tanto multifocais quanto bilaterais, por isso é fundamental avaliar o rim contralateral para massas, pois a presença de doença bilateral mudará o tratamento.

Nefroma mesoblástico. Quando congênito, é a massa renal sólida mais comum em crianças menores de 6 meses. Esta é uma lesão hamartomatosa que pode parecer idêntica ao tumor de Wilms na imagem. A excisão cirúrgica costuma ser curativa e o prognóstico é excelente.

Carcinoma de células renais (CCR). Geralmente ocorre em crianças mais velhas. Ao contrário dos adultos, o CCR pediátrico costuma estar associado a translocações genéticas, mais

comumente a translocação de Xp11 (20 a 40%). O CCR pediátrico em geral se apresenta com hematúria, dor abdominal e, em algumas ocasiões, massa abdominal palpável. Costuma ser menor na apresentação do que o tumor de Wilms. A doença metastática afeta os linfonodos locorregionais, os pulmões e os ossos. Na imagem, o CCR pediátrico parece semelhante ao CCR adulto, com massa renal com realce heterogêneo, tipicamente sem calcificações (Figura 69.53).

Outras massas renais. Vários outros tipos de neoplasias renais podem se apresentar em crianças. O sarcoma de células claras ocorre na mesma faixa etária do tumor de Wilms, e ambos parecem idênticos nos exames de imagem, com exceção das calcificações e metástases ósseas relativamente mais frequentes no sarcoma. O tumor rabdoide é uma neoplasia renal agressiva, com prognóstico desfavorável que geralmente ocorre em crianças menores. Nos exames de imagem, o tumor se manifesta como uma grande massa de aparência agressiva. O líquido subcapsular crescente é um achado característico, mas nem sempre presente. Existe uma associação entre tumor rabdoide e tumores cerebrais sincrônicos, geralmente na fossa posterior. O carcinoma medular renal é uma neoplasia agressiva de prognóstico muito desfavorável que ocorre em adolescentes e adultos jovens com traço falciforme.

Tumores hepáticos

Hepatoblastoma. É o tumor primário hepático mais comum em crianças pequenas. Há um aumento da incidência em crianças com história de nascimento prematuro. O tumor ocorre mais comumente entre as idades de 6 meses e 4 anos. O hepatoblastoma em geral se apresenta como massa abdominal palpável assintomática. Os pacientes podem ocasionalmente ter dor abdominal relacionada ao grande tamanho do tumor. Nos casos típicos, a alfafetoproteína sérica (AFP) está acentuadamente elevada. Os pacientes também podem ter plaquetas aumentadas como efeito paraneoplásico. A doença metastática é relativamente rara no diagnóstico (10%) e atinge tipicamente os pulmões. O hepatoblastoma multifocal ocorre, por isso é importante avaliar todo o fígado para massas adicionais.

É comum que os tumores sejam inicialmente identificados por US, aparecendo como uma grande massa heterogênea originada do fígado (Figura 69.54). A TC e a RM são necessárias para definir a extensão local da doença, bem como o estágio geral do paciente. Nesses exames, o hepatoblastoma geralmente aparece como massa grande e heterogênea, com hipocaptação em relação ao fígado normal (Figura 69.54). Áreas de hemorragia e calcificações distróficas não são incomuns. O tumor também tem tendência para invasão vascular, em geral nas veias hepáticas e VCI, mas também na veia porta. A RM é mais sensível do que a TC para detectar o tumor hepático multifocal. A sensibilidade pode ser aumentada ainda mais com o uso de agentes de contraste específicos para hepatócitos. A extensão local da doença é descrita usando o sistema PRETEXT (Figura 69.55). O estágio geral é determinado com base na propagação locorregional e metastática.

O tratamento para o hepatoblastoma é quimioterapia neoadjuvante e ressecção cirúrgica subsequente, se possível. Se a doença for multifocal e irressecável, os pacientes podem precisar de transplante de fígado para controle local da doença.

Carcinoma hepatocelular (CHC). Tende a ocorrer em crianças maiores ou com doença hepática subjacente. Em contraste com adultos em risco que costumam ser examinados para a doença, o CHC costuma ser relativamente grande na apresentação em crianças. A doença multifocal também ocorre. O estadiamento depende da extensão local, incluindo invasão vascular e disseminação metastática, que normalmente ocorre para os pulmões. Agentes de contraste à base de gadolínio específicos para hepatócitos podem aumentar a sensibilidade para doença multifocal.

TABELA 69.2	Estadiamento do tumor de Wilms.
■ **ETAPA**	■ **ACHADOS**
Estágio I	Tumor confinado ao rim, sem invasão capsular ou vascular Sem biopsia ou ruptura Totalmente removido na cirurgia
Estágio II	O tumor se estende além da cápsula renal, +/– invasão vascular Sem biopsia ou ruptura Totalmente removido na cirurgia Linfonodos retroperitoneais negativos
Estágio III	O tumor não foi completamente removido na cirurgia Linfonodos retroperitoneais positivos Biopsia pré-operatória ou ruptura
Estágio IV	Doença metastática
Estágio V	Tumores bilaterais no diagnóstico

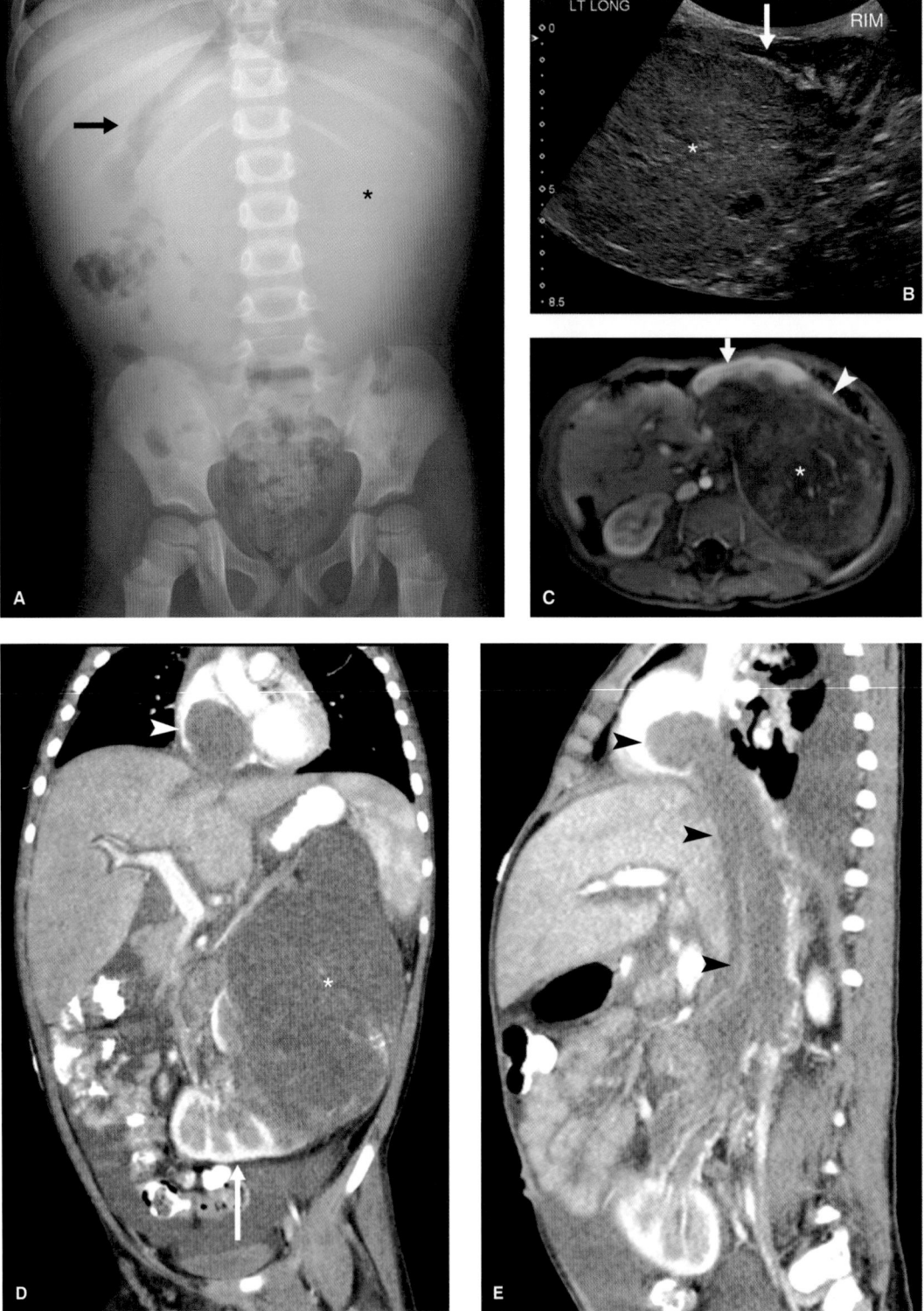

Figura 69.52 Tumor de Wilms. A. A radiografia frontal do abdome mostra uma escassez de gases intestinais no quadrante superior esquerdo (*asterisco*), com efeito de massa deslocando as alças intestinais e o estômago para o hemiabdome direito (*seta*). Não há calcificações que sugiram que se trate de neuroblastoma. **B.** Imagem da US no plano longitudinal do mesmo paciente mostra uma grande massa (*asterisco*) no polo superior do rim. Uma garra de tecido renal (*seta*) estava presente na interface entre o tumor e o rim. **C.** Imagem de RM ponderada em T1 com saturação de gordura, no plano axial, no mesmo paciente, mostra uma grande massa hipocaptante de contraste surgindo do rim esquerdo (*asterisco*). O restante do rim estava deslocado anteriormente e para a direita (*seta*) e há uma garra de tecido renal na interface entre o tumor e o rim (*ponta de seta*). **D.** Imagem coronal de TC com contraste intravenoso em um paciente diferente com tumor de Wilms mostra uma grande massa (*asterisco*) surgindo do polo superior do rim esquerdo (*seta*). Observe a garra do tecido renal na interface entre o tumor e o rim. Uma falha de enchimento estava presente no átrio direito (*ponta de seta*), refletindo o trombo tumoral. **E.** Imagem de TC no plano sagital com contraste intravenoso no mesmo paciente mostra extensão contígua do trombo tumoral (*pontas de seta*) através da VCI até o átrio direito. A distensão da VCI era um indício de que se tratava de um trombo tumoral, e não de um trombo sanguíneo.

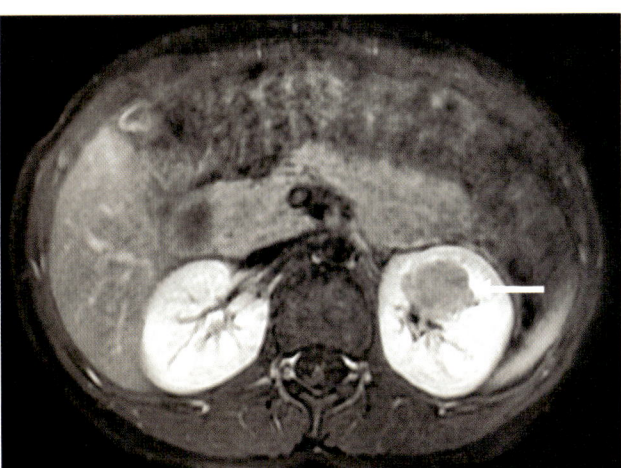

Figura 69.53 **Carcinoma de células renais.** A imagem axial de RM ponderada em T1, com saturação de gordura, após a administração de gadolínio, mostra massa hipocaptante no rim esquerdo.

Na RM, o CHC pode ser de tamanho variável. O tumor normalmente se torna mais heterogêneo à medida que aumenta. As características semelhantes ao CHC adulto podem estar presentes, incluindo perda de sinal em imagens fora de fase, indicando gordura intracelular, leve hiperintensidade em T2 e difusão restrita. Os tumores tipicamente realçam pelo meio de contraste na fase arterial e demonstram lavagem (*wash out*) na fase venosa (Figura 69.56). Uma cápsula também pode ser visível durante a fase venosa. Em geral, os tumores apresentam hipocaptação em relação ao resto do fígado na fase de hepatócitos, se um agente de contraste específico para hepatócitos for usado.

O tratamento do CHC pediátrico envolve uma combinação de quimioterapia e cirurgia. Em casos de doença extensa ou multifocal, o transplante de fígado pode ser considerado. Em casos raros, pode ser considerada a ablação percutânea ou a quimioembolização transarterial.

CHC fibrolamelar. A variante fibrolamelar do CHC ocorre em crianças mais velhas e adultos jovens. As massas são tipicamente grandes na apresentação e os pacientes em geral apresentam massa palpável e sintomas constitucionais inespecíficos. Os tumores costumam ser bem circunscritos e apresentam

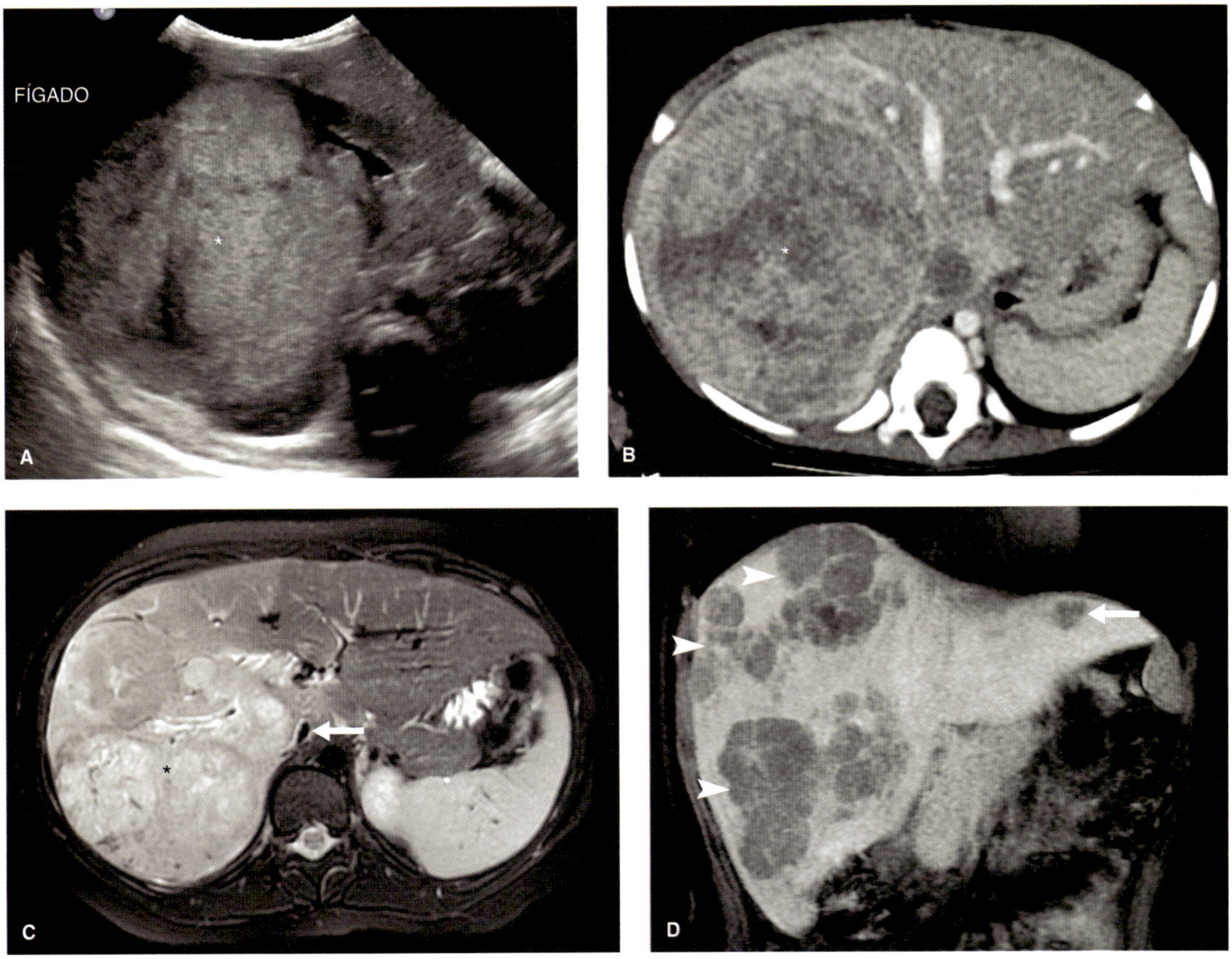

Figura 69.54 **Hepatoblastoma. A.** A imagem da US no plano transversal mostra uma grande massa heterogênea originando-se do lobo hepático direito (*asterisco*). Determinar a origem de massa desse tamanho na US pode ser difícil. **B.** Imagem axial de TC com contraste intravenoso no mesmo paciente mostra uma grande massa heterogênea surgindo do lobo hepático direito (*asterisco*). É extremamente importante definir a relação do tumor com as veias hepáticas (porta e hepática), para o estadiamento e o planejamento da ressecção. As calcificações não estavam presentes nesse caso, mas sabe-se que os hepatoblastomas calcificaram. **C.** Imagem axial de RM ponderada em T2 com saturação de gordura no mesmo paciente mostra massa hiperintensa no lobo hepático direito (*asterisco*). A VCI (*seta*) estava estreitada devido ao efeito de massa, mas estava patente, sem trombo tumoral. **D.** Imagem de RM coronal ponderada em T1 com saturação de gordura após a administração de gadolínio em um paciente diferente, com hepatoblastoma multifocal, mostra múltiplas massas de hipocaptação no lobo direito do fígado (*pontas de seta*), bem como um depósito de tumor no lobo hepático esquerdo (*seta*). A definição da extensão da doença (neste caso era PRETEXT IV) foi fundamental para o estadiamento do tumor e o planejamento do tratamento.

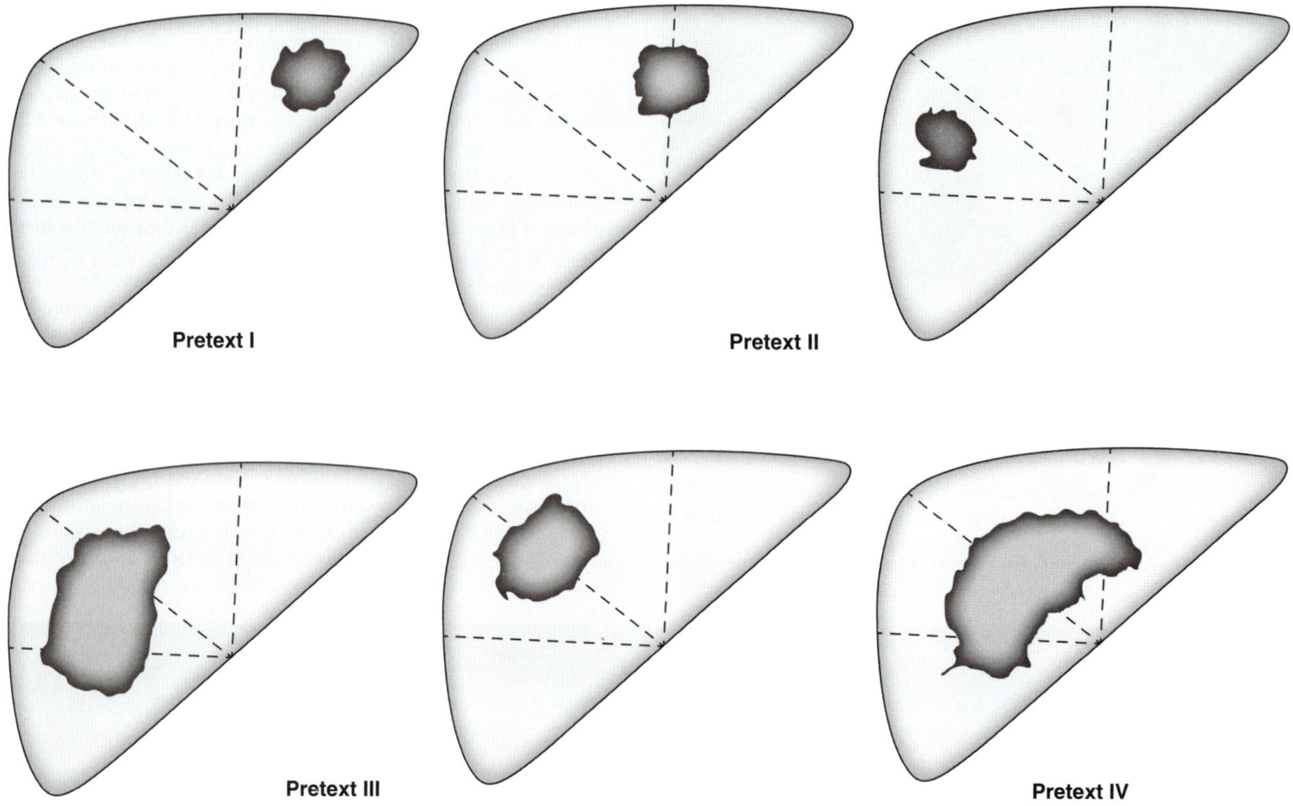

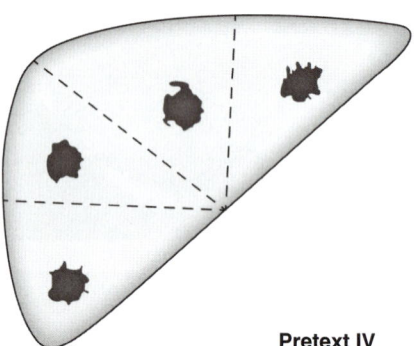

Pretext I

Pretext II

Pretext III

Pretext IV

Pretext IV

Figura 69.55 **Estadiamento PRETEXT do hepatoblastoma.** A extensão local do hepatoblastoma é descrita usando o sistema PRETEXT, que é uma maneira de dizer ao cirurgião quantas seções contíguas do fígado precisam ser removidas para ressecar totalmente o tumor. O fígado é composto por quatro seções: posterior direita, anterior direita, medial esquerda e lateral esquerda. PRETEXT I significa que as seções lateral esquerda ou posterior direita estão envolvidas pelo tumor. PRETEXT II significa que as seções anterior direita ou medial esquerda estão envolvidas pelo tumor, e metade do fígado (lobo direito inteiro ou lobo esquerdo inteiro) precisará ser ressecado. PRETEXT III significa que três seções adjacentes estão todas envolvidas pelo tumor ou as seções anterior direita e medial esquerda estão envolvidas pelo tumor; uma trissectomia deverá ser realizada, uma vez que o meio do fígado não pode ser removido isoladamente. PRETEXT IV significa que um grande tumor ou um tumor multifocal envolve todas as seções do fígado.

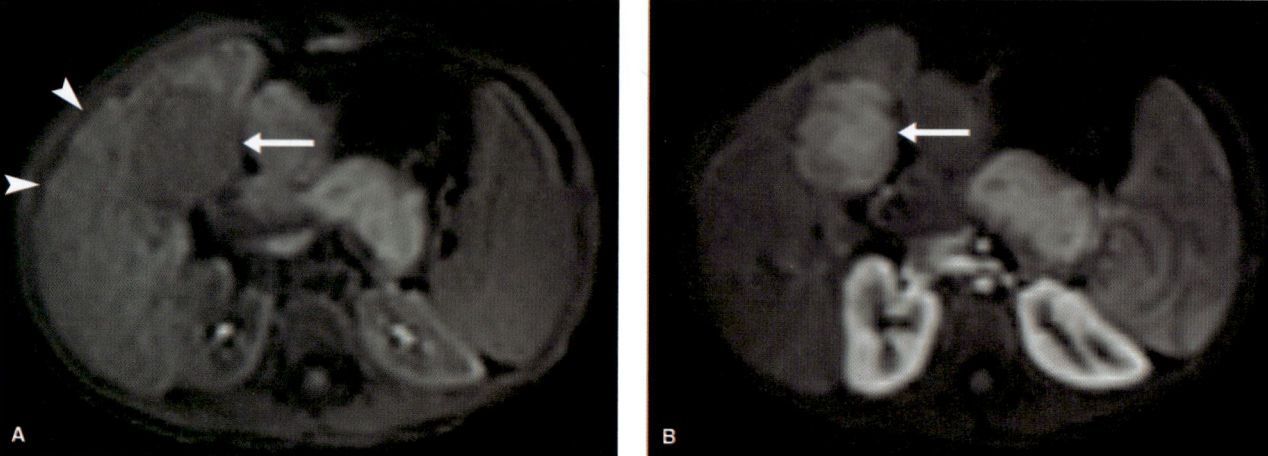

Figura 69.56 **Carcinoma hepatocelular (CHC). A.** A imagem de RM ponderada em T1 com saturação de gordura pré-contraste mostra massa hipointensa (*seta*) no fígado, que apresentava superfície macronodular (*pontas de seta*) relacionada a fibrose e regeneração em uma criança com síndrome de Alagille. **B.** Na fase arterial após a administração de gadolínio, o tumor realçou de forma heterogênea (*seta*). (*Continua*)

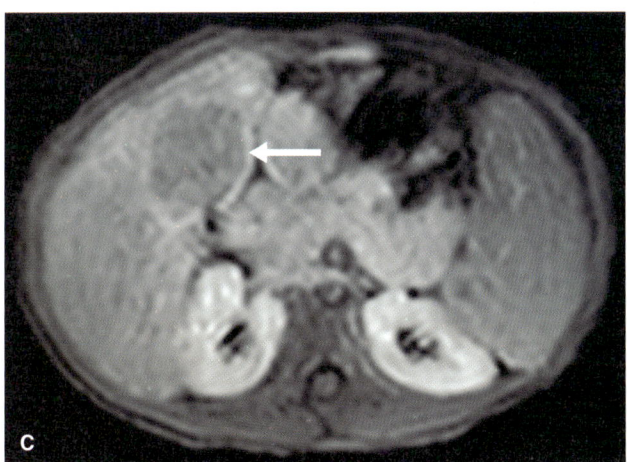

Figura 69.56 (*Continuação*) C. Na fase venosa, o tumor (*seta*) apresentou lavagem do meio de contraste em relação ao fígado. Uma fina borda de realce estava presente, sugestiva de cápsula. Realce arterial, eliminação da fase venosa portal e a presença de cápsula são características do carcinoma hepatocelular. O CHC clássico (como este) ocorre no contexto de doença hepática subjacente (síndrome de Alagille, neste caso), em contraste com o CHC fibrolamelar, que ocorre em um fígado normal.

fibrose exuberante, intercalada por lâminas paralelas de células tumorais. Os tumores não produzem ou excretam AFP.

A US demonstra massa hepática grande e heterogênea (Figura 69.57). Na TC, o tumor é grande e apresenta uma cicatriz fibrosa central (Figura 69.57). As calcificações podem estar presentes. A RM mostra uma grande massa com uma cicatriz central hipointensa em todas as sequências (Figura 69.57). O CHC fibrolamelar tipicamente demonstra realce arterial heterogêneo e iso a hipercaptação pelo meio de contraste em relação ao fígado nas fases venosa e tardia, com realce tardio variável da cicatriz fibrosa central.

O prognóstico do CHC fibrolamelar é semelhante ao do CHC clássico. A ressecção cirúrgica agressiva tem a melhor chance de sobrevida a longo prazo, mas as taxas de recorrência local são relativamente altas. Os tumores irressecáveis têm um prognóstico ruim.

Linfoma

Nas crianças, o linfoma não Hodgkin é mais comum do que o linfoma de Hodgkin, sendo o linfoma de Burkitt o tipo mais comum de linfoma não Hodgkin em crianças. O abdome é uma das localizações mais usuais. As apresentações incluem implantes nodulares em órgãos sólidos (fígado, baço e rim), massas intestinais, mesentéricas e omental/peritoneal (Figura 69.58).

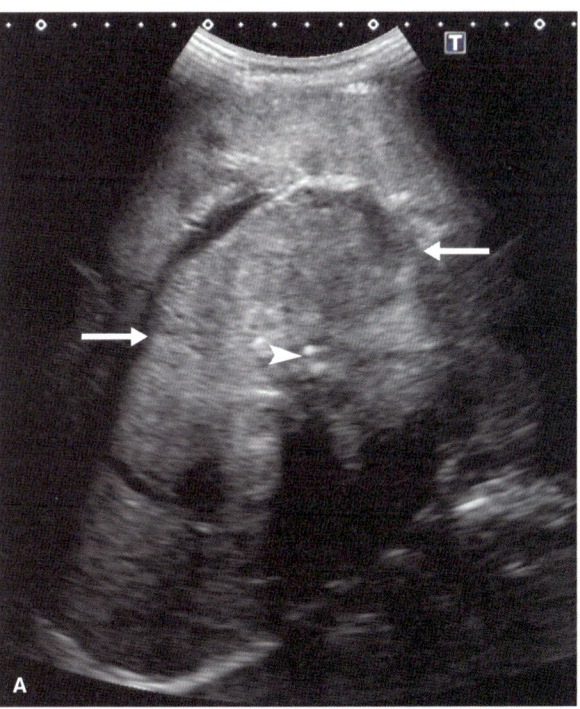

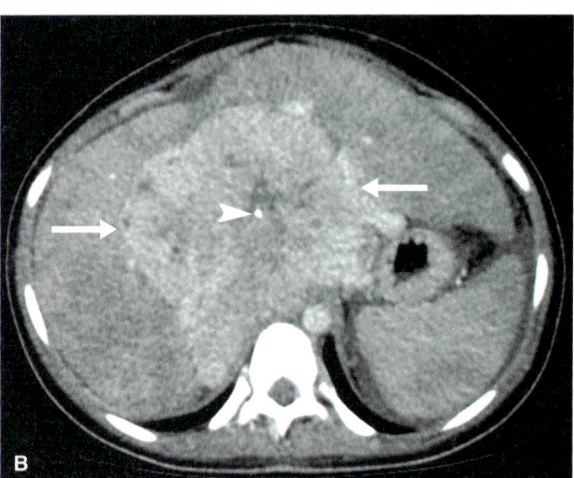

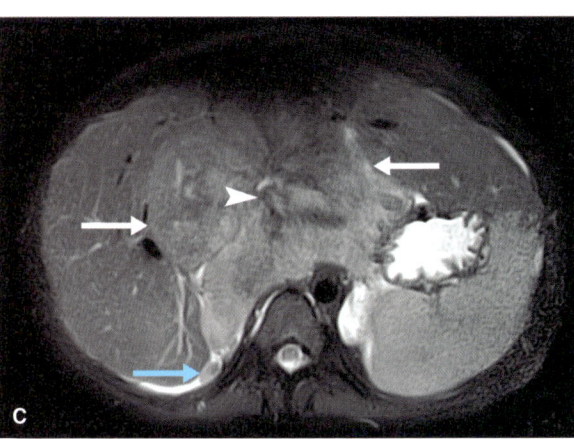

Figura 69.57 **Carcinoma hepatocelular fibrolamelar. A.** Imagem transversal da US mostra grande massa heterogênea originando-se do fígado (*setas*) com calcificação central (*ponta de seta*). **B.** Imagem axial de TC com contraste intravenoso no mesmo paciente mostra massa com realce heterogêneo na região central do fígado (*setas*) com hipocaptação de contraste central e calcificação (*ponta de seta*), refletindo uma grande cicatriz central. **C.** Imagem de RM ponderada em T2 no plano axial no mesmo paciente mostra uma grande massa heterogênea e hiperintensa em T2 (*setas*), com baixo sinal central irregular, que reflete a cicatriz (*ponta de seta*). Um implante de tumor subdiafragmático (*seta azul*) reflete doença metastática.

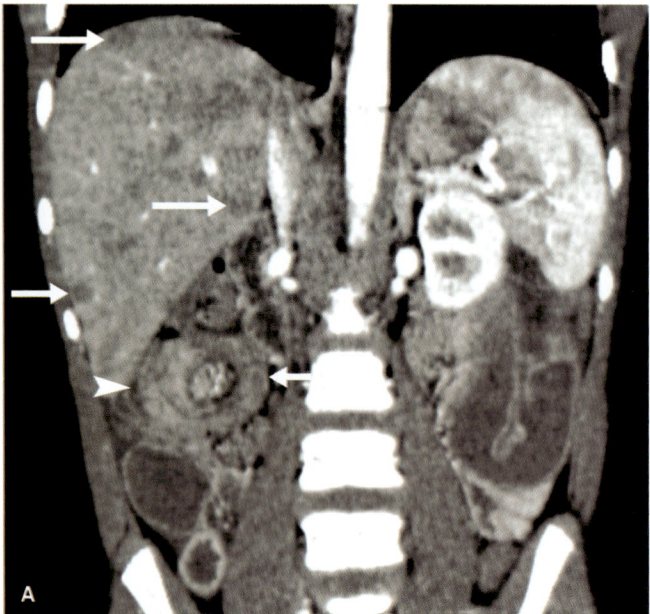

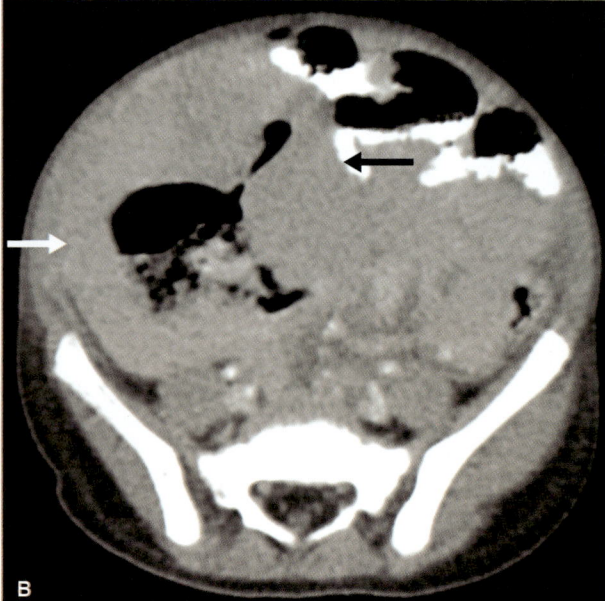

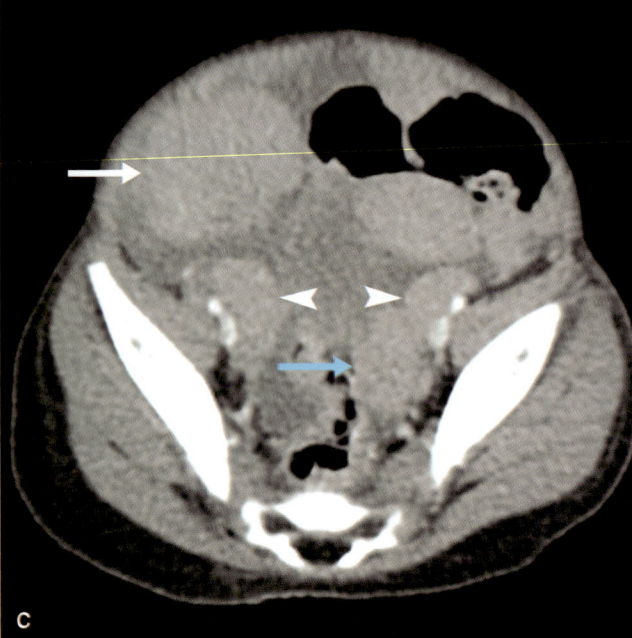

Figura 69.58 Linfoma de Burkitt. A. Imagem coronal de uma TC com contraste intravenoso mostra uma intussuscepção intestinal à direita (*seta*). Há realce heterogêneo e espessamento assimétrico de uma parede da intussuscepção (*ponta de seta*). Embora este caso refletisse o envolvimento por linfoma de Burkitt, o realce heterogêneo é comum em intussuscepções e não deve ser interpretado excessivamente. Uma pista para o fato de que isso reflete o tumor que causa intussuscepção é a presença de vários implantes de tumor hipocaptantes no fígado (*setas azuis*). **B.** TC axial com contraste intravenoso e oral em outro paciente com linfoma de Burkitt mostra dilatação aneurismática de um segmento intestinal no quadrante inferior direito, com espessamento parietal significativo (*seta*). Essa aparência é característica do linfoma de Burkitt. **C.** Imagem de TC axial adicional no mesmo paciente, mais abaixo na pelve, mostra o aspecto caudal da alça intestinal envolvida pelo tumor (*seta*), bem como grandes linfonodos da cadeia ilíaca (*pontas de seta*) e implante de tumor peritoneal (*seta azul*). O linfoma de Burkitt é um dos tumores em crianças que se espalha para o peritônio.

As massas tumorais são compostas de tecido com densidade de partes moles relativamente homogêneo, podem ser bastante grandes e são tipicamente infiltrativas. As massas intestinais podem se apresentar com intussuscepção, fora da faixa etária típica, recorrente ou que não reduza (Figura 69.58). O linfoma de Burkitt é altamente ávido por FDG, portanto, a 18F-FDG PET é normalmente usada em estadiamento e acompanhamento. É importante ressaltar que o tempo de duplicação do linfoma de Burkitt pode ser tão curto quanto 24 h, o que significa que essas massas podem crescer rapidamente, causando sintomas agudos. O tratamento é por quimioterapia com ressecção cirúrgica reservada para tumores que causem obstrução intestinal.

Leitura sugerida

Adeb M, Darge K, Dillman JR, Carr M, Epelman M. Magnetic resonance urography in evaluation of duplicated renal collecting systems. *Magn Reson Imaging Clin N Am* 2013;21(4):717–730.

Alamo L, Meyrat BJ, Meuwly JY, Meuli RA, Gudinchet F. Anorectal malformations: finding the pathway out of the labyrinth. *Radiographics* 2013;33(2):491–512.

Al-Hussaini A, AboZeid A, Hai A. How does esophagus look on barium esophagram in pediatric eosinophilic esophagitis? *Abdom Radiol (NY)* 2016; 41(8):1466–1473.

Alkhori NA, Barth RA. Pediatric scrotal ultrasound: review and update. *Pediatr Radiol* 2017;47(9):1125–1133.

Bagade S, Khanna G. Imaging of omphalomesenteric duct remnants and related pathologies in children. *Curr Probl Diagn Radiol* 2015;44(3):246–255.

Berrocal T, Lamas M, Gutieérrez J, Torres I, Prieto C, del Hoyo ML. Congenital anomalies of the small intestine, colon, and rectum. *Radiographics* 1999; 19(5):1219–1236.

Berrocal T, Madrid C, Novo S, Gutiérrez J, Arjonilla A, Gómez-León N. Congenital anomalies of the tracheobronchial tree, lung, and mediastinum: embryology, radiology, and pathology. *Radiographics* 2004;24(1):e17.

Chavhan GB, Babyn PS, Manson D, Vidarsson L. Pediatric MR cholangiopancreatography: principles, technique, and clinical applications. *Radiographics* 2008;28(7):1951–1962.

Chow JS, Koning JL, Back SJ, Nguyen HT, Phelps A, Darge K. Classification of pediatric urinary tract dilation: the new language. *Pediatr Radiol* 2017; 47(9):1109–1115.

Chung EM, Conran RM, Schroeder JW, Rohena-Quinquilla IR, Rooks VJ. From the radiologic pathology archives: pediatric polycystic kidney disease and other ciliopathies: radiologic-pathologic correlation. *Radiographics* 2014;34(1):155–178.

Chung EM, Cube R, Lewis RB, Conran RM. From the archives of the AFIP: Pediatric liver masses: radiologic-pathologic correlation part 1. Benign tumors. *Radiographics* 2010;30(3):801–826.

Chung EM, Graeber AR, Conran RM. Renal tumors of childhood: radiologic-athologic correlation part 1. The 1st decade: from the radiologic pathology archives. *Radiographics* 2016;36(2):499–522.

Chung EM, Lattin GE Jr, Cube R, et al. From the archives of the AFIP: pediatric liver masses: radiologic-pathologic correlation. Part 2. Malignant tumors. *Radiographics* 2011;31(2):483–507.

Chung EM, Lattin GE Jr, Fagen KE, et al. Renal tumors of childhood: radiologic-pathologic correlation part 2. The 2nd decade: from the radiologic pathology archives. *Radiographics* 2017;37(5):1538–1558.

Chung EM, Pavio M. Pediatric extranodal lymphoma. *Radiol Clin North Am* 2016;54(4):727–746.

Chung EM, Soderlund KA, Fagen KE. Imaging of the pediatric urinary system. *Radiol Clin North Am* 2017;55(2):337–357.

Cogley JR, O'Connor SC, Houshyar R, Al Dulaimy K. Emergent pediatric US: what every radiologist should know. *Radiographics* 2012;32(3):651–665.

Decter RM. Renal duplication and fusion anomalies. *Pediatr Clin North Am* 1997;44(5):1323–1341.

Derinkuyu BE, Boyunağa Ö, Öztunalı Ç. Imaging features of Burkitt lymphoma in pediatric patients. *Diagn Interv Radiol* 2016;22(1):95–100.

Dillman JR, Adler J, Zimmermann EM, Strouse PJ. CT enterography of pediatric Crohn disease. *Pediatr Radiol* 2010;40(1):97–105.

Edwards EA, Pigg N, Courtier J, Zapala MA, MacKenzie JD, Phelps AS. Intussusception: past, present and future. *Pediatr Radiol* 2017;47(9):1101–1108.

Esposito F, Mamone R, Di Serafino M, et al. Diagnostic imaging features of necrotizing enterocolitis: a narrative review. *Quant Imaging Med Surg* 2017;7(3):336–344.

Gongidi P, Bellah RD. Ultrasound of the pediatric appendix. *Pediatr Radiol* 2017;47(9):1091–1100.

Govindarajan KK. Biliary atresia: where do we stand now? *World J Hepatol* 2016;8(36):1593–1601.

Hains DS, Bates CM, Ingraham S, Schwaderer AL. Management and etiology of the unilateral multicystic dysplastic kidney: a review. *Pediatr Nephrol* 2009;24(2):233–241.

Hochart V, Lahoche A, Priso RH, et al. Posterior urethral valves: are neonatal imaging findings predictive of renal function during early childhood? *Pediatr Radiol* 2016;46(10):1418–1423.

Hwang SM, Jeon TY, Yoo SY, Choe YH, Lee SK, Kim JH. Early US findings of biliary atresia in infants younger than 30 days. *Eur Radiol* 2018;28(4):1771–1777.

Kumar P, Kumar C, Pandey PR, Sarin YK. Congenital duodenal obstruction in neonates: over 13 years' experience from a single centre. *J Neonatal Surg* 2016;5(4):50.

Kurtz MP, Chow JS, Johnson EK, Rosoklija I, Logvinenko T, Nelson CP. Imaging after urinary tract infection in older children and adolescents. *J Uro* 2015;193(5 Suppl):1778–1782.

Langer JC. Intestinal rotation abnormalities and midgut volvulus. *Surg Clin North Am* 2017;97(1):147–159.

Linam LE, Darolia R, Naffaa LN, et al. US findings of adnexal torsion in children and adolescents: size really does matter. *Pediatr Radiol* 2007;37(10):1013–1019.

Long FR, Kramer SS, Markowitz RI, Taylor GE. Radiographic patterns of intestinal malrotation in children. *Radiographics* 1996;16(3):547–556; discussion 556–560.

Mollard BJ, Smith EA, Dillman JR. Pediatric MR enterography: technique and approach to interpretation-how we do it. *Radiology* 2015;274(1):29–43.

Mortelé KJ, Rocha TC, Streeter JL, Taylor AJ. Multimodality imaging of pancreatic and biliary congenital anomalies. *Radiographics* 2006;26(3):715–731.

Ngo AV, Stanescu AL, Phillips GS. Neonatal bowel disorders: practical imaging algorithm for trainees and general radiologists. *AJR Am J Roentgenol* 2018;210(5):976–988.

Nour-Eldin NE, Abdelmonem O, Tawfik AM. Pediatric primary and metastatic neuroblastoma: MRI findings: pictorial review. *Magn Reson Imaging* 2012;30(7):893–906.

O'Donovan AN, Habra G, Somers S, Malone DE, Rees A, Winthrop AL. Diagnosis of Hirschsprung's disease. *AJR Am J Roentgenol* 1996;167(2):517–520.

Piepsz A. Antenatally detected hydronephrosis. *Semin Nucl Med* 2007;37(4):249–260.

Putnam LR, John SD, Greenfield SA, et al. The utility of the contrast enema in neonates with suspected Hirschsprung disease. *J Pediatr Surg* 2015;50(6):963–966.

Riccabona M. Imaging in childhood urinary tract infection. *Radiol Med* 2016;121(5):391–401.

Rodriguez MM. Congenital anomalies of the kidney and the urinary tract (CAKUT). *Fetal Pediatr Pathol* 2014;33(5–6):293–320.

Sarhan OM, Alghanbar M, Alsulaihim A, Alharbi B, Alotay A, Nakshabandi Z. Multicystic dysplastic kidney: impact of imaging modality selection on the initial management and prognosis. *J Pediatr Urol* 2014;10(4):645–649.

Sharp SE, Parisi MT, Gelfand MJ, Yanik GA, Shulkin BL. Functional-metabolic imaging of neuroblastoma. *Q J Nucl Med Mol Imaging* 2013;57(1):6–20.

Siegel MJ, Chung EM. Wilms' tumor and other pediatric renal masses. *Magn Reson Imaging Clin N Am* 2008;16(3):479–497.

Sivit CJ, Siegel MJ, Applegate KE, Newman KD. When appendicitis is suspected in children. *Radiographics* 2001;21(1):247–262.

Stanescu AL, Liszewski MC, Lee EY, Phillips GS. Neonatal gastrointestinal emergencies: step-by-step approach. *Radiol Clin North Am* 2017;55(4):717–739.

Swift CC, Eklund MJ, Kraveka JM, Alazraki AL. Updates in diagnosis, management, and treatment of neuroblastoma. *Radiographics* 2018;38(2):566–580.

CAPÍTULO 70 ■ IMAGEM MUSCULOESQUELÉTICA EM PEDIATRIA

NANCY A. CHAUVIN E ASEF KHWAJA

O Capítulo 70 encontra-se integralmente *online*, disponível no *site* www.grupogen.com.br.

Consulte a página de Material Suplementar para detalhes sobre acesso e *download*.

SEÇÃO 12

RADIOLOGIA NUCLEAR

EDITOR DA SEÇÃO: Brett J. Mollard

CAPÍTULO 71A ■ INTRODUÇÃO À MEDICINA NUCLEAR

BRETT J. MOLLARD

O Capítulo 71A encontra-se integralmente *online*, disponível no *site* www.grupogen.com.br.

Consulte a página de Material Suplementar para detalhes sobre acesso e *download*.

CAPÍTULO 71B ■ CIÊNCIA ESSENCIAL DA MEDICINA NUCLEAR

BRETT J. MOLLARD

O Capítulo 71B encontra-se integralmente *online*, disponível no *site* www.grupogen.com.br.

Consulte a página de Material Suplementar para detalhes sobre acesso e *download*.

CAPÍTULO 72A ■ CINTIGRAFIA GASTRINTESTINAL, HEPATOESPLÊNICA E HEPATOBILIAR

BRADLEY FEHRENBACH

O Capítulo 72A encontra-se integralmente *online*, disponível no *site* www.grupogen.com.br.

Consulte a página de Material Suplementar para detalhes sobre acesso e *download*.

CAPÍTULO 72B ■ CINTIGRAFIA PULMONAR

BRADLEY FEHRENBACH

O Capítulo 72B encontra-se integralmente *online*, disponível no *site* www.grupogen.com.br.

Consulte a página de Material Suplementar para detalhes sobre acesso e *download*.

CAPÍTULO 72C ■ CINTIGRAFIA DO SISTEMA ESQUELÉTICO

BRETT J. MOLLARD

O Capítulo 72C encontra-se integralmente *online*, disponível no *site* www.grupogen.com.br.

Consulte a página de Material Suplementar para detalhes sobre acesso e *download*.

CAPÍTULO 72D ■ CINTIGRAFIA DAS GLÂNDULAS ENDÓCRINAS

MARC G. COTE E BRETT J. MOLLARD

O Capítulo 72D encontra-se integralmente *online*, disponível no *site* www.grupogen.com.br.

Consulte a página de Material Suplementar para detalhes sobre acesso e *download*.

CAPÍTULO 73 ■ CINTIGRAFIA DO SISTEMA CARDIOVASCULAR

ARPIT GANDHI

O Capítulo 73 encontra-se integralmente *online*, disponível no *site* www.grupogen.com.br.

Consulte a página de Material Suplementar para detalhes sobre acesso e *download*.

CAPÍTULO 74 ■ IMAGEM NUCLEAR CEREBRAL

JASON J. BAILEY E RICHARD K. J. BROWN

O Capítulo 74 encontra-se integralmente *online*, disponível no *site* www.grupogen.com.br.

Consulte a página de Material Suplementar para detalhes sobre acesso e *download*.

CAPÍTULO 75 ■ DIAGNÓSTICO CINTIGRÁFICO NA INFLAMAÇÃO E NA INFECÇÃO

JEFFREY P. LIN

O Capítulo 75 encontra-se integralmente *online*, disponível no *site* www.grupogen.com.br.

Consulte a página de Material Suplementar para detalhes sobre acesso e *download*.

CAPÍTULO 76 ■ TOMOGRAFIA POR EMISSÃO DE PÓSITRONS

ROBERT R. FLAVELL E SPENCER BEHR

O Capítulo 76 encontra-se integralmente *online*, disponível no *site* www.grupogen.com.br.

Consulte a página de Material Suplementar para detalhes sobre acesso e *download*.

ÍNDICE ALFABÉTICO